化学对照品
高分辨质谱图谱集

中国食品药品检定研究院　组织编写

马双成　张庆生　张才煜
刘　阳　卢忠林　何　兰　主　编

黄海伟　刘　睿　孙翠荣
庾莉菊　戴田行　杨静波　副主编

中国健康传媒集团
中国医药科技出版社

内 容 提 要

液相色谱－四级杆串联飞行时间质谱具有高分辨率和高质量准确度的特点，在化合物的鉴定中发挥着很大的作用，本书收集了近800种化学对照品的高分辨质谱图谱，可作为从事化学药品研发、药品质量控制、保健食品掺假及其他相关领域专业人士的参考书。全书按照化学对照品笔画数顺序排列，方便读者快速查阅。

图书在版编目（CIP）数据

化学对照品高分辨质谱图谱集 / 马双成等主编；中国食品药品检定研究院组织编写 .
—北京：中国医药科技出版社，2023.3

ISBN 978-7-5214-3401-9

Ⅰ.①化…　Ⅱ.①马…②中…　Ⅲ.①药品检定－光谱图　Ⅳ.①R927-64

中国版本图书馆CIP数据核字（2022）第165155号

责任编辑　白丽媛　沈　雯

美术编辑　陈君杞

版式设计　辰轩文化

出版　**中国健康传媒集团**｜中国医药科技出版社

地址　北京市海淀区文慧园北路甲22号

邮编　100082

电话　发行：010-62227427　邮购：010-62236938

网址　www.cmstp.com

规格　889×1194 mm 1/16

印张　109 3/4

字数　2974千字

版次　2023年3月第1版

印次　2023年3月第1次印刷

印刷　北京盛通印刷股份有限公司

经销　全国各地新华书店

书号　ISBN 978-7-5214-3401-9

定价　689.00元

编 委 会

主　编　马双成　张庆生　张才煜　刘　阳　卢忠林　何　兰

副主编　黄海伟　刘　睿　孙翠荣　庾莉菊　戴田行　杨静波

编　者（以姓氏笔画为序）

丁　建　常州食品药品监督检验中心
于颖洁　中国食品药品检定研究院
马双成　中国食品药品检定研究院
马玲云　中国食品药品检定研究院
王　卫　天津市食品药品检验研究院
王巨才　海南省药品检验所
王秋花　北京师范大学
王峰峰　中国食品药品检定研究院
王倩倩　南开大学药物化学生物学国家重点实验室
王康俊　海南省药品检验所
石　岩　中国食品药品检定研究院
卢忠林　北京师范大学
冉小蓉　安捷伦公司科技（中国）有限公司
代艳冬　北京嘉林药业有限公司
白　洁　兰州大学
宁保明　中国食品药品检定研究院
冯玉飞　中国食品药品检定研究院
刘　阳　中国食品药品检定研究院
刘　洁　中国药科大学
刘　静　中国食品药品检定研究院
刘　睿　北京师范大学
刘　毅　中国食品药品检定研究院
刘旻红　常州食品药品监督检验中心
刘朝霞　中国食品药品检定研究院
刘福涛　北京大学肿瘤医院
许明哲　中国食品药品检定研究院
许鸣嘀　中国食品药品检定研究院
孙雅煊　北京联合大学
严　菁　中国食品药品检定研究院
杨　雪　中国药科大学
杨静波　北京师范大学
李　婕　中国食品药品检定研究院
李志恒　军事科学院军事医学研究所
李选堂　中国食品药品检定研究院
吴泽辉　首都医科大学
吴香香　河南中医药大学
何　兰　中国食品药品检定研究院
宋　玲　中医科学院中药研究所
宋东宁　中国食品药品检定研究院
张　娜　中国食品药品检定研究院
张才煜　中国食品药品检定研究院
张龙浩　中国食品药品检定研究院
张庆生　中国食品药品检定研究院
张晓萌　海南省药品检验所
张海防　海南省药品检验所
陈　华　中国食品药品检定研究院
陈　苏　首药控股有限公司
陈民辉　江苏省食品药品检定研究院

编写说明

一、质谱仪器简介

液相色谱－质谱（liquid chromatography–mass spectrometry，LC/MS）联用技术（简称液质联用技术）充分结合了色谱和质谱优势，将色谱对复杂样品的高分离能力与质谱的高选择性、高灵敏度及能够提供相对分子质量与结构信息的优点结合起来，广泛应用于药物分析、食品分析、环境分析及生命科学等许多领域。

液质联用技术中的高分辨质谱，通常指的是分辨率在 10000 以上的质谱仪。因其超高的质量分辨率和质量准确度，在测定质荷比方面有着比单位分辨率质谱更精准的结果，因此在目标化合物的筛查、确认及未知物的鉴定、结构推测等方面更有优势（见图 1）。

本书中谱图采集所用的液相色谱－四极杆串联飞行时间质谱（LC/Q–TOF），就是高分辨质谱中的典型代表。

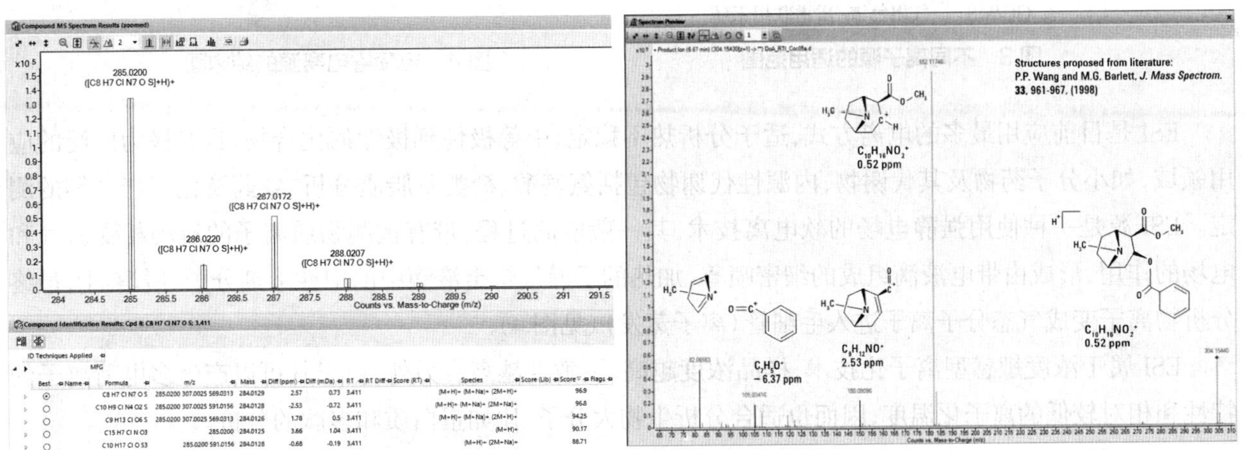

图 1　高分辨质谱图

1. 质谱仪的组成模块和基本原理

通常质谱仪由以下几个主要的模块组成，见图 2：

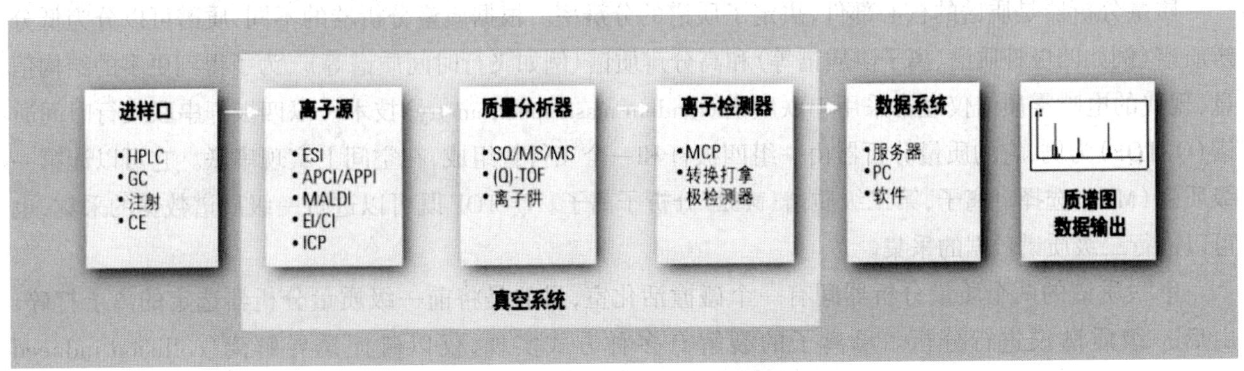

图 2　质谱仪的主要组成模块

(1) 离子源

离子源是样品进行离子化的场所。在质谱中,只有带电的离子才能被控制、移动和质量分析。与气质联用仪常用的电子轰击电离(EI)这种硬电离技术相比,液质联用仪离子源大都属于软电离技术。常见的离子源有电喷雾离子源(electrospray ionization,ESI)、大气压化学电离源(atmospheric pressure chemical ionization,APCI)、大气压光致电离源(atmospheric pressure photo ionization,APPI)和复合源(multi mode ionizaition,MM)等。不同性质的化合物需要不同的电离方式,一般根据分析物的极性和分子量选择适合的离子源(见图3)。

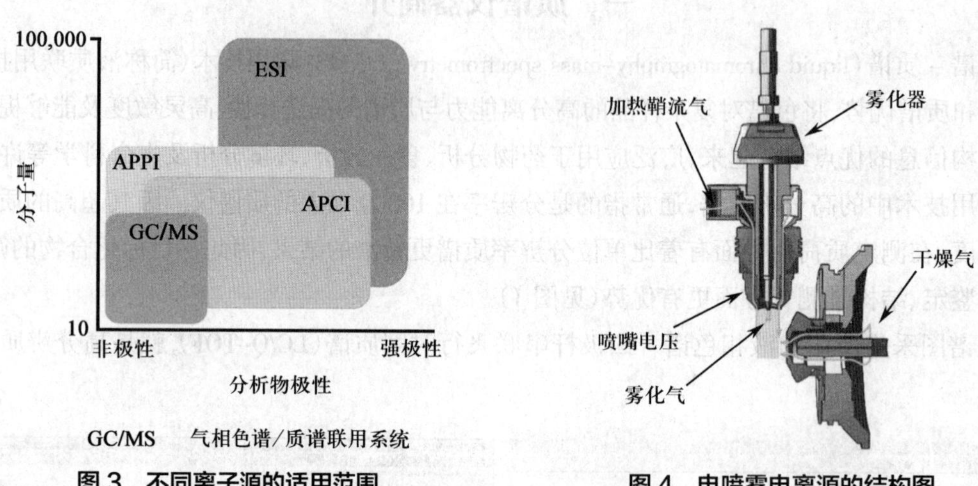

图3 不同离子源的适用范围

图4 电喷雾电离源的结构图

ESI是目前应用最多的电离方式,适于分析热不稳定、中等极性到极性的化合物,具有极为广泛的应用领域,如小分子药物及其代谢物,内源性代谢物包括氨基酸、糖类及脂质分析,农药及化工产品等的测定。ESI源是一种使用强静电场的软电离技术,其一般电离过程:带有被测物质离子的流动相受氮气和电场的作用,形成由带电液滴组成的细密喷雾,加热的干燥气带走液滴中的中性溶剂分子(脱溶剂),最终分析物离子变成气态分子离子进入毛细管(离子蒸发)(见图4)。

ESI属于浓度敏感型离子化技术,样品浓度越高,灵敏度越高。另外,由于其可以产生多电荷离子的特性和相对较低的离子化温度,因而也适合分析生物大分子,比如蛋白质和多肽的分析。

(2) 离子光学组件

一般由毛细管、锥孔、八极杆和透镜等带电的金属元件组成,它们通过电场的作用实现离子的聚焦和传输,有效地提高了离子传输效率,进而提高检测灵敏度。

(3) 质量分析器

质量分析器是质谱的核心部件,决定了质谱的分辨率。根据质量分析器的不同,质谱可以分为低分辨质谱(例如四极杆质谱、离子阱质谱等)和高分辨质谱(例如飞行时间质谱等)。为了得到更多的结构信息,现代的电喷雾质谱仪经常采用串联质谱(tandem mass spectrometry)技术。以四极杆串联飞行时间质谱(Q-TOF)为例,它的质量分析器由一组四极杆和一个飞行管组成,在空间上实现串联。它可以让第一级质谱(MS1)选择母离子,第二级质谱(MS2)分析子离子。Q-TOF既可以进行一级质谱数据的采集,也可以进行二级质谱数据的采集。

串联质谱的两个质量分析器间有一个碰撞活化室,目的是将前一级质量分析器选定的离子打碎,由后一级质谱仪进行分析。母离子的裂解有多种方式实现,仅以碰撞诱导解离(collision induced dissociation,CID)过程进行说明:第一级质量分析器选择的母离子,被电场引入碰撞室与碰撞气体(一

般为 N_2 等惰性气体）碰撞，产生的部分动能转化为母离子的内能，导致母离子裂解从而产生碎片离子。例如：

$$ABCD^+ \longrightarrow ABC^+ + D(\text{中性碎片})$$

(4) 检测器

检测并记录离子的质荷比和丰度。配合操作软件，将检测到的电信号以可读的形式展现出来。

(5) 真空系统

质谱系统的工作原理决定了它需要在真空的环境下工作，因此质谱的一个重要指标就是真空度。真空的环境通常是靠外置机械泵和内置分子涡轮泵实现的。

2. 扫描模式

LC/Q-TOF 在化合物的鉴定和定性分析等方面有着广泛的应用。Q-TOF 有三种常见的扫描模式，分别是一级全扫描（Full Scan）模式、目标二级扫描（Targeted MS/MS）模式和自动二级扫描（Auto MS/MS）模式。

(1) Full Scan 模式

Full Scan 模式是四极杆处于离子全通过状态（total transmission ion，TTI），所有的带电离子都会通过四极杆，检测得到一级质谱图。

(2) Targeted MS/MS 模式

Targeted MS/MS 模式是有目标物的一级和二级并行的扫描模式。Q-TOF 进行目标 MS/MS 扫描时，四极杆处于 TTI 模式和 SIM 模式来回切换的状态。首先，四极杆处于 TTI 模式时，采集得到一级质谱图。如果谱图上能找到用户选定的离子，四极杆就开始运行 SIM（select ion monitor）模式，碰撞池施加碰撞能量将筛选出的离子撞碎，TOF 扫描得到选定离子的二级质谱图。

(3) Auto MS/MS 模式

与 Targeted MS/MS 模式类似，四极杆也是 SIM 模式和 TTI 模式来回切换。区别在于这种模式下母离子是仪器根据用户的设定条件自动筛选出来的，而不是 Targeted MS/MS 模式里通过指定质荷比来选择的。

当某个或某些离子满足用户的预设条件时，四极杆处于 SIM（选择离子监测）模式，碰撞池施加碰撞能量将离子撞碎，得到符合设定条件离子的二级谱图。当没有离子满足用户预设的条件时，Q-TOF 仍在 TOF 模式下工作。

此外，近年随着质谱技术的不断发展，一些新的扫描模式（包括数据非依赖性扫描模式），如全离子碎裂模式（all ions MS/MS，AIM）及四极杆分辨全离子碎裂模式（QRAI）、复杂样品二级全覆盖的迭代二级扫描模式 Iterative MS/MS 等应用也越来越广泛。

3. 操作要点

LC/Q-TOF 最终准确解析结果的获取必须确保前期高质量的数据采集，状态正常的硬件系统是保障数据质量的基础。仪器的状态主要与两方面有关：一是质谱的调谐与校正，二是日常维护。

调谐是质谱特有的一种操作，通过调谐过程中对各项电压和参数的优化，确保质谱良好的分辨率、灵敏度和准确的质量轴。通常开机后、仪器使用一段时间后，或仪器结果有偏差时可以进行自动调谐。校正是一种快速进行仪器质量轴和分辨率调整的操作，是高分辨质谱特有的要求。

在维护方面，要注意离子源的日常维护、泵油的及时更换等，必要的时候可以进行喷雾针、毛细管等组件的清洗或更换。液相部分还需关注进样口的清洁、泵的滤芯更换等。此外，在仪器的使用中，还要防止样品的浓度过高或进样量过大，导致污染进样口并造成质谱信号的饱和，得到不准确的质荷比及含量测定结果。在采集方法的优化中，适度的液相分离对得到良好的分析结果也有一定帮助，尤其是在有质量接近的化合物共流出、存在干扰时。

4. 利用高分辨数据进行化合物结构鉴定

LC/Q-TOF依靠高分辨率和高质量准确度在化合物的鉴定中发挥着很大的作用。

鉴定时，通常先采集样品的一级扫描数据，利用一级谱图中的准分子离子精确质荷比、同位素离子质荷比及丰度比，可以初步判断化合物的分子式。再利用二级扫描模式采集得到碎片离子的谱图，与本书中的标准谱图比对。判别标准是相同碰撞能量下，主要碎片离子的质荷比、丰度比是否一致。如果二级谱图上主要的碎片都能比对一致，则可进一步判定是该化合物（见图5）。

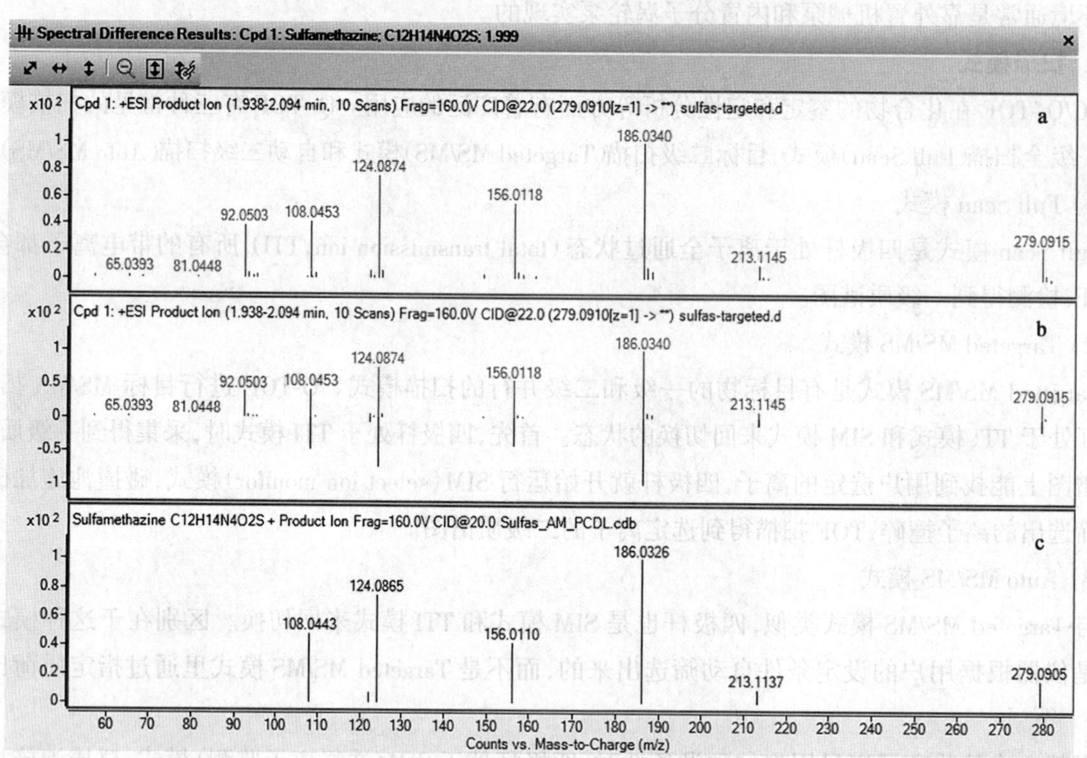

图5 a为实际采集的样品二级质谱图；b为a和b图镜像倒置的对比图；c为谱库里的二级质谱图

在无法得到纯化合物单体，且又需要准确鉴定化合物结构时，可以通过LC/Q-TOF得到可能结构，再与推测可能结构的标准品进行比对，如通过保留时间、标准品和样品实际谱图来确证。

二、谱图采集与解析

1. 样品及测试仪器

本书所用标准品均源自中国食品药品检定研究院的化学对照品，所有化合物的质谱图均采用安捷伦6545或6546 LC/Q-TOF四极杆飞行时间液质联用仪获得。

2. 测试方法

实验采用液质联用的方法进样，流动相为甲醇－水（50：50），流速0.2ml/min，正离子模式中水相加入0.1%甲酸辅助离子化，个别品种在水相中加入5mmol/L乙酸铵辅助产生$[M+NH_4]^+$（一般情况下，$[M+NH_4]^+$比$[M+Na]^+$更容易产生碎片离子）。所有数据均采用严格的标准操作规程获得，包括仪器调谐和校准与样品采集，确保所有数据都在相同的实验条件下获得。

质谱部分配备安捷伦喷射流电喷雾离子源（AJS-ESI），根据化合物结构特点及响应选择正或负离子模式；毛细管电压 3500V（正离子模式）/3000V（负离子模式），雾化气、干燥气和鞘气均为氮气，雾化气压力 30.0psi，干燥气温度 200℃，干燥气流量 6.0L/min，鞘气温度 350℃，鞘气流量 12.0L/min。扫描质量范围 25~1500amu，扫描速度 3 谱图 / 秒。

二级质谱以正、负离子模式下响应较好的准分子离子的最低单同位素峰为母离子，尽量选择 $[M+H]^+$ 和 $[M-H]^-$ 峰。需要说明的是，结构中含有盐基的品种，谱图中的 M 一般代表不含盐基的药品分子，如盐酸赛庚啶中 M 为赛庚啶；结构为盐类的化合物，谱图中的 M 一般为其溶液状态下的中性分子，如山梨酸钾中 M 为山梨酸。为了能够为不同稳定性的化合物提供丰富的碎片谱图，且为谱图检索和化合物鉴定提供标准能量，每个化合物的二级质谱分别在 10、20、40V 的碰撞能量下采集。个别品种如果 10V 谱图的碎片化程度仍过高（对于极不稳定的化合物），或 40V 谱图的碎片化程度仍不足（对于非常稳定的化合物），那么根据情况在其他碰撞能量下采集谱图。

3. 样品的制备

本书的样品均采用甲醇或水直接溶解。对于不能溶解的样品，采用 DMSO 溶解后，用甲醇或水稀释。

4. 质谱图

质谱图的横坐标为质荷比（m/z），纵坐标为离子相对响应强度，每张质谱图前标注了对应的碰撞电压。离子的丰度越高，表明对生成该离子的裂解反应越有利，而这又与化合物的结构相关联。在解析过程中需要同时考虑质荷比与丰度。

在谱图解析过程中，推导的碎片离子结构可能并非碎片能量最低的稳定态，也很难证明其真实的空间结构，因此裂解途径中为碎片可能的参考结构。具有单一手性中心的化合物碎裂机制一般相同，部分多手性中心的化合物可能有不同的碎裂模式，具体内容请参考实际品种。

5. 质谱图的标准化与录入

为了给读者提供标准化的图库参考，本书录入的化合物碎片质谱图全部在质谱采集完成后进行了标准化，将测得的实验精确质量数标准化到理论质量数。具体流程如下：采集的二级谱图使用 MassHunter 定性软件进行提取与分析，首先通过化合物分子式查找算法，提取对应化合物的相关谱图，然后利用精确质量分子式生成算法，计算碎片离子峰的元素组成，并对每个峰进行验证，以确定其是否为母离子分子式的有效子式。最后，将所有经过验证的离子峰校正到理论精确质量数，把有效信息（母离子、碎片离子及丰度、碰撞能量等）导入数据库，同时，强度低于基峰 1% 的碎片离子峰，或者极个例中因母离子选择受到干扰而出现的无法分配到母离子的子式的碎片离子峰作为化学噪音或杂质去除。

因篇幅有限，为了突出二级质谱及结构解析工作，本书未收录一级质谱图，编者已经在裂解规律图中根据化合物分子式及加合离子信息计算出准分子离子的精确质量，供读者参考。一级高分辨质谱质量数比对的质量偏差应在 5ppm 之内。

6. 其他

本书中有极少数化合物极性较小，在 ESI 源中难以离子化，因此采用 APCI 源检测。参数如下：Vcap 电压 3500V，雾化气、干燥气均为氮气，雾化气压力 35.0psi，干燥气温度 200℃，蒸发室温度 350℃，电晕针电流 4μA。

前　言

编者于 2014 年出版《化学药品对照品图谱集——质谱》，书中收录了应用三重串联四极杆液质联用仪（LC/ESI-QQQ）测定的 600 余种化学对照品一级与二级质谱图，并对化合物的裂解途径进行了详细的解析。作为我国首部基于电喷雾离子源（ESI）的药品研发与质量控制研究的实用工具书，出版后得到了业内同行的充分肯定。

近年来，随着质谱技术及分析行业的不断发展，液相色谱－四极杆串联飞行时间质谱（LC/Q-TOF）因其所具有的更高的质量分辨率和质量准确度，正在成为相关各个研究领域化合物定性分析和结构鉴定的首选平台，在药品研发及质量控制研究中也不例外。LC/Q-TOF 能够为化合物结构解析提供对应准分子离子峰和碎片离子的精确质量数，进而可以推导母离子及子离子的元素组成。此外，其提供的过万级别的分辨率也能更有效地消除复杂样品共流出成分的干扰，与四极杆质谱相比，具有更加出色的化合物定性解析能力。

鉴于此，编者结合在国家药品标准物质研制工作中应用高分辨质谱仪积累的经验和数据，组织编写了基于 LC/Q-TOF 的《化学对照品高分辨质谱图谱集》。本书收录化学对照品的数目近 800 种，并且尽可能地收录了化合物在多种标准碰撞能量下的二级碎片质谱图，由经验丰富的质谱领域专家进行解析，并对裂解途径进行了详细推导，以期为从事化学药品研发、药品质量控制、保健食品掺假及其他相关领域专业人士提供一部实用的参考书和工具书，亦可作为研究小分子化合物二级碎片解析的在校学生的学习用书，希望借此可以共同推动我国高分辨质谱技术的普及应用。

由于编者水平有限，书中不足和疏漏之处在所难免，请广大读者和同行批评指正，不吝赐教。

编　者

2022 年 9 月

目 录

四　画

五　画

六　画

七　画

八　画

九　画

十　画

十一画

十二画

十 三 画

十 四 画

十 五 画

十 六 画

十 七 画

二十一画

2,3- 二甲基苯胺

英文名：2,3-Dimethylaniline

分子式：$C_8H_{11}N$

分子量：121.18

CAS 编号：87-59-2

中文化学名：2,3- 二甲基苯胺

性状：本品为无色至深红色液体

溶解性：本品在水中溶解度为 30g/L(20℃),在乙醇和醚中极易溶,在四氯化碳和四甲基亚砜中溶解

正离子扫描二级质谱图

$[M+H]^+$ CID:10V

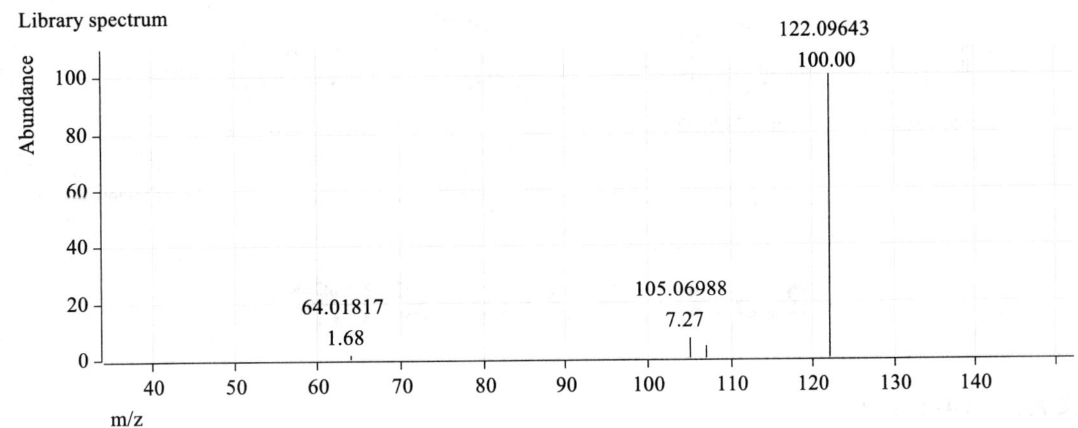

$[M+H]^+$ CID:20V

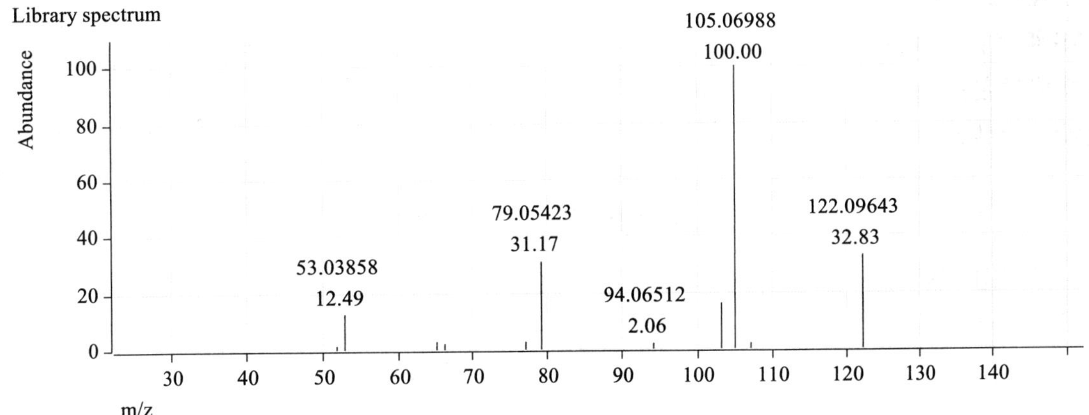

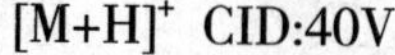

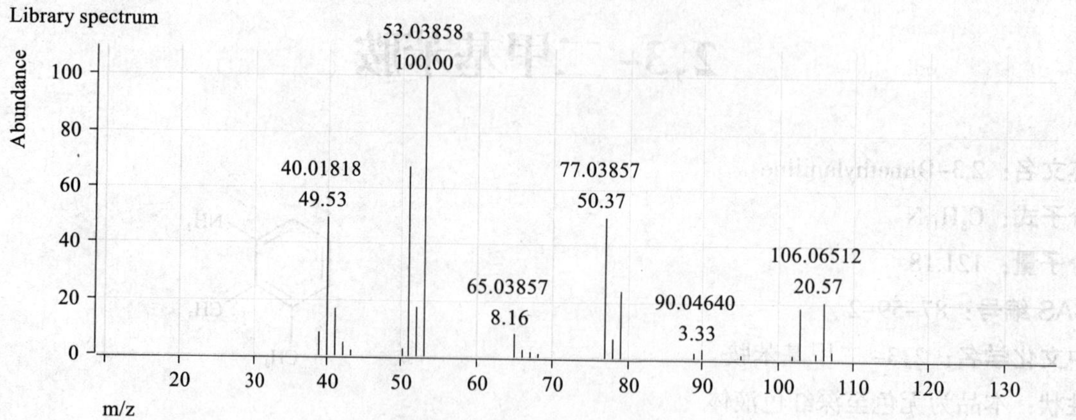

正离子扫描裂解途径解析

m/z 53.0386

m/z 79.0542

m/z 122.0964

m/z 105.0699

m/z 77.0386

2,3,4- 三甲氧基苯甲酸

英文名：2,3,4-Trimethoxybenzoic Acid

分子式：$C_{10}H_{12}O_5$

分子量：212.20

CAS 编号：573-11-5

中文化学名：2,3,4- 三甲氧基苯甲酸

性状：本品为白色结晶性粉末

正离子扫描二级质谱图

[M+H]$^+$ CID:10V

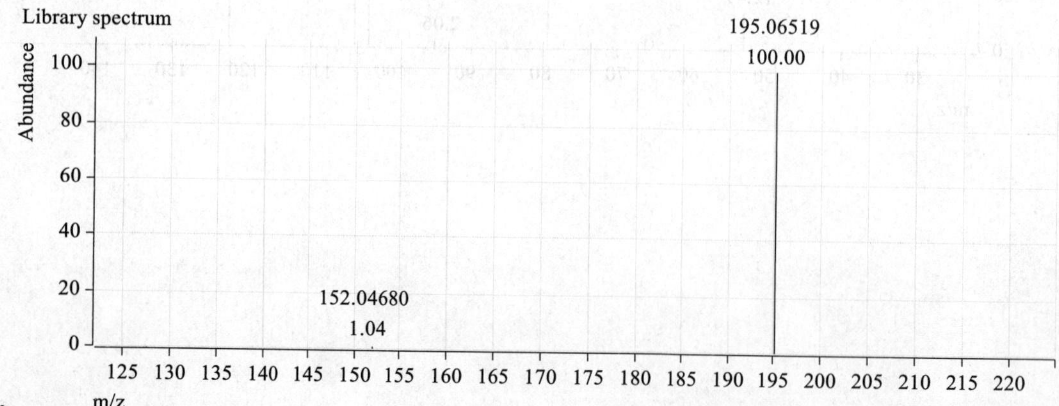

$[M+H]^+$ CID:20V

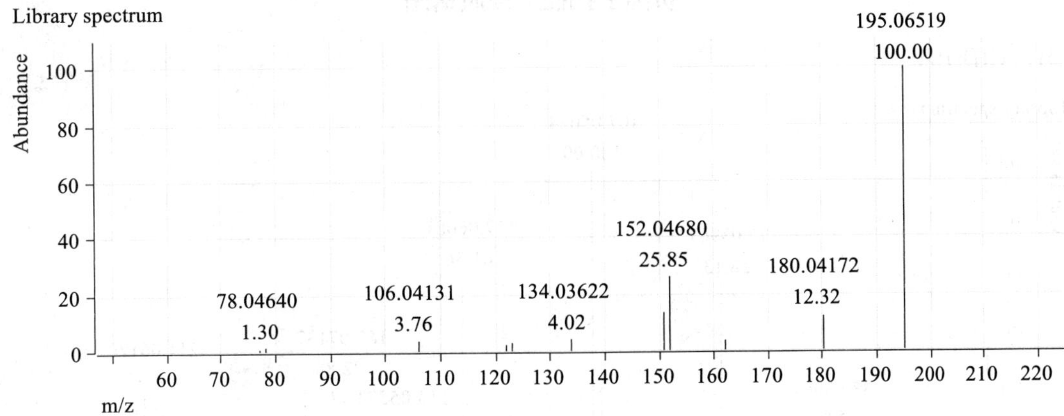

$[M+H]^+$ CID:40V

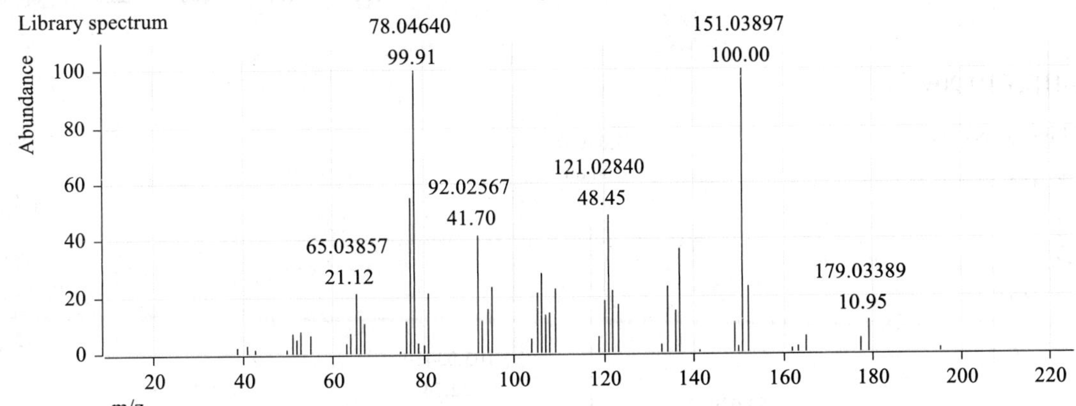

正离子扫描裂解途径解析

m/z 213.0757

m/z 195.0652

m/z 180.0417

m/z 152.0468

m/z 151.0390

m/z 121.0284

负离子扫描二级质谱图

[M−H]⁻ CID:10V

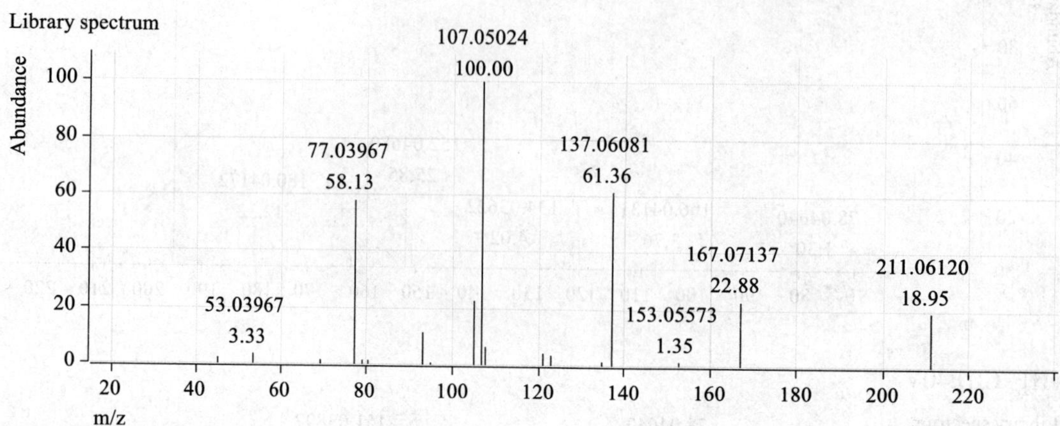

[M−H]⁻ CID:20V

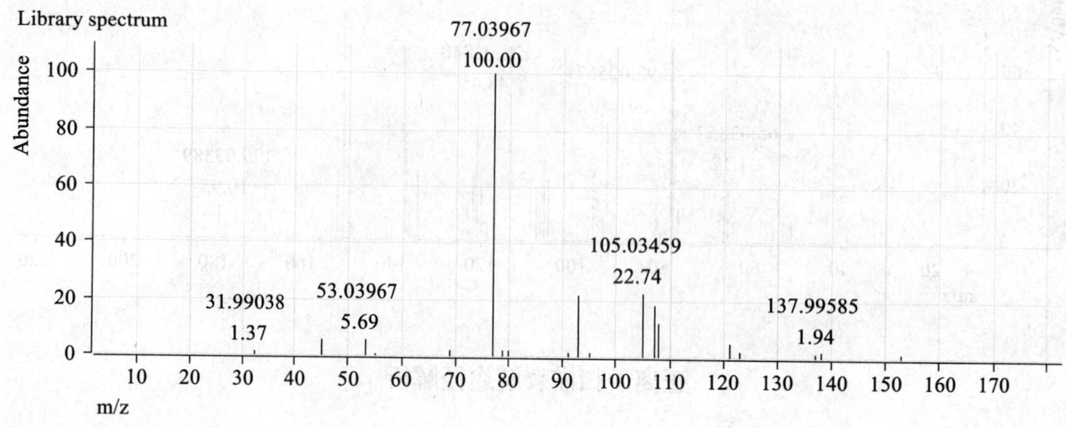

[M−H]⁻ CID:40V

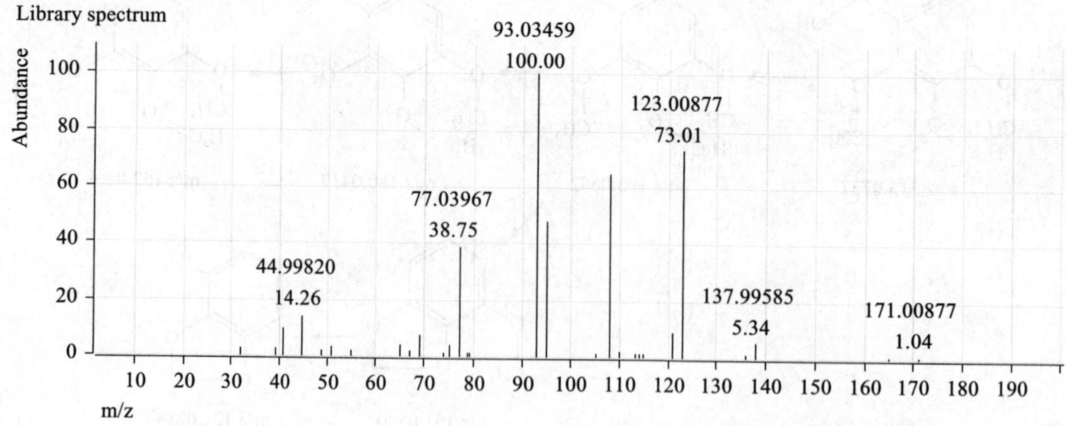

负离子扫描裂解途径解析

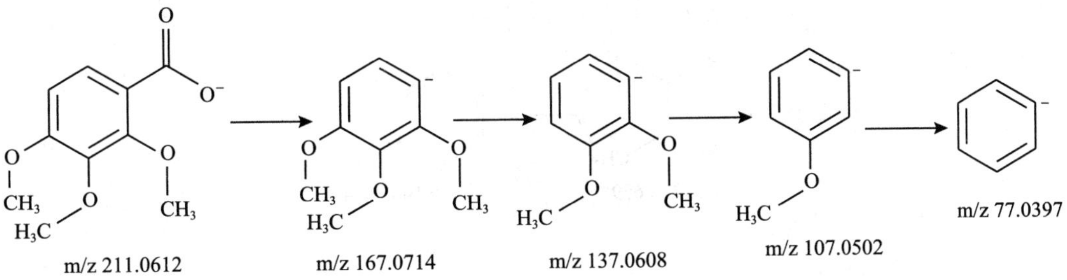

m/z 211.0612 → m/z 167.0714 → m/z 137.0608 → m/z 107.0502 → m/z 77.0397

2,6- 二甲基苯酚

英文名： 2,6-Dimethylphenol

分子式： $C_8H_{10}O$

分子量： 122.16

CAS 编号： 576-26-1

中文化学名： 2,6- 二甲基苯酚

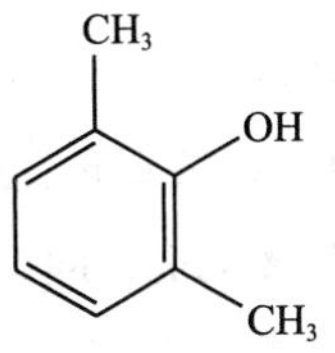

性状： 本品为无色至黄褐色结晶性粉末

溶解性： 本品在乙醇、乙醚、三氯甲烷、苯和氢氧化钠溶液中溶解，在水中微溶

负离子扫描二级质谱图

[M-H]⁻ CID:10V

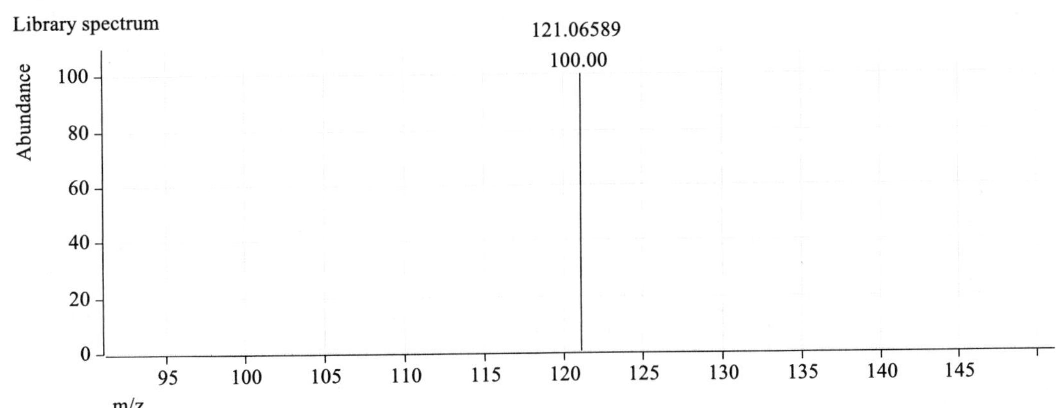

[M-H]⁻ CID:20V

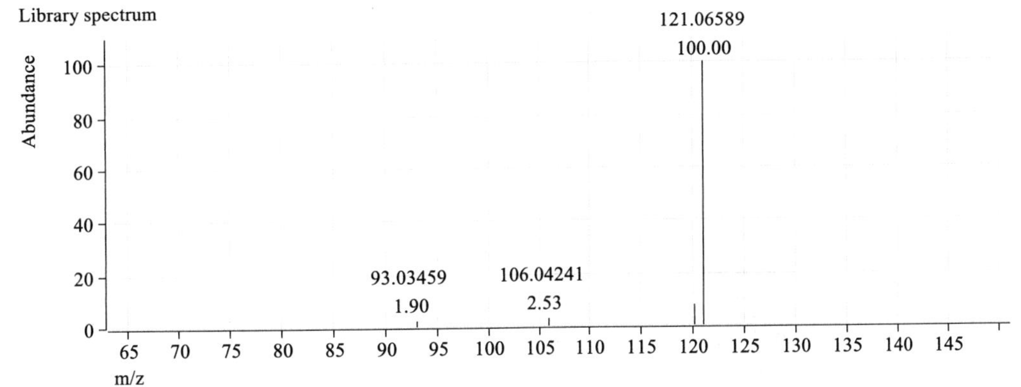

负离子扫描裂解途径解析

CH_3 O^- CH_3 m/z 121.0659 → CH_3 O^- m/z 106.0424

3- 奎宁醇

英文名：3-Quinuclidinol

分子式：$C_7H_{13}NO$

分子量：127.18

CAS 编号：1619-34-7

中文化学名：1- 氮杂双环[2.2.2]辛烷 -3- 醇

英文化学名：1-Azabicyclo[2.2.2]octan-3-ol

性状：本品为白色结晶性粉末

溶解性：本品在水中可溶

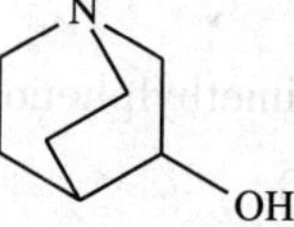

正离子扫描二级质谱图

$[M+H]^+$ CID:10V

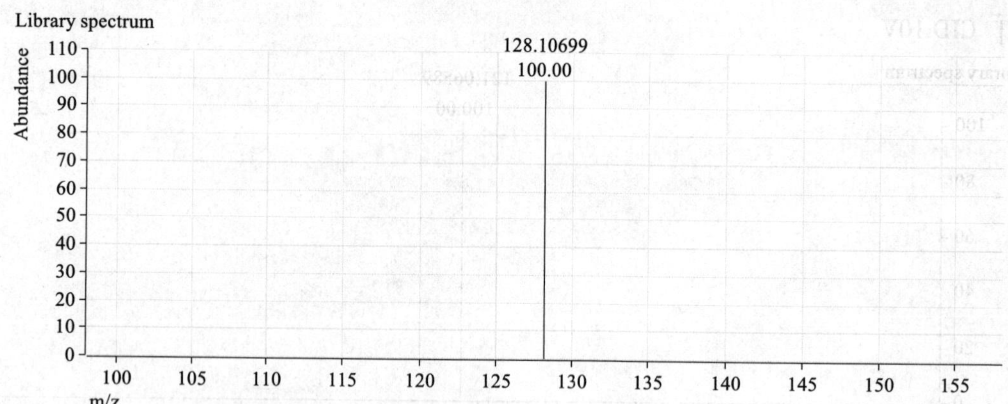

$[M+H]^+$ CID:20V

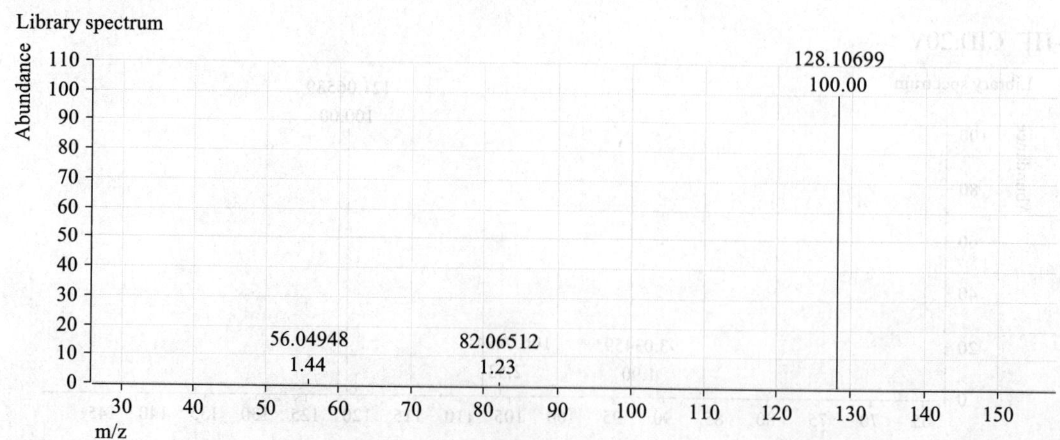

$[M+H]^+$ CID:40V

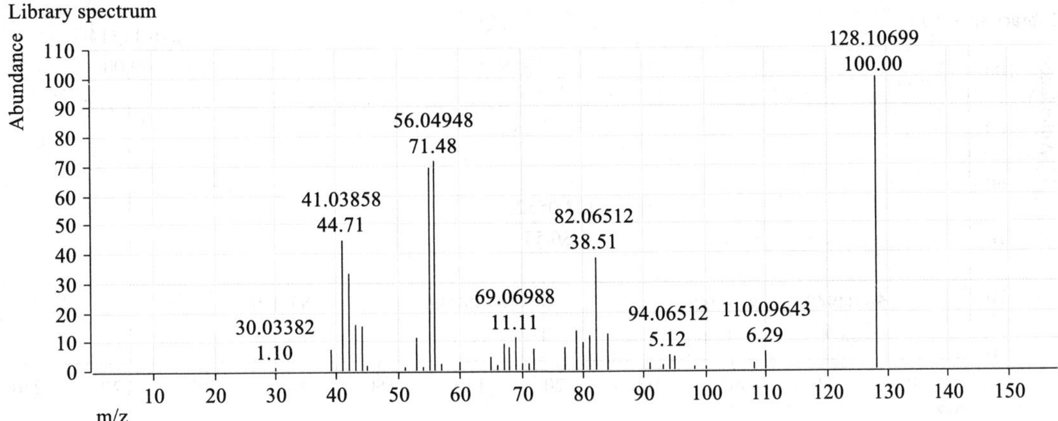

正离子扫描裂解途径解析

m/z 128.1070 → m/z 82.0651 → m/z 56.0495

4-*N*- 去甲基安乃近

英文名： 4-*N*-Demethylanalgin

分子式： $C_{12}H_{14}N_3NaO_4S$

分子量： 319.31

CAS 编号： 129-89-5

中文化学名： [甲基(5- 甲基 -3 氧代 -2- 苯基 -2,3- 二氢 -1*H*- 吡唑 -4- 基)氨基]甲磺酸钠

英文化学名： Sodium[methyl(5-methyl-3-oxo-2-phenyl-2,3-dihydro-1*H*-pyrazol-4-yl)amino] methane sulfonate

性状： 本品为白色粉末

正离子扫描二级质谱图

$[M+H]^+$ CID:10V

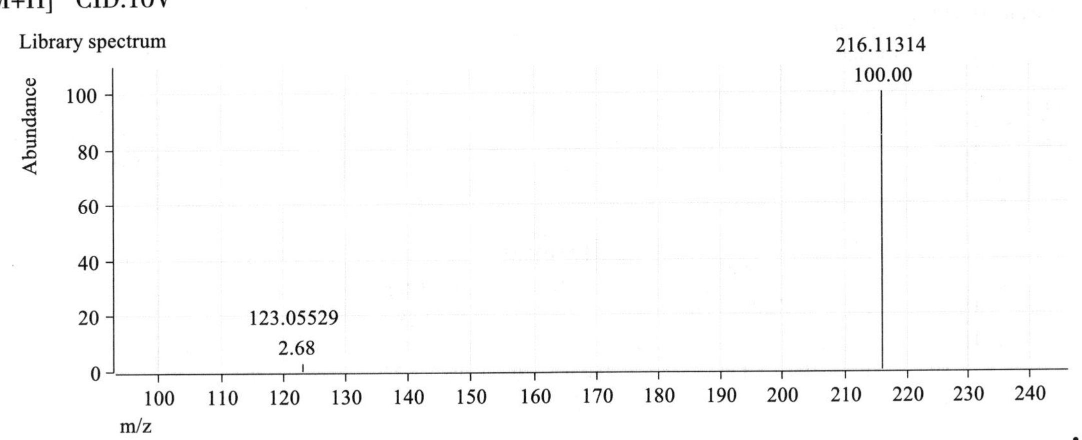

[M+H]+ CID:20V

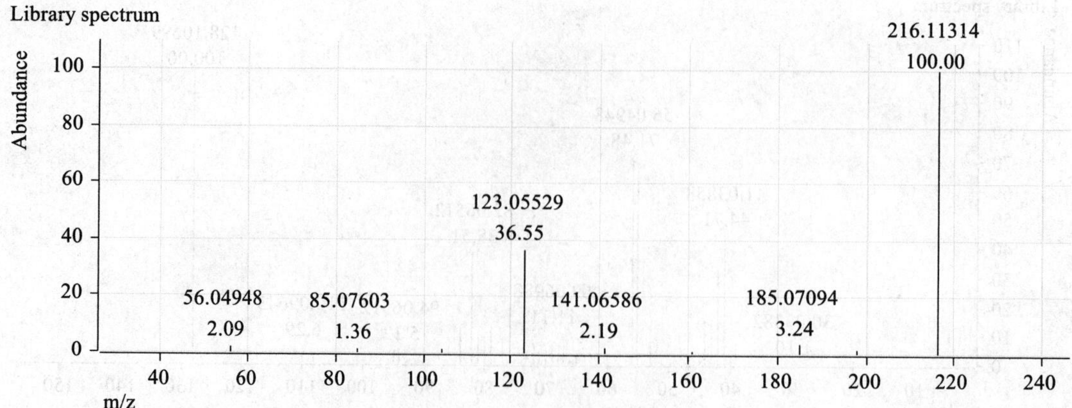

[M+H]+ CID:40V

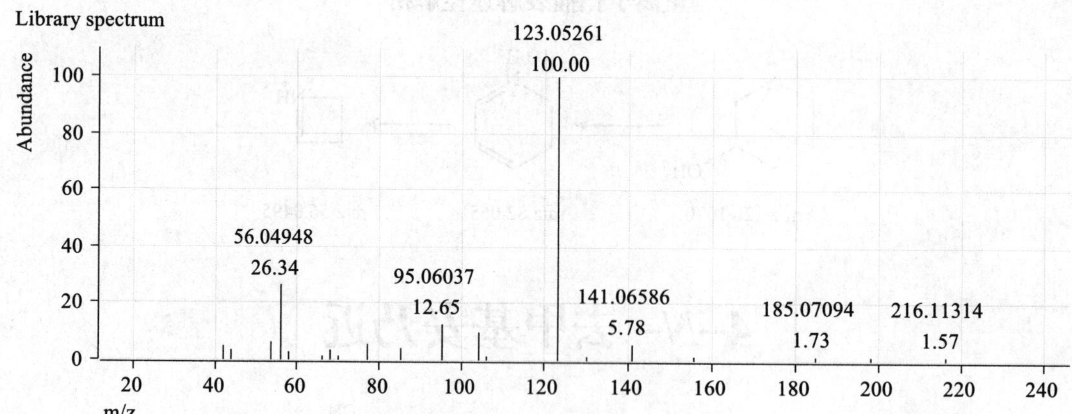

正离子扫描裂解途径解析

m/z 298.0856 → m/z 216.1131

负离子扫描二级质谱图

[M−H]− CID:10V

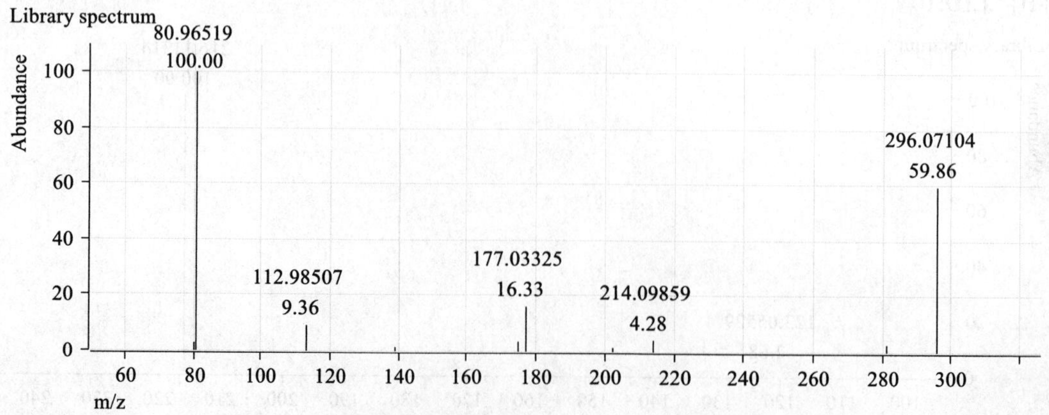

$[M-H]^-$ CID:20V

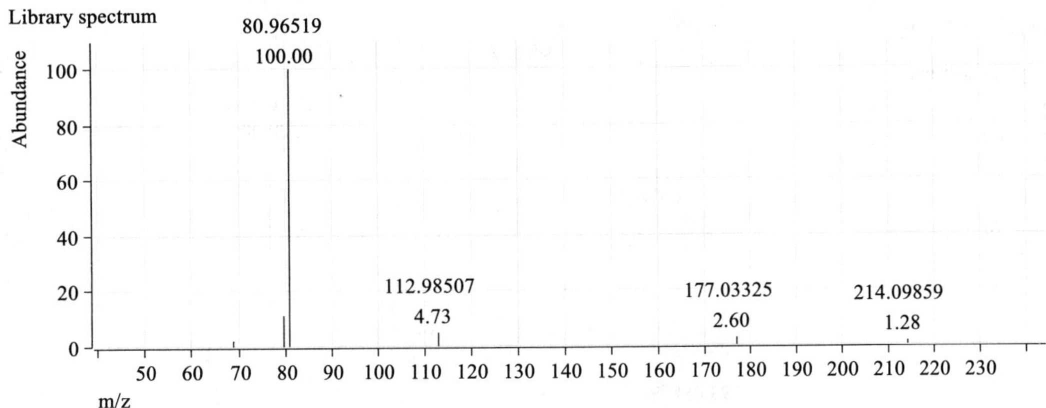

$[M-H]^-$ CID:40V

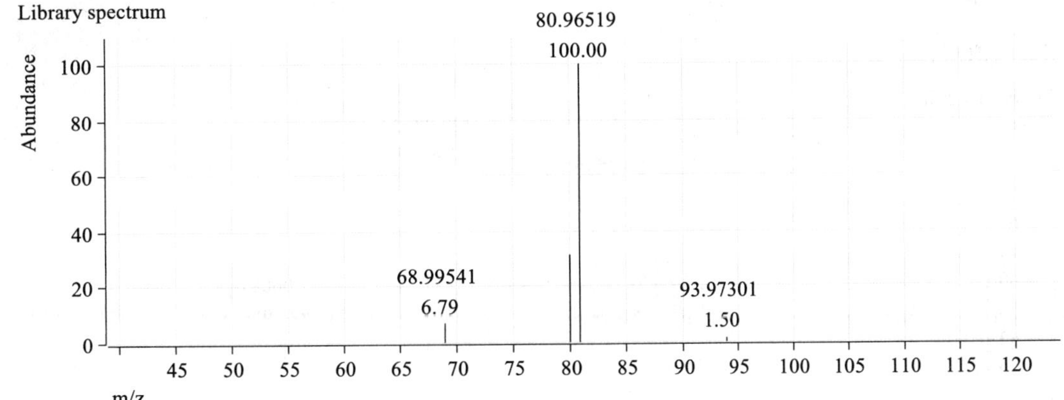

负离子扫描裂解途径解析

m/z 80.9652　　m/z 296.0711　　m/z 214.0986

4- 乙基邻苯二酚

英文名： 4-Ethyl-1,2-Benzenediol

分子式： $C_8H_{10}O_2$

分子量： 138.16

CAS 编号： 1124-39-6

中文化学名： 4- 乙基邻苯二酚

性状： 本品为无色至淡黄色液体或晶体

溶解性： 本品在水、乙醇及乙醚中易溶

负离子扫描二级质谱图

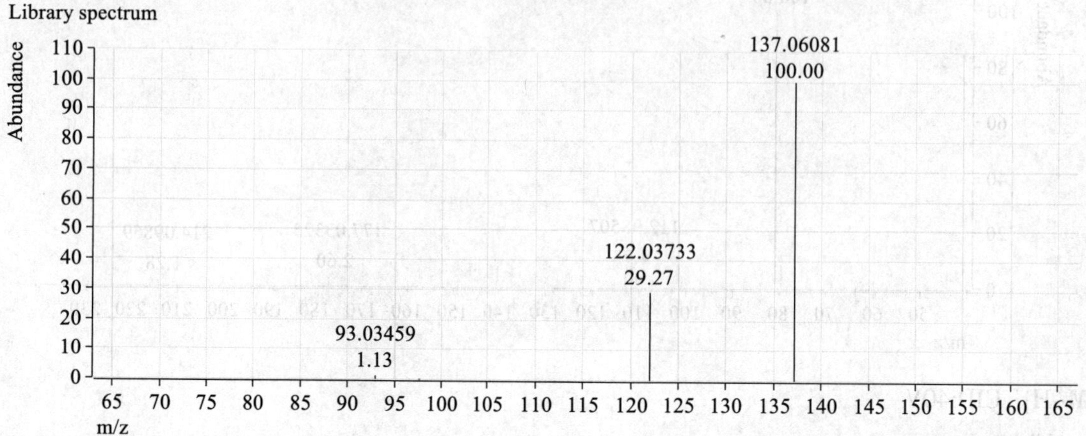

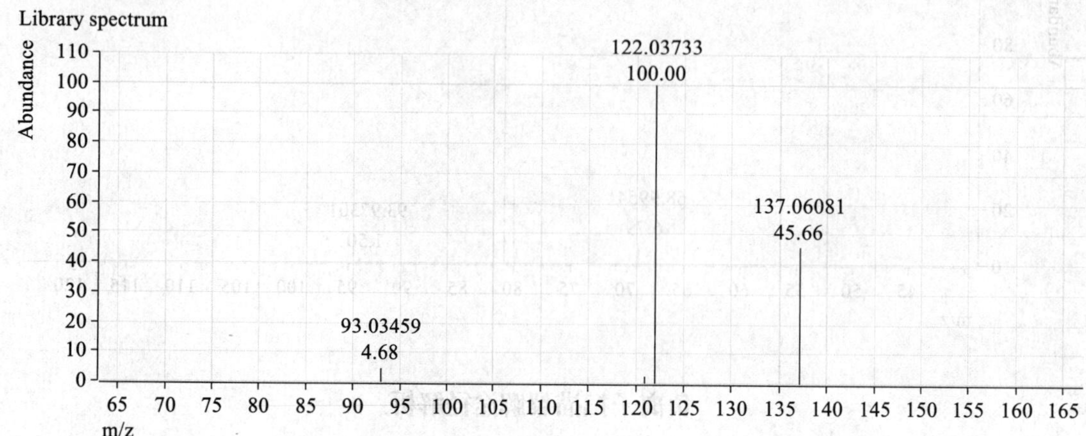

负离子扫描裂解途径解析

m/z 93.0346　　m/z 137.0608　　m/z 122.0373

4- 甲氨基安替比林

英文名： 4-Methylamino Antipyrine

分子式： $C_{12}H_{15}N_3O$

分子量： 217.27

CAS 编号： 519-98-2

中文化学名：1,2- 二氢 -1,5- 二甲基 -4-(甲基氨基)-2- 苯基 -3*H*- 吡唑 -3- 酮

英文化学名：1,2-Dihydro-1,5-dimethyl-4-(methylamino)-2-phenyl-3*H*-pyrazol-3-one

性状：本品为白色粉末

正离子扫描二级质谱图

[M+H]+ CID:10V

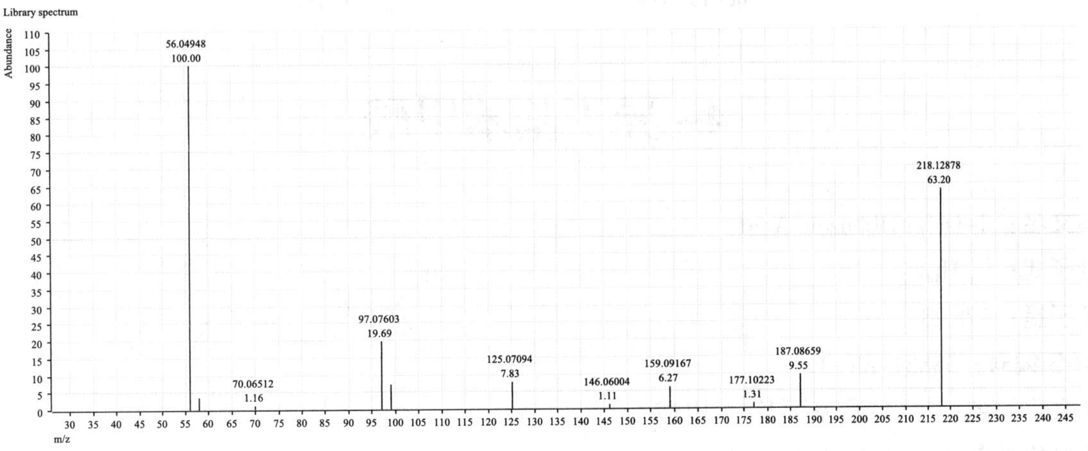

[M+H]+ CID:20V

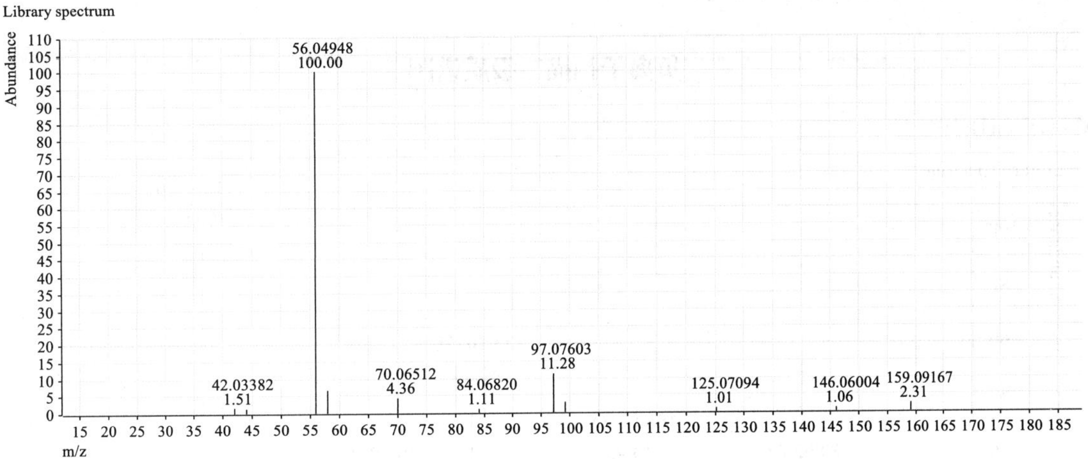

[M+H]+ CID:40V

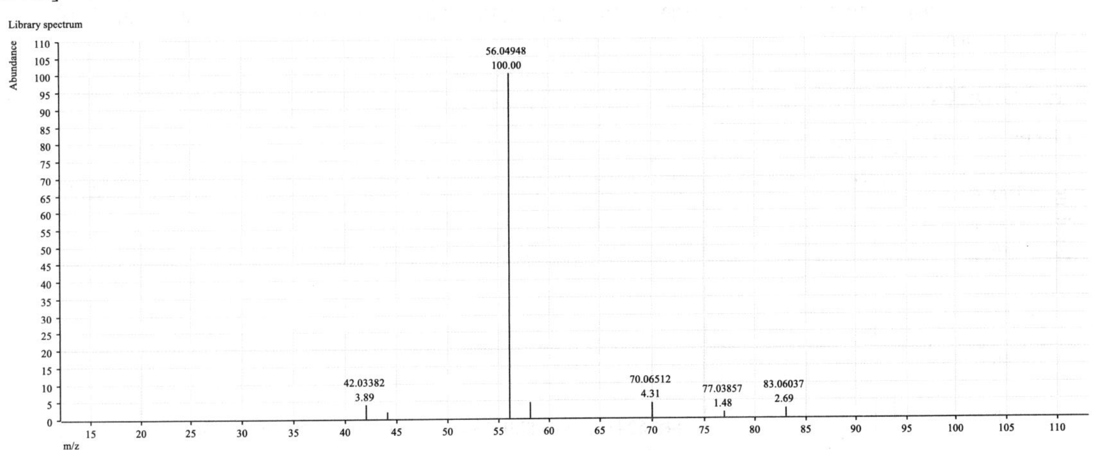

正离子扫描裂解途径解析

m/z 159.0917 ← m/z 187.0866 ← m/z 218.1288 → m/z 56.0495

4- 异丁基苯甲酸

英文名： 4-Isobutylbenzoic Acid

分子式： $C_{11}H_{14}O_2$

分子量： 178.23

CAS 编号： 38861-88-0

中文化学名： 4-(2- 甲基丙基)苯甲酸

英文化学名： 4-(2-Methylpropyl)benzoic acid

性状： 本品为本品为白色结晶性粉末

负离子扫描二级质谱图

$[M-H]^-$ CID:10V

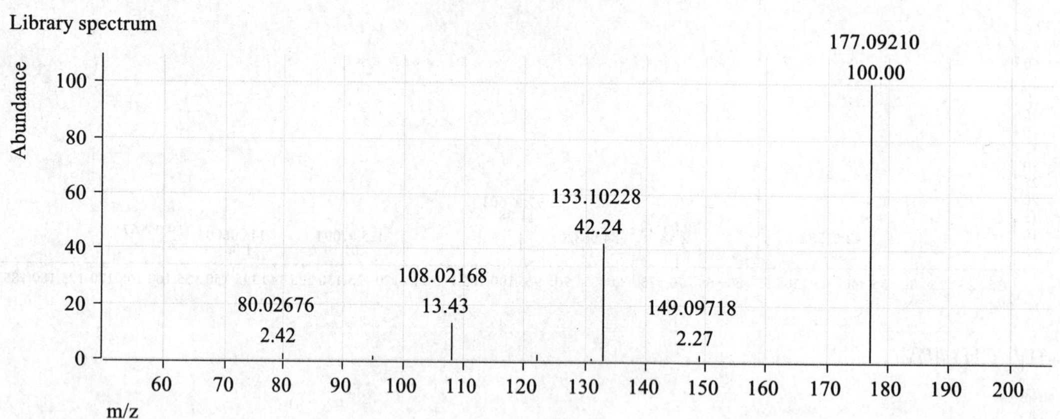

$[M-H]^-$ CID:20V

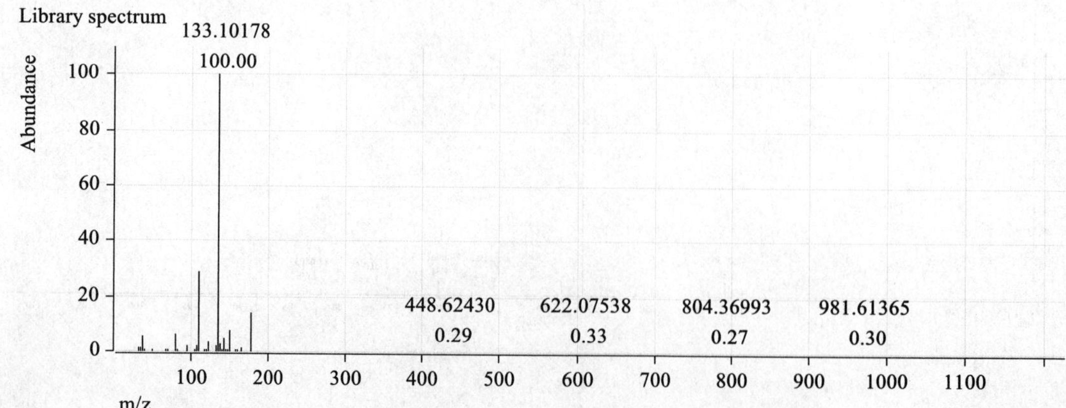

负离子扫描裂解途径解析

m/z 149.0972 ← m/z 177.0921 → m/z 133.1023

4- 氨基苯甲酸异丙酯

英文名： Isopropyl 4–Aminobenzoate

分子式： $C_{10}H_{13}NO_2$

分子量： 179.22

CAS 编号： 18144–43–9

中文化学名： 对氨基苯甲酸异丙酯

性状： 本品为类白色结晶

正离子扫描二级质谱图

[M+H]$^+$ CID:10V

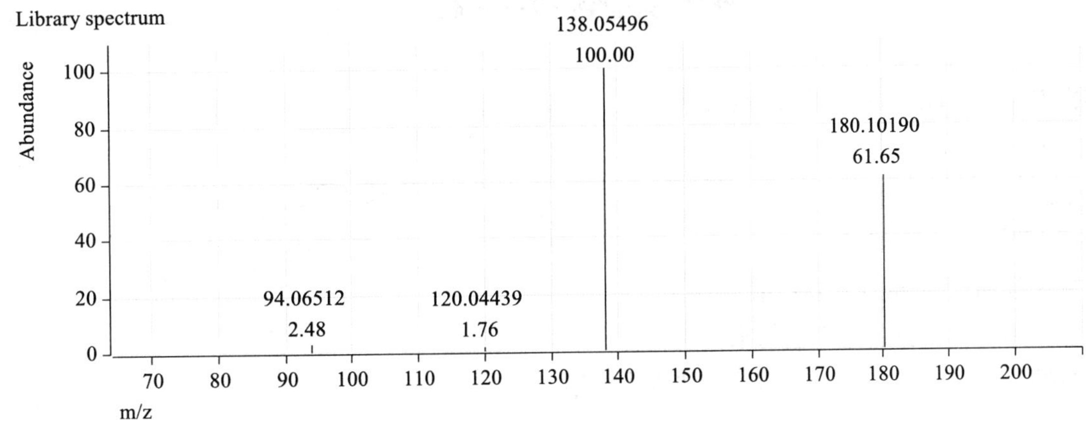

[M+H]$^+$ CID:20V

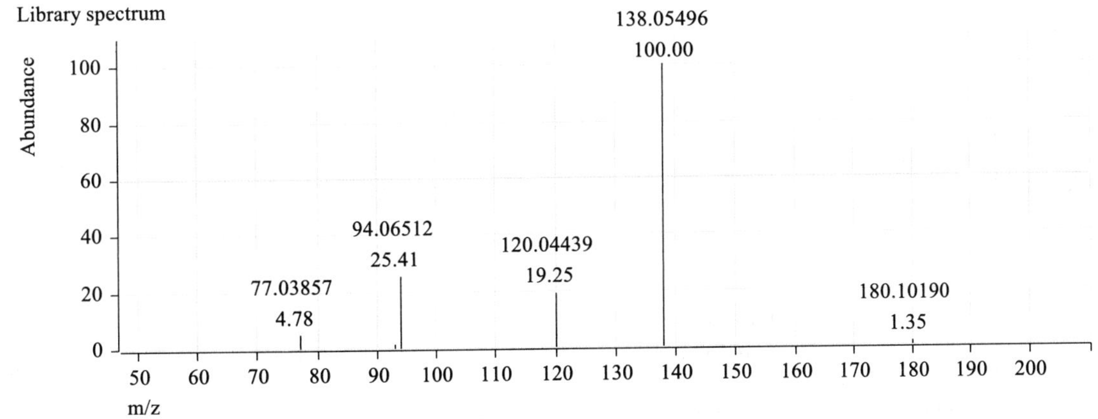

[M+H]+ CID:40V

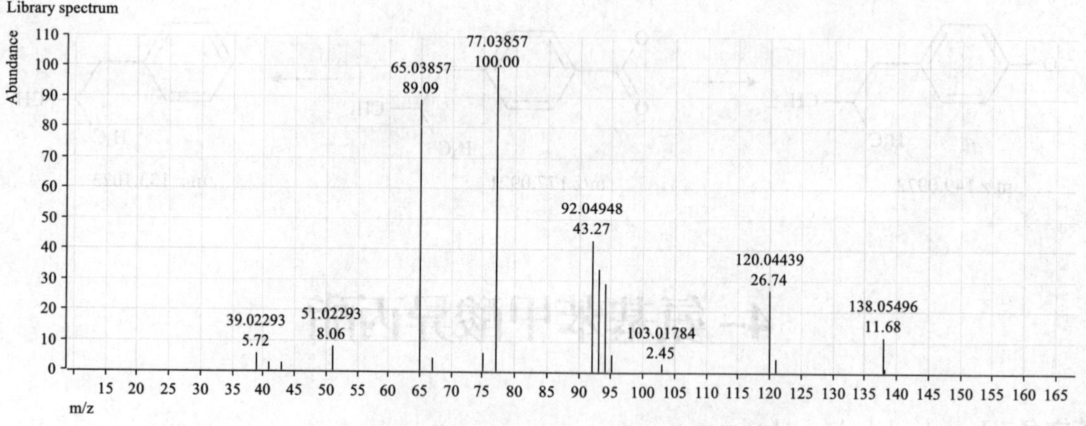

正离子扫描裂解途径解析

H_3N^+ m/z 94.0651 ← H_3N^+ OH O m/z 138.0550 ← H_2N $\overset{+}{O}H$ O CH_3 CH_3 m/z 180.1019 → H_2N O + m/z 120.0444

4- 氨基苯基乙酸

英文名： 4-Aminophenylacetic Acid

分子式： $C_8H_9NO_2$

分子量： 151.16

CAS 编号： 1197-55-3

中文化学名： 4- 氨基苯基乙酸

性状： 本品为淡黄色至米色粉末

溶解性： 本品在醇、碱液中溶解，在热水中略溶

H_2N O OH

正离子扫描二级质谱图

[M+H]+ CID:10V

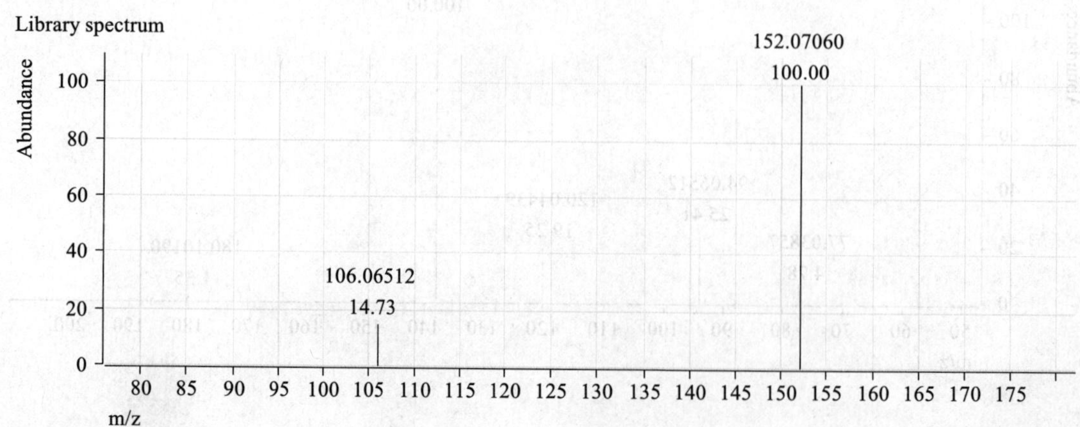

[M+H]+ CID:20V

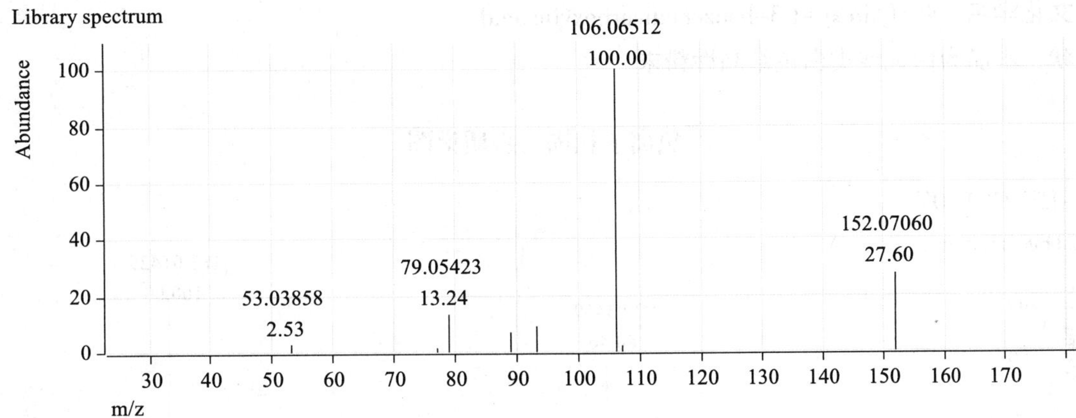

[M+H]+ CID:40V

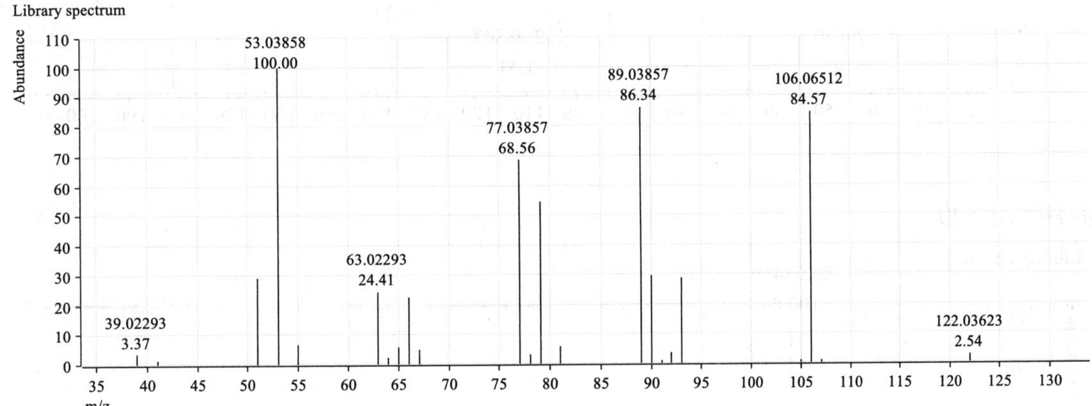

正离子扫描裂解途径解析

H_2N

m/z 106.0651

HO+ OH

NH_2

m/z 89.0386

m/z 152.0706

m/z 77.0386

m/z 53.0386

4– 羟基间苯二甲酸

英文名：4–Hydroxyisophthalic Acid

分子式：$C_8H_6O_5$

分子量：182.13

CAS 编号：636–46–4

O O HO OH HO

中文化学名：对羟基间苯二甲酸

英文化学名：4-Hydroxy-1,3-benzenedicarboxylic acid

性状：本品为白色或类白色结晶性粉末

负离子扫描二级质谱图

[M-H]⁻ CID:10V

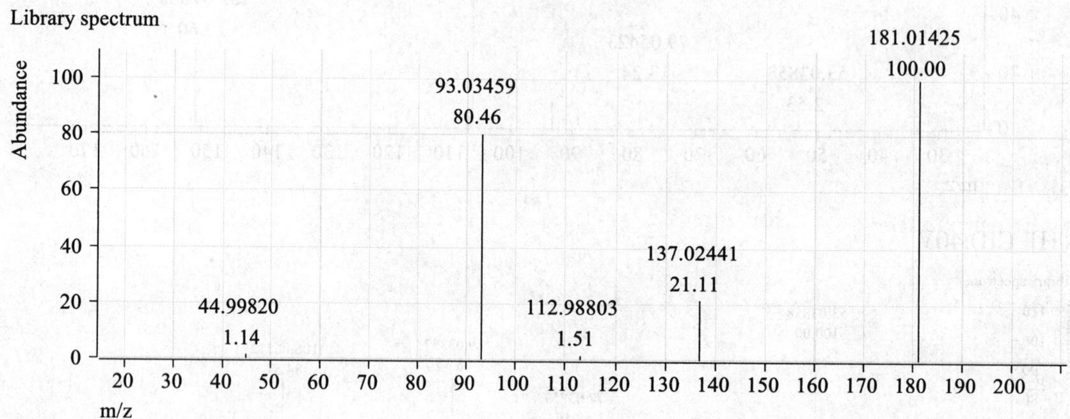

[M-H]⁻ CID:20V

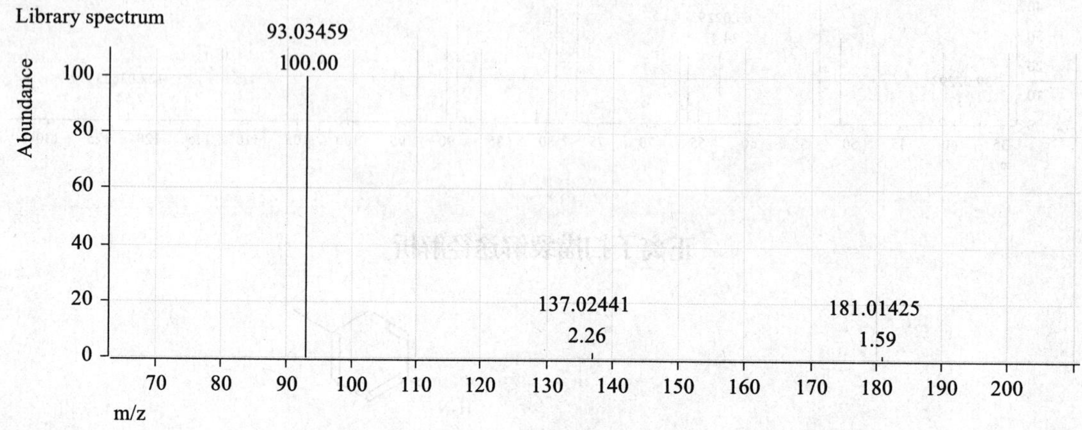

[M-H]⁻ CID:40V

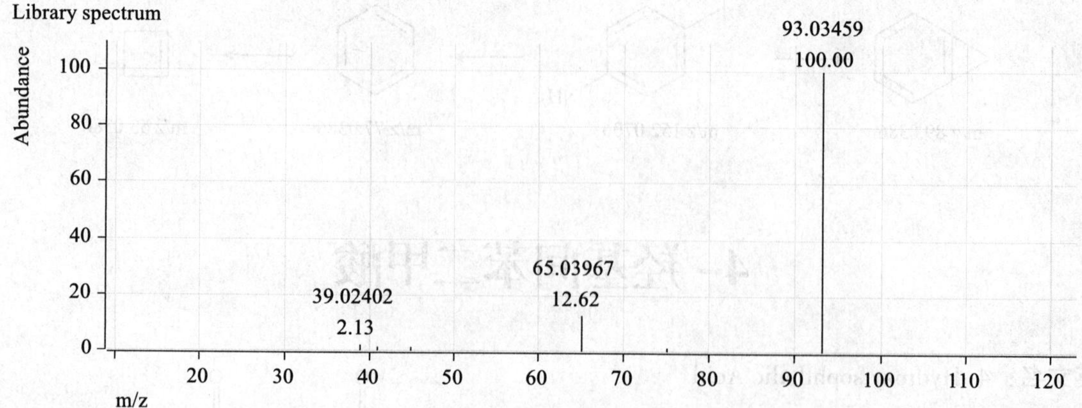

负离子扫描裂解途径解析

m/z 181.0142 → m/z 137.0244 → m/z 93.0346 → m/z 65.0397

4- 羟基苯甲酸

英文名： 4–Hydroxybenzenecarboxylic Acid

分子式： $C_7H_6O_3$

分子量： 138.12

CAS 编号： 99–96–7

中文化学名： 4- 羟基苯甲酸

性状： 本品为无色至白色棱柱形结晶体

溶解性： 本品在乙醇中易溶，在乙醚或丙酮中溶解，在水中微溶

正离子扫描二级质谱图

$[M+H]^+$ CID:10V

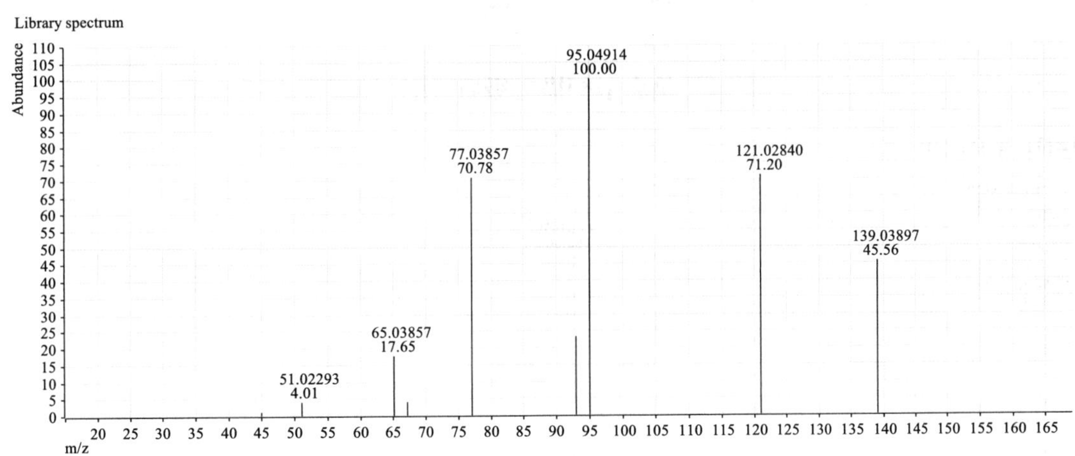

$[M+H]^+$ CID:20V

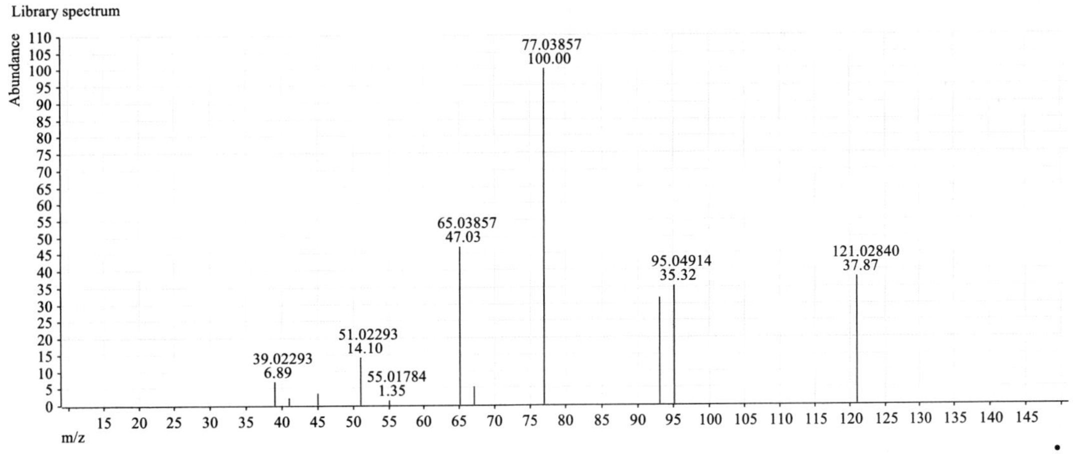

[M+H]$^+$ CID:40V

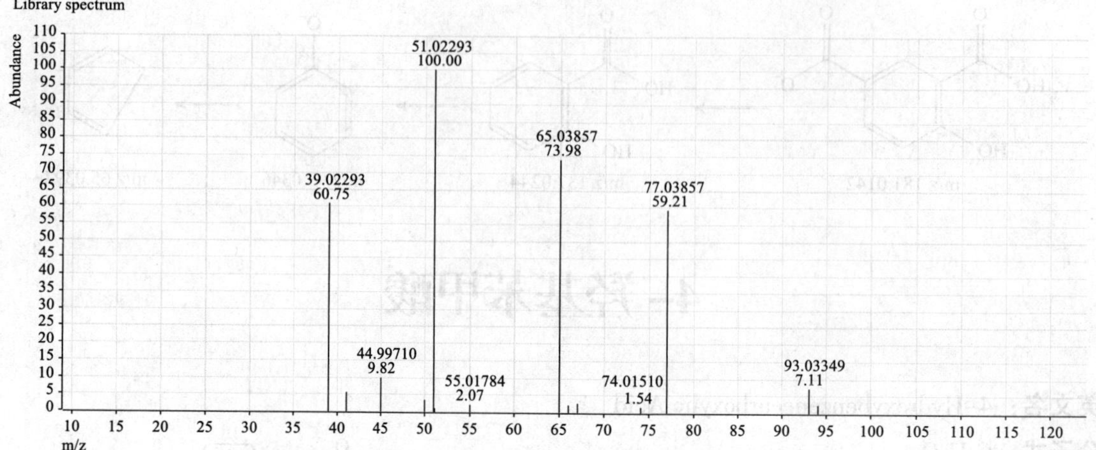

正离子扫描裂解途径解析

OH

m/z 95.0491

m/z 139.0390

m/z 121.0284

m/z 93.0335

m/z 65.0386

负离子扫描二级质谱图

[M−H]$^-$ CID:10V

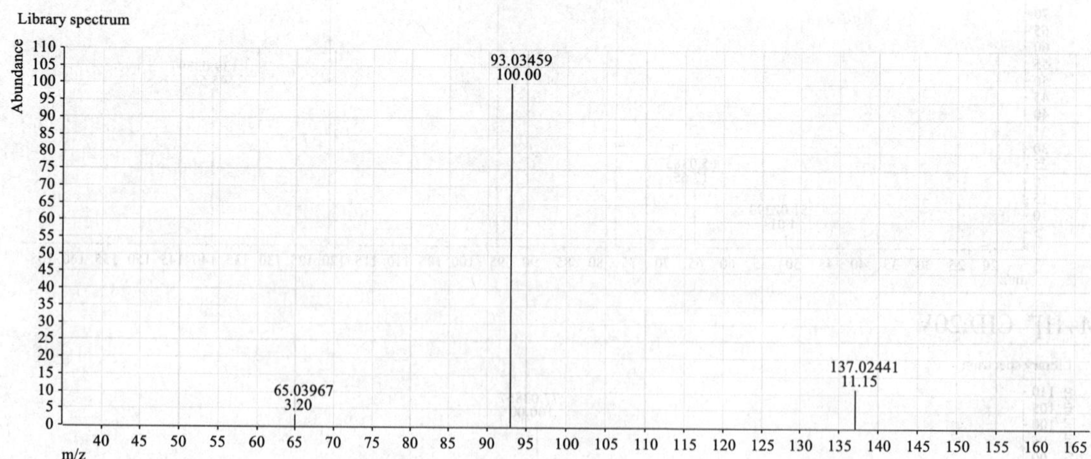

$[M-H]^-$ CID:20V

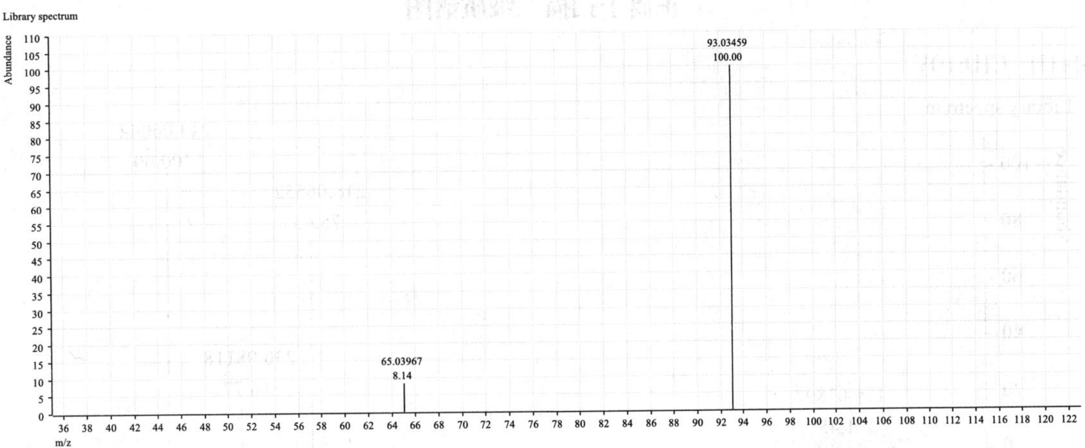

$[M-H]^-$ CID:40V

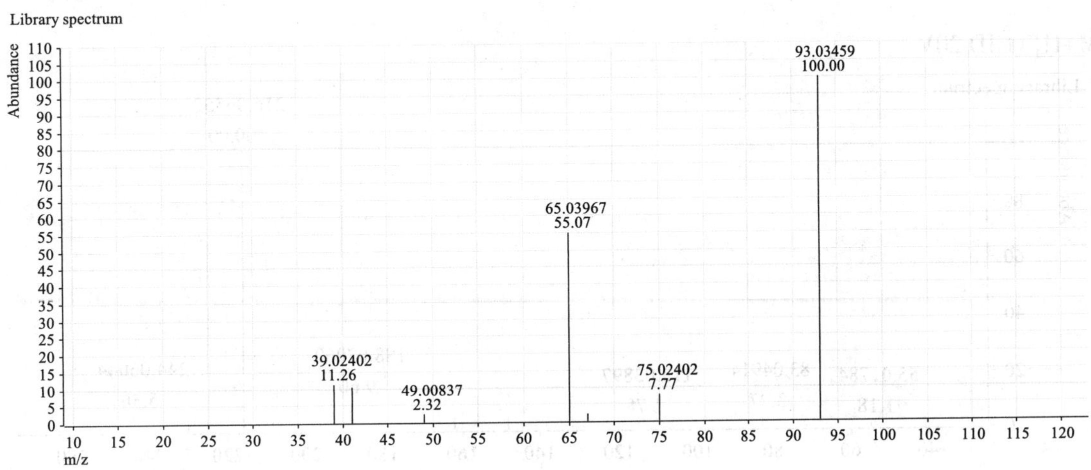

负离子扫描裂解途径解析

m/z 137.0244 → m/z 93.0346 → m/z 65.0397

5- 邻苯二甲酰亚胺乙酰丙酸

英文名： 5-Phthalimidolevulinic Acid

分子式： $C_{13}H_{11}NO_5$

分子量： 261.23

CAS 编号： 92632-81-0

中文化学名： 5-(1,3- 二氧代异吲哚啉 -2- 基)-4- 氧代戊酸

英文化学名： 1,3-Dihydro-γ,1,3-trioxo-2*H*-isoindole-2-pentanoic acid

性状： 本品为白色疏松团装块物

正离子扫描二级质谱图

[M+H]⁺ CID:10V

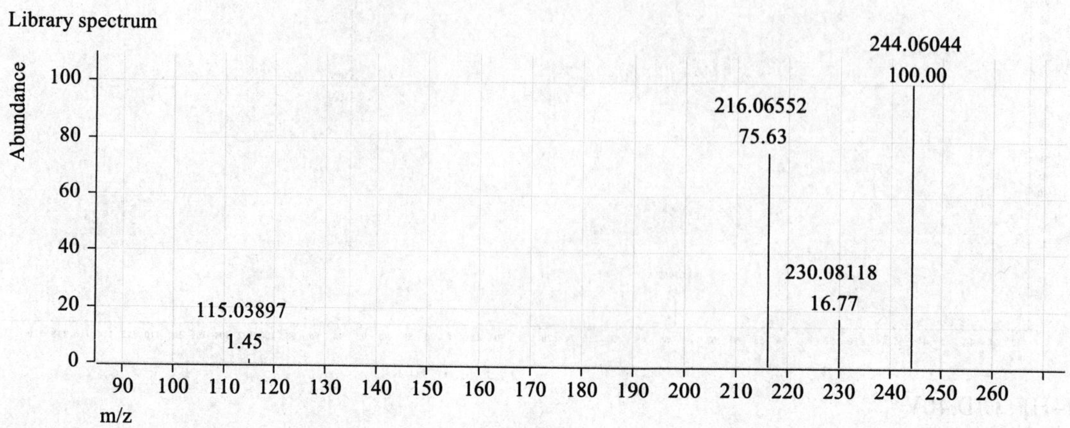

[M+H]⁺ CID:20V

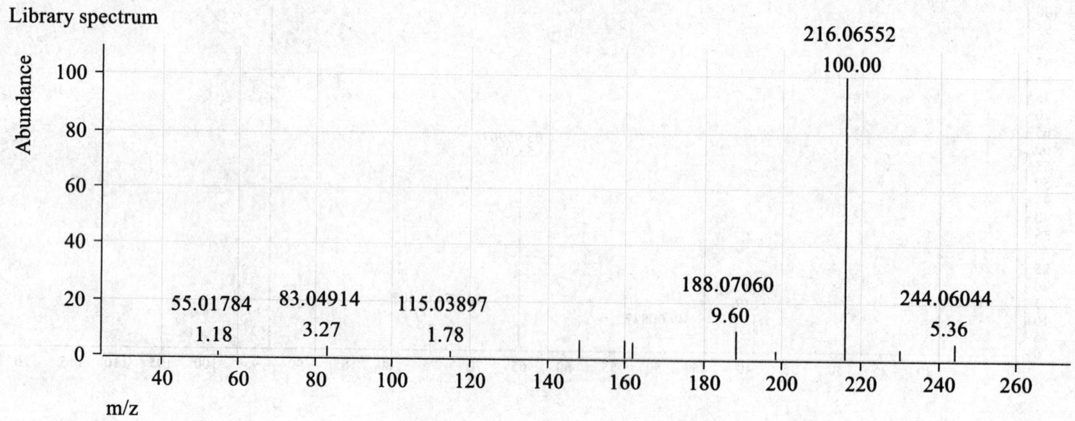

[M+H]⁺ CID:40V

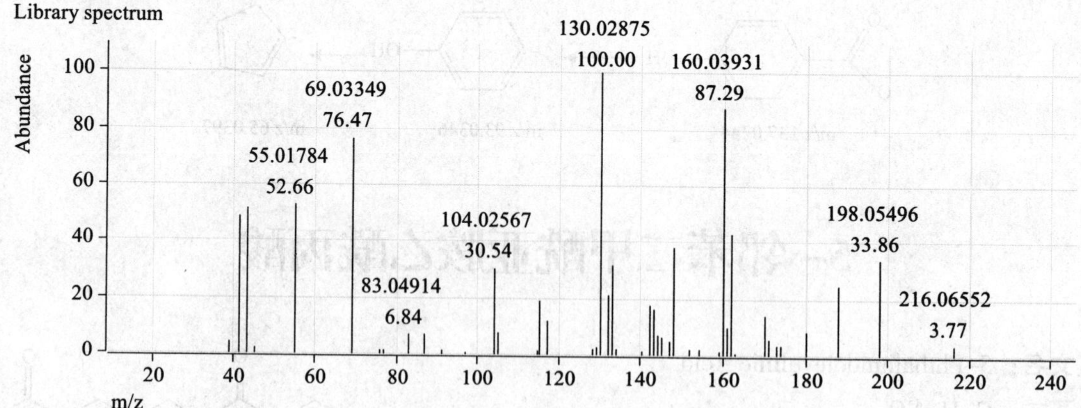

正离子扫描裂解途径解析

m/z 262.0710

m/z 244.0604

m/z 216.0655

m/z 188.0342

m/z 198.0550

m/z 160.0393

m/z 130.0287

m/z 104.0257

m/z 69.0335

m/z 55.0178

负离子扫描二级质谱图

[M−H]⁻ CID:10V

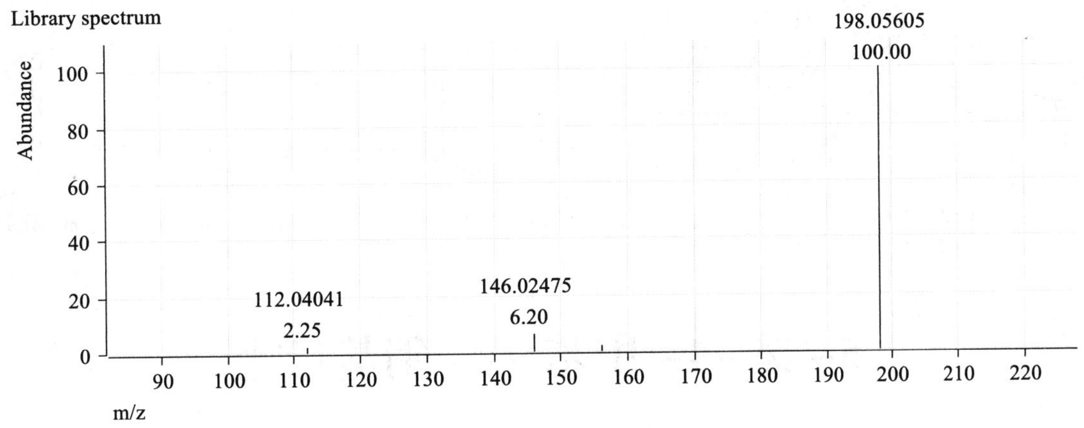

[M−H]⁻ CID:20V

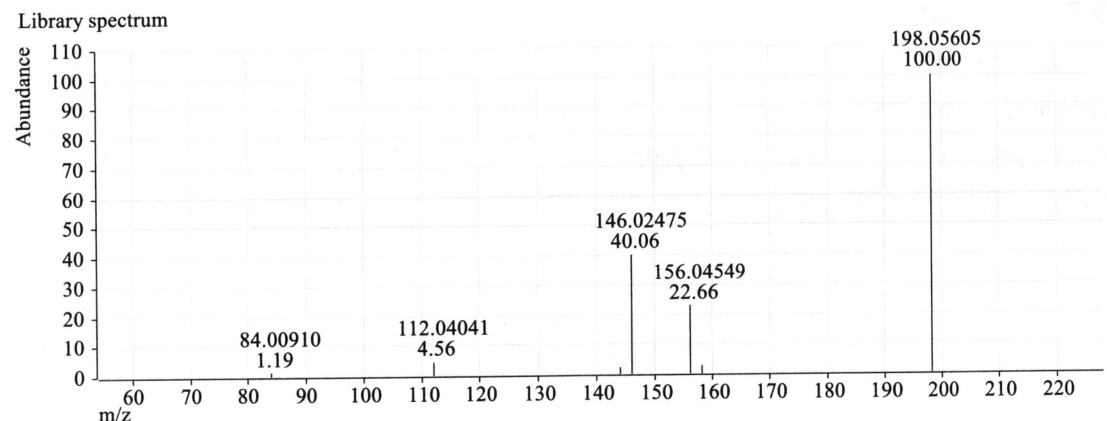

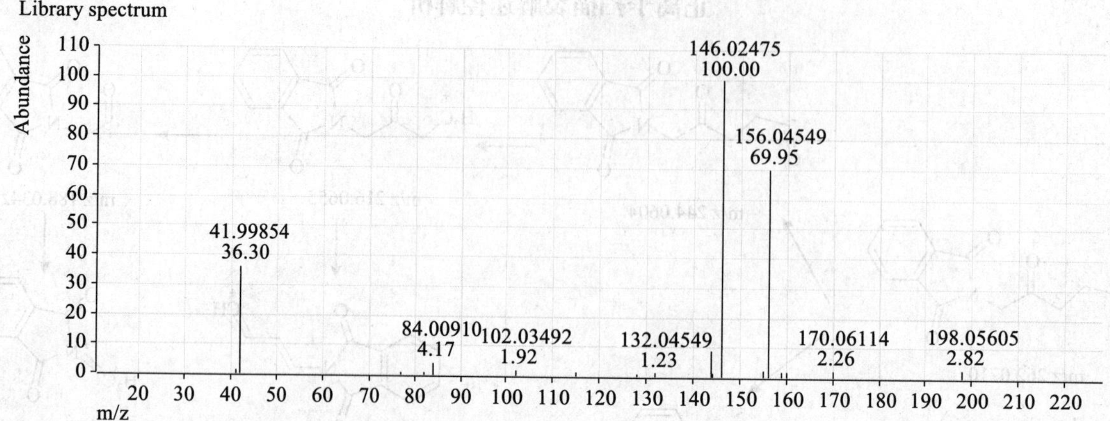

负离子扫描裂解途径解析

m/z 146.0248

m/z 198.0561

m/z 260.0564

m/z 112.0404

m/z 84.0091

m/z 41.9985

5- 氯 -1- 甲基 -4- 硝基咪唑

英文名： 5-Chloro-1-Methyl-4-Nitroimidazole

分子式： $C_4H_4ClN_3O_2$

分子量： 161.55

CAS 编号： 4897-25-0

中文化学名： 5- 氯 -1- 甲基 -4- 硝基咪唑

性状： 本品为白色结晶性粉末

正离子扫描二级质谱图

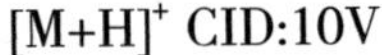
[M+H]+ CID:10V

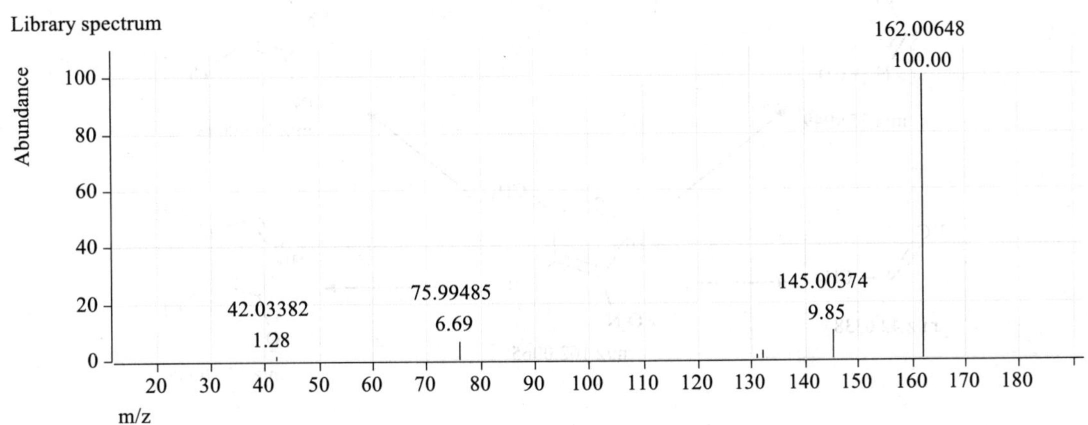

[M+H]+ CID:20V

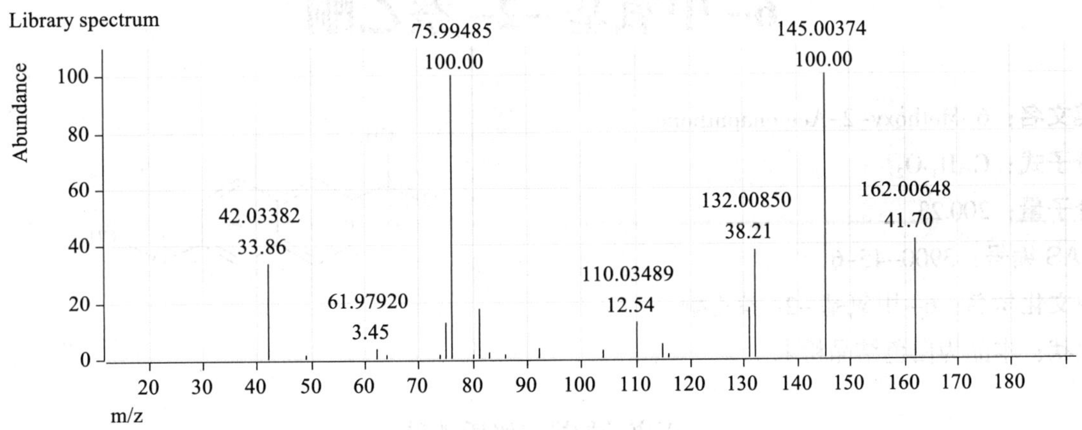

[M+H]+ CID:40V

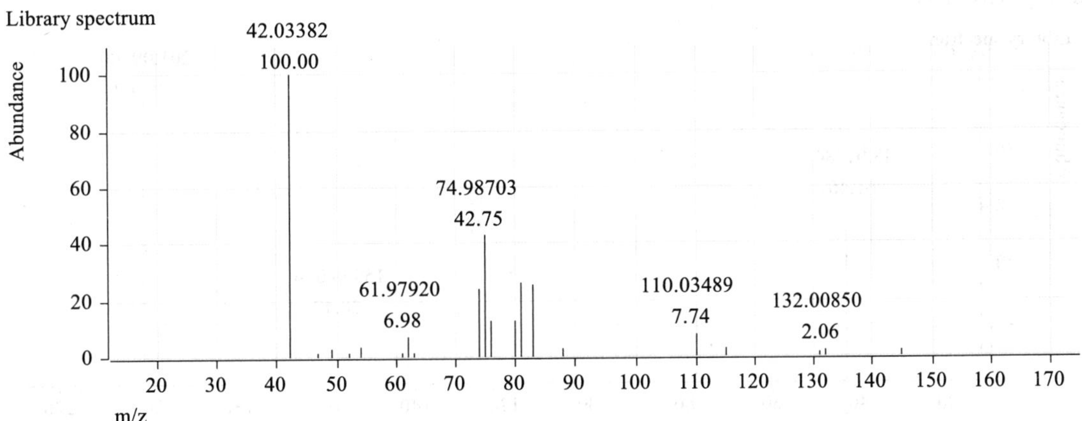

正离子扫描裂解途径解析

m/z 75.9949

m/z 145.0043

m/z 42.0338

m/z 162.0065

m/z 132.0085

6- 甲氧基 -2- 萘乙酮

英文名：6–Methoxy–2–Acetonaphthone

分子式：$C_{13}H_{12}O_2$

分子量：200.23

CAS 编号：3900–45–6

中文化学名：6- 甲氧基 -2- 萘乙酮

性状：本品为白色结晶粉末

正离子扫描二级质谱图

$[M+H]^+$ CID:10V

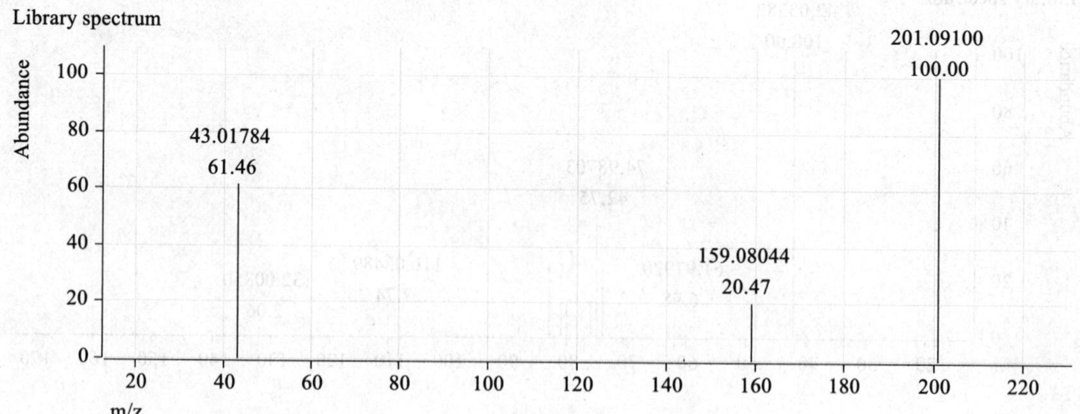

$[M+H]^+$ CID:20V

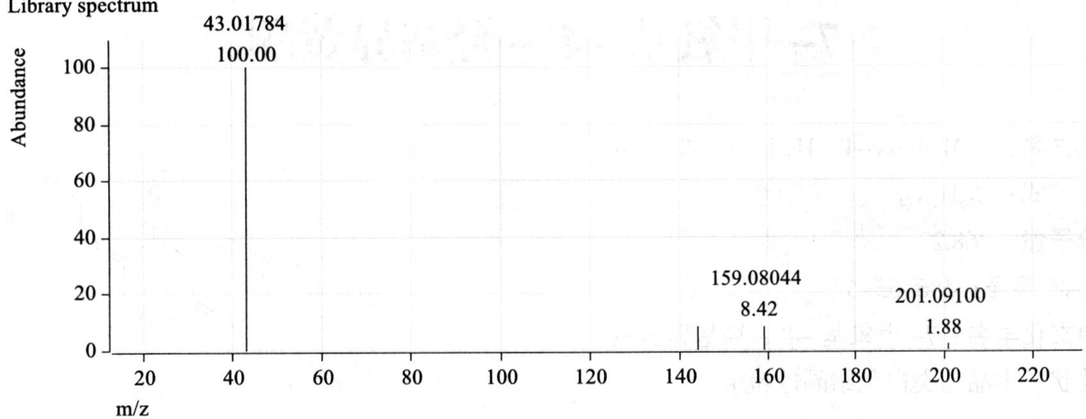

$[M+H]^+$ CID:40V

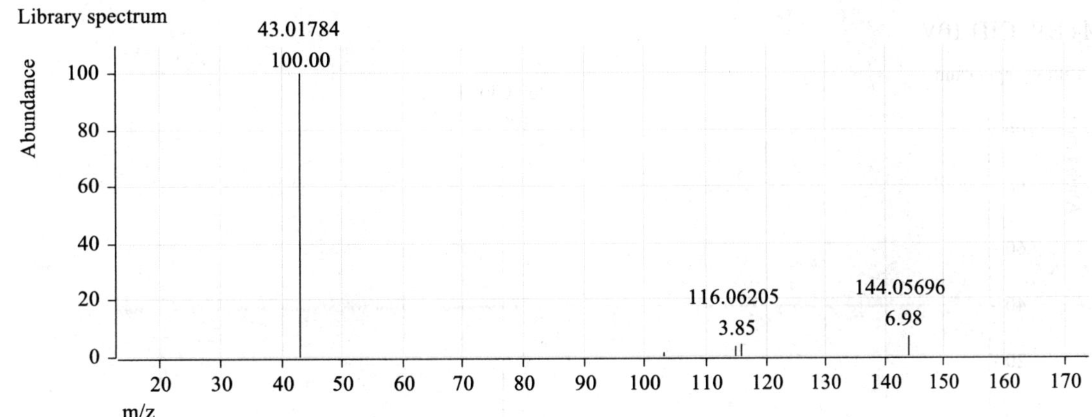

正离子扫描裂解途径解析

m/z 43.0178

m/z 144.0575

m/z 201.0910

m/z 159.0804

m/z 127.0542

m/z 116.0626

7- 甲氧基 -4′ - 羟基异黄酮

英文名：7–Methoxy–4′ –Hydroxyisoflavone

分子式：$C_{16}H_{12}O_4$

分子量：268.27

CAS 编号：486–63–5

中文化学名：7- 甲氧基 -4′ - 羟基异黄酮

性状：本品为类白色结晶性粉末

正离子扫描二级质谱图

$[M+H]^+$ CID:10V

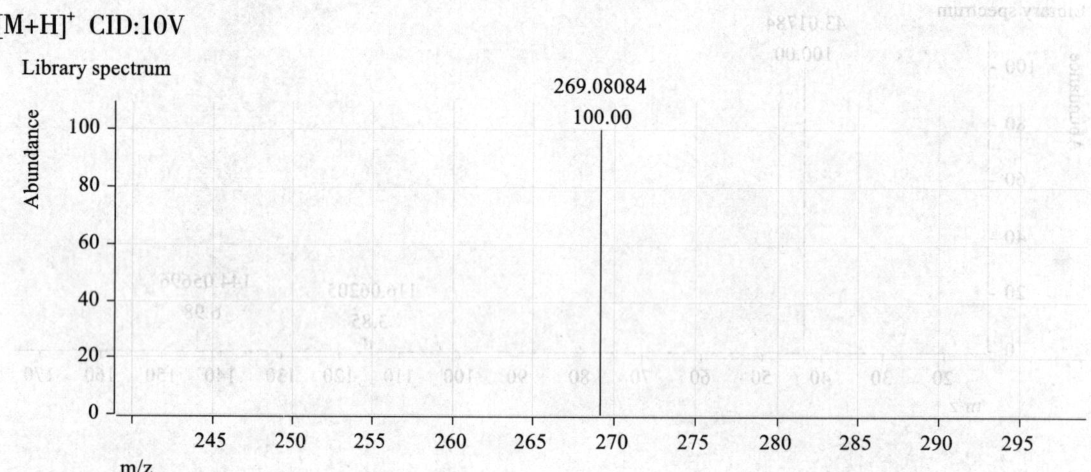

$[M+H]^+$ CID:20V

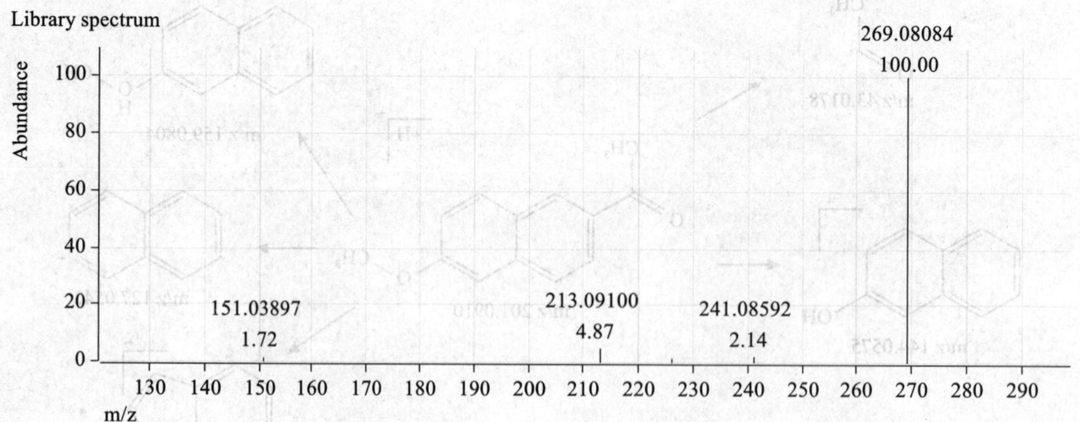

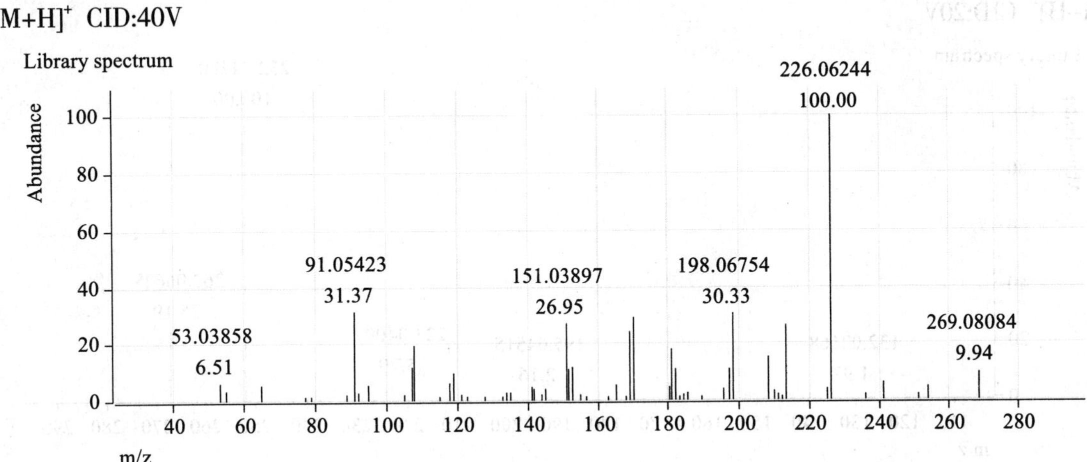

正离子扫描裂解途径解析

m/z 269.0808

m/z 241.0859

m/z 226.0624

m/z 151.0390

m/z 198.0675

负离子扫描二级质谱图

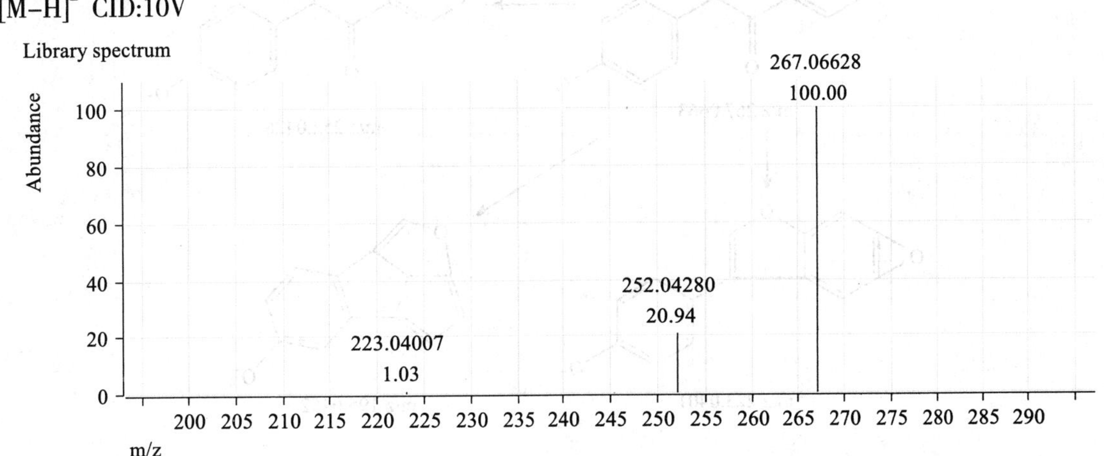

[M-H]⁻ CID:20V

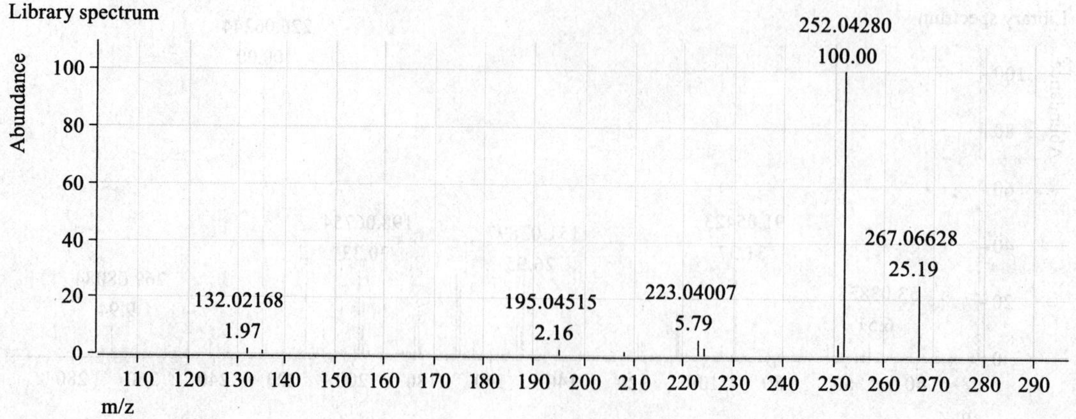

[M-H]⁻ CID:40V

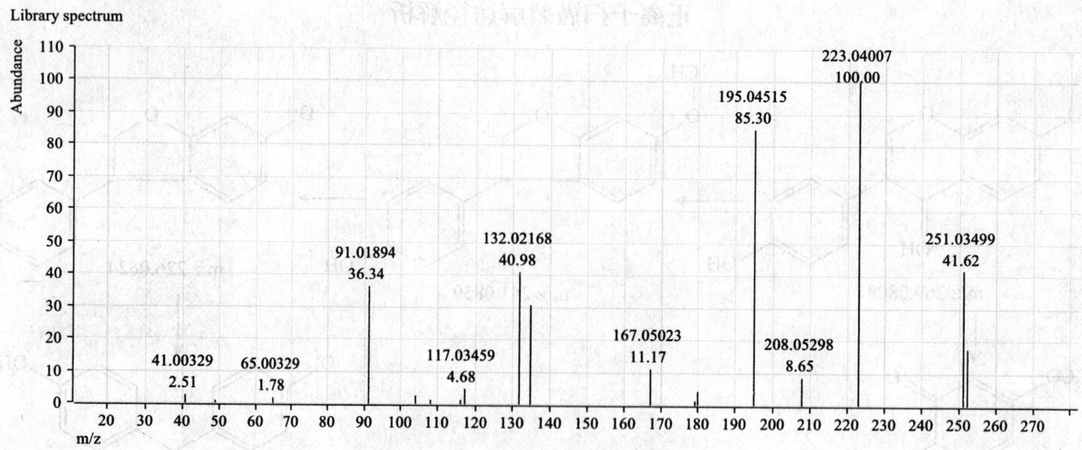

负离子扫描裂解途径解析

H_3C O

m/z 267.0663

m/z 252.0428

m/z 223.0401

m/z 195.0452

9- 顺阿维 A

英文名： 9-*cis* Acitretin

分子式： $C_{21}H_{26}O_3$

分子量： 326.19

CAS 编号： 419534-31-9

中文化学名： 9-(4- 甲氧基 -2,3,6- 三甲基苯基)-3,7- 二甲基 -(2*E*,4*E*,6*Z*,8*E*)- 壬四烯酸

英文化学名： 9-(4-Methoxy-2,3,6-trimethylphenyl)-3,7-dimethyl-(2*E*,4*E*,6*Z*,8*E*)- tetraenoic acid

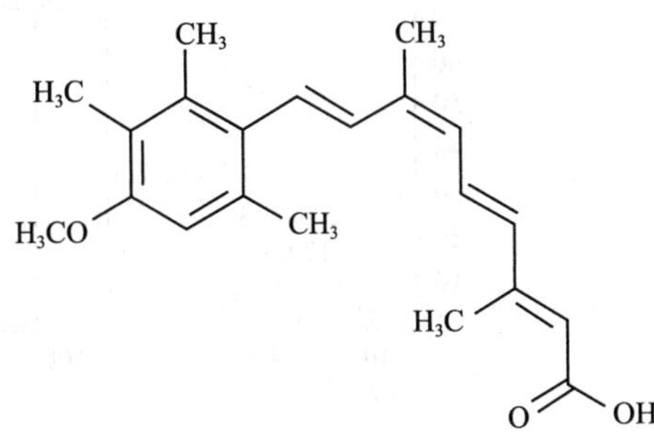

性状： 本品为黄色结晶性粉末；无臭；遇光不稳定

溶解性： 本品在二甲基甲酰胺中溶解，在二甲基亚砜中略溶，在乙醇中极微溶，在水中几乎不溶

正离子扫描二级质谱图

[M+H]+ CID:10V

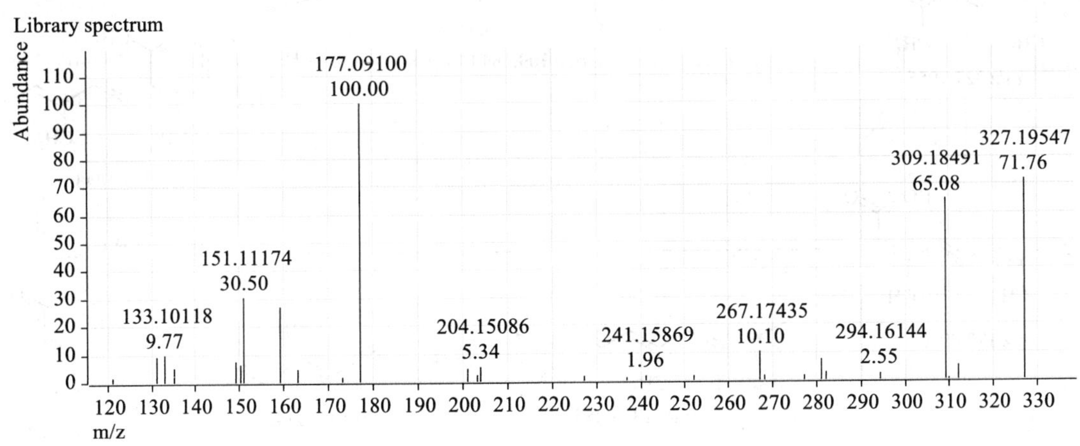

[M+H]+ CID:20V

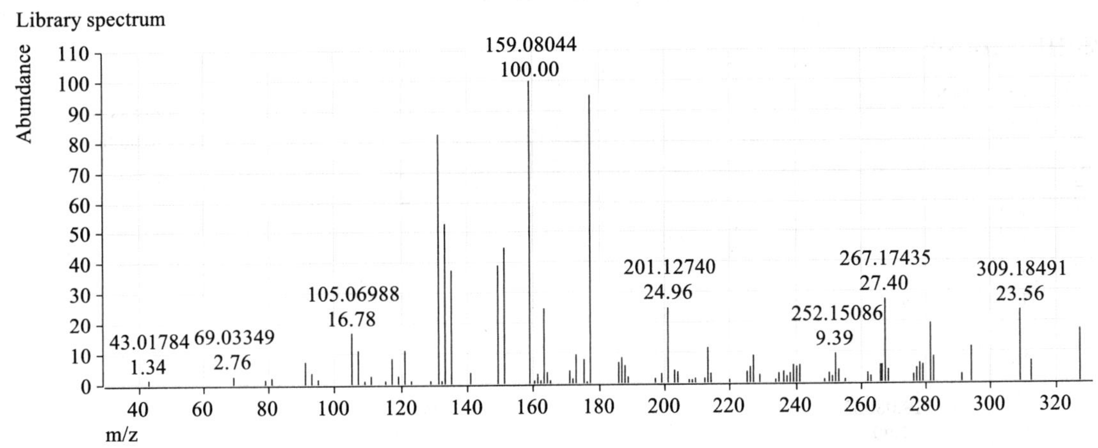

$[M+H]^+$ CID:40V

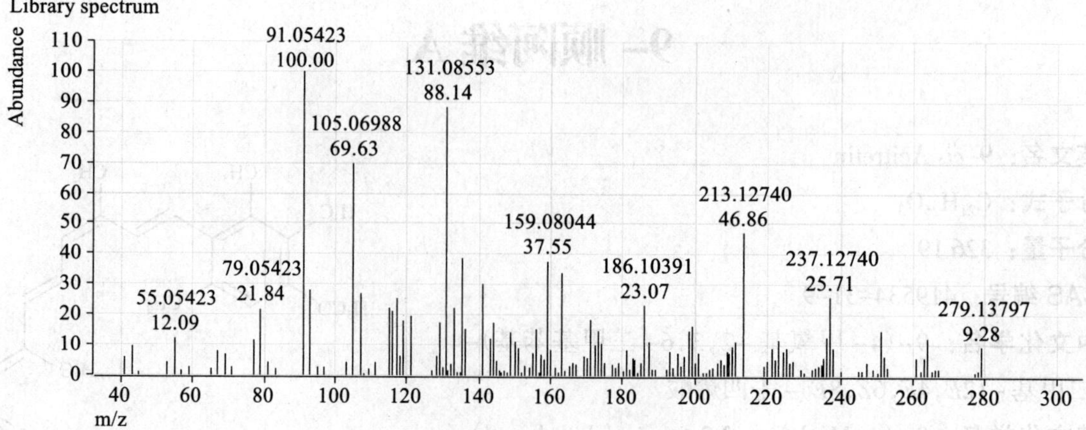

正离子扫描裂解途径解析

m/z 327.1955

m/z 309.1849

m/z 281.1900

m/z 267.1743

m/z 177.0910

m/z 131.0855

m/z 91.0542

m/z 159.0804

负离子扫描二级质谱图

$[M-H]^-$ CID:10V

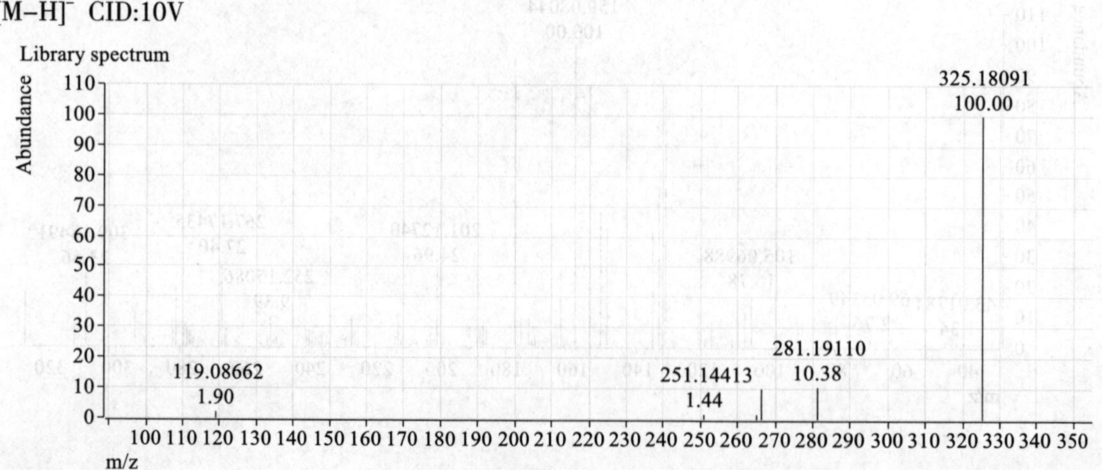

[M-H]⁻ CID:20V

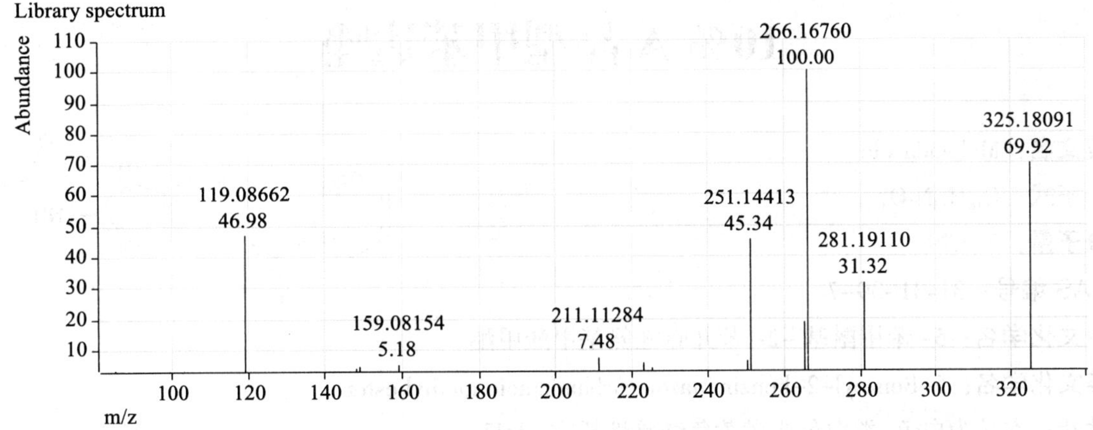

[M-H]⁻ CID:40V

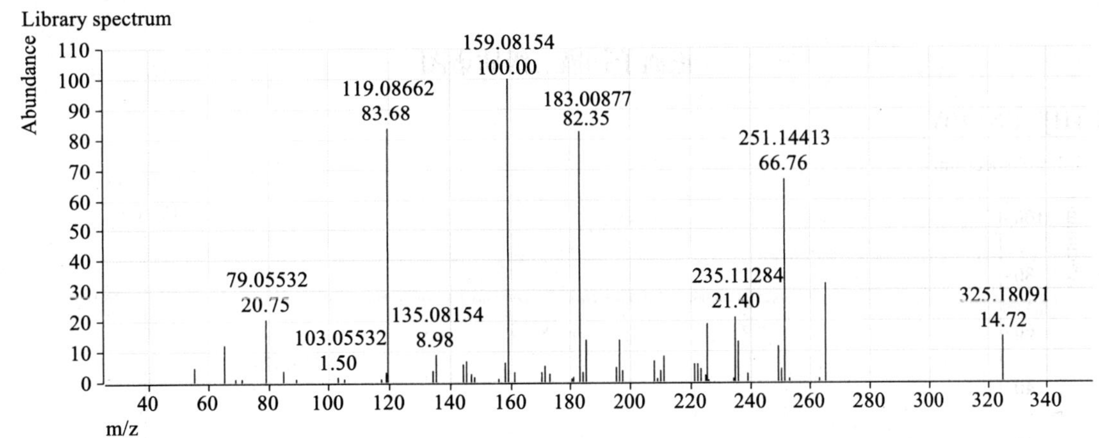

负离子扫描裂解途径解析

m/z 325.1809

m/z 281.1911

m/z 266.1676

m/z 251.1441

m/z 159.0815

m/z 119.0866

10% A 晶型甲苯达唑

英文名： Mebendazole

分子式： $C_{16}H_{13}N_3O_3$

分子量： 295.29

CAS 编号： 31431-39-7

中文化学名： 5- 苯甲酰基 -2- 苯并咪唑氨基甲酸甲酯

英文化学名： 5-Benzoyl-2-benzimidazolecarbamic acid methyl ester

性状： 本品为白色、类白色或微黄色结晶性粉末；无臭

溶解性： 本品在丙酮或三氯甲烷中极微溶，在水中不溶；在甲酸中易溶，在冰醋酸中略溶

正离子扫描二级质谱图

$[M+H]^+$ CID:10V

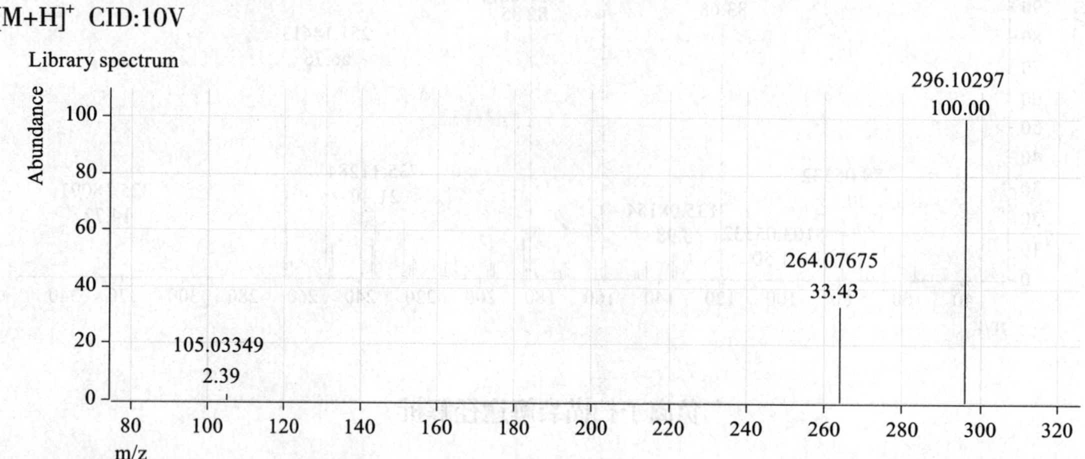

$[M+H]^+$ CID:20V

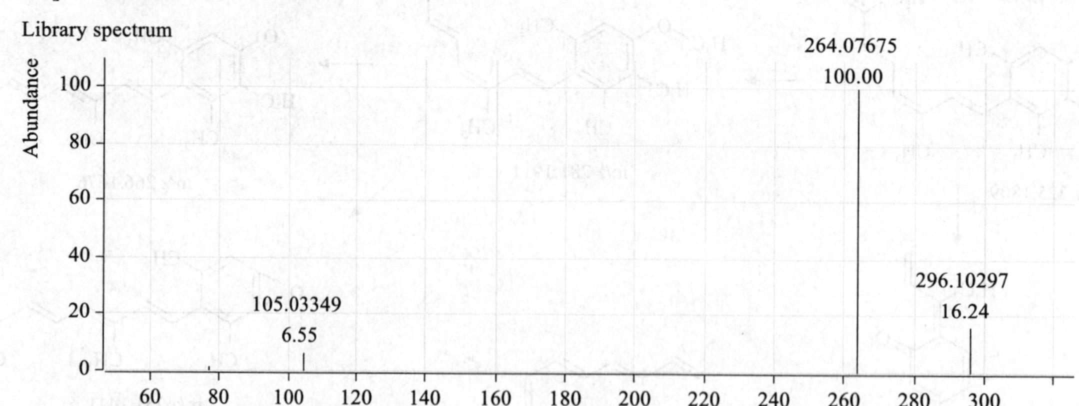

[M+H]$^+$ CID:40V

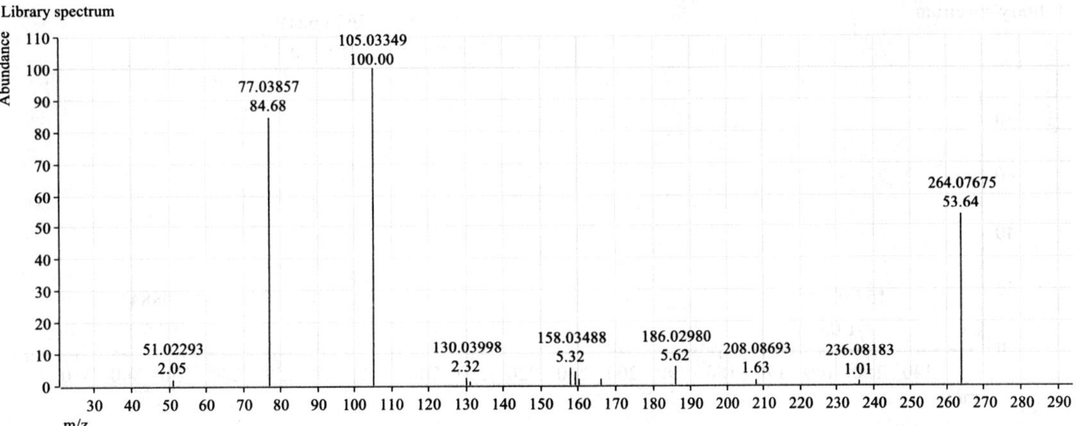

正离子扫描裂解途径解析

m/z 296.1030

m/z 130.0400

m/z 264.0768

m/z 236.0818

m/z 105.0335

m/z 186.0298

负离子扫描二级质谱图

[M−H]$^-$ CID:10V

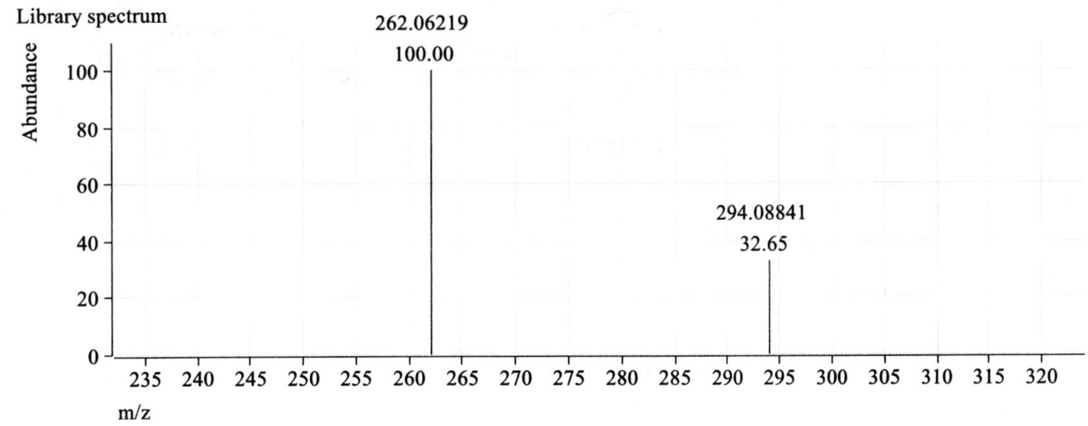

$[M-H]^-$ CID:20V

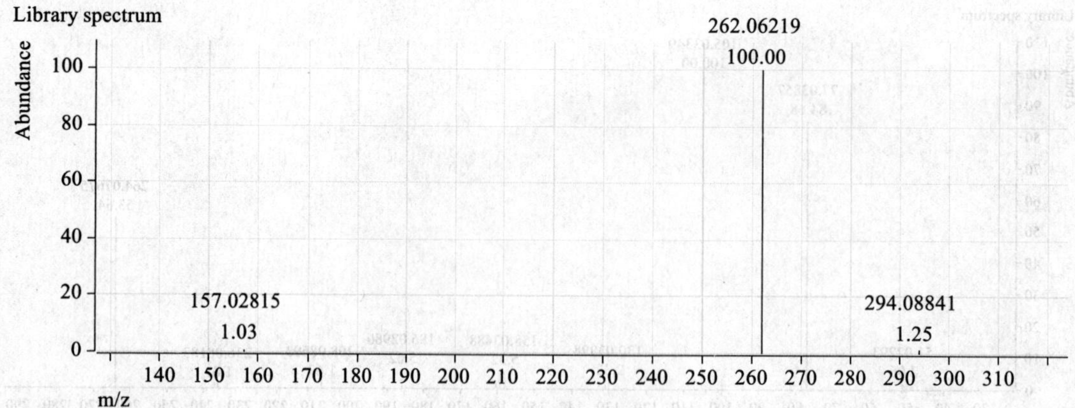

$[M-H]^-$ CID:40V

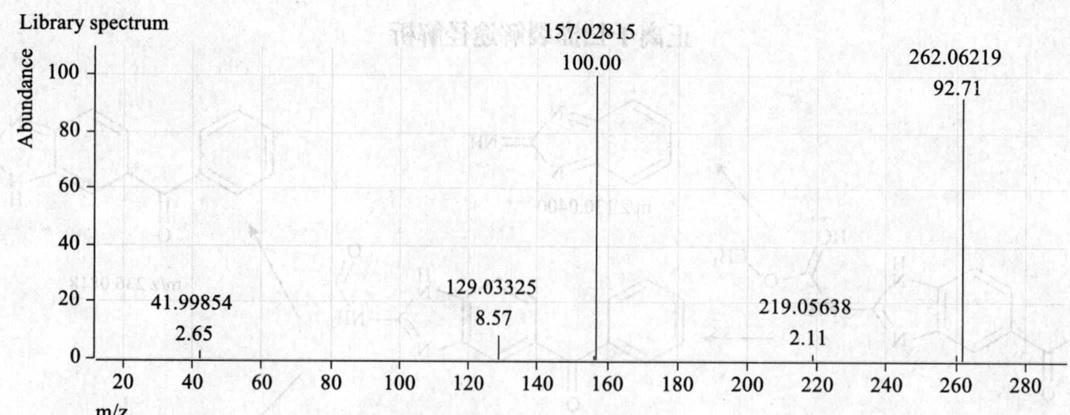

负离子扫描裂解途径解析

m/z 294.0884 → m/z 262.0622

m/z 294.0884 → m/z 157.0282 → m/z 129.0332

11- 顺阿维 A

英文名： 11-*cis* Acitretin

分子式： $C_{21}H_{26}O_3$

分子量： 326.43

CAS 编号： 1067630-53-8

中文化学名： 9-(4- 甲氧基 -2,3,6- 三甲基苯基)-3,7- 二甲基 -(2*E*,4*Z*,6*E*,8*E*)- 壬四烯酸

英文化学名： 9-(4-Methoxy-2,3,6-trimethylphenyl)-3,7-dimethyl-(2*E*,4*Z*,6*E*,8*E*)- tetraenoic acid

性状： 本品为黄色结晶性粉末；无臭；遇光不稳定

溶解性： 本品在二甲基甲酰胺中溶解，在二甲基亚砜中略溶，在乙醇中极微溶，在水中几乎不溶

正离子扫描二级质谱图

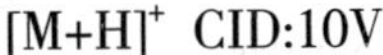

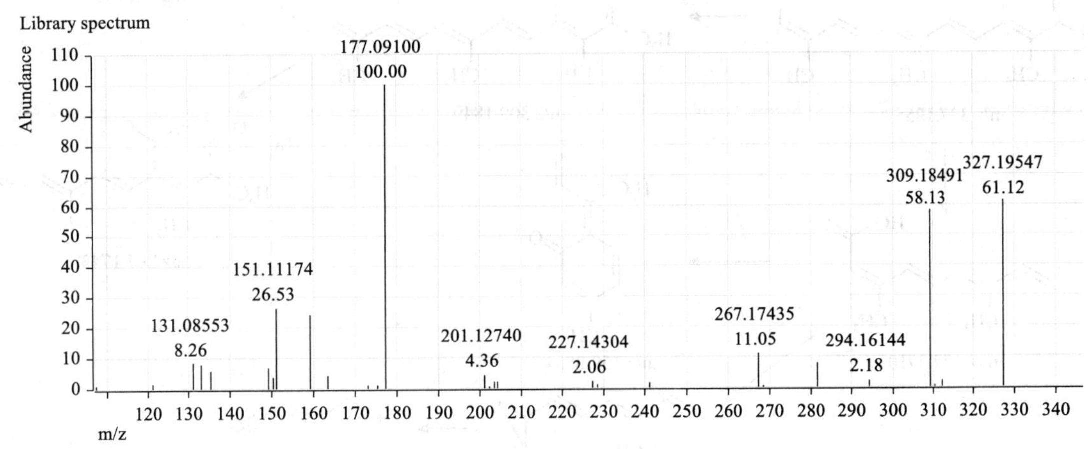

[M+H]+ CID:20V

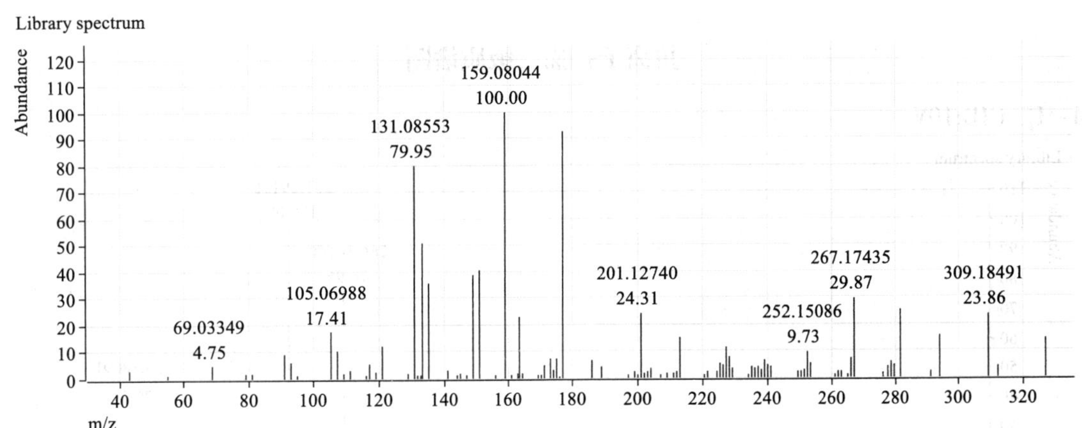

[M+H]$^+$ CID:40V

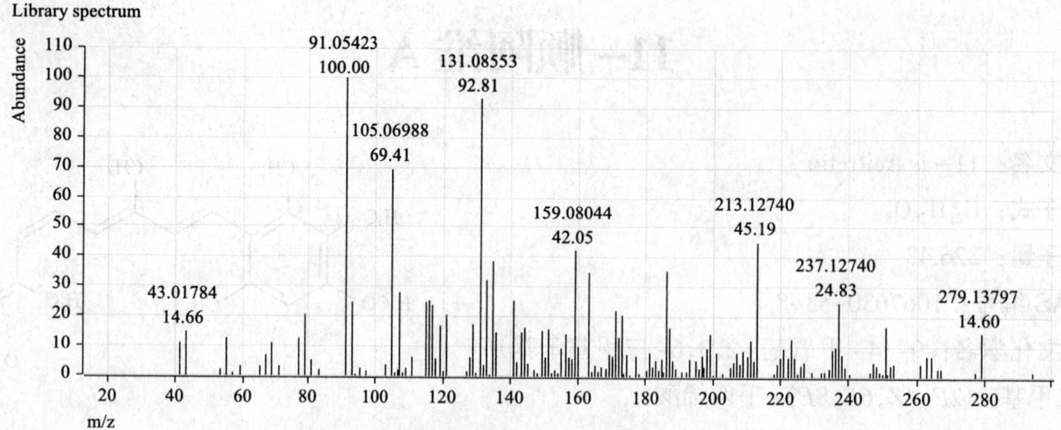

正离子扫描裂解途径解析

m/z 327.1955

m/z 309.1849

m/z 281.1900

m/z 267.1743

m/z 177.0910

m/z 159.0804

m/z 131.0855

m/z 91.0542

负离子扫描二级质谱图

[M−H]$^-$ CID:10V

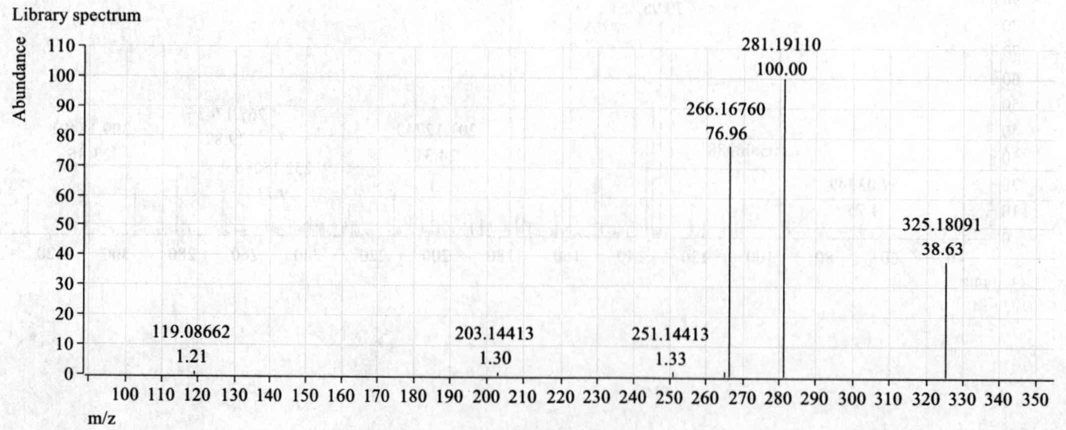

$[M-H]^-$ CID:20V

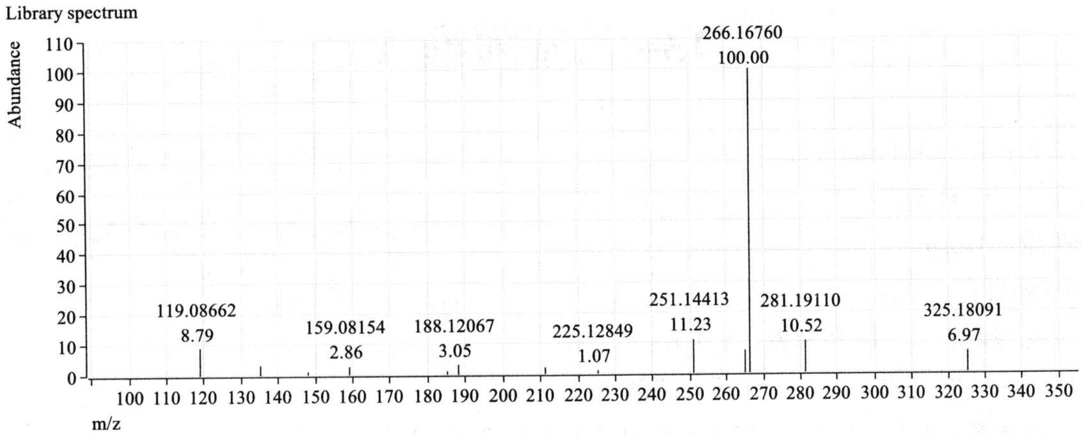

$[M-H]^-$ CID:40V

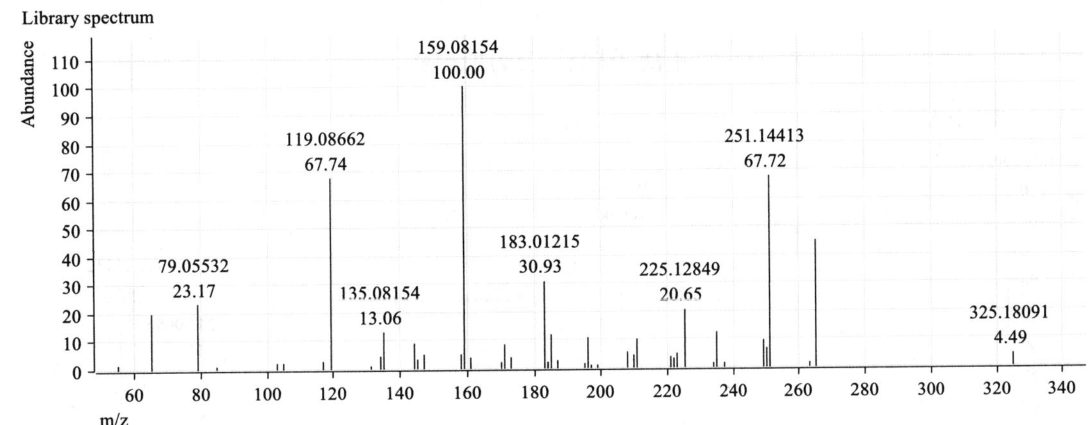

负离子扫描裂解途径解析

m/z 325.1809

m/z 281.1911

m/z 266.1676

m/z 159.0815

m/z 119.0866

m/z 251.1441

13- 乙基阿维 A

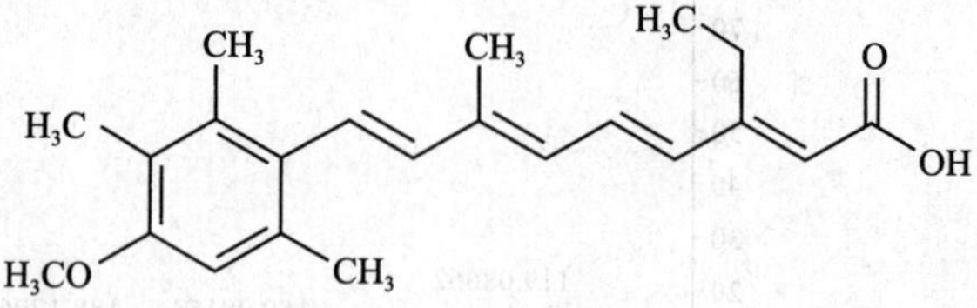

英文名：13-Ethyl Acitretin

分子式：$C_{22}H_{28}O_3$

分子量：340.46

CAS 编号：1313741-10-4

中文化学名：9-(4- 甲氧基 -2,3,6- 三甲基苯基)-7- 甲基 -3- 乙基 -2,4,6,8- 壬四烯酸

英文化学名：9-(4-Methoxy-2,3,6-trimethylphenyl)-3-ethyl-7-methyl-2,4,6,8- nonatetraenoic acid

性状：本品为橙色固体

正离子扫描二级质谱图

$[M+H]^+$ CID:10V

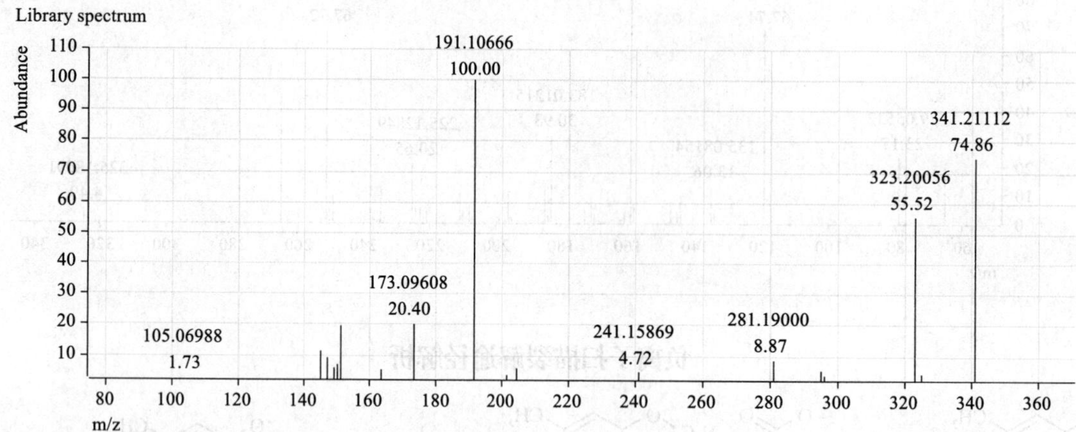

$[M+H]^+$ CID:20V

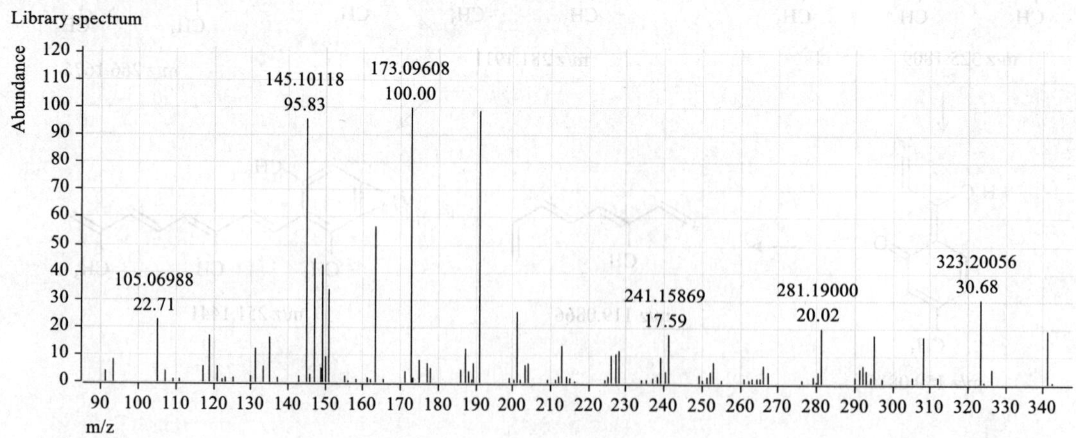

[M+H]$^+$ CID:40V

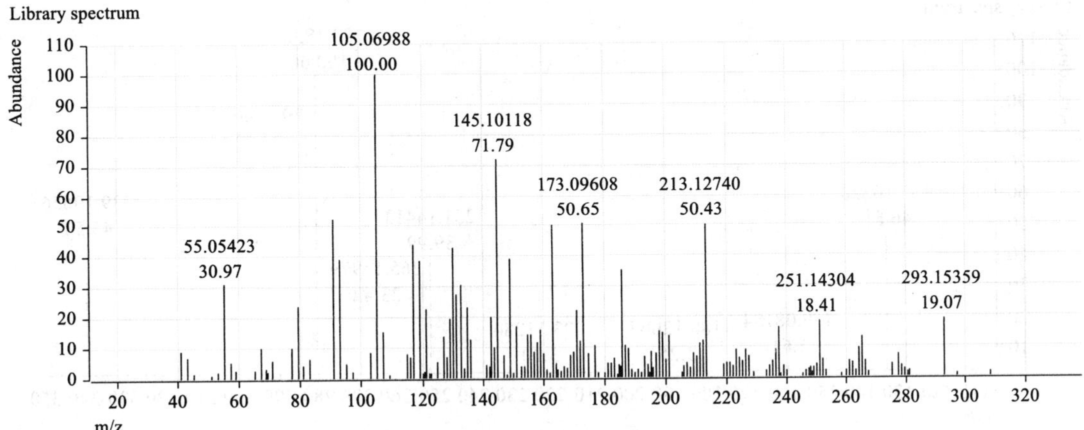

正离子扫描裂解途径解析

m/z 241.1587

m/z 308.1771

m/z 341.2111

m/z 323.2006

m/z 281.1900

m/z 191.1067

m/z 173.0961

m/z 145.1012

负离子扫描二级质谱图

[M–H]$^-$ CID:10V

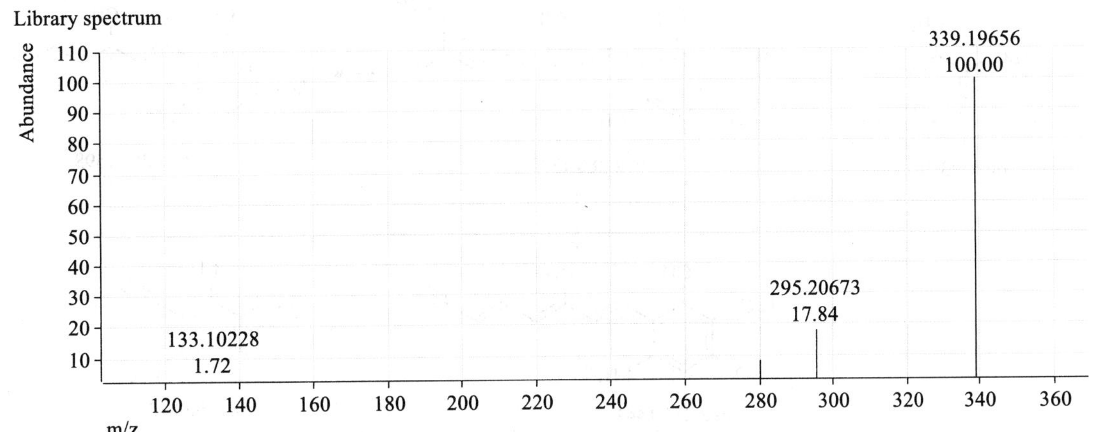

[M-H]$^-$ CID:20V

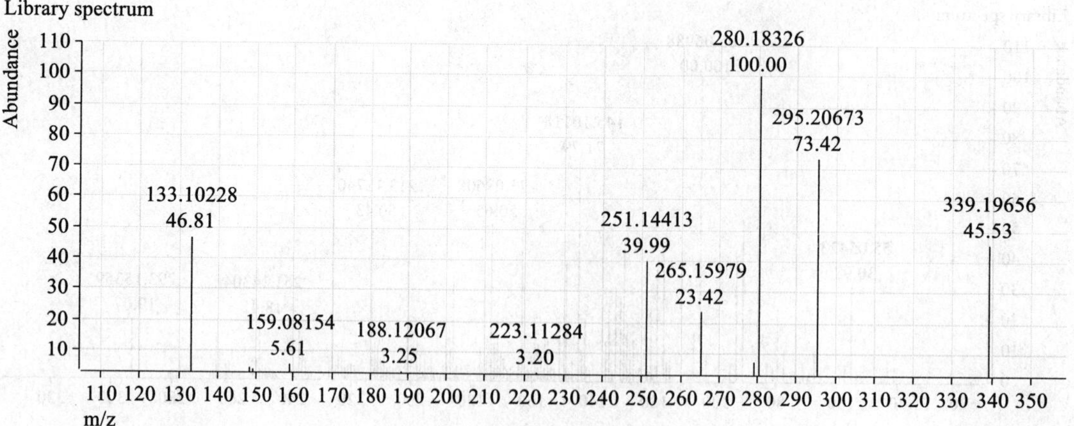

[M-H]$^-$ CID:40V

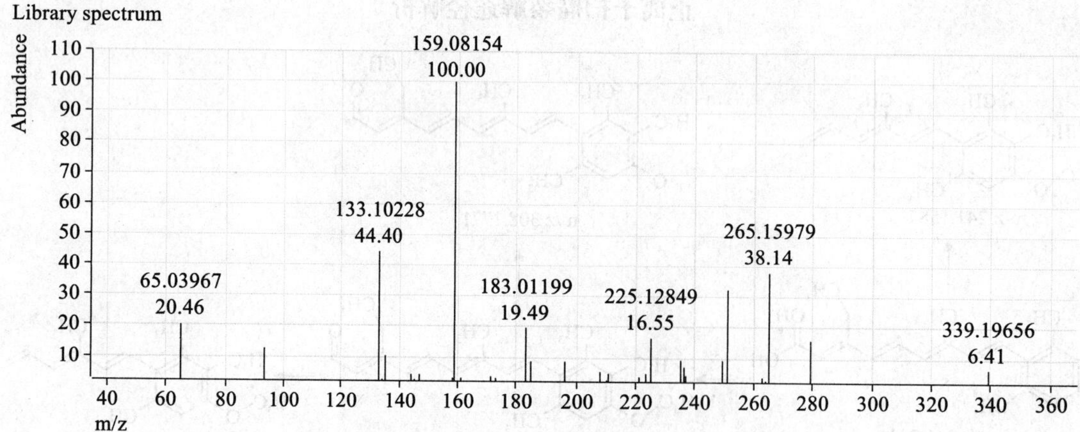

负离子扫描裂解途径解析

m/z 339.1966

m/z 295.2067

m/z 133.1023

m/z 280.1833

m/z 265.1598

m/z 251.1441

m/z 159.0815

13- 顺阿维 A

英文名： 13-*cis* Acitretin

分子式： $C_{21}H_{26}O_3$

分子量： 326.43

CAS 编号： 69427-46-9

中文化学名： 9-(4- 甲氧基 -2,3,6- 三甲基苯基)-3,7- 二甲基 -(2*Z*,4*E*,6*E*,8*E*)- 壬四烯酸

英文化学名： 9-(4-Methoxy-2,3,6-trimethylphenyl)-3,7-dimethyl-(2*Z*,4*E*,6*E*,8*E*)- tetraenoic acid

性状： 本品为黄色结晶性粉末；无臭；遇光不稳定

溶解性： 本品在二甲基甲酰胺中溶解，在二甲基亚砜中略溶，在乙醇中极微溶，在水中几乎不溶

正离子扫描二级质谱图

$[M+H]^+$ CID:10V

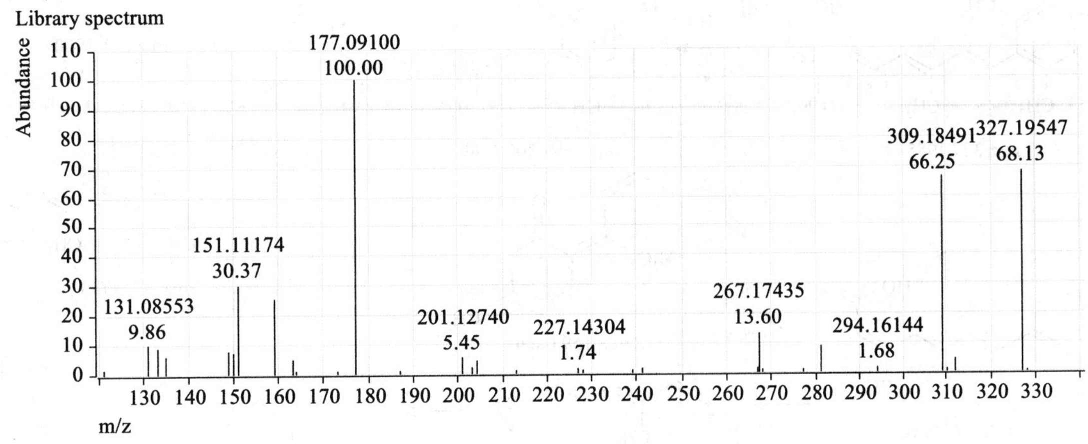

$[M+H]^+$ CID:20V

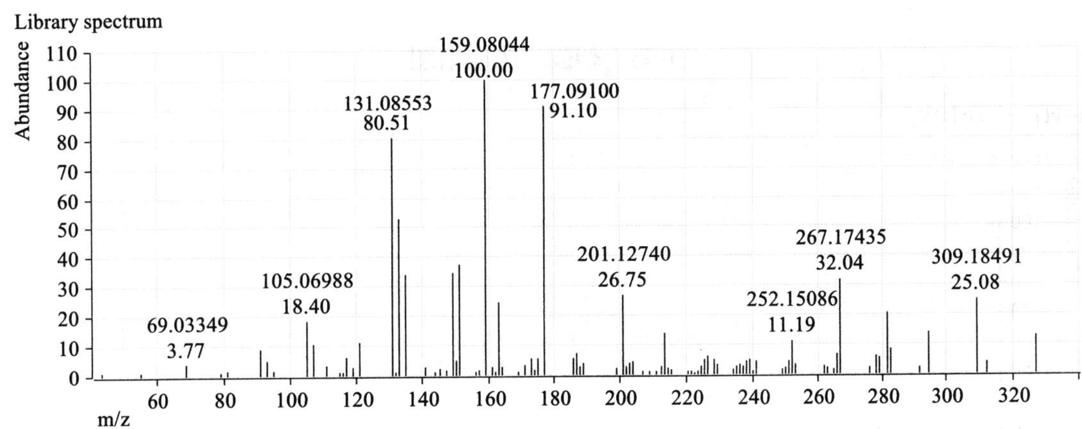

[M+H]+ CID:40V

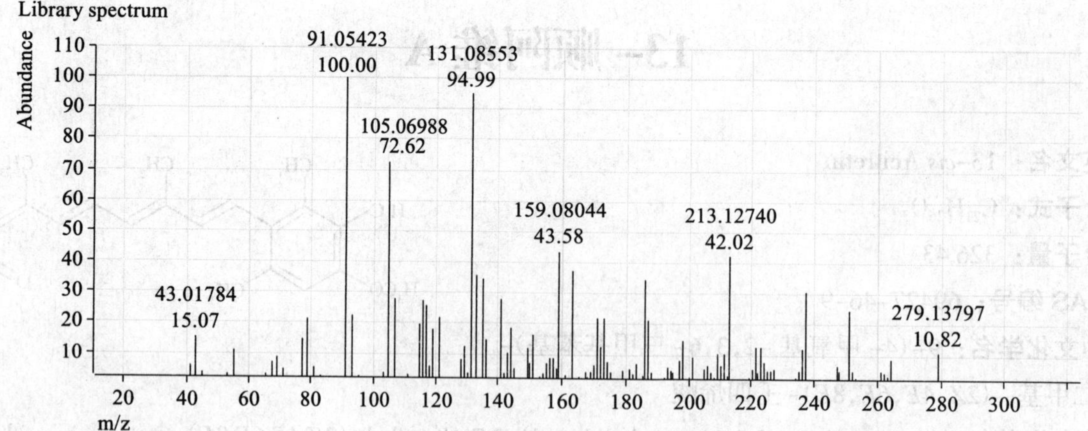

正离子扫描裂解途径解析

m/z 327.1955

m/z 309.1849

m/z 281.1900

m/z 267.1743

m/z 177.0910

m/z 159.0804

m/z 131.0855

m/z 91.0542

负离子扫描二级质谱图

[M−H]− CID:10V

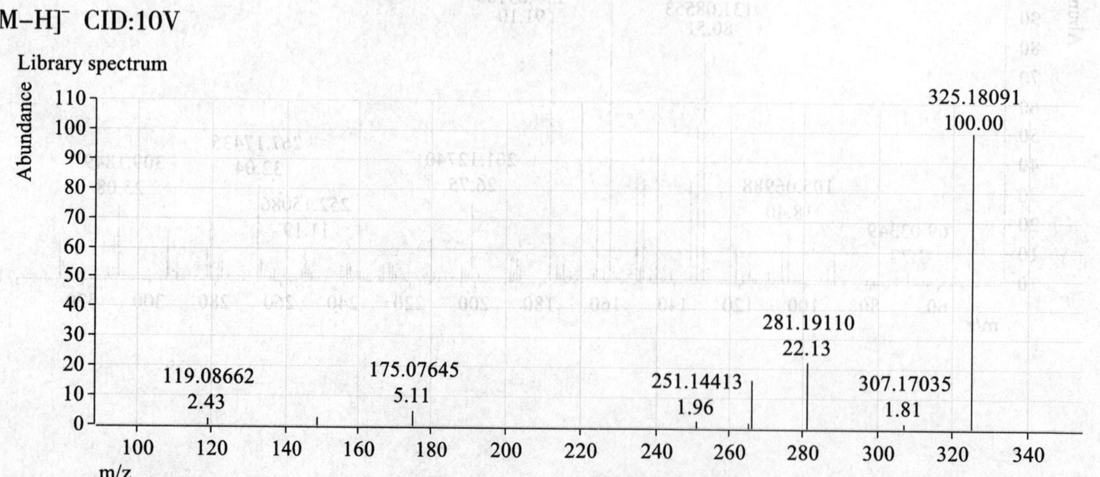

$[M-H]^-$ CID:20V

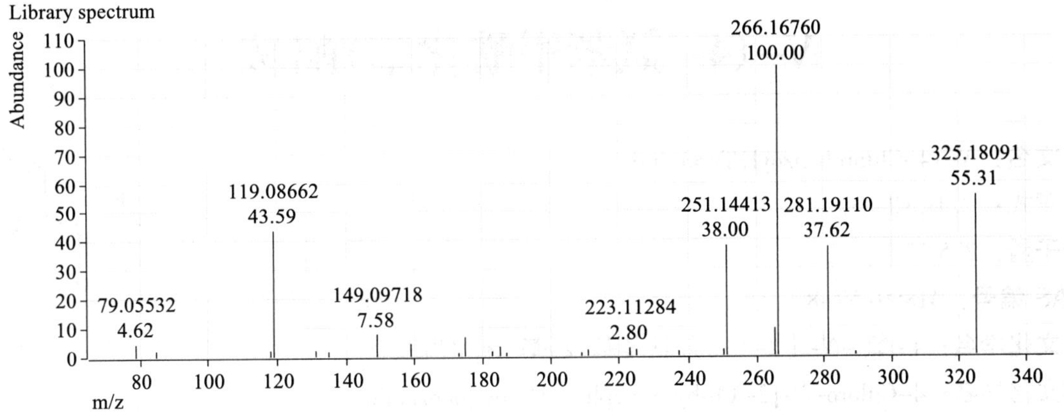

$[M-H]^-$ CID:40V

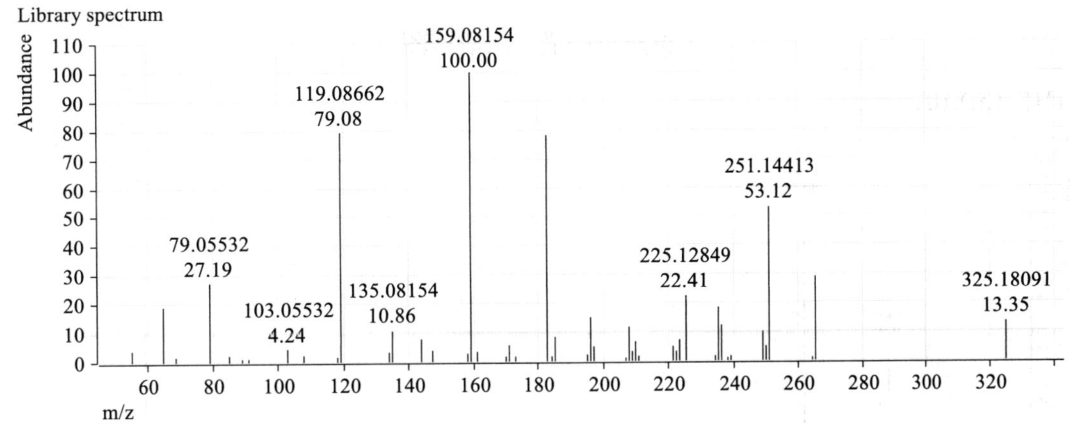

负离子扫描裂解途径解析

m/z 325.1809

m/z 281.1911

m/z 266.1676

m/z 159.0815

m/z 119.0866

m/z 251.1441

N-(4- 氯苯甲酰化基)酪胺

英文名： *N*-(4-Chlorobenzoyl) Tyramine

分子式： $C_{15}H_{14}ClNO_2$

分子量： 275.73

CAS 编号： 41859-57-8

中文化学名： 4- 氯 -*N*- [2-(4- 羟基苯基) 乙基]苯甲酰胺

英文化学名： 4-Chloro-*N*-[2-(4-hydroxyphenyl)ethyl]benzamide

性状： 本品为白色结晶性粉末

正离子扫描二级质谱图

[M+H]$^+$ CID:10V

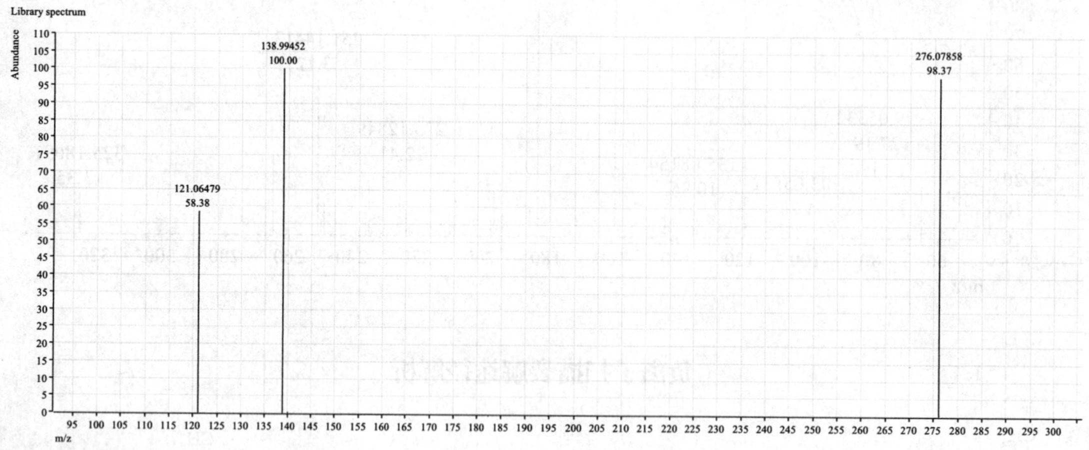

[M+H]$^+$ CID:20V

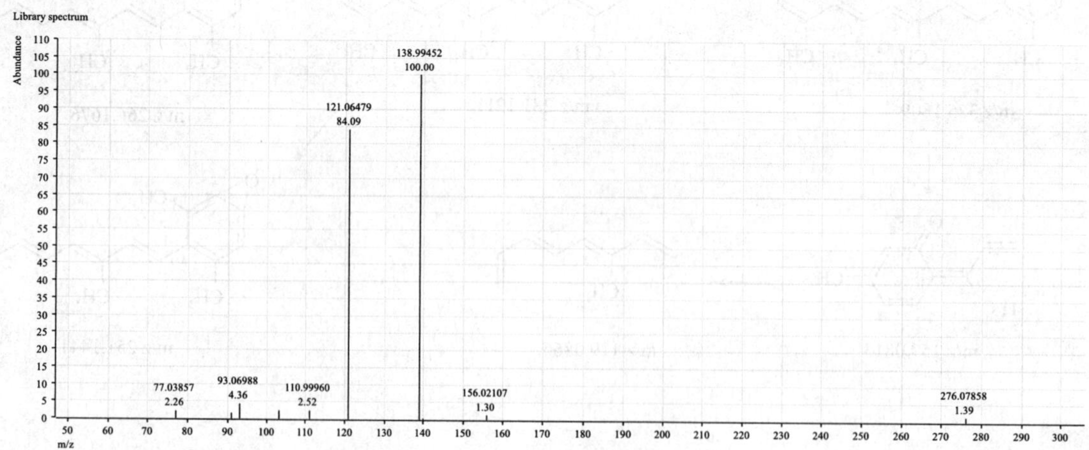

[M+H]+ CID:40V

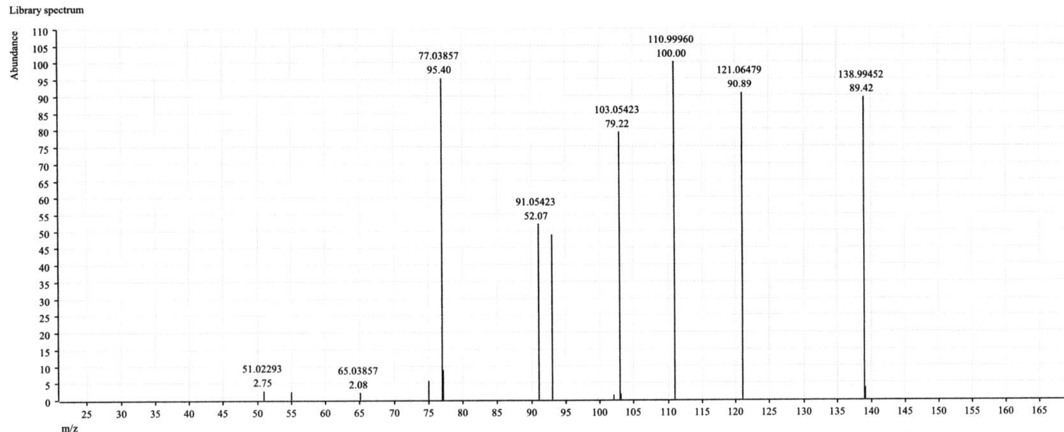

正离子扫描裂解途径解析

m/z 110.9996　　m/z 138.9945　　m/z 276.0786　　m/z 121.0648

负离子扫描二级质谱图

[M−H]− CID:10V

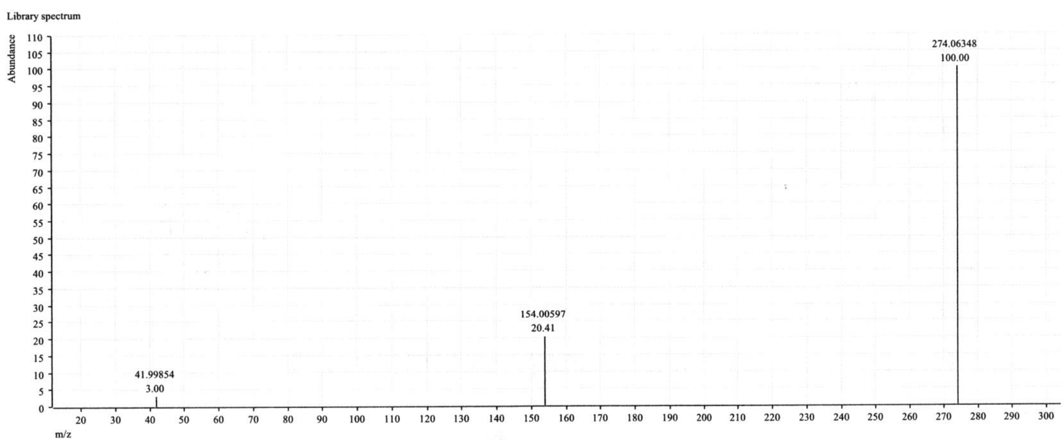

[M−H]− CID:20V

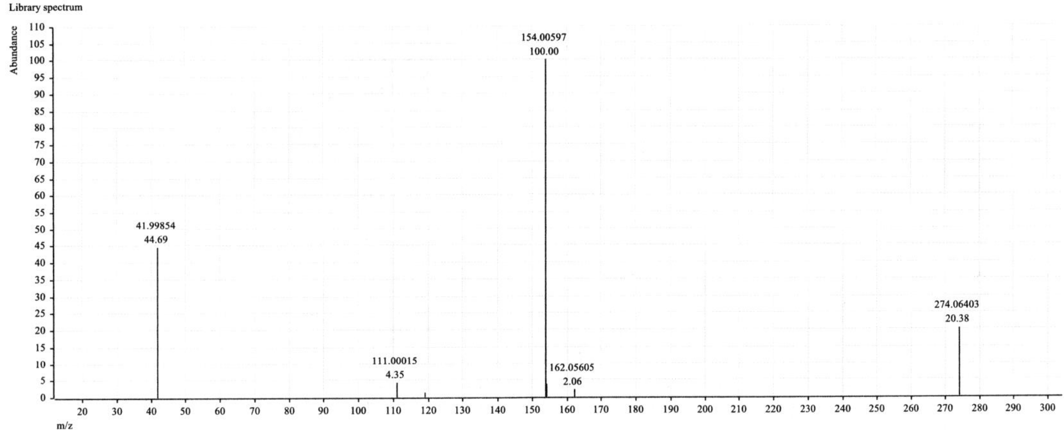

$[M-H]^-$ CID:40V

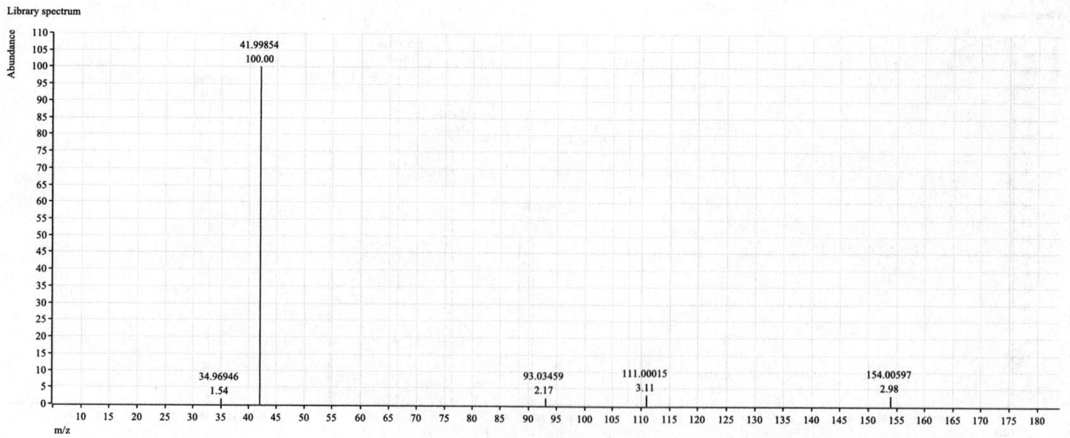

负离子扫描裂解途径解析

m/z 41.9985

m/z 274.0640

m/z 154.0065

N,*N*- 二甲基苯胺

英文名：*N*,*N*-Dimethylaniline

分子式：$C_8H_{11}N$

分子量：121.18

CAS 编号：121-69-7

中文化学名：*N*,*N*- 二甲基苯胺

性状：本品为黄色油状液体

溶解性：本品在水中不溶，在酸溶液、乙醇、乙醚、三氯甲烷、苯中溶解

正离子扫描二级质谱图

$[M+H]^+$ CID:10V

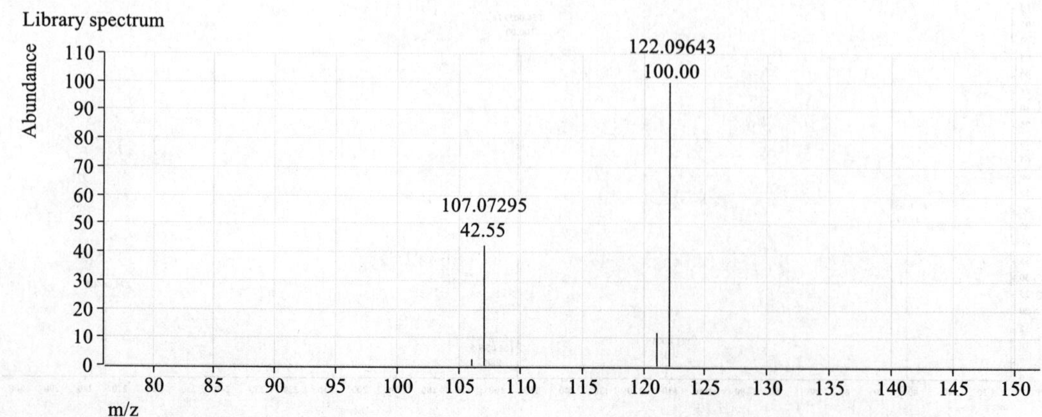

$[M+H]^+$ CID:20V

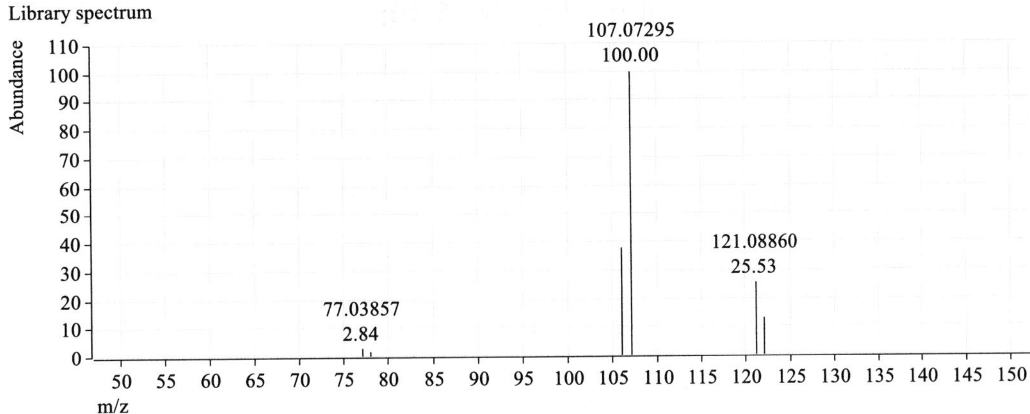

$[M+H]^+$ CID:40V

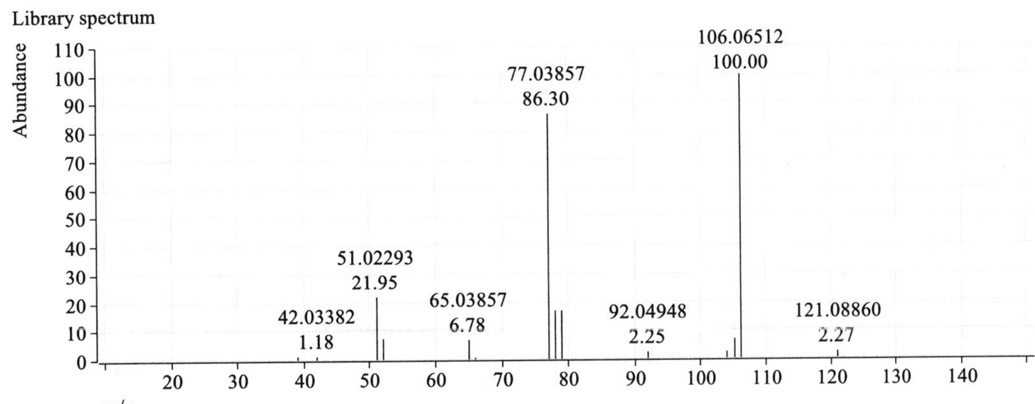

正离子扫描裂解途径解析

m/z 51.0229 ← m/z 77.0386 ← m/z 106.0651 ← m/z 122.0964 → m/z 107.0730

N– 甲基哌嗪

英文名： *N*–Methylpiperazine

分子式： $C_5H_{12}N_2$

分子量： 100.16

CAS 编号： 109–01–3

中文化学名： 1– 甲基哌嗪

英文化学名： 1–Methylpiperazine

性状： 本品为淡黄色液体

溶解性： 本品在水、乙醚、乙醇中溶解

正离子扫描二级质谱图

[M+H]$^+$ CID:10V

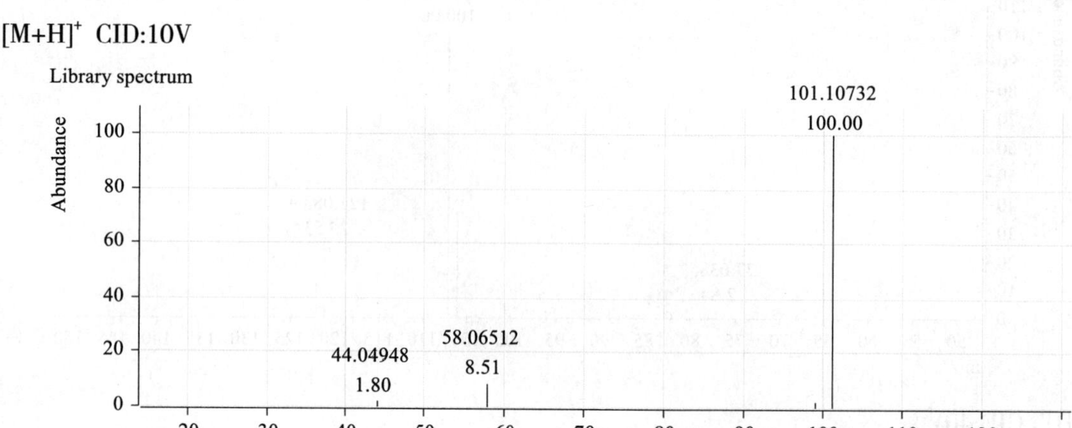

[M+H]$^+$ CID:20V

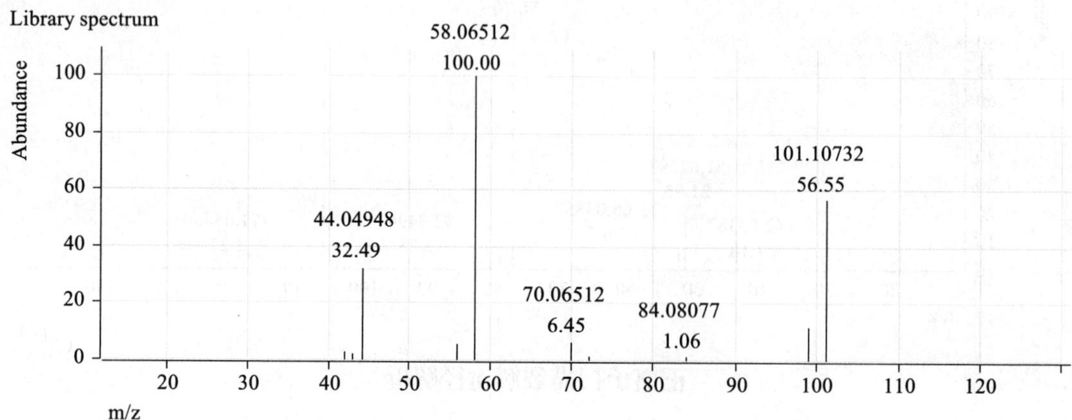

[M+H]$^+$ CID:40V

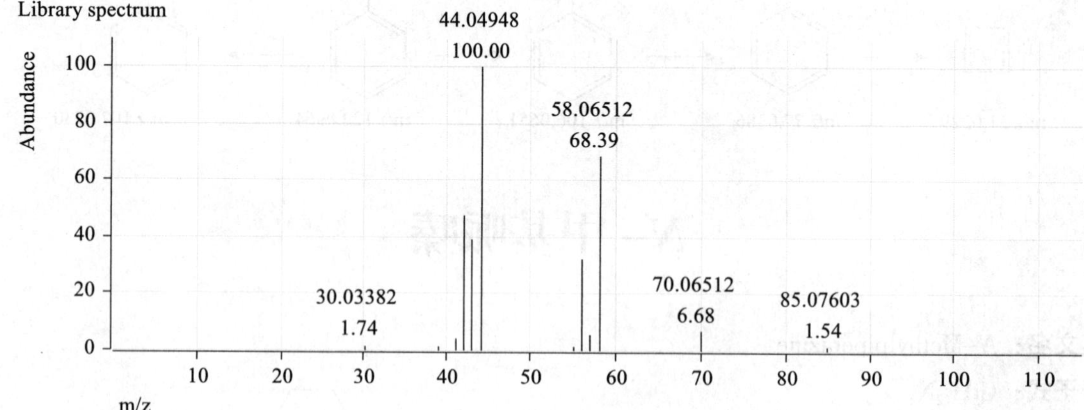

正离子扫描裂解途径解析

m/z 58.0651

m/z 70.0651　　m/z 101.1073　　m/z 44.0495

S- 富马酸替诺福韦二吡呋酯

英文名： *S*–Tenofovir Disoproxil Fumarate

分子式： $C_{19}H_{30}N_5O_{10}P \cdot C_4H_4O_4$

分子量： 635.52

CAS 编号： 1432630–26–6

中文化学名： 9–[(*S*)–2–[[双[[异丙氧基羰基]氧基甲氧基]氧膦基]甲氧基]丙基]腺嘌呤富马酸盐

英文化学名： 5–[[(1*S*)–2–(6–Amino–9*H*–purin–9–yl)–1–methylethoxy]methyl]–2,4,6,8–tetraoxa–5–phosphanonanedioic acid 1,9–bis(1–methylethyl)ester 5–oxide(2*E*)–2–butenedioate(1 : 1)

性状： 本品为类白色固体

正离子扫描二级质谱图

$[M+H]^+$ CID:10V

Library spectrum

m/z	Abundance
270.07504	6.54
330.13226	1.08
404.13266	2.15
520.18030	100.00

$[M+H]^+$ CID:20V

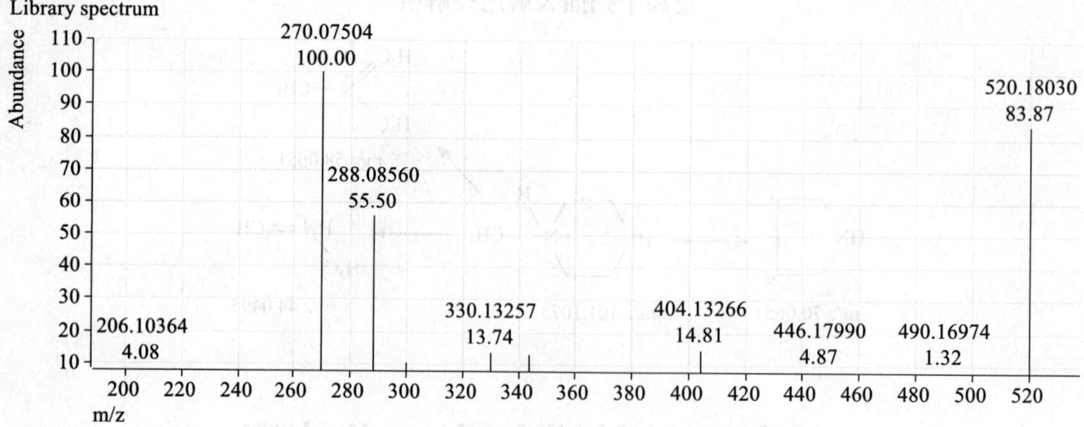

$[M+H]^+$ CID:40V

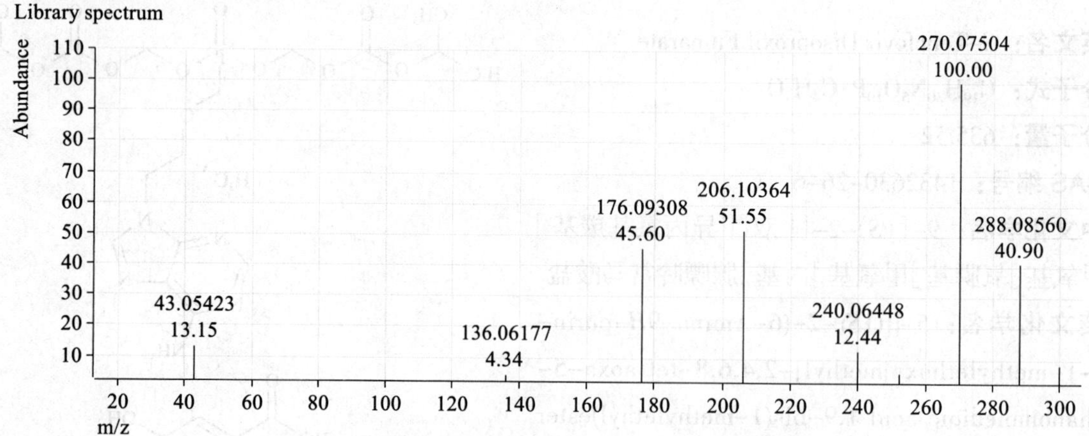

正离子扫描裂解途径解析

m/z 520.1803 → m/z 404.1330 → m/z 288.0856 → m/z 270.0751 → m/z 206.1036 → m/z 176.0931

负离子扫描二级质谱图

[M-H]⁻ CID:10V

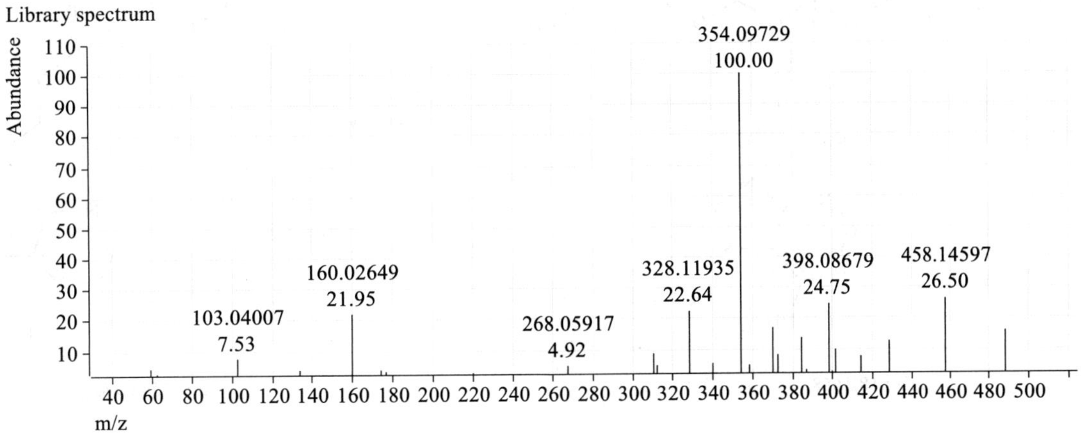

[M-H]⁻ CID:20V

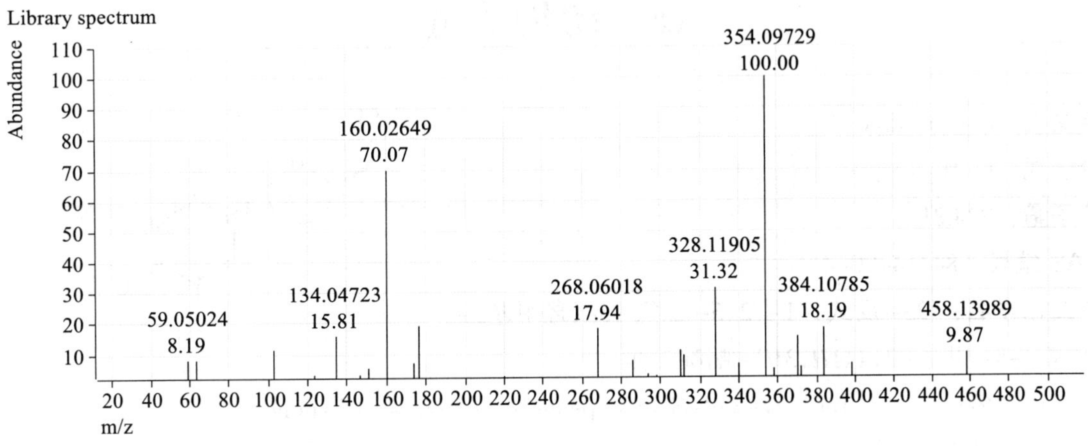

[M-H]⁻ CID:40V

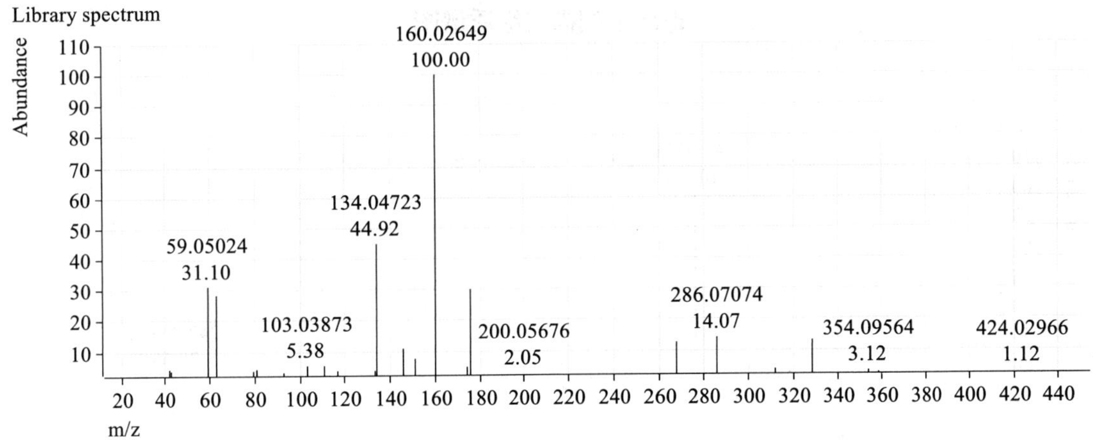

负离子扫描裂解途径解析

m/z 518.1658 → m/z 354.0973

α- 司他夫定

英文名：α-Stavudine

分子式：$C_{10}H_{12}N_2O_4$

分子量：224.21

CAS 编号：84414-90-4

中文化学名：(2*S*- 反式)-1-[2,5- 二氢 -5-(羟甲基)-2- 呋喃基]-5- 甲基 -2,4(1*H*,3*H*)- 嘧啶二酮

英文化学名：1-(2,3-Dideoxy-*α*-*d*-glycero-pent-2-enofuranosyl) thymine

性状：本品为白色粉末

正离子扫描二级质谱图

[M+Na]+ CID:10V

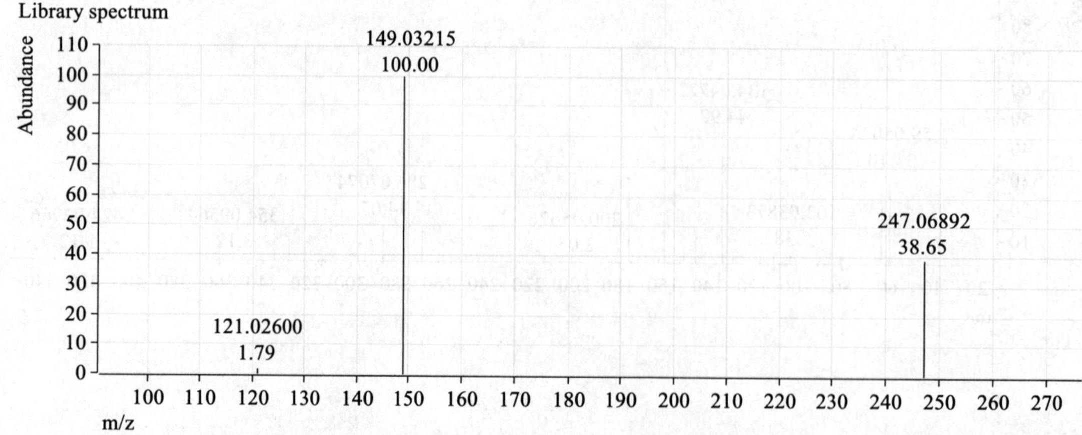

$[M+Na]^+$ CID:20V

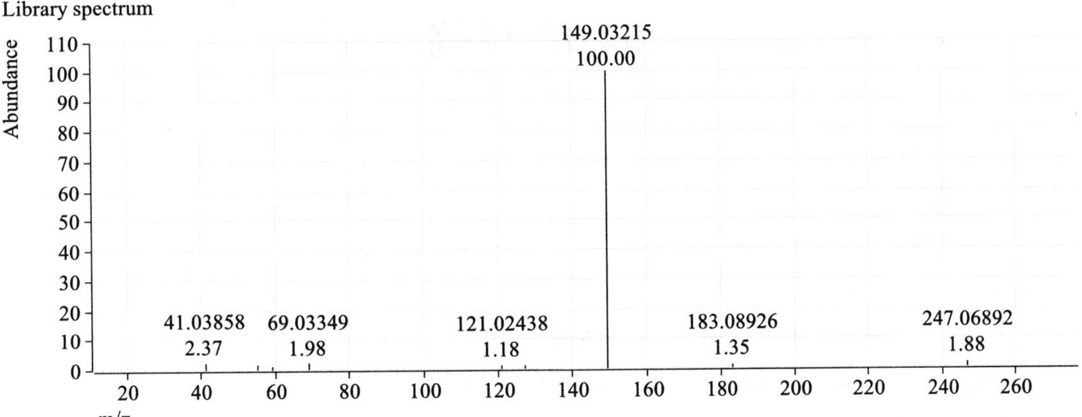

正离子扫描裂解途径解析

m/z 247.0689 → m/z 149.0321

负离子扫描二级质谱图

$[M-H]^-$ CID:10V

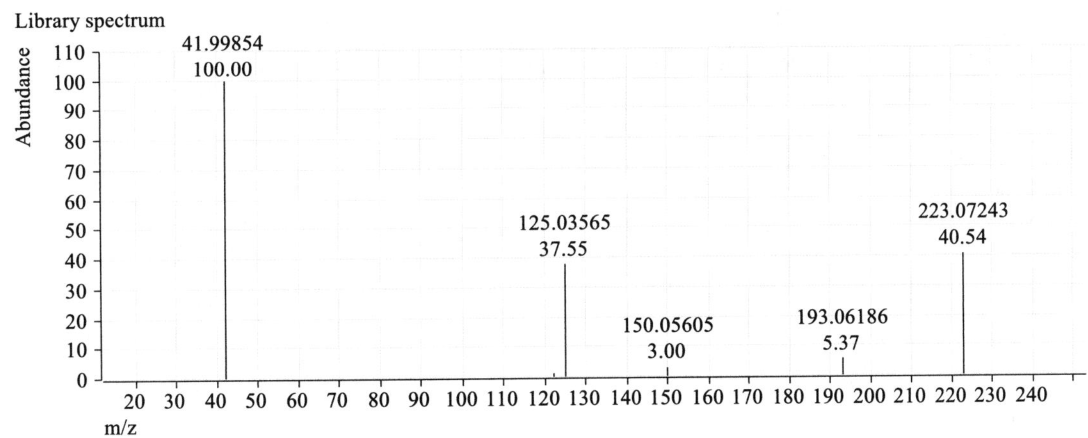

负离子扫描裂解途径解析

m/z 223.0724 → m/z 193.0618 → m/z 125.0356

α- 细辛脑

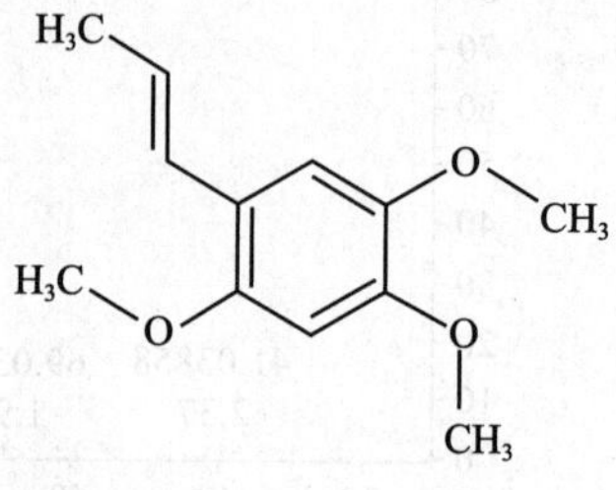

英文名：α-Asarone

分子式：$C_{12}H_{16}O_3$

分子量：208.26

CAS 编号：2883-98-9

中文化学名：反式 -2,4,5- 三甲氧基 -1- 丙烯苯

英文化学名：*trans*-2,4,5-Trimethoxy-1-propenylbenzene

性状：本品为白色或类白色的针状结晶或结晶性粉末；无臭；无味

溶解性：本品在乙酸乙酯、三氯甲烷或乙醚中易溶，在乙醇或石油醚中溶解，在水中不溶

正离子扫描二级质谱图

$[M+H]^+$ CID:10V

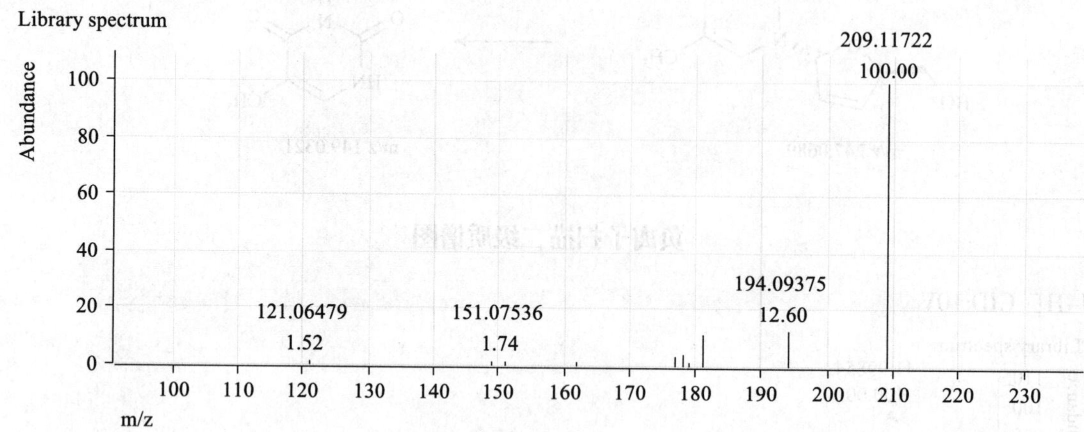

$[M+H]^+$ CID:20V

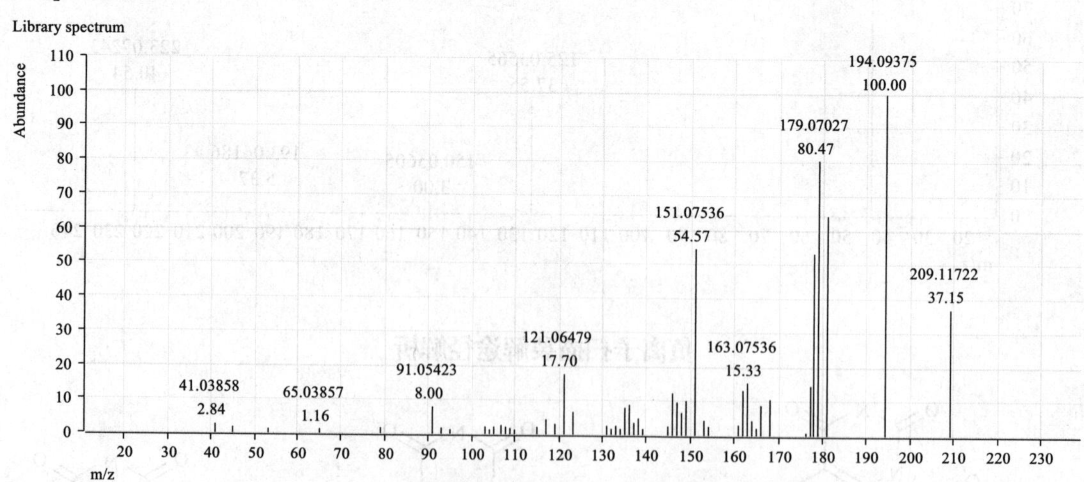

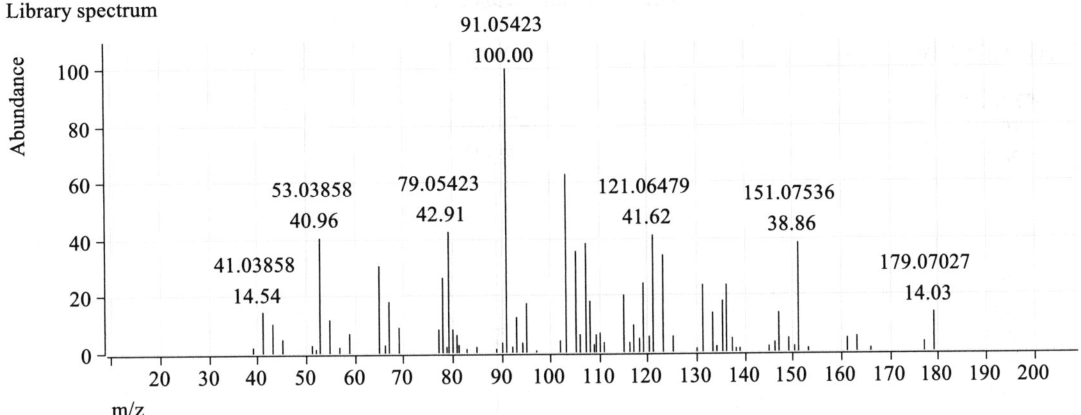

正离子扫描裂解途径解析

m/z 179.1067

m/z 194.0937

m/z 121.0648

m/z 209.1172

m/z 151.0754

m/z 91.0542

m/z 136.0519

α- 萘酚

英文名： α-Naphthol

分子式： $C_{10}H_8O$

分子量： 144.17

CAS 编号： 90-15-3

中文化学名： α- 萘酚

OH

性状： 本品为无色或黄色；有苯酚气味；晶体或粉末状；受光变玫瑰色

溶解性： 本品在水中微溶，在苯、乙醇、乙醚、三氯甲烷和碱性溶液等中易溶

负离子扫描二级质谱图

[M−H]⁻ CID:10V

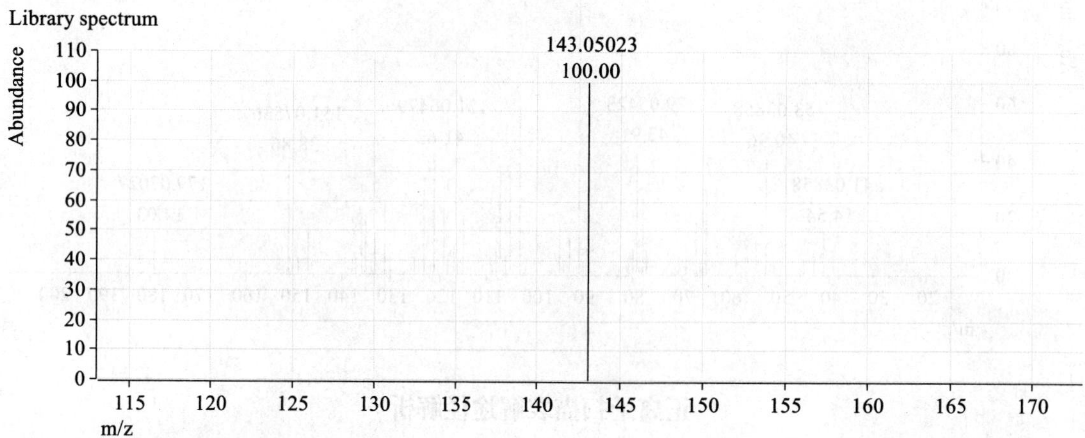

[M−H]⁻ CID:20V

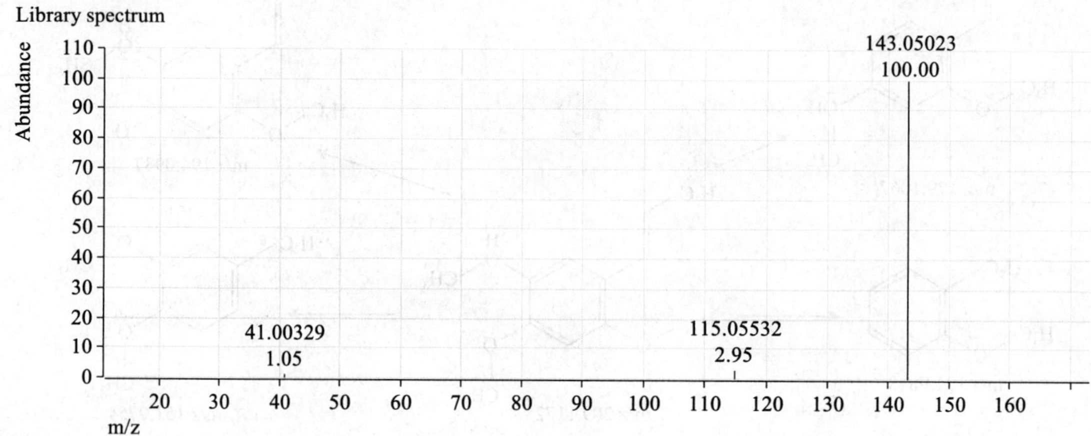

[M−H]⁻ CID:40V

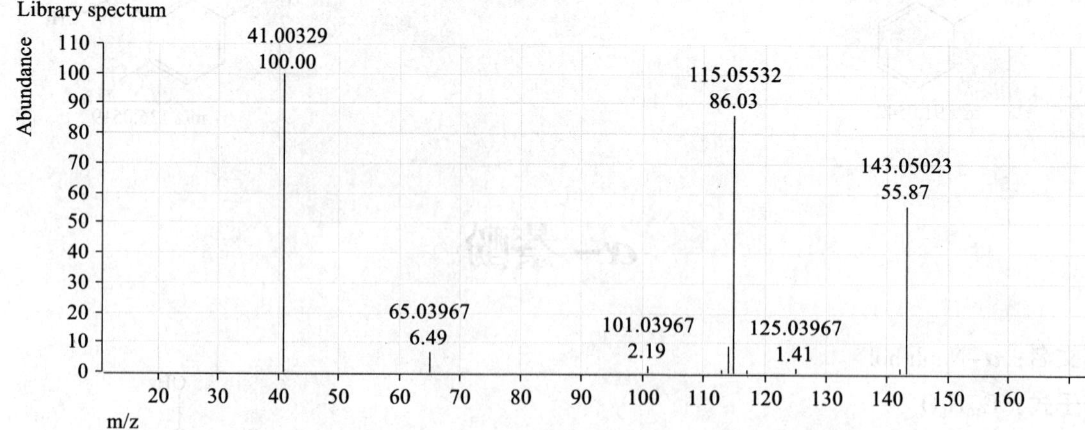

负离子扫描裂解途径解析

m/z 41.0033　m/z 143.0502　m/z 115.0553

α- 蒿甲醚

英文名： α-Artemether

分子式： $C_{16}H_{26}O_5$

分子量： 298.37

CAS 编号： 71939-51-0

英文化学名：（3*R*,5*aS*,6*R*,8*aS*,9*R*,10*R*,12*R*,12*aR*）Decahydro-10-methoxy-3,6,9-trimethyl-3,12-epoxy-12*H*-pyrano[4,3-*j*]-1,2-benzodioxepin

性状： 本品为白色结晶或结晶性粉末；无臭

溶解性： 本品在丙酮或三氯甲烷中极易溶，在乙醇或乙酸乙酯中易溶，在水中几乎不溶

正离子扫描二级质谱图

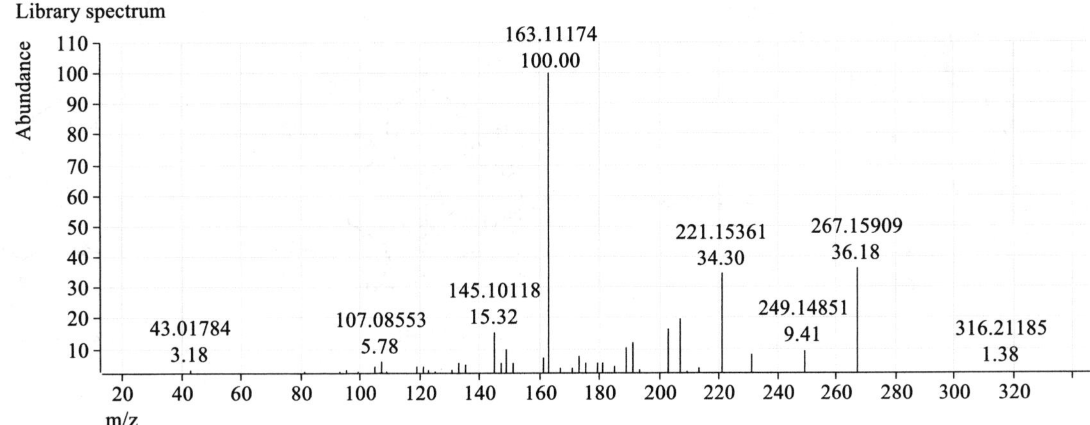

$[M+NH_4]^+$ CID:20V

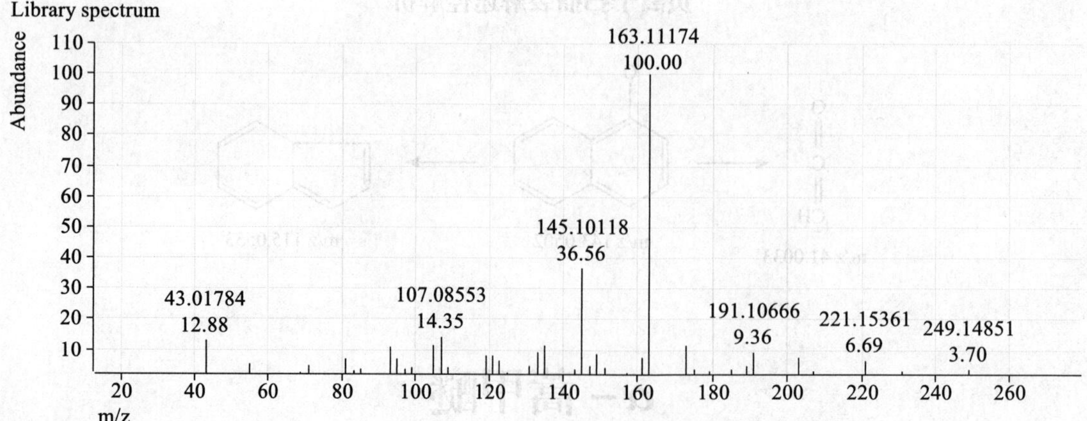

$[M+NH_4]^+$ CID:40V

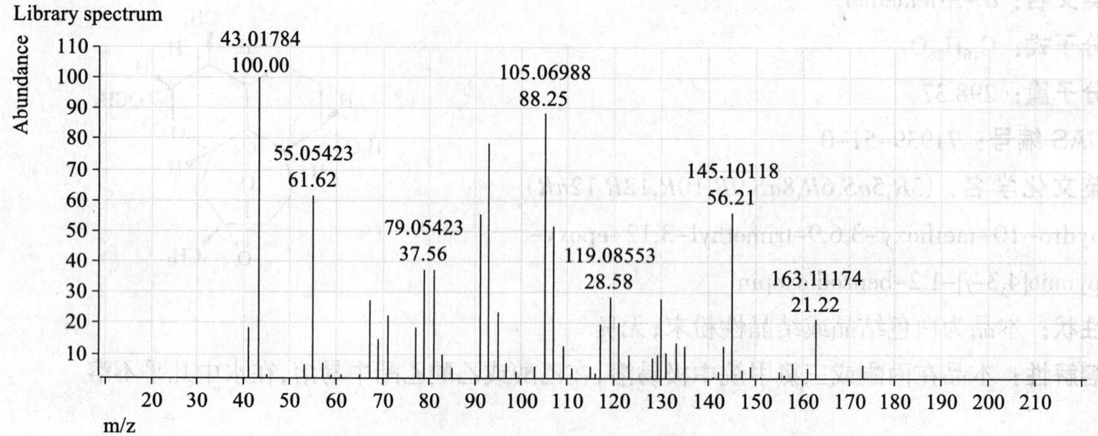

正离子扫描裂解途径解析

m/z 316.2118 → m/z 267.1591 → m/z 163.1117

γ- 氨基丁酸

英文名： γ-Aminobutyric Acid

分子式： $C_4H_9NO_2$

分子量： 103.12

CAS 编号： 56-12-2

中文化学名：4- 氨基丁酸

性状：本品为白色或类白色粉末

溶解性：本品在水中极易溶，在热乙醇中微溶，在冷乙醇、乙醚和苯中不溶

正离子扫描二级质谱图

[M+H]+ CID:10V

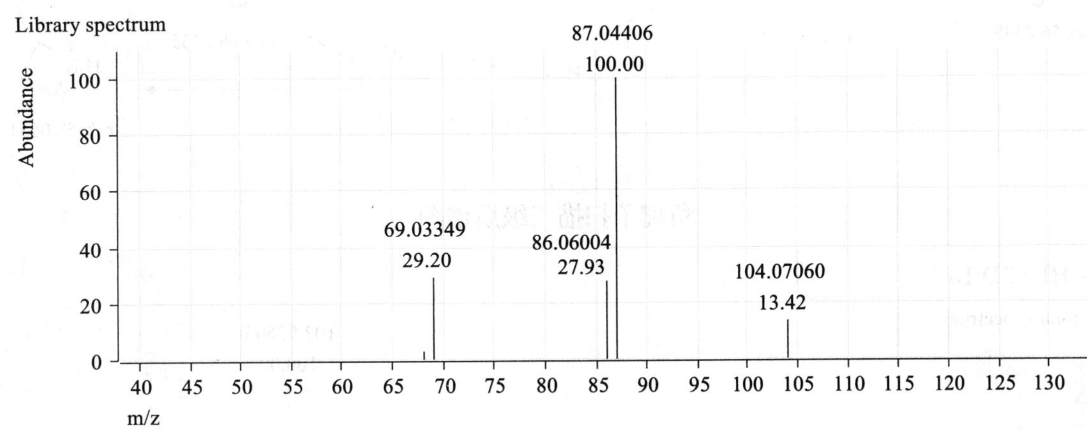

[M+H]+ CID:20V

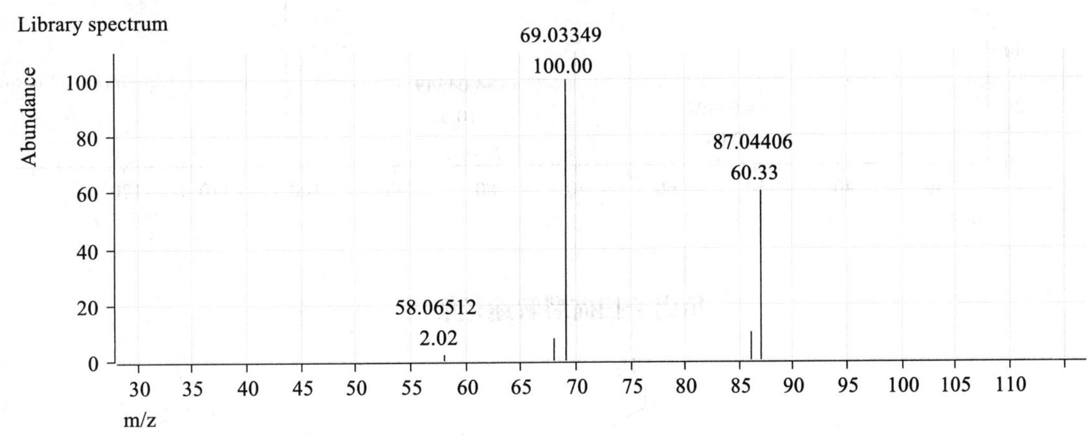

[M+H]+ CID:40V

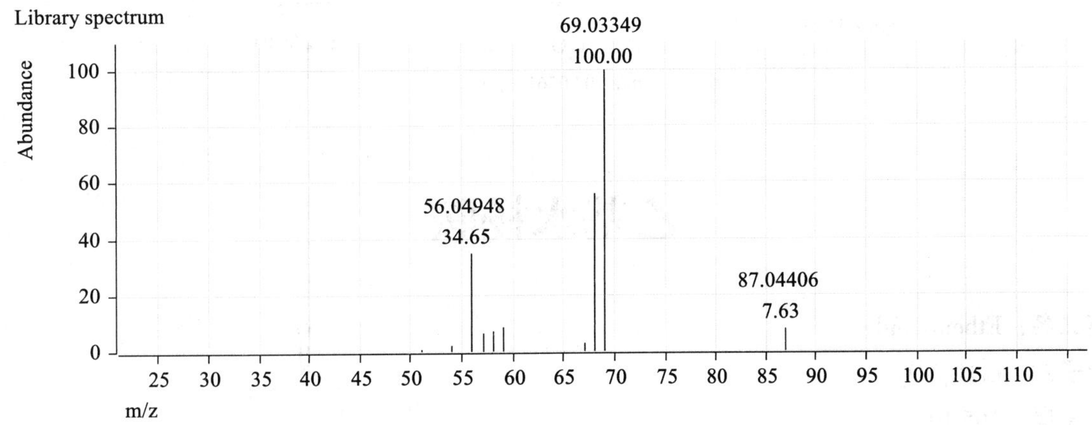

正离子扫描裂解途径解析

m/z 56.0495

m/z 104.0706

m/z 87.0441

m/z 86.0600

m/z 69.0335

m/z 58.0651

负离子扫描二级质谱图

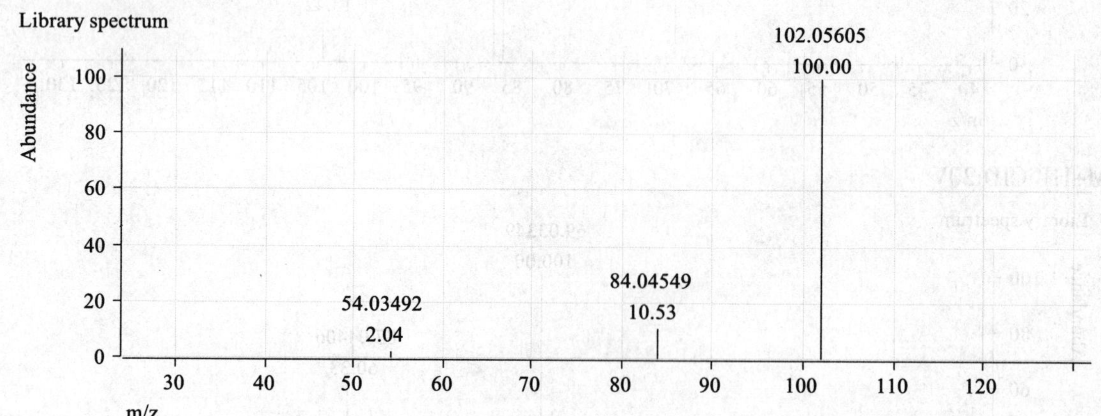

负离子扫描裂解途径解析

m/z 54.0349

m/z 102.0561

m/z 84.0455

乙基水杨胺

英文名： Ethenzamide

分子式： $C_9H_{11}NO_2$

分子量： 165.19

CAS 编号： 938-73-8

中文化学名： 2- 乙氧基苯甲酰胺

英文化学名：2-Ethoxybenzamide

性状：本品为白色或近白色几乎无臭无味的结晶性粉末

正离子扫描二级质谱图

$[M+H]^+$ CID:10V

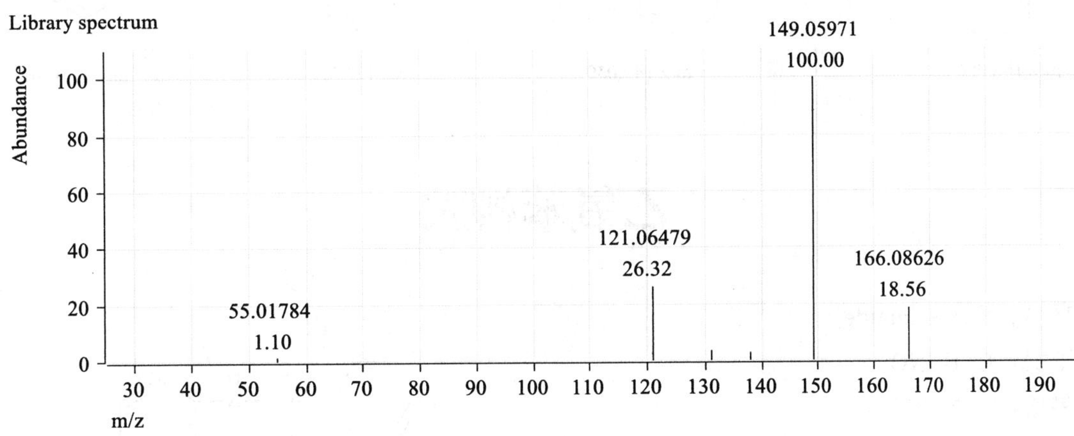

$[M+H]^+$ CID:20V

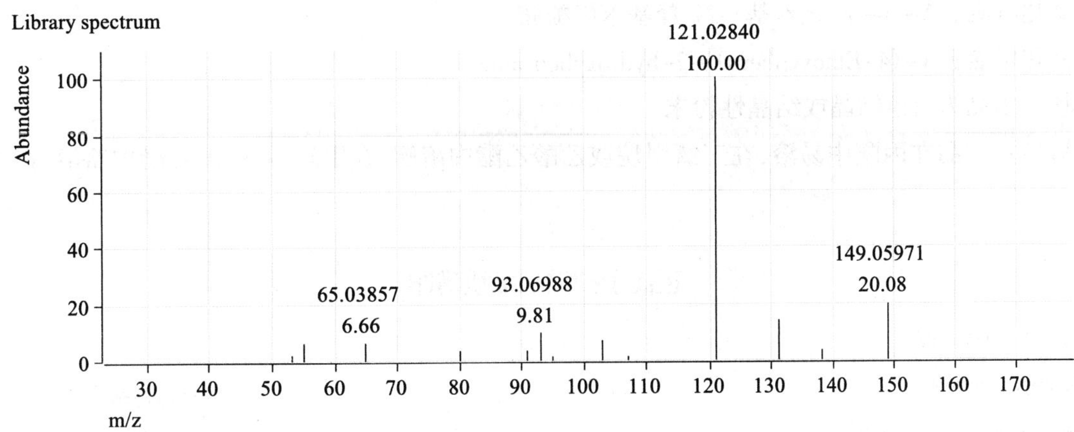

$[M+H]^+$ CID:40V

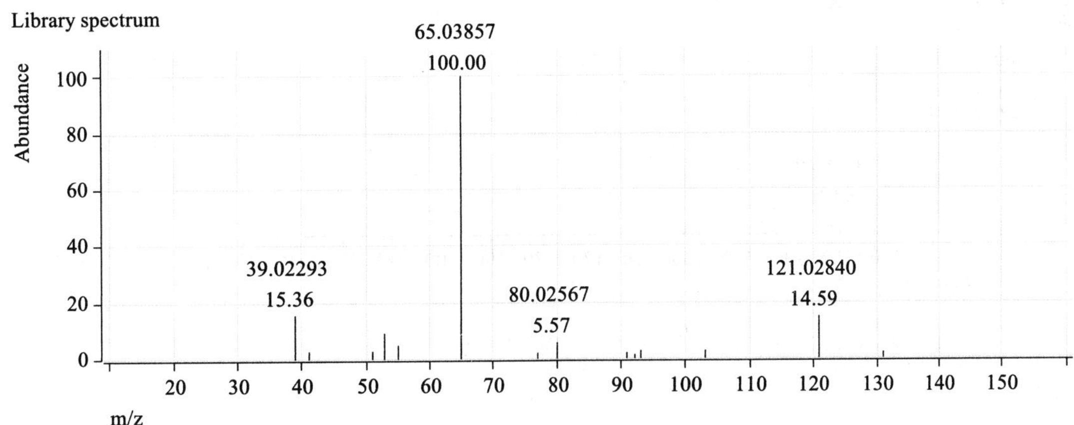

正离子扫描裂解途径解析

m/z 166.0863 → m/z 149.0597 → m/z 121.0284 → m/z 65.0386

乙氧苯柳胺

英文名： Etofesalamide

分子式： $C_{15}H_{15}NO_3$

分子量： 257.28

CAS 编号： 64700-55-6

中文化学名： *N*-（4- 乙氧苯基）-2- 羟基苯甲酰胺

英文化学名： *N*-（4-Ethoxyphenyl）-2-hydroxybenzamide

性状： 本品为白色结晶或结晶性粉末

溶解性： 本品在丙酮中易溶，在三氯甲烷或乙酸乙酯中溶解，在甲醇、乙醇或乙醚中略溶，在水中几乎不溶

正离子扫描二级质谱图

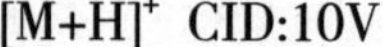

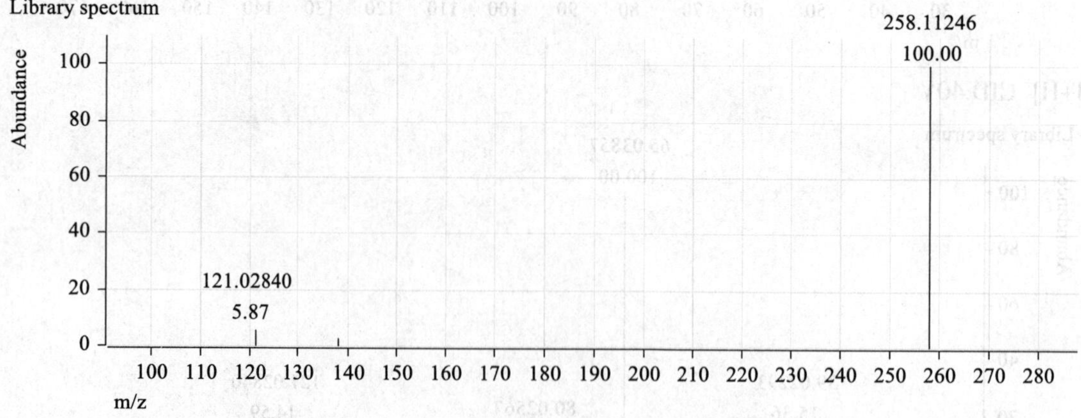

$[M+H]^+$ CID:20V

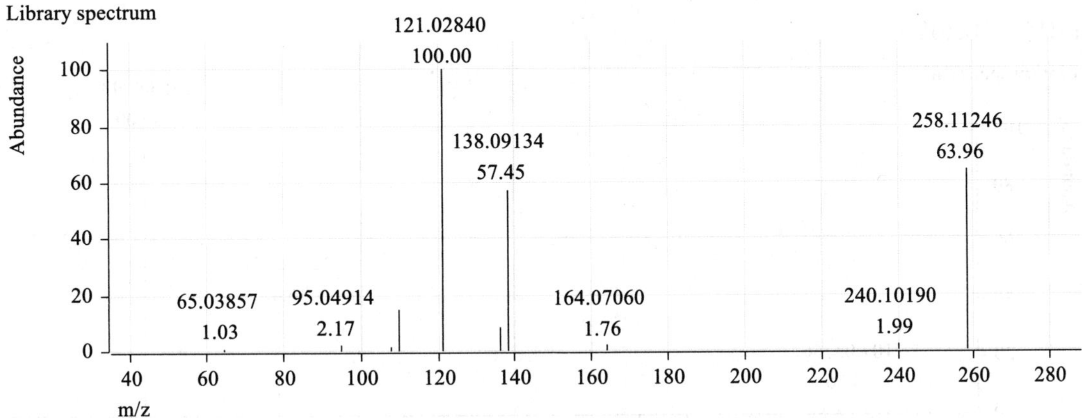

$[M+H]^+$ CID:40V

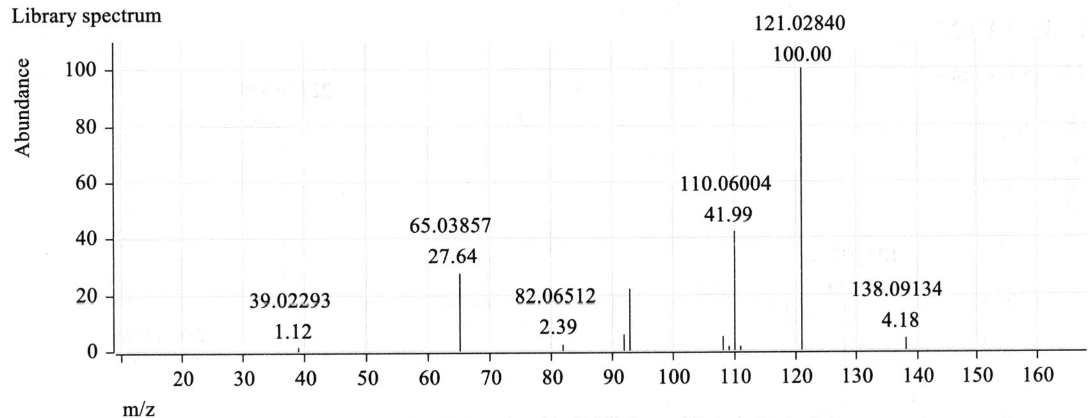

正离子扫描裂解途径解析

m/z 258.1125

m/z 138.0550

m/z 110.0600

m/z 164.0706

m/z 121.0284

负离子扫描二级质谱图

$[M-H]^-$ CID:10V

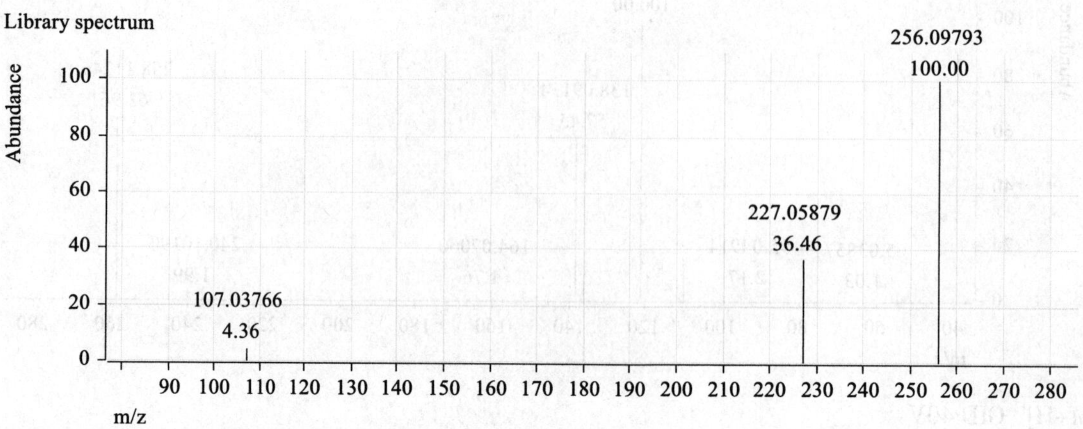

$[M-H]^-$ CID:20V

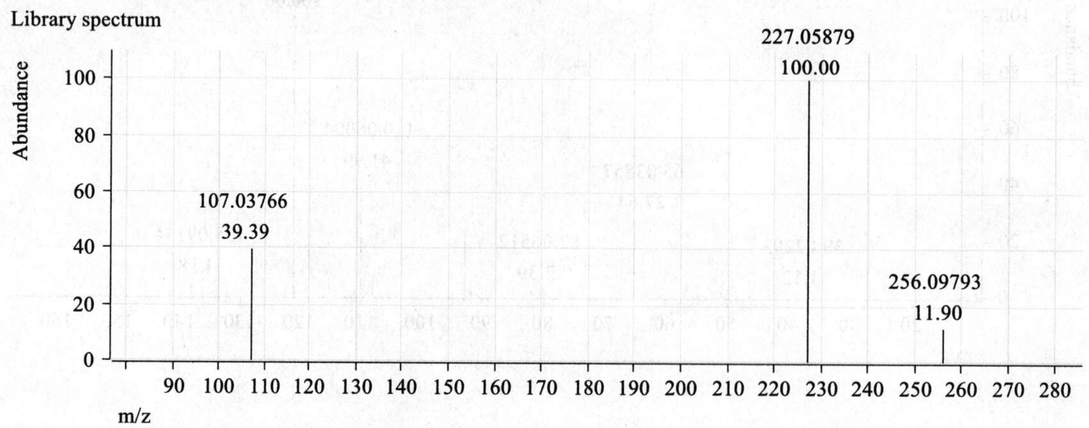

$[M-H]^-$ CID:40V

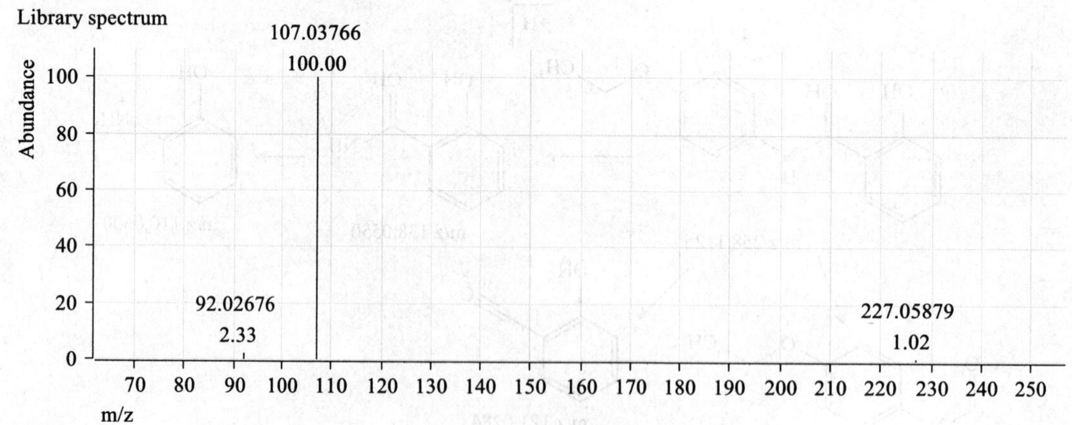

负离子扫描裂解途径解析

m/z 256.0979 → m/z 227.0588 → m/z 107.0377

乙羟茶碱

英文名： Etofylline

分子式： $C_9H_{12}N_4O_3$

分子量： 224.22

CAS 编号： 519-37-9

中文化学名： 3,7- 二氢 -7-(2- 羟乙基)-1,3- 二甲基 -1*H*- 嘌呤 -2,6- 二酮

英文化学名： 3,7-Dihydro-7-(2-hydroxyethyl)-1,3-dimethyl-1*H*-purine-2,6-dione

性状： 本品为白色或类白色结晶性粉末；无臭；味苦

溶解性： 本品在水中溶解，在甲醇和乙醇中微溶，在三氯甲烷中难溶，在乙醚中几乎不溶

正离子扫描二级质谱图

$[M+H]^+$ CID:10V

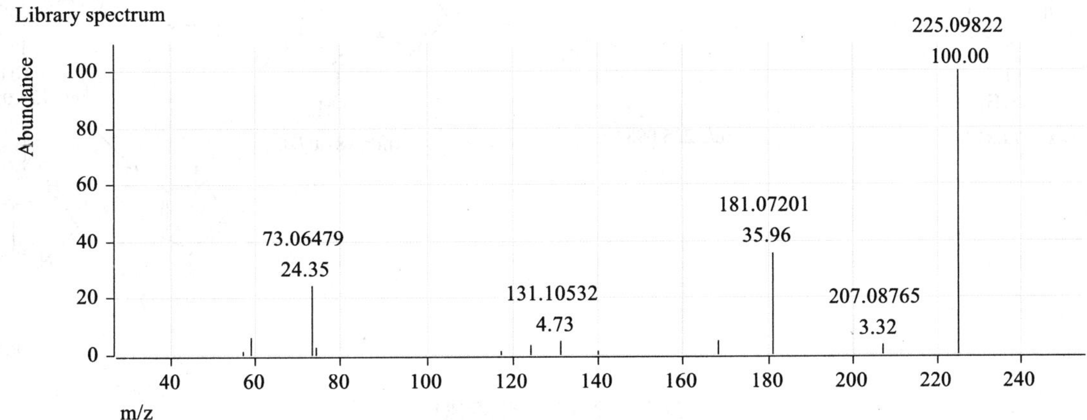

$[M+H]^+$ CID:20V

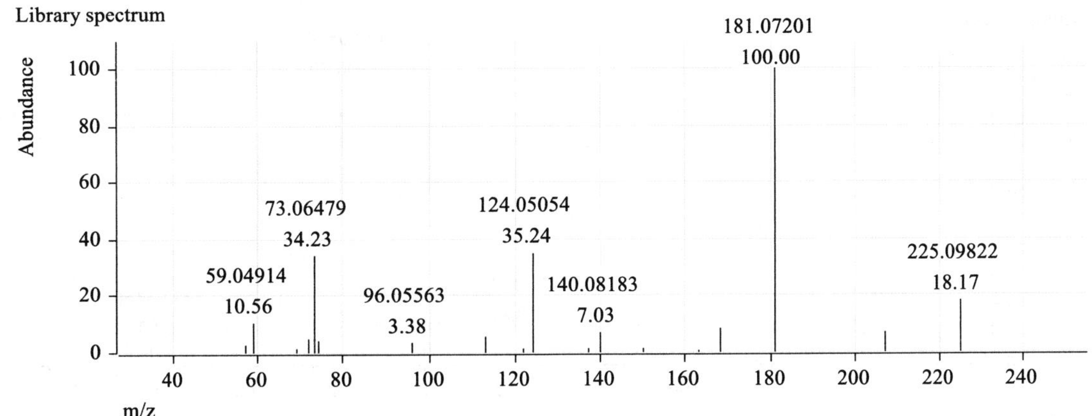

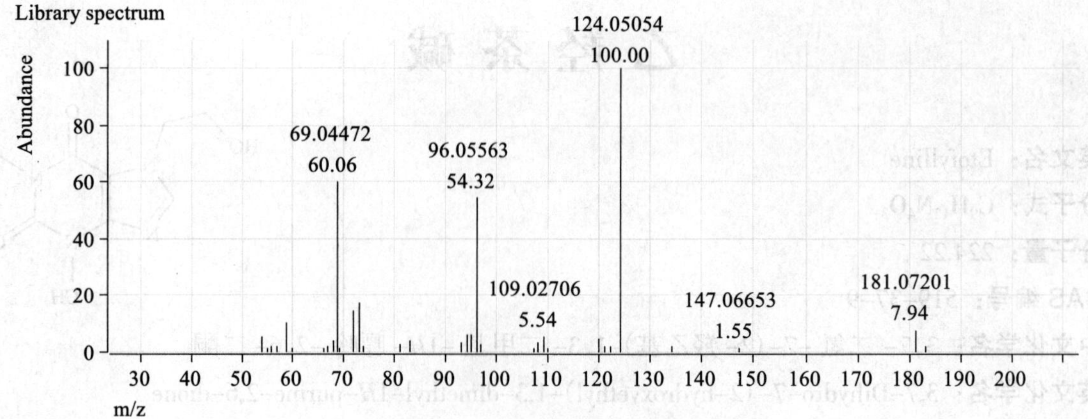

正离子扫描裂解途径解析

m/z 207.0877

m/z 225.0982

m/z 181.0720

m/z 124.0505

m/z 69.0447

m/z 96.0556

负离子扫描二级质谱图

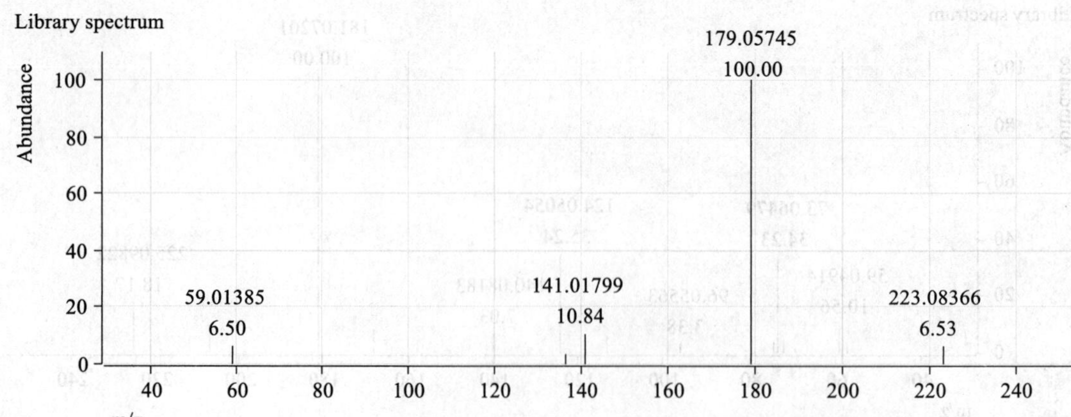

[M−H]⁻ CID:20V

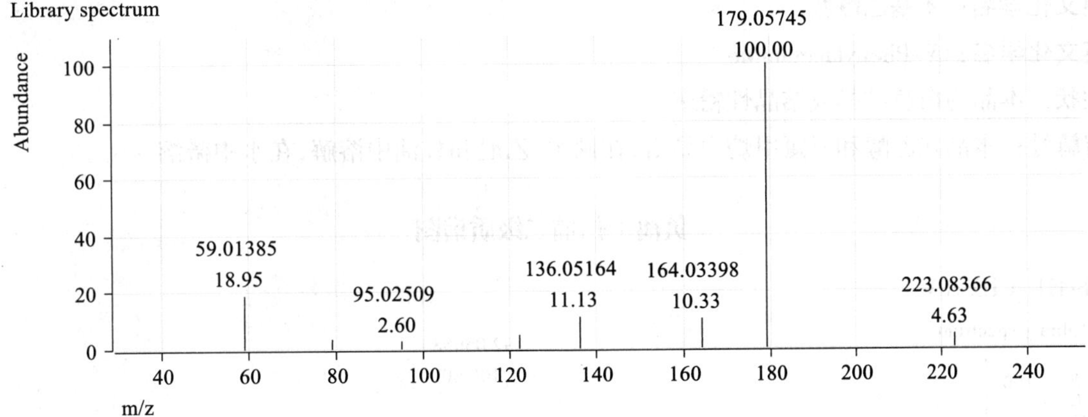

[M−H]⁻ CID:40V

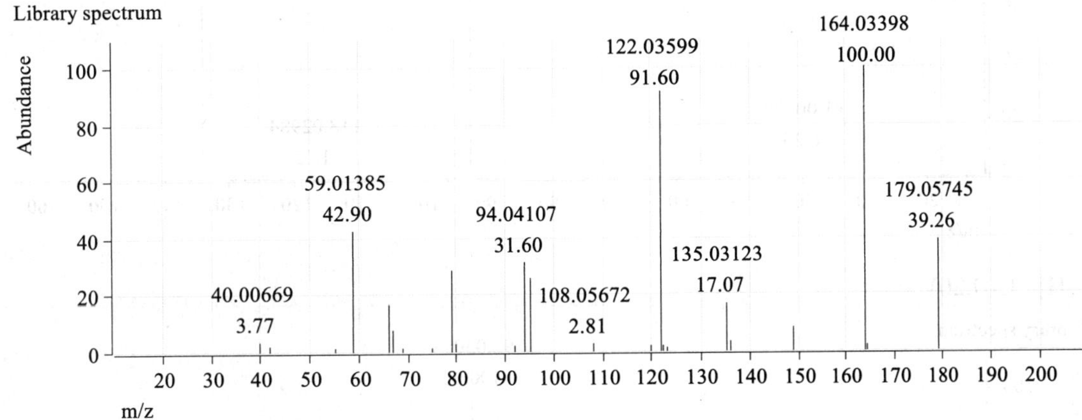

负离子扫描裂解途径解析

m/z 223.0837

m/z 179.0574

m/z 164.0340

m/z 122.0360

乙 酰 苯 胺

英文名： Acetanilide

分子式： C_8H_9NO

分子量： 135.16

CAS 编号：103-84-4

中文化学名：苯基乙酰胺

英文化学名：*N*-Phenylacetamide

性状：本品为白色结晶或结晶性粉末

溶解性：本品在乙醇和三氯甲烷中易溶，在沸水、乙醚和甘油中溶解，在水中微溶

负离子扫描二级质谱图

$[M-H]^-$ CID:10V

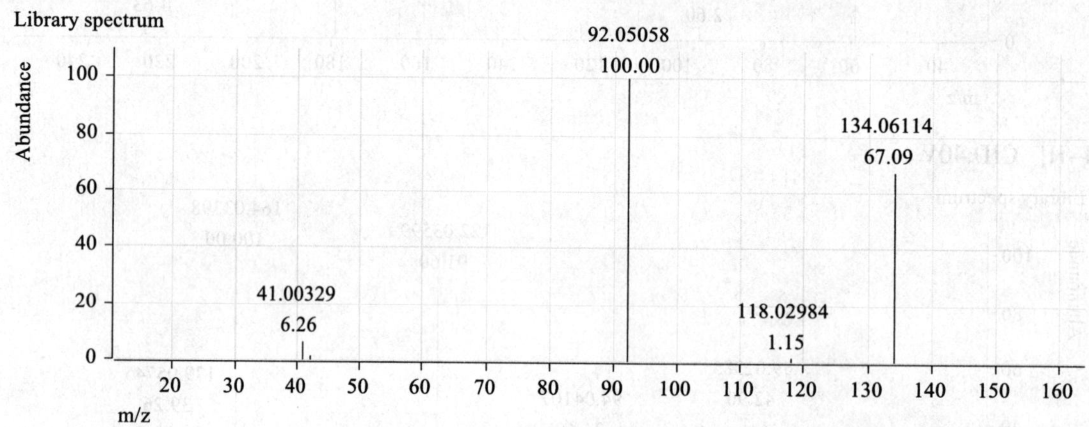

$[M-H]^-$ CID:20V

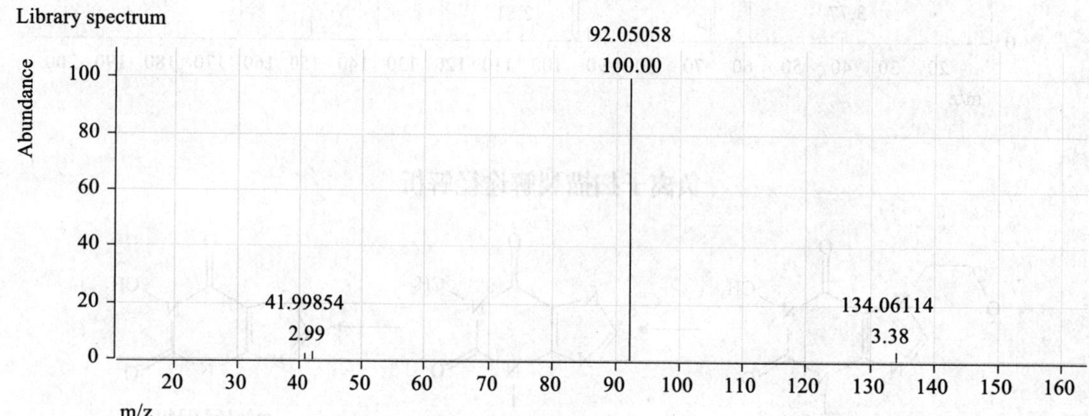

负离子扫描裂解途径解析

m/z 134.0611 → m/z 92.0506

二乙酰氨乙酸乙二胺

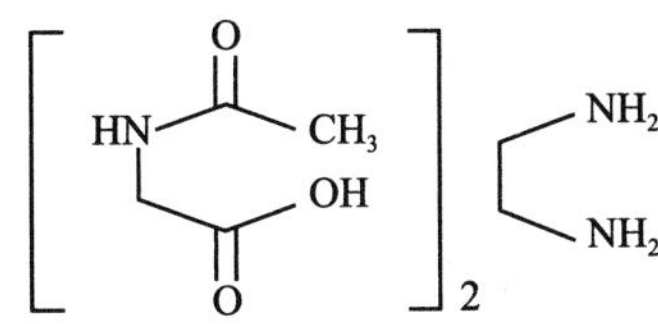

英文名： Ethylenediamine Diaceturate

分子式： $C_{10}H_{22}N_4O_6$

分子量： 294.30

性状： 本品为白色粉末；微臭；味涩微酸

溶解性： 本品在水中易溶，在乙醇、三氯甲烷、乙醚或丙酮中几乎不溶

正离子扫描二级质谱图

$[M+H]^+$ CID:10V

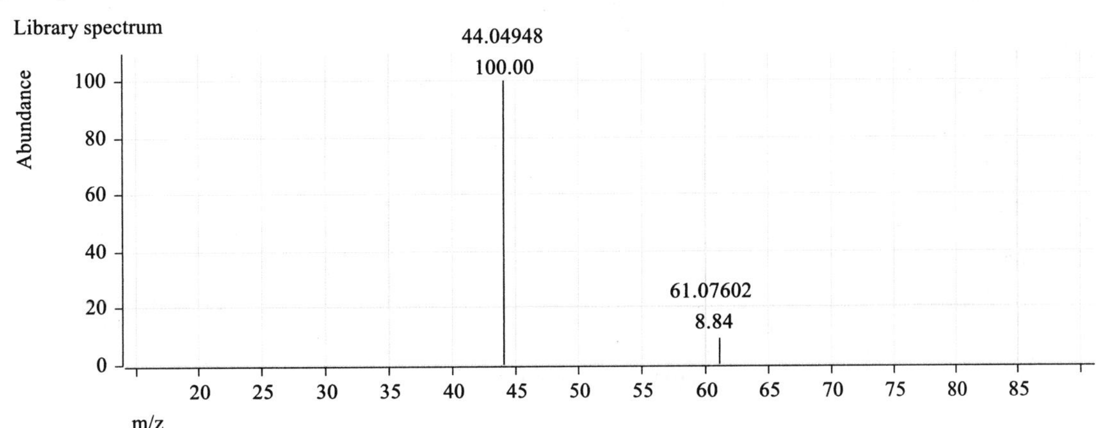

$[M+H]^+$ CID:20V

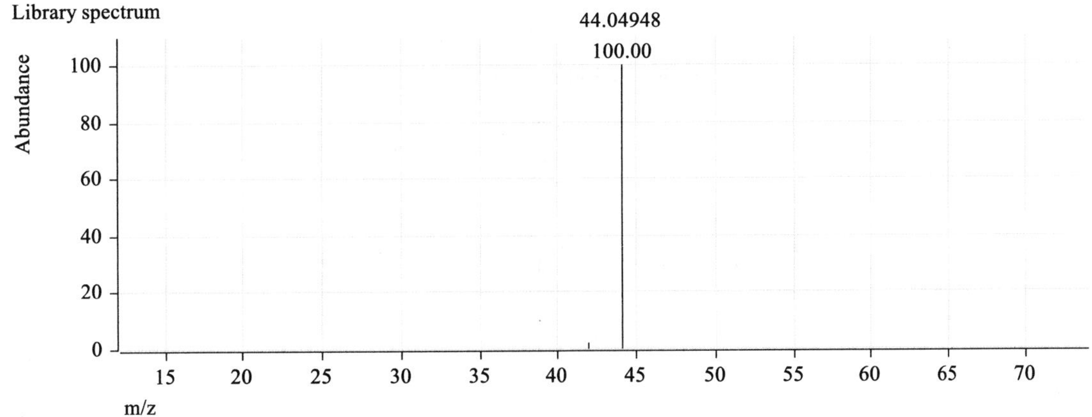

正离子扫描裂解途径解析

$\overset{+}{N}H_3$ … NH_2 → $H_2\overset{+}{C}$ … NH_2

m/z 61.0760 → m/z 44.0495

负离子扫描二级质谱图

$[M-H]^-$ CID:10V

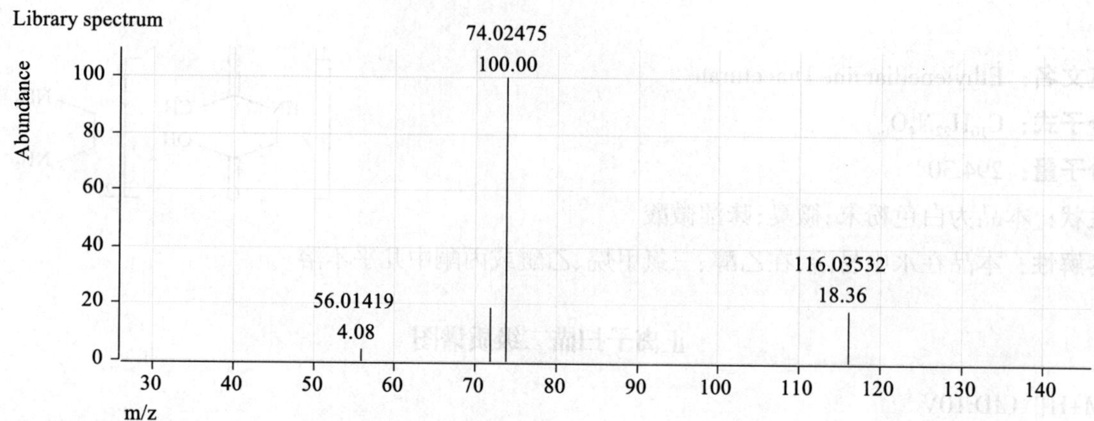

$[M-H]^-$ CID:20V

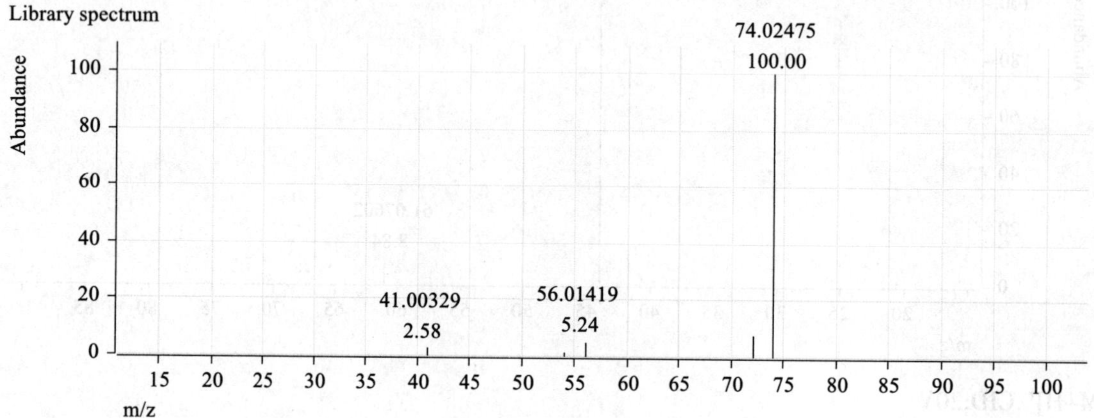

负离子扫描裂解途径解析

m/z 56.0142

m/z 116.0353

m/z 74.0248

m/z 41.0033

二丙酸倍他米松

英文名： Betamethasone Dipropionate

分子式： $C_{28}H_{37}FO_7$

分子量： 504.59

CAS 编号： 5593-20-4

中文化学名： 9α-氟-11β,17α,21-三羟基-16β-甲基-孕甾-1,4-二烯-3,20-二酮-17,21-二丙酸酯

英文化学名： 9α-Fluoro-16β-methyl-11β,17α,21-trihydroxy-1,4-pregnadiene-3,20-dione 17,21-dipropionate

性状： 本品为白色或类白色结晶性粉末

溶解性： 本品在水中几乎不溶，在乙醇中微溶，在丙酮和二氯甲烷中易溶

正离子扫描二级质谱图

[M+H]⁺ CID:10V

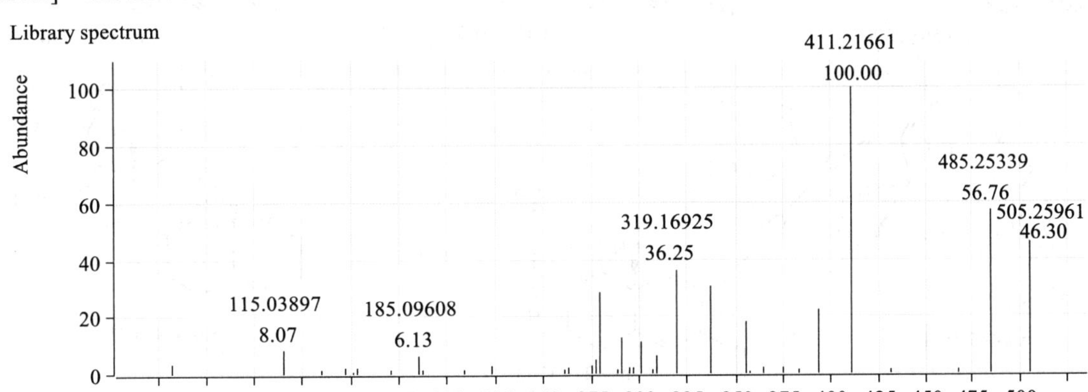

[M+H]⁺ CID:20V

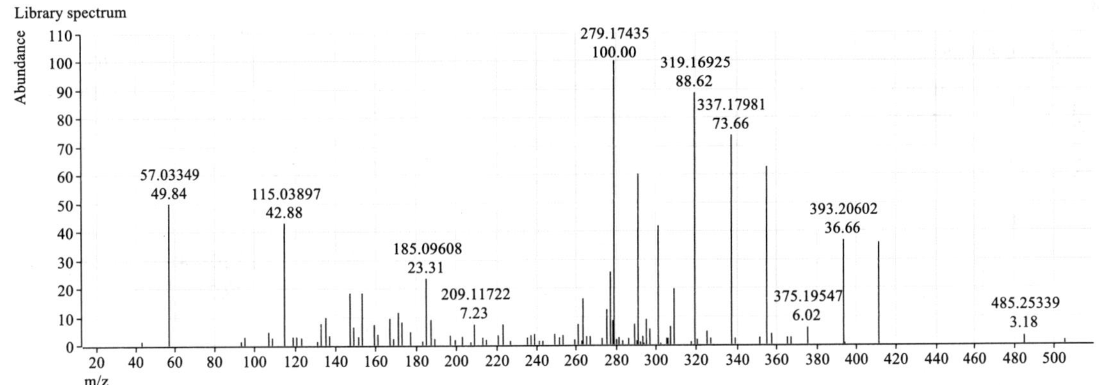

$[M+H]^+$ CID:40V

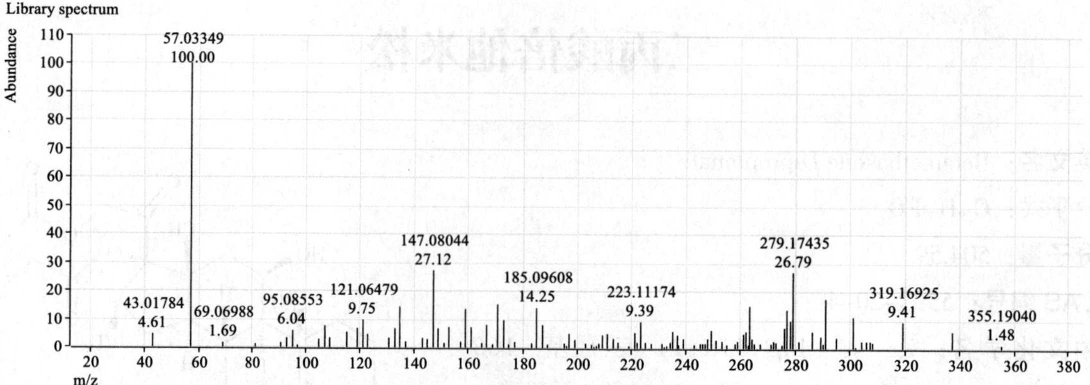

正离子扫描裂解途径解析

m/z 505.2596

m/z 411.2166

m/z 337.1798

m/z 485.2534

m/z 279.1743

m/z 319.1693

负离子扫描二级质谱图

$[M-H]^-$ CID:10V

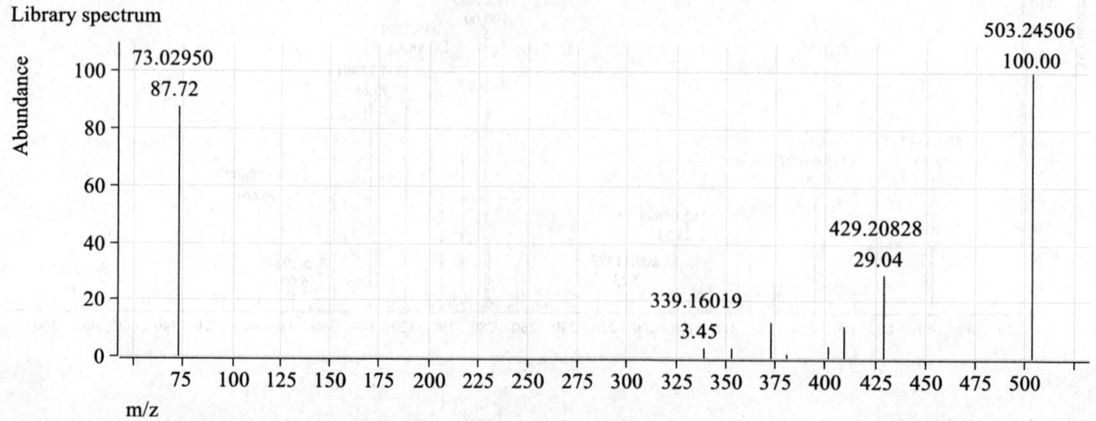

$[M-H]^-$ CID:20V

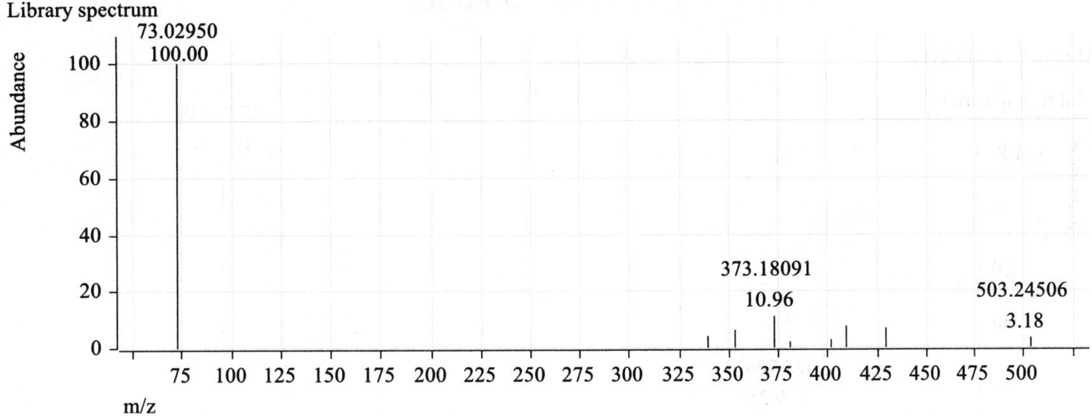

$[M-H]^-$ CID:40V

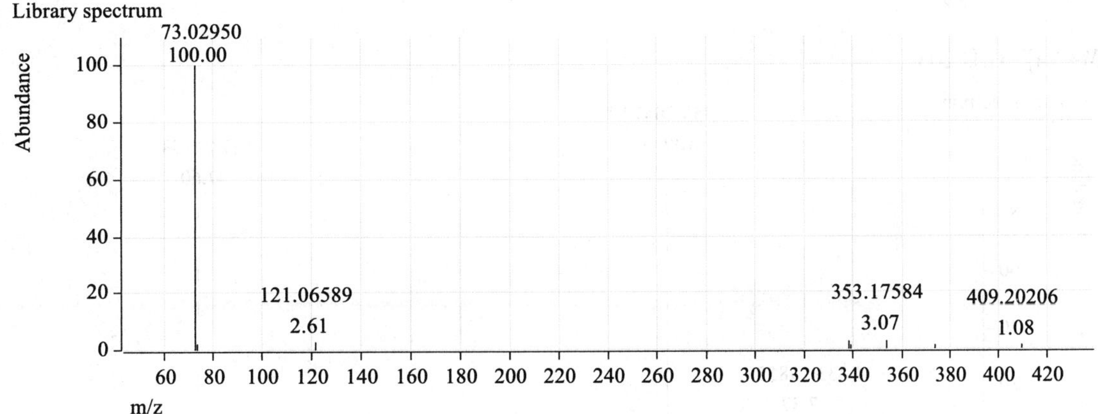

负离子扫描裂解途径解析

m/z 503.2451 → m/z 409.2020 → m/z 353.1758

m/z 503.2451 → m/z 73.0295

m/z 503.2451 → m/z 429.2083

正离子扫描二级质谱图

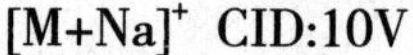

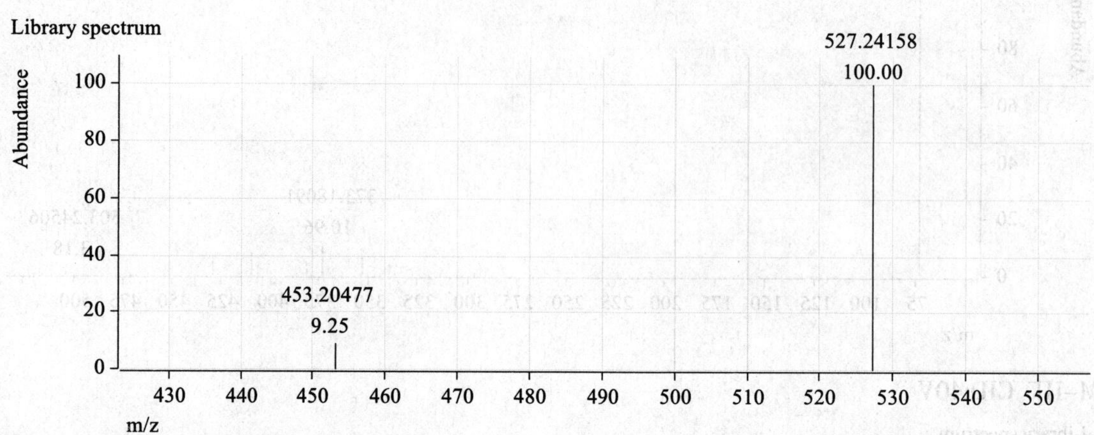

[M+Na]+ CID:20V

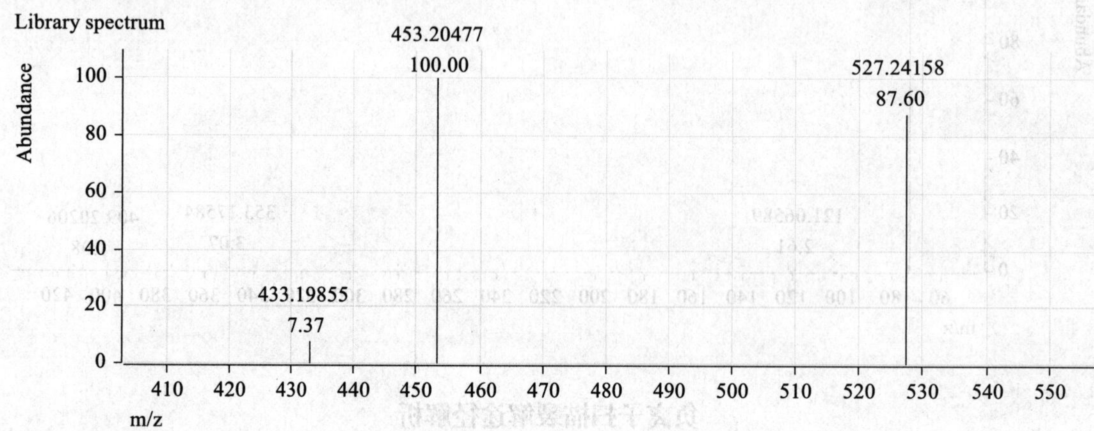

[M+Na]+ CID:40V

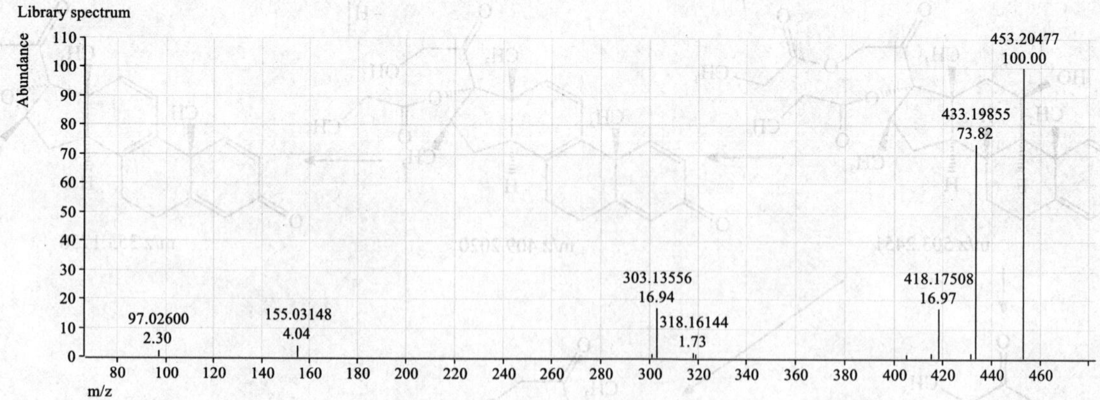

正离子扫描裂解途径解析

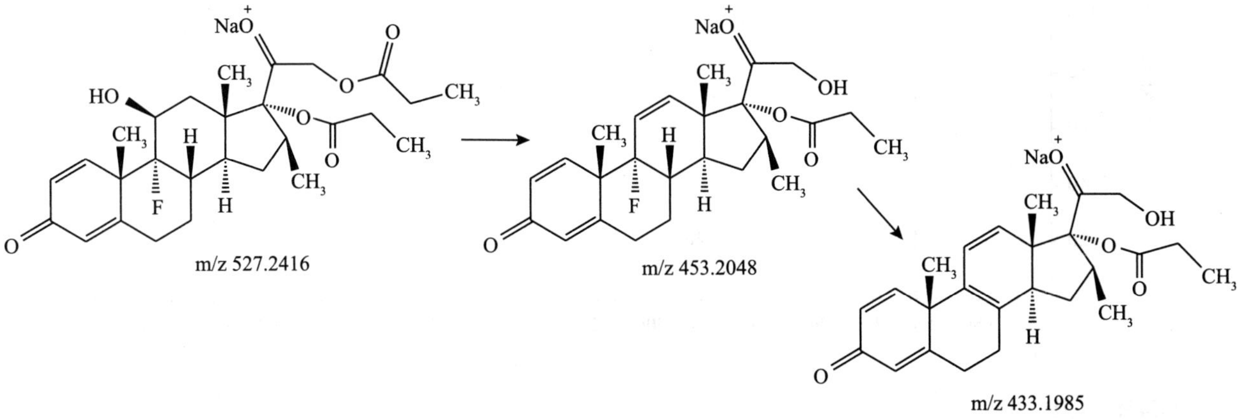

m/z 527.2416 → m/z 453.2048 → m/z 433.1985

二甲磺酸阿米三嗪

英文名： Almitrine Mesylate

分子式： $C_{26}H_{29}F_2N_7 \cdot 2CH_3SO_3H$

分子量： 669.77

CAS 编号： 29608-49-9

中文化学名： 2,4-双(烯丙氨基)-6-［4-双-(对氟苯基)甲基］-1-哌嗪基-*S*-三嗪二甲磺酸盐

英文化学名： 2,4-bis[Allylamino]-6-[4-[bis(*p*-fluorophenyl) methyl]-1-piperazinyl]-*S*-triazine dimethane sulfonate

性状： 本品为白色或类白色结晶性粉末;无臭

溶解性： 本品在甲醇或三氯甲烷中易溶,在乙醇中溶解,在丙酮中微溶,在水中不溶

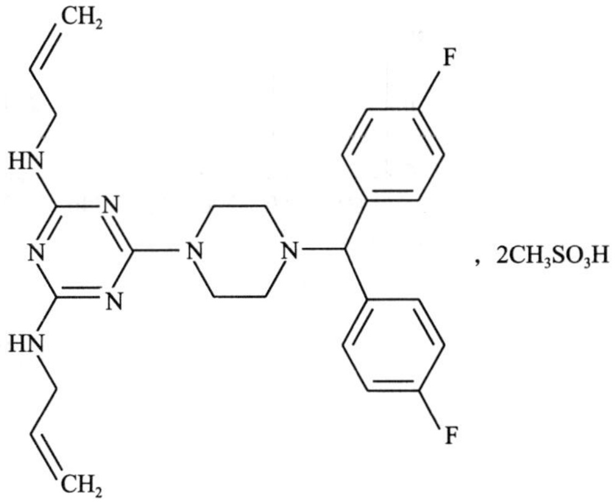

正离子扫描二级质谱图

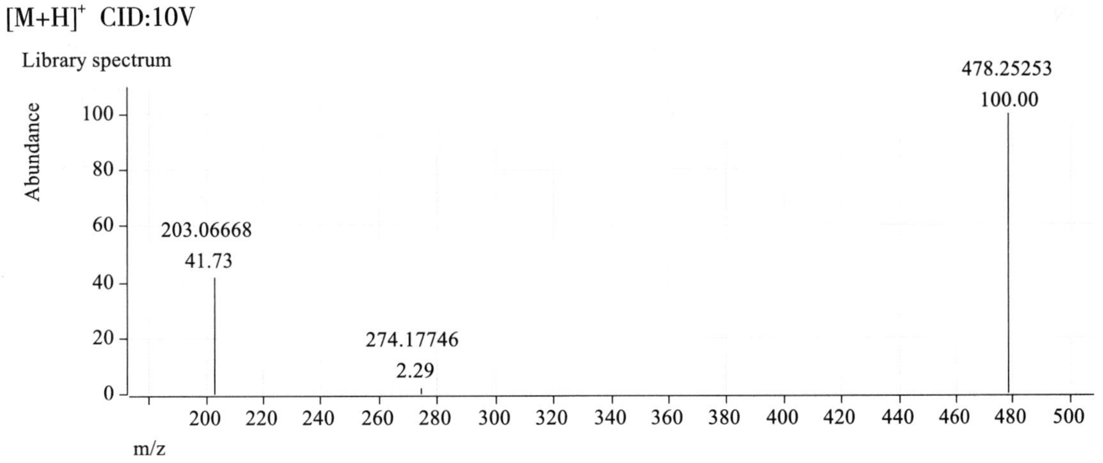

$[M+H]^+$ CID:10V

Library spectrum

m/z	Abundance
203.06668	41.73
274.17746	2.29
478.25253	100.00

$[M+H]^+$ CID:20V

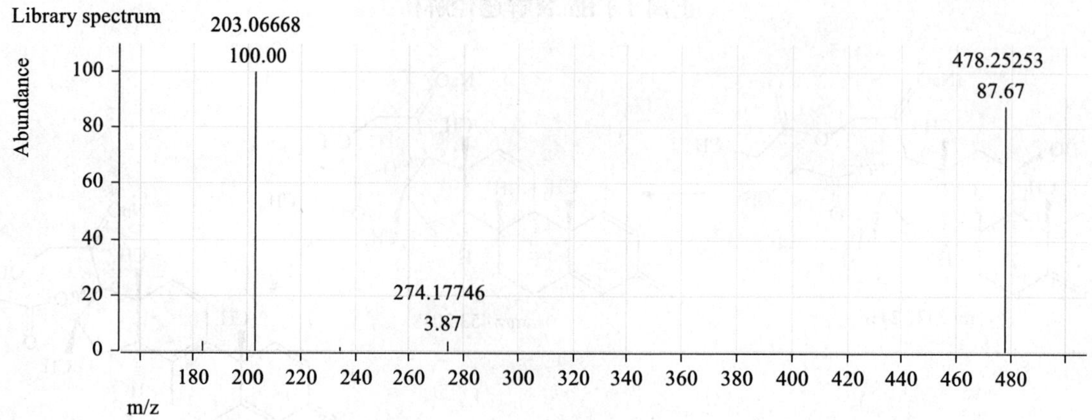

$[M+H]^+$ CID:40V

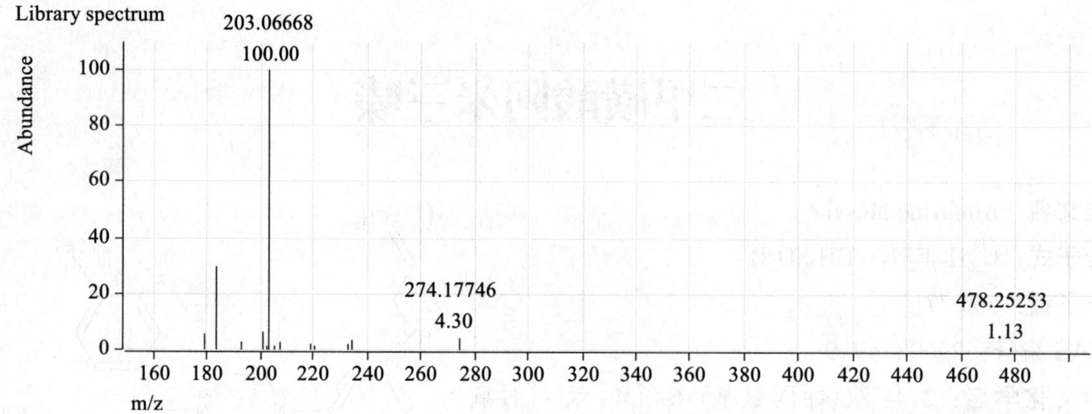

正离子扫描裂解途径解析

m/z 274.1775　　m/z 478.2525　　m/z 203.0667

负离子扫描二级质谱图(二甲磺酸)

[M-H]⁻ CID:10V

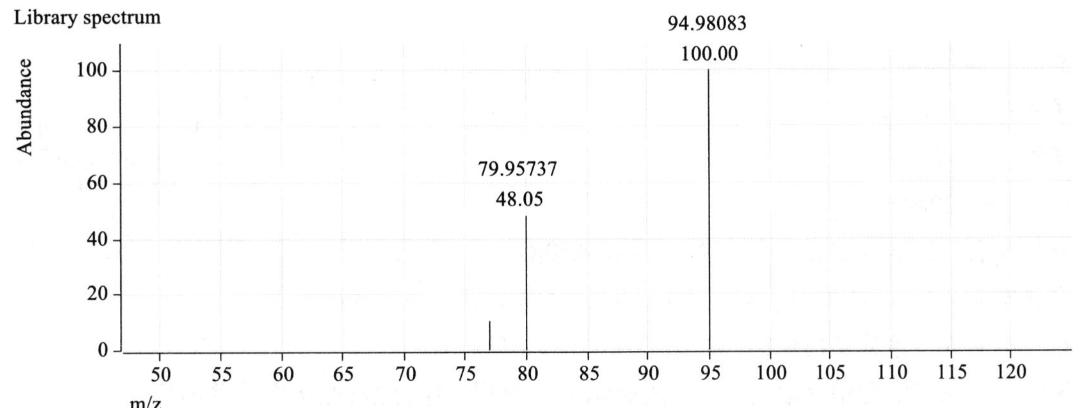

[M-H]⁻ CID:20V

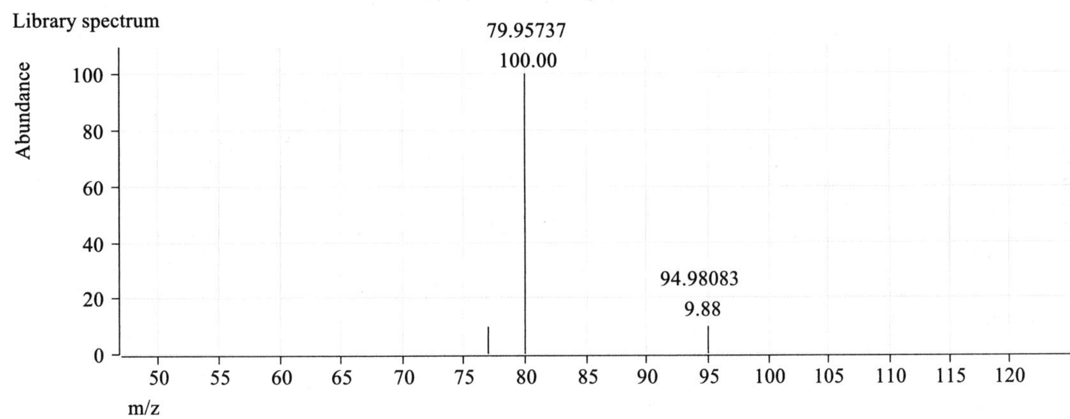

[M-H]⁻ CID:40V

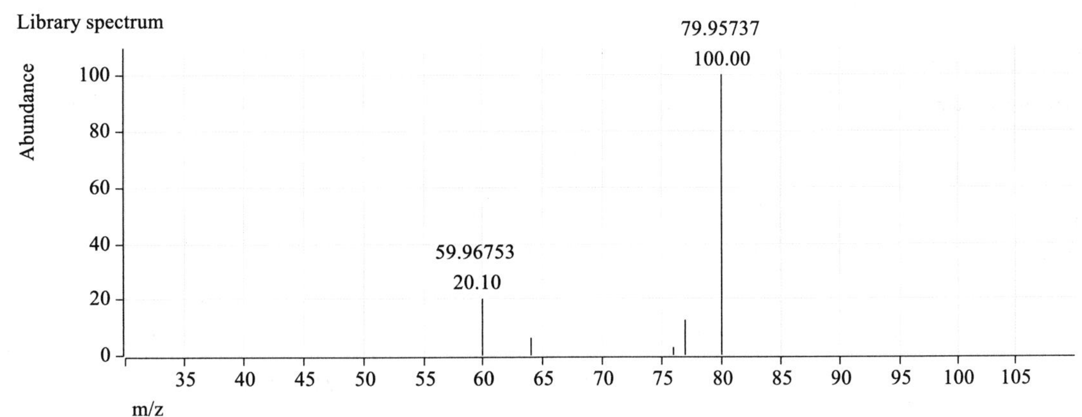

负离子扫描裂解途径解析

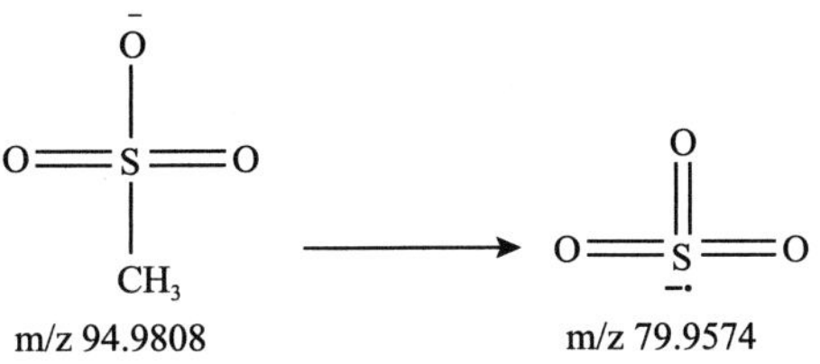

二 氟 尼 柳

英文名：Diflunisal

分子式：$C_{13}H_8F_2O_3$

分子量：250.20

CAS 编号：22494-42-4

中文化学名：2′,4′-二氟-4-羟基-3-联苯羧酸

英文化学名：2′,4′-Difluoro-4-hydroxybiphenyl-3-carboxylic acid

性状：本品为白色或类白色结晶或结晶性粉末；无臭

溶解性：本品在甲醇中易溶，在乙醇中溶解，在三氯甲烷中微溶，在水中几乎不溶

负离子扫描二级质谱图

[M-H]⁻ CID:10V

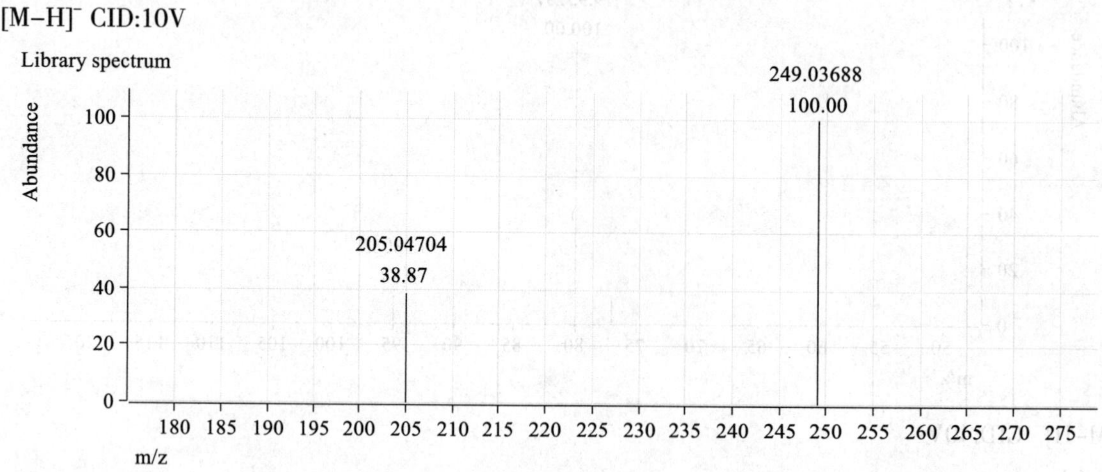

[M-H]⁻ CID:20V

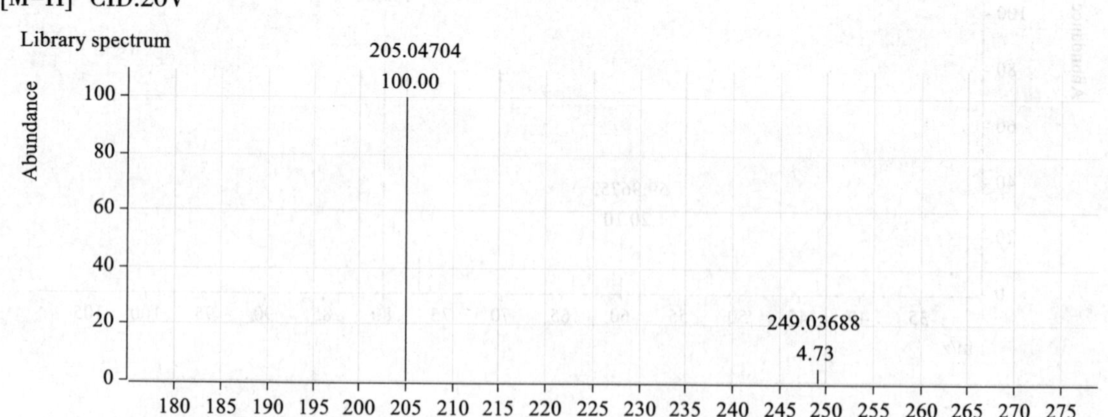

$[M-H]^-$ CID:40V

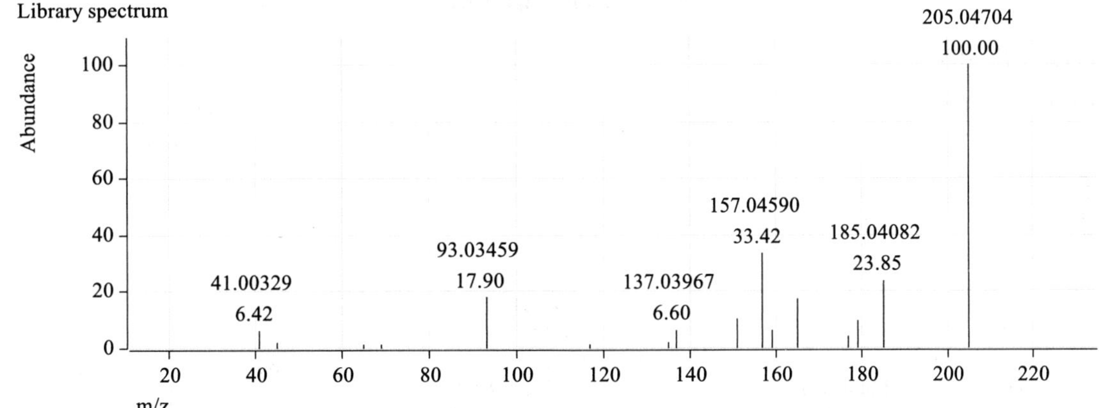

负离子扫描裂解途径解析

m/z 249.0369 → m/z 205.0470 → m/z 185.0408 → m/z 157.0459

m/z 205.0470 → m/z 93.0346 → m/z 41.0033

二羟丙茶碱

英文名： Diprophylline

分子式： $C_{10}H_{14}N_4O_4$

分子量： 254.25

CAS 编号： 479-18-5

中文化学名： 1,3- 二甲基 -7-(2,3- 二羟丙基)-3,7- 二氢 -1*H*- 嘌呤 -2,6- 二酮

英文化学名： 7-(2,3-Dihydroxypropyl)-3,7-dihydro-1,3-dimethyl-1*H*-purine-2,6-dione

性状： 本品为白色粉末或颗粒;无臭

溶解性： 本品在水中易溶,在乙醇中微溶,在三氯甲烷或乙醚中极微溶

正离子扫描二级质谱图

$[M+H]^+$ CID:10V

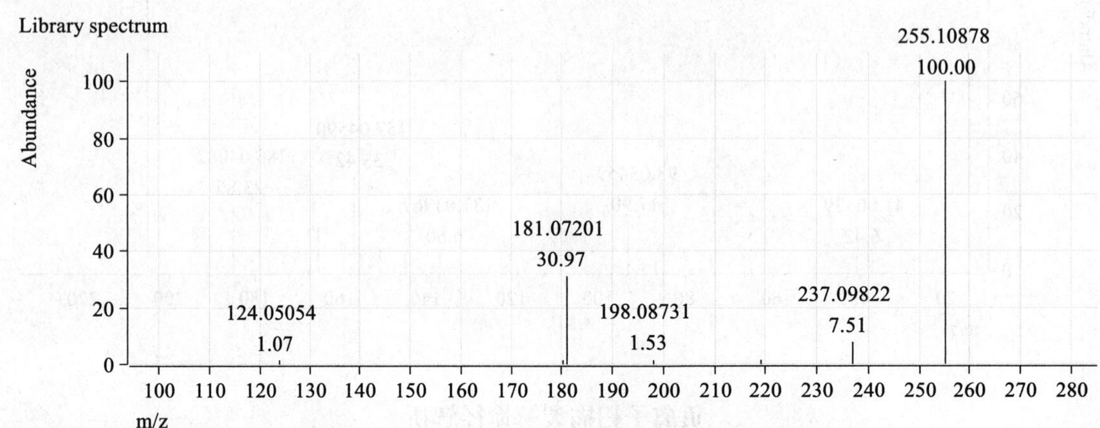

$[M+H]^+$ CID:20V

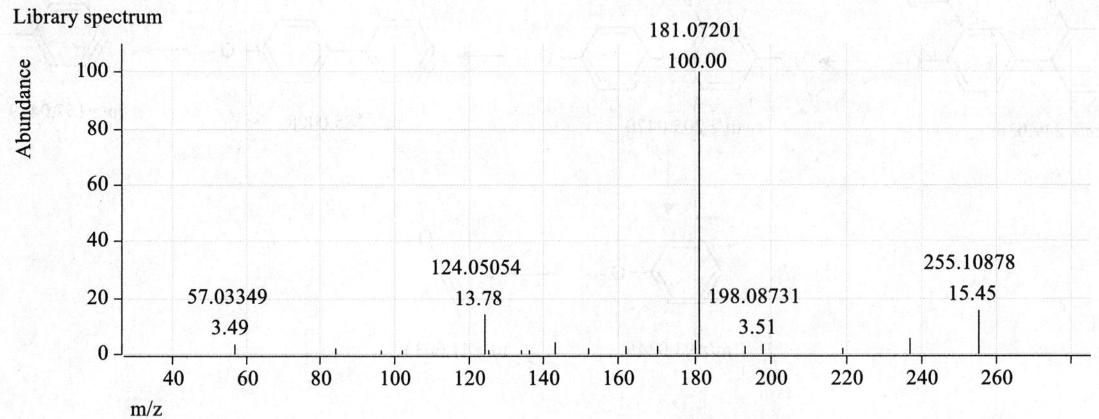

$[M+H]^+$ CID:40V

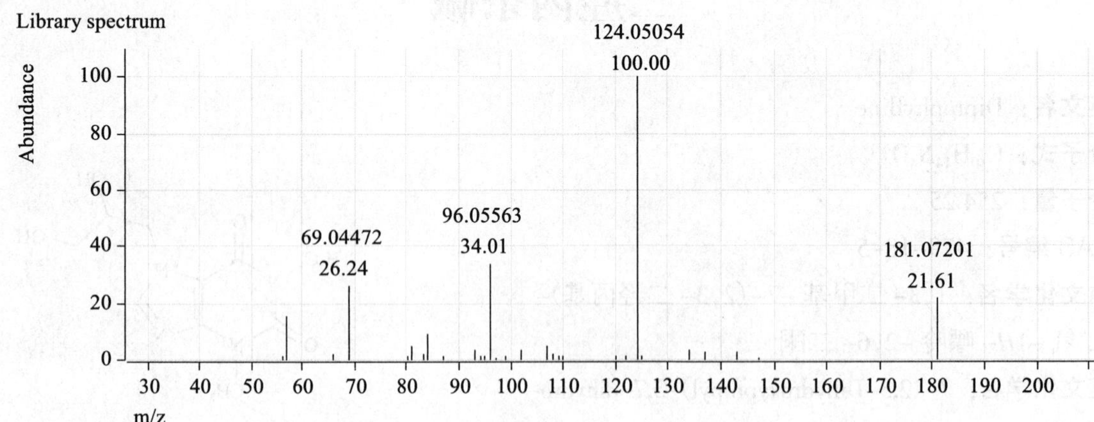

正离子扫描裂解途径解析

m/z 255.1088 → m/z 237.0982 → m/z 181.0720 → m/z 124.0505 → m/z 96.0556

m/z 255.1088 → m/z 69.0447

m/z 255.1088 → m/z 198.0873

负离子扫描二级质谱图

$[M-H]^-$ CID:10V

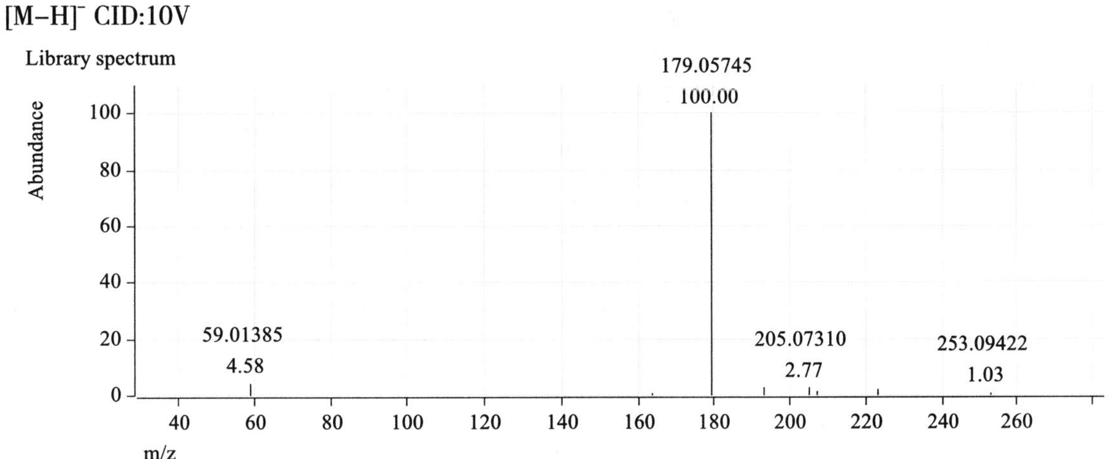

$[M-H]^-$ CID:20V

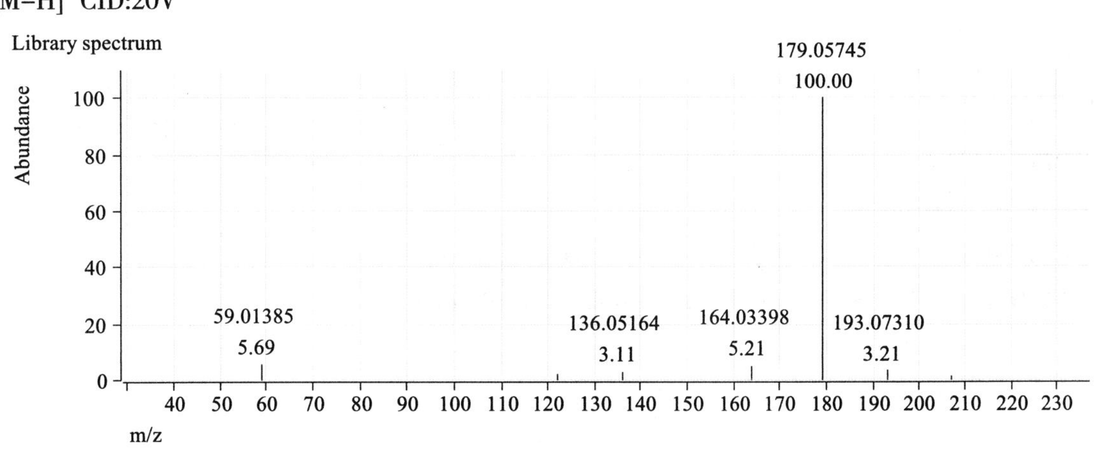

$[M-H]^-$ CID:40V

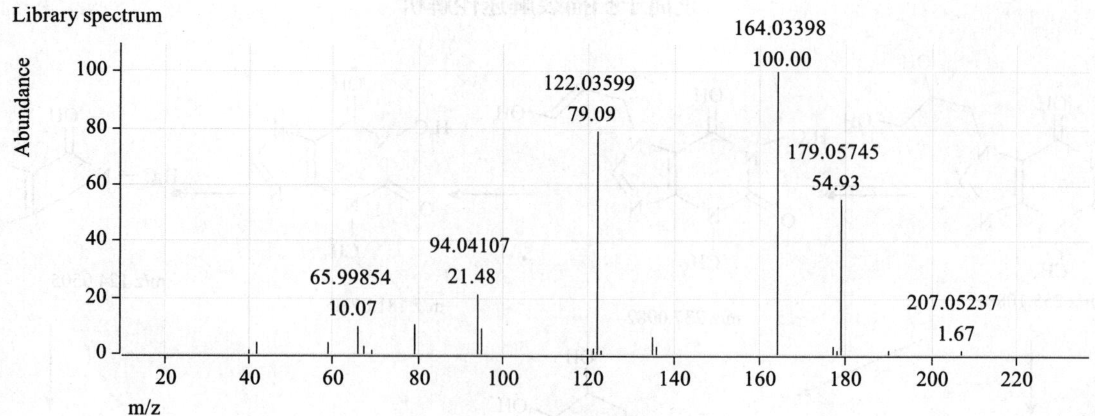

负离子扫描裂解途径解析

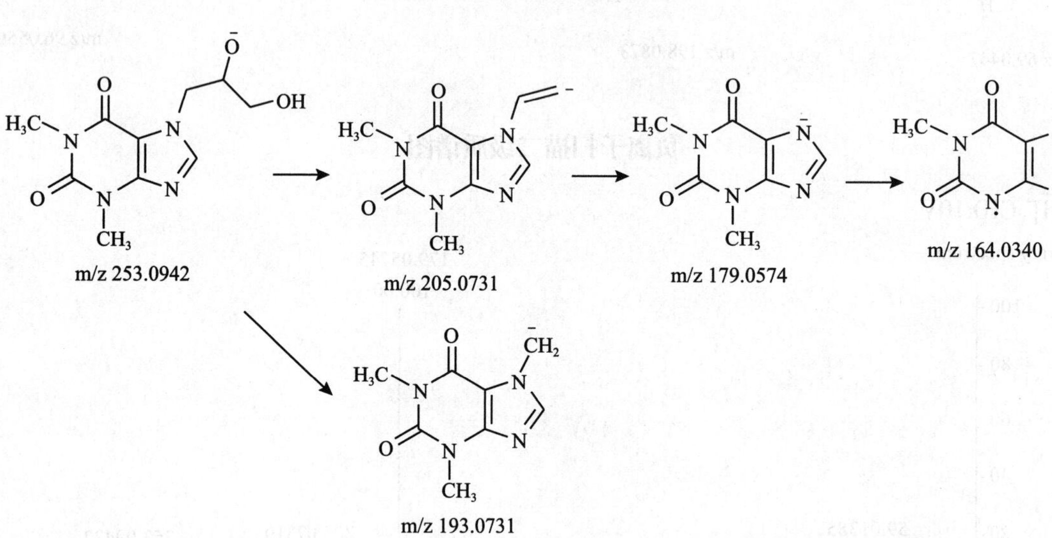

m/z 253.0942 → m/z 205.0731 → m/z 179.0574 → m/z 164.0340

m/z 253.0942 → m/z 193.0731

二　氮　嗪

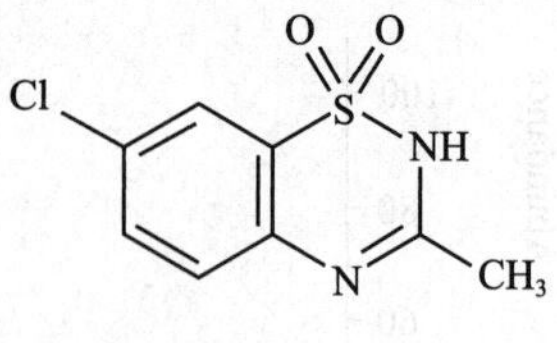

英文名： Diazoxide

分子式： $C_8H_7ClN_2O_2S$

分子量： 230.67

CAS 编号： 364-98-7

中文化学名： 7- 氯 -3- 甲基 -2*H*-1，2，4- 苯并噻二嗪 -1，1- 二氧化物

英文化学名： 7-Chloro-3-methyl-2*H*-1,2,4-benzothiadiazine 1,1-dioxide

性状： 本品为白色结晶性粉末

溶解性： 本品在 0.1mol/L 氢氧化钠溶液中可溶

正离子扫描二级质谱图

[M+H]+ CID:10V

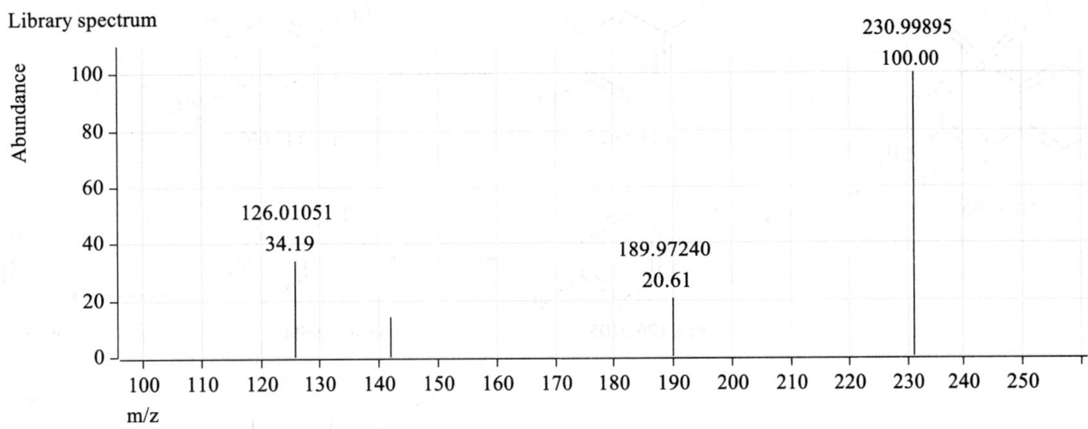

[M+H]+ CID:20V

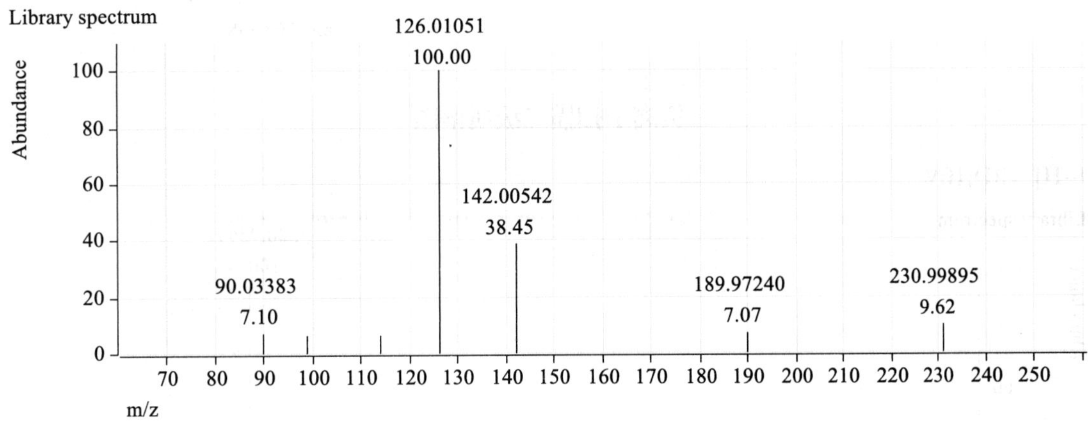

[M+H]+ CID:40V

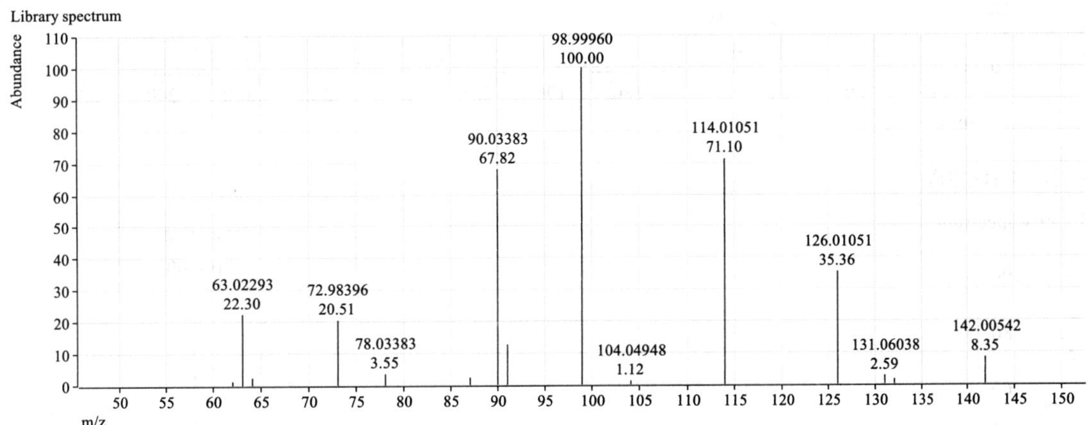

正离子扫描裂解途径解析

m/z 230.9990

m/z 189.9724

m/z 142.0054

m/z 126.0105

m/z 98.9996

m/z 63.0229

m/z 90.0338

负离子扫描二级质谱图

[M−H]⁻ CID:10V

Library spectrum

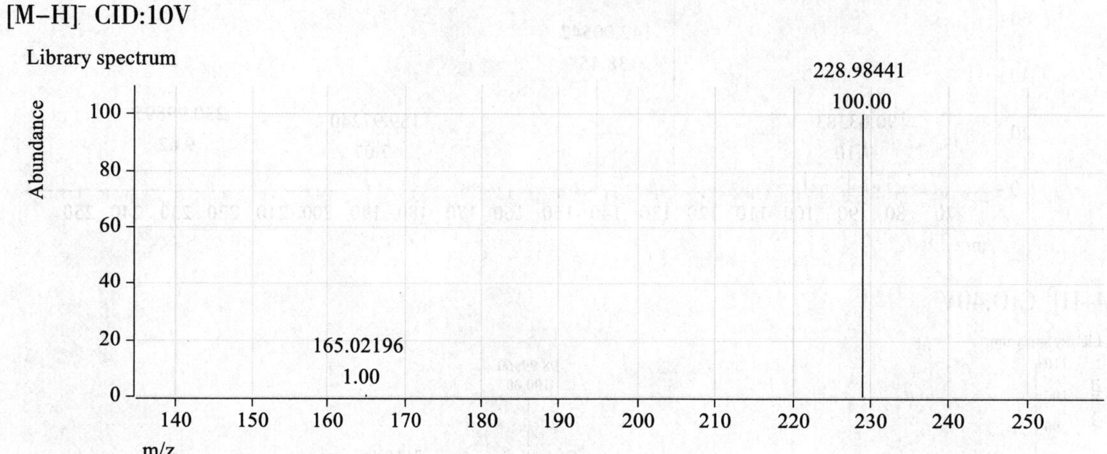

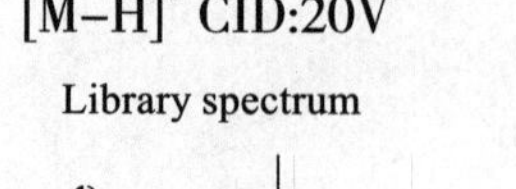

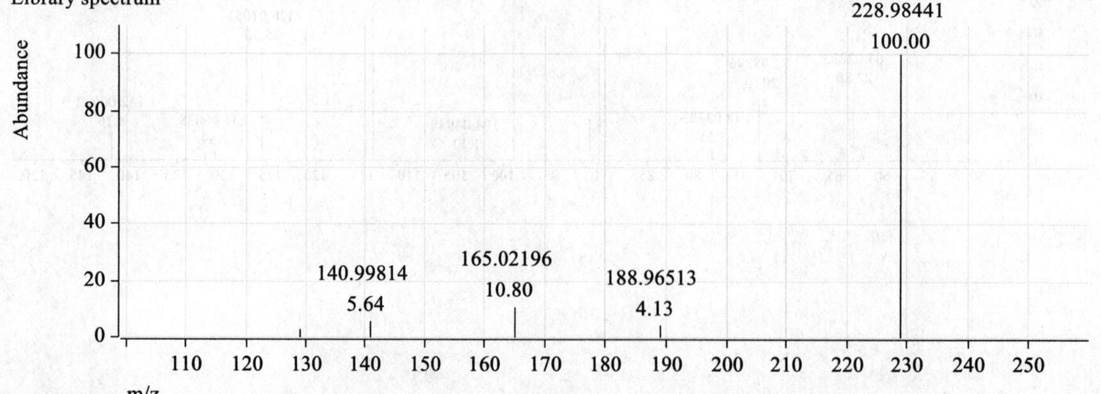

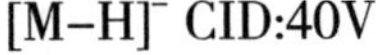

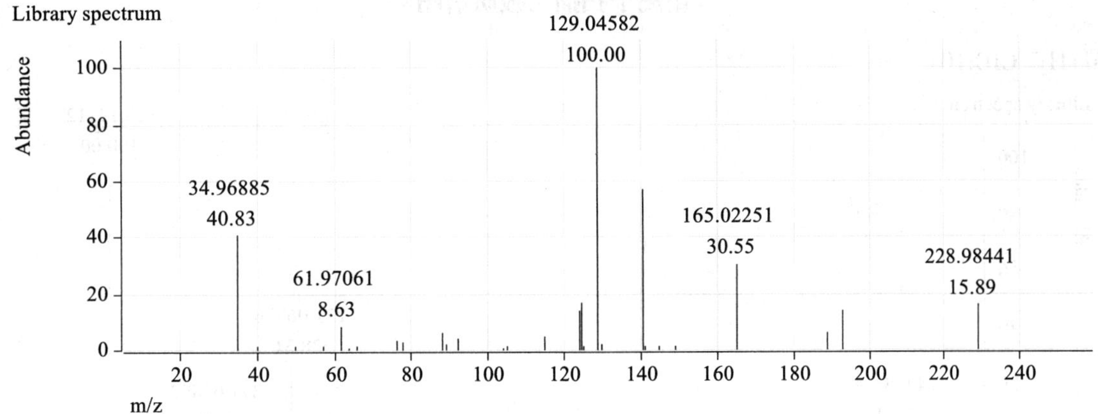

负离子扫描裂解途径解析

Cl⁻

m/z 34.9694

m/z 165.0225

m/z 228.9844

m/z 129.0458

m/z 188.9657

m/z 140.9987

丁二酸洛沙平

英文名： Loxapine Succinate

分子式： $C_{18}H_{18}ClN_3O \cdot C_4H_6O_4$

分子量： 445.90

CAS 编号： 27833-64-3

中文化学名： 2- 氯 -11-(4- 甲基 -1- 哌嗪基)二苯并［*b*,*f*］［1,4］氧氮杂丁二酸盐(1∶1)

英文化学名： 2-Chloro-11-(4-methyl-1-piperazinyl) dibenz [*b*,*f*][1,4] oxazepine succinate(1∶1)

性状： 本品为白色至淡黄色结晶性粉末

正离子扫描二级质谱图

[M+H]+ CID:10V

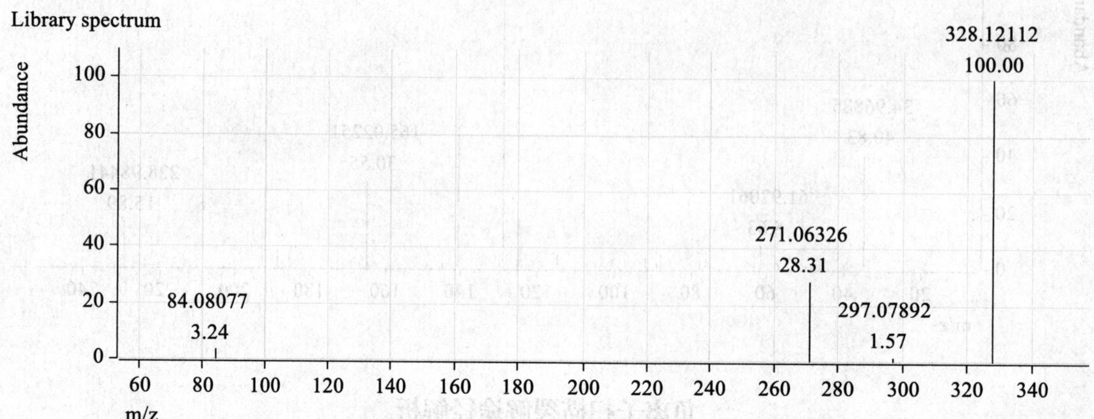

[M+H]+ CID:20V

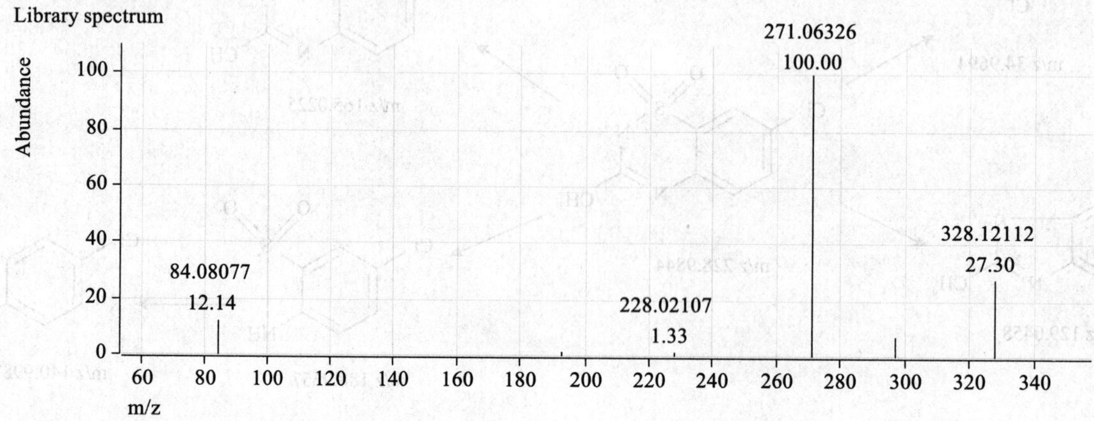

[M+H]+ CID:40V

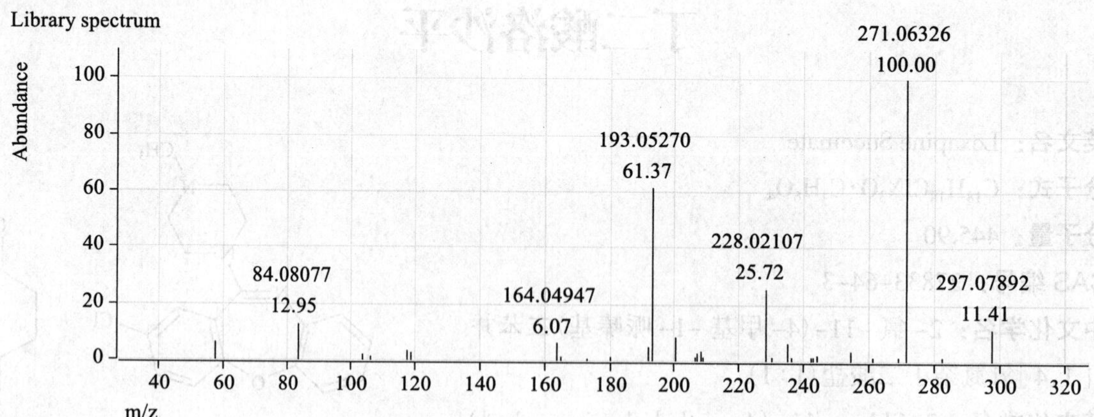

正离子扫描裂解途径解析

m/z 328.1211

m/z 271.0633

m/z 228.0211

m/z 193.0522

丁 苯 酞

英文名： Butyphthalide

分子式： $C_{12}H_{14}O_2$

分子量： 190.24

CAS 编号： 6066-49-5

中文化学名： 3- 丁基 -1(3*H*)- 异苯并呋喃酮

英文化学名： 3-Butyl-1(3*H*)-isobenzofuranone

性状： 本品为淡黄色的澄清油状液体

正离子扫描二级质谱图

$[M+H]^+$ CID:10V

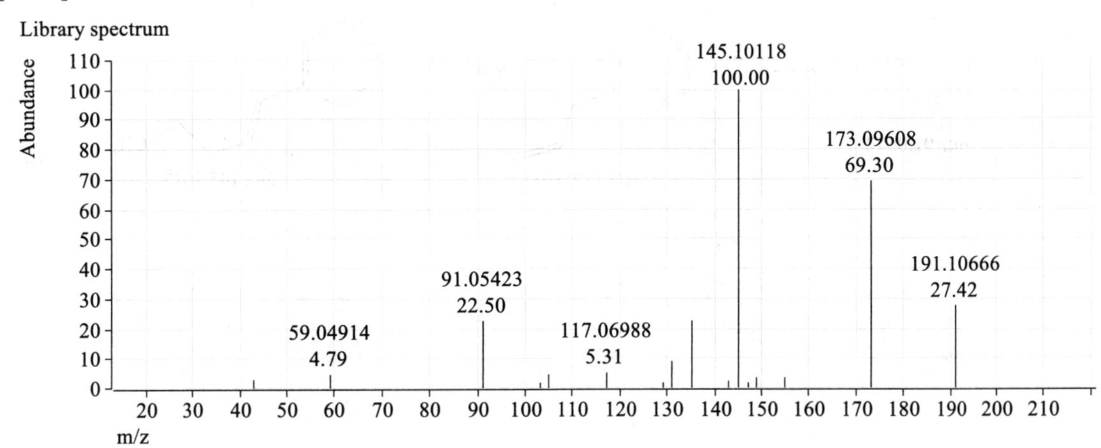

$[M+H]^+$ CID:20V

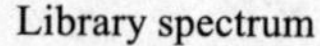

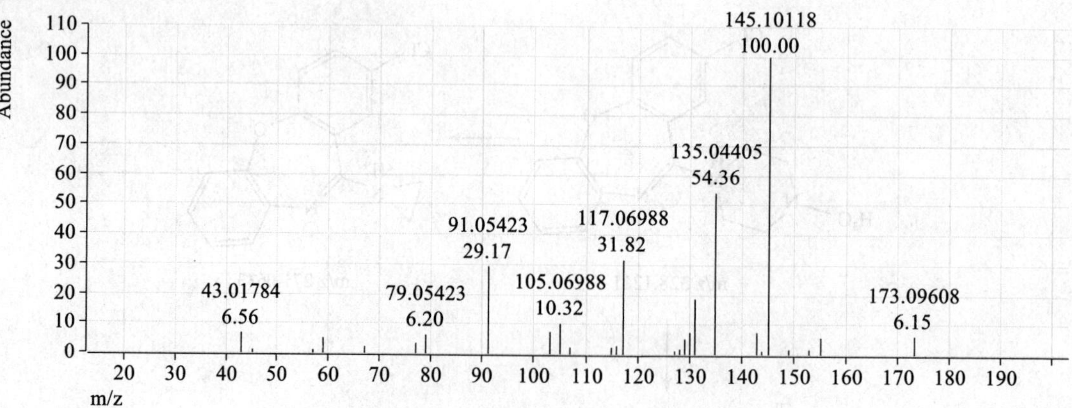

$[M+H]^+$ CID:40V

Library spectrum

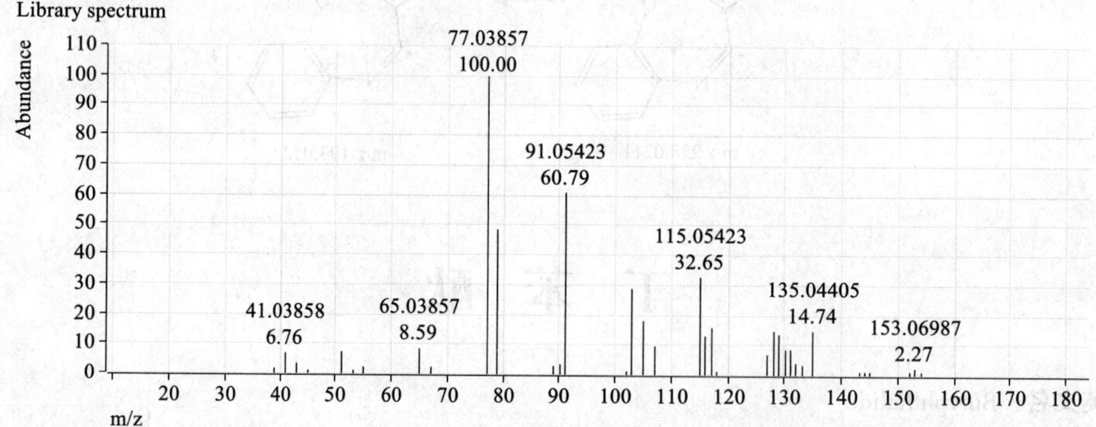

正离子扫描裂解途径解析

m/z 135.0441

m/z 191.1067

m/z 173.0961

m/z 91.0542

m/z 117.0699

m/z 145.1012

丁 苯 羟 酸

英文名： Bufexamac

分子式： $C_{12}H_{17}NO_3$

分子量： 223.27

CAS 编号： 2438-72-4

中文化学名： 2-(4- 丁氧基苯基)-*N*- 羟基乙酰胺

英文化学名： 2-(4-Butoxyphenyl)-*N*-hydroxyacetamide

性状： 本品为白色或类白色结晶性粉末

溶解性： 本品在二甲基甲酰胺中溶解，在乙酸乙酯或甲醇中微溶，在水中几乎不溶

正离子扫描二级质谱图

$[M+H]^+$ CID:10V

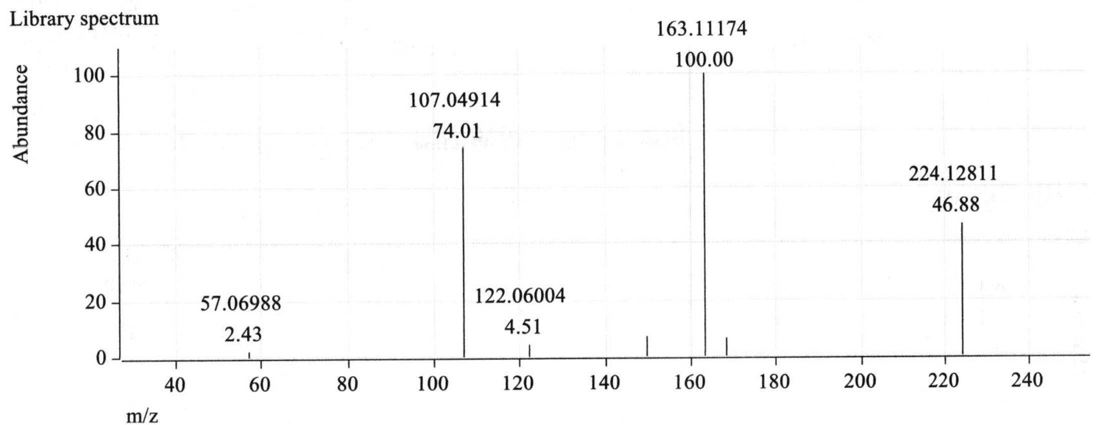

$[M+H]^+$ CID:20V

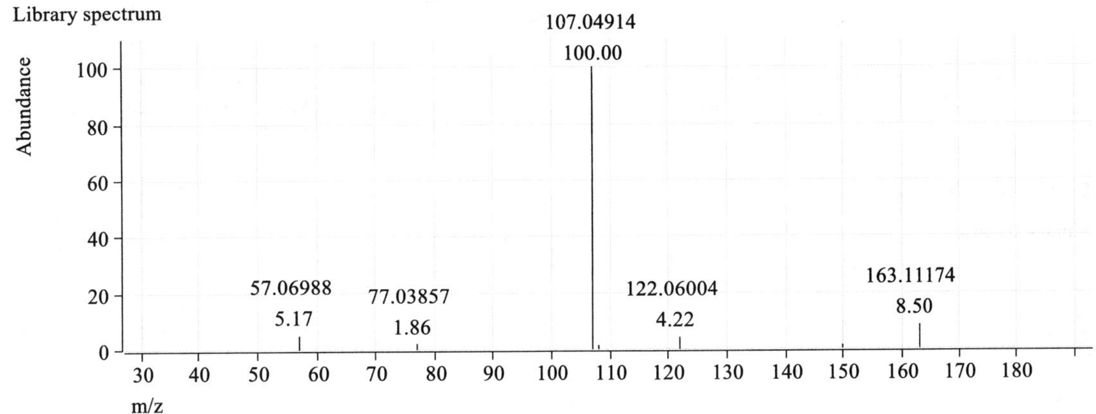

[M+H]$^+$ CID:40V

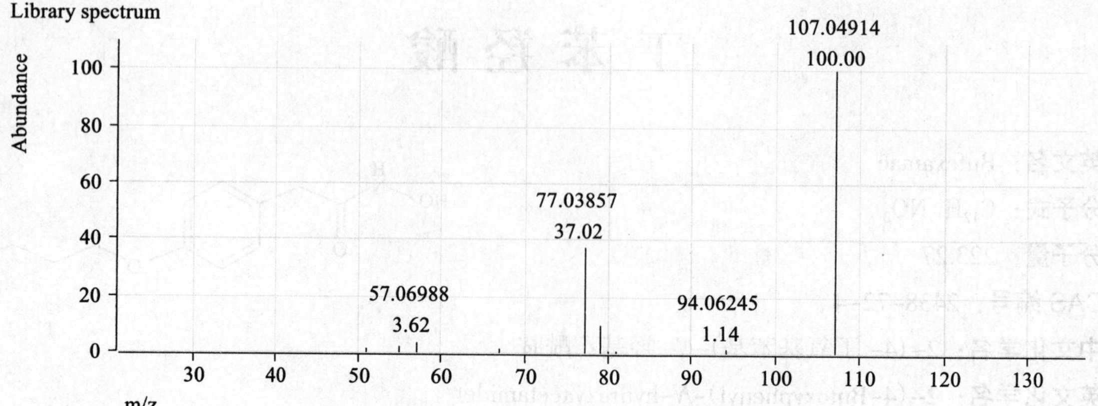

正离子扫描裂解途径解析

m/z 224.1281 → m/z 163.1117 → m/z 107.0491

负离子扫描二级质谱图

[M−H]$^-$ CID:10V

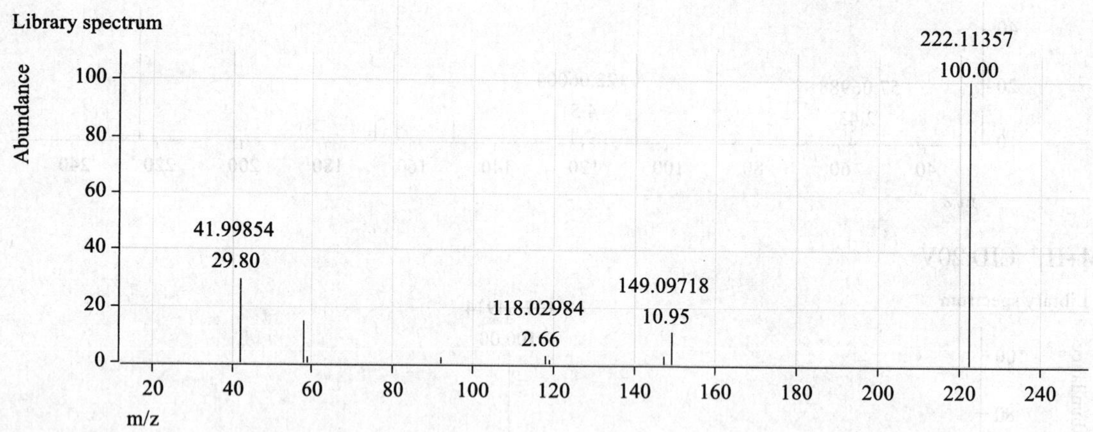

[M−H]$^-$ CID:20V

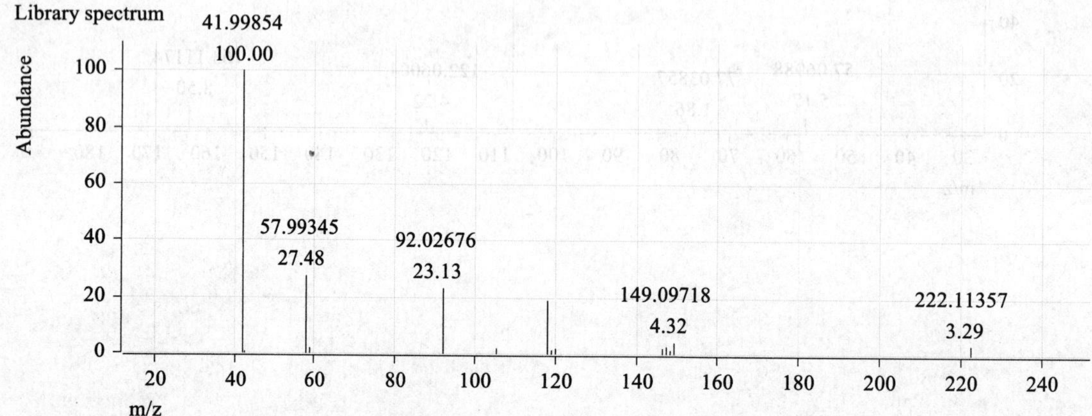

$[M-H]^-$ CID:40V

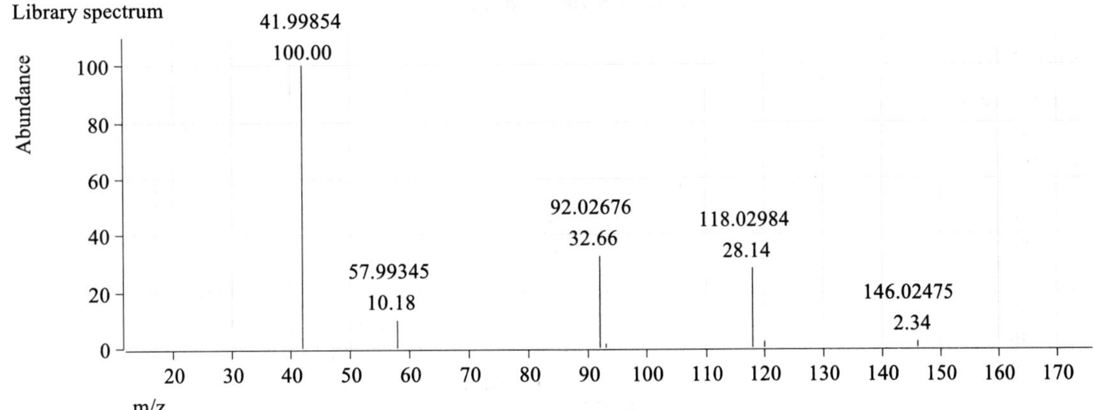

负离子扫描裂解途径解析

m/z 222.1136 → m/z 149.0972 → m/z 92.0268

m/z 41.9985

m/z 57.9935

丁 烯 苯 酞

英文名： Butylidenephthalide

分子式： $C_{12}H_{12}O_2$

分子量： 188.22

CAS 编号： 551-08-6

中文化学名： 3- 亚丁基 -1（3*H*）- 异苯并呋喃酮

英文化学名： 3-Butylidene-1（3*H*）-isobenzofuranon

性状： 本品为无色膏体

溶解性： 本品在甲醇、乙醇、DMSO 等有机溶剂中可溶

正离子扫描二级质谱图

[M+H]+ CID:10V

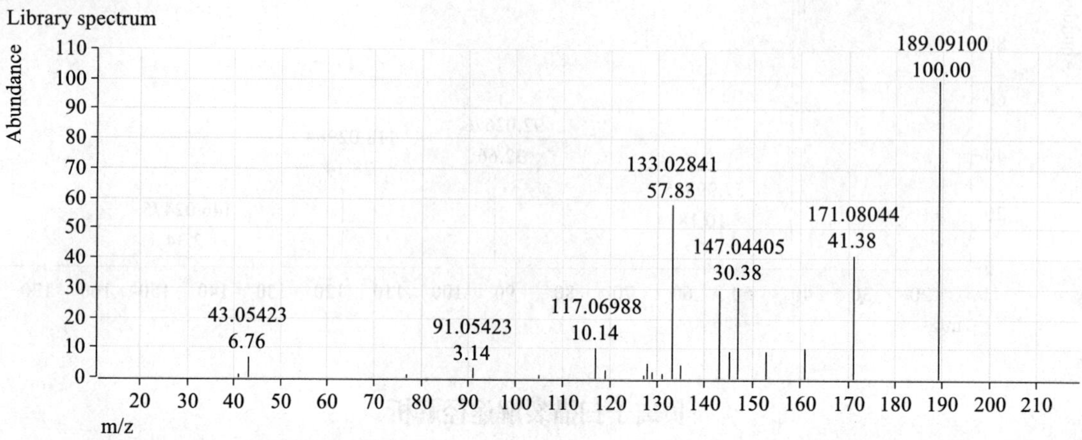

[M+H]+ CID:20V

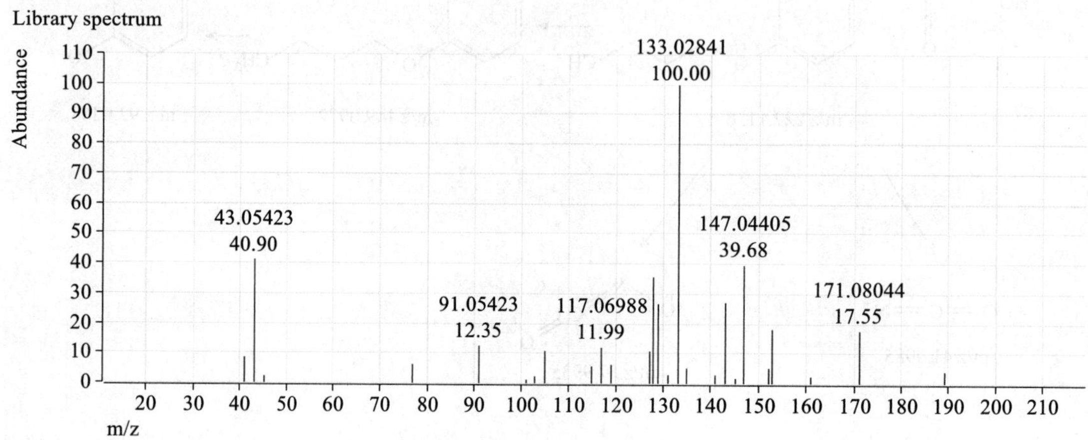

[M+H]+ CID:40V

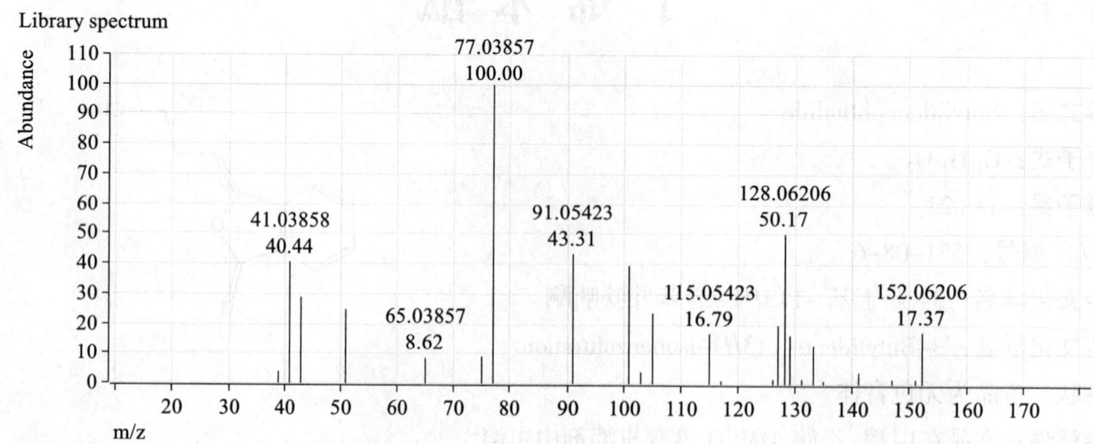

正离子扫描裂解途径解析

m/z 77.0386　m/z 133.0284　m/z 147.0441　m/z 189.0910　m/z 171.0804

十一酸睾酮

英文名： Testosterone Undecanoate

分子式： $C_{30}H_{48}O_3$

分子量： 456.71

CAS 编号： 5949-44-0

中文化学名： 17β-羟基雄甾-4-烯-3-酮十一烷酸酯

英文化学名： (17β)-17-[(1-Oxoundecyl)oxy]androst-4-en-3-one

性状： 本品为白色结晶或结晶性粉末;无臭

溶解性： 本品在三氯甲烷中极易溶,在乙醇中溶解,在甲醇、植物油中略溶,在水中不溶

正离子扫描二级质谱图

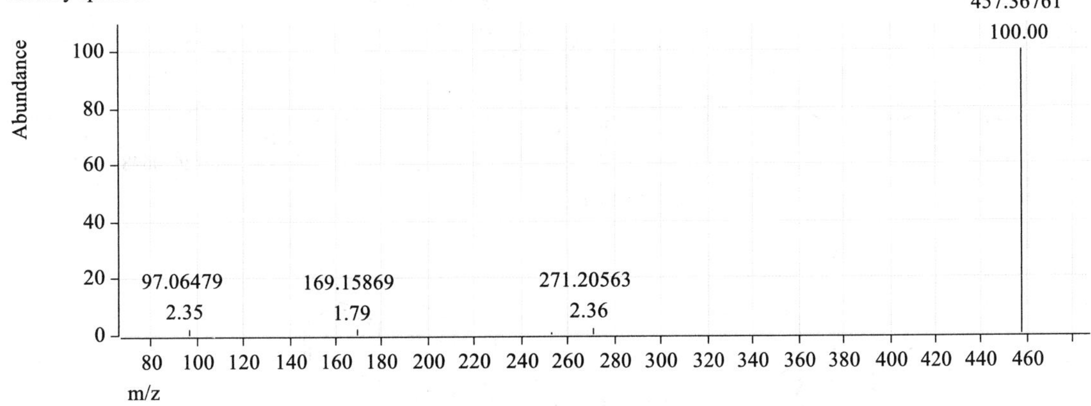

$[M+H]^+$ CID:20V

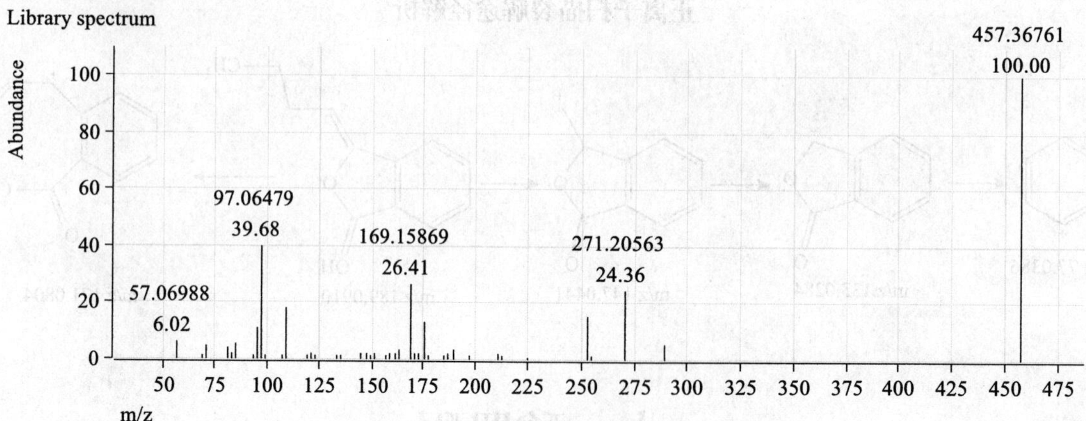

$[M+H]^+$ CID:40V

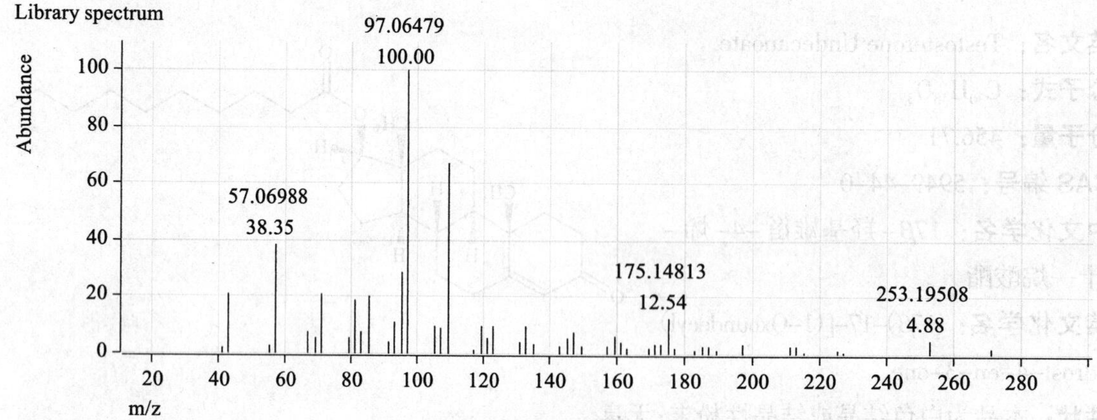

正离子扫描裂解途径解析

m/z 457.3676

m/z 97.0648

m/z 271.2056

m/z 253.1951

七叶皂苷 A

英文名： Aescin A

分子式： $C_{55}H_{86}O_{24}$

分子量： 1131.26

CAS 编号： 123748-68-5

中文化学名： β-D- 葡萄苷酸，(3β,4β,16α,21β,22α)-22- 乙酰基 -16-23-28- 三羟基 -21- [2(*E*)-2- 甲基 -1- 羰基 -2- 丁烯基]齐墩果烷 -12- 烯 -3-*O*-β-D- 葡萄糖 -(1→2)-*O*-[β-D- 葡萄糖 -(1→4)]

英文化学名： (3β,4β,16α,21β,22α)-22-(Acetyloxy)-16,23,28-trihydroxy-21-[[(2*E*)-2-methyl-1-oxo-2-buten-1-yl]oxy]olean-12-en-3-yl *O*-β-D-glucopyranosyl-(1→2)-*O*-[β-D-glucopyranosyl-(1→4)]-β-D-glucopyranosiduronic acid

性状： 本品为白色结晶粉末

溶解性： 本品在甲醇、乙醇、DMSO 等有机溶剂中可溶

正离子扫描二级质谱图

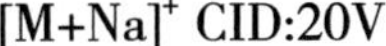

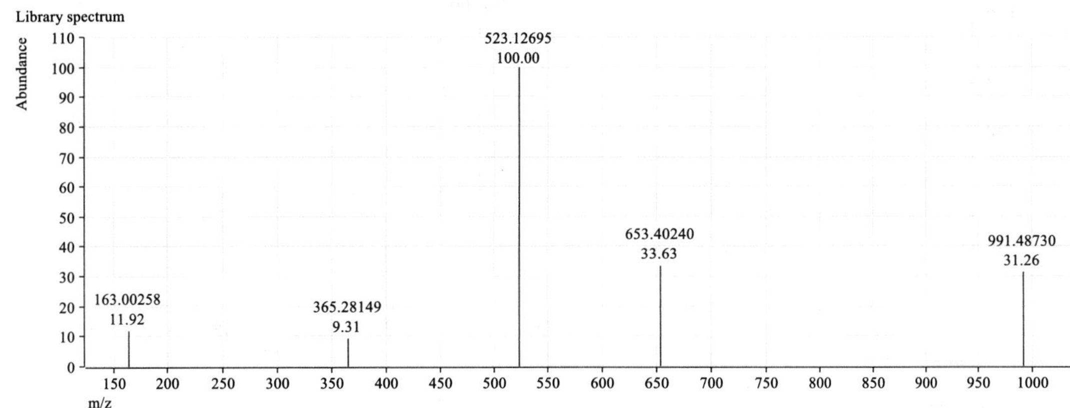

[M+Na]+ CID:40V

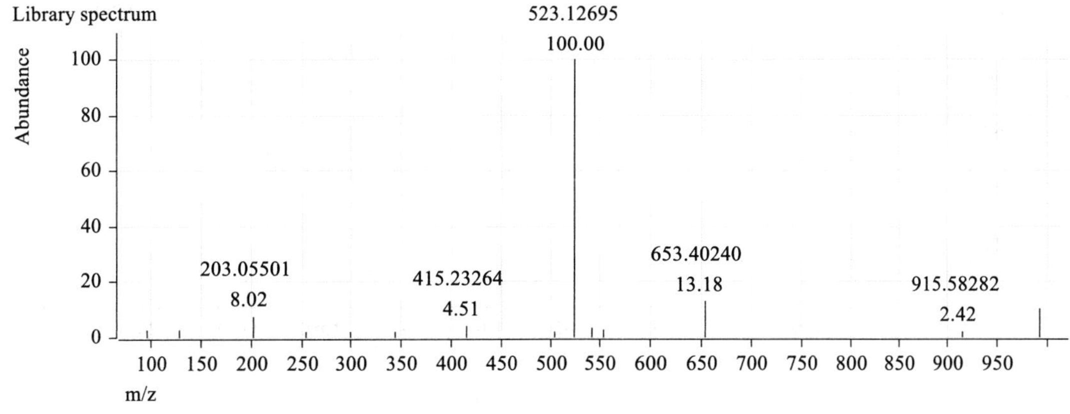

正离子扫描裂解途径解析

m/z 1153.5401

m/z 523.1270

m/z 653.4024

负离子扫描二级质谱图

$[M-H]^-$ CID:10V

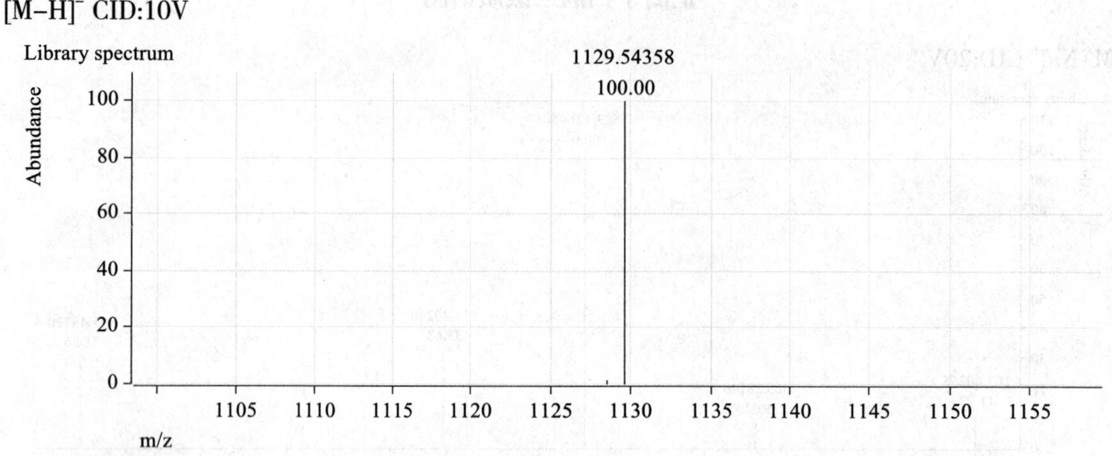

$[M-H]^-$ CID:20V

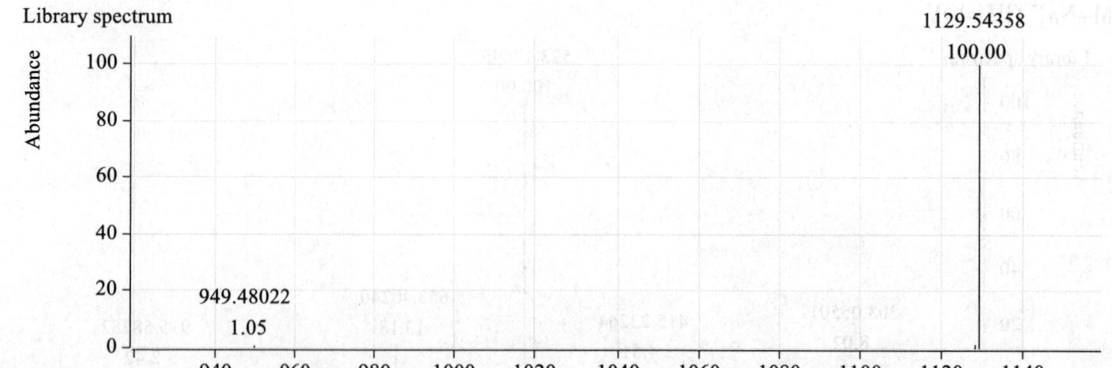

$[M-H]^-$ CID:40V

Library spectrum

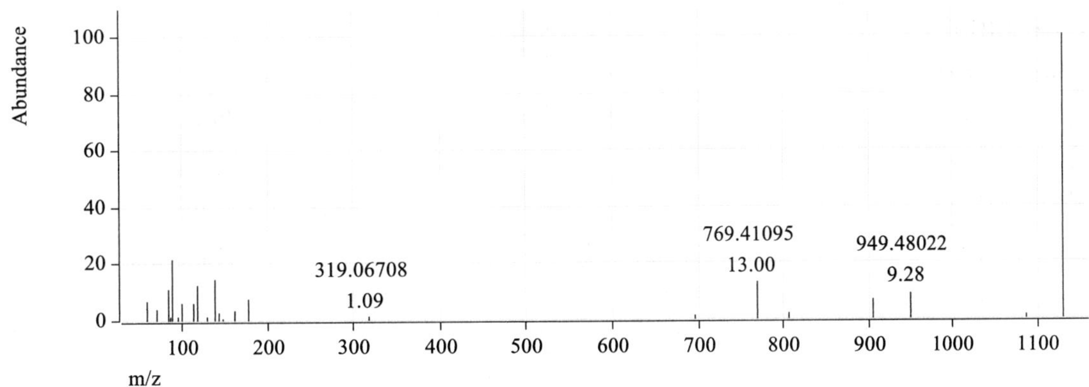

负离子扫描裂解途径解析

m/z 1129.5436

m/z 949.4802

m/z 769.4169

三 苯 双 脒

英文名： Tribendinidin

分子式： $C_{28}H_{32}N_6$

分子量： 452.59

CAS 编号： 115103-15-6

中文化学名： *N*,*N′*- 双 -[4′-(1- 二甲氨基乙亚氨基)苯基]-1,4- 苯二甲亚胺

英文化学名： *N*,*N′*-di-[4′-(1-Dimethylaminoethylimine)phenyl]-1,4-xyleneimine

性状： 本品为黄色柱状结晶或结晶性粉末;无臭;无味

溶解性： 本品在三氯甲烷中易溶,在二甲基甲酰胺中微溶,在甲醇、无水乙醇中极微溶,在水、稀碱液中几乎不溶

正离子扫描二级质谱图

[M+H]+ CID:10V

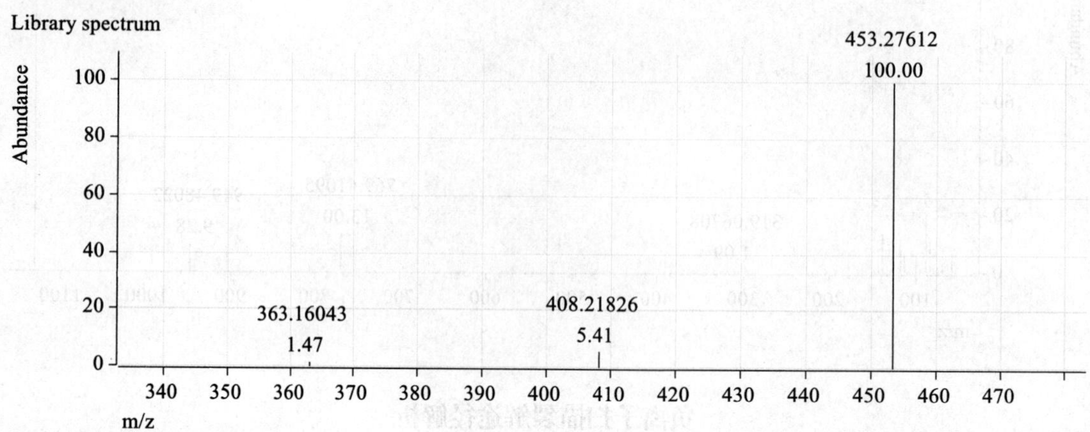

[M+H]+ CID:20V

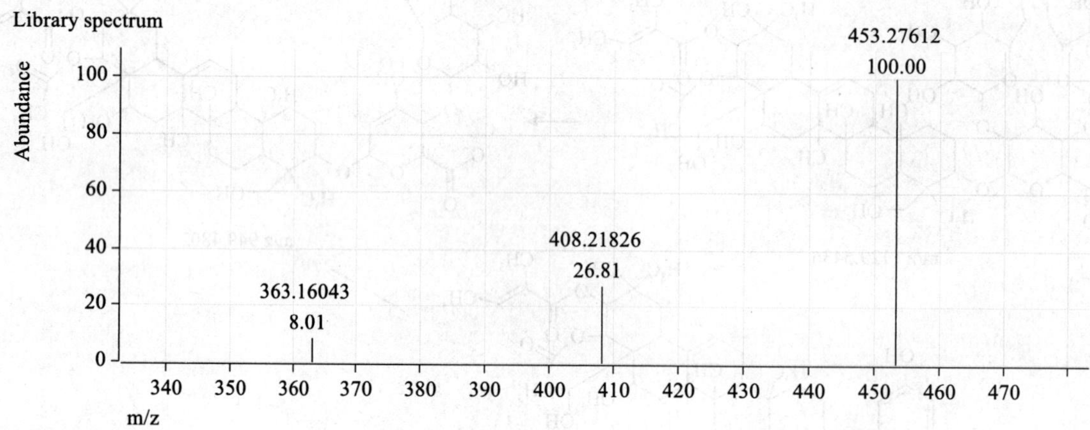

[M+H]+ CID:40V

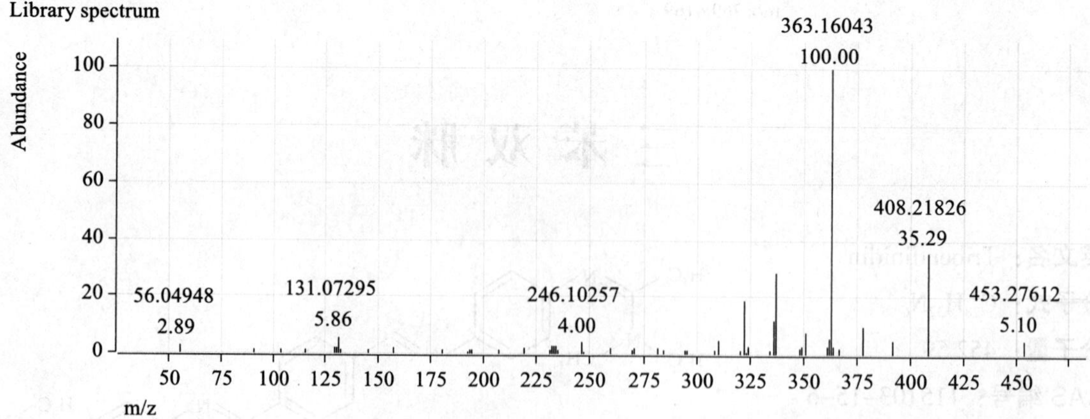

正离子扫描裂解途径解析

m/z 453.2761

m/z 408.2183

m/z 363.1604

三 苯 甲 醇

英文名： Triphenylmethanol

分子式： $C_{19}H_{16}O$

分子量： 260.33

CAS 编号： 76-84-6

中文化学名： 三苯基甲醇

英文化学名： Triphenylmethyl alcohol

性状： 本品为白色晶体

溶解性： 本品在水和石油醚中不溶，在乙醇、乙醚、丙酮、苯中溶解，溶于浓硫酸显黄色

正离子扫描二级质谱图

$[M+H-H_2O]^+$ CID:10V

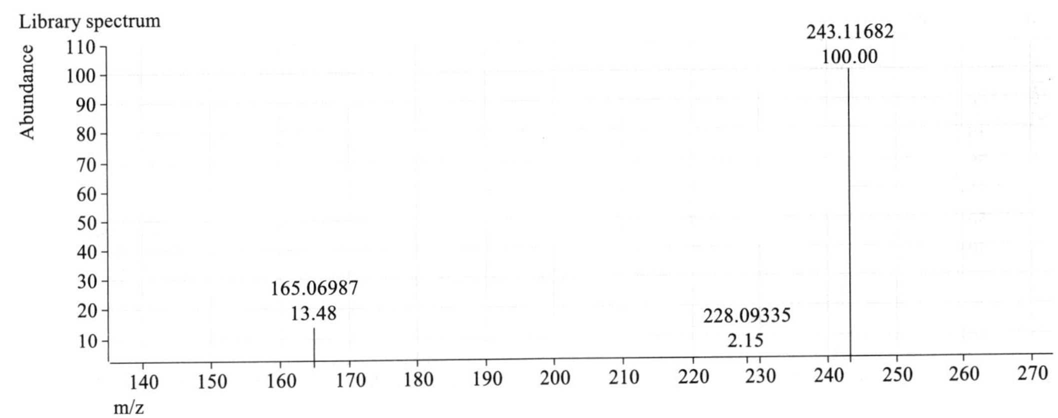

$[M+H-H_2O]^+$ CID:20V

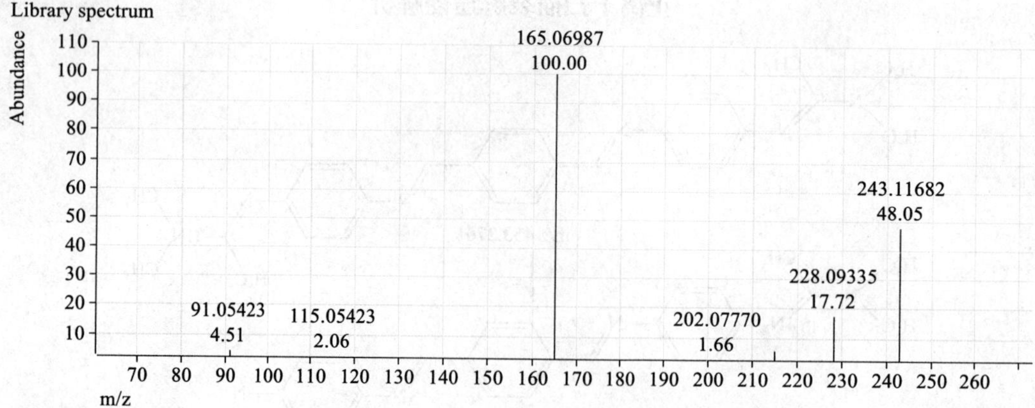

$[M+H-H_2O]^+$ CID:40V

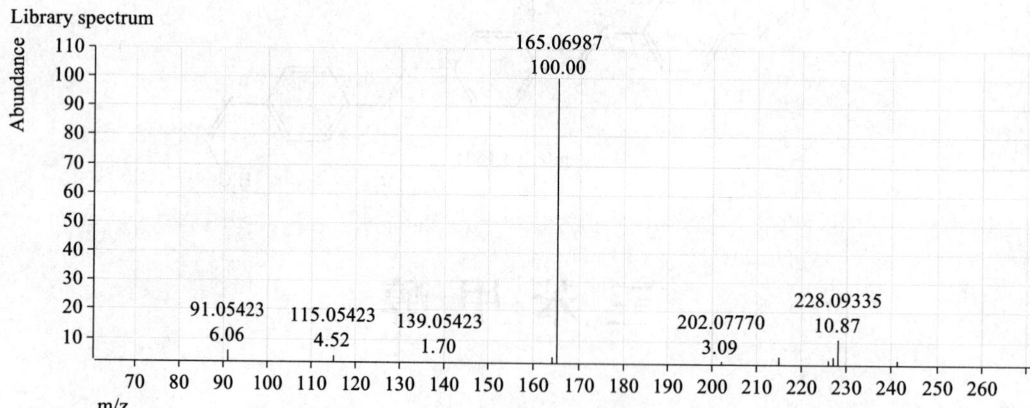

正离子扫描裂解途径解析

m/z 243.1169 → m/z 165.0699

负离子扫描二级质谱图

$[M-H]^-$ CID:10V

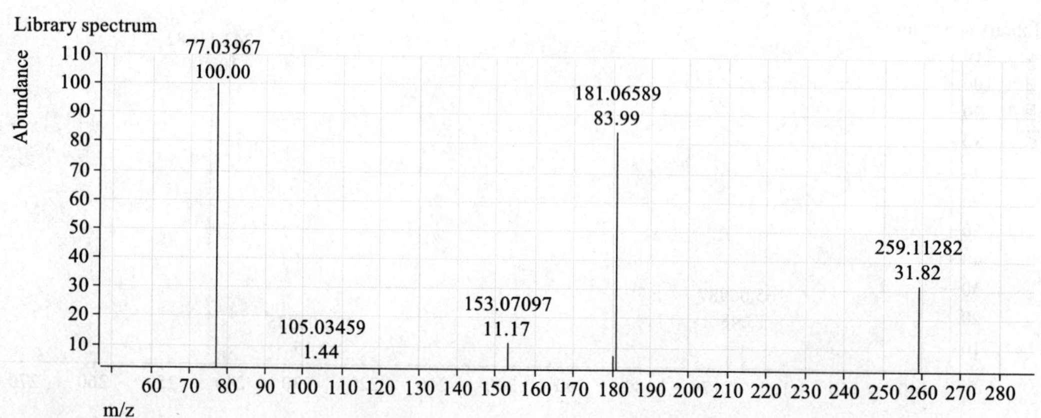

$[M-H]^-$ CID:20V

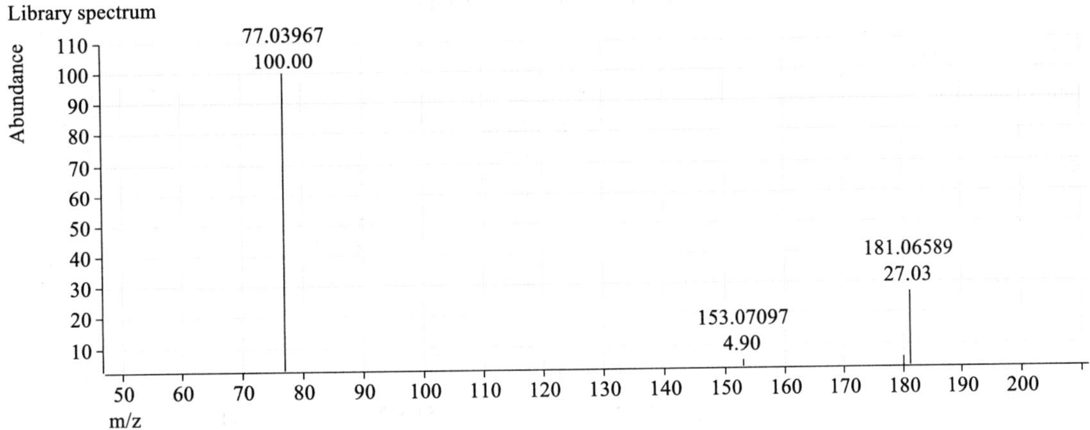

负离子扫描裂解途径解析

m/z 259.1128

m/z 181.0658

m/z 77.0396

山 梨 酸 钾

英文名： Potassium Sorbate

分子式： $C_6H_7KO_2$

分子量： 150.22

CAS 编号： 590-00-1

中文化学名： (*E*,*E*)-2,4- 己二烯酸钾盐

英文化学名： (*E*,*E*)-2,4-Hexadienoic acid potassium salt

性状： 本品为白色或类白色鳞片状或颗粒状结晶或结晶性粉末

溶解性： 本品在水中易溶，在乙醇中微溶

正离子扫描二级质谱图

[M+H]+ CID:10V

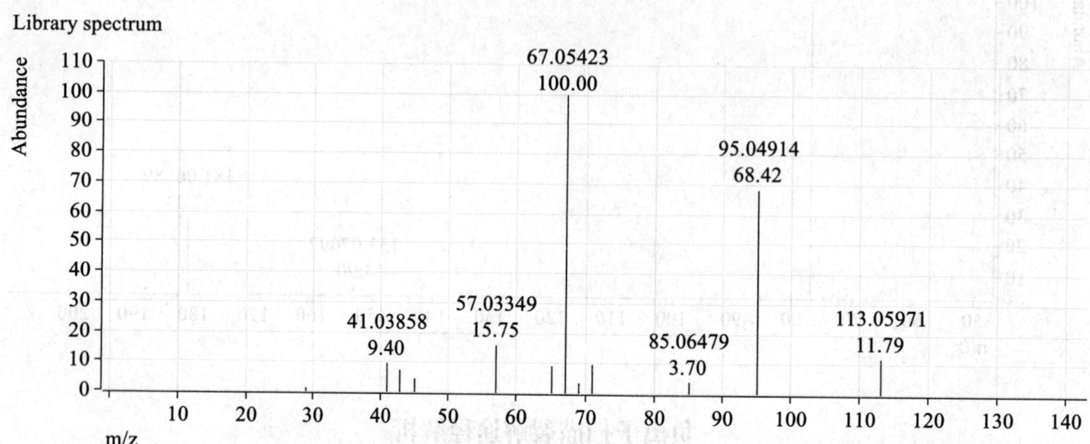

[M+H]+ CID:20V

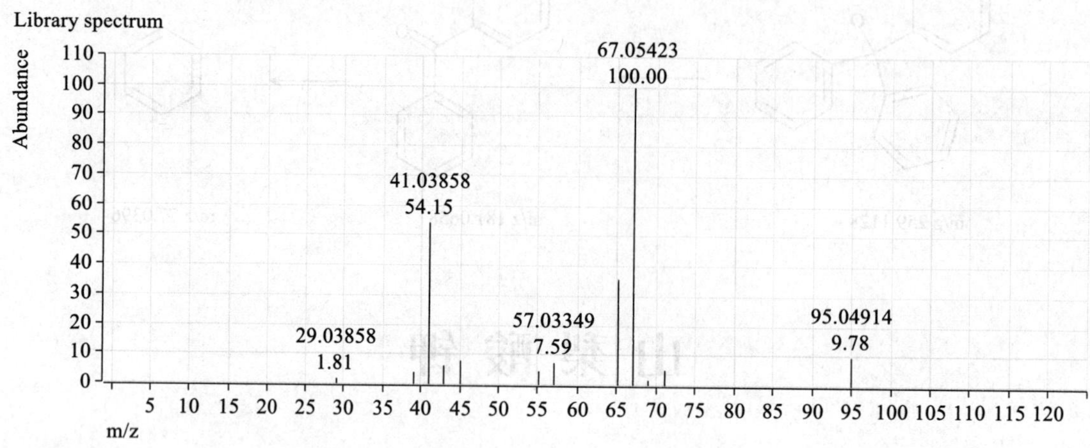

[M+H]+ CID:40V

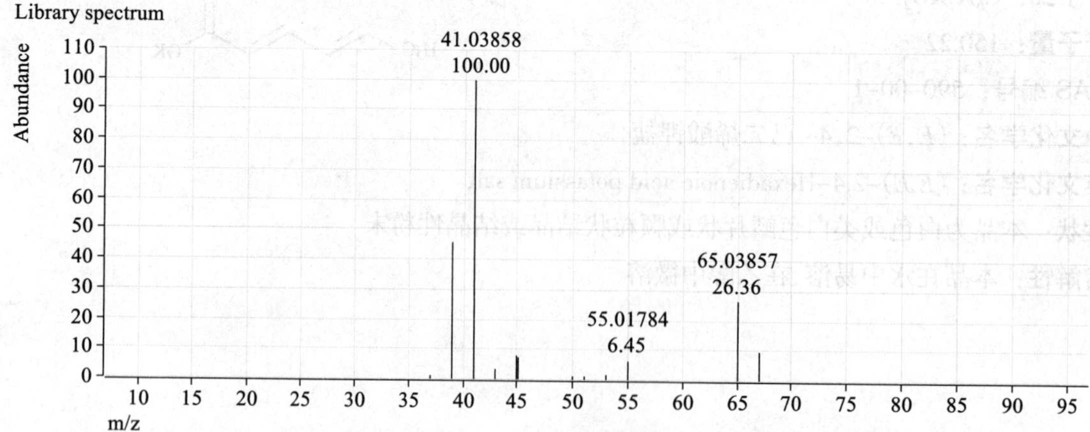

正离子扫描裂解途径解析

^{+}OH OH H_3C m/z 113.0597 → H_3C CH_2 m/z 67.0542

O H_3C m/z 95.0491 → H_3C CH_2 m/z 41.0386

负离子扫描二级质谱图

[M−H]$^-$ CID:10V

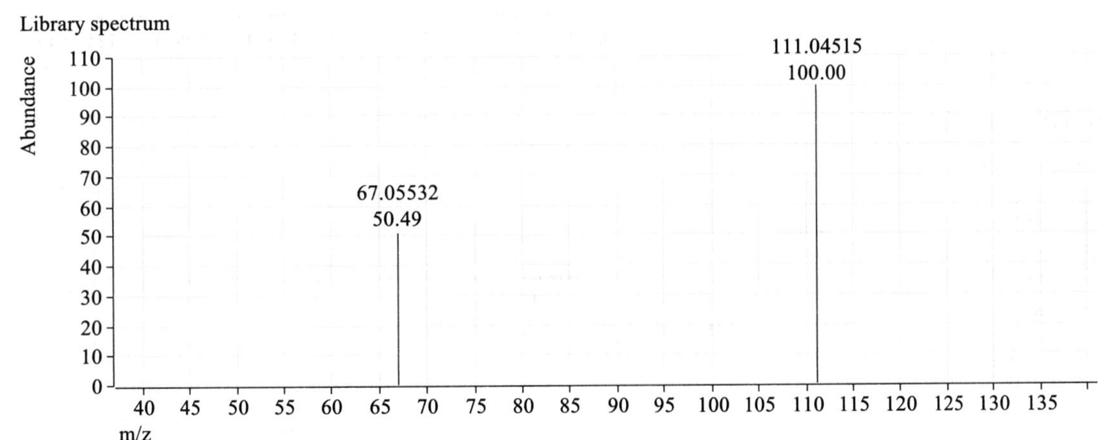

负离子扫描裂解途径解析

O O^- H_3C m/z 111.0452 → H_3C CH_2 m/z 67.0553

己 内 酰 胺

英文名： Caprolactam

分子式： $C_6H_{11}NO$

分子量： 113.16

CAS 编号： 105-60-2

中文化学名： 六氢 -2*H*- 吖庚因 -2- 酮

英文化学名： Hexahydro-2*H*-azepin-2-one

H N O

性状：本品为白色结晶或结晶性粉末

溶解性：本品在水、三氯甲烷、石油烃、环己烯、苯、甲醇、乙醇、乙醚中溶解

正离子扫描二级质谱图

[M+H]+ CID:10V

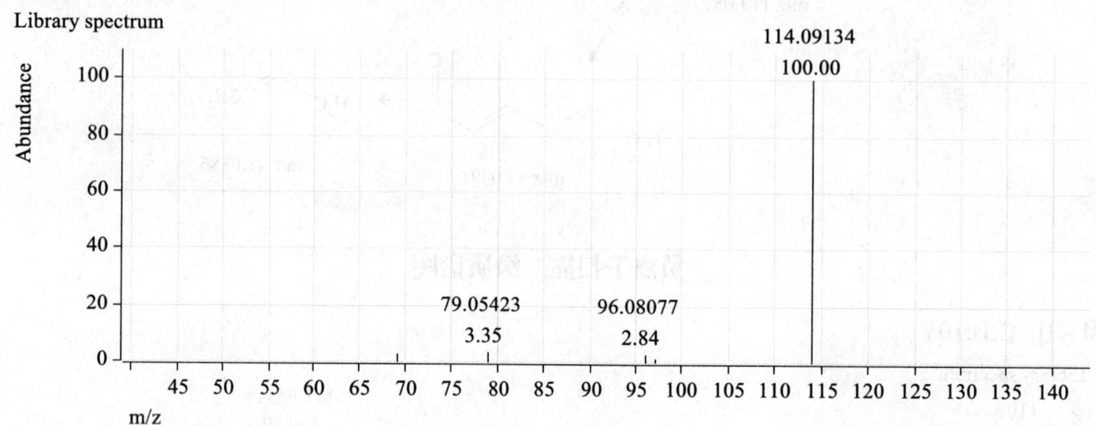

[M+H]+ CID:20V

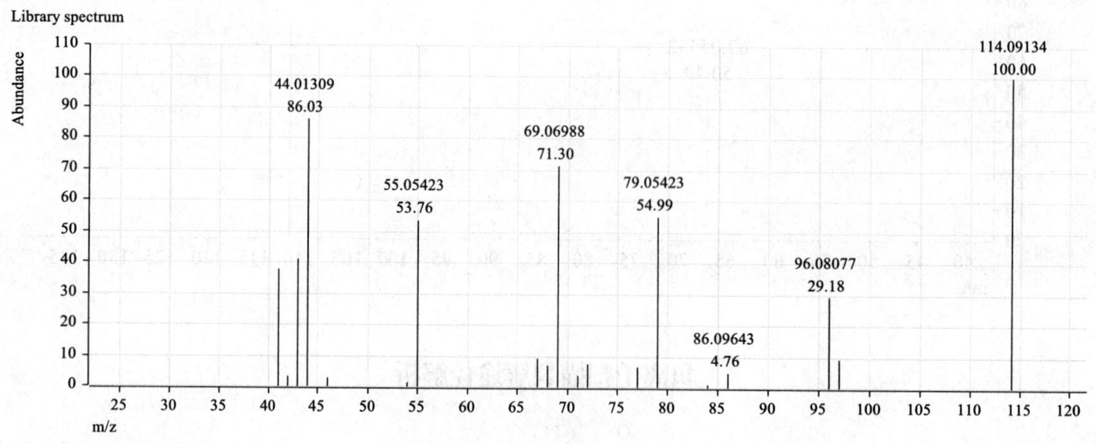

[M+H]+ CID:40V

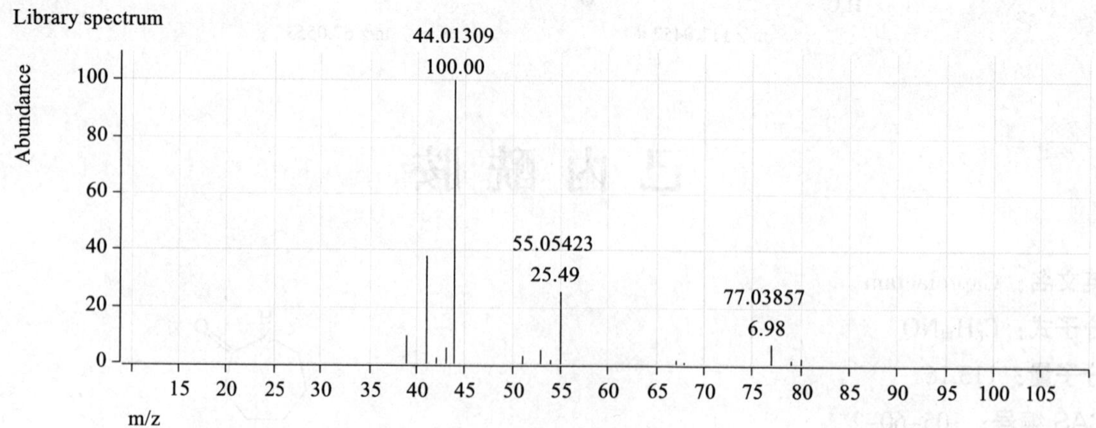

正离子扫描裂解途径解析

m/z 55.0542

m/z 44.0131

m/z 114.0913

m/z 96.0808

m/z 69.0699

己 烯 雌 酚

英文名： Diethylstilbestrol

分子式： $C_{18}H_{20}O_2$

分子量： 268.36

CAS 编号： 56-53-1

中文化学名：（*E*）-4,4′-（1,2-二乙基-1,2-亚乙烯基）双苯酚

英文化学名： 4,4′[（1*E*）-1,2-Diethyl-1,2-ethenediyl]bisphenol

性状： 本品为无色结晶或白色结晶性粉末，几乎无臭

溶解性： 本品在甲醇中易溶，在稀氢氧化钠溶液、乙醇、乙醚或脂肪油中溶解，在三氯甲烷中微溶，在水中几乎不溶

负离子扫描二级质谱图

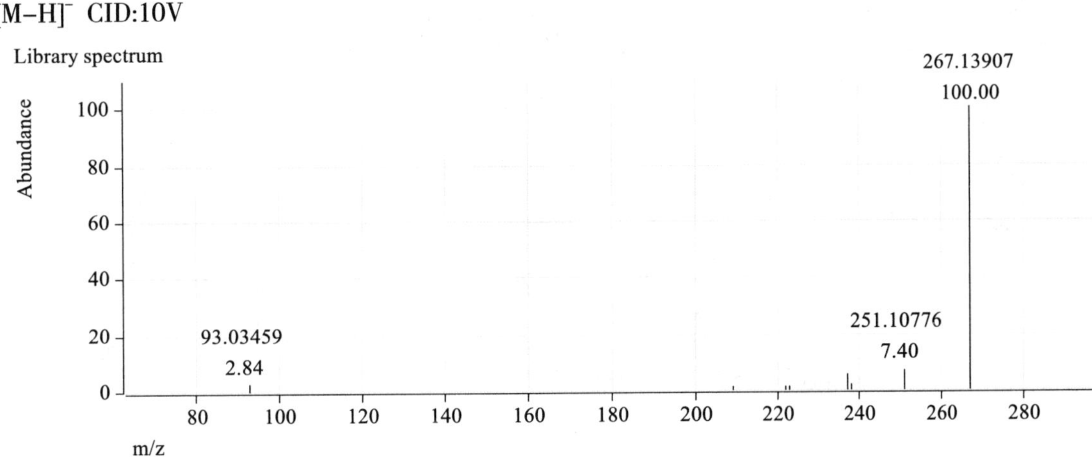

$[M-H]^-$ CID:20V

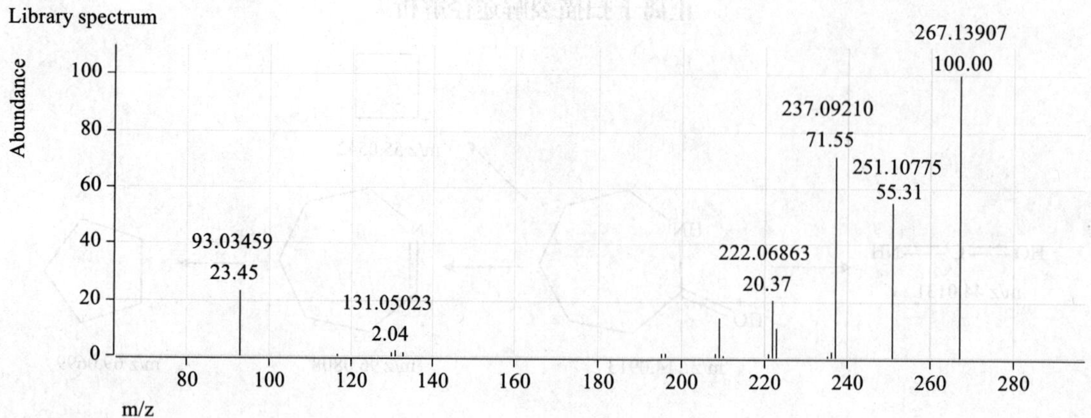

$[M-H]^-$ CID:40V

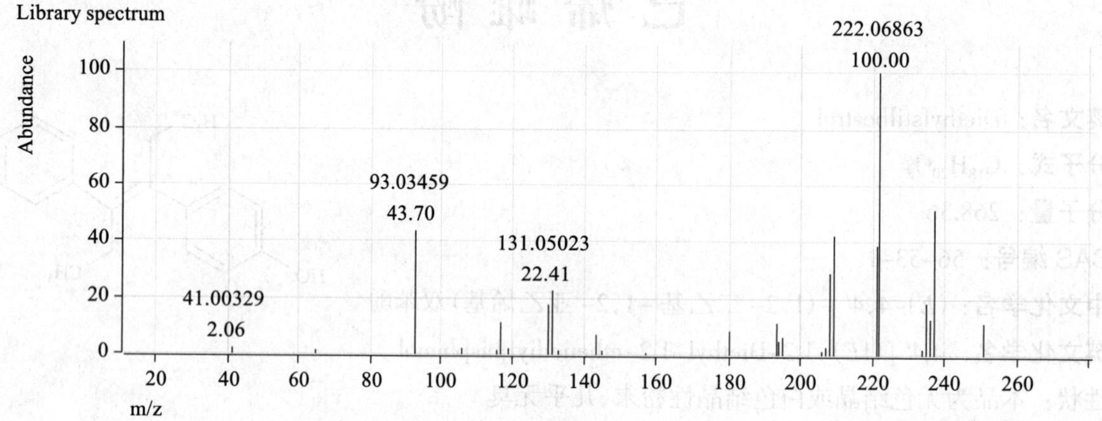

负离子扫描裂解途径解析

m/z 267.1391

m/z 251.1078

m/z 93.0346

m/z 237.0921

m/z 222.0686

m/z 131.0502

己酮可可碱

英文名： Pentoxifylline

分子式： $C_{13}H_{18}N_4O_3$

分子量： 278.31

CAS 编号： 6493-05-6

中文化学名： 3,7- 二氢 -3,7- 二甲基 -1-(5- 氧代己基)-1*H*- 嘌呤 -2,6- 二酮

英文化学名： 3,7-Dihydro-3,7-dimethyl-1-(5-oxohexyl)-1*H*-purine-2,6-dione

性状： 本品为白色粉末或颗粒；有微臭；味苦

溶解性： 本品在三氯甲烷中易溶，在水或乙醇中溶解，在乙醚中微溶

正离子扫描二级质谱图

$[M+H]^+$ CID:10V

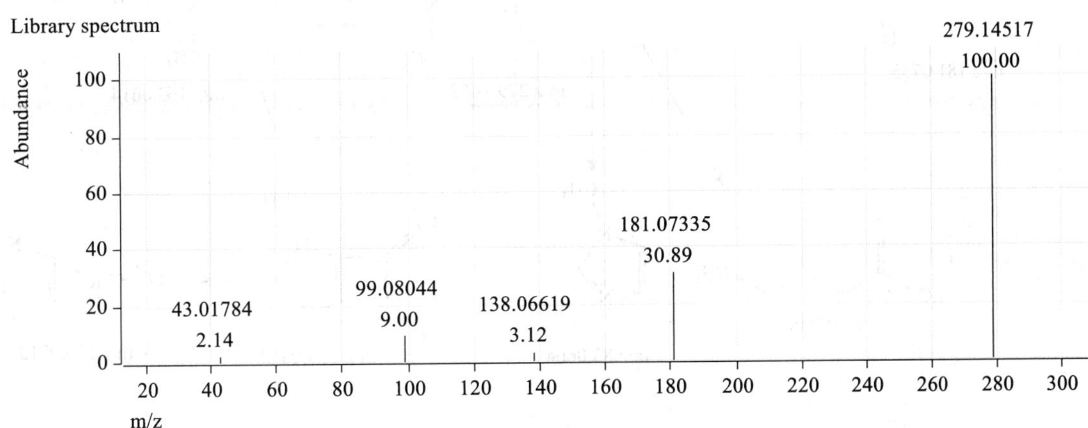

$[M+H]^+$ CID:20V

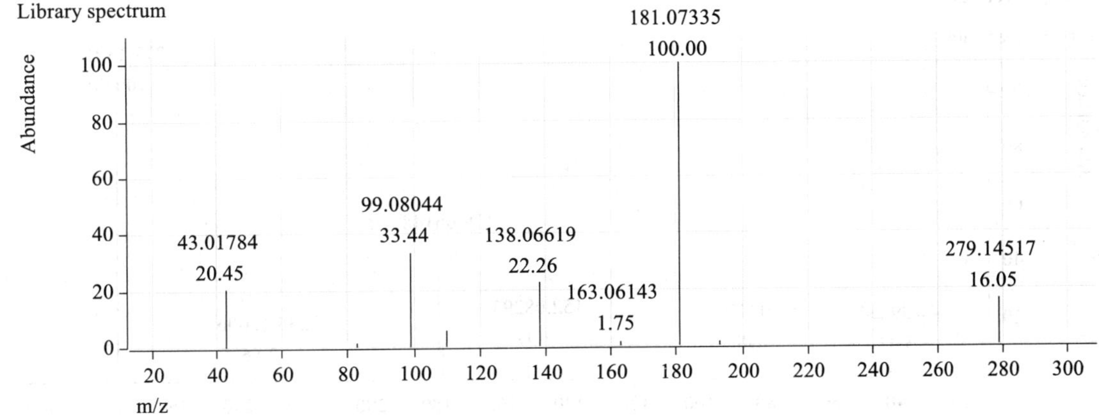

$[M+H]^+$ CID:40V

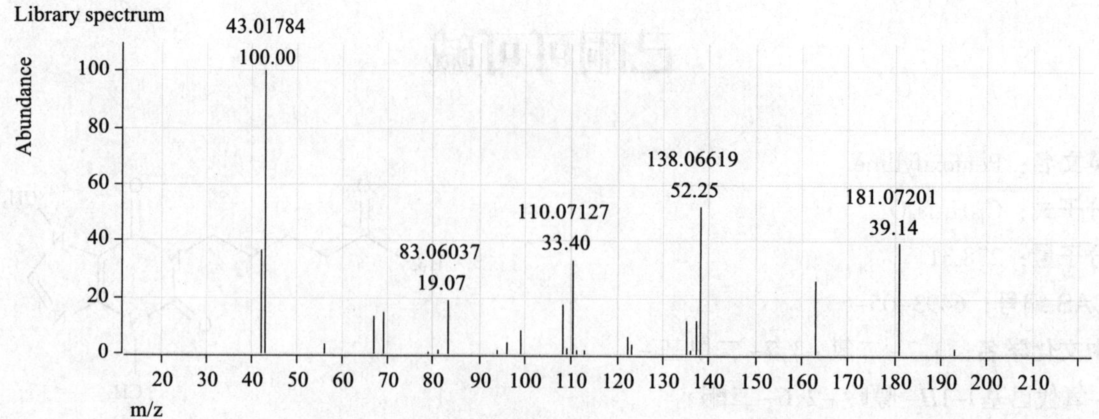

正离子扫描裂解途径解析

m/z 181.0733

m/z 279.1452

m/z 163.0614

m/z 99.0804

m/z 83.0604

m/z 138.0662

m/z 110.0713

负离子扫描二级质谱图

$[M-H]^-$ CID:10V

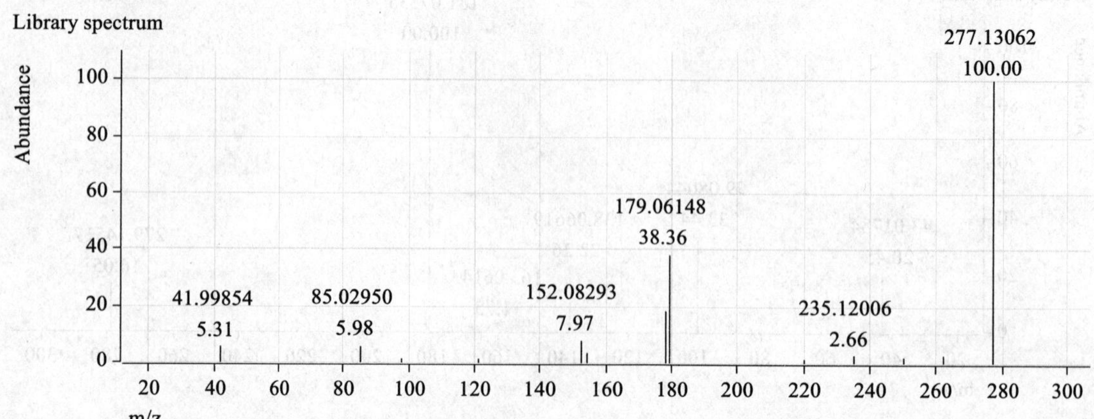

$[M-H]^-$ CID:20V

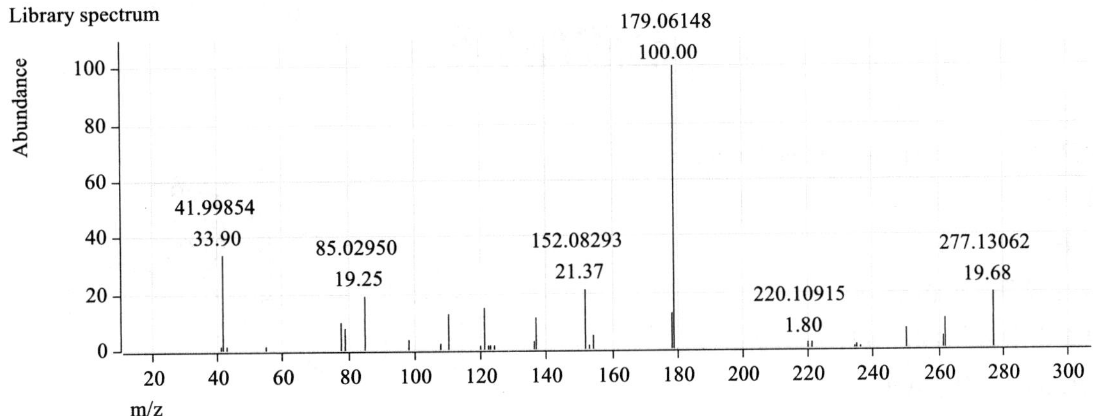

$[M-H]^-$ CID:40V

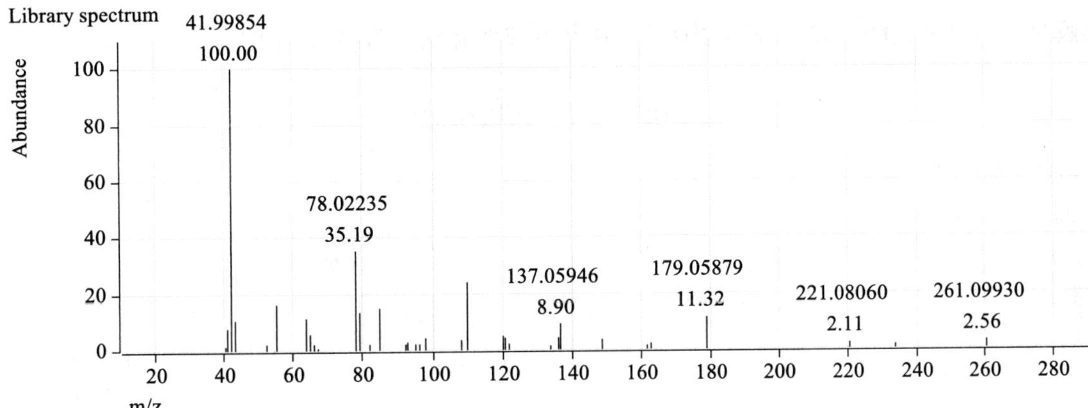

负离子扫描裂解途径解析

m/z 277.1306

m/z 235.1200

m/z 179.0574

己酸羟孕酮

英文名：Hydroxyprogesterone Caproate

分子式：$C_{27}H_{40}O_4$

分子量：428.62

CAS 编号：630-56-8

中文化学名：(17α)-17-羟基孕甾-4-烯-3,20-二酮己酸酯

英文化学名：17α-Hydroxypregn-4-ene-3,20-dione hexanoate

性状：本品为白色或类白色结晶性粉末；无臭

溶解性：本品在乙醇、丙酮或乙醚中易溶，在茶油或蓖麻油中略溶，在水中不溶

正离子扫描二级质谱图

$[M+H]^+$ CID:10V

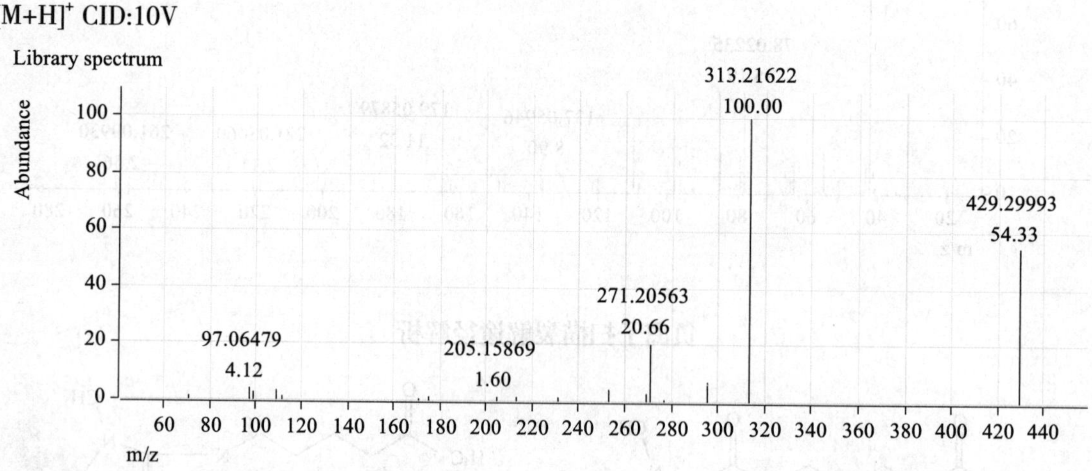

$[M+H]^+$ CID:20V

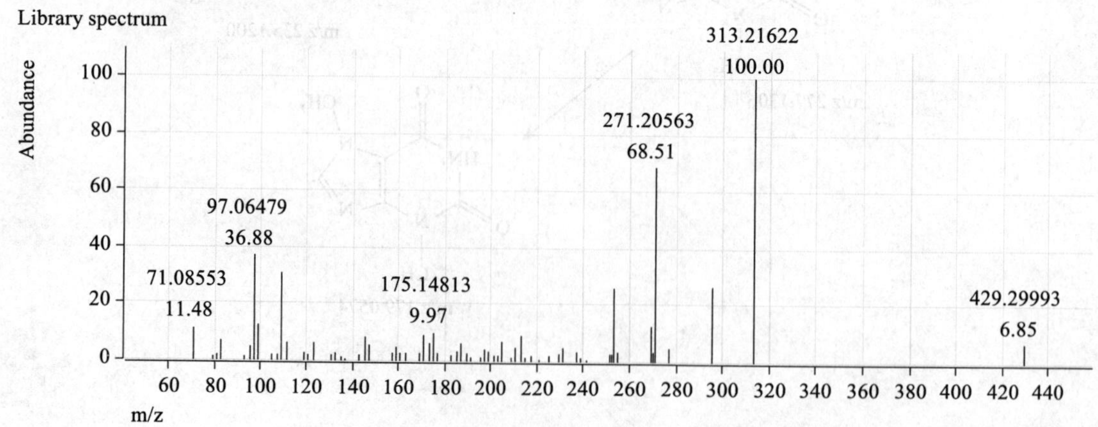

$[M+H]^+$ CID:40V

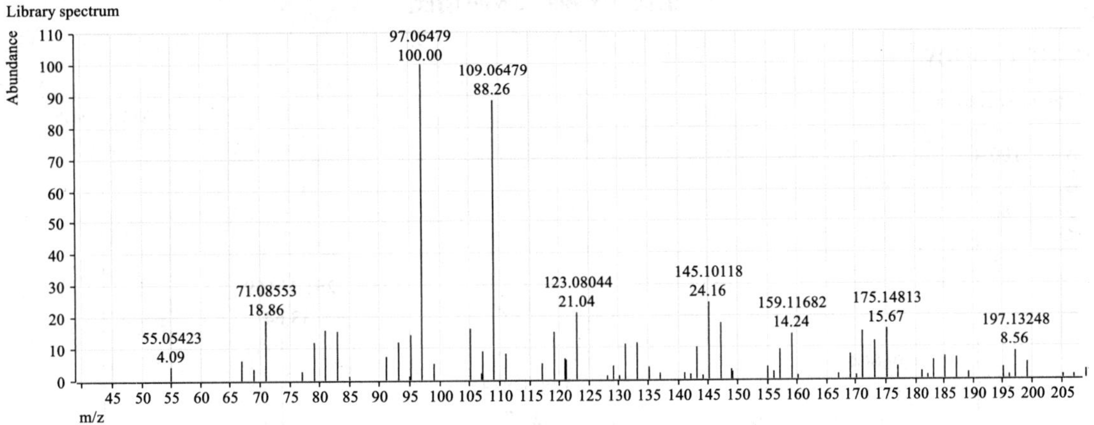

正离子扫描裂解途径解析

m/z 429.2999 → m/z 313.2162 → m/z 271.2056 → m/z 205.1587

m/z 97.0648

马来酸右噻吗洛尔

英文名： Dextimolol Maleate

分子式： $C_{13}H_{24}N_4O_3S \cdot C_4H_4O_4$

分子量： 432.49

CAS 编号： 26839-77-0

中文化学名：(+)-1-(叔丁氨基)-3-[(4-吗啉基-1,2,5-噻二唑-3-基)氧]-2-丙醇马来酸盐

英文化学名：(+)-1-(*tert* Butylamino)-3-[(4-morpholino-1,2,5-thiadiazole-3-basic) oxygen]-2-propanol maleate

性状： 本品为白色结晶性粉末;无臭;味苦

溶解性： 本品在水和甲醇中溶解,在乙醇中略溶,在三氯甲烷中微溶,在环己烷或乙醚中几乎不溶

正离子扫描二级质谱图

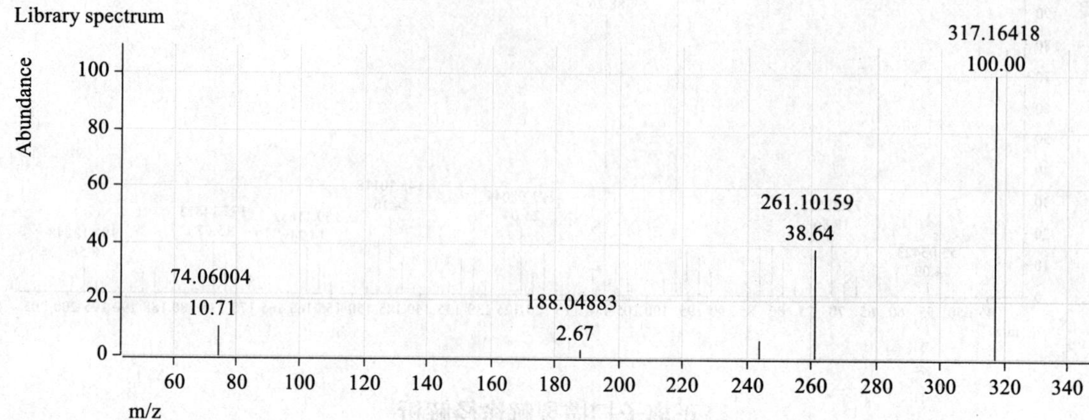
[M+H]+ CID:10V
Library spectrum
Abundance
m/z
317.16418
100.00
261.10159
38.64
74.06004
10.71
188.04883
2.67

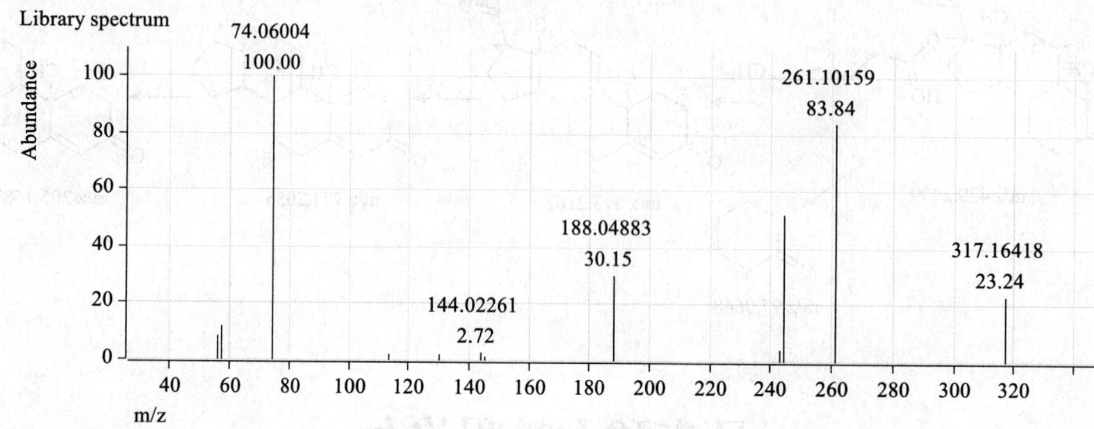
[M+H]+ CID:20V
Library spectrum
Abundance
m/z
74.06004
100.00
261.10159
83.84
188.04883
30.15
317.16418
23.24
144.02261
2.72

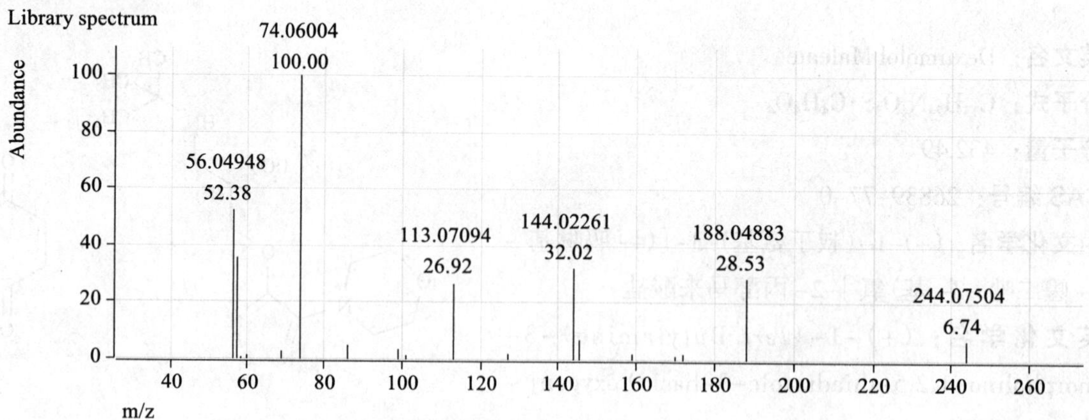
[M+H]+ CID:40V
Library spectrum
Abundance
m/z
74.06004
100.00
56.04948
52.38
113.07094
26.92
144.02261
32.02
188.04883
28.53
244.07504
6.74

正离子扫描裂解途径解析

m/z 317.1642

m/z 261.1016

m/z 244.0750

m/z 188.0488

m/z 74.0600

m/z 56.0495

m/z 144.0226

m/z 113.0709

马来酸麦角新碱

英文名： Ergometrine Maleate

分子式： $C_{19}H_{23}N_3O_2 \cdot C_4H_4O_4$

分子量： 441.48

CAS 编号： 129–51–1

中文化学名： 9,10– 二脱氢 –*N*–[(*S*)–2– 羟基 –1– 甲基乙基]–6– 甲基麦角灵 –8*β*– 甲酰胺马来酸盐

英文化学名： (6*aR*,9*R*)–*N*–[(2*S*)–1–hydroxypropan–2–yl]–7–methyl–6,6*a*,8,9–tetrahydro–4H–indolo[4,3–*fg*]quinoline–9–carboxamide;(*Z*)–but–2–enedioic acid

性状： 本品为白色或类白色结晶性粉末；无臭；遇光易变质

溶解性： 本品在水中略溶，在乙醇中微溶，在三氯甲烷或乙醚中不溶

正离子扫描二级质谱图

$[M+H]^+$ CID:10V

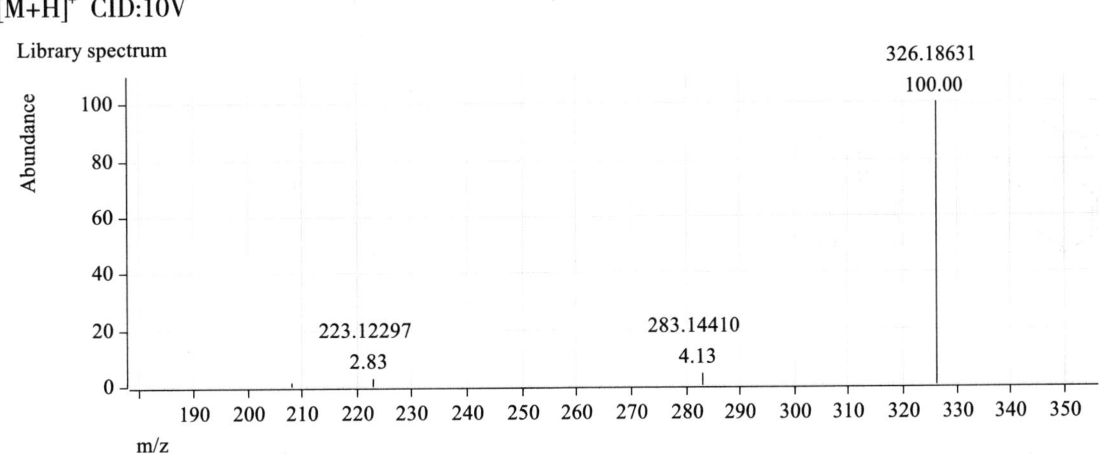

$[M+H]^+$ CID:20V

Library spectrum

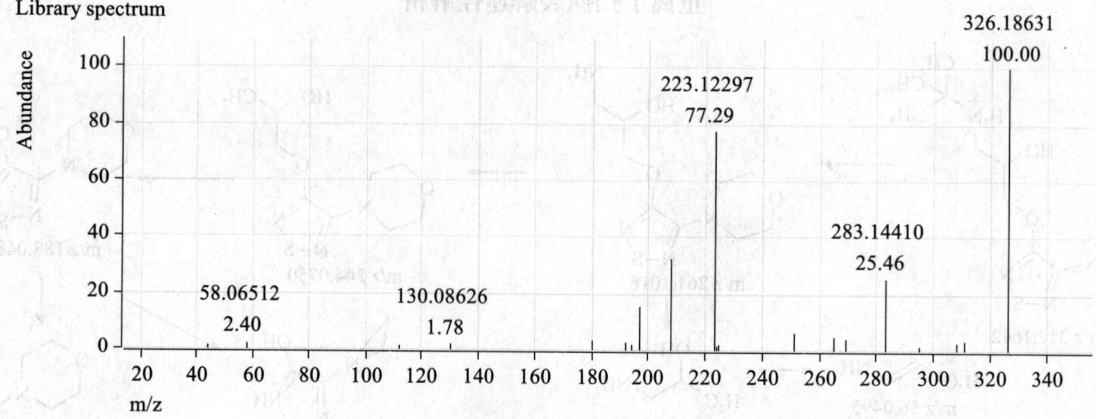

$[M+H]^+$ CID:40V

Library spectrum

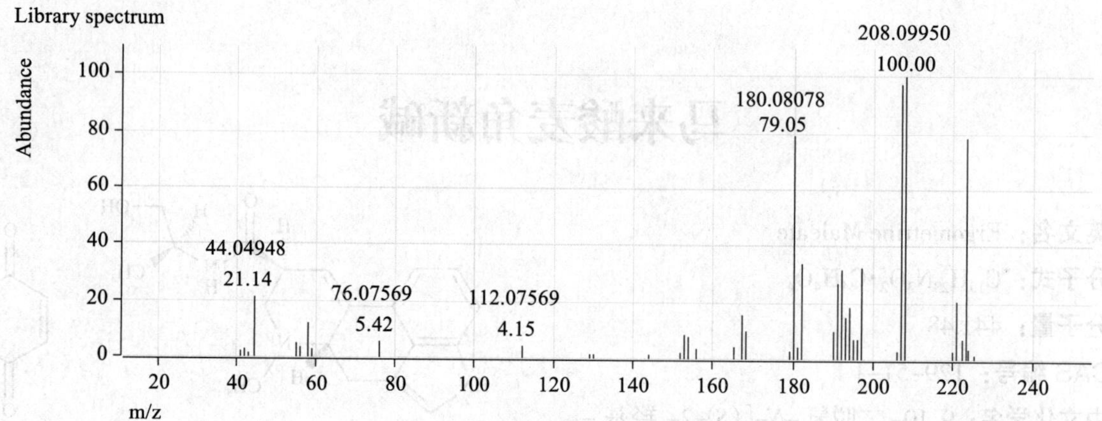

正离子扫描裂解途径解析

m/z 326.1863 → m/z 223.1230 → m/z 208.0995 → m/z 180.0808

m/z 326.1863 → m/z 283.1441

负离子扫描二级质谱图

[M−H]⁻ CID:10V

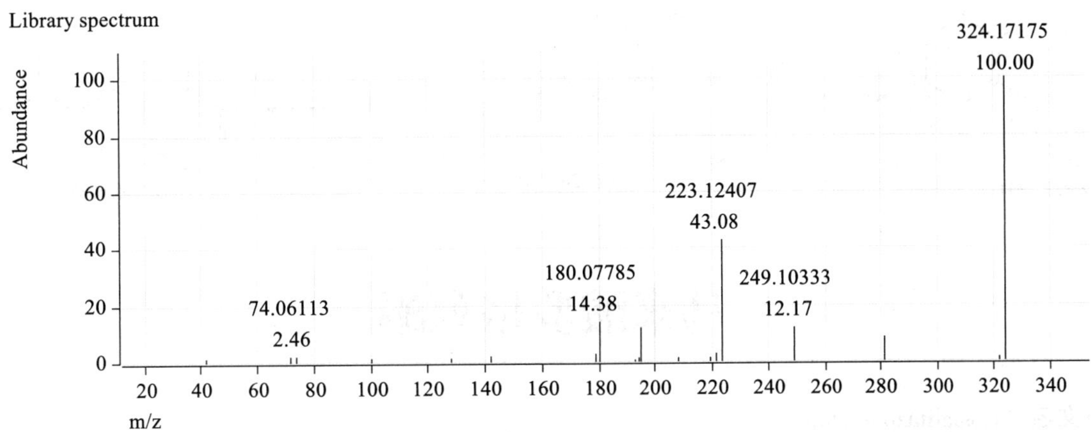

[M−H]⁻ CID:20V

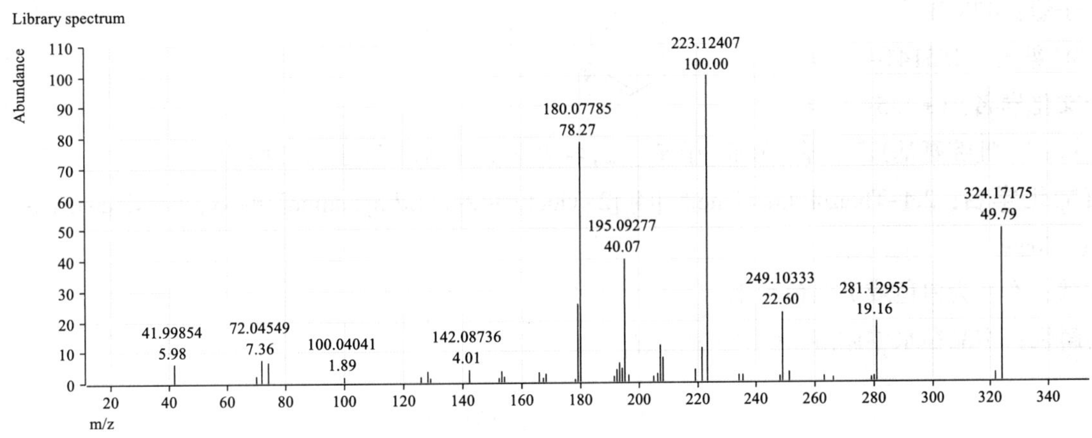

[M−H]⁻ CID:40V

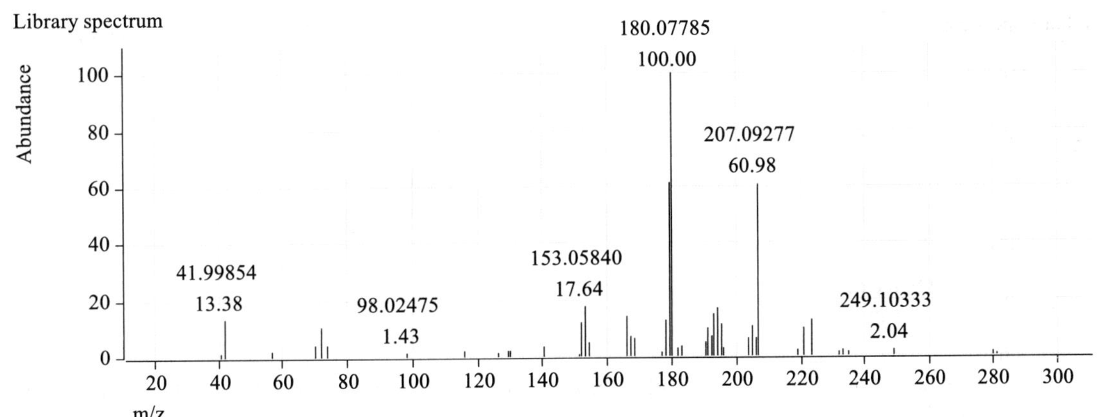

负离子扫描裂解途径解析

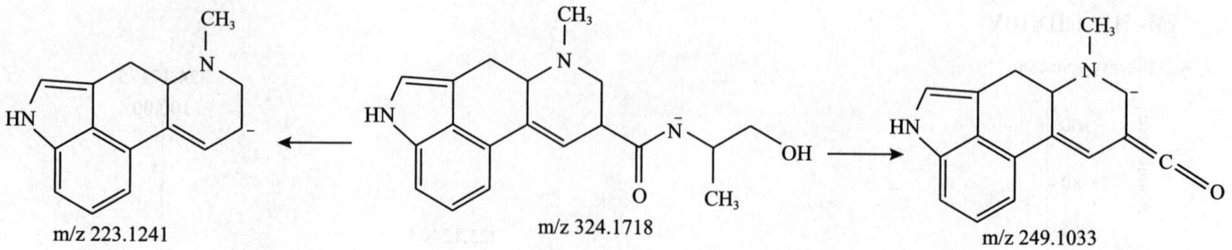
CH3
N
HN
m/z 223.1241
CH3
N
HN
N
O
OH
CH3
m/z 324.1718
CH3
N
HN
C
O
m/z 249.1033

马来酸罗格列酮

英文名： Rosiglitazone Maleate

分子式： $C_{18}H_{19}N_3O_3S\cdot C_4H_4O_4$

分子量： 473.51

CAS 编号： 155141-29-0

中文化学名：（±）-5-［［4-［2-（甲基-2-吡啶氨基）乙氧基］苯基］甲基］-2,4-噻唑烷二酮-顺丁烯二酸盐

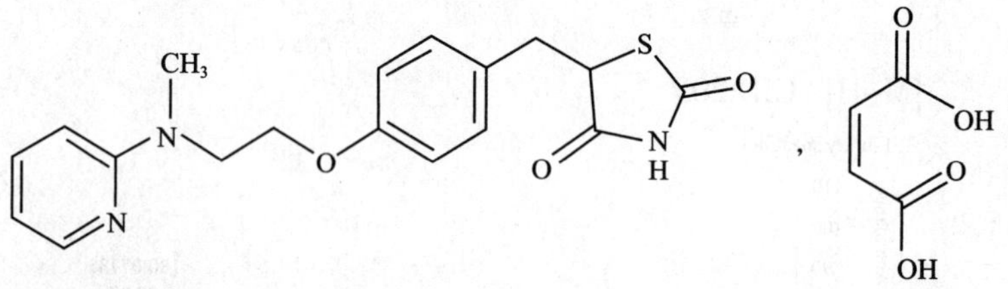

英文化学名： 2,4-Thiazolidinedione,5-[[4-[2-(methyl-2-pyridinylamino)ethoxy]phenyl]methyl]-,(2*Z*)-2-butenedioate

性状： 本品为白色或类白色粉末

溶解性： 本品在水中微溶，在甲醇中溶解

正离子扫描二级质谱图

$[M+H]^+$ CID:10V

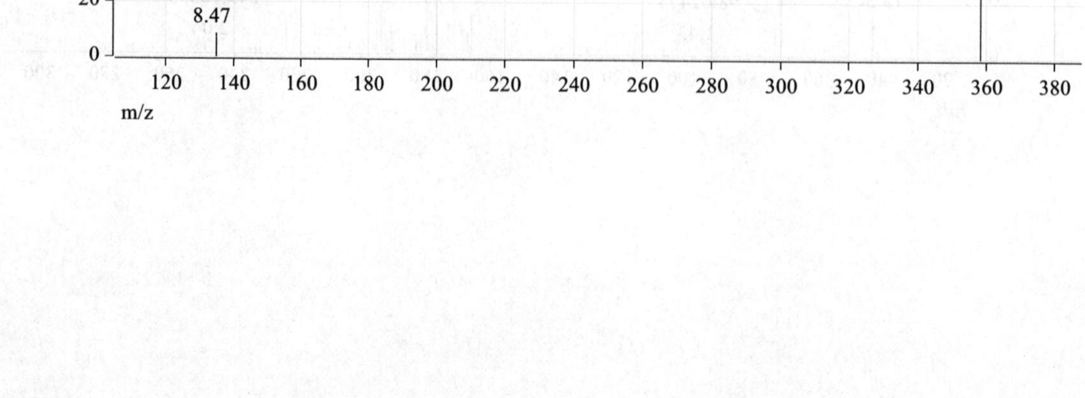
Library spectrum
358.12198
100.00
135.09167
8.47
Abundance
m/z
0
20
40
60
80
100
120
140
160
180
200
220
240
260
280
300
320
340
360
380

$[M+H]^+$ CID:20V

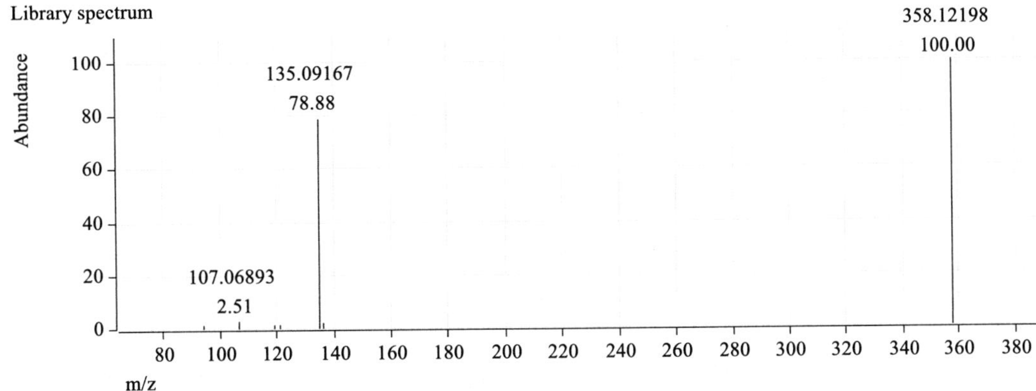

$[M+H]^+$ CID:40V

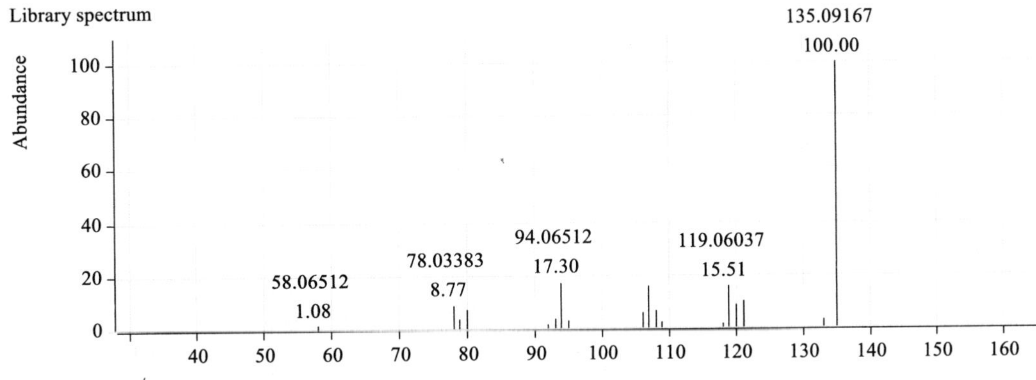

正离子扫描裂解途径解析

m/z 358.1220 → m/z 135.0917 → m/z 107.0604

负离子扫描二级质谱图

$[M-H]^-$ CID:10V

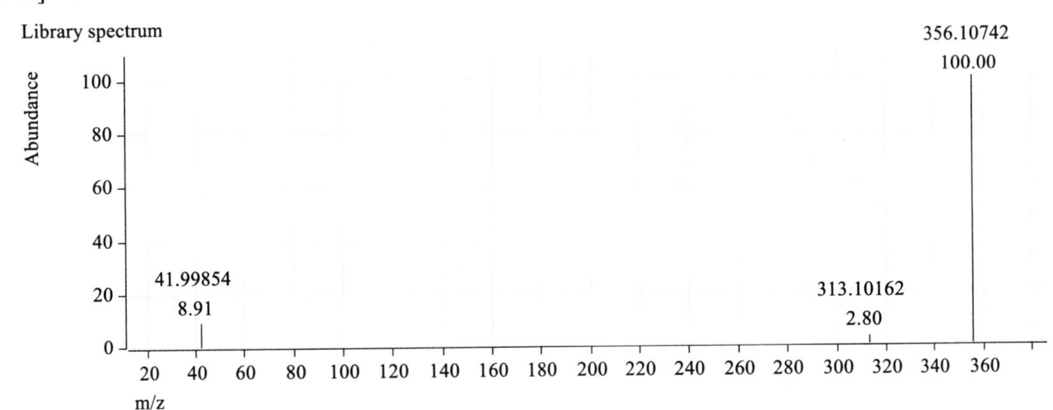

$[M-H]^-$ CID:20V

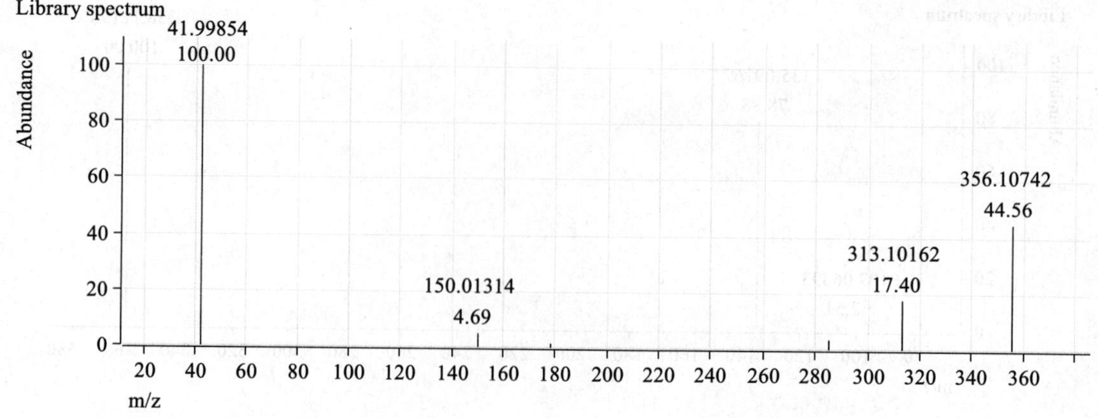

$[M-H]^-$ CID:40V

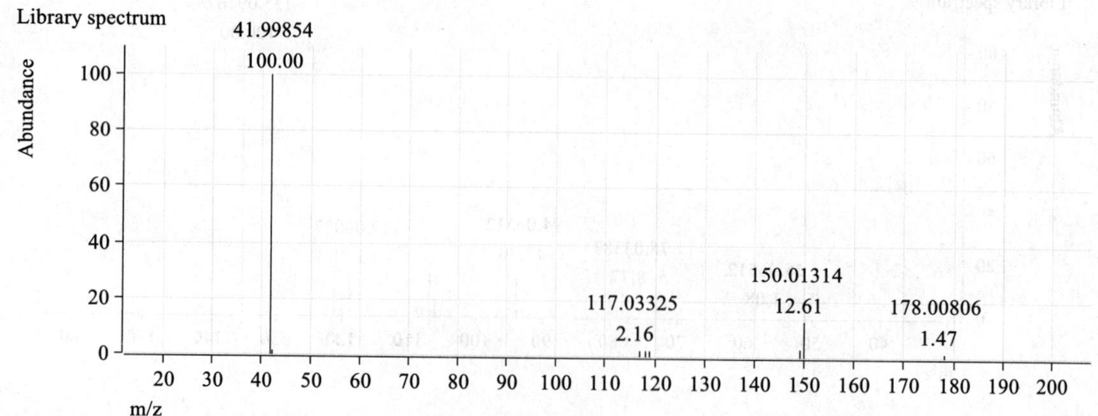

负离子扫描裂解途径解析

m/z 313.1016

m/z 356.1074

m/z 41.9985

m/z 150.0924

马来酸依那普利

英文名： Enalapril Maleate

分子式： $C_{20}H_{28}N_2O_5 \cdot C_4H_4O_4$

分子量： 492.52

CAS 编号： 76095-16-4

中文化学名： *N*-［(*S*)-1-乙氧羰基-

3- 苯丙基]-L- 丙氨酰 -L- 脯氨酸顺丁烯二酸盐

英文化学名： 1-[*N*-[(*S*)-1-Carboxy-3-phenylpropyl]-1-alanyl]-1-proline1′-ethylester, maleate (1∶1)

性状： 本品为白色或类白色结晶性粉末；无臭；微有引湿性

溶解性： 本品在甲醇中易溶，在水中略溶，在乙醇或丙酮中微溶，在三氯甲烷中几乎不溶

正离子扫描二级质谱图

$[M+H]^+$ CID:10V

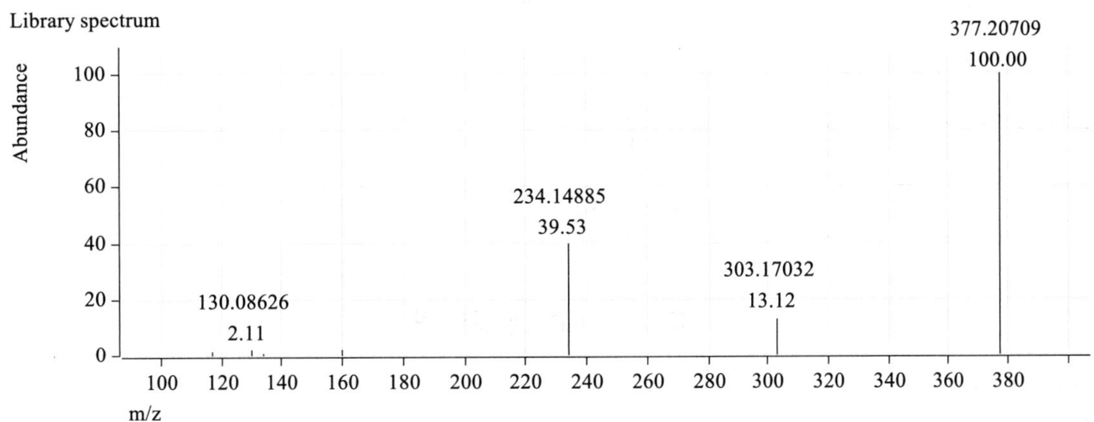

$[M+H]^+$ CID:20V

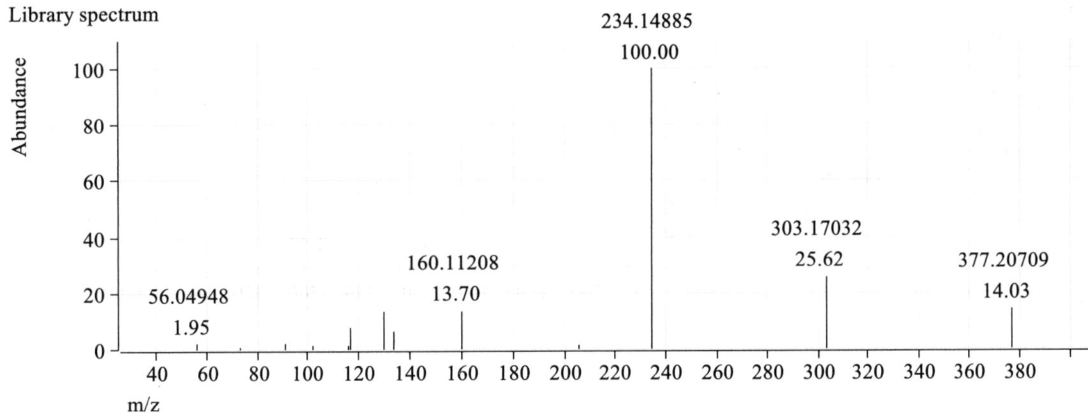

$[M+H]^+$ CID:40V

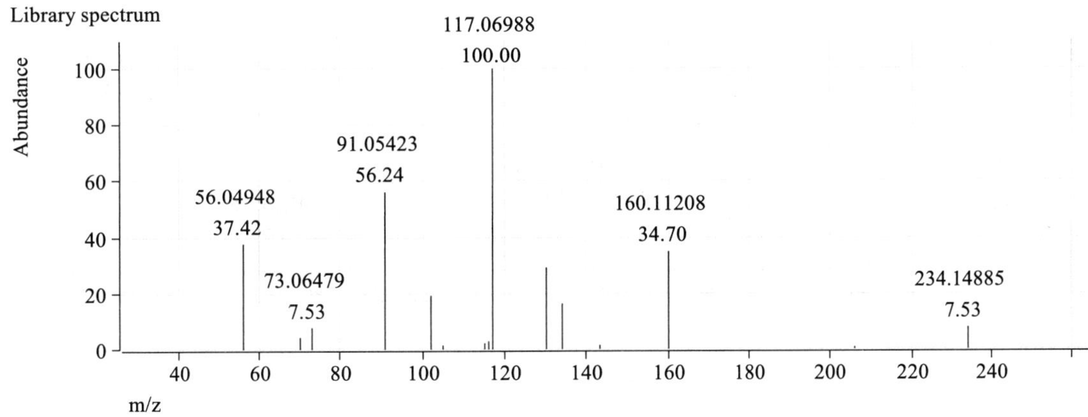

正离子扫描裂解途径解析

m/z 377.2071

m/z 234.1489

m/z 160.1121

m/z 117.0699

m/z 303.1703

m/z 91.0542

负离子扫描二级质谱图

$[M-H]^-$ CID:10V

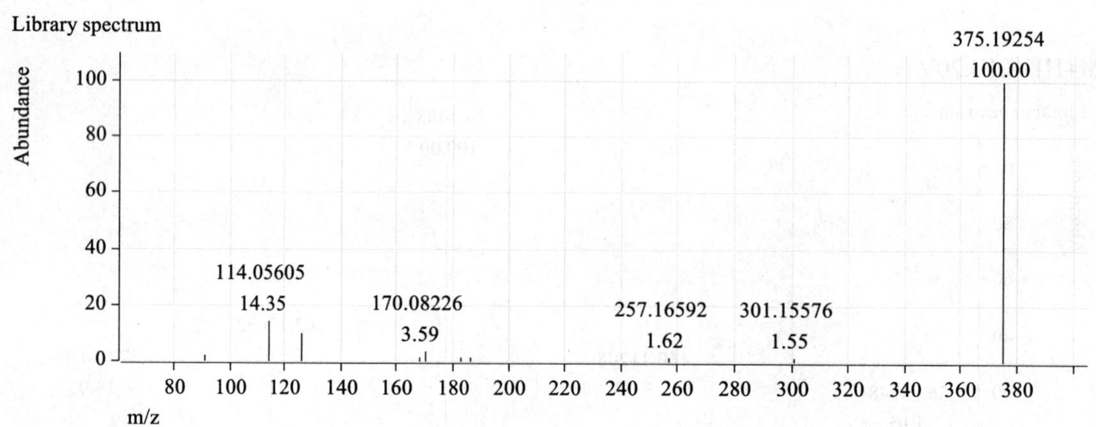

$[M-H]^-$ CID:20V

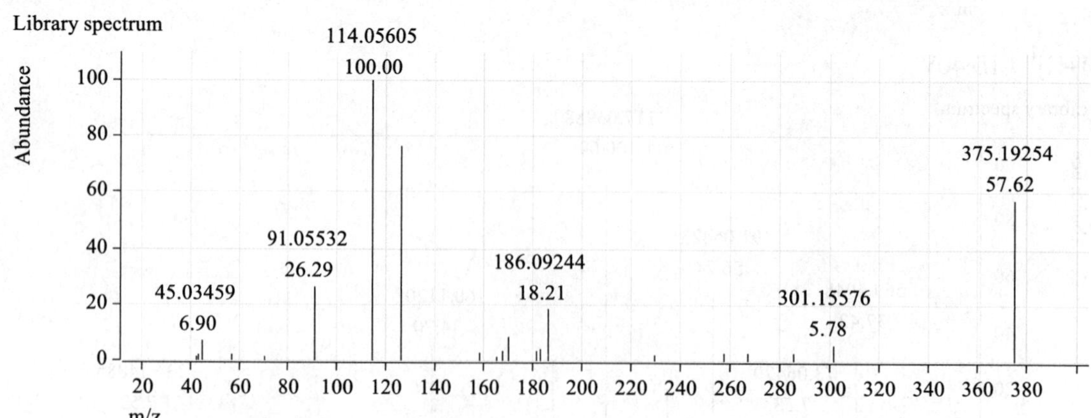

负离子扫描裂解途径解析

m/z 375.1925

m/z 114.0561

m/z 301.1558

m/z 186.0924

m/z 91.0553

马来酸氟伏沙明

英文名： Fluvoxamine Maleate

分子式： $C_{15}H_{21}F_3N_2O_2 \cdot C_4H_4O_4$

分子量： 434.41

CAS 编号： 61718-82-9

中文化学名： 2-[[[(1*E*)-5-甲氧基-1-[4-(三氟甲基)苯基]亚戊基]氨基]氧基]乙胺马来酸盐(1∶1)

英文化学名： 2-[[[(1*E*)-5-Methoxy-1-[4-(trifluoromethyl)phenyl]pentylidene]amino]oxy]ethanamine(*Z*)-butenedioate

性状： 本品为白色结晶性粉末

溶解性： 本品在甲醇、乙醇中易溶，在水中略溶

正离子扫描二级质谱图

$[M+H]^+$ CID:10V

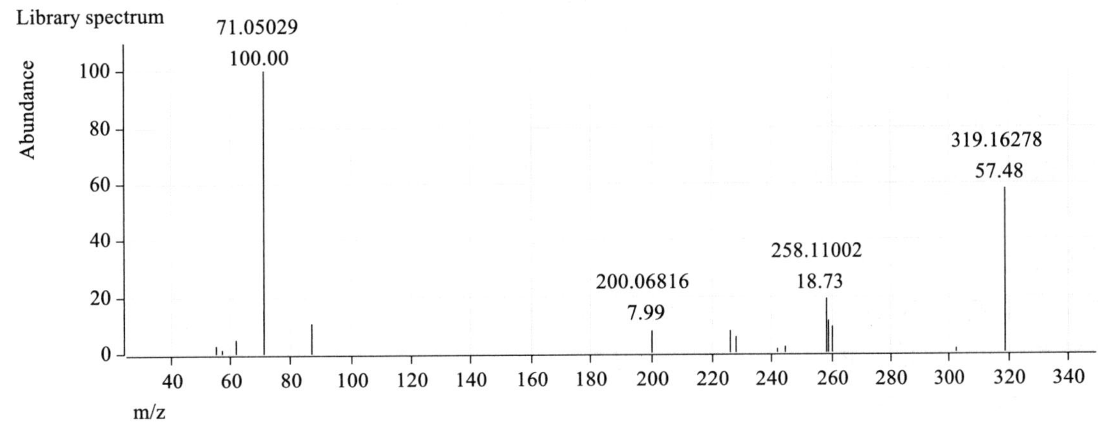

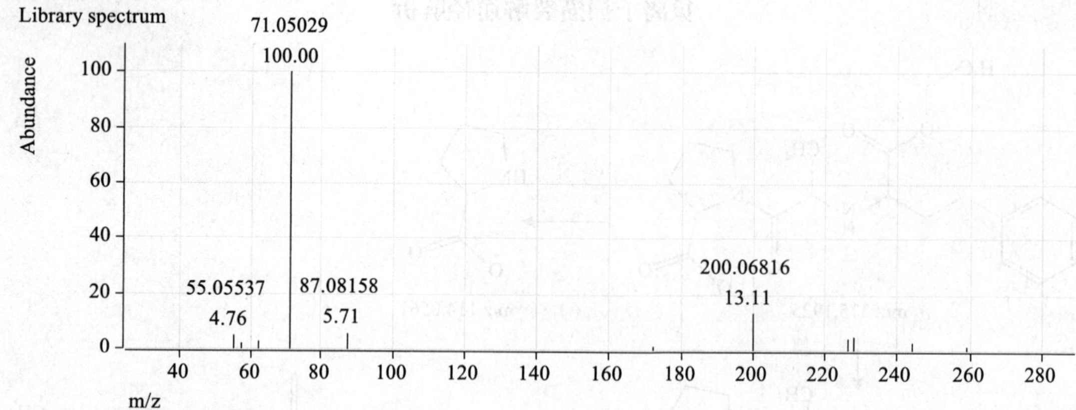

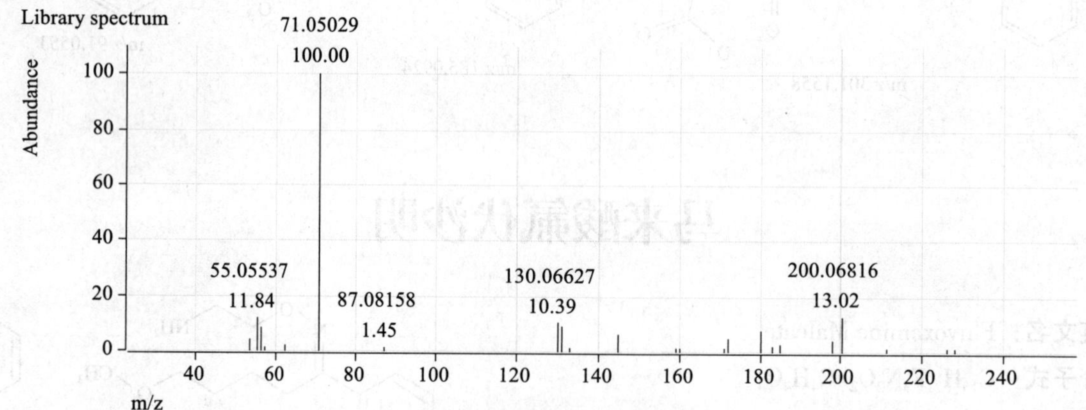

正离子扫描裂解途径解析

m/z 319.1628 → m/z 258.1100 → m/z 200.0682

马来酸桂哌齐特

英文名： Cinepazine Maleate

分子式： $C_{22}H_{31}N_3O_5 \cdot C_4H_4O_4$

分子量： 533.57

CAS 编号： 26328-04-1

中文化学名： (*E*)-1-［4-［(3,4,5′-三甲氧基肉桂酰基)］-1-哌嗪］乙酰吡咯啶顺丁烯二盐酸

英文化学名： (*E*)-1-(4-(2-Oxo-2-(pyrrolidin-

1-yl)ethyl)piperazin-1-yl)-3-(3,4,5-trimethoxyphenyl)prop-2-en-1-one maleate;maleatedecinepazide

性状：本品为白色或类白色粉末

溶解性：本品在水中易溶，在二氯甲烷中略溶，在无水乙醇、丙酮中极微溶

正离子扫描二级质谱图

$[M+H]^+$ CID:10V

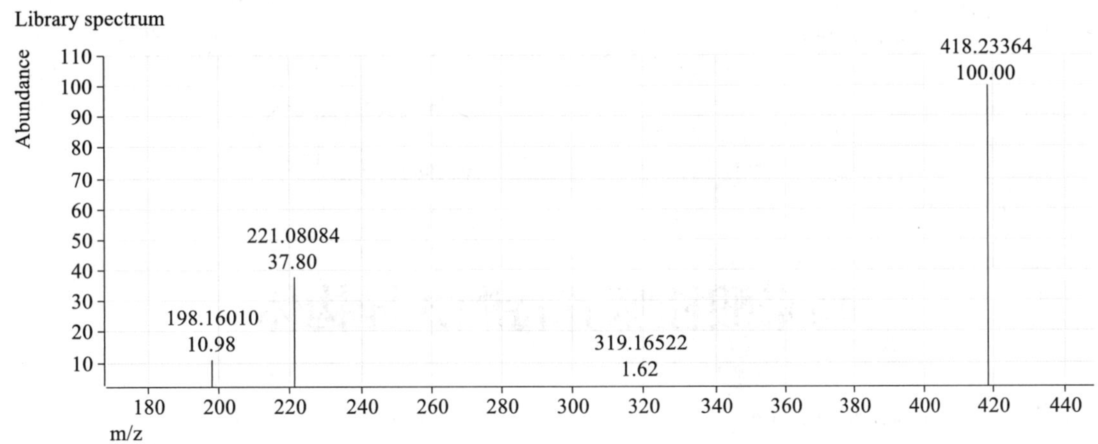

$[M+H]^+$ CID:20V

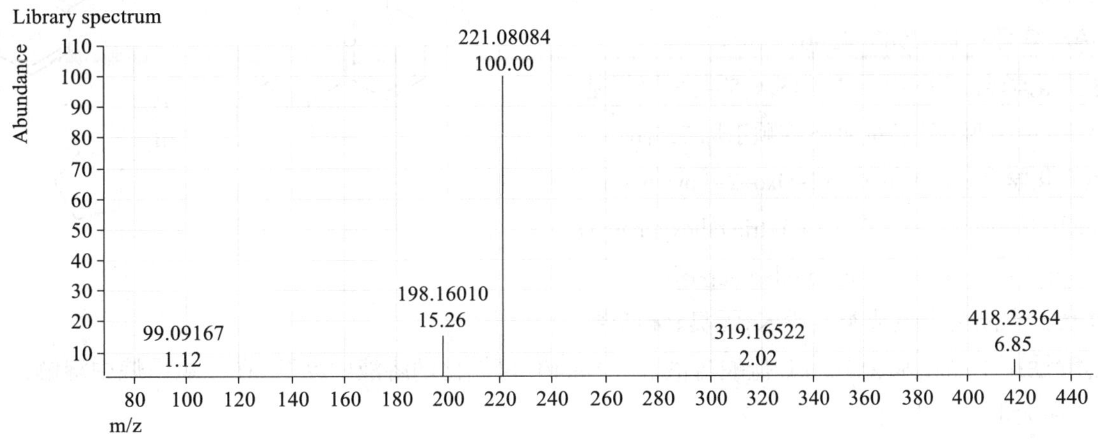

$[M+H]^+$ CID:40V

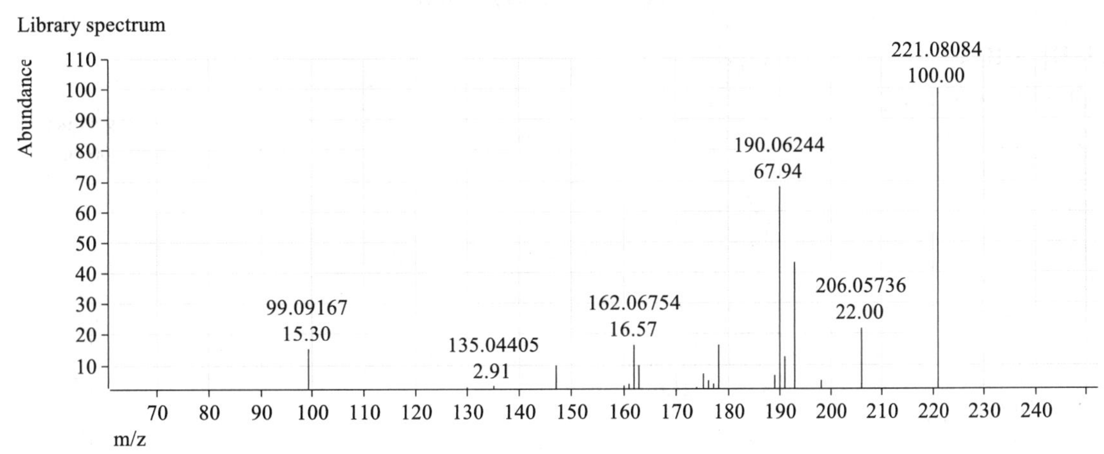

正离子扫描裂解途径解析

马来酸桂哌齐特顺式异构体

英文名：*cis*–Cinepazide Maleate

分子式：$C_{22}H_{31}N_3O_5 \cdot C_4H_4O_4$

分子量：533.57

CAS 编号：1202583–45–6

中文化学名：(*Z*)–1–［4–［(3,4,5′–三甲氧基肉桂酰基)］–1–哌嗪］乙酰吡咯啶顺丁烯二盐酸

英文化学名：(*Z*)–1–(4–(2–Oxo–2–(pyrrolidin–1–yl)ethyl)piperazin–1–yl)–3–(3,4,5–trimethoxyphenyl)prop–2–en–1–one maleate;maleatedecinepazide

性状：本品为白色或类白粉末；无臭；味微苦

溶解性：本品在水、0.1mol/L 盐酸溶液和 0.1mol/L 氢氧化钠溶液中易溶，在三氯甲烷中溶解，在甲醇中略溶，在无水乙醇中微溶

正离子扫描二级质谱图

$[M+H]^+$ CID:10V

$[M+H]^+$ CID:20V

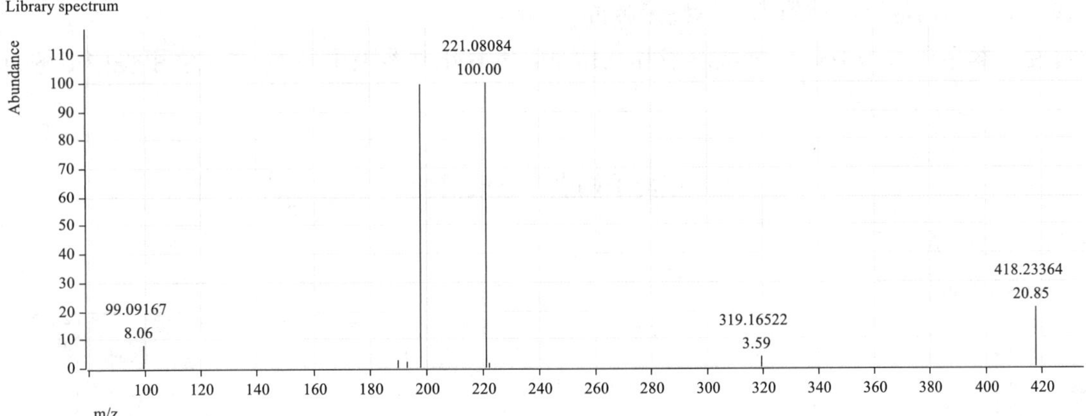

$[M+H]^+$ CID:40V

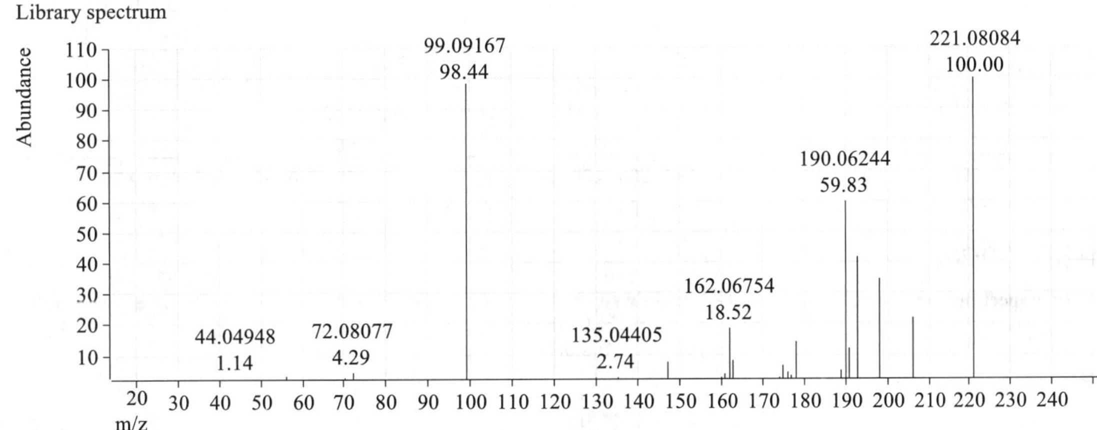

正离子扫描裂解途径解析

m/z 198.1601 ← m/z 418.2342 → m/z 221.0808

马来酸桂哌齐特氮氧化物

英文名： Cinepazide *N*-oxide

分子式： $C_{22}H_{31}N_3O_6 \cdot C_4H_4O_4$

分子量： 433.50

CAS 编号： 1227926-25-1

英文化学名：(*E*)-1-(2-Oxo-2-(pyrrolidin-1-yl)ethyl)-4-(3-(3,4,5-trimethoxyphenyl)acryloyl)

性状：本品为白色结晶性粉末；无臭；味微苦

溶解性：本品在水、0.1mol/L 盐酸溶液和 0.1mol/L 氢氧化钠溶液中易溶，在三氯甲烷中溶解，在甲醇中略溶，在无水乙醇中微溶

正离子扫描二级质谱图

[M+H]+ CID:10V

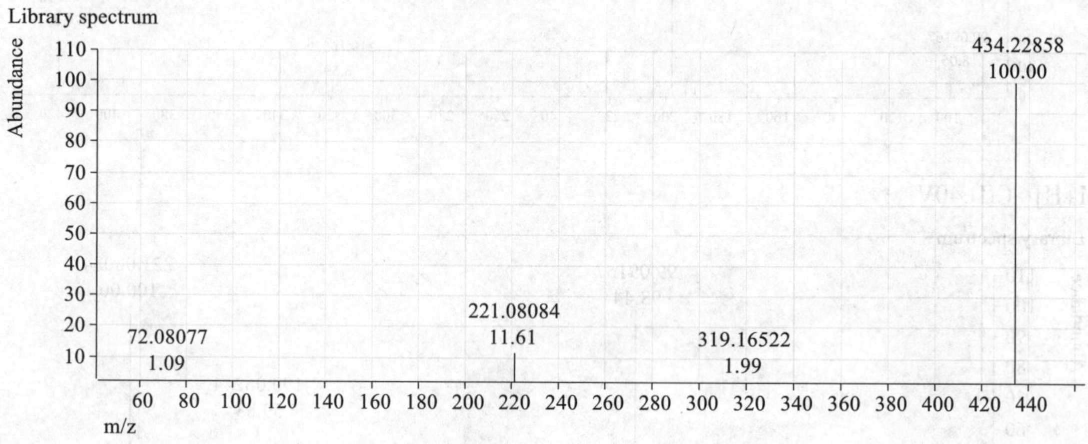

[M+H]+ CID:20V

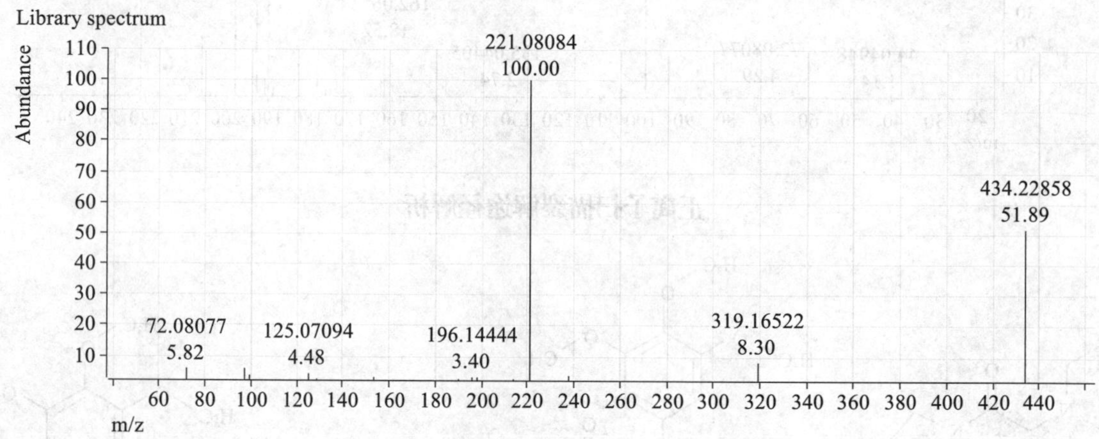

[M+H]+ CID:40V

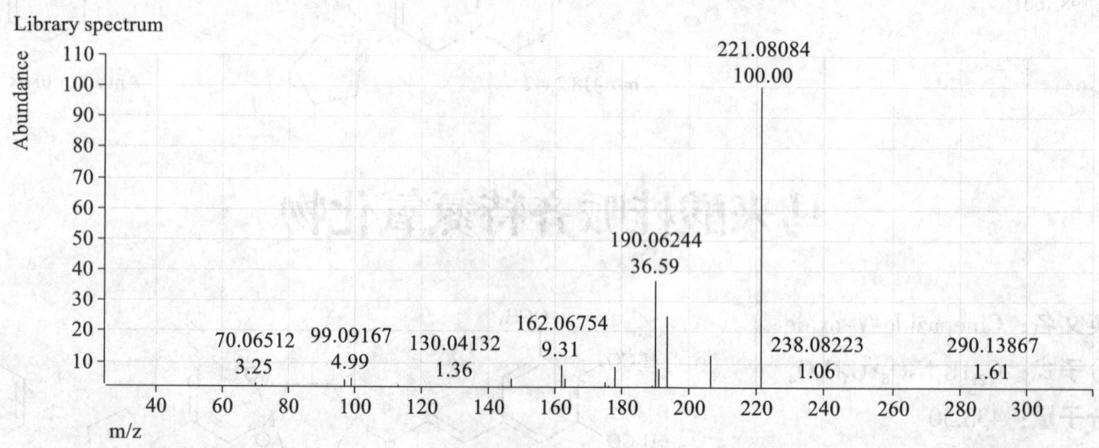

正离子扫描裂解途径解析

m/z 434.2286

m/z 221.0808

马来酸氨氯地平

英文名： Amlodipine Maleate

分子式： $C_{20}H_{25}ClN_2O_5 \cdot C_4H_4O_4$

分子量： 524.96

CAS 编号： 88150-47-4

中文化学名： 2-［(2-氨基乙氧基)甲基］-4-(2-氯苯基)-1,4-二氢-6-甲基-3,5-吡啶二羧酸-3-乙基-5-甲酯顺丁烯二酸盐

英文化学名： 3-Ethyl-5-methyl(4*RS*)-2-[(2-aminoethoxy)methyl]-4-(2-chlorophenyl)-6-methyl-1,4-dihydropyridine-3,5-dicarboxylate maleate

性状： 本品为类白色或微黄色结晶性粉末；无臭；味微苦

溶解性： 本品在冰醋酸中易溶，在甲醇中溶解，在水或丙酮中微溶，在三氯甲烷或乙酸乙酯中不溶

正离子扫描二级质谱图

$[M+H]^+$ CID:10V

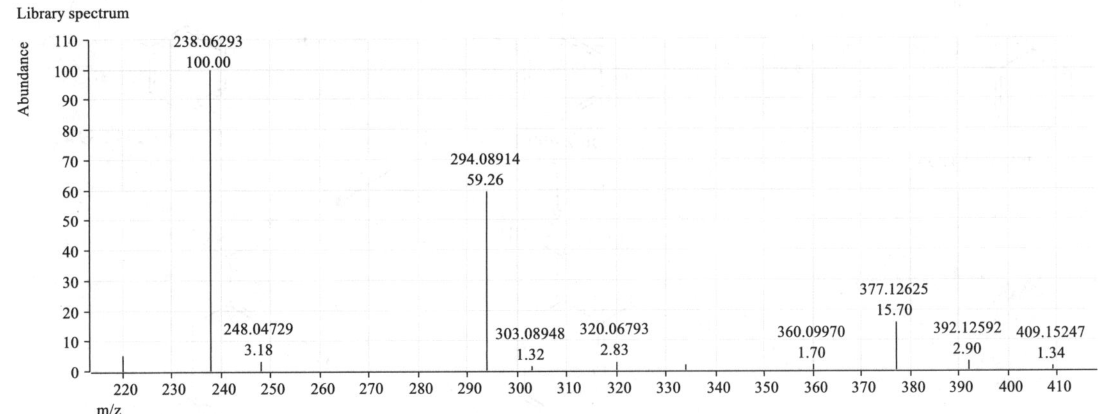

[M+H]$^+$ CID:20V

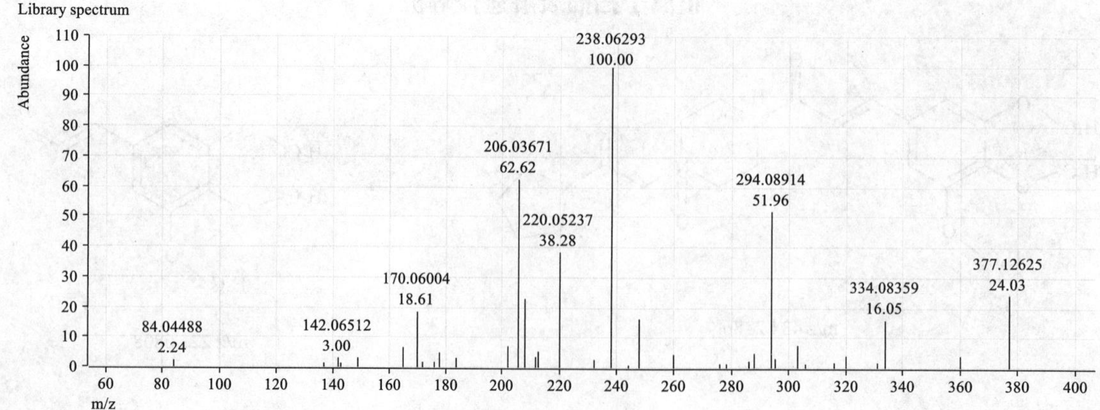

[M+H]$^+$ CID:40V

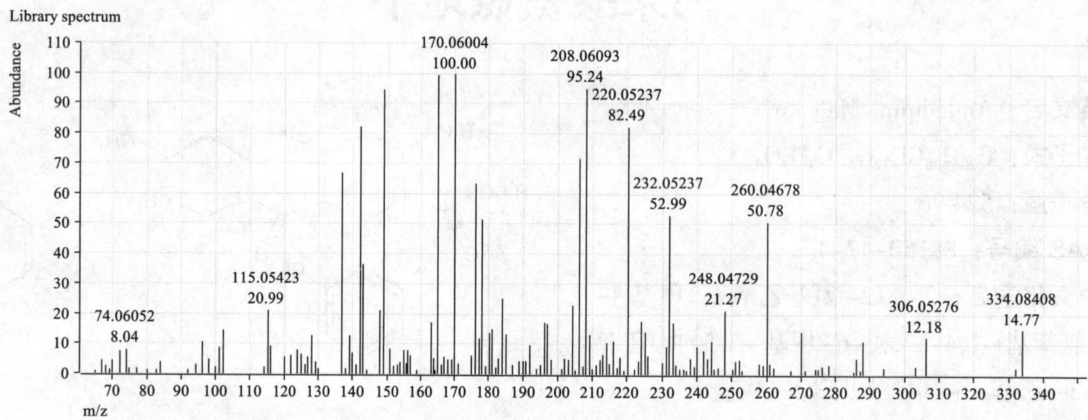

正离子扫描裂解途径解析

m/z 377.1263

m/z 409.1525

m/z 294.0891

m/z 238.0629

m/z 206.0367

负离子扫描二级质谱图

[M−H]⁻ CID:10V

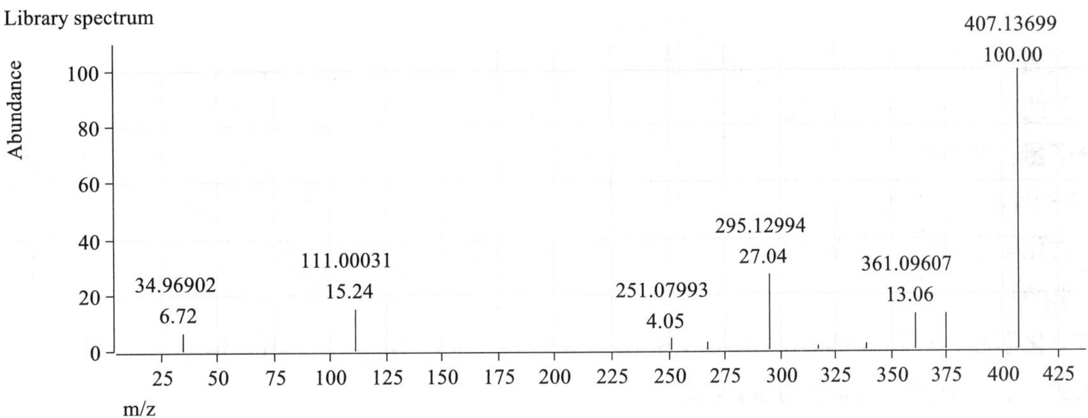

[M−H]⁻ CID:20V

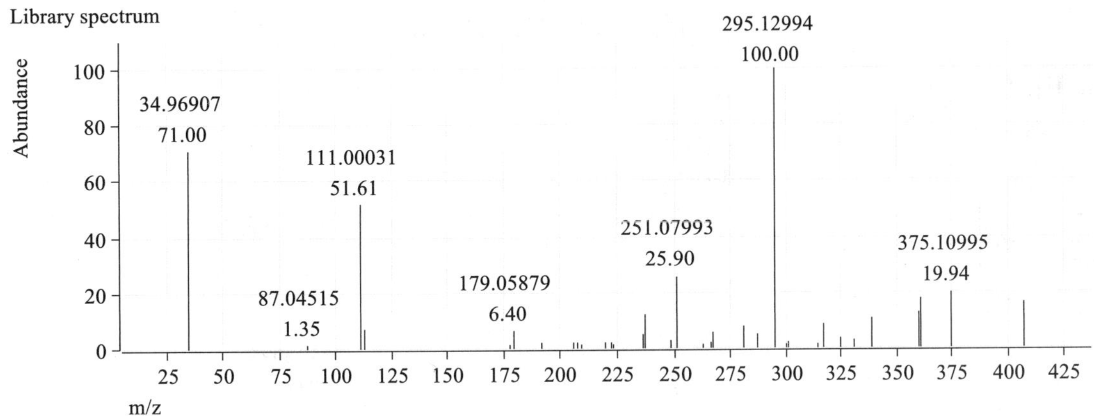

负离子扫描裂解途径解析

m/z 407.1379

m/z 361.0961

m/z 295.1299

m/z 111.0007

马来酸氯苯那敏

英文名： Chlorphenamine Maleate

分子式： $C_{16}H_{19}ClN_2 \cdot C_4H_4O_4$

分子量： 390.87

CAS 编号： 113-92-8

中文化学名： 2-［4-氯-α-［2-(二甲氨基)乙基］苯基］吡啶马来酸盐

英文化学名： 3-(4-Chlorophenyl)-*N*,*N*-dimethyl-3-(2-pyridyl)propylamine hydrogen maleate

性状： 本品为白色结晶性粉末；无臭

溶解性： 本品在水、乙醇或三氯甲烷中易溶，在乙醚中微溶

正离子扫描二级质谱图

$[M+H]^+$ CID:10V

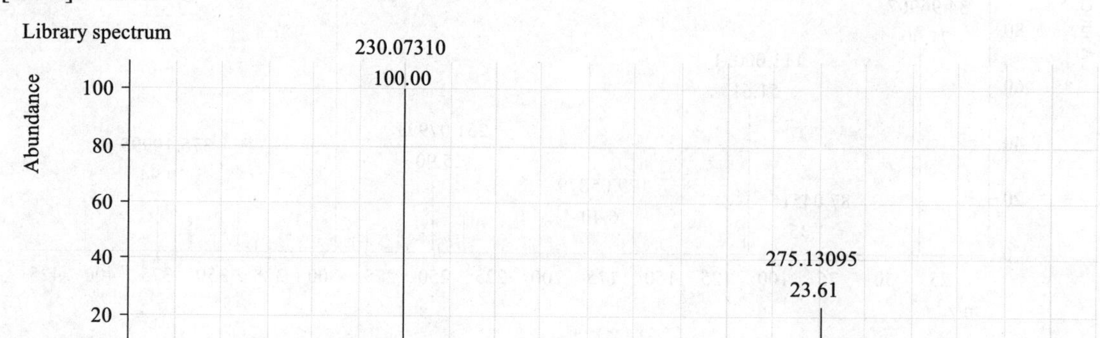

$[M+H]^+$ CID:20V

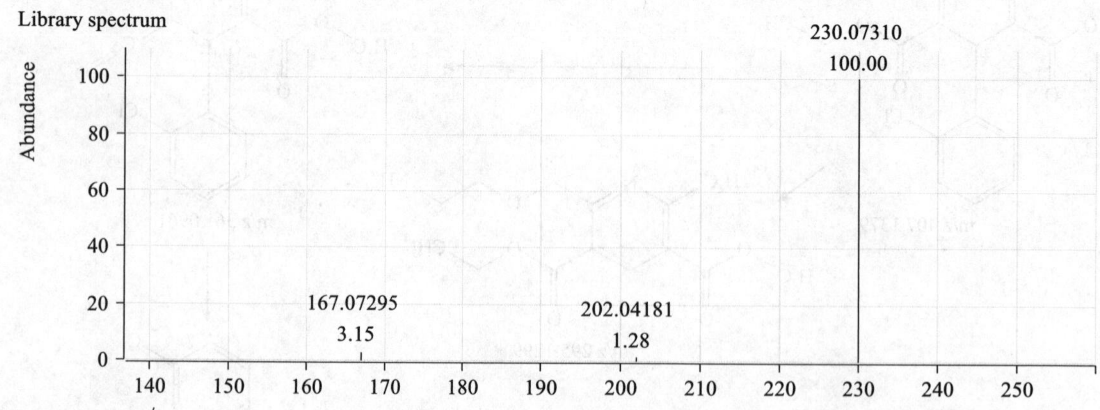

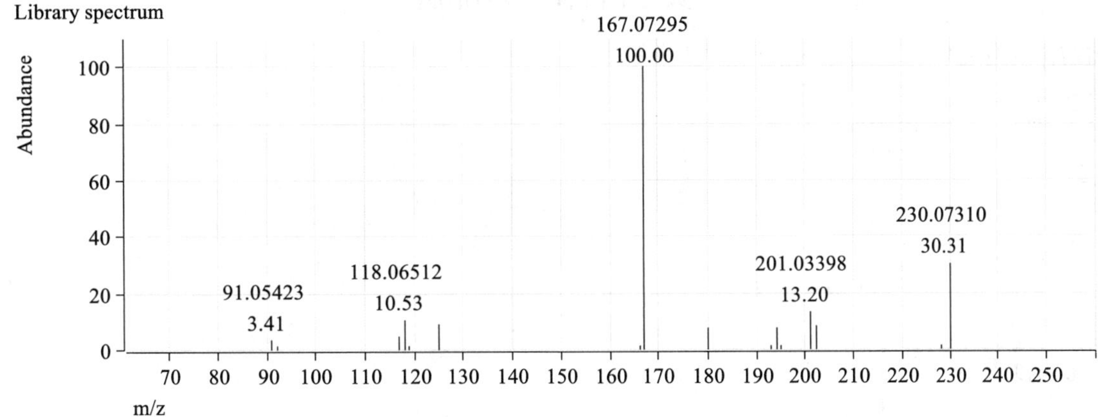

正离子扫描裂解途径解析

m/z 167.0730

m/z 202.0418

m/z 275.1310

m/z 230.0731

m/z 118.0651

天麻素杂质 I

英文名： Gastrodin Impurity I

分子式： $C_{13}H_{16}O_7$

分子量： 284.36

CAS 编号： 26993-16-8

中文化学名： 4-(3,4,5- 三羟基 -6- 羟甲基)- 四氢 -2*H*- 吡喃 -2- 基氧基苯甲醛

英文化学名： 4-(*β*-D-Glucopyranosyloxy)-benzaldehyde

性状： 本品为结晶性粉末

溶解性： 本品在水和甲醇中易溶

负离子扫描二级质谱图

[M−H]⁻ CID:2V

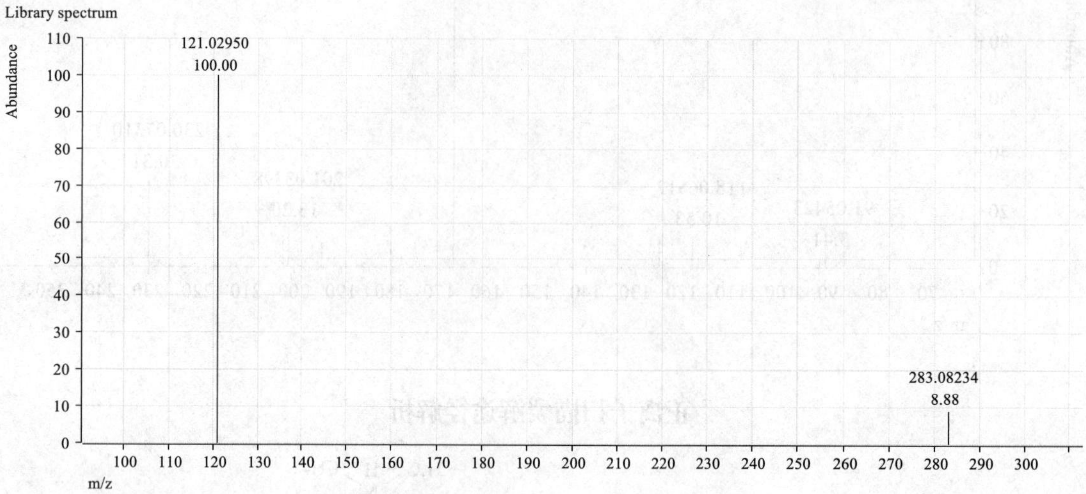

[M−H]⁻ CID:5V

[M−H]⁻ CID:10V

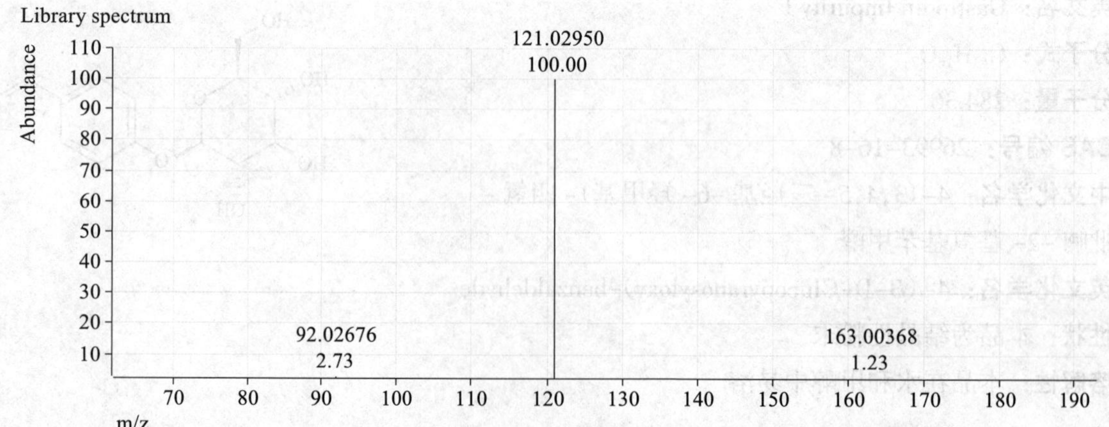

$[M-H]^-$ CID:20V

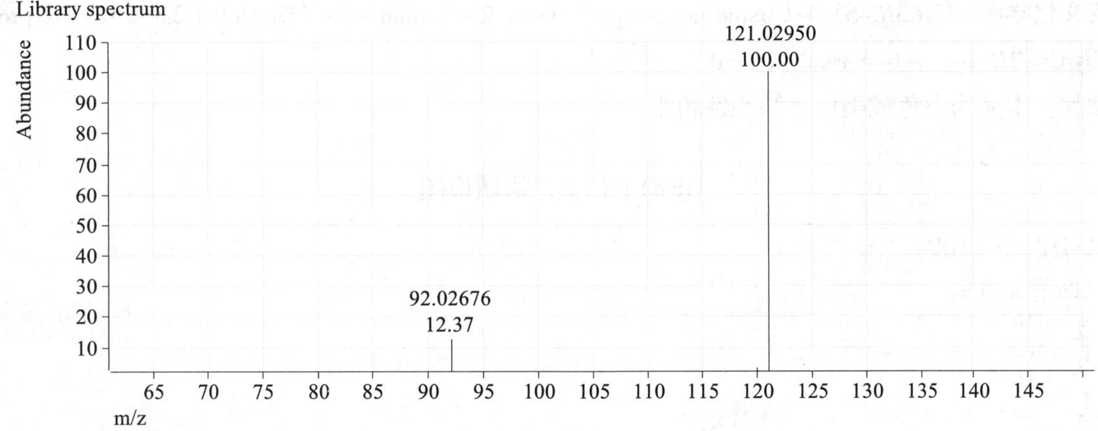

$[M-H]^-$ CID:40V

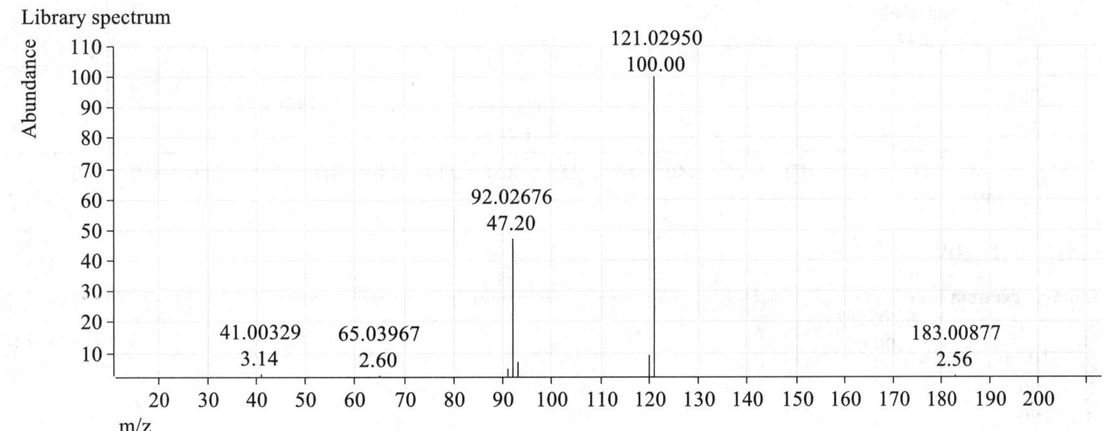

负离子扫描裂解途径解析

m/z 163.0611　　m/z 283.0823　　m/z 121.0295　　m/z 92.0268

扎 那 米 韦

英文名： Zanamivir

分子式： $C_{12}H_{20}N_4O_7$

分子量： 332.31

CAS 编号： 139110-80-8

中文化学名： (2*R*,3*R*,4*S*)-3- 乙酰氨基 -4-(氨基亚氨基甲基氨基)-2- ［(1*R*,2*R*)-1,2,3- 三羟基丙基］-

3,4-二氢-2*H*-吡喃-6-羧酸

英文化学名：(2*R*,3*R*,4*S*)-4-Guanidino-3-(prop-1-en-2-ylamino)-2-((1*R*,2*R*)-1,2,3-trihydroxypropyl)-3,4-dihydro-2*H*-pyran-6-carboxylic acid

性状：本品为白色或类白色结晶性粉末

正离子扫描二级质谱图

[M+H]+ CID:10V

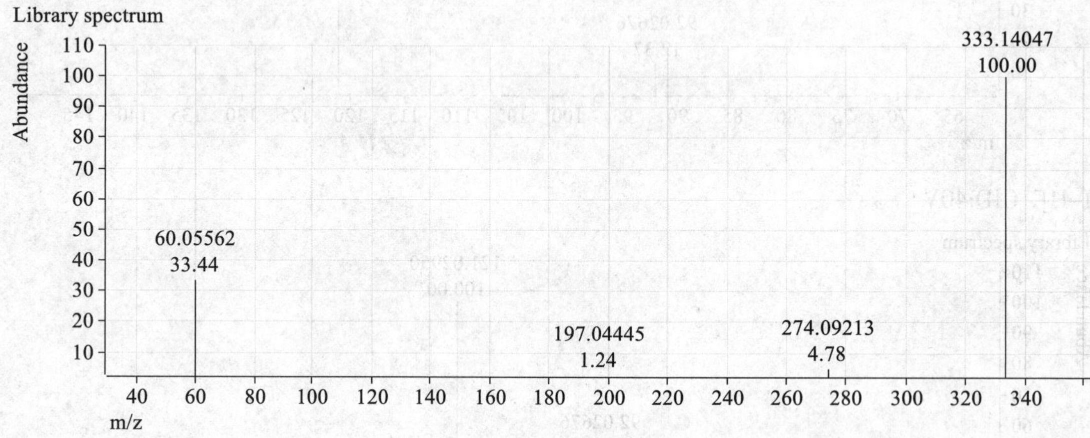

[M+H]+ CID:20V

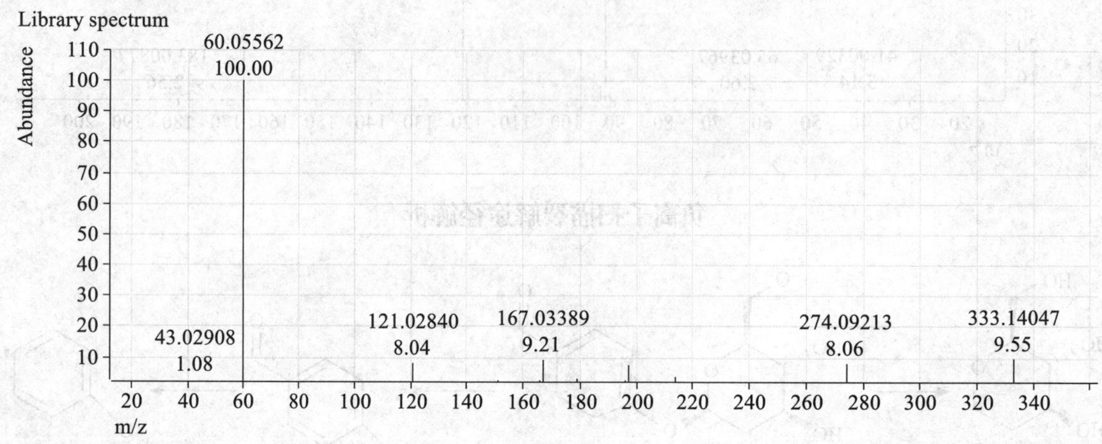

[M+H]+ CID:40V

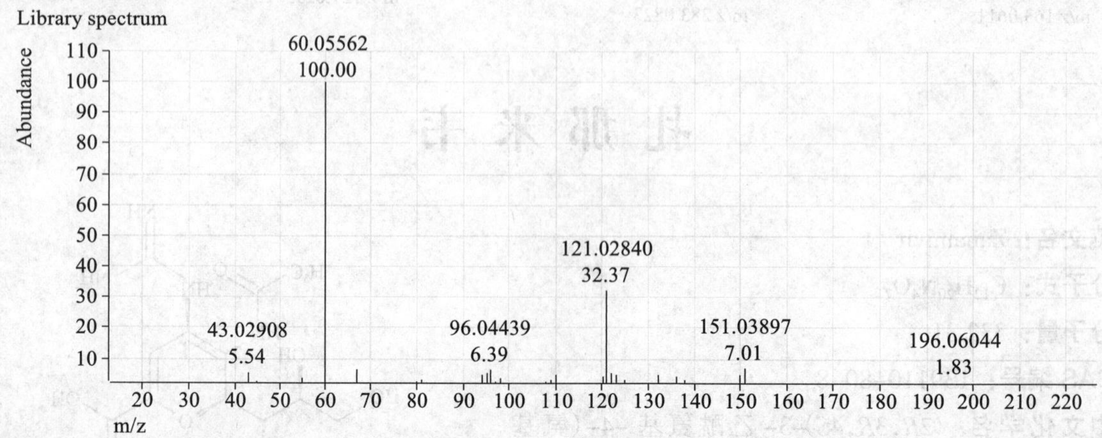

正离子扫描裂解途径解析

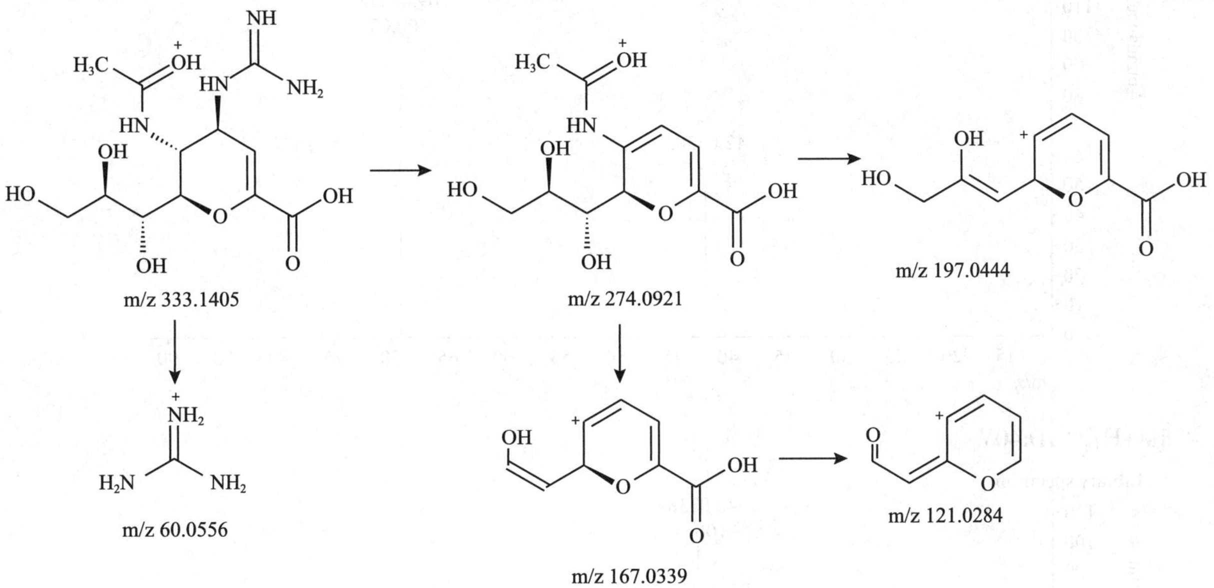

m/z 333.1405

m/z 274.0921

m/z 197.0444

m/z 60.0556

m/z 167.0339

m/z 121.0284

扎那米韦杂质

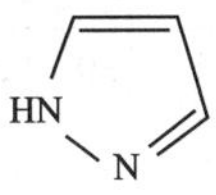

英文名： Zanamivir Impurity

分子式： $C_3H_4N_2$

分子量： 68.08

CAS 编号： 288-13-1

中文化学名： 1,2- 二氮唑

英文化学名： 1,2-Diazole

性状： 本品为白色针状或棱形结晶

溶解性： 本品在水、醇、醚和苯中溶解

正离子扫描二级质谱图

$[M+H]^+$ CID:10V

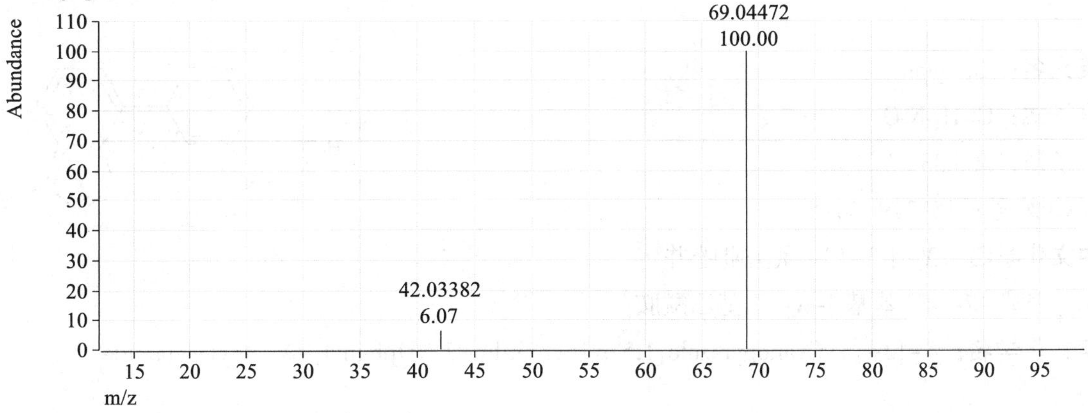

Library spectrum

m/z	Abundance
42.03382	6.07
69.04472	100.00

$[M+H]^+$ CID:20V

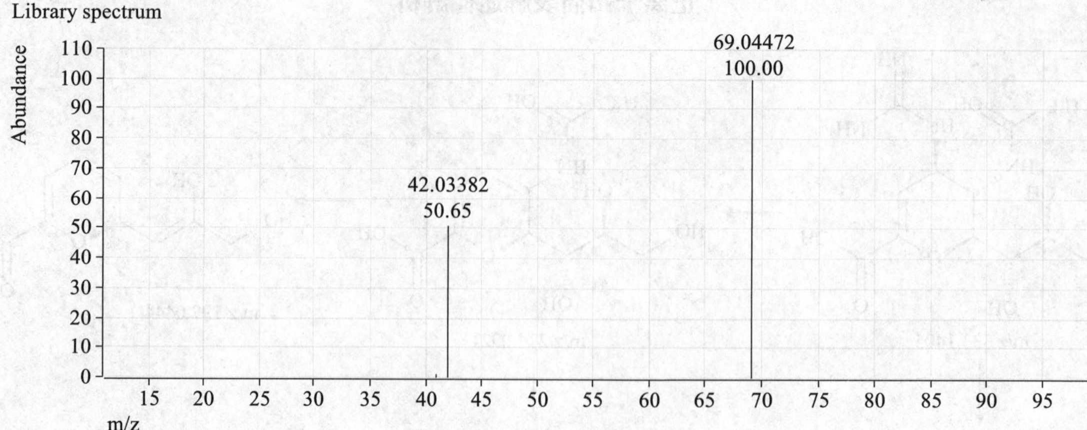

$[M+H]^+$ CID:40V

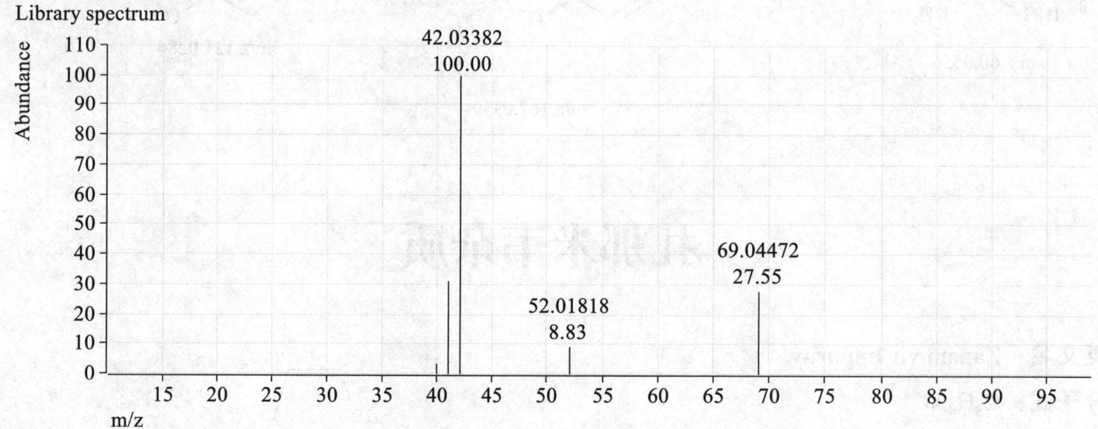

正离子扫描裂解途径解析

m/z 69.0447 → m/z 42.0338

扎 来 普 隆

英文名： Zaleplon

分子式： $C_{17}H_{15}N_5O$

分子量： 305.33

CAS 编号： 151319-34-5

中文化学名： *N*-［3-(3- 氰基吡唑并［1,5-*α*］嘧啶 -7- 基)苯基］-*N*- 乙基乙酰胺

英文化学名： *N*-[3-(3-Cyanopyrazolo[1,5-*α*]pyrimidin-7-yl)phenyl]-*N*-ethylacetamide

性状：本品为白色或类白色结晶性粉末；无臭

溶解性：本品在二氯甲烷中易溶，在甲醇、乙醇或丙酮中略溶，在水、0.1mol/L 盐酸溶液或 0.1mol/L 氢氧化钠溶液中几乎不溶

正离子扫描二级质谱图

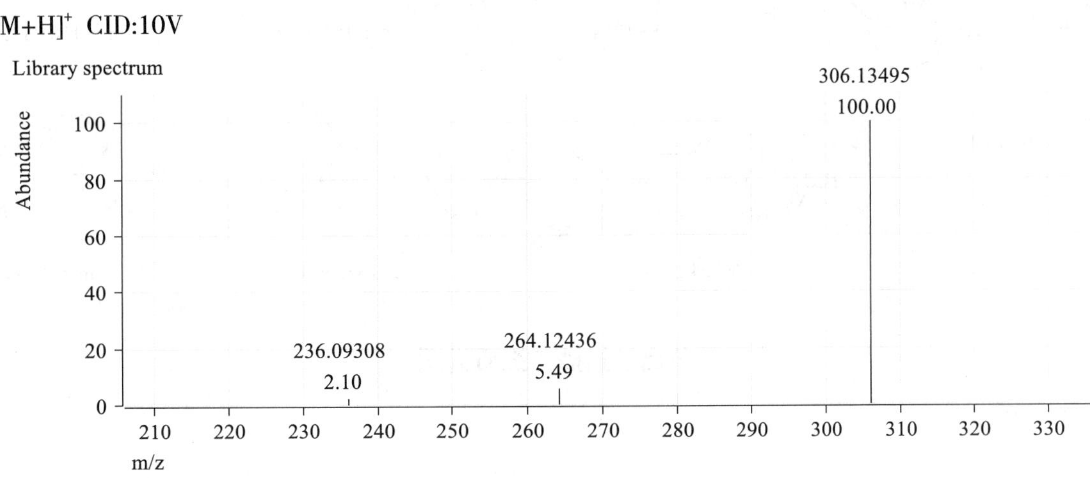

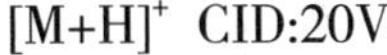

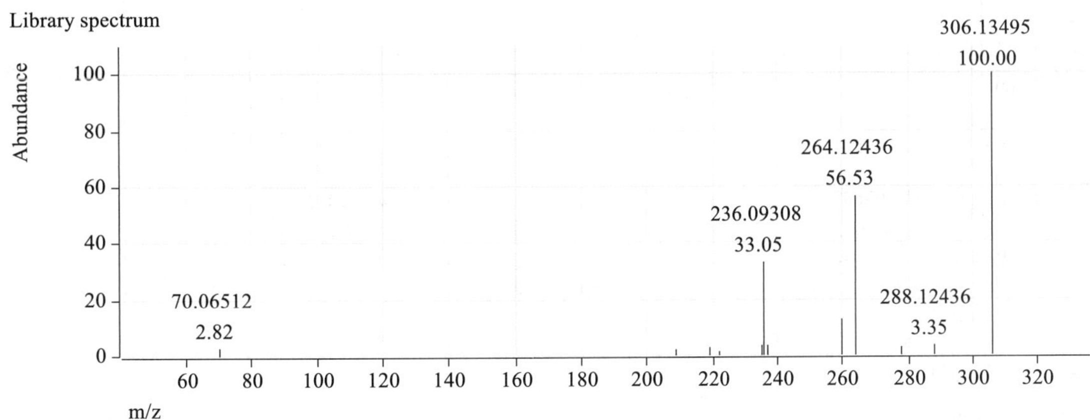

[M+H]+ CID:40V

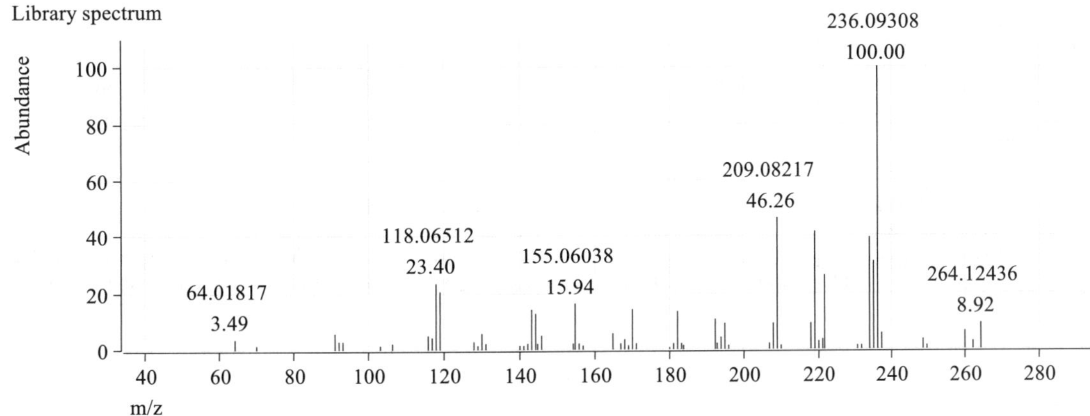

正离子扫描裂解途径解析

m/z 306.1349

m/z 288.1244

m/z 155.0604

m/z 118.0651

m/z 264.1244

m/z 236.0931

m/z 209.0822

负离子扫描二级质谱图

$[M-H]^-$ CID:10V

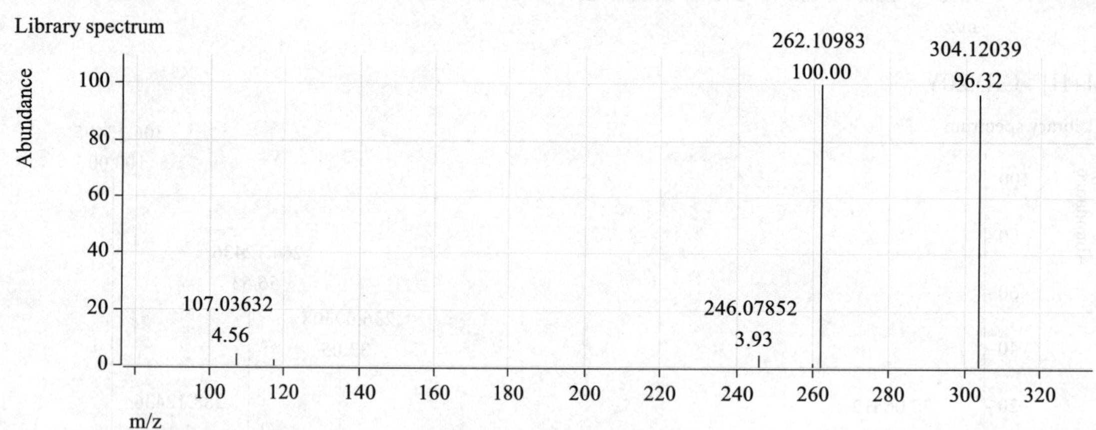

$[M-H]^-$ CID:20V

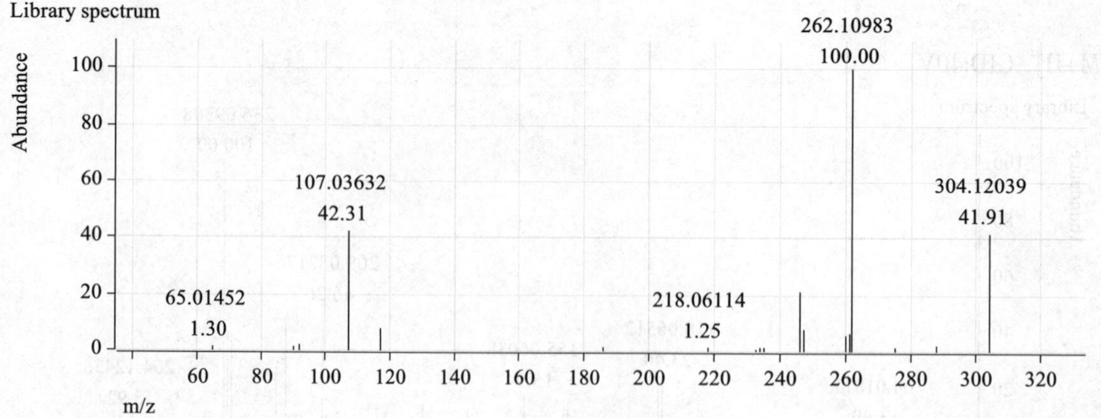

$[M-H]^-$ CID:40V

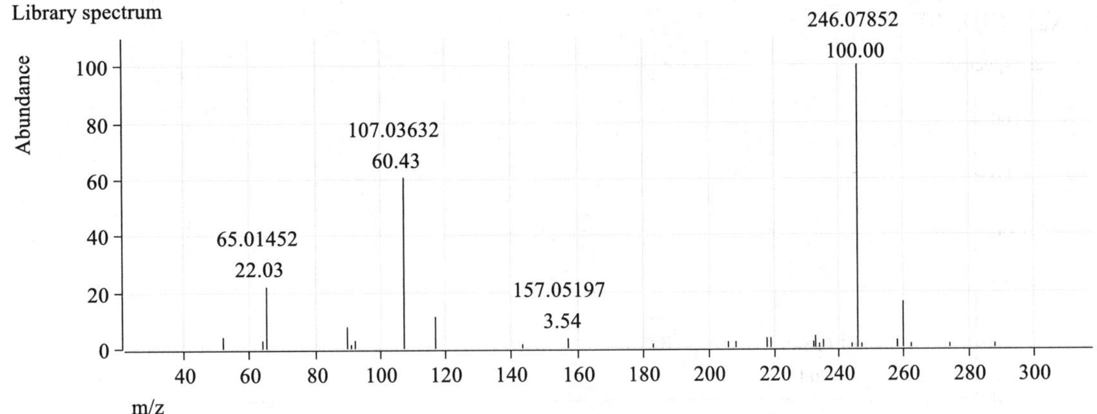

负离子扫描裂解途径解析

m/z 304.1204

m/z 262.1098

m/z 246.0785

m/z 107.0363

m/z 65.0145

木 糖 醇

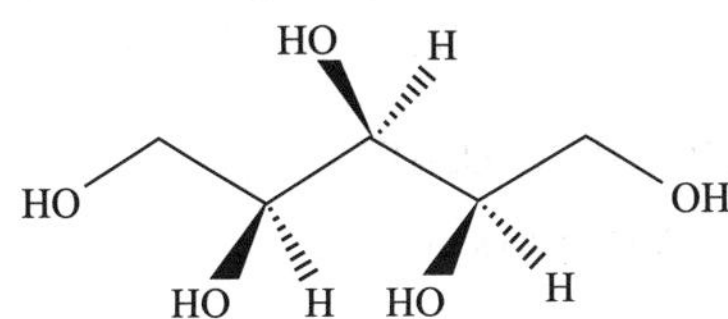

英文名： Xylitol

分子式： $C_5H_{12}O_5$

分子量： 152.15

CAS 编号： 87-99-0

中文化学名： 1,2,3,4,5-戊五醇

英文化学名： Xylo-pentane-1,2,3,4,5-pentol

性状： 本品为白色结晶或结晶性粉末；无臭；味甜；有引湿性

溶解性： 本品在水中极易溶，在乙醇中略溶

正离子扫描二级质谱图

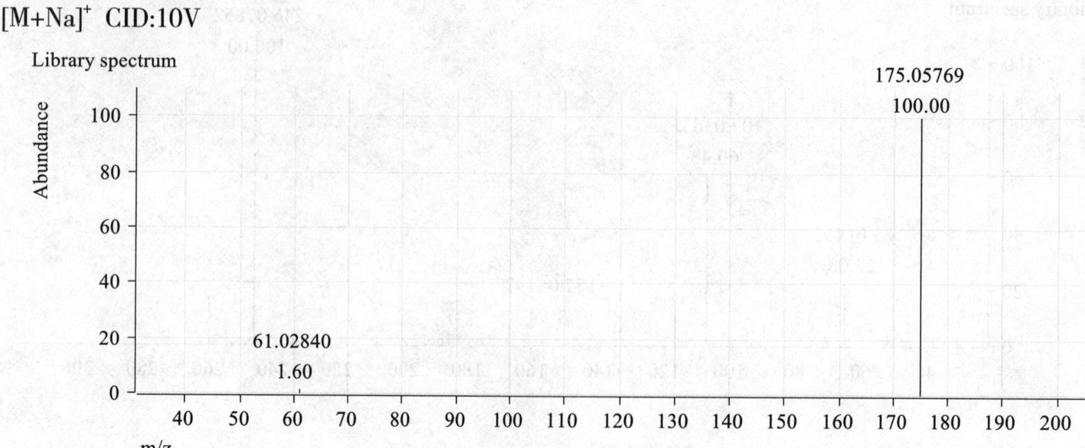

正离子扫描裂解途径解析

m/z 175.0577 → m/z 61.0284

负离子扫描二级质谱图

[M−H]⁻ CID:10V

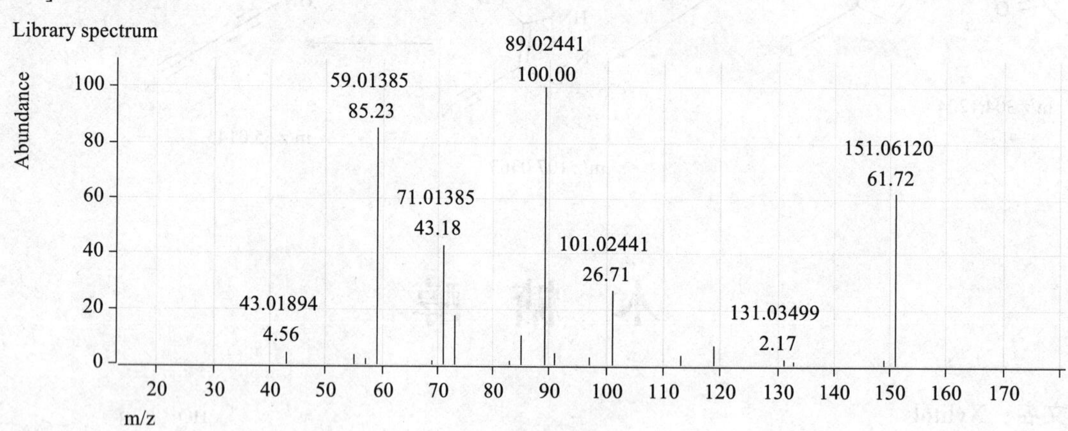

[M−H]⁻ CID:20V

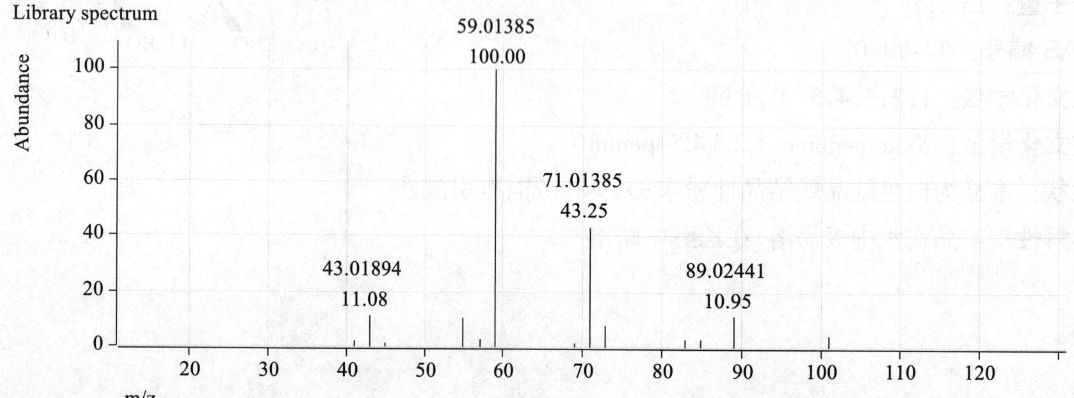

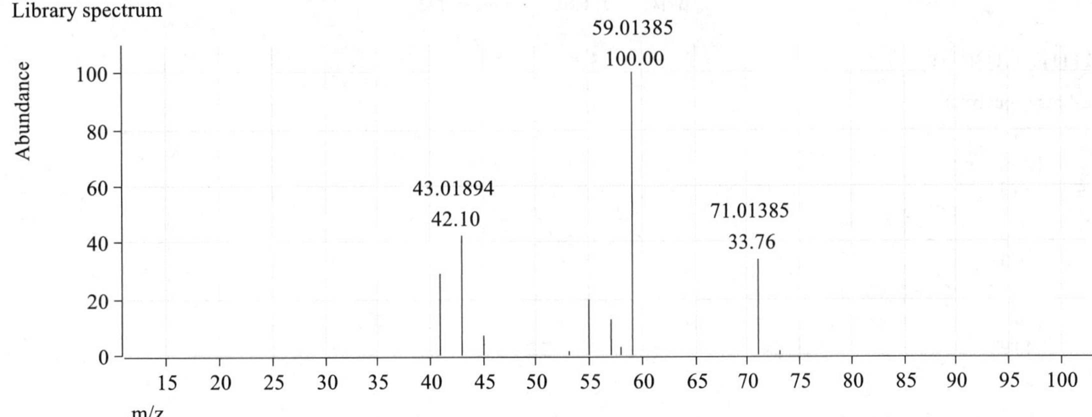

负离子扫描裂解途径解析

m/z 89.0244

m/z 151.0612

m/z 59.0139

m/z 101.0244

m/z 71.0139

匹伐他汀钙

英文名：Pitavastatin Calcium

分子式：$(C_{25}H_{24}FNO_4)_2Ca$

分子量：880.28

CAS 编号：147526-32-7

中文化学名：(3*R*,5*S*,6*E*)-7-［2-环丙基-4-(4-氟苯基)-3-喹啉基］-3,5-二羟基-6-庚烯酸

英文化学名：(3*R*,5*S*,6*E*)-7-[2-Cyclopropyl-4-(4-fluorophenyl)-3-quinolinyl]-3,5-dihydroxy-6-heptenoic acid

性状：本品为白色粉末

正离子扫描二级质谱图

[M+H]+ CID:10V

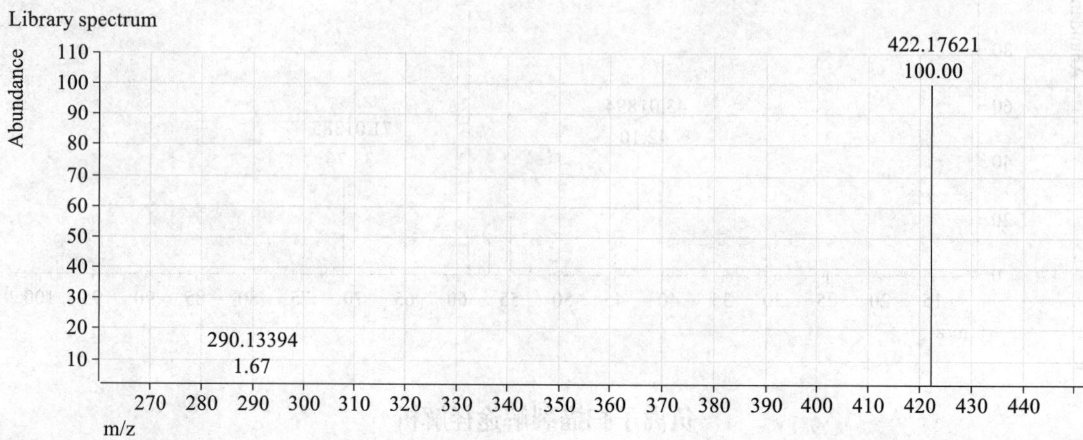

[M+H]+ CID:20V

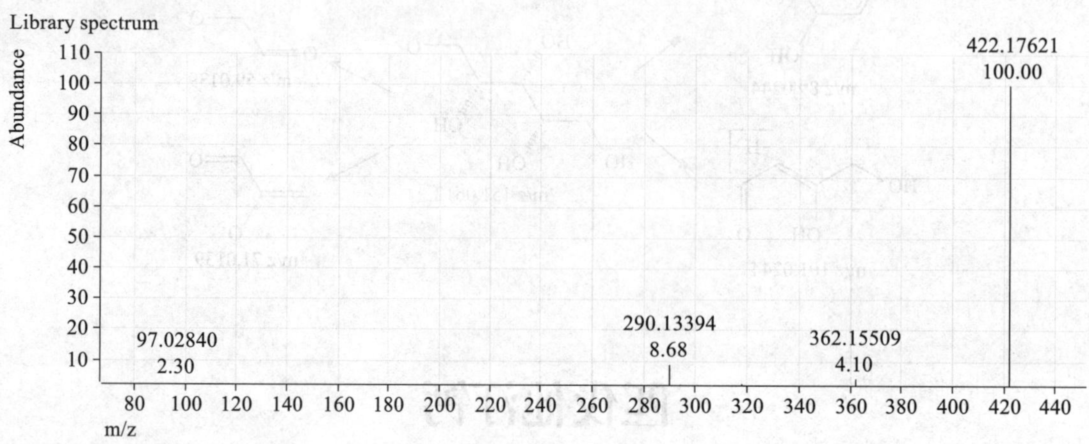

[M+H]+ CID:40V

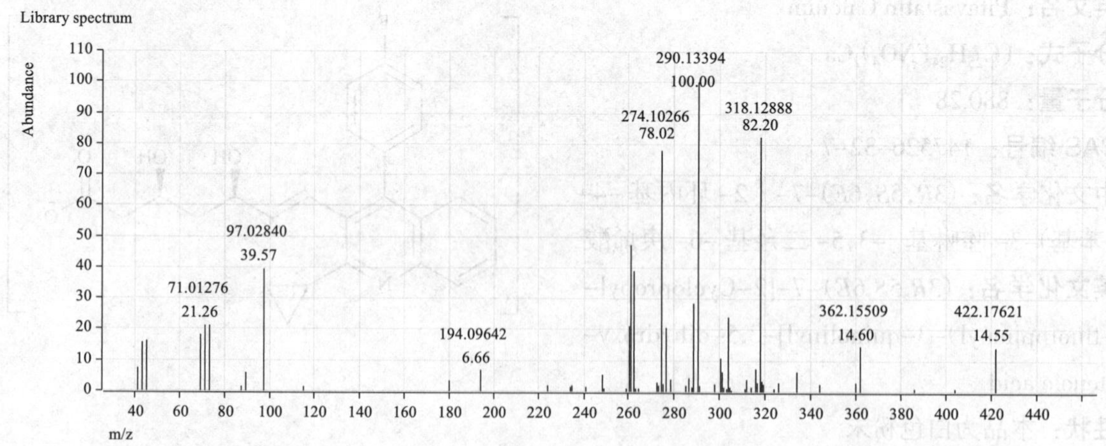

正离子扫描裂解途径解析

m/z 422.1762 → m/z 362.1551 → m/z 318.1289 → m/z 290.1340

负离子扫描二级质谱图

[M−H]⁻ CID:10V

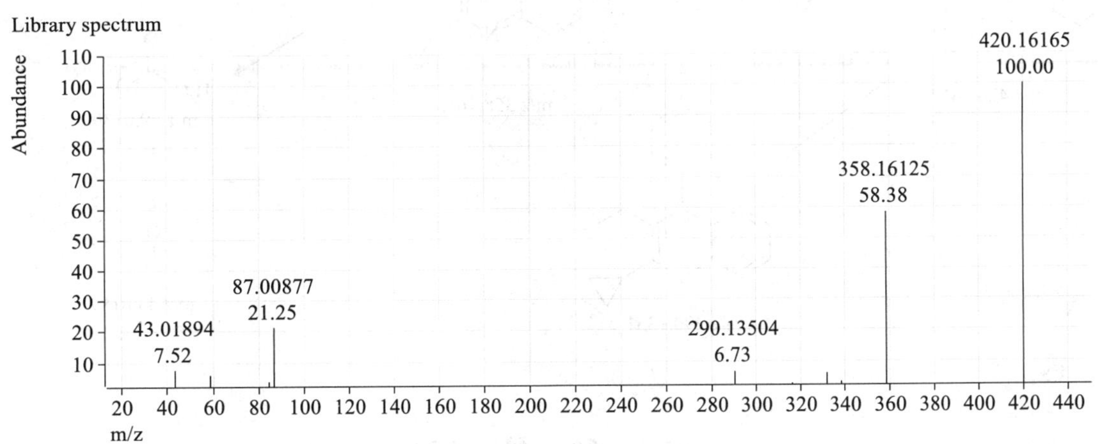

[M−H]⁻ CID:20V

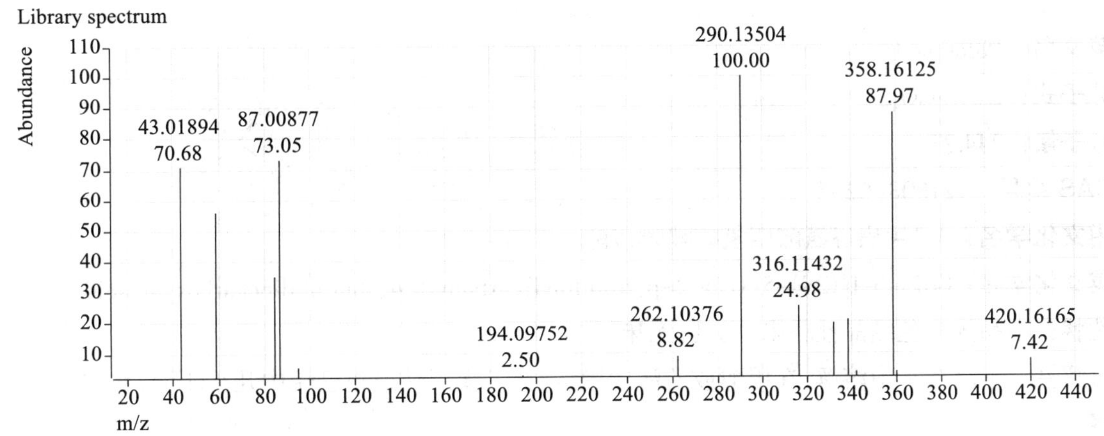

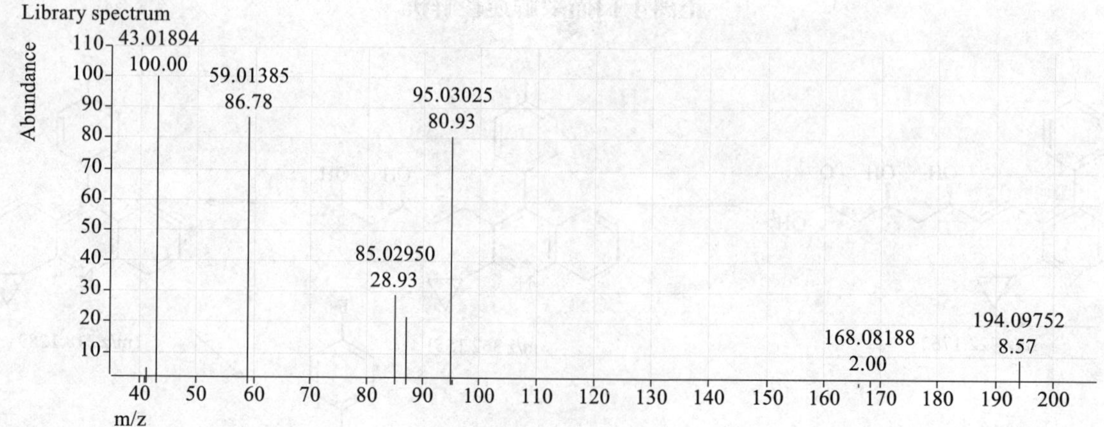

负离子扫描裂解途径解析

m/z 420.1617

m/z 358.1613

m/z 95.0303

m/z 59.0139

m/z 43.0189

m/z 290.1351

匹 多 莫 德

英文名： Pidotimod

分子式： $C_9H_{12}N_2O_4S$

分子量： 244.27

CAS 编号： 121808-62-6

中文化学名： 3-L- 焦谷氨酸四氢噻唑啉羧酸

英文化学名： (4*R*)-3-[[(2*S*)-5-Oxo-2-pyrrolidinyl]carbonyl]-4-thiazolidinecarboxylic acid

性状： 本品为白色结晶性粉末；无臭；无味

溶解性： 本品在水中溶解，在甲醇或乙醇中微溶，在三氯甲烷或正己烷中几乎不溶，在二甲基甲酰胺中易溶

正离子扫描二级质谱图

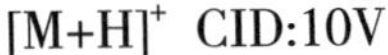

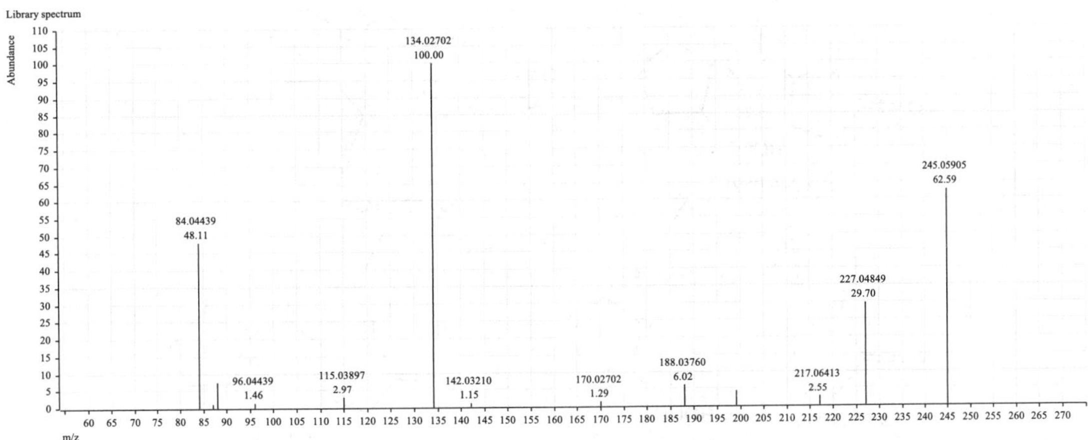

[M+H]+ CID:20V

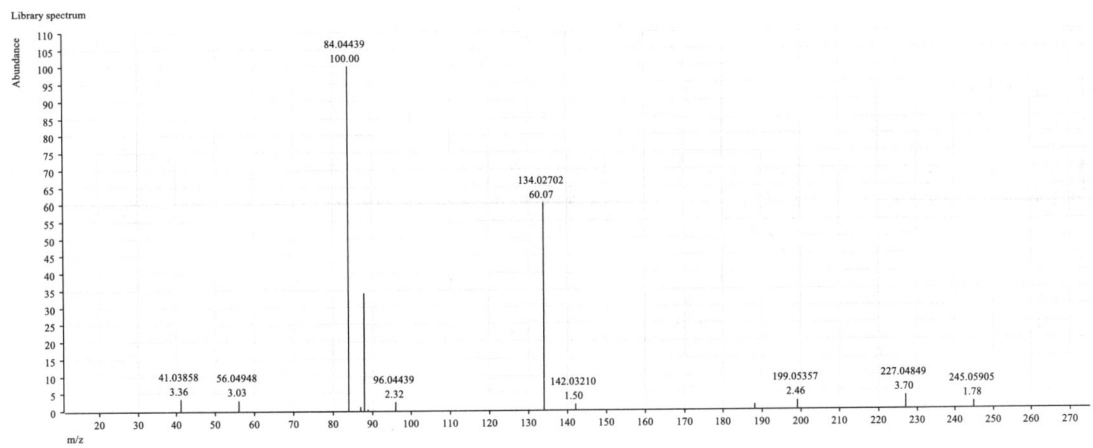

[M+H]+ CID:40V

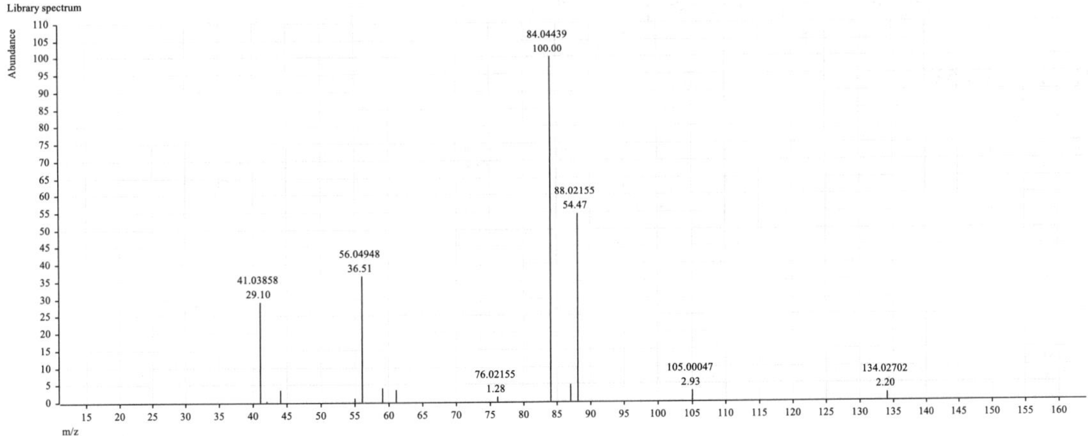

正离子扫描裂解途径解析

m/z 245.0591

m/z 227.0485

m/z 84.0444

m/z 134.0270

m/z 199.0536

负离子扫描二级质谱图

[M−H]⁻ CID:2V

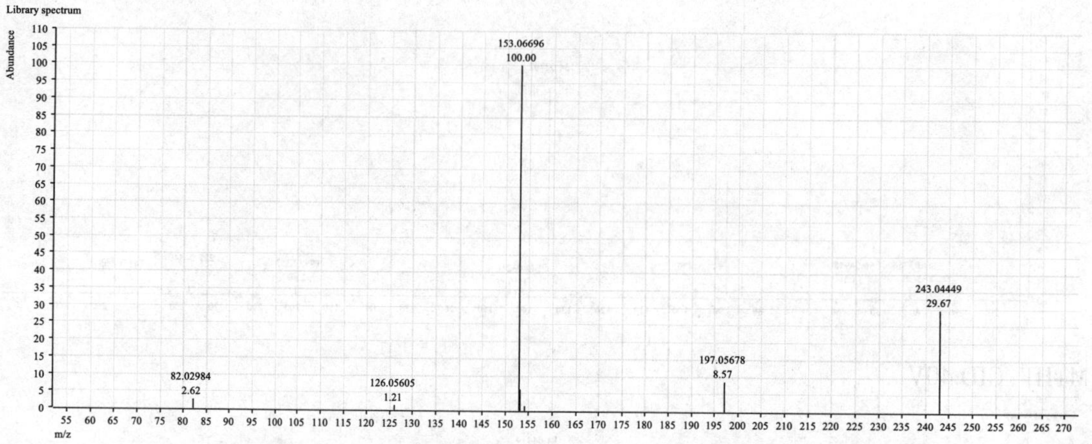

[M−H]⁻ CID:5V

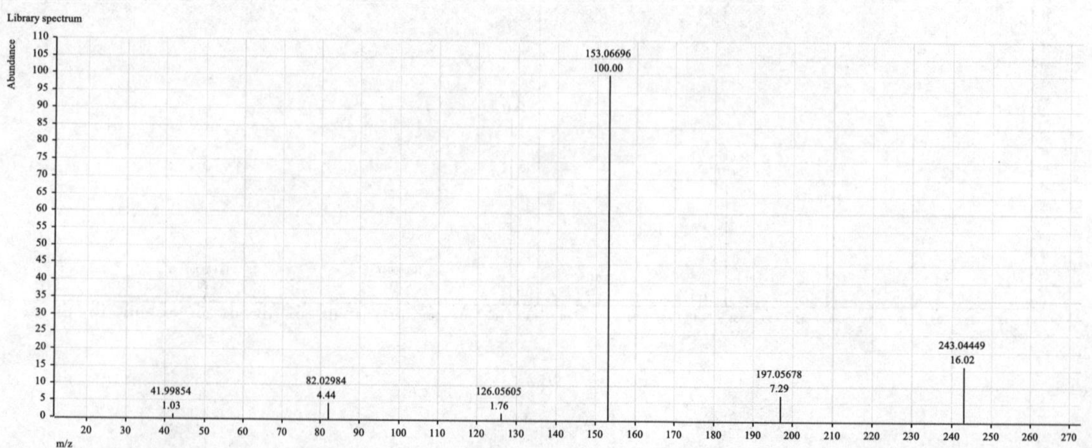

[M-H]⁻ CID:10V

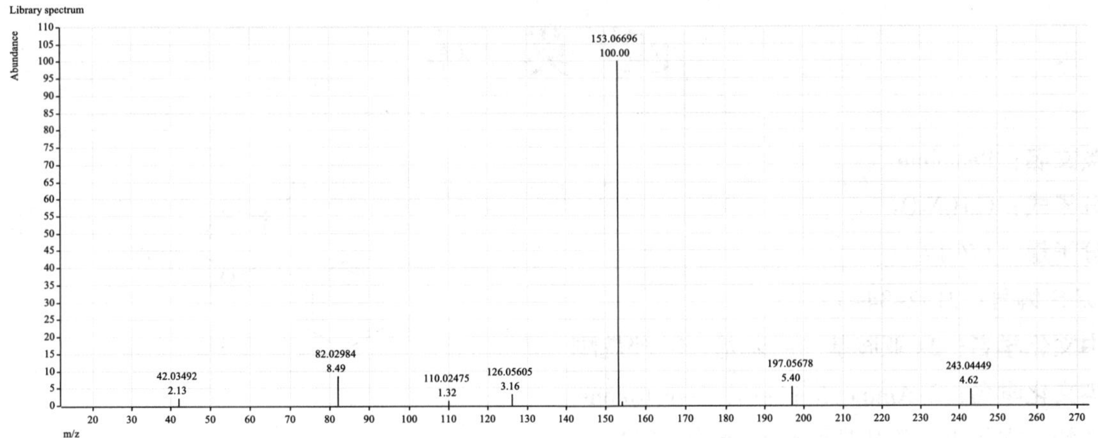

[M-H]⁻ CID:20V

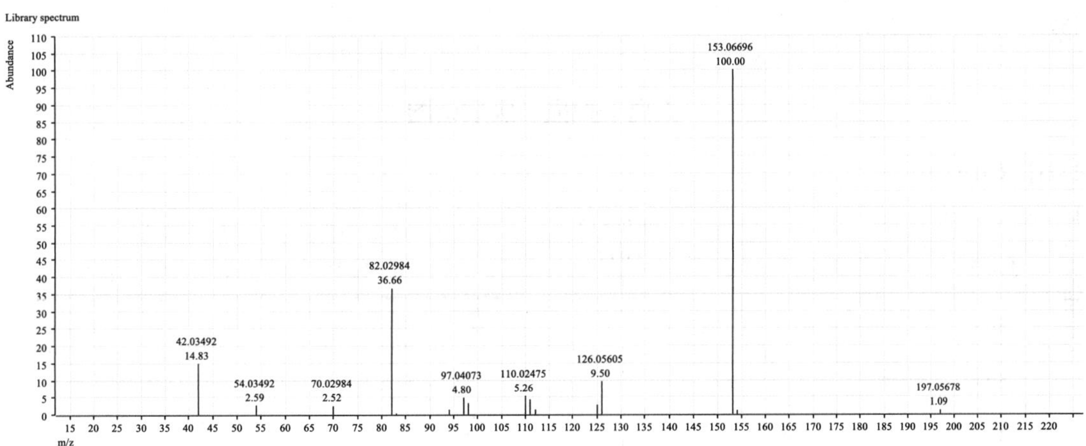

[M-H]⁻ CID:40V

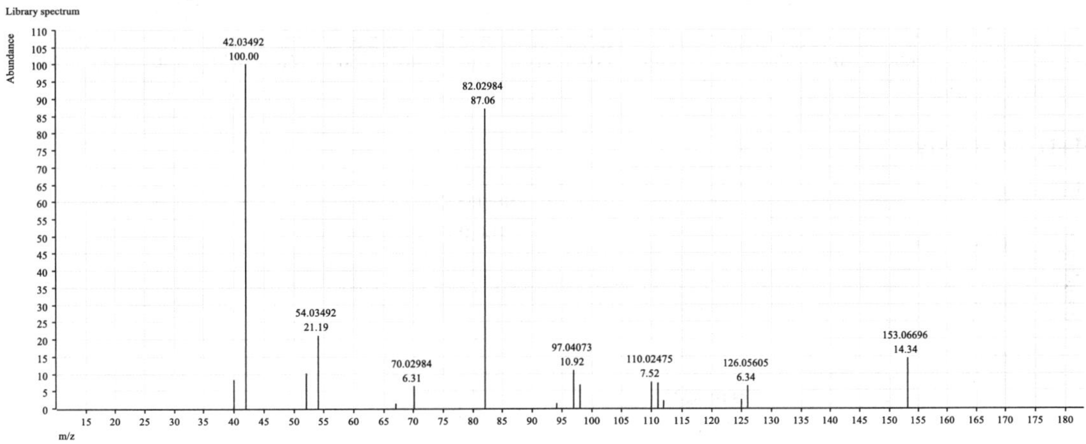

负离子扫描裂解途径解析

m/z 82.0298 ← m/z 243.0445 → m/z 153.0670

匹　莫　林

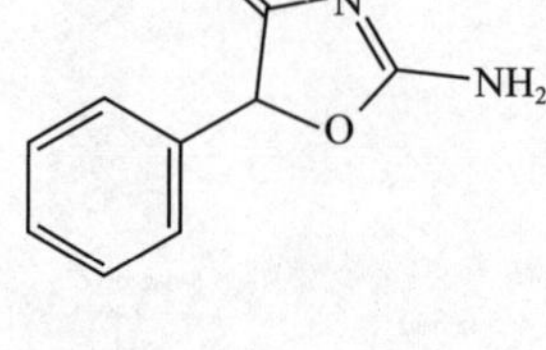

英文名：Pemoline

分子式：$C_9H_8N_2O_2$

分子量：176.17

CAS 编号：2152-34-3

中文化学名：2- 亚胺基 -5- 苯基 -4- 唑烷酮

英文化学名：2-Amino-5-phenyl-4-oxazolone

性状：本品为白色结晶性粉末；无臭；无味

溶解性：本品在氢氧化钠溶液中易溶，在丙二醇中微溶，在乙醇、丙酮中极微溶，在水、三氯甲烷、乙醚中不溶

正离子扫描二级质谱图

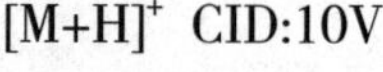
$[M+H]^+$　CID:10V

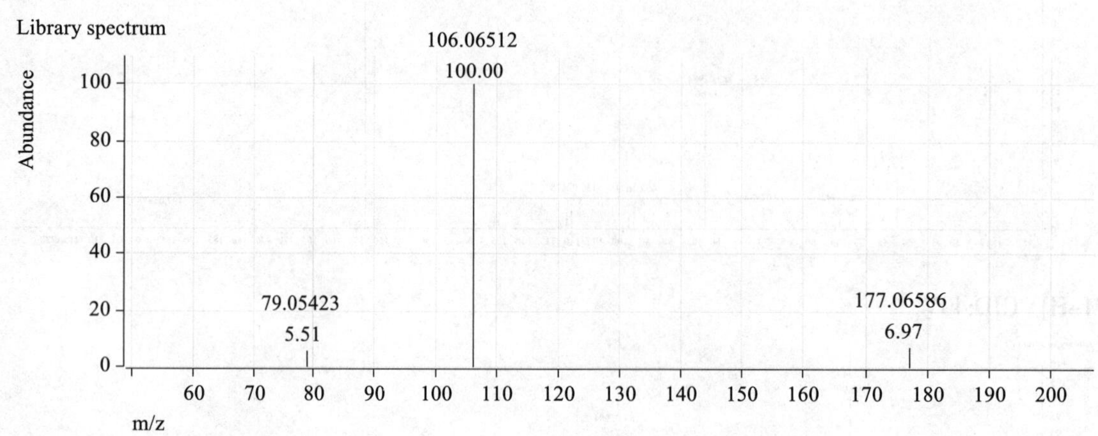

$[M+H]^+$　CID:20V

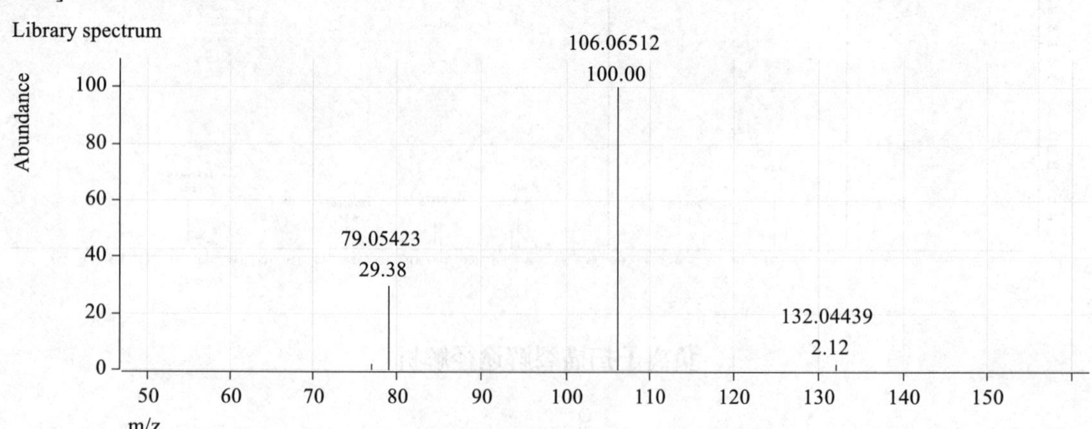

[M+H]$^+$ CID:40V

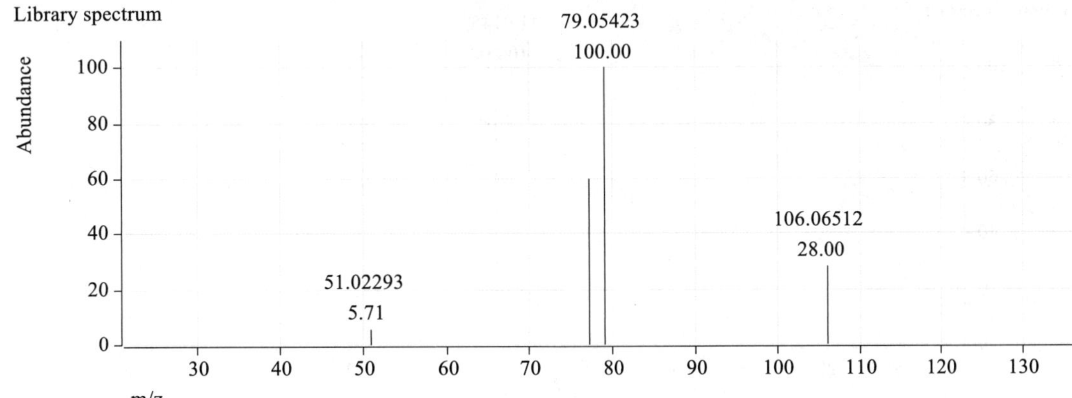

正离子扫描裂解途径解析

m/z 79.0542

m/z 177.0659

m/z 106.0651

负离子扫描二级质谱图

[M−H]$^-$ CID:10V

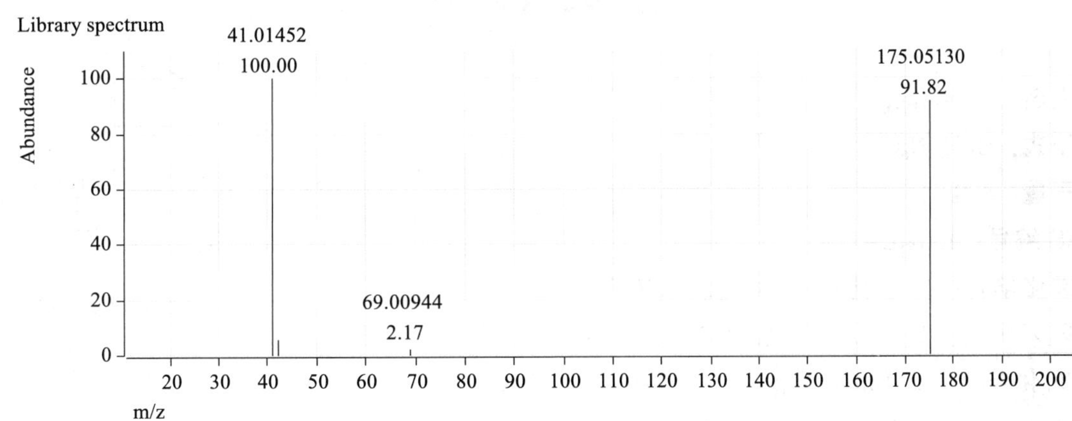

[M−H]$^-$ CID:20V

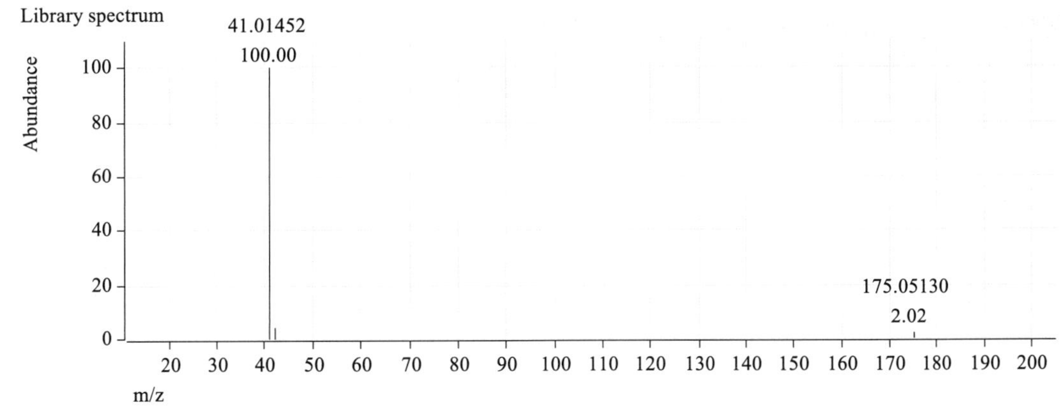

[M−H]⁻ CID:40V

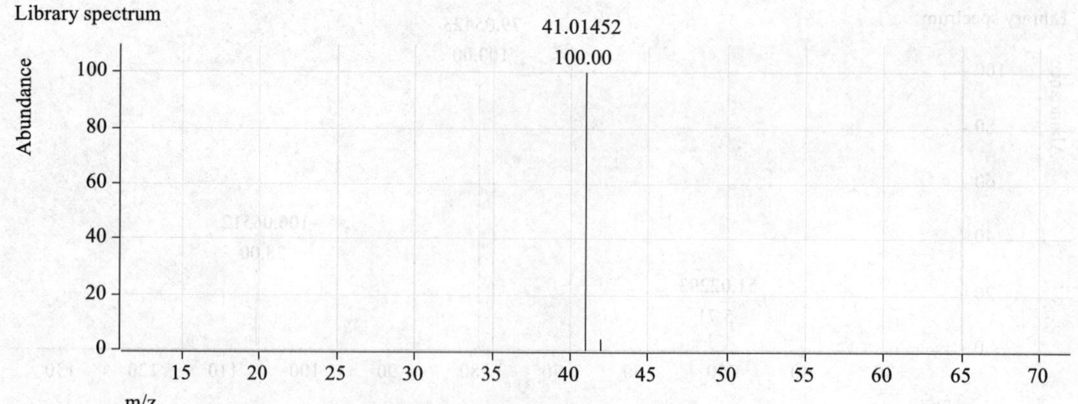

负离子扫描裂解途径解析

m/z 175.0513 → m/z 41.0145

厄 贝 沙 坦

英文名：Irbesartan

分子式：$C_{25}H_{28}N_6O$

分子量：428.54

CAS 编号：138402-11-6

中文化学名：2- 丁基 -3-［4-［2-(1*H*- 四氮唑 -5-基)苯基］苯甲基］-1,3- 二氮杂螺［4,4］壬 -1- 烯 -4- 酮

英文化学名：2-Butyl-3-[[4-[2-(2*H*-tetrazol-5-yl)phenyl]phenyl]methyl]-1,3-diazaspiro[4.4]non-1-en-4-one

性状：本品为白色或类白色粉末或结晶性粉末

溶解性：本品在甲醇或乙醇中微溶，在水中不溶

正离子扫描二级质谱图

[M+H]⁺ CID:10V

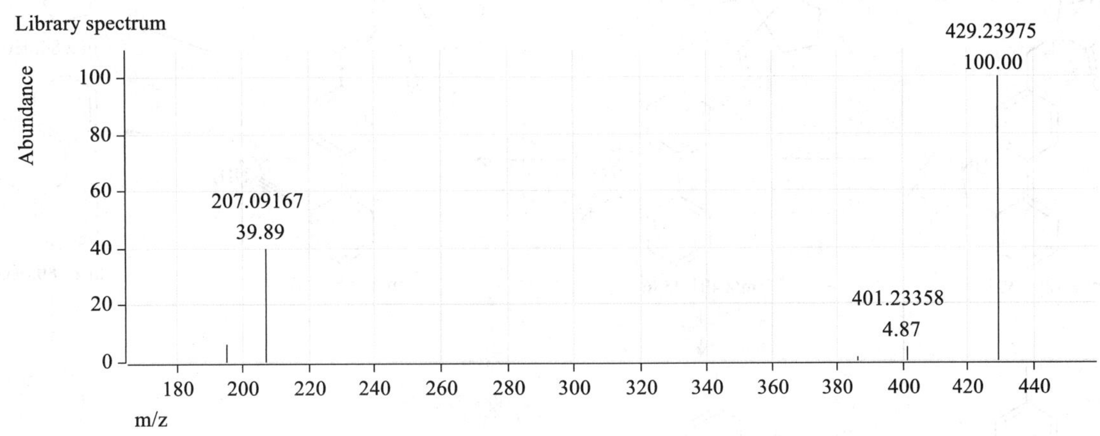

[M+H]⁺ CID:20V

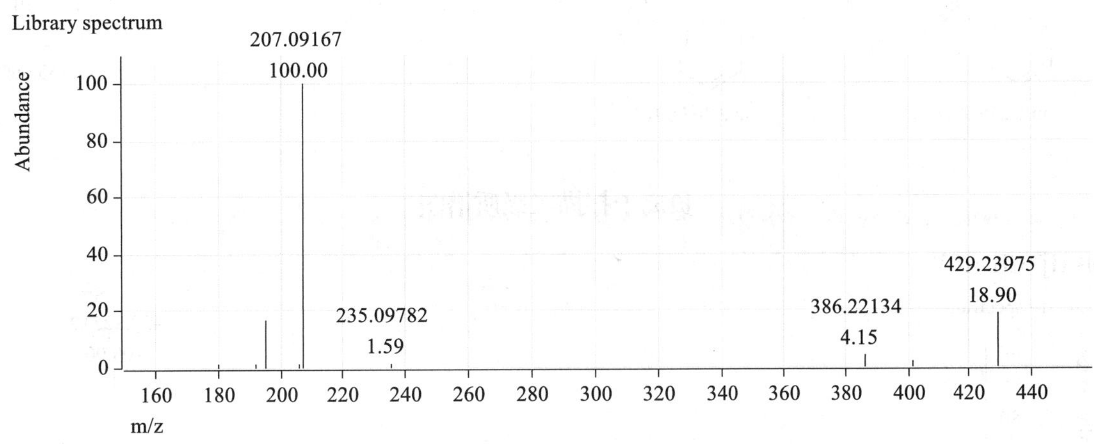

[M+H]⁺ CID:40V

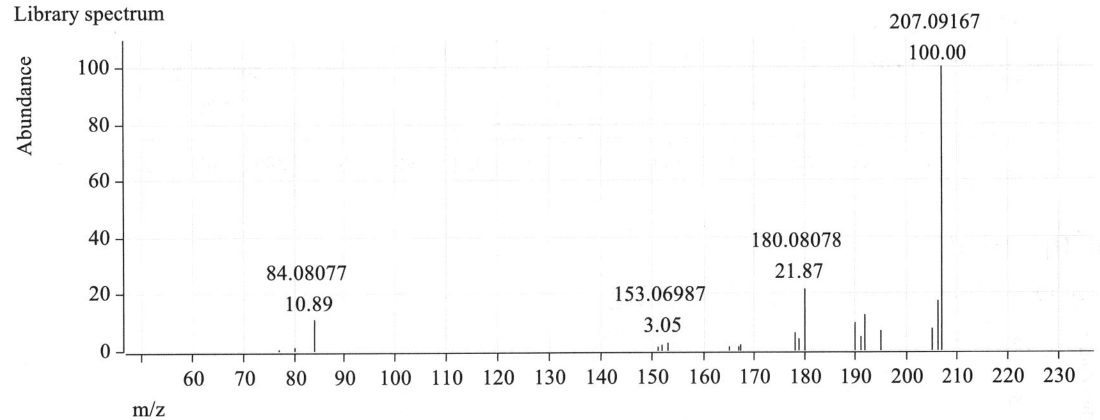

正离子扫描裂解途径解析

m/z 429.2397

m/z 401.2336

m/z 386.2227

m/z 84.0808

m/z 180.0808

m/z 235.0978

m/z 207.0917

m/z 153.0699

负离子扫描二级质谱图

$[M-H]^-$ CID:10V

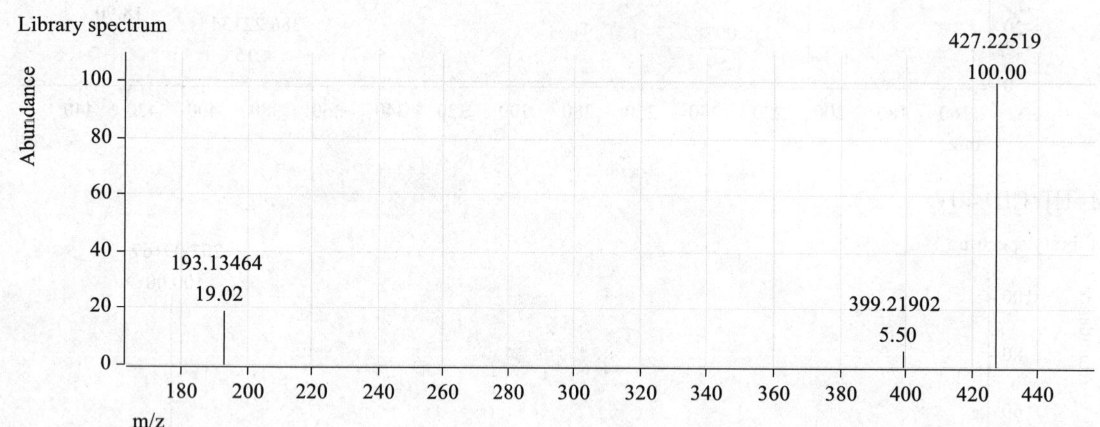

$[M-H]^-$ CID:20V

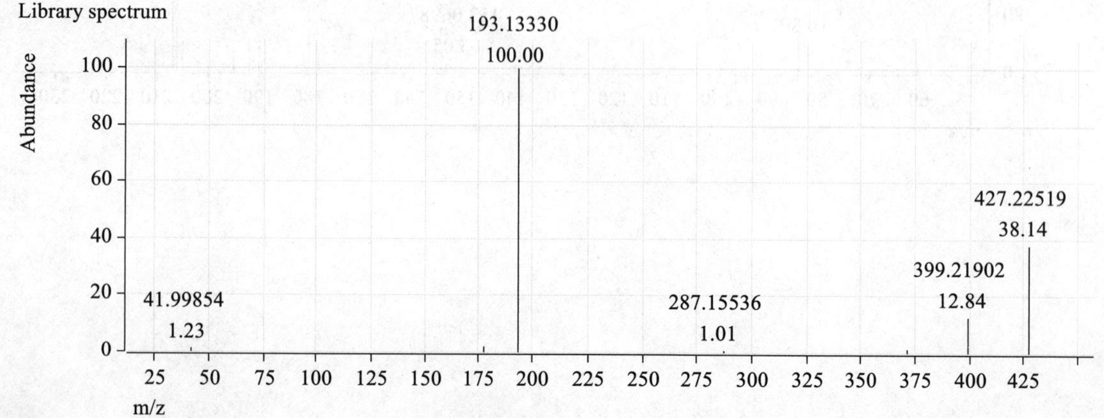

[M–H]⁻ CID:40V

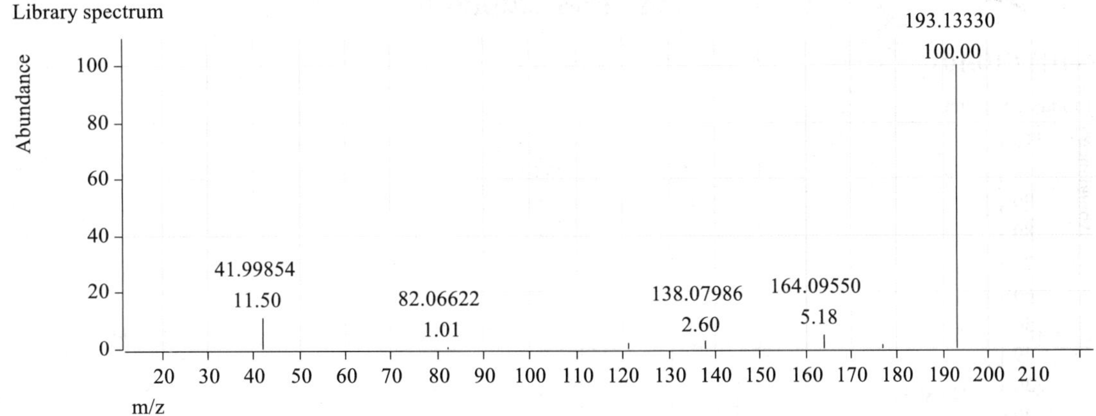

负离子扫描裂解途径解析

m/z 427.2252

m/z 399.2190

m/z 193.1346

厄贝沙坦杂质 I

英文名： Irbesartan Impurity Ⅰ

分子式： $C_{25}H_{30}N_6O_2$

分子量： 446.54

CAS 编号： 748812-53-5

中文化学名： 1-(戊酰氨基)-*N*-[[2′-(1*H*- 四氮唑 -5- 基)联苯 -4- 基]甲基]环戊烷甲酰胺

英文化学名： 1-(Pentanoylamino)-*N*-[[2-(1*H*-tetrazol-5-yl)biphenyl-4-yl]methyl]cyclopentanecarboxamide

性状： 本品为白色粉末

正离子扫描二级质谱图

$[M+H]^+$ CID:10V

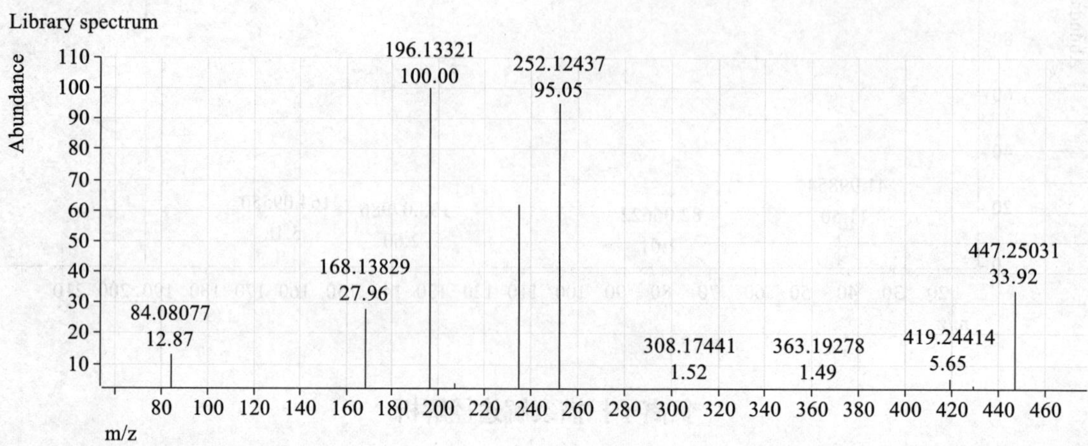

$[M+H]^+$ CID:20V

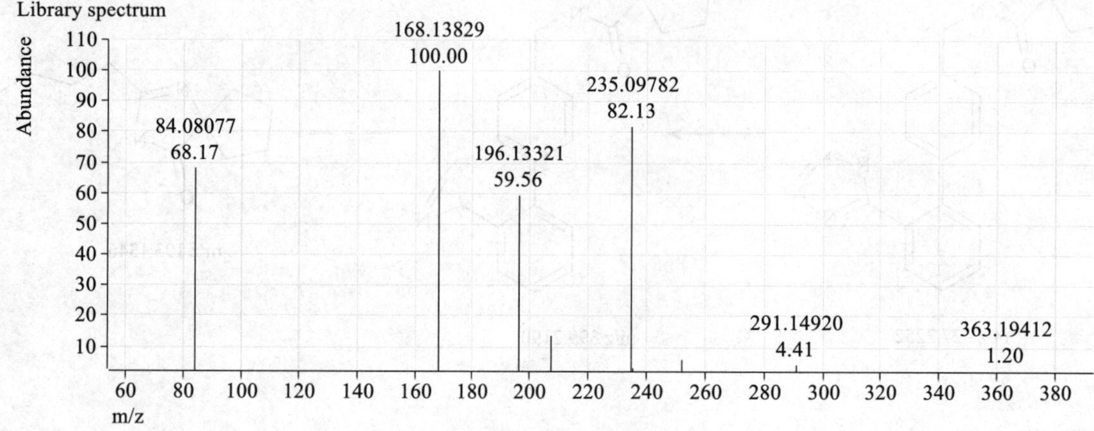

$[M+H]^+$ CID:40V

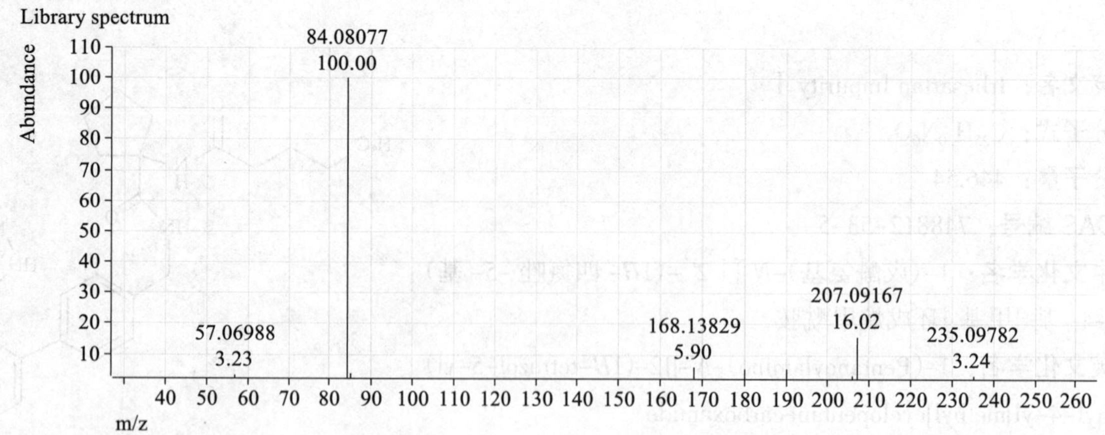

正离子扫描裂解途径解析

m/z 447.2503 → m/z 235.0978 → m/z 207.0917 → m/z 180.0808

m/z 447.2503 → m/z 196.1332 → m/z 168.1383 → m/z 84.0808

负离子扫描二级质谱图

$[M-H]^-$ CID:10V

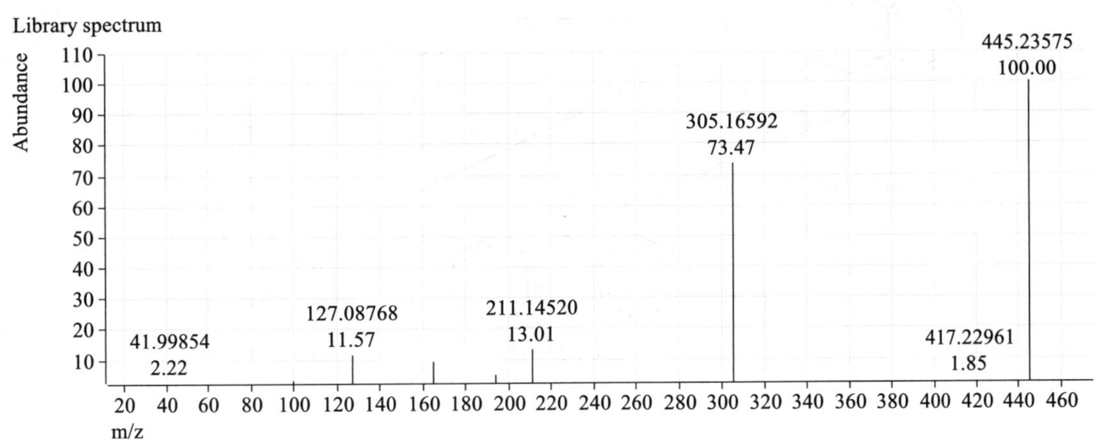

$[M-H]^-$ CID:20V

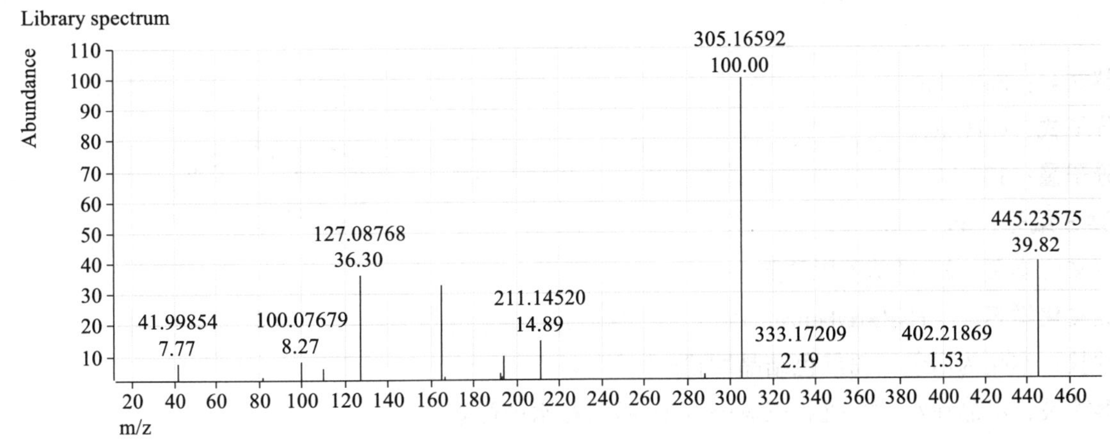

$[M-H]^-$ CID:40V

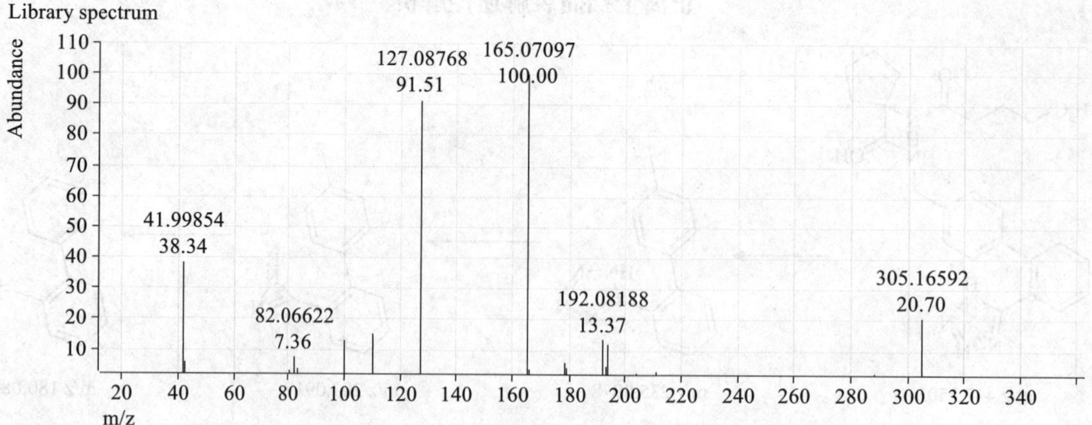

负离子扫描裂解途径解析

m/z 445.2357

m/z 305.1659

m/z 165.0710

m/z 127.0877

水 杨 酰 胺

英文名： Salicylamide

分子式： $C_7H_7NO_2$

分子量： 137.14

CAS 编号： 65-45-2

中文化学名： 2- 羟基苯甲酰胺

英文化学名： 2-Hydroxybenzamide

性状： 本品为白色至粉红色结晶性粉末

溶解性： 本品在水、醇、醚和三氯甲烷中易溶，在水中微溶

正离子扫描二级质谱图

[M+H]+ CID:10V

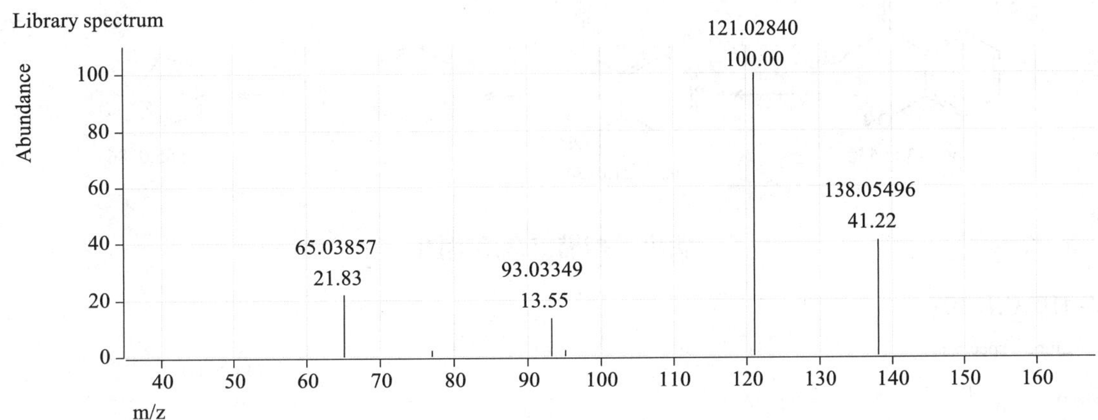

[M+H]+ CID:20V

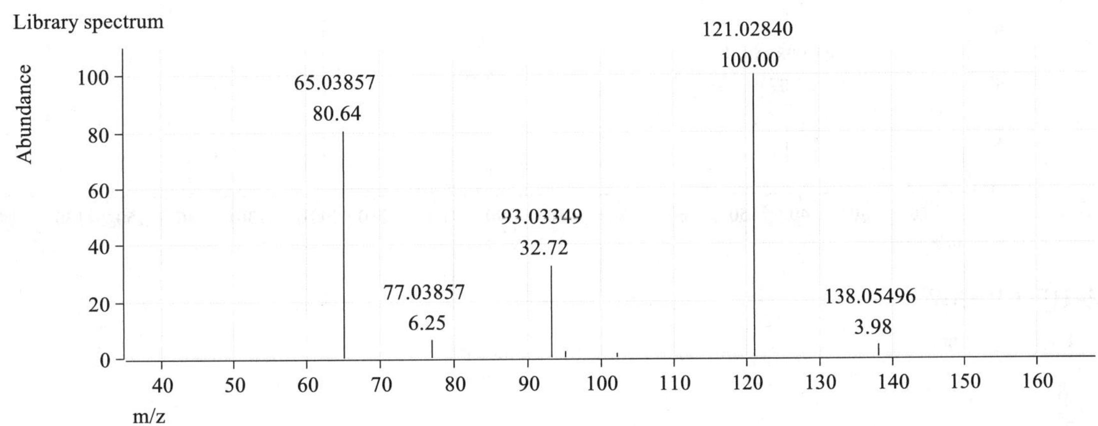

[M+H]+ CID:40V

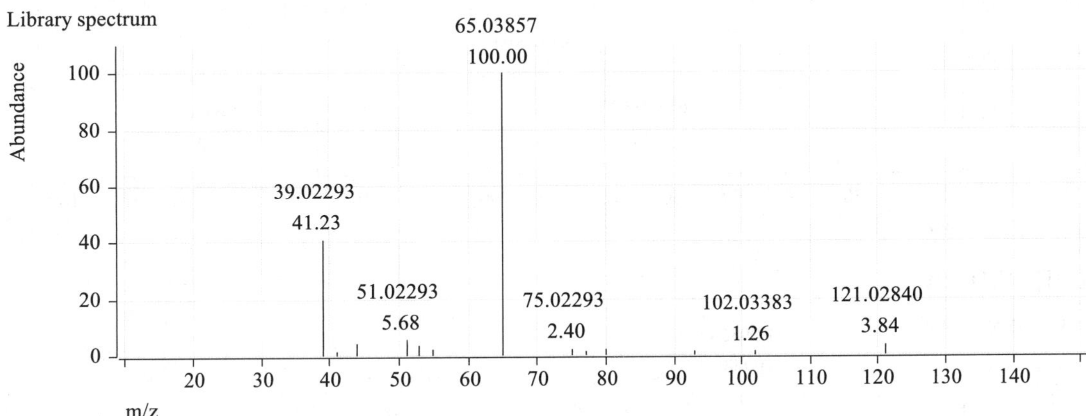

正离子扫描裂解途径解析

m/z 138.0550 → m/z 121.0284 → m/z 93.0335 → m/z 65.0386

负离子扫描二级质谱图

[M−H]⁻ CID:10V

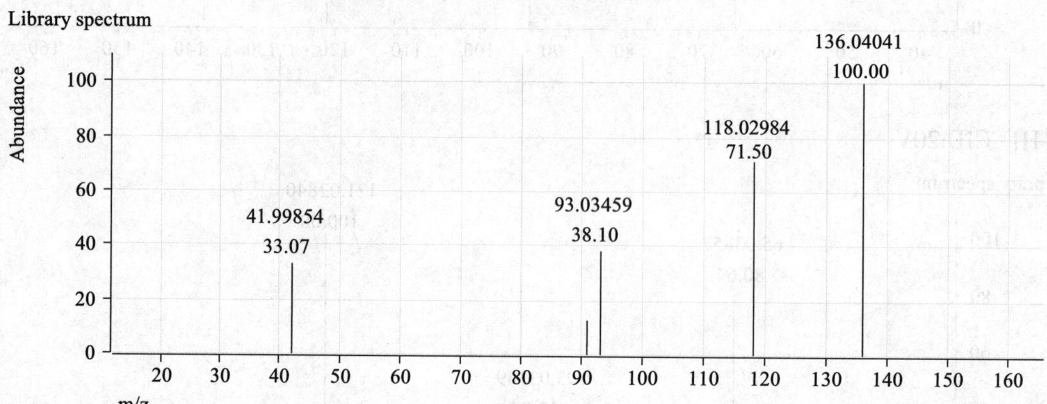

[M−H]⁻ CID:20V

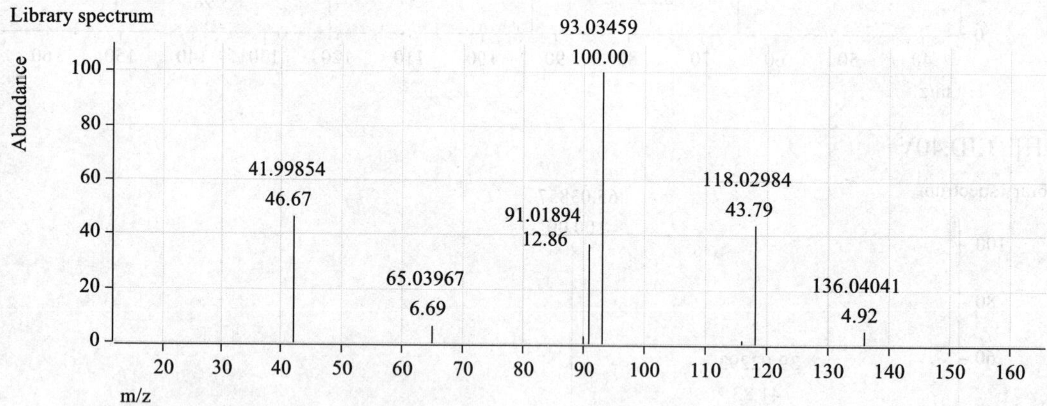

[M−H]⁻ CID:40V

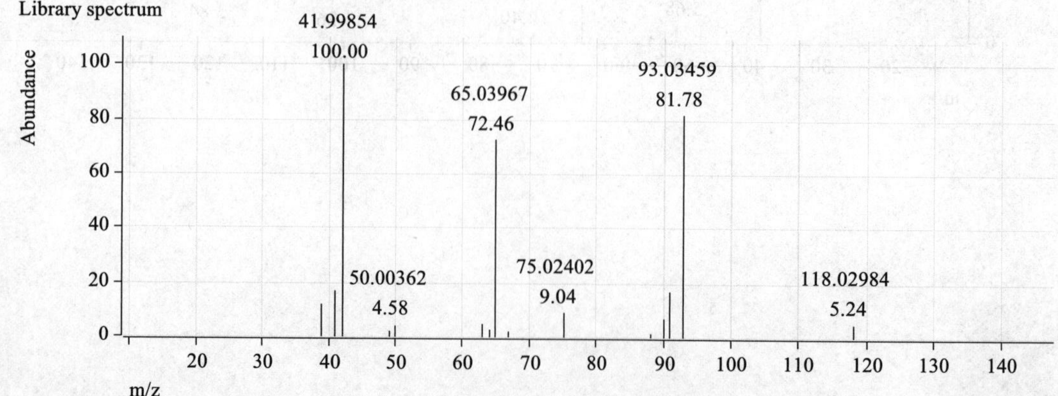

负离子扫描裂解途径解析

O N⁻ m/z 118.0298 ← O NH₂ O⁻ m/z 136.0404 → O⁻ m/z 93.0346 → m/z 65.0397

水 杨 酸

英文名： Salicylic Acid

分子式： $C_7H_6O_3$

分子量： 138.12

CAS 编号： 69–72–7

中文化学名： 2– 羟基苯甲酸

英文化学名： 2–Hydroxybenzoic acid

O OH OH

性状： 本品为白色细微的针状结晶或白色结晶性粉末；无臭或几乎无臭；水溶液显酸性

溶解性： 本品在乙醇或乙醚中易溶，在沸水中溶解，在三氯甲烷中略溶，在水中微溶

负离子扫描二级质谱图

[M–H]⁻ CID:10V

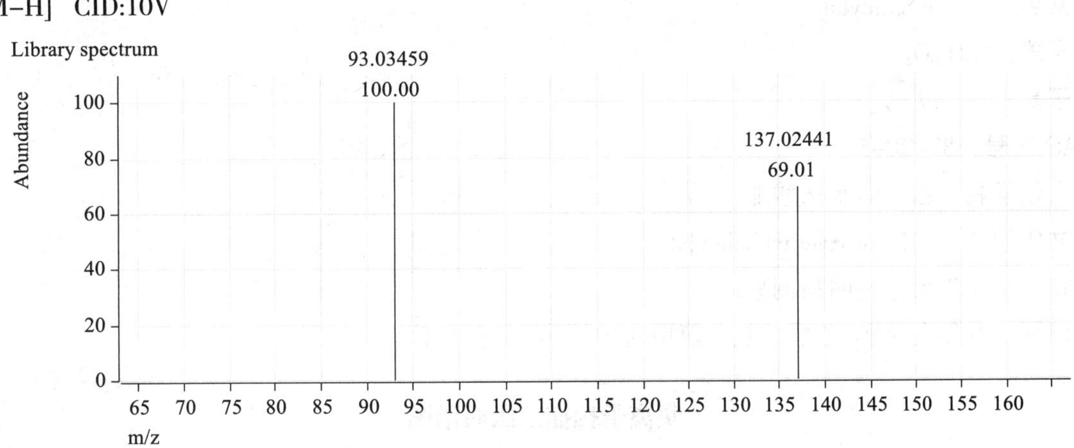

[M–H]⁻ CID:20V

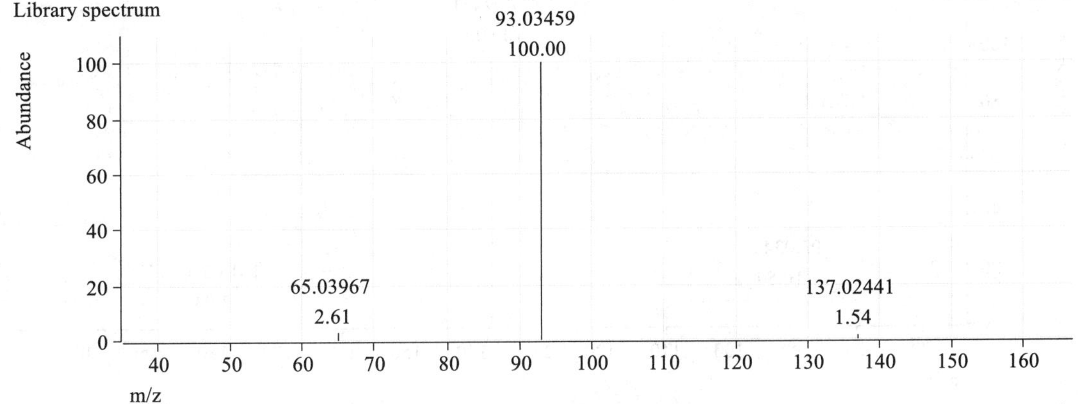

[M-H]⁻ CID:40V

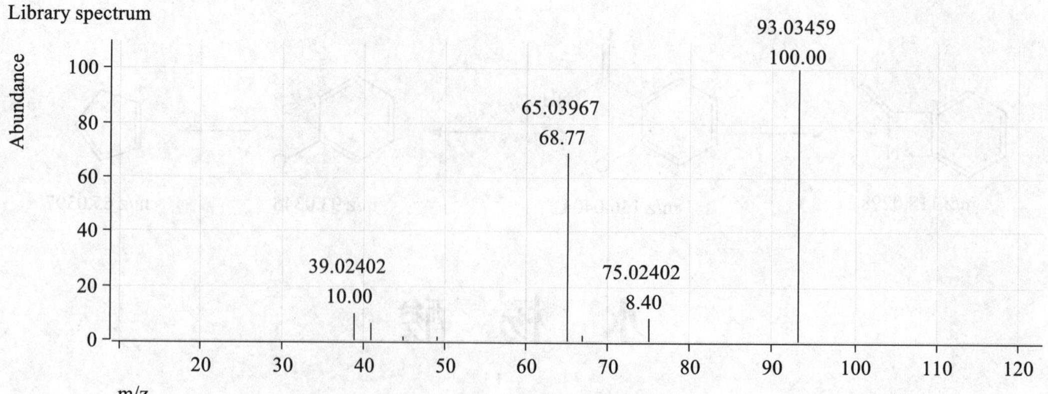

负离子扫描裂解途径解析

m/z 137.0244 → m/z 93.0346 → m/z 65.0397 → m/z 39.0240

水杨酸乙二醇

英文名：Glycol Salicylate

分子式：$C_9H_{10}O_4$

分子量：182.17

CAS 编号：87-28-5

中文化学名：乙二醇水杨酸酯

英文化学名：2-Hydroxyethyl salicylate

性状：本品为无色透明黏稠液体

溶解性：本品在甲醇、乙醇、醚、三氯甲烷中易溶，在水中不溶

负离子扫描二级质谱图

[M-H]⁻ CID:10V

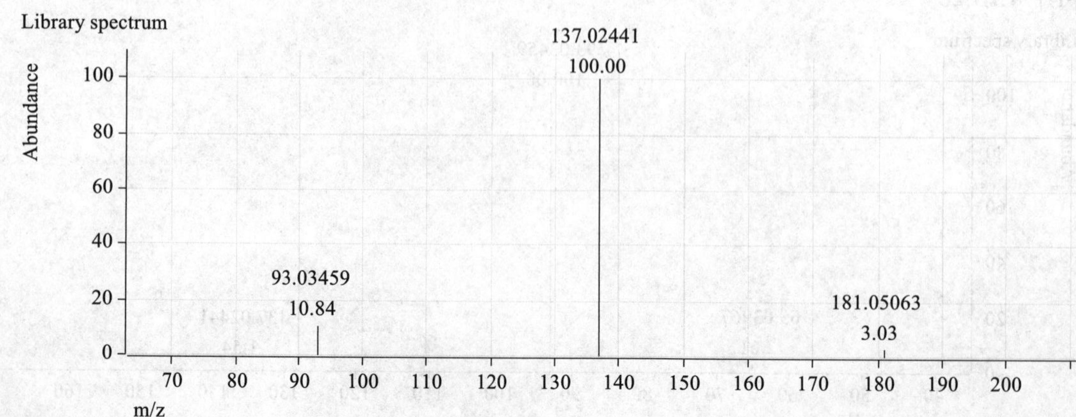

$[M-H]^-$ CID:20V

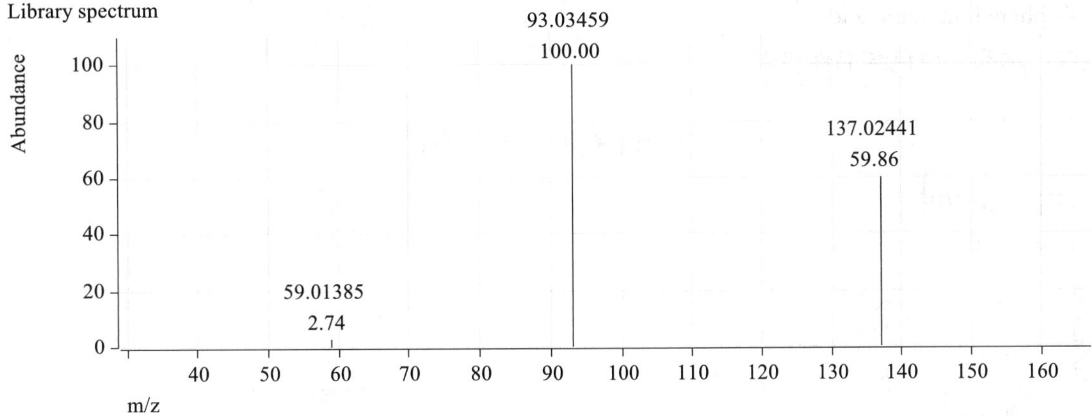

$[M-H]^-$ CID:40V

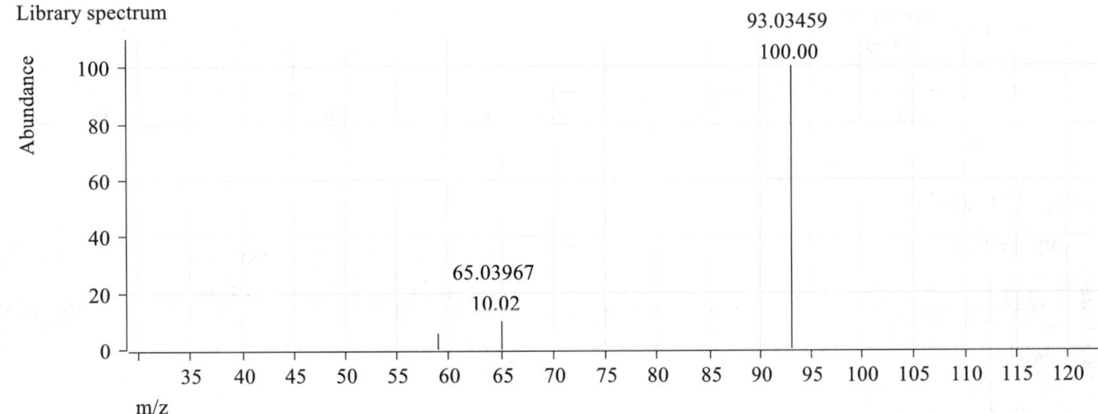

负离子扫描裂解途径解析

m/z 181.0506 → m/z 59.0139；m/z 181.0506 → m/z 137.0244 → m/z 93.0346 → m/z 65.0397

贝那普利拉

英文名： Benazeprilat

分子式： $C_{22}H_{24}N_2O_5$

分子量： 396.44

CAS 编号： 86541-78-8

中文化学名： (2*S*)-2-[[(3*S*)-1-(羧甲基)-2-氧代-2,3,4,5-四氢-1*H*-1-苯并氮杂卓-3-基]氨基]-4-苯丁酸

英文化学名：(2*S*)-2-[[(3*S*)-1-(Carboxymethyl)-2-oxo-2,3,4,5-tetrahydro-1*H*-1-benzazepin-3-yl]amino]-4-phenylbutanoin acid

性状：本品为白色结晶性粉末

正离子扫描二级质谱图

[M+H]$^+$ CID:10V

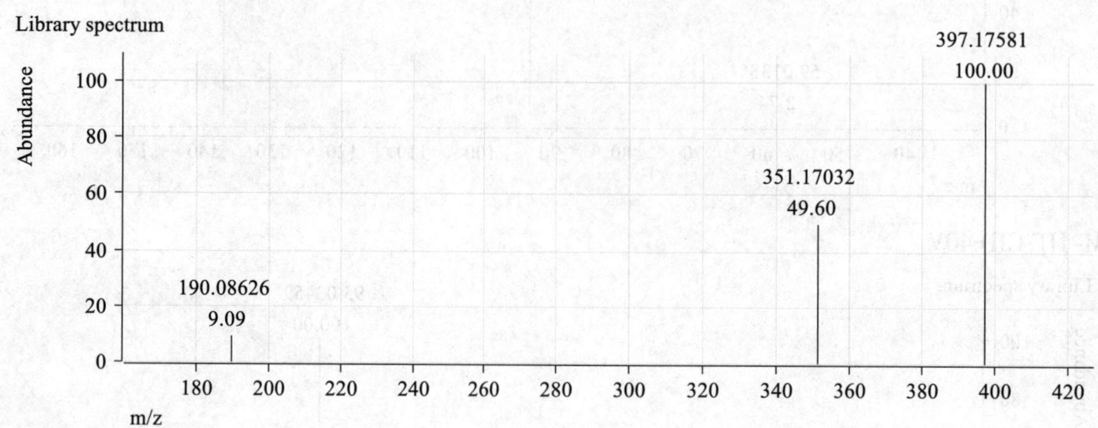

[M+H]$^+$ CID:20V

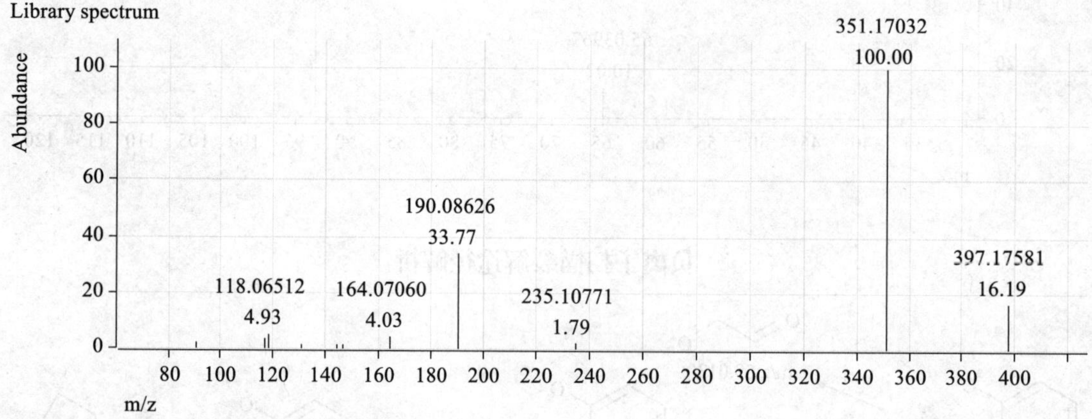

[M+H]$^+$ CID:40V

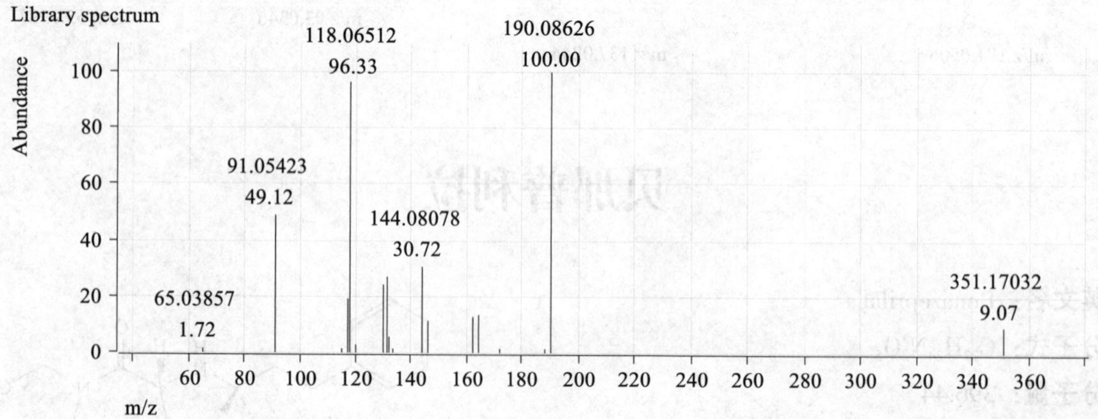

正离子扫描裂解途径解析

HO O N H O N +OH OH

m/z 397.1758

+ N CH$_3$

m/z 118.0651

N$^+$ H O N O OH

m/z 351.1703

或

HO O N H O N$^+$

m/z 351.1703

H N$^+$ COOH

m/z 190.0863

负离子扫描二级质谱图

[M−H]$^-$ CID:10V

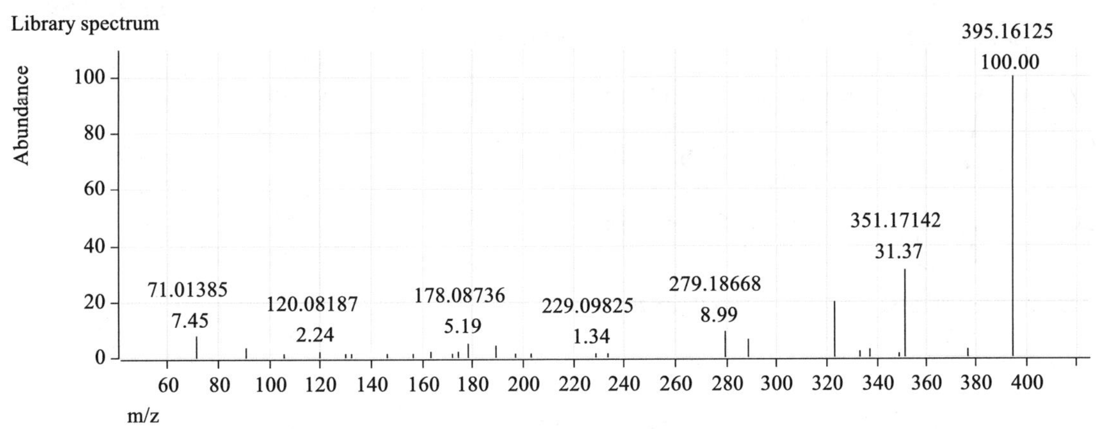

[M−H]$^-$ CID:20V

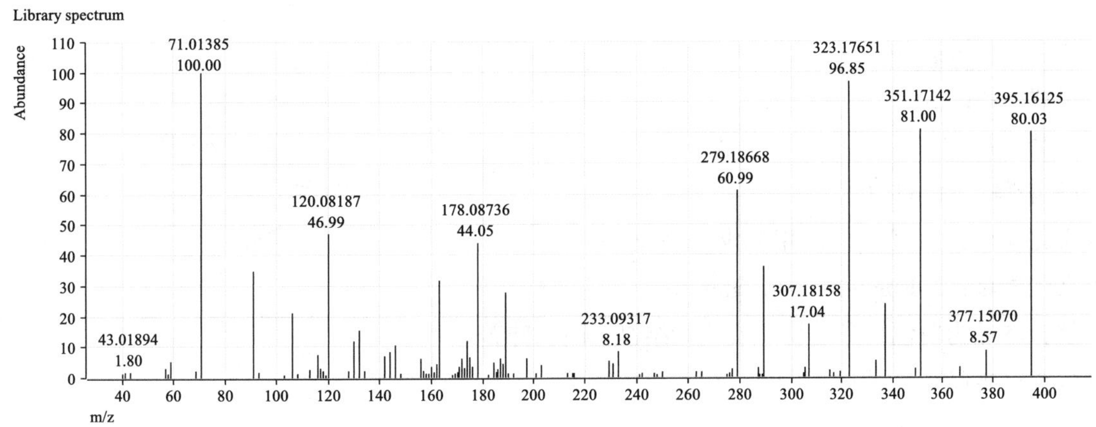

[M-H]⁻ CID:40V

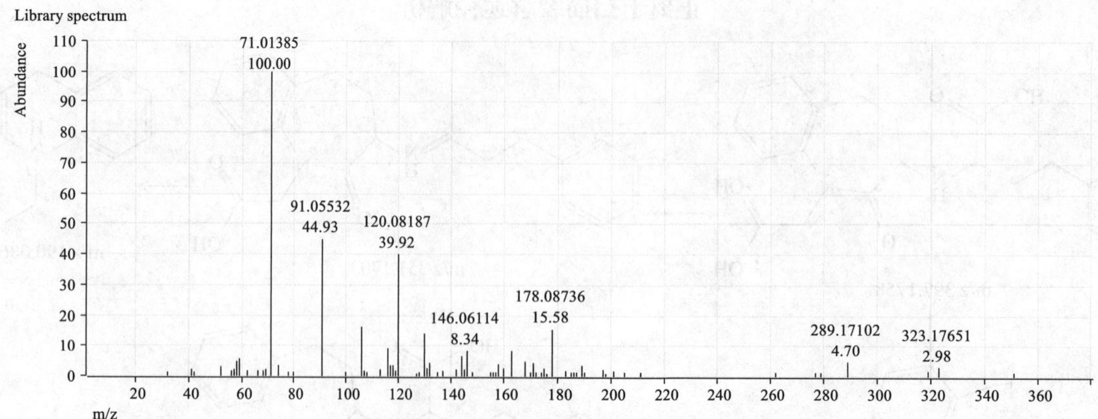

负离子扫描裂解途径解析

m/z 395.1612 → m/z 351.1714 → m/z 323.1765

m/z 71.0139　m/z 91.0553　m/z 178.0874

贝　美　格

英文名： Bemegride

分子式： $C_8H_{13}NO_2$

分子量： 155.19

CAS 编号： 64-65-3

中文化学名： 3- 乙基 -3- 甲基戊二酰亚胺

英文化学名： 3-Ethyl-3-methylglutarimide

性状： 本品为白色结晶性粉末或片状结晶；无臭；味苦

溶解性： 本品在水、丙酮中溶解，在乙醇中略溶

正离子扫描二级质谱图(电离源为 APCI 源)

$[M+H]^+$ CID:10V

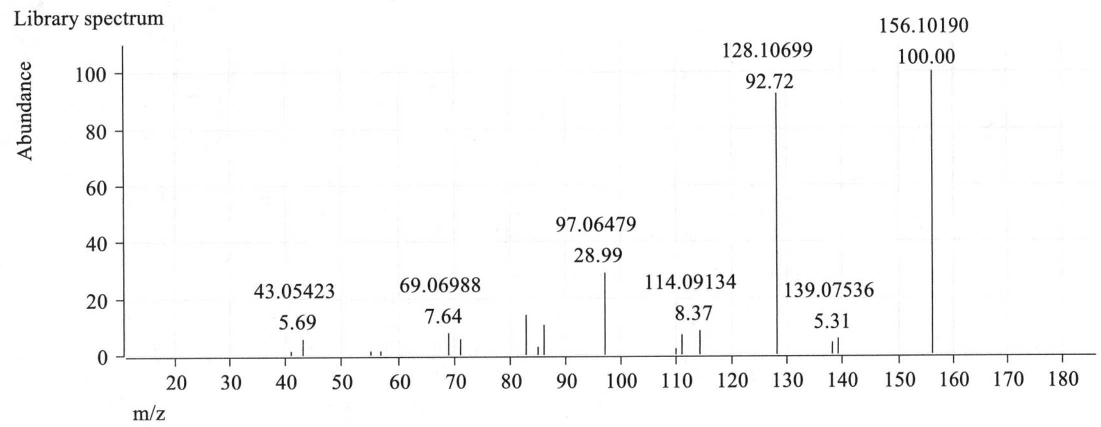

$[M+H]^+$ CID:20V

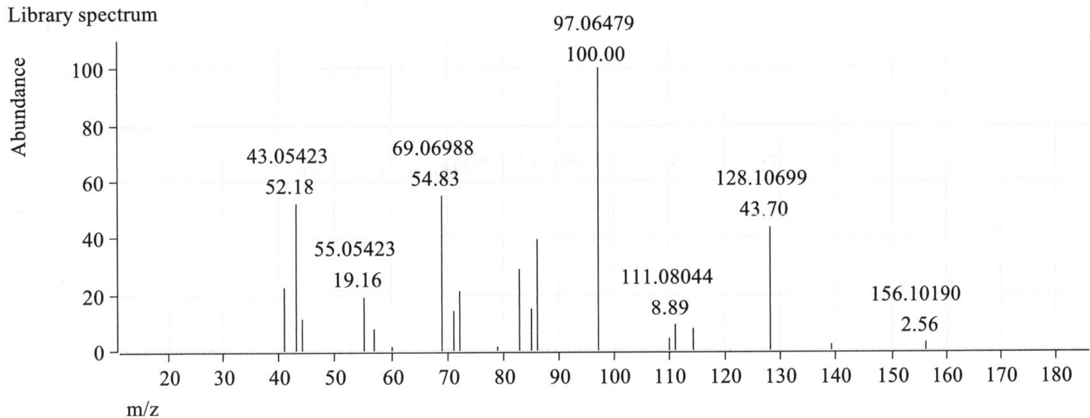

$[M+H]^+$ CID:40V

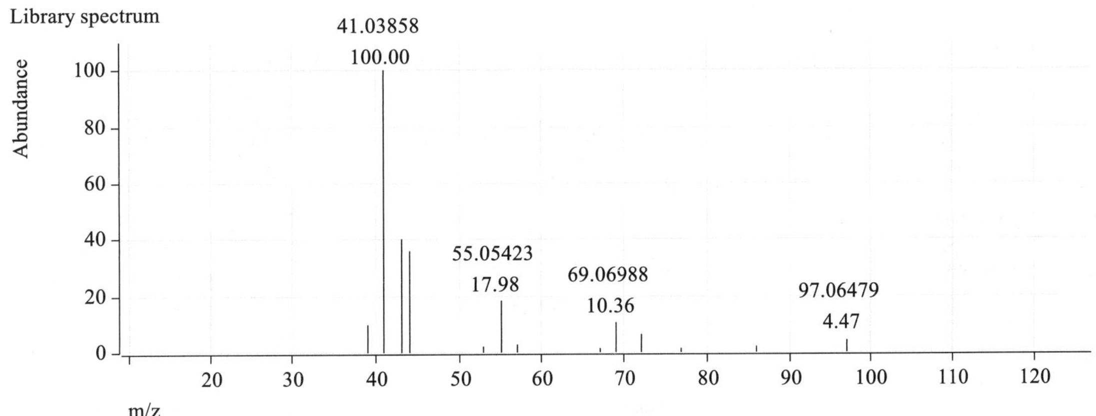

正离子扫描裂解途径解析

m/z 156.1019

m/z 41.0386

m/z 43.0542

m/z 128.1070

m/z 97.0648

m/z 111.0804

m/z 69.0699

负离子扫描二级质谱图(电离源为 APCI 源)

$[M-H]^-$ CID:10V

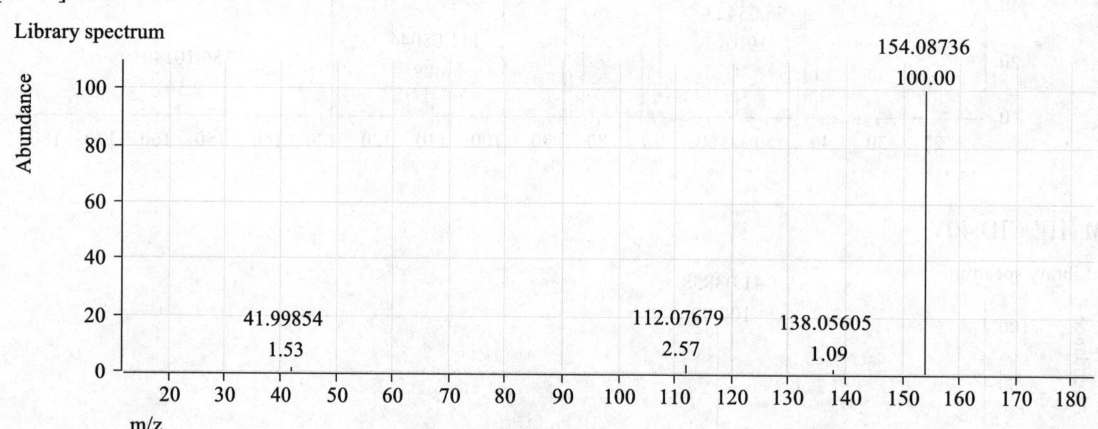

$[M-H]^-$ CID:20V

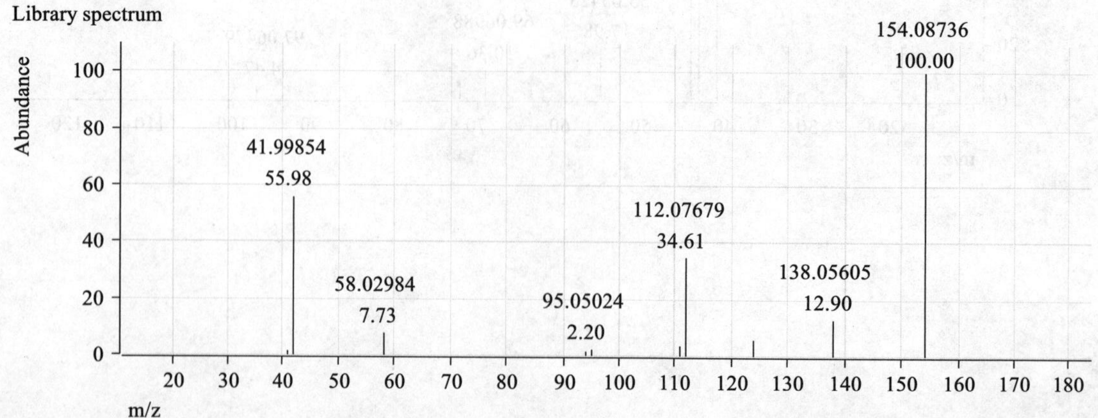

$[M-H]^-$ CID:40V

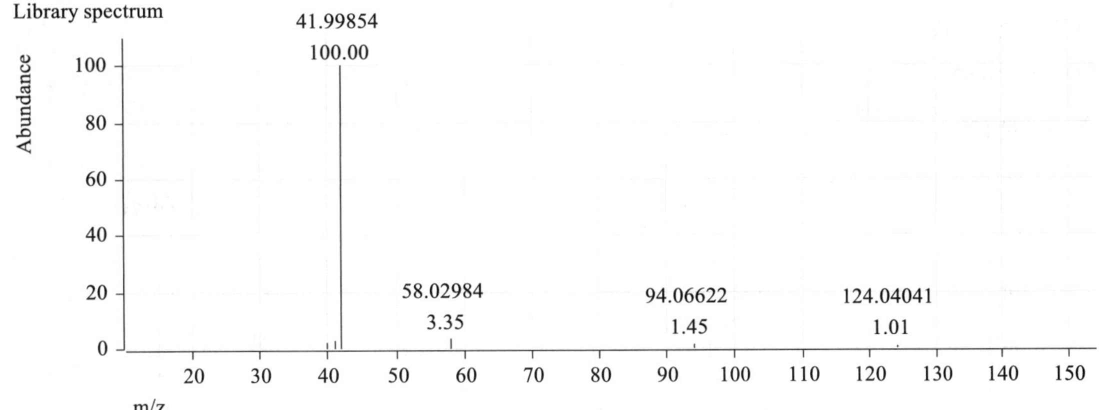

负离子扫描裂解途径解析

m/z 41.9985

m/z 58.0298

m/z 154.0874

m/z 138.0561

m/z 94.0662

m/z 112.0768

贝 诺 酯

英文名： Benorilate

分子式： $C_{17}H_{15}NO_5$

分子量： 313.31

CAS 编号： 5003-48-5

中文化学名： 2- 乙酰氧基苯甲酸 -4- 乙酰氨基苯酯

英文化学名： 2-（Acetyloxy）benzoic acid-4-（acetylamino）phenyl ester

性状： 本品为白色结晶或结晶性粉末；无臭；无味

溶解性： 本品在沸乙醇中易溶，在沸甲醇中溶解，在甲醇或乙醇中微溶，在水中不溶

正离子扫描二级质谱图

$[M+H]^+$ CID:10V

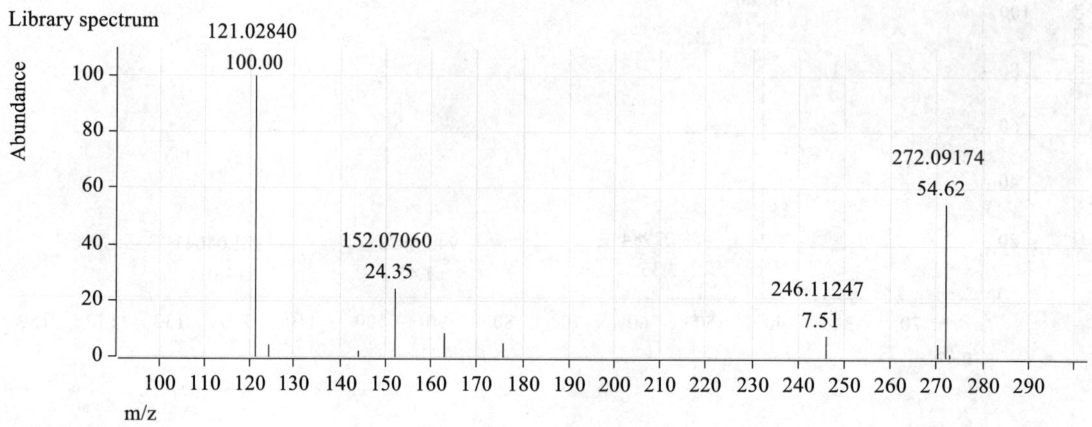

$[M+H]^+$ CID:20V

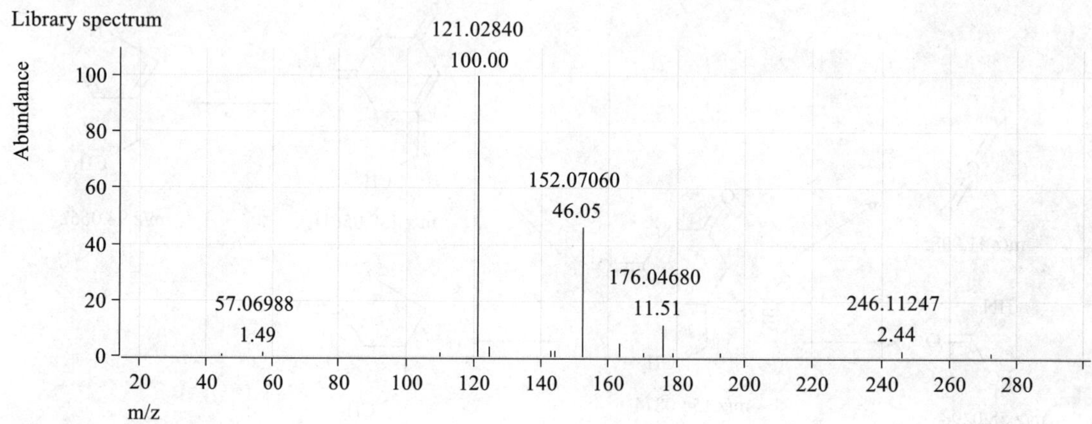

$[M+H]^+$ CID:40V

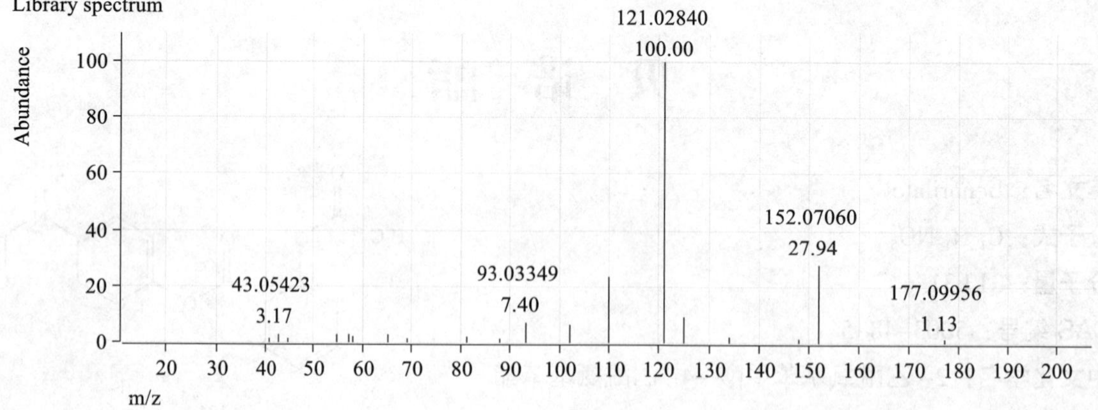

正离子扫描裂解途径解析

m/z 272.0917

m/z 314.1023

m/z 152.0706

m/z 121.0284

壬 二 酸

英文名： Azelaic Acid

分子式： $C_9H_{16}O_4$

分子量： 188.22

CAS 编号： 123-99-9

中文化学名： 壬二酸

性状： 本品为白色至微黄色单斜棱晶、针状结晶或粉末

溶解性： 本品在热水、醇及热苯中易溶，在水、醚和苯中微溶

负离子扫描二级质谱图

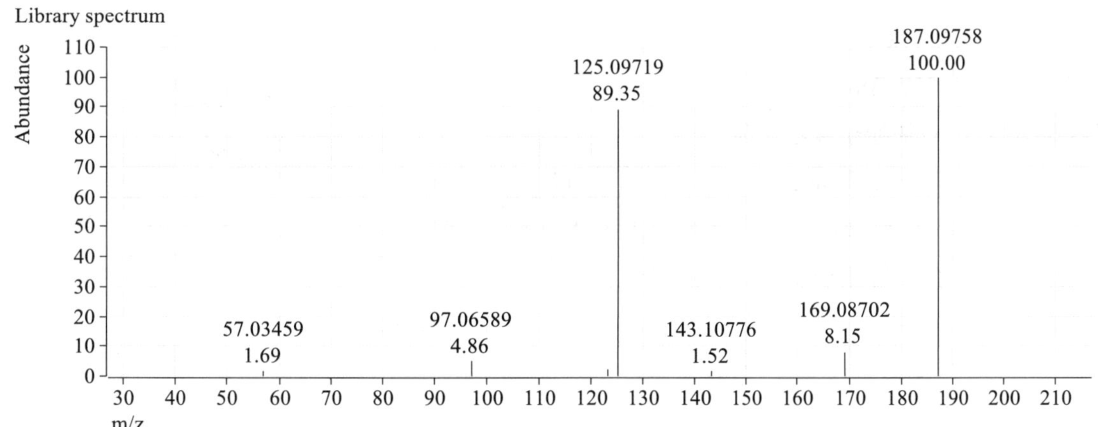

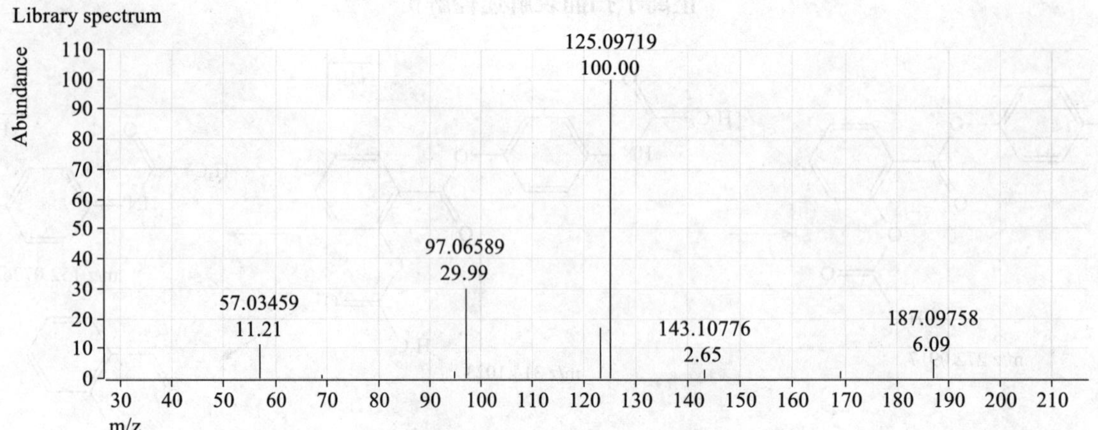

负离子扫描裂解途径解析

HO
O
O
m/z 187.0976

O
CH_2
m/z 125.0972

O
CH_2
m/z 97.0659

壬苯醇醚

英文名：Nonoxinol

分子式：$(C_2H_4O)_nC_{15}H_{24}O$

分子量：616.42（以中位 n=9 计）

CAS 编号：26027-38-3

中文化学名：壬基酚聚氧乙烯醚

英文化学名：Polyethylene glycol mono (4-nonylphenyl) ether

性状：本品为无色至淡黄色黏稠液体；无臭；10℃以下易凝结

溶解性：本品在乙醇中极易溶，在水中易溶

O OH
CH_3

正离子扫描二级质谱图

[M+NH$_4$]$^+$ CID:10V

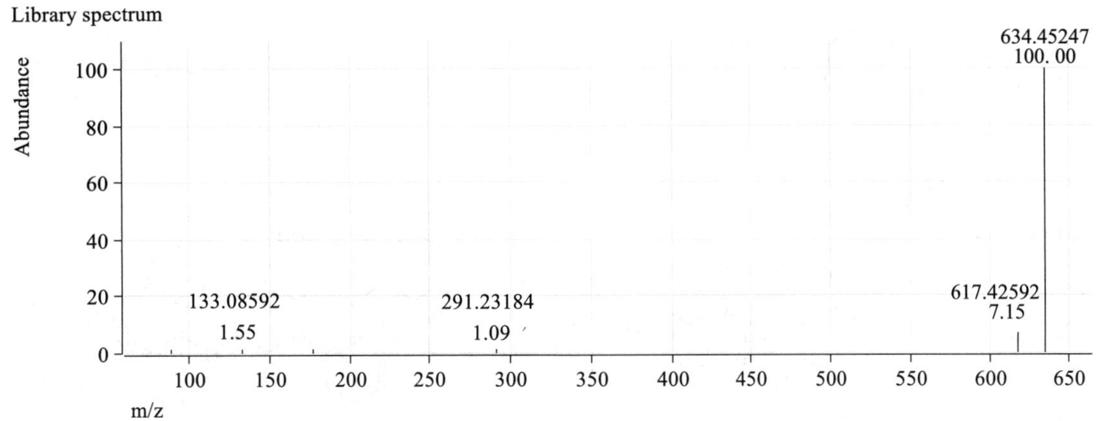

[M+NH$_4$]$^+$ CID:20V

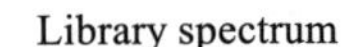

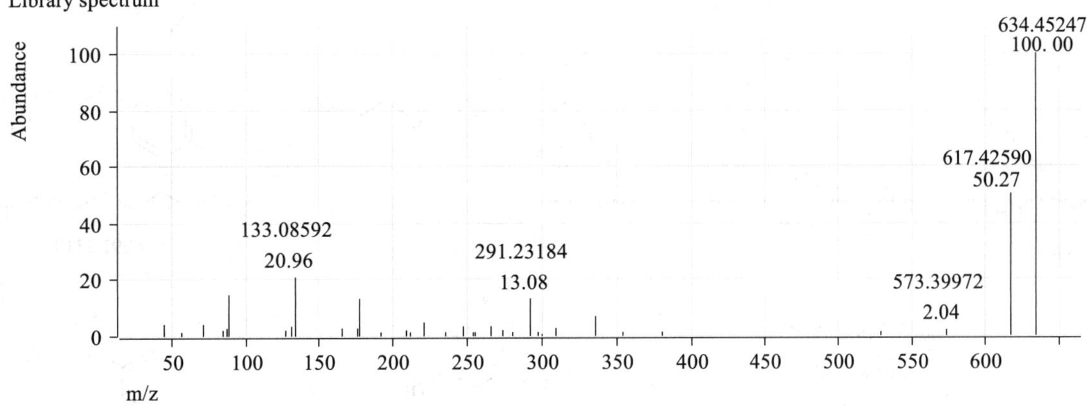

[M+NH$_4$]$^+$ CID:40V

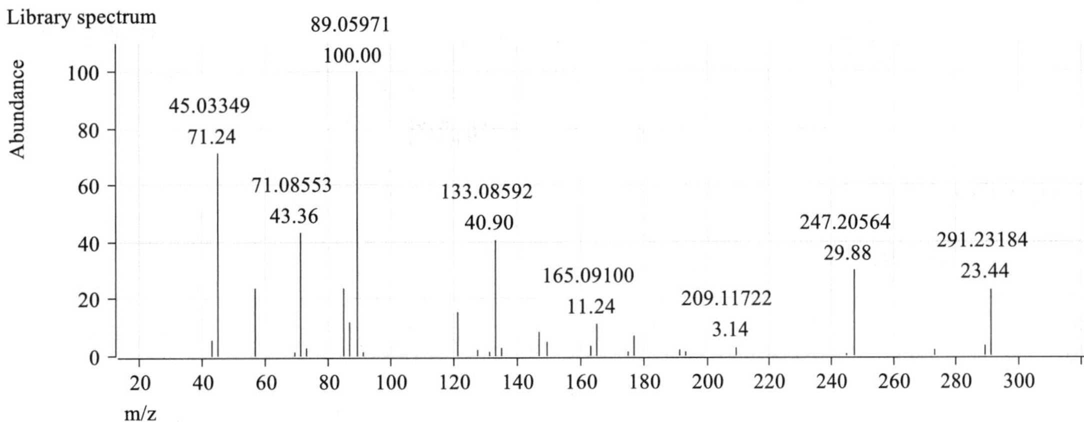

正离子扫描裂解途径解析

m/z 634.4525

m/z 617.4259

m/z 573.3997

m/z 71.0855

m/z 133.0859

m/z 89.0597

m/z 45.0335

m/z 209.1172

m/z 165.0910

m/z 291.2319

m/z 247.2056

负离子扫描二级质谱图

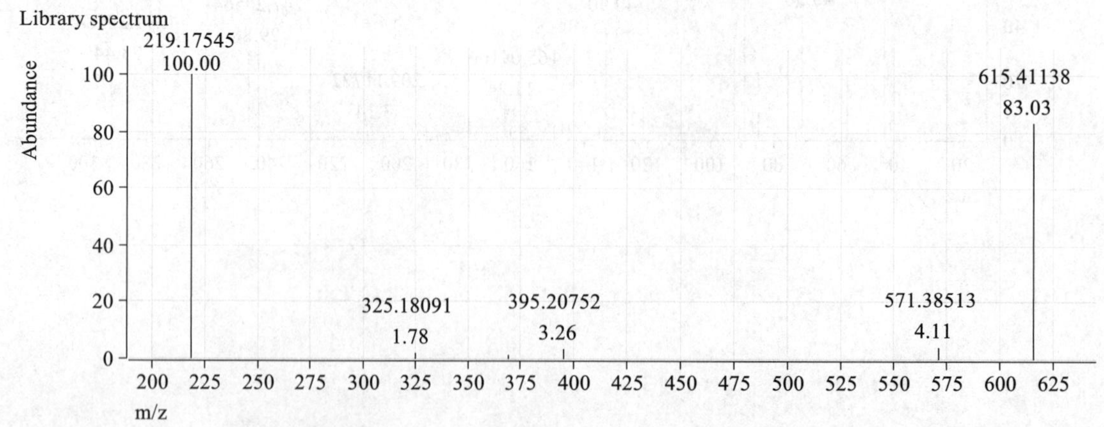

$[M-H]^-$ CID:20V

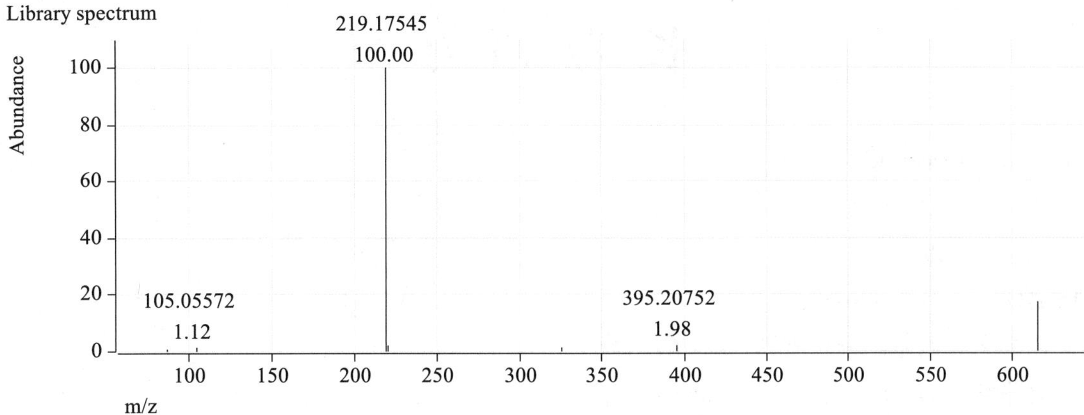

$[M-H]^-$ CID:40V

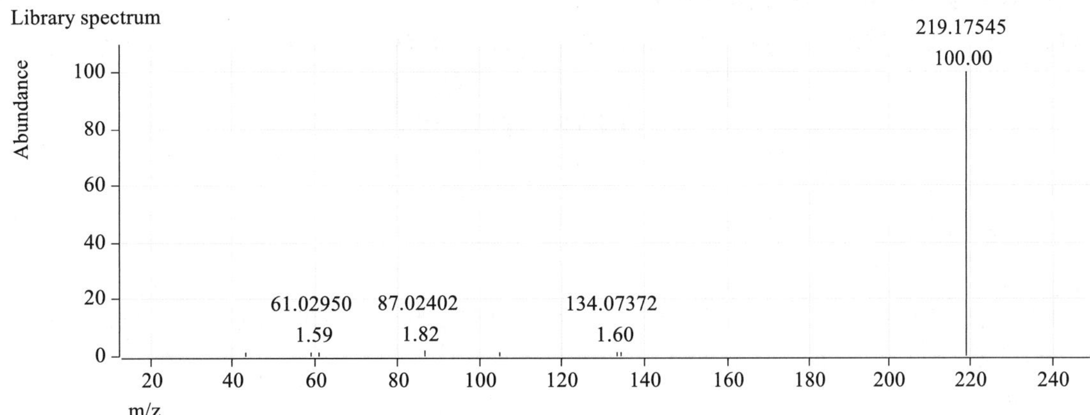

负离子扫描裂解途径解析

m/z 615.4114

m/z 571.3852

m/z 219.1754

m/z 134.0737

长 春 西 汀

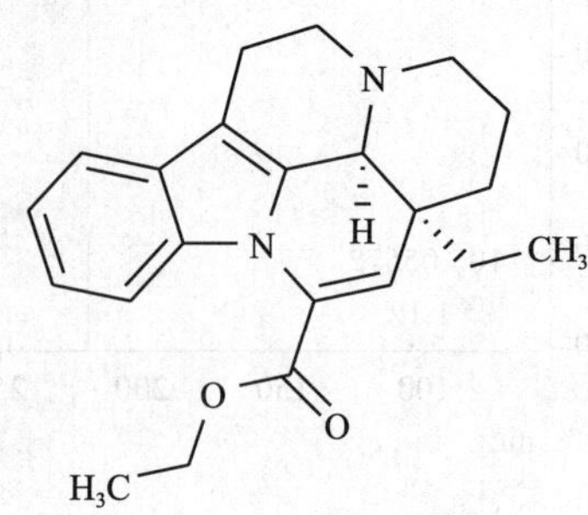

英文名：Vinpocetine

分子式：$C_{22}H_{26}N_2O_2$

分子量：350.45

CAS 编号：42971-09-5

中文化学名：乙基阿朴长春胺 -22- 酸乙酯

英文化学名：1*H*-Indolo[3,2,1-*de*]pyrido[3,2,1-*ij*][1,5]naphthyridine, eburnamenine-14-carboxylic acid deriv

性状：本品为白色或淡黄色结晶性粉末

溶解性：本品在二氯甲烷中溶解，在无水乙醇中微溶，在水中几乎不溶

正离子扫描二级质谱图

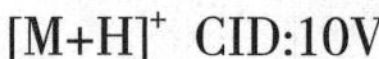

[M+H]$^+$ CID:10V

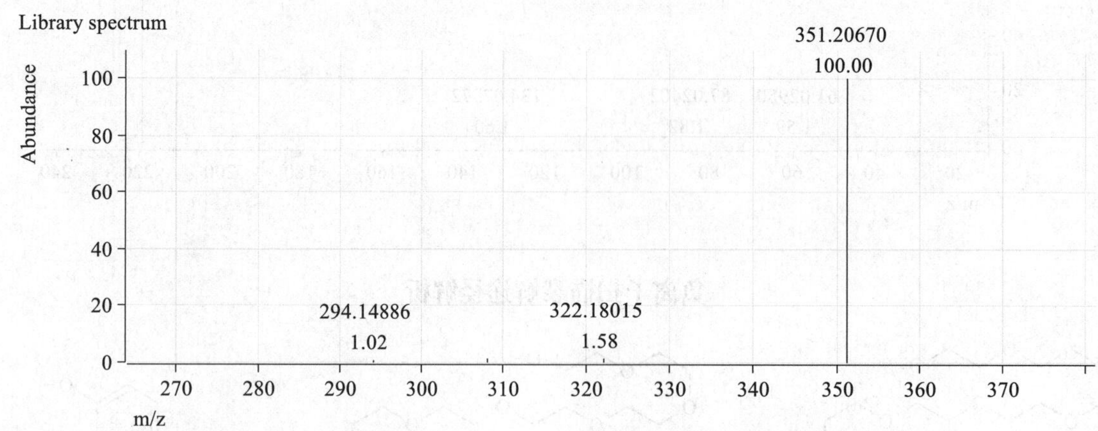

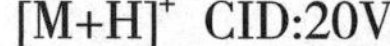

[M+H]$^+$ CID:20V

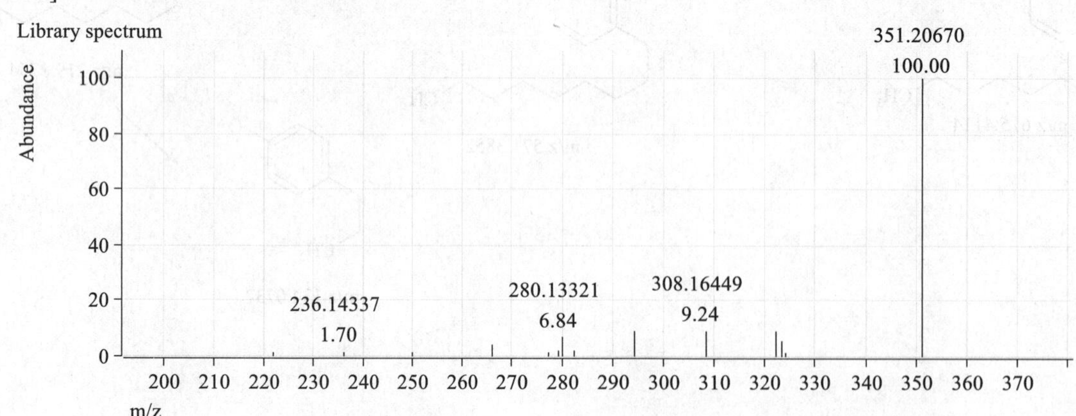

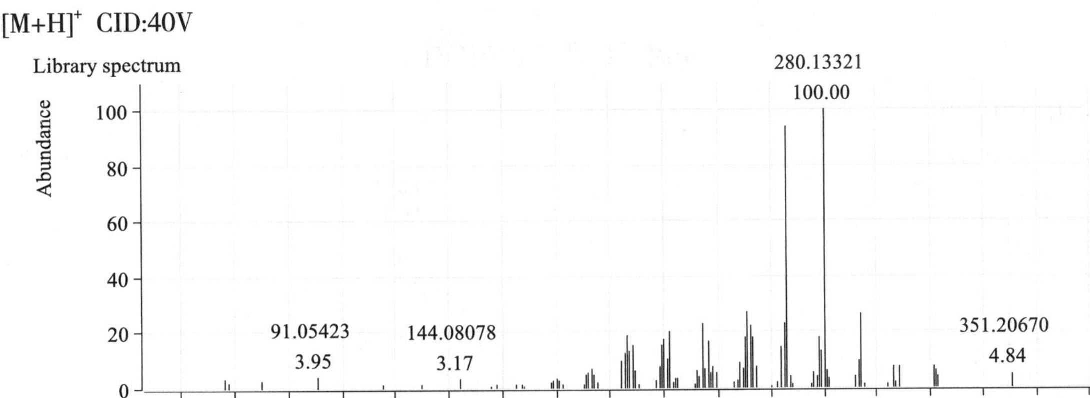

正离子扫描裂解途径解析

m/z 308.1645

m/z 322.1802

m/z 351.2067

m/z 294.1489

m/z 280.1332

长春西汀杂质 A(长春胺乙酯)

英文名： Vinpocetine Impurity A

分子式： $C_{22}H_{28}N_2O_3$

分子量： 368.47

CAS 编号： 40163-56-2

中文化学名： 1*H*-吲哚并[3,2,1-*de*]吡啶并[3,2,1-*ij*][1,5]萘啶，乙硼烷-14-羧酸衍生物

英文化学名： 1*H*-Indolo[3,2,1-*de*]pyrido[3,2,1-*ij*][1,5]naphthyridine, eburnamenine-14-carboxylic acid deriv

性状： 本品为白色粉末

正离子扫描二级质谱图

$[M+H]^+$ CID:10V

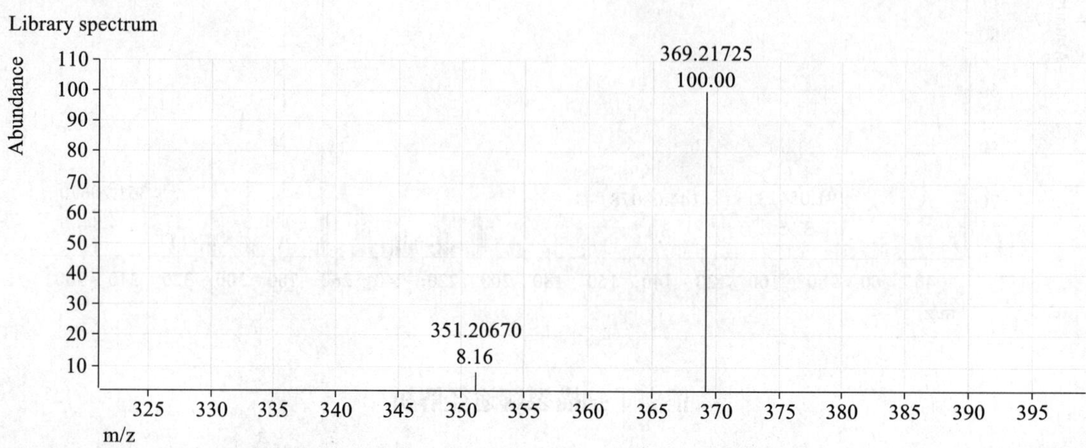

$[M+H]^+$ CID:20V

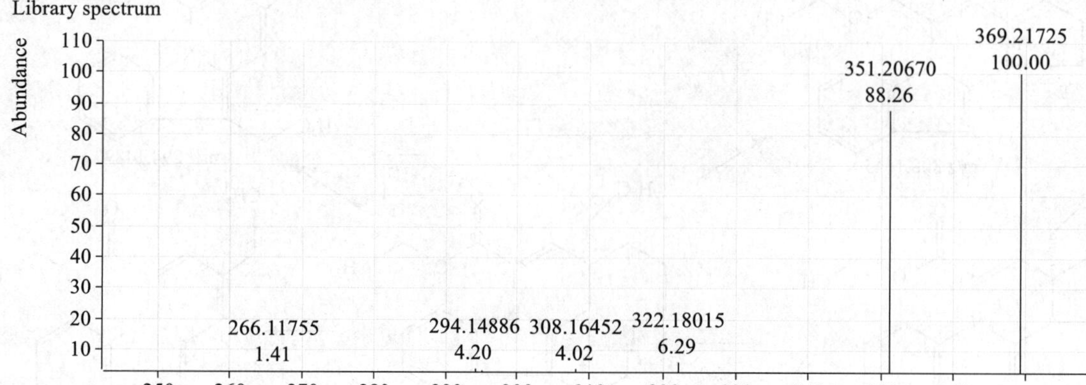

$[M+H]^+$ CID:40V

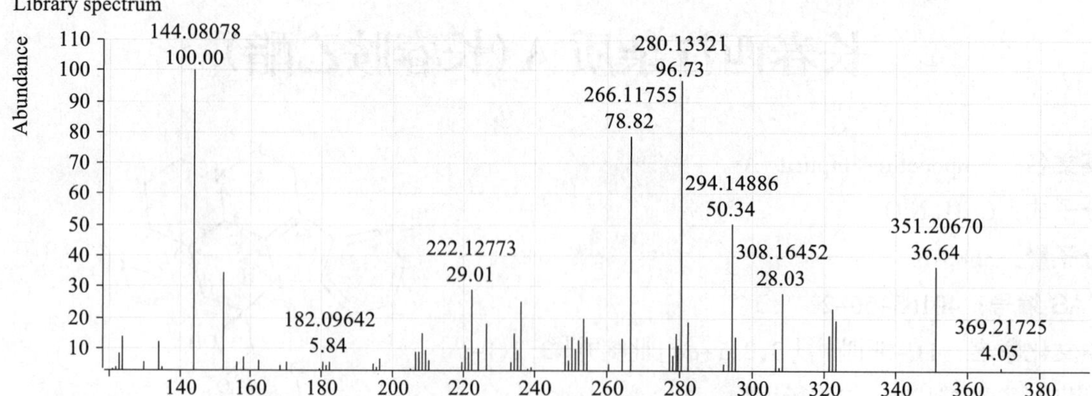

正离子扫描裂解途径解析

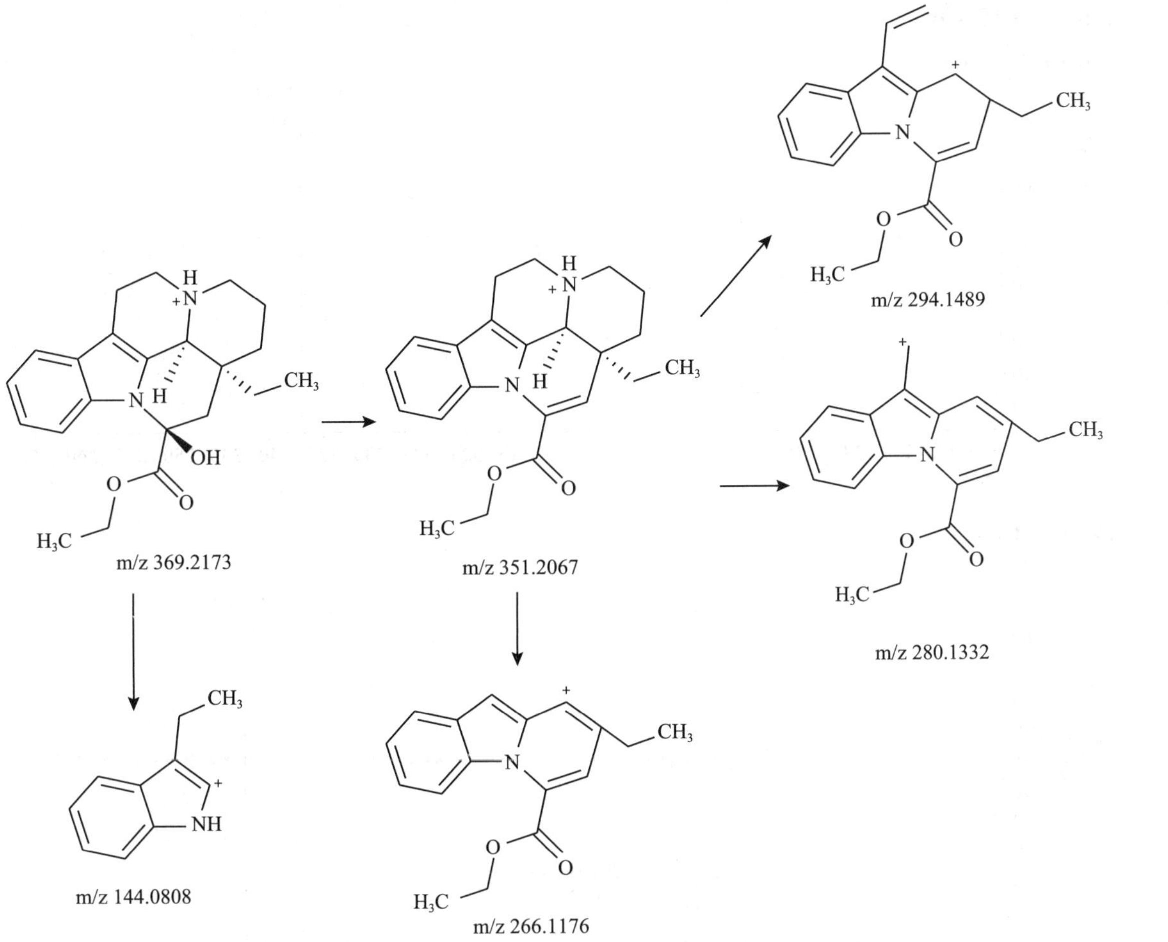

m/z 369.2173

m/z 351.2067

m/z 294.1489

m/z 280.1332

m/z 144.0808

m/z 266.1176

长春西汀杂质 B（阿朴长春胺）

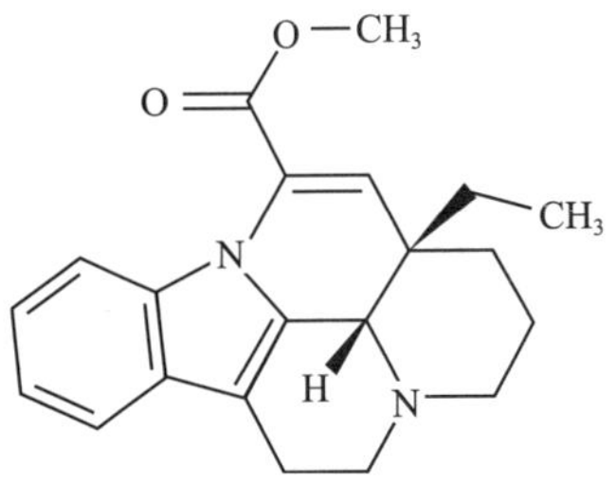

英文名： Vinpocetine Impurity B

分子式： $C_{21}H_{24}N_2O_2$

分子量： 336.44

CAS 编号： 4880-92-6

中文化学名： 甲基(13*aS*，13*bS*)-13*a*- 乙基 -2，3，5，6，13*a*，13*b*- 六氢 -1*H*- 吲哚［3，2，1-*de*］吡啶［3，2，1-*ij*］［1，5］萘啶 -12- 羧酸

英文化学名： 1*H*-Indolo[3,2,1-*de*]pyrido[3,2,1-*ij*][1,5]naphthyridine, eburnamenine-14-carboxylic acid deriv

性状： 本品为白色或浅黄色结晶性粉末

正离子扫描二级质谱图

[M+H]+ CID:10V

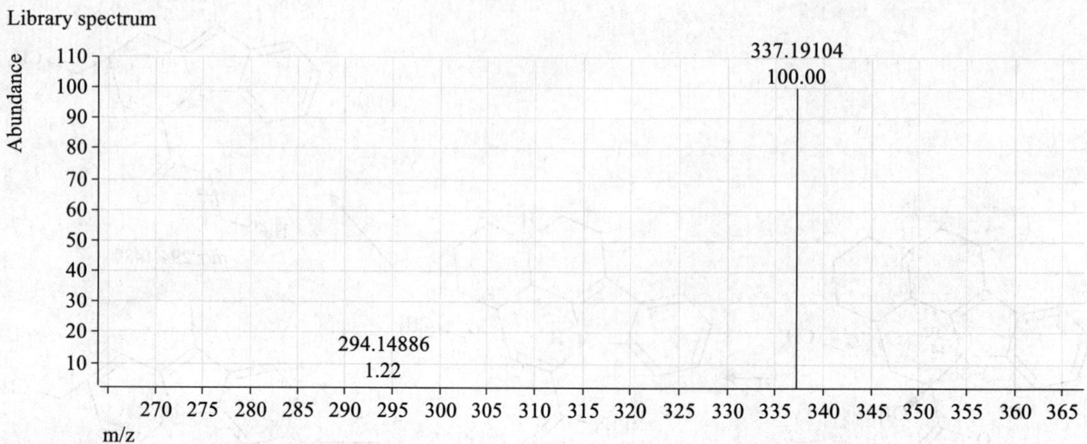

[M+H]+ CID:20V

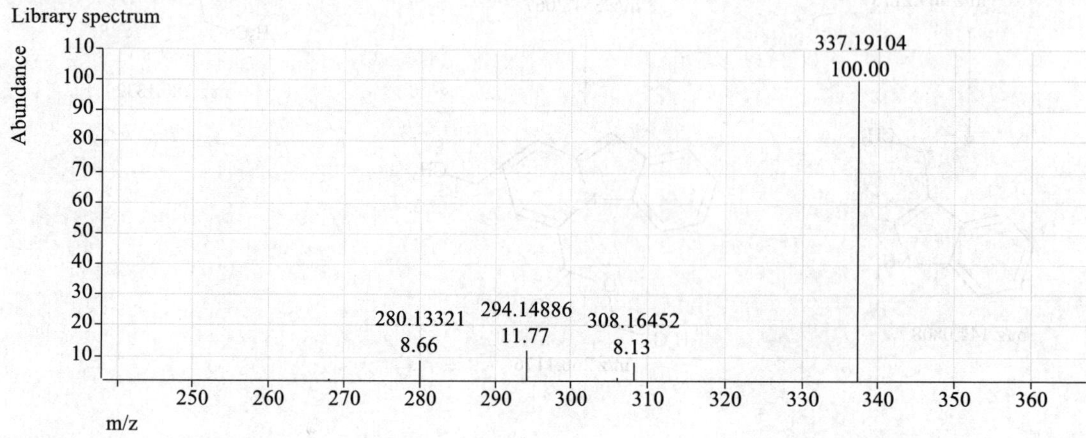

[M+H]+ CID:40V

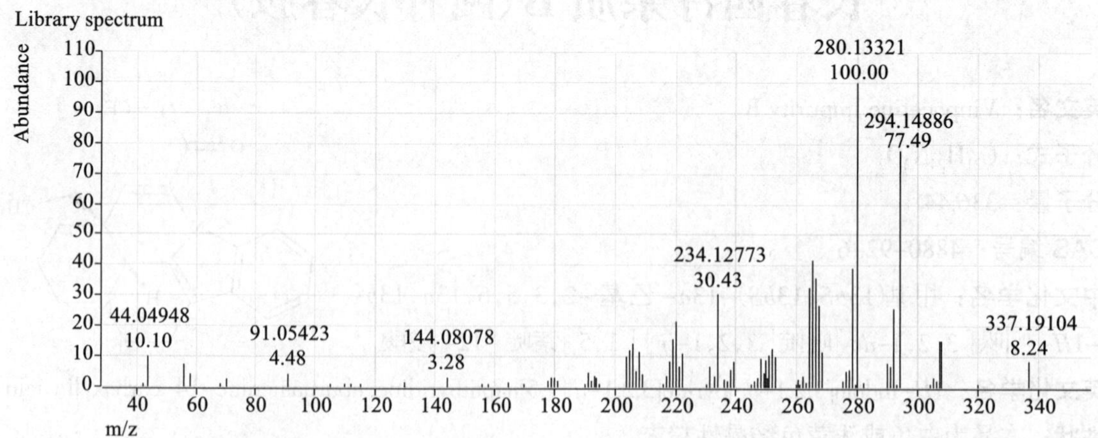

正离子扫描裂解途径解析

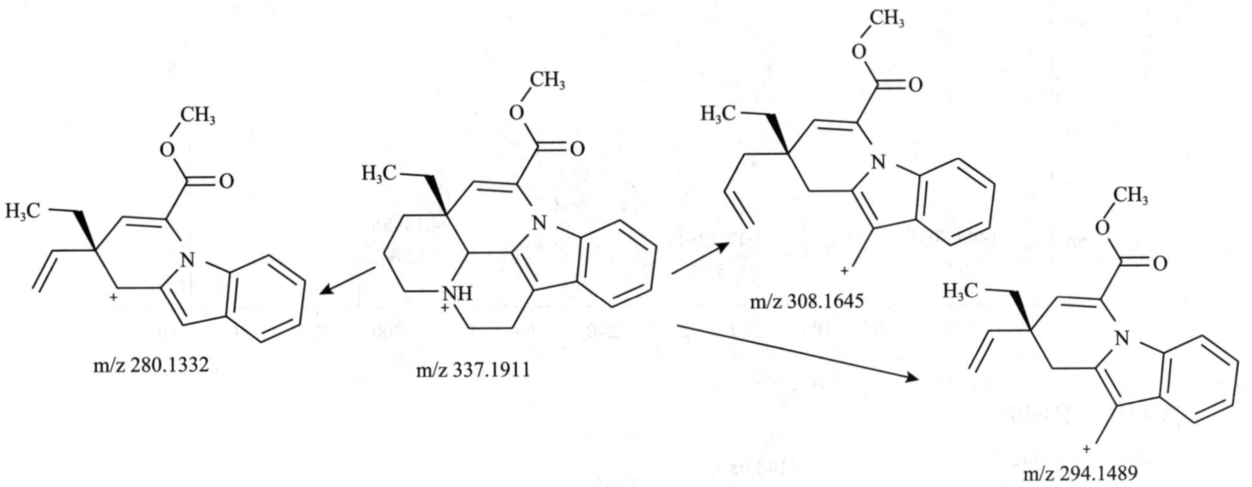

m/z 280.1332

m/z 337.1911

m/z 308.1645

m/z 294.1489

长　春　胺

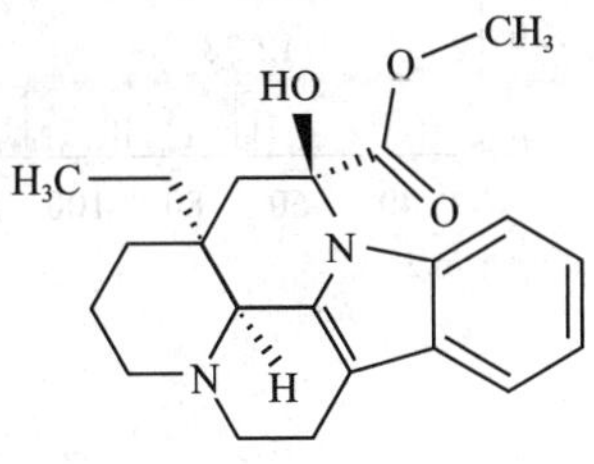

英文名： Vincamine

分子式： $C_{21}H_{26}N_2O_3$

分子量： 354.44

CAS 编号： 1617-90-9

中文化学名： 13*a*- 乙基 -2,3,5,6,12,13,13*a*,13*b*- 八氢 -12- 氢氧 -1*H*- 吲哚[3,2,1- 脱]吡啶并[3,2,1-*ij*][1,5]萘啶 -12- 羧酸甲酯

英文化学名： 13*a*-Ethyl-2,3,5,6,12,13,13*a*,13*b*-octahydro-12-hydroxy-1*H*-indolo[3,2,1-*de*]pyrido[3,2,1-*ij*][1,5]naphthyridine-12-carboxylic acid methyl ester

性状： 本品为白色结晶性粉末；无味

溶解性： 本品在三氯甲烷中溶解，在乙醚或乙醇中微溶，在水中几乎不溶

正离子扫描二级质谱图

$[M+H]^+$ CID:10V

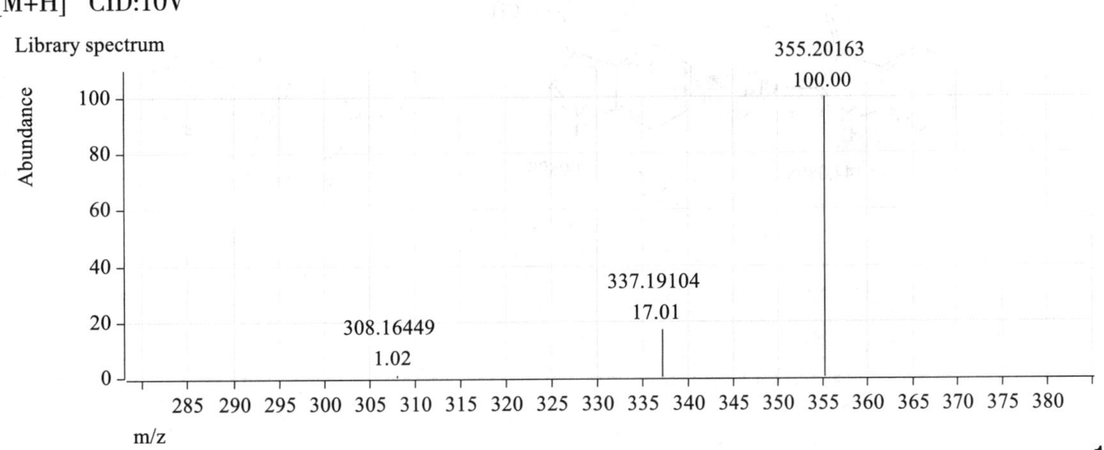

[M+H]$^+$ CID:20V

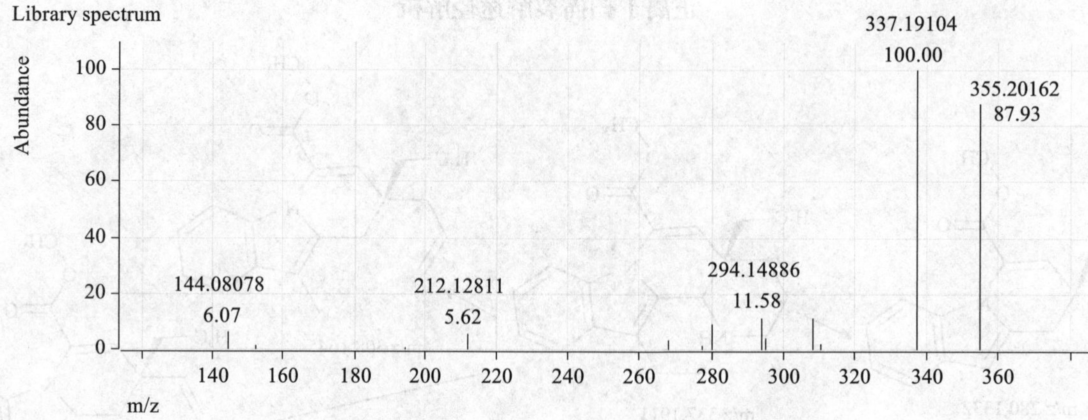

[M+H]$^+$ CID:40V

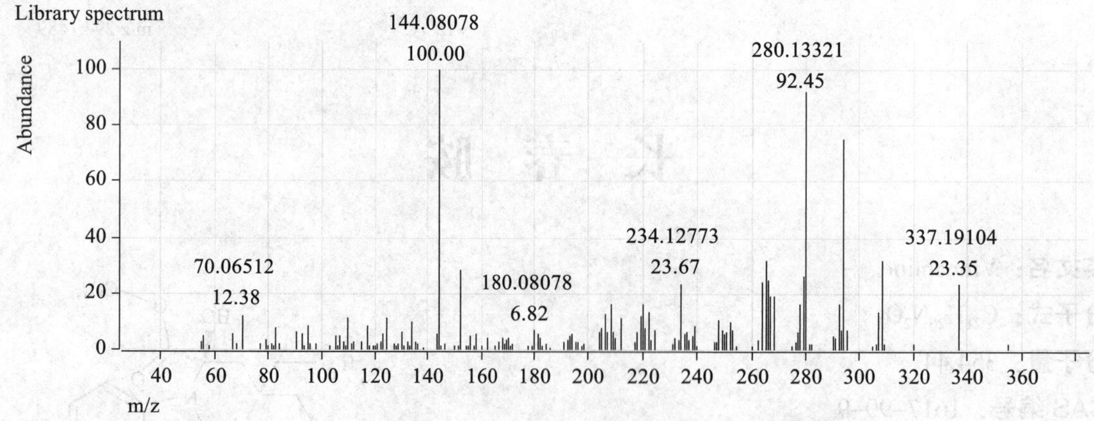

正离子扫描裂解途径解析

m/z 355.2016

m/z 337.1911

m/z 144.0808 或 m/z 144.0808

m/z 280.1934

月桂氮䓬酮

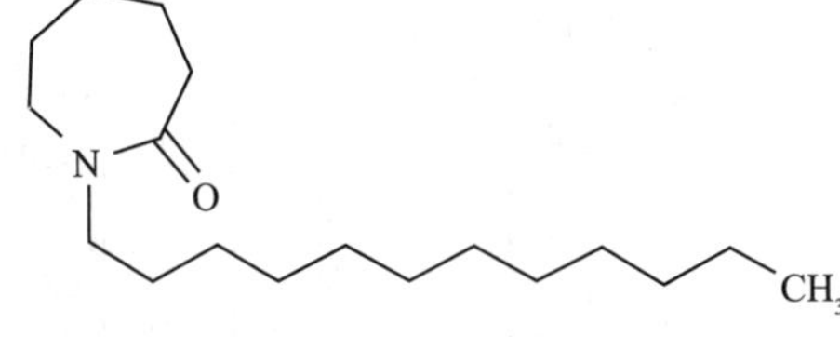

英文名： Laurocapram

分子式： $C_{18}H_{35}NO$

分子量： 281.48

CAS 编号： 59227-89-3

中文化学名： 1- 十二烷基 - 六氢 -2*H*- 氮杂䓬 -2- 酮

英文化学名： 1-Dodecylhexahydro-2*H*-azepin-2-one

性状： 本品为无色透明的黏稠液体

溶解性： 本品在无水乙醇、乙酸乙酯、乙醚、苯或环己烷中极易溶，在水中不溶

正离子扫描二级质谱图

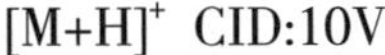
[M+H]+ CID:10V

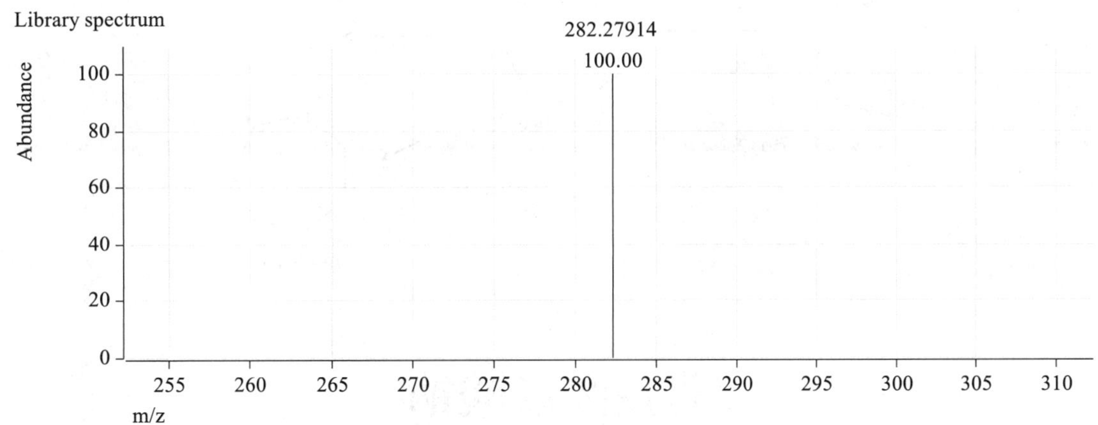

[M+H]+ CID:20V

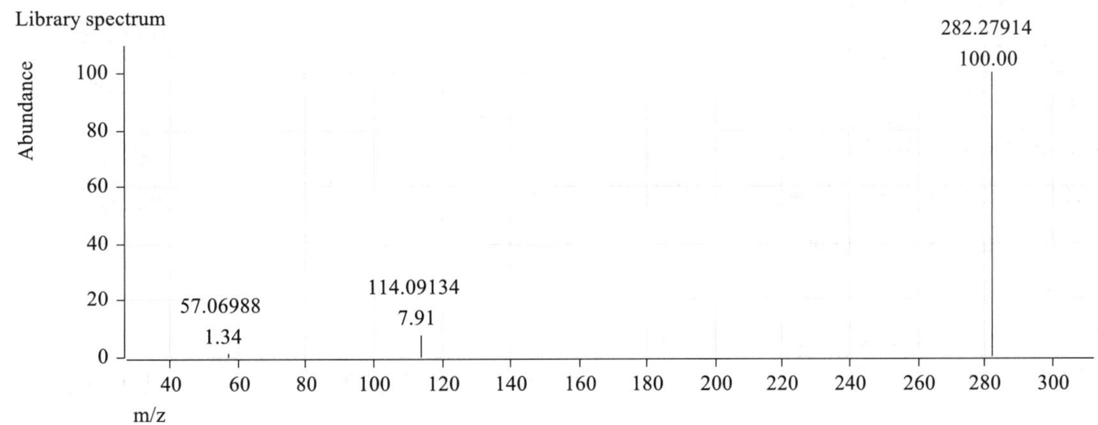

$[M+H]^+$ CID:40V

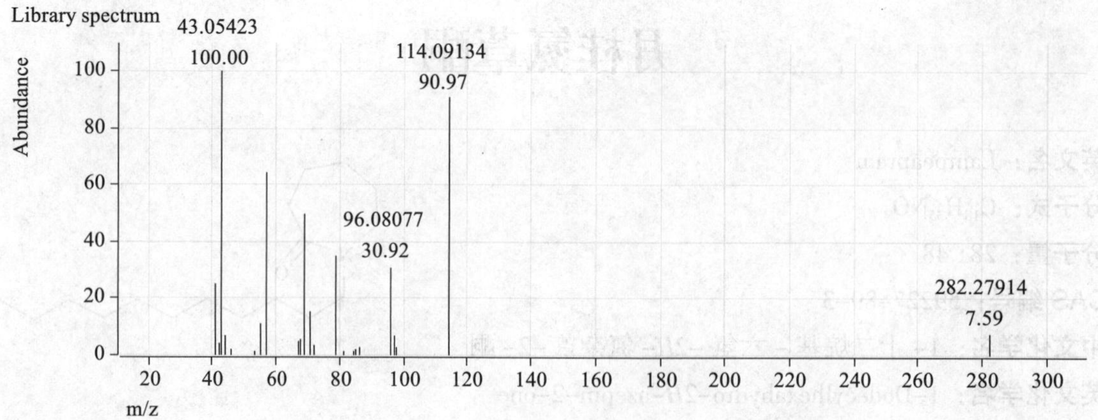

正离子扫描裂解途径解析

m/z 282.2791

m/z 114.0913

m/z 57.0699

m/z 96.0808

丹皮酚磺酸钠

英文名：Sodium Paeonolsilate

分子式：$C_9H_9O_6S \cdot Na$

分子量：268.22

CAS 编号：827610-11-7

中文化学名：5- 乙酰 -4- 羟基 -2- 甲氧基 - 钠盐

英文化学名：Benzenesulfonic acid, 5-acetyl-4-hydroxy-2-methoxy-, sodium salt

性状：本品为白色或类白色结晶性粉末

溶解性：本品在水中易溶，在甲醇或乙醇中微溶，在三氯甲烷、醋酸乙酯或丙酮中几乎不溶

负离子扫描二级质谱图

[M−H]⁻ CID:10V

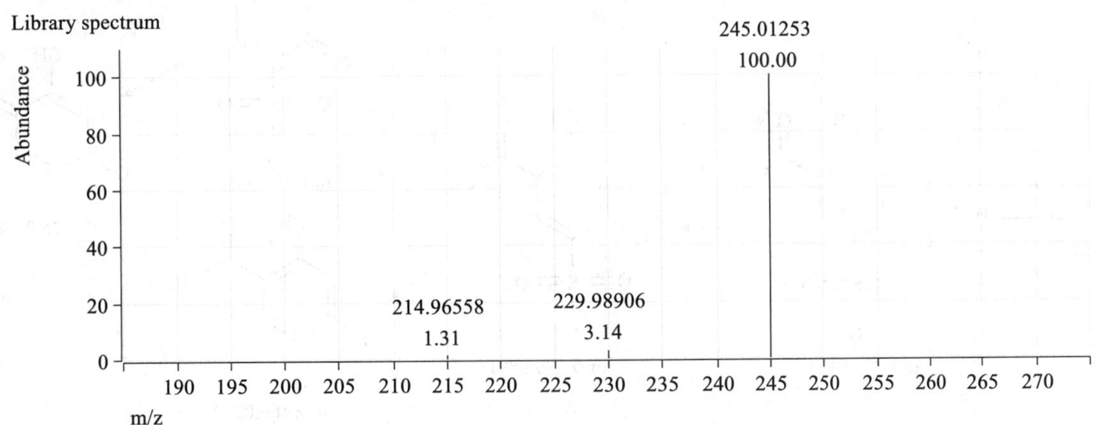

[M−H]⁻ CID:20V

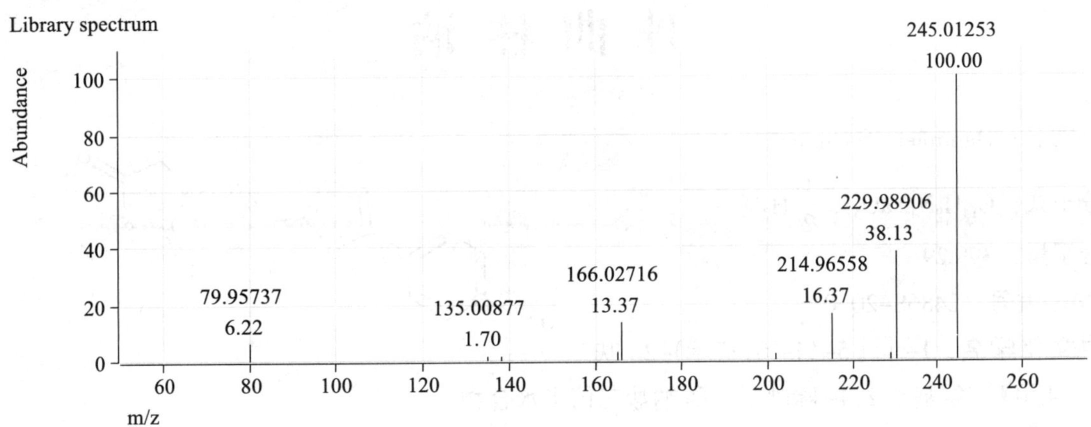

[M−H]⁻ CID:40V

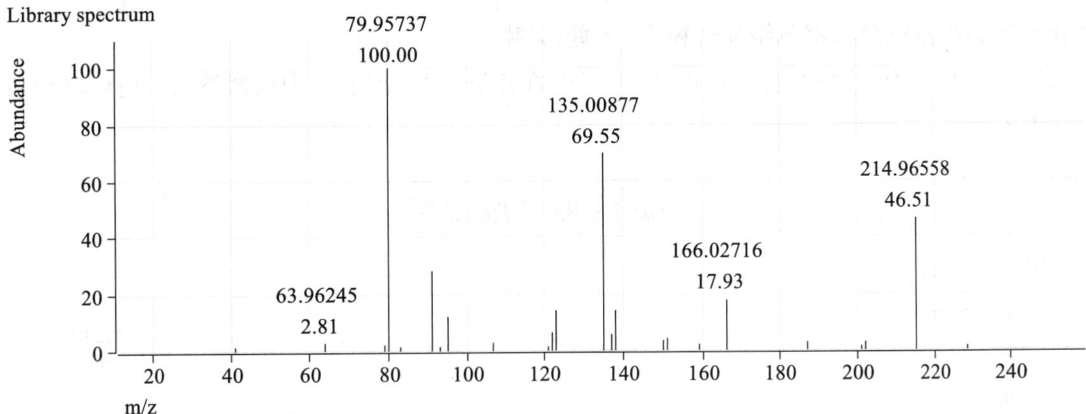

负离子扫描裂解途径解析

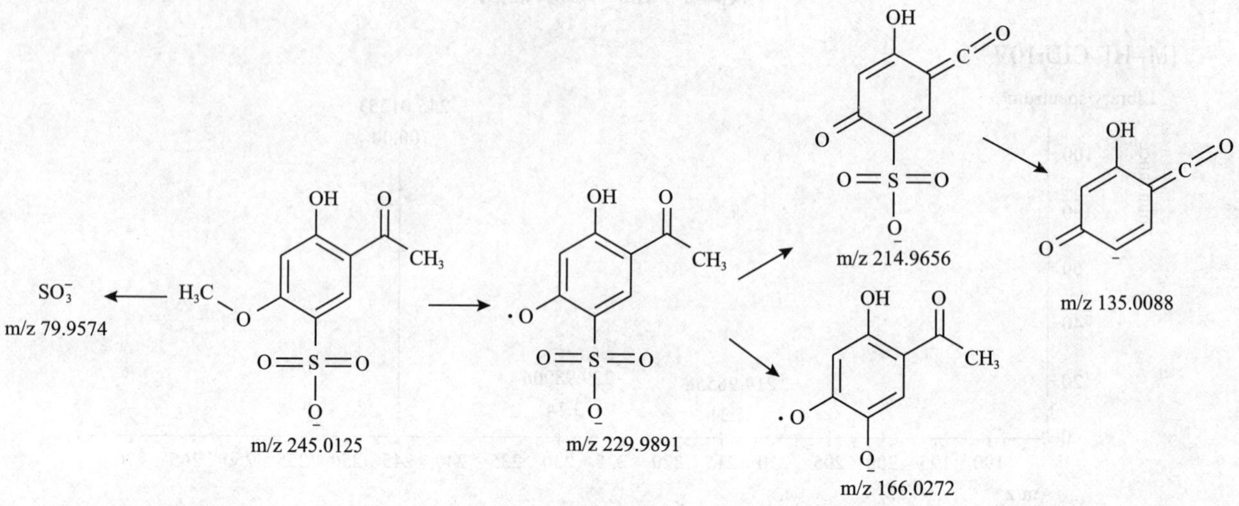

SO_3^- m/z 79.9574

m/z 245.0125

m/z 229.9891

m/z 214.9656

m/z 135.0088

m/z 166.0272

丹 曲 林 钠

英文名：Dantrolene Sodium

分子式：$C_{14}H_9N_4NaO_5 \cdot 3\frac{1}{2}H_2O$

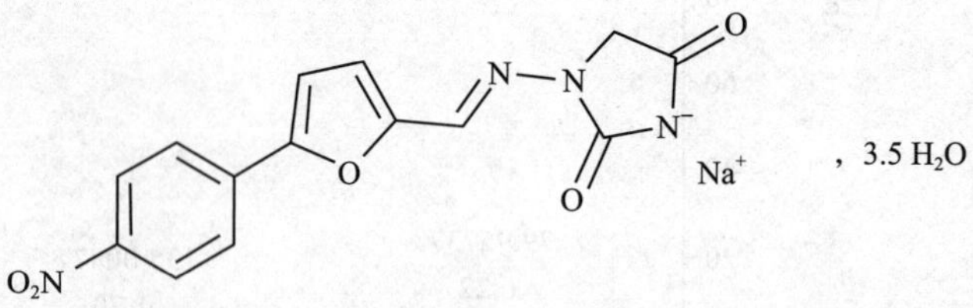

分子量：399.29

CAS 编号：24868-20-0

中文化学名：1-［［［5-(4-硝基苯)-2-呋喃基］-亚甲基］氨基］-2,4-咪唑啉二酮钠盐三倍半水合物

英文化学名：2,4-Imidazolidinedione, 1-[[[5-(4-nitrophenyl)-2-furanyl]methylene]amino]-, sodium salt,hydrate(2:7)

性状：本品为橙色至深橙色结晶性粉末;无臭;无味

溶解性：本品在丙二醇中略溶,在甲醇中微溶,在乙醚、水和冰醋酸中极微溶解,在四氢呋喃或二氧六环中几乎不溶

正离子扫描二级质谱图

$[M+H]^+$ CID:10V

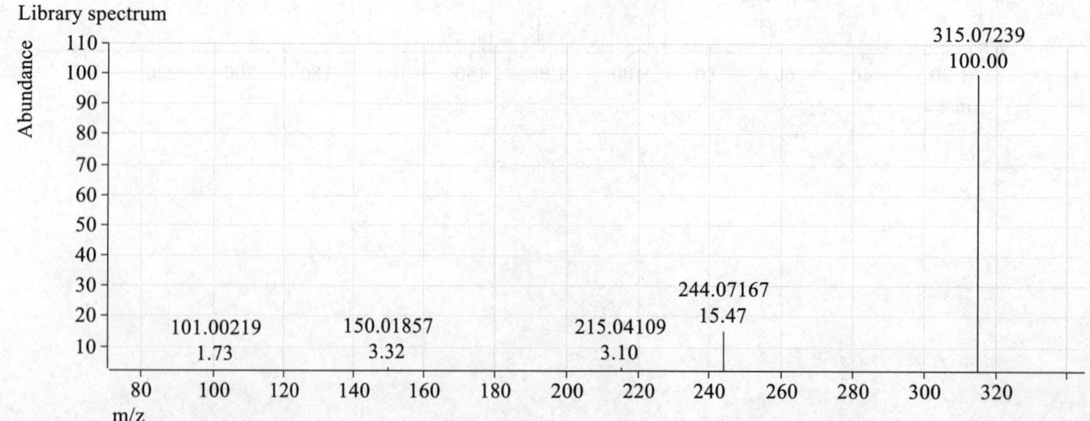

$[M+H]^+$ CID:20V

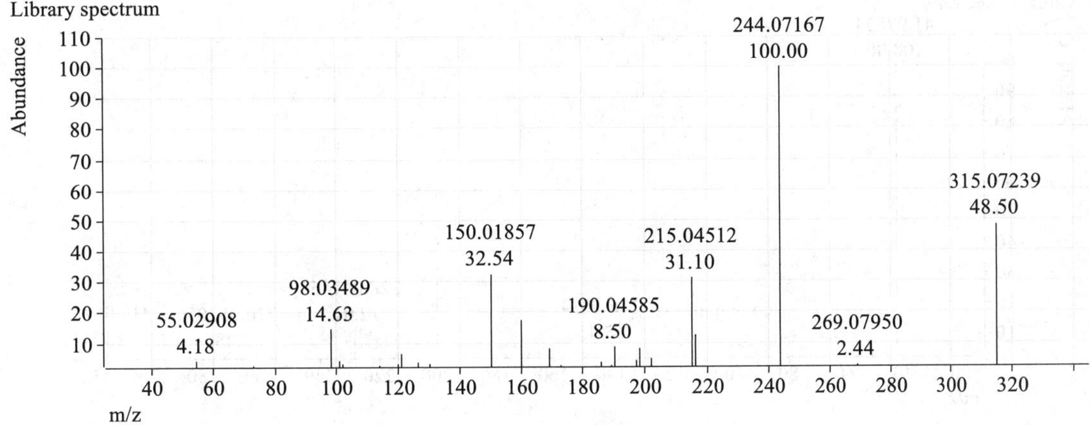

正离子扫描裂解途径解析

m/z 315.0724 → m/z 244.0717 → m/z 215.0451

m/z 315.0724 → m/z 269.0795

m/z 215.0451 → m/z 169.0522

m/z 215.0451 → m/z 150.0186

负离子扫描二级质谱图

$[M-H]^-$ CID:10V

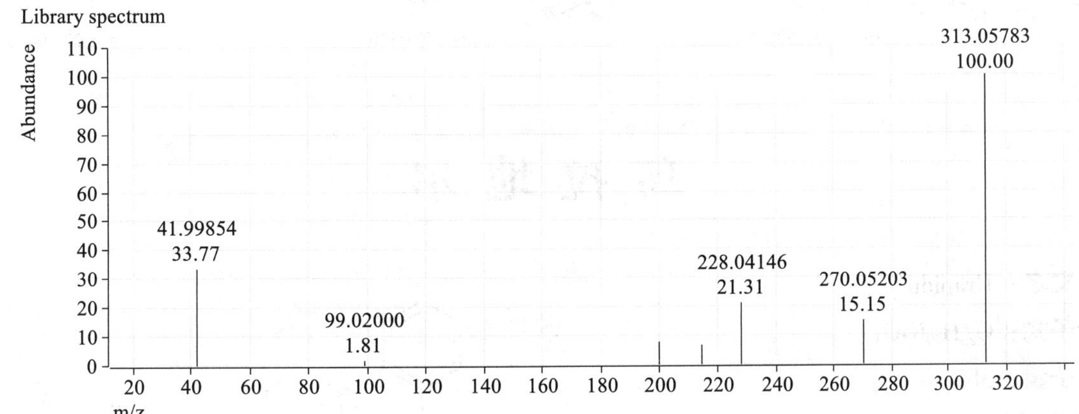

[M−H]$^-$ CID:20V

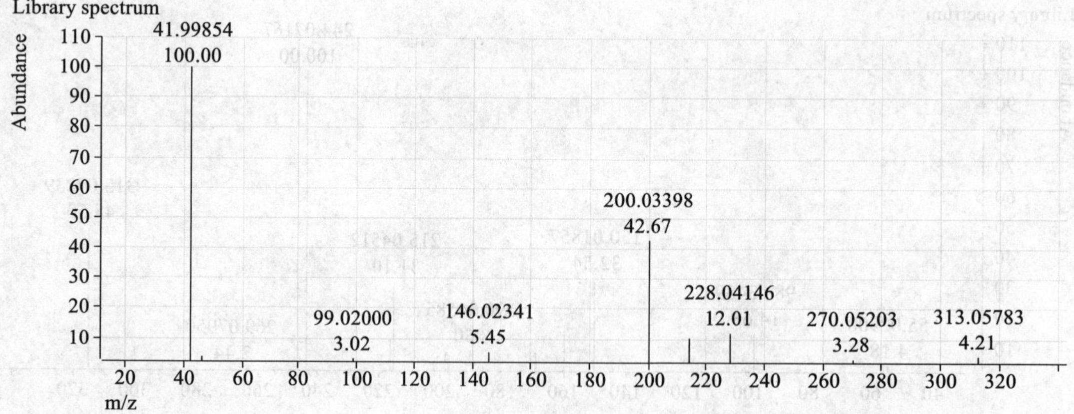

[M−H]$^-$ CID: 40

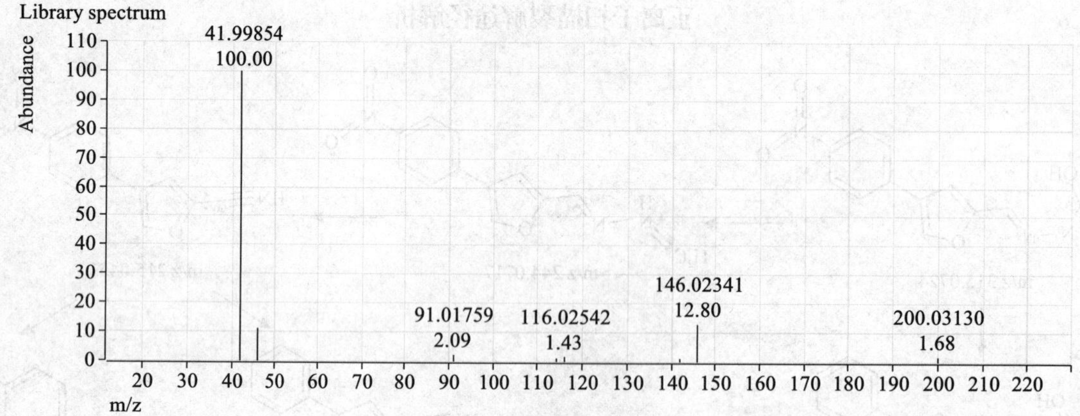

负离子扫描裂解途径解析

m/z 41.9985 ← m/z 313.0578 → m/z 270.0520 → m/z 228.0415

乌拉地尔

英文名： Urapidil

分子式： $C_{20}H_{29}N_5O_3$

分子量： 387.48

CAS 编号： 34661-75-1

中文化学名： 6-［［3-［4-(2-甲氧基苯基)-1-哌嗪基］丙基］氨基］-1,3-二甲基尿嘧啶

英文化学名： 6-[[3-[4-(2-Methoxyphenyl)-

1-piperazinyl]propyl]amino]-1,3-dimethyl-2,4(1*H*,3*H*)-pyrimidinedione

性状：本品为白色结晶或结晶性粉末；无臭

溶解性：本品在三氯甲烷中易溶，在甲醇或乙醇中溶解，在丙酮中略溶，在石油醚及水中不溶，在0.1mol/L盐酸溶液中略溶

正离子扫描二级质谱图

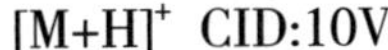

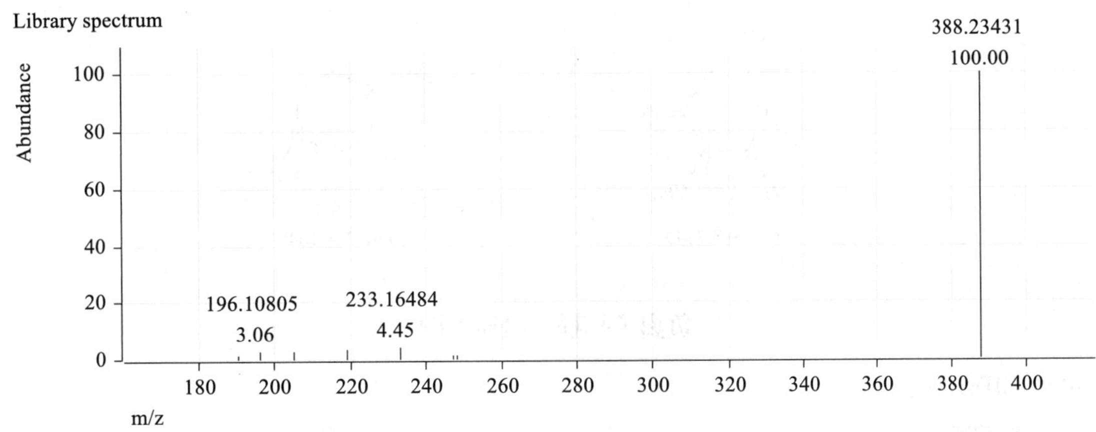

[M+H]+ CID:20V

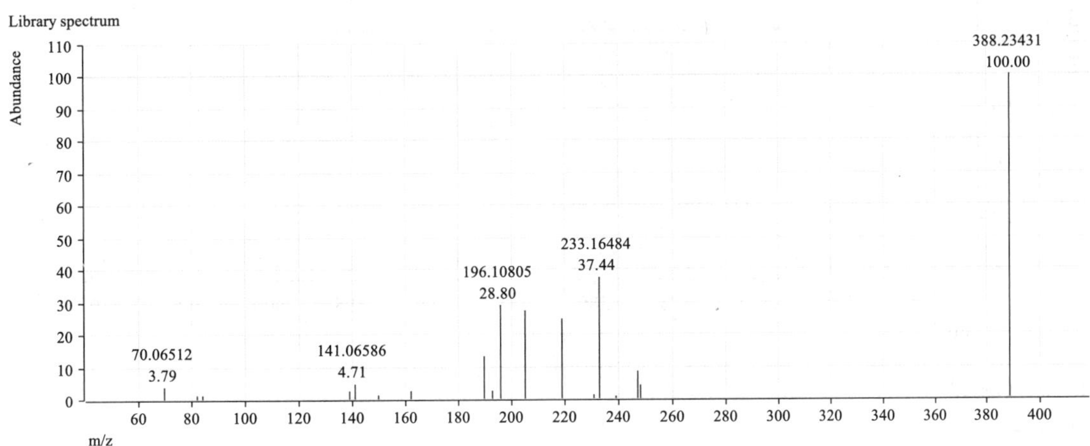

[M+H]+ CID:40V

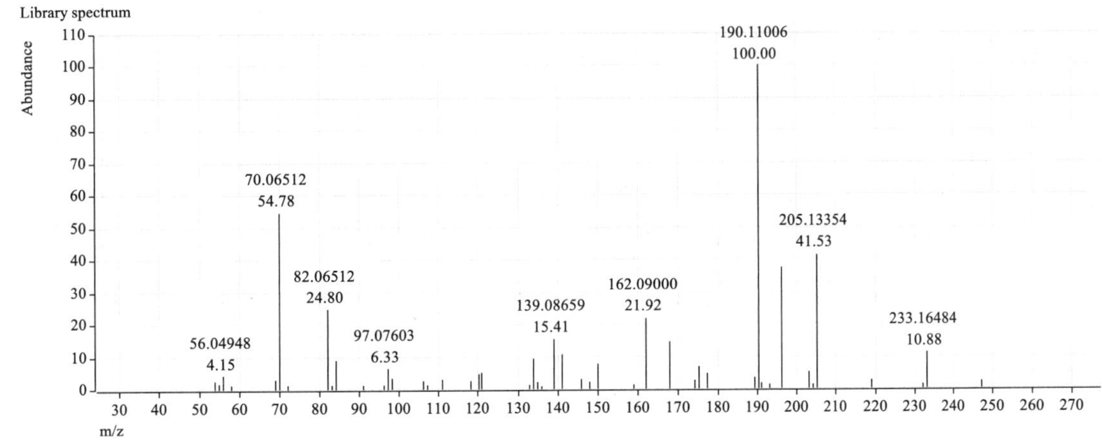

正离子扫描裂解途径解析

m/z 205.1335

m/z 190.1101

m/z 388.2343

m/z 233.1648

负离子扫描二级质谱图

$[M-H]^-$ CID:10V

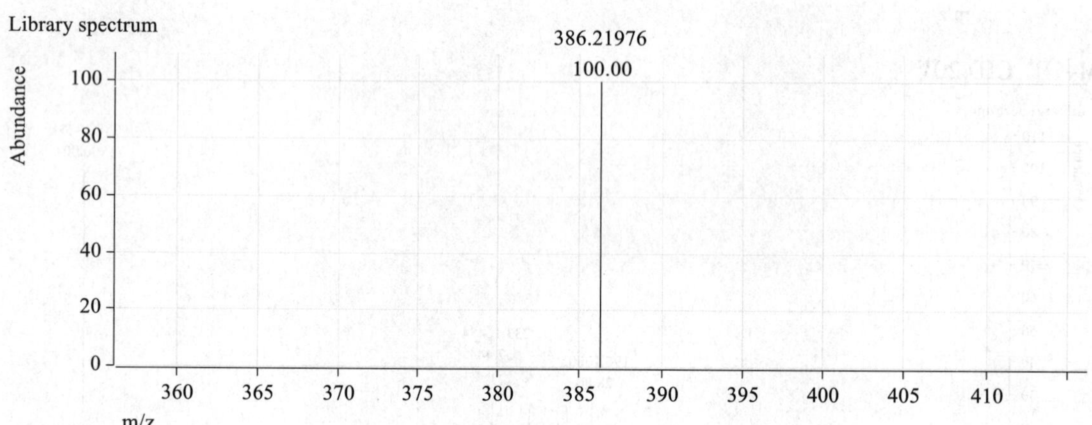

$[M-H]^-$ CID:20V

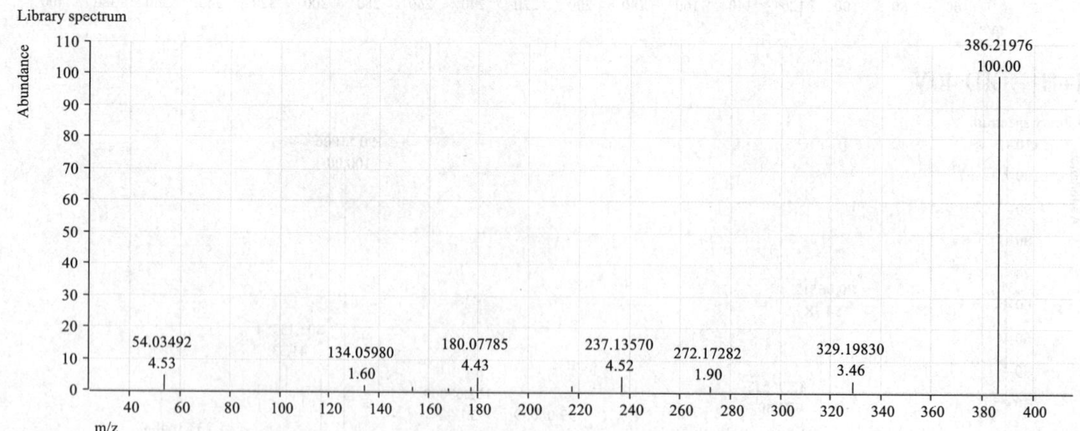

$[M-H]^-$ CID:40V

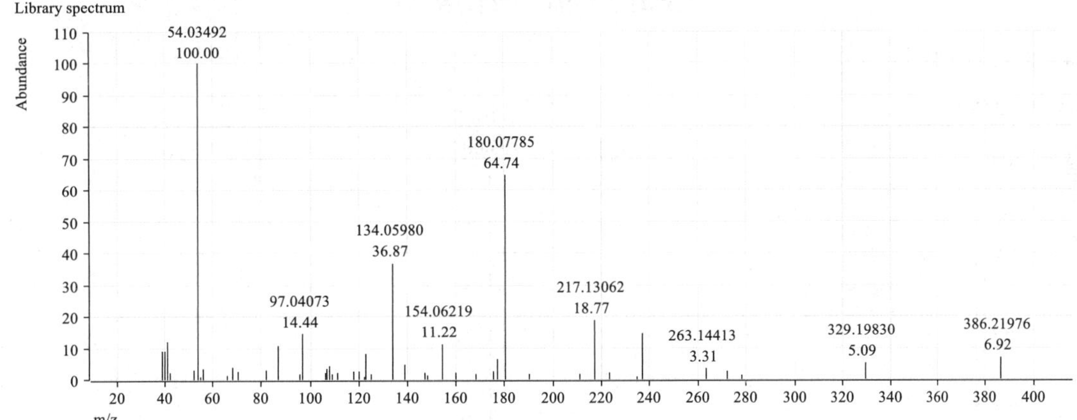

负离子扫描裂解途径解析

m/z 386.2198

m/z 180.0779

m/z 154.0622

m/z 237.1357

m/z 272.1768

m/z 217.1346

m/z 134.0611

乌拉地尔杂质 A

英文名： Urapidil Impurity A

分子式： $C_9H_{14}ClN_3O_2$

分子量： 231.68

CAS 编号： 34654-81-4

中文化学名： 1,3- 二甲基 -4-（γ- 氯丙基氨基）尿嘧啶

英文化学名： 6-（3-Chloropropylamino）-1,3-dimethylpyrimidine-2,4-dione

性状： 本品为白色粉末

H_3C N O N CH_3 O $NHCH_2CH_2CH_2Cl$

正离子扫描二级质谱图

[M+H]+ CID:10V

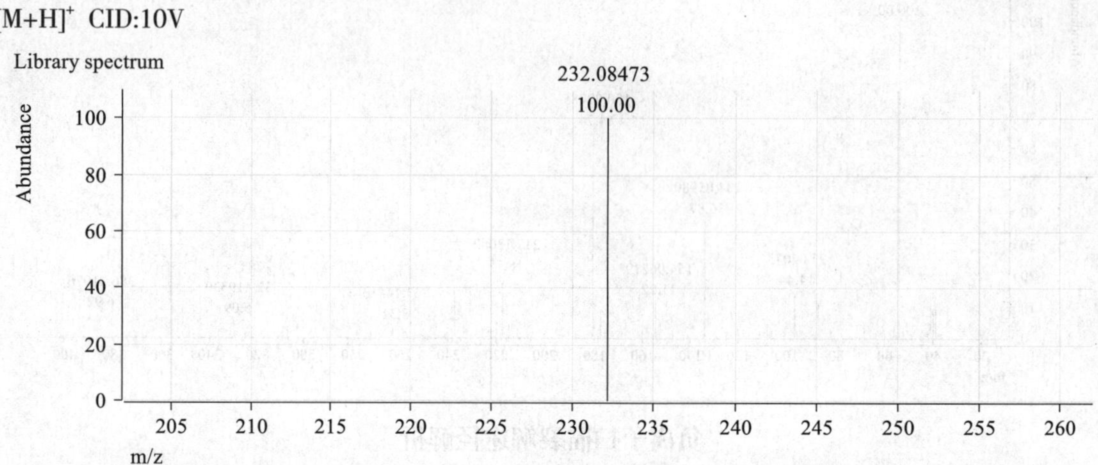

[M+H]+ CID:20V

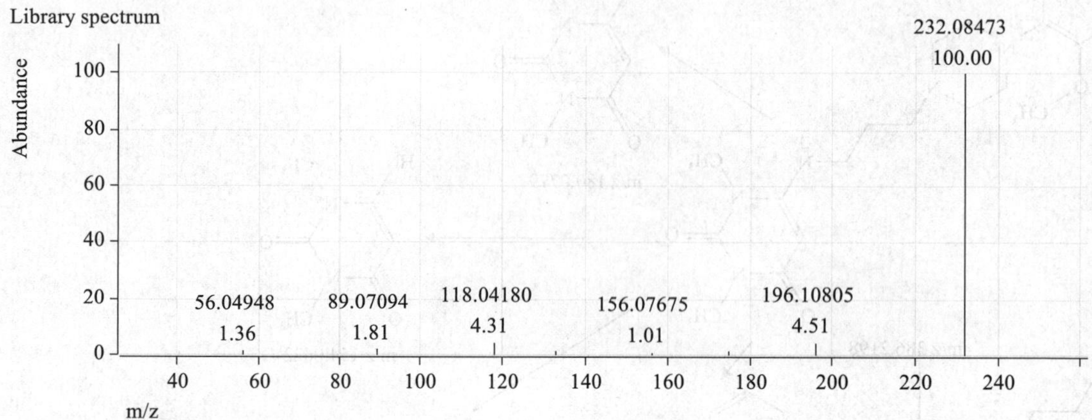

[M+H]+ CID:40V

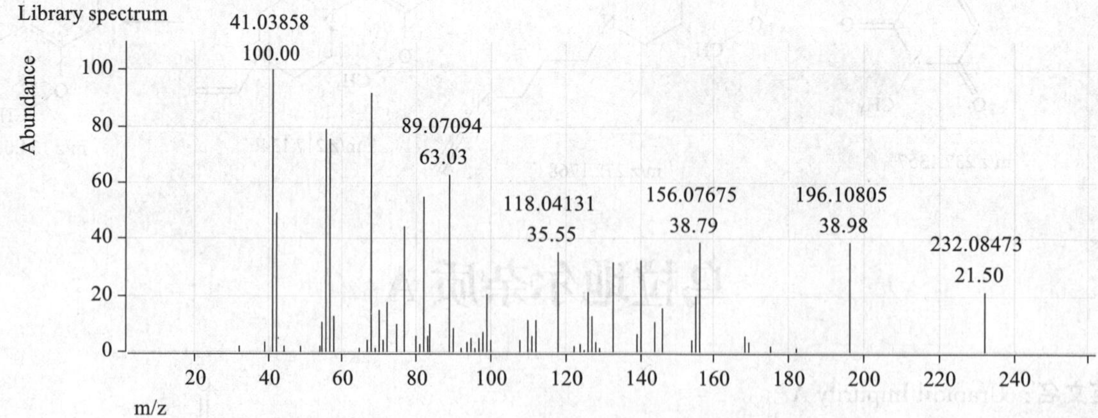

正离子扫描裂解途径解析

m/z 156.0768 ← m/z 232.0847 → m/z 196.1081

负离子扫描二级质谱图

$[M-H]^-$ CID:10V

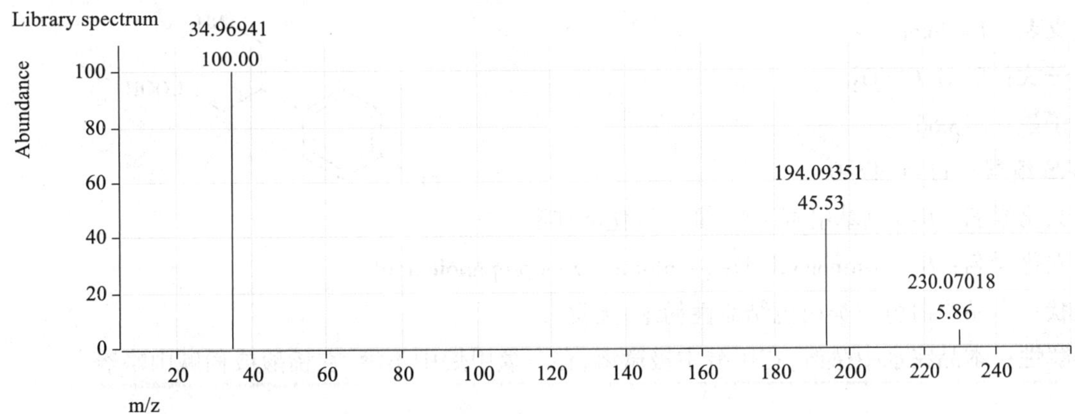

$[M-H]^-$ CID:20V

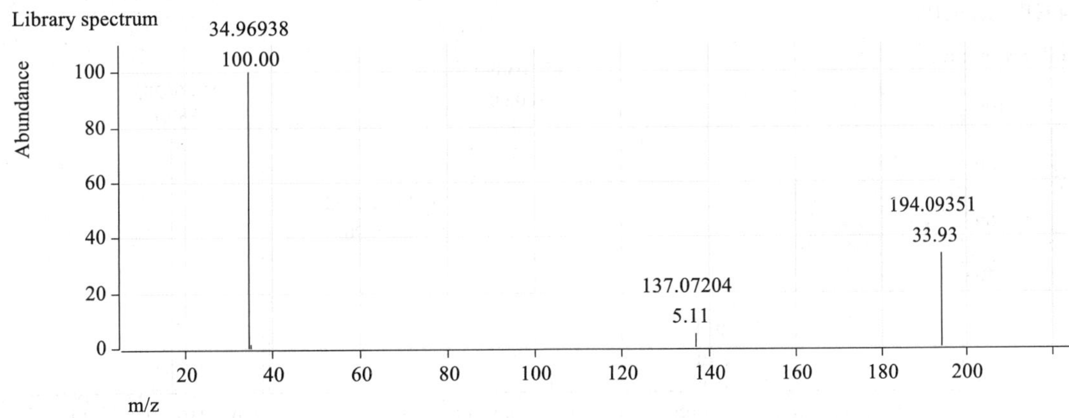

$[M-H]^-$ CID:40V

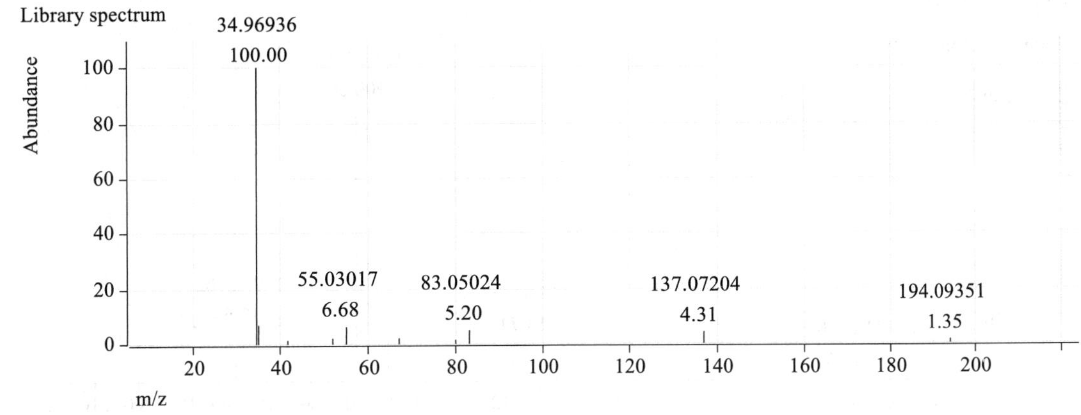

负离子扫描裂解途径解析

^{-}Cl m/z 34.9694 ← m/z 230.0702 → m/z 194.0935

巴 氯 芬

英文名：Baclofen

分子式：$C_{10}H_{12}ClNO_2$

分子量：213.66

CAS 编号：1134-47-0

中文化学名：β-(氨基甲基)-4-氯-氢化肉桂酸

英文化学名：β-(Aminomethyl)-4-chlorobenzenepropanoic acid

性状：本品为白色或类白色结晶性粉末；无臭

溶解性：本品在水中微溶，在甲醇中极微溶，在三氯甲烷中不溶，在稀酸或稀碱中略溶

正离子扫描二级质谱图

$[M+H]^+$ CID:10V

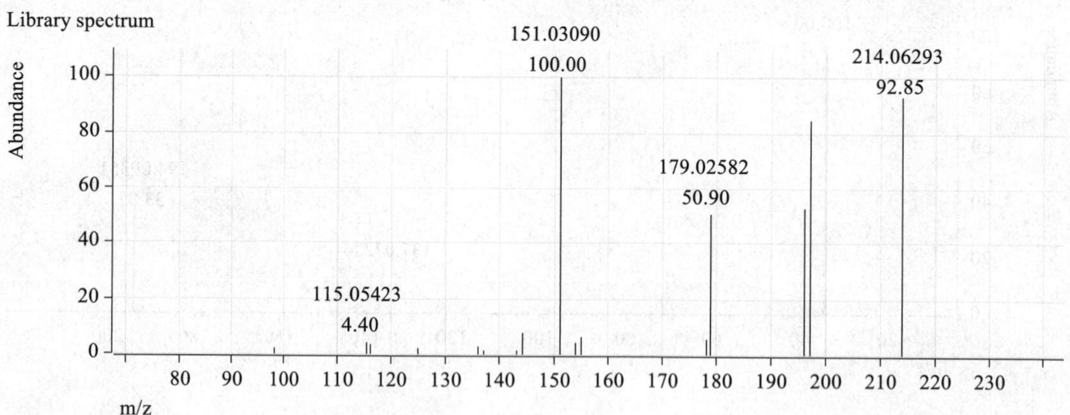

$[M+H]^+$ CID:20V

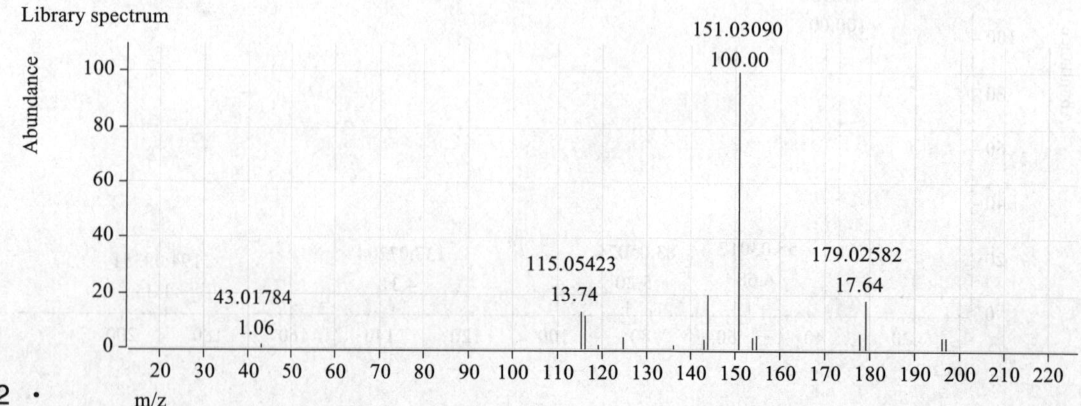

$[M+H]^+$ CID:40V

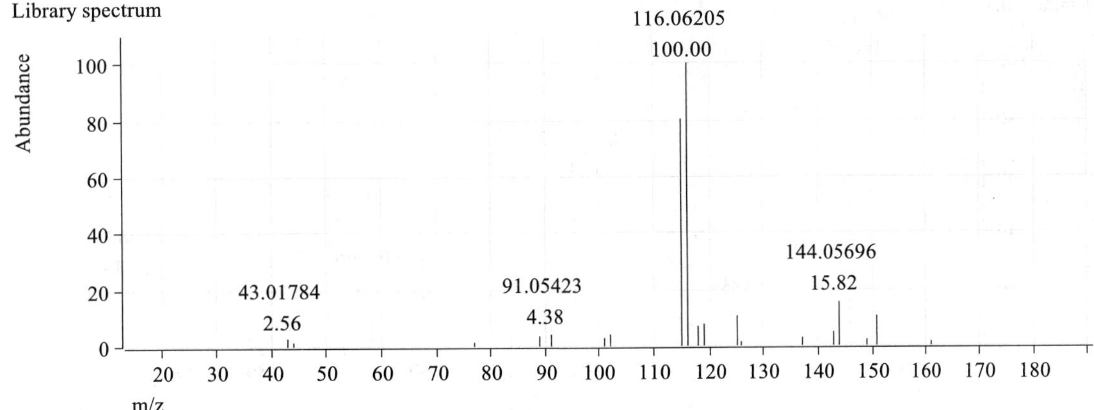

正离子扫描裂解途径解析

Cl
$H_3\overset{+}{N}$
O
OH
m/z 214.0629
Cl
O
m/z 179.0258
Cl
CH_2
m/z 151.0309
CH_2
m/z 116.0621
CH_2
m/z 115.0542

负离子扫描二级质谱图

$[M-H]^-$ CID:10V

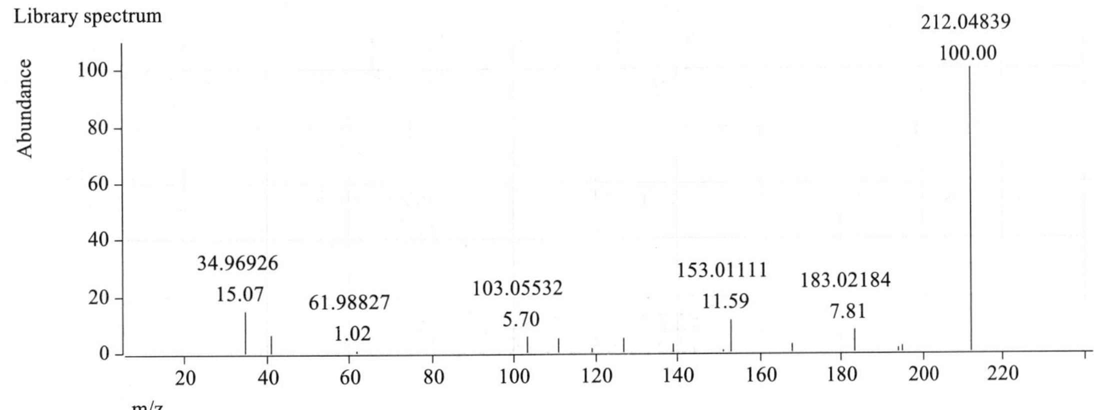

[M-H]⁻ CID:20V

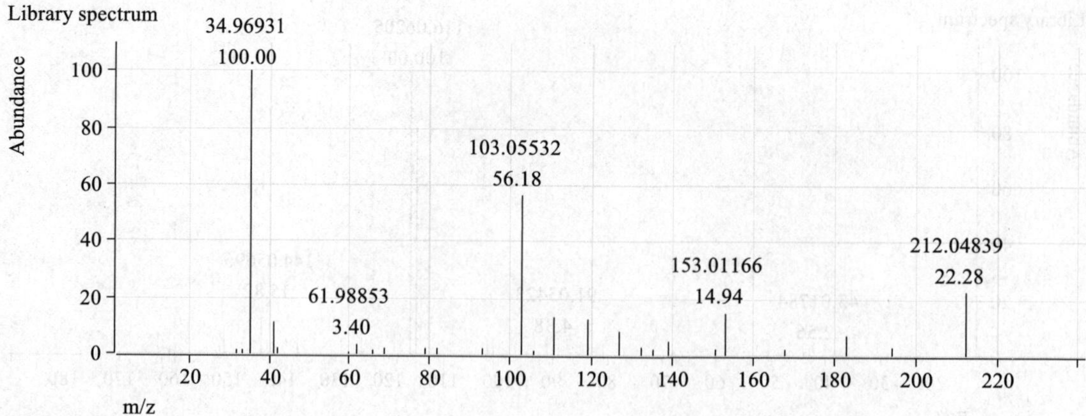

[M-H]⁻ CID:40V

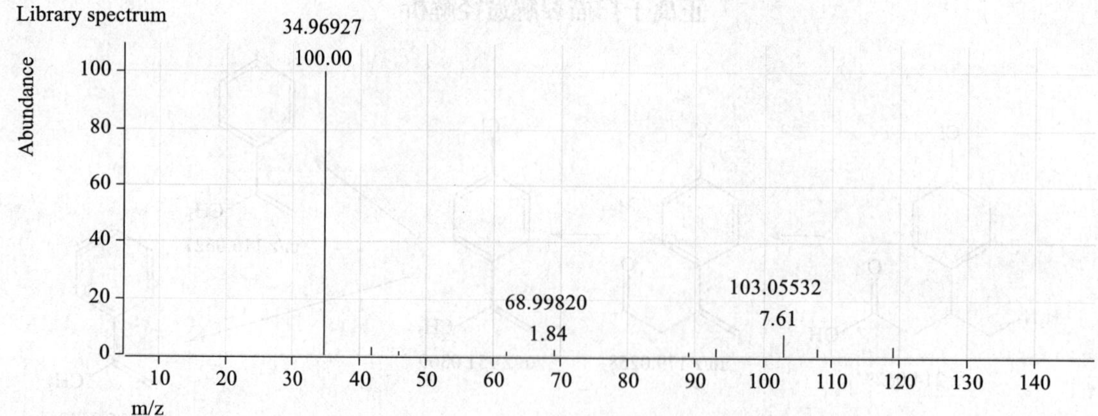

负离子扫描裂解途径解析

m/z 103.0553 ← m/z 212.0484 → m/z 153.0113 → ⁻Cl m/z 34.9694

巴氯芬杂质 A

英文名：Baclofen Impurity A

分子式：$C_{10}H_{10}ClNO$

分子量：195.65

CAS 编号：22518-27-0

中文化学名：4-(4- 氯苯基)-2- 吡咯烷酮

英文化学名： 4-(4-Chlorophenyl)-2-pyrrolidinone

性状： 本品为白色结晶性粉末

正离子扫描二级质谱图

$[M+H]^+$ CID:10V

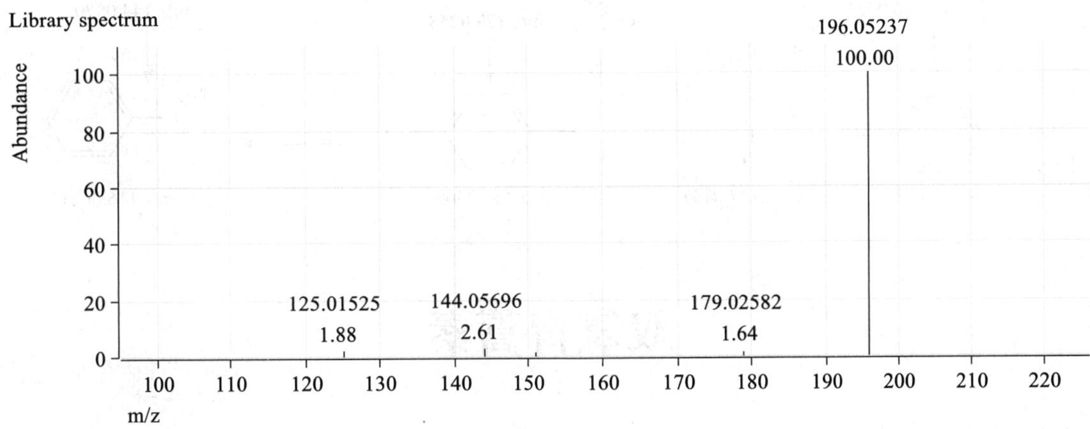

$[M+H]^+$ CID:20V

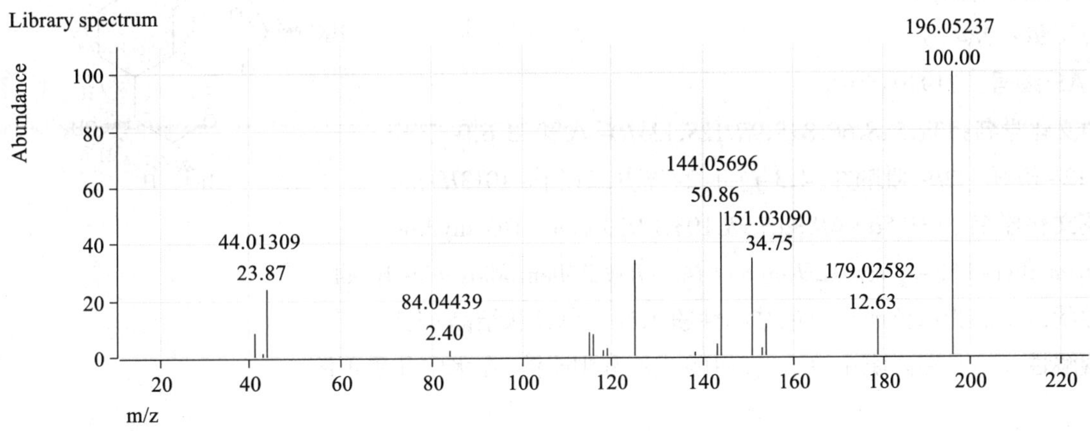

$[M+H]^+$ CID:40V

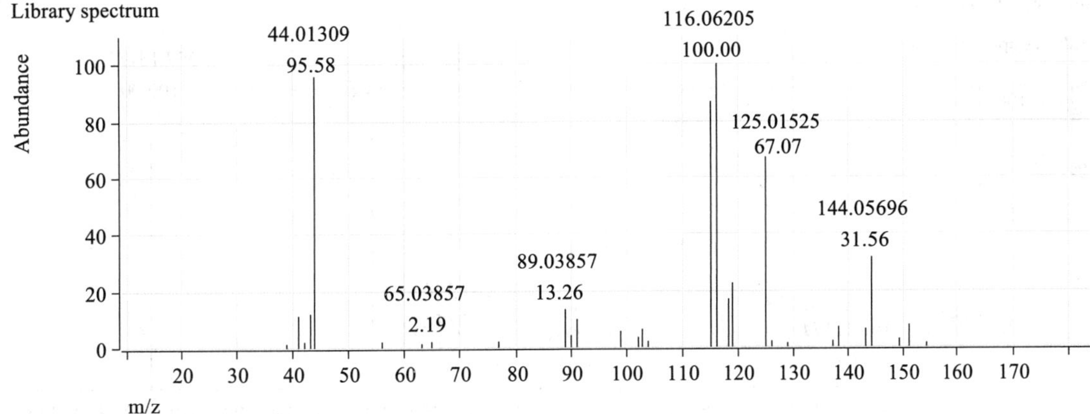

正离子扫描裂解途径解析

m/z 196.0524
m/z 179.0258
m/z 144.0570
m/z 125.0153
m/z 44.0131
m/z 151.0309
m/z 116.0621

双氢青蒿素

英文名：Dihydroartemisinin

分子式：$C_{15}H_{24}O_5$

分子量：284.35

CAS 编号：71939-50-9

中文化学名：(3*R*,5α*S*,6*R*,8α*S*,9*R*,12*S*,12α*R*)- 八氢 -3,6,9- 三甲基 -3,12- 桥氧 -12*H*- 吡喃并[4,3-*j*]-1,2- 苯并二噻平 -10(3*H*)醇

英文化学名：(3*R*,5α*S*,6*R*,8α*S*,9*R*,10*S*,12*R*,12α*R*)-Decahydro-3,6,9-trimethyl-3,12-epoxy-12*H*-pyrano [4,3-*j*]-1,2-benzodioxepin-10-ol

性状：本品为白色或类白色结晶性粉末或无色针状结晶；无臭

溶解性：本品在丙酮中溶解，在甲醇或乙醇中略溶，在水中几乎不溶

正离子扫描二级质谱图(+Na)

$[M+Na]^+$ CID:10V

Library spectrum

m/z	Abundance
163.11174	2.73
219.09917	1.04
247.13046	17.03
261.14612	97.88
307.15158	100.00

$[M+Na]^+$ CID:20V

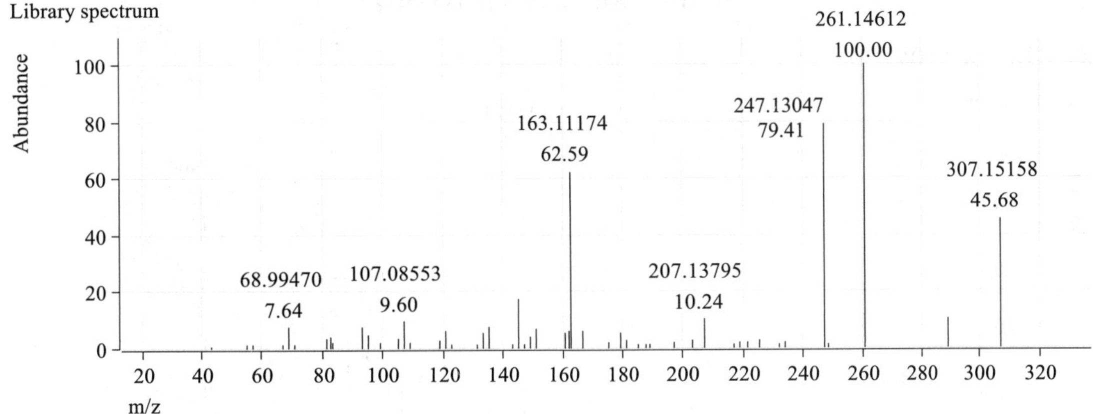

$[M+Na]^+$ CID:40V

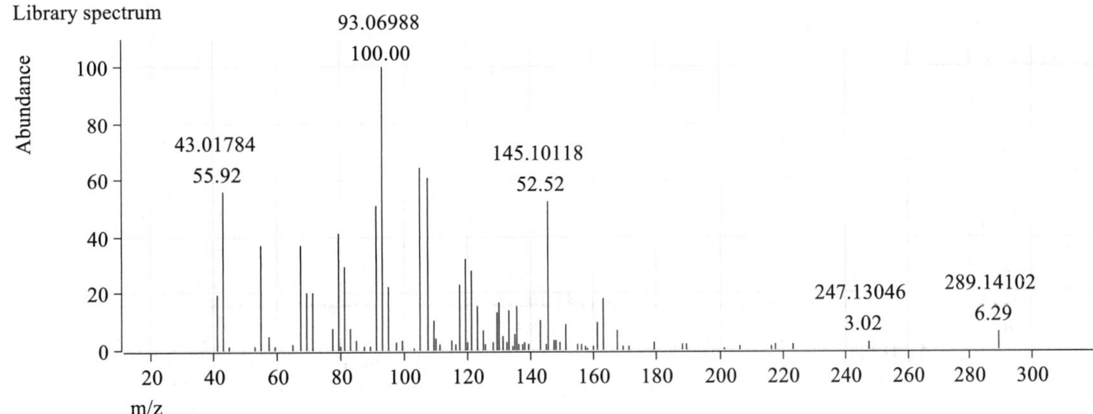

正离子扫描裂解途径解析

m/z 307.1516

m/z 261.1467

m/z 247.1305

m/z 163.1117

正离子扫描二级质谱图（$+NH_4^+$）

$[M+NH_4]^+$ CID:10V

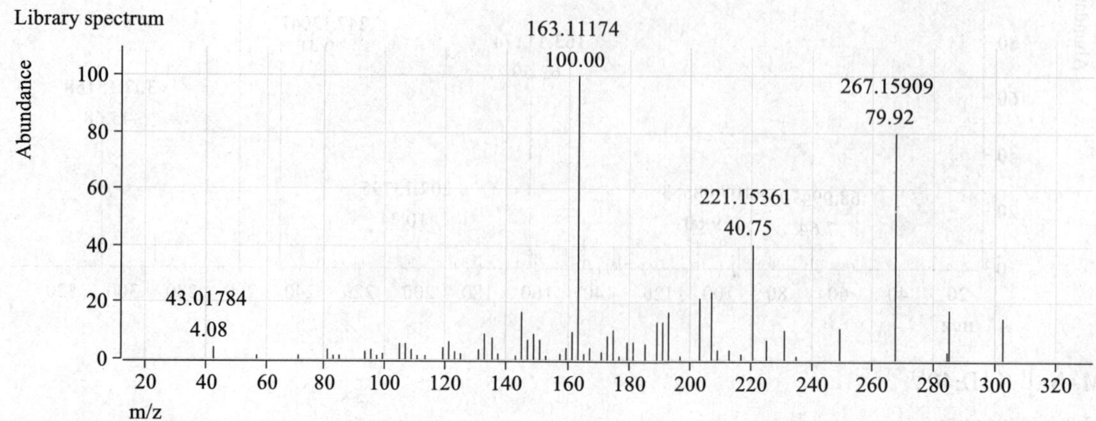

$[M+NH_4]^+$ CID:20V

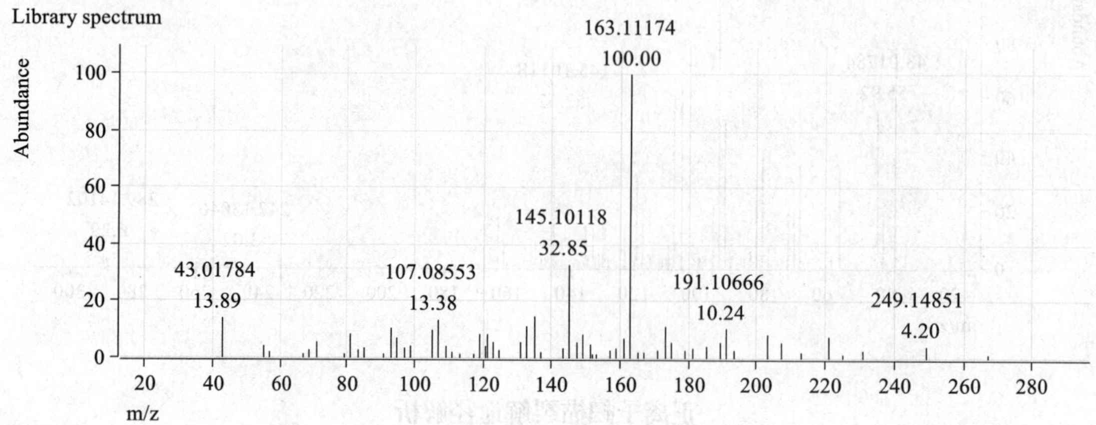

$[M+NH_4]^+$ CID:40V

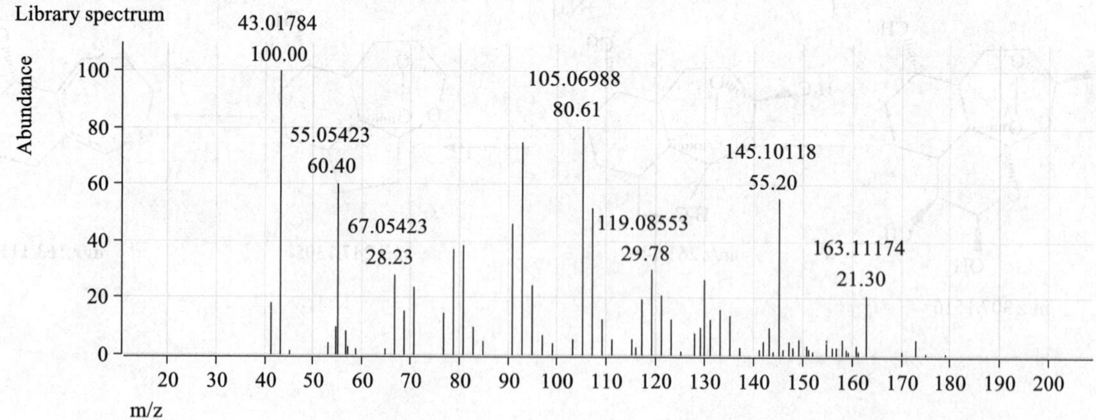

正离子扫描裂解途径解析

m/z 302.1962

m/z 267.1591

m/z 163.1117

双 香 豆 素

英文名： Dicoumarol

分子式： $C_{19}H_{12}O_6$

分子量： 336.30

CAS 编号： 66–76–2

中文化学名： 3，3′－亚甲基双（4－羟基－2*H*–1－苯并吡喃－2－酮）

英文化学名： 3,3′–Methylenebis（4–hydroxy–2*H*–1–benzopyran–2–one）

性状： 本品为白色或类白色结晶性粉末；微有佳香；味微苦

溶解性： 本品在水、乙醇或乙醚中几乎不溶，在三氯甲烷极微溶，在强碱溶液中溶解

正离子扫描二级质谱图

$[M+H]^+$ CID:10V

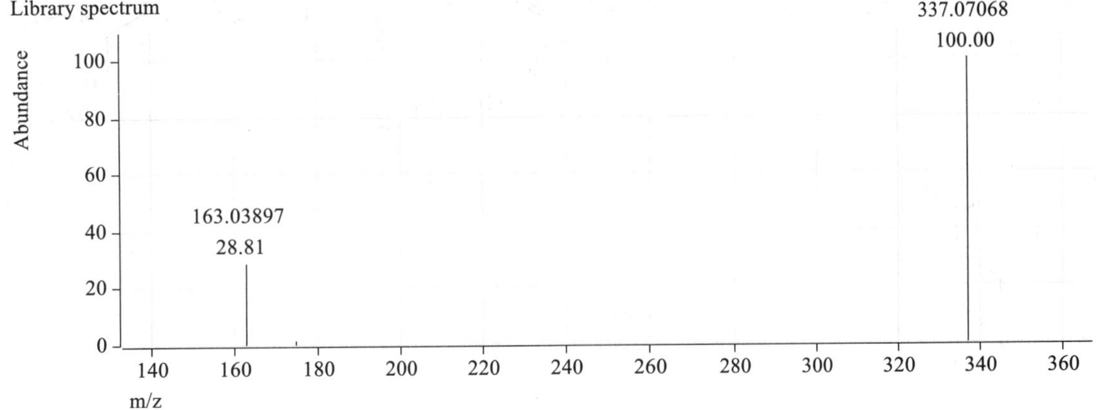

$[M+H]^+$ CID:20V

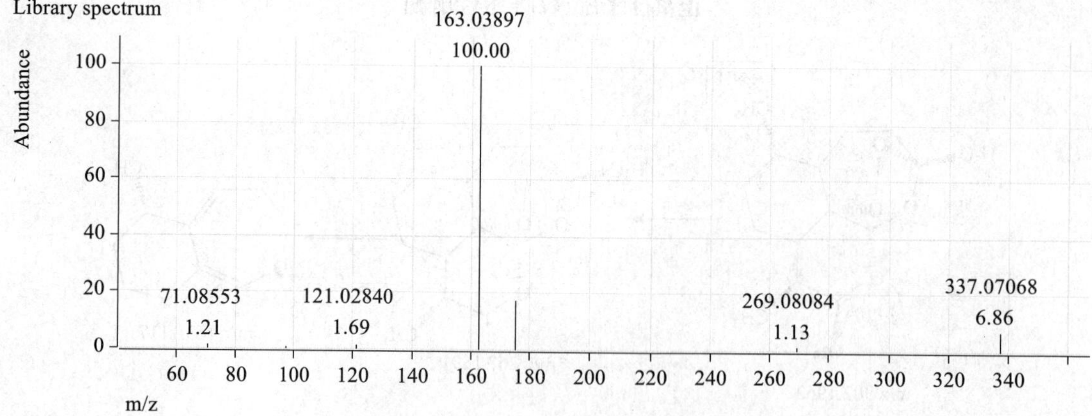

$[M+H]^+$ CID:40V

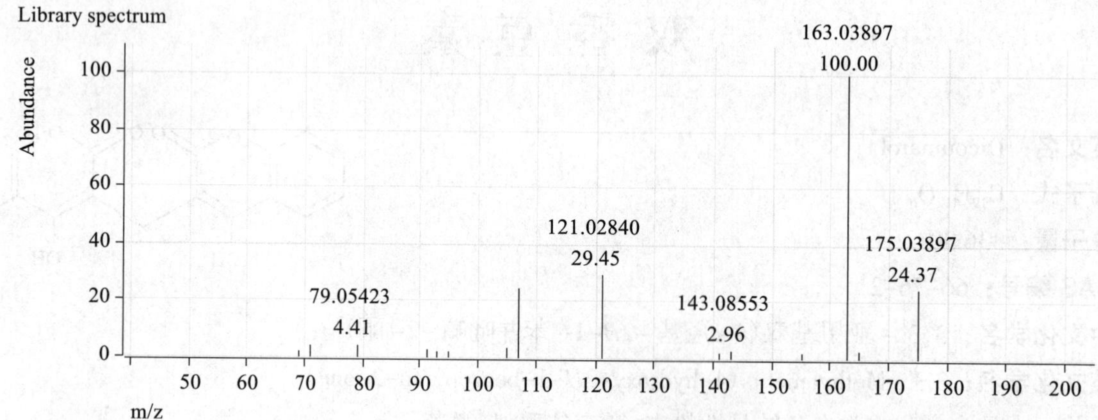

正离子扫描裂解途径解析

m/z 337.0707

m/z 269.0808

m/z 175.0390

m/z 163.0390

m/z 121.0284

负离子扫描二级质谱图

$[M-H]^-$ CID:10V

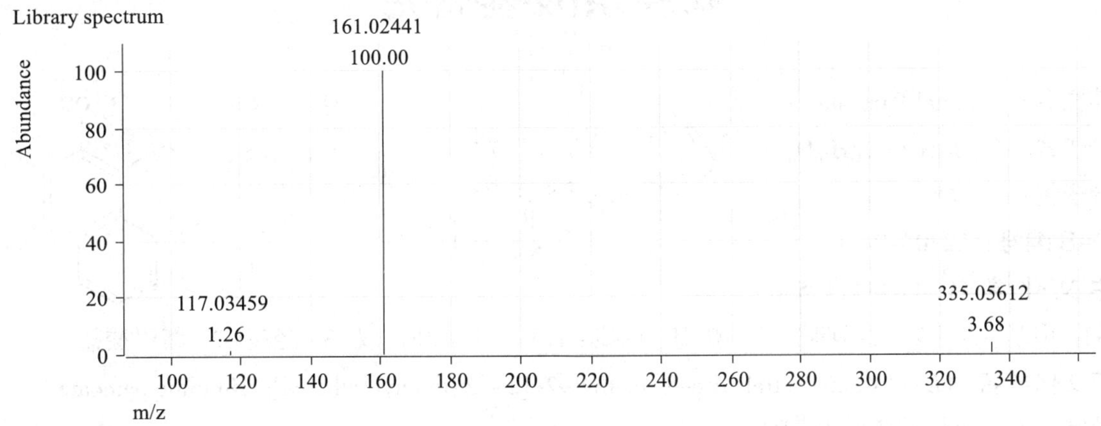

$[M-H]^-$ CID:20V

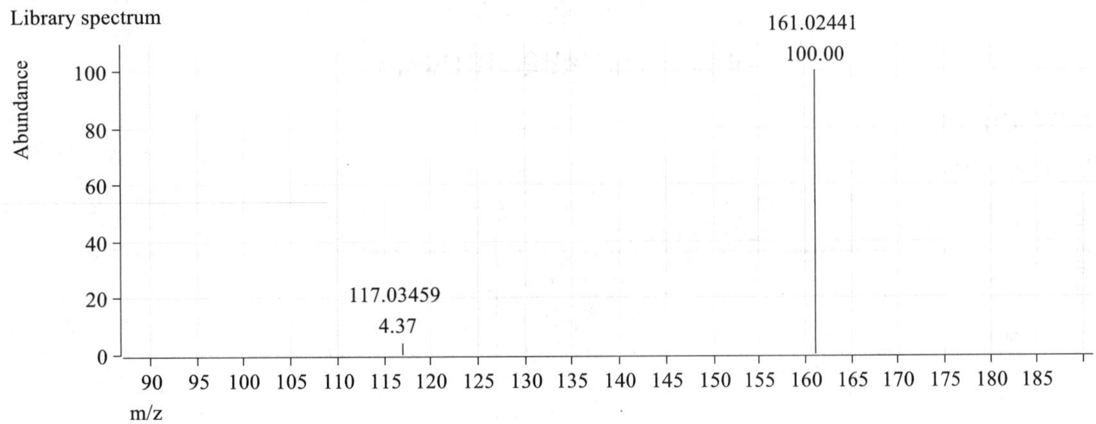

$[M-H]^-$ CID:40V

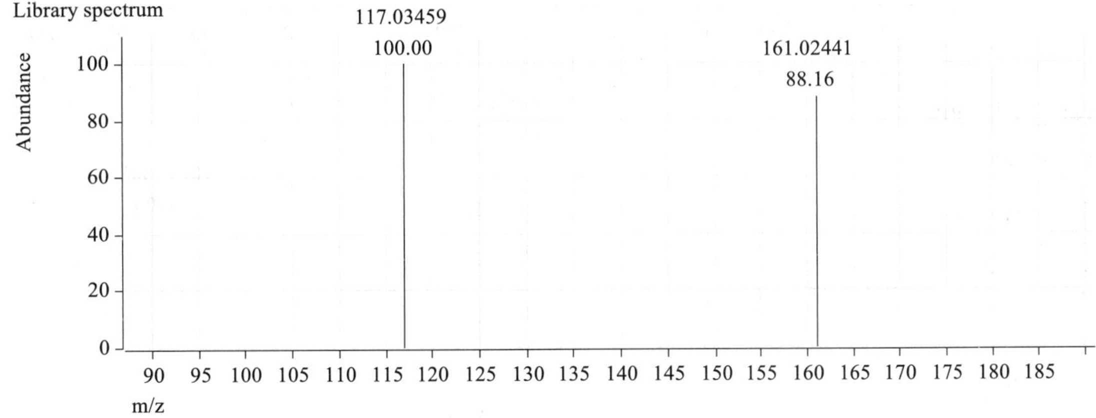

负离子扫描裂解途径解析

OH　-O　　-O　　-O

m/z 335.0561　　m/z 161.0244　　m/z 117.0346

双羟萘酸噻嘧啶

英文名：Pyrantel Pamoate

分子式：$C_{11}H_{14}N_2S \cdot C_{23}H_{16}O_6$

分子量：594.68

CAS 编号：22204-24-6

中文化学名：(*E*)-1,4,5,6-四氢-1-甲基-2-［2-(2-噻吩基)乙烯基］嘧啶-4,4′-亚甲基-双［3-羟基-2-萘甲酸盐］

英文化学名：(*E*)-1,4,5,6-Tetrahydro-1-methyl-2-[2-(2-thienyl) ethenyl]pyrimidine pamoate

性状：本品为淡黄色粉末；无臭

溶解性：本品在二甲基甲酰胺中略溶，在乙醇中极微溶，在水中几乎不溶

正离子扫描二级质谱图（噻嘧啶）

[M+H]+ CID:10V

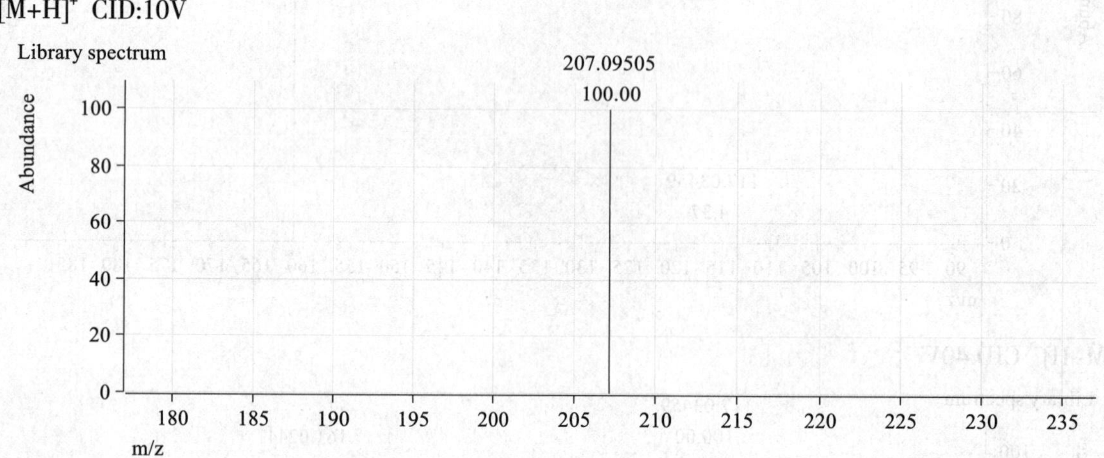

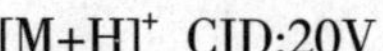

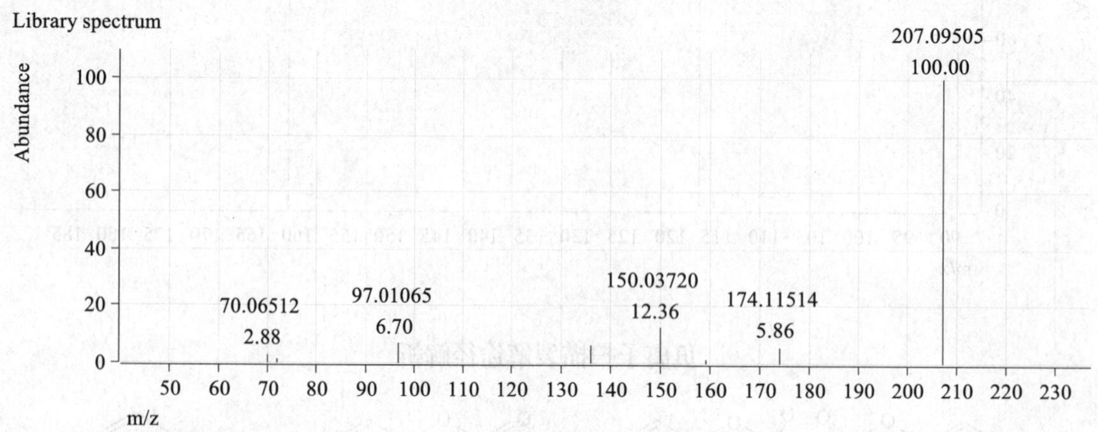

$[M+H]^+$ CID:40V

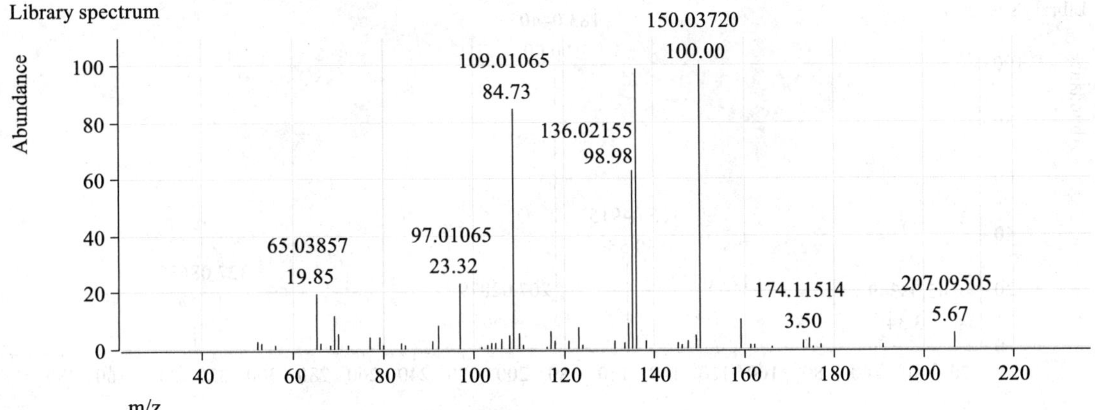

正离子扫描裂解途径解析

m/z 207.0950 → m/z 150.0372 → m/z 109.0106

正离子扫描二级质谱图（双羟萘酸）

$[M+H]^+$ CID:10V

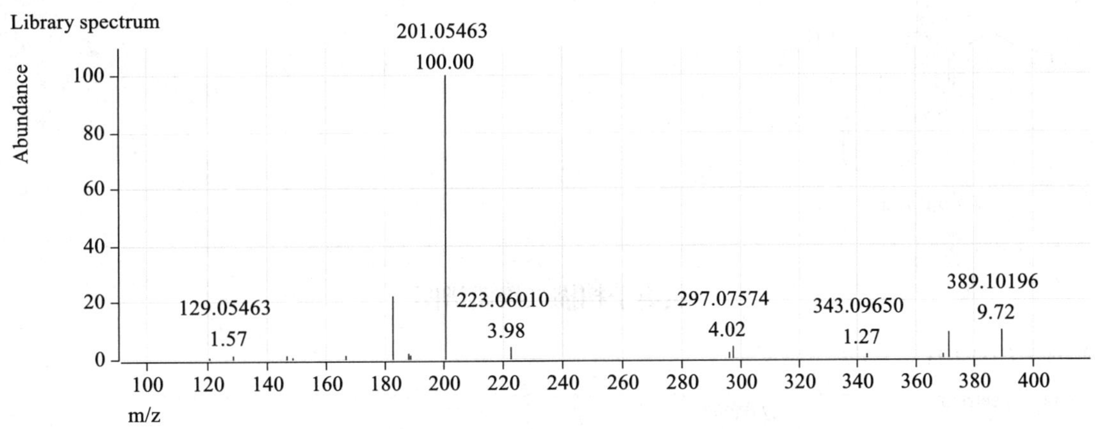

$[M+H]^+$ CID:20V

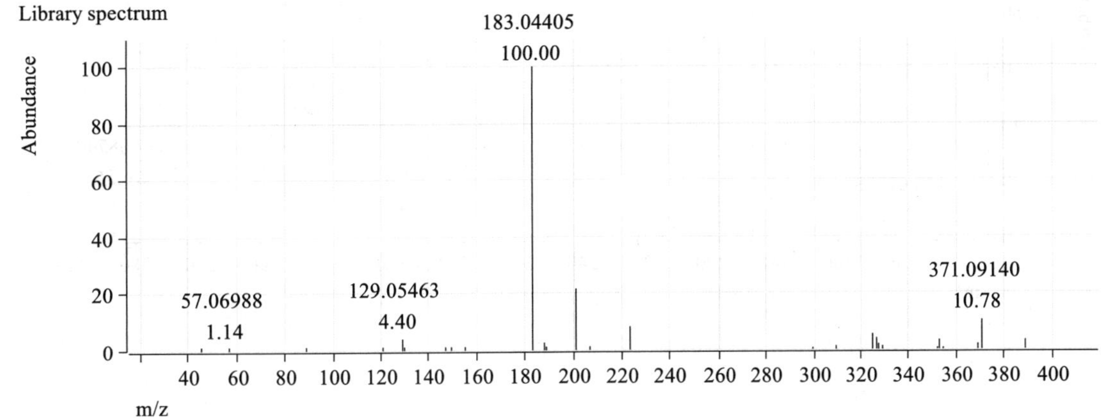

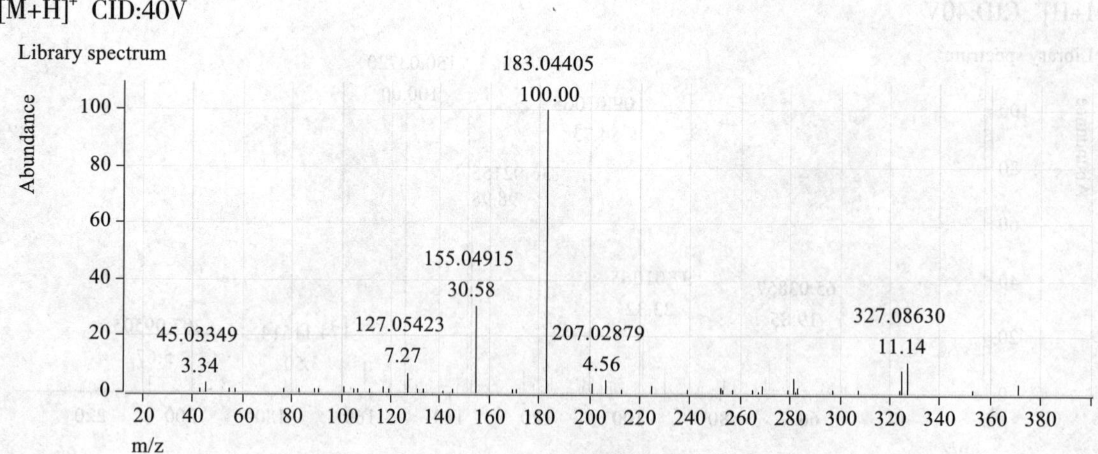

正离子扫描裂解途径解析

m/z 389.1020

m/z 371.0914

m/z 183.0441

m/z 201.0546

负离子扫描二级质谱图

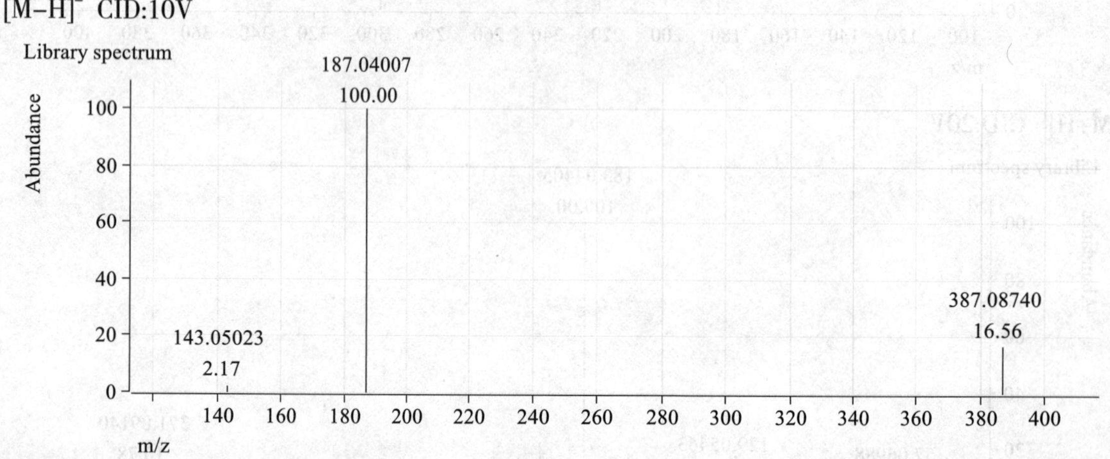

$[M-H]^-$ CID:20V

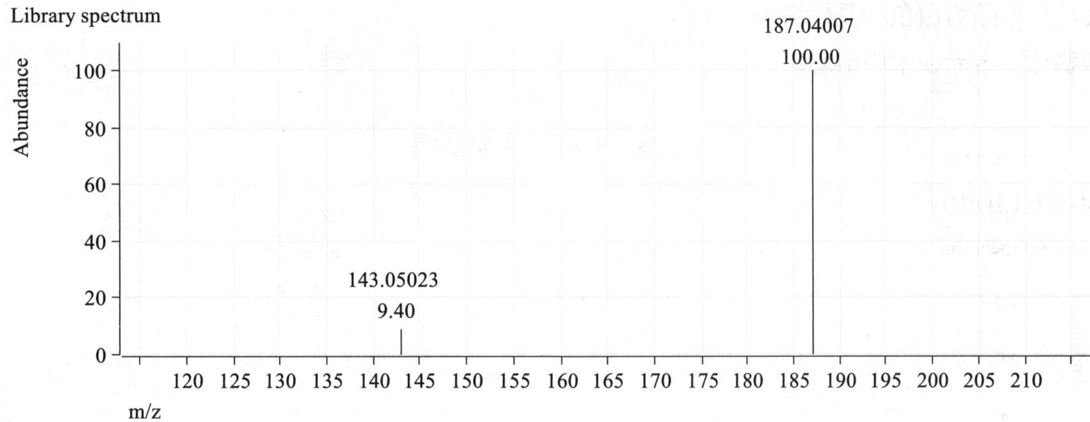

$[M-H]^-$ CID:40V

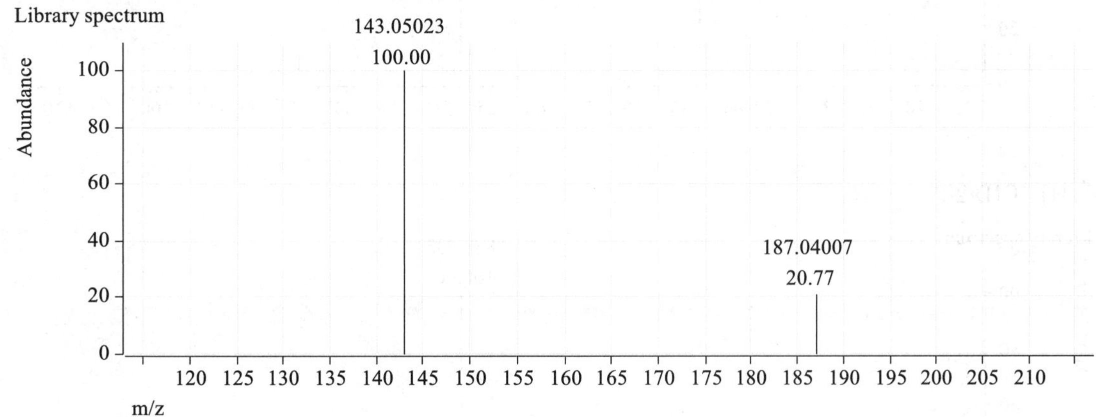

负离子扫描裂解途径解析

m/z 387.0874 → m/z 187.0401 → m/z 143.0502

双 氰 胺

英文名： Dicyanodiamide

分子式： $C_2H_4N_4$

分子量： 84.08

CAS 编号： 461-58-5

中文化学名： 氰基胍

英文化学名： *N*-Cyanoguanidine

性状： 本品为白色结晶性粉末

溶解性： 本品在水中溶解

正离子扫描二级质谱图

[M+H]+ CID:10V

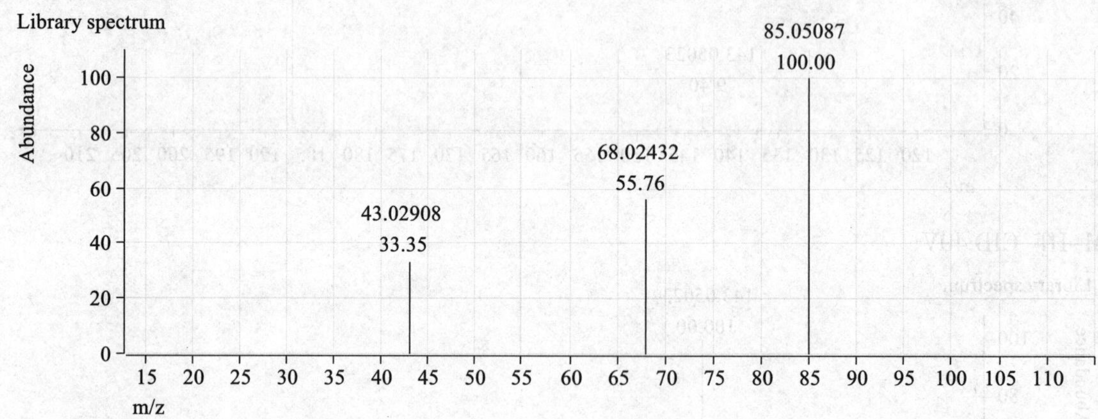

[M+H]+ CID:20V

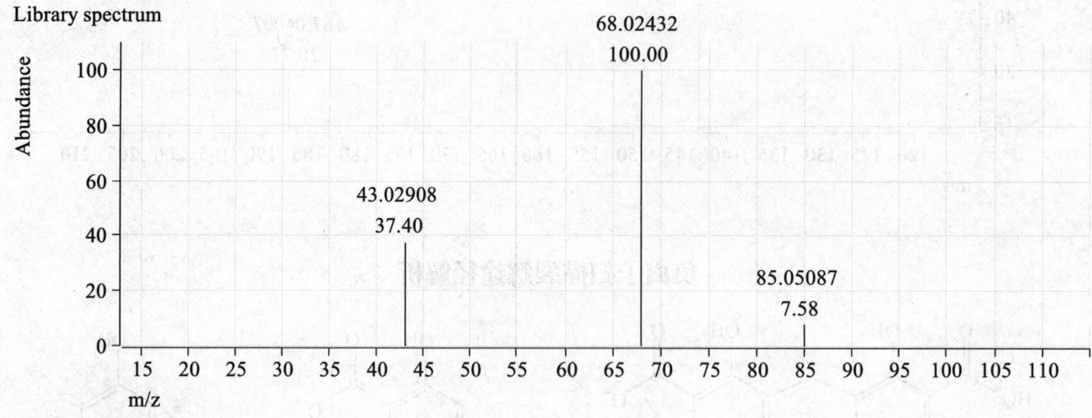

[M+H]+ CID:40V

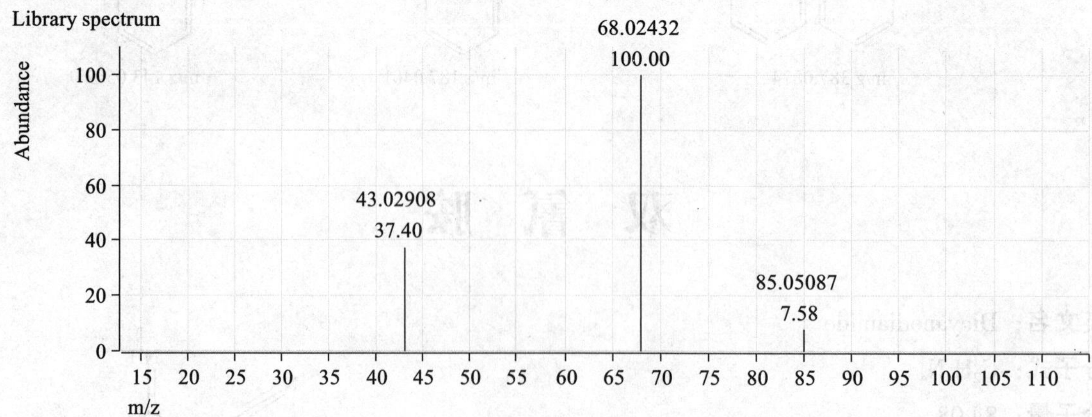

正离子扫描裂解途径解析

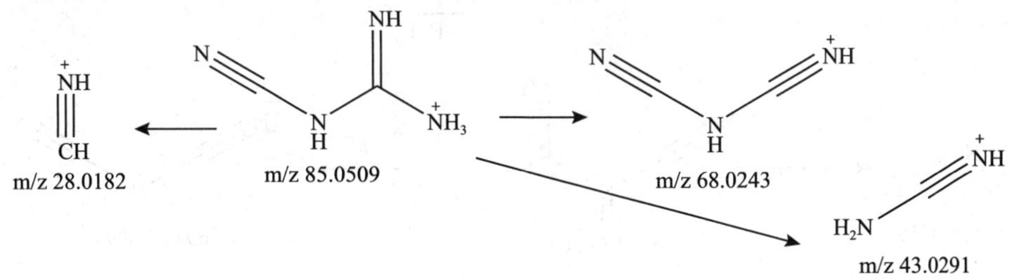

负离子扫描二级质谱图

$[M-H]^-$ CID:10V

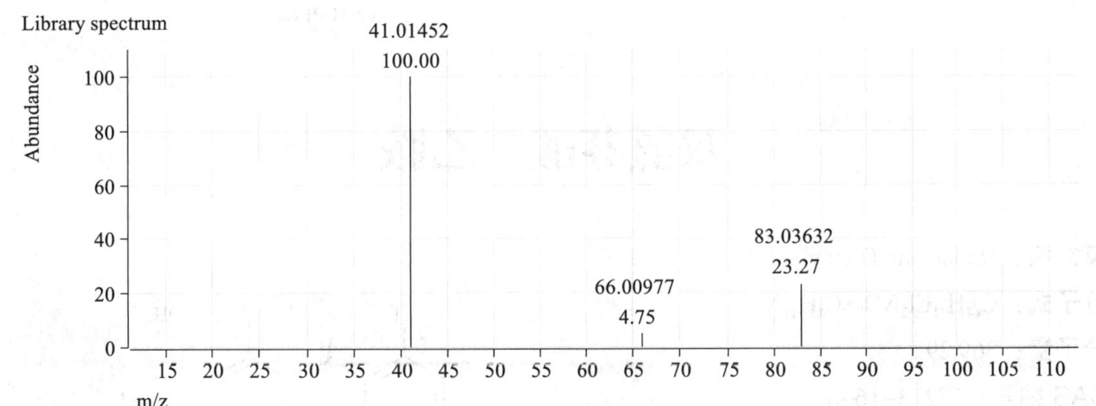

$[M-H]^-$ CID:20V

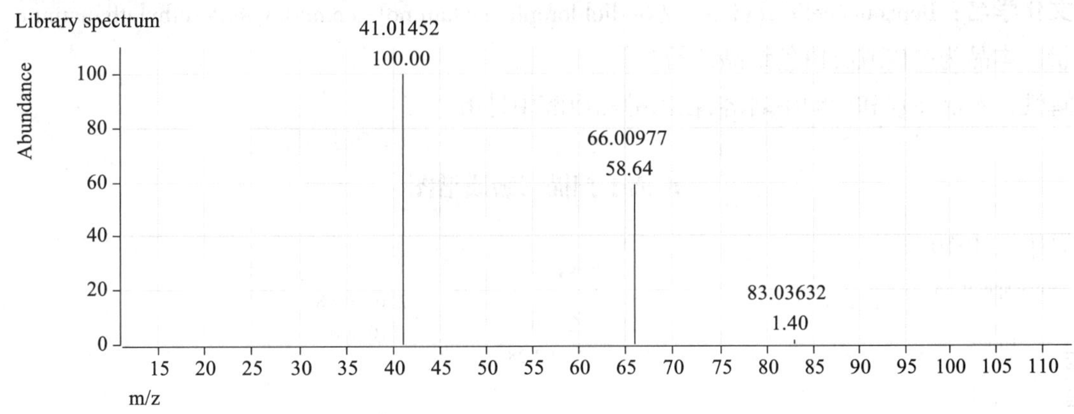

$[M-H]^-$ CID:40V

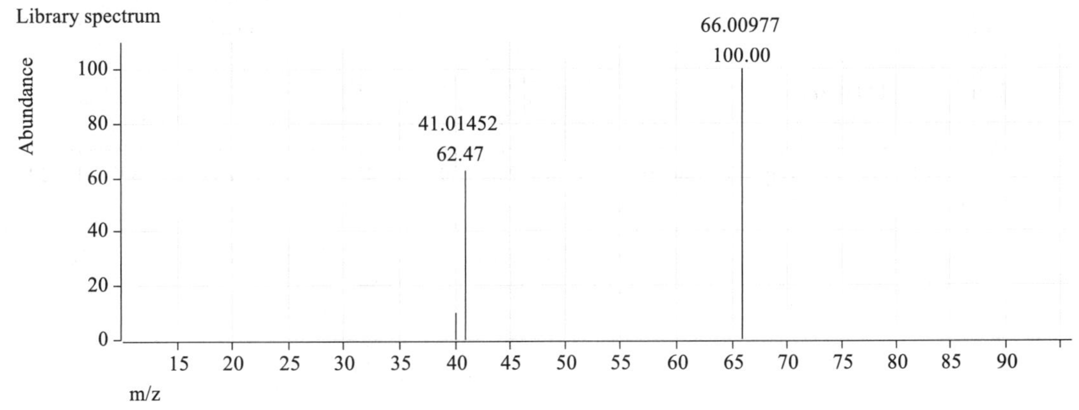

负离子扫描裂解途径解析

$[-H]^-$

m/z 26.0036

m/z 83.0363

m/z 66.0098

m/z 41.0145

双氯芬酸二乙胺

英文名：Diclofenac Diethylamine

分子式：$C_{14}H_{11}Cl_2NO_2 \cdot C_4H_{11}N$

分子量：369.29

CAS 编号：78213-16-8

中文化学名：2-(2,6-二氯苯胺)苯乙酸二乙胺盐

英文化学名：Benzeneacetic acid,2-[(2,6-dichlorophenyl)amino]-,compd.with *N*-ethylethanamine

性状：本品为白色或类白色结晶性粉末

溶解性：本品在水和丙酮中略溶，在乙醇和甲醇中易溶

正离子扫描二级质谱图

$[M+H]^+$ CID:10V

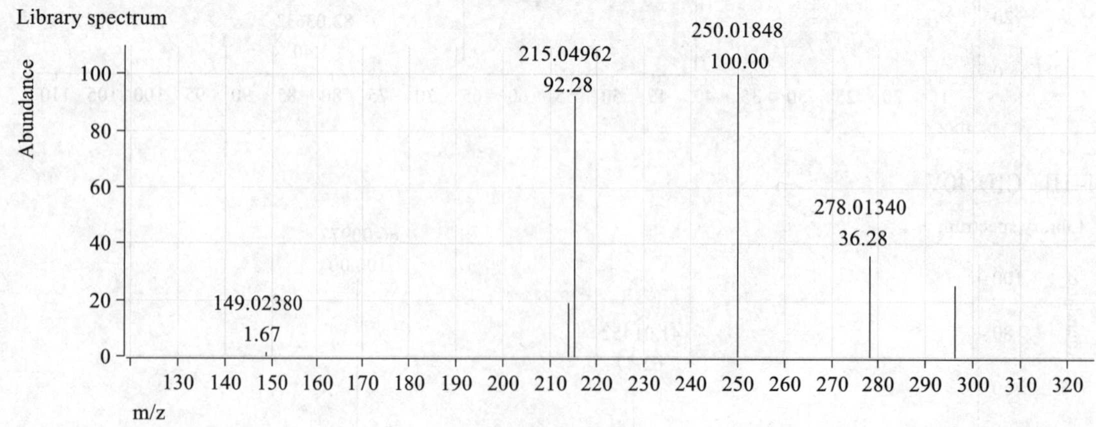

$[M+H]^+$ CID:20V

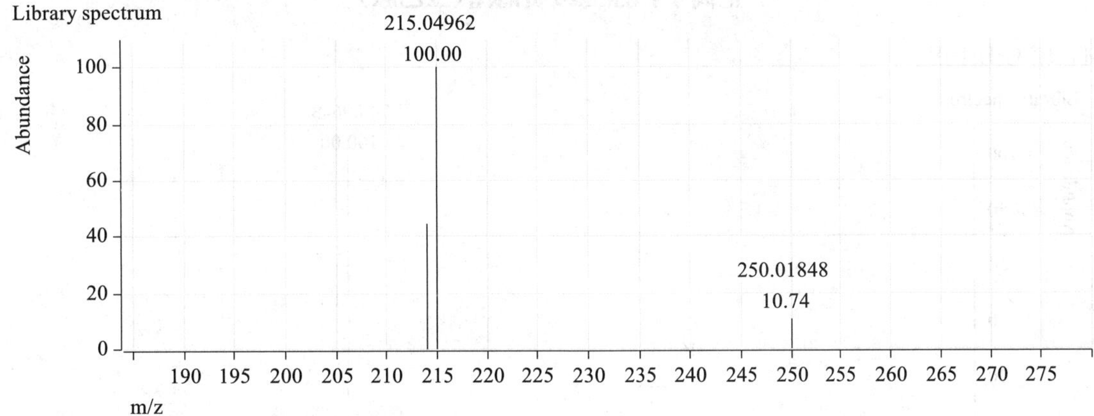

$[M+H]^+$ CID:40V

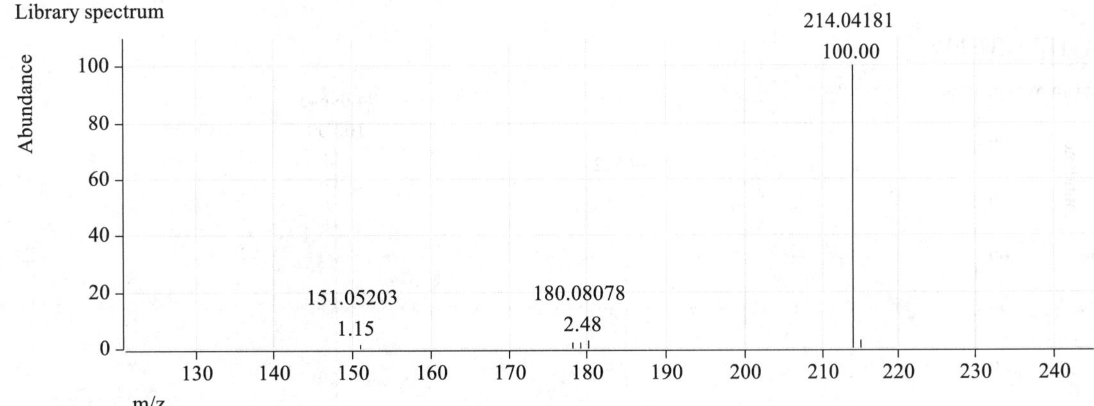

正离子扫描裂解途径解析

m/z 214.0418

m/z 296.0240

m/z 278.0134

m/z 250.0185

m/z 215.0496

正离子扫描二级质谱图(二乙胺)

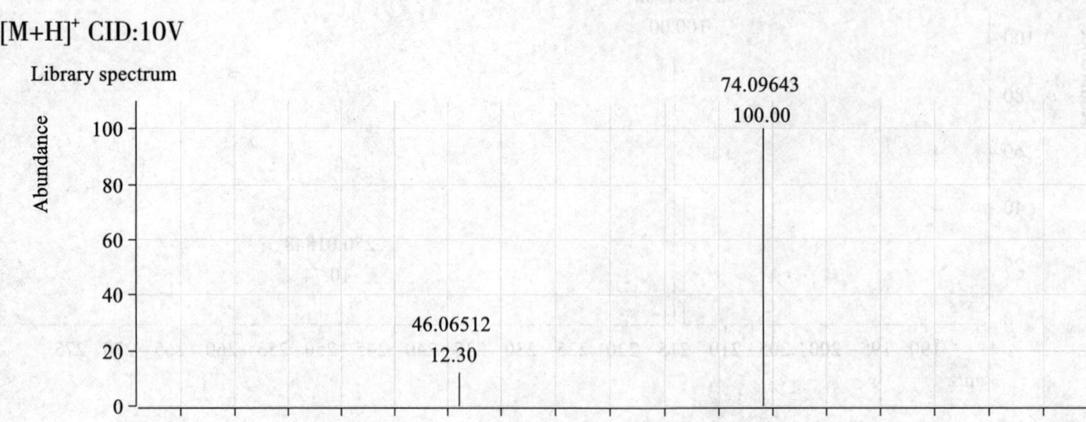

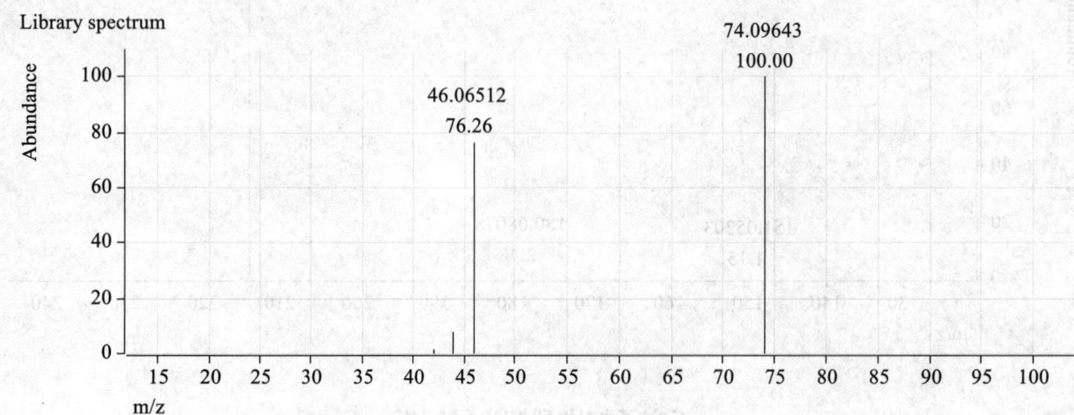

正离子扫描裂解途径解析

H_3C–CH_2–$\overset{+}{N}H_2$–CH_2–CH_3 ⟶ H_3C–CH_2–$\overset{+}{N}H_3$

m/z 74.0964　　m/z 46.0651

负离子扫描二级质谱图

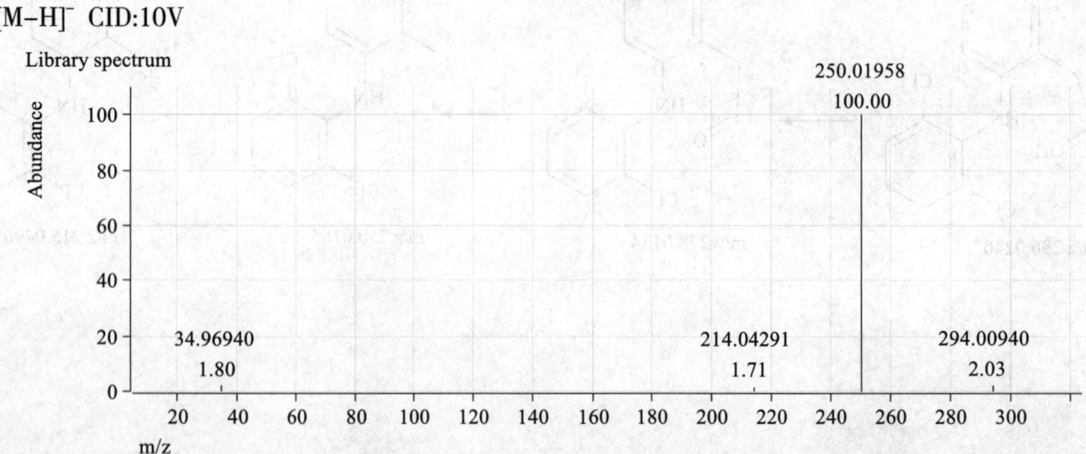

$[M-H]^-$ CID:20V

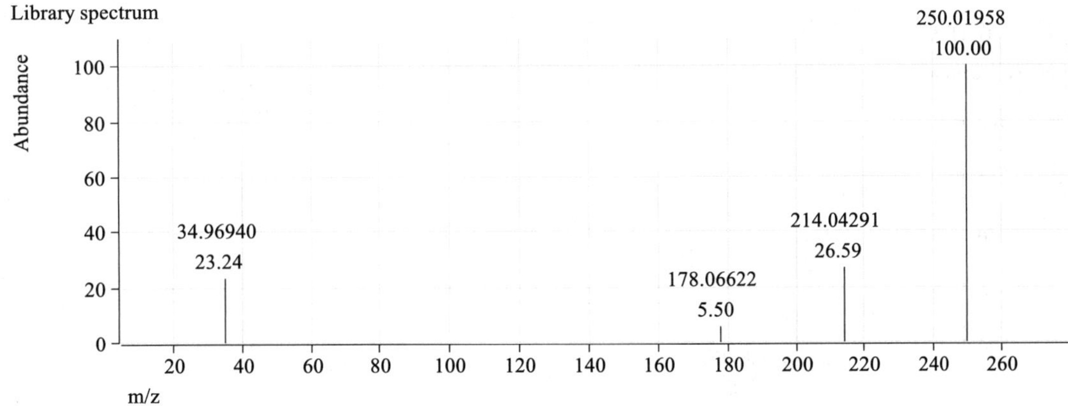

$[M-H]^-$ CID:40V

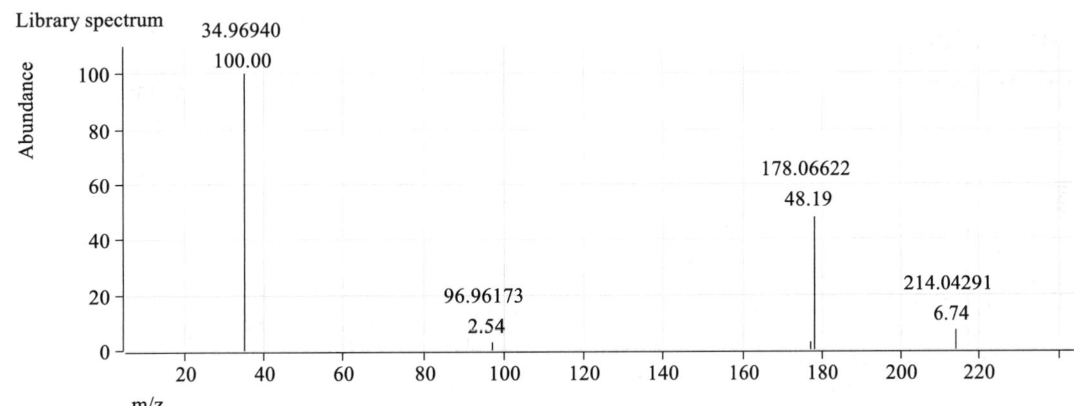

负离子扫描裂解途径解析

Cl^- m/z 34.9694 ← m/z 294.0094 → m/z 250.0196 → m/z 214.0429 → m/z 178.0662

双氯芬酸杂质 A

英文名： Diclofenac Impurity A

分子式： $C_{14}H_9Cl_2NO$

分子量： 278.13

CAS 编号： 15362-40-0

中文化学名： 1-(2,6- 二氯苯基)-1,3- 二氢 -2*H*- 吲哚 -2- 酮

英文化学名： 1-(2,6-Dichlorophenyl)-1,3-dihydro-2*H*-indol-2-one

正离子扫描二级质谱图

$[M+H]^+$ CID:10V

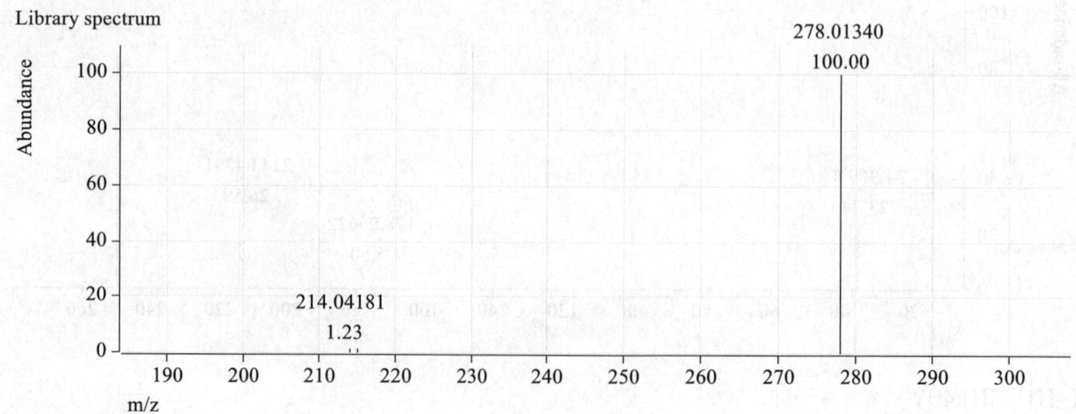

$[M+H]^+$ CID:20V

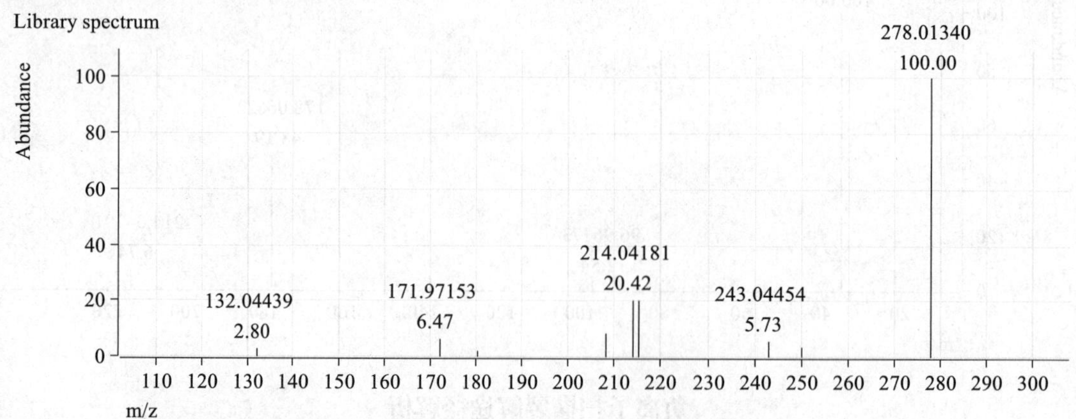

$[M+H]^+$ CID:40V

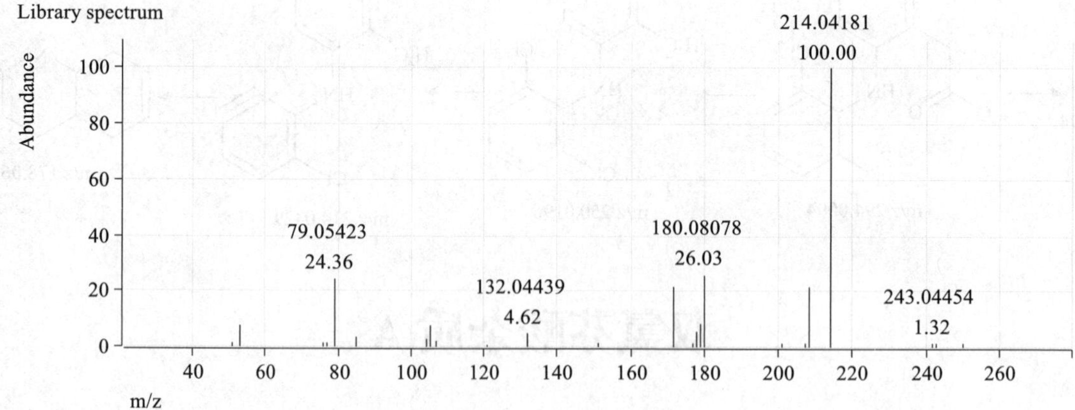

正离子扫描裂解途径解析

m/z 278.0134 → m/z 243.0445 → m/z 214.0418

双氯芬酸钠

英文名： Diclofenac Sodium

分子式： $C_{14}H_{10}Cl_2NNaO_2$

分子量： 318.13

CAS 编号： 15307–79–6

中文化学名： 2–［(2,6–二氯苯基)氨基］–苯乙酸钠

英文化学名： Benzeneacetic acid, 2–[(2,6–dichlorophenyl)amino]–,sodium salt

性状： 本品为白色或类白色结晶性粉末；有刺鼻感与引湿性

溶解性： 本品在乙醇中易溶，在水中略溶，在三氯甲烷中不溶

正离子扫描二级质谱图

[M+H]$^+$ CID:10V

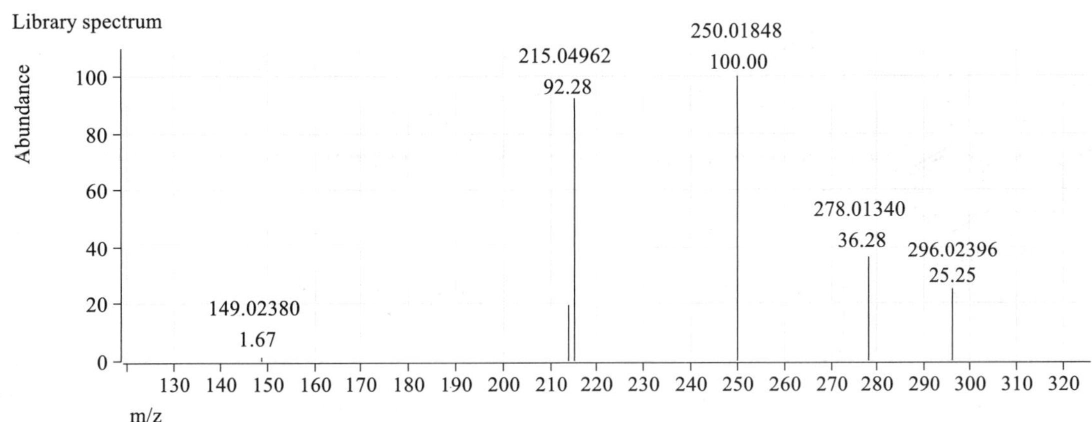

[M+H]$^+$ CID:20V

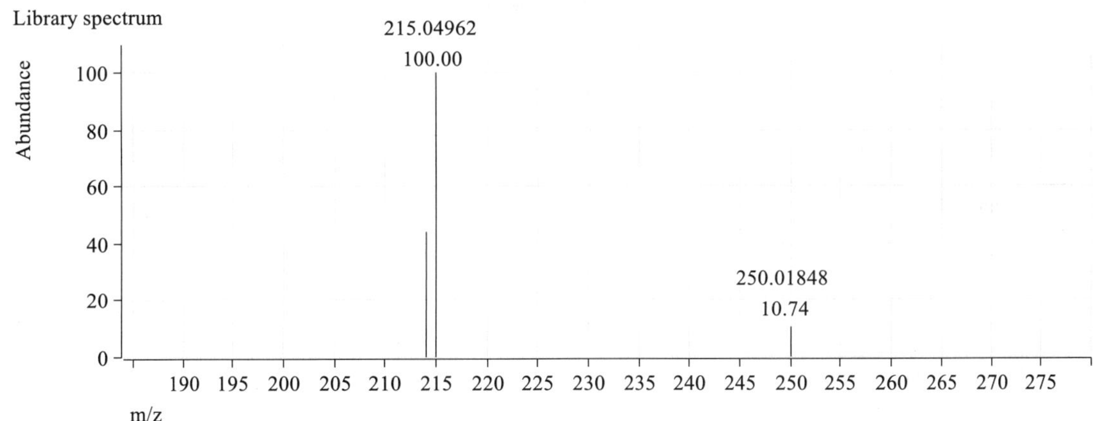

$[M+H]^+$ CID:40V

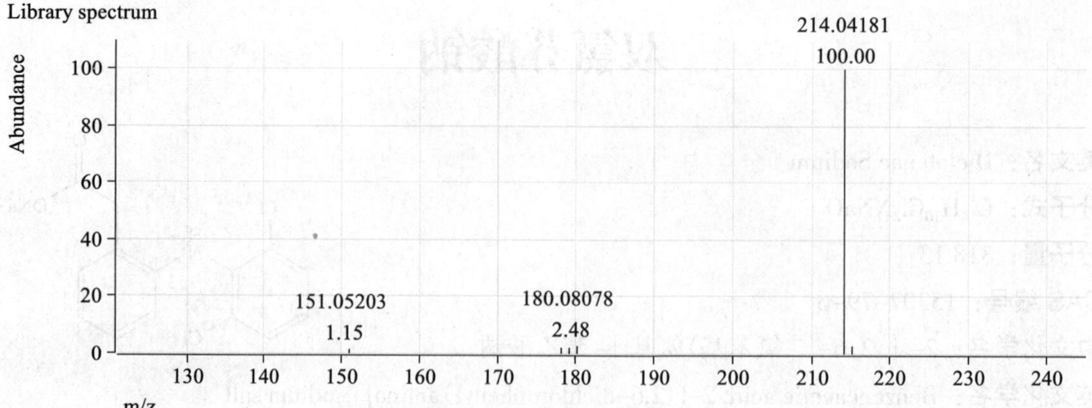

正离子扫描裂解途径解析

m/z 296.0240

m/z 278.0134

m/z 250.0185

m/z 214.0418

m/z 215.0496

m/z 180.0808

负离子扫描二级质谱图

$[M-H]^-$ CID:10V

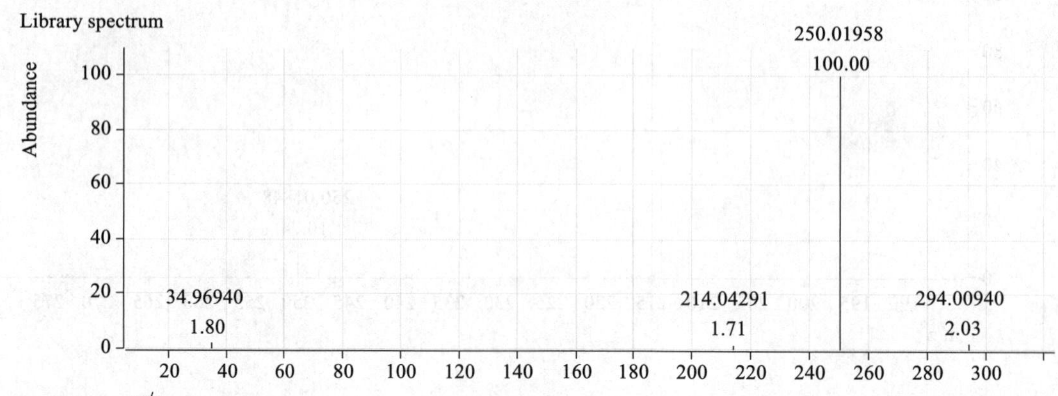

$[M-H]^-$ CID:20V

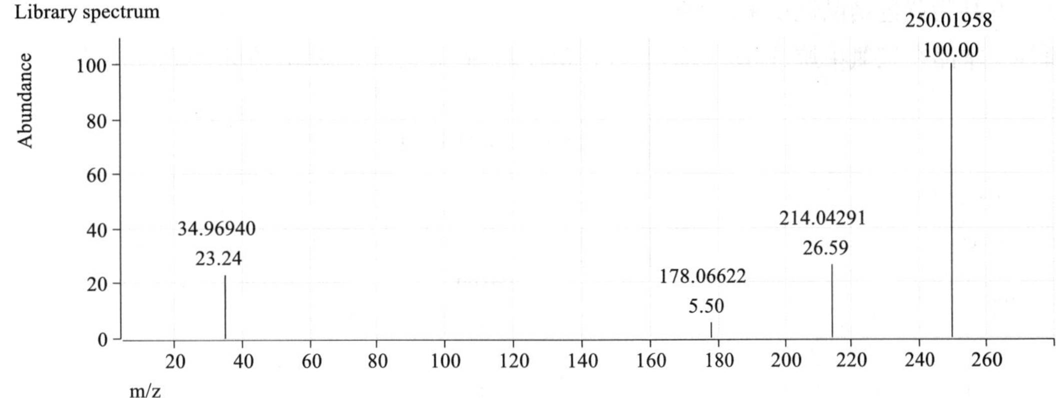

$[M-H]^-$ CID:40V

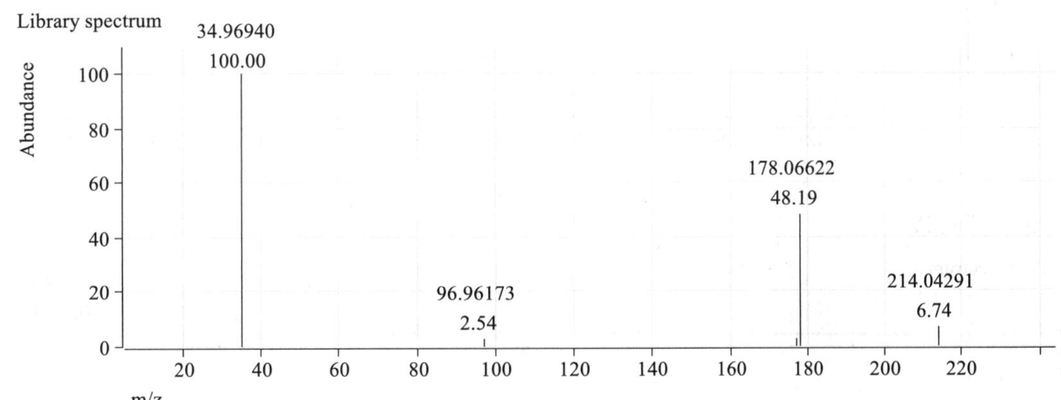

负离子扫描裂解途径解析

m/z 294.0094 → m/z 250.0196 → m/z 214.0429 → m/z 178.0662

双 嘧 达 莫

英文名：Dipyridamole

分子式：$C_{24}H_{40}N_8O_4$

分子量：504.63

CAS 编号：58-32-2

中文化学名：2,2′,2″,2‴-［(4,8-二哌啶基嘧啶并［5,4-*d*］嘧啶-2,6-二基)双次氮基］-四乙醇

英文化学名：2,2′,2″,2‴-[(4,8-di-1-Piperidinylpyrimido

[5,4-*d*]pyrimidine-2,6 -diyl) dinitrilo]tetrakisethanol

性状：本品为黄色结晶性粉末;无臭

溶解性：本品在三氯甲烷、稀酸中易溶,在乙醇中溶解,在丙酮中微溶,在水中几乎不溶

正离子扫描二级质谱图

[M+H]$^+$ CID:20V

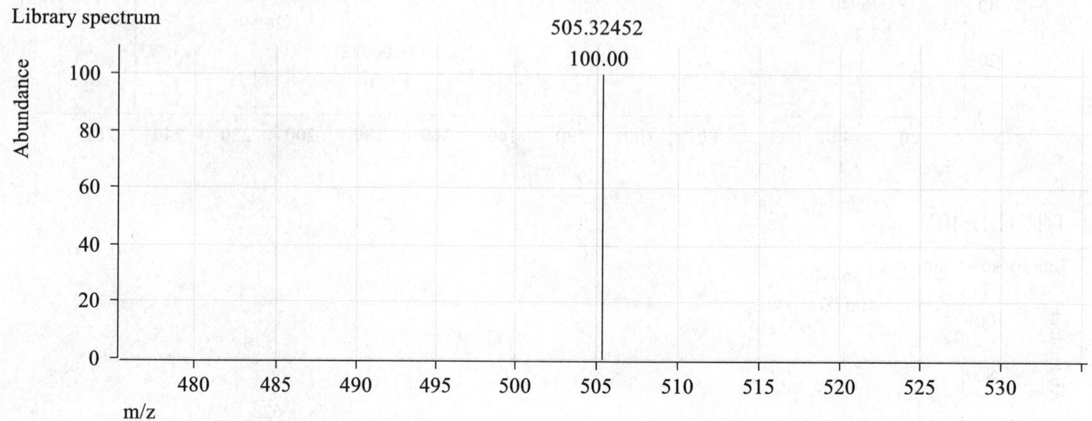

[M+H]$^+$ CID:40V

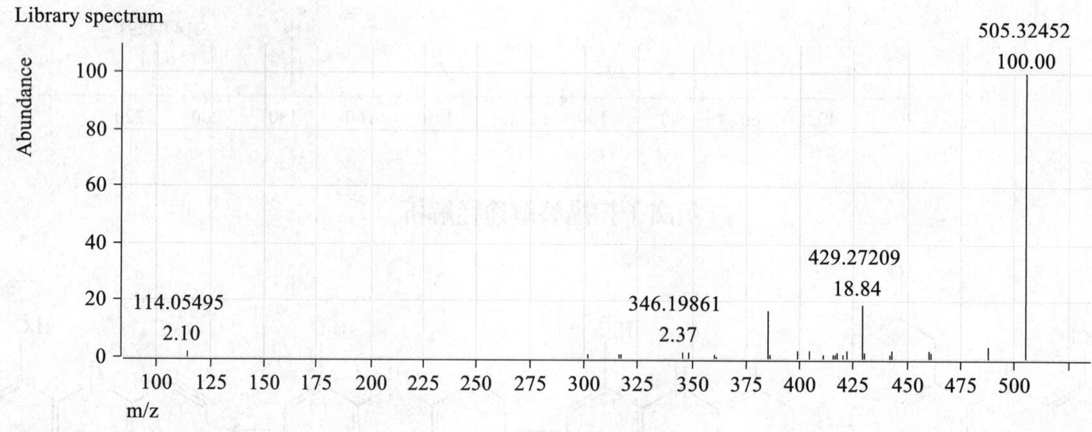

[M+H]$^+$ CID:60V

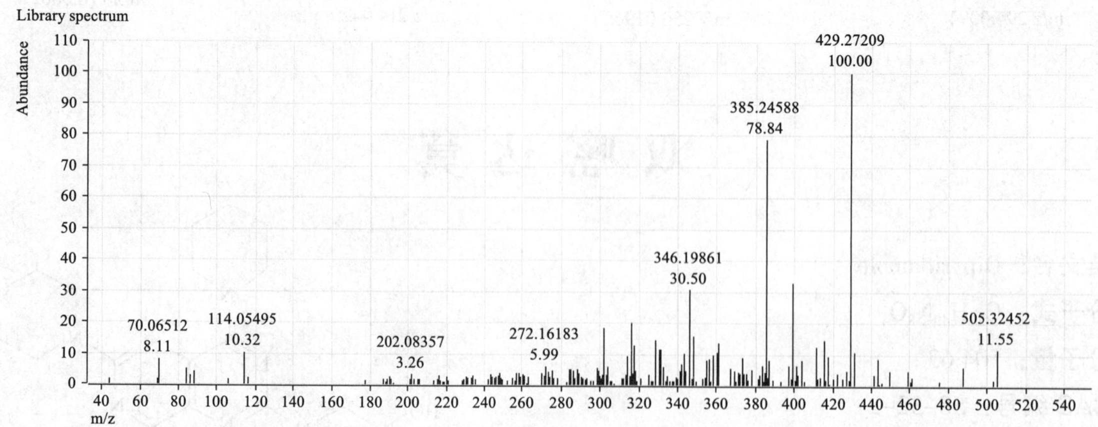

正离子扫描裂解途径解析

m/z 505.3245

m/z 429.2721

m/z 385.2459

负离子扫描二级质谱图

$[M-H]^-$ CID:10V

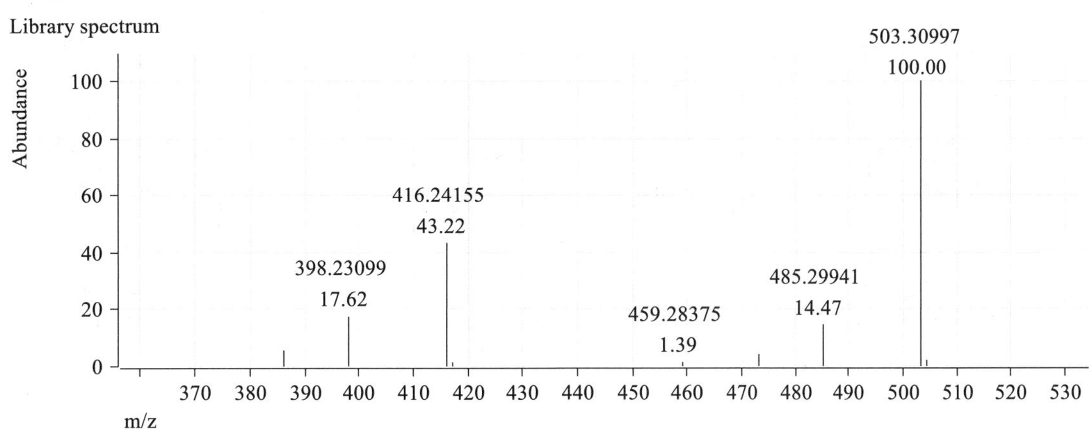

$[M-H]^-$ CID:20V

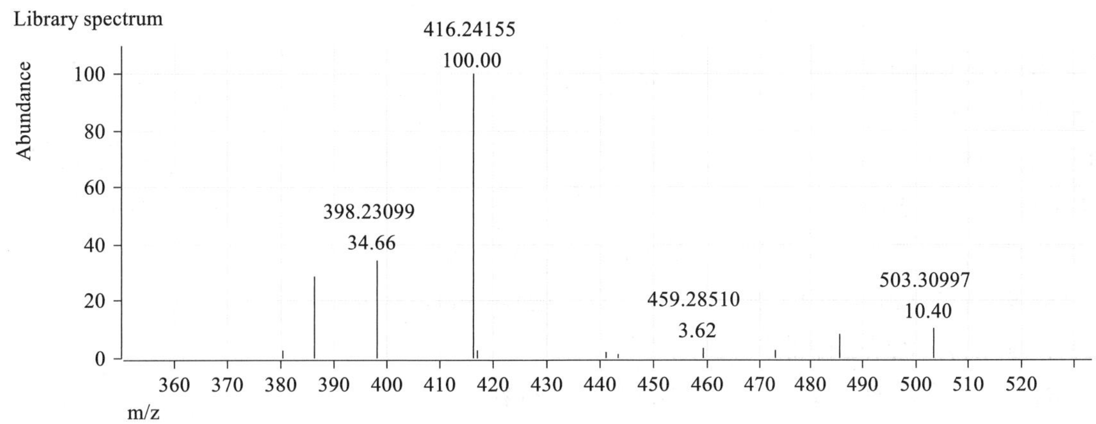

$[M-H]^-$ CID:40V

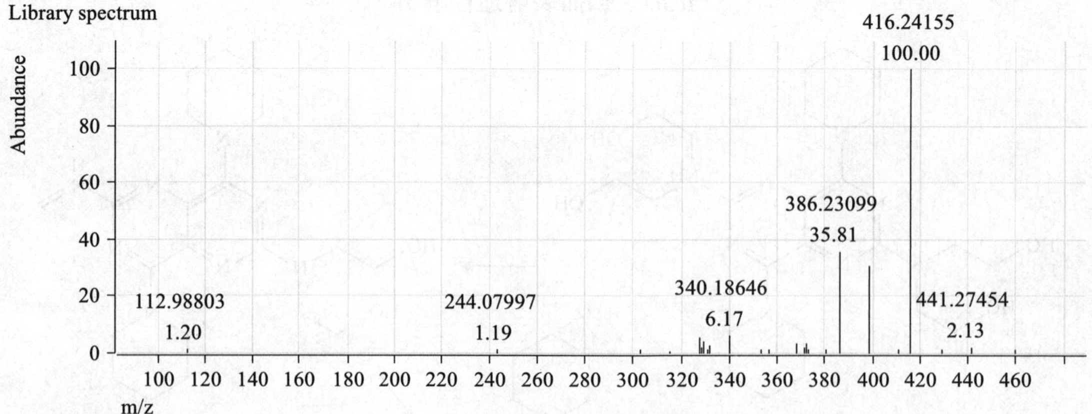

负离子扫描裂解途径解析

m/z 503.3100

m/z 485.2994

m/z 459.2838

m/z 386.2310

m/z 416.2416

m/z 398.2310

扑 米 酮

英文名： Primidone

分子式： $C_{12}H_{14}N_2O_2$

分子量： 218.26

CAS 编号： 125-33-7

中文化学名： 5-乙基-5-苯基-二氢-4,6(1*H*,5*H*)-嘧啶二酮

英文化学名： 5-Ethyldihydro-5-phenyl-4,6(1*H*,5*H*)-pyrimidinedione

性状： 本品为白色结晶性粉末；无臭

溶解性： 本品在乙醇中微溶，在水或丙酮中几乎不溶

正离子扫描二级质谱图

$[M+H]^+$ CID:10V

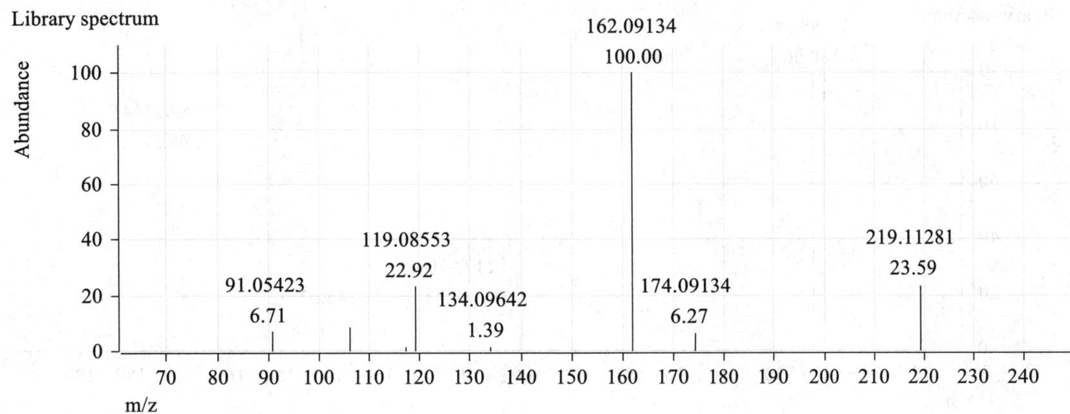

$[M+H]^+$ CID:20V

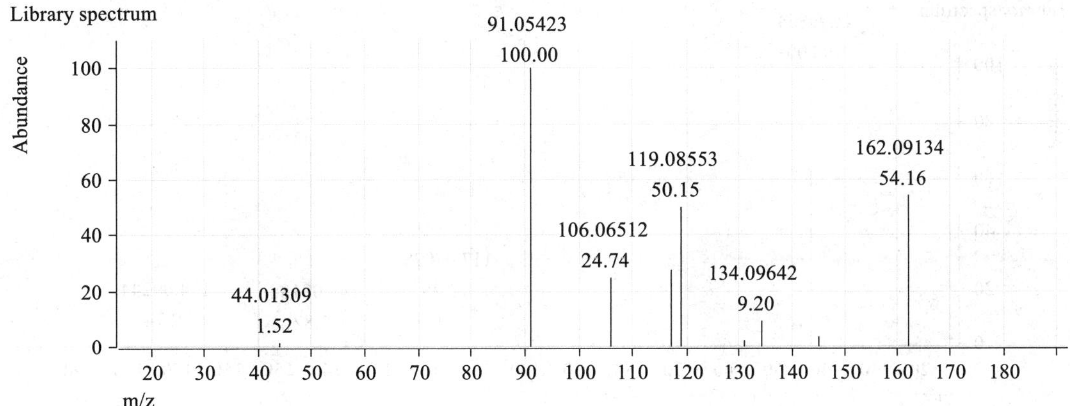

$[M+H]^+$ CID:40V

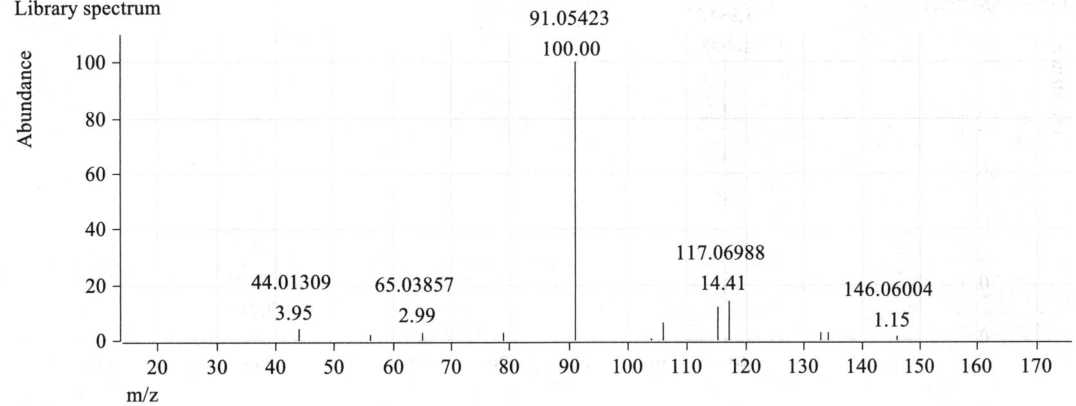

正离子扫描裂解途径解析

m/z 91.0542 ← m/z 119.0855 ← m/z 162.0913 ← m/z 219.1128 → m/z 174.0913

负离子扫描二级质谱图

$[M-H]^-$ CID:10V

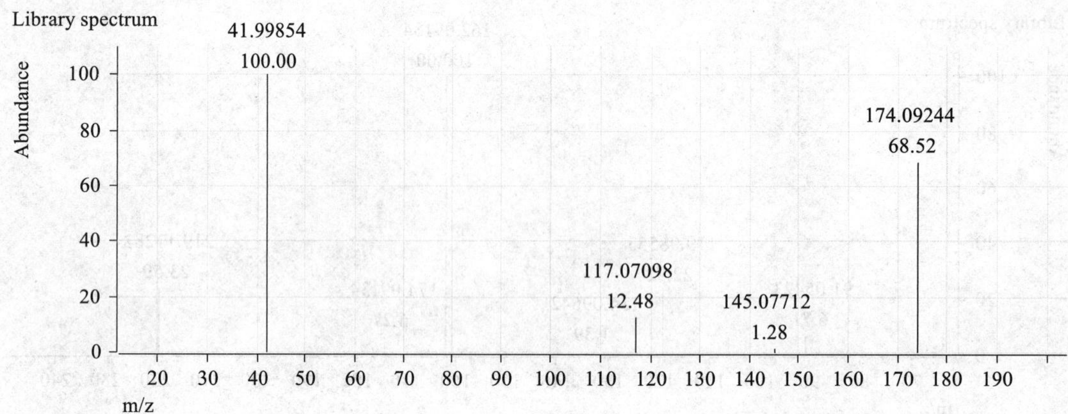

$[M-H]^-$ CID:20V

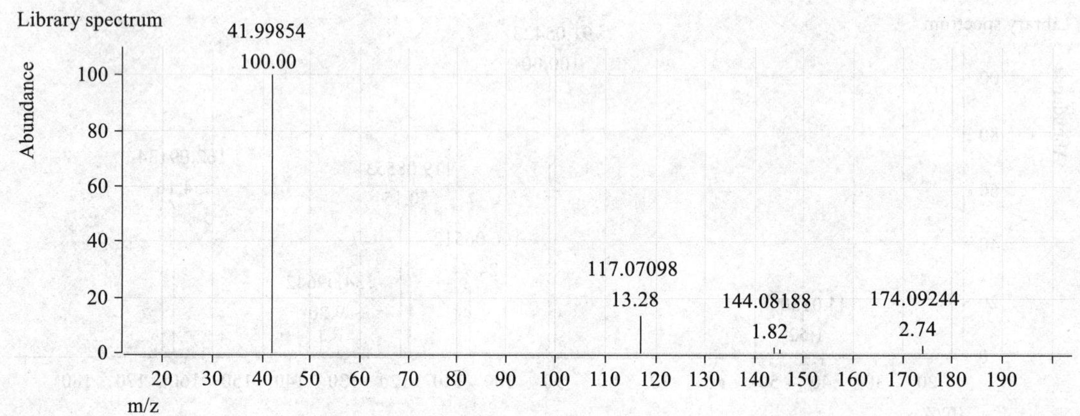

$[M-H]^-$ CID:40V

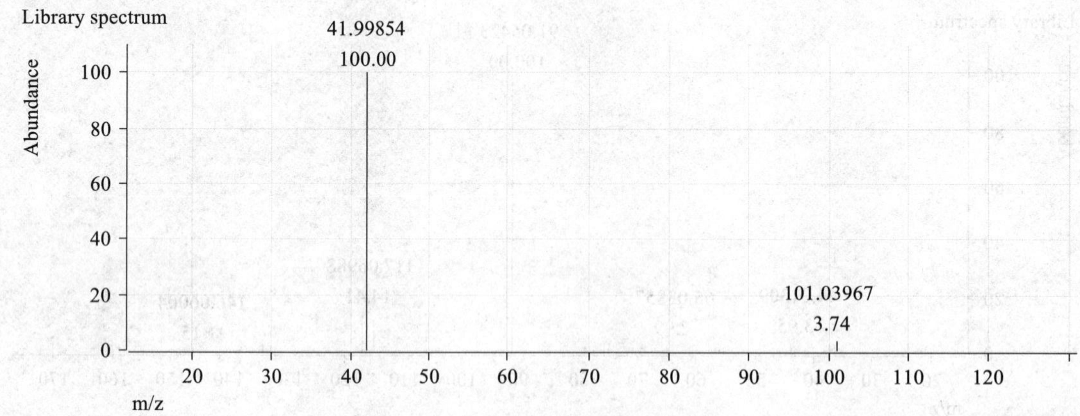

负离子扫描裂解途径解析

去乙酰毛花苷

英文名： Deslanoside

分子式： $C_{47}H_{74}O_{19}$

分子量： 943.09

CAS 编号： 17598-65-1

中文化学名： 3-[[*O*-*β*-D-葡吡喃糖基-(1→4)-*O*-2,6-二脱氧-*β*-D-核-己吡喃糖基-(1→4)-*O*-2,6-二脱氧-*β*-D-核-己吡喃糖基-(1→4)-*O*-2,6-二脱氧-*β*-D-核-己吡喃糖基]氧代]-12,14-二羟基-心甾-20(22)-烯内酯

英文化学名： (3*β*,5*β*,12*β*)-3-[[*O*-*β*-D-Glucopyranosyl-(1→4)-*O*-2,6-dideoxy-*β*-D-ribo-hexopyranosyl-(1→4)-*O*-2,6-dideoxy-*β*-D-ribo-hexopyranosyl-(1→4)-2,6-dideoxy-*β*-D-ribo-hexopyranosyl]oxy]-12,14-dihydroxycard-20(22)-enolide

性状： 本品为白色结晶性粉末；无臭；味苦；有引湿性

溶解性： 本品在甲醇中微溶，在乙醇中极微溶，在水或三氯甲烷中几乎不溶

正离子扫描二级质谱图

[M+H]+ CID:10V

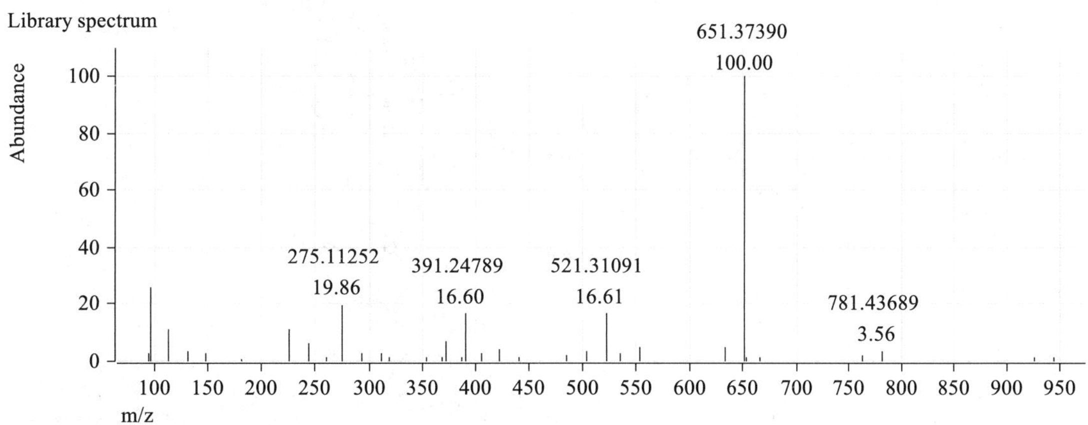

[M+H]+ CID:20V

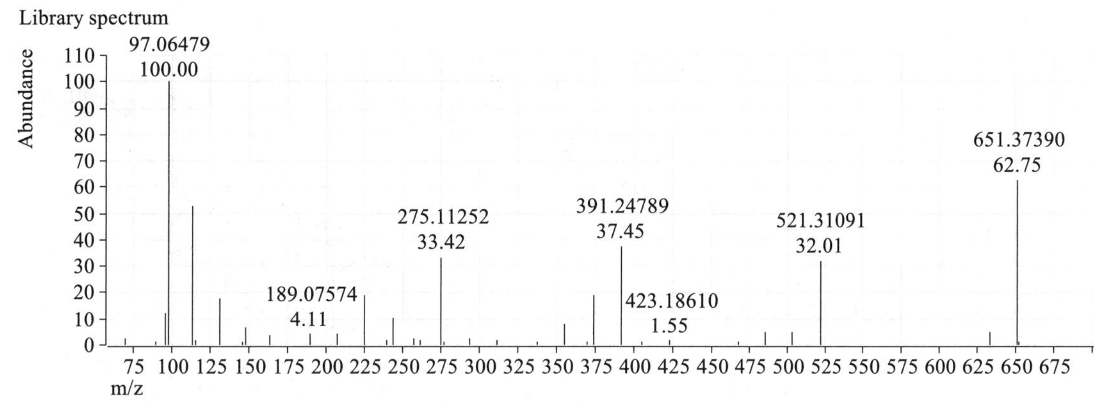

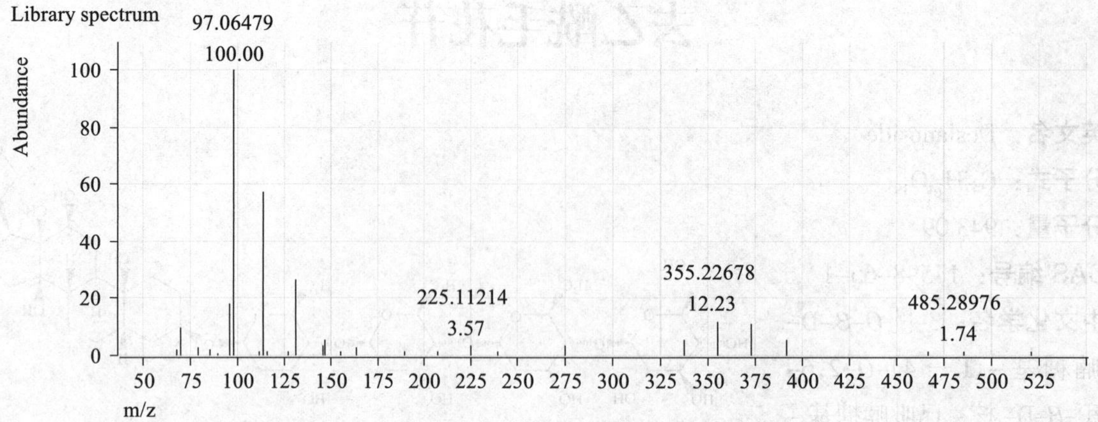

正离子扫描裂解途径解析

m/z 943.4897

m/z 781.4369

m/z 651.3739

m/z 521.3109

m/z 391.2479

艾 拉 莫 德

英文名： Iguratimod

分子式： $C_{17}H_{14}N_2O_6S$

分子量： 374.37

CAS 编号： 123663-49-0

中文化学名： *N*-［3-(甲酰胺基)-4-氧-6-苯氧基-4*H*-1-苯并吡喃-7-基］甲烷磺酰胺

英文化学名： *N*-[3-(Formylamino)-4-oxo-6-phenoxy-4*H*-chromen-7-yl]methanesulfonamide

性状： 本品为白色或类白色结晶性粉末;有引湿性

溶解性： 本品在 *N*,*N*-二甲基甲酰胺中溶解,在四氢呋喃中略溶,在丙酮或乙腈中微溶,在水、甲醇或乙醇中不溶

正离子扫描二级质谱图

[M+H]+ CID:10V

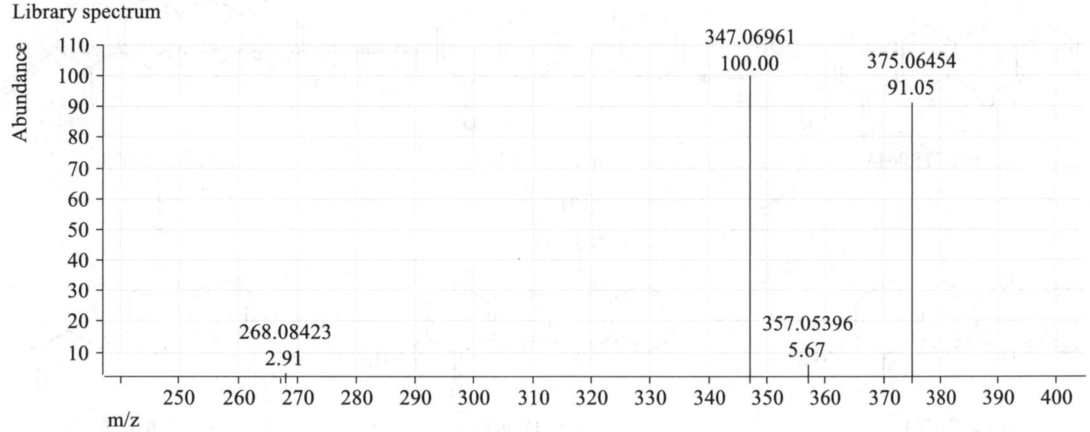

[M+H]+ CID:20V

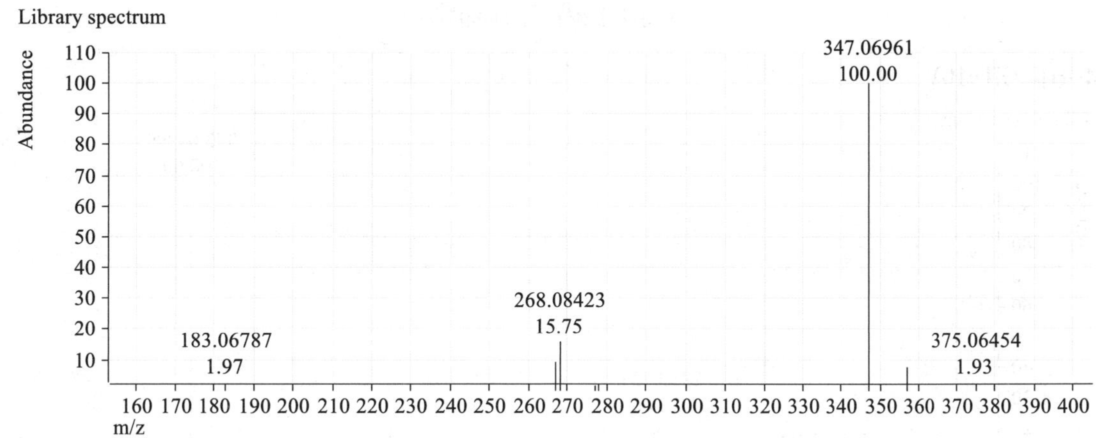

$[M+H]^+$ CID:40V

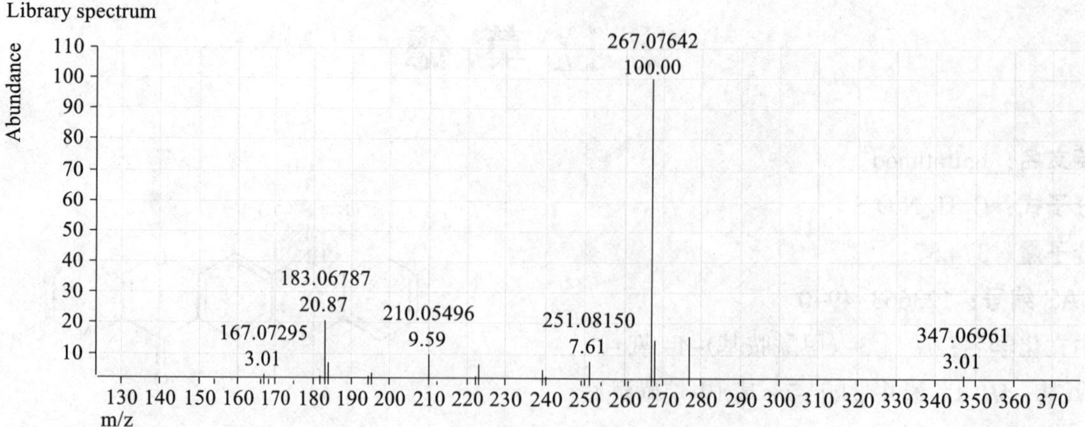

正离子扫描裂解途径解析

m/z 375.0645 → m/z 357.0540 → m/z 277.0608 → m/z 183.0679

m/z 277.0608 → m/z 210.0550

m/z 375.0645 → m/z 347.0696 → m/z 267.0764

负离子扫描二级质谱图

$[M-H]^-$ CID:10V

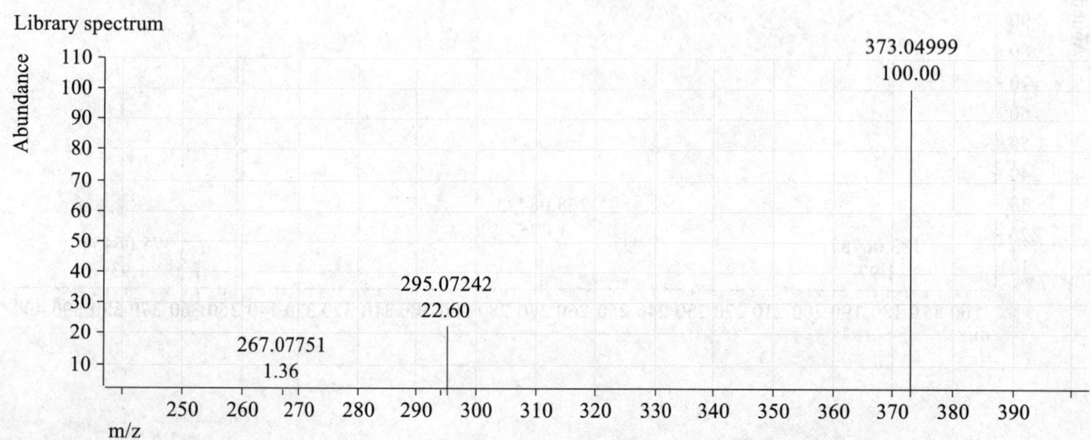

[M−H]⁻ CID:20V

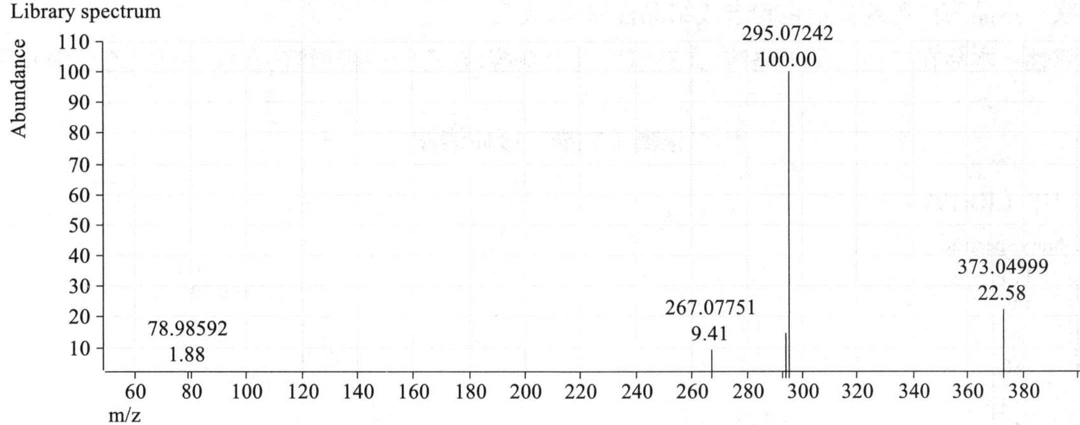

[M−H]⁻ CID:40V

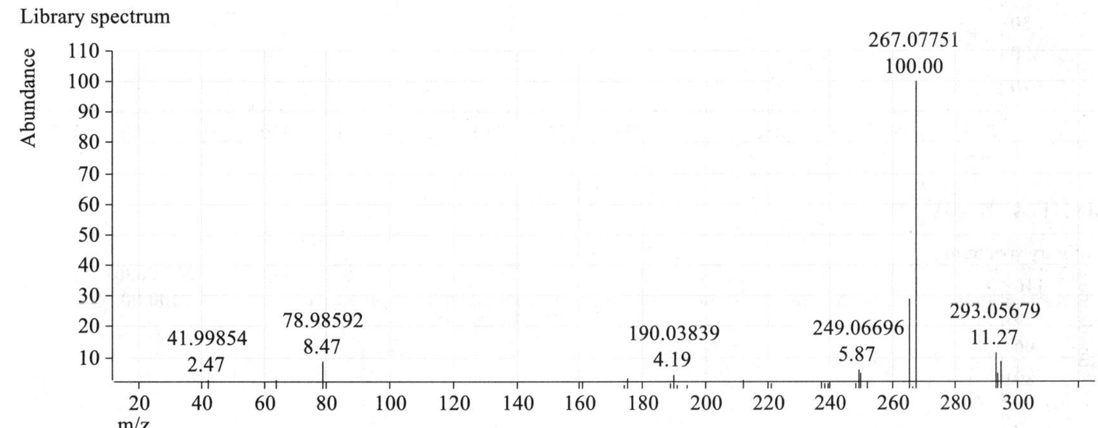

负离子扫描裂解途径解析

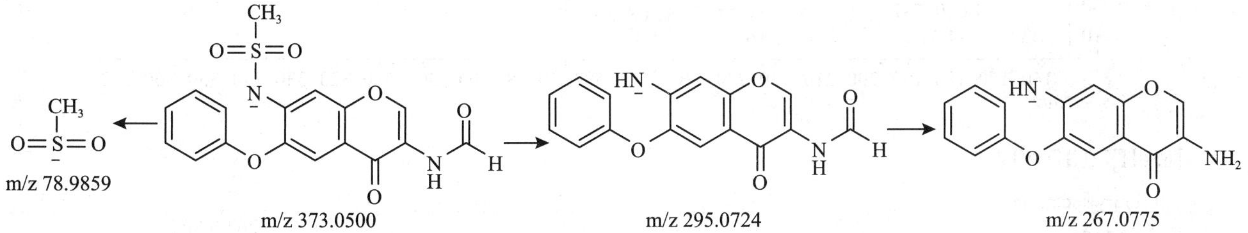

m/z 78.9859

m/z 373.0500

m/z 295.0724

m/z 267.0775

艾拉莫德杂质 M10

英文名： Iguratimod Impurity M10

分子式： $C_{16}H_{14}N_2O_5S$

分子量： 346.36

CAS 编号： 123663-48-9

中文化学名： 3- 胺基 -7- 甲磺酰胺基 -6- 苯氧基 -4*H*-1- 苯并吡喃 -4- 酮

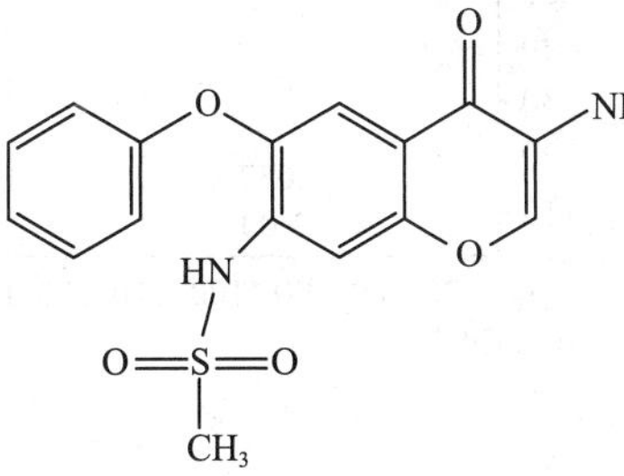

英文化学名： 3-Amino-7- methanesulfonamido-6-phenoxy-4*H*-1-benzopyran -4-ketone

性状： 本品为白色或类白色粉末或结晶性粉末；无臭

溶解性： 本品在二甲亚砜中略溶，在三氯甲烷中微溶，在乙腈中极微溶，在水、甲醇、乙醇中几乎不溶

正离子扫描二级质谱图

$[M+H]^+$ CID:10V

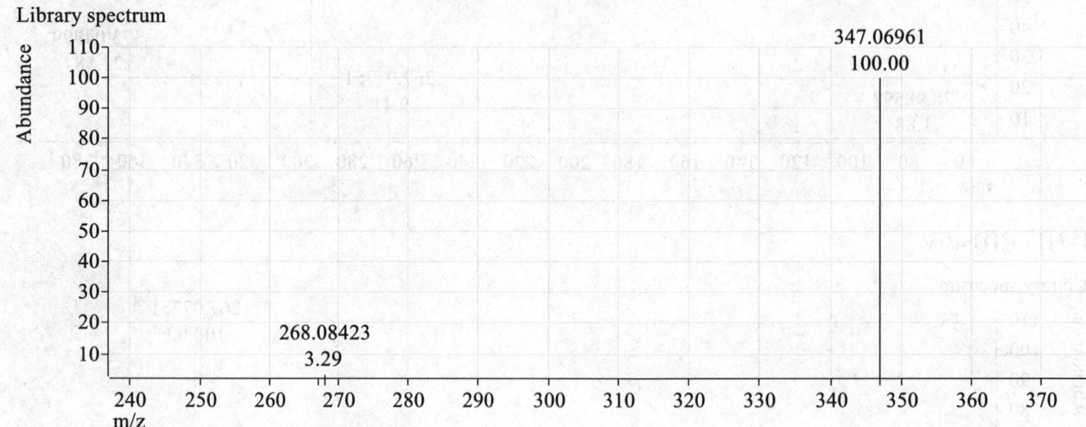

$[M+H]^+$ CID:20V

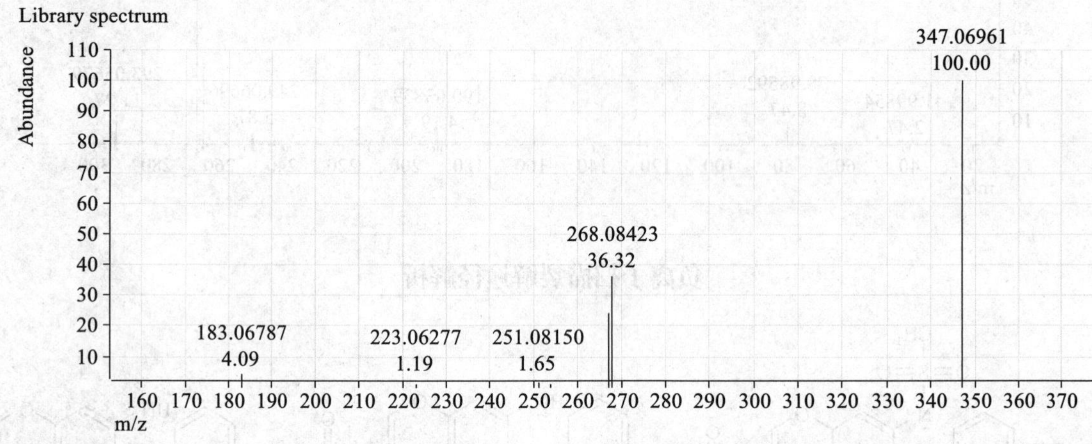

$[M+H]^+$ CID:40V

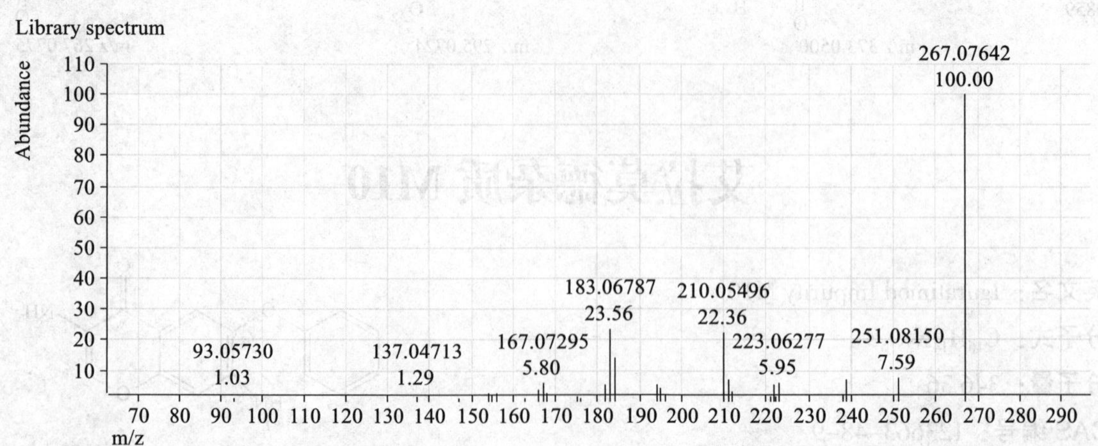

正离子扫描裂解途径解析

m/z 347.0696 → m/z 267.0764

负离子扫描二级质谱图

$[M-H]^-$ CID:10V

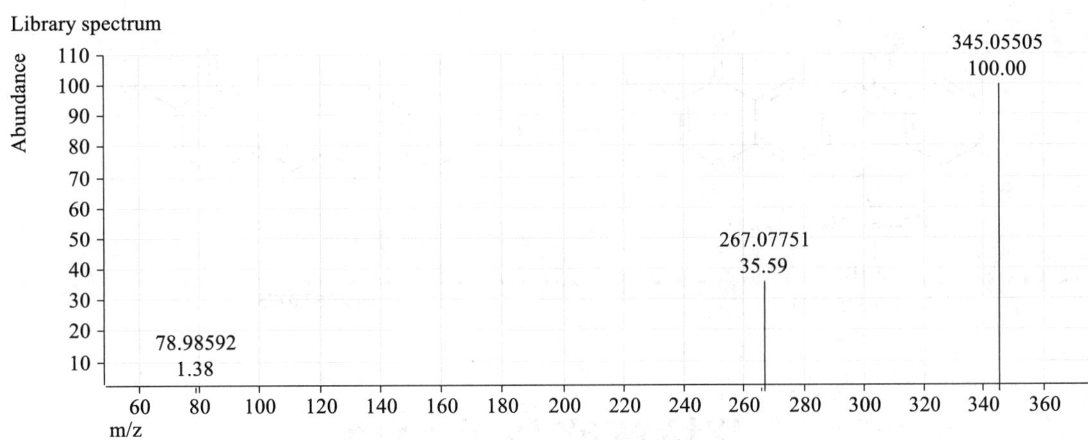

$[M-H]^-$ CID:20V

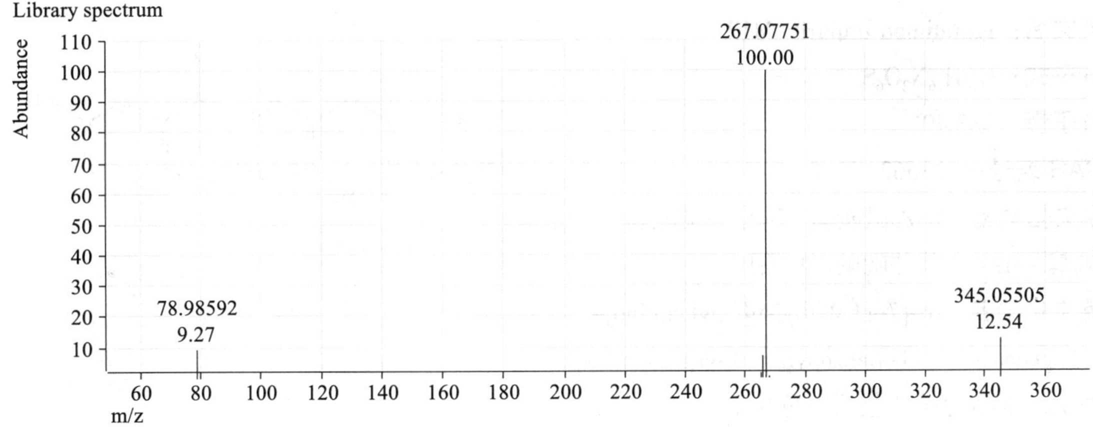

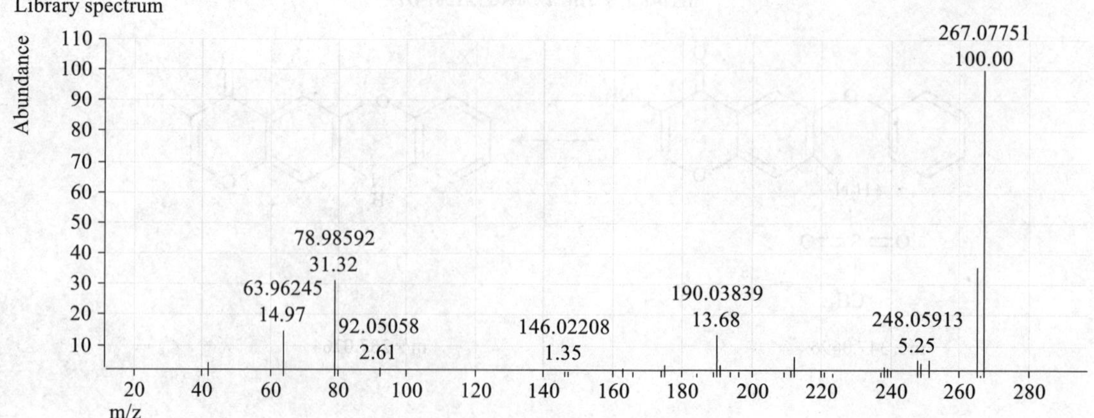

负离子扫描裂解途径解析

m/z 345.0551 → m/z 267.0775

艾拉莫德杂质 M12

英文名：Iguratimod Impurity M12

分子式：$C_{18}H_{16}N_2O_6S$

分子量：388.40

CAS 编号：123662-92-0

中文化学名：3- 乙酰胺基 -7- 甲磺酰胺基 -6- 苯氧基 -4*H*-1- 苯并吡喃 -4- 酮

英文化学名：*N*-[7-[(Methylsulfonyl)amino]-4-oxo-6-phenoxy-4*H*-1-benzopyran-3-yl]acetamide

性状：本品为浅黄色至白色粉末

正离子扫描二级质谱图

[M+H]+ CID:10V

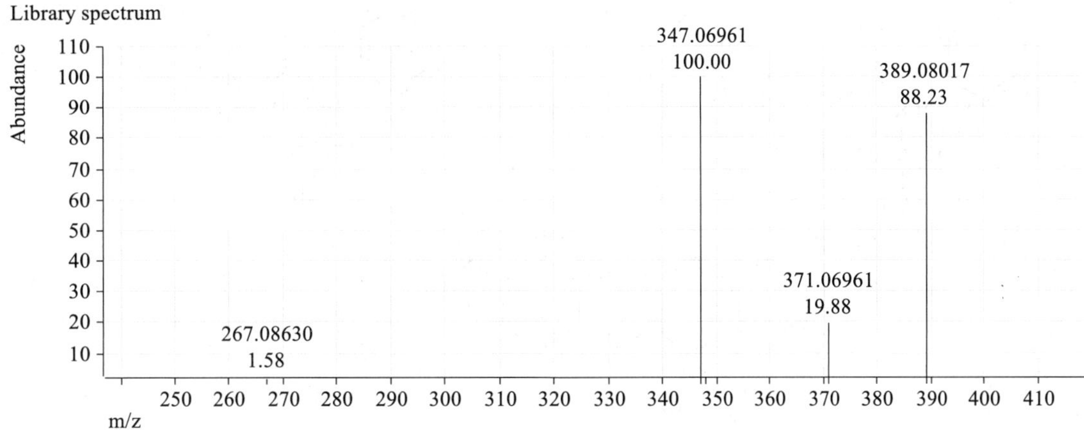

[M+H]+ CID:20V

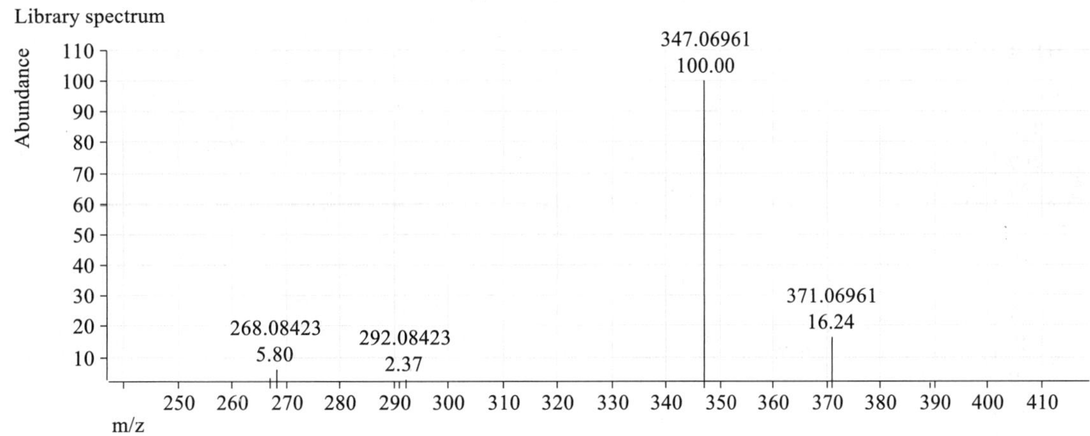

[M+H]+ CID:40V

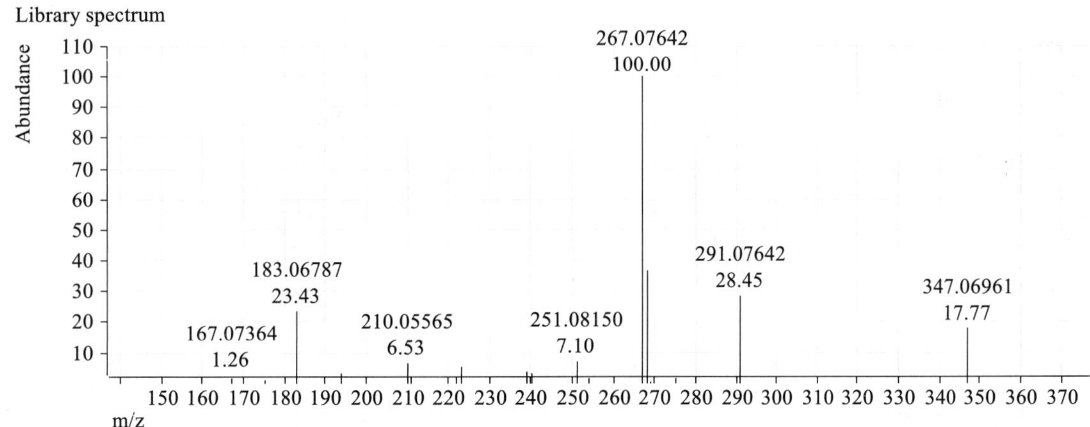

正离子扫描裂解途径解析

m/z 389.0802

m/z 347.0696

m/z 267.0764

负离子扫描二级质谱图

[M−H]⁻ CID:10V

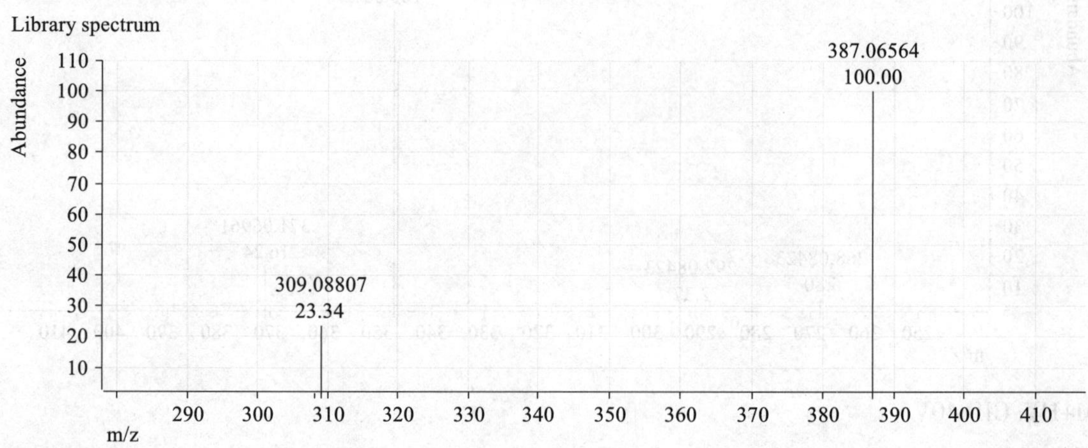

[M−H]⁻ CID:20V

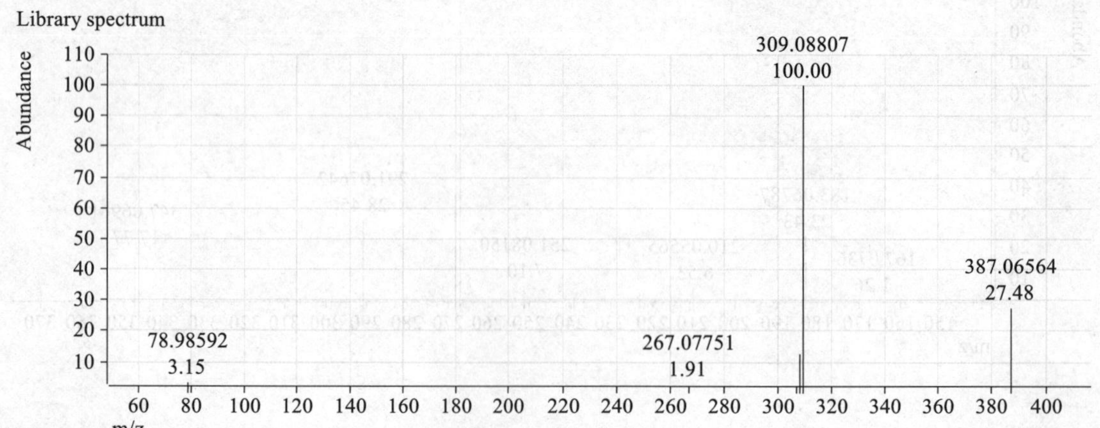

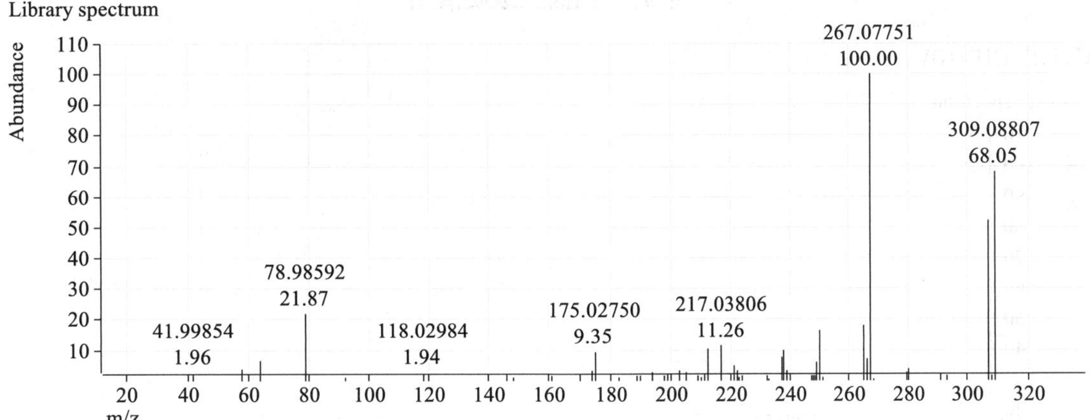

负离子扫描裂解途径解析

m/z 387.0656

m/z 309.0881

m/z 267.0775

艾 瑞 昔 布

英文名： Imrecoxib

分子式： $C_{21}H_{23}NO_3S$

分子量： 369.48

CAS 编号： 395683-14-4

中文化学名： 1,5- 二氢 -3-(4- 甲基苯基)-4-[4-(甲基磺酰基)苯基]-1- 丙基 -2*H*- 吡咯 -2- 酮

英文化学名： 1,5-Dihydro-3-(4-methylphenyl)-4-[4-(methylsulfonyl) phenyl]-1-propyl-2*H*-pyrrol-2-one

性状： 本品为白色或黄色结晶性粉末

溶解性： 本品在水中不溶，在乙醇中略溶

正离子扫描二级质谱图

[M+H]$^+$ CID:10V

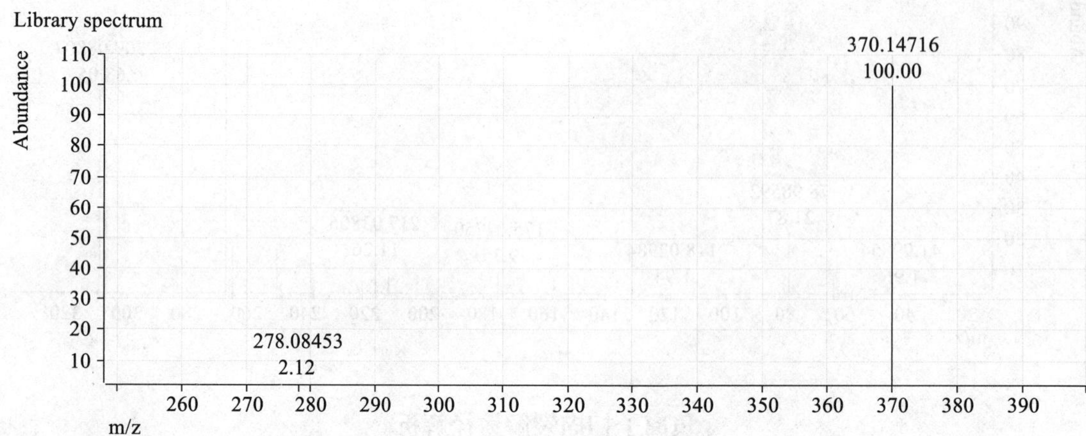

[M+H]$^+$ CID:20V

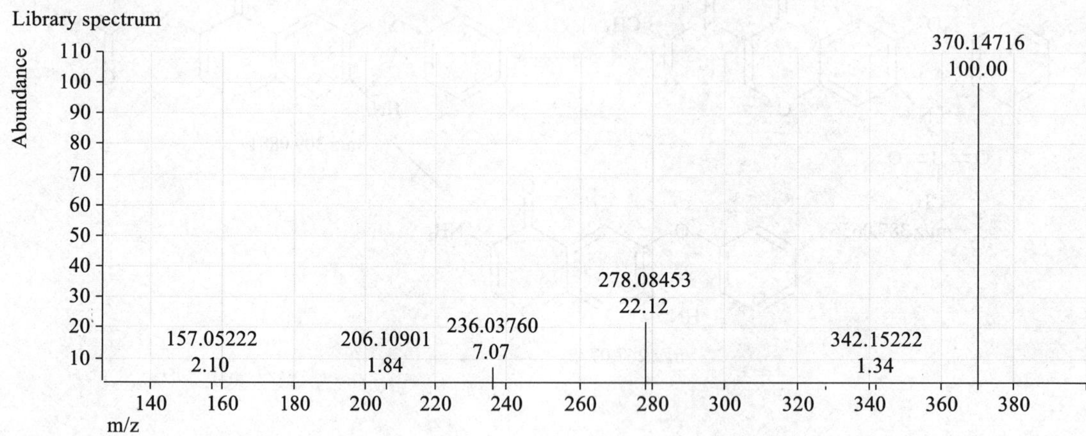

[M+H]$^+$ CID:40V

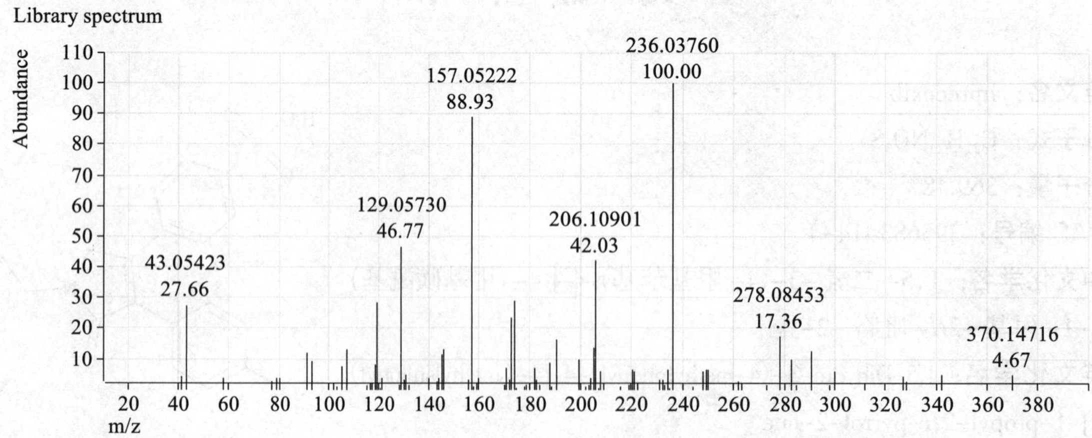

正离子扫描裂解途径解析

m/z 370.1471

m/z 278.0845

m/z 236.0376

m/z 157.0522

m/z 206.1090

本 芴 醇

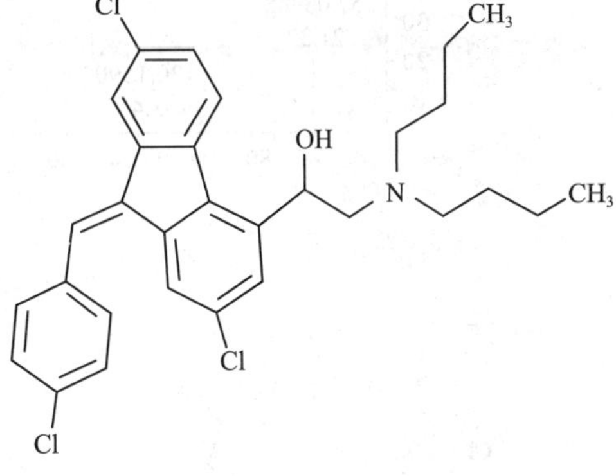

英文名： Lumefantrine

分子式： $C_{30}H_{32}Cl_3NO$

分子量： 528.94

CAS 编号： 82186-77-4

中文化学名： (9*Z*)-2,7- 二氯 -9-[(4- 氯苯基)亚甲基]-α- [(二正丁氨基)甲基]-9*H*- 芴 -4- 甲醇

英文化学名： (9*Z*)-2,7-Dichloro-9-[(4-chlorophenyl) methylene]-α-[(dibutylamino)methyl]-9*H*-fluorene-4-methanol

性状： 本品为黄色结晶性粉末；有苦杏仁臭

溶解性： 本品在丙酮中略溶，在乙醇或水中几乎不溶

正离子扫描二级质谱图

$[M+H]^+$ CID:10V

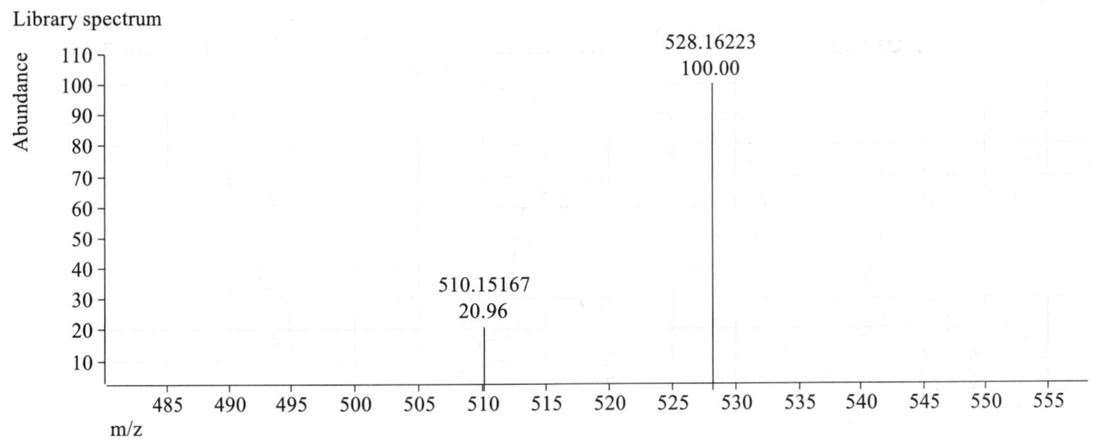

$[M+H]^+$ CID:20V

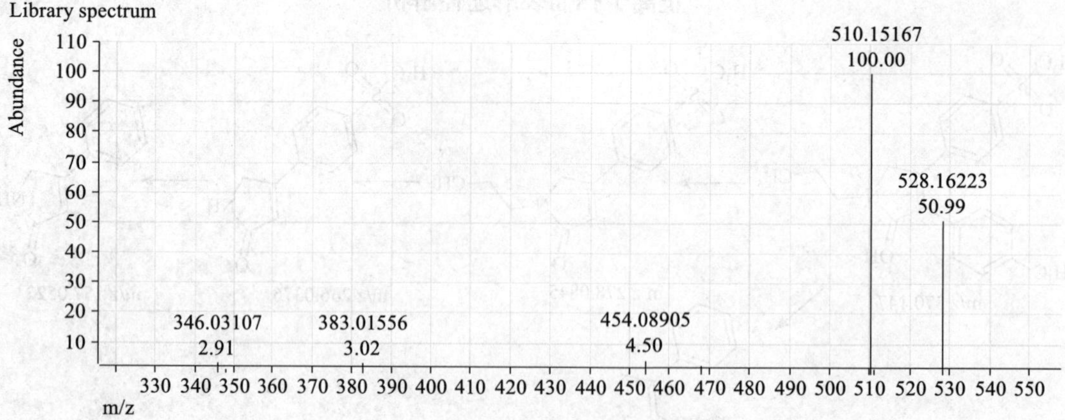

$[M+H]^+$ CID:40V

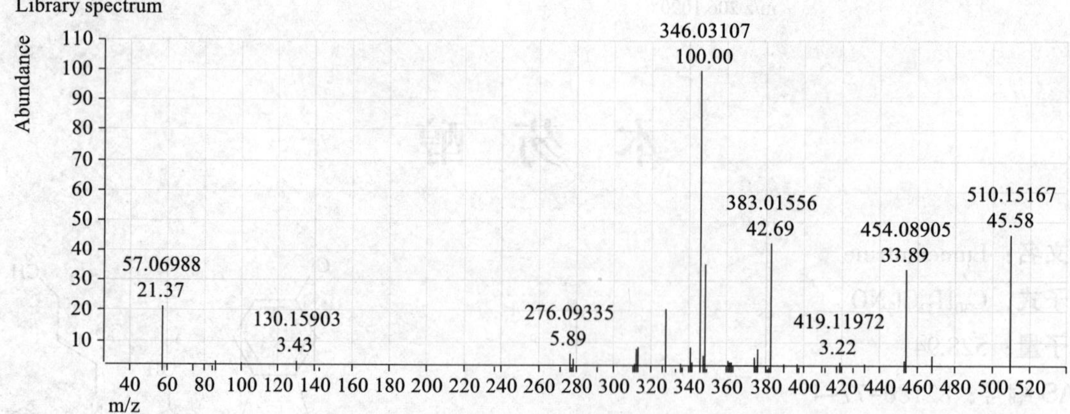

正离子扫描裂解途径解析

m/z 528.1622 → m/z 510.1517 → m/z 468.1047 → m/z 454.0891 → m/z 383.0156 → m/z 346.0311

本芴醇杂质Ⅰ

英文名： Lumefantrine Impurity Ⅰ

分子式： $C_{30}H_{32}Cl_3NO$

分子量： 528.94

CAS 编号：

中文化学名：（*RS*,*Z*）-2-（二丁基氨基）-2-［2,7-二氯 -9-（4- 氯苯基亚甲基）9*H*- 芴 -4- 基］乙醇

英文化学名：（*RS*,*Z*）-2-（Dibutylamino）-2-[2,7-dichloro-9-（4-chlorobenzylidene）9*H*-fluorene-4-yl]ethanol

性状： 本品为黄色粉末；40℃条件下放置 48 小时出现液化现象

及其光学异构体

正离子扫描二级质谱图

$[M+H]^+$ CID:10V

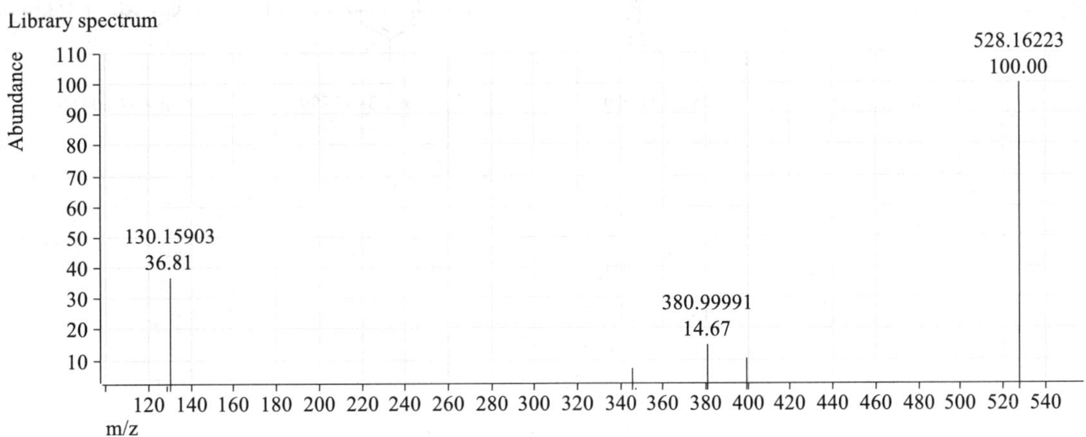

$[M+H]^+$ CID:20V

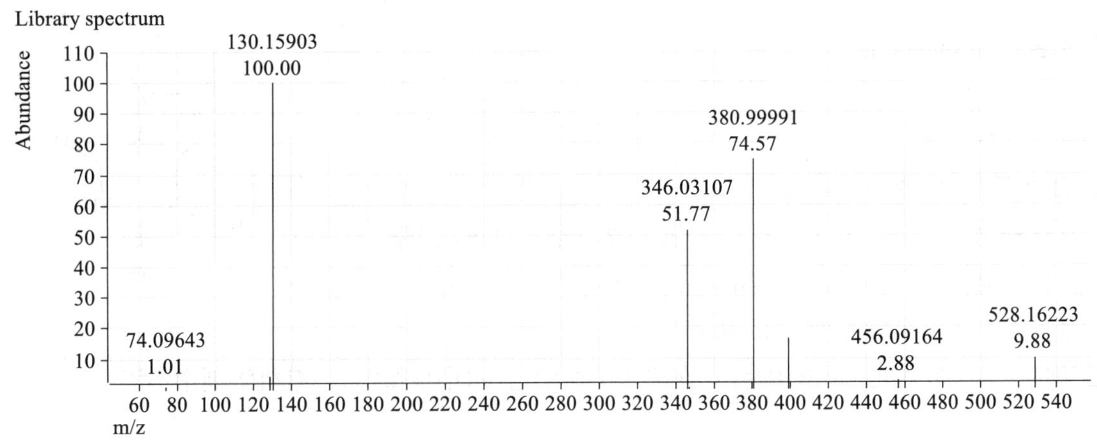

$[M+H]^+$ CID:40V

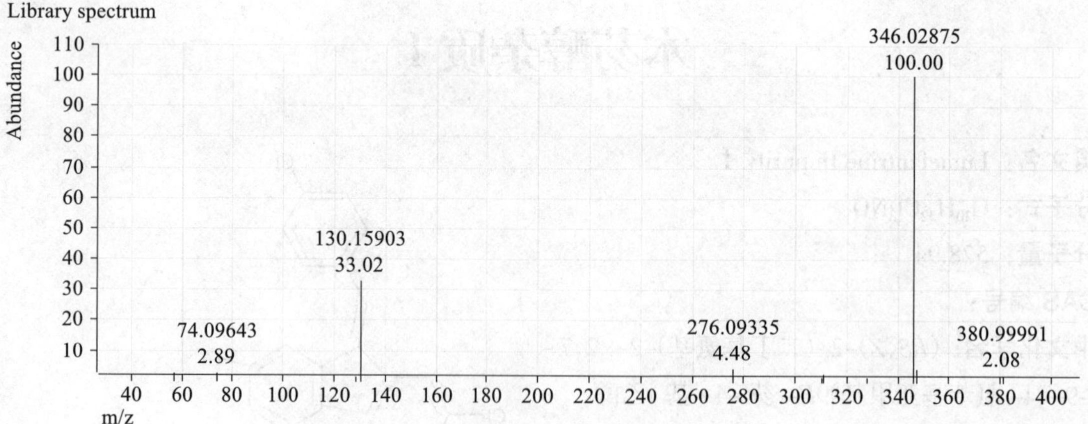

正离子扫描裂解途径解析

m/z 528.1622　　m/z 399.0105　　m/z 380.9999　　m/z 346.0311

m/z 130.1590

可　可　碱

英文名：Theobromine

分子式：$C_7H_8N_4O_2$

分子量：180.16

CAS 编号：83-67-0

中文化学名：3,7-二甲基-3,7-二氢-1*H*-嘌呤-2,6-二酮

英文化学名：3,7-Dihydro-3,7-dimethyl-1*H*-purine-2,6-dione

性状：本品为白色结晶性粉末;味苦

溶解性：本品在稀酸、稀碱中易溶,在热水中微溶,在水中极微溶,在有机溶剂中不溶

正离子扫描二级质谱图

[M+H]$^+$ CID:10V

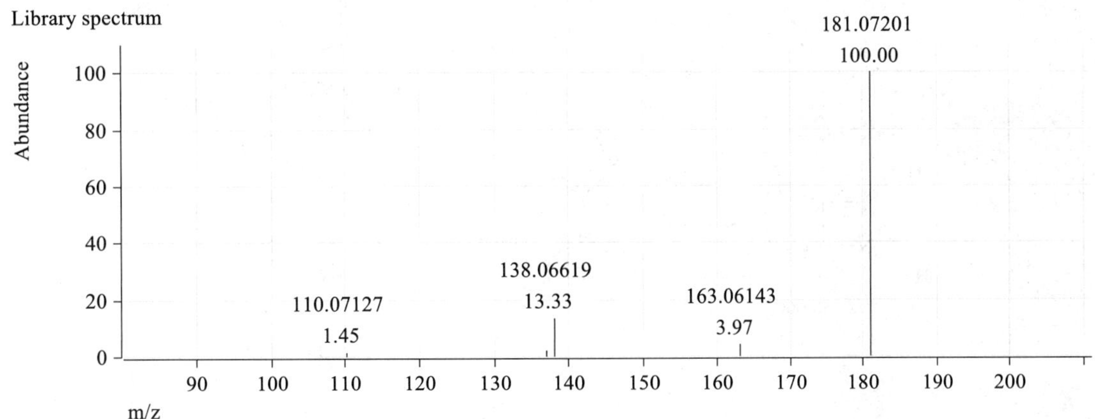

[M+H]$^+$ CID:20V

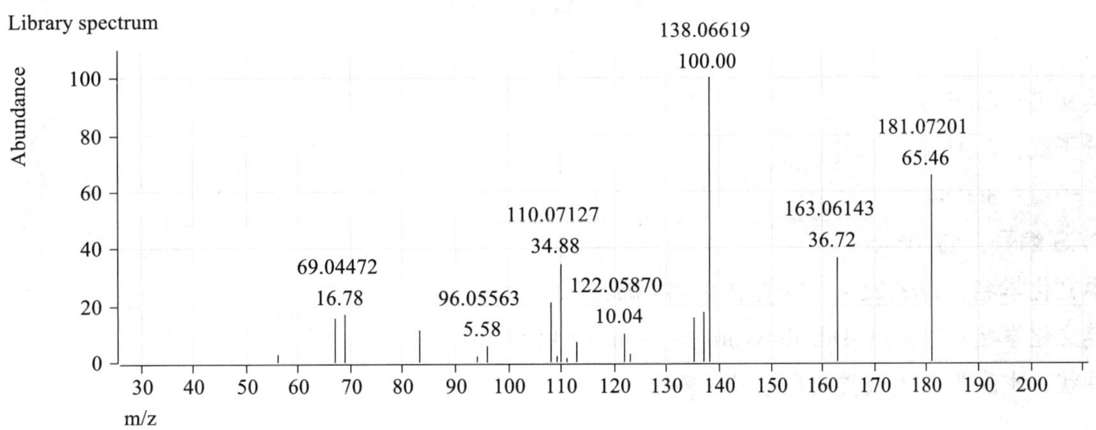

[M+H]$^+$ CID:40V

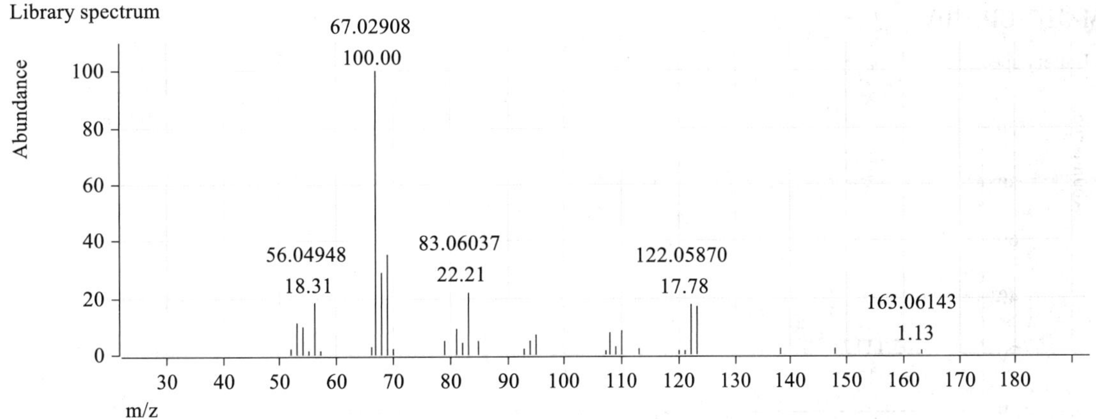

正离子扫描裂解途径解析

可 的 松

英文名：Cortisone

分子式：$C_{21}H_{28}O_5$

分子量：360.44

CAS 编号：53-06-5

中文化学名：17*α*,21- 二羟基孕甾 -4- 烯 -3,11,20- 三酮

英文化学名：17*α*,21-Dihydroxypregn-4-ene-3,11,20-trione

性状：本品为白色或类白色结晶性粉末

正离子扫描二级质谱图

$[M+H]^+$ CID:10V

$[M+H]^+$ CID:20V

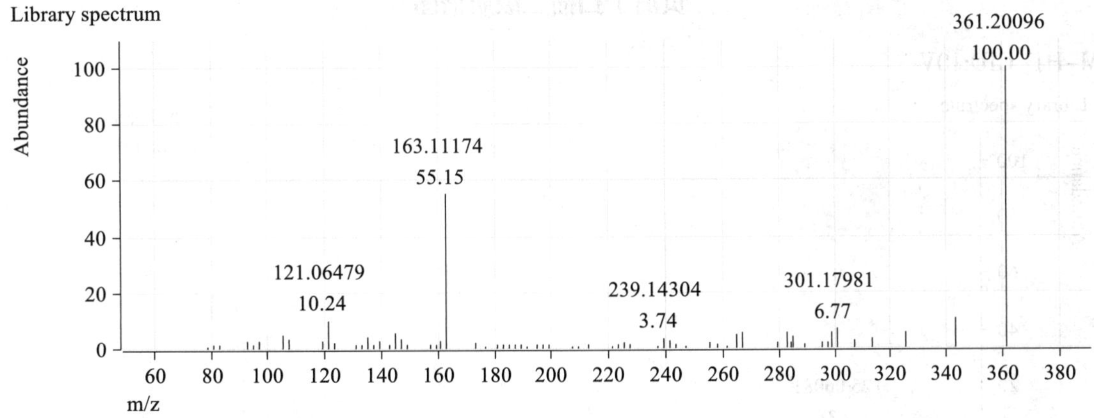

$[M+H]^+$ CID:40V

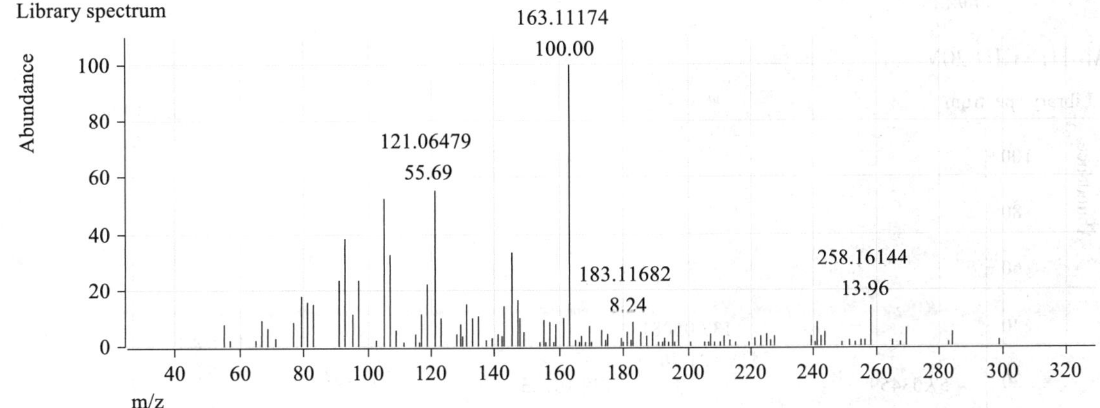

正离子扫描裂解途径解析

m/z 361.2010 → m/z 343.1904 → m/z 258.1614

m/z 343.1904 → m/z 121.0648

m/z 343.1904 → m/z 163.1117

负离子扫描二级质谱图

[M−H]⁻ CID:10V

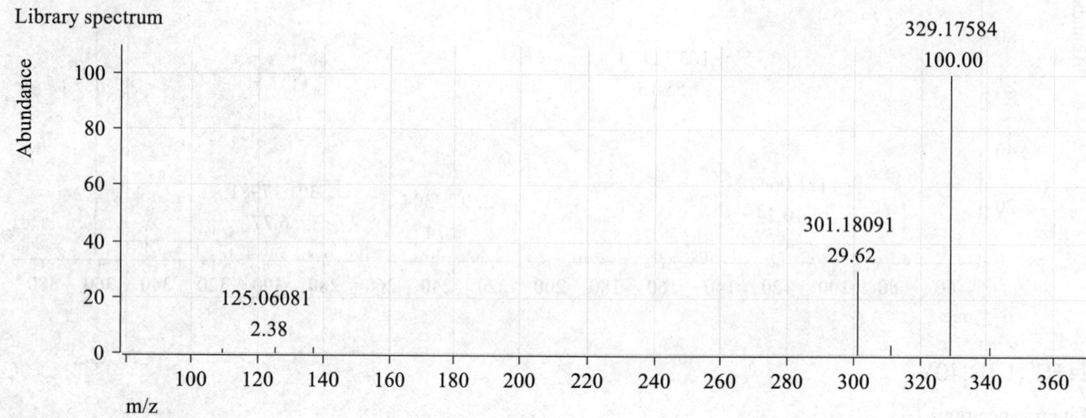

[M−H]⁻ CID:20V

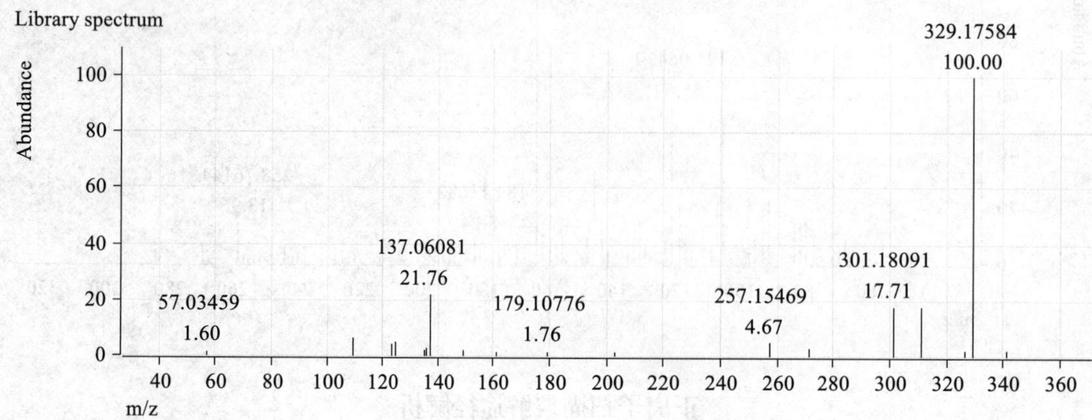

[M−H]⁻ CID:40V

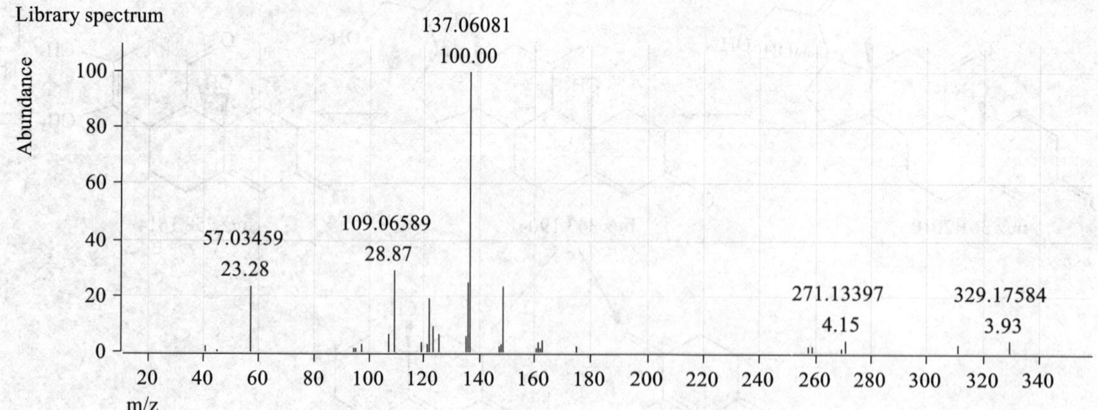

负离子扫描裂解途径解析

m/z 359.1864

m/z 329.1758

m/z 301.1809

m/z 137.0608

m/z 109.0659

丙　苯　酞

英文名： Propylphthalide

分子式： $C_{11}H_{12}O_2$

分子量： 176.21

CAS 编号： 72424–08–9

中文化学名： 3– 丙基 –3*H*–2– 苯并呋喃 –1– 酮

英文化学名： 3–Propyl–1（3*H*）–isobenzofuranone

性状： 本品为黄色油状液体

正离子扫描二级质谱图

$[M+H]^+$ CID:10V

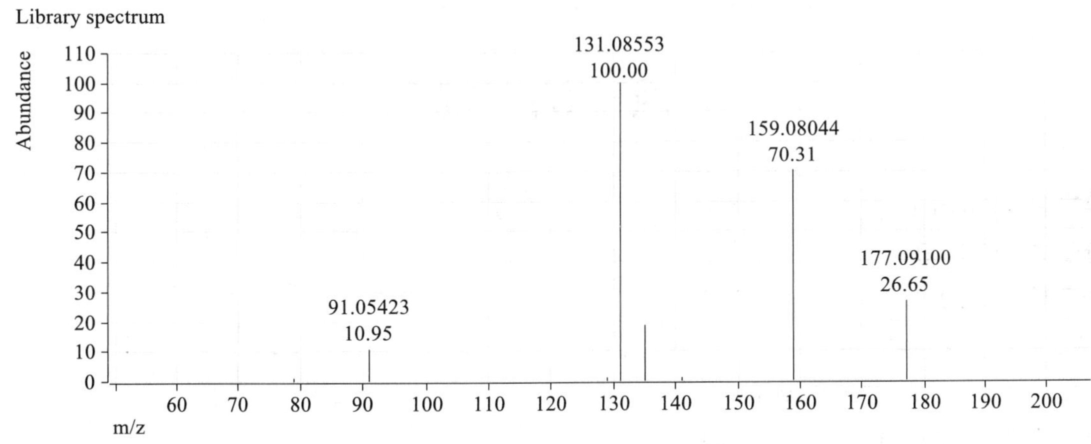

$[M+H]^+$ CID:20V

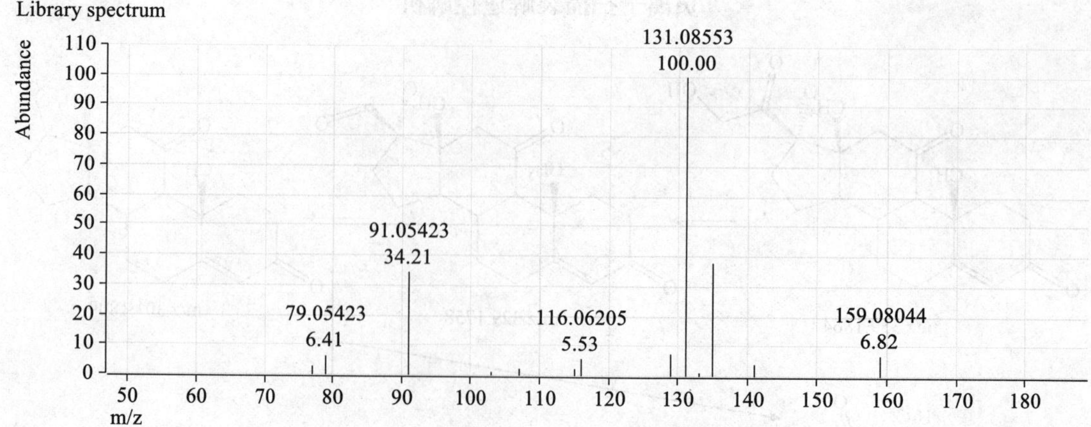

$[M+H]^+$ CID:40V

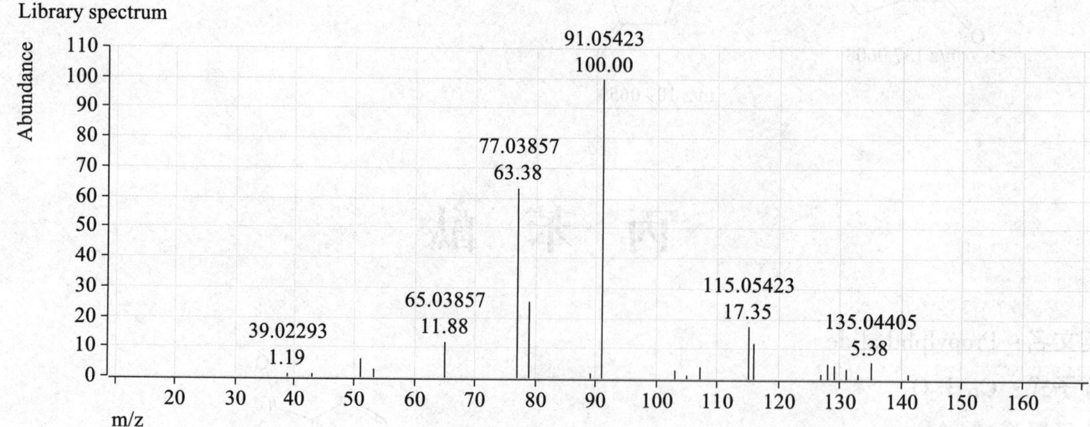

正离子扫描裂解途径解析

m/z 177.0910 → m/z 159.0804 → m/z 131.0855 → m/z 91.0542

丙 泊 酚

英文名：Propofol

分子式：$C_{12}H_{18}O$

分子量：178.27

CAS 编号：2078-54-8

中文化学名：2,6- 二异丙基苯酚

英文化学名：2,6-Diisopropylphenol

性状：本品为白色或类白色结晶固体（15℃以下），常温下为无色至微黄色澄明液体；有特异臭；遇光逐渐变成黄色，遇高温很快变成黄色

溶解性：本品在乙醇、乙醚或丙酮中极易溶，在水中极微溶

正离子扫描二级质谱图（电离源为 APCI 源）

[M]+ CID:10V

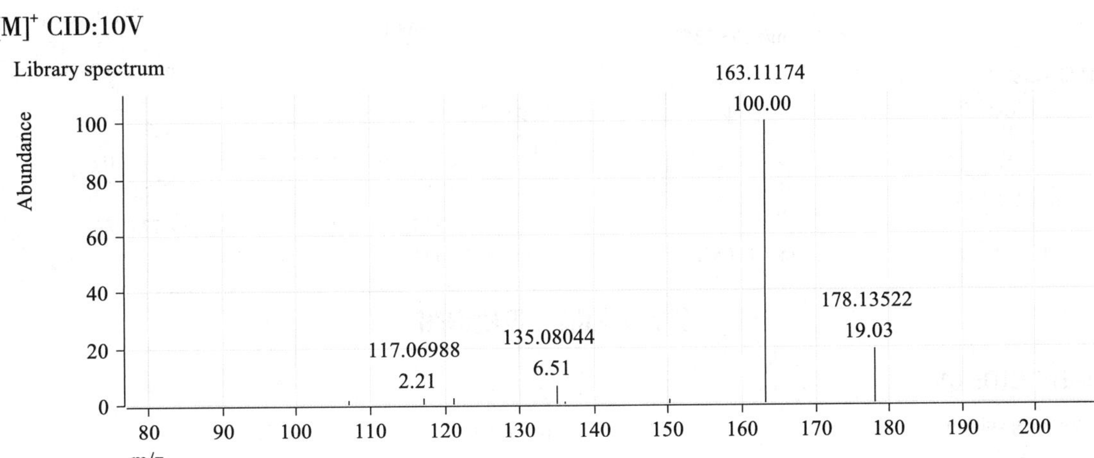

[M]+ CID:20V

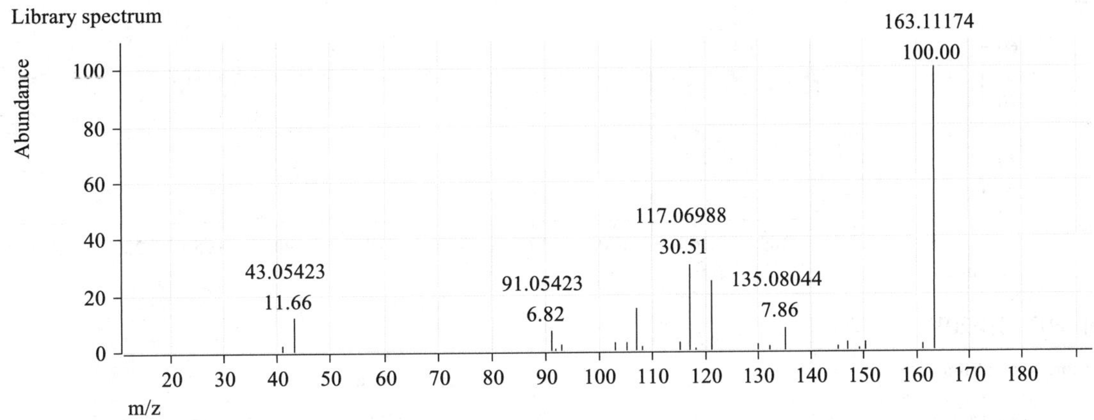

[M]+ CID:40V

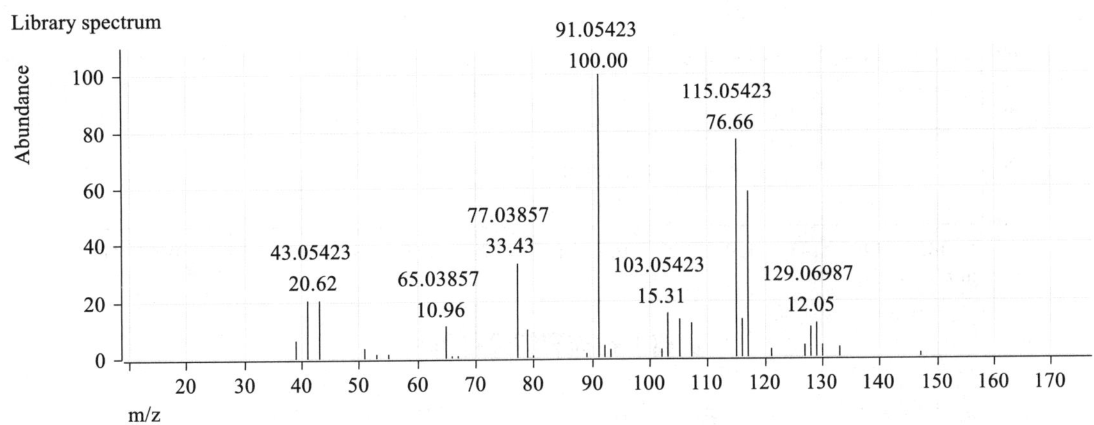

正离子扫描裂解途径解析

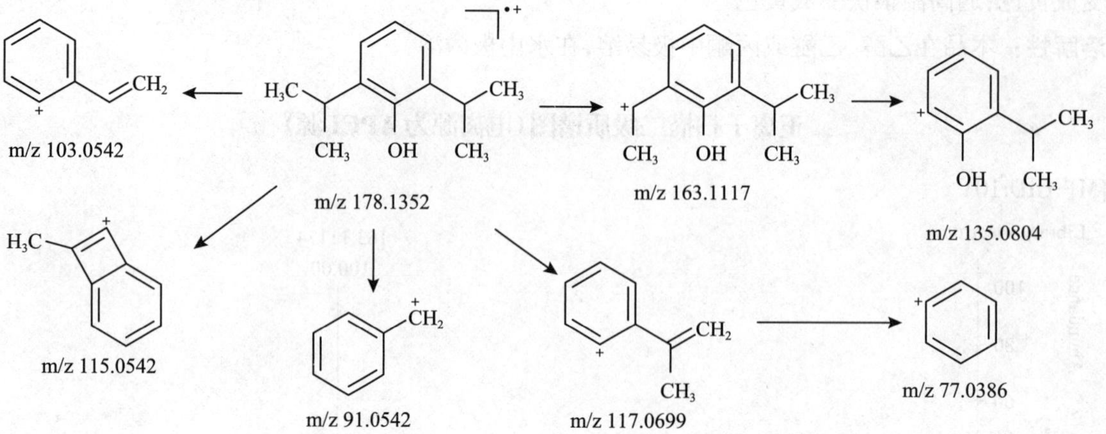

m/z 103.0542
m/z 178.1352
m/z 163.1117
m/z 135.0804
m/z 115.0542
m/z 91.0542
m/z 117.0699
m/z 77.0386

负离子扫描二级质谱图

$[M-H]^-$ CID:10V

Library spectrum
177.12849
100.00
Abundance
m/z

$[M-H]^-$ CID:20V

Library spectrum
177.12849
100.00
161.09718
1.64
Abundance
m/z

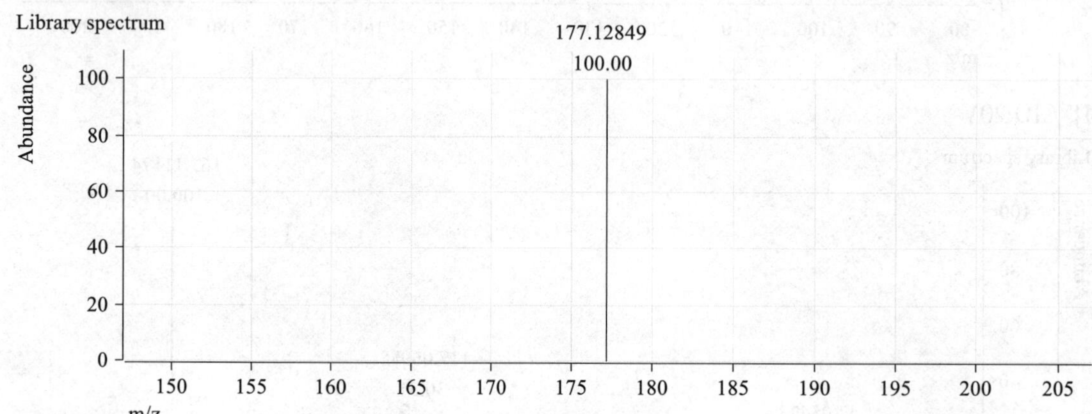

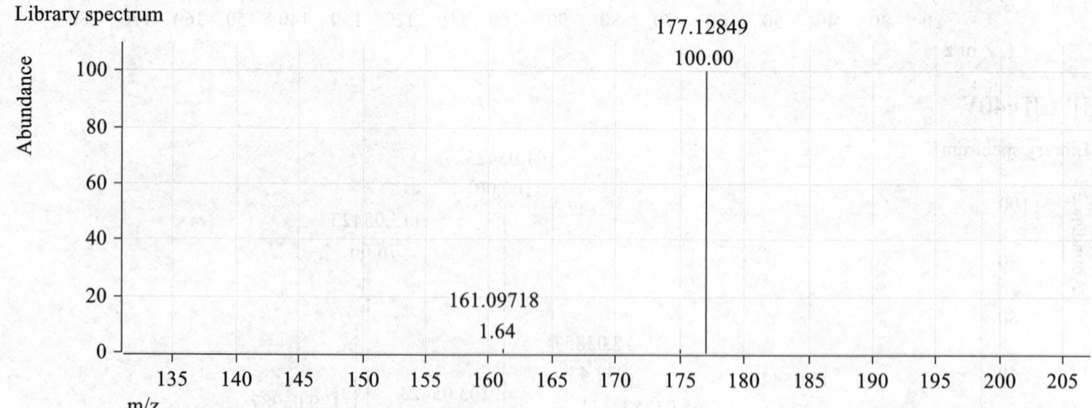

负离子扫描裂解途径解析

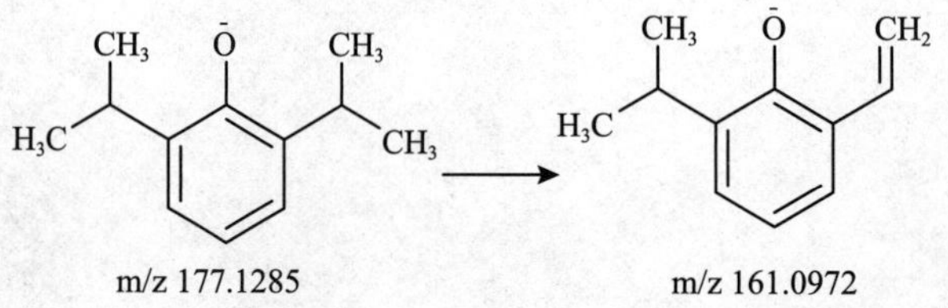

m/z 177.1285
m/z 161.0972

丙硫氧嘧啶

英文名： Propylthiouracil

分子式： $C_7H_{10}N_2OS$

分子量： 170.24

CAS 编号： 51-52-5

中文化学名： 6- 丙基 -2- 硫代 -2,3- 二氢 -4（1*H*）嘧啶酮

英文化学名： 6-Propyl-2-thioxo-2,3-dihydro-1*H*-pyrimidin-4-one

性状： 本品为白色或类白色结晶，或结晶性粉末；无臭

溶解性： 本品在乙醇中略溶，在水中极微溶，在氢氧化钠试液或氨试液中溶解

正离子扫描二级质谱图

$[M+H]^+$ CID:10V

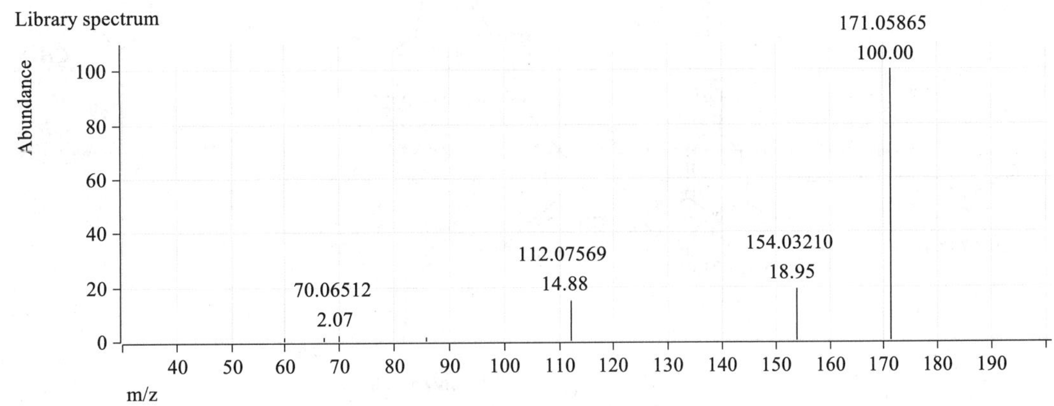

$[M+H]^+$ CID:20V

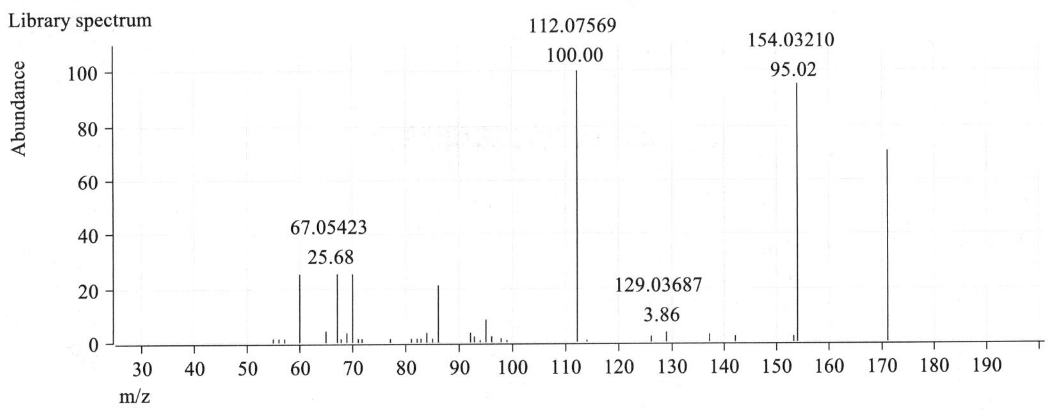

[M+H]$^+$ CID:40V

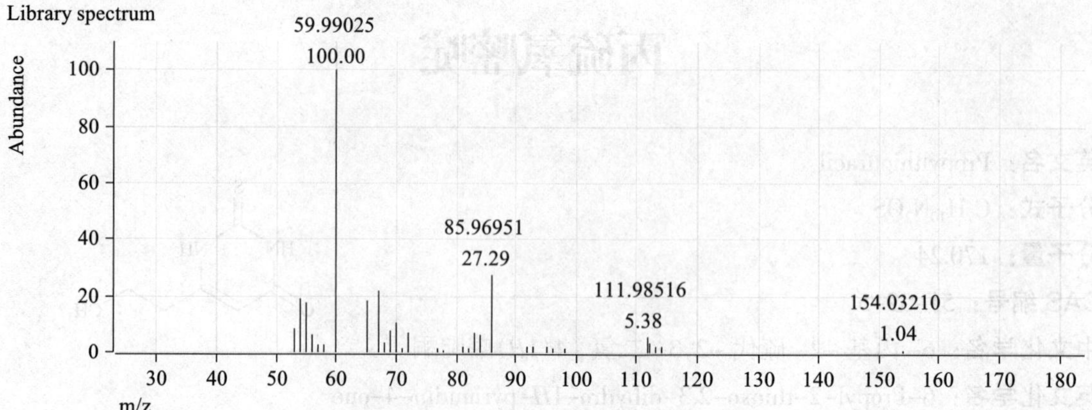

正离子扫描裂解途径解析

m/z 70.0651

m/z 154.0321

m/z 129.0369

m/z 67.0542

m/z 171.0587

m/z 112.0757

m/z 59.9902

m/z 85.9695

负离子扫描二级质谱图

[M−H]$^-$ CID:10V

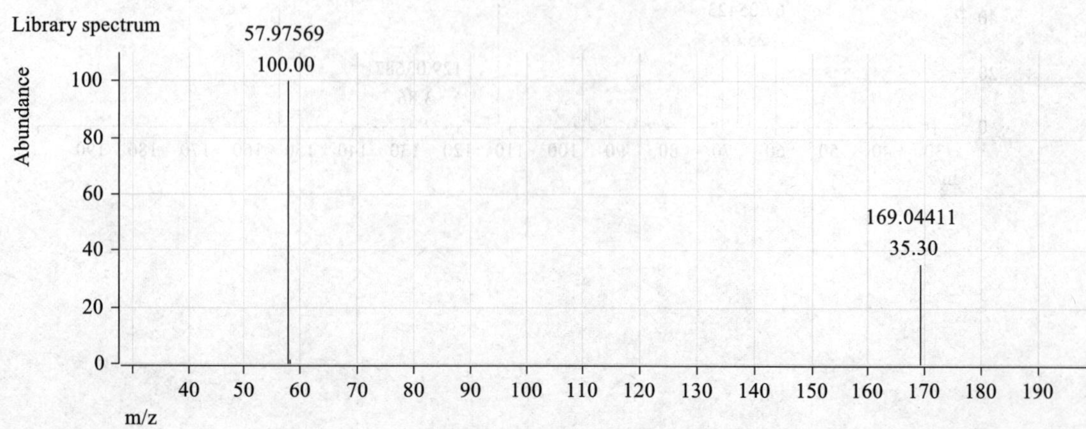

$[M-H]^-$ CID:20V

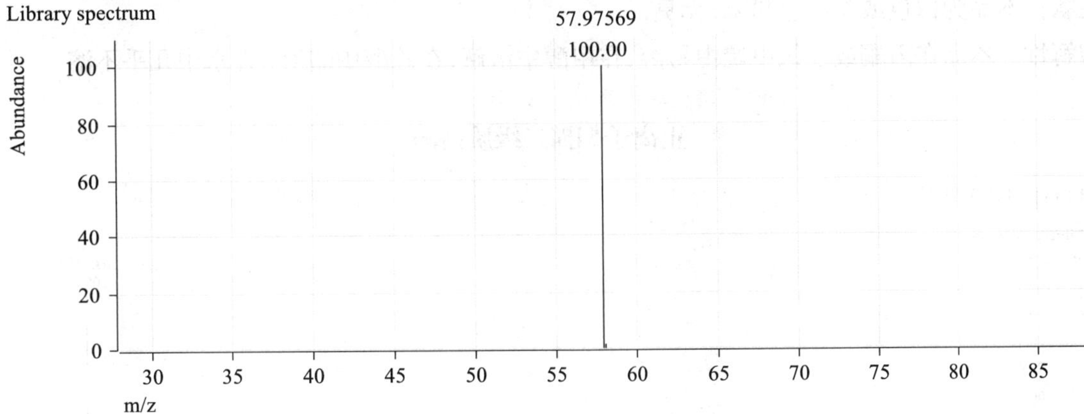

$[M-H]^-$ CID:40V

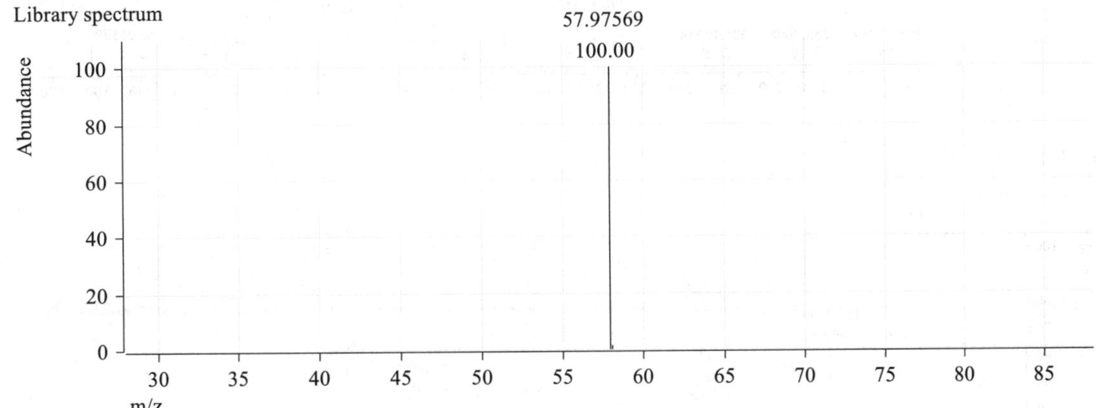

负离子扫描裂解途径解析

m/z 169.0441 → m/z 57.9757

丙酸倍氯米松

英文名： Beclometasone Dipropionate

分子式： $C_{28}H_{37}ClO_7$

分子量： 521.05

CAS 编号： 5534-09-8

中文化学名： 16β- 甲基 -11β,17α,21- 三羟基 -9α- 氯孕甾 -1,4- 二烯 -3,20- 二酮 -17,21- 二丙酸酯

英文化学名： (11β,16β)-9-Chloro-11,17,21-trihydroxy-

16-methylpregna-1,4 -diene-3,20-dione dipropionate

性状：本品为白色或类白色粉末；无臭

溶解性：本品在丙酮或三氯甲烷中易溶，在甲醇中溶解，在乙醇中略溶，在水中几乎不溶

正离子扫描二级质谱图

[M+H]$^+$ CID:10V

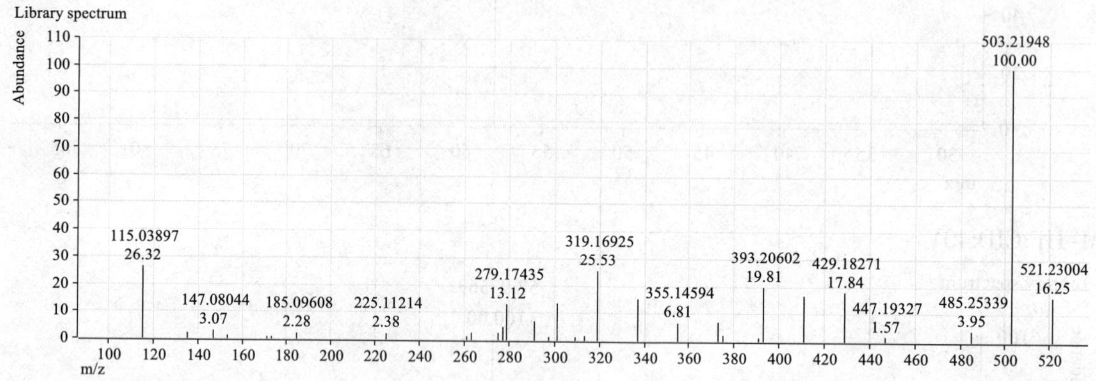

[M+H]$^+$ CID:20V

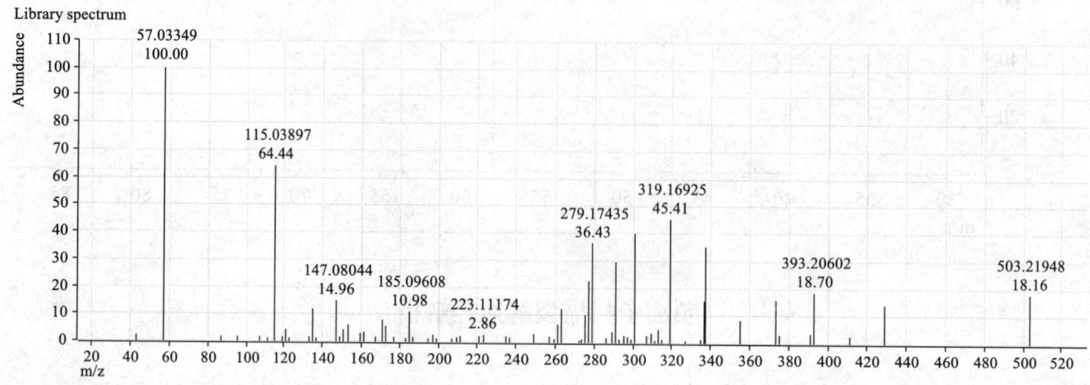

[M+H]$^+$ CID:40V

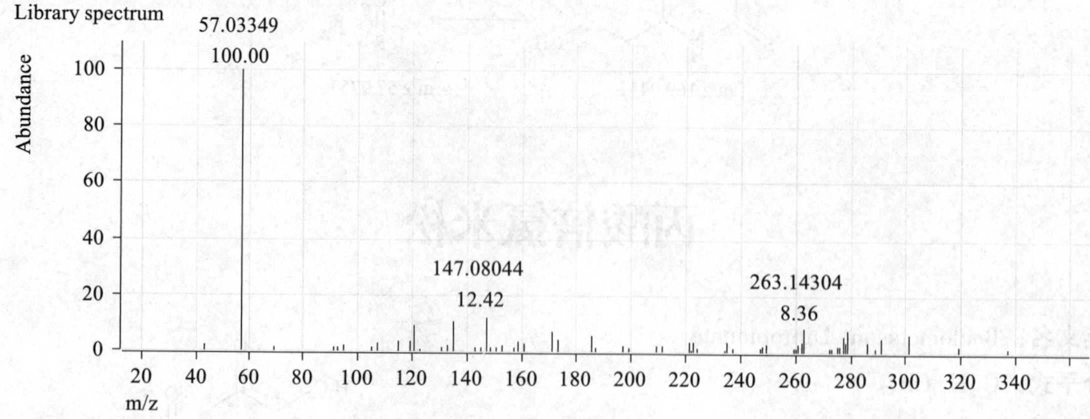

正离子扫描裂解途径解析

m/z 521.2301

m/z 503.2195

m/z 411.2166

m/z 319.1459

m/z 115.0390

m/z 57.0335

m/z 279.1743

负离子扫描二级质谱图

[M−H]⁻ CID:10V

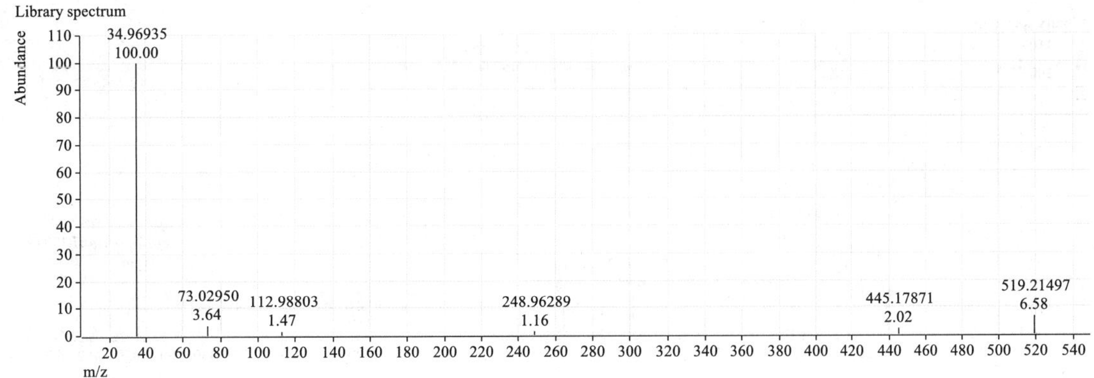

负离子扫描裂解途径解析

-H

m/z 519.2150

m/z 445.1787

m/z 34.9694

丙酸氯倍他索

英文名： Clobetasol Propionate

分子式： $C_{25}H_{32}ClFO_5$

分子量： 466.99

CAS 编号： 25122-46-7

中文化学名： 16β-甲基-11β-羟基-17-(1-氧代丙基)-9-氟-21-氯-孕甾-1,4-二烯-3,20-二酮

英文化学名： (11β,16β)-21-Chloro-9-fluoro-11-hydroxy-16-methylpregna-17-(1-oxopropyl)-1,4-diene-3,20-dione

性状： 本品为类白色至微黄色结晶性粉末

溶解性： 本品在三氯甲烷中易溶，在乙酸乙酯中溶解，在甲醇或乙醇中略溶，在水中不溶

正离子扫描二级质谱图

$[M+H]^+$ CID:10V

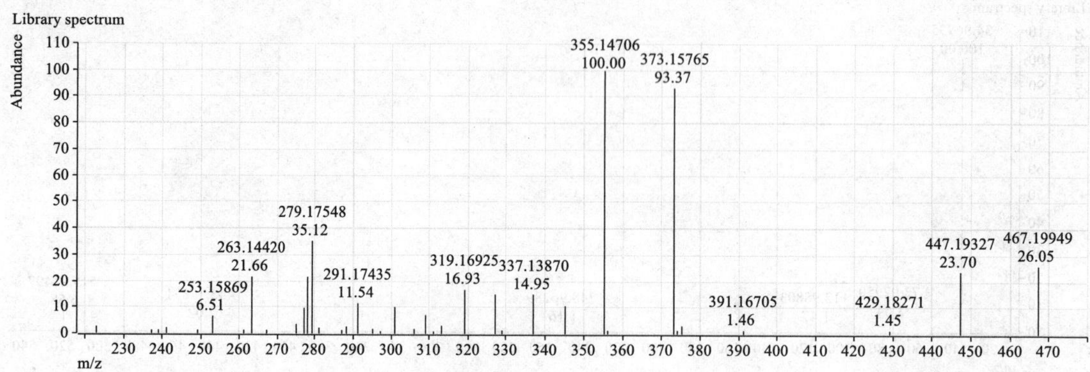

$[M+H]^+$ CID:20V

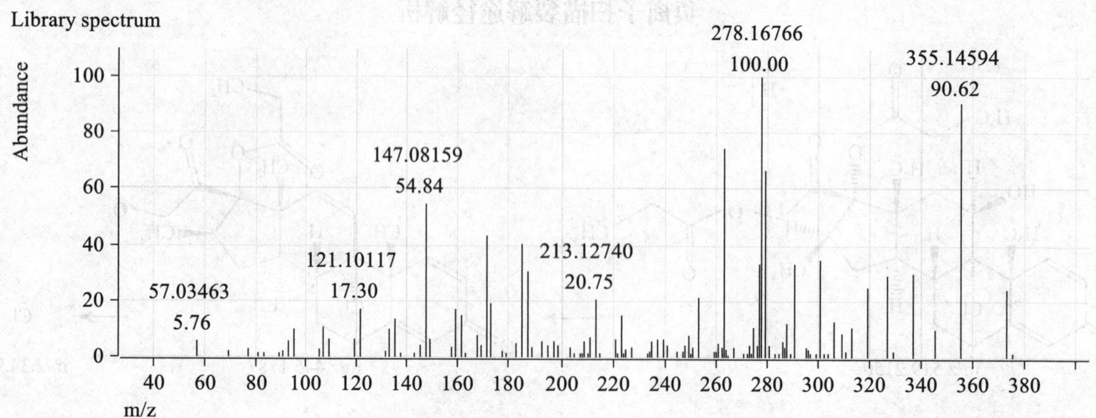

$[M+H]^+$ CID:40V

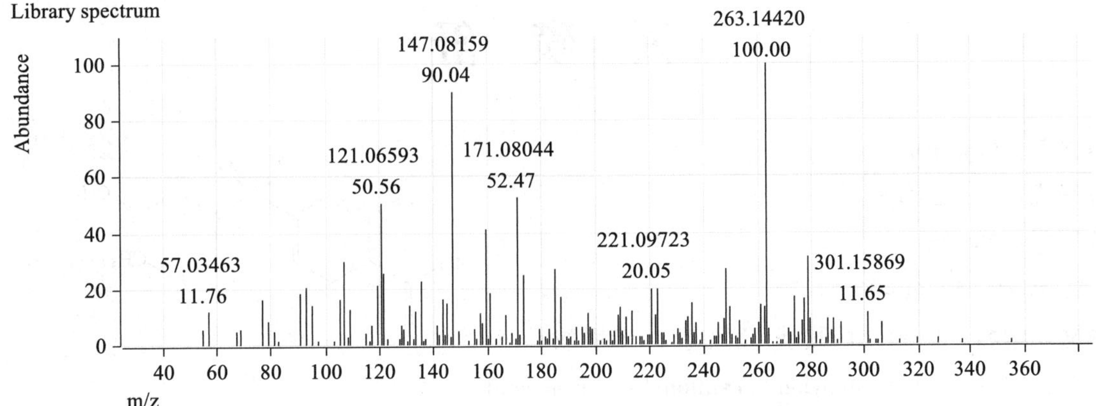

正离子扫描裂解途径解析

m/z 355.1471

m/z 467.1995

m/z 121.0648

m/z 147.0804

负离子扫描二级质谱图

$[M-H]^-$ CID:10V

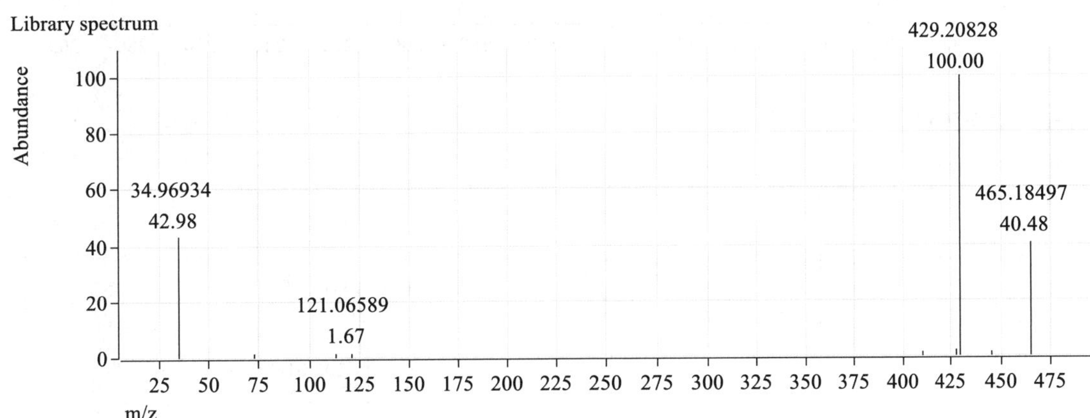

负离子扫描裂解途径解析

m/z 465.1850

m/z 429.2083

m/z 121.0659

丙 磺 舒

英文名：Probenecid

分子式：$C_{13}H_{19}NO_4S$

分子量：285.36

CAS 编号：57-66-9

中文化学名：4-［(二丙胺基)磺酰基］-苯甲酸

英文化学名：4-[(Dipropylamino)sulfonyl]-benzoic acid

性状：本品为白色结晶性粉末;无臭;味微苦

溶解性：本品在丙酮中溶解,在乙醇或三氯甲烷中略溶,在水中几乎不溶

正离子扫描二级质谱图

[M+H]+ CID:10V

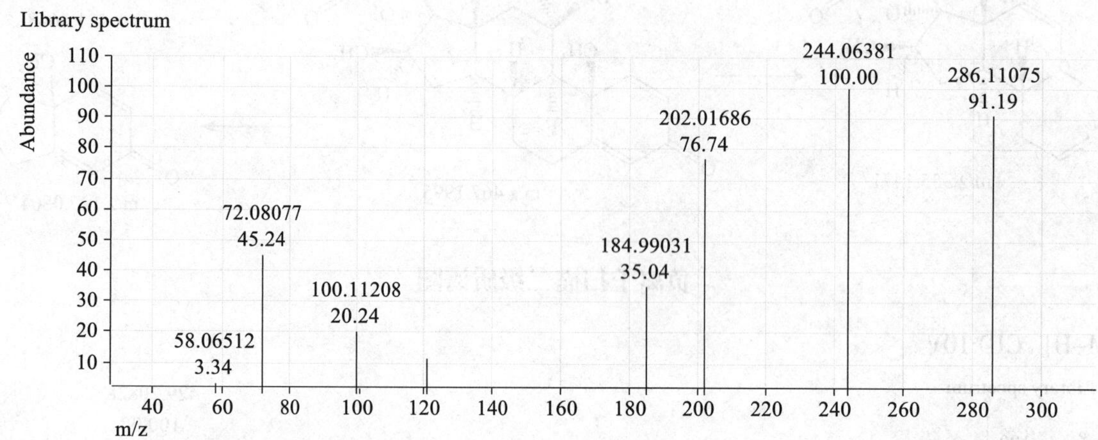

[M+H]+ CID:20V

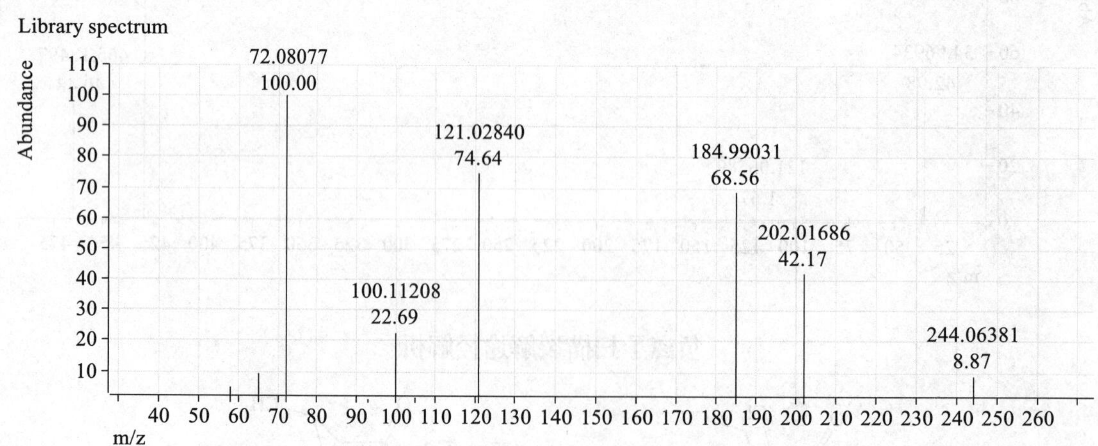

$[M+H]^+$ CID:40V

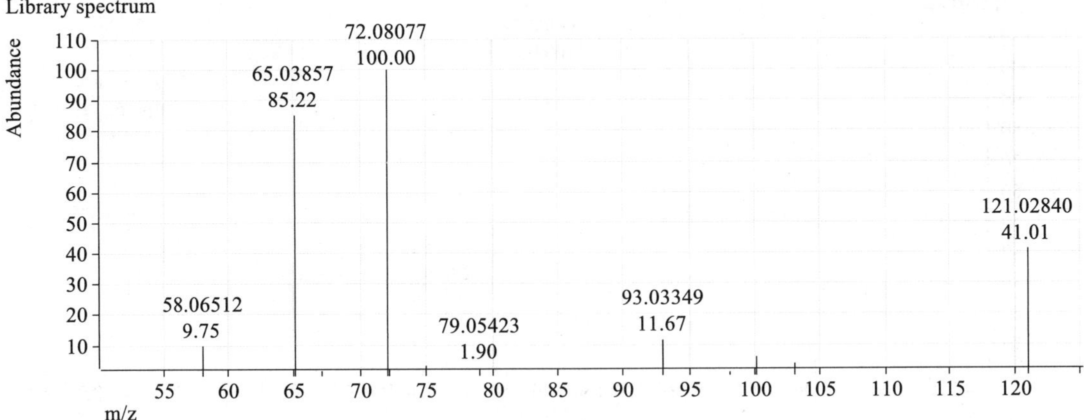

正离子扫描裂解途径解析

m/z 286.1108 → m/z 244.0638 → m/z 202.0169 → m/z 184.9903

负离子扫描二级质谱图

$[M-H]^-$ CID:10V

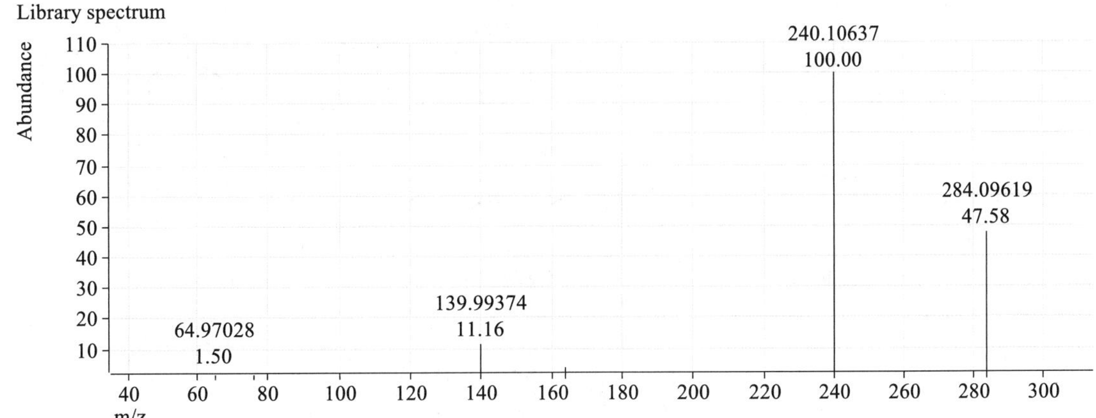

[M-H]⁻ CID:20V

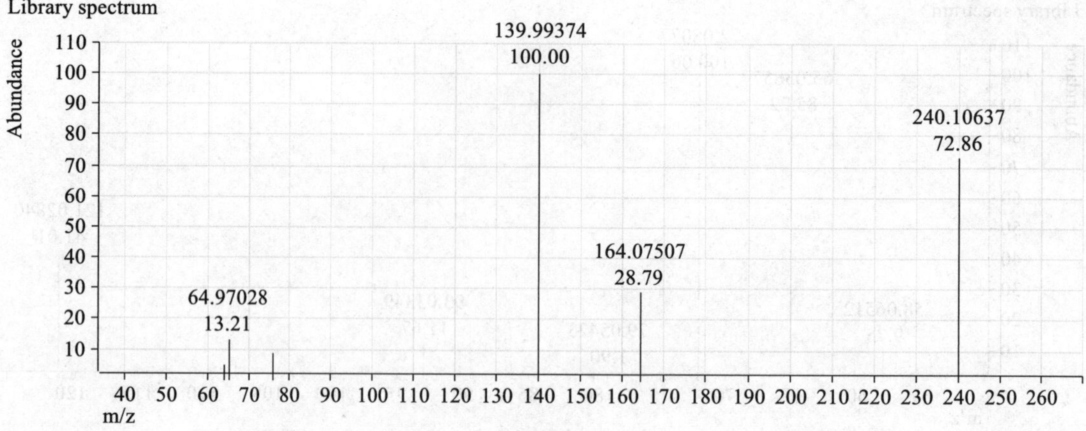

[M-H]⁻ CID:40V

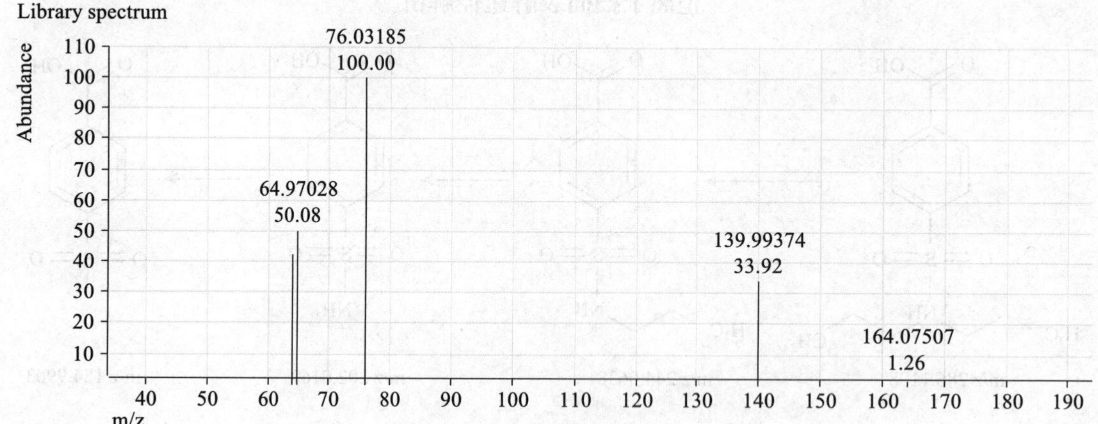

负离子扫描裂解途径解析

m/z 284.0962　　m/z 240.1064　　m/z 139.9937

左 布 洛 芬

英文名：(*R*)-(-)-Ibuprofen

分子式：$C_{13}H_{18}O_2$

分子量：206.28

CAS 编号：51146-57-7

中文化学名：(2*R*)-2-(4-异丁基苯基)丙酸

英文化学名：(2*R*)-2-[4-(2-Methylpropyl)phenyl]propanoic acid

性状：本品为白色结晶性粉末

负离子扫描二级质谱图

[M-H]⁻ CID:2V

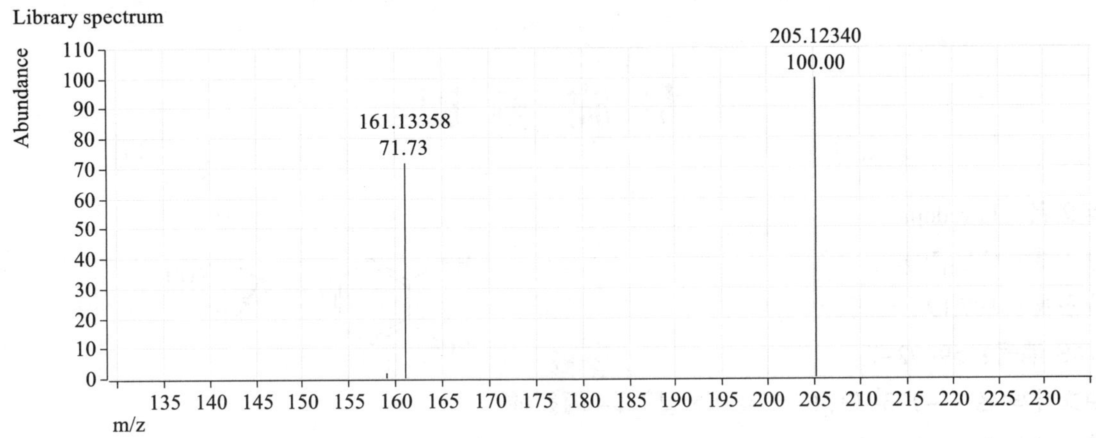

[M-H]⁻ CID:5V

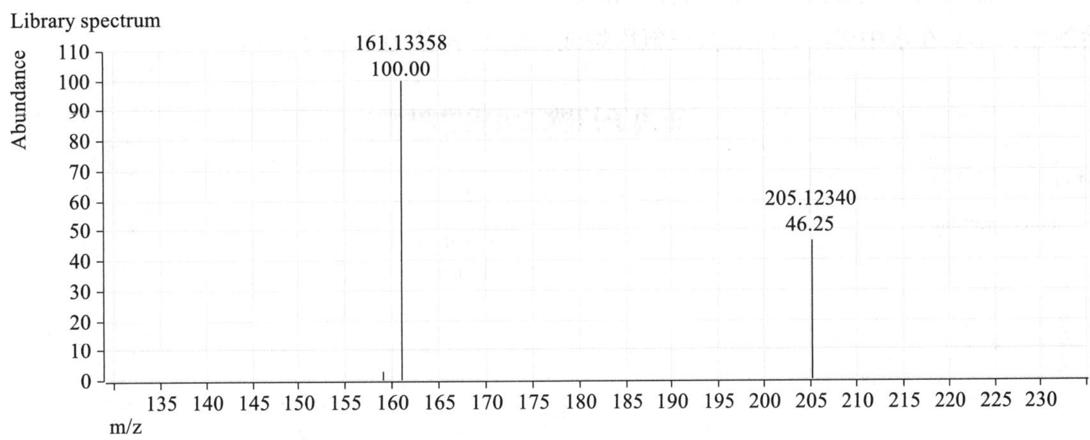

[M-H]⁻ CID:10V

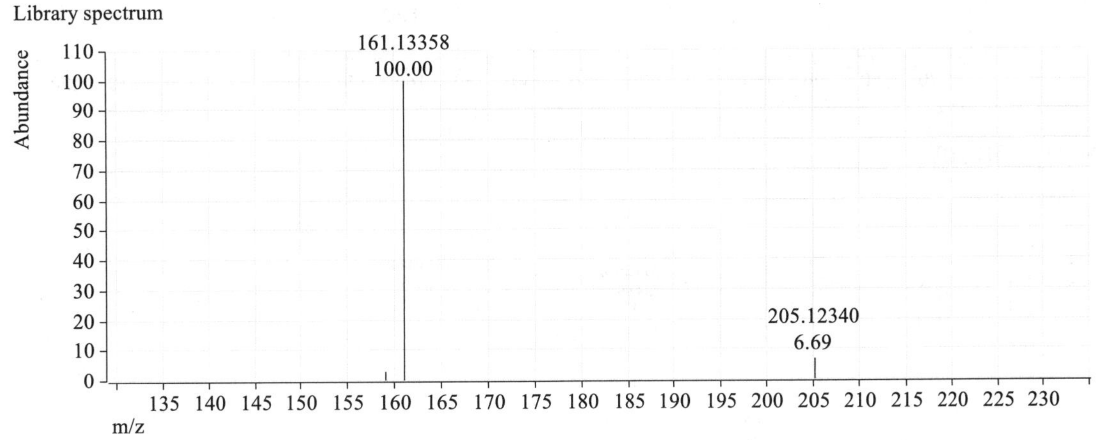

负离子扫描裂解途径解析

m/z 205.1234 → m/z 161.1336

左 旋 多 巴

英文名：Levodopa

分子式：$C_9H_{11}NO_4$

分子量：197.19

CAS 编号：59-92-7

中文化学名：(-)-3-(3,4-二羟基苯基)-L-丙氨酸

英文化学名：3,4-Dihydroxyphenyl-L-alanine

性状：本品为白色或类白色结晶性粉末;无臭

溶解性：本品在水中微溶,在乙醇、三氯甲烷或乙醚中不溶,在稀酸中易溶

正离子扫描二级质谱图

$[M+H]^+$ CID:10V

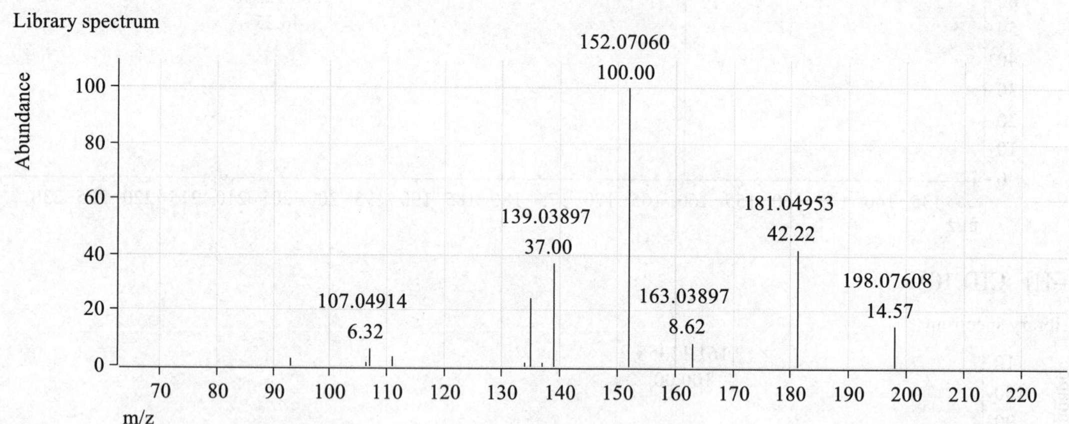

$[M+H]^+$ CID:20V

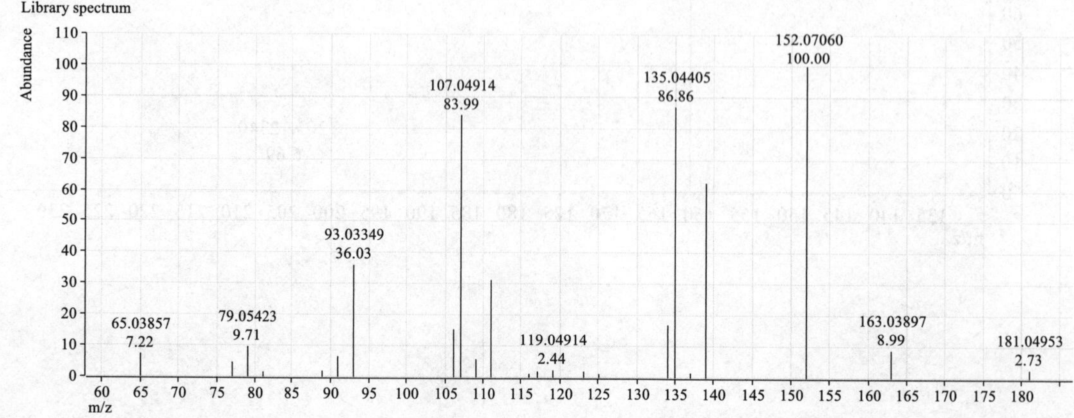

[M+H]$^+$ CID:40V

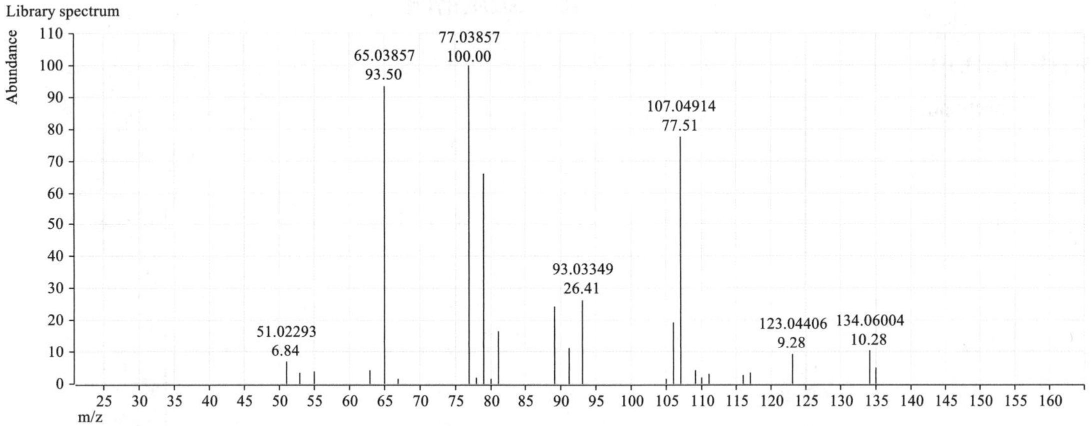

正离子扫描裂解途径解析

m/z 198.0761

m/z 181.0495

m/z 163.0390

m/z 135.0441

m/z 152.0706

m/z 107.0491

m/z 77.0386

m/z 139.0390

m/z 93.0335

左羟丙哌嗪

英文名： Levodropropizine

分子式： $C_{13}H_{20}N_2O_2$

分子量： 236.32

CAS 编号： 99291-25-5

中文化学名： *S*-(-)-3-(4-苯基-1-哌嗪基)-1,2-丙二醇

英文化学名： (2*S*)-3-(4-Phenylpiperazin-1-yl)propane-1,2-diol

性状： 本品为白色或类白色结晶性粉末

溶解性： 本品在二氯甲烷、甲醇或冰醋酸中易溶，在乙醇中溶解，在水中略溶

正离子扫描二级质谱图

[M+H]$^+$ CID:10V

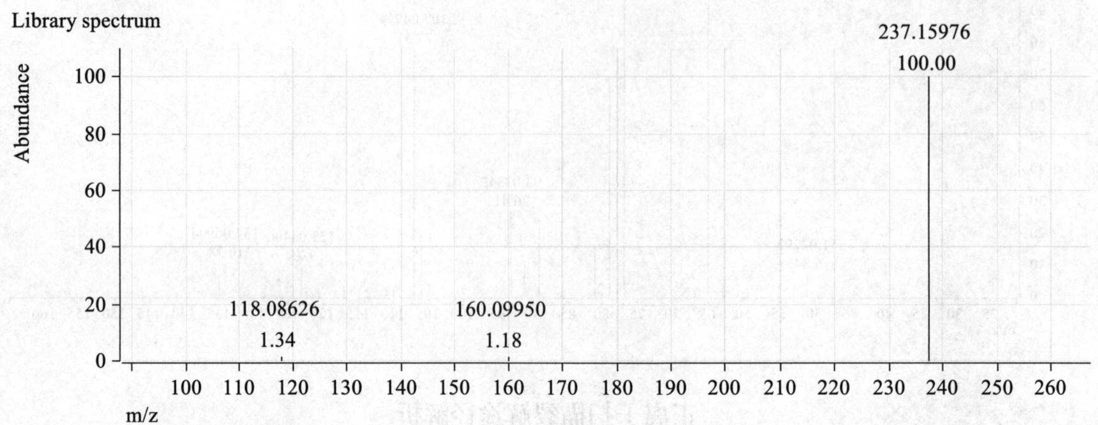

[M+H]$^+$ CID:20V

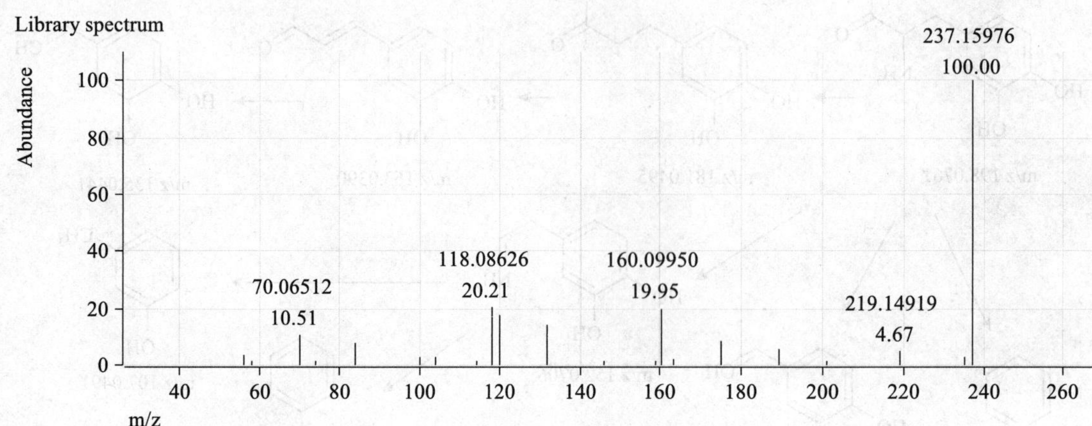

[M+H]$^+$ CID:40V

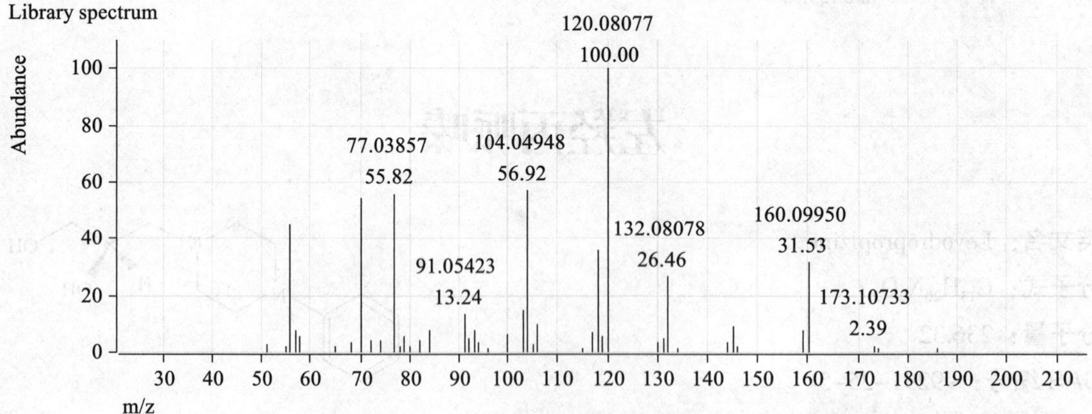

正离子扫描裂解途径解析

m/z 237.1598

m/z 160.0995

m/z 120.0808

m/z 104.0706

m/z 118.0863

m/z 219.1492

m/z 77.0386

左 奥 硝 唑

英文名： Levornidazole

分子式： $C_7H_{10}ClN_3O_3$

分子量： 219.63

CAS 编号： 166734-83-4

中文化学名： (*S*)-(-)-1-(3-氯-2-羟基丙基)-2-甲基-5-硝基咪唑

英文化学名： 1*H*-Imidazole-1-ethanol,*α*-(chloromethyl)-2-methyl-5-nitro-,(*αS*)-(9CI,ACI)

性状： 本品为白色或类白色结晶性粉末；无臭

溶解性： 本品在乙醇中易溶，在水中微溶

正离子扫描二级质谱图

$[M+H]^+$ CID:10V

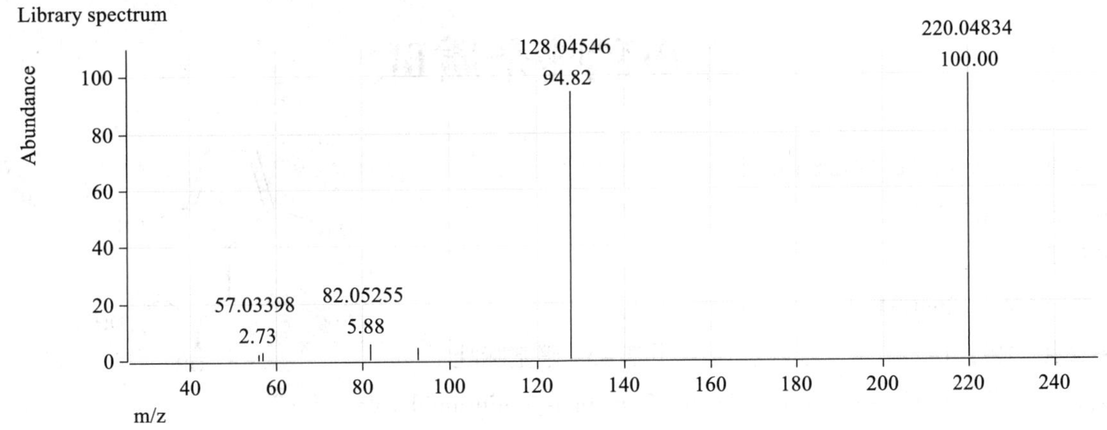

$[M+H]^+$ CID:20V

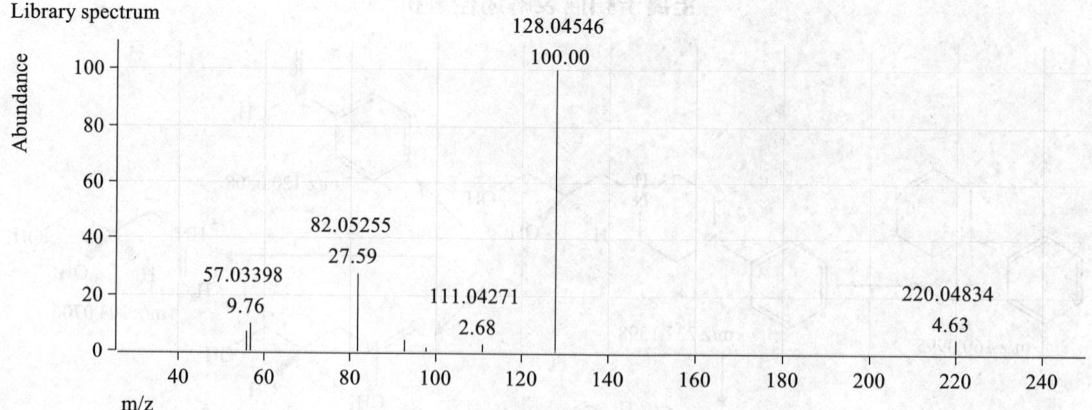

$[M+H]^+$ CID:40V

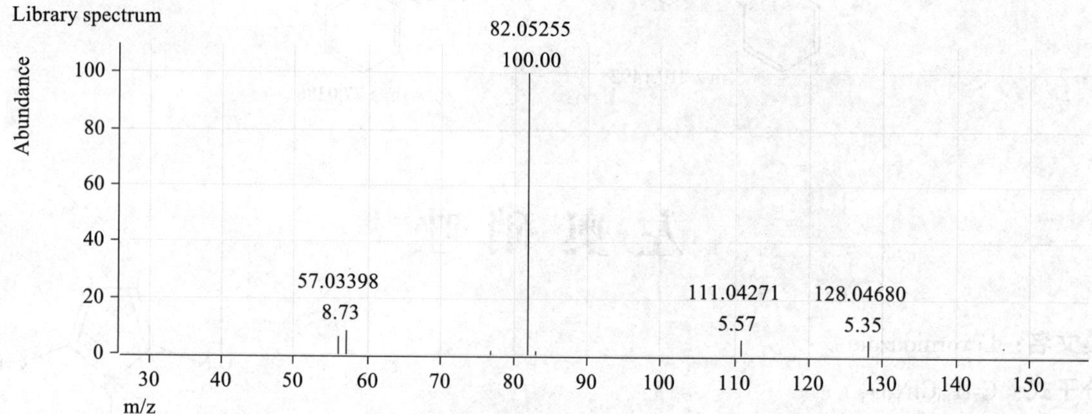

正离子扫描裂解途径解析

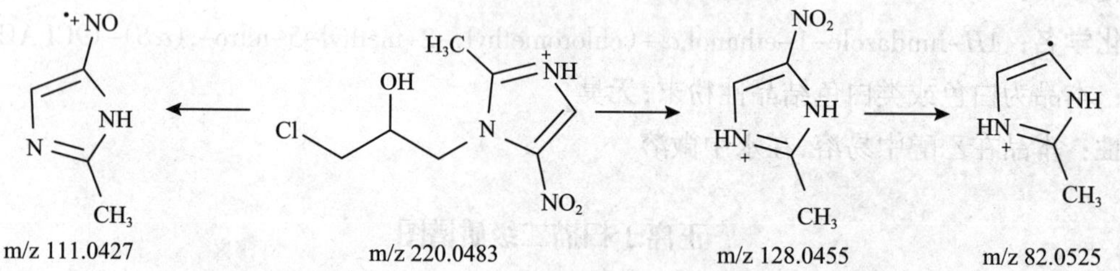

m/z 111.0427　m/z 220.0483　m/z 128.0455　m/z 82.0525

左奥硝唑杂质Ⅲ

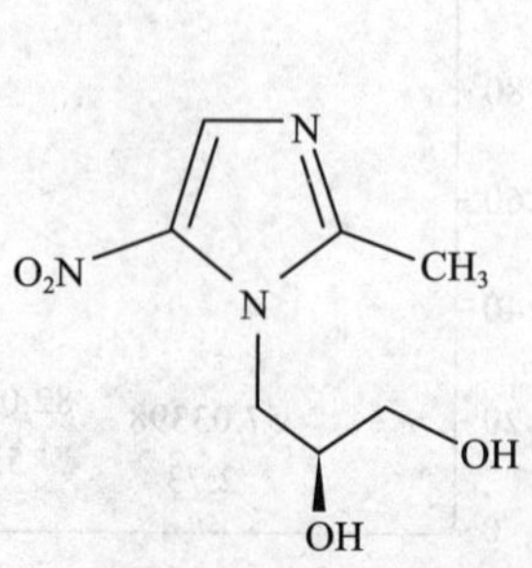

英文名：Levornidazole Impurity Ⅲ

分子式：$C_7H_{11}N_3O_4$

分子量：201.18

CAS 编号：1064004-83-6

中文化学名：1-(2,3- 二羟丙基)-2- 甲基 -5- 硝基咪唑

英文化学名：1-(2,3-Dihydroxypropyl)-2-methyl-5-nitroimidazole

正离子扫描二级质谱图

[M+H]+ CID:10V

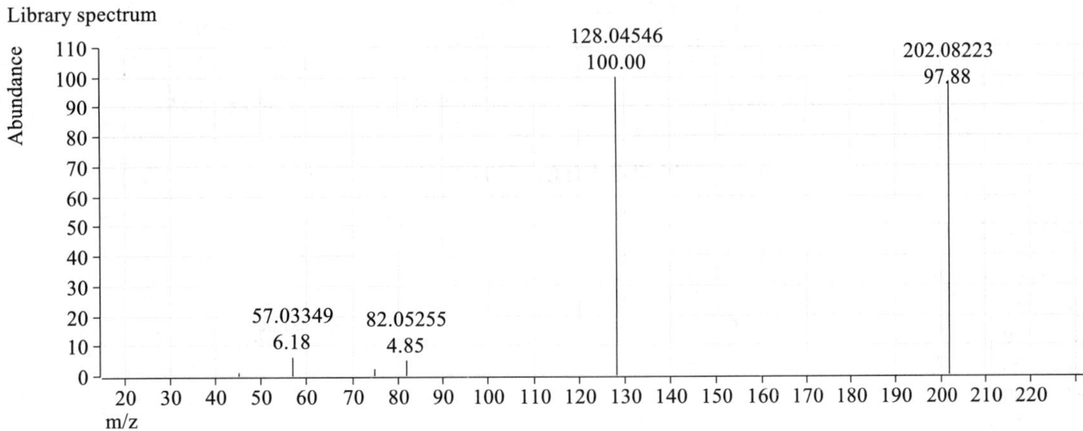

[M+H]+ CID:20V

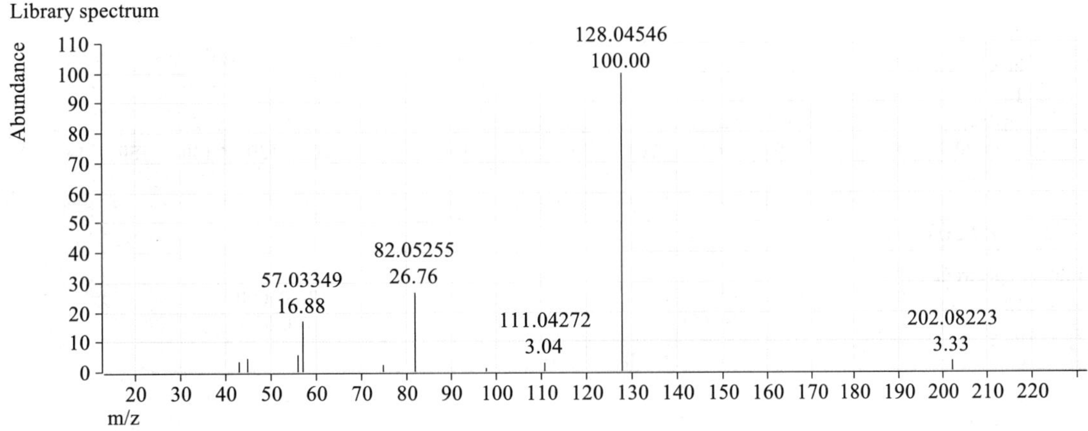

[M+H]+ CID:40V

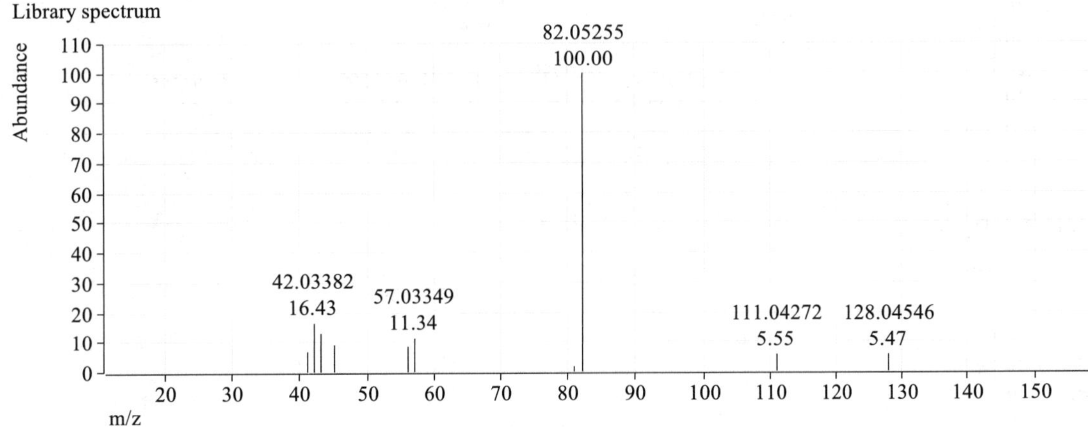

正离子扫描裂解途径解析

NO_2 HO $\overset{+}{O}H_2$ H_3C N N

m/z 202.0822

NO_2 $H_2\overset{+}{N}$ H_3C N

m/z 128.0455

$H_2\overset{+}{N}$ H_3C N

m/z 82.0525

负离子扫描二级质谱图

$[M-H]^-$ CID:10V

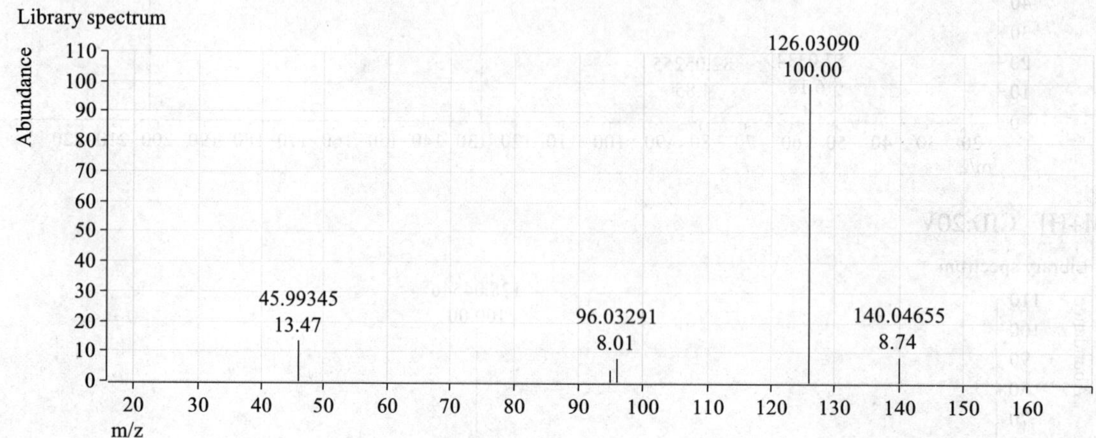

$[M-H]^-$ CID:20V

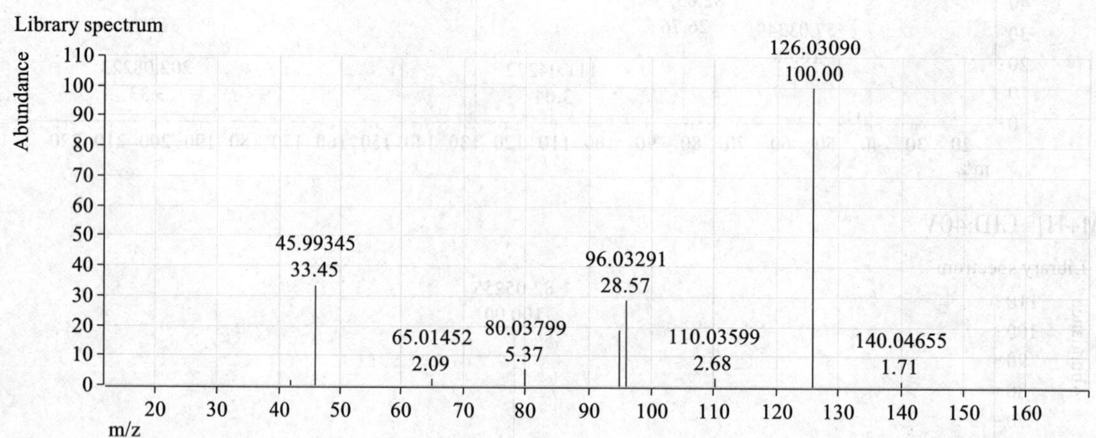

$[M-H]^-$ CID:40V

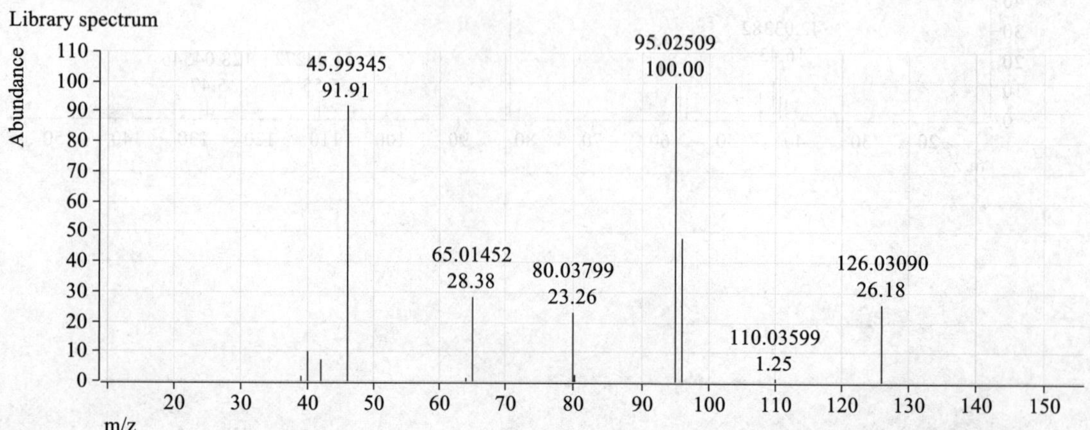

负离子扫描裂解途径解析

m/z 200.0677 → m/z 126.0309 → m/z 80.0380

m/z 126.0309 → m/z 45.9935

右布洛芬杂质 I

英文名： Dexibuprofen Impurity Ⅰ

分子式： $C_{13}H_{18}O_2$

分子量： 206.28

CAS 编号： 3585-49-7

中文化学名： α- 甲基 -4- 丁基苯乙酸

英文化学名： 2-(4-Butylphenyl) propanoic acid

性状： 本品为白色粉末

$CH_3CH_2CH_2CH_2-C_6H_4-CH(CH_3)-COOH$

负离子扫描二级质谱图

[M-H]$^-$ CID:2V

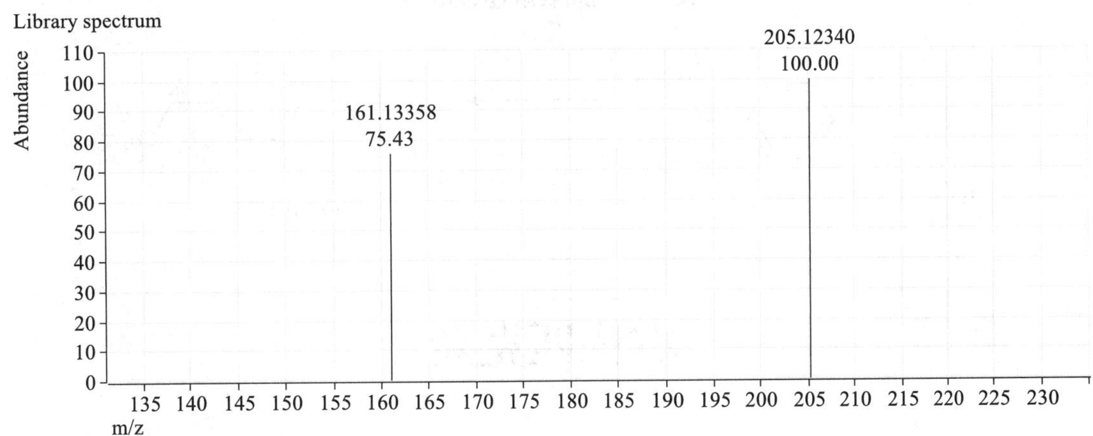

$[M-H]^-$ CID:5V

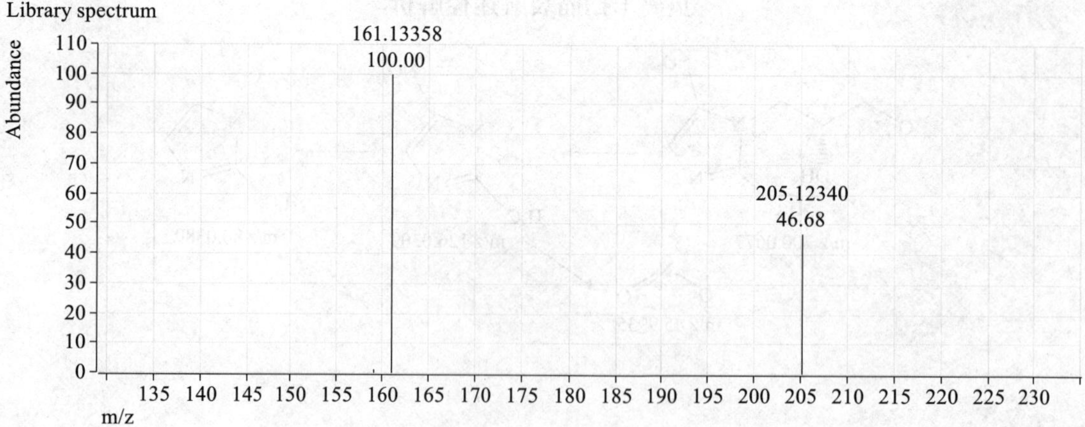

$[M-H]^-$ CID:10V

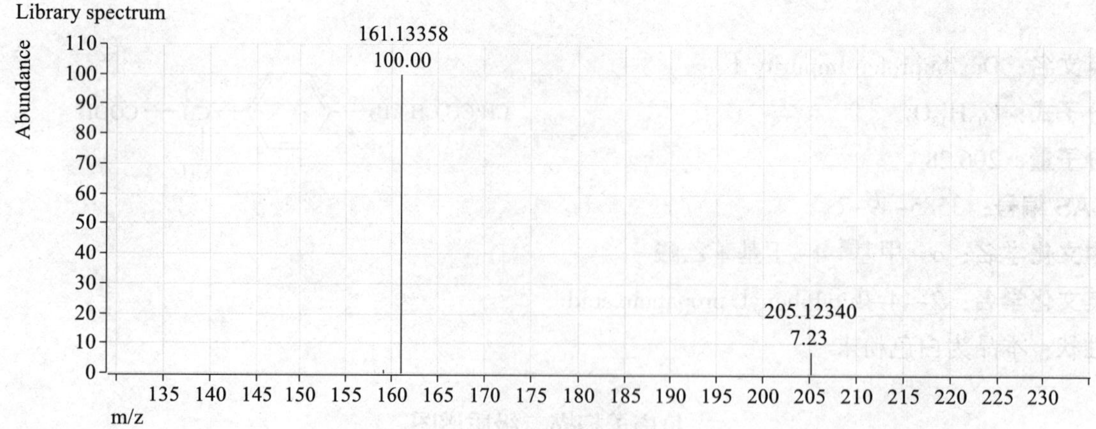

负离子扫描裂解途径解析

m/z 205.1234 → m/z 161.1336

右佐匹克隆

英文名： Deszopiclone

分子式： $C_{17}H_{17}ClN_6O_3$

分子量： 388.81

CAS 编号： 138729-47-2

中文化学名： (+)-(7*S*)-6-(5-氯-2-吡啶基)-7-[(4-甲基哌嗪-1-基)甲酰氧基]-5,6-二氢吡咯并[3,4-*b*]吡嗪-5-酮

英文化学名： [(7*S*)-6-(5-Chloropyridin-2-yl)-5-oxo-7*H*-pyrrolo

[3,4-*b*] pyrazin-7-yl] 4-methylpiperazine-1-carboxylate

性状：本品为白色或类白色结晶或结晶性粉末；无臭

溶解性：本品在三氯甲烷中易溶，在甲醇或丙酮中微溶，在乙醇中极微溶，在水中几乎不溶，在0.1mol/L盐酸溶液中溶解

正离子扫描二级质谱图

[M+H]+ CID:10V

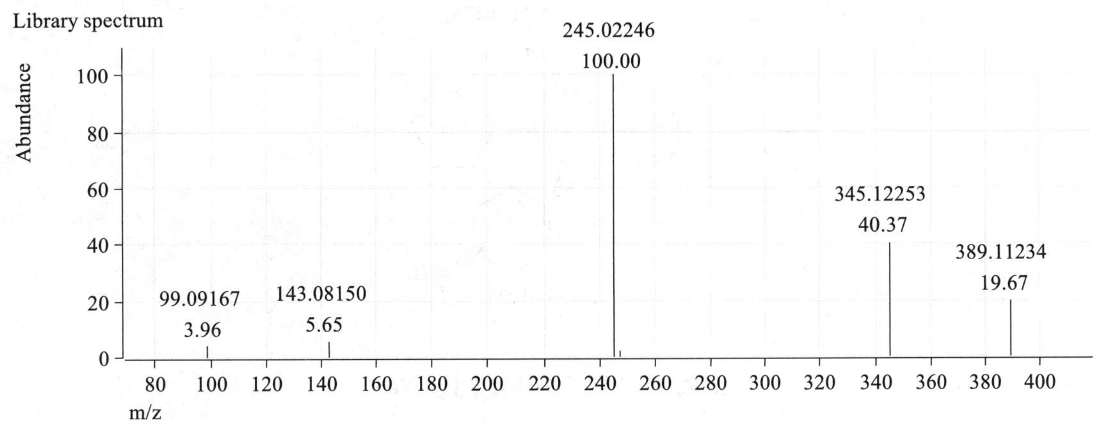

[M+H]+ CID:20V

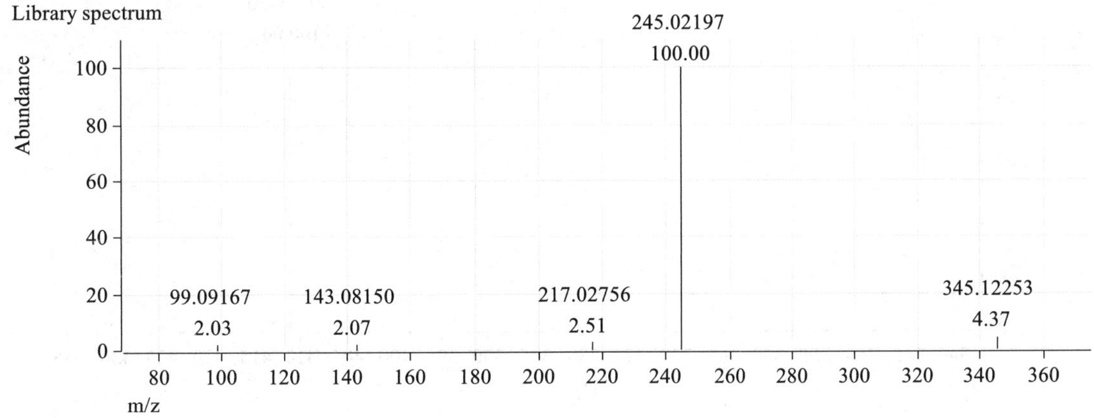

[M+H]+ CID:40V

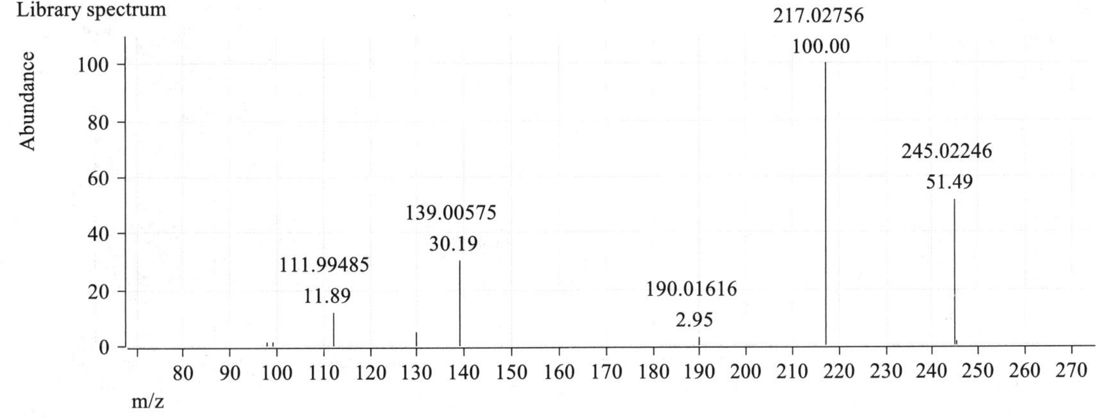

正离子扫描裂解途径解析

+H +

m/z 389.1123

m/z 245.0225

m/z 217.0276

m/z 345.1225

正离子扫描二级质谱图（+Na）

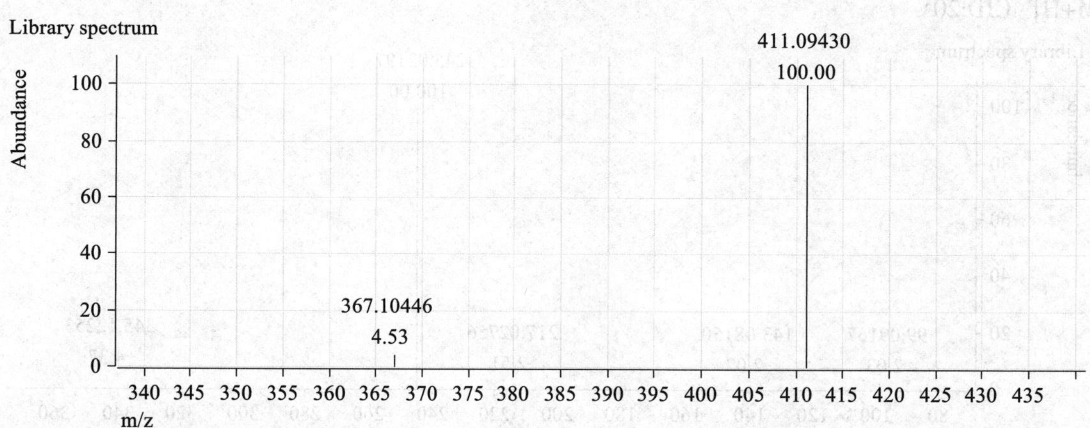

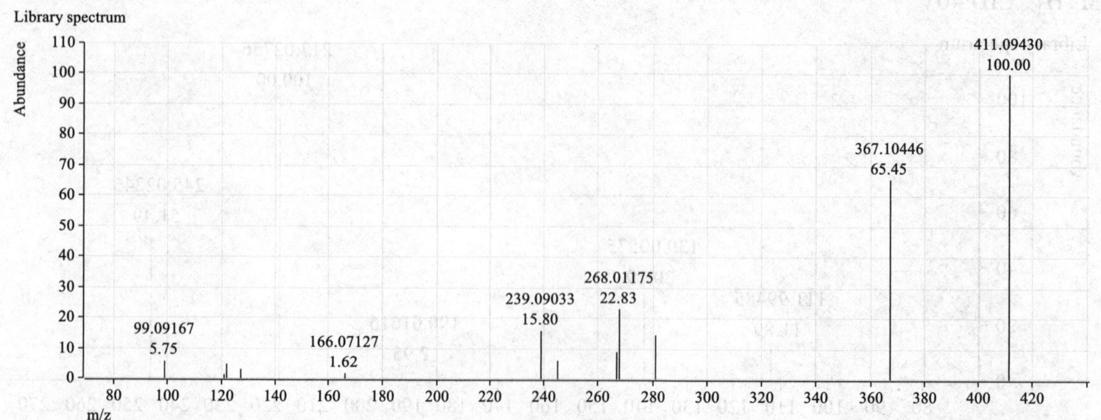

$[M+Na]^+$ CID:40V

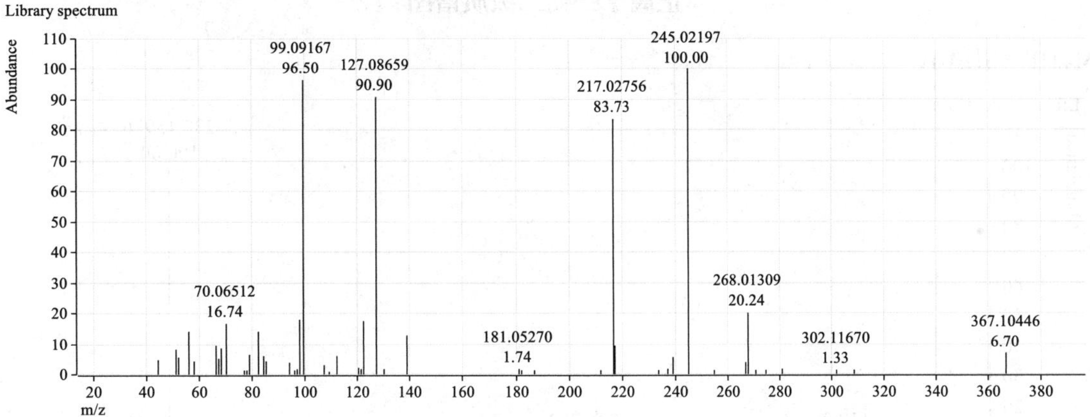

正离子扫描裂解途径解析

m/z 411.0943

m/z 367.1045

m/z 245.0225

m/z 217.0276

右羟丙哌嗪

英文名： Dextrodropropizine

分子式： $C_{13}H_{20}N_2O_2$

分子量： 236.32

CAS 编号： 99291-24-4

中文化学名：(+)-3-(4-苯基-1-哌嗪基)-1,2-丙二醇

英文化学名：(+)-3-(4-Phenyl-1-piperazinyl)-1,2-propanediol

性状： 本品为白色固体

溶解性： 本品在乙醇和乙醚中易溶，在丙酮中略溶

正离子扫描二级质谱图

[M+H]+ CID:10V

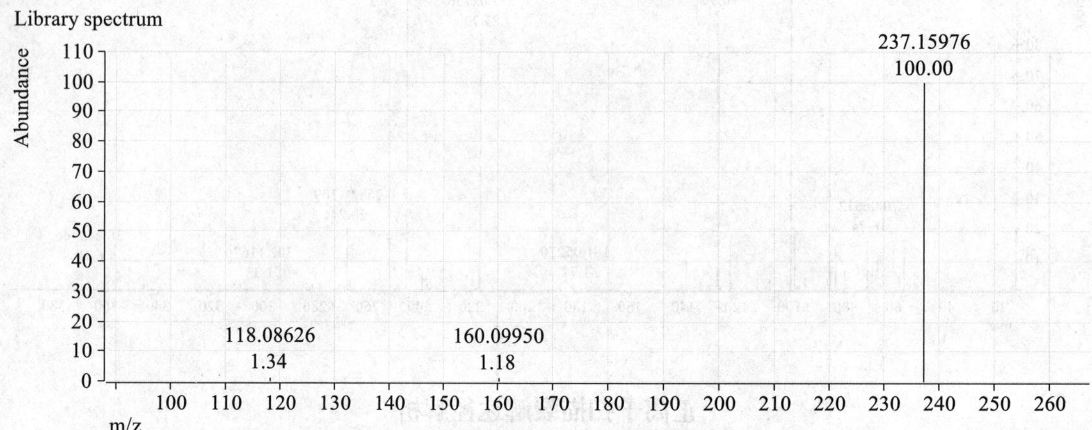

[M+H]+ CID:20V

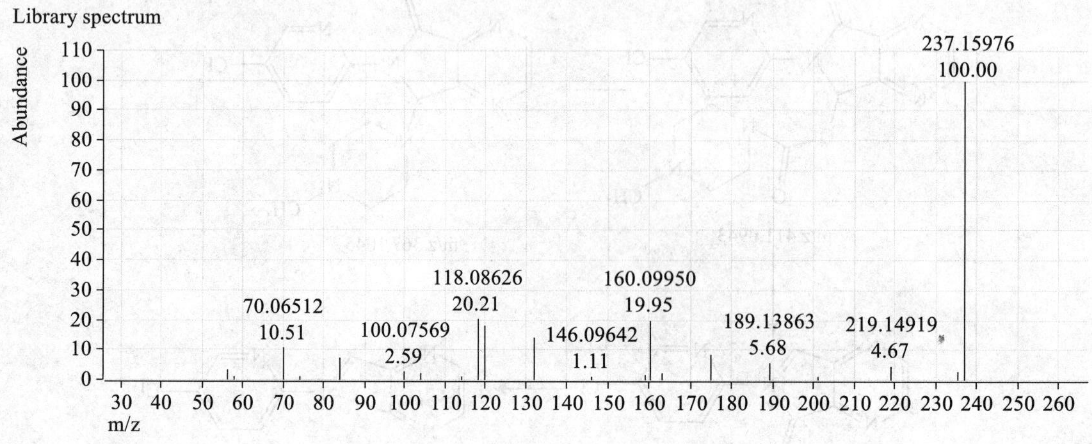

[M+H]+ CID:40V

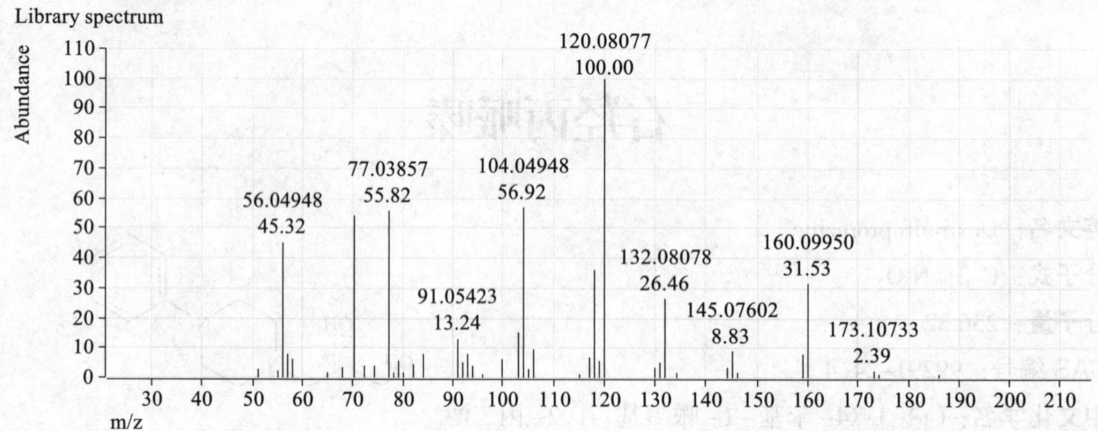

正离子扫描裂解途径解析

m/z 237.1598 → m/z 219.1492 → m/z 160.0995 → m/z 132.0808 → m/z 120.0808

石 杉 碱 甲

英文名： Huperzine A

分子式： $C_{15}H_{18}N_2O$

分子量： 242.32

CAS 编号： 102518–79–6

中文化学名： (5*R*,9*R*,11*E*)–5–氨基–11–亚乙基–5,8,9,10–四氢–7–甲基–5,9–亚甲基环辛四烯并[*b*]吡啶–2(1*H*)–酮

英文化学名： (5*R*,9*R*,11*E*)–5–Amino–11–ethylidene–5,6,9,10–tetrahydro–7–methyl–5,9–methanocycloocta[*b*]pyridin–2(1*H*)–one

性状： 本品为白色或类白色结晶性粉末；无臭；有引湿性

溶解性： 本品在甲醇中易溶，在乙醇中溶解，在水中不溶，在 0.01mol/L 盐酸溶液中微溶

正离子扫描二级质谱图

$[M+H]^+$ CID:10V

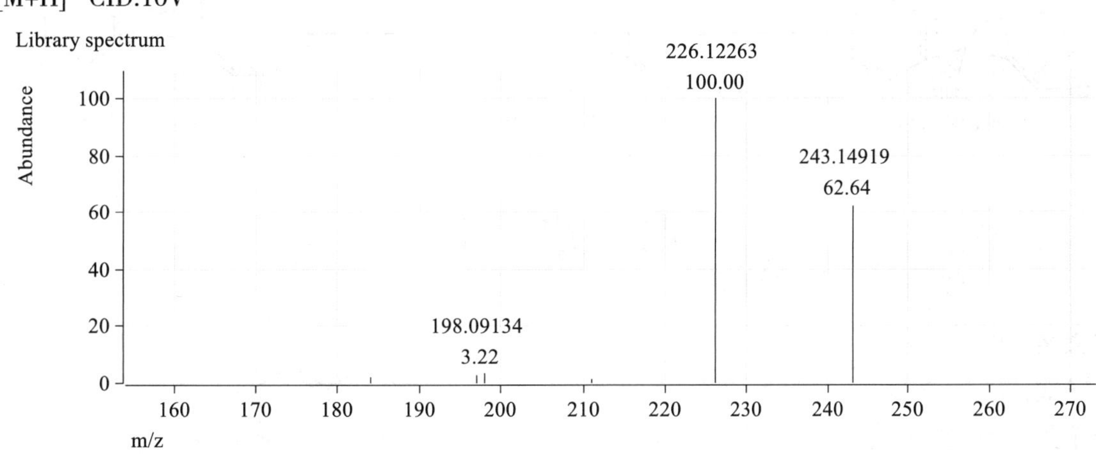

$[M+H]^+$ CID:20V

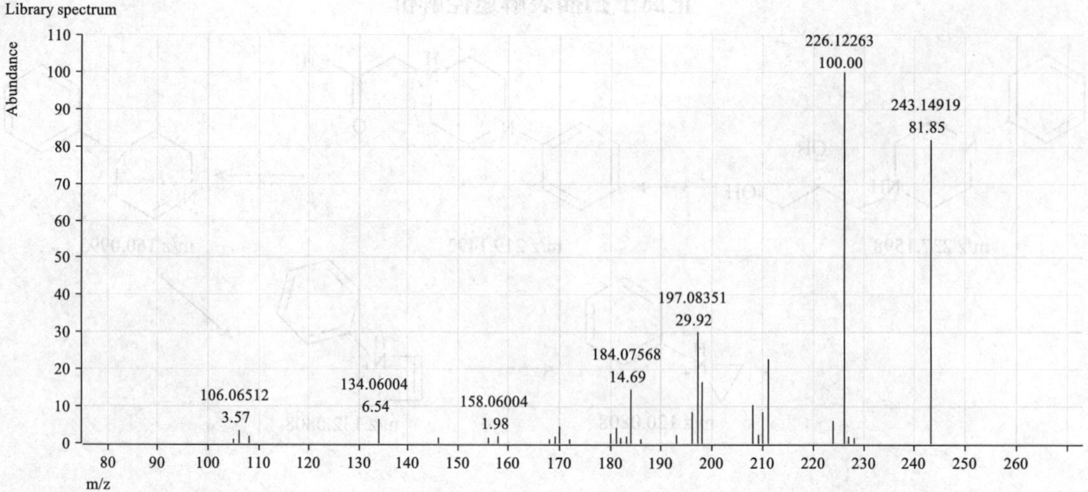

$[M+H]^+$ CID:40V

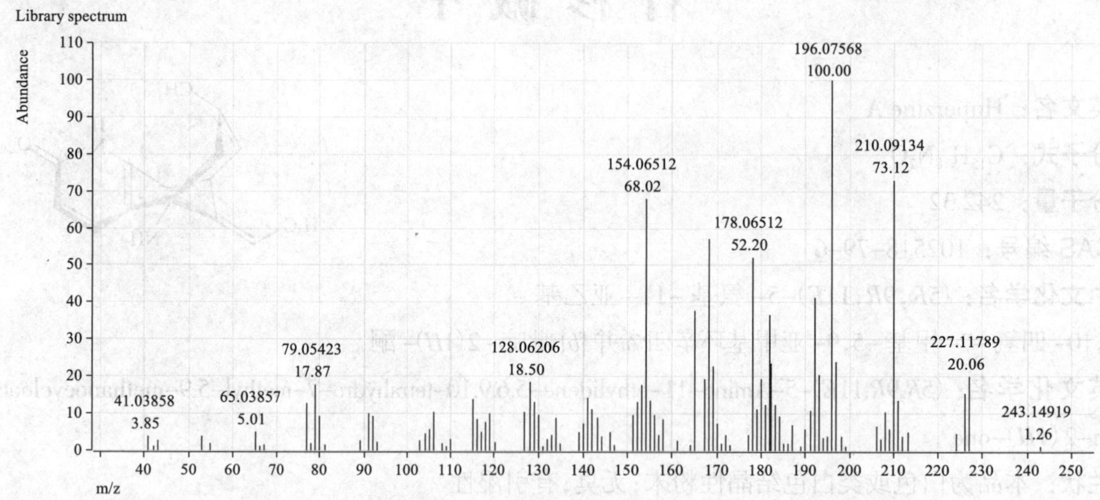

正离子扫描裂解途径解析

m/z 243.1492 → m/z 226.1226 → m/z 210.0913

布 洛 芬

英文名：Ibuprofen

分子式：$C_{13}H_{18}O_2$

分子量：206.28

CAS 编号：15687-27-1

中文化学名：*α*- 甲基 -4-(2- 甲基丙基)苯乙酸

英文化学名：α–Methyl–4–(2–methylpropyl)benzeneacetic acid

性状：本品为白色结晶性粉末；稍有特异臭

溶解性：本品在乙醇、丙酮、三氯甲烷或乙醚、氢氧化钠或碳酸钠试液中易溶，在水中几乎不溶

负离子扫描二级质谱图

$[M-H]^-$ CID:10V

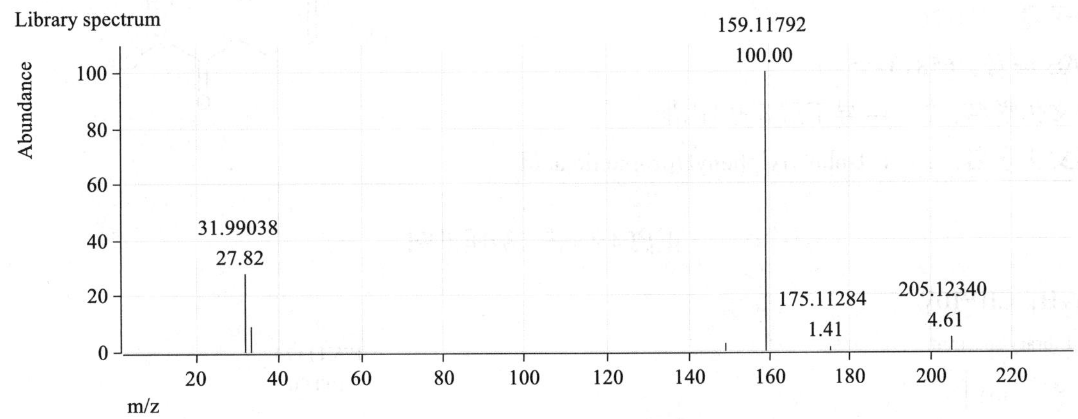

$[M-H]^-$ CID:20V

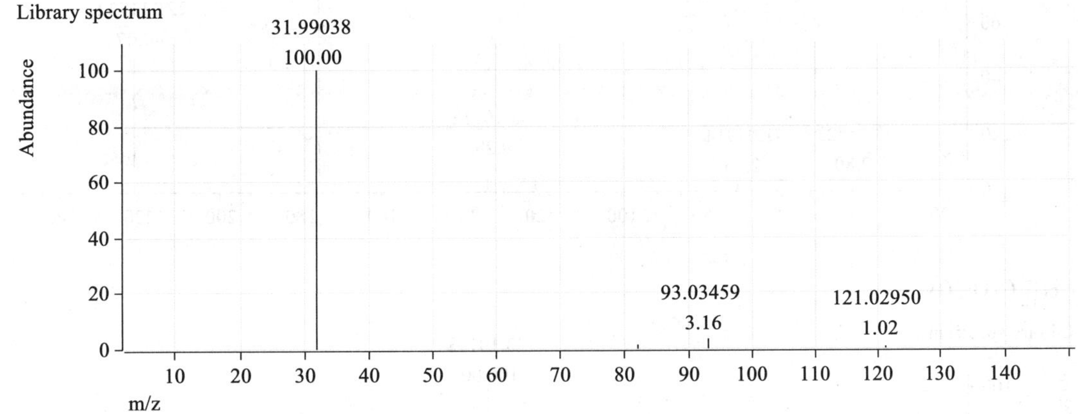

负离子扫描裂解途径解析

m/z 205.1234 → m/z 93.0346

m/z 205.1234 → m/z 175.1128

m/z 205.1234 → m/z 159.1179

布洛芬杂质 A

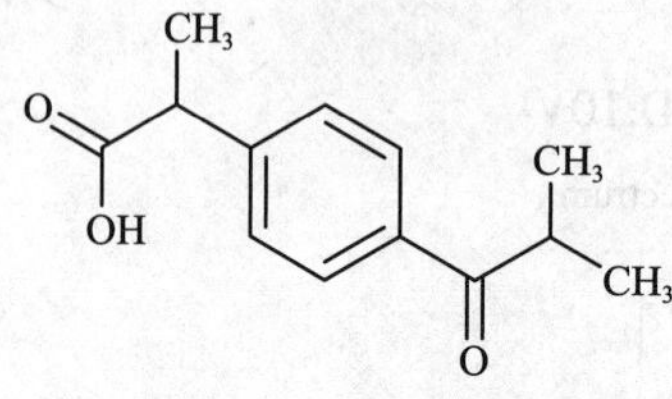

英文名： Ibuprofen Impurity A

分子式： $C_{13}H_{16}O_3$

分子量： 220.26

CAS 编号： 65813-55-0

中文化学名： 2-(4-异丁酰苯基)丙酸

英文化学名： 2-(4-Isobutyrylphenyl)propionic acid

正离子扫描二级质谱图

$[M+H]^+$ CID:10V

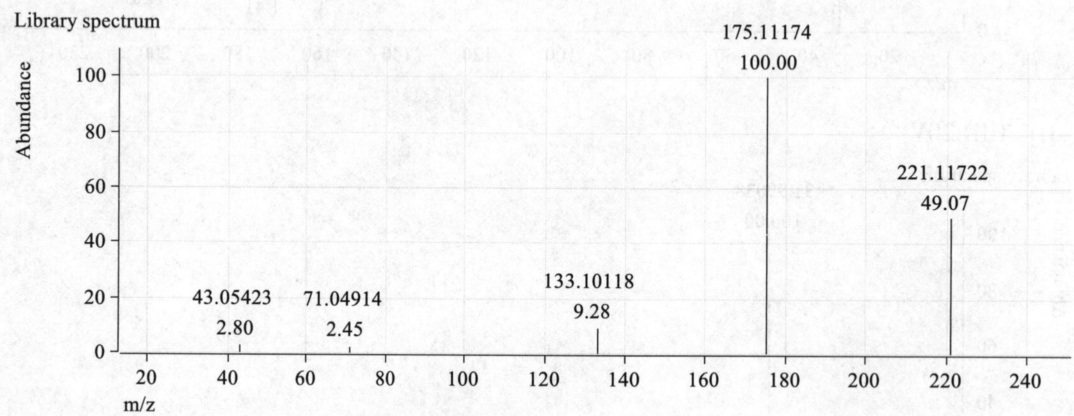

$[M+H]^+$ CID:20V

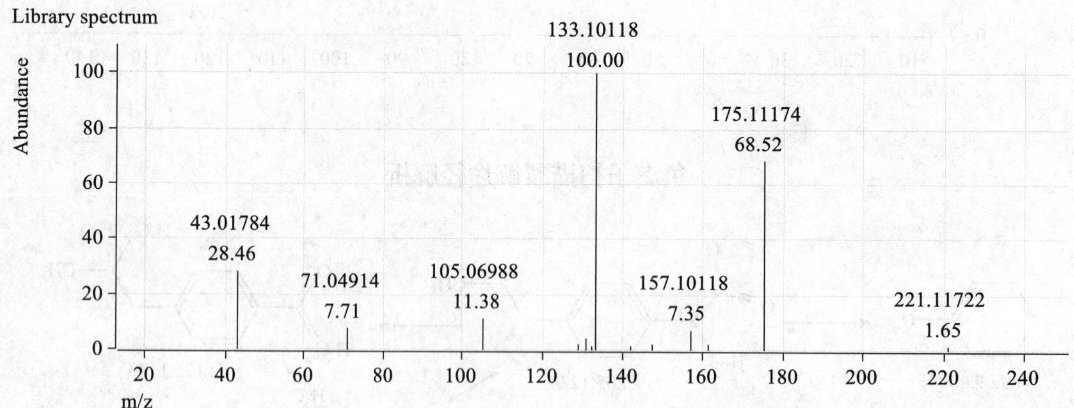

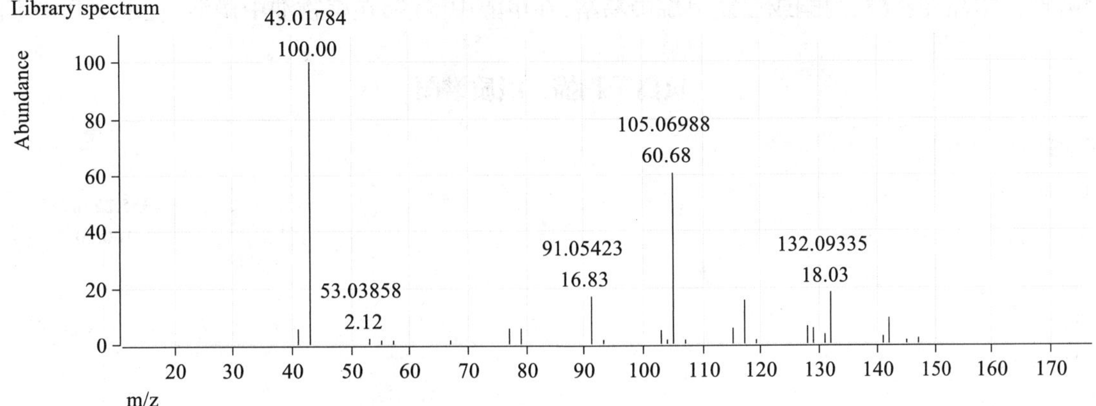

正离子扫描裂解途径解析

m/z 91.0542

m/z 221.1172

m/z 175.1117

m/z 157.1012

m/z 133.1012

m/z 105.0699

m/z 71.0491

m/z 43.0178

戊酸雌二醇

英文名： Estradiol Valerate

分子式： $C_{23}H_{32}O_3$

分子量： 356.51

CAS 编号： 979-32-8

中文化学名： 3-羟基雌甾-1,3,5(10)-三烯-17β-醇-17-戊酸酯

英文化学名： (17β)-Estra-1,3,5(10)-triene-3,17-diol-17-valerate

性状：本品为白色结晶性粉末；无臭

溶解性：本品在乙醇、丙酮或三氯甲烷中易溶，在甲醇中溶解，在植物油中微溶，在水中几乎不溶

负离子扫描二级质谱图

$[M-H]^-$ CID:10V

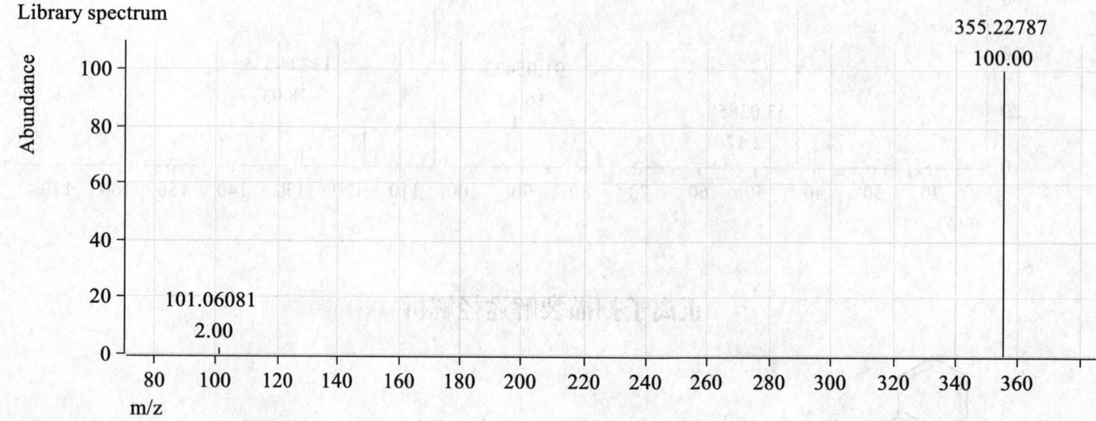

$[M-H]^-$ CID:20V

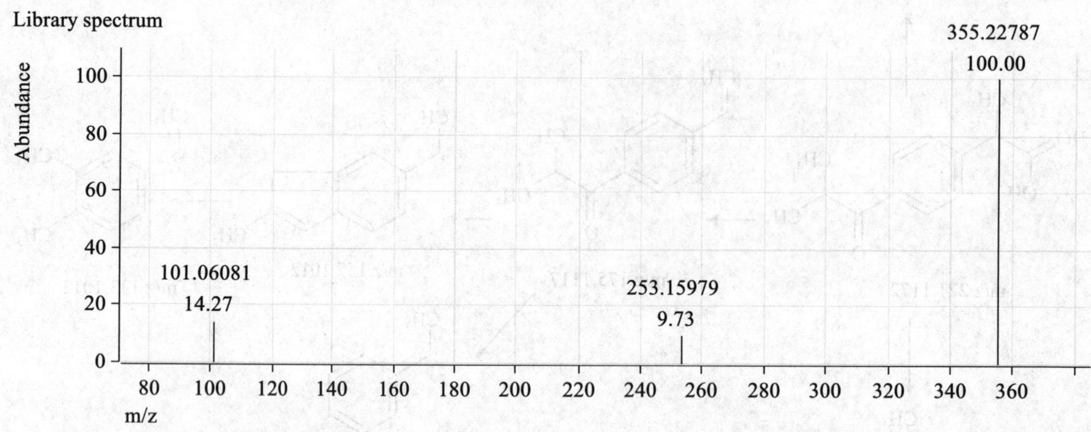

$[M-H]^-$ CID:40V

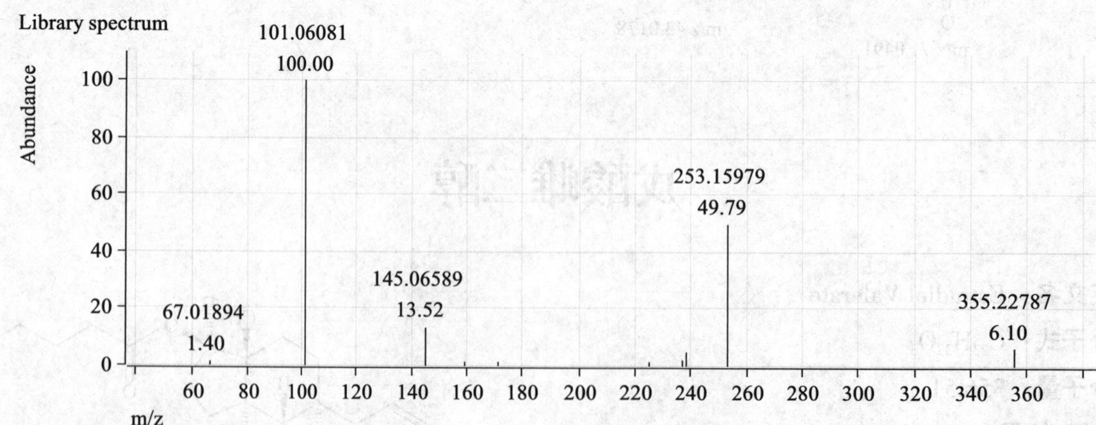

负离子扫描裂解途径解析

m/z 253.1598

m/z 355.2279

m/z 101.0608

卡 马 西 平

英文名： Carbamazepine

分子式： $C_{15}H_{12}N_{2}O$

分子量： 236.27

CAS 编号： 298-46-4

中文化学名： 5*H*- 二苯并[*b*,*f*]氮杂䓬-5- 甲酰胺

英文化学名： 5*H*-Dibenz[*b*,*f*]azepine-5-carboxamide

性状： 本品为白色或类白色结晶性粉末；几乎无臭

溶解性： 本品在三氯甲烷中易溶，在乙醇中略溶，在水或乙醚中几乎不溶

正离子扫描二级质谱图

$[M+H]^+$ CID:10V

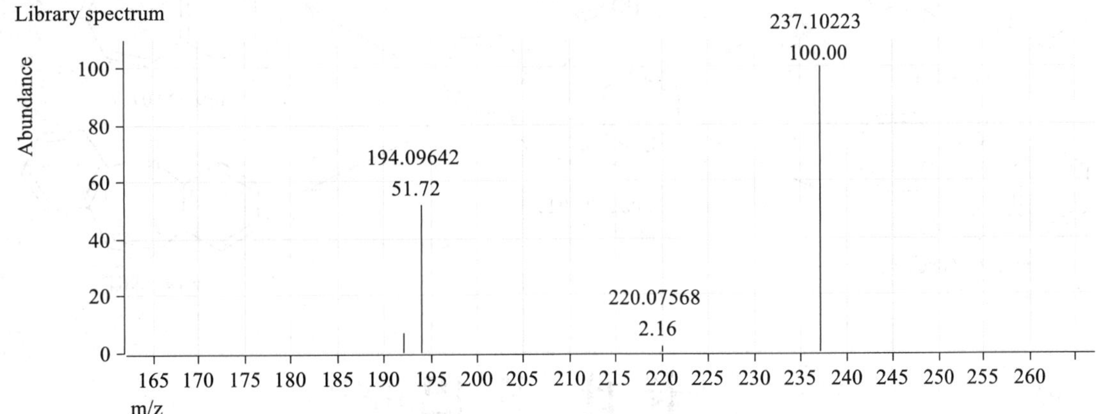

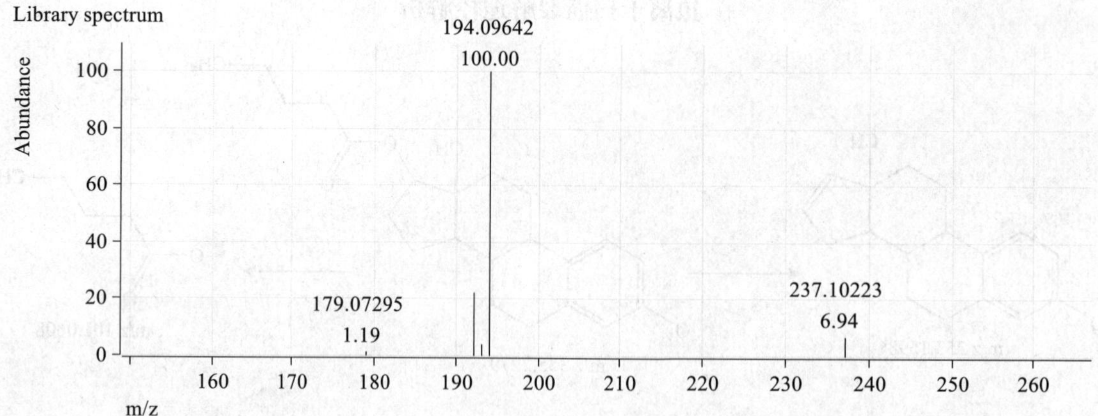

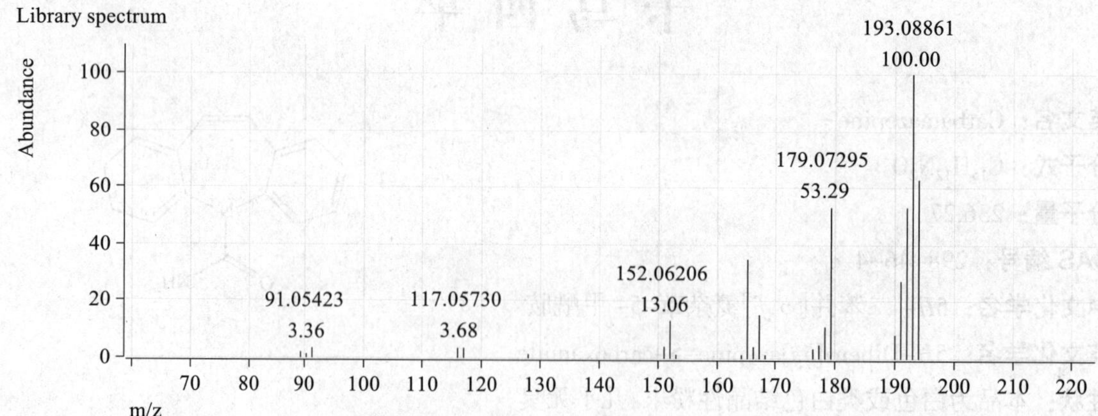

正离子扫描裂解途径解析

m/z 179.0730

m/z 193.0886

m/z 237.1022

m/z 220.0757

m/z 194.0964

卡 比 多 巴

英文名： Carbidopa

分子式： $C_{10}H_{14}N_2O_4 \cdot H_2O$

分子量： 244.25

CAS 编号： 38821-49-7

中文化学名：(*S*)-*α*- 甲基 -*α*- 肼基 -3,4- 二羟基苯丙酸一水合物

英文化学名：(+)-2-(3,4-Dihydroxybenzyl)-2-hydrazinopropionic acid monohydrate

性状：本品为白色或类白色绒毛状结晶；几乎无臭

溶解性：本品在水或甲醇中微溶，在乙醇或三氯甲烷中几乎不溶，在稀盐酸中易溶

正离子扫描二级质谱图

[M+H]+ CID:10V

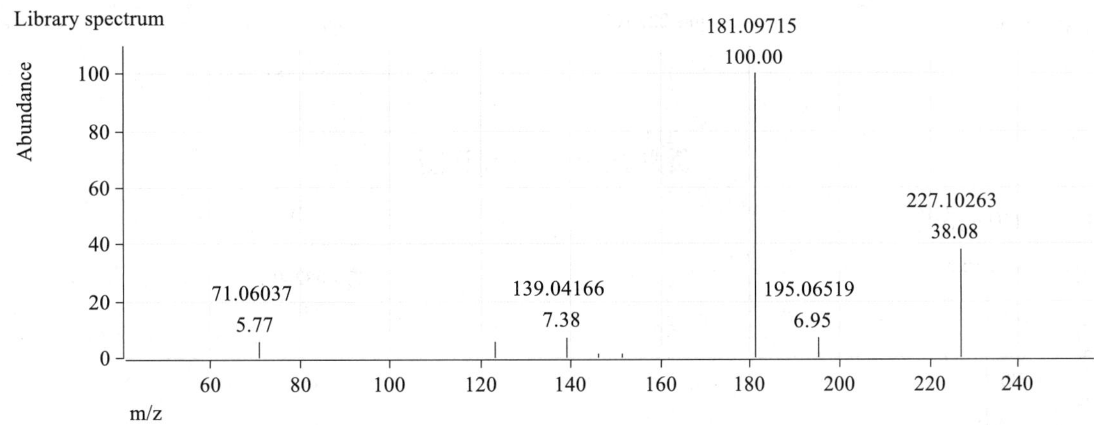

[M+H]+ CID:20V

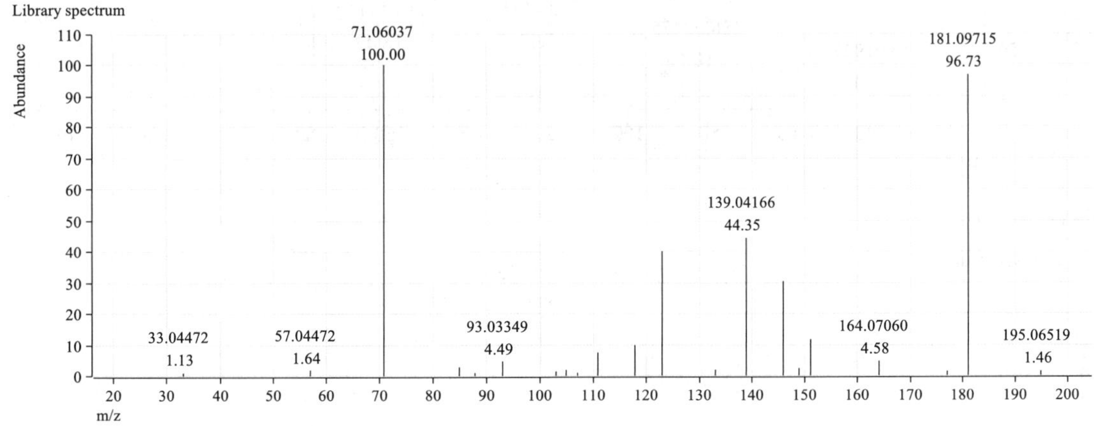

[M+H]+ CID:40V

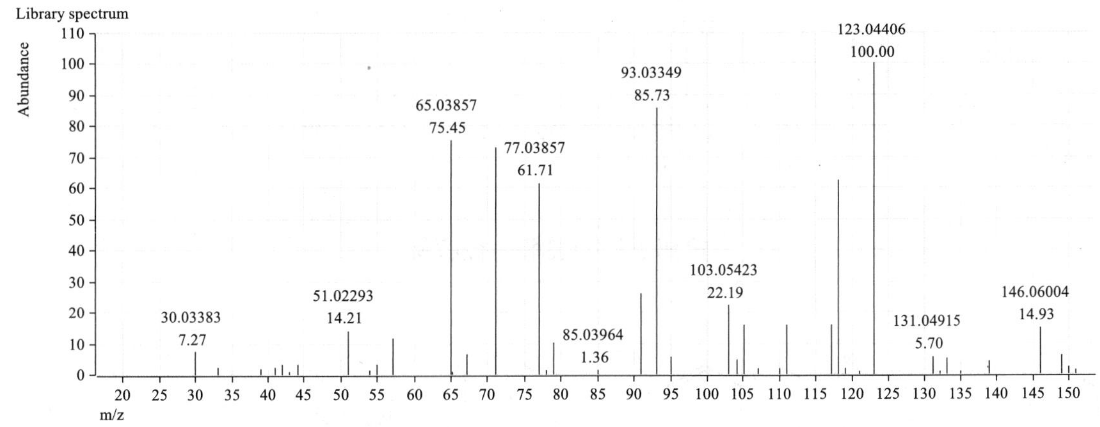

正离子扫描裂解途径解析

m/z 195.0652　←　m/z 227.1026　→　m/z 123.0441；m/z 227.1026　→　m/z 181.0972　→　m/z 71.0604

负离子扫描二级质谱图

$[M-H]^-$ CID:10V

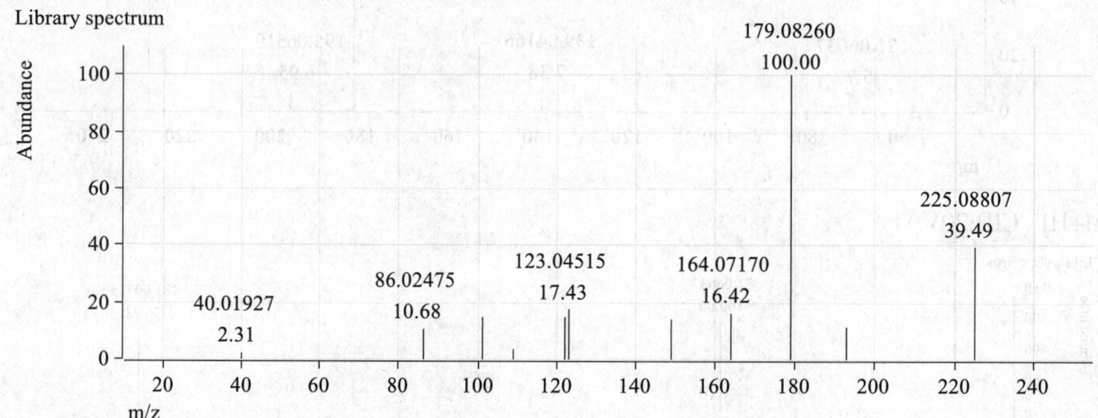

$[M-H]^-$ CID:20V

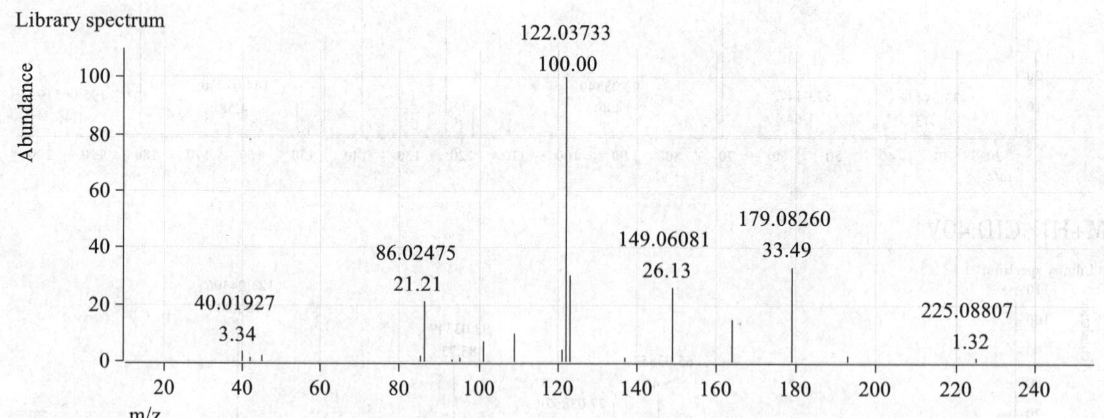

负离子扫描裂解途径解析

m/z 122.0373　←　m/z 179.0826　←　m/z 225.0881　→　m/z 149.0608

卡 巴 胆 碱

英文名： Carbachol

分子式： $C_6H_{15}ClN_2O_2$

分子量： 182.65

CAS 编号： 51-83-2

中文化学名： 氯化 2- 氨甲酰氧基 -*N*,*N*,*N*- 三甲基乙铵

英文化学名： (2-Hydroxyethyl)trimethylammonium chloride carbamate

性状： 本品为白色结晶;有引湿性

溶解性： 本品在水中极易溶,在乙醇中略溶,在三氯甲烷或乙醚中几乎不溶

正离子扫描二级质谱图

$[M+H]^+$ CID:10V

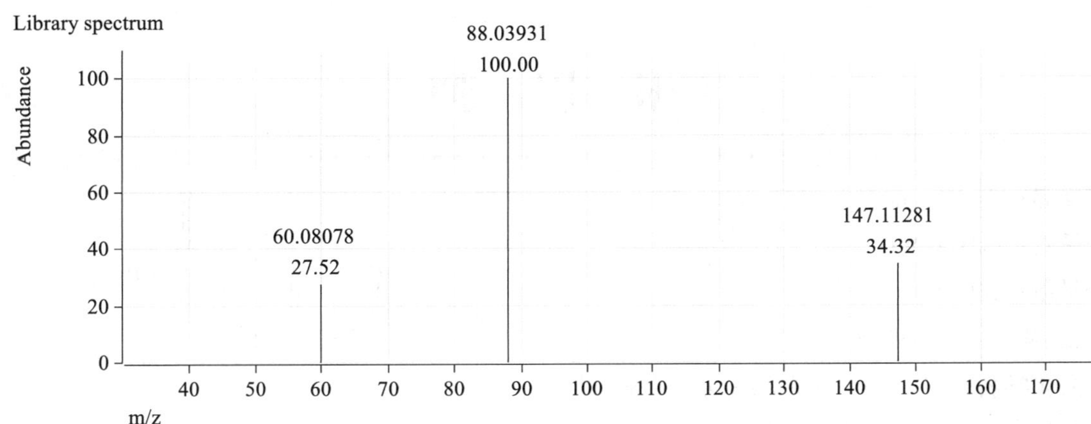

$[M+H]^+$ CID:20V

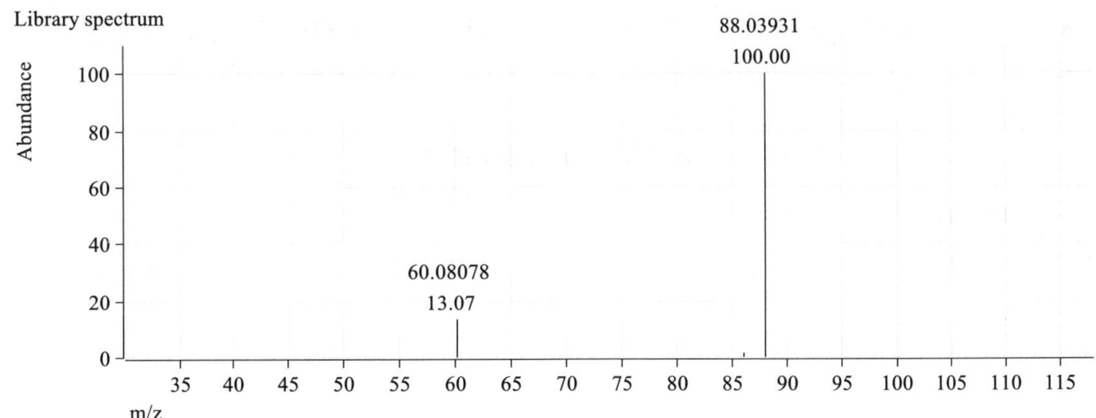

$[M+H]^+$;CID:40V

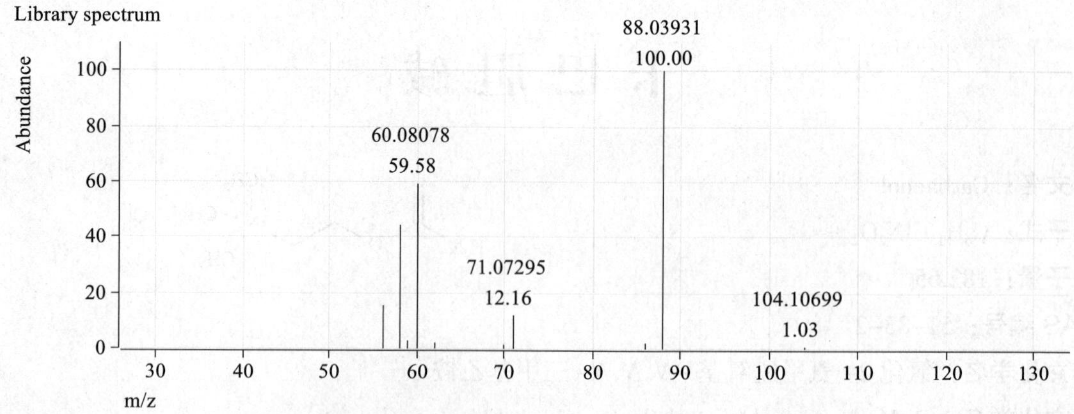

正离子扫描裂解途径解析

m/z 88.0393 ← m/z 147.1128 → m/z 60.0808

卡 巴 胂

英文名： Carbarsone

分子式： $C_7H_9AsN_2O_4$

分子量： 260.08

CAS 编号： 121-59-5

中文化学名： ［4-［（氨基羰基）氨基］苯基］胂酸

英文化学名： [4-[(Aminocarbonyl)amino]phenyl]arsonic acid

性状： 本品为白色粉末；几乎无臭；味微酸

溶解性： 本品在水和乙醇中微溶，在碳酸钠（钾）溶液或氢氧化钠（钾）溶液中溶解，在乙醚和三氯甲烷中不溶

正离子扫描二级质谱图

$[M+H]^+$ CID:10V

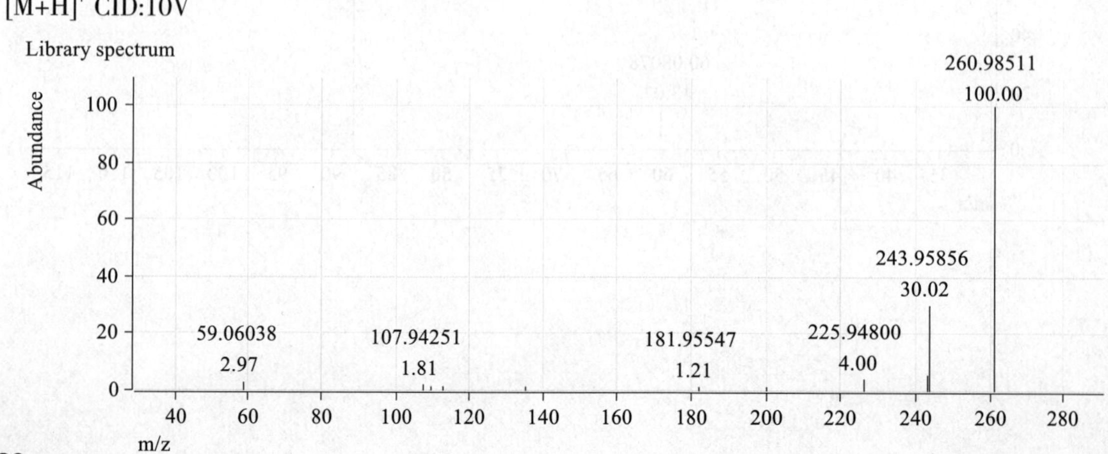

[M+H]⁺ CID:20V

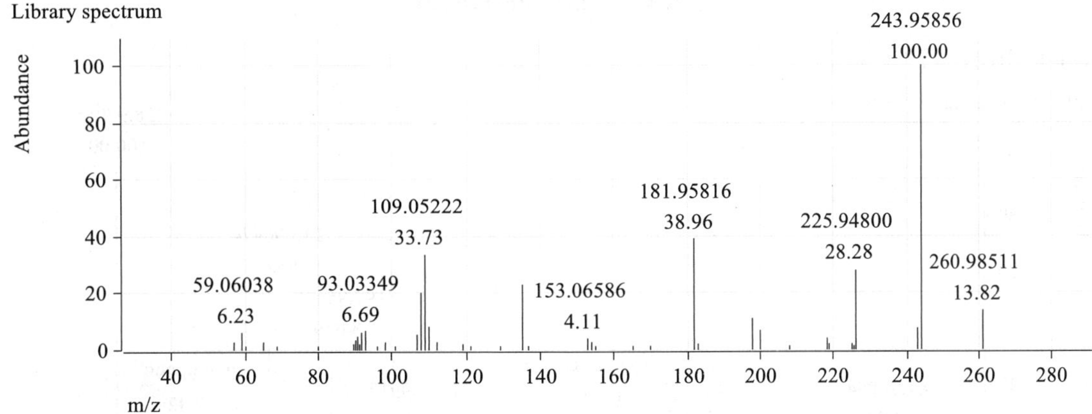

[M+H]⁺ CID:40V

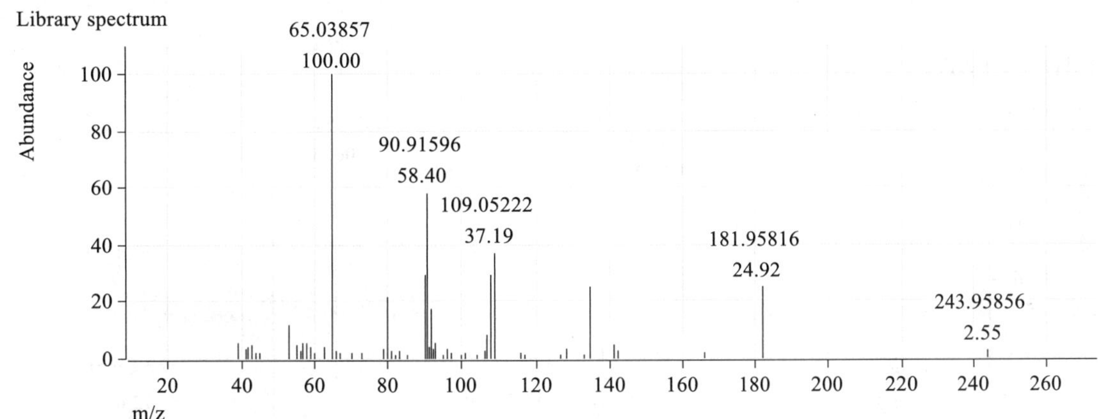

正离子扫描裂解途径解析

m/z 65.0386

m/z 243.9586

m/z 225.9480

m/z 260.9851

m/z 181.9582

m/z 109.0522

m/z 90.9160

负离子扫描二级质谱图

[M−H]⁻ CID:10V

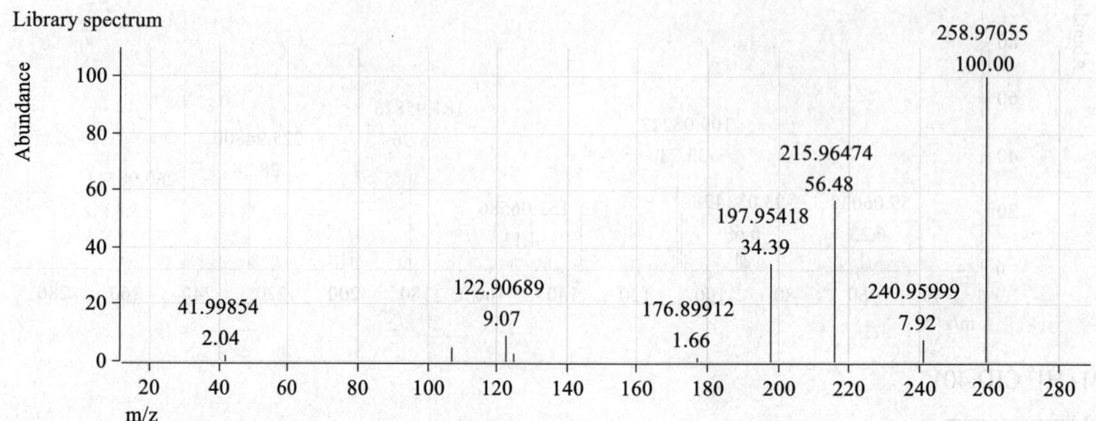

[M−H]⁻ CID:20V

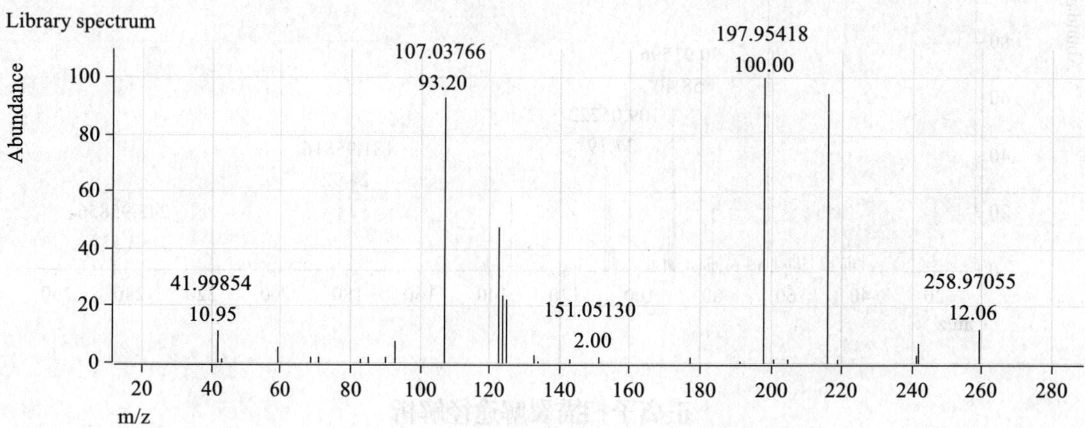

[M−H]⁻ CID:40V

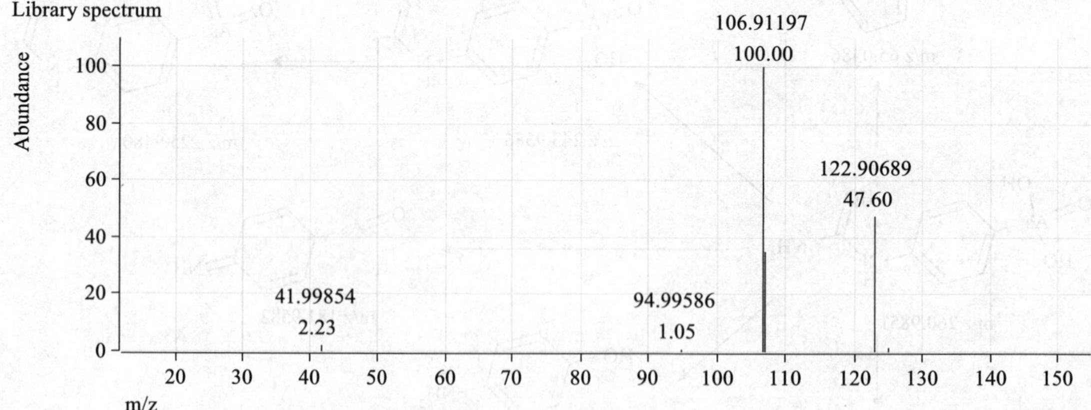

负离子扫描裂解途径解析

m/z 106.9120

m/z 122.9069

m/z 240.9600

m/z 197.9542

m/z 258.9706

m/z 215.9647

卡 托 普 利

英文名： Captopril

分子式： $C_9H_{15}NO_3S$

分子量： 217.28

CAS 编号： 62571-86-2

中文化学名： 1-［(2*S*)-2- 甲基 -3- 巯基 - 丙酰基］-L- 脯氨酸

英文化学名： 1-[(2*S*)-3-Mercapto-2-methyl-1-oxopropyl]-L-proline

性状： 本品为白色或类白色结晶性粉末;有类似蒜的特臭

溶解性： 本品在甲醇、乙醇或三氯甲烷中易溶,在水中溶解

正离子扫描二级质谱图

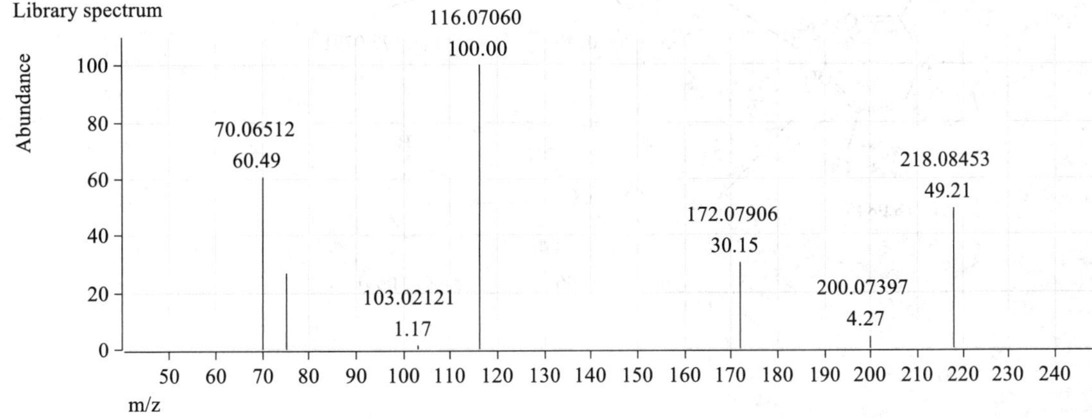

$[M+H]^+$ CID:20V

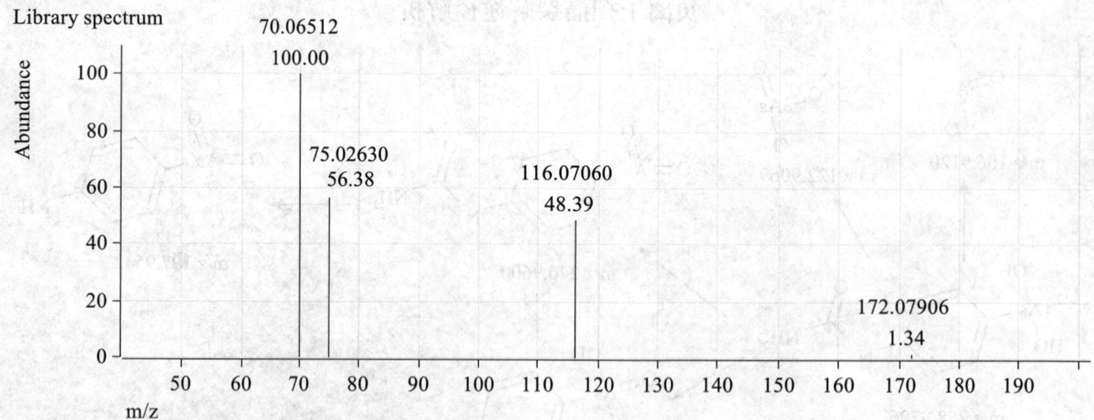

$[M+H]^+$ CID:40V

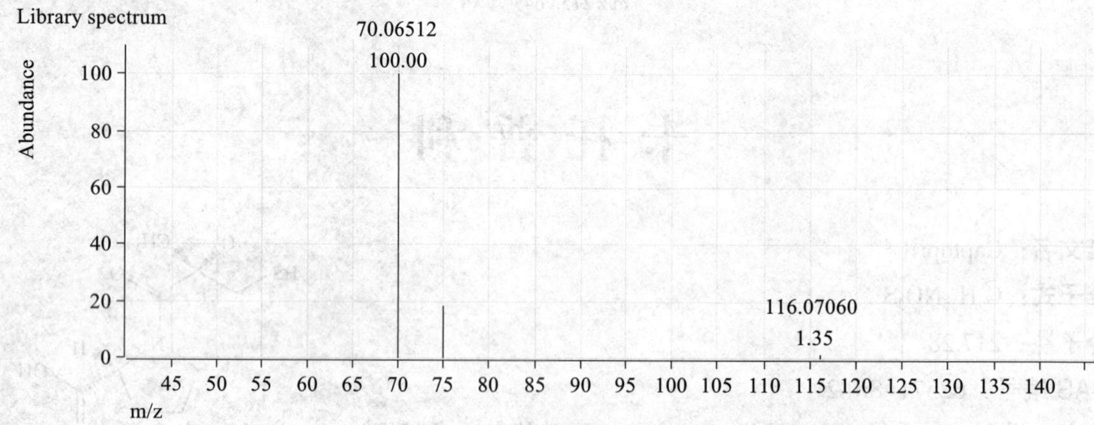

正离子扫描裂解途径解析

m/z 218.0845

m/z 200.0740

m/z 172.0791

m/z 75.0263

m/z 116.0706

m/z 70.0651

负离子扫描二级质谱图

$[M-H]^-$ CID:10V

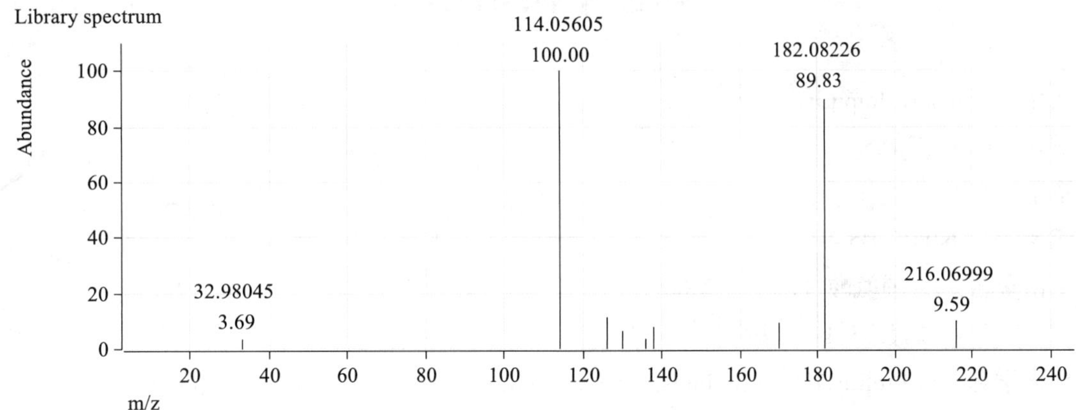

$[M-H]^-$ CID:20V

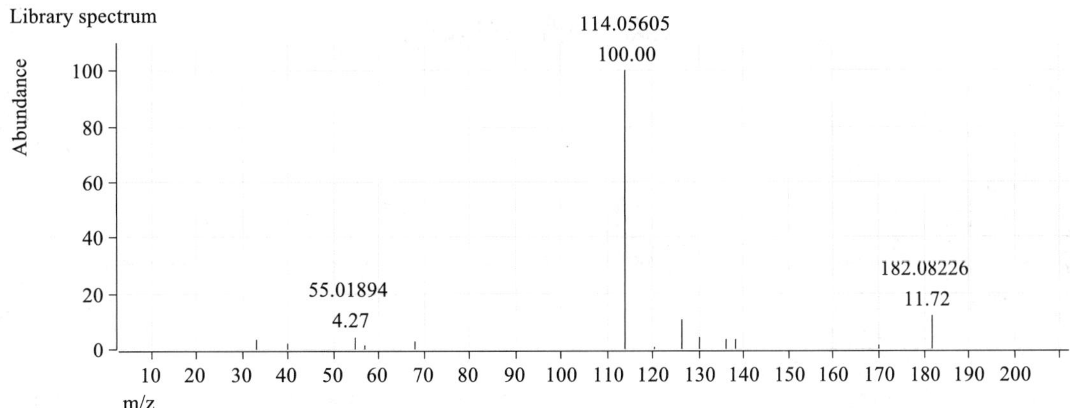

$[M-H]^-$ CID:40V

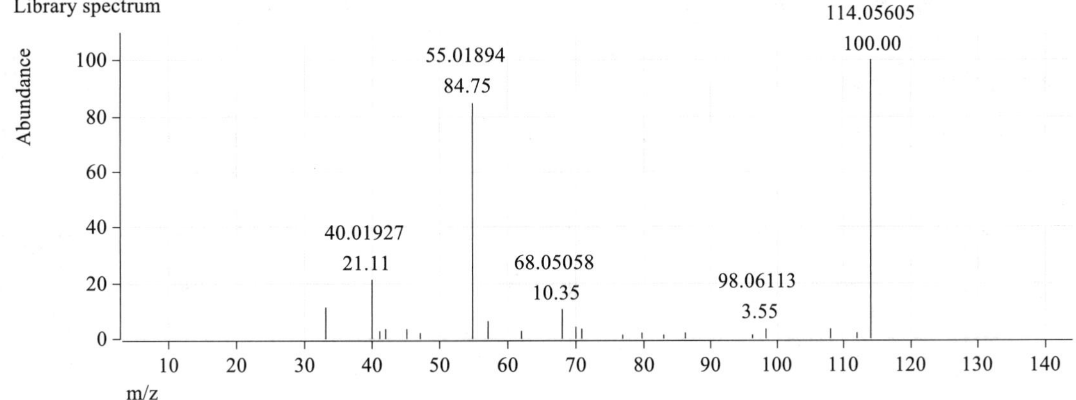

负离子扫描裂解途径解析

m/z 55.0189

m/z 216.0700

m/z 182.0823

m/z 114.0561

卡托普利杂质Ⅰ

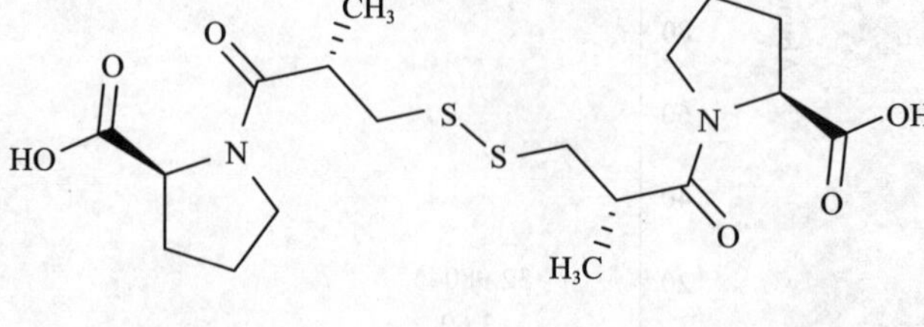

英文名：Captopril ImpurityⅠ

分子式：$C_{18}H_{28}N_2O_6S_2$

分子量：432.55

CAS 编号：64806-05-9

中文化学名：L-脯氨酸,1,1′-［二硫代［(2*S*)-2-甲基-1-氧代-3,1-丙基］］

英文化学名：L-Proline,1,1′-[dithiobis[(2*S*)-2-methyl-1-oxo-3,1-propanediyl]]

性状：本品为白色结晶性粉末

正离子扫描二级质谱图

[M+H]+ CID:10V

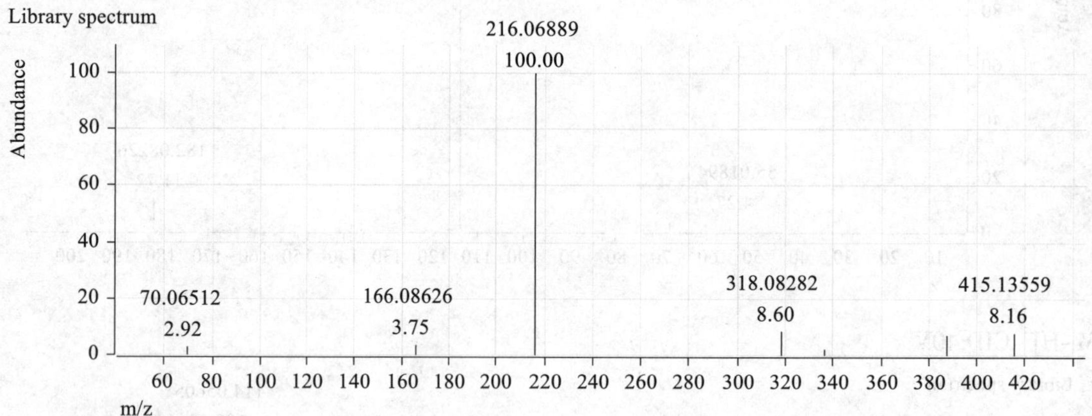

[M+H]+ CID:20V

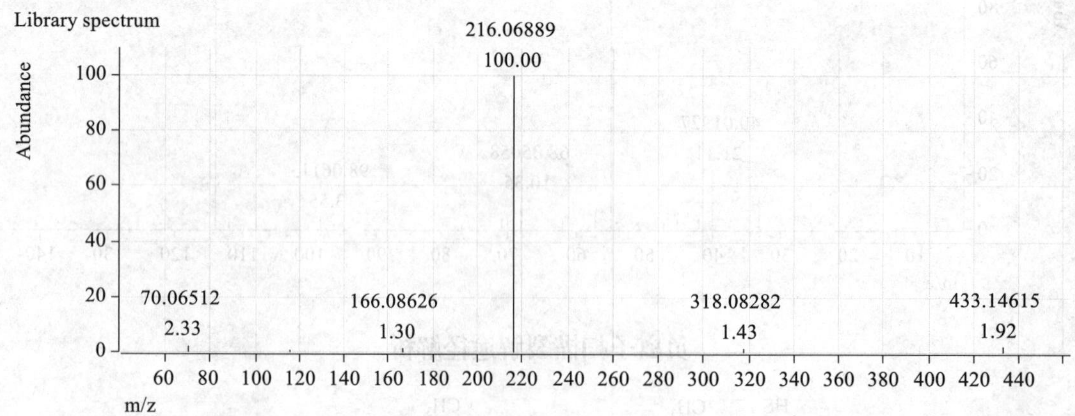

$[M+H]^+$ CID:40V

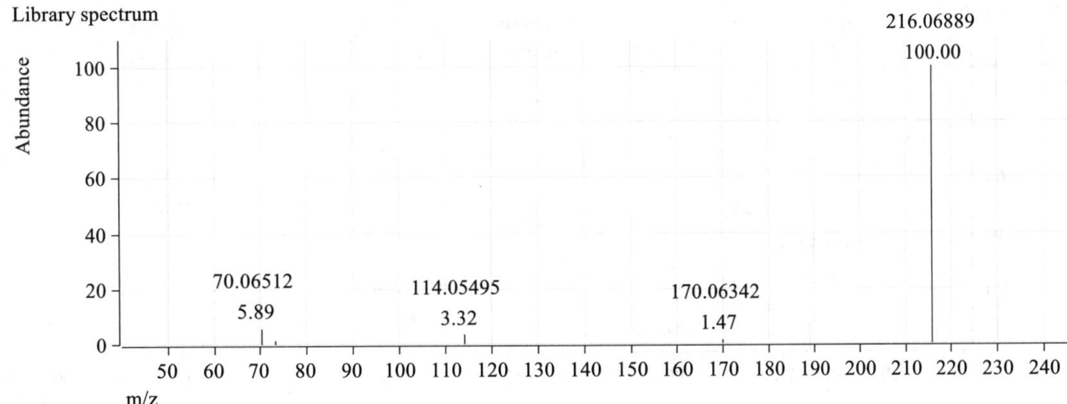

正离子扫描裂解途径解析

m/z 433.1462

m/z 216.0689

负离子扫描二级质谱图

$[M-H]^-$ CID:10V

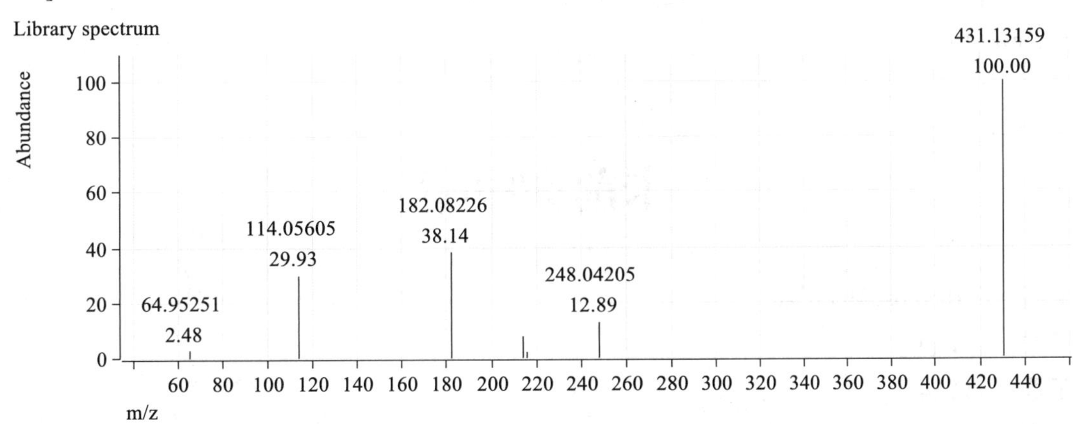

$[M-H]^-$ CID:20V

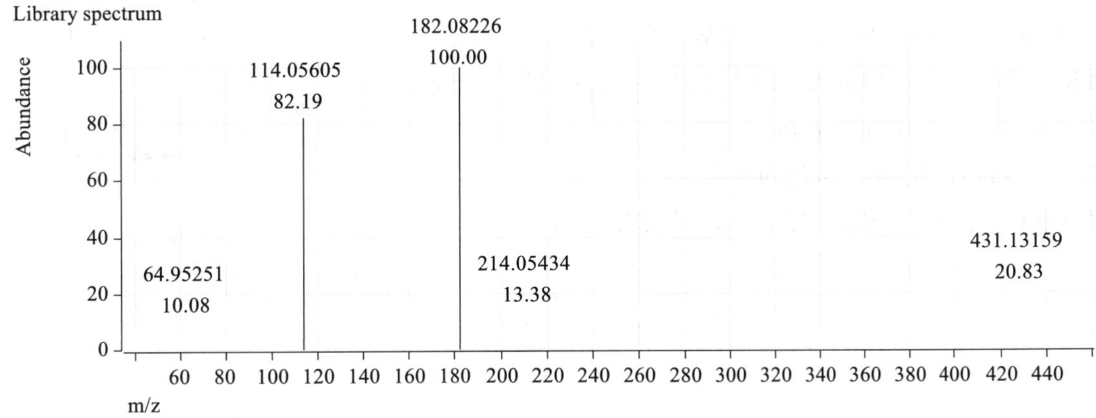

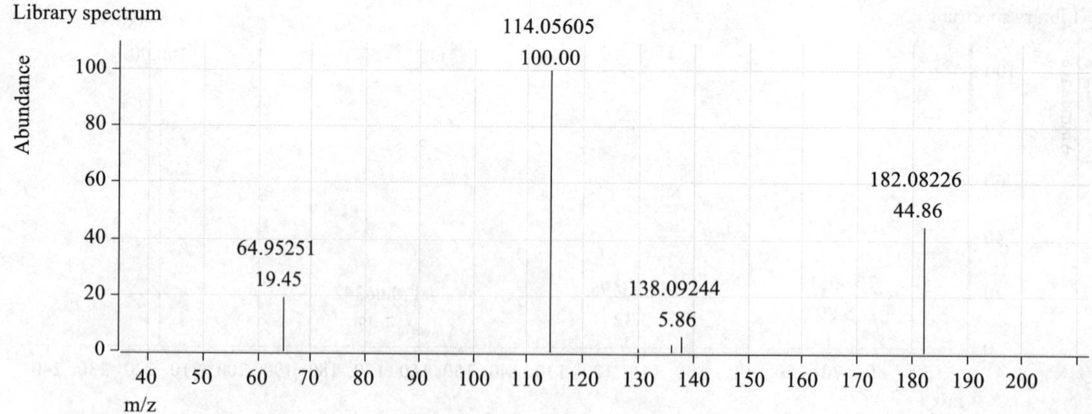

负离子扫描裂解途径解析

m/z 114.0561

m/z 248.0421

m/z 182.0823

HS_2^-

m/z 64.9525

m/z 431.1316

卡前列甲酯

英文名： Carboprost Methylate

分子式： $C_{22}H_{38}O_5$

分子量： 382.54

CAS 编号： 62776-96-9

中文化学名：(*Z*)-7-［(1*R*,2*R*,3*R*,5*S*)-3,5-二羟基-2-［(*E*)-(3*S*)-3-甲基-1-辛烯-3-羟基］环戊基］-5-庚酸甲酯

英文化学名： Methyl(5*Z*,9*α*,11*α*,13*E*,15*S*)-(±)-9,11,15-trihydroxy-15-methylprosta-5,13-dien-1-oate

性状： 本品为白色至淡黄色固状物

溶解性： 本品在乙醚或乙醇中易溶，在水中微溶

正离子扫描二级质谱图

$[M+H-H_2O]^+$ CID:10V

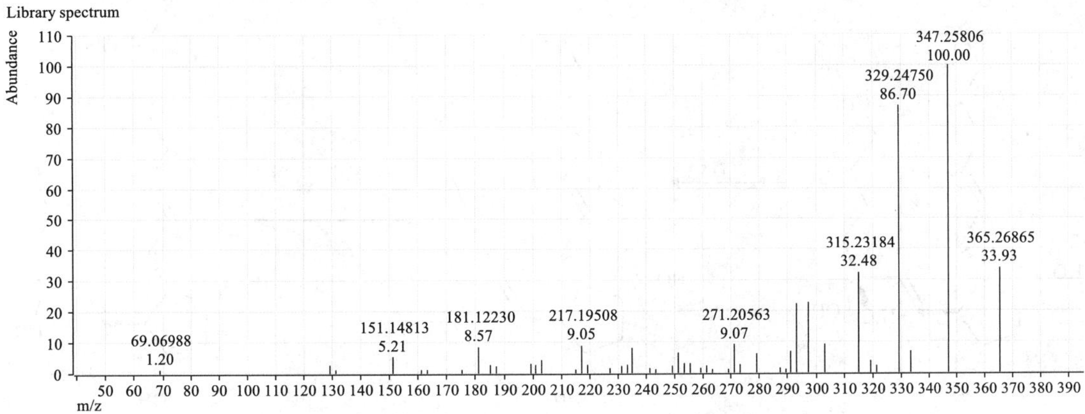

$[M+H-H_2O]^+$ CID:20V

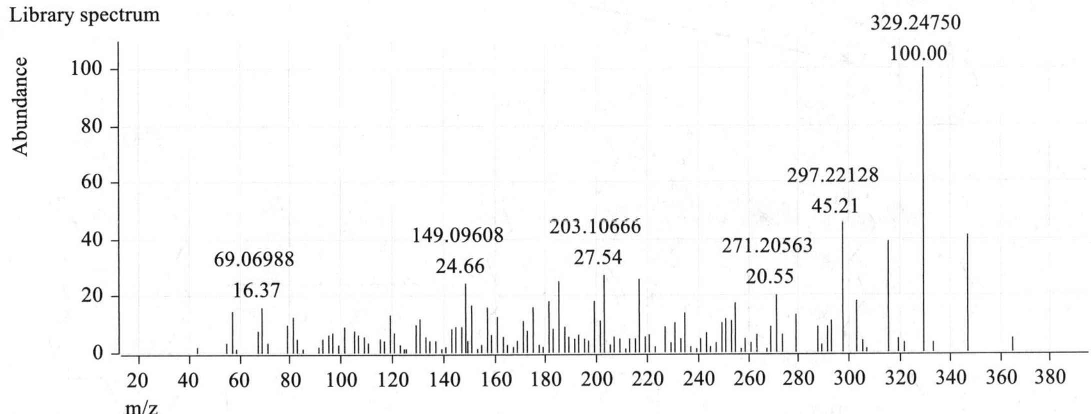

$[M+H-H_2O]^+$ CID:40V

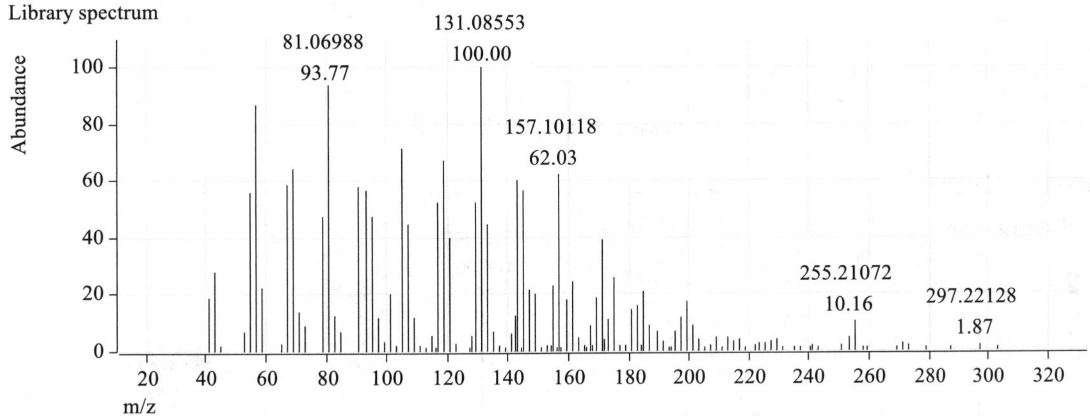

正离子扫描裂解途径解析

m/z 382.2792

m/z 365.2686

m/z 347.2581

m/z 329.2475

m/z 315.2319

m/z 297.2213

负离子扫描二级质谱图

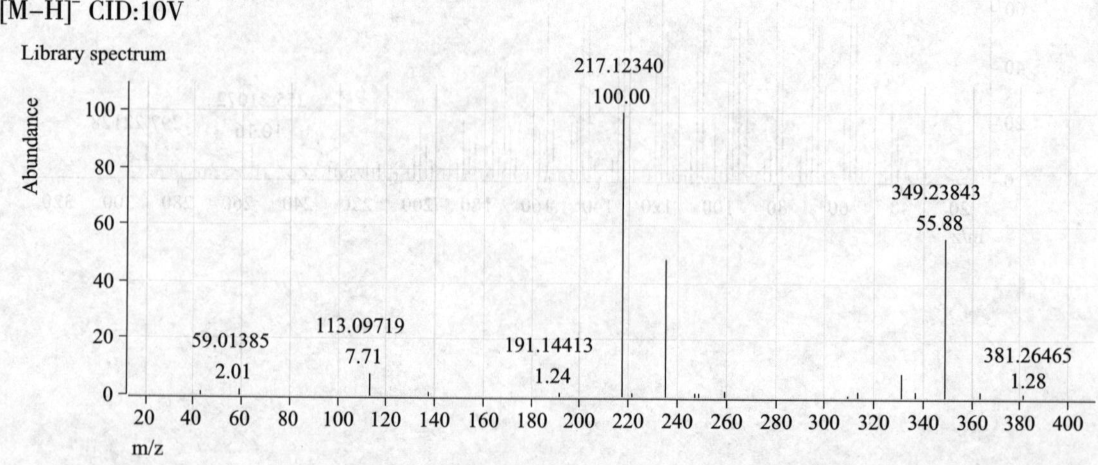

$[M-H]^-$ CID:20V

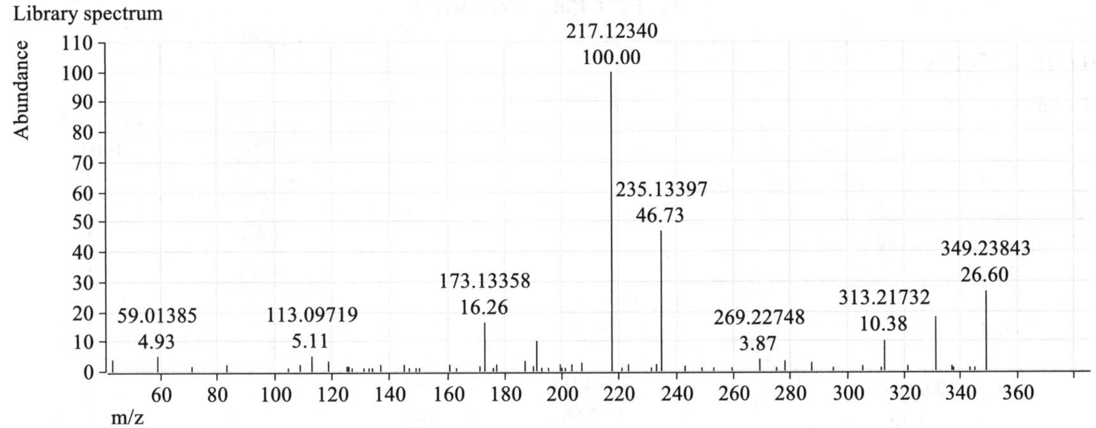

负离子扫描裂解途径解析

m/z 381.2646　　m/z 349.2384　　m/z 235.1340　　m/z 217.1234

卡 维 地 洛

英文名： Carvedilol

分子式： $C_{24}H_{26}N_2O_4$

分子量： 406.48

CAS 编号： 72956-09-3

中文化学名：（±）-1-（9*H*-4- 咔唑基氧基）-3-［2-（2- 甲氧基苯氧基）乙氨基］-2- 丙醇

英文化学名：（±）-1-（9*H*-Carbazol-4-yloxy）-3-[[2-（2-methoxyphenoxy）ethyl] amino]-2-propanol

性状： 本品为白色或类白色结晶性粉末；无臭

溶解性： 本品在三氯甲烷中溶解，在甲醇或乙酸乙酯中略溶，在水中不溶，在冰醋酸中易溶

正离子扫描二级质谱图

[M+H]+ CID:10V

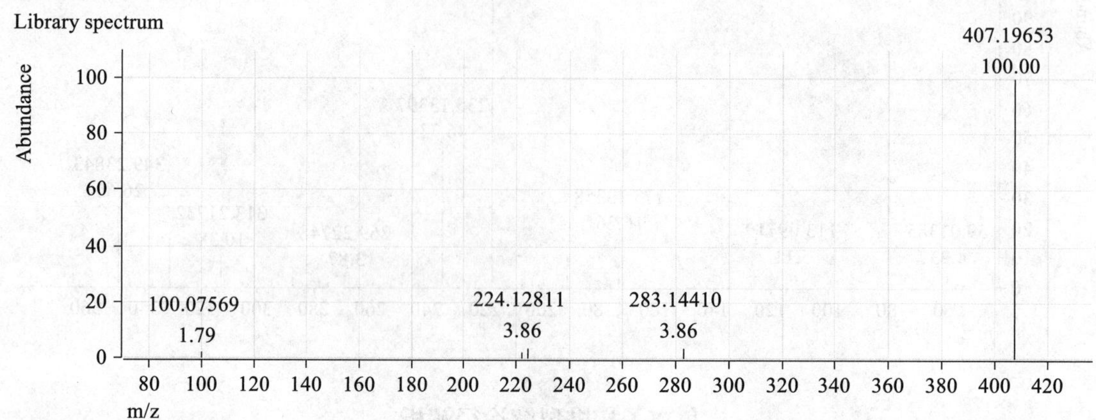

[M+H]+ CID:20V

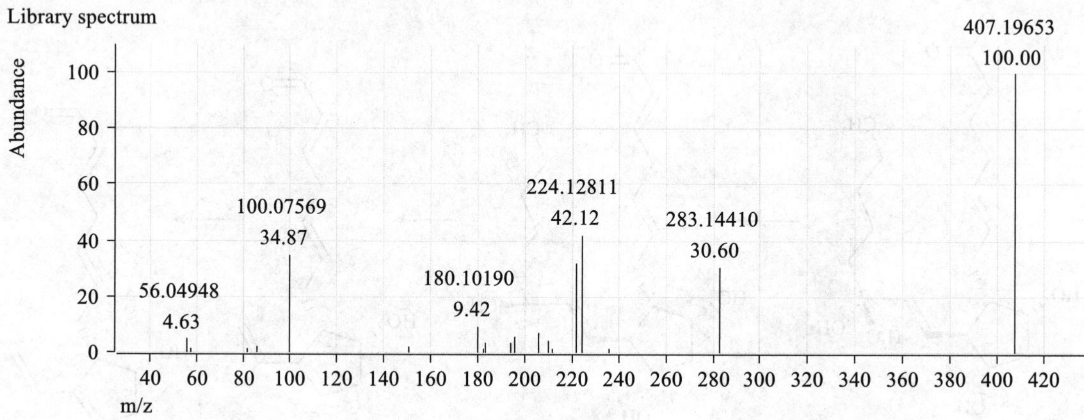

[M+H]+ CID:40V

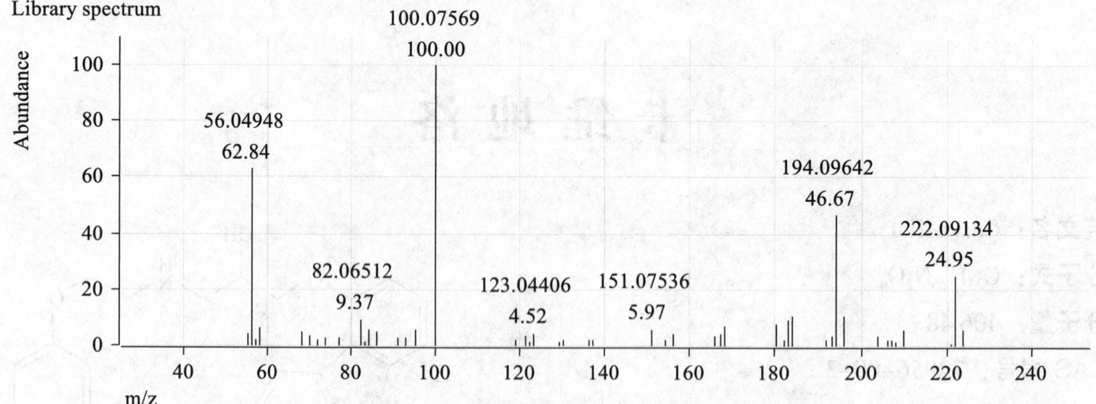

正离子扫描裂解途径解析

m/z 283.1441

m/z 224.1281

m/z 180.1019

m/z 407.1965

m/z 194.1176

m/z 100.0757

m/z 56.0495

负离子扫描二级质谱图

[M–H]⁻ CID:10V

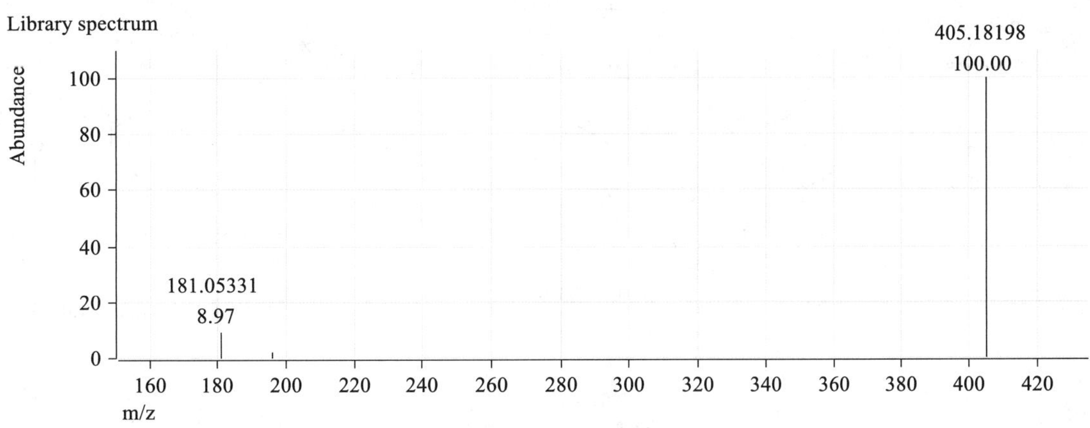

[M–H]⁻ CID:20V

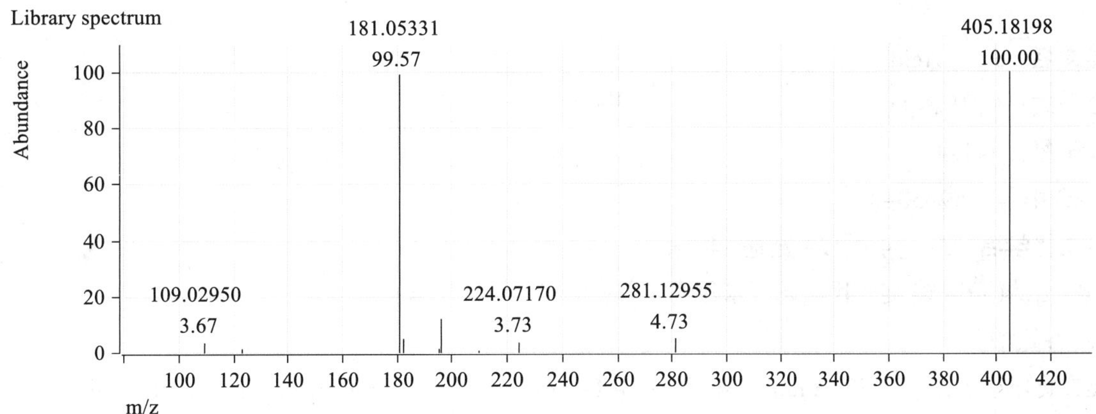

[M-H]⁻ CID:40V

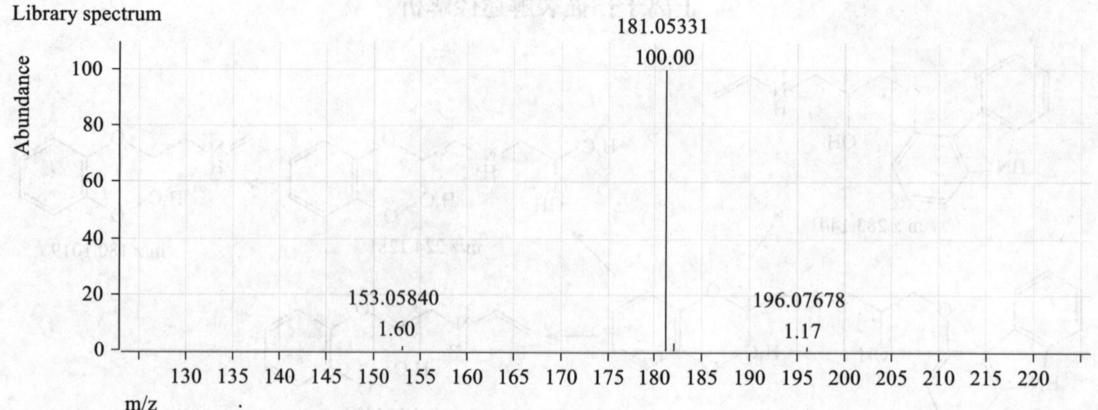

负离子扫描裂解途径解析

m/z 224.0717

m/z 281.1296

m/z 196.0768

m/z 405.1820

m/z 181.0533

叶　　酸

英文名：Folic Acid

分子式：$C_{19}H_{19}N_7O_6$

分子量：441.40

CAS 编号：59-30-3

中文化学名：*N*-［4-［(2-氨基-4-氧代-1,4-二氢-6-蝶啶)甲氨基］苯甲酰基］-L-谷氨酸

英文化学名：*N*-[4-[[(2-Amino-1,4-dihydro-4-oxo-6-pteridinyl) methyl]amino] Benzoyl]-L-glutamic acid

性状：本品为黄色至橙黄色结晶性粉末；无臭

溶解性：本品在水、乙醇、丙酮、三氯甲烷或乙醚中不溶，在氢氧化钠试液或10%碳酸钠溶液中易溶

正离子扫描二级质谱图

[M+H]+ CID:10V

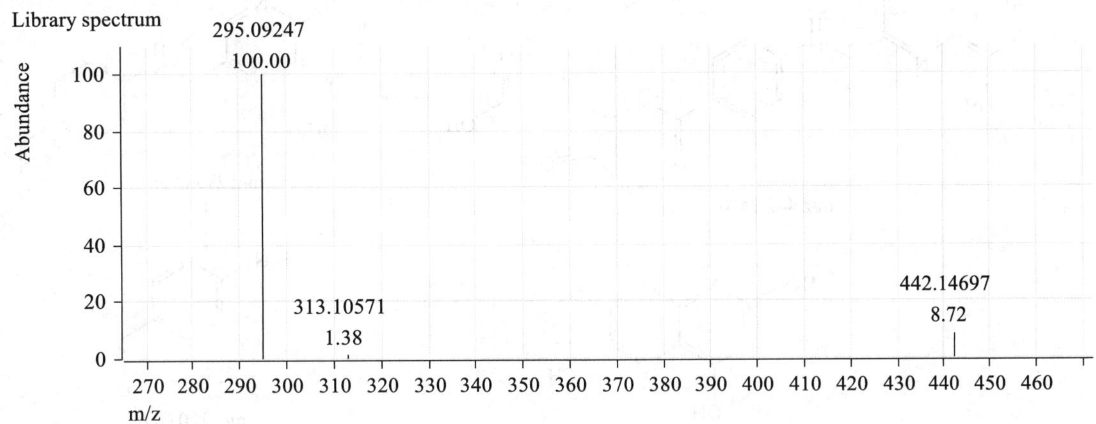

[M+H]+ CID:20V

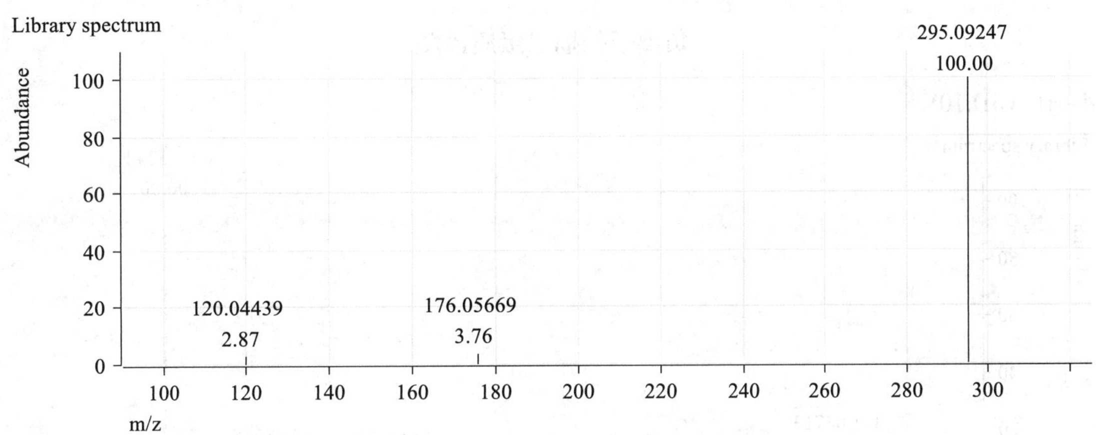

[M+H]+ CID:40V

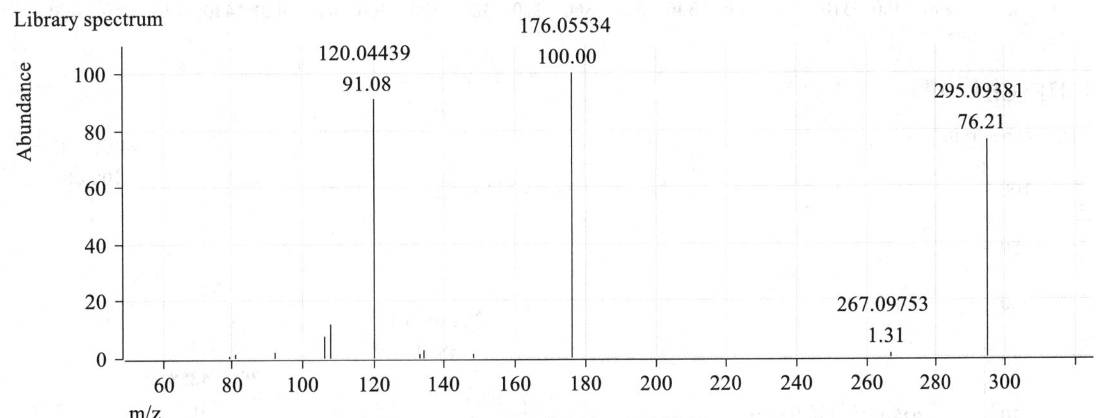

正离子扫描裂解途径解析

m/z 442.1470

m/z 295.0938

m/z 176.0567

m/z 120.0444

负离子扫描二级质谱图

[M−H]⁻ CID:10V

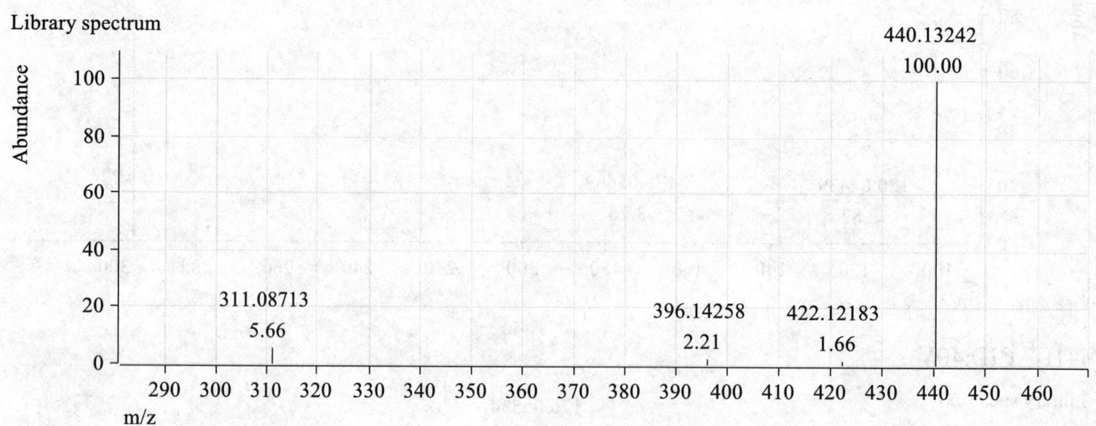

[M−H]⁻ CID:20V

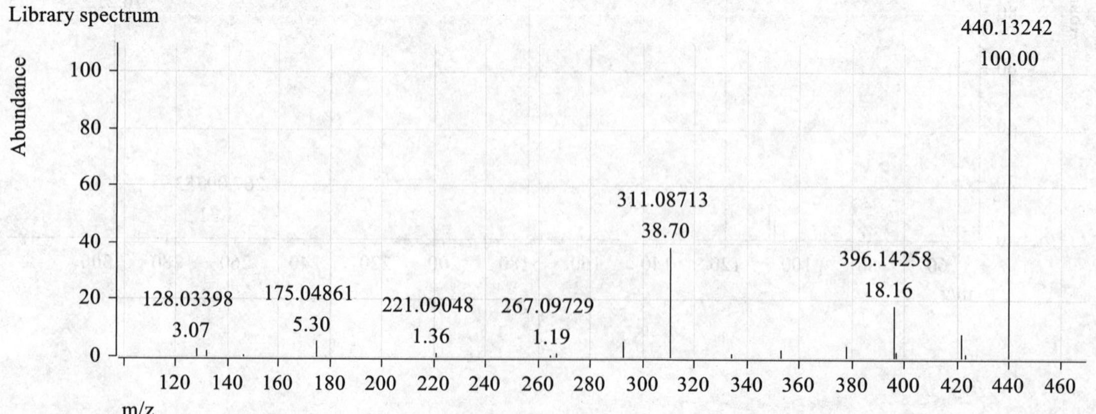

负离子扫描裂解途径解析

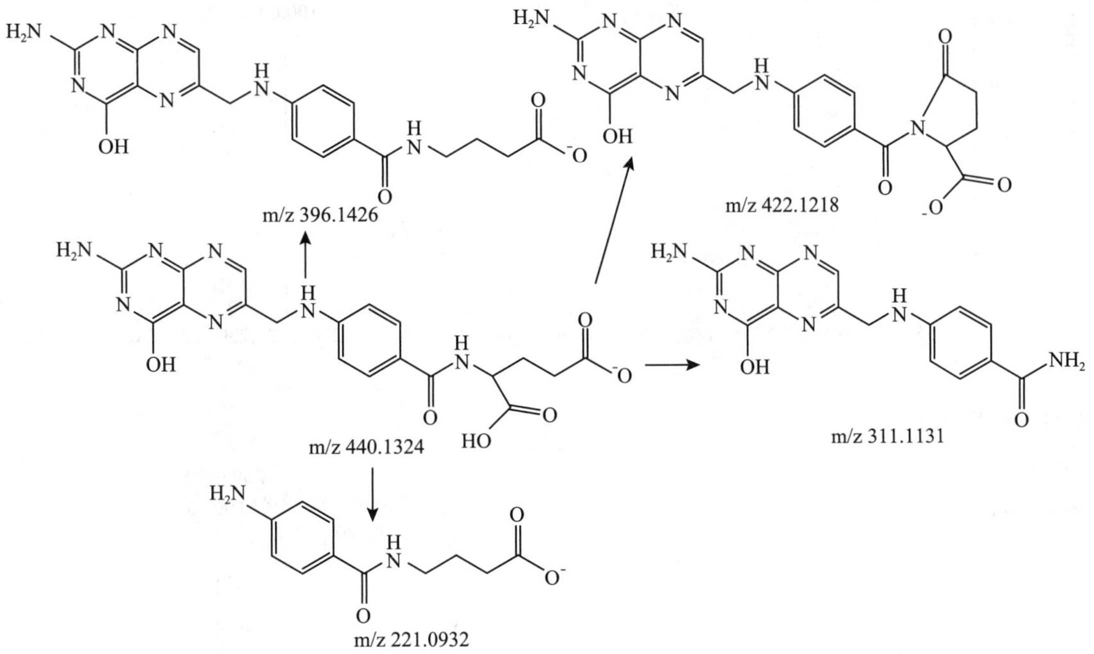
m/z 396.1426
m/z 422.1218
m/z 440.1324
m/z 311.1131
m/z 221.0932

甲芬那酸

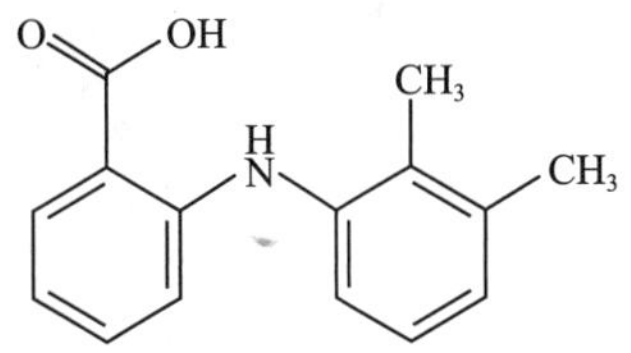

英文名： Mefenamic Acid

分子式： $C_{15}H_{15}NO_2$

分子量： 241.29

CAS 编号： 61-68-7

中文化学名： *N*-2,3- 二甲苯基邻氨基苯甲酸

英文化学名： *N*-[(2,3-Dimethylphenyl)amino]benzoic acid

性状： 本品为白色或类白色微细结晶性粉末;无臭

溶解性： 本品在乙醚中略溶,在乙醇或三氯甲烷中微溶,在水中不溶

正离子扫描二级质谱图

$[M+H]^+$ CID:10V

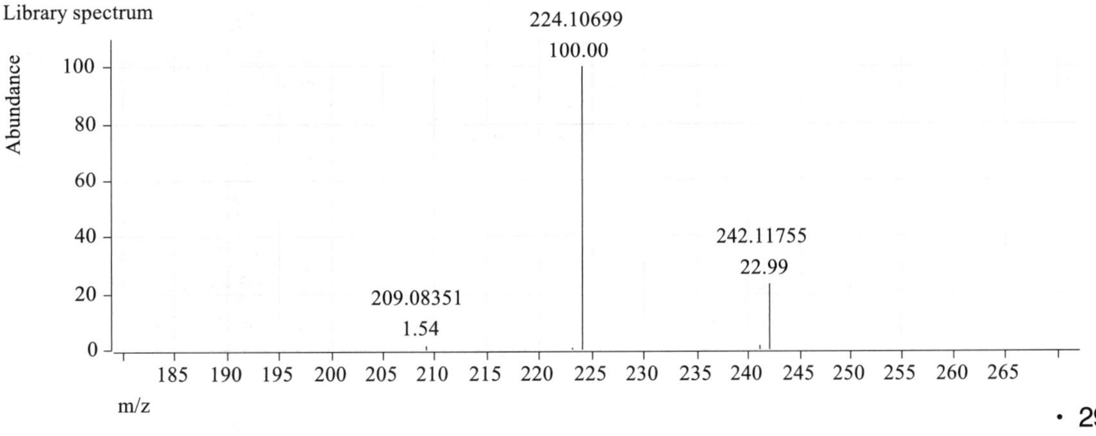
Library spectrum
224.10699
100.00
242.11755
22.99
209.08351
1.54
Abundance
m/z

$[M+H]^+$ CID:20V

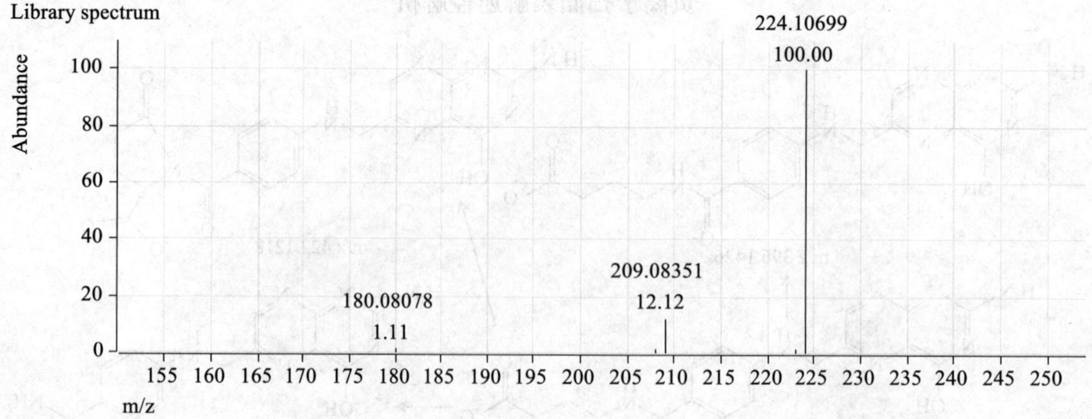

$[M+H]^+$ CID:40V

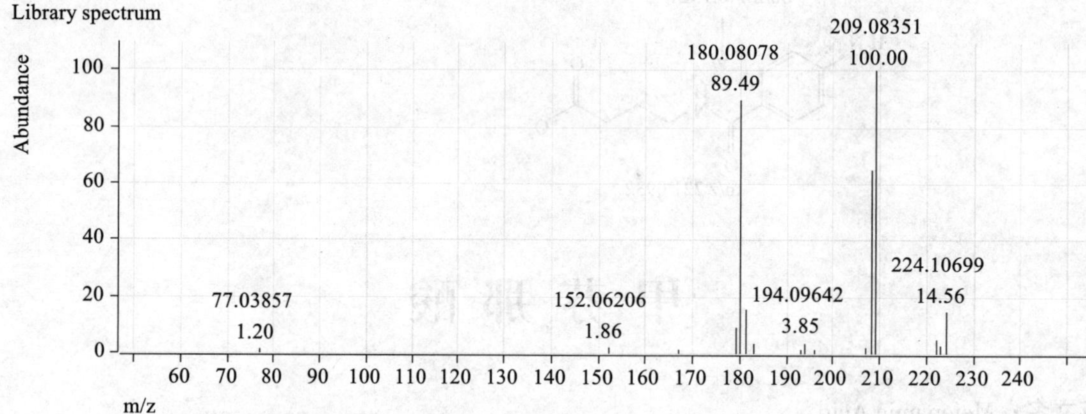

正离子扫描裂解途径解析

m/z 242.1176 → m/z 224.1070 → m/z 209.0835

m/z 224.1070 → m/z 180.0808

负离子扫描二级质谱图

[M–H]⁻ CID:10V

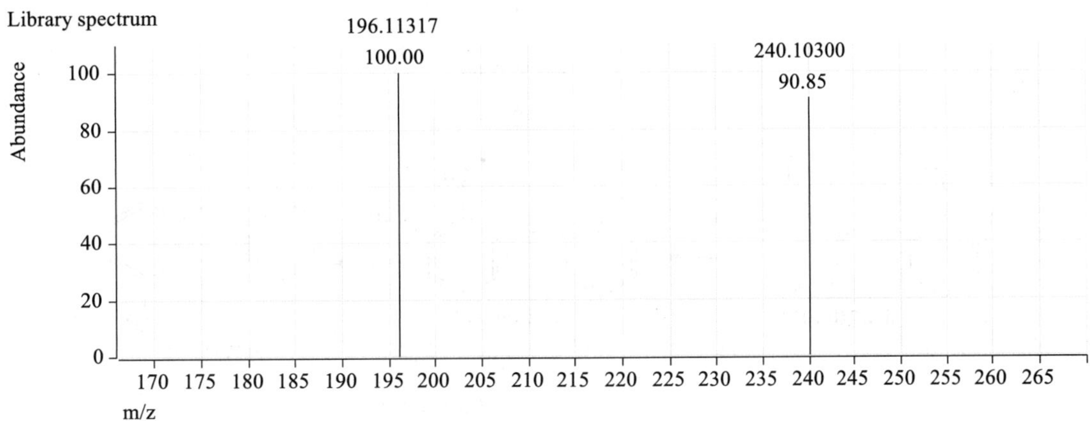

[M–H]⁻ CID:20V

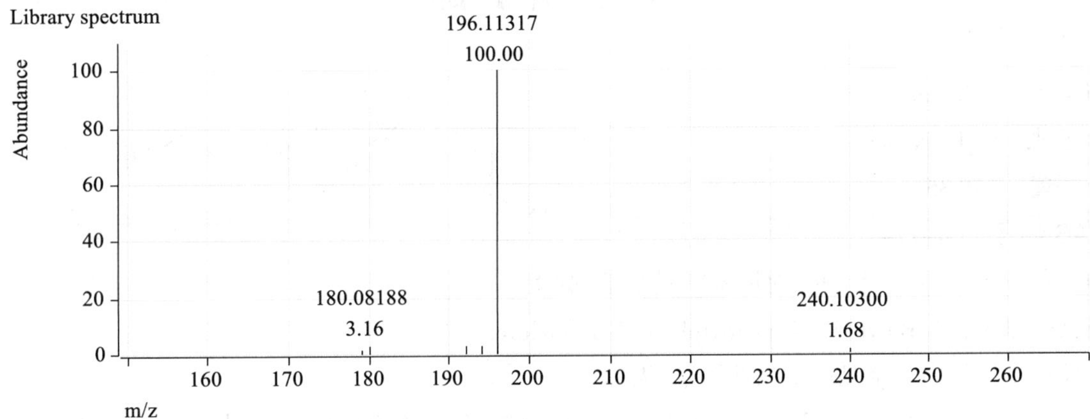

[M–H]⁻ CID:40V

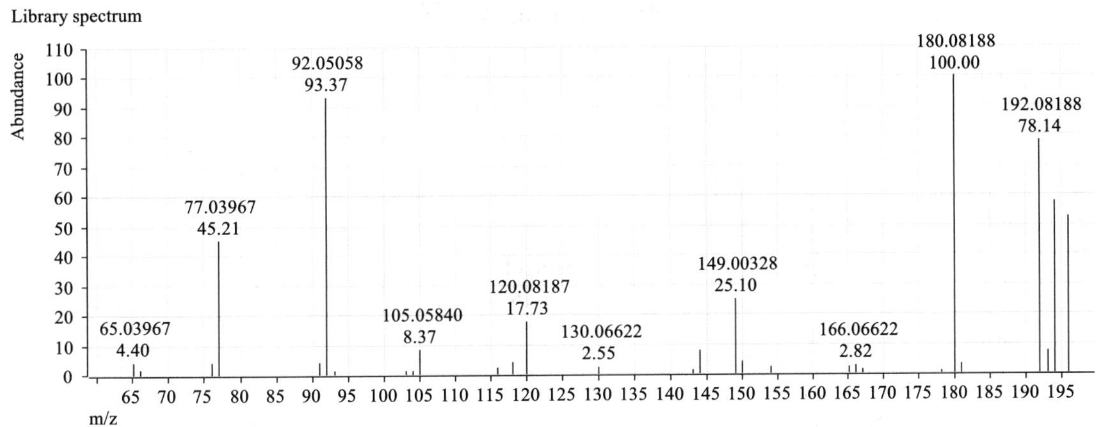

负离子扫描裂解途径解析

m/z 240.1030 → m/z 196.1132 → m/z 180.0819

m/z 196.1132 → m/z 92.0506

甲苯磺丁脲

英文名：Tolbutamide

分子式：$C_{12}H_{18}N_2O_3S$

分子量：270.35

CAS 编号：64-77-7

中文化学名：1-丁基-3-(对甲苯基磺酰基)脲素

英文化学名：1-Butyl-3-(4-methylphenyl)sulfonylurea

性状：本品为白色结晶或结晶性粉末;无臭

溶解性：本品在氢氧化钠试液、丙酮或三氯甲烷中易溶,在乙醇中溶解,在水中几乎不溶

正离子扫描二级质谱图

[M+H]+ CID:10V

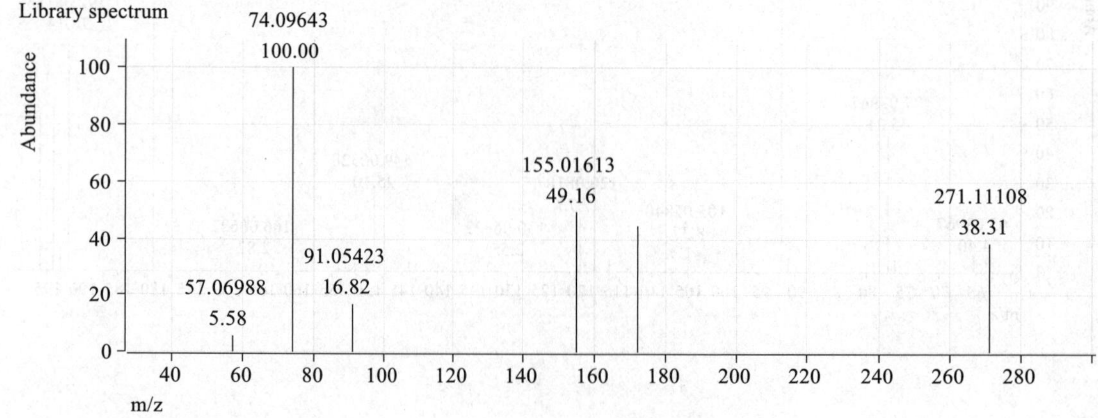

$[M+H]^+$ CID:20V

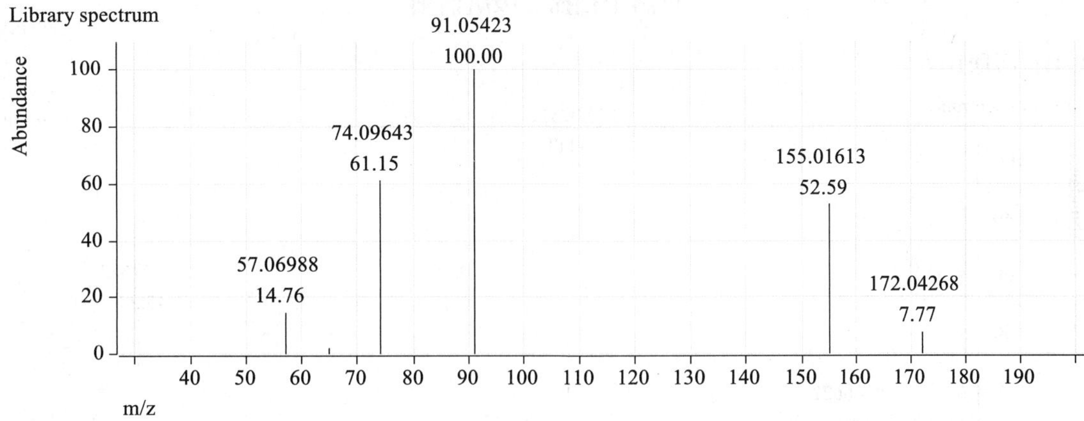

$[M+H]^+$ CID:40V

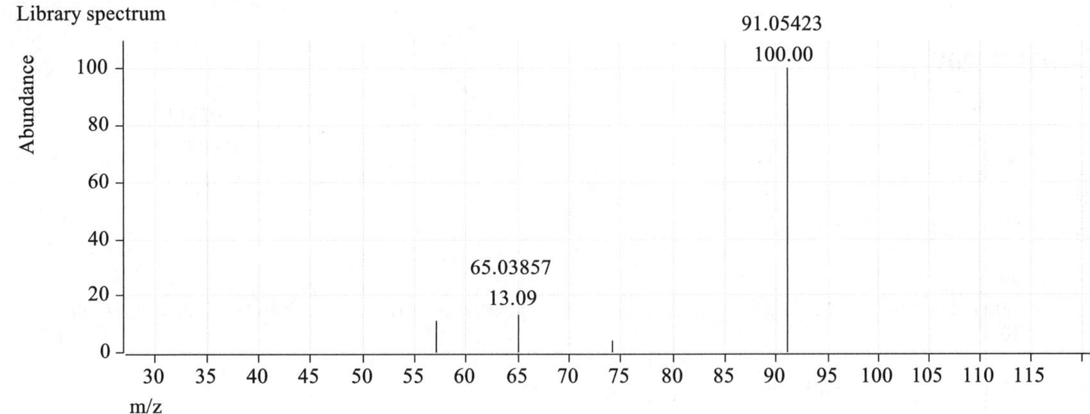

正离子扫描裂解途径解析

m/z 271.1111

m/z 172.0427

m/z 155.0161

m/z 91.0542

m/z 65.0386

m/z 74.0964

m/z 57.0699

负离子扫描二级质谱图

[M−H]⁻ CID:10V

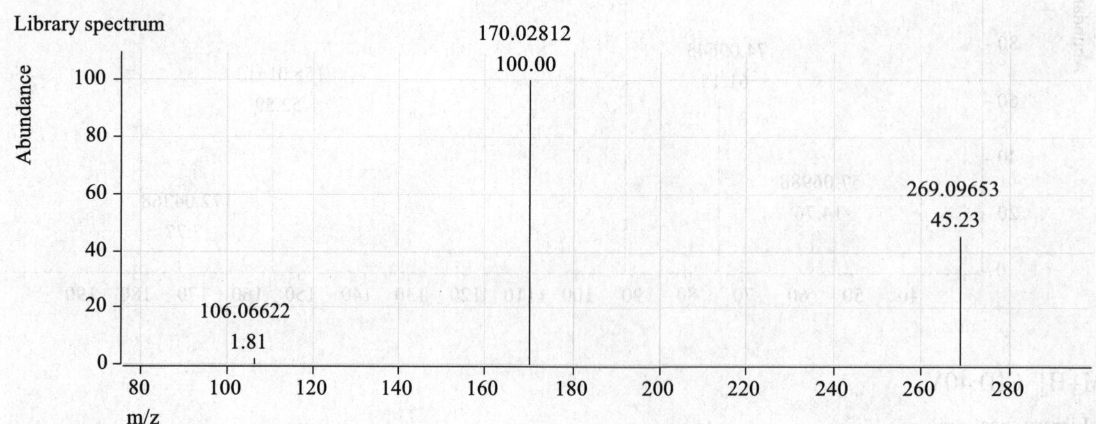

[M−H]⁻ CID:20V

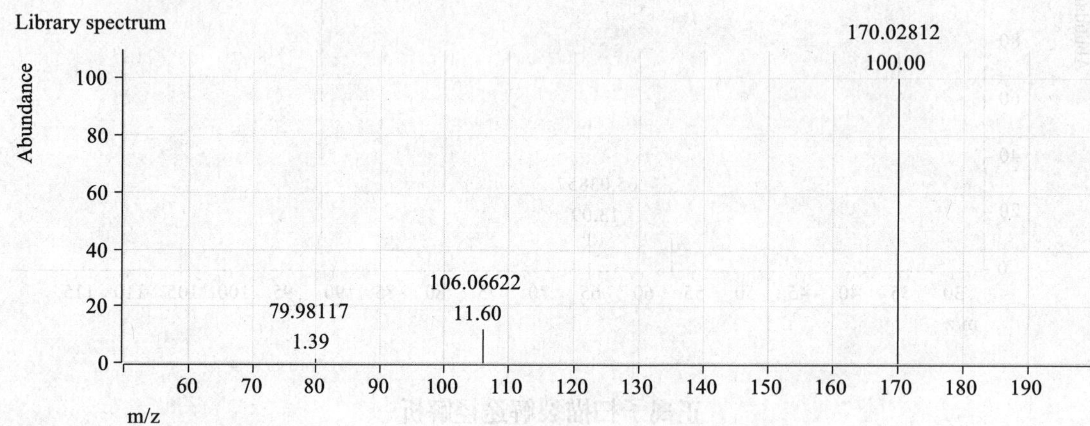

[M−H]⁻ CID:40V

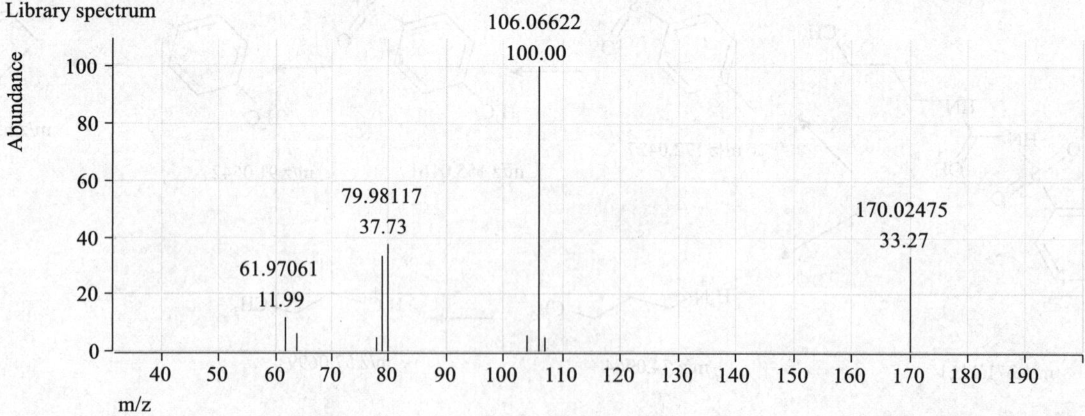

负离子扫描裂解途径解析

m/z 61.9706

m/z 170.0281

m/z 106.0662

m/z 269.0965

m/z 79.9812

甲 泼 尼 松

英文名： Methylprednisolone

分子式： $C_{22}H_{30}O_5$

分子量： 374.48

CAS 编号： 83-43-2

中文化学名： 11*β*,17*α*,21-三羟基-6*α*-甲基孕甾-1,4-二烯-3,20-二酮

英文化学名： 11*β*,17*α*,21-Trihydroxy-6*α*-methyl-pregna-1,4-diene-3,20-dione

性状： 本品为白色结晶性粉末；无臭

溶解性： 本品在甲醇、乙醇或二氧六环中略溶，在丙酮中微溶，在三氯甲烷中极微溶，在水或乙醚中几乎不溶

正离子扫描二级质谱图

$[M+H]^+$ CID:10V

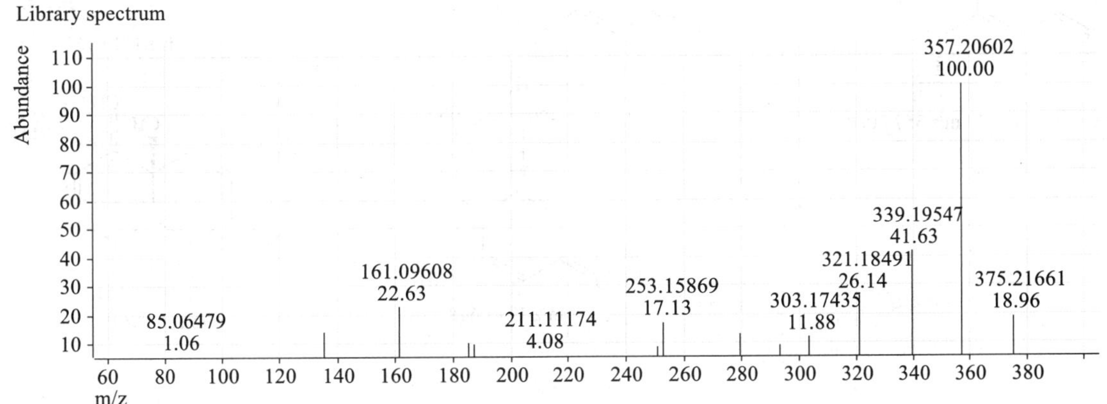

$[M+H]^+$ CID:20V

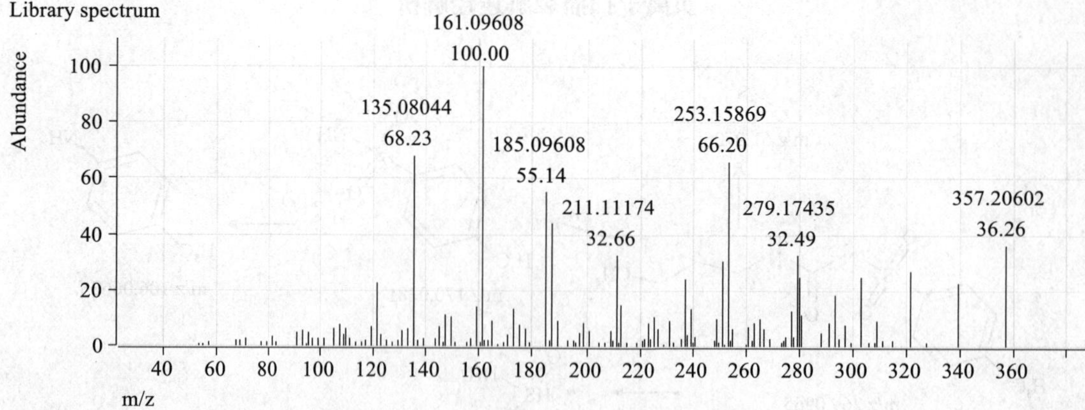

$[M+H]^+$ CID:40V

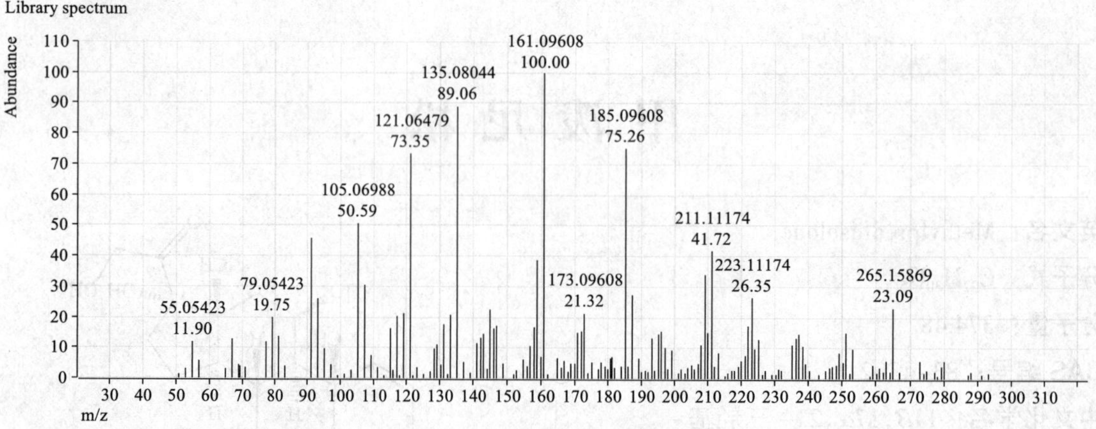

正离子扫描裂解途径解析

m/z 375.2166

m/z 357.2060

m/z 135.0804

m/z 161.0961

m/z 185.0961

m/z 121.0648

负离子扫描二级质谱图

[M+HCOO]⁻ CID:10V

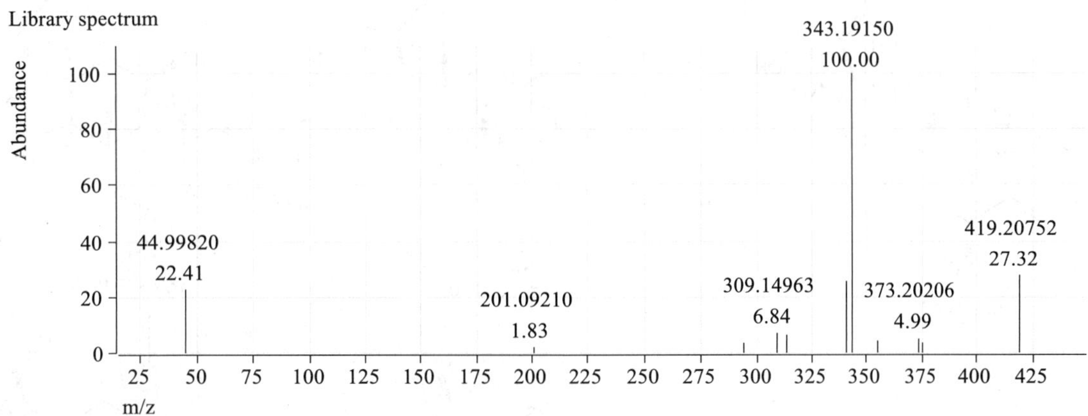

[M+HCOO]⁻ CID:20V

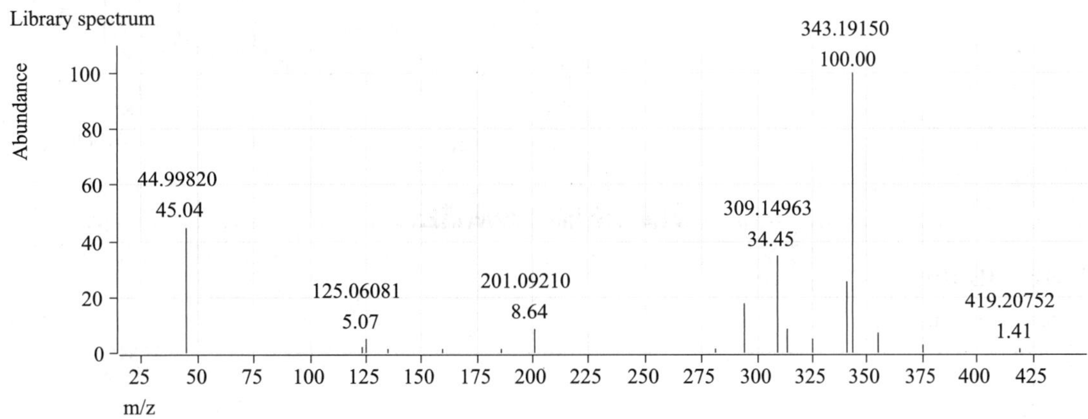

[M+HCOO]⁻ CID:40V

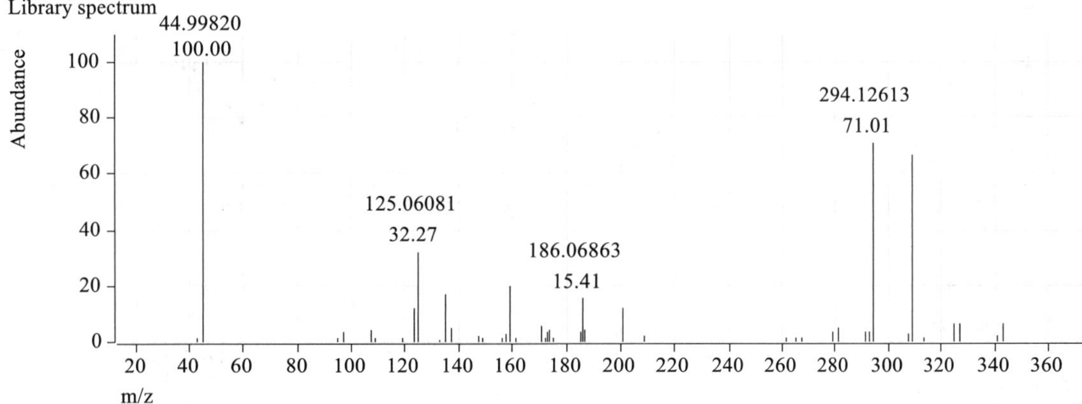

负离子扫描裂解途径解析

m/z 419.2075 → m/z 373.2020 → m/z 343.1915 → m/z 309.1496 → m/z 201.0921

负离子扫描二级质谱图

[M−H]⁻ CID:10V

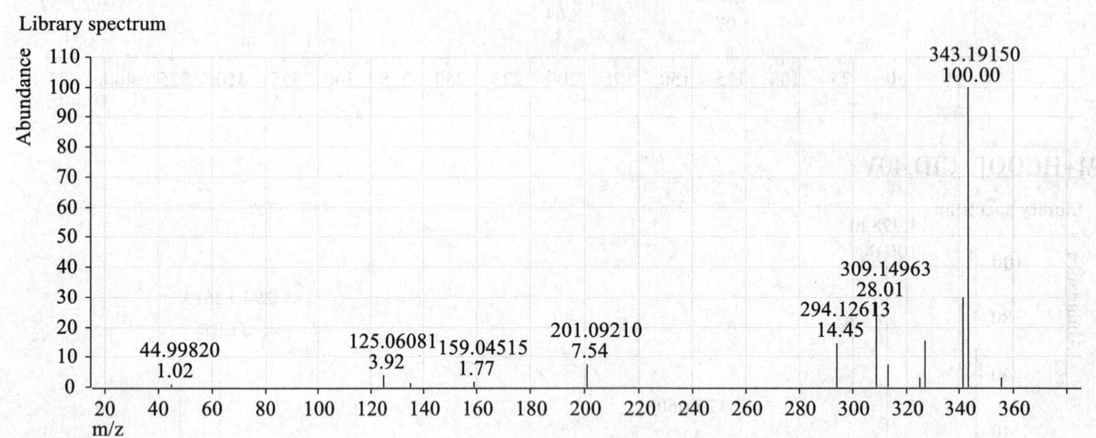

[M−H]⁻ CID:40V

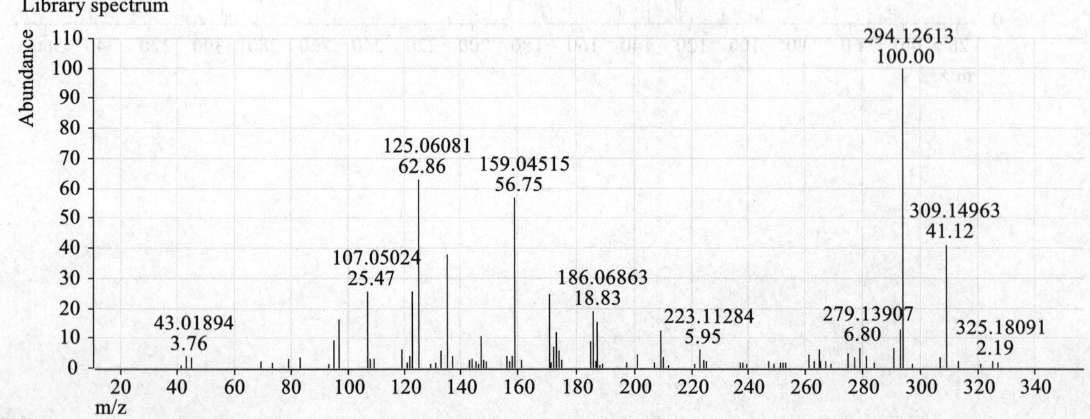

负离子扫描裂解途径解析

m/z 125.0608

m/z 373.2020

m/z 294.1261

甲 氧 沙 林

英文名： Methoxsalen

分子式： $C_{12}H_8O_4$

分子量： 216.19

CAS 编号： 298-81-7

中文化学名： 9- 甲氧基 -7*H*- 呋喃 - 苯丙吡喃酮

英文化学名： 9-Methoxy-7*H*-furo[3,2-*g*][1]benzopyran-7-one

性状： 本品为白色至奶油色结晶

溶解性： 本品在水中几乎不溶，在热水和乙醚中略溶，在丙酮、乙酸、丙二醇和苯中溶解，在三氯甲烷中易溶

正离子扫描二级质谱图

$[M+H]^+$ CID:10V

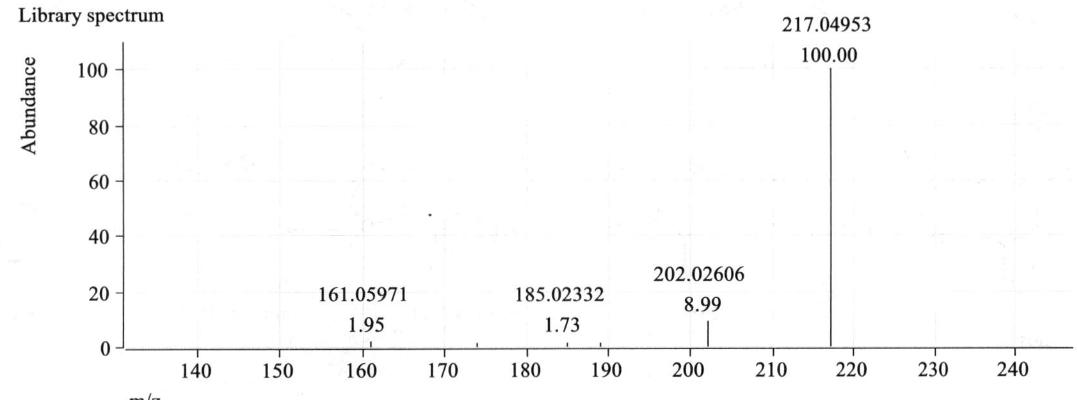

$[M+H]^+$ CID:20V

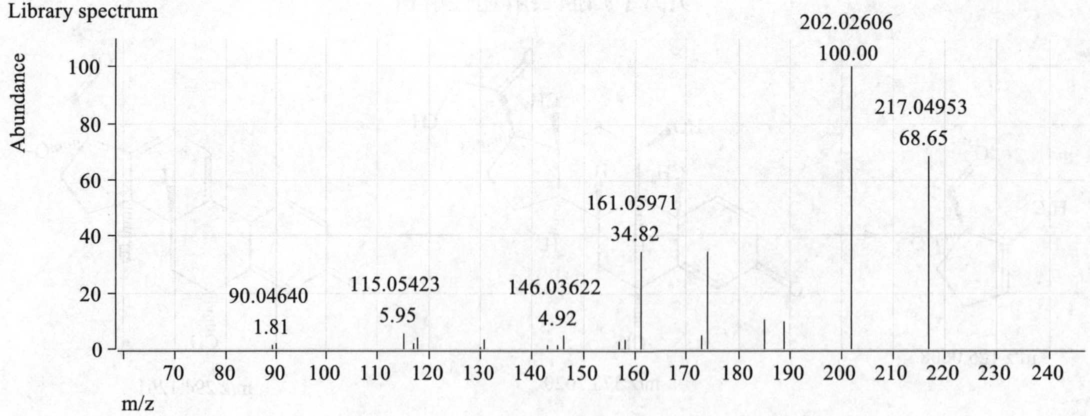

$[M+H]^+$ CID:40V

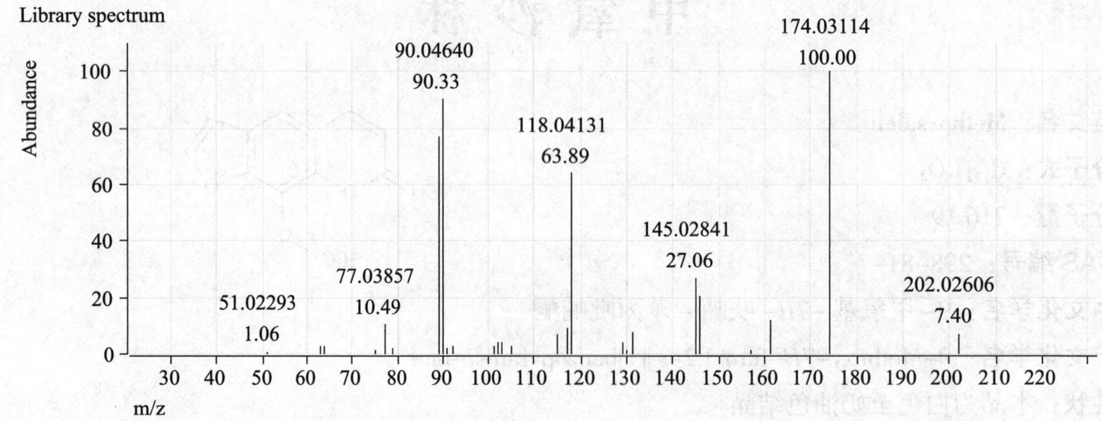

正离子扫描裂解途径解析

m/z 161.0597

m/z 185.0233

m/z 145.0284

m/z 217.0495

m/z 202.0261

m/z 174.0311

m/z 118.0413

m/z 90.0464

甲基多巴

英文名： Methyldopa

分子式： $C_{10}H_{13}NO_4 \cdot 3/2H_2O$

分子量： 238.24

CAS 编号： 41372-08-1

中文化学名： L-3-（3，4- 二羟基苯基）-2- 甲基丙氨酸倍半水合物

英文化学名： L-3-（3,4-Dihydroxyphenyl）-2-methylalanine sesquihydrate

性状： 本品为白色或类白色结晶性粉末；无臭

溶解性： 本品在水中略溶，在乙醇中微溶，在乙醚中极微溶，在稀盐酸中易溶

正离子扫描二级质谱图

$[M+H]^+$ CID:10V

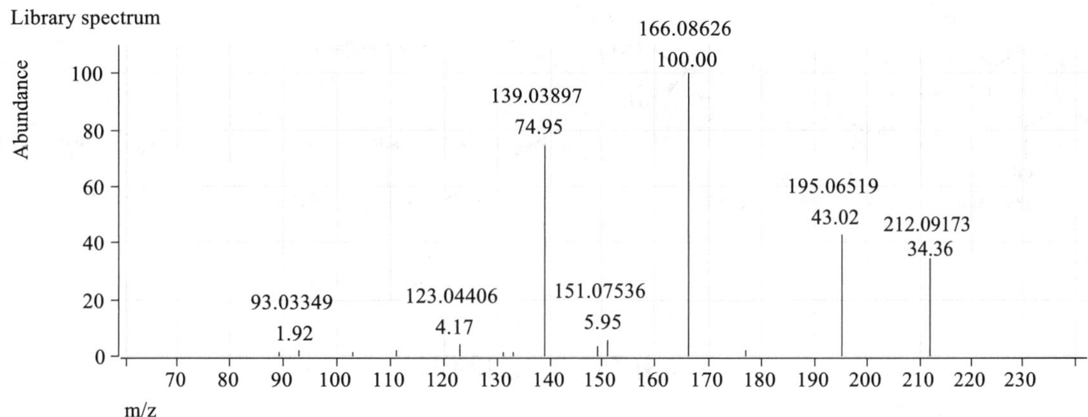

$[M+H]^+$ CID:20V

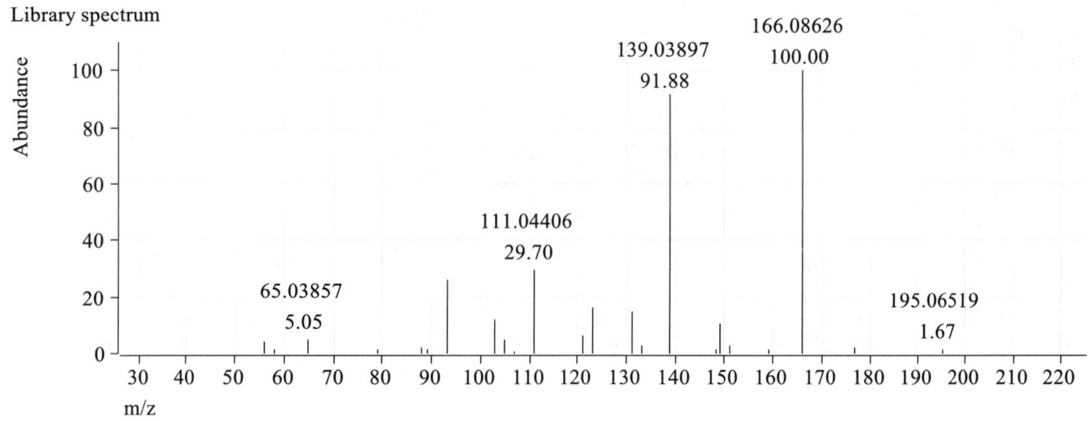

$[M+H]^+$ CID:40V

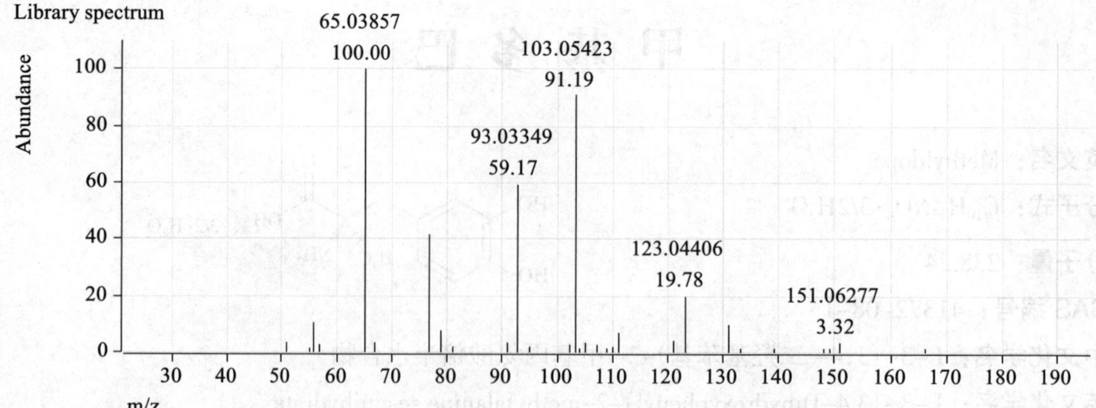

正离子扫描裂解途径解析

m/z 212.0917

m/z 139.0390

m/z 166.0863

m/z 123.0441

m/z 195.0652

m/z 151.0754

负离子扫描二级质谱图

$[M-H]^-$ CID:10V

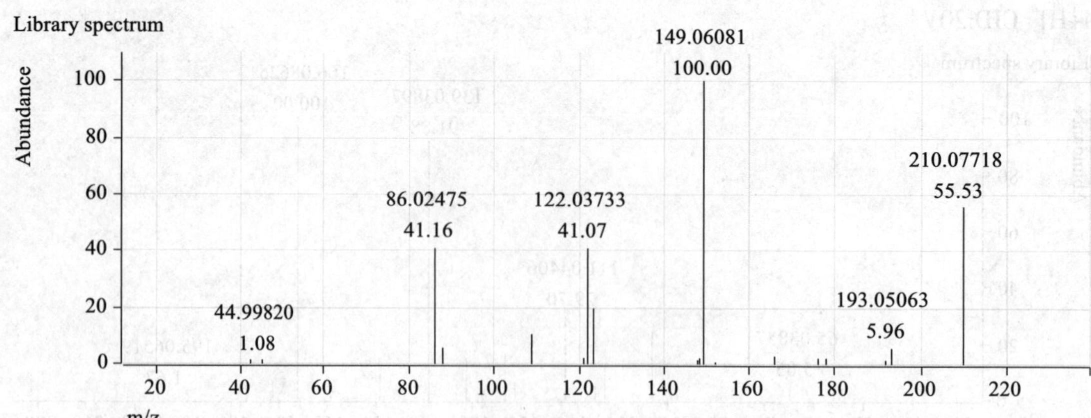

$[M-H]^-$ CID:20V

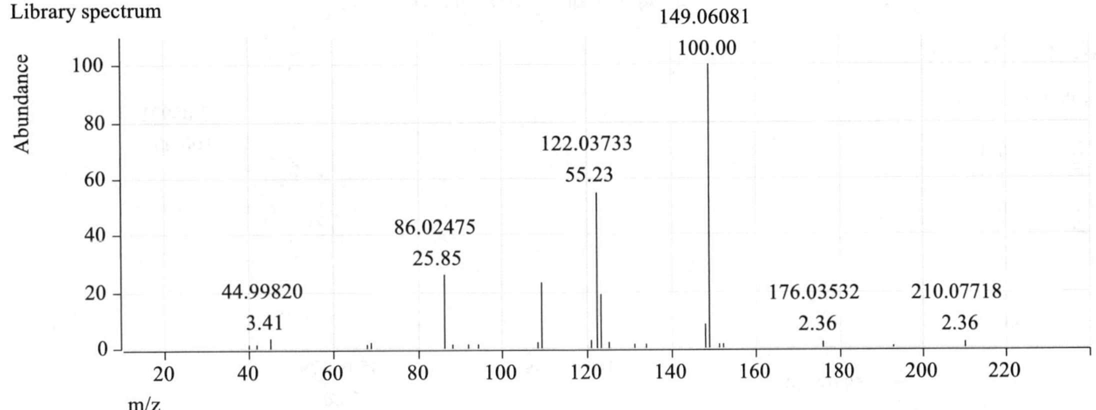

负离子扫描裂解途径解析

COO^- NH_2 H_2C
m/z 86.0248

COO^- CH_3 HO OH
m/z 193.0506

HO CH_3 OH
m/z 149.0608

COO^- NH_2 H_3C HO OH
m/z 210.0772

O OH
m/z 122.0368

甲 萘 醌

英文名： Menadione

分子式： $C_{11}H_8O_2$

分子量： 172.18

CAS 编号： 58-27-5

中文化学名： 2- 甲基 -1,4- 萘二酮

英文化学名： 2-Methyl-1,4-naphthalenedione

O CH_3 O

性状： 本品为淡黄色结晶性粉末；遇光易分解

溶解性： 本品在水中几乎不溶，在甲苯中易溶，在乙醇或甲醇中略溶

正离子扫描二级质谱图

[M+H]+ CID:10V

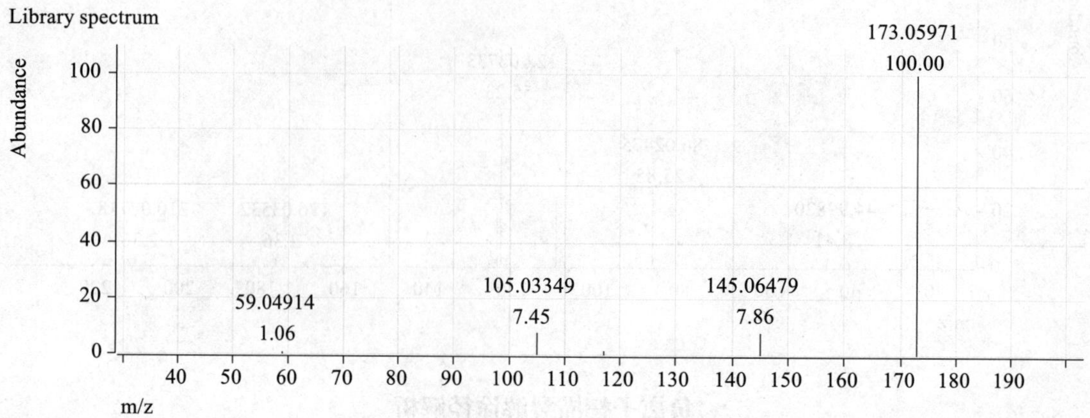

[M+H]+ CID:20V

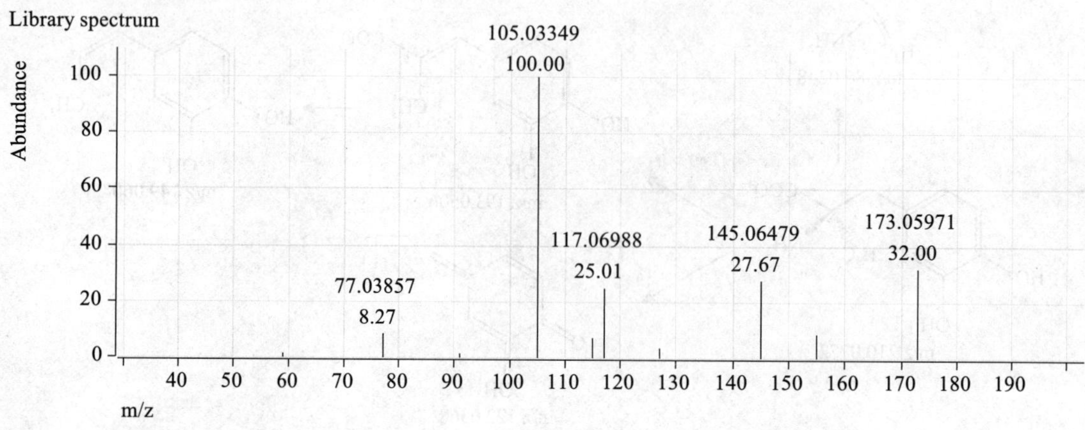

[M+H]+ CID:40V

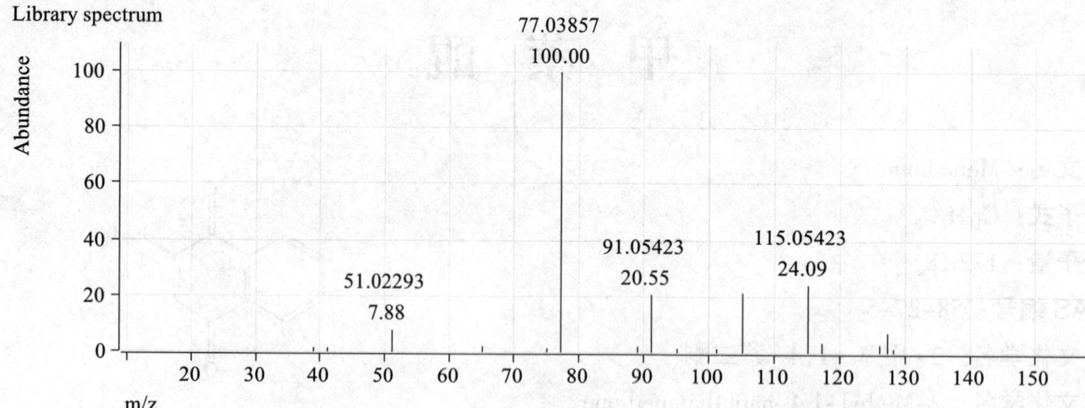

正离子扫描裂解途径解析

m/z 117.0699 ← m/z 145.0648 ← m/z 173.0597 → m/z 105.0335; m/z 173.0597 → m/z 77.0386

甲　硝　唑

英文名： Metronidazole

分子式： $C_6H_9N_3O_3$

分子量： 171.15

CAS 编号： 443-48-1

中文化学名： 2- 甲基 -5- 硝基咪唑 -1- 乙醇

英文化学名： 2-Methyl-5-nitro-1*H*-imidazole-1-ethanol

性状： 本品为白色至微黄色结晶或结晶性粉末;有微臭

溶解性： 本品在乙醇中略溶,在水中微溶,在乙醚中极微溶

正离子扫描二级质谱图

$[M+H]^+$ CID:10V

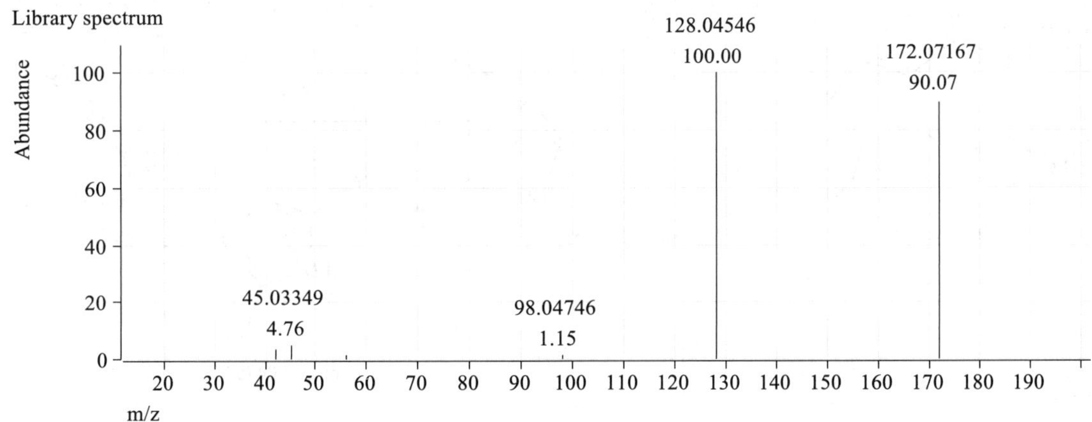

$[M+H]^+$ CID:20V

Library spectrum

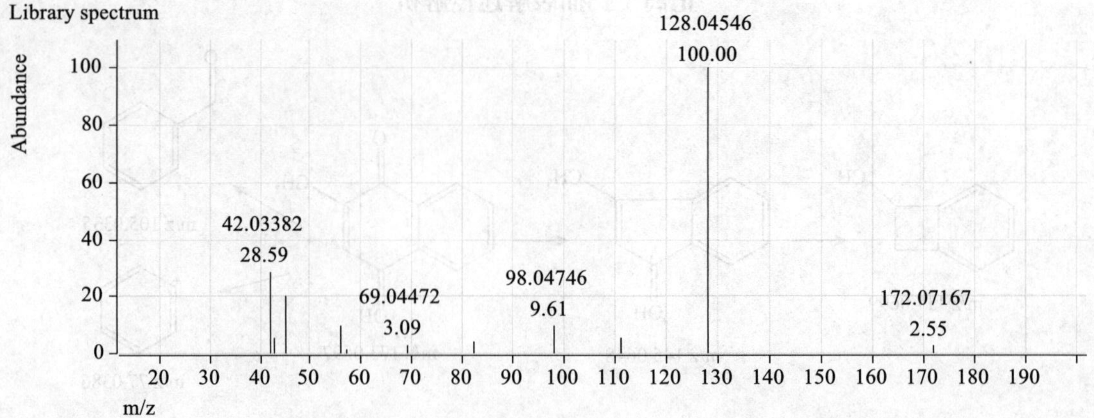

$[M+H]^+$ CID:40V

Library spectrum

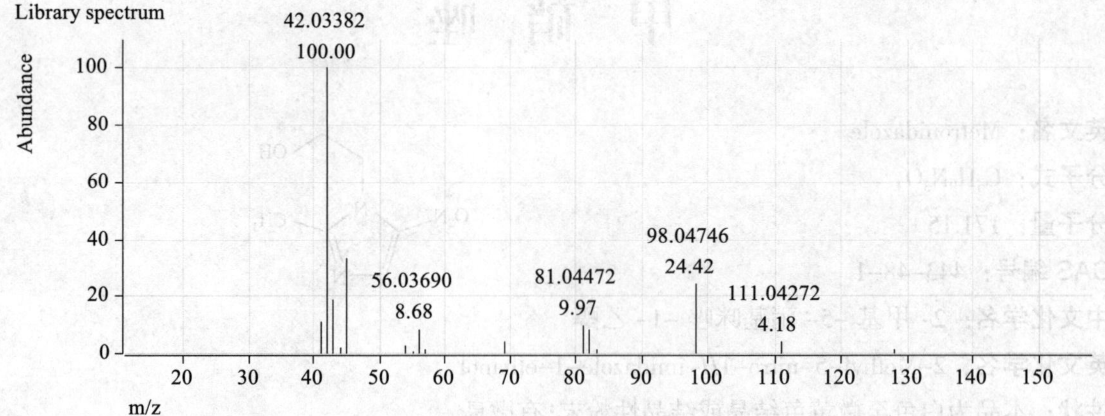

正离子扫描裂解途径解析

m/z 172.0717 → m/z 128.0455 → m/z 82.0525; m/z 42.0338; m/z 98.0475

甲硝唑杂质Ⅰ

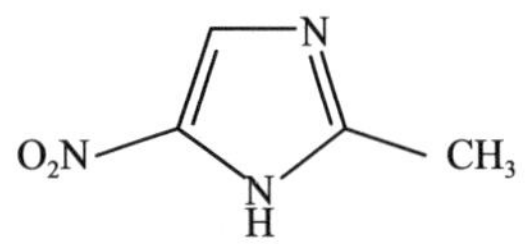

英文名： Metronidazole Impurity Ⅰ

分子式： $C_4H_5N_3O_2$

分子量： 127.10

CAS 编号： 696-23-1

中文化学名： 2-甲基-5-硝基咪唑

英文化学名： 2-Methyl-5-nitroimidazole

性状： 本品为白色粉末

溶解性： 本品在乙醇中微溶，在稀酸、稀碱中易溶

正离子扫描二级质谱图

$[M+H]^+$ CID:10V

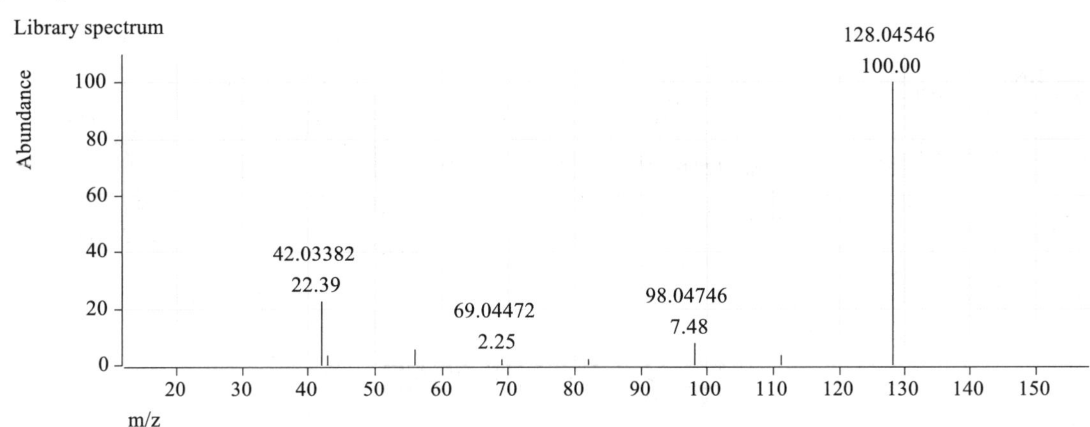

$[M+H]^+$ CID:20V

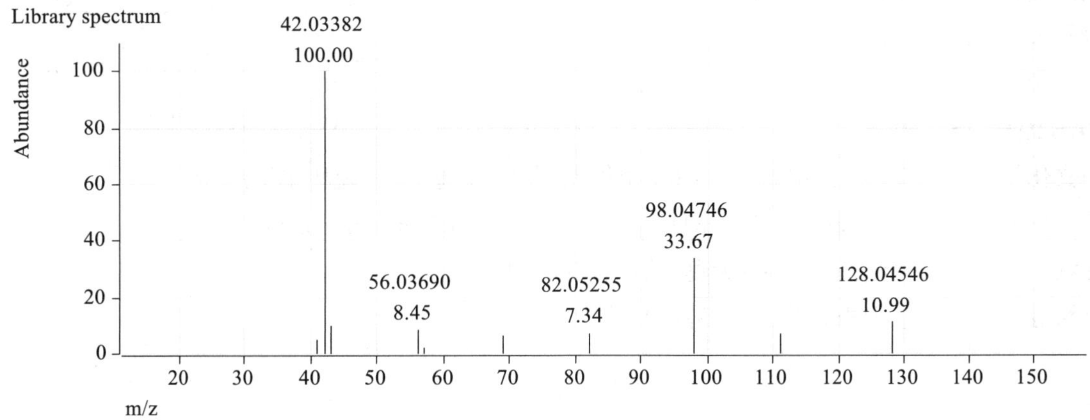

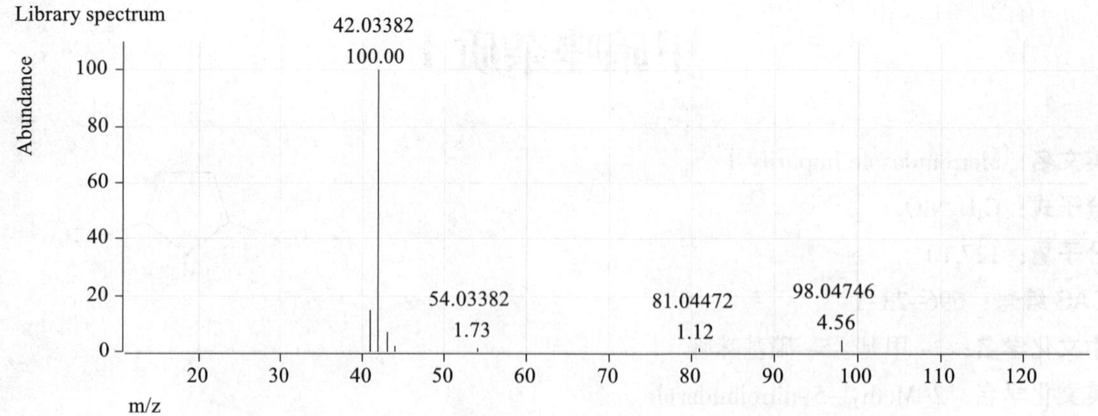

正离子扫描裂解途径解析

m/z 42.0338

m/z 128.0455

m/z 98.0475

m/z 82.0525

m/z 54.0338

甲硫酸新斯的明

英文名：Neostigmine Methylsulfate

分子式：$C_{13}H_{22}N_2O_6S$

分子量：334.39

CAS 编号：51-60-5

中文化学名：*N*,*N*,*N*- 三甲基 -3- ［（二甲氨基）甲酰氧基］苯铵硫酸单甲酯盐

英文化学名：3-[(Dimethylcarbamoyl)oxy]-*N*,*N*,*N*-trimethylanilinium methyl sulphate

性状：本品为白色结晶性粉末；无臭；味苦；有引湿性

溶解性：本品在水中极易溶，在乙醇中易溶

正离子扫描二级质谱图

[M+H]+ CID:10V

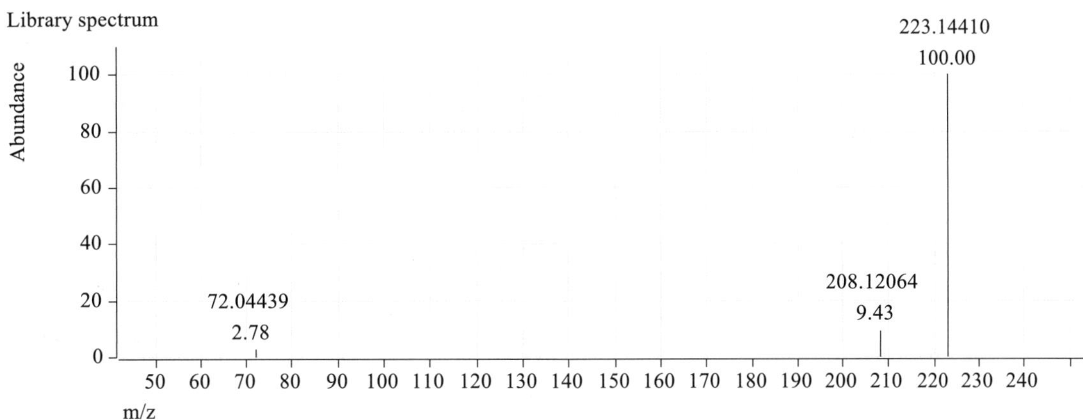

[M+H]+ CID:20V

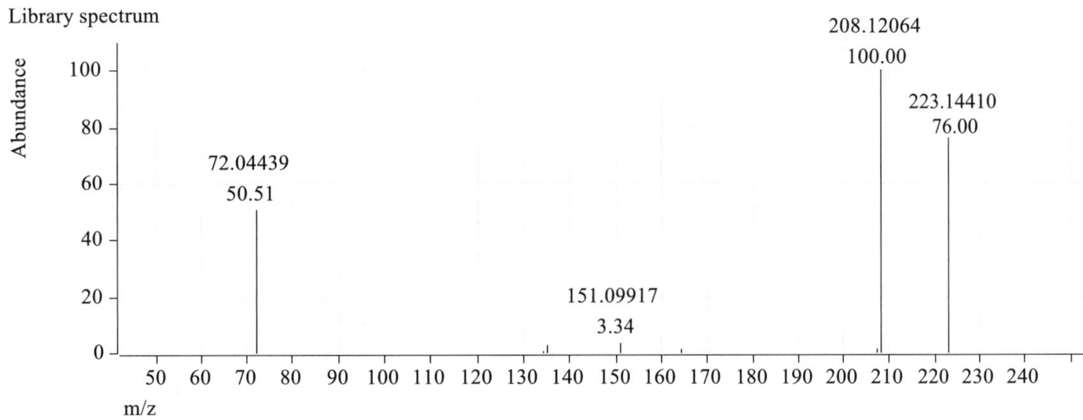

[M+H]+ CID:40V

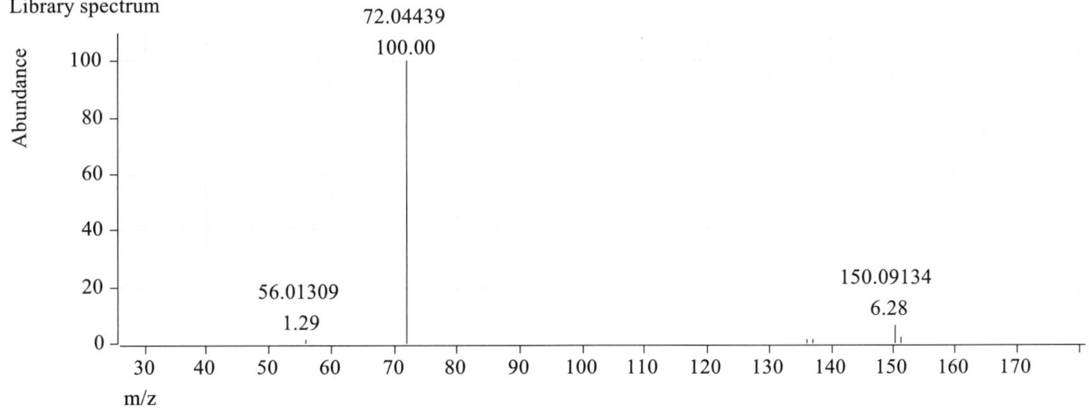

正离子扫描裂解途径解析

m/z 72.0444

m/z 208.1206

m/z 223.1441

m/z 151.0992

负离子扫描二级质谱图(甲硫酸)

$[M-H]^-$ CID:10V

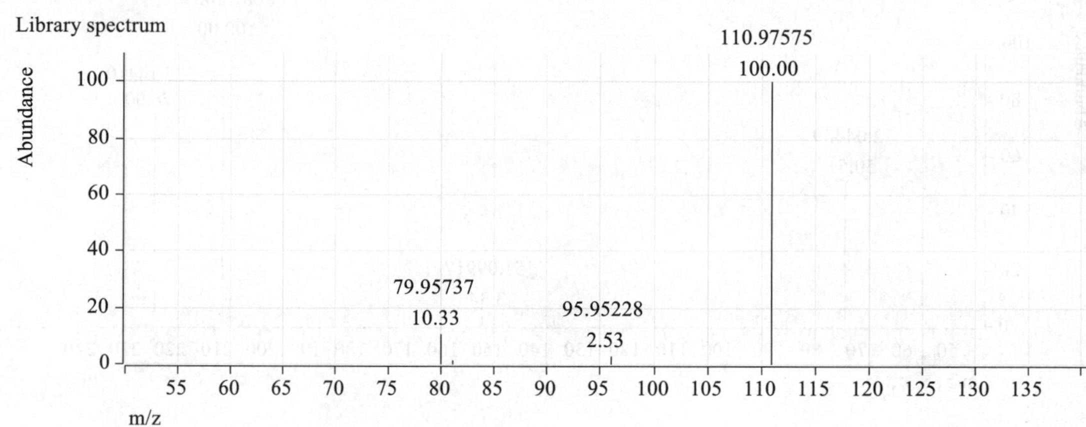

$[M-H]^-$ CID:20V

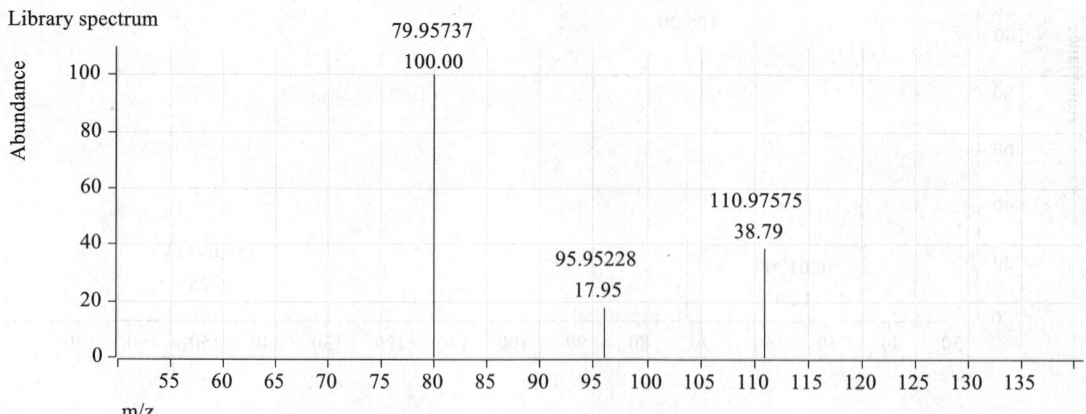

[M−H]⁻ CID:40V

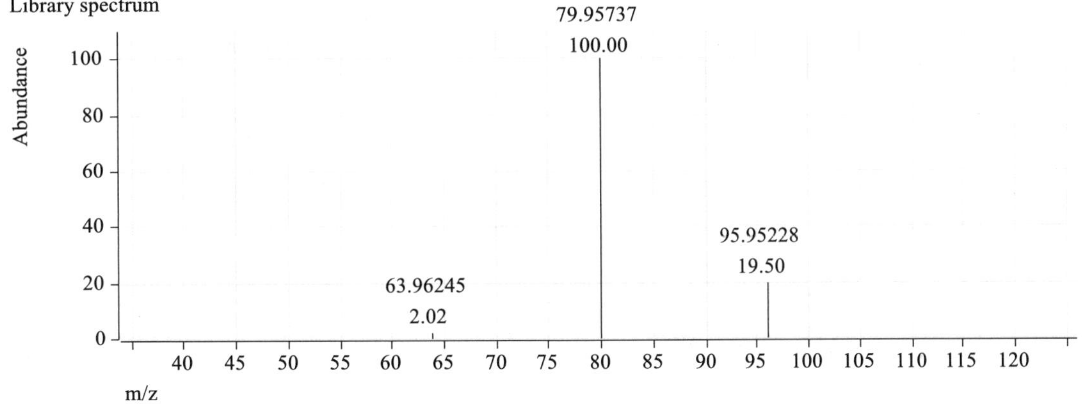

负离子扫描裂解途径解析

$H_3CO-SO_2-O^-$ → $\dot{O}-SO_2-O^-$ → $\dot{S}O_2-O^-$

m/z 110.9758　　m/z 95.9523　　m/z 79.9574

甲 巯 咪 唑

英文名： Thiamazole

分子式： $C_4H_6N_2S$

分子量： 114.16

CAS 编号： 60-56-0

中文化学名： 1- 甲基咪唑 -2- 硫醇

英文化学名： 1-Methyl-2*H*-imidazole-2-thione

性状： 本品为白色至淡黄色结晶性粉末；微有特臭

溶解性： 本品在水、乙醇或三氯甲烷中易溶，在乙醚中微溶

CH_3 N SH N

正离子扫描二级质谱图

[M+H]⁺ CID:10V

Library spectrum

Abundance

115.03245 100.00

57.05730 14.55

74.00590 2.88

88.02155 5.03

m/z

$[M+H]^+$ CID:20V

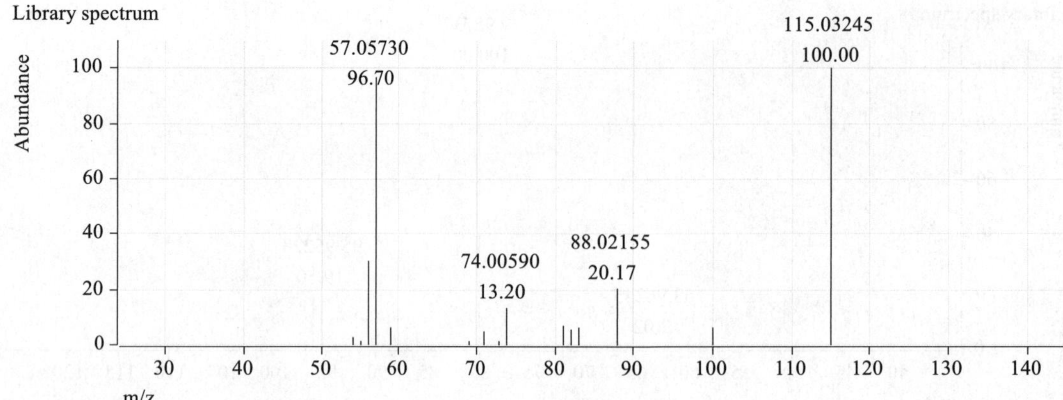

$[M+H]^+$ CID:40V

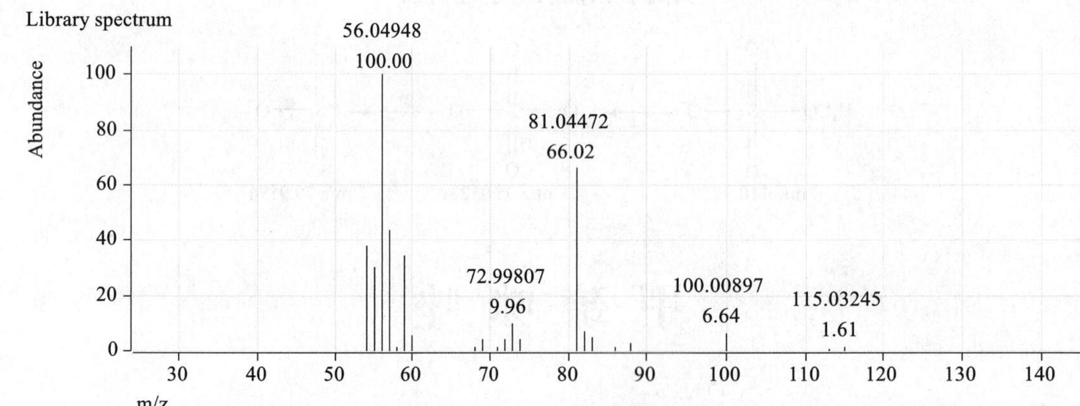

正离子扫描裂解途径解析

m/z 81.0447

m/z 88.0215

m/z 115.0324

m/z 57.0573

m/z 100.0095

甲 睾 酮

英文名： Methyltestosterone

分子式： $C_{20}H_{30}O_2$

分子量： 302.46

CAS 编号： 58-18-4

中文化学名： 17α- 甲基 -17β- 羟基雄甾 -4- 烯 -3- 酮

英文化学名：(17*β*)-17-Hydroxy-17-methylandrost-4-en-3-one

性状：本品为白色或类白色结晶性粉末；无臭；无味

溶解性：本品在乙醇、丙酮或三氯甲烷中易溶，在乙醚中略溶，在植物油中微溶，在水中不溶

正离子扫描二级质谱图

[M+H]+ CID:10V

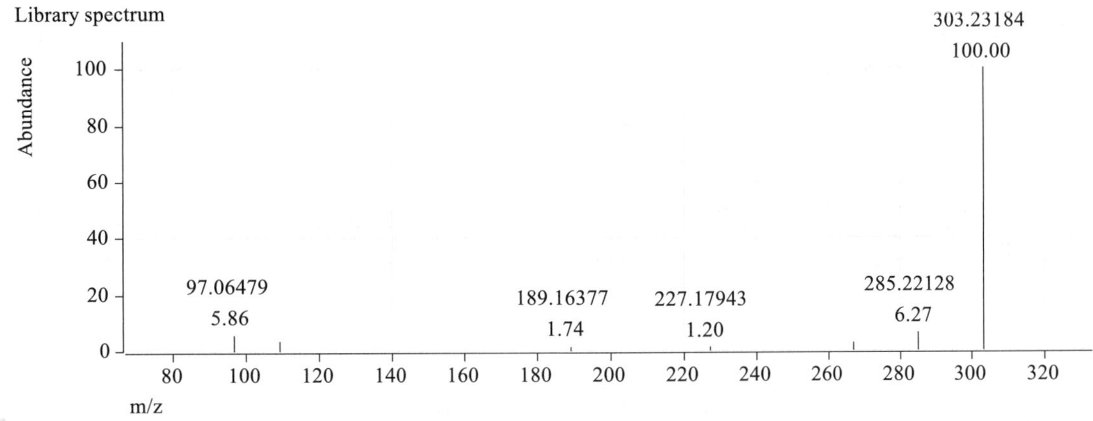

[M+H]+ CID:20V

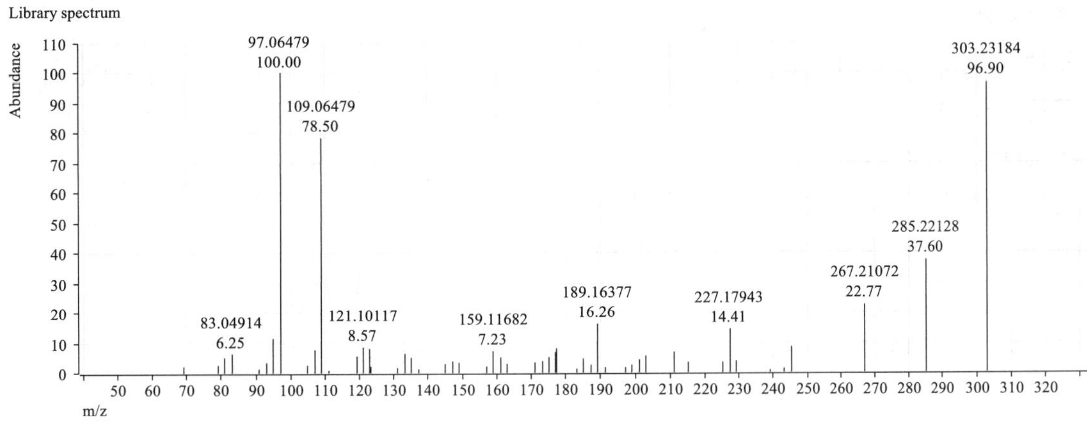

[M+H]+ CID:40V

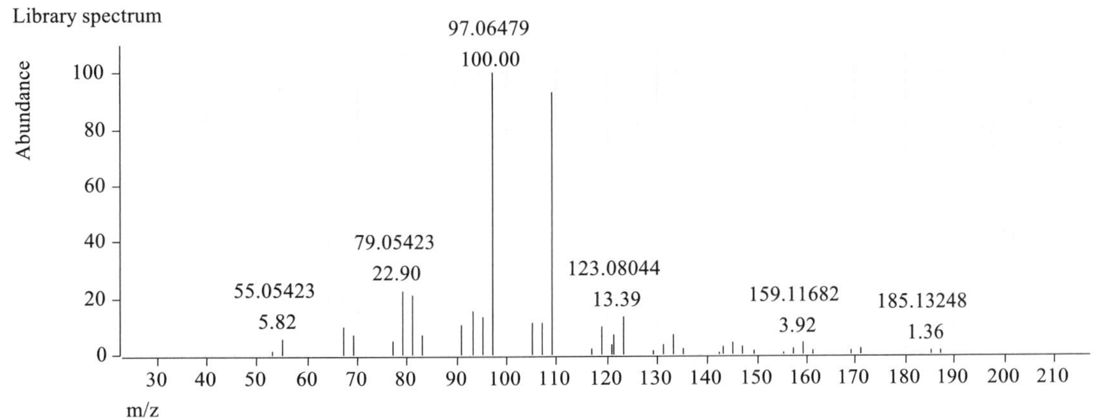

正离子扫描裂解途径解析

m/z 303.2319

m/z 285.2213

m/z 267.2107

m/z 97.0648

m/z 109.0648

m/z 109.0648

甲磺酸多沙唑嗪

英文名： Doxazosin Mesylate

分子式： $C_{23}H_{25}N_5O_5 \cdot CH_4O_3S$

分子量： 547.59

CAS 编号： 77883-43-3

中文化学名： 1-(4-氨基-6,7-二甲氧基-2-喹唑啉基)-4-(1,4-苯并二噁烷-2-甲酰基)哌嗪甲磺酸盐

英文化学名： 1-(4-Amino-6,7-dimethoxy-2-quinazolinyl)-4-[(2*RS*)-(2,3-dihydro-1,4-benzodioxin-2-yl)carbonyl]piperazine monomethanesulfonate

性状： 本品为白色或类白色结晶性粉末；无臭；无味

溶解性： 本品在二甲基亚砜中溶解，在水、甲醇或乙醇中微溶

正离子扫描二级质谱图

$[M+H]^+$ CID:10V

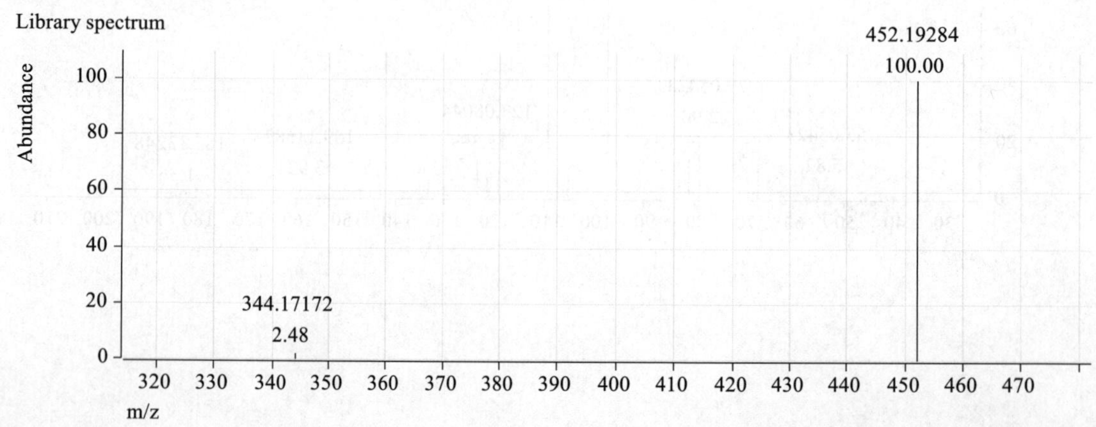

$[M+H]^+$ CID:20V

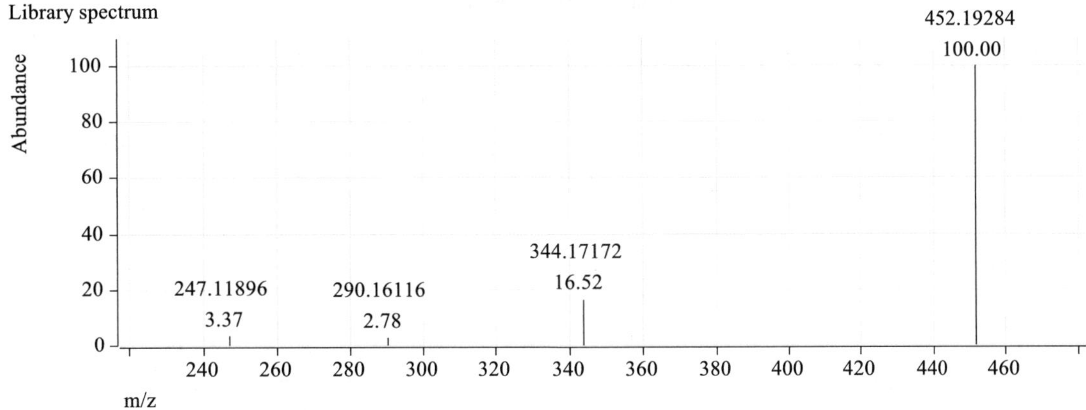

$[M+H]^+$ CID:40V

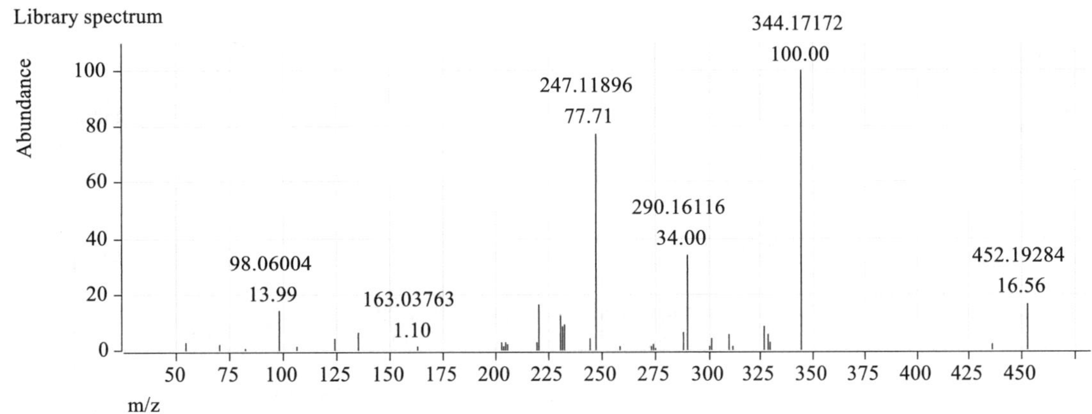

正离子扫描裂解途径解析

m/z 452.1928

m/z 344.1717

m/z 136.0524

m/z 290.1612

m/z 247.1077

负离子扫描二级质谱图

[M-H]⁻ CID:10V

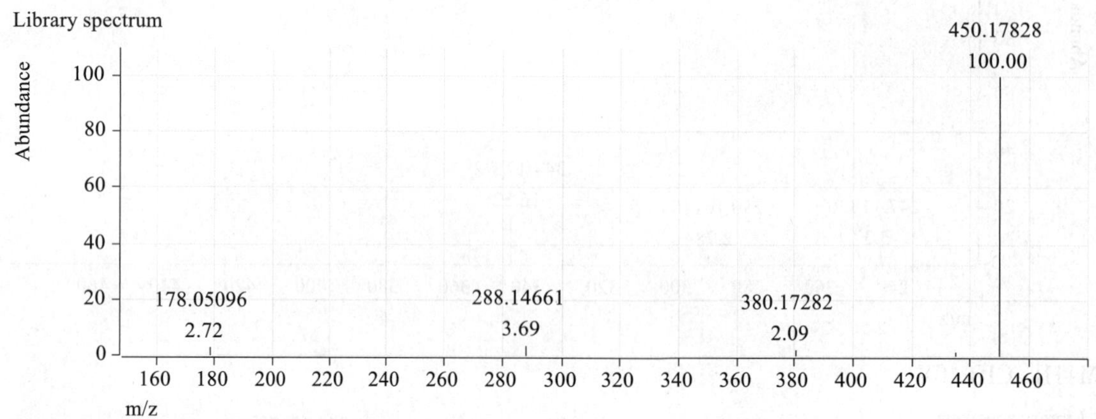

[M-H]⁻ CID:20V

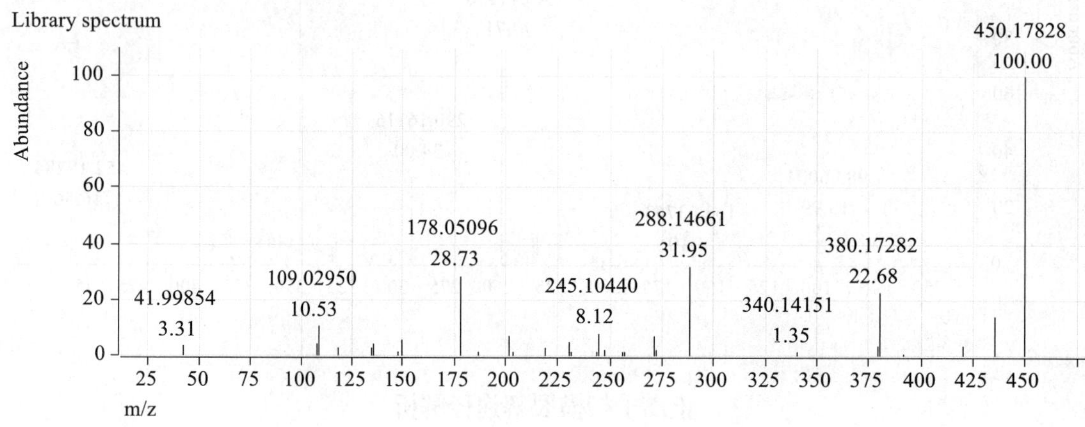

[M-H]⁻ CID:40V

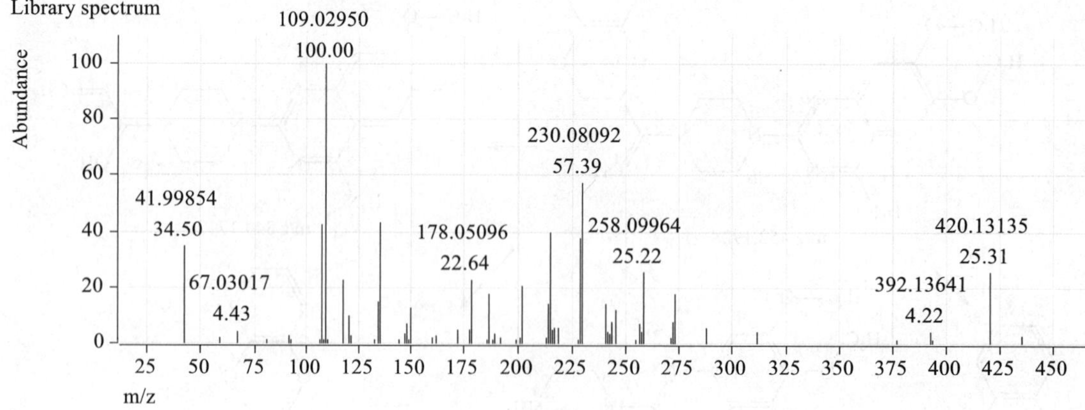

负离子扫描裂解途径解析

m/z 109.0295
m/z 450.1783
m/z 288.1466
m/z 230.0809

甲磺酸齐拉西酮

英文名：Ziprasidone Mesylate Hemihydrate

分子式：$C_{21}H_{21}ClN_4OS \cdot CH_3SO_3H \cdot 1/2H_2O$

分子量：518.05

CAS 编号：185021-64-1（无水物）

中文化学名：5-［2-［4-（1,2-苯并异噻唑-3-基）-1-哌嗪基］-乙基］-6-氯-1,3-二氢-吲哚-2-酮甲磺酸盐半水合物

, $CH_3SO_3H \cdot 1/2H_2O$

英文化学名：5-[2-[4-(1,2-Benzisothiazol-3-yl)-1-piperazinyl]ethyl]-6-chloro-1,3-dihydro-2*H*-indol-2-one mesilate semihydrate

性状：本品为白色至微红色结晶性粉末；无臭

溶解性：本品在二甲亚砜中易溶，在二甲基甲酰胺中溶解，在甲醇中微溶，在二氯甲烷、无水乙醇和水中不溶

正离子扫描二级质谱图

$[M+H]^+$ CID:10V

Library spectrum

413.11975
100.00

194.03671
2.49

Abundance

m/z

$[M+H]^+$ CID:20V

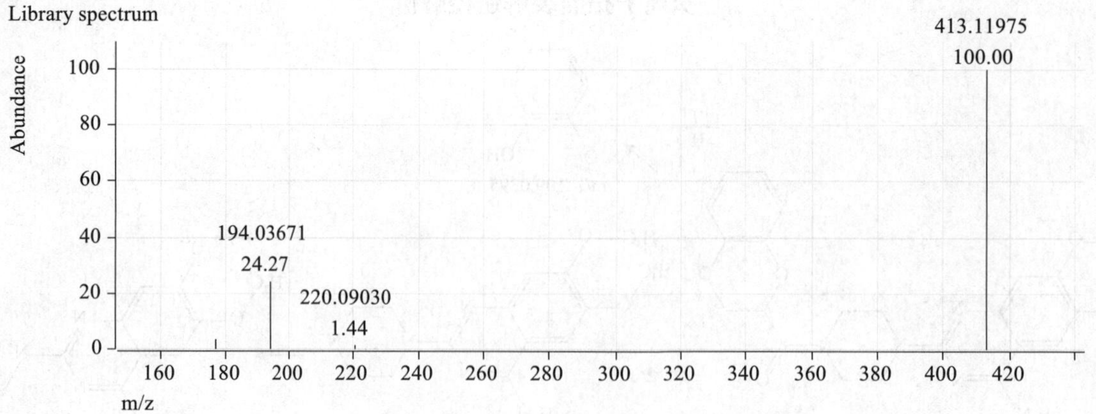

$[M+H]^+$ CID:40V

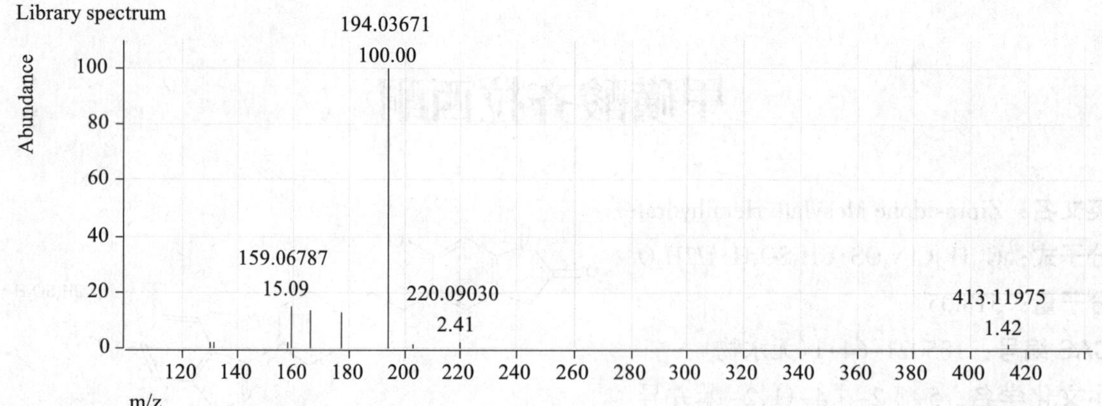

正离子扫描裂解途径解析

m/z 220.0903 ← m/z 413.1197 → m/z 194.0367

负离子扫描二级质谱图

$[M-H]^-$ CID:10V

Library spectrum

411.10519 100.00

179.01434 7.34

[M-H]⁻ CID:20V

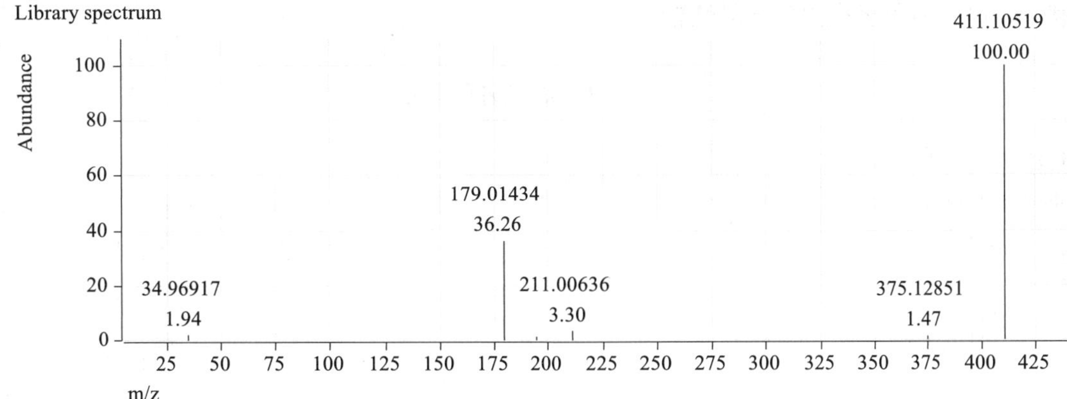

[M-H]⁻ CID:40V

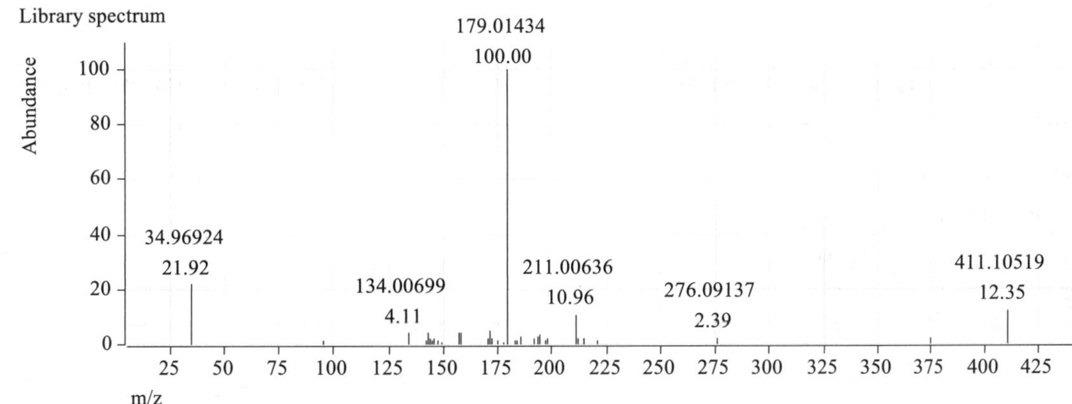

负离子扫描裂解途径解析

m/z 411.1052

m/z 179.0143

m/z 375.1285

甲磺酸罗哌卡因

英文名： Ropivacaine Mesylate

分子式： $C_{17}H_{26}N_2O \cdot CH_4O_3S$

分子量： 370.51

CAS 编号： 854056-07-8

中文化学名： *N*-(2,6-二甲基苯基)-1-正丙基哌啶-2-甲酰胺甲磺酸盐

英文化学名： (2*S*)-*N*-(2,6-Dimethylphenyl)-1-propyl-2-piperidinecarboxamide monometh anesulfonate

性状： 本品为白色至类白色结晶性粉末

正离子扫描二级质谱图

$[M+H]^+$ CID:10V

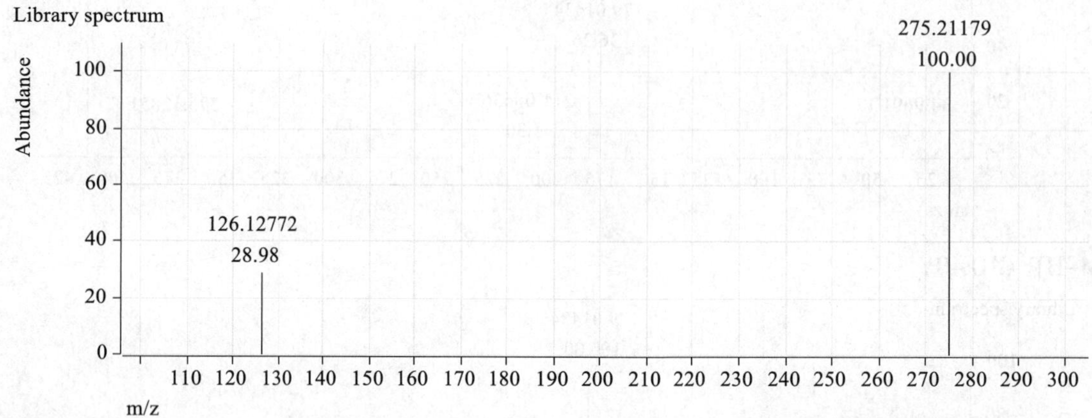

$[M+H]^+$ CID:20V

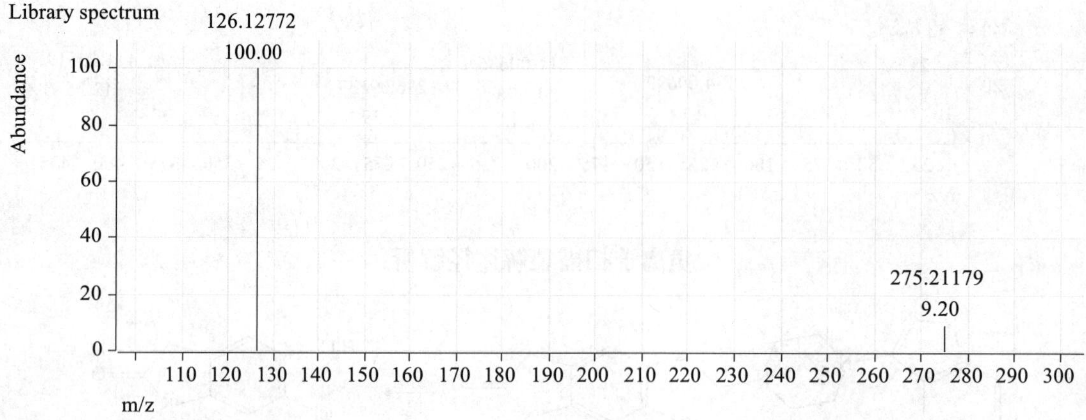

$[M+H]^+$ CID:40V

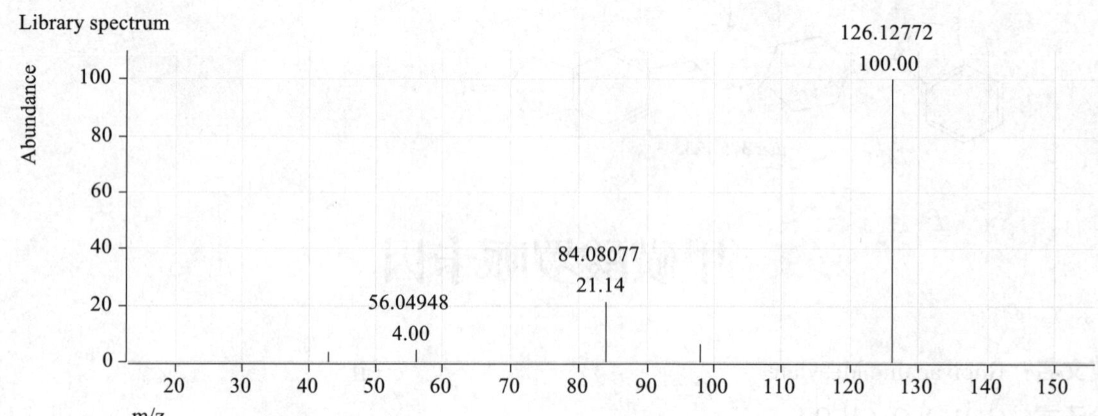

正离子扫描裂解途径解析

m/z 275.2118 → m/z 126.1277 → m/z 84.0808

甲磺酸氨氯地平

英文名： Amlodipine Mesylate

分子式： $C_{20}H_{25}ClN_2O_5 \cdot CH_4O_3S$

分子量： 504.98

CAS 编号： 246852-12-0

中文化学名： 2-((2-氨基乙氧基)甲基)-4-(2-氯苯基)-6-甲基-1,4-二氢吡啶-3,5-二羧酸,3-乙酯-5-甲酯甲磺酸盐

, CH_3SO_3H

英文化学名： 3,5-Pyridinedicarboxylic acid, 2-[(2-aminoethoxy)methyl]-4-(2-chlorophenyl)-1,4-dihydro-6-methyl-, 3-ethyl 5-methyl ester methanesulfonate(1∶1)

性状： 本品为白色或类白色结晶性粉末;无臭;味微苦回甜

溶解性： 本品在甲醇或乙醇中易溶,在水中略溶,在丙酮中几乎不溶

正离子扫描二级质谱图

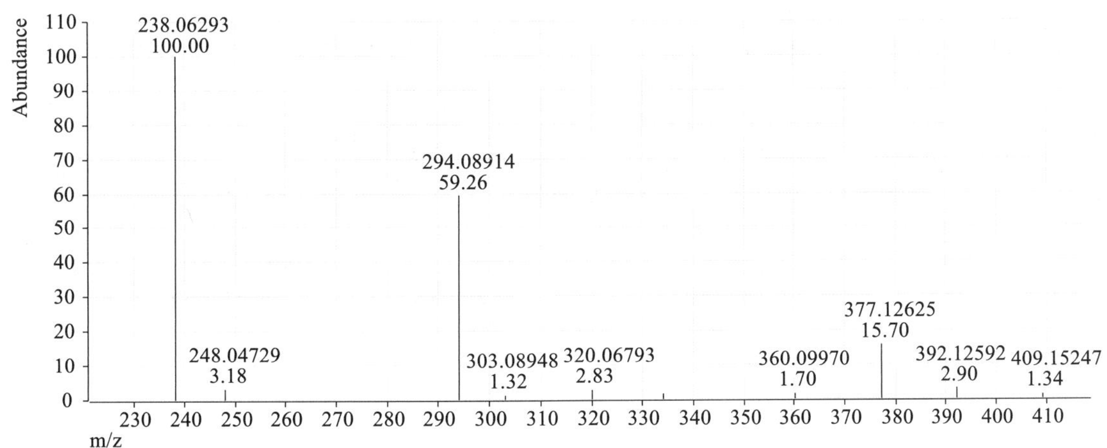

$[M+H]^+$ CID:20V

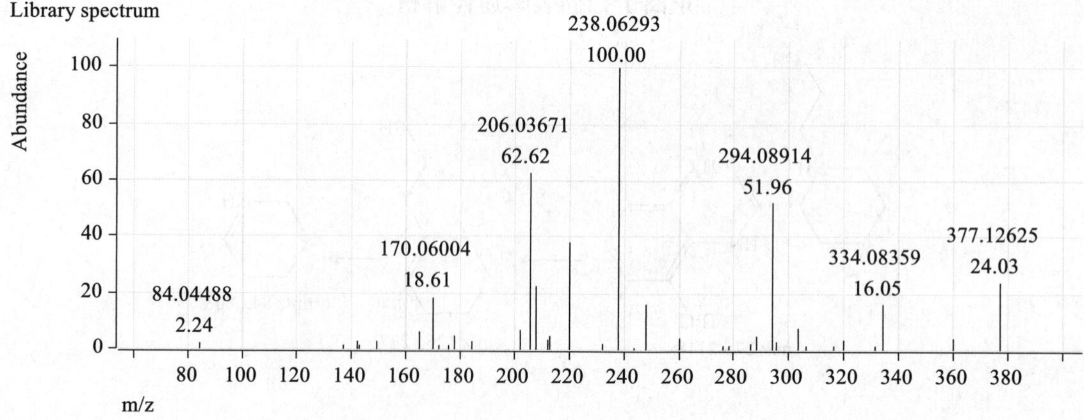

$[M+H]^+$ CID:40V

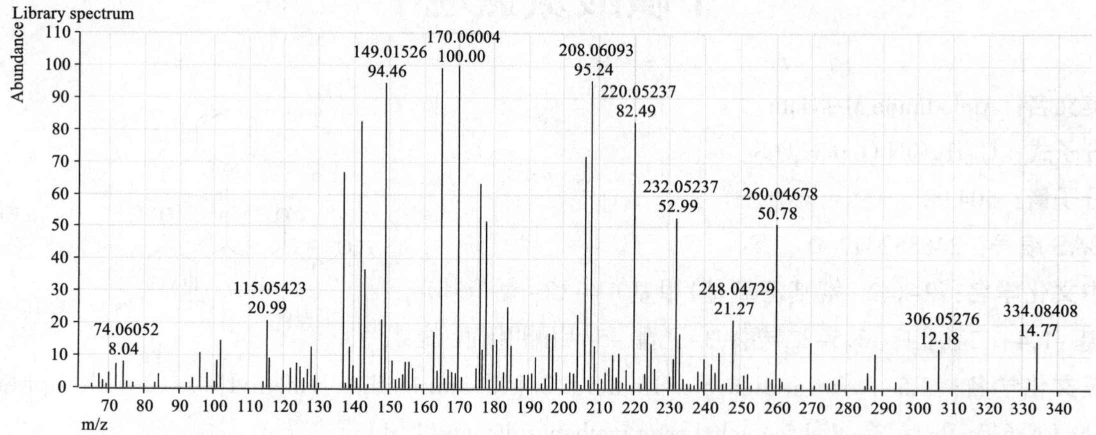

正离子扫描裂解途径解析

m/z 409.1525

m/z 377.1263 → m/z 334.0841

m/z 320.0684 → m/z 238.0629 → m/z 206.0367 → m/z 170.0600

m/z 294.0891

负离子扫描二级质谱图

[M−H]⁻ CID:10V

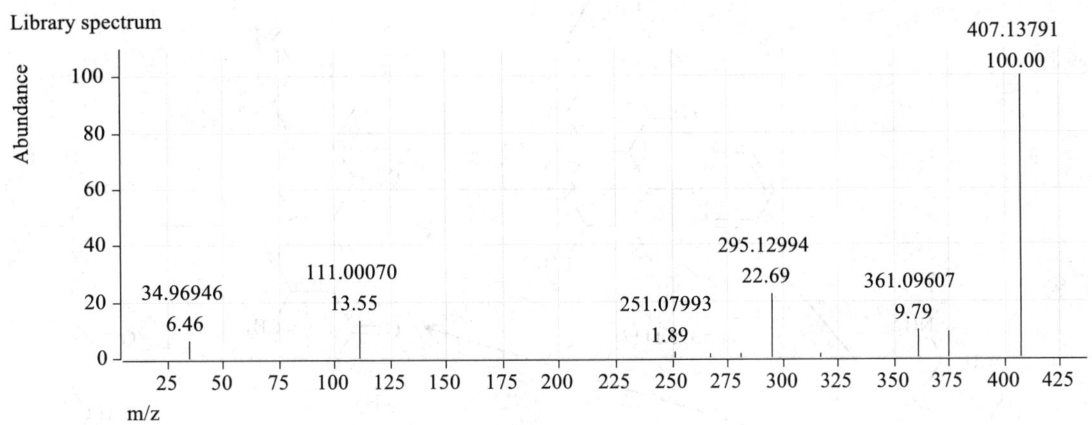

[M−H]⁻ CID:20V

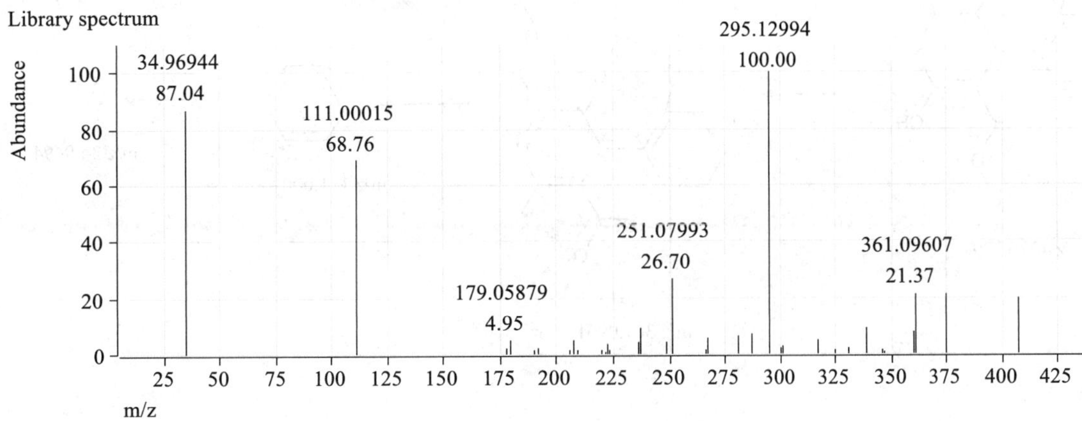

[M−H]⁻ CID:40V

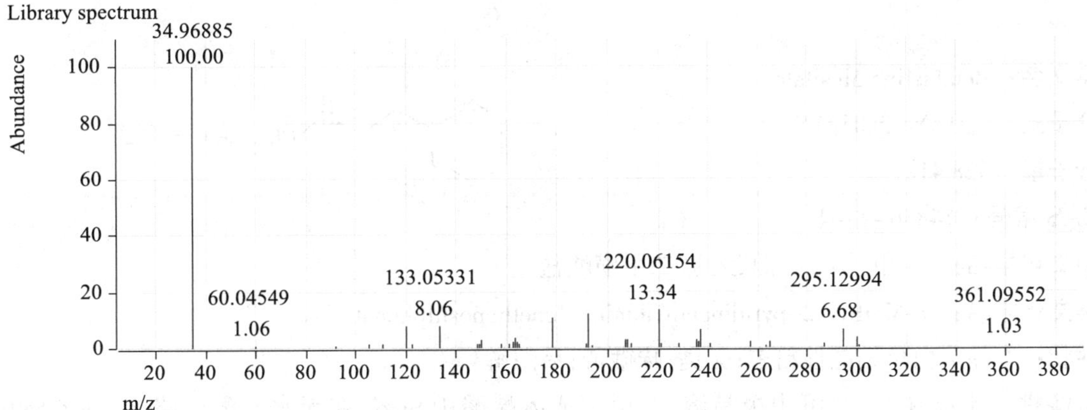

负离子扫描裂解途径解析

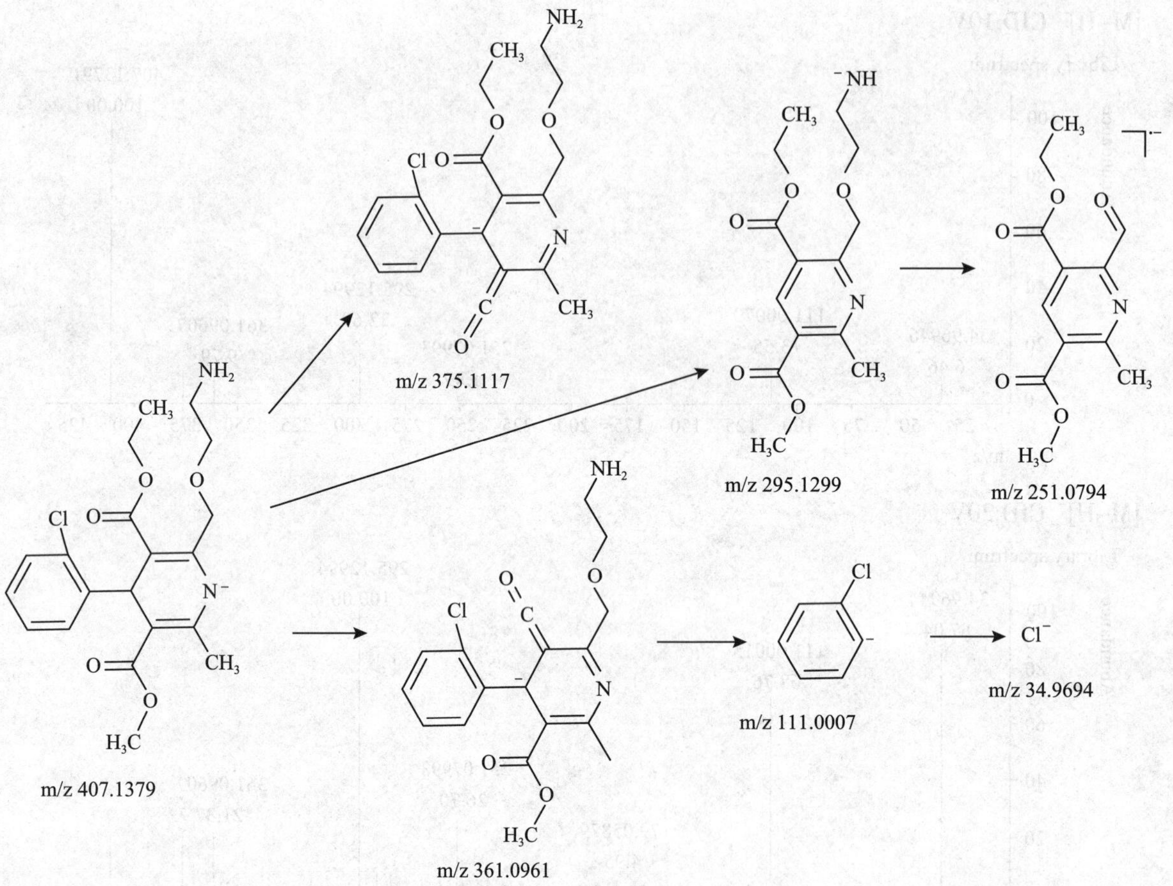

m/z 375.1117

m/z 295.1299

m/z 251.0794

m/z 407.1379

m/z 361.0961

m/z 111.0007

Cl^-

m/z 34.9694

甲磺酸倍他司汀

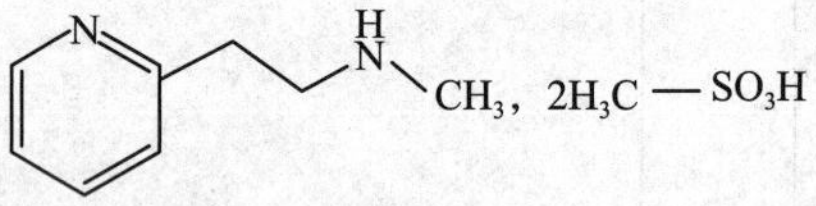

英文名：Betahistine Mesilate

分子式：$C_8H_{12}N_2 \cdot 2CH_4O_3S$

分子量：328.41

CAS 编号：54856-23-4

中文化学名：*N*- 甲基 -2- 吡啶乙胺二甲磺酸盐

英文化学名：*N*-Methyl-2-pyridineethylamine dimethanesulphonate

性状：本品为白色结晶性粉末；无臭；味微苦；易潮解

溶解性：本品在水、醋酐中极易溶，在甲醇或冰醋酸中易溶，在无水乙醇中略溶，在乙醚中几乎不溶

负离子扫描二级质谱图(甲磺酸)

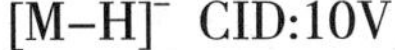
[M-H]⁻ CID:10V

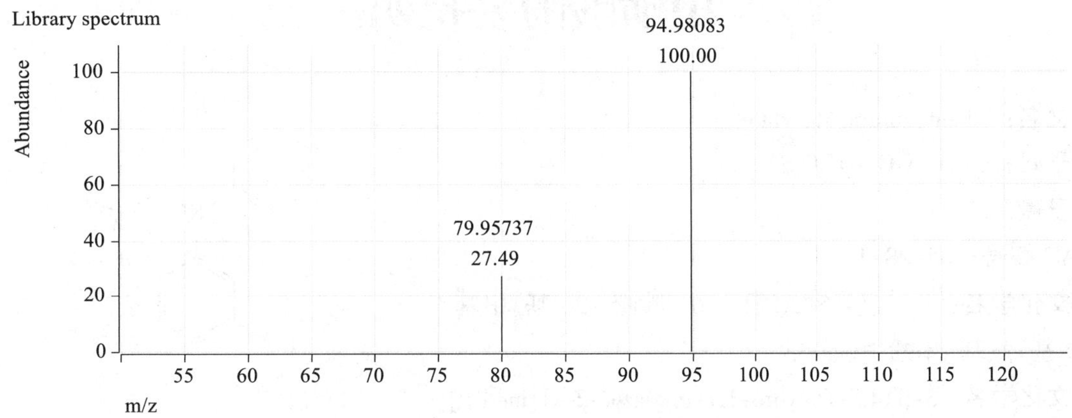

[M-H]⁻ CID:20V

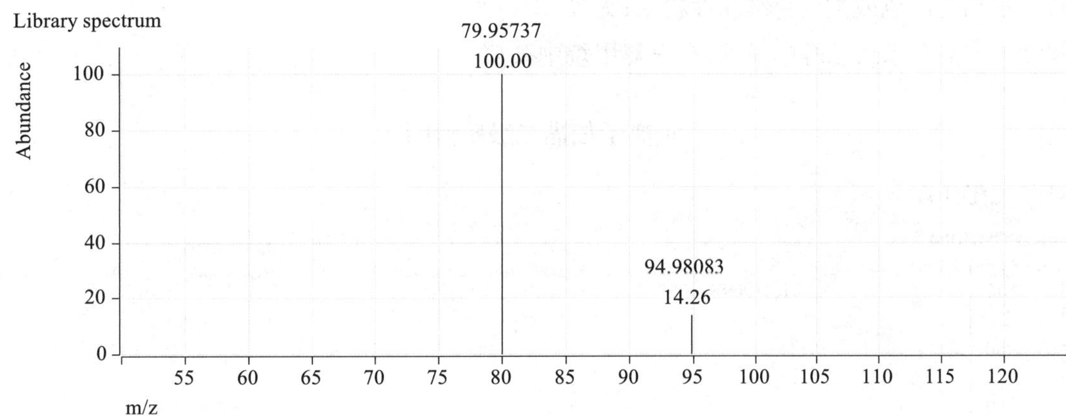

[M-H]⁻ CID:40V

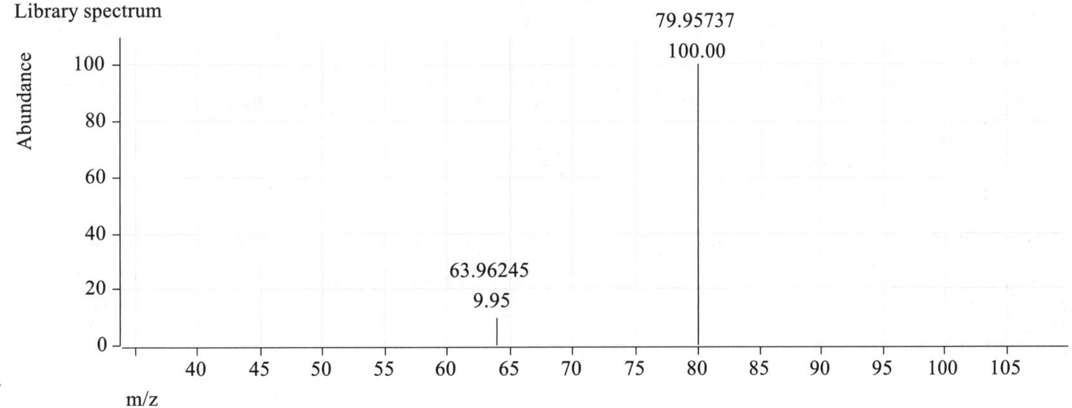

负离子扫描裂解途径解析

m/z 94.9808 → m/z 79.9574

备注:倍他司汀部分解析见盐酸倍他司汀

甲磺酸酚妥拉明

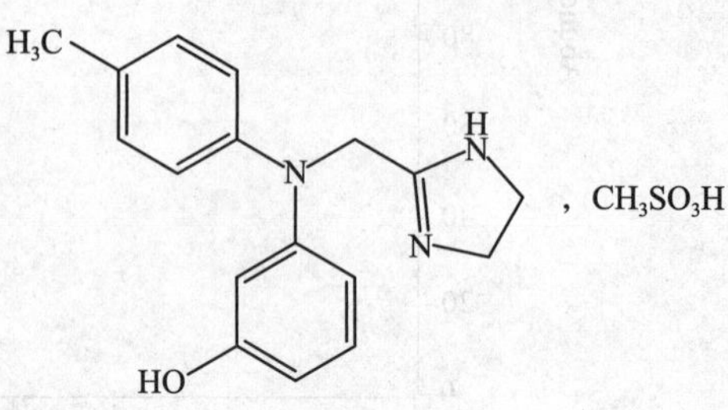

英文名：Phentolamine Mesylate

分子式：$C_{17}H_{19}N_3O \cdot CH_4O_3S$

分子量：377.46

CAS 编号：65-28-1

中文化学名：3-［［(4,5-二氢-1*H*-咪唑-2-基)甲基］(4-甲苯基)氨基］苯酚甲磺酸盐

英文化学名：3-[[(4,5-Dihydro-1*H*-imidazol-2-yl) methyl](4-methylphenyl) amino]phenol methanesulfonate

性状：本品为白色或类白色结晶性粉末；无臭

溶解性：本品在水或乙醇中易溶，在三氯甲烷中微溶

正离子扫描二级质谱图

$[M+H]^+$ CID:10V

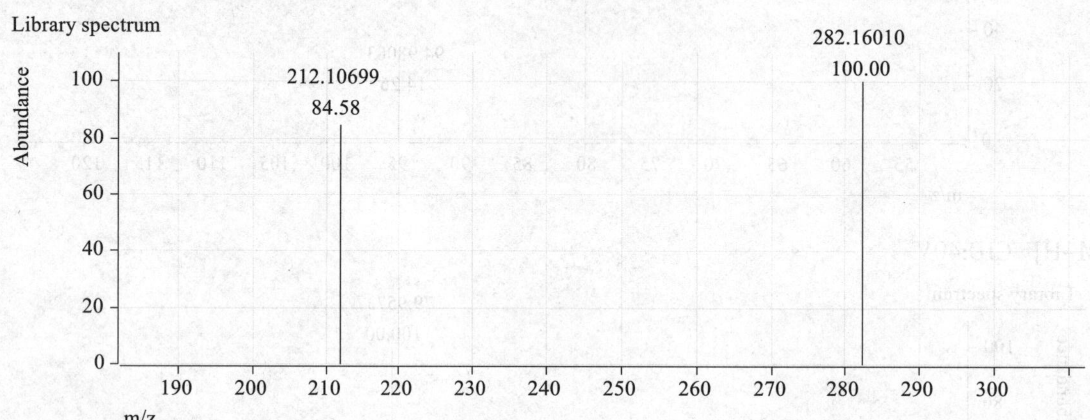

$[M+H]^+$ CID:20V

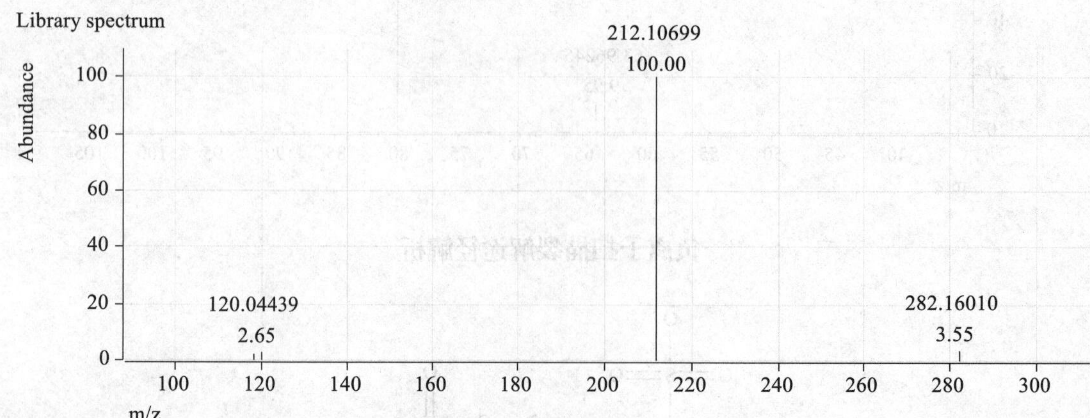

[M+H]$^+$ CID:40V

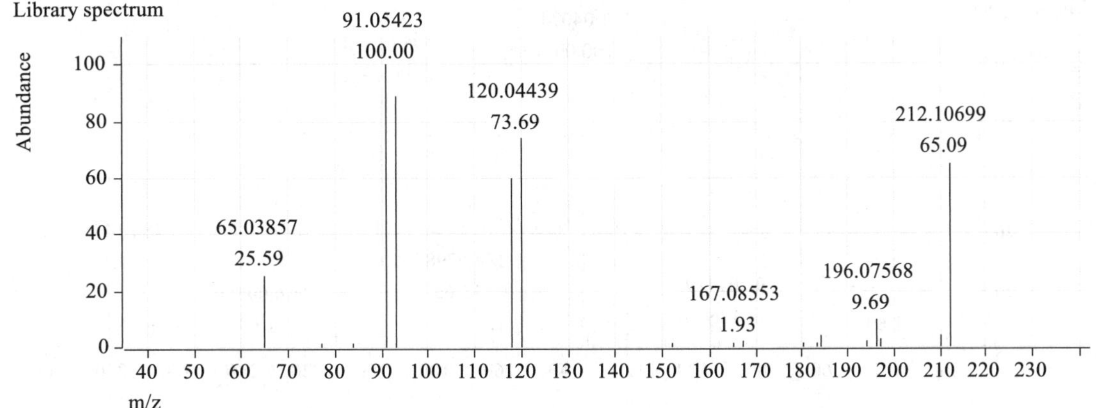

正离子扫描裂解途径解析

m/z 282.1601

m/z 212.1070

m/z 120.0444

m/z 91.0542

负离子扫描二级质谱图

[M−H]$^-$ CID:10V

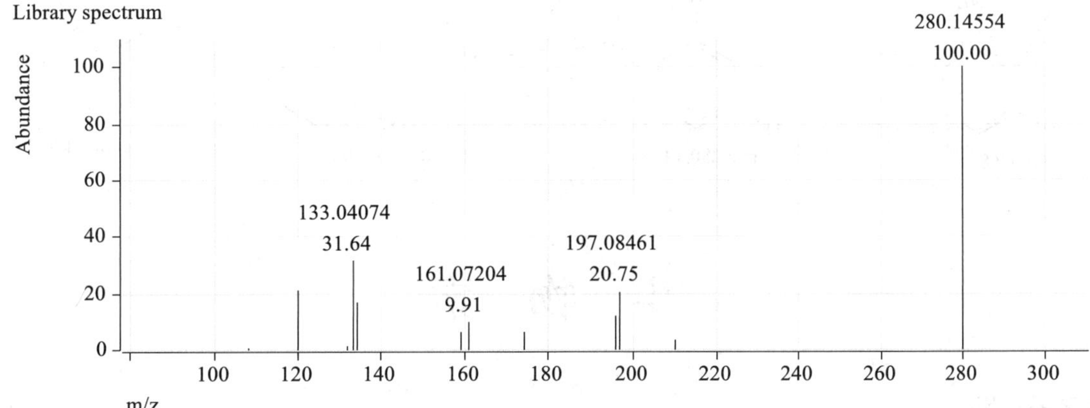

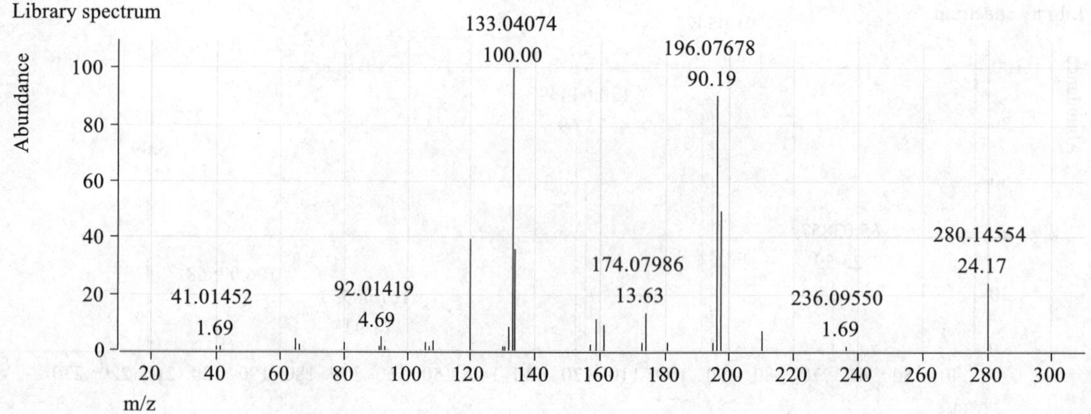

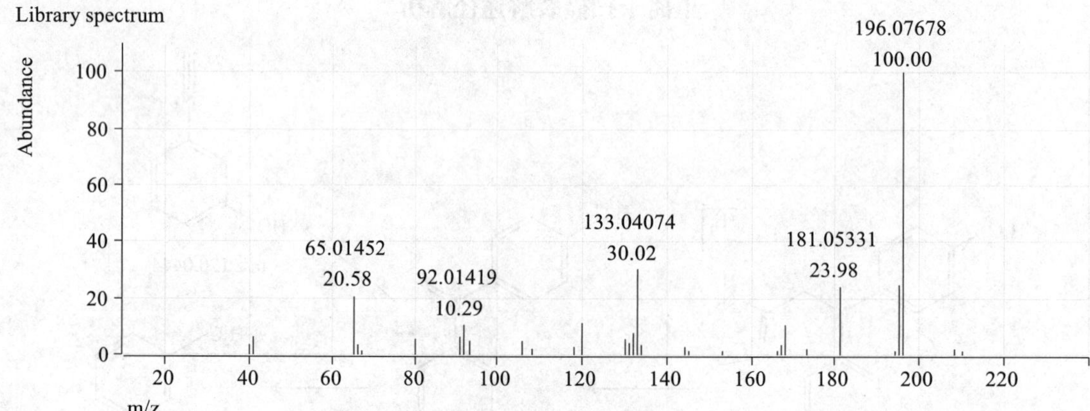

负离子扫描裂解途径解析

m/z 196.0768　m/z 280.1455　m/z 197.0846　m/z 120.0819

生　物　素

英文名： Biotin

分子式： $C_{10}H_{16}N_2O_3S$

分子量： 244.31

CAS 编号： 58-85-5

中文化学名： 六氢 -2- 氧代 -1*H*- 噻吩并[3,4-*d*]咪唑 -4- 正戊酸

英文化学名：Hexahydro-2-oxo-1*H*-thieno[3,4-*d*]imidazole-4-pentanoic acid

性状：本品为白色结晶性粉末

溶解性：本品在热水中微溶，在水或乙醇中不溶，在冰醋酸或 0.1mol/L 氢氧化钠溶液中略溶

正离子扫描二级质谱图

[M+H]$^+$ CID:10V

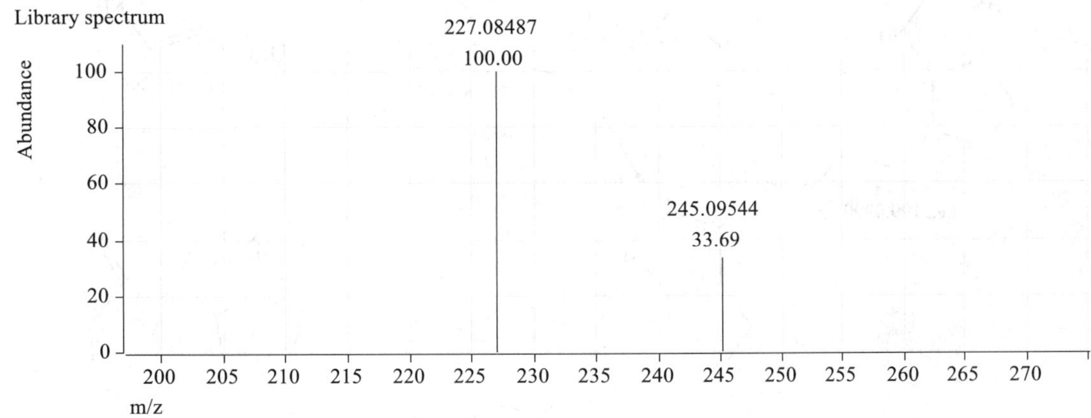

[M+H]$^+$ CID:20V

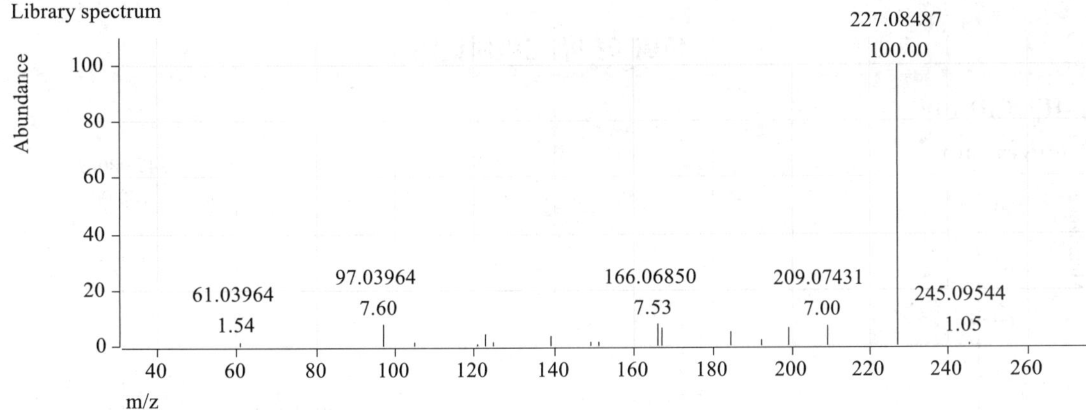

[M+H]$^+$ CID:40V

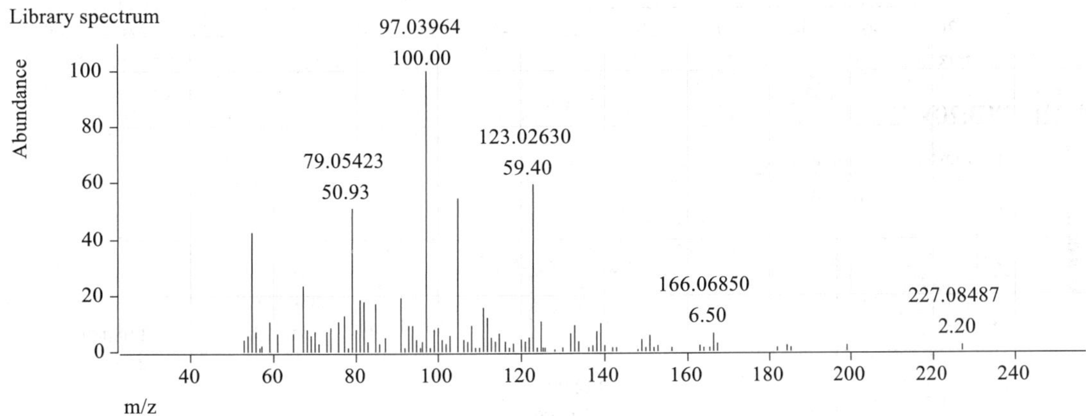

正离子扫描裂解途径解析

m/z 245.0954

m/z 199.0900

m/z 97.0396

m/z 227.0849

m/z 209.0743

负离子扫描二级质谱图

$[M-H]^-$ CID:10V

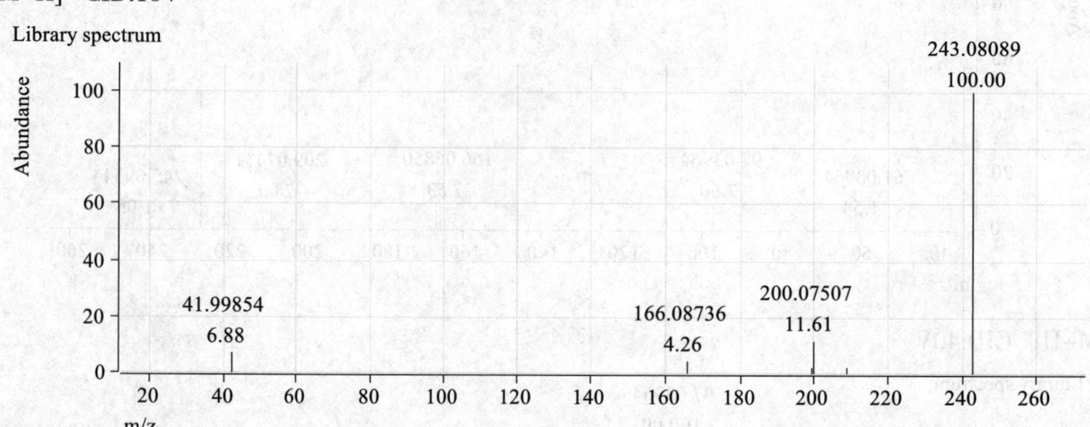

$[M-H]^-$ CID:20V

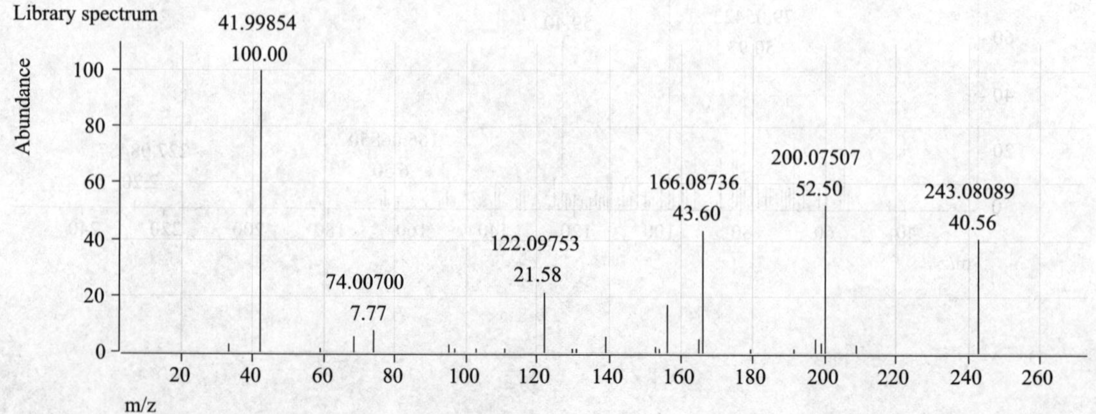

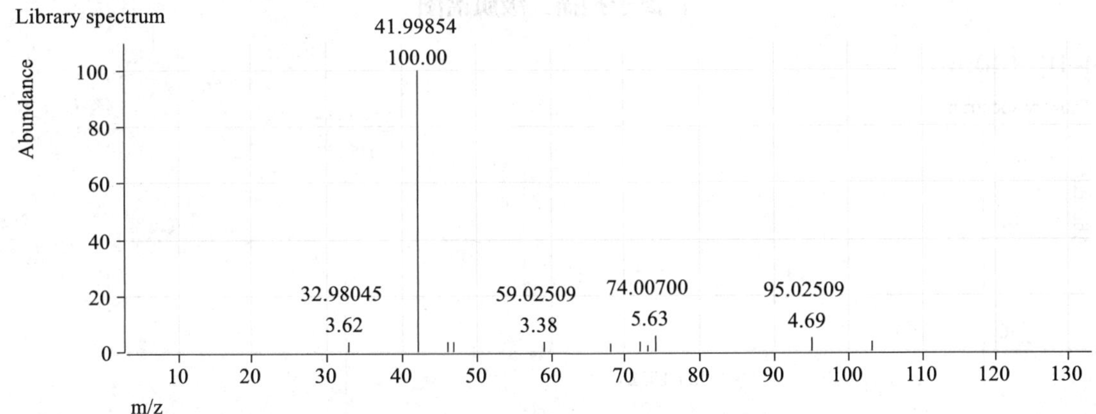

负离子扫描裂解途径解析

m/z 41.9985

m/z 243.0809

m/z 200.0751

m/z 166.0874

m/z 122.0975

他 扎 罗 汀

英文名：Tazarotene

分子式：$C_{21}H_{21}NO_2S$

分子量：351.46

CAS 编号：118292-40-3

中文化学名：6-[(3,4-二氢-4,4-二甲基-2*H*-1-苯并噻喃-6-基)乙炔基]-3-吡啶羧酸乙酯

英文化学名：3-Pyridinecarboxylic acid, 6-[2-(3,4-dihydro-4,4-dimethyl-2*H*-1-benzothiopyran-6-yl)ethynyl]-, ethyl ester

性状：本品为白色至淡黄色结晶或结晶性粉末;无臭

溶解性：本品在苯甲醇中易溶,在乙酸乙酯中溶解,在乙腈中略溶,在乙醇中微溶,在水中几乎不溶

正离子扫描二级质谱图

[M+H]+ CID:10V

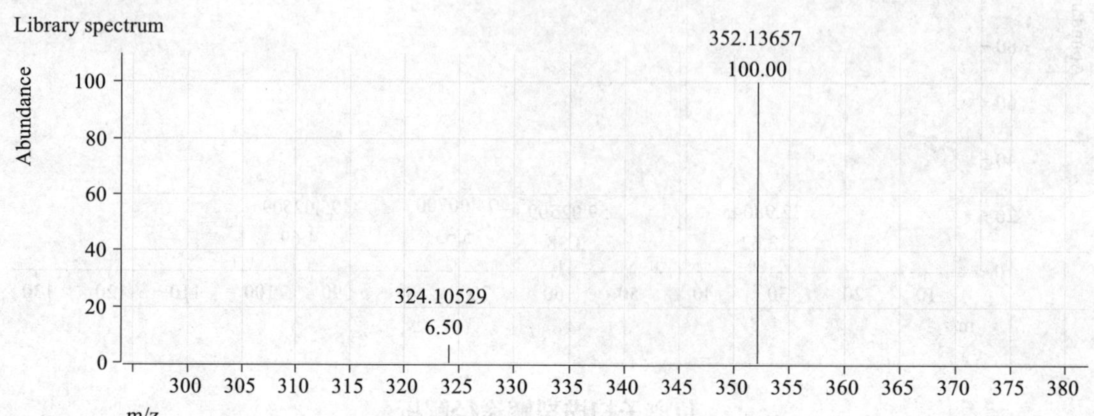

[M+H]+ CID:20V

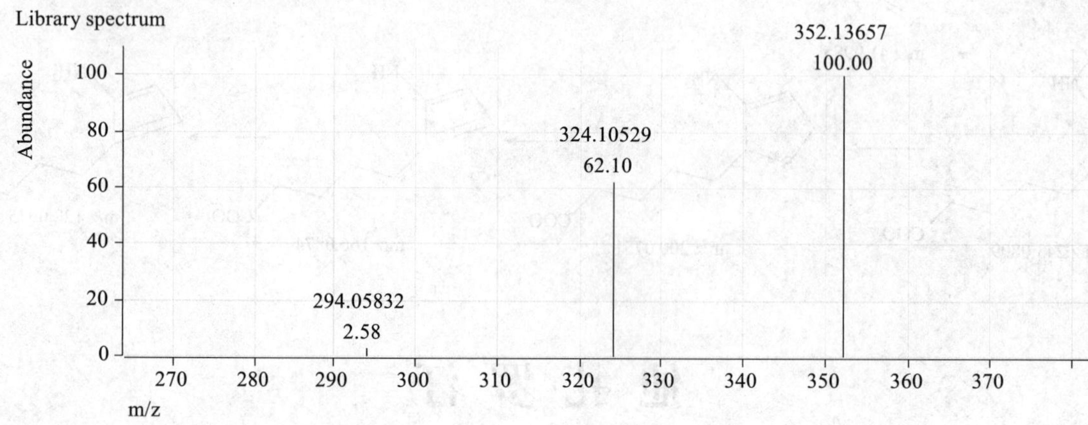

[M+H]+ CID:40V

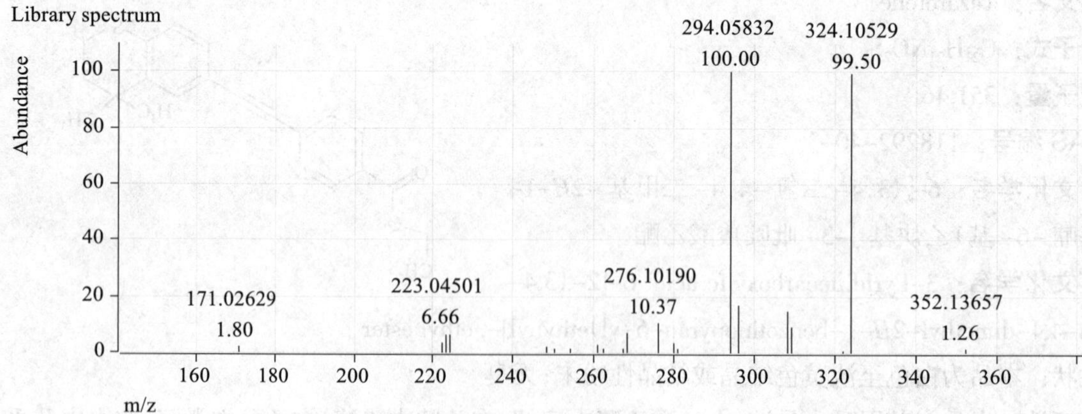

正离子扫描裂解途径解析

m/z 352.1366

m/z 324.1053

m/z 294.0583

m/z 171.0263

m/z 276.1019

半 乳 糖

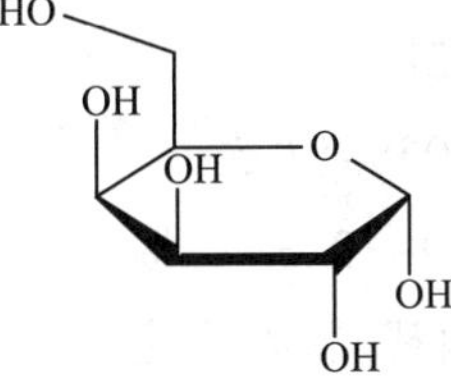

英文名： Galactose

分子式： $C_6H_{12}O_6$

分子量： 180.16

CAS 编号： 59-23-4

中文化学名： D- 吡喃型半乳糖

英文化学名： D-（+）-Galactopyranose

性状： 本品为白色或类白色结晶或细颗粒粉末

溶解性： 本品在水中可溶

负离子扫描二级质谱图

$[M-H]^-$ CID:10V

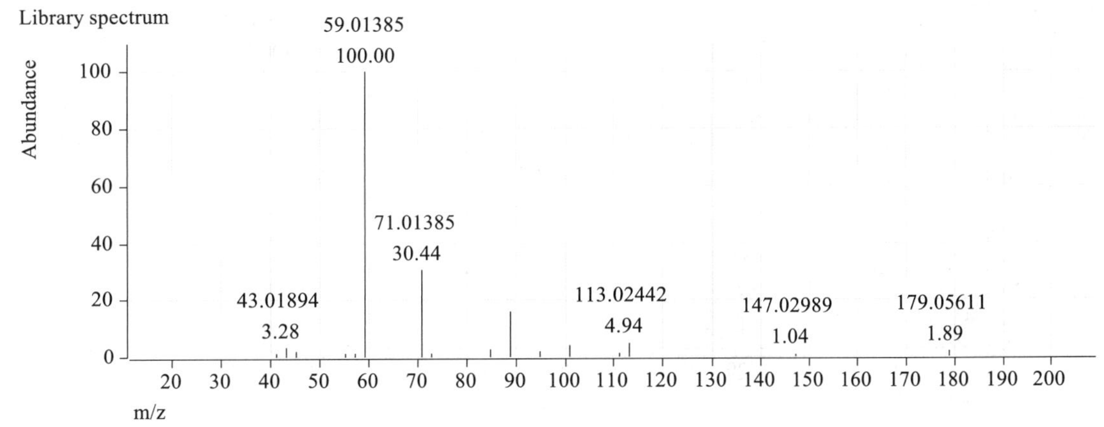

负离子扫描裂解途径解析

m/z 179.0561

m/z 143.0350

m/z 113.0244

m/z 59.0139

m/z 89.0244

m/z 71.0139

司 他 夫 定

英文名： Stavudine

分子式： $C_{10}H_{12}N_2O_4$

分子量： 224.21

CAS 编号： 3056-17-5

中文化学名： 1-(2,3-二脱氧-*β*-D-甘油基-戊基-2-烯呋喃糖基)胸腺嘧啶

英文化学名： Thymine,1-(2,3-dideoxy-*β*-D-*glycero*-pent-2-enofuranosyl)-(7CI, 8CI)

性状： 本品为白色或类白色结晶性粉末

溶解性： 本品在水中溶解，在乙醇或乙腈中略溶，在正己烷中几乎不溶

正离子扫描二级质谱图

$[M+H]^+$ CID:10V

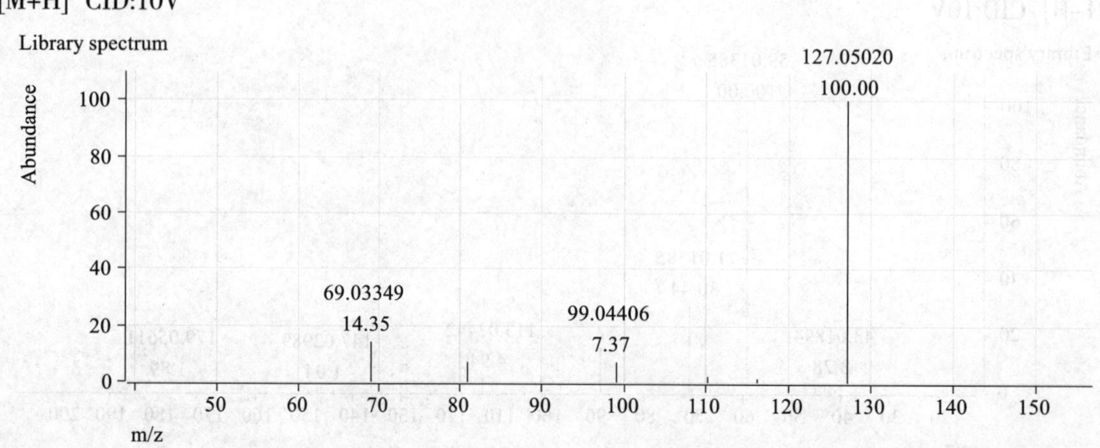

[M+H]+ CID:20V

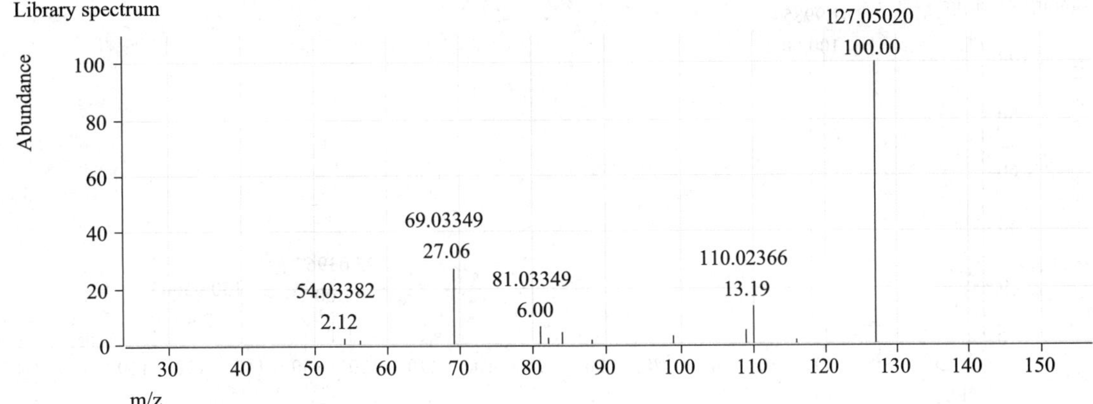

正离子扫描裂解途径解析

m/z 225.0870

m/z 127.0502

m/z 99.0441

m/z 110.0237

m/z 54.0338

m/z 81.0335

m/z 69.0335

负离子扫描二级质谱图

[M−H]− CID:10V

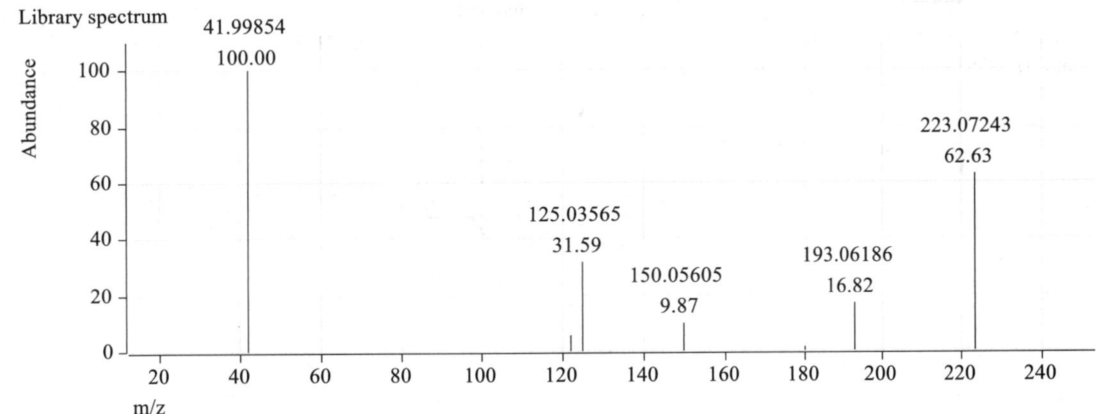

$[M-H]^-$ CID:20V

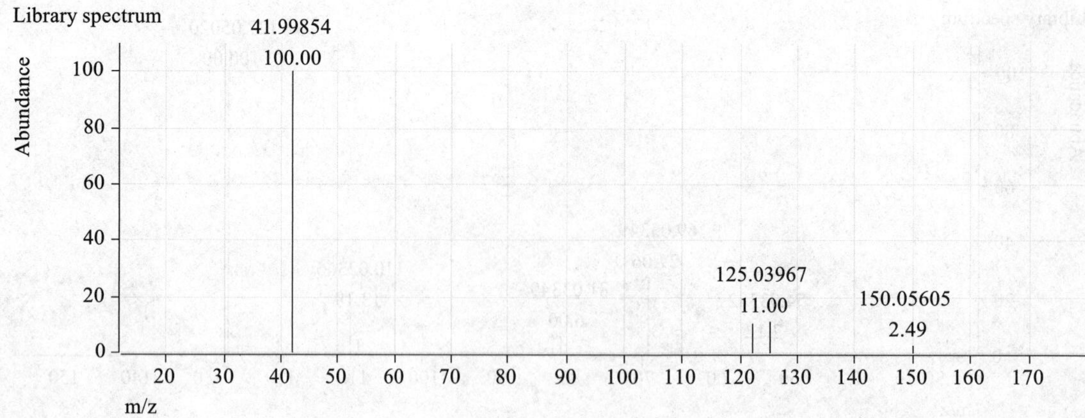

$[M-H]^-$ CID:40V

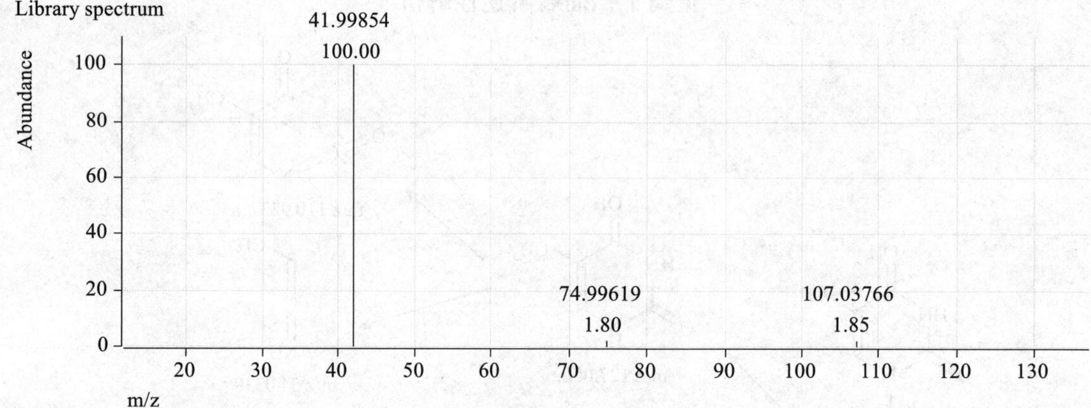

负离子扫描裂解途径解析

m/z 41.9985

m/z 223.0724

m/z 193.0619

m/z 125.0357

m/z 150.0561

正离子扫描二级质谱图(+Na)

$[M+Na]^+$ CID:10V

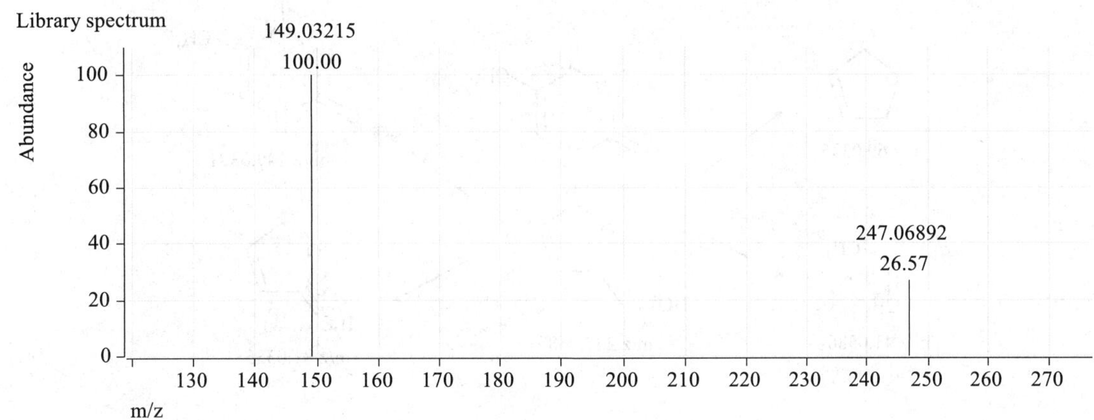

$[M+Na]^+$ CID:20V

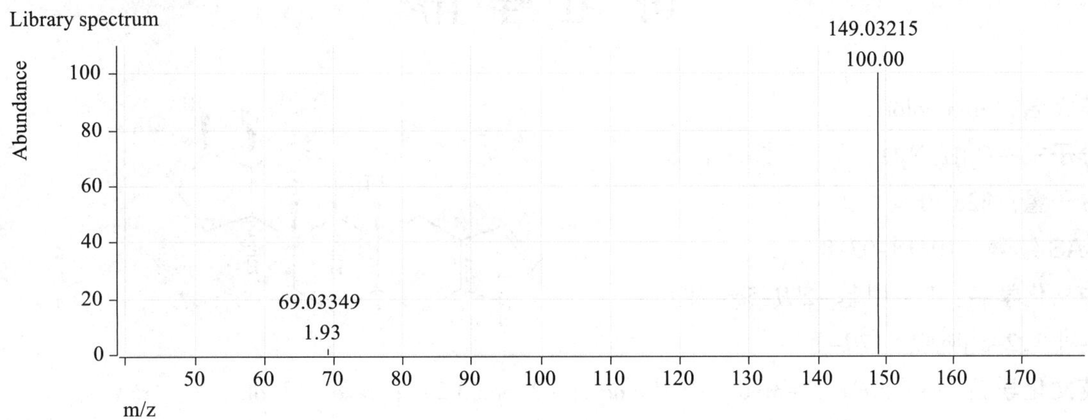

$[M+Na]^+$ CID:40V

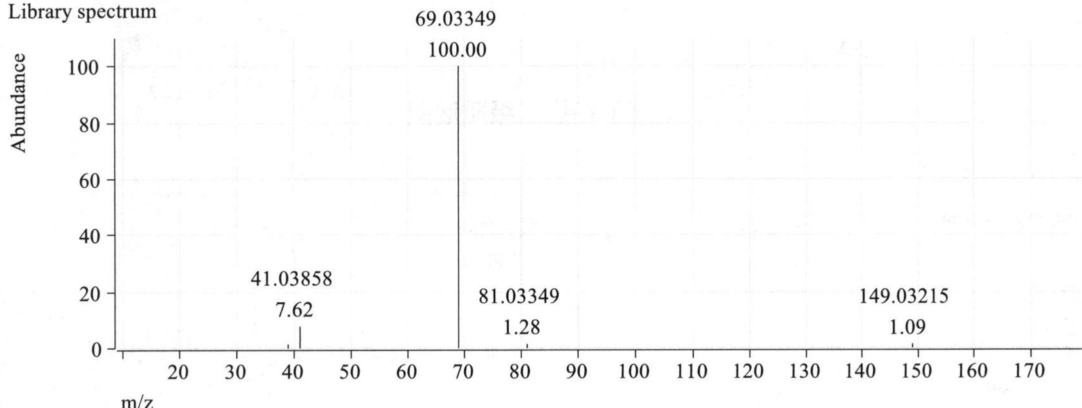

正离子扫描裂解途径解析

m/z 69.0335

m/z 41.0386

m/z 247.0689

m/z 149.0321

m/z 81.0335

司 坦 唑 醇

英文名： Stanozolol

分子式： $C_{21}H_{32}N_2O$

分子量： 328.50

CAS 编号： 10418-03-8

中文化学名： 17- 甲基 -2′*H*-5*α*- 雄甾 -2- 烯 -［3,2-*c*］吡唑 -17*β*- 醇

英文化学名： (5*α*,17*β*)-17-Methyl-2′*H*-androst-2-eno[3,2-*c*]pyrazol-17-ol

性状： 本品为白色结晶性粉末；无臭；略有引溶性

溶解性： 本品在乙醇或三氯甲烷中略溶，在乙酸乙酯或丙酮中微溶，在苯中极微溶，在水或甲醇中几乎不溶

正离子扫描二级质谱图

$[M+H]^+$ CID:20V

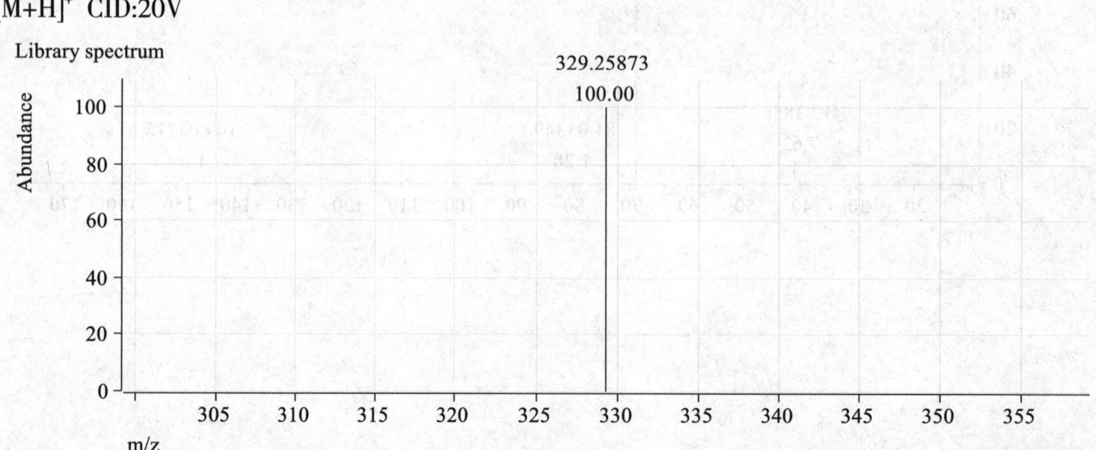

$[M+H]^+$ CID:40V

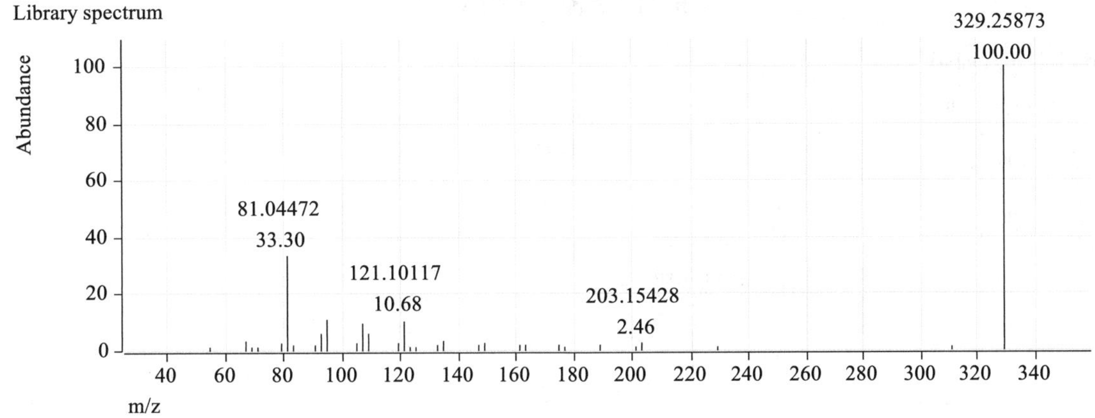

正离子扫描裂解途径解析

m/z 203.1543

m/z 329.2587

m/z 81.0447

m/z 121.0760

尼 可 地 尔

英文名： Nicorandil

分子式： $C_8H_9N_3O_4$

分子量： 211.17

CAS 编号： 65141-46-0

中文化学名： *N*-(2- 羟基乙基)烟酰胺硝酸酯

英文化学名： *N*-(2-Hydroxyethyl)nicotinamide nitrate ester

性状： 本品为白色或类白色针状结晶或结晶性粉末；无臭或微有特臭；味苦

溶解性： 本品在甲醇、乙醇、丙酮、冰醋酸及稀乙醇中易溶，在三氯甲烷中溶解，在水中略溶，在乙醚中几乎不溶

正离子扫描二级质谱图

$[M+H]^+$ CID:10V

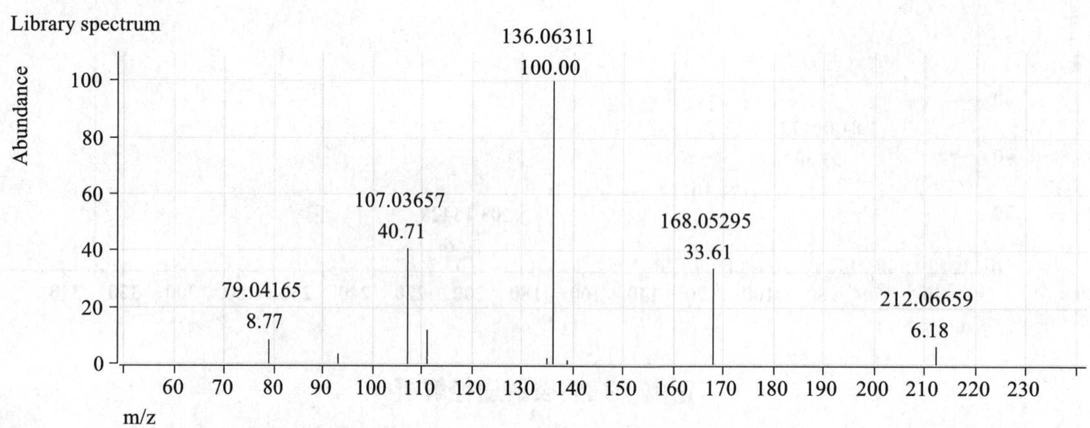

$[M+H]^+$ CID:20V

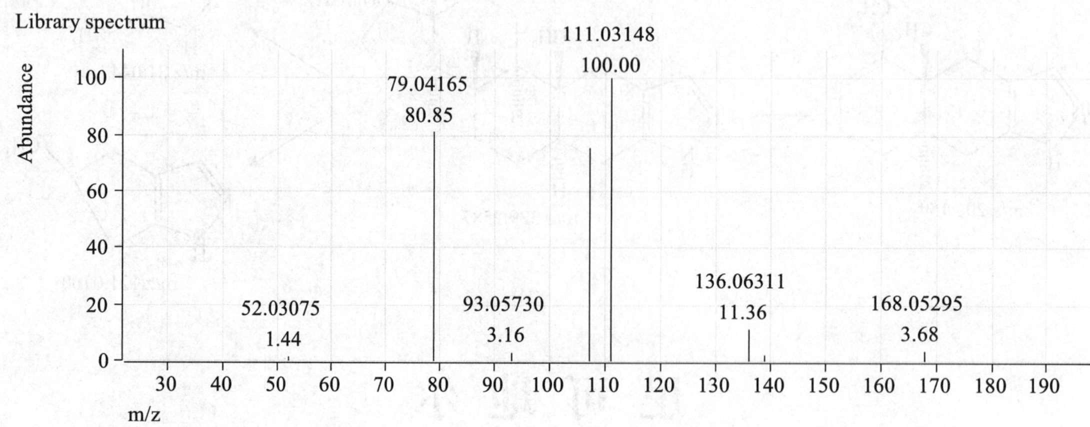

$[M+H]^+$ CID:40V

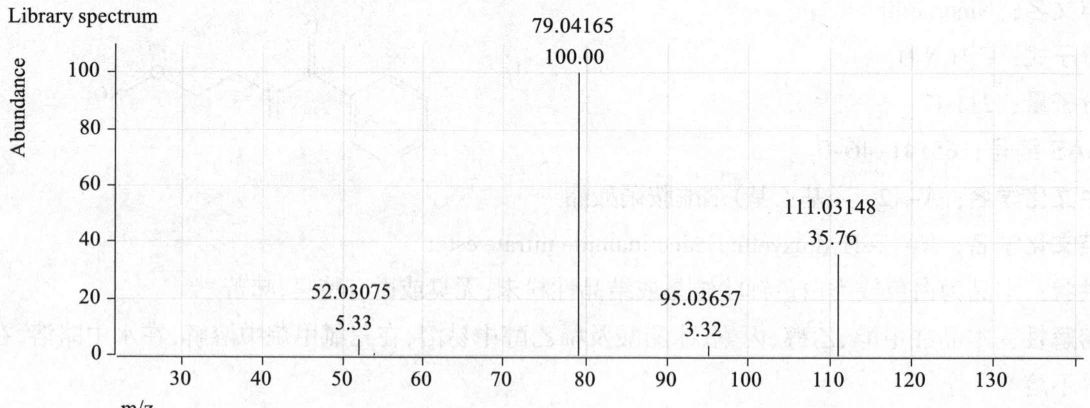

正离子扫描裂解途径解析

m/z 212.0666 → m/z 136.0637 → m/z 107.0366 → m/z 79.0417

负离子扫描二级质谱图

$[M-H]^-$ CID:10V

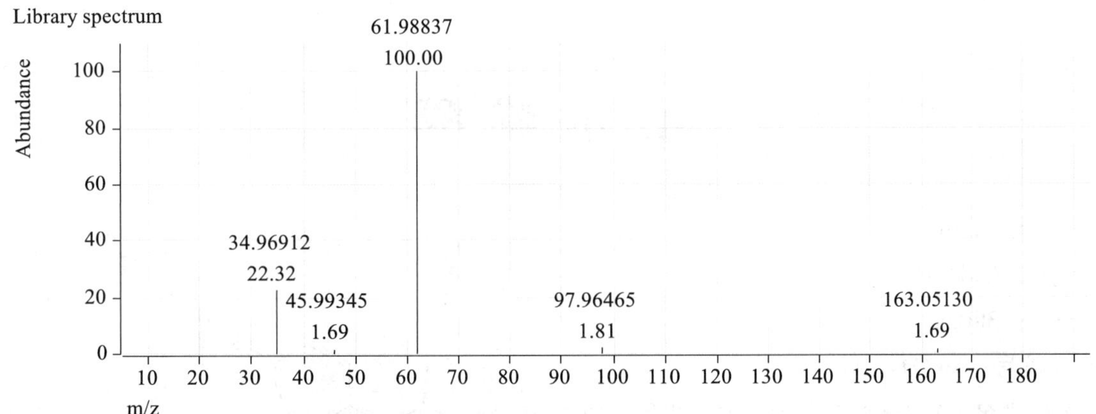

$[M-H]^-$ CID:20V

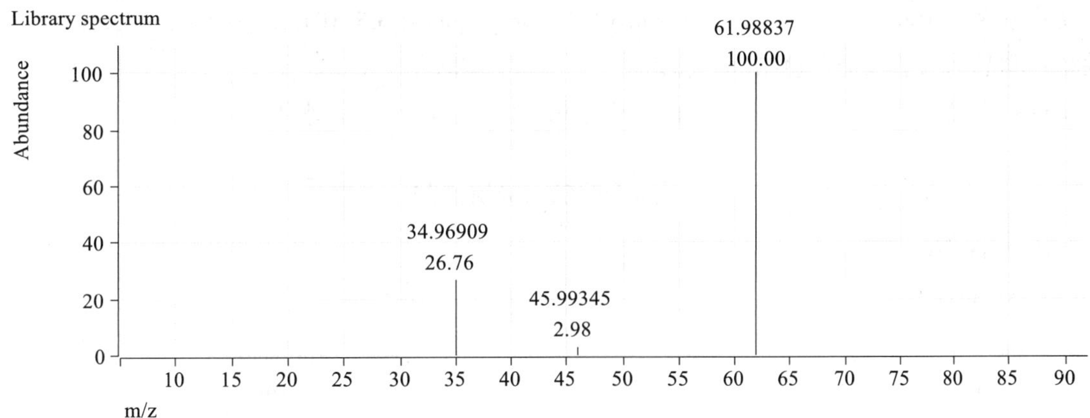

$[M-H]^-$ CID:40V

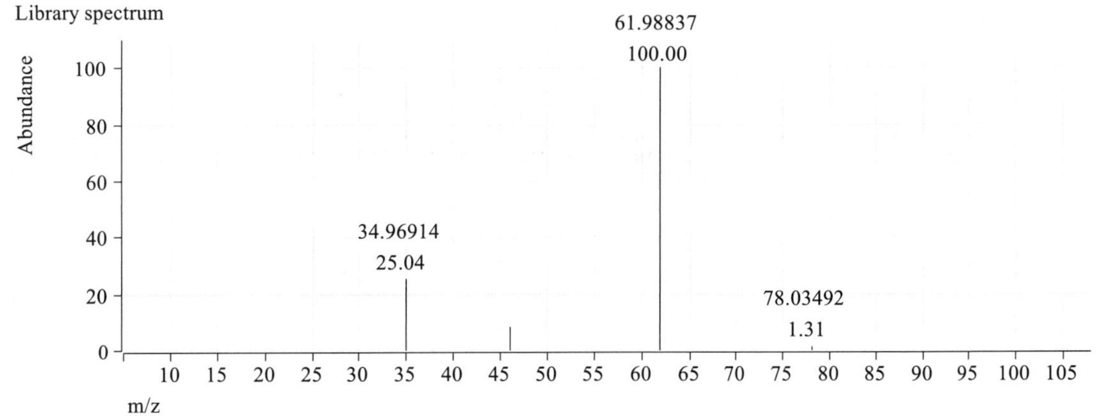

负离子扫描裂解途径解析

m/z 163.0513

m/z 45.9935

m/z 182.0207

m/z 210.0520

m/z 61.9884

尼 尔 雌 醇

英文名：Nilestriol

分子式：$C_{25}H_{32}O_3$

分子量：380.53

CAS 编号：39791-20-3

中文化学名：3-(环戊基氧基)-19-去甲-17-孕甾-1,3,5(10)-三烯-20-炔-16α,17α-二醇

英文化学名：(16α,17α)-3-(Cyclopentyloxy)-19-norpregna-1,3,5(10)-trien-20-yne-16,17-diol

性状：本品为白色或类白色结晶性粉末

溶解性：本品在三氯甲烷中易溶，在丙酮中溶解，在乙醇中略溶，在水中几乎不溶

正离子扫描二级质谱图

$[M+H]^+$ CID:10V

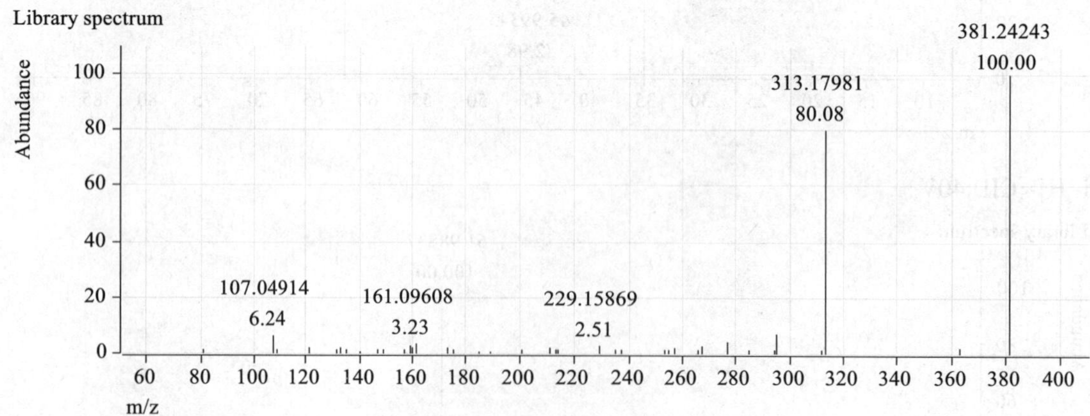

$[M+H]^+$ CID:20V

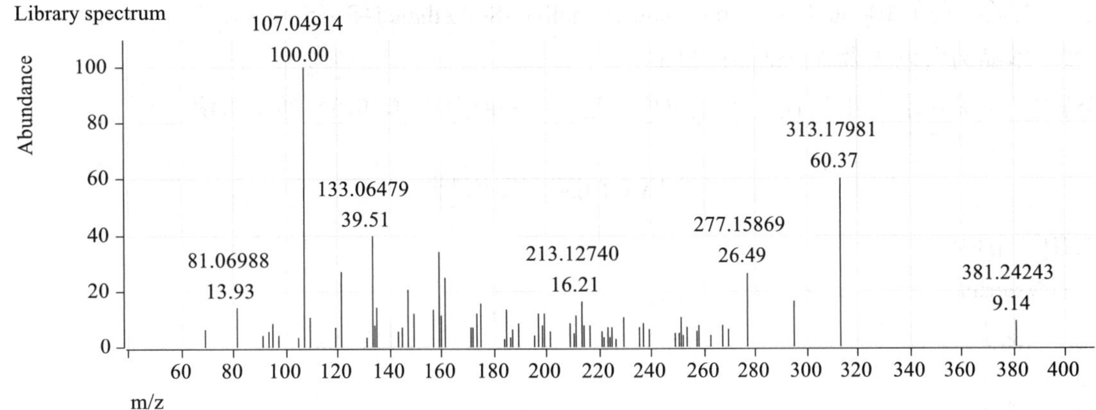

$[M+H]^+$ CID:40V

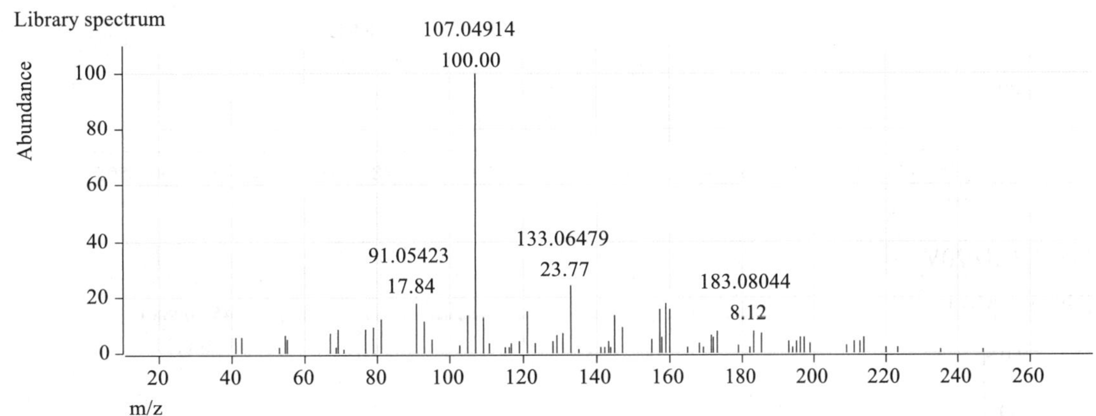

正离子扫描裂解途径解析

m/z 313.1798

m/z 381.2424

m/z 107.0491

尼 麦 角 林

英文名： Nicergoline

分子式： $C_{24}H_{26}BrN_3O_3$

分子量： 484.39

CAS 编号： 27848-84-6

中文化学名： (8*β*)-10- 甲氧基 -1,6- 二甲基

麦角林-8-甲醇基-5″-溴-烟酸酯

英文化学名：(β)-10-Methoxy-1,6-dimethylergoline-8-methanol-8-(5-bromo-3-pyridinecarboxylate)

性状：本品为白色或微黄色结晶性粉末

溶解性：本品在水中几乎不溶，在乙醚中微溶，在三氯甲烷、苯和稀醋酸中溶解

正离子扫描二级质谱图

$[M+H]^+$ CID:10V

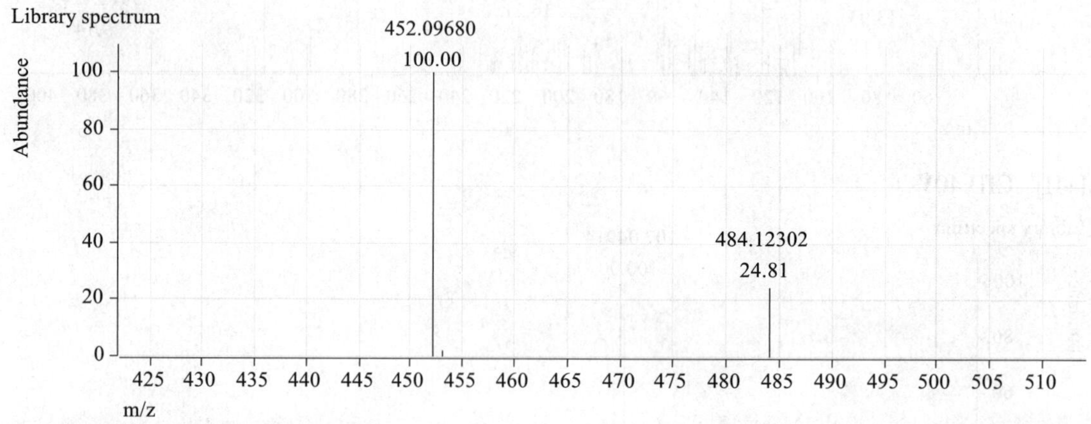

$[M+H]^+$ CID:20V

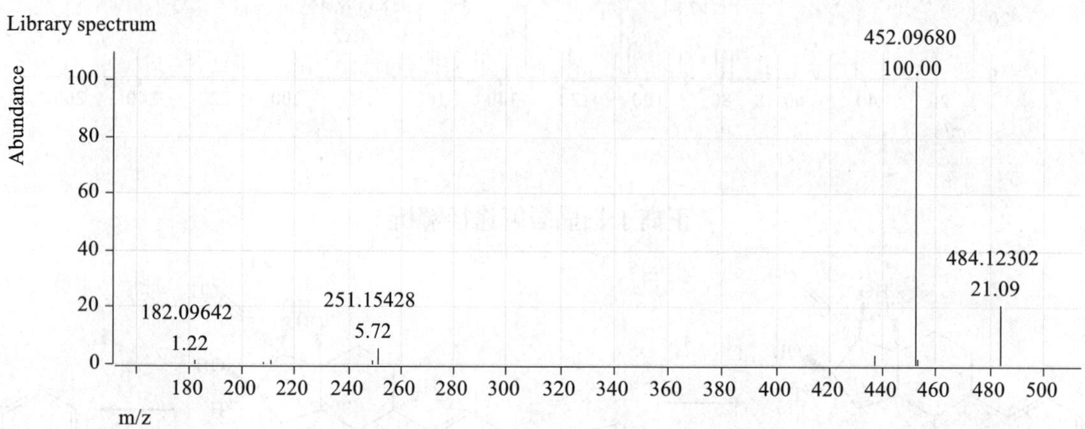

$[M+H]^+$ CID:40V

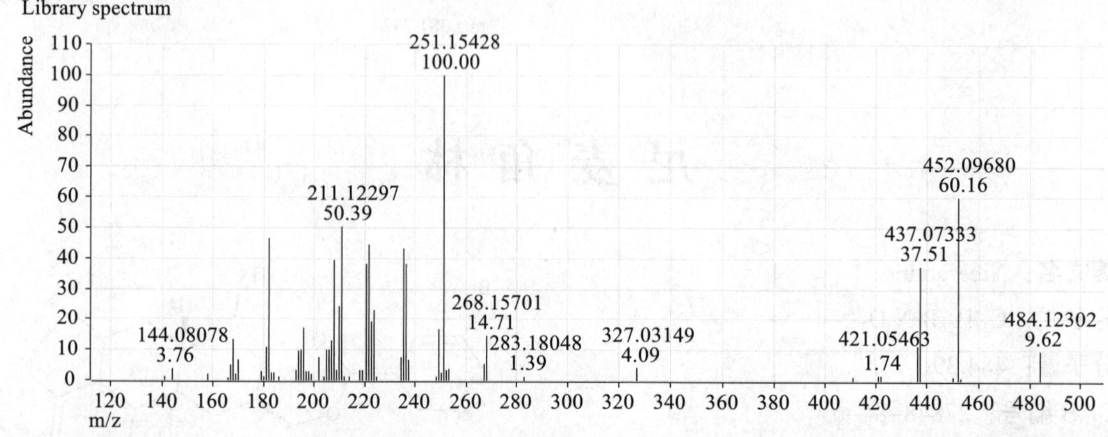

正离子扫描裂解途径解析

尼 美 舒 利

英文名：Nimesulide

分子式：$C_{13}H_{12}N_2O_5S$

分子量：308.31

CAS 编号：51803-78-2

中文化学名：4′-硝基-2′-苯氧基苯甲磺酰胺

英文化学名：4′-Nitro-2′-phenoxymethanesulfonamide

性状：本品为淡黄色结晶或结晶性粉末;无臭

溶解性：本品在丙酮或二甲基甲酰胺中易溶,在三氯甲烷中溶解,在甲醇、乙醇或乙醚中微溶,在水中几乎不溶

负离子扫描二级质谱图

$[M-H]^-$ CID:10V

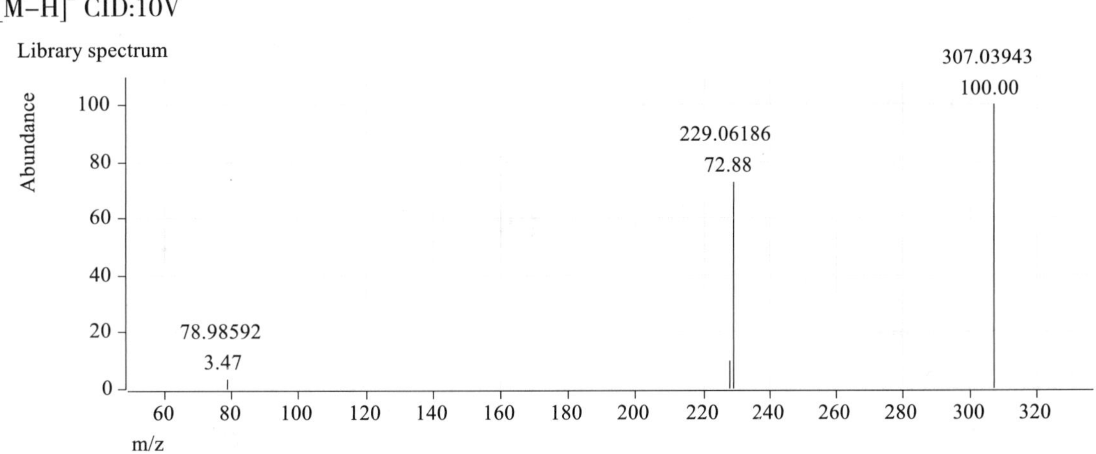

[M-H]$^-$ CID:20V

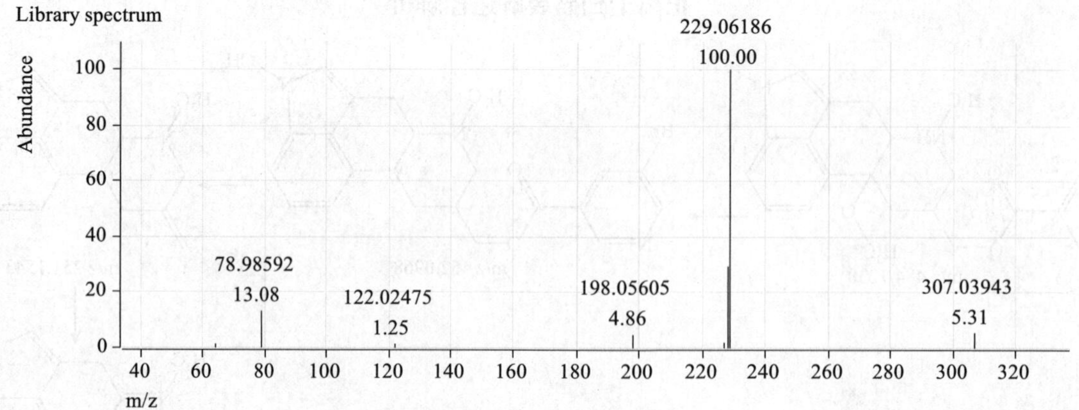

[M-H]$^-$ CID:40V

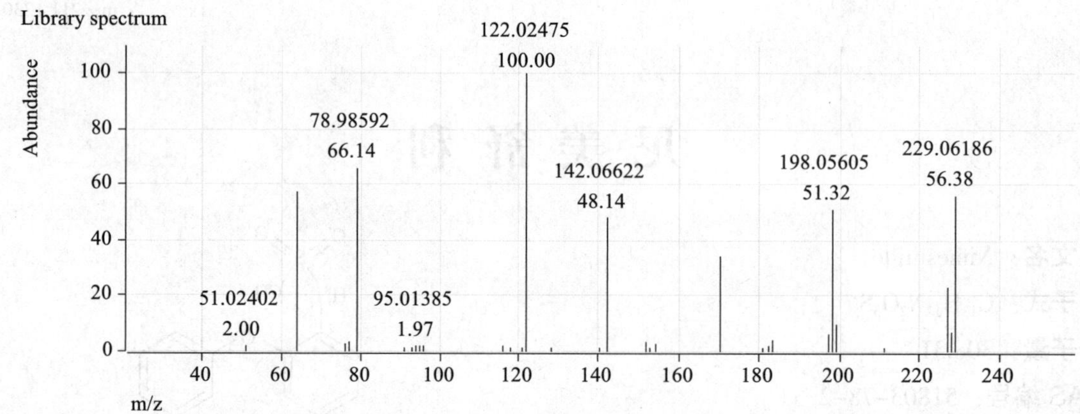

负离子扫描裂解途径解析

m/z 307.0394

m/z 122.0248

m/z 229.0619

m/z 78.9859

尼 莫 地 平

英文名： Nimodipine

分子式： $C_{21}H_{26}N_2O_7$

分子量： 418.45

CAS 编号： 66085-59-4

中文化学名： 2,6- 二甲基 -4-(3- 硝基苯基)-

1,4-二氢-3,5-吡啶二甲酸-2-甲氧乙酯异丙酯

英文化学名： 2,6-Dimethyl-4-(3′-nitrophenyl)-1,4-dihydropyridine-3,5-dicarboxylic acid 3-β-methoxyethyl ester 5-isopropyl ester

性状： 本品为淡黄色结晶性粉末或粉末；无臭；无味；遇光不稳定

溶解性： 本品在丙酮、三氯甲烷或乙酸乙酯中易溶，在乙醇中溶解，在乙醚中微溶，在水中几乎不溶

正离子扫描二级质谱图

[M+H]+ CID:10V

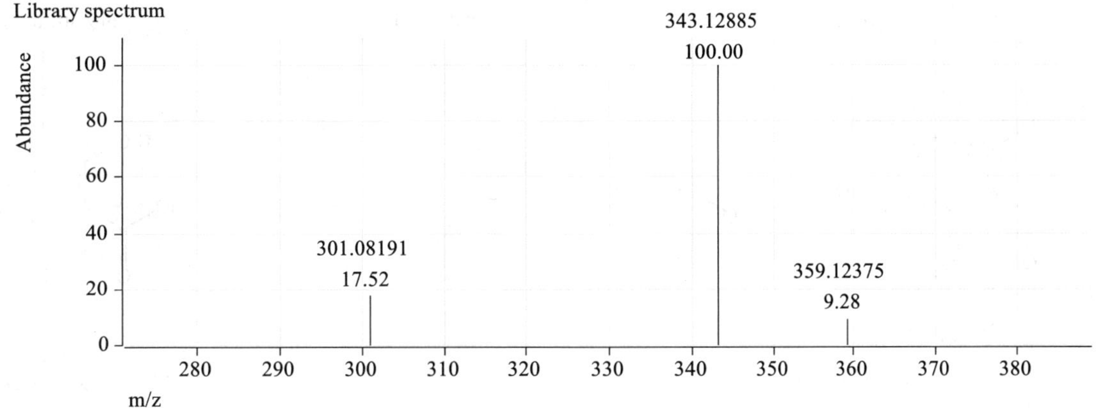

[M+H]+ CID:20V

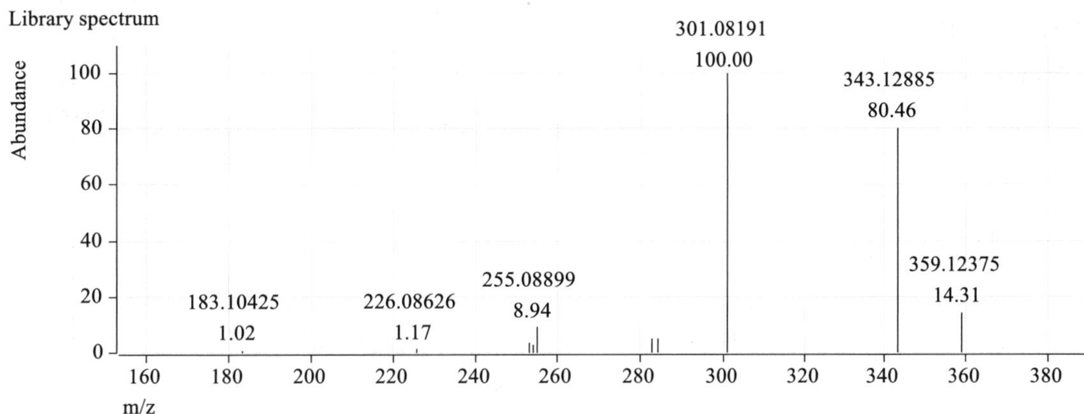

[M+H]+ CID:40V

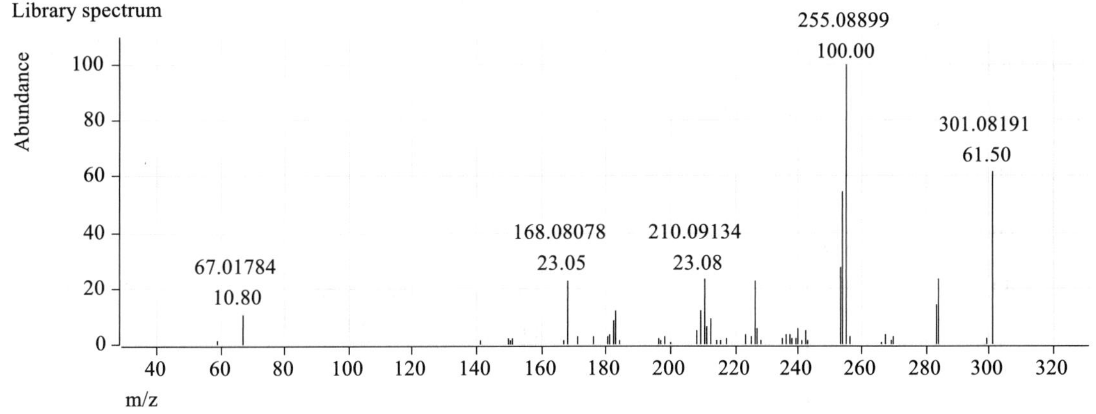

正离子扫描裂解途径解析

m/z 419.1813

m/z 343.1288

m/z 301.0819

m/z 359.1238

m/z 255.0890

负离子扫描二级质谱图

$[M-H]^-$ CID:10V

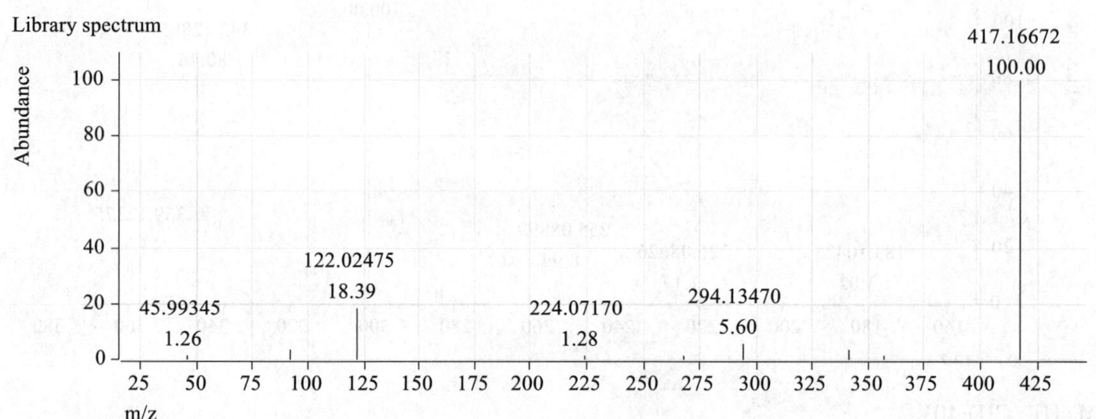

$[M-H]^-$ CID:20V

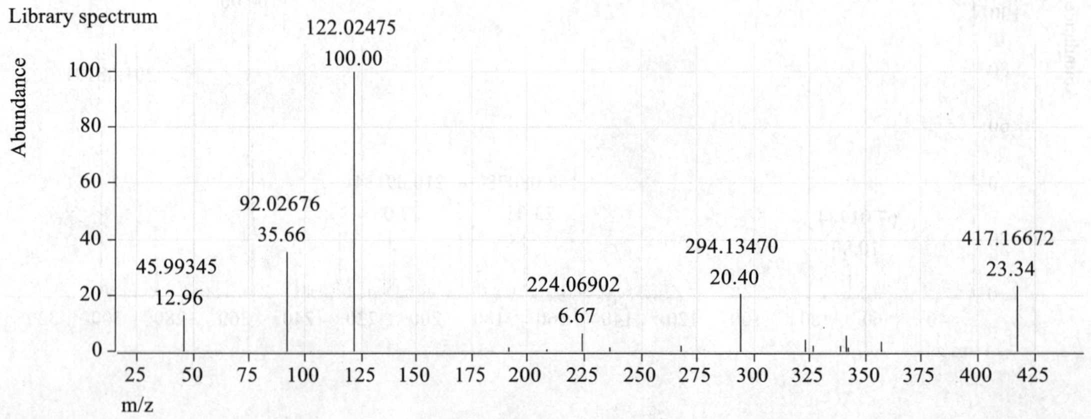

[M–H]⁻ CID:40V

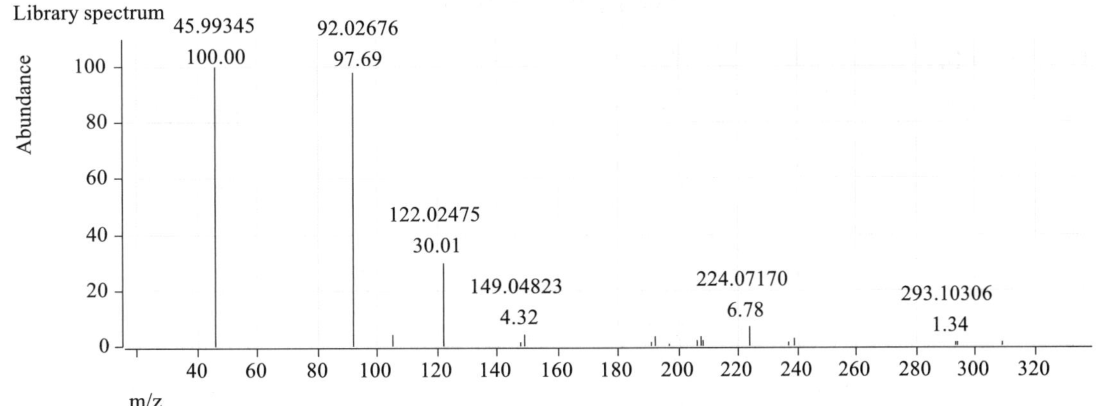

负离子扫描裂解途径解析

m/z 417.1667

m/z 122.0248

m/z 92.0268

m/z 294.1347

尼莫地平杂质 I

英文名：Nimodipine Impurity Ⅰ

分子式：$C_{21}H_{24}N_2O_7$

分子量：416.42

CAS 编号：85677–93–6

中文化学名：2,6– 二甲基 –4–(3– 硝基苯基)–3,5– 吡啶二甲酸 –2– 甲氧基乙酯异丙酯

英文化学名：3,5–Pyridinedicarboxylic acid, 2,6–dimethyl–4–(3–nitrophenyl)–, 3–(2–methoxyethyl) 5–(1–methylethyl) ester

性状：本品为黄色油状液体

正离子扫描二级质谱图

[M+H]$^+$ CID:10V

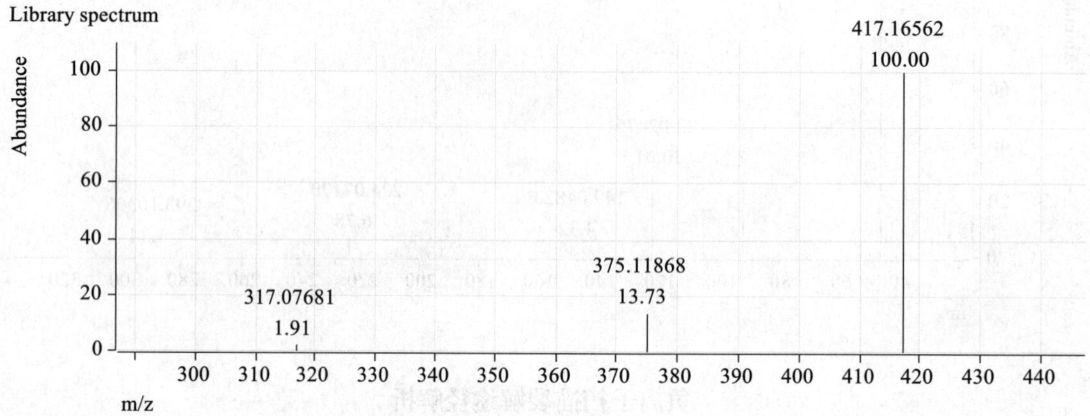

[M+H]$^+$ CID:20V

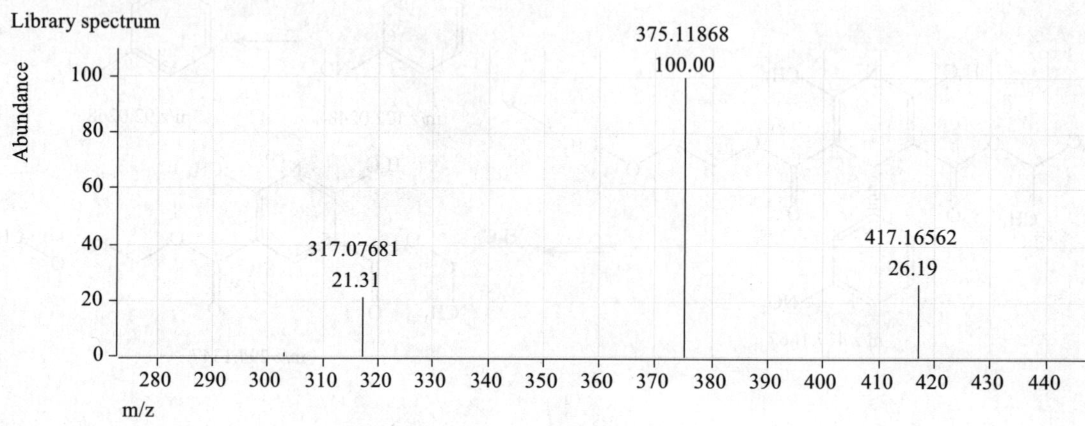

[M+H]$^+$ CID:40V

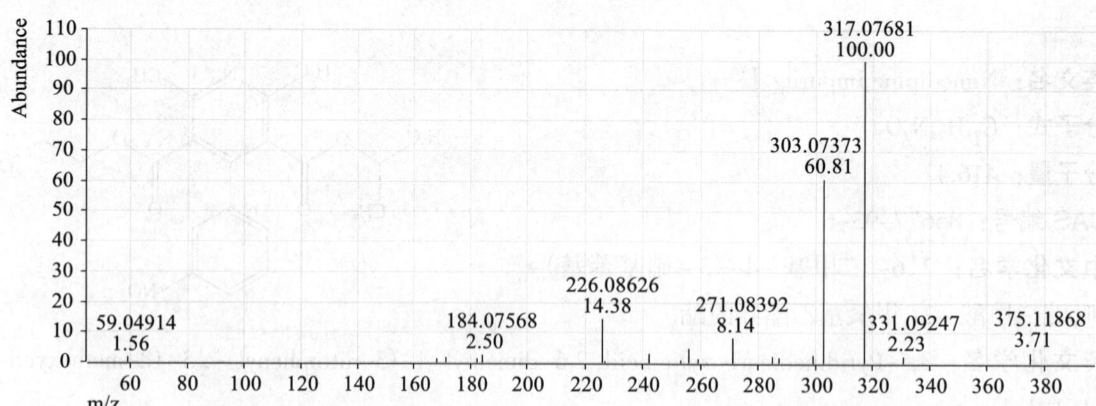

正离子扫描裂解途径解析

m/z 375.1187 ← m/z 417.1656 → m/z 317.0768

尼 索 地 平

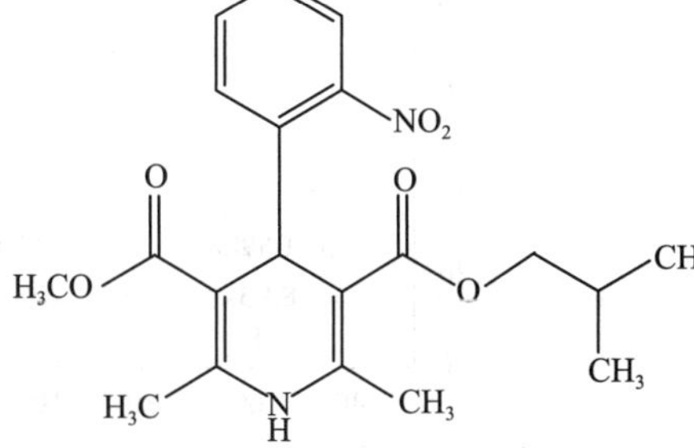

英文名： Nisoldipine

分子式： $C_{20}H_{24}N_2O_6$

分子量： 388.41

CAS 编号： 63675-72-9

中文化学名：（±）-2,6- 二甲基 -4-（2- 硝基苯基）-1,4- 二氢 -3,5- 吡啶二甲酸甲酯异丁酯

英文化学名： 1,4-Dihydro-2,6-dimethyl-4-（2-nitrophenyl）-3,5-pyridinedicarboxylicacid methyl 2-methylpropyl ester

性状： 本品为黄色结晶性粉末；无臭；遇光不稳定

溶解性： 本品在丙酮或三氯甲烷中易溶，在乙醇中略溶，在水中几乎不溶

正离子扫描二级质谱图

$[M+H]^+$ CID:10V

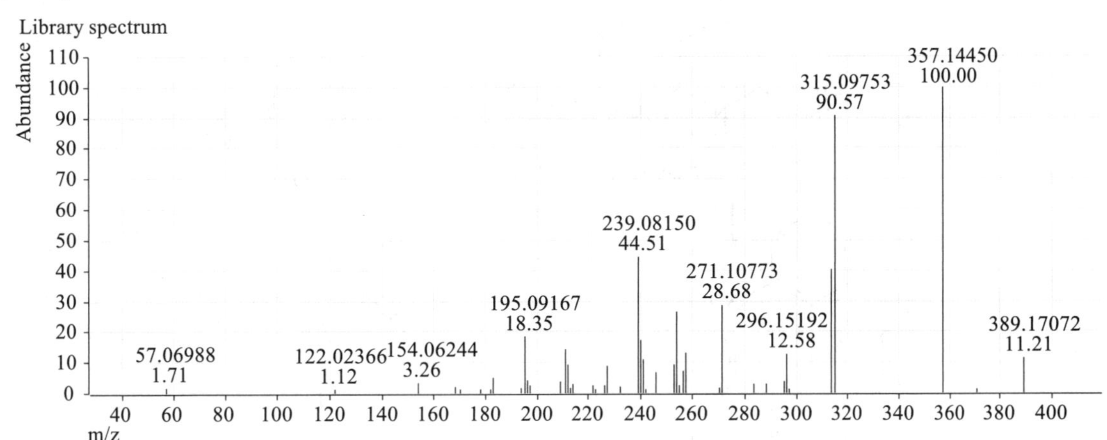

$[M+H]^+$ CID:20V

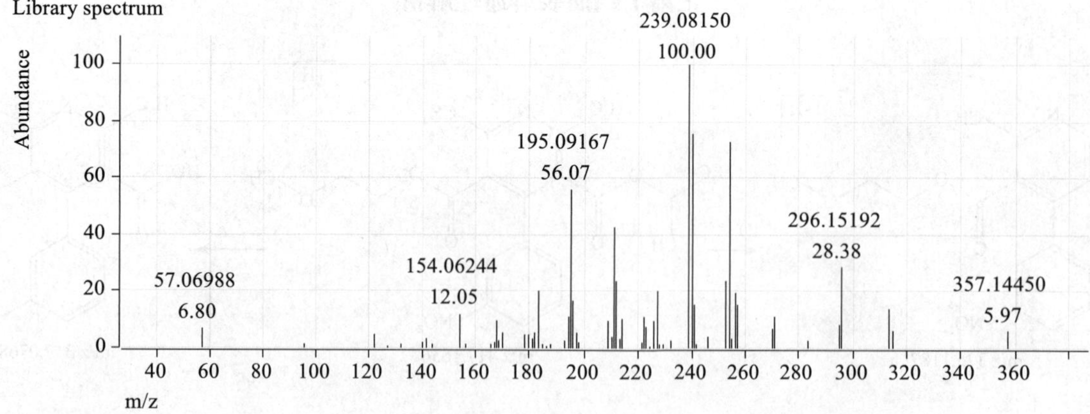

$[M+H]^+$ CID:40V

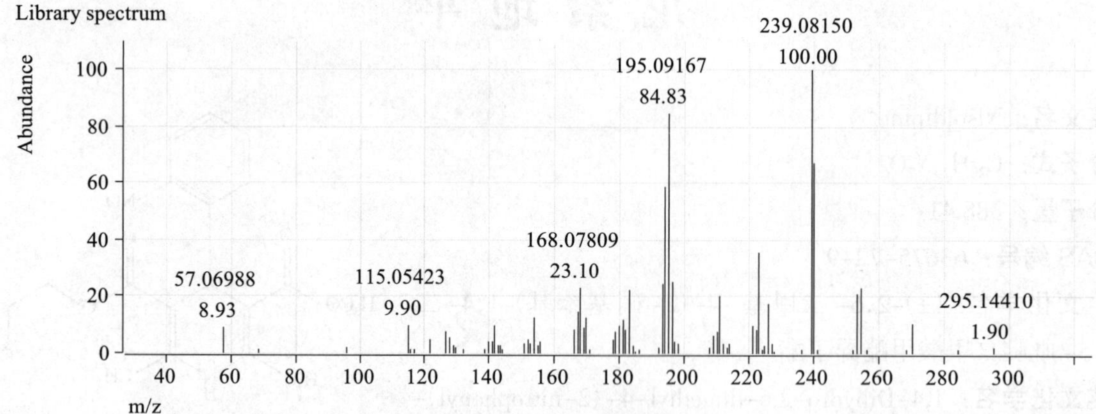

正离子扫描裂解途径解析

m/z 389.1707

m/z 239.0941

m/z 357.1445

m/z 315.0975

负离子扫描二级质谱图

[M-H]⁻ CID:10V

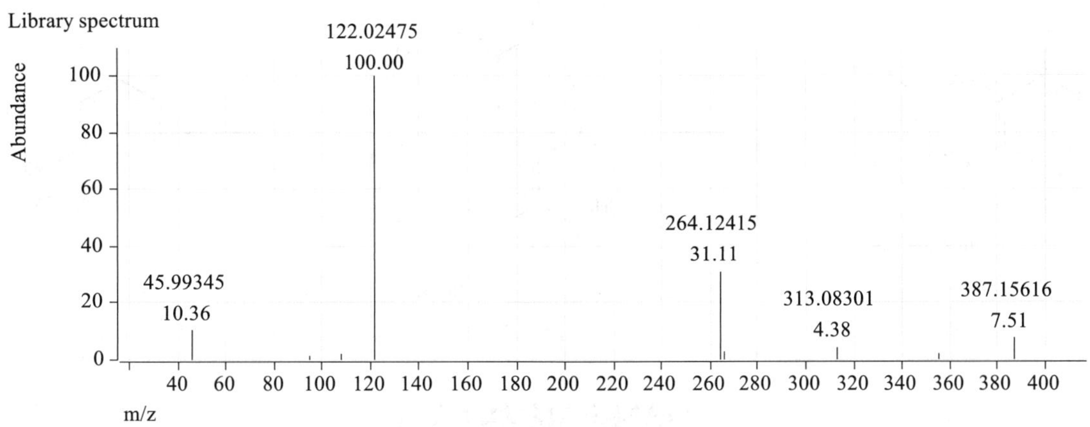

[M-H]⁻ CID:20V

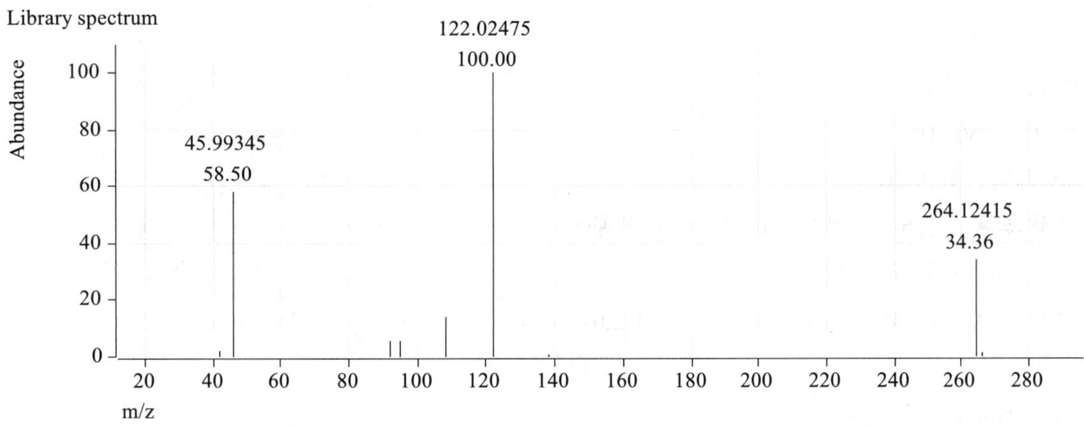

[M-H]⁻ CID:40V

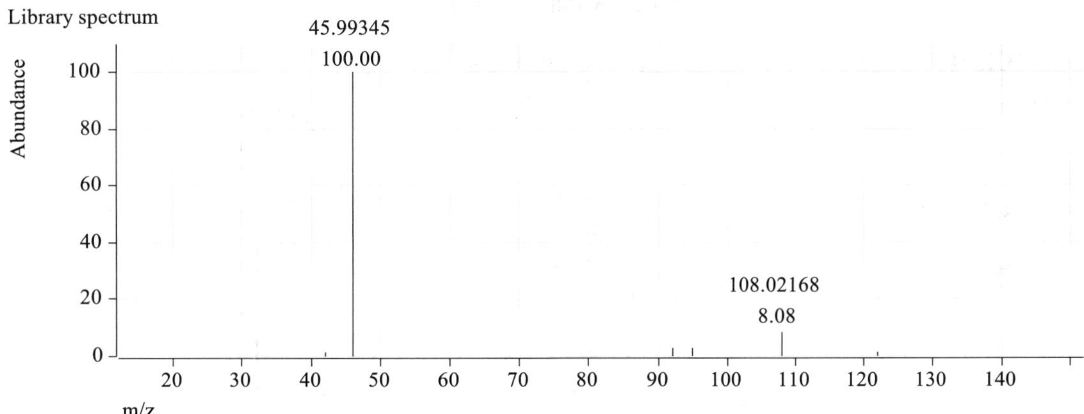

负离子扫描裂解途径解析

尼索地平杂质 I

英文名：Nisoldipine Impurity Ⅰ

分子式：$C_{20}H_{22}N_2O_6$

分子量：386.40

CAS 编号：103026-83-1

中文化学名：2,6- 二甲基 -4-（2- 硝基苯基）-3,5- 吡啶二羧酸甲酯异丁酯

英文化学名：3,5-Pyridinedicarboxylic acid, 2,6-dimethyl-4-(2-nitrophenyl)-, 3-methyl 5-(2-methylpropyl) ester

性状：本品为淡黄色结晶性粉末

正离子扫描二级质谱图

$[M+H]^+$ CID:10V

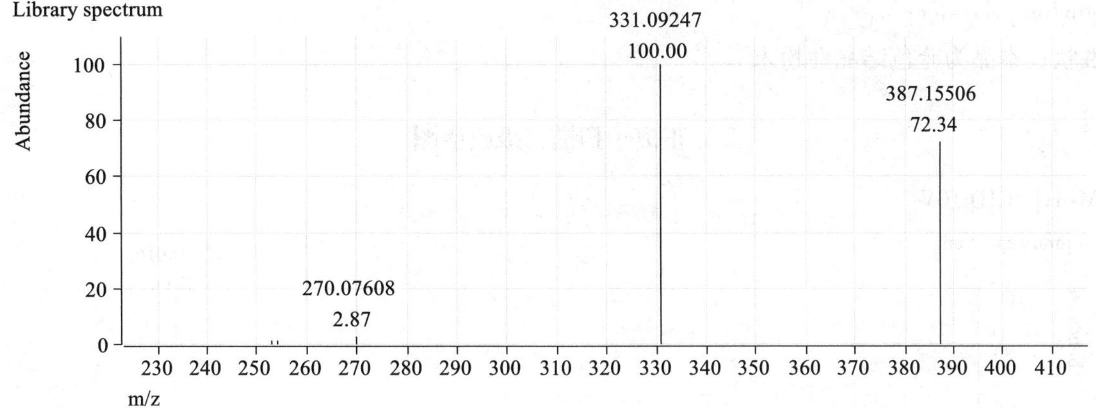

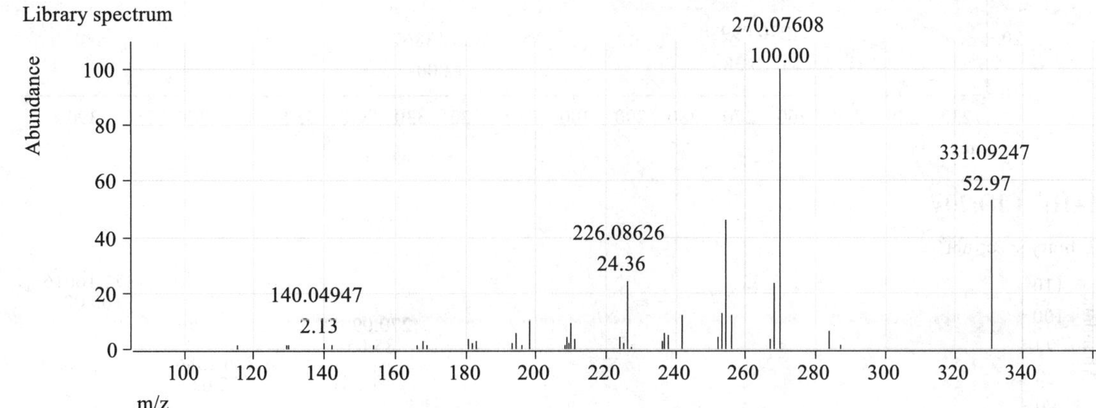

正离子扫描裂解途径解析

m/z 270.1125 ← m/z 387.1551 → m/z 331.0925

尼索地平杂质Ⅱ

英文名： Nisoldipine Impurity Ⅱ

分子式： $C_{20}H_{22}N_2O_5$

分子量： 370.40

CAS 编号： 87375-91-5

中文化学名： 2,6- 二甲基 -4-(2- 亚硝基苯基)-3,5- 吡啶二甲酸甲酯异丁酯

英文化学名：3,5-Pyridinedicarboxylic acid, 2,6-dimethyl-4-(2-nitrosophenyl)-, 3-methyl 5-(2-methylpropyl) ester

性状：本品为蓝色结晶性粉末

正离子扫描二级质谱图

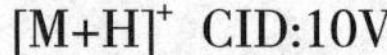

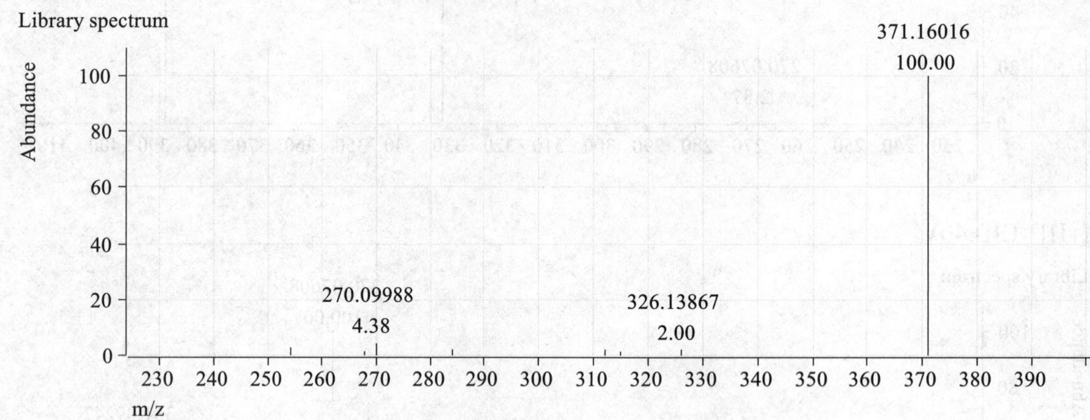

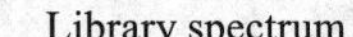

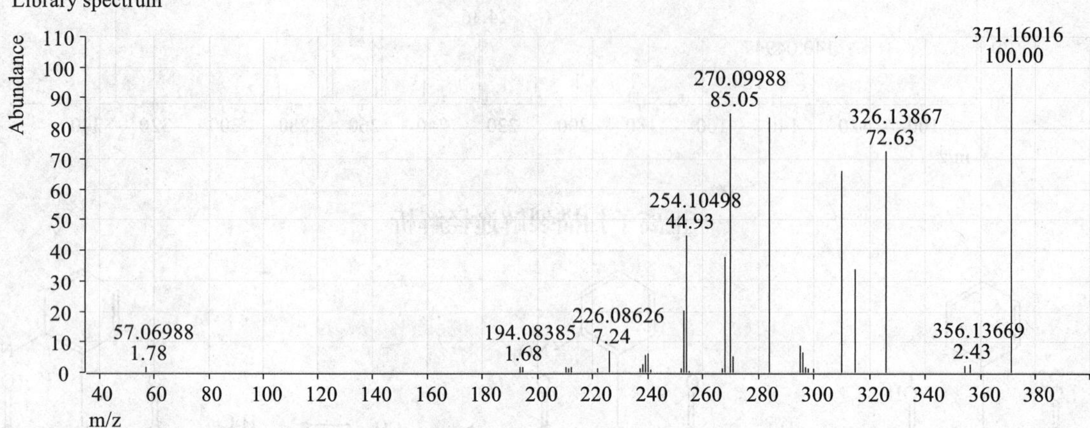

[M+H]+ CID:40V

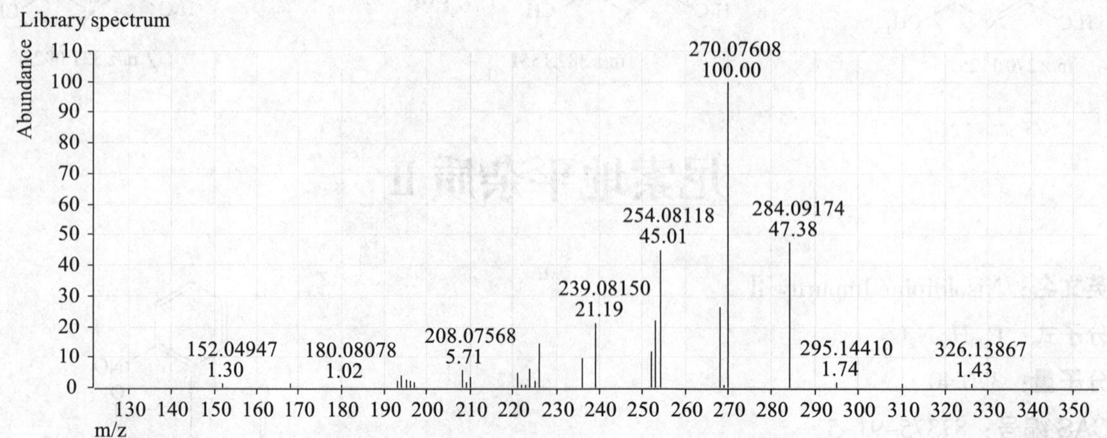

正离子扫描裂解途径解析

m/z 326.1387　　m/z 371.1601　　m/z 270.0999

尼 群 地 平

英文名：Nitrendipine

分子式：$C_{18}H_{20}N_2O_6$

分子量：360.37

CAS 编号：39562-70-4

中文化学名：2,6-二甲基-4-(3-硝基苯基)-1,4-二氢-3,5-吡啶二甲酸甲酯乙酯

英文化学名：3,5-Pyridinedicarboxylic acid, 1,4-dihydro-2,6-dimethyl-4-(3-nitrophenyl)-, 3-ethyl 5-methyl ester

性状：本品为黄色结晶或结晶性粉末；无臭；遇光易变质

溶解性：本品在丙酮或三氯甲烷中易溶，在甲醇或乙醇中略溶，在水中几乎不溶

正离子扫描二级质谱图

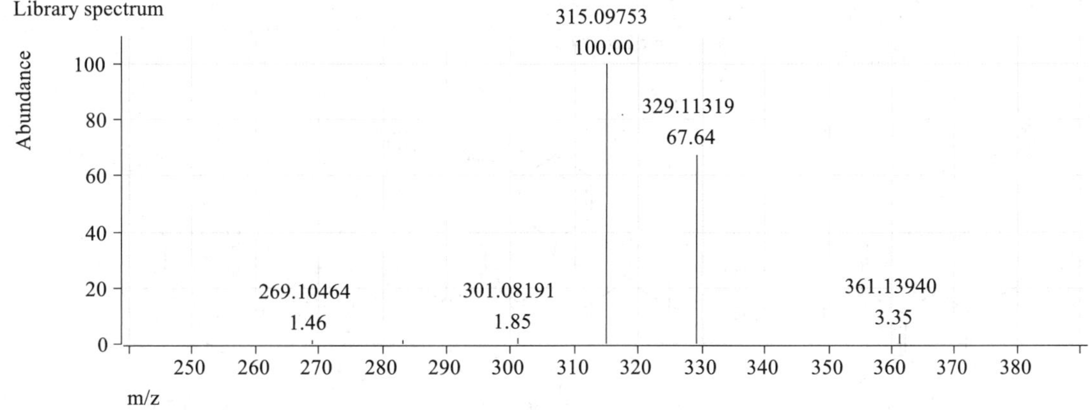

$[M+H]^+$ CID:20V

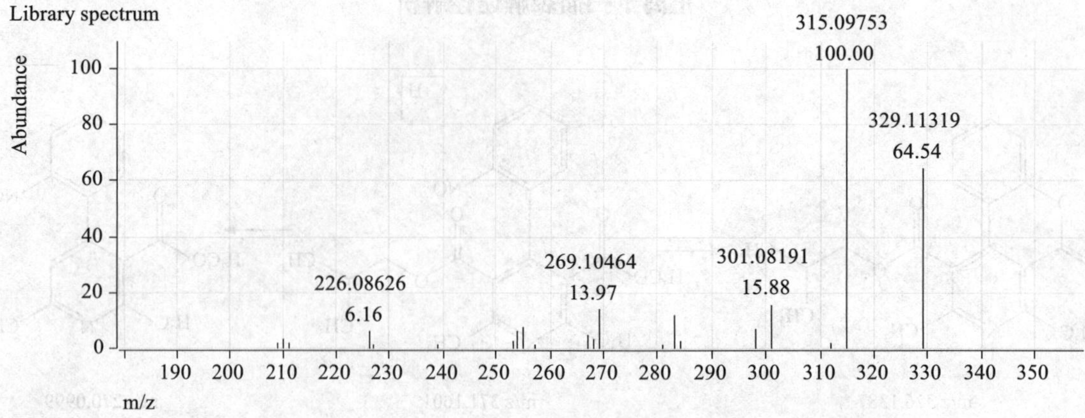

$[M+H]^+$ CID:40V

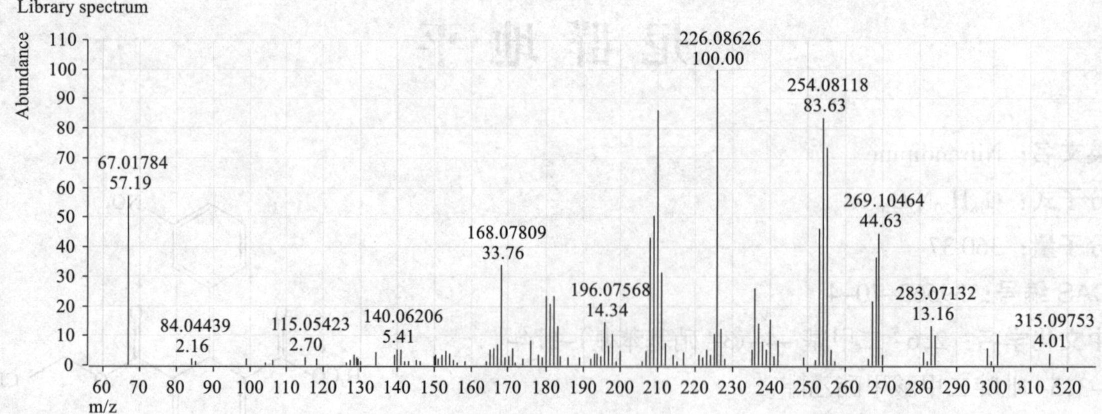

正离子扫描裂解途径解析

m/z 301.0819 → m/z 226.0863

m/z 329.1132 ← m/z 361.1394 → m/z 315.0975

负离子扫描二级质谱图

[M–H]⁻ CID:10V

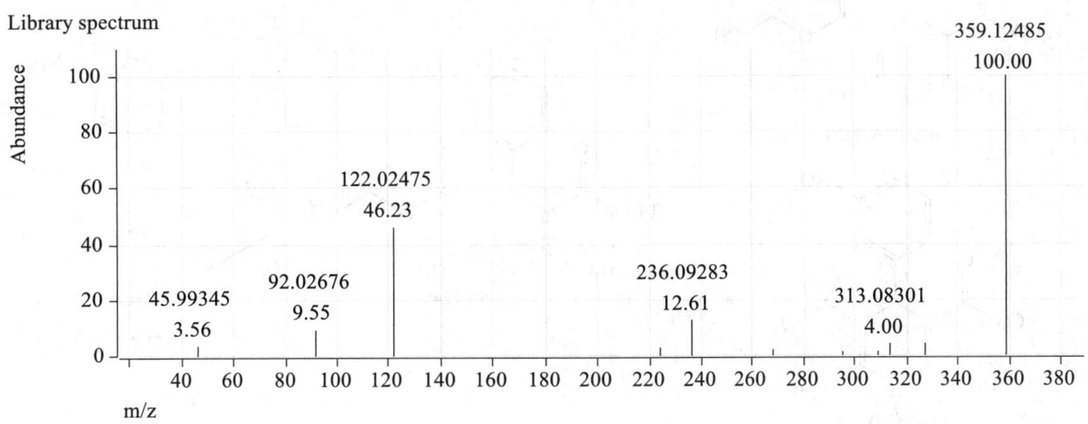

[M–H]⁻ CID:20V

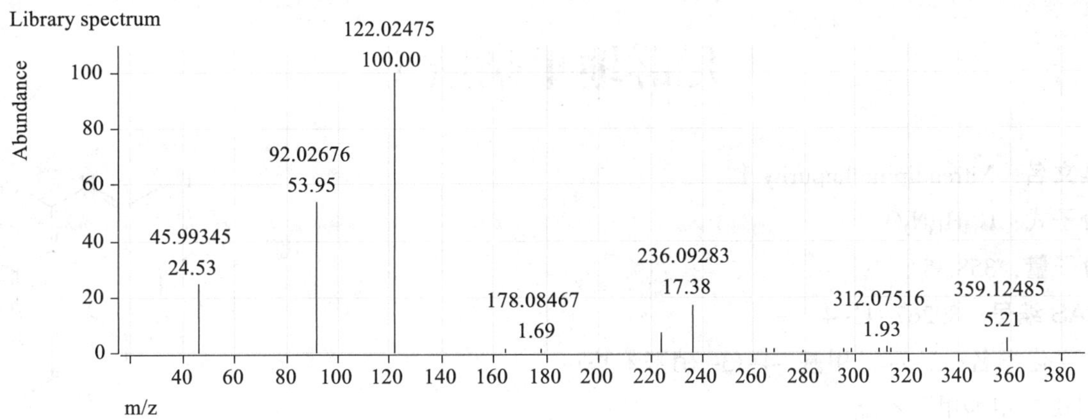

[M–H]⁻ CID:40V

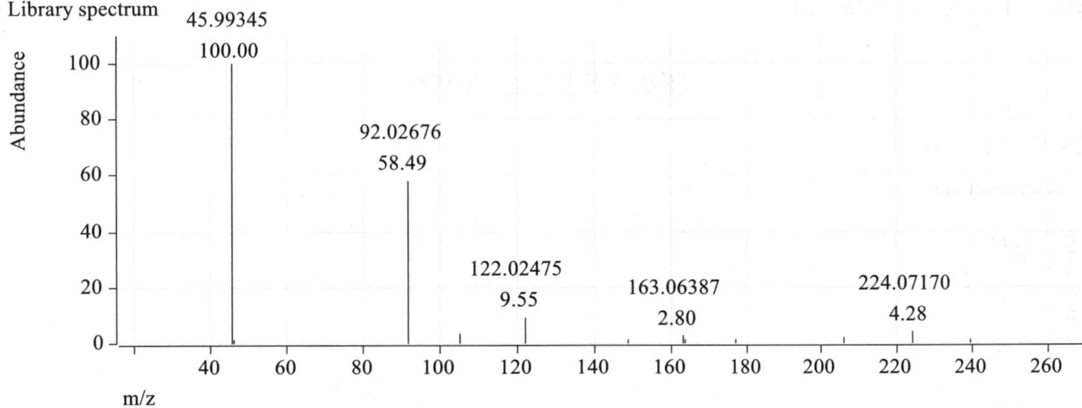

负离子扫描裂解途径解析

m/z 236.0928

m/z 313.0830

m/z 359.1249

m/z 122.0248

m/z 92.0268

尼群地平杂质 I

英文名： Nitrendipine Impurity Ⅰ

分子式： $C_{18}H_{18}N_2O_6$

分子量： 358.35

CAS 编号： 89267-41-4

中文化学名： 2,6- 二甲基 -4-(3- 硝基苯基)-3,5- 吡啶二甲酸甲酯乙酯

英文化学名： 3,5-Pyridinedicarboxylic acid, 2,6-dimethyl-4-(3-nitrophenyl)-, 3-ethyl-5-methyl ester

性状： 本品为白色结晶性粉末

正离子扫描二级质谱图

[M+H]$^+$ CID:10V

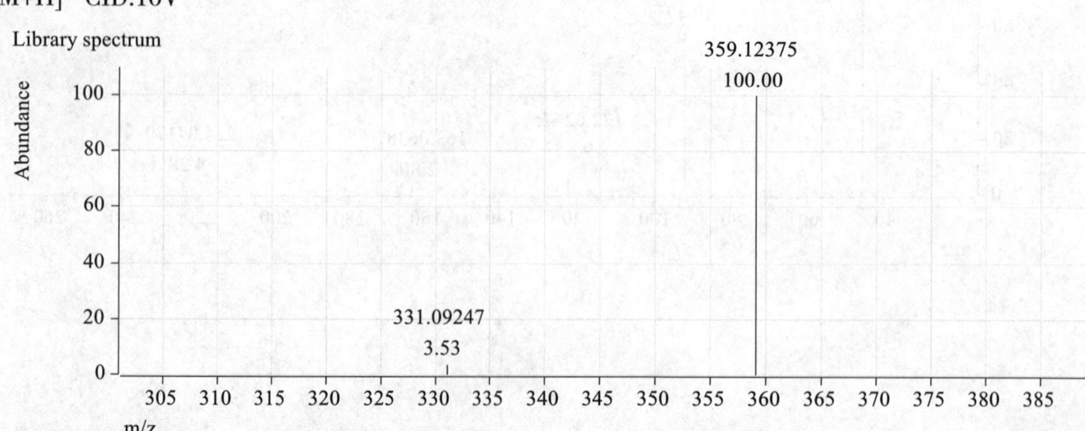

$[M+H]^+$ CID:20V

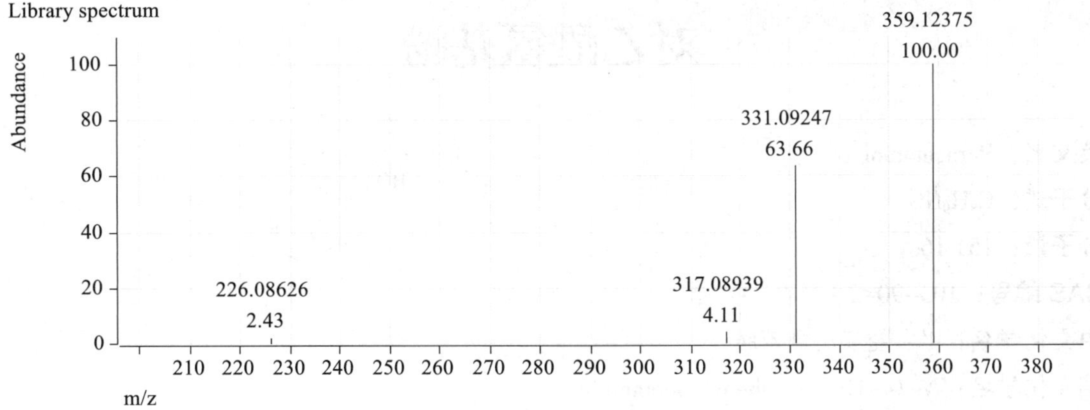

$[M+H]^+$ CID:40V

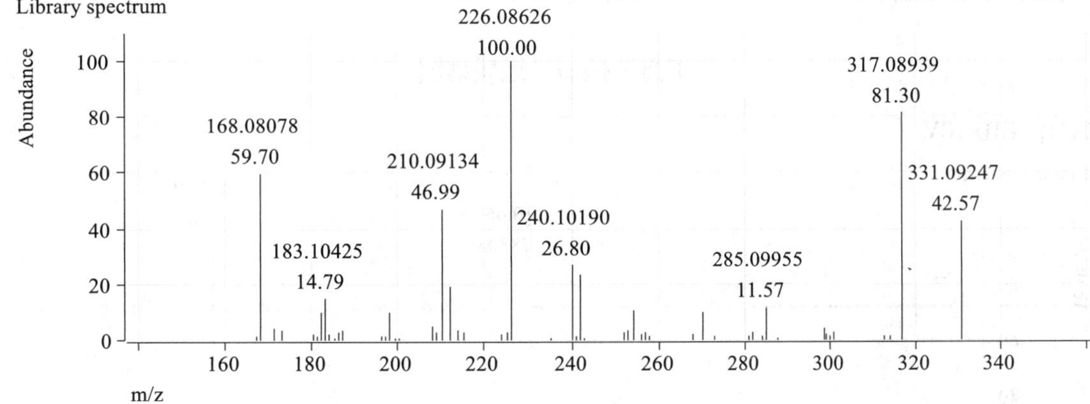

正离子扫描裂解途径解析

m/z 226.0863

m/z 168.0808

m/z 317.0899

m/z 359.1238

m/z 331.0925

m/z 285.0870

对乙酰氨基酚

英文名：Paracetamol

分子式：$C_8H_9NO_2$

分子量：151.16

CAS 编号：103-90-2

中文化学名：4′-羟基乙酰苯胺

英文化学名：*N*-(4-Hydroxyphenyl) acetamide

性状：本品为白色结晶或结晶性粉末;无臭

溶解性：本品在热水或乙醇中易溶,在丙酮中溶解,在水中略溶

正离子扫描二级质谱图

$[M+H]^+$ CID:10V

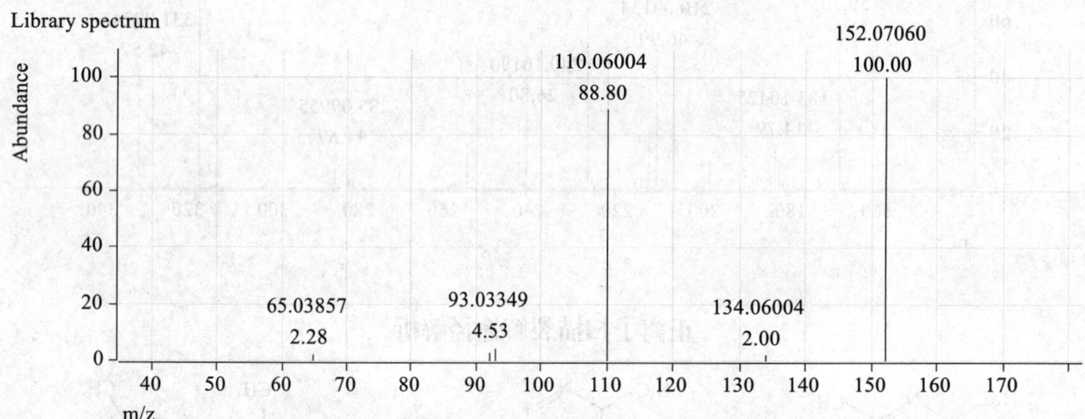

$[M+H]^+$ CID:20V

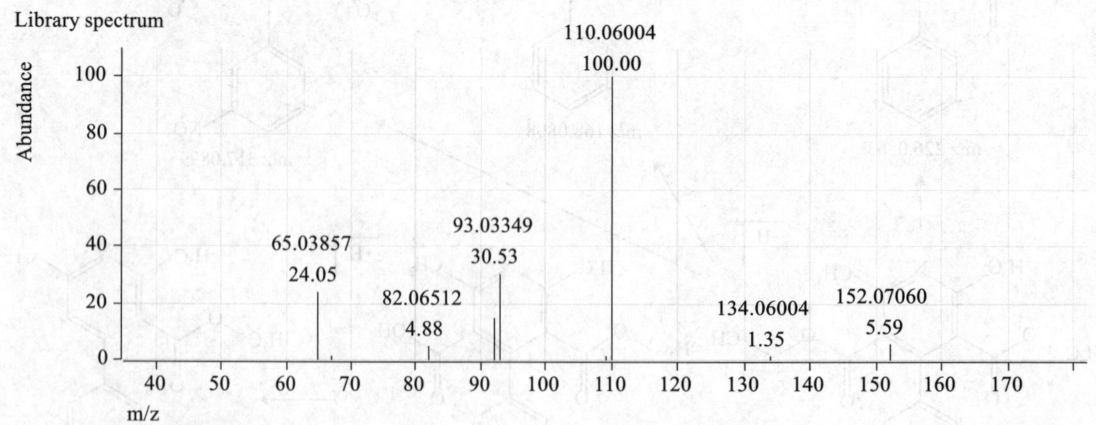

$[M+H]^+$ CID:40V

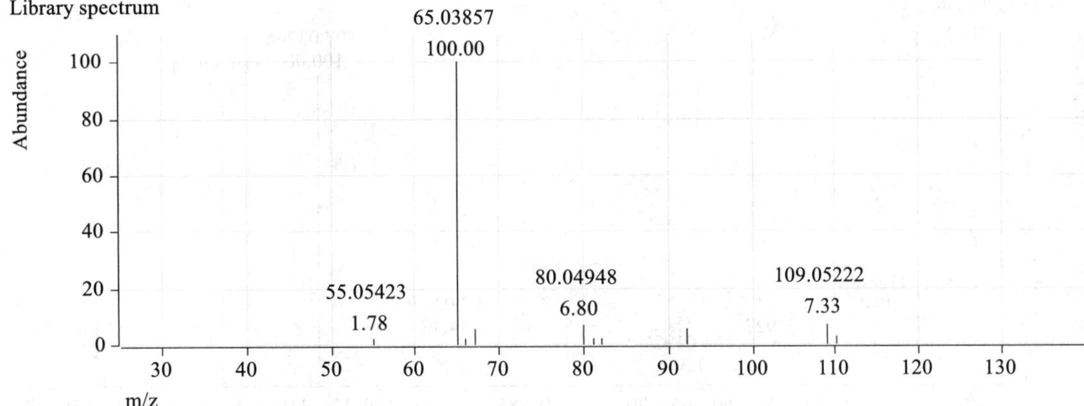

正离子扫描裂解途径解析

HO CH3 N+ m/z 134.0600 ← HO N H CH3 O +H m/z 152.0706 → HO NH3+ m/z 110.0600 → HO + m/z 93.0335 → + m/z 65.0386

负离子扫描二级质谱图

$[M-H]^-$ CID:10V

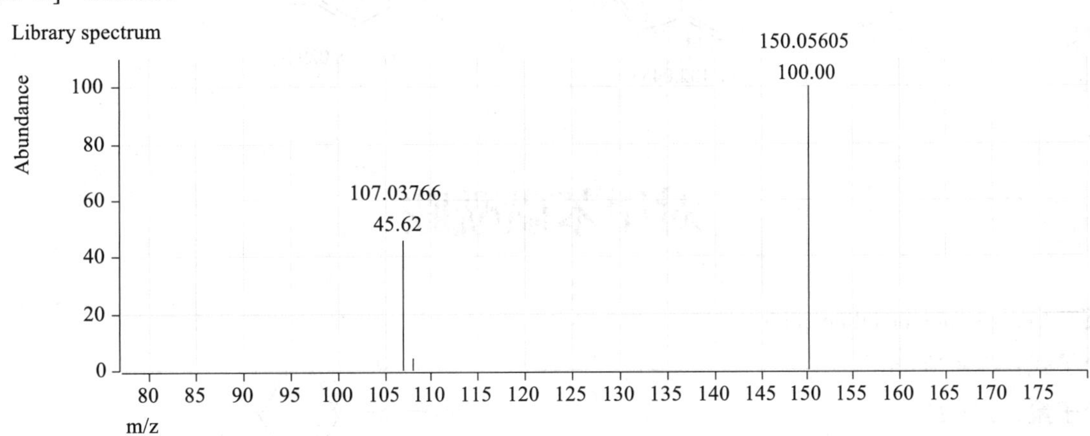

$[M-H]^-$ CID:20V

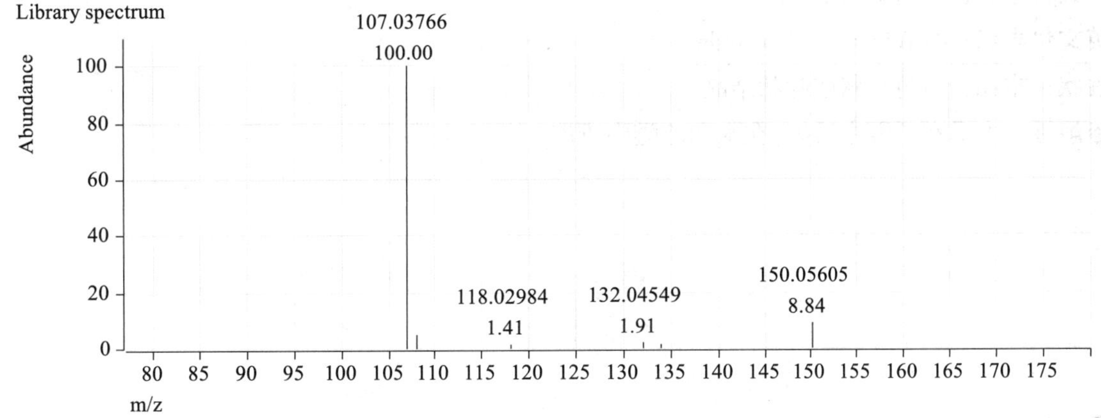

$[M-H]^-$ CID:40V

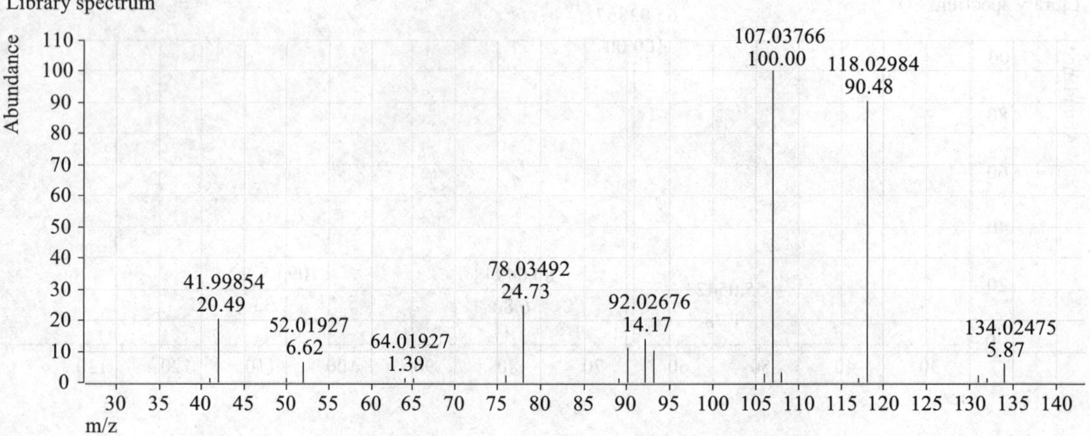

负离子扫描裂解途径解析

m/z 150.0561

m/z 107.0377

m/z 132.0455

m/z 118.0298

对甲苯磺酰胺

英文名：*p*–Toluenesulfonamide

分子式：$C_7H_9NO_2S$

分子量：171.22

CAS 编号：70–55–3

中文化学名：4– 甲苯磺酰胺

英文化学名：4–Toluene sulfonamide

性状：本品为白色片状或叶状结晶

溶解性：本品在乙醇中溶解，在水和乙醚中难溶

正离子扫描二级质谱图

[M+H]+ CID:1V

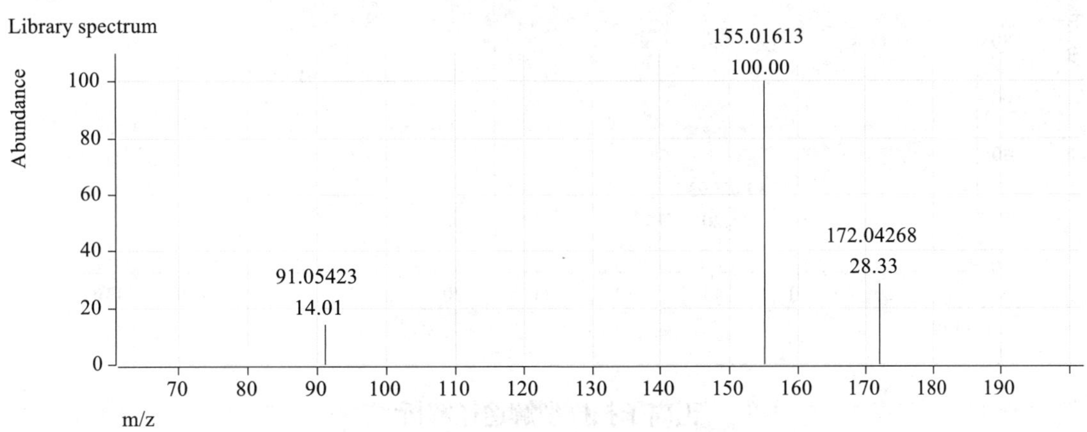

[M+H]+ CID:10V

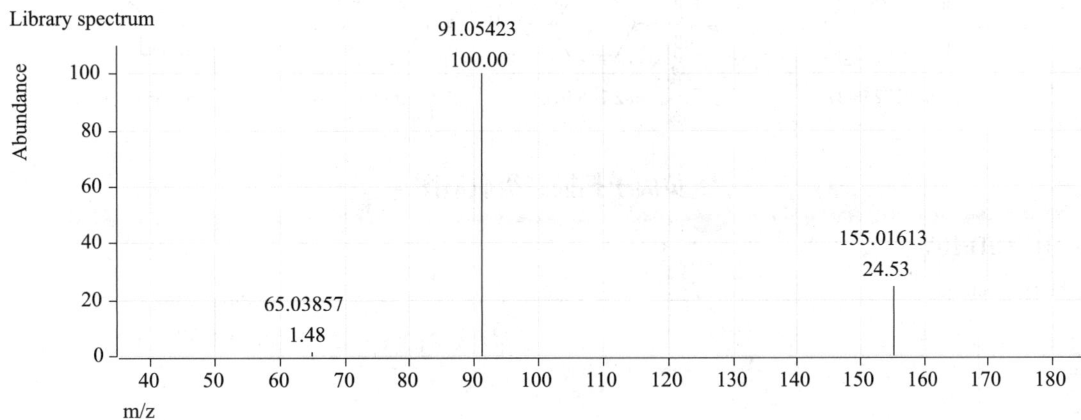

[M+H]+ CID:20V

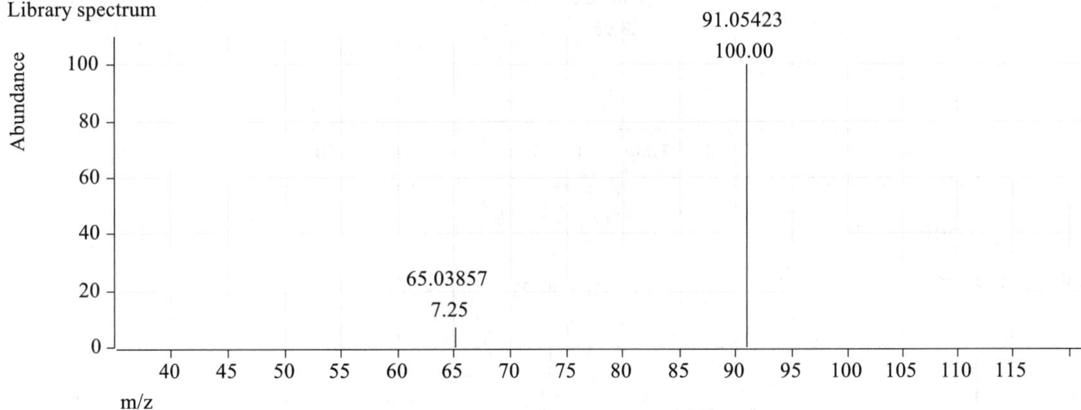

[M+H]+ CID:40V

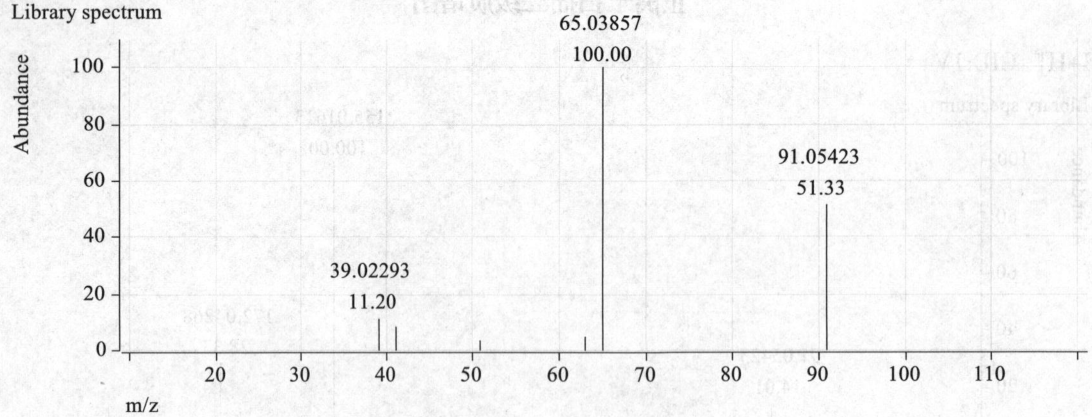

正离子扫描裂解途径解析

负离子扫描二级质谱图

[M−H]− CID:10V

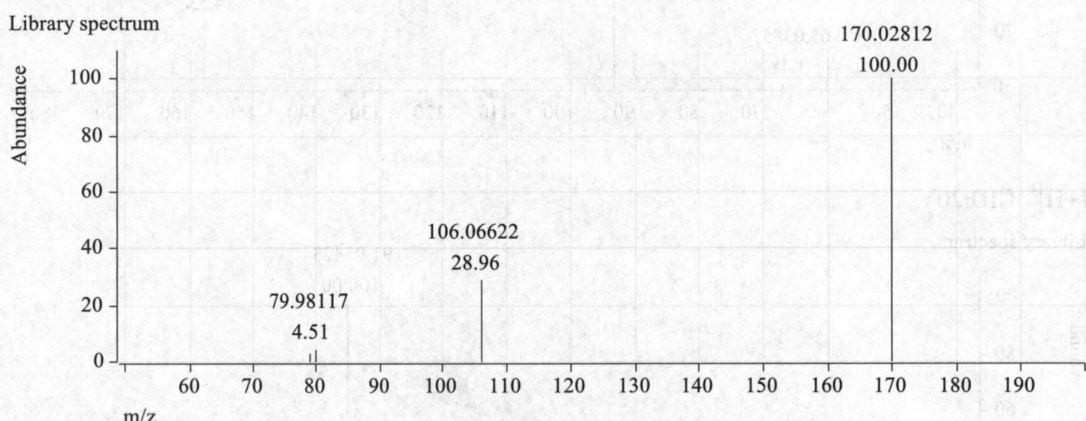

[M−H]− CID:20V

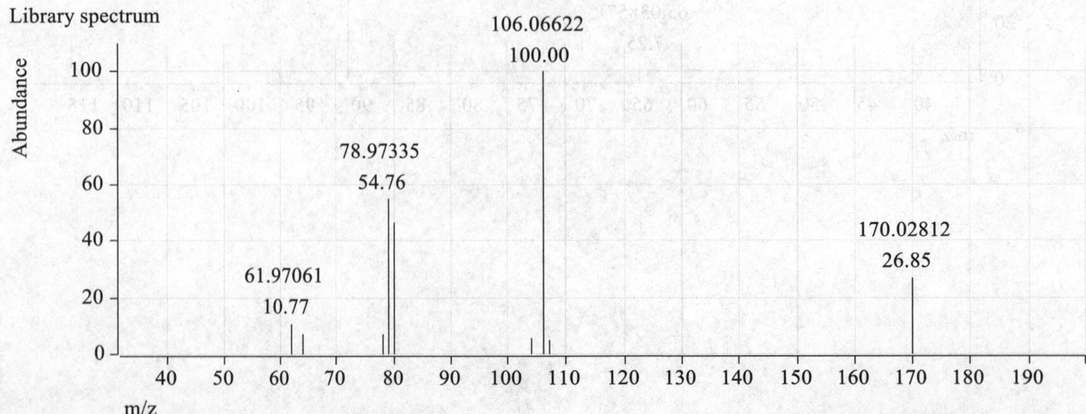

$[M-H]^-$ CID:40V

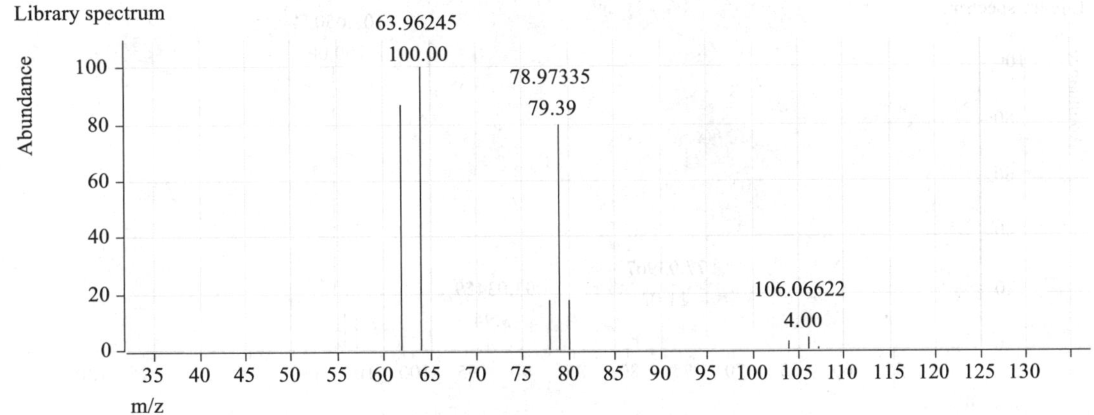

负离子扫描裂解途径解析

m/z 78.9733　　m/z 170.0281　　m/z 106.0662

对　甲　酚

英文名： *p*-Cresol

分子式： C_7H_8O

分子量： 108.14

CAS 编号： 106-44-5

中文化学名： 4- 甲基苯酚

英文化学名： 4-Methylphenol

性状： 本品为无色结晶性粉末

溶解性： 本品在水中微溶，在乙醚、乙醇、三氯甲烷和碱液等中溶解

负离子扫描二级质谱图

$[M-H]^-$ CID:10V

Library spectrum

107.05024
100.00

$[M-H]^-$ CID:20V

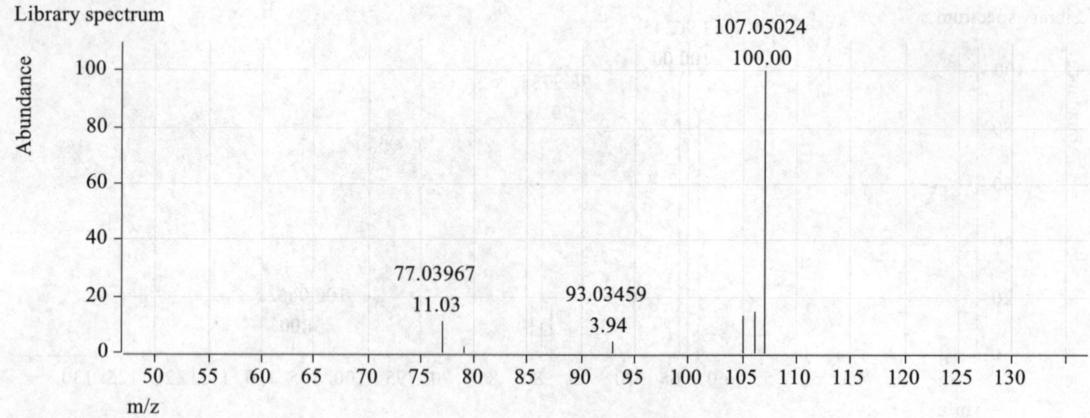

$[M-H]^-$ CID:40V

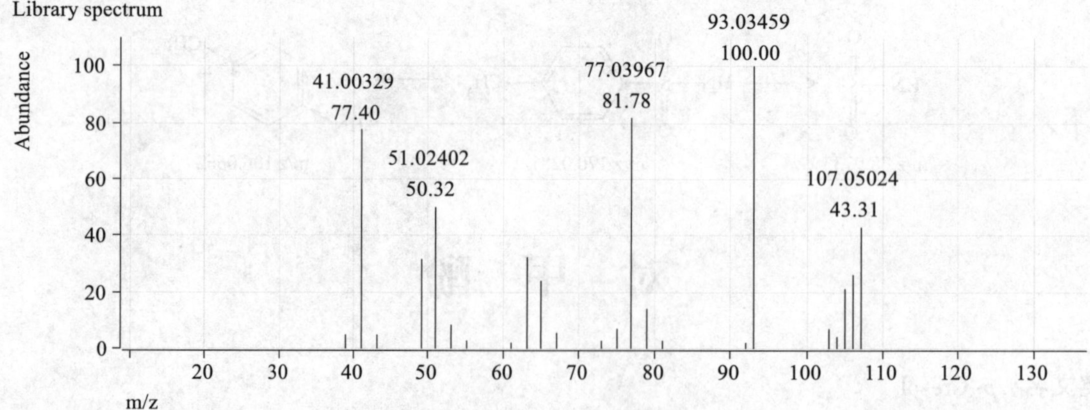

负离子扫描裂解途径解析

H_3C

m/z 107.0502 → m/z 93.0346 → m/z 77.0397 → m/z 51.0240

对氨基酚

英文名： 4-Aminophenol

分子式： C_6H_7NO

分子量： 109.13

CAS 编号： 123-30-8

中文化学名： 4-氨基苯酚

英文化学名： 4-Amino-1-hydroxybenzene

性状： 本品为类白色结晶性粉末

溶解性： 本品在水和乙醇中微溶，在苯和三氯甲烷中几乎不溶

NH_2

HO

正离子扫描二级质谱图

[M+H]$^+$ CID:10V

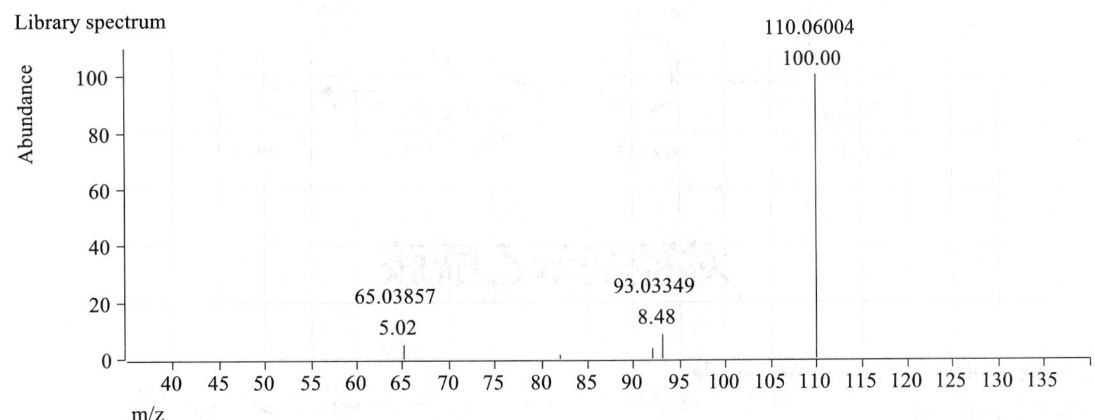

[M+H]$^+$ CID:20V

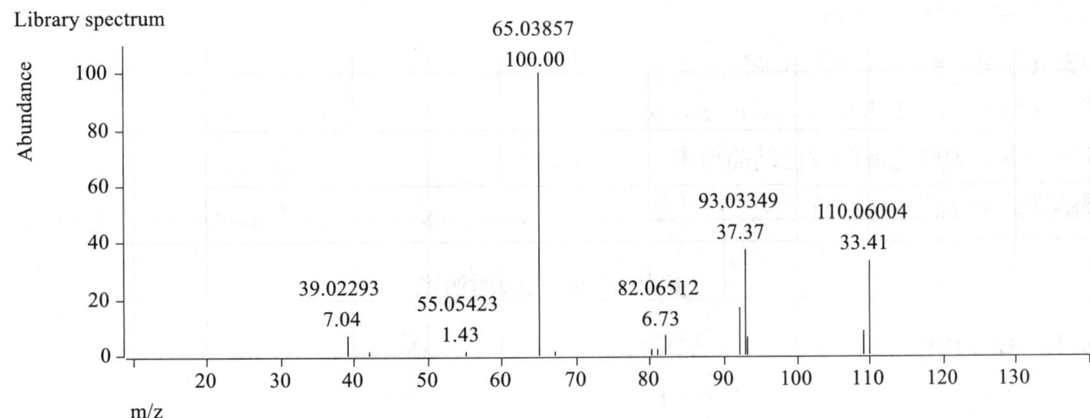

[M+H]$^+$ CID:40V

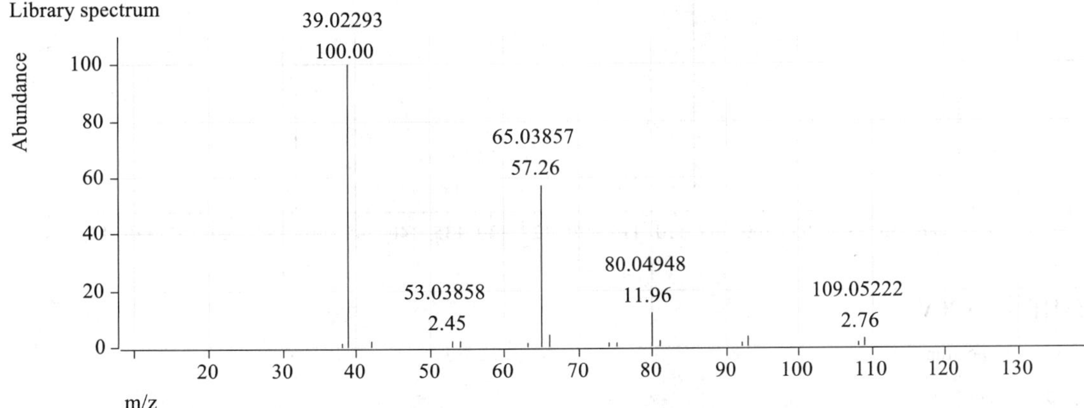

正离子扫描裂解途径解析

m/z 110.0600 → m/z 93.0335 → m/z 65.0386 → m/z 39.0229

对羟基苯乙酰胺

英文名：*p*-Hydroxyphenyl Acetamide

分子式：$C_8H_9NO_2$

分子量：151.16

CAS 编号：17194-82-0

中文化学名：4- 羟基苯乙酰胺

英文化学名：4-Hydroxyphenylacetamide

性状：本品为白色或微黄色结晶粉末

溶解性：本品在水中溶解

正离子扫描二级质谱图

$[M+H]^+$ CID:10V

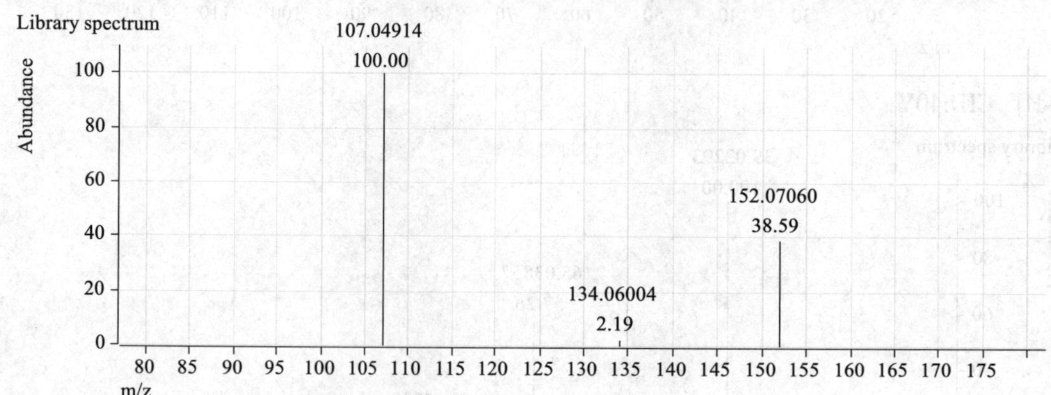

$[M+H]^+$ CID:20V

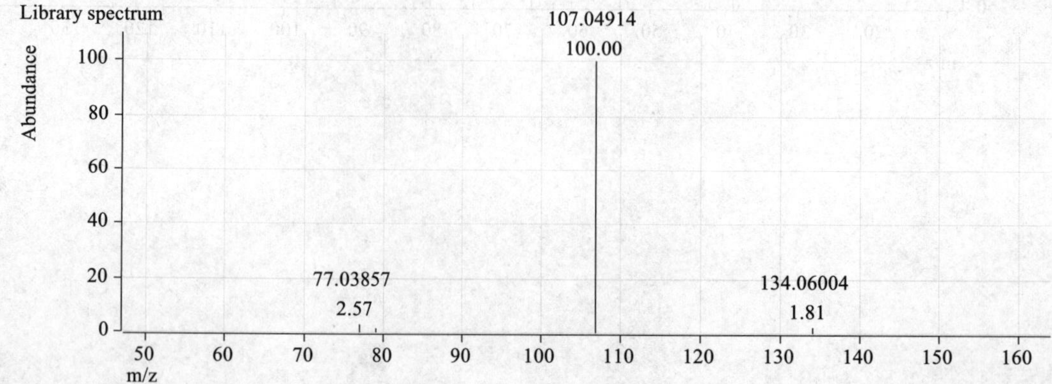

[M+H]$^+$ CID:40V

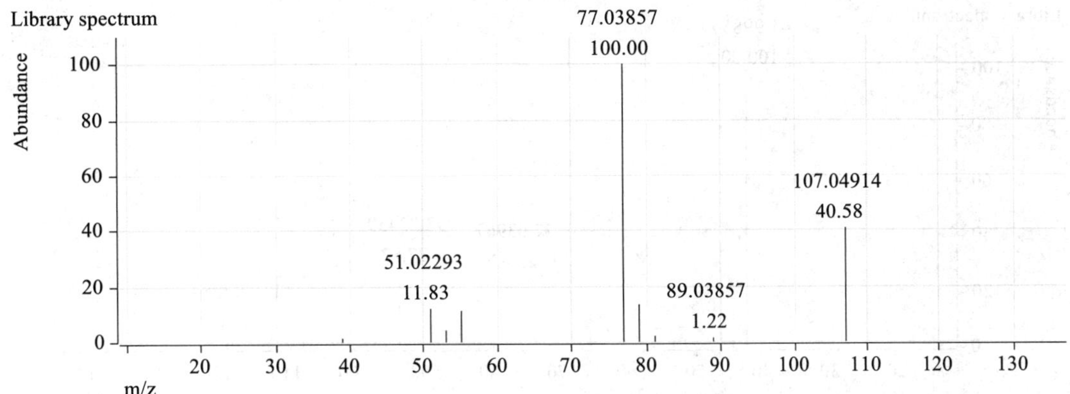

正离子扫描裂解途径解析

NH_2 m/z 134.0600 ← NH_2 OH HO m/z 152.0706 → OH H_2C^+ m/z 107.0491 → + m/z 77.0386

负离子扫描二级质谱图

[M−H]$^-$ CID:10V

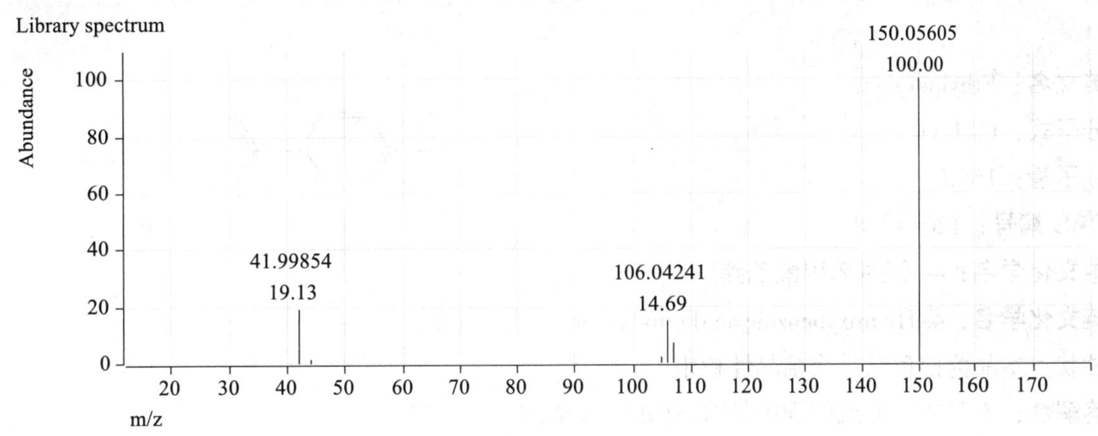

[M−H]$^-$ CID:20V

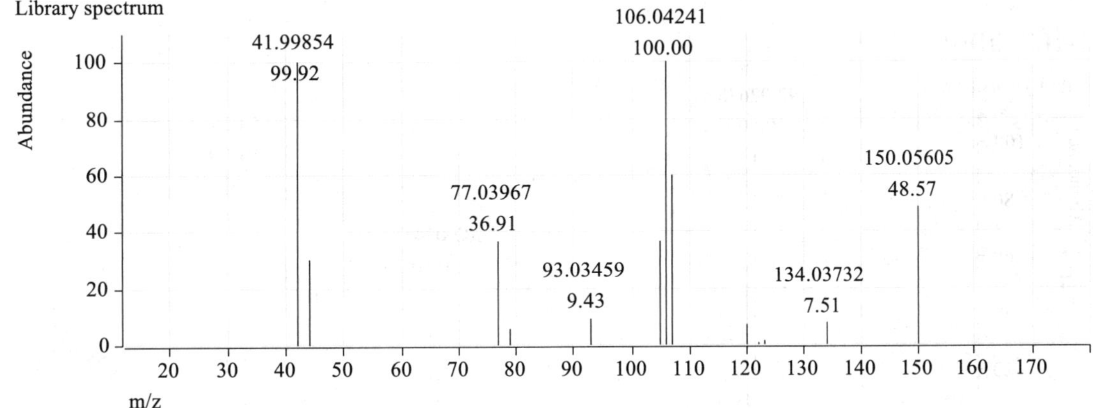

[M-H]⁻ CID:40V

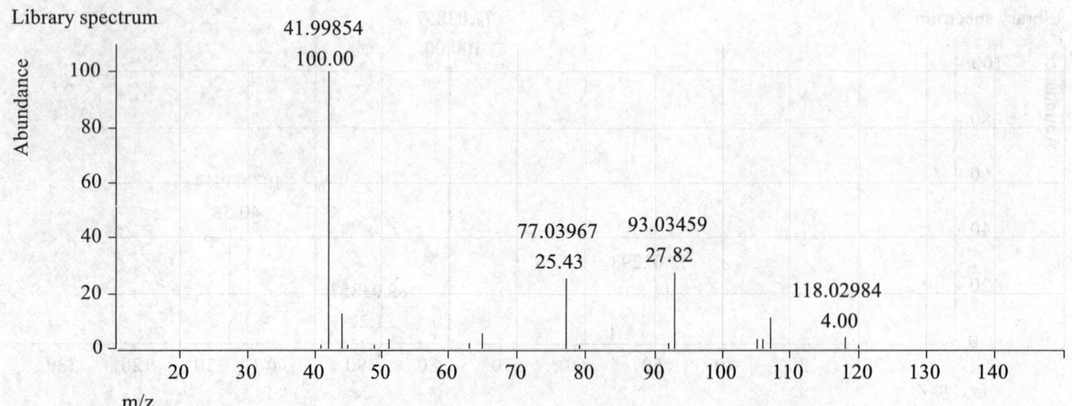

负离子扫描裂解途径解析

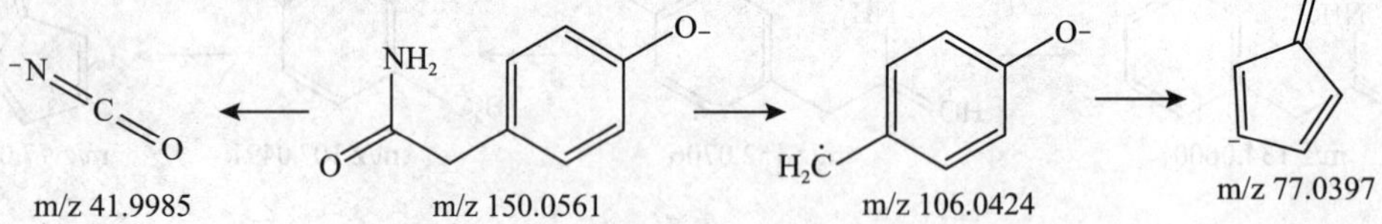

m/z 41.9985 ← m/z 150.0561 → m/z 106.0424 → m/z 77.0397

对羟基苯甲酸乙酯

英文名：Ethylparaben

分子式：$C_9H_{10}O_3$

分子量：166.17

CAS 编号：120-47-8

中文化学名：4- 羟基苯甲酸乙酯

英文化学名：4-Hydroxybenzoic acid ethyl ester

性状：本品为白色结晶或结晶性粉末

溶解性：本品在乙醇或丙酮中易溶，在水中极微溶

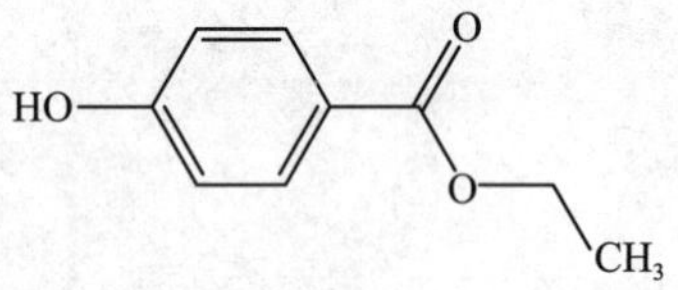

负离子扫描二级质谱图

[M-H]⁻ CID:10V

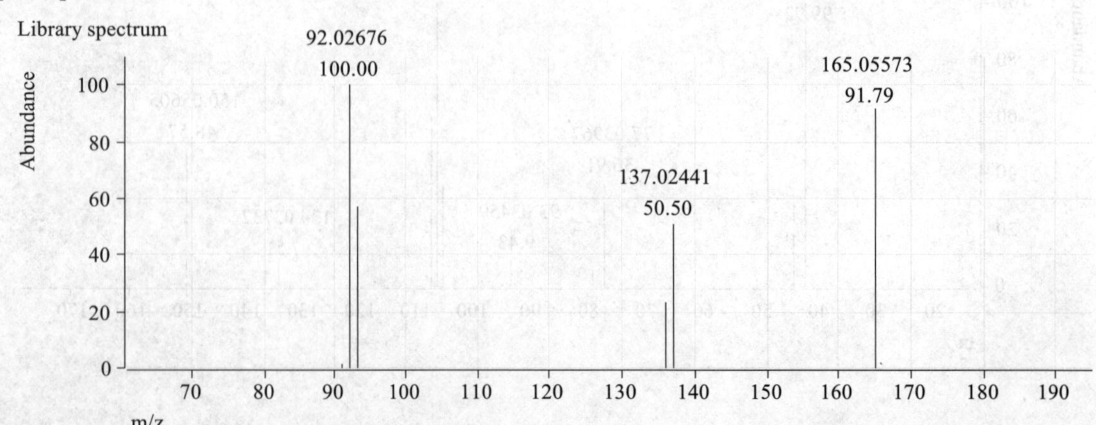

[M−H]⁻ CID:20V

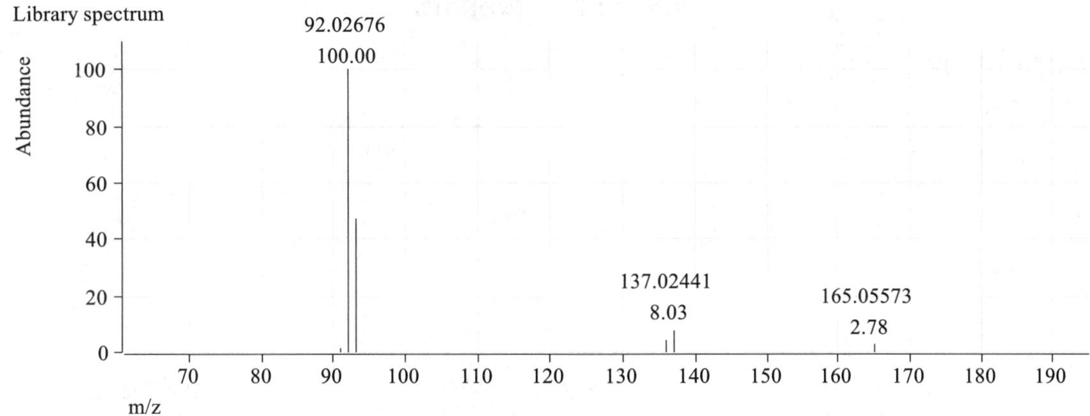

[M−H]⁻ CID:40V

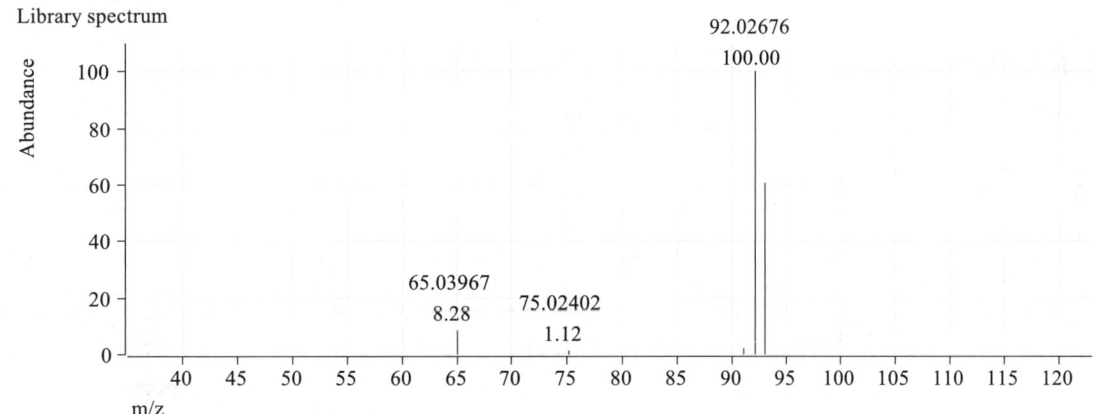

负离子扫描裂解途径解析

m/z 165.0557 → m/z 137.0244 → m/z 92.0268

对羟基苯甲酸丙酯

英文名： Propylparaben

分子式： $C_{10}H_{12}O_3$

分子量： 180.20

CAS 编号： 94-13-3

中文化学名： 对羟基苯甲酸丙酯

英文化学名： 4-Hydroxybenzoic acid propyl ester

性状： 本品为白色结晶性粉末

溶解性： 本品在水中不溶，在热水中微溶，在醇、醚中易溶

正离子扫描二级质谱图

$[M+H]^+$ CID:10V

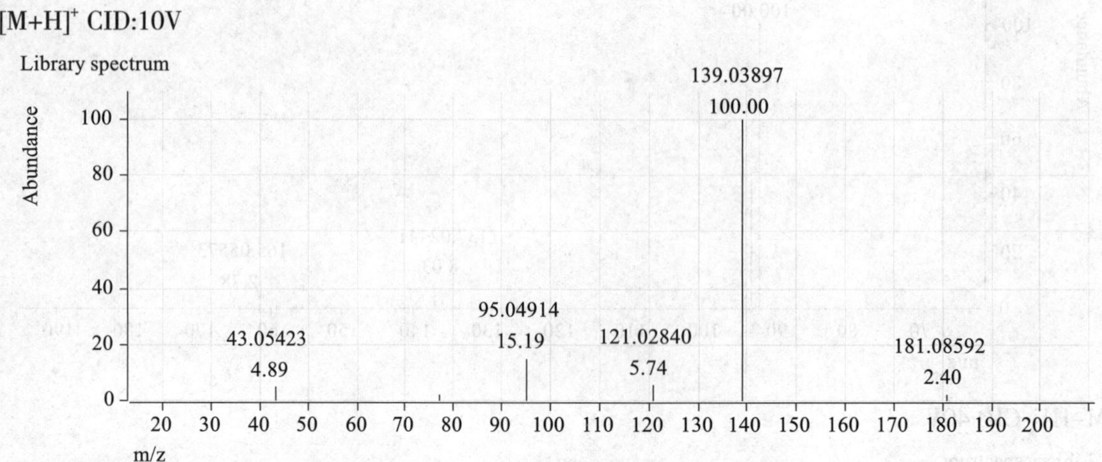

$[M+H]^+$ CID:20V

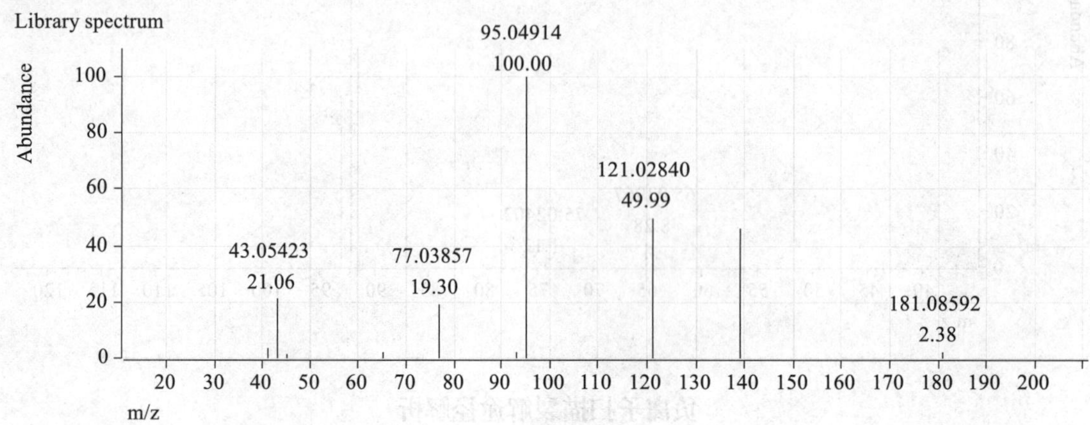

$[M+H]^+$ CID:40V

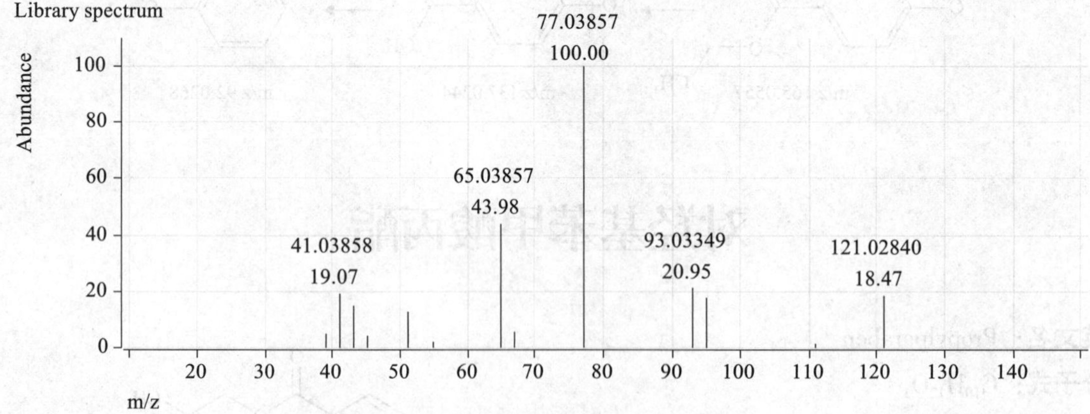

正离子扫描裂解途径解析

HO⁺ O CH₃ OH m/z 181.0859

HO⁺ OH OH m/z 139.0390

m/z 65.0386

O⁺ OH m/z 121.0284

OH m/z 95.0491

m/z 77.0386

负离子扫描二级质谱图

[M−H]⁻ CID:10V

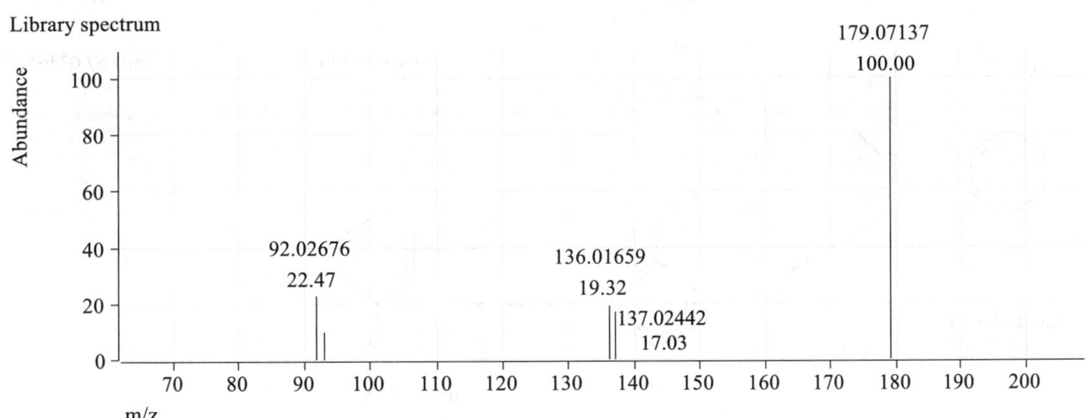

[M−H]⁻ CID:20V

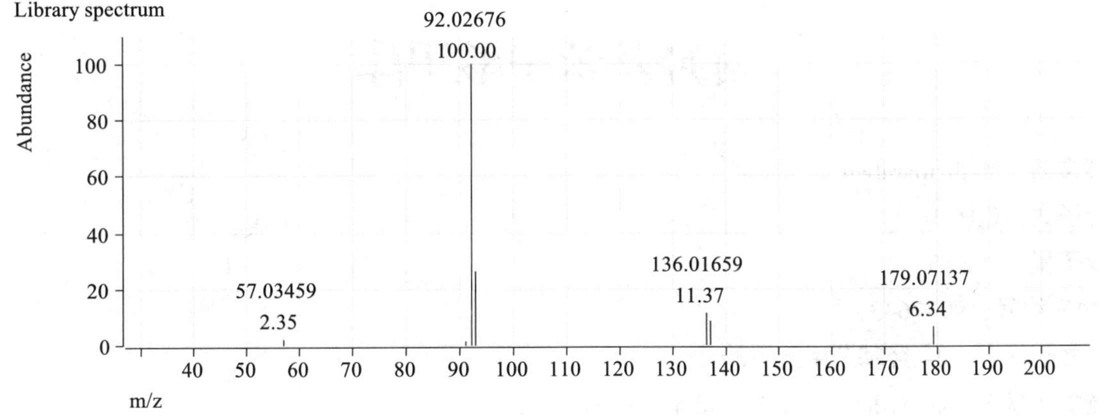

[M–H]⁻ CID:40V

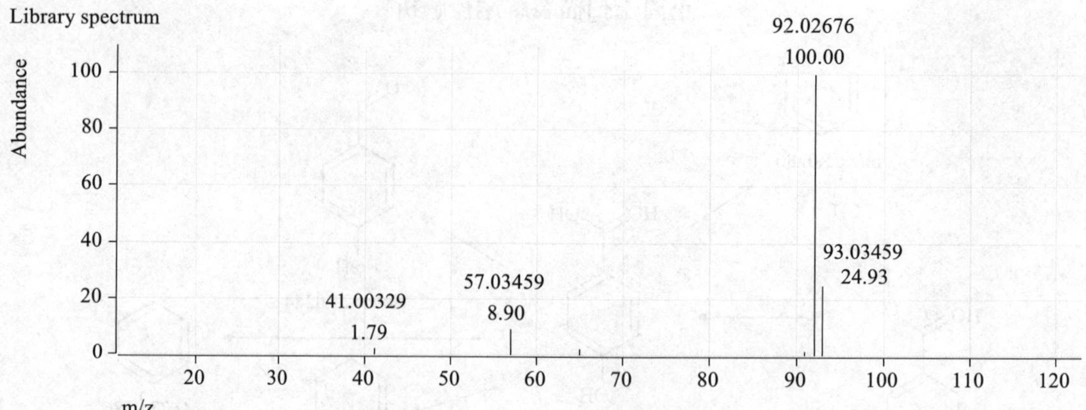

负离子扫描裂解途径解析

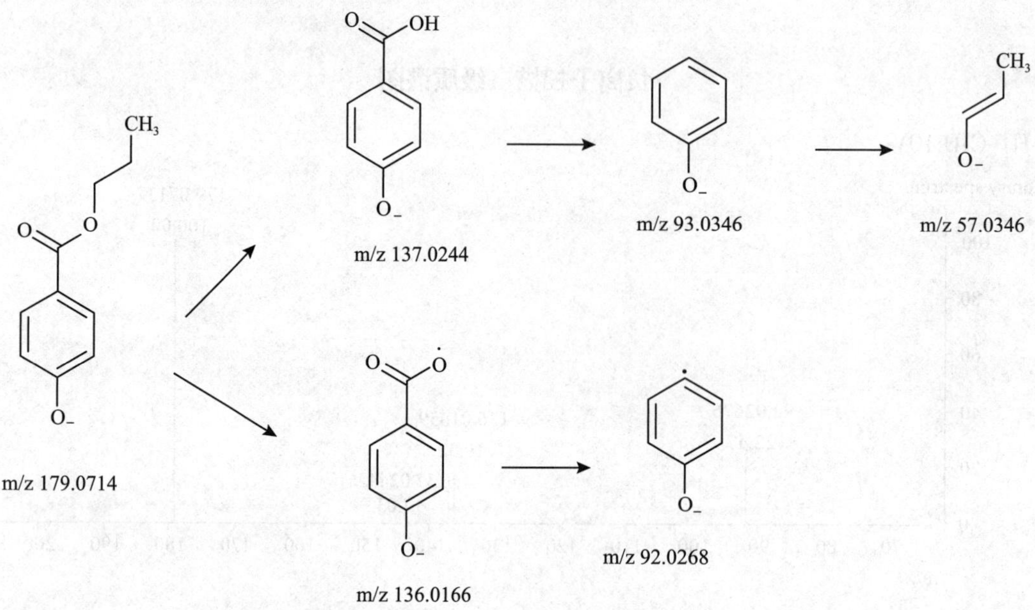

对羟基苯甲酸甲酯

英文名： Methylparaben

分子式： $C_8H_8O_3$

分子量： 152.15

CAS 编号： 99-76-3

中文化学名： 4- 羟基苯甲酸甲酯

英文化学名： 4-Hydroxybenzoic acid methyl ester

性状： 本品为白色或类白色结晶性粉末

溶解性： 本品在水中微溶

负离子扫描二级质谱图

$[M-H]^-$ CID:10V

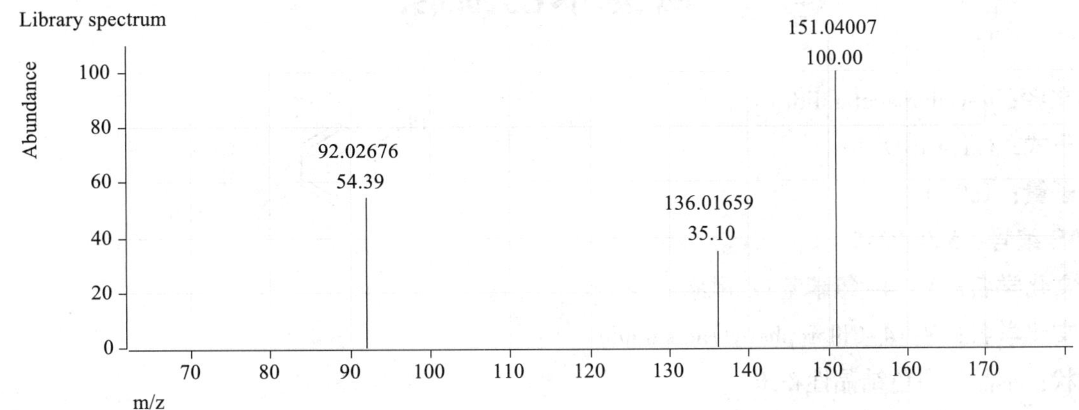

$[M-H]^-$ CID:20V

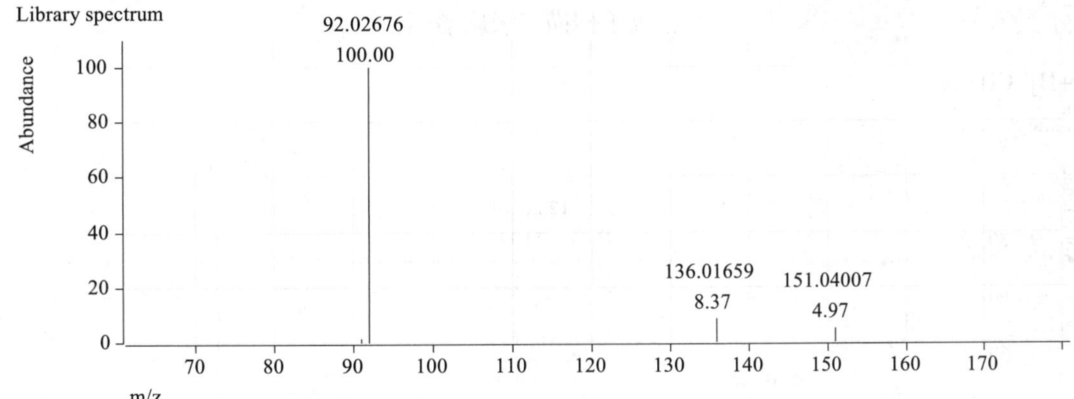

$[M-H]^-$ CID:40V

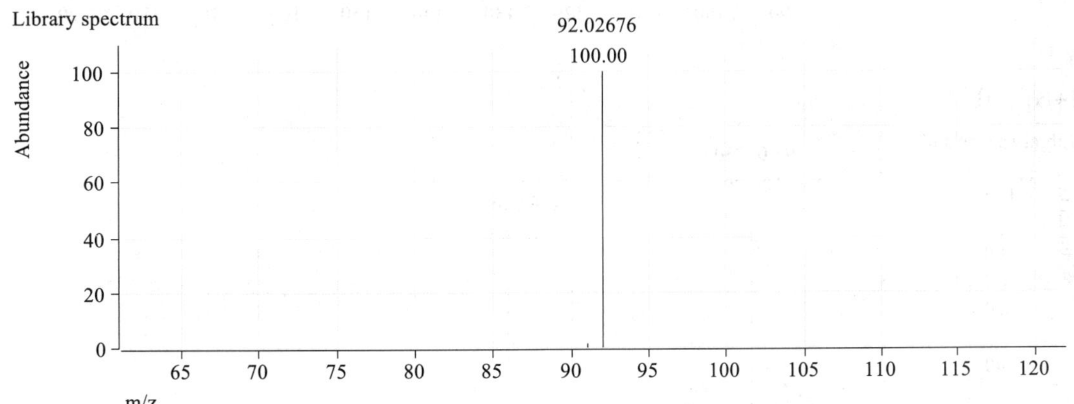

负离子扫描裂解途径解析

m/z 151.0401 → m/z 136.0166 → m/z 92.0268

对氯苯乙酰胺

英文名：*p*–Chloroacetanilide

分子式：C_8H_8ClNO

分子量：169.61

CAS 编号：539–03–7

中文化学名：*N*–(4–氯苯基)乙酰胺

英文化学名：*N*–(4–Chlorophenyl)acetamide

性状：本品为白色结晶性粉末

溶解性：本品在水中不溶,在乙醇、乙醚和二硫化碳中溶解,在四氯化碳和苯中微溶

正离子扫描二级质谱图

$[M+H]^+$ CID:10V

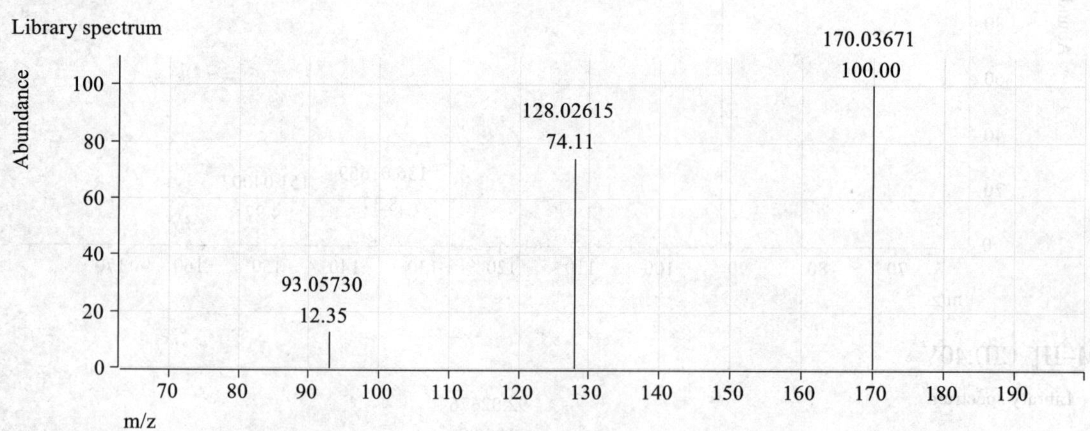

$[M+H]^+$ CID:20V

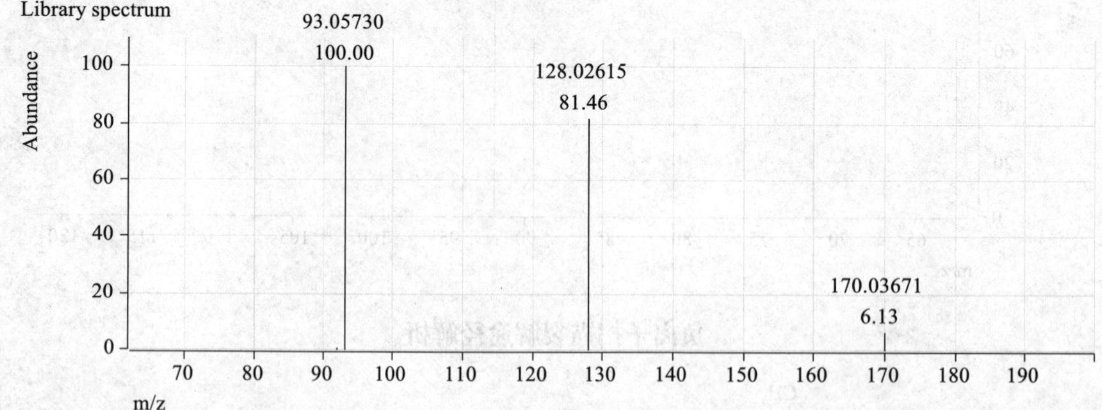

$[M+H]^+$ CID:40V

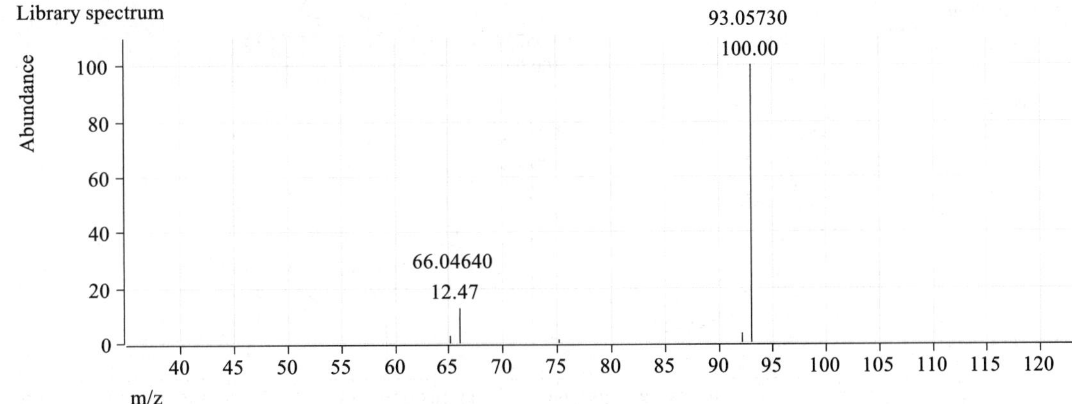

正离子扫描裂解途径解析

m/z 170.0367 → m/z 128.0262 → m/z 93.0573 → m/z 66.0464

对 氯 苯 胺

英文名： *p*–Chloroaniline

分子式： C_6H_6ClN

分子量： 127.57

CAS 编号： 106–47–8

中文化学名： 4– 氯苯胺

英文化学名： 4–Chloro–1–aminobenzene

性状： 本品为黄白色晶体

溶解性： 本品在热水或多数有机溶剂中溶解，如乙醚、乙醇、丙酮等

正离子扫描二级质谱图

$[M+H]^+$ CID:10V

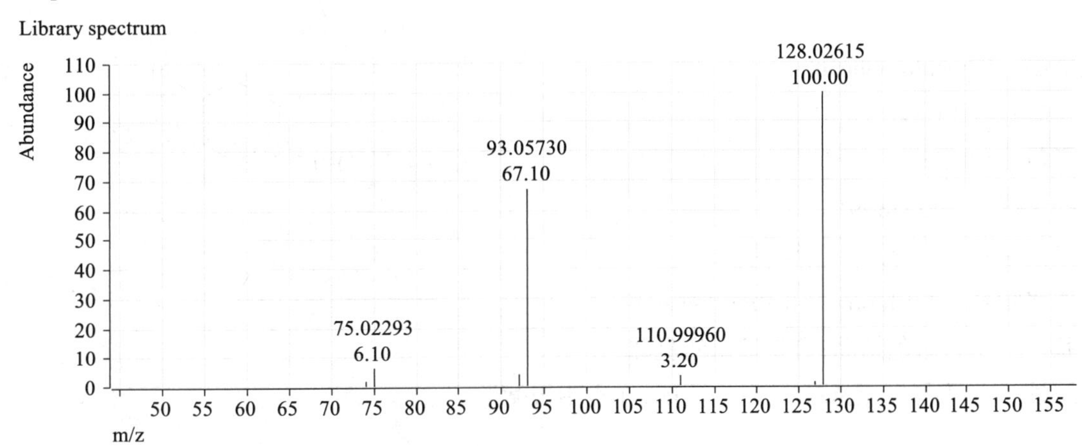

[M+H]$^+$ CID:20V

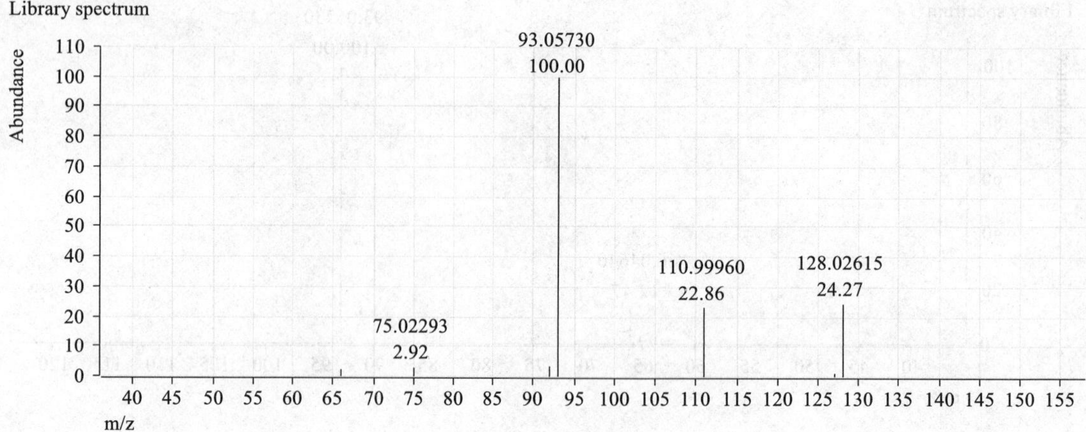

[M+H]$^+$ CID:40V

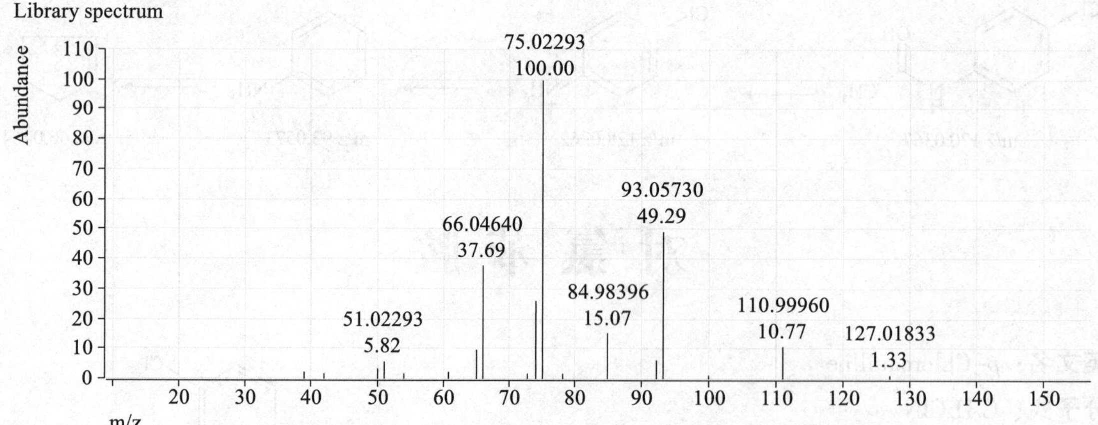

正离子扫描裂解途径解析

m/z 93.0573 ← m/z 128.0262 → m/z 110.9996

对 氯 苯 酚

英文名：Parachlorophenol

分子式：C_6H_5ClO

分子量：128.56

CAS 编号：106-48-9

中文化学名：4- 氯 -1- 羟基苯

英文化学名：4-Chloro-1-hydroxybenzene

性状：本品为白色结晶；有特殊苯酚臭味

溶解性：本品在苯、乙醇和乙醚中溶解，在水中极微溶

负离子扫描二级质谱图

[M−H]⁻ CID:10V

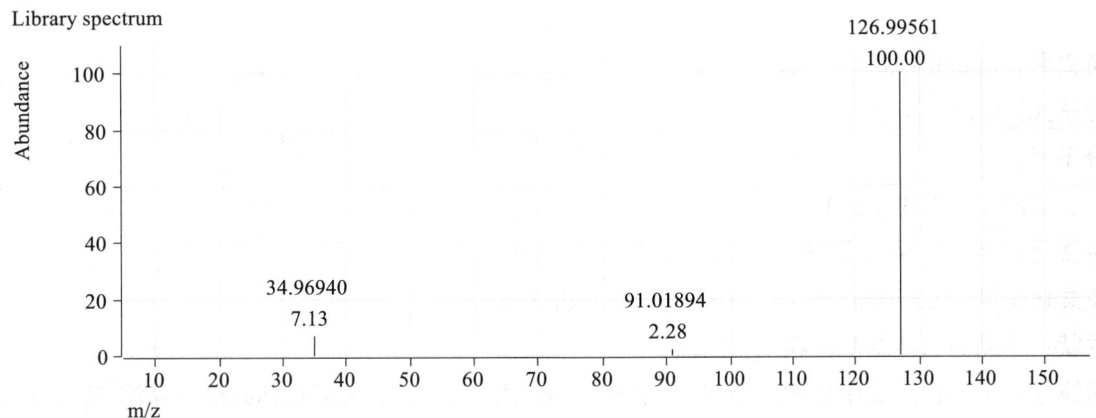

[M−H]⁻ CID:20V

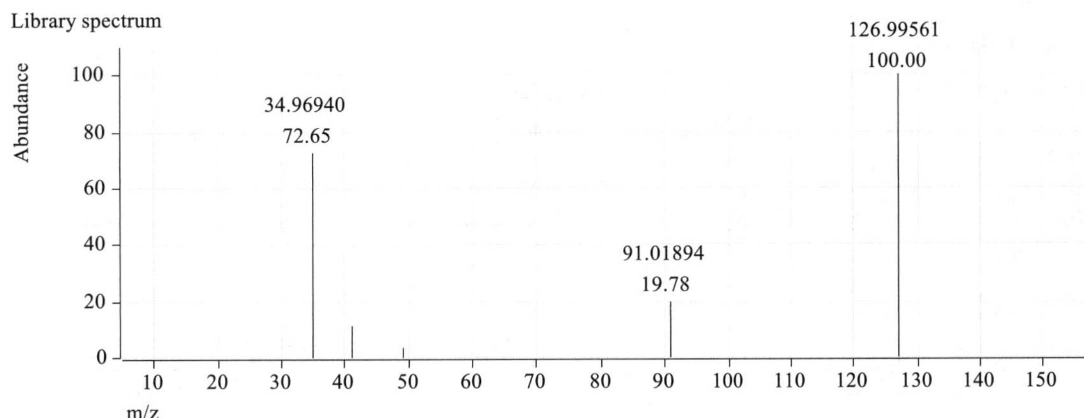

[M−H]⁻ CID:40V

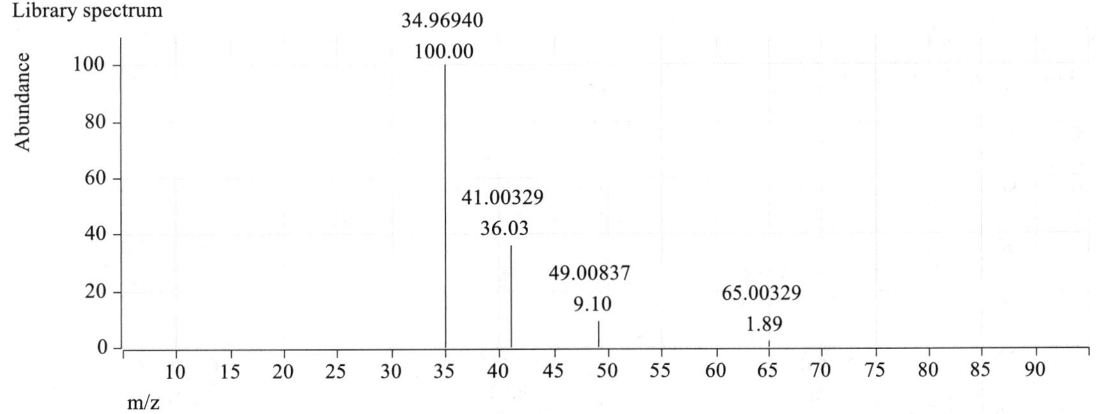

负离子扫描裂解途径解析

Cl^-
m/z 34.9694

m/z 126.9956

m/z 91.0189

吉 非 罗 齐

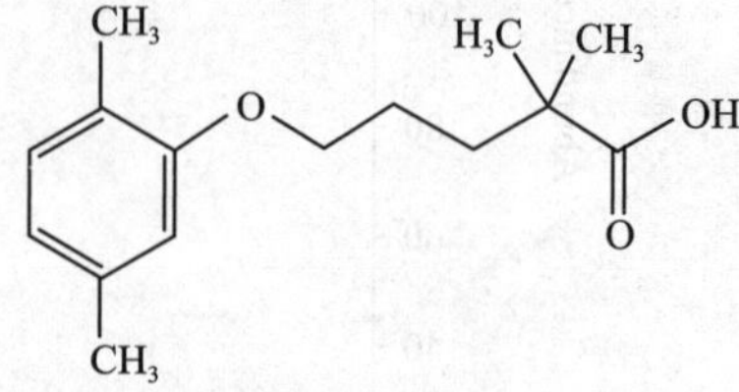

英文名： Gemfibrozil

分子式： $C_{15}H_{22}O_3$

分子量： 250.34

CAS 编号： 25812-30-0

中文化学名： 2,2- 二甲基 -5-(2,5- 二甲苯基氧基)- 戊酸

英文化学名： 2,2-Dimethyl-5-(2,5-xylyloxy)valeric acid

性状： 本品为白色结晶性粉末;无臭

溶解性： 本品在三氯甲烷中极易溶,在甲醇、乙醇、丙酮或己烷、氢氧化钠试液中易溶,在水中不溶

正离子扫描二级质谱图

[M+H]+ CID:10V

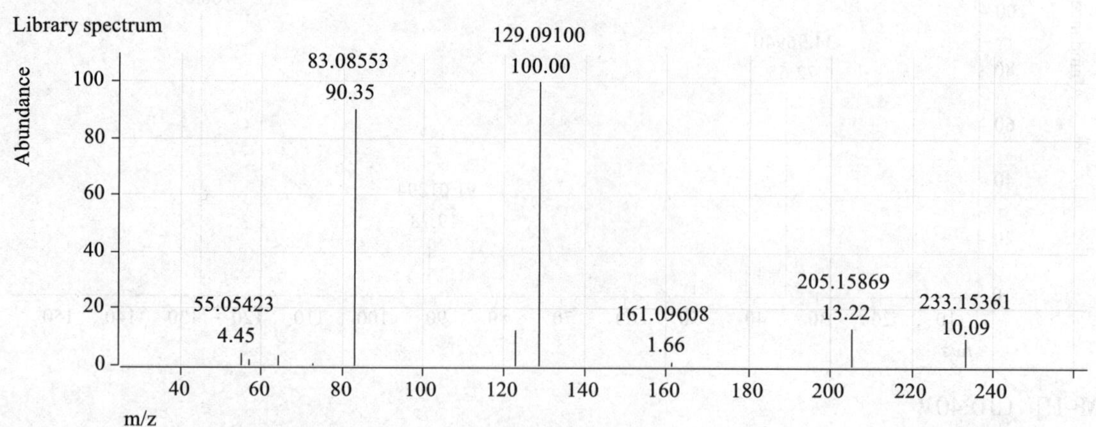

[M+H]+ CID:20V

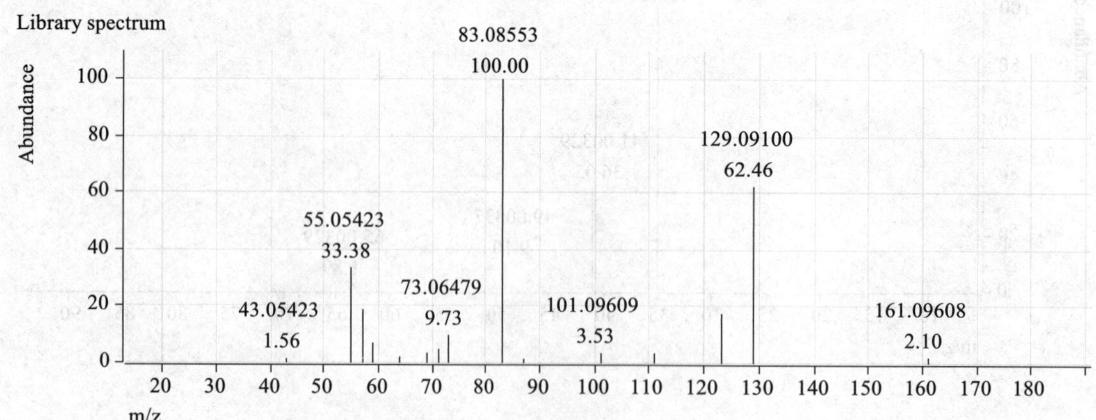

[M+H]$^+$ CID:40V

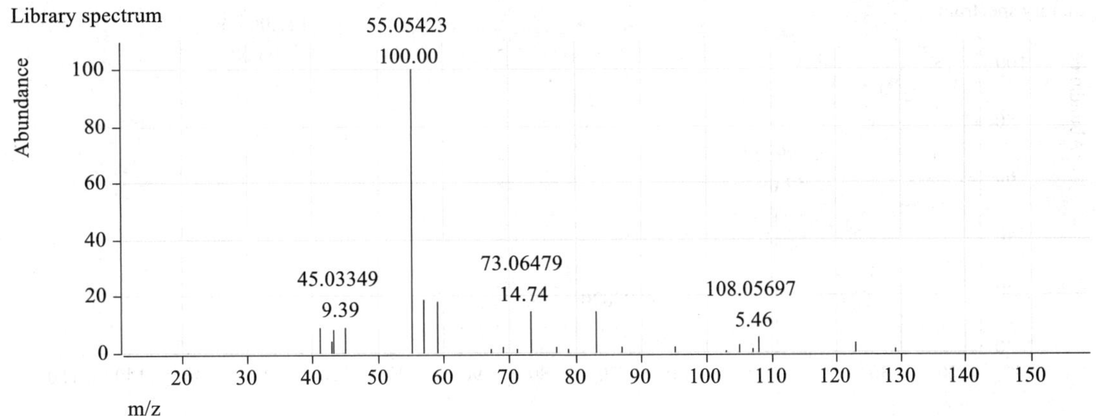

正离子扫描裂解途径解析

m/z 129.0910

m/z 83.0855

m/z 55.0542

m/z 251.1642

m/z 205.1587

m/z 161.0961

负离子扫描二级质谱图

[M−H]$^-$ CID:10V

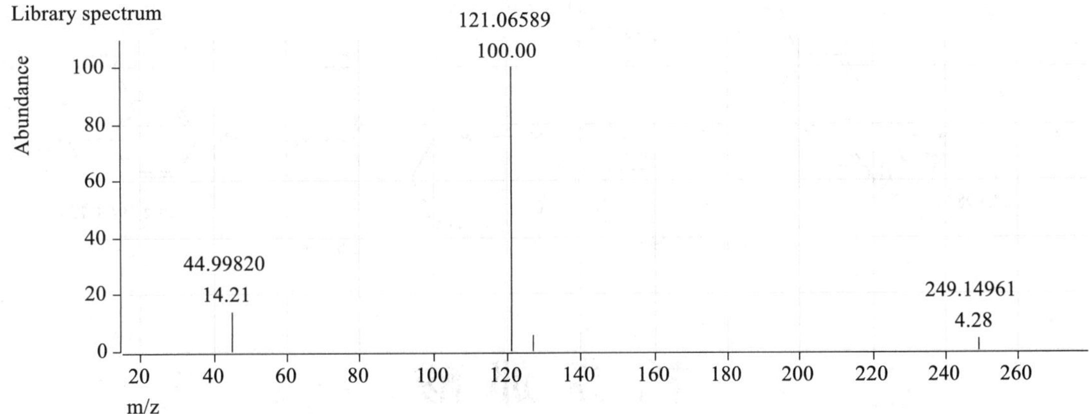

$[M-H]^-$ CID:20V

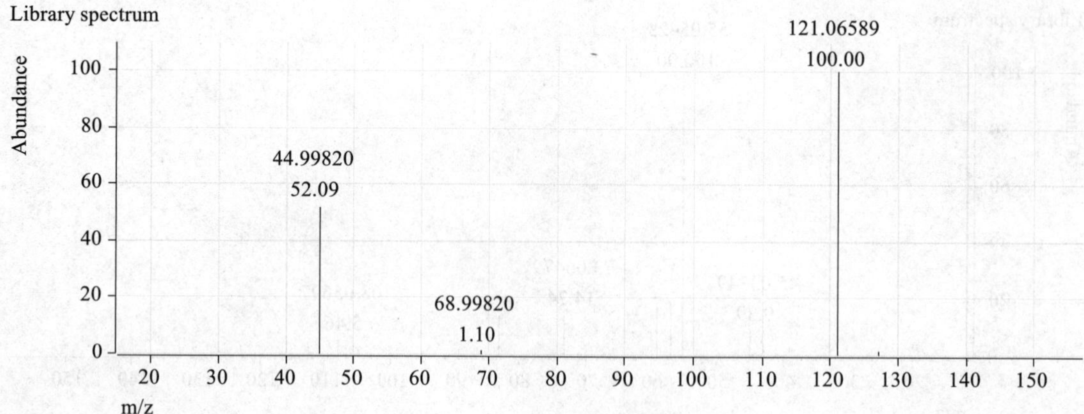

$[M-H]^-$ CID:40V

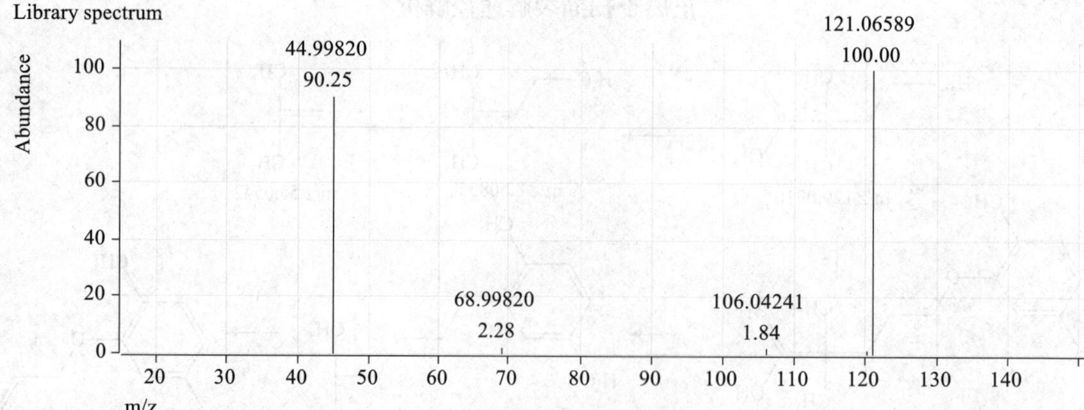

负离子扫描裂解途径解析

m/z 68.9982

m/z 44.9982

m/z 249.1496

m/z 121.0659

m/z 106.0424

托 芬 那 酸

英文名： Tolfenamic Acid

分子式： $C_{14}H_{12}ClNO_2$

分子量： 261.70

CAS 编号： 13710-19-5

COOH CH₃ N H Cl

中文化学名：2-［(3-氯-2-甲基苯基)氨基］苯甲酸

英文化学名：2-[(3-Chloro-2-methylphenyl)amino]benzoic acid

性状：本品为白色或微黄色结晶性粉末

溶解性：本品在乙醚、丙酮中略溶，在甲醇、乙醇中微溶，在水中不溶

正离子扫描二级质谱图

[M+H]+ CID:10V

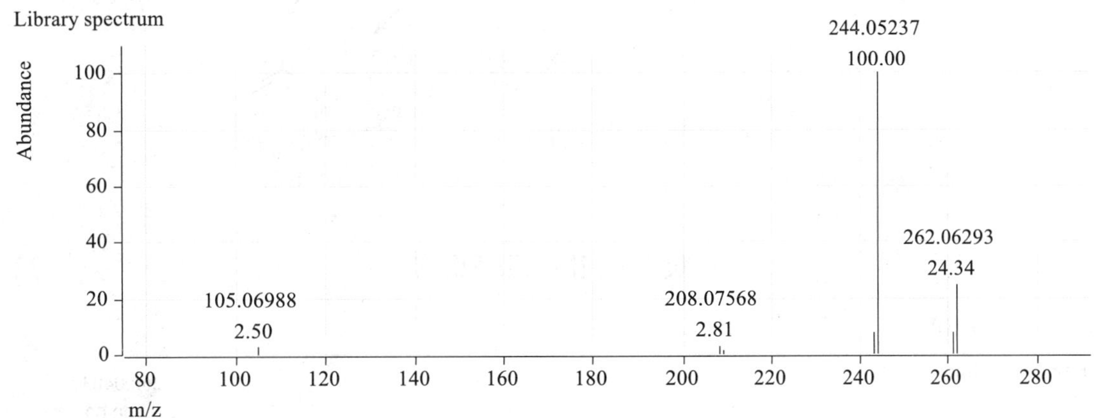

[M+H]+ CID:20V

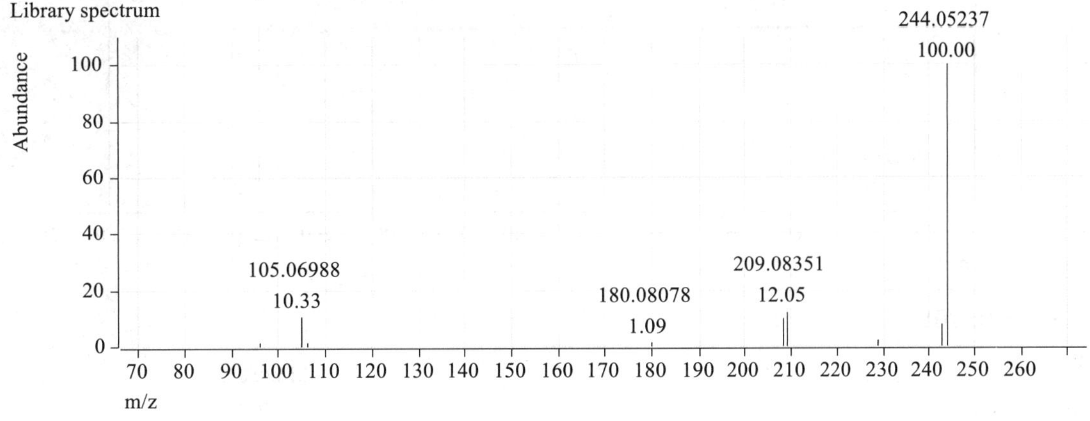

[M+H]+ CID:40V

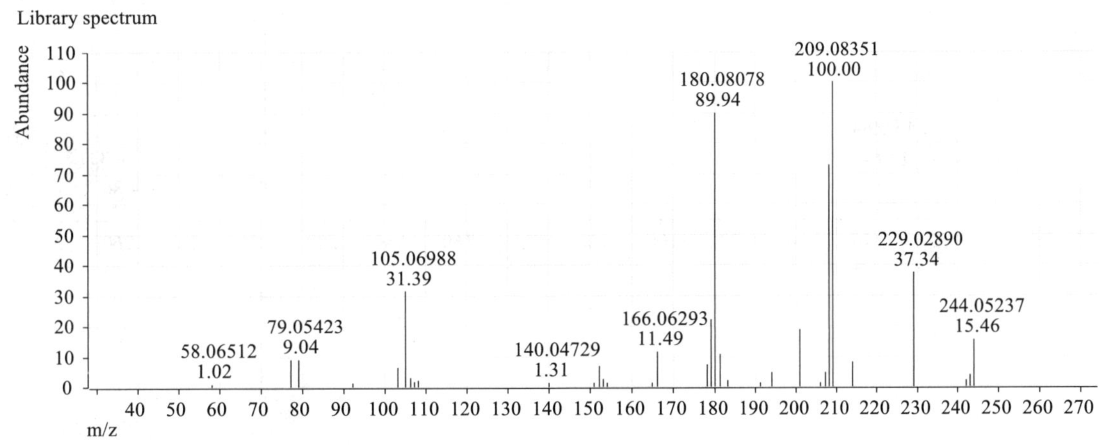

正离子扫描裂解途径解析

m/z 262.0629 → m/z 244.0524 → m/z 209.0835

m/z 244.0524 → m/z 105.0335

负离子扫描二级质谱图

$[M-H]^-$ CID:10V

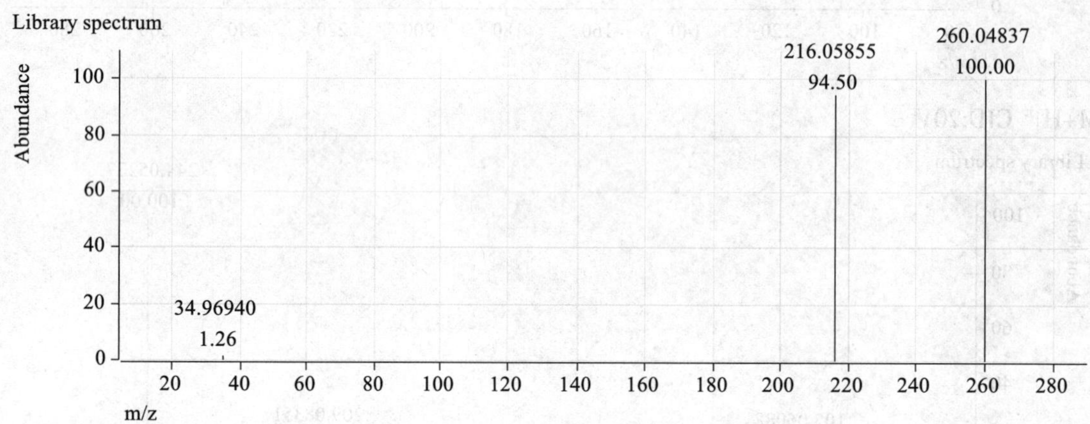

$[M-H]^-$ CID:20V

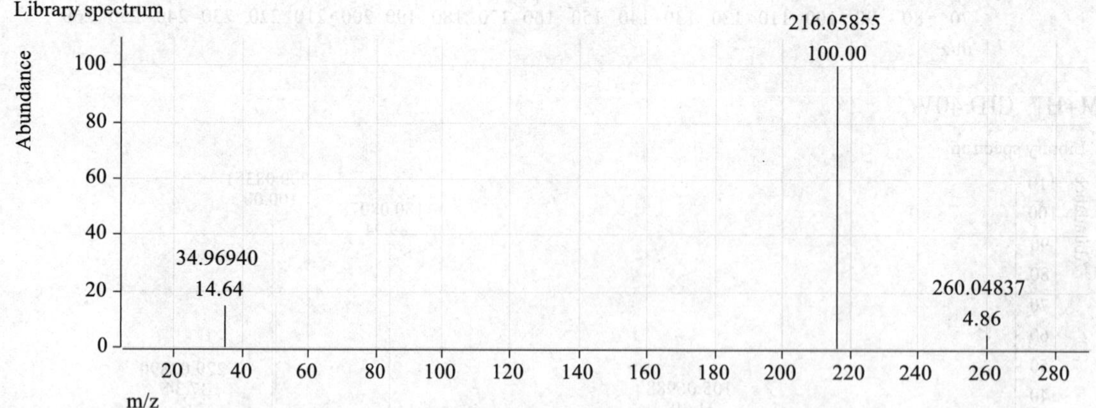

$[M-H]^-$ CID:40V

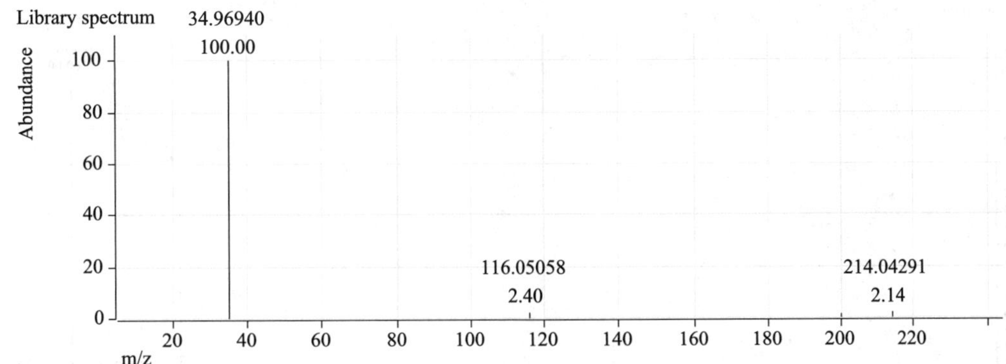

负离子扫描裂解途径解析

m/z 260.0484 → m/z 216.0586

托 吡 卡 胺

英文名：Tropicamide

分子式：$C_{17}H_{20}N_2O_2$

分子量：284.36

CAS 编号：1508-75-4

中文化学名：*N*- 乙基 -2- 苯基 -*N*-(4- 吡啶甲基)羟丙酰胺

英文化学名：*N*-Ethyl-*α*-hydroxymethyl-*N*-(4-pyridinylmethyl)benzeneacetamide

性状：本品为白色结晶性粉末;无臭

溶解性：本品在乙醇或三氯甲烷、稀盐酸或稀硫酸中易溶,在水中微溶

正离子扫描二级质谱图

$[M+H]^+$ CID:10V

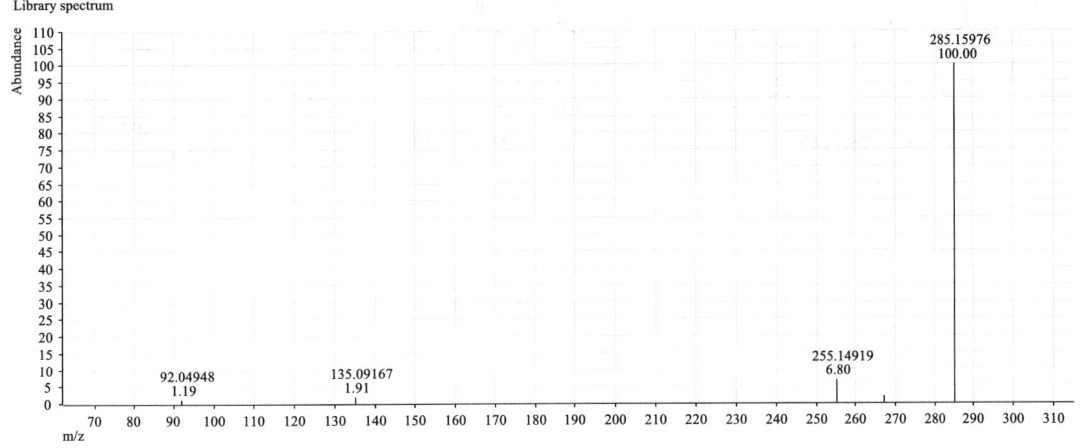

$[M+H]^+$ CID:20V

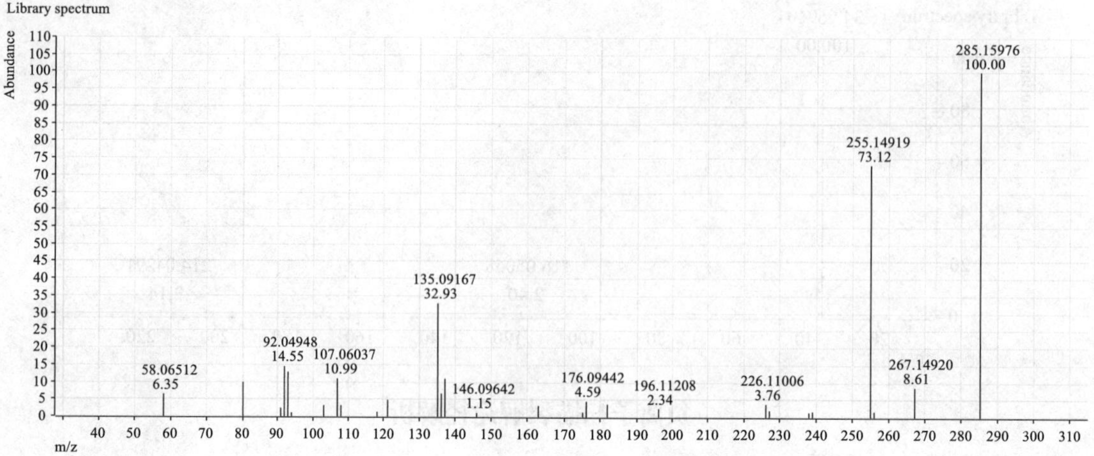

$[M+H]^+$ CID:40V

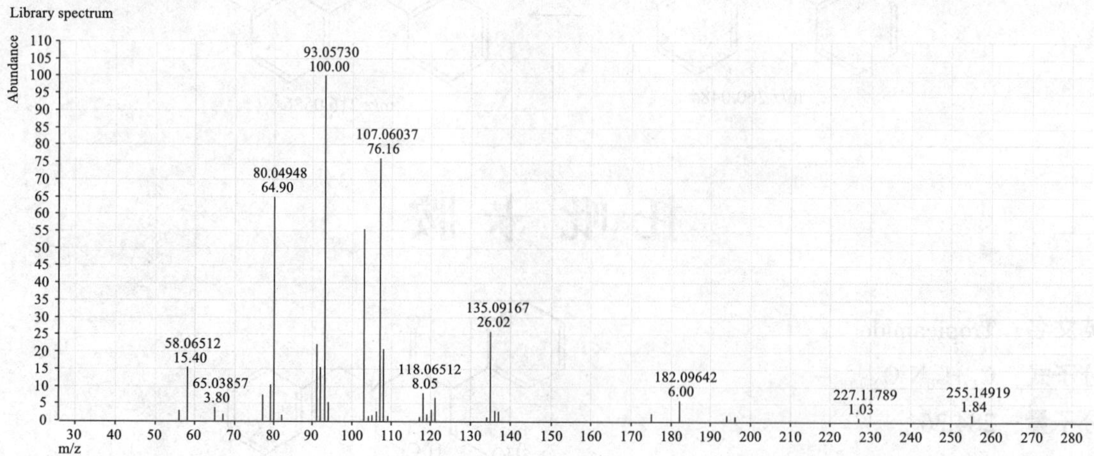

正离子扫描裂解途径解析

m/z 80.0495

m/z 135.0917

m/z 107.0604

m/z 267.1492

m/z 255.1492

m/z 285.1598

m/z 93.0573

托吡卡胺杂质 I

英文名： Tropicamide Impurity I

分子式： $C_8H_{12}N_2$

分子量： 136.19

CAS 编号： 33403-97-3

中文化学名： *N*-(4- 吡啶甲基)乙胺

英文化学名： *N*-(4-Pyridylmethyl)ethylamine

性状： 本品为黄色液体

溶解性： 本品在水中可溶

正离子扫描二级质谱图

$[M+H]^+$ CID:10V

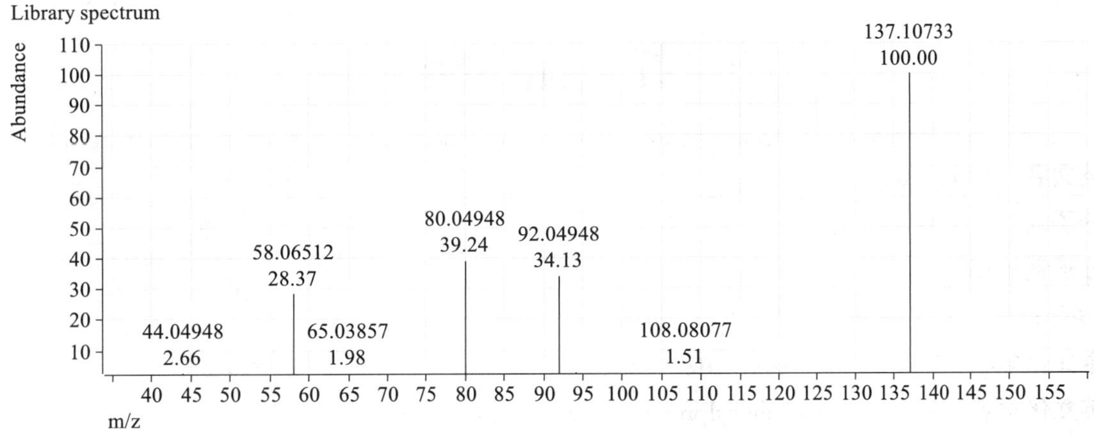

$[M+H]^+$ CID:20V

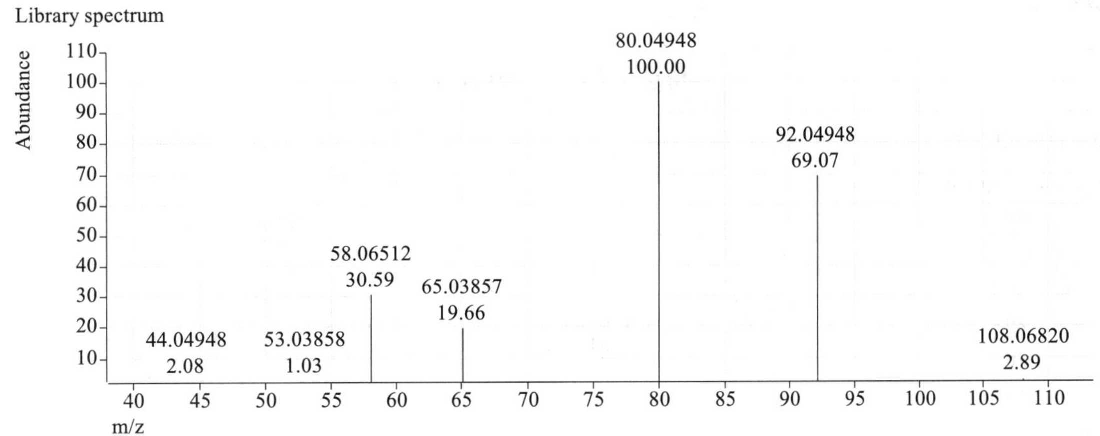

$[M+H]^+$ CID:40V

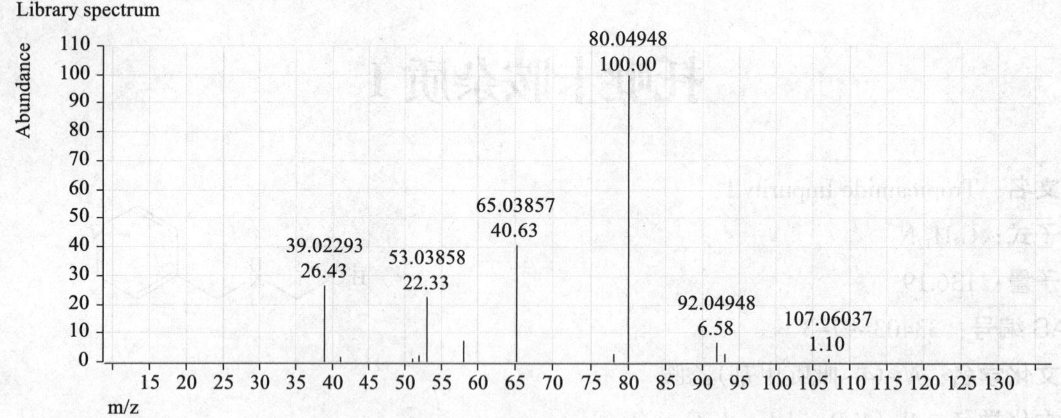

正离子扫描裂解途径解析

m/z 58.0651　m/z 137.1073　m/z 92.0495　m/z 80.0495

托　品　酸

英文名：Tropic Acid

分子式：$C_9H_{10}O_3$

分子量：166.17

CAS 编号：552-63-6

中文化学名：3-羟基-2-苯基丙酸

英文化学名：3-Hydroxy-2-phenylpropionic acid

性状：本品为白色粉末

溶解性：本品在水中易溶

负离子扫描二级质谱图

$[M-H]^-$ CID:2V

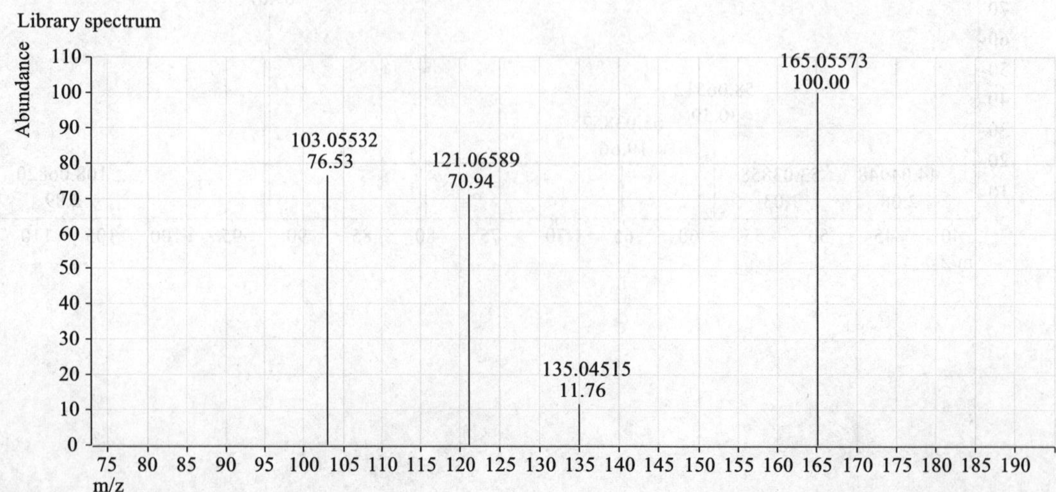

[M-H]⁻ CID:5V

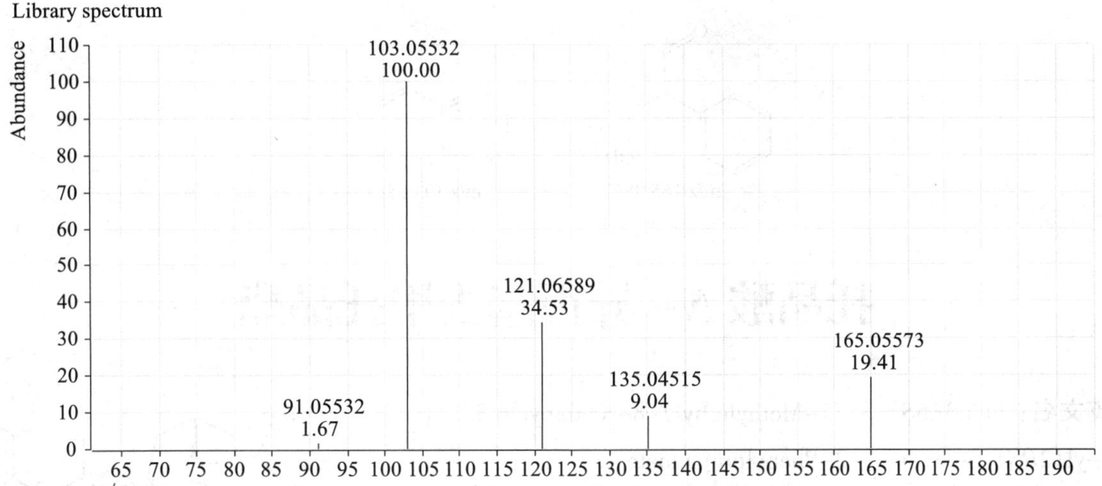

[M-H]⁻ CID:10V

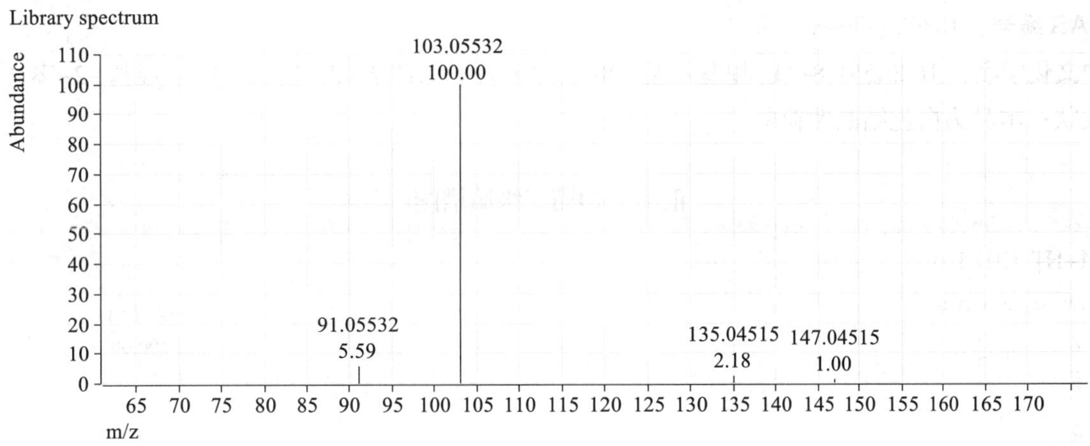

[M-H]⁻ CID:20V

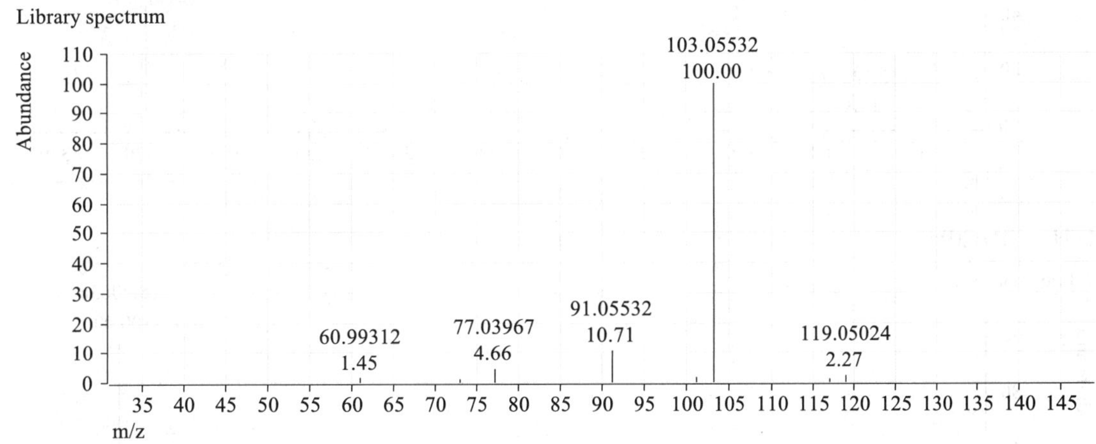

负离子扫描裂解途径解析

m/z 165.0557 → m/z 103.0553

托品酸 *N*- 异丙基去甲托品酯

英文名：(1*R*,3*r*,5*S*)-8-(1-Methylethyl)-8-Azabicyclo[3.2.1]Oct-3-yl(2*RS*)-3-Hydroxy-2-Phenylpropanoate

分子式：$C_{19}H_{27}NO_3$

分子量：317.42

CAS 编号：183626-76-8

中文化学名：(1*R*,3*r*,5*S*)-8-(1- 甲基乙基)-8- 氮杂双环 [3.2.1] 辛 -3- 基(2*RS*)-3- 羟基 -2- 苯丙酸酯

性状：本品为白色结晶性粉末

正离子扫描二级质谱图

$[M+H]^+$ CID:10V

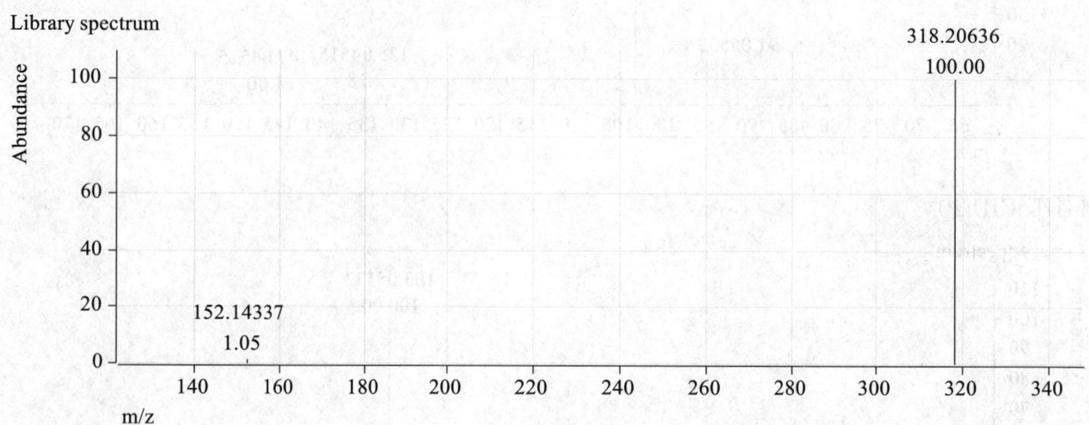

$[M+H]^+$ CID:20V

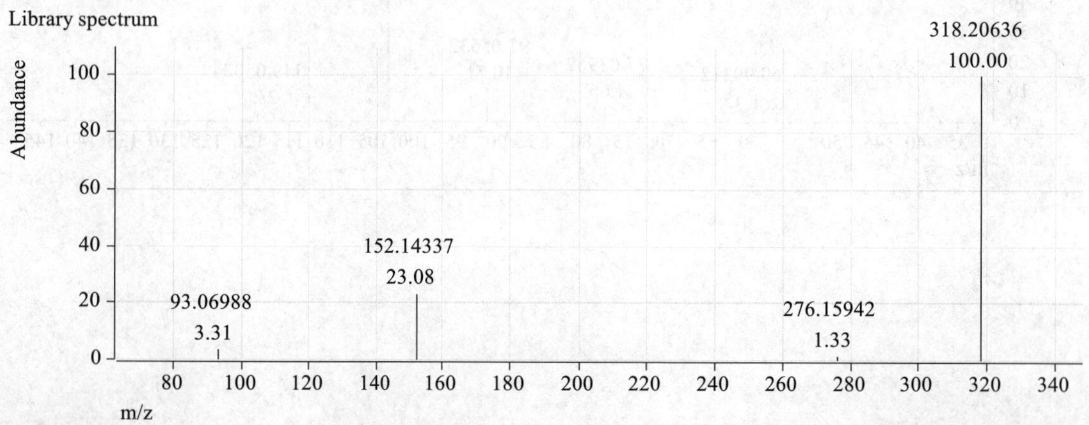

$[M+H]^+$ CID:40V

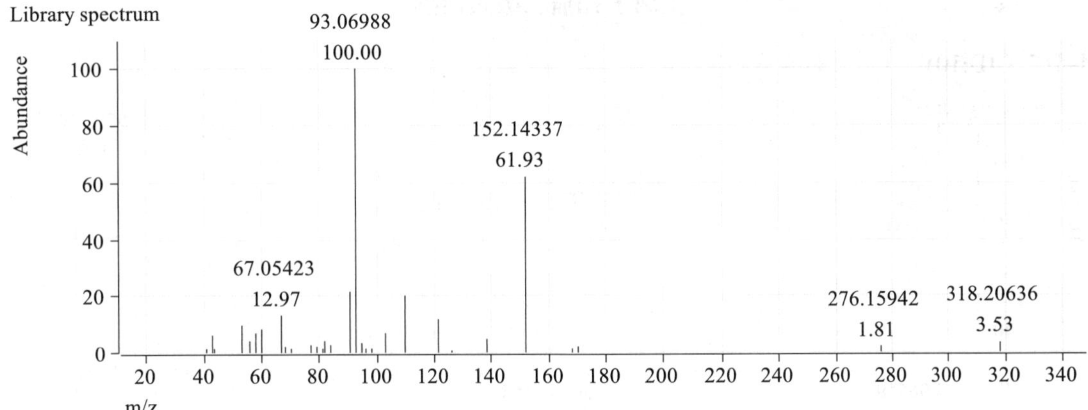

正离子扫描裂解途径解析

m/z 318.2064

m/z 276.1594

m/z 318.2064

m/z 152.1434

m/z 93.0699

m/z 67.0542

地 舍 平

英文名： Deserpidine

分子式： $C_{32}H_{38}N_2O_8$

分子量： 578.65

CAS 编号： 131-01-1

中文化学名： (3β,16β,17α,18β,20α)17-甲氧基-18-[(3,4,5-三甲氧基苯甲酰)氧基]-3,20-育亨烷-16-甲酸甲酯

英文化学名： (3β,16β,17α,18β,20α)17-Methoxy-18-[(3,4,5-trimethoxybenzoyl)oxy]-3,20-yohimban-16-carboxylic acid methyl este

性状： 本品为白色或类白色粉末

正离子扫描二级质谱图

[M+H]$^+$ CID:10V

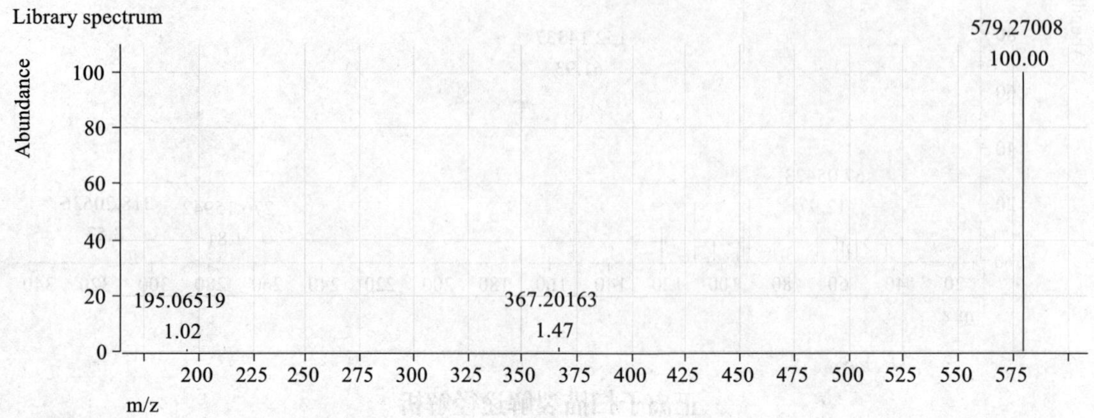

[M+H]$^+$ CID:20V

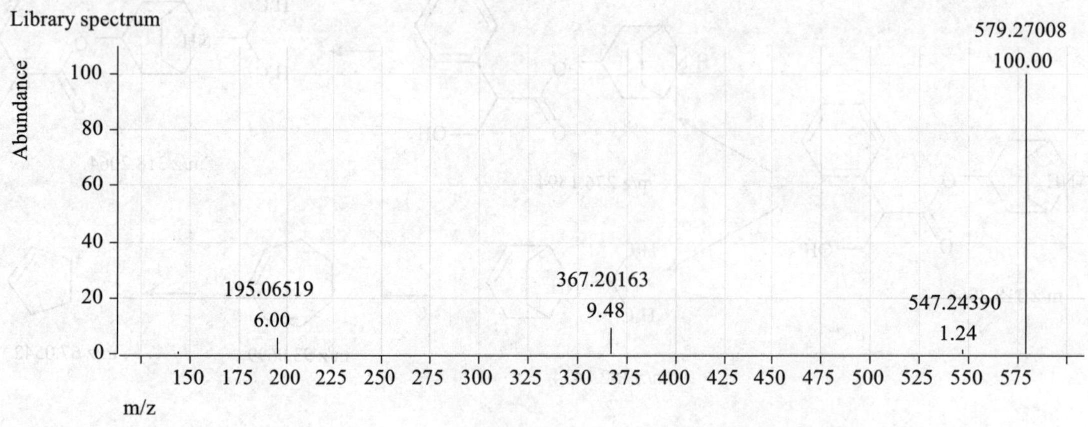

[M+H]$^+$ CID:40V

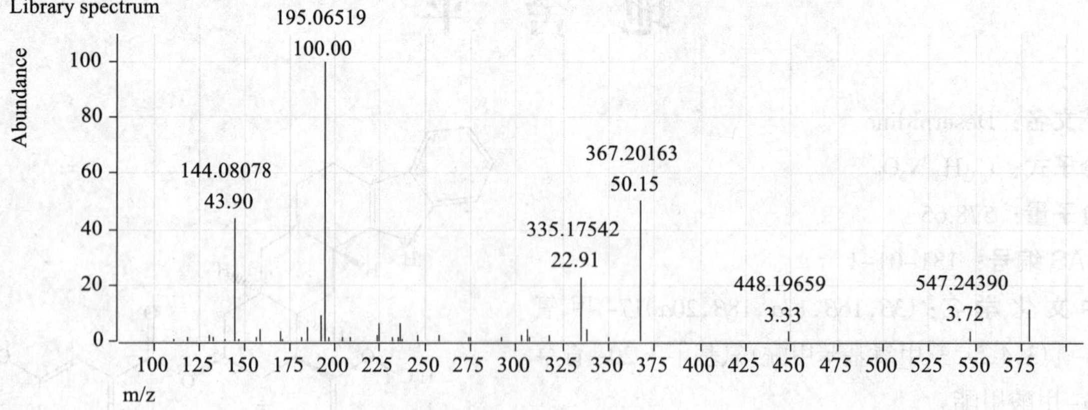

正离子扫描裂解途径解析

m/z 579.2701

m/z 367.2016

m/z 335.1754

m/z 195.0652

m/z 144.0808

负离子扫描二级质谱图

$[M-H]^-$ CID:10V

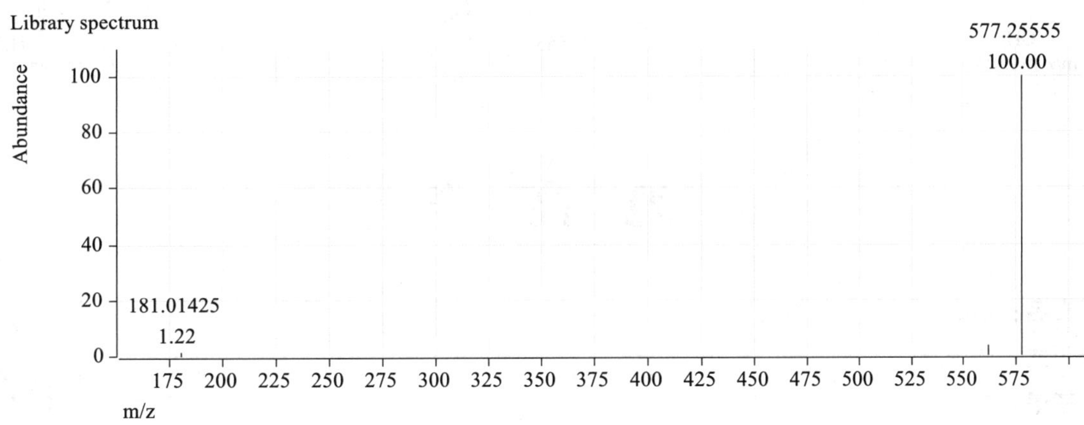

$[M-H]^-$ CID:20V

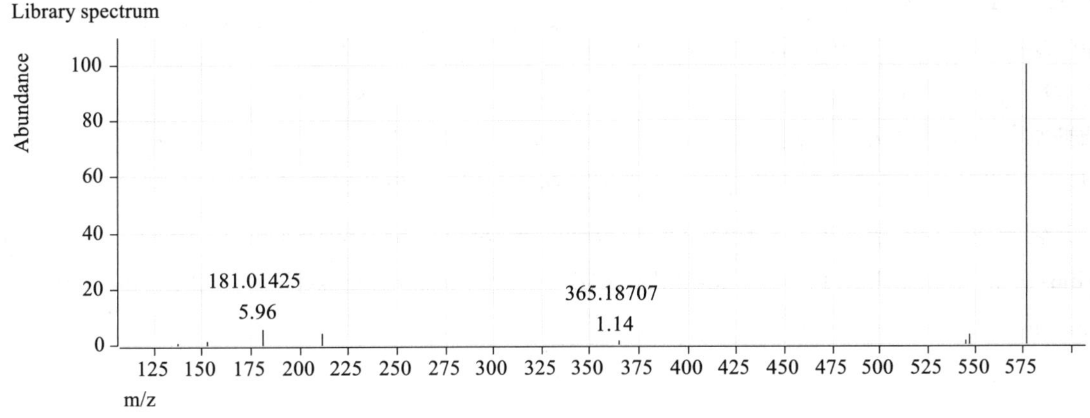

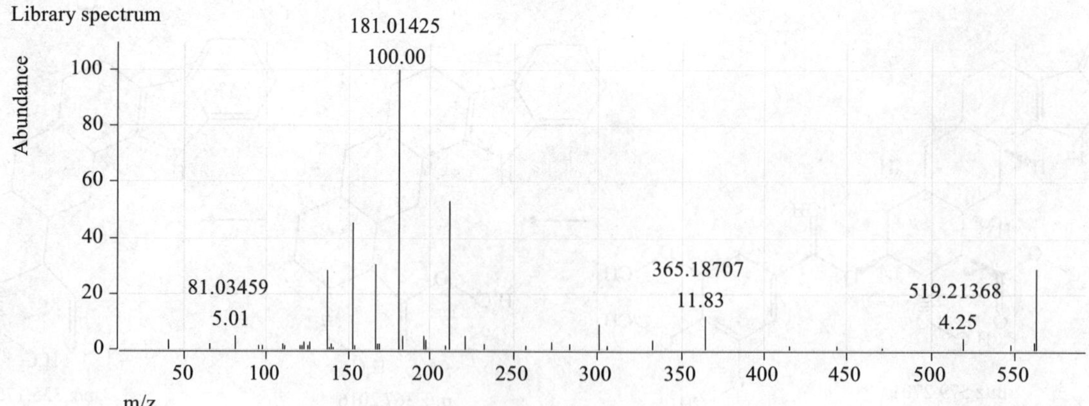

负离子扫描裂解途径解析

m/z 181.0142

m/z 577.2555

m/z 365.1871

地 高 辛

英文名：Digoxin

分子式：$C_{41}H_{64}O_{14}$

分子量：780.95

CAS 编号：20830-75-5

中文化学名：3*β*-[[*O*-2,6-二脱氧-*β*-*D*-核-己吡喃糖基-(1→4)-*O*-2,6-二脱氧-*β*-*D*-核-己吡喃糖基-(1→4)-2,6-二脱氧-*β*-*D*-核-己吡喃糖基]氧代]-12*β*,14*β*-二羟基-5*β*-心甾-20(22)烯内酯

英文化学名：(3*β*,5*β*,12*β*)-3-[(*O*-2,6-Dideoxy-*β*-*D*-ribo-hexopyranosyl-(1→4)-*O*-2,6-dideoxy-*β*-*D*-ribo-hexopyranosyl-(1→4)-2,6-dideoxy-*β*-*D*-ribo-hexopyranosyl)oxy]-12,14-dihydroxycard-20(22)-enolide

性状：本品为白色结晶或结晶性粉末；无臭

溶解性：本品在吡啶中易溶，在稀醇中微溶，在三氯甲烷中极微溶，在水或乙醚中不溶

正离子扫描二级质谱图

$[M+H]^+$ CID:10V

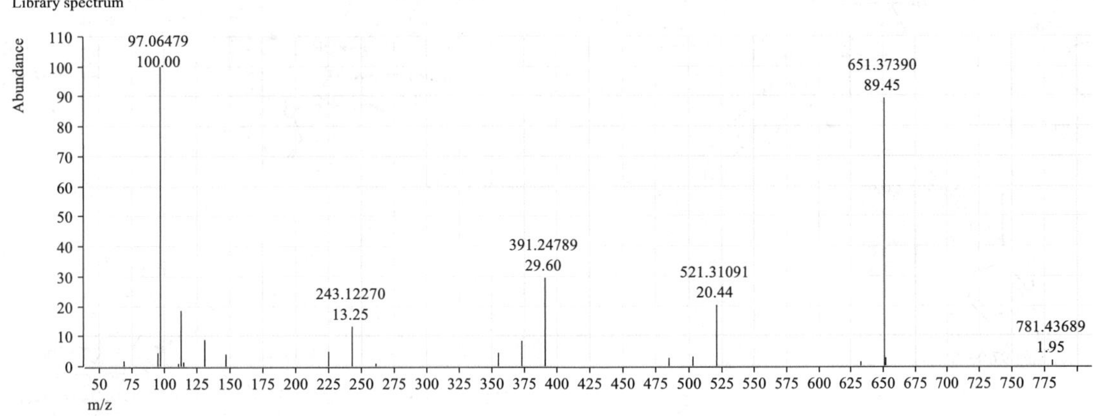

$[M+H]^+$ CID:20V

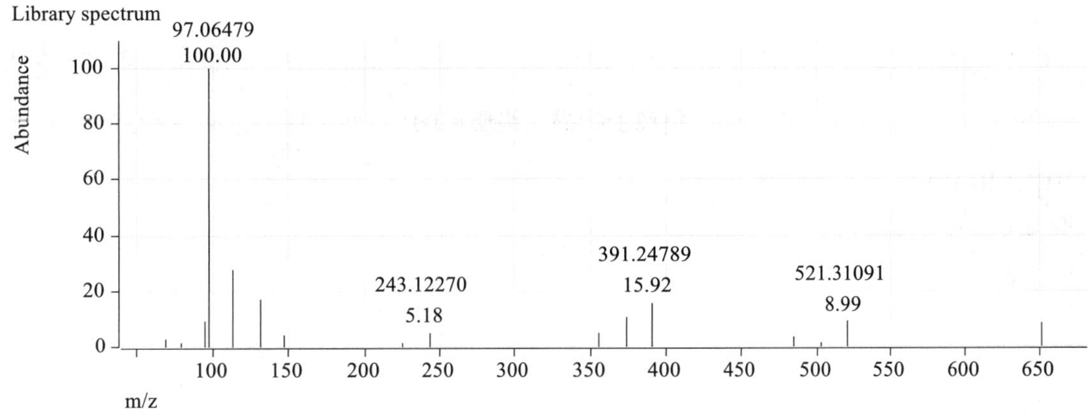

$[M+H]^+$ CID:40V

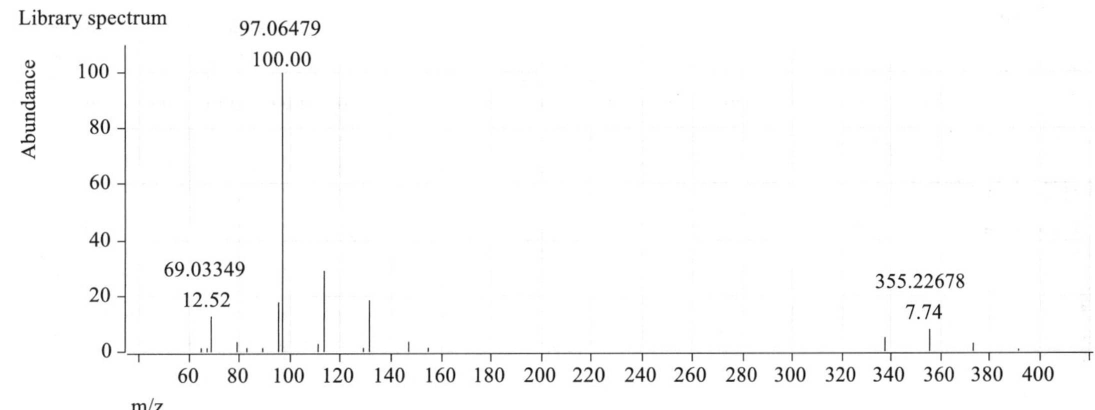

正离子扫描裂解途径解析

m/z 781.4369 → m/z 651.3739 → m/z 521.3109 → m/z 391.2479

m/z 781.4369 → m/z 97.0648

负离子扫描二级质谱图

$[M-H]^-$ CID:10V

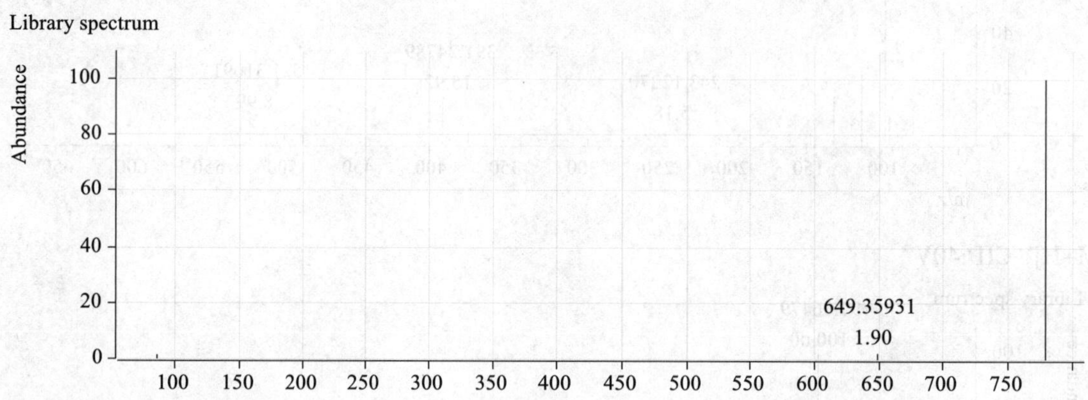

$[M-H]^-$ CID:20V

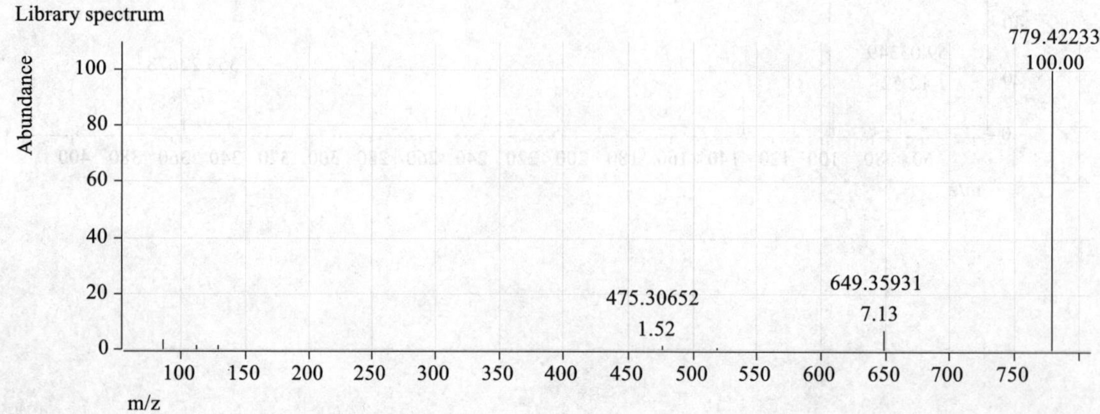

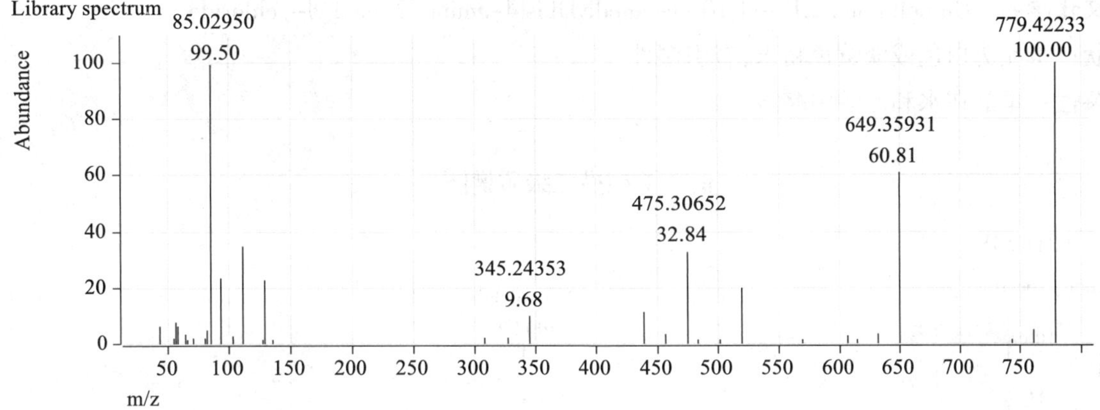

负离子扫描裂解途径解析

m/z 779.4223

m/z 649.3593

m/z 85.0295

m/z 475.3065

地 喹 氯 铵

英文名： Dequalinium Chloride

分子式： $C_{30}H_{40}N_4 \cdot 2Cl$

分子量： 527.57

CAS 编号： 522-51-0

中文化学名：1,1′-十亚甲基双(4-氨基喹啉)二氯化物

英文化学名：Quinolinium, 1,1′-(1,10-decanediyl)bis[4-amino-2-methyl-, chloride

性状：本品为白色或淡黄色粉末;有引湿性

溶解性：本品在水和乙醇中略溶

正离子扫描二级质谱图

$[M]^{2+}$ CID:10V

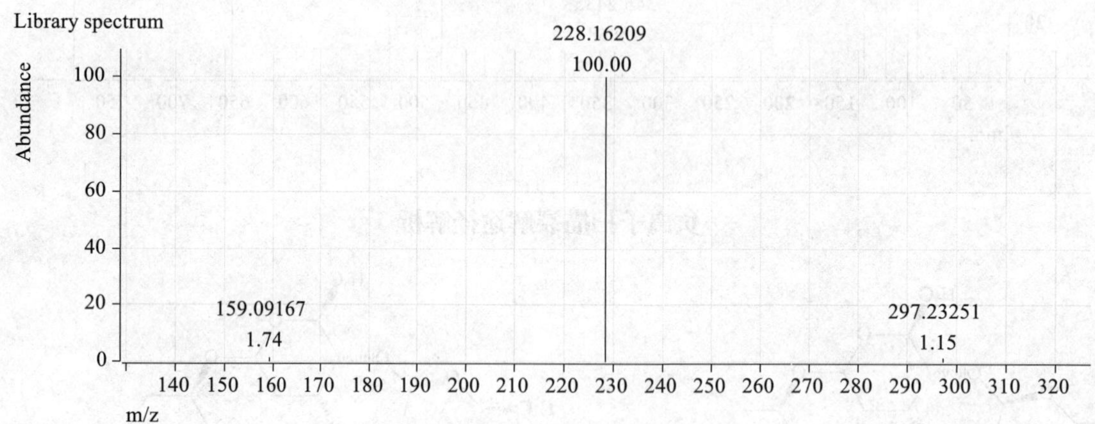

$[M]^{2+}$ CID:20V

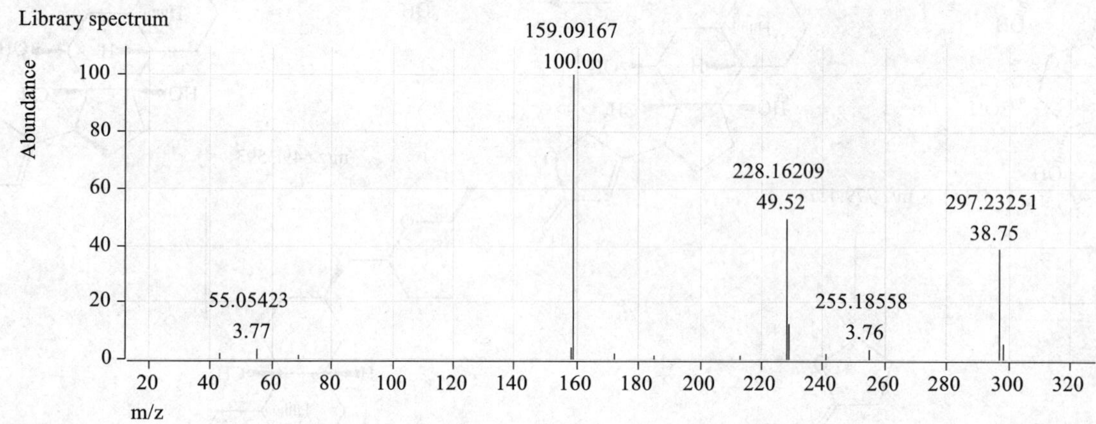

$[M]^{2+}$ CID:40V

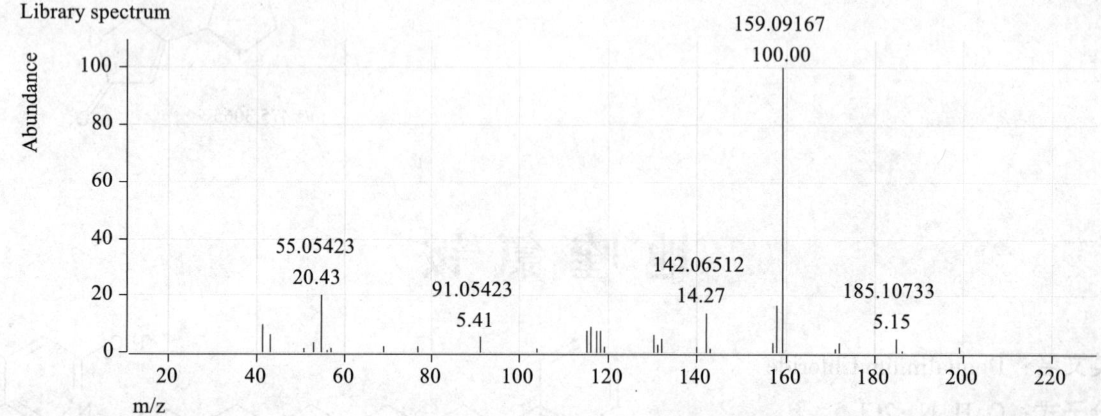

正离子扫描裂解途径解析

m/z 297.2325

m/z 255.1856

m/z 55.0542

m/z 185.1073

m/z 228.1621

m/z 159.0917

m/z 142.0651

m/z 91.0542

地氯雷他定

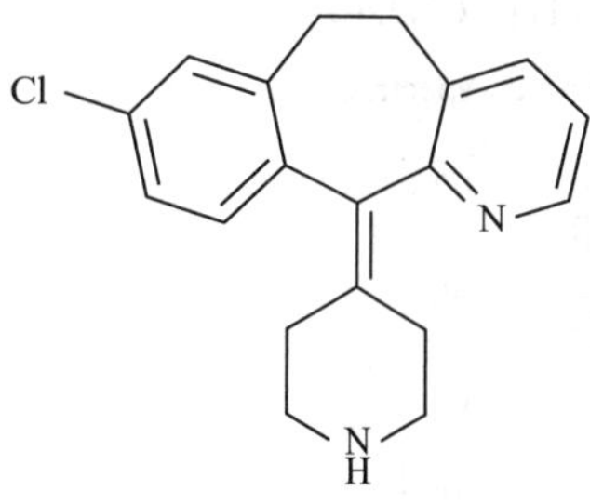

英文名： Desloratadine

分子式： $C_{19}H_{19}ClN_2$

分子量： 310.82

CAS 编号： 100643-71-8

中文化学名： 8-氯-6,11-二氢-11-(4-亚哌啶基)-5*H*-苯并[5,6]-环庚烷基[1,2-*b*]-吡啶

英文化学名： 8-Chloro-6,11-dihydro-11-(4-piperidinylidene)-5*H*-benzo[5,6]cyclohepta[1,2-*b*]pyridine

性状： 本品为白色或类白色结晶性粉末；无臭；味苦

溶解性： 本品在甲醇、乙醇、三氯甲烷中易溶，在 0.1mol/L 盐酸溶液中略溶，在水和 0.1mol/L 氢氧化钠溶液中不溶

正离子扫描二级质谱图

[M+H]+ CID:10V

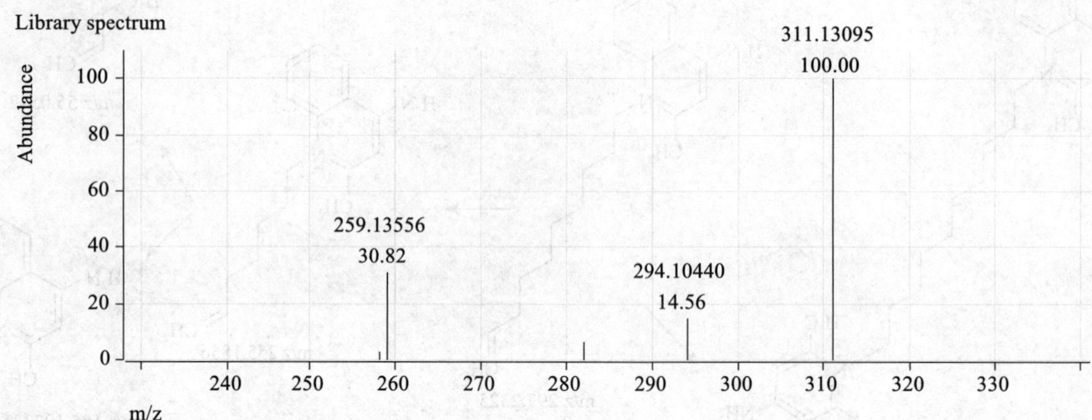

[M+H]+ CID:20V

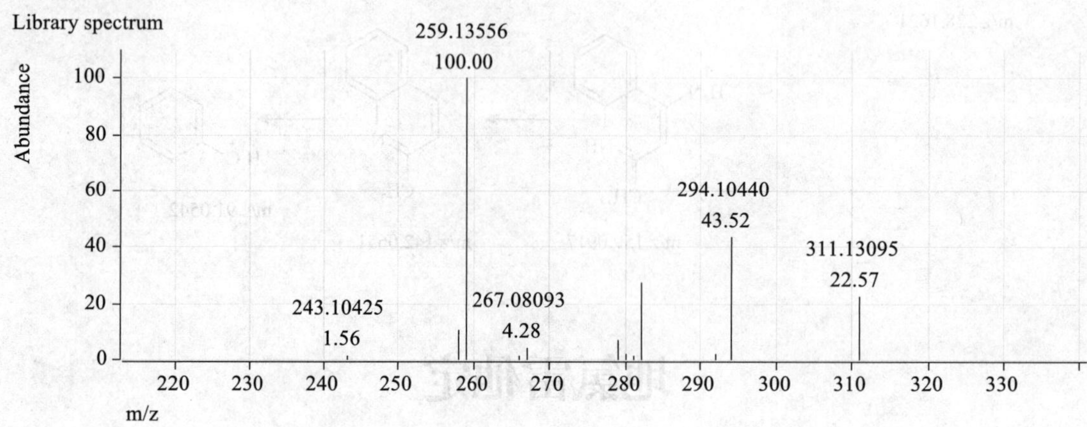

[M+H]+ CID:40V

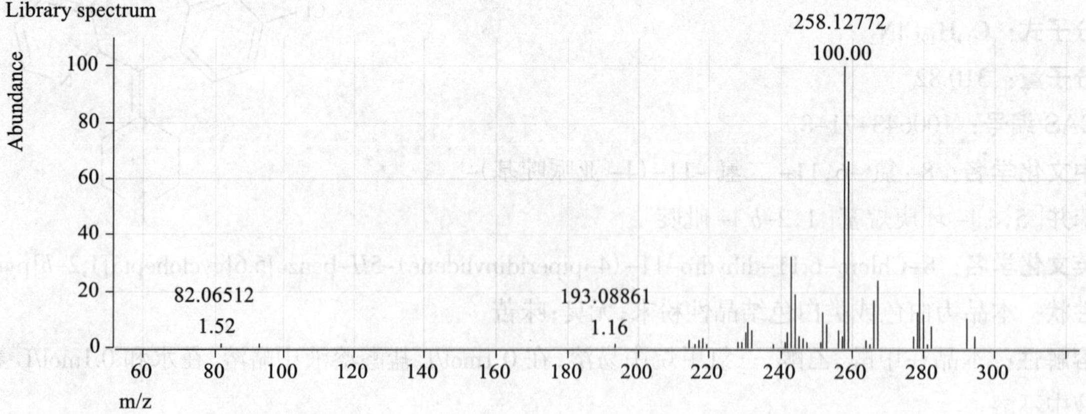

正离子扫描裂解途径解析

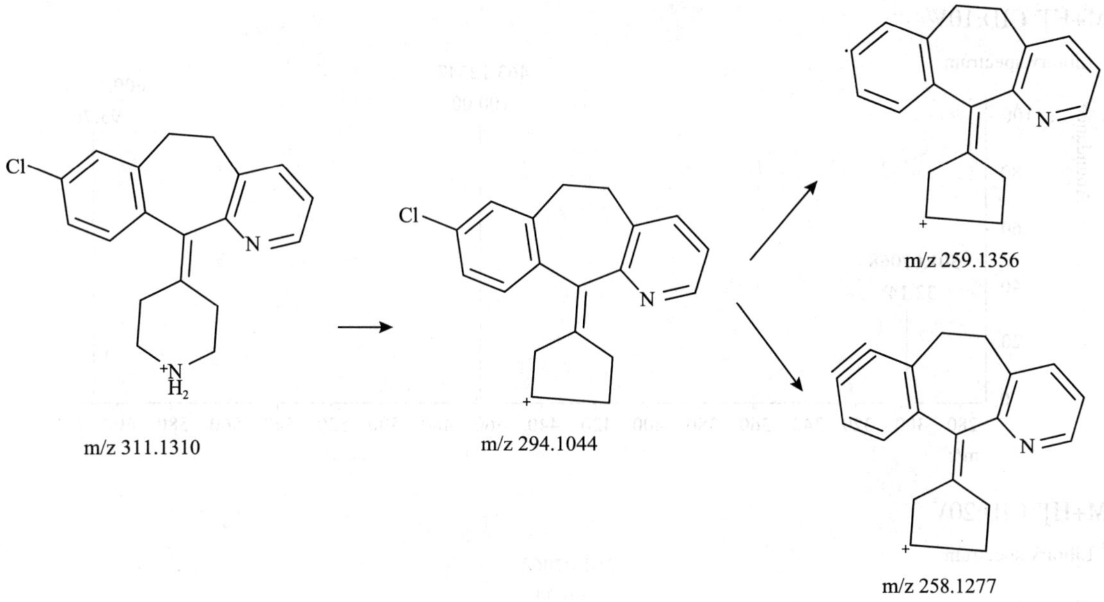
Cl
N
N
H2
m/z 311.1310
m/z 294.1044
m/z 259.1356
m/z 258.1277

地 奥 司 明

英文名：Diosmin

分子式：$C_{28}H_{32}O_{15}$

分子量：608.54

CAS 编号：520-27-4

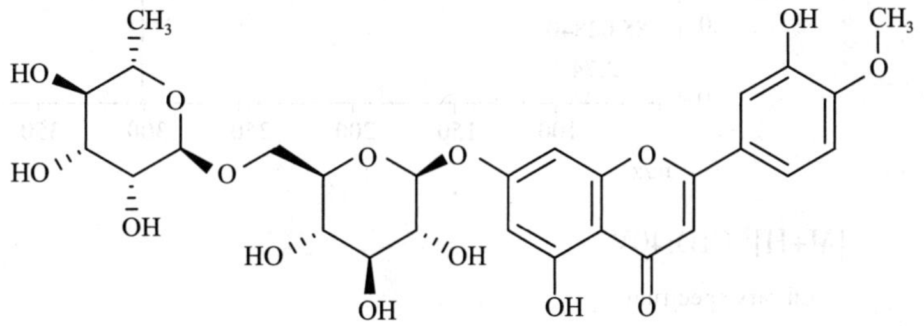
CH3
HO
O
HO
OH
O
O
O
HO
OH
OH
O
OH
O
OH
CH3
O

中文化学名：7-[[6-*O*-(6-脱氧-*α*-L-吡喃甘露糖基)-*β*-D-吡喃葡萄糖基]氧基]-5-羟基-2-(3-羟基-4-甲氧基苯基)-4*H*-1-苯并吡喃-4-酮

英文化学名：7-[[6-*O*-(6-Deoxy-*α*-L-mannopyranosyl)-*β*-D-glucopyranosyl]oxy]-5-hydroxy-2-(3-hydroxy-4-methoxyphenyl)-4*H*-1-benzopyran-4-one

性状：本品为灰黄色至黄色粉末或结晶性粉末；无臭

溶解性：本品在二甲基亚砜中溶解，在水、甲醇或乙醇中不溶，在 0.1mol/L 氢氧化钠溶液中极微溶，在 0.1mol/L 盐酸溶液中几乎不溶

正离子扫描二级质谱图

[M+H]+ CID:10V

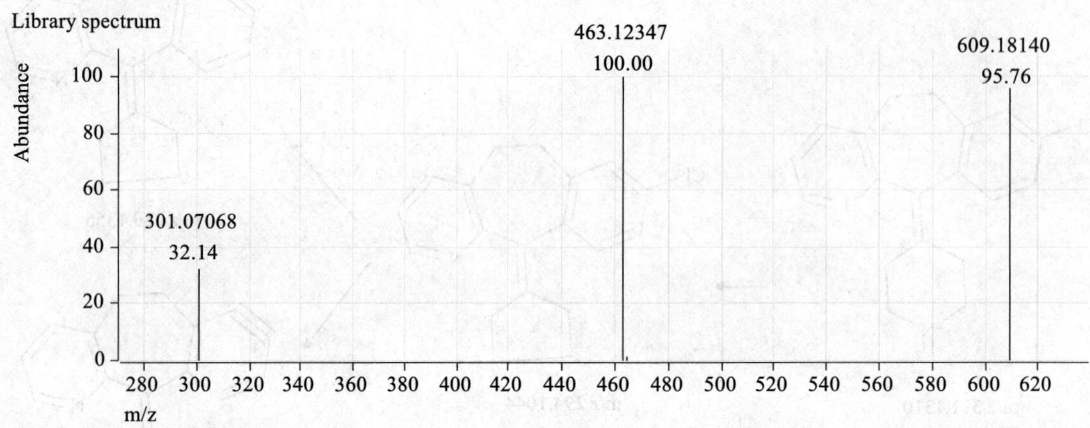

[M+H]+ CID:20V

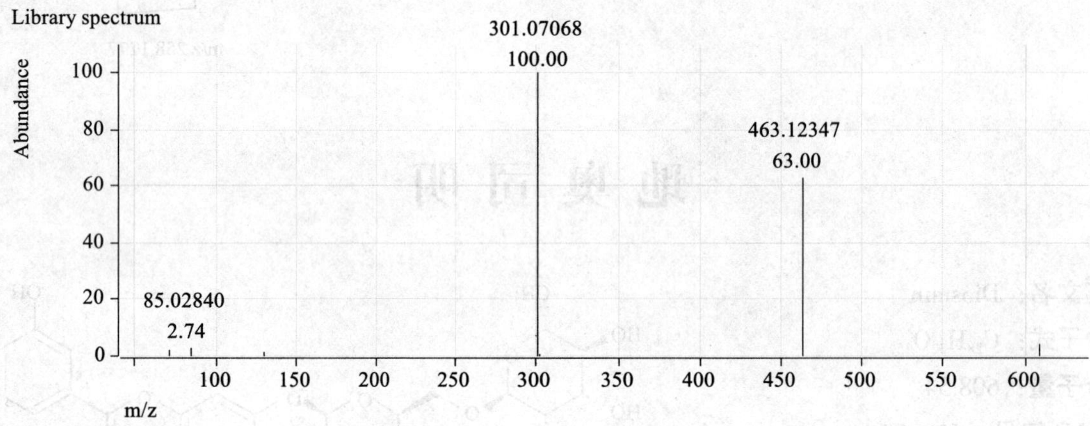

[M+H]+ CID:40V

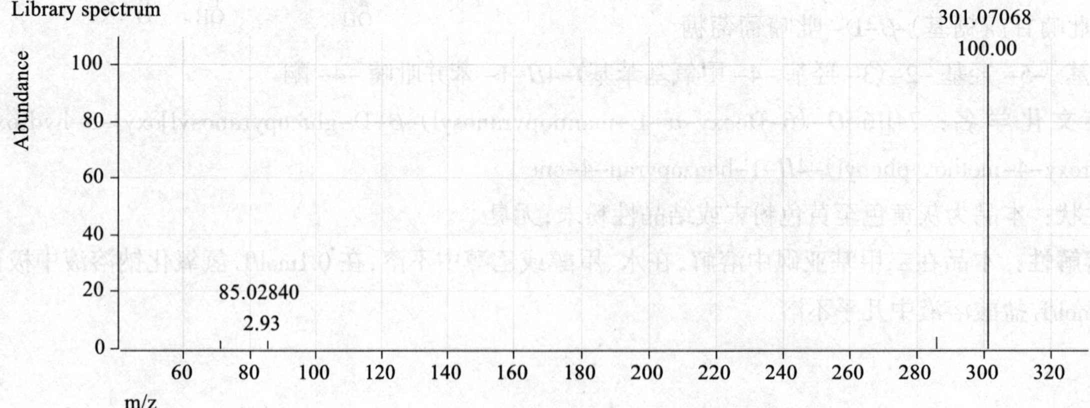

正离子扫描裂解途径解析

m/z 85.0284

m/z 609.1814

m/z 463.1235

m/z 301.0707

负离子扫描二级质谱图

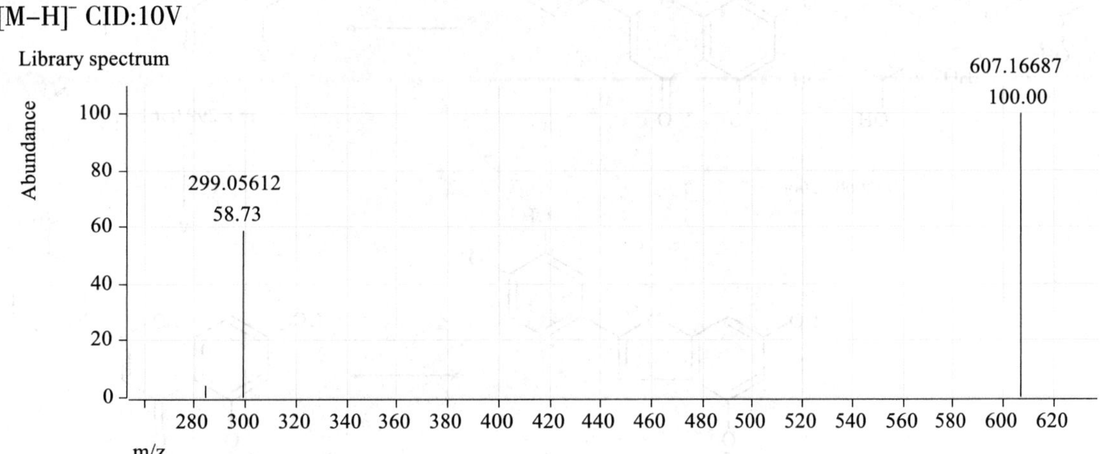

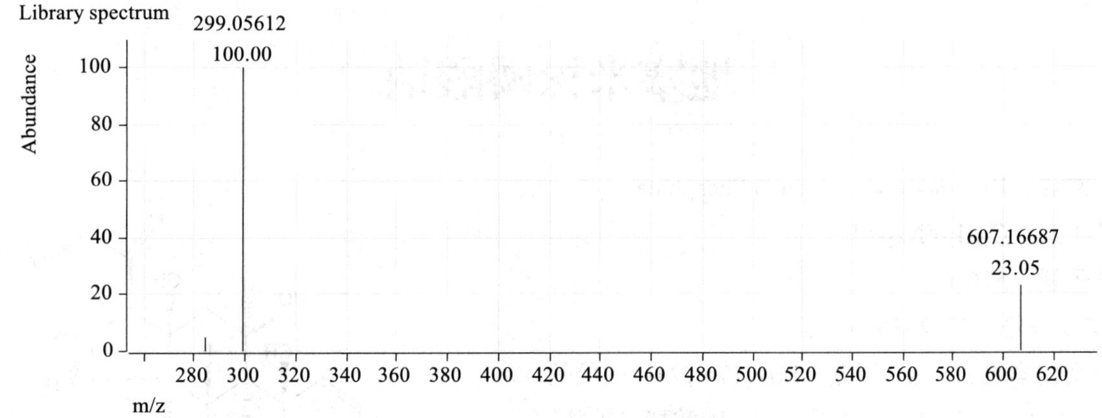

[M−H]⁻ CID:40V

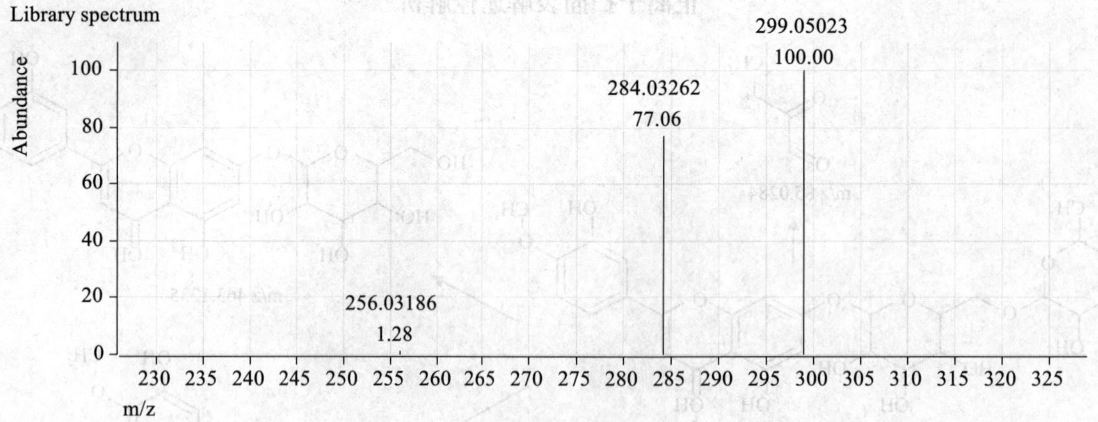

负离子扫描裂解途径解析

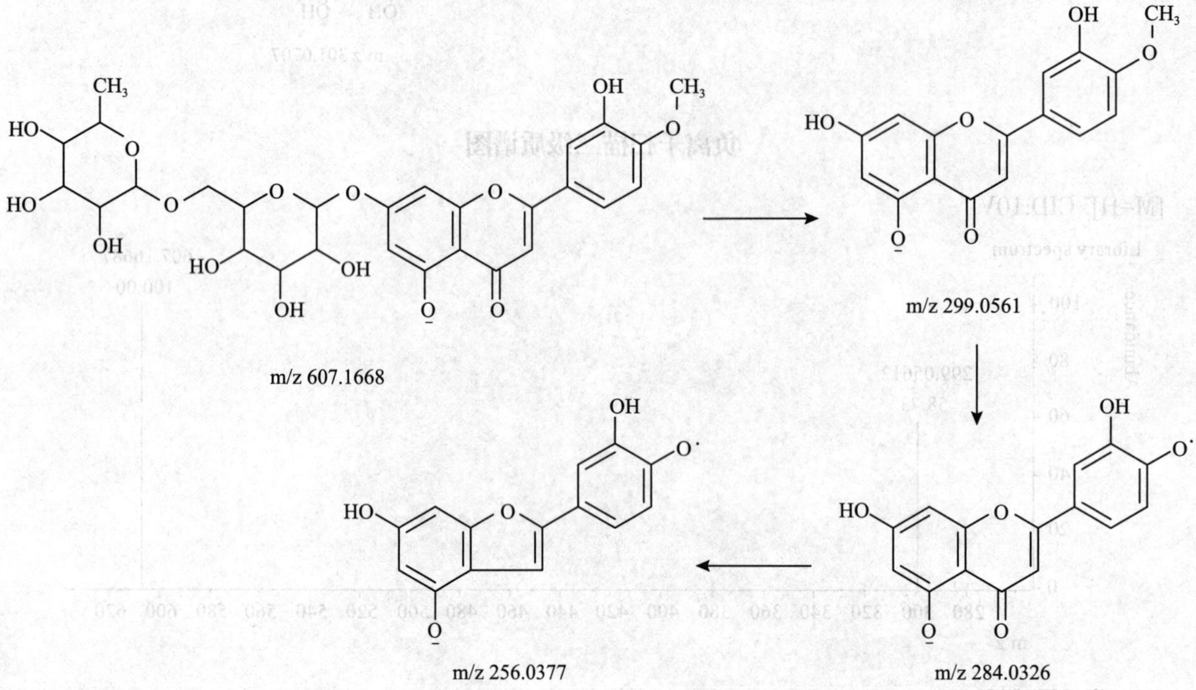

地塞米松磷酸钠

英文名： Dexamethasone Sodium Phosphate

分子式： $C_{22}H_{28}FNa_2O_8P$

分子量： 516.41

CAS 编号： 2392-39-4

中文化学名： 16α- 甲基 -11β,17α,21- 三羟基 -9α- 氟孕甾 -1,4- 二烯 -3,20- 二酮 -21- 磷酸酯二钠盐

英文化学名： Pregna-1,4-diene-3,20-dione,9-fluoro-11β,

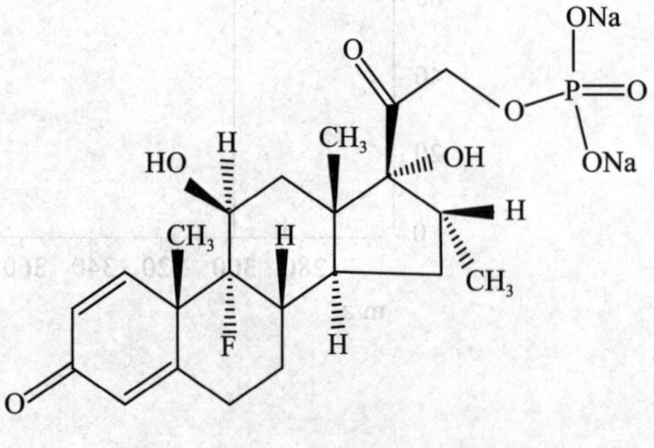

17,21-trihydroxy-16α-methyl-, 21-(dihydrogen phosphate) disodium salt

性状： 本品为白色至微黄色粉末；无臭；有引湿性

溶解性： 本品在水或甲醇中溶解，在丙酮或乙醚中几乎不溶

正离子扫描二级质谱图

$[M+H]^+$ CID:10V

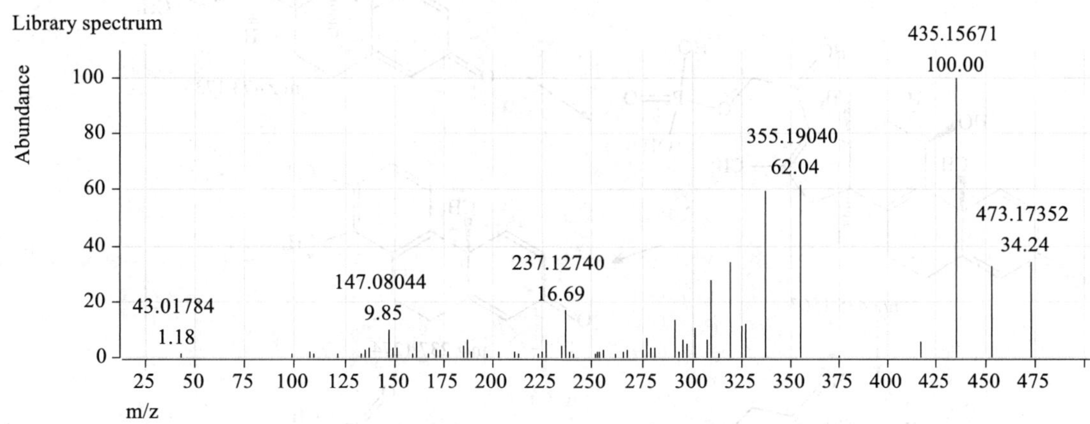

$[M+H]^+$ CID:20V

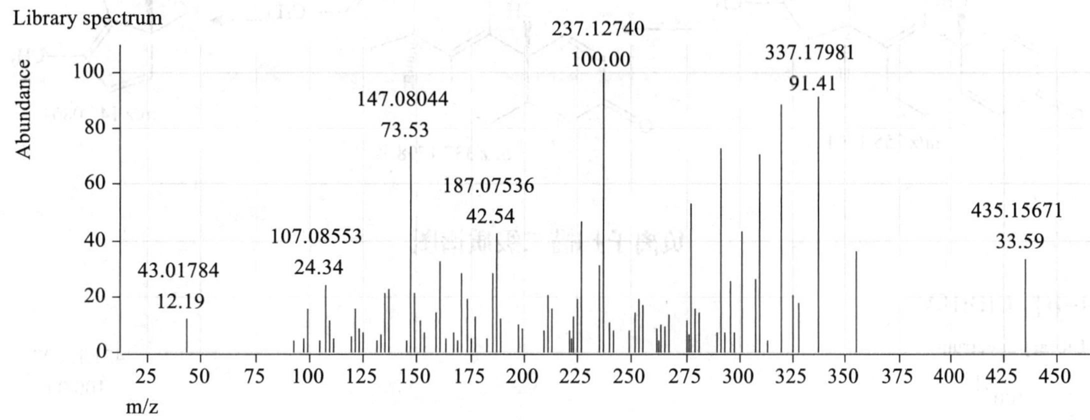

$[M+H]^+$ CID:40V

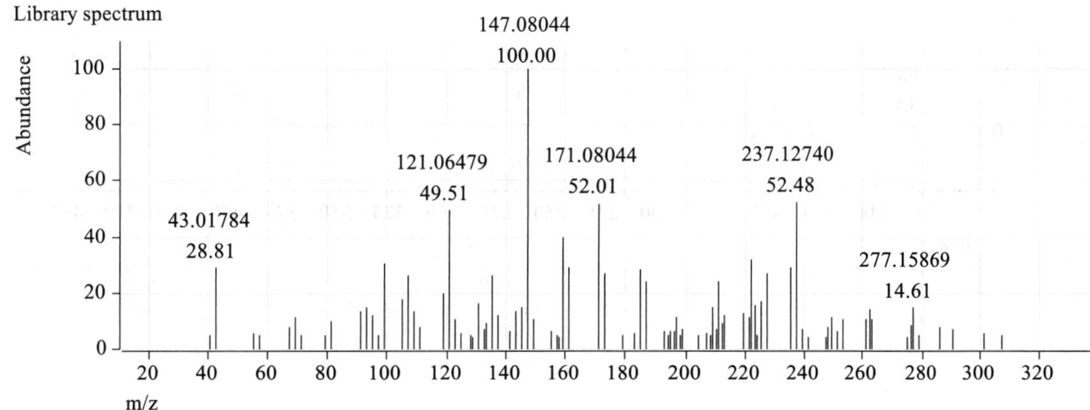

正离子扫描裂解途径解析

m/z 473.1735

m/z 435.1567

m/z 237.1274

m/z 355.1904

m/z 337.1798

m/z 147.0804

负离子扫描二级质谱图

$[M-H]^-$ CID:10V

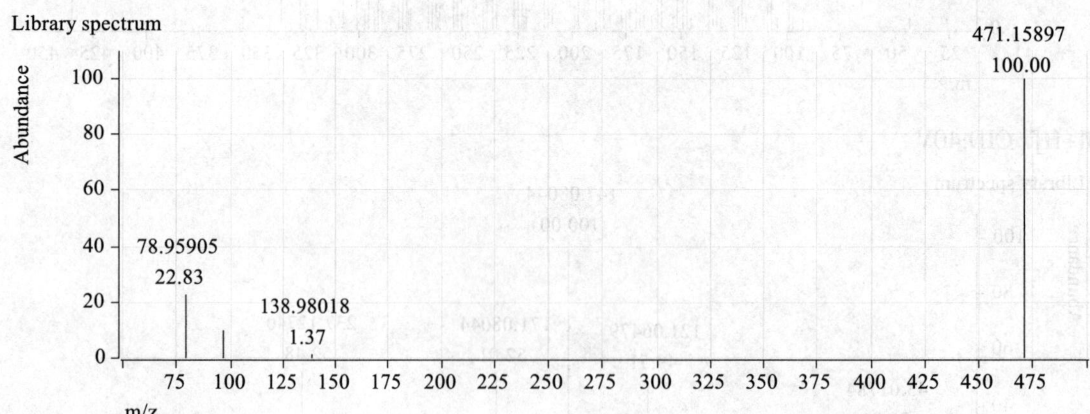

[M–H]⁻ CID:20V

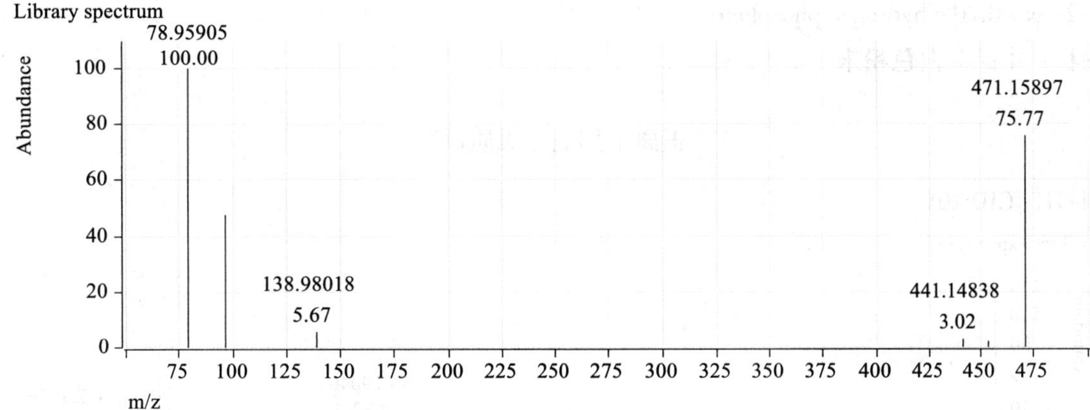

[M–H]⁻ CID:40V

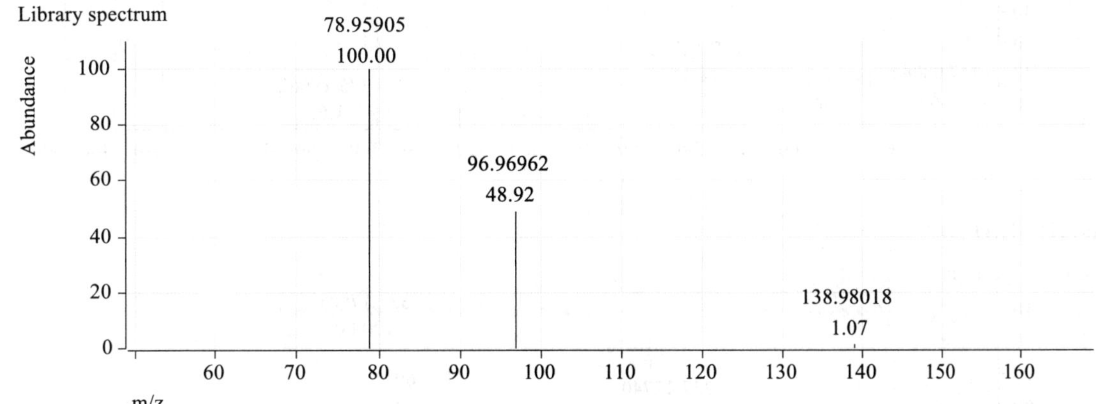

负离子扫描裂解途径解析

m/z 471.1590 → m/z 138.9802 → m/z 96.9696 → m/z 78.9591

地塞米松磷酸酯

英文名：Dexamethasone 21–Phosphate

分子式：$C_{22}H_{30}FO_8P$

分子量：472.17

CAS 编号：312–93–6

中文化学名：16*α*– 甲基 –11*β*，17*α*，21– 三羟基 –9*α*– 氟孕甾 –1，4– 二烯 –3，20– 二酮 –21– 磷酸酯

英文化学名：[2–[(8*S*,9*R*,10*S*,11*S*,13*S*,14*S*,16*R*,17*R*)–

9-Fluoro-11,17-dihydroxy-10,13,16-trimethyl-3-oxo-6,7,8,11,12,14,15,16-octahydrocyclopenta[*a*]phenanthren-17-yl]-2-oxoethyl] dihydrogen phosphate

性状：本品为白色粉末

正离子扫描二级质谱图

$[M+H]^+$ CID:10V

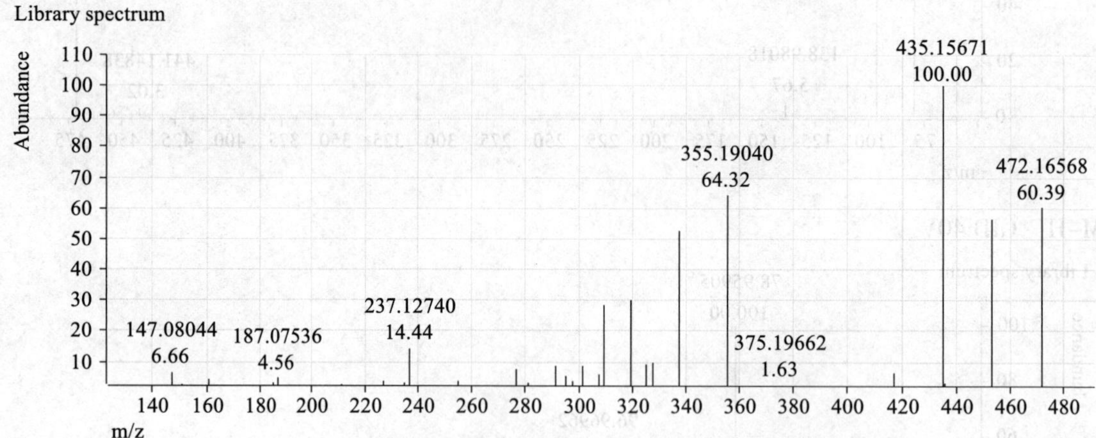

$[M+H]^+$ CID:20V

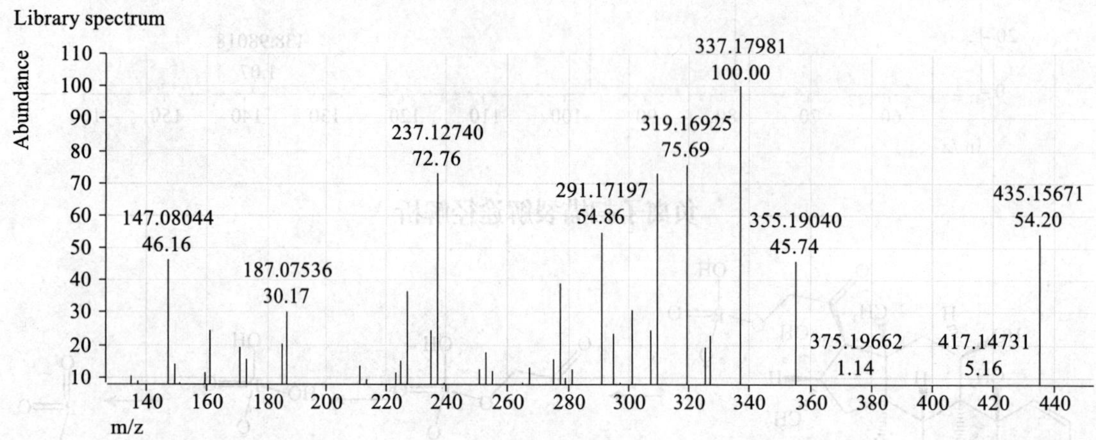

$[M+H]^+$ CID:40V

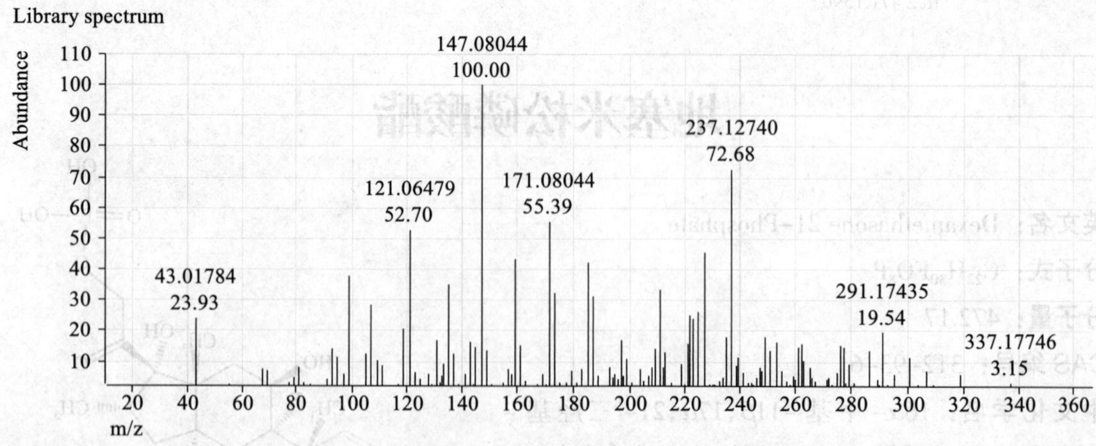

正离子扫描裂解途径解析

m/z 473.1735

m/z 435.1567

m/z 237.1274

m/z 355.1904

m/z 337.1798

m/z 147.0804

负离子扫描二级质谱图

$[M-H]^-$ CID:10V

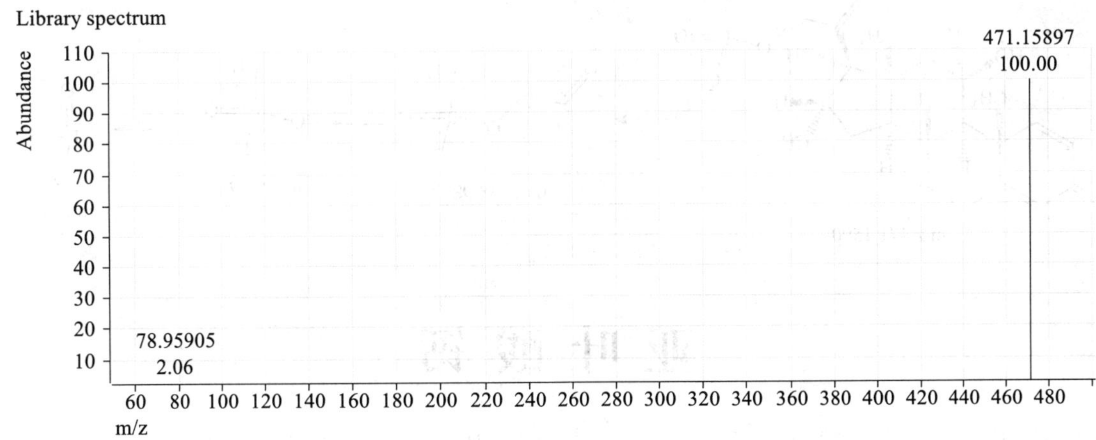

[M–H]⁻ CID:20V

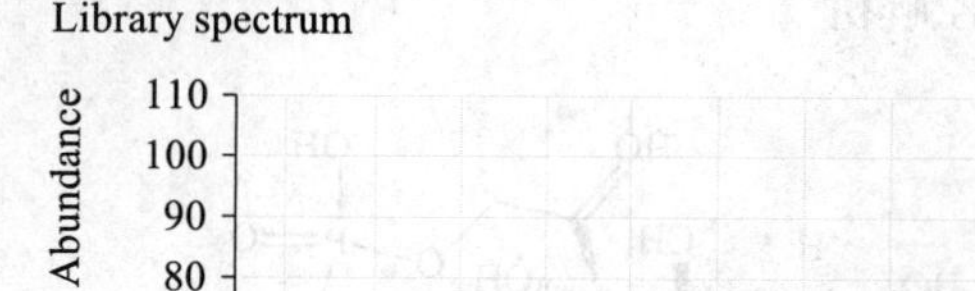

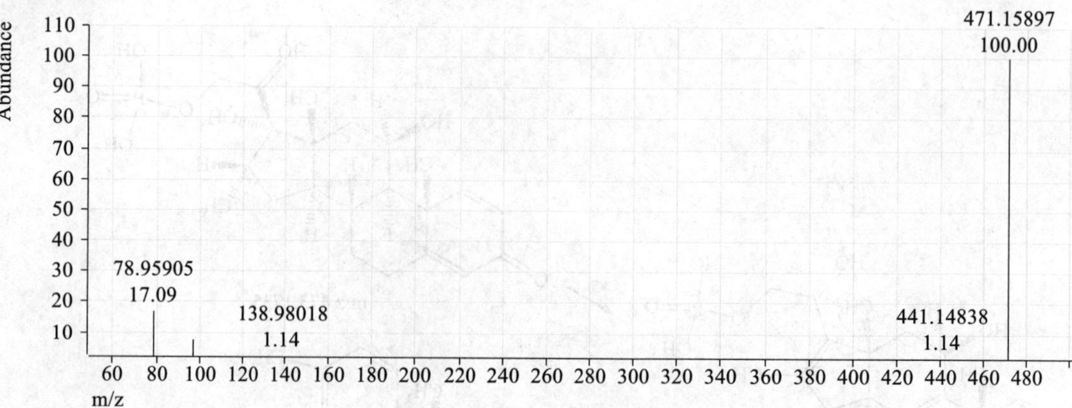

[M–H]⁻ CID:40V

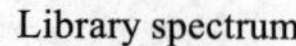

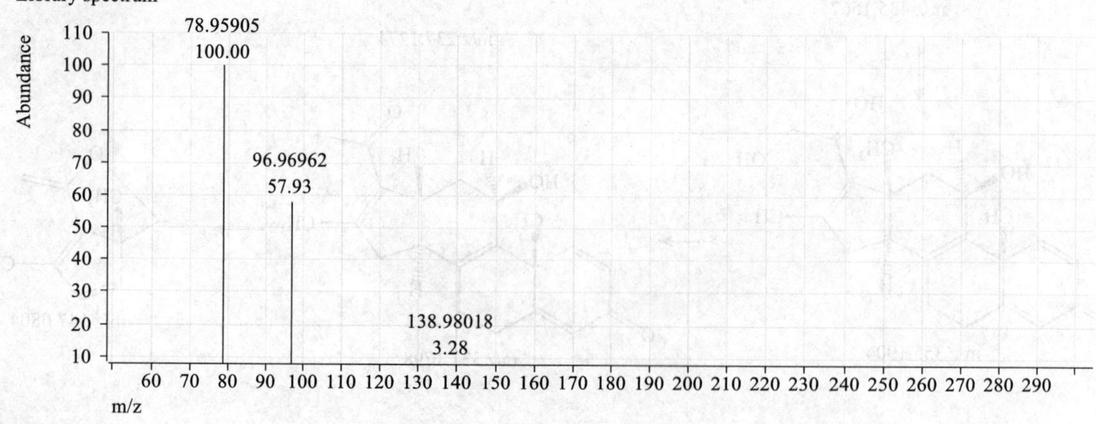

负离子扫描裂解途径解析

m/z 471.1590 → m/z 138.9802 → m/z 96.9696 → m/z 78.9591

亚 叶 酸 钙

英文名： Calcium Folinate

分子式： $C_{20}H_{21}CaN_7O_7 \cdot 5H_2O$

分子量： 601.61

CAS 编号： 1492-18-8（anhydride）

中文化学名： *N*–［4–［(2–氨基–5–甲酰基–1,4,5,6,7,8–六氢–4–氧代–6–

蝶啶基)甲基]氨基]苯甲酰基-L-谷氨酸钙盐五水合物

英文化学名：(2*S*)-2-[[4-[[[(6*RS*)-2-Amino-5-formyl-4-oxo-1,4,5,6,7,8-hexahydropteridin-6-yl]methyl]amino]benzoyl]amino]pentanedioate calcium

性状：本品为类白色至微黄色结晶或无定形粉末；无臭

溶解性：本品在乙醇或乙醚中几乎不溶，在 0.1mol/L 氢氧化钠溶液、水中溶解

正离子扫描二级质谱图

$[M+H]^+$ CID:10V

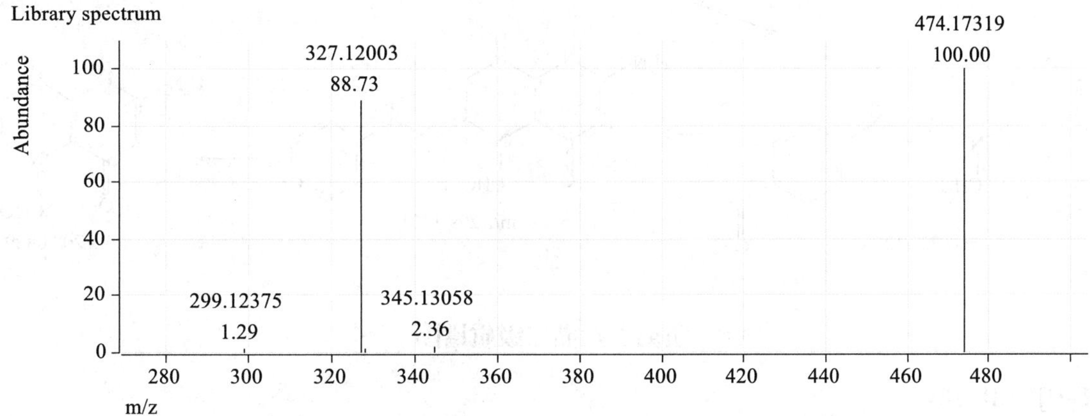

$[M+H]^+$ CID:20V

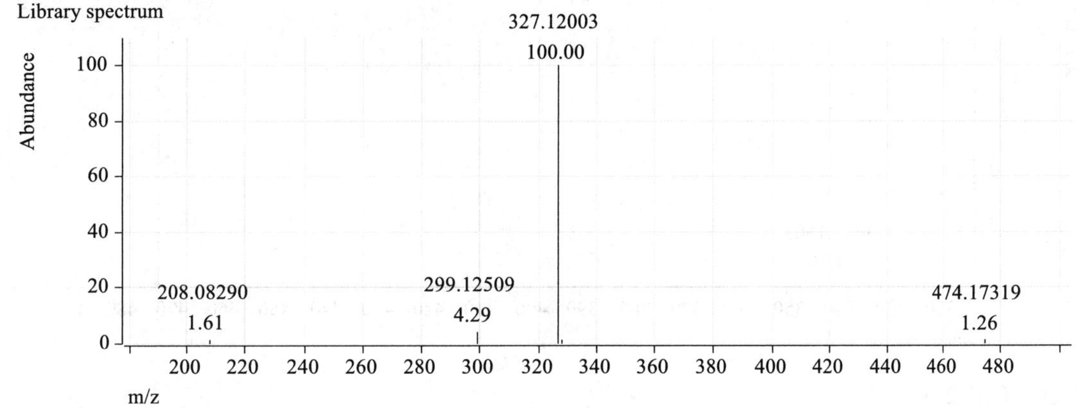

$[M+H]^+$ CID:40V

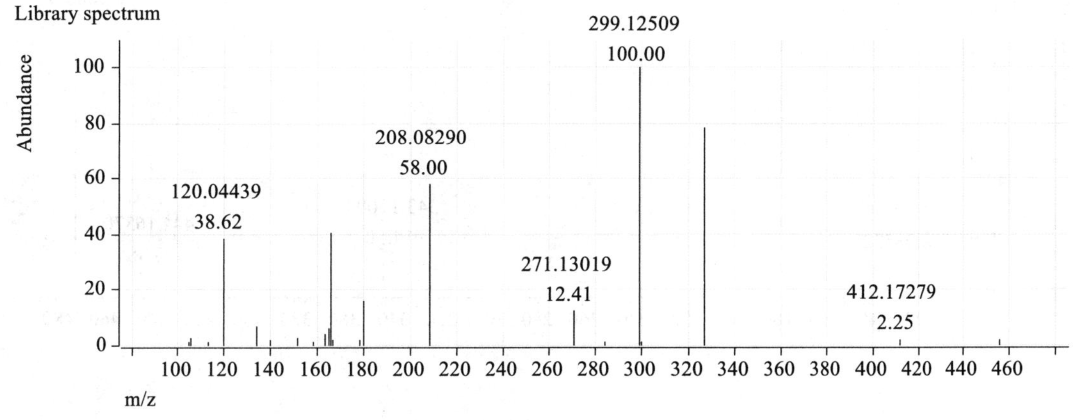

正离子扫描裂解途径解析

m/z 474.1732

m/z 319.1401

m/z 327.1200

m/z 299.1251

m/z 208.0829

负离子扫描二级质谱图

$[M-H]^-$ CID:10V

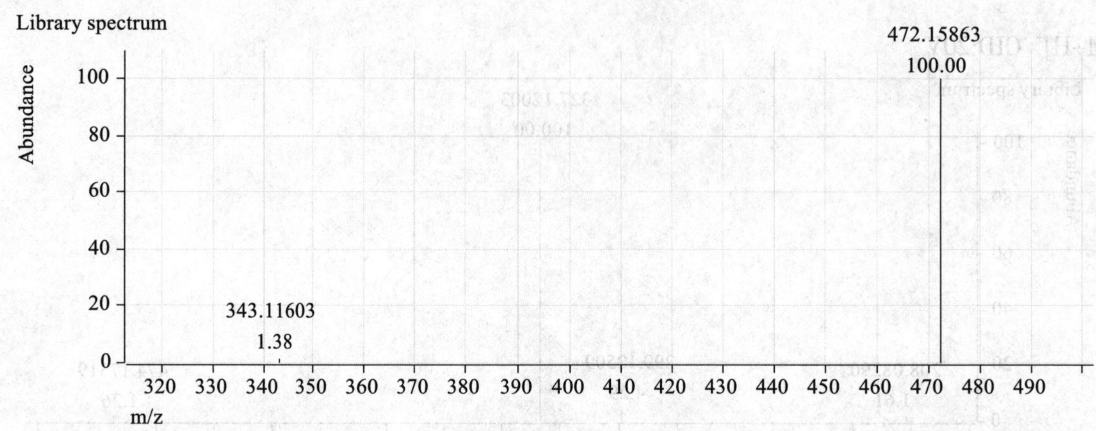

$[M-H]^-$ CID:20V

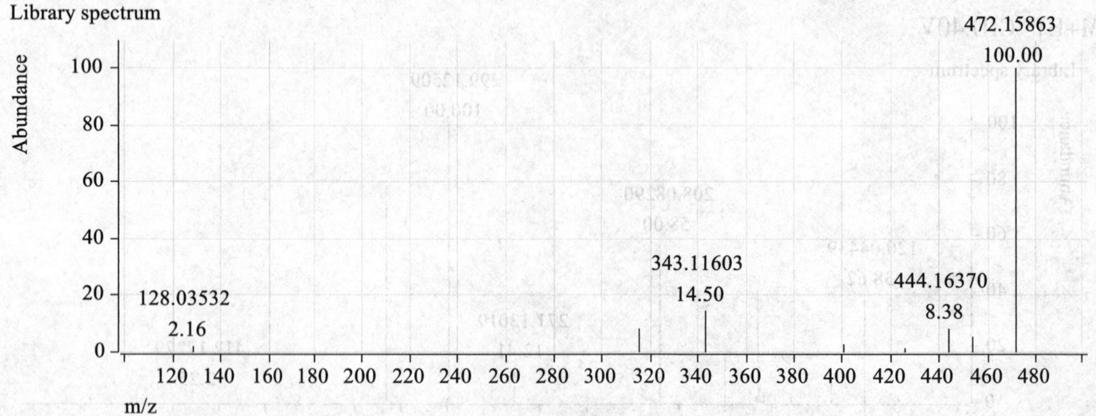

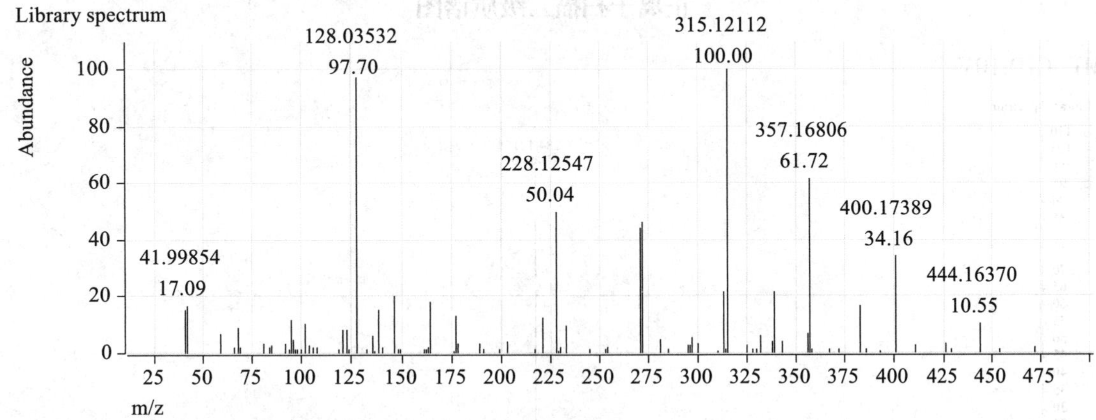

负离子扫描裂解途径解析

m/z 472.1586

m/z 444.1637

m/z 128.0353

m/z 315.1211

m/z 400.1739

亚 甲 蓝

英文名： Methylthioninium Chloride

分子式： $C_{16}H_{18}ClN_3S \cdot 3H_2O$

分子量： 373.90

CAS 编号： 7220-79-3

中文化学名： 氯化 3,7- 双(二甲氨基)吩噻嗪 -5- 鎓三水合物

Cl^-，$3H_2O$

英文化学名： 3,7-bis(Dimethylamino)phenothiazin-5-ium chloride trihydrate

性状： 本品为深绿色、有铜光的柱状结晶或结晶性粉末；无臭

溶解性： 本品在水或乙醇中易溶

正离子扫描二级质谱图

$[M]^+$ CID:10V

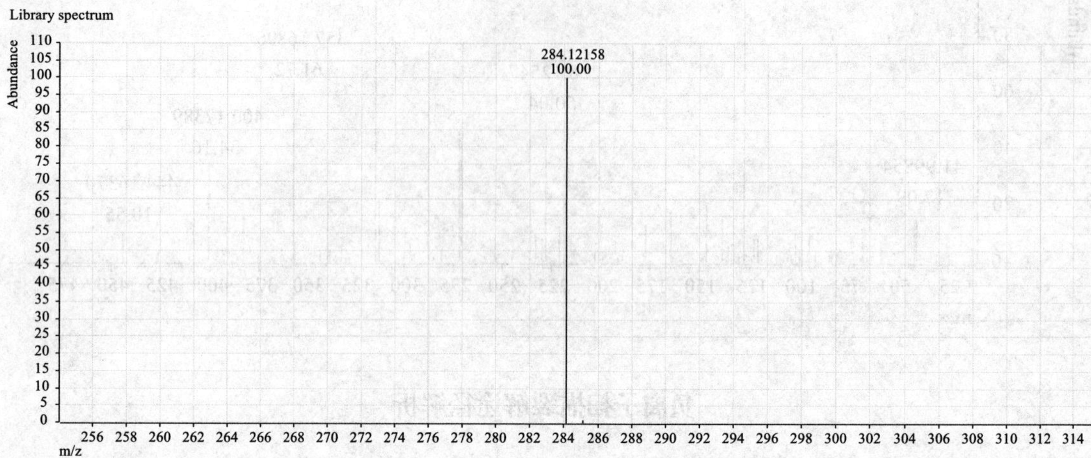

$[M]^+$ CID:20V

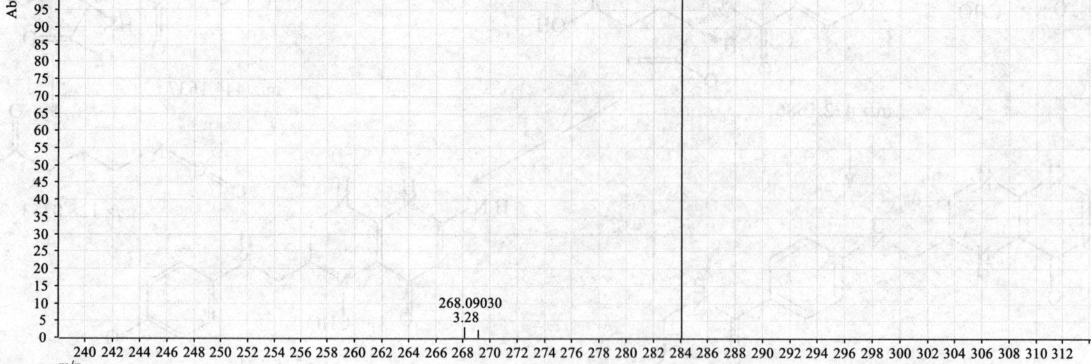

$[M]^+$ CID:40V

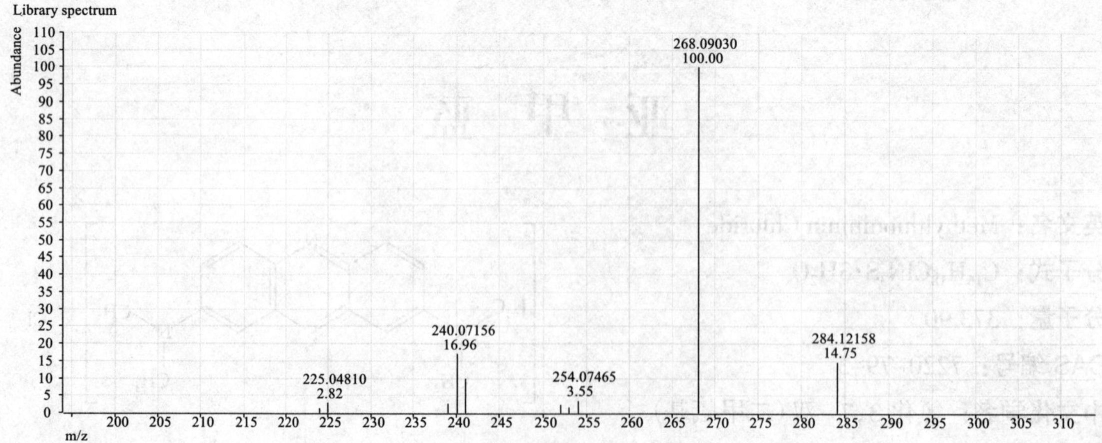

正离子扫描裂解途径解析

m/z 284.1216 → m/z 268.0903 → m/z 240.0716

西 尼 地 平

英文名：Cilnidipine

分子式：$C_{27}H_{28}N_2O_7$

分子量：492.53

CAS 编号：132203-70-4

中文化学名：(±)2,6-二甲基-4-(3-硝基苯基)-1,4-二氢-3,5-吡啶二甲酸 3-(2-甲氧基)乙酯 5-(3-苯基)-2(*E*)-丙烯酯

英文化学名：1,4-Dihydro-2,6-dimethyl-4-(3-nitrophenyl)-3,5-pyridinedicarboxylicacid,3-(2-methoxyethyl)5-[(2*E*)-3-phenyl-2-propen-1-yl] ester

性状：本品为淡黄色粉末

溶解性：本品在丙酮或乙酸乙酯中易溶，在甲醇或乙醇中略溶，在水中几乎不溶

正离子扫描二级质谱图

$[M+H]^+$ CID:10V

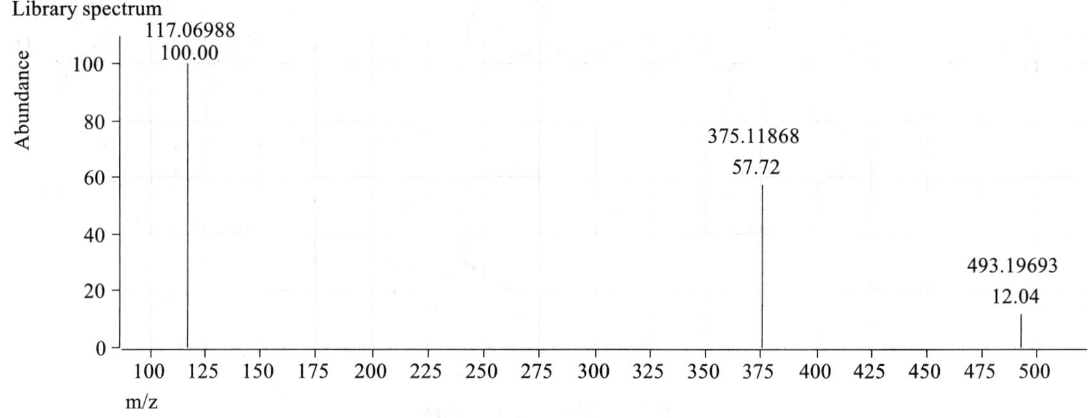

$[M+H]^+$ CID:20V

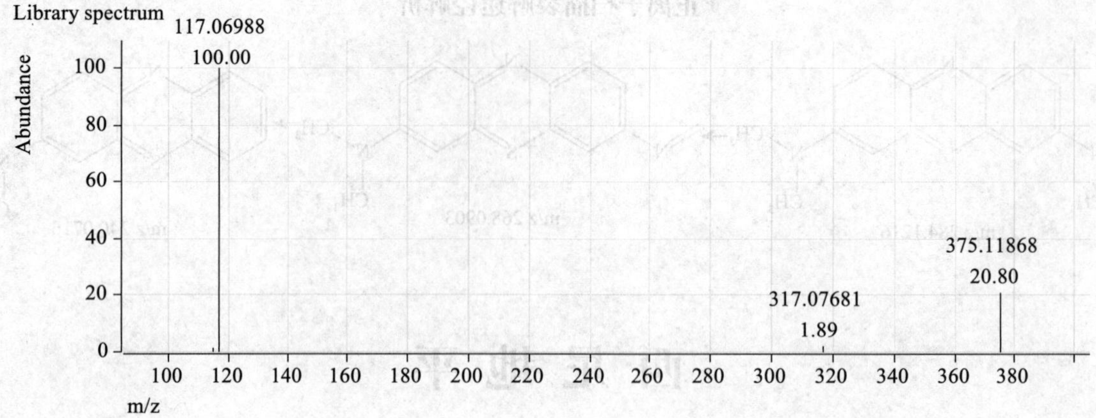

$[M+H]^+$ CID:40V

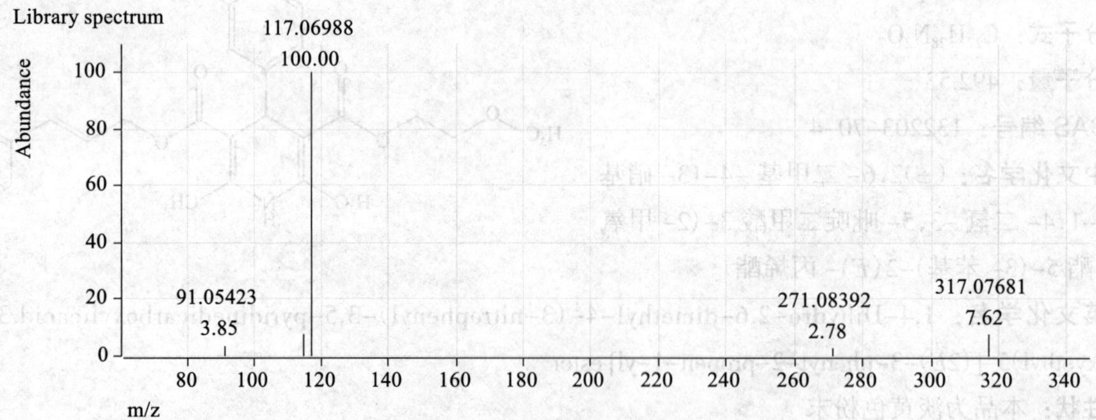

正离子扫描裂解途径解析

m/z 493.1969

m/z 375.1187

m/z 117.0699

西 吡 氯 铵

英文名： Cetylpyridinium Chloride

分子式： $C_{21}H_{38}ClN \cdot H_2O$

分子量： 358.01

Cl^-，H_2O

CAS 编号：6004-24-6

中文化学名：1- 氯化十六烷基吡啶一水合物

英文化学名：1-Hexadecylpyridinium chloride monohydrate

性状：本品为白色或类白色鳞片状结晶或结晶性粉末；有滑腻感

溶解性：本品在乙醇、水或三氯甲烷中易溶，在乙醚中几乎不溶

正离子扫描二级质谱图

$[M+H]^+$ CID:10V

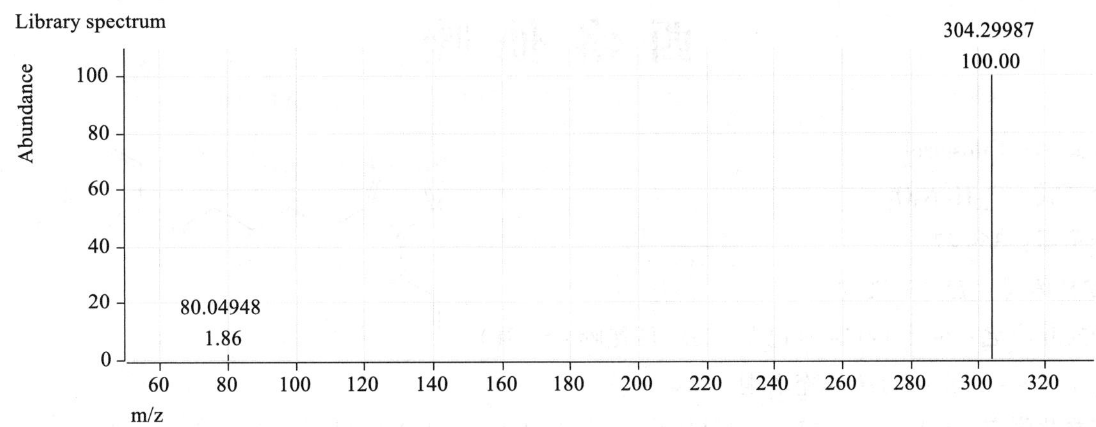

$[M+H]^+$ CID:20V

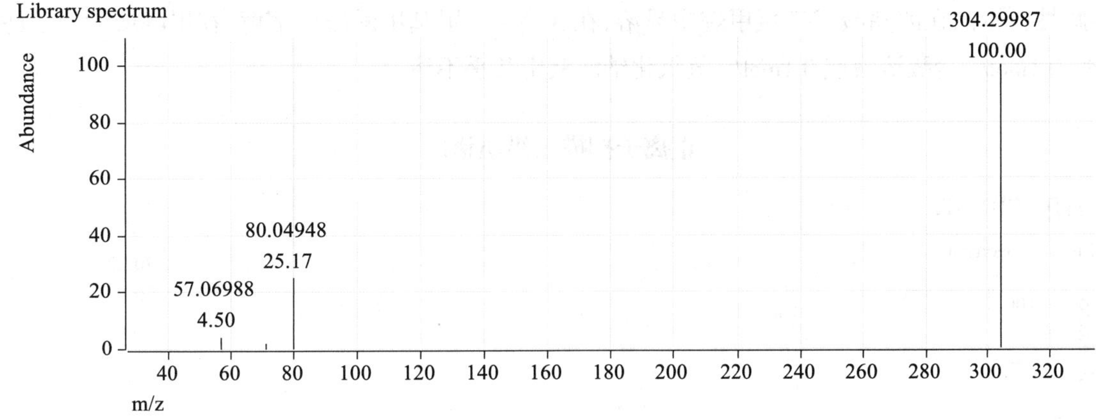

$[M+H]^+$ CID:40V

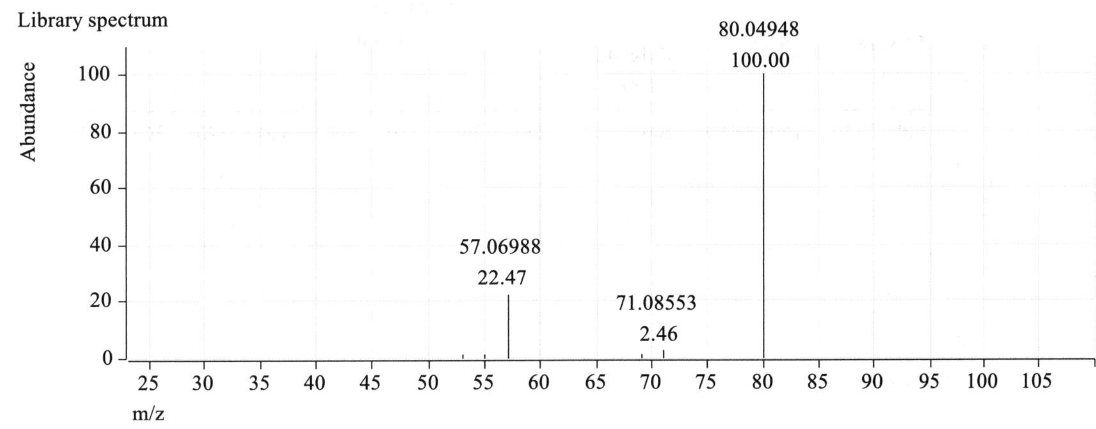

正离子扫描裂解途径解析

CH_3 $H_2\overset{+}{C}$ m/z 71.0855 ← $(CH_2)_{14}CH_3$ m/z 304.2999 → $\overset{+}{N}H$ m/z 80.0495；→ CH_3 $H_2\overset{+}{C}$ m/z 57.0699

西 洛 他 唑

英文名：Cilostazol

分子式：$C_{20}H_{27}N_5O_2$

分子量：369.47

CAS 编号：73963-72-1

中文化学名：6-［4-(1-环已基-1*H*-四氮唑-5-基)丁氧基］-3,4-二氢-2(1*H*)-喹诺酮

英文化学名：6-[4-(1-Cyclohexyl-1*H*-tetrazol-5-yl) butoxy]-3,4-dihydro-2(1*H*)-quinolinone

性状：本品为白色或类白色结晶性粉末;无臭

溶解性：本品在冰醋酸或三氯甲烷中易溶,在 *N*,*N*-二甲基甲酰胺中溶解,在甲醇或无水乙醇中微溶,在水、0.1mol/L 盐酸溶液或 0.1mol/L 氢氧化钠溶液中几乎不溶

正离子扫描二级质谱图

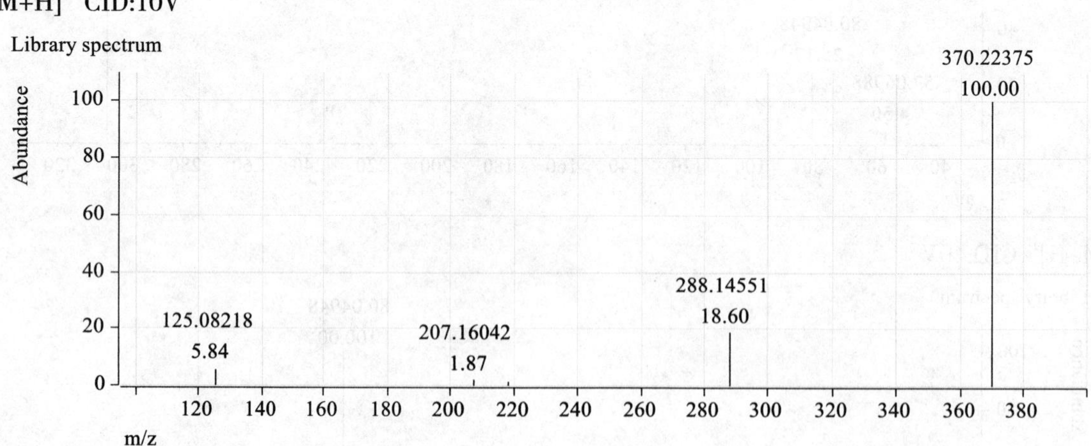

$[M+H]^+$ CID:20V

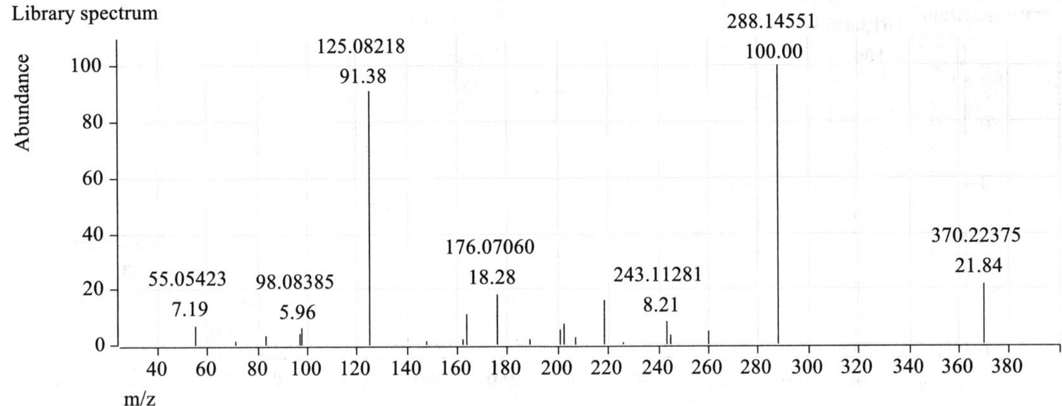

$[M+H]^+$ CID:40V

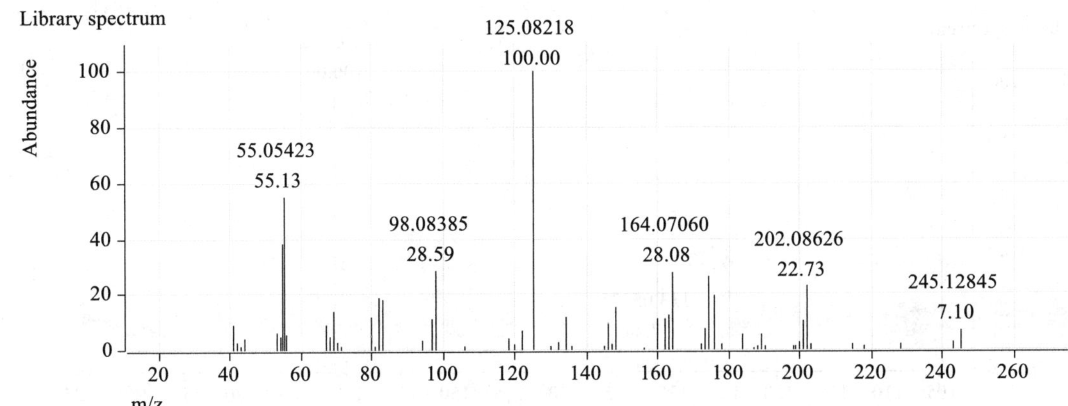

正离子扫描裂解途径解析

m/z 288.1455 ← m/z 370.2238 → m/z 125.0822

负离子扫描二级质谱图

$[M-H]^-$ CID:10V

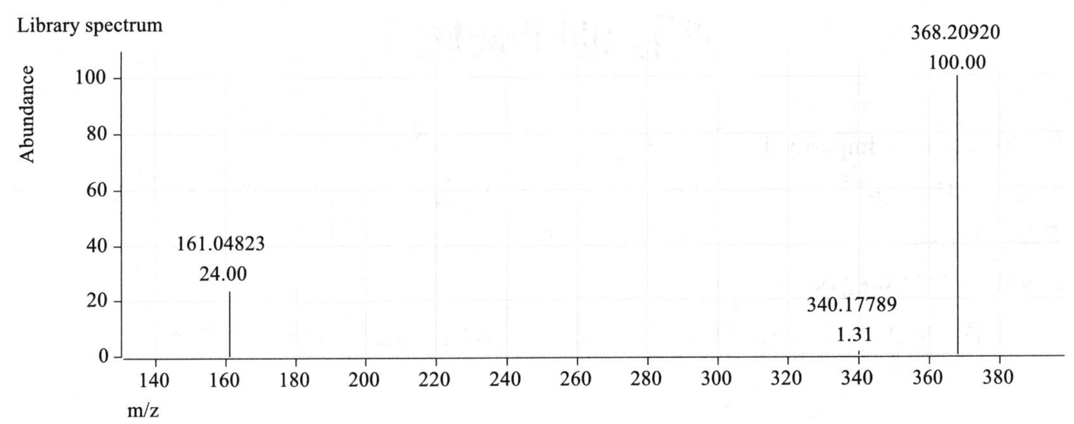

$[M-H]^-$ CID:20V

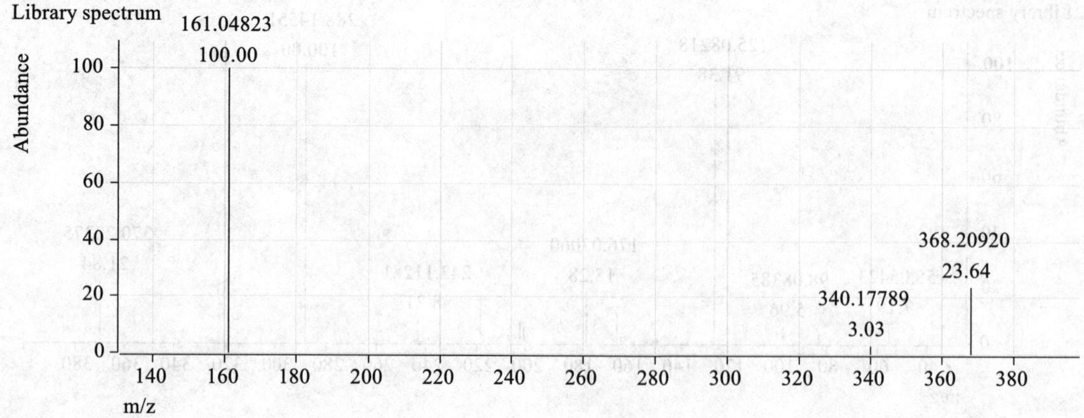

$[M-H]^-$ CID:40V

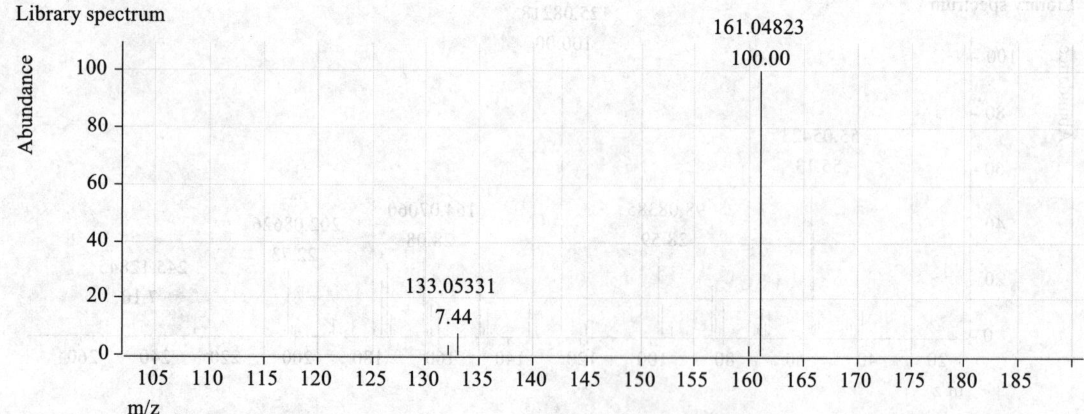

负离子扫描裂解途径解析

m/z 368.2092 → m/z 161.0482 → m/z 133.0533

西洛他唑杂质 I

英文名： Cilostazol Impurity Ⅰ

分子式： $C_{20}H_{25}N_5O_2$

分子量： 367.45

CAS 编号： 73963-62-9

中文化学名： 6-［4-(1-环己基-1*H*-四氮唑-5-基)丁氧基］-2(1*H*)-喹诺酮

英文化学名： 6–[4–(1–Cyclohexyl–1*H*–tetrazol–5–yl)butoxy]–2(1*H*)–quinolinone

性状： 本品为白色粉末

正离子扫描二级质谱图

[M+H]+ CID:10V

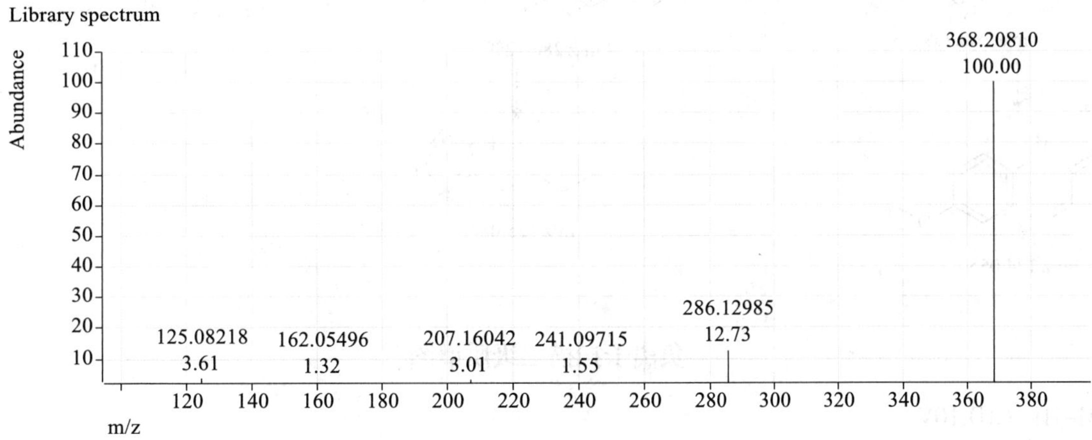

[M+H]+ CID:20V

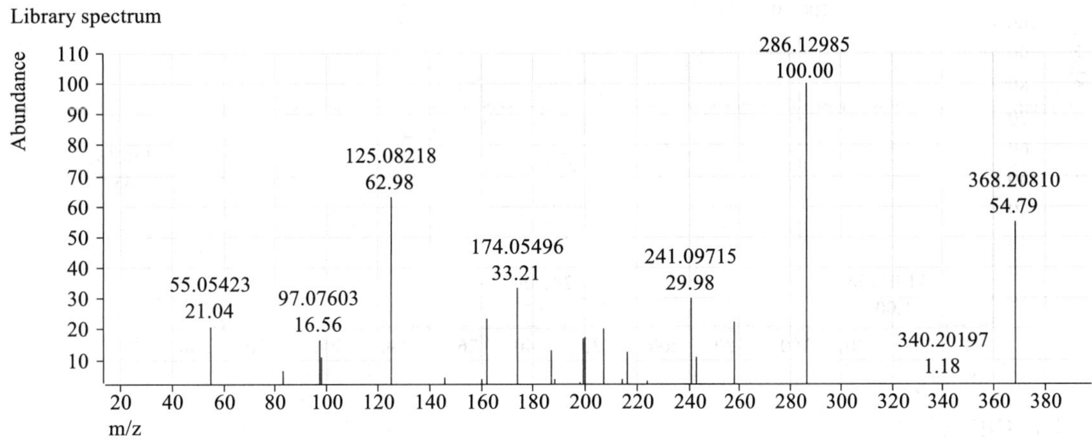

[M+H]+ CID:40V

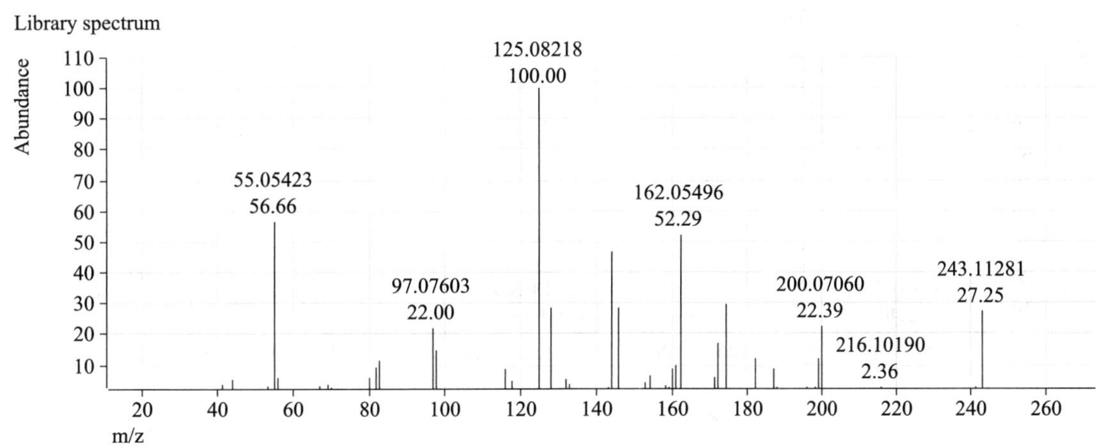

正离子扫描裂解途径解析

m/z 368.2081

m/z 286.1299

m/z 241.0972

m/z 174.0550

m/z 125.0822

负离子扫描二级质谱图

$[M-H]^-$ CID:10V

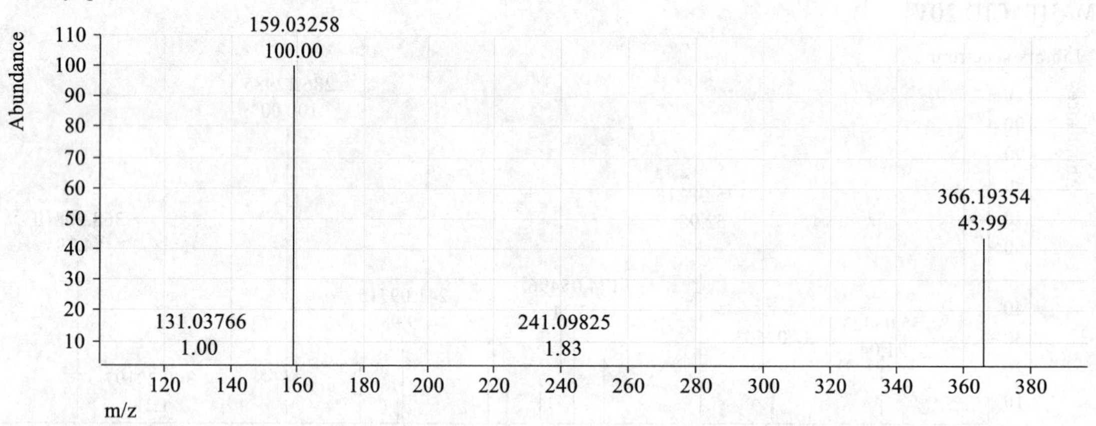

$[M-H]^-$ CID:20V

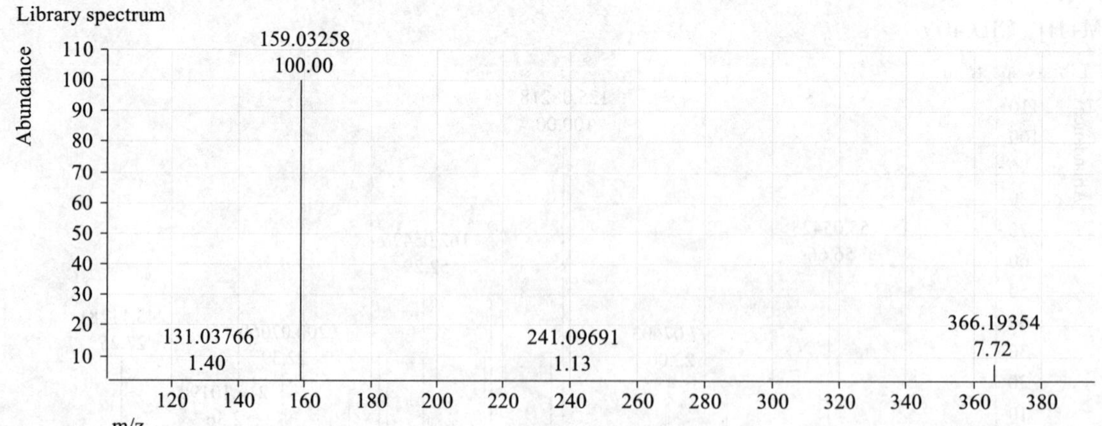

[M-H]⁻ CID:40V

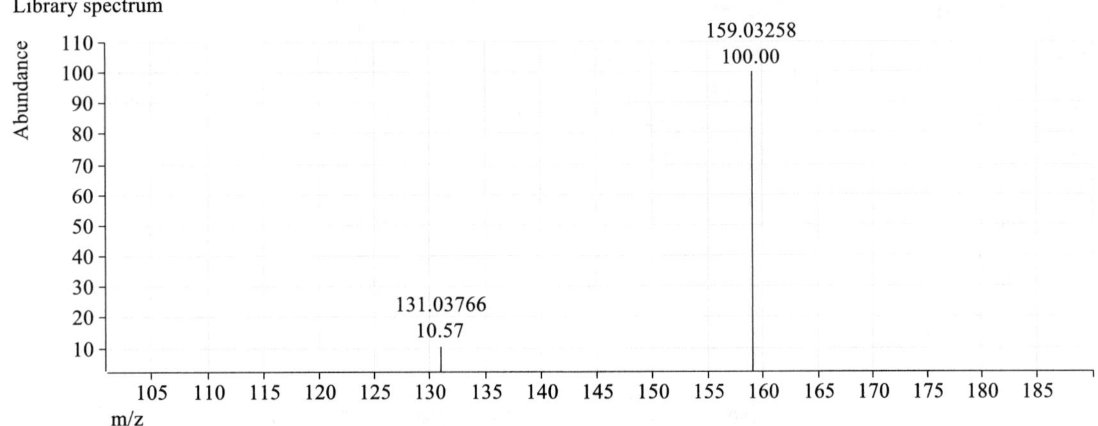

负离子扫描裂解途径解析

m/z 366.1935

m/z 241.0983

m/z 159.0326

m/z 131.0377

达 那 唑

英文名：Danazol

分子式：$C_{22}H_{27}NO_2$

分子量：337.46

CAS 编号：17230-88-5

中文化学名：17α-孕甾-2,4-二烯-20-炔并[2,3-*d*]异噁唑-17β-醇

英文化学名：(17α)-Pregna-2,4-dien-20-yno[2,3-*d*]isoxazol-17-ol

性状：本品为白色或类白色结晶或结晶性粉末

溶解性：本品在三氯甲烷中易溶，在丙酮中溶解，在乙醇中略溶，在水中不溶

正离子扫描二级质谱图

$[M+H]^+$ CID:10V

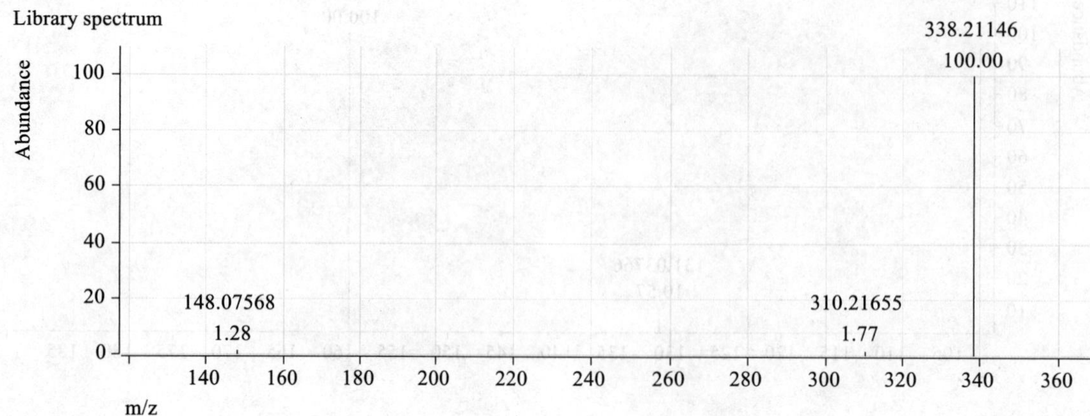

$[M+H]^+$ CID:20V

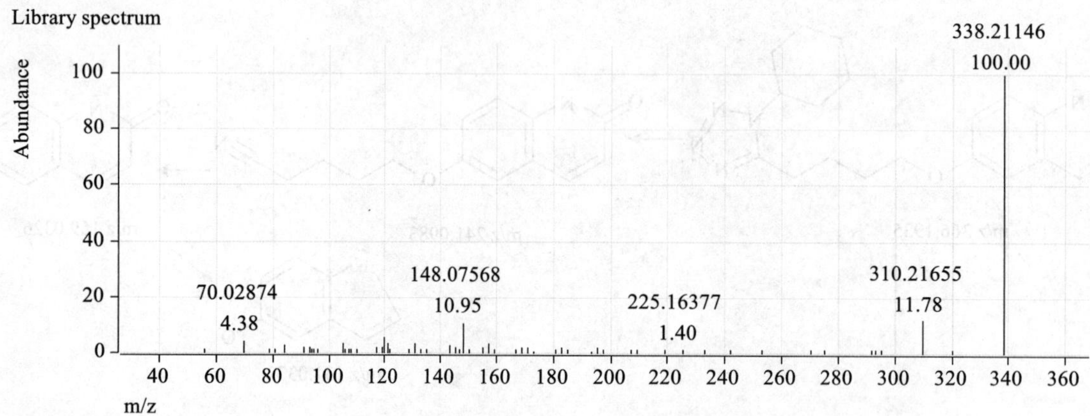

$[M+H]^+$ CID:40V

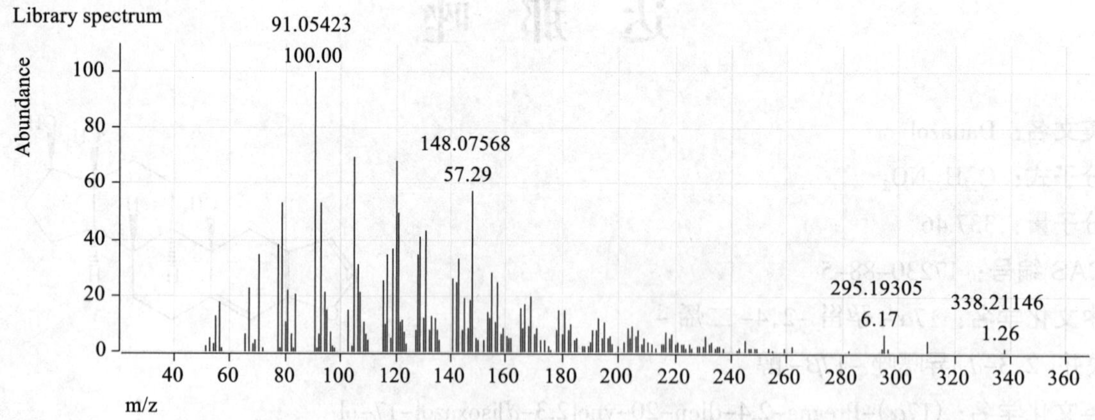

正离子扫描裂解途径解析

m/z 338.2115 → m/z 148.0757

曲 匹 地 尔

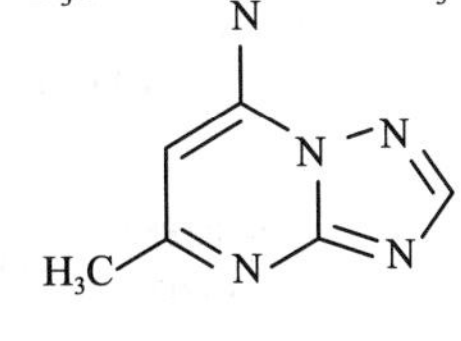

英文名： Trapidil

分子式： $C_{10}H_{15}N_5$

分子量： 205.26

CAS 编号： 15421-84-8

中文化学名： 7-(二乙氨基)-5- 甲基 -*S*- 三唑(1,5-*α*)嘧啶

英文化学名： 5-Methyl-7-(diethylamino)-*s*-triazolo[1,5-*α*]pyrimidine

性状： 本品为白色或类白色结晶性粉末

溶解性： 本品在水溶易溶，在乙醇和二氯甲烷中溶解

正离子扫描二级质谱图

$[M+H]^+$ CID:10V

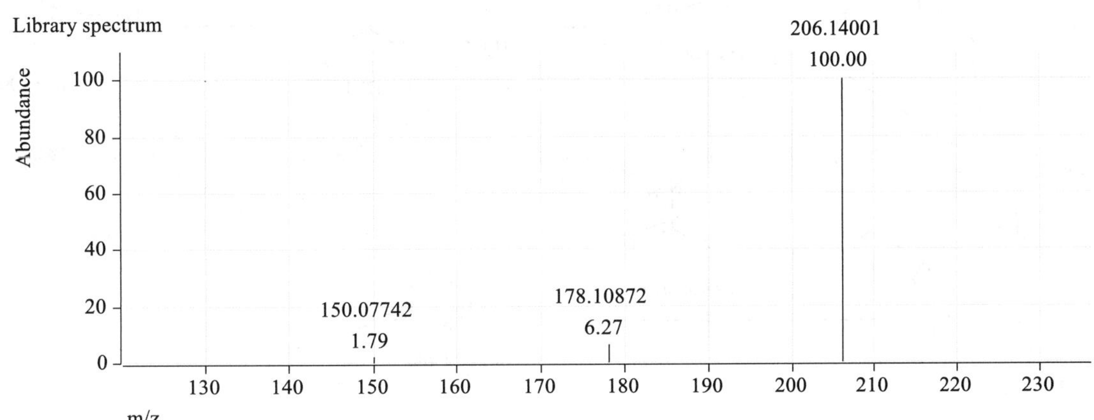

$[M+H]^+$ CID:20V

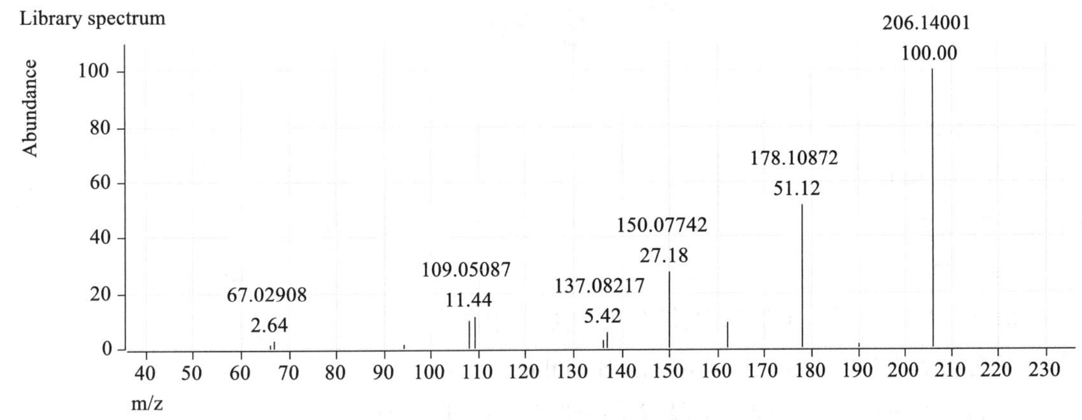

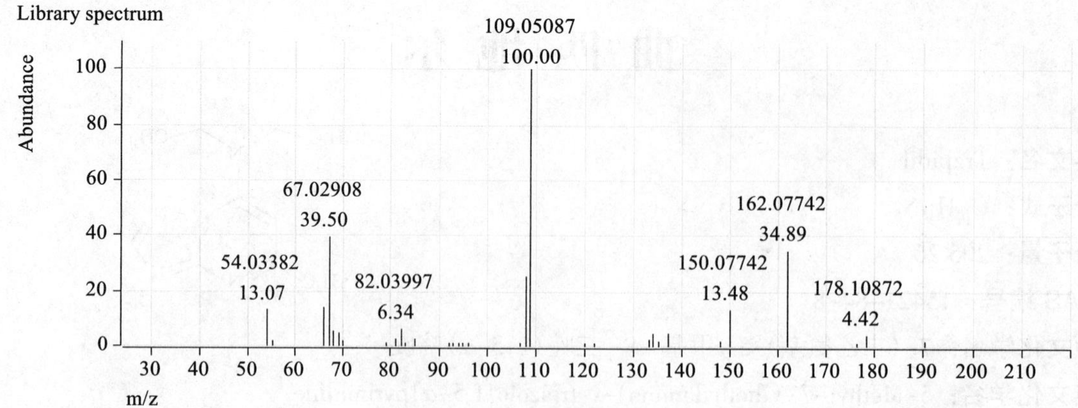

正离子扫描裂解途径解析

曲 尼 司 特

英文名： Tranilast

分子式： $C_{18}H_{17}NO_5$

分子量： 327.33

CAS 编号： 53902-12-8

中文化学名： *N*-(3,4-二甲氧基肉桂酰)邻氨基苯甲酸

英文化学名： *N*-(3′,4′-Dimethoxycinnamoyl)anthranilic acid

性状： 本品为淡黄色或淡黄绿色结晶或结晶性粉末；无臭；无味

溶解性： 本品在 *N*,*N*-二甲基甲酰胺中易溶，在甲醇中微溶，在水中不溶

正离子扫描二级质谱图

$[M+H]^+$ CID:10V

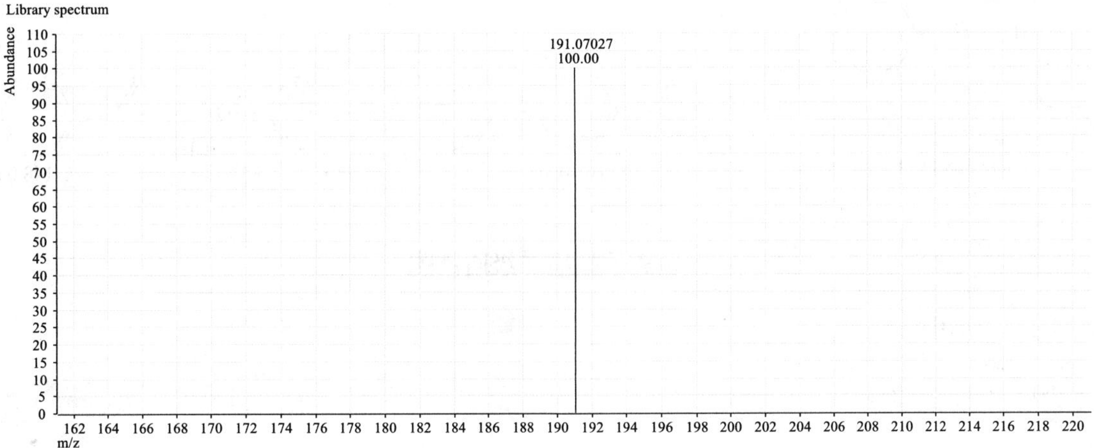

$[M+H]^+$ CID:20V

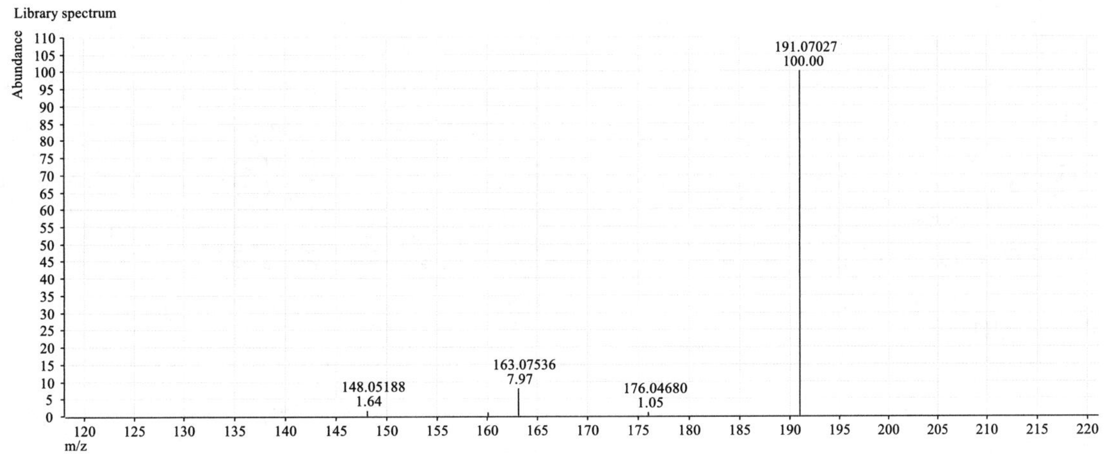

$[M+H]^+$ CID:40V

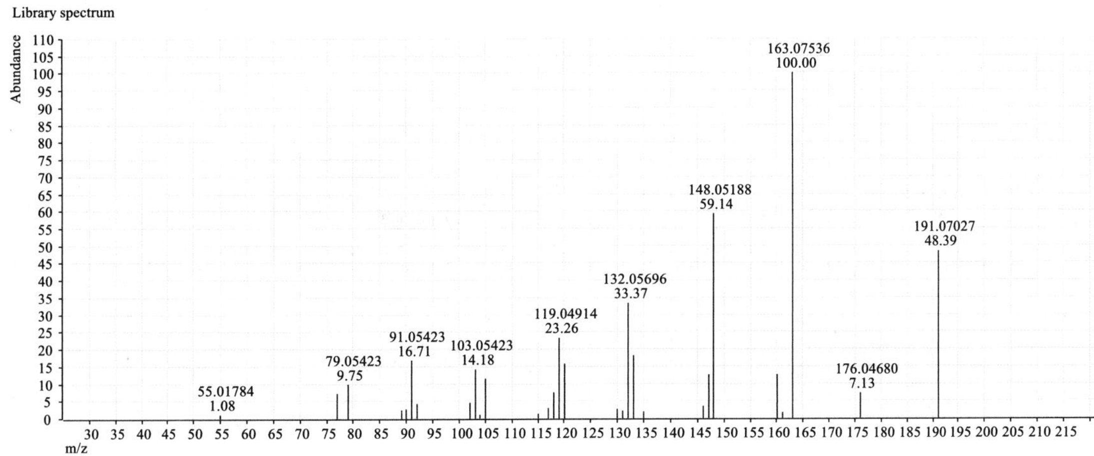

正离子扫描裂解途径解析

m/z 328.1179 → m/z 191.0703 → m/z 163.0754 → m/z 148.0519

负离子扫描二级质谱图

$[M-H]^-$ CID:10V

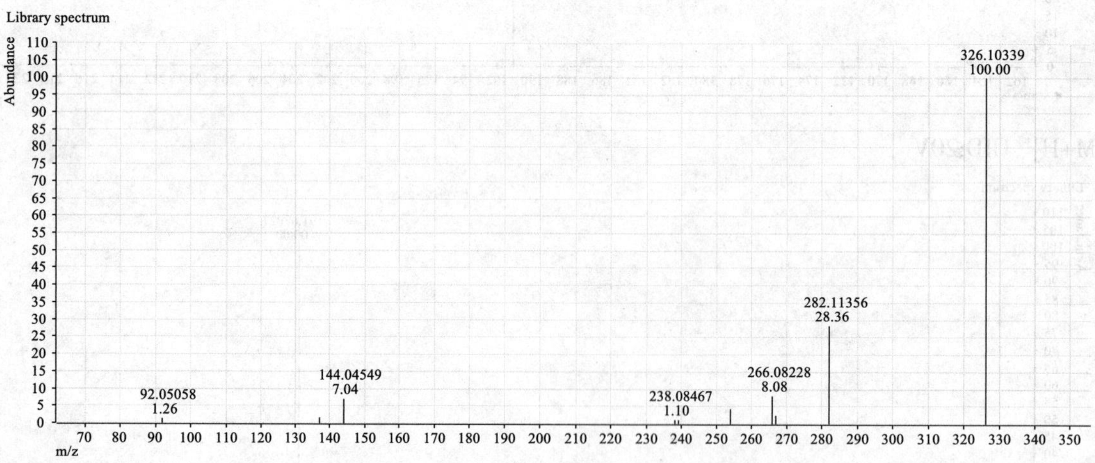

$[M-H]^-$ CID:20V

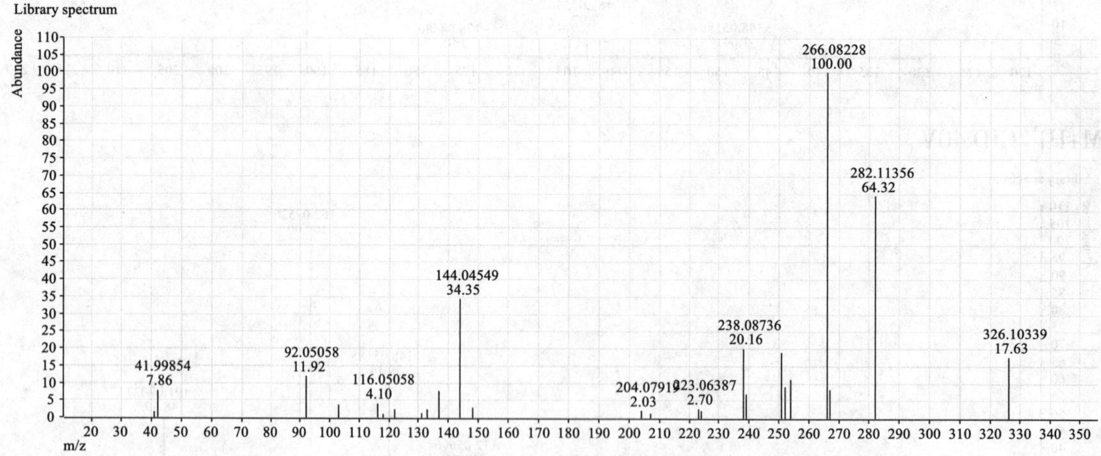

$[M-H]^-$ CID:40V

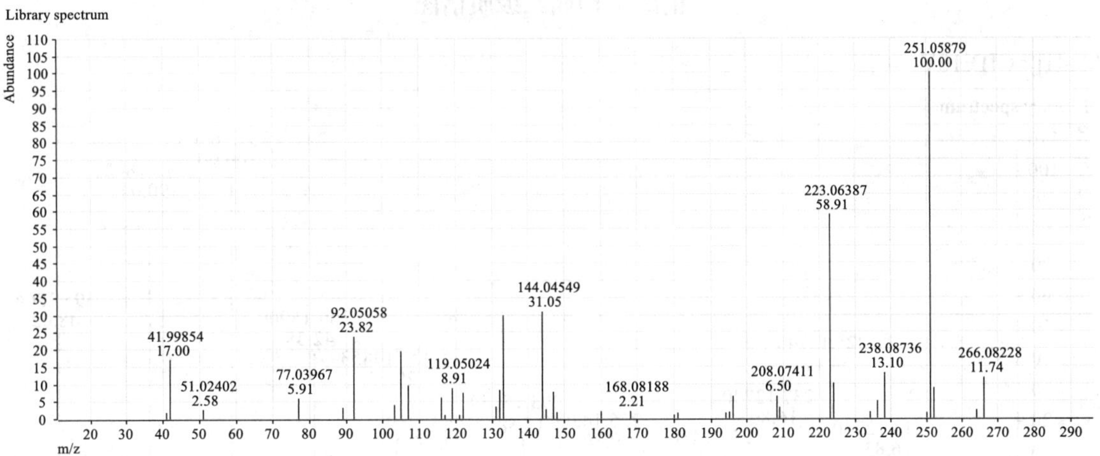

负离子扫描裂解途径解析

m/z 326.1034

m/z 282.1136

m/z 266.0823

m/z 238.0874

曲 安 西 龙

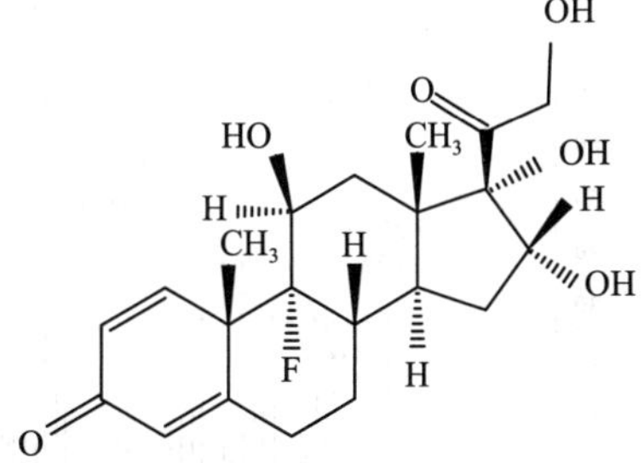

英文名：Triamcinolone

分子式：$C_{21}H_{27}FO_6$

分子量：394.44

CAS 编号：124-94-7

中文化学名：9α- 氟 -11β,16α,17α,21- 四羟基孕甾 -1,4- 二烯 -3,20- 二酮

英文化学名：9α-Fluoro-11β,16α,17α,21-tetrahydroxy-1,4-pregnadiene-3,20-dione

性状：本品为白色或类白色结晶性粉末;无臭

溶解性：本品在 *N*,*N*- 二甲基甲酰胺中易溶,在甲醇或乙醇中微溶,在水或三氯甲烷中几乎不溶

正离子扫描二级质谱图

[M+H]+ CID:10V

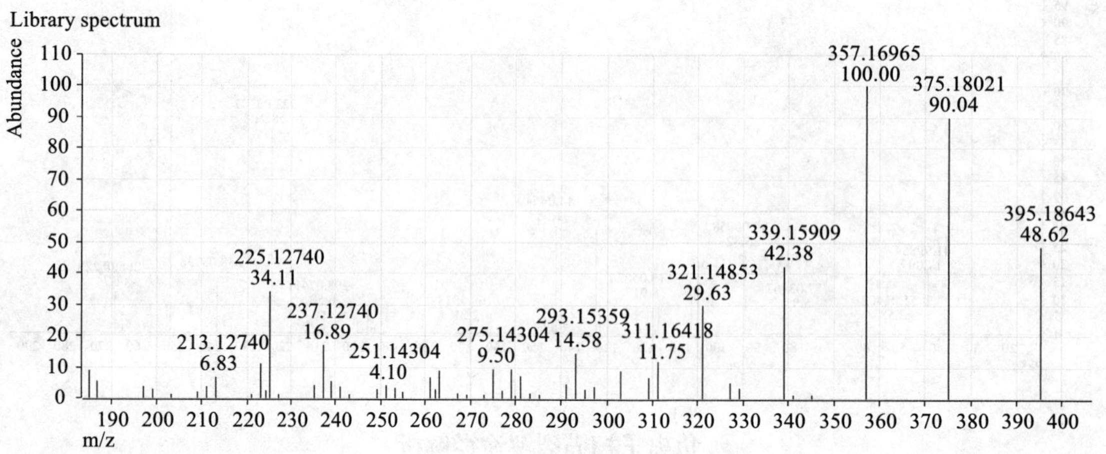

[M+H]+ CID:20V

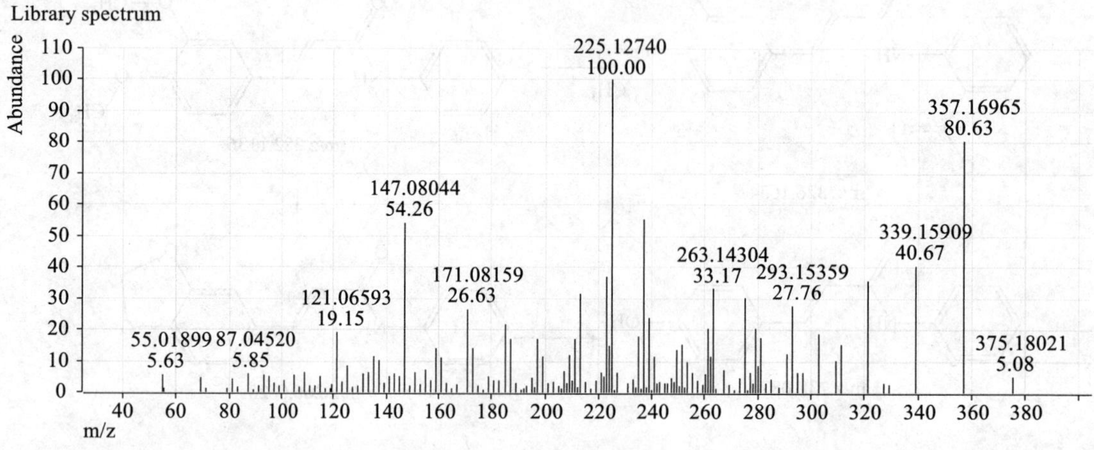

[M+H]+ CID:40V

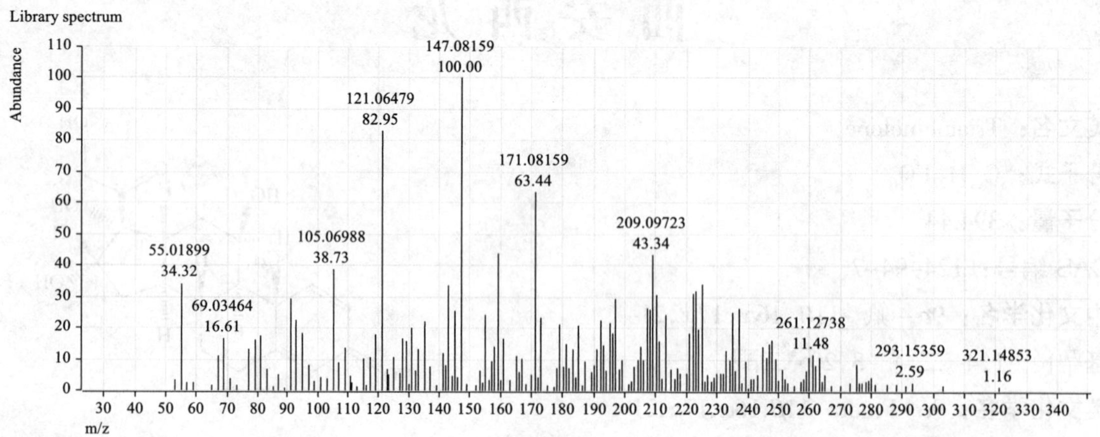

正离子扫描裂解途径解析

m/z 357.1697

m/z 395.1864

m/z 375.1802

m/z 121.0648

m/z 147.0804

负离子扫描二级质谱图

$[M-H]^-$ CID:10V

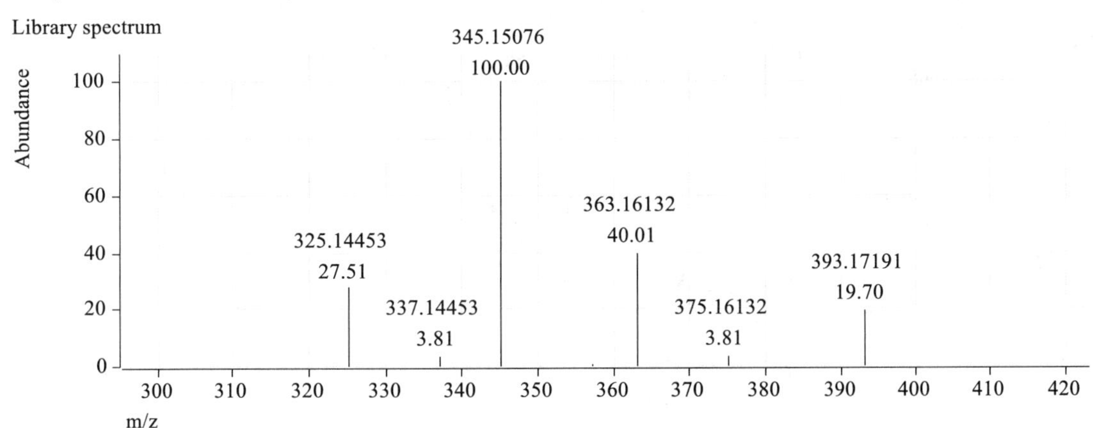

$[M-H]^-$ CID:20V

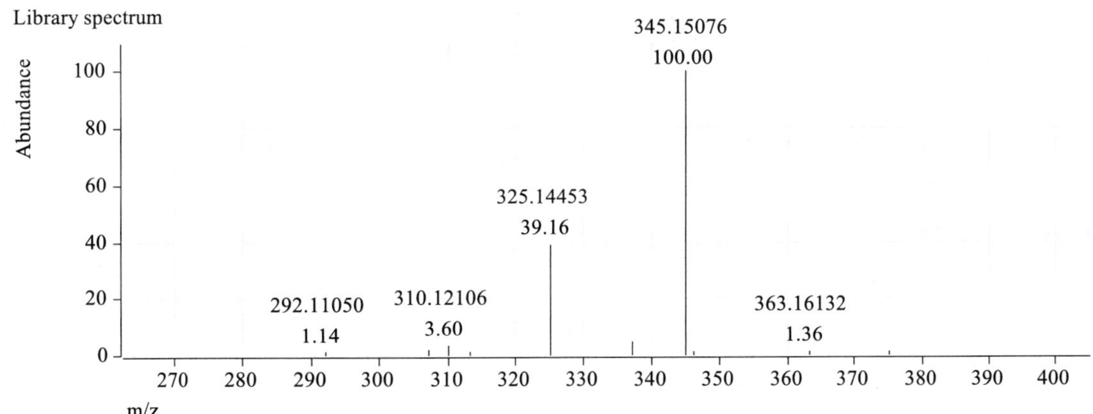

$[M-H]^-$ CID:40V

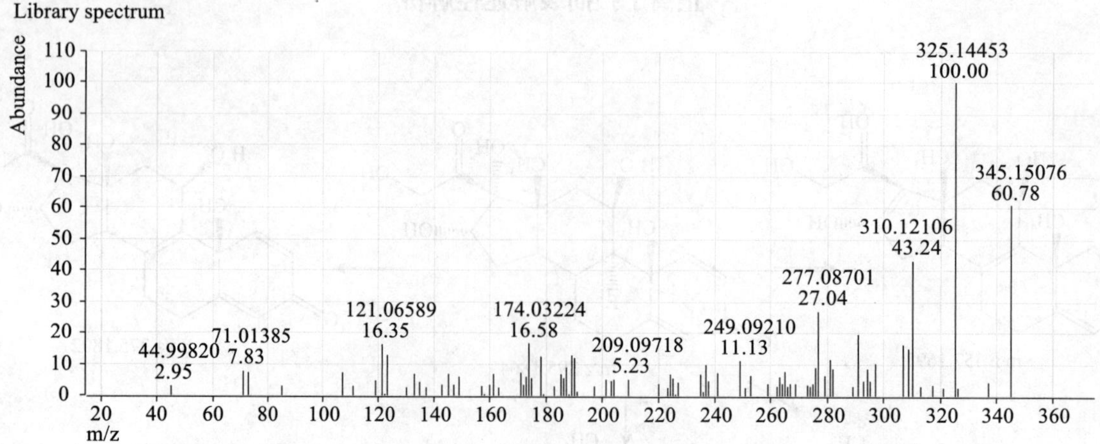

负离子扫描裂解途径解析

m/z 345.1508

m/z 393.1719

m/z 325.1445

m/z 375.1613

m/z 363.1613

曲安奈德

英文名： Triamcinolone Acetonide

分子式： $C_{24}H_{31}FO_6$

分子量： 434.50

CAS 编号： 76-25-5

中文化学名： 9- 氟 -11β,21- 二羟基 -16α,17 [(1- 甲基亚乙基)双(氧)]- 孕甾 -1,4- 二烯 -3,20- 二酮

英文化学名： (11β,16α)-9-Fluoro-11,21-dihydroxy-16,17-[1-methylethylidenebis(oxy)] pregna-1,4-diene-3,20-dione

性状：本品为白色或类白色结晶性粉末；无臭

溶解性：本品在丙酮中溶解，在三氯甲烷中略溶，在甲醇或乙醇中微溶，在水中极微溶

正离子扫描二级质谱图

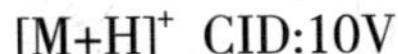

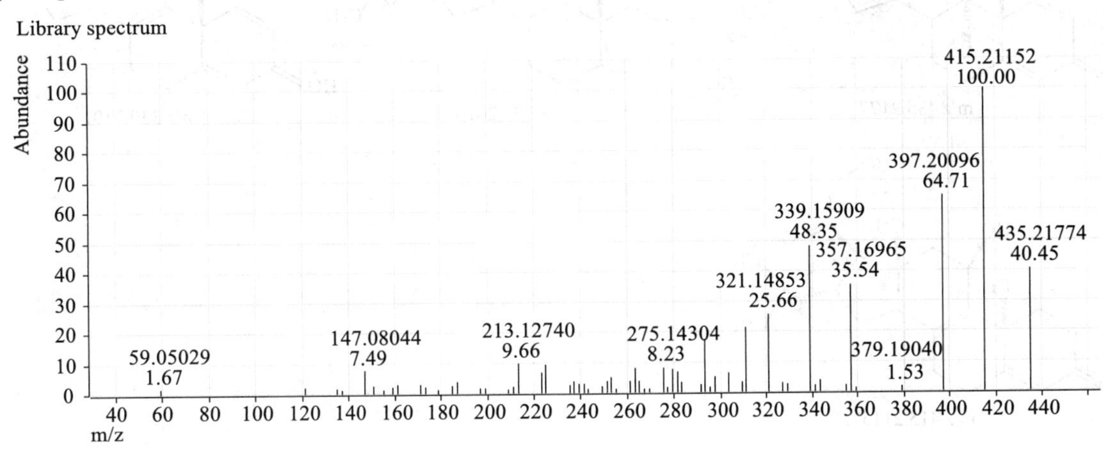

[M+H]$^+$ CID:20V

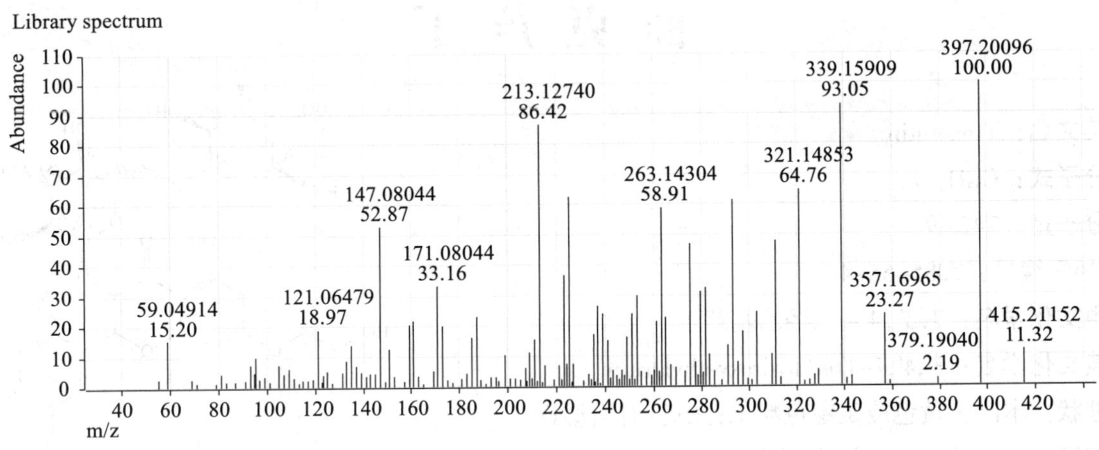

[M+H]$^+$ CID:40V

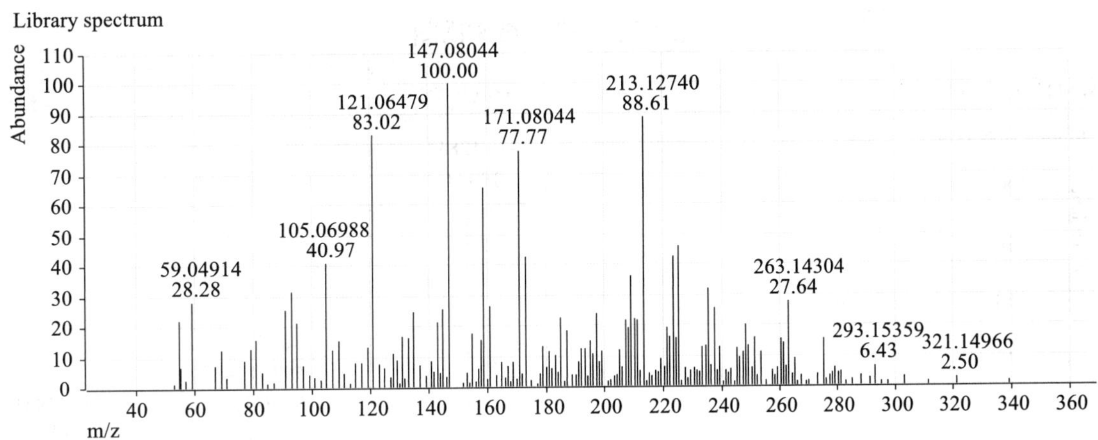

正离子扫描裂解途径解析

m/z 435.2177

m/z 397.2010

m/z 339.1591

m/z 415.2115

曲 克 芦 丁

英文名：Troxerutin

分子式：$C_{33}H_{42}O_{19}$

分子量：742.69

CAS 编号：7085-55-4

中文化学名：7,3′,4′-三羟乙基芦丁

英文化学名：3′,4′,7-Tris(hydroxyethyl)rutin

性状：本品为黄色或黄绿色粉末;无臭;有引湿性

溶解性：本品在水中易溶,在甲醇中微溶,在乙醇中极微溶,在三氯甲烷中不溶

正离子扫描二级质谱图

$[M+H]^+$ CID:10V

Library spectrum

435.12857
100.00

597.18140
20.16

743.23931
11.92

Abundance

m/z

$[M+H]^+$ CID:20V

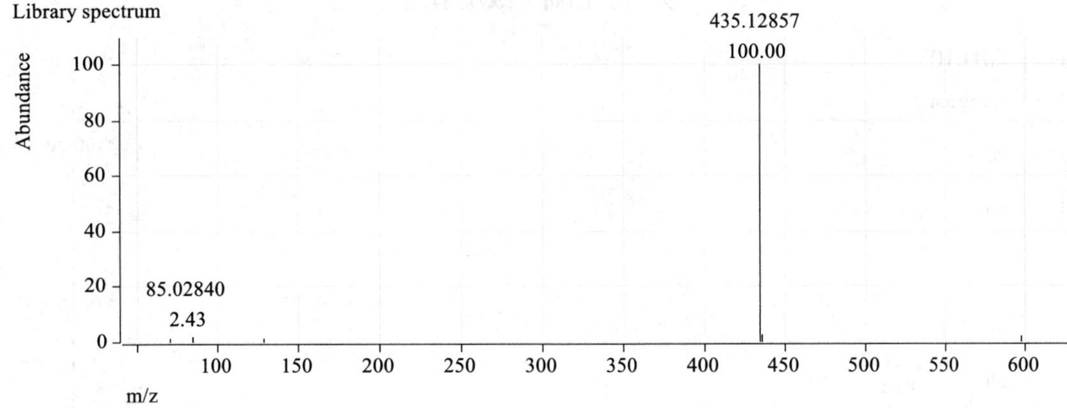

$[M+H]^+$ CID:40V

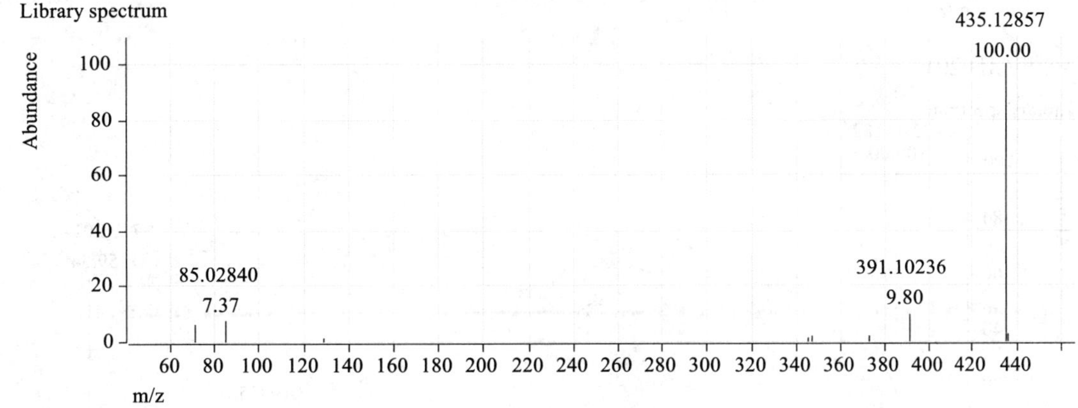

正离子扫描裂解途径解析

m/z 85.0284

m/z 743.2393

m/z 597.1814

m/z 435.1286

m/z 391.1024

负离子扫描二级质谱图

[M+Cl]⁻ CID:10V

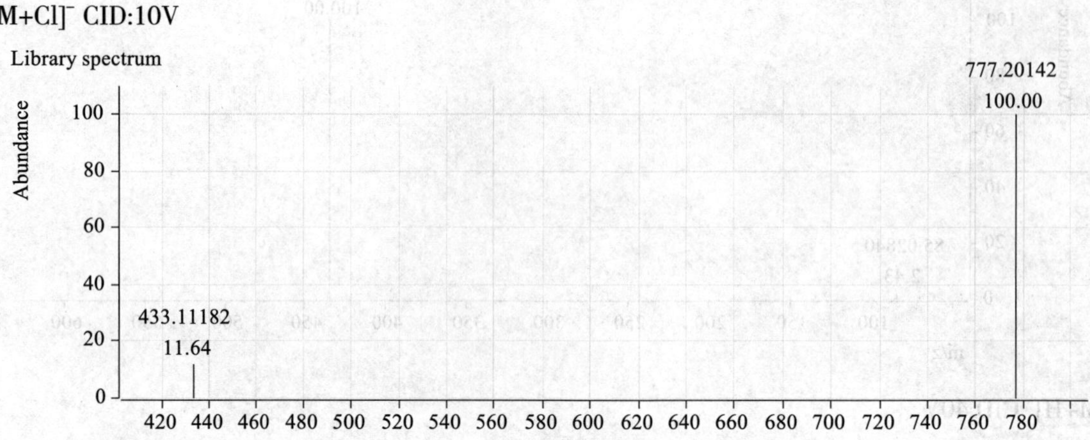

[M+Cl]⁻ CID:20V

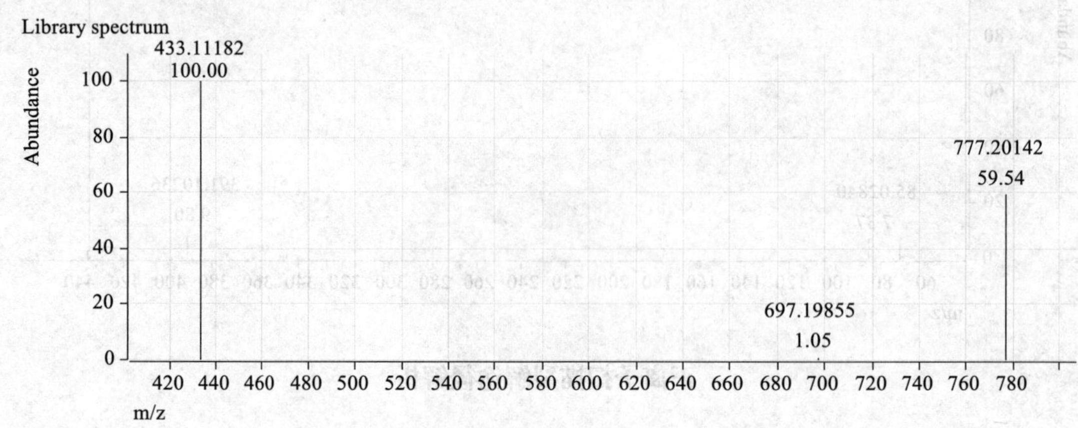

[M+Cl]⁻ CID:40V

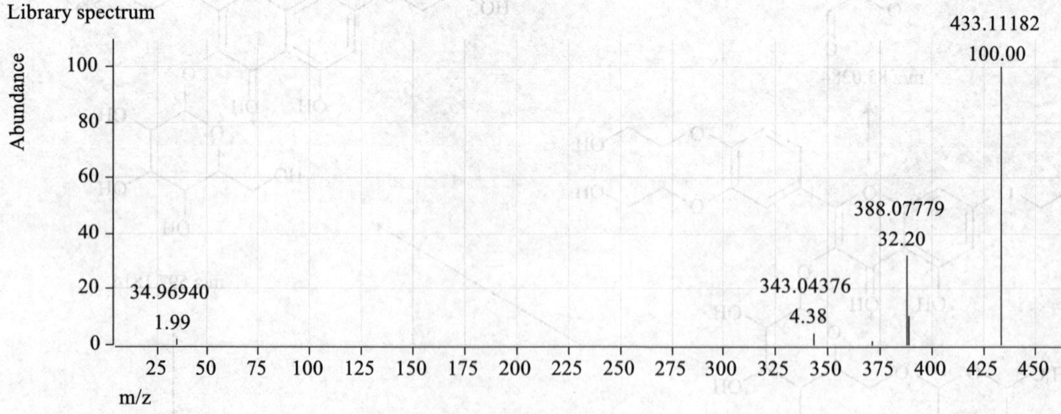

负离子扫描裂解途径解析

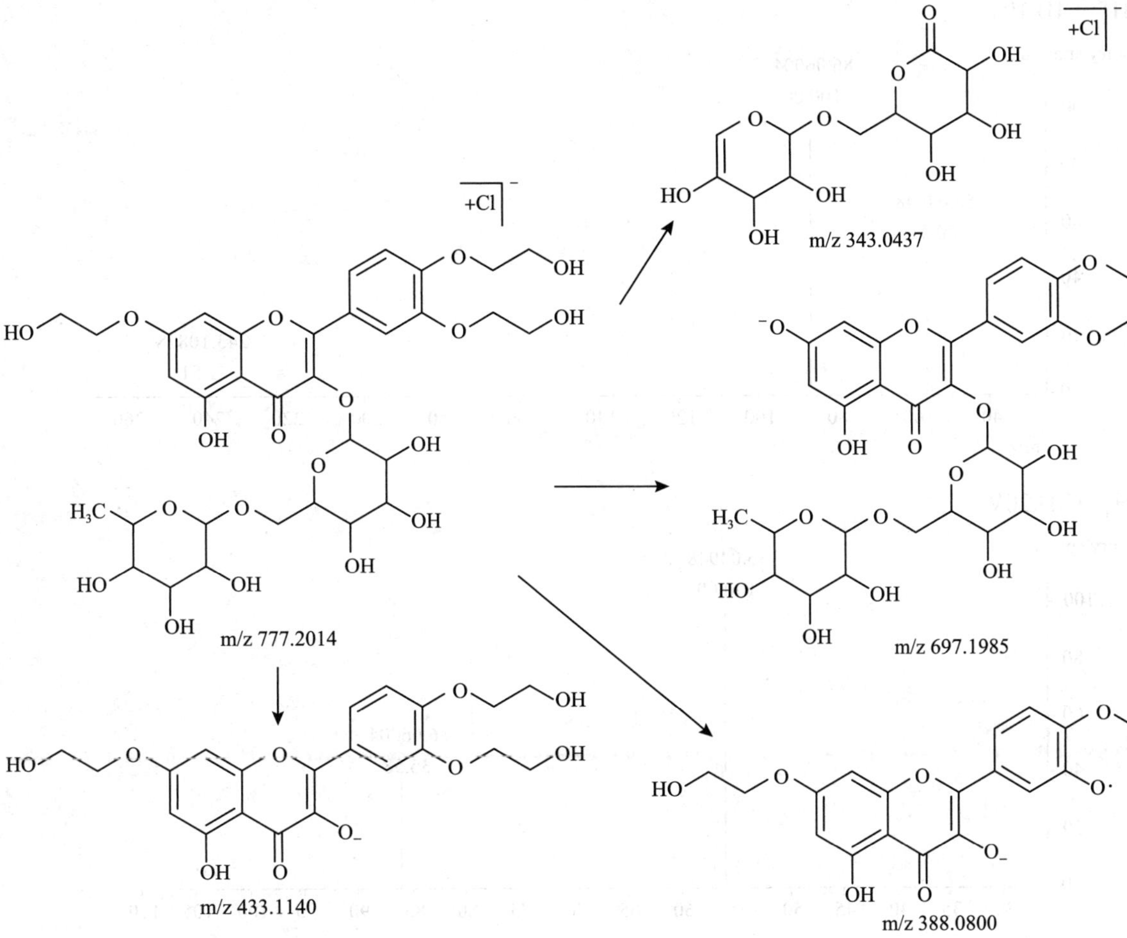

m/z 777.2014

m/z 343.0437

m/z 697.1985

m/z 433.1140

m/z 388.0800

吗　多　明

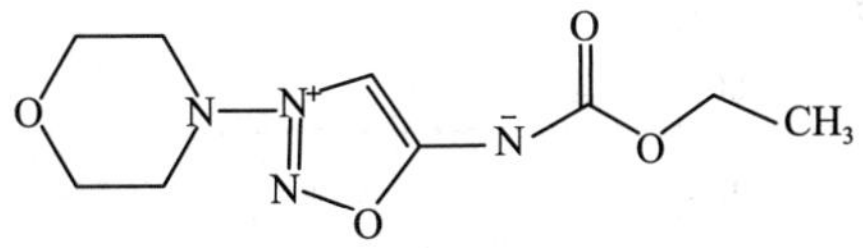

英文名： Molsidomine

分子式： $C_9H_{14}N_4O_4$

分子量： 242.23

CAS 编号： 25717-80-0

中文化学名： *N*- 乙酯基 -3-（4- 吗啉基）斯德酮亚胺

英文化学名： *N*-（Ethoxycarbonyl）-3-（morpholin-4-yl）sydnonimine

性状： 本品为白色结晶性粉末

溶解性： 本品在三氯甲烷中易溶，在乙醇中溶解，在水中略溶，在甲苯中微溶

正离子扫描二级质谱图

$[M+H]^+$ CID:10V

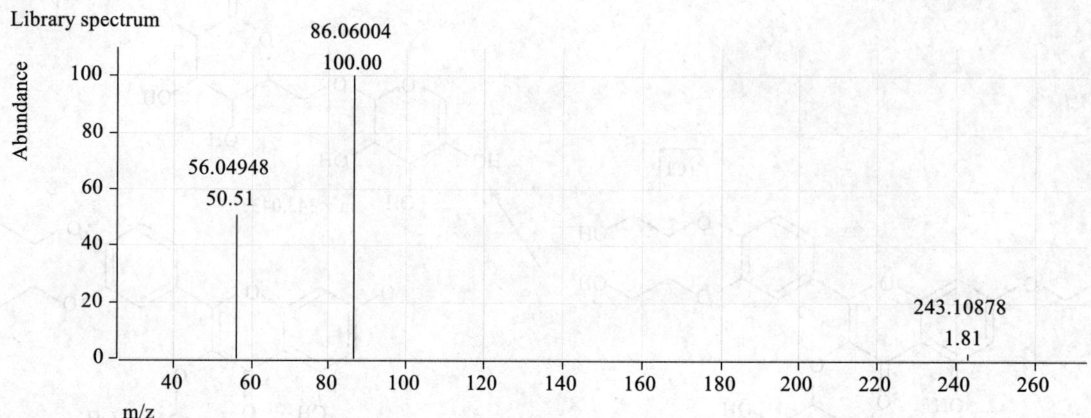

$[M+H]^+$ CID:20V

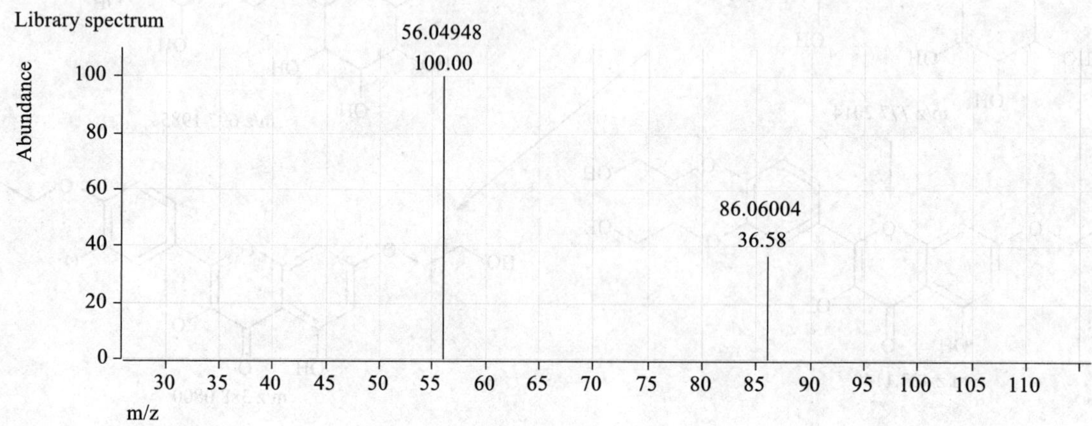

$[M+H]^+$ CID:40V

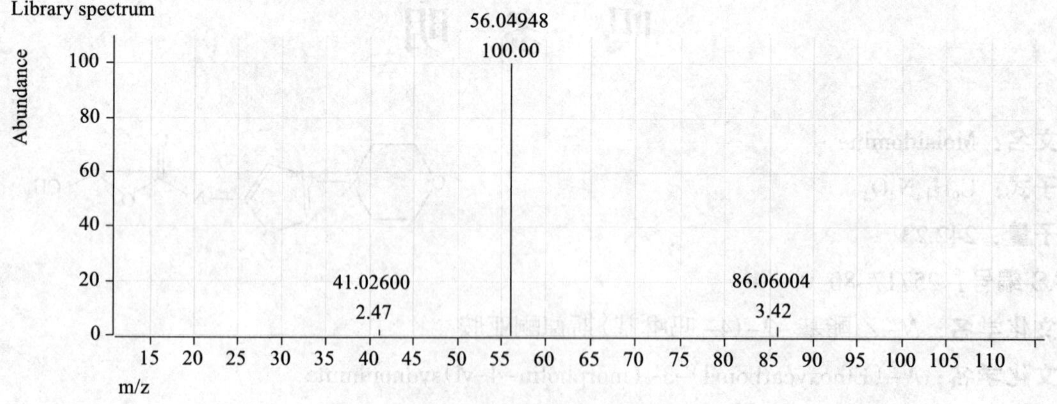

正离子扫描裂解途径解析

m/z 243.1088 → m/z 86.0600 → m/z 56.0495

吗替麦考酚酯杂质 A

英文名：Mycophenolate Mofetil Impurity A

分子式：$C_{22}H_{29}NO_7$

分子量：419.47

CAS 编号：1322681-36-6

中文化学名：(4*E*)-6-(4,6- 二羟基 -7- 甲基 -3- 氧代 -1,3- 二氢异苯并呋喃 -5- 基)-4- 甲基 -4- 己烯酸 2-(吗啉 -4- 基)乙酯

英文化学名：2-(4-Morpholinyl)ethyl (4*E*)-6-(1,3-dihydro-4,6-dihydroxy-7-methyl-3-oxo-5-isobenzofuranyl)-4-methyl-4-hexenoate

性状：本品为淡黄色粉末

正离子扫描二级质谱图

$[M+H]^+$ CID:10V

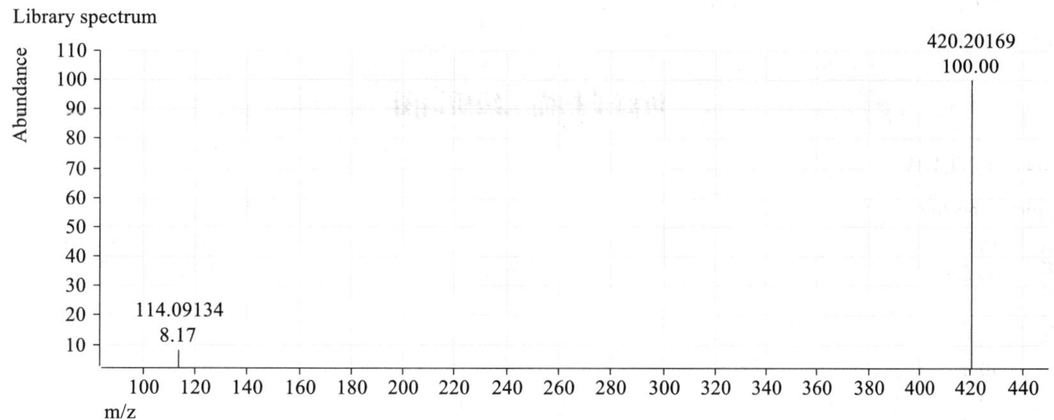

$[M+H]^+$ CID:20V

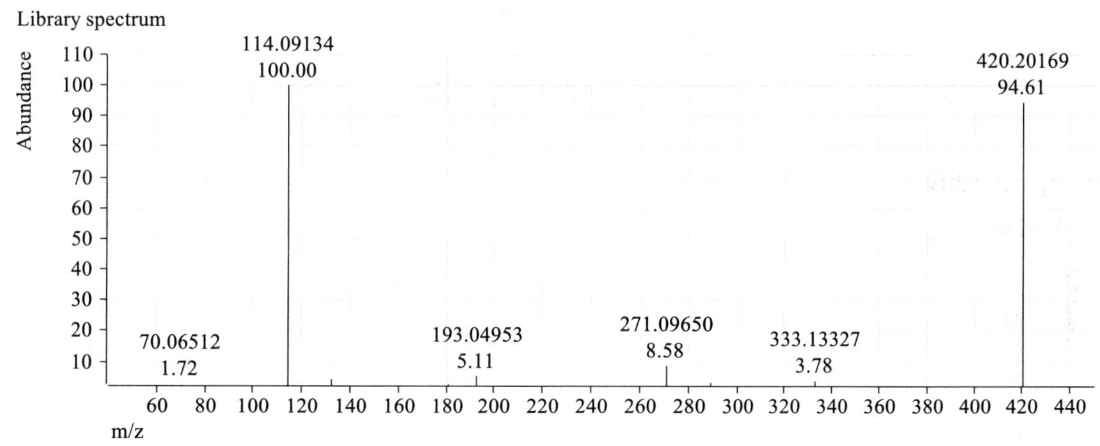

$[M+H]^+$ CID:40V

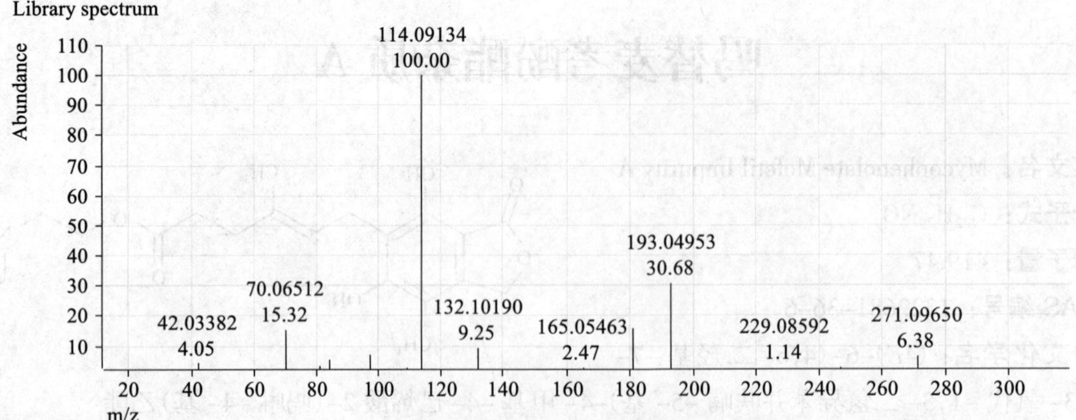

正离子扫描裂解途径解析

m/z 181.0495

m/z 420.2017

m/z 114.0913

负离子扫描二级质谱图

$[M-H]^-$ CID:10V

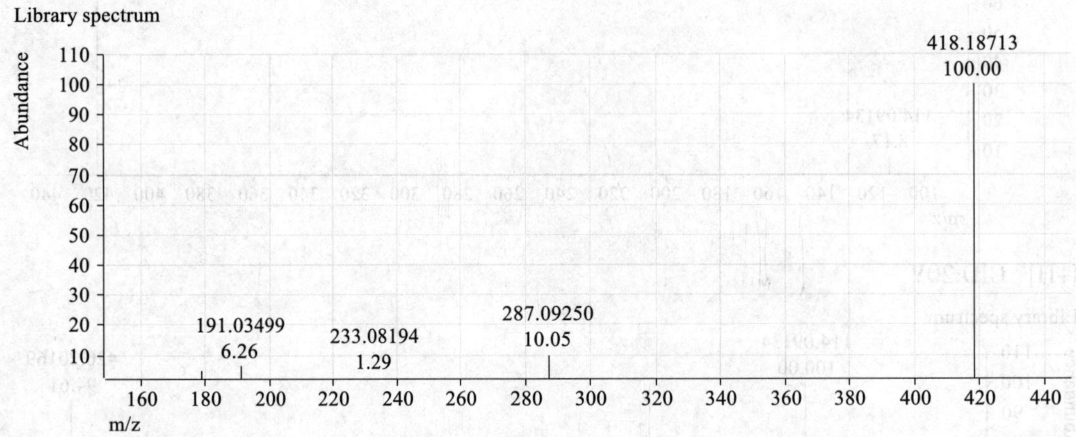

$[M-H]^-$ CID:20V

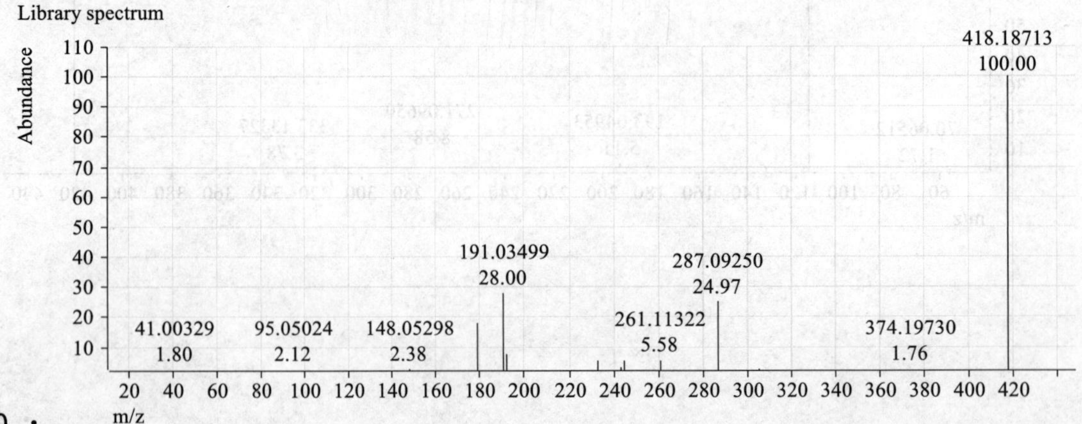

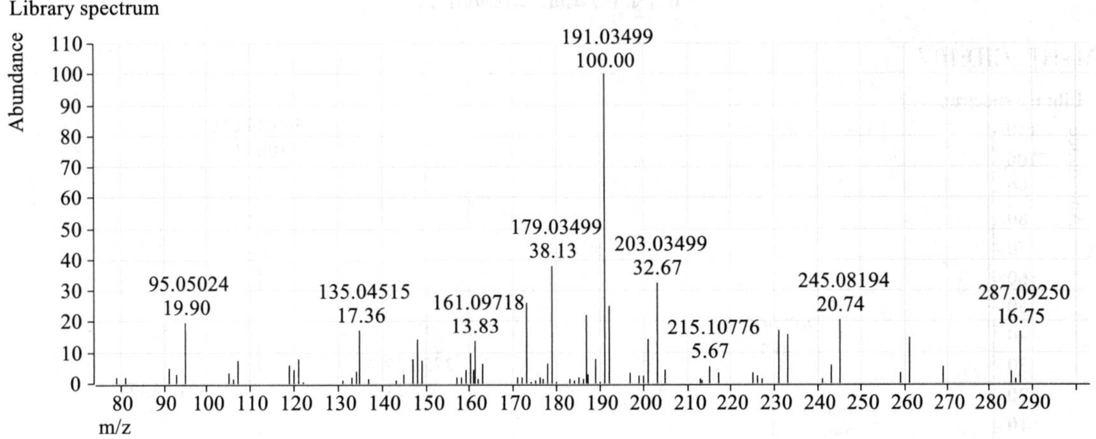

负离子扫描裂解途径解析

m/z 418.1871

m/z 287.0925

m/z 191.0350

m/z 179.0350

吗替麦考酚酯杂质 H

英文名： Mycophenolate Mofetil Impurity H

分子式： $C_{17}H_{20}O_6$

分子量： 320.34

CAS 编号： 79081-87-1

和对映异构体

中文化学名： 7- 羟基 -5- 甲氧 -4- 甲基 -6-［2-［(2*RS*)-2- 甲基 -5- 氧代四氢呋喃 -2- 基］乙基］异苯并呋喃 -1(3*H*)- 酮

英文化学名： 7-Hydroxy-5-methoxy-4-methyl-6-[2-[(2*RS*)-2-methyl-5-oxotetrahydrofuran-2-yl]ethyl]isobenzofuran-1(3*H*)-one

性状： 本品为白色粉末

正离子扫描二级质谱图

[M+H]+ CID:10V

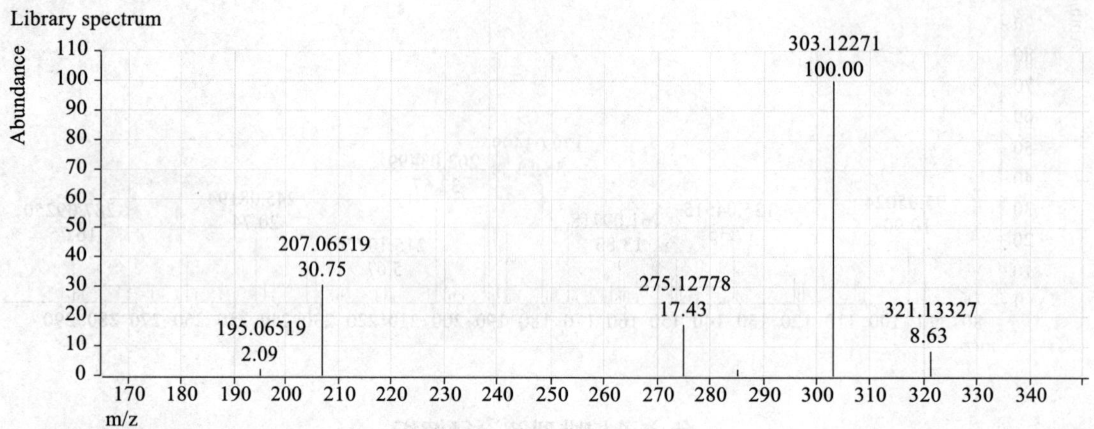

[M+H]+ CID:20V

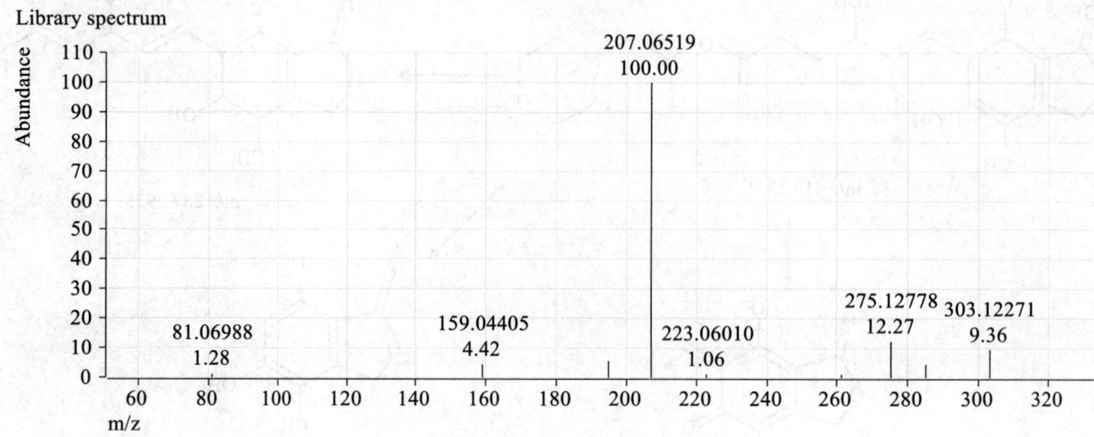

[M+H]+ CID:40V

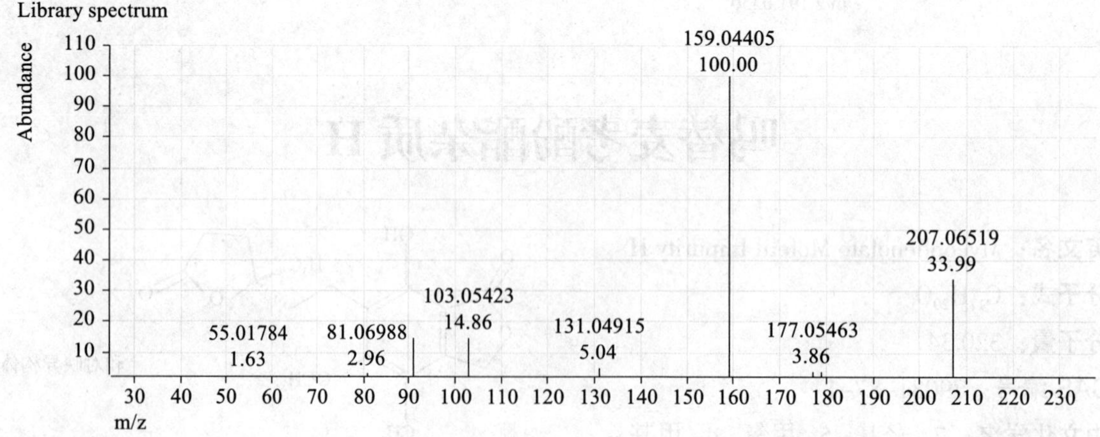

正离子扫描裂解途径解析

m/z 321.1333 → m/z 303.1227 → m/z 275.1278

m/z 321.1333 → m/z 207.0652

m/z 275.1278 → m/z 159.0441

负离子扫描二级质谱图

$[M-H]^-$ CID:10V

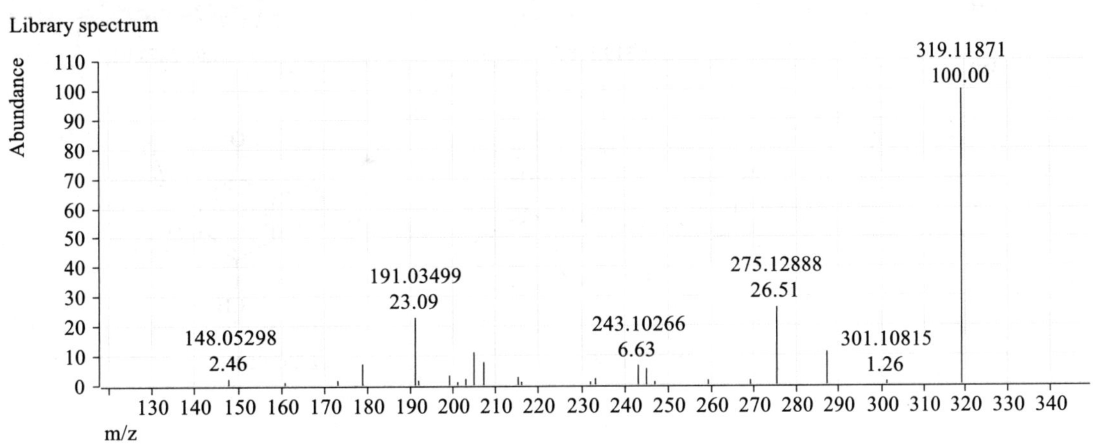

$[M-H]^-$ CID:20V

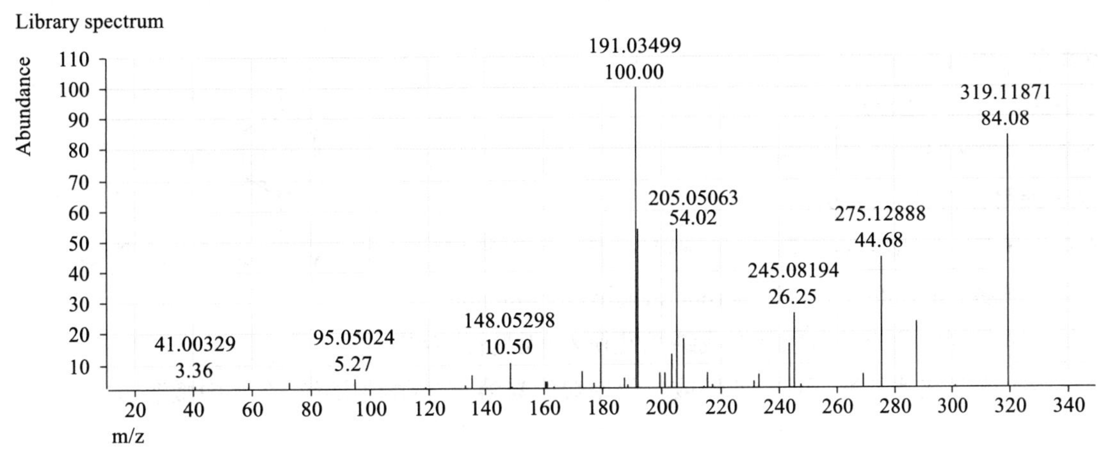

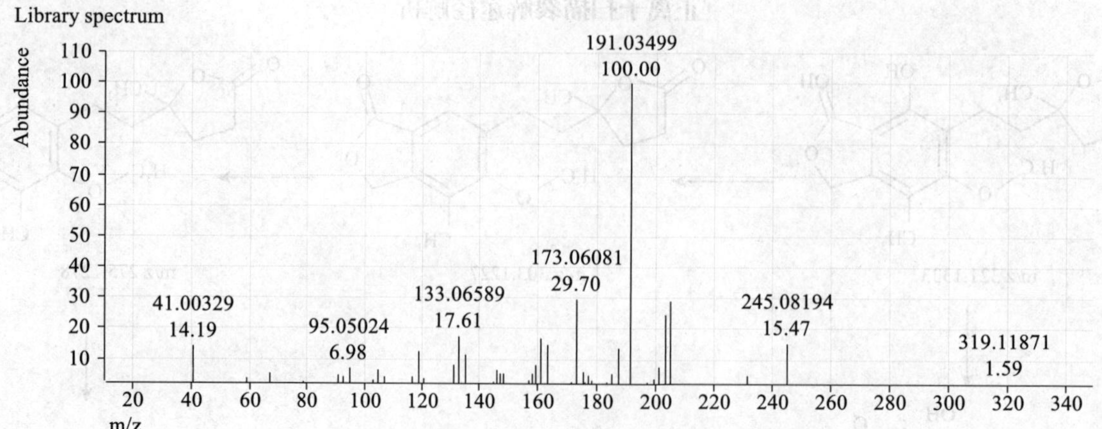

负离子扫描裂解途径解析

m/z 191.0350

m/z 319.1187

m/z 287.0925

m/z 275.1289

m/z 205.0506

吗 氯 贝 胺

英文名： Moclobemide

分子式： $C_{13}H_{17}ClN_2O_2$

分子量： 268.74

CAS 编号： 71320-77-9

中文化学名： 4- 氯 -*N*-［2-(4- 吗啉基乙基)］苯甲酰胺

英文化学名： *p*-Chloro-*N*-(2-morpholinoethyl) benzamide

性状： 本品为白色或类白色结晶或结晶性粉末；无臭；味微苦

溶解性： 本品在冰醋酸、甲醇、乙醇或三氯甲烷中易溶，在丙酮中溶解，在水中微溶

正离子扫描二级质谱图

$[M+H]^+$ CID:10V

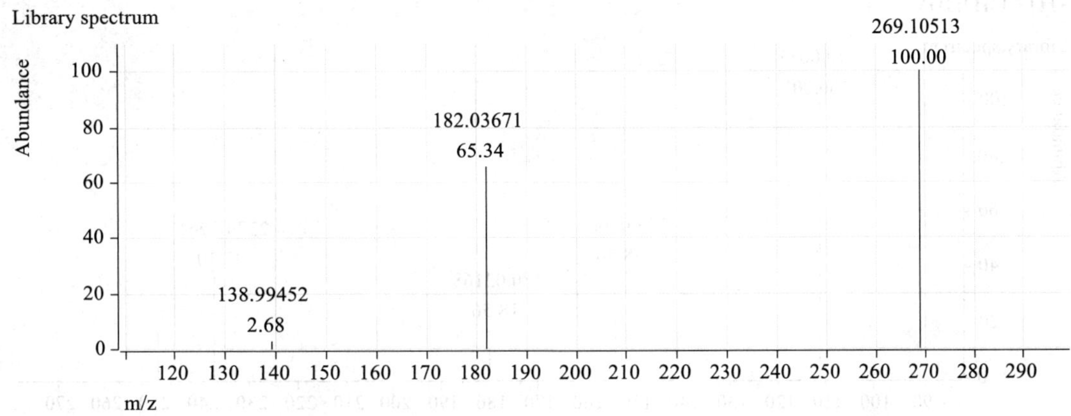

$[M+H]^+$ CID:20V

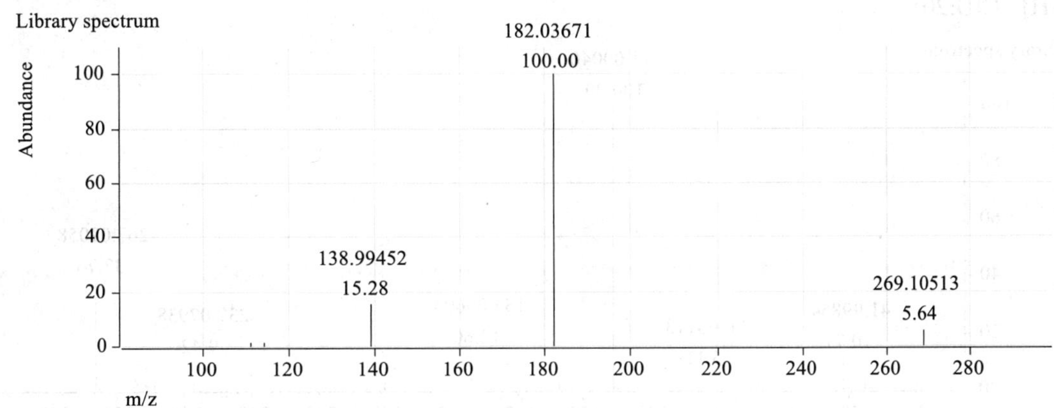

$[M+H]^+$ CID:40V

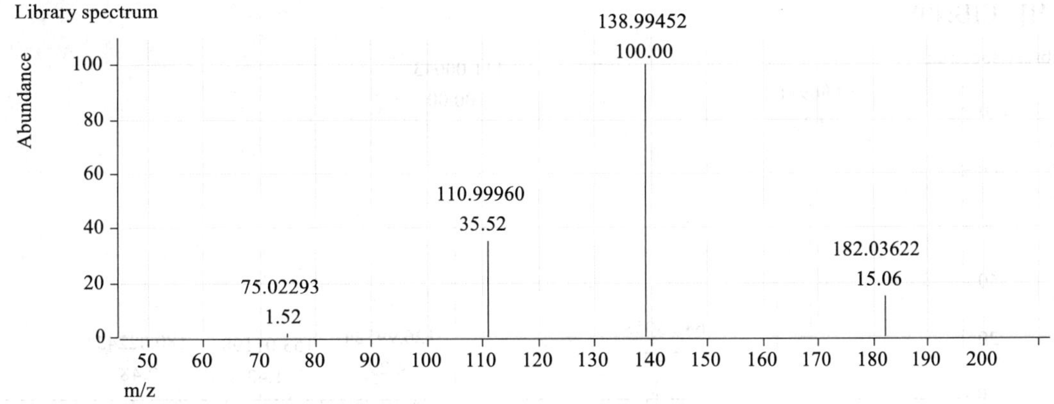

正离子扫描裂解途径解析

m/z 269.1051 → m/z 182.0367 → m/z 138.9945 → m/z 110.9996

负离子扫描二级质谱图

[M−H]⁻ CID:10V

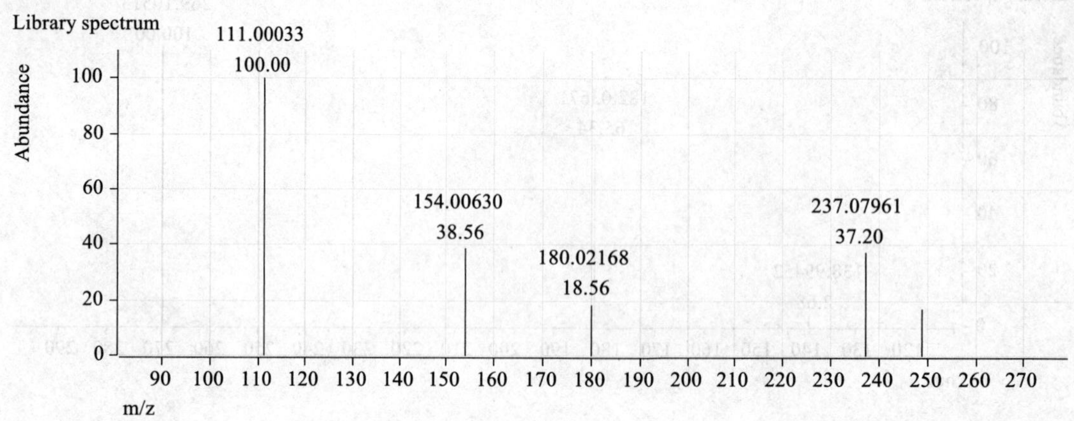

[M−H]⁻ CID:20V

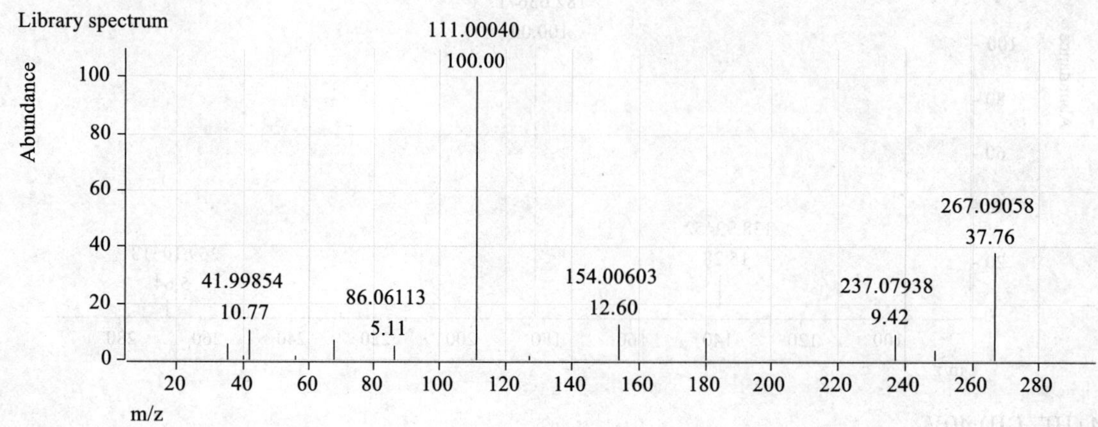

[M−H]⁻ CID:40V

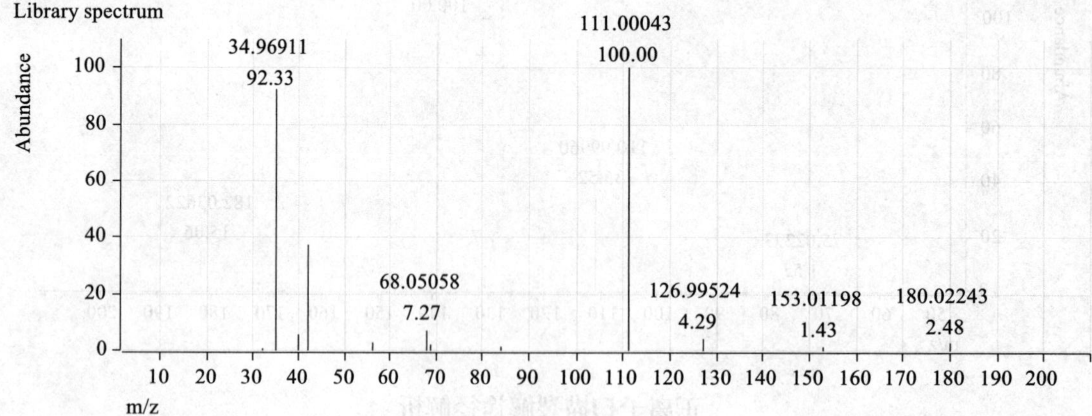

负离子扫描裂解途径解析

m/z 267.0906

m/z 237.0800

m/z 180.0222

m/z 111.0007

m/z 154.0065

钆贝葡胺杂质

英文名：Gadobenate Dimeglumine Impurity

分子式：$C_3H_3NaO_3$

分子量：110.04

CAS 编号：113-24-6

中文化学名：2- 氧代丙酸钠盐

英文化学名：2-Oxopropanoic acid sodium salt

性状：本品为白色结晶粉末

溶解性：本品在水中易溶

负离子扫描二级质谱图

[M-Na]⁻ CID:10V

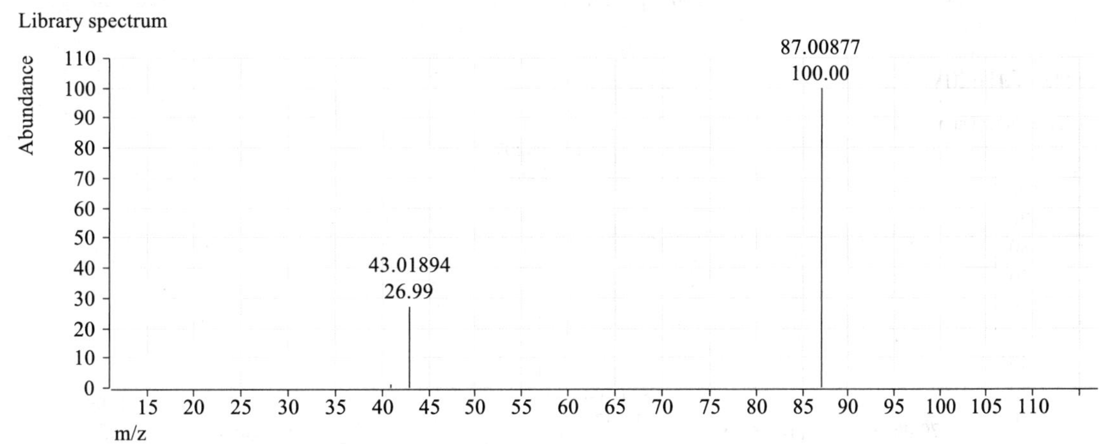

负离子扫描裂解途径解析

m/z 87.0088 → m/z 43.0189

钆贝葡胺杂质Ⅱ

英文名： Gadobenate Dimeglumine Impurity Ⅱ

分子式： $C_{12}H_{19}N_3O_7$

分子量： 317.30

CAS 编号： 192329-72-9

中文化学名： 4-［2-［(二羧甲基)氨基］乙基］-2-氧代-1-哌嗪乙酸

英文化学名： 4-[2-[bis(Carboxymethyl)amino]ethyl]-2-oxo-1-piperazineacetic acid

性状： 本品为白色粉末

正离子扫描二级质谱图

$[M+H]^+$ CID:10V

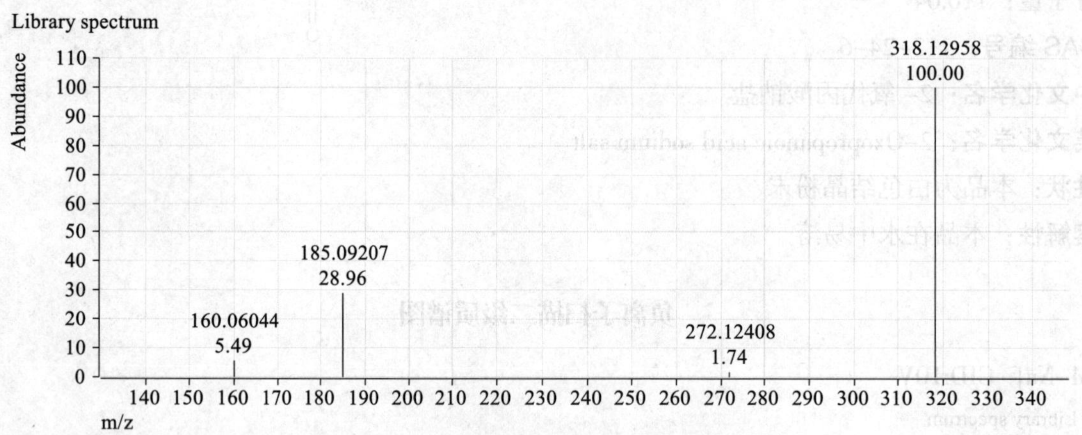

$[M+H]^+$ CID:20V

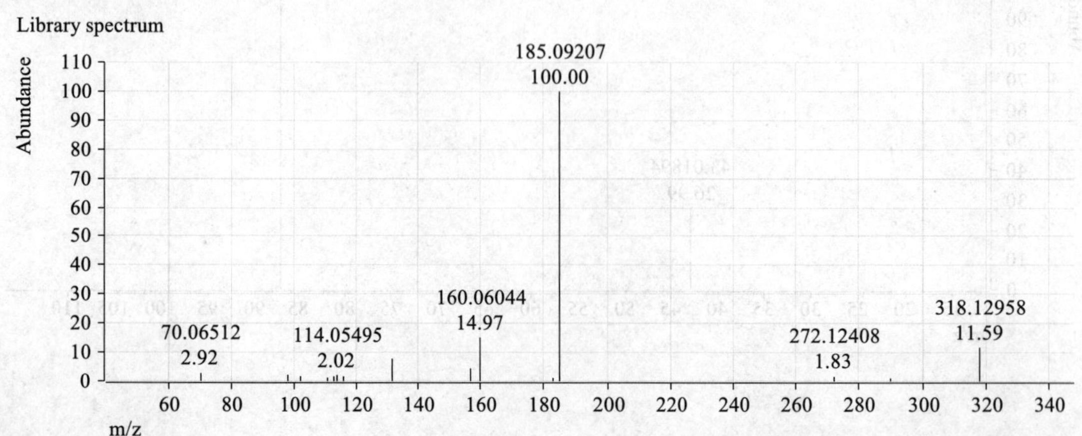

$[M+H]^+$ CID:40V

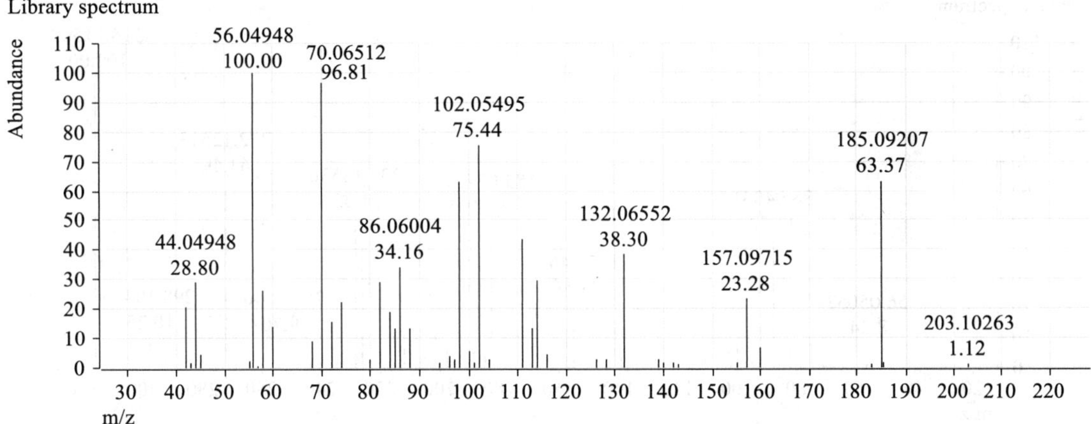

正离子扫描裂解途径解析

m/z 318.1296

m/z 272.1241

m/z 185.0921

m/z 160.0604

m/z 102.0550

m/z 70.0651

m/z 56.0495

负离子扫描二级质谱图

$[M-H]^-$ CID:10V

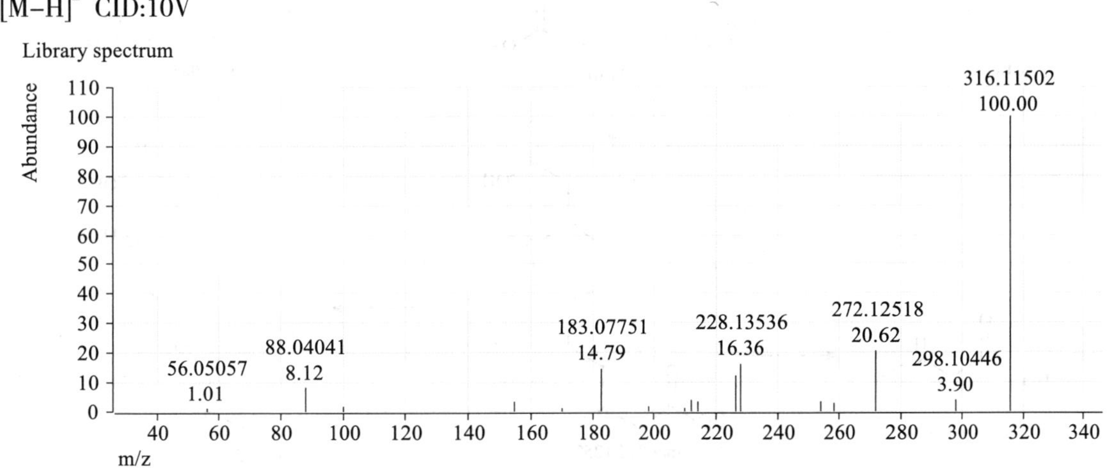

[M−H]⁻ CID:20V

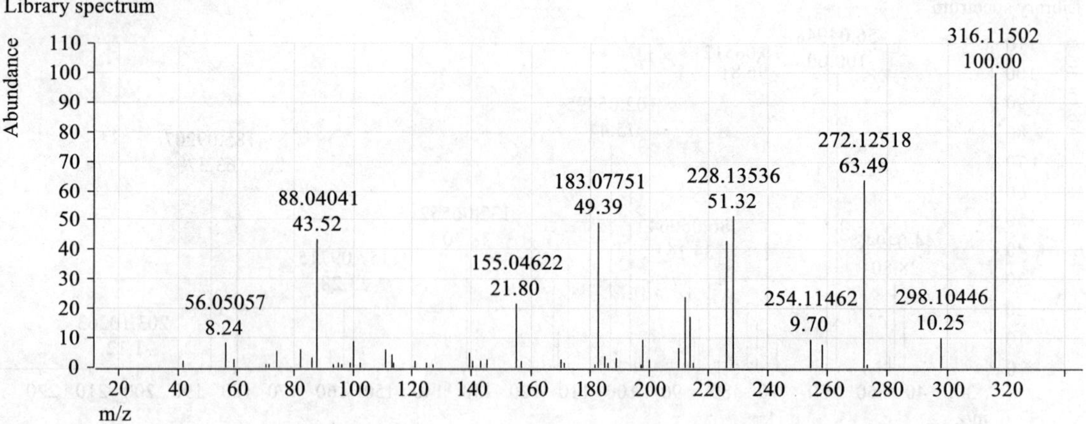

[M−H]⁻ CID:40V

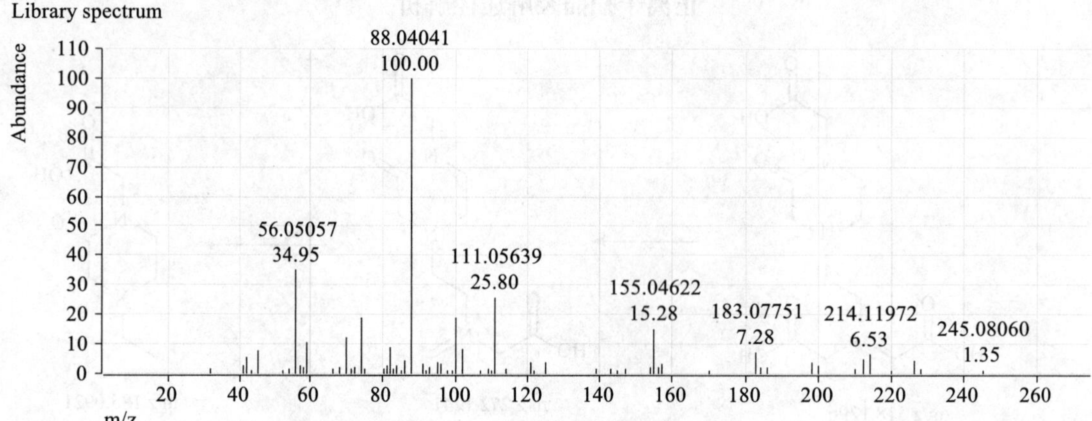

负离子扫描裂解途径解析

m/z 316.1150

m/z 183.0775

m/z 298.1045

m/z 272.1252

m/z 228.1354

m/z 88.0404

钆喷酸单葡甲胺

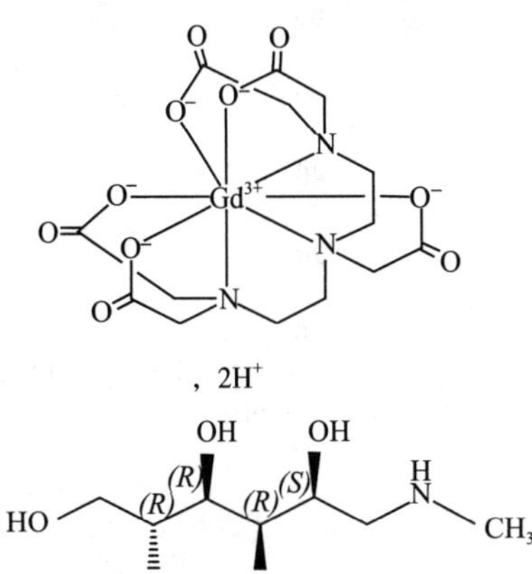

英文名：Gadopentetate Monomeglumine

分子式：$C_{14}H_{20}GdN_3O_{10} \cdot C_7H_{17}NO_5$

分子量：742.79

CAS 编号：92923-57-4

中文化学名：二乙烯三胺五醋酸钆单葡甲胺

英文化学名：D-Glucitol, 1-deoxy-1-(methylamino)-, [*N*,*N*-bis[2-[bis(carboxymethyl)amino]ethyl]glycinato(5-)]gadolinate(2-)(1∶1)

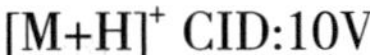

性状：本品为白色粉末或白色至类白色结晶性粉末；有引湿性

溶解性：本品在水中易溶，在乙醇、丙酮或三氯甲烷中几乎不溶

正离子扫描二级质谱图

$[M+H]^+$ CID:10V

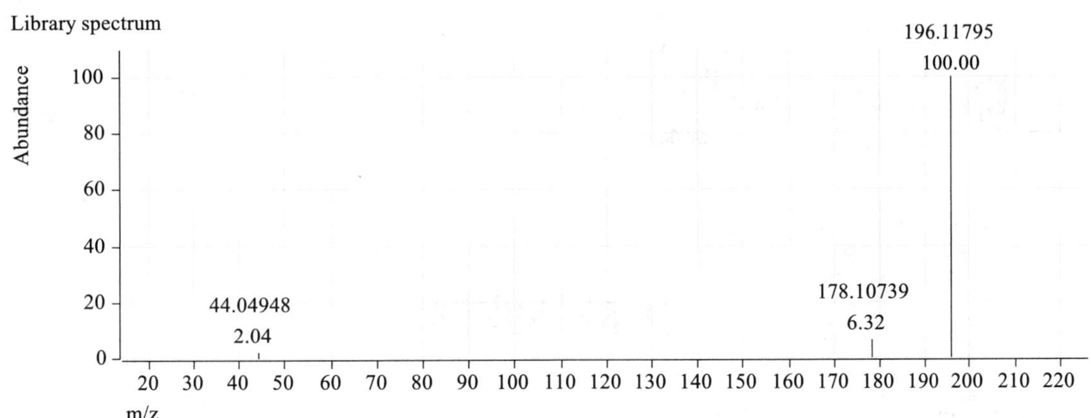

$[M+H]^+$ CID:20V

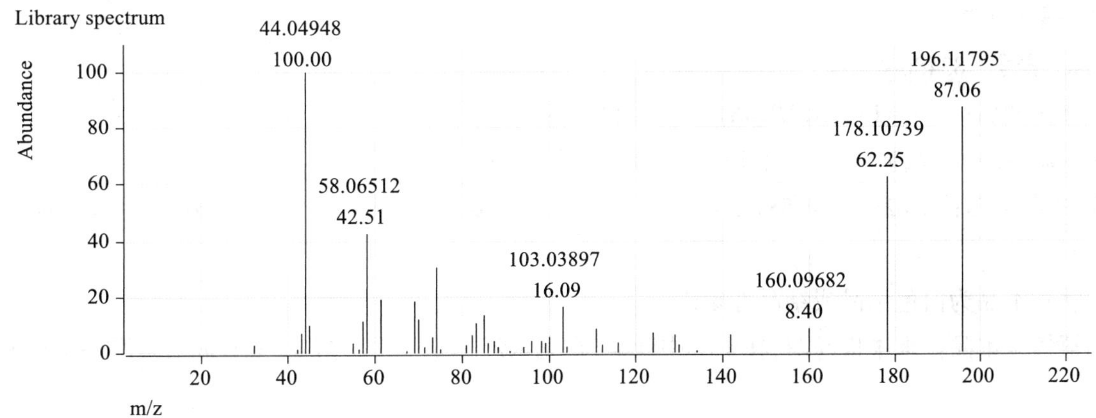

$[M+H]^+$ CID:40V

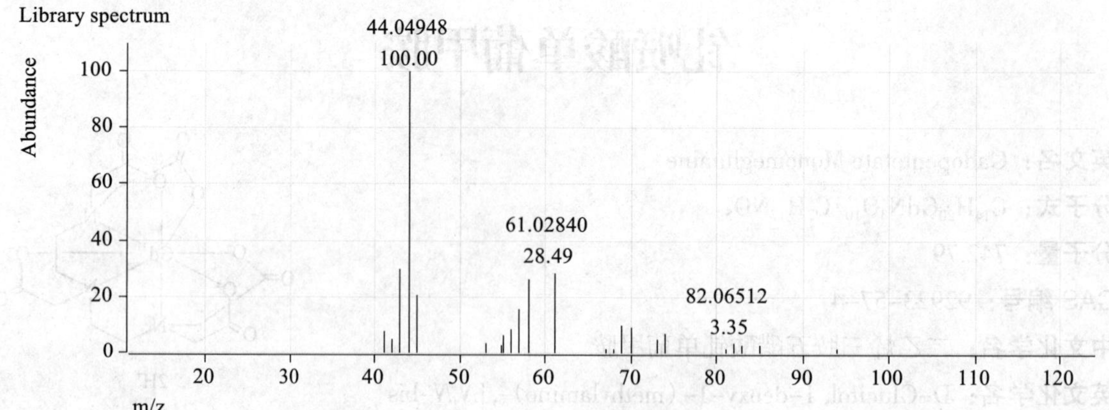

正离子扫描裂解途径解析

m/z 196.1179

m/z 178.1074

m/z 160.0968

m/z 103.0390

m/z 44.0495

m/z 58.0651

伏格列波糖

英文名：Voglibose

分子式：$C_{10}H_{21}NO_7$

分子量：267.28

CAS 编号：83480-29-9

中文化学名：(+)-(1*S*,2*S*,3*R*,4*S*,5*S*)-5-[(1,3-二羟基丙烷-2-基)氨基]-1-羟甲基-1,2,3,4-环己四醇

英文化学名：(1*S*,2*S*,3*R*,4*S*,5*S*)-5-((1,3-Dihydroxypropan-2-yl)amino)-1-(hydroxymethyl)cyclohexane-1,2,3,4-tetraol

性状：本品为白色结晶或结晶性粉末

溶解性：本品在水中极易溶，在甲醇中微溶，在无水乙醇中几乎不溶，在 0.1mol/L 盐酸溶液中易溶

正离子扫描二级质谱图

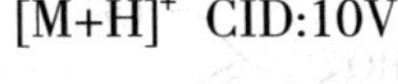

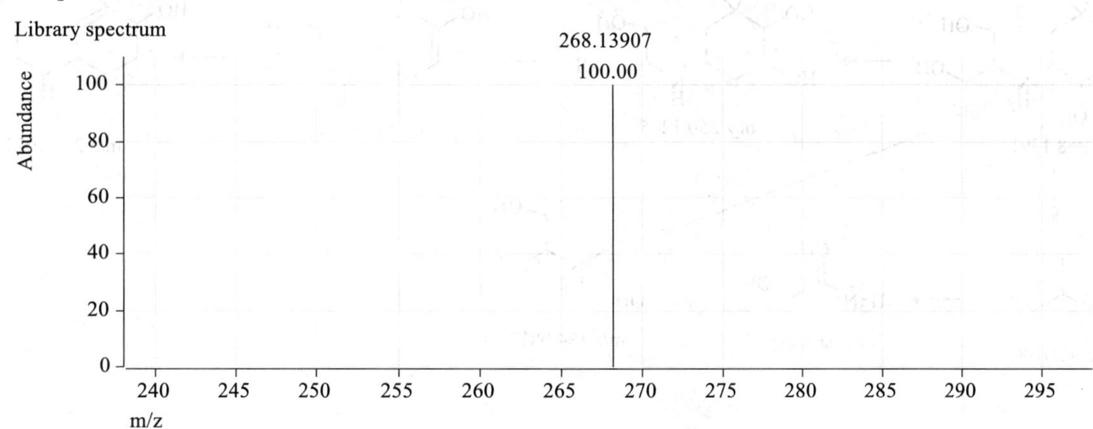

[M+H]+ CID:20V

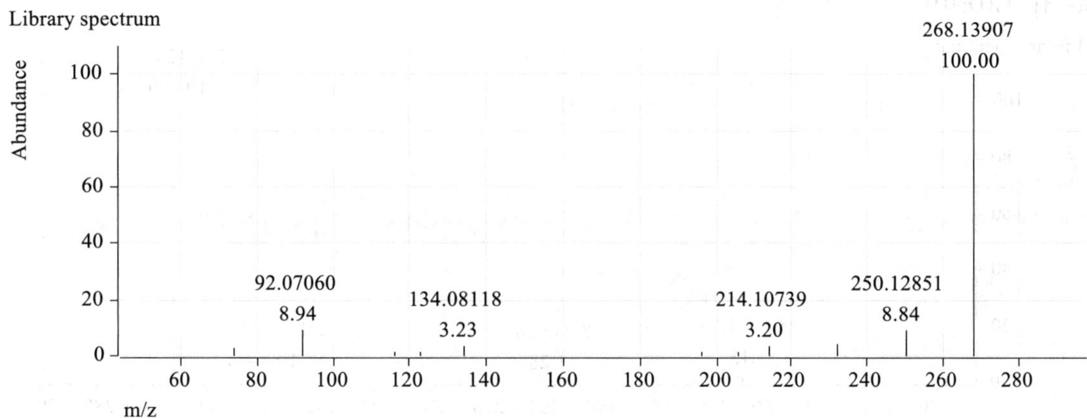

[M+H]+ CID:40V

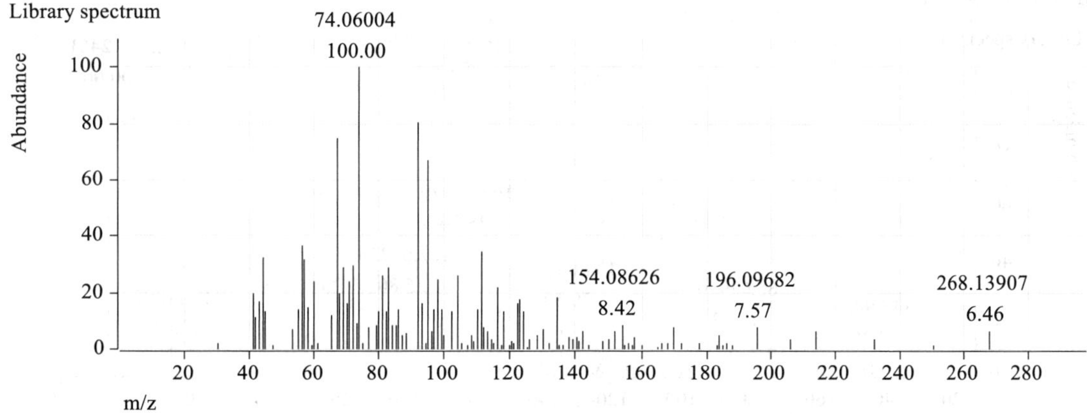

正离子扫描裂解途径解析

HO OH HO OH HO $\overset{+}{N}H_2$ OH OH
m/z 268.1391

m/z 250.1285

m/z 232.1179

m/z 214.1074

$H_3\overset{+}{N}$ OH OH
m/z 92.0706

CH_2 $H_3\overset{+}{N}$ OH
m/z 74.0600

OH $\overset{+}{N}H_2$ OH OH
m/z 134.0812

负离子扫描二级质谱图

$[M-H]^-$ CID:10V

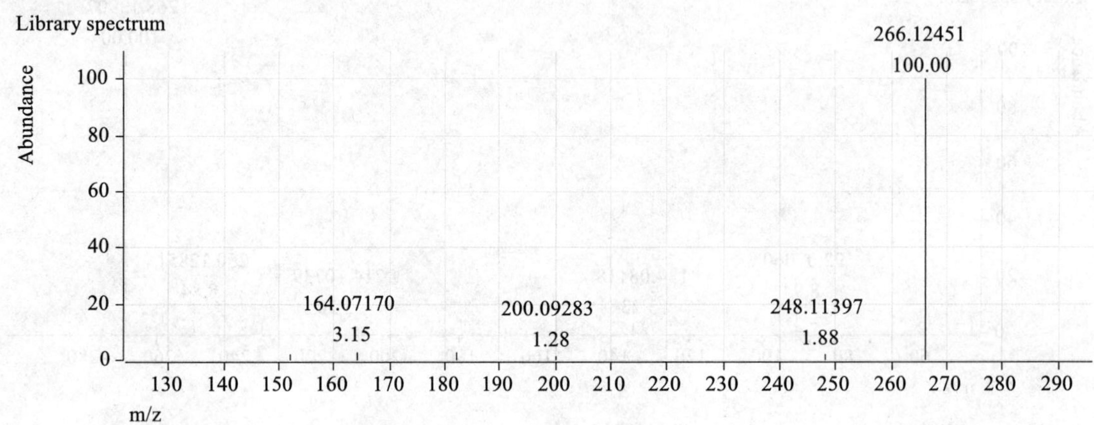

$[M-H]^-$ CID:20V

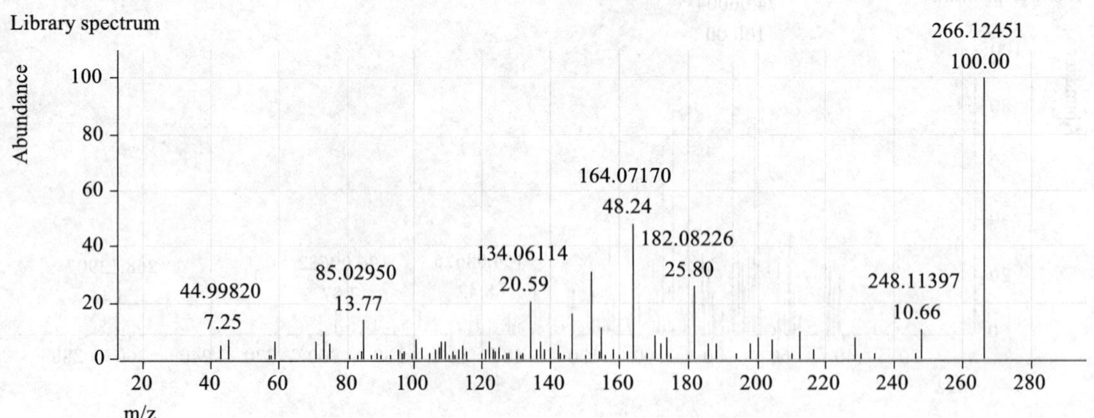

$[M-H]^-$ CID:40V

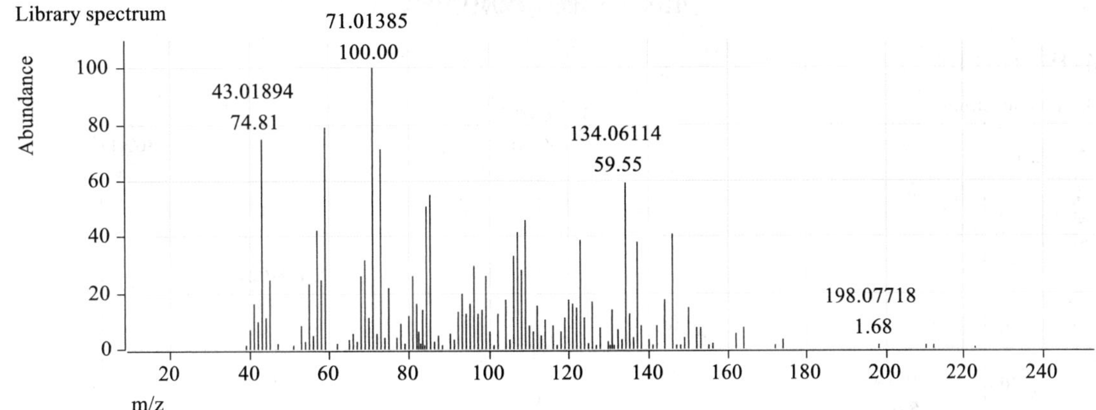

负离子扫描裂解途径解析

m/z 266.1245 → m/z 248.1140 → m/z 200.0928 → m/z 164.0717

m/z 200.0928 → m/z 182.0823 → m/z 164.0717 → m/z 134.0611

m/z 200.0928 → m/z 71.0139 → m/z 43.0189

华 法 林 钠

英文名： Warfarin Sodium

分子式： $C_{19}H_{15}NaO_4$

分子量： 330.31

CAS 编号： 129-06-6

中文化学名： 3-（α- 丙酮基苄基）-4- 羟基香豆素钠盐

英文化学名： 3-（α-Acetonylbenzyl）-4-hydroxycoumarin sodium

性状： 本品为白色结晶性粉末；无臭

溶解性： 本品在水中极易溶，在乙醇中易溶，在三氯甲烷或乙醚中几乎不溶

正离子扫描二级质谱图

[M+H]$^+$ CID:10V

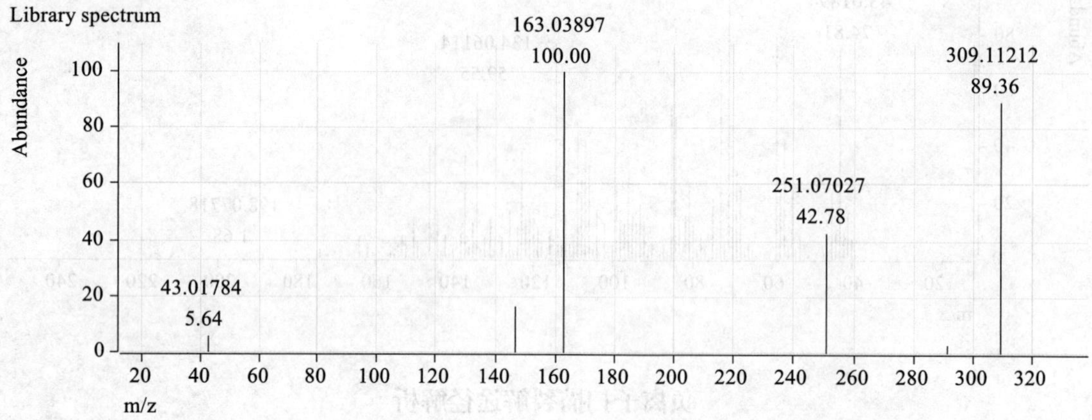

[M+H]$^+$ CID:20V

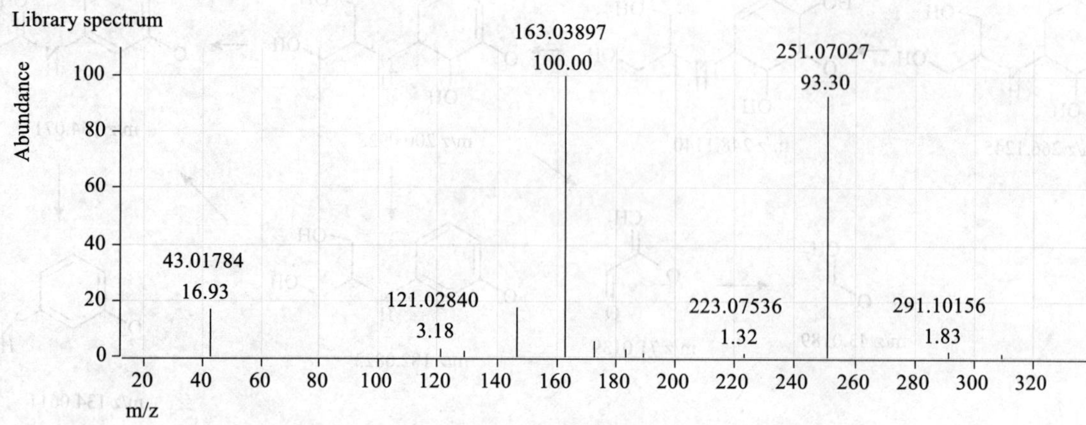

[M+H]$^+$ CID:40V

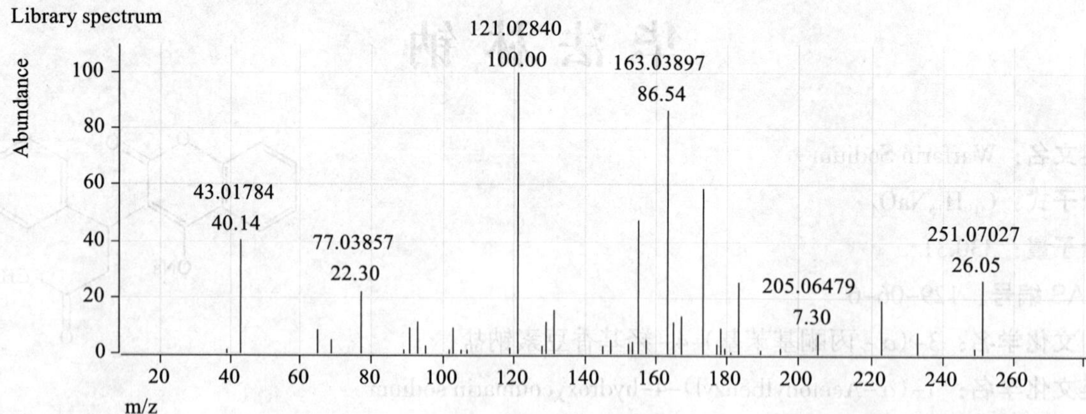

正离子扫描裂解途径解析

OH CH3 O O $\overset{+}{O}$H
m/z 309.1121

OH + O O
m/z 251.0703

OH O $\overset{+}{O}$H
m/z 163.0390

O + OH
m/z 121.0284

负离子扫描二级质谱图

$[M-H]^-$ CID:10V

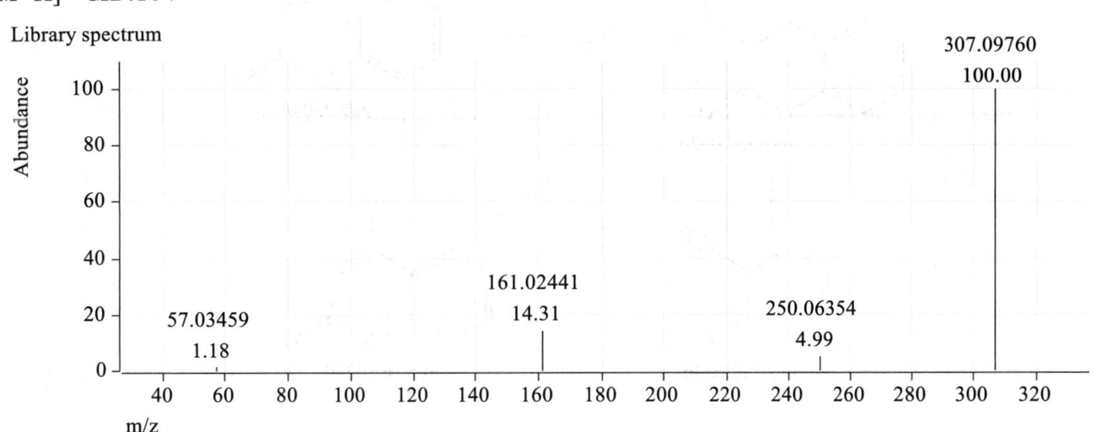

$[M-H]^-$ CID:20V

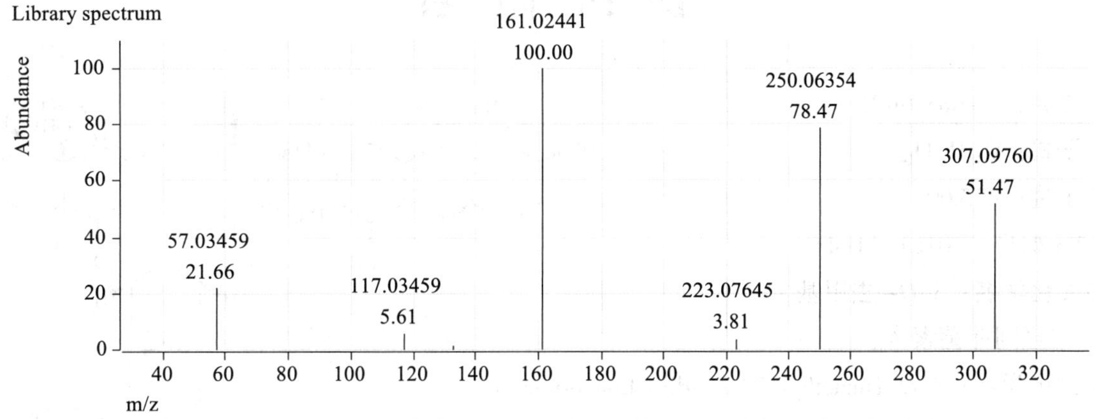

$[M-H]^-$ CID:40V

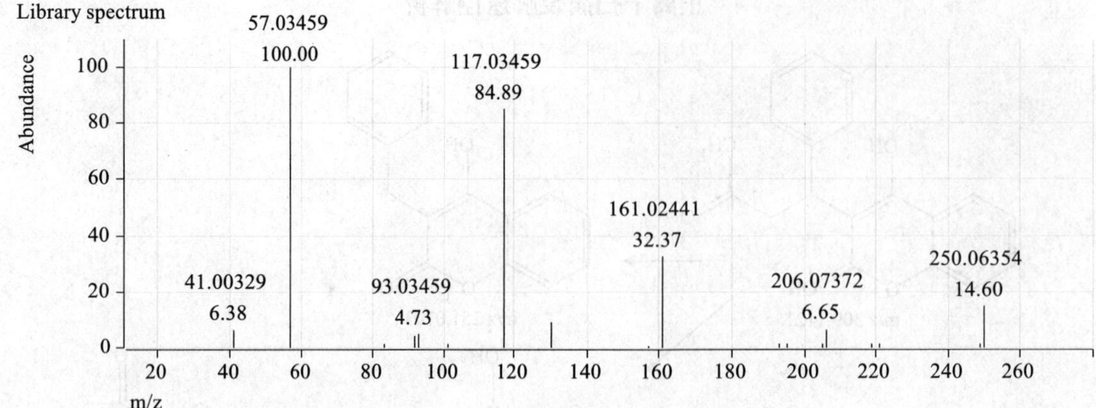

负离子扫描裂解途径解析

m/z 307.0976

m/z 250.0635

m/z 117.0346

m/z 161.0244

伊 维 菌 素

英文名：Ivermectin B_{1a}

分子式：$C_{48}H_{74}O_{14}$

分子量：875.09

CAS 编号：70161-11-4

中文化学名：5-*O*- 去甲基 -22,23- 二羟阿弗菌素 A_{1a}

英文化学名：5-*O*-Demethyl-22,23-dihydroavermectin A_{1a}

性状：本品为白色或类白色结晶粉末;无臭;无味;略有引湿性

溶解性：本品在甲醇与二甲基甲酰胺中易溶,在乙醇中略溶,在水中几乎不溶

正离子扫描二级质谱图

$[M+NH_4]^+$ CID:10V

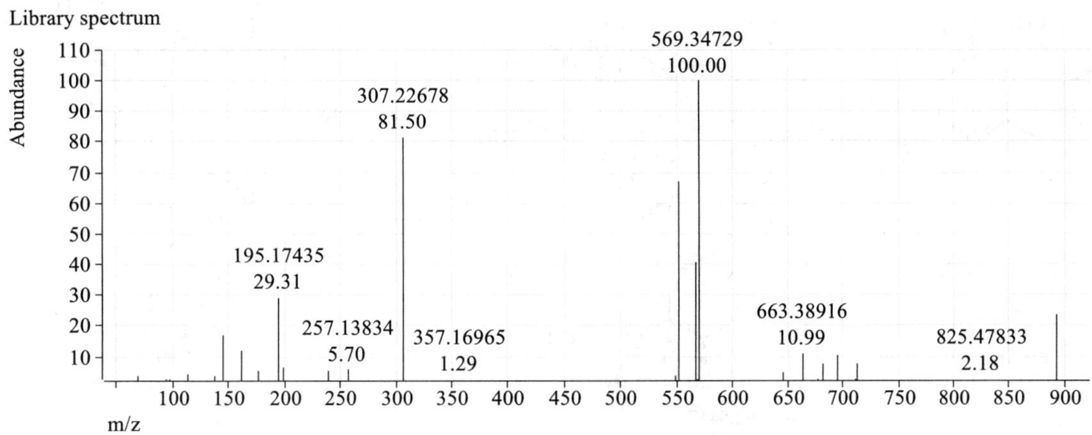

$[M+NH_4]^+$ CID:20V

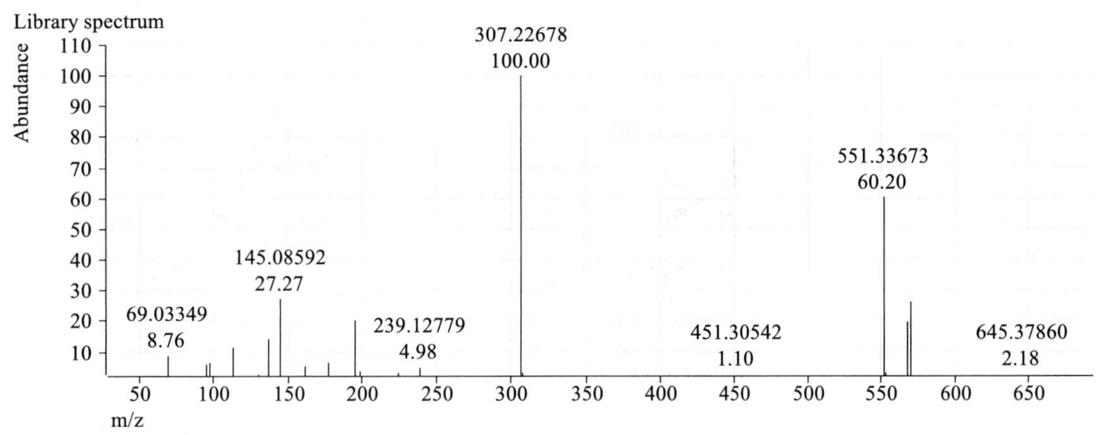

$[M+NH_4]^+$ CID:40V

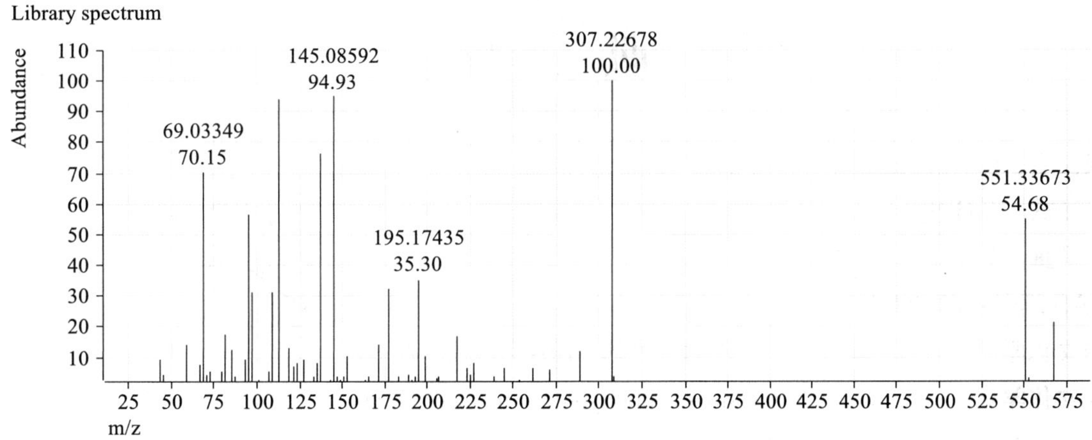

正离子扫描裂解途径解析

m/z 892.5417

m/z 569.3473

m/z 551.3367

m/z 307.2268

肌　酐

英文名：Creatinine

分子式：$C_4H_7N_3O$

分子量：113.12

CAS 编号：60-27-5

中文化学名：2-氨基-1,5-二氢-1-甲基-4*H*-咪唑啉-4-酮

英文化学名：2-Amino-1,5-dihydro-1-methyl-4*H*-imidazol-4-one

性状：本品为白色至淡黄色结晶性粉末

溶解性：本品在水中溶解，在乙醇中微溶，在乙醚、丙酮和三氯甲烷中几乎不溶

正离子扫描二级质谱图

$[M+H]^+$ CID:10V

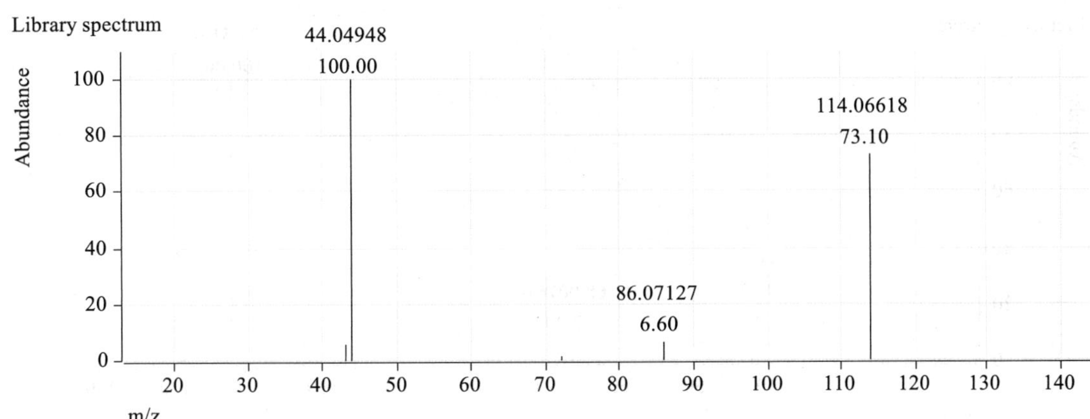

$[M+H]^+$ CID:20V

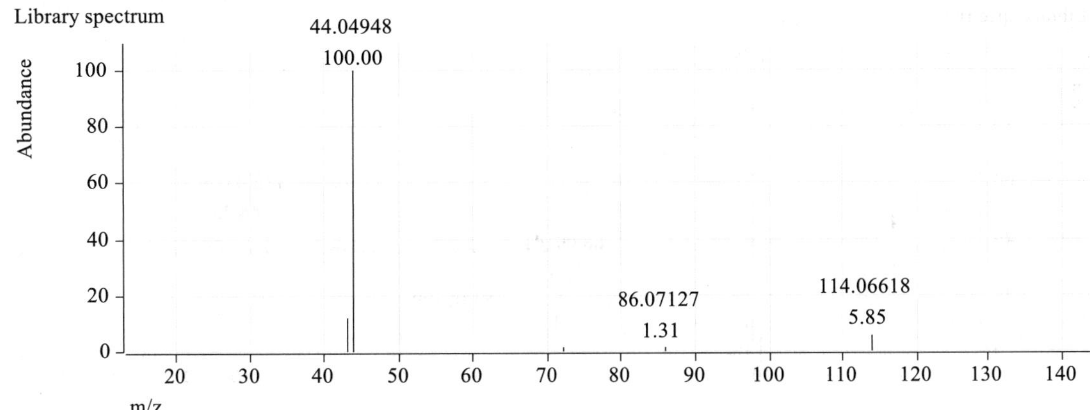

$[M+H]^+$ CID:40V

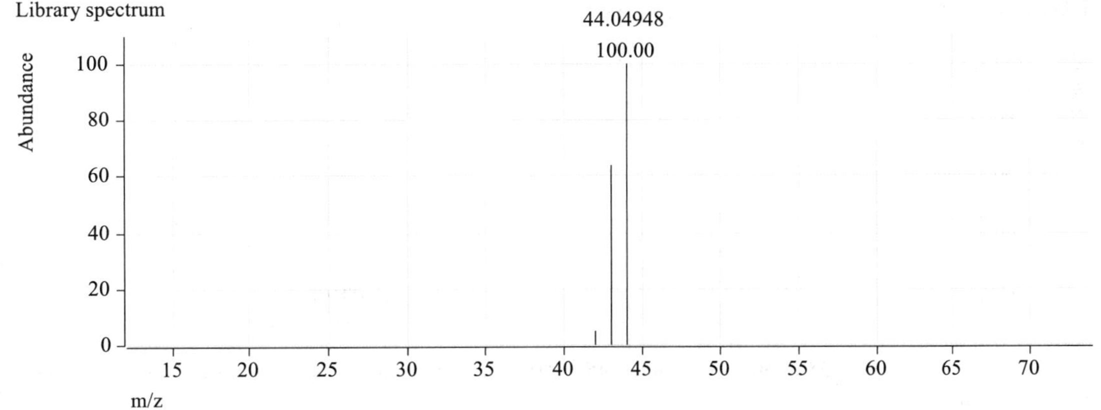

正离子扫描裂解途径解析

m/z 114.0662 → m/z 86.0713 → m/z 44.0495

负离子扫描二级质谱图

$[M-H]^-$ CID:10V

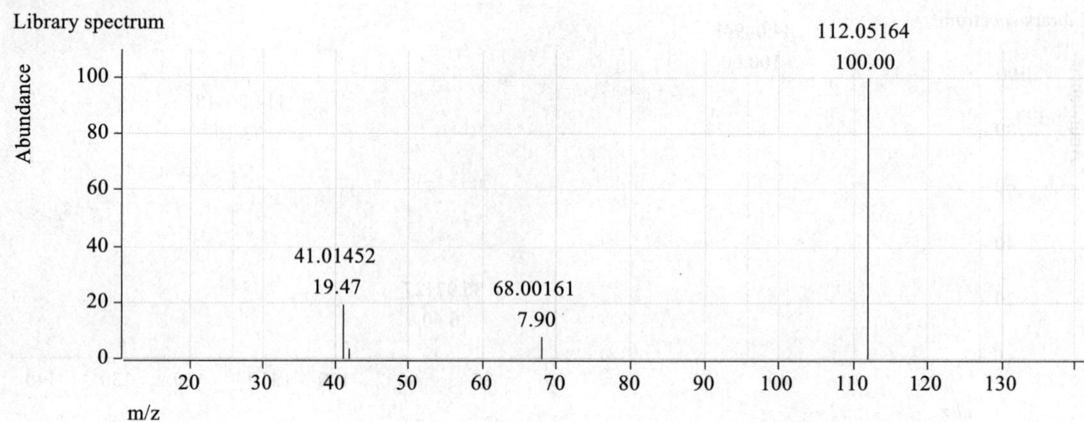

$[M-H]^-$ CID:20V

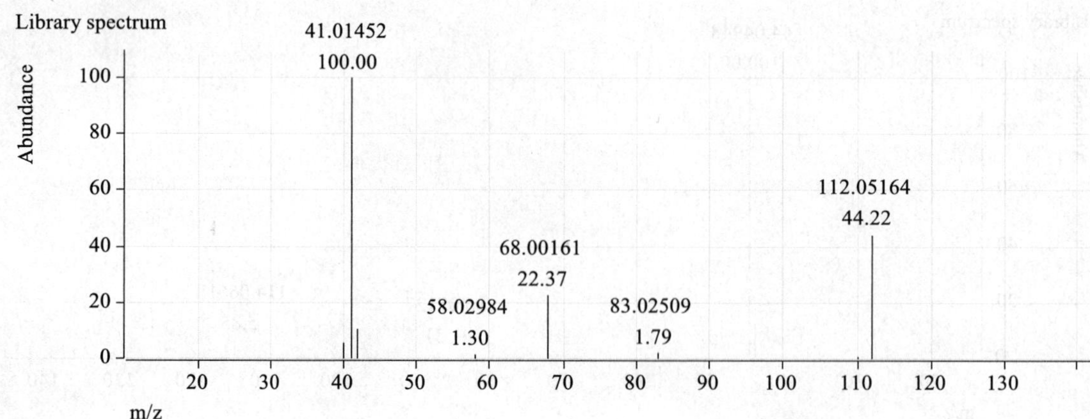

$[M-H]^-$ CID:40V

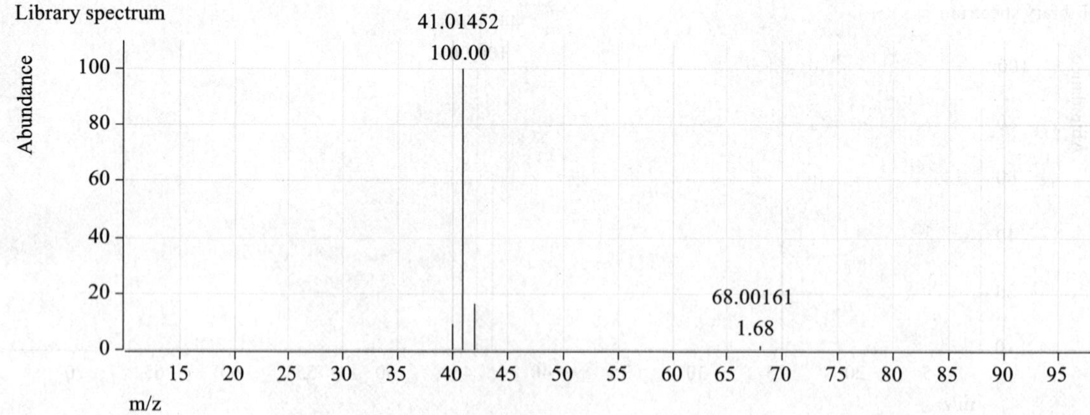

负离子扫描裂解途径解析

m/z 41.0145 ← m/z 112.0516 → m/z 68.0016

肌　　酸

英文名： Creatine

分子式： $C_4H_9N_3O_2$

分子量： 131.13

CAS 编号： 57-00-1

中文化学名： *N*-(氨基亚氨基甲基)-*N*- 甲基甘氨酸

英文化学名： *N*-(Aminoiminomethyl)-*N*-methylglycine

性状： 本品为白色结晶性粉末

溶解性： 本品在乙醇中微溶，在乙醚中不溶

正离子扫描二级质谱图

$[M+H]^+$ CID:10V

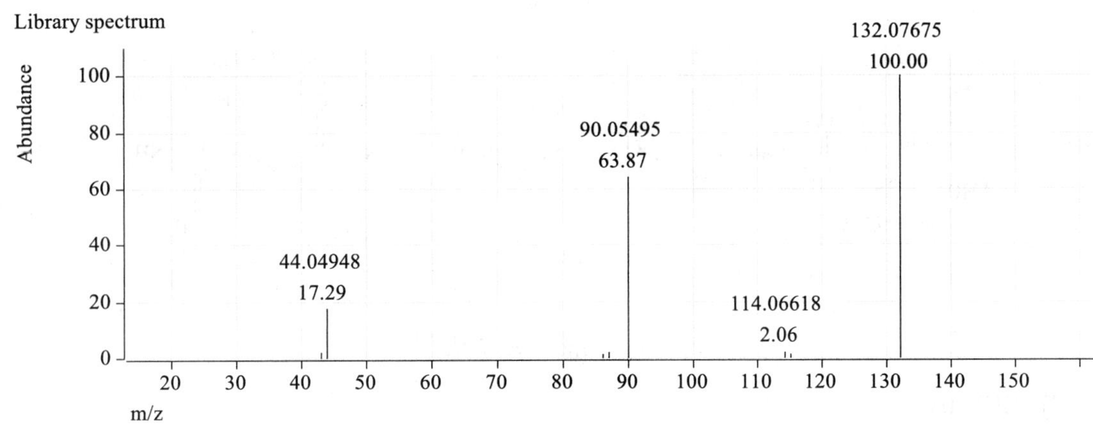

$[M+H]^+$ CID:20V

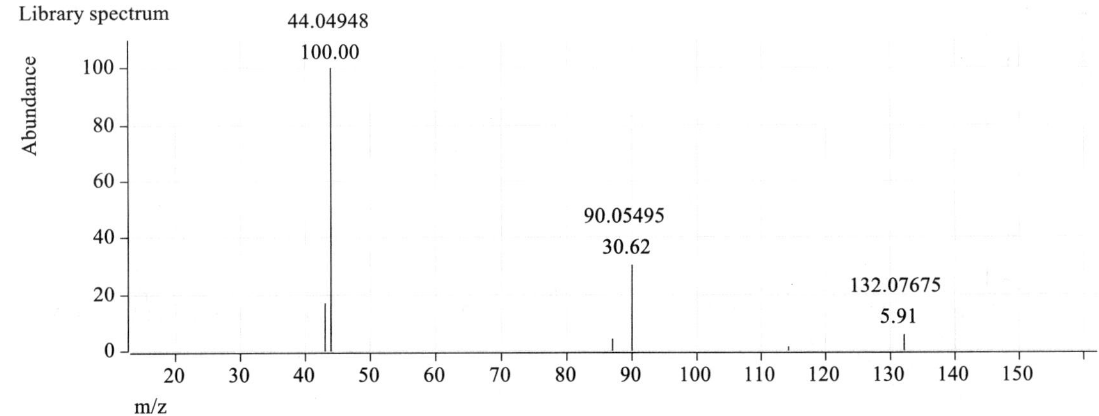

$[M+H]^+$ CID:40V

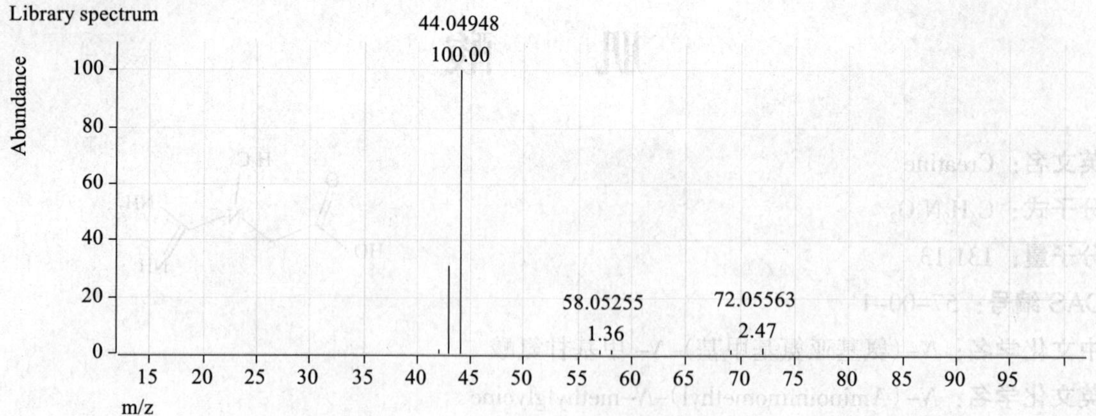

正离子扫描裂解途径解析

m/z 44.0495

m/z 72.0556

m/z 90.0550

m/z 132.0768

m/z 114.0662

负离子扫描二级质谱图

$[M-H]^-$ CID:10V

Library spectrum

Abundance

88.04041

100.00

m/z

$[M-H]^-$ CID:20V

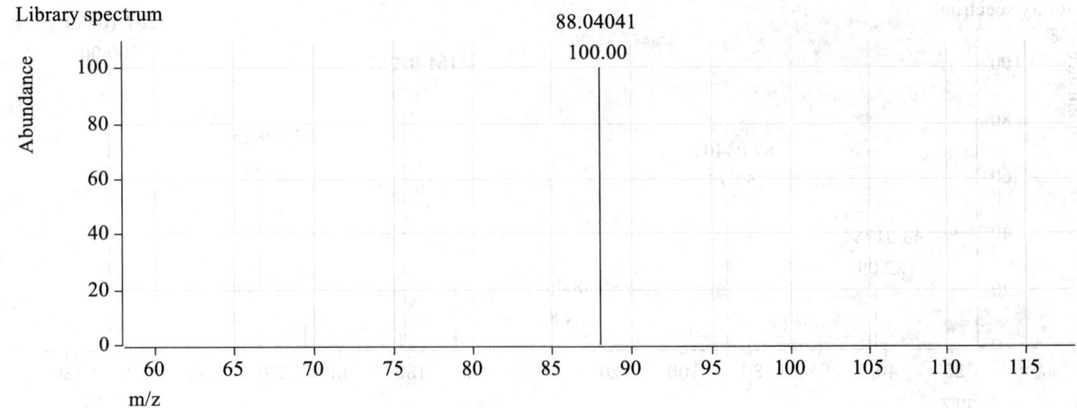

负离子扫描裂解途径解析

m/z 130.0622 → m/z 88.0404

多 索 茶 碱

英文名：Doxofylline

分子式：$C_{11}H_{14}N_4O_4$

分子量：266.26

CAS 编号：69975-86-6

中文化学名：7-(1,3-二氧戊环-2-基甲基)茶碱

英文化学名：7-(1,3-Dioxolan-2-ylmethyl) theophylline

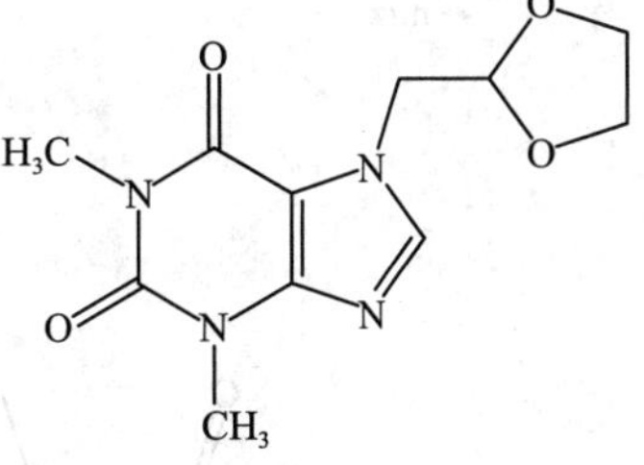

性状：本品为白色针状结晶或结晶性粉末；无臭；味微苦

溶解性：本品在三氯甲烷中易溶，在水、乙醇或丙酮中微溶，在乙醚中几乎不溶

正离子扫描二级质谱图

$[M+H]^+$ CID:10V

Library spectrum

m/z	Abundance
87.04405	2.76
181.07201	4.50
223.08257	4.41
267.10880	100.00

$[M+H]^+$ CID:20V

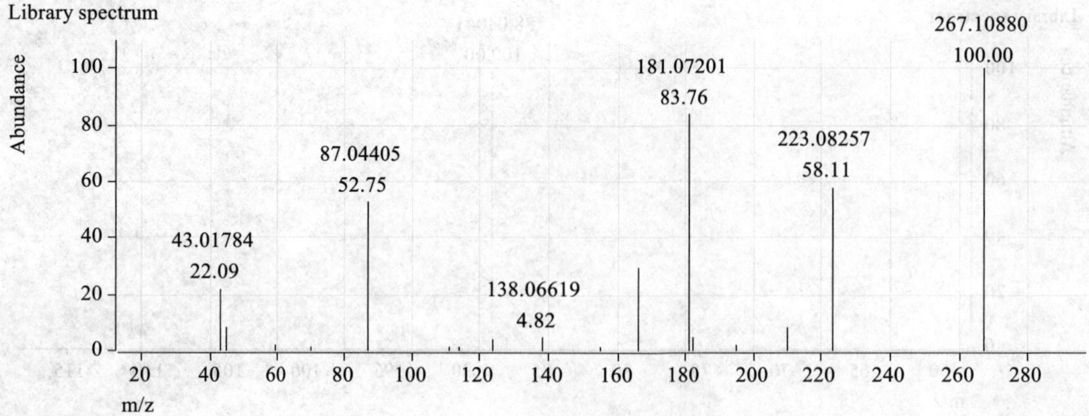

$[M+H]^+$ CID:40V

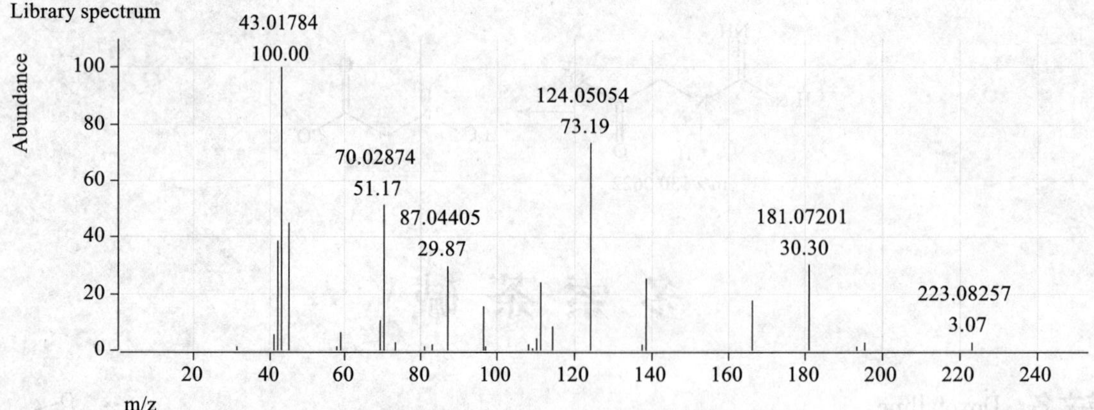

正离子扫描裂解途径解析

m/z 223.0826

m/z 87.0441

m/z 267.1088

m/z 181.0720

m/z 124.0505

色 甘 酸 钠

英文名： Sodium Cromoglicate

分子式： $C_{23}H_{14}Na_2O_{11}$

分子量： 512.34

CAS 编号： 15826-37-6

中文化学名： 5,5′-［(2-羟基-1,3-亚丙基)二氧］双(4-氧代-4*H*-1-苯并吡喃-2-羧酸)二钠盐

英文化学名： Disodium 5,5′-[(2-Hydroxytrimethylene)dioxy]bis[4-oxo-4H-1-benzopyran-2-carboxylate]

性状： 本品为白色结晶性粉末；无臭；有引湿性；遇光易变色

溶解性： 本品在水中溶解，在乙醇或三氯甲烷中不溶

正离子扫描二级质谱图

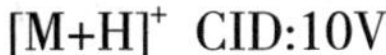

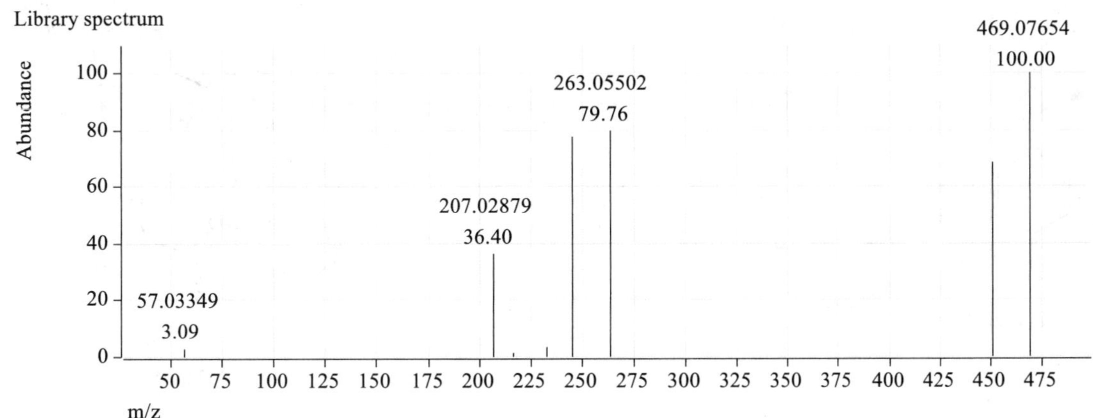

[M+H]+ CID:20V

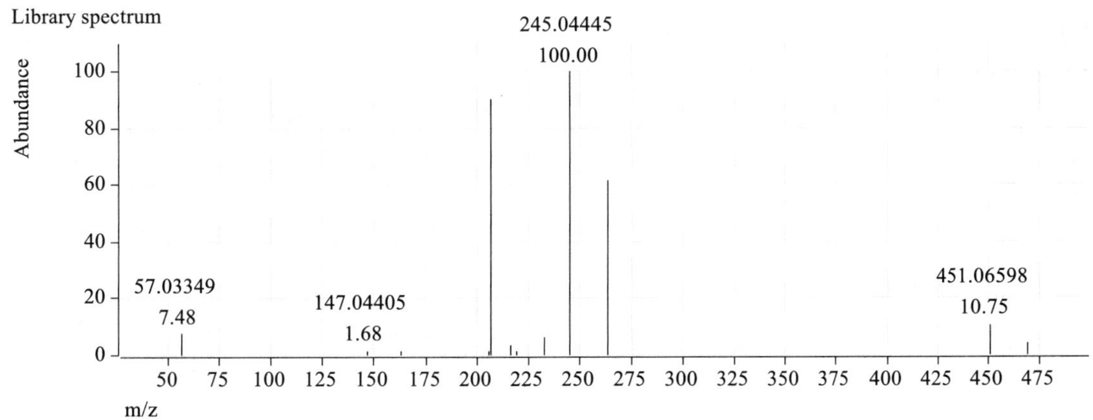

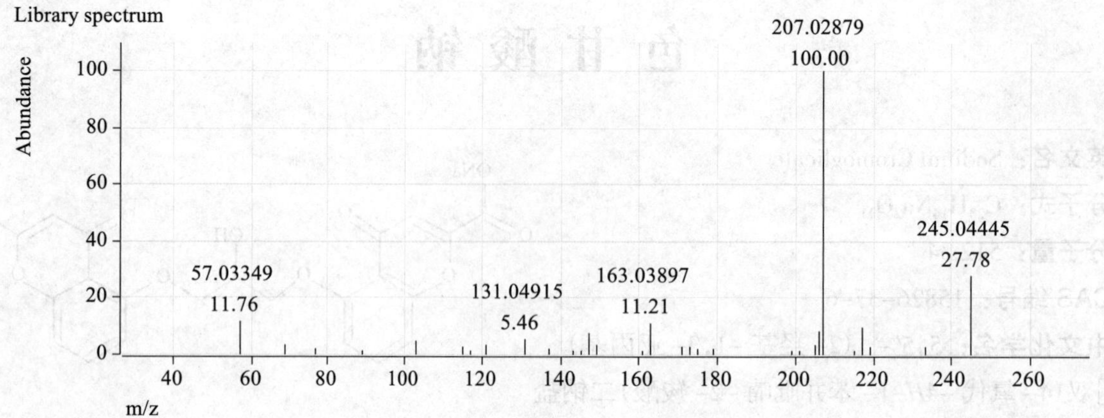

正离子扫描裂解途径解析

m/z 469.0765

m/z 451.0660

m/z 263.0550

m/z 245.0444

m/z 207.0288

负离子扫描二级质谱图

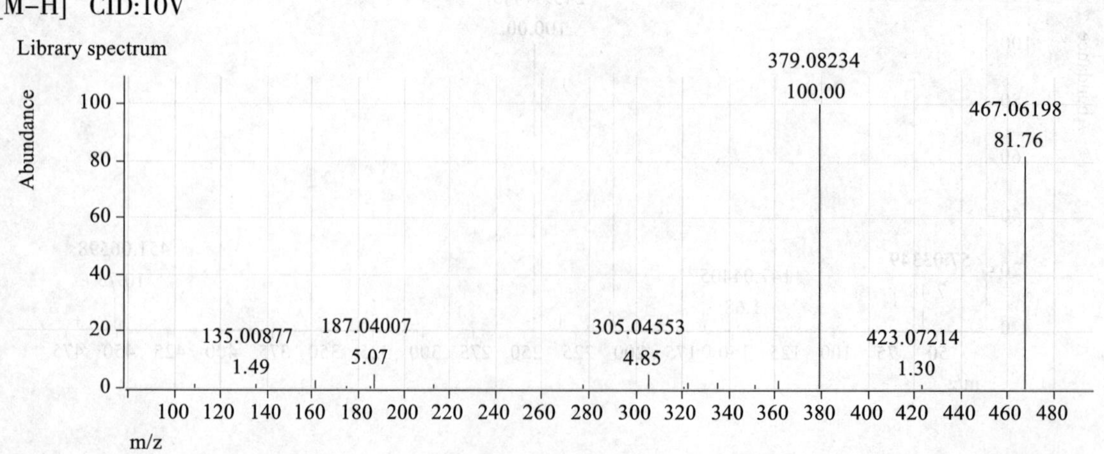

$[M-H]^-$ CID:20V

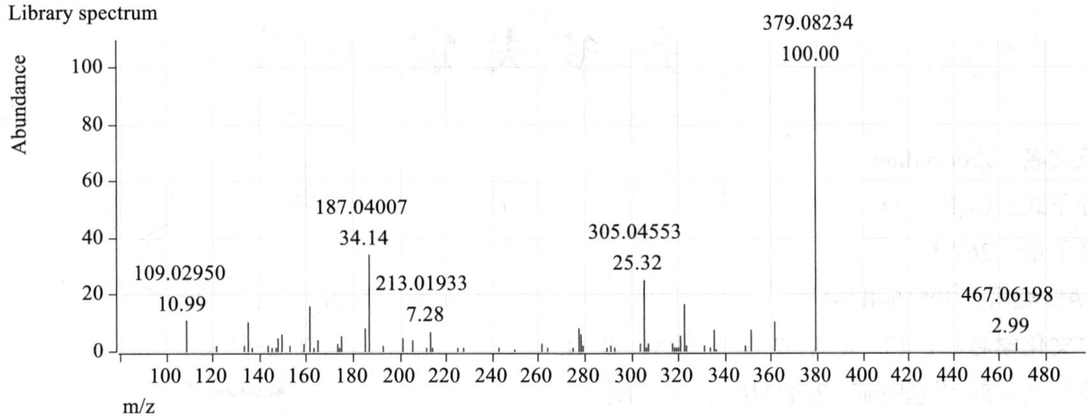

$[M-H]^-$ CID:40V

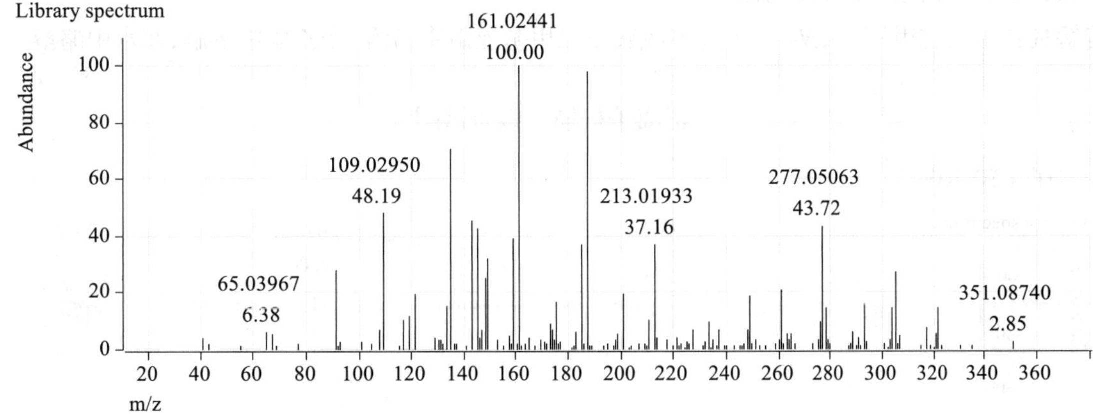

负离子扫描裂解途径解析

m/z 467.0620

m/z 423.0722

m/z 379.0823

m/z 187.0401

m/z 161.0244

齐 多 夫 定

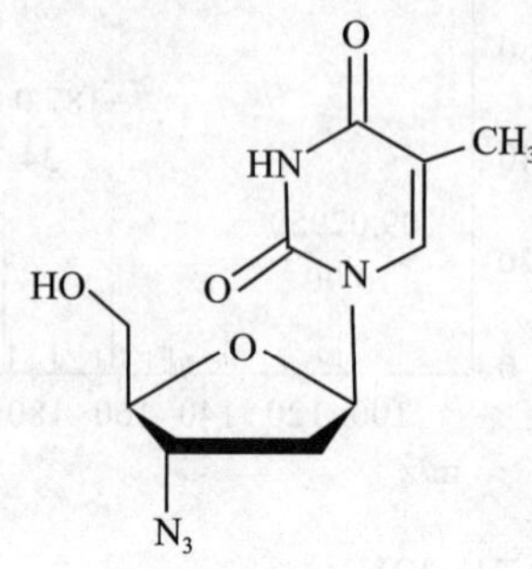

英文名：Zidovudine

分子式：$C_{10}H_{13}N_5O_4$

分子量：267.24

CAS 编号：30516-87-1

中文化学名：1-(3-叠氮-2,3-二脱氧-β-D-呋喃核糖基)-5-甲基嘧啶-2,4(1*H*,3*H*)-二酮

英文化学名：3′-Azido-3′-deoxythymidine

性状：本品为白色至浅黄色结晶性粉末

溶解性：本品在甲醇、*N*,*N*-二甲基甲酰胺或二甲基亚砜中易溶，在乙醇中溶解，在水中略溶

正离子扫描二级质谱图

[M+H]$^+$ CID:10V

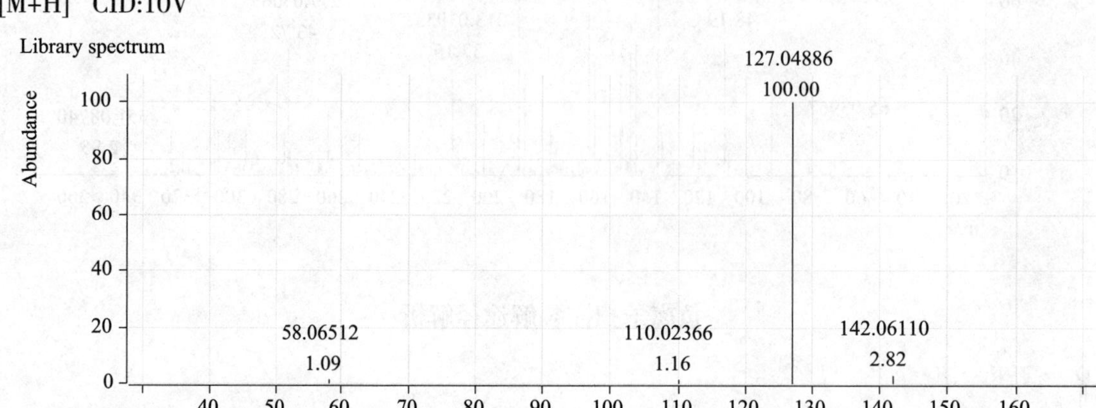

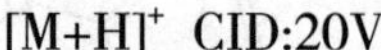

[M+H]$^+$ CID:20V

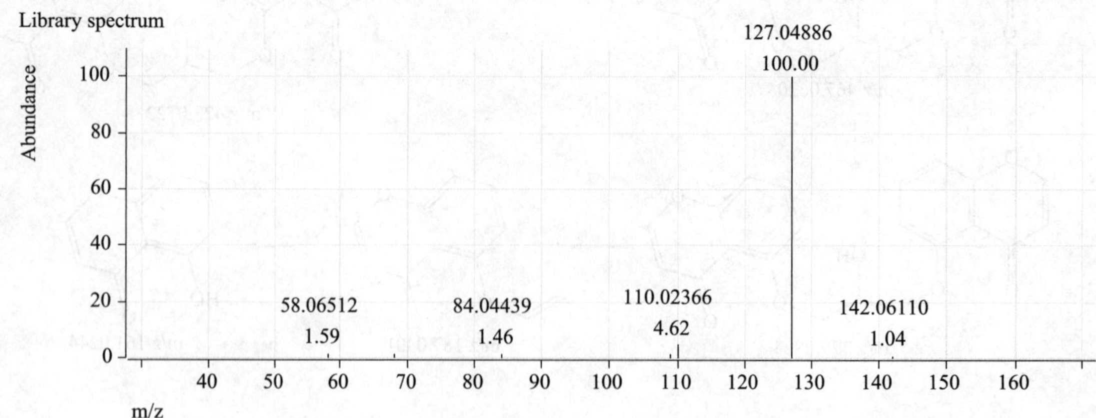

[M+H]$^+$ CID:40V

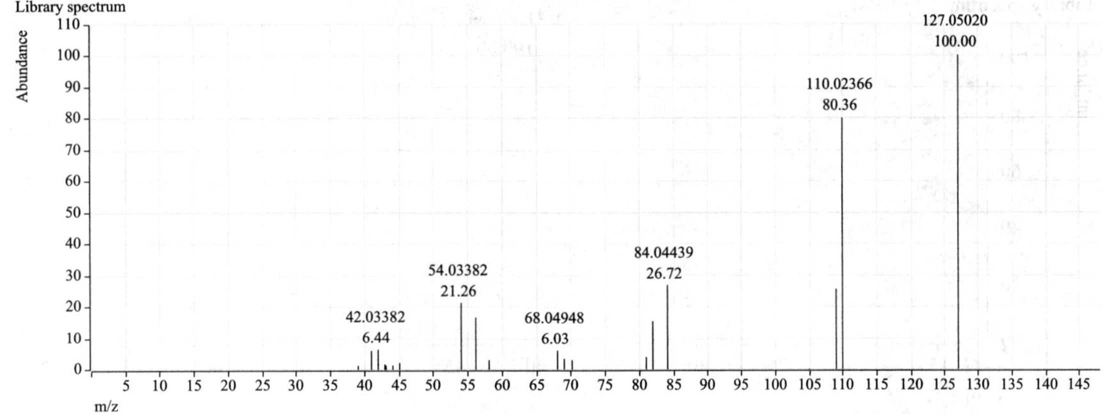

正离子扫描裂解途径解析

m/z 142.0611　　m/z 268.1040　　m/z 127.0502　　m/z 110.0237

负离子扫描二级质谱图

[M-H]$^-$ CID:10V

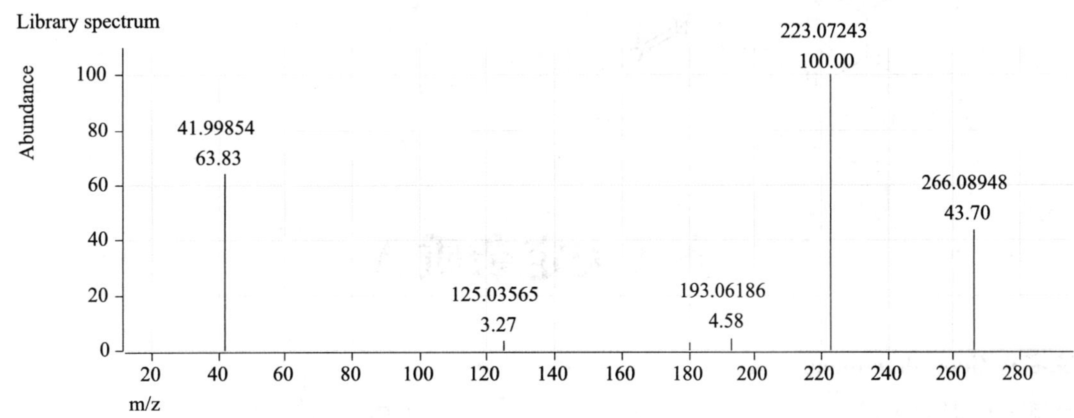

[M-H]$^-$ CID:20V

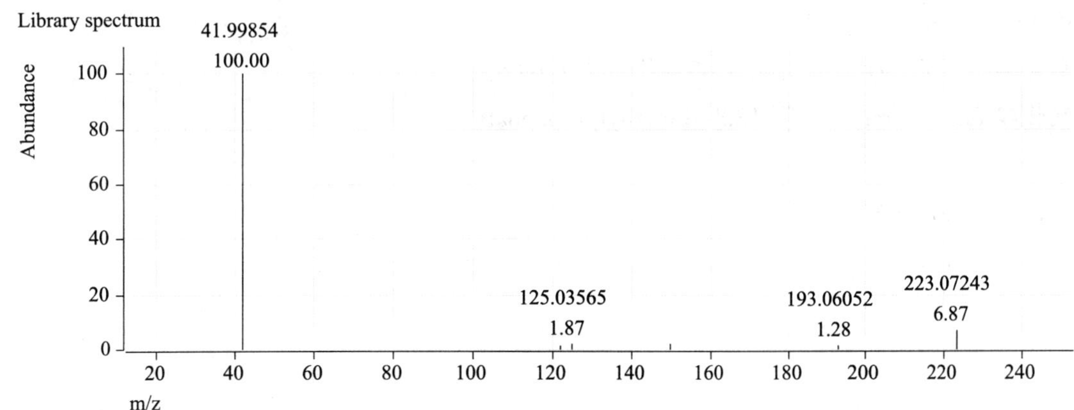

[M-H]⁻ CID:40V

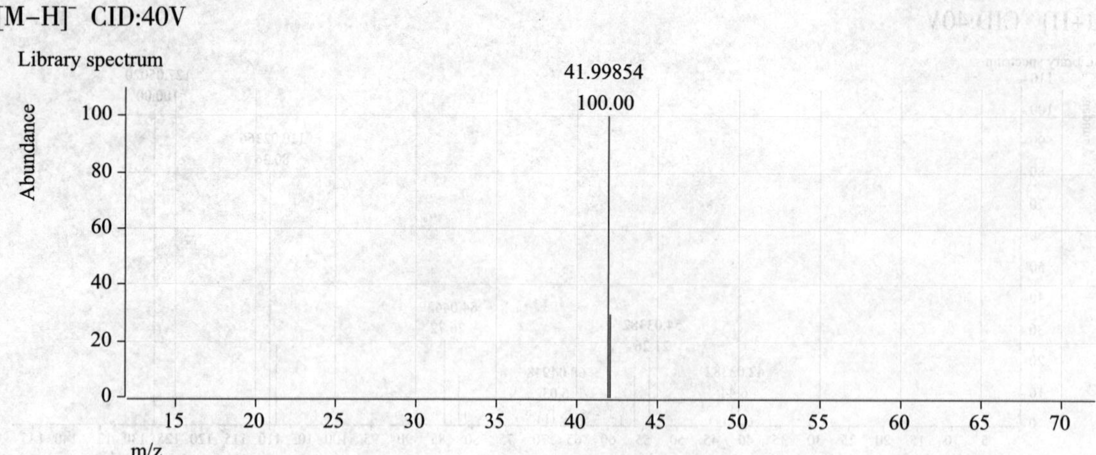

负离子扫描裂解途径解析

m/z 266.0895

m/z 223.0724

m/z 193.0619

m/z 125.0357

m/z 41.9985

齐多夫定杂质 A

英文名： Zidovudine Impurity A

分子式： $C_{16}H_{24}N_{2}O_{8}S$

分子量： 404.43

CAS 编号： 130446-04-7

中文化学名： 5′-(*O*)-特戊酰基-3′-甲磺酰基胸苷

英文化学名： Thymidine, 5′-(2,2-dimethylpropanoate) 3′-methanesulfonate

性状： 本品为白色结晶性粉末

正离子扫描二级质谱图

$[M+H]^+$ CID:10V

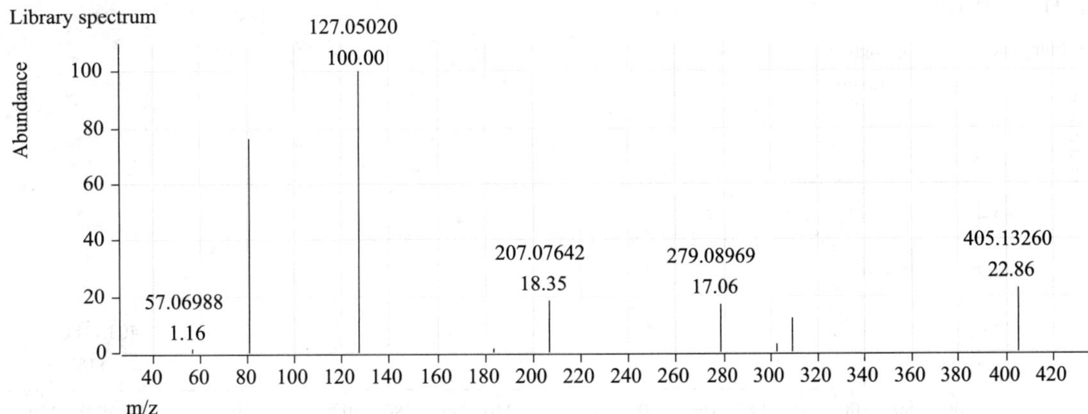

$[M+H]^+$ CID:20V

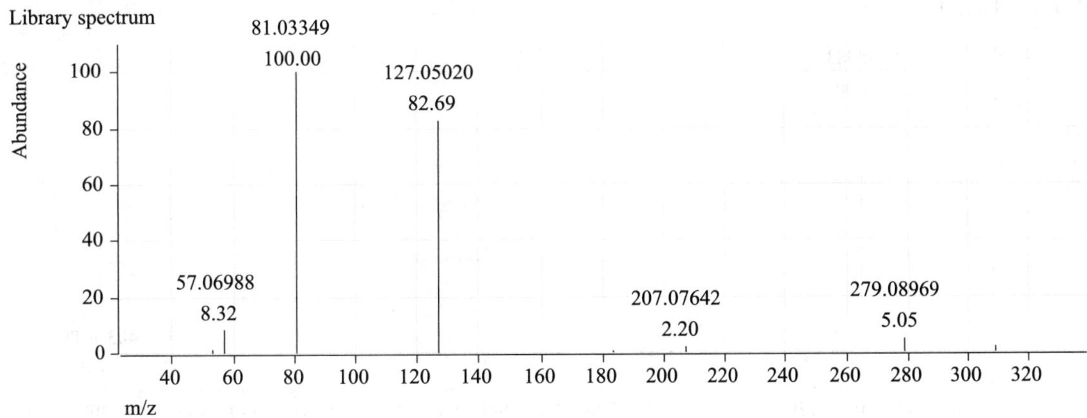

$[M+H]^+$ CID:40V

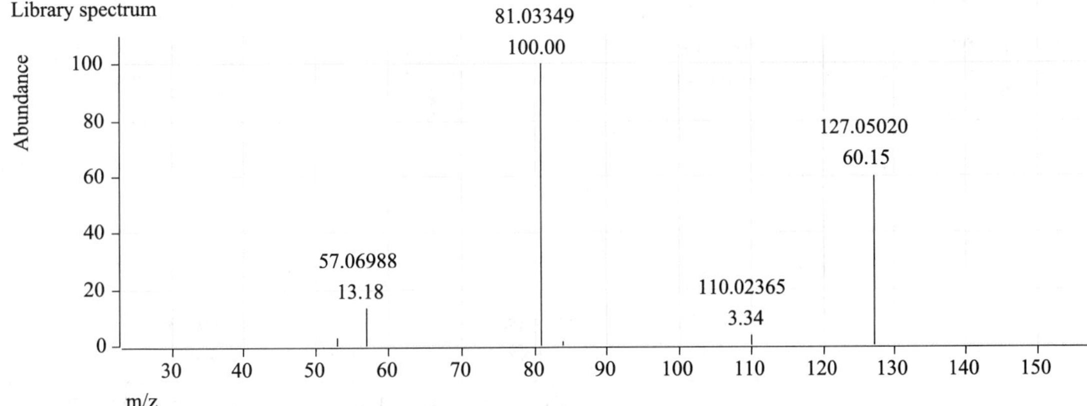

正离子扫描裂解途径解析

m/z 127.0502 ← m/z 405.1326 → m/z 279.0897

负离子扫描二级质谱图

[M-H]⁻ CID:10V

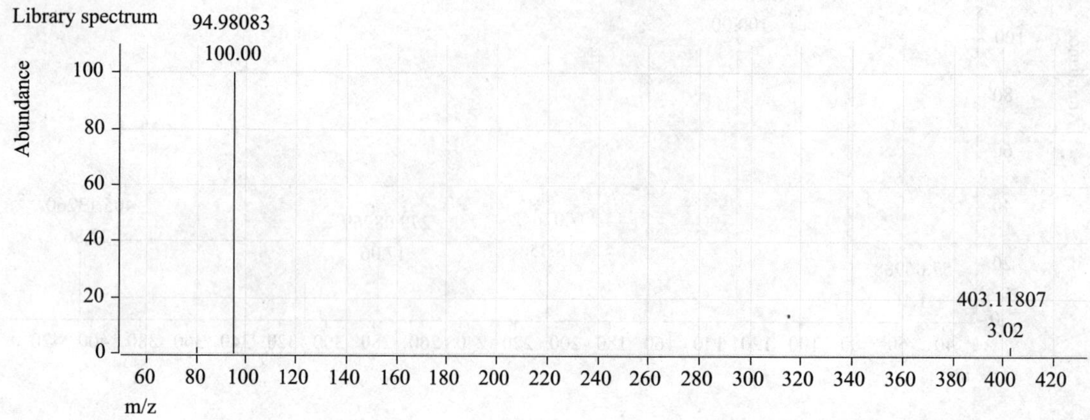

[M-H]⁻ CID:20V

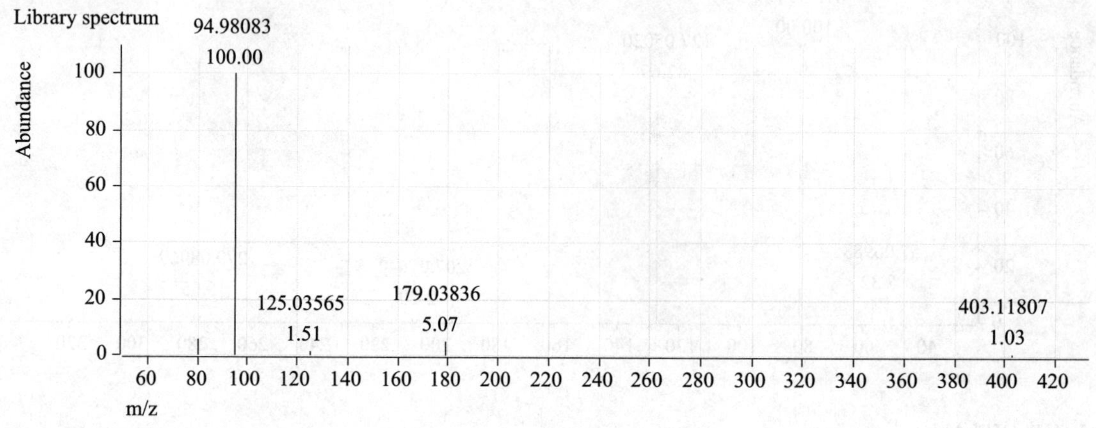

[M-H]⁻ CID:40V

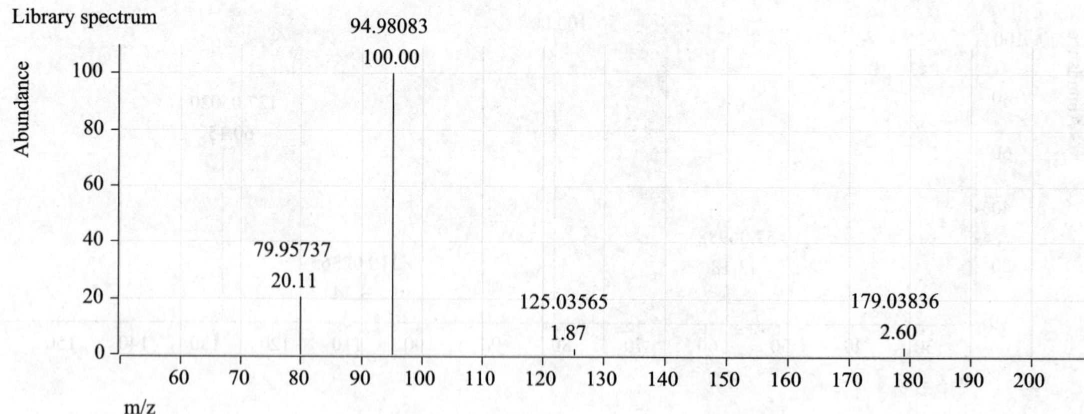

负离子扫描裂解途径解析

m/z 403.1181　→　m/z 94.9808

齐多夫定杂质 B

英文名： Zidovudine Impurity B

分子式： $C_{15}H_{21}N_5O_5$

分子量： 351.36

中文化学名： 3′–叠氮–3′–脱氧–5′–O–(特戊酰基)胸苷

正离子扫描二级质谱图

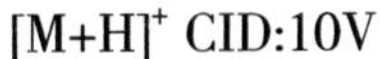

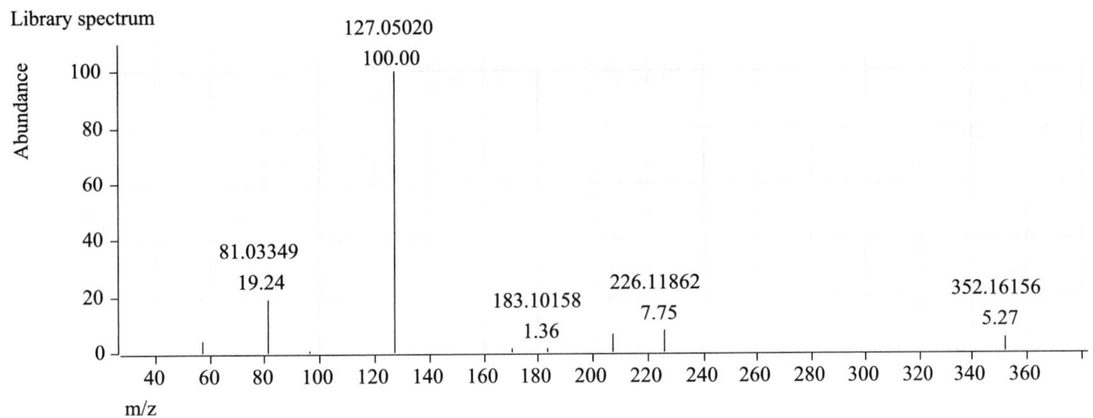

[M+H]$^+$ CID:20V

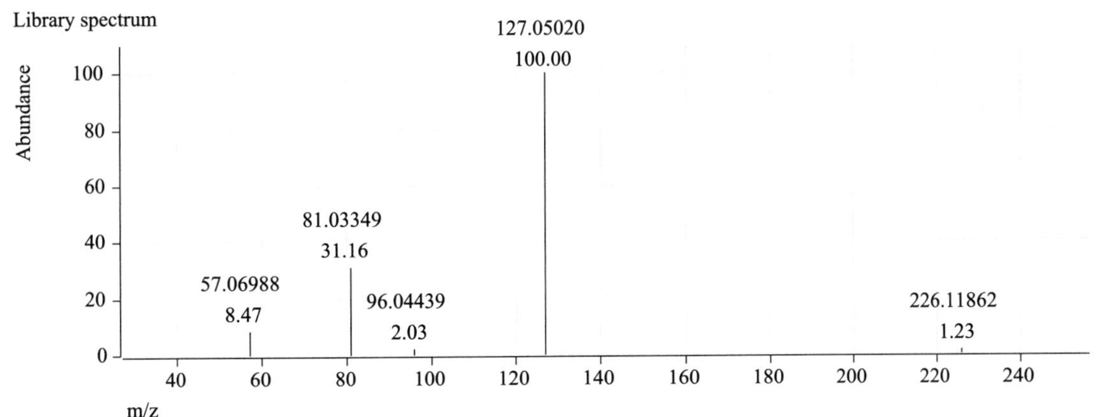

[M+H]$^+$ CID:40V

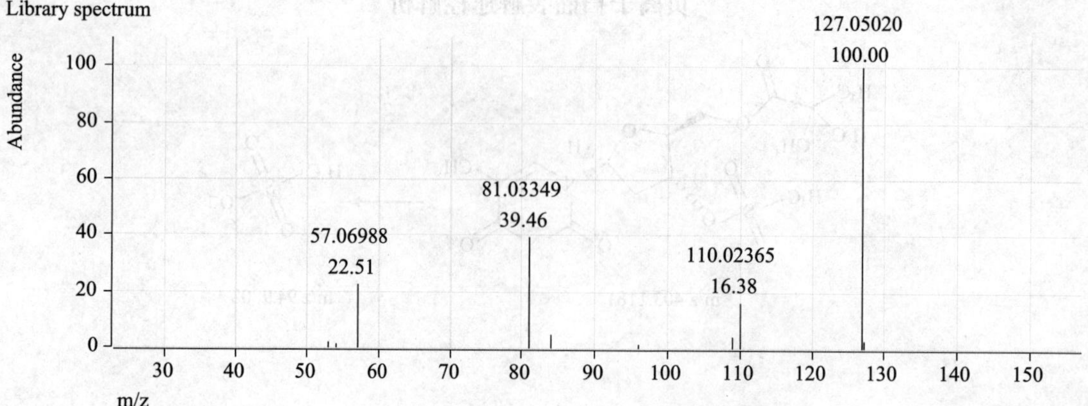

正离子扫描裂解途径解析

m/z 226.1186　　m/z 352.1615　　m/z 127.0502

负离子扫描二级质谱图

[M−H]$^-$ CID:10V

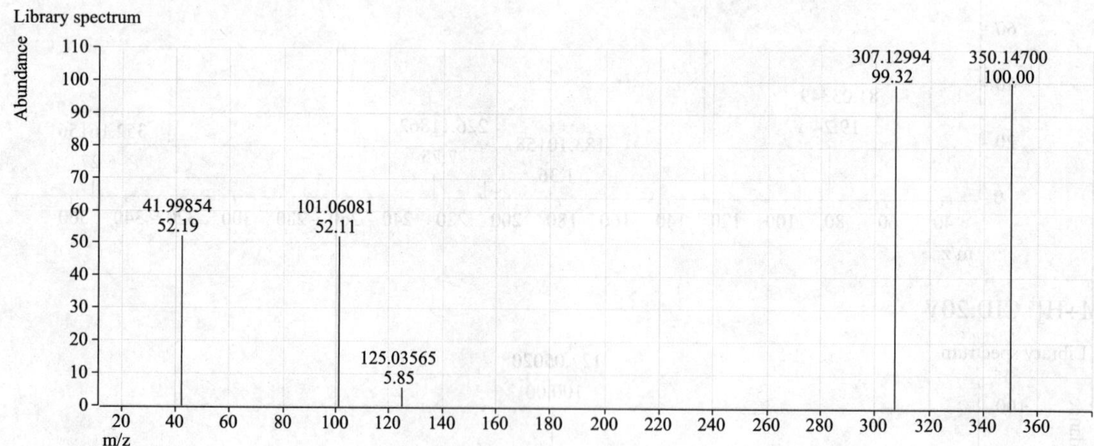

[M−H]⁻ CID:20V

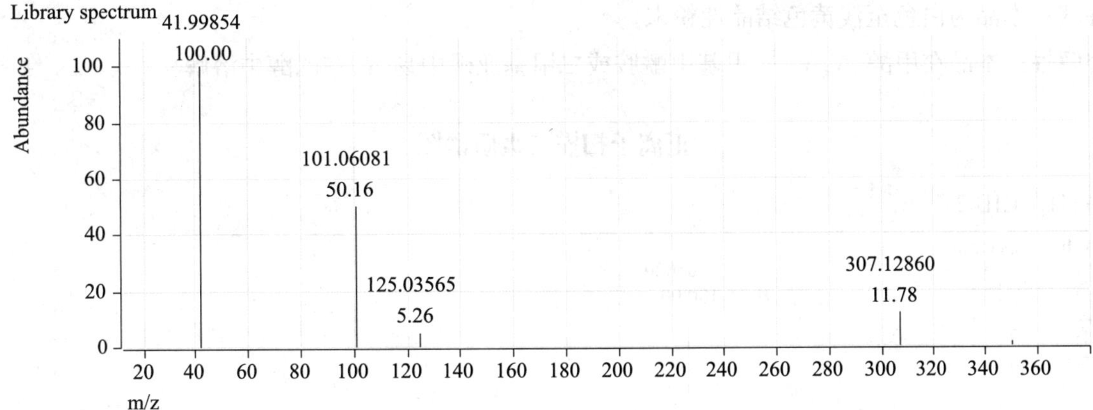

[M−H]⁻ CID:40V

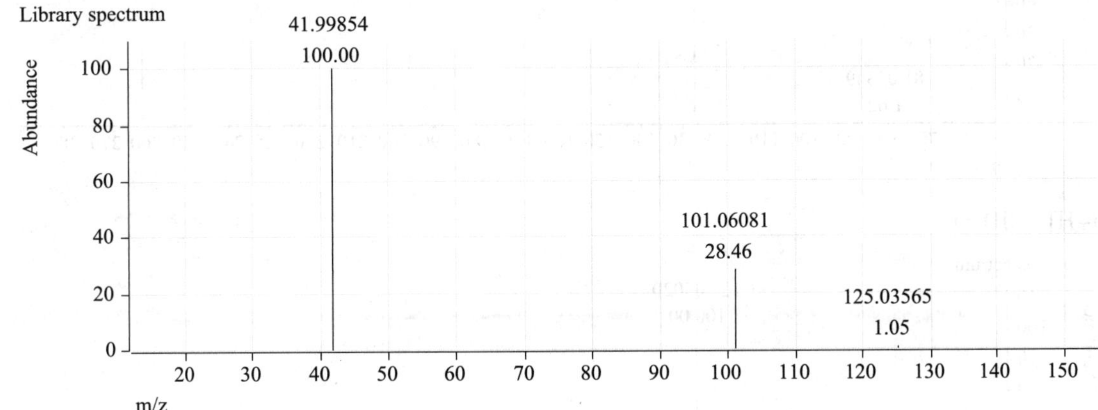

负离子扫描裂解途径解析

m/z 307.1299　　m/z 350.1470　　m/z 101.0608　　m/z 125.0357

齐多夫定杂质 I

英文名：Zidovudine Impurity I

分子式：$C_{10}H_{13}ClN_2O_4$

分子量：260.67

CAS 编号：25526-94-7

中文化学名：3′- 氯 -3′- 脱氧胸苷

英文化学名：3′-Chloride-3′-deoxythymidine

性状：本品为白色至浅黄色结晶性粉末

溶解性：本品在甲醇、*N*,*N*- 二甲基甲酰胺或二甲基亚砜中易溶，在乙醇中溶解

正离子扫描二级质谱图

$[M+H]^+$ CID:2V

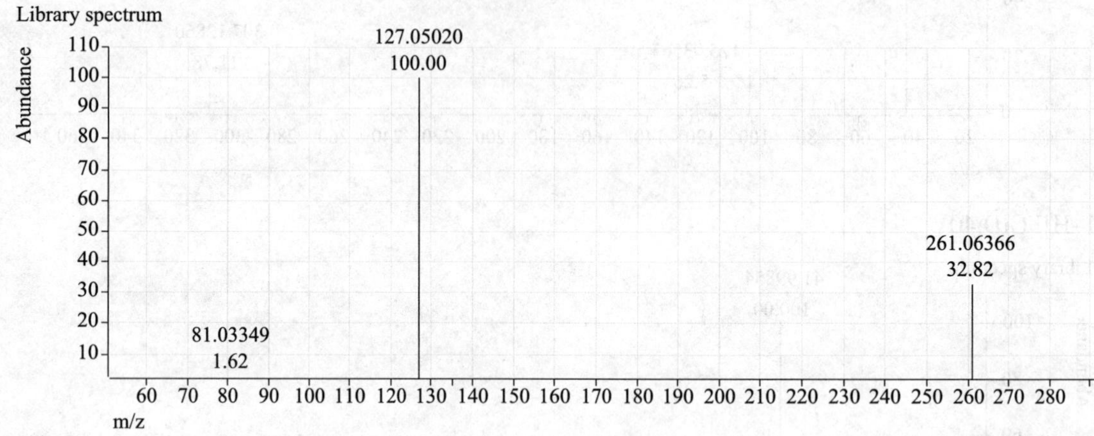

$[M+H]^+$ CID:5V

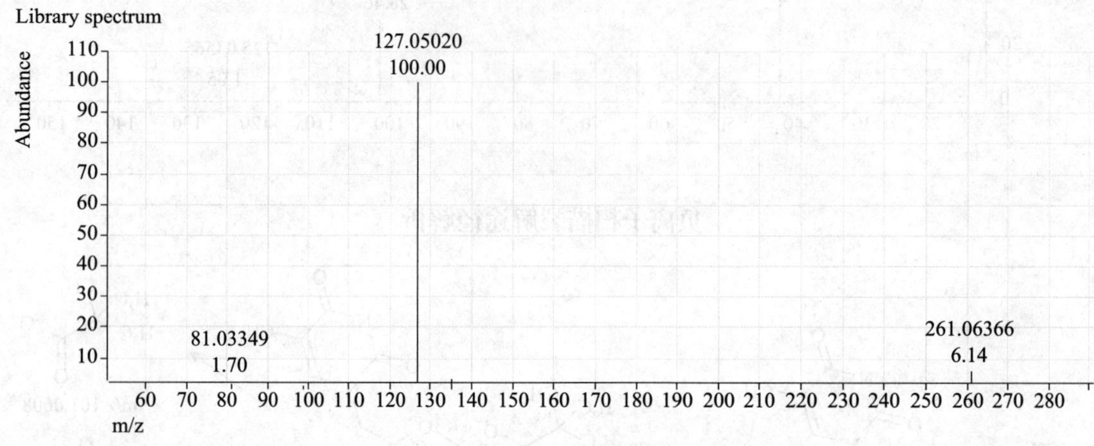

$[M+H]^+$ CID:10V

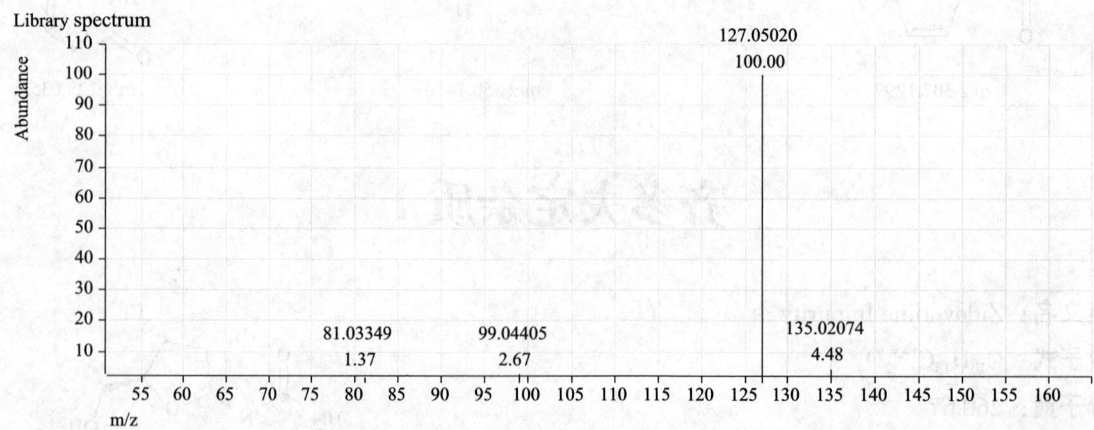

正离子扫描裂解途径解析

m/z 135.0208 ← m/z 261.0637 → m/z 127.0503

负离子扫描二级质谱图

$[M-H]^-$ CID:2V

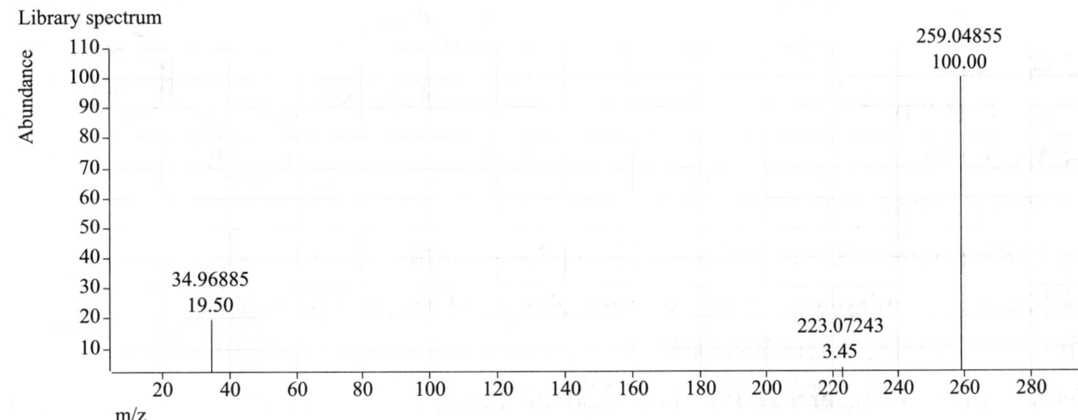

$[M-H]^-$ CID:5V

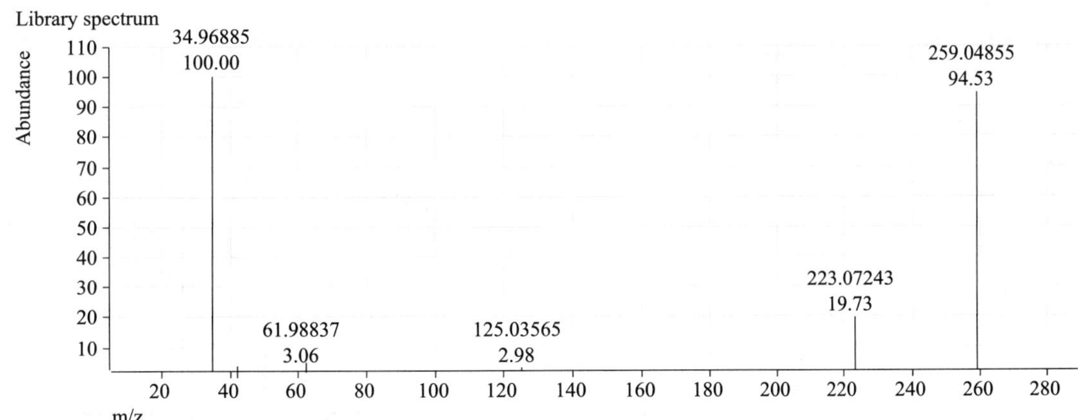

$[M-H]^-$ CID:10V

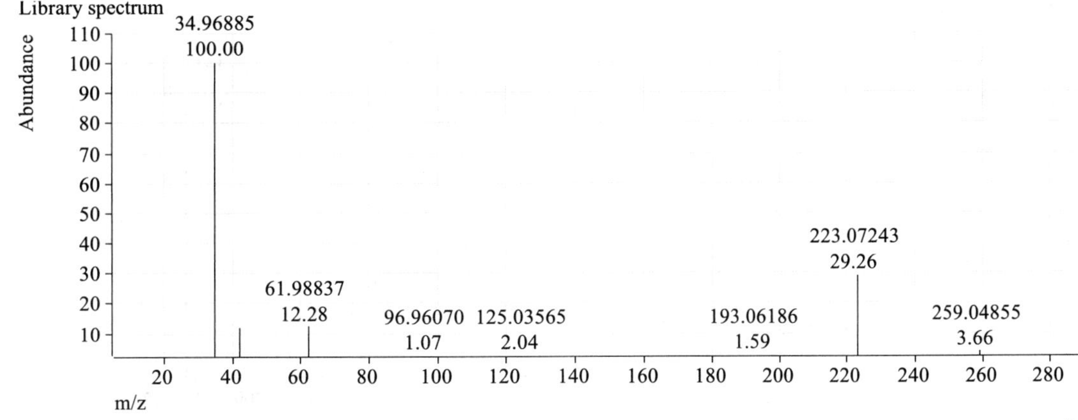

负离子扫描裂解途径解析

m/z 125.0356 ← m/z 259.0491 → m/z 223.0724

米 力 农

英文名： Milrinone

分子式： $C_{12}H_9N_3O$

分子量： 211.22

CAS 编号： 78415-72-2

中文化学名： 1,6- 二氢 -2- 甲基 -6- 氧代 - [3,4′- 双吡啶]-5- 甲腈

英文化学名： 1,6-Dihydro-2-methyl-6-oxo-(3,4′-bipyridine)-5-carbonitrile

性状： 本品为类白色结晶性粉末;无臭

溶解性： 本品在水或乙醇中几乎不溶,在稀盐酸中略溶

正离子扫描二级质谱图

$[M+H]^+$ CID:10V

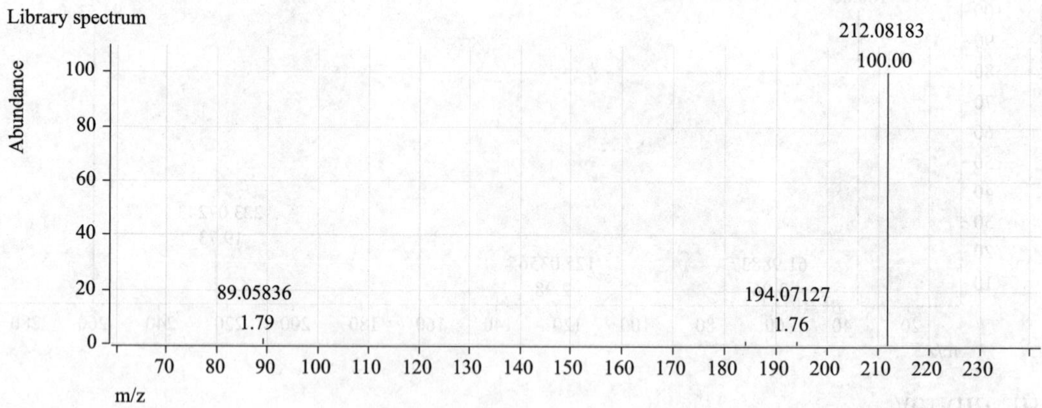

$[M+H]^+$ CID:20V

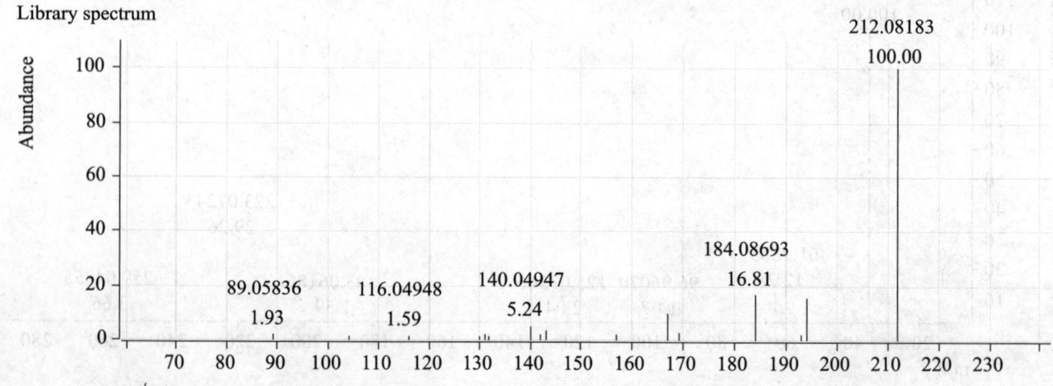

[M+H]$^+$ CID:40V

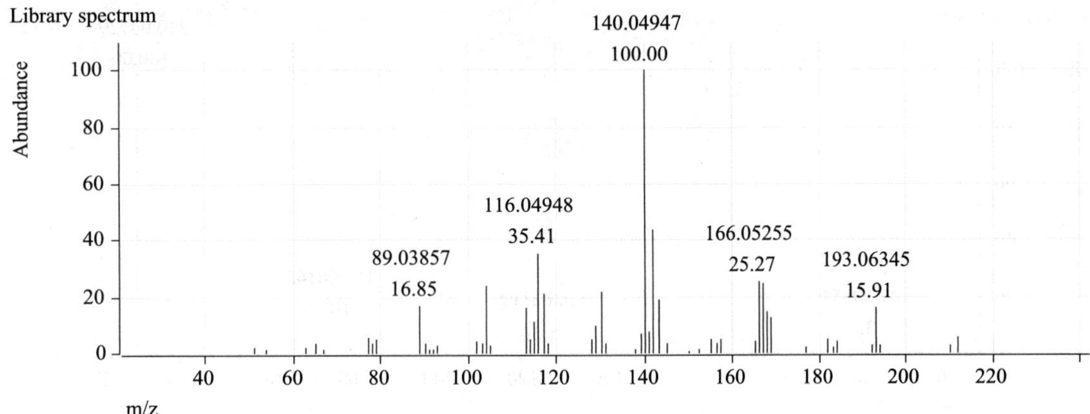

正离子扫描裂解途径解析

m/z 212.0818

m/z 194.0713

m/z 116.0495

m/z 184.0869

m/z 140.0495

负离子扫描二级质谱图

[M−H]$^-$ CID:10V

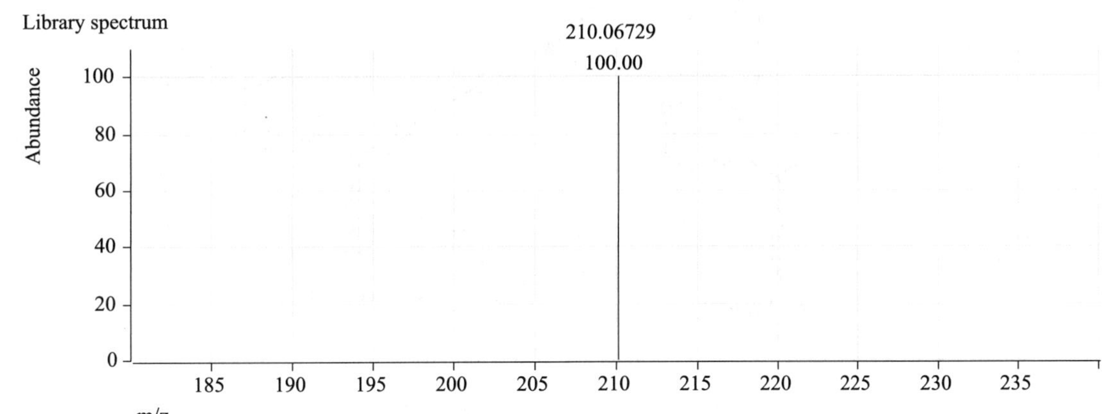

[M−H]⁻ CID:20V

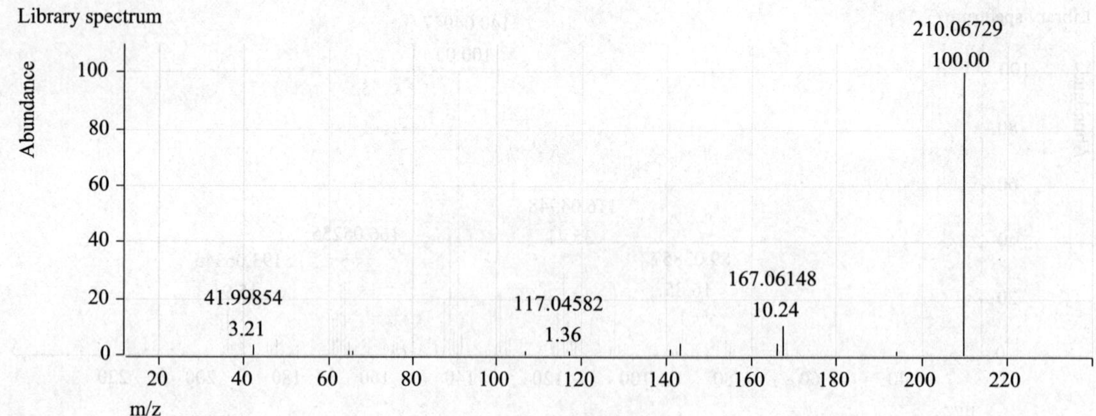

[M−H]⁻ CID:40V

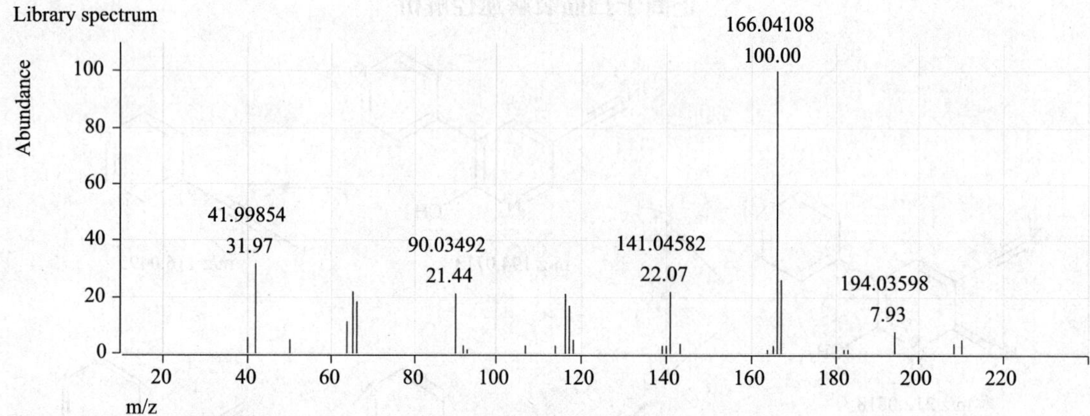

负离子扫描裂解途径解析

m/z 210.0673

m/z 167.0615

m/z 141.0458

m/z 166.0411

米力农杂质 A

英文名： Milrinone Impurity A

分子式： $C_{12}H_{11}N_3O_2$

分子量： 229.23

CAS 编号： 80047-24-1

中文化学名： 1,6- 二氢 -2- 甲基 -6- 氧代 -(3,4′- 二吡啶)-5- 甲酰胺

英文化学名： 1,6-Dihydro-2-methyl-6-oxo-(3,4′-bipyridine)-5-carboxamide

性状： 本品为类白色结晶性粉末

正离子扫描二级质谱图

$[M+H]^+$ CID:10V

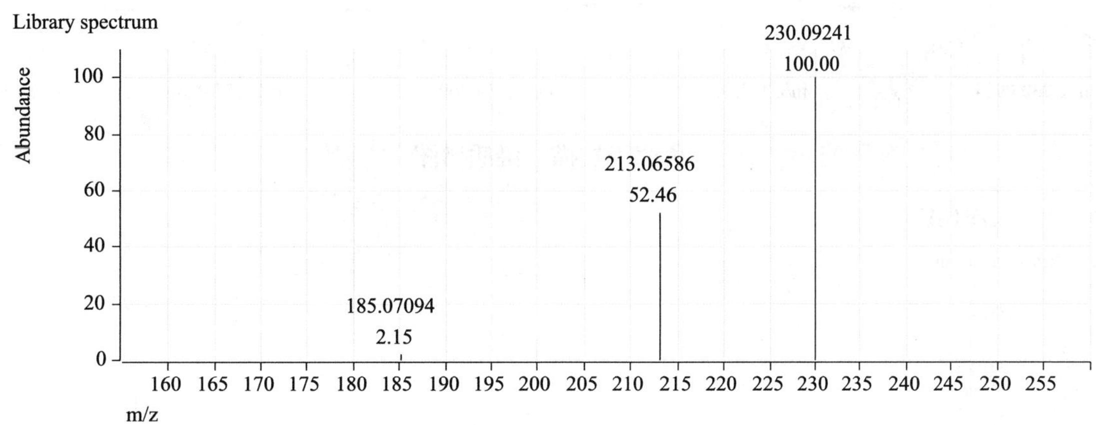

$[M+H]^+$ CID:20V

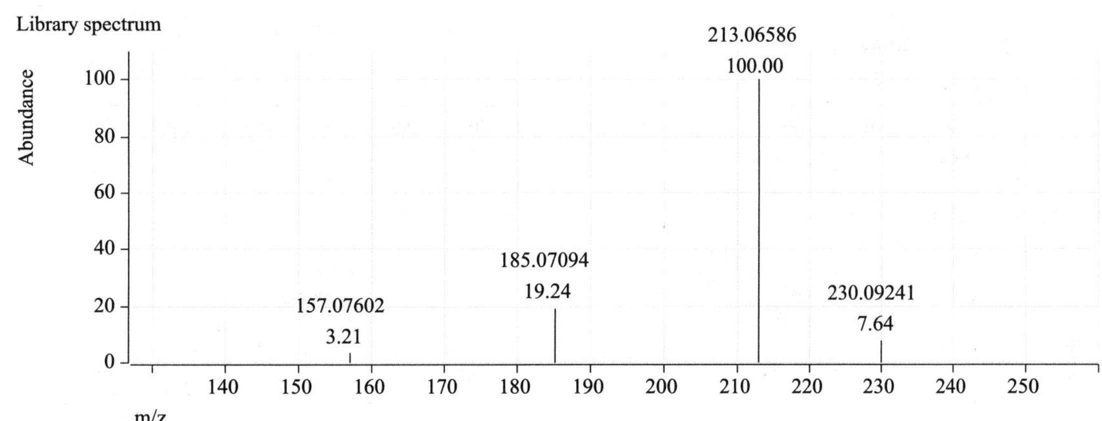

$[M+H]^+$ CID:40V

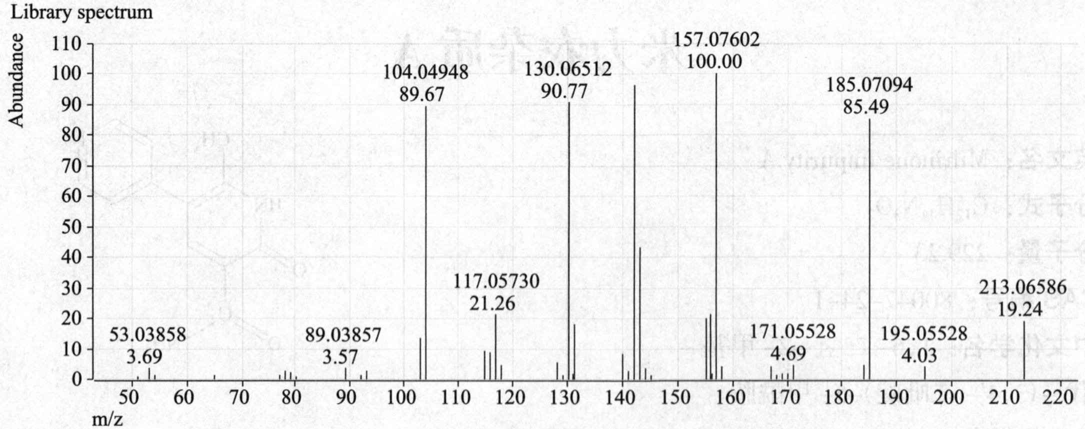

正离子扫描裂解途径解析

m/z 230.0924 → m/z 213.0659 → m/z 185.0709 → m/z 157.0760 → m/z 104.0495

负离子扫描二级质谱图

$[M-H]^-$ CID:10V

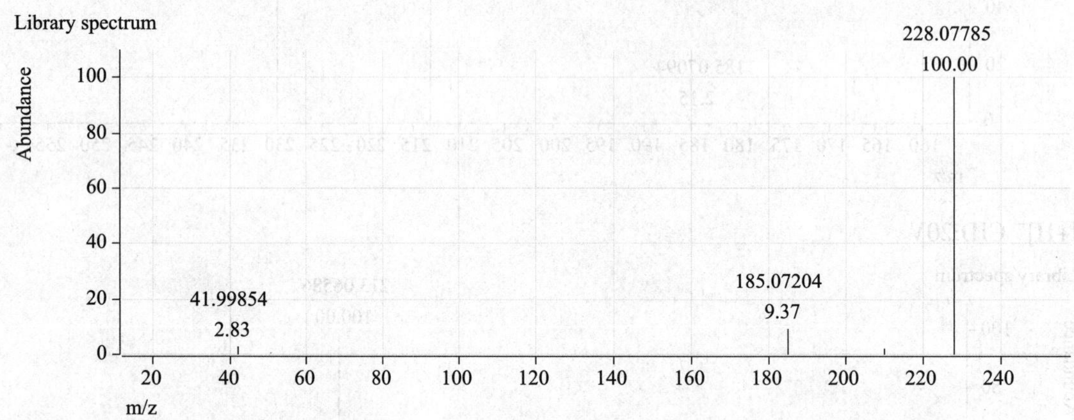

$[M-H]^-$ CID:20V

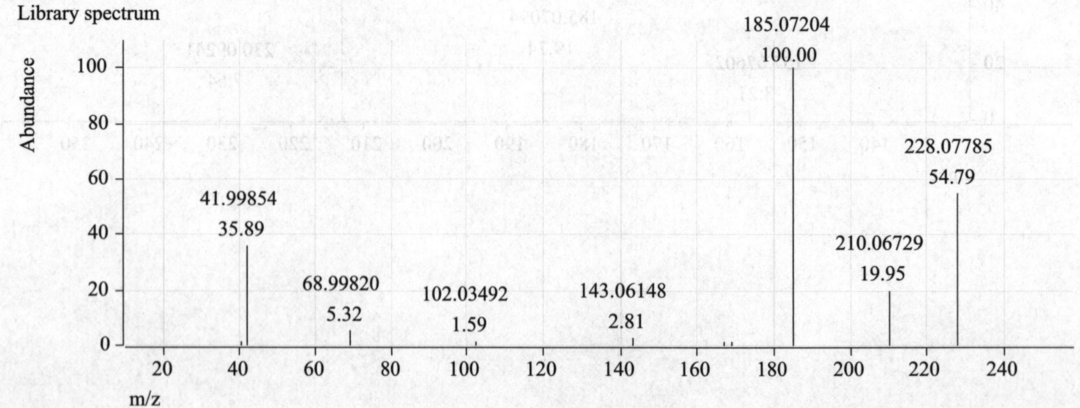

$[M-H]^-$ CID:40V

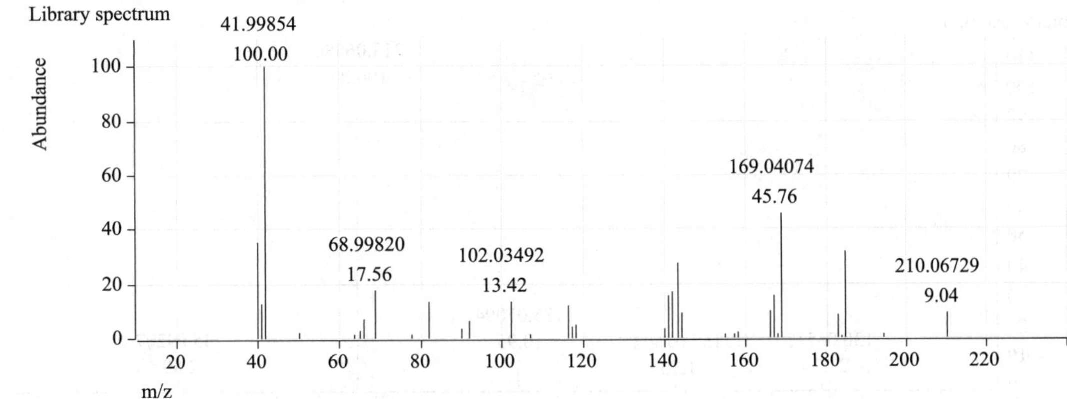

负离子扫描裂解途径解析

m/z 41.9985　　m/z 210.0673　　m/z 228.0779　　m/z 185.0720

米力农杂质Ⅱ

英文名： Milrinone Impurity Ⅱ

分子式： $C_{13}H_{12}N_2O_3$

分子量： 244.25

CAS 编号： 1443528-66-2

中文化学名： 1,6-二氢-2-甲基-6-氧代-(3,4′-双吡啶)-5-甲酸甲酯

英文化学名： 1,6-Dihydro-2-methyl-6-oxo-(3,4′-bipyridine)-5-methylformate

性状： 本品为类白色结晶性粉末

溶解性： 本品在水中几乎不溶，在乙醇中略溶

正离子扫描二级质谱图

$[M+H]^+$ CID:10V

Library spectrum

Abundance

213.06586
100.00

245.09207
58.23

185.07094
1.72

m/z

$[M+H]^+$ CID:20V

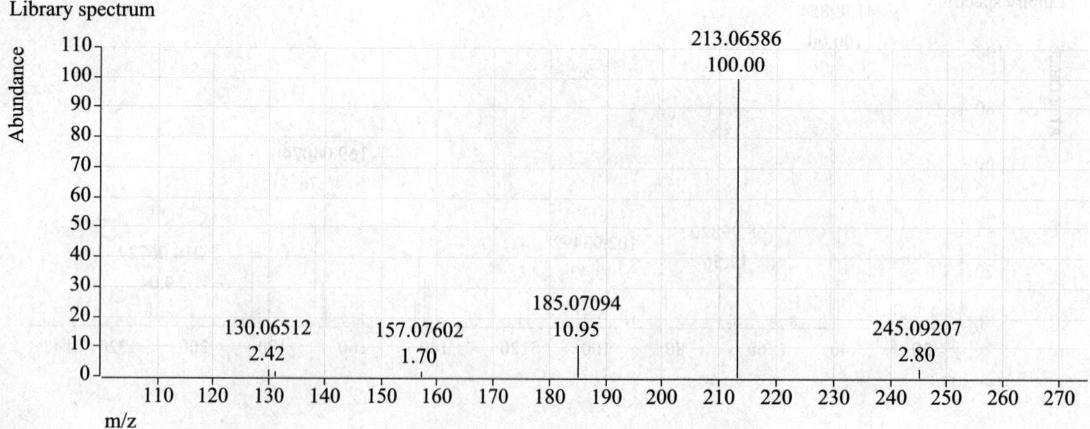

$[M+H]^+$ CID:40V

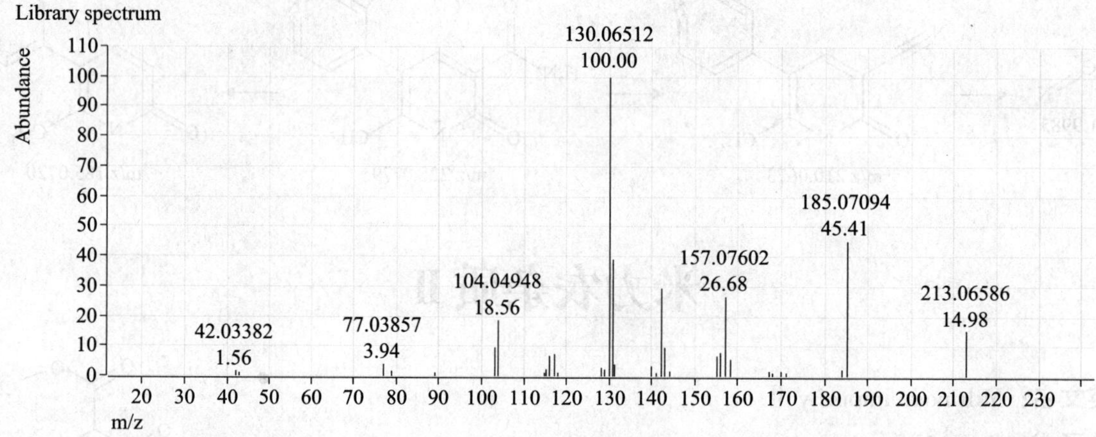

正离子扫描裂解途径解析

m/z 245.0921 → m/z 213.0659 → m/z 185.0710

负离子扫描二级质谱图

$[M-H]^-$ CID:10V

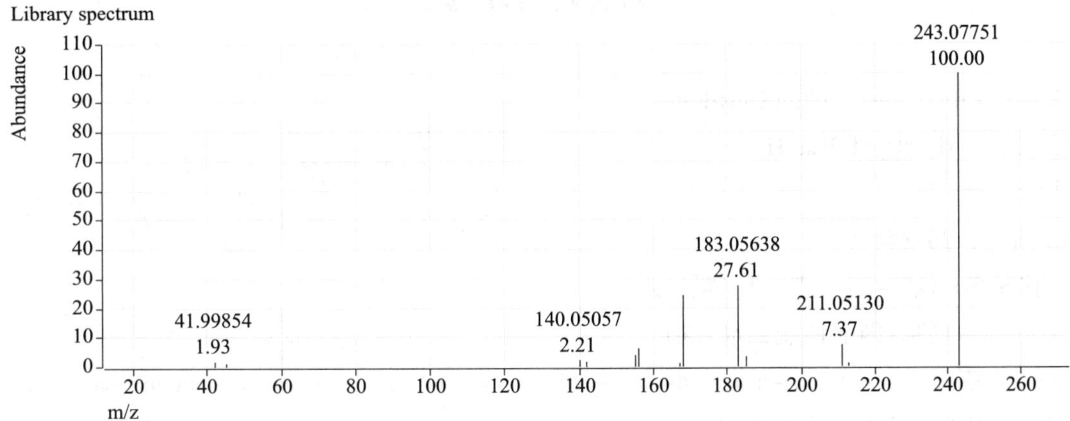

$[M-H]^-$ CID:20V

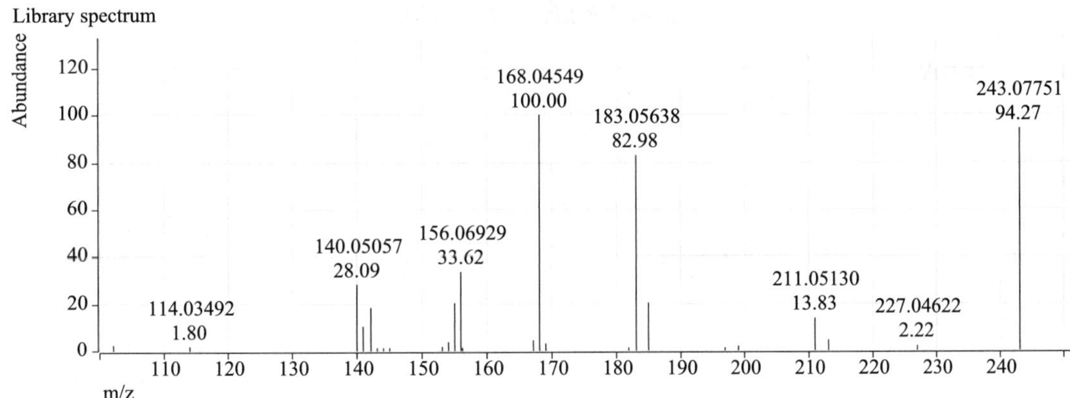

$[M-H]^-$ CID:40V

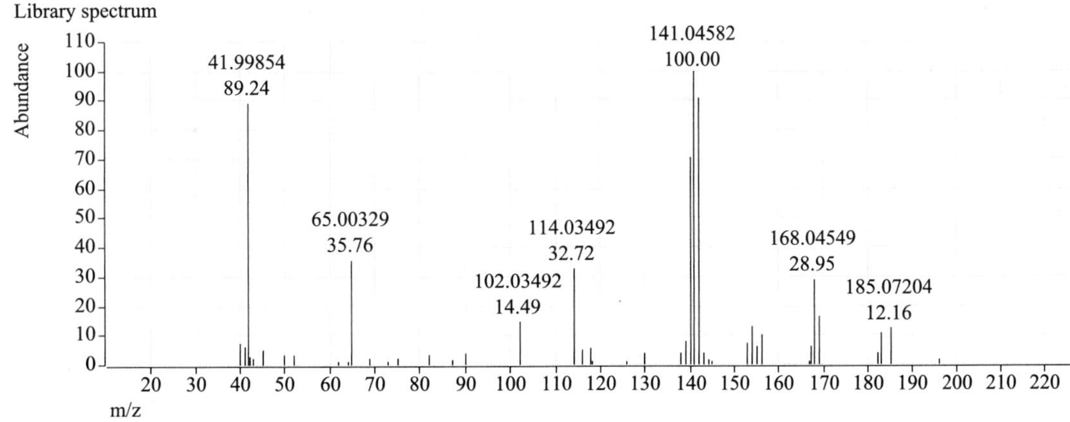

负离子扫描裂解途径解析

m/z 243.0775 → m/z 183.0563 → m/z 41.9985

米格列奈钙

英文名： Mitiglinide Calcium Dihydrate

分子式： $C_{19}H_{25}NO_3 \cdot 1/2Ca \cdot H_2O$

分子量： 353.47

CAS 编号： 207844-01-7

中文化学名：(2*S*)-2-苄基-3-(顺-六氢-2-异二氢吲哚基羰基)丙酸钙盐二水合物

英文化学名：(*S*)-2-Benzyl-4-oxo-4-(*cis*-perhydroisoindol-2-yl)butyric acid calcium salt dihydrate

性状： 本品为白色或类白色粉末

正离子扫描二级质谱图

$[M+H]^+$ CID:10V

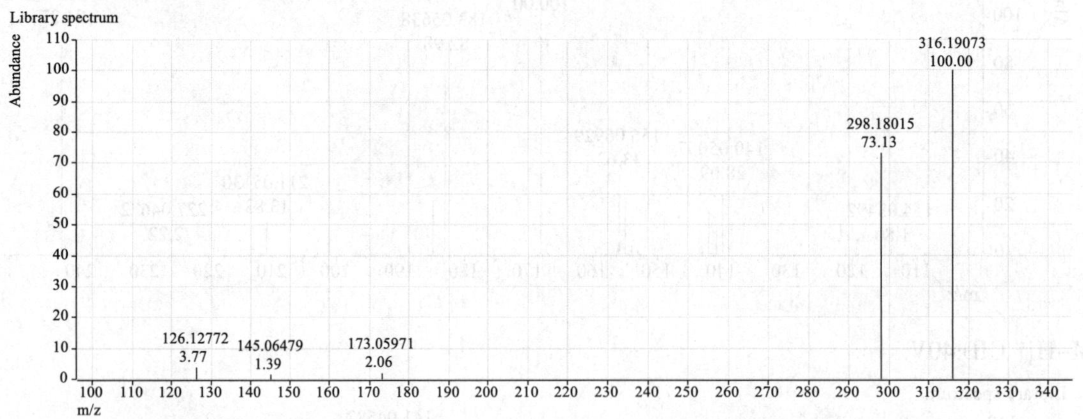

$[M+H]^+$ CID:20V

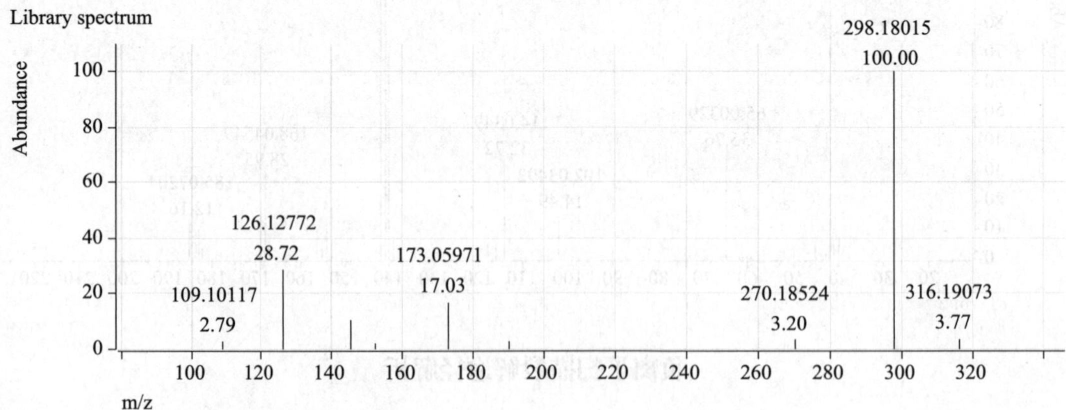

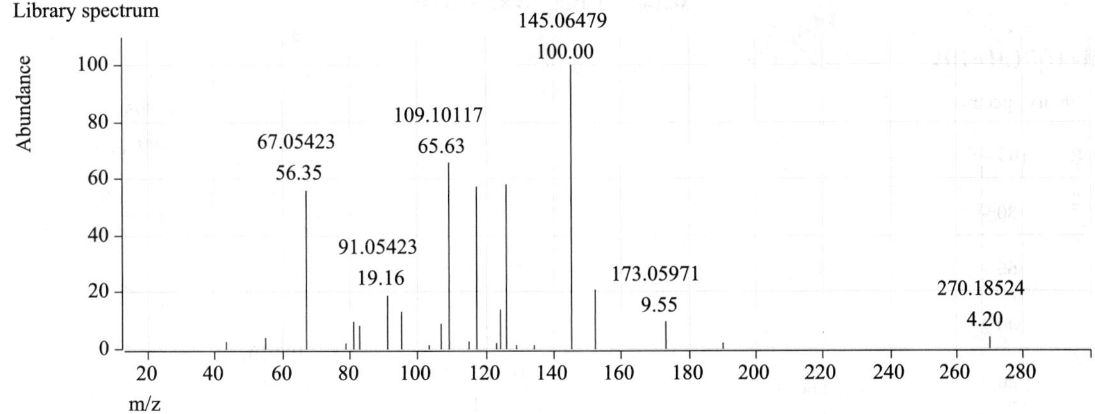

正离子扫描裂解途径解析

m/z 316.1907

m/z 298.1802

m/z 270.1852

m/z 173.0597

m/z 145.0648

m/z 126.1277

m/z 109.1012

m/z 67.0542

米 格 列 醇

英文名： Miglitol

分子式： $C_8H_{17}NO_5$

分子量： 207.22

CAS 编号： 72432-03-2

中文化学名： (2*R*,3*R*,4*R*,5*S*)-1-(2-羟乙基)-2-(羟甲基)-3,4,5-哌啶三醇

英文化学名： (2*R*,3*R*,4*R*,5*S*)-1-(2-Hydroxyethyl)-2-(hydroxymethyl) piperidine-3,4,5-triol

性状： 本品为白色至淡黄色晶体粉末

溶解性： 本品在水中可溶

正离子扫描二级质谱图

$[M+H]^+$ CID:10V

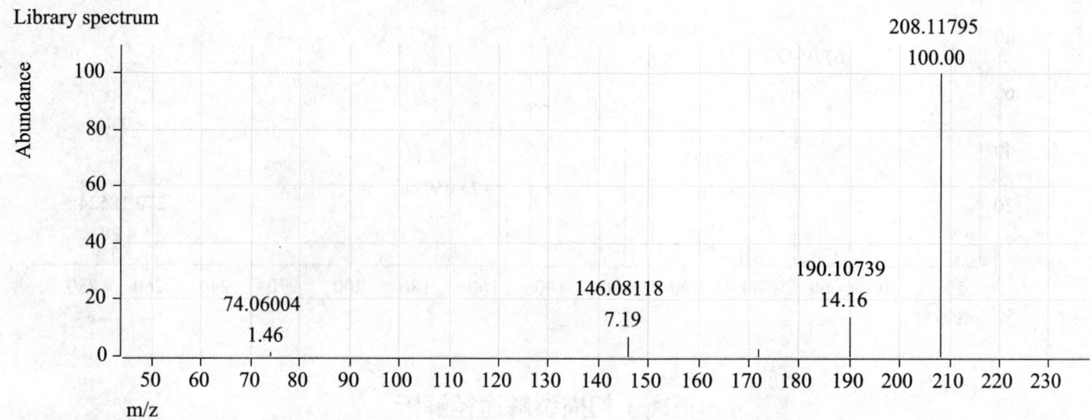

$[M+H]^+$ CID:20V

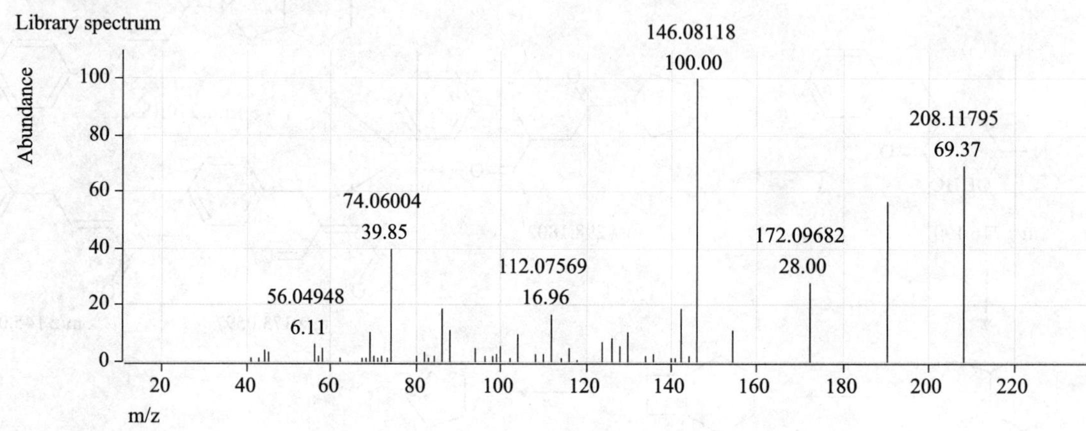

$[M+H]^+$ CID:40V

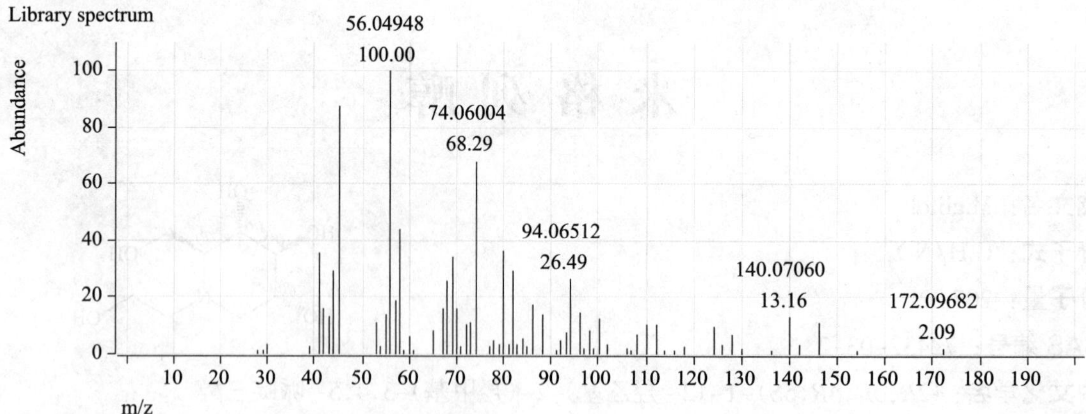

正离子扫描裂解途径解析

m/z 208.1179 → m/z 190.1074 → m/z 172.0968 → m/z 146.0812 → m/z 112.0757

m/z 208.1179 → m/z 74.0600 → m/z 56.0495

负离子扫描二级质谱图

$[M-H]^-$ CID:10V

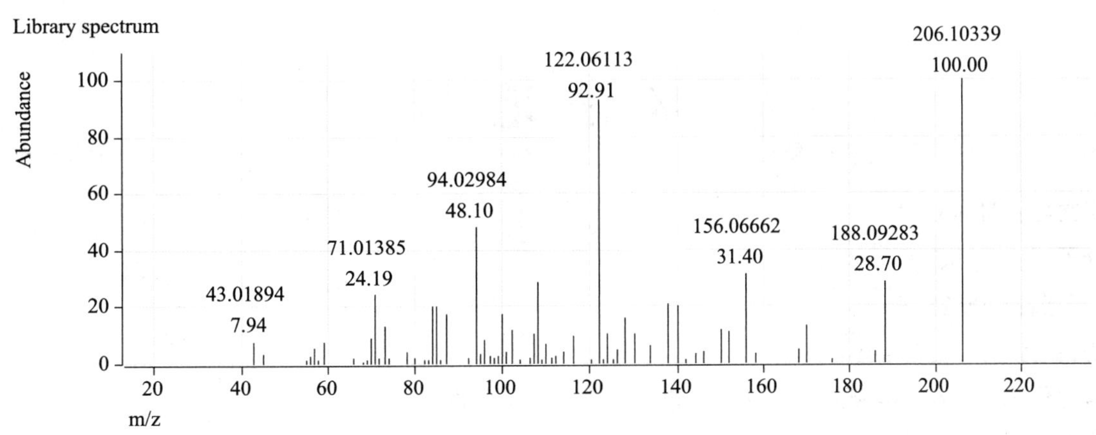

$[M-H]^-$ CID:20V

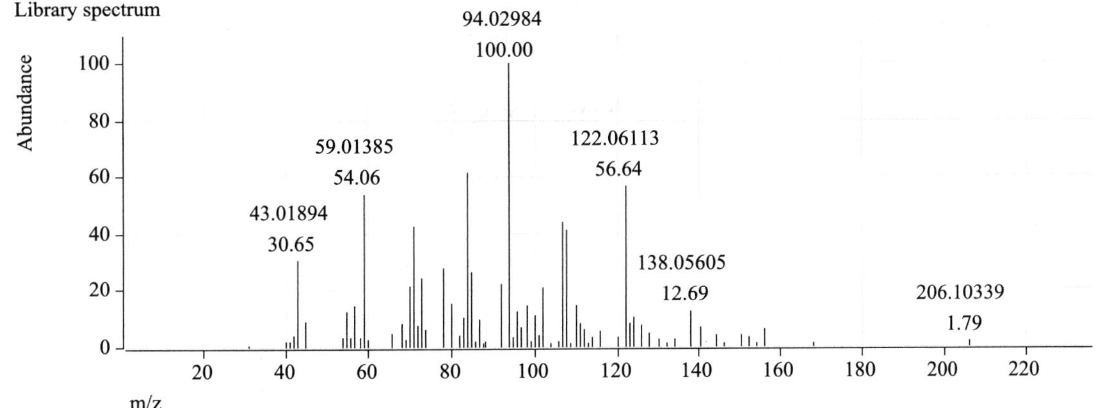

负离子扫描裂解途径解析

米 诺 地 尔

英文名：Minoxidil

分子式：$C_9H_{15}N_5O$

分子量：209.25

CAS 编号：38304-91-5

中文化学名：6-(1-哌啶基)-2,4-嘧啶二胺-3-氧化物

英文化学名：6-(1-Piperidinyl)-2,4-pyrimidinediamine-3-oxide

性状：本品为白色或类白色结晶性粉末

溶解性：本品在乙醇中略溶，在三氯甲烷或水中微溶，在丙酮中极微溶，在冰醋酸中溶解

正离子扫描二级质谱图

$[M+H]^+$ CID:10V

$[M+H]^+$ CID:20V

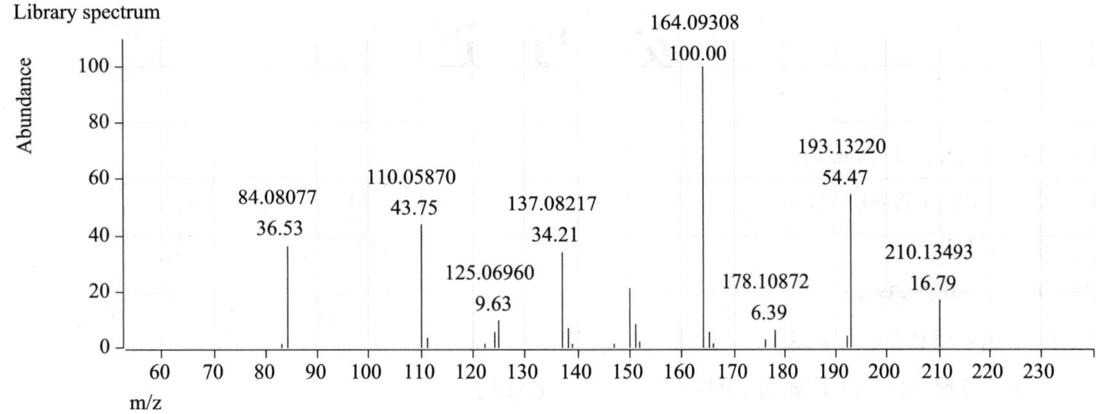

$[M+H]^+$ CID:40V

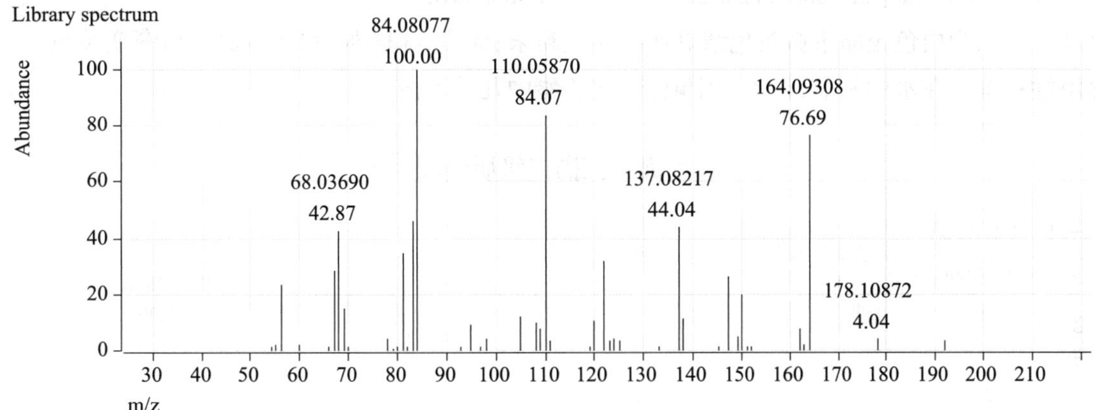

正离子扫描裂解途径解析

m/z 210.1349

m/z 164.1182

m/z 193.1084

m/z 84.0808

m/z 110.0349

安　乃　近

英文名：Metamizole Sodium

分子式：$C_{13}H_{16}N_3NaO_4S \cdot H_2O$

分子量：351.36

CAS 编号：5907-38-0

中文化学名：[(1,5-二甲基-2-苯基-3-氧代-2,3-二氢-1*H*-吡唑-4-基)甲氨基]甲烷磺酸钠盐一水合物

英文化学名：1-[(2,3-Dihydro-1,5-dimethyl-3-oxo-2-phenyl-1*H*-pyrazol-4-yl)methylamino] methanesulfonic acid sodium salt monohydrate

性状：本品为白色至略带微黄色结晶或结晶性粉末；无臭；味微苦；水溶液放置后渐变黄色

溶解性：本品在水中易溶，在乙醇中略溶，在乙醚中几乎不溶

正离子扫描二级质谱图

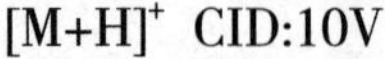
$[M+H]^+$　CID:10V

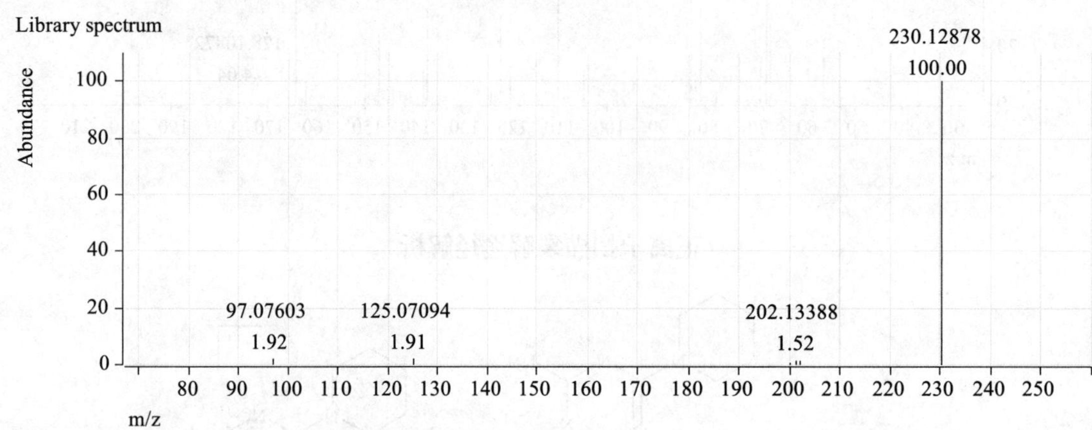

$[M+H]^+$　CID:20V

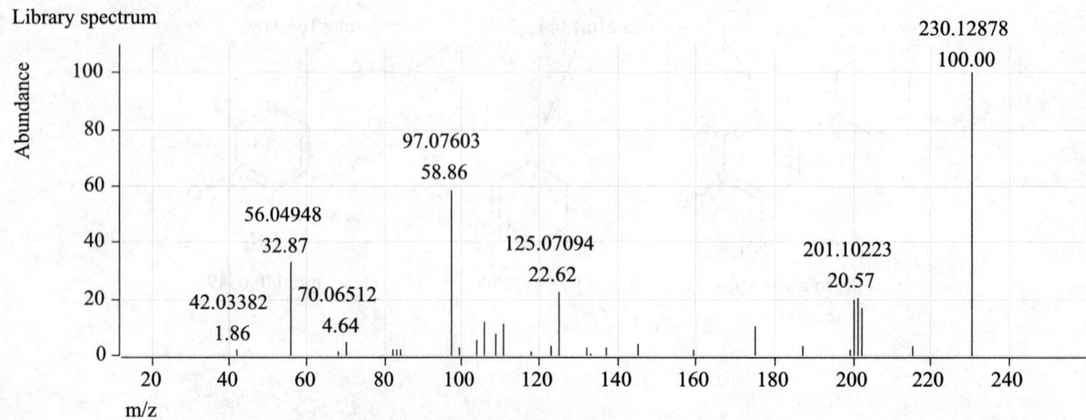

[M+H]$^+$ CID:40V

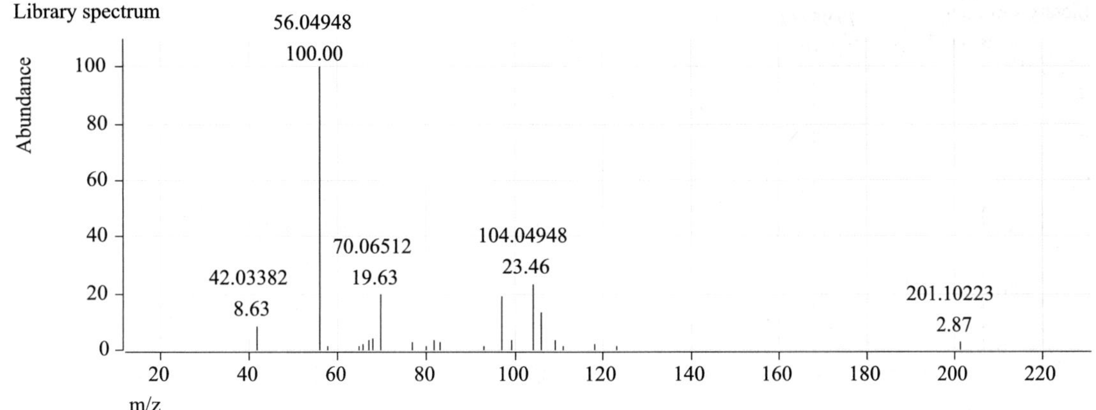

正离子扫描裂解途径解析

m/z 312.1013

m/z 230.1288

m/z 202.1339

m/z 56.0495

m/z 97.0760

负离子扫描二级质谱图

[M−H]$^-$ CID:10V

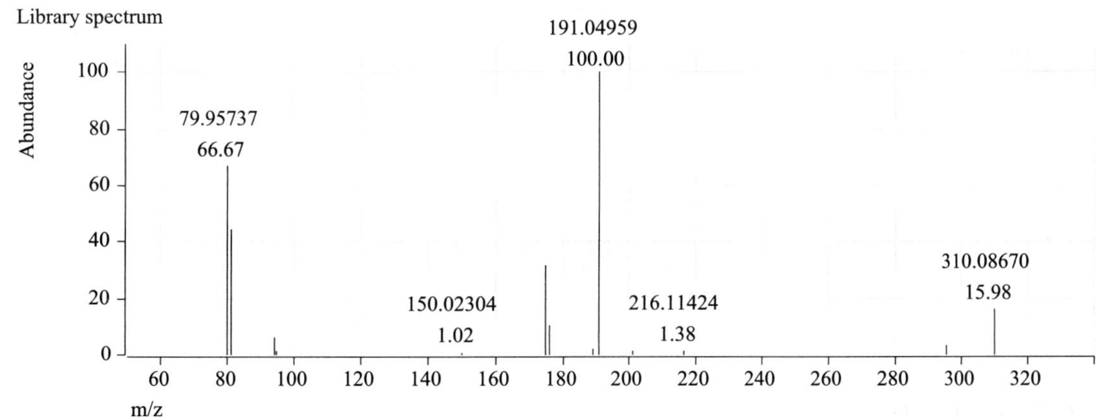

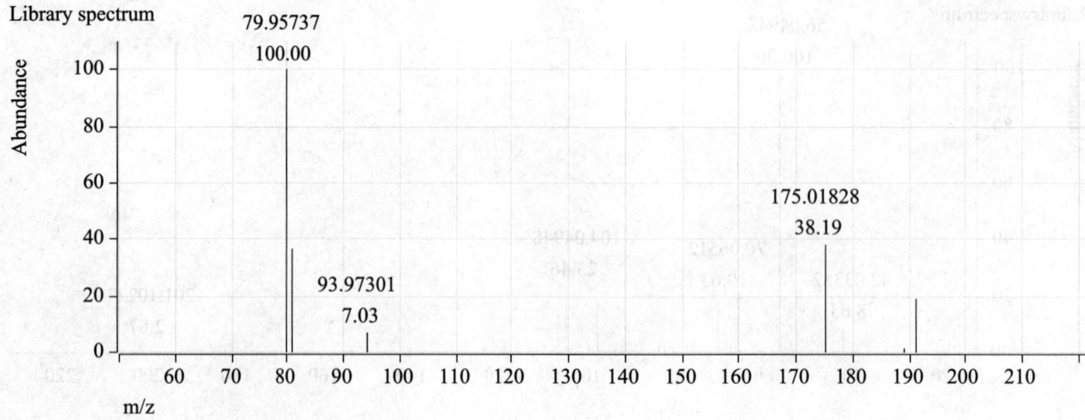

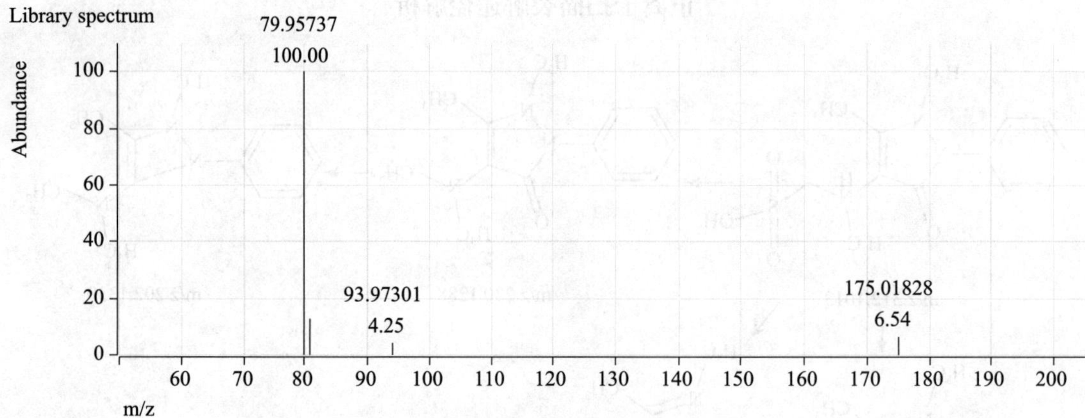

负离子扫描裂解途径解析

SO_3^- m/z 79.9574

m/z 93.9730

m/z 310.0867

m/z 191.0496

m/z 175.0183

安 替 比 林

英文名： Antipyrine

分子式： $C_{11}H_{12}N_2O$

分子量： 188.23

CAS 编号： 60-80-0

中文化学名： 1,5- 二甲基 -2- 苯基 -3- 吡唑啉酮

英文化学名： 1,5-Dimethyl-2-phenyl-3*H*-pyrazol-3-one

性状： 本品为无色结晶或白色结晶性粉末；无臭；味微苦

溶解性： 本品在水、乙醇或三氯甲烷中易溶，在乙醚中略溶

正离子扫描二级质谱图

$[M+H]^+$ CID:10V

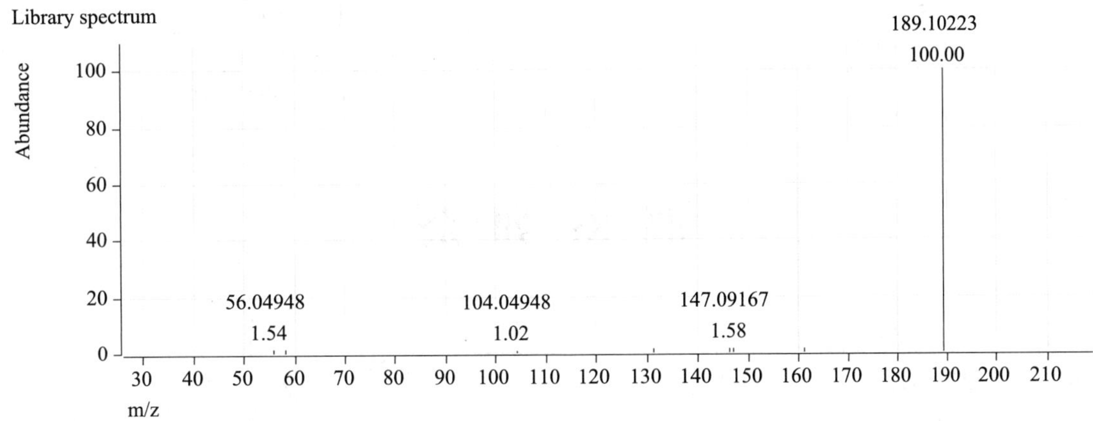

$[M+H]^+$ CID:20V

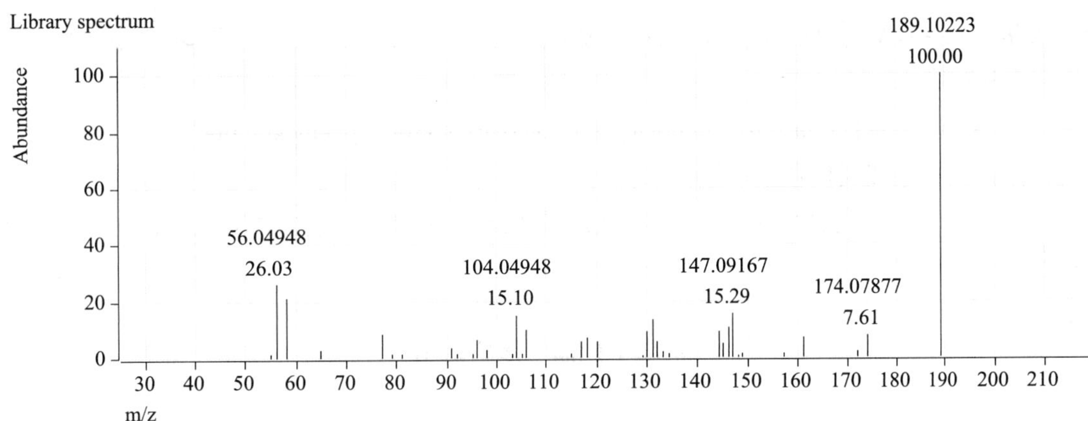

$[M+H]^+$ CID:40V

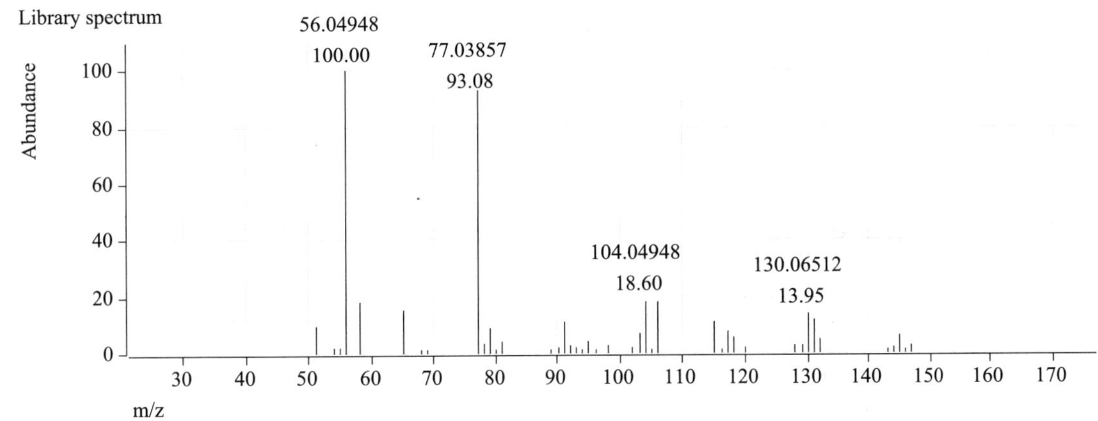

正离子扫描裂解途径解析

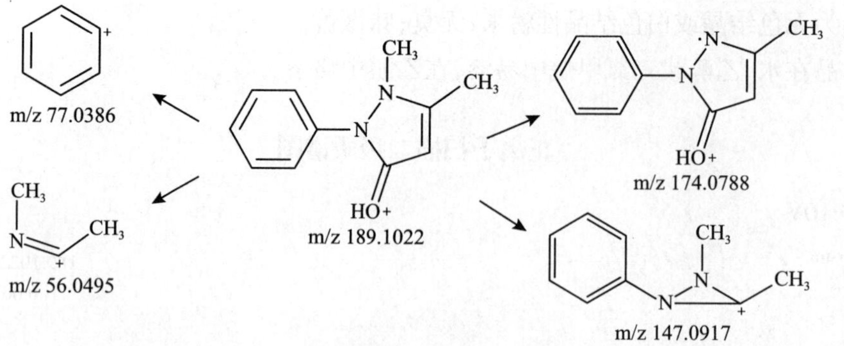

m/z 77.0386

m/z 56.0495

m/z 189.1022

m/z 174.0788

m/z 147.0917

那 格 列 奈

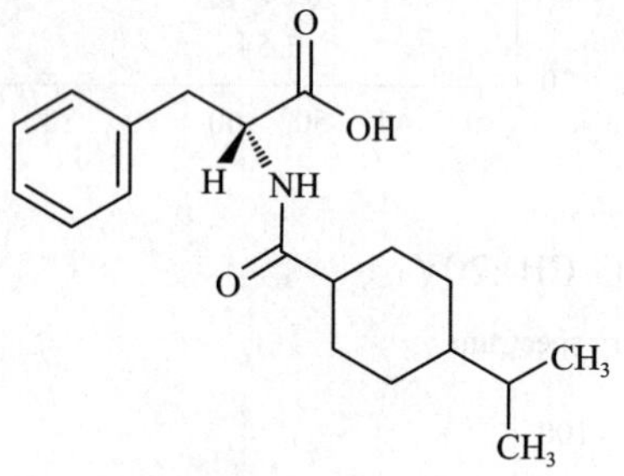

英文名：Nateglinide

分子式：$C_{19}H_{27}NO_3$

分子量：317.43

CAS 编号：105816-04-4

中文化学名：(−)-*N*-[(反-4-异丙基环己基)羰基]-D-苯丙氨酸

英文化学名：(−)-*N*-[(*trans*-4-Isopropylcyclohexyl)carbonyl]-D-phenylalanine

性状：本品为白色或类白色结晶性粉末;味苦

溶解性：本品在甲醇、乙醇、丙酮中易溶,在乙腈中略溶,在水、稀盐酸中几乎不溶,在 0.1mol/L 氢氧化钠溶液中溶解

正离子扫描二级质谱图

$[M+H]^+$ CID:10V

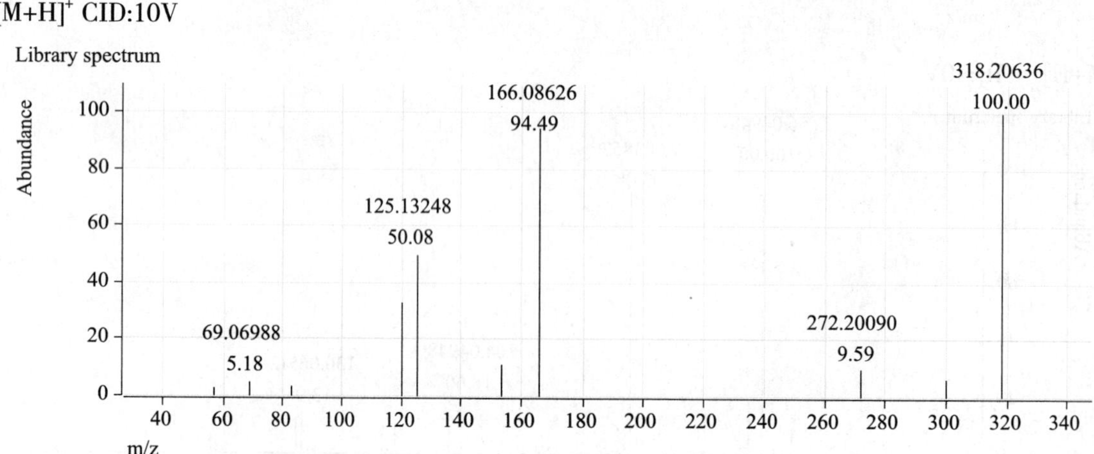

[M+H]+ CID:20V

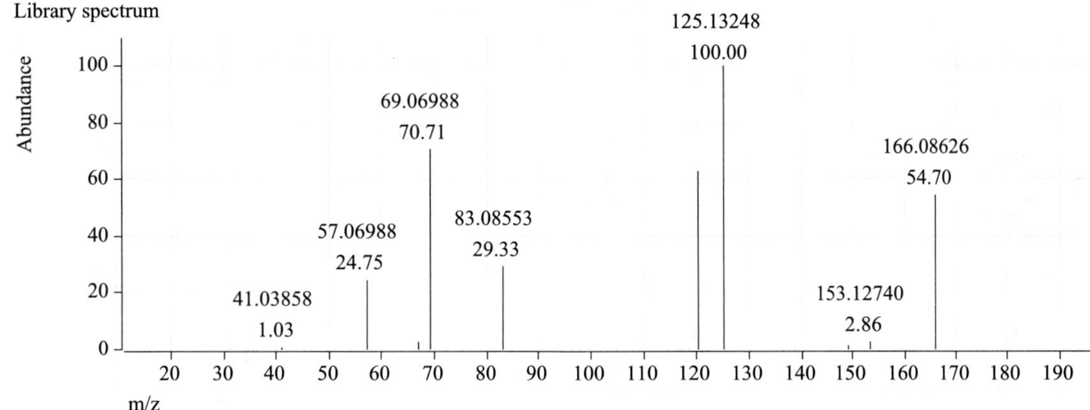

[M+H]+ CID:40V

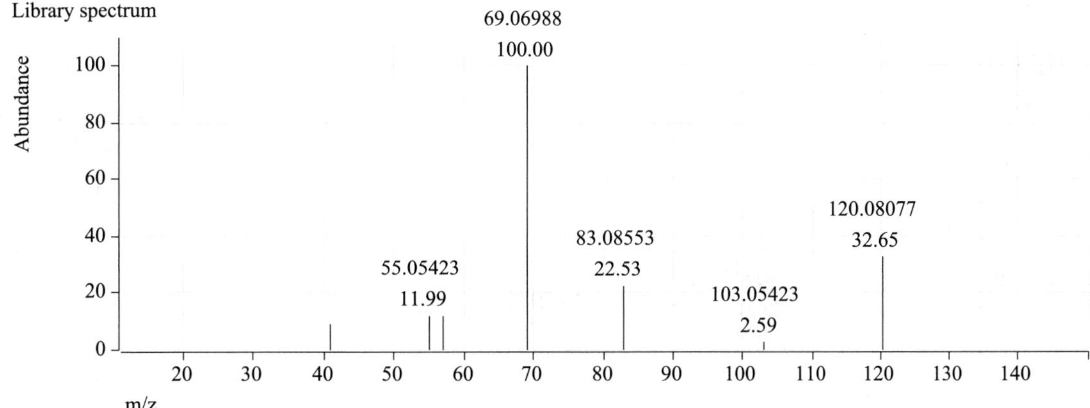

正离子扫描裂解途径解析

m/z 318.2064

m/z 300.1958

m/z 272.2009

m/z 166.0863

m/z 120.0808

m/z 103.0542

m/z 125.1325

m/z 69.0699

m/z 83.0855

负离子扫描二级质谱图

[M−H]⁻ CID:10V

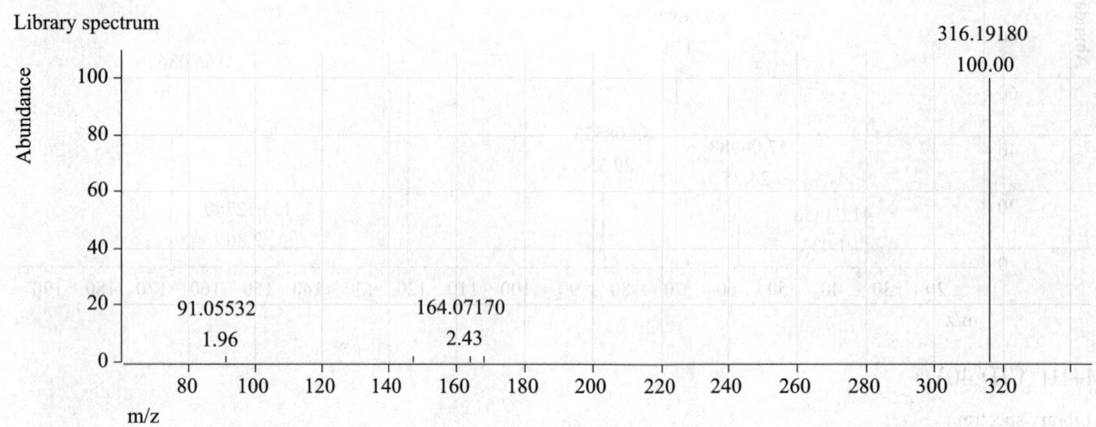

[M−H]⁻ CID:20V

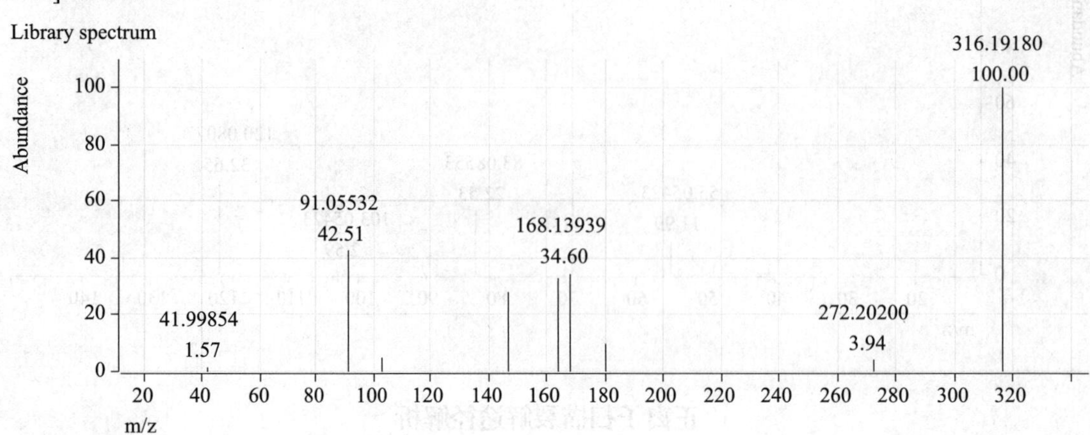

[M−H]⁻ CID:40V

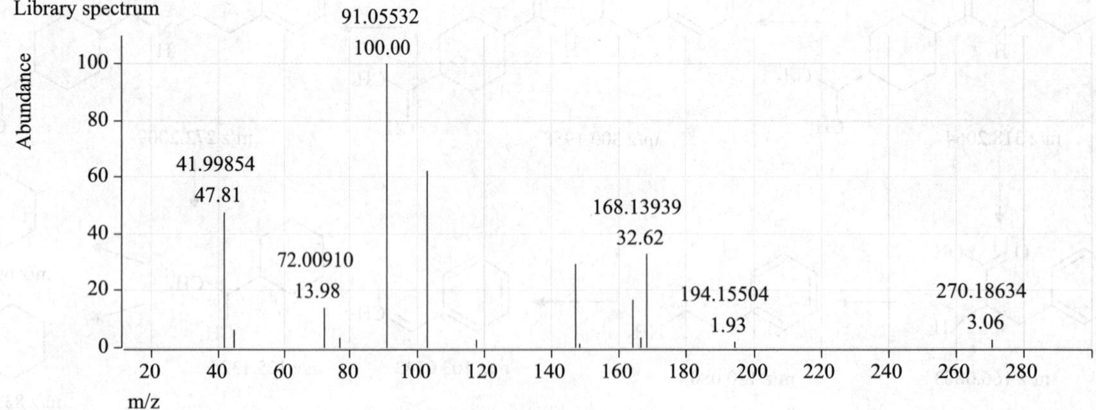

负离子扫描裂解途径解析

m/z 316.1918

m/z 272.2020

m/z 168.1394

m/z 164.0717

m/z 91.0553

异 丁 司 特

英文名： Ibudilast

分子式： $C_{14}H_{18}N_2O$

分子量： 230.31

CAS 编号： 50847-11-5

中文化学名： 2-甲基-1-［2-(1-甲基乙基)吡唑啉［1,5-*a*］吡啶-3-基］-1-丙酮

英文化学名： 2-Methyl-1-[2-(1-methylethyl)pyrazolo[1,5-*a*]pyridin-3-yl]-1-propanone

性状： 本品为白色结晶性粉末；无臭

溶解性： 本品在甲醇、乙醇、三氯甲烷、乙醚中易溶，在水、稀盐酸、稀氢氧化钠溶液中几乎不溶

正离子扫描二级质谱图

$[M+H]^+$ CID:10V

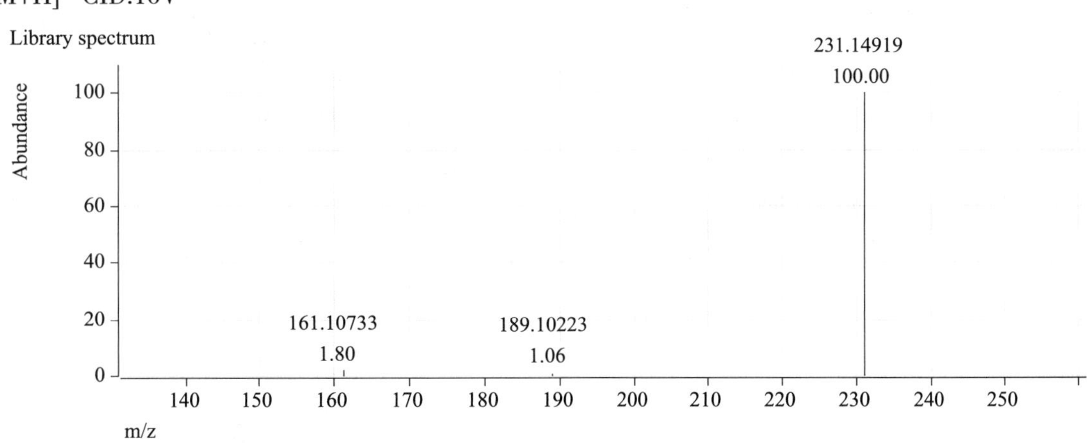

$[M+H]^+$ CID:20V

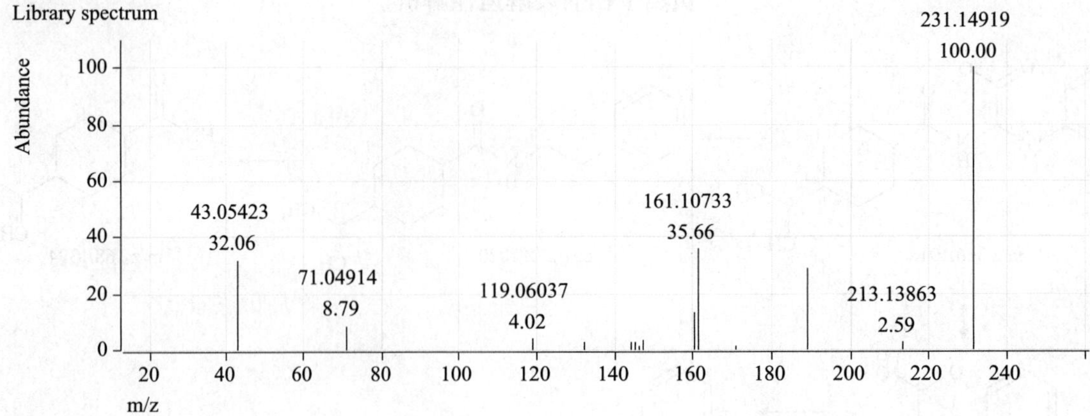

$[M+H]^+$ CID:40V

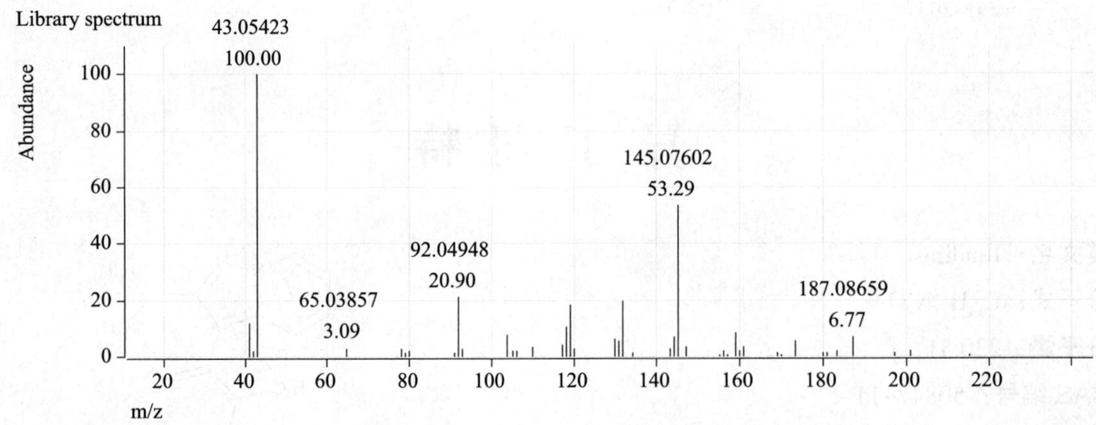

正离子扫描裂解途径解析

m/z 161.1073

m/z 189.1022

m/z 119.0604

m/z 145.0760

m/z 92.0495

m/z 231.1492

异丁基乙酰苯

英文名：4–Isobutylacetophenone

分子式：$C_{12}H_{16}O$

分子量：176.25

CAS 编号：38861–78–8

中文化学名：4– 异丁基苯乙酮

性状：本品为透明液体

溶解性：本品在三氯甲烷和甲醇中溶解，在水中微溶

正离子扫描二级质谱图

[M+H]$^+$ CID:10V

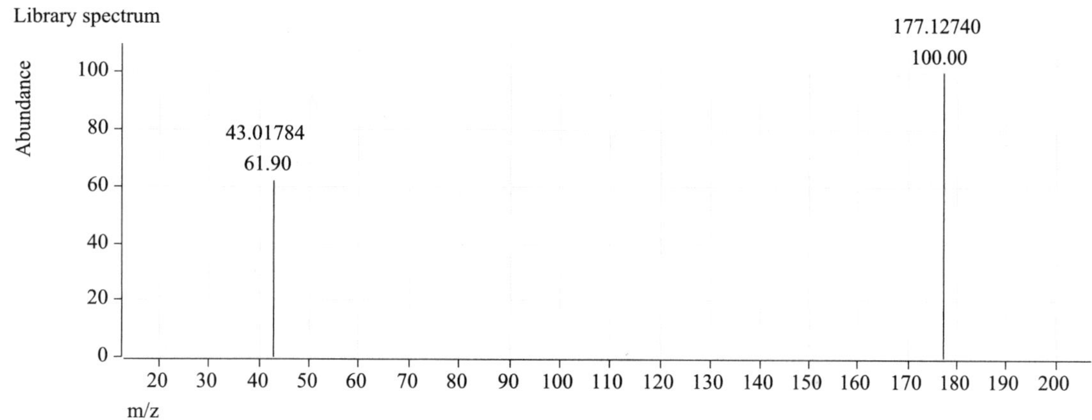

[M+H]$^+$ CID:20V

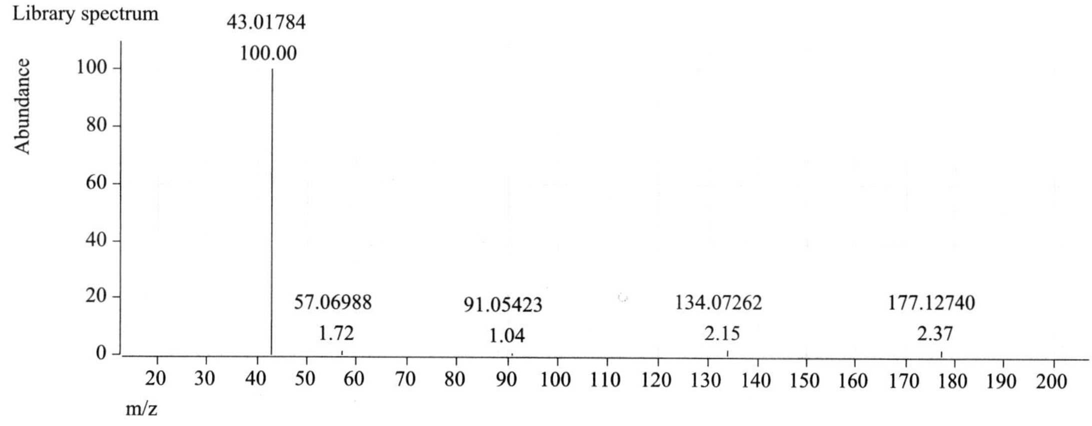

[M+H]$^+$ CID:40V

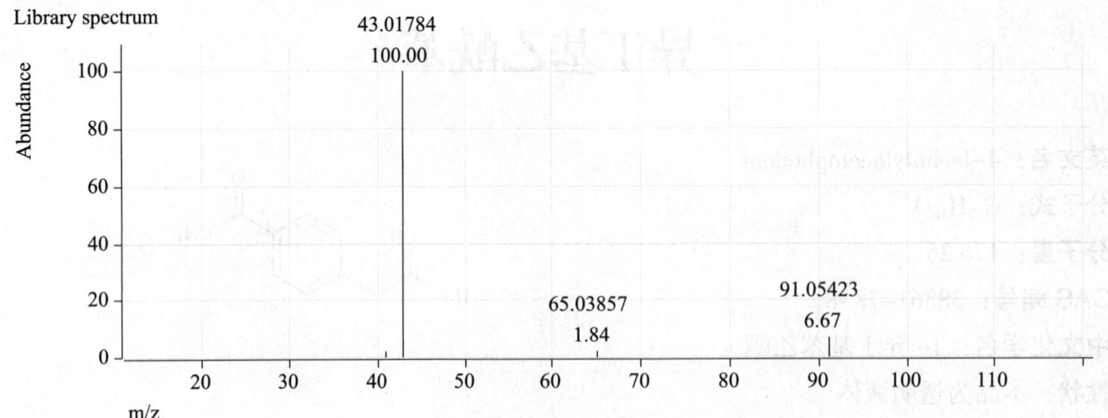

正离子扫描裂解途径解析

m/z 57.0699

m/z 43.0178

m/z 177.1274

m/z 134.0726

m/z 91.0542

异丙托溴铵

英文名： Ipratropium Bromide

分子式： $C_{20}H_{30}BrNO_3$

分子量： 412.36

CAS 编号： 22254-24-6

中文化学名： 3-(3-羟基-1-氧代-2-苯基丙氧基)-8-甲基-8-(1-甲基乙基)-8-氮杂双环(3.2.1)辛烷溴化物

英文化学名： 3-(3-Hydroxy-1-oxo-2-phenylpropoxy)-8-methyl-8-(1-methylethyl)-8-azoniabicyclo(3.2.1)octane bromide

性状： 本品为白色或类白色结晶性粉末；无臭；味苦

溶解性： 本品在甲醇中易溶，在水中溶解，在乙醇中略溶，在丙酮、苯或乙醚中几乎不溶

正离子扫描二级质谱图

[M]+ CID:10V

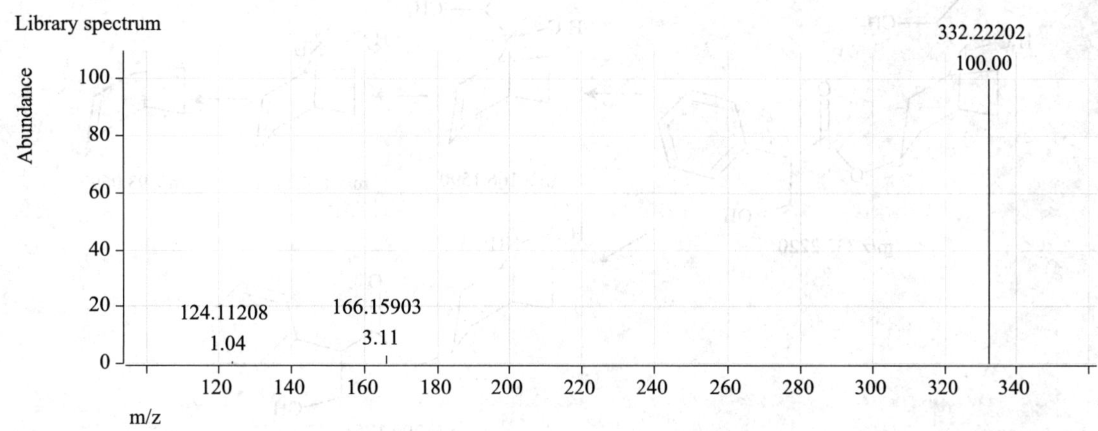

[M]+ CID:20V

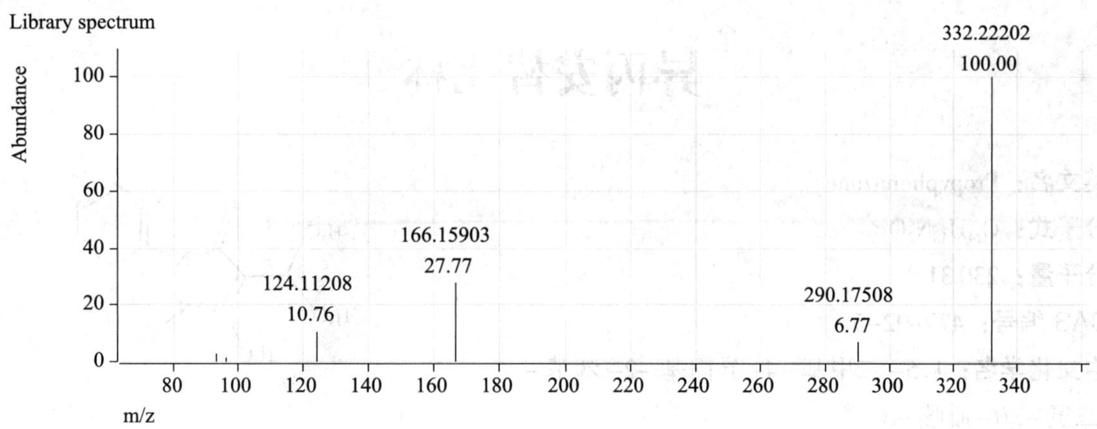

[M]+ CID:40V

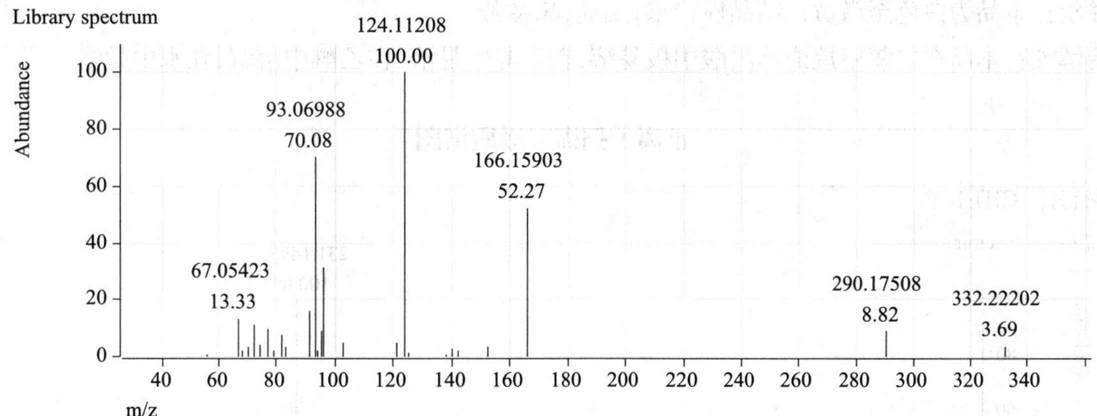

正离子扫描裂解途径解析

m/z 332.2220

m/z 166.1590

m/z 124.1121

m/z 93.0699

m/z 290.1751

异丙安替比林

英文名： Propyphenazone

分子式： $C_{14}H_{18}N_2O$

分子量： 230.31

CAS 编号： 479-92-5

中文化学名： 1,5- 二甲基 -4- 异丙基 -2- 苯基 -1,2- 二氢 -3*H*- 吡唑 -3- 酮

英文化学名： 1,5-Dimethyl-2-phenyl-4-(propan-2-yl)-1,2-dihydro-3*H*-pyrazol-3-one

性状： 本品为白色至微黄色结晶性粉末;无臭;味微苦

溶解性： 本品在二氯甲烷或冰醋酸中极易溶,在乙醇中易溶,在乙醚中溶解,在水中微溶

正离子扫描二级质谱图

$[M+H]^+$ CID:10V

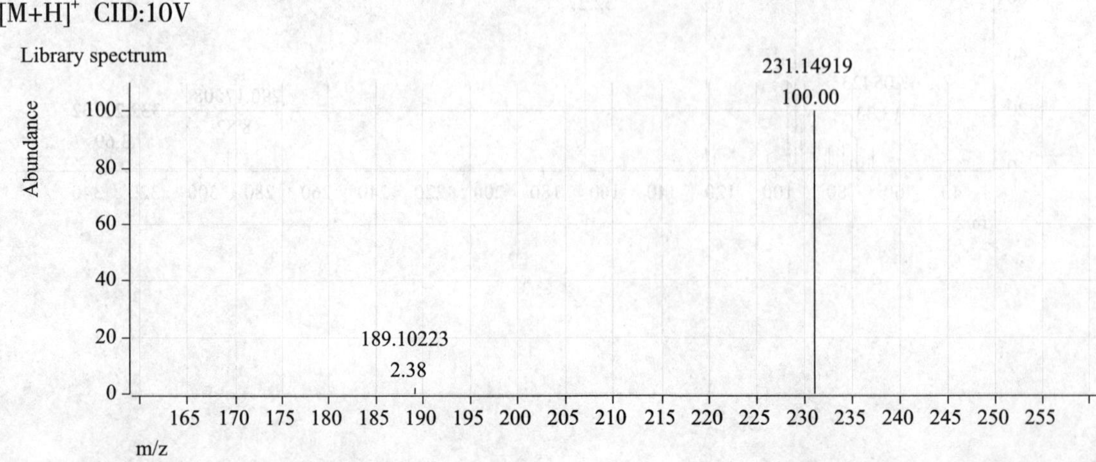

$[M+H]^+$ CID:20V

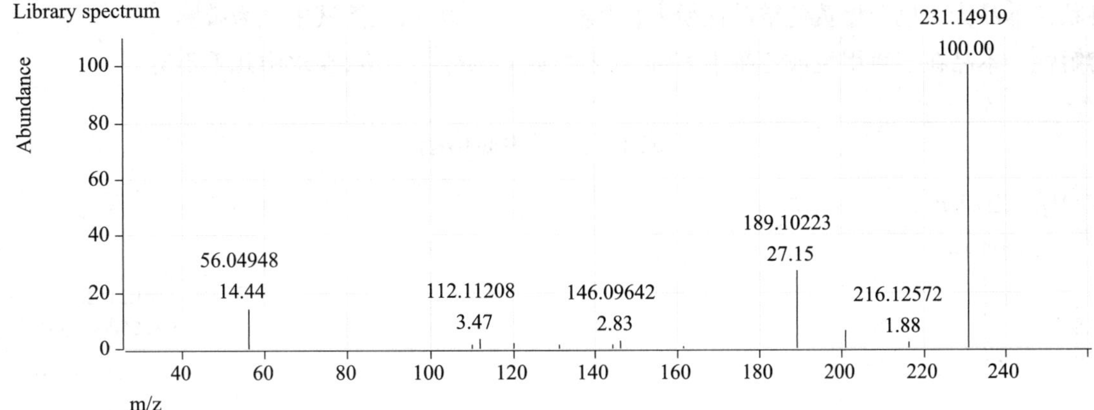

$[M+H]^+$ CID:40V

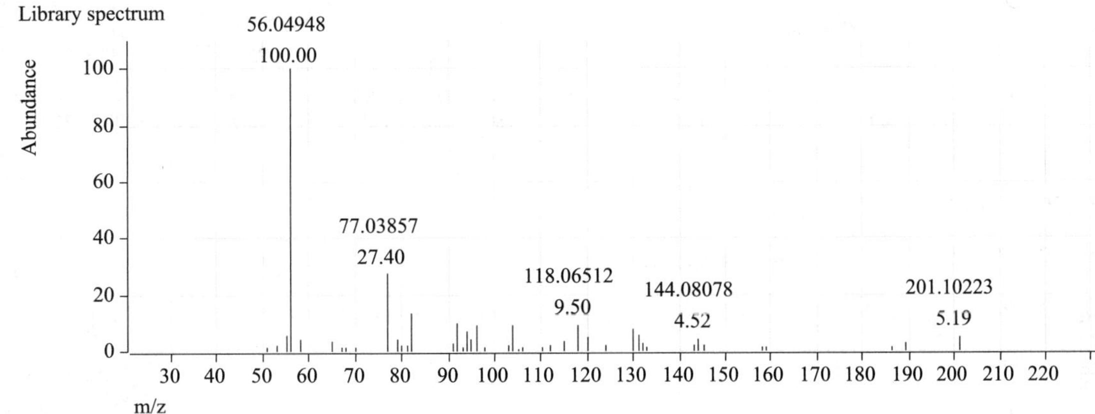

正离子扫描裂解途径解析

m/z 189.1022　　m/z 231.1492　　m/z 56.0495

异 维 A 酸

英文名：Isotretinoin

分子式：$C_{20}H_{28}O_2$

分子量：300.44

CAS 编号：4759-48-2

中文化学名：3,7- 二甲基 -9-(2,6,6- 三甲基 -1- 环己烯基)2 顺 -4 反 -6 反 -8 反 - 壬四烯酸

英 文 化 学 名：3,7-Dimethyl-9-(2,6,6-trimethyl-1-cyclohexen-1-yl)-2-*cis*-4-*trans*-6-*trans*-8-*trans*-

nonatetraenoic acid

性状：本品为黄色至橙黄色结晶性粉末；对空气、热、光敏感，在溶液中尤为敏感

溶解性：本品在三氯甲烷或乙醚中溶解，在乙醇或异丙醇中微溶，在水中几乎不溶

正离子扫描二级质谱图

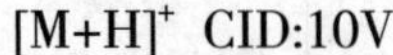

$[M+H]^+$ CID:10V

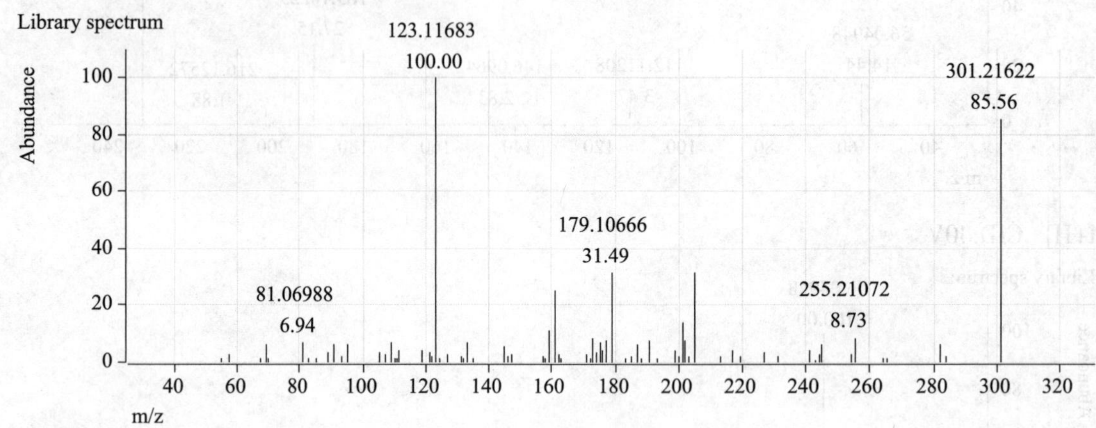

$[M+H]^+$ CID:20V

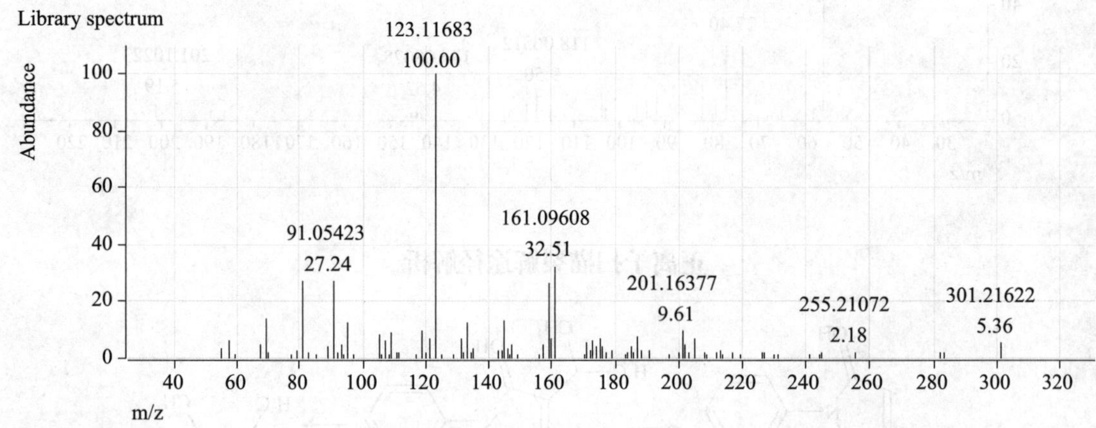

$[M+H]^+$ CID:40V

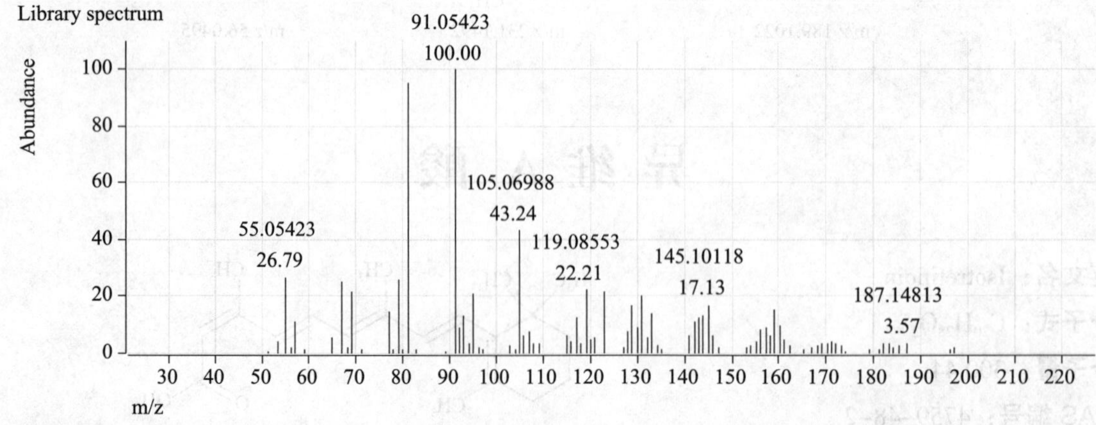

正离子扫描裂解途径解析

H_3C CH_3 CH_3 CH_3 CH_3 O $\overset{+}{O}H_2$

m/z 301.2162

H_3C CH_3 + CH_3

m/z 123.1168

CH_3 CH_3 O +

m/z 161.0961

CH_3 O +

m/z 145.0648

负离子扫描二级质谱图

[M–H]⁻ CID:10V

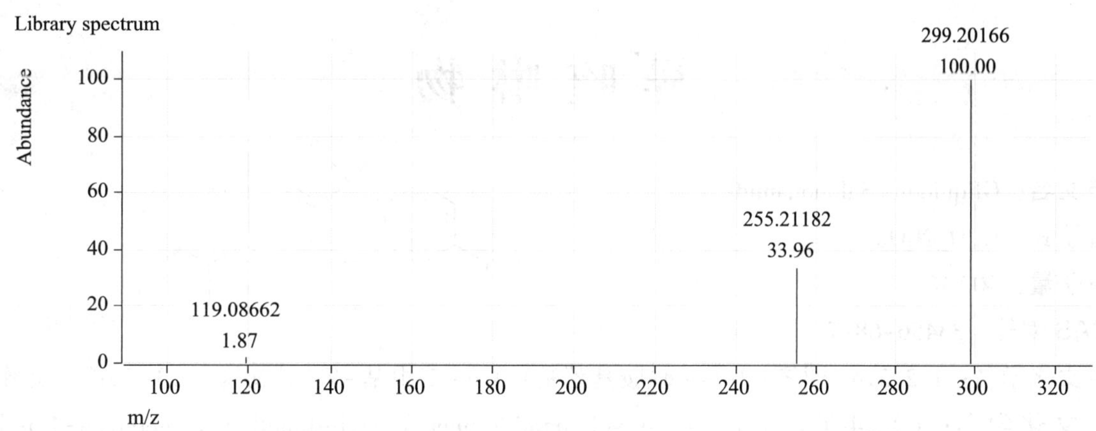

[M–H]⁻ CID:20V

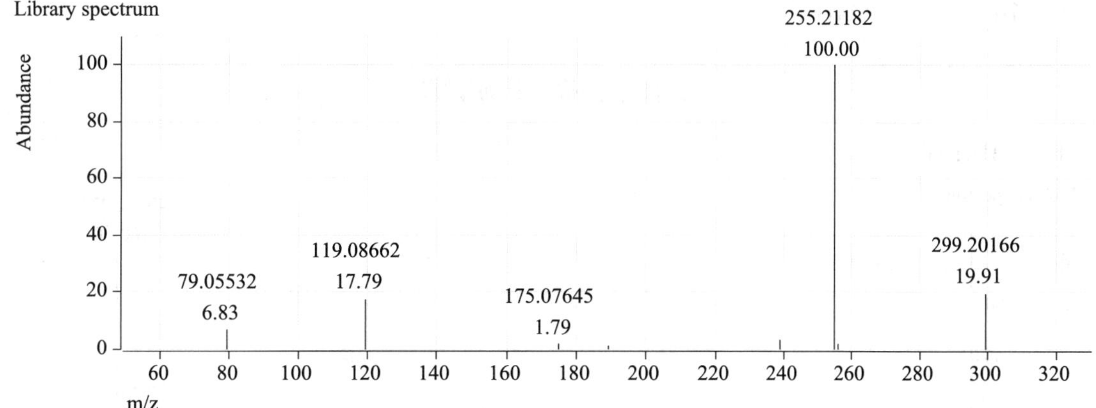

[M−H]⁻ CID:40V

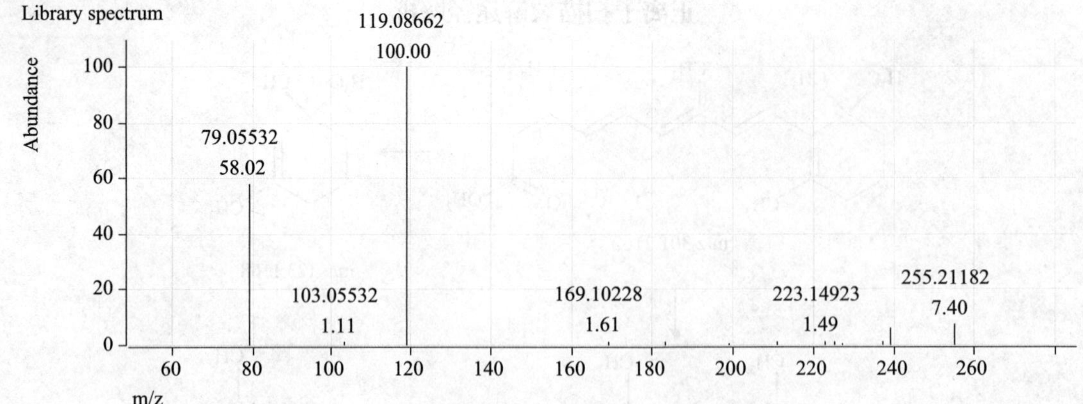

负离子扫描裂解途径解析

m/z 255.2118 ← m/z 299.2017 → m/z 119.0866

异 喹 啉 物

英文名：Gliquidone Sulphonamide

分子式：$C_{20}H_{22}N_2O_5S$

分子量：402.46

CAS 编号：33456-68-7

中文化学名：1,2,3,4- 四氢 -2-(4- 磺胺基苯基)-4,4- 二甲基 -7- 甲氧基 -1,3- 二酮 - 异喹啉

英文化学名：1,2,3,4-Tetrahydro-2-(4-sulfonamide phenyl)-4,4-dimethyl-7-methoxyl-1,3-dione-isoquinolins

性状：本品为白色结晶性粉末

正离子扫描二级质谱图

$[M+H]^+$ CID:10V

Library spectrum

403.13223 100.00; 386.10567 37.54; 322.14377 2.52; 167.01613 1.81

$[M+H]^+$ CID:20V

Library spectrum

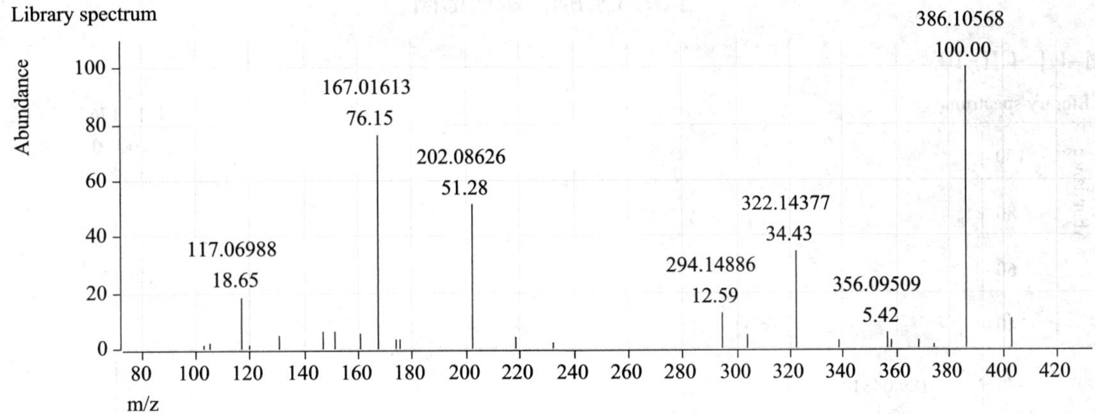

$[M+H]^+$ CID:40V

Library spectrum

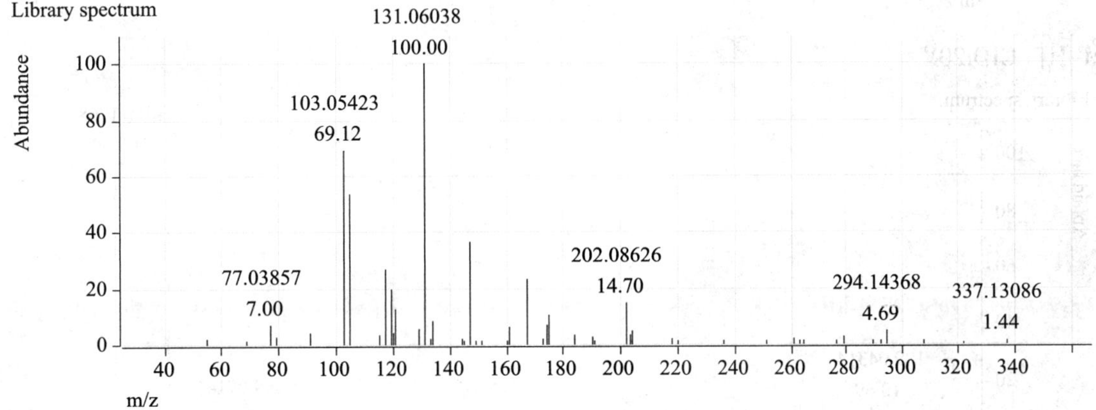

正离子扫描裂解途径解析

m/z 403.1322

m/z 202.0863

m/z 386.1057

m/z 322.1438

m/z 167.0161

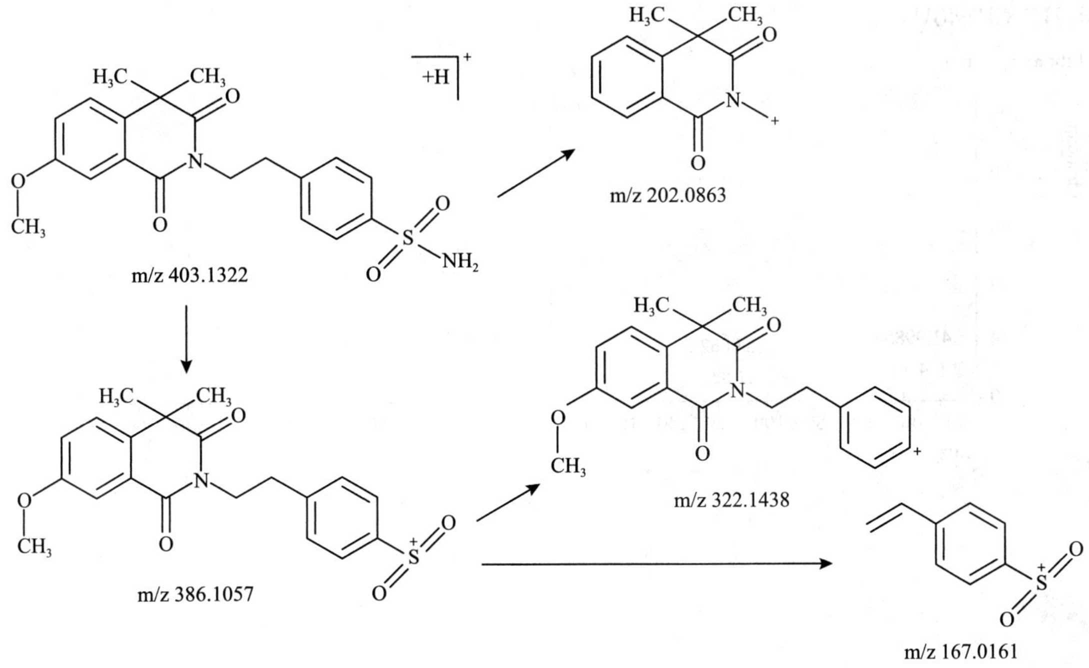

负离子扫描二级质谱图

[M−H]⁻ CID:10V

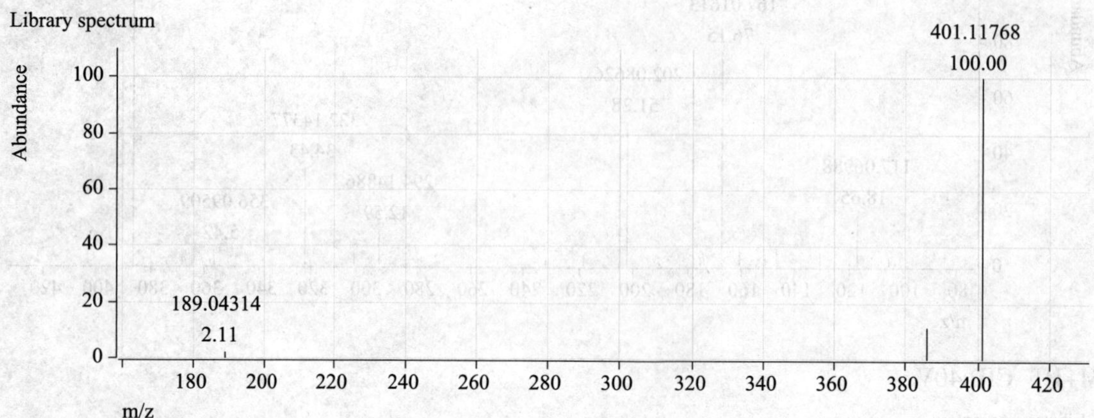

[M−H]⁻ CID:20V

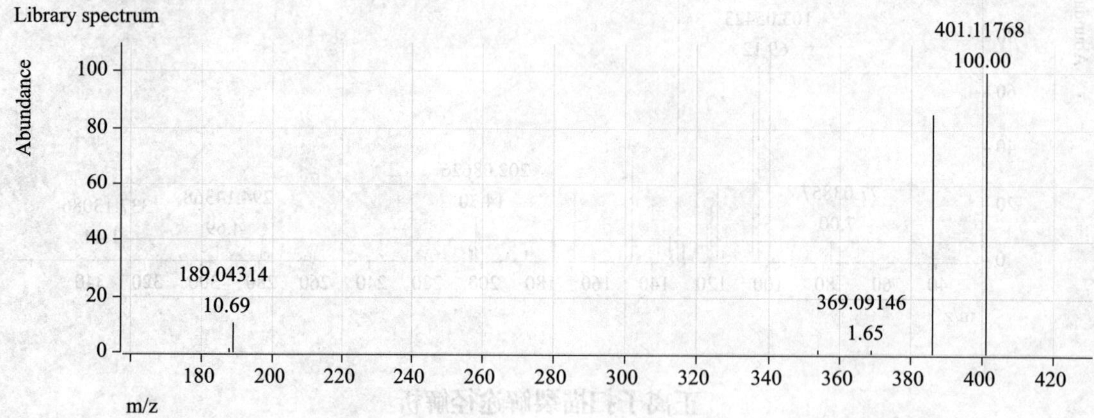

[M−H]⁻ CID:40V

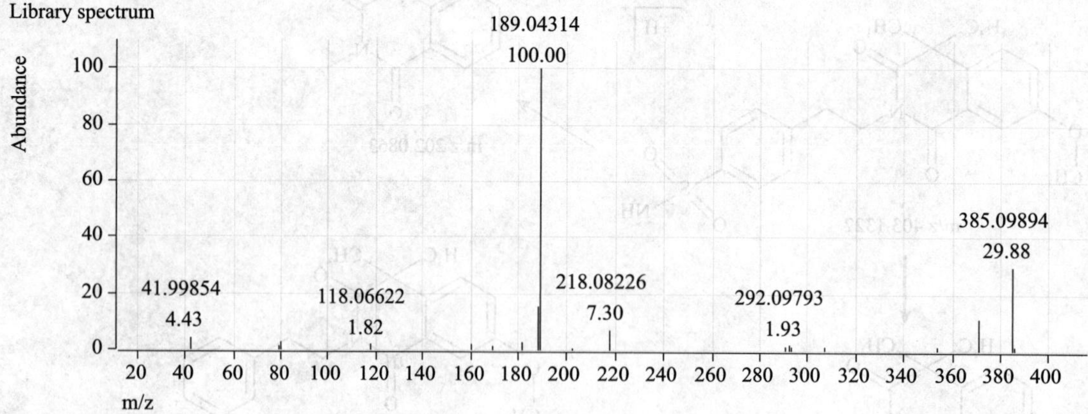

负离子扫描裂解途径解析

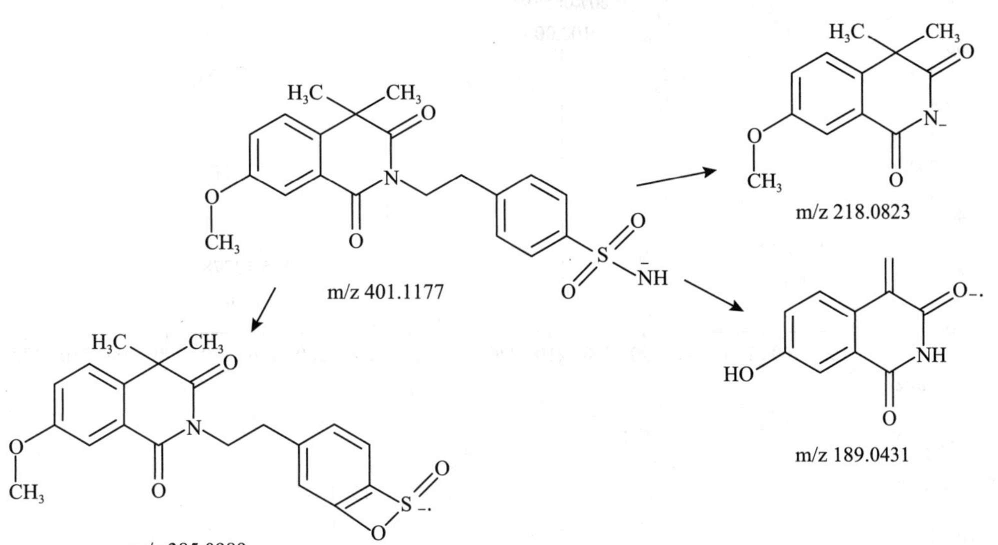

m/z 401.1177

m/z 218.0823

m/z 189.0431

m/z 385.0989

麦 考 酚 酸

英文名：Mycophenolic Acid

分子式：$C_{17}H_{20}O_6$

分子量：320.34

CAS 编号：24280-93-1

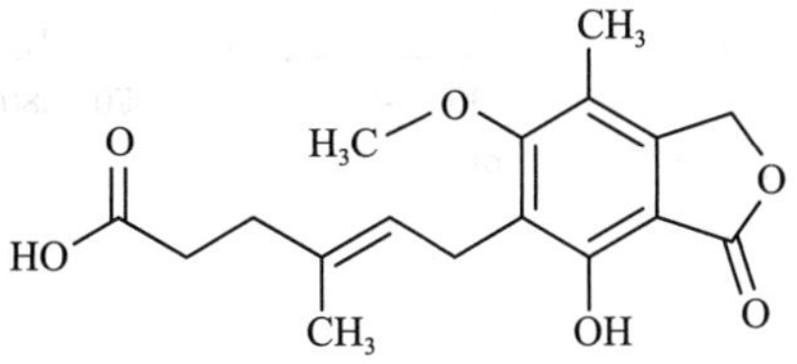

中文化学名：(4*E*)-6-(4-羟基-6-甲氧基-7-甲基-3-氧代-1,3-二氢异苯并呋喃-5-基)-4-甲基-4-己烯酸

英文化学名：(4*E*)-6-(1,3-Dihydro-4-hydroxy-6-methoxy-7-methyl-3-oxo-5-isobenzofuranyl)-4-methyl-4-hexenoic acid

性状：本品为类白色粉末

正离子扫描二级质谱图

$[M+H]^+$ CID:10V

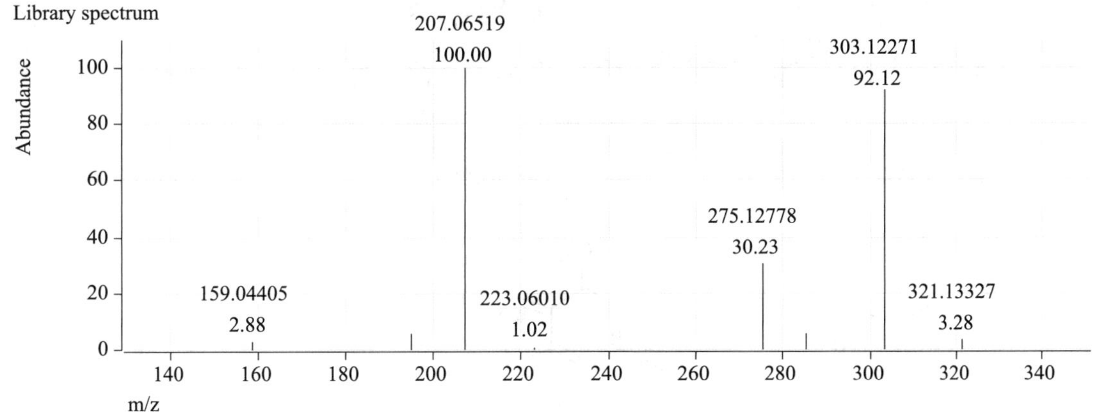

Library spectrum

m/z	Abundance
159.04405	2.88
207.06519	100.00
223.06010	1.02
275.12778	30.23
303.12271	92.12
321.13327	3.28

$[M+H]^+$ CID:20V

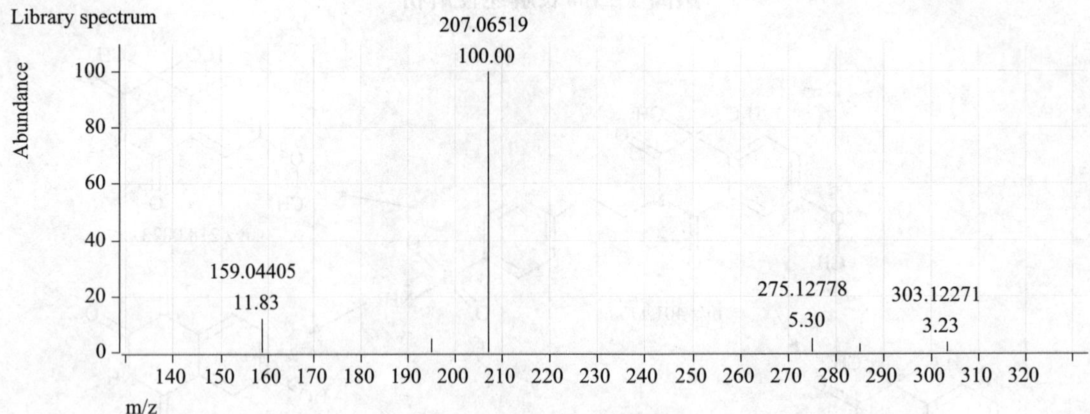

$[M+H]^+$ CID:40V

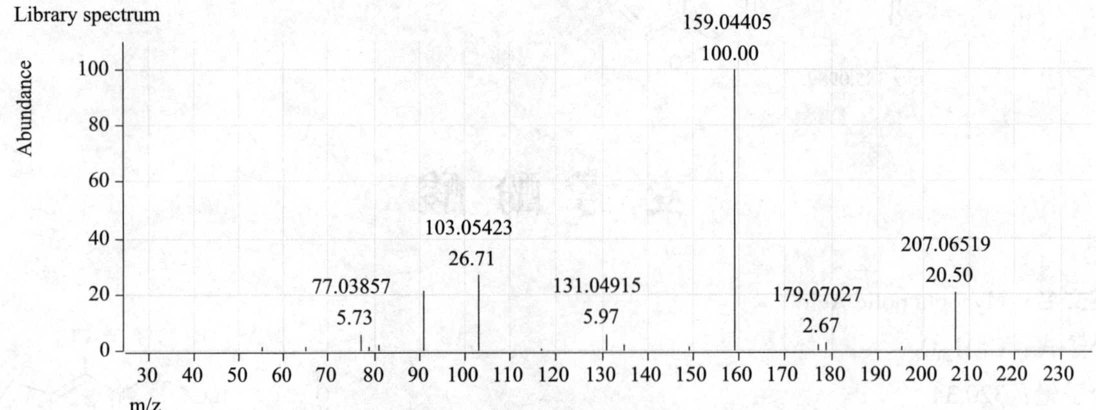

正离子扫描裂解途径解析

m/z 179.0703

m/z 223.0965

m/z 321.1333

m/z 303.1227

m/z 275.1278

m/z 207.0652

m/z 159.0441

负离子扫描二级质谱图

[M-H]⁻ CID:10V

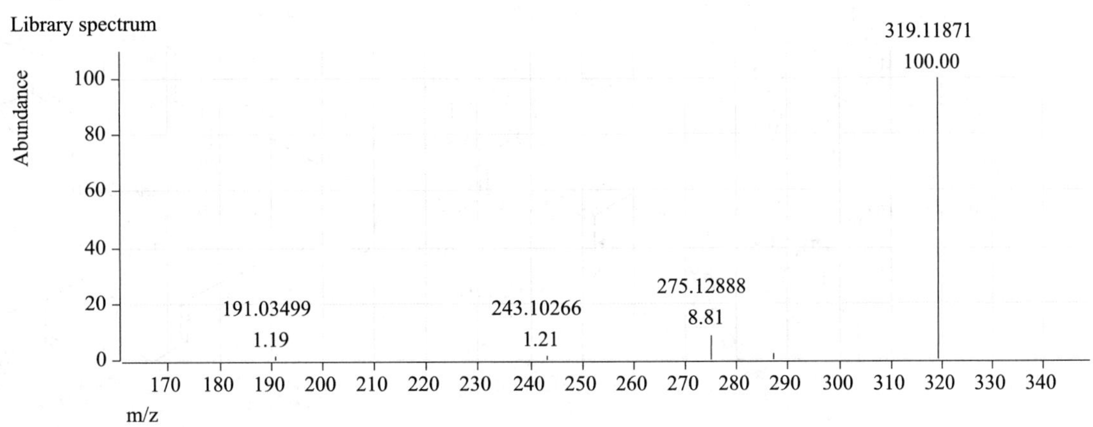

[M-H]⁻ CID:20V

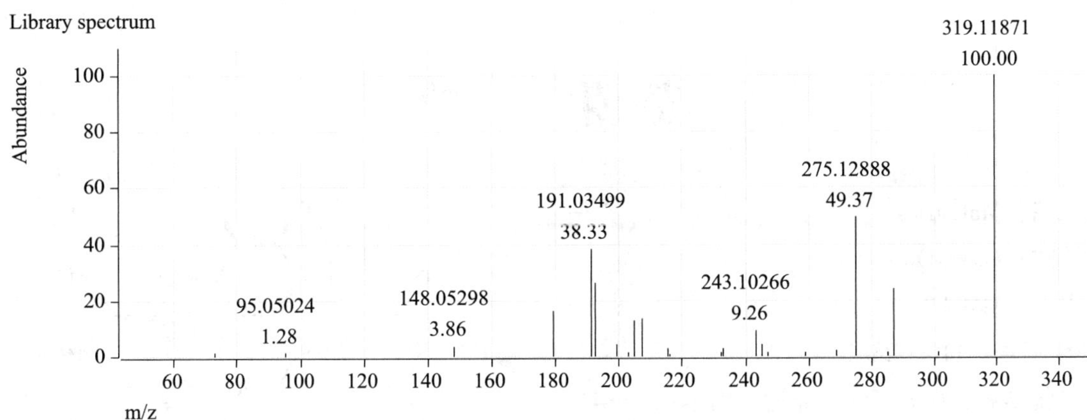

[M-H]⁻ CID:40V

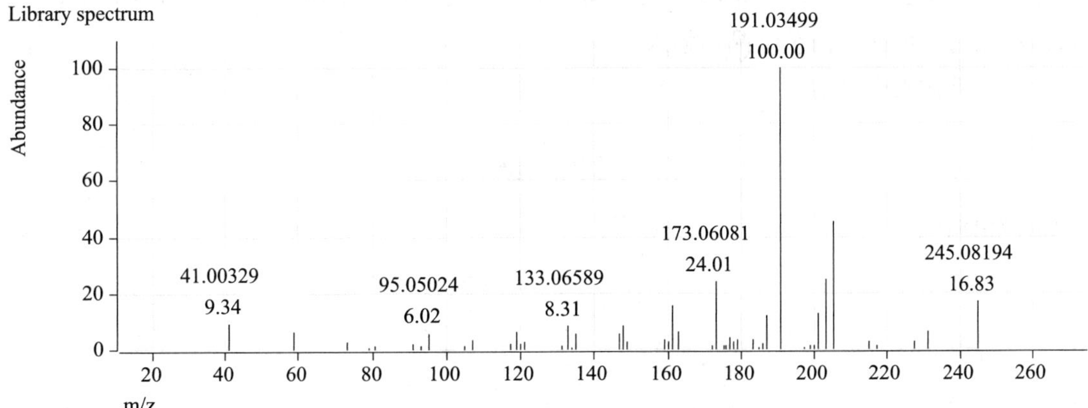

负离子扫描裂解途径解析

m/z 319.1187

m/z 275.1289

m/z 245.0819

m/z 243.1027

m/z 191.0350

麦 芽 三 糖

英文名： Maltotriose

分子式： $C_{18}H_{32}O_{16}$

分子量： 504.44

CAS 编号： 1109-28-0

中文化学名： *O*-*α*-D-吡喃葡萄糖基-(1→4)-*O*-*α*-D-吡喃葡萄糖基-(1→4)-D-葡萄糖

英文化学名： *O*-*α*-D-Glucopyranosyl-(1→4)-*O*-*α*-D-glucopyranosyl-(1→4)-D-glucose

性状： 本品为白色或类白色结晶性粉末

溶解性： 本品在水中易溶

正离子扫描二级质谱图

$[M+Na]^+$ CID:10V

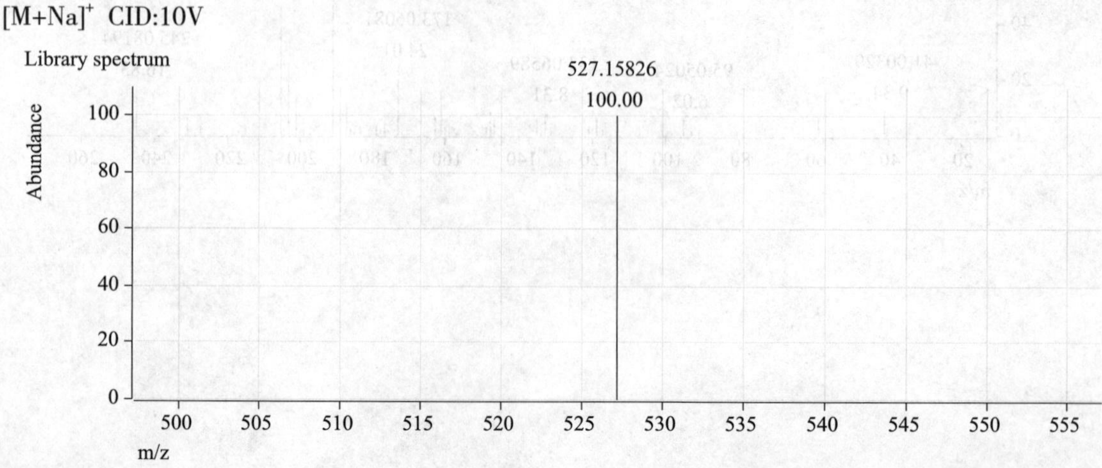

[M+Na]$^+$ CID:20V

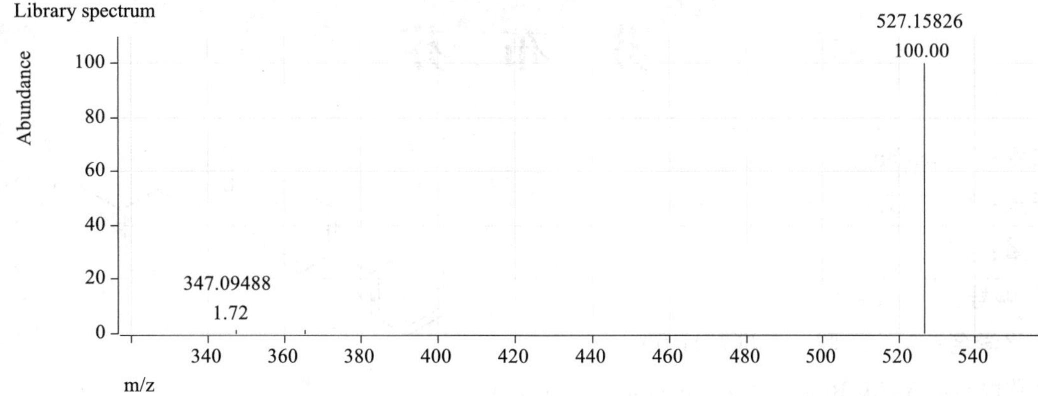

[M+Na]$^+$ CID:40V

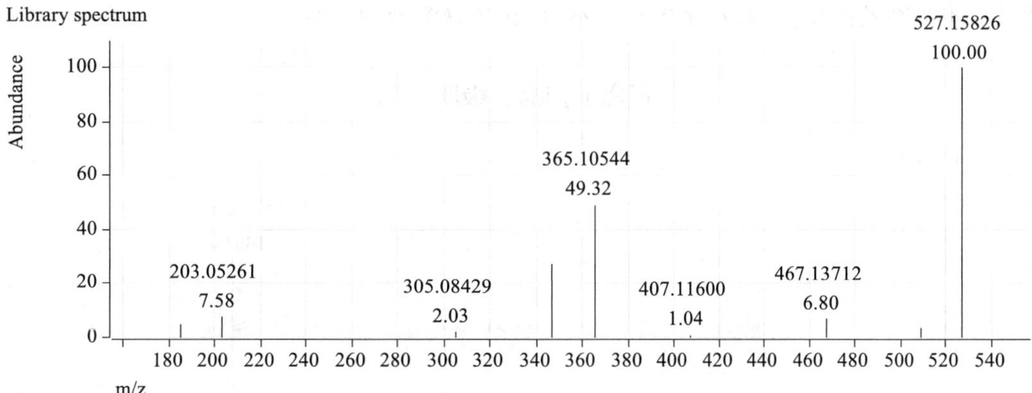

正离子扫描裂解途径解析

m/z 527.1583

m/z 365.1054

m/z 203.0526

m/z 467.1371

m/z 407.1160

m/z 347.0949

芬 布 芬

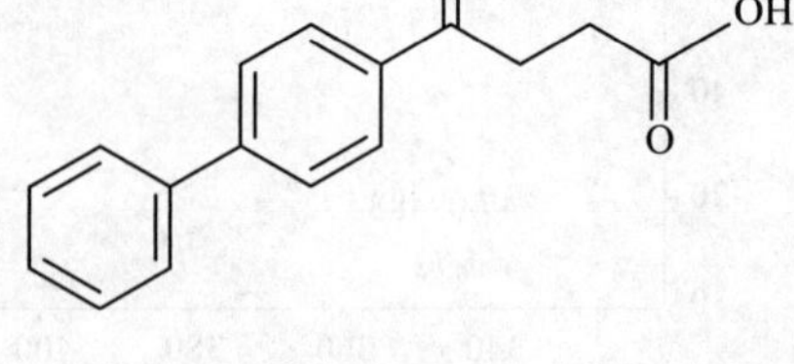

英文名：Fenbufen

分子式：$C_{16}H_{14}O_3$

分子量：254.28

CAS 编号：36330-85-5

中文化学名：3-(4- 联苯基羰基)丙酸

英文化学名：3-(4-Biphenylcarbonyl)propionic acid

性状：本品为白色或类白色结晶性粉末;无臭

溶解性：本品在乙醇中溶解,在水中几乎不溶,在热碱溶液中易溶

正离子扫描二级质谱图

$[M+H]^+$ CID:10V

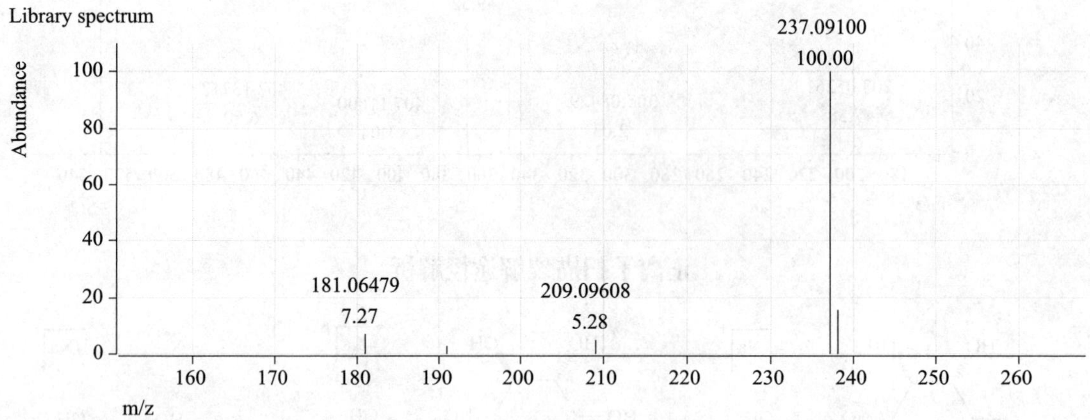

$[M+H]^+$ CID:20V

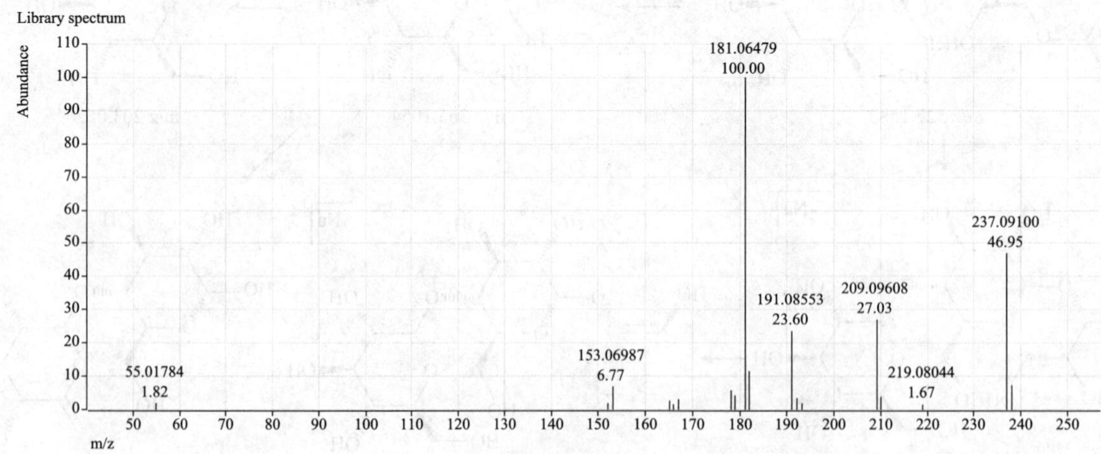

$[M+H]^+$ CID:40V

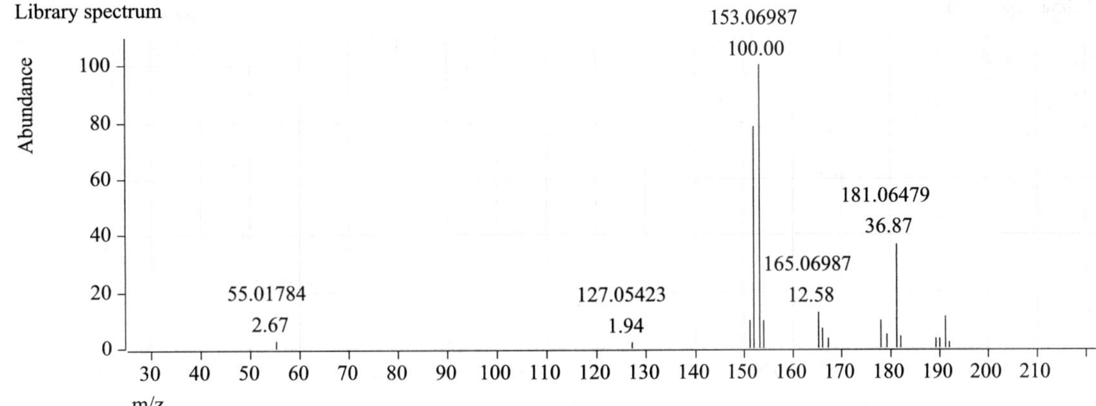

正离子扫描裂解途径解析

m/z 55.0178

m/z 237.0910

m/z 209.0961

m/z 255.1016

m/z 181.0648

m/z 153.0699

m/z 127.0542

负离子扫描二级质谱图

$[M-H]^-$ CID:10V

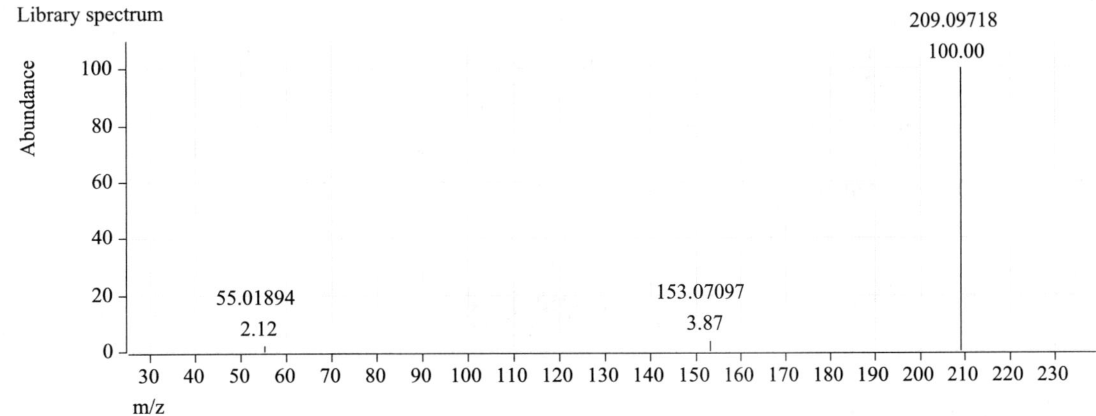

$[M-H]^-$ CID:20V

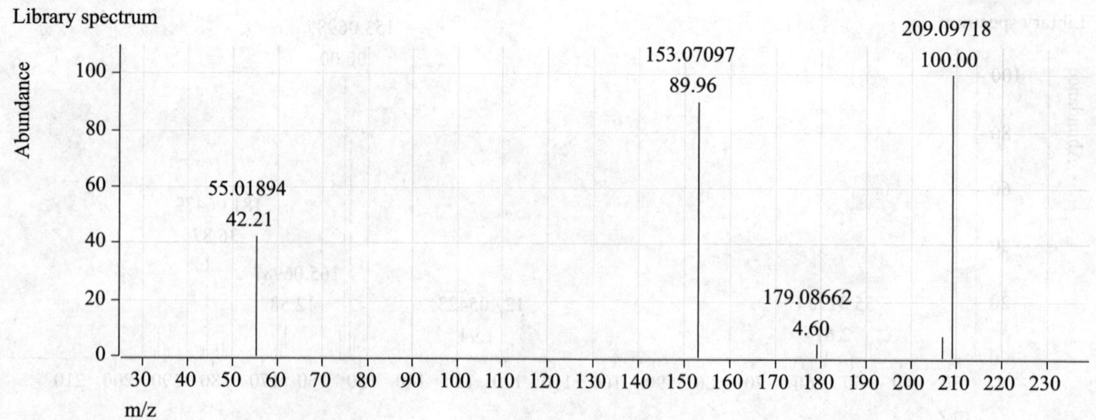

$[M-H]^-$ CID:40V

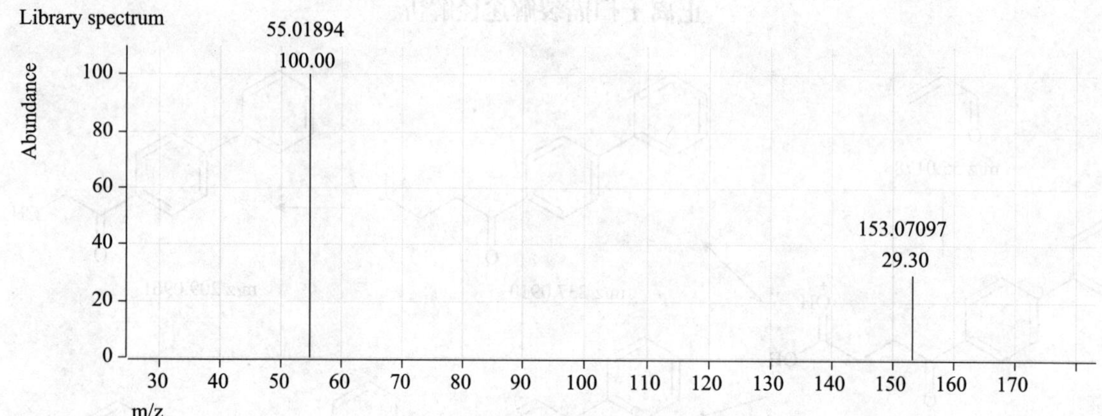

负离子扫描裂解途径解析

m/z 253.0870

m/z 153.0710

m/z 153.0710

m/z 179.0866

m/z 55.0189

苄达赖氨酸

英文名： Bendazac Lysine

分子式： $C_6H_{14}N_2O_2 \cdot C_{16}H_{14}N_2O_3$

分子量： 428.49

CAS 编号： 81919-14-4

中文化学名： L- 赖氨酸 -(1- 苄基 -1*H*- 吲哒唑 -3- 氧基)乙酸盐

英文化学名： L-Lysine-(1-benzyl-1*H*-indazol-3-yloxy)acetic acid

性状： 本品为白色或类白色结晶性粉末；无臭；味苦

溶解性： 本品在水中溶解，在乙醇和三氯甲烷中几乎不溶

正离子扫描二级质谱图

[M+H]+ CID:10V

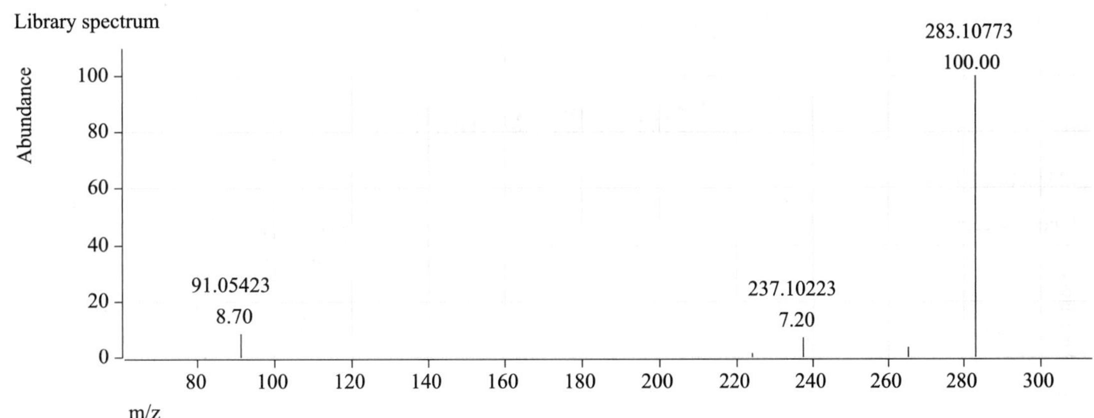

[M+H]+ CID:20V

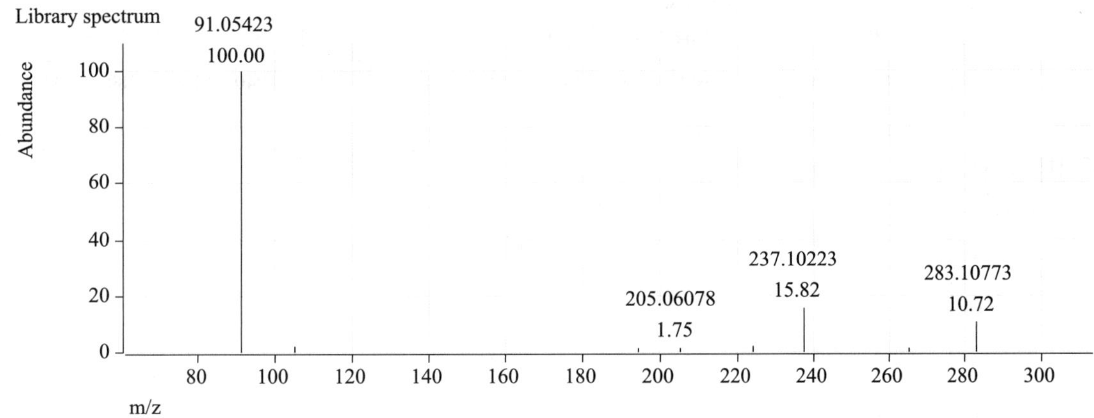

[M+H]+ CID:40V

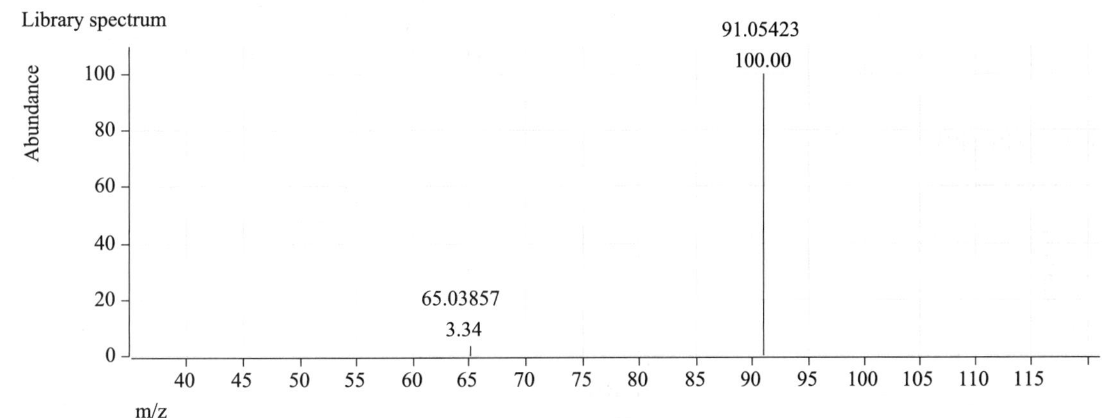

正离子扫描裂解途径解析

m/z 283.1077 → m/z 237.1022 → m/z 91.0542

负离子扫描二级质谱图

[M−H]⁻ CID:10V

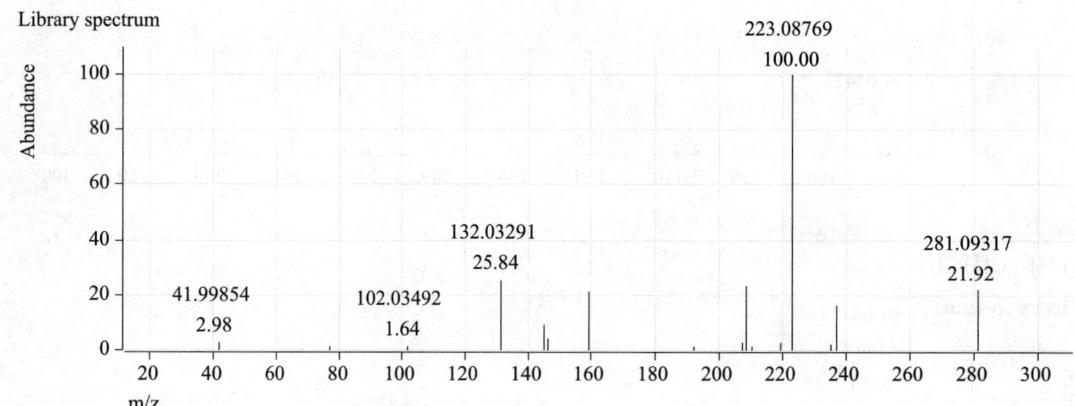

[M−H]⁻ CID:20V

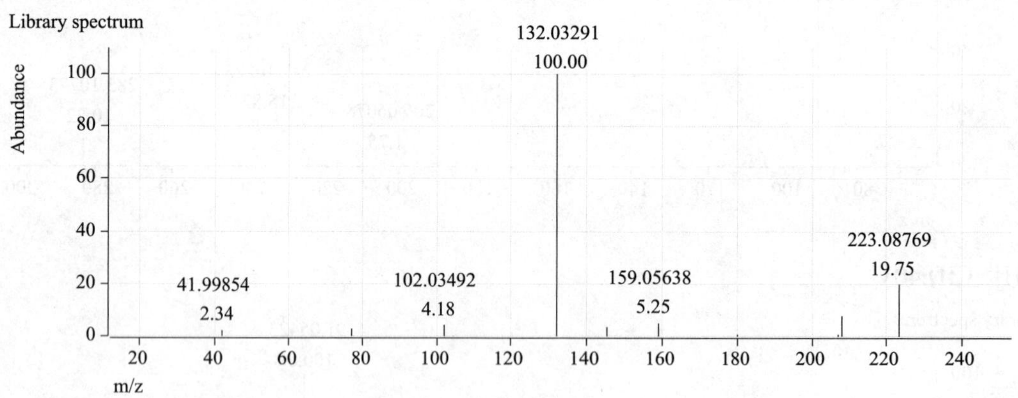

[M−H]⁻ CID:40V

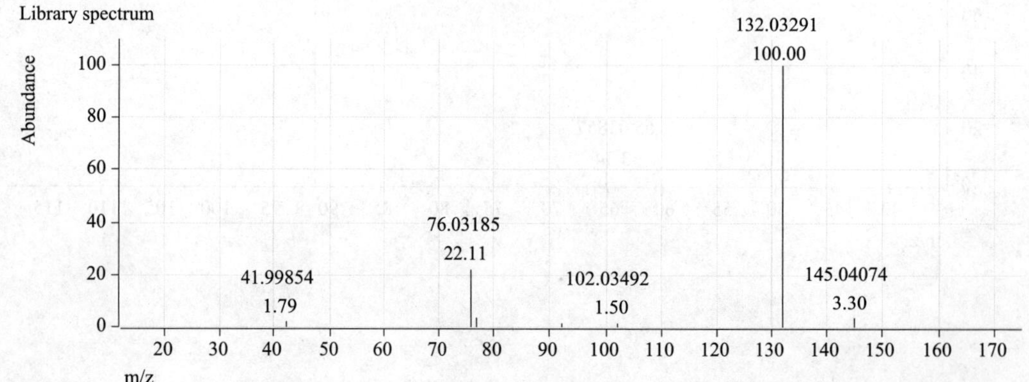

负离子扫描裂解途径解析

m/z 281.0932 → m/z 223.0877 → m/z 132.0324

正离子扫描二级质谱图

$[M+H]^+$ CID:10V

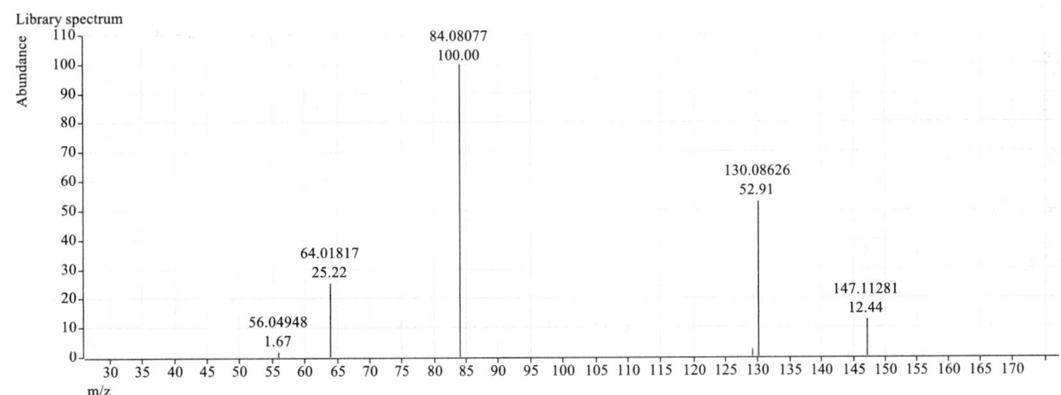

$[M+H]^+$ CID:20V

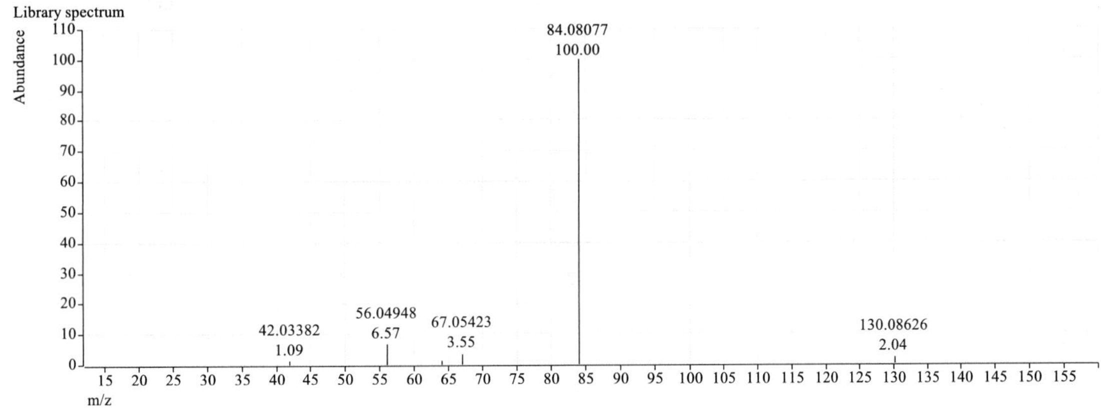

$[M+H]^+$ CID:40V

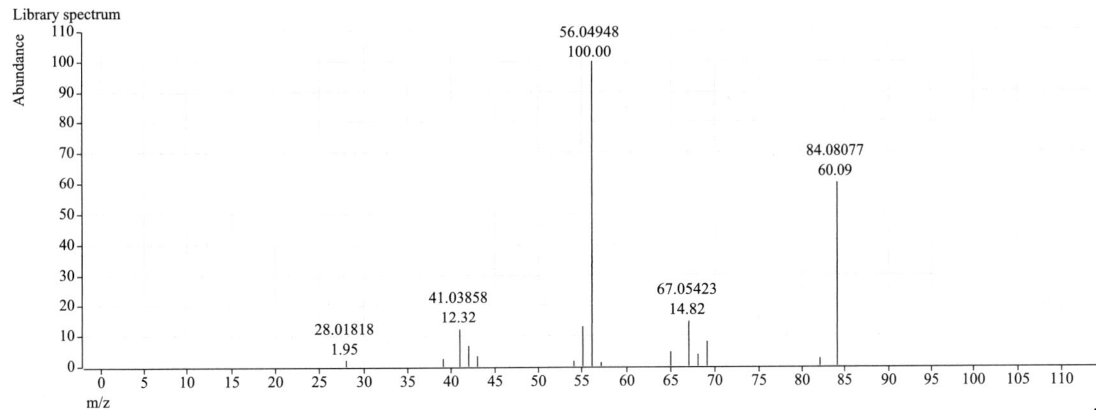

正离子扫描裂解途径解析

m/z 147.1128 m/z 130.0863 m/z 84.0808

苄达赖氨酸杂质 A

英文名：Benzyl Lysine Impurity A

分子式：$C_{14}H_{12}N_2O$

分子量：224.26

CAS 编号：42406–73–5

中文化学名：3– 羟基 –1– 苄基吲唑

英文化学名：L–Lysine phenylmethyl ester

性状：本品为灰白色粉末

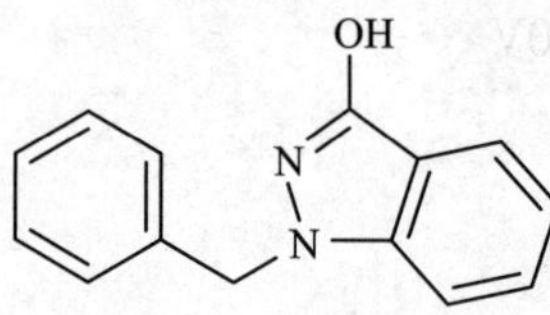

正离子扫描二级质谱图

[M+H]$^+$ CID:10V

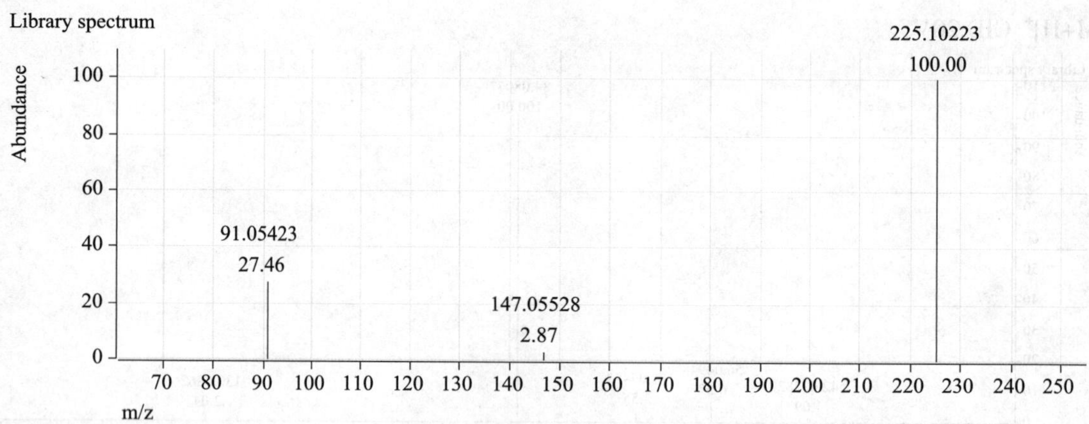

[M+H]$^+$ CID:20V

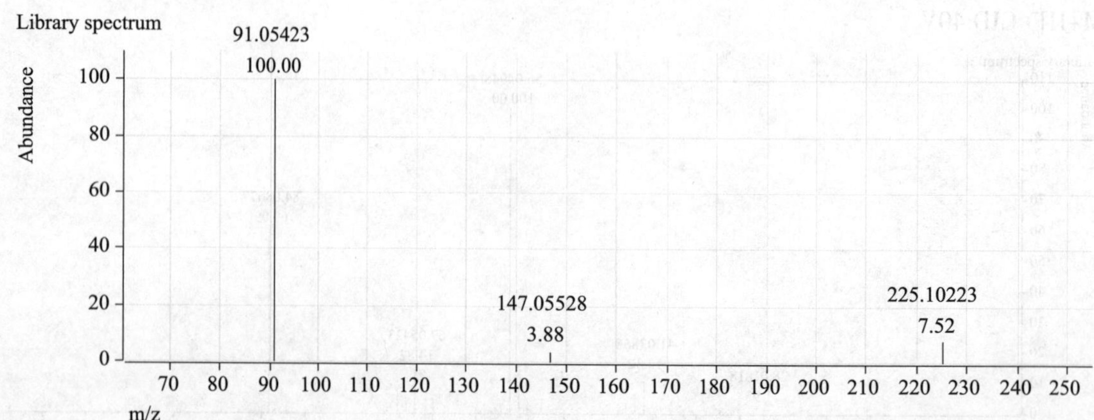

[M+H]$^+$ CID:40V

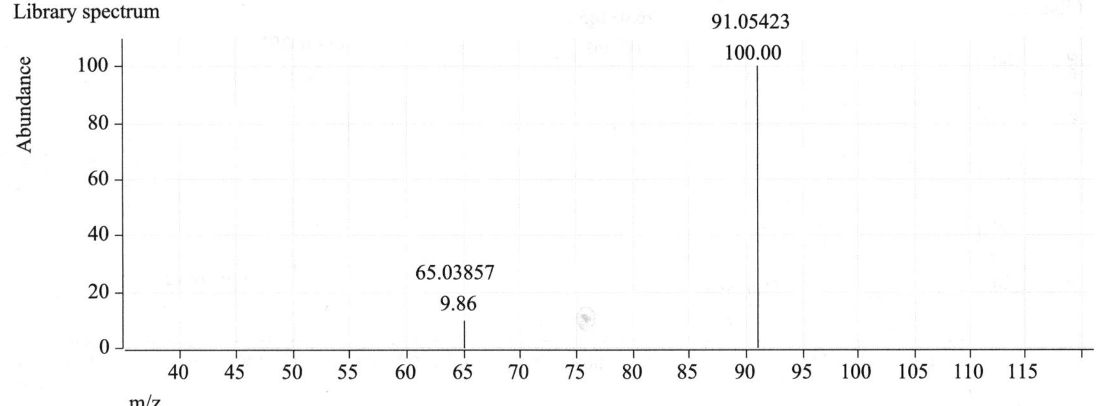

正离子扫描裂解途径解析

m/z 225.1022　　m/z 147.0553　　m/z 91.0542

负离子扫描二级质谱图

[M−H]$^-$ CID:10V

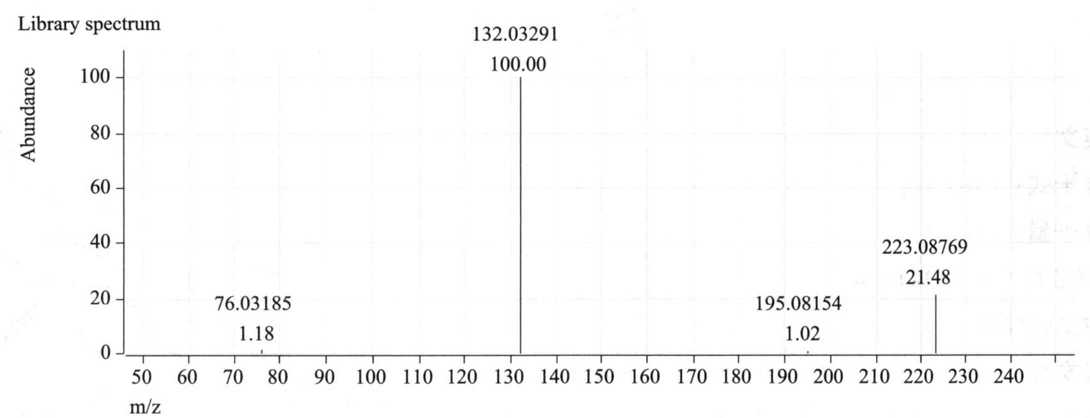

[M−H]$^-$ CID:20V

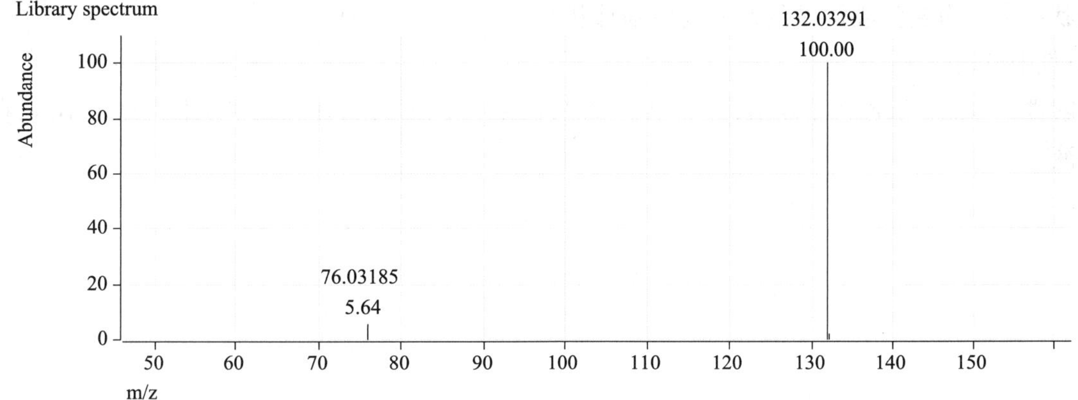

$[M-H]^-$ CID:40V

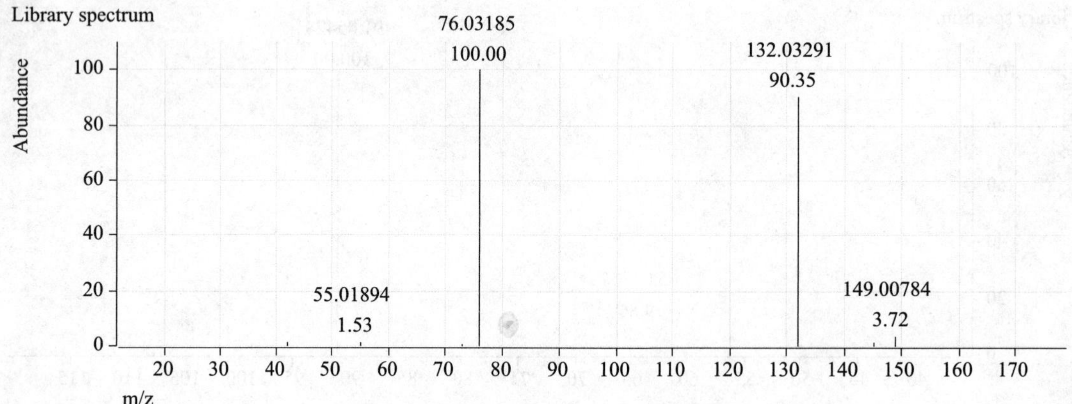

负离子扫描裂解途径解析

m/z 195.0815 ← m/z 223.0877 → m/z 132.0329 → m/z 76.0318

芦　丁

英文名：Rutin

分子式：$C_{27}H_{30}O_{16}$

分子量：610.52

CAS 编号：153-18-4

中文化学名：

英文化学名：3-[[6-*O*-(6-Deoxy-α-L-mannopyranosyl)-β-D-glucopyranosyl]oxy]-2-(3,4-dihydroxyphenyl)-5,7-dihydroxy-4*H*-1-benzopyran-4-one

性状：本品为黄色或黄绿色粉末或极细针状结晶；无味；在空气中色渐变深

溶解性：本品在沸乙醇中略溶，在沸水中微溶，在冷水中极微溶，在三氯甲烷和乙醚中不溶，在氢氧化碱溶液中易溶

正离子扫描二级质谱图

[M+H]+ CID:10V

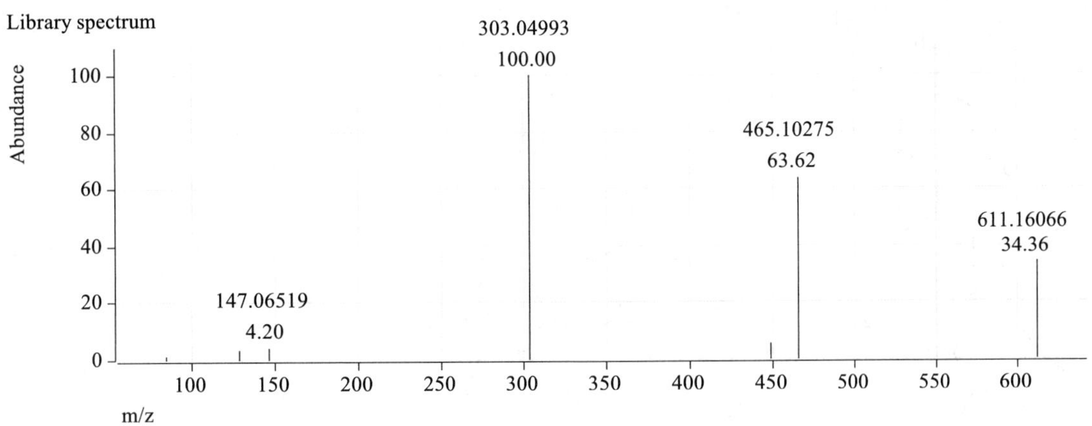

[M+H]+ CID:20V

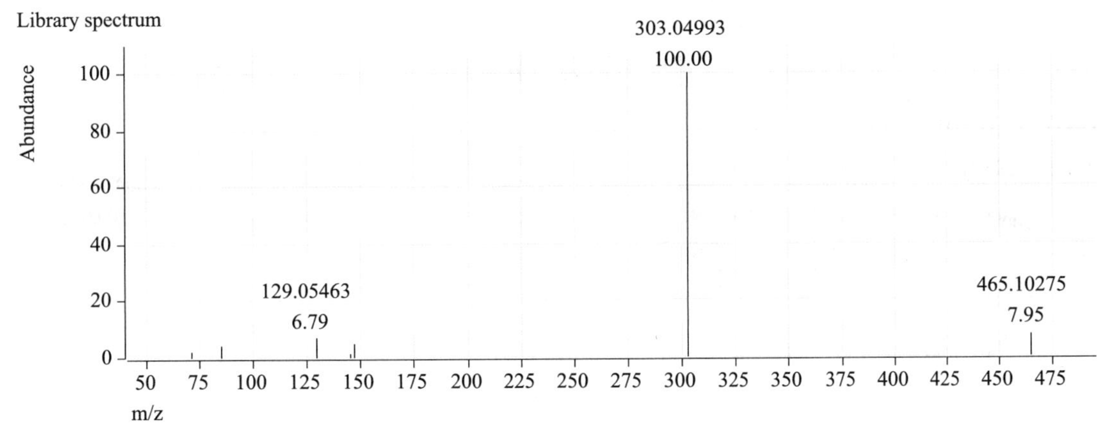

[M+H]+ CID:40V

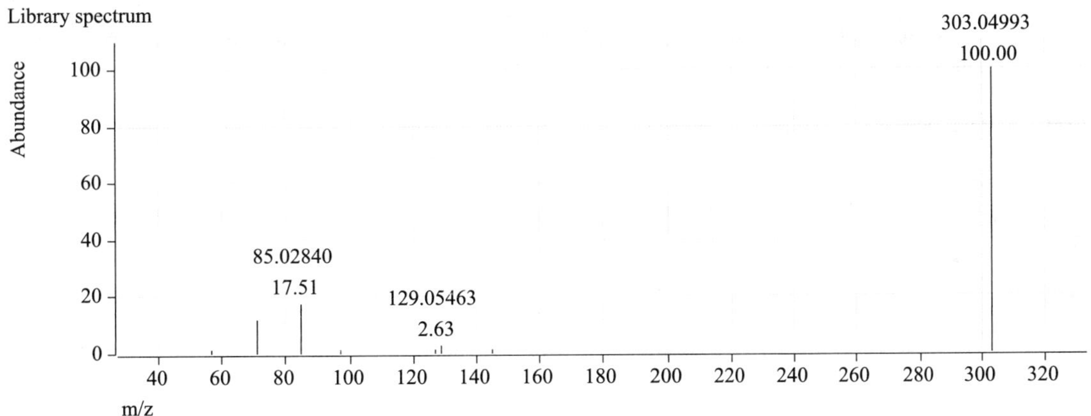

正离子扫描裂解途径解析

m/z 465.1028　　m/z 611.1607　　m/z 303.0499

负离子扫描二级质谱图

$[M-H]^-$ CID:10V

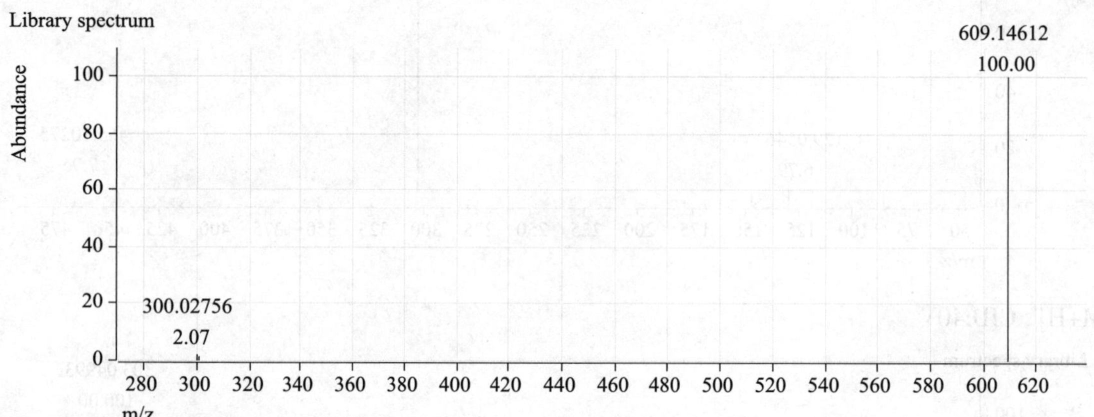

$[M-H]^-$ CID:20V

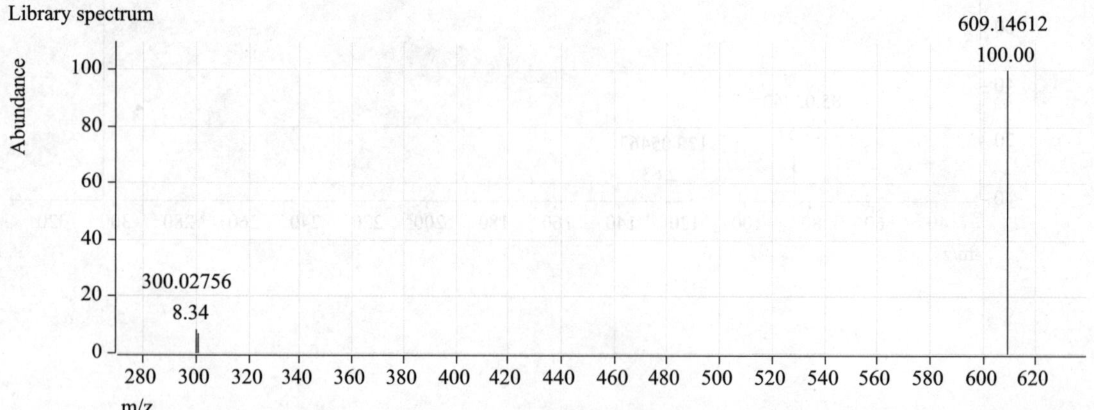

$[M-H]^-$ CID:40V

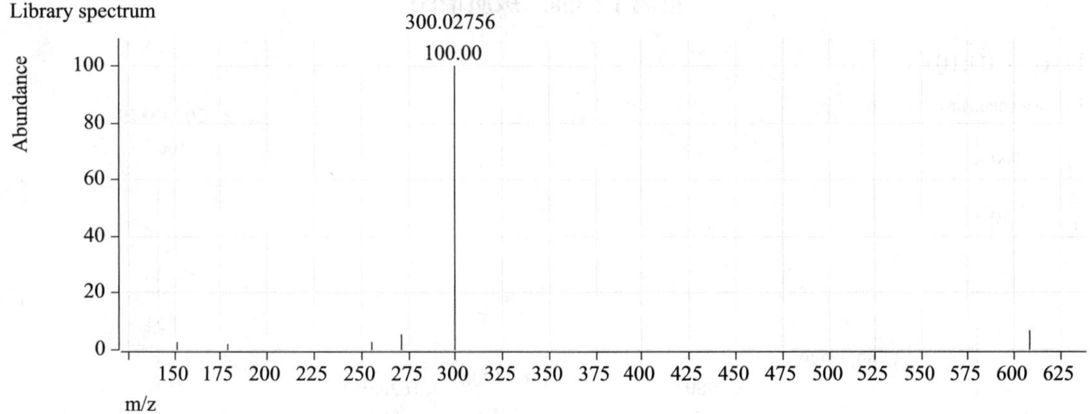

负离子扫描裂解途径解析

m/z 609.1461　　m/z 300.0276

克 罗 米 通

英文名： Crotamiton

分子式： $C_{13}H_{17}NO$

分子量： 203.28

CAS 编号： 483-63-6

中文化学名： *N*- 乙基 -*N*-（2- 甲基苯基）-2- 丁烯酰胺

英文化学名： *N*-Ethyl-*N*-（2-methylphenyl）-2-butenamide

性状： 本品为无色至淡黄色油状液体；微臭；在低温下可部分或全部固化

溶解性： 本品在乙醇或乙醚中极易溶，在水中微溶

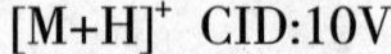

正离子扫描二级质谱图

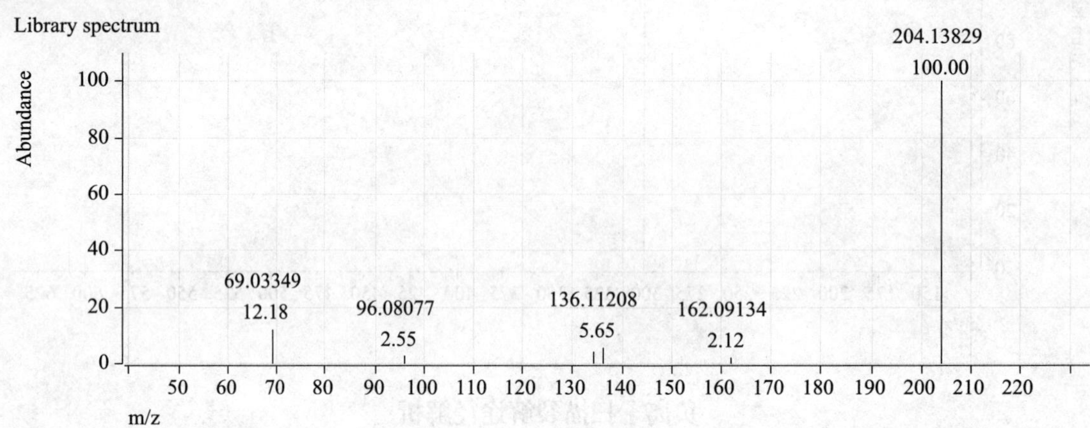

[M+H]+ CID:10V
Library spectrum
Abundance
204.13829
100.00
69.03349
12.18
96.08077
2.55
136.11208
5.65
162.09134
2.12
m/z

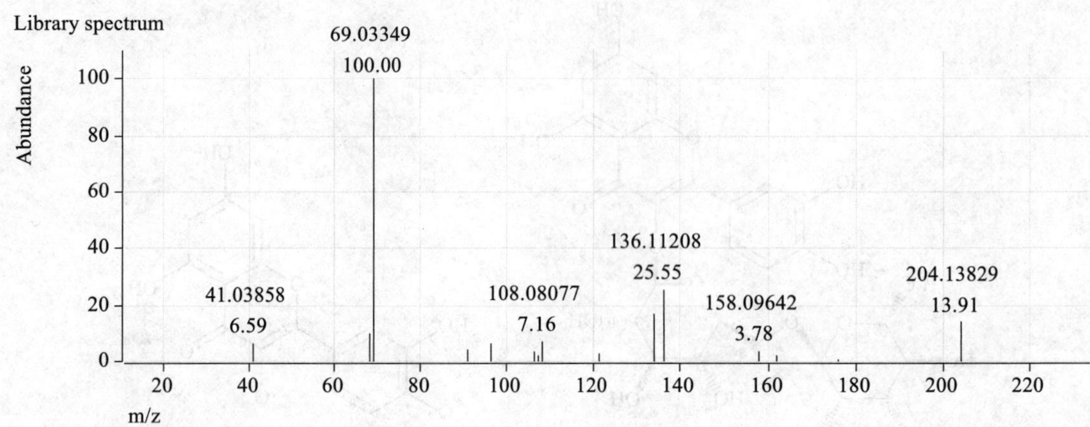

[M+H]+ CID:20V
Library spectrum
Abundance
69.03349
100.00
136.11208
25.55
41.03858
6.59
108.08077
7.16
158.09642
3.78
204.13829
13.91
m/z

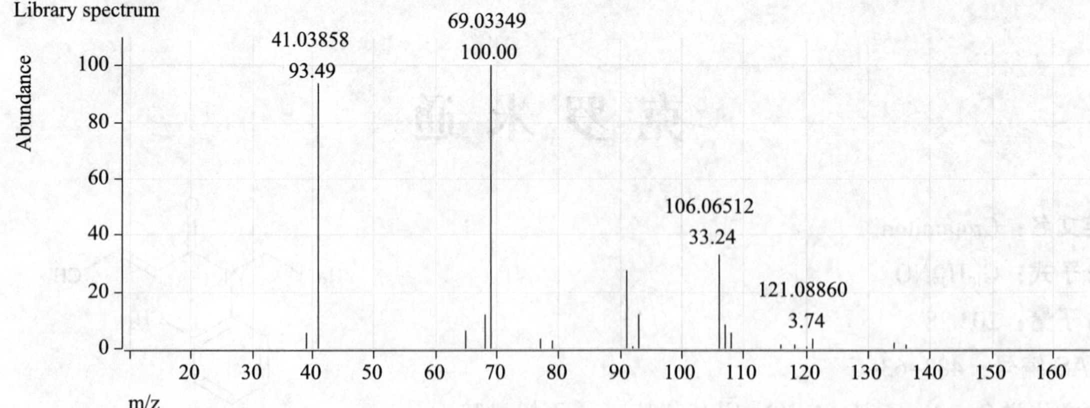

[M+H]+ CID:40V
Library spectrum
Abundance
41.03858
93.49
69.03349
100.00
106.06512
33.24
121.08860
3.74
m/z

正离子扫描裂解途径解析

m/z 41.0386　m/z 69.0335　m/z 204.1383　m/z 162.0913

m/z 108.0808　m/z 136.1121　m/z 106.0651

更 昔 洛 韦

英文名： Ganciclovir

分子式： $C_9H_{13}N_5O_4$

分子量： 255.21

CAS 编号： 82410-32-0

中文化学名： 9-［［2-羟基-1-（羟甲基）乙氧基］甲基］鸟嘌呤

英文化学名： 2-Amino-1,9-dihydro-9-[[2-hydroxy-1-(hydroxymethyl)ethoxy]methyl]-6*H*-purin-6-one

性状： 本品为白色结晶性粉末；无臭；有引湿性

溶解性： 本品在水或冰醋酸中微溶，在甲醇中几乎不溶，在二氯甲烷中不溶，在盐酸溶液或氢氧化钠溶液中略溶

正离子扫描二级质谱图

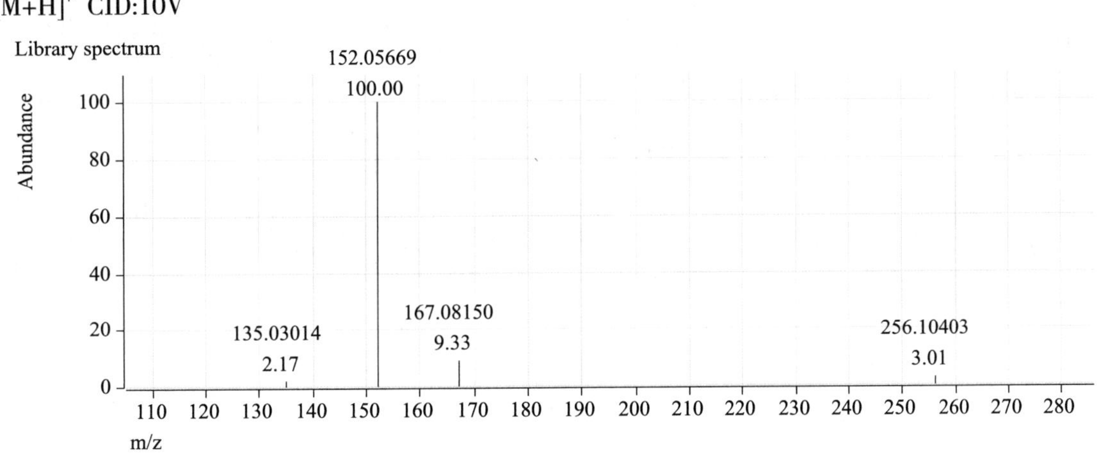

$[M+H]^+$ CID:20V

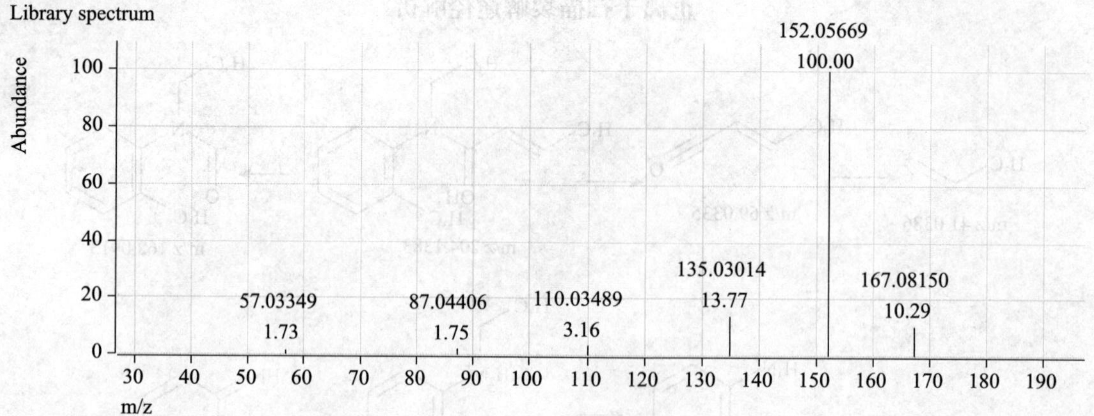

$[M+H]^+$ CID:40V

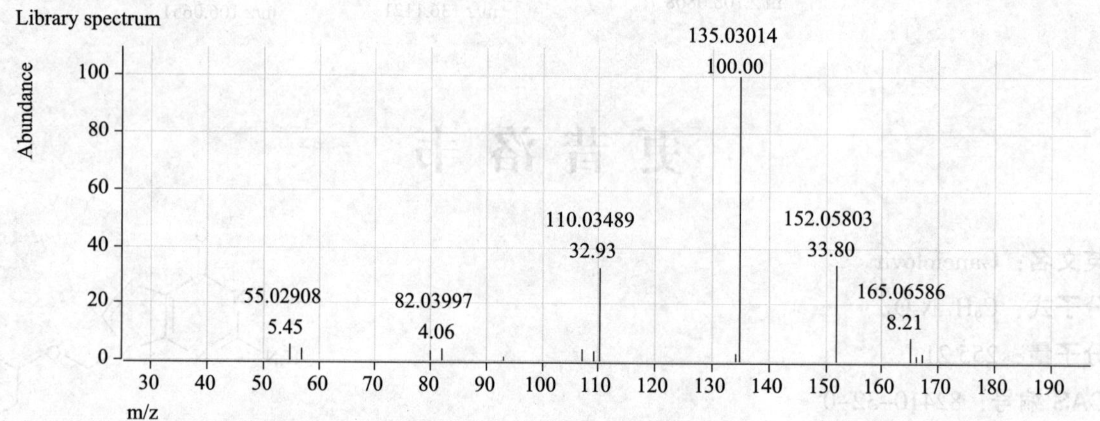

正离子扫描裂解途径解析

m/z 256.1040

m/z 87.0441

m/z 57.0335

m/z 167.0815

m/z 152.0567

m/z 135.0301

m/z 110.0349

负离子扫描二级质谱图

[M-H]⁻ CID:10V

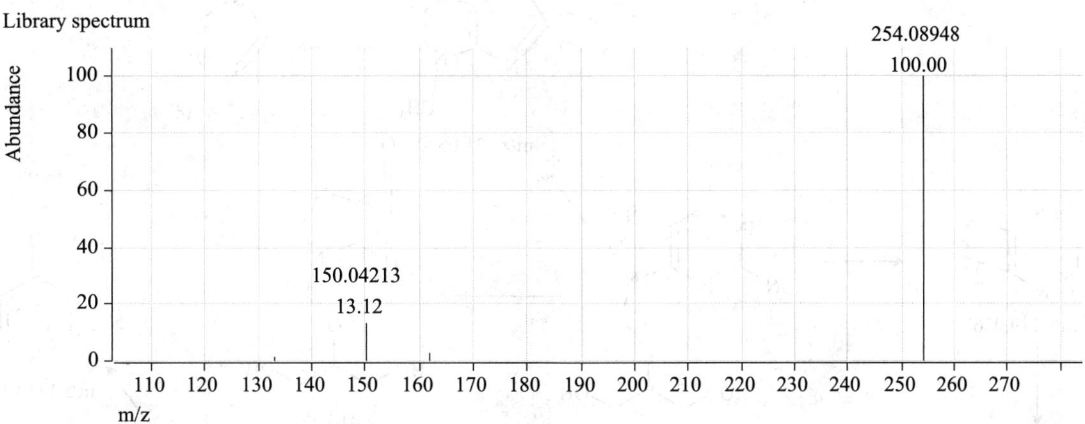

[M-H]⁻ CID:20V

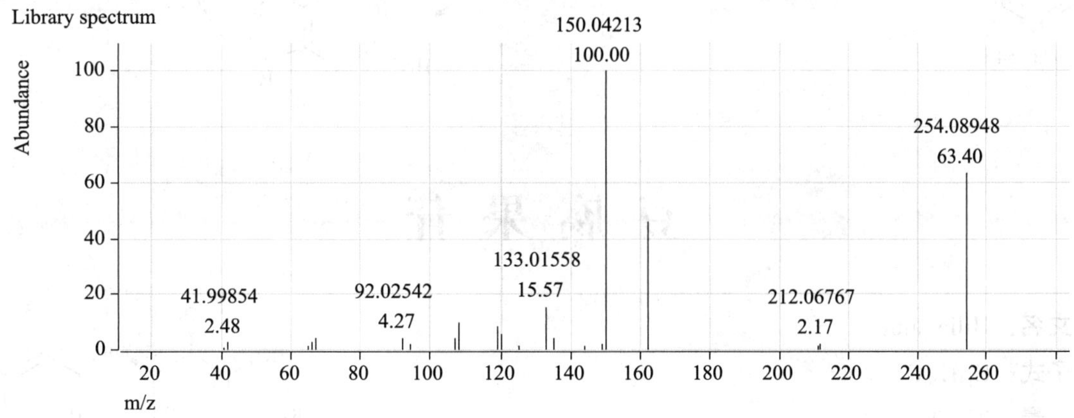

[M-H]⁻ CID:40V

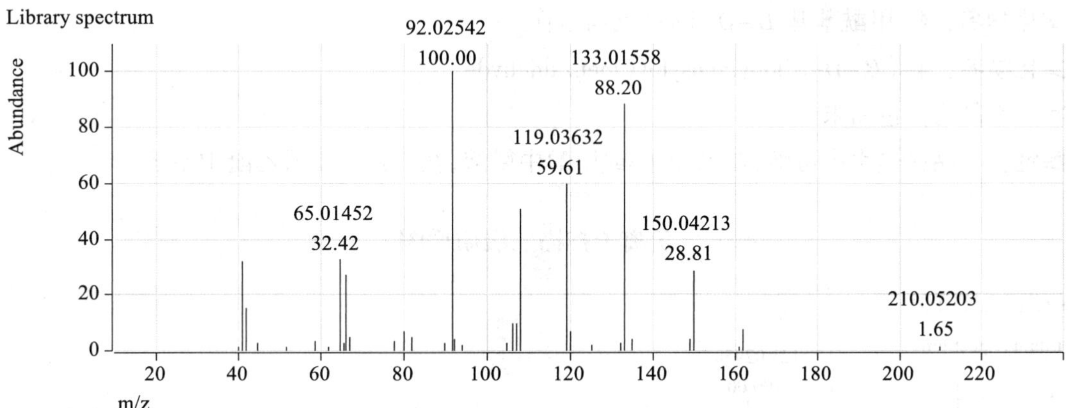

负离子扫描裂解途径解析

m/z 121.0520

m/z 65.0145

m/z 119.0363

m/z 254.0895

m/z 212.0677

m/z 133.0156

m/z 92.0254

m/z 150.0421

豆 腐 果 苷

英文名：Hilieidum

分子式：$C_{13}H_{16}O_7$

分子量：284.26

CAS 编号：80154-34-3

中文化学名：4- 甲酰苯基 β -D- 阿咯吡喃糖苷

英文化学名：4-(β -D-Allopyranosyloxy)benzaldehyde

性状：本品为白色粉末

溶解性：本品在热水中可溶，在水、乙醇或甲醇中微溶，在三氯甲烷或乙醚中不溶

负离子扫描二级质谱图

$[M+Cl]^-$ CID:10V

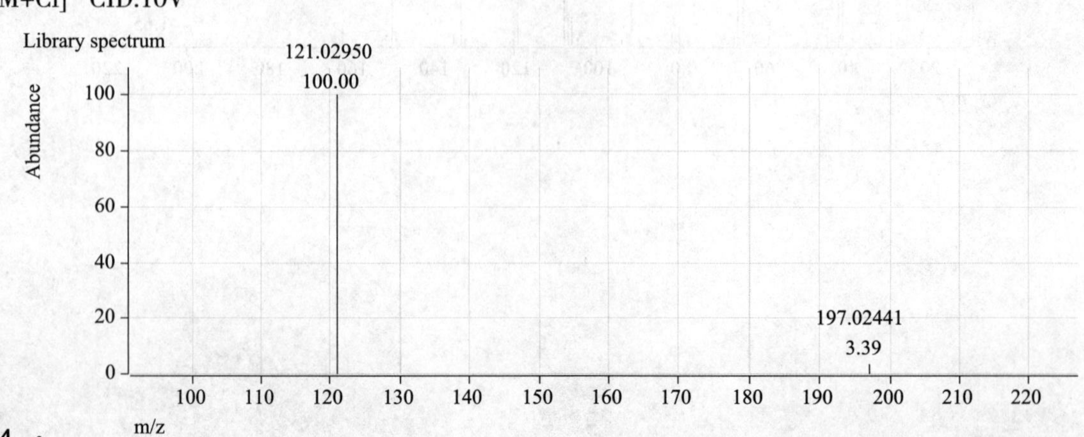

$[M+Cl]^-$ CID:20V

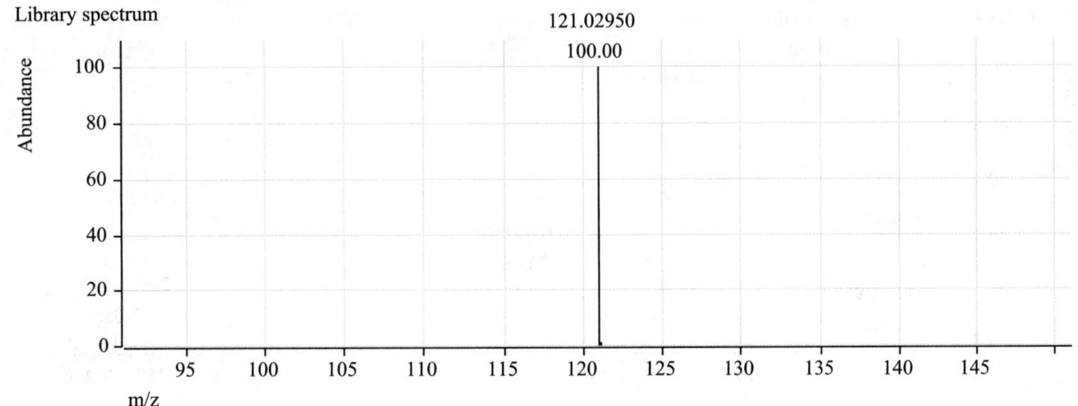

负离子扫描裂解途径解析

m/z 319.0590 → m/z 121.0295

来 氟 米 特

英文名： Leflunomide

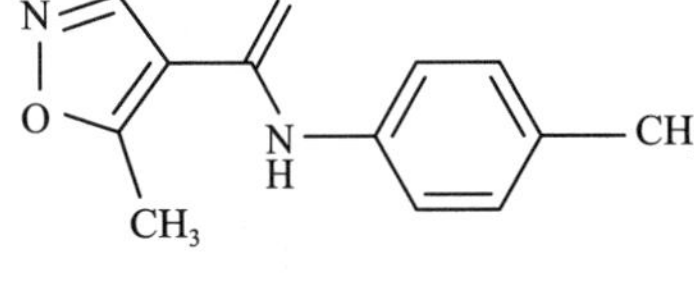

分子式： $C_{12}H_9F_3N_2O_2$

分子量： 270.20

CAS 编号： 75706-12-6

中文化学名： *N*-(4-三氟甲基苯基)-5-甲基异噁唑-4-甲酰胺

英文化学名： 5-Methyl-*N*-[4-(trifluoromethyl)phenyl]-4-isoxazolecarboxamide

性状： 本品为白色结晶或粉末;无臭

溶解性： 本品在甲醇或冰醋酸中易溶,在乙醇中溶解,在三氯甲烷中略溶,在水中几乎不溶

负离子扫描二级质谱图

$[M-H]^-$ CID:10V

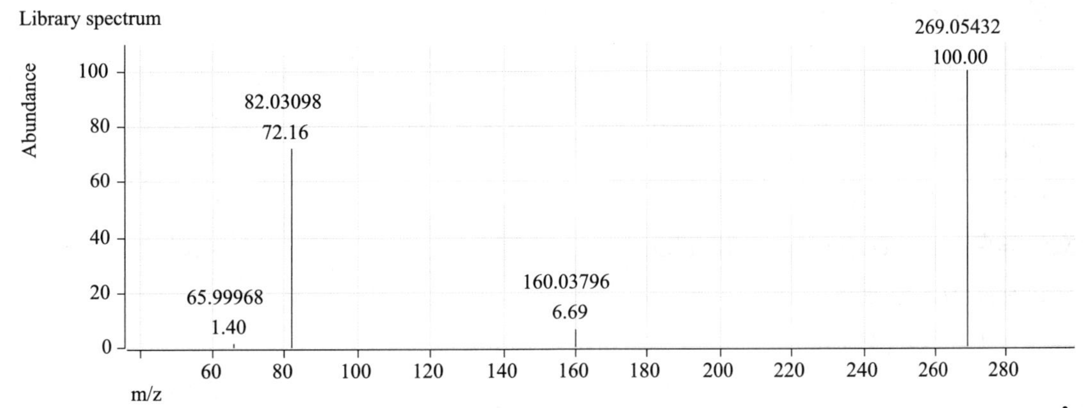

$[M-H]^-$ CID:20V

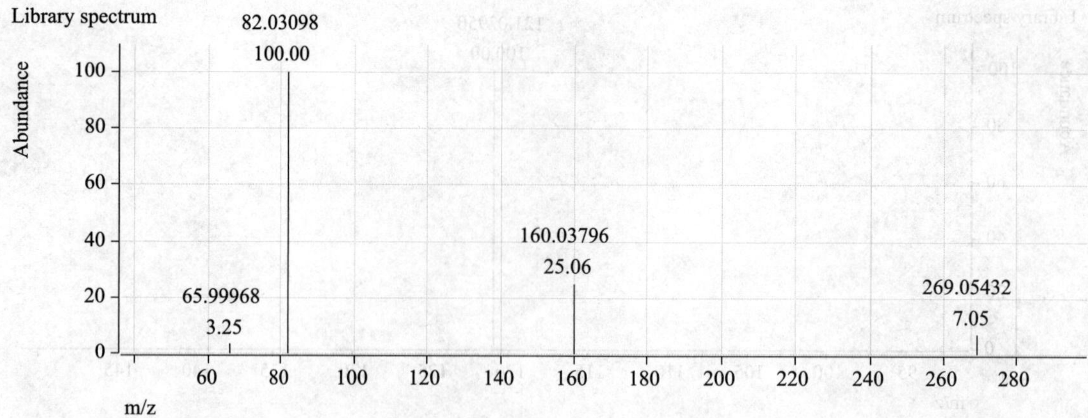

$[M-H]^-$ CID:40V

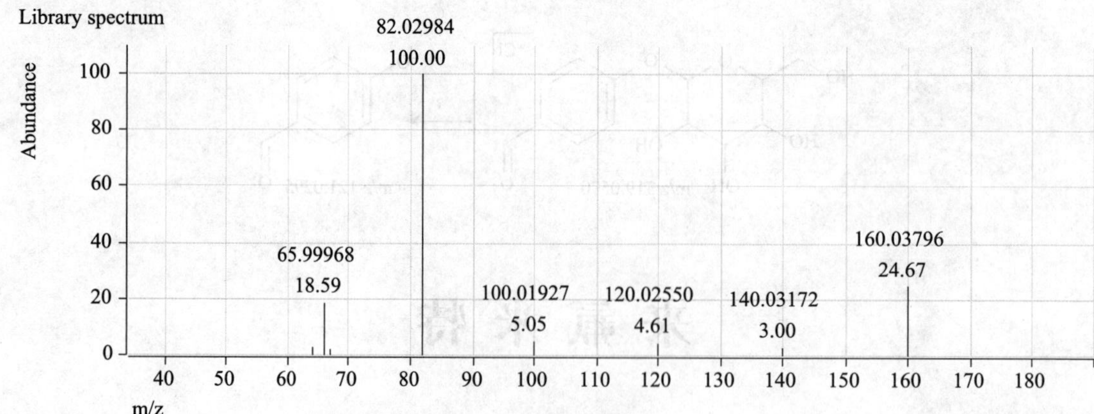

负离子扫描裂解途径解析

m/z 82.0298 ← m/z 269.0543 → m/z 160.0380

来氟米特杂质 I

英文名：Leflunomide Impurity Ⅰ

分子式：$C_7H_6F_3N$

分子量：161.12

CAS 编号：455-14-1

中文化学名：4-三氟甲基苯胺

英文化学名：4-(Trifluoromethyl)aniline

性状：本品为无色液体

溶解性：本品在水中难溶

CF_3—C₆H₄—NH_2

正离子扫描二级质谱图（电离源为 APCI 源）

$[M+H]^+$ CID:10V

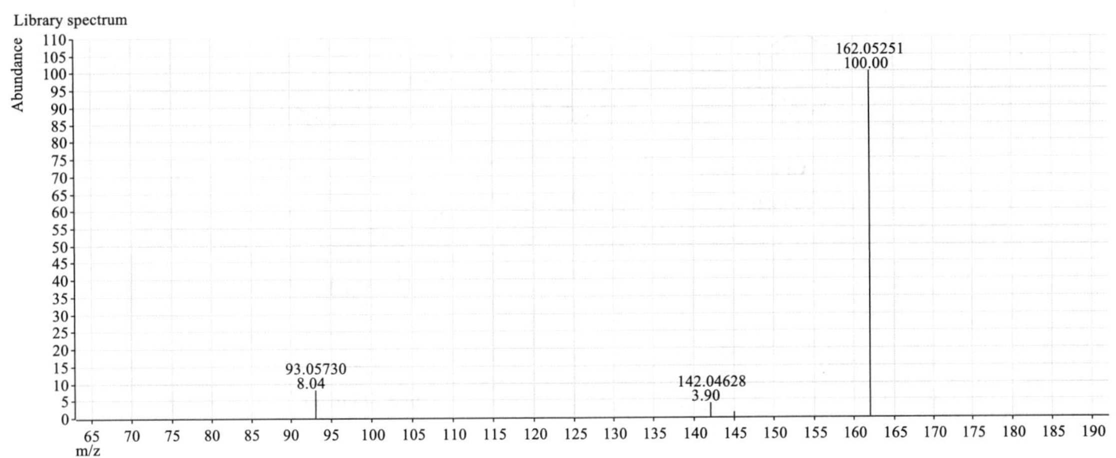

$[M+H]^+$ CID:20V

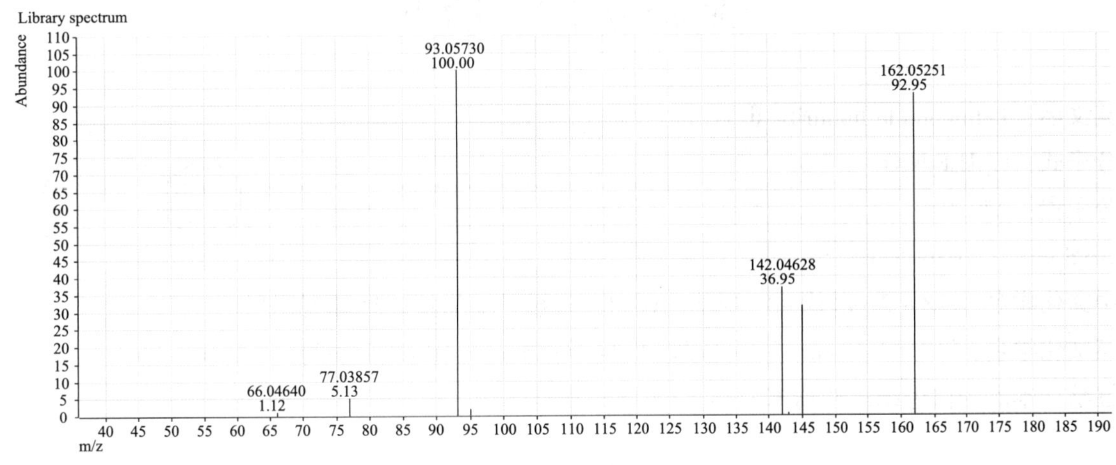

$[M+H]^+$ CID:40V

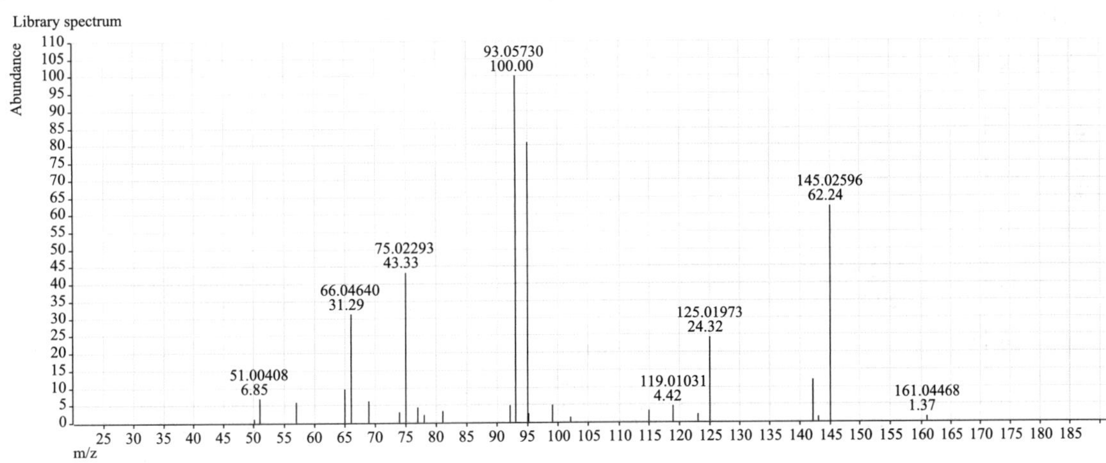

正离子扫描裂解途径解析

m/z 142.0463
m/z 162.0525
m/z 93.0573
m/z 145.0260

来氟米特杂质Ⅱ

英文名： Leflunomide Impurity Ⅱ

分子式： $C_{12}H_9F_3N_2O_2$

分子量： 270.21

CAS 编号： 108605-62-5

中文化学名： (2*Z*)-2-氰基-3-羟基-*N*-(4-三氟甲基苯基)-2-丁烯酰胺

英文化学名： (2*Z*)-2-Cyano-3-hydroxy-*N*-[4-(trifluoromethyl)phenyl]but-2-enamide

性状： 本品为白色结晶性粉末

负离子扫描二级质谱图

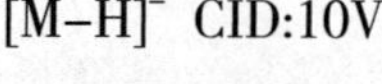

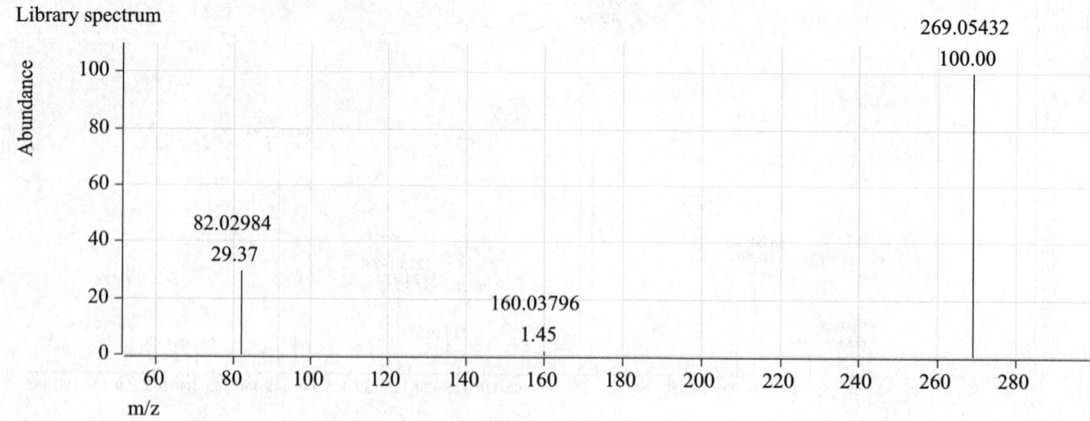

[M-H]⁻ CID:20V

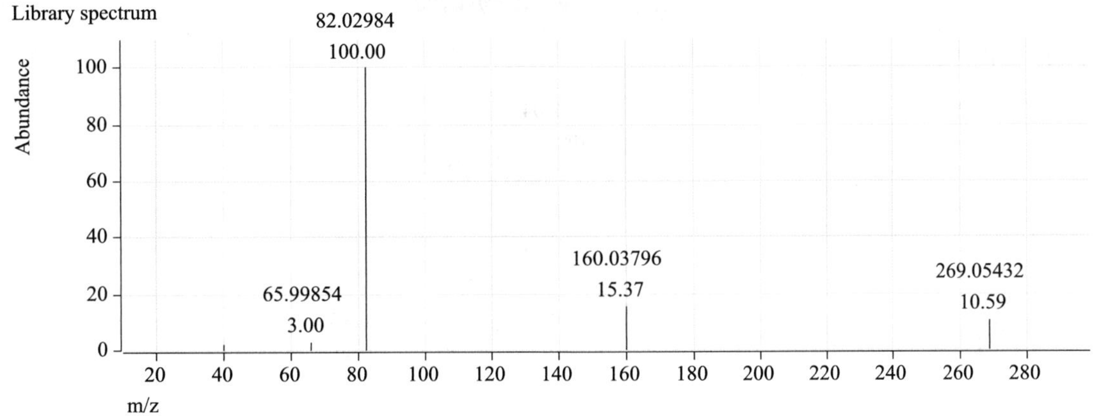

[M-H]⁻ CID:40V

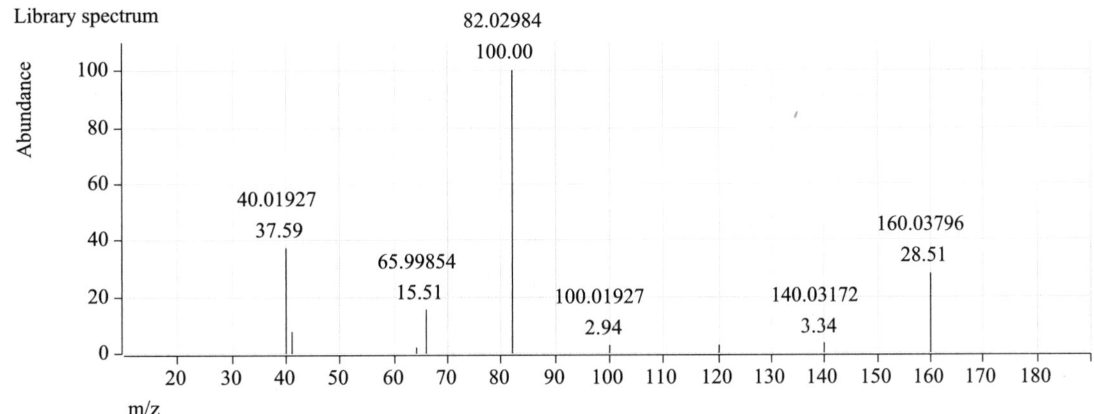

负离子扫描裂解途径解析

m/z 82.0298　　m/z 269.0543　　m/z 160.0380

吡 拉 西 坦

英文名： Piracetam

分子式： $C_6H_{10}N_2O_2$

分子量： 142.16

CAS 编号： 7491-74-9

中文化学名： 2- 氧代 -1- 吡咯烷基乙酰胺

英文化学名： 2-Oxo-1-pyrrolidineacetamide

性状： 本品为白色或类白色结晶性粉末；无臭

溶解性： 本品在水中易溶，在乙醇中略溶，在乙醚中几乎不溶

正离子扫描二级质谱图

$[M+H]^+$ CID:10V

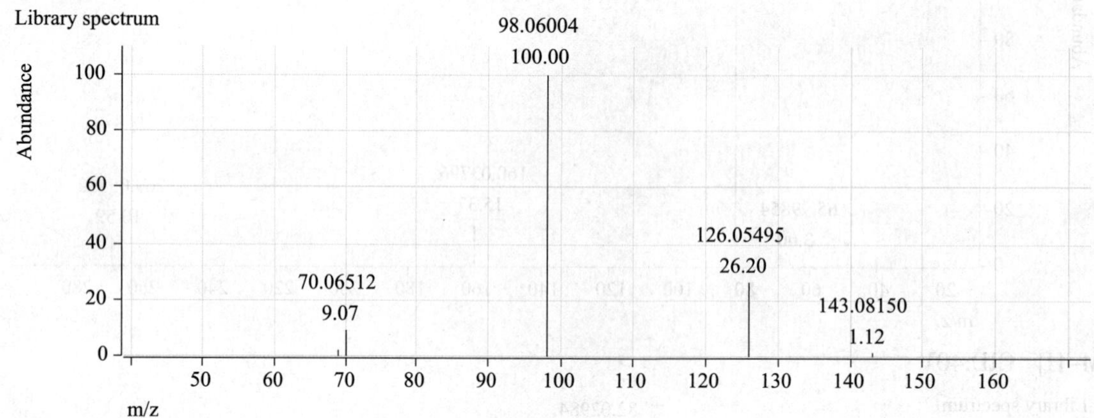

$[M+H]^+$ CID:20V

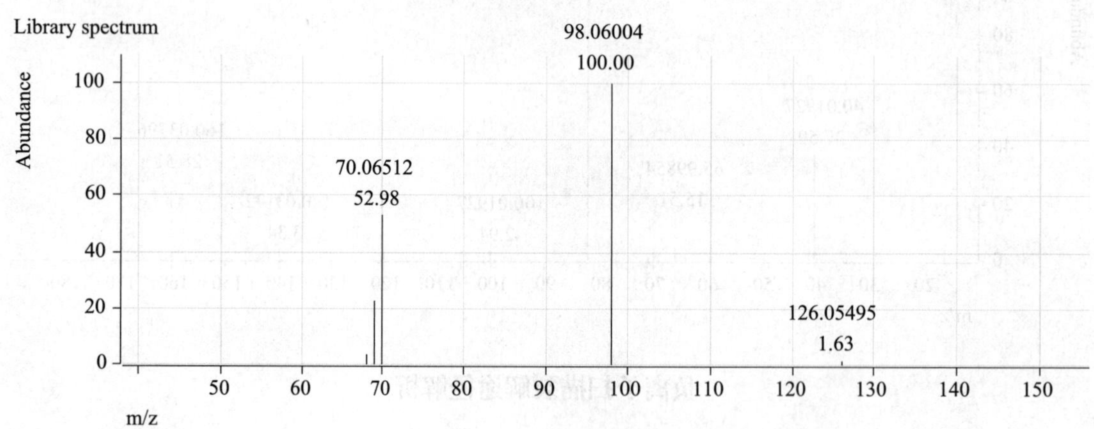

$[M+H]^+$ CID:40V

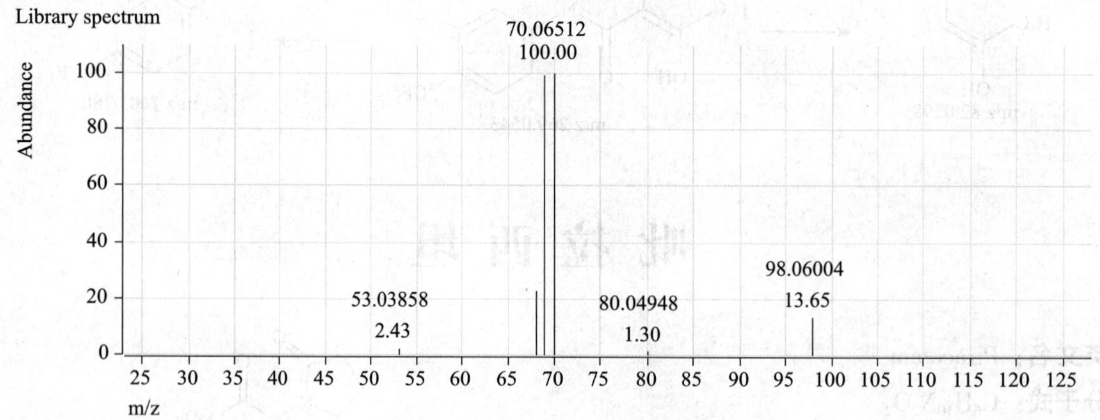

正离子扫描裂解途径解析

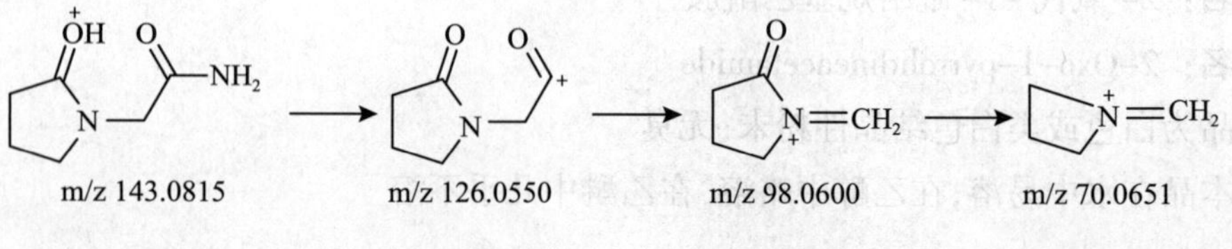

m/z 143.0815 → m/z 126.0550 → m/z 98.0600 → m/z 70.0651

吡 非 尼 酮

英文名： Pirfenidone

分子式： $C_{12}H_{11}NO$

分子量： 185.22

CAS 编号： 53179-13-8

中文化学名： 5-甲基-1-苯基-2-(1*H*)-吡啶酮

英文化学名： 5-Methyl-1-phenyl-2(1*H*)-pyridinone

性状： 本品为白色或淡黄色结晶性粉末

溶解性： 本品在水中略溶，在乙醇(96%)中易溶，在庚烷中微溶

正离子扫描二级质谱图

$[M+H]^+$ CID:10V

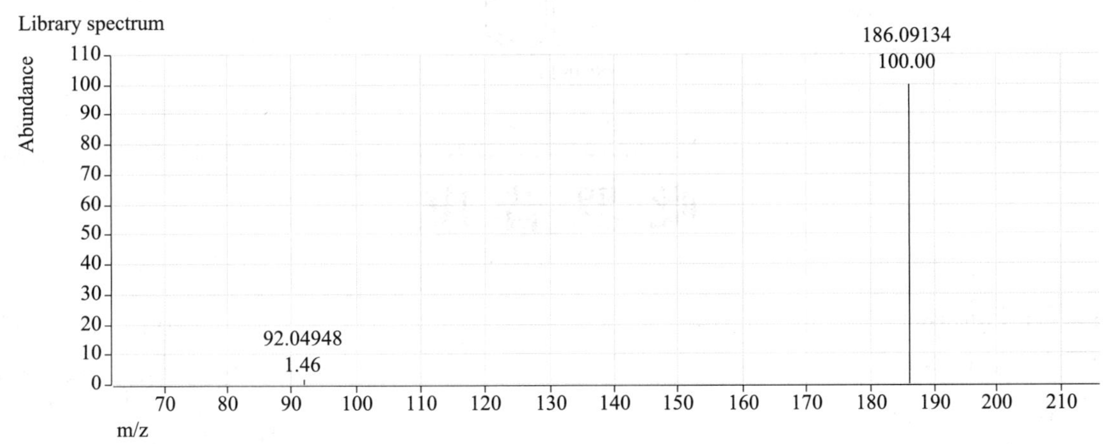

$[M+H]^+$ CID:20V

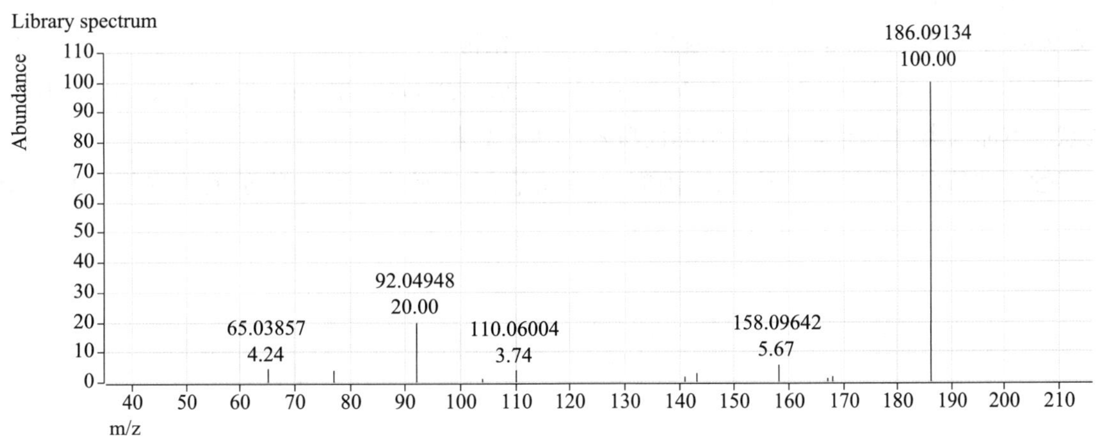

$[M+H]^+$ CID:40V

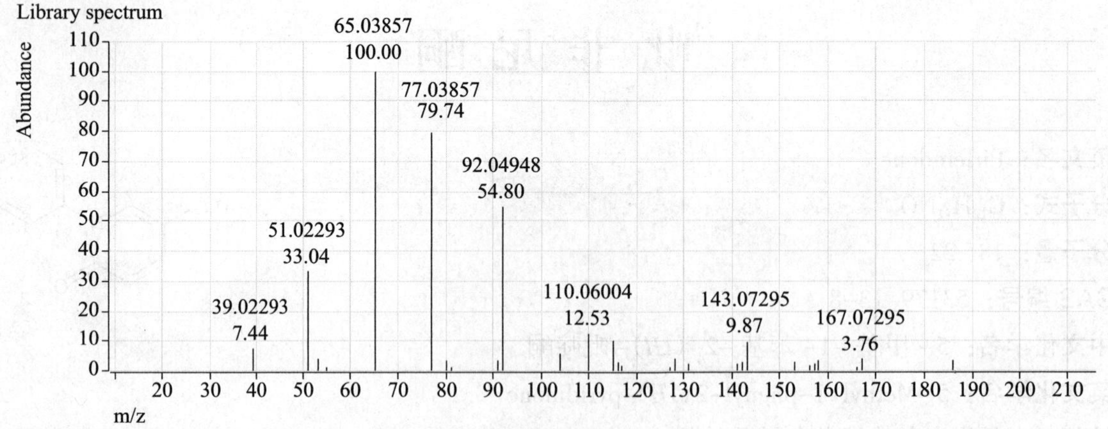

正离子扫描裂解途径解析

m/z 77.0386

m/z 186.0913

m/z 110.0600

吡 罗 昔 康

英文名： Piroxicam

分子式： $C_{15}H_{13}N_3O_4S$

分子量： 331.35

CAS 编号： 36322-90-4

中文化学名： 2- 甲基 -4- 羟基 -*N*-(2- 吡啶基)-2*H*-1,2- 苯并噻嗪 -3- 甲酰胺 -1,1- 二氧化物

英文化学名： 4-Hydroxy-2-methyl-*N*-2-pyridinyl-2*H*-1,2-benzothiazine-3-carboxamide-1,1-dioxide

性状： 本品为类白色至微黄绿色结晶性粉末；无臭；无味

溶解性： 本品在三氯甲烷中易溶，在丙酮、碱中略溶，在乙醇或乙醚中微溶，在水中几乎不溶，在酸中溶解

正离子扫描二级质谱图

$[M+H]^+$ CID:10V

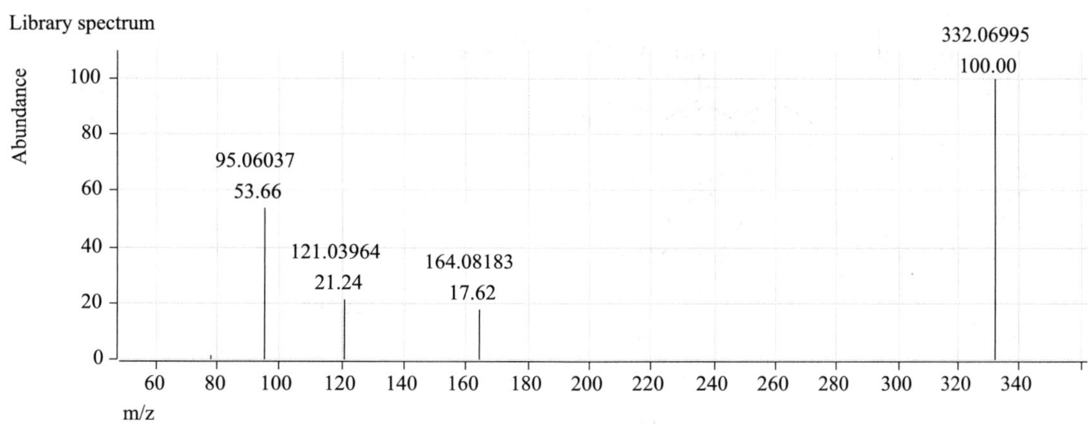

$[M+H]^+$ CID:20V

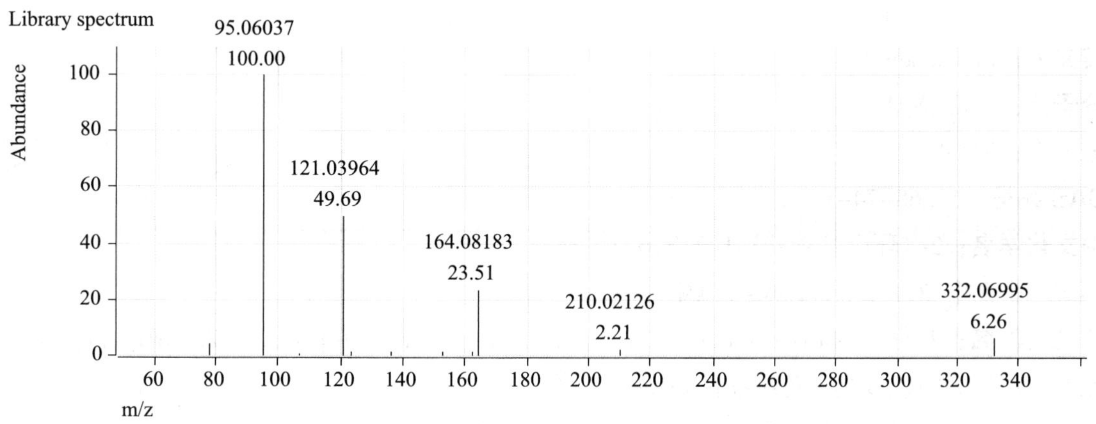

$[M+H]^+$ CID:40V

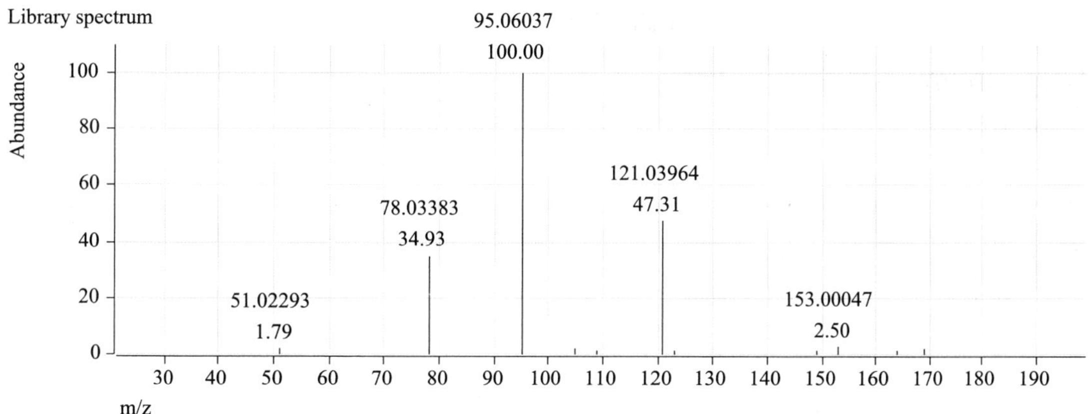

正离子扫描裂解途径解析

m/z 164.0818　m/z 332.0700　m/z 95.0604　m/z 78.0338　m/z 121.0396

吡　喹　酮

英文名：Praziquantel

分子式：$C_{19}H_{24}N_2O_2$

分子量：312.41

CAS 编号：55268-74-1

中文化学名：2-(环己基羰基)-1,2,3,6,7,11*b*-六氢-4*H*-吡嗪并[2,1-*α*]异喹啉-4-酮

英文化学名：2-(Cyclohexylcarbonyl)-1,2,3,6,7,11*b*-hexahydro-4*H*-pyrazino[2,1-*α*]isoquinolin-4-one

性状：本品为白色或类白色结晶性粉末

溶解性：本品在三氯甲烷中易溶，在乙醇中溶解，在水或乙醚中不溶

正离子扫描二级质谱图

$[M+H]^+$ CID:10V

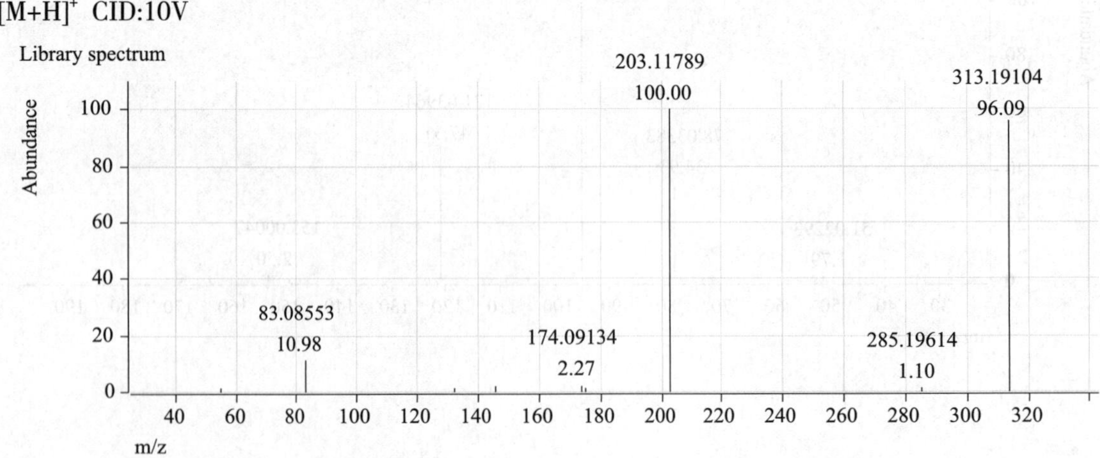

$[M+H]^+$ CID:20V

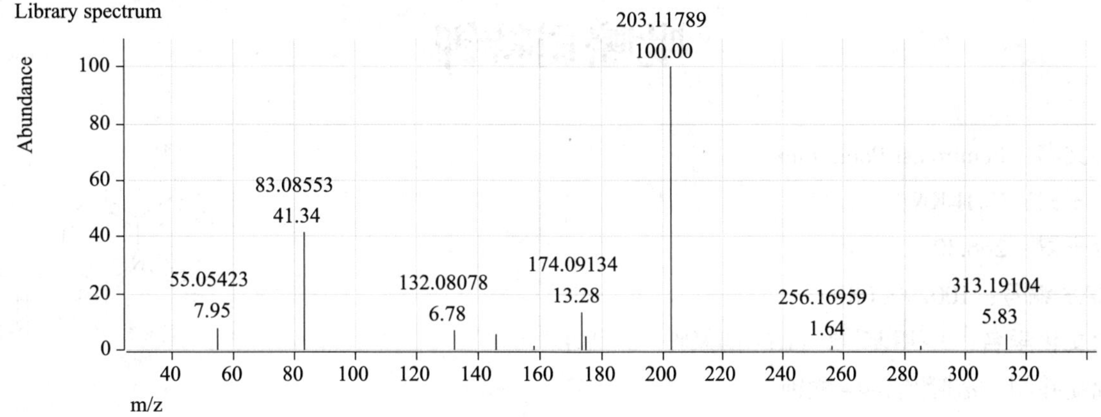

$[M+H]^+$ CID:40V

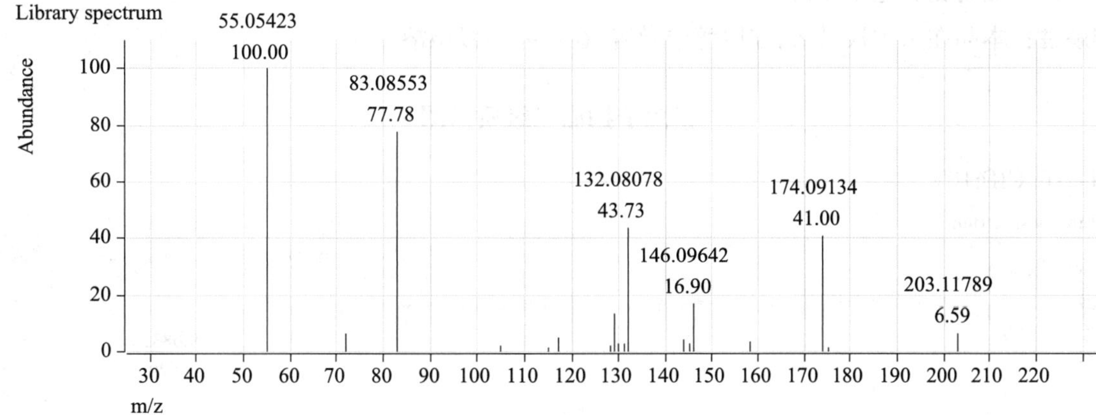

正离子扫描裂解途径解析

m/z 285.1961

m/z 83.0855

m/z 203.1179

m/z 313.1911

m/z 174.0913

m/z 132.0808

吡嘧司特钾

英文名： Pemirolast Potassium

分子式： $C_{10}H_7KN_6O$

分子量： 266.30

CAS 编号： 100299-08-9

中文化学名： 9- 甲基 -3-（1*H*- 四氮唑 -5- 基）-4*H*- 吡啶并［1，2*a*］嘧啶 -4- 酮钾

英文化学名： 4*H*-Pyrido[1,2-*a*]pyrimidin-4-one,9-methyl-3-（2*H*-tetrazol-5-yl）-,potassium salt

性状： 本品为亮黄色结晶性粉末

溶解性： 本品在水中极易溶，在甲醇中微溶，在乙醇中极微溶

正离子扫描二级质谱图

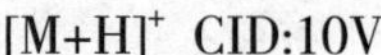

$[M+H]^+$ CID:10V

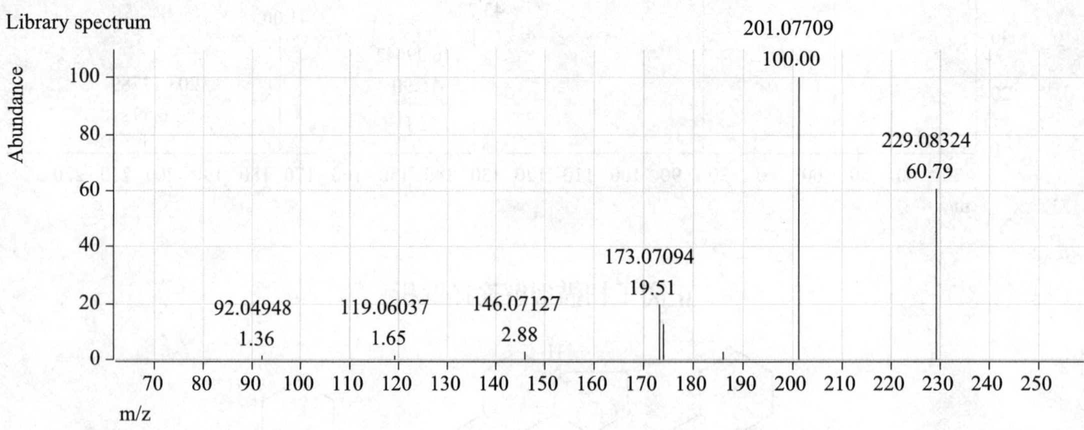

$[M+H]^+$ CID:20V

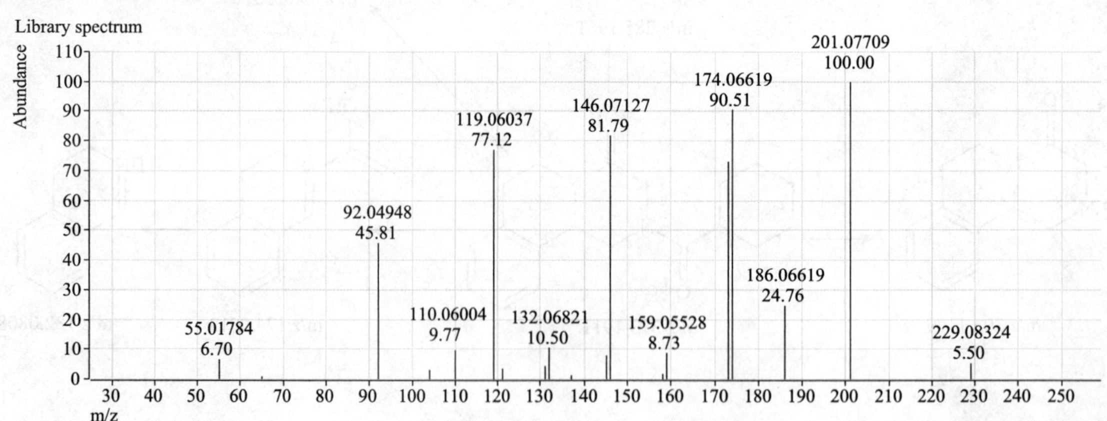

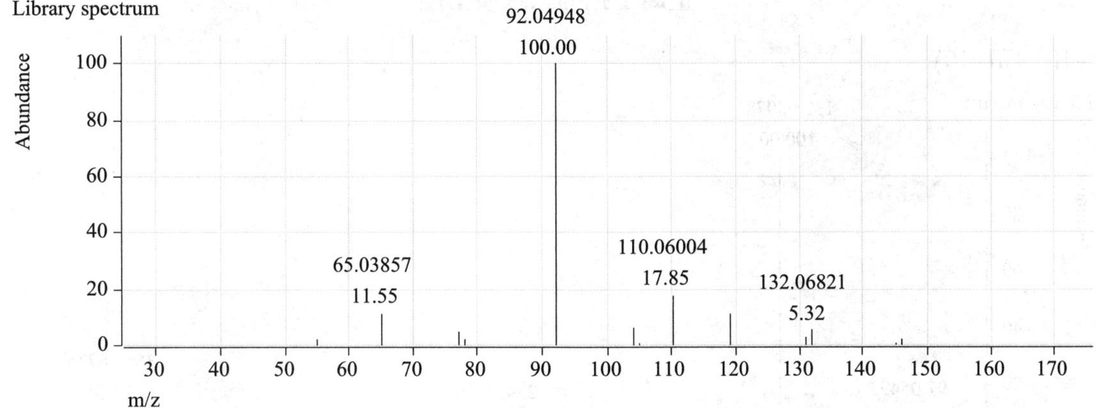

正离子扫描裂解途径解析

m/z 132.0682

m/z 65.0386

m/z 229.0832　m/z 201.0771　m/z 173.0709　m/z 119.0604　m/z 92.0495

吲达帕胺

英文名：Indapamide

分子式：$C_{16}H_{16}ClN_3O_3S$

分子量：365.83

CAS 编号：26807-65-8

中文化学名：*N*-(2-甲基-2,3-二氢-1*H*-吲哚-1-基)-3-氨磺酰基-4-氯-苯甲酰胺

英文化学名：3-(Aminosulfonyl)-4-chloro-*N*-(2,3-dihydro-2-methyl-1*H*-indol-1-yl)benzamide

性状：本品为类白色针状结晶或结晶性粉末；无臭

溶解性：本品在丙酮、冰醋酸中易溶，在乙醇或乙酸乙酯中溶解，在三氯甲烷或乙醚中微溶，在水、稀盐酸中几乎不溶

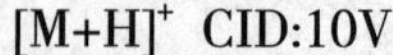

正离子扫描二级质谱图

[M+H]$^+$ CID:10V

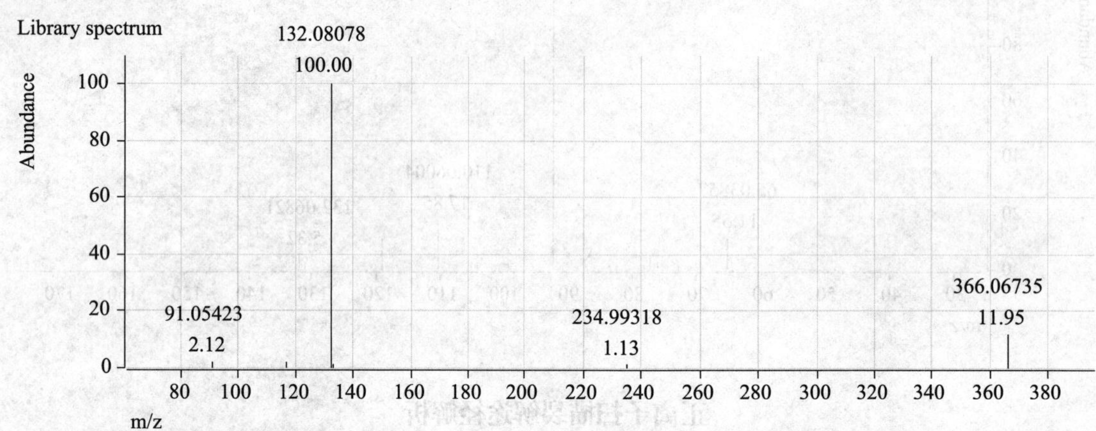

[M+H]$^+$ CID:20V

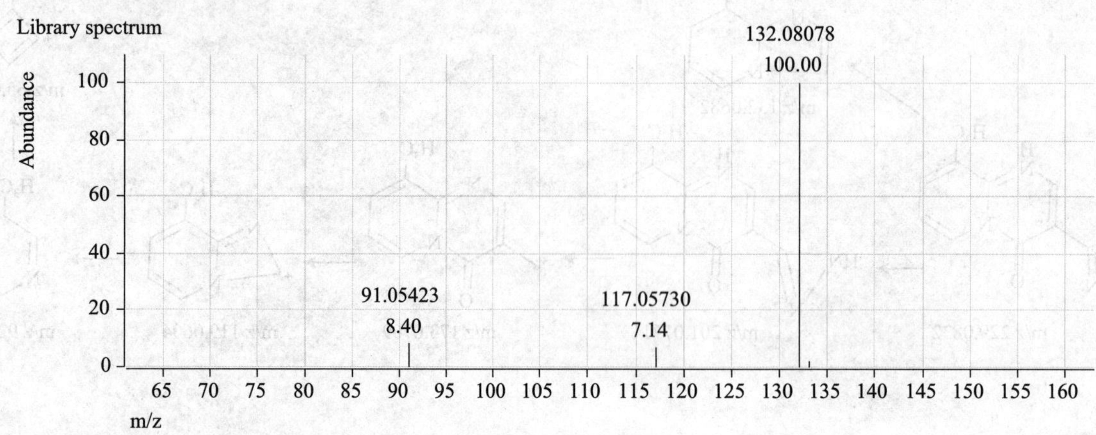

[M+H]$^+$ CID:40V

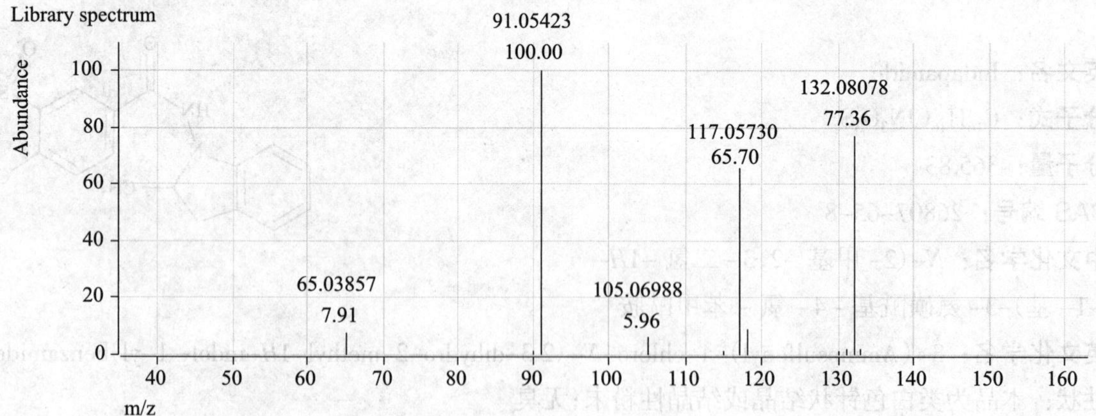

正离子扫描裂解途径解析

m/z 366.0674

m/z 132.0808

m/z 234.9939

m/z 117.0573

m/z 91.0542

负离子扫描二级质谱图

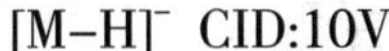
$[M-H]^-$ CID:10V

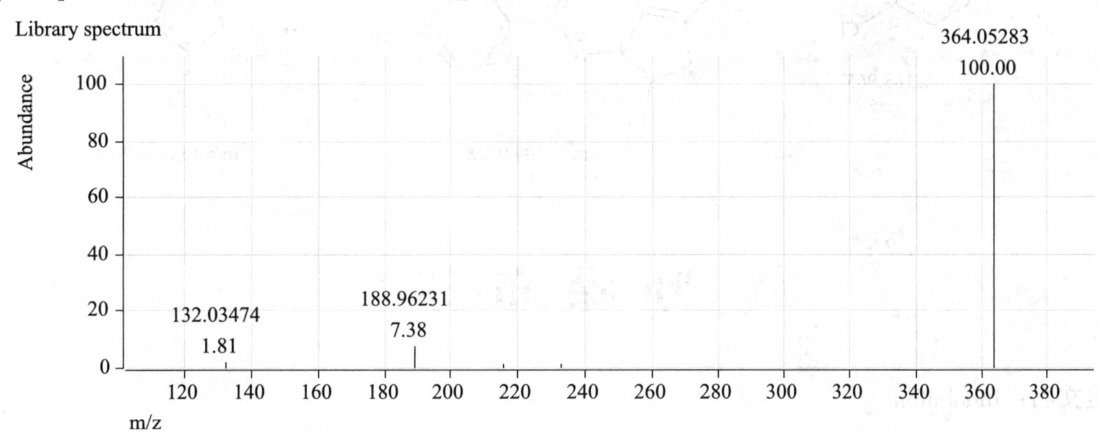

$[M-H]^-$ CID:20V

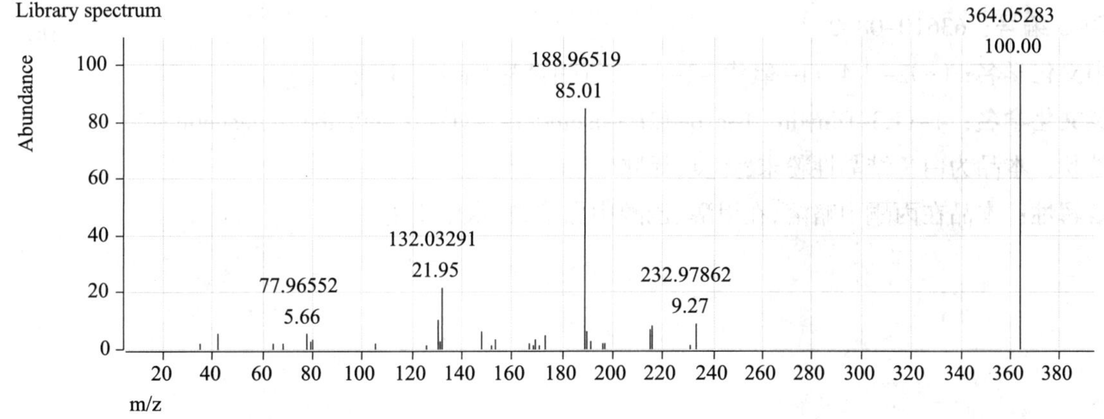

$[M-H]^-$ CID:40V

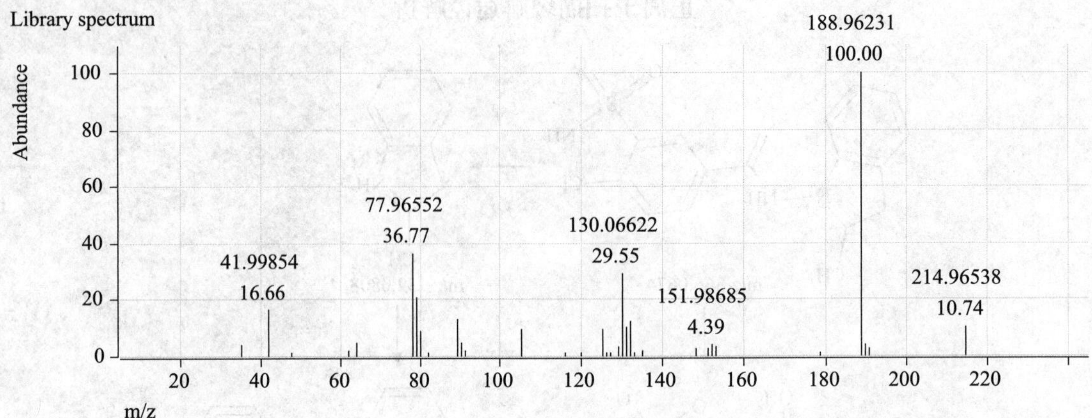

负离子扫描裂解途径解析

SO_2N^- m/z 77.9655

m/z 188.9657

m/z 364.0528

m/z 130.0662

吲 哚 布 芬

英文名： Indobufen

分子式： $C_{18}H_{17}NO_3$

分子量： 295.33

CAS 编号： 63610-08-2

中文化学名：（±）2-［4-（1- 氧代 -2- 异二氢吲哚基）苯基］丁酸

英文化学名： 4-（1,3-Dihydro-1-oxo-（2*H*）-isoindol-2-yl）-α -ethylbenzeneacetic acid

性状： 本品为白色结晶性粉末；无臭；无味

溶解性： 本品在丙酮中略溶，在甲醇、乙醇中微溶，在水中不溶

正离子扫描二级质谱图

[M+H]+ CID:10V

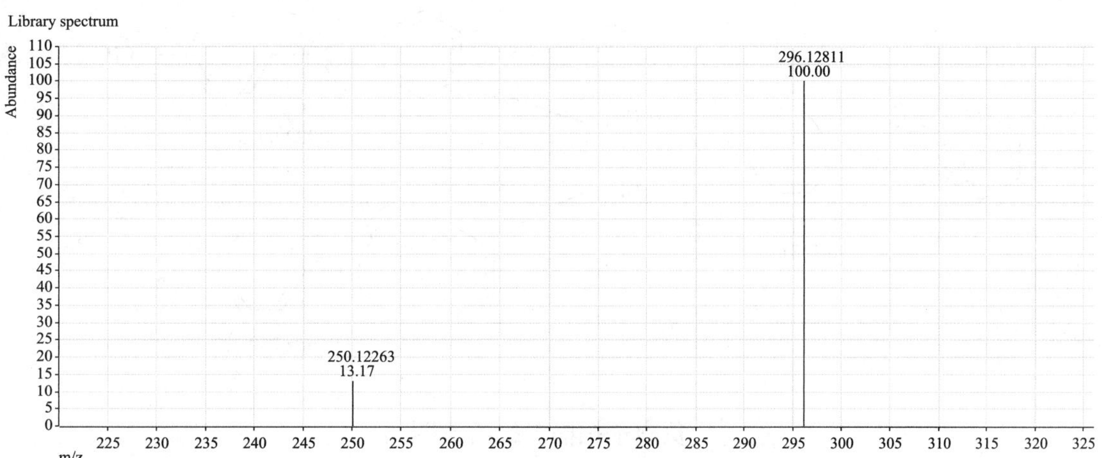

[M+H]+ CID:20V

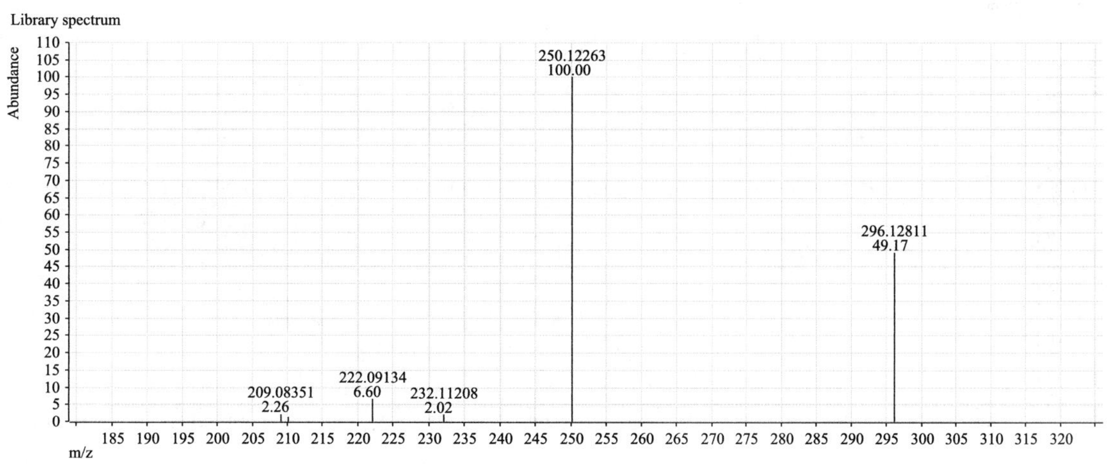

[M+H]+ CID:40V

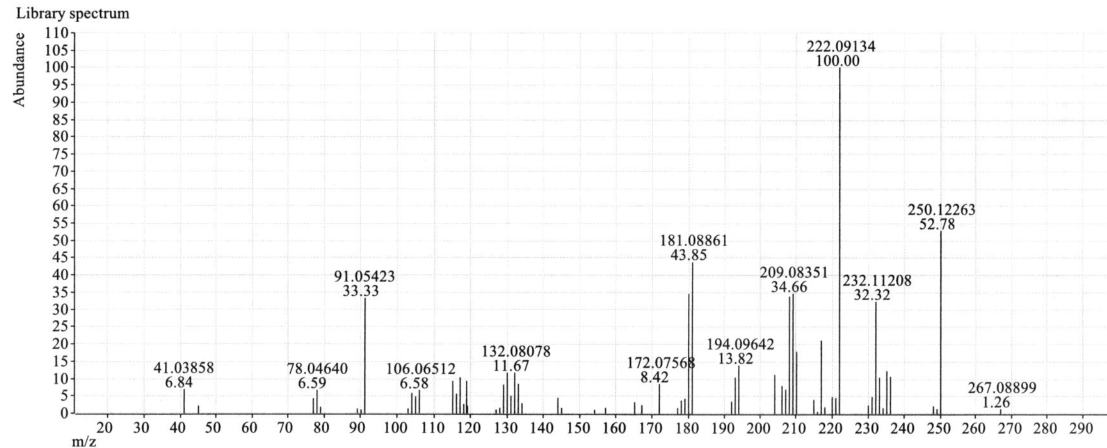

正离子扫描裂解途径解析

O

N

CH_3

$\overset{+}{O}H$

HO

m/z 296.1281

O

N

$\overset{+}{C}H_2$

m/z 222.0913

O

N

CH_3

+

m/z 250.1226

负离子扫描二级质谱图

[M−H]⁻ CID:2V

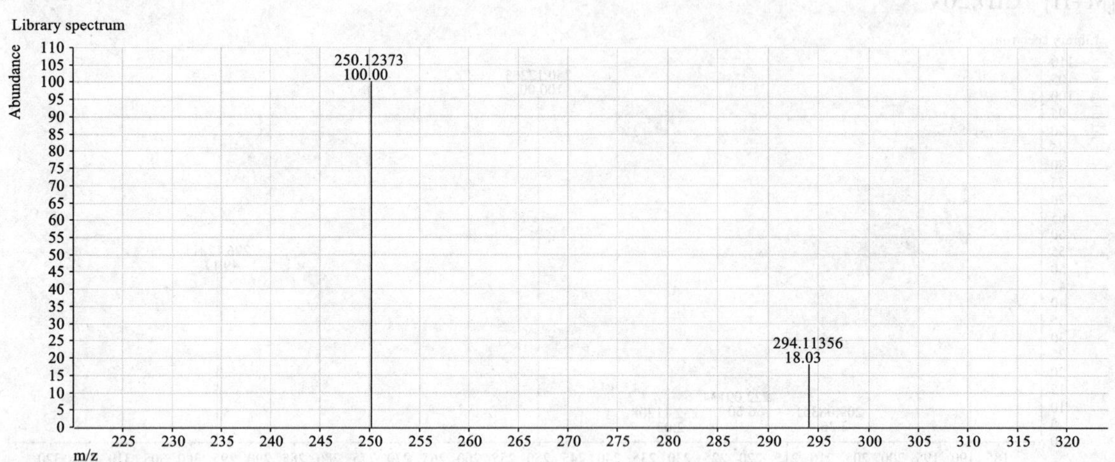

[M−H]⁻ CID:10V

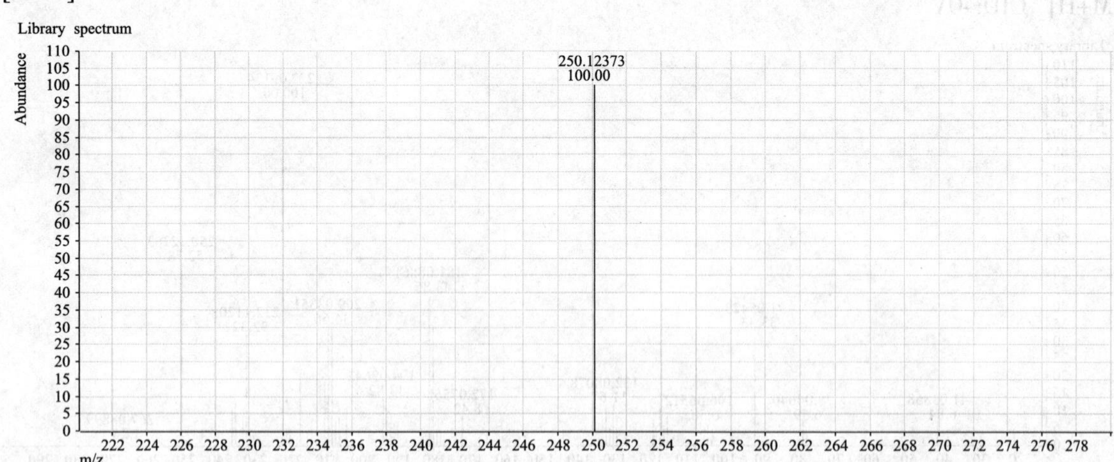

负离子扫描裂解途径解析

m/z 294.1136 → m/z 250.1237

吲 哚 美 辛

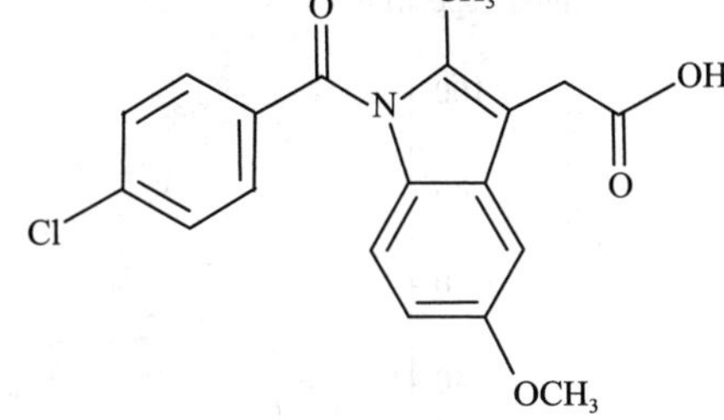

英文名： Indometacin

分子式： $C_{19}H_{16}ClNO_4$

分子量： 357.79

CAS 编号： 53-86-1

中文化学名： 2- 甲基 -1-(4- 氯苯甲酰基)-5- 甲氧基 -1*H*- 吲哚 -3- 乙酸

英文化学名： 1-(4-Chlorobenzoyl)-5-methoxy-2-methyl-1*H*-indole-3-acetic acid

性状： 本品为类白色至微黄色结晶性粉末；几乎无臭

溶解性： 本品在丙酮中溶解，在甲醇、乙醇、三氯甲烷或乙醚中略溶，在甲苯中极微溶，在水中几乎不溶

正离子扫描二级质谱图

$[M+H]^+$ CID:10V

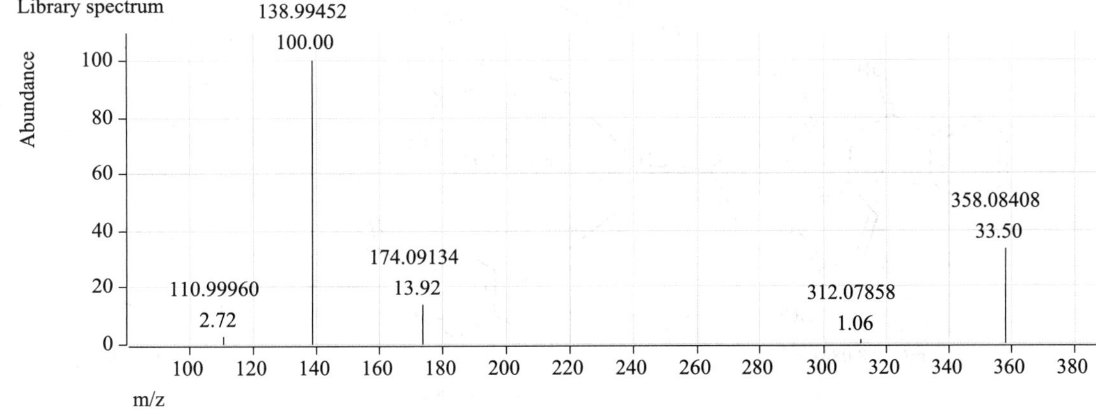

$[M+H]^+$ CID:20V

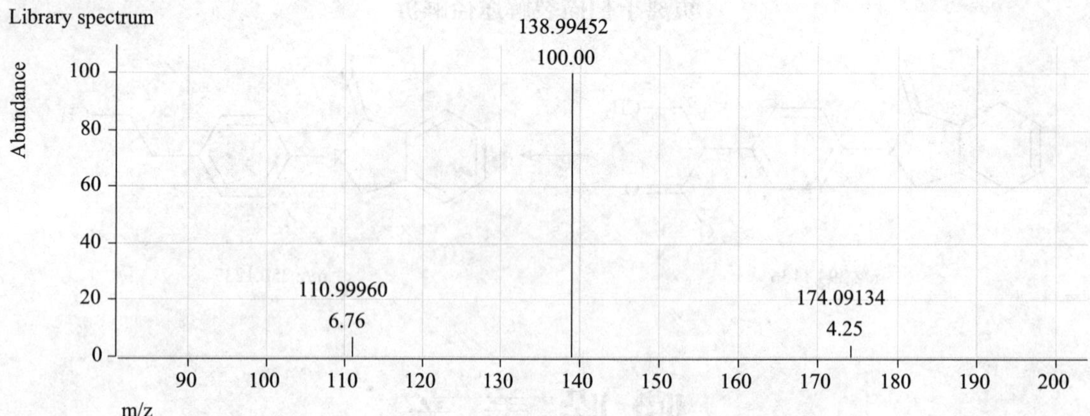

$[M+H]^+$ CID:40V

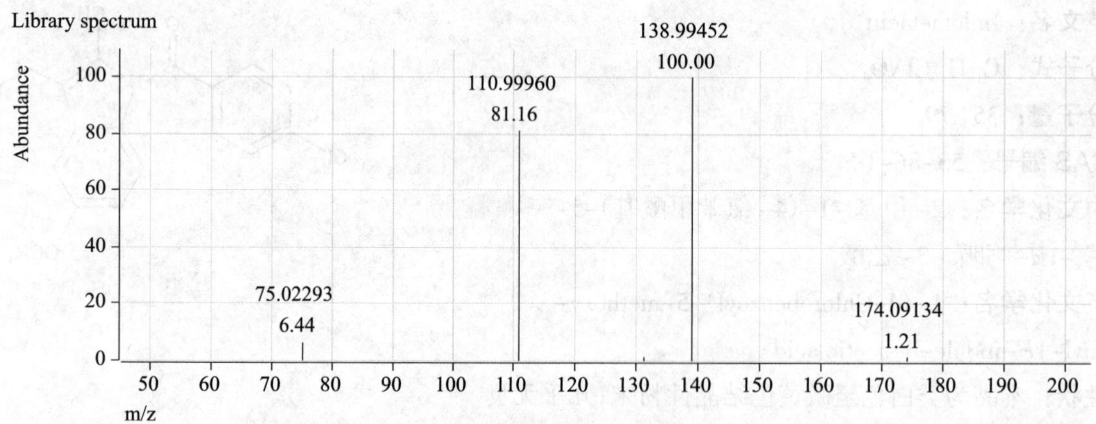

正离子扫描裂解途径解析

m/z 358.0841

m/z 312.0786

m/z 174.0913

m/z 138.9945

m/z 110.9996

负离子扫描二级质谱图

[M−H]⁻ CID:2V

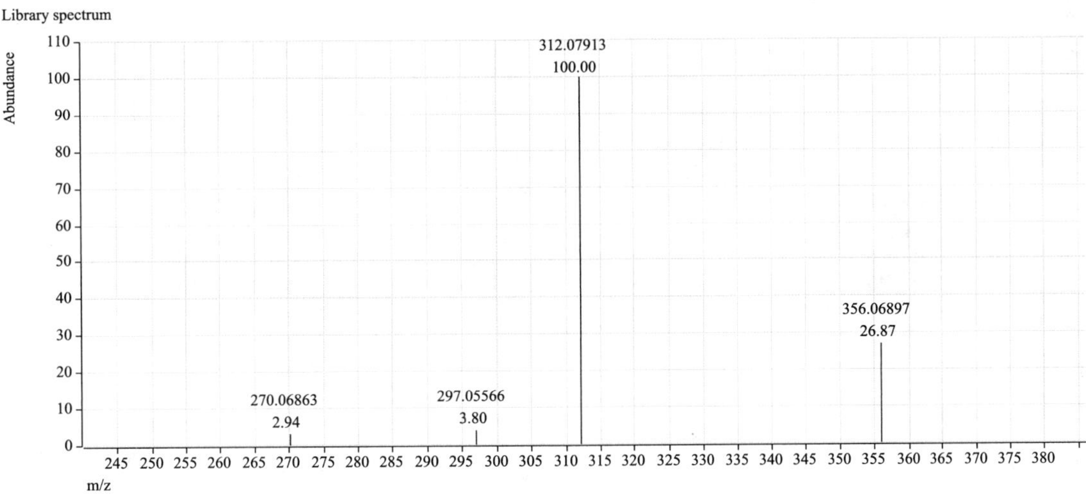

[M−H]⁻ CID:5V

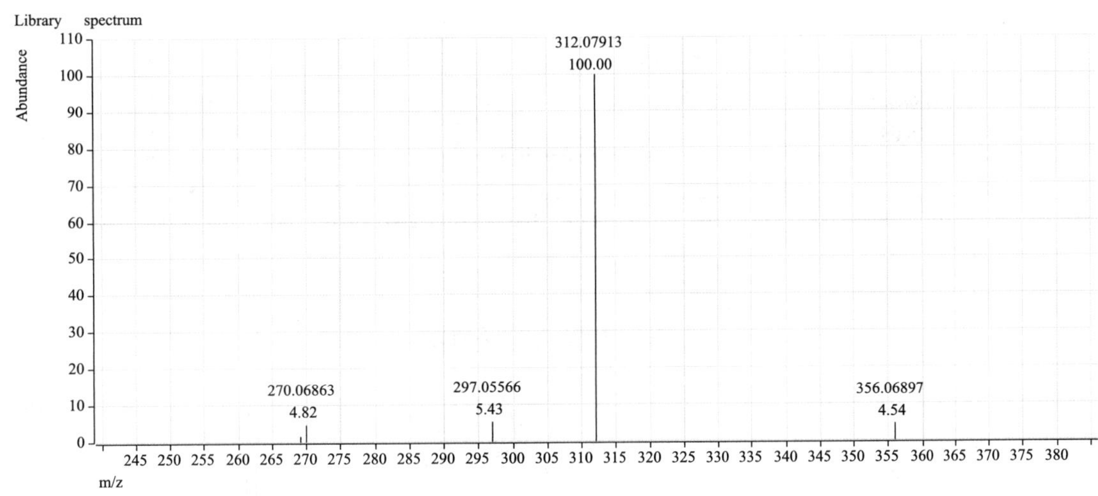

[M−H]⁻ CID:10V

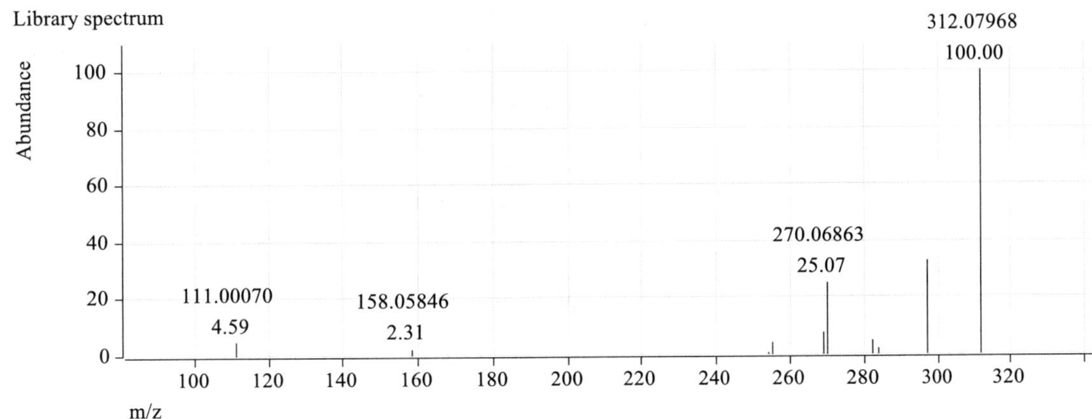

[M−H]⁻ CID:20V

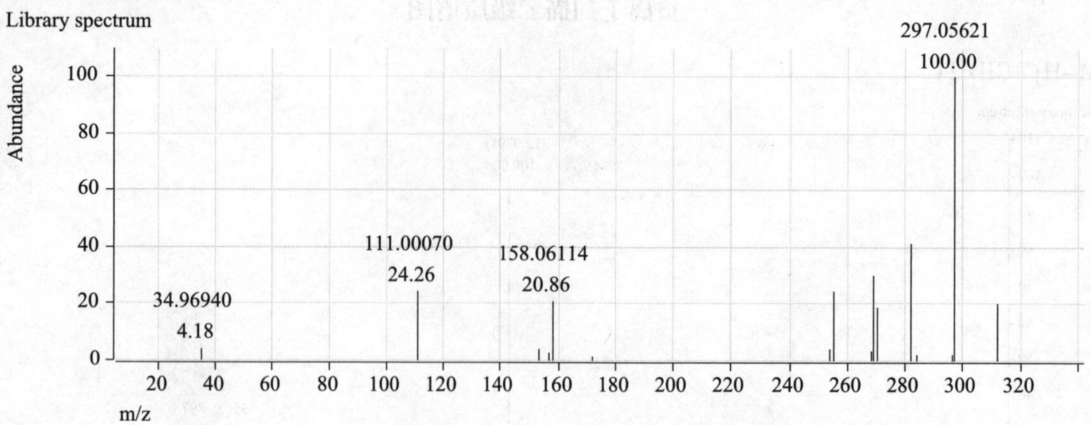

[M−H]⁻ CID:40V

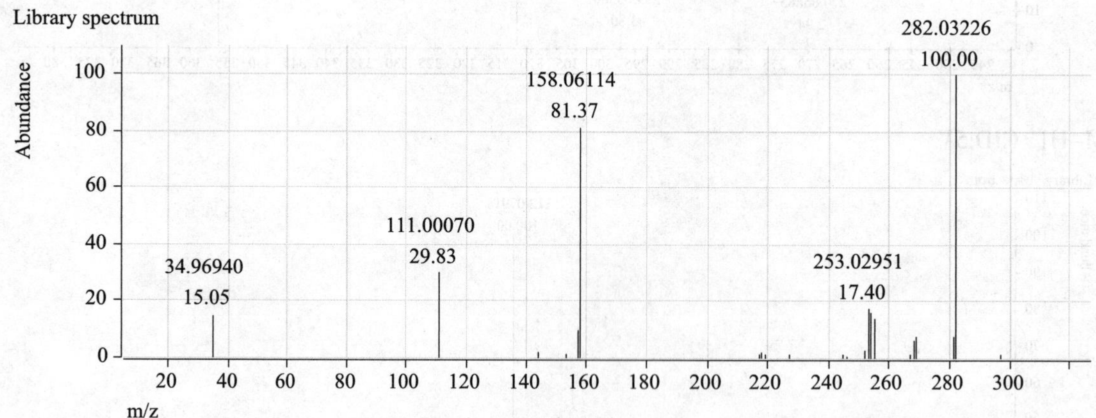

负离子扫描裂解途径解析

m/z 356.0695 → m/z 312.0797 → m/z 297.0562

m/z 356.0695 → m/z 158.0611

m/z 356.0695 → m/z 282.0691 → m/z 111.0007

吲哚美辛杂质 I

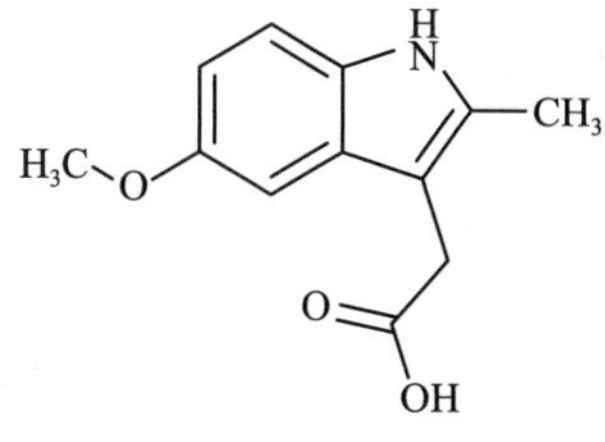

英文名： Ndometacin Impurity Ⅰ

分子式： $C_{12}H_{13}NO_3$

分子量： 219.24

CAS 编号： 2882-15-7

中文化学名： 2- 甲基 -5- 甲氧基 -1*H*- 吲哚 -3- 乙酸

英文化学名： 2-(5-Methoxy-2-1*H*-indol-3-yl)acetic acid

性状： 本品为灰白色或浅黄色结晶性粉末

溶解性： 本品在甲醇中易溶

正离子扫描二级质谱图

$[M+H]^+$ CID:10V

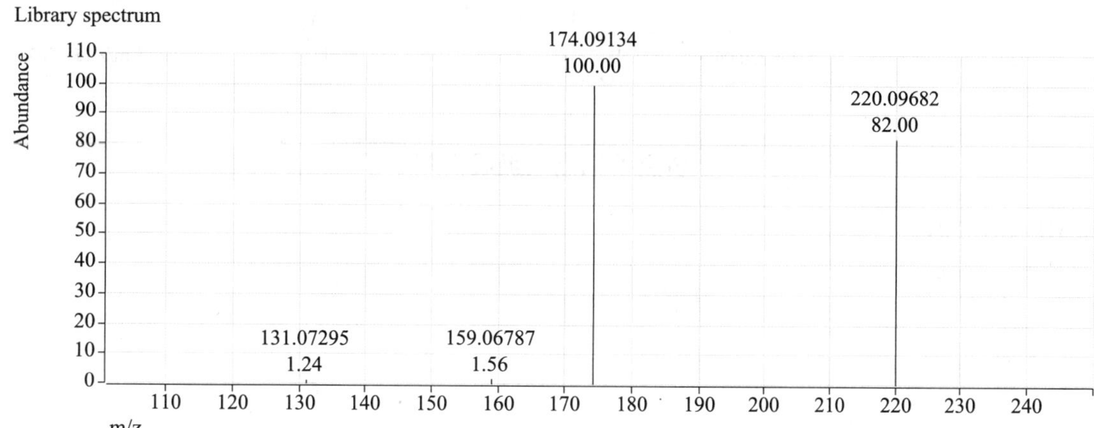

$[M+H]^+$ CID:20V

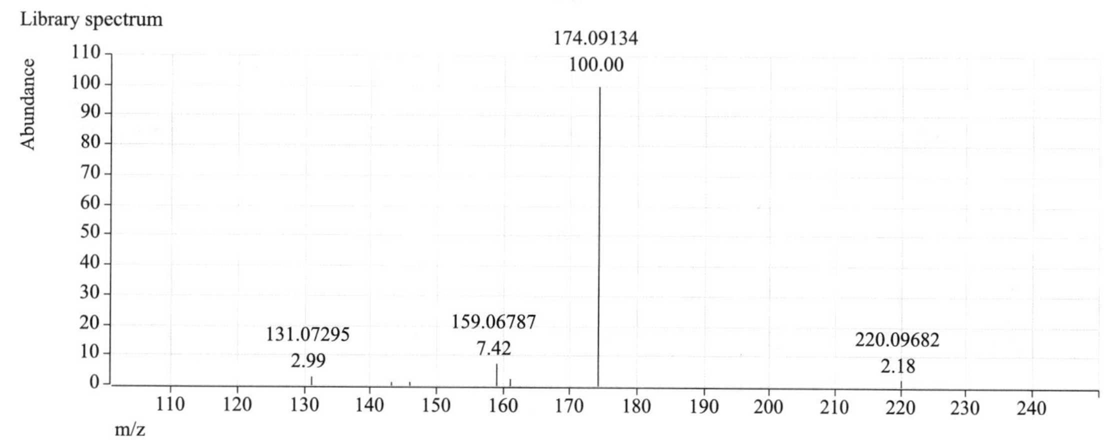

$[M+H]^+$ CID:40V

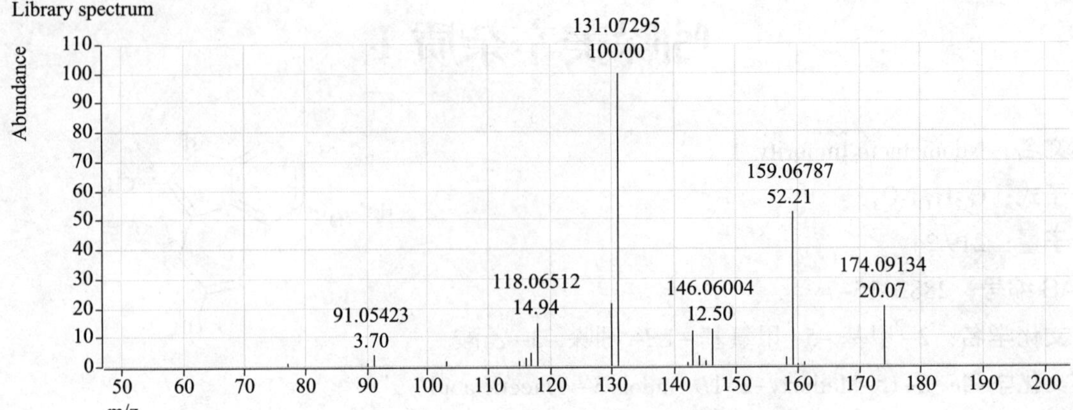

正离子扫描裂解途径解析

m/z 131.0730 ← m/z 220.0969 → m/z 174.0914 → m/z 159.0679

负离子扫描二级质谱图

$[M-H]^-$ CID:10V

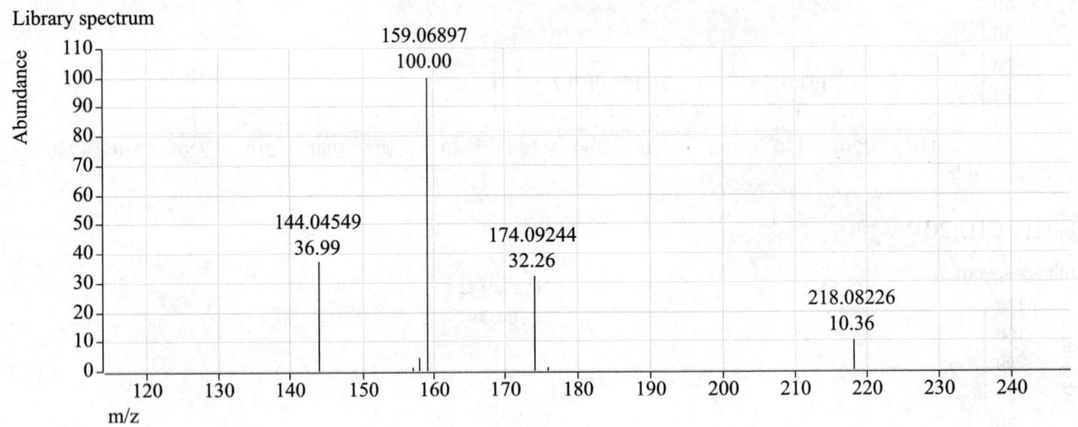

$[M-H]^-$ CID:20V

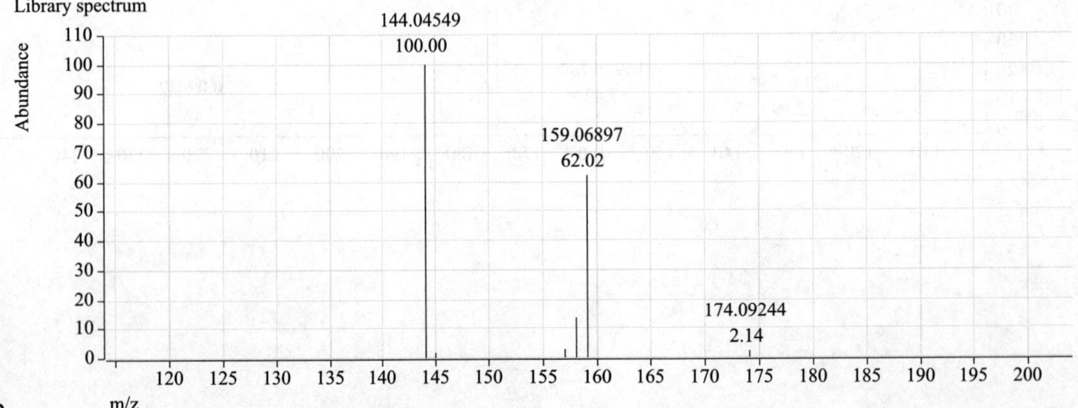

[M-H]⁻ CID:40V

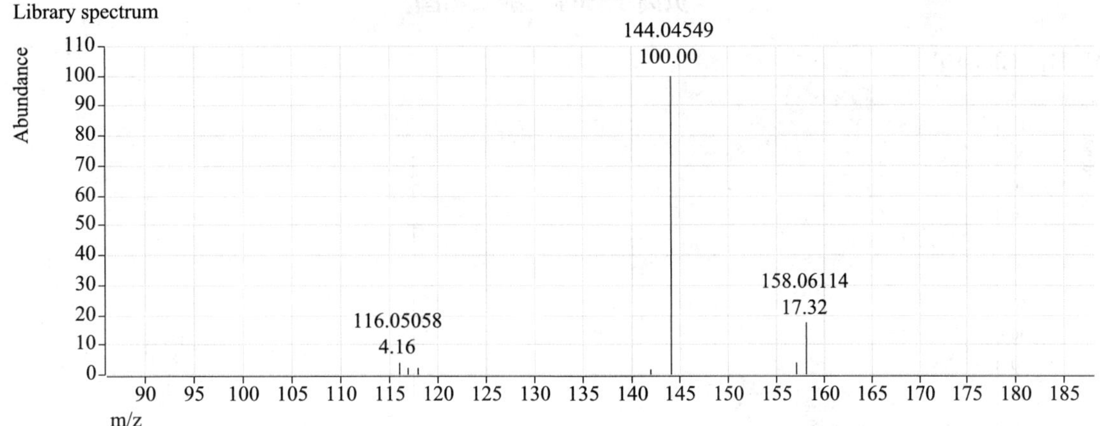

负离子扫描裂解途径解析

m/z 144.0455 ← m/z 218.0822 → m/z 174.0924 → m/z 159.0690

吲哚美辛杂质Ⅱ

英文名： Indometacin Impurity Ⅱ

分子式： $C_7H_5ClO_2$

分子量： 156.56

CAS 编号： 74-11-3

中文化学名： 4- 氯苯甲酸

英文化学名： 4-Chlorobenzoicacid

性状： 本品为白色结晶性粉末

溶解性： 本品在甲醇、无水乙醇和乙醚中易溶，在水、95% 乙醇和甲苯中不溶

负离子扫描二级质谱图

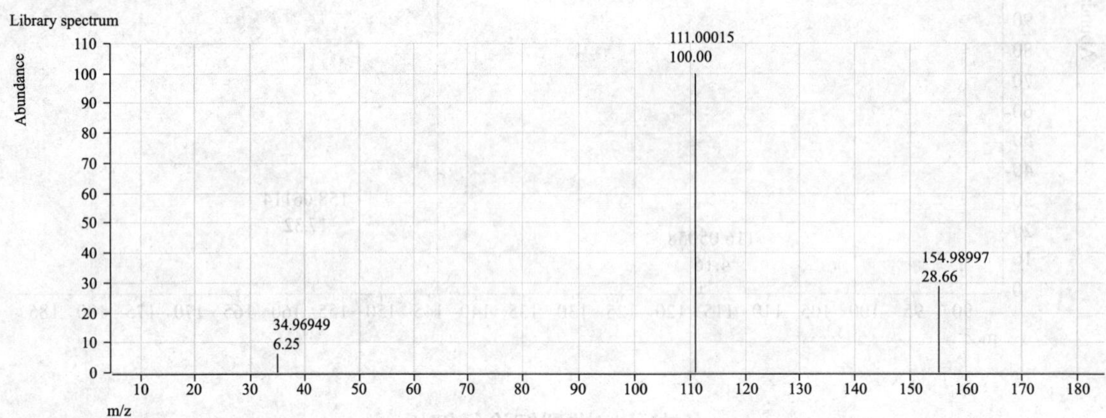
[M-H]⁻ CID:10V
Library spectrum
Abundance
111.00015
100.00
154.98997
28.66
34.96949
6.25
m/z

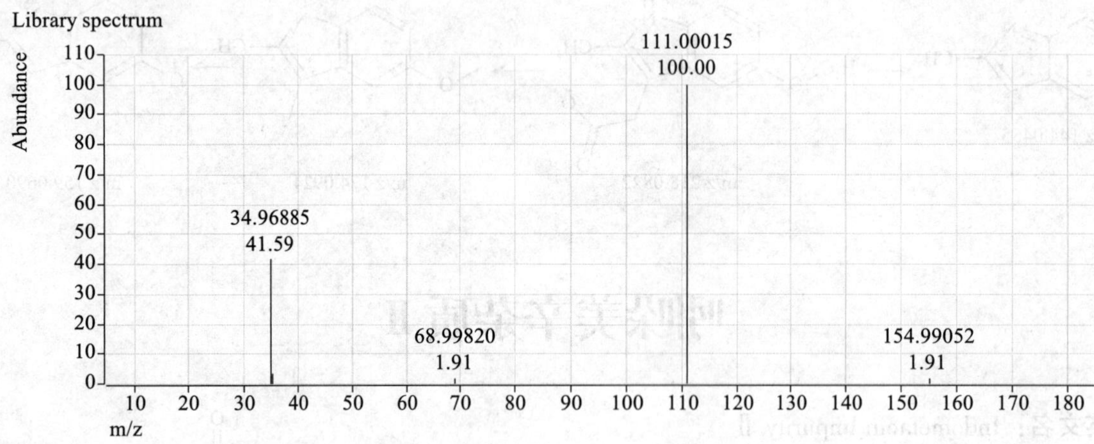
[M-H]⁻ CID:20V
Library spectrum
Abundance
111.00015
100.00
34.96885
41.59
68.99820
1.91
154.99052
1.91
m/z

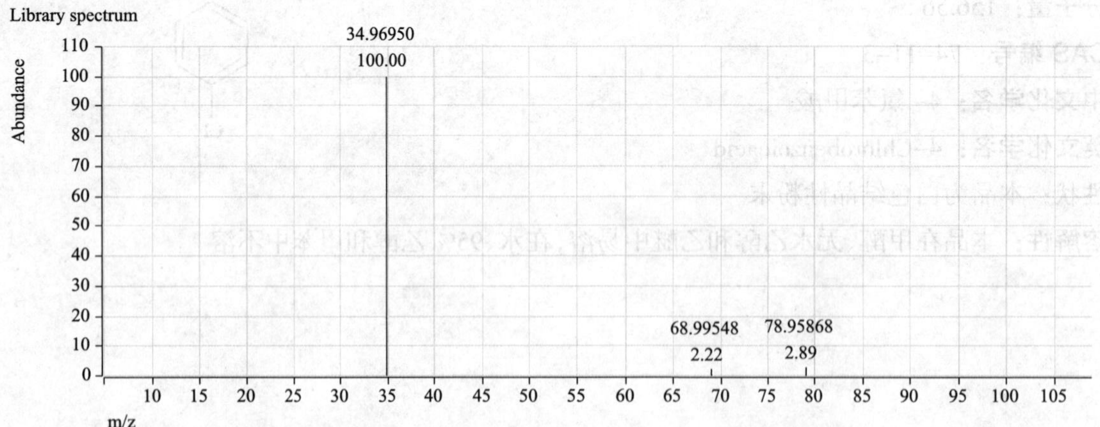
[M-H]⁻ CID:40V
Library spectrum
Abundance
34.96950
100.00
68.99548
2.22
78.95868
2.89
m/z

负离子扫描裂解途径解析

m/z 154.9905　　m/z 111.0007　　m/z 34.9694

利　血　平

英文名：Reserpine

分子式：$C_{33}H_{40}N_2O_9$

分子量：608.69

CAS 编号：50-55-5

中文化学名：18β-(3,4,5-三甲氧基苯甲酰氧基)-11,17α-二甲氧基-3β,20α-育亨烷-16β-甲酸甲酯

英文化学名：(3β, 16β, 17α, 18β, 20α)-11, 17-Dimethoxy-18-[(3, 4, 5-trimethoxybenzoyl) oxy]yohimban-16-carboxylic acid methyl ester

性状：本品为白色至淡黄褐色结晶或结晶性粉末;无臭;遇光色渐变深

溶解性：本品在三氯甲烷中易溶,在丙酮中微溶,在水、甲醇、乙醇或乙醚中几乎不溶

正离子扫描二级质谱图

$[M+H]^+$ CID:10V

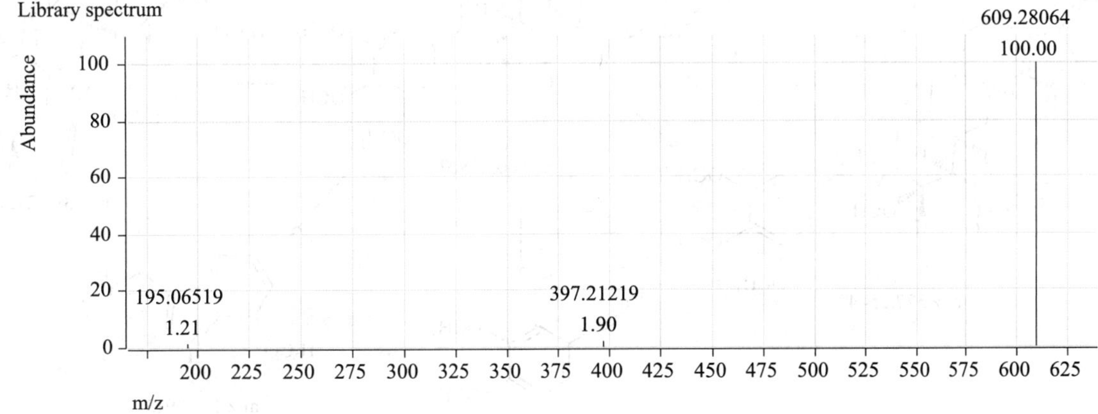

$[M+H]^+$ CID:20V

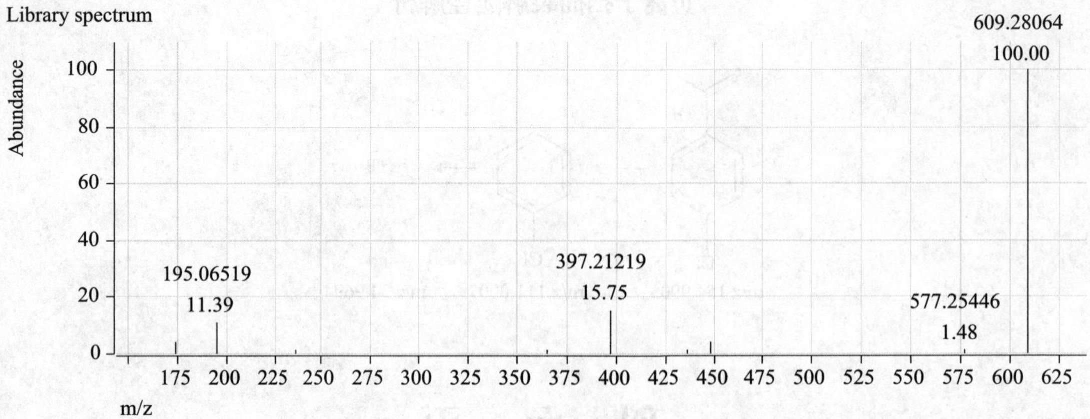

$[M+H]^+$ CID:40V

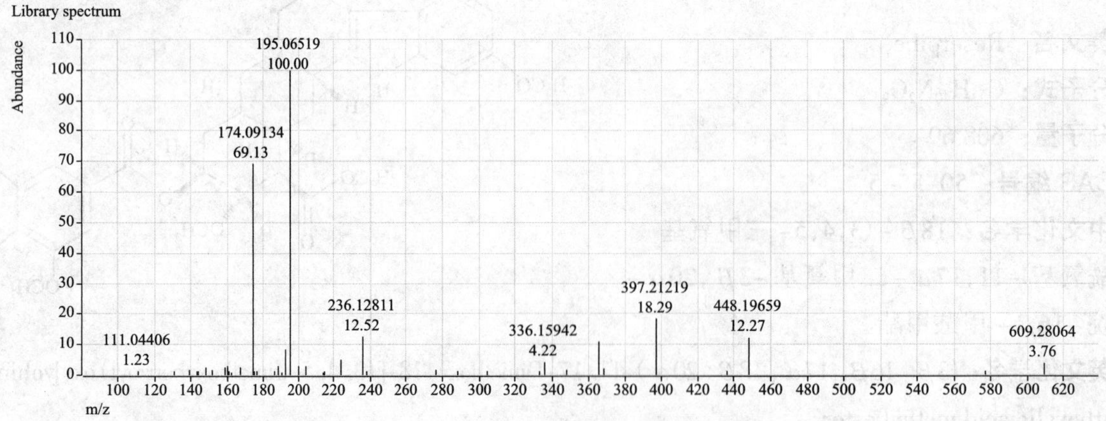

正离子扫描裂解途径解析

m/z 609.2807

m/z 577.2544

m/z 195.0652

m/z 397.2122

m/z 174.0913

负离子扫描二级质谱图

[M-H]⁻ CID:10V

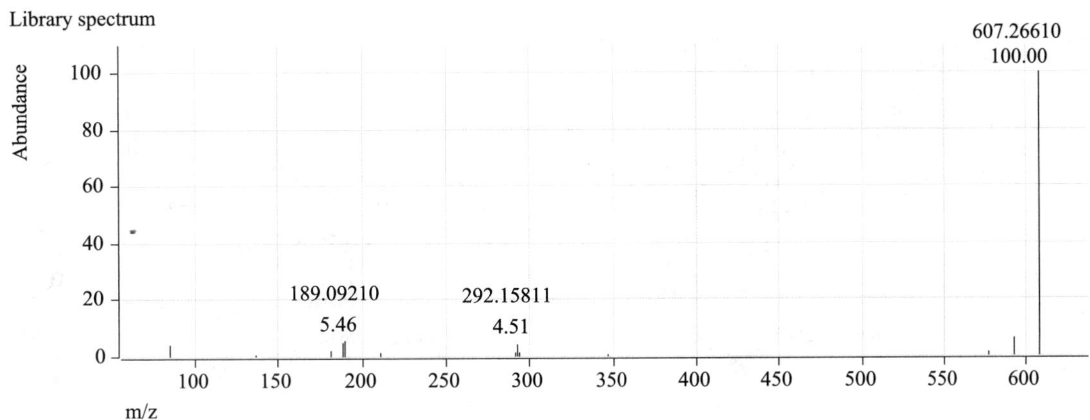

[M-H]⁻ CID:20V

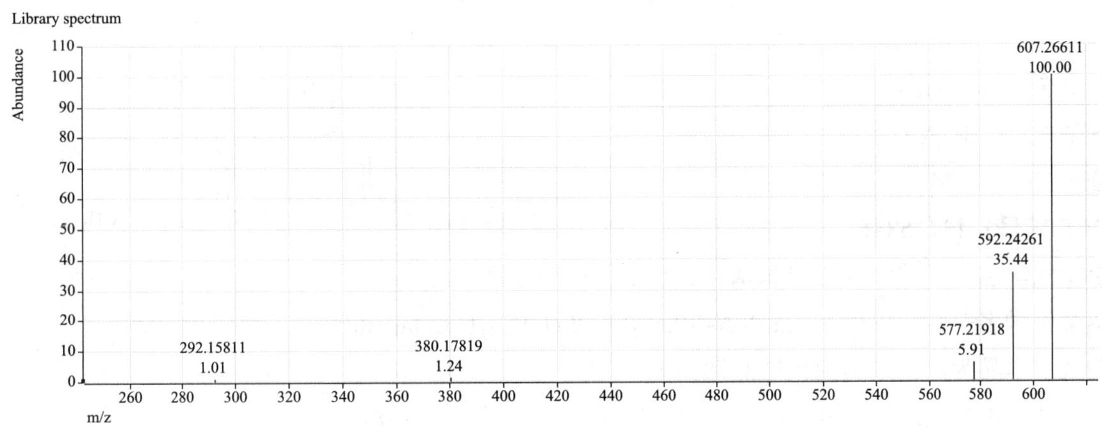

[M-H]⁻ CID:40V

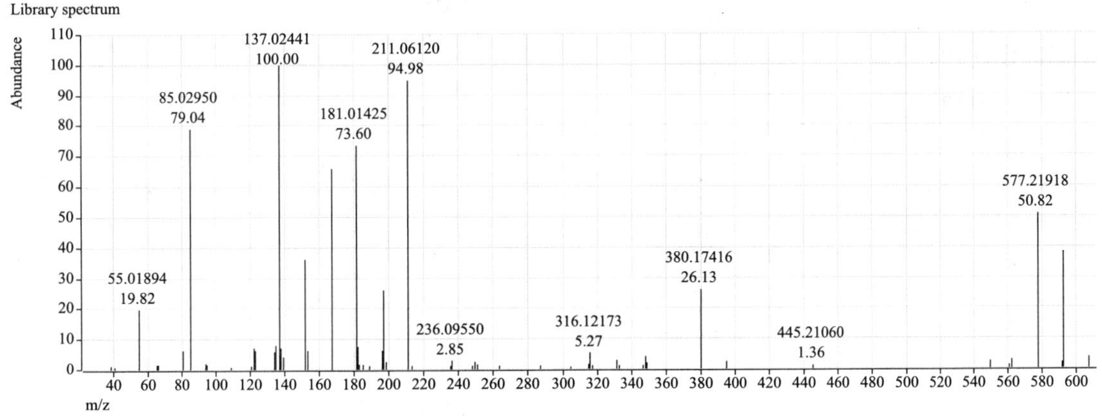

负离子扫描裂解途径解析

m/z 607.2661 m/z 211.0612 m/z 181.0142

利 多 卡 因

英文名： Lidocaine

分子式： $C_{14}H_{22}N_2O$

分子量： 234.34

CAS 编号： 137-58-6

中文化学名： *N*-(2,6-二甲苯基)-2-(二乙氨基)乙酰胺

英文化学名： 2-(Diethylamino)-*N*-(2,6-dimethylphenyl)acetamide

性状： 本品为白色或类白色结晶性粉末

溶解性： 本品在水中几乎不溶，在乙醇(96%)和二氯甲烷中易溶

正离子扫描二级质谱图

$[M+H]^+$ CID:10V

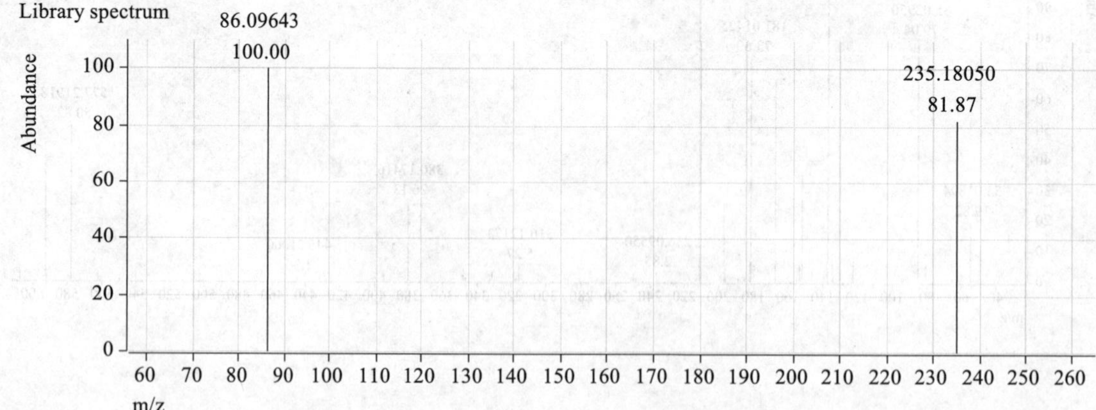

$[M+H]^+$ CID:20V

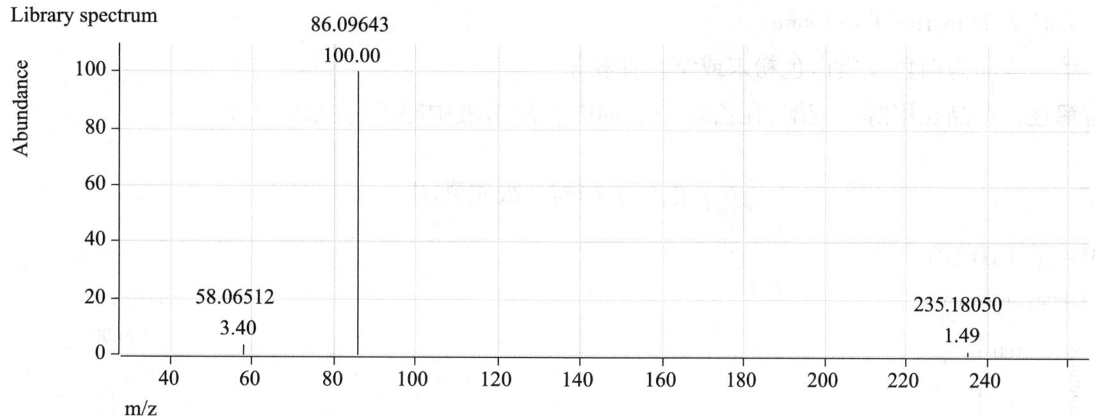

$[M+H]^+$ CID:40V

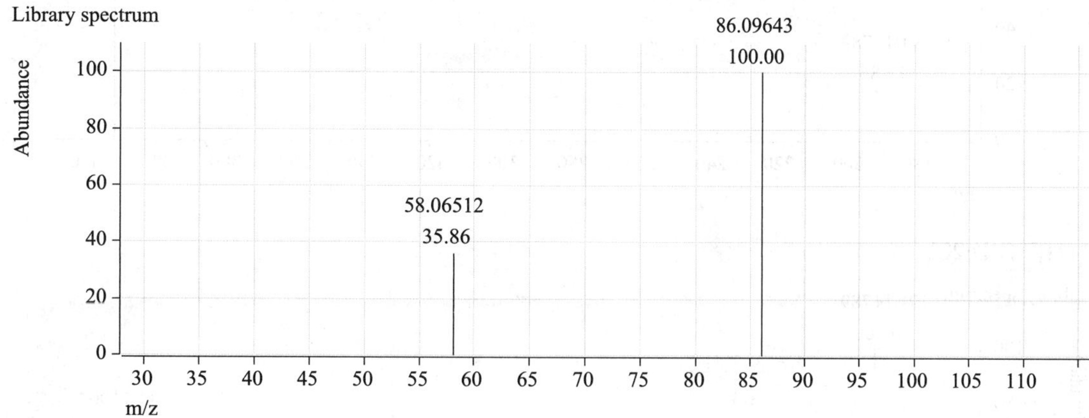

正离子扫描裂解途径解析

m/z 235.1805 → m/z 86.0964

利 培 酮

英文名： Risperidone

分子式： $C_{23}H_{27}FN_4O_2$

分子量： 410.49

CAS 编号： 106266-06-2

中文化学名： 3-[2-[4-(6-氟-1,2-苯并异噁唑-3-基)-1-哌啶基]乙基]-6,7,8,9-四氢-2-甲基-4*H*-吡啶并[1,2-*α*]嘧啶-4-酮

英文化学名： 3-[2-[4-(6-Fluoro-1,2-benzisoxazol-3-yl)piperidin-1-yl]ethyl]-2-methyl-6,7,8,9-tetrahydro-4*H*-pyrido[1,2-α]pyrimidin-4-one

性状： 本品为白色或类白色粉末或结晶性粉末

溶解性： 本品在甲醇中溶解，在乙醇、0.1mol/L 盐酸溶液中略溶，在水中几乎不溶

正离子扫描二级质谱图

$[M+H]^+$ CID:10V

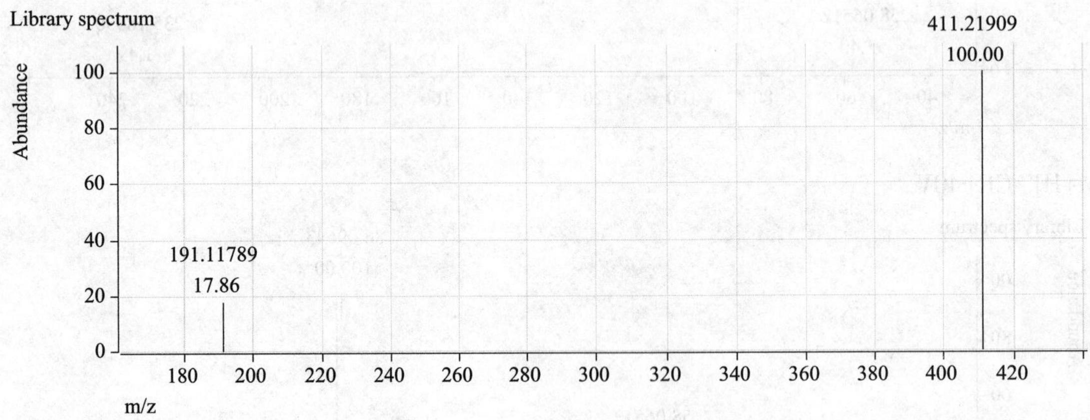

$[M+H]^+$ CID:20V

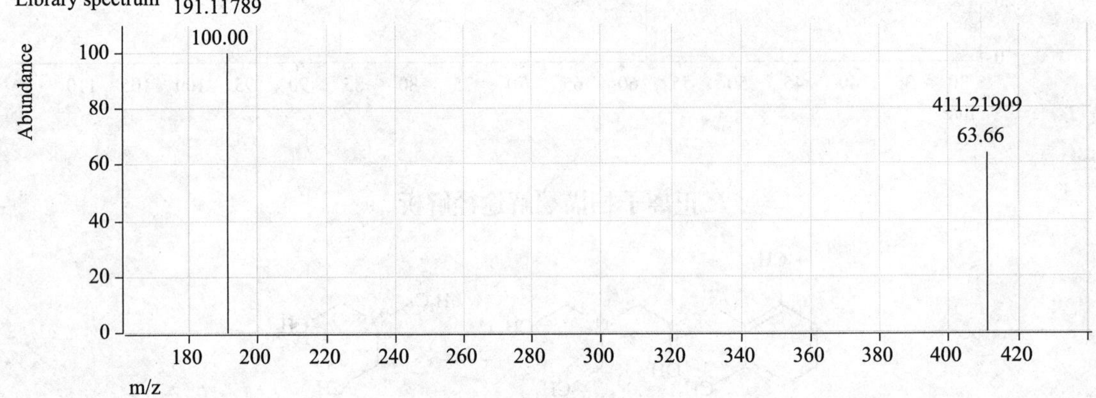

$[M+H]^+$ CID:40V

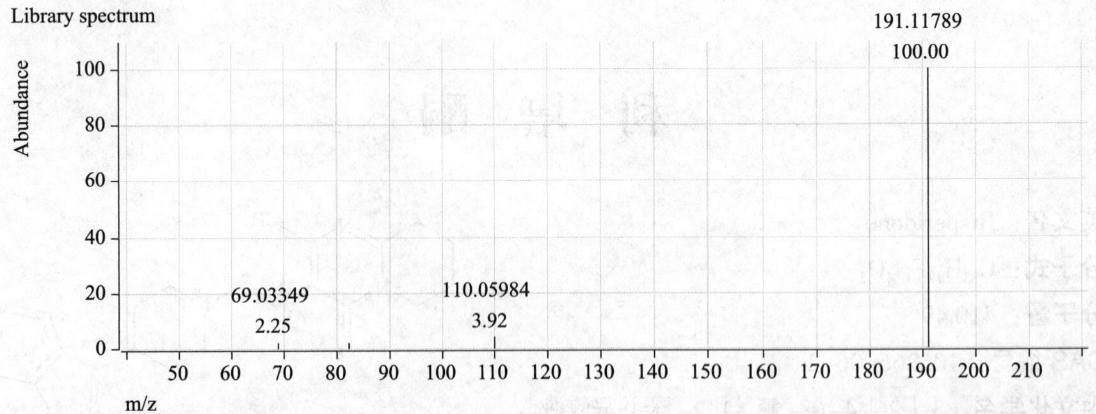

正离子扫描裂解途径解析

m/z 411.2191 → m/z 191.1179

利　鲁　唑

英文名： Riluzole

分子式： $C_8H_5F_3N_2OS$

分子量： 234.20

CAS 编号： 1744-22-5

中文化学名： 2- 氨基 -6- 三氟甲氧基苯并噻唑

英文化学名： 2-Amino-6-（trifluoromethoxy）benzothiazole

性状： 本品为白色至微黄色结晶或结晶性粉末；无臭

溶解性： 本品在甲醇、乙醇或三氯甲烷中易溶，在水中几乎不溶

正离子扫描二级质谱图

$[M+H]^+$ CID:10V

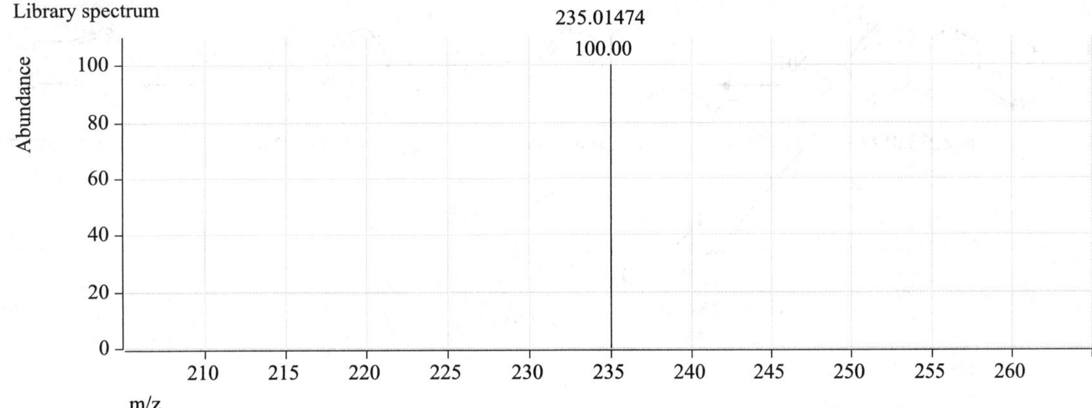

$[M+H]^+$ CID:20V

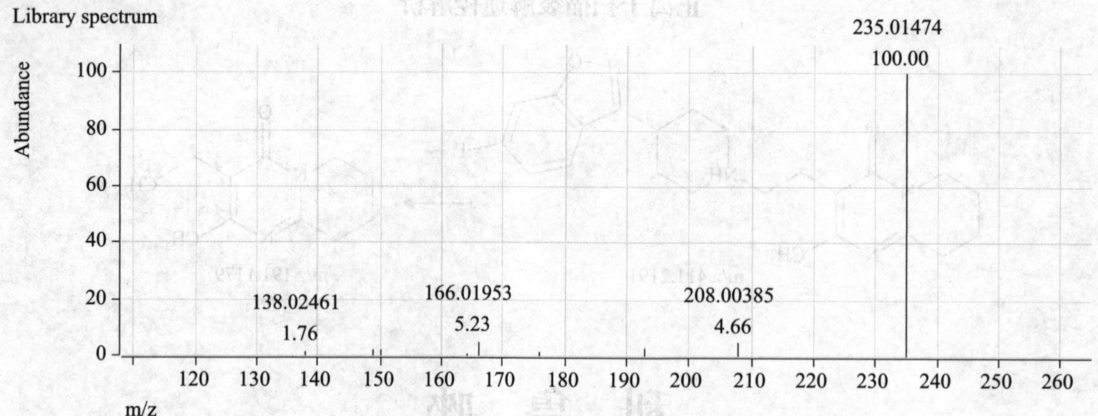

$[M+H]^+$ CID:40V

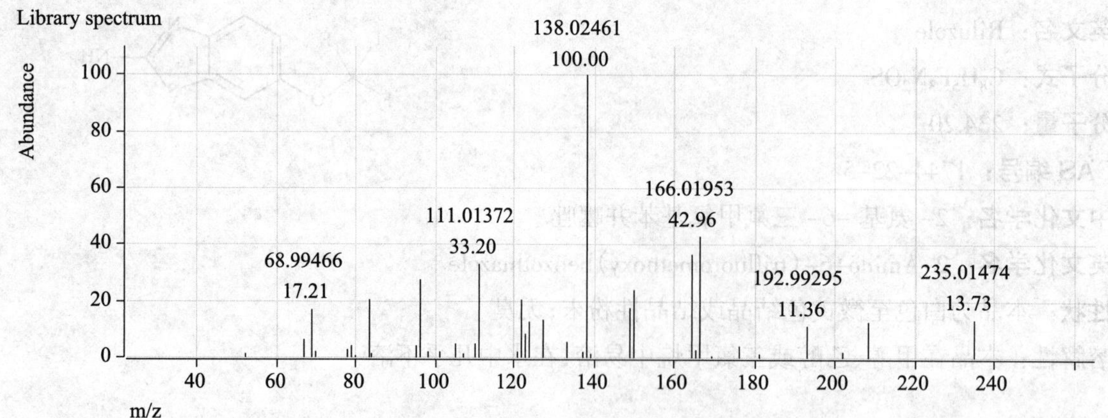

正离子扫描裂解途径解析

m/z 235.0147

m/z 166.0195

m/z 138.0246

m/z 111.0137

m/z 208.0038

负离子扫描二级质谱图

[M-H]⁻ CID:10V

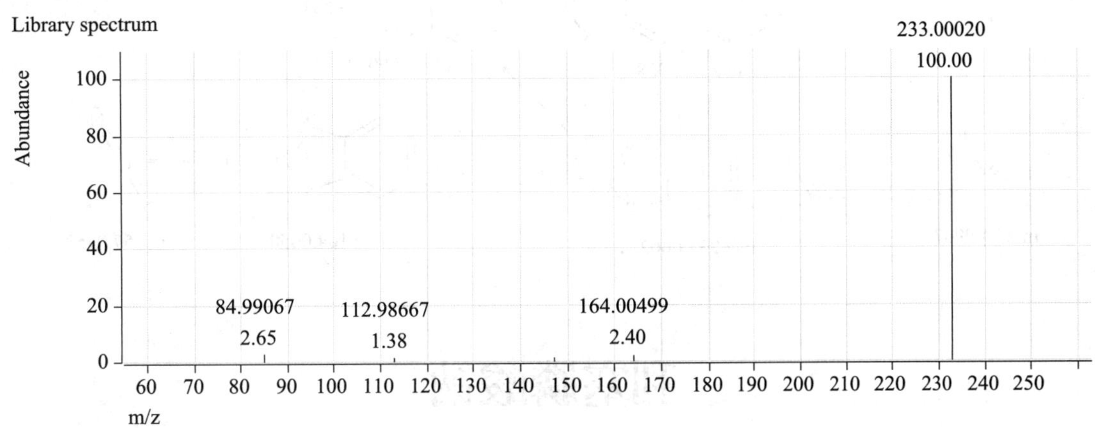

[M-H]⁻ CID:20V

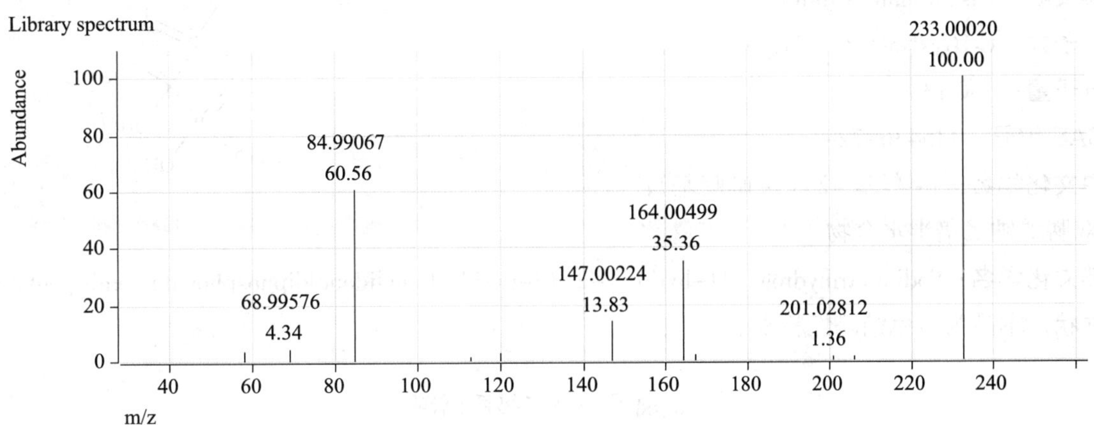

[M-H]⁻ CID:40V

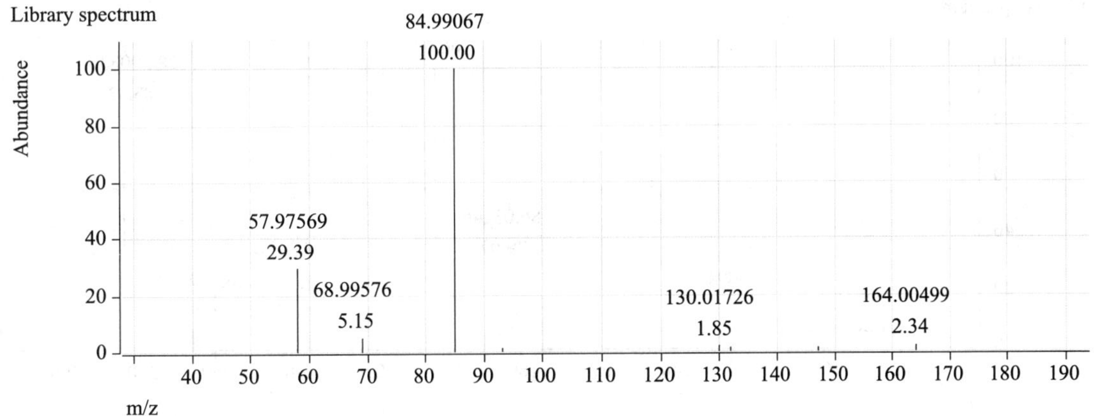

负离子扫描裂解途径解析

m/z 201.0281　m/z 147.0022

m/z 84.9907　m/z 233.0002　m/z 164.0050　m/z 57.9757

利塞膦酸钠

英文名：Risedronate Sodium

分子式：$C_7H_{10}NNaO_7P_2 \cdot 2.5H_2O$

分子量：350.13

CAS 编号：115436-72-1

中文化学名：1- 羟基 -2-(3- 吡啶基)乙烷 -1,1- 双膦酸钠二倍半水合物

英文化学名：Sodium trihydrogen,[1-hydroxy-2-(3-pyridyl)ethylidene]diphosphonate hemi-pentahydrate

性状：本品为白色结晶性粉末

正离子扫描二级质谱图

$[M+H]^+$ CID:10V

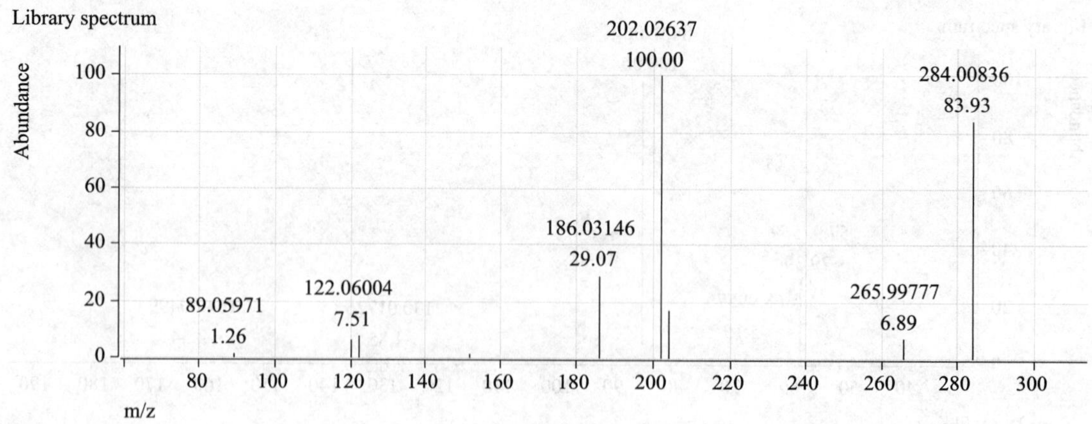

$[M+H]^+$ CID:20V

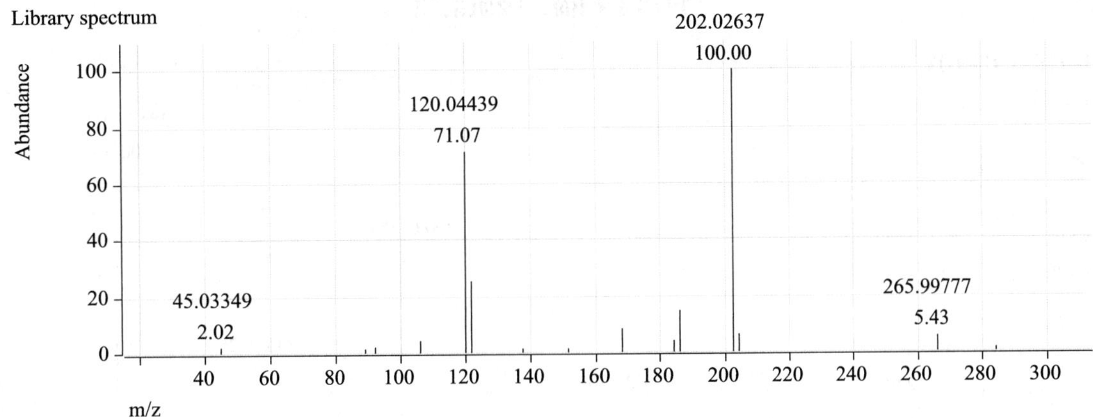

$[M+H]^+$ CID:40V

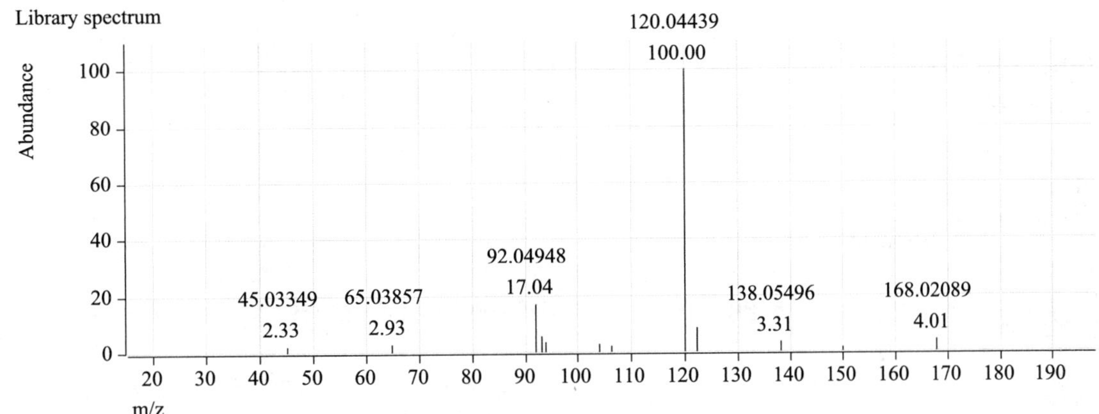

正离子扫描裂解途径解析

m/z 284.0084

m/z 265.9978

m/z 186.0315

m/z 202.0264

m/z 120.0444

负离子扫描二级质谱图

[M−H]⁻ CID:10V

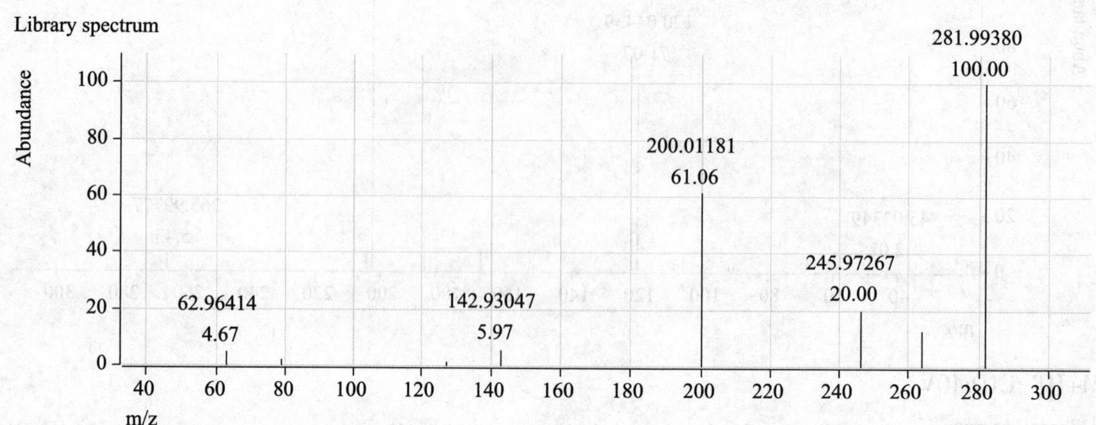

[M−H]⁻ CID:20V

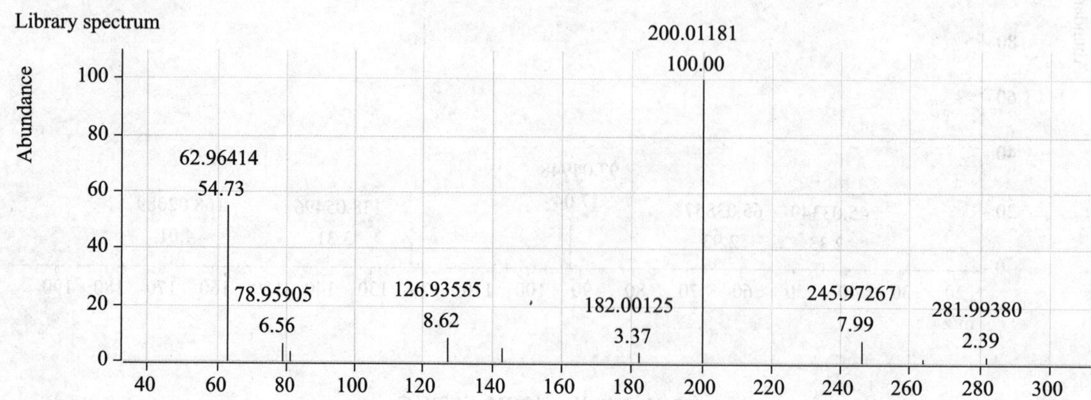

[M−H]⁻ CID:40V

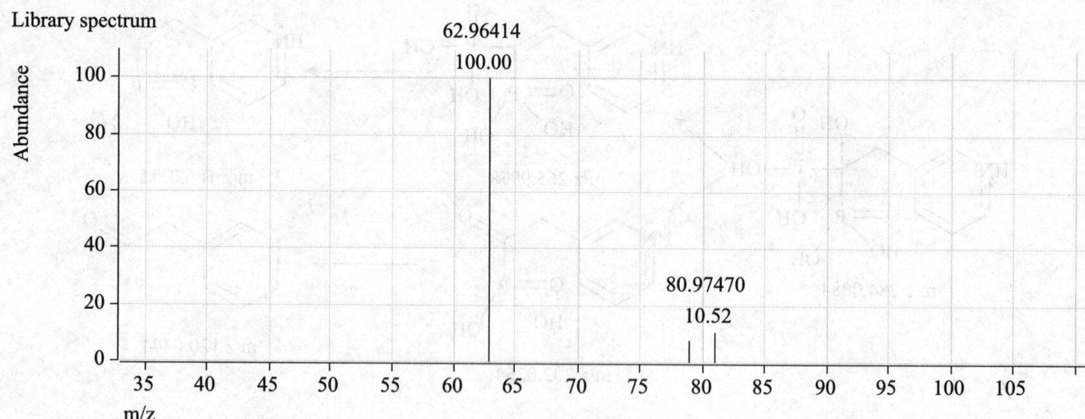

负离子扫描裂解途径解析

PO_2^- m/z 62.9641

m/z 281.9938

m/z 200.0118

m/z 245.9727

佐 匹 克 隆

英文名： Zopiclone

分子式： $C_{17}H_{17}ClN_6O_3$

分子量： 388.81

CAS 编号： 43200-80-2

中文化学名： 6-(5- 氯吡啶 -2- 基)-7-［(4- 甲基哌嗪 -1- 基)甲酰氧基］-5,6- 二氢吡咯并［3,4-*b*］吡嗪 -5- 酮

英文化学名： 6-(5-Chloro-2-yl)-7-[(4-methyl-piperazin-1-yl) carbonyl oxy] -5,6-dihydro-pyrrolo [3,4-*b*] pyrazin-5-one

性状： 本品为白色至微黄色结晶性粉末

溶解性： 本品在二氯乙烷中易溶，在甲醇或 *N*,*N*- 二甲基甲酰胺中略溶，在乙醇、稀盐酸中微溶，在水中几乎不溶

正离子扫描二级质谱图

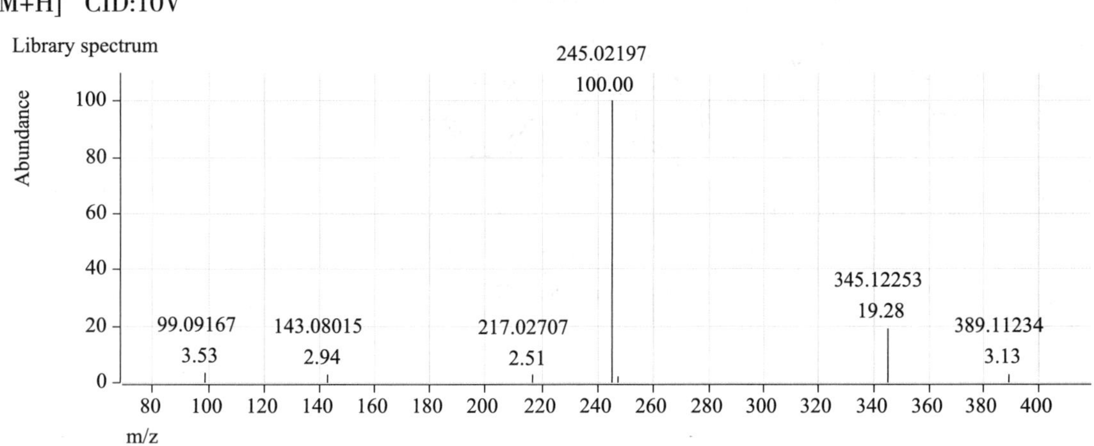

$[M+H]^+$ CID:20V

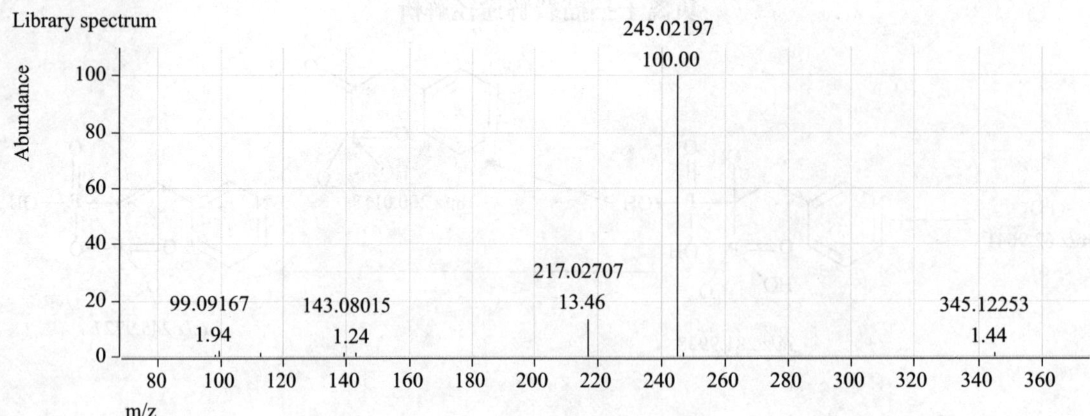

$[M+H]^+$ CID:40V

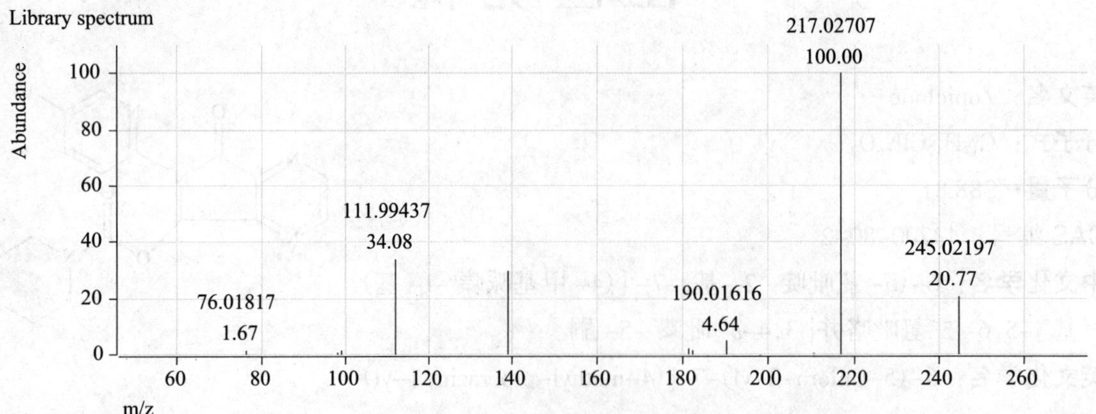

正离子扫描裂解途径解析

m/z 389.1123

m/z 245.0225

m/z 217.0276

m/z 345.1225

正离子扫描二级质谱图

[M+Na]+ CID:10V

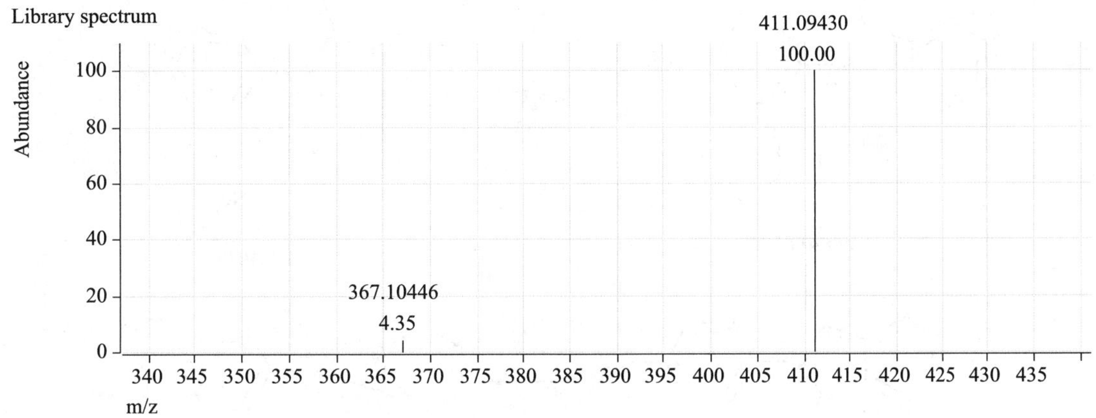

[M+Na]+ CID:20V

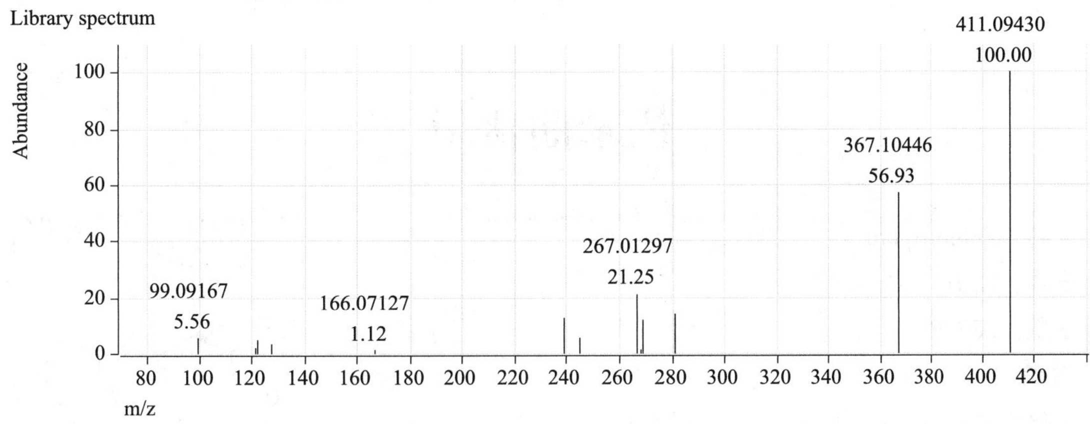

[M+Na]+ CID:40V

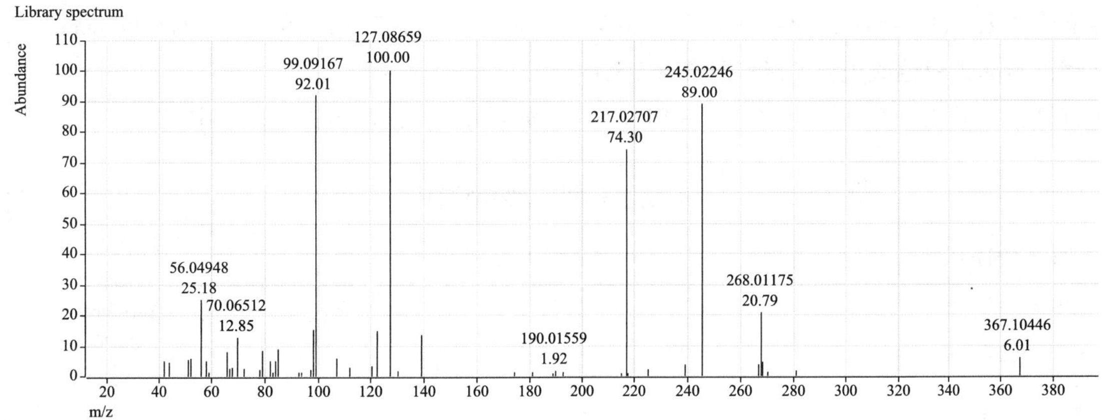

正离子扫描裂解途径解析

m/z 411.0943

m/z 367.1045

m/z 245.0225

m/z 217.0276

佐米曲普坦

英文名：Zolmitriptan

分子式：$C_{16}H_{21}N_3O_2$

分子量：287.36

CAS 编号：139264-17-8

中文化学名：(*S*)-4-［［3-［2-(二甲氨基)乙基］吲哚-5-基］甲基］-2-噁唑烷酮

英文化学名：(4*S*)-4-[[3-[2-(Dimethylamino)ethyl]-1*H*-indol-5-yl]methyl]-2-oxazolidinone

性状：本品为白色或类白色结晶性粉末；无臭

溶解性：本品在甲醇中易溶，在 0.1mol/L 盐酸溶液、丙酮或乙腈中略溶，在水中极微溶

正离子扫描二级质谱图

$[M+H]^+$ CID:10V

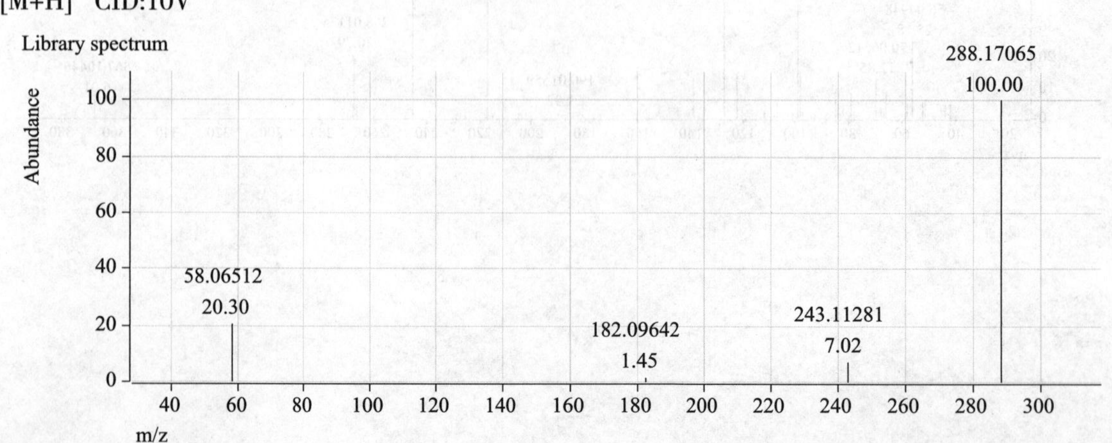

$[M+H]^+$ CID:20V

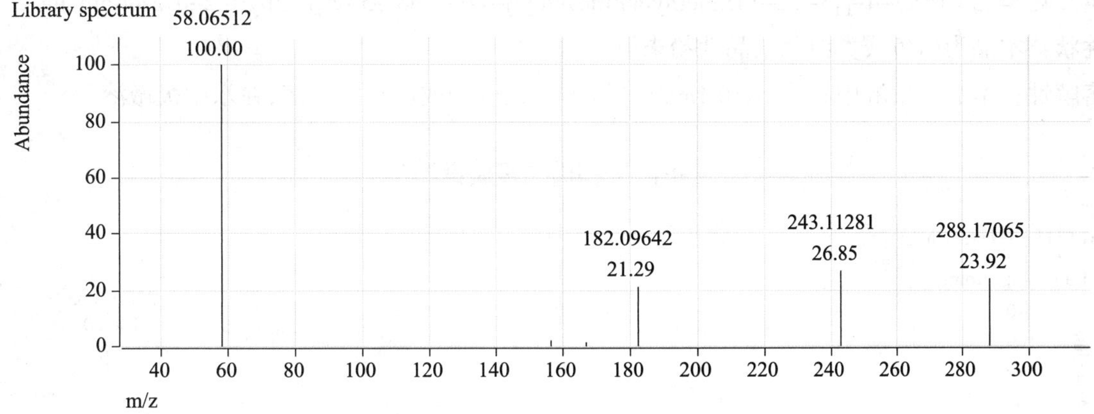

$[M+H]^+$ CID:40V

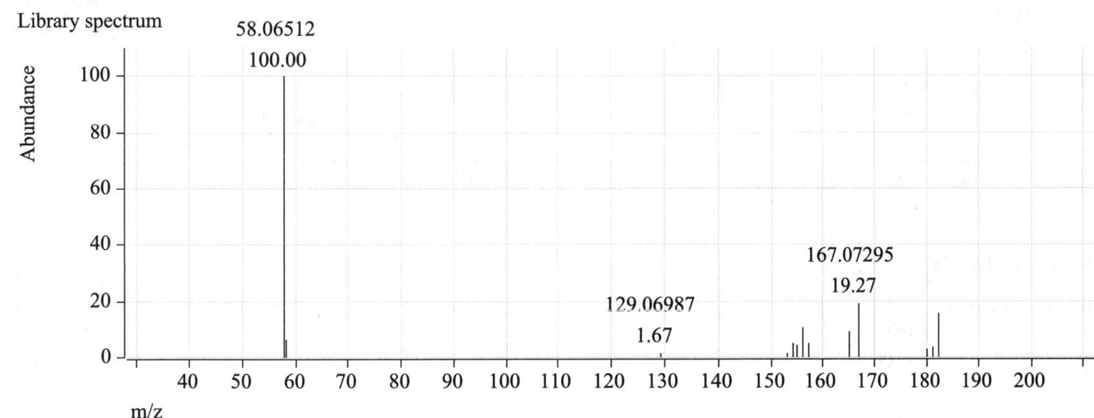

正离子扫描裂解途径解析

m/z 288.1707

m/z 243.1128

m/z 182.0964

m/z 58.0651

佐米曲普坦 -*R* 异构体

英文名： Zolmitriptan *R*–Isomer

分子式： $C_{16}H_{21}N_3O_2$

分子量： 287.36

CAS 编号： 139264–24–7

中文化学名：(4*R*)-4-［［3-［2-（二甲氨基）乙基］-1*H*- 吲哚 -5- 基］甲基］-2- 恶唑烷酮

英文化学名：(4*R*)-4-[[3-[2-（Dimethylamino）ethyl]-1*H*-indol-5-yl]methyl]-2-oxazolidinone

性状：本品为白色或类白色结晶性粉末

溶解性：本品在甲醇中易溶，在 0.1mol/L 盐酸溶液、丙酮或乙腈中略溶，在水中极微溶

正离子扫描二级质谱图

$[M+H]^+$ CID:10V

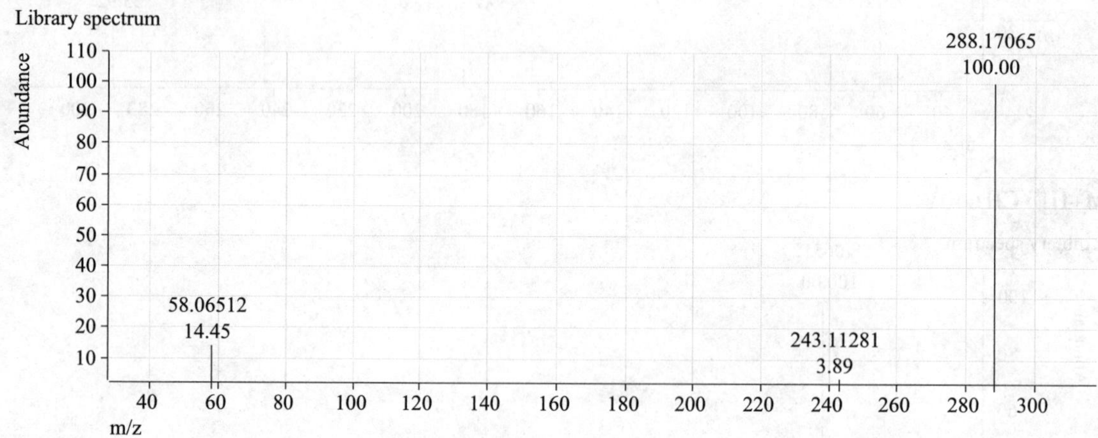

$[M+H]^+$ CID:20V

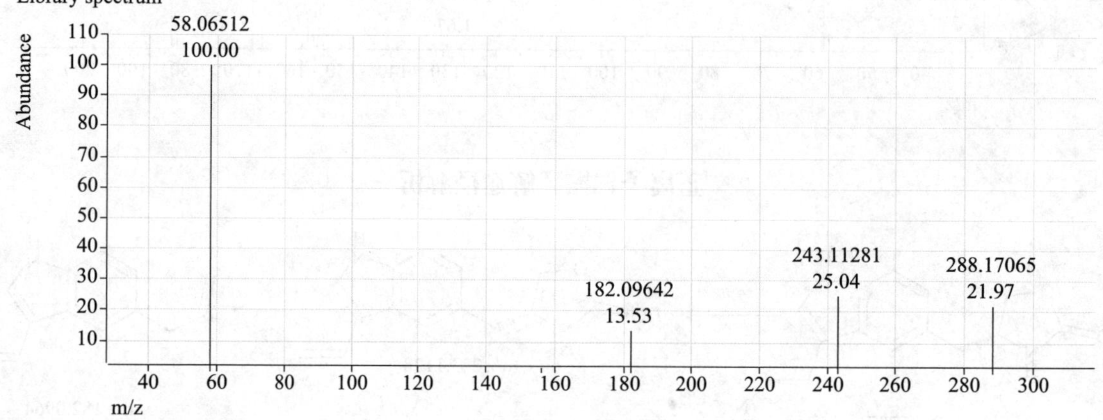

$[M+H]^+$ CID:40V

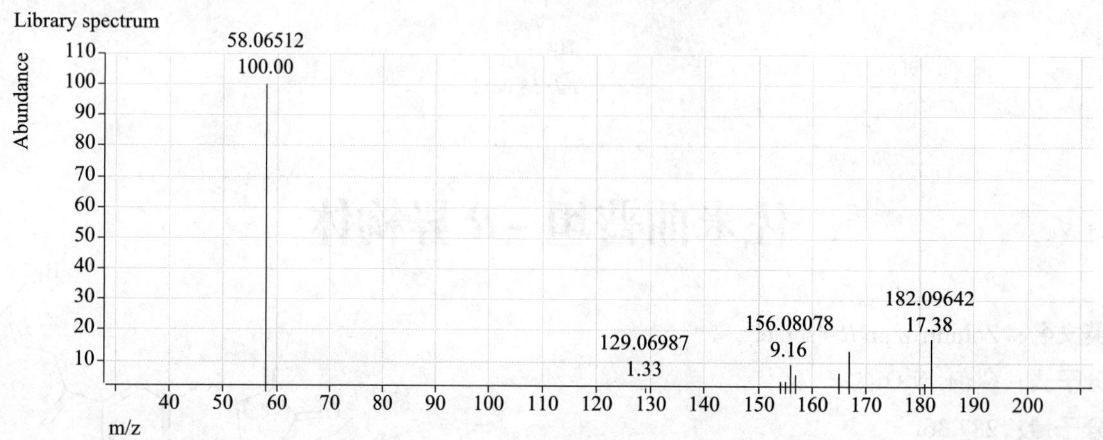

正离子扫描裂解途径解析

m/z 288.1707

m/z 243.1128

m/z 182.0965

m/z 156.0808

负离子扫描二级质谱图

[M–H]⁻ CID:10V

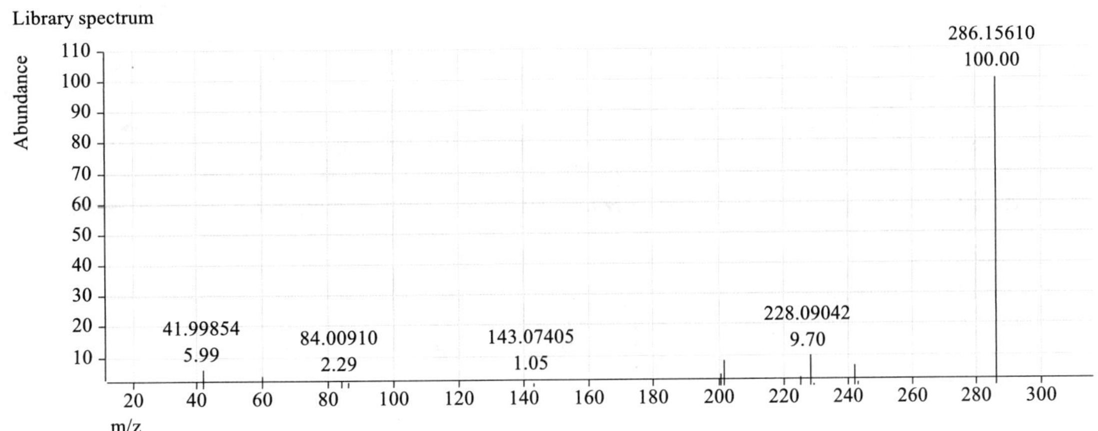

[M–H]⁻ CID:20V

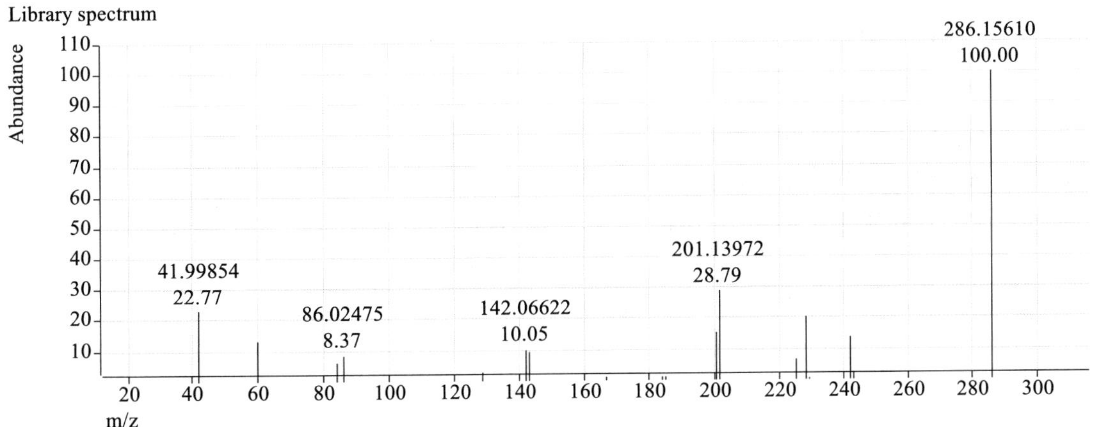

$[M-H]^-$ CID:40V

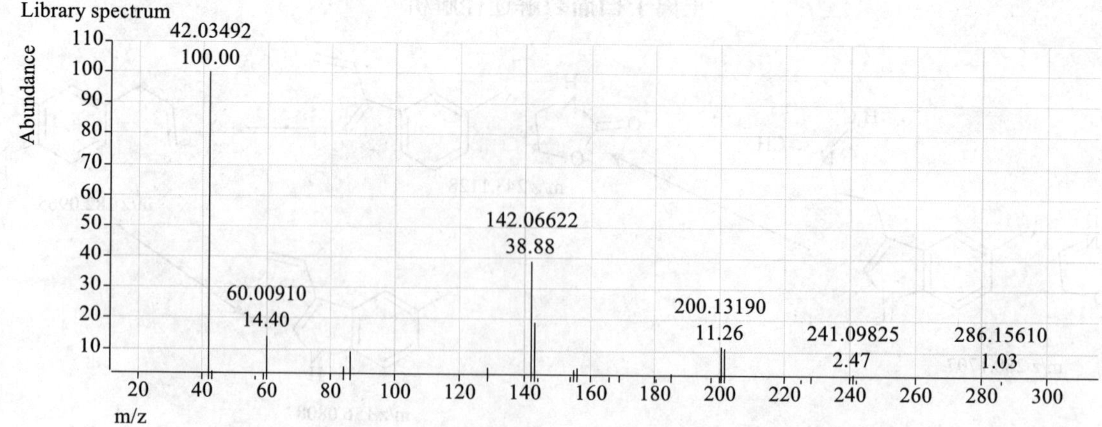

负离子扫描裂解途径解析

m/z 286.1561　　m/z 228.0904　　m/z 201.1397　　m/z 142.0662

谷　氨　酸

英文名：Glutamic Acid

分子式：$C_5H_9NO_4$

分子量：147.13

CAS 编号：56-86-0

中文化学名：L-2-氨基戊二酸

英文化学名：L-2-Aminoglutaric acid

性状：本品为白色结晶或结晶性粉末

溶解性：本品在热水中溶解，在水中微溶，在乙醇、丙酮或乙醚中不溶，在稀盐酸或 1mol/L 氢氧化钠溶液中易溶

正离子扫描二级质谱图

$[M+H]^+$ CID:10V

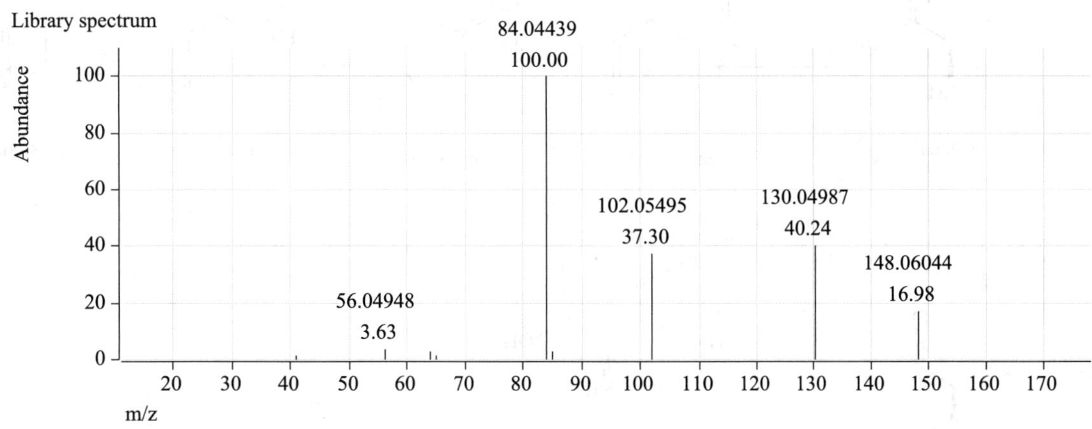

$[M+H]^+$ CID:20V

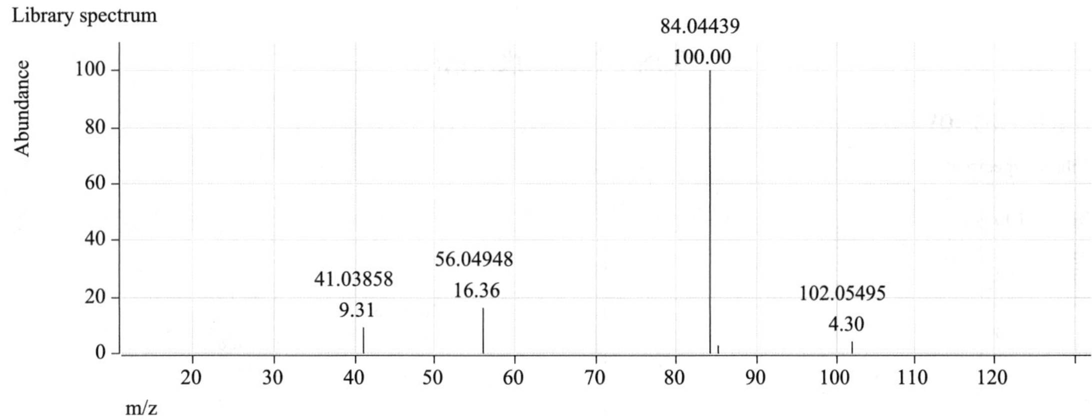

$[M+H]^+$ CID:40V

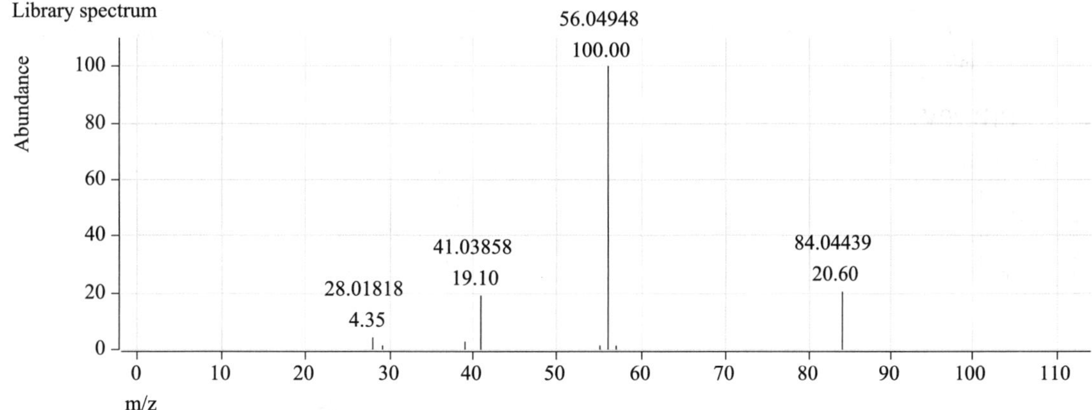

正离子扫描裂解途径解析

m/z 148.0604 → m/z 84.0444 或 m/z 84.0444 → m/z 56.0495 或 m/z 56.0495

m/z 148.0604 → m/z 130.0499

m/z 148.0604 → m/z 102.0550

负离子扫描二级质谱图

$[M-H]^-$ CID:10V

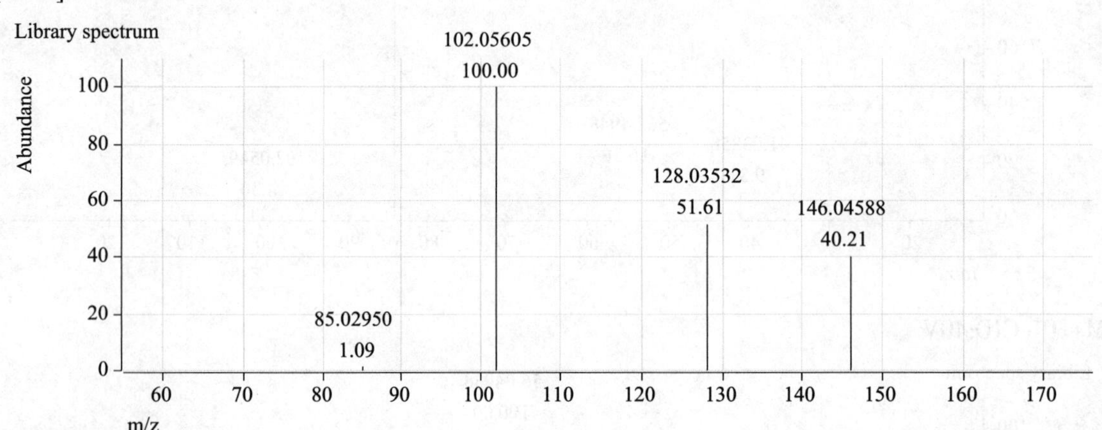

$[M-H]^-$ CID:20V

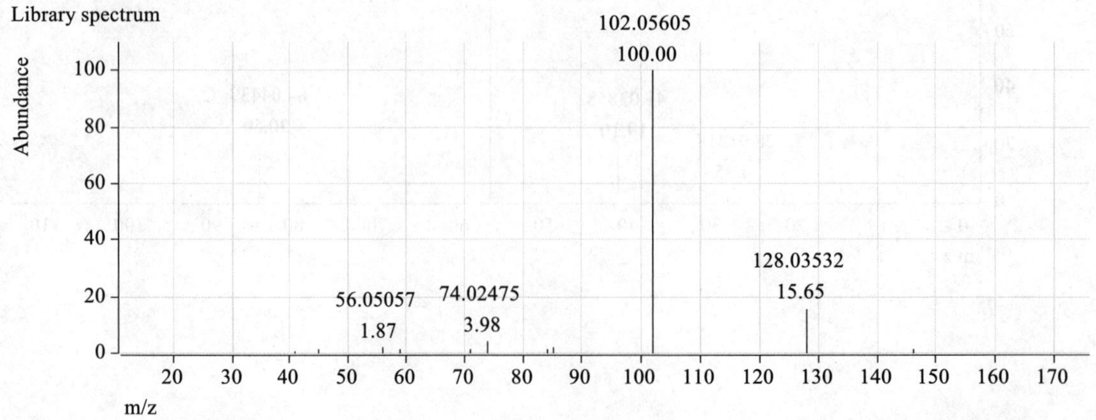

负离子扫描裂解途径解析

m/z 102.0561 ← m/z 146.0459 → m/z 128.0353 → m/z 74.0248

邻甲苯磺酰胺

英文名： 2-Methylbenzene Sulfonamide

分子式： $C_7H_9NO_2S$

分子量： 171.22

CAS 编号： 88-19-7

中文化学名： 2- 甲苯 -1- 磺酰胺

英文化学名： 2-Methylbenzene-1-sulfonamide

性状： 本品为无色结晶或白色结晶性粉末

溶解性： 本品在水和乙醚中微溶，在乙醇、碱溶液中溶解

正离子扫描二级质谱图

$[M+H]^+$ CID:10V

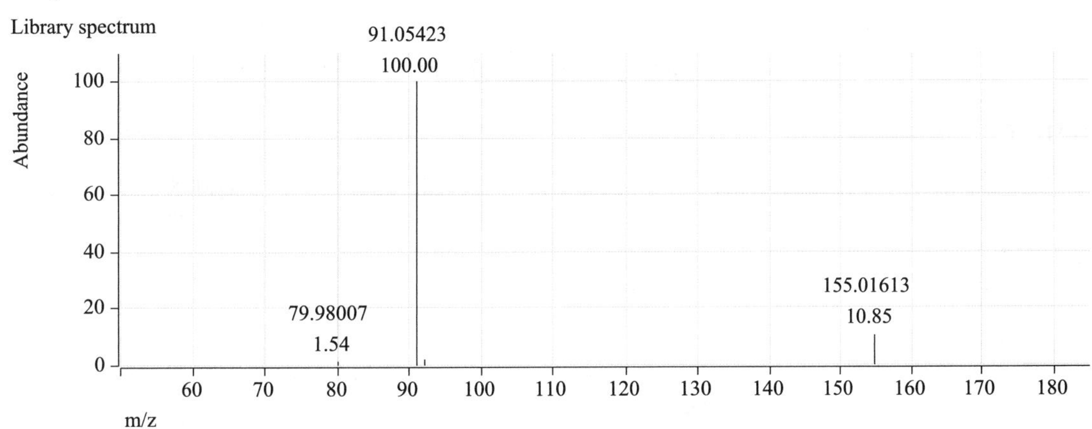

$[M+H]^+$ CID:20V

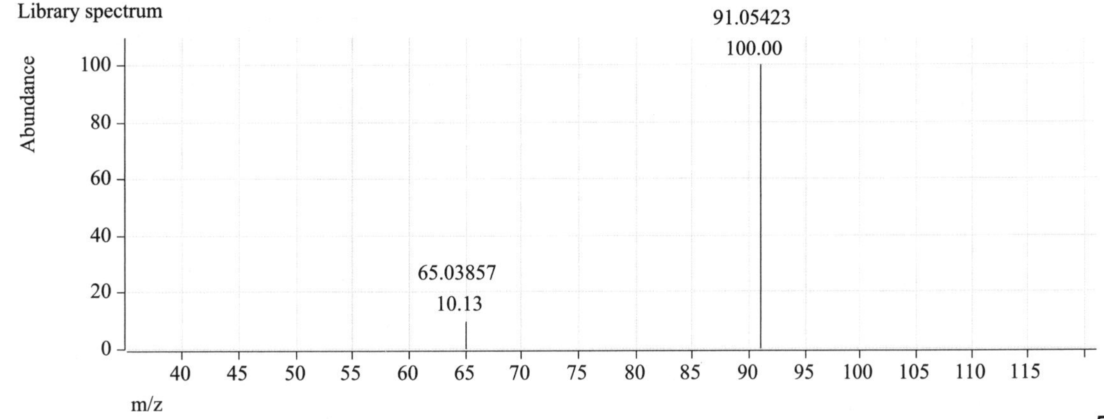

$[M+H]^+$ CID:40V

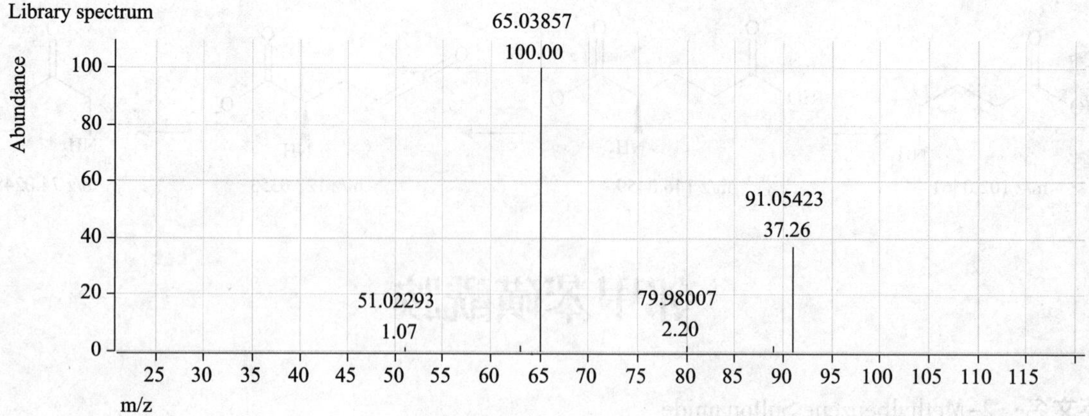

正离子扫描裂解途径解析

m/z 65.0386

m/z 79.9801

m/z 51.0229

m/z 172.0427

m/z 155.0161

m/z 91.0542

负离子扫描二级质谱图

$[M-H]^-$ CID:10V

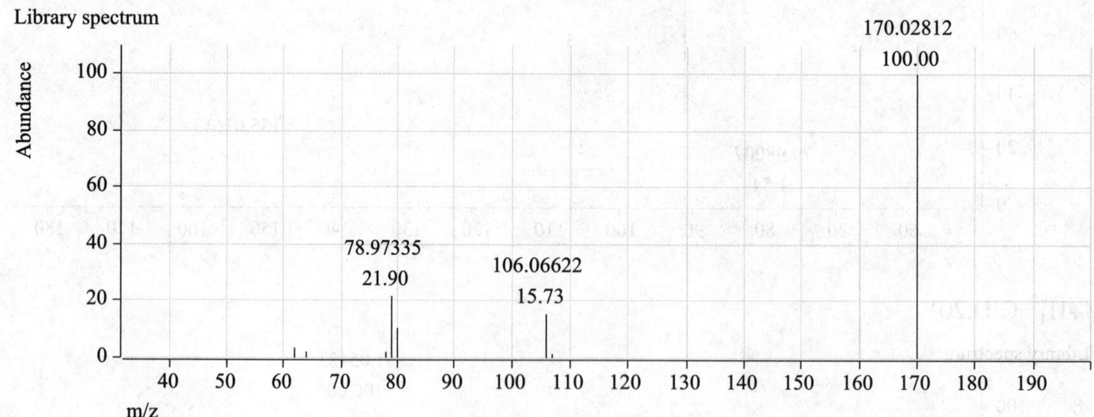

$[M-H]^-$ CID:20V

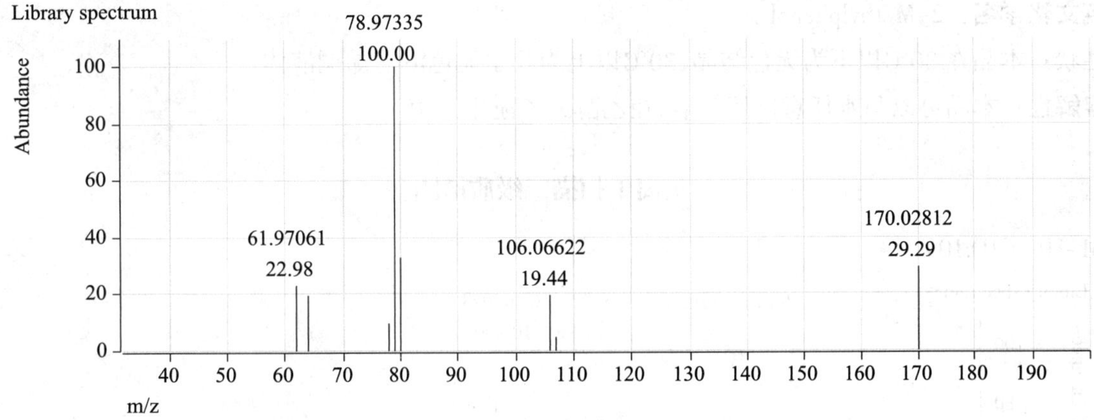

$[M-H]^-$ CID:40V

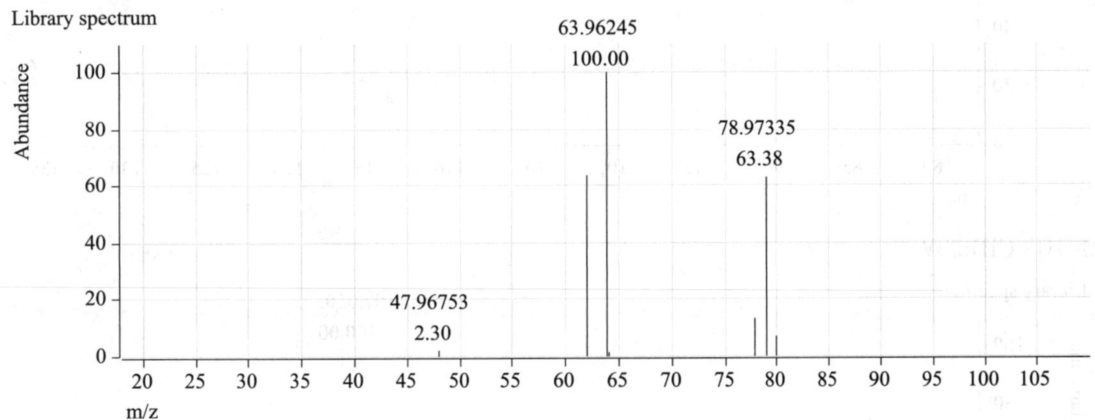

负离子扫描裂解途径解析

$O=S=\bar{N}$ m/z 61.9706

SO_3^- m/z 79.9574

SO^- m/z 47.9675

$\cdot S(=O)_2-\bar{N}H$ m/z 78.9733

m/z 170.0281

m/z 106.0662

邻 位 甲 酚

英文名： *o*–Cresol

分子式： C_7H_8O

分子量： 108.14

CAS 编号： 95–48–7

HO

H_3C

中文化学名： 2- 甲基苯酚

英文化学名： 2-Methylphenol

性状： 本品在 30℃以下为无色结晶，30℃以上为几乎无色澄清黏稠液体

溶解性： 本品可以与水任意比例互溶，在乙醇或乙醚中易溶

负离子扫描二级质谱图

[M-H]⁻ CID:10V

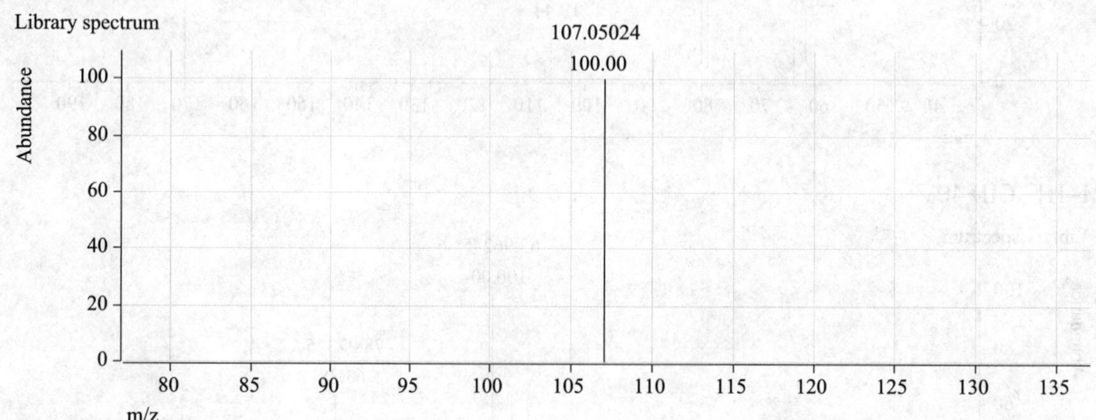

[M-H]⁻ CID:20V

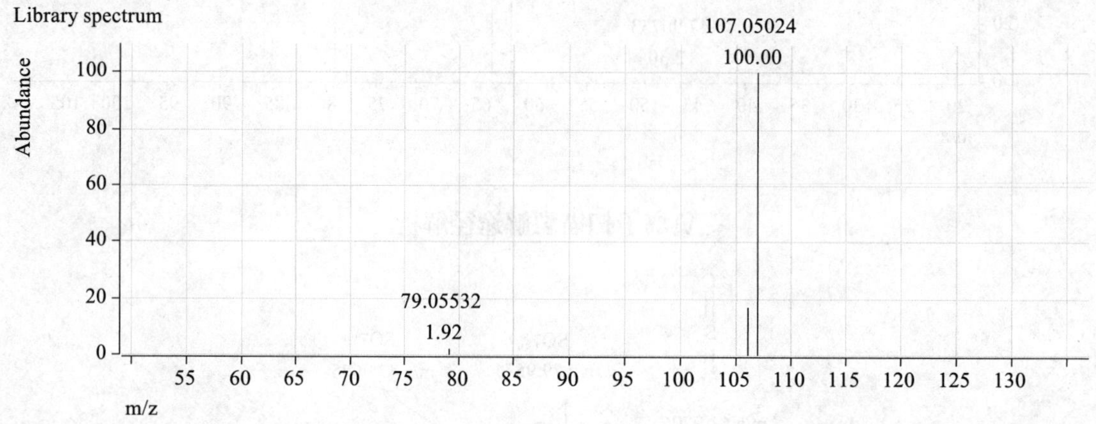

[M-H]⁻ CID:40V

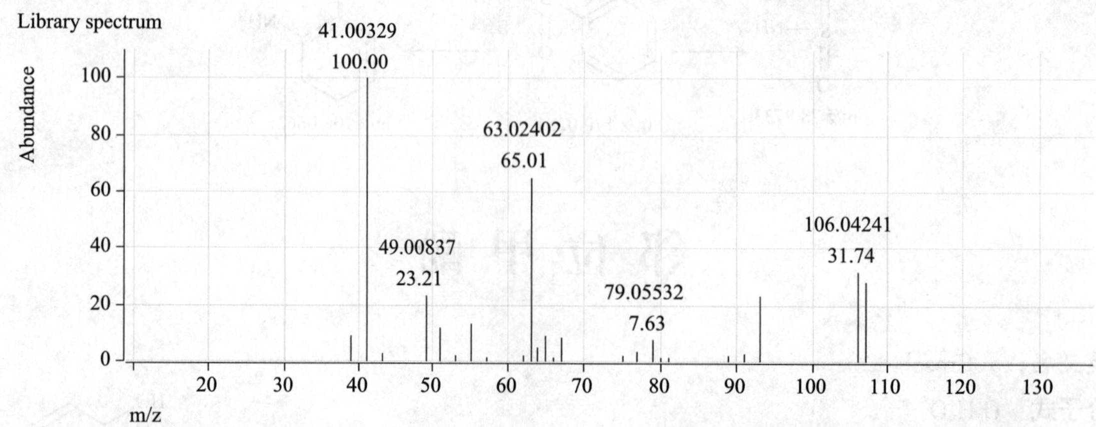

负离子扫描裂解途径解析

m/z 41.0033

m/z 79.0553

m/z 63.0240

m/z 92.0268

m/z 107.0502

m/z 106.0424

辛 可 尼 丁

英文名： Cinchonidine

分子式： $C_{19}H_{22}N_2O$

分子量： 294.39

CAS 编号： 485-71-2

中文化学名： 4- 喹啉基 -(5- 乙烯基 -1- 氮杂双环[2.2.2]辛烷 -2- 基)甲醇

英文化学名： (8α,9*R*)-Cinchonan-9-ol

性状： 本品为白色结晶或结晶性粉末；无臭

溶解性： 本品在水中易溶，在甲醇中溶解，在乙醇中微溶，在三氯甲烷或乙醚中不溶

正离子扫描二级质谱图

$[M+H]^+$ CID:10V

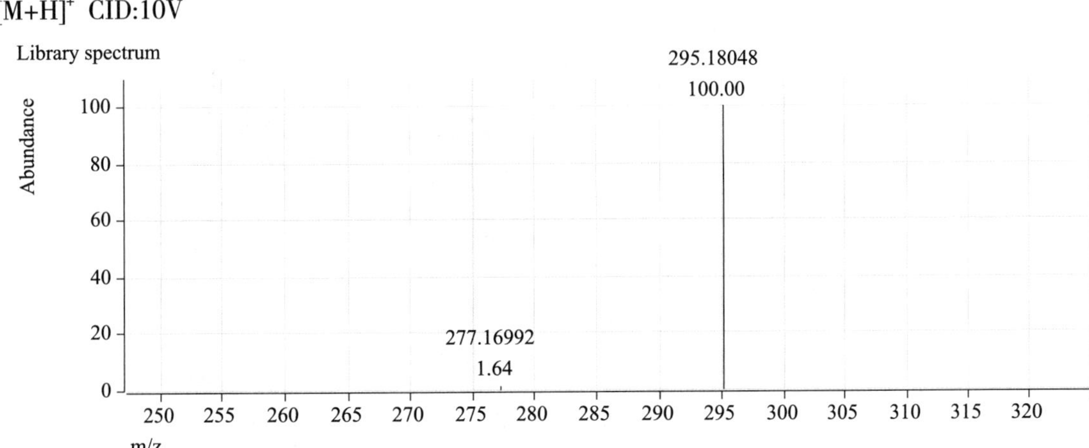

$[M+H]^+$ CID:20V

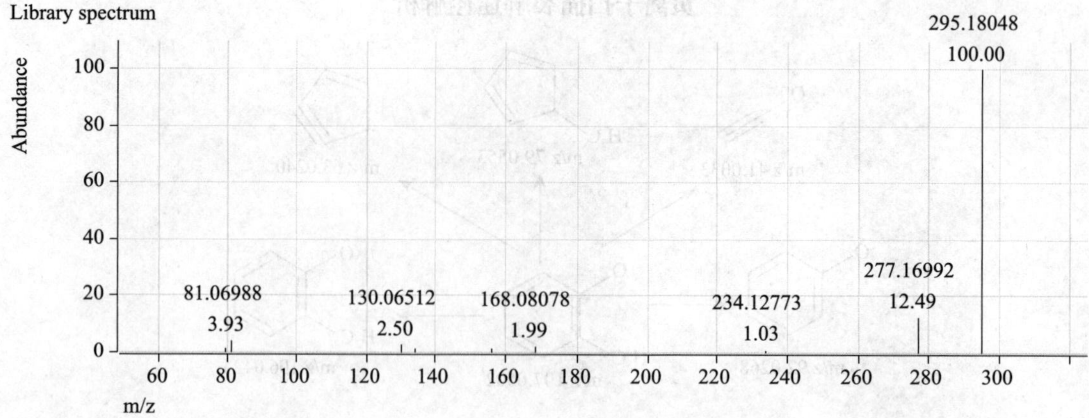

$[M+H]^+$ CID:40V

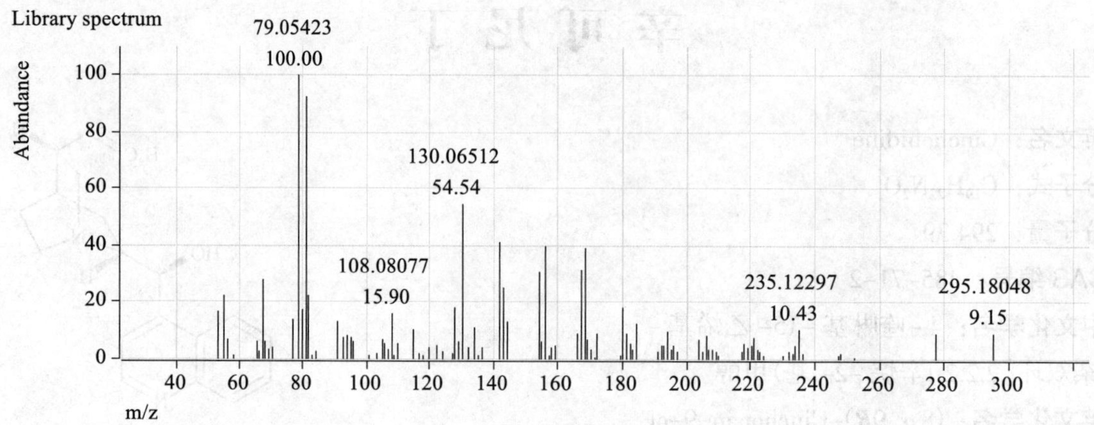

正离子扫描裂解途径解析

m/z 130.0651

m/z 277.1699

m/z 295.1805

m/z 168.0808

辛伐他汀

英文名： Simvastatin

分子式： $C_{25}H_{38}O_5$

分子量： 418.57

CAS 编号： 79902-63-9

中文化学名：（1*S*,2*S*,6*S*,8*S*,8α*R*）-1,2,6,7,8,8α-六氢-3,7-二甲基-8-［2-［(2*R*,4*R*)-四氢-4-羟基-6-氧代-2*H*-吡喃-2-基］乙基］-1-萘酚-2,2-二甲基丁酸酯

英文化学名：（1*S*,3*R*,7*S*,8*S*,8α*R*）-1,2,3,7,8,8α-Hexahydro-3,7-dimethyl-8-[2-[(2*R*,4*R*)-tetrahydro-4-hydroxy-6-oxo-2*H*-pyran-2-yl]ethyl]-1-naphthalenyly-2,2-dimethylbutanoate

性状： 本品为白色或类白色粉末或结晶性粉末

溶解性： 本品在乙腈、乙醇或甲醇中易溶，在水中不溶

正离子扫描二级质谱图

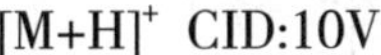

$[M+H]^+$ CID:10V

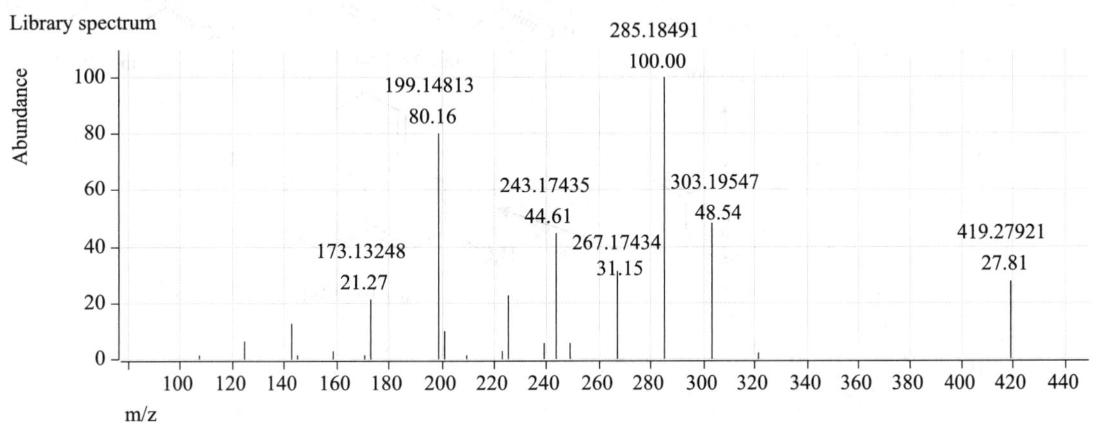

$[M+H]^+$ CID:20V

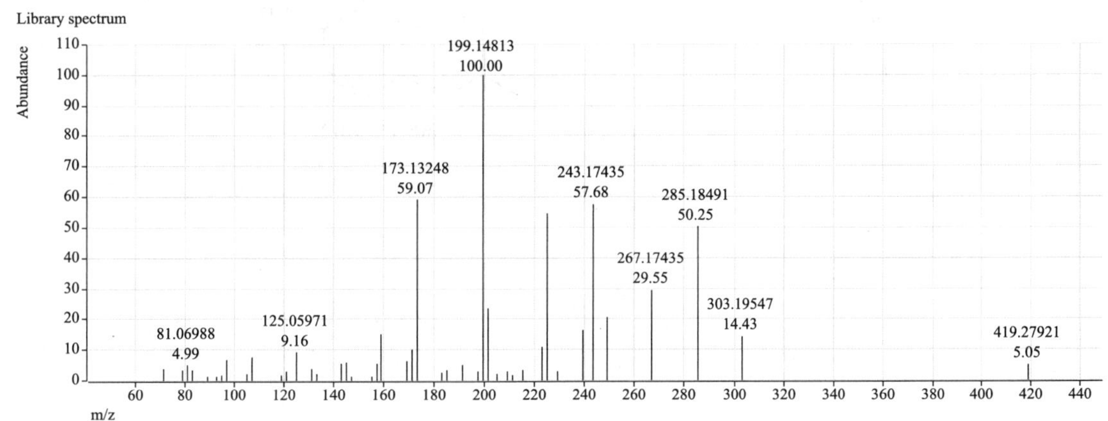

[M+H]+ CID:40V

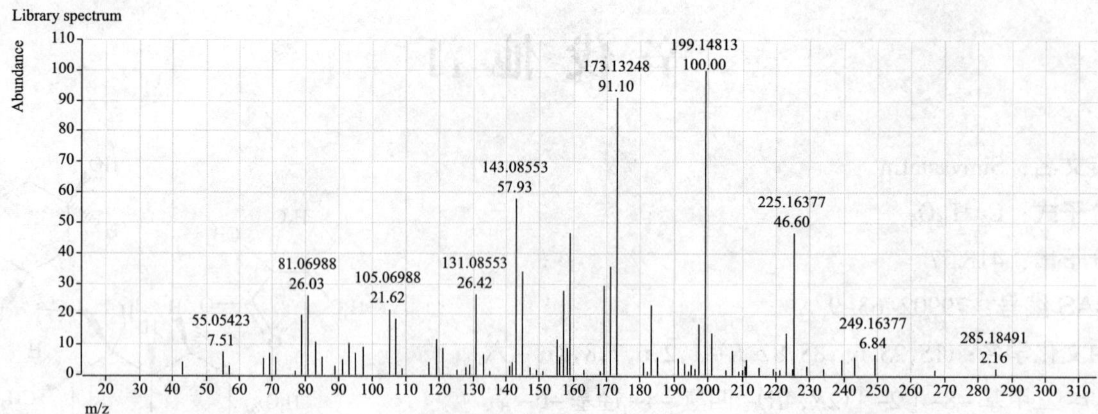

正离子扫描裂解途径解析

m/z 173.1325

m/z 303.1955

m/z 285.1849

m/z 267.1743

m/z 199.1481

m/z 419.2792

m/z 157.1012

间 甲 酚

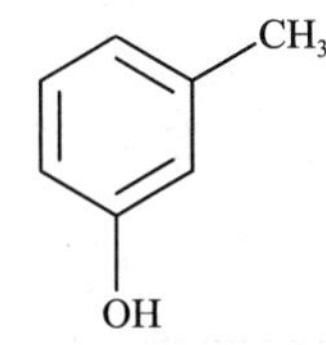

英文名： *m*–Cresol

分子式： C_7H_8O

分子量： 108.14

CAS 编号： 108–39–4

中文化学名： 3– 甲基苯酚

英文化学名： 3–Methylphenol

性状： 本品为无色或微黄色液体;有刺激性臭味

溶解性： 本品在乙醇或二氯甲烷中易溶,在水中略溶

负离子扫描二级质谱图

[M–H]⁻ CID:10V

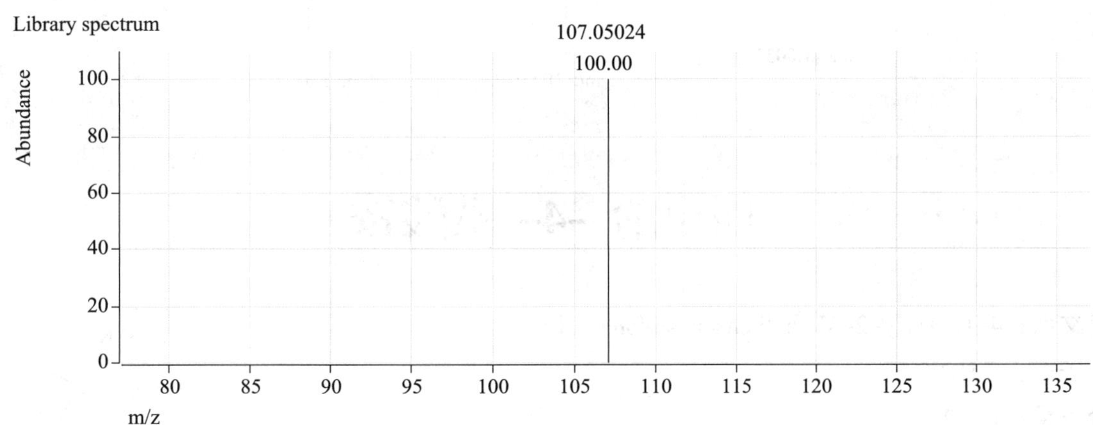

[M–H]⁻ CID:20V

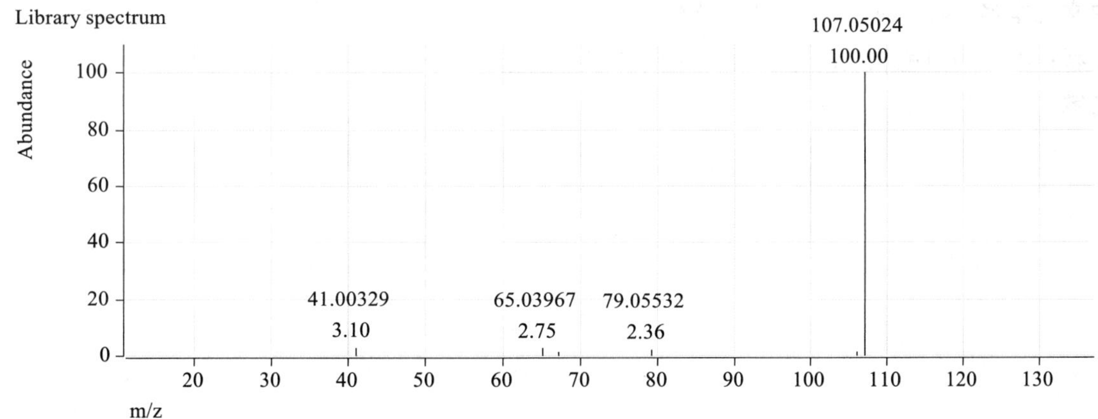

$[M-H]^-$ CID:40V

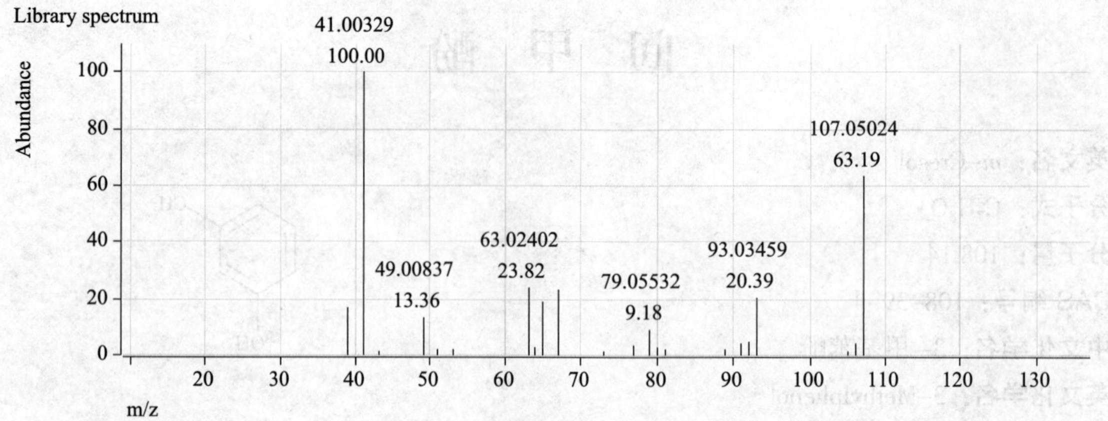

负离子扫描裂解途径解析

CH_3

^-O m/z 41.0033

^-O m/z 107.0502

^-O m/z 93.0346

间甲酚 -4- 磺酸铵

英文名：4-Hydroxy-2-Methylbenzenesulfonamide

分子式：$C_7H_9NO_3S$

分子量：187.22

CAS 编号：23202-51-9

中文化学名：4- 羟基 -2- 甲基苯磺酰胺

性状：本品为白色或类白色结晶性粉末

溶解性：本品在水中易溶

H_2N S O O HO CH_3

负离子扫描二级质谱图

[M-H]⁻ CID:10V

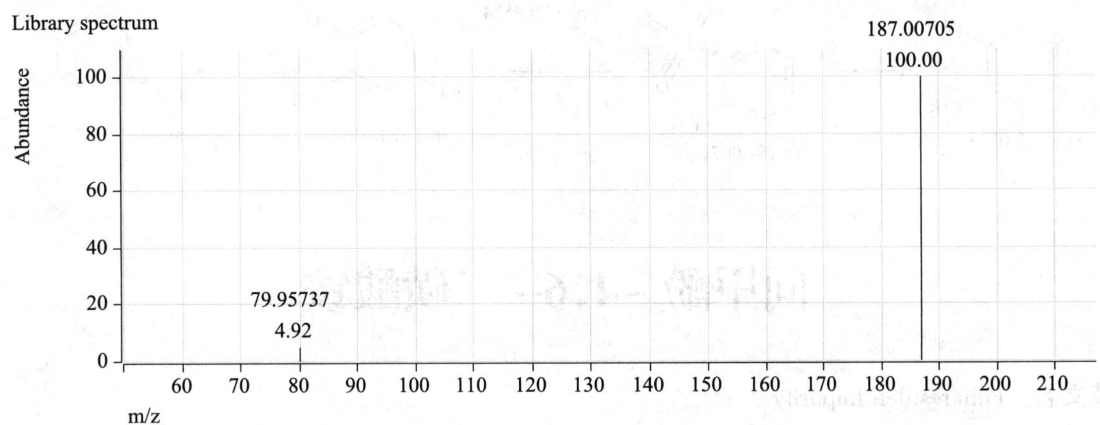

[M-H]⁻ CID:20V

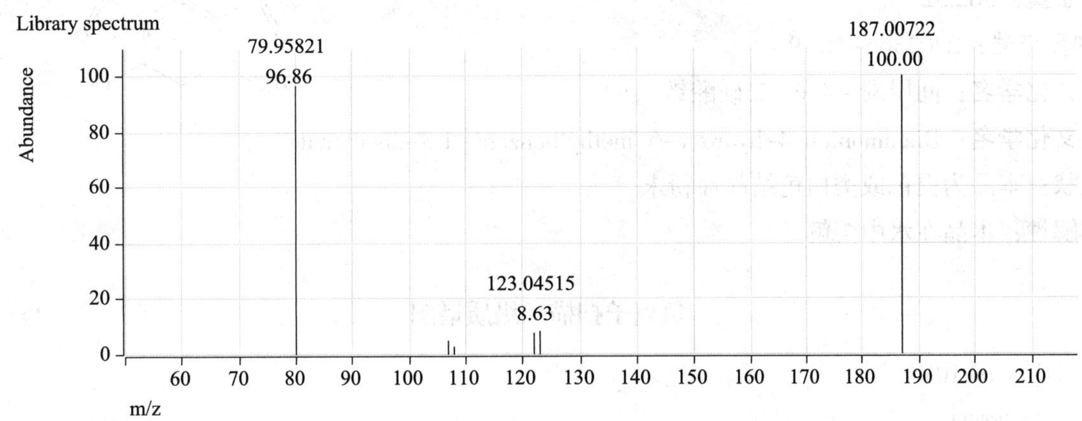

[M-H]⁻ CID:40V

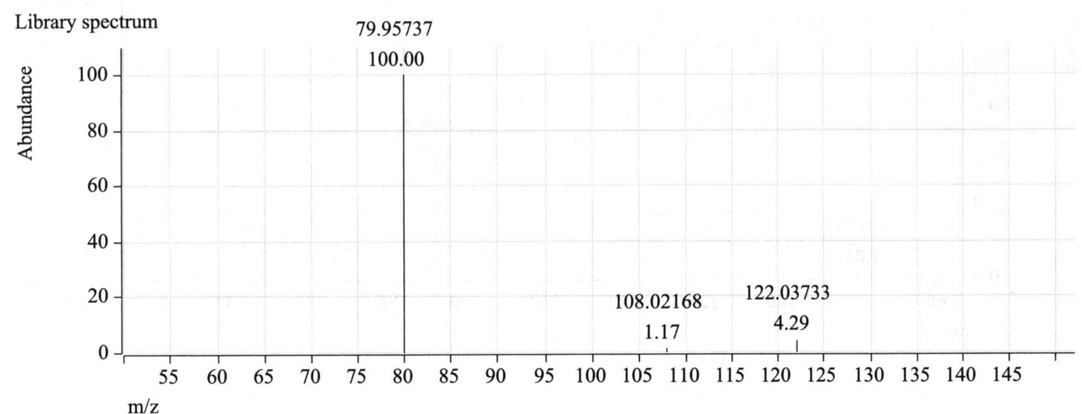

负离子扫描裂解途径解析

SO_3^- m/z 79.9574

m/z 122.0373　m/z 187.0071　m/z 123.0452　m/z 108.0217

间甲酚 -4,6- 二磺酸铵

英文名：Policresulen Impurity

分子式：$C_7H_{14}N_2O_7S_2$

分子量：302.32

CAS 编号：2702366-48-9

中文化学名：间甲酚 -4,6- 二磺酸铵

英文化学名：Diammonium 4-hydroxy-6-methylbenzene-1,3-disulfonate

性状：本品为白色或类白色结晶性粉末

溶解性：本品在水中溶解

负离子扫描二级质谱图

[M-H]$^-$ CID:10V

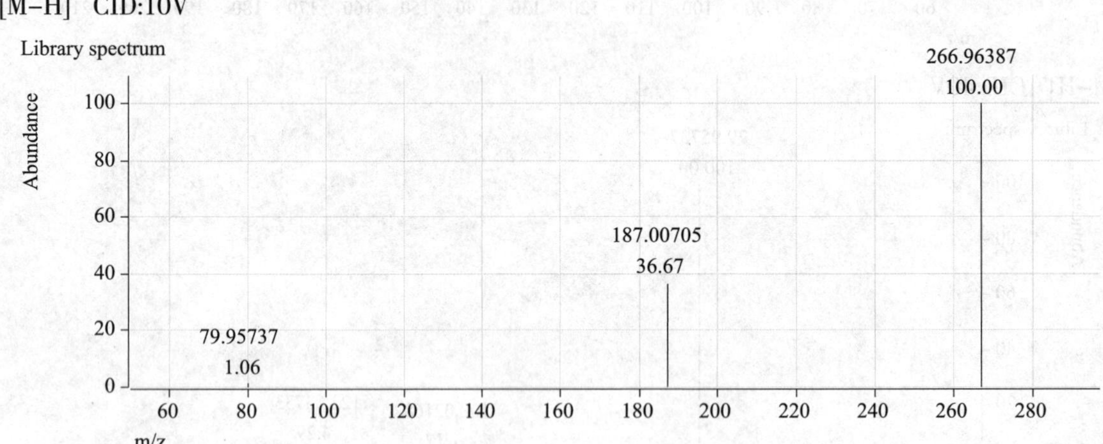

[M–H]⁻ CID:20V

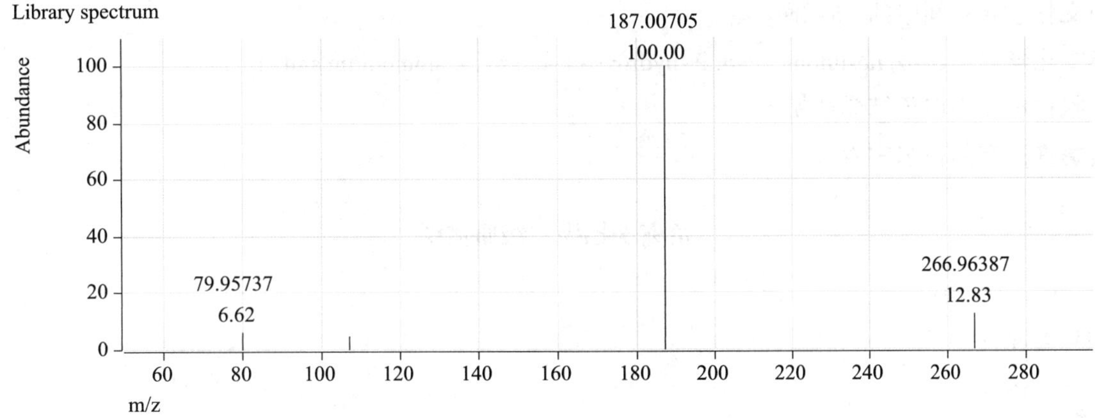

[M–H]⁻ CID:40V

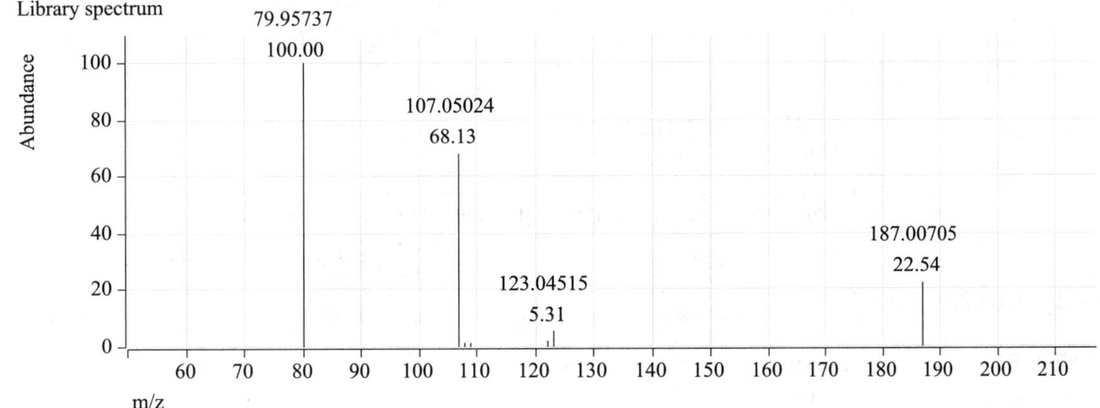

负离子扫描裂解途径解析

m/z 266.9639

m/z 187.0071

m/z 79.9574

m/z 107.0502

m/z 123.0452

间甲酚 –6– 磺酸铵

英文名： 2–Hydroxy–4–Methyl–,Ammonium Salt

分子式： $C_7H_{11}NO_4S$

分子量： 205.23

CAS 编号：79093-71-3

中文化学名：间甲酚-6-磺酸铵

英文化学名：Benzenesulfonic acid, 2-hydroxy-4-methyl-, ammonium salt（1∶1）

性状：本品为白色结晶性粉末

溶解性：本品在水中溶解

负离子扫描二级质谱图

[M-H]⁻ CID:10V

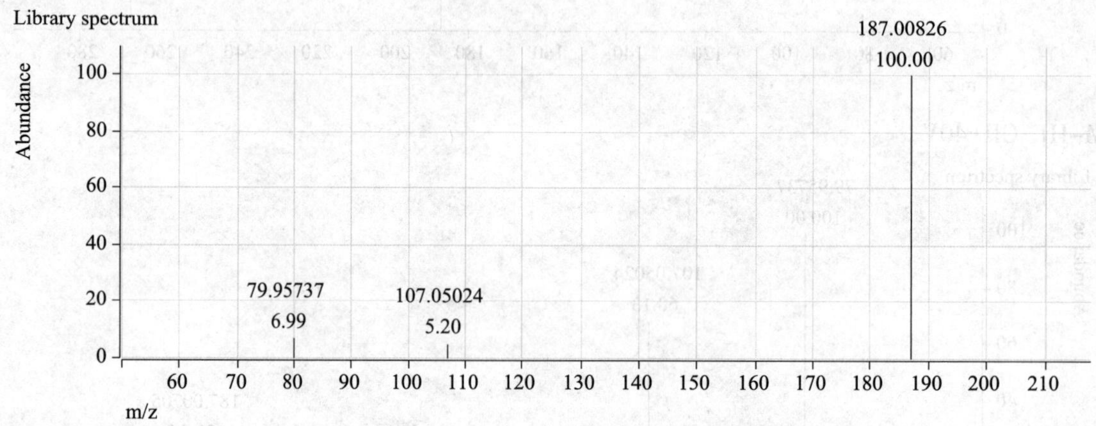

[M-H]⁻ CID:20V

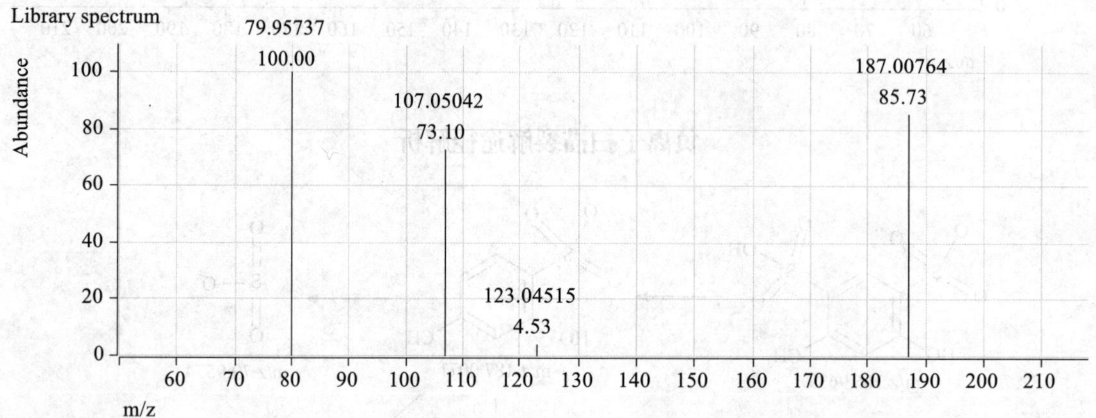

[M-H]⁻ CID:40V

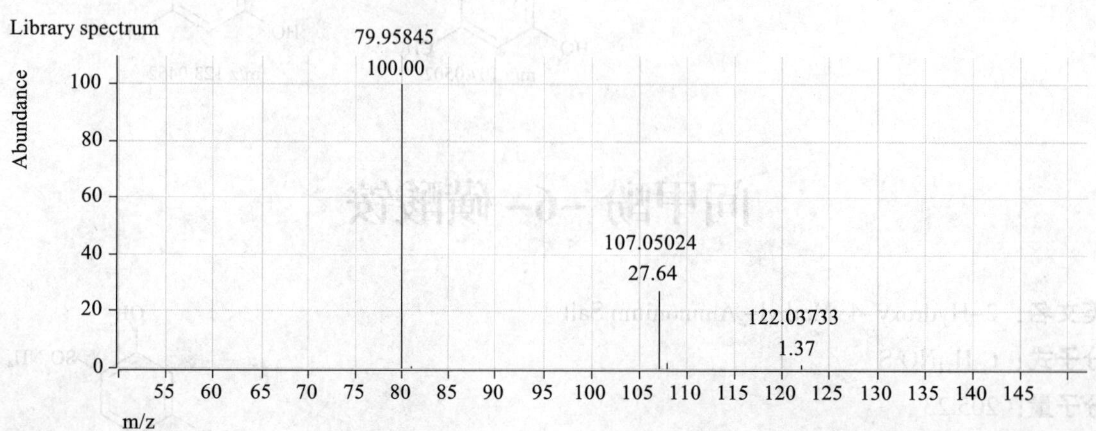

负离子扫描裂解途径解析

m/z 122.0373

m/z 79.9574

m/z 107.0502

m/z 187.0071

m/z 123.0452

间羟异丙肾上腺素

英文名： Metaproterenol

分子式： $C_{11}H_{17}NO_3$

分子量： 211.26

CAS 编号： 586-06-1

中文化学名： 5-［1-羟基-2-［(1-甲基乙基)氨基］乙基］-1,3-苯二醇

英文化学名： 5-[1-Hydroxy-2-[(1-methylethyl)amino]ethyl]-1,3-benzenediol

性状： 本品为白色结晶性粉末；无臭；味苦

溶解性： 本品在水和乙醇易溶，在三氯甲烷和乙醚中极微溶

正离子扫描二级质谱图

$[M+H]^+$ CID:10V

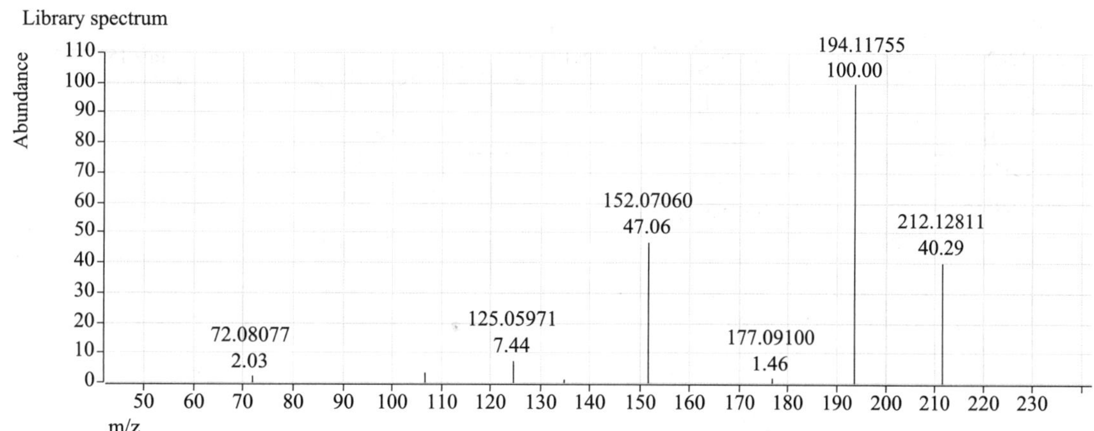

$[M+H]^+$ CID:20V

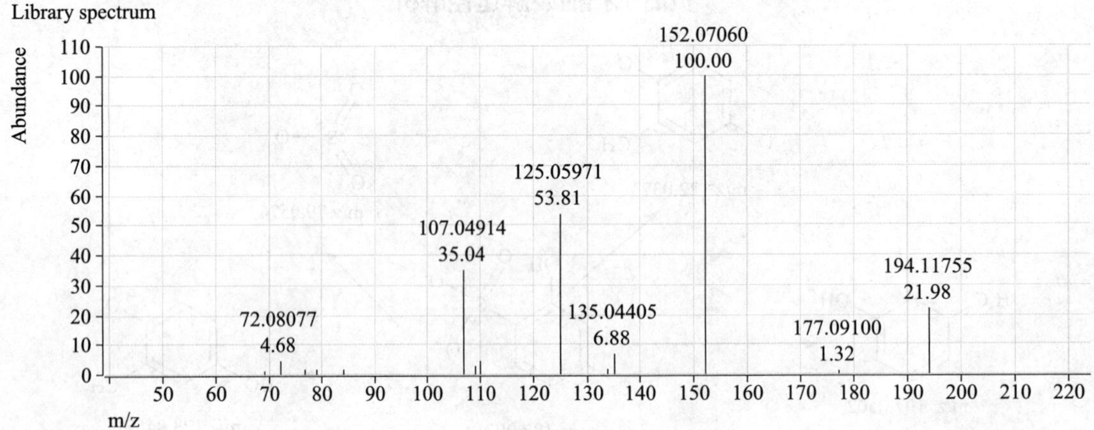

$[M+H]^+$ CID:40V

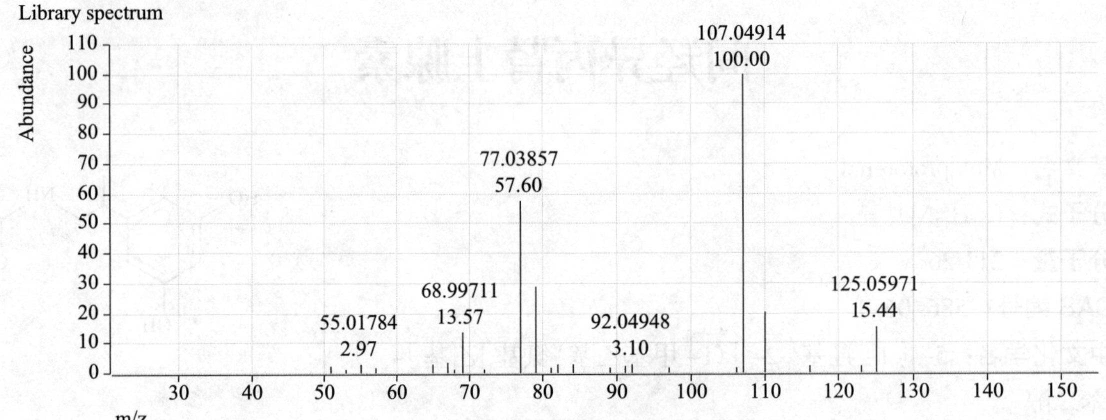

正离子扫描裂解途径解析

m/z 212.1282

m/z 194.1176

m/z 152.0707

m/z 135.0441

m/z 107.0492

m/z 77.0386

负离子扫描二级质谱图

[M−H]⁻ CID:10V

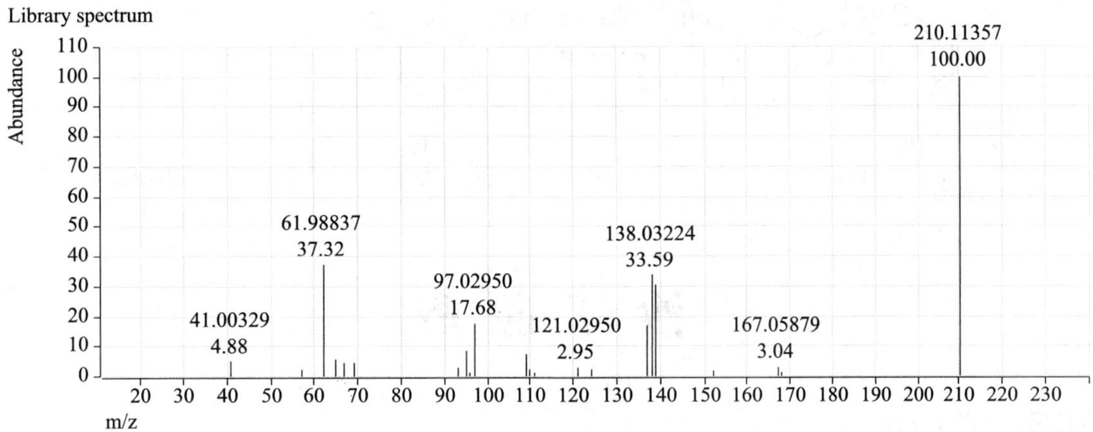

[M−H]⁻ CID:20V

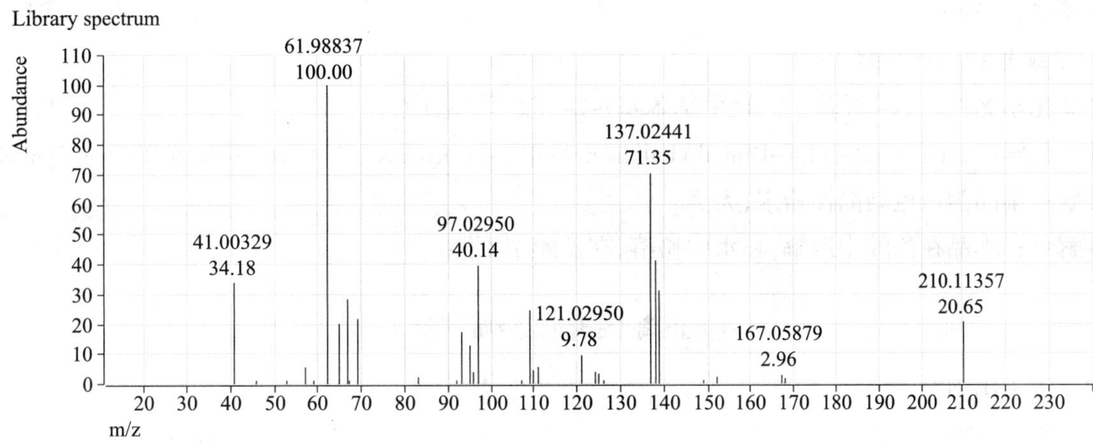

[M−H]⁻ CID:40V

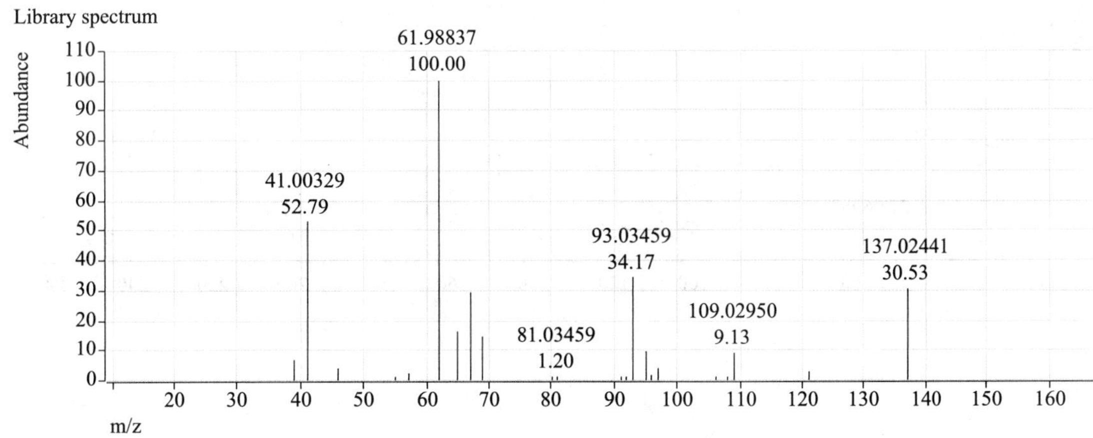

负离子扫描裂解途径解析

m/z 210.1135 → m/z 137.0244 → m/z 93.0346

沙 丁 胺 醇

英文名：Salbutamol

分子式：$C_{13}H_{21}NO_3$

分子量：239.31

CAS 编号：18559-94-9

中文化学名：1-(4-羟基-3-羟甲基苯基)-2-(叔丁氨基)乙醇

英文化学名：(1*RS*)-2-[(1,1-Dimethylethyl)amino]-1-[4-hydroxy-3-(hydroxymethyl)phenyl]ethanol

性状：本品为白色结晶性粉末；无臭

溶解性：本品在乙醇中溶解，在水中略溶，在乙醚中不溶

正离子扫描二级质谱图

$[M+H]^+$ CID:10V

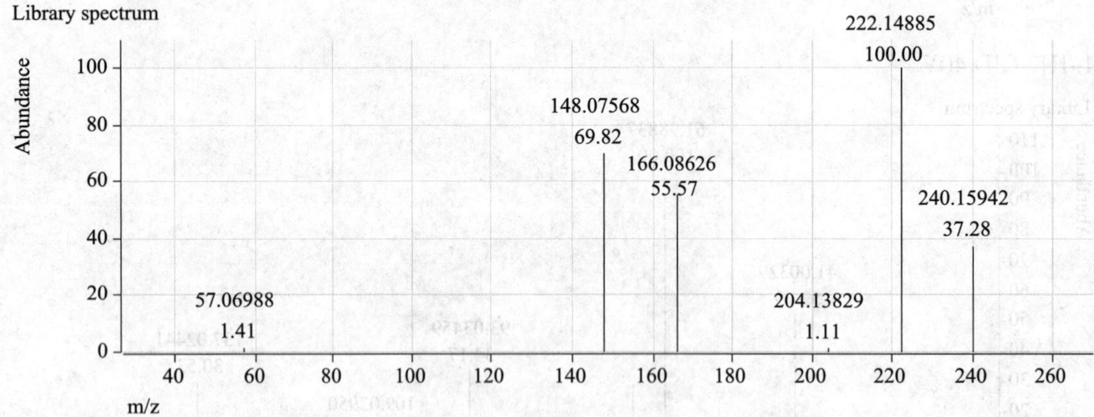

$[M+H]^+$ CID:20V

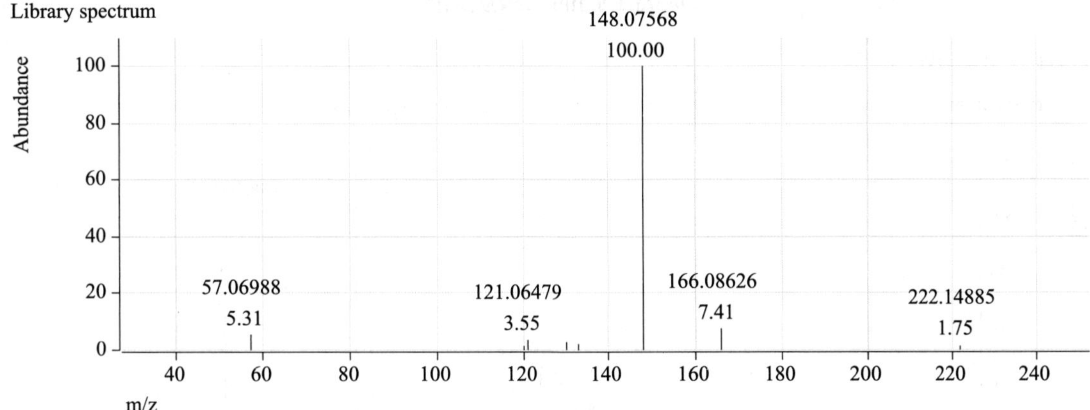

$[M+H]^+$ CID:40V

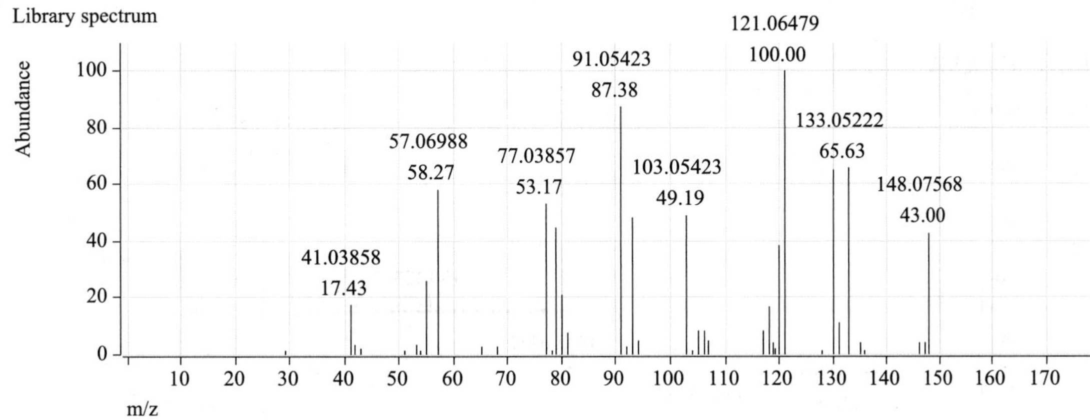

正离子扫描裂解途径解析

HO HO H N CH_3 H_3C CH_3

m/z 222.1489

$\overset{+}{O}H_2$ H N HO HO CH_3 H_3C CH_3

m/z 240.1594

$H_3\overset{+}{C}$ NH_2 HO

m/z 148.0757

HO HO NH_2

m/z 166.0863

负离子扫描二级质谱图

[M-H]⁻ CID:10V

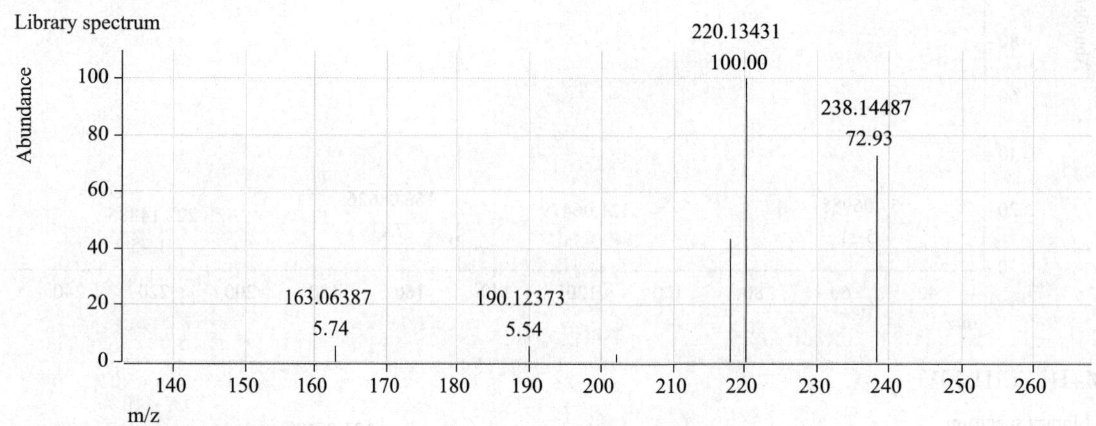

[M-H]⁻ CID:20V

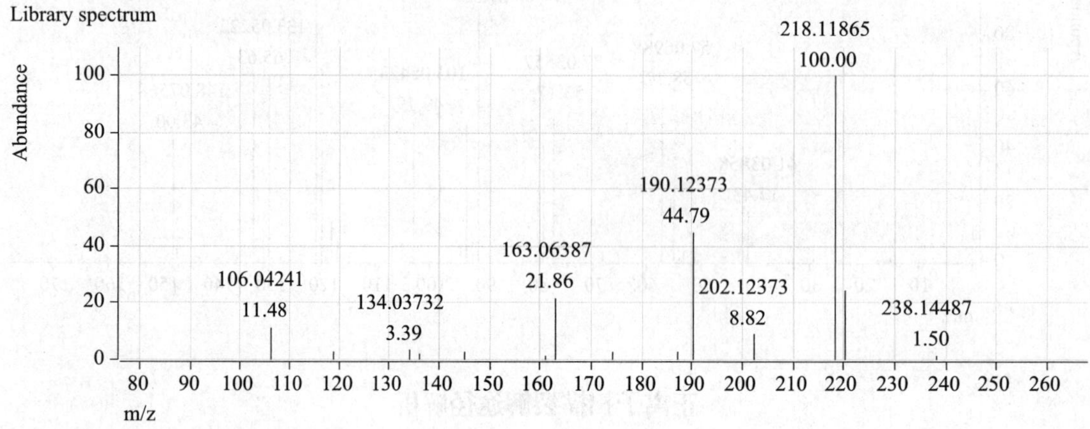

[M-H]⁻ CID:40V

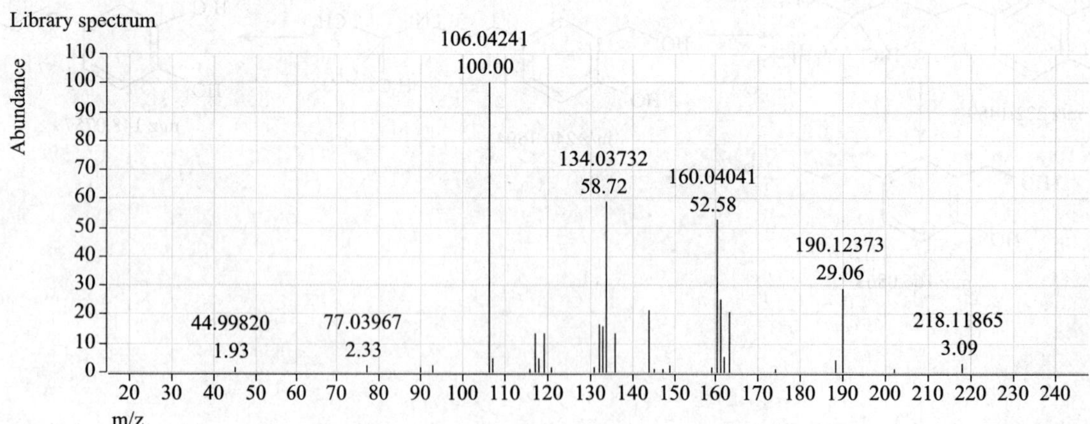

负离子扫描裂解途径解析

m/z 238.1449

m/z 220.1343

m/z 163.0639

m/z 190.1237

m/z 218.1187

泛 昔 洛 韦

英文名： Famciclovir

分子式： $C_{14}H_{19}N_5O_4$

分子量： 321.34

CAS 编号： 104227-87-4

中文化学名： 2-［2-［9-(2-氨基-9*H*-嘌呤基)］乙基］-1,3-丙二醇二乙酸酯

英文化学名： 1,3-Propanediol, 2-[2-(2-amino-9*H*-purin-9-yl)ethyl]-, 1,3-diacetate

性状： 本品为白色或类白色结晶性粉末；无臭

溶解性： 本品在水、甲醇、乙醇或二氯甲烷中易溶，在乙酸乙酯中略溶，在乙醚中几乎不溶

正离子扫描二级质谱图

$[M+H]^+$ CID:10V

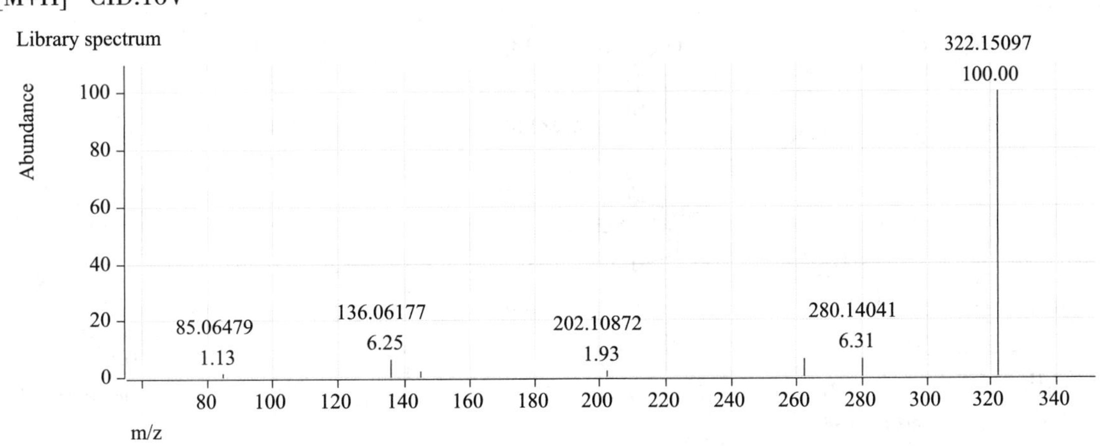

$[M+H]^+$ CID:20V

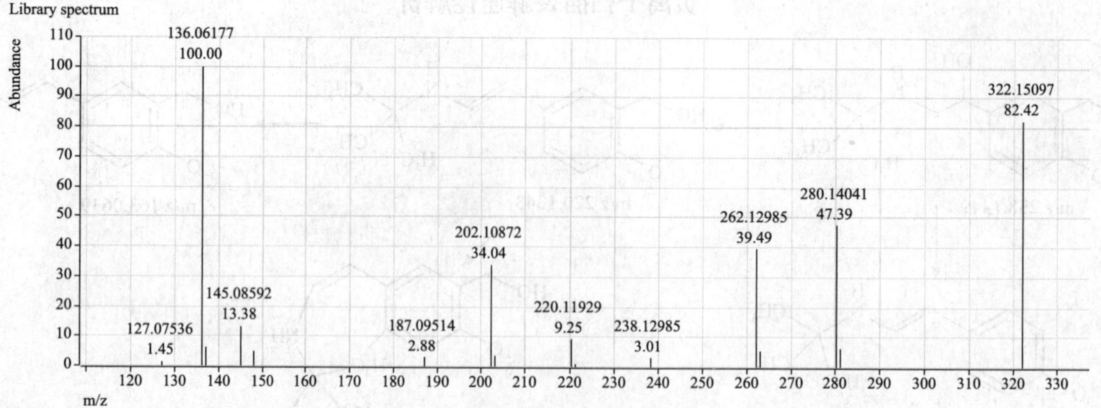

$[M+H]^+$ CID:40V

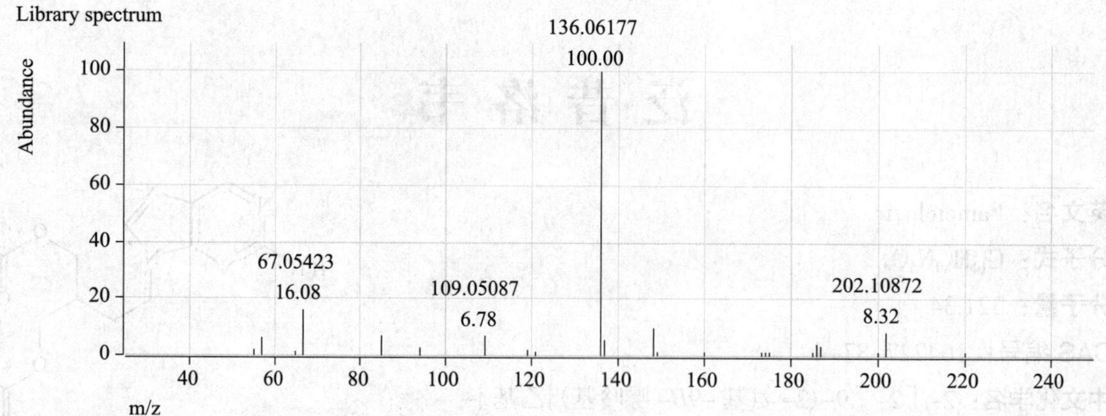

正离子扫描裂解途径解析

m/z 322.1510

m/z 280.1404

m/z 262.1299

m/z 202.1087

m/z 136.0618

m/z 109.0509

m/z 85.0648

m/z 67.0542

泛硫乙胺

英文名： Pantethine

分子式： $C_{22}H_{42}N_4O_8S_2$

分子量： 554.72

CAS 编号： 16816-67-4

中文化学名： 泛酸巯基乙胺

英文化学名： Butanamide,*N*,*N′*-[dithiobis[2,1-ethanediylimino(3-oxo-3,1-propanediyl)]]bis[2,4-dihydroxy-3,3-dimethyl-,(2*R*,2′*R*)-(9CI, ACI)

性状： 本品为无色或微黄色黏性物；略带苦涩味；水溶液呈中性

溶解性： 本品在水和乙醇中溶解，在乙醚、三氯甲烷、丙酮中极难溶

正离子扫描二级质谱图

$[M+H]^+$ CID:10V

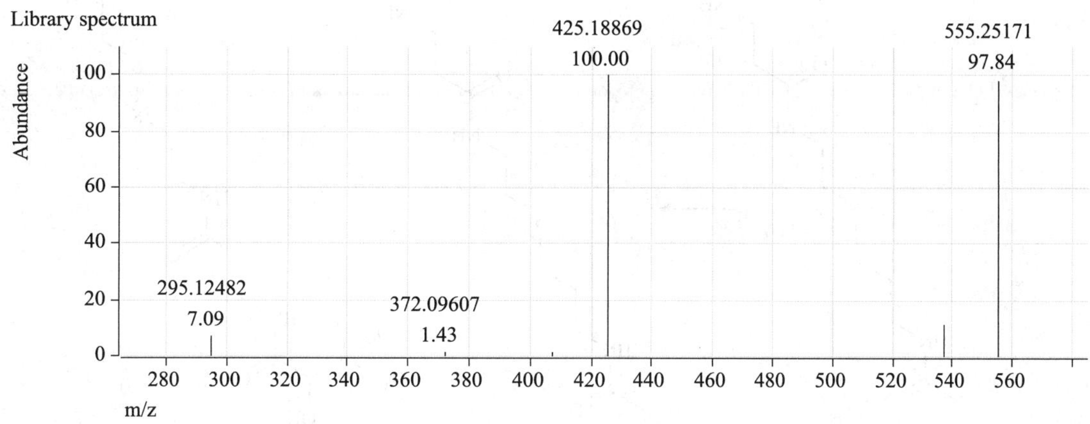

$[M+H]^+$ CID:20V

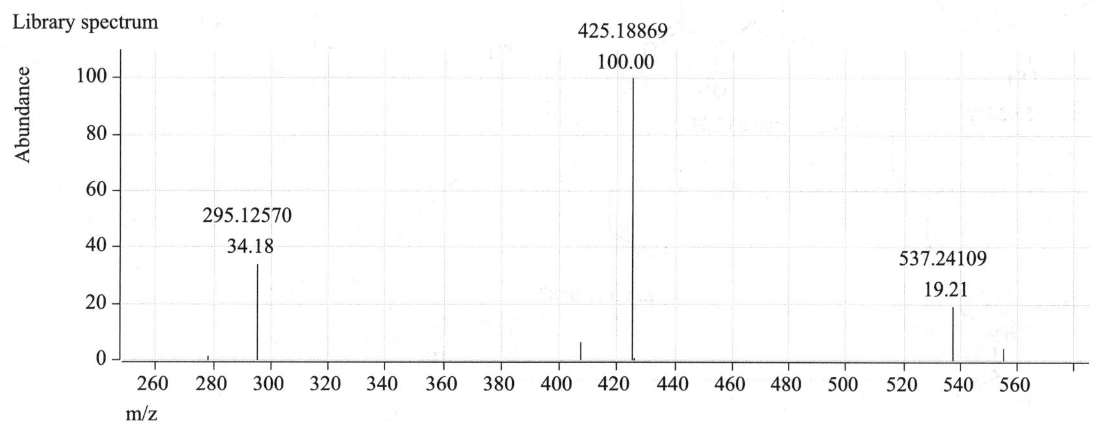

$[M+H]^+$ CID:40V

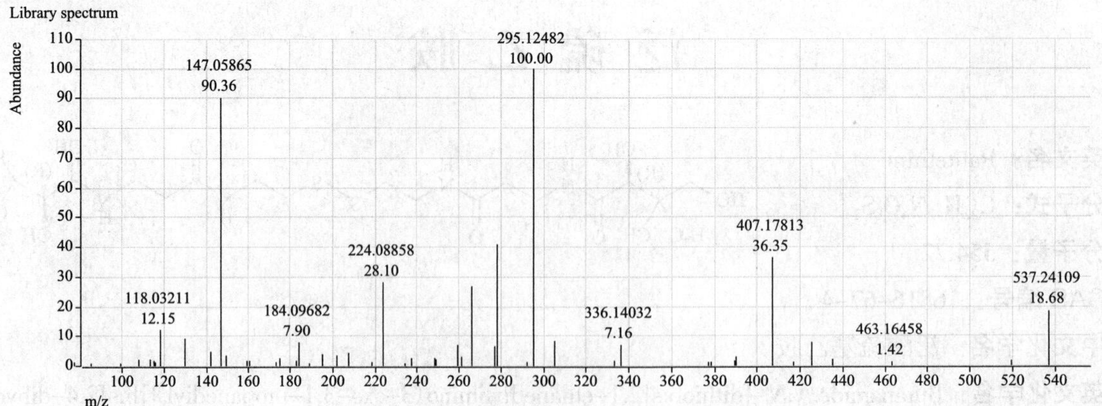

正离子扫描裂解途径解析

m/z 555.2517

m/z 537.2411

m/z 425.1887

m/z 295.1257

m/z 147.0587

m/z 224.0886

负离子扫描二级质谱图

[M-H]⁻ CID:10V

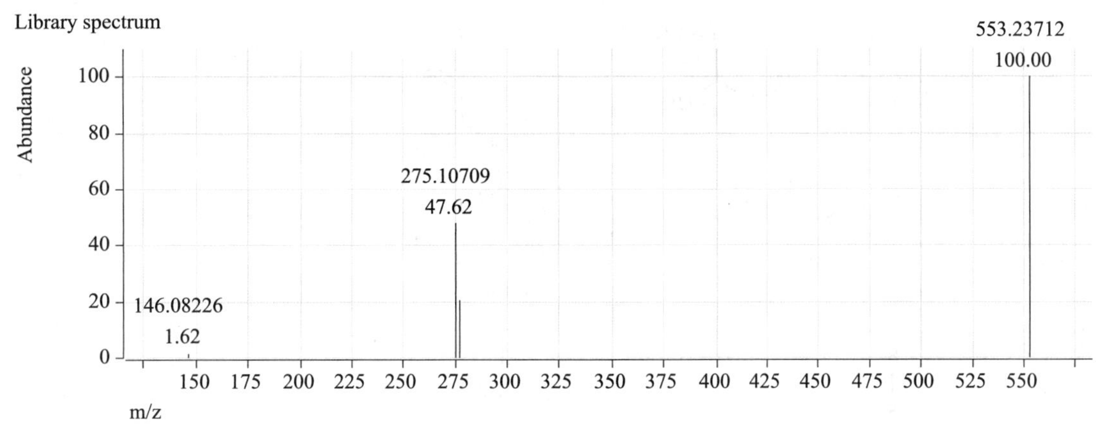

[M-H]⁻ CID:20V

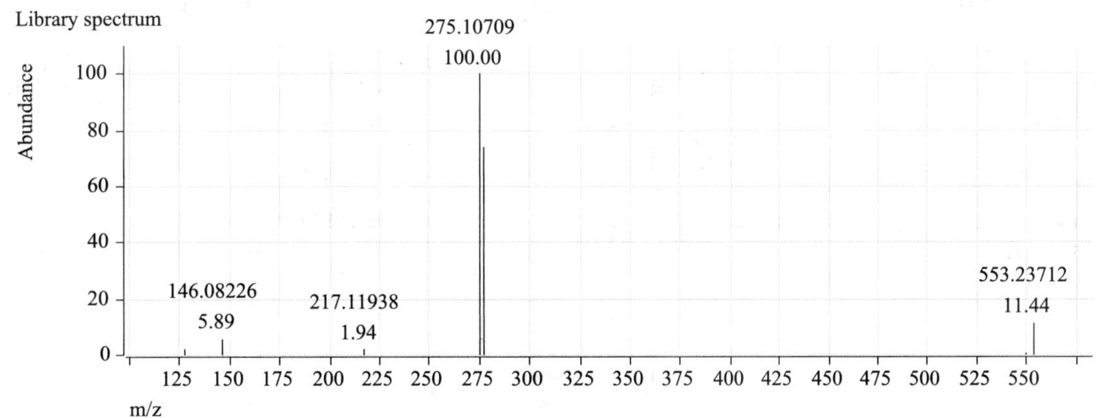

[M-H]⁻ CID:40V

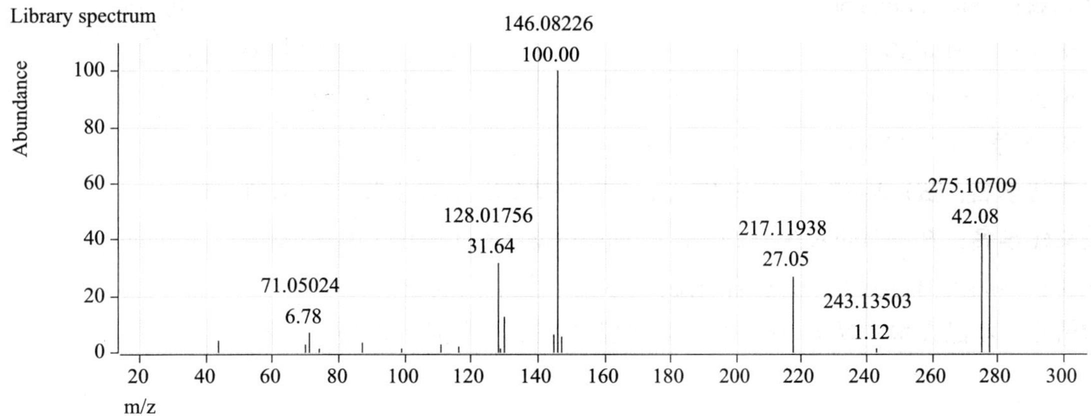

负离子扫描裂解途径解析

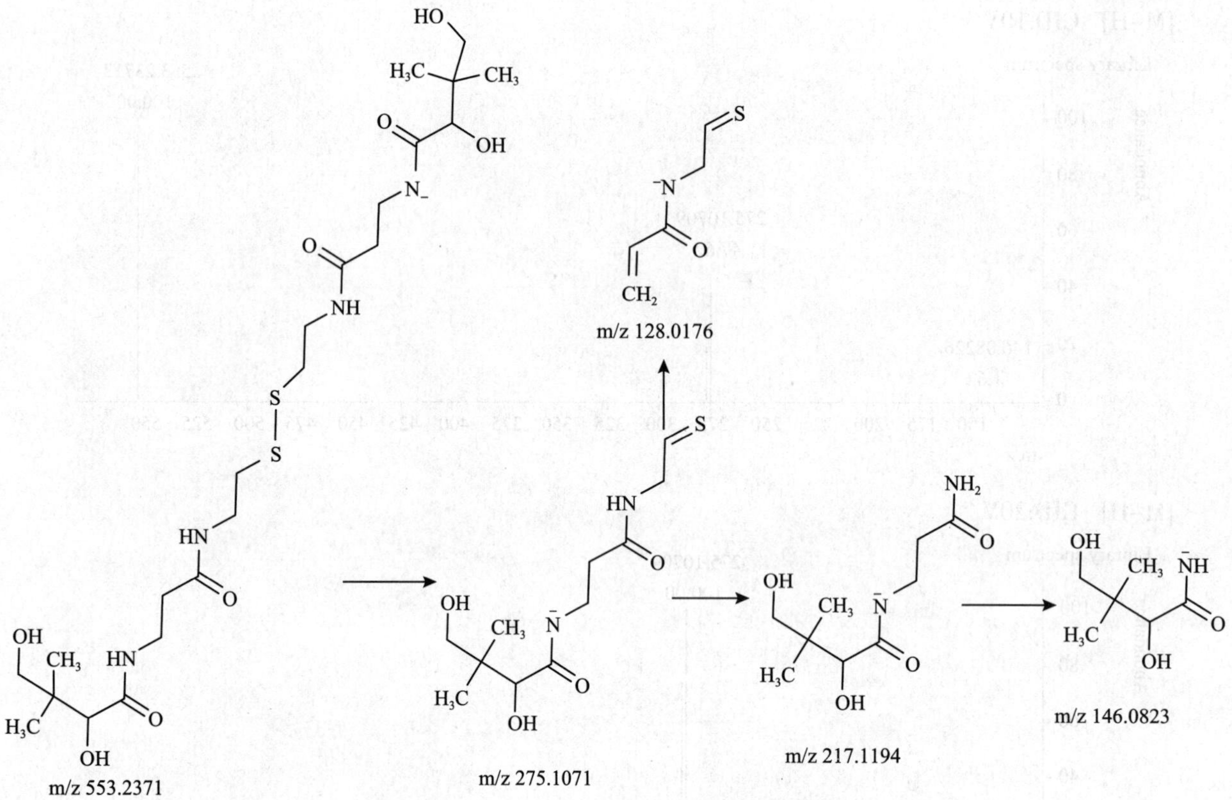

泛 酸 钙

英文名： Calcium Pantothenate

分子式： $C_{18}H_{32}CaN_2O_{10}$

分子量： 476.54

CAS 编号： 137-08-6

中文化学名：(*R*)-*N*-(3,3- 二甲基 -2,4- 二羟基 -1- 氧代丁基)-3- 丙氨酸钙盐

英文化学名： β -Alanine, *N*-[(2*R*)-2,4-dihydroxy-3,3-dimethyl-1-oxobutyl]-, calcium salt

性状： 本品为白色粉末;无臭;有引湿性;水溶液显中性或弱碱性

溶解性： 本品在水中易溶,在乙醇中极微溶,在三氯甲烷或乙醚中几乎不溶

正离子扫描二级质谱图

[M+H]$^+$ CID:10V

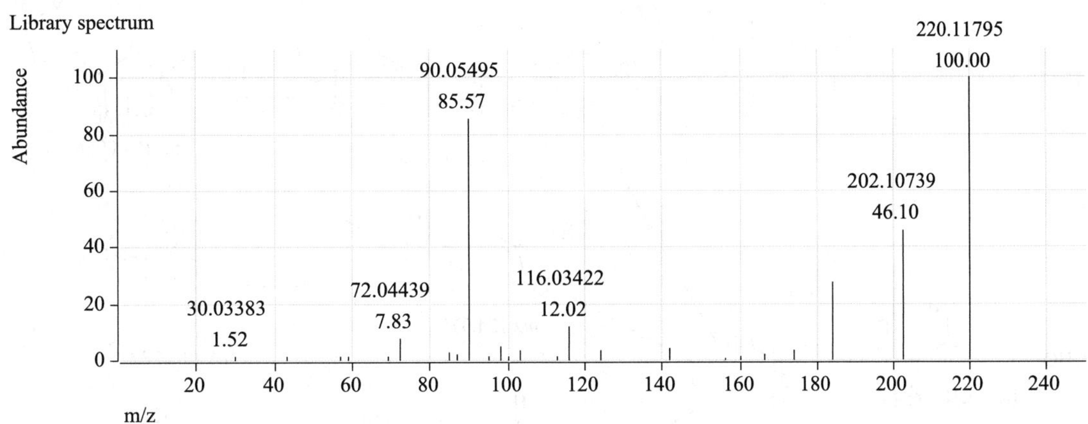

[M+H]$^+$ CID:20V

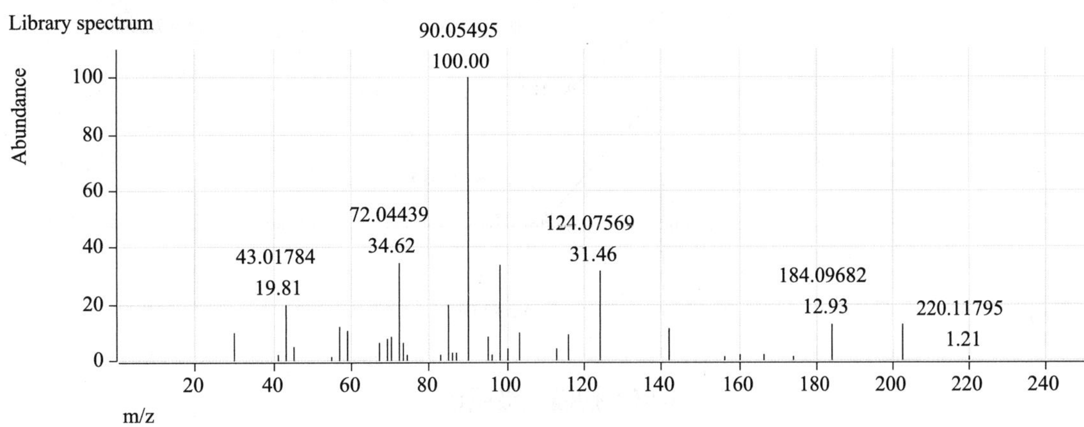

[M+H]$^+$ CID:40V

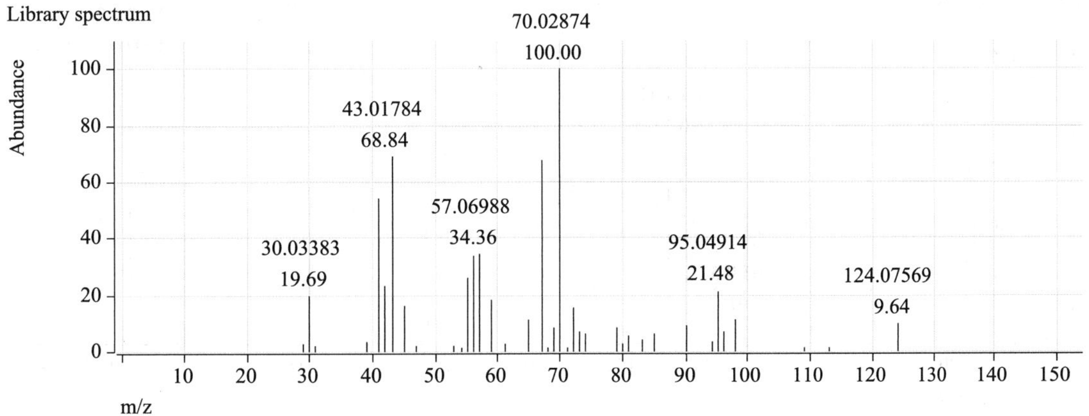

正离子扫描裂解途径解析

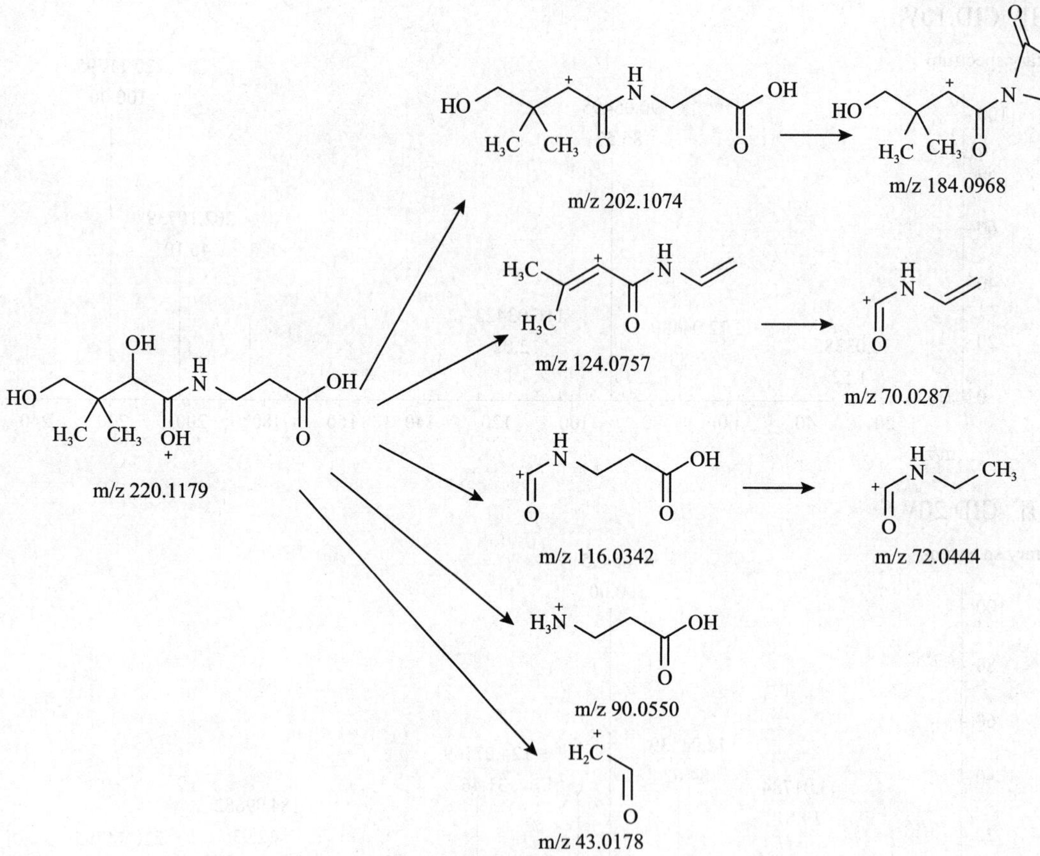

m/z 220.1179

m/z 202.1074

m/z 184.0968

m/z 124.0757

m/z 70.0287

m/z 116.0342

m/z 72.0444

m/z 90.0550

m/z 43.0178

负离子扫描二级质谱图

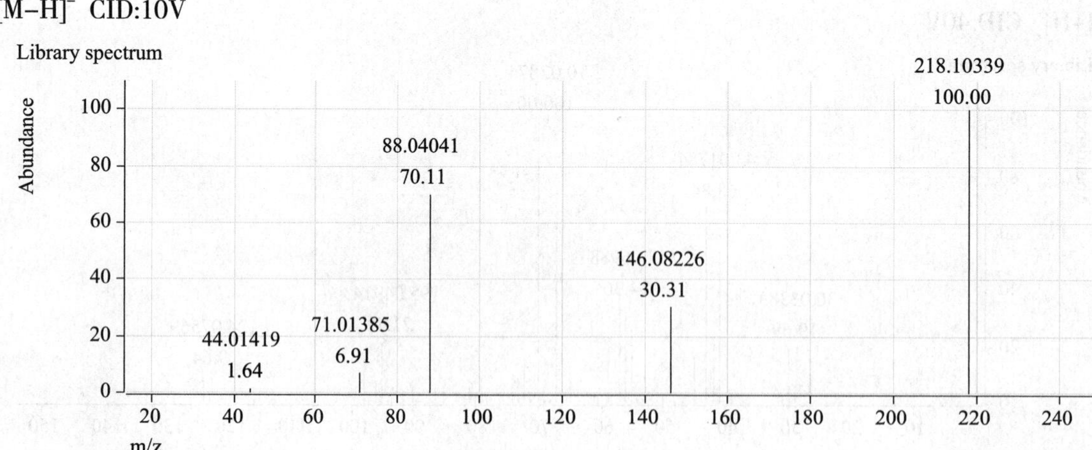

$[M-H]^-$ CID:20V

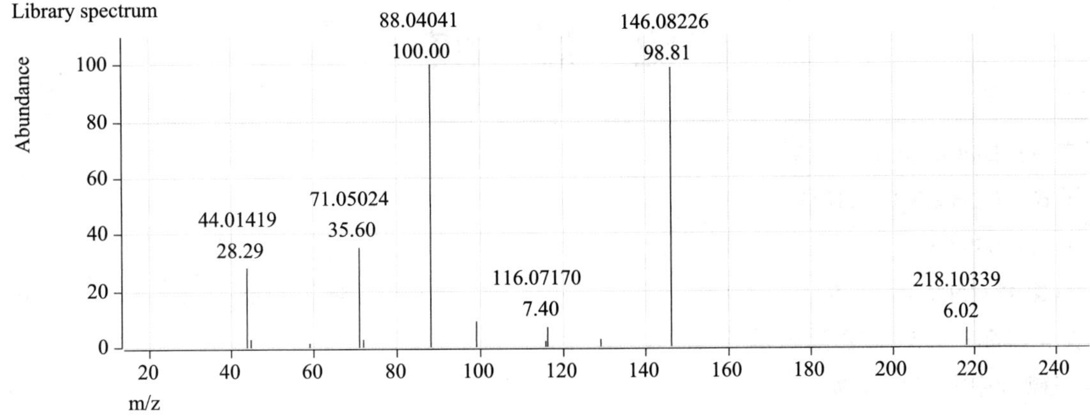

$[M-H]^-$ CID:40V

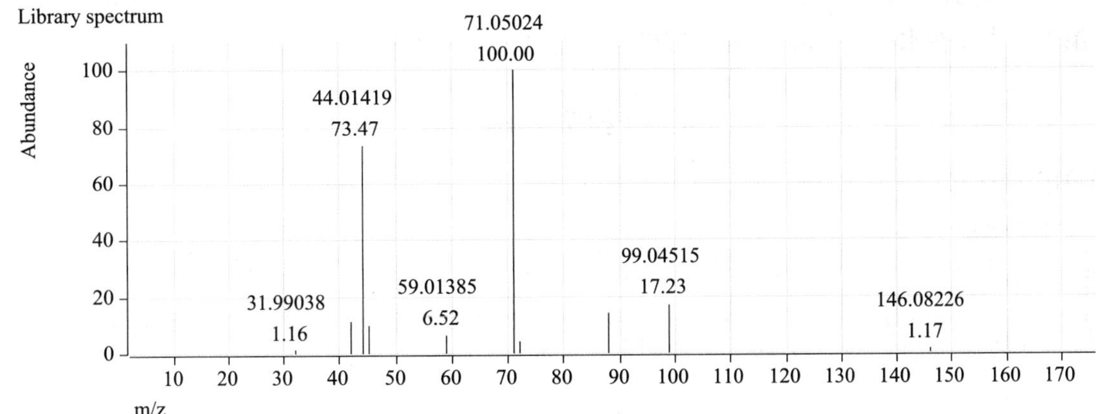

负离子扫描裂解途径解析

m/z 99.0452

m/z 44.0142

m/z 146.0823

m/z 116.0717

m/z 71.0502

m/z 218.1034

m/z 88.0404

泛 影 酸

英文名： Diatrizoic Acid

分子式： $C_{11}H_9I_3N_2O_4 \cdot 2H_2O$

分子量： 649.95

CAS 编号： 50978-11-5

中文化学名： 3,5-二乙酰氨基-2,4,6-三碘苯甲酸二水合物

英文化学名： Benzoic acid, 3,5-bis(acetylamino)-2,4,6-triiodo-, dihydrate

性状： 本品为白色粉末；无臭

溶解性： 本品在水中极微溶，在氨溶液或氢氧化钠溶液中溶解

正离子扫描二级质谱图

$[M+H]^+$ CID:10V

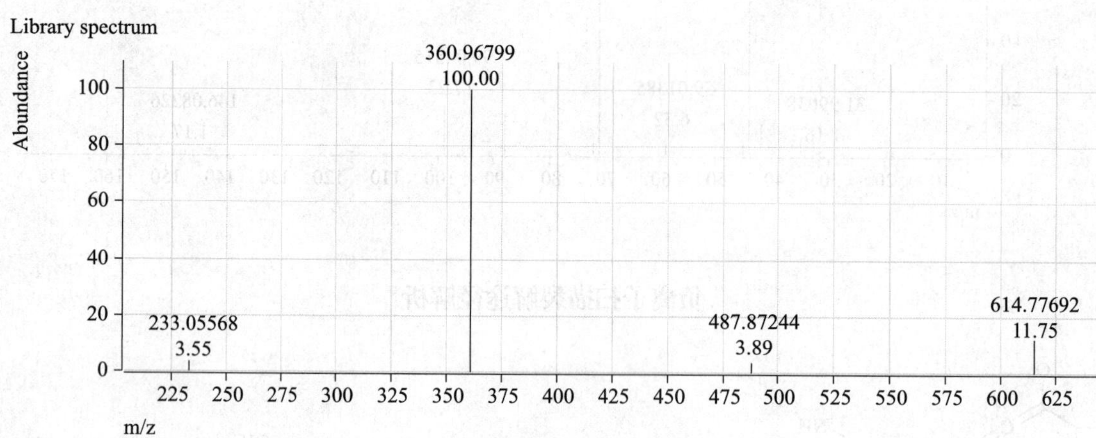

$[M+H]^+$ CID:20V

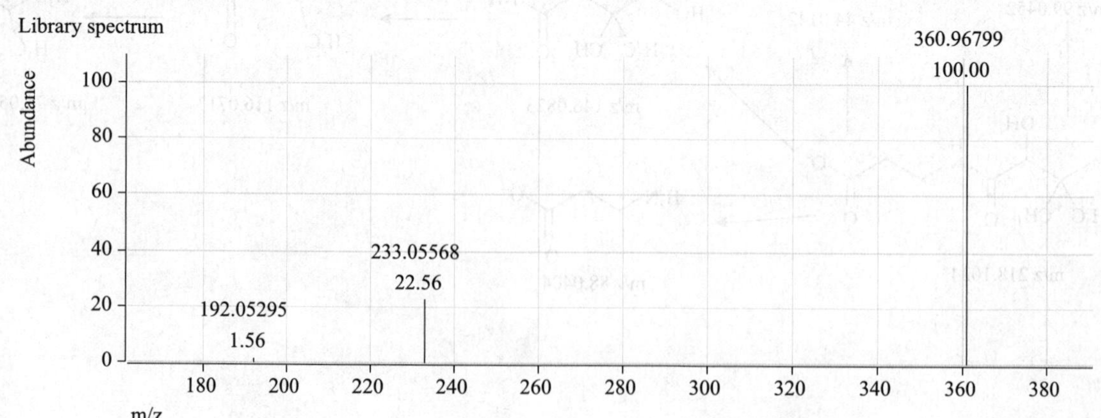

$[M+H]^+$ CID:40V

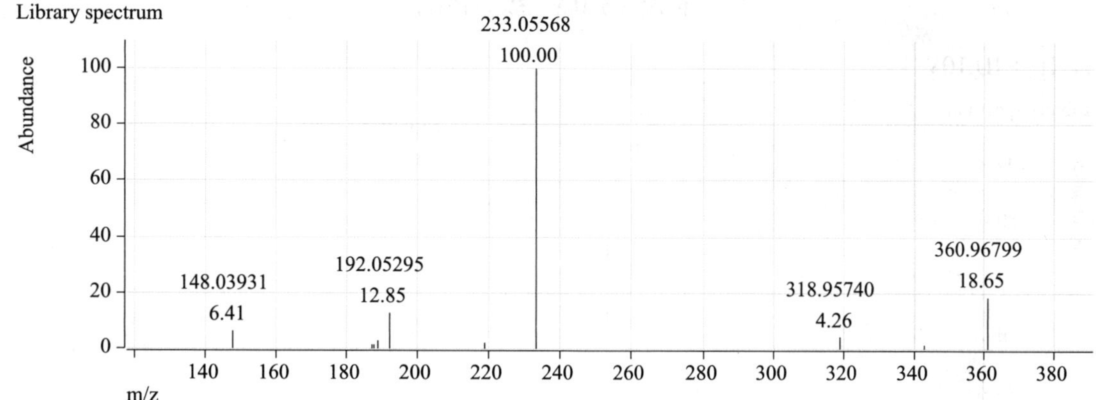

正离子扫描裂解途径解析

m/z 487.7824

m/z 614.7769

m/z 360.9680

m/z 233.0557

尿　　素

英文名： Urea

分子式： CH_4N_2O

分子量： 60.06

CAS 编号： 57-13-6

中文化学名： 碳酰二胺

英文化学名： Carbonyldiamide

性状： 本品为无色棱柱状结晶或白色结晶性粉末

溶解性： 本品在水或乙醇中易溶，在乙醚或三氯甲烷中不溶

正离子扫描二级质谱图

[M+H]$^+$ CID:10V

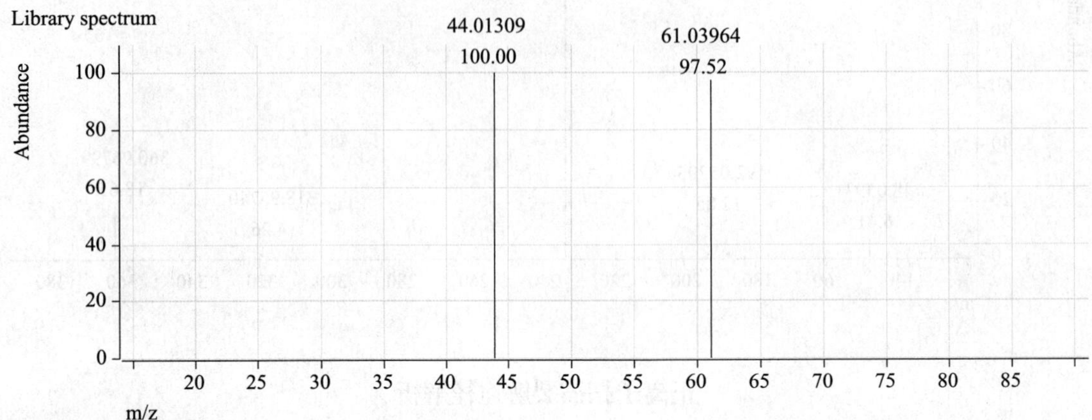

[M+H]$^+$ CID:20V

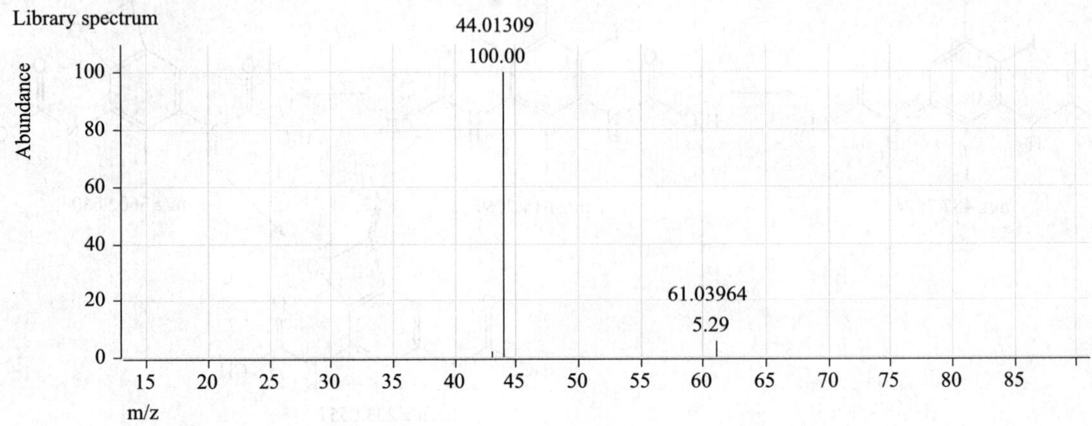

[M+H]$^+$ CID:40V

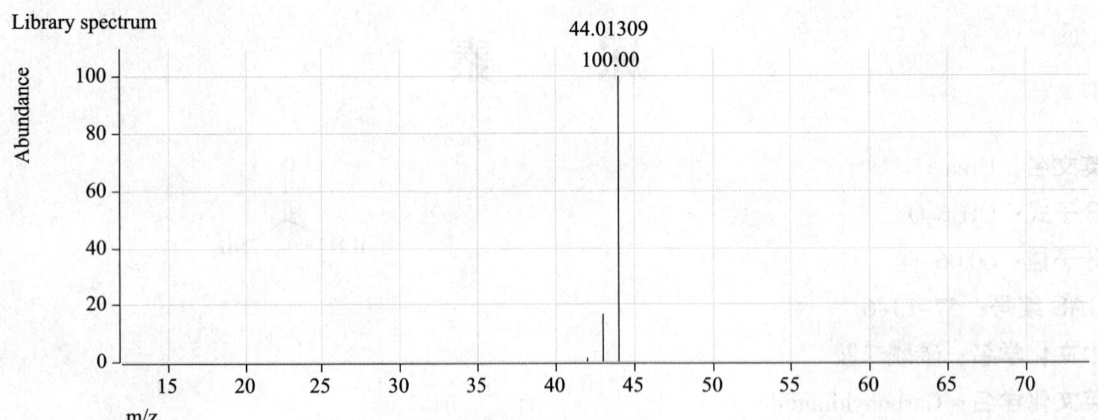

正离子扫描裂解途径解析

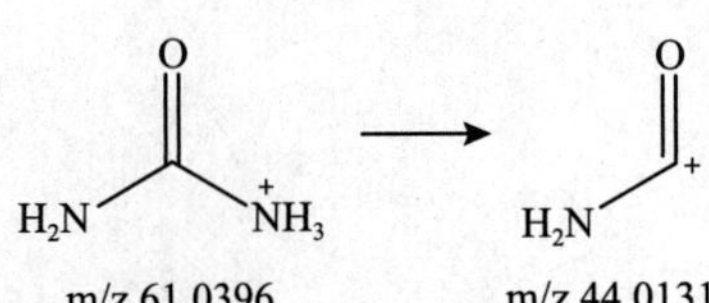

阿仑膦酸钠

英文名： Alendronate Sodium

分子式： $C_4H_{12}NNaO_7P_2 \cdot 3H_2O$

分子量： 325.12

CAS 编号： 121268-17-5

中文化学名： (4- 氨基 -1- 羟基亚丁基)-1,1- 二膦酸单钠盐三水化合物

英文化学名： Monosodium trihydrogen (4-amino-1-hydroxybutylidene) bisphosphonate trihydrate

性状： 本品为白色结晶性粉末

溶解性： 本品在水中略溶，在热水中溶解，在乙醇或丙酮中不溶，在氢氧化钠试液中易溶

负离子扫描二级质谱图

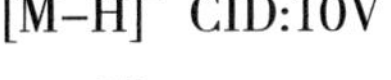
[M-H]⁻ CID:10V

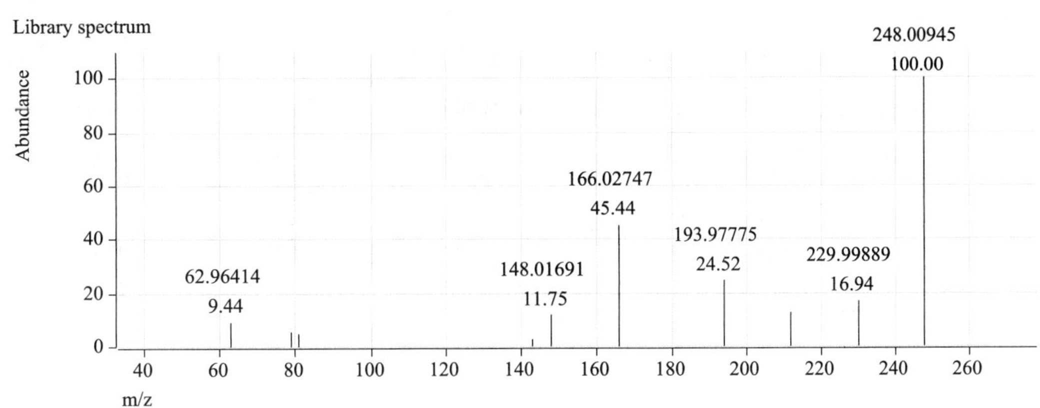

[M-H]⁻ CID:20V

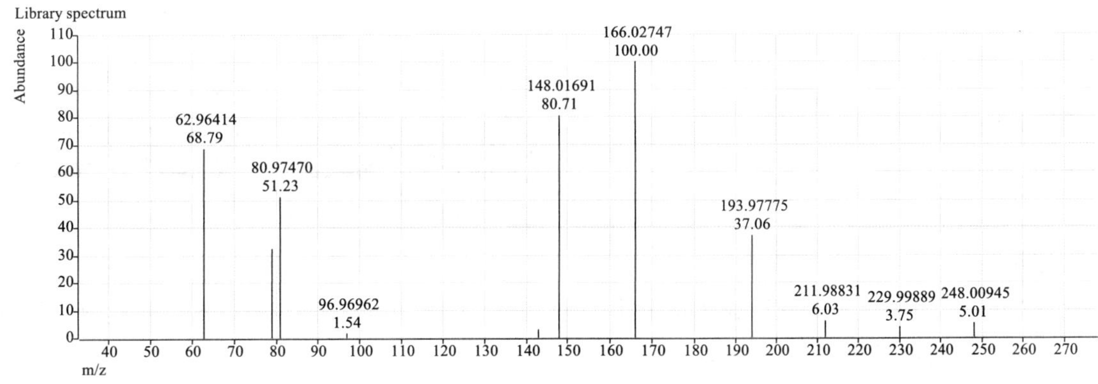

$[M-H]^-$ CID:40V

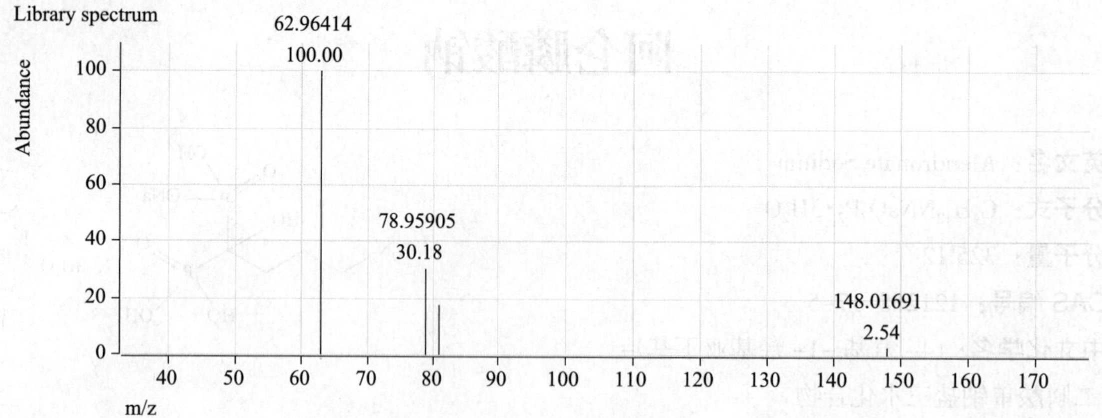

负离子扫描裂解途径解析

PO_3^- m/z 78.9591

PO_2^- m/z 62.9641

m/z 248.0094

m/z 166.0275

m/z 148.0169

m/z 229.9989

mz 211.9883

m/z 193.9778

阿 卡 波 糖

英文名：Acarbose

分子式：$C_{25}H_{43}NO_{18}$

分子量：645.63

CAS 编号：56180-94-0

中文化学名：*O*-4,6- 双去氧 4 [[(1*S*,4*R*,5*S*,6*S*)-4,5,6- 三羟基 -3-(羟基甲基) 环己烯 -2- 基] 氨基]-α-D- 吡喃葡糖基 -(1→4)-*O*-α-D- 吡喃葡糖基 -(1→4)-D- 吡喃葡糖

英文化学名：*O*-4,6-Dideoxy-4-[[[1*S*-(1α,4α,5β,6α)]-4,5,6-trihydroxy-3-(hydroxymethyl)-2-cyclohexen-1-yl]amino]-α-D-glucopyranosyl-(1→4)-*O*-α-D-glucopyranosyl-(1→4)-D-glucose

性状：本品为白色至淡黄色无定形粉末;无臭

溶解性：本品在水中极易溶,在甲醇中溶解,在乙醇中极微溶,在丙酮或乙腈中不溶

正离子扫描二级质谱图

[M+H]+ CID:10V

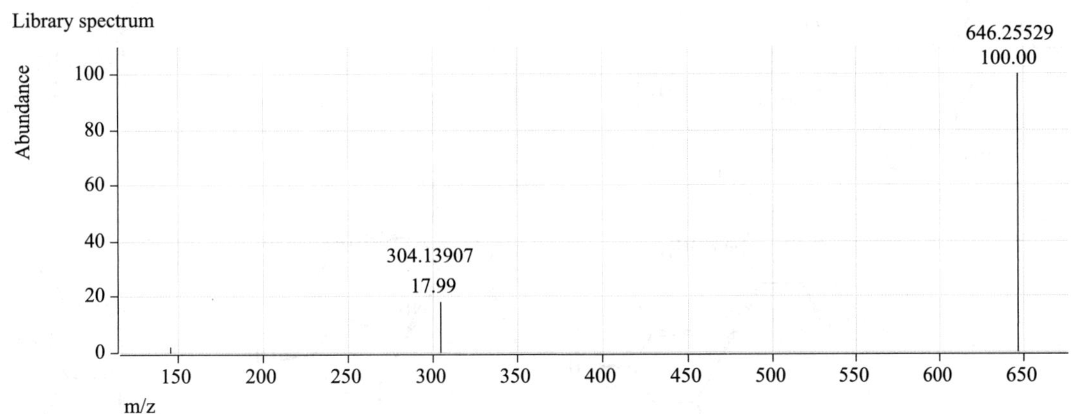

[M+H]+ CID:20V

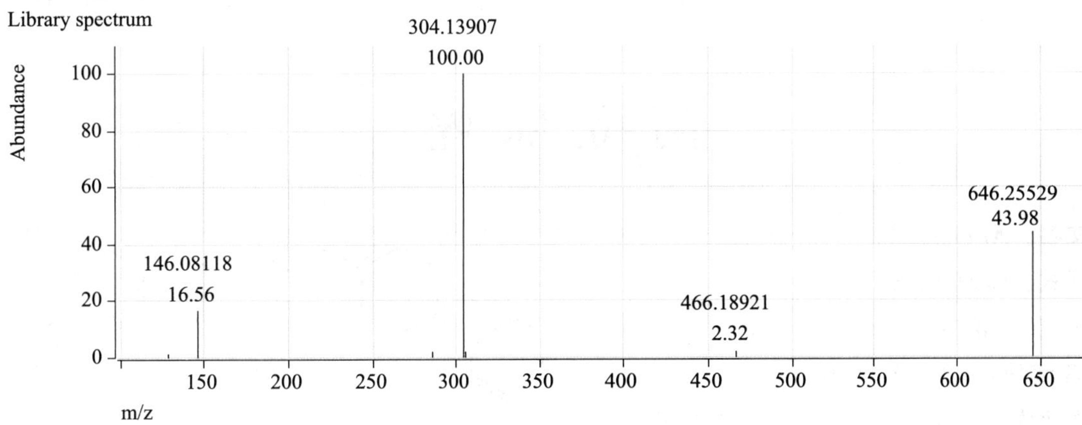

[M+H]+ CID:40V

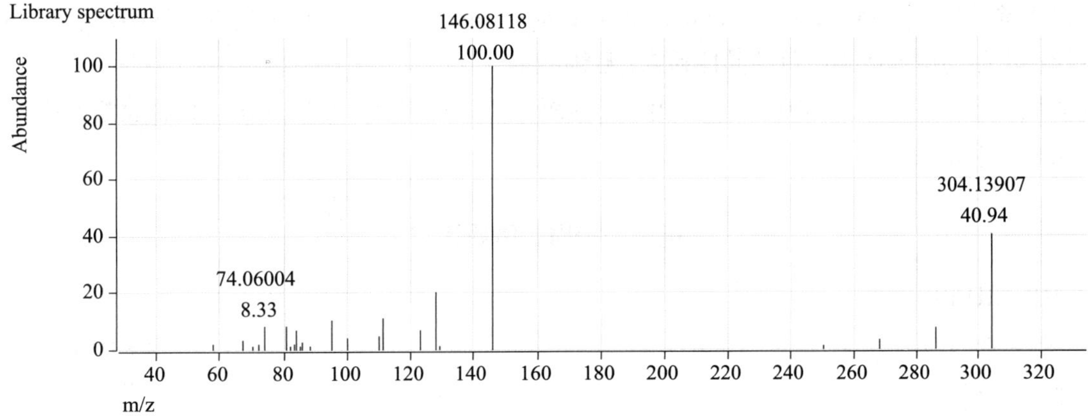

正离子扫描裂解途径解析

m/z 646.2553　　m/z 304.1391　　m/z 146.0812

阿 立 哌 唑

英文名： Aripiprazole

分子式： $C_{23}H_{27}Cl_2N_3O_2$

分子量： 448.39

CAS 编号： 129722-12-9

中文化学名： 7-［4-［4-(2,3-二氯苯基)-1-哌嗪基］丁氧基］-3,4-二氢喹诺酮

英文化学名： 7-[4-[4-(2,3-Dichlorophenyl)-1-piperazinyl]butoxy]-3,4-dihydro-2(1*H*)-quinolinone

性状： 本品为白色或类白色结晶性粉末;无臭

溶解性： 本品在三氯甲烷中易溶,在甲醇、丙酮或乙腈中微溶,在水、0.1mol/L 盐酸溶液或 0.1mol/L 氢氧化钠溶液中几乎不溶

正离子扫描二级质谱图

$[M+H]^+$ CID:10V

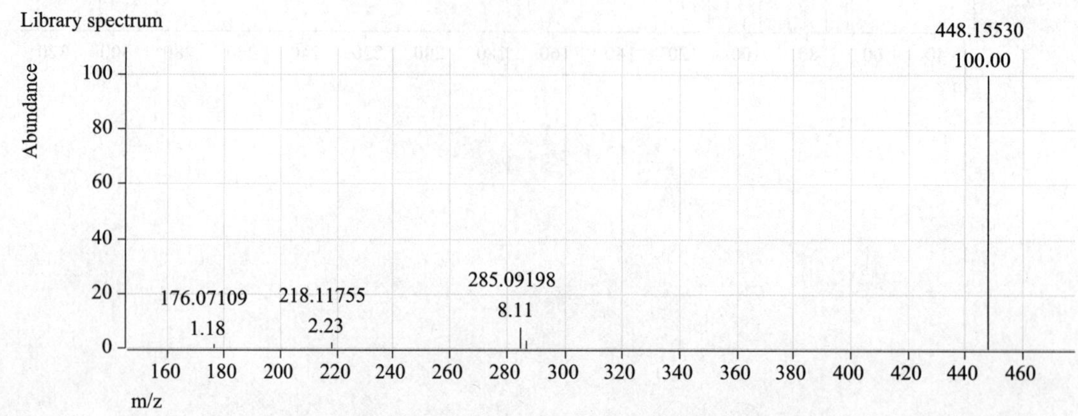

[M+H]$^+$ CID:20V

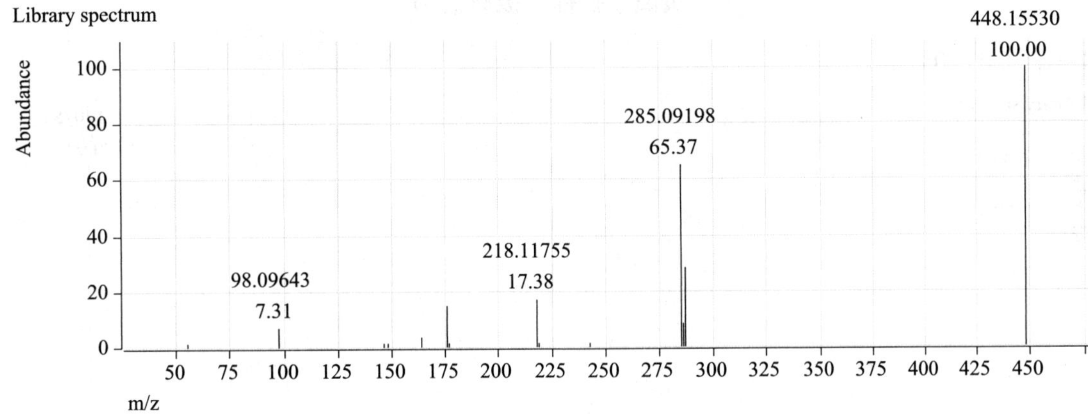

[M+H]$^+$ CID:40V

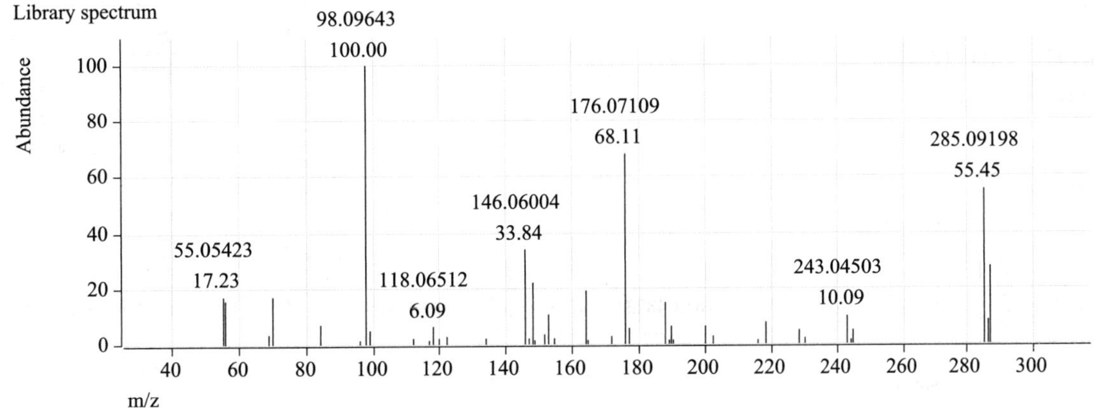

正离子扫描裂解途径解析

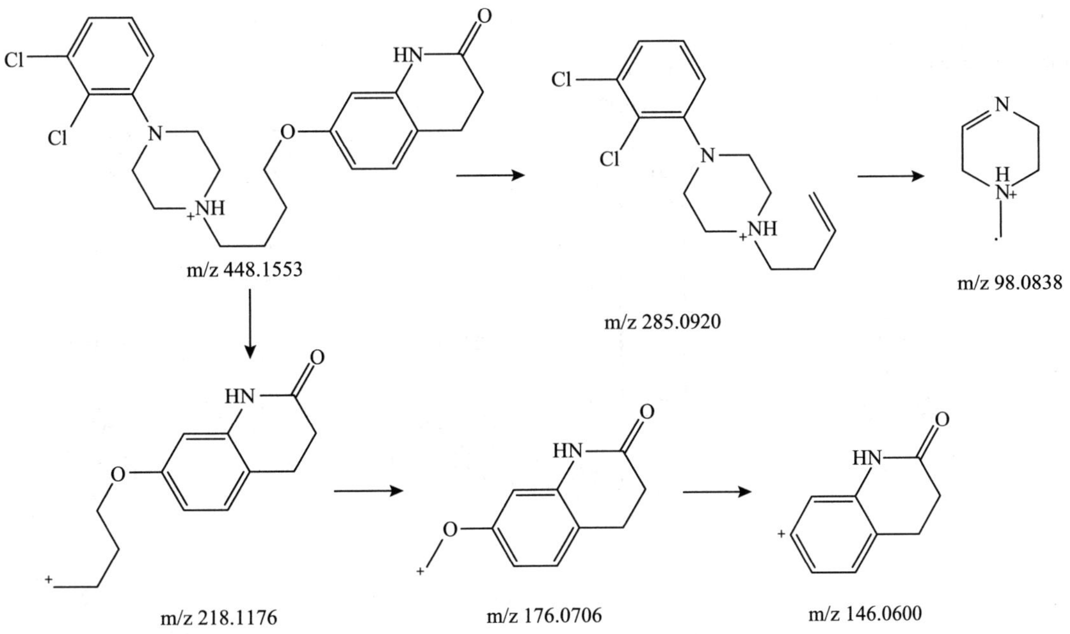

Cl Cl N $^+$NH O HN O

m/z 448.1553

Cl Cl N $^+$NH

m/z 285.0920

N H N+

m/z 98.0838

HN O O +

m/z 218.1176

HN O O +

m/z 176.0706

HN O +

m/z 146.0600

负离子扫描二级质谱图

[M-H]⁻ CID:10V

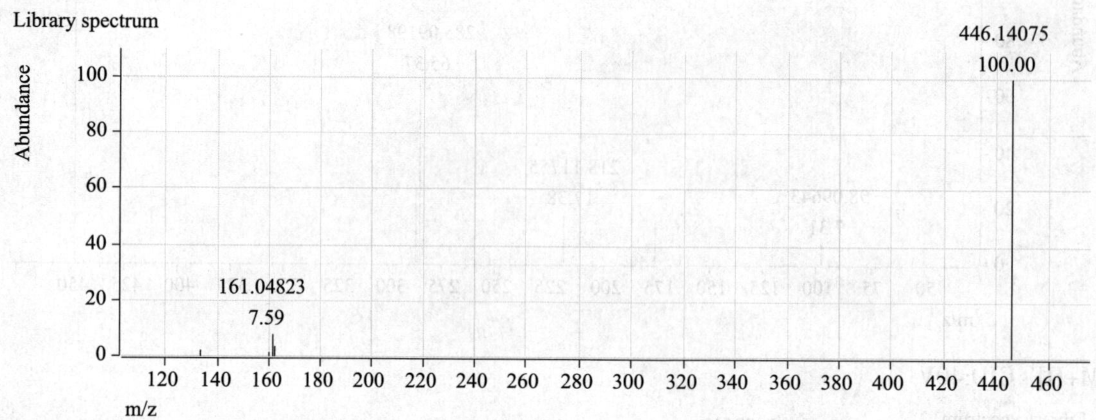

[M-H]⁻ CID:20V

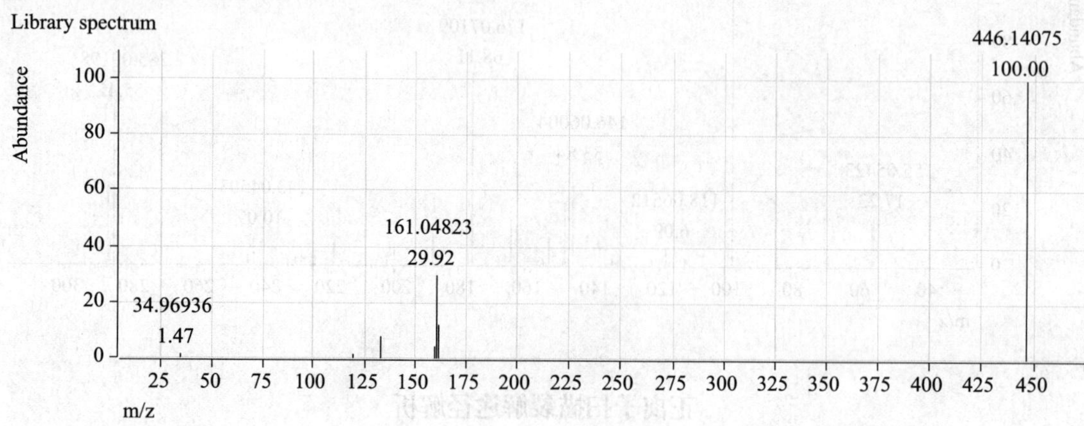

[M-H]⁻ CID:40V

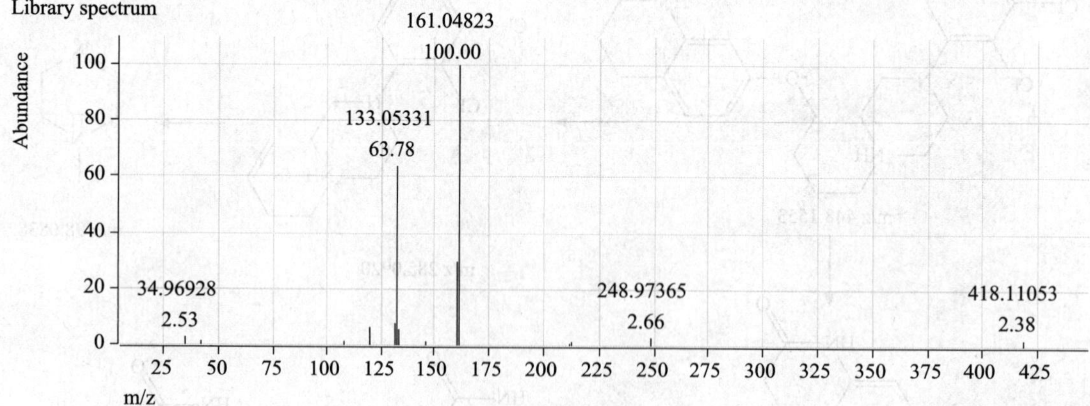

负离子扫描裂解途径解析

m/z 446.1408　　m/z 161.0482　　m/z 161.0482　　m/z 133.0533

阿 司 匹 林

英文名： Aspirin

分子式： $C_9H_8O_4$

分子量： 180.16

CAS 编号： 50-78-2

中文化学名： 2-(乙酰氧基)苯甲酸

英文化学名： 2-(Acetyloxy)benzoic acid

性状： 本品为白色结晶或结晶性粉末;无臭或微带醋酸臭;遇湿气即缓缓水解

溶解性： 本品在乙醇中易溶,在三氯甲烷或乙醚中溶解,在水或无水乙醚中微溶;在氢氧化钠溶液或碳酸钠溶液中溶解,但同时分解

负离子扫描二级质谱图

$[M-H]^-$ CID:10V

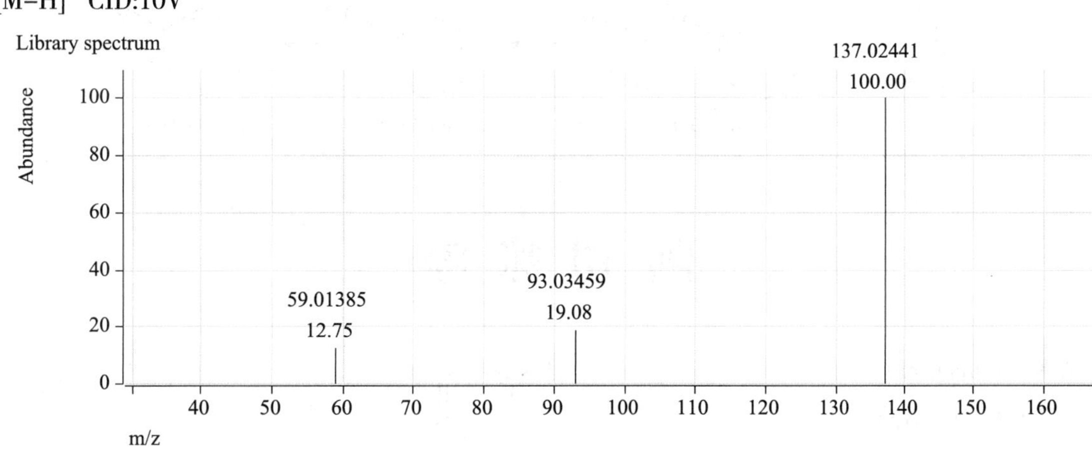

$[M-H]^-$ CID:20V

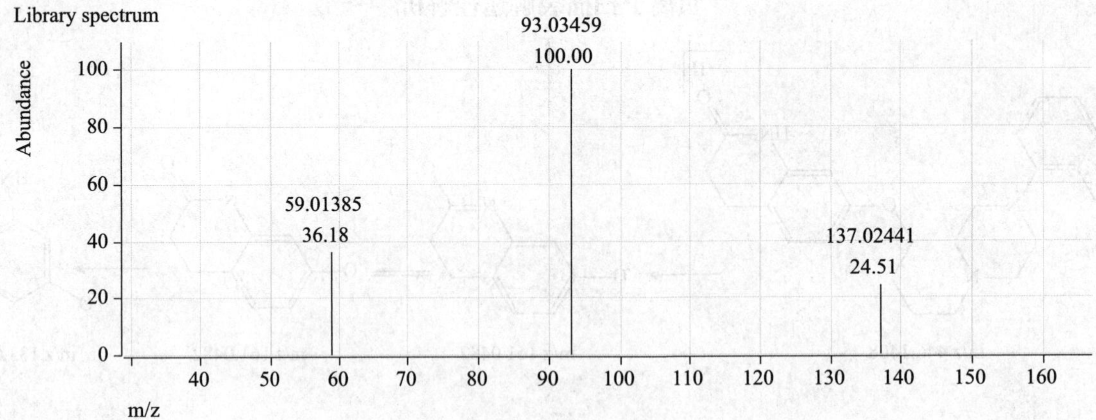

$[M-H]^-$ CID:40V

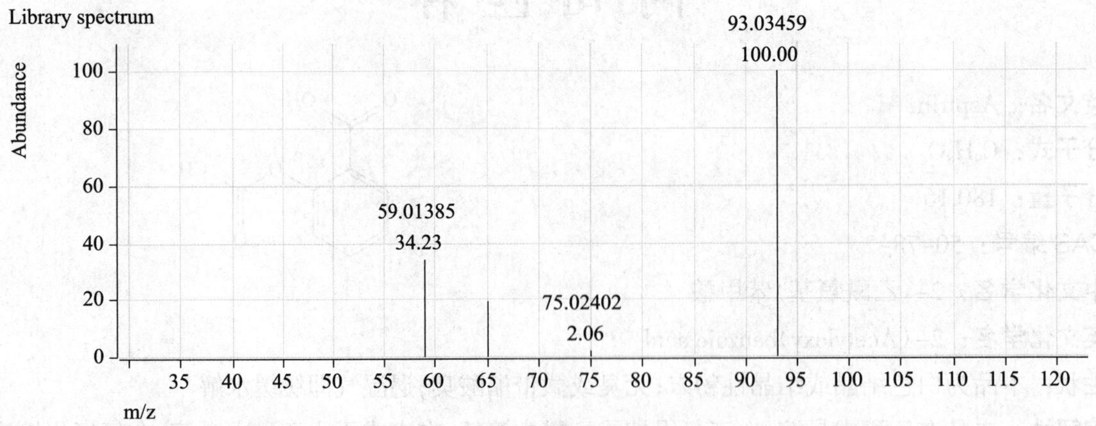

负离子扫描裂解途径解析

m/z 59.0139　m/z 179.0350　m/z 137.0244　m/z 93.0346

阿 司 咪 唑

英文名： Astemizole

分子式： $C_{28}H_{31}FN_4O$

分子量： 458.57

CAS 编号： 68844-77-9

中文化学名： 1-［(4- 氟苯基)甲基］-*N*-［1-［2-(4- 甲氧苯基)乙基］-4- 哌啶基］-1*H*-苯并咪唑 -2- 胺

英文化学名： 1-[(4-Fluorophenyl)methyl]-*N*-[1-[2-(4-methoxyphenyl)ethyl]-4-piperidinyl]-1*H*-benzimidazol-2-amine

性状： 本品为白色粉末

溶解性： 本品在 DMSO、乙醇、三氯甲烷、甲醇和水中可溶

正离子扫描二级质谱图

$[M+H]^+$ CID:10V

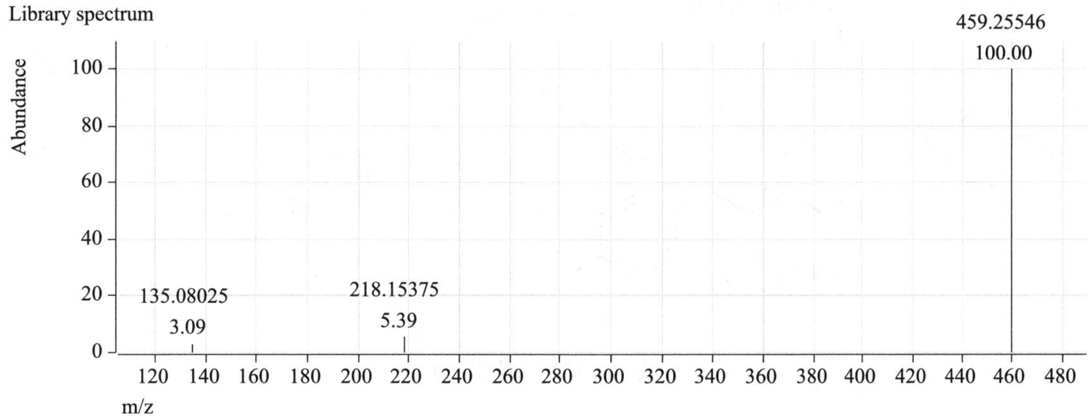

$[M+H]^+$ CID:20V

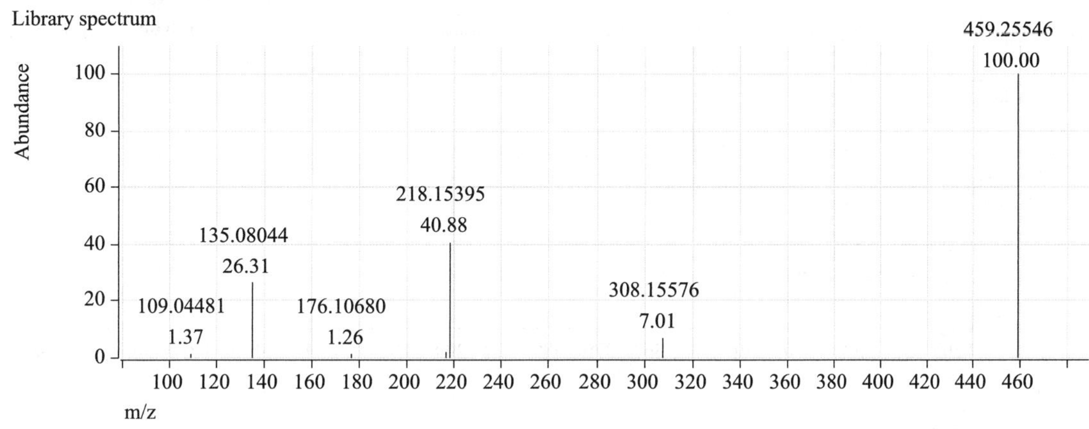

$[M+H]^+$ CID:40V

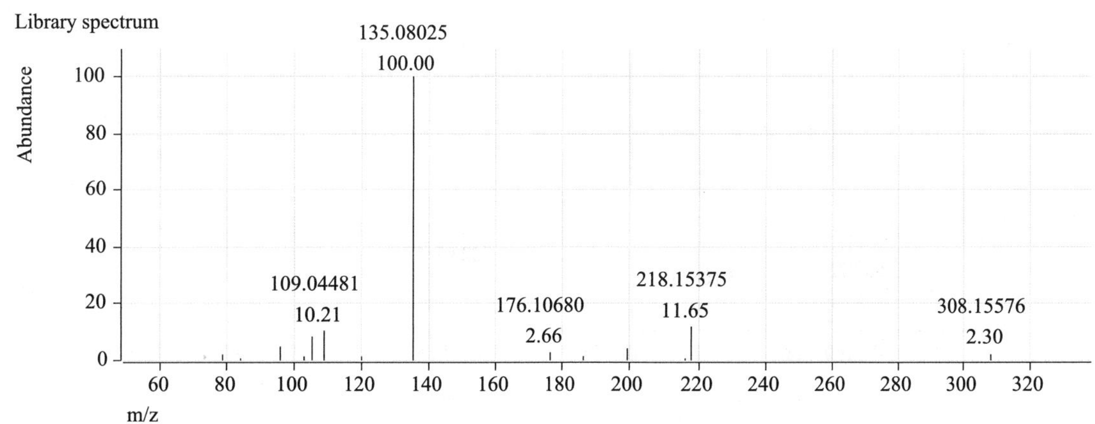

正离子扫描裂解途径解析

m/z 109.0448

m/z 308.1558

m/z 218.1539

m/z 176.1070

m/z 459.2555

m/z 135.0804

负离子扫描二级质谱图

$[M-H]^-$ CID:10V

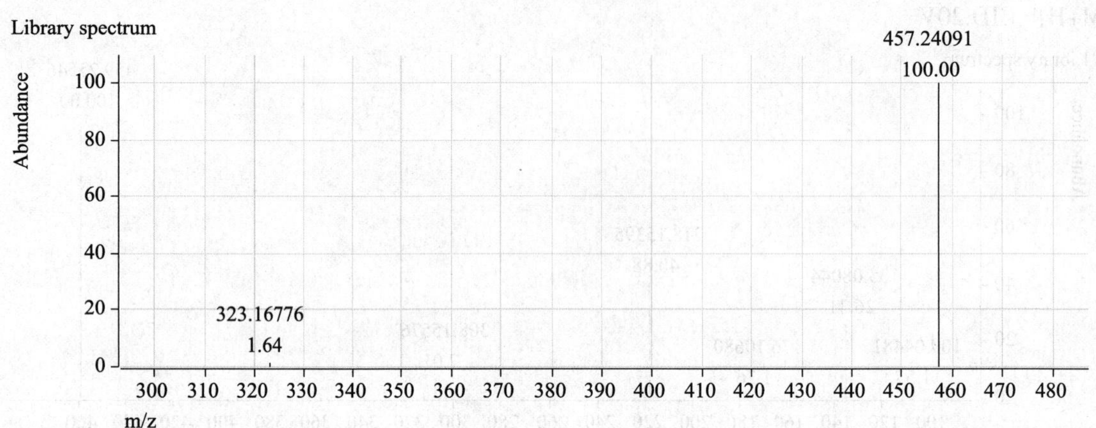

$[M-H]^-$ CID:20V

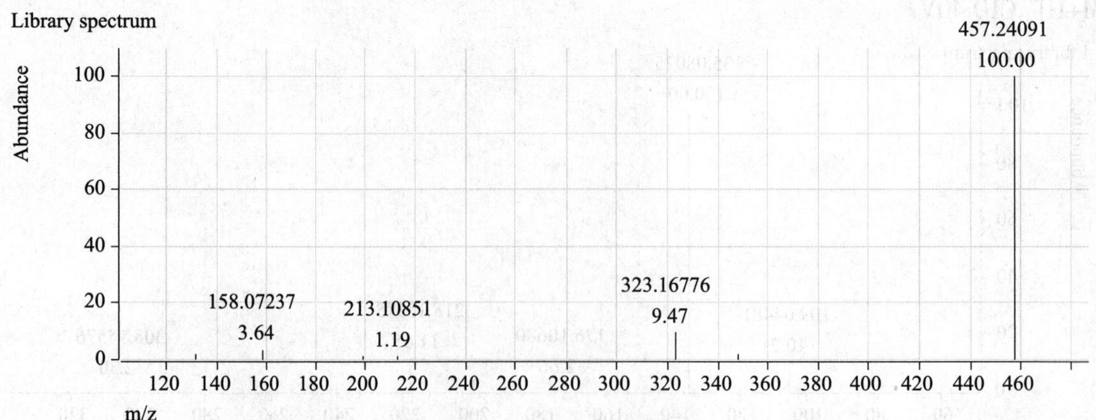

负离子扫描裂解途径解析

m/z 457.2409

m/z 158.0724

m/z 323.1677

阿托伐他汀钙

英文名： Atorvastatin Calcium

分子式： $C_{66}H_{68}CaF_2N_4O_{10} \cdot 3H_2O$

分子量： 1209.42

CAS 编号： 134523-03-8

中文化学名： (3*R*,5*R*)-7-［2-(4-氟苯基)-3-苯基-4-(苯基氨甲酰基)-5-异丙基吡咯-1-基］3,5-二羟基庚酸钙三水合物

英文化学名： 1*H*-Pyrrole-1-heptanoic acid,2-(4-fluorophenyl)-β,δ-dihydroxy-5-(1-methylethyl)-3-phenyl-4-[(phenylamino) carbonyl]-, calcium salt(2∶1)

性状： 本品为白色或类白色结晶性粉末

溶解性： 本品在甲醇中易溶，在乙醇或丙酮中微溶，在水中极微溶，在三氯甲烷、乙醚中几乎不溶或不溶

正离子扫描二级质谱图

$[M+H]^+$ CID:10V

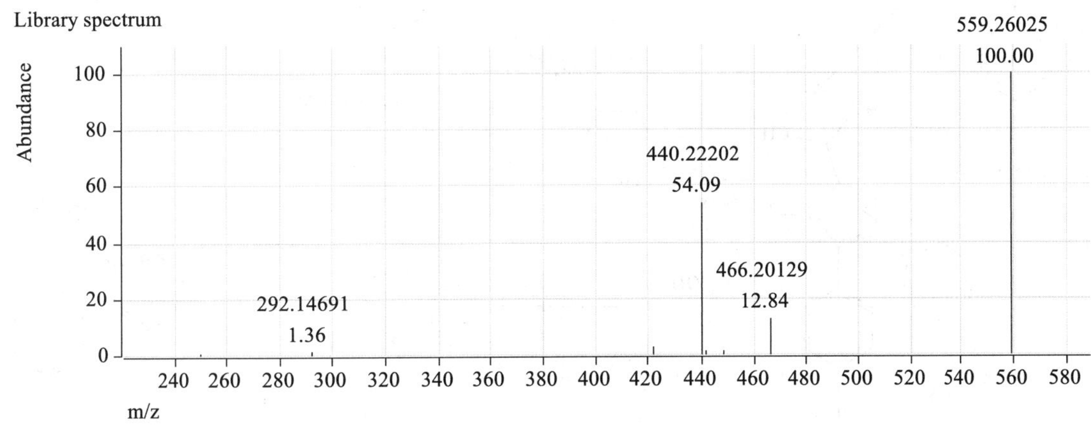

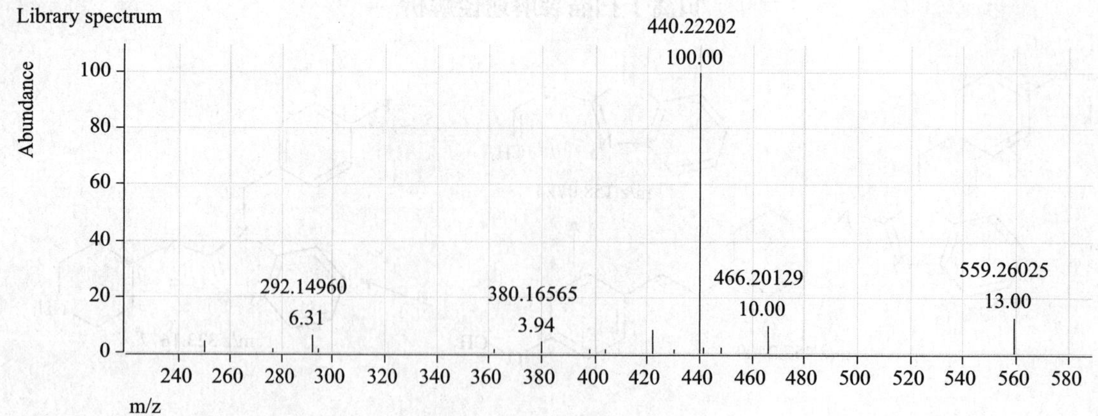

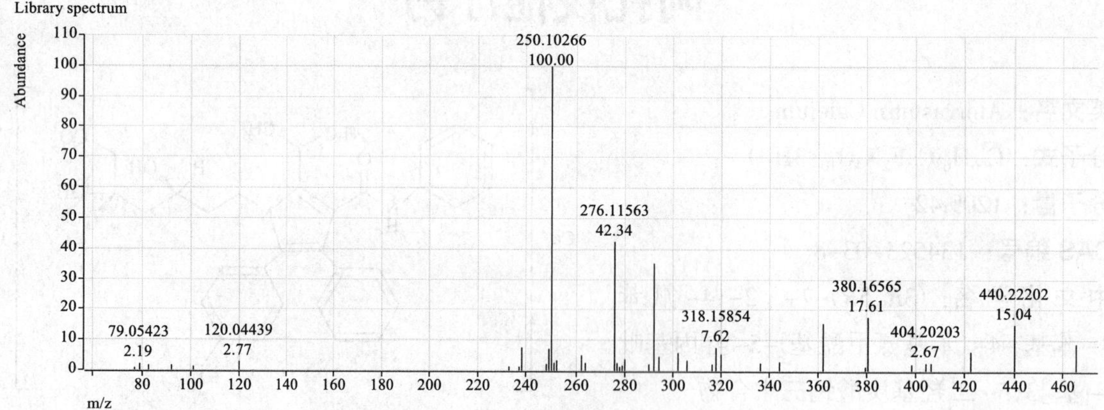

正离子扫描裂解途径解析

m/z 559.2603

m/z 466.2024

m/z 440.2232

m/z 292.1496

m/z 250.1027

阿托伐他汀钙对映异构体

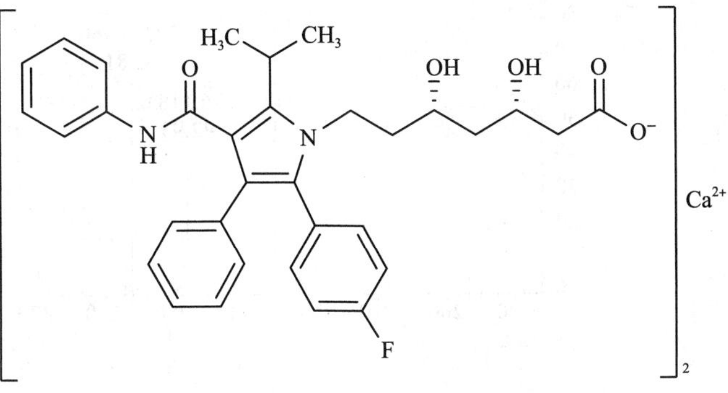

英文名： Atorvastatin Calcium Enantiomer

分子式： $(C_{33}H_{34}FN_2O_5)_2Ca$

分子量： 1155.34

CAS 编号： 1105067-88-6

中文化学名： (3*S*,5*S*)-7-[2-(4-氟苯基)-5-异丙基-3-苯基-4-(苯基氨甲酰基)-1*H*-吡咯-1-基]-3,5-二羟基庚酸钙(2∶1)

英文化学名： (3*S*,5*S*)-7-[2-(4-Fluorophenyl)-5-isopropyl-3-phenyl-4-(pheynylcarbamoyl) pyrrol-1-yl]-3,5-dihydro heptanoic acid calcium salt (2∶1)

性状： 本品为白色粉末

溶解性： 本品在水中几乎不溶

正离子扫描二级质谱图

$[M+H]^+$ CID:10V

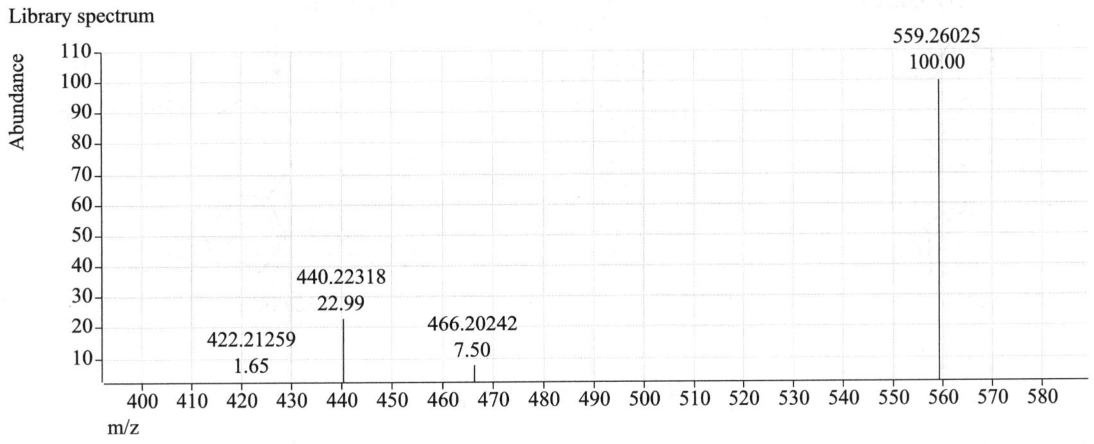

$[M+H]^+$ CID:20V

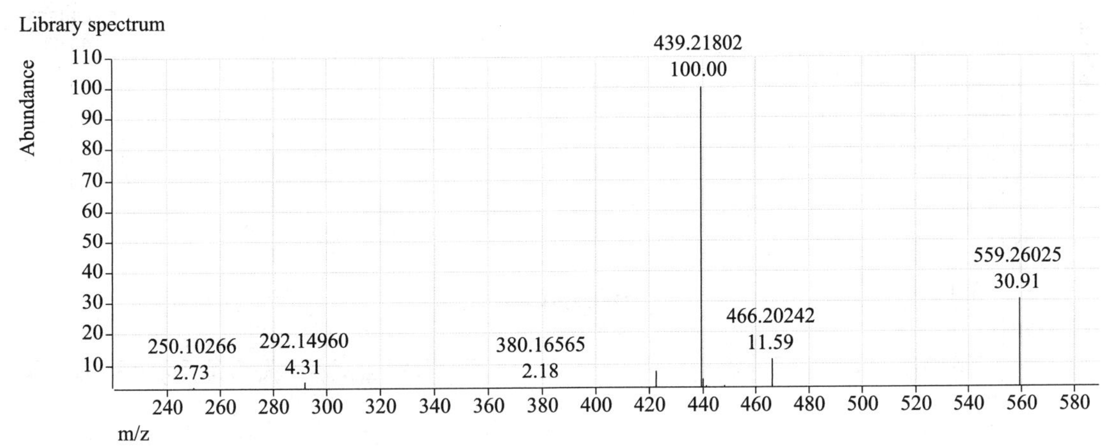

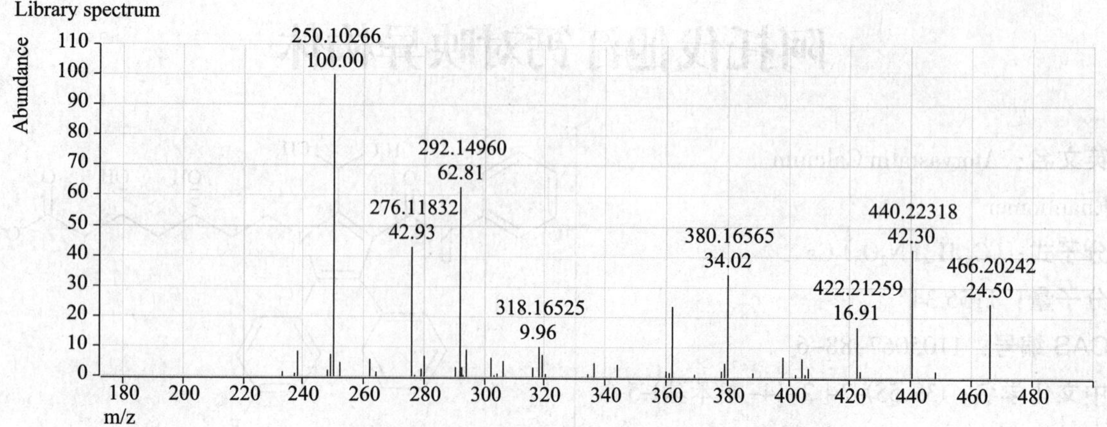

正离子扫描裂解途径解析

m/z 559.2603

m/z 440.2232

m/z 380.1656

m/z 292.1496

m/z 250.1027

负离子扫描二级质谱图

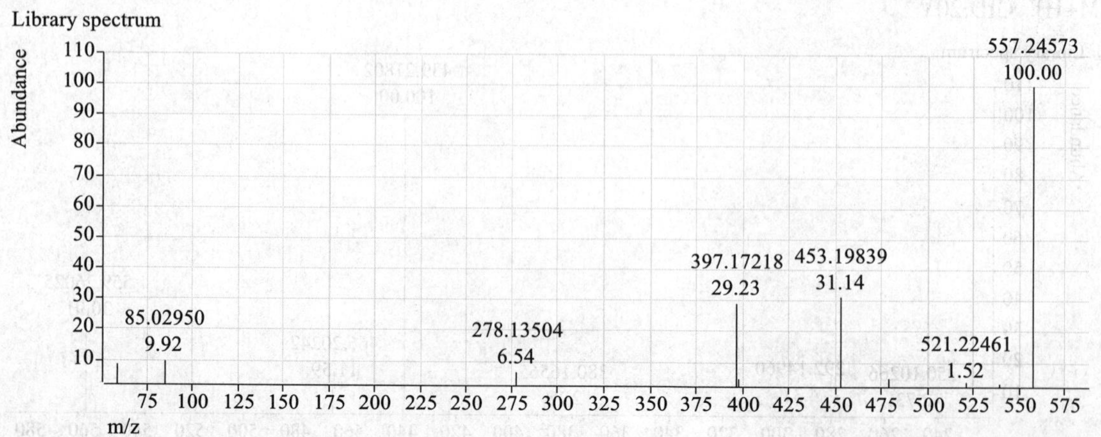

$[M-H]^-$ CID:20V

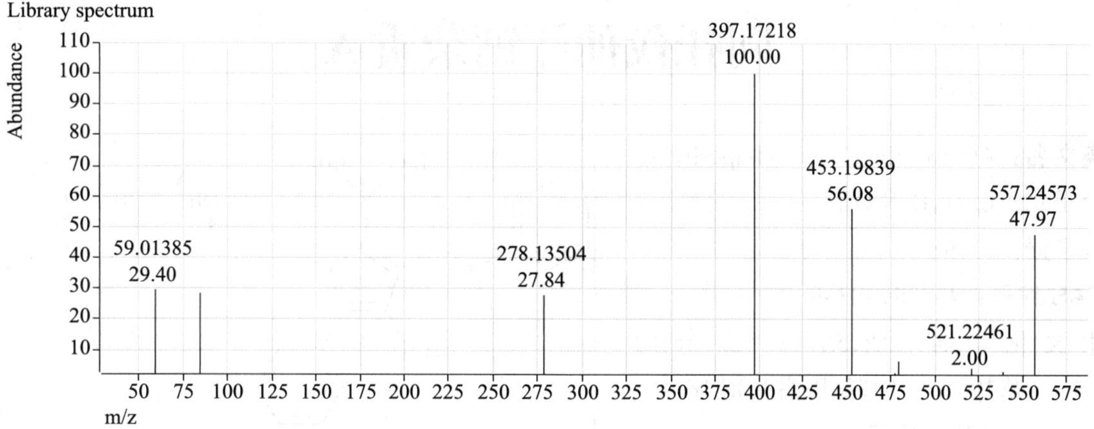

$[M-H]^-$ CID:40V

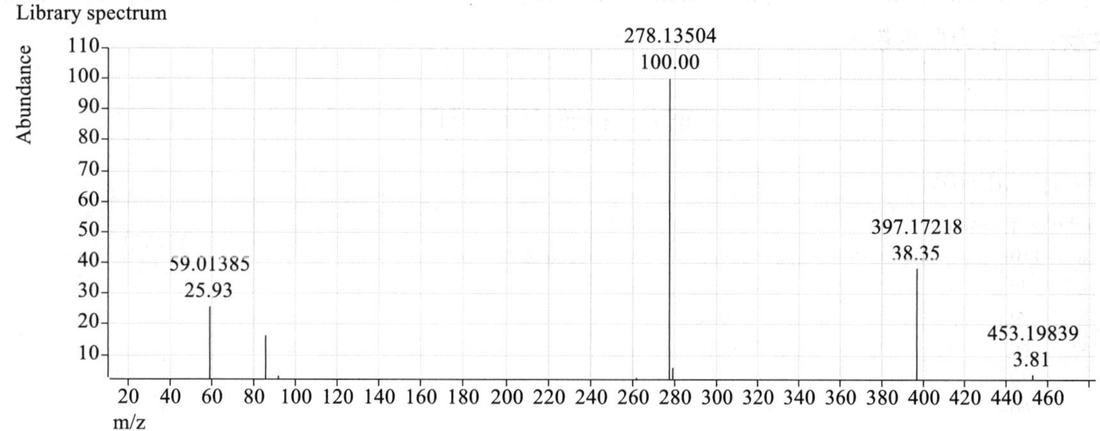

负离子扫描裂解途径解析

m/z 557.2451

m/z 453.19783

m/z 397.1716

m/z 278.1345

阿托伐他汀钙杂质 A

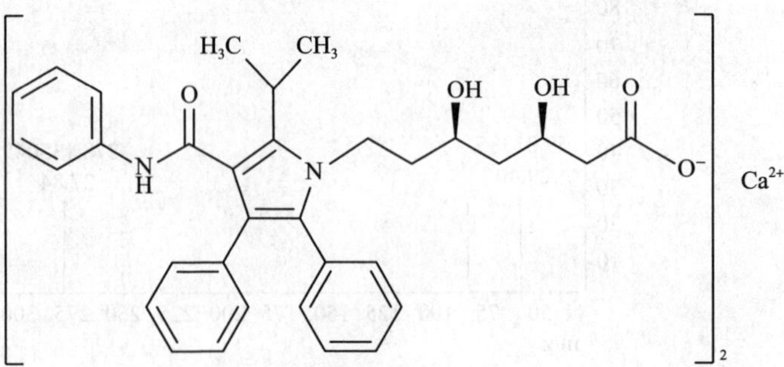

英文名：Atorvastatin Calcium Impurity A

分子式：$C_{66}H_{70}CaN_4O_{10}$

分子量：1119.38

CAS 编号：433289-83-9

中文化学名：(3*R*,5*R*)-7-［2-异丙基-4,5-二苯基-3-(苯基氨甲酰基)吡咯-1-基］-3,5—二羟基庚酸钙

英文化学名：(3*R*,5*R*)-3,5-Dihydroxy-2-(1-methylethyl)-4,5-diphenyl-3-[(phenylamino)carbonyl]-1*H*-pyrrole-1-heptanoic acid hemicalcium salt

性状：本品为白色粉末

正离子扫描二级质谱图

[M+H]⁺ CID:10V

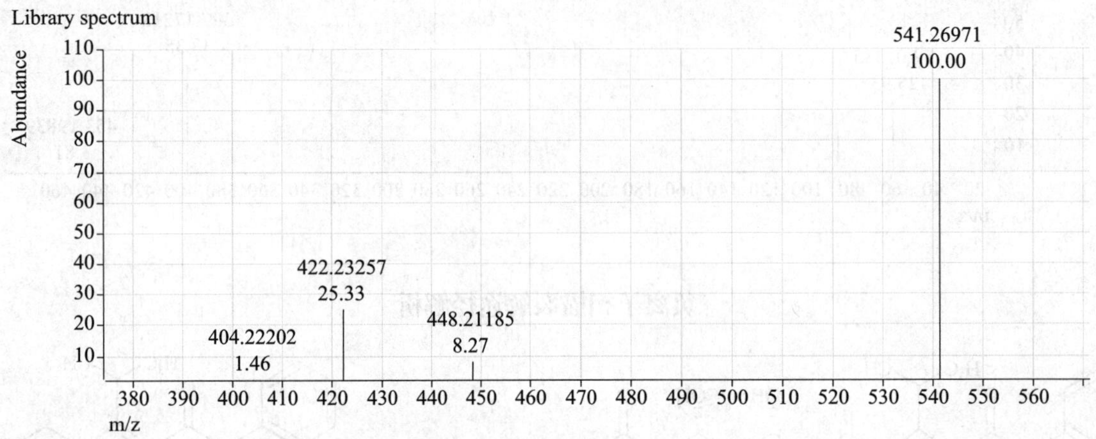

[M+H]⁺ CID:20V

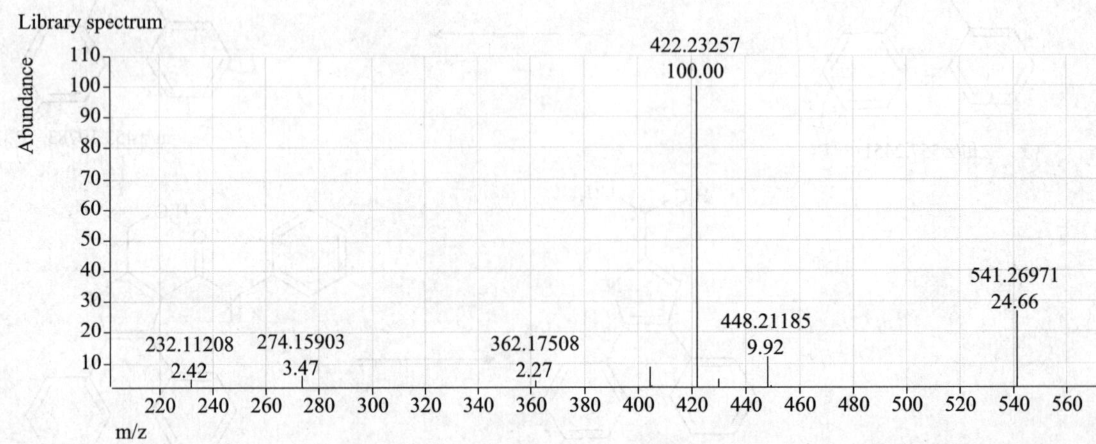

[M+H]+ CID:40V

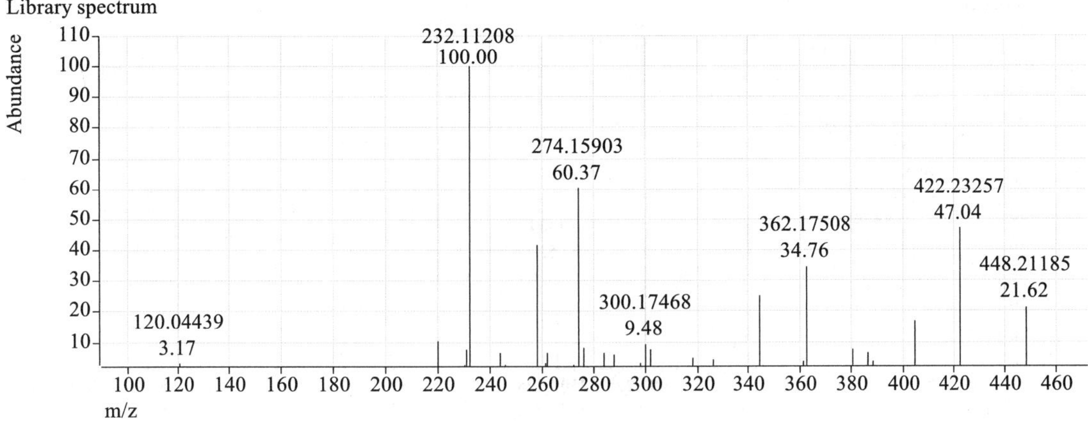

正离子扫描裂解途径解析

m/z 541.2697

m/z 448.2118

m/z 274.1590

m/z 258.1277

m/z 422.2326

m/z 404.2220

m/z 362.1721

m/z 232.1121

负离子扫描二级质谱图

[M−H]− CID:10V

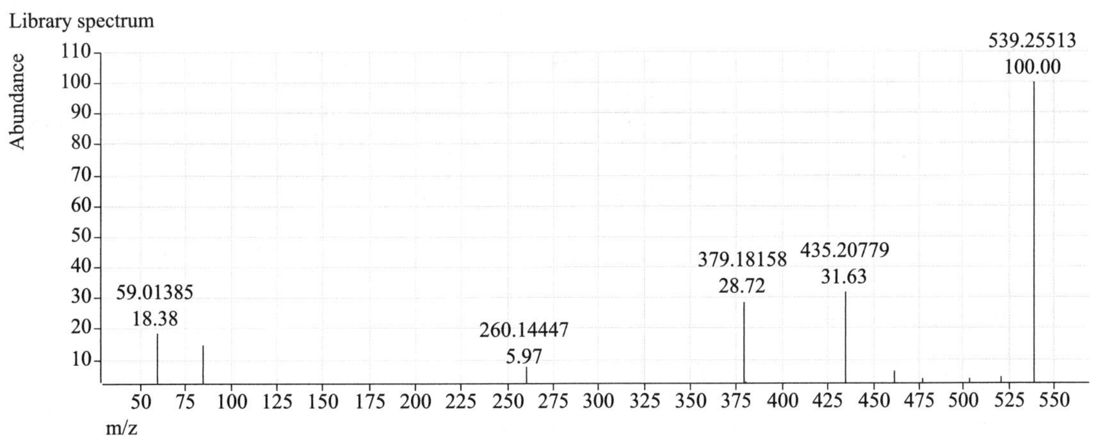

$[M-H]^-$ CID:20V

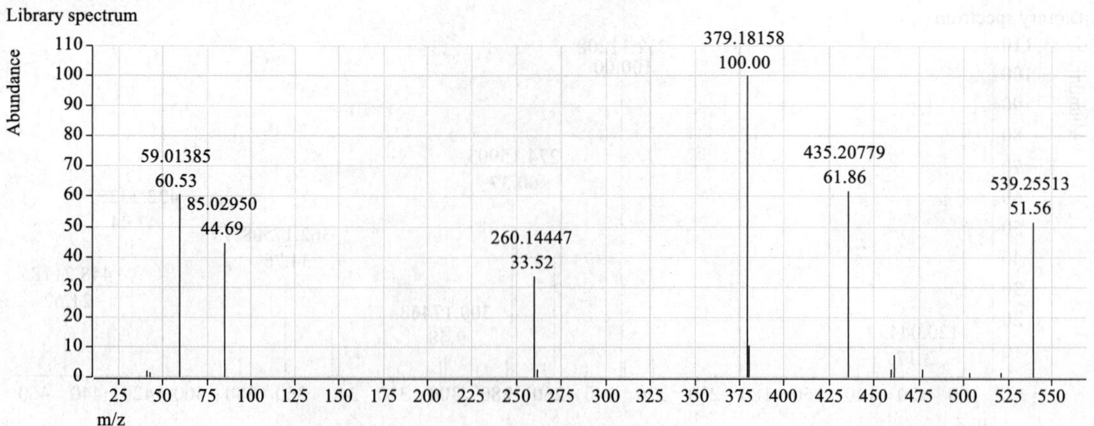

$[M-H]^-$ CID:40V

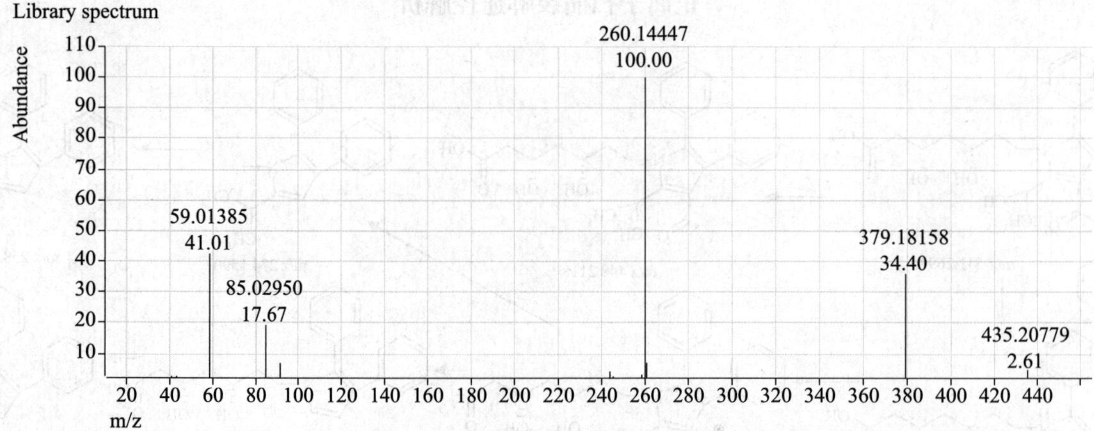

负离子扫描裂解途径解析

m/z 539.2551 → m/z 435.2078 → m/z 379.1816 → m/z 260.1445

m/z 59.0139

阿托伐他汀钙杂质 C

英文名：Atorvastatin Calcium Impurity C

分子式：$(C_{33}H_{33}F_2N_2O_5)_2Ca$

分子量：1191.32

CAS 编号：693793-53-2

中文化学名：(3*R*,5*R*)-7-［3-(苯氨基羰基)-2-异丙基-4,5-二(4-氟苯基)-1*H*-吡咯-1-基］-3,5-二羟基庚酸钙

英文化学名：(3*R*,5*R*)-7-[3-(PhenylcarbaMoyl)-4,5-bis(4-fluorophenyl)-2-isopropyl-1*H*-pyrrol-1-yl]-3,5-dihydroxyheptanoic acid calcium salt

性状：本品为白色粉末

正离子扫描二级质谱图

$[M+H]^+$ CID:10V

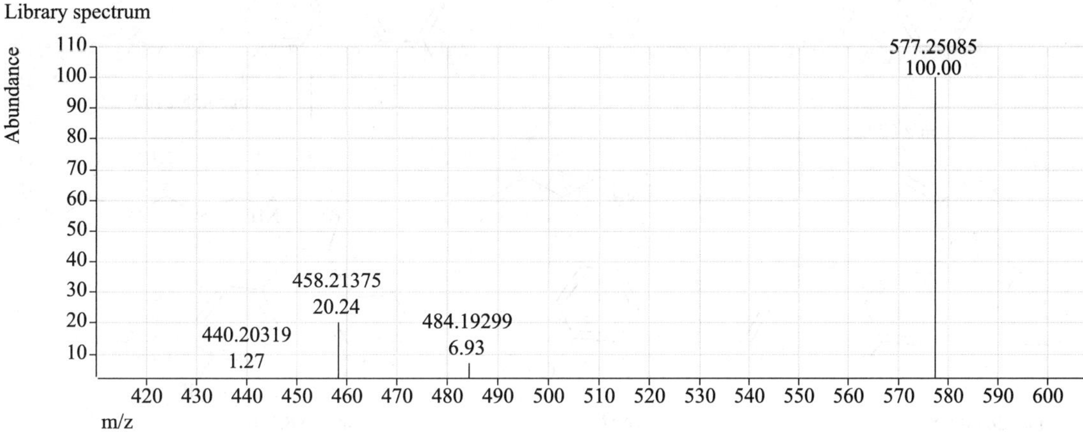

$[M+H]^+$ CID:20V

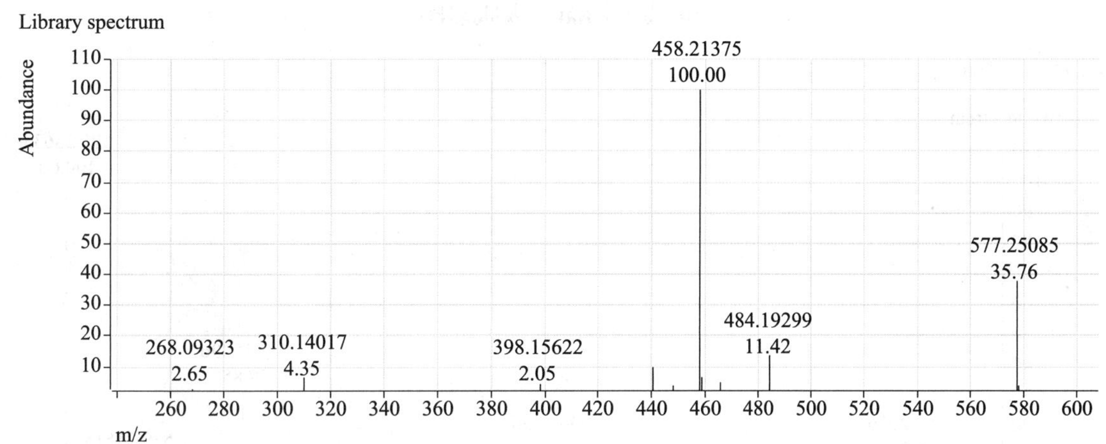

$[M+H]^+$ CID:40V

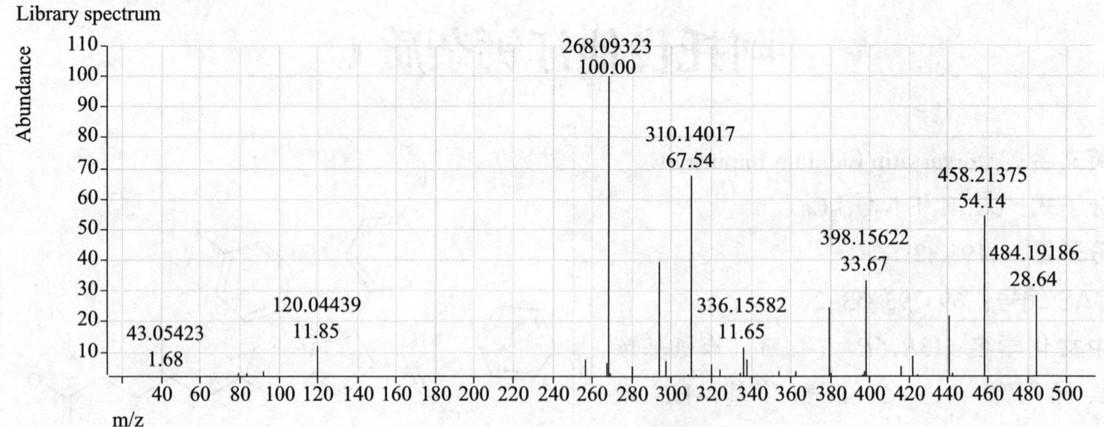

正离子扫描裂解途径解析

m/z 577.2514 → m/z 458.2142 → m/z 398.1568 → m/z 310.1407 → m/z 268.0938

负离子扫描二级质谱图

$[M-H]^-$ CID:10V

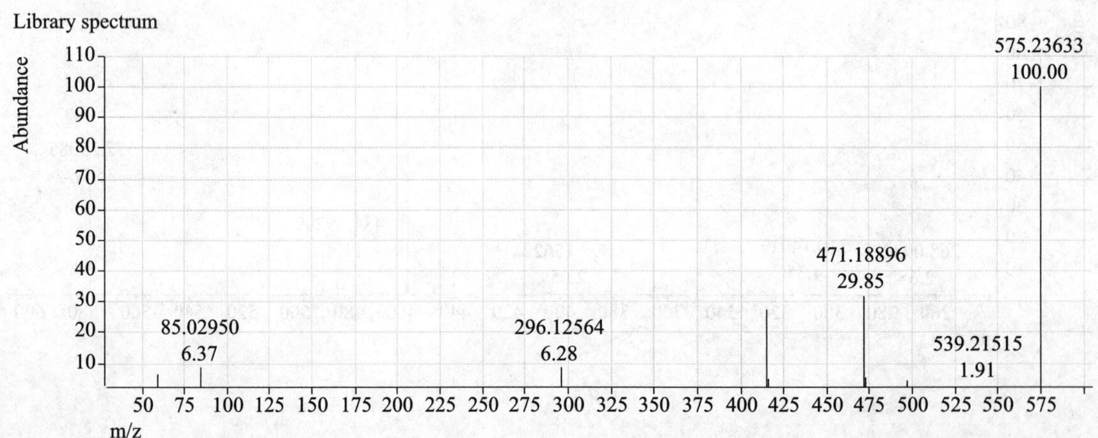

$[M-H]^-$ CID:20V

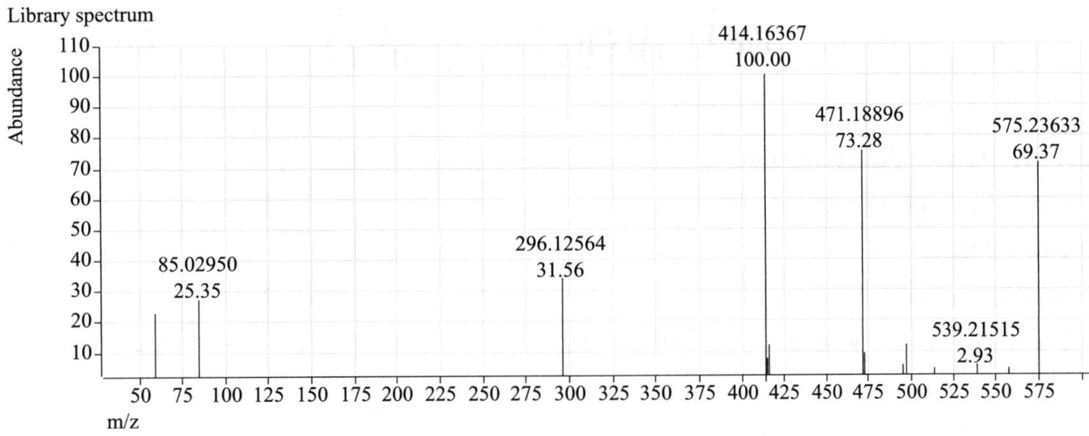

$[M-H]^-$ CID:40V

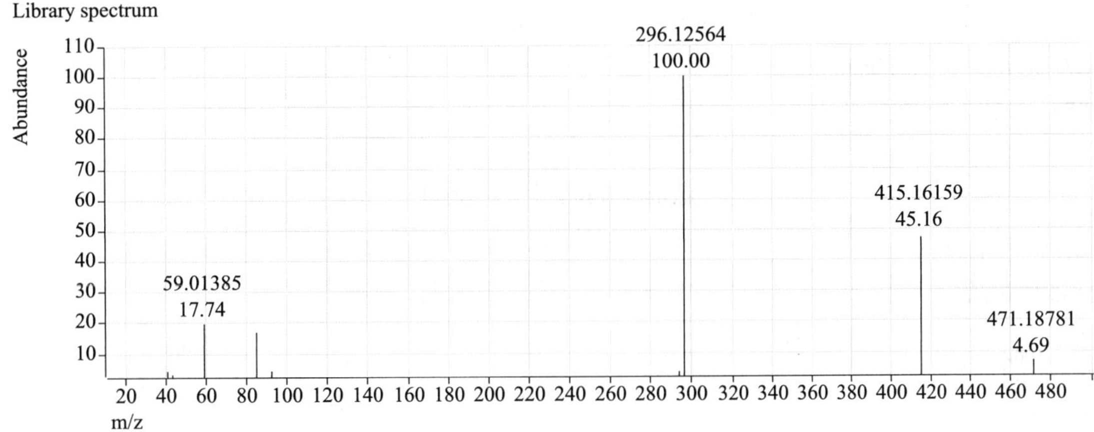

负离子扫描裂解途径解析

m/z 575.2358 → m/z 471.1884 → m/z 415.1622 → m/z 296.1251

阿托伐他汀钙杂质 D

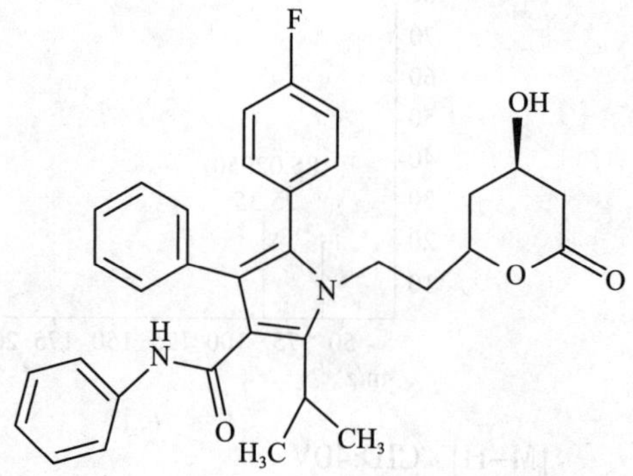

英文名： Atorvastatin Calcium Impurity D

分子式： $C_{33}H_{33}FN_2O_4$

分子量： 540.62

CAS 编号： 125995-03-1

中文化学名： 5-(4- 氟苯基)-2-(1- 甲基乙基)-*N*,4-二联苯 -1-[2-[(2*R*,4*R*)- 四氢 -4- 羟基 -6- 氧代 -2*H*- 吡喃 -2- 基]乙基]-1*H*- 吡咯 -3- 甲酰胺

英文化学名： 5-(4-Fluorophenyl)-2-(1-methylethyl)-*N*,4-diphenyl-1-[2-[(2*R*,4*R*)-tetrahydro-4-hydroxy-6-oxo-2*H*-pyran-2-yl]ethyl]-1*H*-pyrrole-3-carboxamide

性状： 本品为白色粉末

正离子扫描二级质谱图

$[M+H]^+$ CID:10V

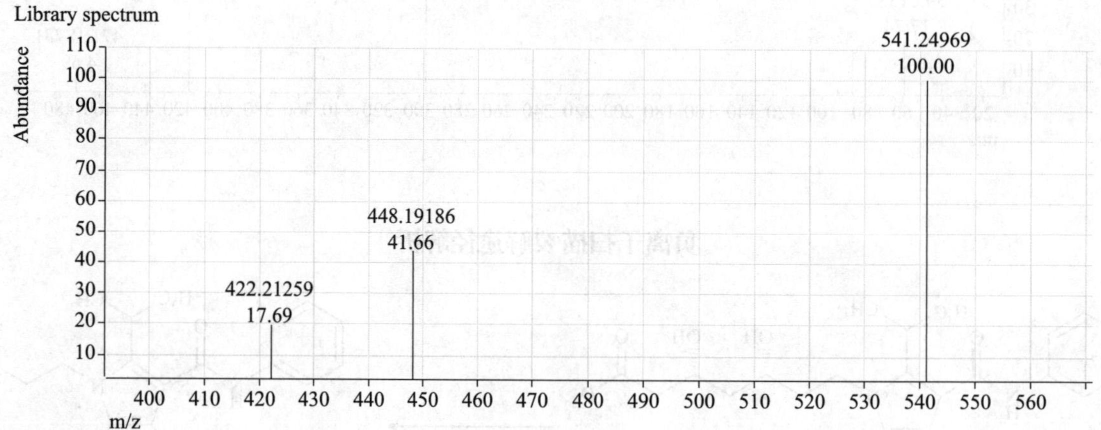

$[M+H]^+$ CID:20V

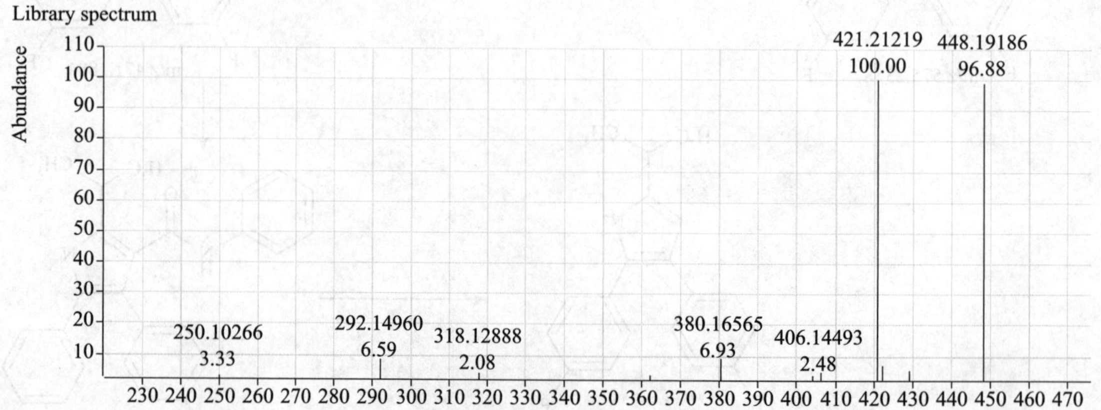

$[M+H]^+$ CID:40V

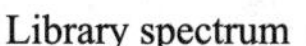

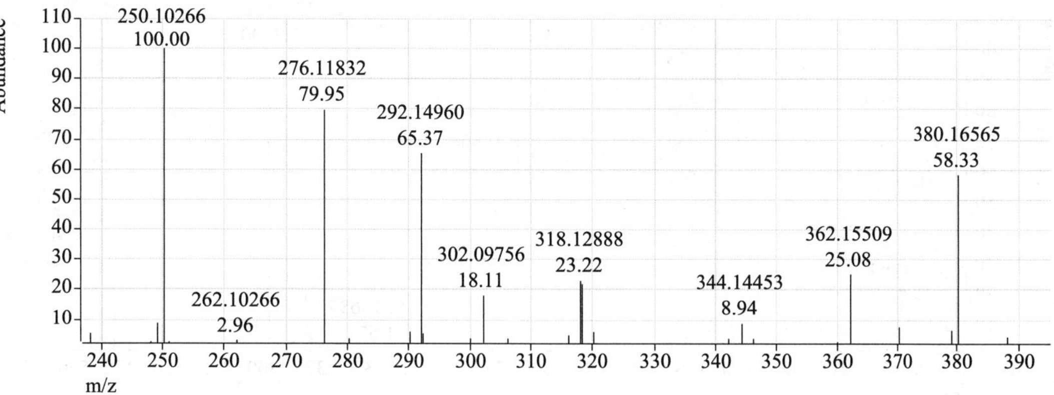

正离子扫描裂解途径解析

m/z 541.2497

m/z 448.1919

m/z 292.1496

m/z 276.1183

m/z 422.2156

m/z 380.1656

m/z 250.1027

负离子扫描二级质谱图

$[M-H]^-$ CID:10V

Library spectrum

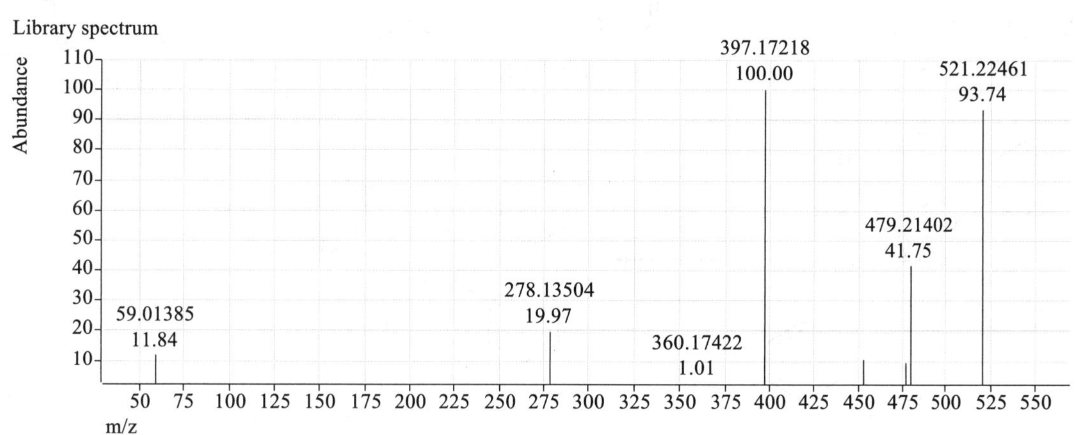

$[M-H]^-$ CID:20V

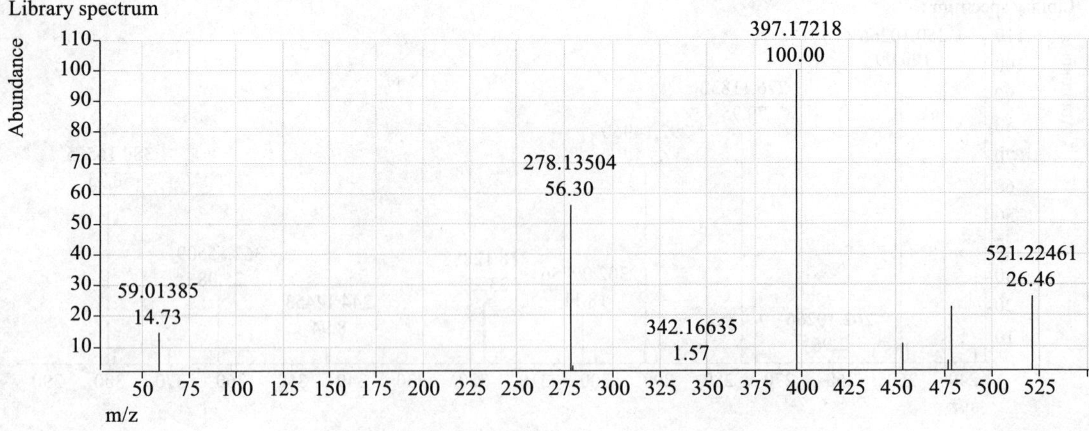

$[M-H]^-$ CID:40V

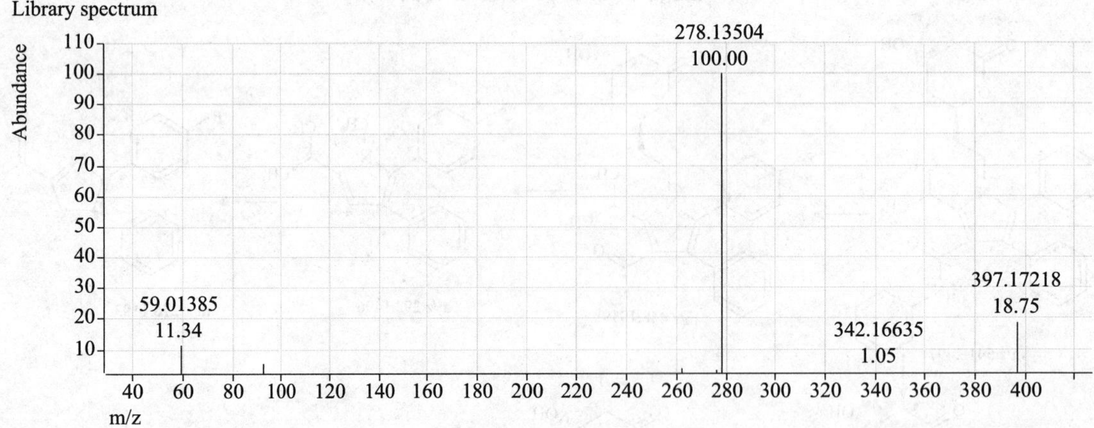

负离子扫描裂解途径解析

m/z 539.2352

m/z 521.2246

m/z 479.2140

m/z 397.1722

m/z 278.1351

阿托伐他汀钙杂质V

英文名： Atorvastatin Calcium Impurity V

分子式： $C_{40}H_{47}FN_2O_5$

分子量： 654.81

CAS 编号： 125971-95-1

中文化学名： 2-［(4*R*,6*R*)-6-［2-［2-(4-氟苯基)-3-苯基-4-(苯基氨甲酰基)-5-异丙基吡咯-1-基］乙基］-2,2-二甲基-1,3-二氧六环-4-基］乙酸叔丁酯

英文化学名： 1,1-Dimethylethyl(4*R*,6*R*)-6-[2-[2-(4-fluorophenyl)-5-(1-methylethyl)-3-phenyl-4-[(phenylamino)carbonyl]-1*H*-pyrrol-1-yl]ethyl]-2,2-dimethyl-1,3-dioxane-4-acetate

性状： 本品为白色或类白色结晶性粉末

正离子扫描二级质谱图

$[M+H]^+$ CID:10V

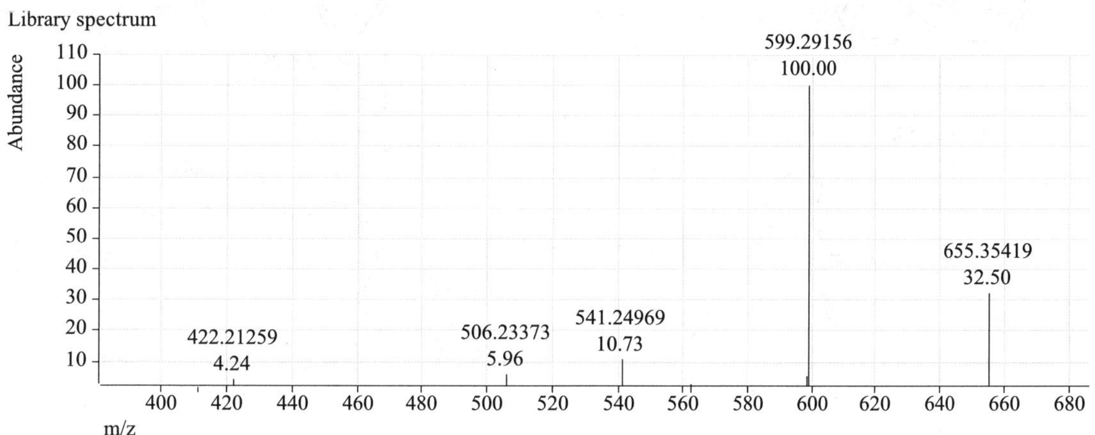

$[M+H]^+$ CID:20V

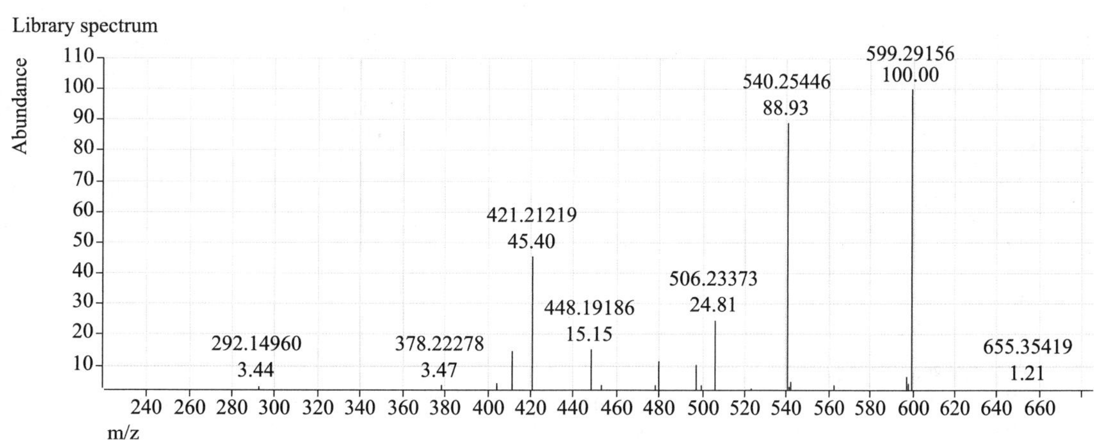

$[M+H]^+$ CID:40V

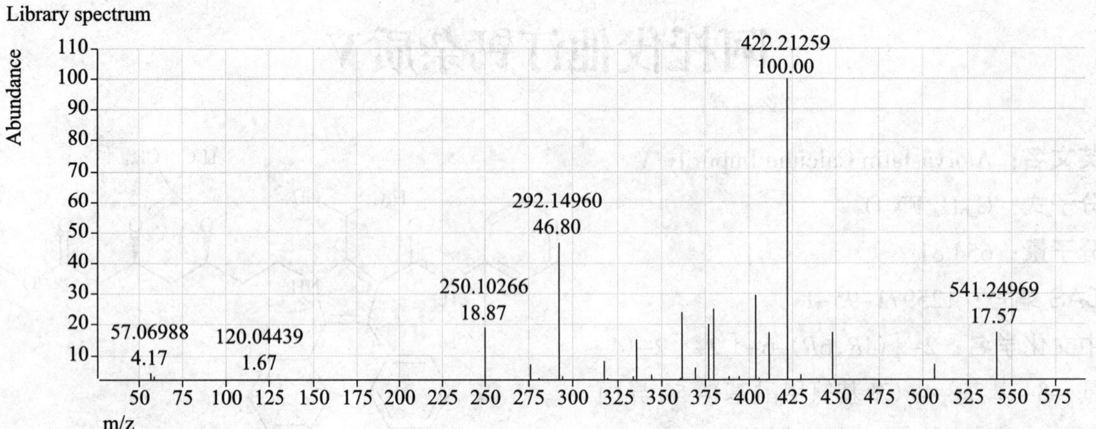

正离子扫描裂解途径解析

m/z 655.3542

m/z 599.2916

m/z 422.2126

m/z 292.1501

负离子扫描二级质谱图

$[M-H]^-$ CID:10V

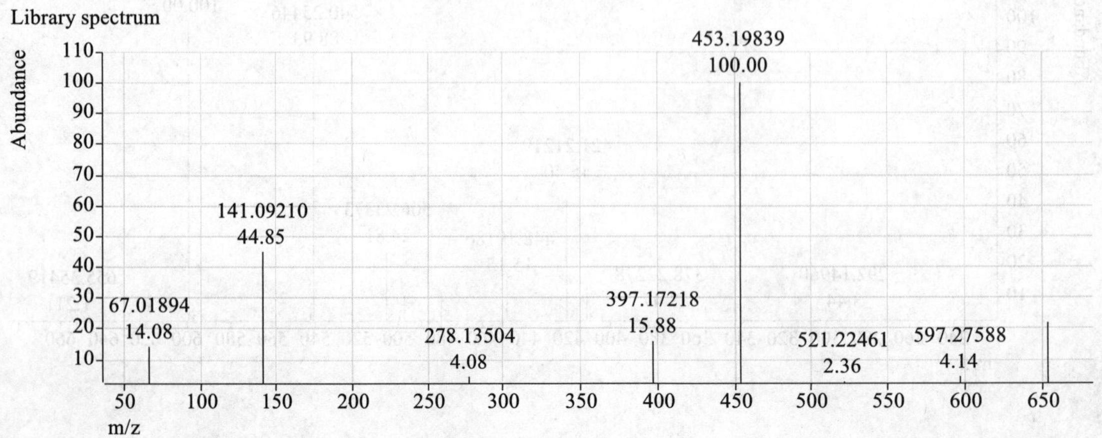

[M−H]⁻ CID:20V

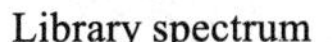

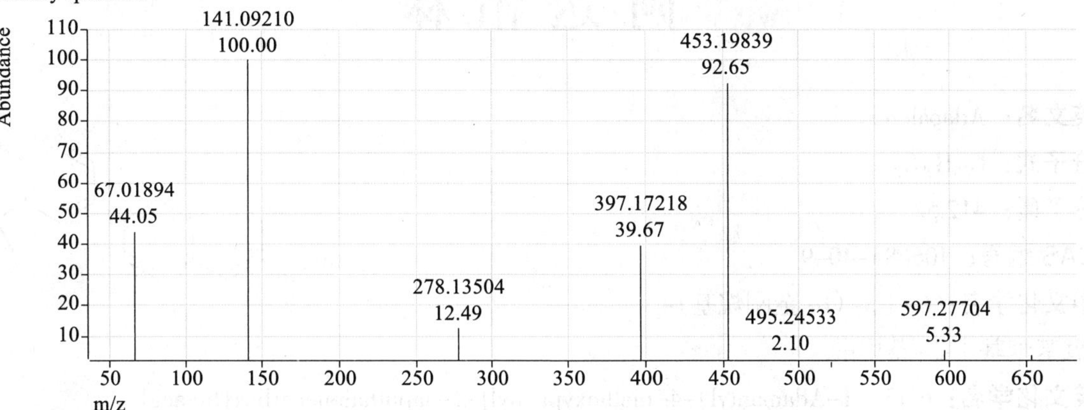

[M−H]⁻ CID:40V

Library spectrum

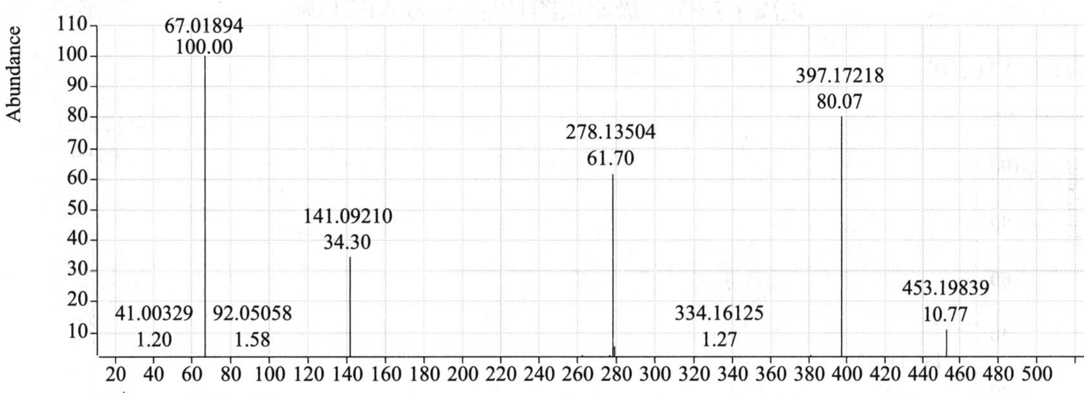

负离子扫描裂解途径解析

m/z 653.3396

m/z 453.19783

m/z 397.1722

m/z 278.1351

阿 达 帕 林

英文名：Adapalene

分子式：$C_{28}H_{28}O_3$

分子量：412.52

CAS 编号：106685-40-9

中文化学名：6-［3-(1-金刚烷基)-4-甲氧基苯基］-2-萘甲酸

英文化学名：6-[3-(1-Adamantyl)-4-methoxyphenyl]-2-naphthalenecarboxylic acid

性状：本品为白色或类白色结晶性粉末

正离子扫描二级质谱图(电离源为 APCI 源)

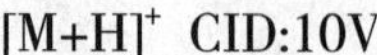
$[M+H]^+$ CID:10V

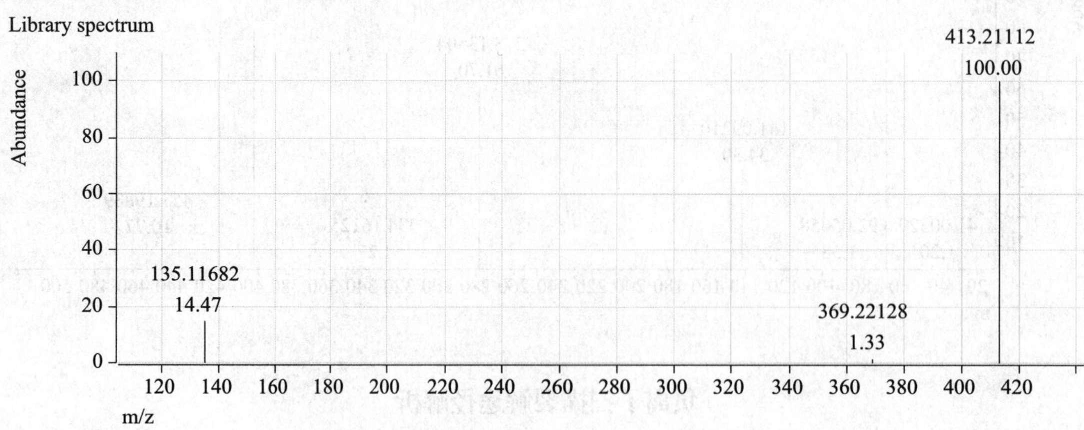

$[M+H]^+$ CID:20V

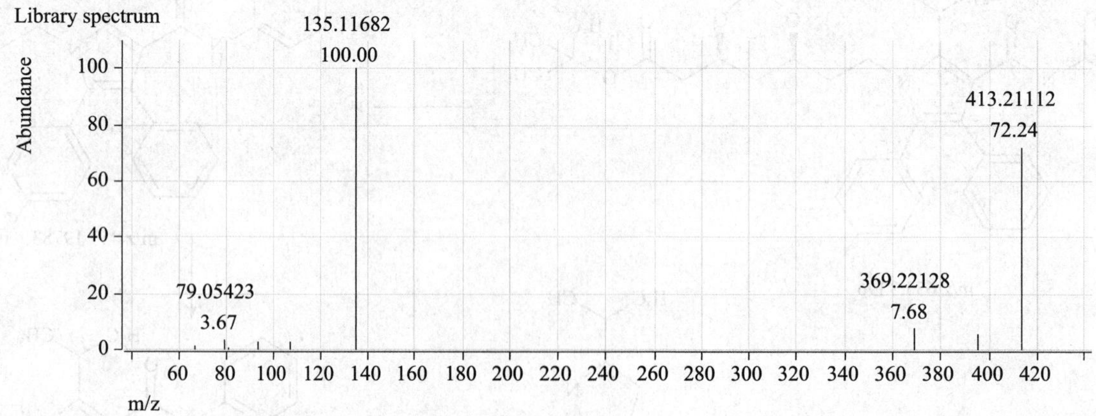

$[M+H]^+$ CID:40V

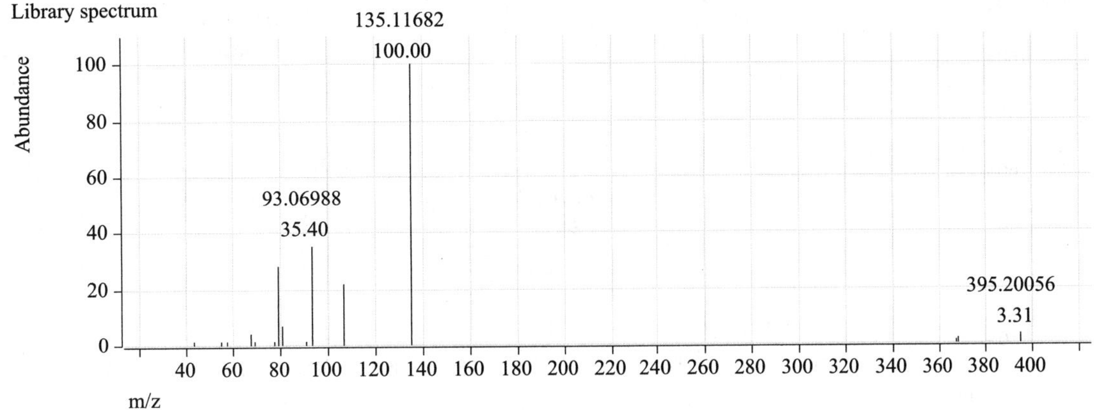

正离子扫描裂解途径解析

+OH
OH
O
CH3
m/z 413.2111
m/z 369.2213
m/z 135.1168
H3C
m/z 93.0699
m/z 79.0542

负离子扫描二级质谱图（电离源为 APCI 源）

$[M-H]^-$ CID:10V

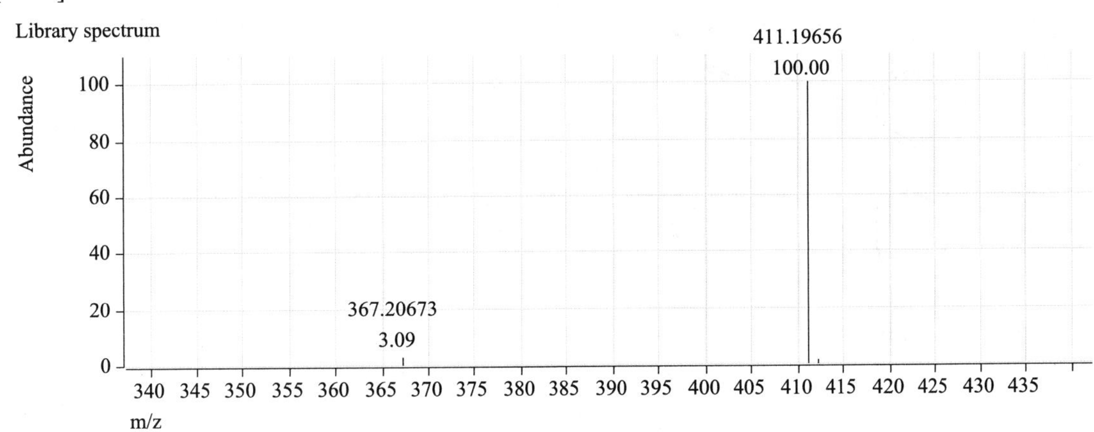

$[M-H]^-$ CID:20V

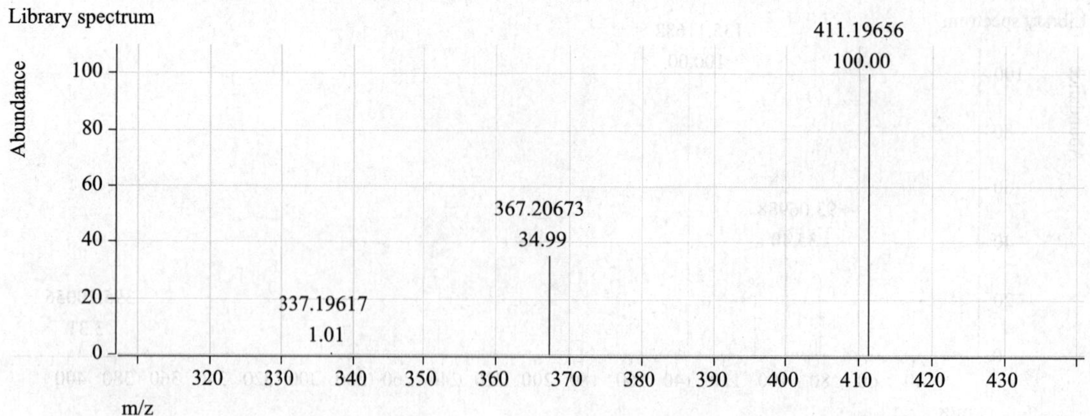

$[M-H]^-$ CID:40V

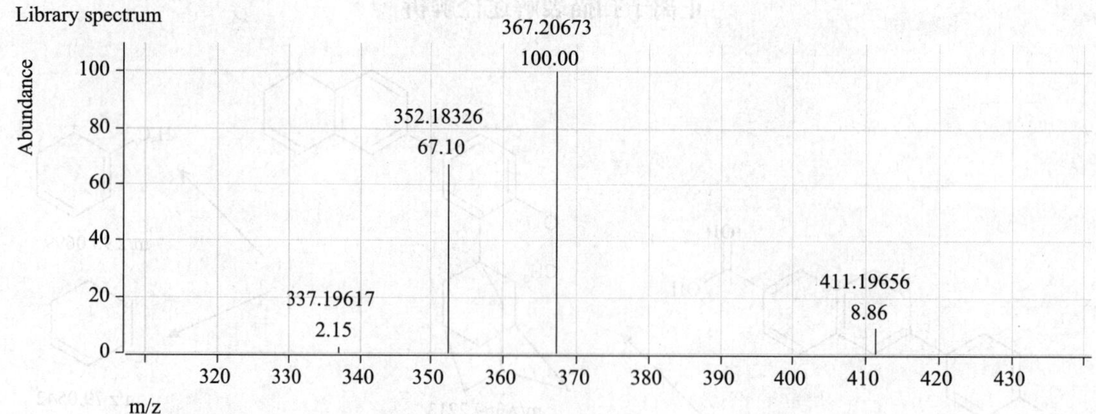

负离子扫描裂解途径解析

m/z 411.1966

m/z 367.2067

m/z 337.1962

m/z 352.1833

阿 折 地 平

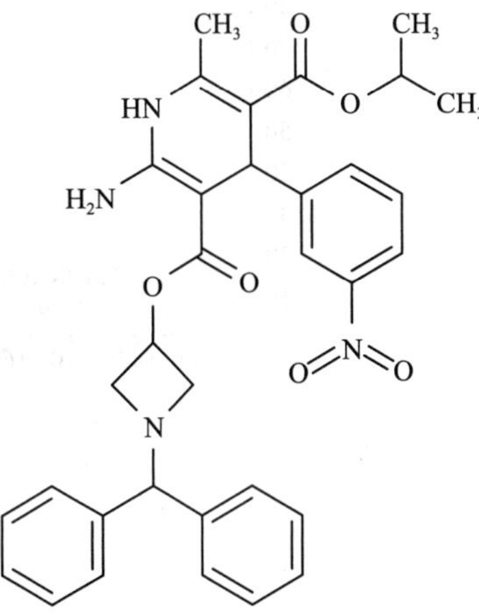

英文名： Azelnidipine

分子式： $C_{33}H_{34}N_4O_6$

分子量： 582.65

CAS 编号： 123524-52-7

中文化学名： 2-氨基-1,4-二氢-6-甲基-4-(3-硝基苄叉)-3,5-吡啶二羧酸-3-(1-二苯甲基-3-吖丁啶醇)酯-5-异丙酯

英文化学名： 2-Amino-1,4-dihydro-6-methyl-4-(3-nitrophenyl)-3,5-pyridinedicarboxylic acid 3-(1-diphenylmethylazetidin-3-yl) 5-isopropyl ester

性状： 本品为淡黄色至黄色结晶或结晶性粉末；无臭

溶解性： 本品在丙酮、乙腈、三氯甲烷、乙酸乙酯等有机溶剂中可溶，在乙醚和甲醇中微溶，在水和正己烷中不溶

正离子扫描二级质谱图

$[M+H]^+$ CID:10V

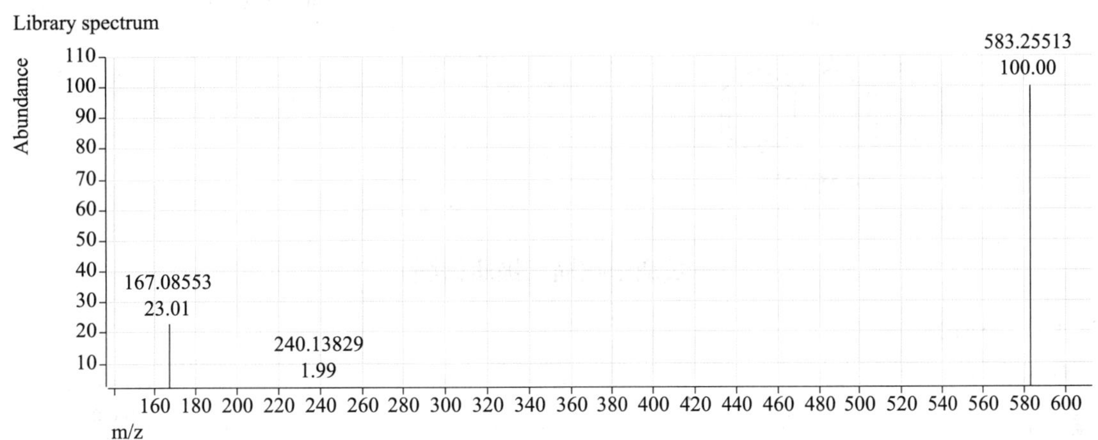

$[M+H]^+$ CID:20V

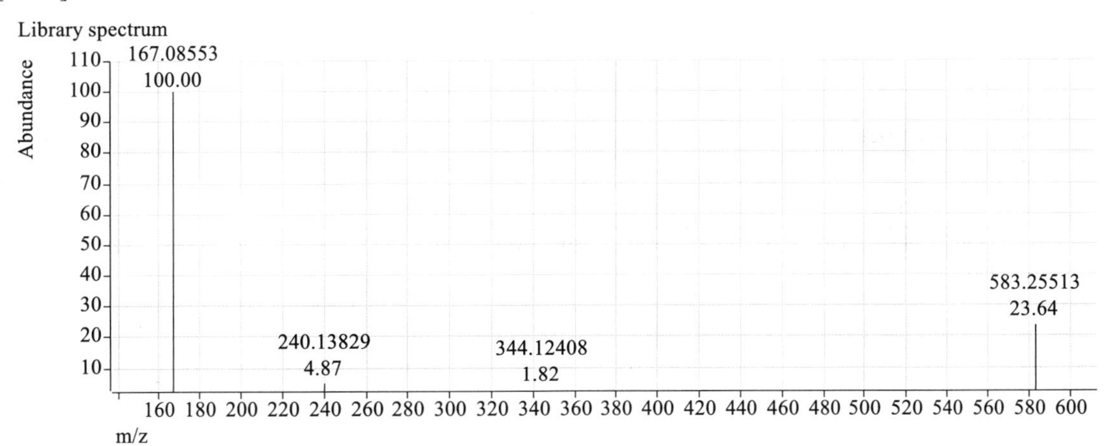

$[M+H]^+$ CID:40V

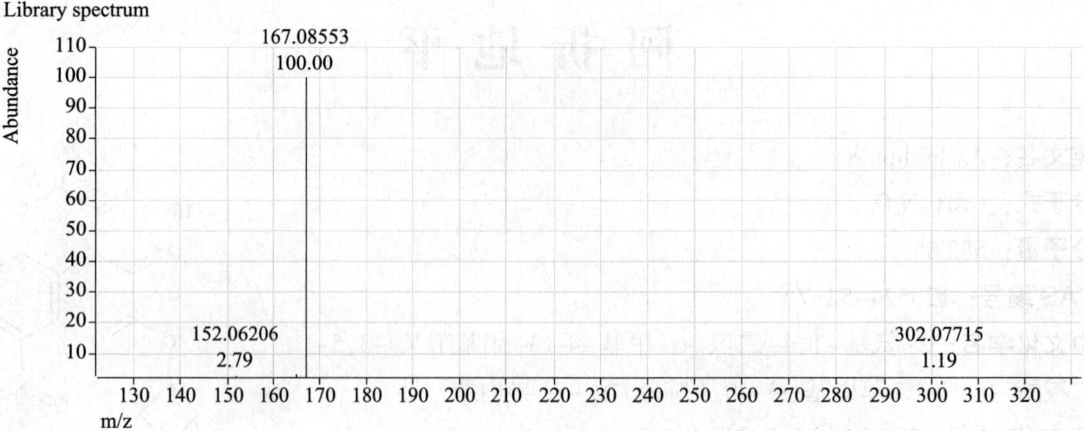

正离子扫描裂解途径解析

m/z 583.2551

m/z 167.0855

负离子扫描二级质谱图

$[M-H]^-$ CID:10V

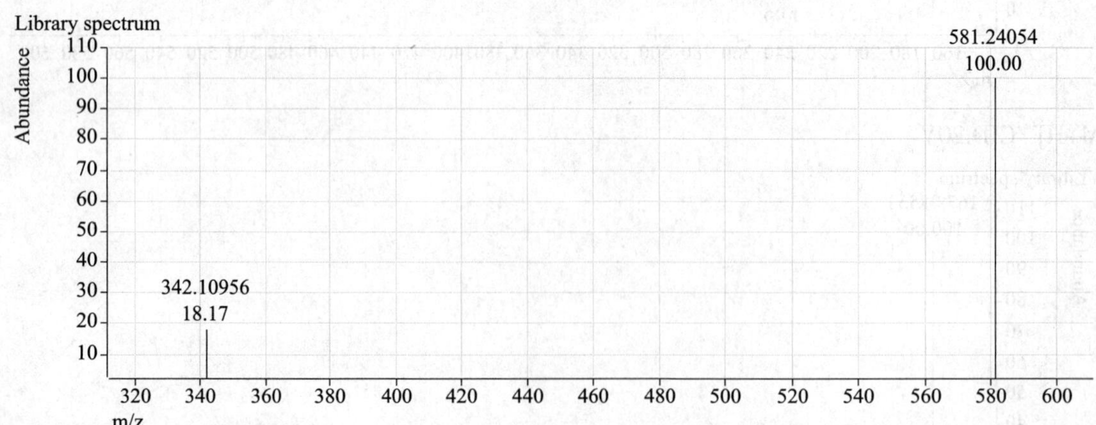

$[M-H]^-$ CID:20V

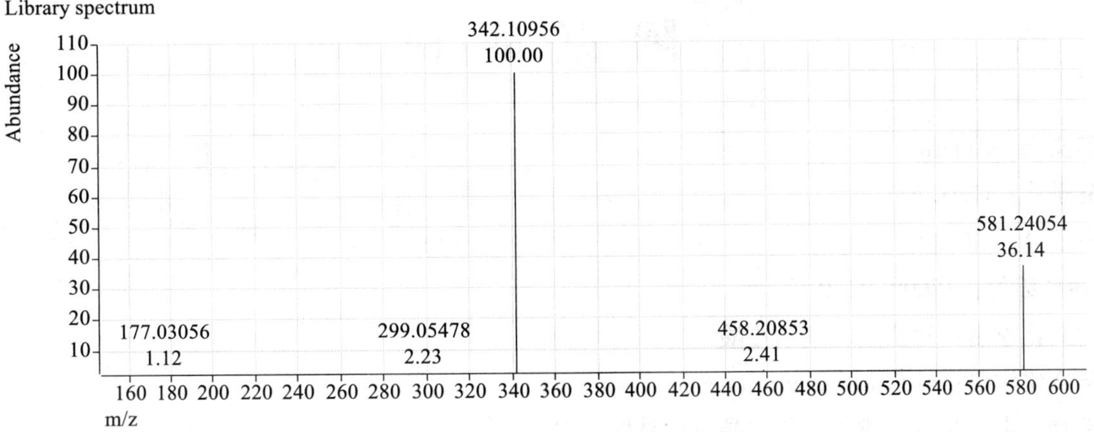

$[M-H]^-$ CID:40V

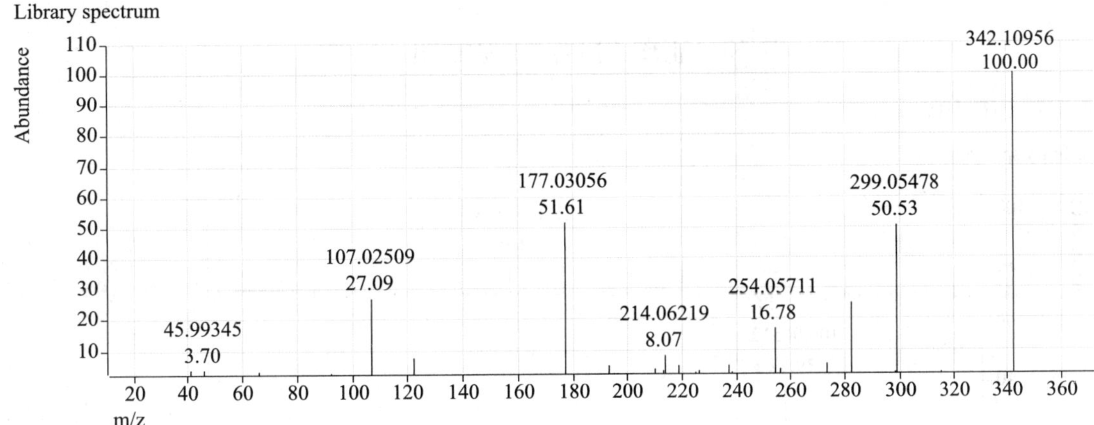

负离子扫描裂解途径解析

m/z 581.2400

m/z 342.1095

阿 克 他 利

英文名：Actarit

分子式：$C_{10}H_{11}NO_3$

分子量：193.20

CAS 编号：18699-02-0

中文化学名：对乙酰氨基苯乙酸

英文化学名：4-(Acetylamino)benzeneacetic acid

性状：本品为白色或类白色结晶或结晶性粉末

溶解性：本品在甲醇中易溶，在乙醇中溶解，在丙酮中略溶，在水中微溶

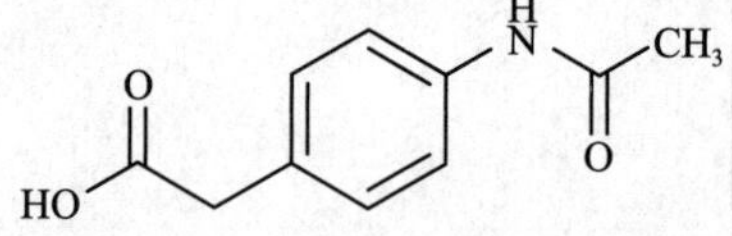

正离子扫描二级质谱图

$[M+H]^+$ CID:10V

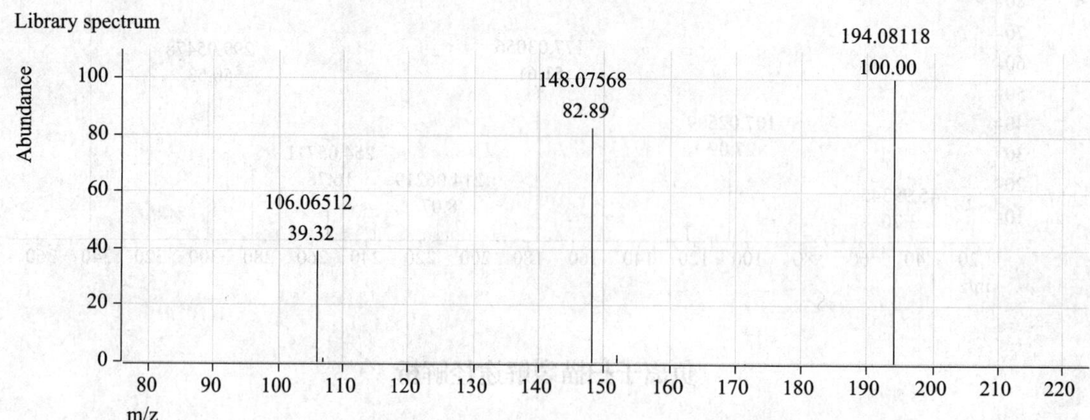

$[M+H]^+$ CID:20V

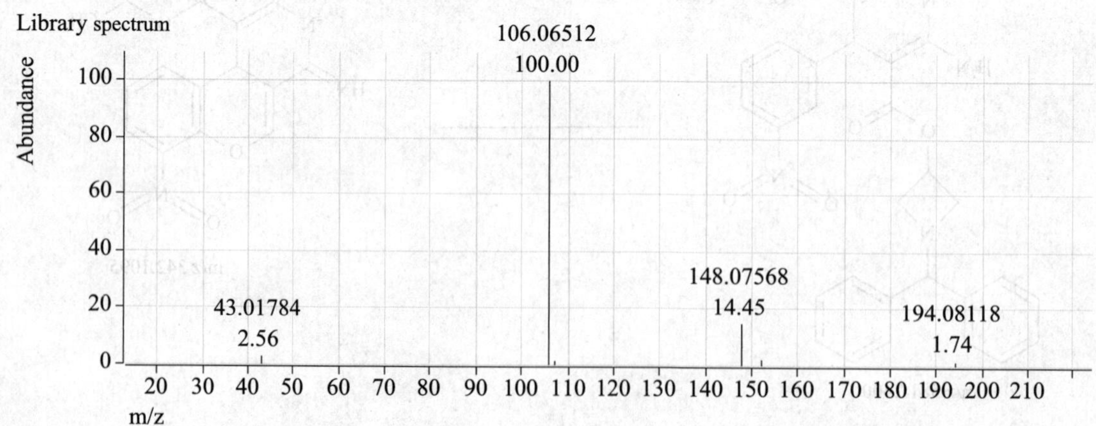

$[M+H]^+$ CID:40V

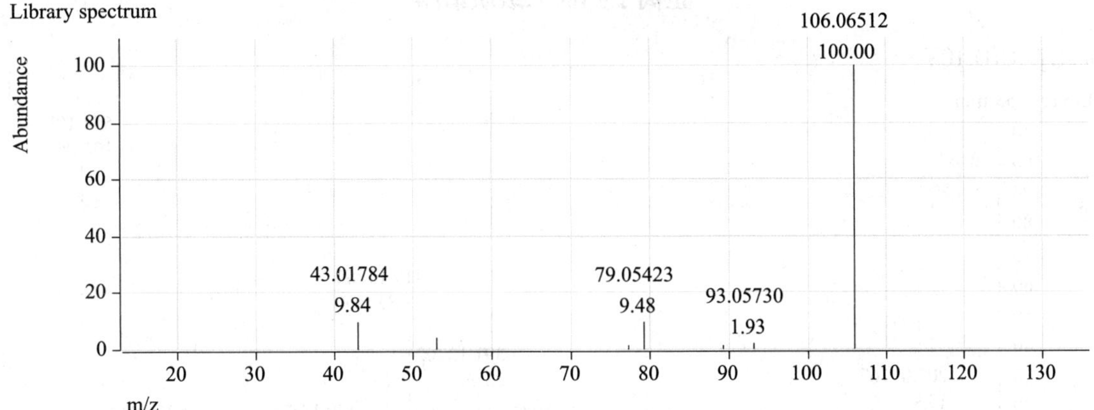

正离子扫描裂解途径解析

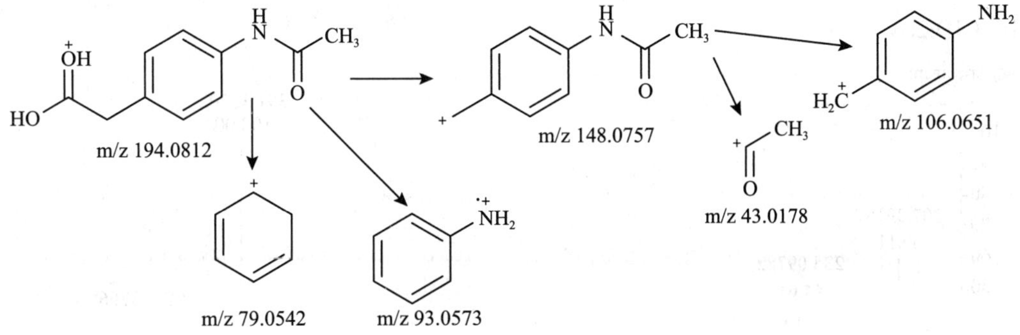

阿利沙坦酯

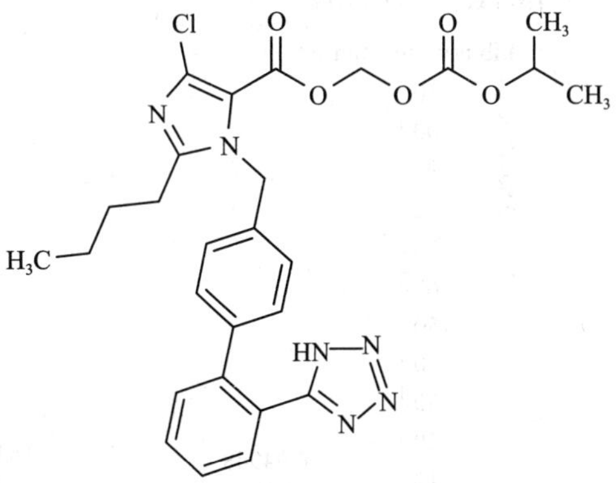

英文名： Allisartan Isoproxil

分子式： $C_{27}H_{29}ClN_6O_5$

分子量： 553.01

CAS 编号： 947331-05-7

中文化学名： 2- 丁基 -5- 氯 -3-［［4-［2-(2*H*- 四唑 -5- 基)苯基］苯基］甲基］咪唑 -4- 甲酸 -［［(异丙氧基)羰基］氧基］甲基酯

英文化学名： 1*H*-Imidazole-5-carboxylic acid, 2-butyl-4-chloro-1-[[2′-(2*H*-tetrazol-5-yl)[1,1′-biphenyl]-4-yl]methyl]-, [[(1-methylethoxy)carbonyl]oxy]methyl ester

性状： 本品为白色至类白色结晶性粉末；无臭

溶解性： 本品在丙酮中易溶，在甲醇或乙腈中略溶，在乙醇中微溶，在水中不溶

正离子扫描二级质谱图

[M+H]$^+$ CID:10V

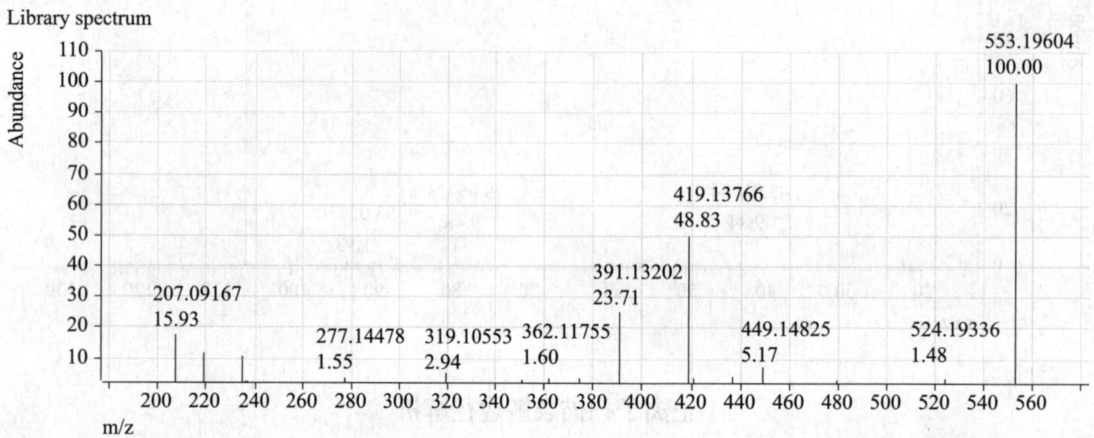

[M+H]$^+$ CID:20V

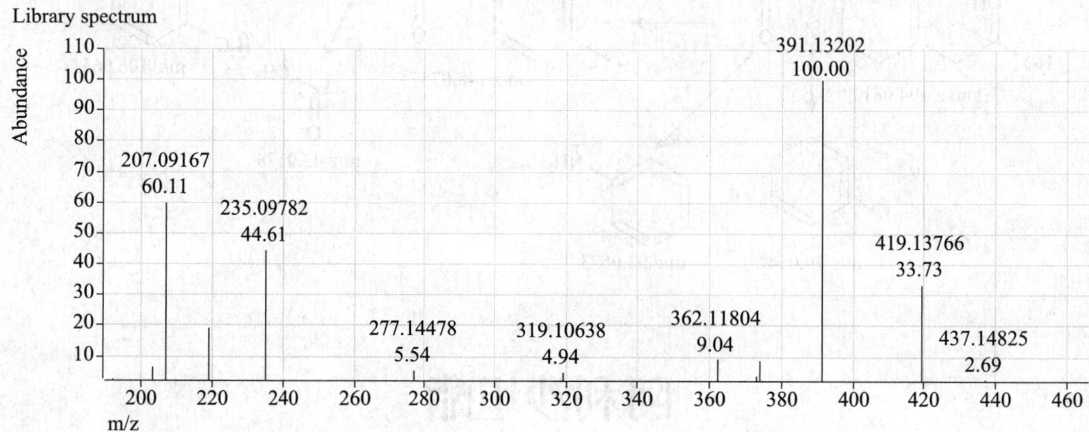

[M+H]$^+$ CID:40V

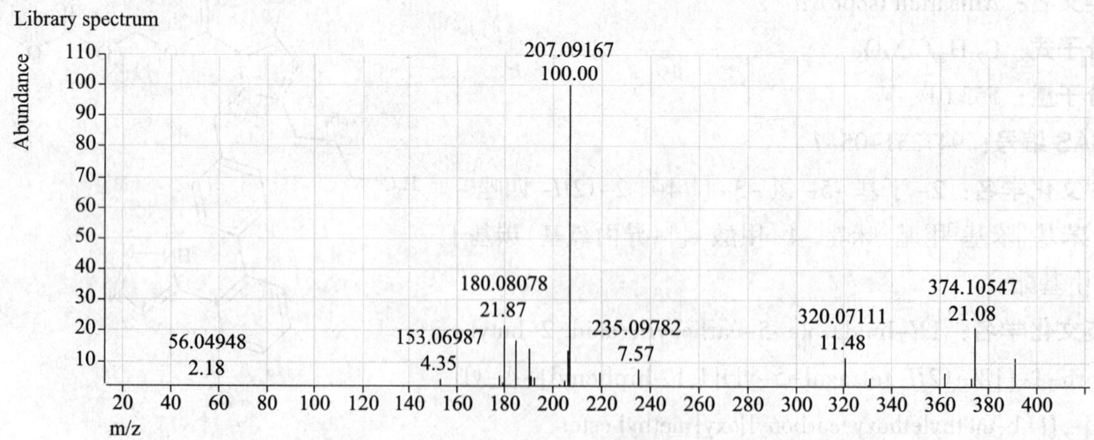

正离子扫描裂解途径解析

Cl $\overset{+}{O}H$ O CH_3 N N O O O CH_3 H_3C HN N N N

m/z 553.1961

Cl O + N N H_3C HN N N N

m/z 419.1382

Cl O + N N H_3C H N N

m/z 391.1320

+ HN N N N

m/z 235.0978

+ NH N

m/z 207.0917

负离子扫描二级质谱图

[M-H]⁻ CID:10V

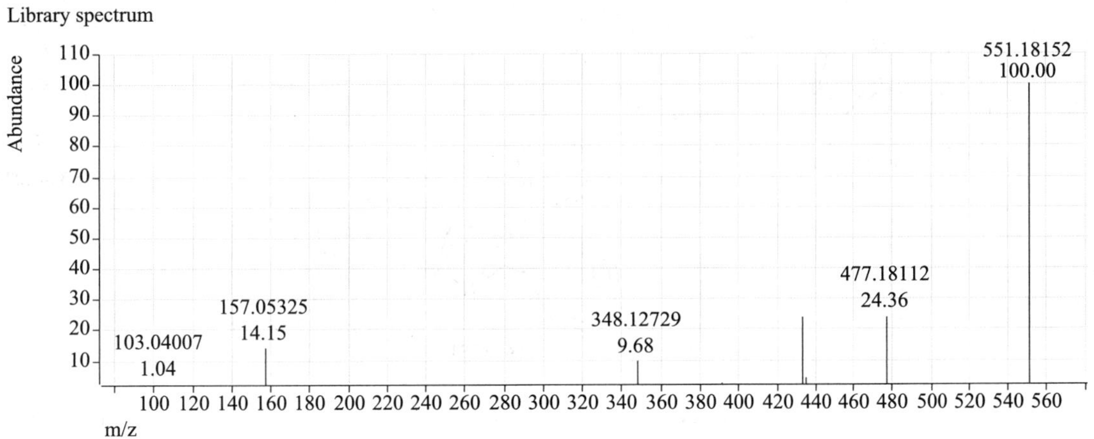

[M-H]⁻ CID:20V

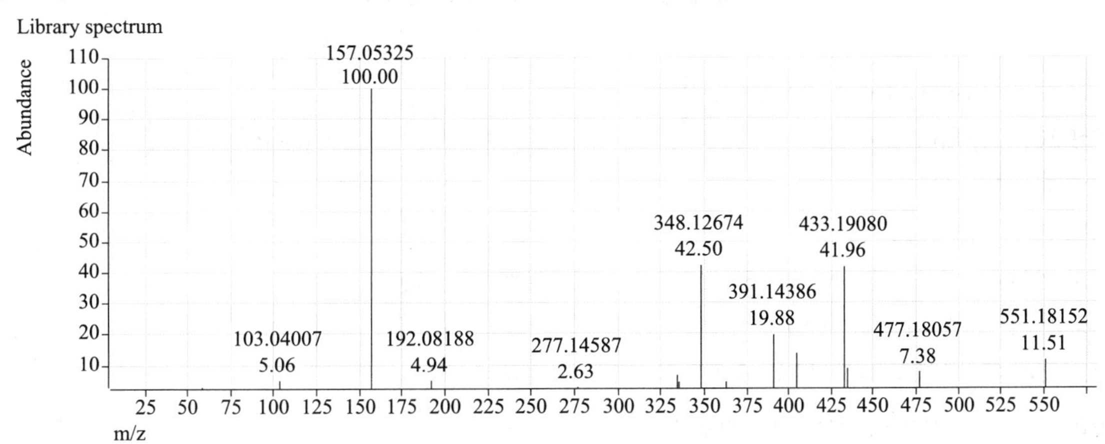

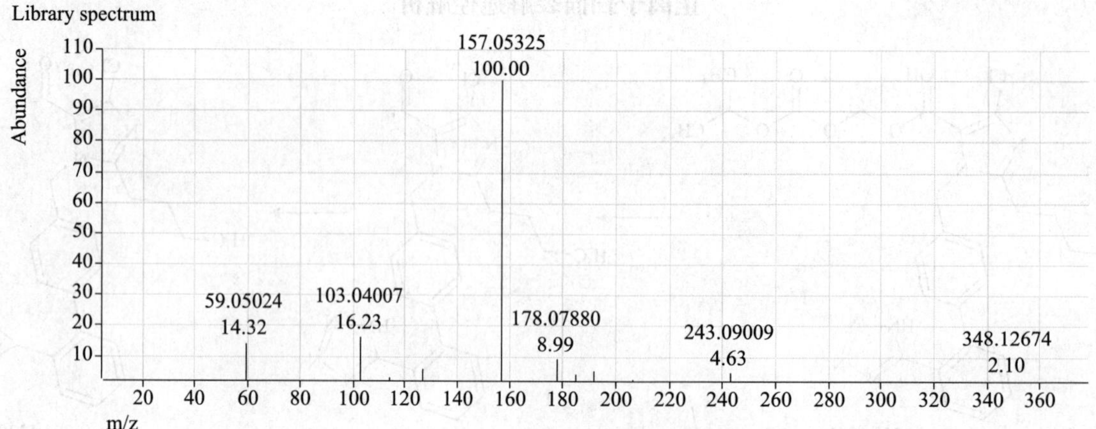

负离子扫描裂解途径解析

m/z 157.0538

m/z 551.1815

m/z 433.1913

m/z 348.1273

阿利沙坦酯杂质 A

英文名：Allisartan Isoproxil Impurity A

分子式：$C_{22}H_{21}ClN_6O_2$

分子量：436.89

CAS 编号：124750-92-1

中文化学名：2- 丁基 -5- 氯 -3-[[4-[2-(2*H*- 四唑 -5- 基)苯基]苯基]甲基]咪唑 -4- 甲酸

英文化学名：2-Butyl-5-chloro-3-[[4-[2-(2*H*-tetrazol-5-yl)phenyl]phenyl]methyl]imidazole-4-carboxylic acid

性状： 本品为类白色粉末；无臭

溶解性： 本品在丙酮中易溶，在甲醇中溶解，乙酸乙酯中略溶，在水中不溶

正离子扫描二级质谱图

$[M+H]^+$ CID:10V

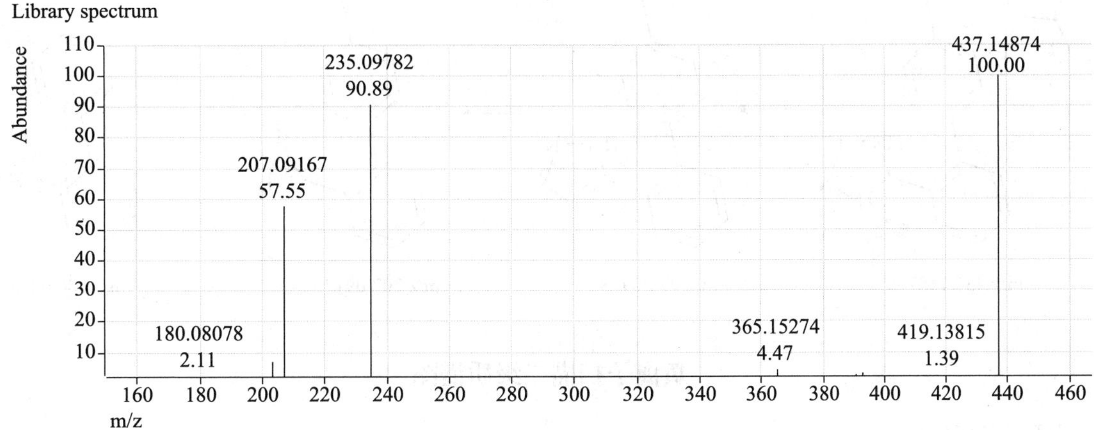

$[M+H]^+$ CID:20V

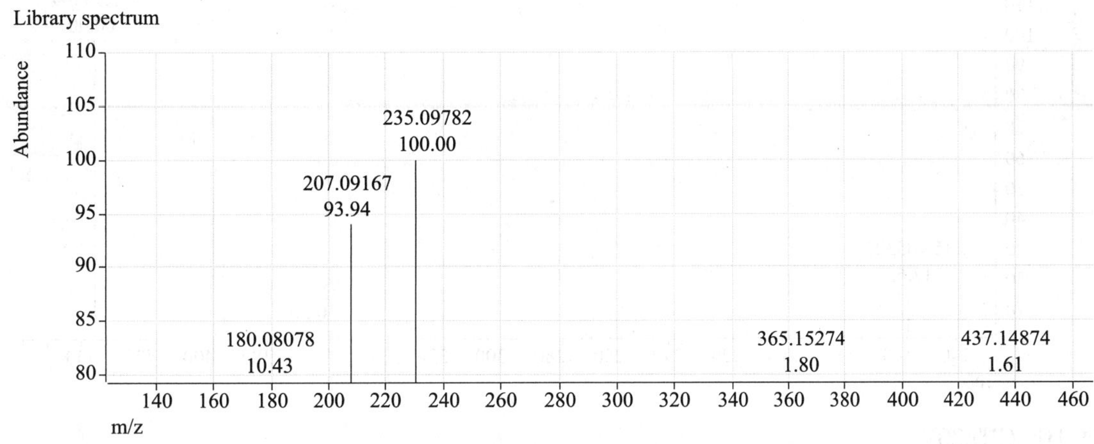

$[M+H]^+$ CID:40V

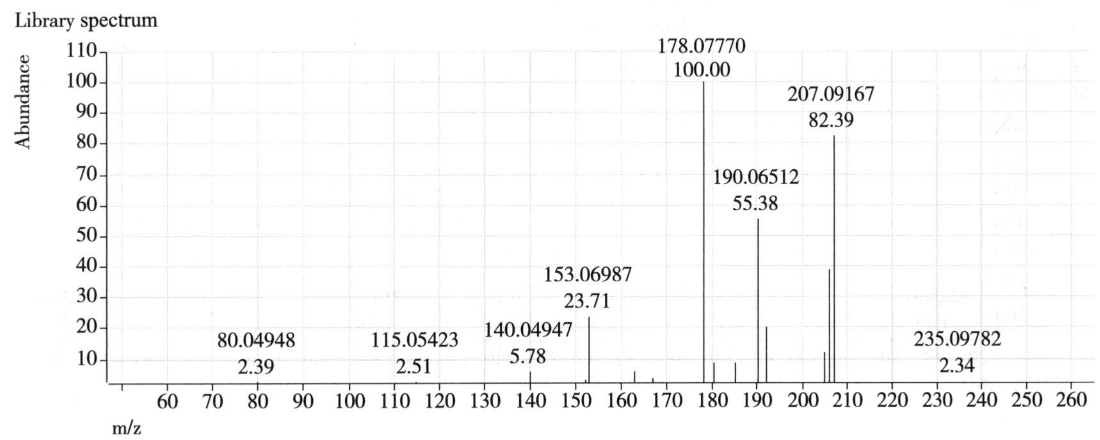

正离子扫描裂解途径解析

m/z 437.1487 → m/z 235.0978 → m/z 207.0917 → m/z 180.0808

负离子扫描二级质谱图

$[M-H]^-$ CID:10V

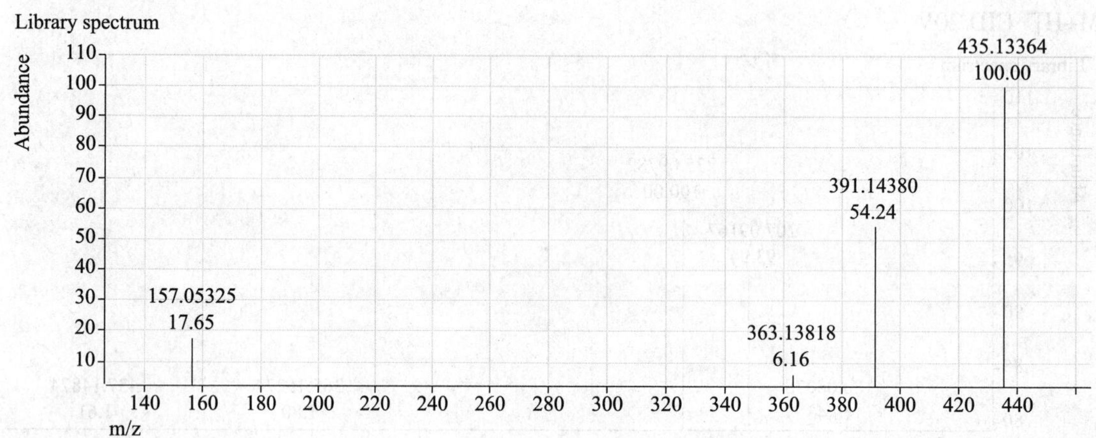

$[M-H]^-$ CID:20V

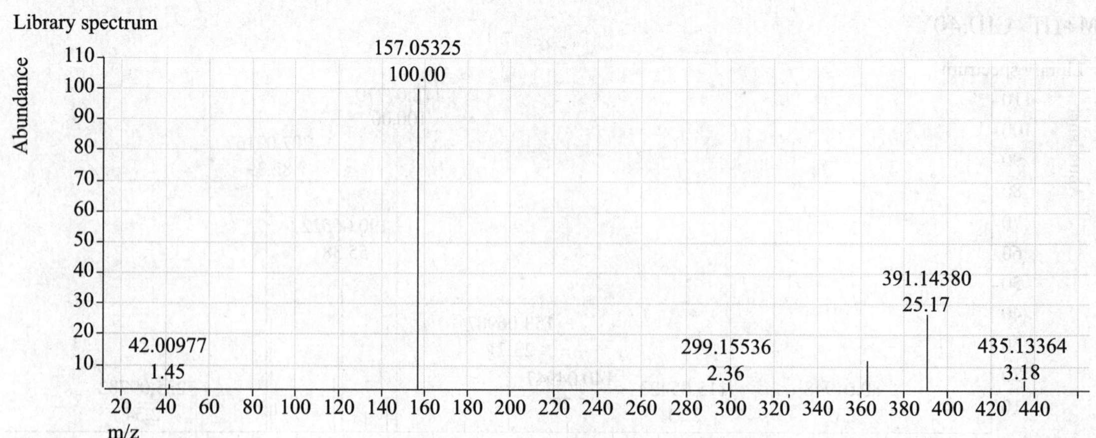

$[M-H]^-$ CID:40V

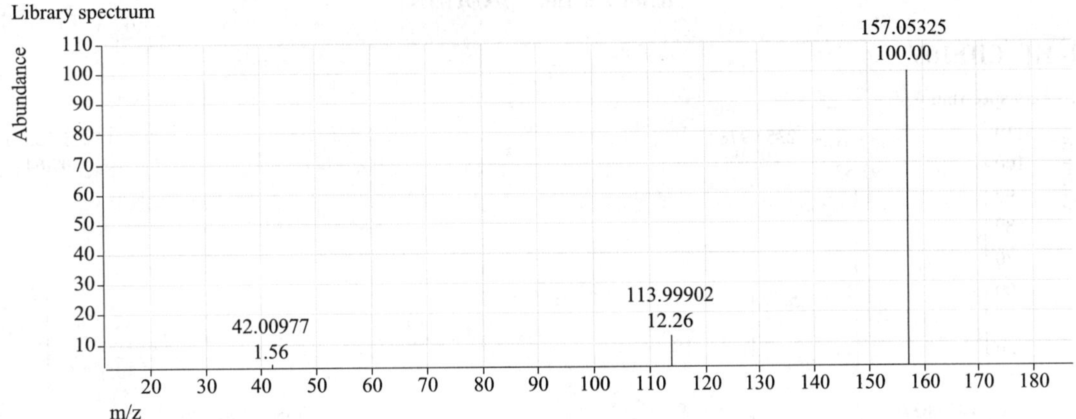

负离子扫描裂解途径解析

m/z 435.1342

m/z 391.1443

m/z 363.1382

m/z 157.0538

阿利沙坦酯杂质 B

英文名： Allisartan Isoproxil Impurity B

分子式： $C_{22}H_{21}ClN_6O$

分子量： 420.89

CAS 编号： 114798-36-6

中文化学名： 2- 丁基 -5- 氯 -3- [[4- [2-(2*H*- 四唑 -5- 基)苯基]苯基]甲基]咪唑 -4- 甲醛

英文化学名： 2-Butyl- 4-chloro-1-[[2′-(2*H*-tetrazol-5-yl)[1,1′-biphenyl]-4-yl]methyl]-1*H*-imidazole-5-carboxaldehyde

性状： 本品为类白色粉末；无臭

溶解性： 本品在丙酮中易溶，甲醇中溶解，乙酸乙酯中略溶，在水中不溶

正离子扫描二级质谱图

[M+H]+ CID:10V

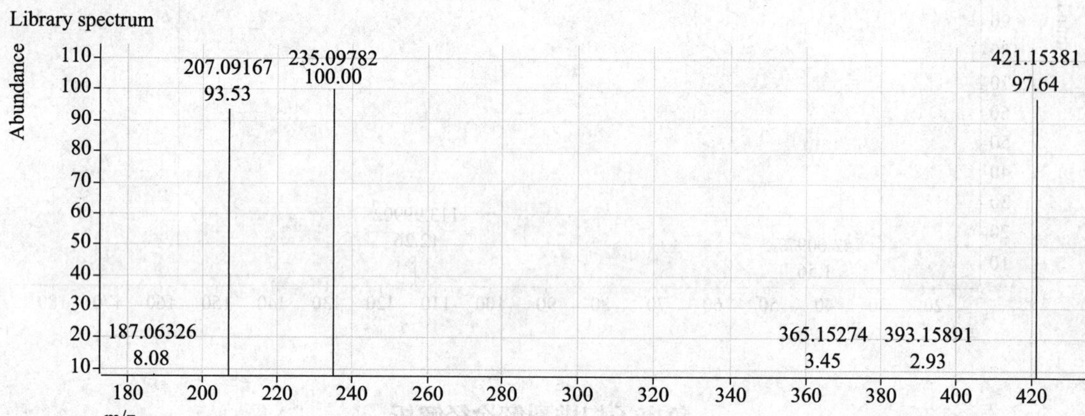

[M+H]+ CID:20V

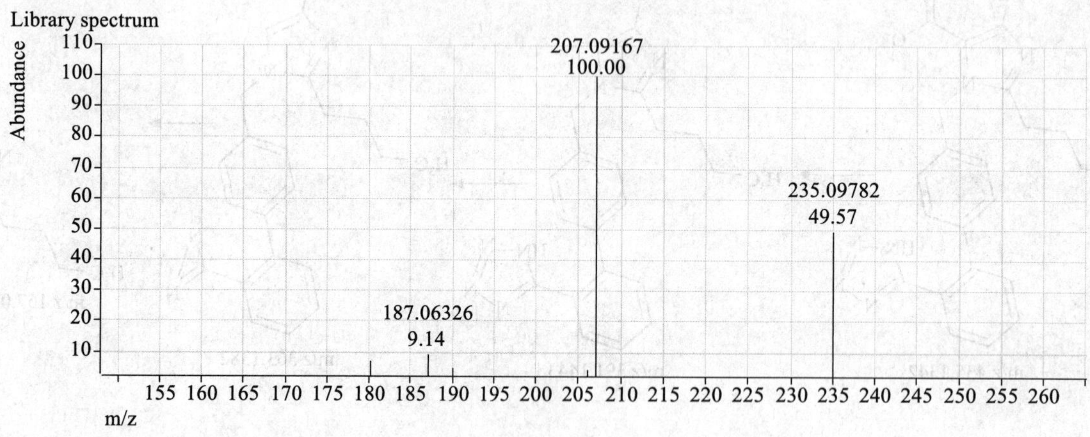

[M+H]+ CID:40V

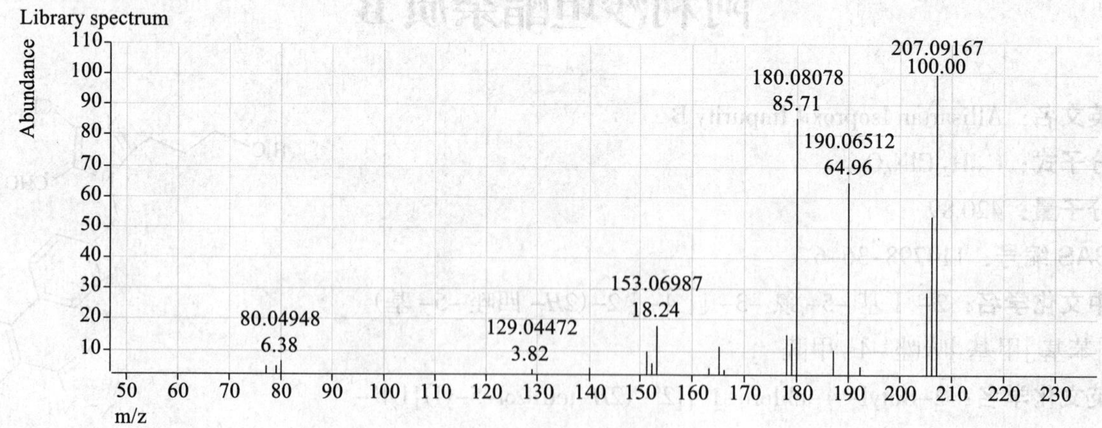

正离子扫描裂解途径解析

m/z 421.1538 → m/z 393.1589 → m/z 356.1528

m/z 421.1538 → m/z 235.0978 → m/z 207.0917

负离子扫描二级质谱图

[M-H]⁻ CID:10V

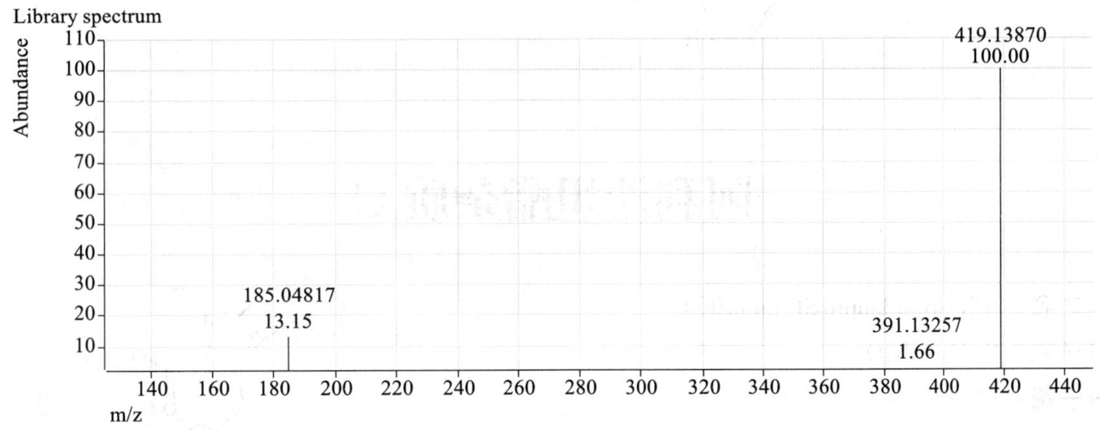

[M-H]⁻ CID:20V

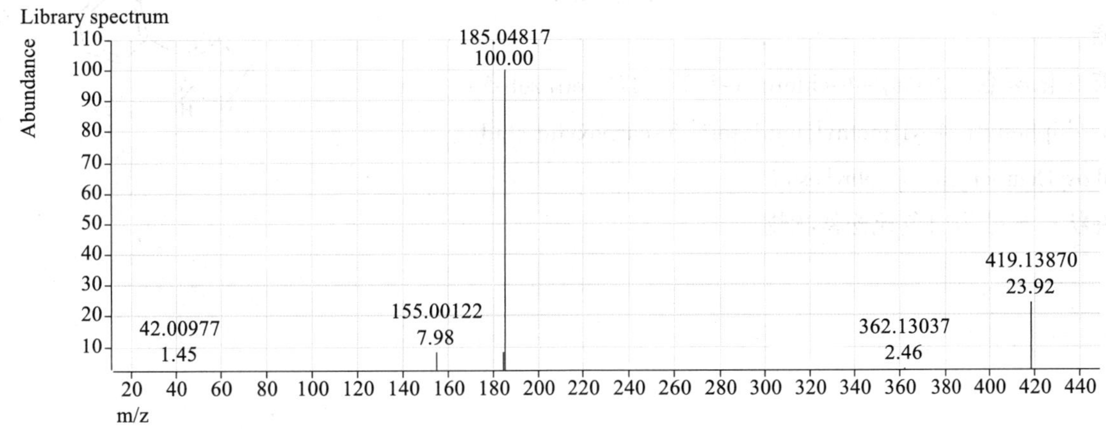

$[M-H]^-$ CID:40V

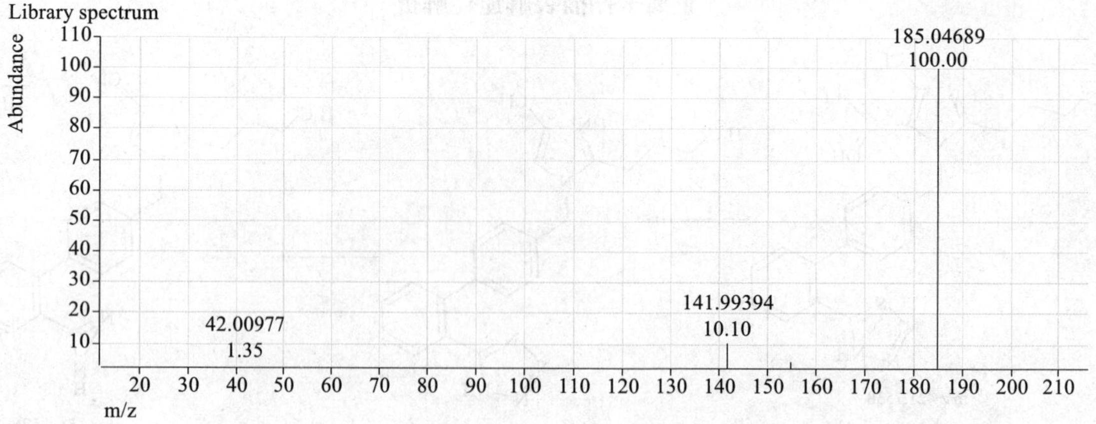

负离子扫描裂解途径解析

-H

m/z 419.1393

m/z 185.0487

阿利沙坦酯杂质 C

英文名：Allisartan Isoproxil Impurity C

分子式：$C_{25}H_{25}ClN_6O_5$

分子量：524.96

中文化学名：2- 丁基 -5- 氯 -3-[[4-[2-(2*H*- 四唑 -5- 基)苯基]苯基]甲基]咪唑 -4- 甲酸 -[[(甲氧基)羰基]氧基]甲基酯

英文化学名：2-Butyl-4-chloro-1-[[2′-(1*H*-tetrazol-5-yl)[1,1′-biphenyl]-4-yl]methyl]imidazole-5-carboxylic acid-[[(methoxyl)carbonyl]oxy]methyl ester

性状：本品为白色疏松絮状物

正离子扫描二级质谱图

[M+H]+ CID:10V

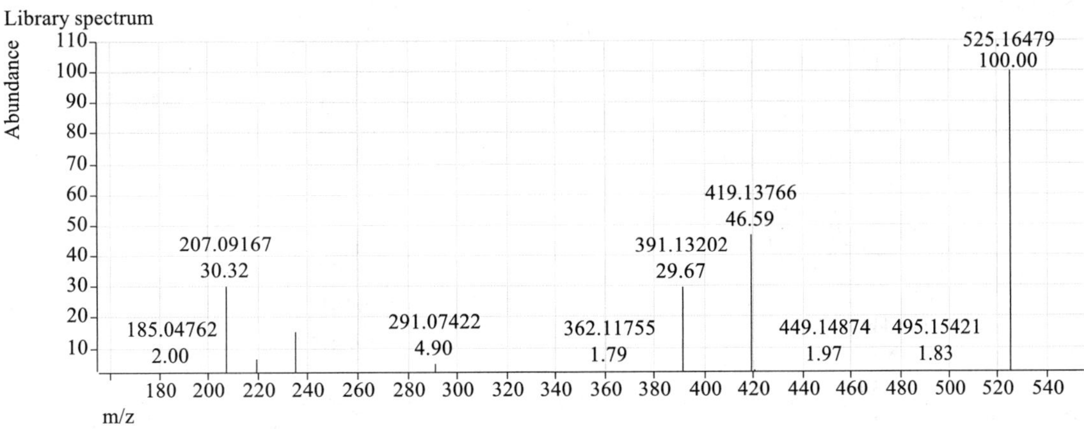

[M+H]+ CID:20V

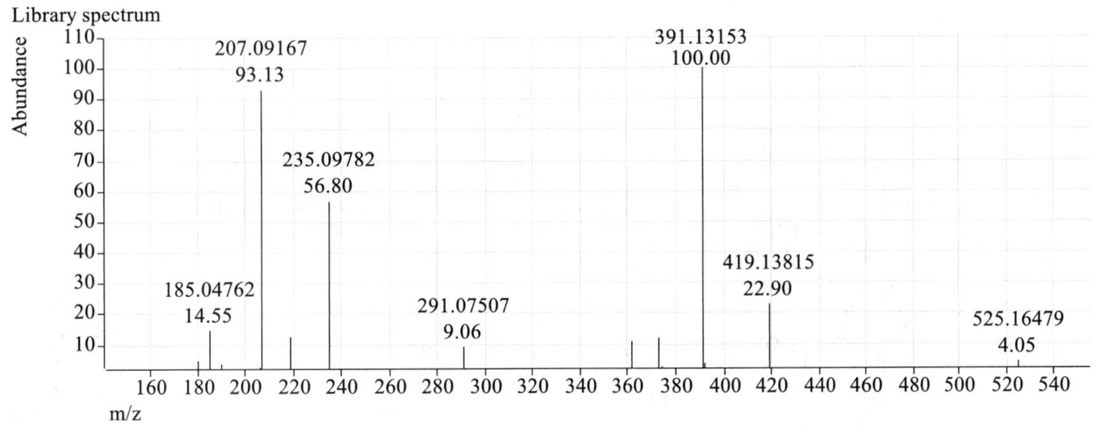

[M+H]+ CID:40V

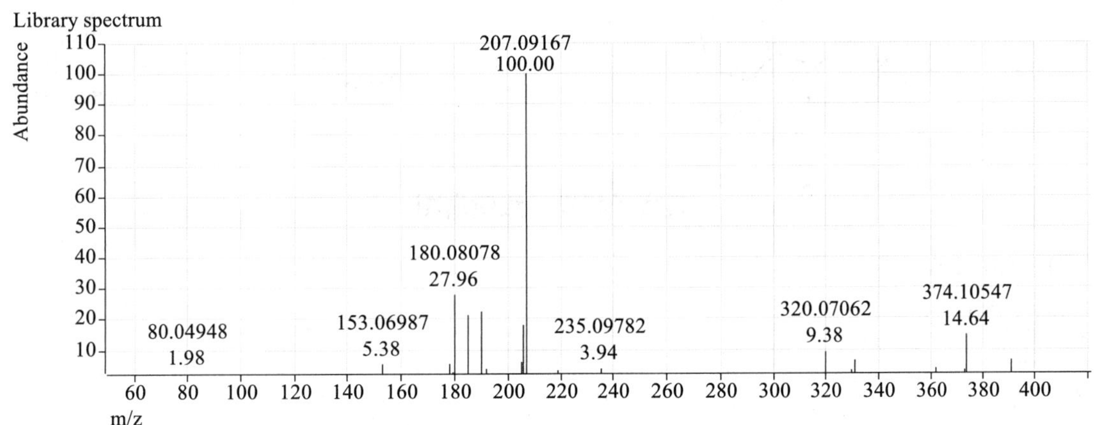

正离子扫描裂解途径解析

m/z 449.1487

m/z 419.1382

m/z 525.1648

m/z 391.1320

m/z 495.1542

m/z 235.0978

m/z 207.0917

负离子扫描二级质谱图

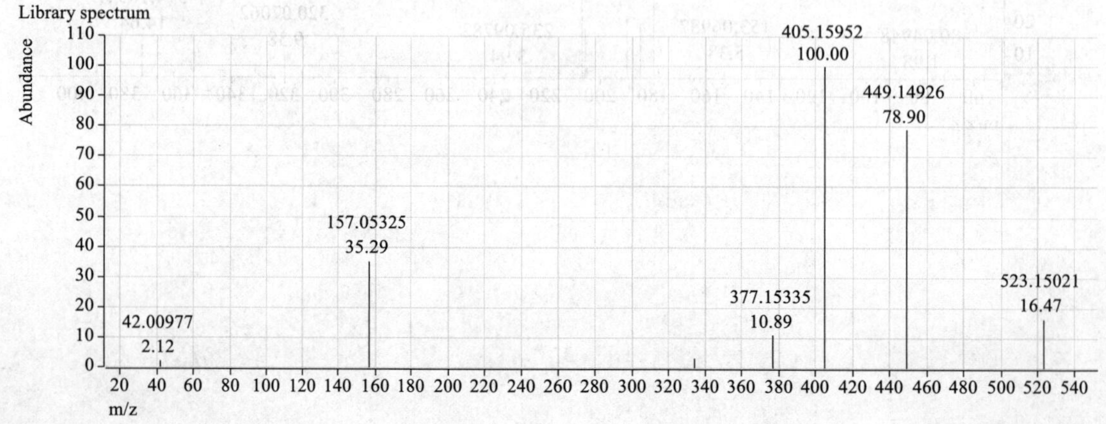

$[M-H]^-$ CID:20V

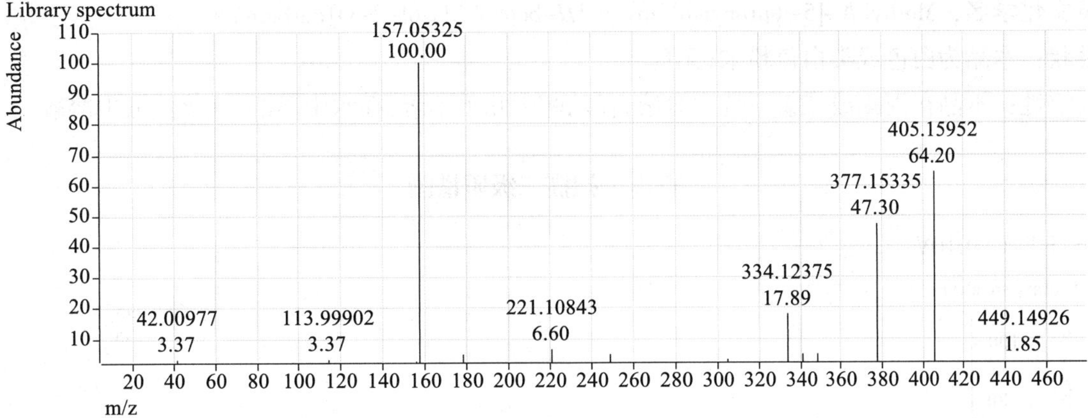

$[M-H]^-$ CID:40V

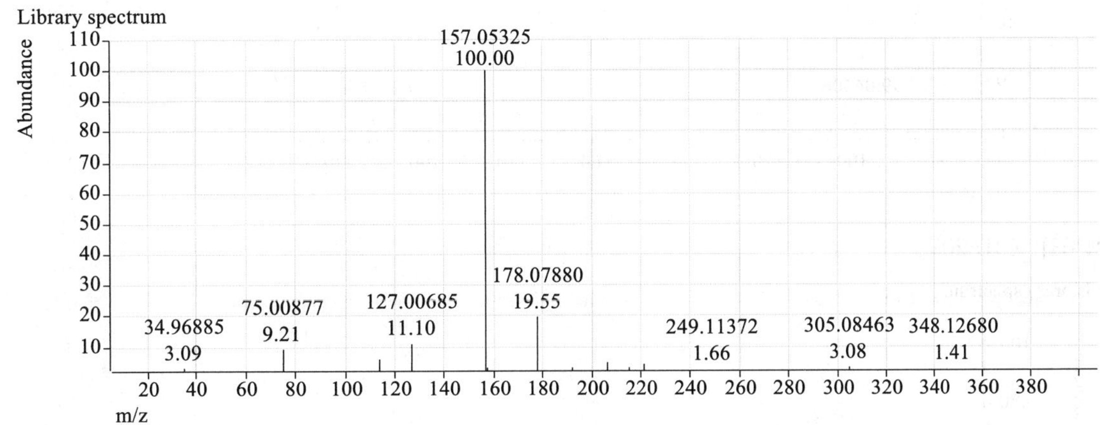

负离子扫描裂解途径解析

m/z 523.1502

m/z 157.0538

m/z 449.1493

m/z 405.1594

m/z 377.1538

阿 苯 达 唑

英文名： Albendazole

分子式： $C_{12}H_{15}N_3O_2S$

分子量： 265.34

CAS 编号： 54965-21-8

中文化学名： *N*-（5-丙硫基-1*H*-苯并咪唑-2-基）氨基甲酸甲酯

英文化学名： Methyl *N*-[5-(propylsulfanyl)-1*H*-benzimidazol-2-yl] carbamate

性状： 本品为白色或类白色粉末；无臭

溶解性： 本品在丙酮或三氯甲烷中微溶，在乙醇中几乎不溶，在水中不溶，在冰醋酸中溶解

正离子扫描二级质谱图

[M+H]+ CID:10V

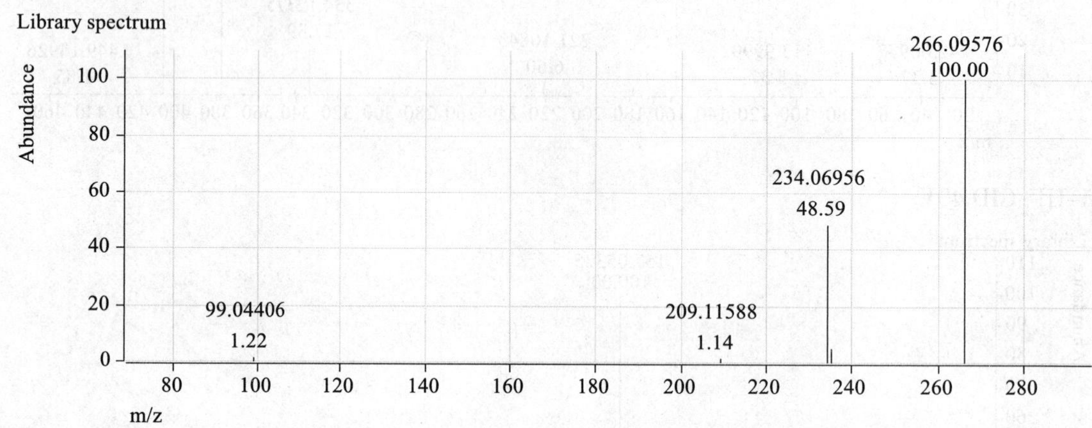

[M+H]+ CID:20V

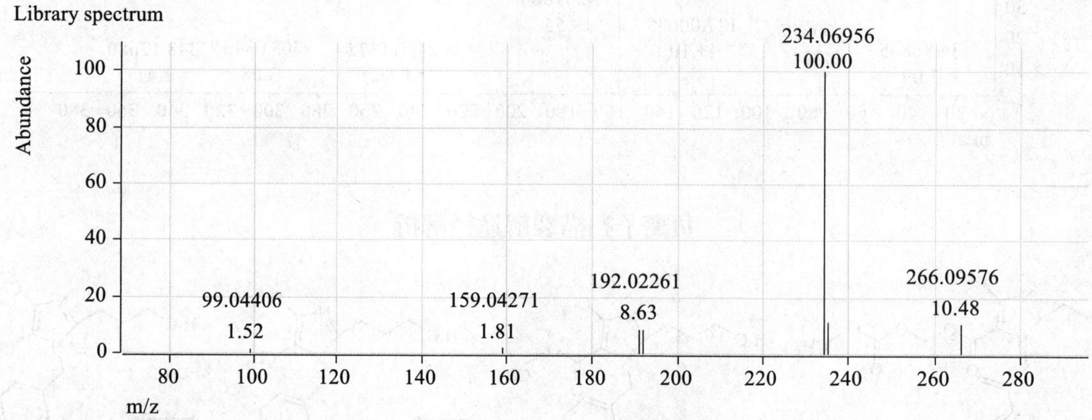

[M+H]+ CID:40V

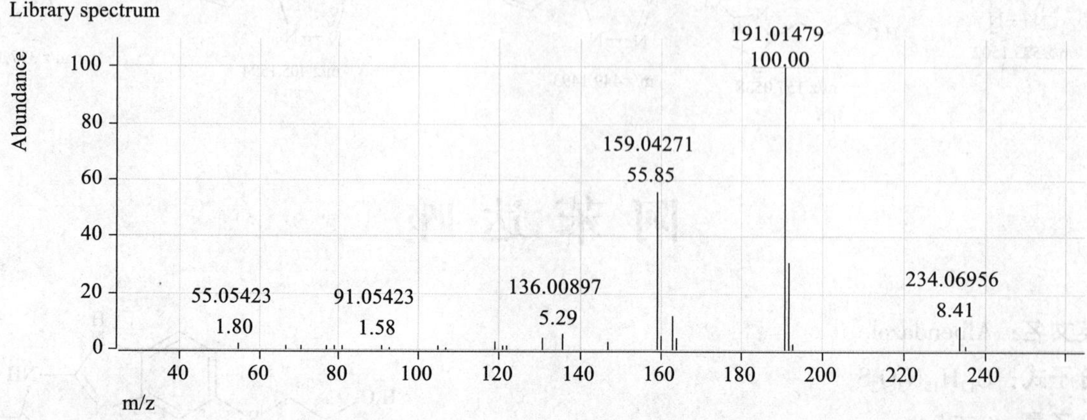

正离子扫描裂解途径解析

m/z 266.0958

m/z 234.0696

m/z 191.0148

m/z 159.0427

负离子扫描二级质谱图

[M–H]⁻ CID:10V

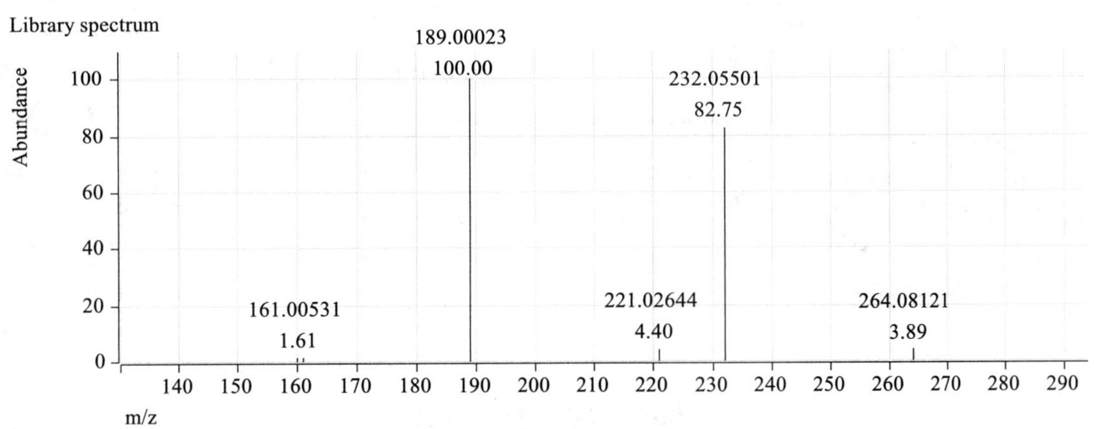

[M–H]⁻ CID:20V

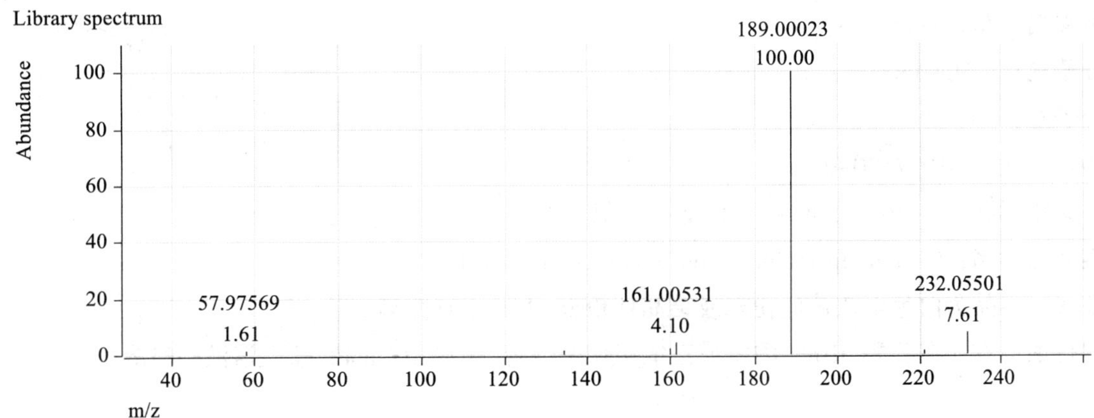

$[M-H]^-$ CID:40V

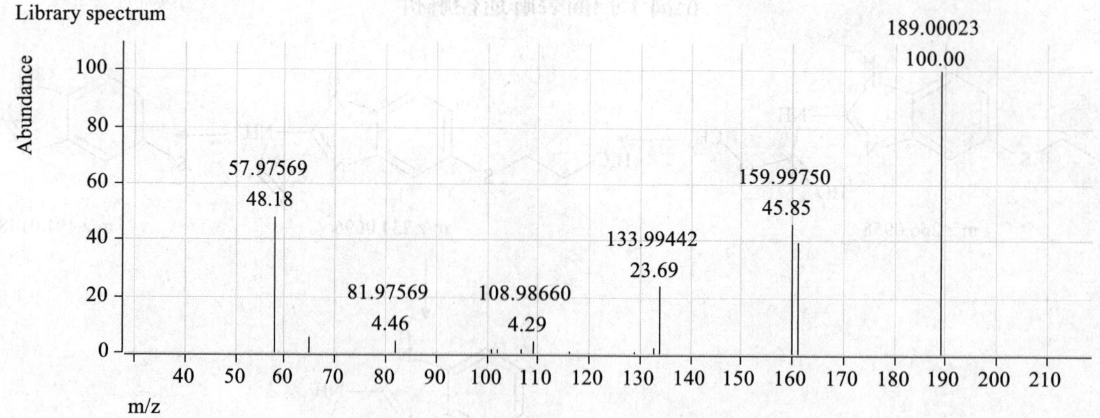

负离子扫描裂解途径解析

m/z 264.0812

m/z 232.0550

m/z 189.0002

m/z 221.0264

m/z 161.0053

阿 昔 莫 司

英文名： Acipimox

分子式： $C_6H_6N_2O_3$

分子量： 154.13

CAS 编号： 51037-30-0

中文化学名： 5-甲基吡嗪-2-甲酸-4-氧化物

英文化学名： 5-Methylpyrazine-2-carboxylic acid 4-oxide

性状： 本品为白色至微黄色粉末或结晶性粉末；无臭或有微臭

溶解性： 本品在乙醇、甲醇、丙酮或三氯甲烷中微溶，在水、0.1mol/L 盐酸溶液中略溶

正离子扫描二级质谱图

[M+H]+ CID:10V

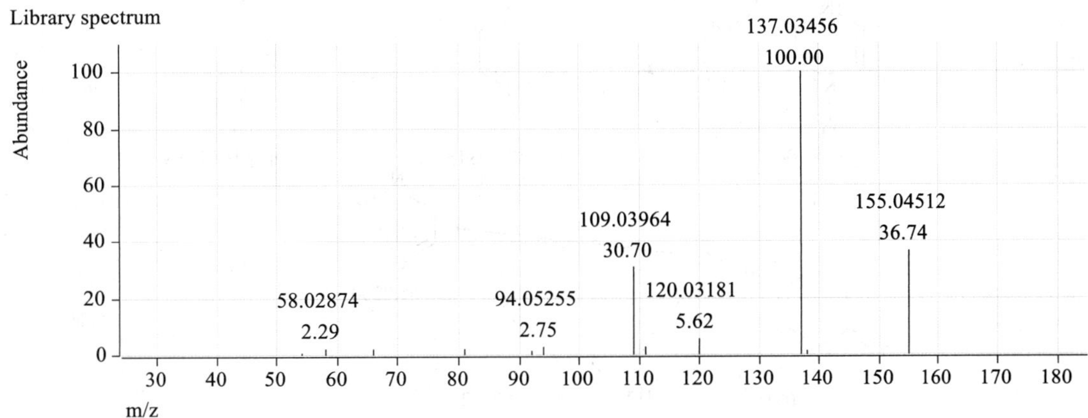

[M+H]+ CID:20V

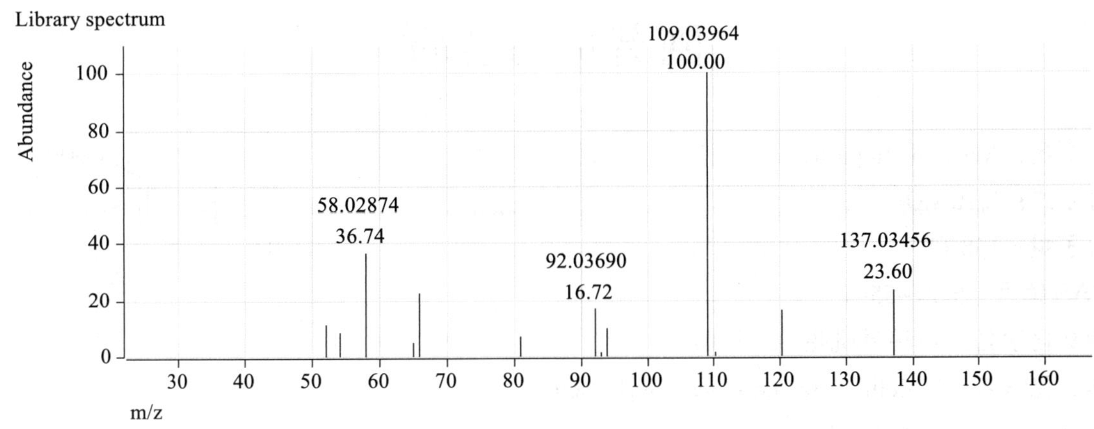

[M+H]+ CID:40V

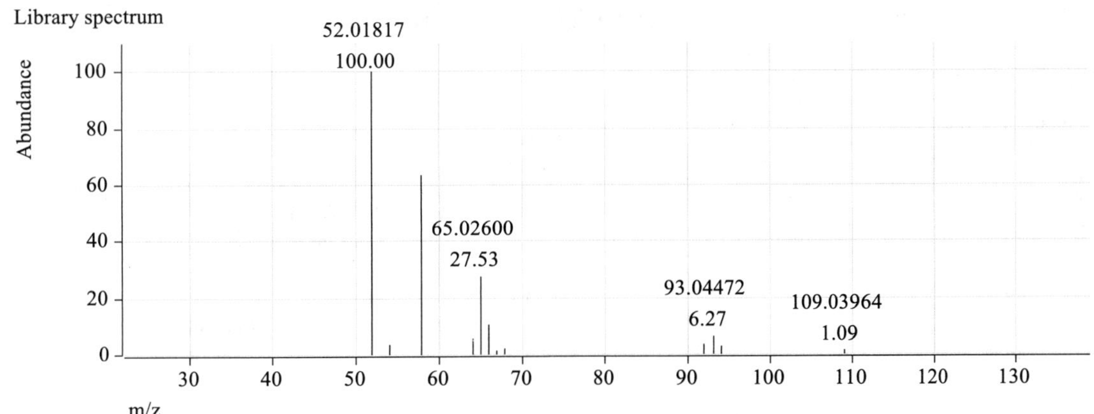

正离子扫描裂解途径解析

m/z 155.0451

m/z 137.0346

m/z 109.0396

m/z 65.0260

m/z 120.0318

m/z 52.0182

阿昔莫司杂质

英文名：Acipimox Impurity

分子式：$C_6H_6N_2O_2$

分子量：138.12

CAS 编号：5521-55-1

中文化学名：5- 甲基吡嗪 -2- 甲酸

英文化学名：5-Methylpyrazine-2-carboxylic acid

性状：本品为淡黄色晶体

正离子扫描二级质谱图

$[M+H]^+$ CID:10V

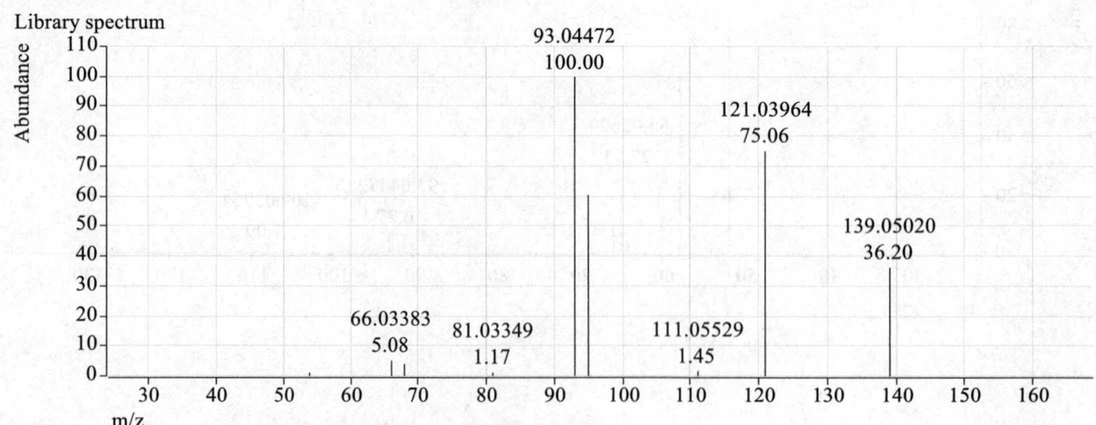

$[M+H]^+$ CID:20V

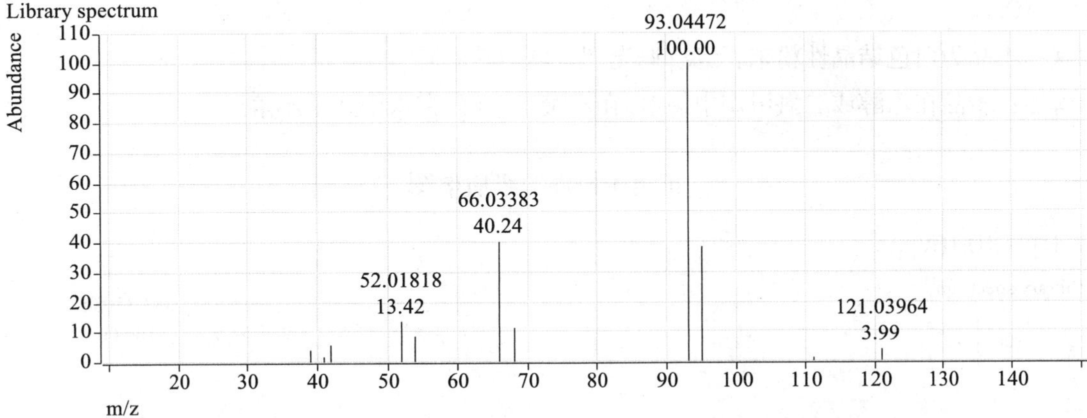

$[M+H]^+$ CID:40V

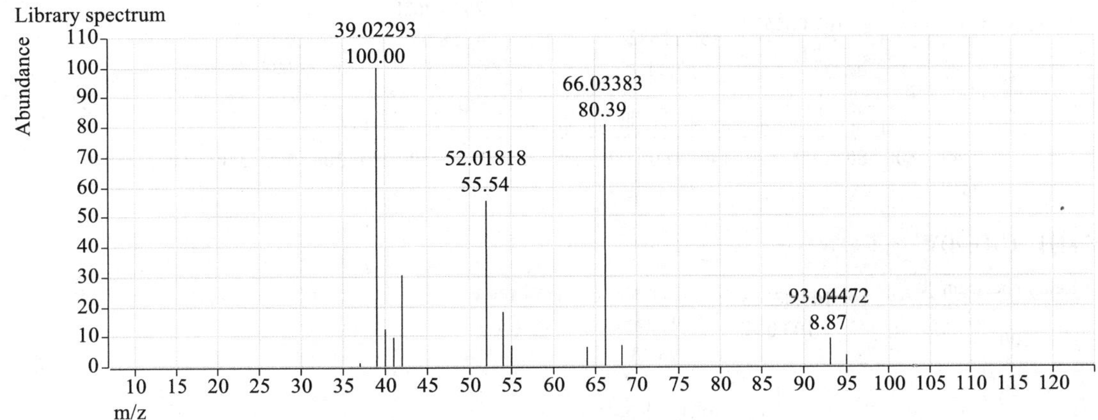

正离子扫描裂解途径解析

m/z 139.0502 → m/z 121.0396 → m/z 93.0447 → m/z 54.0338

阿法骨化醇

英文名： Alfacalcidol

分子式： $C_{27}H_{44}O_2$

分子量： 400.65

CAS 编号： 41294-56-8

中文化学名： (5*Z*,7*E*)-9,10-开环胆甾-5,7,10(19)-三烯-1*α*,3*β*-二醇

英文化学名： 1,3-Cyclohexanediol,5-[(2*E*)-2-[(1*R*,3*aS*,

7*aR*)-1-[(1*R*)-1,5-dimethylhexyl]octahydro-7*a*-methyl-4*H*-inden-4-ylidene]ethylidene]-4-methylene-,(1*R*,3*R*)-(ACI)

性状： 本品为白色结晶性粉末；无臭；遇光、湿、热均易变质

溶解性： 本品在乙醇或二氯甲烷中易溶，在乙醚中溶解，在水中几乎不溶

正离子扫描二级质谱图

$[M+H]^+$ CID:10V

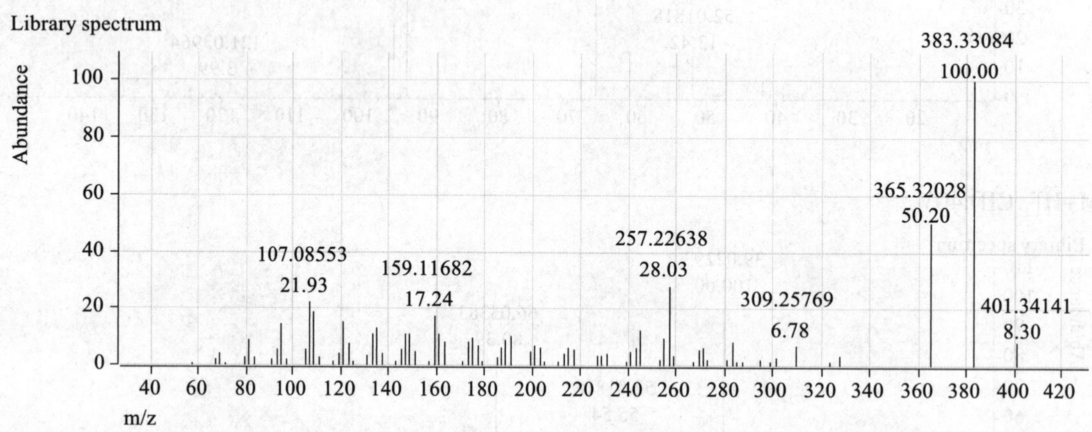

$[M+H]^+$ CID:20V

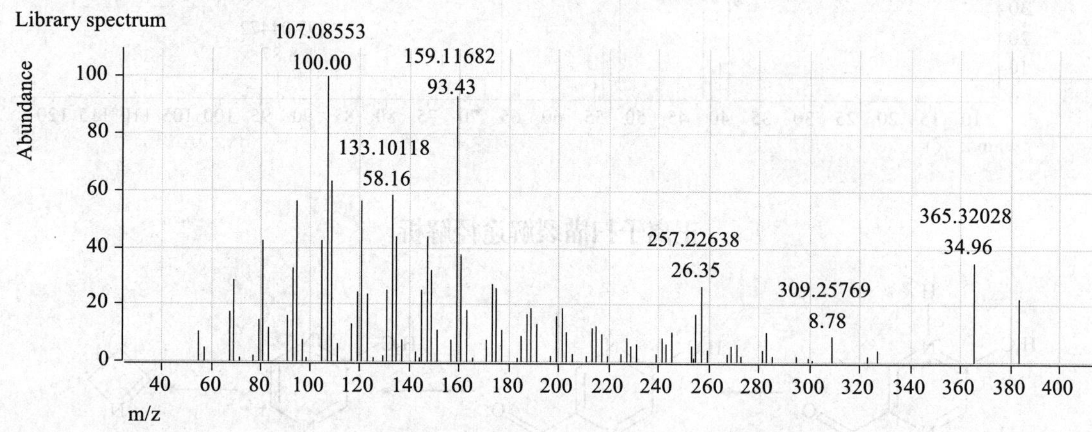

$[M+H]^+$ CID:40V

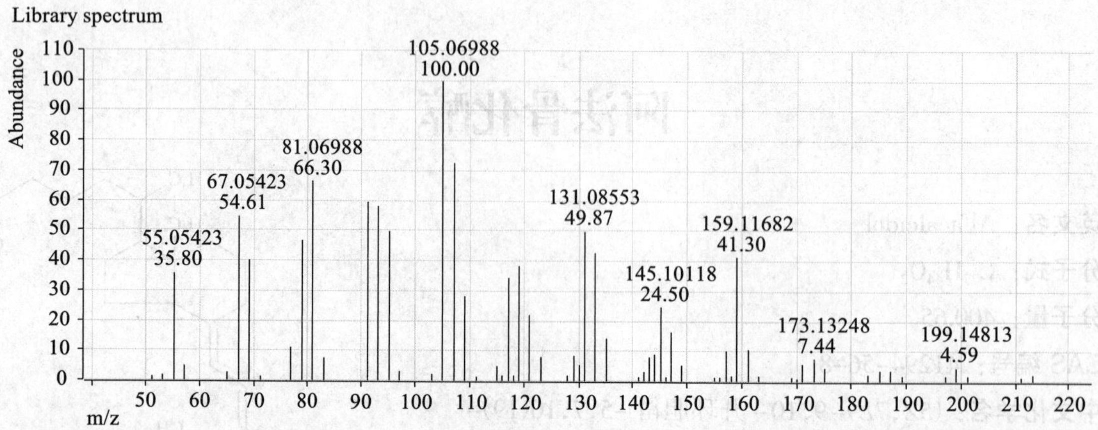

正离子扫描裂解途径解析

m/z 401.3414

m/z 383.3308

m/z 365.3203

m/z 309.2577

m/z 257.2264

m/z 159.1168

m/z 131.0855

m/z 107.0855

m/z 105.0699

m/z 81.0699

负离子扫描二级质谱图

[M−H]⁻ CID:10V

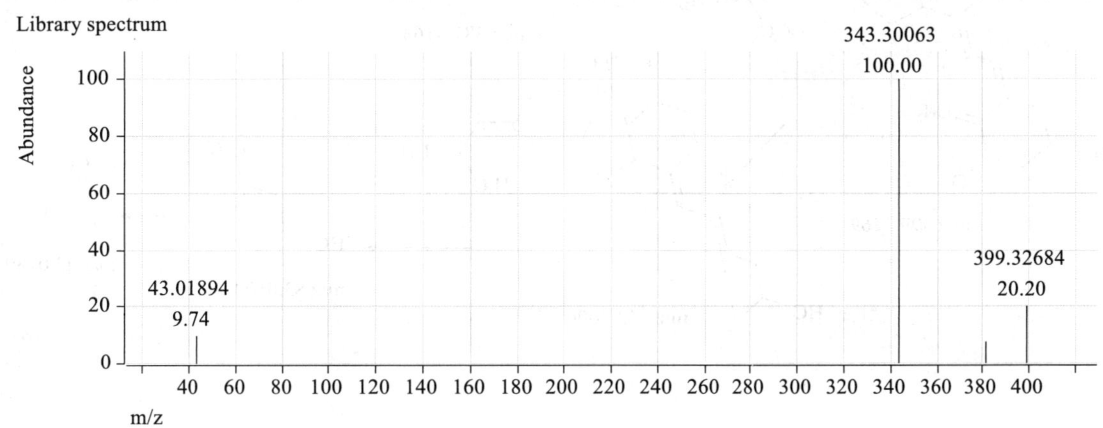

[M−H]⁻ CID:20V

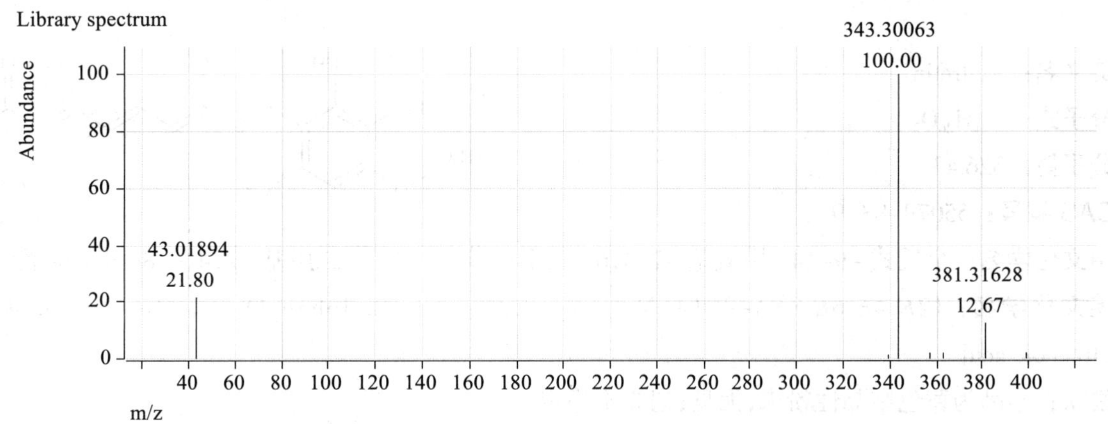

[M−H]⁻ CID:40V

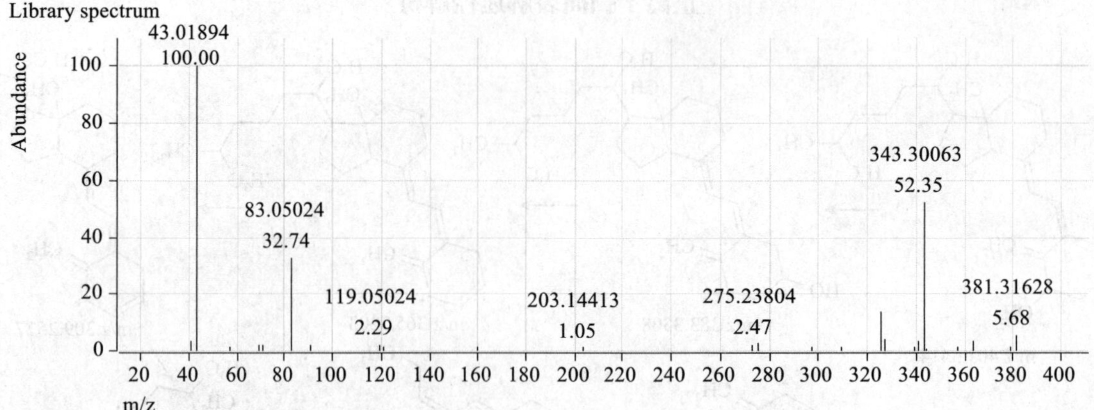

负离子扫描裂解途径解析

m/z 399.3269

m/z 381.3163

m/z 343.3006

m/z 83.0502

m/z 43.0189

阿　维　A

英文名： Acitretin

分子式： $C_{21}H_{26}O_3$

分子量： 326.43

CAS 编号： 55079-83-9

中文化学名： 全反式 -9-(4- 甲氧基 -2,3,6- 三甲基苯基)-3,7- 二甲基 -2,4,6,8- 壬四烯酸

英文化学名： (2*E*,4*E*,6*E*,8*E*)-9-(4-Methoxy-2,3,6-trimethylphenyl)-3,7-dimethyl-2,4,6,8-nonatetraenoic acid

性状： 本品为黄色结晶性粉末；无臭；遇光不稳定

溶解性： 本品在 *N*,*N*- 二甲基甲酰胺中溶解，在二甲基亚砜中略溶，在乙醇中极微溶，在水中几乎不溶

正离子扫描二级质谱图

[M+H]+ CID:10V

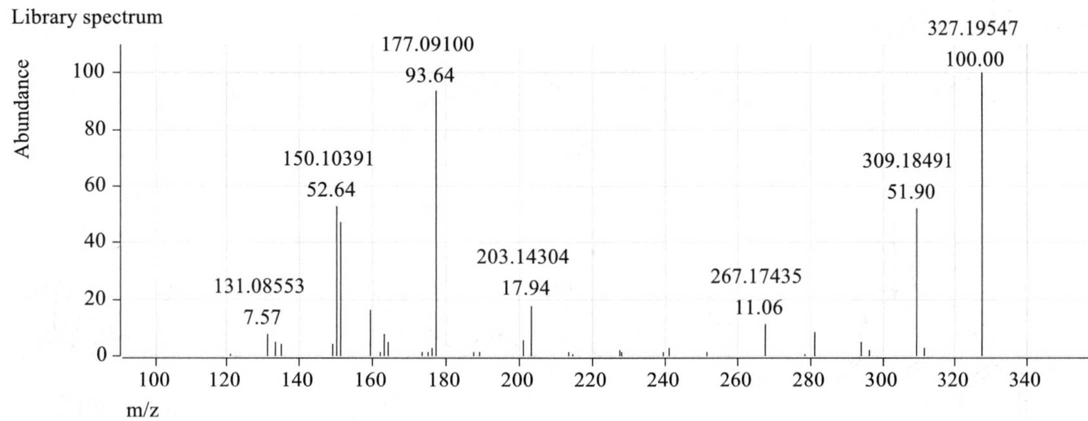

[M+H]+ CID:20V

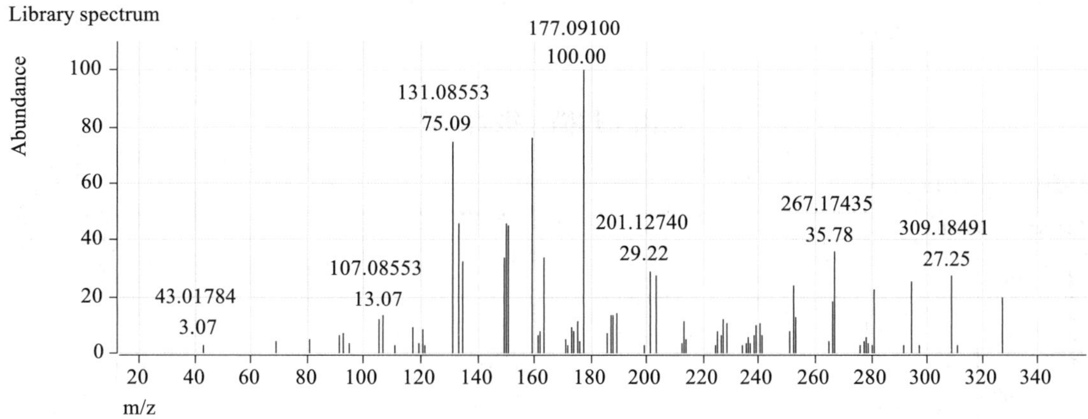

[M+H]+ CID:40V

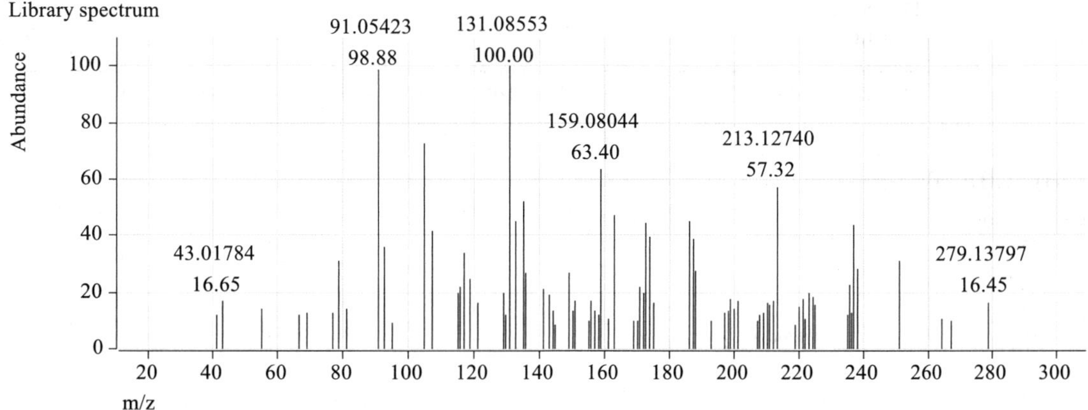

正离子扫描裂解途径解析

m/z 327.1955

m/z 309.1849

m/z 267.1743

m/z 177.0910

m/z 131.0855

负离子扫描二级质谱图

[M−H]⁻ CID:10V

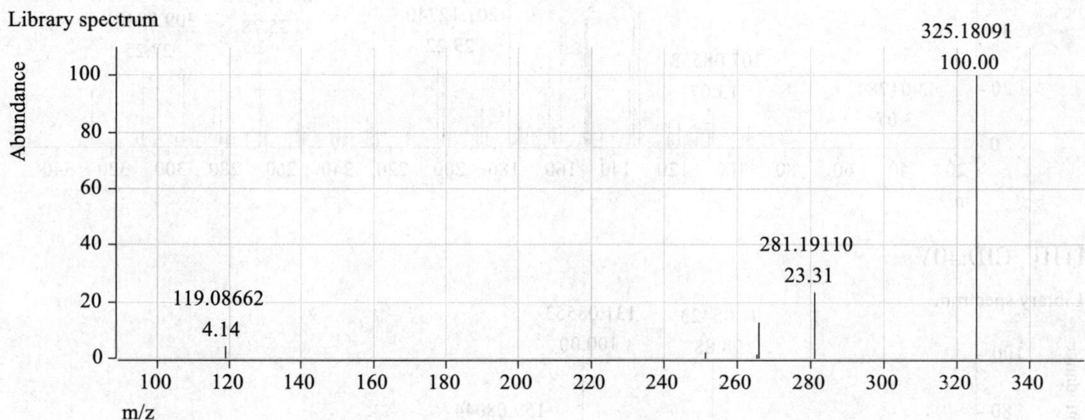

[M−H]⁻ CID:20V

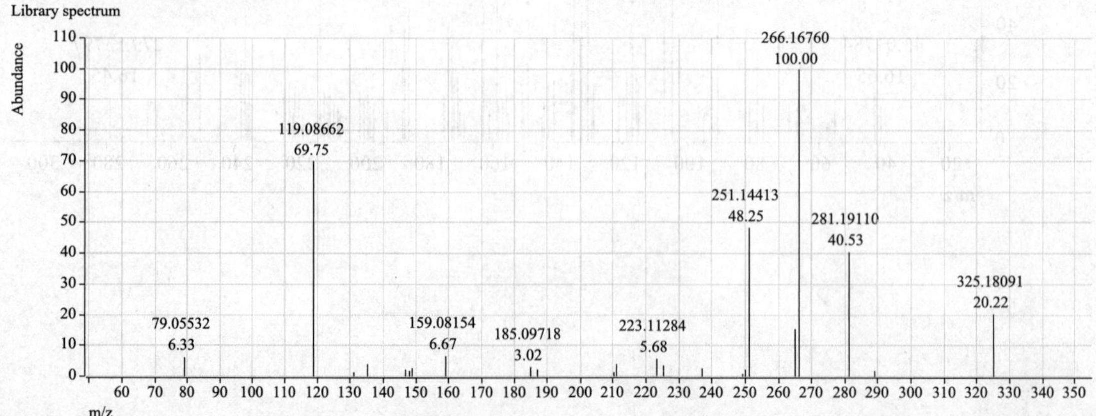

[M-H]⁻ CID:40V

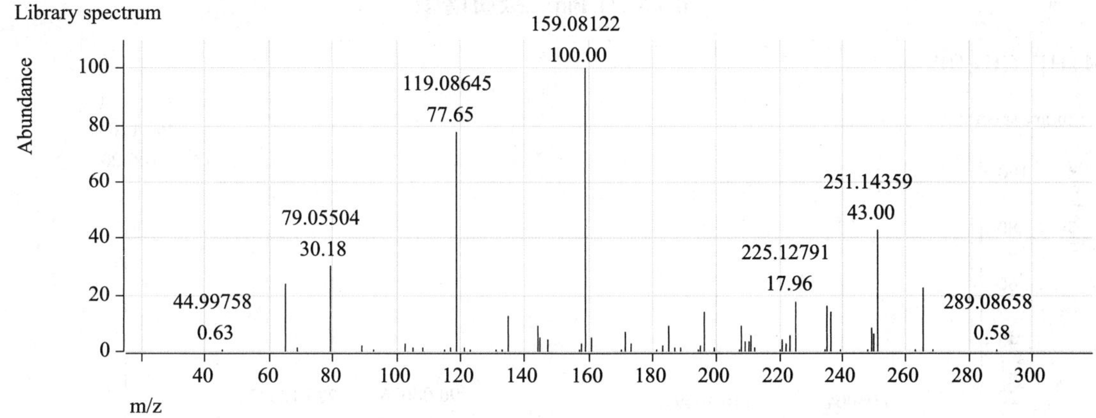

负离子扫描裂解途径解析

m/z 325.1809 → m/z 281.1911 → m/z 266.1676

阿 替 洛 尔

英文名： Atenolol

分子式： $C_{14}H_{22}N_2O_3$

分子量： 266.34

CAS 编号： 29122-68-7

中文化学名： 4-［3-(2-羟基-3-异丙氨基)丙氧基］苯乙酰胺

英文化学名： 4-[2-Hydroxy-3-[(1-methylethyl)amino]propoxy]benzeneacetamide

性状： 本品为白色粉末；无臭或微臭

溶解性： 本品在乙醇中溶解，在三氯甲烷或水中微溶，在乙醚中几乎不溶

正离子扫描二级质谱图

[M+H]+ CID:10V

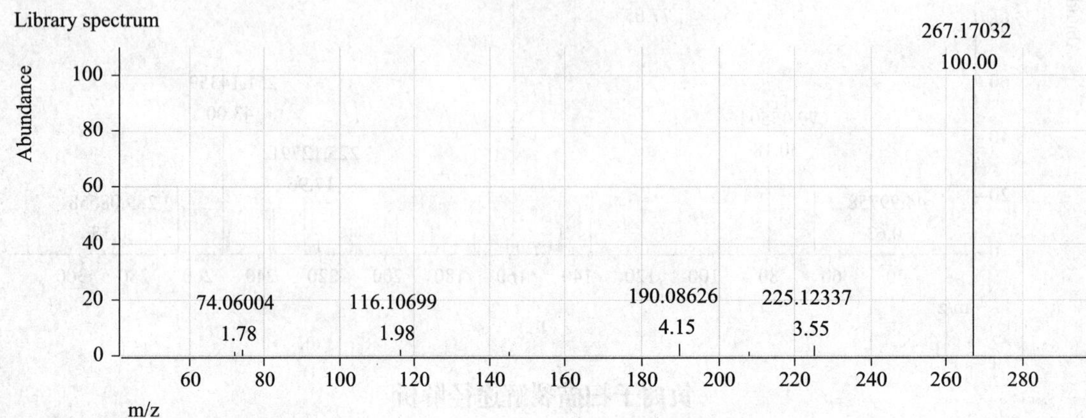

[M+H]+ CID:20V

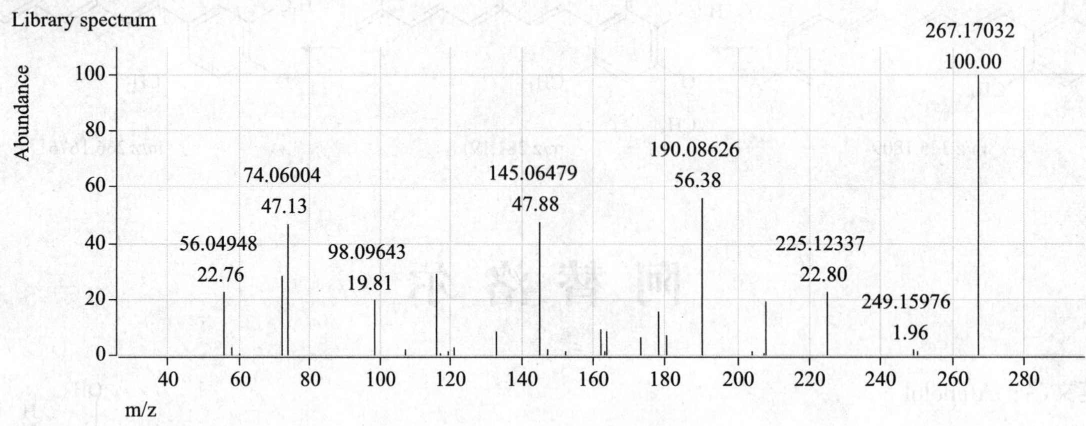

[M+H]+ CID:40V

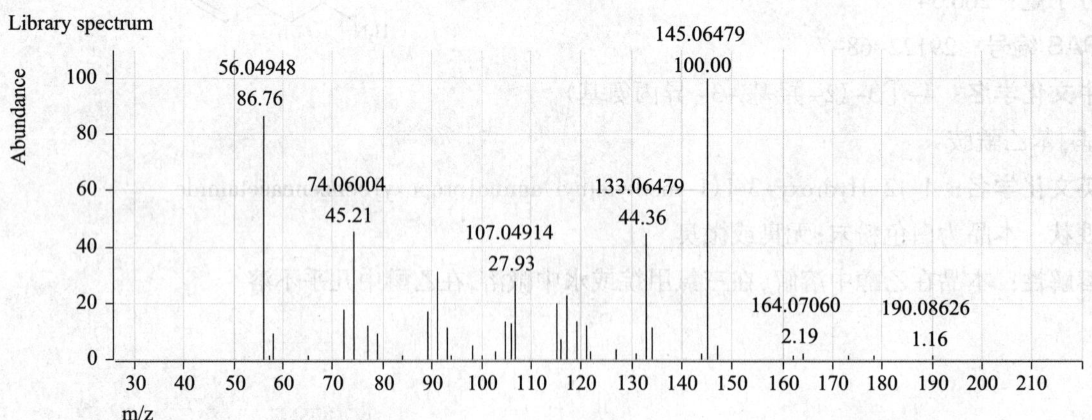

正离子扫描裂解途径解析

+H]+

m/z 267.1703

m/z 208.0968

m/z 225.1234

m/z 190.0863

m/z 145.0648

m/z 74.0964

m/z 56.0495

阿 雷 地 平

英文名： Aranidipine

分子式： $C_{19}H_{20}N_2O_7$

分子量： 388.37

CAS 编号： 86780-90-7

中文化学名： 2,6- 二甲基 -4-(2- 硝基苯基)-1,4-二氢 -3,5- 吡啶二羧酸甲基 2- 氧丙基酯

英文化学名： 2,6-Dimethyl-4-(2-nitrophenyl)-1,4-dihydro-3,5-pyridinedicarboxylic acid methyl 2-oxopropyl ester

性状： 本品为黄色结晶或结晶性粉末；无臭无味；遇光不稳定

溶解性： 本品在丙酮或三氯甲烷中易溶，在乙醇中略溶，在水中几乎不溶

正离子扫描二级质谱图

$[M+H]^+$ CID:10V

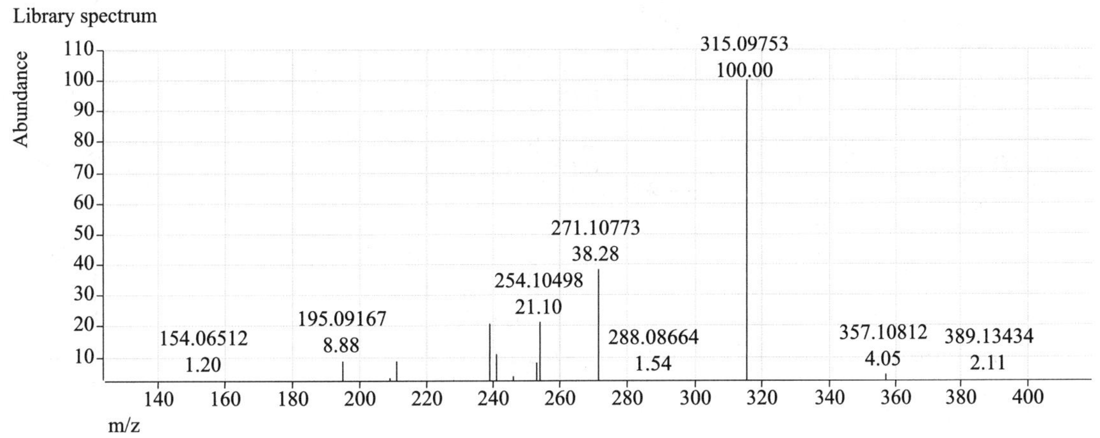

[M+H]+ CID:20V

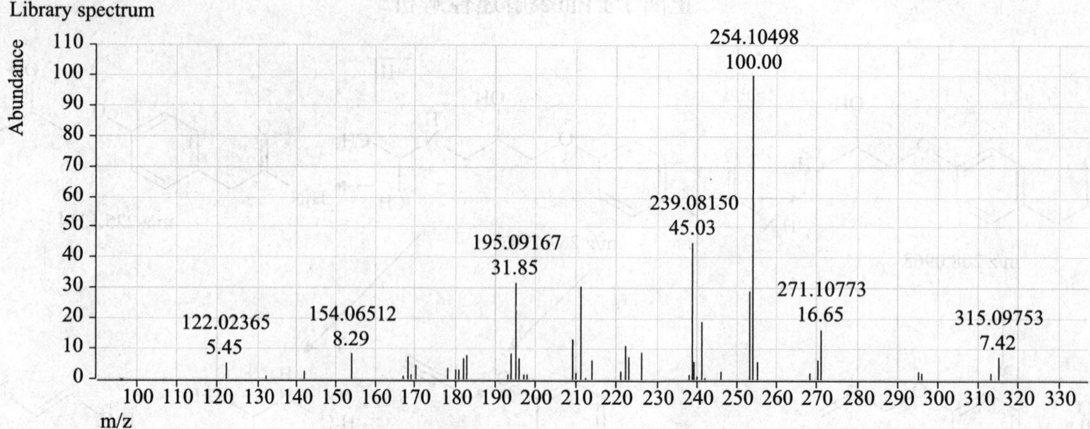

[M+H]+ CID:40V

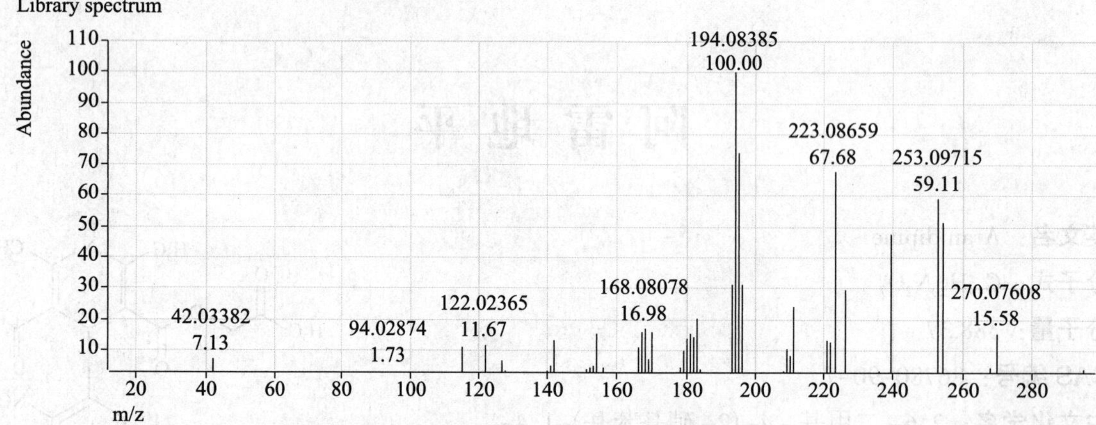

正离子扫描裂解途径解析

m/z 389.1343

m/z 357.1081

m/z 315.0975

m/z 271.1077

m/z 254.1050

负离子扫描二级质谱图

[M−H]⁻ CID:10V

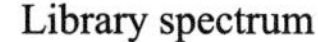

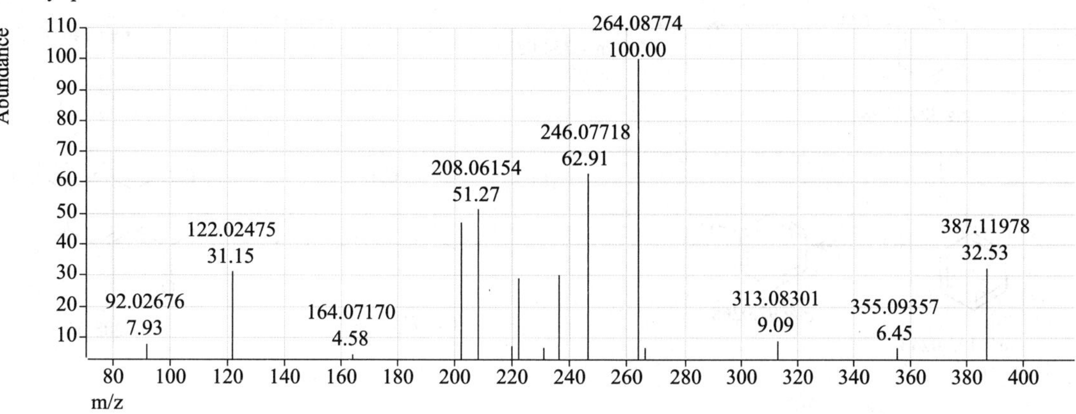

[M−H]⁻ CID:20V

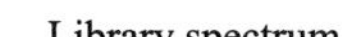

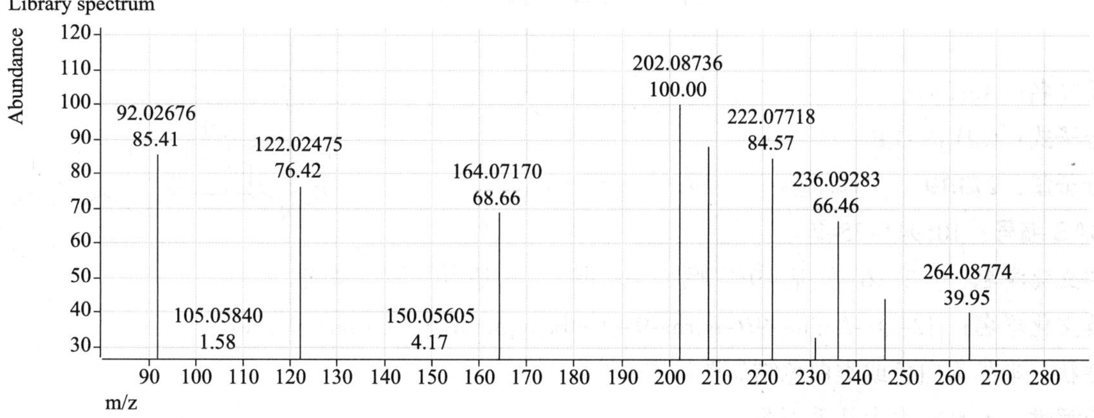

[M−H]⁻ CID:40V

Library spectrum

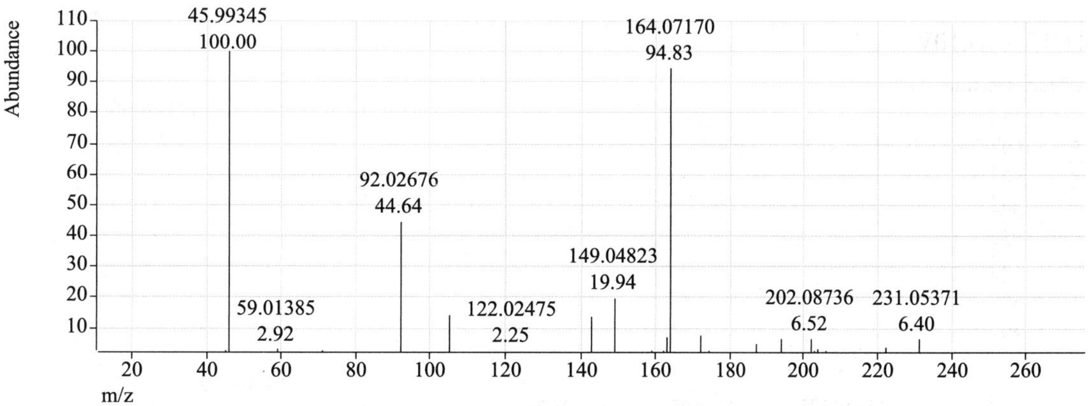

m/z 387.1198

m/z 264.0877

m/z 246.0772

m/z 122.0248

m/z 92.0268

m/z 164.0717

m/z 208.0615

阿 德 福 韦

英文名： Adefovir

分子式： $C_8H_{12}N_5O_4P$

分子量： 273.19

CAS 编号： 106941-25-7

中文化学名： [[2-(6-氨基-9*H*-嘌呤-9-基)乙氧基]甲基]-膦酸

英文化学名： [[2-(6-Amino-9*H*-purin-9-yl)ethoxy]methyl]-phosphonic acid

性状： 本品为白色或类白色结晶性粉末

溶解性： 本品在水中几乎不溶

正离子扫描二级质谱图

$[M+H]^+$ CID:10V

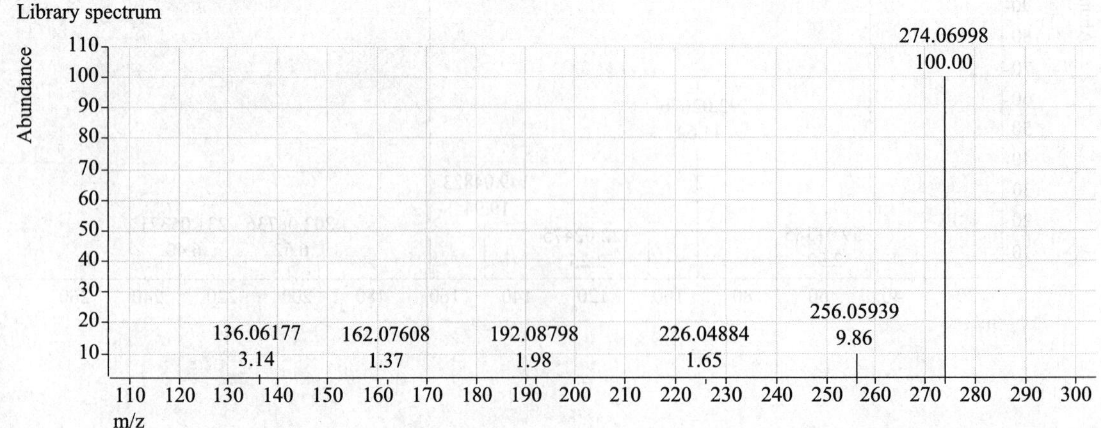

[M+H]+ CID:20V

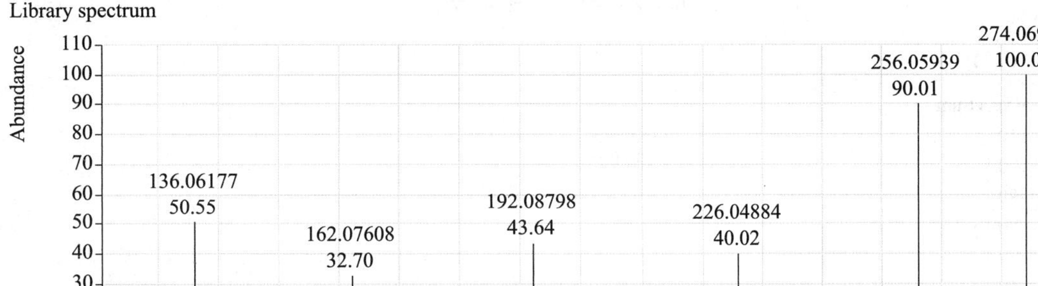

[M+H]+ CID:40V

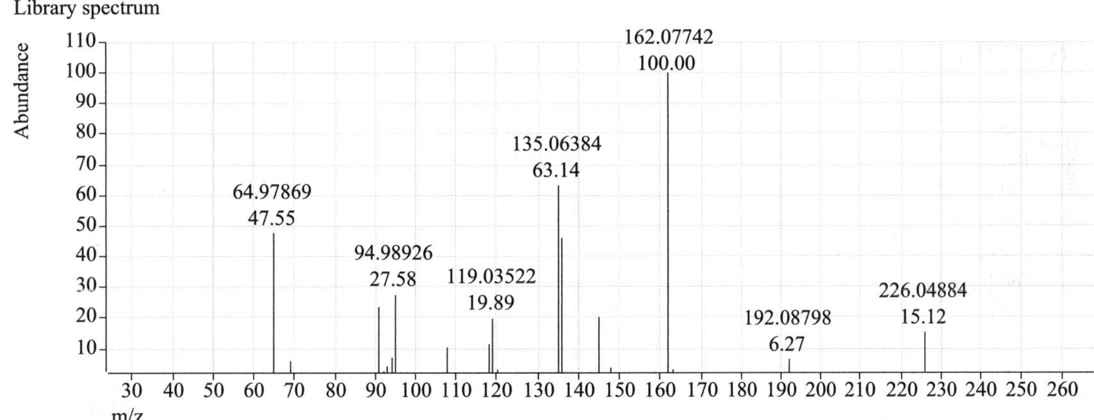

正离子扫描裂解途径解析

m/z 274.0700 → m/z 256.0595 → m/z 192.0880

m/z 274.0700 → m/z 136.0618

m/z 192.0880 → m/z 162.0774

负离子扫描二级质谱图

$[M-H]^-$ CID:10V

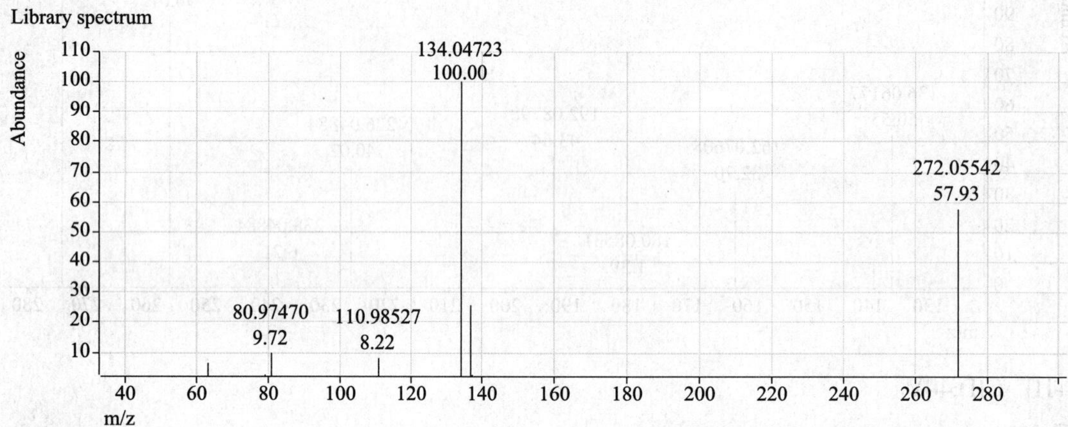

$[M-H]^-$ CID:20V

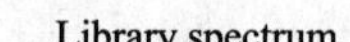

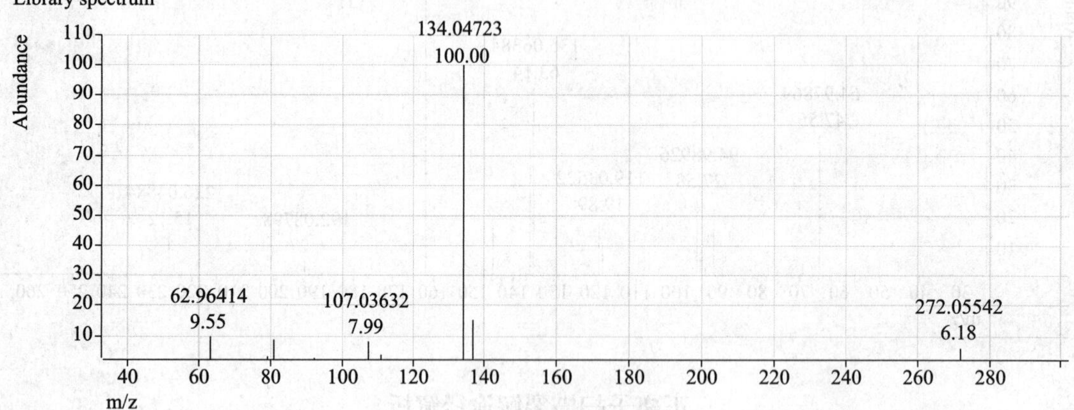

$[M-H]^-$ CID:40V

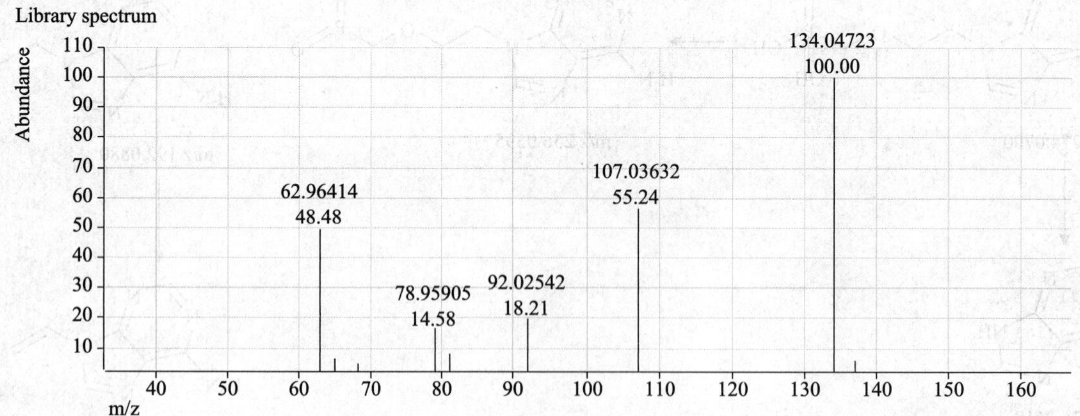

负离子扫描裂解途径解析

m/z 272.0554 → m/z 134.0472 → m/z 107.0363

阿德福韦单酯

英文名： Adefovir Monopivoxil

分子式： $C_{14}H_{22}N_5O_6P$

分子量： 387.33

CAS 编号： 142341-05-7

中文化学名： 2,2- 二甲基 - [[[[2-(6- 氨基 -9*H*-嘌呤 -9- 基)乙氧基]甲基]羟基氧膦基]氧]丙酸甲酯

英文化学名： Propanoicacid,2,2-dimethyl-,[[[[2-(6-amino-9*H*-purin-9-yl)ethoxy]methyl]hydroxyphosphinyl]oxy]methylester

性状： 本品为白色粉末

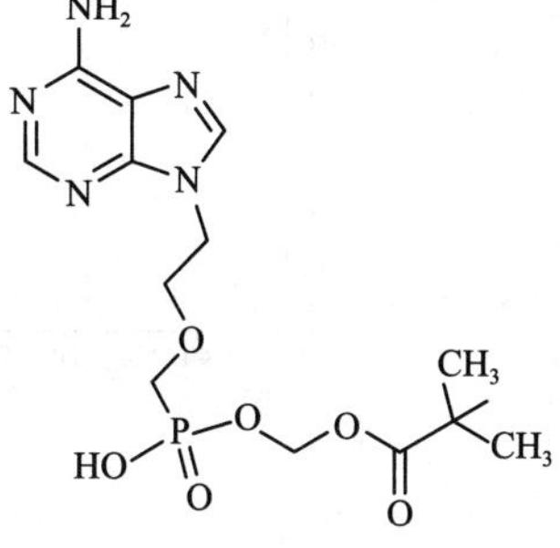

正离子扫描二级质谱图

[M+H]+ CID:10V

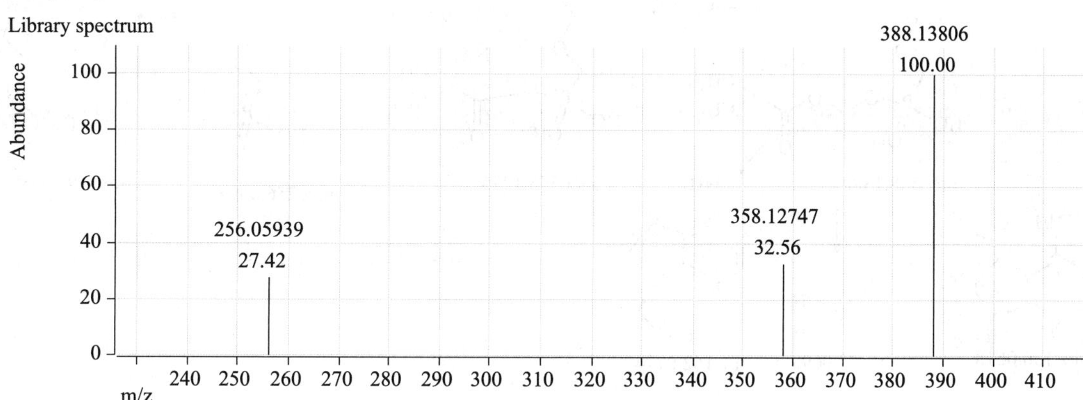

[M+H]+ CID:20V

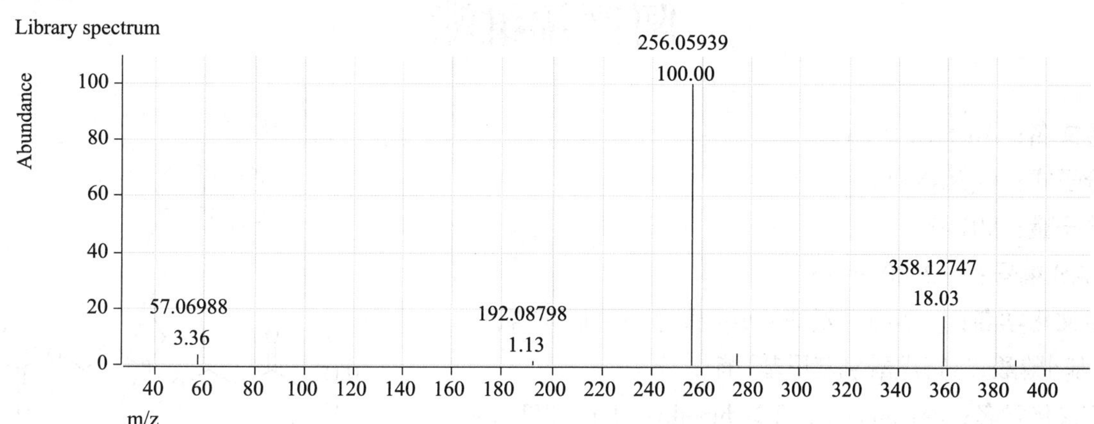

$[M+H]^+$ CID:40V

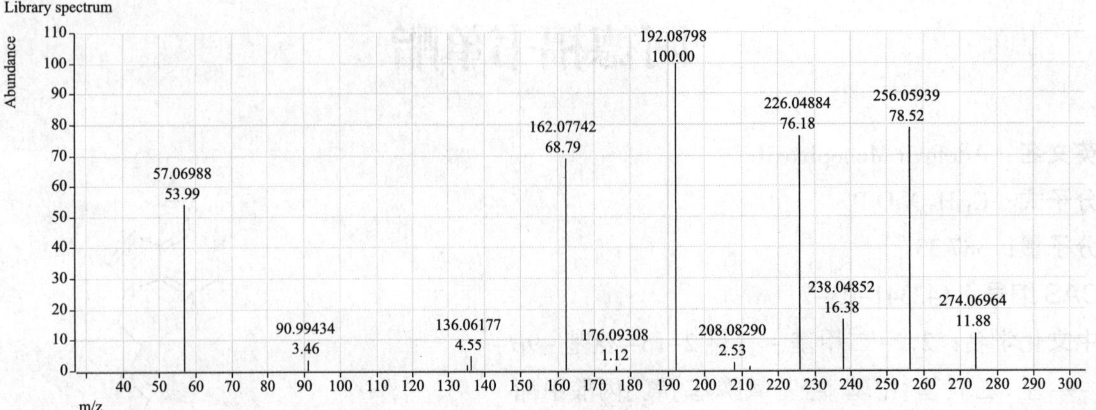

正离子扫描裂解途径解析

m/z 388.1380 m/z 358.1275 m/z 256.0594 m/z 192.0880

m/z 136.0618 m/z 57.0699 m/z 162.0774

阿德福维酯

英文名： Adefovir Dipivoxil

分子式： $C_{20}H_{32}N_5O_8P$

分子量： 501.47

CAS 编号： 142340-99-6

中文化学名：［［2-（6- 氨基 -9*H*- 嘌呤 -9- 基）乙氧基］甲基］膦酸二（特戊酰氧基甲基）酯

英文化学名： Propanoicacid,2,2-dimethyl-,1,1′-[[[[2-(6-amino-9*H*-purin-9-yl)ethoxy] methyl] phosphinylidene] bis(oxymethylene)] ester

性状： 本品为白色或类白色结晶性粉末

溶解性： 本品在乙醇中易溶，在水中几乎不溶

正离子扫描二级质谱图

[M+H]+ CID:10V

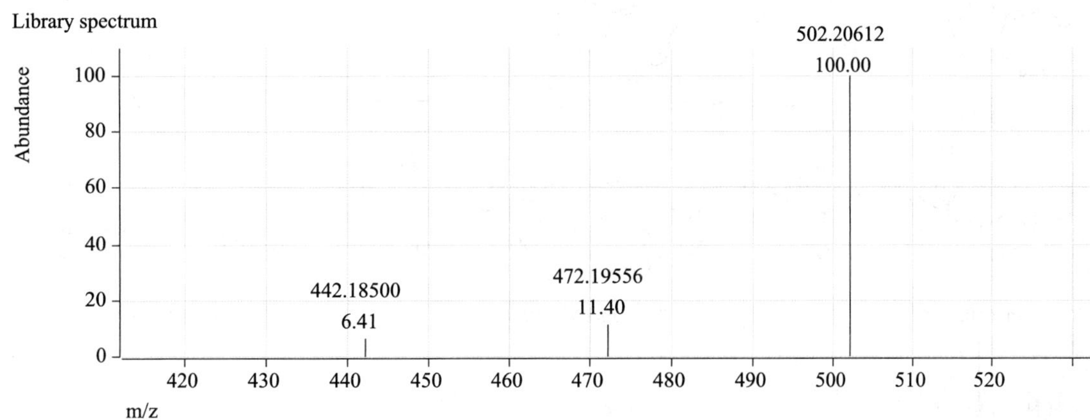

[M+H]+ CID:20V

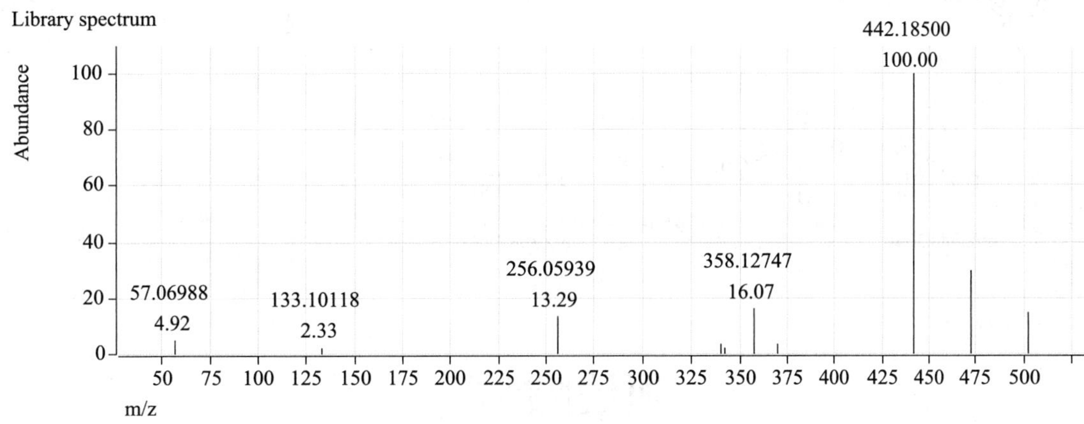

[M+H]+ CID:40V

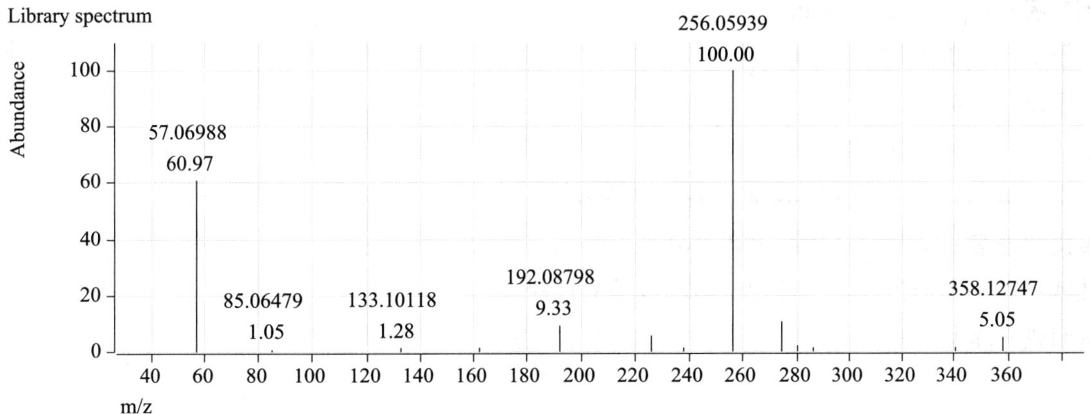

正离子扫描裂解途径解析

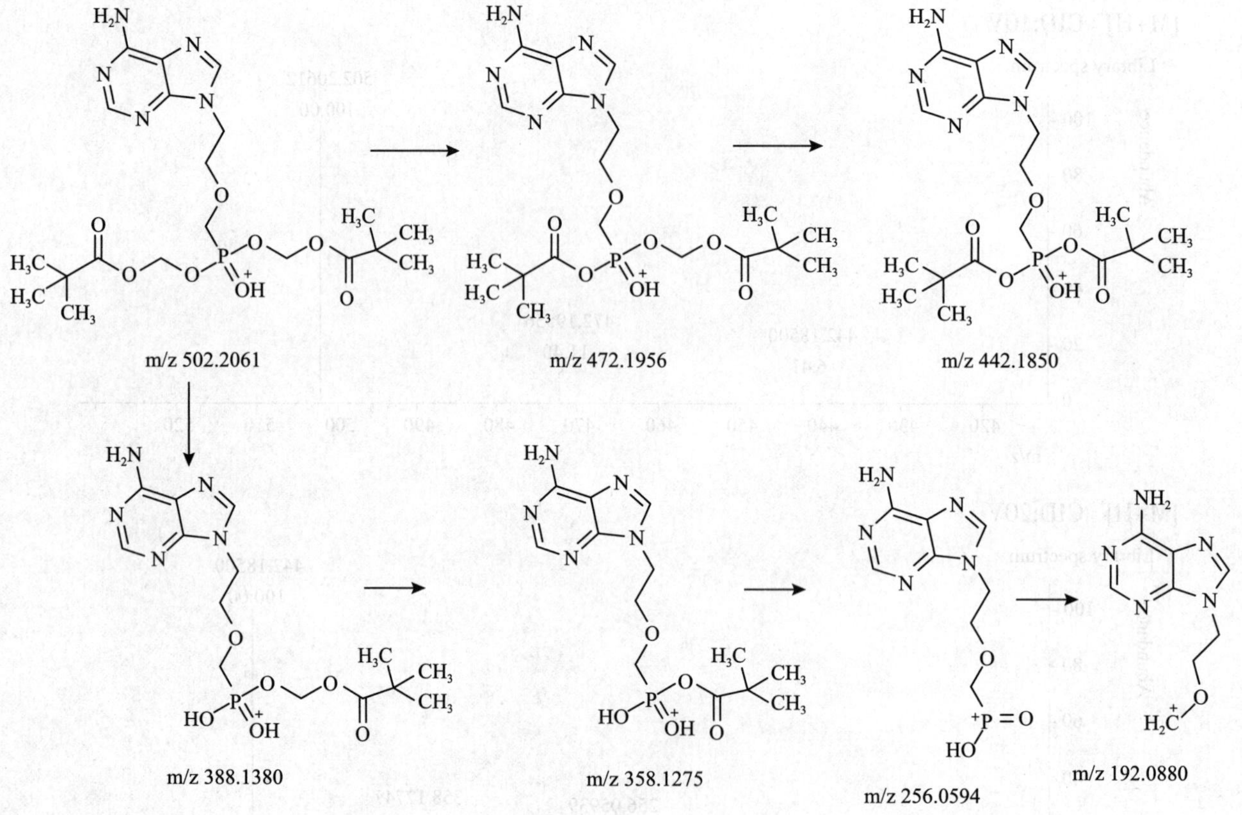

m/z 502.2061

m/z 472.1956

m/z 442.1850

m/z 388.1380

m/z 358.1275

m/z 256.0594

m/z 192.0880

阿魏酸哌嗪

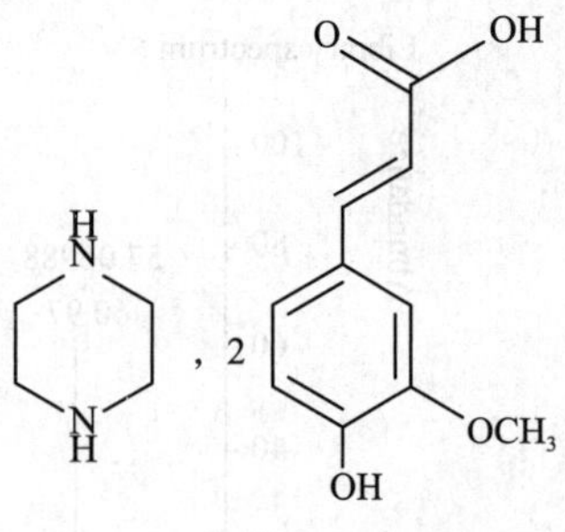

英文名： Piperazine Ferulate

分子式： $C_4H_{10}N_2 \cdot 2C_{10}H_{10}O_4$

分子量： 474.51

CAS 编号： 96585-18-1

中文化学名： 3- 甲氧基 -4- 羟基桂皮酸哌嗪

英文化学名： (2*E*)-3-Nethoxy-4-hydroxycinnamic acid piperazine

性状： 本品为白色或类白色片状结晶或结晶性粉末；无臭

溶解性： 本品在水中微溶，在乙醇中极微溶，在三氯甲烷中几乎不溶

正离子扫描二级质谱图(哌嗪)

$[M+H]^+$ CID:10V

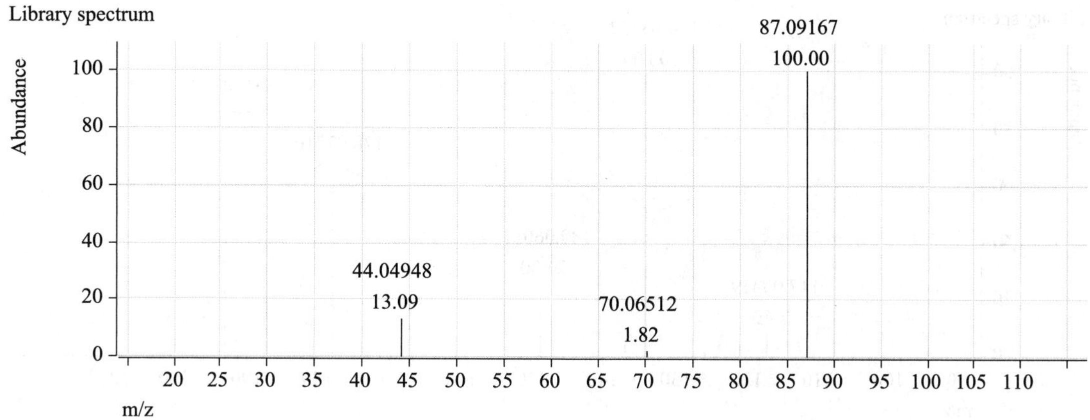

$[M+H]^+$ CID:20V

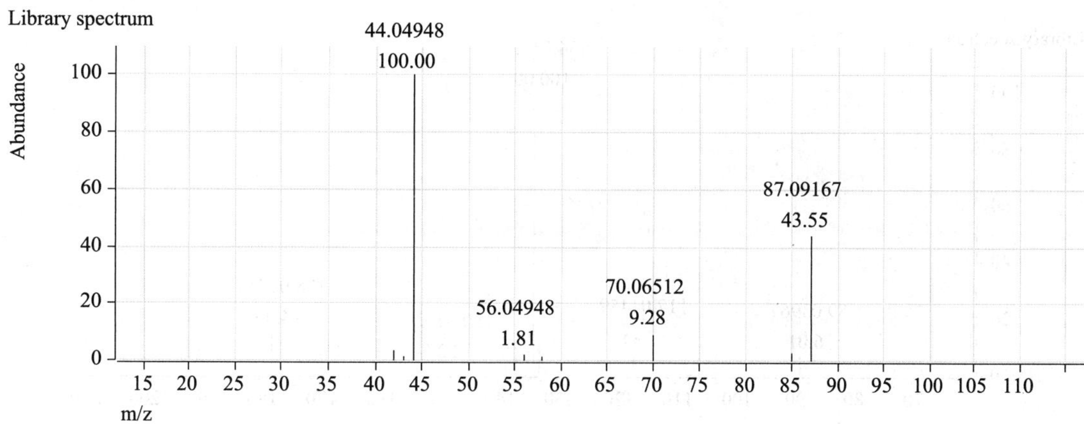

$[M+H]^+$ CID:40V

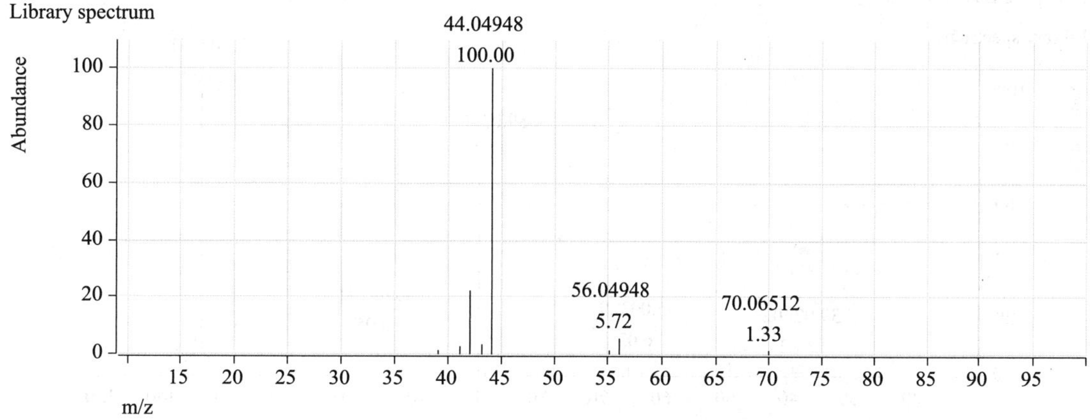

正离子扫描裂解途径解析

m/z 70.0651

m/z 87.0917

m/z 56.0495

m/z 44.0495

负离子扫描二级质谱图(阿魏酸)

[M−H]⁻ CID:10V

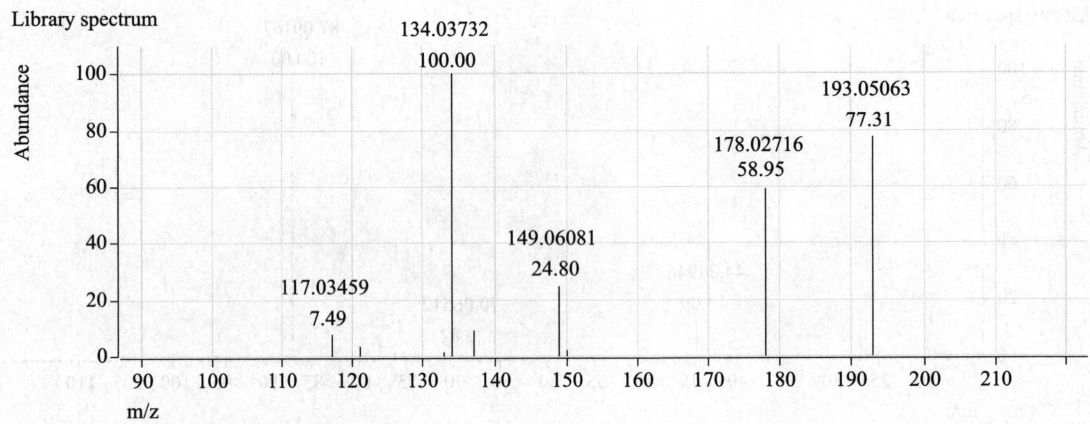

[M−H]⁻ CID:20V

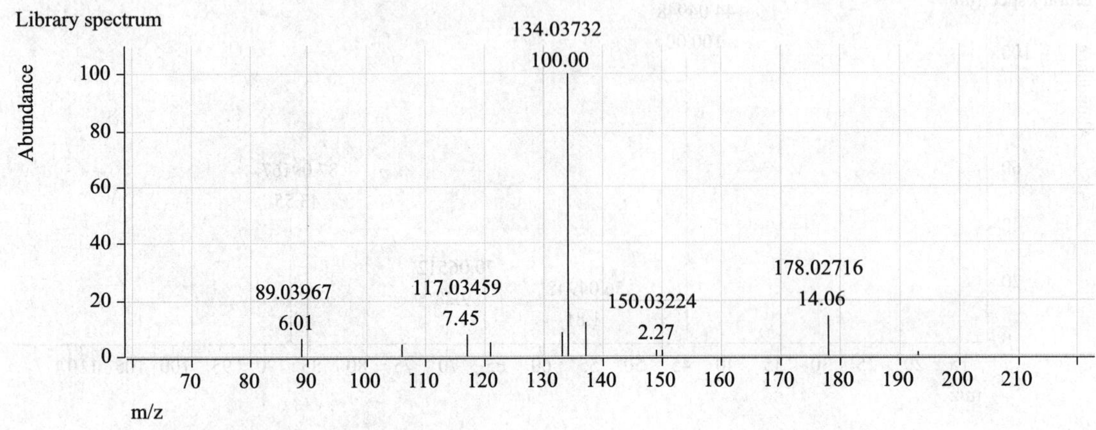

[M−H]⁻ CID:40V

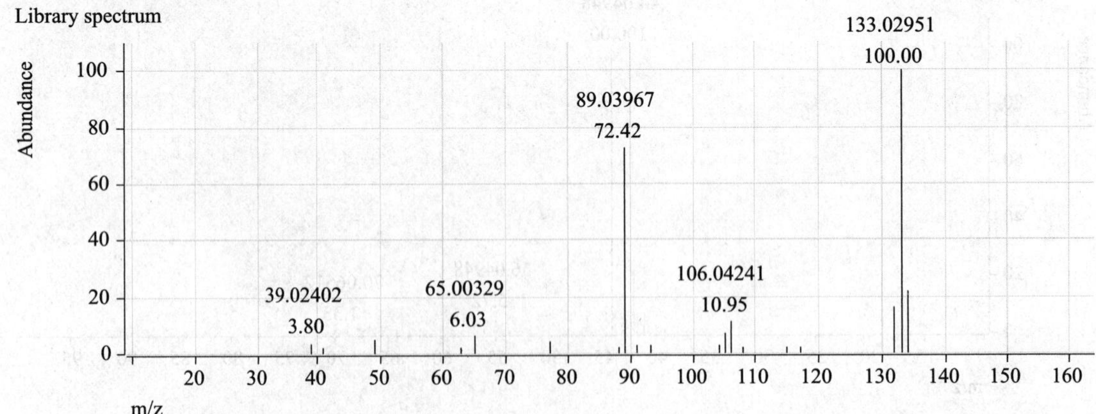

负离子扫描裂解途径解析

m/z 193.0506

m/z 133.0295

m/z 178.0272

m/z 134.0373

环　己　胺

英文名： Cyclohexylamine

分子式： $C_6H_{13}N$

分子量： 99.17

CAS 编号： 108-91-8

中文化学名： 氨基环己烷

英文化学名： 1-Aminocyclohexane

性状： 本品为无色澄明液体

溶解性： 本品在水中溶解，与乙醇、乙醚、丙酮、乙酸乙酯、三氯甲烷、苯等一般有机溶剂混溶

正离子扫描二级质谱图

$[M+H]^+$ CID:10V

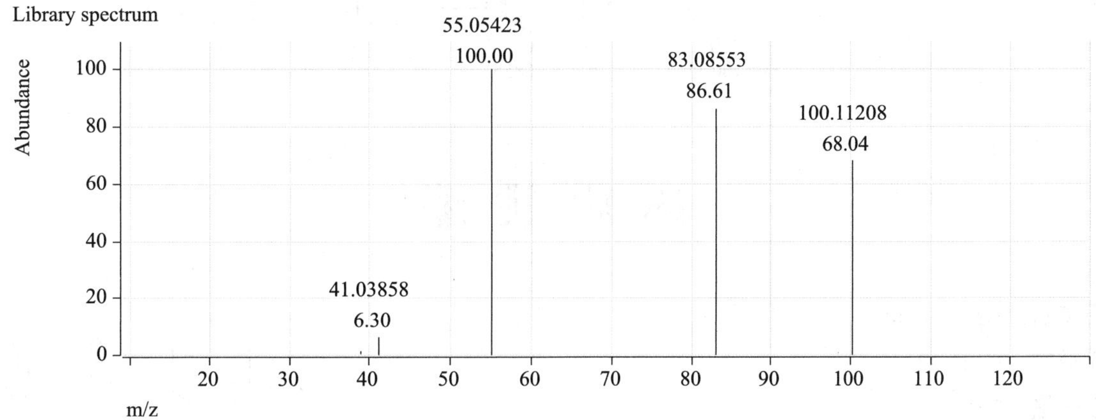

[M+H]$^+$ CID:20V

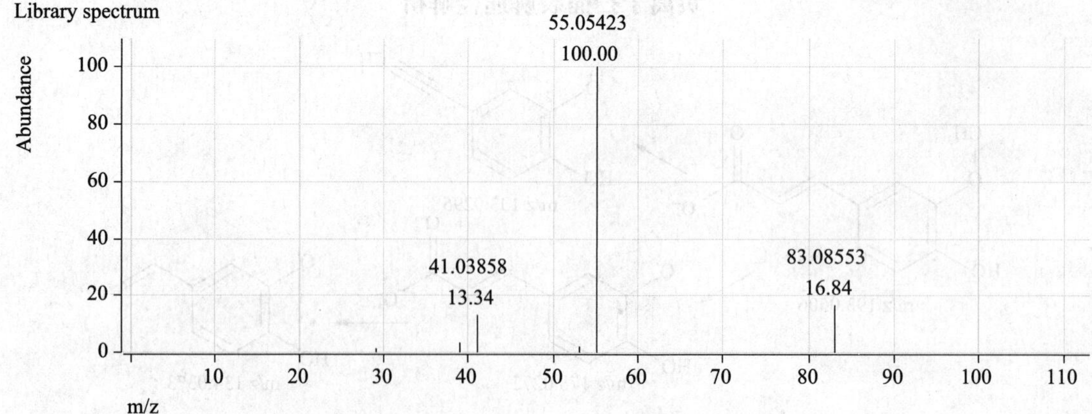

[M+H]$^+$ CID:40V

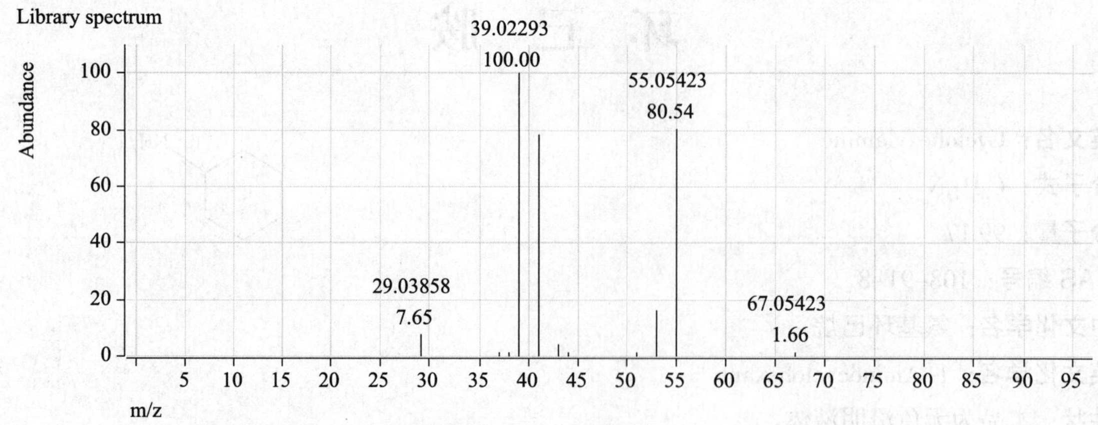

正离子扫描裂解途径解析

$^+NH_3$ m/z 100.1121 → m/z 83.0855 → m/z 55.0542

环 扁 桃 酯

英文名：Cyclandelate

分子式：$C_{17}H_{24}O_3$

分子量：276.37

CAS 编号：456-59-7

中文化学名：3,3,5-三甲基环己醇-α-苯基-α-羟基乙酸酯

英文化学名：3,3,5-Trimethylcyclohexanol-α-phenyl-α-hydroxyacetate

性状：本品为白色或类白色无定形粉末；有特臭；味苦

溶解性：本品在乙醇或丙酮中极易溶，在水中几乎不溶

正离子扫描二级质谱图

[M+Na]+ CID:10V

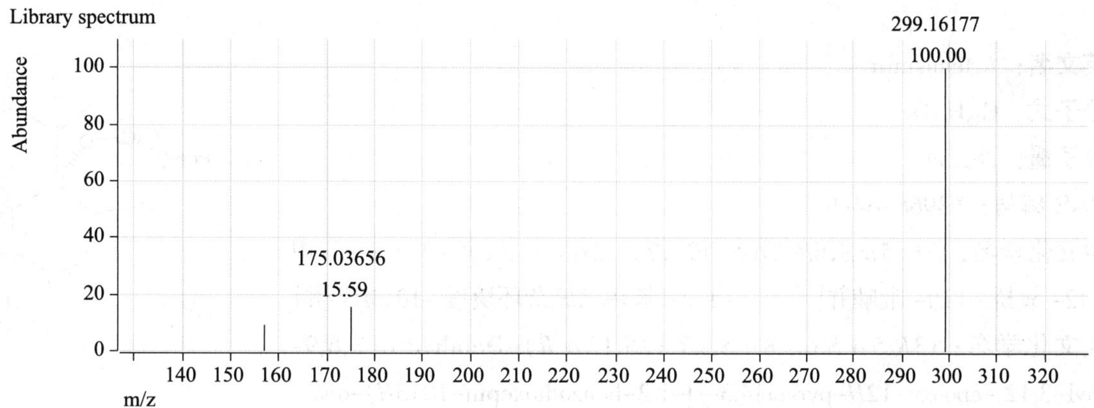

[M+Na]+ CID:20V

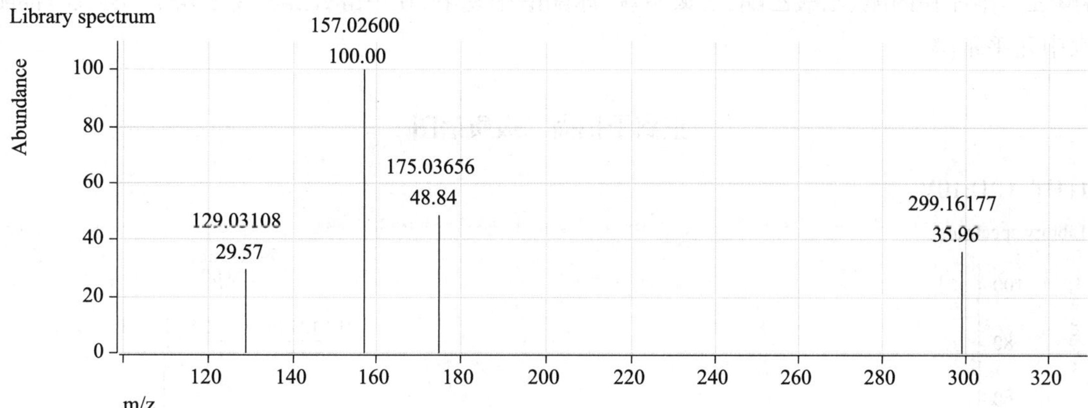

正离子扫描裂解途径解析

m/z 299.1618

m/z 175.0366

m/z 157.0255

m/z 129.0305

青 蒿 素

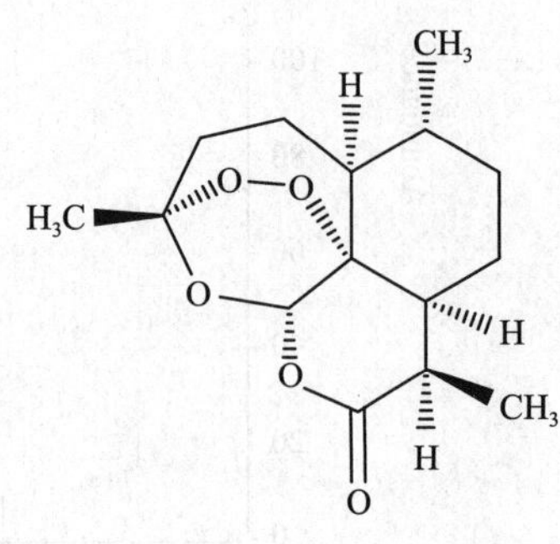

英文名： Artemisinin

分子式： $C_{15}H_{22}O_5$

分子量： 282.34

CAS 编号： 63968-64-9

中文化学名：（3*R*,5α*S*,6*R*,8α*S*,9*R*,12*S*,12α*R*）-八氢-3,6,9-三甲基-3,12-氧桥-12*H*-吡喃并[4,3-*j*]-1,2-苯并二氧杂环庚熳-10(3*H*)-酮

英文化学名：（3*R*,5α*S*,6*R*,8α*S*,9*R*,12*S*,12α*R*）-Octahydro-3,6,9-trimethyl-3,12-epooxy-12*H*-pyrano[4,3-*j*]-1,2-benzodioxepin-10(3*H*)-one

性状： 本品为无色或白色针状结晶

溶解性： 本品在丙酮、乙酸乙酯、三氯甲烷、冰醋酸中易溶，在甲醇、乙醇、稀乙醇、乙醚及石油醚中溶解，在水中几乎不溶

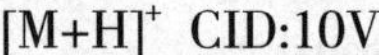

正离子扫描二级质谱图

$[M+H]^+$ CID:10V

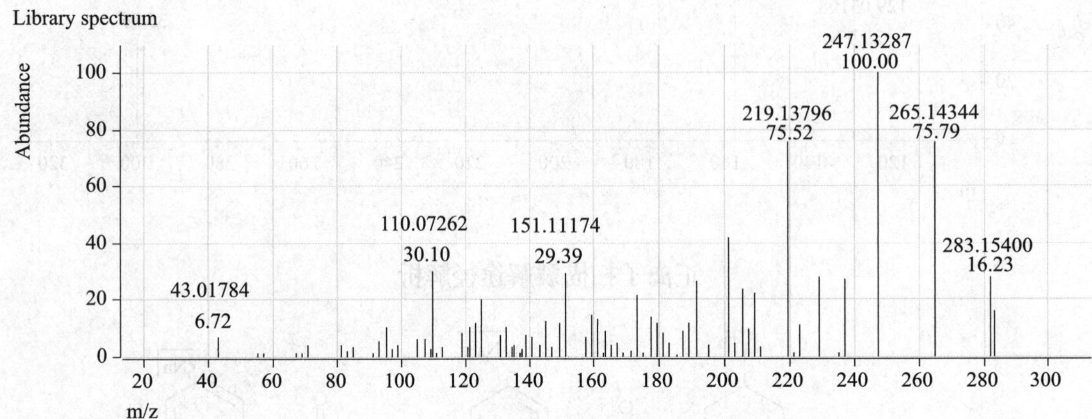

$[M+H]^+$ CID:20V

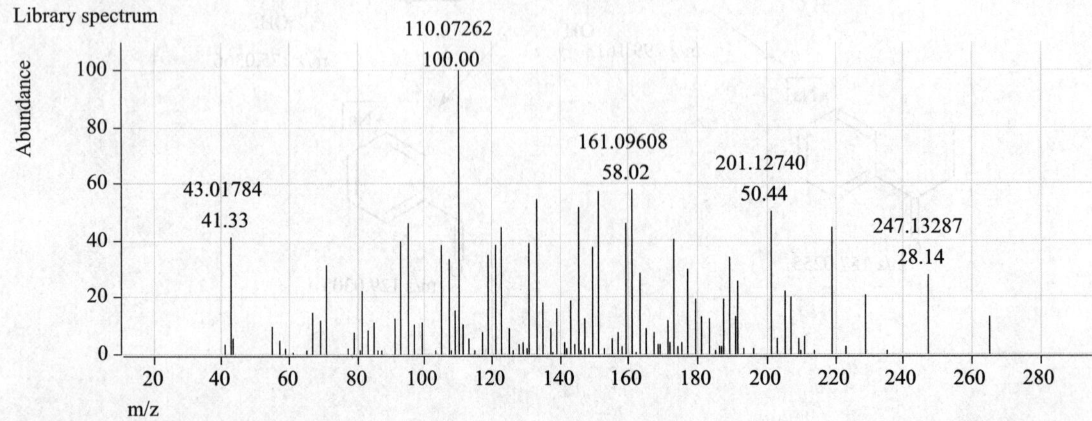

$[M+H]^+$ CID:40V

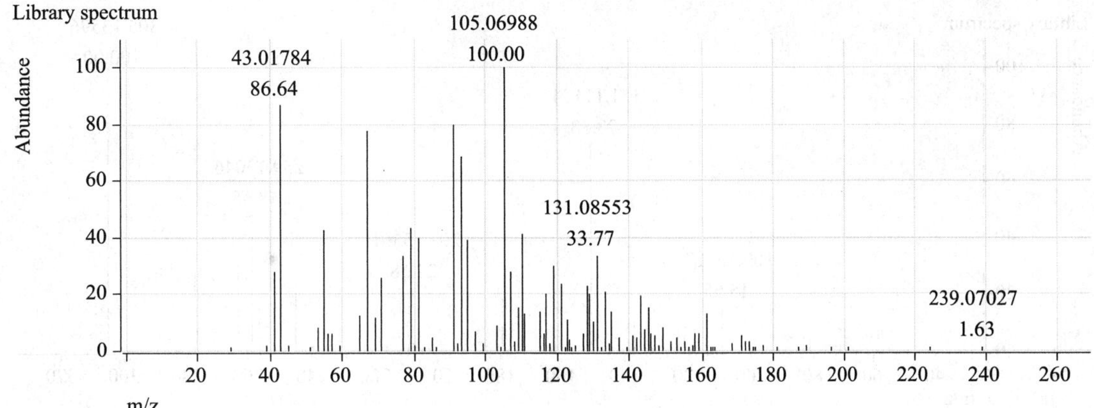

正离子扫描裂解途径解析

m/z 283.1540 → m/z 247.1329

正离子扫描二级质谱图

$[M+Na]^+$ CID:10V

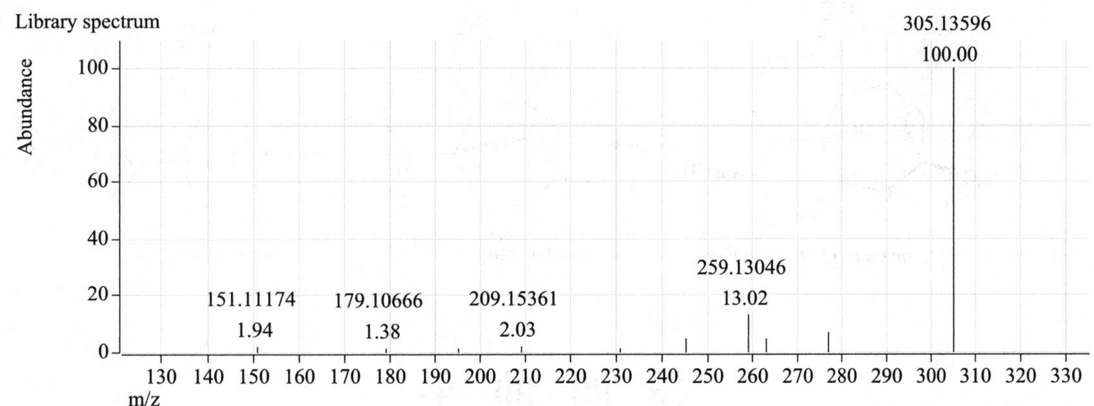

$[M+Na]^+$ CID:20V

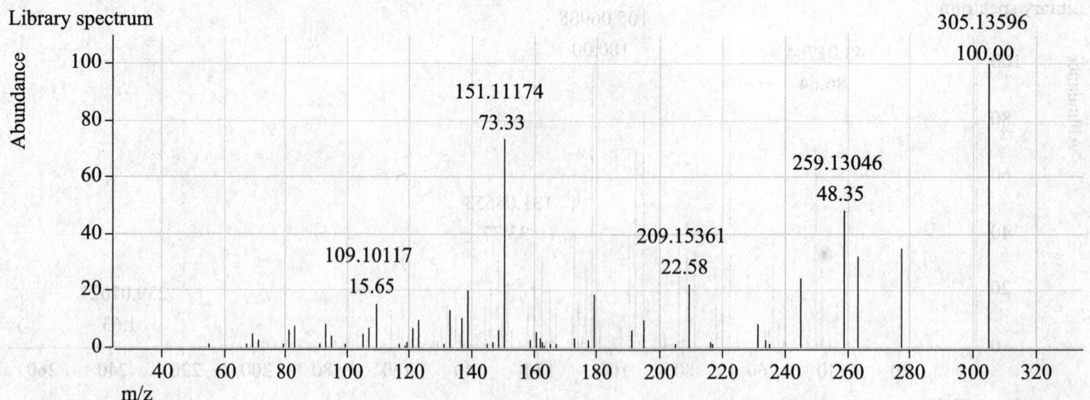

$[M+Na]^+$ CID:40V

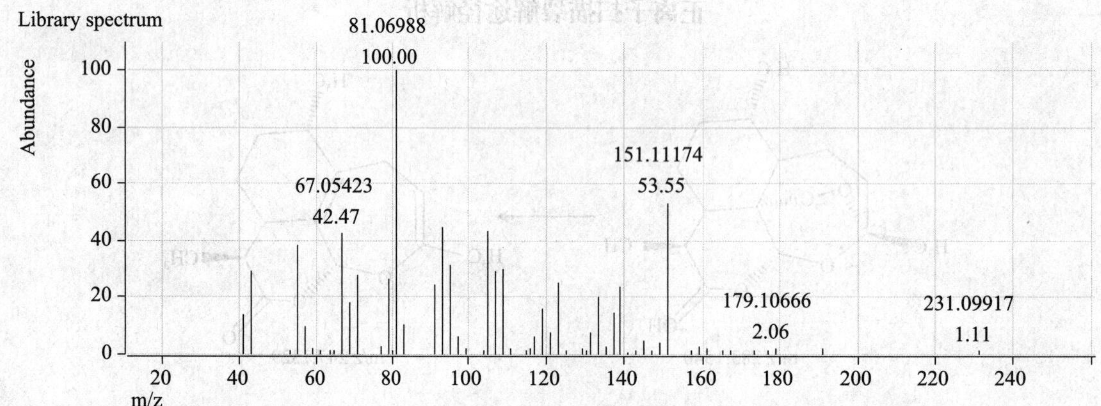

正离子扫描裂解途径解析

m/z 305.1359 → m/z 259.1305 → m/z 151.1117

拉 西 地 平

英文名：Lacidipine

分子式：$C_{26}H_{33}NO_6$

分子量：455.54

CAS 编号：103890-78-4

中文化学名：(*E*)-4-［2-［3-(叔丁氧基)-3-氧代丙基-1-烯-1-基］苯基］-2,6-二甲基-1,4-二氢吡

啶 -3,5- 二羧酸乙酯

英文化学名：（*E*）-4-[2-[3-（1,1-Dimethylethoxy）-3-oxo-1-propenyl]phenyl] -1,4-dihydro-2,6-dimethyl-3,5-pyridinedicarboxylic acid diethyl ester

性状：本品为白色至淡黄色结晶性粉末；无臭；无味；遇光不稳定

溶解性：本品在乙酸乙酯中易溶，在丙酮中溶解，在甲醇、乙醇中略溶，在水中几乎不溶

正离子扫描二级质谱图

$[M+H]^+$ CID:10V

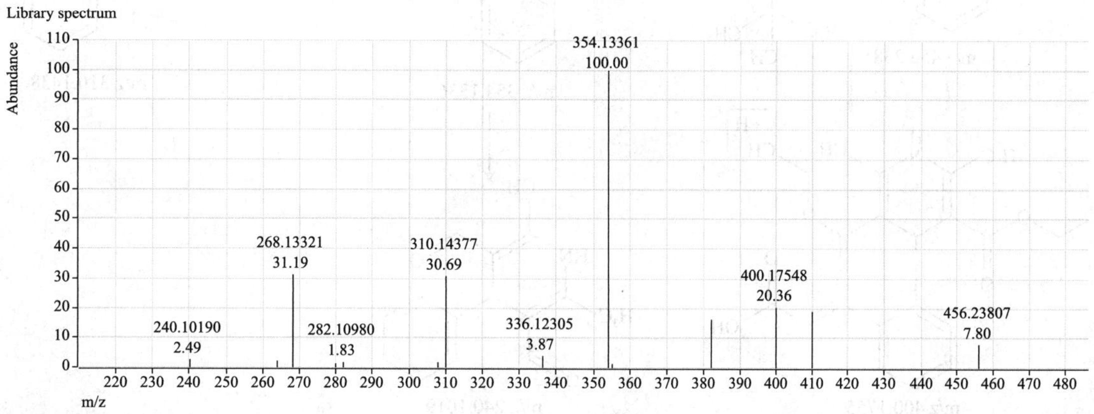

$[M+H]^+$ CID:20V

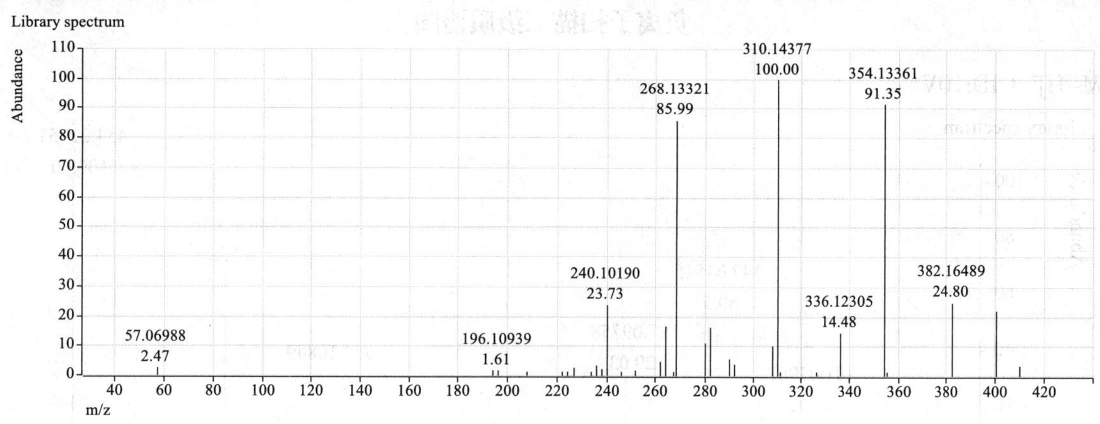

$[M+H]^+$ CID:40V

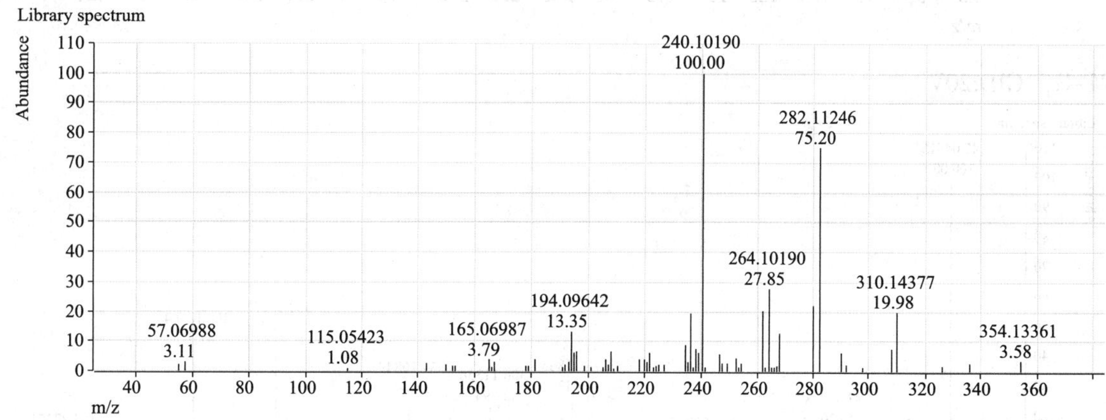

正离子扫描裂解途径解析

m/z 456.2381 → m/z 354.1336 → m/z 310.1438

m/z 456.2381 → m/z 400.1755

m/z 354.1336 → m/z 240.1019

负离子扫描二级质谱图

$[M-H]^-$ CID:10V

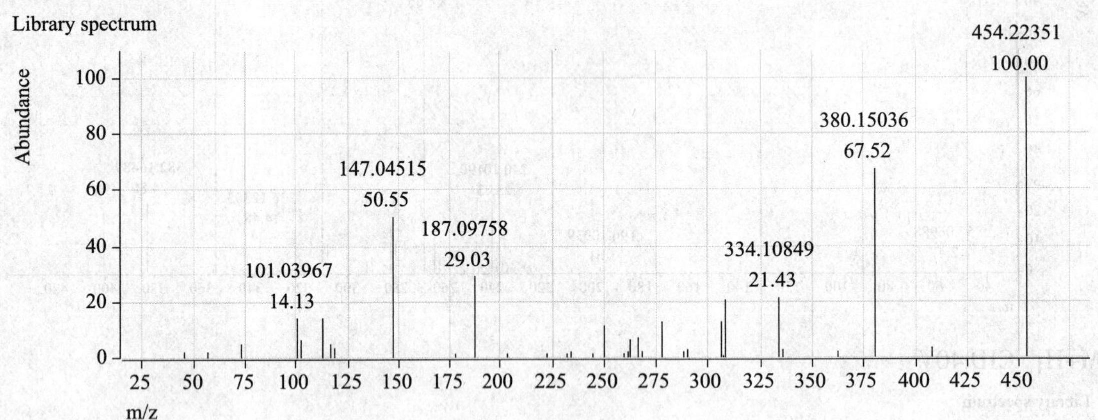

$[M-H]^-$ CID:20V

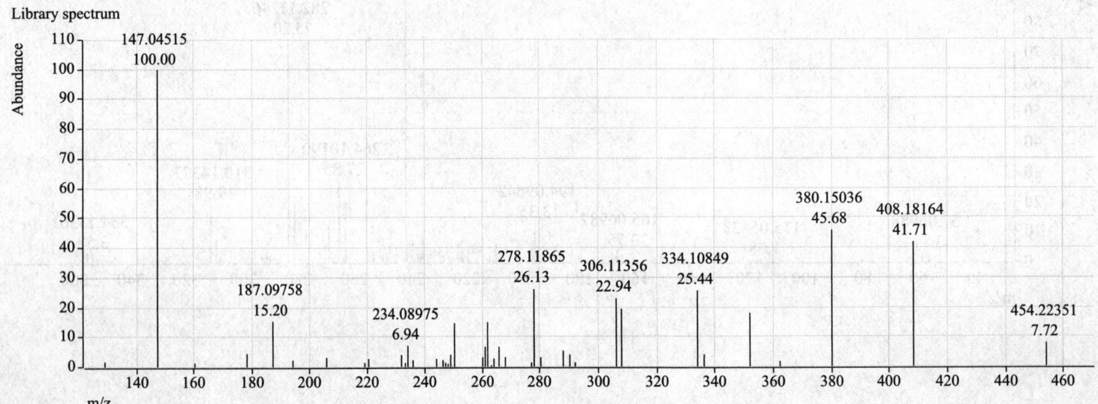

[M-H]$^-$ CID:40V

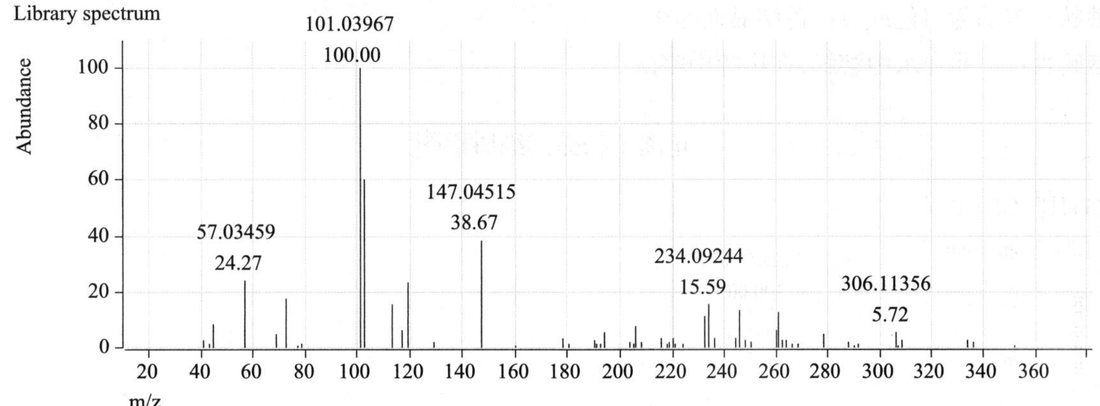

负离子扫描裂解途径解析

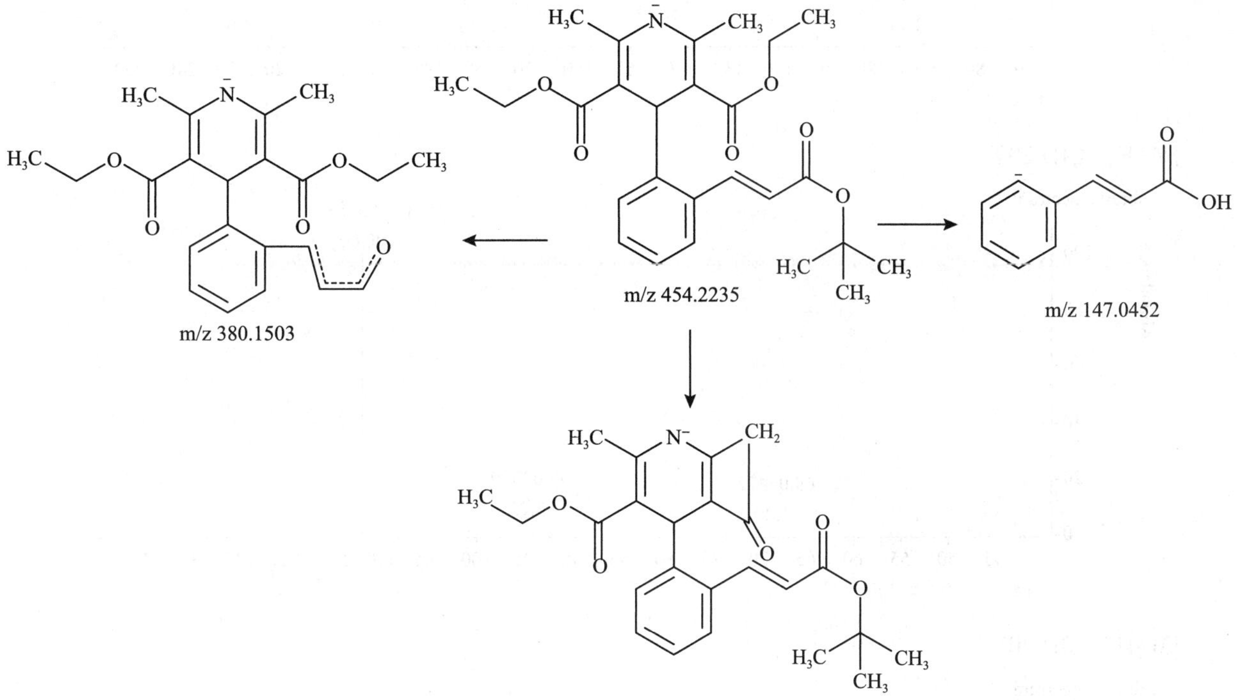

m/z 454.2235

m/z 380.1503

m/z 147.0452

m/z 408.1816

拉 米 夫 定

英文名： Lamivudine

分子式： $C_8H_{11}N_3O_3S$

分子量： 229.26

CAS 编号： 134678-17-4

中文化学名： (-)-1-［(2*R*,5*S*)-2-(羟甲基)-1,3-氧硫杂环戊烷-5-基］胞嘧啶

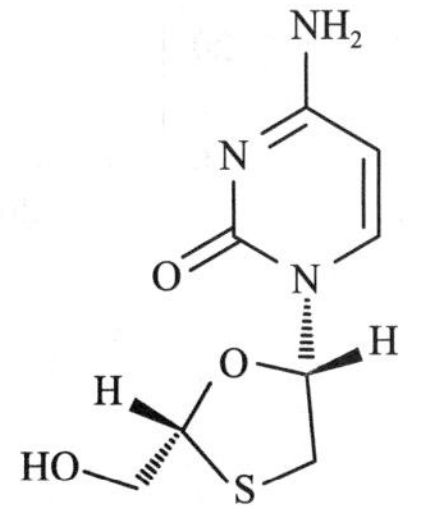

英文化学名：4–Amino–1–[(2*R*,5*S*)–2–(hydroxymethyl)–1,3–oxathiolan–5–yl]–2(1*H*)–pyrimidinone

性状：本品为白色或类白色结晶性粉末

溶解性：本品在水中溶解，在甲醇中略溶

正离子扫描二级质谱图

[M+H]$^+$ CID:10V

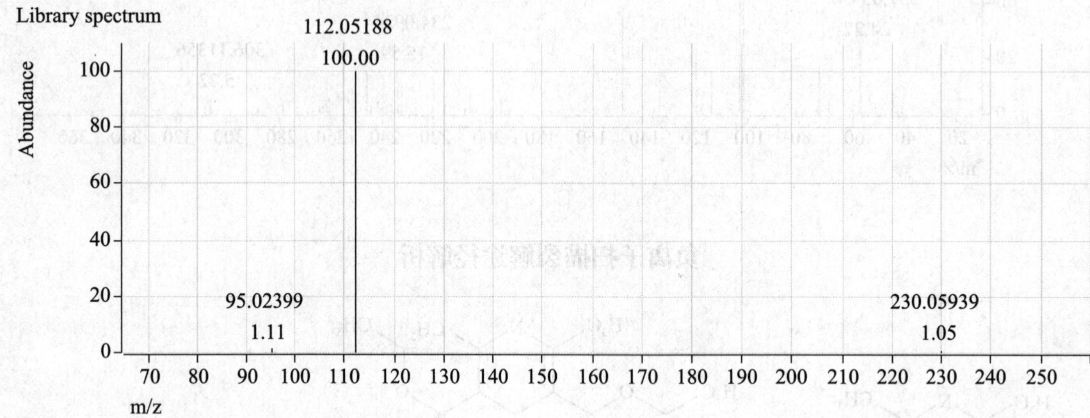

[M+H]$^+$ CID:20V

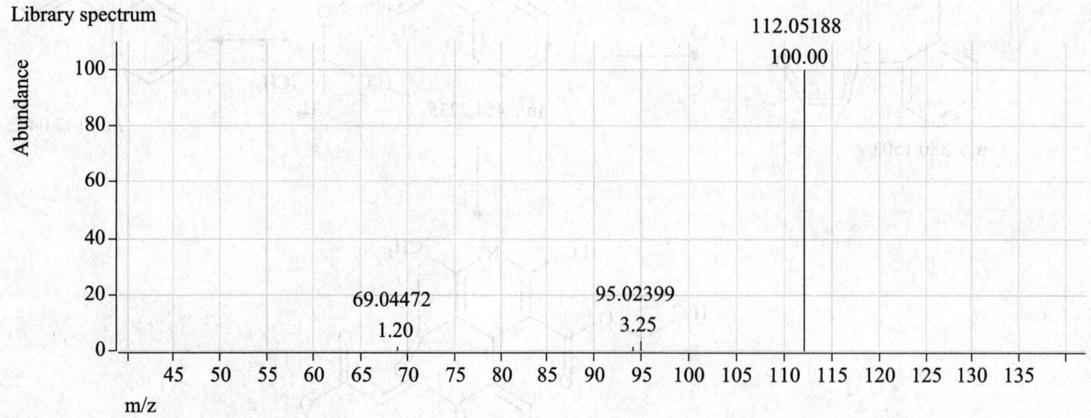

[M+H]$^+$ CID:40V

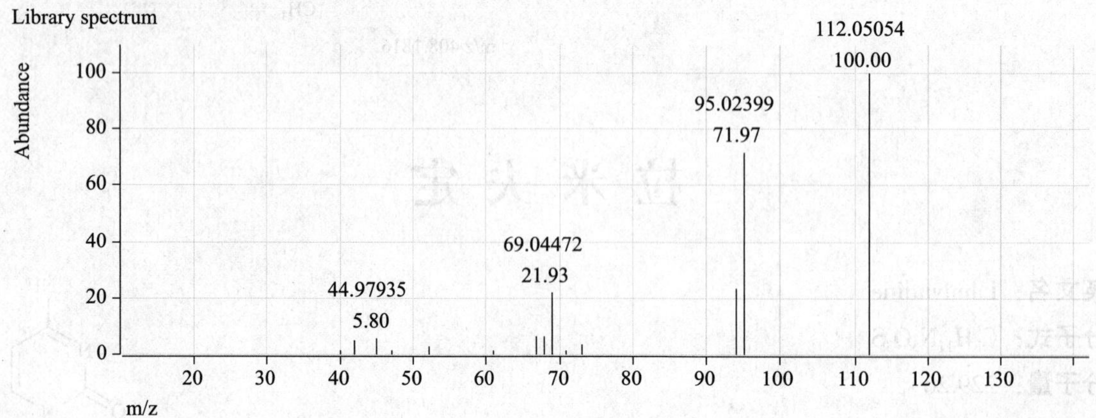

正离子扫描裂解途径解析

m/z 230.2594

m/z 112.0505

m/z 69.0447

m/z 95.0240

负离子扫描二级质谱图

[M-H]⁻ CID:10V

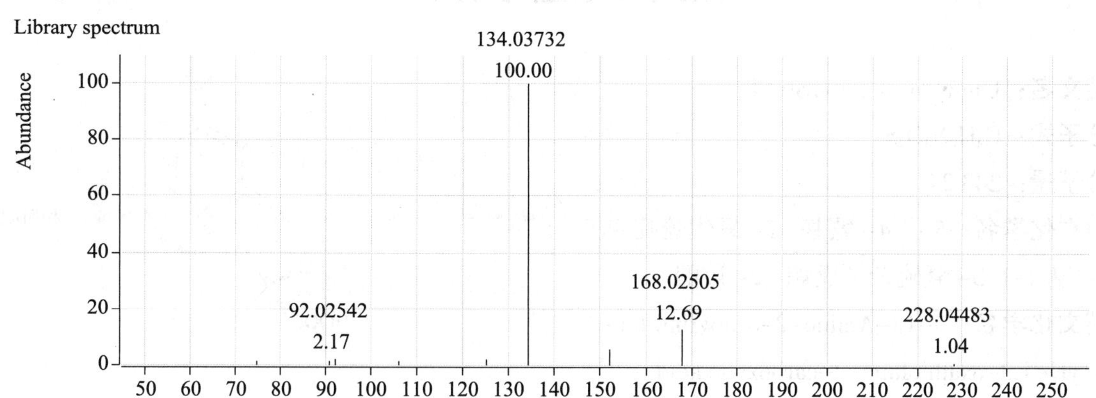

[M-H]⁻ CID:20V

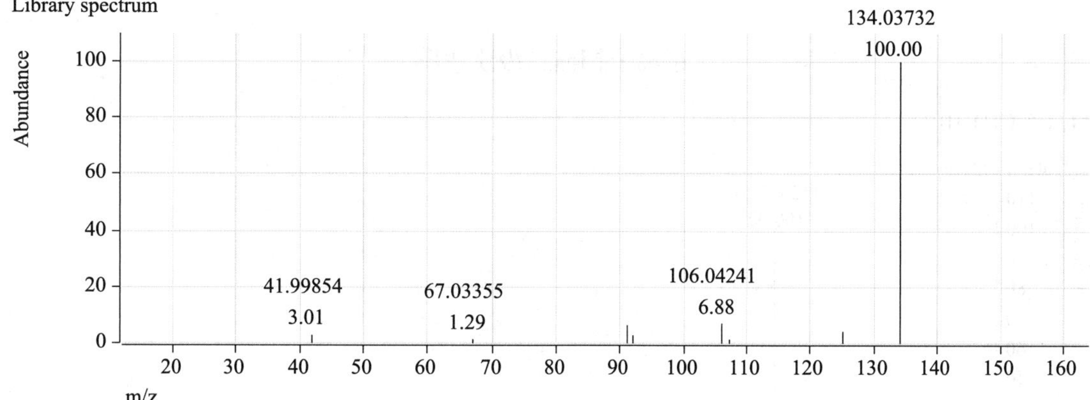

负离子扫描裂解途径解析

m/z 228.0448　　m/z 168.0237　　m/z 134.0360

拉米夫定杂质 I

英文名： Lamivudine Impurity Ⅰ

分子式： $C_8H_9N_3O_4S$

分子量： 243.24

中文化学名： 5-［4-氨基-2-氧代嘧啶-1(2*H*)-基］-1,3-氧硫杂环戊烷-2-羧酸

英文化学名： 5-(4-Amino-2-oxopyrimidin-1(2*H*)-yl)-1,3-oxathiolane-2-carboxylic acid

性状： 本品为白色或类白色结晶或结晶性粉末

溶解性： 本品在水中略溶，在乙醇中溶解

和对映异构体

正离子扫描二级质谱图

$[M+H]^+$ CID:10V

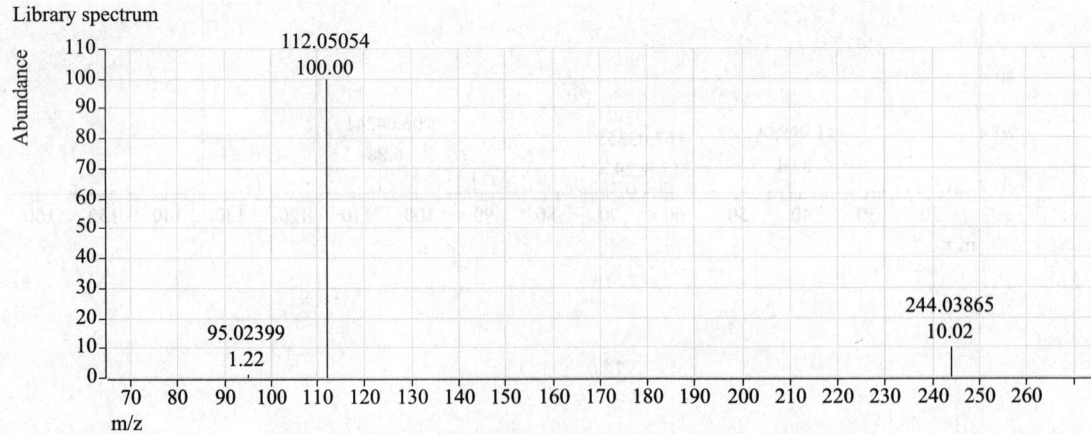

$[M+H]^+$ CID:20V

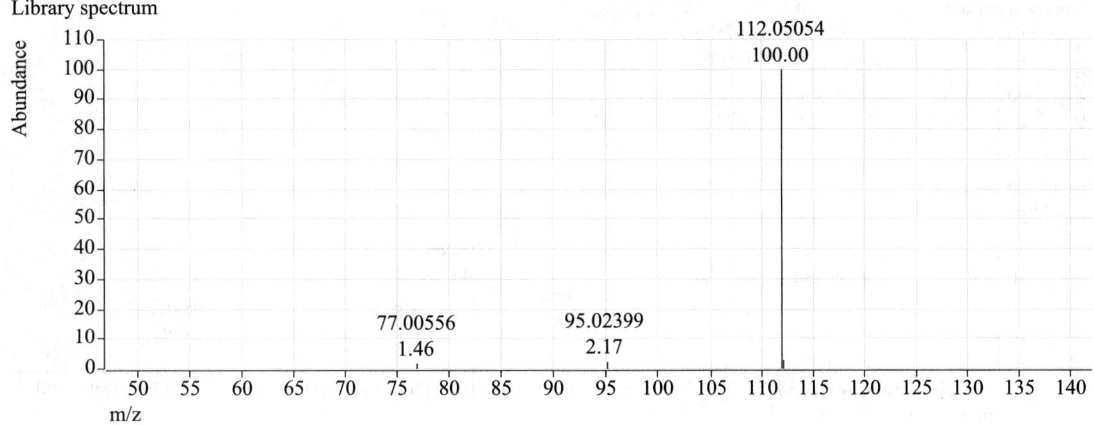

$[M+H]^+$ CID:40V

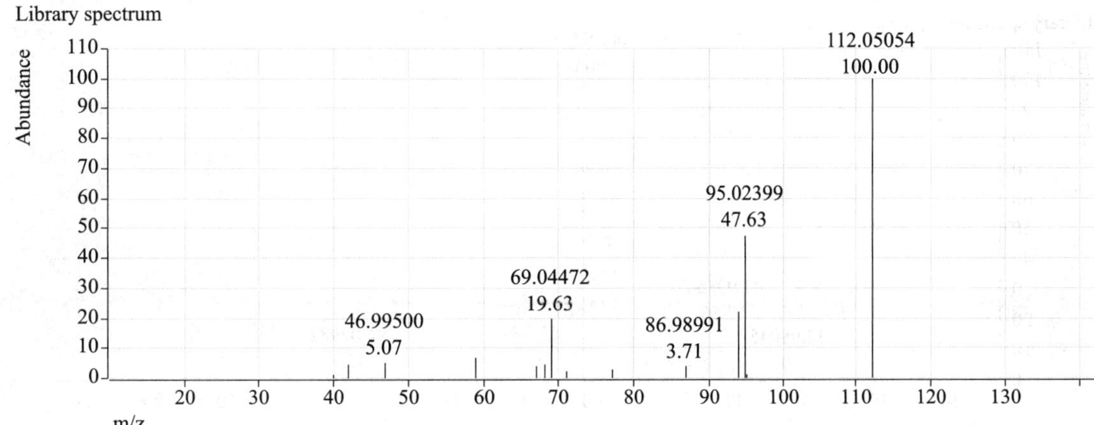

正离子扫描裂解途径解析

m/z 244.0387 → m/z 112.0505 → m/z 95.0240

负离子扫描二级质谱图

$[M-H]^-$ CID:10V

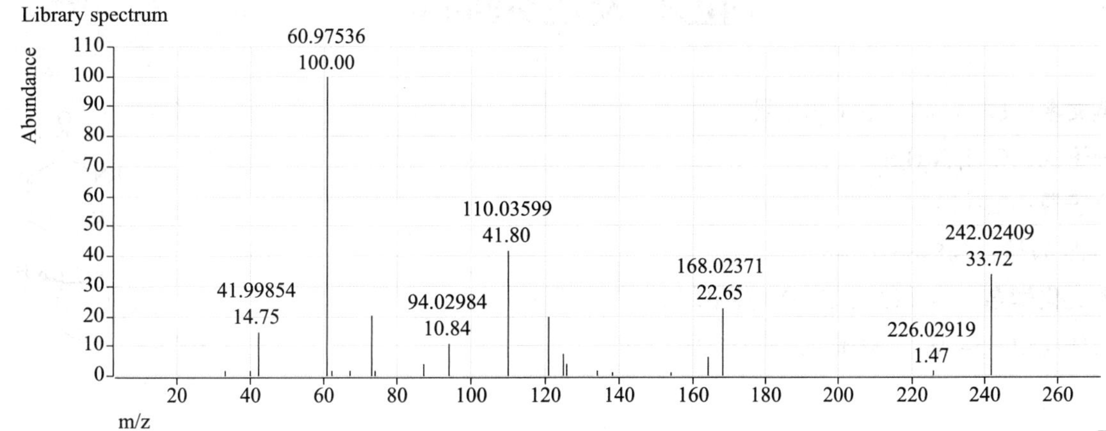

[M-H]⁻ CID:20V

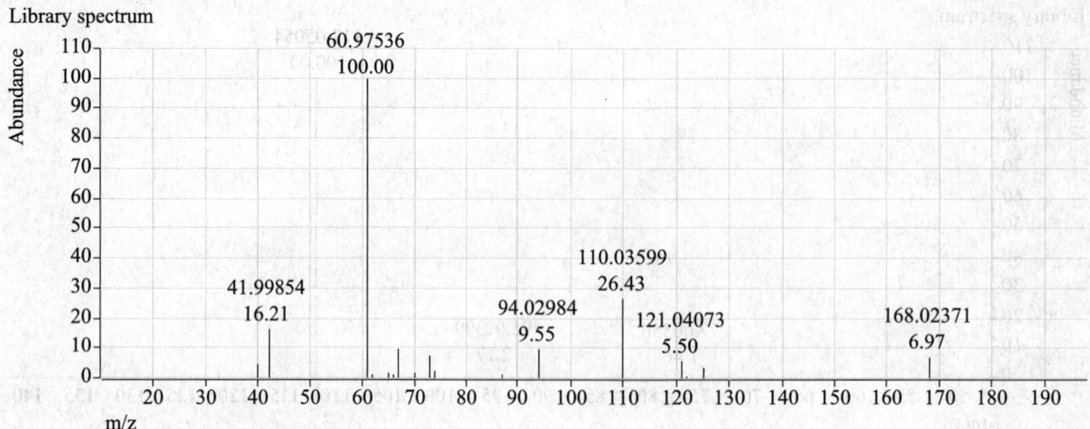

[M-H]⁻ CID:40V

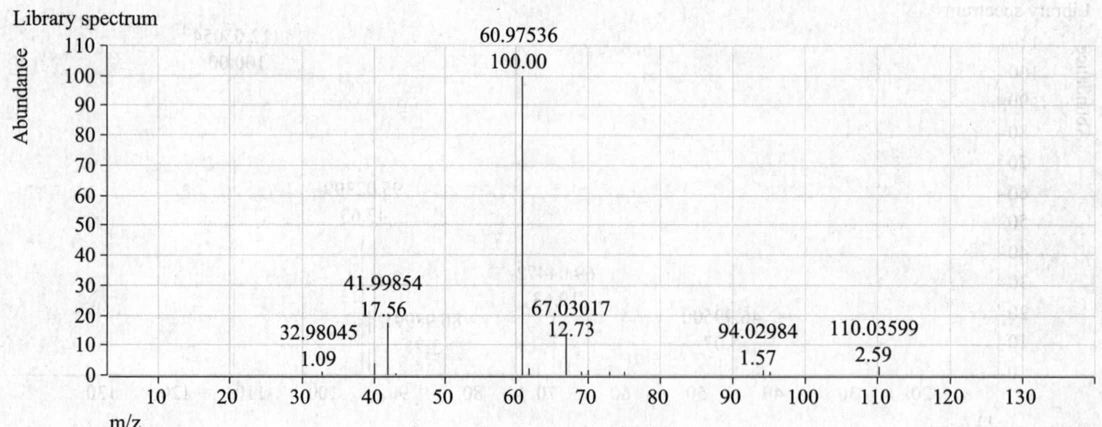

负离子扫描裂解途径解析

m/z 168.0237 → m/z 242.0241 → m/z 110.0359

拉米夫定杂质Ⅲ

英文名： Lamivudine Impurity Ⅲ

分子式： $C_8H_{10}N_2O_4S$

分子量： 230.23

CAS 编号： 145986-07-8

中文化学名： 1-［(2*R*,5*S*)-2-羟甲基-1,3-氧硫杂环戊烷-5-基］-嘧啶-2,4(1*H*,3*H*)-酮

英文化学名： 1-[(2*R*,5*S*)-2-(Hydroxymethyl)-1,3-oxathiolan-5-yl]pyrimidine-2,4(1*H*, 3*H*)-dione
性状： 本品为类白色结晶性粉末
溶解性： 本品在水中溶解，在甲醇中易溶

正离子扫描二级质谱图

$[M+H]^+$ CID:2V

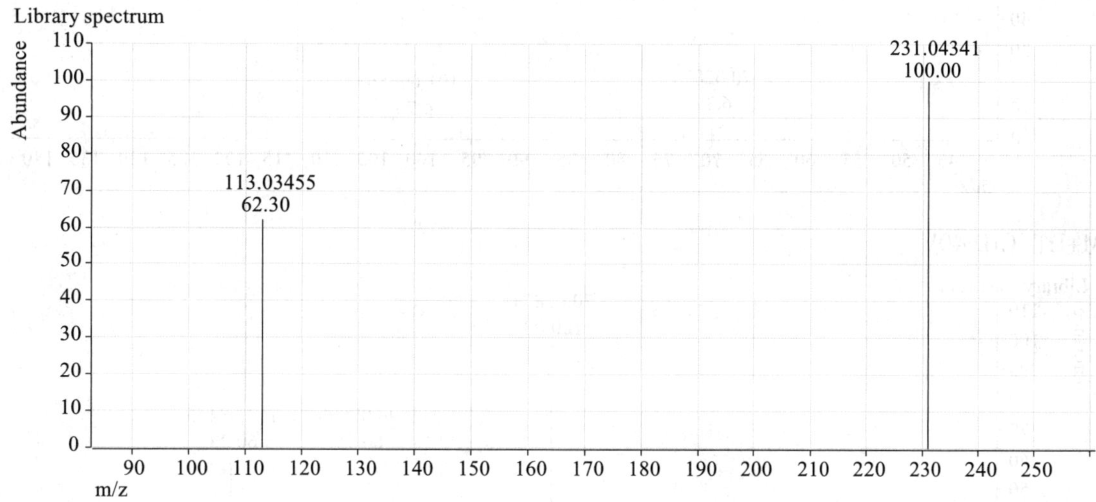

$[M+H]^+$ CID:5V

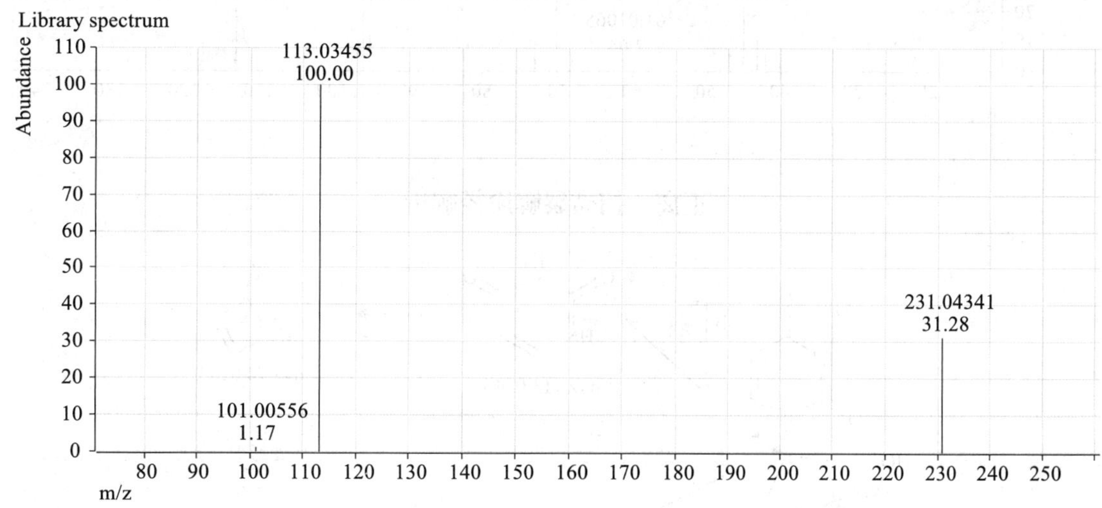

$[M+H]^+$ CID:10V

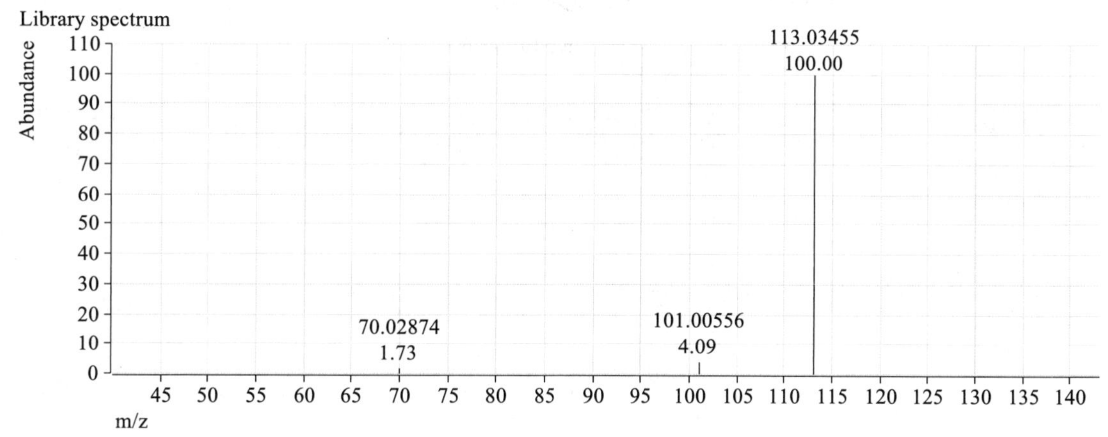

$[M+H]^+$ CID:20V

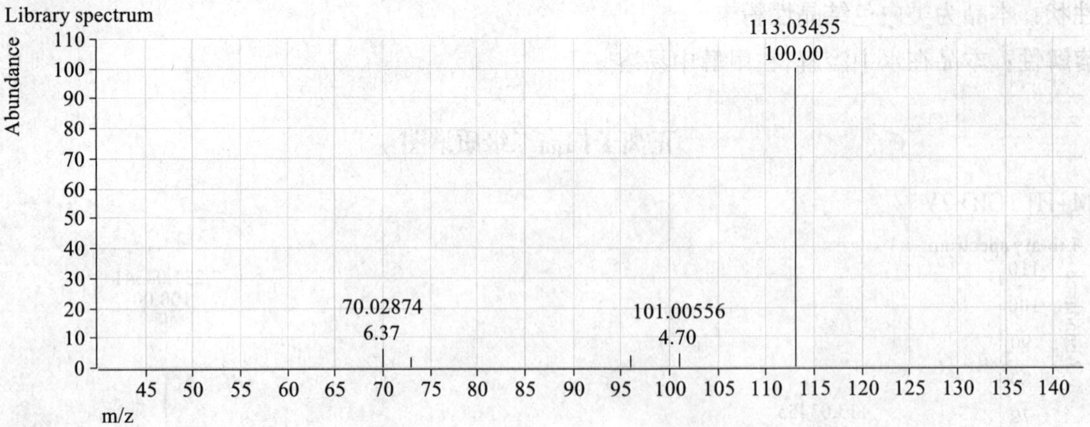

$[M+H]^+$ CID:40V

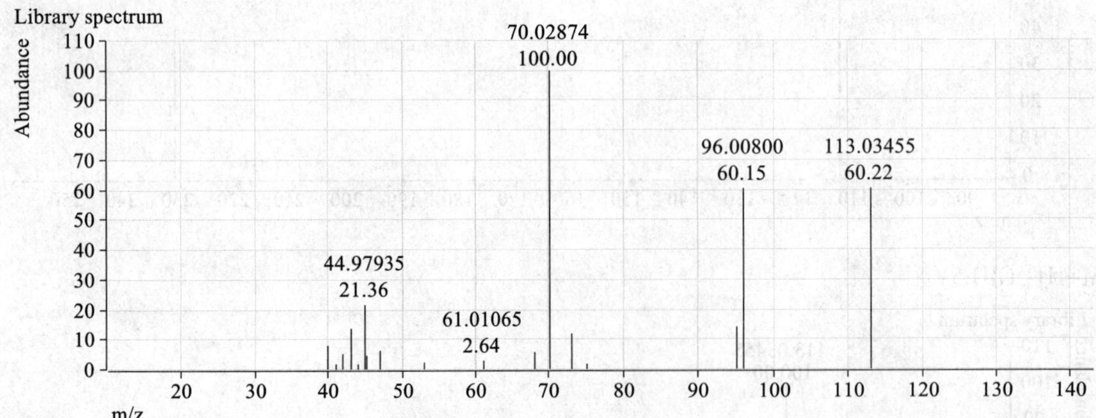

正离子扫描裂解途径解析

m/z 231.0434

m/z 113.0346

m/z 70.0288

m/z 101.0056

负离子扫描二级质谱图

[M−H]⁻ CID:10V

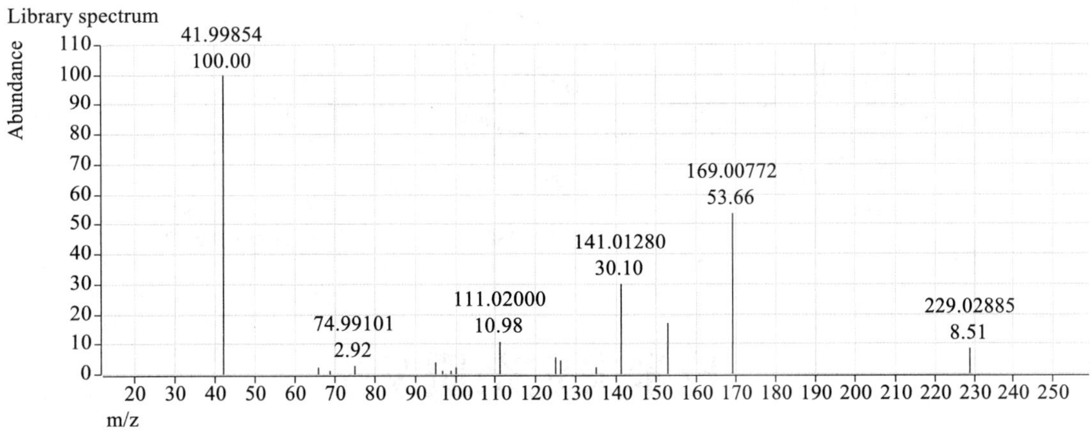

[M−H]⁻ CID:20V

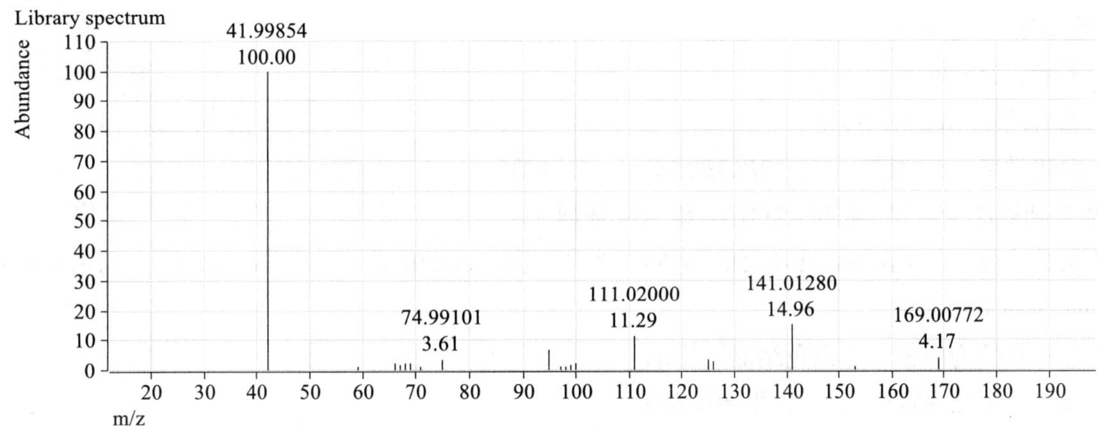

[M−H]⁻ CID:40V

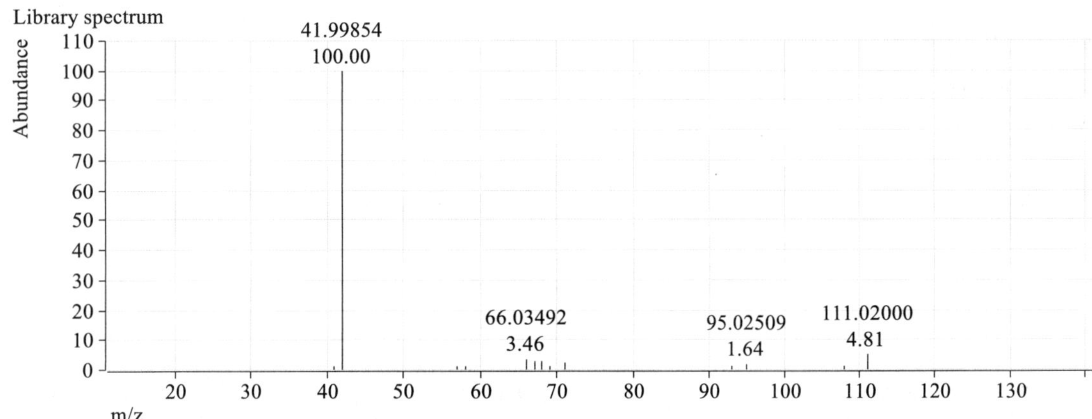

负离子扫描裂解途径解析

m/z 153.0305　　m/z 229.0288　　m/z 169.0077

拉米夫定杂质V

英文名：Lamivudine Impurity V

分子式：$C_8H_{11}N_3O_4S$

分子量：245.26

CAS 编号：160552-54-5

中文化学名：4- 氨基 -1- [(2*R*,3*R*,5*S*)-2- 羟甲基 -1,3- 氧硫杂环戊 -5- 基]嘧啶 -2(1*H*)- 酮 -*S*- 亚砜

英文化学名：4-Amino-1-[(2*R*,3*R*,5*S*)-2-(hydroxymethyl)-1,3-oxathiolan-5-yl]pyrimidin-2(1*H*)-one-*S*-oxide

性状：本品为白色或类白色结晶性粉末

溶解性：本品在水中溶解，在甲醇中略溶

正离子扫描二级质谱图

$[M+H]^+$ CID:10V

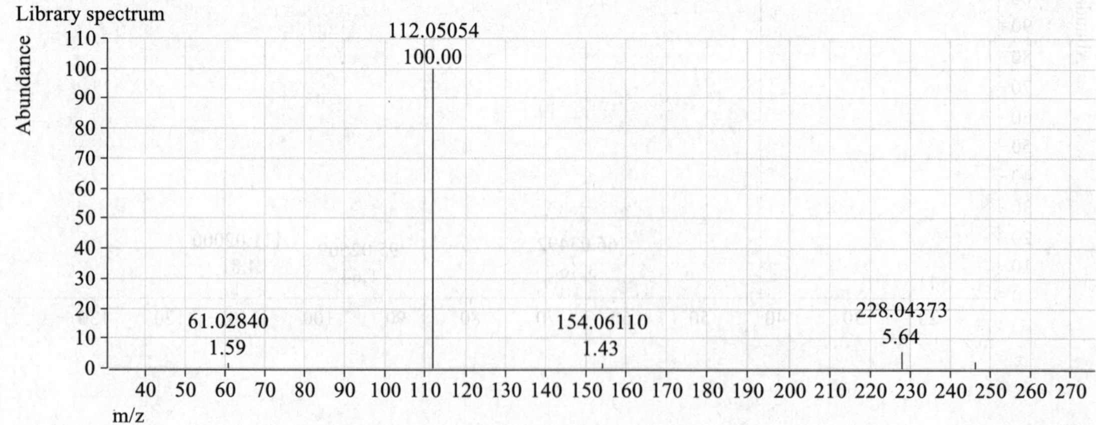

$[M+H]^+$ CID:20V

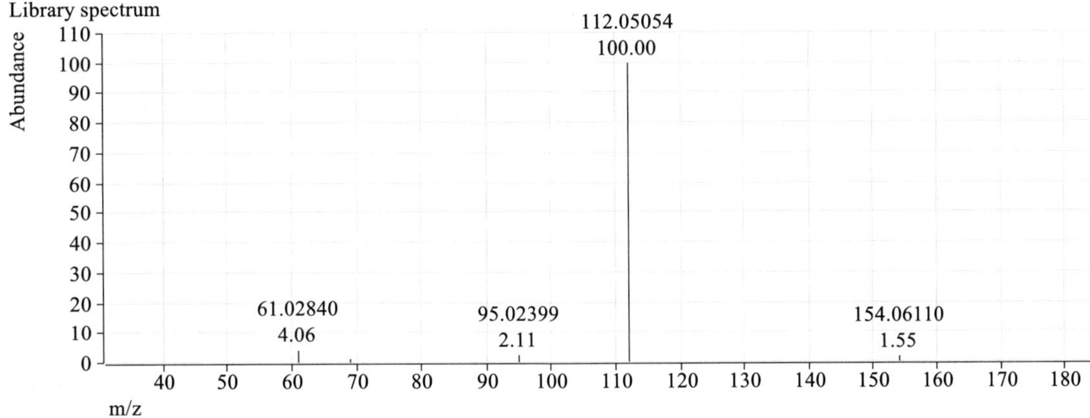

$[M+H]^+$ CID:40V

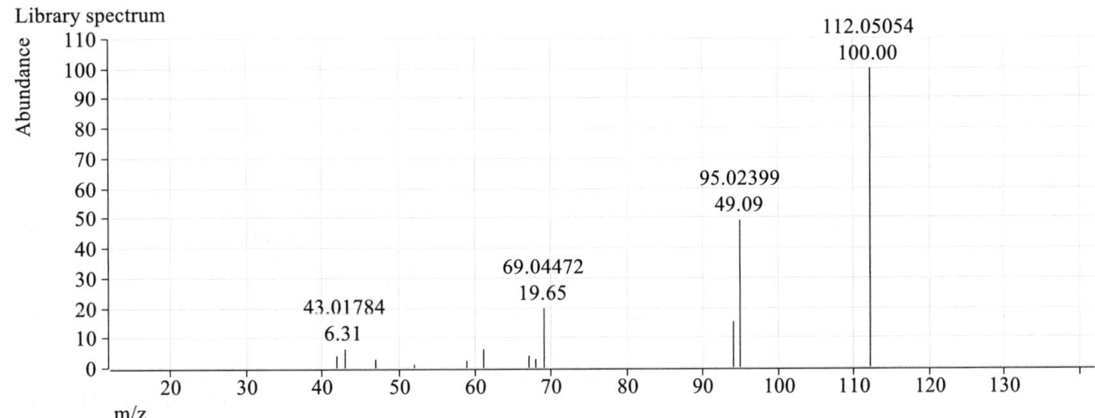

正离子扫描裂解途径解析

m/z 246.0544 → m/z 228.0438 → m/z 112.0506

负离子扫描二级质谱图

$[M-H]^-$ CID:10V

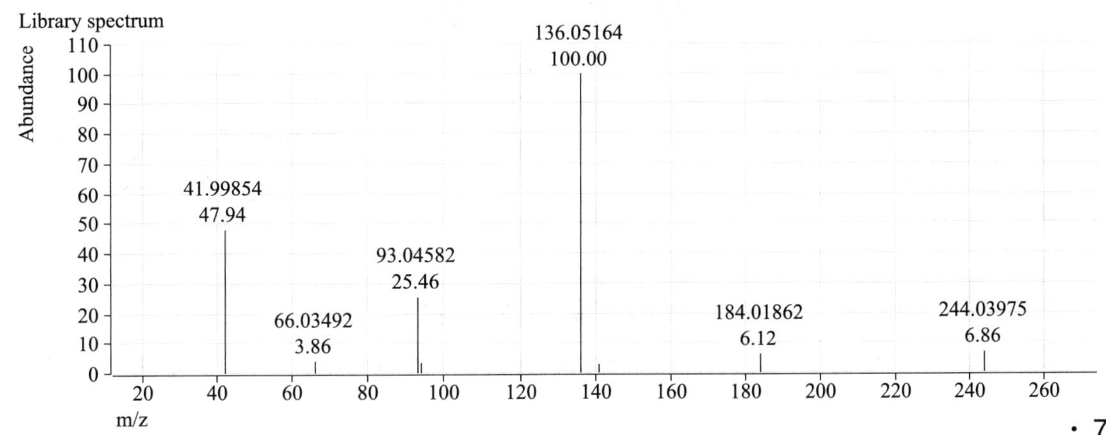

$[M-H]^-$ CID:20V

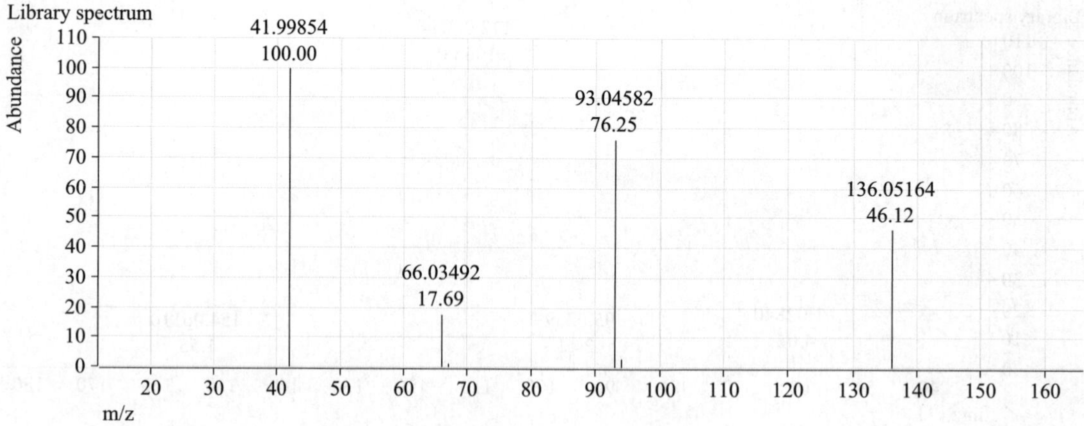

$[M-H]^-$ CID:40V

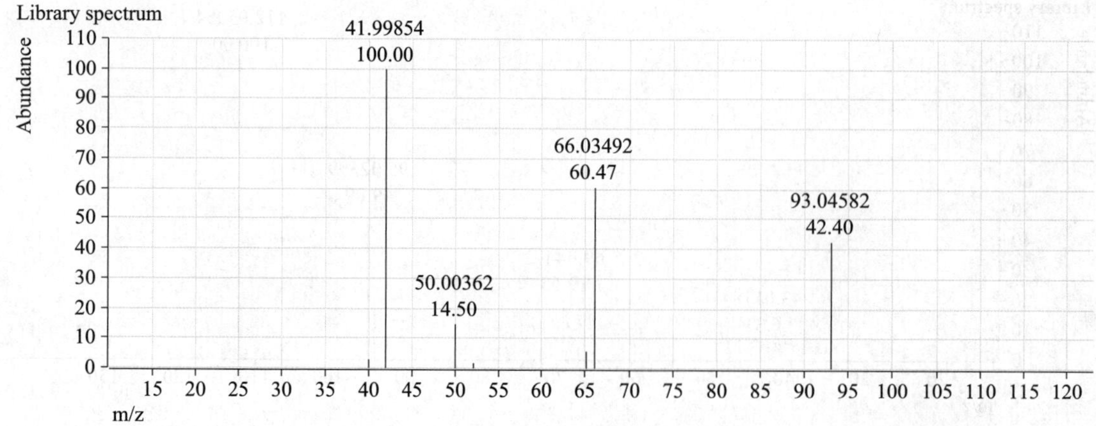

负离子扫描裂解途径解析

m/z 244.0397 → m/z 136.0516 → m/z 93.0458

拉 莫 三 嗪

英文名： Lamotrigine

分子式： $C_9H_7Cl_2N_5$

分子量： 256.09

CAS 编号： 84057-84-1

中文化学名： 6-(2,3-二氯苯基)-1,2,4-三嗪-3,5-二胺

英文化学名： 6-(2,3-Dichlorophenyl)-1,2,4-triazine-3,5-diamine

性状：本品为白色粉末；无臭；味微苦

溶解性：本品在二氧六环中溶解，在甲醇中略溶，在丙酮中微溶，在 0.1mol/L 盐酸溶液中极微溶，在水中几乎不溶

正离子扫描二级质谱图

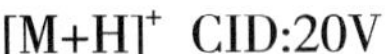

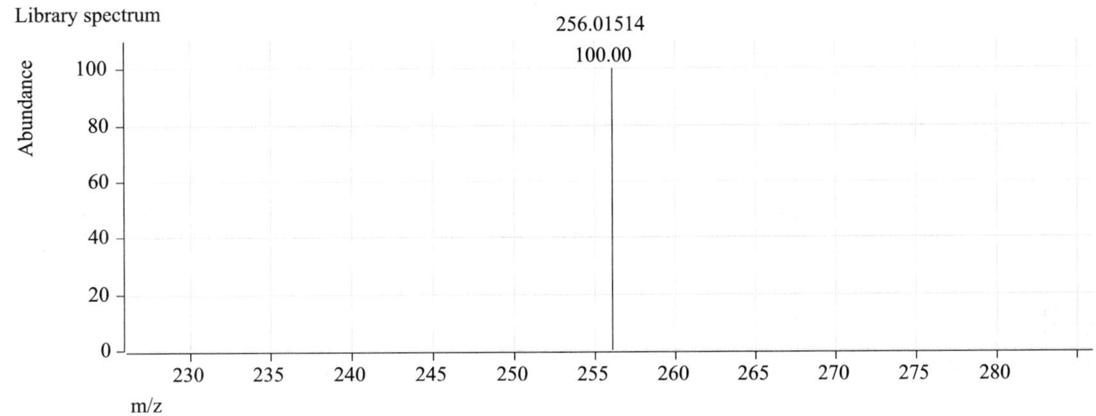

[M+H]+ CID:40V

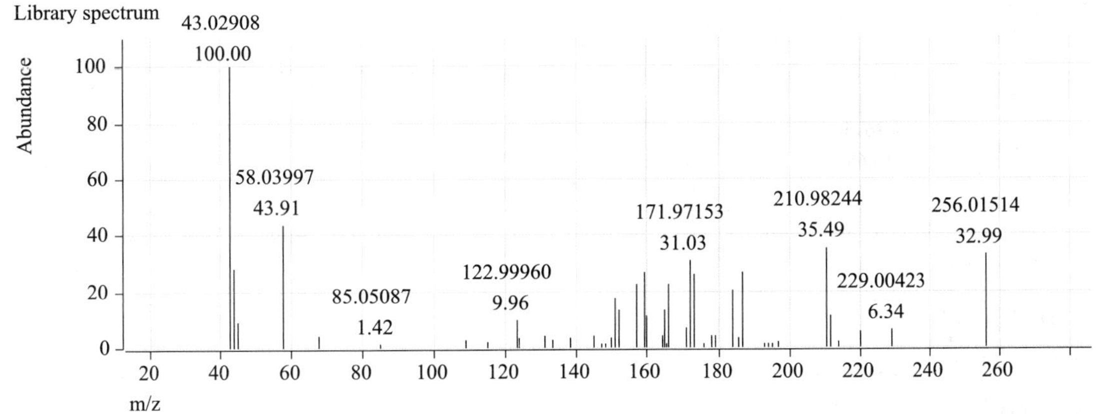

正离子扫描裂解途径解析

m/z 122.9996

m/z 229.0042

m/z 171.9715

m/z 43.0291

m/z 85.0509

m/z 58.0400

m/z 256.0151

m/z 210.9824

负离子扫描二级质谱图

[M−H]⁻ CID:10V

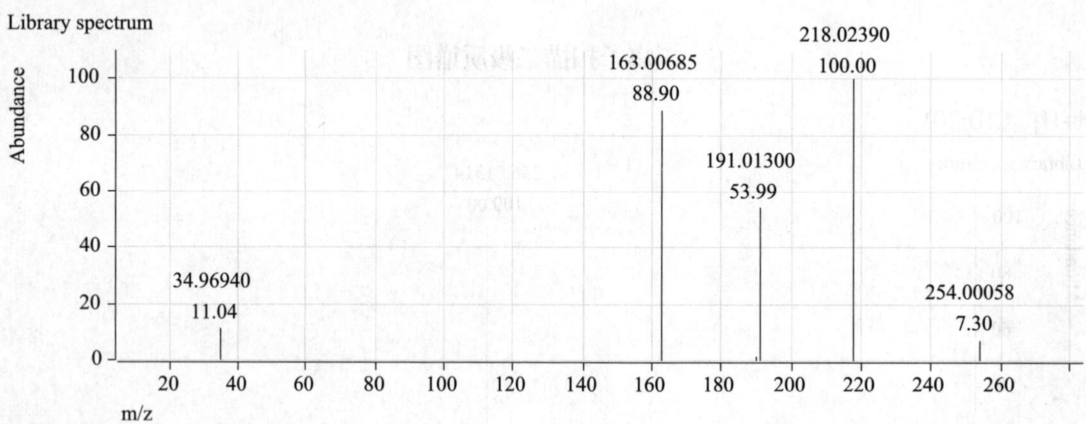

[M−H]⁻ CID:20V

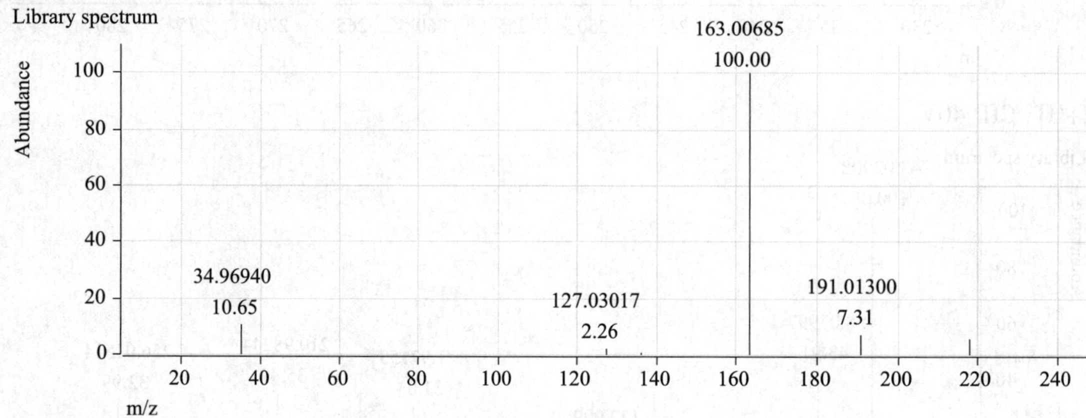

[M−H]⁻ CID:40V

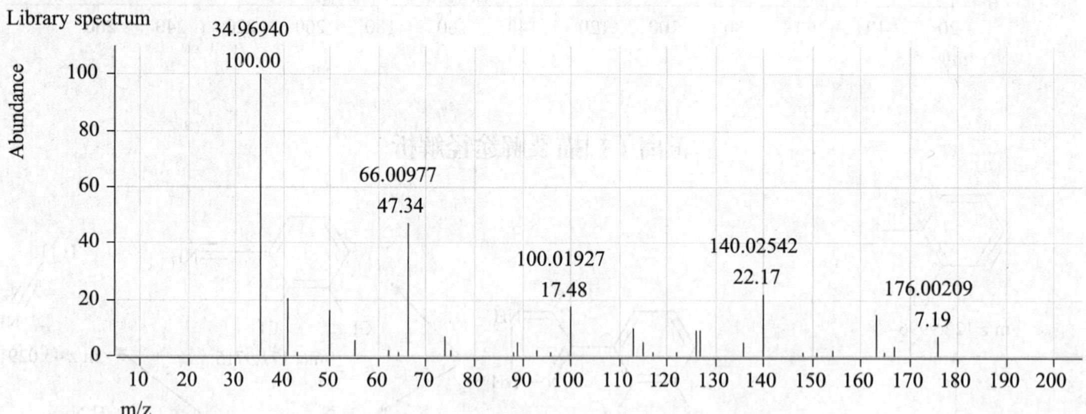

负离子扫描裂解途径解析

m/z 254.0006

m/z 218.0239

m/z 191.0130

m/z 163.0068

Cl⁻

m/z 34.9694

m/z 176.0021

m/z 140.0254

m/z 100.0193

苯 扎 贝 特

英文名： Bezafibrate

分子式： $C_{19}H_{20}ClNO_4$

分子量： 361.82

CAS 编号： 41859-67-0

中文化学名： 2-［4-［2-(4- 氯苯甲酰氨基)乙基］苯氧基］-2- 甲基丙酸

英文化学名： 2-[4-[2-[(4-Chlorobenzoyl)amino]ethyl]phenoxy]-2-methylpropanoic acid

性状： 本品为白色或类白色结晶或结晶性粉末;无臭

溶解性： 本品在甲醇中溶解，在乙醇中略溶，在水中几乎不溶

正离子扫描二级质谱图

$[M+H]^+$ CID:10V

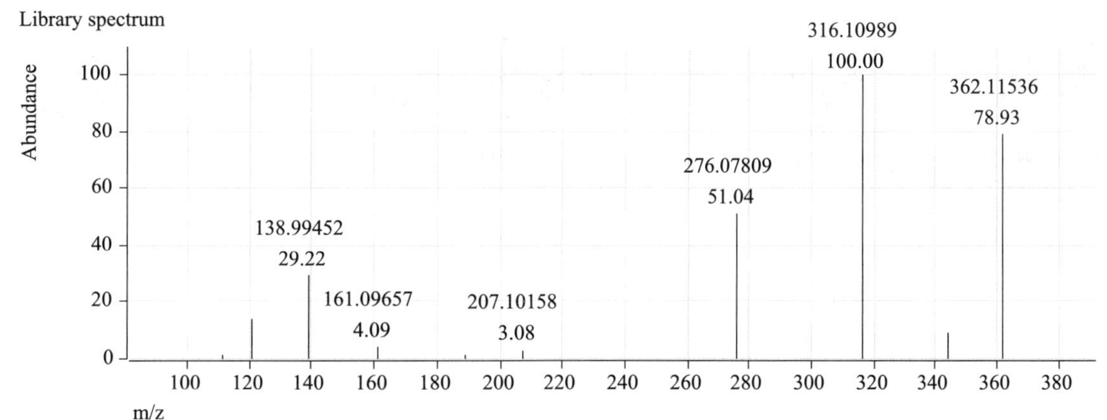

$[M+H]^+$ CID:20V

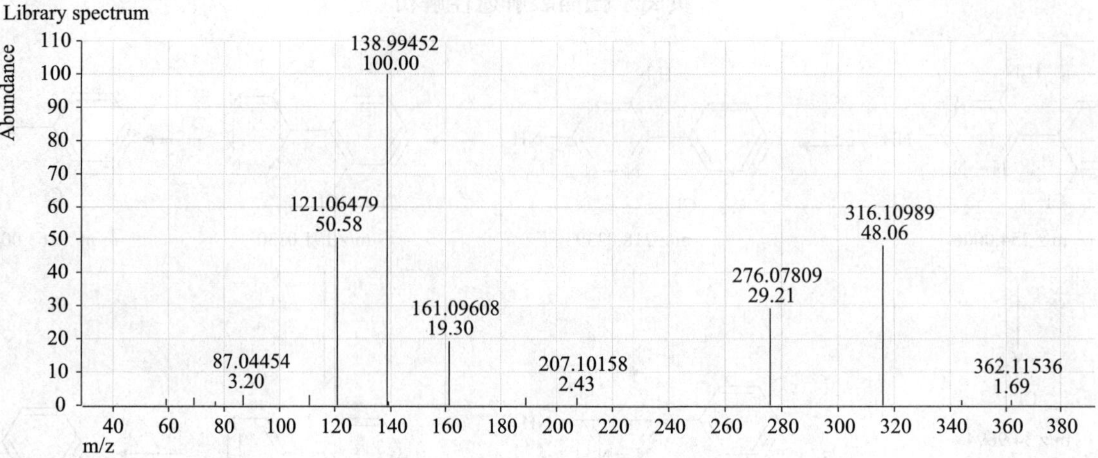

$[M+H]^+$ CID:40V

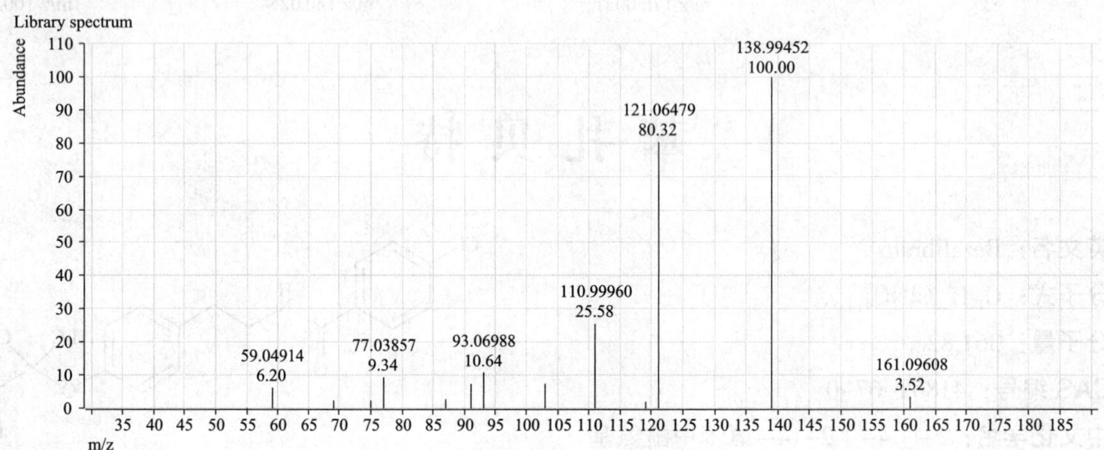

正离子扫描裂解途径解析

m/z 362.1154

m/z 316.1099

m/z 276.0786

m/z 138.9945

m/z 87.0441

m/z 161.0961

m/z 121.0648

负离子扫描二级质谱图

[M-H]⁻ CID:10V

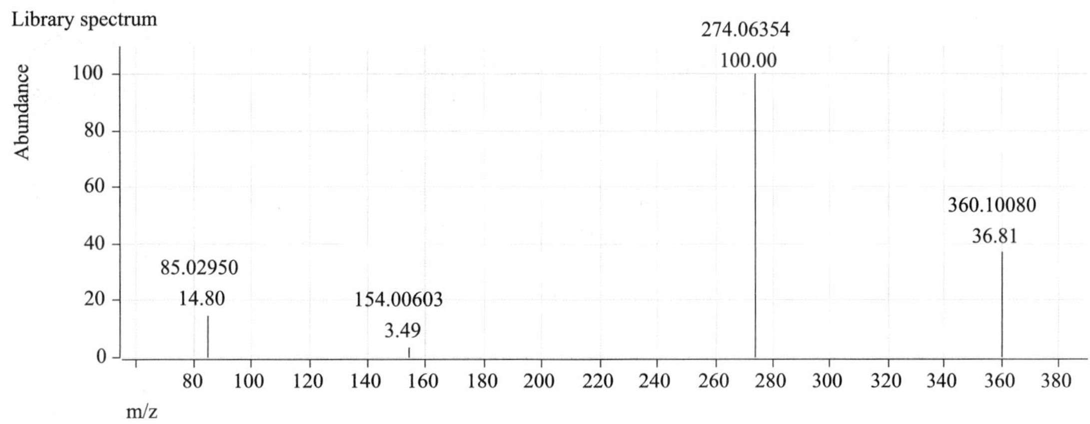

[M-H]⁻ CID:20V

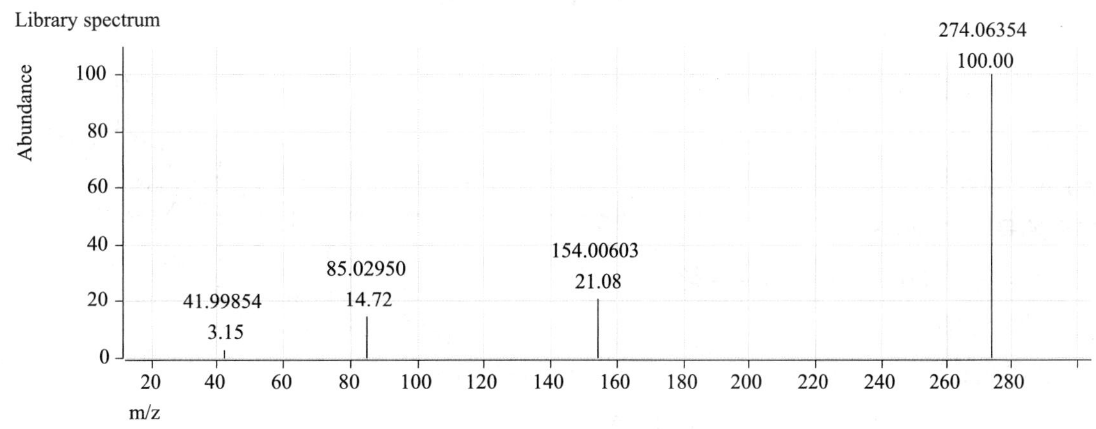

[M-H]⁻ CID:40V

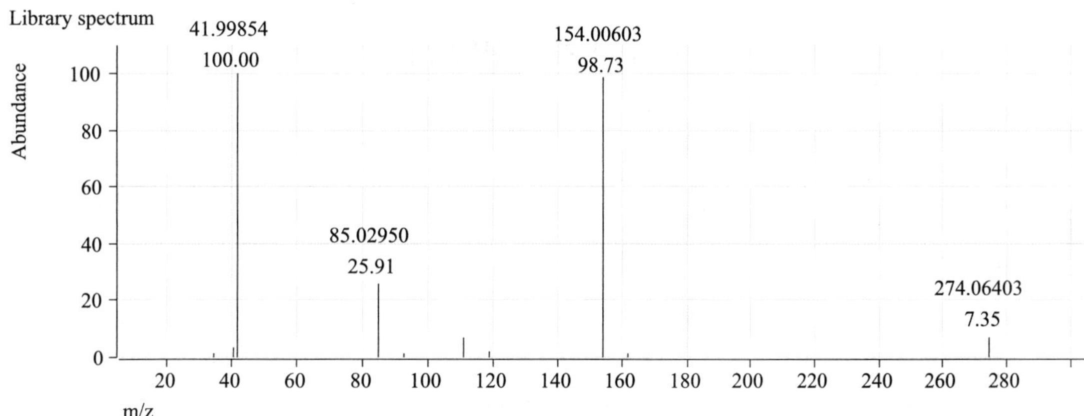

负离子扫描裂解途径解析

m/z 360.1008

m/z 274.0640

m/z 154.0065

m/z 85.0295

苯丙酸诺龙

英文名：Nandrolone Phenylpropionate

分子式：$C_{27}H_{34}O_3$

分子量：406.57

CAS 编号：62-90-8

中文化学名：17*β*－羟基雌甾－4－烯－3－酮－3－苯丙酸酯

英文化学名：17*β*-Hydroxyestr-4-en-3-one-hydrocinnamate

性状：本品为白色或类白色结晶性粉末；有特殊臭

溶解性：本品在甲醇或乙醇中溶解，在植物油中略溶，在水中几乎不溶

正离子扫描二级质谱图

$[M+H]^+$ CID:10V

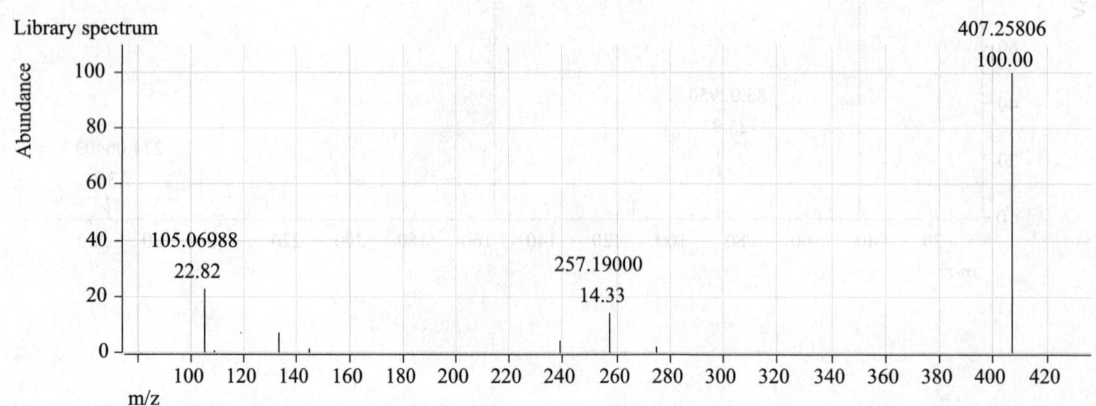

[M+H]+ CID:20V

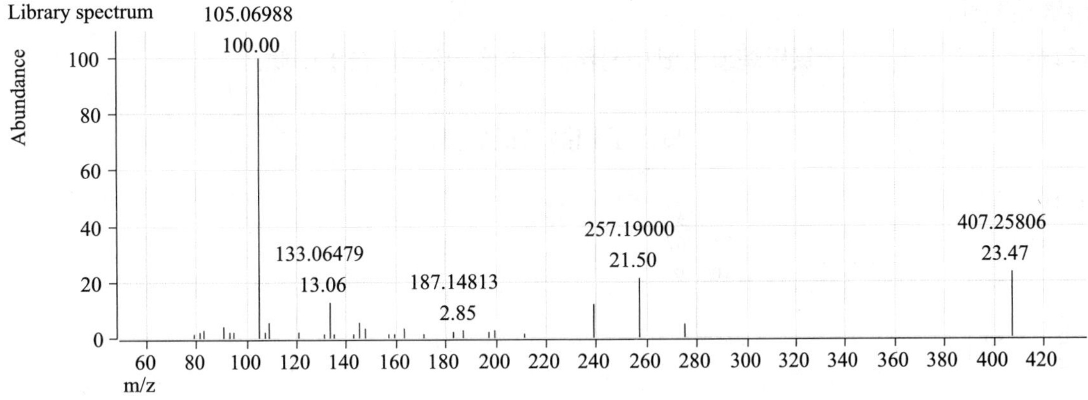

[M+H]+ CID:40V

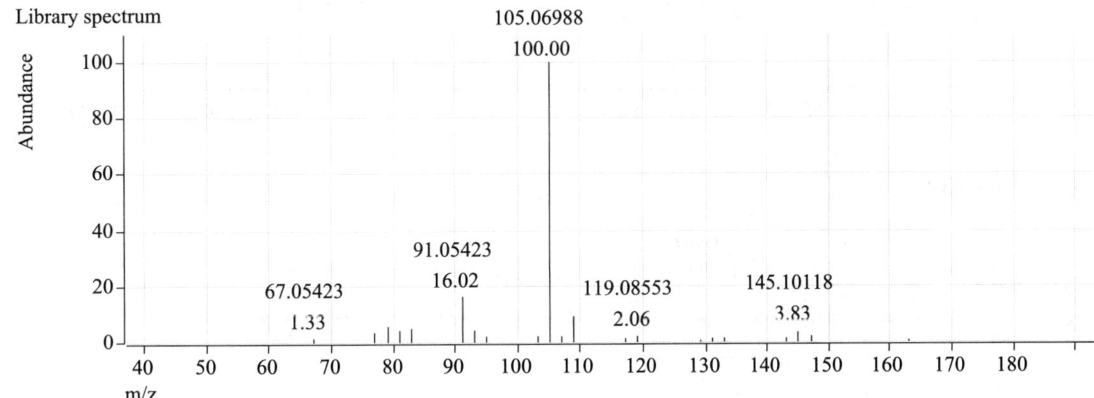

正离子扫描裂解途径解析

m/z 407.2581

m/z 257.1900

m/z 105.0699

苯 甲 酸

英文名：Benzoic Acid

分子式：$C_7H_6O_2$

分子量：122.12

CAS 编号：65-85-0

中文化学名：苯甲酸

性状：本品为白色有丝光的鳞片或针状结晶或结晶性粉末；质轻；无臭或微臭；在热空气中微有挥发性；水溶液显酸性

溶解性：本品在乙醇、三氯甲烷或乙醚中易溶，在沸水中溶解，在水中微溶

负离子扫描二级质谱图

$[M-H]^-$ CID:10V

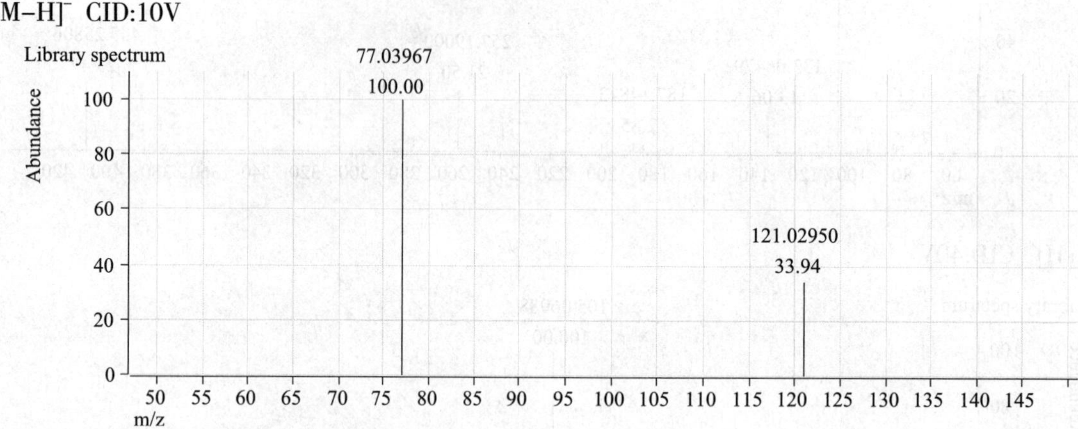

$[M-H]^-$ CID:20V

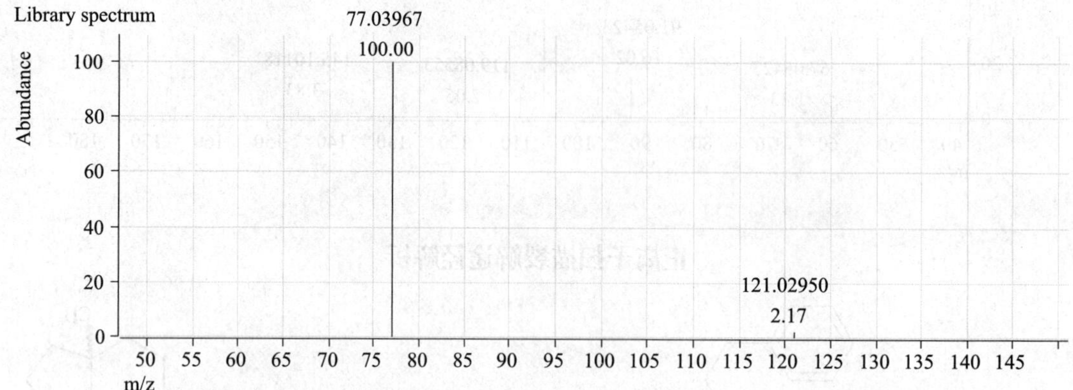

负离子扫描裂解途径解析

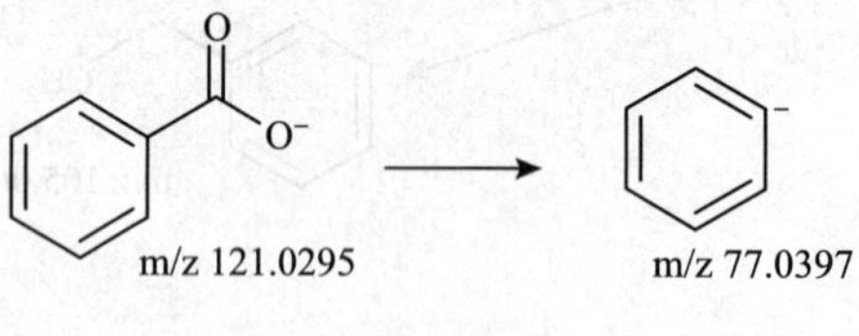

m/z 121.0295 → m/z 77.0397

苯甲酸甲硝唑

英文名：Metronidazole Benzoate

分子式：$C_{13}H_{13}N_3O_4$

分子量：275.26

CAS 编号：13182-89-3

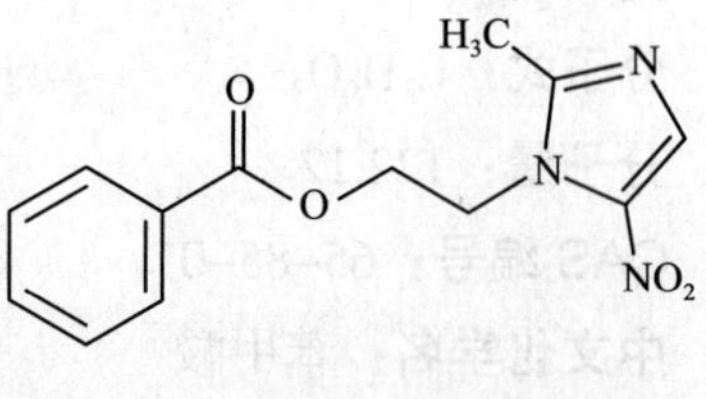

中文化学名：1-(2-苯甲酸乙酯)-2-甲基-5-硝基咪唑

英文化学名：2-(2-Methyl-5-nitro-1*H*-imidazol-1-yl)ethyl benzoate

性状：本品为类白色或微黄色结晶性粉末或片

溶解性：本品在三氯甲烷或丙酮中易溶，在乙醇中微溶，在水中几乎不溶

正离子扫描二级质谱图

[M+H]+ CID:10V

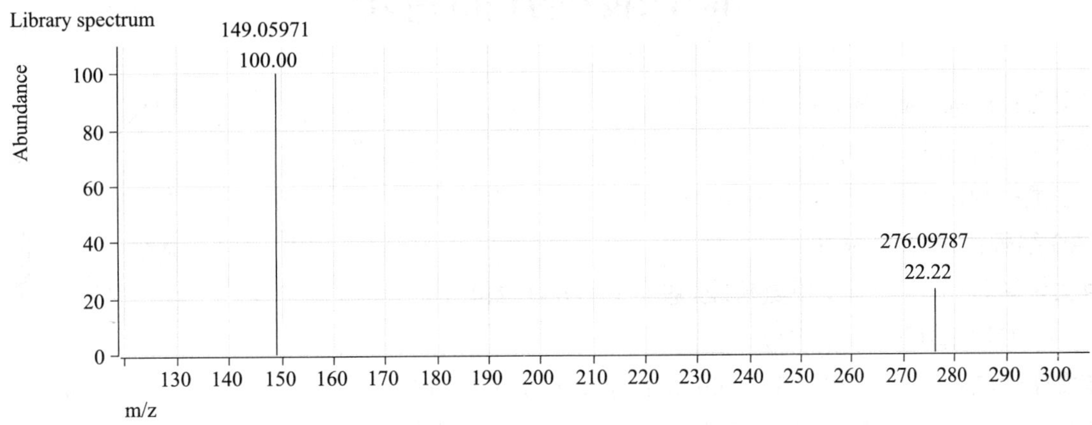

[M+H]+ CID:20V

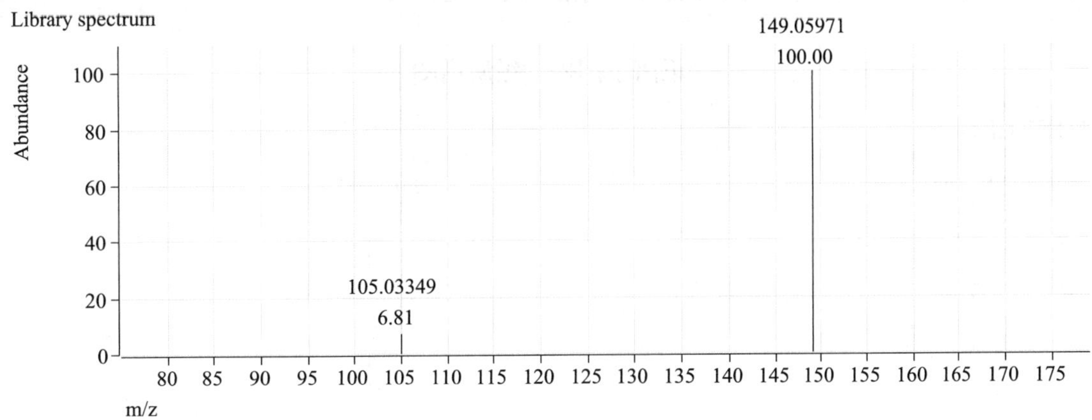

[M+H]+ CID:40V

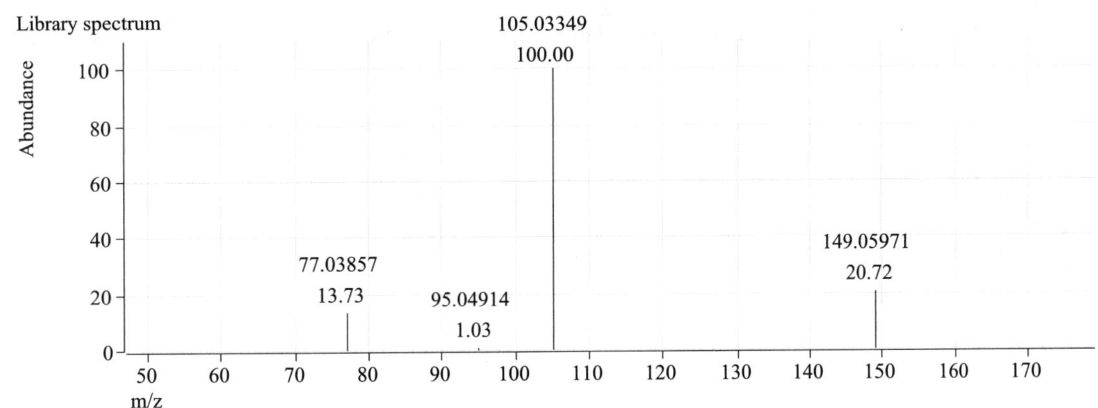

正离子扫描裂解途径解析

m/z 276.0979 → m/z 149.0597 → m/z 105.0335

苯甲酸利扎曲普坦

英文名：Rizatriptan Benzoate

分子式：$C_{15}H_{19}N_5 \cdot C_7H_6O_2$

分子量：391.47

CAS 编号：145202-66-0

中文化学名：3-［2-(二甲氨基)乙基］-5-(1*H*-1,2,4-三氮唑-1-基甲基)吲哚苯甲酸盐

英文化学名：3-［2-(Dimethylamino)ethyl]-5-(1*H*-1,2,4-triazole-1-methyl)indole benzoate

性状：本品为白色或类白色结晶性粉末

溶解性：本品在水或甲醇中溶解，在乙醇中略溶，在乙酸乙酯中极微溶

正离子扫描二级质谱图

$[M+H]^+$ CID:10V

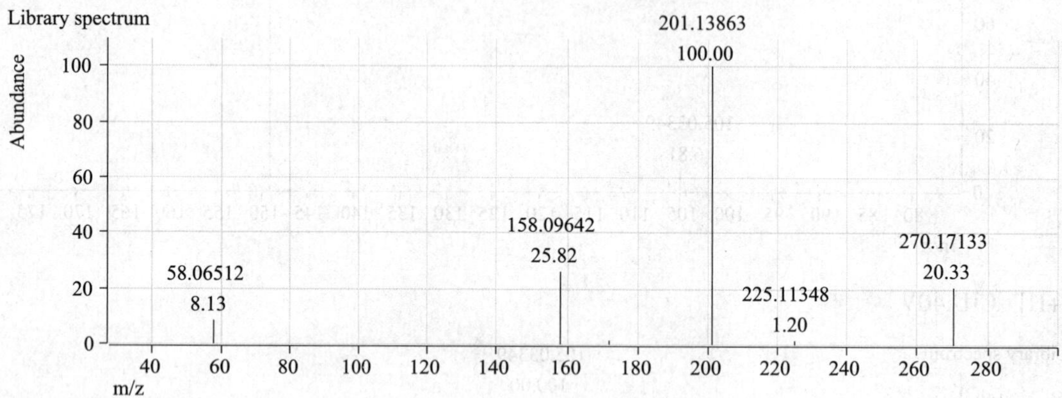

$[M+H]^+$ CID:20V

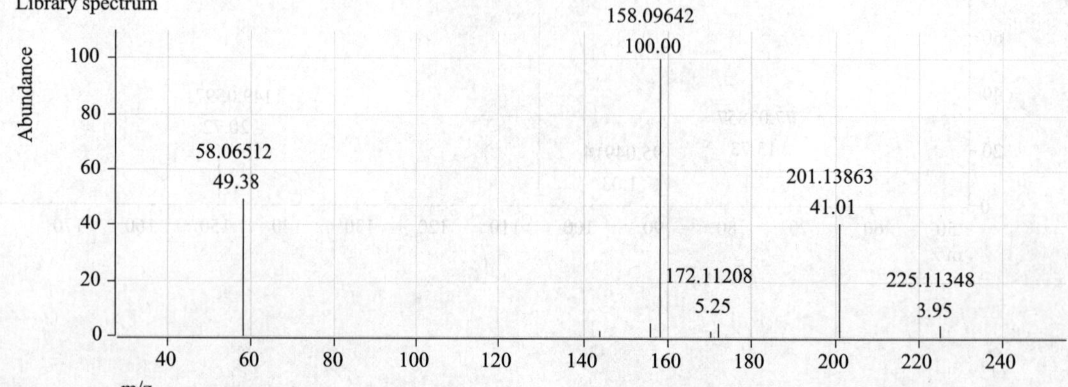

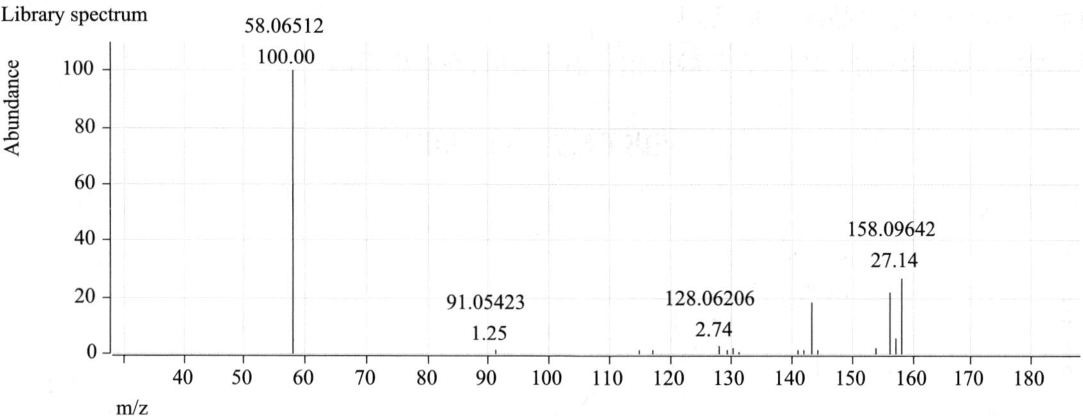

正离子扫描裂解途径解析

m/z 58.0651

m/z 201.1386

m/z 270.1713

m/z 158.0964

m/z 225.1135

苯甲酸雌二醇

英文名： Estradiol Benzoate

分子式： $C_{25}H_{28}O_3$

分子量： 376.50

CAS 编号： 50-50-0

中文化学名： 3- 羟基雌甾 -1,3,5(10)-三烯 -17*β* - 醇 -3- 苯甲酸酯

英文化学名：Estra-1,3,5(10)-triene-3,17β-diol-3-benzoate

性状：本品为白色结晶性粉末;无臭

溶解性：本品在丙酮中略溶,在乙醇或植物油中微溶,在水中不溶

正离子扫描二级质谱图

$[M+H]^+$ CID:10V

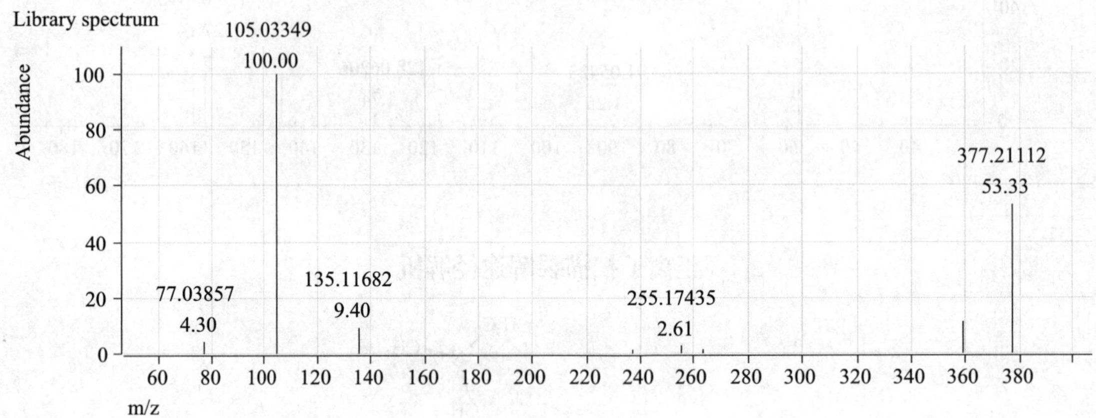

$[M+H]^+$ CID:20V

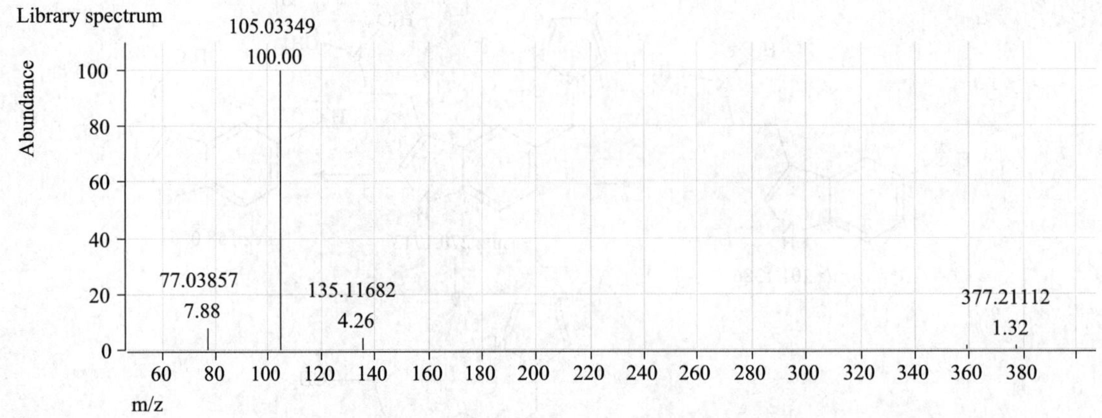

$[M+H]^+$ CID:40V

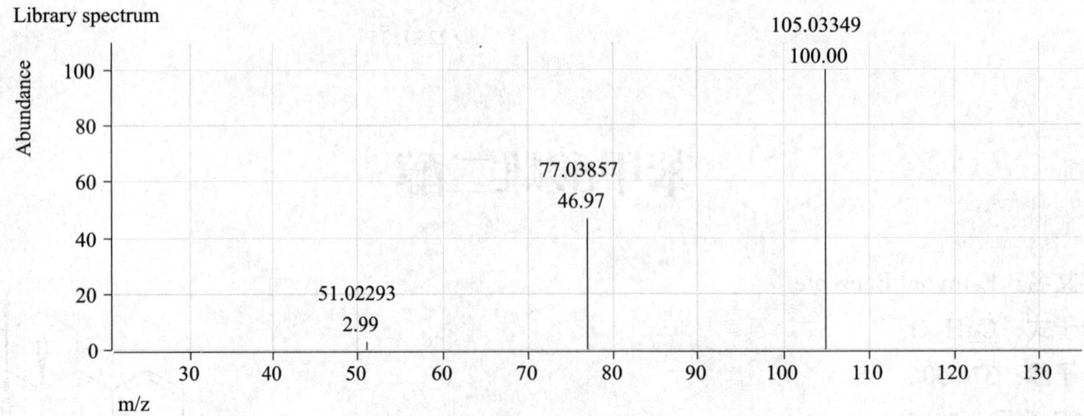

正离子扫描裂解途径解析

m/z 377.2111

m/z 105.0335

m/z 77.0386

m/z 359.2006

m/z 255.1743

m/z 135.1168

苯 佐 卡 因

英文名： Benzocaine

分子式： $C_9H_{11}NO_2$

分子量： 165.19

CAS 编号： 94-09-7

中文化学名： 对氨基苯甲酸乙酯

英文化学名： 4-(Ethoxycarbonyl)phenylamine

性状： 本品为白色结晶性粉末；无臭；遇光色渐变黄

溶解性： 本品在乙醇、三氯甲烷或乙醚中易溶，在脂肪油中略溶，在水中极微溶

正离子扫描二级质谱图

$[M+H]^+$ CID:10V

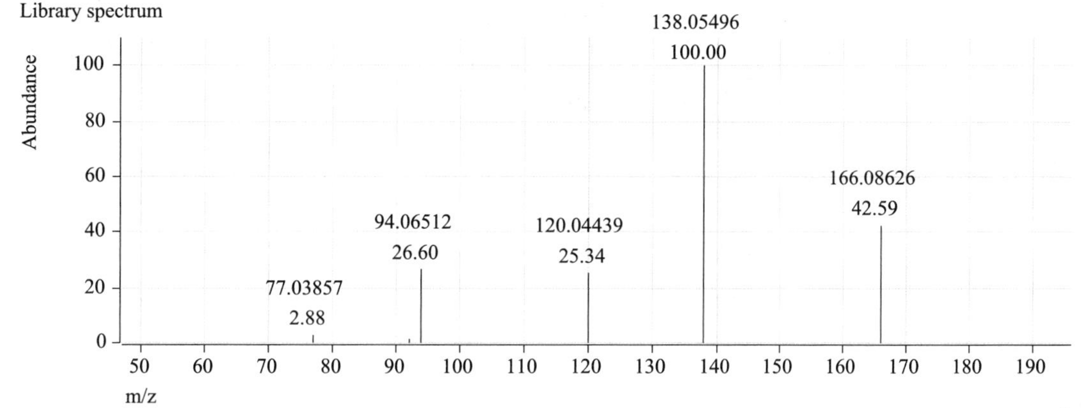

$[M+H]^+$ CID:20V

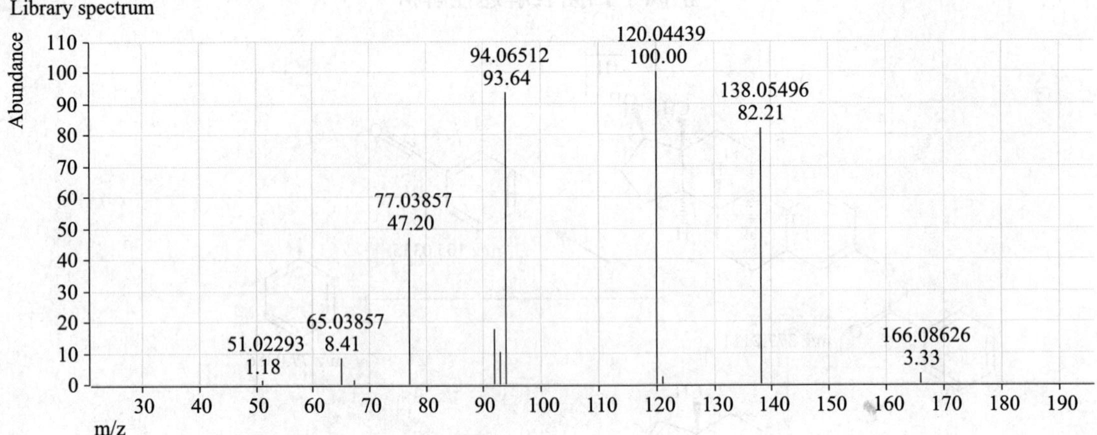

$[M+H]^+$ CID:40V

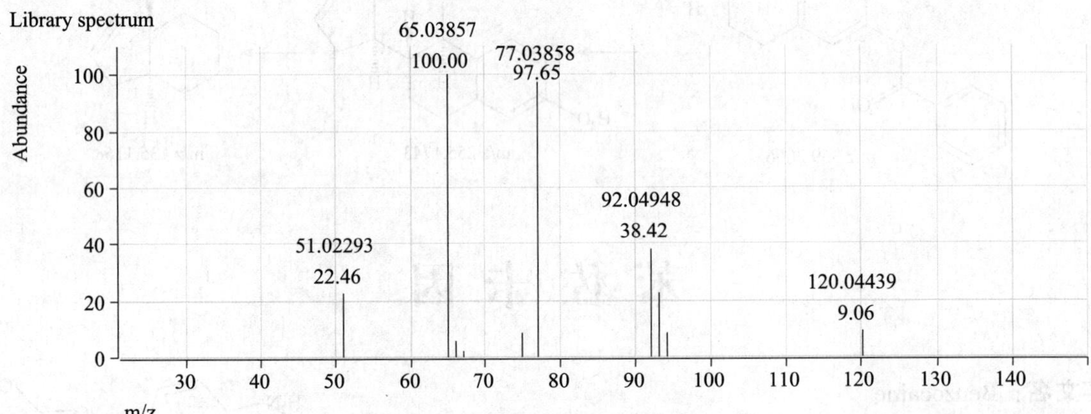

正离子扫描裂解途径解析

m/z 166.0863

m/z 120.0444

m/z 138.0550

m/z 94.0651

m/z 77.0386

苯 妥 英 钠

英文名： Phenytoin Sodium

分子式： $C_{15}H_{11}N_2NaO_2$

分子量： 274.25

CAS 编号： 630-93-3

中文化学名： 5,5- 二苯基乙内酰脲钠盐

英文化学名： 5,5-Diphenylhydantoin sodium salt

性状： 本品为白色粉末；无臭；微有引湿性，在空气中渐渐吸收二氧化碳，分解成苯妥英；水溶液显碱性，常因部分水解而发生浑浊

溶解性： 本品在水中易溶，在乙醇中溶解，在三氯甲烷或乙醚中几乎不溶

正离子扫描二级质谱图

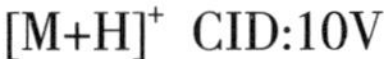

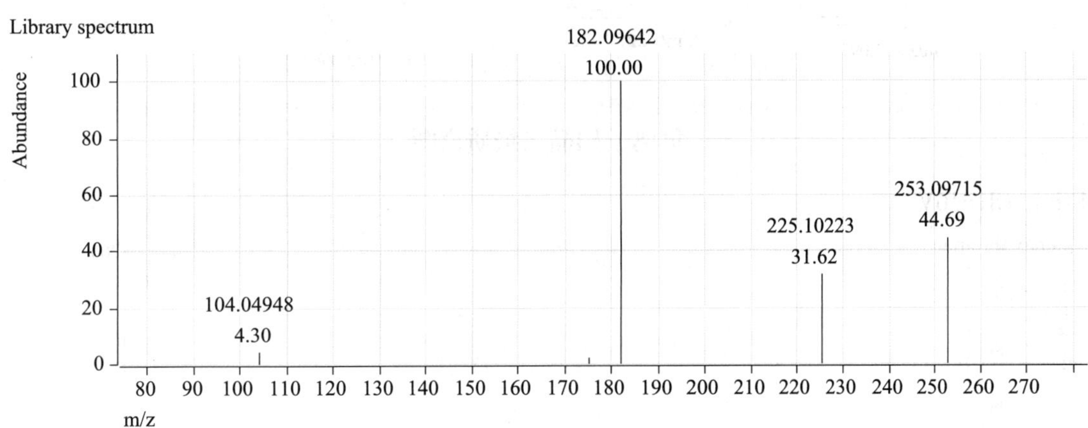

[M+H]+ CID:20V

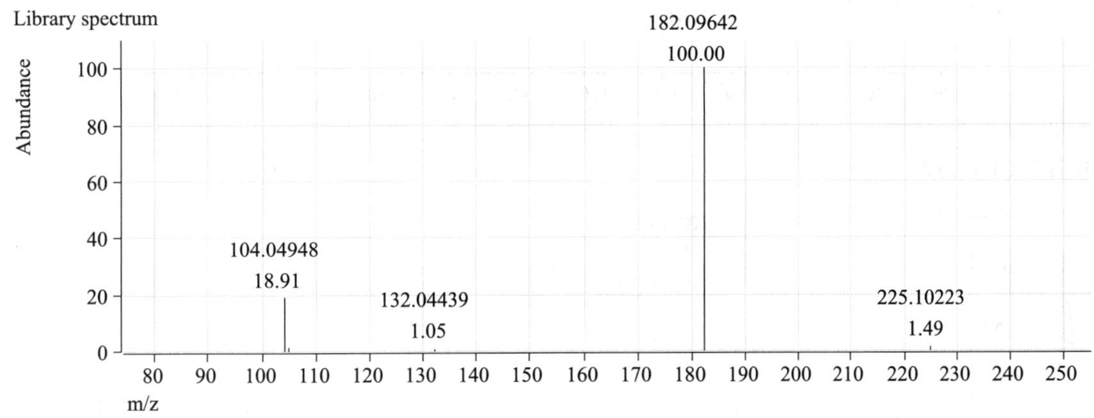

$[M+H]^+$ CID:40V

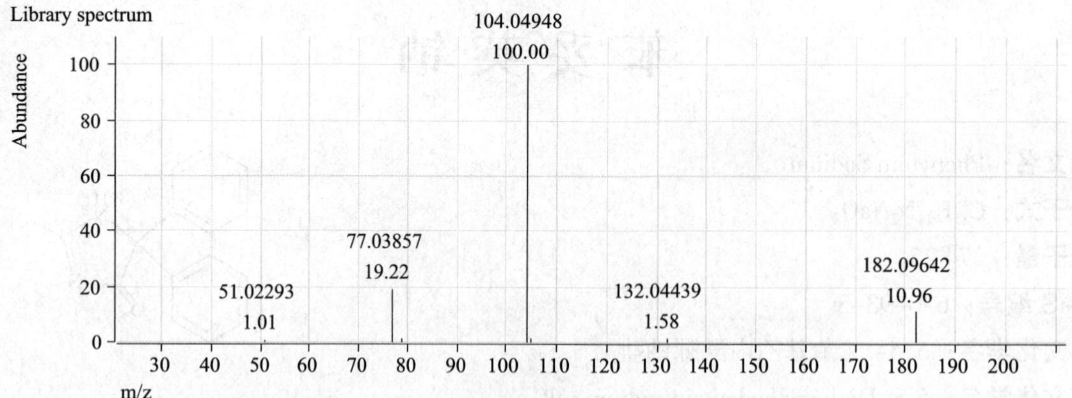

正离子扫描裂解途径解析

m/z 253.0972 → m/z 225.1022 → m/z 182.0964 → m/z 104.0495

负离子扫描二级质谱图

$[M-H]^-$ CID:10V

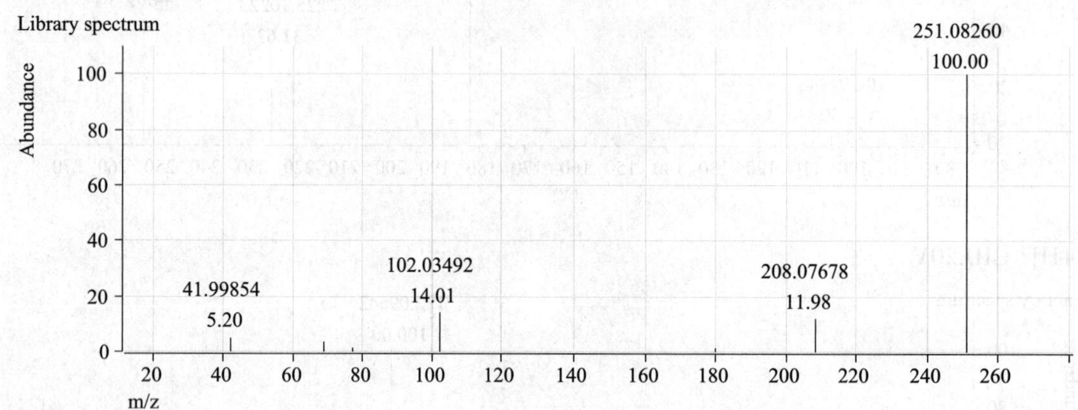

$[M-H]^-$ CID:20V

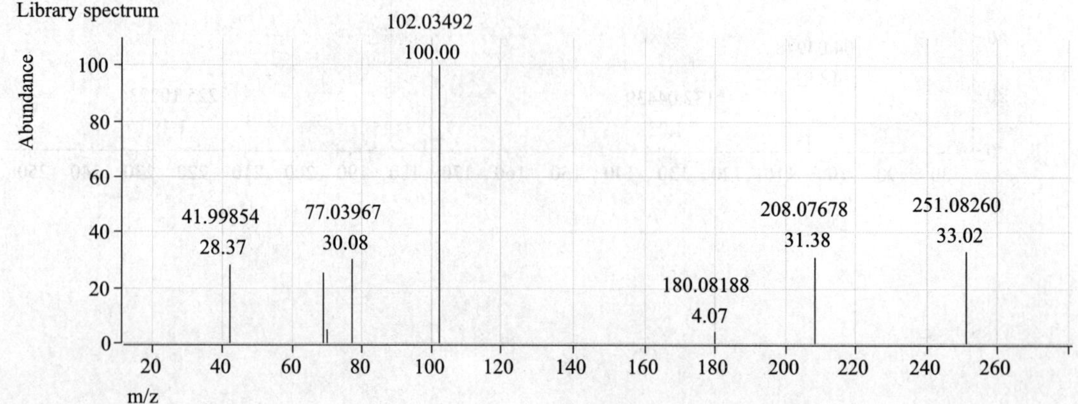

负离子扫描裂解途径解析

m/z 208.0768

m/z 251.0826

m/z 102.0349

苯环喹溴铵

英文名： Bencyclоquidium Bromide

分子式： $C_{21}H_{32}BrNO_2$

分子量： 410.39

CAS 编号： 1646143-19-2 和 1646143-18-1 混合物

中文化学名：（*S*）-1-环戊基 -2-[3-（（*R*）-1-甲基 -1-氮杂双环[2.2.2]辛烷基）氧基]-1-苯基乙醇溴化物与其对映异构体 1∶1的混合物

英文化学名： Benzenemethanol, α -[[(3*R*)-1-azabicyclo[2.2.2]oct-3-yloxy]methyl]- α -cyclohexyl-, (α *S*)-rel-(ACI)

性状： 本品为白色或类白色结晶性粉末；无臭

溶解性： 本品在水、甲醇或三氯甲烷中易溶，在丙酮中微溶，在乙醚中几乎不溶

正离子扫描二级质谱图

$[M]^+$ CID:20V

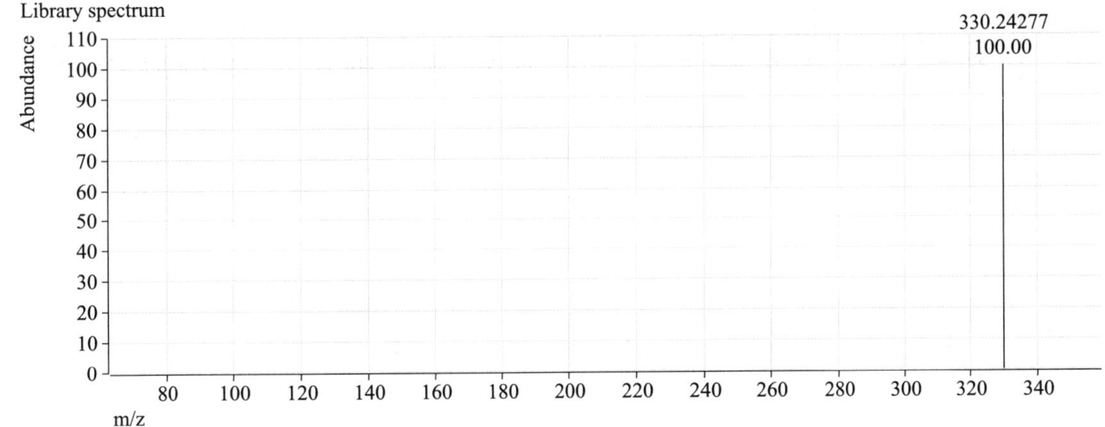

$[M]^+$ CID:40V

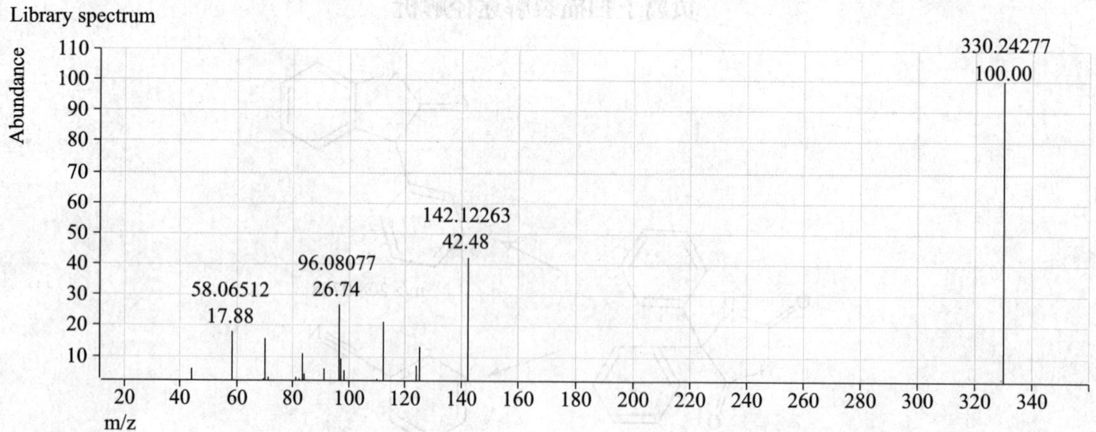

$[M]^+$ CID:60V

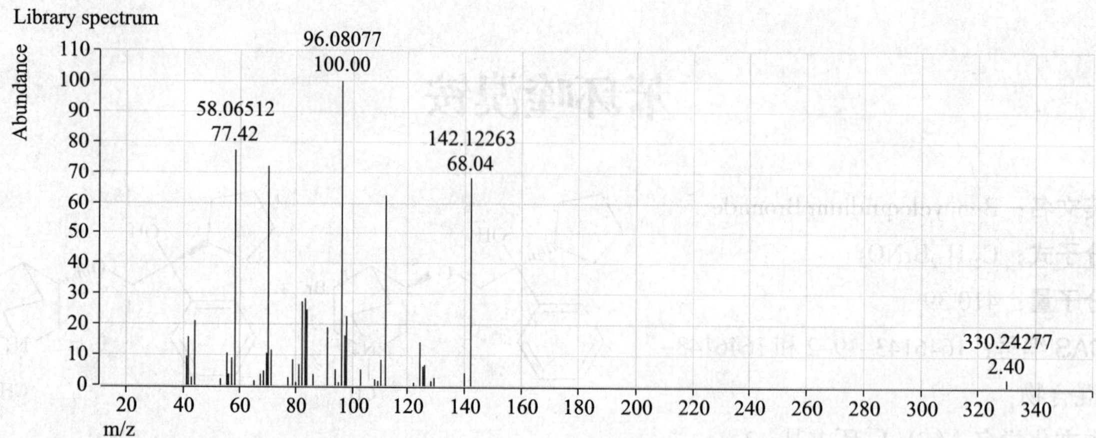

$[M]^+$ CID:80V

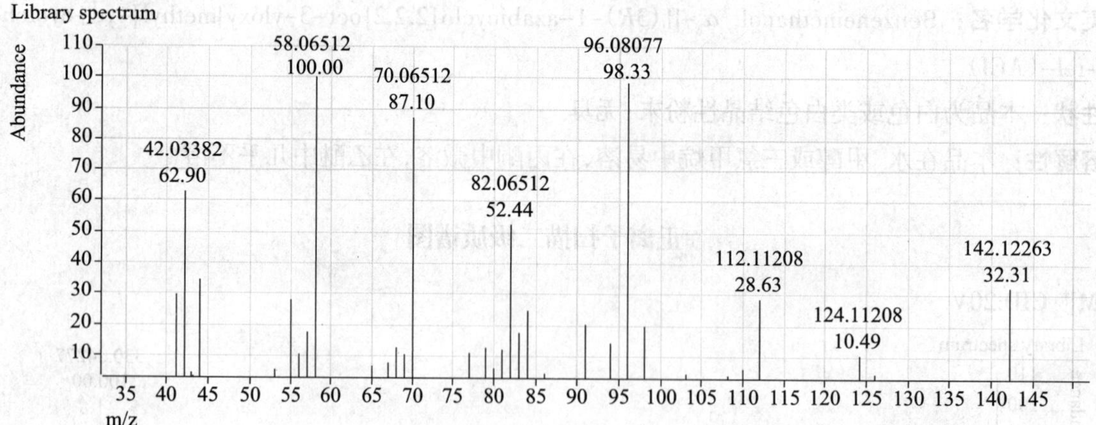

正离子扫描裂解途径解析

m/z 330.2428
m/z 142.1226
m/z 82.0651
m/z 96.0808
m/z 42.0338
m/z 70.0651
m/z 58.0651

苯环喹溴铵异构体

英文名： Bencycloquidium Bromide Isomer

分子式： $C_{21}H_{32}NO_2 \cdot Br$

分子量： 410.39

中文化学名： 3（*R*）-［（2′（*R*）- 环戊基 -2′- 羟基 -2′- 苯基）乙氧基］-1- 甲基 - 溴化 -1- 氮杂双环［2,2,2］辛烷

英文化学名： 1-Azoniabicyclo[2.2.2]octane,3-(2-cyclopentyl-2-hydroxy-2-phenylethoxy)-1-methyl-, bromide

性状： 本品为白色或类白色结晶性粉末

溶解性： 本品在水、甲醇、三氯甲烷中易溶

正离子扫描二级质谱图

$[M]^+$ CID:20V

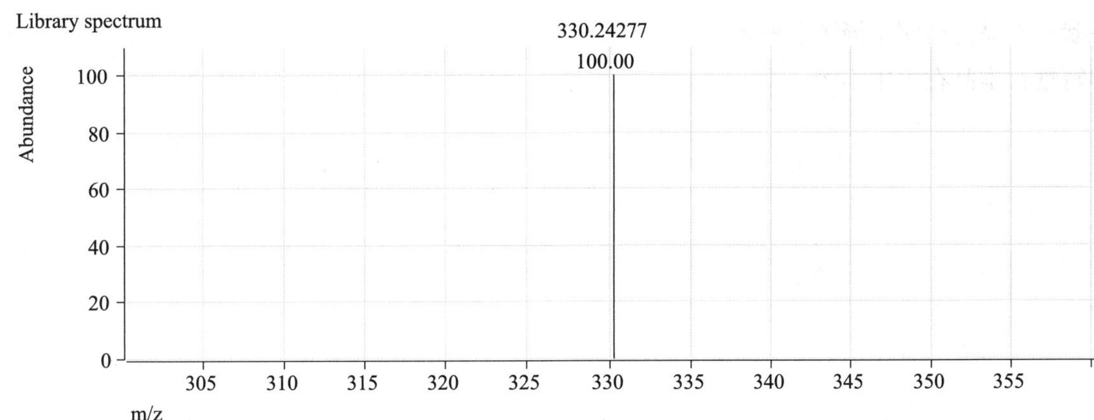

$[M]^+$ CID:40V

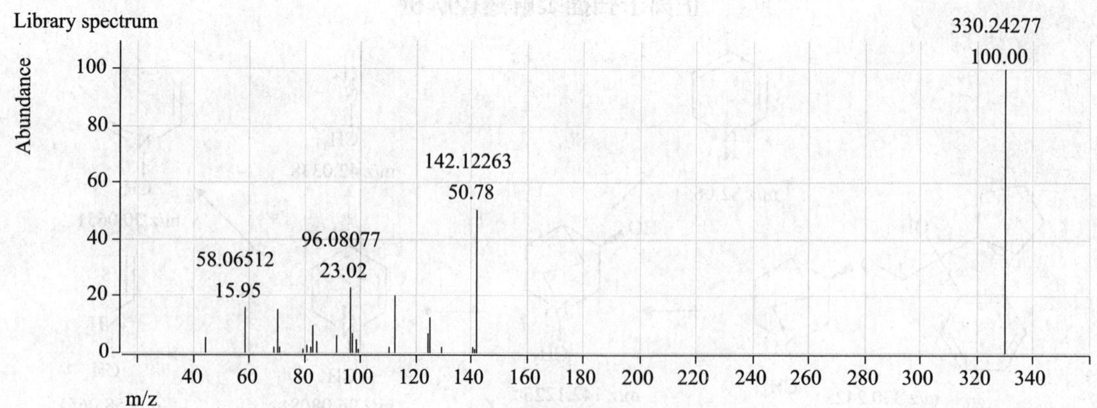

正离子扫描裂解途径解析

m/z 330.2428

m/z 142.1226

m/z 96.0808

m/z 58.0651

苯 基 哌 嗪

英文名：*N*–Phenylpiperazine

分子式：$C_{10}H_{14}N_2$

分子量：162.23

CAS 编号：92–54–6

中文化学名：*N*– 苯基哌嗪

性状：本品为透明至淡黄色液体

溶解性：本品在水中不溶

正离子扫描二级质谱图

[M+H]$^+$ CID:10V

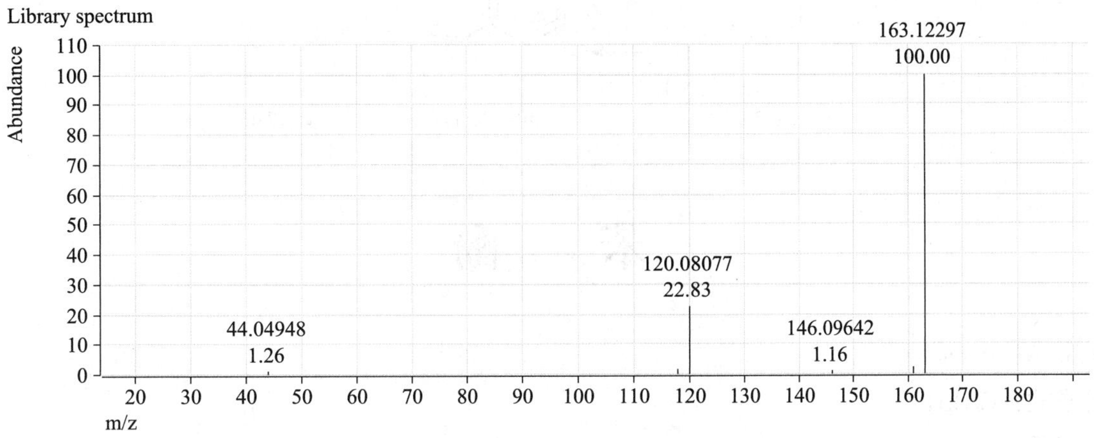

[M+H]$^+$ CID:20V

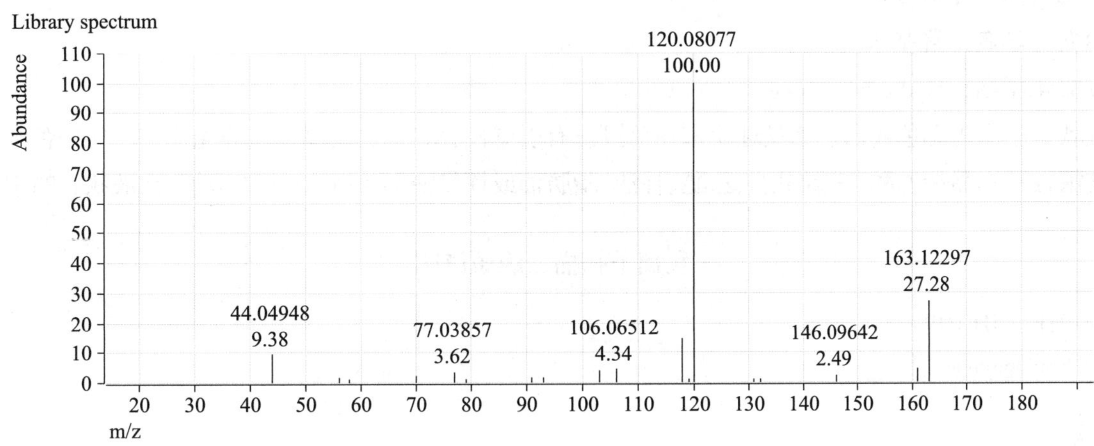

[M+H]$^+$ CID:40V

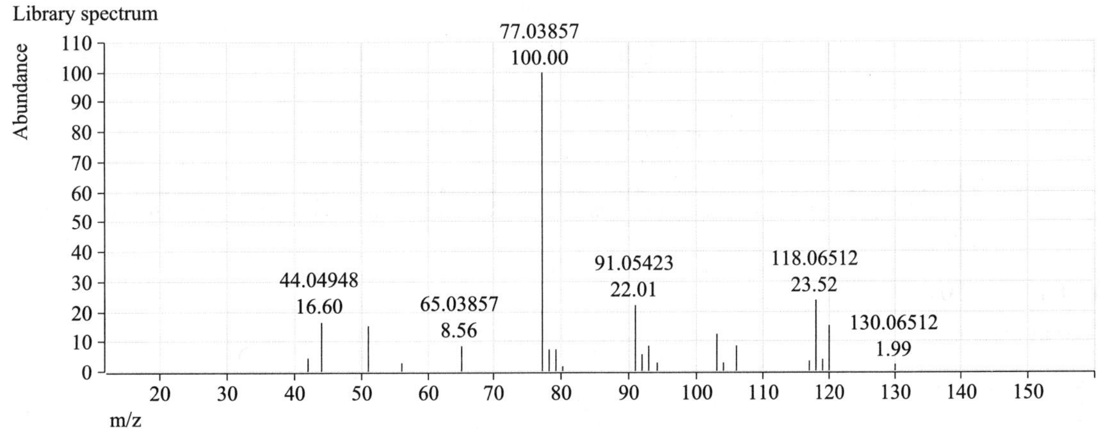

正离子扫描裂解途径解析

m/z 163.1230 → m/z 120.0808 → m/z 77.0386

苯　　酚

英文名： Phenol

分子式： C_6H_6O

分子量： 94.11

CAS 编号： 108-95-2

中文化学名： 羟基苯

英文化学名： Hydroxybenzene

性状： 本品为无色或白色结晶性粉末；有特臭；有引湿性；水溶液显弱酸性；遇光或在空气中色渐变深

溶解性： 本品在乙醇、三氯甲烷、乙醚、甘油、脂肪油或挥发油中易溶，在水中溶解，在液状石蜡中略溶

负离子扫描二级质谱图

[M−H]$^-$ CID:10V

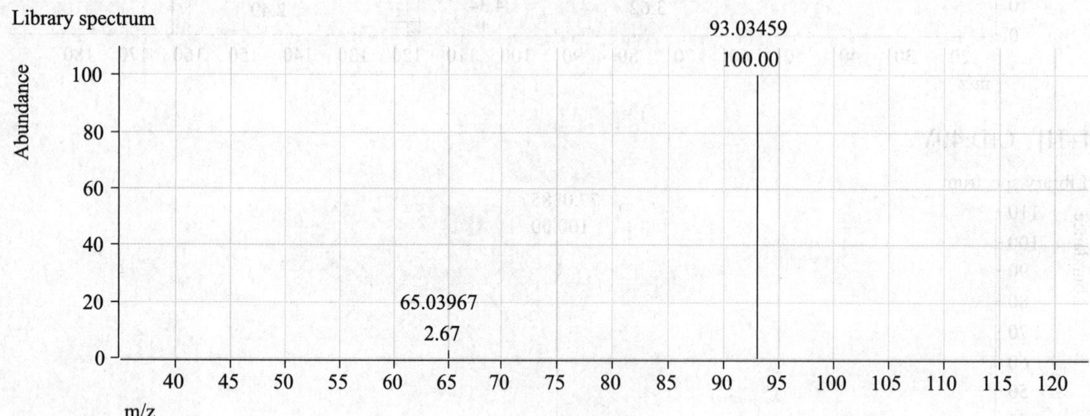

[M−H]$^-$ CID:20V

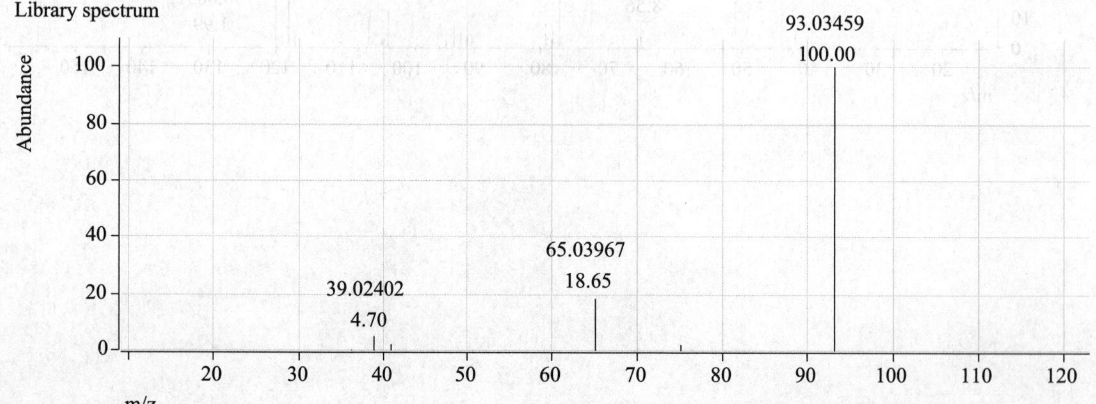

负离子扫描裂解途径解析

m/z 93.0346 → m/z 65.0397 → m/z 39.0240

苯 溴 马 隆

英文名：Benzbromarone

分子式：$C_{17}H_{12}Br_2O_3$

分子量：424.08

CAS 编号：3562-84-3

中文化学名：(3,5- 二溴 -4- 羟基苯基)-(2- 乙基 -3- 苯并呋喃基)甲酮

英文化学名：(3,5-Dibromo-4-hydroxyphenyl)-(2-ethyl-3-benzofuranyl)methanone

性状：本品为白色至微黄色结晶性粉末;无臭

溶解性：本品在二甲基甲酰胺中极易溶,在三氯甲烷或丙酮中易溶,在乙醚中溶解,在乙醇中略溶,在水中几乎不溶

正离子扫描二级质谱图

$[M+H]^+$ CID:10V

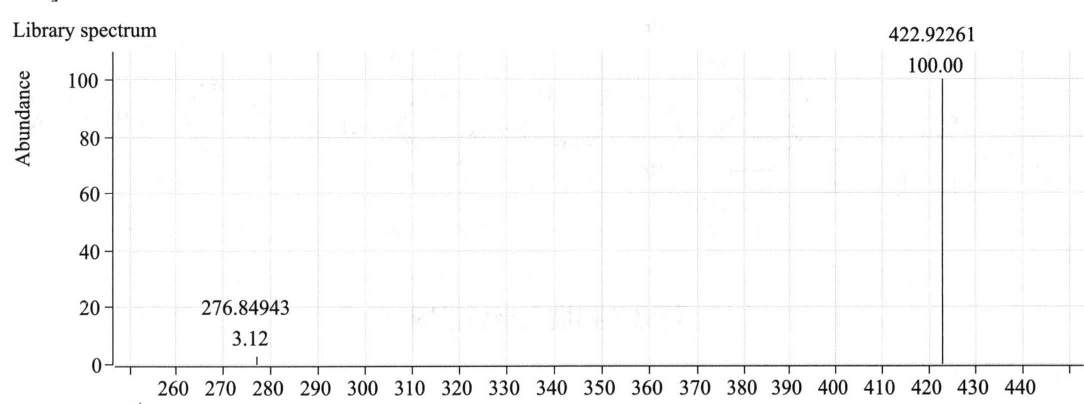

$[M+H]^+$ CID:20V

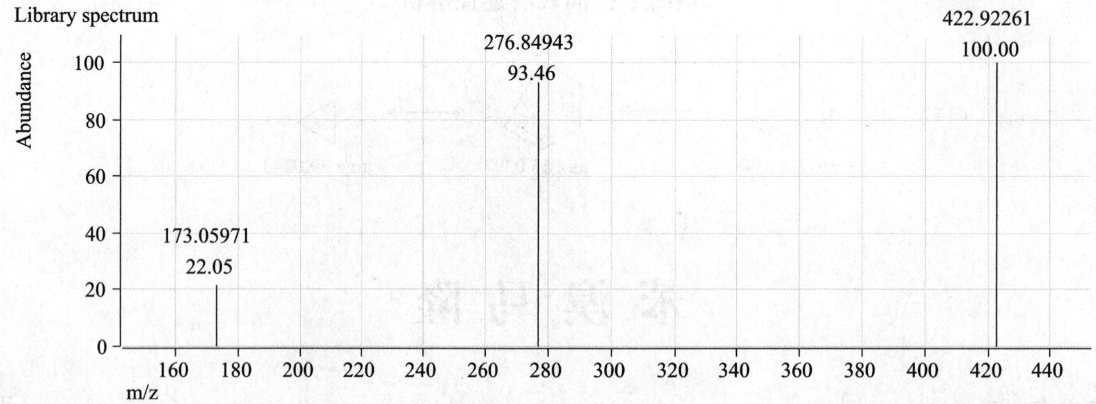

$[M+H]^+$ CID:40V

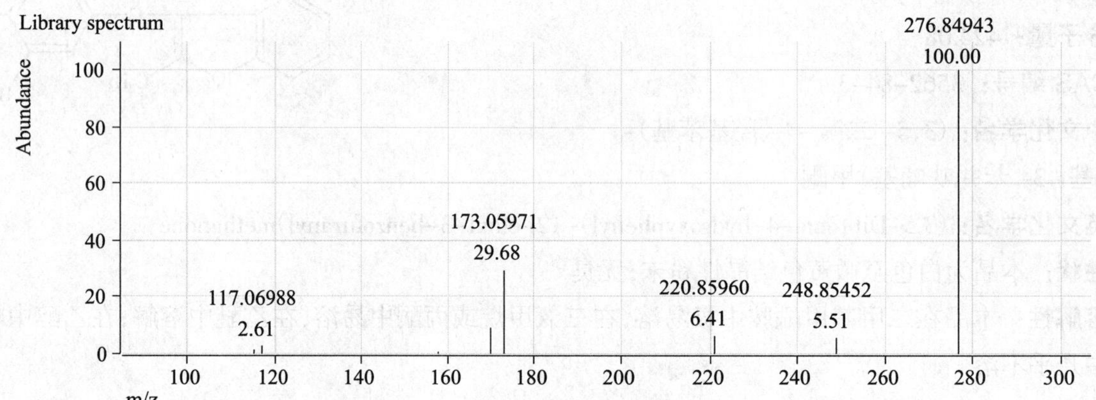

正离子扫描裂解途径解析

m/z 173.0597 ← m/z 422.9226 → m/z 276.8494 → m/z 248.8545 → m/z 220.8596

负离子扫描二级质谱图

$[M-H]^-$ CID:10V

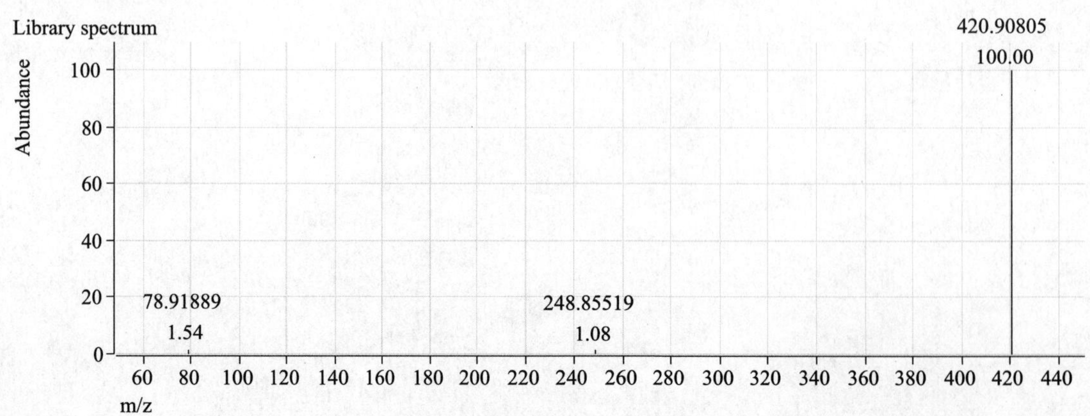

$[M-H]^-$ CID:20V

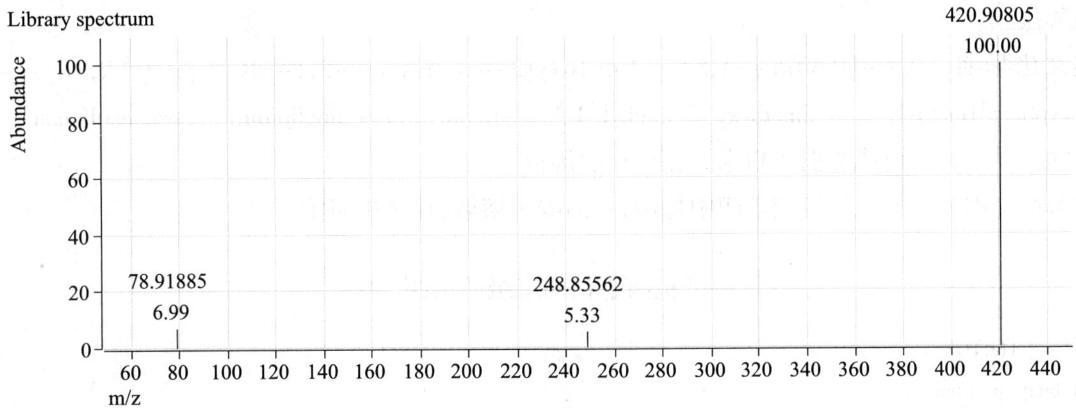

$[M-H]^-$ CID:40V

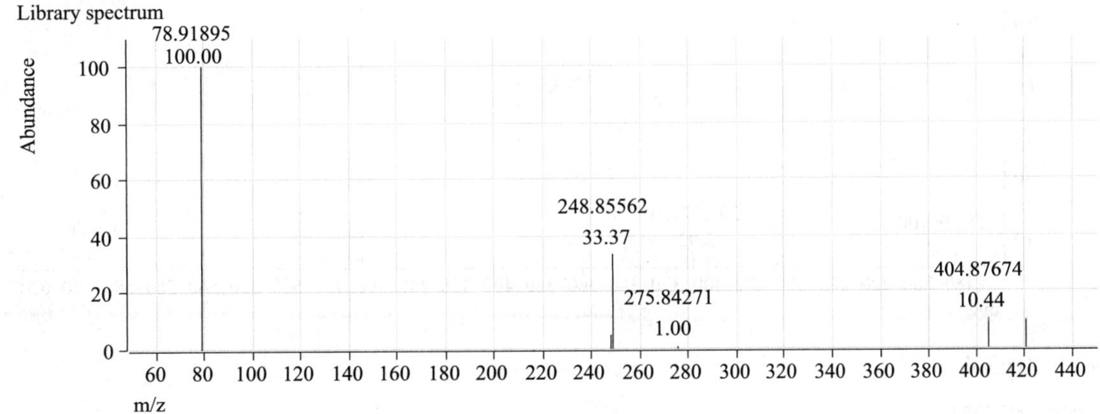

负离子扫描裂解途径解析

Br^-
m/z 78.9189

m/z 420.9080

m/z 248.8556

苯磺顺阿曲库铵

英文名： Cisatracurium Besilate

分子式： $C_{53}H_{72}N_2O_{12}\cdot 2C_6H_5O_3S$

分子量： 1243.49

CAS 编号： 96946-42-8

中文化学名： (1*R*,1′*R*,2*R*,2′*R*)-2,2′-(3,11-二氧代-4,10-二氧十三

烷-1,13-二基)双[1,2,3,4-四氢-6,7-二甲氧基-2-甲基-1-((3,4-二甲氧基苯基)甲基)异喹啉鎓]二苯磺酸盐

英文化学名：2,2′-[Pentane-1,5-diylbis[oxy(3-oxopropane-3,1-diyl)]]bis[(1*R*,2*R*)-1-[(3,4-dimethoxyphenyl)methyl]-6,7-dimethoxy-2-methyl-1,2,3,4-tetrahydroisoquinolinium]dibenzenesulfonate

性状：本品为白色或类白色粉末；无臭；有引湿性

溶解性：本品在三氯甲烷或乙醇中易溶，在丙酮中溶解，在水中略溶

正离子扫描二级质谱图

$[M]^{2+}$ CID:10V

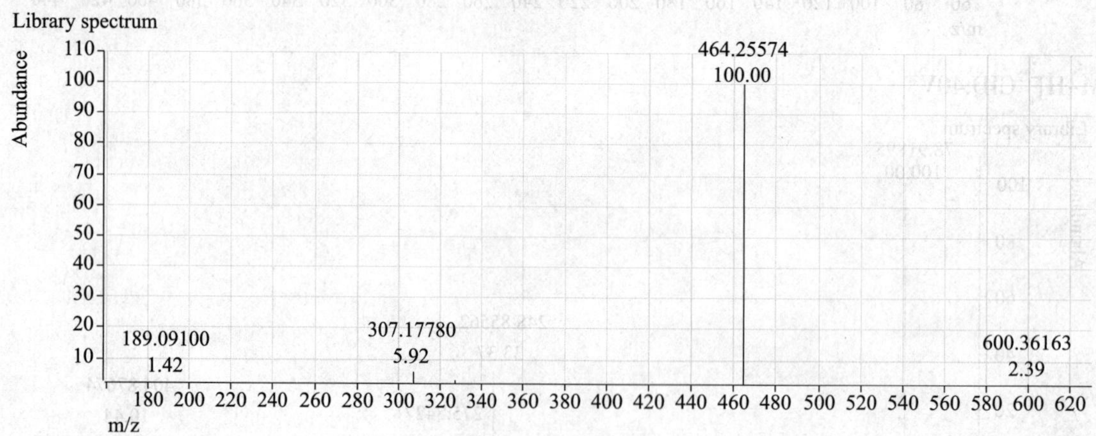

$[M]^{2+}$ CID:20V

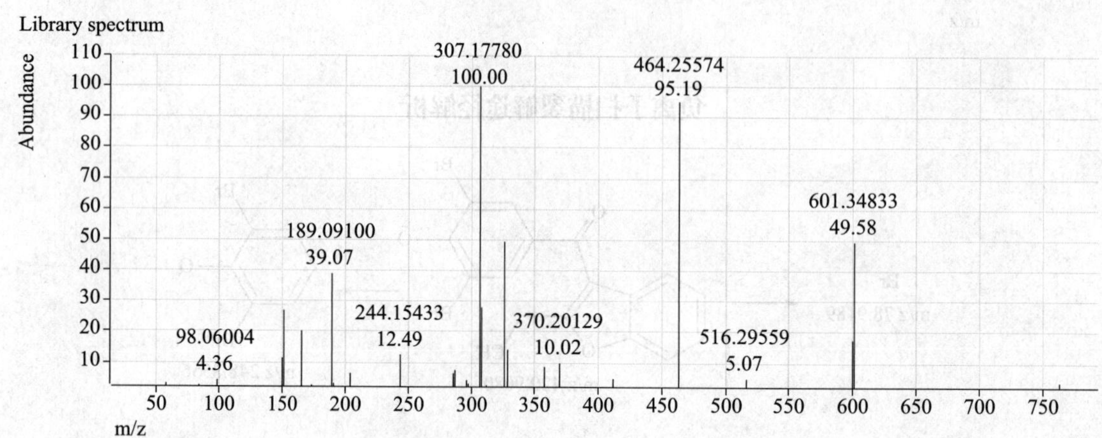

$[M]^{2+}$ CID:40V

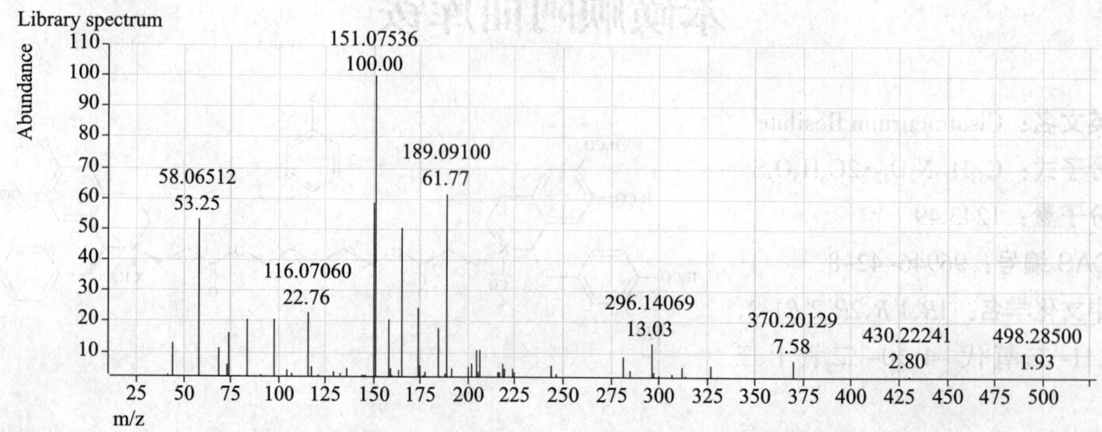

正离子扫描裂解途径解析

m/z 464.2541

m/z 307.1783

苯磺酸左氨氯地平

英文名： Levamlodipine Besilate

分子式： $C_{20}H_{25}ClN_2O_5 \cdot C_6H_6O_3S$

分子量： 567.05

CAS 编号： 150566-71-5

中文化学名：（4*S*）-2-［（2-氨基乙氧基）甲基］-4-（2-氯苯基）-6-甲基-1,4-二氢吡啶-3,5-二羧酸-3-乙酯-5-甲酯苯磺酸盐

英文化学名： 3,5-Pyridinedicarboxylic acid, 2-[(2-aminoethoxy)methyl]-4-(2-chlorophenyl)-1,4-dihydro-6-methyl-, 3-ethyl 5-methyl ester, (4*S*)-, benzenesulfonate（1∶1）

性状： 本品为白色或类白色粉末；无臭；味微苦；有引湿性

溶解性： 本品在甲醇、乙醇中易溶，在水中微溶

正离子扫描二级质谱图

$[M+H]^+$ CID:10V

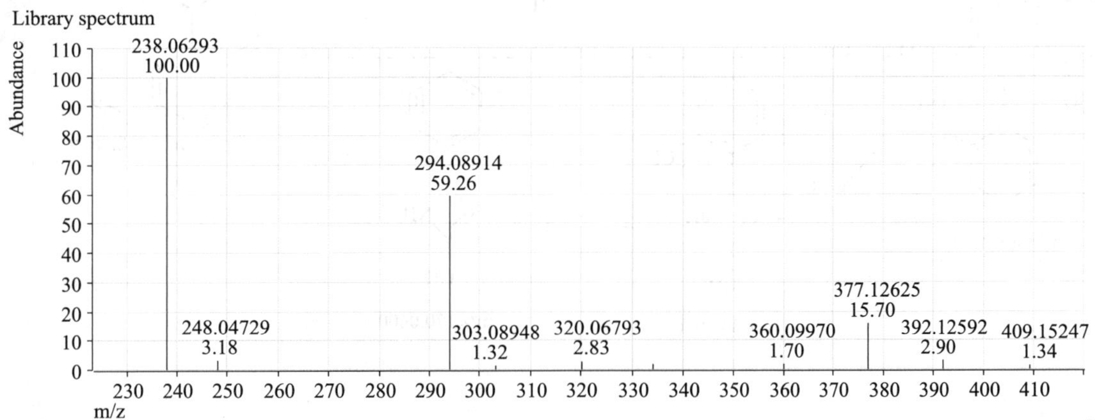

$[M+H]^+$ CID:20V

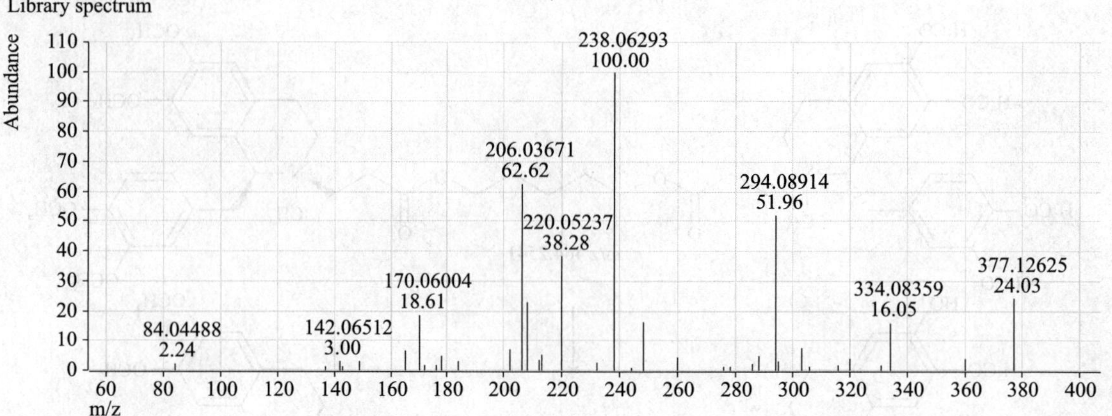

$[M+H]^+$ CID:40V

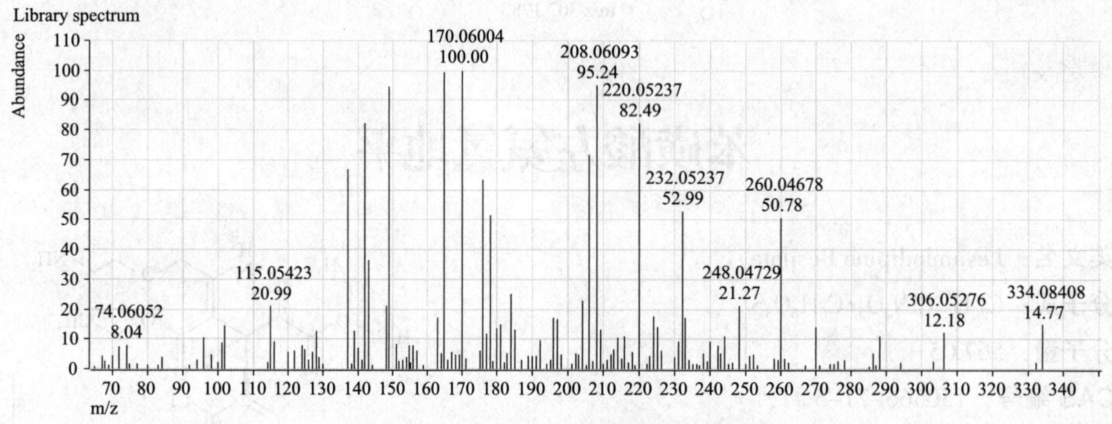

正离子扫描裂解途径解析

m/z 409.1525

m/z 377.1263

m/z 334.0841

m/z 84.0444

m/z 238.0629

m/z 206.0367

m/z 170.0600

正离子扫描二级质谱图（+Na）

$[M+Na]^+$ CID:10V

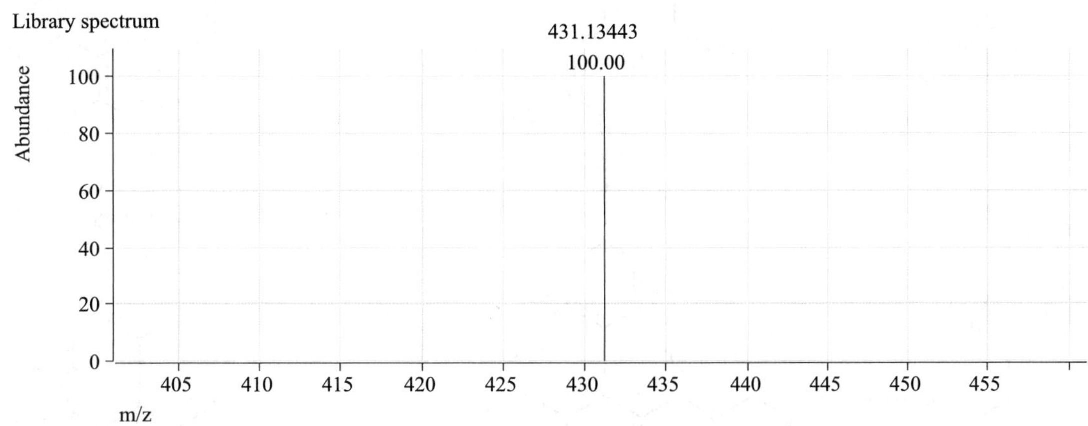

$[M+Na]^+$ CID:20V

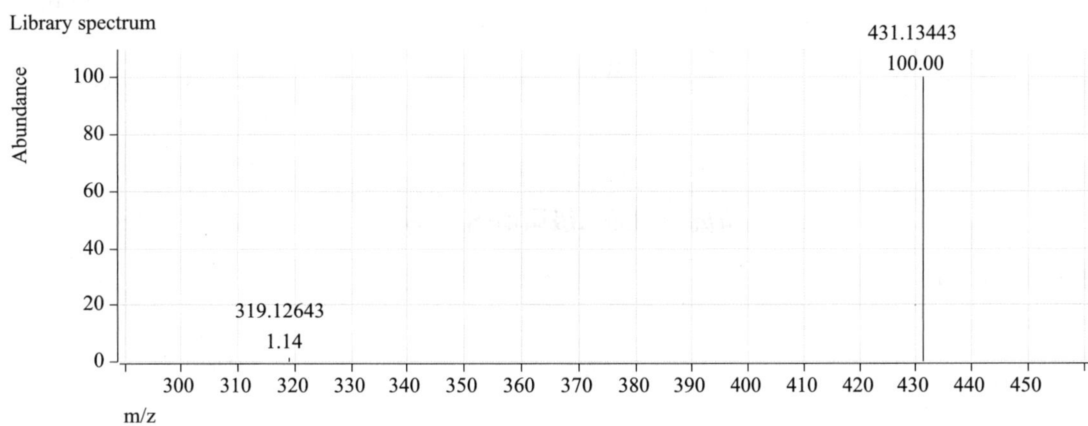

$[M+Na]^+$ CID:40V

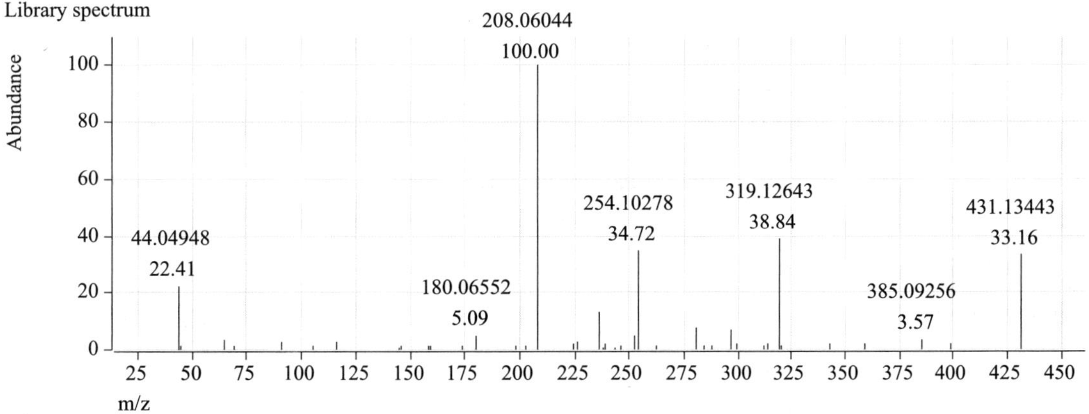

正离子扫描裂解途径解析

H_2C HO OH N H CH_3 O O

m/z 208.0604

H_3C O O $\overset{+}{O}Na$ CH_3 N CH_3 O H_2N

m/z 319.1264

$\overset{+}{O}Na$ NH O H_2N

m/z 254.1026

Cl $\overset{+}{O}Na$ H_3C O O CH_3 N H CH_3 O H_2N

m/z 431.1344

Cl $\overset{+}{O}Na$ O CH_3 N CH_3 O H_2N

m/z 385.0926

负离子扫描二级质谱图(苯磺酸)

$[M-H]^-$ CID:10V

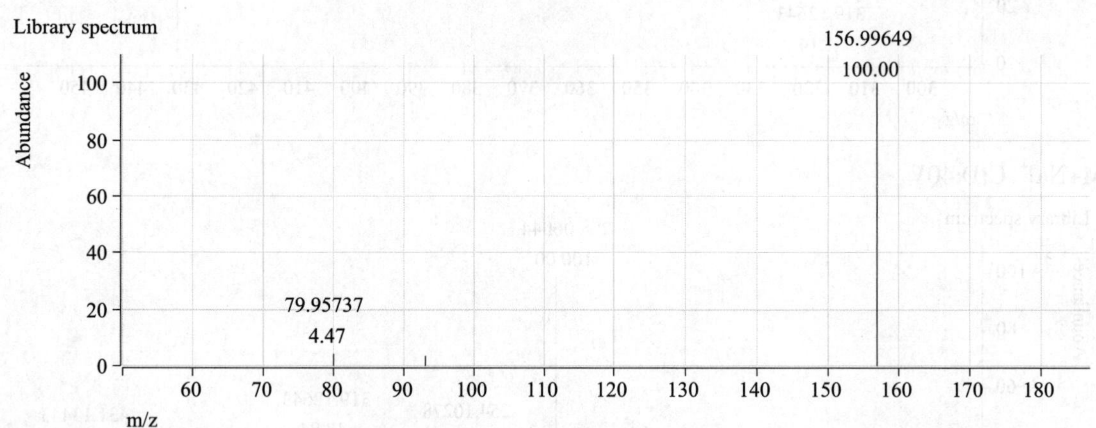

$[M-H]^-$ CID:20V

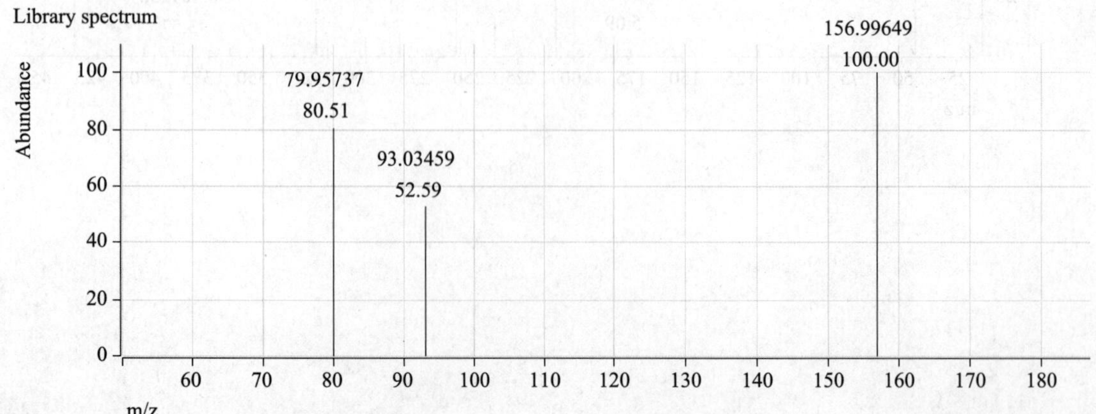

$[M-H]^-$ CID:40V

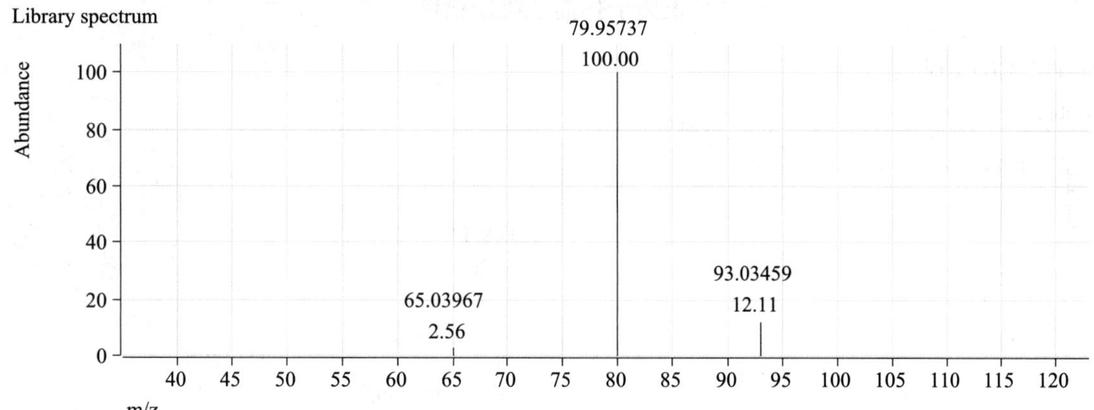

负离子扫描裂解途径解析

m/z 79.9574

m/z 156.9965

m/z 93.0346

m/z 65.0397

苯磺酸氨氯地平

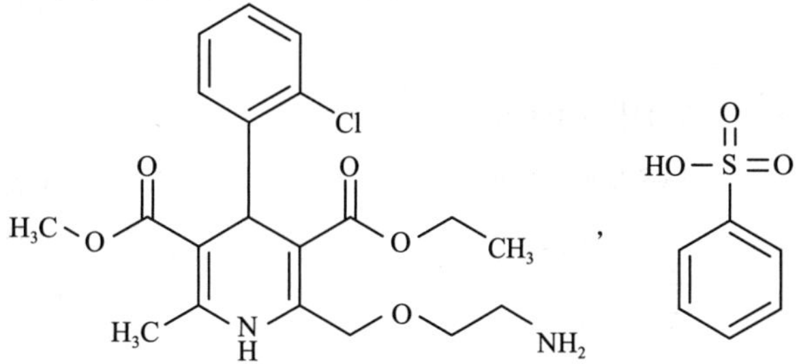

英文名：Amlodipine Besilate

分子式：$C_{20}H_{25}ClN_2O_5 \cdot C_6H_6O_3S$

分子量：567.05

CAS 编号：111470-99-6

中文化学名：(±)-2-[(2-氨基乙氧基)甲基]-4-(2-氯苯基)-6-甲基-1,4-二氢吡啶-3,5-二羧酸-3-乙酯-5-甲酯苯磺酸盐

英文化学名：3,5-Pyridinedicarboxylicacid,2-[(2-aminoethoxy)methyl]-4-(2-chlorophenyl)-1,4-dihydro-6-methyl-,3-ethyl,5-methylester,monobenzenesulfonate

性状：本品为白色或类白色粉末

溶解性：本品在甲醇或 *N*,*N*-二甲基甲酰胺中易溶，在乙醇中略溶，在水或丙酮中微溶

正离子扫描二级质谱图

[M+H]+ CID:10V

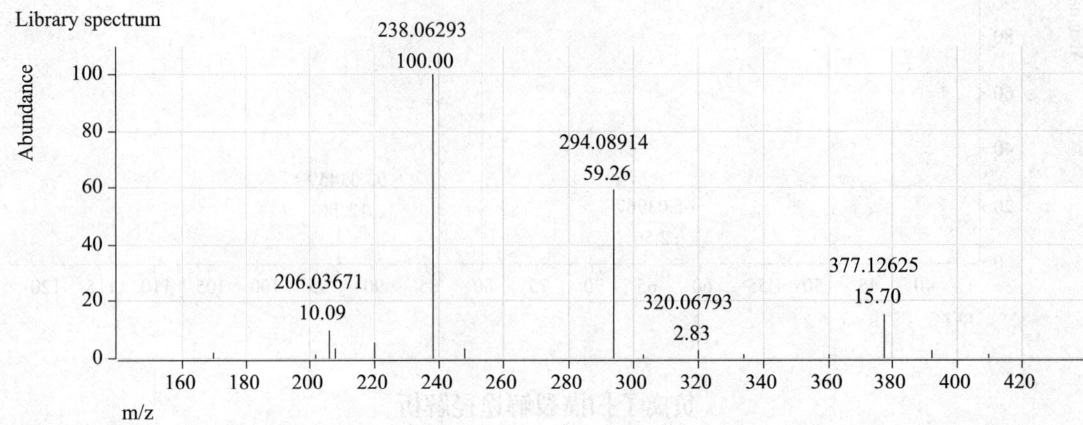

[M+H]+ CID:20V

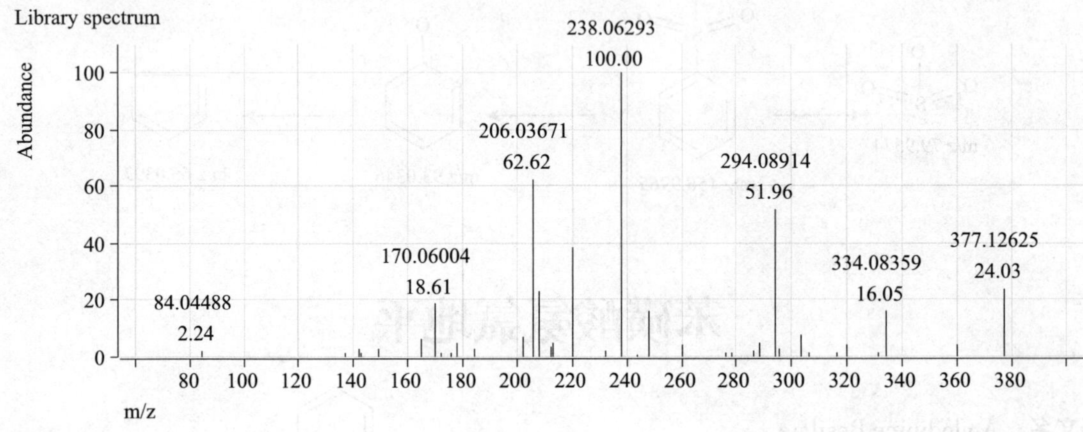

[M+H]+ CID:40V

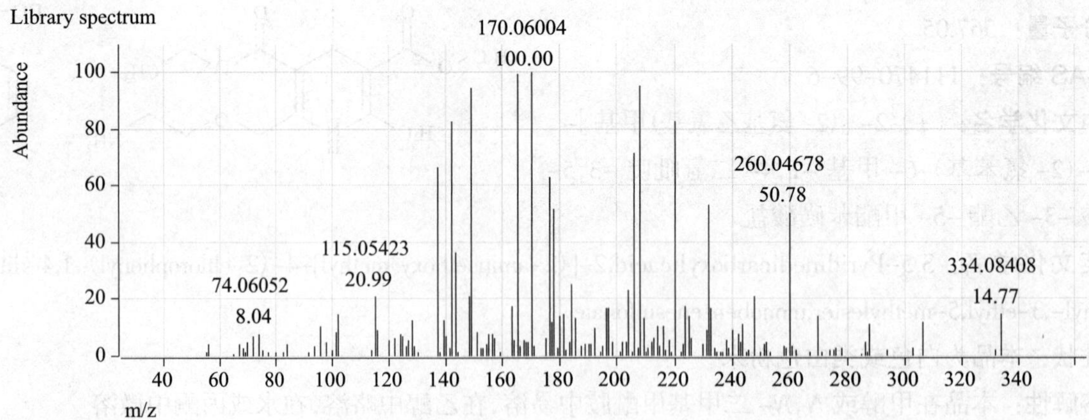

正离子扫描裂解途径解析

m/z 377.1263

m/z 294.0891

m/z 334.0841

m/z 170.0600

m/z 206.0367

m/z 238.0629

m/z 409.1525

m/z 320.0684

负离子扫描二级质谱图(苯磺酸)

$[M-H]^-$ CID:10V

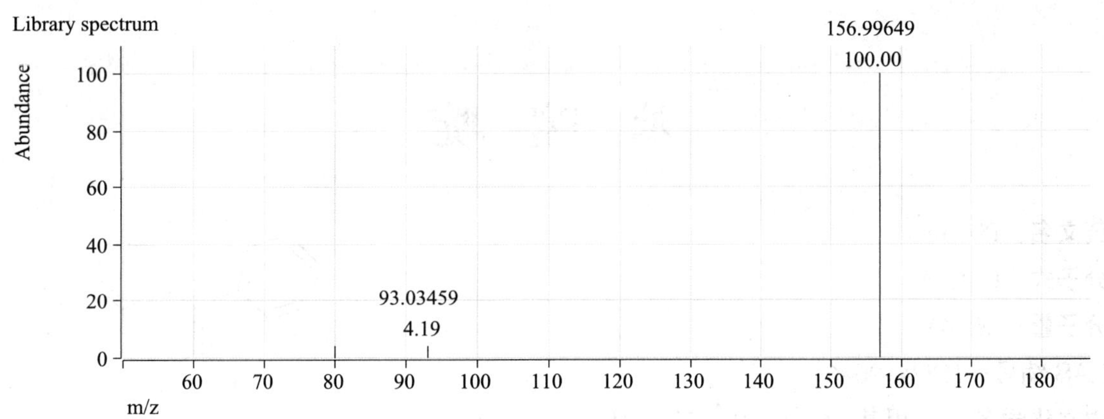

$[M-H]^-$ CID:20V

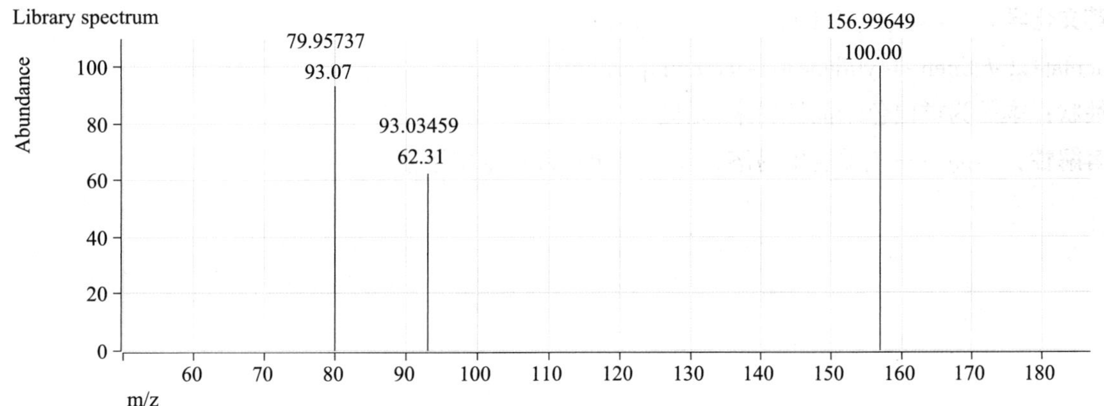

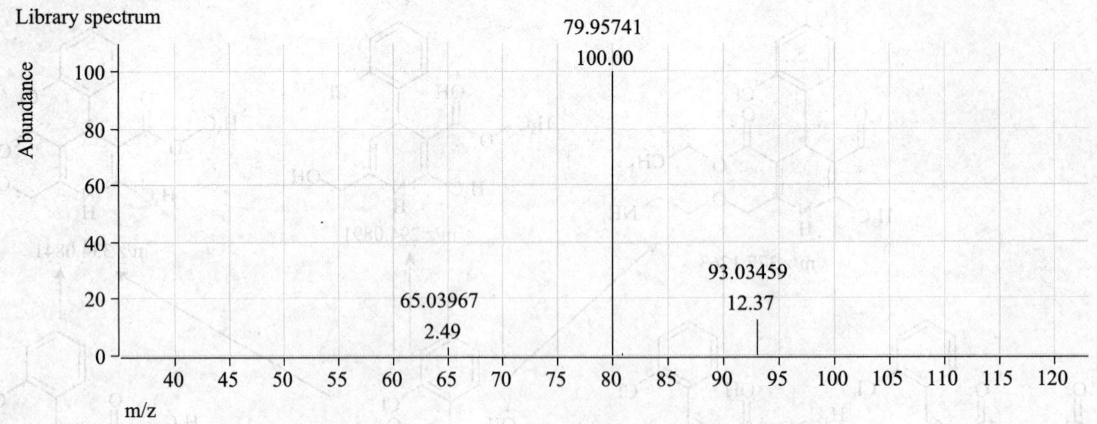

负离子扫描裂解途径解析

m/z 79.9574 ← m/z 156.9965 → m/z 93.0346 → m/z 65.0397

苯　噻　啶

英文名：Pizotifen

分子式：$C_{19}H_{21}NS$

分子量：295.45

CAS 编号：15574-96-6

中文化学名：1-甲基-4-[9,10-二氢-4*H*-苯并[4,5]环庚三烯并[1,2-*b*]-噻吩-4-亚基]-哌啶

英文化学名：4-(9,10-Dihydro-4*H*-benzo[4,5]cyclohepta[1,2-*b*]thien-4-ylidene)-1-methylpiperidine

性状：本品为类白色结晶性粉末；无臭

溶解性：本品在三氯甲烷中易溶，在乙醇中略溶，在水中不溶

正离子扫描二级质谱图

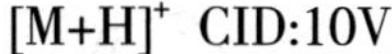

[M+H]+ CID:10V

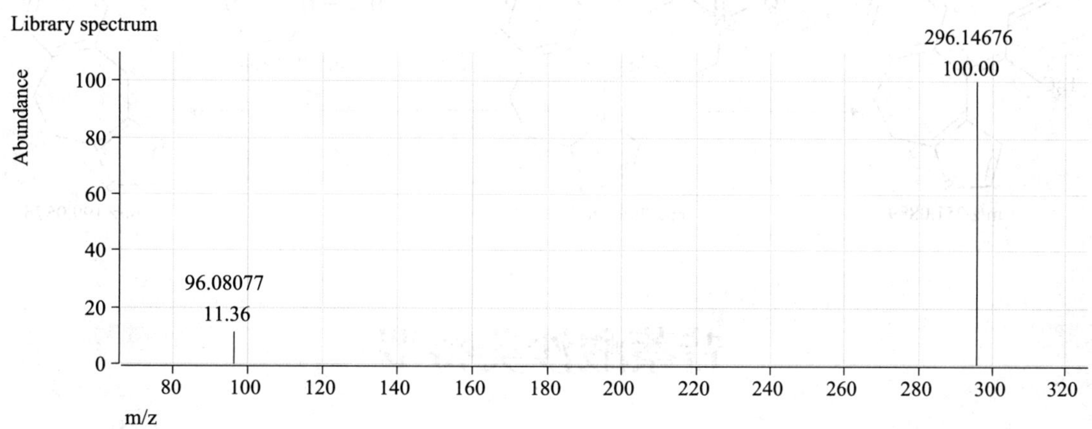

[M+H]+ CID:20V

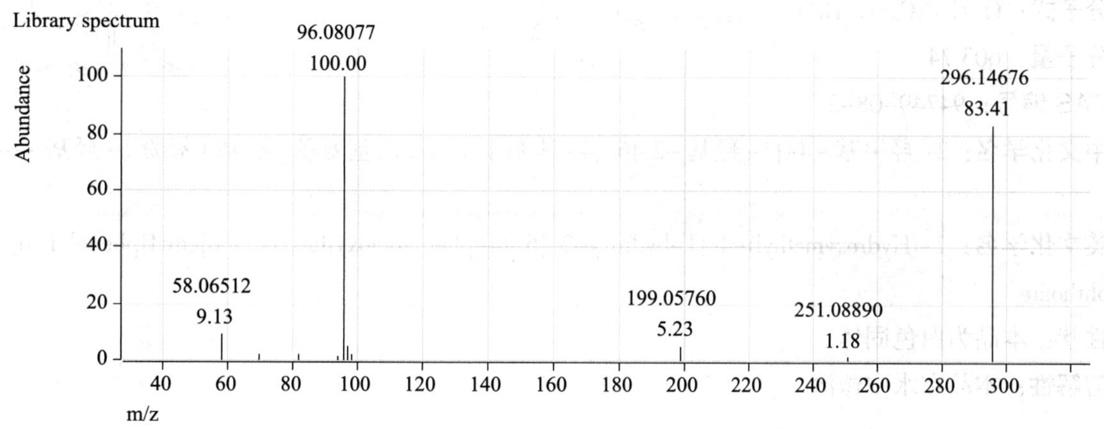

[M+H]+ CID:40V

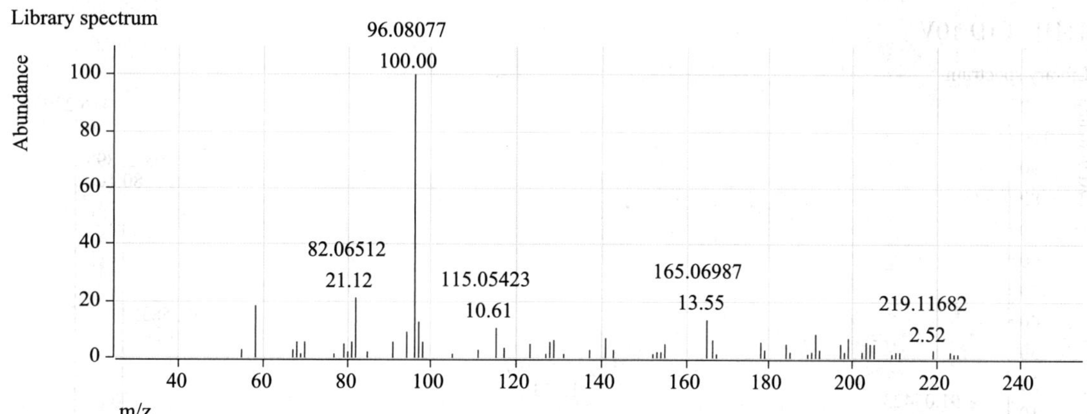

正离子扫描裂解途径解析

m/z 251.0889　　m/z 296.1467　　m/z 96.0808　　m/z 199.0576

昔萘酸沙美特罗

英文名：Salmeterol Xinafoate

分子式：$C_{25}H_{37}NO_4 \cdot C_{11}H_8O_3$

分子量：603.74

CAS 编号：94749-08-3

中文化学名：2-羟甲基-4-[1-羟基-2-[6-(4-苯基丁氧基)己基氨基]乙基]苯酚 1-羟基-2-萘甲酸盐

英文化学名：2-(Hydroxymethyl)-4-[1-hydroxy-2-[6-(4-phenylbutoxy)hexylamino]ethyl]phenol 1-hydroxy-2-naphthoate

性状：本品为白色固体

溶解性：本品在水中微溶

正离子扫描二级质谱图

$[M+H]^+$ CID:10V

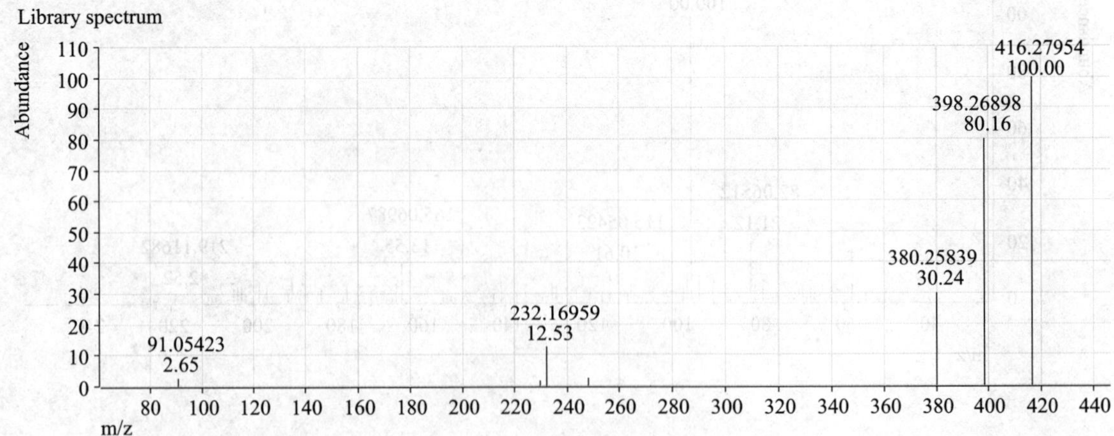

$[M+H]^+$ CID:20V

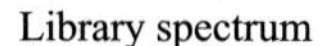

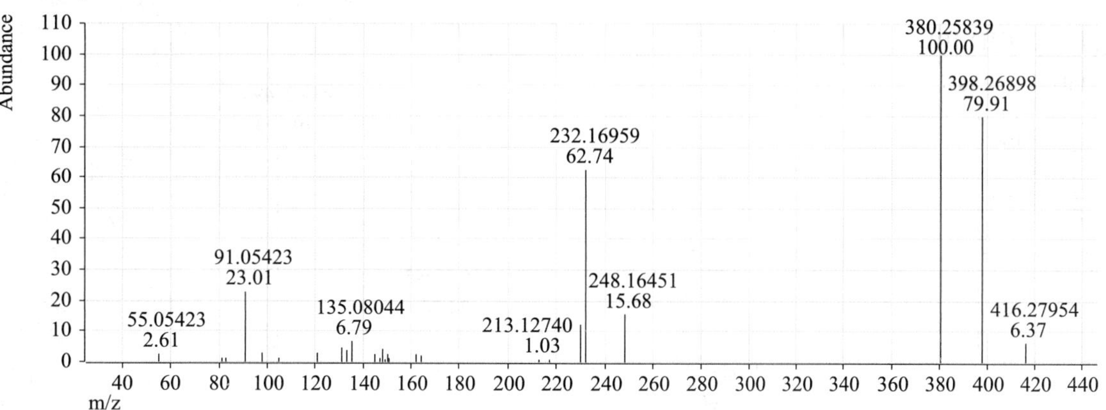

$[M+H]^+$ CID:40V

Library spectrum

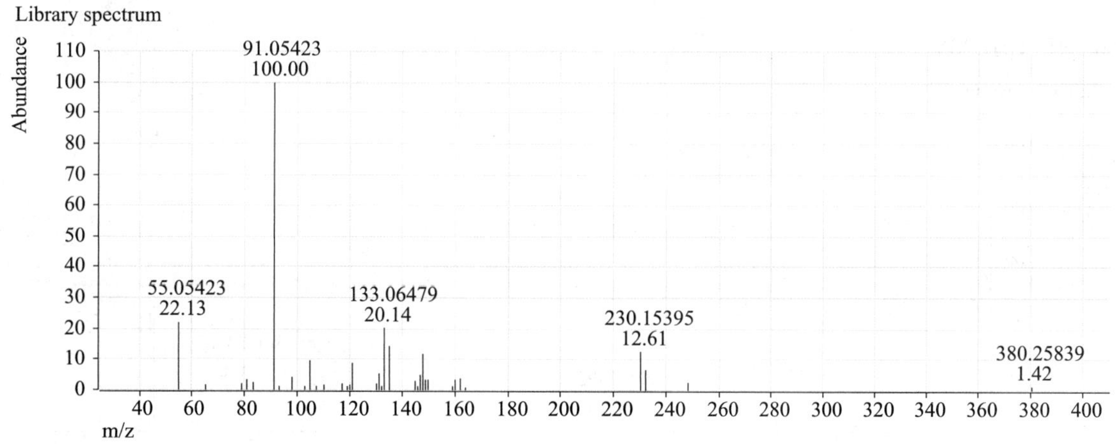

正离子扫描裂解途径解析

m/z 416.2795

m/z 398.2690

m/z 91.0542

m/z 380.2584

m/z 232.1696

负离子扫描二级质谱图

$[M-H]^-$ CID:10V

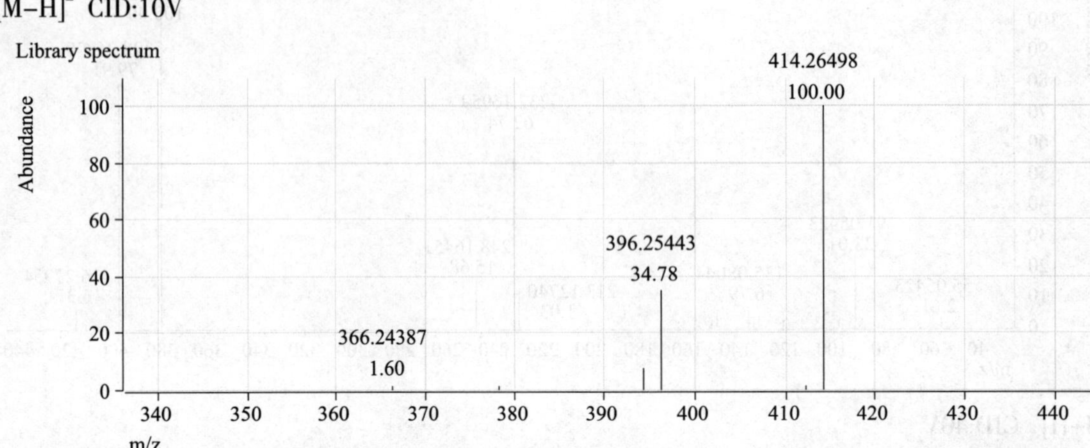

$[M-H]^-$ CID:20V

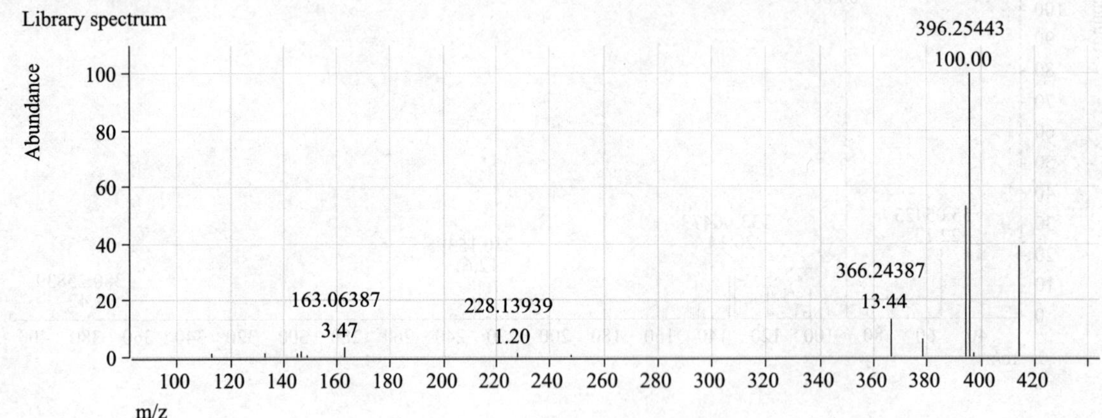

负离子扫描裂解途径解析

m/z 414.2650

m/z 228.1394

m/z 396.2544

m/z 163.0639

m/z 366.2439

茚 地 那 韦

英文名： Indinavir

分子式： $C_{36}H_{47}N_5O_4$

分子量： 613.79

CAS 编号： 150378-17-9

中文化学名： 1(1*S*,2*R*),5(*S*)-2,3,5-三脱氧-*N*-(2,3-二氢-2-羟基-1*H*-茚-1-基)-5-[2-[[(1,1-二甲基乙基)氨基]羰基]-4-(3-吡啶甲基)-1-哌嗪基]-2-(苯甲基)-D-赤式-戊酰胺

英文化学名： D-Erythro-pentonamide,2,3,5-trideoxy-*N*-[(1*S*,2*R*)-2,3-dihydro-2-hydroxy-1*H*-inden-1-yl]-5-[(2*S*)-2-[[(1,1-dimethylethyl)amino]carbonyl]-4-(3-pyridinylmethyl)-1-piperazinyl]-2-(phenylmethyl)-(9CI, ACI)

性状： 本品为类白色结晶性粉末

溶解性： 本品在乙醇和三氯甲烷中易溶，在丙酮中溶解

正离子扫描二级质谱图

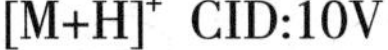

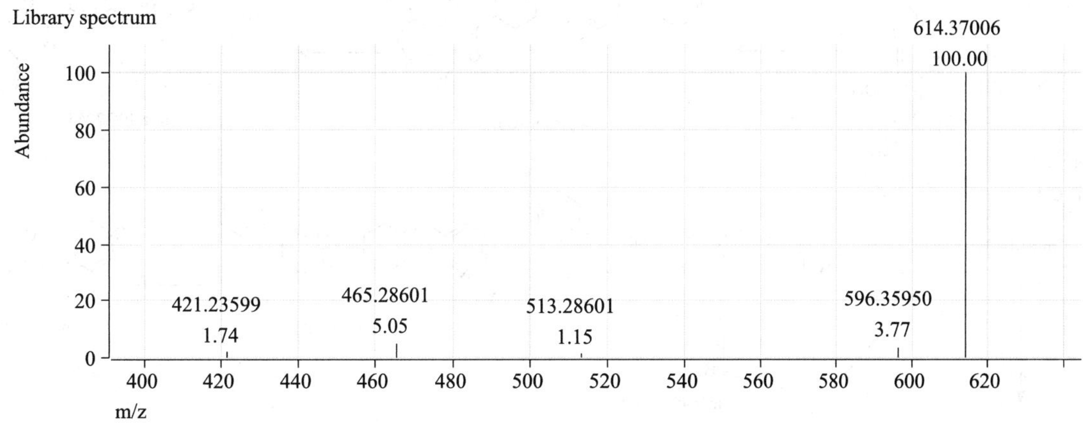

[M+H]+ CID:20V

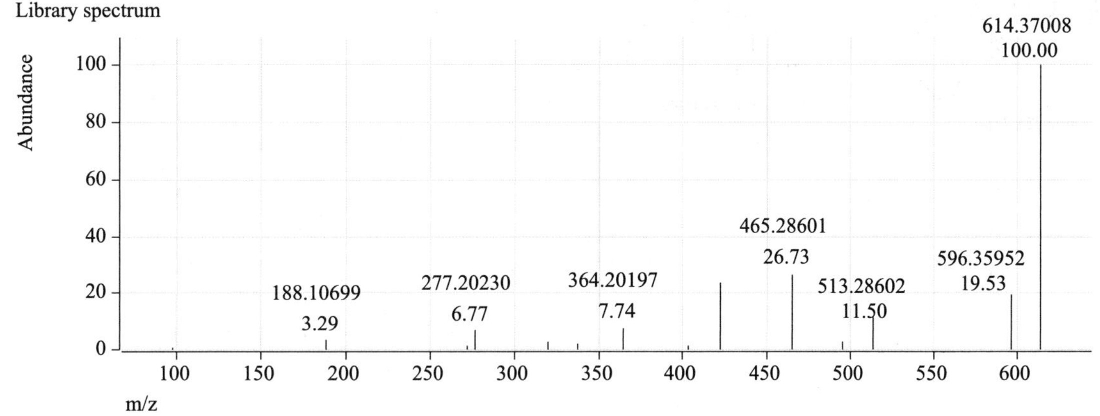

$[M+H]^+$ CID:40V

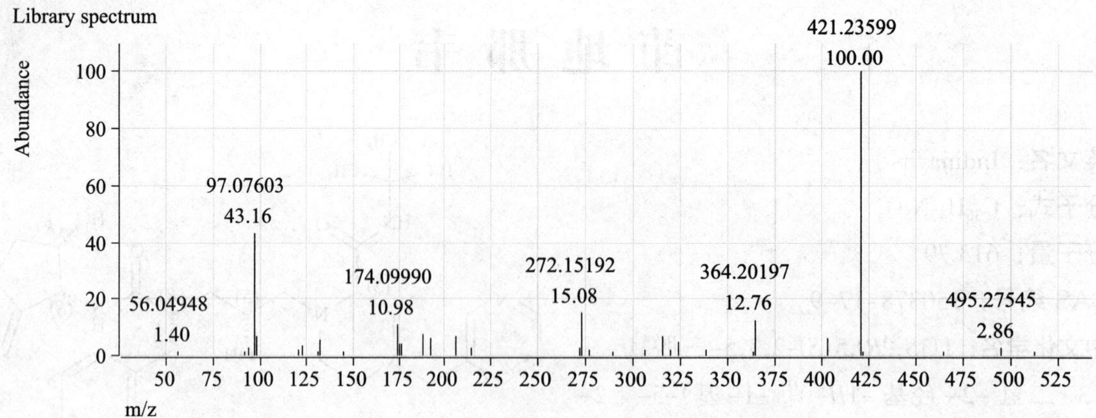

正离子扫描裂解途径解析

m/z 596.3595

m/z 277.2023

m/z 188.1070

m/z 614.3701

m/z 513.2860

m/z 495.2755

m/z 465.2860

m/z 364.2020

m/z 272.1519

m/z 421.2360

m/z 174.0999

负离子扫描二级质谱图

[M−H]⁻ CID:10V

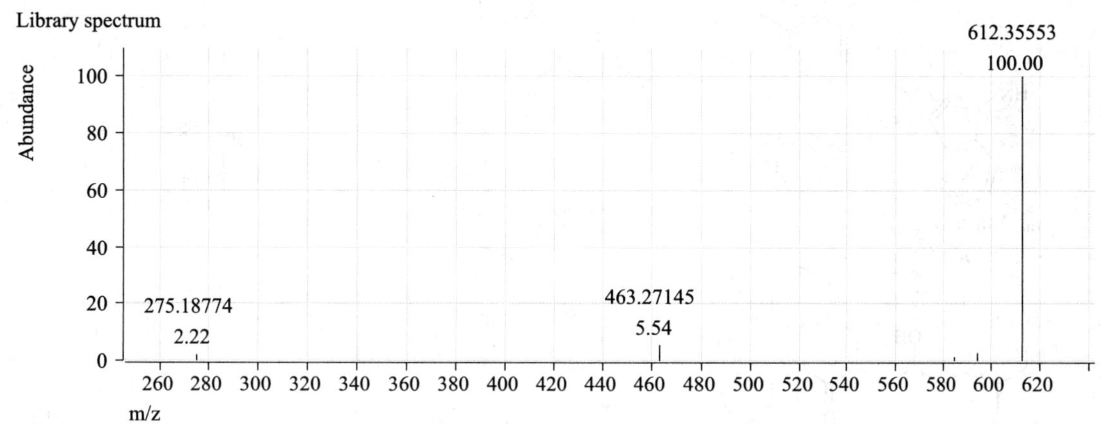

[M−H]⁻ CID:20V

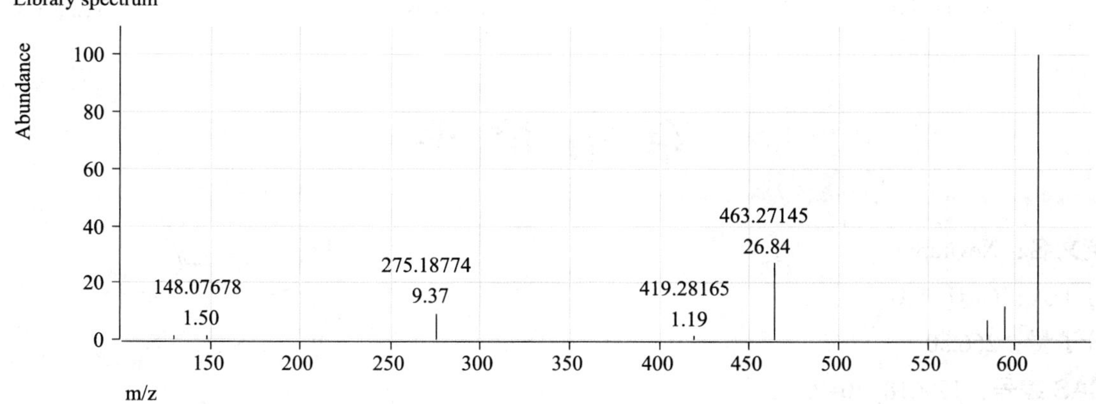

[M−H]⁻ CID:40V

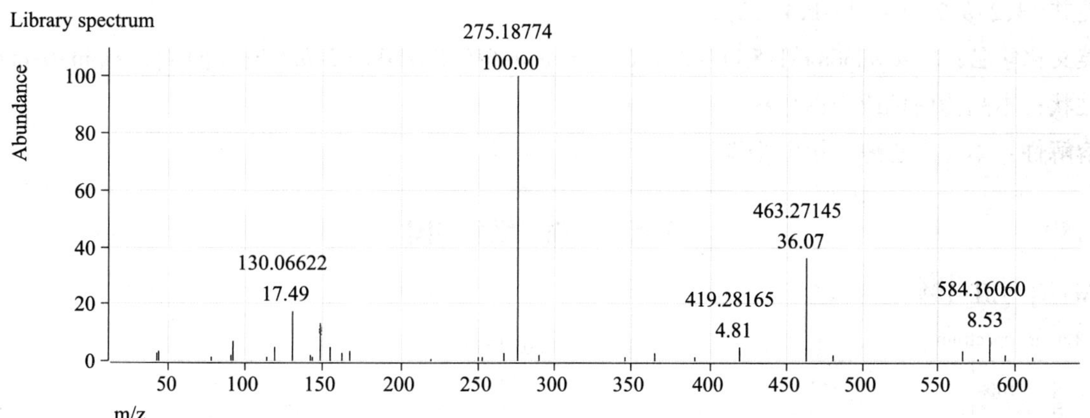

负离子扫描裂解途径解析

m/z 130.0662

m/z 584.3606

m/z 463.2715

m/z 612.3555

m/z 419.2816

m/z 275.1877

奈 韦 拉 平

英文名：Nevirapine

分子式：$C_{15}H_{14}N_4O$

分子量：266.30

CAS 编号：129618-40-2

中文化学名：11-环丙基-5,11-二氢-4-甲基-6*H*-二吡啶并[3,2-*b*:2′,3′-*e*][1,4]二氮杂䓬-6-酮

英文化学名：11-Cyclopropyl-5,11-dihydro-4-methyl-6*H*-dipyrido[3,2-*b*:2′,3′-*e*][1,4]diazepin-6-one

性状：本品为白色或类白色粉末

溶解性：本品在乙醇或甲醇中微溶，在水中几乎不溶

正离子扫描二级质谱图

$[M+H]^+$ CID:10V

Library spectrum

267.12402
100.00

Abundance; m/z (240–295)

$[M+H]^+$ CID:20V

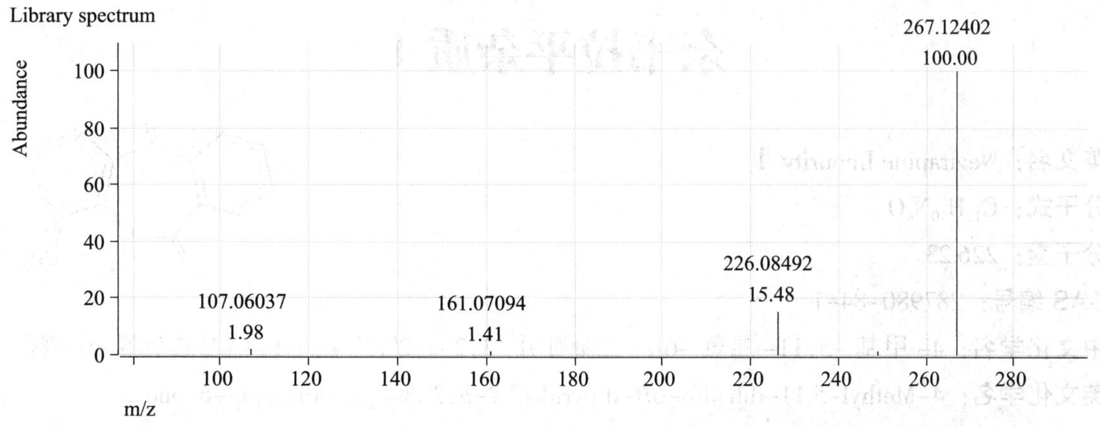

$[M+H]^+$ CID:40V

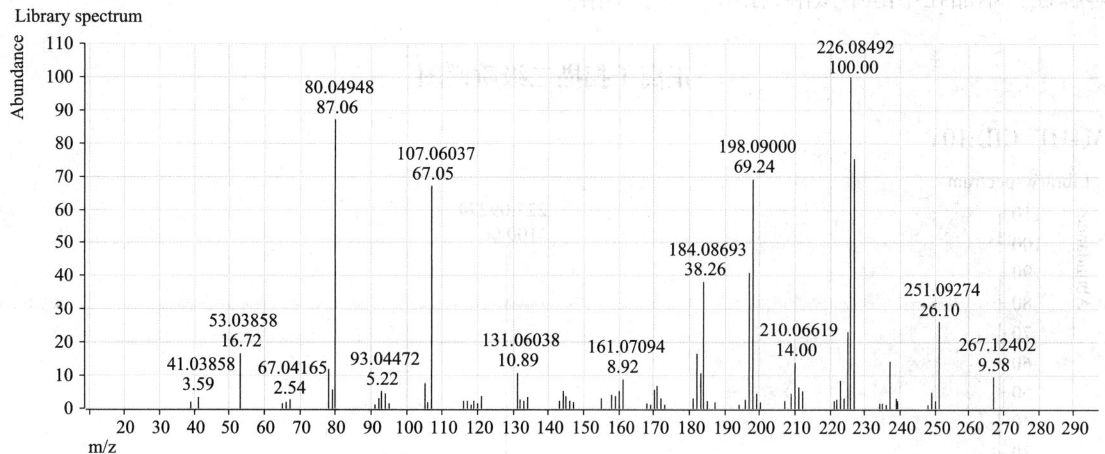

正离子扫描裂解途径解析

m/z 80.0495

m/z 251.0927

m/z 267.1240

m/z 107.0604

m/z 226.0849

m/z 198.0900

奈韦拉平杂质Ⅰ

英文名：Nevirapine Impurity Ⅰ

分子式：$C_{12}H_{10}N_4O$

分子量：226.23

CAS 编号：287980-84-1

中文化学名：4-甲基-5,11-二氢-6*H*-二吡啶并[3,2-*b*:2′,3′-*e*][1,4]二氮杂䓬-6-酮

英文化学名：4-Methyl-5,11-dihydro-6*H*-dipyrido[3,2-*b*:2′,3-*e*][1,4]diazepin-6-one

性状：本品为白色或类白色粉末

溶解性：本品在甲醇中微溶,在水中几乎不溶

正离子扫描二级质谱图

$[M+H]^+$ CID:10V

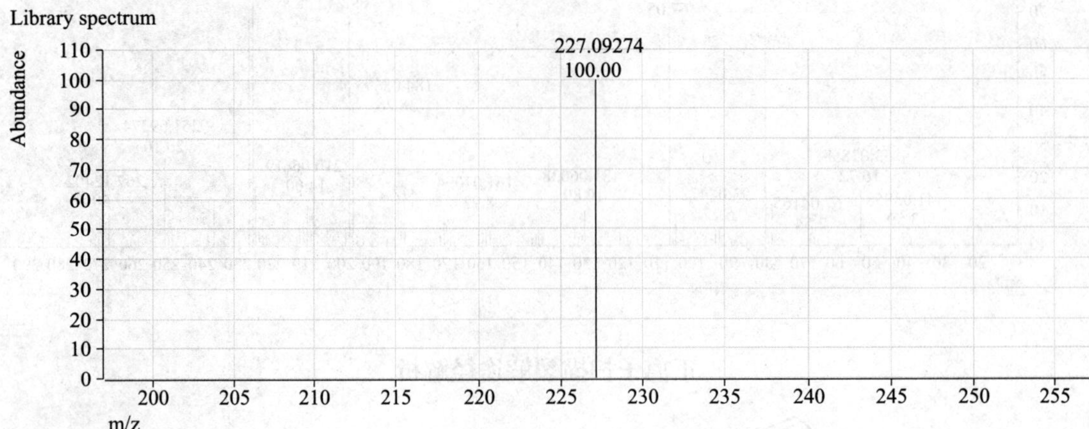

$[M+H]^+$ CID:20V

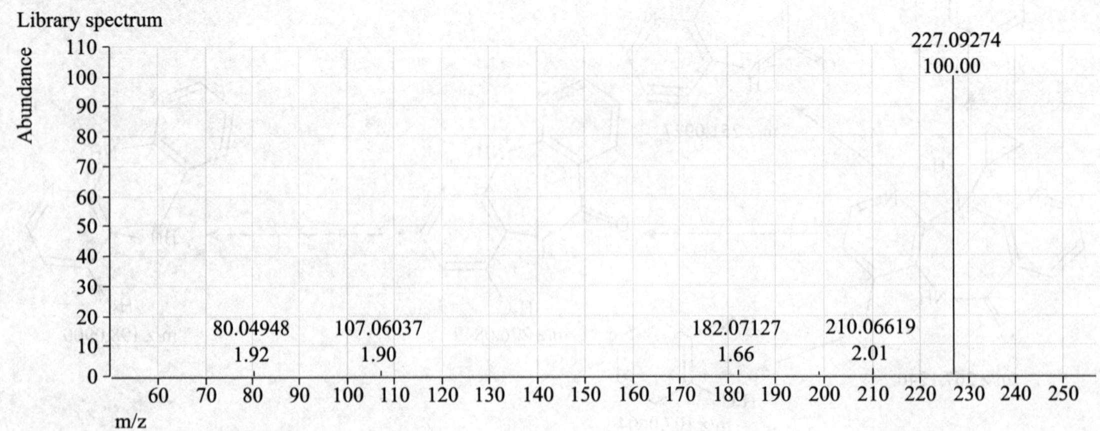

$[M+H]^+$ CID:40V

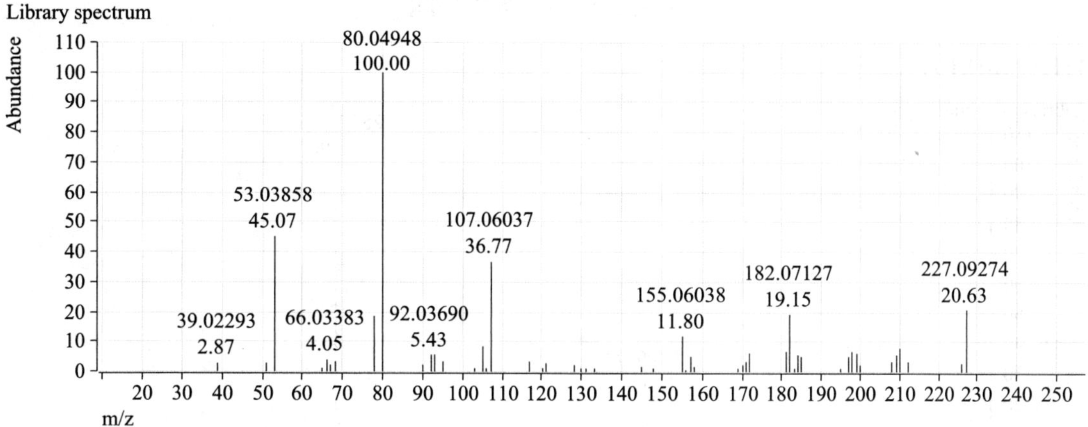

正离子扫描裂解途径解析

m/z 80.0495

m/z 227.0928

m/z 107.0604

奈韦拉平杂质Ⅱ

英文名： Nevirapine Impurity Ⅱ

分子式： $C_{14}H_{14}N_4O$

分子量： 254.29

CAS 编号： 133627-17-5

中文化学名： 11- 乙基 -4- 甲基 -5,11- 二氢 -6*H*- 二吡啶并[3,2-*b*:2′,3′-*e*][1,4]二氮杂䓬 -6- 酮

英文化学名： 11-Ethyl-4-methyl-5,11-dihydro-6*H*-dipyrido[3,2-*b*:2′,3′-*e*][1,4] diazepin-6-one

性状： 本品为白色或类白色粉末

溶解性： 本品在乙醇或甲醇中微溶，在水中几乎不溶

正离子扫描二级质谱图

$[M+H]^+$ CID:10V

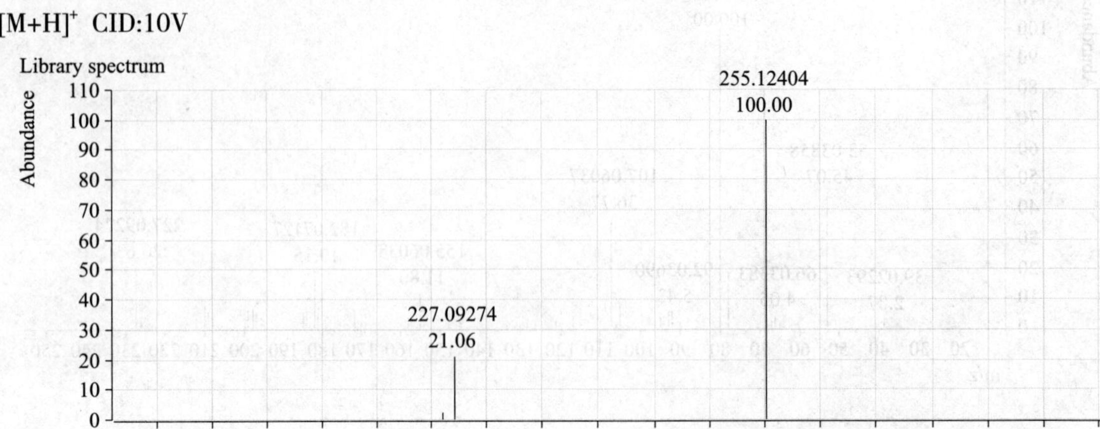

$[M+H]^+$ CID:20V

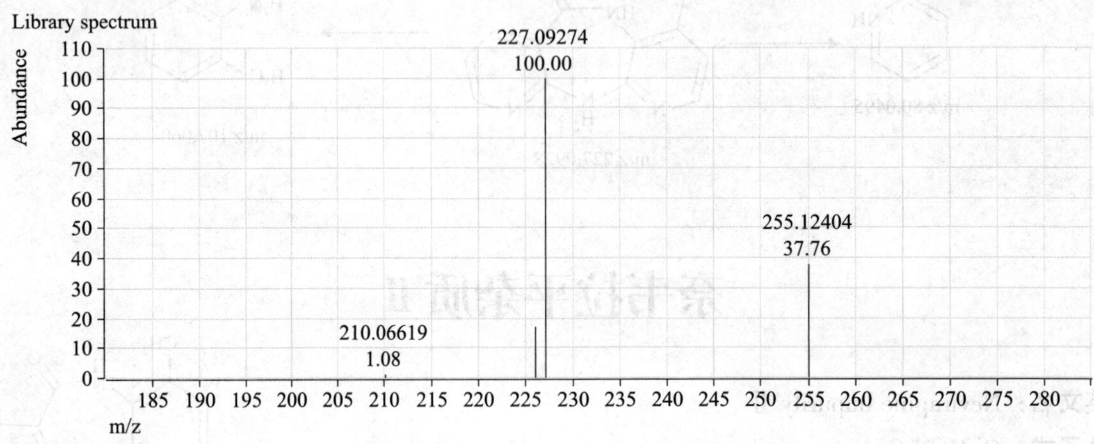

$[M+H]^+$ CID:40V

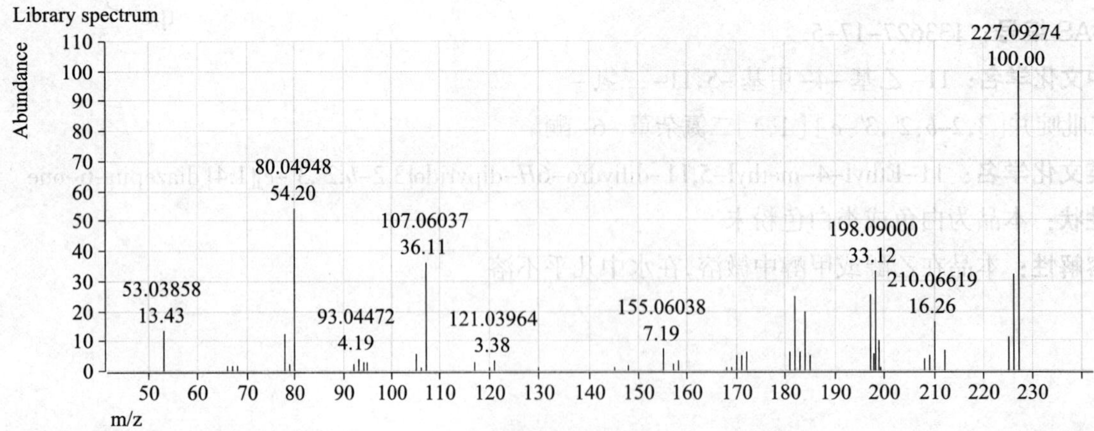

正离子扫描裂解途径解析

m/z 255.1241 → m/z 227.0928 → m/z 198.0900

奈韦拉平杂质Ⅲ

英文名： Nevirapine Impurity Ⅲ

分子式： $C_{15}H_{16}N_4O$

分子量： 268.31

CAS 编号： 287980-85-2

中文化学名： 4-甲基-11-丙基-5,11-二氢-6*H*-二吡啶并[3,2-*b*:2′,3′-*e*][1,4]二氮杂䓬-6-酮

英文化学名： 4-Methyl-11-propyl-5,11-dihydro-6*H*-dipyrido[3,2-*b*:2′,3′-*e*][1,4]diazcpin-6-one

性状： 本品为白色或类白色粉末

溶解性： 本品在乙醇或甲醇中微溶，在水中几乎不溶

正离子扫描二级质谱图

$[M+H]^+$ CID:10V

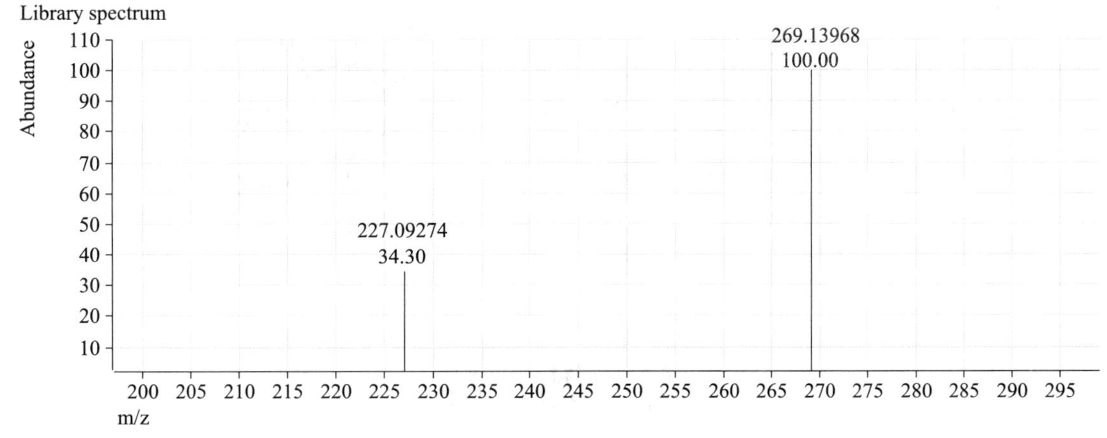

$[M+H]^+$ CID:20V

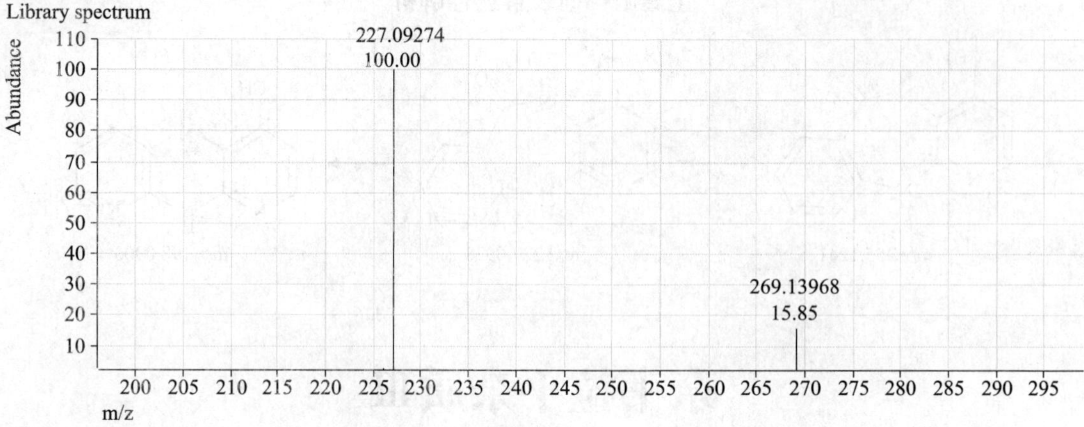

$[M+H]^+$ CID:40V

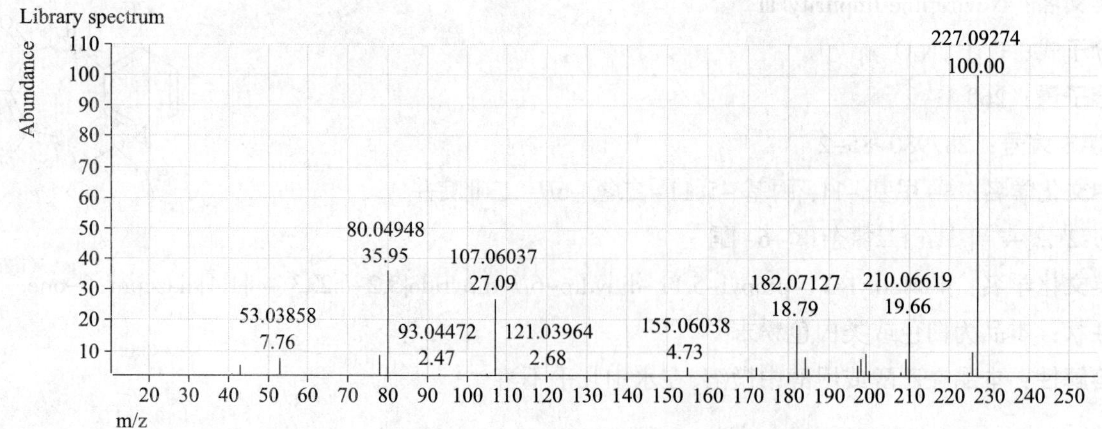

正离子扫描裂解途径解析

m/z 269.1397 → m/z 227.0928

奋 乃 静

英文名： Perphenazine

分子式： $C_{21}H_{26}ClN_3OS$

分子量： 403.97

CAS 编号： 58-39-9

中文化学名： 4-［3-(2-氯吩噻嗪-10-基)丙基］-1-哌嗪乙醇

英文化学名： 4-[3-(2-Chloro-10*H*-phenothiazin-10-yl)propyl]-1-piperazineethanol

性状： 本品为白色至淡黄色结晶性粉末；几乎无臭

溶解性： 本品在三氯甲烷中极易溶，在甲醇中易溶，在乙醇、稀盐酸中溶解，在水中几乎不溶

正离子扫描二级质谱图

$[M+H]^+$ CID:10V

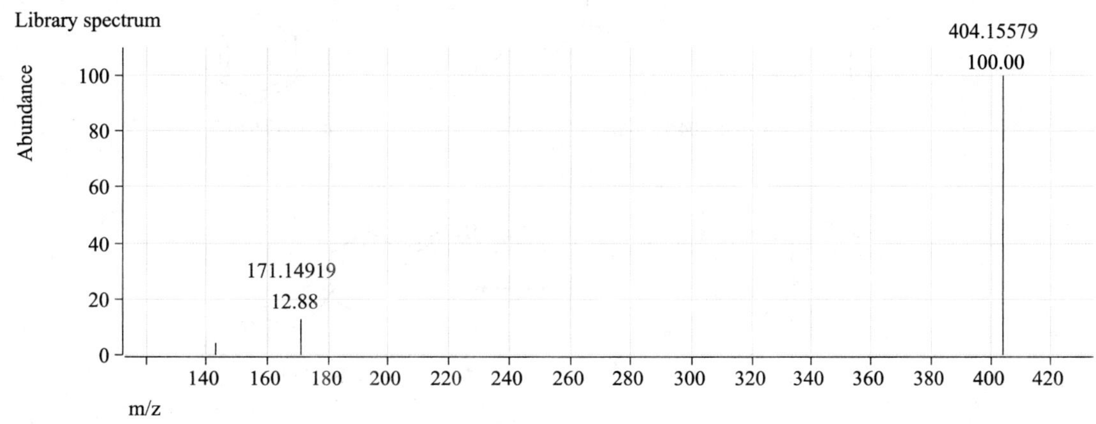

$[M+H]^+$ CID:20V

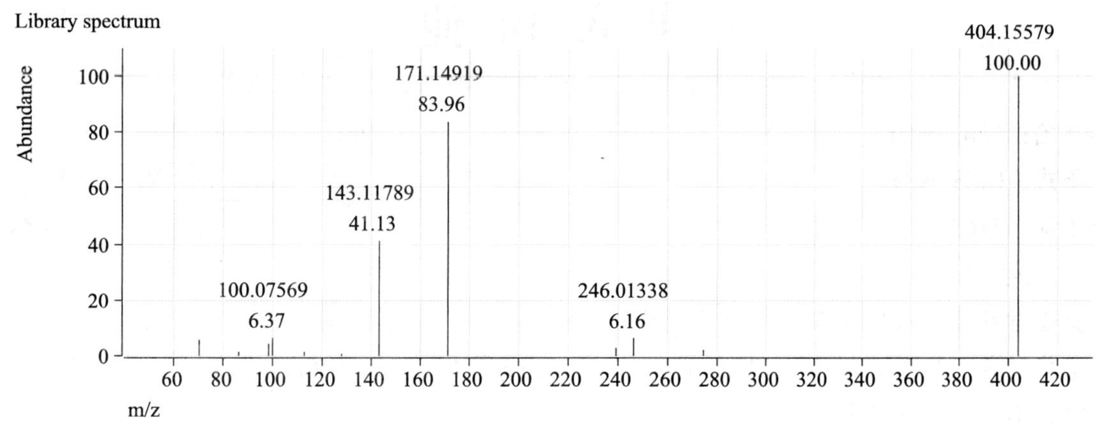

$[M+H]^+$ CID:40V

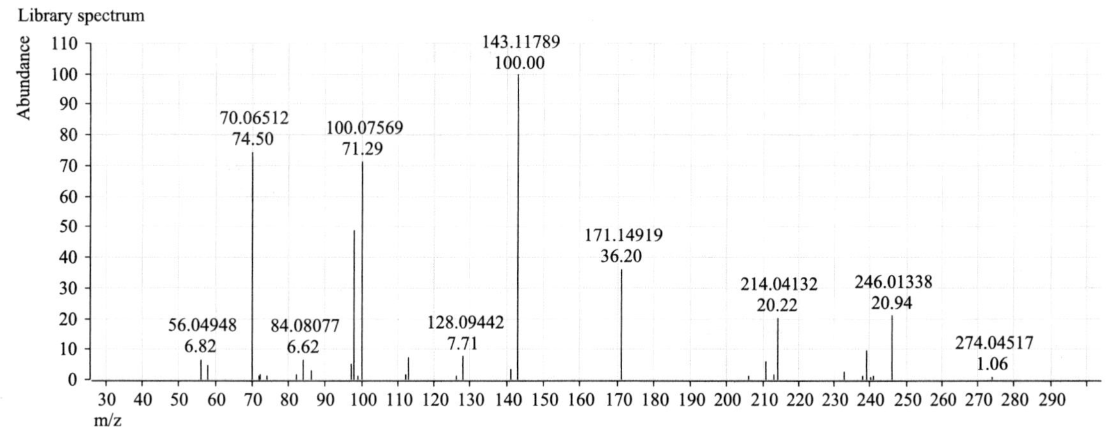

正离子扫描裂解途径解析

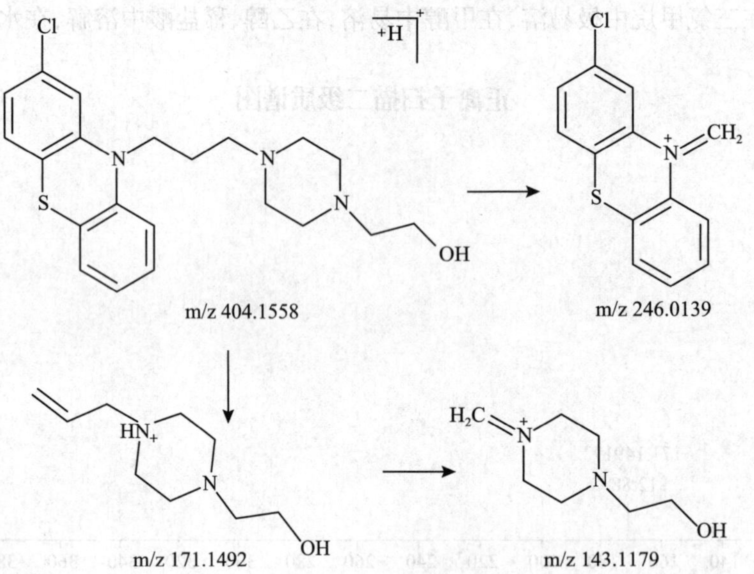

Cl
+H
m/z 404.1558
m/z 246.0139
m/z 171.1492
m/z 143.1179

非 布 司 他

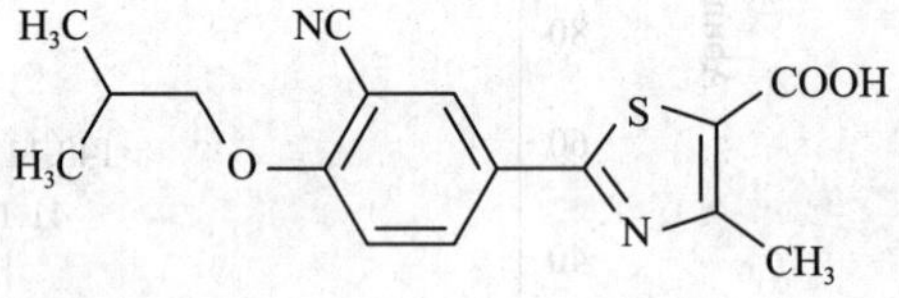

英文名：Febuxostat

分子式：$C_{16}H_{16}N_2O_3S$

分子量：316.37

CAS 编号：144060-53-7

中文化学名：2-[(3-氰基-4-异丁氧基)苯基]-4-甲基-5-噻唑羧酸

英文化学名：2-[3-Cyano-4-(2-methylpropoxy)phenyl]-4-methyl-5-thiazolecarboxylic acid

性状：本品为白色粉末

溶解性：本品在 DMF、DMSO 中易溶，在乙醇中微溶，在甲醇和乙腈中微溶，在水中几乎不溶

正离子扫描二级质谱图

$[M+H]^+$ CID:10V

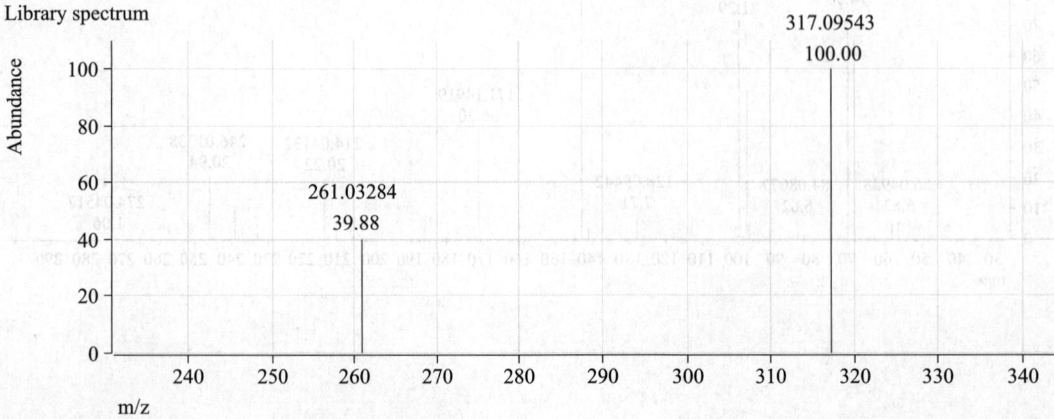

Library spectrum
Abundance
317.09543
100.00
261.03284
39.88
m/z

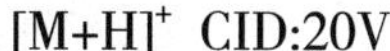

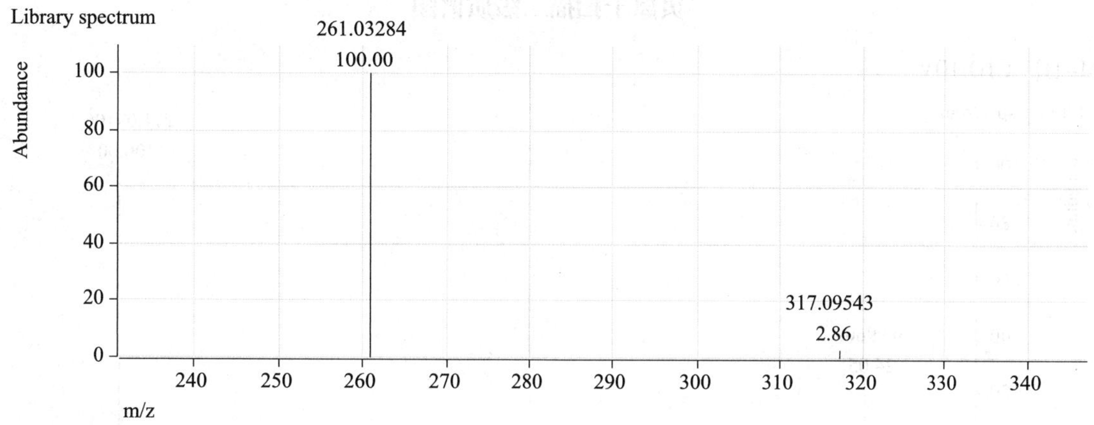

$[M+H]^+$ CID:40V

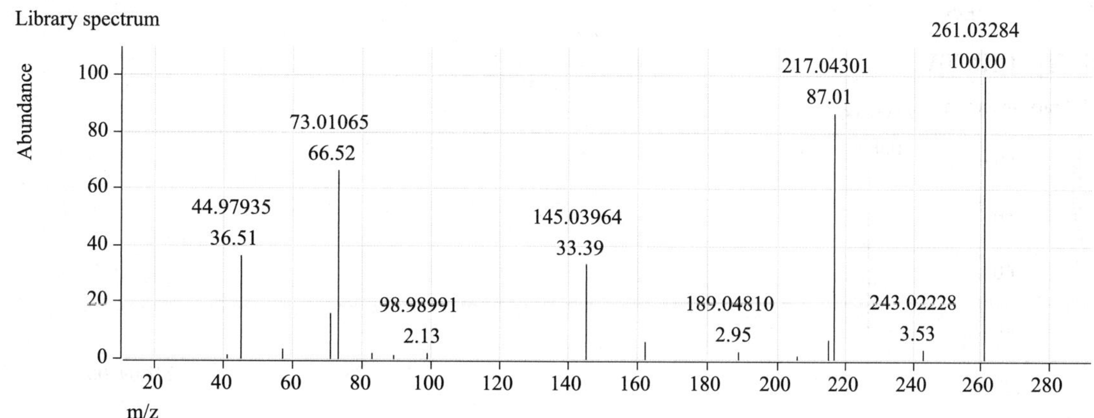

正离子扫描裂解途径解析

m/z 317.0954 → m/z 261.0328 → m/z 243.0223

m/z 261.0328 → m/z 217.0430

m/z 217.0430 → m/z 145.0396

m/z 217.0430 → m/z 73.0106

负离子扫描二级质谱图

[M−H]⁻ CID:10V

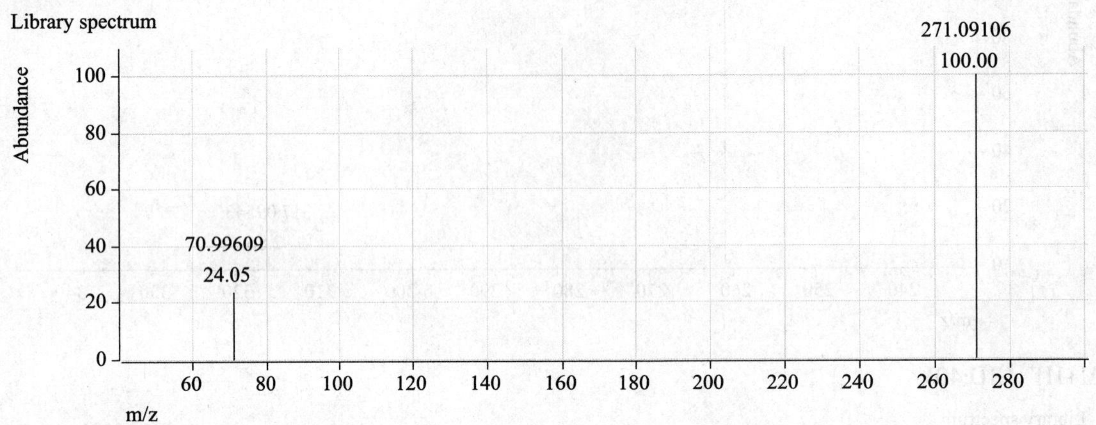

[M−H]⁻ CID:20V

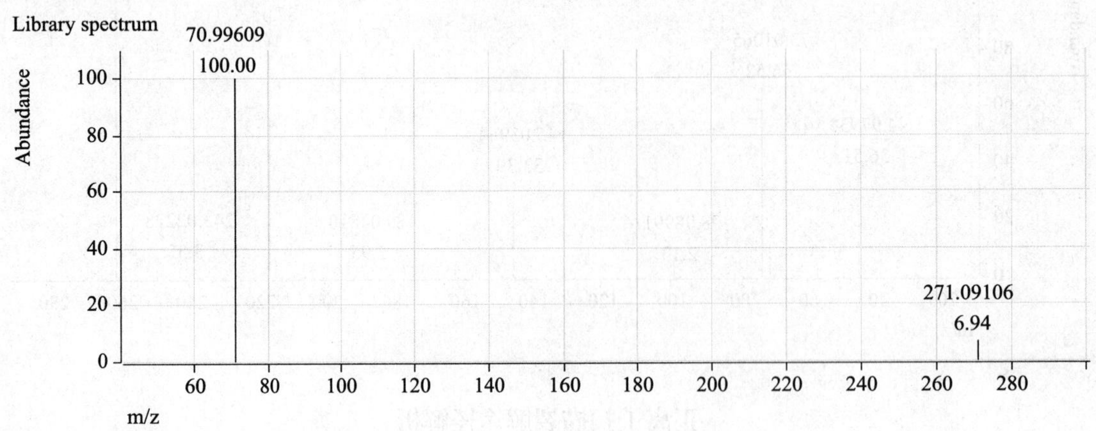

[M−H]⁻ CID:40V

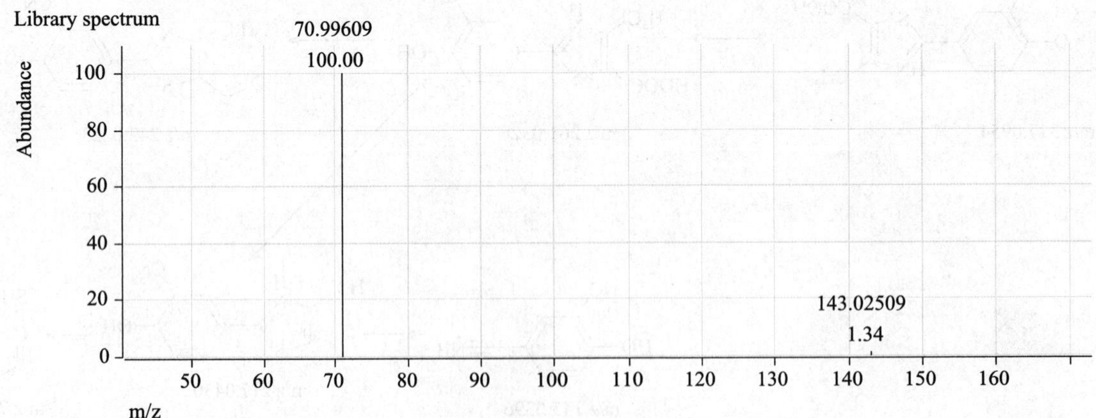

负离子扫描裂解途径解析

m/z 315.0809 → m/z 271.0911 → m/z 70.9961

非布司他杂质 A

英文名： Febuxostat Impurity A

分子式： $C_{16}H_{18}N_2O_4S$

分子量： 334.39

CAS 编号： 1239233-86-3

中文化学名： 2-［3-氨甲酰基-4-(2-甲基丙氧基)苯基］-4-甲基-5-噻唑甲酸

英文化学名： 2-[3-(Aminocarbonyl)-4-(2-methylpropoxy)phenyl]-4-methyl-5-thiazolecarboxylic acid

性状： 本品为白色粉末

正离子扫描二级质谱图

$[M+H]^+$ CID:10V

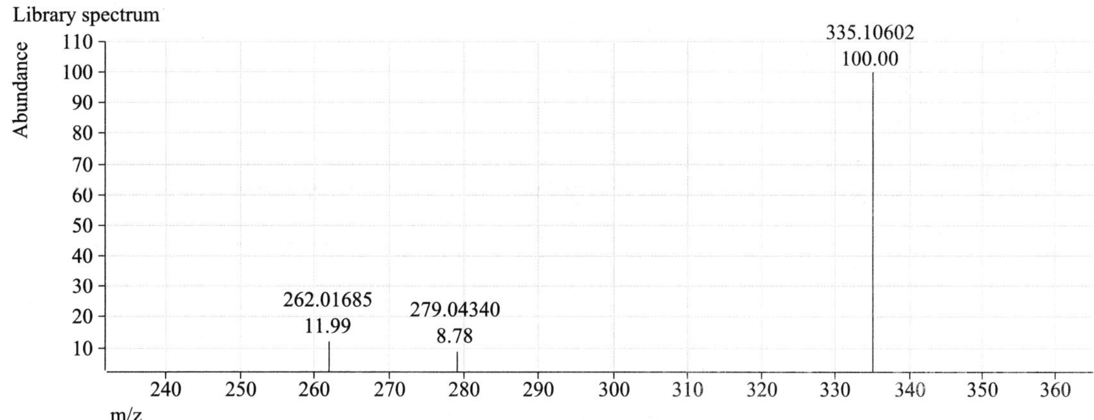

$[M+H]^+$ CID:20V

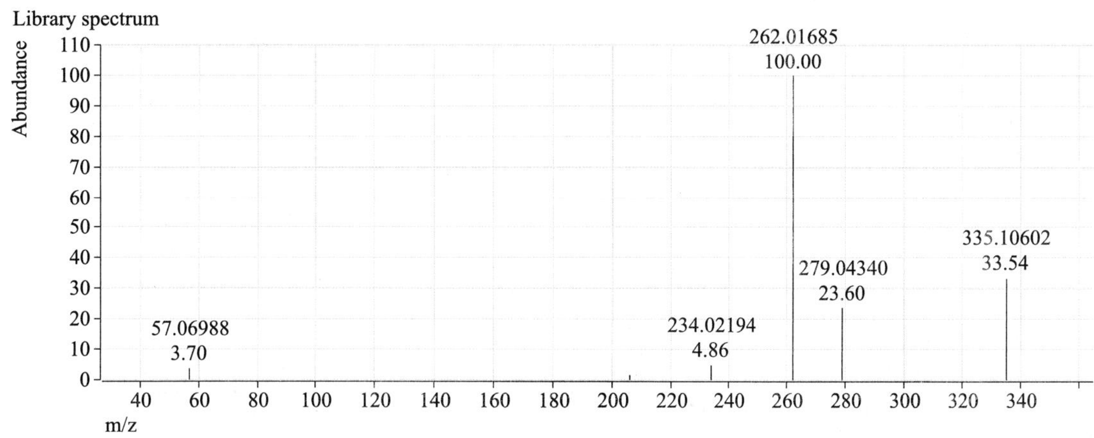

$[M+H]^+$ CID:40V

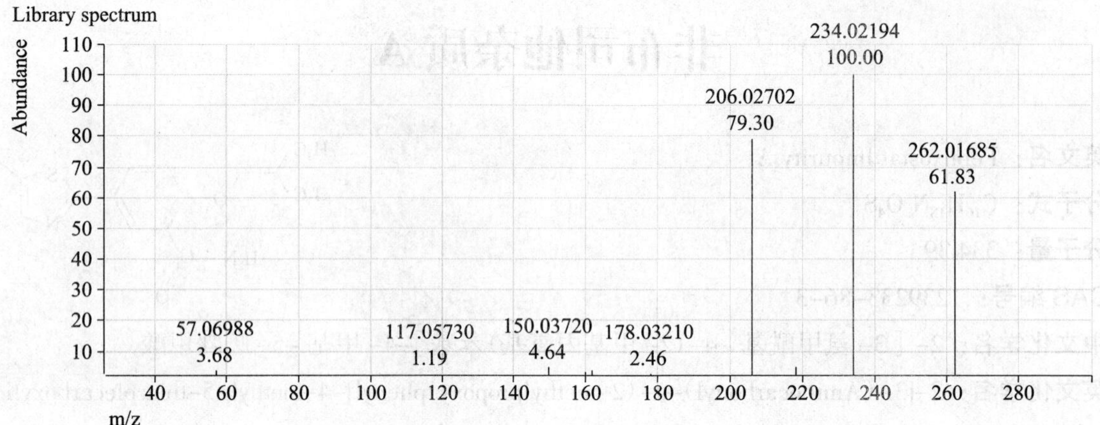

正离子扫描裂解途径解析

m/z 335.1060

m/z 279.0434

m/z 262.0169

m/z 234.0219

m/z 206.0270

负离子扫描二级质谱图

$[M-H]^-$ CID:2V

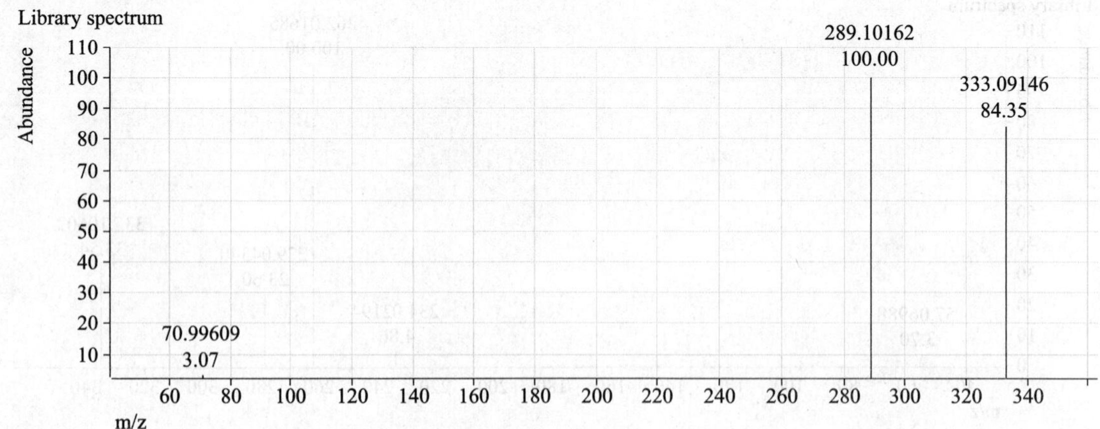

$[M-H]^-$ CID:5V

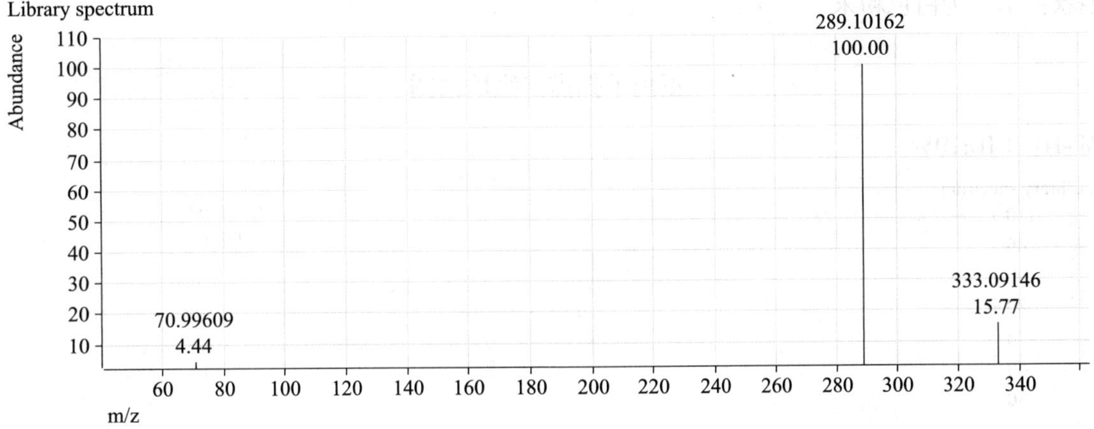

$[M-H]^-$ CID:10V

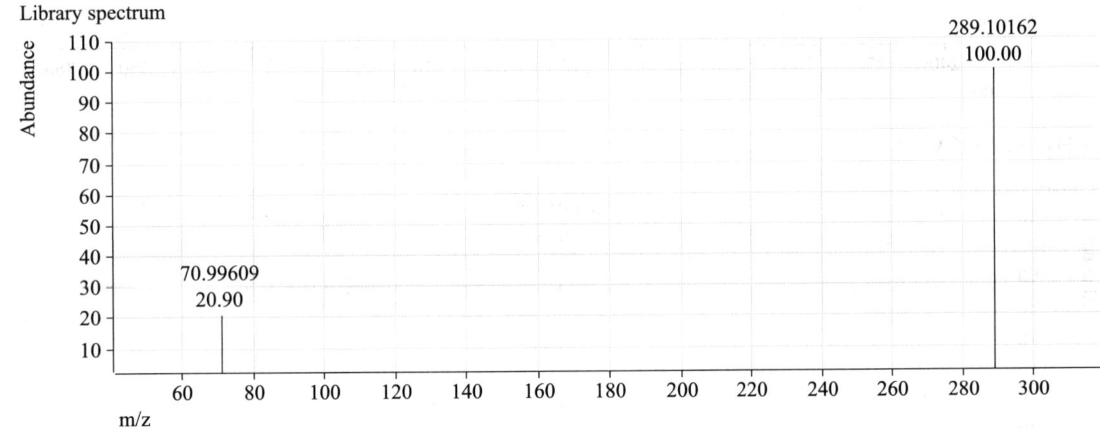

负离子扫描裂解途径解析

m/z 333.0915 → m/z 289.1016 → m/z 70.9961

非布司他杂质 B

英文名： Febuxostat Impurity B

分子式： $C_{16}H_{17}NO_5S$

分子量： 335.37

CAS 编号： 1239233-87-4

中文化学名： 2-［3- 羧基 -4-（2- 甲基丙氧基）苯基］-4- 甲基 -5- 噻唑甲酸

英文化学名： 2–[3–Carboxy–4–(2–methylpropoxy)phenyl]–4–methyl–5–thiazolecarboxylic acid

性状： 本品为白色粉末

正离子扫描二级质谱图

[M+H]+ CID:10V

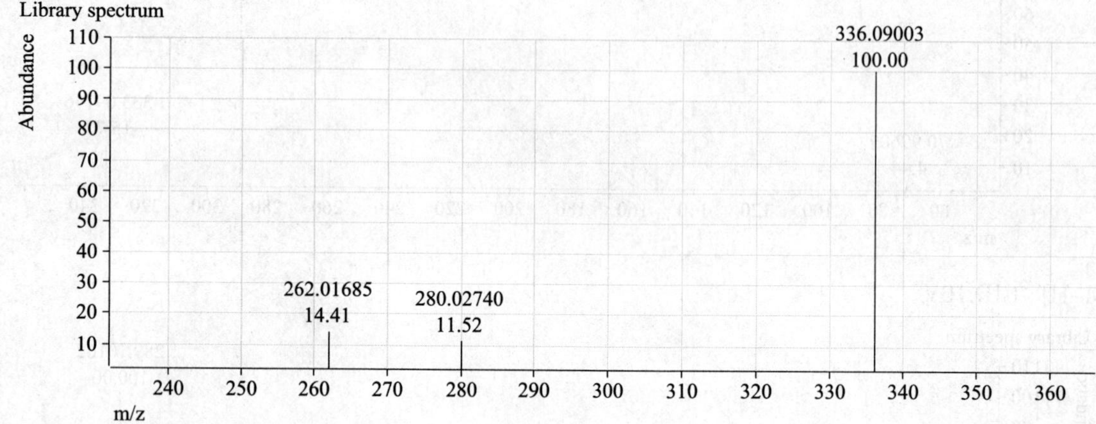

[M+H]+ CID:20V

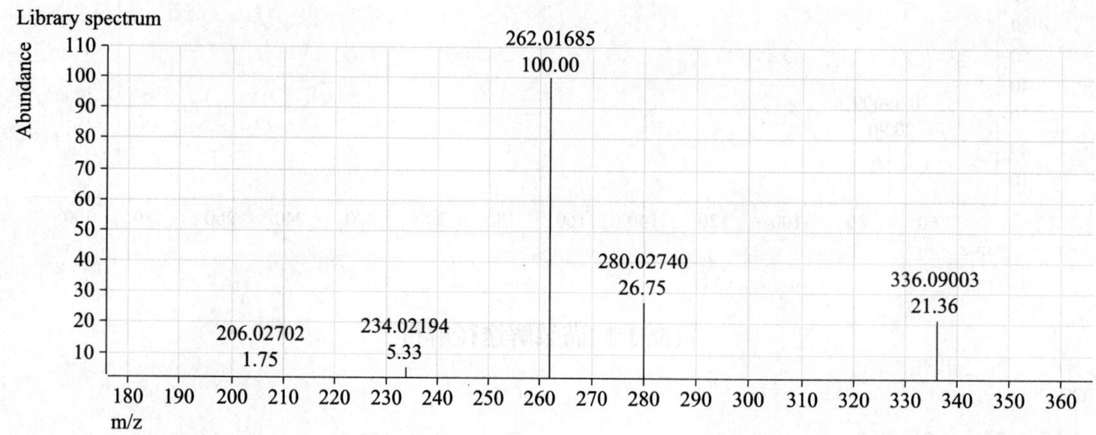

[M+H]+ CID:40V

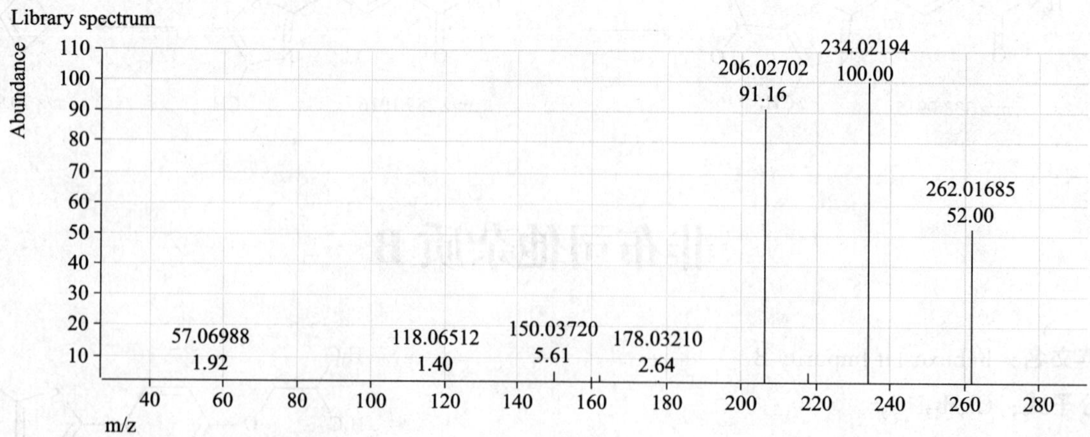

正离子扫描裂解途径解析

m/z 336.0900 → m/z 280.0274 → m/z 262.0169 → m/z 234.0219 → m/z 206.0270

负离子扫描二级质谱图

[M−H]⁻ CID:2V

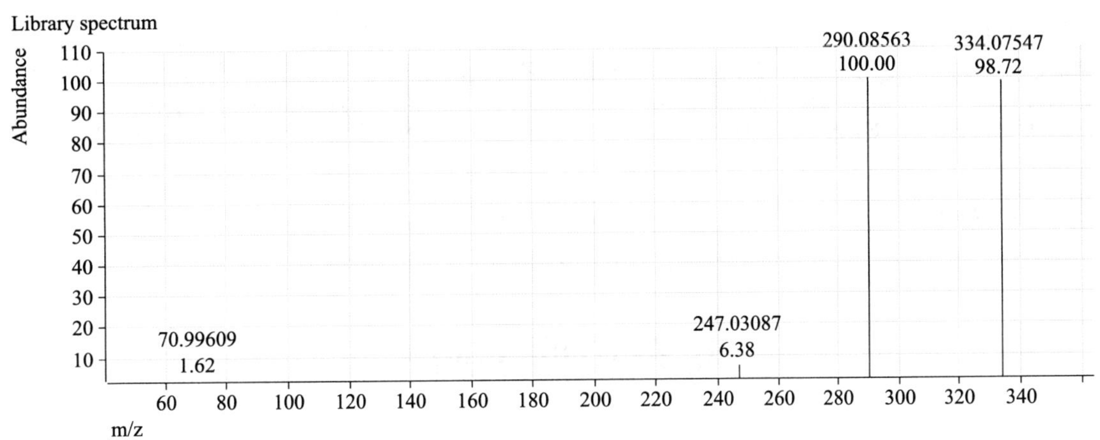

[M−H]⁻ CID:5V

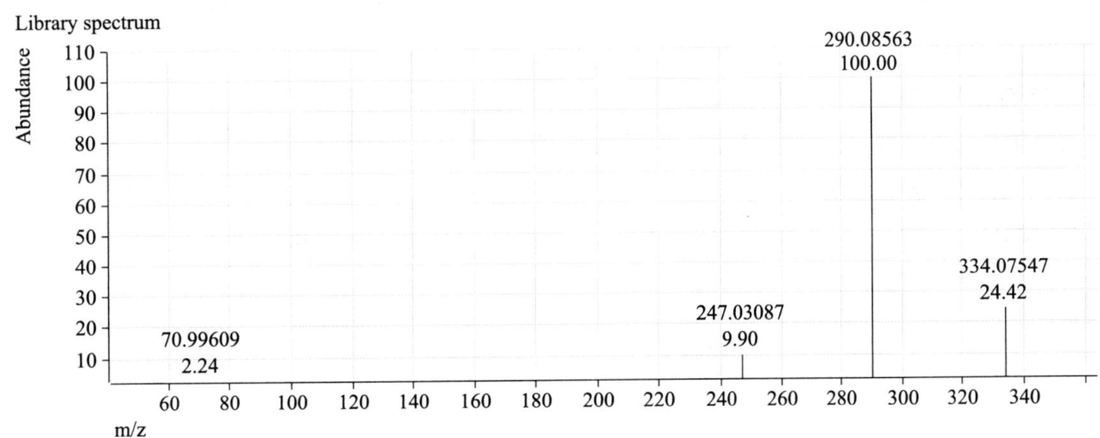

[M–H]⁻ CID:10V

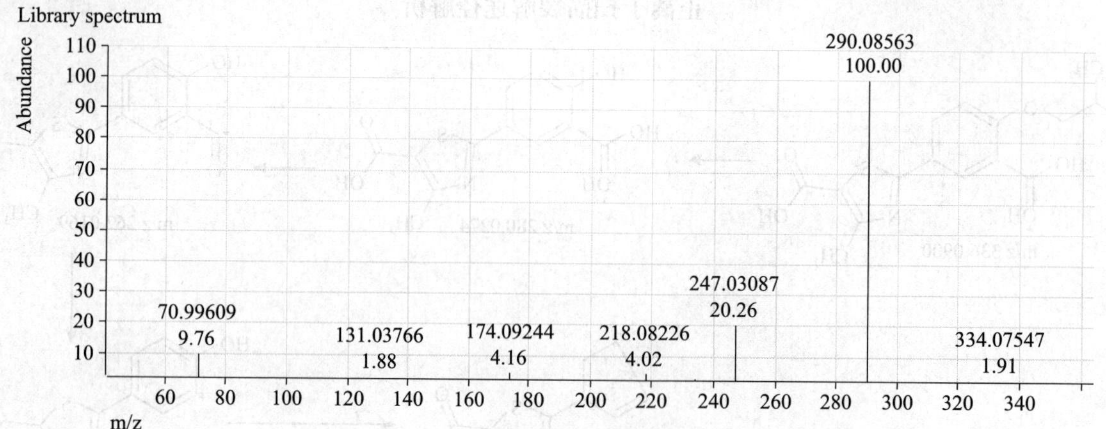

负离子扫描裂解途径解析

m/z 334.0755 → m/z 290.0856 → m/z 247.0309

m/z 70.9961

非布司他杂质 C

英文名：Febuxostat Impurity C

分子式：$C_{16}H_{17}NO_4S$

分子量：319.38

CAS 编号：144060-62-8

中文化学名：2-［3-甲酰基-4-(2-甲基丙氧基)苯基］-4-甲基-5-噻唑甲酸

英文化学名：2-[3-Formyl-4-(2-methylpropoxy)phenyl]-4-methyl-5-thiazolecarboxylic acid

性状：本品为白色粉末

正离子扫描二级质谱图

[M+H]⁺ CID:10V

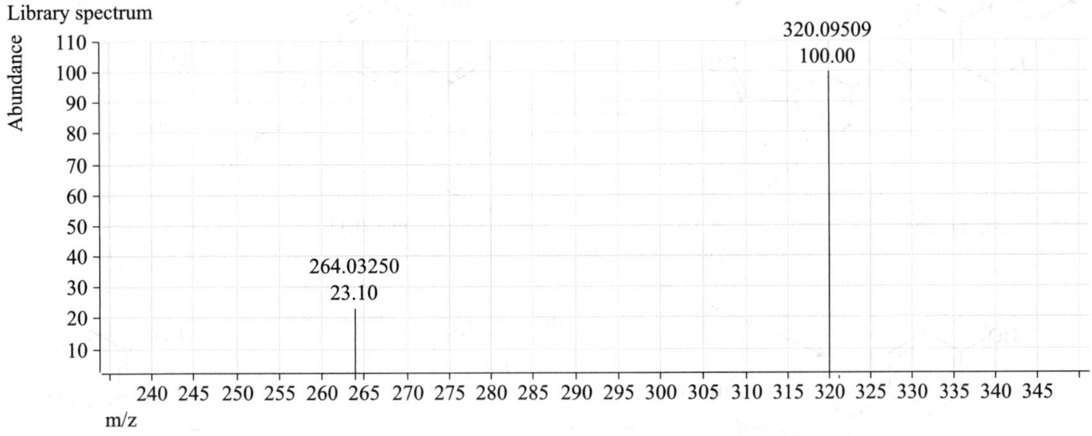

[M+H]⁺ CID:20V

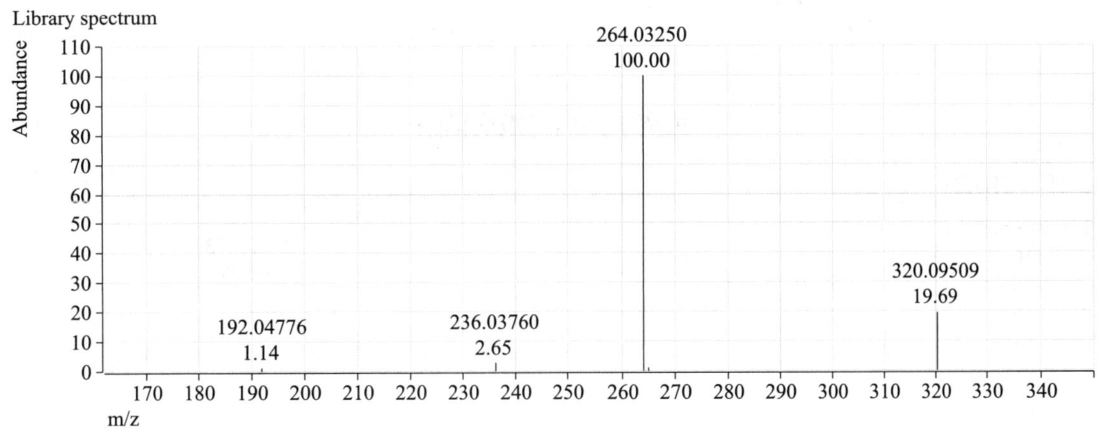

[M+H]⁺ CID:40V

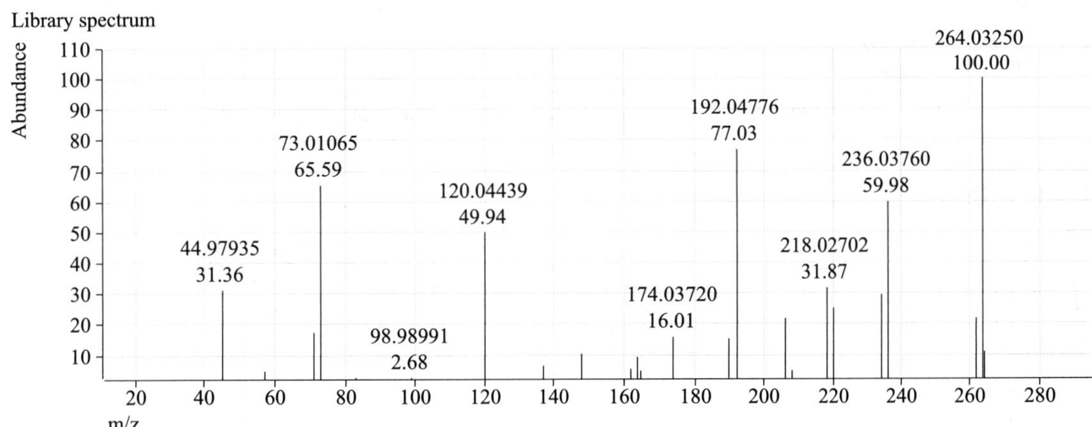

正离子扫描裂解途径解析

m/z 320.0951 → m/z 264.0325 → m/z 236.0376 → m/z 192.0478 → m/z 120.0444

负离子扫描二级质谱图

$[M-H]^-$ CID:2V

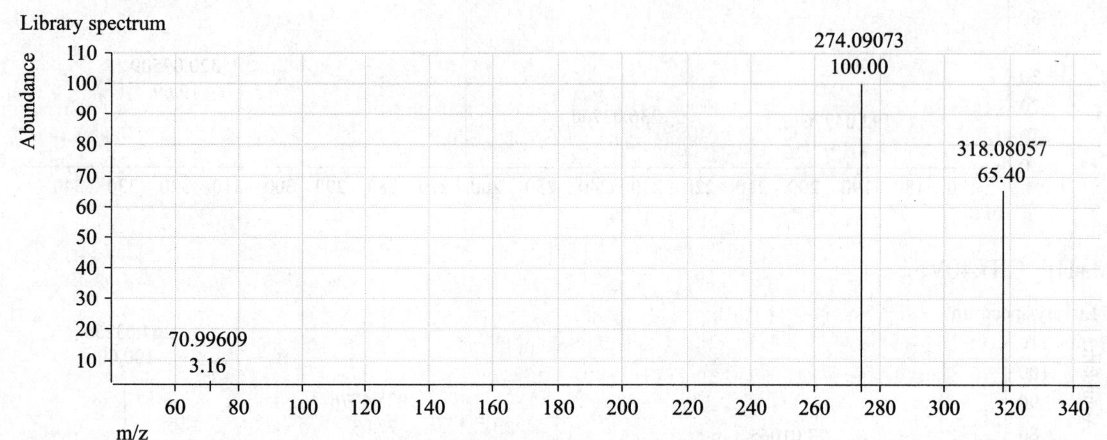

$[M-H]^-$ CID:5V

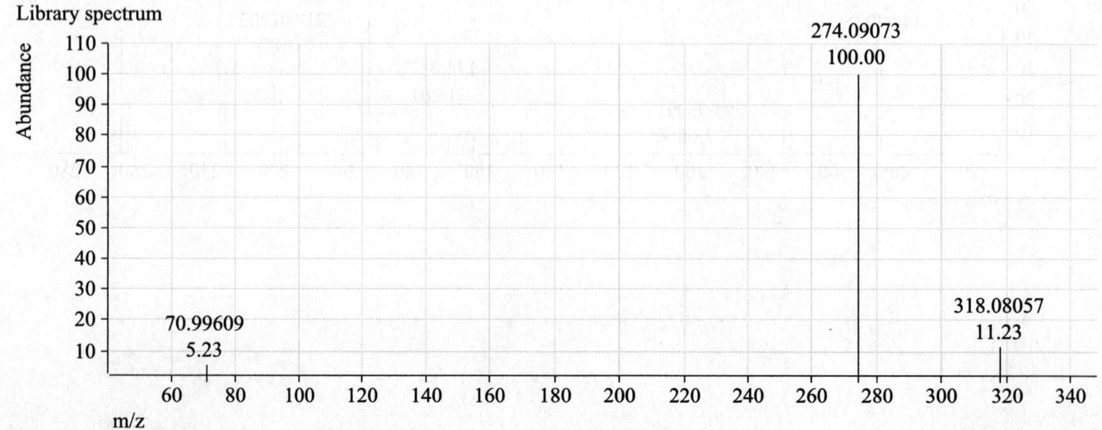

$[M-H]^-$ CID:10V

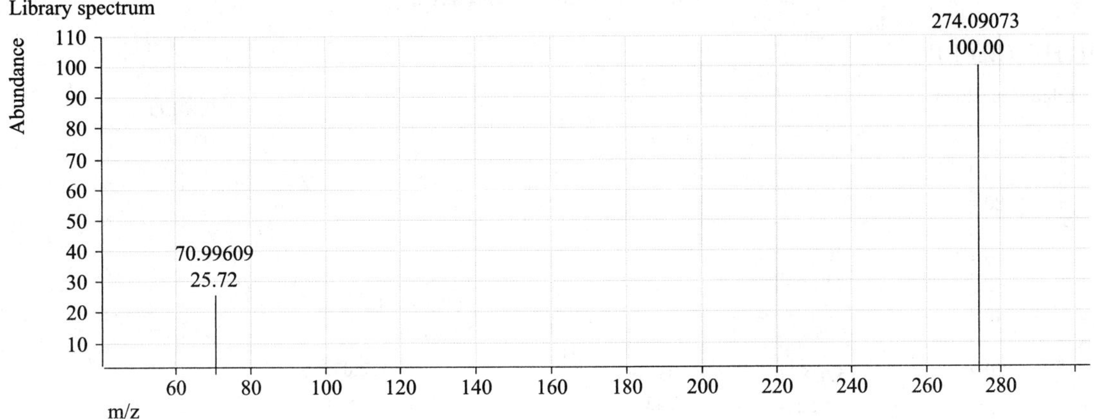

负离子扫描裂解途径解析

m/z 318.0806

m/z 274.0907

m/z 70.9961

非 那 西 丁

英文名： Phenacetin

分子式： $C_{10}H_{13}NO_2$

分子量： 179.22

CAS 编号： 62-44-2

中文化学名： 对乙酰乙氧基苯胺

英文化学名： *N*-(4-Ethoxyphenyl)acetamide

性状： 本品为白色结晶性粉末

溶解性： 本品在水中易溶

正离子扫描二级质谱图

$[M+H]^+$ CID:10V

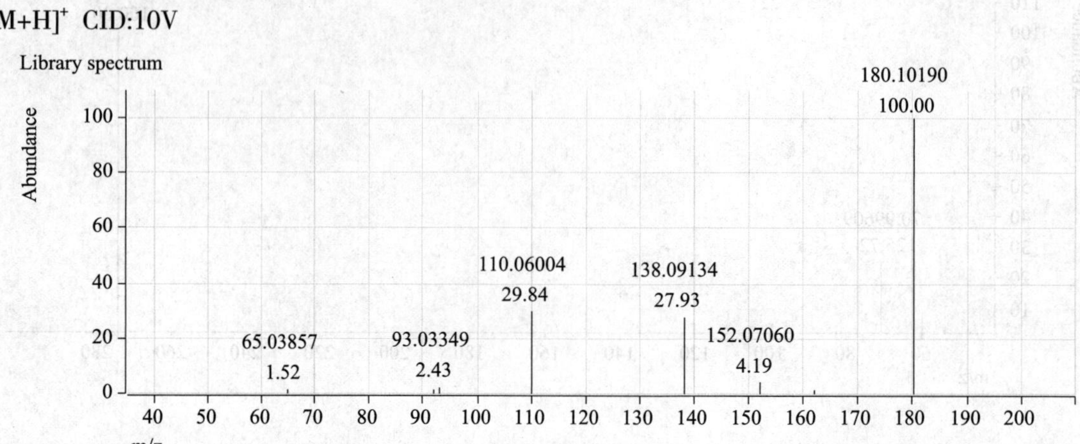

$[M+H]^+$ CID:20V

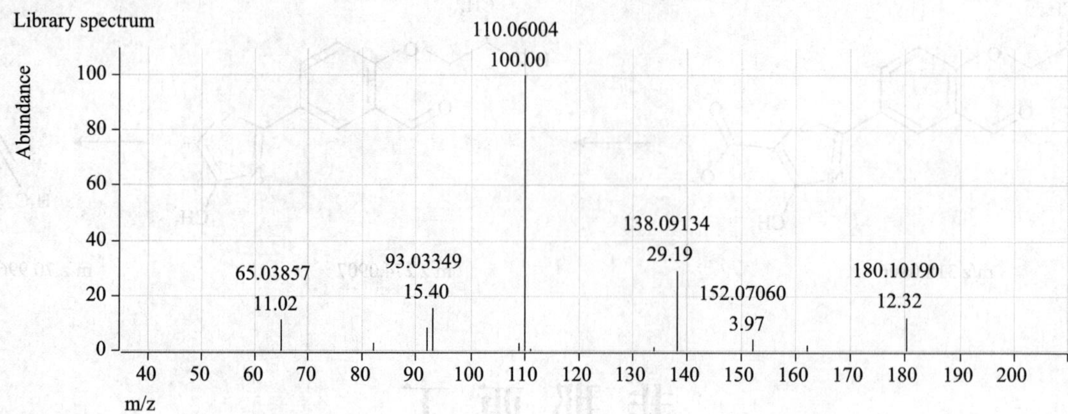

$[M+H]^+$ CID:40V

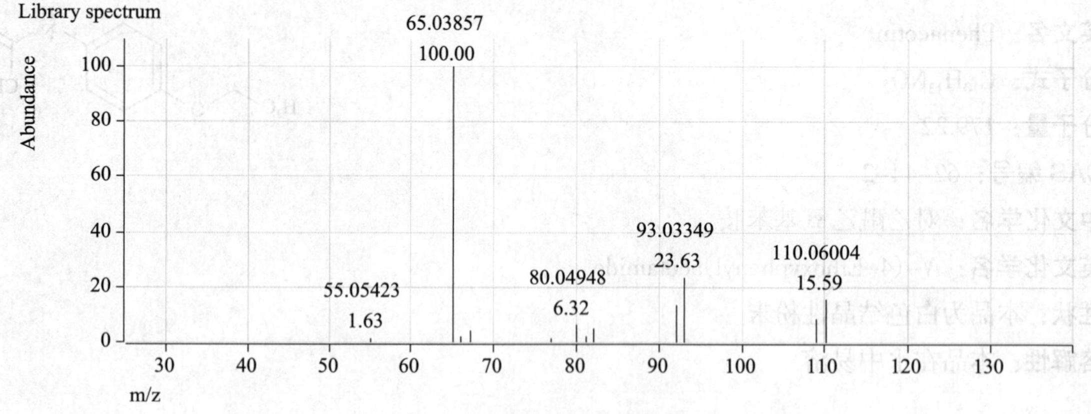

正离子扫描裂解途径解析

m/z 180.1019

m/z 152.0706

m/z 138.0913

m/z 110.0600

m/z 93.0335

m/z 65.0386

非 洛 地 平

英文名： Felodipine

分子式： $C_{18}H_{19}Cl_2NO_4$

分子量： 384.25

CAS 编号： 72509-76-3

中文化学名：（±）-2,6-二甲基-4-(2,3-二氯苯基)-1,4-二氢-3,5-吡啶二甲酸甲酯乙酯

英文化学名：（±）-Ethylmethyl-4-(2,3-dichlorophenyl)-1,4-dihydro-2,6-dimethyl-3,5-pyridinedicar-boxylate

性状： 本品为白色至淡黄色结晶或结晶性粉末；无臭；无味；遇光不稳定

溶解性： 本品在丙酮、甲醇或乙醇中易溶，在水中几乎不溶

正离子扫描二级质谱图

[M+H]⁺ CID:10V

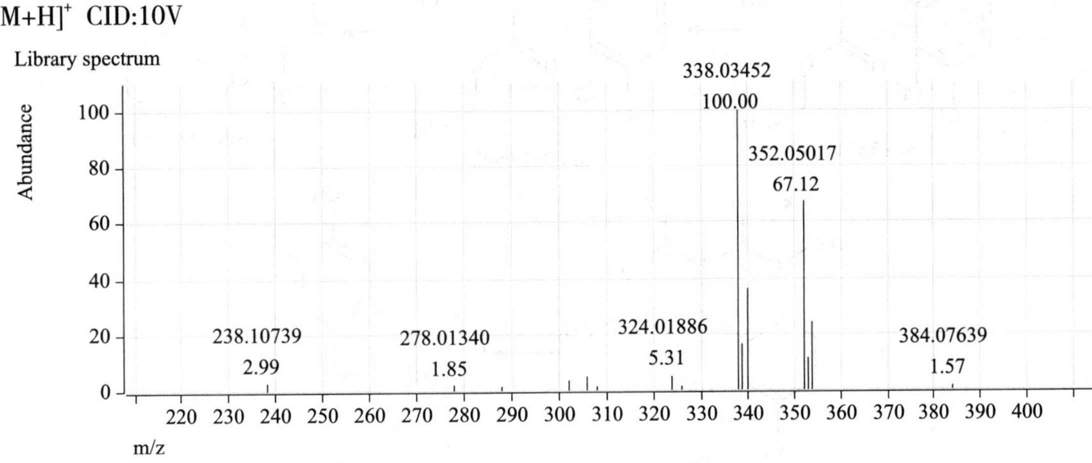

[M+H]⁺ CID:20V

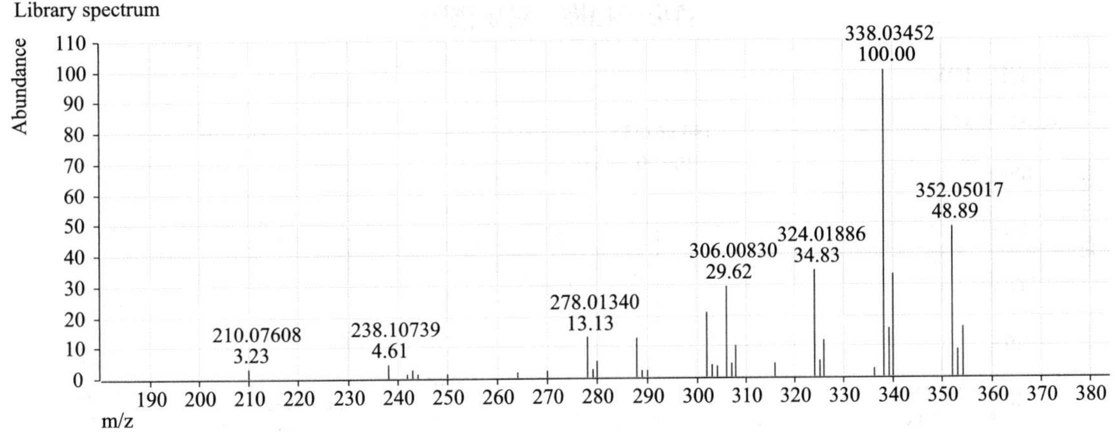

$[M+H]^+$ CID:40V

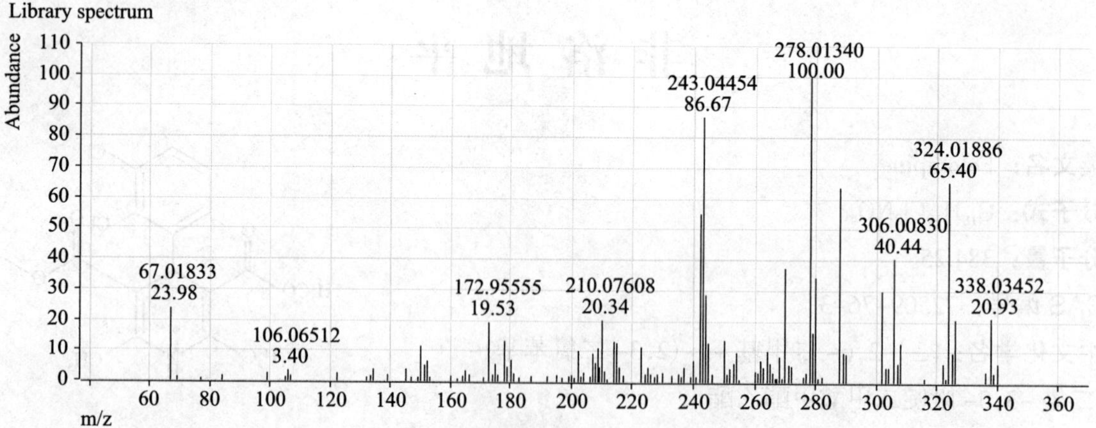

正离子扫描裂解途径解析

m/z 384.0764

m/z 352.0502

m/z 324.0189

m/z 338.0345

m/z 278.0134

负离子扫描二级质谱图

$[M-H]^-$ CID:10V

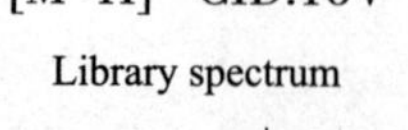

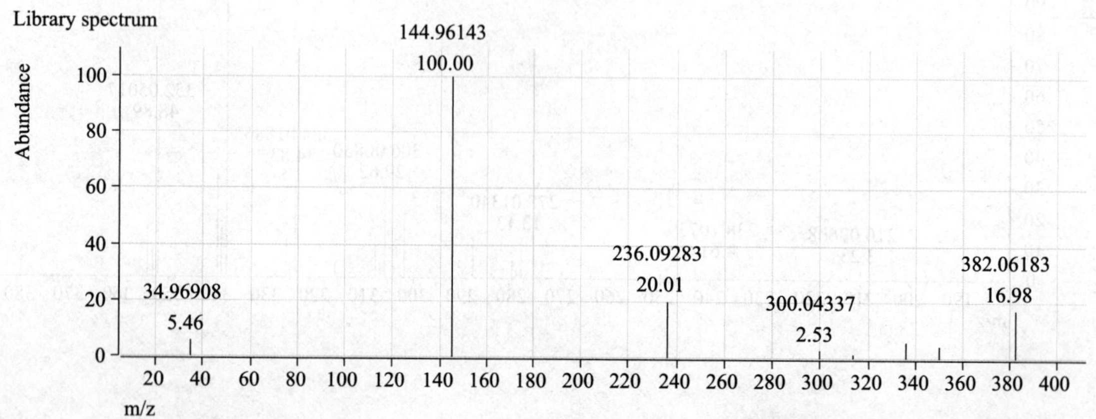

$[M-H]^-$ CID:20V

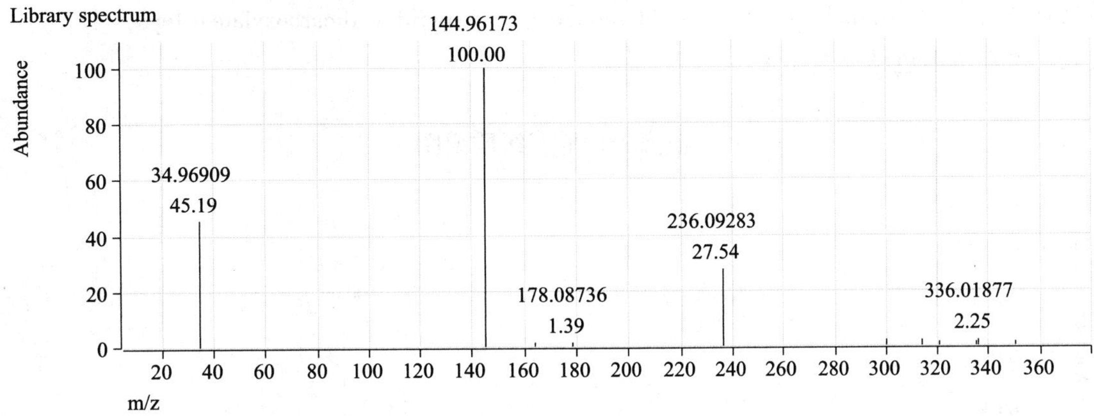

$[M-H]^-$ CID:40V

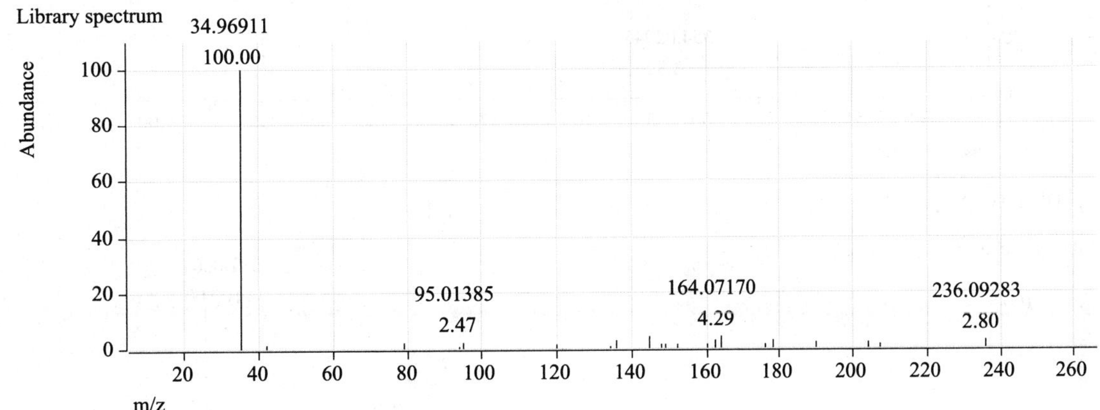

负离子扫描裂解途径解析

m/z 144.9617　　m/z 382.0618　　m/z 236.0928

非洛地平杂质 I

英文名： Felodipine Impurity I

分子式： $C_{18}H_{17}Cl_2NO_4$

分子量： 382.24

CAS 编号： 96382-71-7

中文化学名： 2,6- 二甲基 -4-(2,3- 二氯苯基)-3,5-

吡啶二甲酸甲酯乙酯

英文化学名：2,6-Dimethyl-4-(2,3-dichlorophenyl)-3,5-pyridine dicarboxylate ester

性状：本品为白色结晶性粉末

正离子扫描二级质谱图

$[M+H]^+$ CID:10V

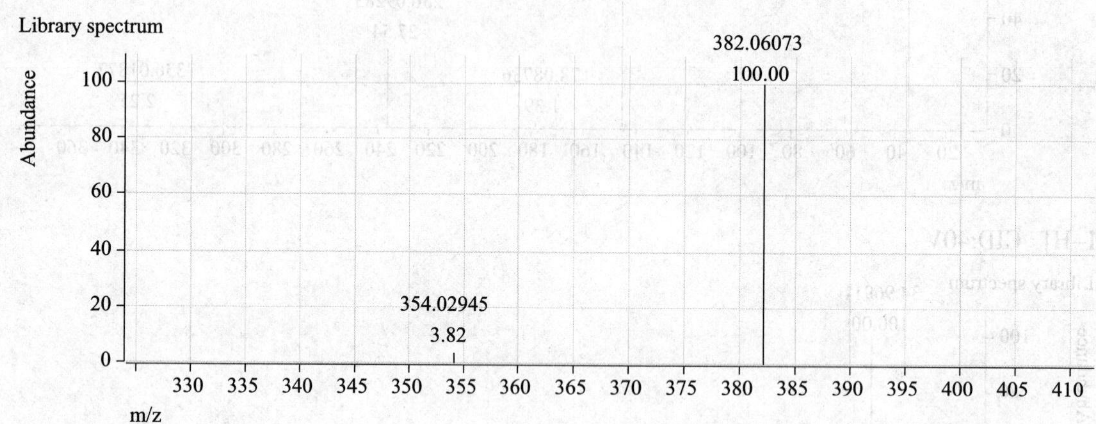

$[M+H]^+$ CID:20V

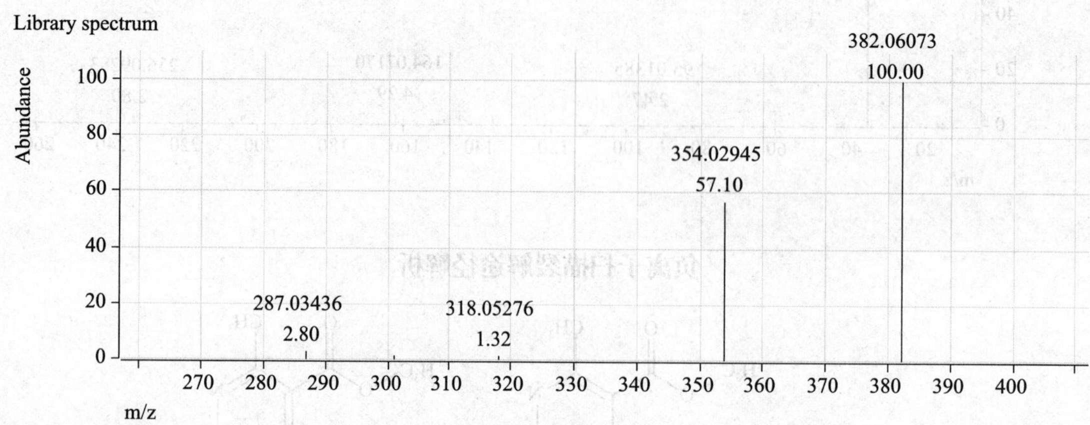

$[M+H]^+$ CID:40V

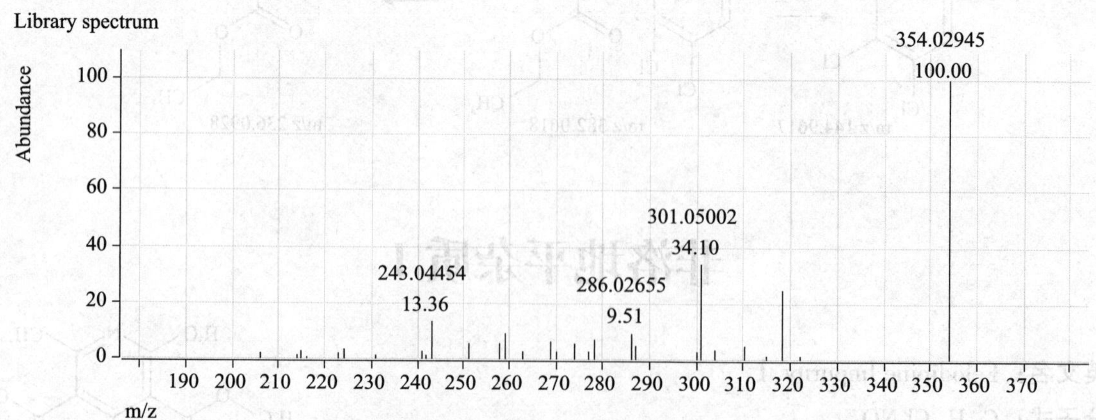

正离子扫描裂解途径解析

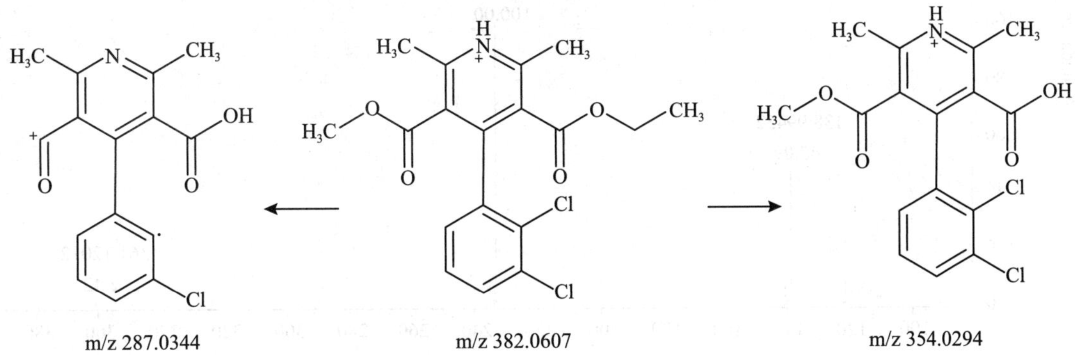

m/z 287.0344　m/z 382.0607　m/z 354.0294

非 诺 贝 特

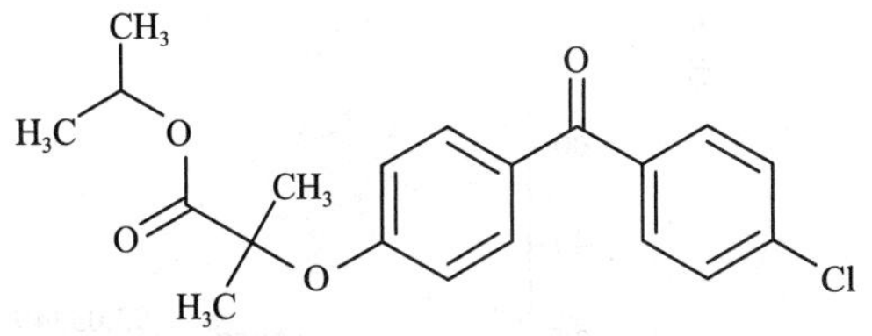

英文名： Fenofibrate

分子式： $C_{20}H_{21}ClO_4$

分子量： 360.84

CAS 编号： 49562-28-9

中文化学名： 2- 甲基 -2-［4-(4- 氯苯甲酰基)苯氧基］丙酸异丙酯

英文化学名： Isopropyl 2-(4-(4-chlorobenzoyl)phenoxy)-2-methylpropanoate

性状： 本品为白色或类白色结晶性粉末；无臭

溶解性： 本品在三氯甲烷中极易溶，在丙酮或乙醚中易溶，在乙醇中略溶，在水中几乎不溶

正离子扫描二级质谱图

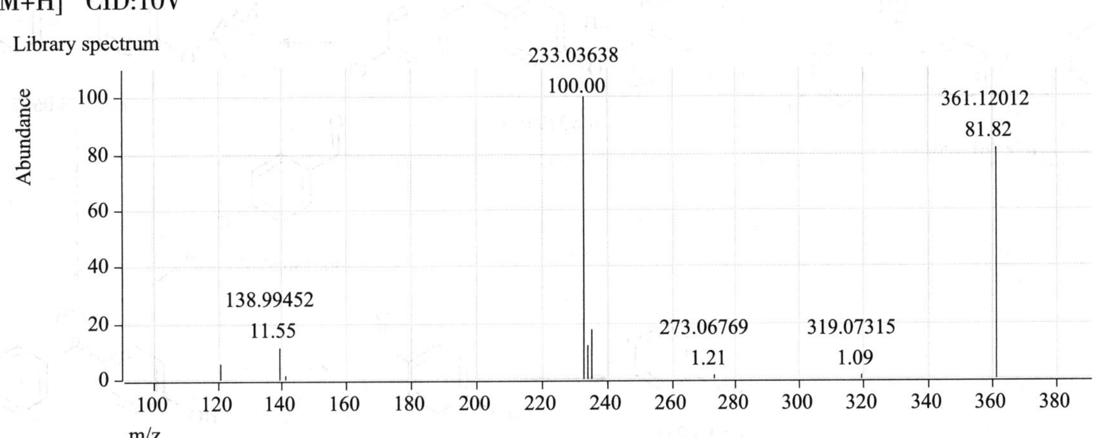

$[M+H]^+$ CID:20V

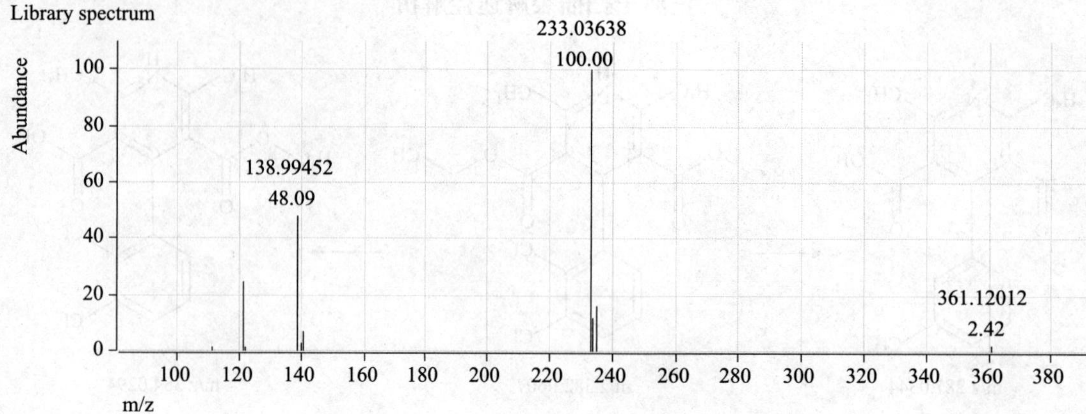

$[M+H]^+$ CID:40V

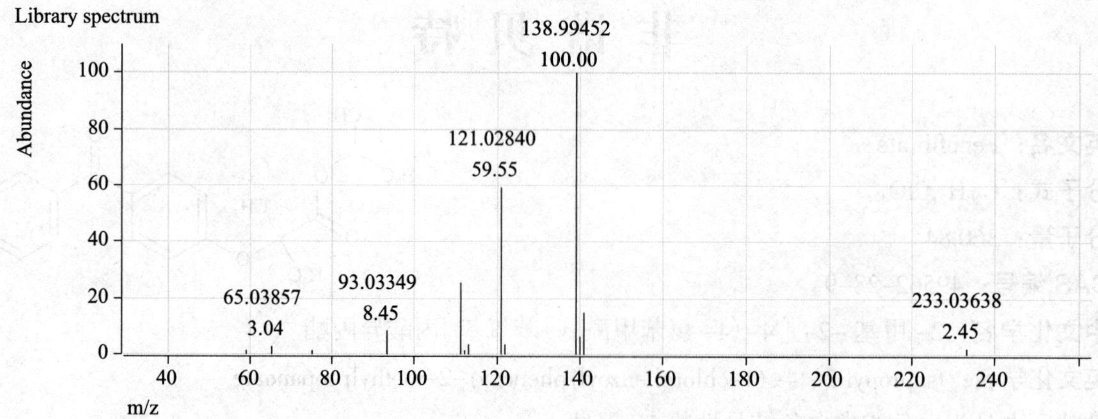

正离子扫描裂解途径解析

m/z 361.1201 → m/z 319.0732 → m/z 273.0677 → m/z 233.0364 → m/z 138.9945; m/z 233.0364 → m/z 121.0284 → m/z 93.0335

非诺贝特杂质 I

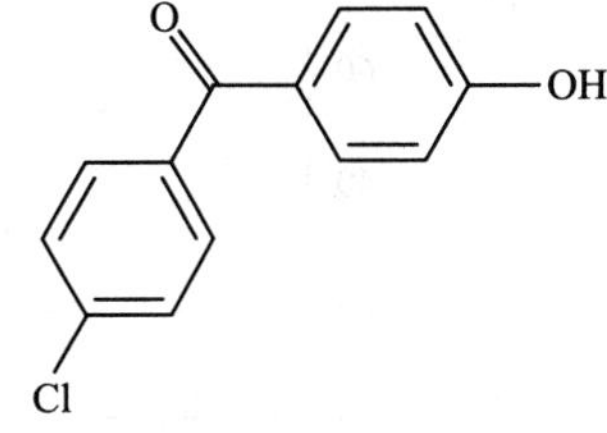

英文名： Fenofibrate Impurity Ⅰ

分子式： $C_{13}H_9ClO_2$

分子量： 232.66

CAS 编号： 42019-78-3

中文化学名： 4′ - 氯 -4- 羟基二苯甲酮

英文化学名： 4′-Chloro-4-hydroxydiphenylmethanone

性状： 本品为橘红色粉末

正离子扫描二级质谱图

[M+H]+ CID:10V

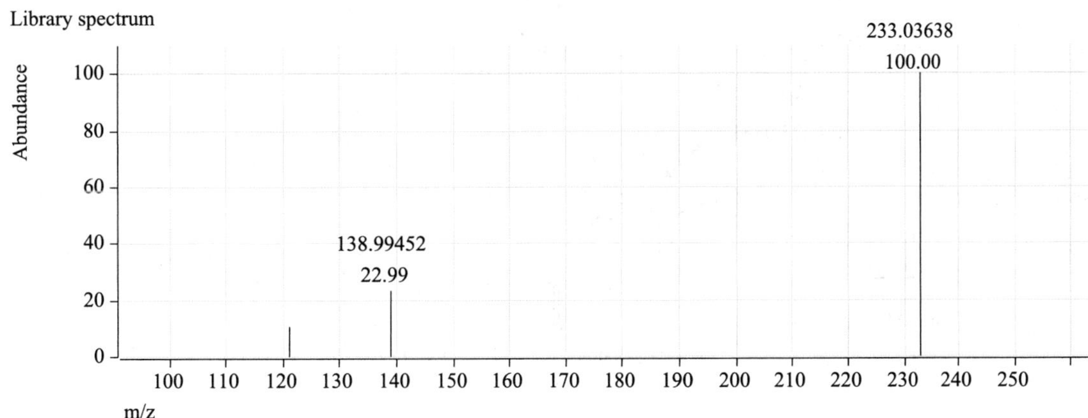

[M+H]+ CID:20V

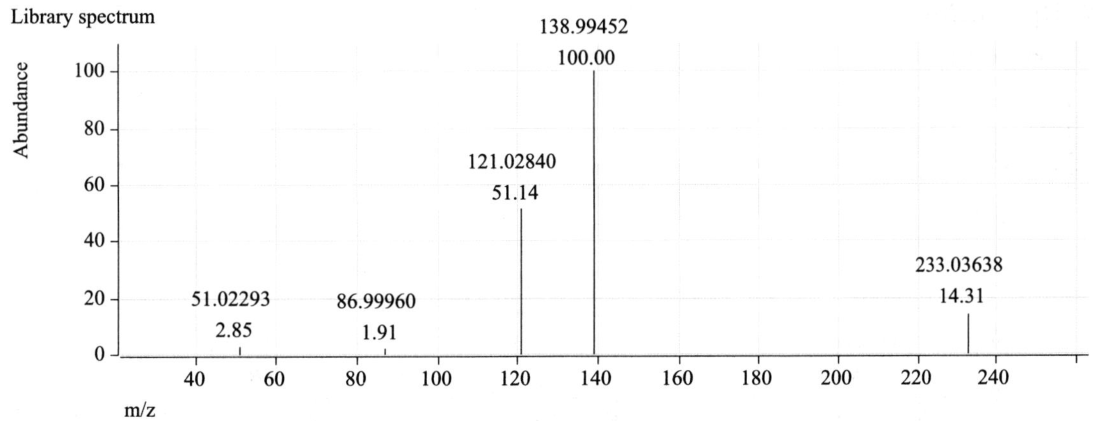

[M+H]$^+$ CID:40V

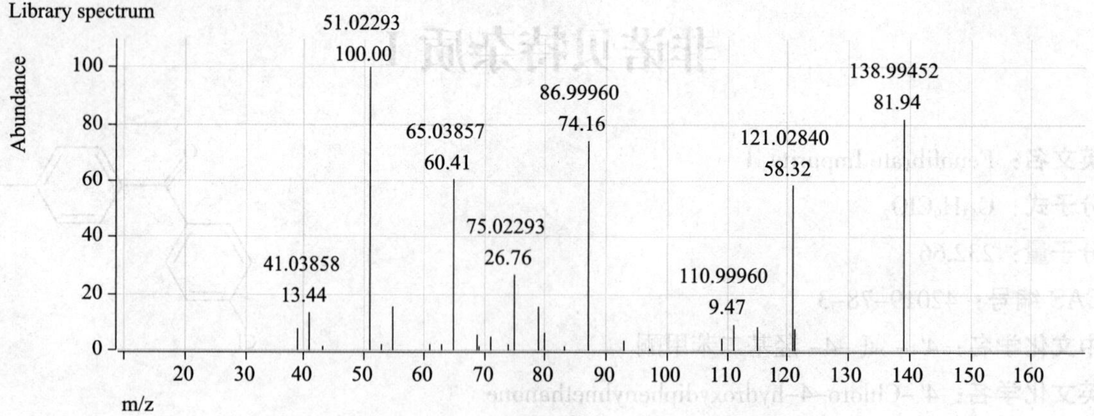

正离子扫描裂解途径解析

m/z 233.0364

m/z 121.0284

m/z 51.0229

m/z 138.9945

m/z 110.9996

m/z 86.9996

负离子扫描二级质谱图

[M−H]$^-$ CID:20V

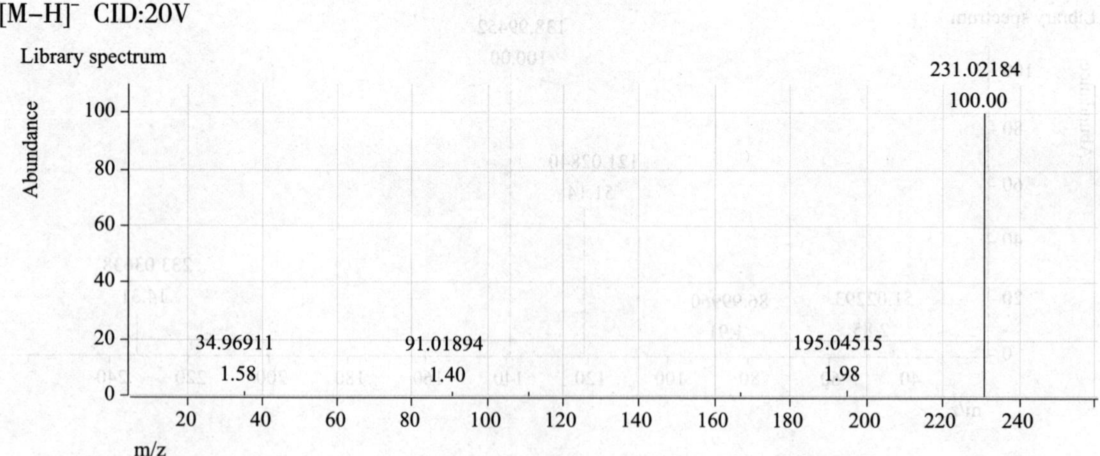

[M-H]$^-$ CID:40V

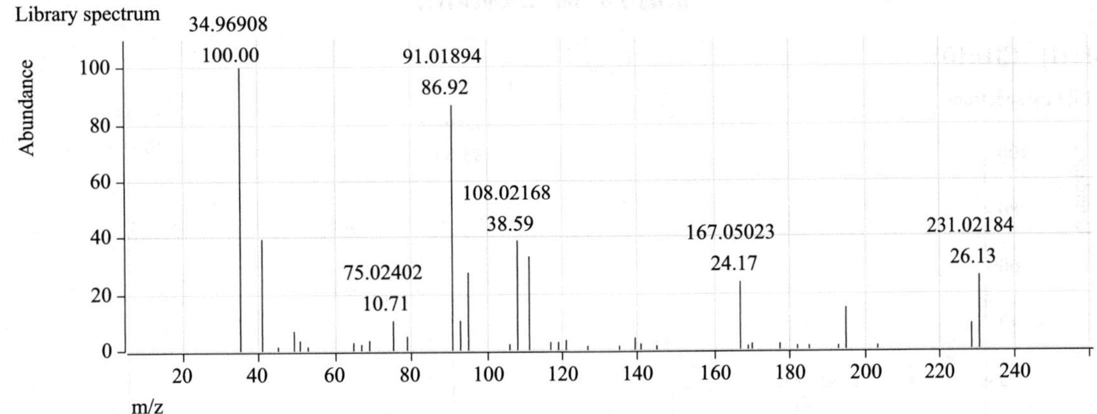

负离子扫描裂解途径解析

m/z 91.0189 ← m/z 231.0218 → m/z 195.0452 → m/z 167.0502

非诺贝特杂质Ⅱ

英文名： Fenofibrate Impurity Ⅱ

分子式： $C_{17}H_{15}ClO_4$

分子量： 318.75

CAS 编号： 42017-89-0

中文化学名： 2-［4-(4-氯苯甲酰)-苯氧基］-2-甲基丙酸

英文化学名： 2-[4-(4-Chlorobenzoyl)phenoxy]-2-methylpropanoic acid

性状： 本品为白色粉末

溶解性： 本品在水中不溶

正离子扫描二级质谱图

[M+H]+ CID:10V

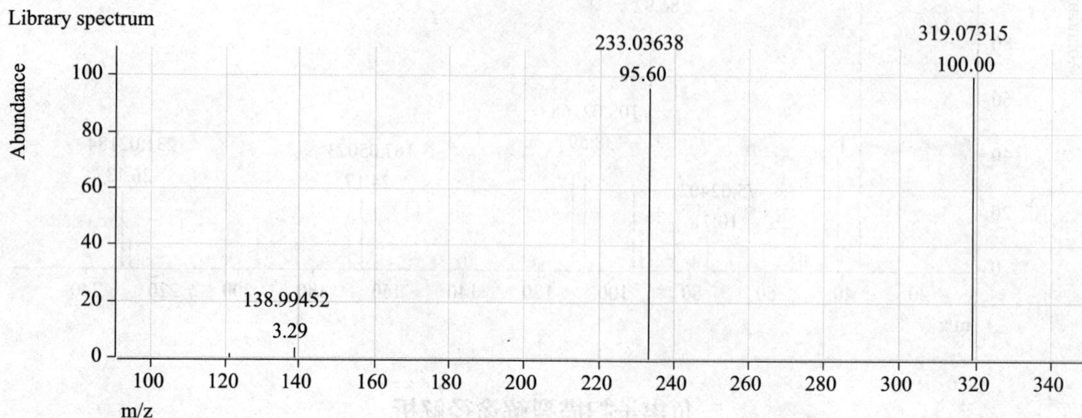

[M+H]+ CID:20V

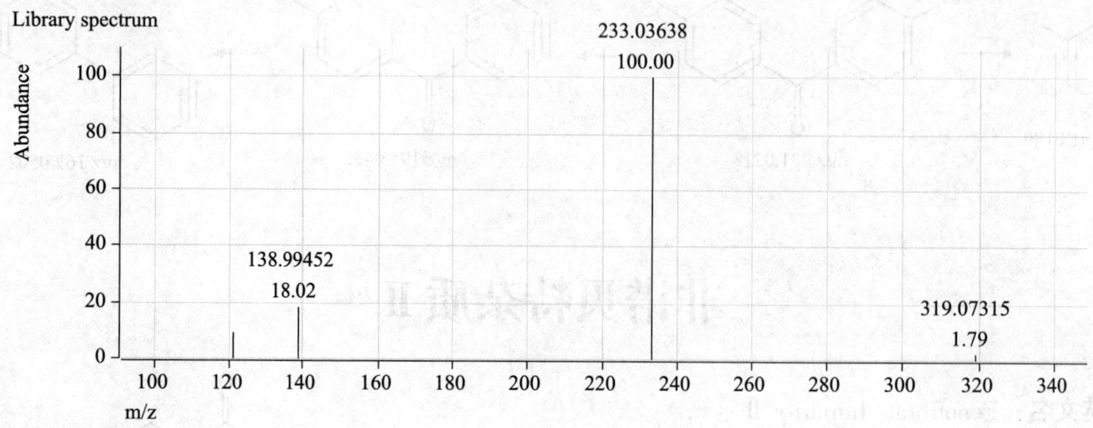

[M+H]+ CID:40V

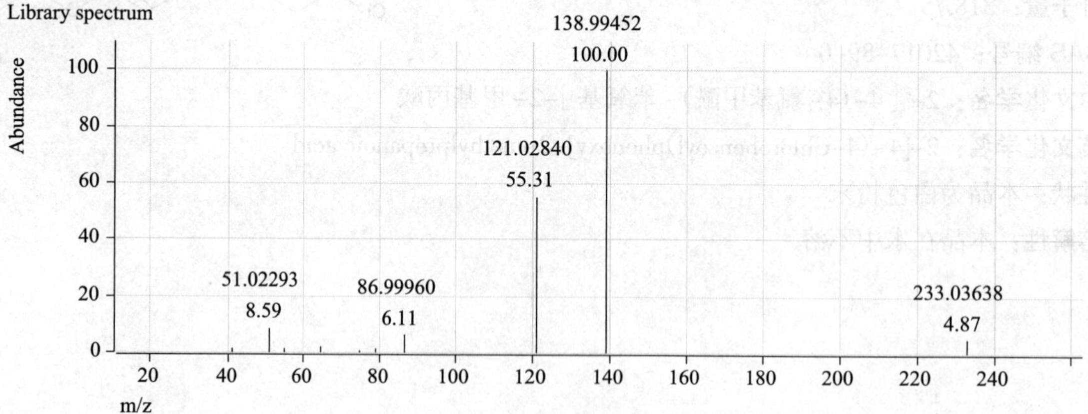

正离子扫描裂解途径解析

Cl OH $\overset{+}{O}H$ m/z 233.0364

Cl O O OH H_3C CH_3 $\overset{+}{O}H$ m/z 319.0732

OH O^+ m/z 121.0284

Cl O^+ m/z 138.9945

负离子扫描二级质谱图

[M−H]⁻ CID:10V

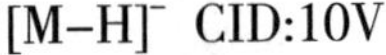

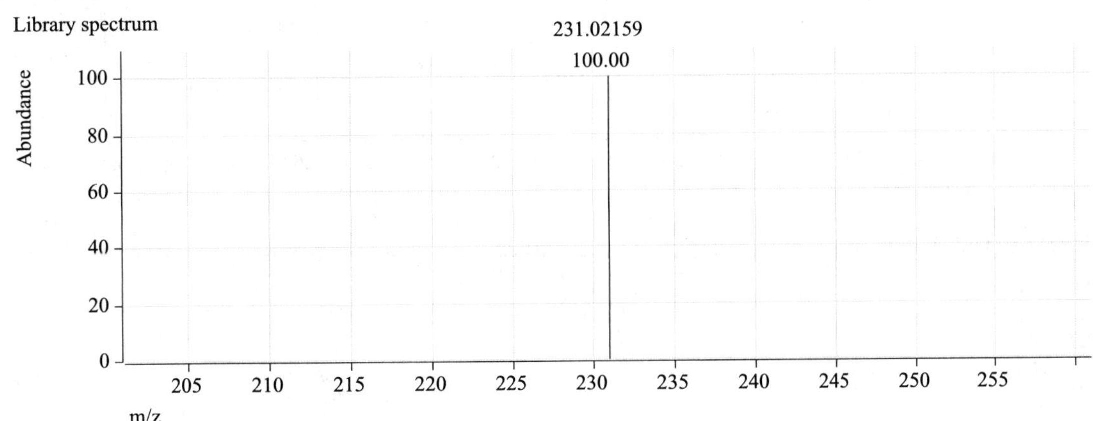

负离子扫描裂解途径解析

Cl O O OH H_3C CH_3 [−H]⁻ m/z 317.0586

Cl OH O [−H]⁻ m/z 231.0218

非 普 拉 宗

英文名： Feprazone

分子式： $C_{20}H_{20}N_2O_2$

分子量： 320.39

CAS 编号： 30748-29-9

O N N O H_3C H_3C

中文化学名：1,2- 二苯基 -4- 异戊烯基吡唑烷 -3,5- 二酮

英文化学名：1,2-Diphenyl-4-(3-methyl-2-butenyl)-3,5-pyrazolidinedione

性状：本品为白色或类白色结晶性粉末；无臭；味苦

溶解性：本品在三氯甲烷中易溶，在丙酮、苯或 10% 氢氧化钠溶液中溶解，在甲醇或乙醇中微溶，在水中不溶

正离子扫描二级质谱图

$[M+H]^+$ CID:10V

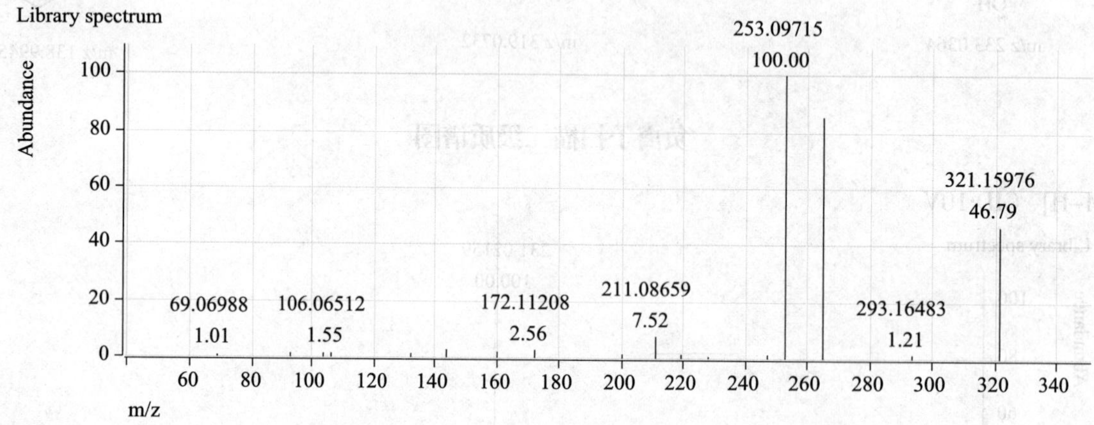

$[M+H]^+$ CID:20V

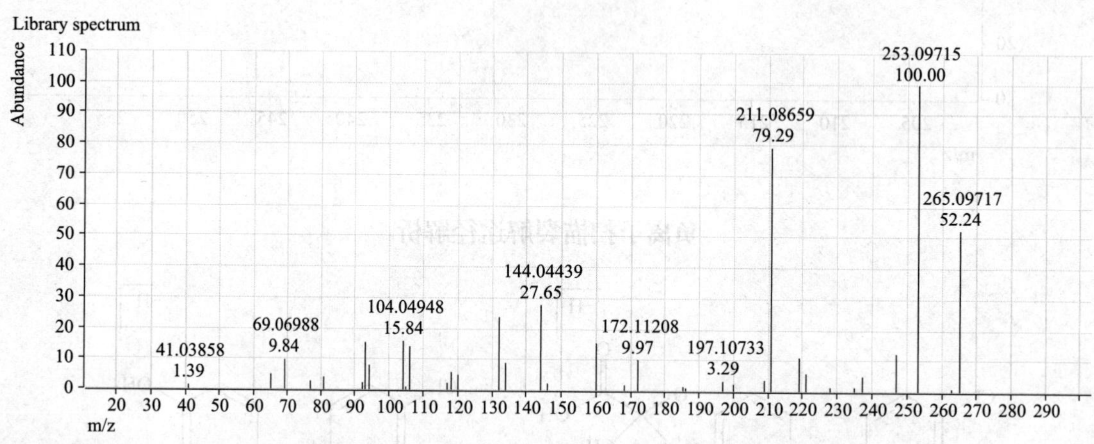

$[M+H]^+$ CID:40V

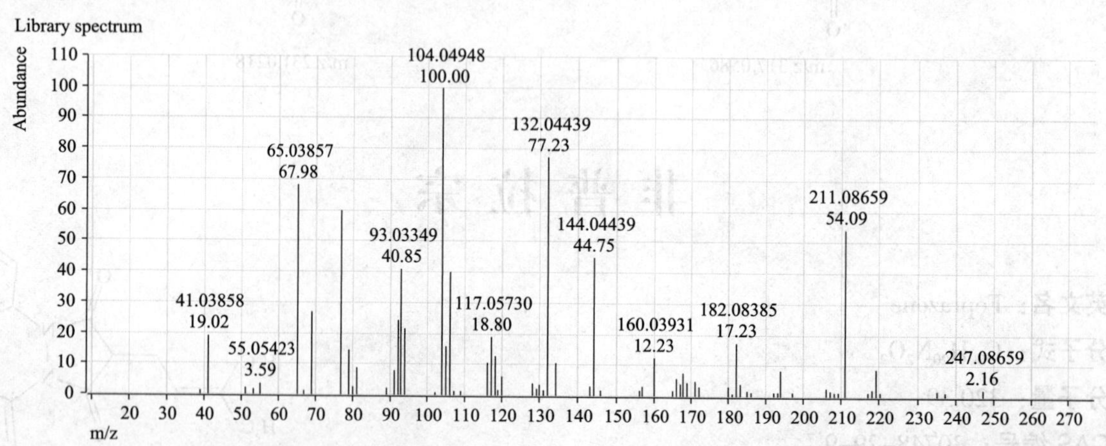

正离子扫描裂解途径解析

m/z 321.1598

m/z 253.0972

m/z 265.0972

m/z 211.0866

负离子扫描二级质谱图

$[M-H]^-$ CID:10V

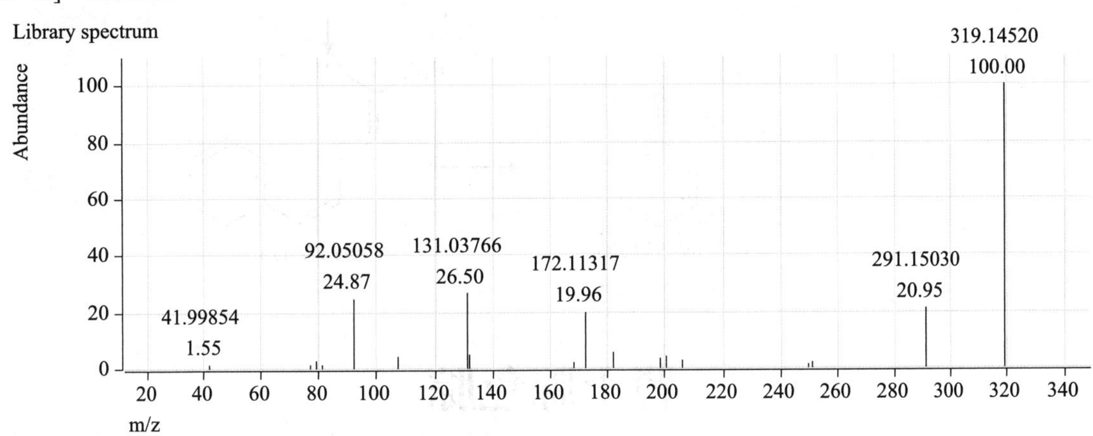

$[M-H]^-$ CID:20V

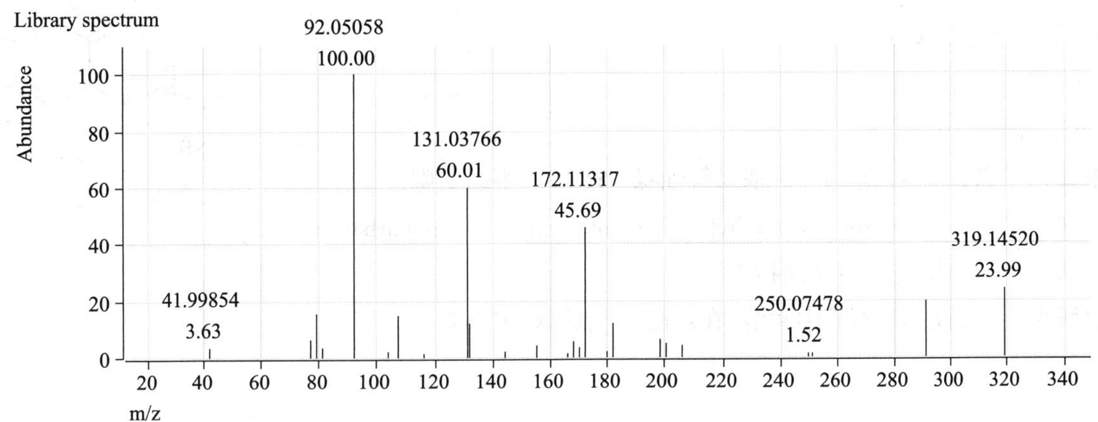

$[M-H]^-$ CID:40V

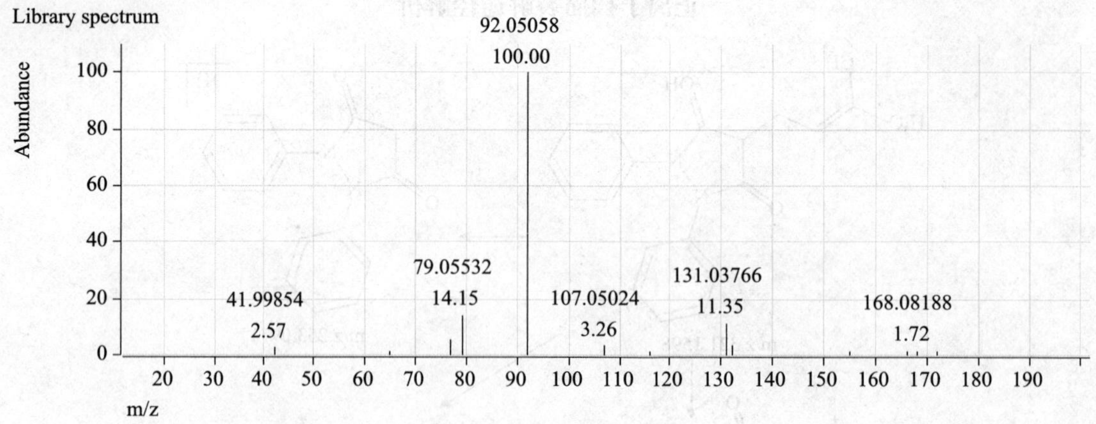

负离子扫描裂解途径解析

m/z 319.1452 → m/z 291.1503 → m/z 172.1132 → m/z 92.0506

肾上腺色腙

英文名： Carbazochrome

分子式： $C_{10}H_{12}N_4O_3$

分子量： 236.23

CAS 编号： 69-81-8

中文化学名： 3- 羟基 -1- 甲基二氢吲哚 -5,6- 二酮缩氨脲

英文化学名： 3-Hydroxy-1-methyl-5,6-indolinedione 5-semicarbazone

性状： 本品为橘红色结晶性粉末

溶解性： 本品在水、乙醇中微溶，在乙醚、三氯甲烷中不溶

正离子扫描二级质谱图

$[M+H]^+$ CID:10V

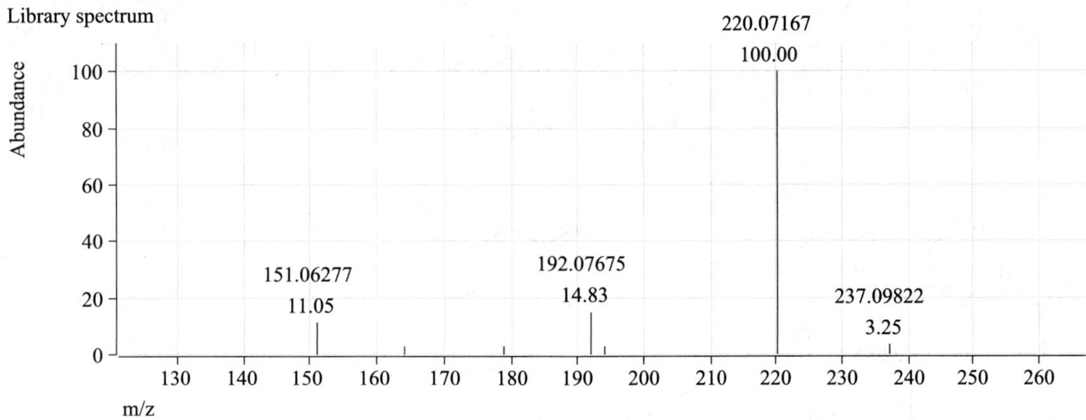

$[M+H]^+$ CID:20V

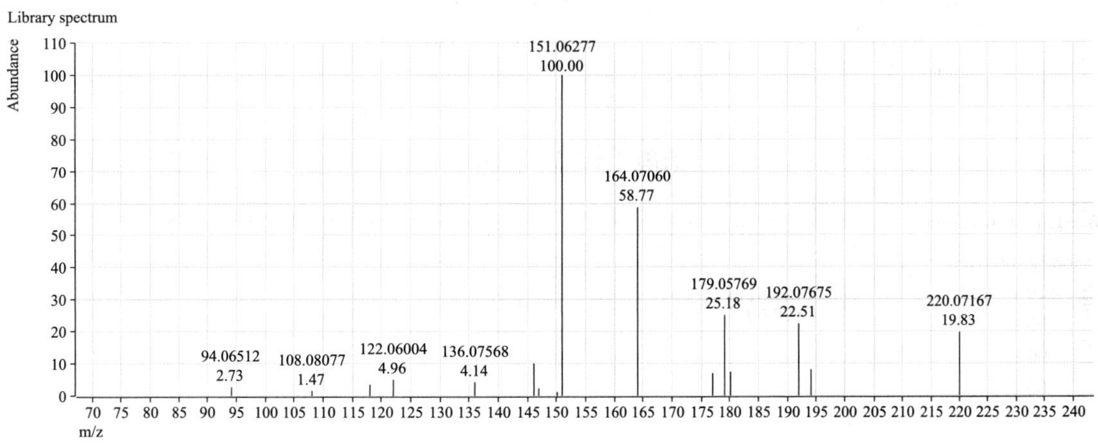

$[M+H]^+$ CID:40V

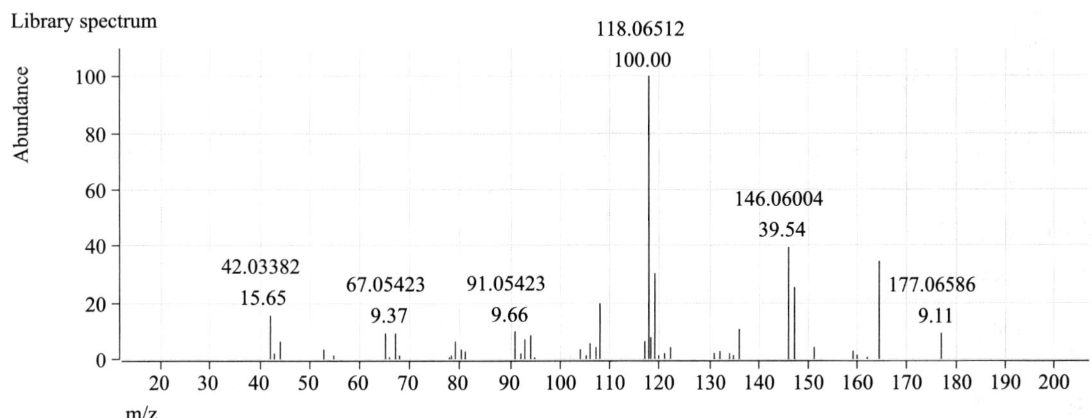

正离子扫描裂解途径解析

m/z 118.0651

m/z 220.0717

m/z 192.0768

m/z 237.0982

m/z 177.0659

m/z 146.0600

m/z 151.0628

负离子扫描二级质谱图

[M–H]⁻ CID:10V

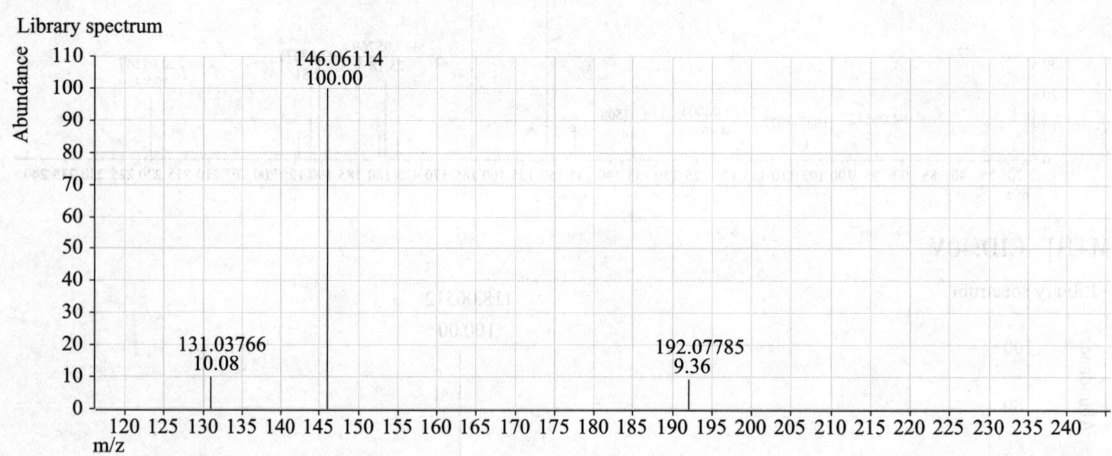

[M–H]⁻ CID:20V

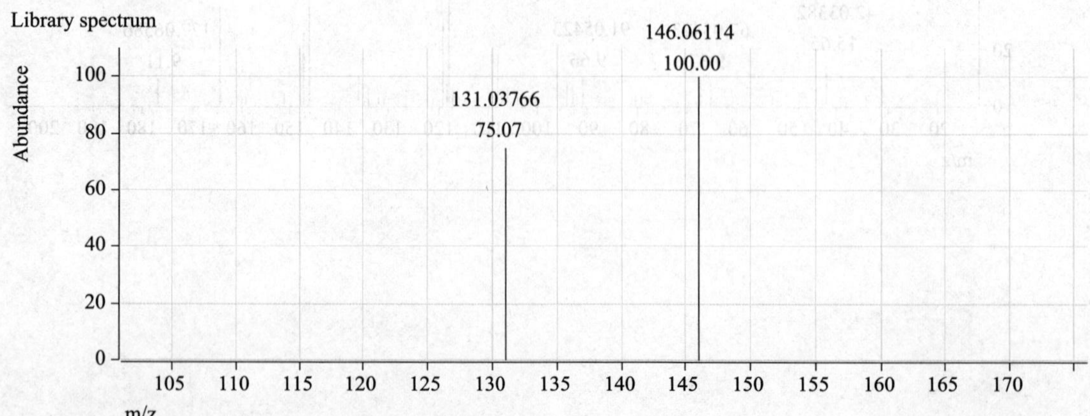

$[M-H]^-$ CID:40V

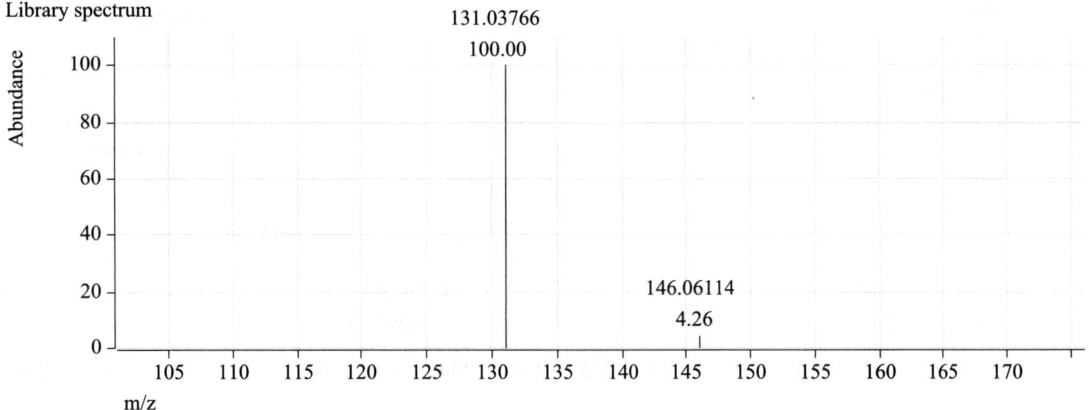

负离子扫描裂解途径解析

m/z 131.0377

m/z 192.0779

m/z 235.0837

m/z 146.0611

正离子扫描二级质谱图

$[M+Na]^+$ CID:10V

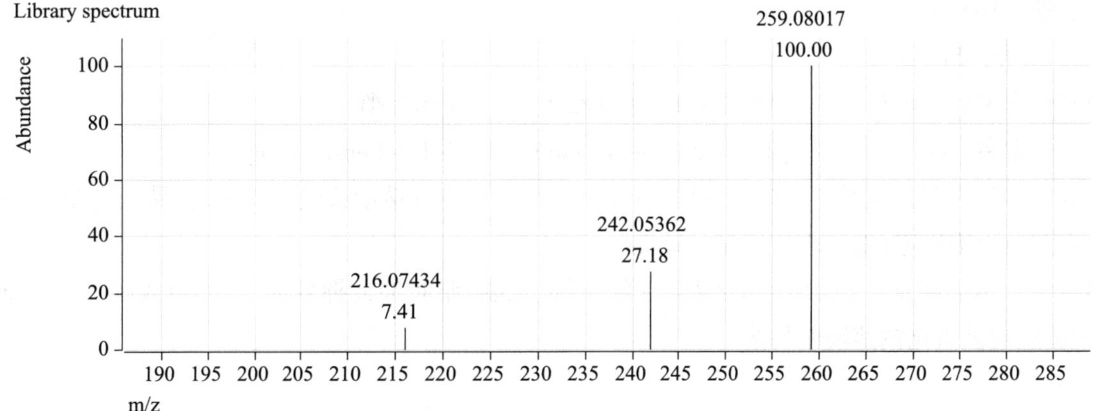

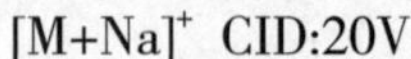

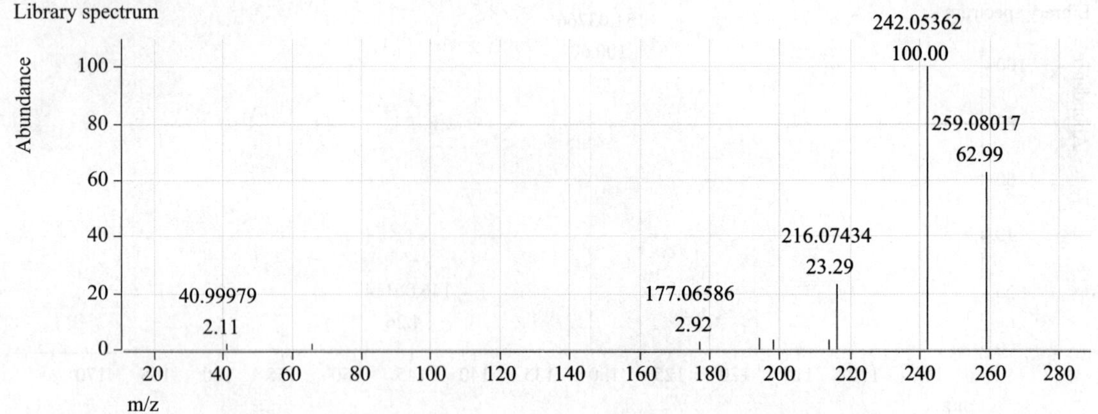

正离子扫描裂解途径解析

m/z 216.0743

m/z 259.0802

m/z 242.0536

肾 上 腺 素

英文名： Epinephrine

分子式： $C_9H_{13}NO_3$

分子量： 183.21

CAS 编号： 51-43-4

中文化学名：（*R*）-4-［2-（甲氨基）-1-羟基乙基］-1，2-苯二酚

英文化学名： 4-[（1*R*）-1-Hydroxy-2-（methylamino）ethyl]-1，2-benzenediol

性状： 本品为白色或类白色结晶性粉末；无臭，味苦；与空气接触或受日光照射，易氧化变质；在中性或碱性水溶液中不稳定；饱和水溶液显弱碱性

溶解性： 本品在水中极微溶，在乙醇、三氯甲烷、乙醚、脂肪油或挥发油、氨溶液或碳酸钠溶液中不溶，在无机酸或氢氧化钠溶液中易溶

正离子扫描二级质谱图

[M+H]+ CID:10V

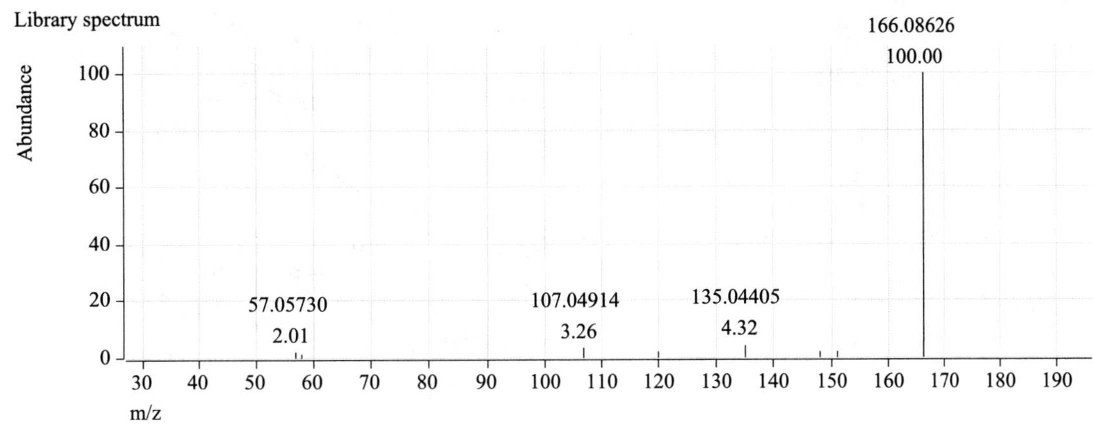

[M+H]+ CID:20V

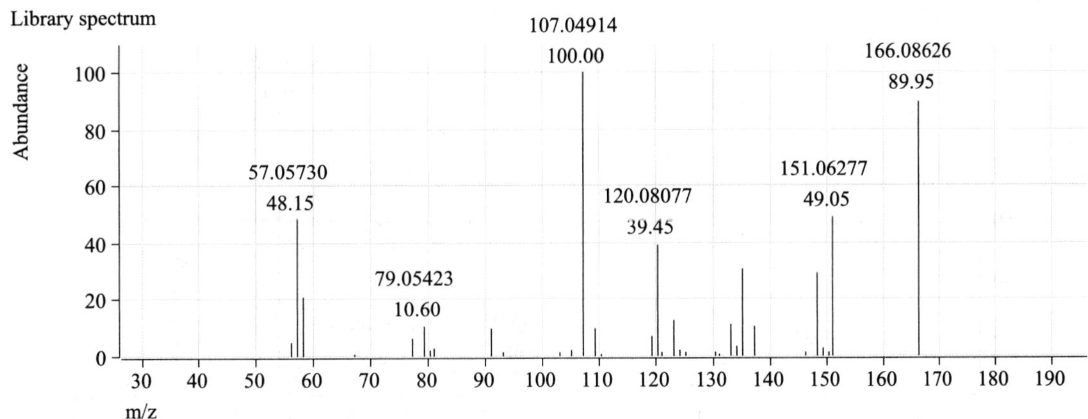

[M+H]+ CID:40V

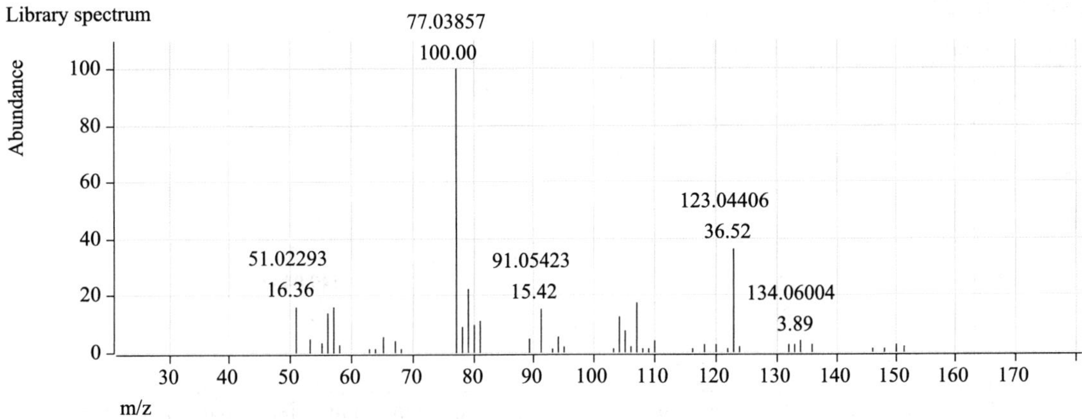

正离子扫描裂解途径解析

m/z 77.0386

m/z 151.0628

m/z 107.0491

m/z 184.0968

m/z 166.0863

m/z 135.0441

负离子扫描二级质谱图

$[M-H]^-$ CID:10V

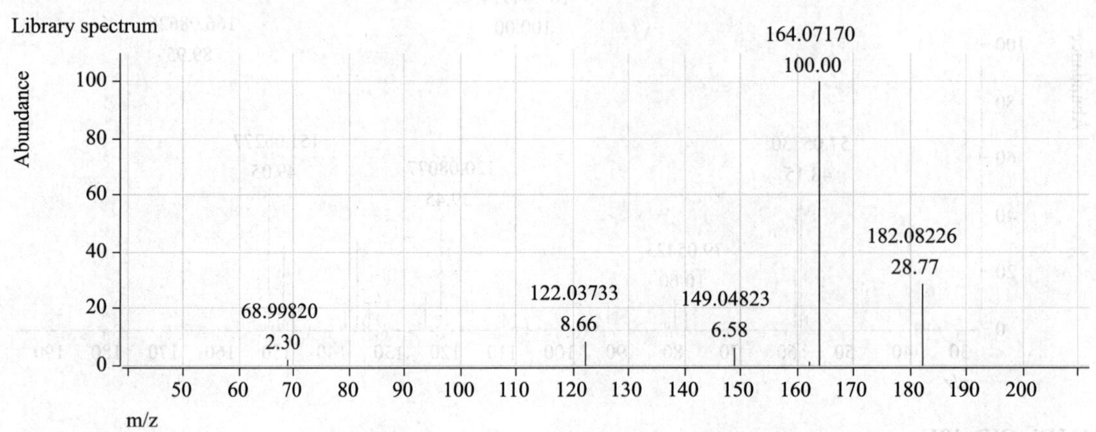

$[M-H]^-$ CID:20V

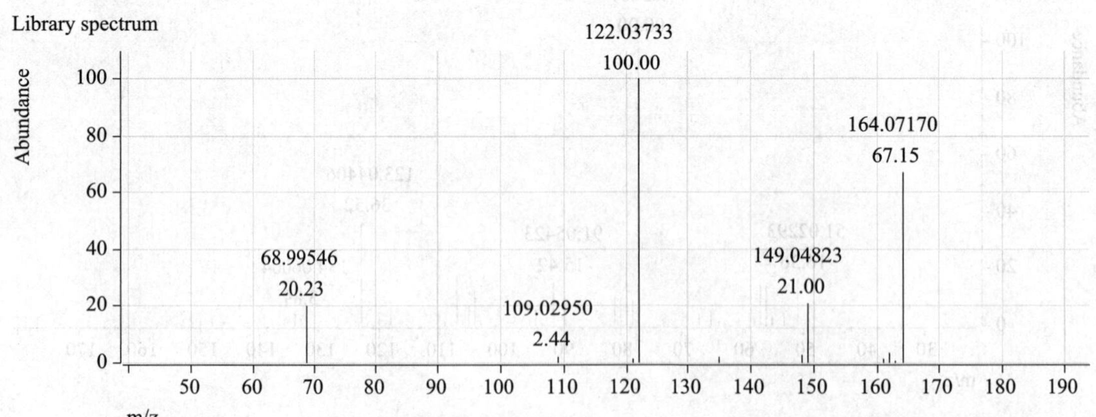

$[M-H]^-$ CID:40V

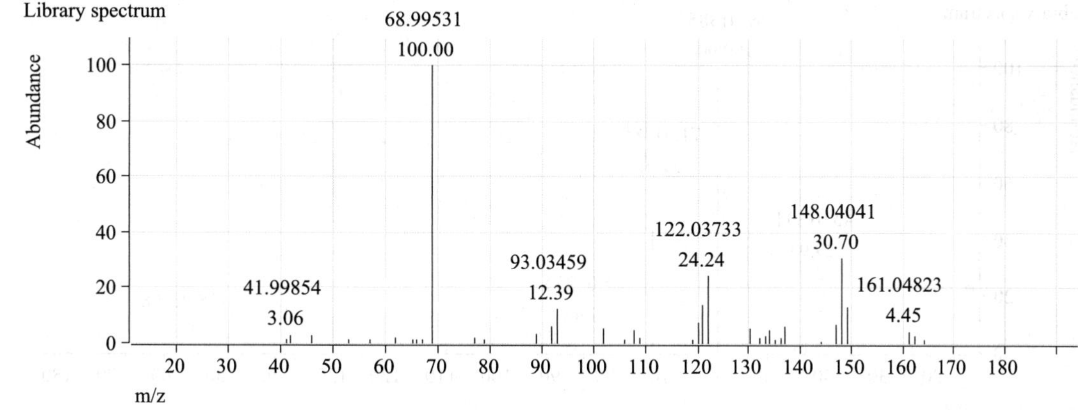

负离子扫描裂解途径解析

m/z 122.0373 ← m/z 182.0823 → m/z 164.0717 → m/z 149.0482

果　　糖

英文名： Fructose

分子式： $C_6H_{12}O_6$

分子量： 180.16

CAS 编号： 57-48-7

中文化学名： D-(-)- 吡喃果糖

英文化学名： β -D-fructose

性状： 本品为无色或白色结晶或结晶性粉末；无臭；味甜

溶解性： 本品在水中易溶，在乙醇中溶解，在乙醚中几乎不溶

负离子扫描二级质谱图

$[M-H]^-$ CID:10V

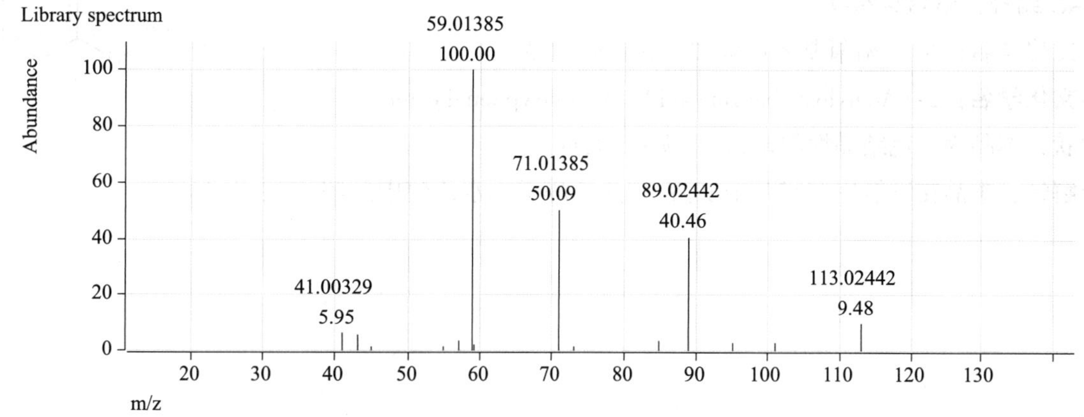

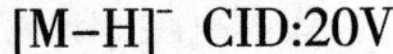

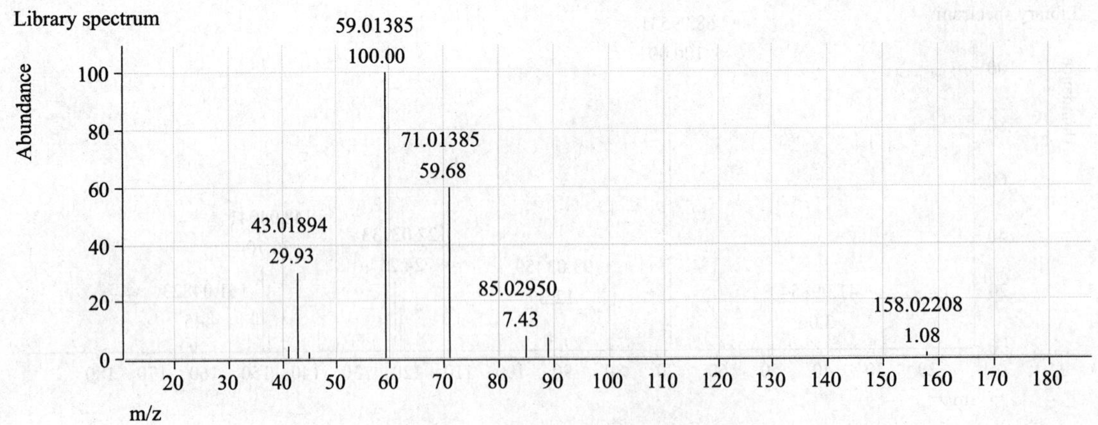

负离子扫描裂解途径解析

m/z 179.0561

m/z 149.0455

m/z 113.0244

m/z 59.0139

m/z 89.0244

m/z 71.0139

呱 西 替 柳

英文名： Guacetisal

分子式： $C_{16}H_{14}O_5$

分子量： 286.28

CAS 编号： 55482-89-8

中文化学名： 2- 乙酰氧基苯甲酸(2- 甲氧基)苯酯

英文化学名： 2-(Acetyloxy)benzoic acid 2-methoxyphenyl ester

性状： 本品为白色结晶性粉末；几乎无臭；无味

溶解性： 本品在三氯甲烷或苯中易溶，在热乙醇或无水乙醚中溶解，在水中不溶

正离子扫描二级质谱图

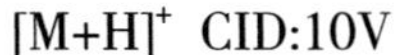

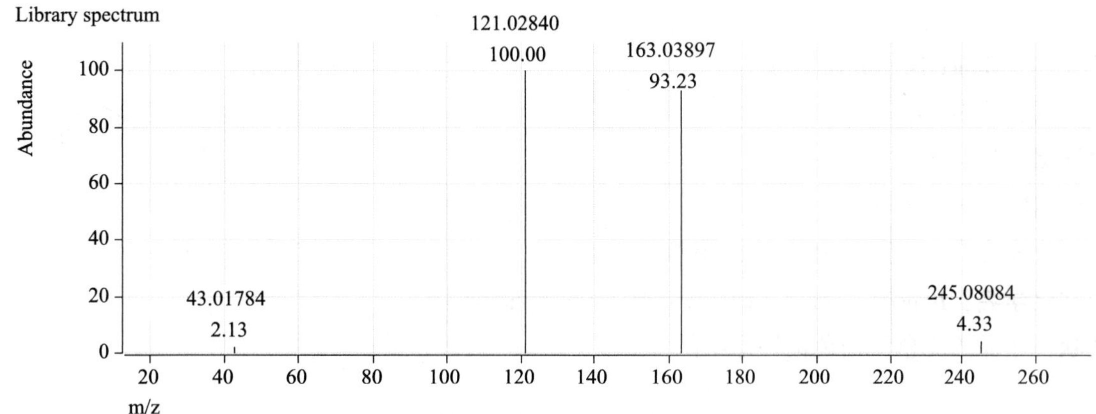

[M+H]+ CID:20V

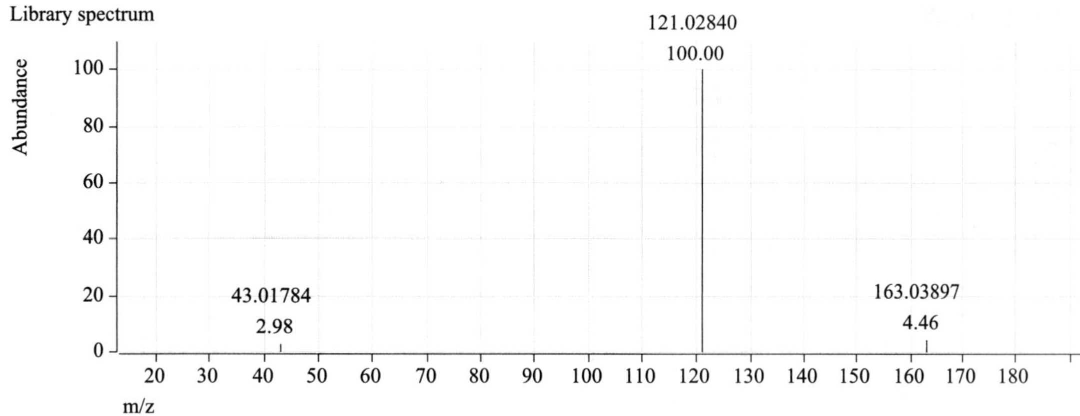

[M+H]+ CID:40V

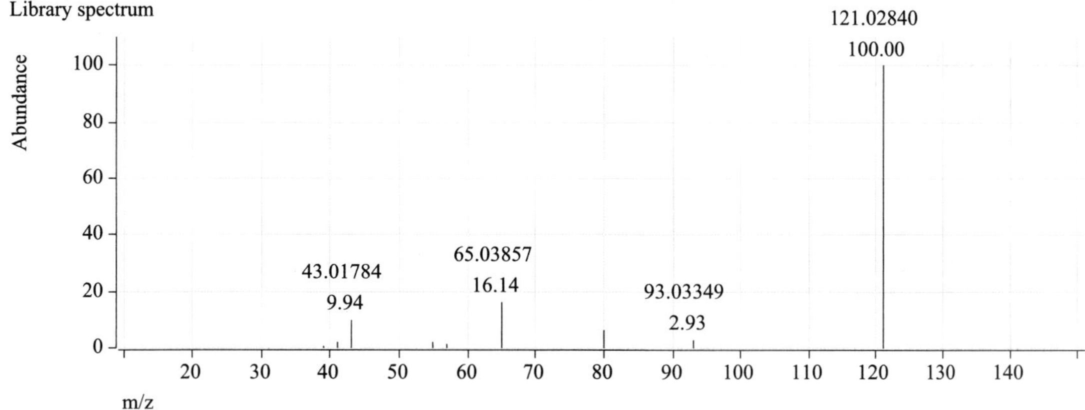

正离子扫描裂解途径解析

m/z 93.0335 ← m/z 121.0284 ← m/z 163.0390 ← m/z 287.0914 → m/z 245.0808

呱西替柳杂质 A

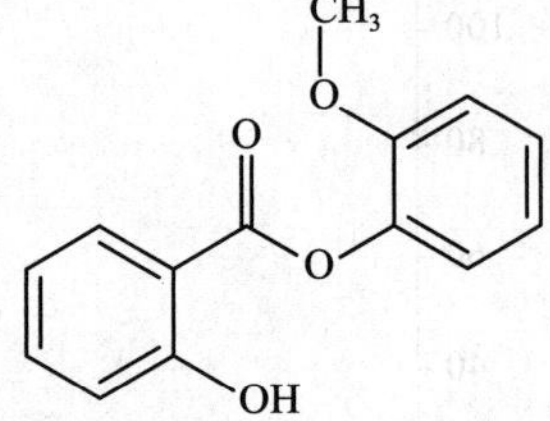

英文名：Guacetisal Impurity A

分子式：$C_{14}H_{12}O_4$

分子量：244.24

CAS 编号：87-16-1

中文化学名：2- 羟基苯甲酸 -2- 甲氧基苯酯

英文化学名：Benzoic acid, 2-hydroxy-, 2-methoxyphenyl ester

性状：本品为无色至白色棱柱形结晶体

正离子扫描二级质谱图

$[M+H]^+$ CID:10V

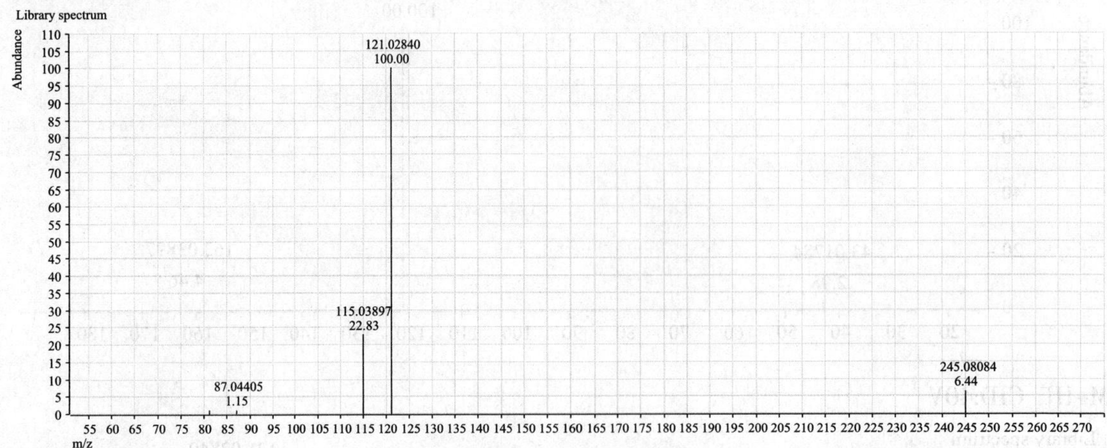

$[M+H]^+$ CID:20V

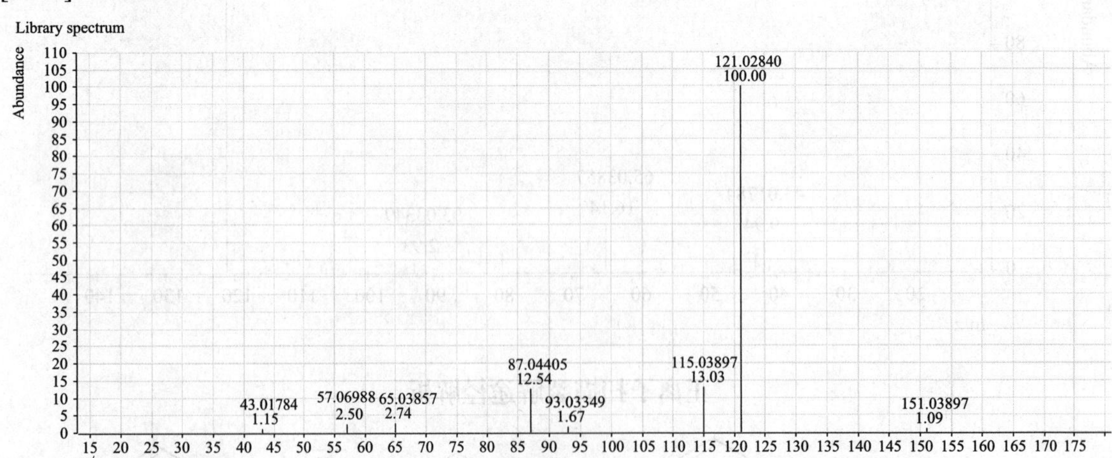

$[M+H]^+$ CID:40V

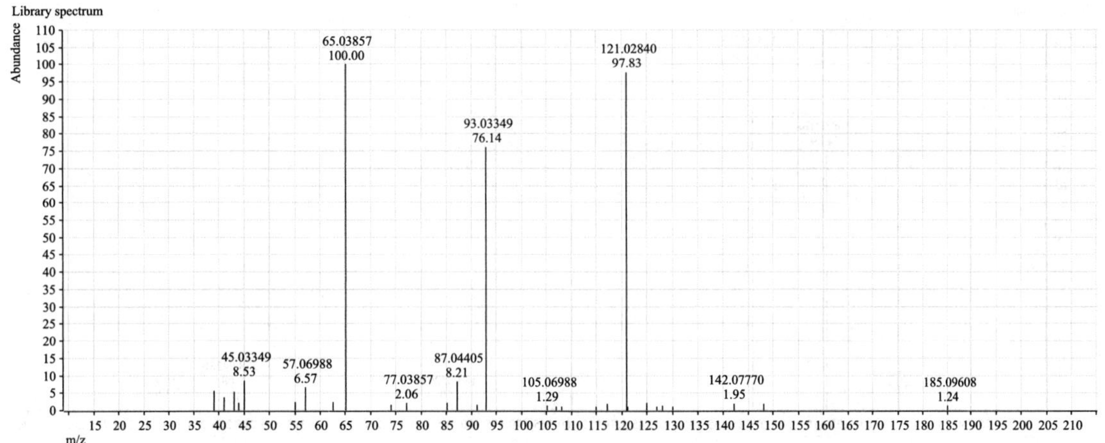

正离子扫描裂解途径解析

m/z 245.0808

m/z 121.0284

m/z 151.0390

m/z 93.0335

m/z 65.0386

负离子扫描二级质谱图

$[M-H]^-$ CID:10V

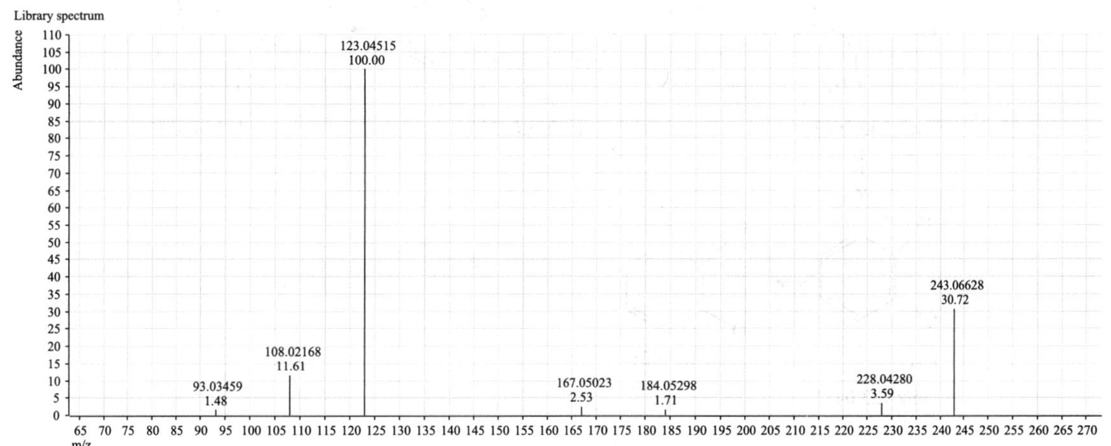

[M-H]⁻ CID:20V

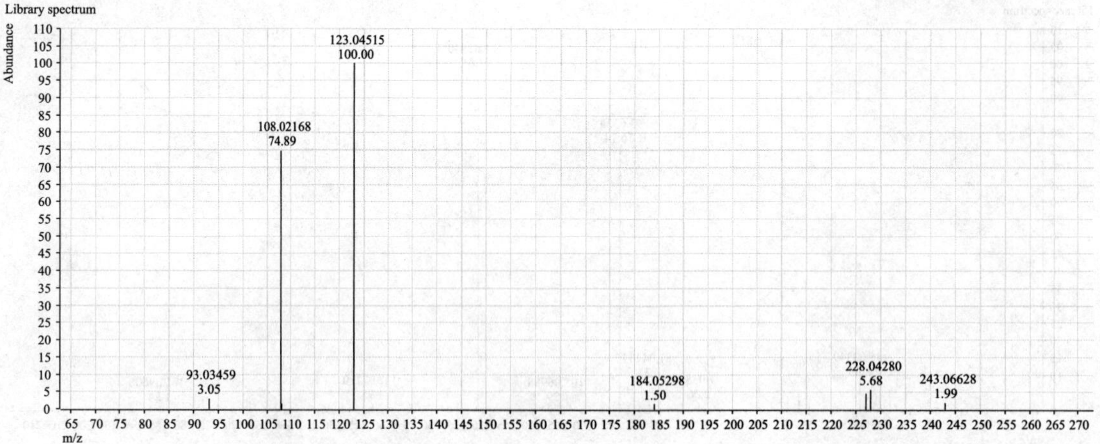

[M-H]⁻ CID:40V

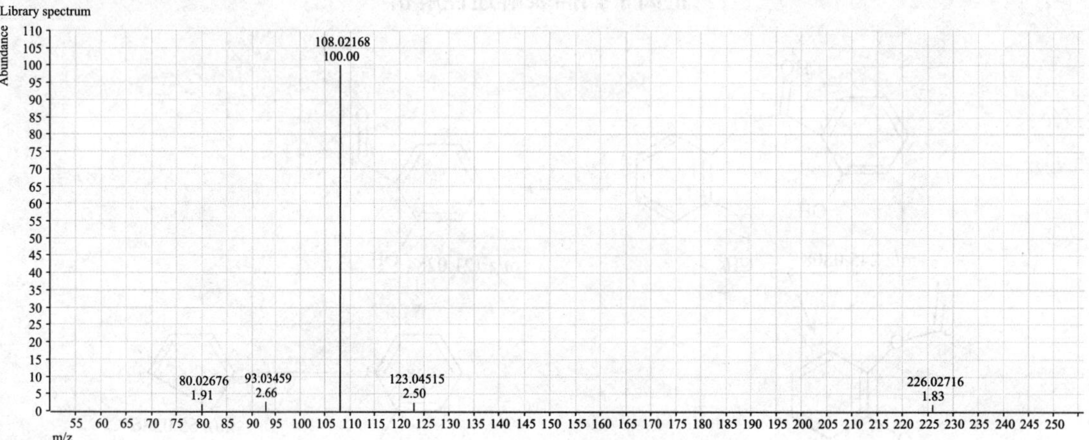

负离子扫描裂解途径解析

m/z 243.0663 → m/z 228.0428 → m/z 184.0530

m/z 243.0663 → m/z 123.0452 → m/z 108.0217

咖 啡 因

英文名： Caffeine

分子式： $C_8H_{10}N_4O_2$

分子量： 194.19

CAS 编号： 58-08-2

中文化学名： 1,3,7-三甲基-3,7-二氢-1*H*-嘌呤-2,6-二酮

英文化学名： 3,7-Dihydro-1,3,7-trimethyl-1*H*-purine-2,6-dione

性状： 本品为白色或带极微黄绿色、有丝光的针状结晶；无臭；有风化性

溶解性： 本品在热水或三氯甲烷中易溶，在水、乙醇或丙酮中略溶，在乙醚中极微溶

正离子扫描二级质谱图

$[M+H]^+$ CID:10V

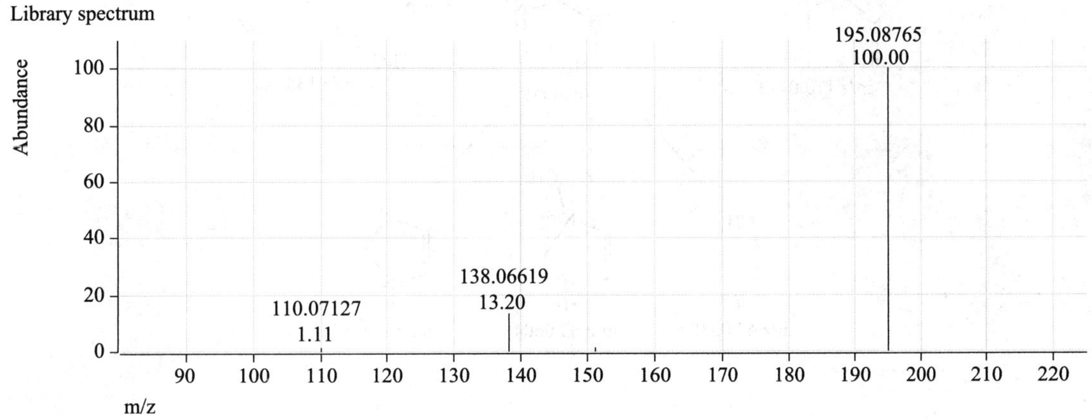

$[M+H]^+$ CID:20V

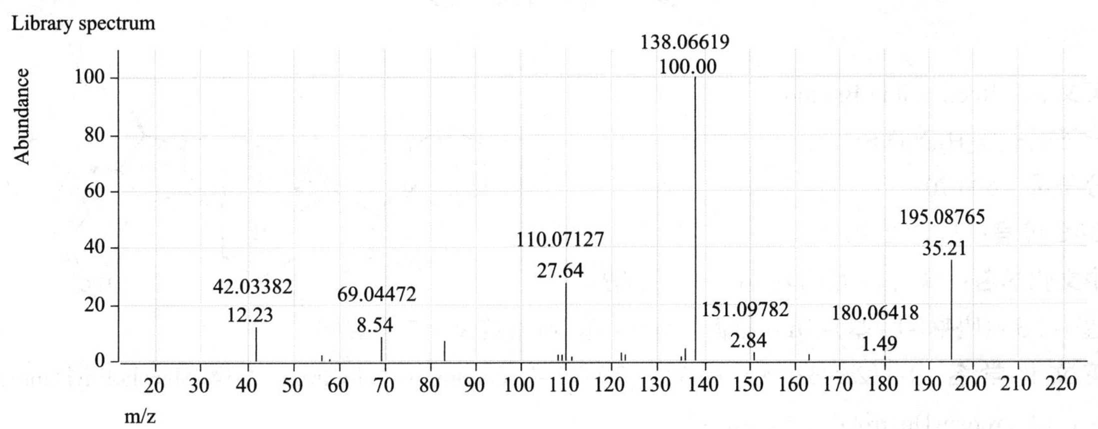

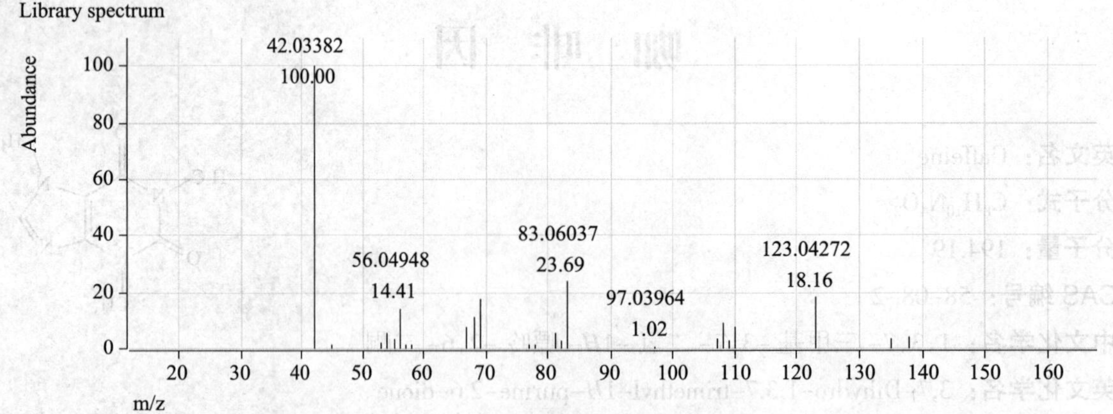

正离子扫描裂解途径解析

m/z 110.0713　m/z 195.0877　m/z 138.0662

m/z 42.0338　m/z 83.0604　m/z 69.0447

罗 库 溴 铵

英文名： Rocuronium Bromide

分子式： $C_{32}H_{53}N_2O_4Br$

分子量： 609.70

CAS 编号： 119302-91-9

中文化学名： 溴化 1-烯丙基-1-[3α,17β-(二羟基)-2β-(吗啉-1-基)-5α-雄甾-16β-基]吡咯烷鎓-17-乙酸酯

英文化学名： 1-[(2β,3α,5α,16β,17β)-17-(Acetyloxy)-3-hydroxy-2-(4-Morpholinyl)androstan-16-yl]-1-(2-propenyl)pyrrolidinium Bromide

性状： 本品为类白色至微黄色粉末；有引湿性

溶解性： 本品在水或二氯甲烷中易溶，在乙醚中几乎不溶，在乙醇、0.1mol/L 盐酸溶液中极易溶

正离子扫描二级质谱图

$[M-Br]^+$ CID:10V

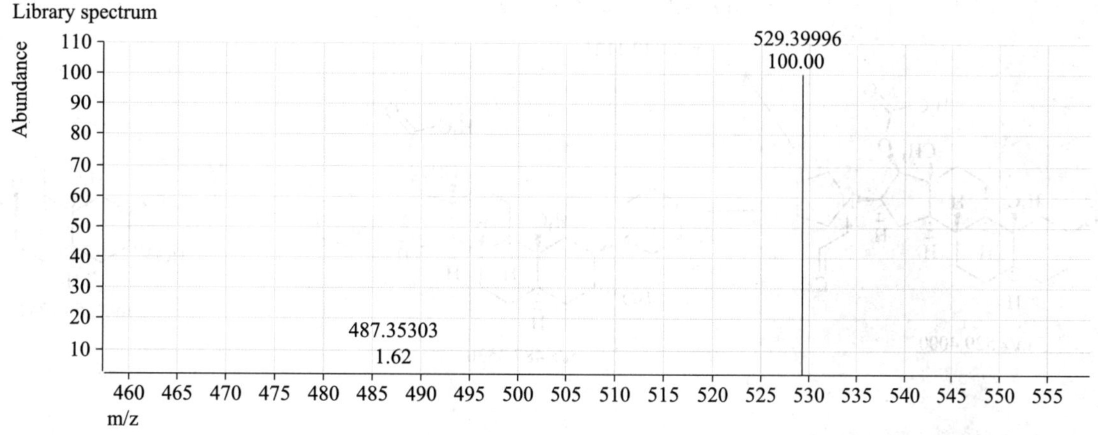

$[M-Br]^+$ CID:20V

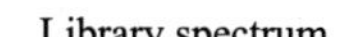

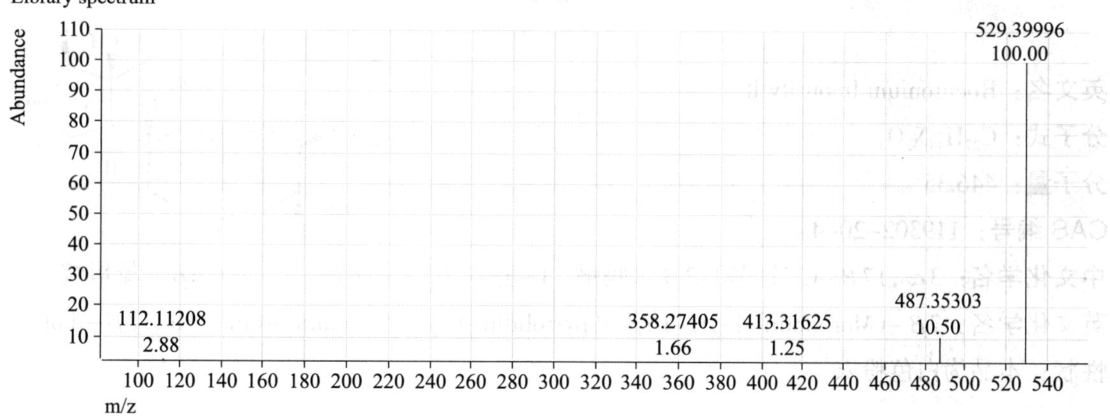

$[M-Br]^+$ CID:40V

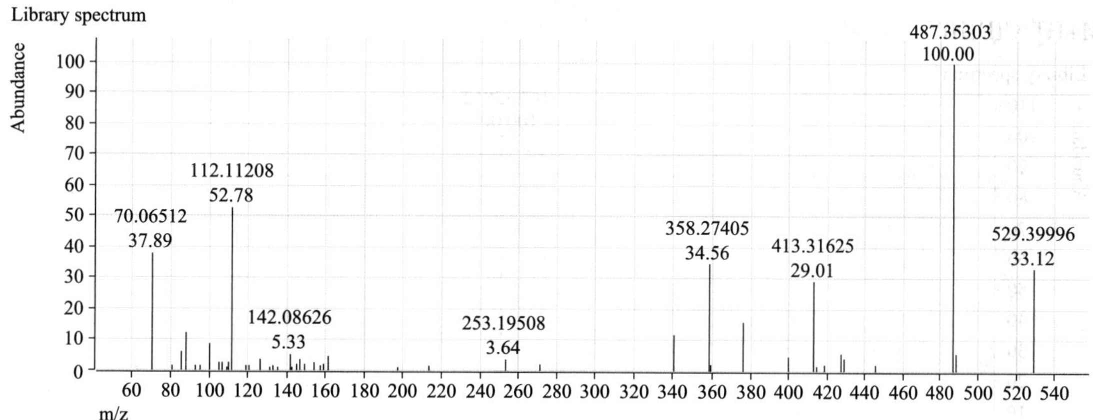

正离子扫描裂解途径解析

m/z 112.1121

m/z 529.4000

m/z 487.3530

m/z 358.2741

罗库溴铵Ⅱ

英文名：Rocuronium Impurity Ⅱ

分子式：$C_{27}H_{46}N_2O_3$

分子量：446.35

CAS 编号：119302-20-4

中文化学名：3α,17β-(二羟基)-2β-(吗啉-1-基)-16-(吡咯烷-1-基)-5α-雄甾烷

英文化学名：2β-(Morpholin-4-yl)-16β-(pyrrolidin-1-yl)-5α-androstane-3α,17β-diol

性状：本品为白色粉末

正离子扫描二级质谱图

$[M+H]^+$ CID:10V

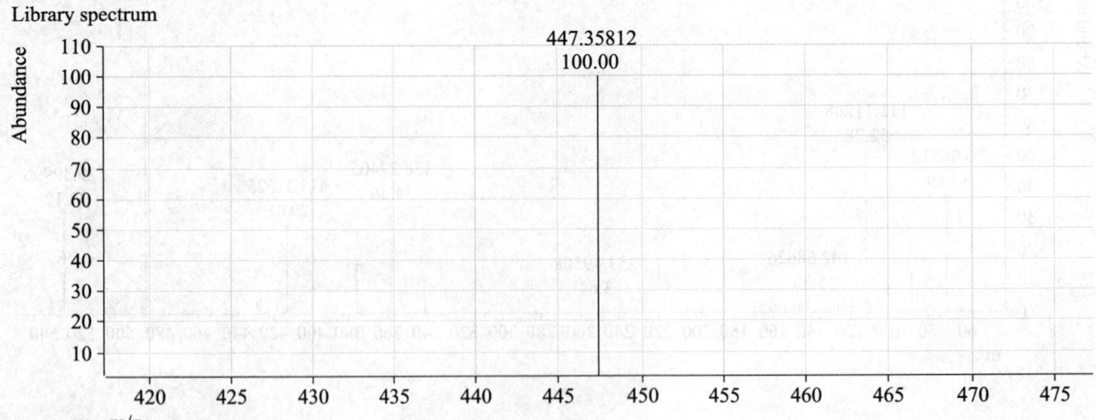

$[M+H]^+$ CID:20V

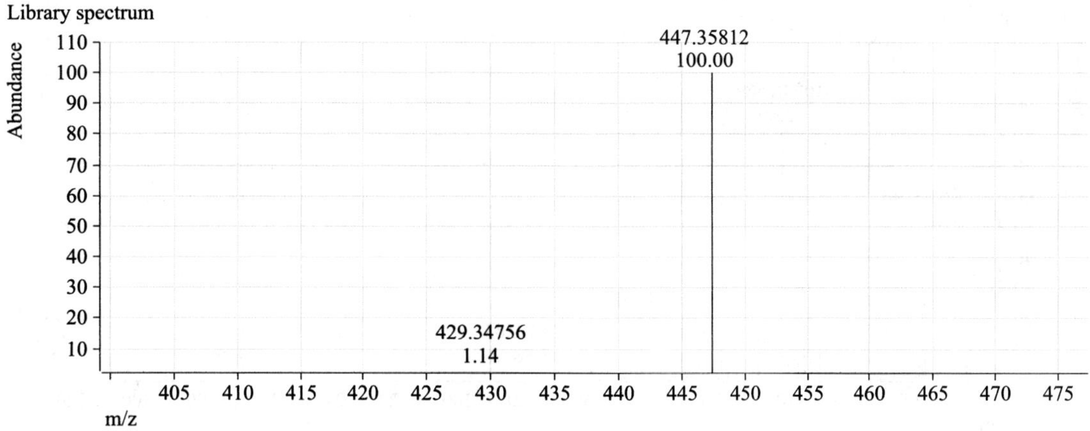

$[M+H]^+$ CID:40V

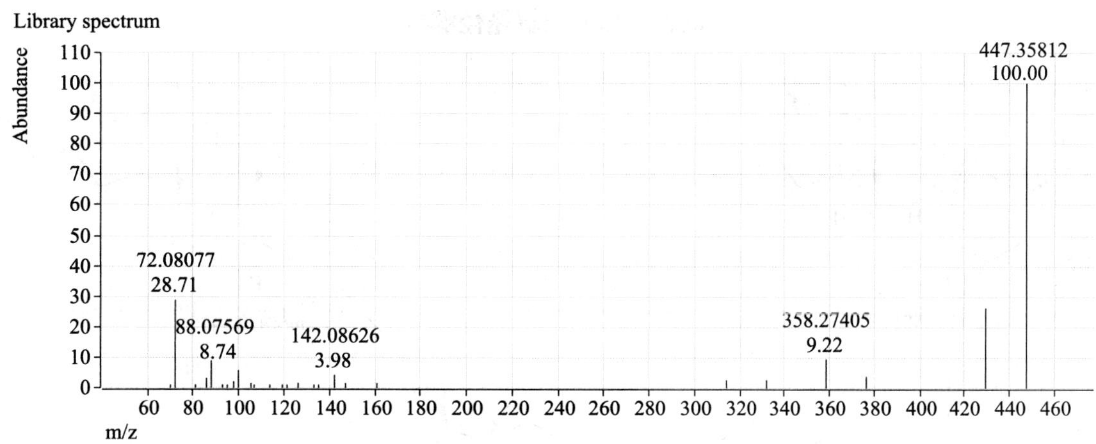

$[M+H]^+$ CID:60V

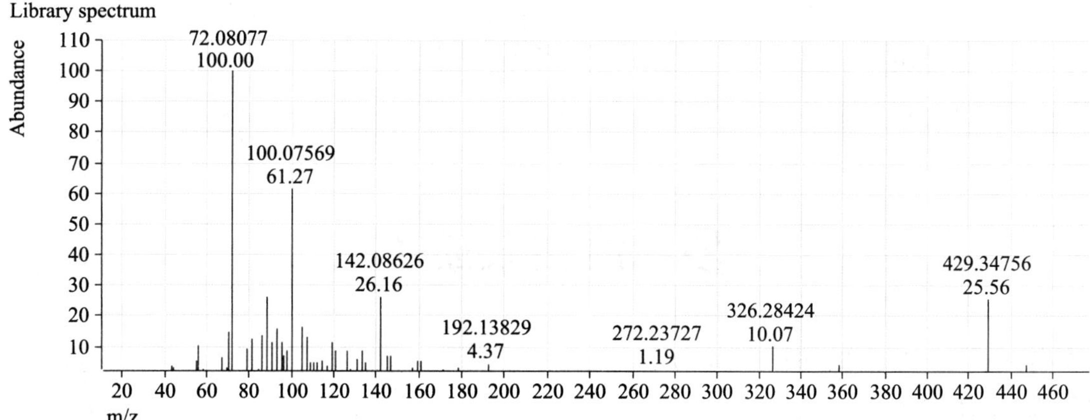

$[M+H]^+$ CID:80V

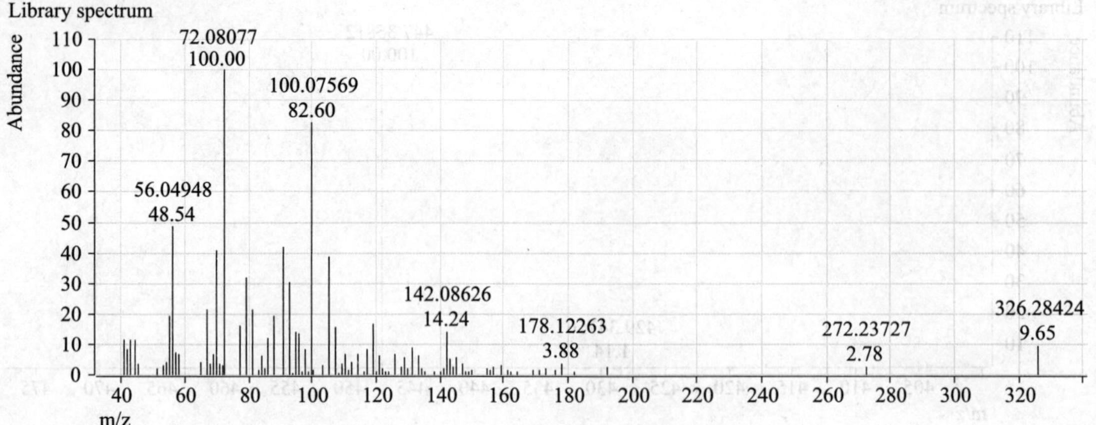

正离子扫描裂解途径解析

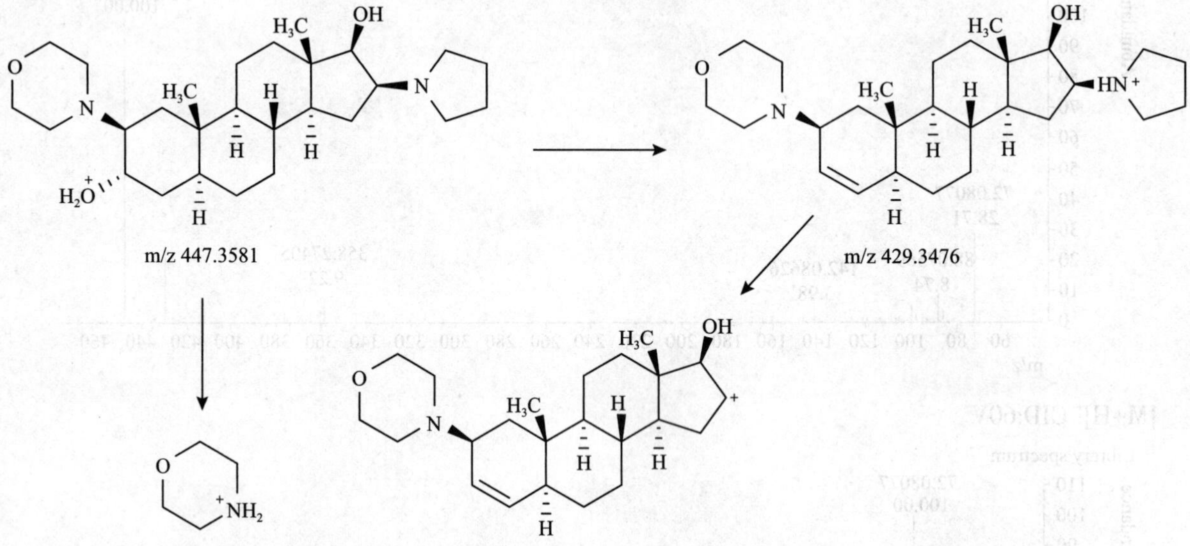

m/z 447.3581

m/z 429.3476

m/z 88.0757

m/z 358.2741

罗库溴铵杂质 I

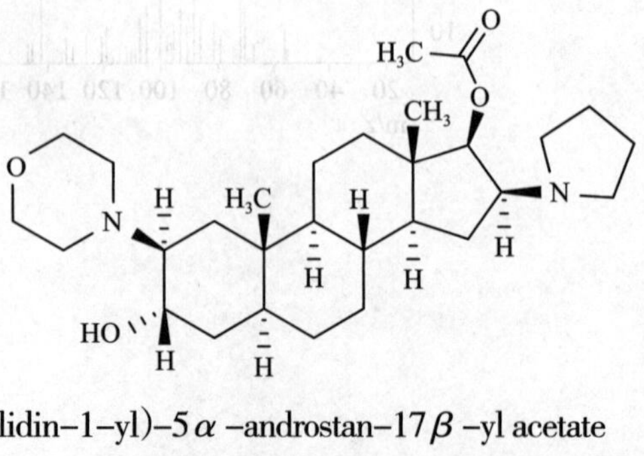

英文名： Rocuronium Bromide Impurity I

分子式： $C_{29}H_{48}N_2O_4$

分子量： 488.70

CAS 编号： 119302-24-8

中文化学名： 3α，17β-(二羟基)-2β-(吗啉-1-基)-16-(吡咯烷-1-基)-5α-雄甾-17-乙酸酯

英文化学名： 3α-Hydroxy-2β-(morpholin-4-yl)-16β-(pyrrolidin-1-yl)-5α-androstan-17β-yl acetate

性状： 本品为白色粉末

正离子扫描二级质谱图

$[M+H]^+$ CID:20V

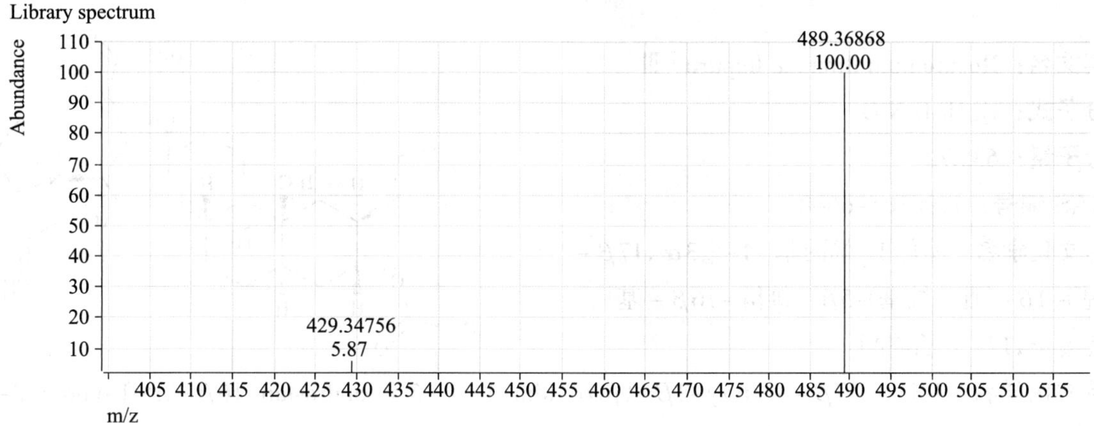

$[M+H]^+$ CID:40V

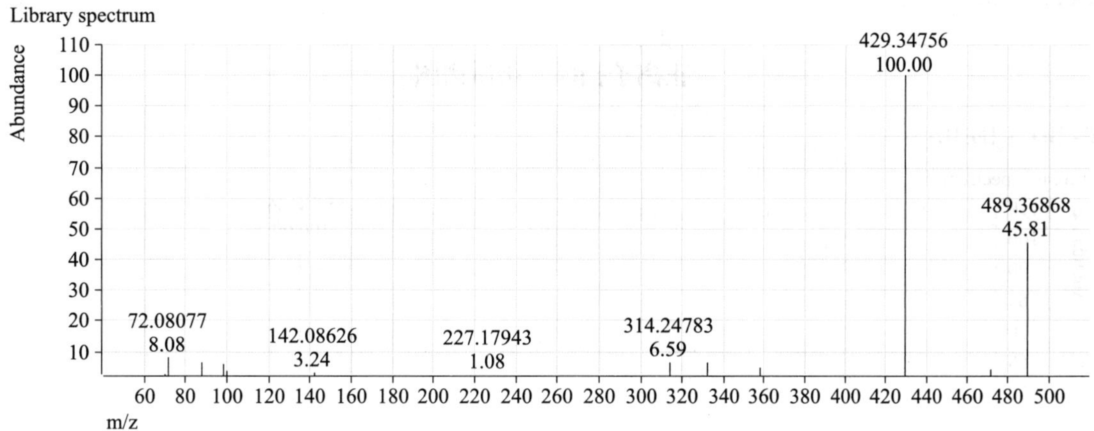

正离子扫描裂解途径解析

m/z 489.3687

m/z 429.3476

罗库溴铵杂质Ⅲ

英文名：Rocuronium Bromide Impurity Ⅲ

分子式：$C_{34}H_{55}BrN_2O_4$

分子量：635.72

CAS 编号：1190105-66-8

中文化学名：溴化 1- 烯丙基 -1-［3α，17β-(二羟基)-2β-(吡咯烷基)-5β-雄甾 -16β-基］吡咯烷鎓 -3，17- 二乙酸酯

英文化学名：1-[3α，17β-Acetoxy-2β-(pyrrolidin-1-yl)-5α-androstan-16β-yl]-1-(prop-2-enyl) pyrrolidinium bromide

性状：本品为白色粉末

正离子扫描二级质谱图

$[M-Br]^+$ CID:10V

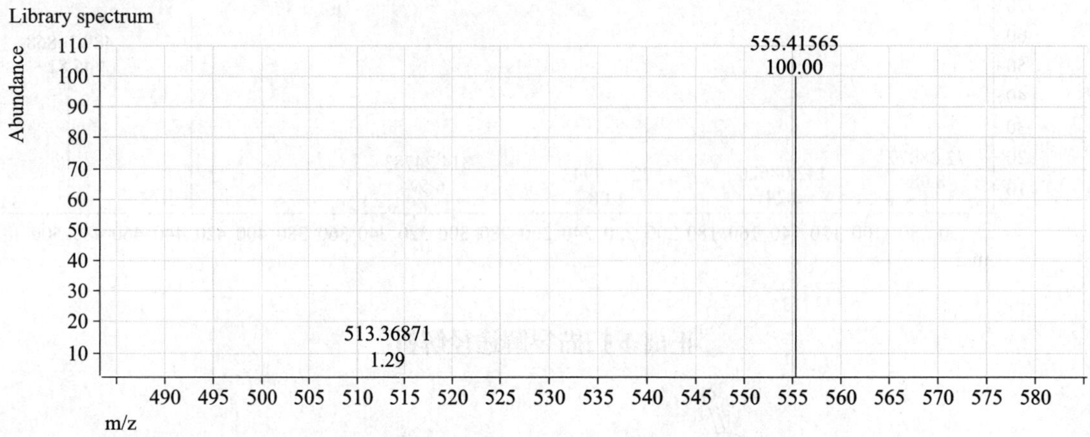

$[M-Br]^+$ CID:20V

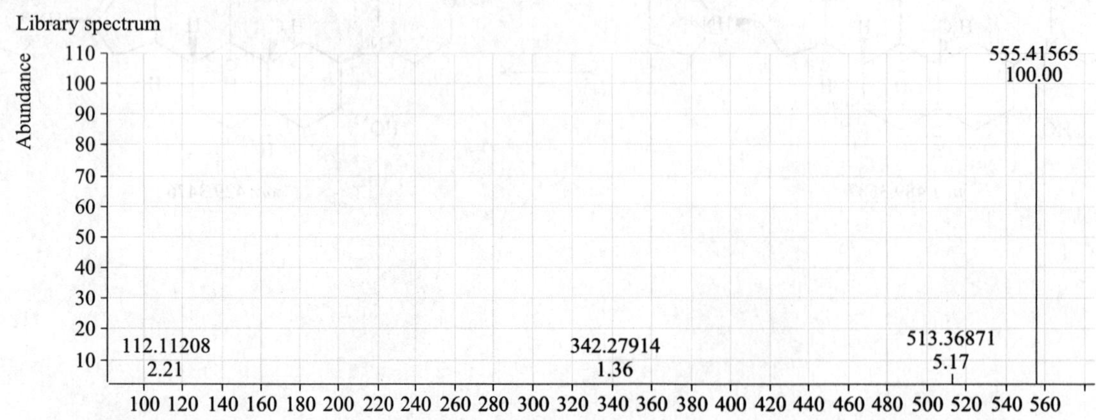

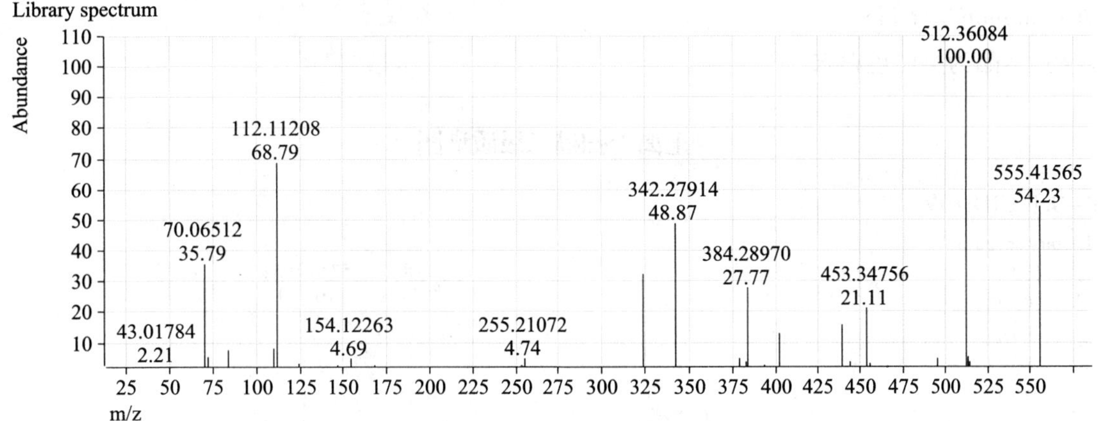

正离子扫描裂解途径解析

m/z 342.2791

m/z 324.2686

m/z 112.1121

m/z 70.0651

m/z 555.4156

m/z 512.3609

罗库溴铵杂质Ⅳ

英文名： Rocuronium Bromide Impurity Ⅳ

分子式： $C_{34}H_{55}N_2O_5Br$

分子量： 651.71

CAS 编号： 122483-73-2

中文化学名： 溴化 1- 烯丙基 -1-［3α，17β-(二羟基)-2β-(吗啉 -1- 基)-5α- 雄甾 -16β- 基］吡咯烷鎓 -3，17- 二乙酸酯

英文化学名：1-[3α,17β-Diacetoxy-2β-(morpholin-4-yl)-5α-androstan-16β-yl]-1-(prop-2-enyl)pyrrolidinium Bromide

性状：本品为类白色粉末

正离子扫描二级质谱图

[M-Br]⁺ CID:10V

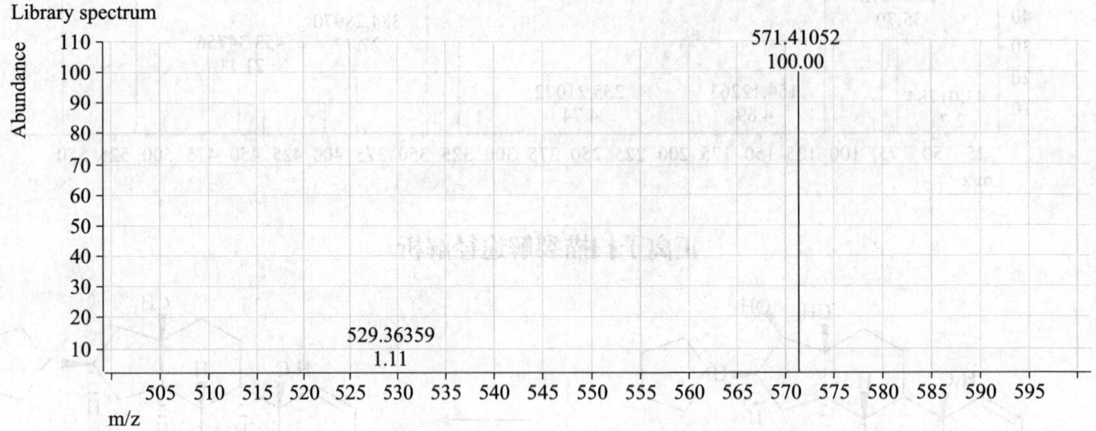

[M-Br]⁺ CID:20V

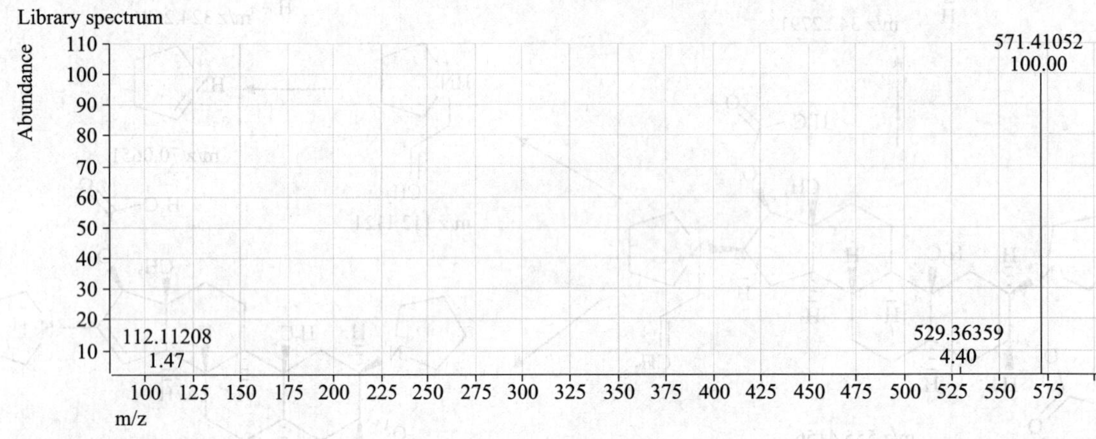

[M-Br]⁺ CID:40V

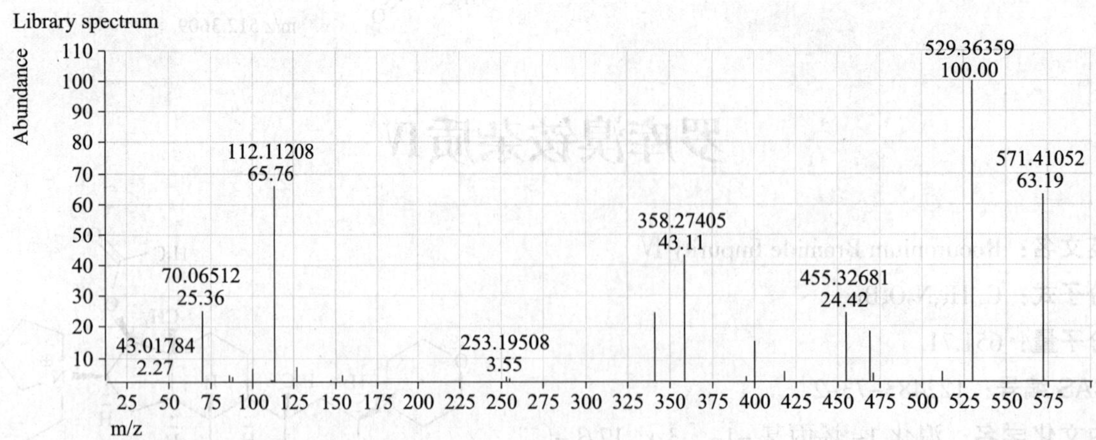

正离子扫描裂解途径解析

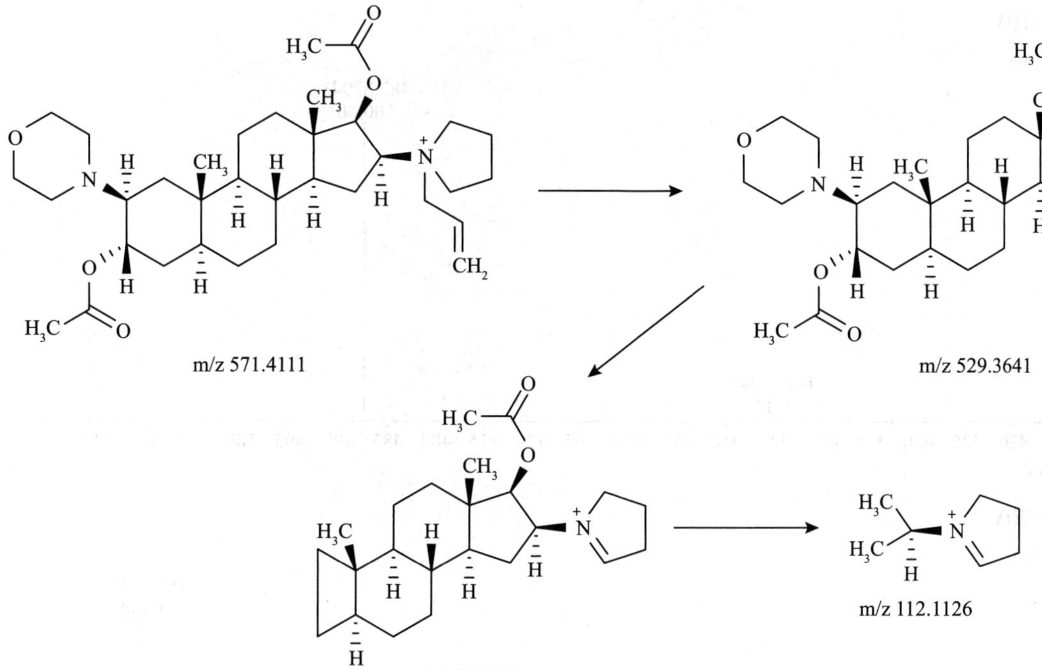

m/z 571.4111

m/z 529.3641

m/z 358.2746

m/z 112.1126

罗库溴铵杂质V

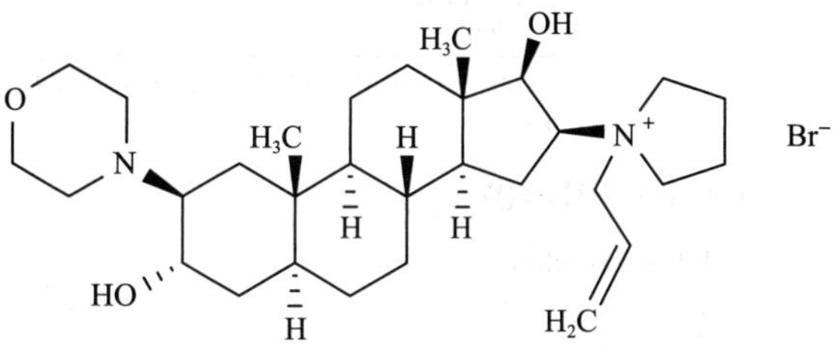

英文名： Rocuronium Bromide Impurity V

分子式： $C_{30}H_{51}BrN_2O_3$

分子量： 567.64

CAS 编号： 119302-86-2

中文化学名： 溴化 1-烯丙基-1-［3β,17β-(二羟基)-2β-(吗啉-1-基)-5α-雄甾-16β-基］吡咯烷鎓

英文化学名： 1-[3β,17β-Dihydroxy-2β-(morpholin-4-yl)-5α-androstan-16β-yl]-1-(prop-2-enyl)pyrrolidinium Bromide

性状： 本品为白色粉末

正离子扫描二级质谱图

$[M+H]^+$ CID:10V

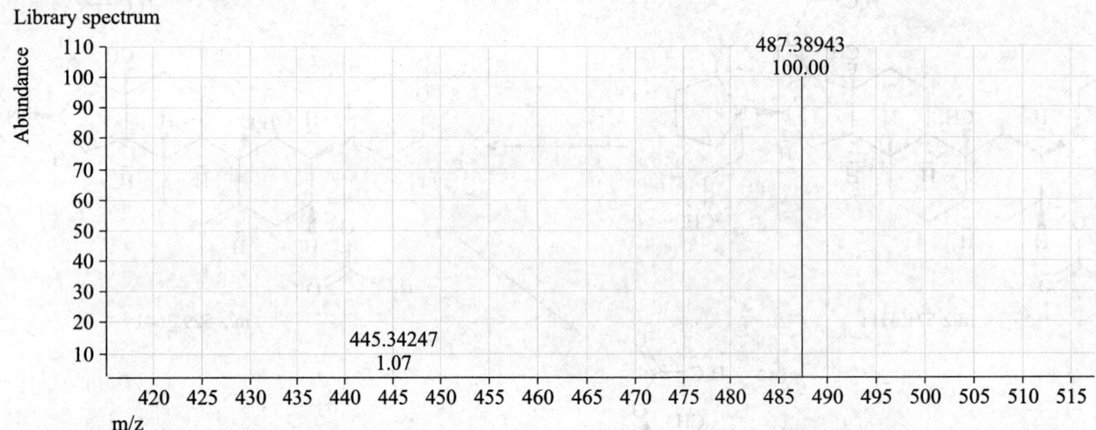

$[M+H]^+$ CID:20V

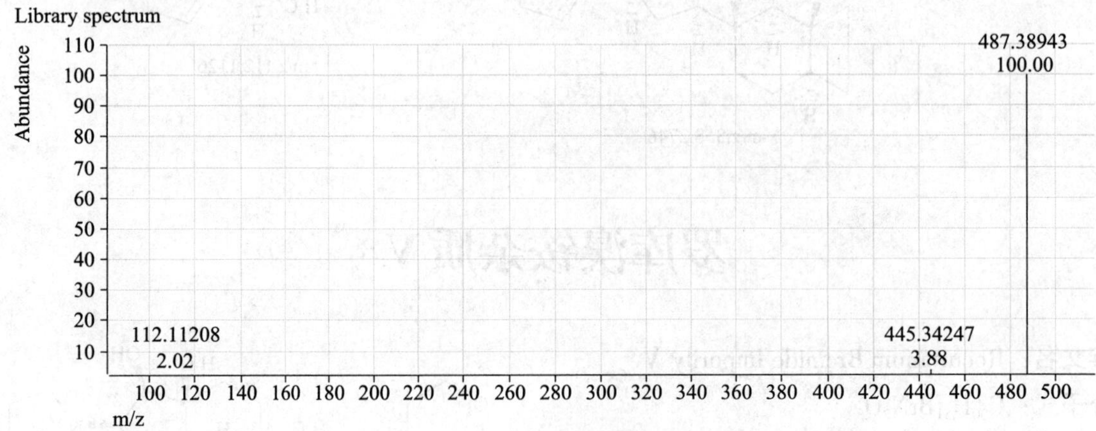

$[M+H]^+$ CID:40V

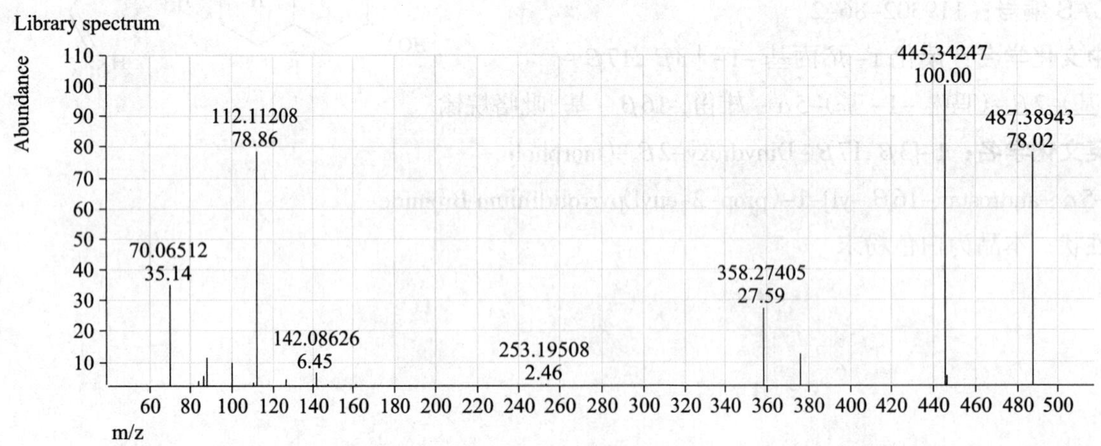

正离子扫描裂解途径解析

m/z 487.3894

m/z 445.3425

m/z 70.0651

m/z 88.0757

m/z 376.2846

m/z 358.2741

罗 沙 司 他

英文名： Roxadustat

分子式： $C_{19}H_{16}N_2O_5$

分子量： 352.34

CAS 编号： 808118-40-3

中文化学名： *N*-［(4-羟基-1-甲基-7-苯氧基-3-异喹啉)羰基］甘氨酸

英文化学名： 2-(4-Hydroxy-1-methyl-7-phenoxyisoquinoline-3-carboxamido)acetic acid

性状： 本品为白色至黄色粉末

OH O N H OH O N O CH_3

正离子扫描二级质谱图

$[M+H]^+$ CID:10V

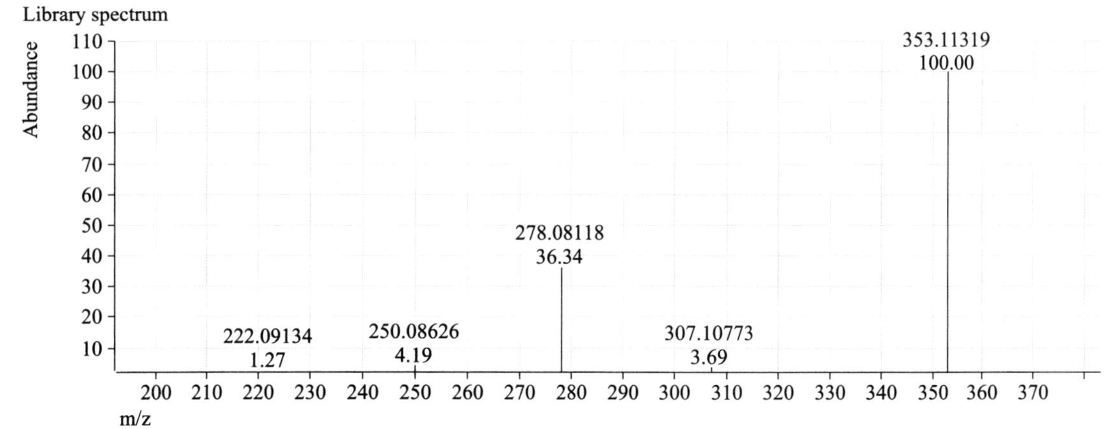

[M+H]+ CID:20V

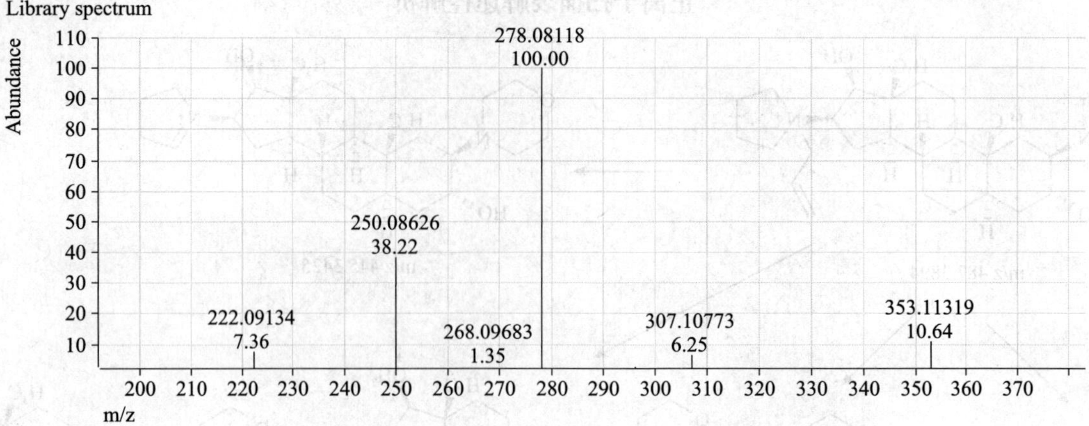

[M+H]+ CID:40V

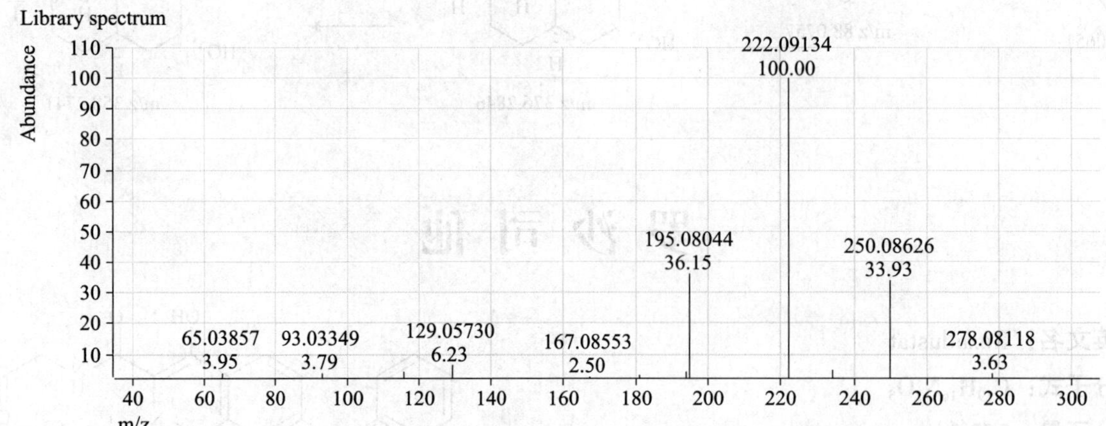

正离子扫描裂解途径解析

m/z 353.1132 → m/z 307.1077 → m/z 278.0812

m/z 353.1132 → m/z 296.0917

m/z 278.0812 → m/z 250.0863 → m/z 222.0913 → m/z 195.0804

负离子扫描二级质谱图

$[M-H]^-$ CID:10V

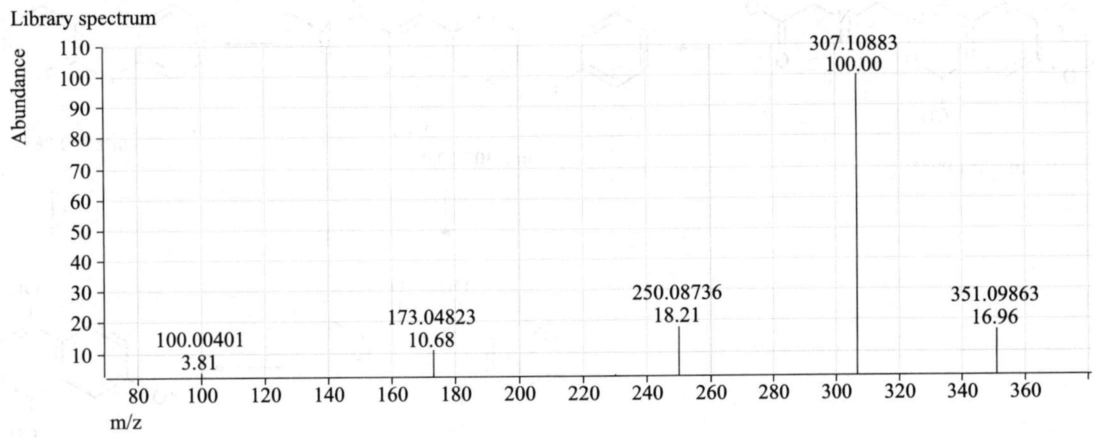

$[M-H]^-$ CID:20V

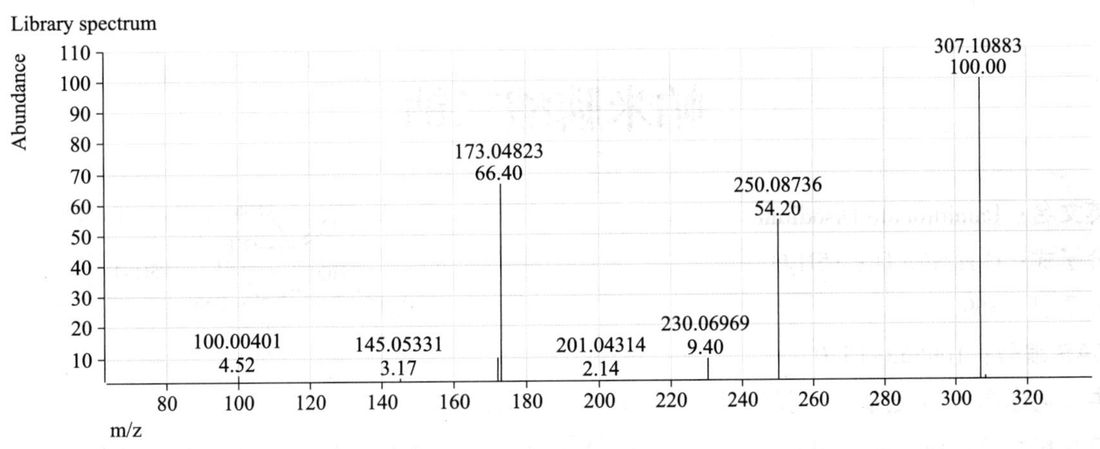

$[M-H]^-$ CID:40V

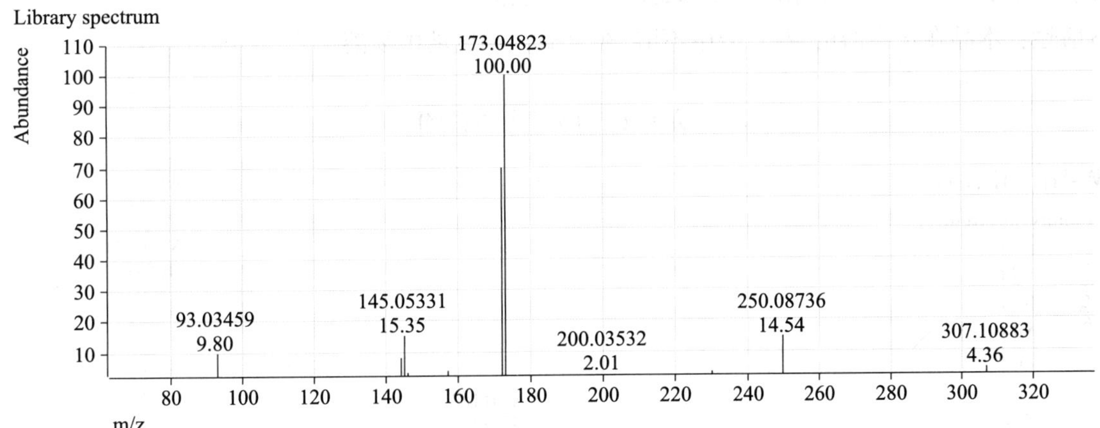

负离子扫描裂解途径解析

m/z 351.0986 → m/z 307.1088 → m/z 250.0874

m/z 307.1088 → m/z 230.0697 → m/z 173.0482

m/z 250.0874 → m/z 173.0482

帕米膦酸二钠

英文名：Pamidronate Disodium

分子式：$C_3H_9NNa_2O_7P_2 \cdot 5H_2O$

分子量：369.11

CAS 编号：109552-15-0

中文化学名：3- 氨基 -1- 羟基丙叉二膦酸二钠五水合物

英文化学名：Disodium dihydrogen (3-amino-1-hydroxypropylidene) bisphosphonate pentahydrate

性状：本品为白色结晶或结晶性粉末；无臭；略有引湿性

溶解性：本品在水中溶解，在乙醇中不溶，在氢氧化钠试液中易溶

负离子扫描二级质谱图

$[M-H]^-$ CID:10V

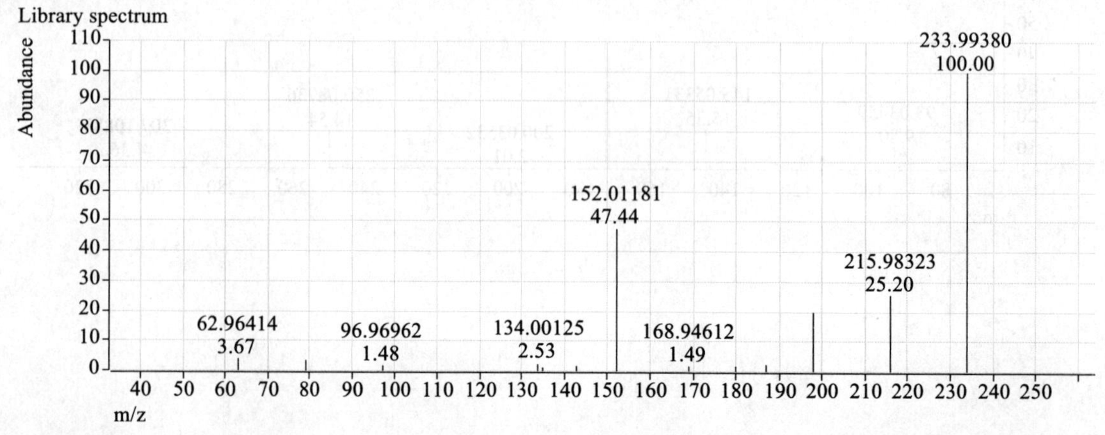

$[M-H]^-$ CID:20V

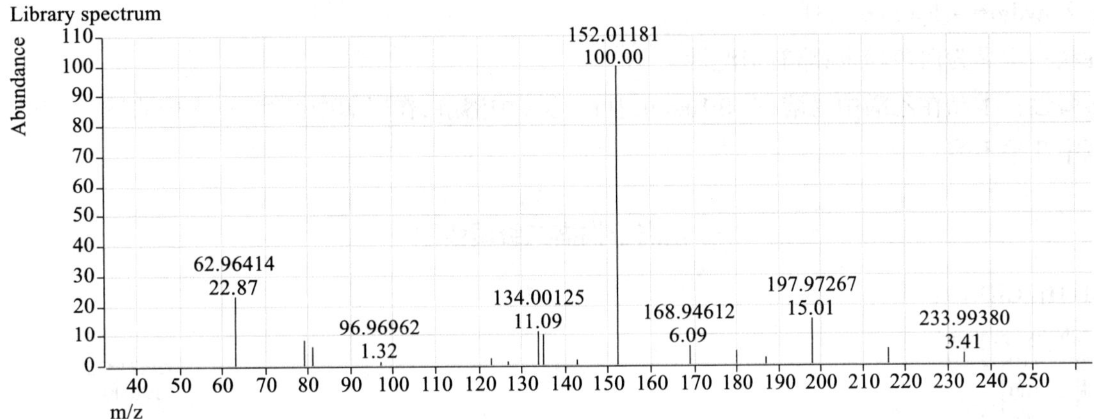

$[M-H]^-$ CID:40V

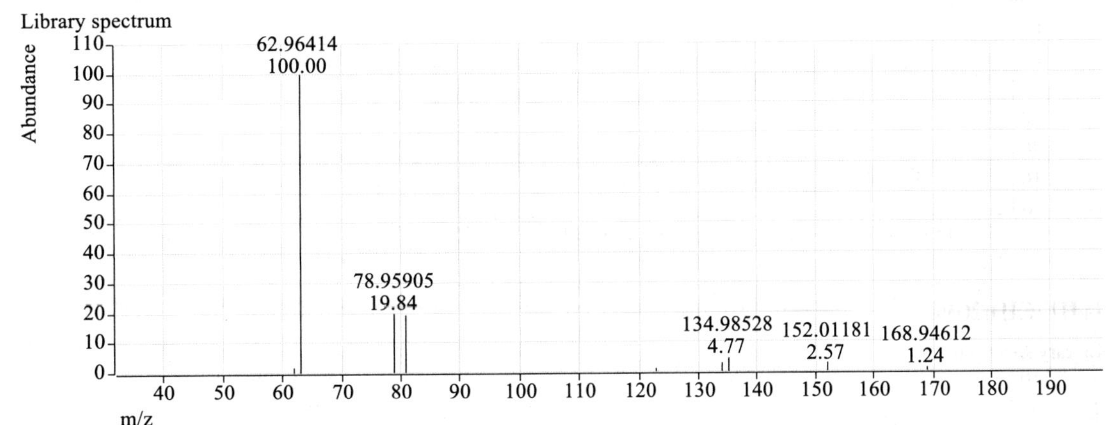

负离子扫描裂解途径解析

m/z 152.0118　　m/z 233.9938　　m/z 215.9832　　m/z 197.9726

帕拉米韦三水合物

英文名： Peramivir Trihydrate

分子式： $C_{15}H_{28}N_4O_4 \cdot 3H_2O$

分子量： 382.46

CAS 编号： 1041434-82-5

中文化学名： 环戊烷羧酸,3-［(1*S*)-1-(乙酰氨基)-2-乙基丁基］-4-［(氨基亚氨基甲基)氨基］-2-羟基-,水合物(1∶3)

英文化学名：Cyclopentanecarboxylic acid, 3-[(1*S*)-1-(acetylamino)-2-ethylbutyl]-4-[(aminoiminomethyl)amino]-2-hydroxy-, hydrate(1:3)

性状：本品为白色粉末；略有引湿性

溶解性：本品在乙酸中易溶，在 0.1mol/L 盐酸溶液中溶解，在甲醇中微溶，在水中略溶，在甲苯、乙醚或丙酮中几乎不溶

正离子扫描二级质谱图

[M+H]+ CID:10V

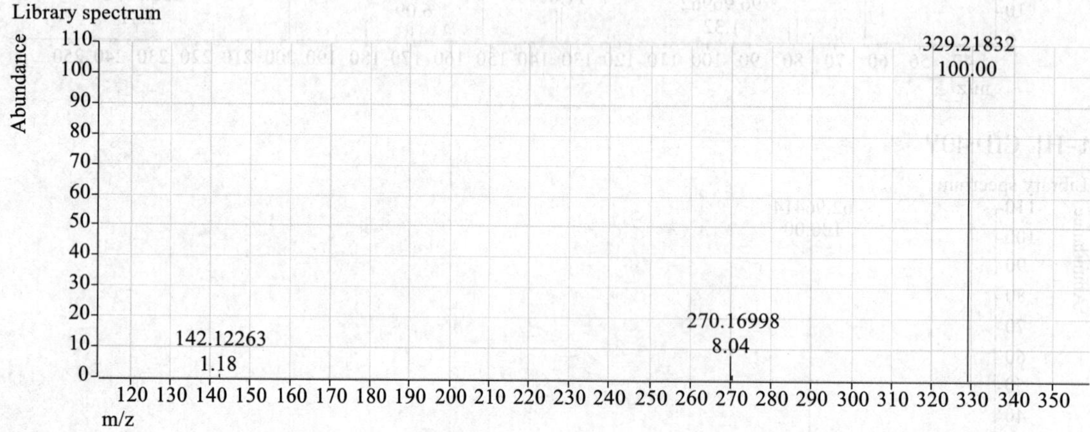

[M+H]+ CID:20V

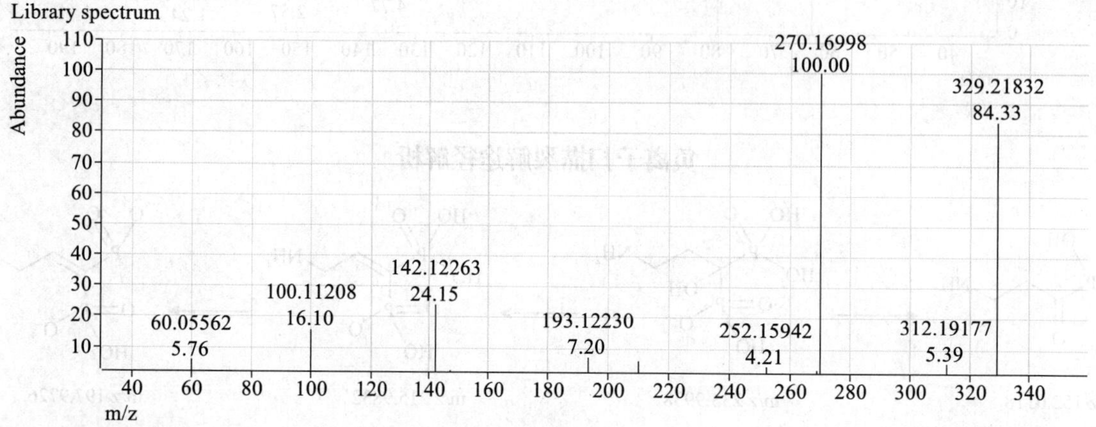

[M+H]+ CID:40V

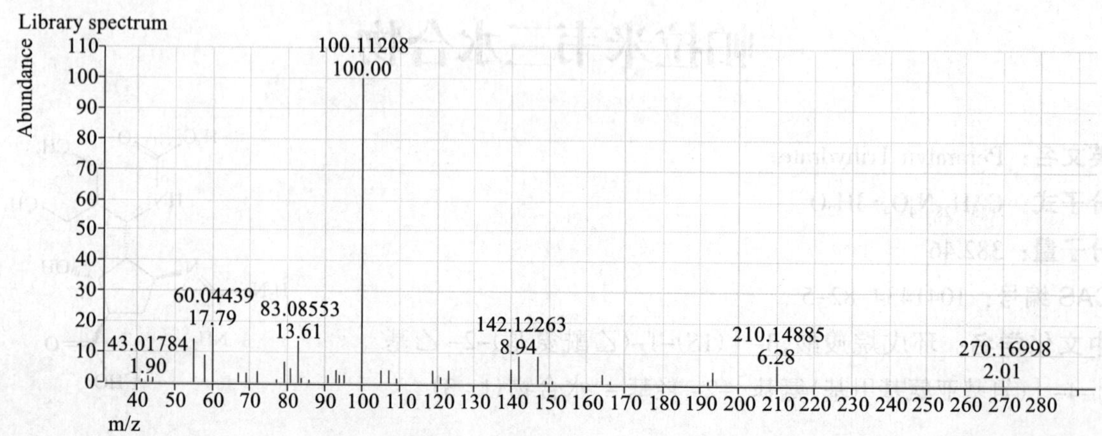

正离子扫描裂解途径解析

m/z 329.2183 → m/z 270.1700

m/z 329.2183 → m/z 142.1226 → m/z 100.1121

负离子扫描二级质谱图

[M−H]⁻ CID:10V

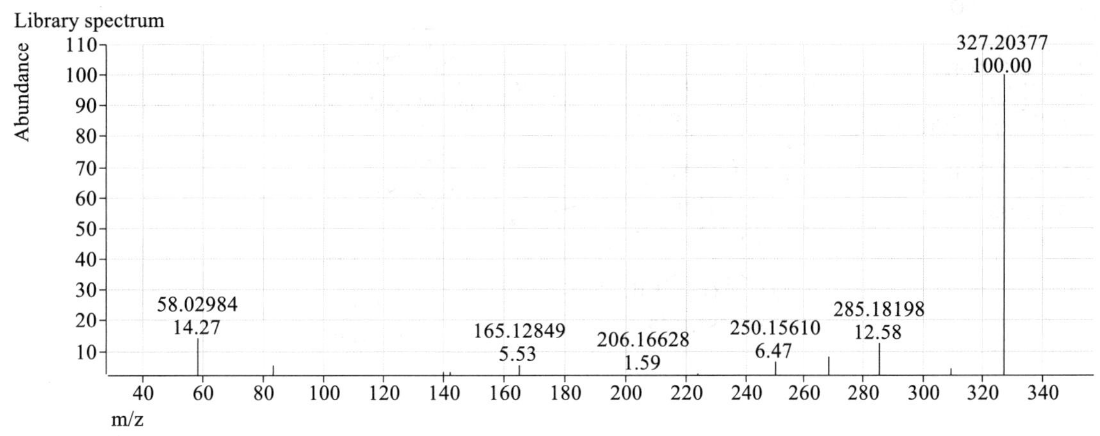

[M−H]⁻ CID:20V

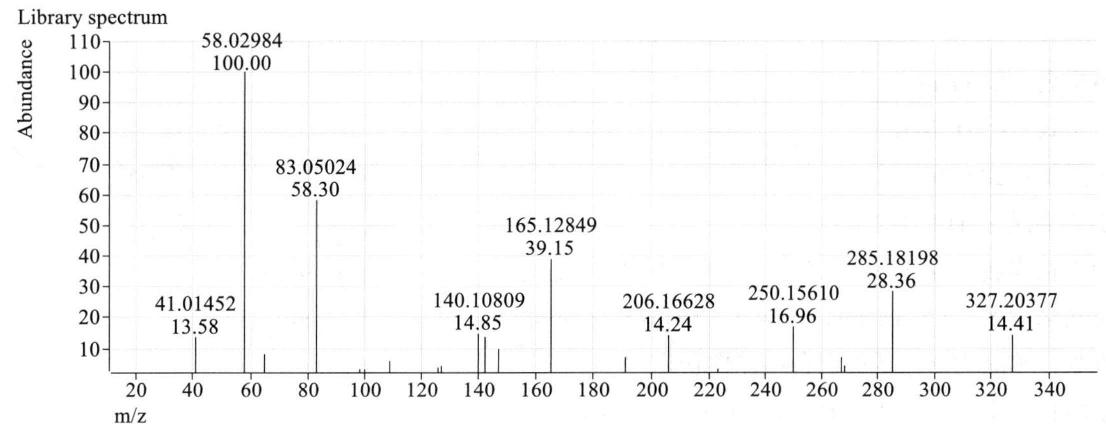

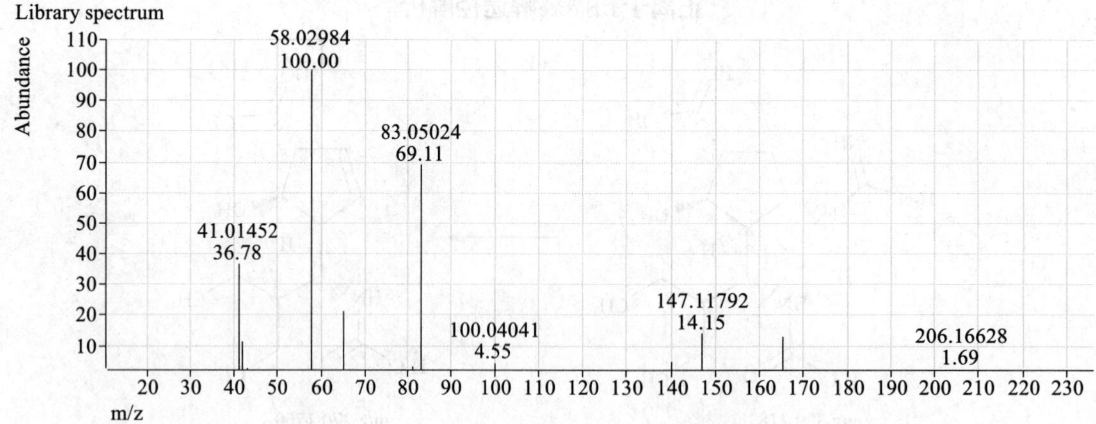

负离子扫描裂解途径解析

m/z 58.0298

m/z 309.1932

m/z 250.1561

m/z 206.1663

m/z 327.2038

m/z 83.0502

m/z 285.1820

m/z 165.1285

依 托 度 酸

英文名： Etodolac

分子式： $C_{17}H_{21}NO_3$

分子量： 287.36

CAS 编号： 41340-25-4

中文化学名： (±)1,8- 二乙基 -1,3,4,9- 四氢吡喃并[3,4-*b*]吲哚 -1- 乙酸

英文化学名： 1,8-Diethyl-1,3,4,9-tetrahydropyrano[3,4-*b*]indole-1-acetic acid

性状： 本品为白色或类白色结晶性粉末

溶解性： 本品在乙醇中易溶，在水中几乎不溶

正子扫描二级质谱图

[M+H]+ CID:10V

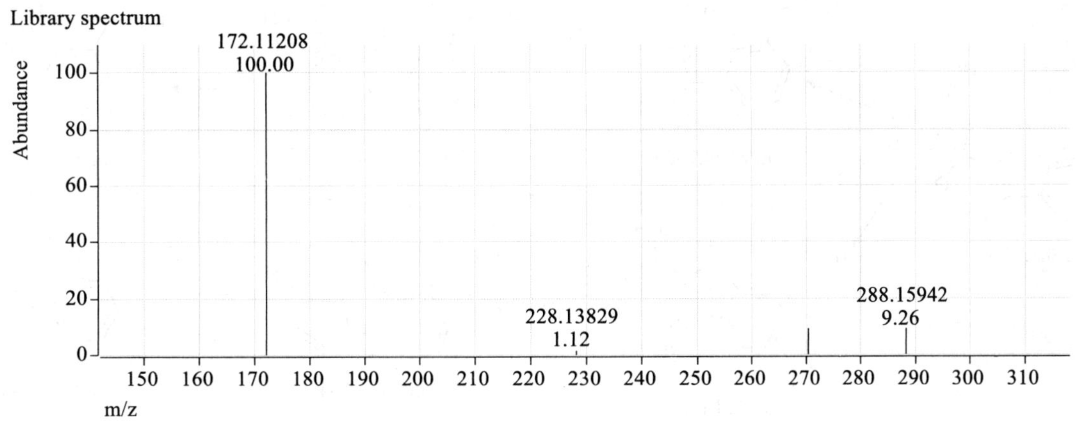

[M+H]+ CID:20V

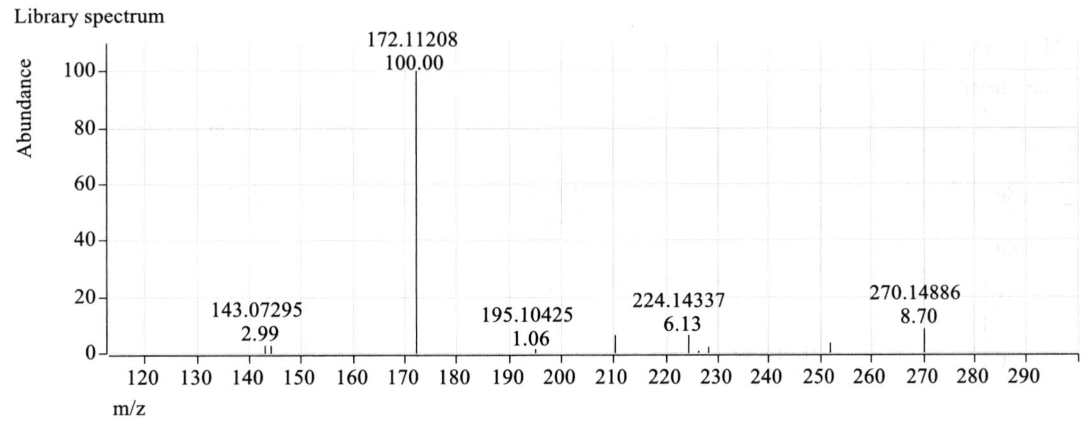

[M+H]+ CID:40V

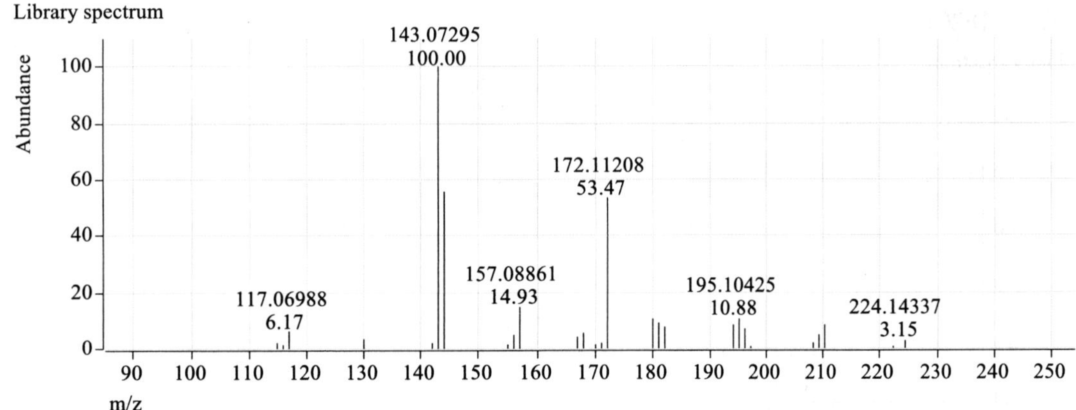

正离子扫描裂解途径解析

m/z 288.1594

m/z 270.1489

m/z 228.1383

m/z 172.1121

m/z 224.1434

m/z 195.1043

m/z 143.0730

负离子扫描二级质谱图

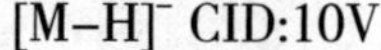

$[M-H]^-$ CID:10V

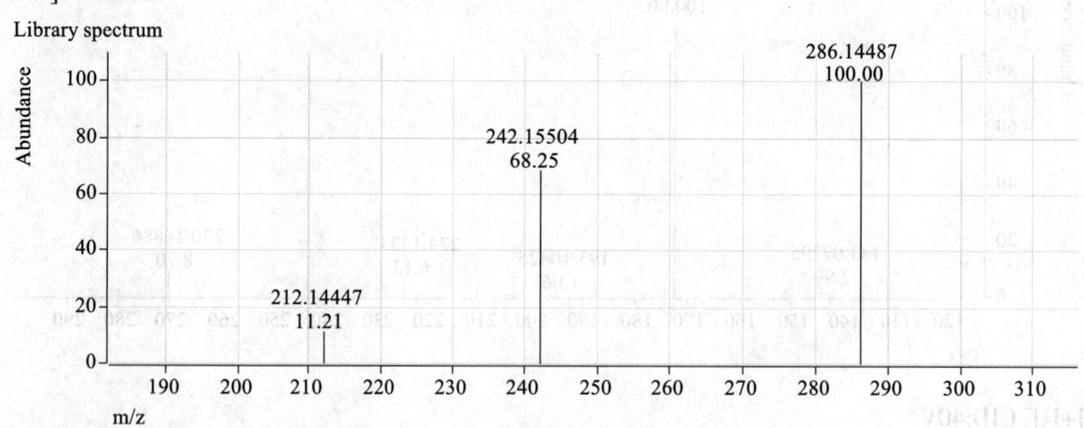

$[M-H]^-$ CID:20V

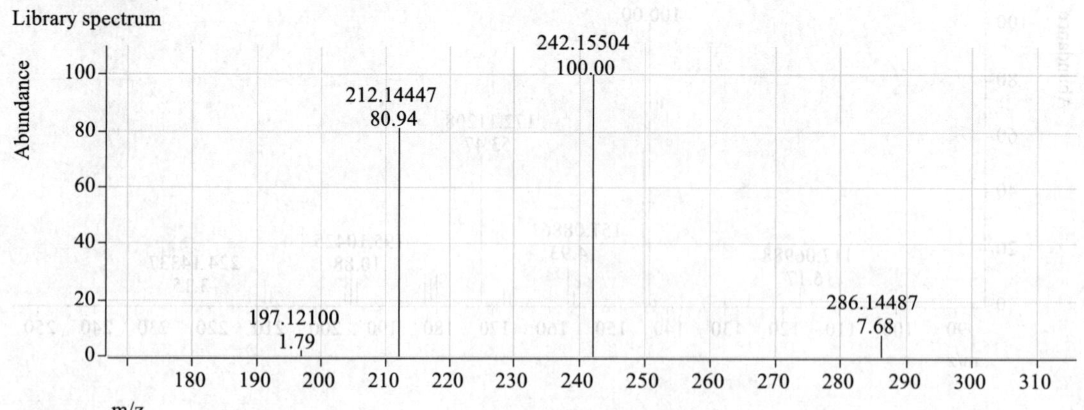

[M−H]⁻ CID:40V

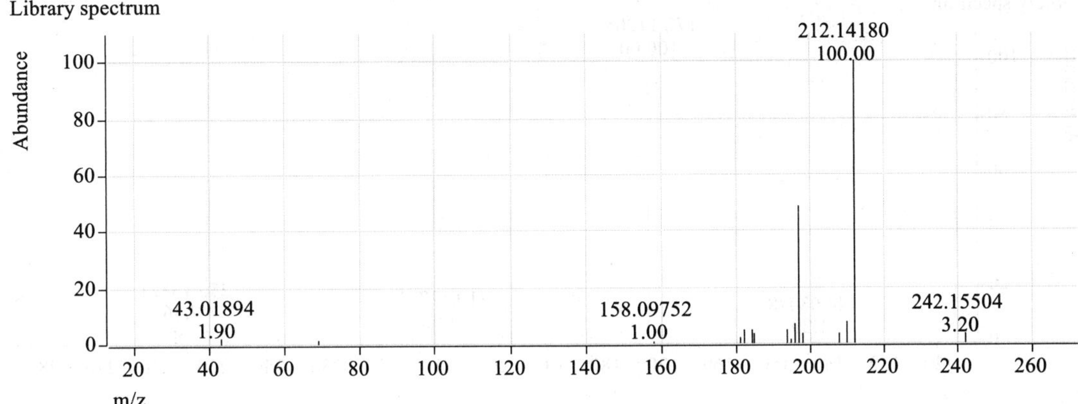

负离子扫描裂解途径解析

m/z 286.1449　m/z 242.1550　m/z 212.1445

依托度酸杂质 I

英文名： Etodolac Impurity I

分子式： $C_{16}H_{19}NO_3$

分子量： 273.33

CAS 编号： 109518-47-0

中文化学名： (±)8- 乙基 -1- 甲基 -1,3,4,9- 四氢吡喃[3,4-*b*]吲哚 -1- 乙酸

英文化学名： (±)-8-Ethyl-1-methyl-1,3,4,9-tetrahydropyrano[3,4-*b*]indole-1- acetic acid

性状： 本品为淡黄色粉末

正离子扫描二级质谱图

[M+H]⁺ CID:10V

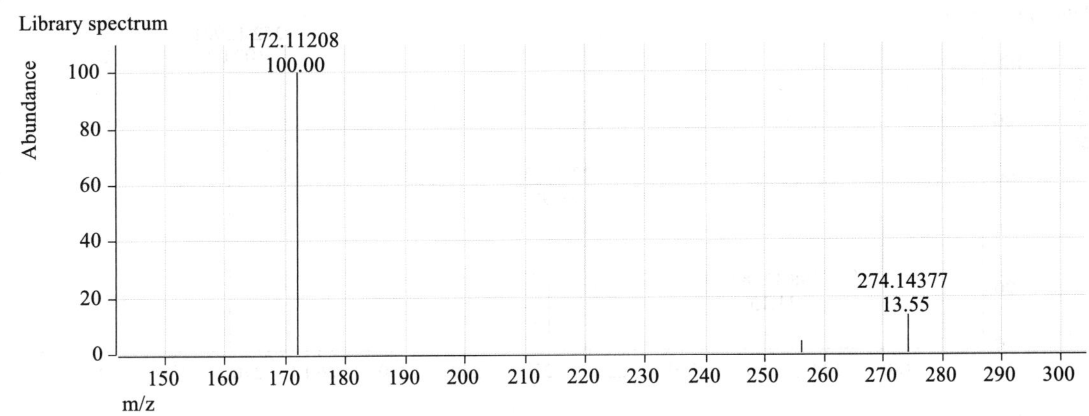

$[M+H]^+$ CID:20V

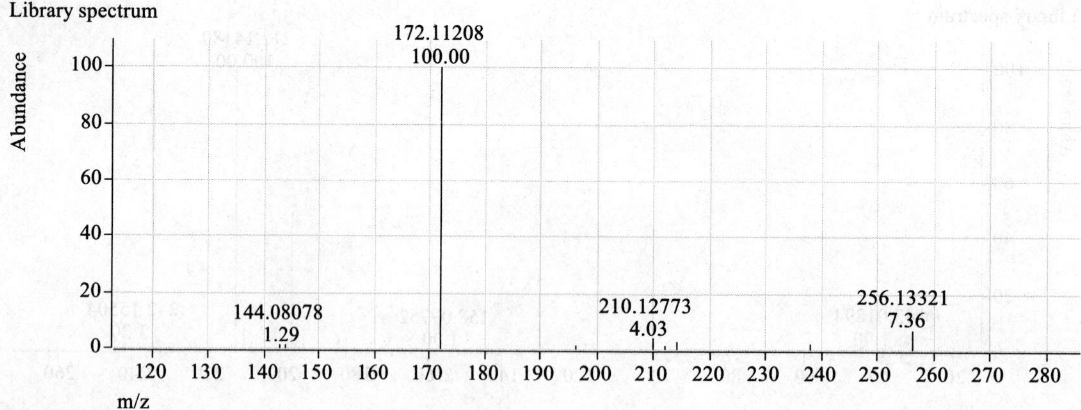

$[M+H]^+$ CID:40V

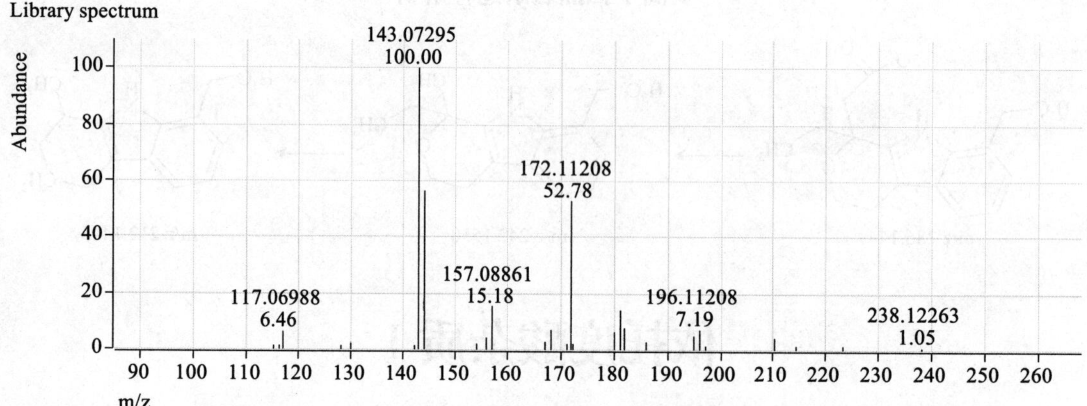

正离子扫描裂解途径解析

m/z 274.1438 → m/z 172.1121 → m/z 143.0730

负离子扫描二级质谱图

$[M-H]^-$ CID:10V

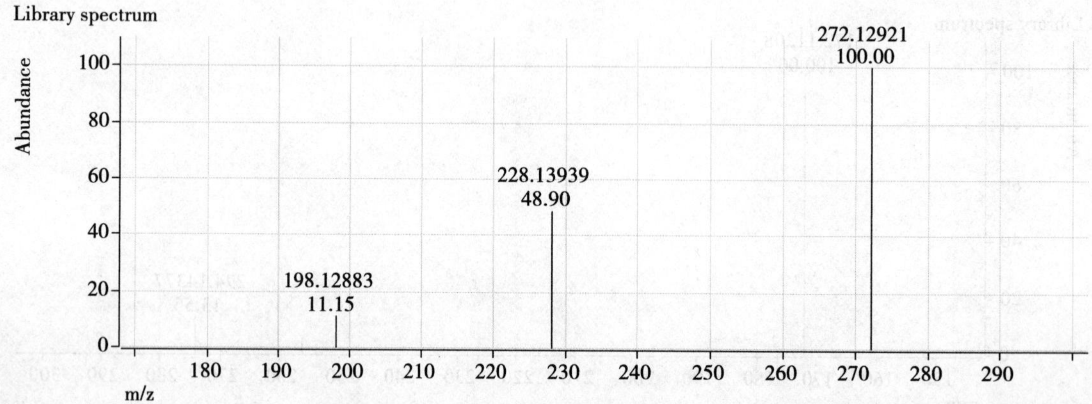

负离子扫描裂解途径解析

m/z 272.1292　　m/z 228.1394　　m/z 198.1288

依地酸钙钠

英文名： Calcium Disodium Edetate

分子式： $C_{10}H_{12}CaN_2Na_2O_8 \cdot 6H_2O$

分子量： 482.38

CAS 编号： 23411-34-9

中文化学名： 乙二胺四醋酸钙二钠六水合物

英文化学名： Disodium[(ethylenedinitrolo)tetraacetato]calciate(2-)hexhydrate

性状： 本品为白色结晶性或颗粒性粉末;无臭;易潮解

溶解性： 本品在水中易溶,在乙醇或乙醚中不溶

负离子扫描二级质谱图

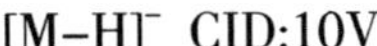

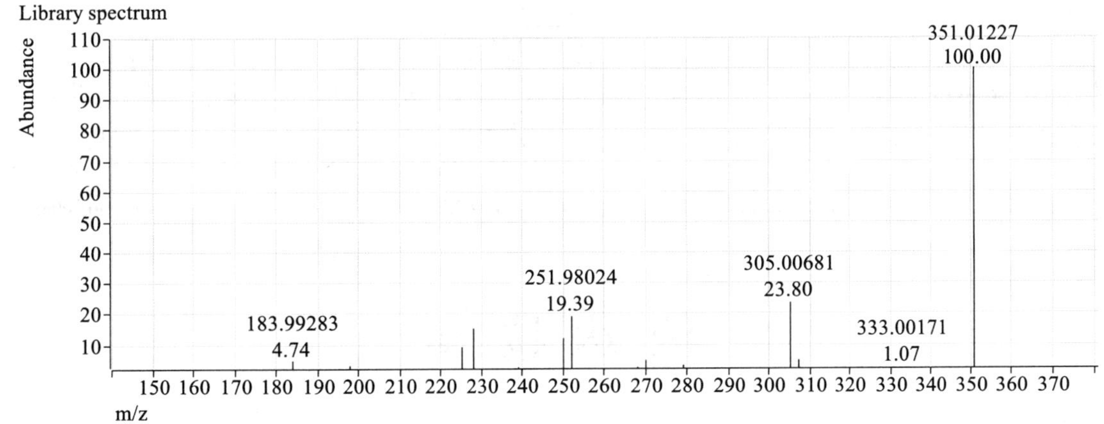

$[M-H]^-$ CID:20V

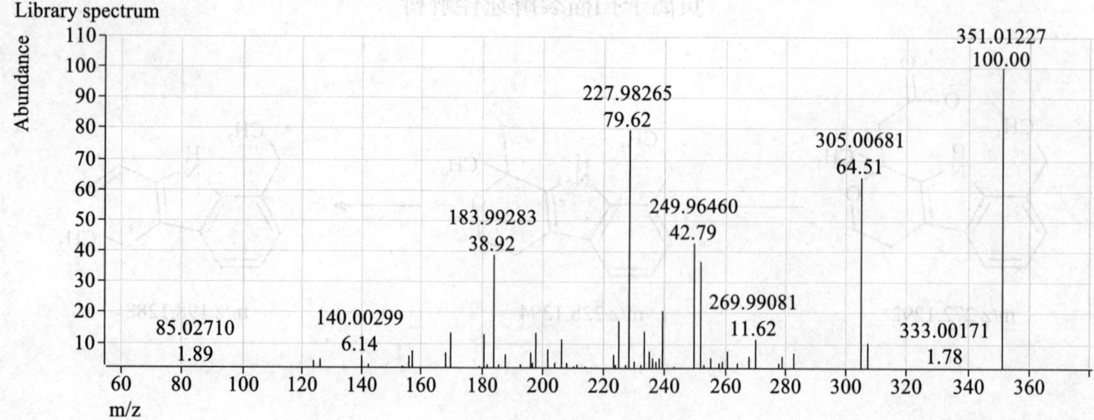

$[M-H]^-$ CID:40V

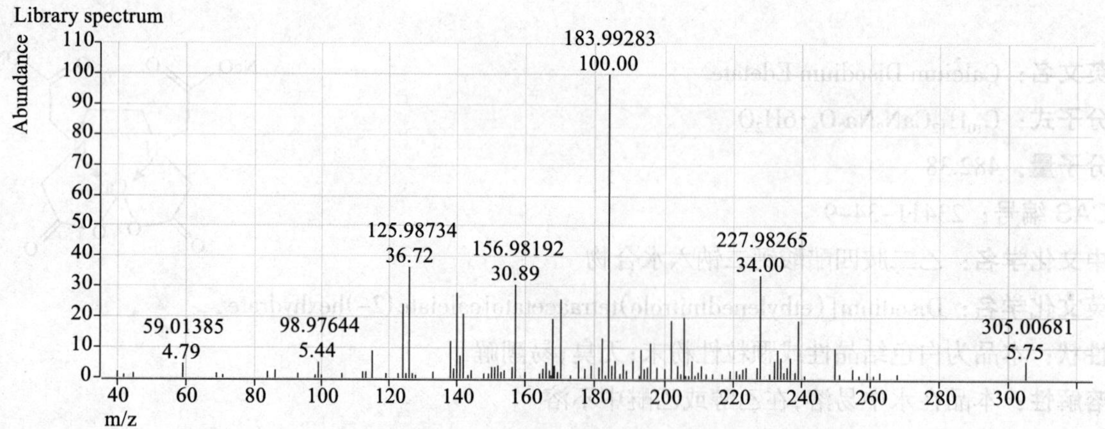

负离子扫描裂解途径解析

m/z 183.9928 ← m/z 227.9827 ← m/z 351.0123 → m/z 305.0068

依达拉奉

英文名： Edaravone

分子式： $C_{10}H_{10}N_2O$

分子量： 174.20

CAS 编号： 89-25-8

中文化学名： 3-甲基-1-苯基-2-吡唑啉-5-酮

英文化学名： 3-Methyl-1-phenyl-2-pyrazolin-5-one

性状：本品为白色或类白色结晶性粉末；无臭

溶解性：本品在甲醇中易溶或溶解，在乙醇中溶解，在水中极微溶或几乎不溶

正离子扫描二级质谱图

$[M+H]^+$ CID:10V

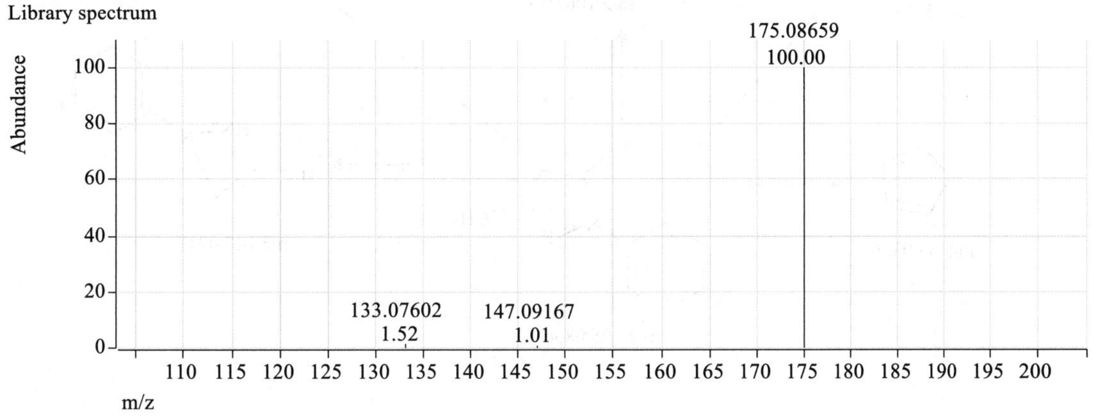

$[M+H]^+$ CID:20V

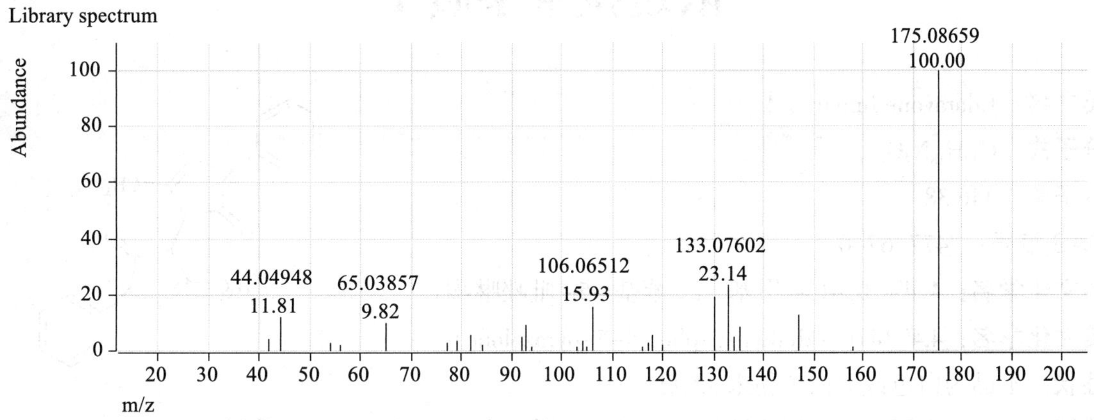

$[M+H]^+$ CID:40V

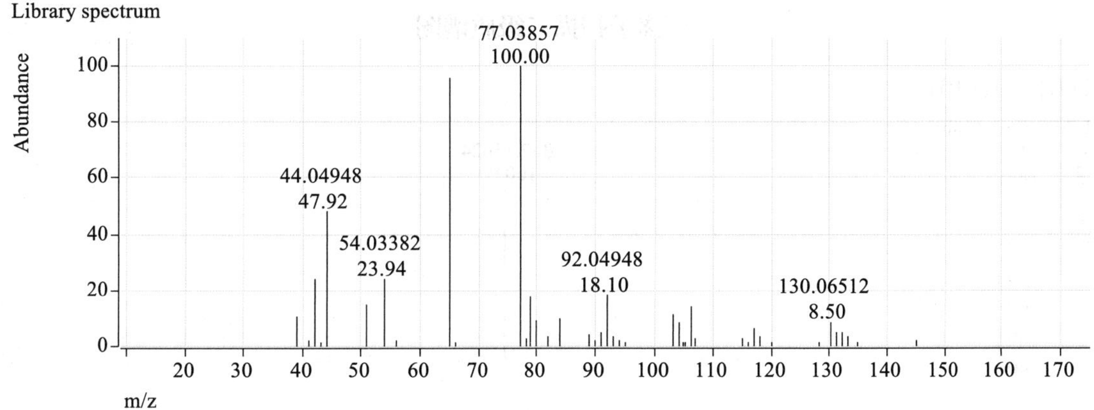

正离子扫描裂解途径解析

H_3C N N H m/z 133.0760

$\overset{+}{N}H=CH_2$ m/z 106.0651

m/z 77.0386

m/z 65.0386

HO^+ N N CH_3 m/z 175.0866

HN^+ N H_3C m/z 147.0917

依达拉奉杂质Ⅰ

英文名：Edaravone Impurity Ⅰ

分子式：$C_{20}H_{18}N_4O_2$

分子量：346.38

CAS 编号：7477-67-0

中文化学名：4,4′- 双 -(3- 甲基 -1- 苯基 -5- 吡唑啉酮)

英文化学名：4,4′-bis(3-Methyl-1-phenyl-5-pyrazolone)

性状：本品为白色或类白色粉末;无臭

溶解性：本品在甲醇中易溶或溶解,在乙醇中溶解,在水中极微溶或几乎不溶

正离子扫描二级质谱图

$[M+H]^+$ CID:10V

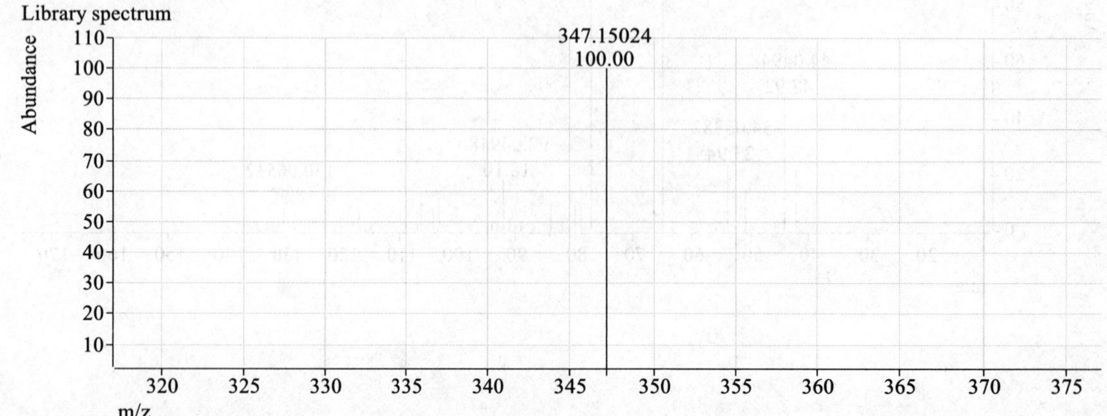

$[M+H]^+$ CID:20V

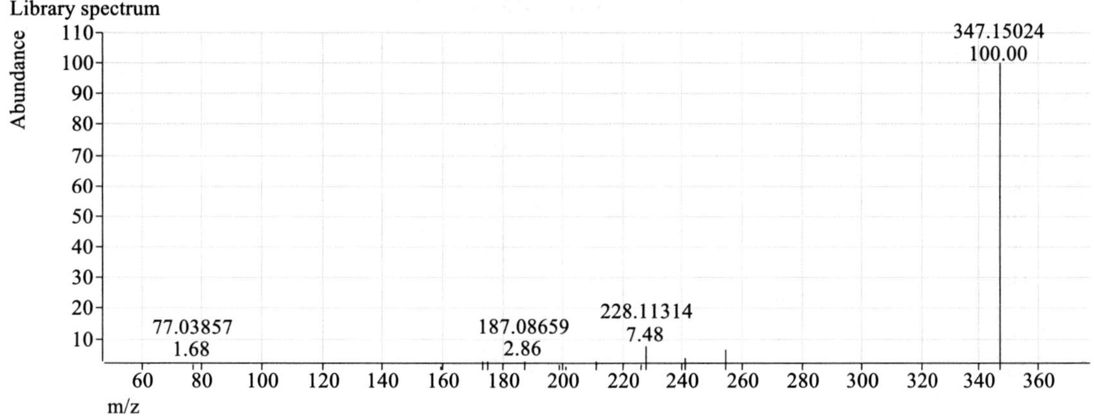

$[M+H]^+$ CID:40V

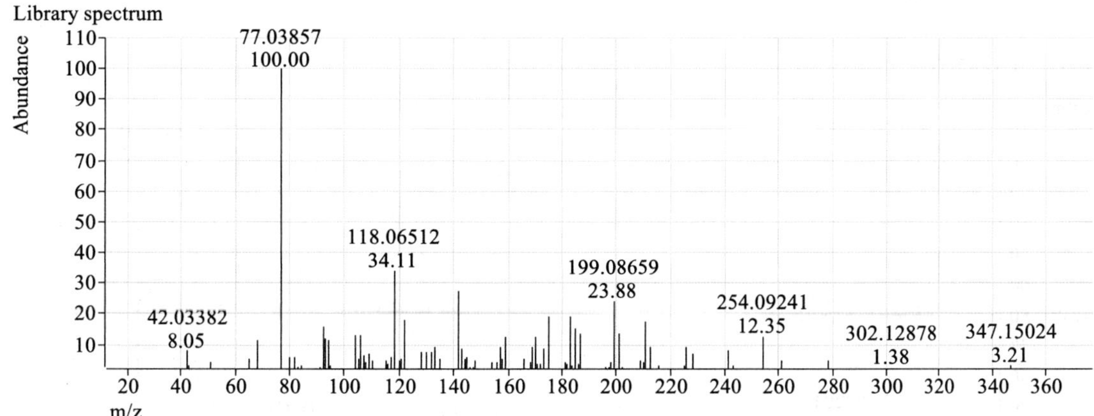

正离子扫描裂解途径解析

m/z 347.1503 → m/z 254.0924 → m/z 228.1131

m/z 347.1503 → m/z 77.0386

负离子扫描二级质谱图

[M-H]⁻ CID:10V

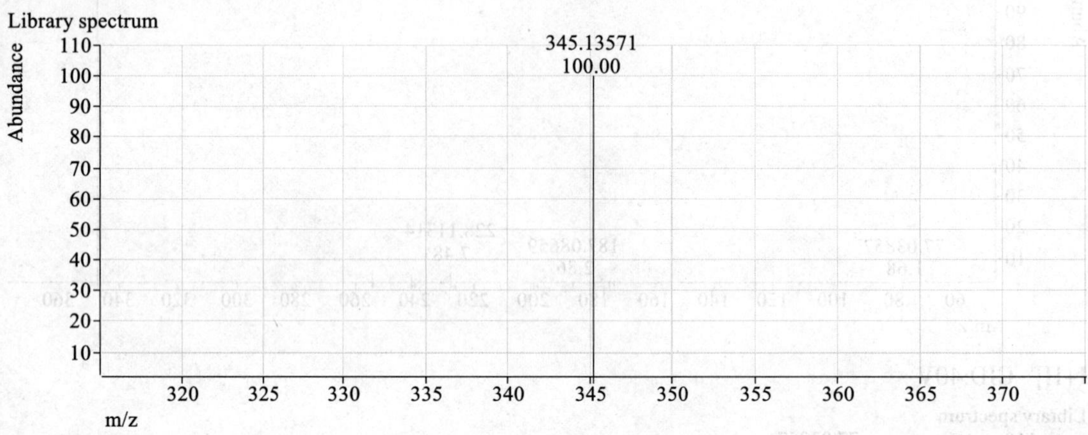

[M-H]⁻ CID:20V

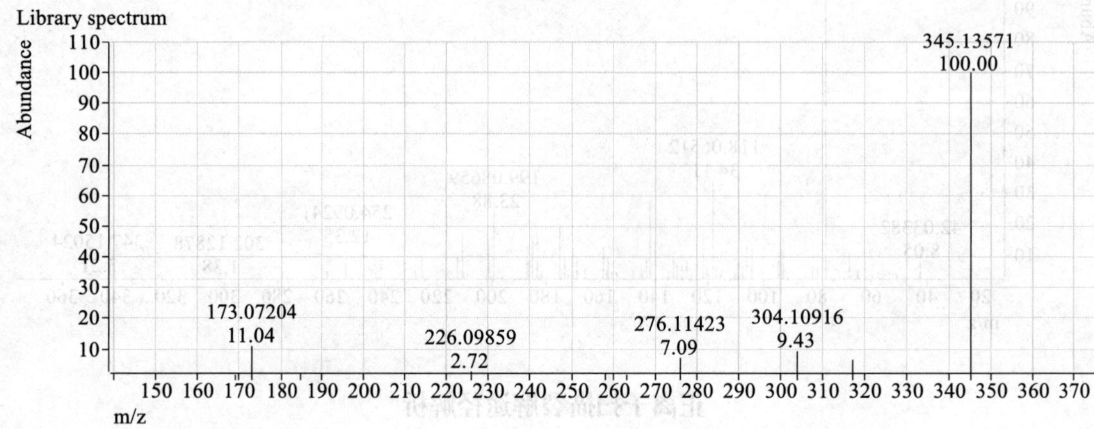

[M-H]⁻ CID:40V

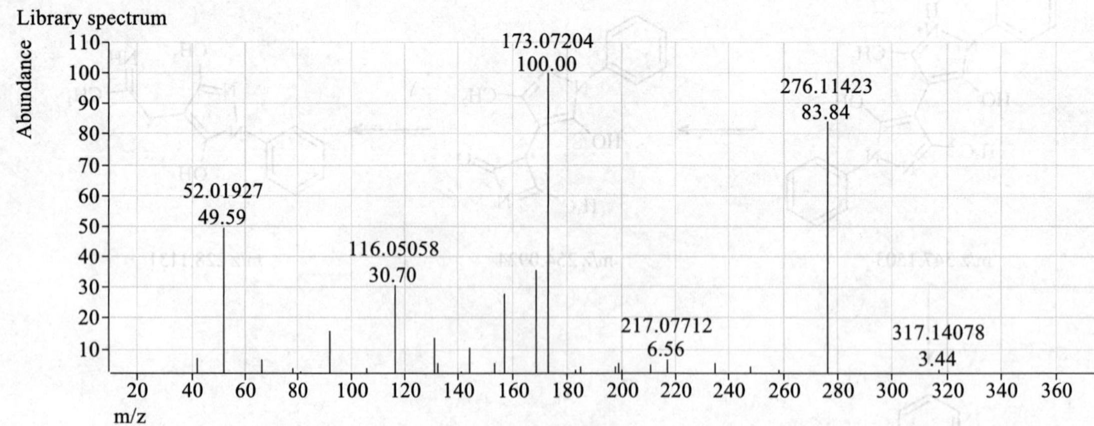

负离子扫描裂解途径解析

m/z 116.0506

m/z 173.0720

m/z 345.1357

m/z 276.1142

依达拉奉杂质Ⅳ

英文名：Edaravone Impurity Ⅳ

分子式：$C_{13}H_{14}N_2O_6S$

分子量：326.33

CAS 编号：1357477-99-6

中文化学名：1-(1-苯基-3-甲基-5-吡唑啉酮-4-基)-1-羧基乙烷磺酸二钠

英文化学名：4,5-Dihydro-α,3-dimethyl-5-oxo-1-phenyl-α-sulfo-1*H*-pyrazole-4-acetic acid

性状：本品为白色或类白色结晶粉末；无臭

溶解性：本品在甲醇中易溶或溶解，在乙醇中溶解，在水中极微溶或几乎不溶

正离子扫描二级质谱图

[M+H]$^+$ CID:10V

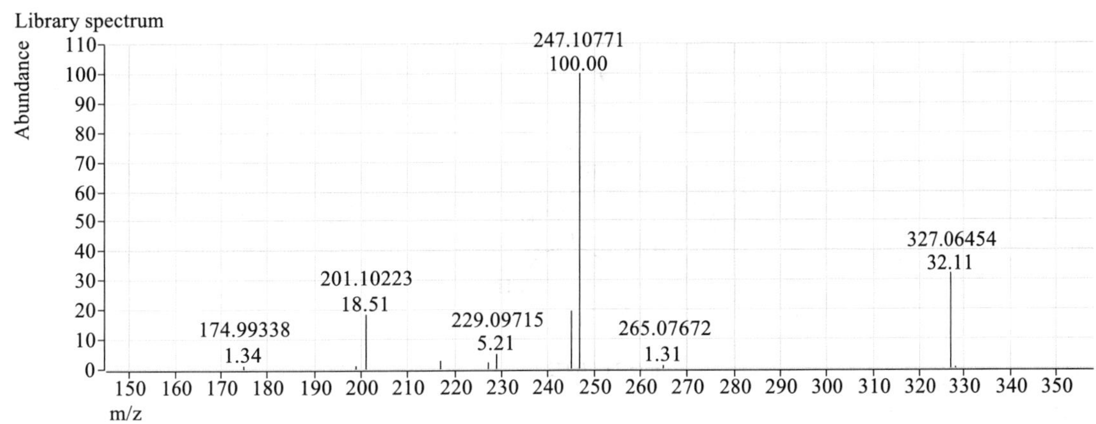

$[M+H]^+$ CID:20V

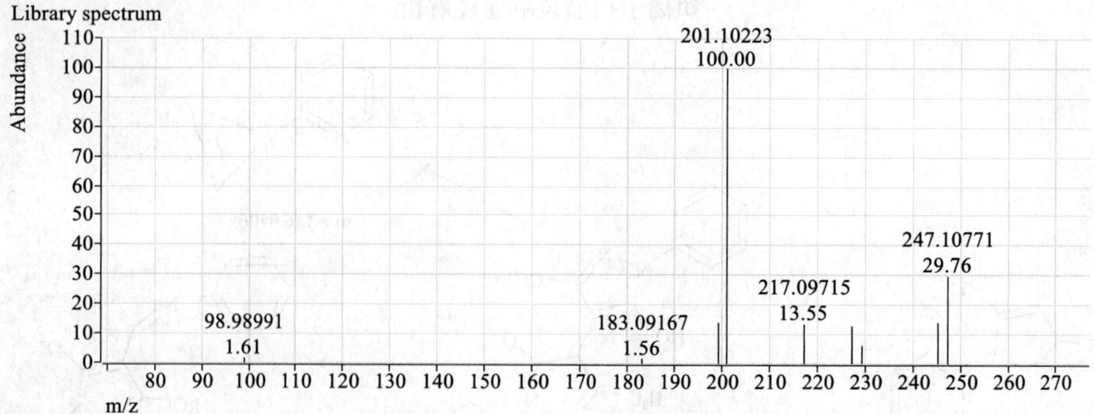

$[M+H]^+$ CID:40V

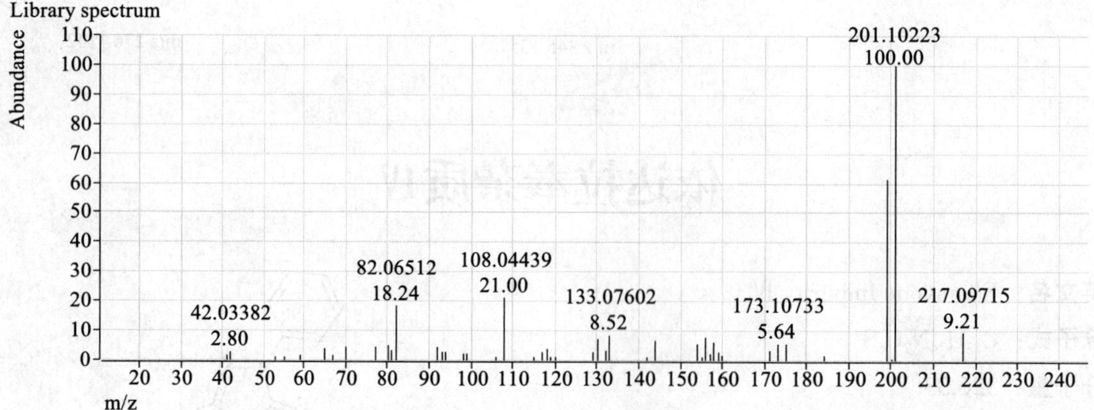

正离子扫描裂解途径解析

m/z 327.0645 → m/z 247.1077 → m/z 201.1022

m/z 247.1077 → m/z 217.0972

负离子扫描二级质谱图

[M−H]⁻ CID:10V

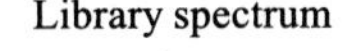

Library spectrum

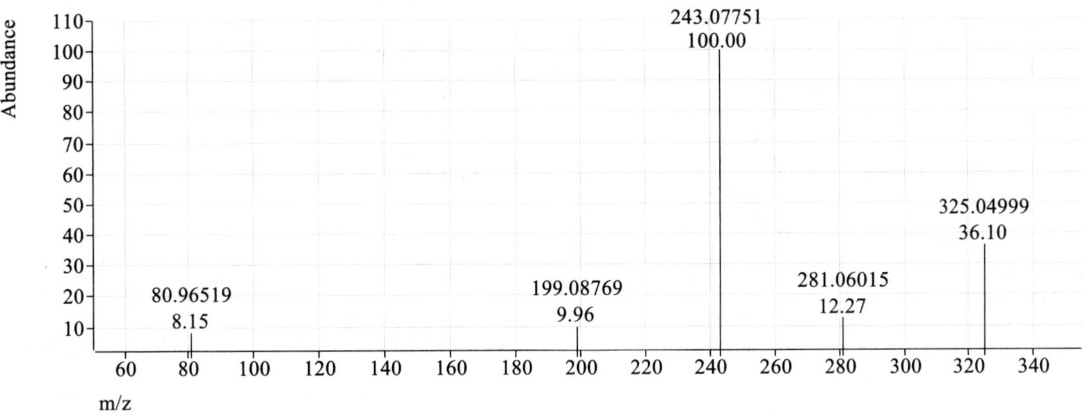

[M−H]⁻ CID:20V

Library spectrum

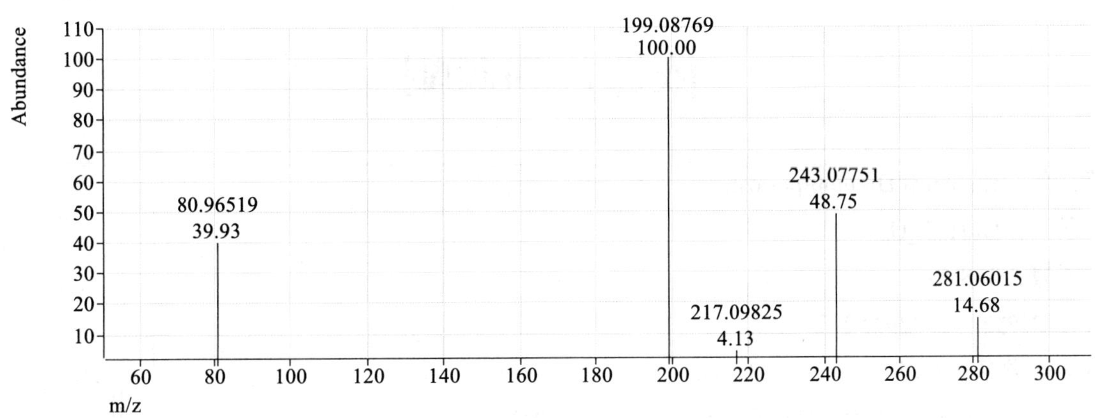

[M−H]⁻ CID:40V

Library spectrum

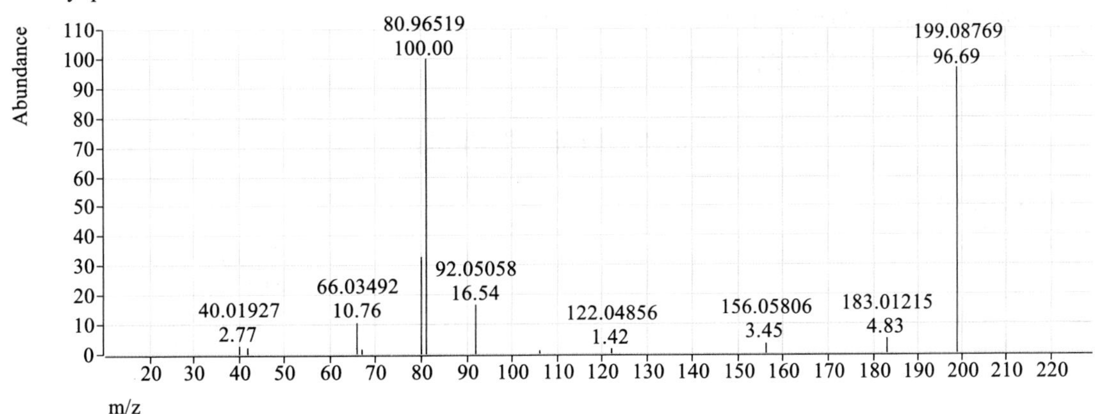

负离子扫描裂解途径解析

m/z 217.0983

m/z 325.0500

m/z 281.0602

HSO_3^-

m/z 80.9652

m/z 243.0775

m/z 199.0877

依那普利双酮

英文名： Enalapril Diketopiperazine

分子式： $C_{20}H_{26}N_2O_4$

分子量： 358.43

CAS 编号： 115729-52-7

中文化学名： 乙基(2*S*)-2-[(3*S*,8*aS*)-3-甲基-1,4-二氧六氢吡咯-[1,2-*a*]-吡嗪-2(1*H*)-基]-4-苯基丁酸甲酯

英文化学名： Ethyl(2*S*)-2-[(3*S*,8*aS*)-3-methyl-1,4-dioxo-octahydropyrrolo[1,2-*a*]pyrazin-2-yl]-4- phenylbutanoate

性状： 本品为白色或类白色结晶性粉末

H

CH_3

正离子扫描二级质谱图

$[M+H]^+$ CID:10V

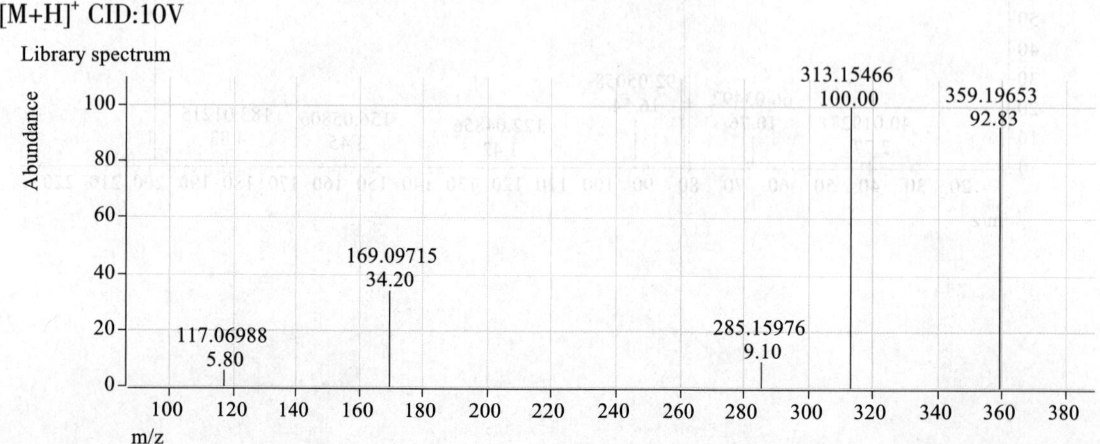

$[M+H]^+$ CID:20V

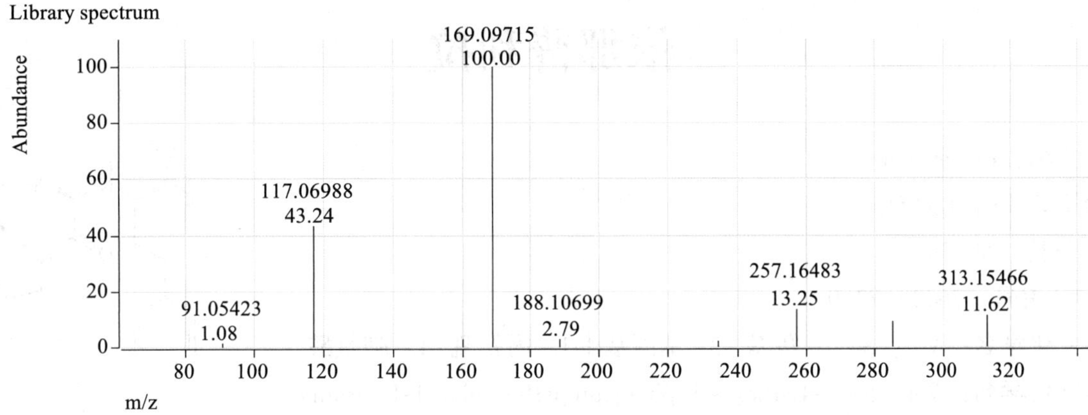

$[M+H]^+$ CID:40V

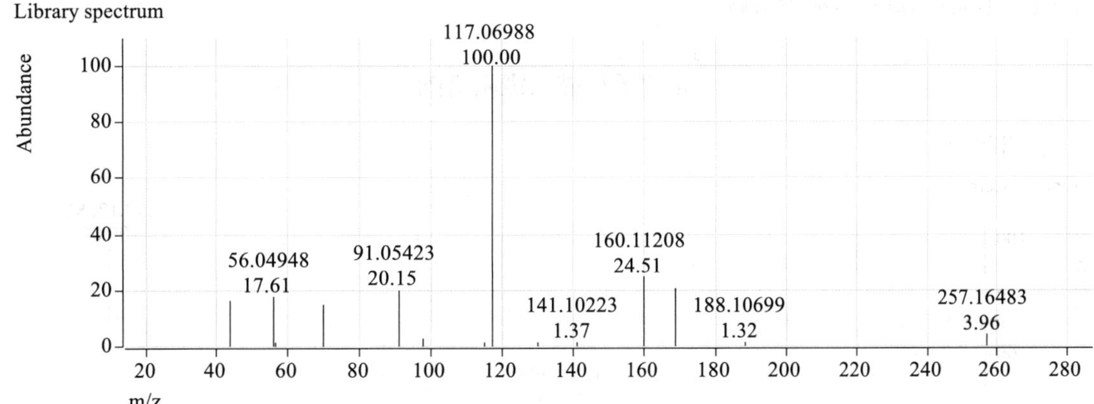

正离子扫描裂解途径解析

m/z 359.1965 → m/z 313.1547 → m/z 285.1598

m/z 359.1965 → m/z 169.0972

m/z 285.1598 → m/z 257.1648 → m/z 160.1121

m/z 285.1598 → m/z 117.0699

依那普利拉

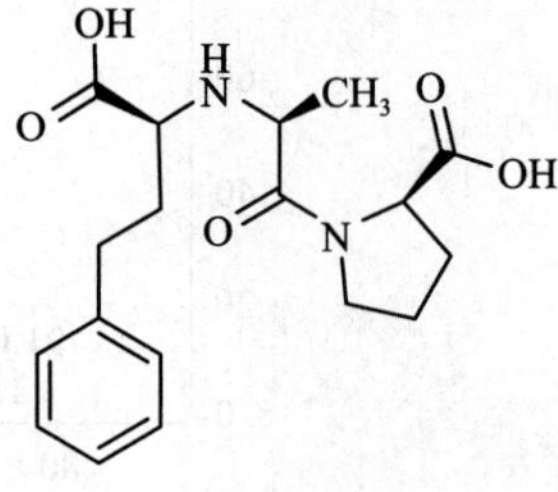

英文名： Enalaprilat

分子式： $C_{18}H_{24}N_2O_5$

分子量： 348.39

CAS 编号： 76420-72-9

中文化学名： *N*-［(*S*)-1- 羧基 -3- 苯丙基］-L- 丙氨酰 -L- 脯氨酸

英文化学名： *N*-[(1*S*)-1-Carboxy-3-phenylpropyl]-L-alanyl-L-proline

性状： 本品为白色结晶性粉末

溶解性： 本品在 60℃热水中溶解

正离子扫描二级质谱图

[M+H]+ CID:10V

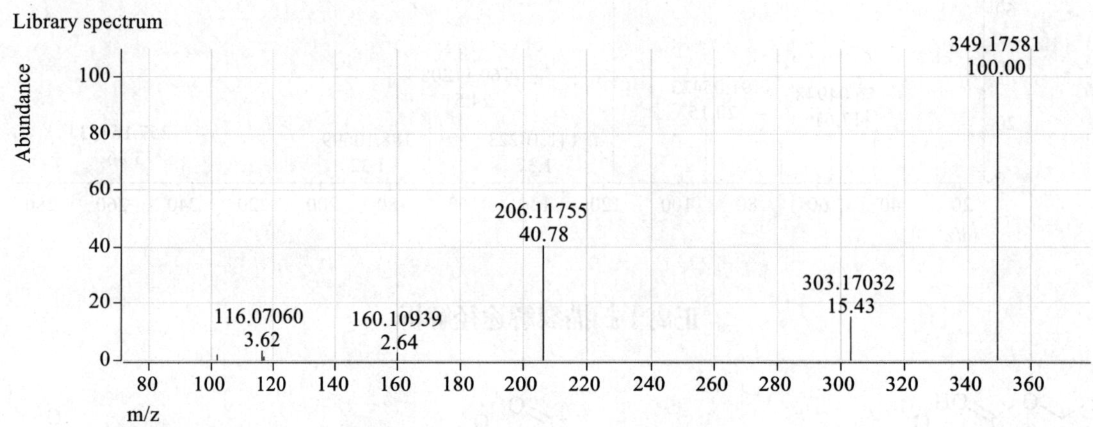

[M+H]+ CID:20V

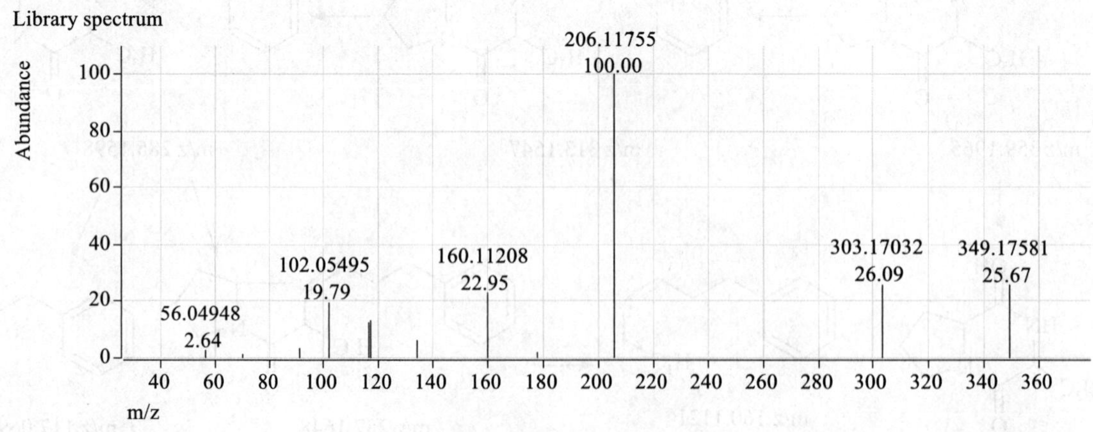

[M+H]$^+$ CID:40V

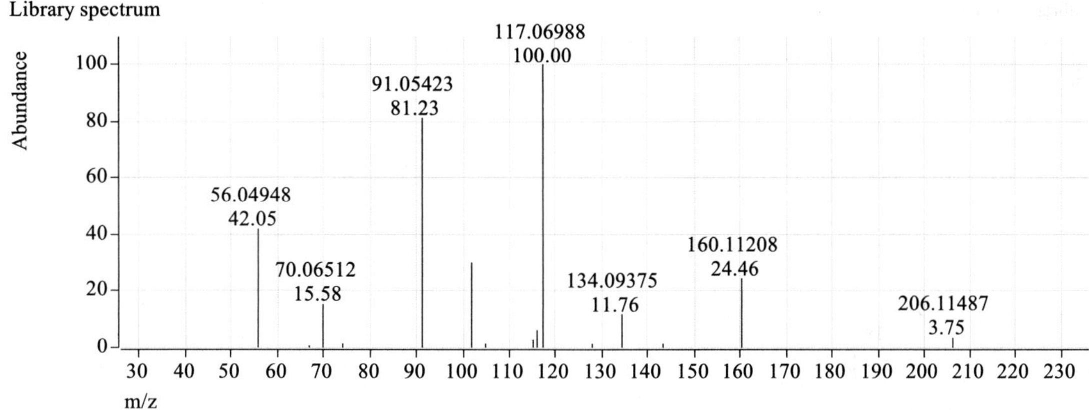

正离子扫描裂解途径解析

m/z 349.1758 → m/z 303.1703 → m/z 206.1176 → m/z 160.1121 → m/z 117.0699 → m/z 91.0542

负离子扫描二级质谱图

[M−H]$^-$ CID:10V

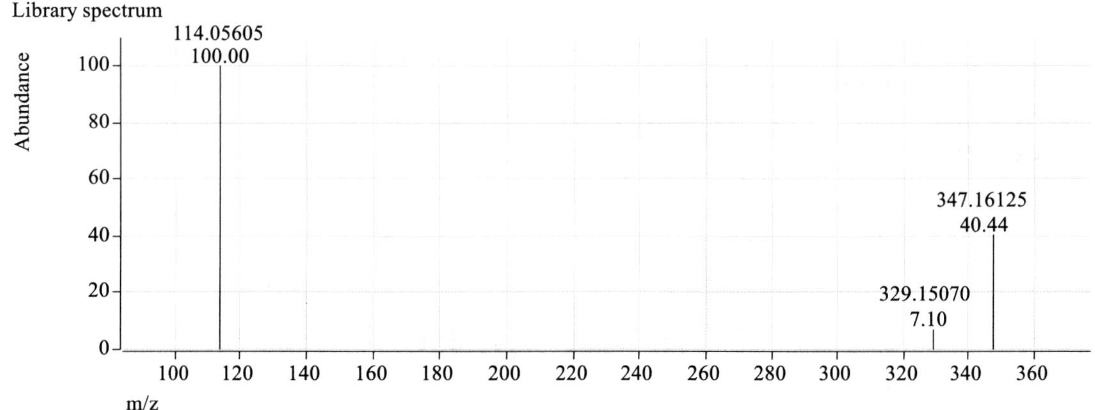

[M−H]⁻ CID:20V

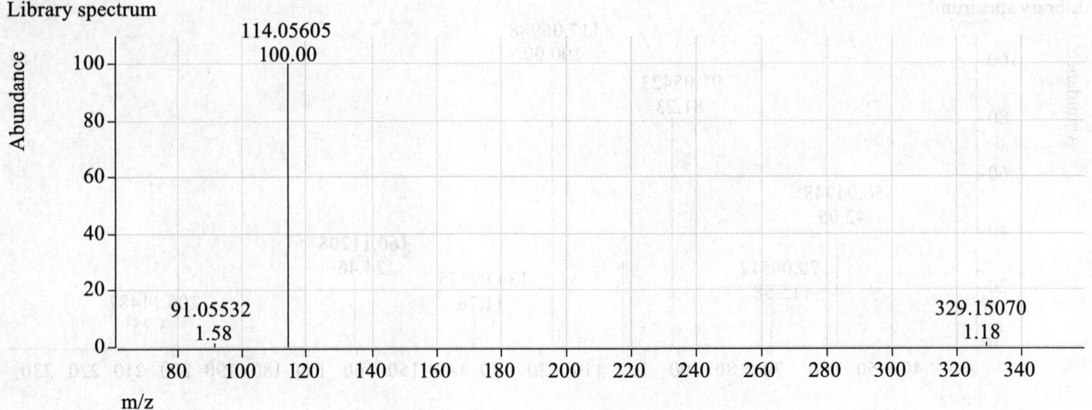

[M−H]⁻ CID:40V

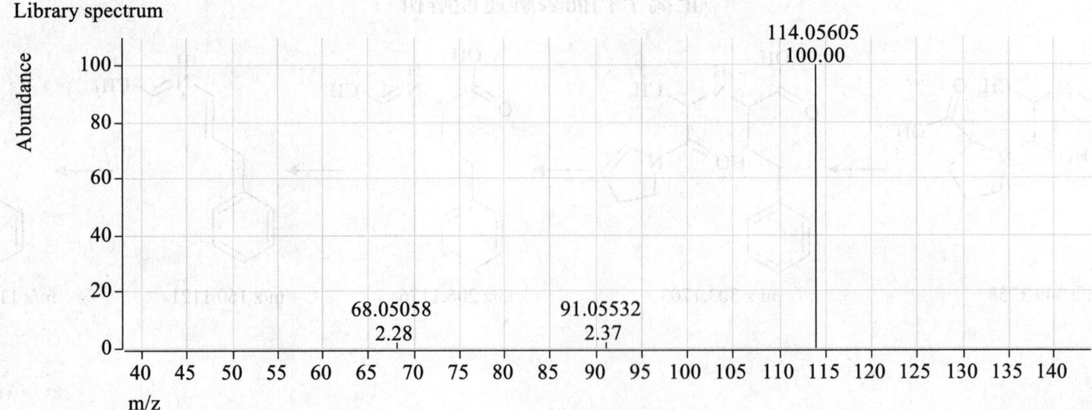

负离子扫描裂解途径解析

m/z 347.1612

m/z 329.1507

m/z 91.0553

m/z 114.0561

依 帕 司 他

英文名： Epalrestat

分子式： $C_{15}H_{13}NO_3S_2$

分子量： 319.40

CAS 编号：82159-09-9

中文化学名：5-［(1*Z*,2*E*)-2-甲基-3-苯基-2-亚丙烯基］-4-氧代-2-硫酮-3-噻唑烷乙酸

英文化学名：5-[(1*Z*,2*E*)-2-Methyl-3-phenyl-2-propenylidene]-4-oxo-2-thioxo-3-thiazolidineacetic acid

性状：本品为黄色至橙红色结晶性粉末；无臭；味微苦

溶解性：本品在四氢呋喃、二甲基甲酰胺中溶解，在丙酮中略溶，在乙醇中微溶，在水中不溶

正离子扫描二级质谱图

$[M+H]^+$ CID:10V

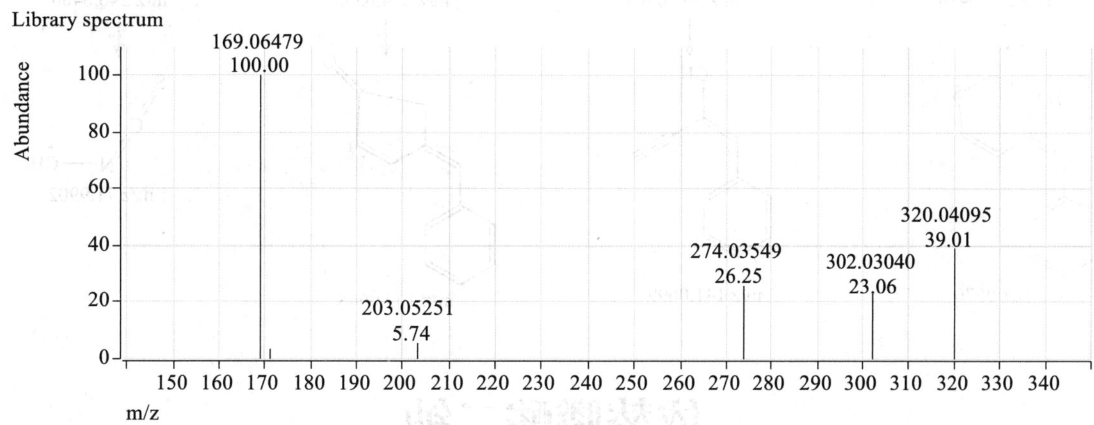

$[M+H]^+$ CID:20V

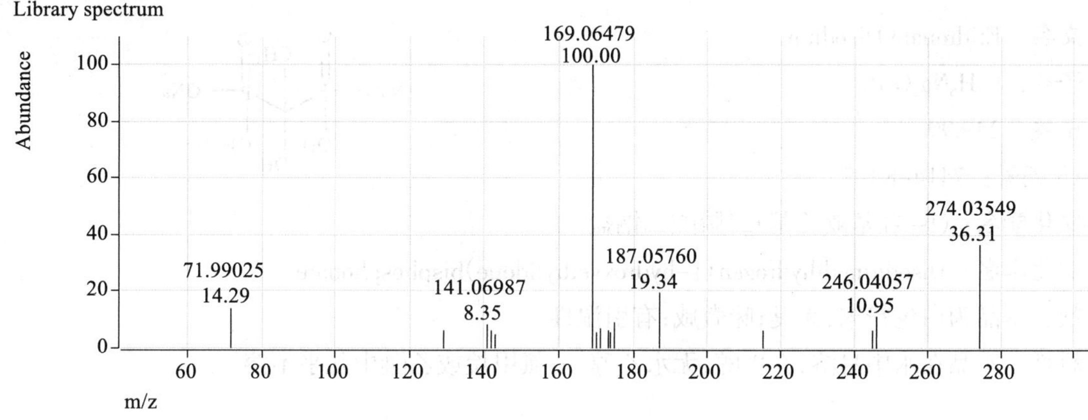

$[M+H]^+$ CID:40V

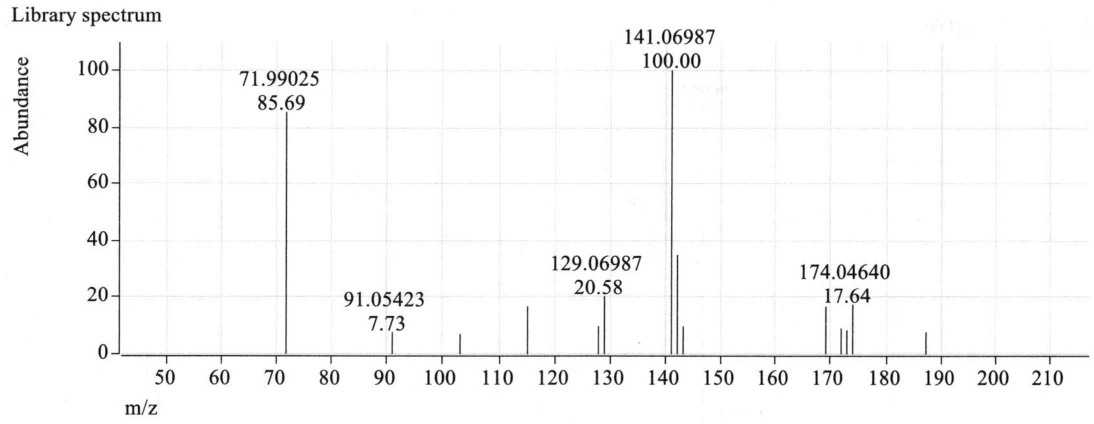

正离子扫描裂解途径解析

m/z 320.0410 → m/z 302.0304 → m/z 274.0355 → m/z 246.0406

m/z 187.0576　m/z 141.0699　m/z 169.0648　m/z 71.9902

依替膦酸二钠

英文名：Etidronate Disodium

分子式：$C_2H_6Na_2O_7P_2$

分子量：249.99

CAS 编号：7414-83-7

中文化学名：(1-羟基亚乙基)二膦酸二钠盐

英文化学名：Disodium dihydrogen(1-hydroxyethylidene)bisphosphonate

性状：本品为白色粉末;无臭;味微咸;有引湿性

溶解性：本品在水中易溶,在甲醇、无水乙醇、三氯甲烷或乙醚中几乎不溶

正离子扫描二级质谱图

$[M+H]^+$ CID:10V

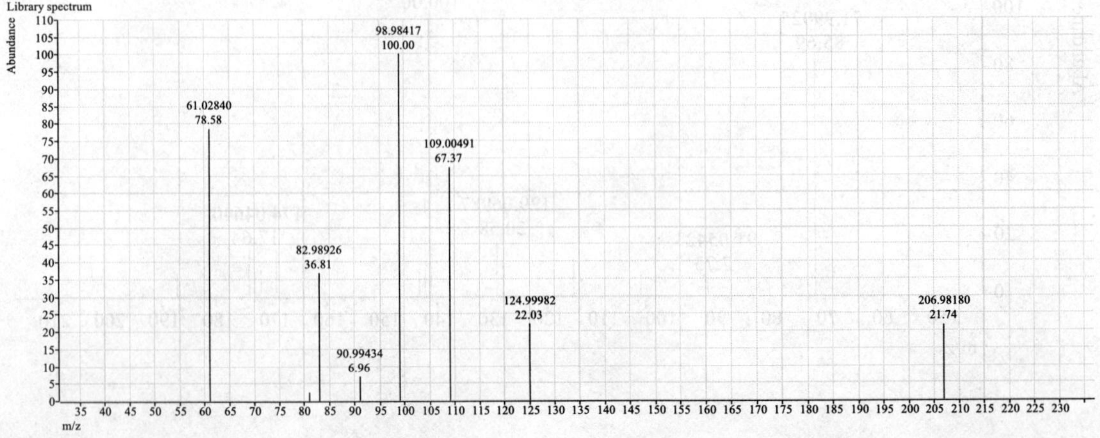

$[M+H]^+$ CID:20V

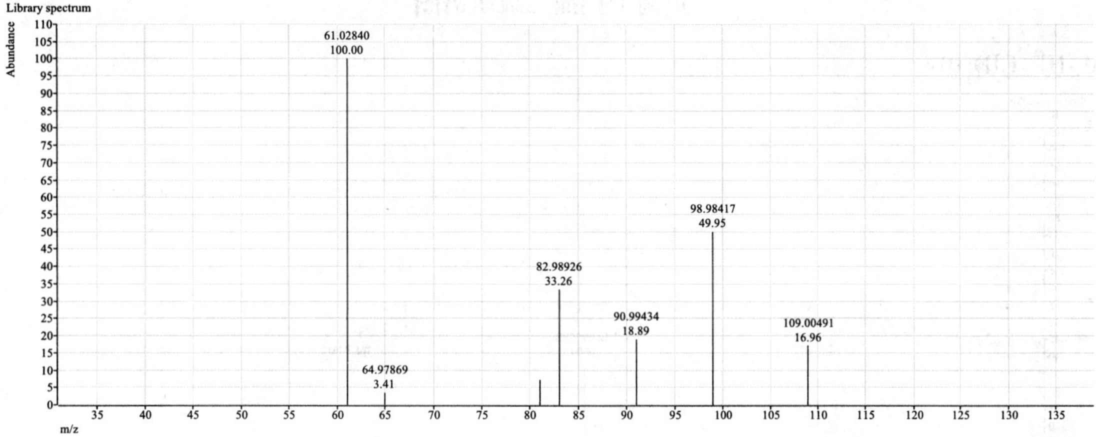

$[M+H]^+$ CID:40V

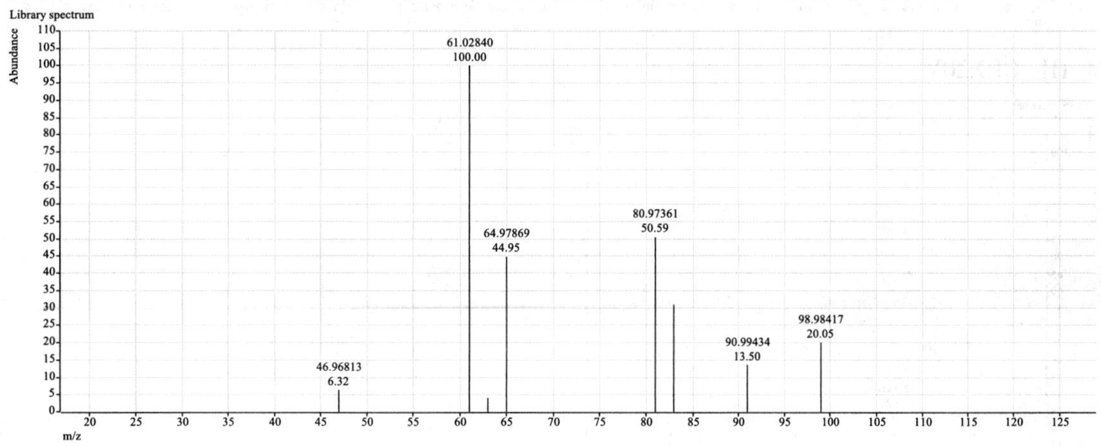

正离子扫描裂解途径解析

m/z 61.0284

m/z 109.0049

m/z 206.9818

m/z 124.9998

m/z 98.9842

m/z 82.9893

负离子扫描二级质谱图

[M−H]⁻ CID:10V

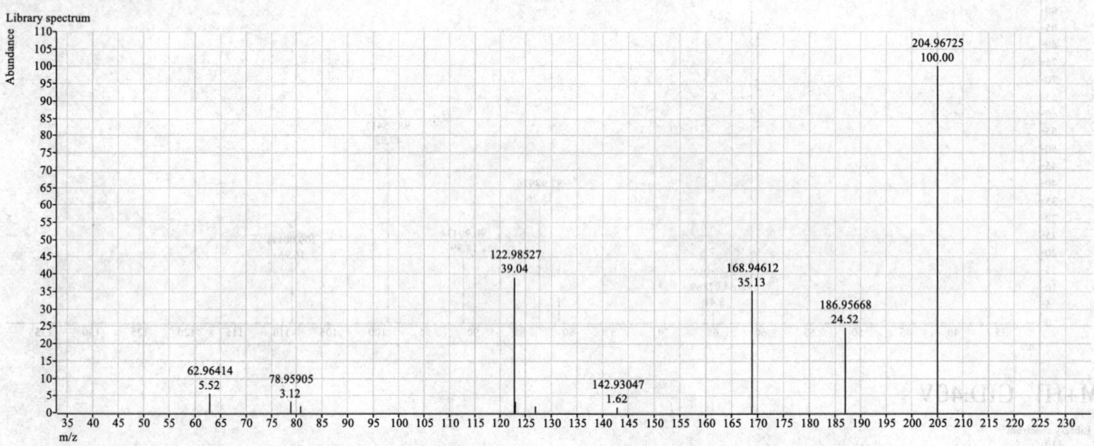

[M−H]⁻ CID:20V

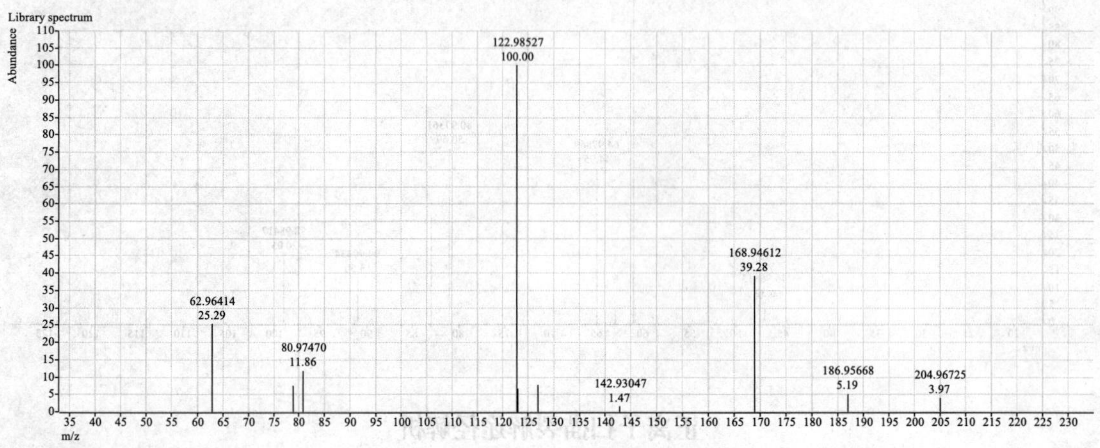

[M−H]⁻ CID:40V

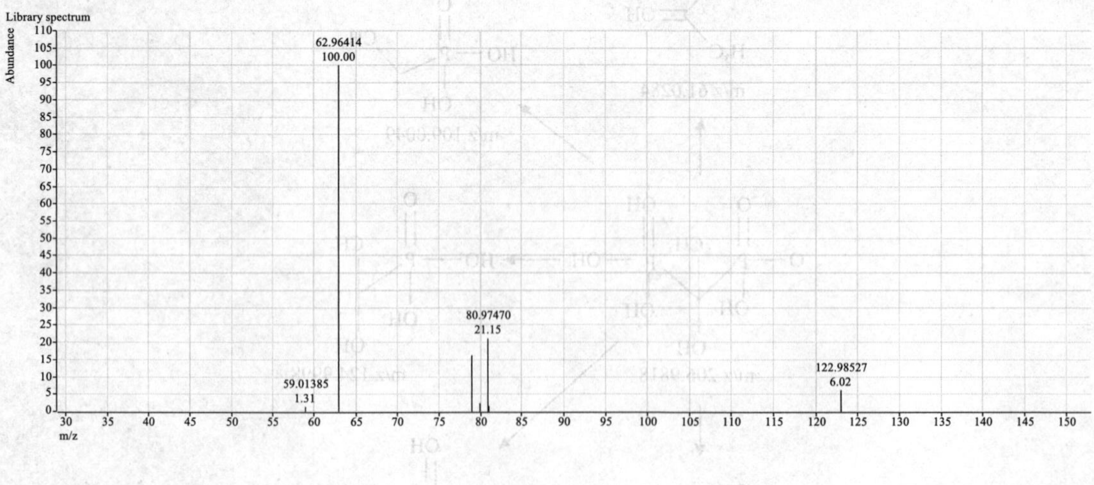

负离子扫描裂解途径解析

m/z 204.9672

m/z 186.9567

m/z 168.9461

m/z 122.9853

m/z 62.9641

依普黄酮

英文名：Ipriflavone

分子式：$C_{18}H_{16}O_3$

分子量：280.32

CAS 编号：35212-22-7

中文化学名：7-(1- 甲基乙氧基)-3- 苯基 -4*H*-1- 苯并吡喃 -4- 酮

英文化学名：7-(1-Methylethoxy)-3-phenyl-4*H*-1-benzopyran-4-one

性状：本品为白色或类白色结晶或结晶性粉末;无臭

溶解性：本品在 *N*,*N*- 二甲基甲酰胺或三氯甲烷中易溶,在丙酮或乙酸乙酯中溶解,在无水乙醇或乙醚中微溶,在水中几乎不溶

正离子扫描二级质谱图

$[M+H]^+$ CID:10V

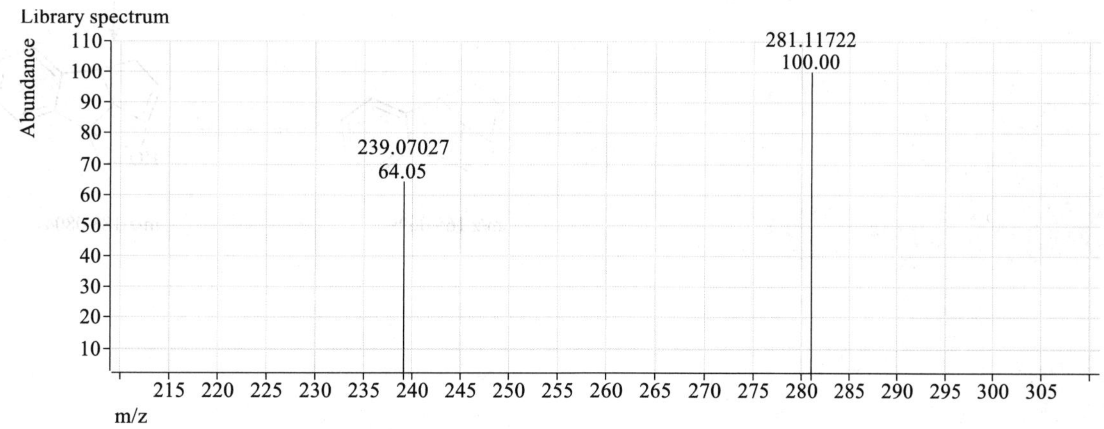

$[M+H]^+$ CID:20V

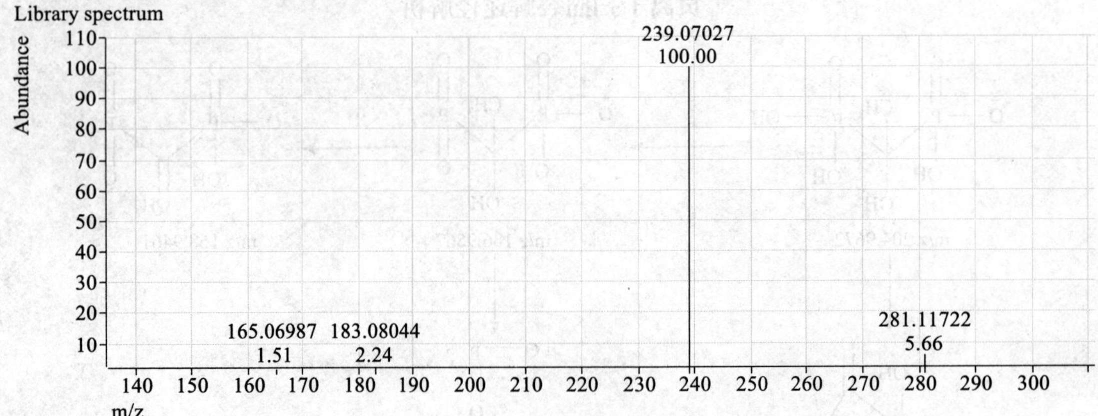

$[M+H]^+$ CID:40V

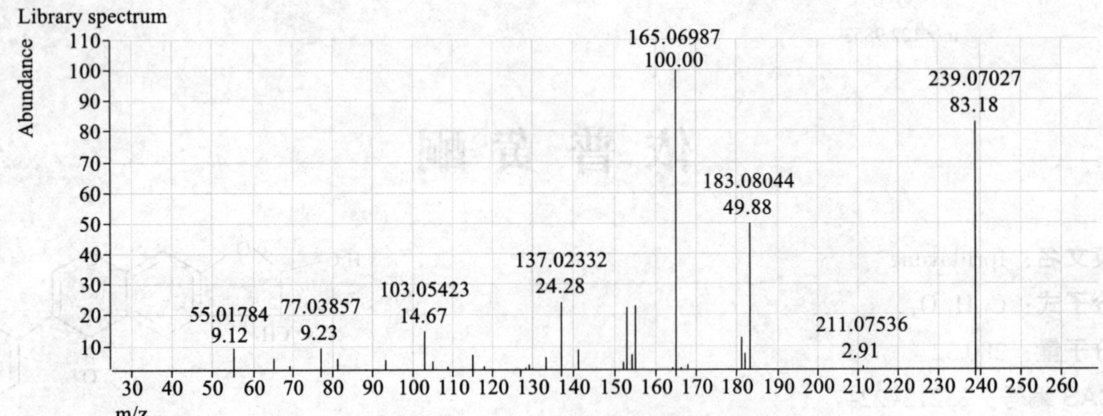

正离子扫描裂解途径解析

m/z 281.1172 → m/z 239.0703 → m/z 211.0754 → m/z 183.0804 → m/z 165.0699

金 诺 芬

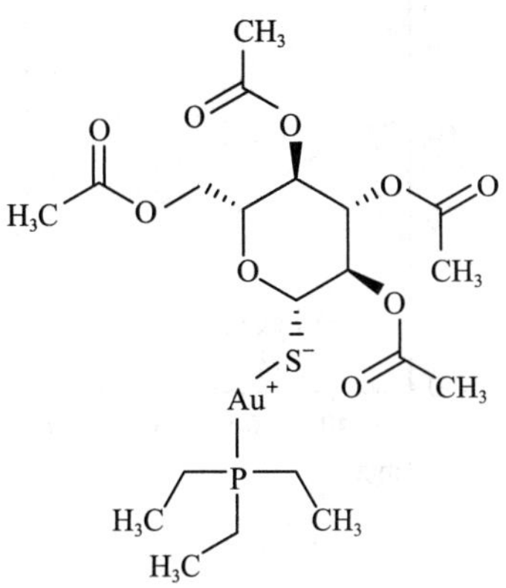

英文名： Auranofin

分子式： $C_{20}H_{34}AuO_9PS$

分子量： 678.48

CAS 编号： 34031-32-8

中文化学名： 2,3,4,6- 四乙酰氧基 -1- 硫代 -beta-D- 吡喃葡萄糖（三乙基磷）金盐

英文化学名： [1-(Thio-κS)-β-D-glucopyranose 2,3,4,6-tetraacetato](triethylphosphine)gold

性状： 本品为无色结晶

正离子扫描二级质谱图

[M+H]+ CID:10V

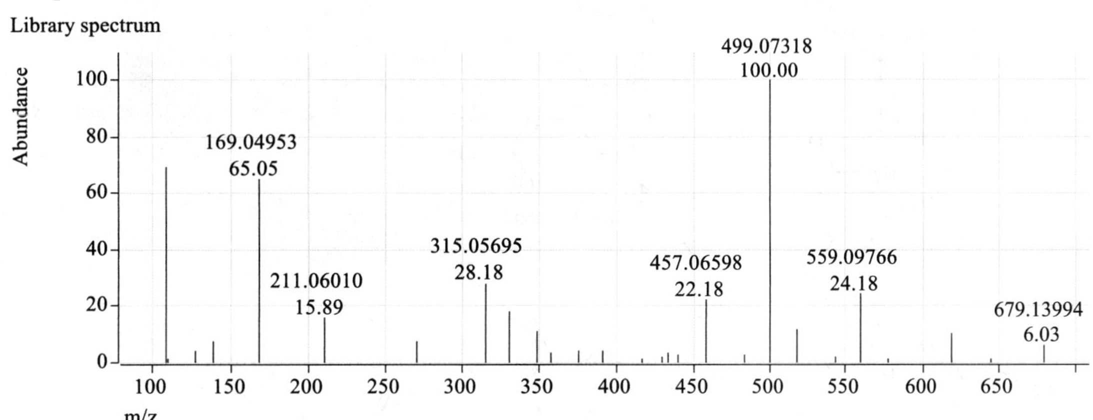

[M+H]+ CID:20V

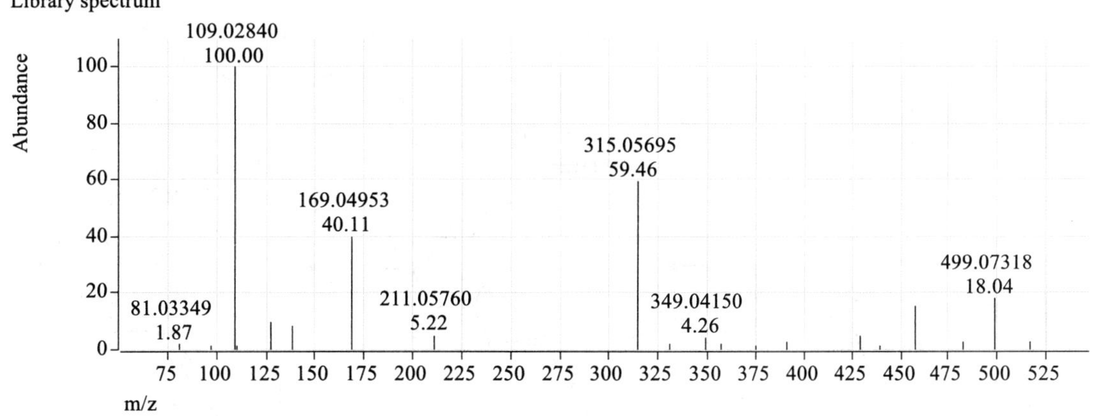

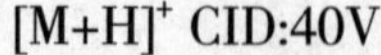
$[M+H]^+$ CID:40V

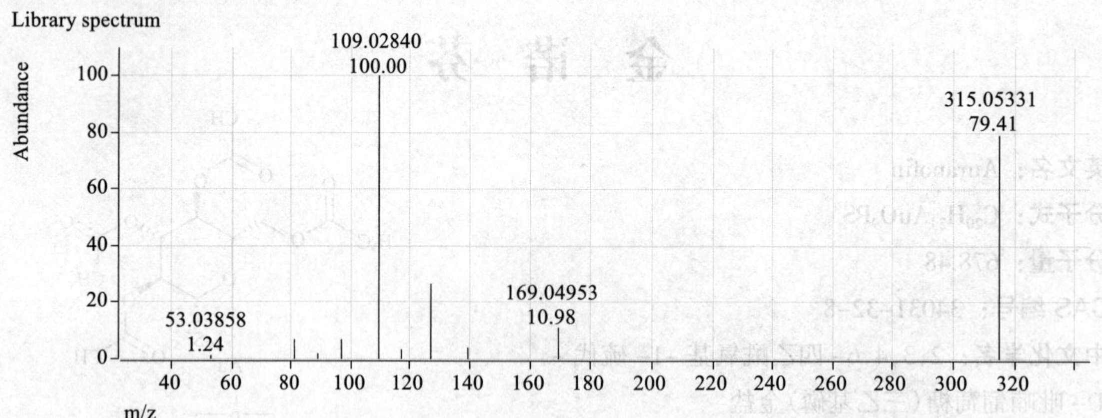

正离子扫描裂解途径解析

m/z 315.0571

m/z 211.0601

m/z 679.1399

m/z 169.0495

m/z 109.0284

m/z 559.0977

m/z 499.0766

m/z 457.0660

正离子扫描二级质谱图（+Na）

$[M+Na]^+$ CID:10V

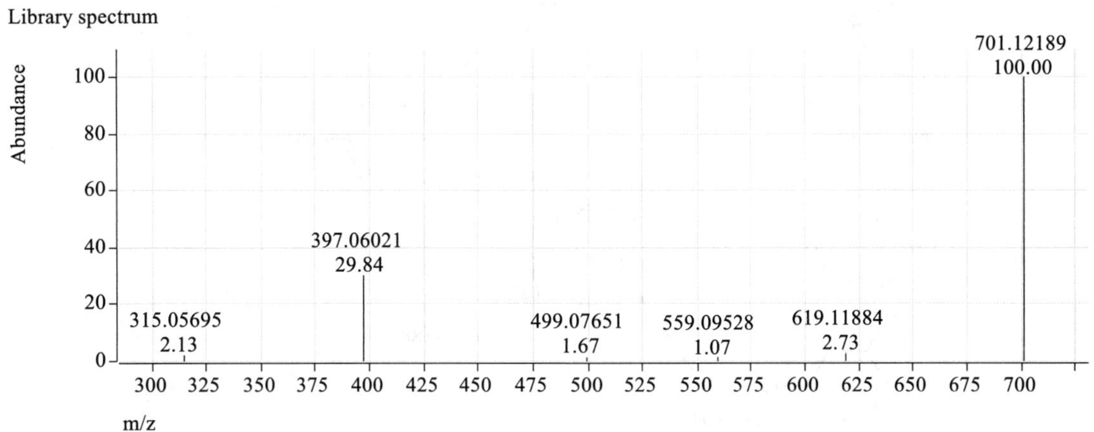

$[M+Na]^+$ CID:20V

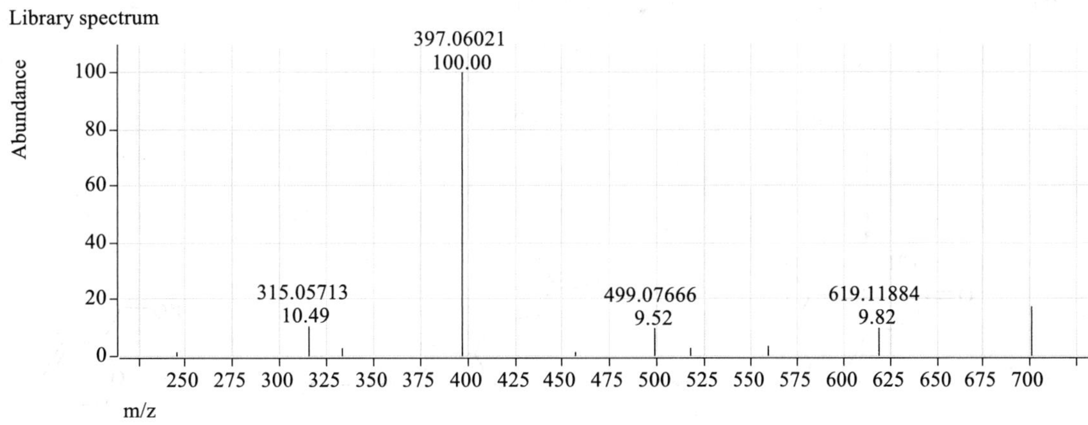

$[M+Na]^+$ CID:40V

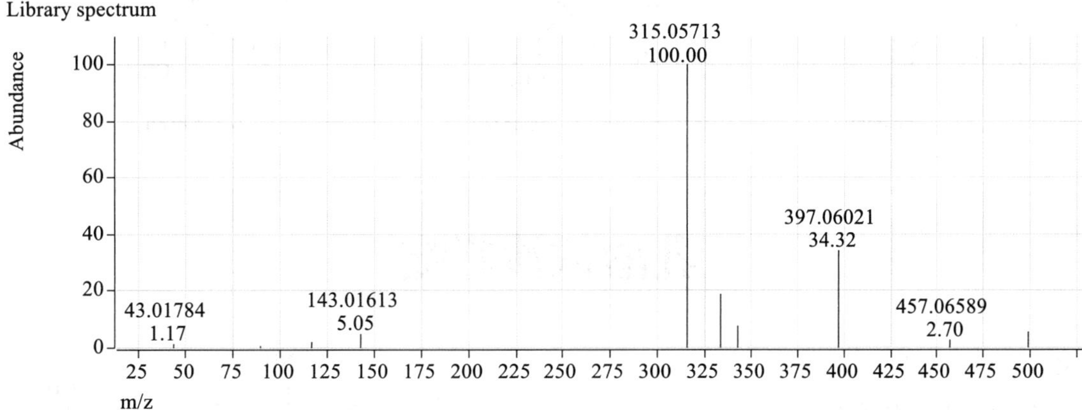

正离子扫描裂解途径解析

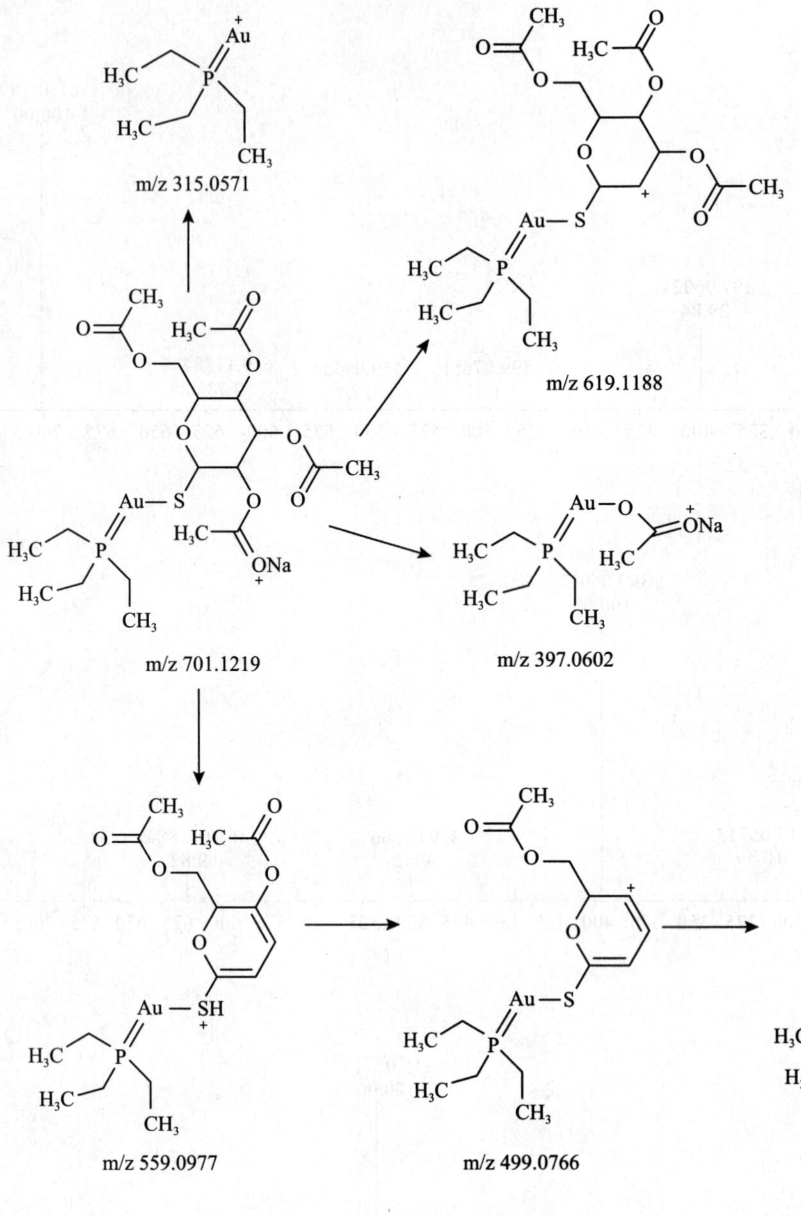

m/z 315.0571

m/z 619.1188

m/z 701.1219

m/z 397.0602

m/z 559.0977

m/z 499.0766

m/z 457.0660

乳酸依沙吖啶

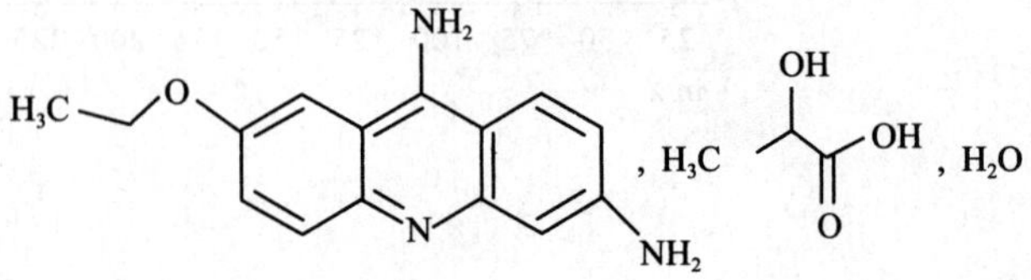

英文名：Ethacridine Lactate

分子式：$C_{15}H_{15}N_3O \cdot C_3H_6O_3 \cdot H_2O$

分子量：361.40

CAS 编号：6402-23-9

中文化学名：6,9- 二氨基 -2- 乙氧基吖啶乳酸盐一水合物

英文化学名：2-Hydroxypropanoic acid -7-ethoxyacridine-3,9-diamine monohydrate

性状：本品为黄色结晶性粉末；无臭；味苦

溶解性：本品在热水中易溶，在沸无水乙醇中溶解，在水中略溶，在乙醇中微溶，在乙醚中不溶

正离子扫描二级质谱图

$[M+H]^+$ CID:10V

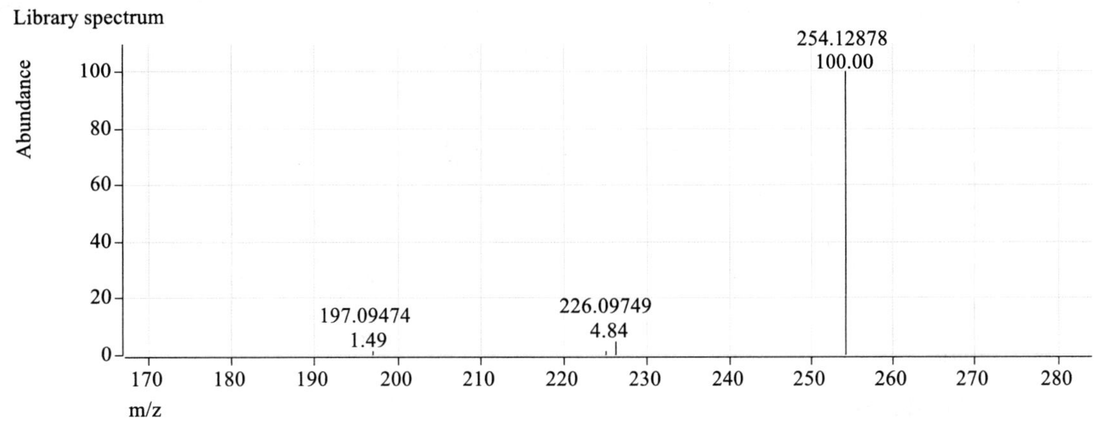

$[M+H]^+$ CID:20V

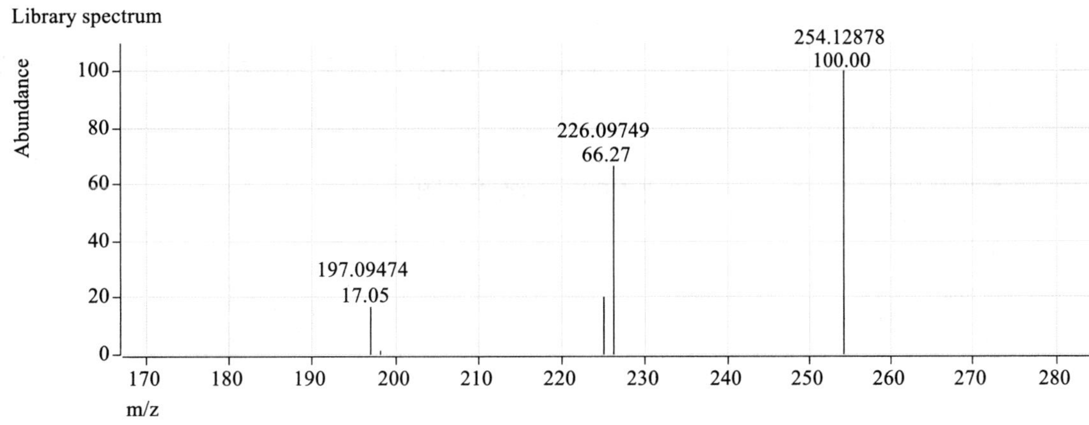

$[M+H]^+$ CID:40V

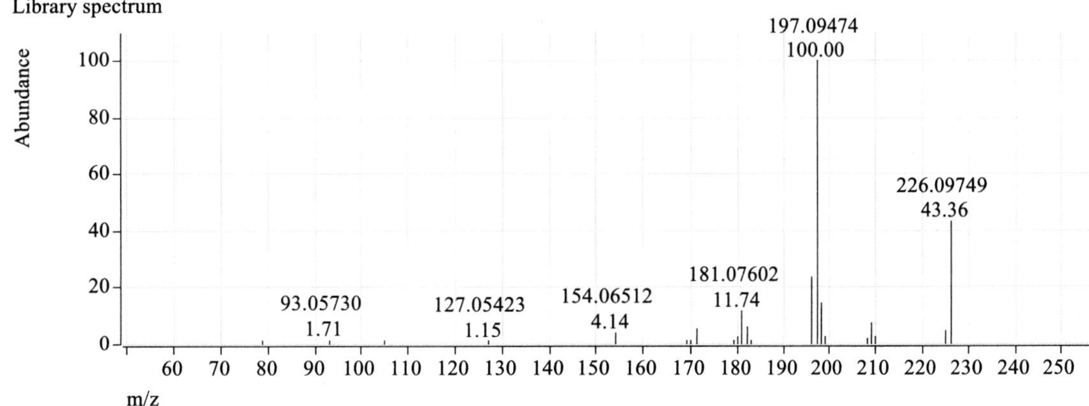

正离子扫描裂解途径解析

H_3C–CH_2–OH^+（NH$_2$，NH$_2$）m/z 254.1288 → HO（$^+NH_3$，NH$_2$）m/z 226.0975 → （$\dot{N}H_2$，NH$_2$）m/z 197.0953

乳　酸　钠

英文名： Sodium Lactate

分子式： $C_3H_5NaO_3$

分子量： 112.06

CAS 编号： 312-85-6

中文化学名： α－羟基丙酸钠

英文化学名： Propanoic acid,2-hydroxy-,monosodium salt

性状： 本品为无色或微黄色透明浆状液体；有很强的吸水能力；无臭或略有特殊气味；略有咸苦味

溶解性： 本品在水、乙醇、甘油中混溶

H_3C–CH(HO)–C(=O)ONa

负离子扫描二级质谱图

$[M-H]^-$ CID:10V

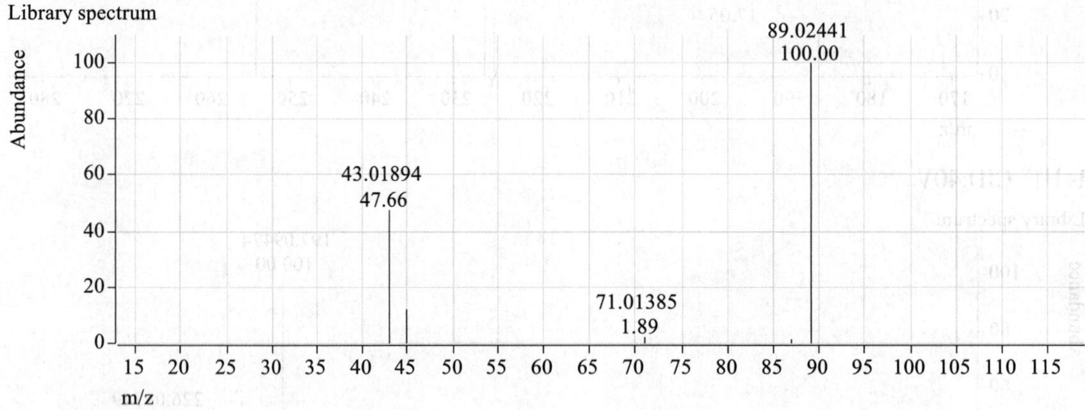

$[M-H]^-$ CID:20V

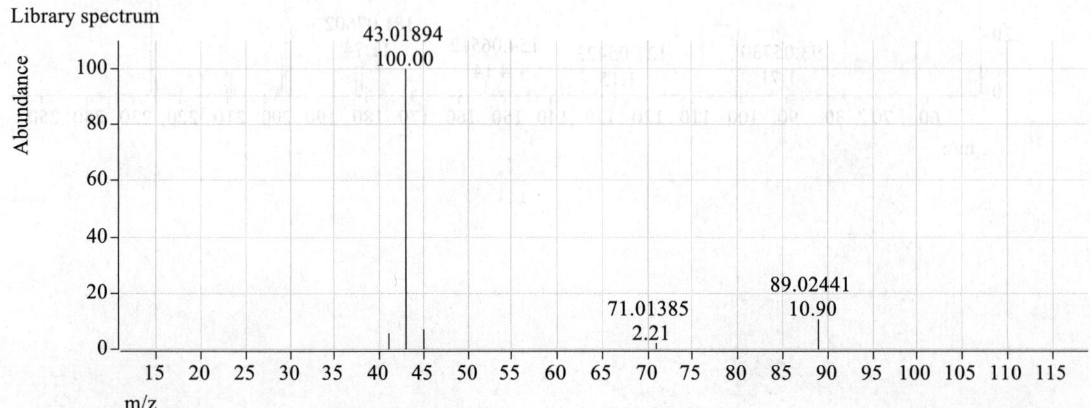

$[M-H]^-$ CID:40V

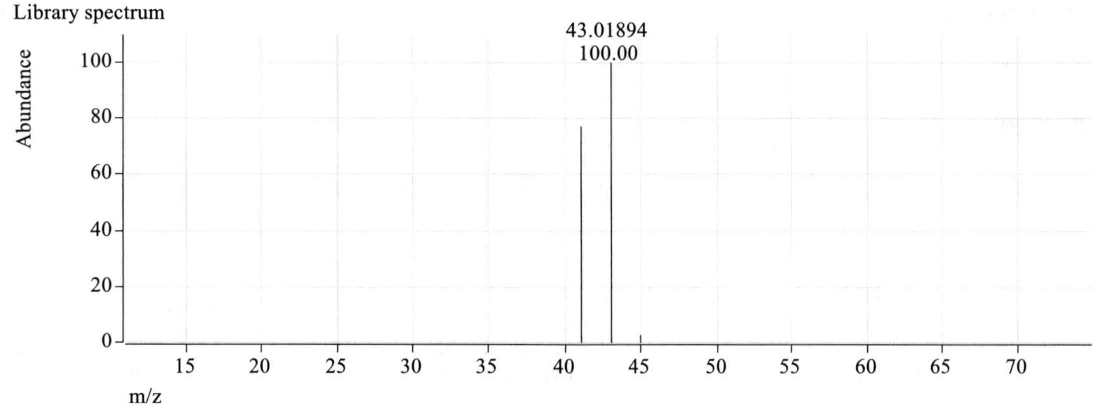

负离子扫描裂解途径解析

H_2C … O^- ← H_3C … HO … $\bar{O}$ … O → H_2C … $\bar{O}$ … O

m/z 43.0189　　m/z 89.0244　　m/z 71.0139

乳　　糖

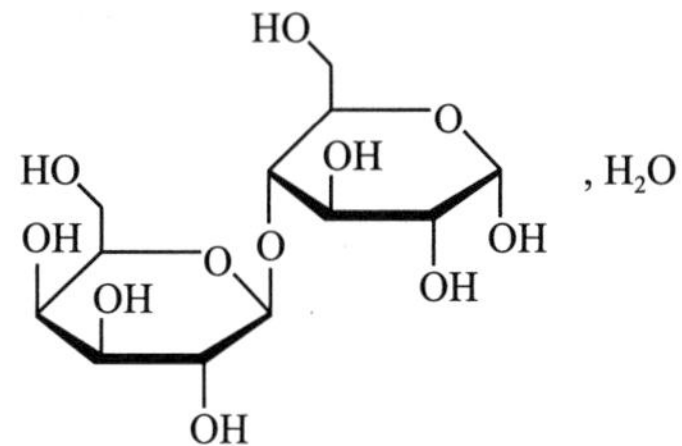

英文名：Lactose Monohydrate

分子式：$C_{12}H_{22}O_{11}\cdot H_2O$

分子量：360.31

CAS 编号：5989-81-1

中文化学名：4-*O*-*β*-D-吡喃半乳糖基-D-葡萄糖一水合物

英文化学名：4-*O*-*β*-D-Pyran-galactosyl-D-glucose monohydrate

性状：本品为白色至类白色结晶性颗粒或粉末

溶解性：本品在水中易溶，在乙醇、三氯甲烷或乙醚中不溶

正离子扫描二级质谱图

$[M+H]^+$ CID:10V

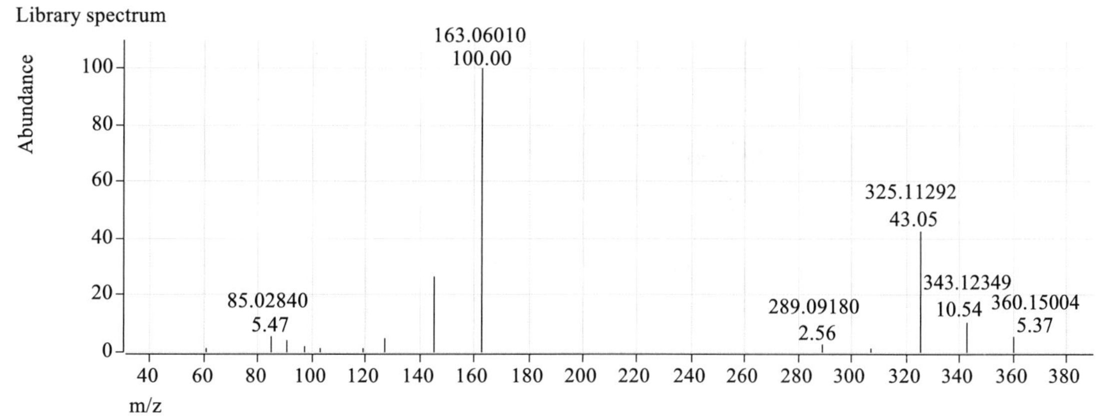

$[M+H]^+$ CID:20V

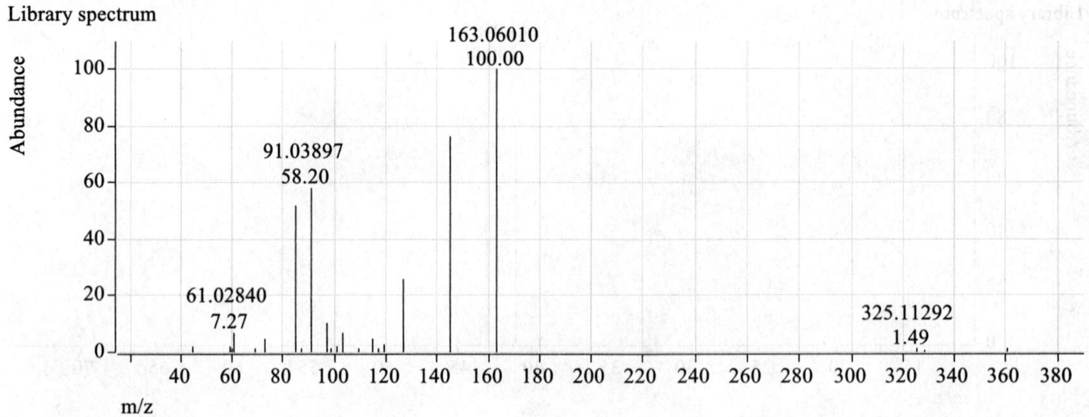

$[M+H]^+$ CID:40V

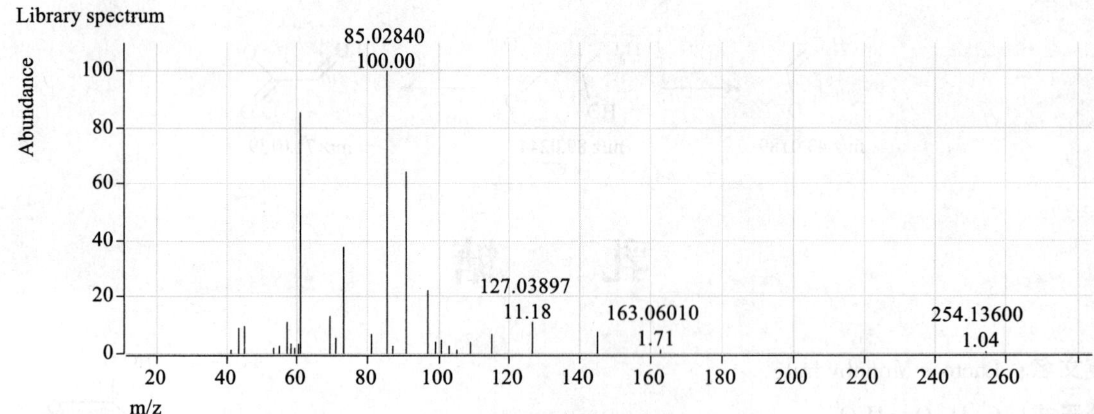

正离子扫描裂解途径解析

m/z 343.1235

m/z 325.1129

m/z 163.0601

负离子扫描二级质谱图

[M−H]⁻ CID:10V

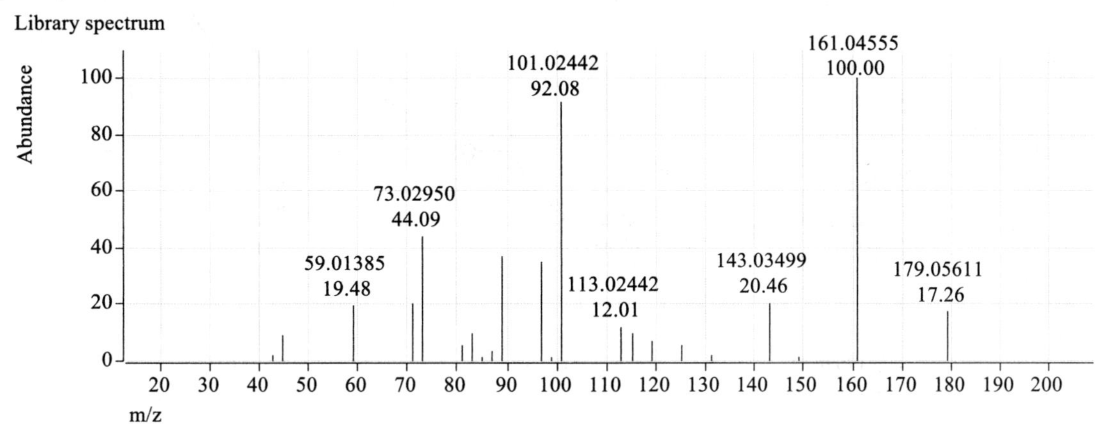

[M−H]⁻ CID:20V

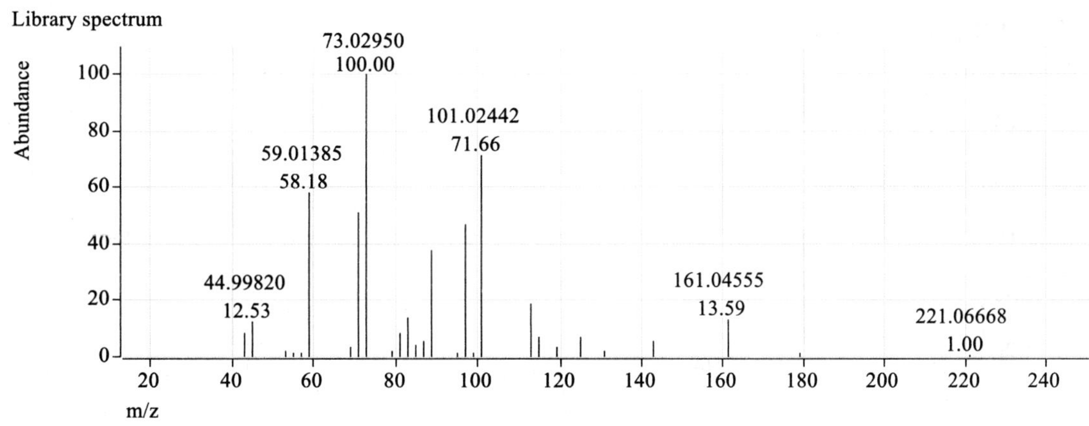

[M−H]⁻ CID:40V

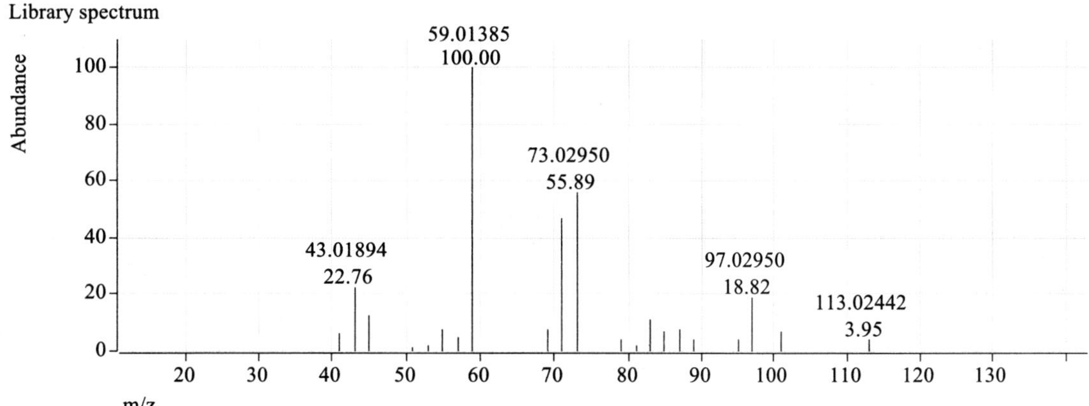

负离子扫描裂解途径解析

m/z 101.0244

m/z 179.0561　　m/z 341.1089　　m/z 161.0455

正离子扫描二级质谱图

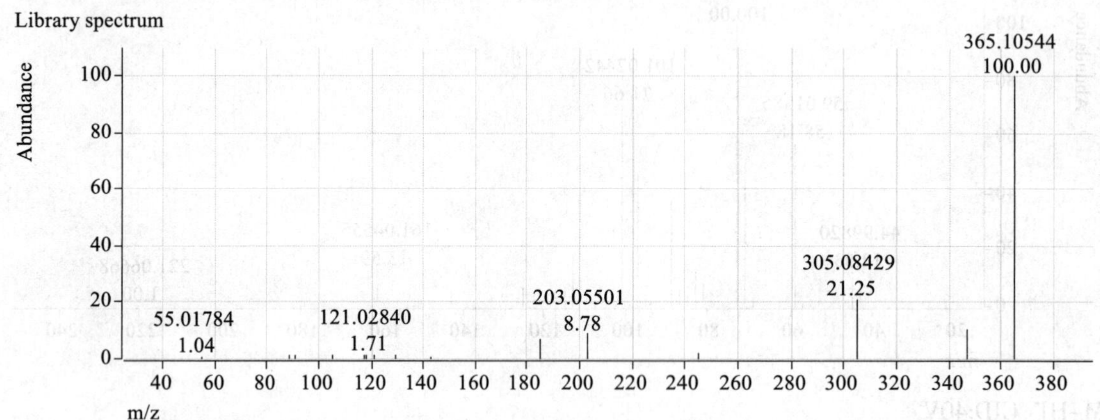

正离子扫描裂解途径解析

m/z 347.0949　　m/z 365.1054　　m/z 305.0843

庚酸炔诺酮

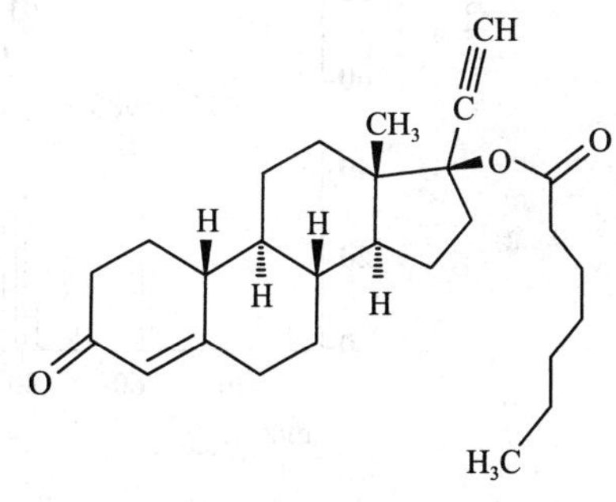

英文名： Norethisterone Enantate

分子式： $C_{27}H_{38}O_3$

分子量： 410.59

CAS 编号： 3836-23-5

中文化学名： 17β -羟基 -19- 去甲 -17α -孕甾 -4- 烯 -20- 炔 -3- 酮 -17- 庚酸酯

英文化学名： 17α -Ethynyl-19-nortestosterone 17-heptanoate

性状： 本品为白色或类白色结晶性粉末;无臭;味微苦

溶解性： 本品在乙醇、丙酮、三氯甲烷或植物油中易溶,在石油醚中微溶,在水中几乎不溶

正离子扫描二级质谱图

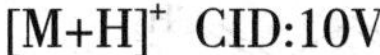

$[M+H]^+$ CID:10V

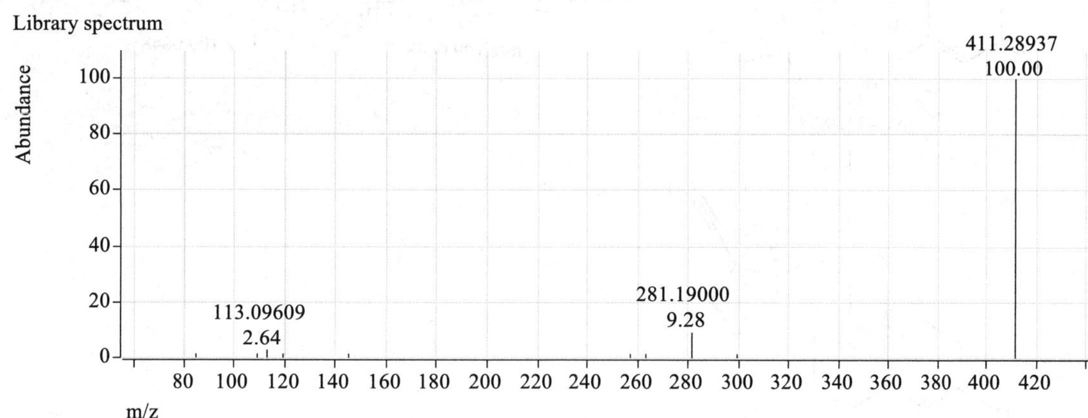

$[M+H]^+$ CID:20V

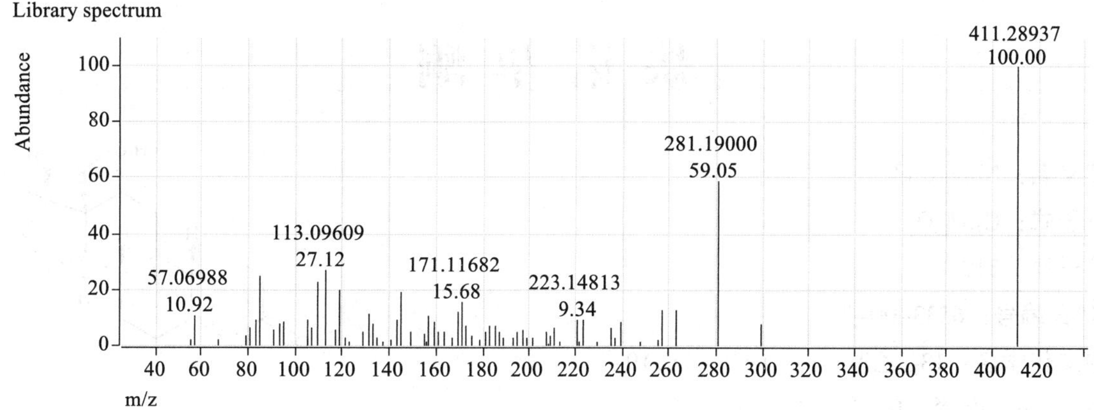

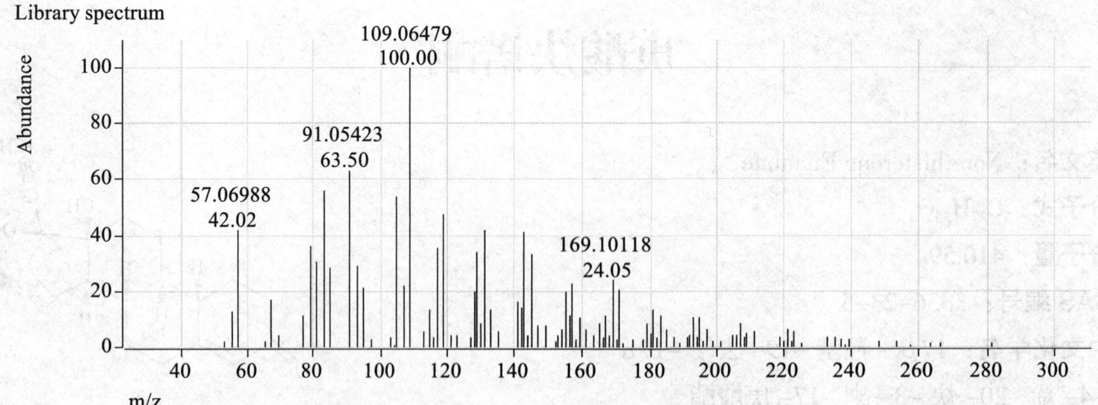

正离子扫描裂解途径解析

m/z 411.2894 → m/z 109.0648 或 m/z 109.0648

m/z 411.2894 → m/z 281.1900

炔 诺 孕 酮

英文名： Norgestrel

分子式： $C_{21}H_{28}O_2$

分子量： 312.45

CAS 编号： 6533-00-2

中文化学名： 13- 乙基 -17- 羟基 -18,19- 二去甲 -17α - 孕甾 -4- 烯 -20- 炔 -3- 酮

英文化学名：（±）-13-Ethyl-17-hydroxy-18,19-dinor-α -pregn-4-en-20-yn-3-one

性状： 本品为白色或类白色结晶性粉末；无臭；无味

溶解性： 本品在三氯甲烷中溶解，在甲醇中微溶，在水中不溶

正离子扫描二级质谱图

$[M+H]^+$ CID:10V

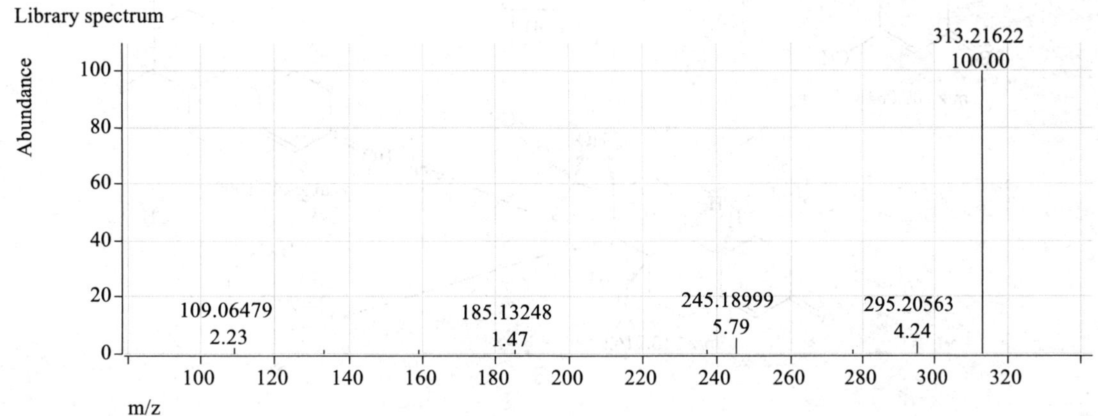

$[M+H]^+$ CID:20V

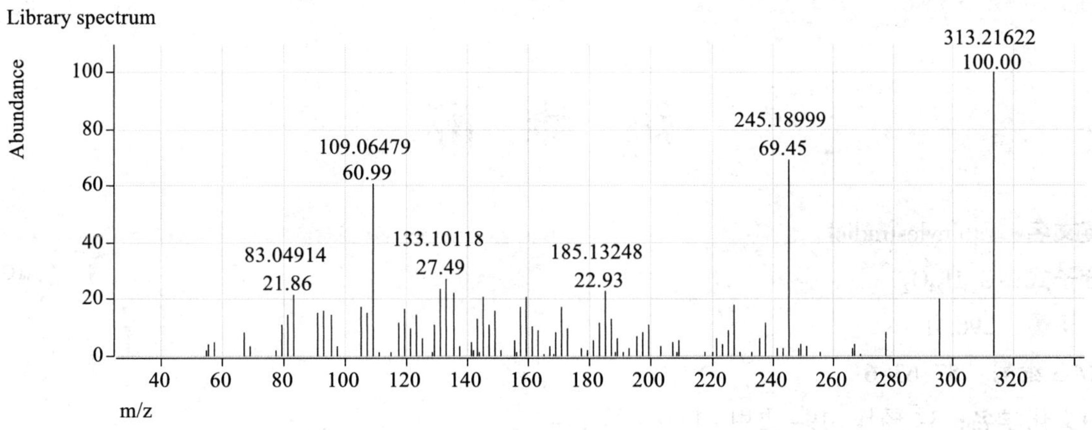

$[M+H]^+$ CID:40V

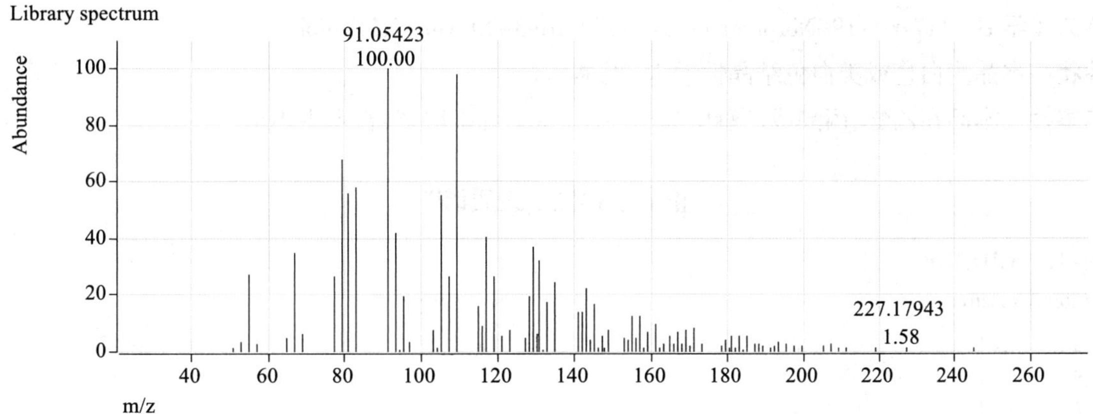

正离子扫描裂解途径解析

m/z 109.0648

m/z 313.2162

m/z 245.1900

m/z 185.1325

炔 雌 醇

英文名： Ethinylestradiol

分子式： $C_{20}H_{24}O_2$

分子量： 296.41

CAS 编号： 57-63-6

中文化学名： 3-羟基-19-去甲-17α-孕甾-1,3,5(10)-三烯-20-炔-17-醇

英文化学名： (17α)-19-Norpregna-1,3,5(10)-trien-20-yne-3,17-diol

性状： 本品为白色或类白色结晶性粉末；无臭

溶解性： 本品在乙醇、丙醇或乙醚中易溶，在三氯甲烷中溶解，在水中不溶

正离子扫描二级质谱图

$[M+H]^+$ CID:10V

Library spectrum

Abundance

297.18491 100.00

279.17435 28.41

149.09608 27.26

93.06988 4.49

185.09608 4.26

239.14304 2.30

m/z

$[M+H]^+$ CID:20V

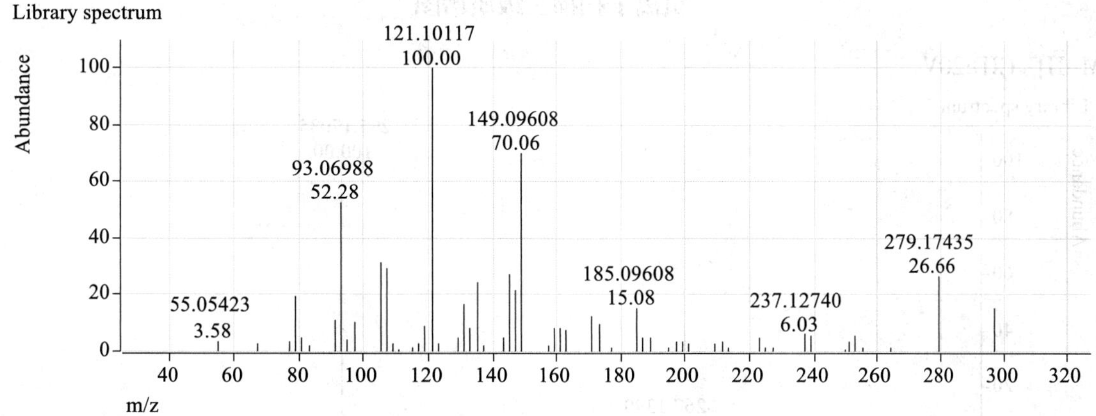

$[M+H]^+$ CID:40V

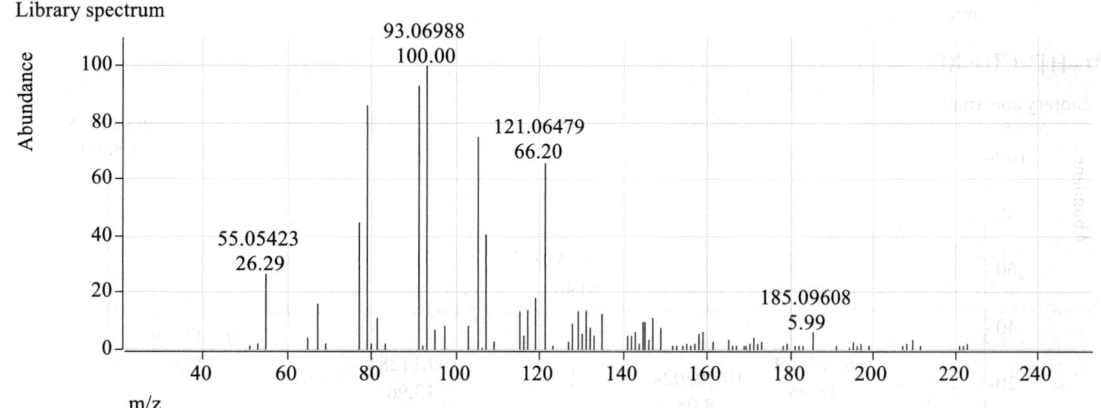

正离子扫描裂解途径解析

+H

m/z 297.1849

m/z 279.1744

m/z 149.0961

m/z 121.1012

m/z 93.0699

负离子扫描二级质谱图

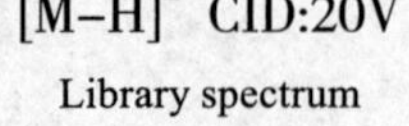

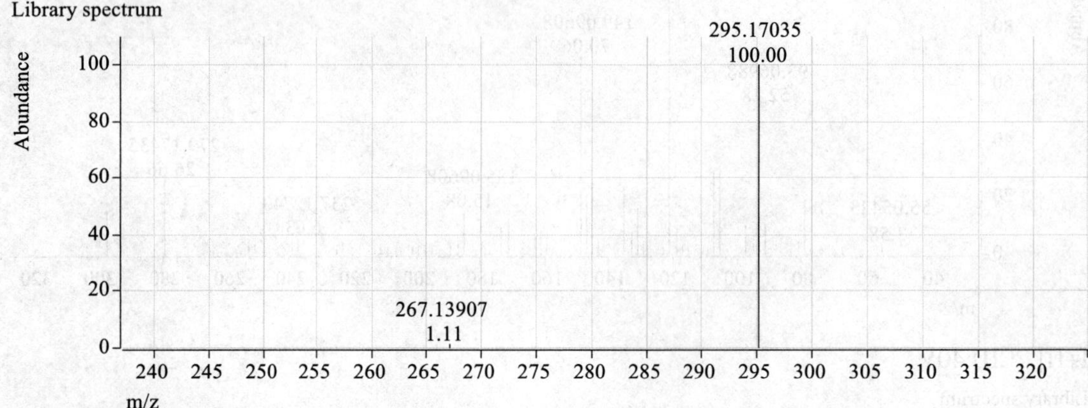

[M-H]$^-$ CID:40V

Library spectrum

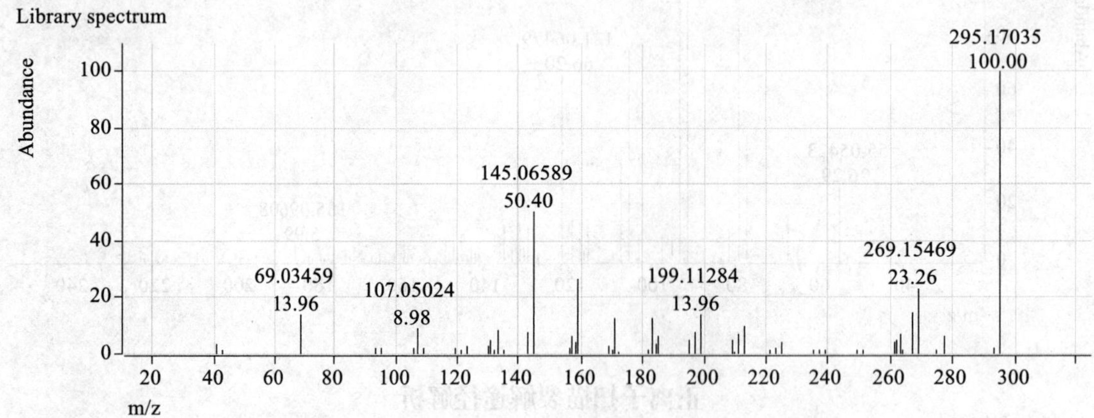

负离子扫描裂解途径解析

m/z 145.0659

m/z 295.1704

m/z 269.1547

m/z 199.1128

m/z 107.0502

炔　雌　醚

英文名： Quinestrol

分子式： $C_{25}H_{32}O_2$

分子量： 364.50

CAS 编号： 152-43-2

中文化学名： 3-环戊基氧基-19-去甲-17α-孕甾-1,3,5(10)-三烯-20-炔-17-醇

英文化学名： (17α)-3-(Cyclopentyloxy)-19-norpregna-1,3,5(10)-trien-20-yn-17-ol

性状： 本品为白色或类白色结晶或结晶性粉末

溶解性： 本品在乙醇、丙酮、乙酸乙酯或三氯甲烷中溶解，在水中几乎不溶

正离子扫描二级质谱图

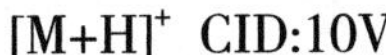
[M+H]+ CID:10V

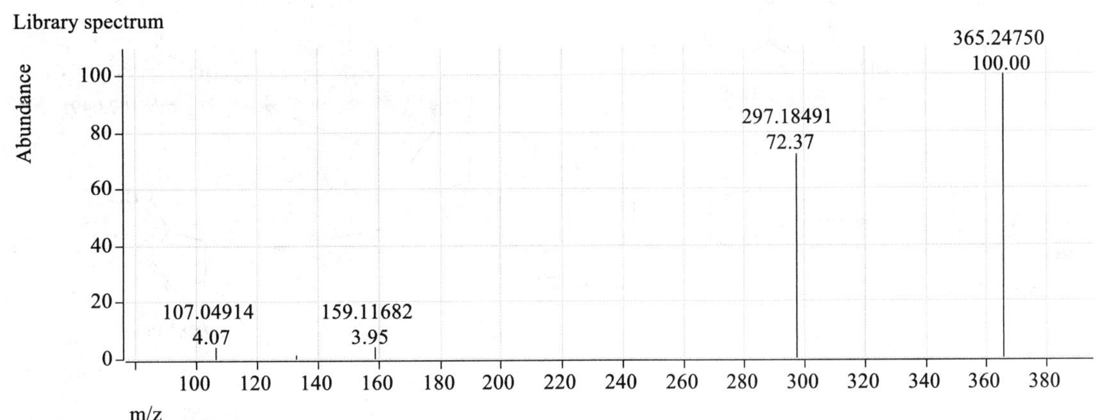

[M+H]+ CID:20V

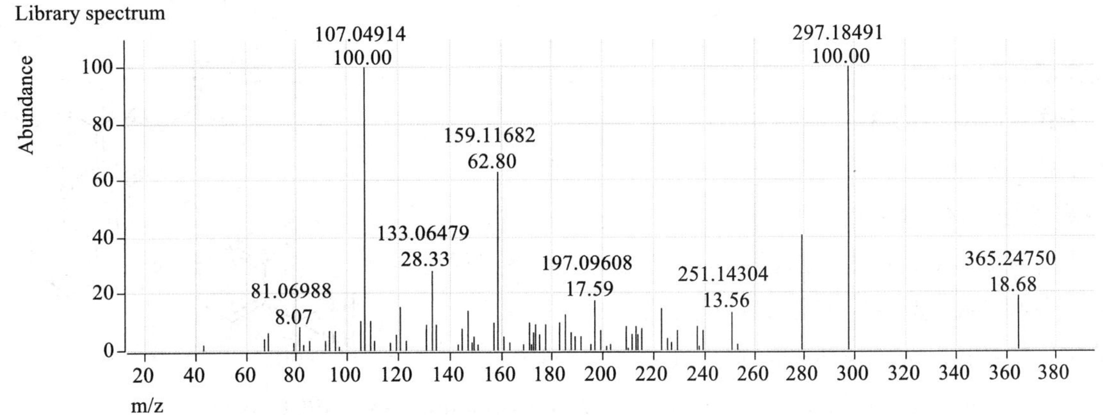

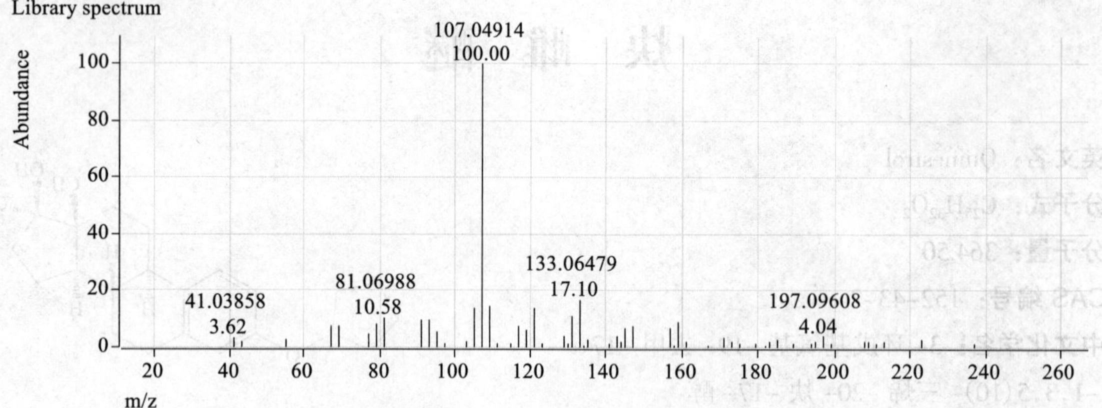

正离子扫描裂解途径解析

m/z 297.1849

m/z 159.1168

m/z 107.0491

m/z 133.0648

m/z 365.2475

m/z 81.0699

波 生 坦

英文名：Bosentan

分子式：$C_{27}H_{29}N_5O_6S$

分子量：551.62

CAS 编号：147536-97-8

中文化学名：*N*-[6-(2-羟基乙氧基)-5-(2-甲氧基苯氧基)-[2,2′-二嘧啶]-4-基]-4-叔丁基-苯磺酰胺

英文化学名：Benzenesulfonamide,4-(1,1-dimethylethyl)-*N*-[6-(2-hydroxyethoxy)-5-(2-methoxyphenoxy)[2,2′-bipyrimidin]-4-yl]-(9CI, ACI)

性状：本品为白色至类白色粉末

正离子扫描二级质谱图

[M+H]+ CID:10V

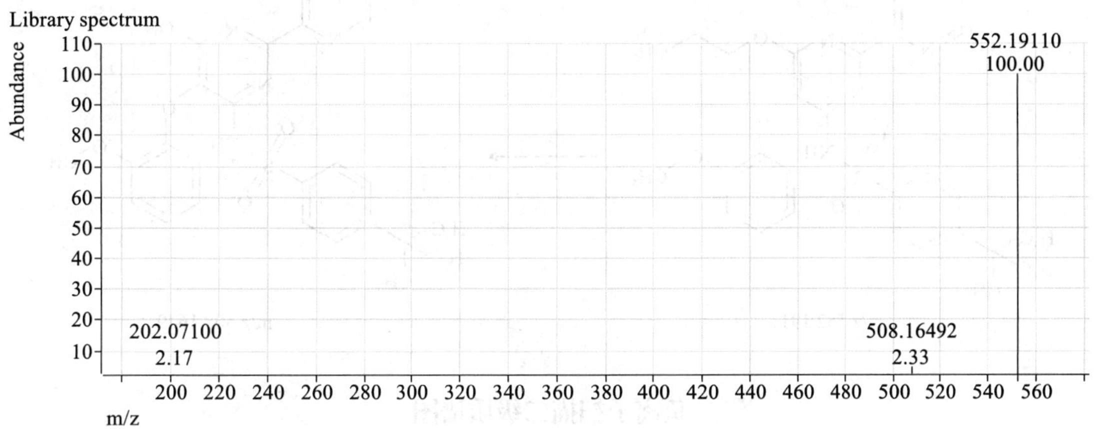

[M+H]+ CID:20V

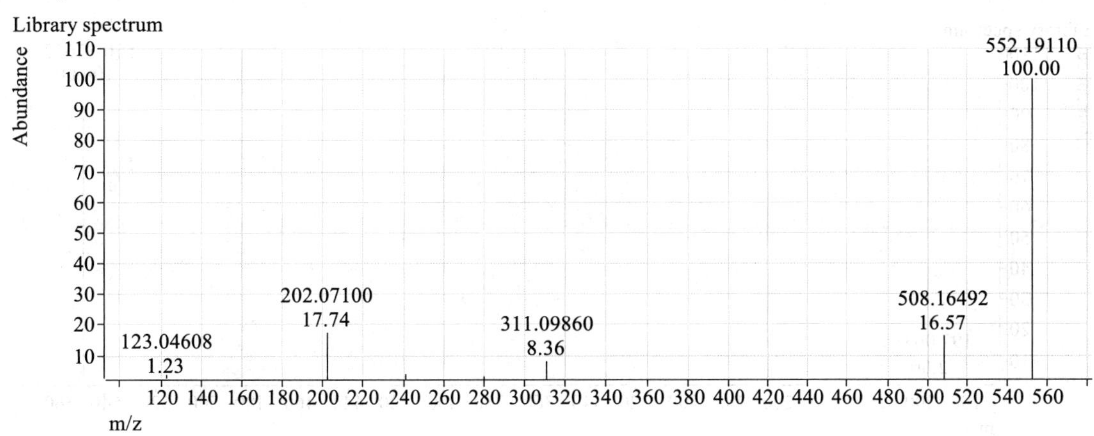

[M+H]+ CID:40V

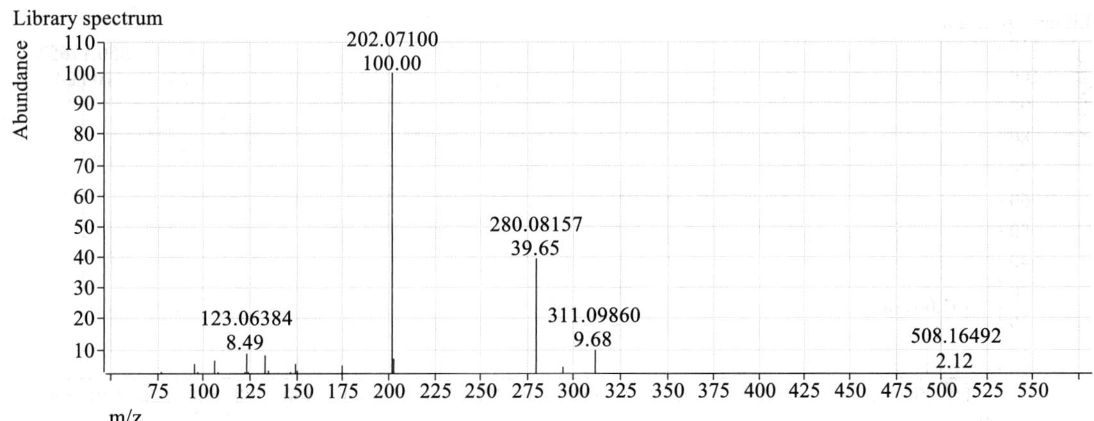

正离子扫描裂解途径解析

m/z 552.1911 → m/z 508.1649

负离子扫描二级质谱图

$[M-H]^-$ CID:10V

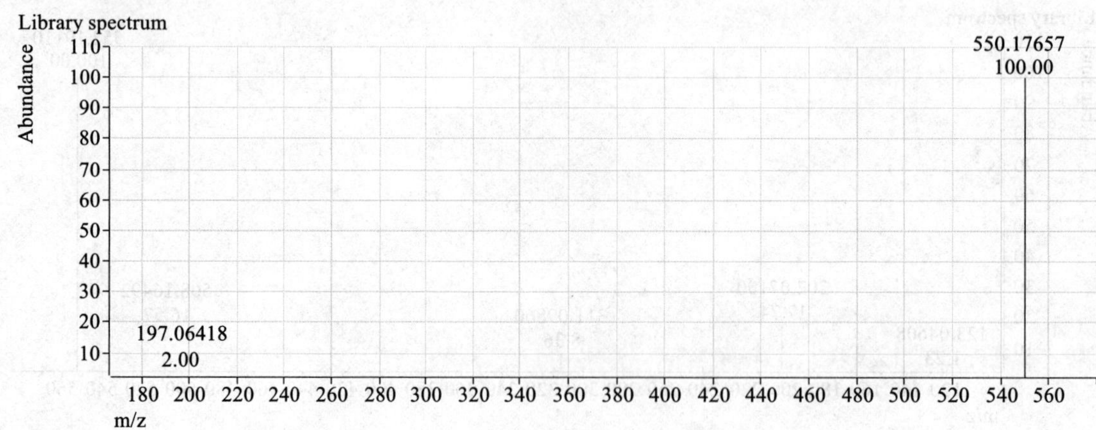

$[M-H]^-$ CID:20V

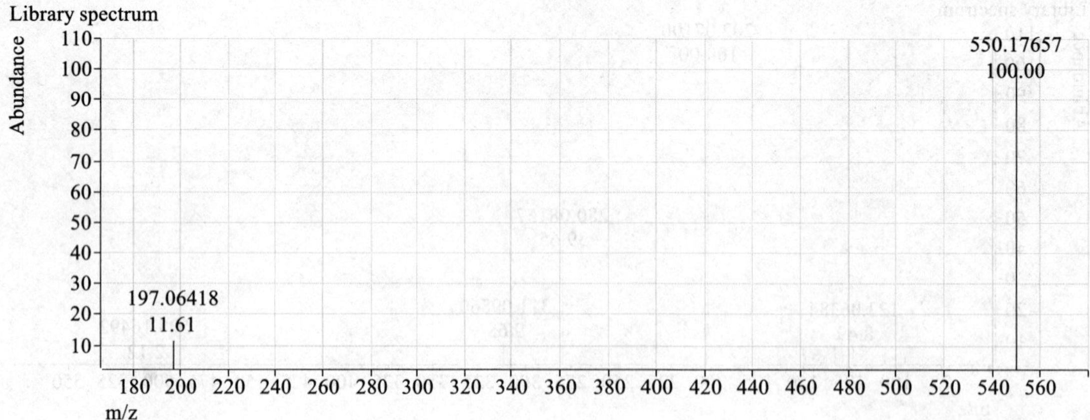

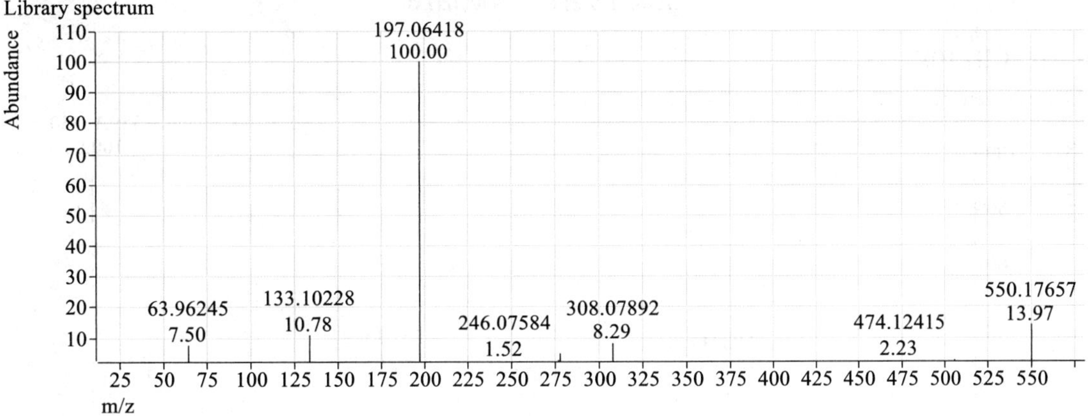

负离子扫描裂解途径解析

m/z 550.1766　　　　m/z 197.0642

泼　尼　松

英文名： Prednisone

分子式： $C_{21}H_{26}O_5$

分子量： 358.43

CAS 编号： 53-03-2

中文化学名： 17α,21- 二羟基孕甾 -1,4- 二烯 -3,11,20- 三酮

英文化学名： 17,21-Dihydroxypregna-1,4-diene-3,11,20-trione

性状： 本品为白色或类白色结晶性粉末；无臭

溶解性： 本品在乙醇或三氯甲烷中微溶，在水中几乎不溶

正离子扫描二级质谱图

[M+H]+ CID:10V

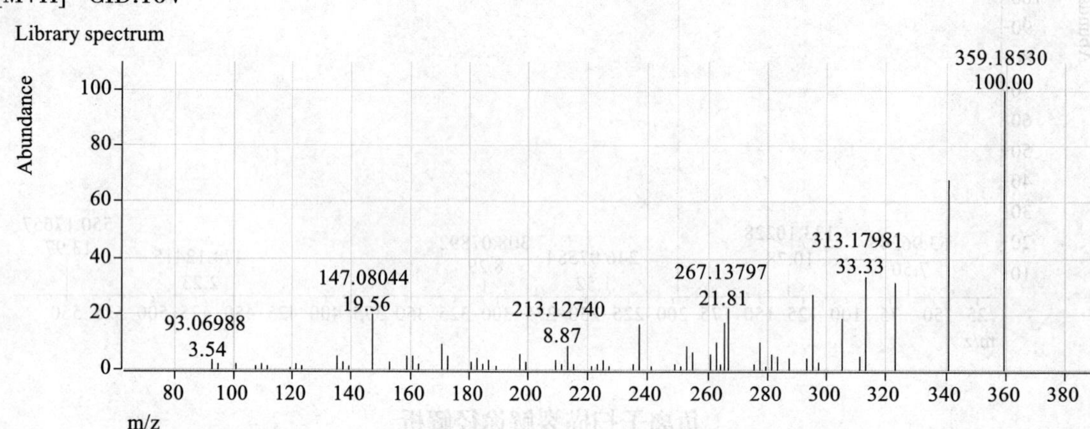

[M+H]+ CID:20V

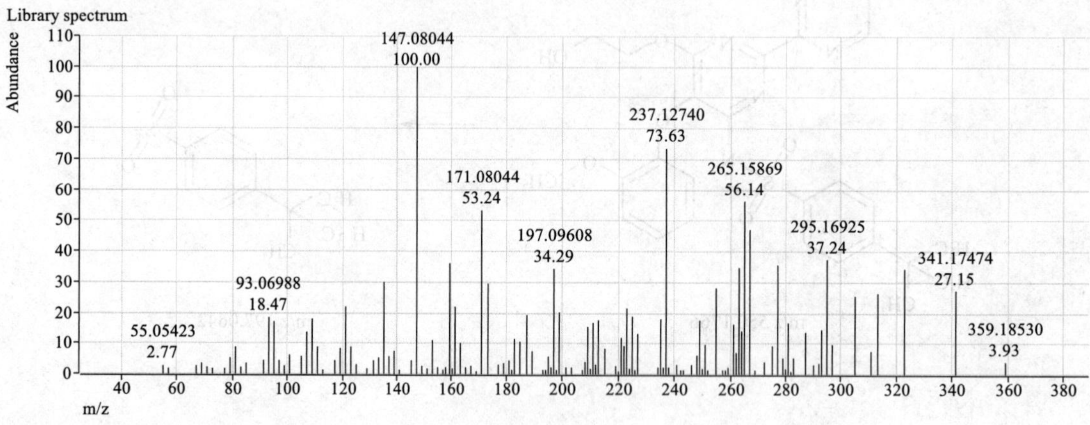

[M+H]+ CID:40V

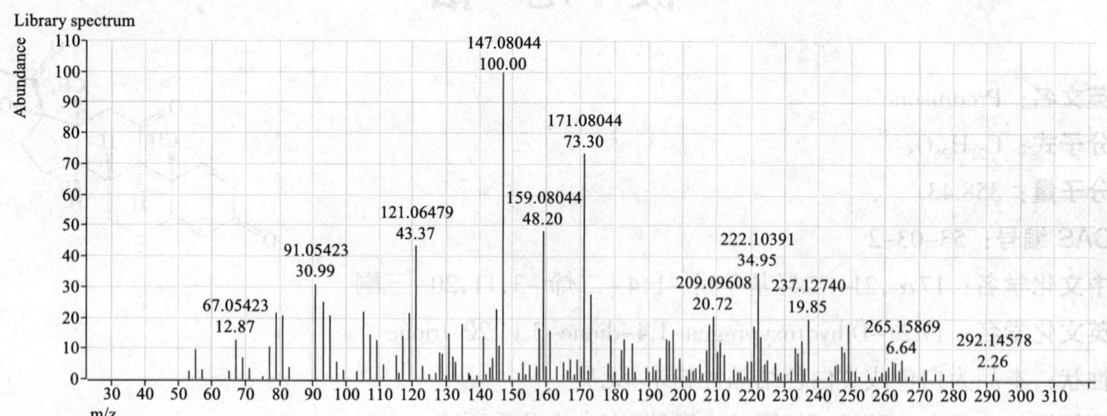

正离子扫描裂解途径解析

m/z 359.1853

m/z 147.0804

负离子扫描二级质谱图

$[M-H]^-$ CID:10V

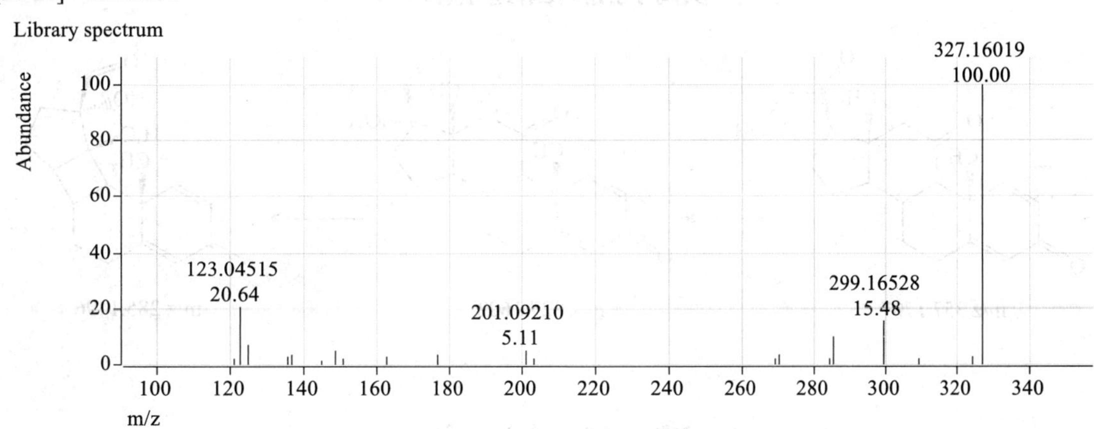

$[M-H]^-$ CID:20V

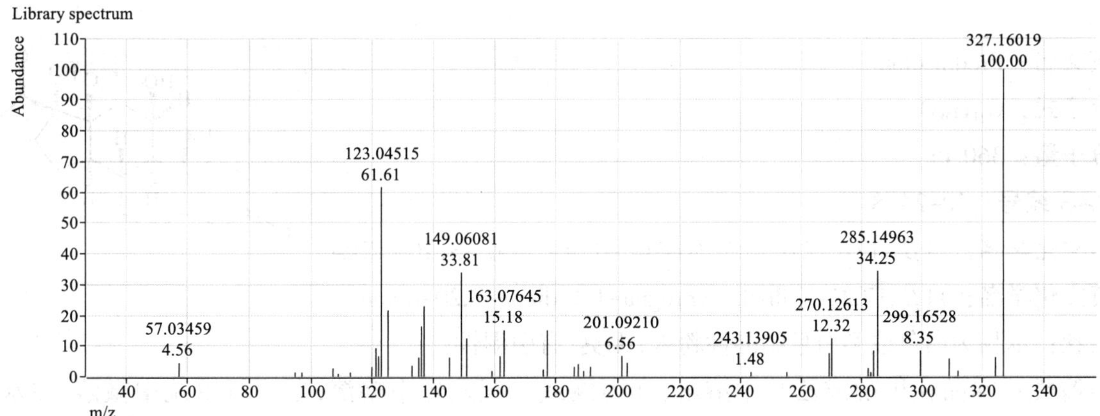

[M-H]⁻ CID:40V

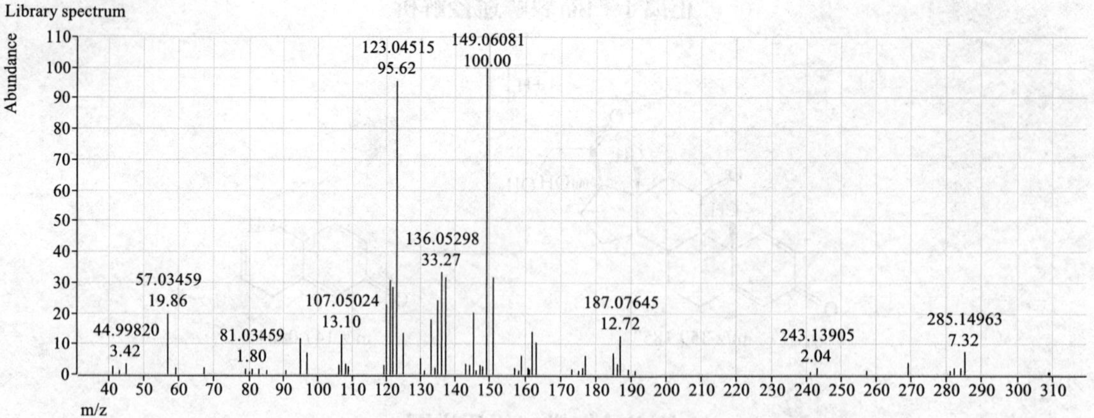

负离子扫描裂解途径解析

m/z 357.1707　　m/z 327.1602　　m/z 285.1496

泼 尼 松 龙

英文名： Prednisolone

分子式： $C_{21}H_{28}O_5$

分子量： 360.45

CAS 编号： 50-24-8

中文化学名： 11β,17α,21-三羟基孕甾-1,4-二烯-3,20-二酮

英文化学名： 11β,17,21-Trihydroxypregna-1,4-diene-3,20-dione

性状： 本品为白色或类白色结晶性粉末；无臭；有引湿性

溶解性： 本品在甲醇或乙醇中溶解，在丙酮或二氧六环中略溶，在三氯甲烷中微溶，在水中极微溶

正离子扫描二级质谱图

[M+H]+ CID:10V

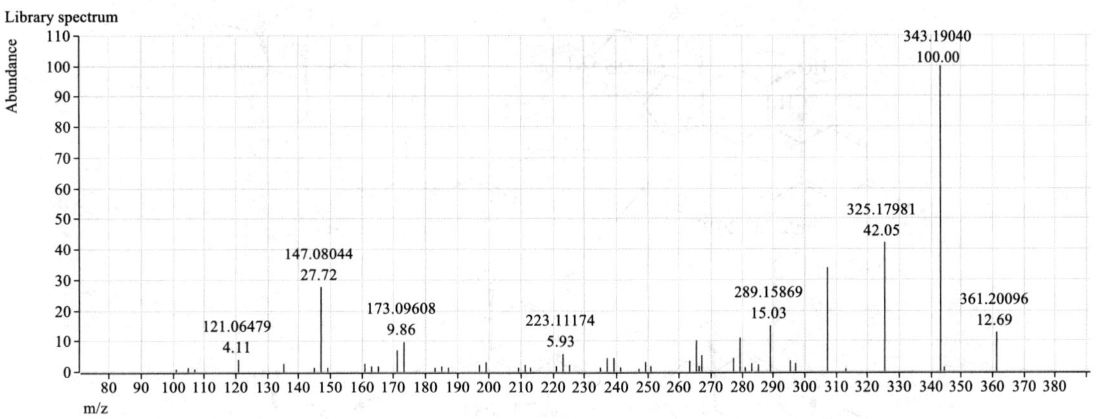

[M+H]+ CID:20V

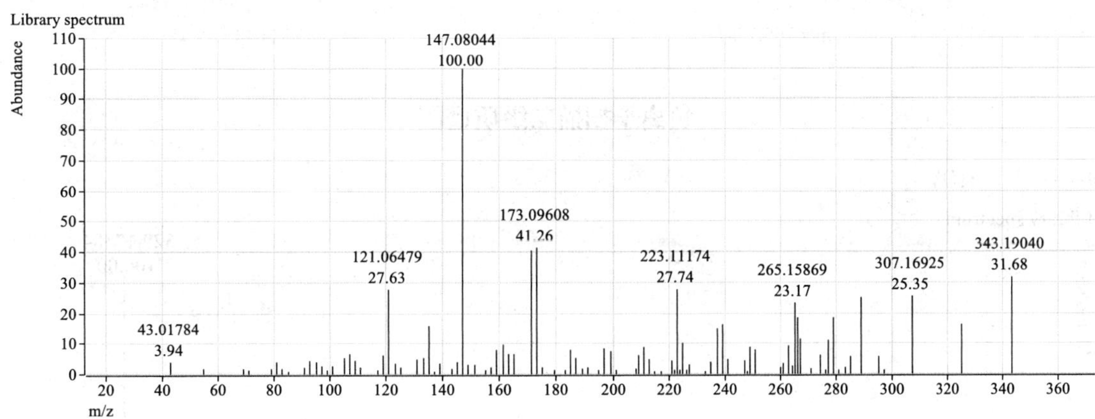

[M+H]+ CID:40V

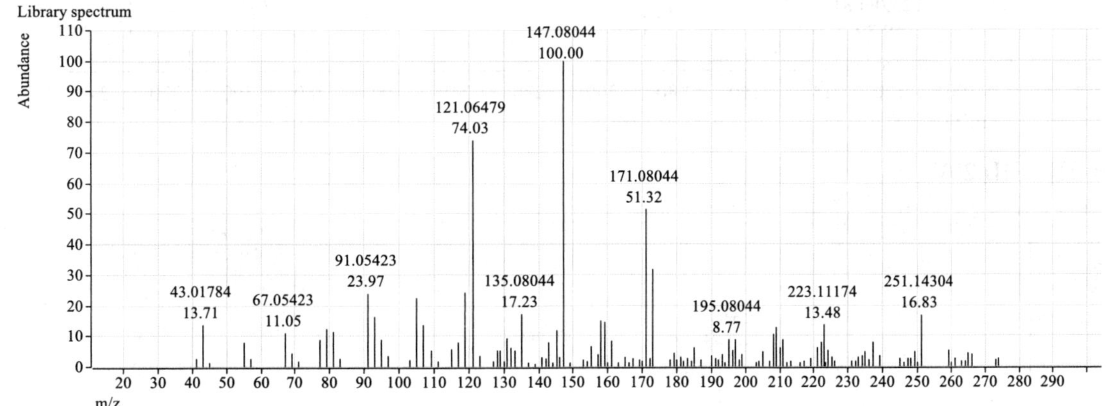

正离子扫描裂解途径解析

$[+H]^+$

m/z 361.2010

m/z 343.1904

m/z 265.1587

m/z 147.0804

m/z 121.0648

负离子扫描二级质谱图

$[M-H]^-$ CID:10V

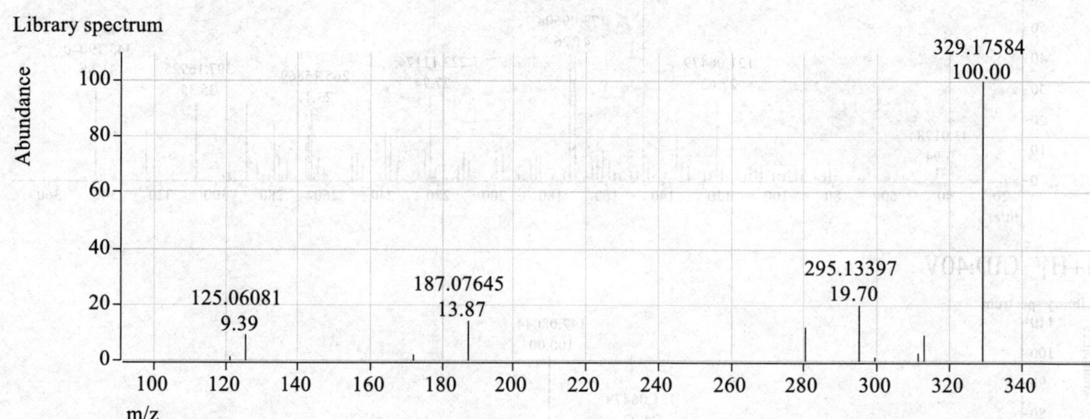

$[M-H]^-$ CID:20V

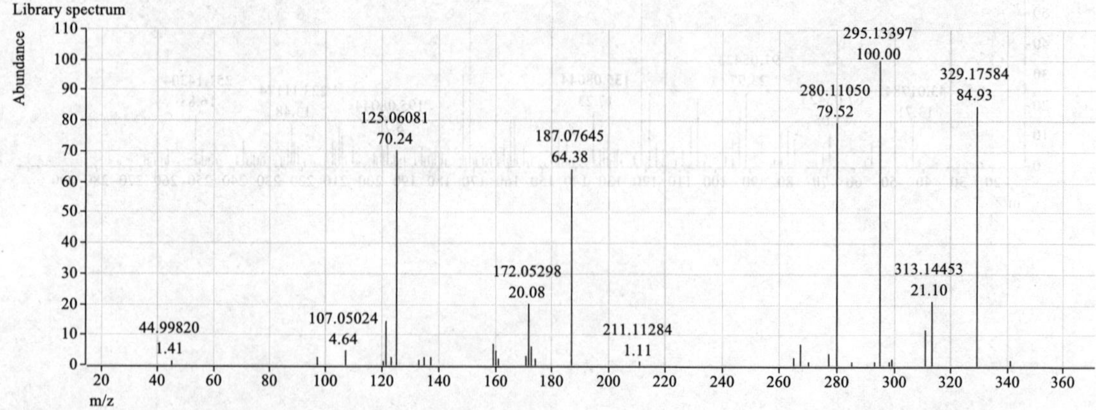

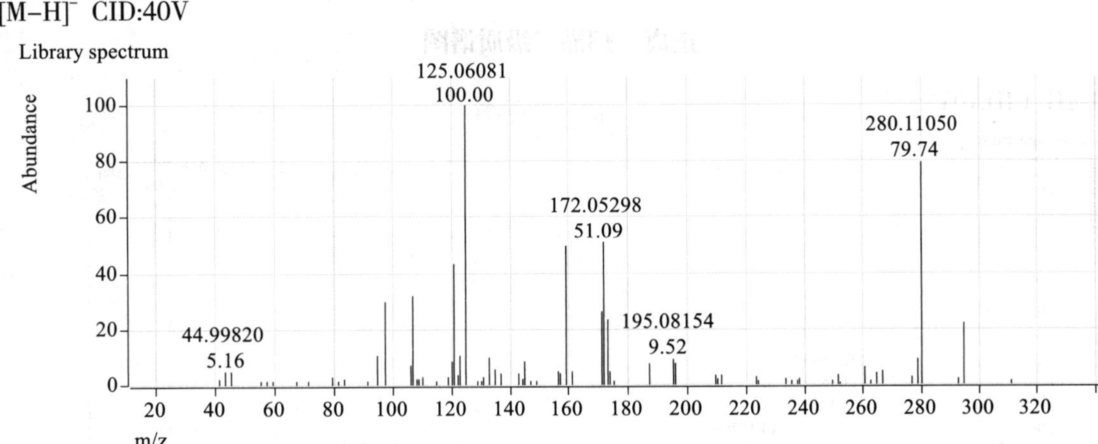

负离子扫描裂解途径解析

m/z 359.1864

m/z 329.1758

m/z 280.1105

m/z 295.1340

m/z 187.0765

m/z 125.0608

孟鲁司特钠

英文名： Montelukast Sodium

分子式： $C_{35}H_{35}ClNNaO_3S$

分子量： 608.17

CAS 编号： 151767-02-1

中文化学名： 1-[[[(*R*)-3-[(*E*)-2-(7-氯-2-喹啉基)乙烯基]-α-[2-(1-羟基-1-甲基乙基)苯乙基]苄基]硫基]甲基]环丙乙酸钠盐

英文化学名： Cyclopropaneaceticacid,1-[[[(1*R*)-1-[3-[(1*E*)-2-(7-chloro-2-quinolinyl)ethenyl]phenyl]-3-[2-(1-hydroxy-1-methylethyl)phenyl]propyl]thio]methyl]-, sodium salt

性状： 本品为白色或类白色粉末

正离子扫描二级质谱图

[M+H]+ CID:10V

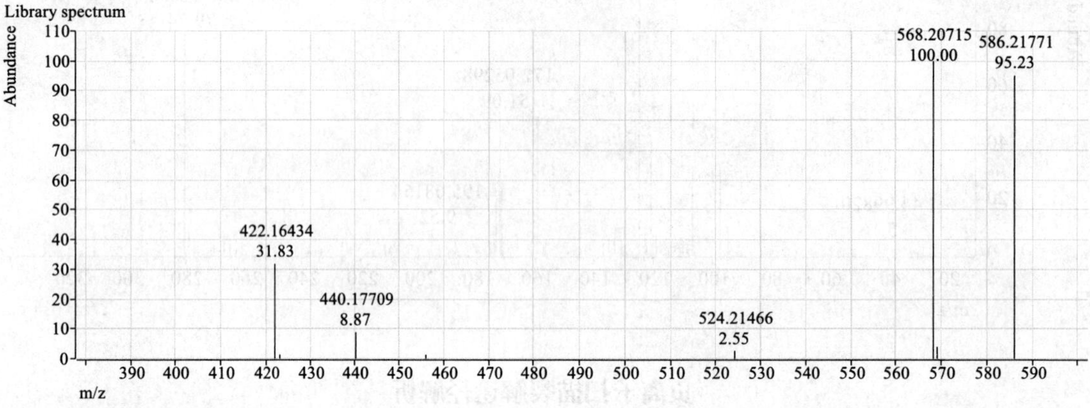

[M+H]+ CID:20V

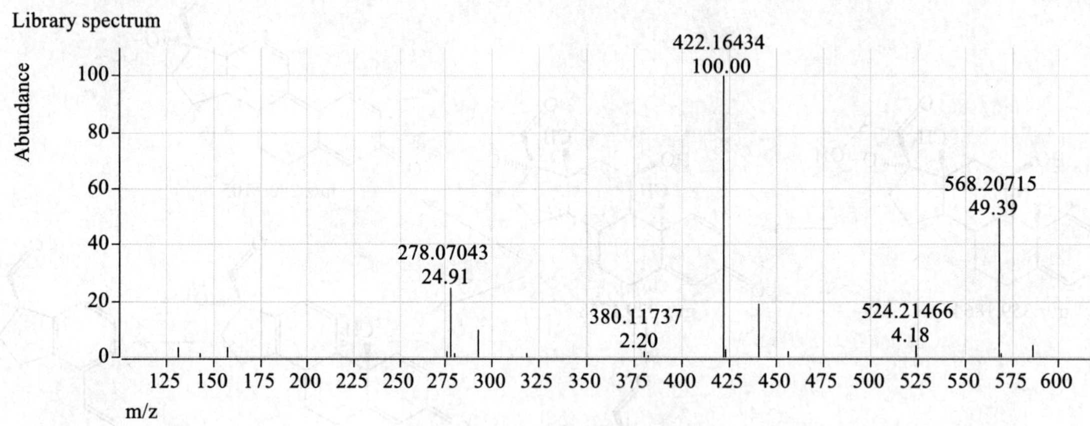

[M+H]+ CID:40V

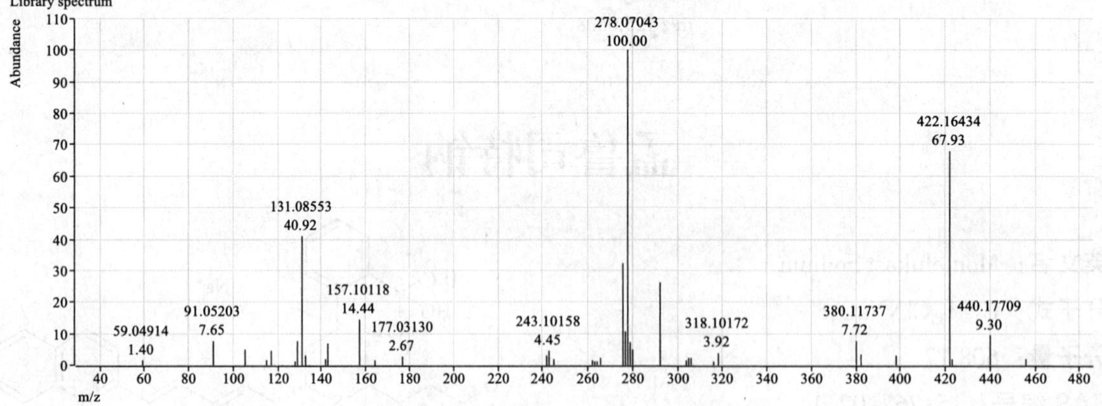

正离子扫描裂解途径解析

m/z 278.0731

m/z 422.1670

m/z 586.2177

m/z 568.2072

m/z 524.2173

负离子扫描二级质谱图

[M−H]$^-$ CID:10V

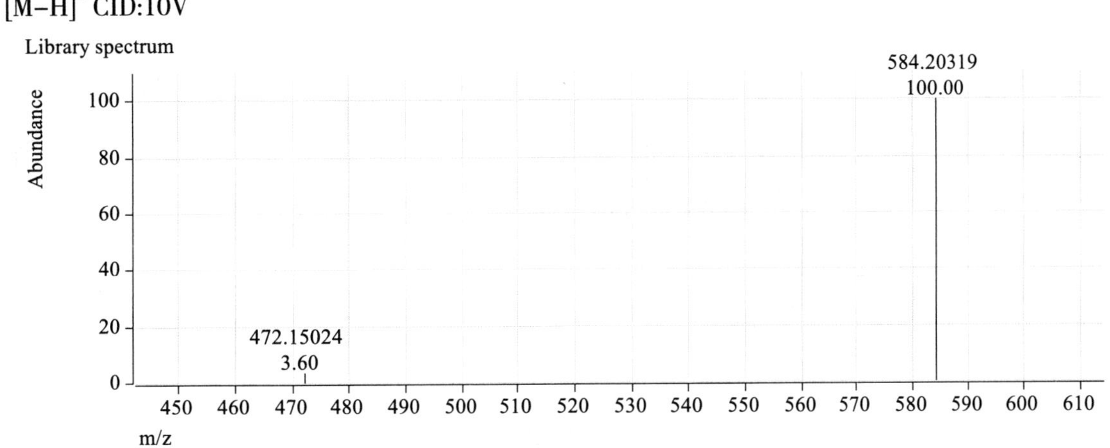

$[M-H]^-$ CID:20V

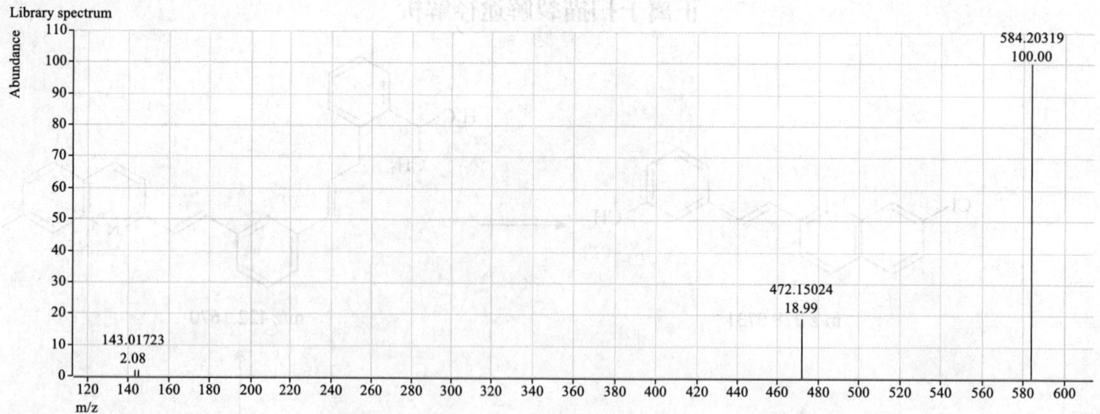

$[M-H]^-$ CID:40V

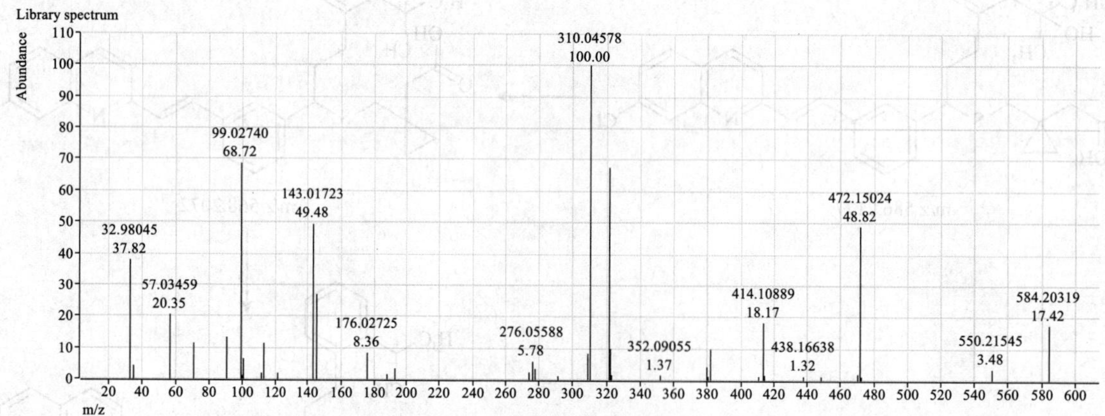

负离子扫描裂解途径解析

m/z 99.0274

m/z 584.2032

m/z 472.1507

m/z 414.1089

m/z 310.0463

草 乌 甲 素

英文名： Bulleyaconitine A

分子式： $C_{35}H_{49}NO_{10}$

分子量： 643.77

CAS 编号： 107668-79-1

中文化学名：（1α，6α，14α，16β）四氢 -8，13，14-三醇 -20- 乙基 -1，6，16- 三甲氧基 -4- 甲氧甲基 -8- 乙酰氧基 -14-(4′- 对甲氧基苯甲酯)- 乌头烷

英文化学名：［(1α，6α，14α，16β)-8-(Acetyloxy)-20-ethyl-13-hydroxy-1,6,16-trimethoxy-4-(methoxymethyl)aconitan-14-yl](4-methoxyphenyl)methanone

性状： 本品为白色结晶或结晶性粉末

溶解性： 本品在乙醇、三氯甲烷或乙醚中易溶，在水中不溶，在稀盐酸或稀硫酸中极易溶

正离子扫描二级质谱图

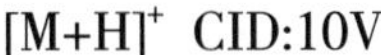

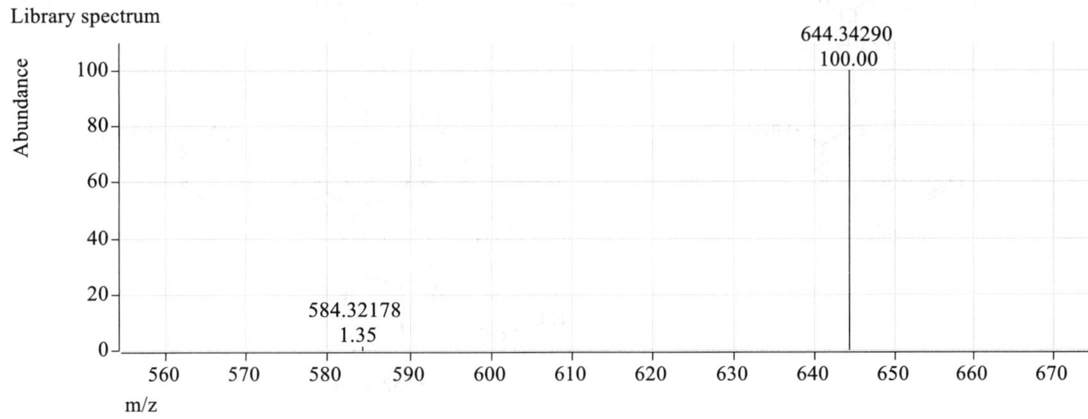

[M+H]+ CID:20V

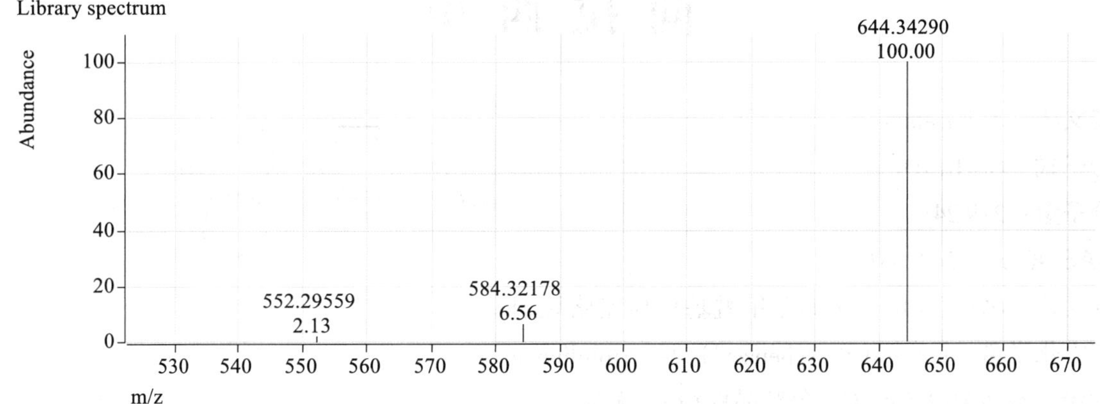

$[M+H]^+$ CID:40V

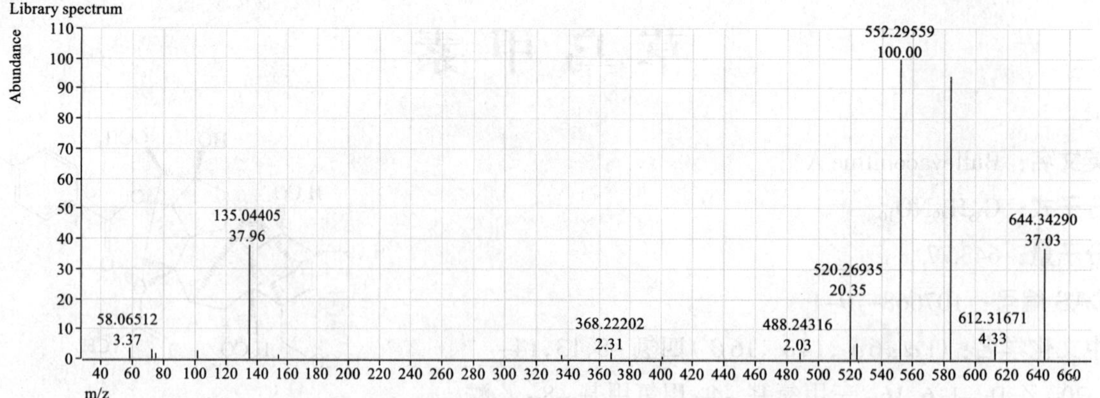

正离子扫描裂解途径解析

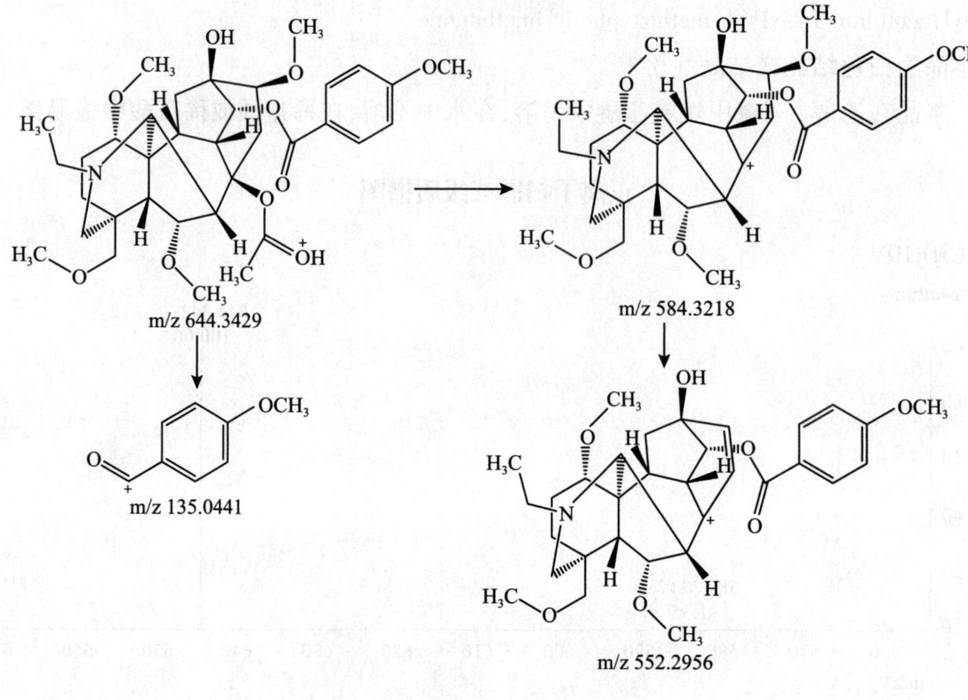

m/z 644.3429

m/z 584.3218

m/z 135.0441

m/z 552.2956

茴 拉 西 坦

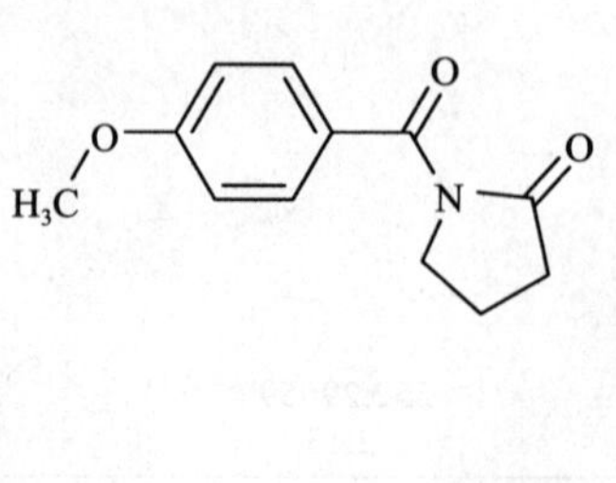

英文名： Aniracetam

分子式： $C_{12}H_{13}NO_3$

分子量： 219.24

CAS 编号： 72432-10-1

中文化学名： 1-(4- 甲氧基苯甲酰基)-2- 吡咯烷酮

英文化学名： 1-(4-Methoxybenzoyl)-2-pyrrolidinone

性状： 本品为白色或类白色结晶性粉末；无臭

溶解性： 本品在三氯甲烷中易溶，在丙酮或乙酸乙酯中溶解，在无水乙醇中微溶，在水中不溶

正离子扫描二级质谱图

$[M+H]^+$ CID:10V

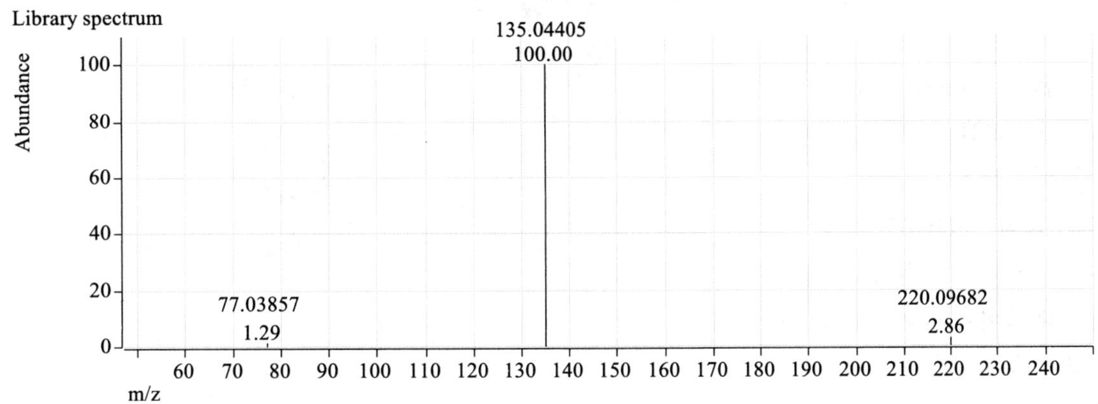

$[M+H]^+$ CID:20V

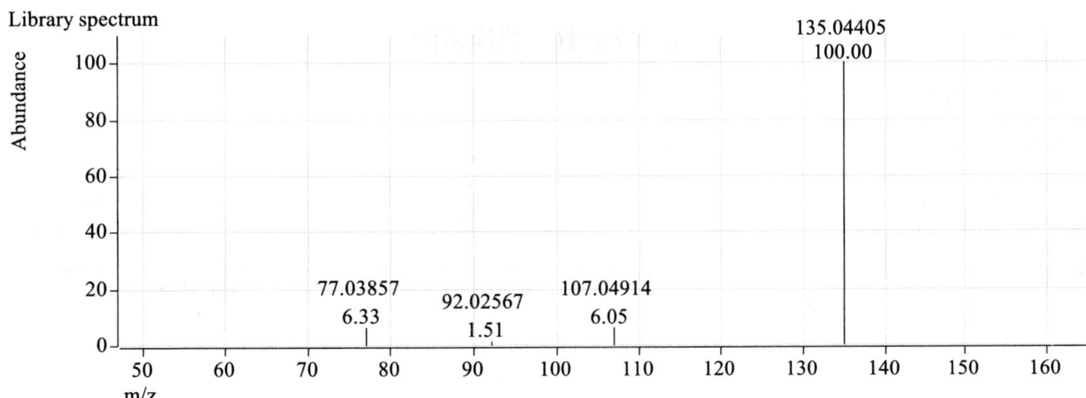

$[M+H]^+$ CID:40V

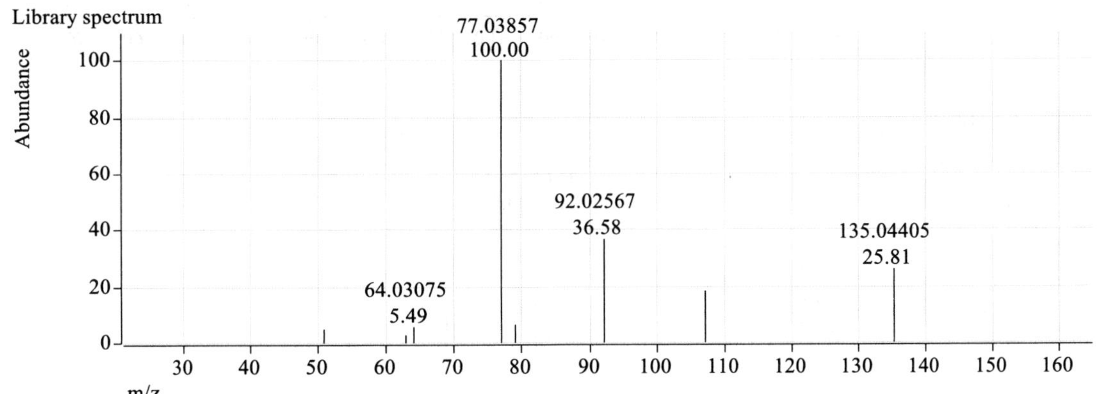

正离子扫描裂解途径解析

m/z 220.0968 → m/z 135.0441 → m/z 107.0491 → m/z 92.0257; m/z 77.0386

茴　香　酸

英文名：*p*-Anisic Acid

分子式：$C_8H_8O_3$

分子量：152.15

CAS 编号：100-09-4

中文化学名：4- 甲氧基苯甲酸

英文化学名：4-Methoxybenzoic acid

性状：本品为白色结晶性粉末

溶解性：本品在乙醇、乙酸乙酯和乙醚中溶解

负离子扫描二级质谱图

[M-H]⁻ CID:10V

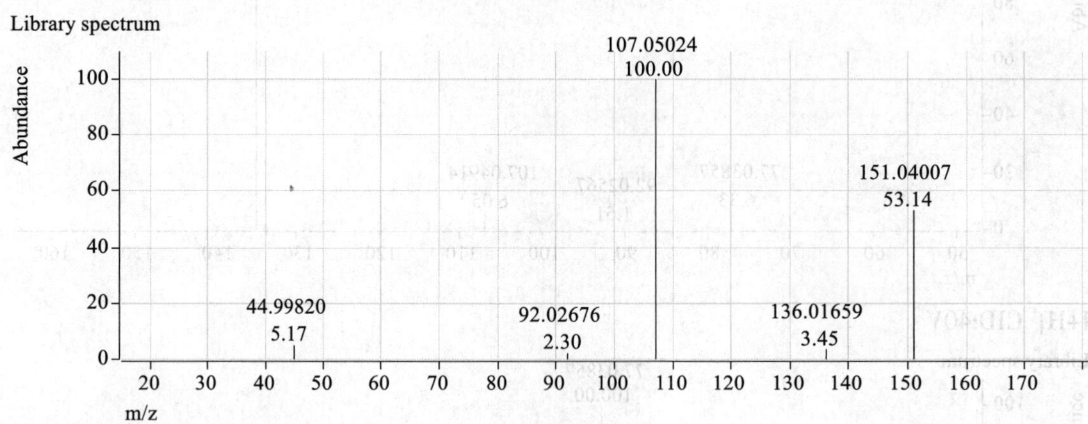

[M-H]⁻ CID:20V

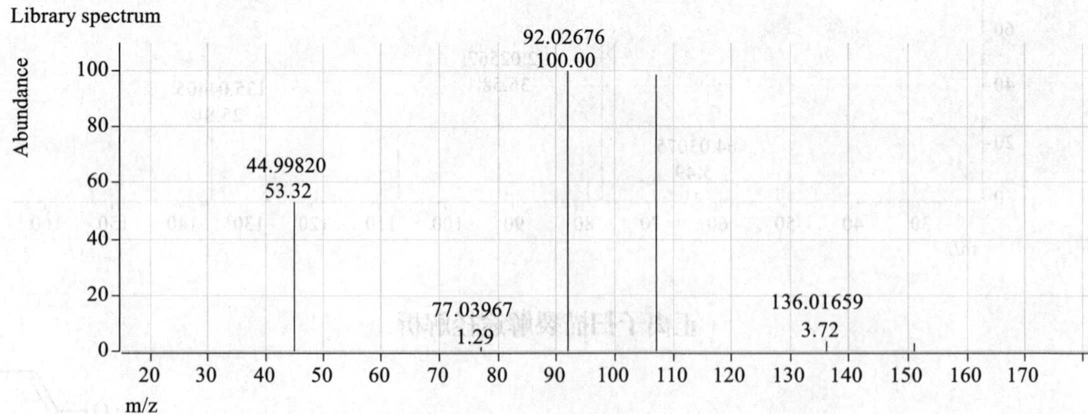

$[M-H]^-$ CID:40V

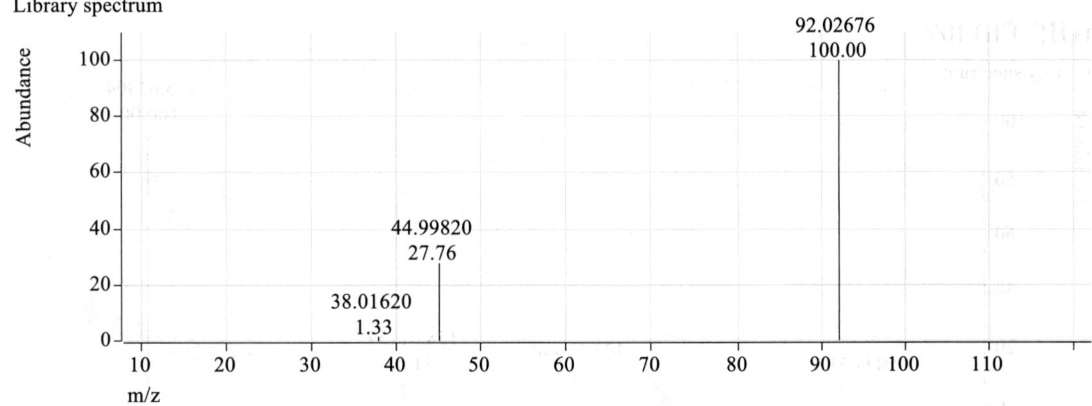

负离子扫描裂解途径解析

COO− / O· m/z 136.0171 ← COO− / OCH_3 m/z 151.0401 → OCH_3 m/z 107.0502 → O· m/z 92.0268

茶 苯 海 明

英文名： Dimenhydrinate

分子式： $C_{24}H_{28}ClN_5O_3$

分子量： 469.97

CAS 编号： 523-87-5

CH_3 CH_3 N O ， H_3C O H N N Cl O N N CH_3

中文化学名： 1,3- 二甲基 -8- 氯 -3,7- 二氢 -1*H*- 嘌呤 -2,6- 二酮和 *N*,*N*- 二甲基 -2-(二苯基甲氧基)乙胺(1:1)

英文化学名： 8-Chloro-3,7-dihydro-1,3-dimethyl-1*H*-purine-2,6-dione compd with-2-(diphenylmethoxy)-*N*,*N*-dimethylethanamine(1:1)

性状： 本品为白色结晶性粉末;无臭

溶解性： 本品在乙醇或三氯甲烷中易溶,在水或乙醚中微溶

正离子扫描二级质谱图(8- 氯茶碱)

$[M+H]^+$ CID:10V

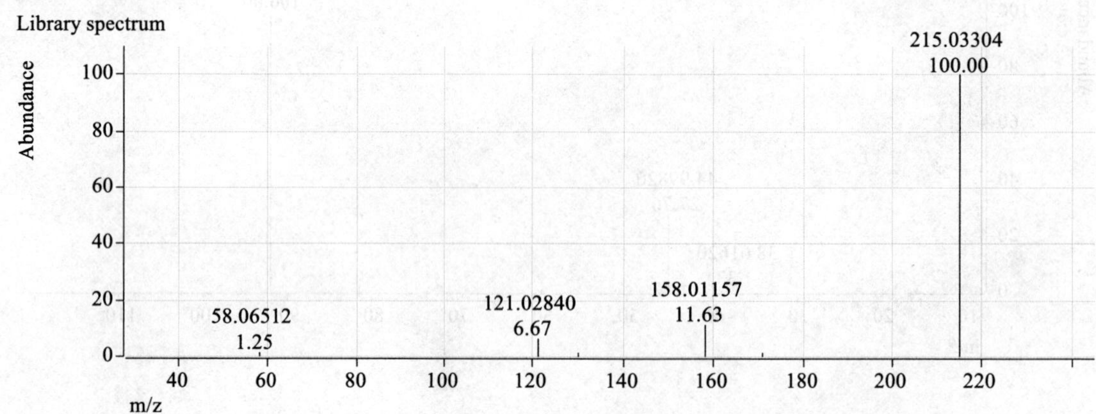

$[M+H]^+$ CID:20V

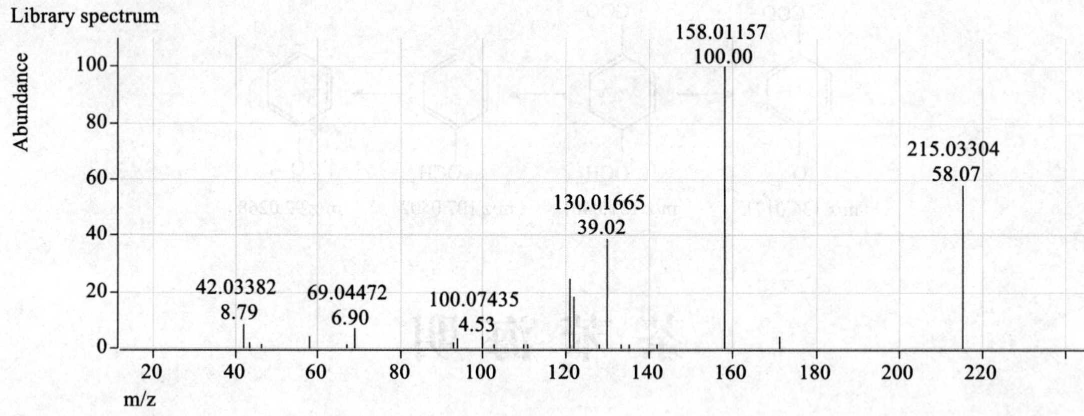

$[M+H]^+$ CID:40V

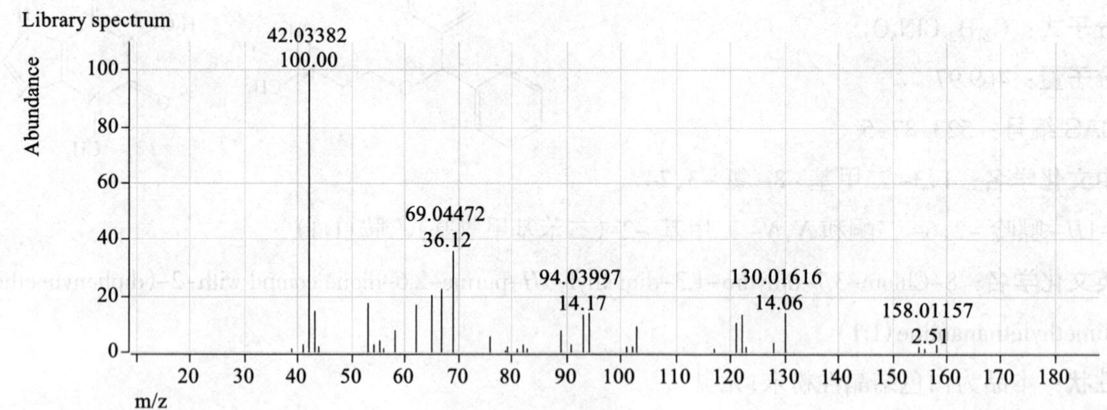

正离子扫描裂解途径解析

m/z 215.0330 → m/z 158.0116 或 m/z 158.0116 → m/z 130.0167 → m/z 42.0338

负离子扫描二级质谱图

[M−H]⁻ CID:10V

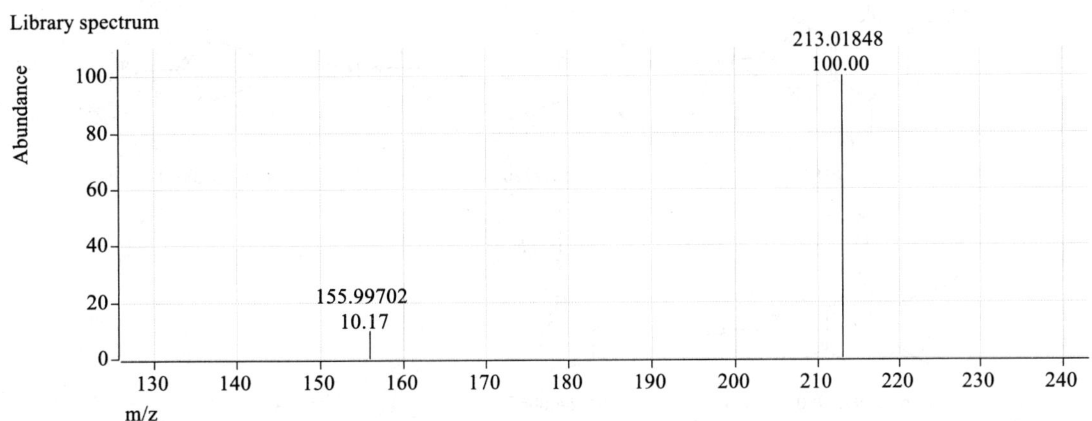

[M−H]⁻ CID:20V

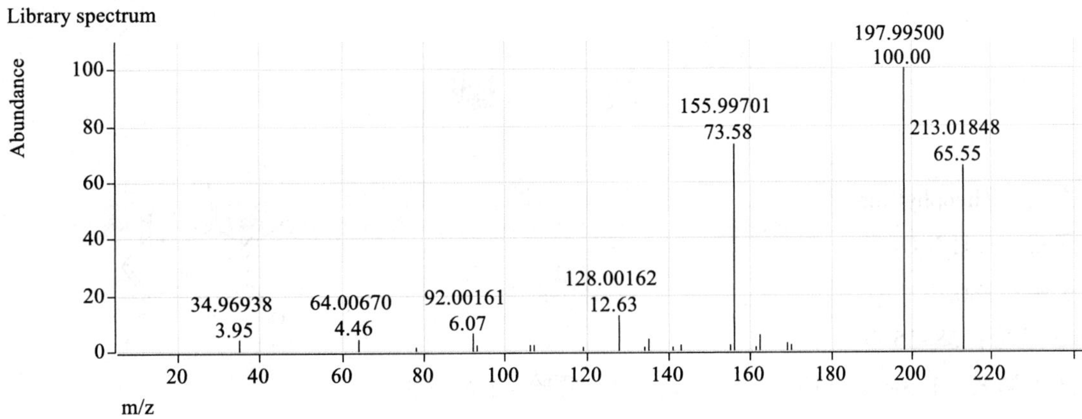

[M−H]⁻ CID:40V

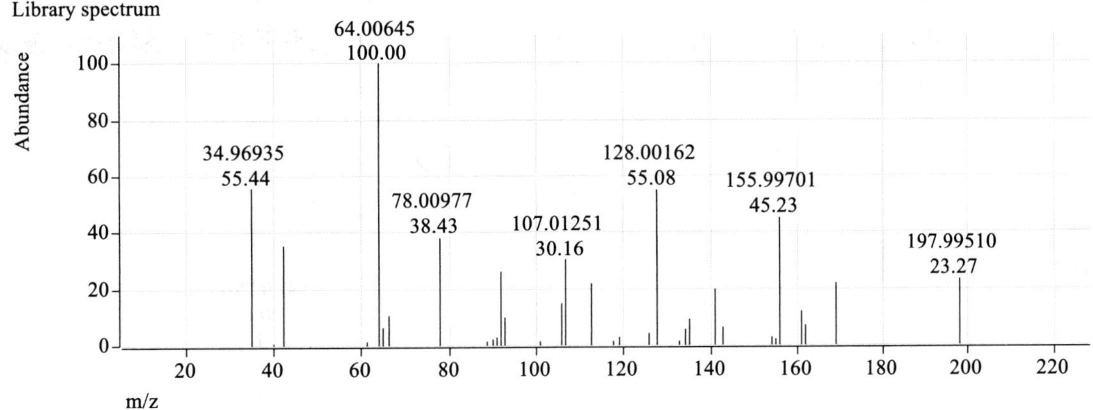

负离子扫描裂解途径解析

m/z 213.0185　→　m/z 155.9970　→　m/z 128.0021

m/z 213.0185　→　m/z 197.9950

m/z 155.9970　→　m/z 64.0067

备注:苯海拉明见盐酸苯海拉明解析

茶　　碱

英文名：Theophylline

分子式：$C_7H_8N_4O_2$

分子量：180.17

CAS 编号：58-55-9

中文化学名：1,3- 二甲基 -3,7- 二氢 -1*H*- 嘌呤 -2,6- 二酮

英文化学名：3,7-Dihydro-1,3-dimethyl-1*H*-purine-2,6-dione

性状：本品为白色结晶性粉末;无臭

溶解性：本品在乙醇或三氯甲烷中微溶,在水中极微溶,在乙醚中几乎不溶,在氢氧化钾溶液或氨溶液中易溶

正离子扫描二级质谱图

$[M+H]^+$ CID:10V

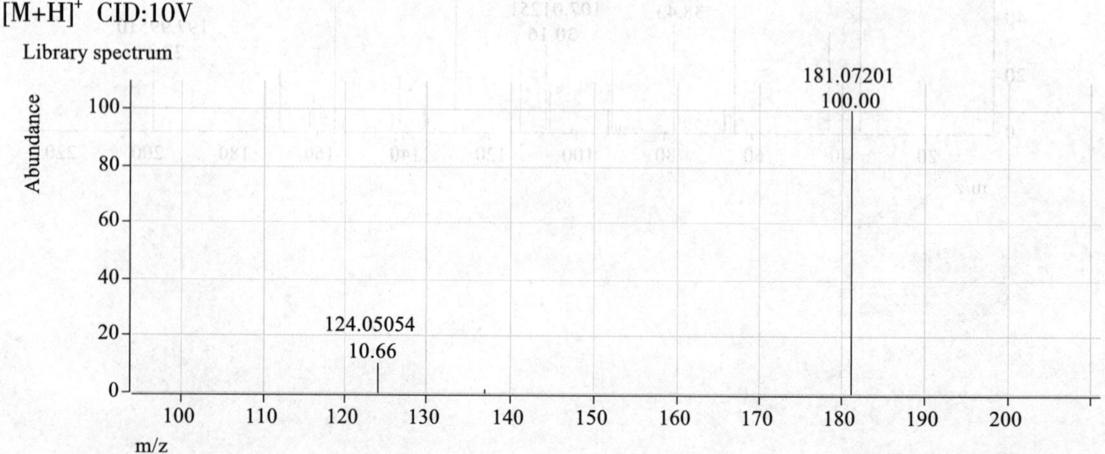

$[M+H]^+$ CID:20V

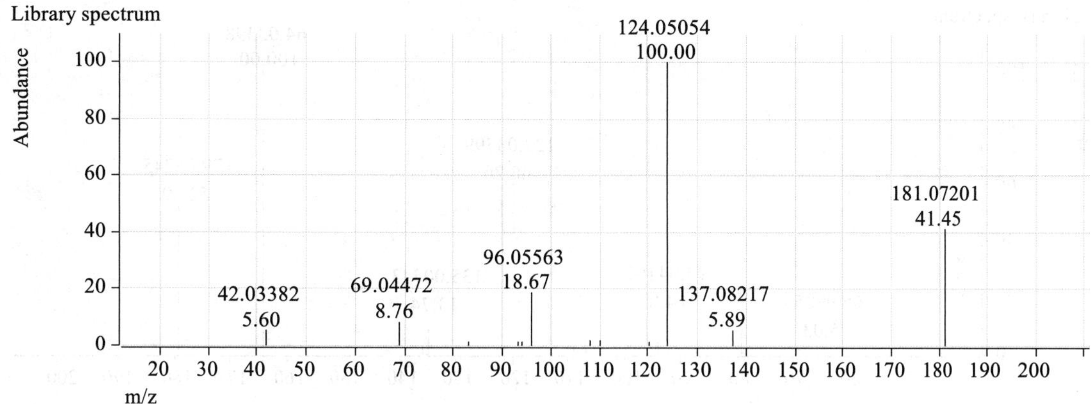

$[M+H]^+$ CID:40V

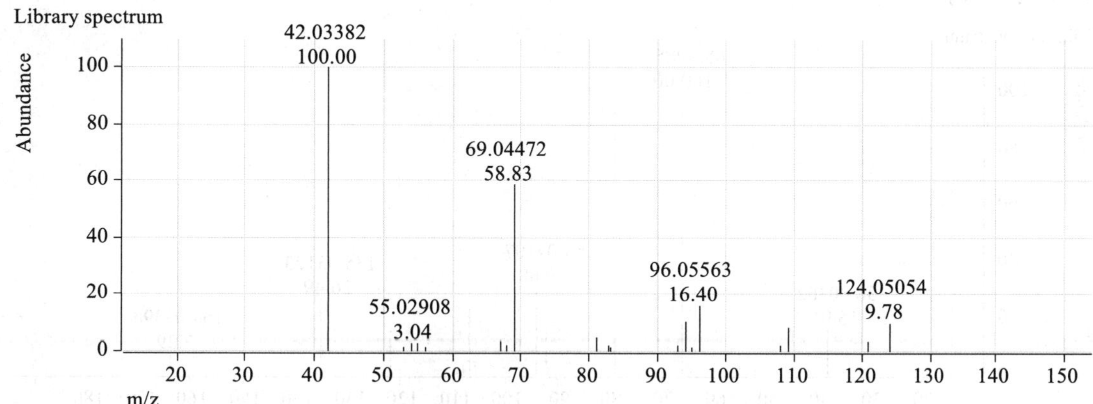

正离子扫描裂解途径解析

m/z 42.0338 ← m/z 69.0447 ← m/z 181.0720 → m/z 124.0505 → m/z 96.0556

负离子扫描二级质谱图

$[M-H]^-$ CID:10V

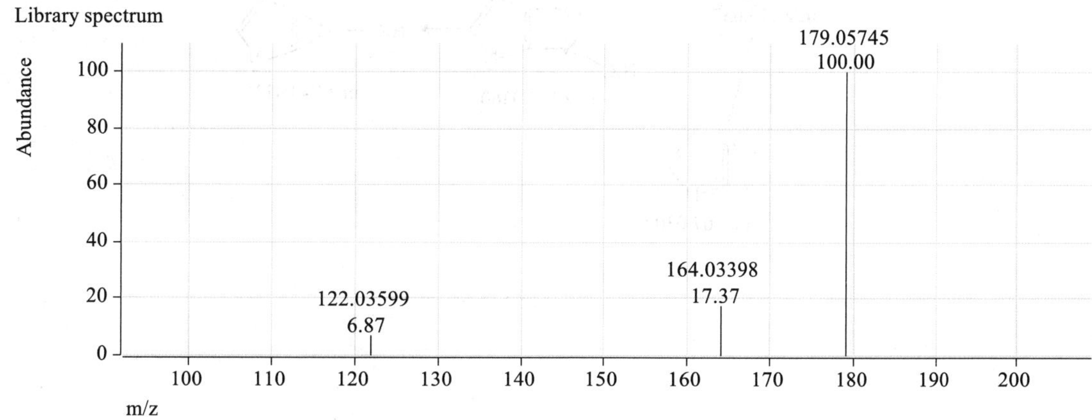

[M−H]⁻ CID:20V

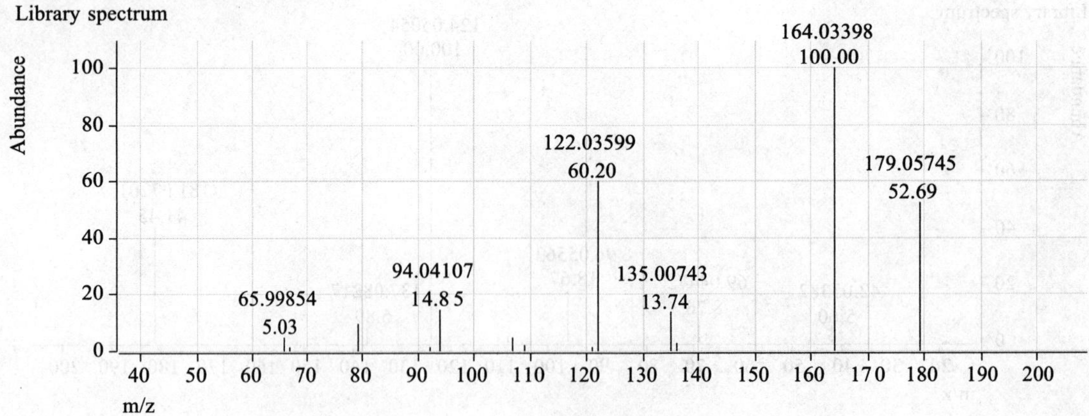

[M−H]⁻ CID:40V

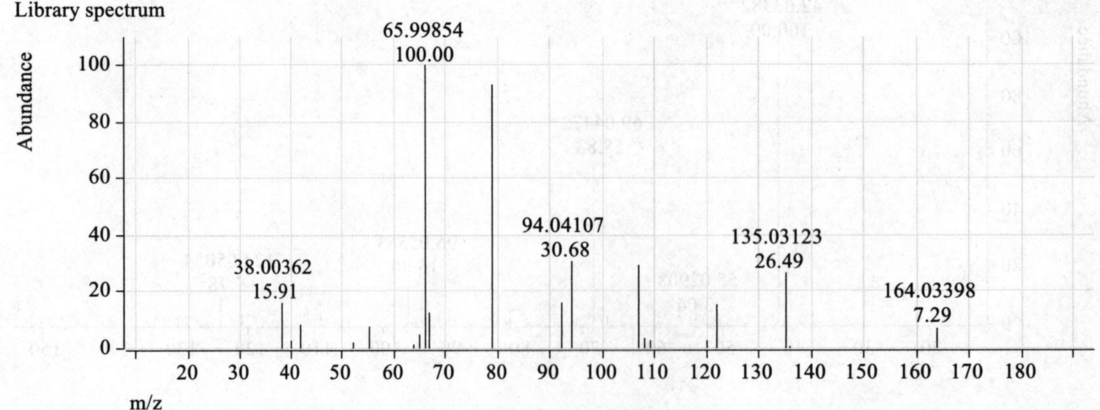

负离子扫描裂解途径解析

m/z 179.0574

m/z 164.0340

m/z 122.0360

m/z 94.0411

m/z 67.0302

荧 光 素 钠

英文名： Fluorescein Sodium

分子式： $C_{20}H_{10}Na_2O_5$

分子量： 376.28

CAS 编号： 518-47-8

中文化学名： 9-(邻羧基苯基)-6- 羟基 -3*H*- 呫吨 -3- 酮二钠盐

英文化学名： 9-(*o*-Carboxyphenyl)-6-hydroxy-3*H*-xanthen-3-one disodium salt

性状： 本品为橙红色粉末或略带金属光泽的块状物，研细后为橙红色粉末；无臭；极具引湿性

溶解性： 本品在水中易溶，在乙醇中略溶

正离子扫描二级质谱图

$[M+H]^+$ CID:20V

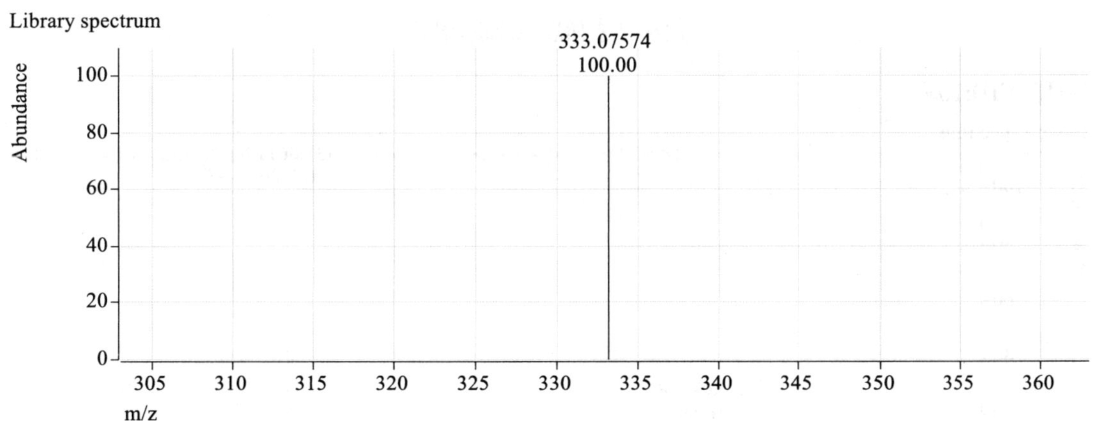

$[M+H]^+$ CID:40V

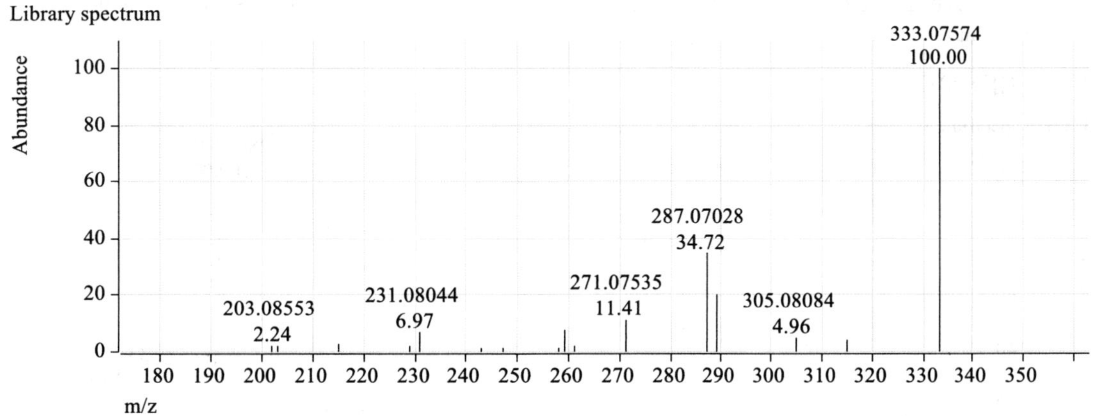

正离子扫描裂解途径解析

m/z 333.0757

m/z 305.0808

m/z 287.0703

m/z 271.0754

m/z 231.0804

负离子扫描二级质谱图

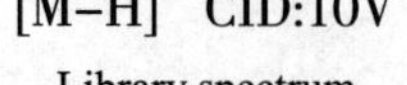

[M−H]⁻ CID:10V

Library spectrum

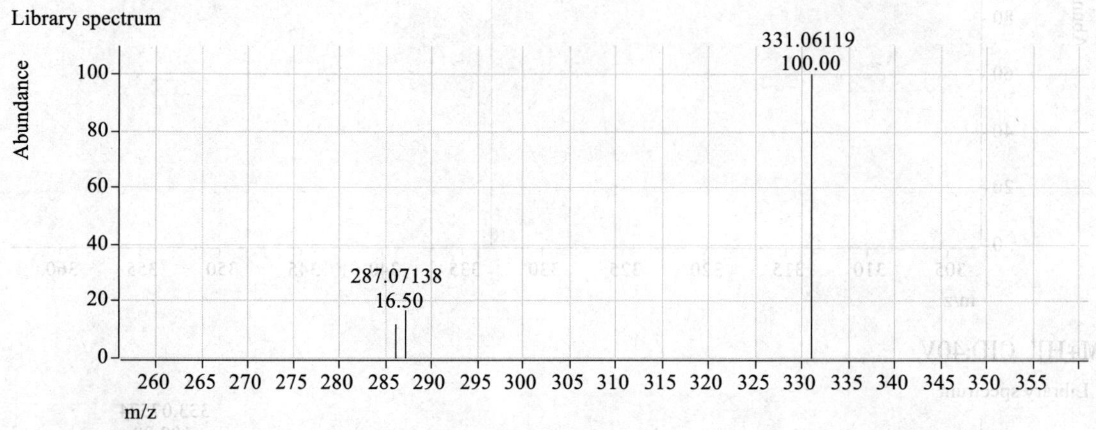

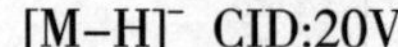

[M−H]⁻ CID:20V

Library spectrum

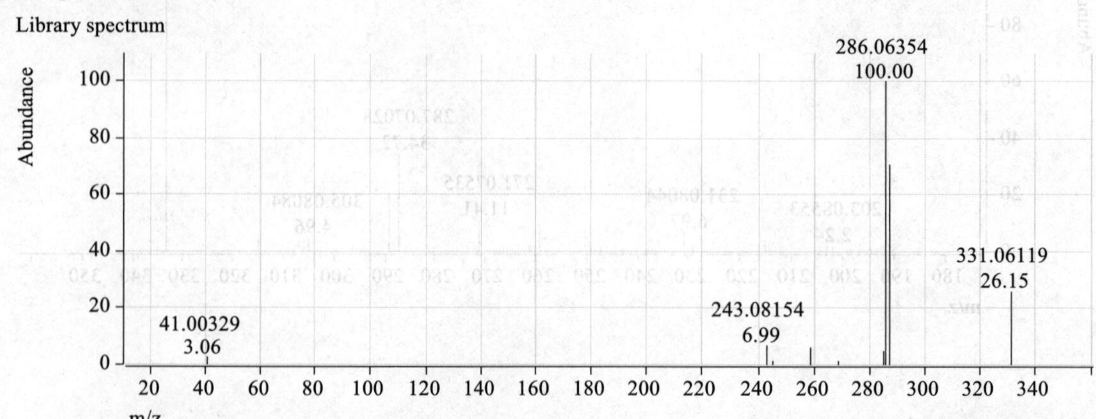

$[M-H]^-$ CID:40V

Library spectrum
Abundance
285.05573
100.00
41.00329
19.22
189.07097
1.20
243.08154
12.41
m/z

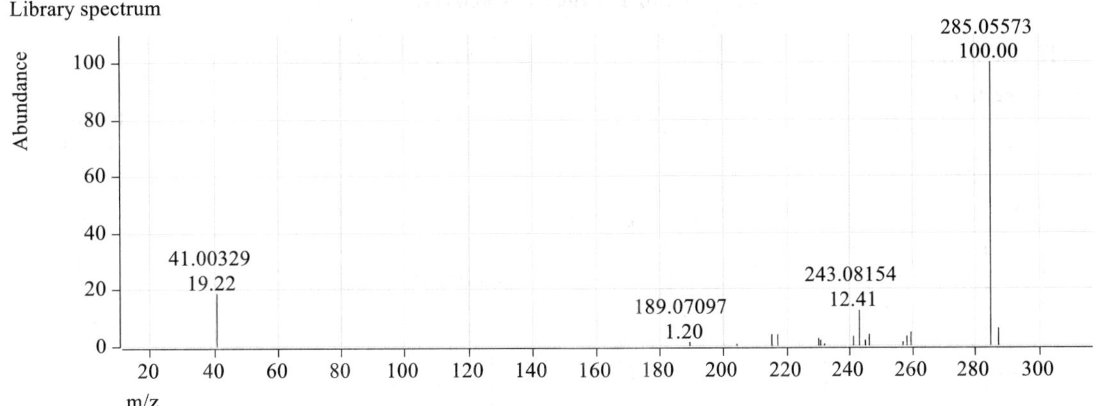

负离子扫描裂解途径解析

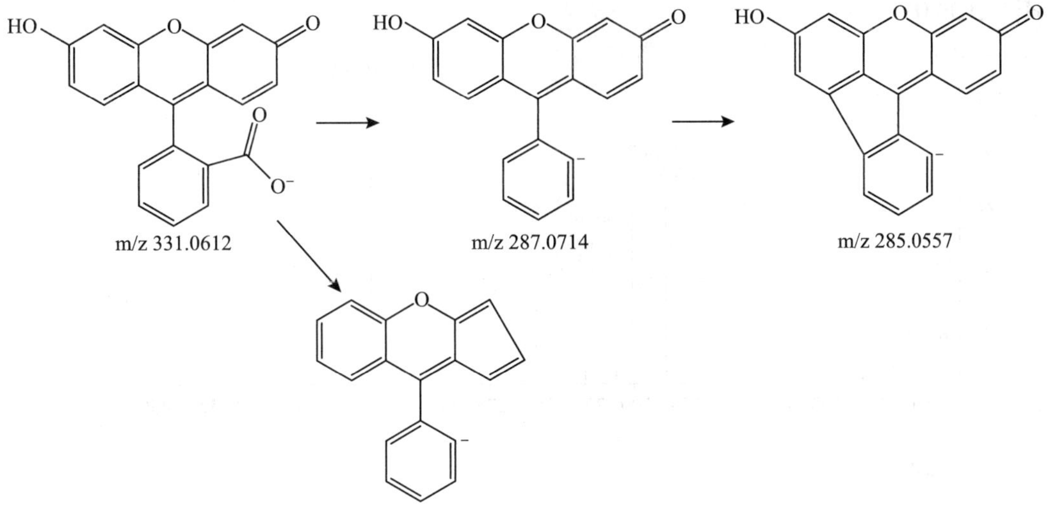

m/z 331.0612
m/z 287.0714
m/z 285.0557
m/z 243.0815

枸橼酸氯己定

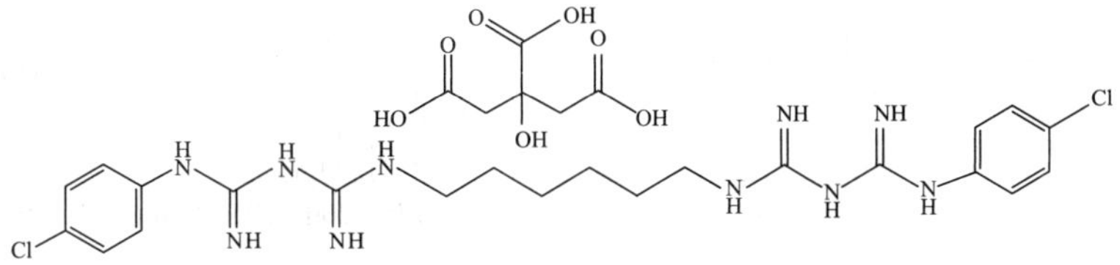

英文名： Chlorhexidine Citrate

分子式： $C_{22}H_{30}Cl_2N_{10} \cdot C_6H_8O_7$

分子量： 697.58

CAS 编号： 39014-05-6

中文化学名： 1,1-六亚甲基双[5-(对氯苯基)双胍]枸橼酸盐

英文化学名： 2,4,11,13-Tetraazatetradecanediimidamide,*N*[1],*N*[14]-bis(4-chlorophenyl)-3,12-diimino-,2-hydroxy-1,2,3-propanetricarboxylate(1:1)

性状： 本品为白色或几乎白色结晶性粉末；无臭；味微苦

溶解性： 本品在水、乙醇或三氯甲烷中微溶，在冰醋酸中易溶

正离子扫描二级质谱图

[M+H]+ CID:10V

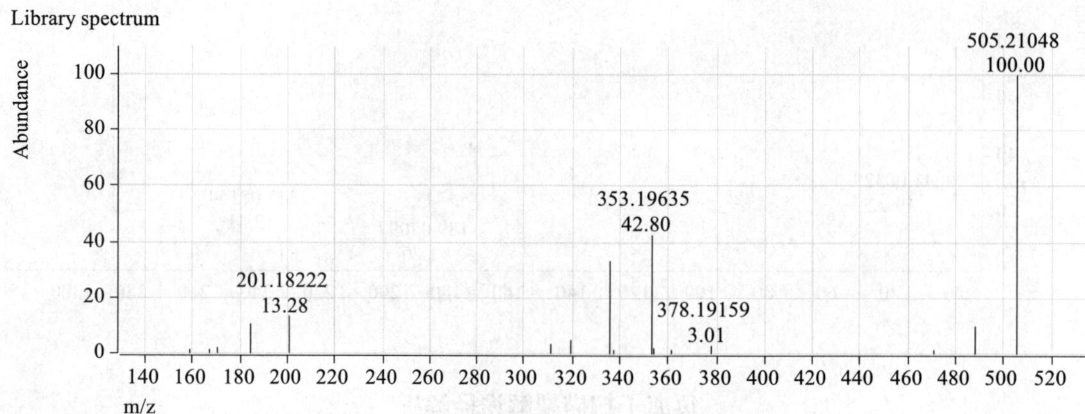

[M+H]+ CID:20V

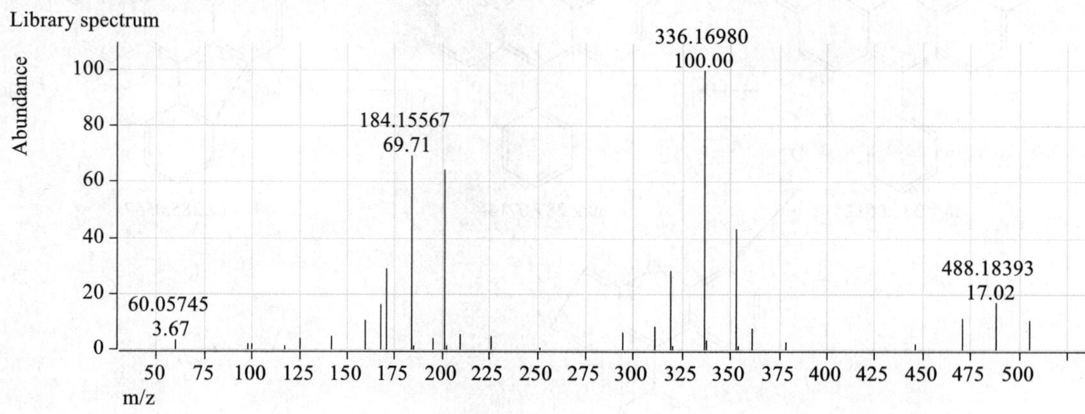

[M+H]+ CID:40V

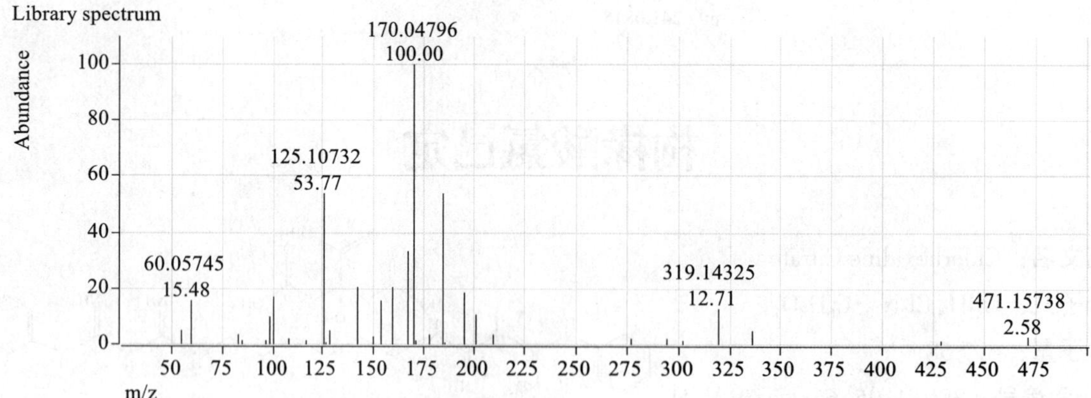

正离子扫描裂解途径解析

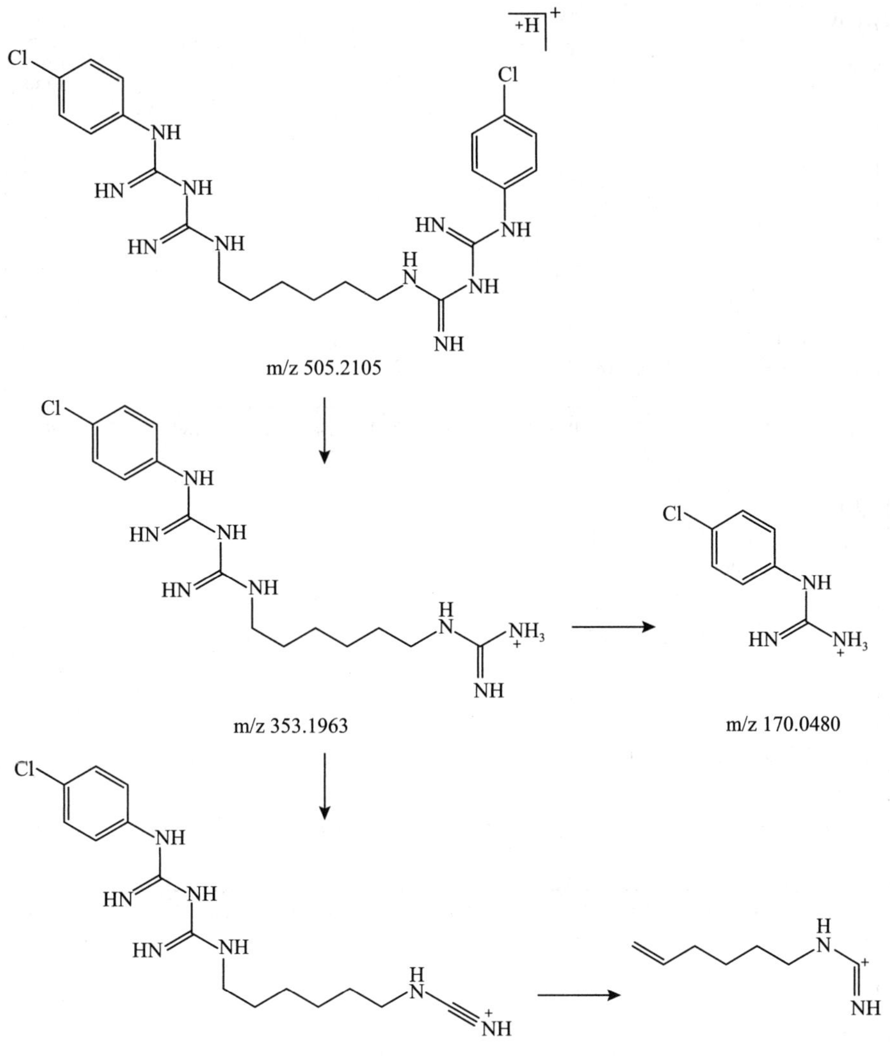

m/z 505.2105

m/z 353.1963

m/z 170.0480

m/z 336.1698

m/z 125.1073

枸橼酸喷托维林

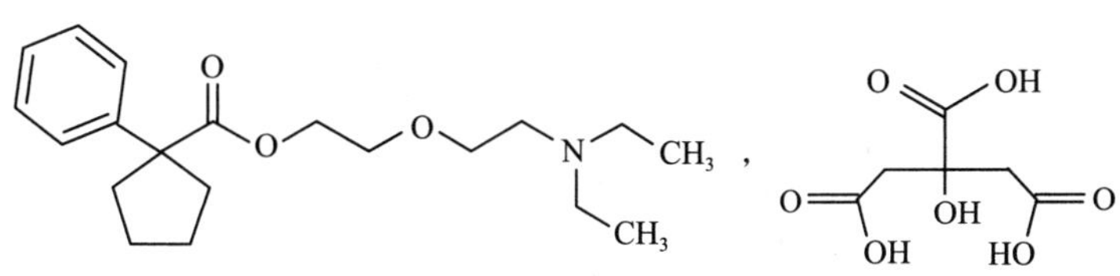

英文名： Pentoxyverine Citrate

分子式： $C_{20}H_{31}NO_3 \cdot C_6H_8O_7$

分子量： 525.60

CAS 编号： 23142-01-0

中文化学名： 1-苯基环戊烷羧酸-2-(2-二乙氨基乙氧基)乙酯枸橼酸盐

英文化学名： 1-Phenyl-,2-[2-(diethylamino)ethoxy]ethyl ester citrate

性状： 本品为白色或类白色的结晶性或颗粒性粉末；无臭

溶解性： 本品在水中易溶，在乙醇中溶解，在乙醚中几乎不溶

正离子扫描二级质谱图

[M+H]+ CID:10V

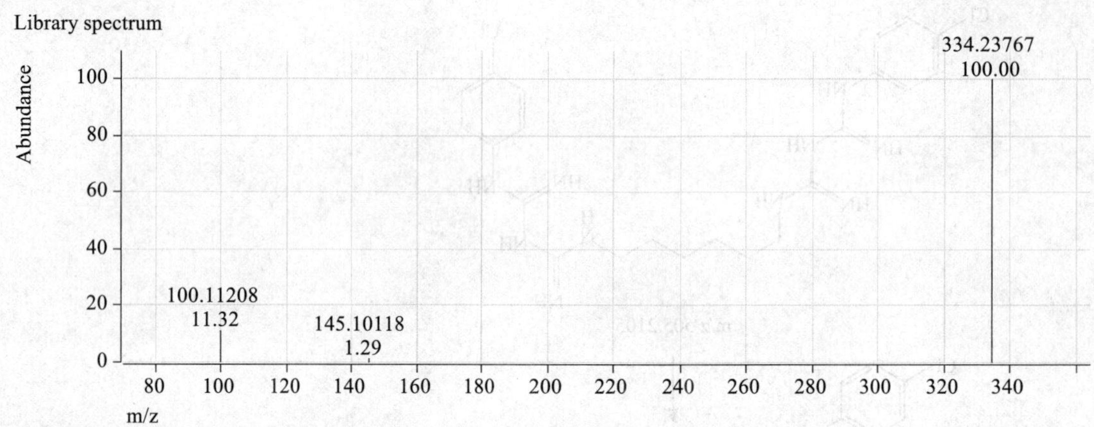

[M+H]+ CID:20V

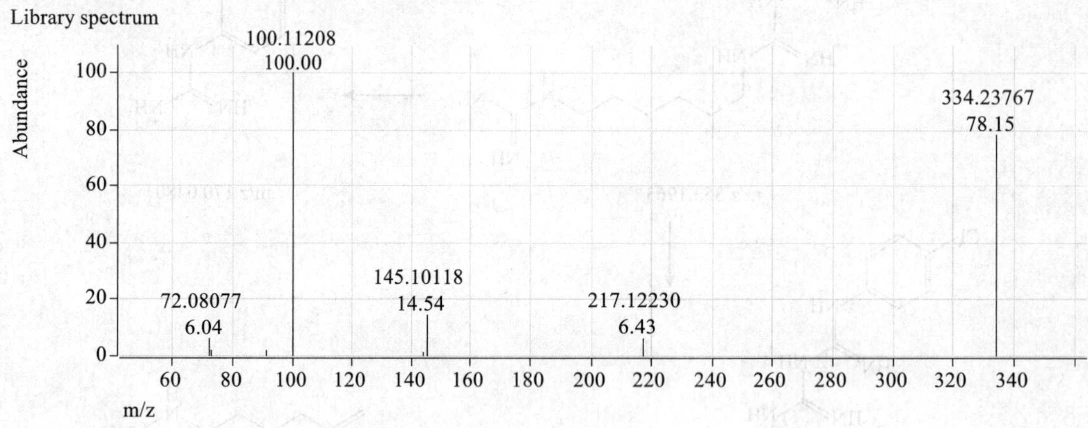

[M+H]+ CID:40V

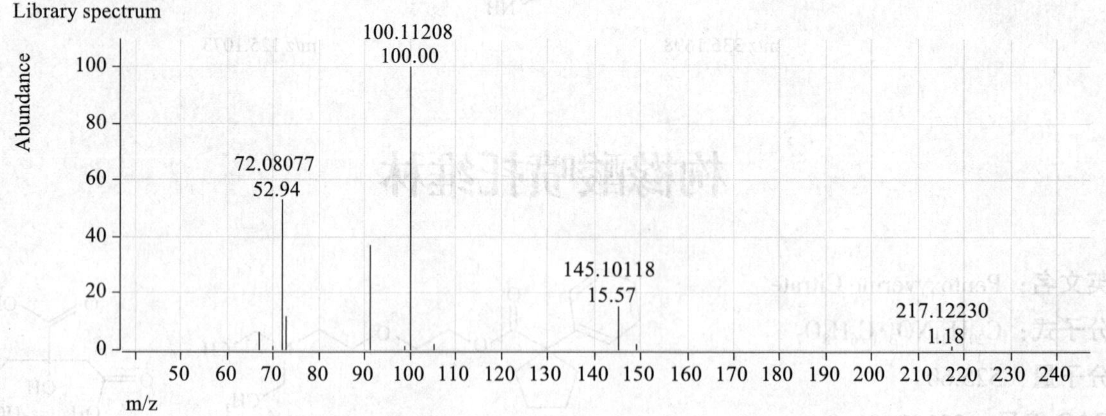

正离子扫描裂解途径解析

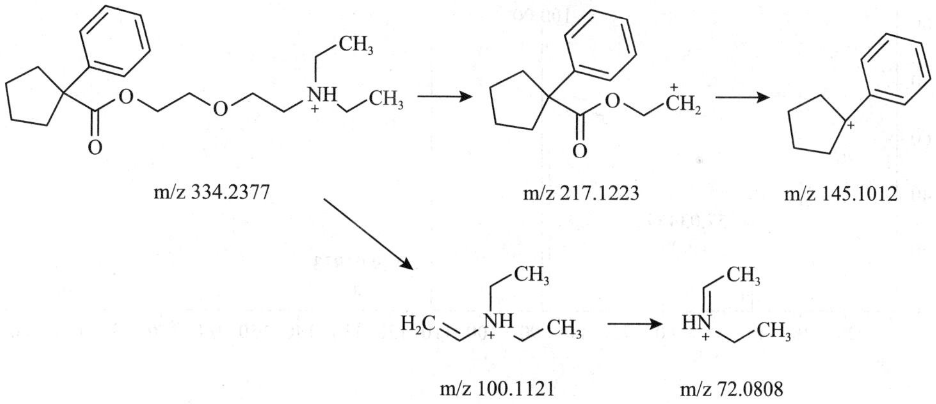

m/z 334.2377

m/z 217.1223

m/z 145.1012

m/z 100.1121

m/z 72.0808

枸橼酸氯米芬

英文名： Clomifene Citrate

分子式： $C_{26}H_{28}ClNO \cdot C_6H_8O_7$

分子量： 598.09

CAS 编号： 50-41-9

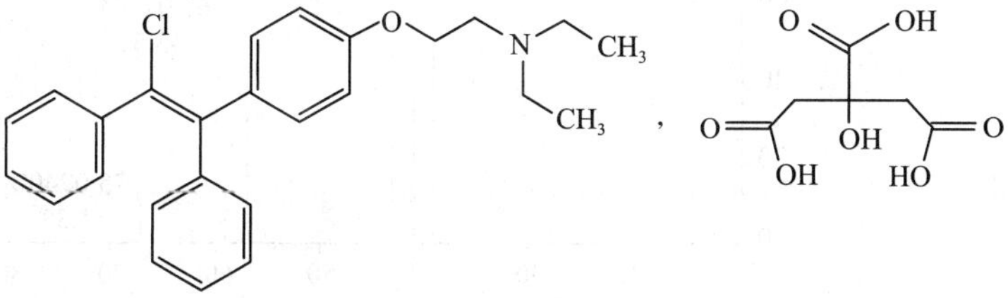

中文化学名： *N*,*N*- 二乙基 -2-［4-(1,2- 二苯基 -2- 氯乙烯基)苯氧基］乙胺顺反异构体混合物的枸橼酸盐

英文化学名： Ethanamine, 2-[4-(2-chloro-1,2-diphenylethenyl)phenoxy]-*N*,*N*-diethyl-, 2-hydroxy-1,2,3-propanetricarboxylate

性状： 本品为白色或类白色粉末；无臭

溶解性： 本品在乙醇中略溶，在水或三氯甲烷中微溶，在乙醚中不溶

负离子扫描二级质谱图

[M-H]⁻ CID:10V

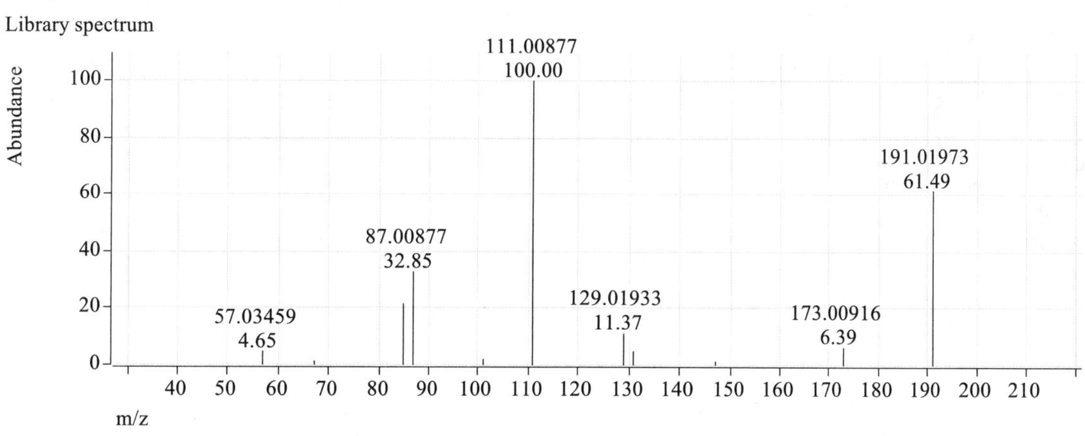

Library spectrum

m/z	Abundance
57.03459	4.65
87.00877	32.85
111.00877	100.00
129.01933	11.37
173.00916	6.39
191.01973	61.49

[M−H]⁻ CID:20V

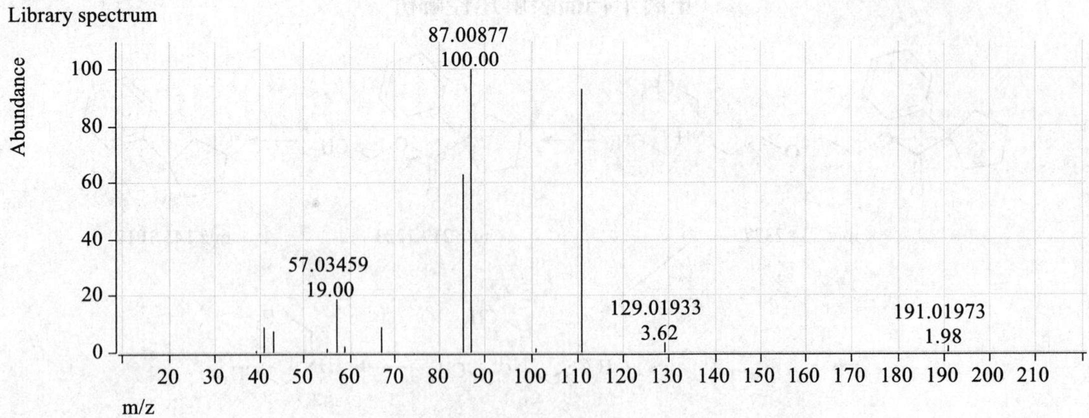

[M−H]⁻ CID:40V

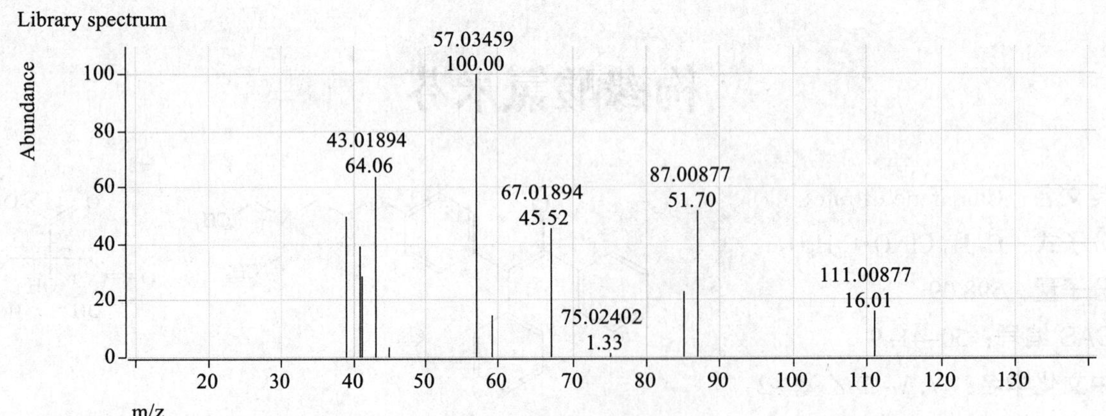

负离子扫描裂解途径解析

m/z 191.0197 → m/z 173.0092 → m/z 129.0193 → m/z 111.0088 → m/z 67.0189

m/z 191.0197 → m/z 87.0088

m/z 191.0197 → m/z 57.0346

m/z 191.0197 → m/z 43.0189

正离子扫描二级质谱图

[M+H]+ CID:10V

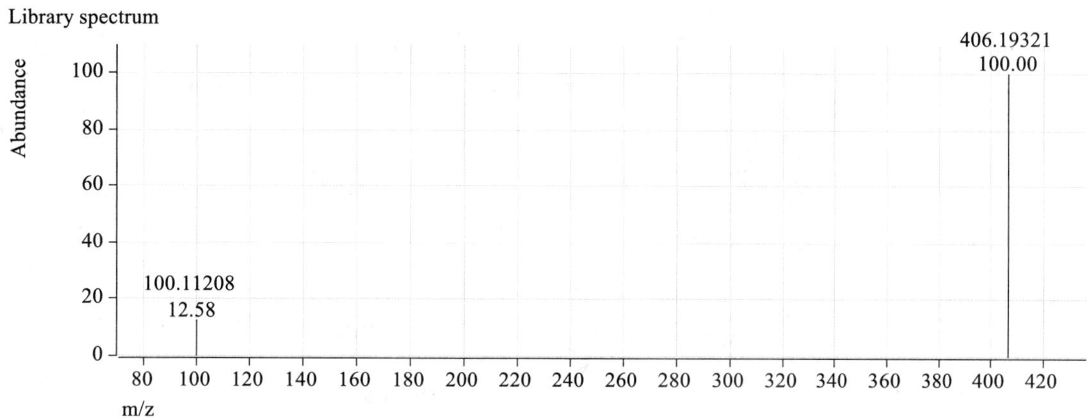

[M+H]+ CID:20V

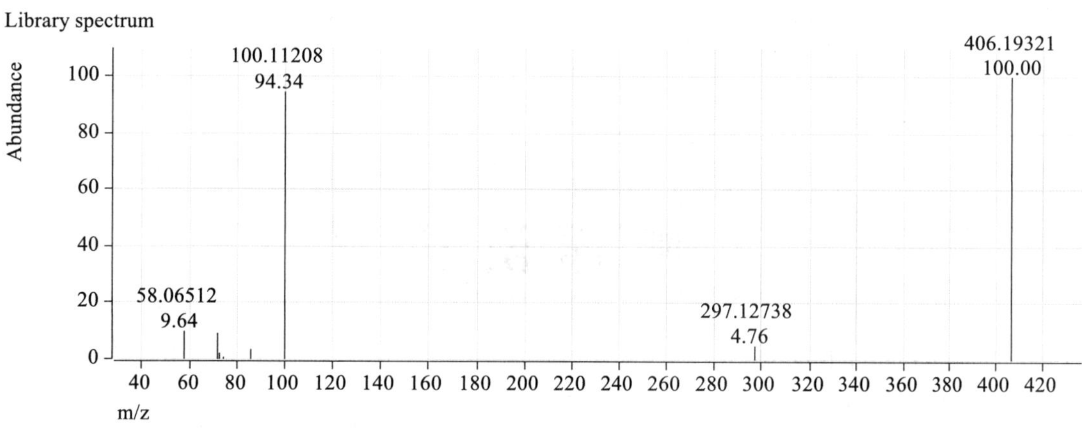

[M+H]+ CID:40V

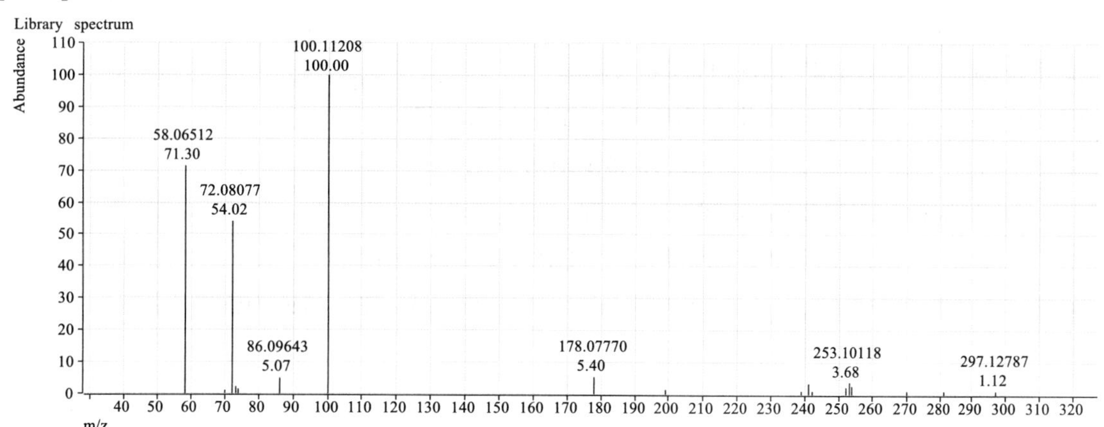

正离子扫描裂解途径解析

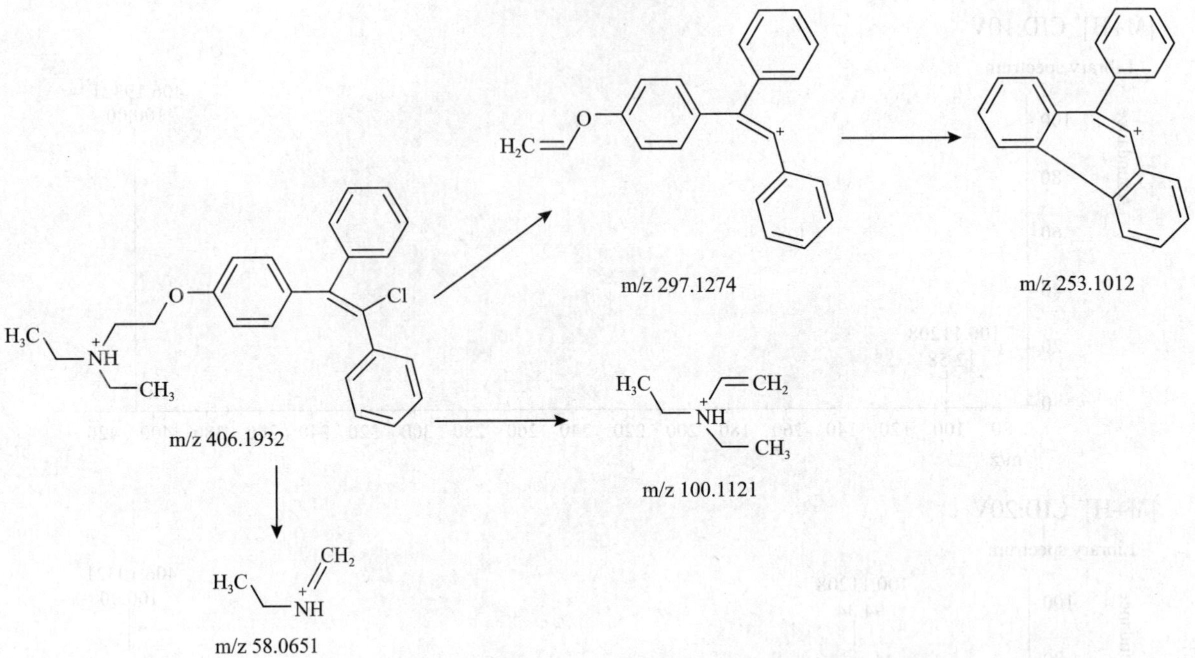

m/z 406.1932

m/z 297.1274

m/z 253.1012

m/z 100.1121

m/z 58.0651

哌 库 溴 铵

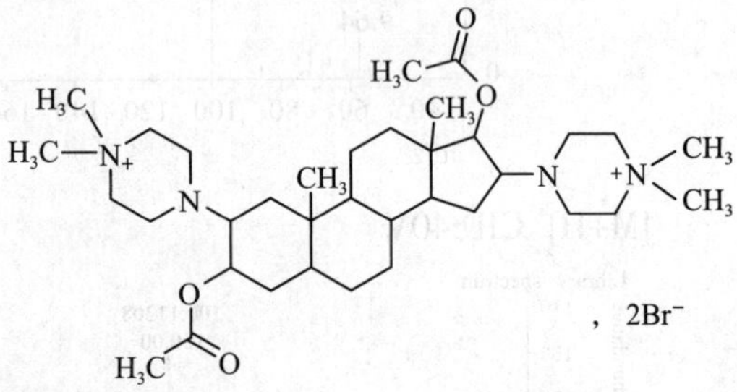

英文名： Pipecuronium Bromide

分子式： $C_{35}H_{62}Br_2N_4O_4$

分子量： 762.70

CAS 编号： 52212-02-9

中文化学名： 二溴化 4,4′-(3α,17β-二羟基-5α-雄甾-2β,16β-二基)双[1,1-二甲基哌嗪鎓]3,17-二乙酸酯

英文化学名： Piperazinium, 4,4′-[(2β,3α,5α,16β,17β)-3,17-bis(acetyloxy)androstane-2,16-diyl]bis[1,1-dimethyl-, bromide

, 2Br⁻

性状： 本品为白色或类白色粉末；无臭；在空气中易变质；有引湿性

溶解性： 本品在水中溶解，在乙醇中略溶，在三氯甲烷中微溶，在乙醚或丙酮中不溶

正离子扫描二级质谱图

$[M]^{2+}$ CID:10V

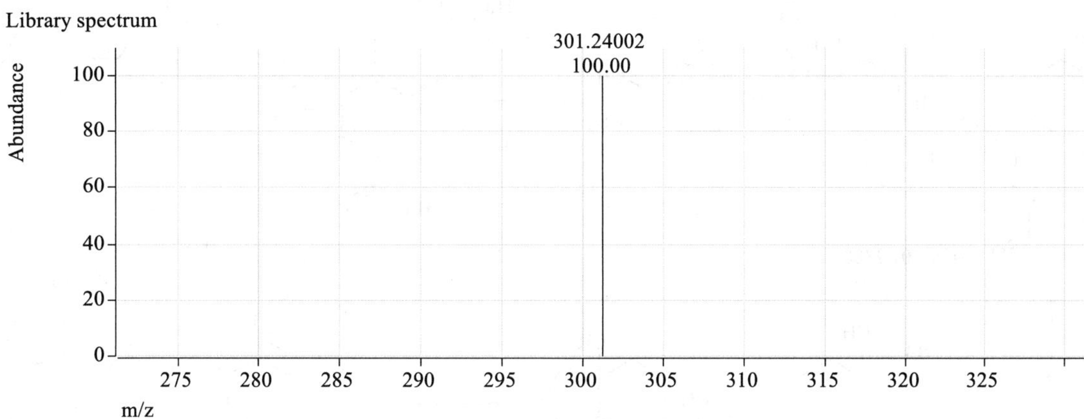

$[M]^{2+}$ CID:20V

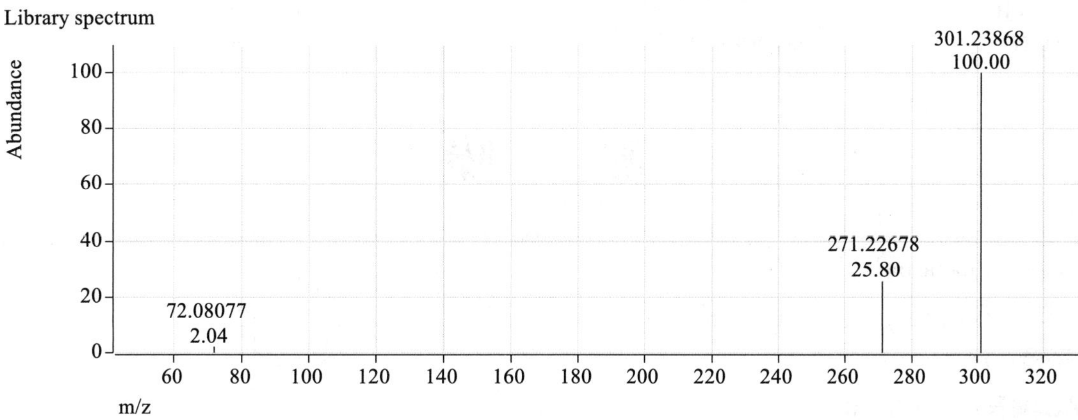

$[M]^{2+}$ CID:40V

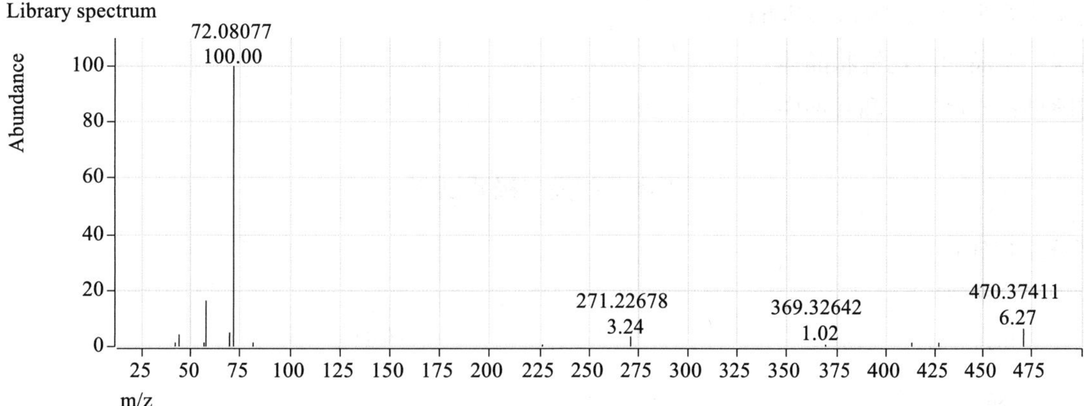

正离子扫描裂解途径解析

m/z 301.2380

m/z 271.2274

m/z 470.3741

m/z 369.3264

m/z 72.0808

哌　　嗪

英文名：Piperazine

分子式：$C_4H_{10}N_2$

分子量：86.14

CAS 编号：110-85-0

中文化学名：1,4- 二氮杂环己烷

英文化学名：1,4-Diazacyclohexane

性状：本品为白色针状晶体

溶解性：本品在水和甘油中易溶，在乙醇中溶解，在乙醚中不溶

正离子扫描二级质谱图

$[M+H]^+$ CID:10V

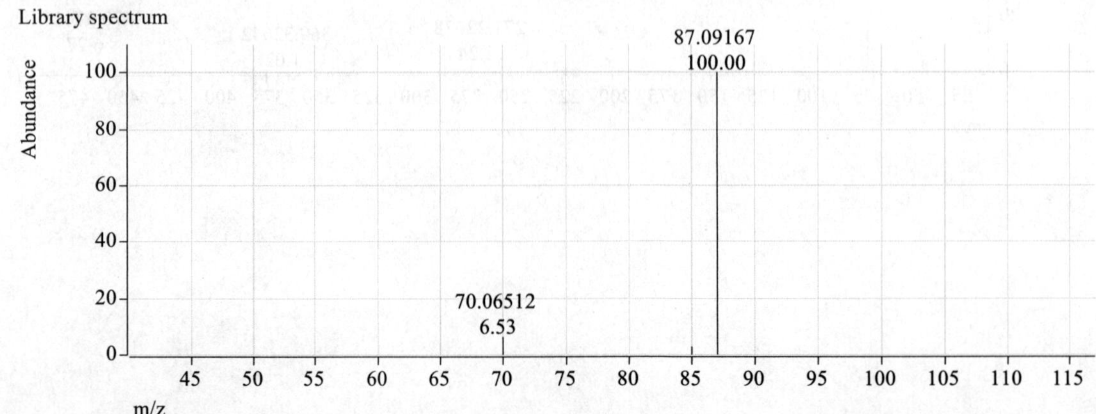

[M+H]$^+$ CID:20V

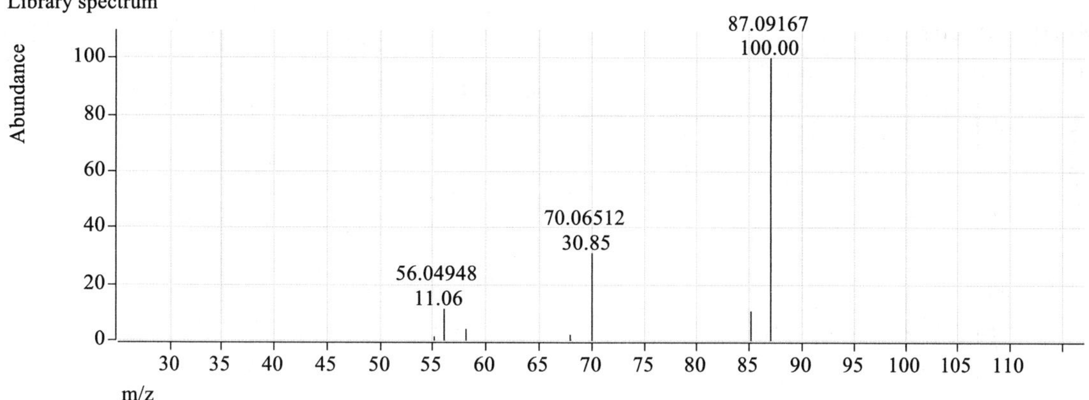

正离子扫描裂解途径解析

m/z 87.0917

m/z 70.0651

m/z 56.0495

哈 西 奈 德

英文名： Halcinonide

分子式： $C_{24}H_{32}ClFO_5$

分子量： 454.97

CAS 编号： 3093-35-4

中文化学名： 16α,17-［(1-甲基亚乙基)双(氧)］-11β-羟基-21-氯-9-氟孕甾-4-烯-3,20-二酮

英文化学名： (11β,16α)-21-Chloro-9-fluoro-11-hydroxy-16,17-[(1-methylethylidene)bis(oxy)]pregn-4-ene-3,20-dione

性状： 本品为白色至微黄色结晶性粉末；无臭

溶解性： 本品在三氯甲烷中溶解，在甲醇或乙醇中微溶，在水中不溶

正离子扫描二级质谱图

$[M+H]^+$ CID:10V

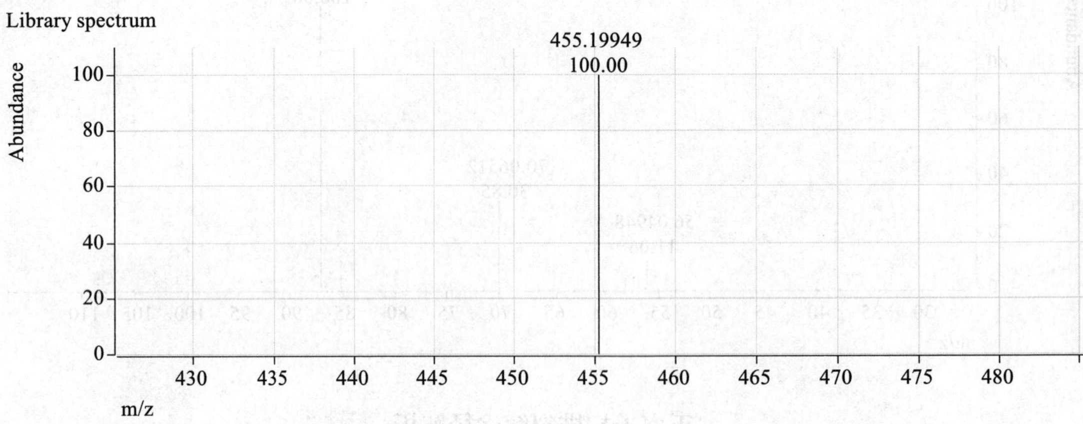

$[M+H]^+$ CID:20V

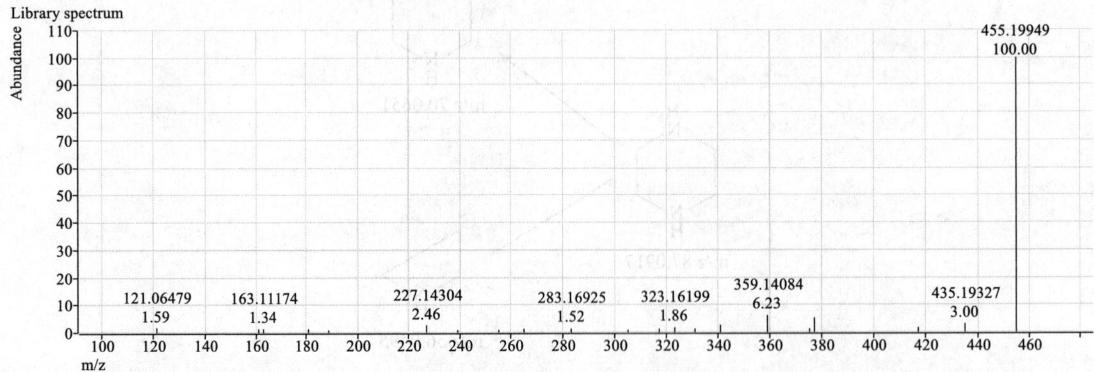

$[M+H]^+$ CID:40V

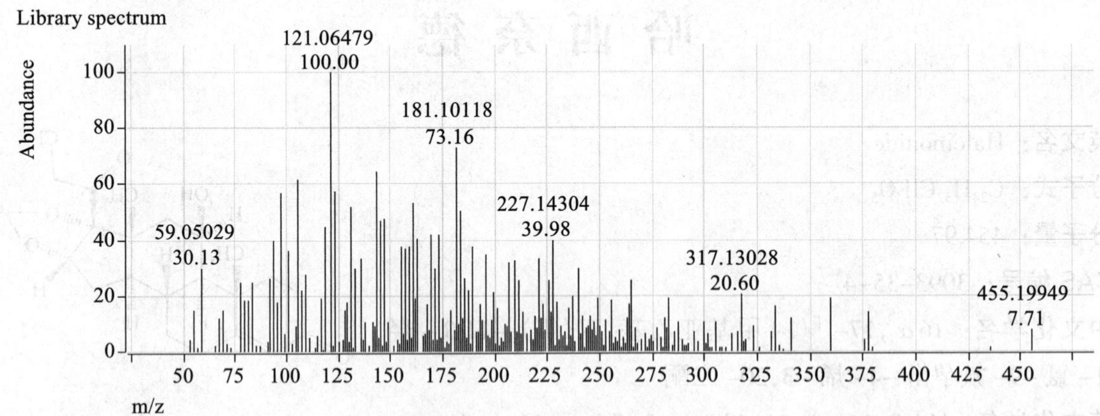

正离子扫描裂解途径解析

m/z 181.1023 ← m/z 455.1995 → m/z 121.0648

负离子扫描二级质谱图

[M-H]⁻ CID:10V

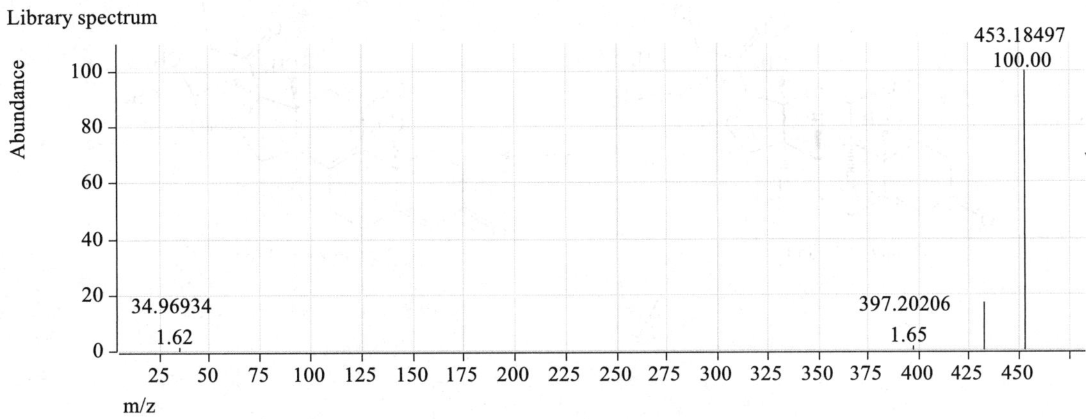

[M-H]⁻ CID:20V

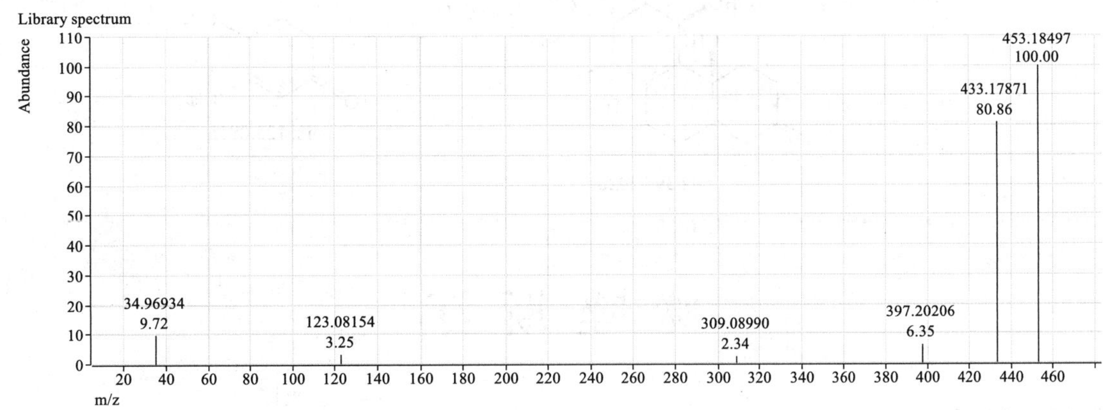

[M-H]⁻ CID:40V

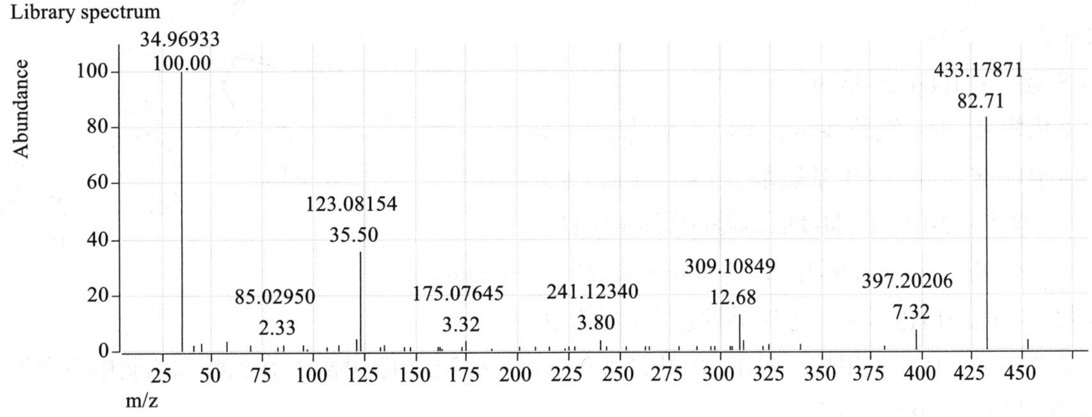

负离子扫描裂解途径解析

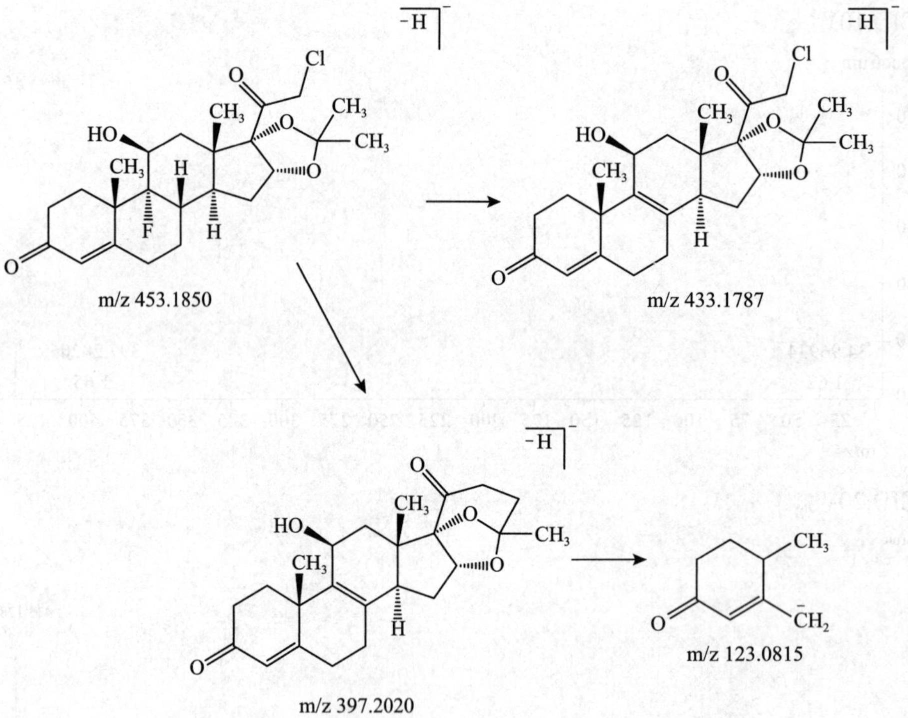

m/z 453.1850

m/z 433.1787

m/z 397.2020

m/z 123.0815

咪 唑 斯 汀

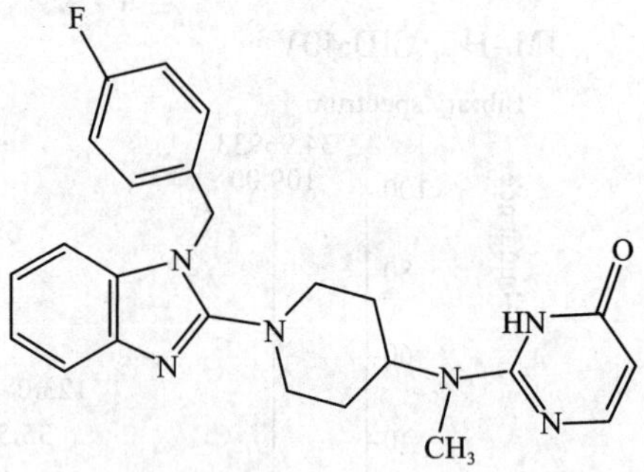

英文名：Mizolastine

分子式：$C_{24}H_{25}FN_6O$

分子量：432.49

CAS 编号：108612-45-9

中文化学名：(4- 氟苯基)-2-［4-［*N*-［2-(3,4-二氢 -4- 氧嘧啶基)］-*N*- 甲基氨基］-1- 哌啶基］苯并咪唑

英文化学名：2-[[1-[1-[(4-Fluorophenyl)methyl]-1*H*-benzimidazol-2-yl]-4-piperidinyl]methylamino]-4(3*H*)-pyrimidinone

性状：本品为白色或类白色结晶性粉末；无臭；无味

溶解性：本品在三氯甲烷中易溶，在甲醇和 0.1mol/L 盐酸溶液中略溶，在乙醇和乙腈中极微溶，在水和 0.1mol/L 氢氧化钠溶液中不溶

正离子扫描二级质谱图

[M+H]+ CID:10V

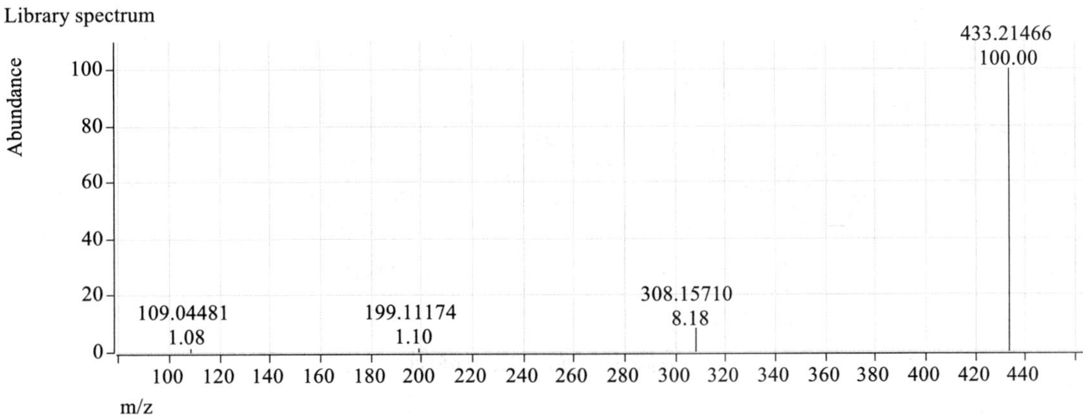

[M+H]+ CID:20V

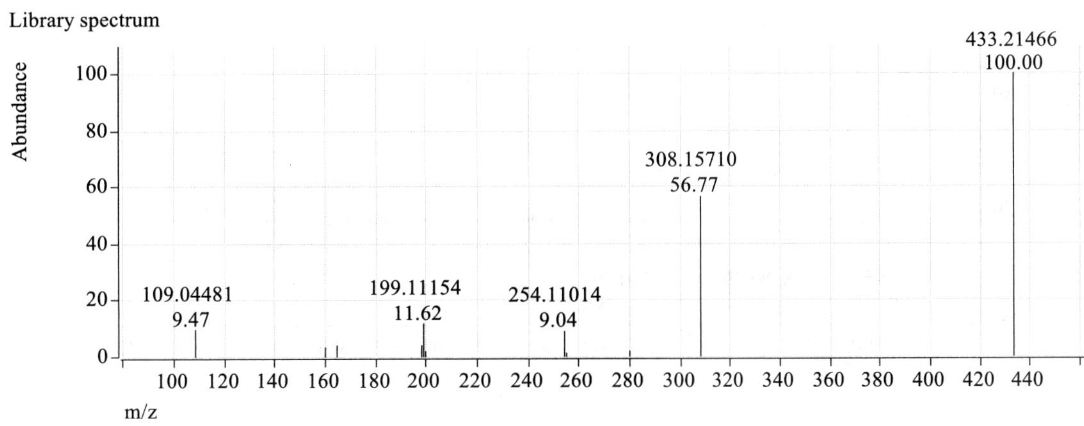

[M+H]+ CID:40V

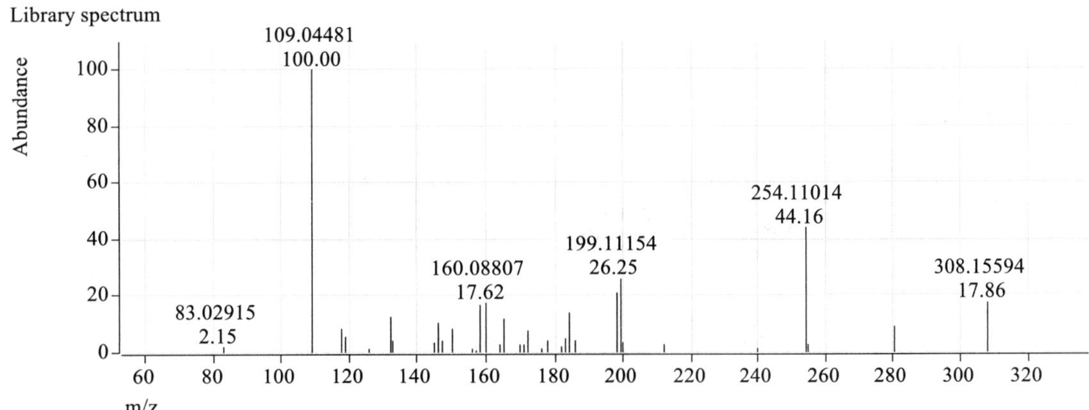

正离子扫描裂解途径解析

m/z 433.2147 → m/z 308.1558 → m/z 109.0448

负离子扫描二级质谱图

$[M-H]^-$ CID:10V

Library spectrum

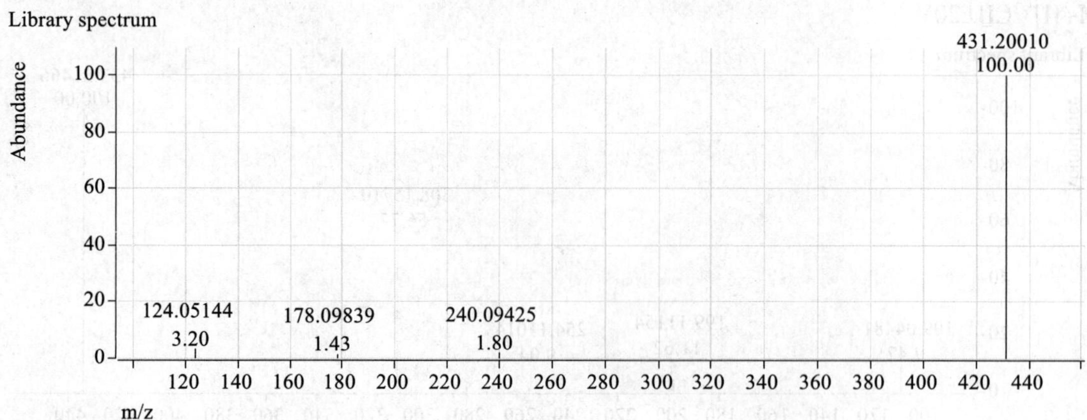

$[M-H]^-$ CID:20V

Library spectrum

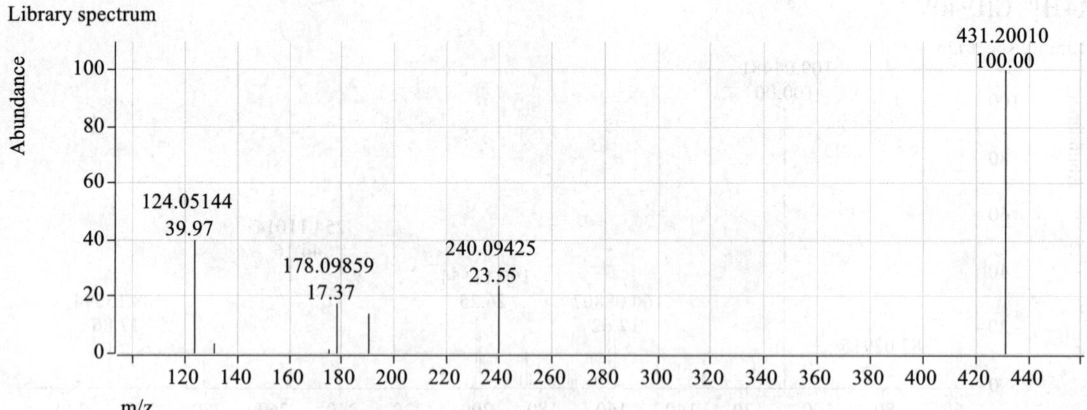

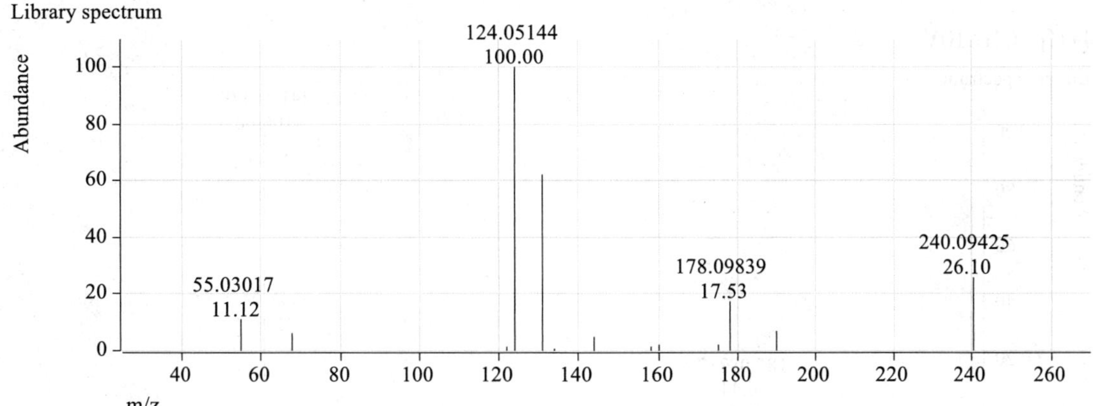

负离子扫描裂解途径解析

m/z 178.0986

m/z 240.0942 m/z 431.2001 m/z 124.0516

咪喹莫特

英文名： Imiquimod

分子式： $C_{14}H_{16}N_4$

分子量： 240.30

CAS 编号： 99011-02-6

中文化学名： 1-(2-甲基丙基)-4-氨基-1*H*-咪唑并[4,5-*c*]喹啉

英文化学名： 1-(2-Methylpropyl)-1*H*-imidazo[4,5-*c*]quinolin-4-amine

性状： 本品为白色至类白色结晶或结晶性粉末；无臭；无味

溶解性： 本品在甲醇或二甲基甲酰胺中极微溶，在水或三氯甲烷中几乎不溶，在盐酸中易溶，在0.1mol/L盐酸溶液中微溶

正离子扫描二级质谱图

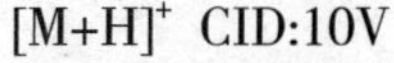

$[M+H]^+$ CID:10V

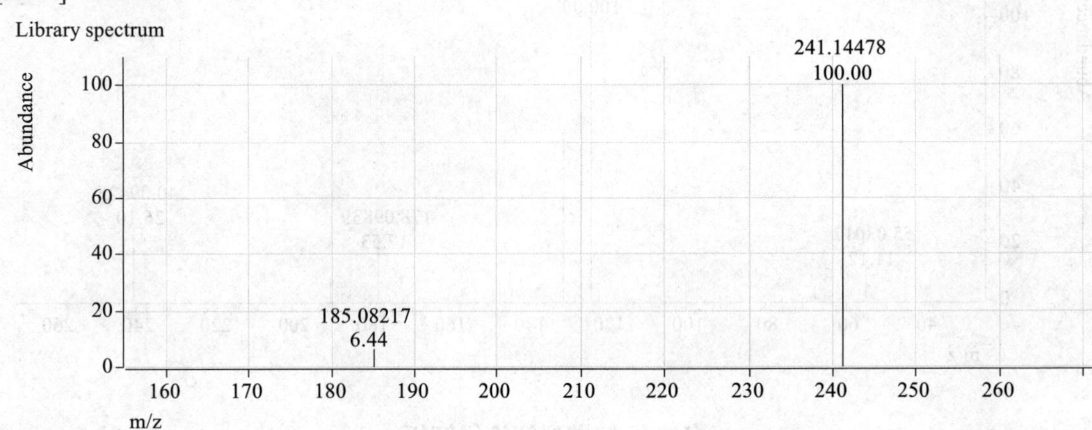

$[M+H]^+$ CID:20V

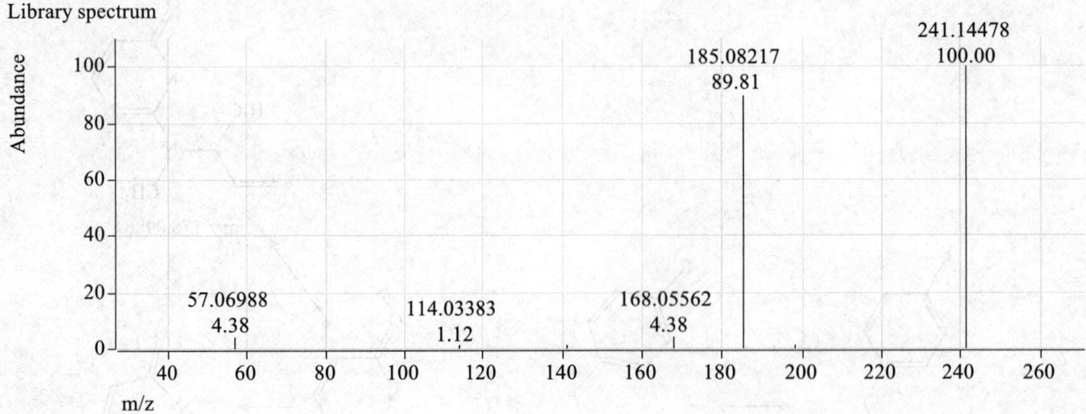

$[M+H]^+$ CID:40V

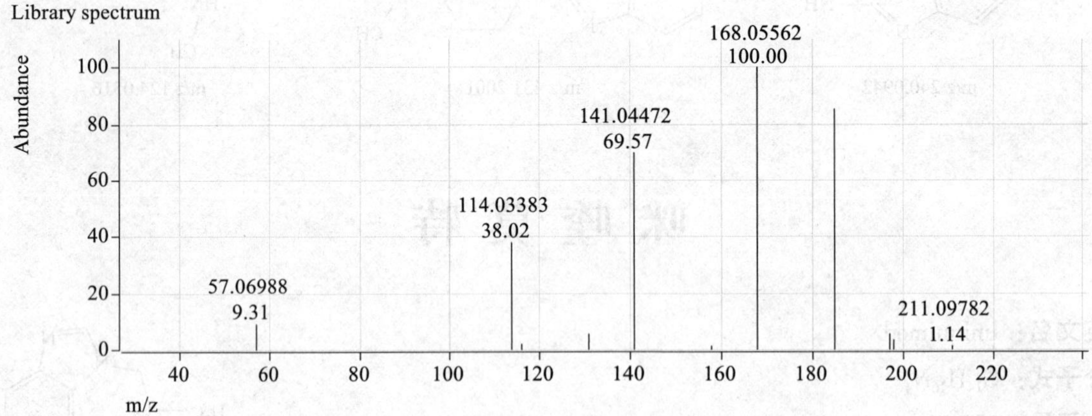

正离子扫描裂解途径解析

m/z 241.1448 → m/z 185.0822 → m/z 168.0556 → m/z 141.0447

氟 马 西 尼

英文名：Flumazenil

分子式：$C_{15}H_{14}FN_3O_3$

分子量：303.29

CAS 编号：78755-81-4

中文化学名：8- 氟 -5,6- 二氢 -5- 甲基 -6- 氧代 -4*H*-咪唑并 -［1,5-*α*］［1,4］苯并二氮䓬 -3- 甲酸乙酯

英文化学名：Ethyl 8-fluoro-5,6-dihydro-5-methyl-6-oxo-4*H*-imidazo[1,5-*a*][1,4]benzodiazepine-3-carboxylate

性状：本品为白色或类白色结晶性粉末；无臭；无味

溶解性：本品在三氯甲烷或冰醋酸中易溶，在甲醇中略溶，在水中几乎不溶

正离子扫描二级质谱图

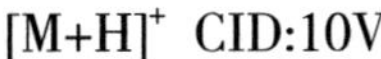
[M+H]+ CID:10V

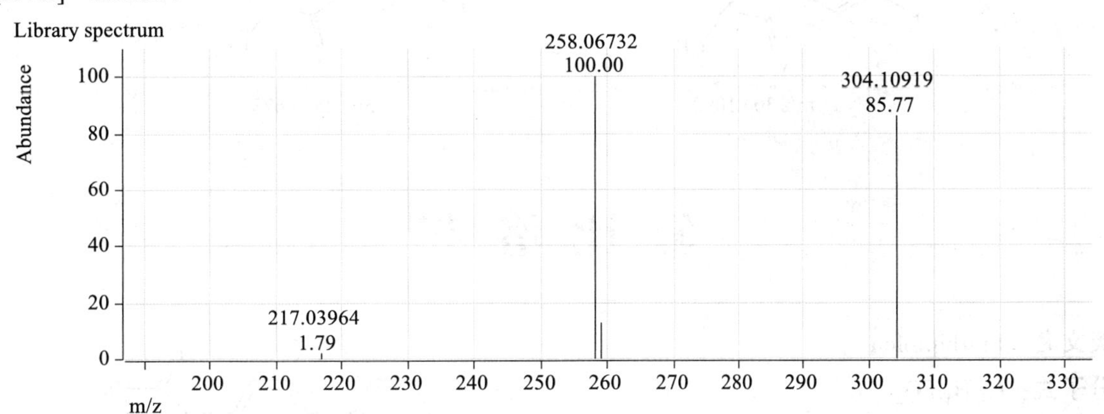

[M+H]+ CID:20V

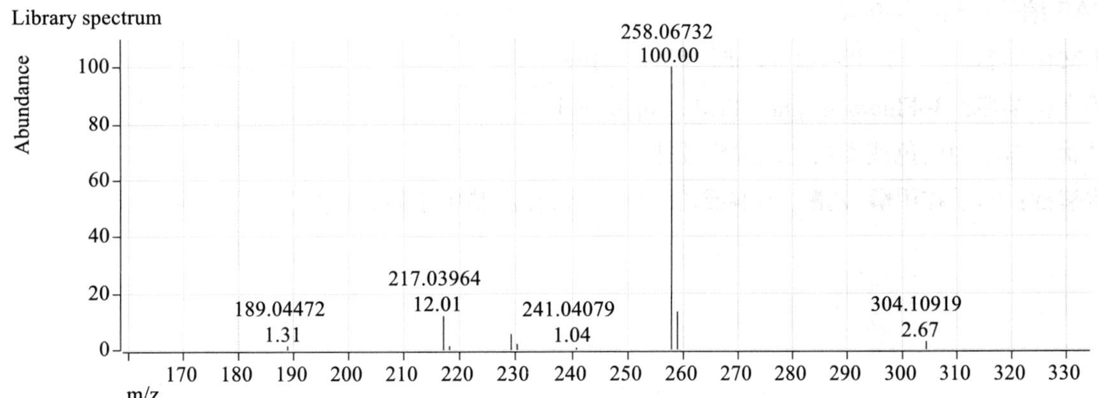

$[M+H]^+$ CID:40V

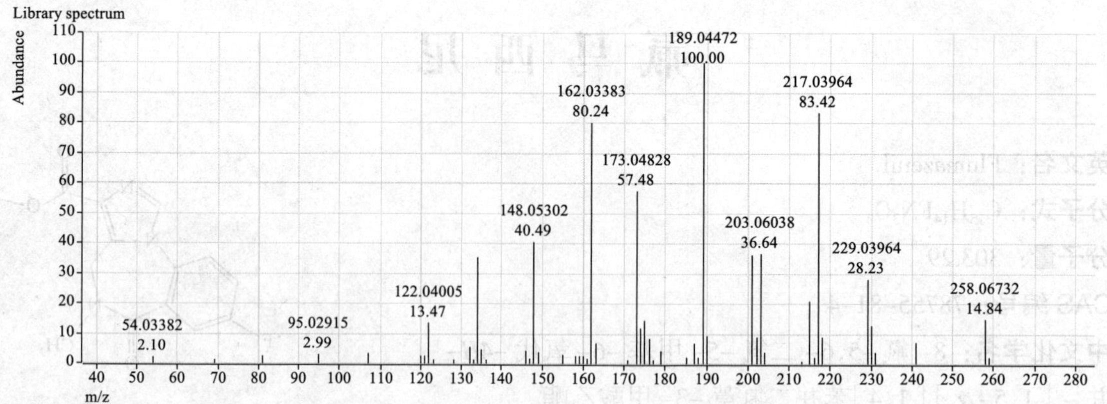

正离子扫描裂解途径解析

m/z 304.1092 → m/z 258.0673

氟 比 洛 芬

英文名：Flurbiprofen

分子式：$C_{15}H_{13}FO_2$

分子量：244.27

CAS 编号：5104-49-4

中文化学名：(±)-2-(2-氟-4-联苯基)-丙酸

英文化学名：3-Fluoro-4-phenylhydratropic acid

性状：本品为白色或类白色结晶性粉末

溶解性：本品在甲醇、乙醇、丙酮或乙醚中易溶，在乙腈中溶解，在水中几乎不溶

负离子扫描二级质谱图

[M-H]⁻ CID:10V

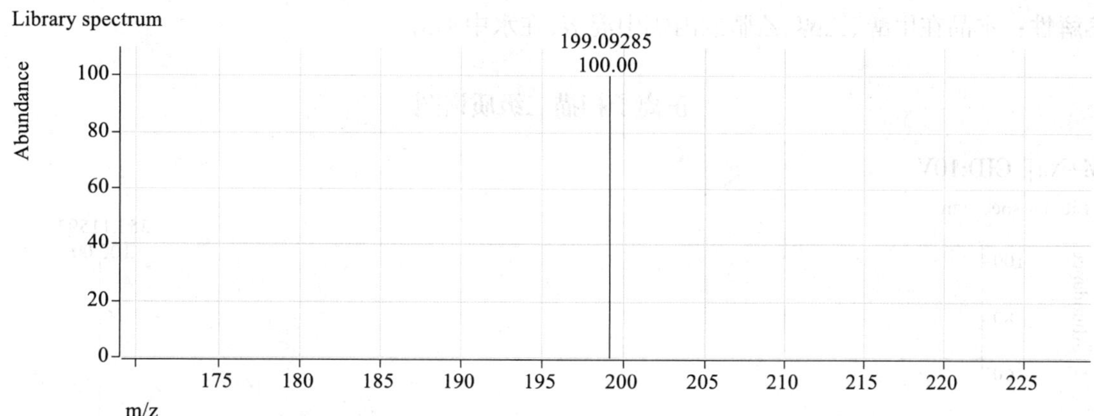

[M-H]⁻ CID:20V

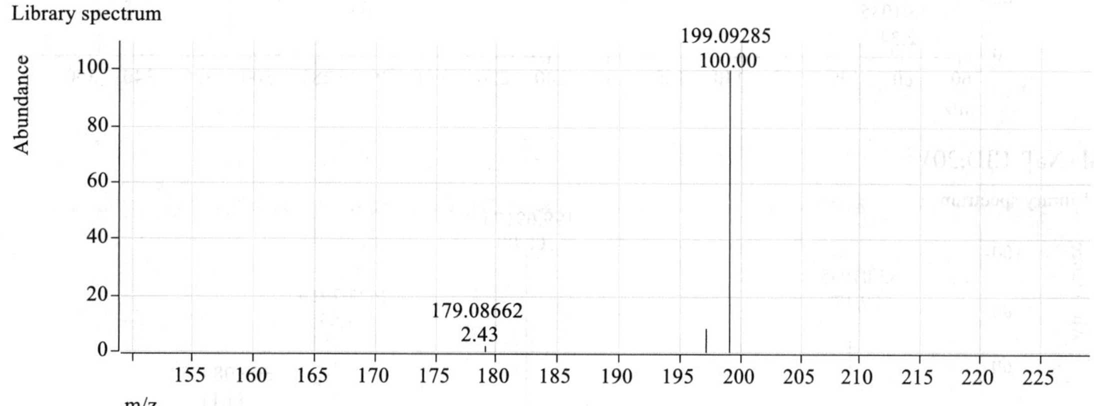

负离子扫描裂解途径解析

m/z 243.0827 → m/z 199.0929 → m/z 179.0866

氟比洛芬酯

英文名： Flurbiprofen Axetil

分子式： $C_{19}H_{19}FO_4$

分子量： 330.35

CAS 编号： 91503-79-6

中文化学名：2- 氟 -A- 甲基 -(1,1′- 联苯)-4- 乙酸 1-(乙酰氧基)乙基酯

英文化学名：1-Acetoxyethyl 2-(2-fluoro-[1,1′-biphenyl]-4-yl)propanoate

性状：本品为无色至微黄色透明油状物；略臭；味苦

溶解性：本品在甲醇、乙醇、乙腈或丙酮中混溶，在水中不溶

正离子扫描二级质谱图

[M+Na]+ CID:10V

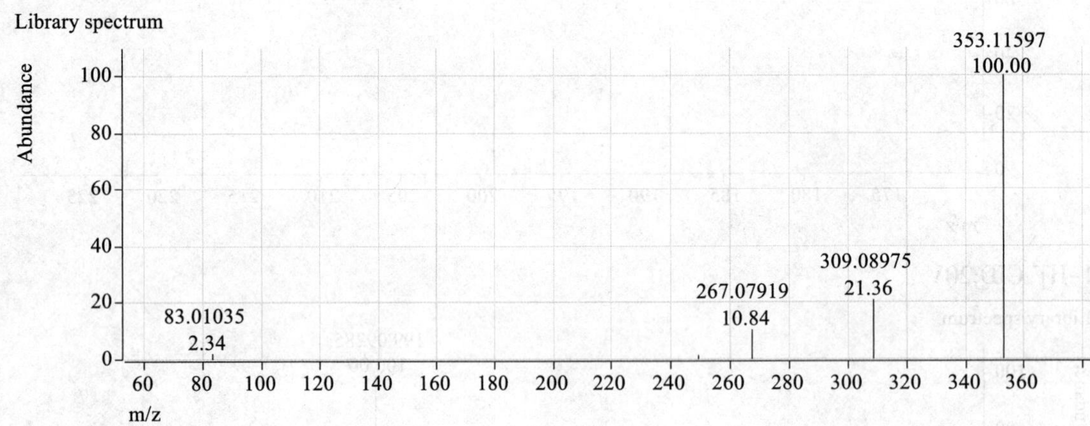

[M+Na]+ CID:20V

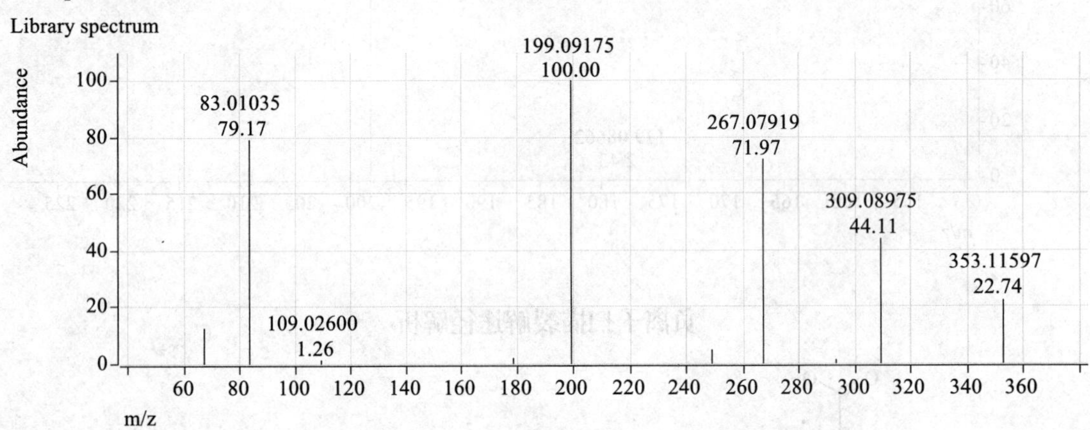

[M+Na]+ CID:40V

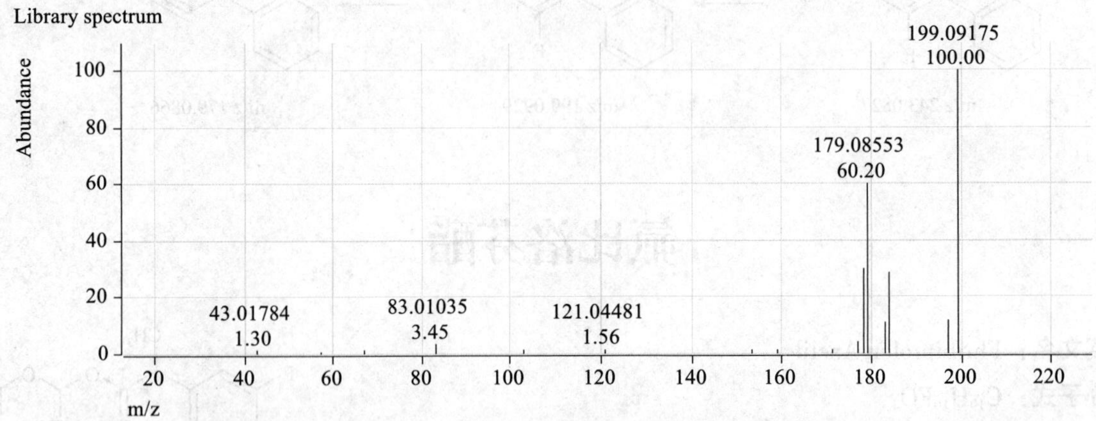

正离子扫描裂解途径解析

m/z 353.1160

m/z 309.0897

m/z 267.0792

m/z 83.0104

m/z 199.0918

m/z 179.0855

氟伐他汀钠

英文名：Fluvastatin Sodium

分子式：$C_{24}H_{25}FNNaO_4$

分子量：433.46

CAS 编号：93957-55-2

中文化学名：(3*R*,5*S*,6*E*)-(±)-7-［3-(4-氟苯基)-1-(1-甲基乙基)-1*H*-吲哚-2-基］-3,5-二羟基-6-庚烯酸钠

英文化学名：(3*R*,5*S*,6*E*)-(±)-7-[3-(4-Fluorophenyl)-1-(1-methylethyl)-1*H*-indol-2-yl]-3,5-dihydroxy-6-heptenoic acid,monosodium salt

性状：本品为白色至淡黄色或浅棕黄色或浅红黄色结晶性粉末；无臭或微臭；有引湿性

溶解性：本品在水中溶解，在甲醇中易溶，在乙腈中几乎不溶

正离子扫描二级质谱图

$[M+H]^+$ CID:10V

Library spectrum

412.19186 100.00

266.13394 15.73

224.08701 4.29

394.18130 9.29

$[M+H]^+$ CID:20V

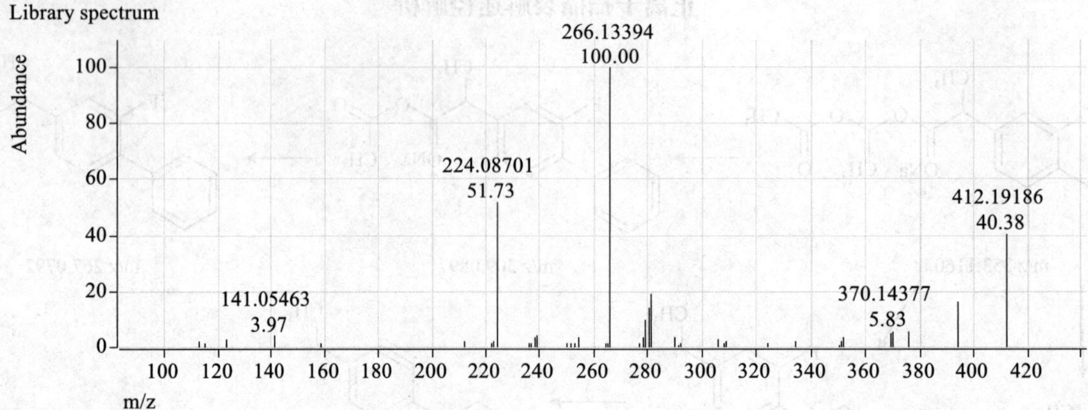

$[M+H]^+$ CID:40V

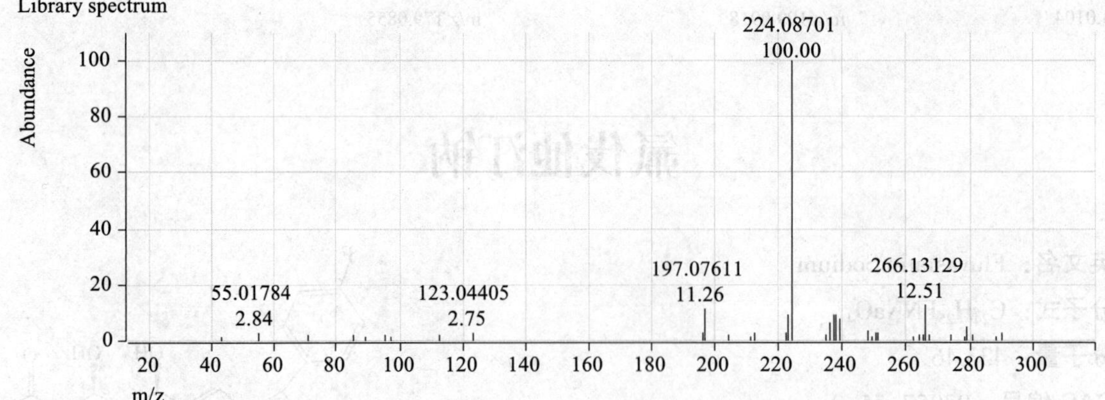

正离子扫描裂解途径解析

m/z 412.1919 → m/z 394.1813

m/z 412.1919 → m/z 266.1340 → m/z 224.0870

负离子扫描二级质谱图

[M−H]⁻ CID:10V

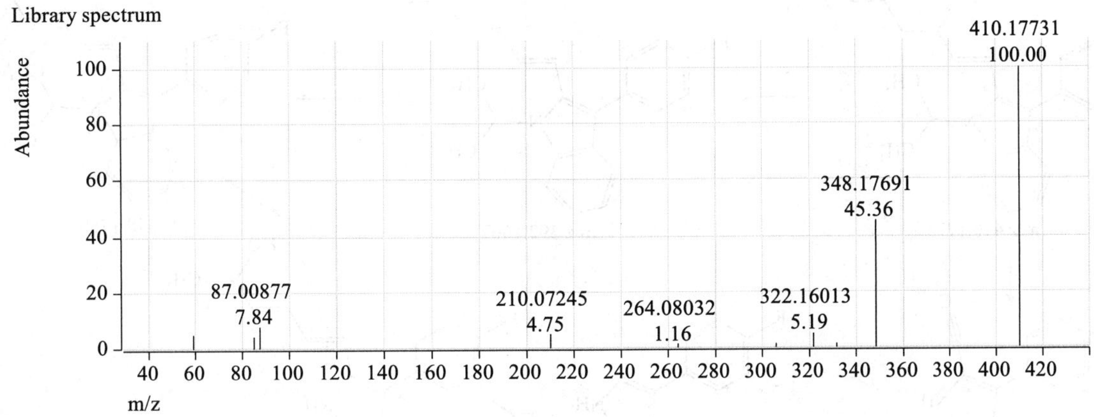

[M−H]⁻ CID:20V

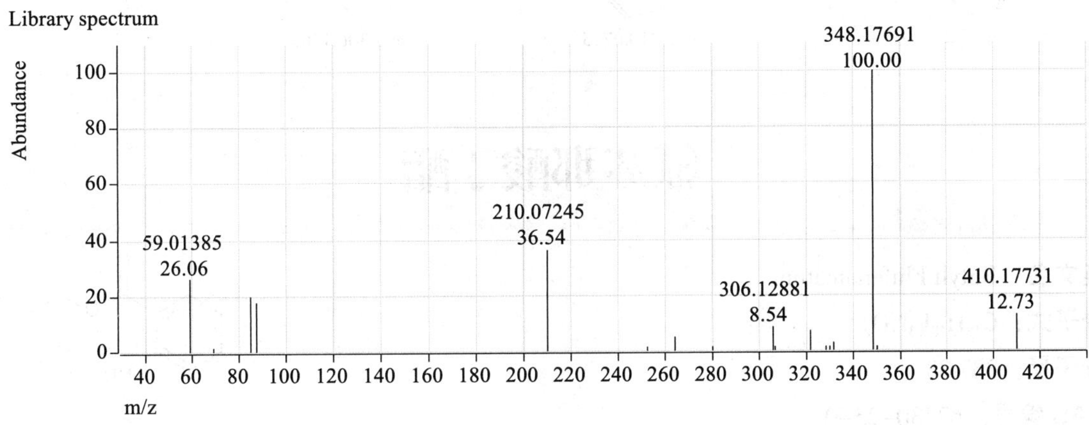

[M−H]⁻ CID:40V

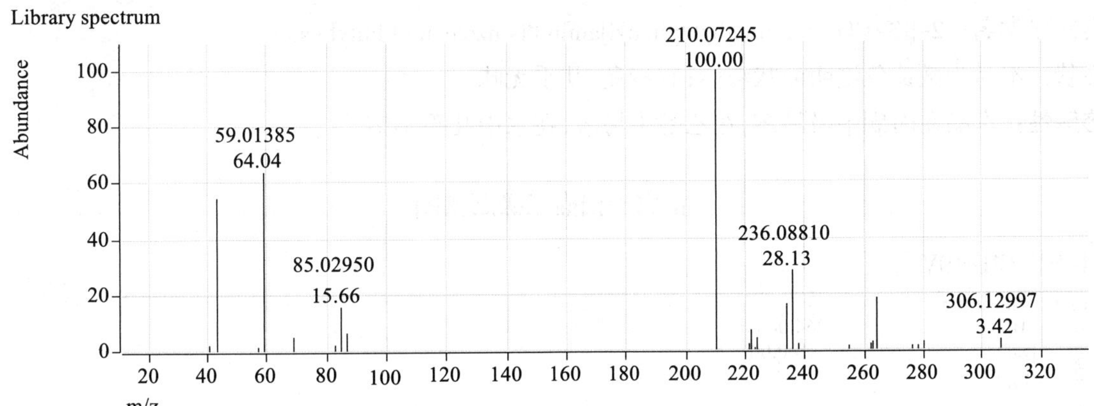

负离子扫描裂解途径解析

m/z 410.1773 → m/z 392.1667 → m/z 348.1769 → m/z 306.1300 → m/z 210.0725

m/z 410.1773 → m/z 234.0725

氟芬那酸丁酯

英文名： Butyli Flufenamatum

分子式： $C_{18}H_{18}F_3NO_2$

分子量： 337.33

CAS 编号： 67330-25-0

中文化学名： 2-［［3-(三氟甲基)苯基］氨基］苯甲酸丁酯

英文化学名： 2-[[3-(Trifluoromethyl)phenyl]amino]benzoic acid butyl ester

性状： 本品为微黄色澄明油状液体；有特臭；几乎无味

溶解性： 本品在丙酮中极易溶，在乙醇中易溶，在水中几乎不溶

正离子扫描二级质谱图

$[M+H]^+$ CID:10V

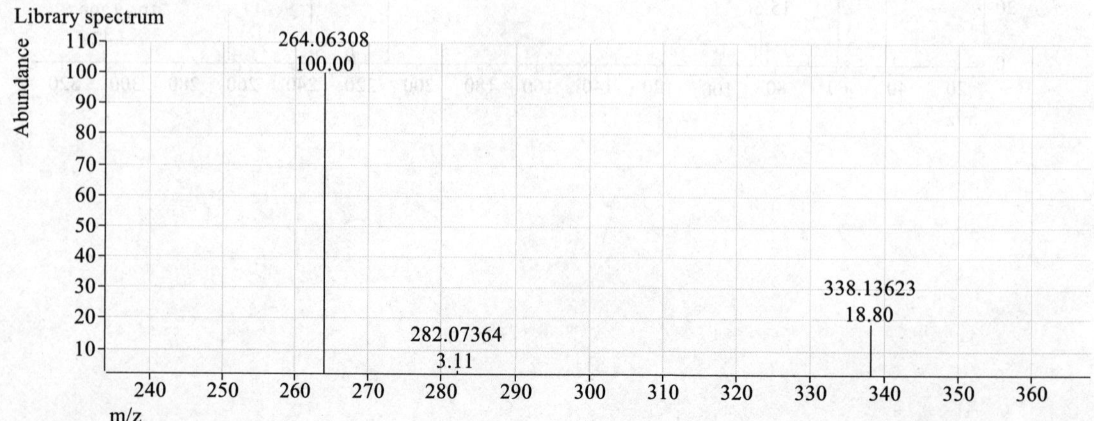

$[M+H]^+$ CID:20V

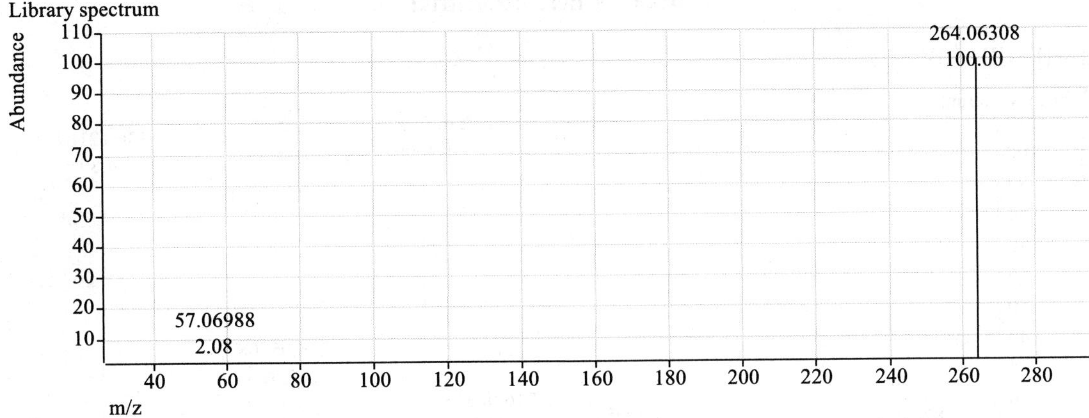

$[M+H]^+$ CID:40V

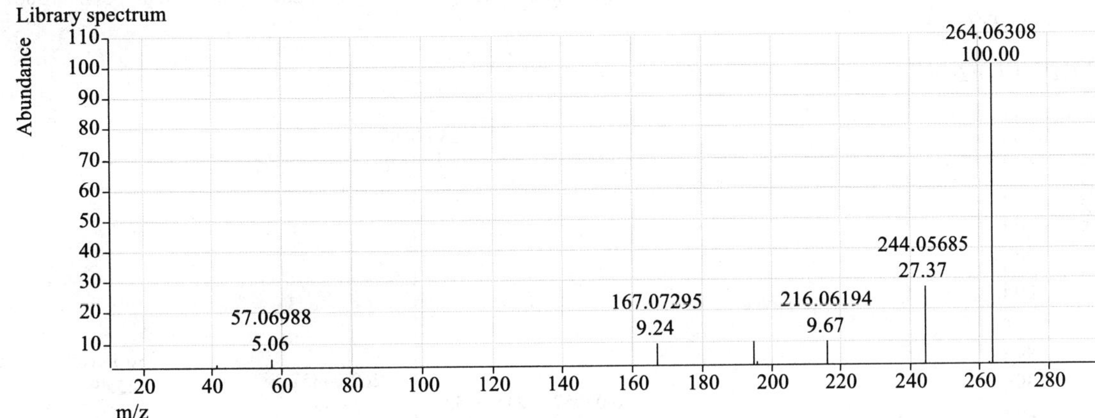

正离子扫描裂解途径解析

m/z 338.1362 → m/z 282.0736 → m/z 264.0631 → m/z 244.0568

负离子扫描二级质谱图

[M-H]⁻ CID:10V

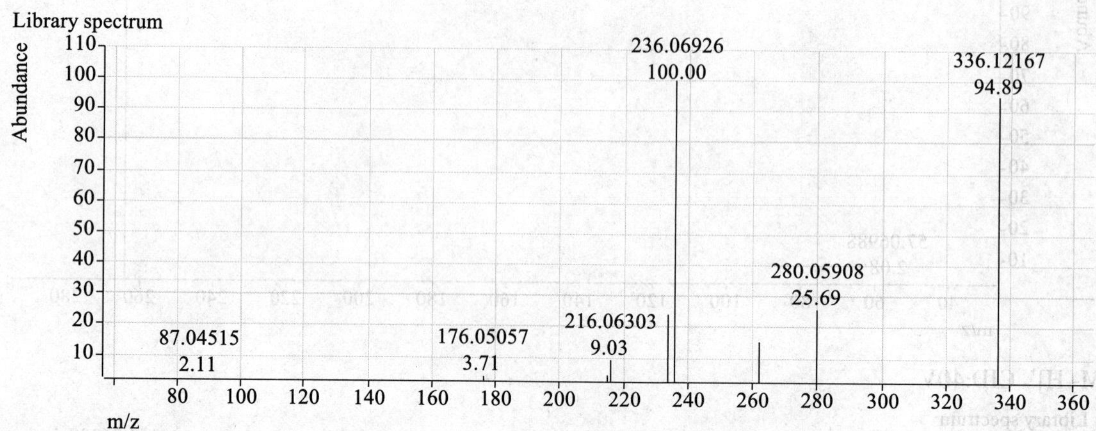

[M-H]⁻ CID:20V

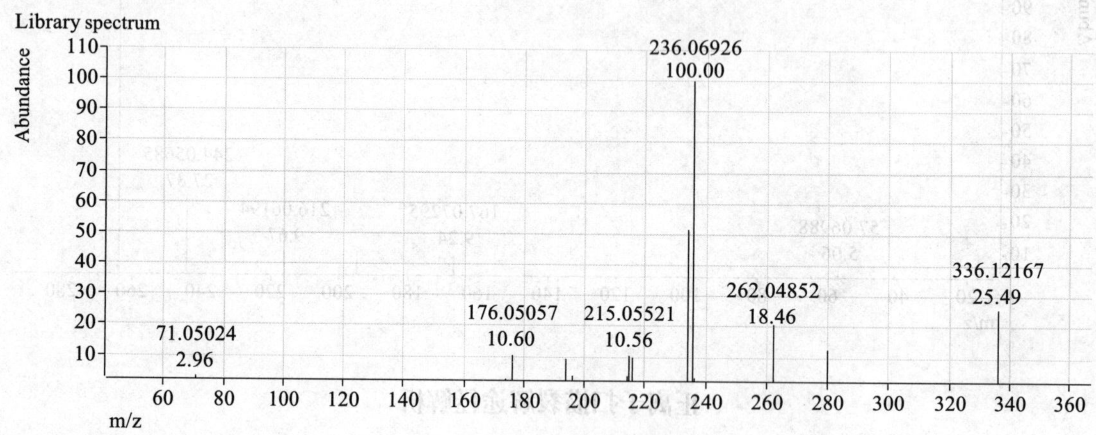

[M-H]⁻ CID:40V

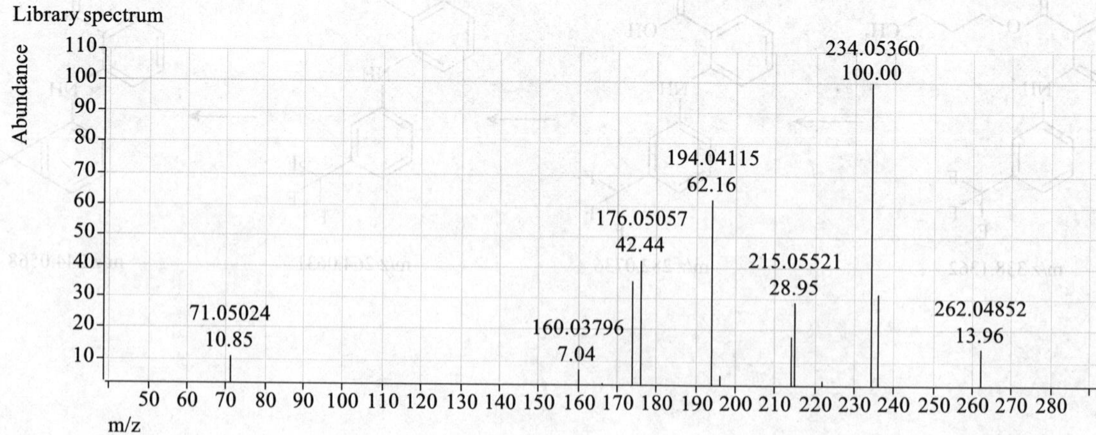

负离子扫描裂解途径解析

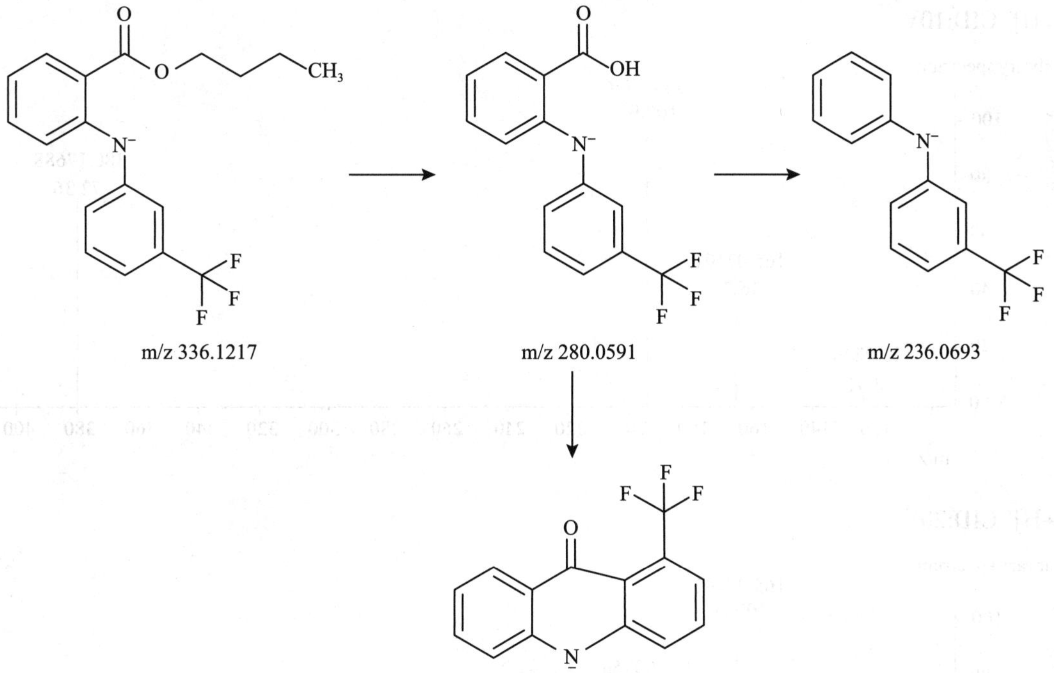

m/z 336.1217

m/z 280.0591

m/z 236.0693

m/z 262.0485

氟 哌 利 多

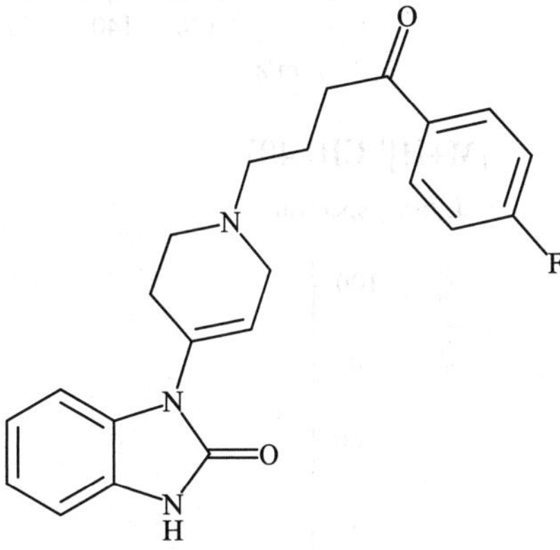

英文名： Droperidol

分子式： $C_{22}H_{22}FN_3O_2$

分子量： 379.43

CAS 编号： 548-73-2

中文化学名： 1-［1-［3-(4-氟苯甲酰基)丙基］-1,2,3,6-四氢-4-吡啶基］-2-苯并咪唑啉酮

英文化学名： 1-[1-[4-(4-Fluorophenyl)-4-oxobutyl]-1,2,3,6-tetrahydro-4-pyridinyl]-1,3-dihydro-2*H*-benzimidazol-2-one

性状： 本品为类白色至浅黄色结晶性粉末；无臭；遇光易变色

溶解性： 本品在三氯甲烷或 *N*,*N*-二甲基甲酰胺中易溶，在乙醇或乙酸乙酯中极微溶，在水中不溶

正离子扫描二级质谱图

[M+H]+ CID:10V

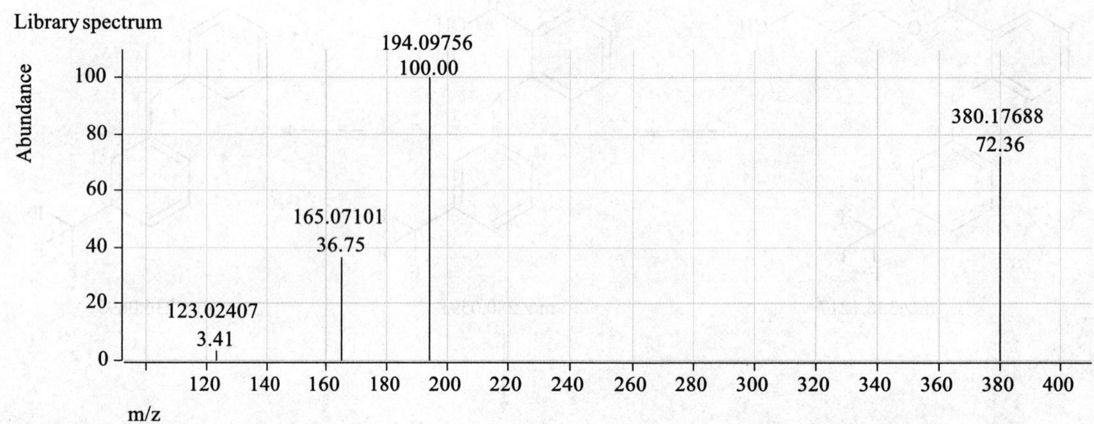

[M+H]+ CID:20V

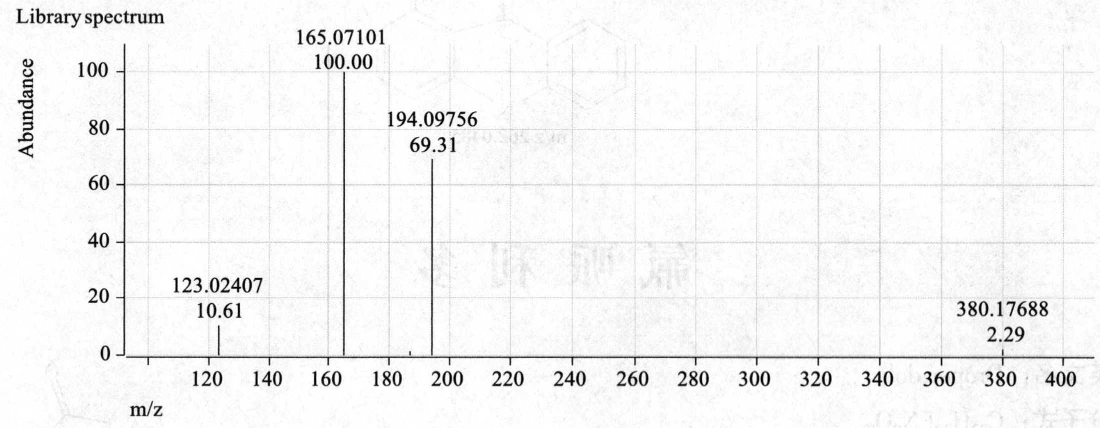

[M+H]+ CID:40V

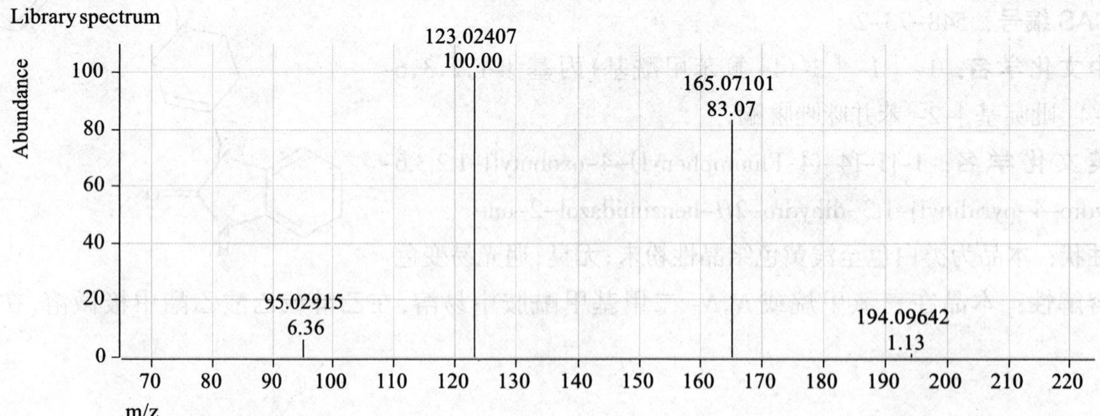

正离子扫描裂解途径解析

m/z 380.1769 → m/z 194.0976 → m/z 165.0710 → m/z 123.0241 → m/z 95.0292

氟 哌 啶 醇

英文名： Haloperidol

分子式： $C_{21}H_{23}ClFNO_2$

分子量： 375.87

CAS 编号： 52–86–8

中文化学名： 1–(4– 氟苯基)–4–［4–(4– 氯苯基)–4– 羟基 –1– 哌啶基］–1– 丁酮

英文化学名： 1–(4–Fluorophenyl)–4–[4–(4–chlorophenyl)–4–hydroxy–1–piperidinyl] –1–butanone

性状： 本品为白色或类白色结晶性粉末

溶解性： 本品在三氯甲烷中溶解，在乙醇中略溶，在乙醚中微溶，在水中几乎不溶

正离子扫描二级质谱图

$[M+H]^+$ CID:10V

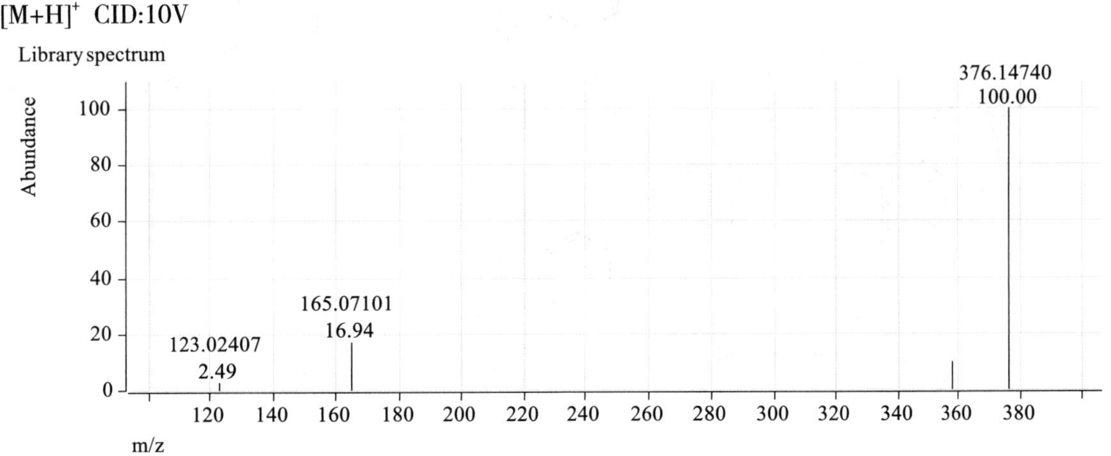

$[M+H]^+$ CID:20V

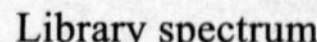

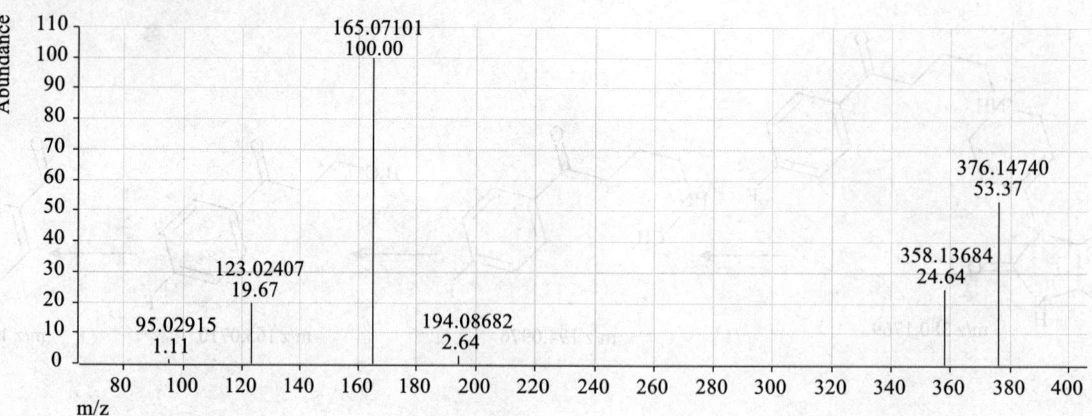

$[M+H]^+$ CID:40V

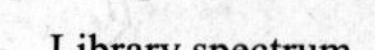

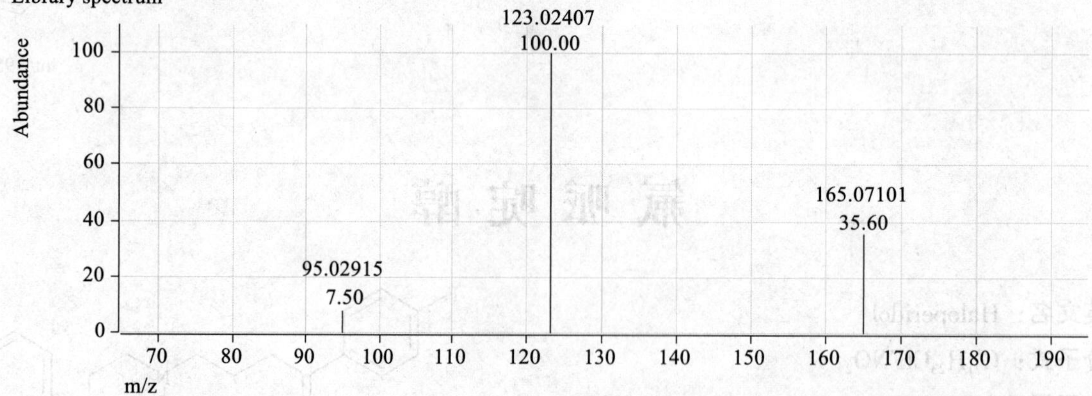

正离子扫描裂解途径解析

m/z 376.1474

m/z 165.0710

m/z 123.0241

m/z 358.1368

负离子扫描二级质谱图

[M-H]⁻ CID:10V

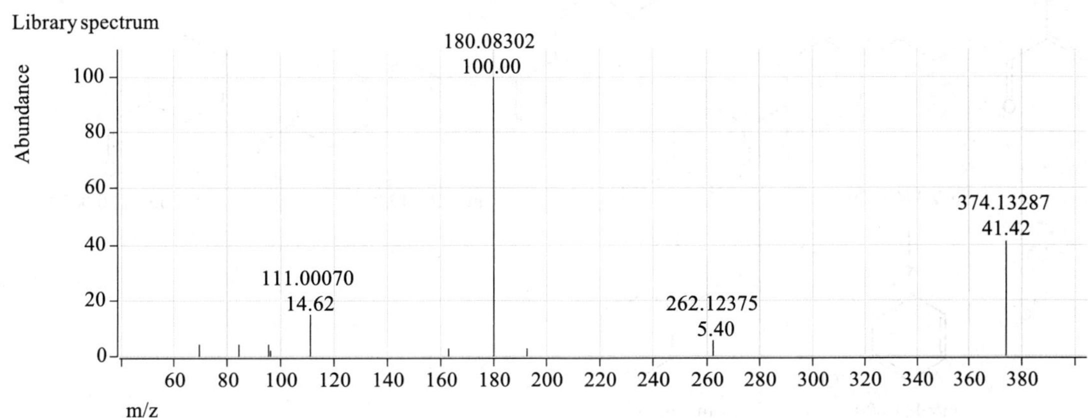

[M-H]⁻ CID:20V

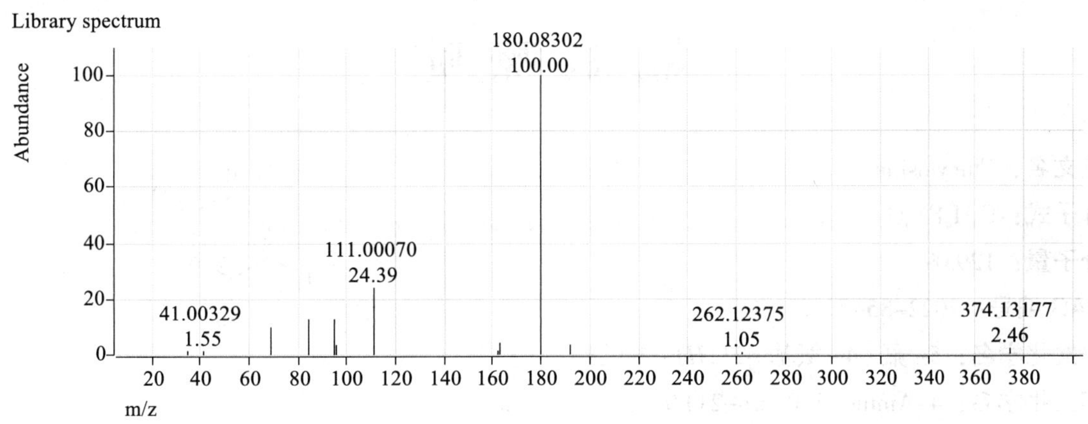

[M-H]⁻ CID:40V

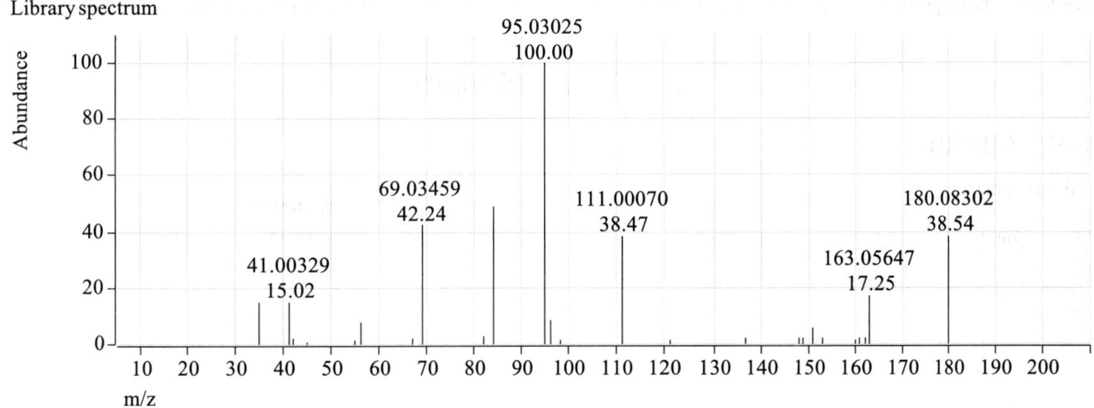

负离子扫描裂解途径解析

F, N, O, Cl
m/z 374.1329
m/z 262.1249
m/z 180.0830
m/z 111.0007
m/z 95.0303

氟胞嘧啶

英文名：Flucytosine

分子式：$C_4H_4FN_3O$

分子量：129.09

CAS 编号：2022-85-7

中文化学名：5- 氟 -4- 氨基 -2(1*H*)- 嘧啶酮

英文化学名：4-Amino-5-fluoro-2(1*H*)-pyrimidinone

性状：本品为白色或类白色结晶性粉末；无臭或微臭

溶解性：本品在水中略溶，在乙醇中微溶，在乙醚中几乎不溶，在稀盐酸或氢氧化钠试液中易溶

正离子扫描二级质谱图

$[M+H]^+$ CID:10V

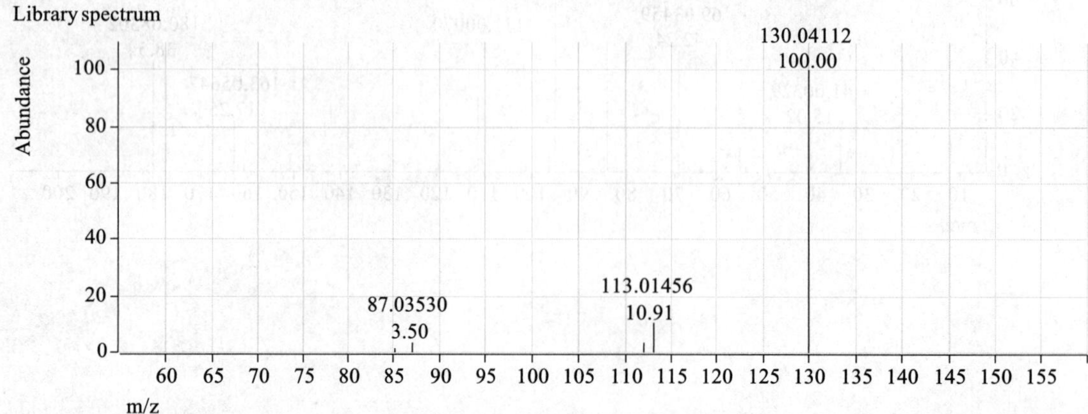

[M+H]$^+$ CID:20V

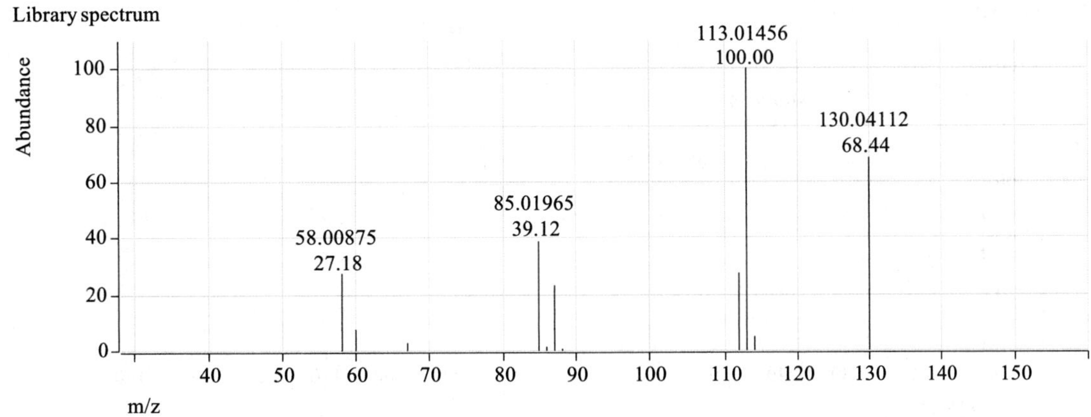

[M+H]$^+$ CID:40V

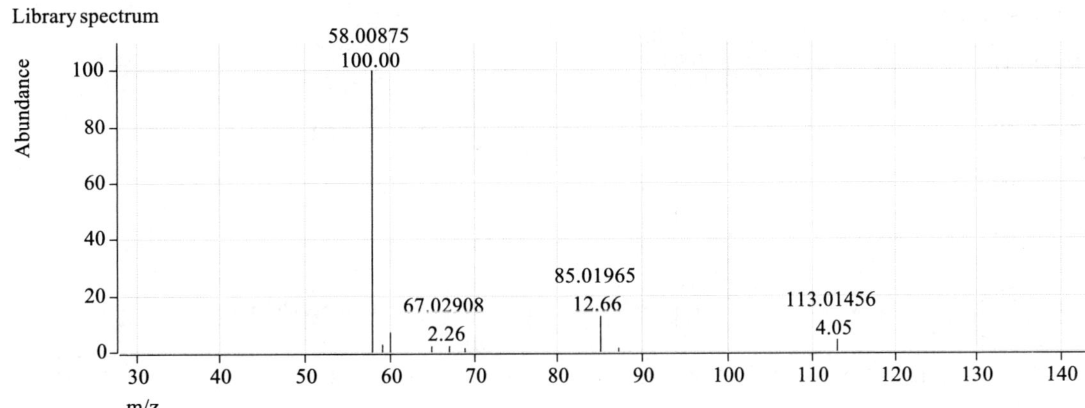

正离子扫描裂解途径解析

m/z 130.0411 → m/z 113.0146 → m/z 85.0197 → m/z 58.0088

负离子扫描二级质谱图

[M−H]$^-$ CID:10V

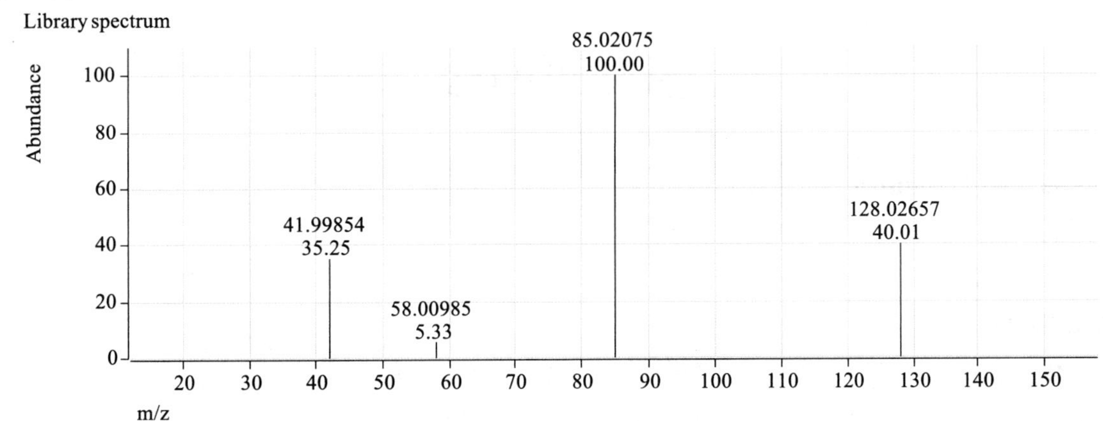

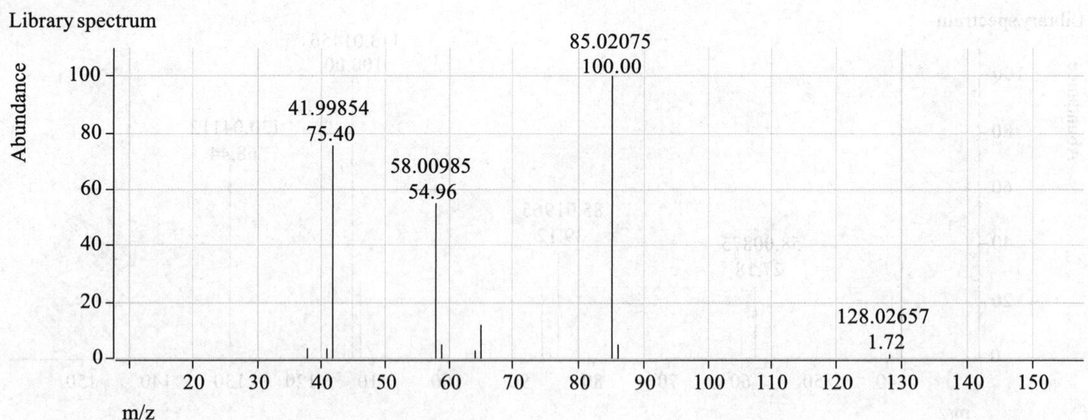

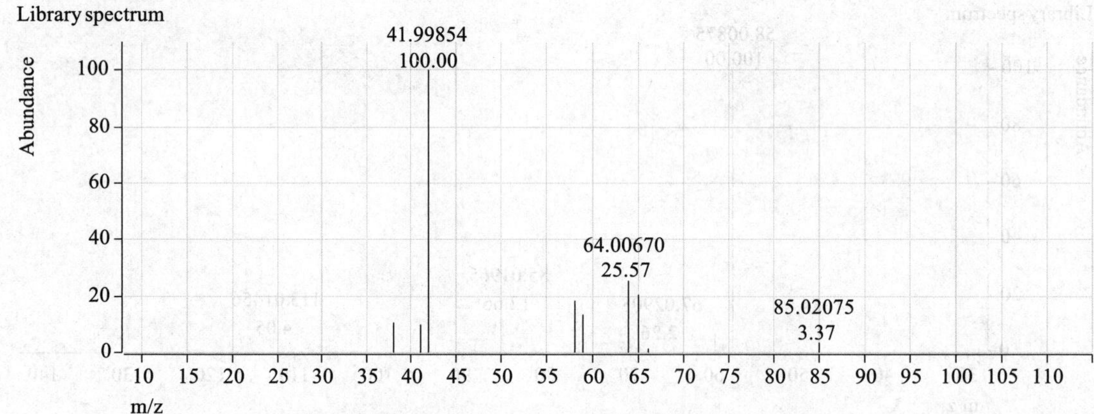

负离子扫描裂解途径解析

m/z 128.0266

m/z 85.0207

m/z 58.0099

m/z 41.9985

氢化可的松

英文名：Hydrocortisone

分子式：$C_{21}H_{30}O_5$

分子量：362.47

CAS 编号：50-23-7

中文化学名：11β,17α,21- 三羟基孕甾 -4- 烯 -3,20- 二酮

英文化学名：(11β)-11,17,21-Trihydroxypregn-4-ene-3,20-dione

性状： 本品为白色或类白色结晶性粉末；无臭；遇光渐变质

溶解性： 本品在乙醇或丙酮中略溶，在三氯甲烷中微溶，在乙醚中几乎不溶，在水中不溶

正离子扫描二级质谱图

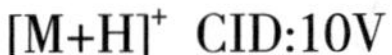
$[M+H]^+$ CID:10V

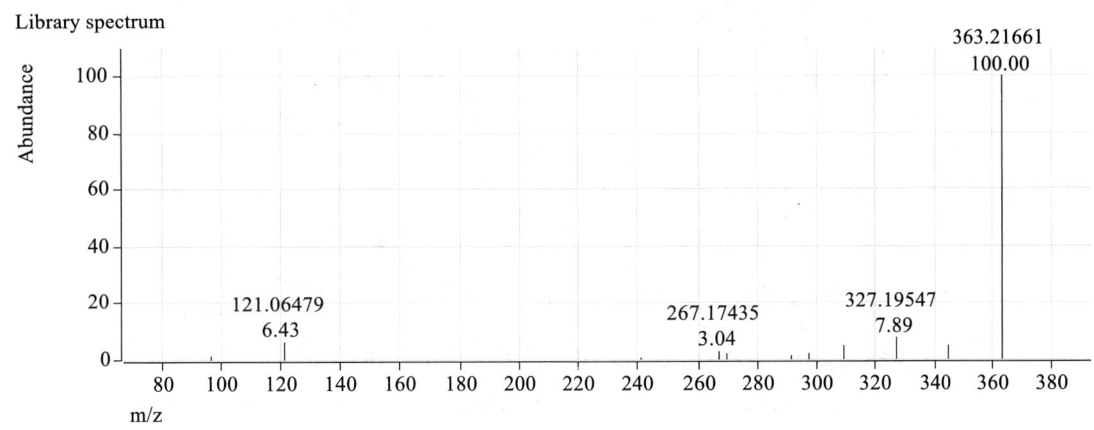

$[M+H]^+$ CID:20V

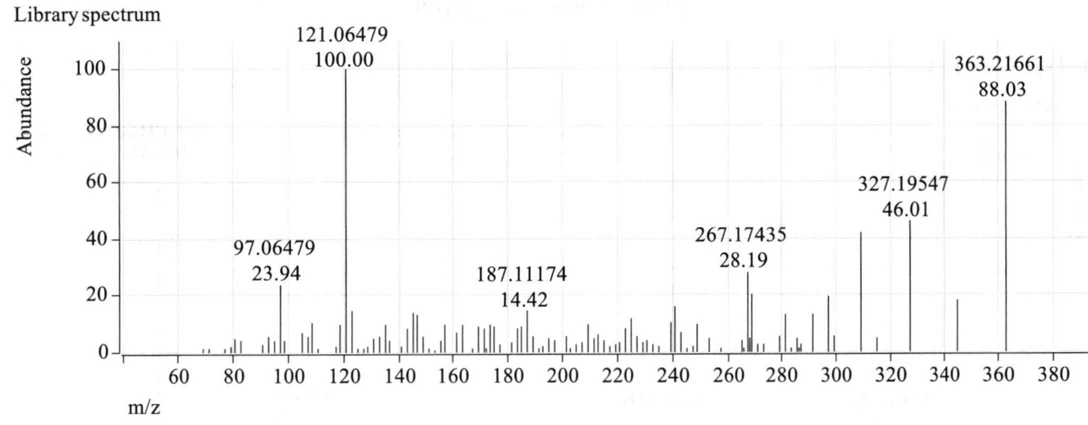

$[M+H]^+$ CID:40V

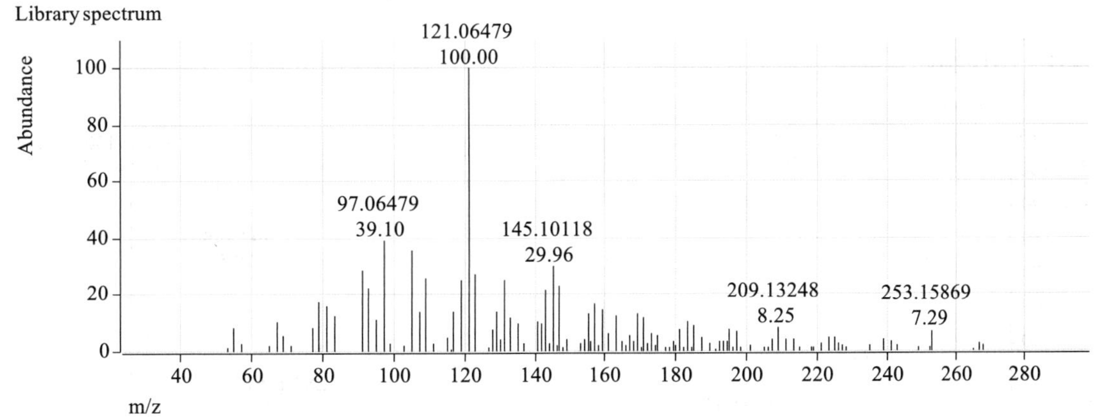

正离子扫描裂解途径解析

m/z 363.2166

m/z 267.1743

m/z 239.1430

m/z 121.0648

m/z 97.0648

负离子扫描二级质谱图

[M−H]⁻ CID:10V

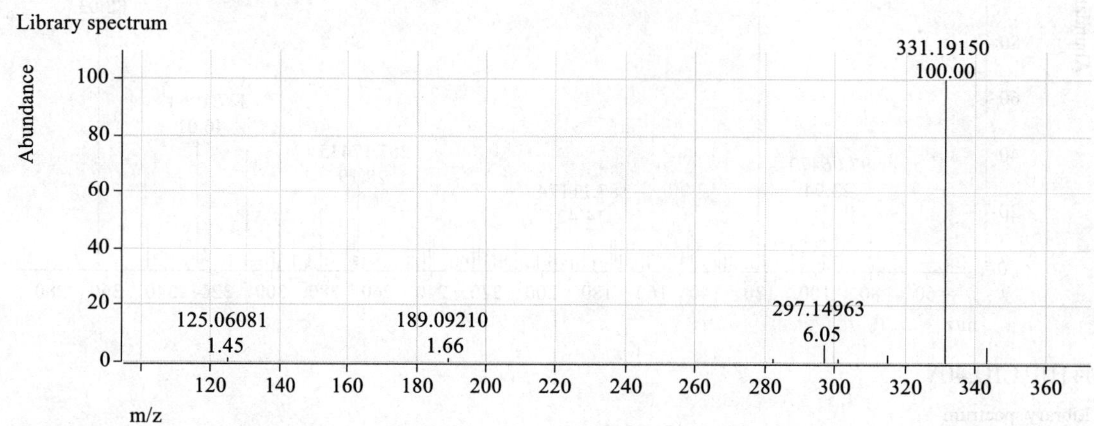

[M−H]⁻ CID:20V

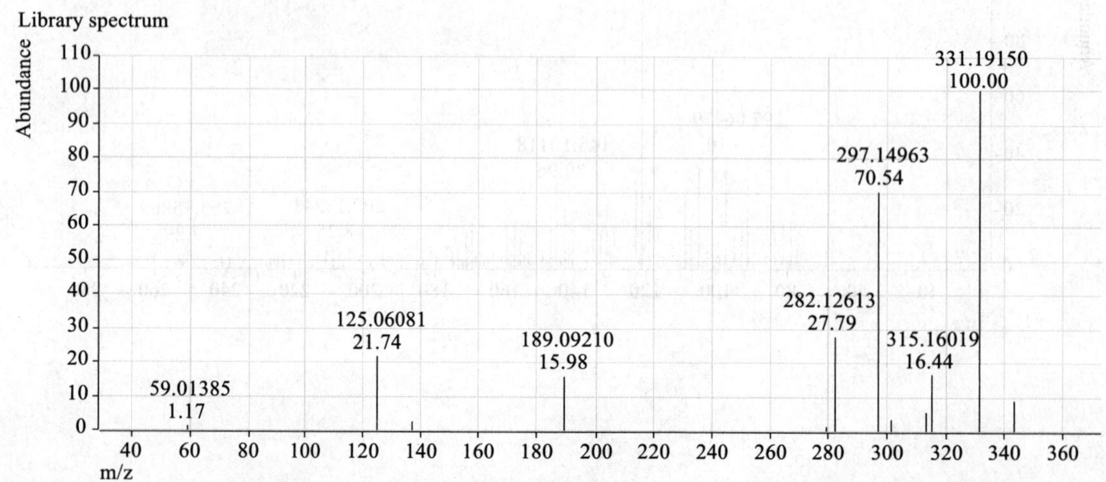

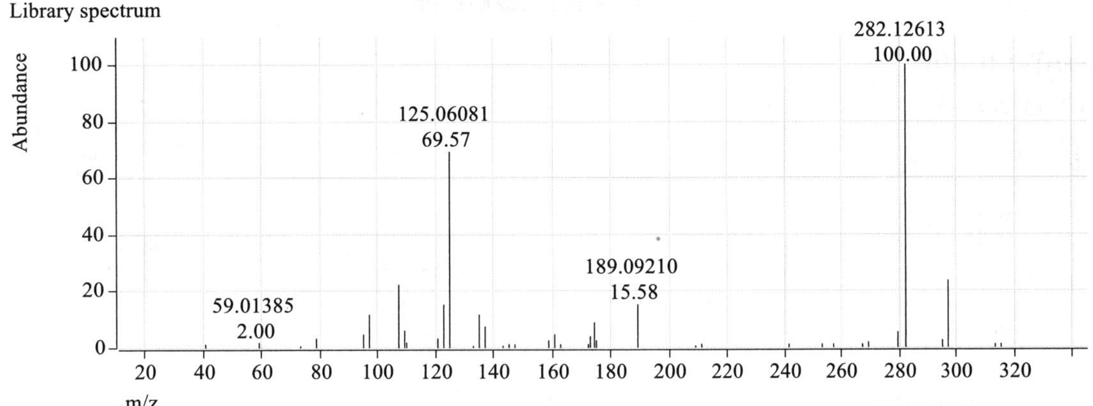

负离子扫描裂解途径解析

m/z 361.2020

m/z 331.1915

氢化可的松琥珀酸单酯

英文名： Hydrocortisone Hemisuccinate

分子式： $C_{25}H_{34}O_8$

分子量： 462.54

CAS 编号： 2203-97-6

中文化学名： 11β,17α,21- 三羟基孕甾 -4- 烯 -3,20- 二酮 -21- 琥珀酸单酯

英文化学名： 11β,17α,21-Trihydroxy-4-pregnene-3,20-dione 21-hemisuccinate

性状： 本品为白色或类白色粉末

溶解性： 本品在甲醇中极易溶，在无水乙醇和丙酮中易溶，在乙醇中略溶，在水中不溶

正离子扫描二级质谱图

$[M+H]^+$ CID:10V

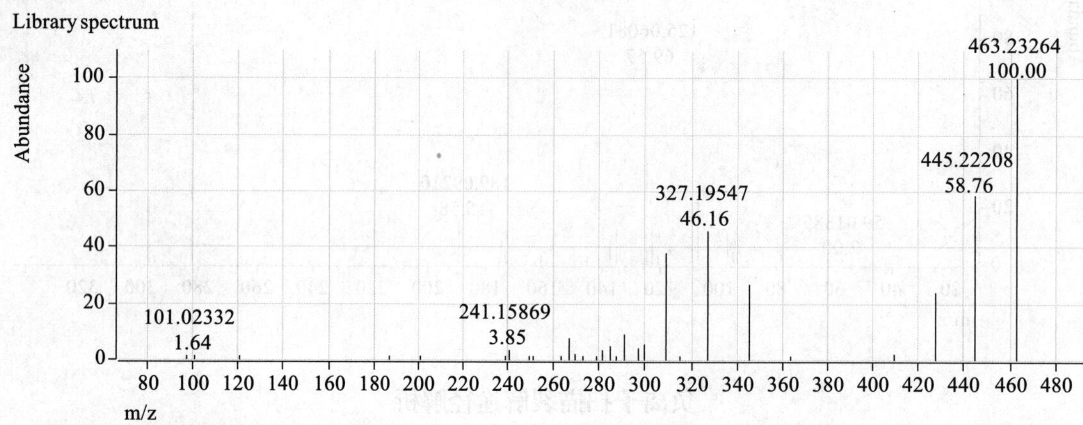

$[M+H]^+$ CID:20V

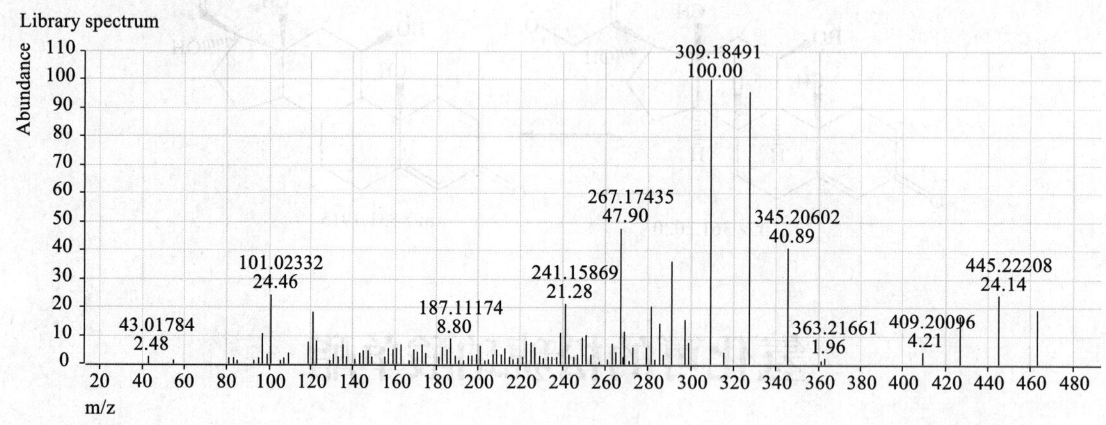

$[M+H]^+$ CID:40V

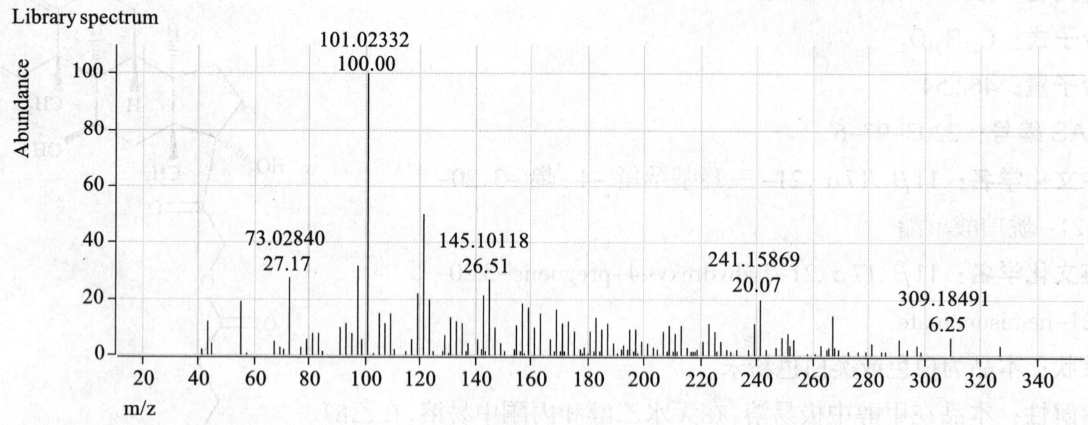

正离子扫描裂解途径解析

m/z 463.2326

m/z 101.0233

m/z 121.0648

m/z 445.2221

m/z 327.1955

m/z 309.1849

负离子扫描二级质谱图

$[M-H]^-$ CID:10V

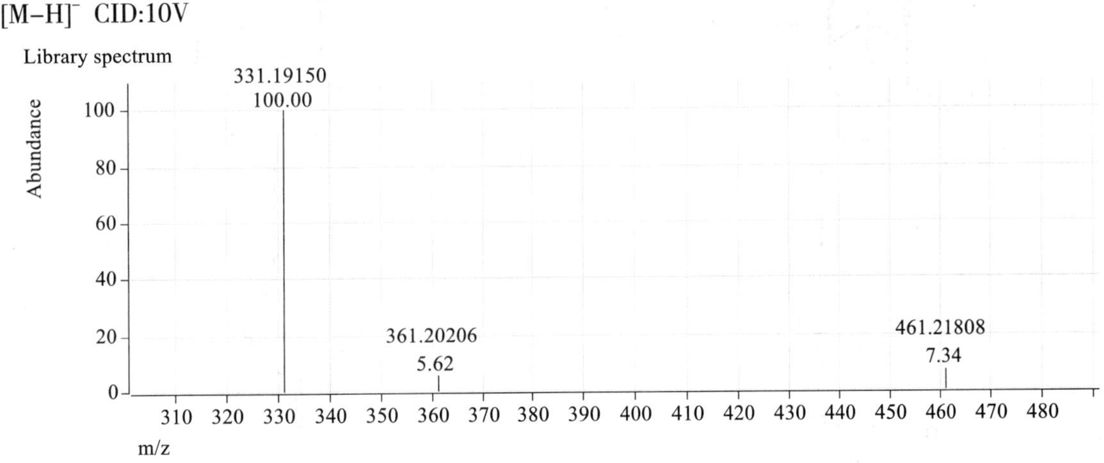

$[M-H]^-$ CID:20V

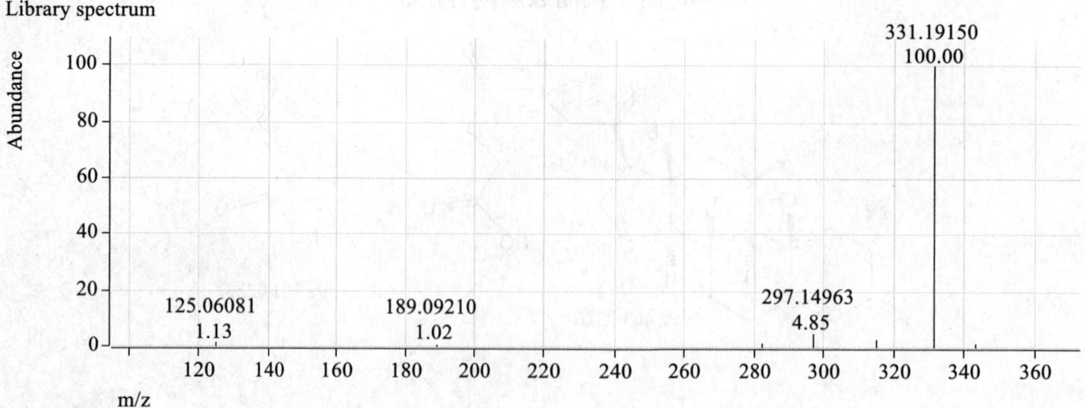

$[M-H]^-$ CID:40V

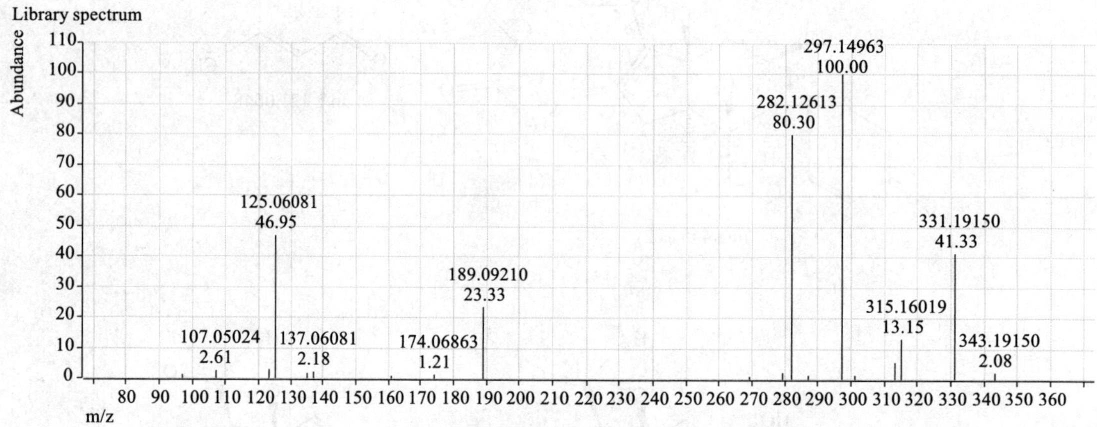

负离子扫描裂解途径解析

m/z 461.2181

m/z 331.1915

m/z 189.0921

m/z 125.0608

氢化可的松琥珀酸钠

英文名： Hydrocortisone Sodium Succinate

分子式： $C_{25}H_{33}NaO_8$

分子量： 484.52

CAS 编号： 125-04-2

中文化学名： 11β,17α-二羟基-21-(3-羧基-1-羟丙氧基)孕甾-4-烯-3,20-二酮一钠盐

英文化学名： Pregn-4-ene-3,20-dione,21-(3-carboxy-1-oxopropoxy)-11,17-dihydroxy-, sodium salt (1:1),(11β)-(ACI)

性状： 本品为白色或类白色粉末；无臭；有引湿性

溶解性： 本品在水中易溶，在乙醇中略溶，在三氯甲烷中不溶

正离子扫描二级质谱图

[M+H]$^+$ CID:10V

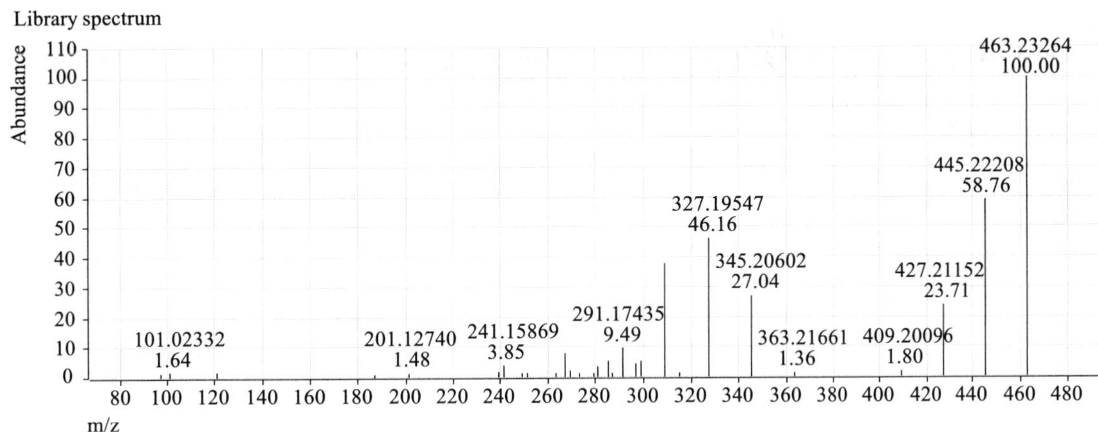

[M+H]$^+$ CID:20V

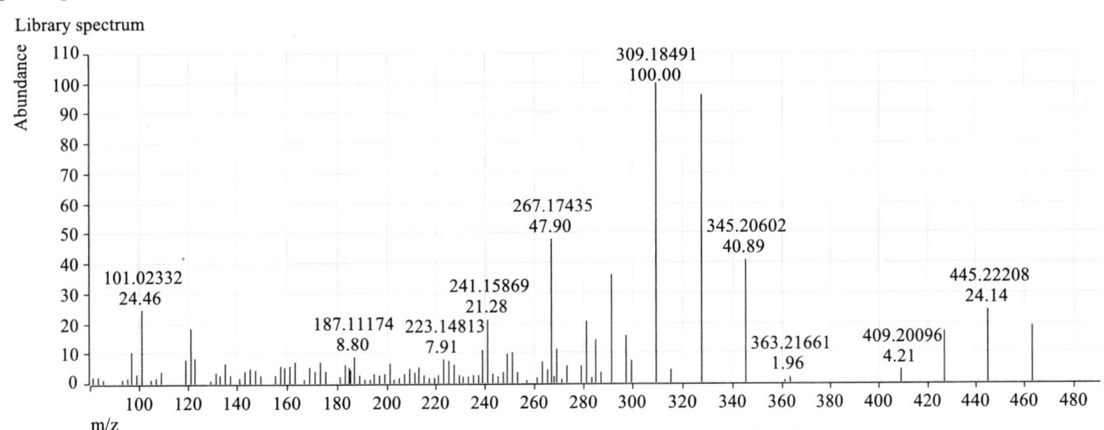

$[M+H]^+$ CID:40V

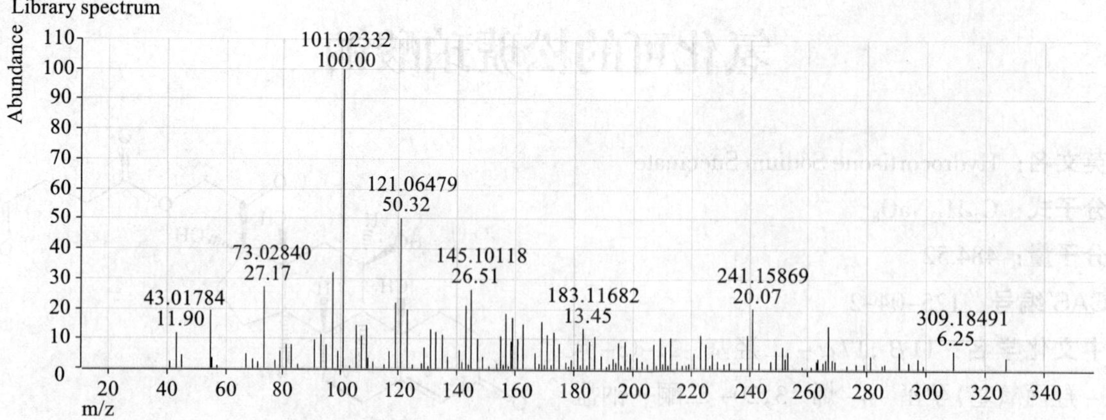

正离子扫描裂解途径解析

m/z 463.2326

m/z 445.2221

m/z 101.0233

m/z 73.0284

m/z 427.2115

m/z 327.1955

m/z 309.1849

m/z 267.1743

m/z 241.1587

m/z 187.1117

m/z 146.0732

负离子扫描二级质谱图

[M−H]⁻ CID:10V

Library spectrum

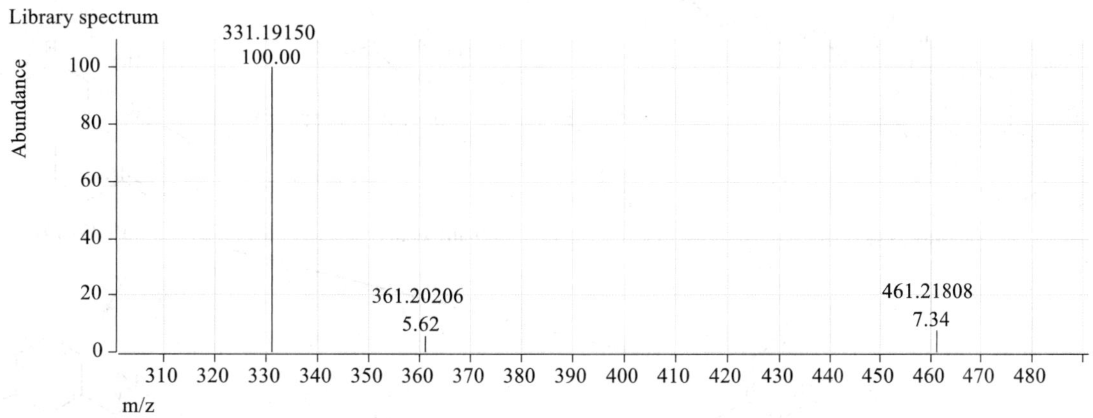

[M−H]⁻ CID:20V

Library spectrum

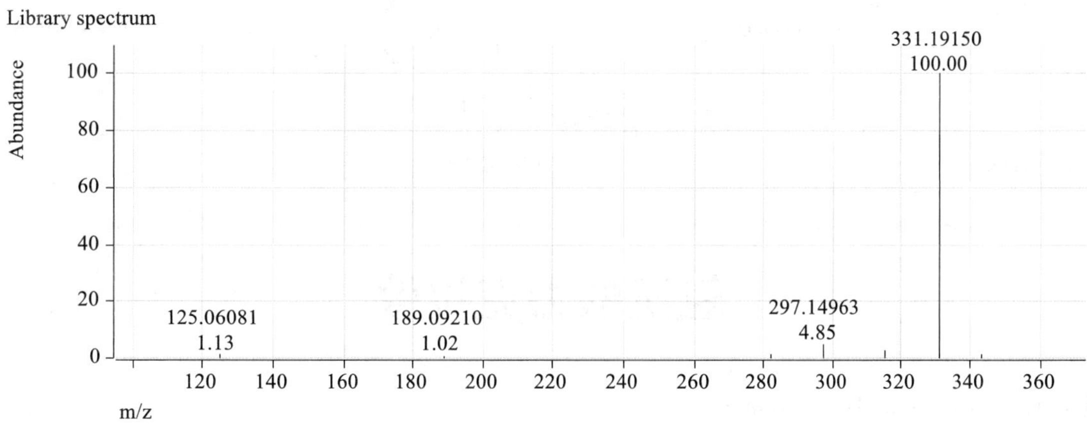

[M−H]⁻ CID:40V

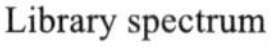

Library spectrum

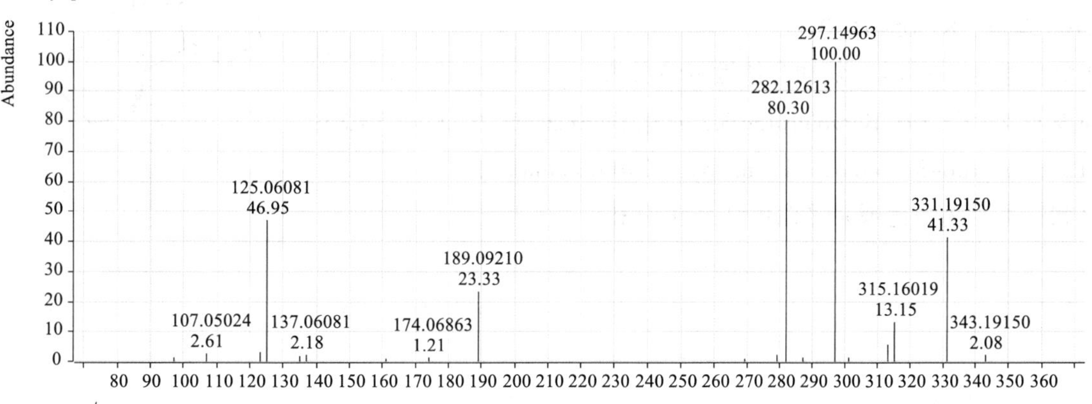

负离子扫描裂解途径解析

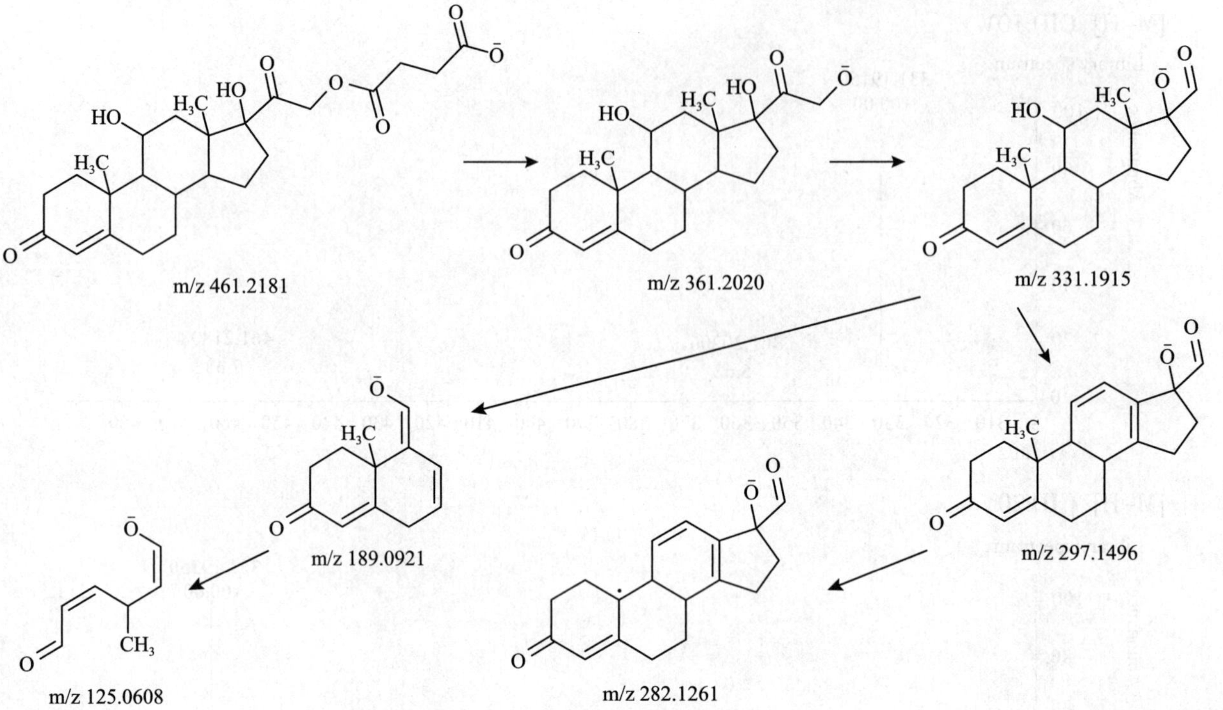

氢溴酸力克拉敏

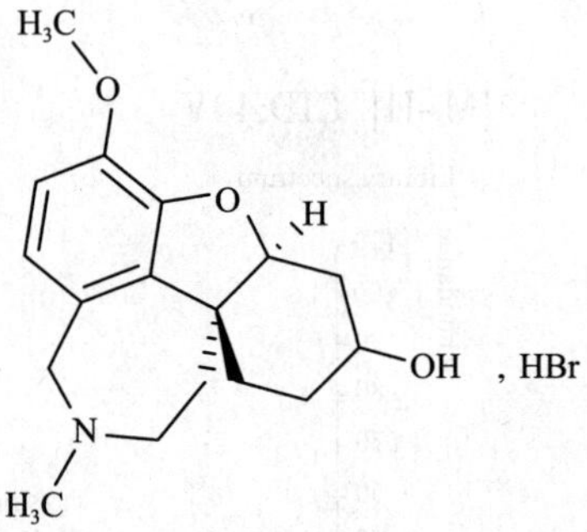

英文名：Lycoramine Hydrobromide

分子式：$C_{17}H_{23}NO_3 \cdot HBr$

分子量：370.29

CAS 编号：89505-76-0

中文化学名：3,4-二氢加兰他敏氢溴酸盐

英文化学名：6*H*-Benzofuro[3*a*,3,2-*ef*][2]benzazepin-6-ol, 4*a*,5,7,8,9,10,11,12-octahydro-3-methoxy-11-methyl-, hydrobromide(1:1)

性状：本品为白色或几乎白色结晶性粉末

正离子扫描二级质谱图

$[M+H]^+$ CID:10V

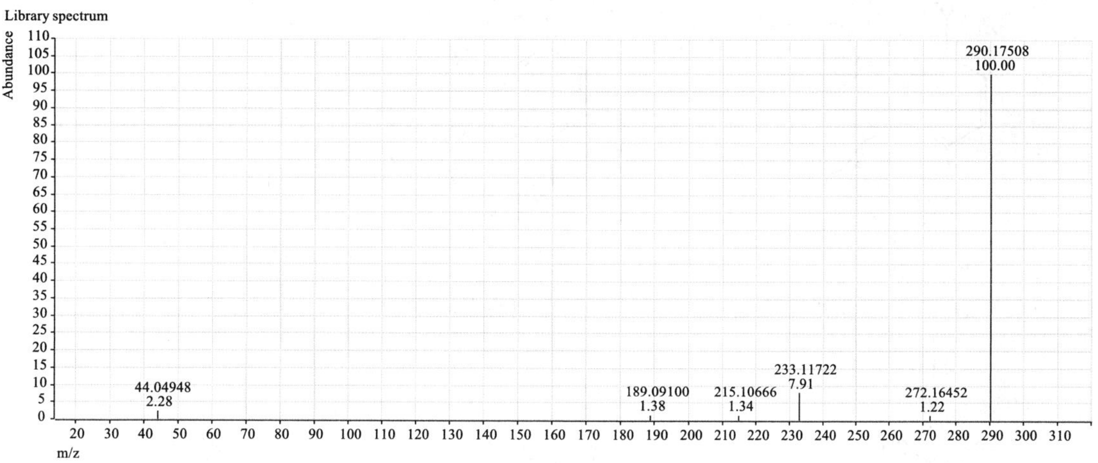

$[M+H]^+$ CID:20V

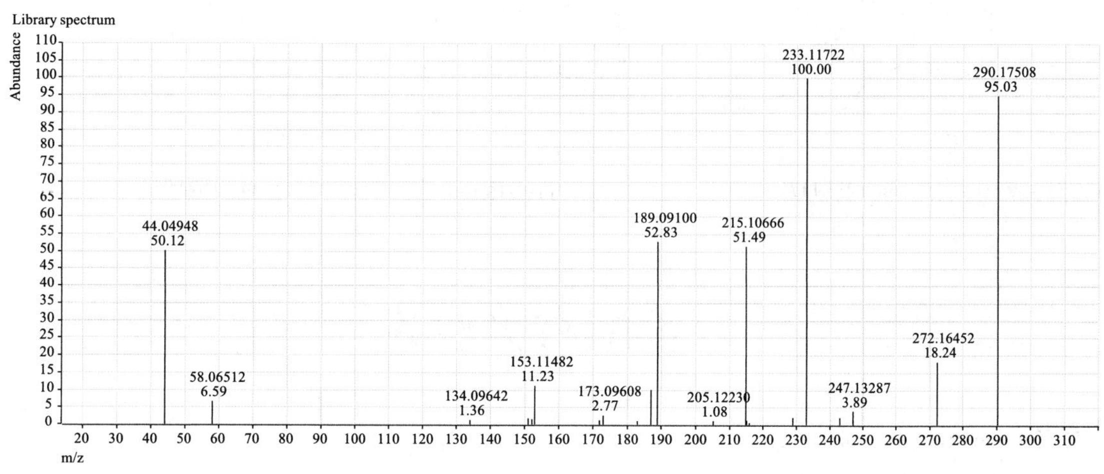

$[M+H]^+$ CID:40V

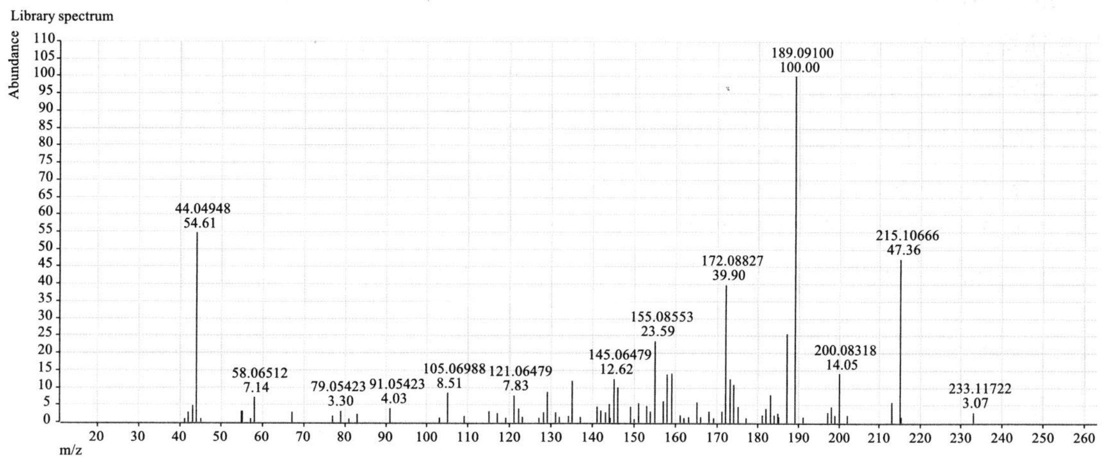

正离子扫描裂解途径解析

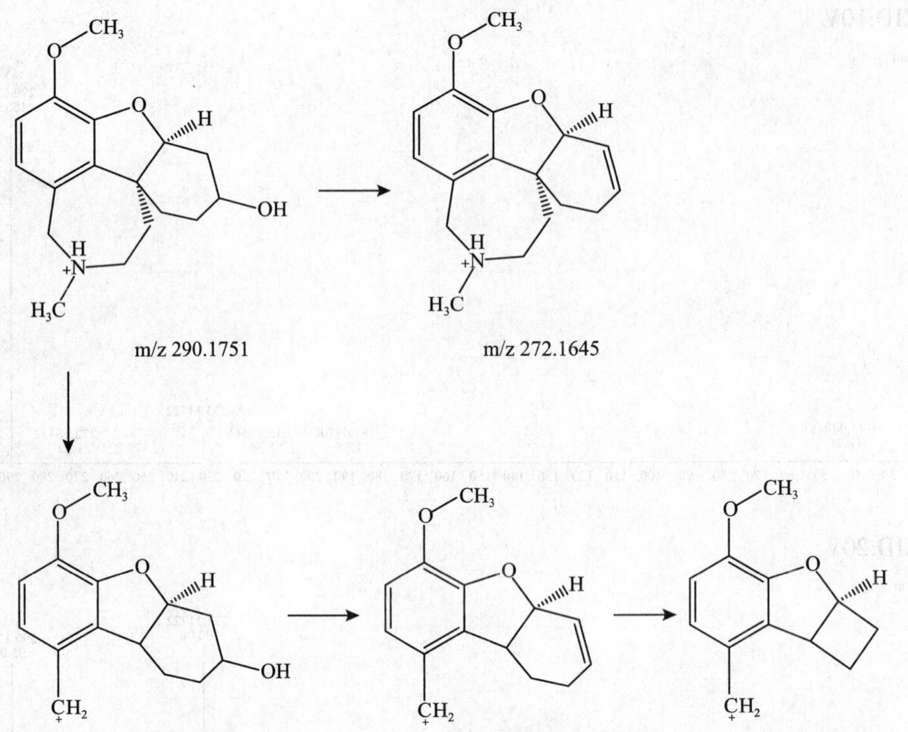

m/z 290.1751

m/z 272.1645

m/z 233.1172

m/z 215.1067

m/z 189.0910

氢溴酸右美沙芬

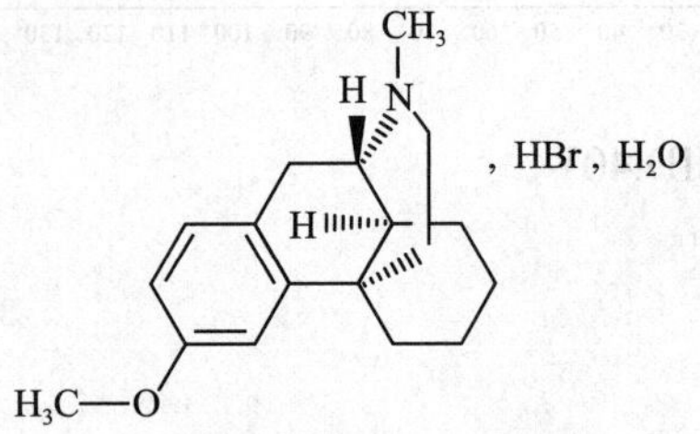

, HBr , H_2O

英文名：Dextromethorphan Hydrobromide

分子式：$C_{18}H_{25}NO \cdot HBr \cdot H_2O$

分子量：370.33

CAS 编号：6700-34-1

中文化学名：3- 甲氧基 -17- 甲基 -(9α,13α,14α)- 吗啡喃氢溴酸一水合物

英文化学名：3-Methoxyl-17-methyl-9α,13α,14α-morphinan hydrobromide monohydrate

性状：本品为白色或类白色结晶性粉末;无臭

溶解性：本品在乙醇中易溶,在三氯甲烷中溶解,在水中略溶,在乙醚中不溶

正离子扫描二级质谱图

[M+H]$^+$ CID:10V

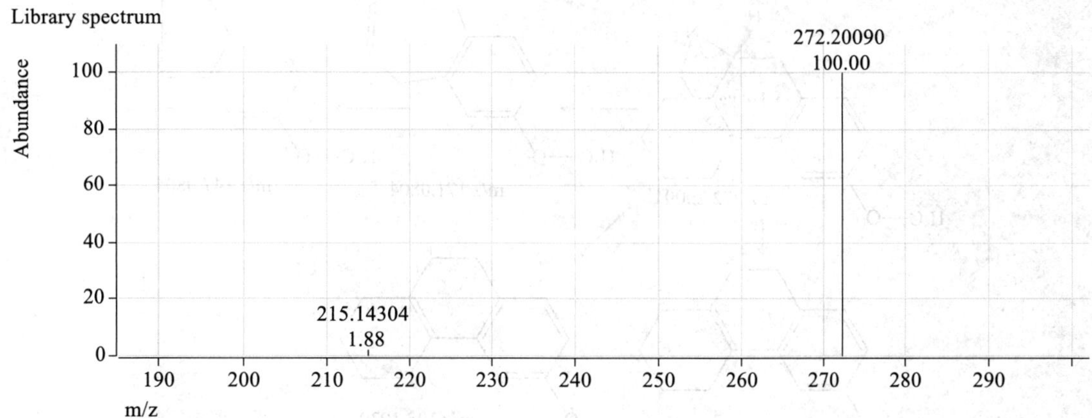

[M+H]$^+$ CID:20V

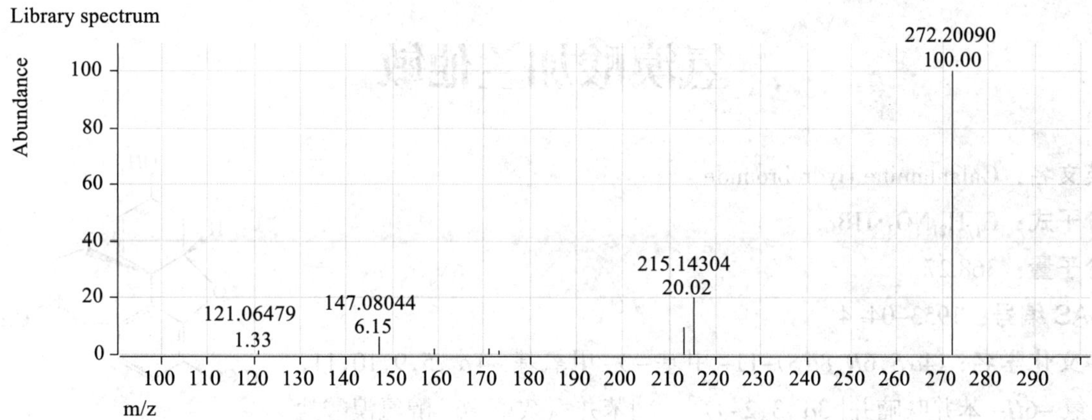

[M+H]$^+$ CID:40V

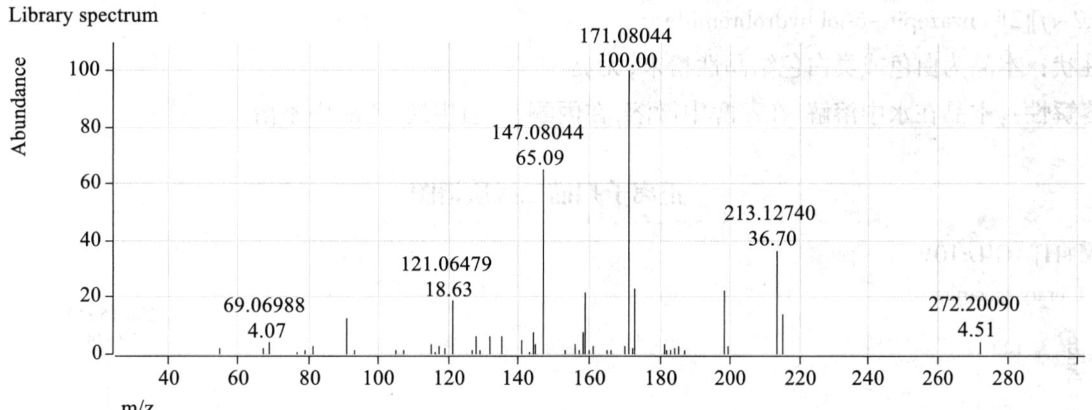

正离子扫描裂解途径解析

$[M+H]^+$

m/z 272.2009

m/z 171.0804

m/z 147.0804

m/z 213.1274

m/z 198.1039

氢溴酸加兰他敏

英文名：Galantamine Hydrobromide

分子式：$C_{17}H_{21}NO_3 \cdot HBr$

分子量：368.27

CAS 编号：1953-04-4

中文化学名：(4*α**S*,6*R*,8*α**S*)-11-甲基-3-甲氧基-4*α*,5,9,10,11,12-六氢-6*H*-苯并呋喃并[3*α*,3,2-*ef*][2]苯并氮杂䓬-6-醇氢溴酸盐

英文化学名：(4*α**S*,6*R*,8*α**S*)-4*α*,5,9,10,11,12-Hexahydro-3-methoxy-11-methyl-6*H*-benzofuro[3*α*,3,2-*ef*][2]benzazepin-6-ol hydrobromide

性状：本品为白色或类白色结晶性粉末；无臭

溶解性：本品在水中溶解，在乙醇中微溶，在丙酮、三氯甲烷、乙醚中不溶

正离子扫描二级质谱图

$[M+H]^+$ CID:10V

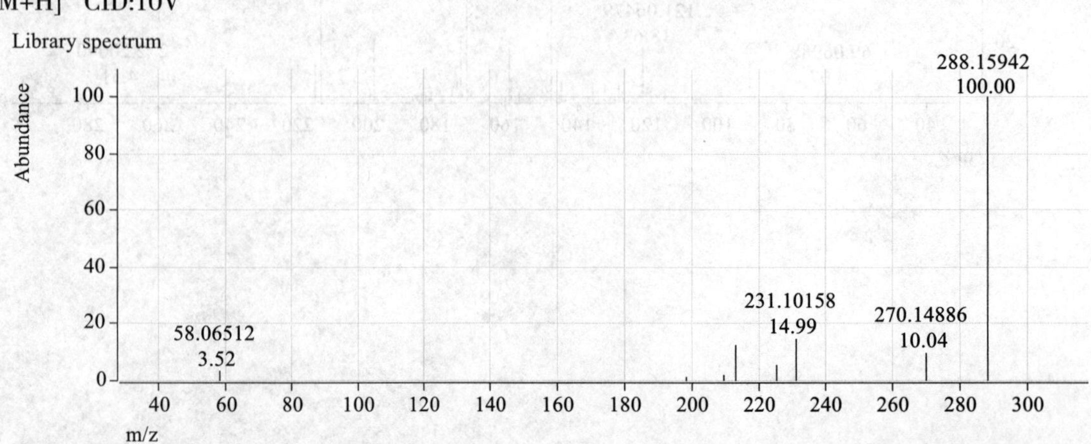

$[M+H]^+$ CID:20V

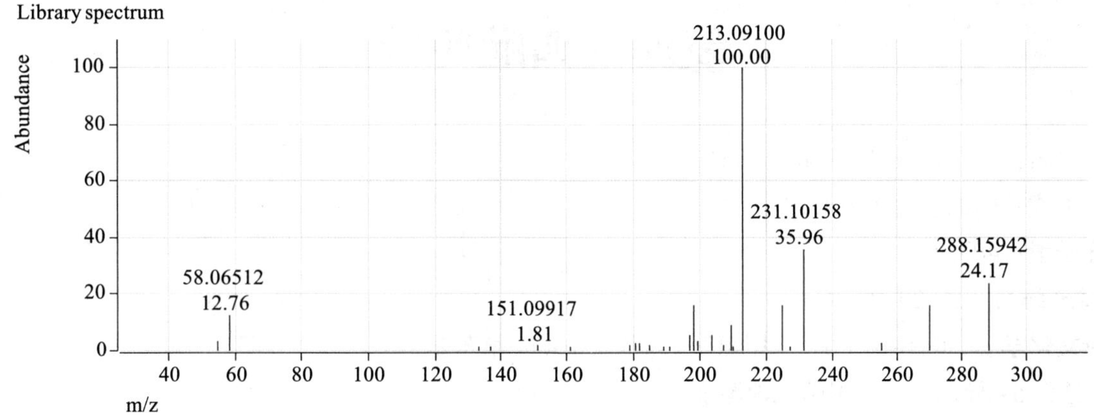

$[M+H]^+$ CID:40V

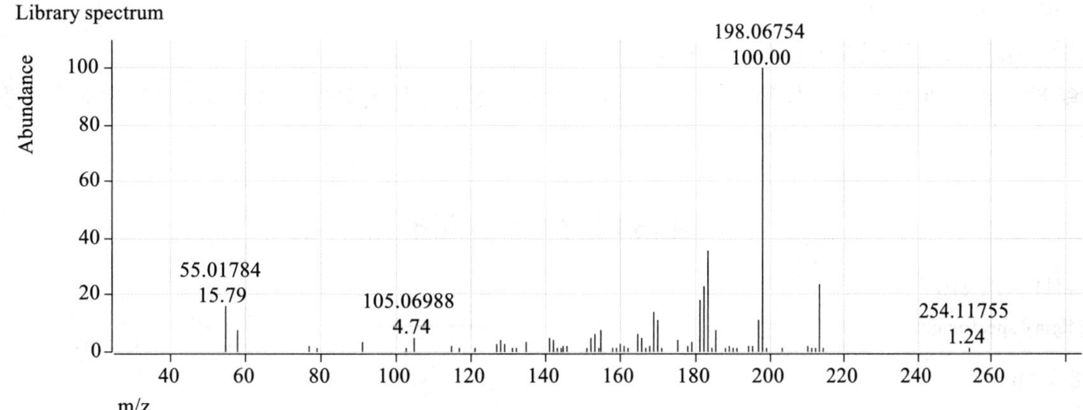

正离子扫描裂解途径解析

m/z 288.1594 → m/z 231.1016 → m/z 213.0910

m/z 288.1594 → m/z 270.1489

m/z 213.0910 → m/z 198.0675

氢溴酸西酞普兰

英文名：Citalopram Hydrobromide

分子式：$C_{20}H_{21}FN_2O \cdot HBr$

分子量：405.30

CAS 编号：59729-32-7

中文化学名：(±)-1-［3-(二甲氨基)丙基］-1-(4- 氟苯基)-1,3- 二氢 -5- 异苯并呋喃甲腈氢溴酸盐

英 文 化 学 名：(±)-1-[3-(Dimethylamino)propyl]-1-(4-fluorophenyl)-1,3-dihydro-2-benzofuran-5-carbonitrile hydrobromide

性状：本品为白色或类白色结晶性粉末;无臭

溶解性：本品在热水中极易溶,在三氯甲烷或甲醇中易溶,在无水乙醇或水中略溶,在无水乙醚中几乎不溶

正离子扫描二级质谱图

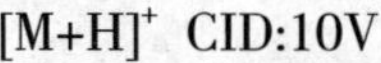
[M+H]+ CID:10V

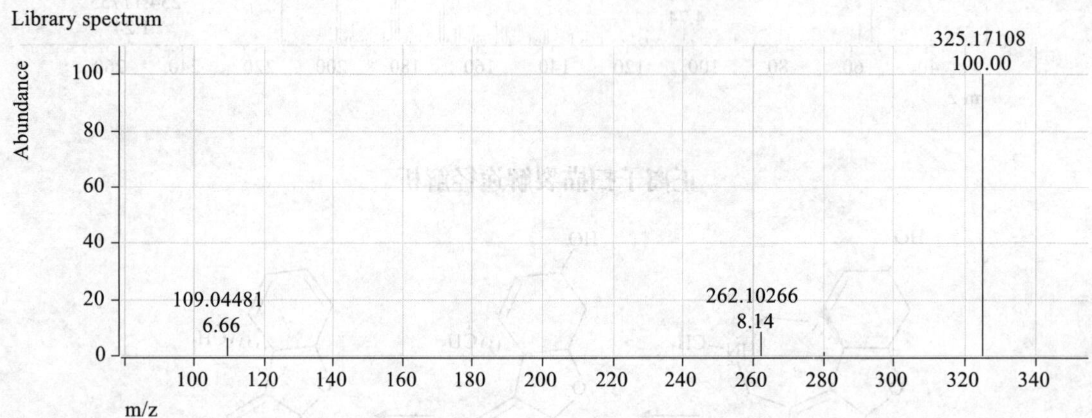

[M+H]+ CID:20V

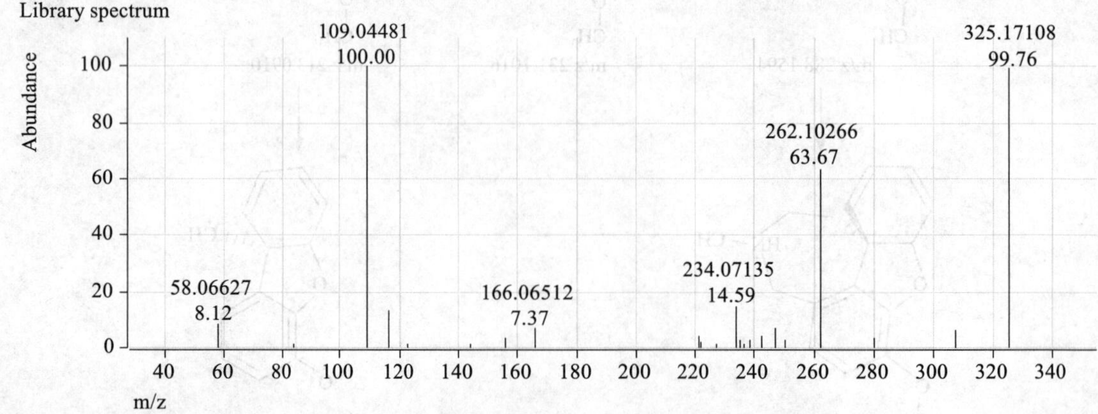

$[M+H]^+$ CID:40V

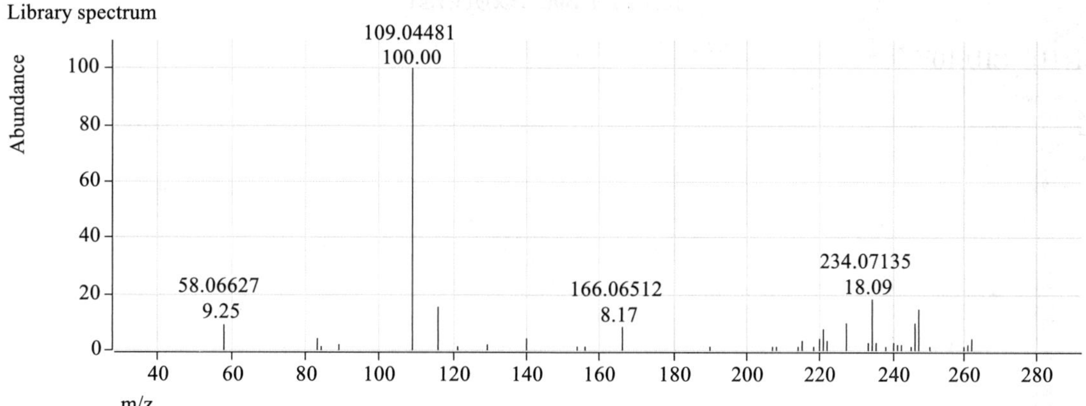

正离子扫描裂解途径解析

m/z 234.0714

m/z 166.0651

m/z 325.1711

m/z 58.0651

m/z 109.0448

氢溴酸后马托品

英文名： Homatropine Hydrobromide

分子式： $C_{16}H_{21}NO_3 \cdot HBr$

分子量： 356.26

CAS 编号： 51-56-9

中文化学名： $1\alpha H,5\alpha H$-托烷-α-醇氢溴酸盐

英文化学名： α-Hydroxybenzeneacetic acid 8-methyl-8-azabicyclo [3,2,1] oct-3-yl ester hydrobromide

, HBr

性状： 本品为白色结晶或结晶性粉末；无臭；遇光易变质

溶解性： 本品在水中易溶，在乙醇中略溶，在乙醚中不溶

正离子扫描二级质谱图

[M+H]$^+$ CID:10V

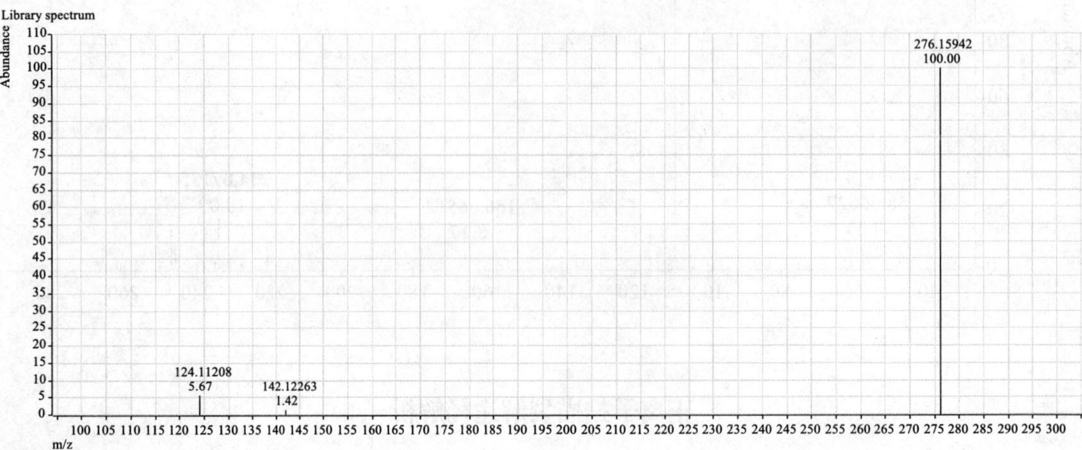

[M+H]$^+$ CID:20V

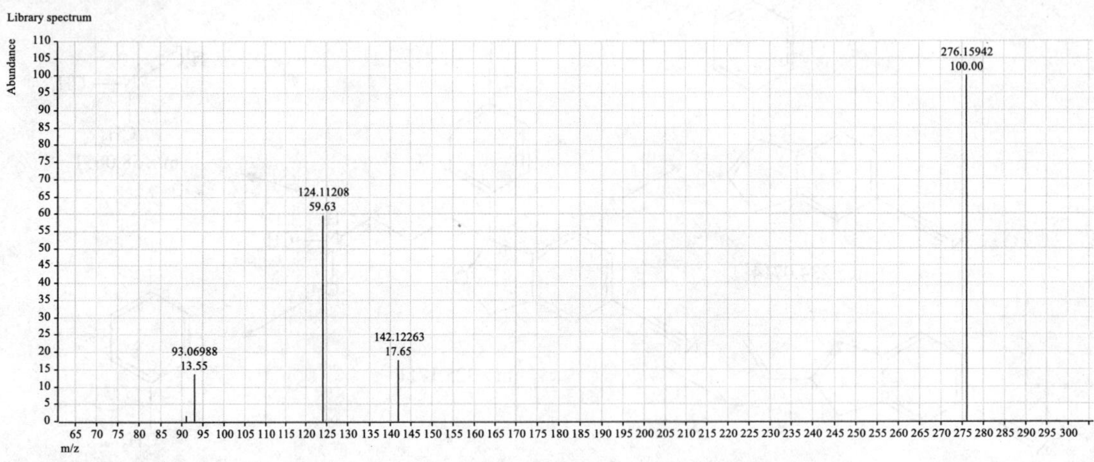

[M+H]$^+$ CID:40V

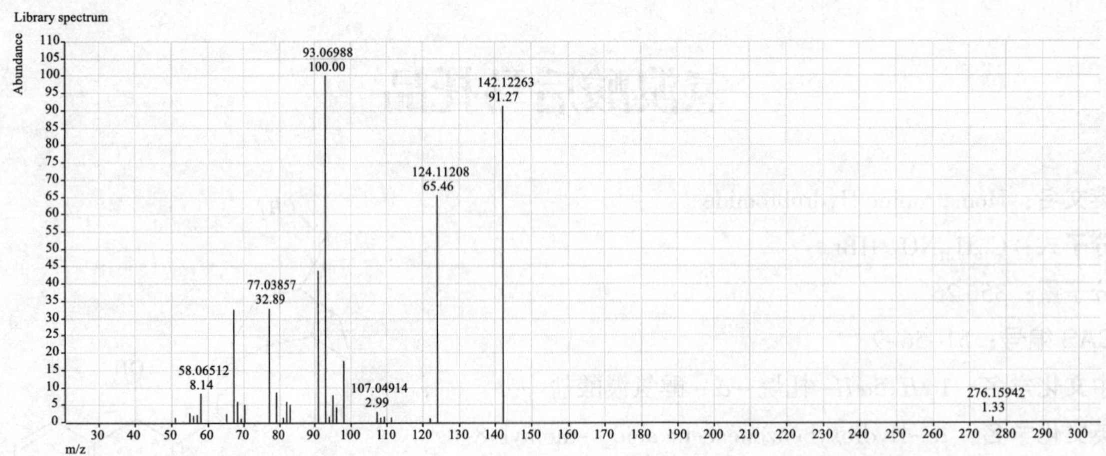

正离子扫描裂解途径解析

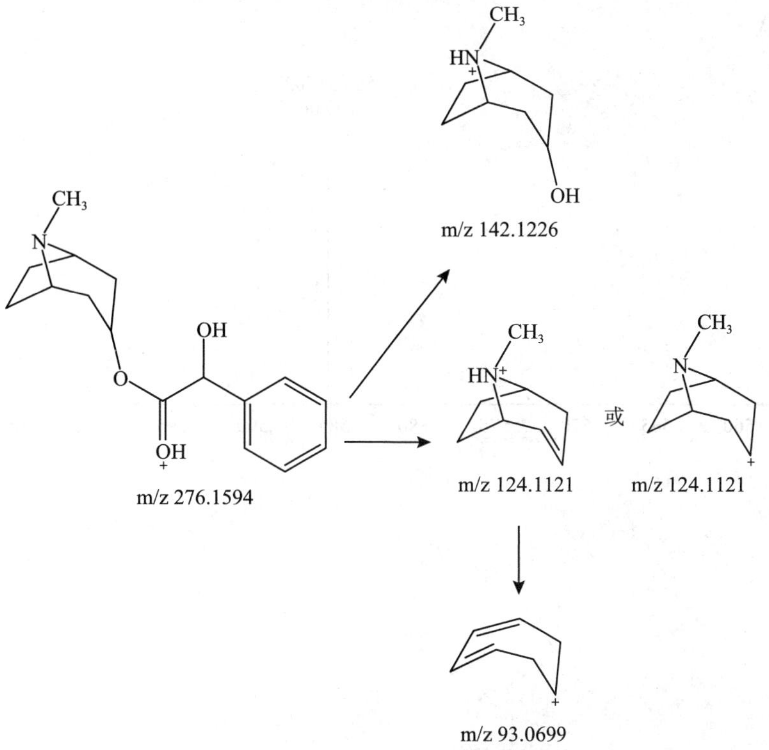

氢溴酸高乌甲素

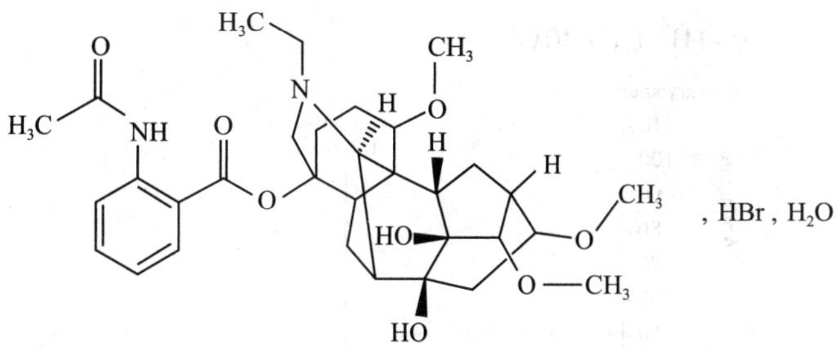

英文名： Lappaconitine Hydrobromide

分子式： $C_{32}H_{44}N_2O_8$·HBr·H_2O

分子量： 683.62

CAS 编号： 97792-45-5

中文化学名： (1α,14α,16β)-20-乙基-1,14,16-三甲氧乌头烷-4,8,9-三醇-4-［2-(乙酰氨基)苯甲酸酯］氢溴酸盐一水化合物

英文化学名： (1α,14α,16β)-20-Ethyl-1,14,16-trimethoxyaconitane-4,8,9-triol-4- [2-(acetylamino) benzoate] hydrobromide monohydrate

性状： 本品为白色结晶；无臭；味苦

溶解性： 本品在甲醇中溶解，在水中微溶，在乙醇中极微溶，在三氯甲烷中几乎不溶

正离子扫描二级质谱图

[M+H]+ CID:10V

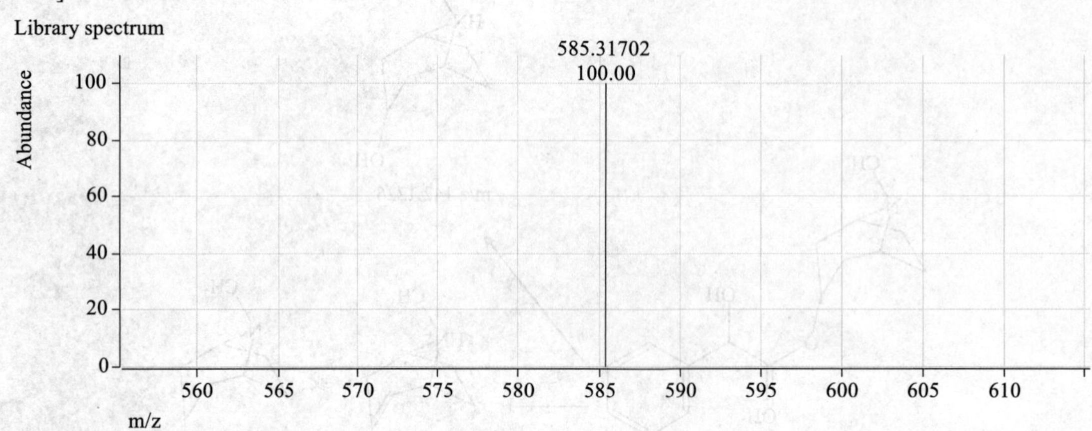

[M+H]+ CID:20V

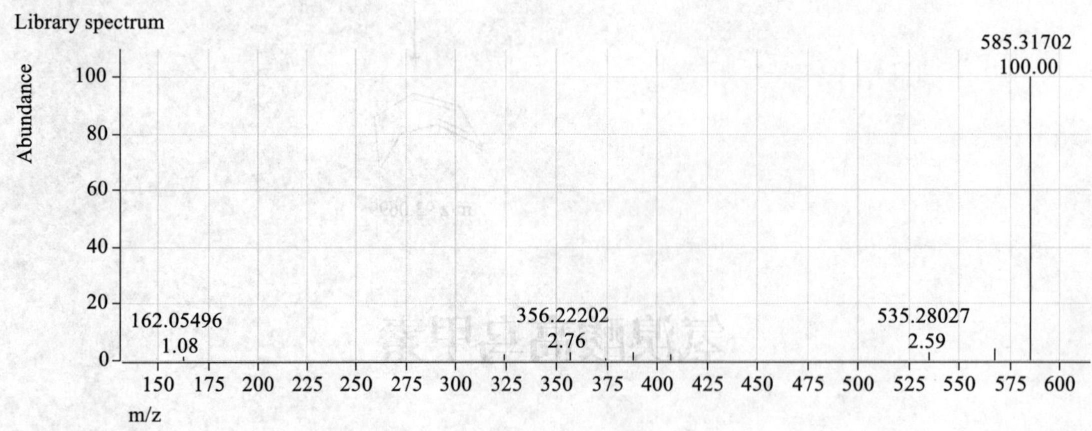

[M+H]+ CID:40V

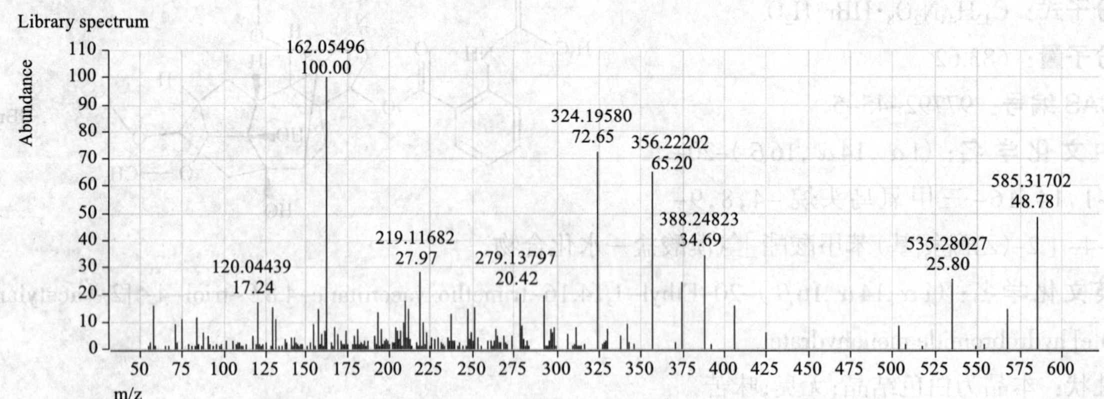

正离子扫描裂解途径解析

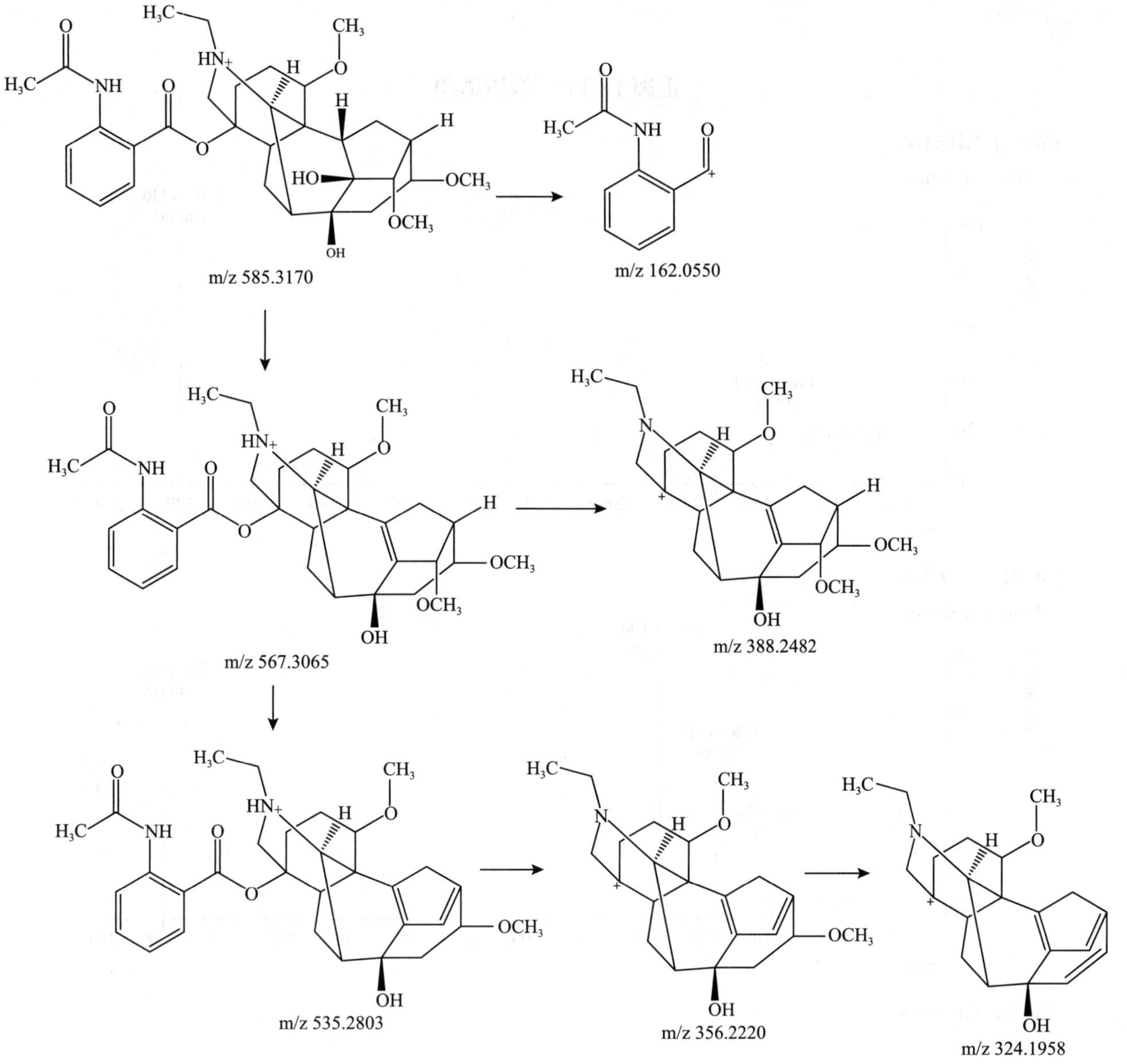

m/z 585.3170 → m/z 162.0550

m/z 567.3065 → m/z 388.2482

m/z 535.2803 → m/z 356.2220 → m/z 324.1958

氢溴酸樟柳碱

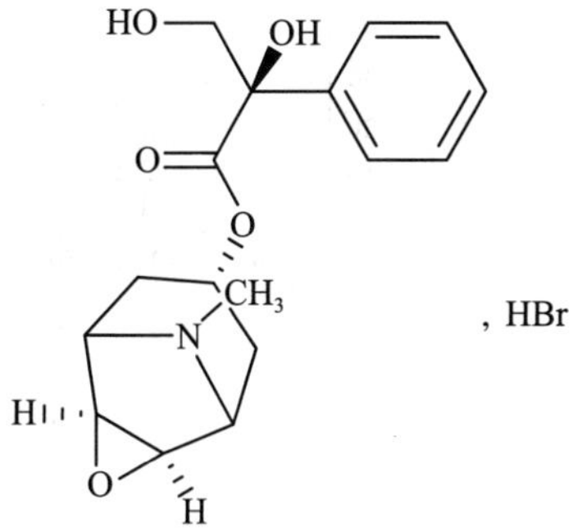

英文名：Anisodine Hydrobromide

分子式：$C_{17}H_{22}NO_5 \cdot HBr$

分子量：400.27

CAS 编号：76822-34-9

中文化学名：樟柳碱氢溴酸盐

英文化学名：α -Hydroxy-α -(hydroxymethyl)-,(1α,2β,4β,5α,7β)-9-methyl-3-oxa-9-azatricyclo[3.3.1.$0^{2,4}$]non-7-ylester,hydrobromide

, HBr

性状： 本品为白色结晶性粉末；无臭；味苦；有引湿性

溶解性： 本品在水和二甲亚砜中易溶，在甲醇和乙醇中溶解，在丙酮中极微溶，在三氯甲烷和乙酸乙酯几乎不溶

正离子扫描二级质谱图

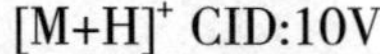

$[M+H]^+$ CID:10V

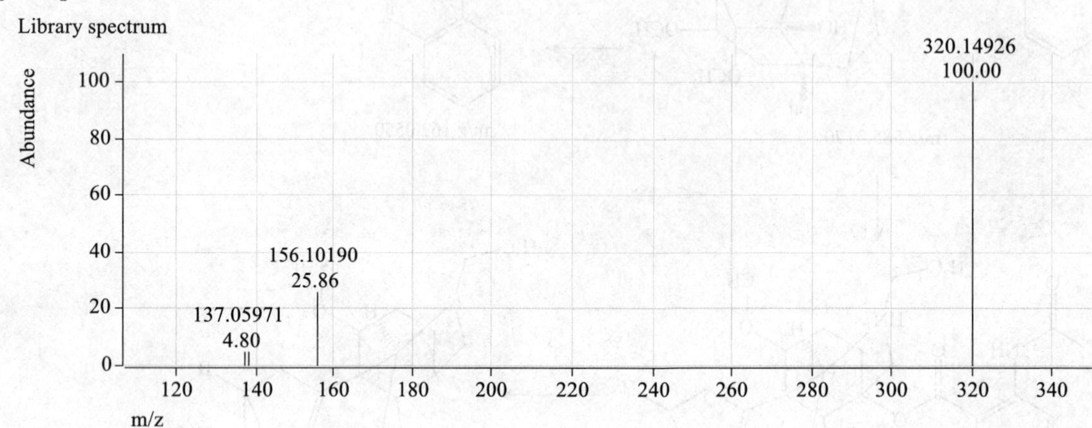

$[M+H]^+$ CID:20V

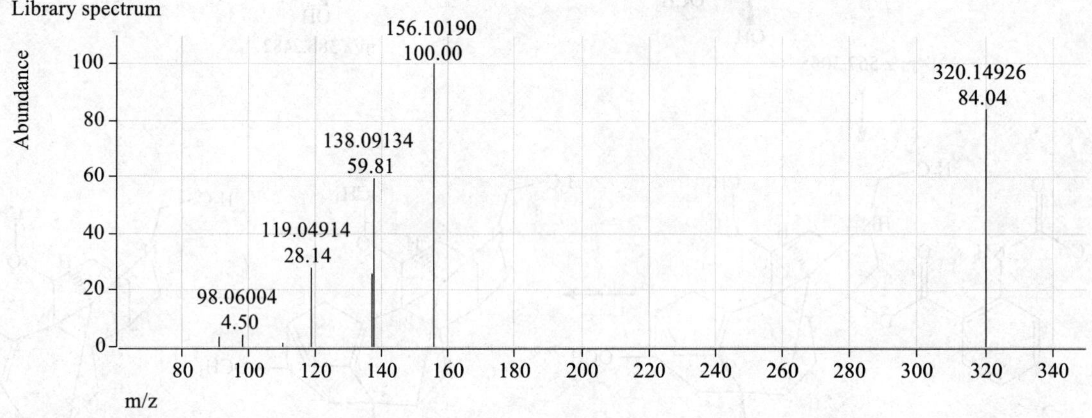

$[M+H]^+$ CID:40V

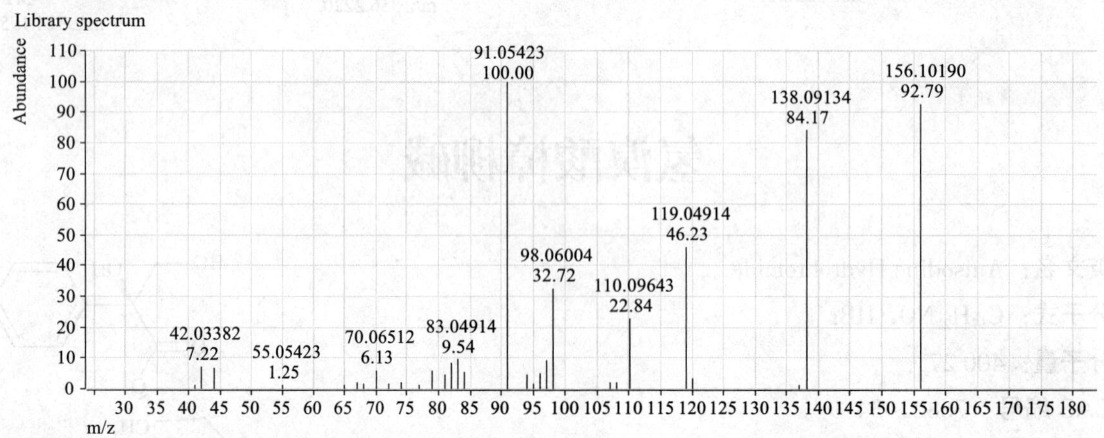

正离子扫描裂解途径解析

m/z 320.1492

m/z 156.1019

m/z 138.0913

m/z 91.0542

m/z 119.04

氢　醌

英文名： Hydroquinone

分子式： $C_6H_6O_2$

分子量： 110.11

CAS 编号： 123-31-9

中文化学名： 对苯二酚

英文化学名： 1,4-Benzenediol

性状： 本品为白色针状结晶

溶解性： 本品在热水、乙醇和乙醚中易溶，在苯中微溶

负离子扫描二级质谱图

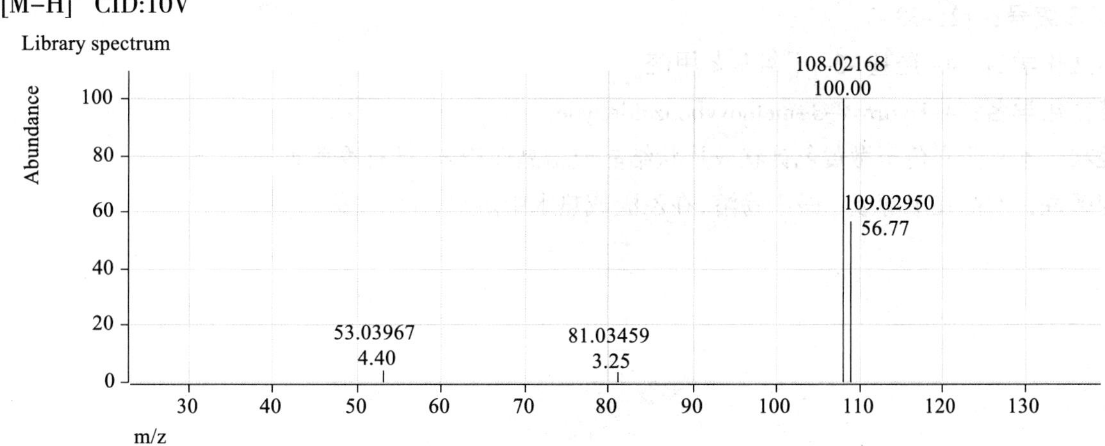

[M-H]⁻ CID:20V

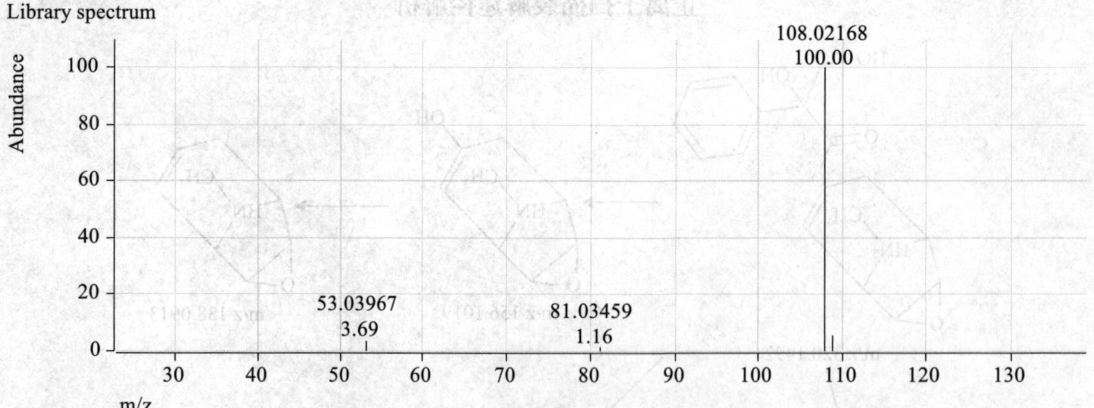

负离子扫描裂解途径解析

HO—C6H4—O⁻ m/z 109.0295

O=C6H4=O⁻· m/z 108.0217

m/z 81.0346

m/z 53.0397

香 草 醛

英文名：Vanillin

分子式：$C_8H_8O_3$

分子量：152.15

CAS 编号：121-33-5

中文化学名：4-羟基-3-甲氧基苯甲醛

英文化学名：4-Hydroxy-3-methoxybenzaldehyde

性状：本品为白色至微黄色针状或片状结晶或结晶性粉末；具有香草香气

溶解性：本品在甲醇或乙醇中易溶，在乙醚或热水中溶解，在水中微溶

CHO
HO
OCH_3

正离子扫描二级质谱图

[M+H]$^+$ CID:10V

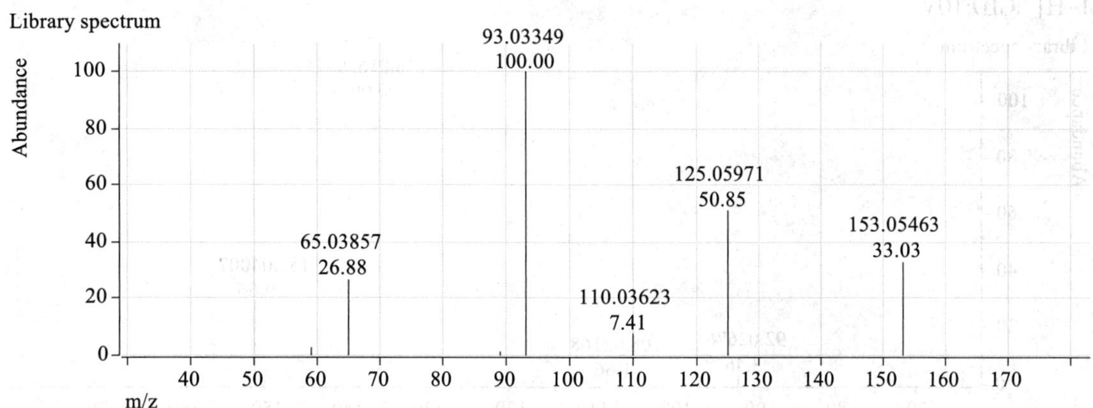

[M+H]$^+$ CID:20V

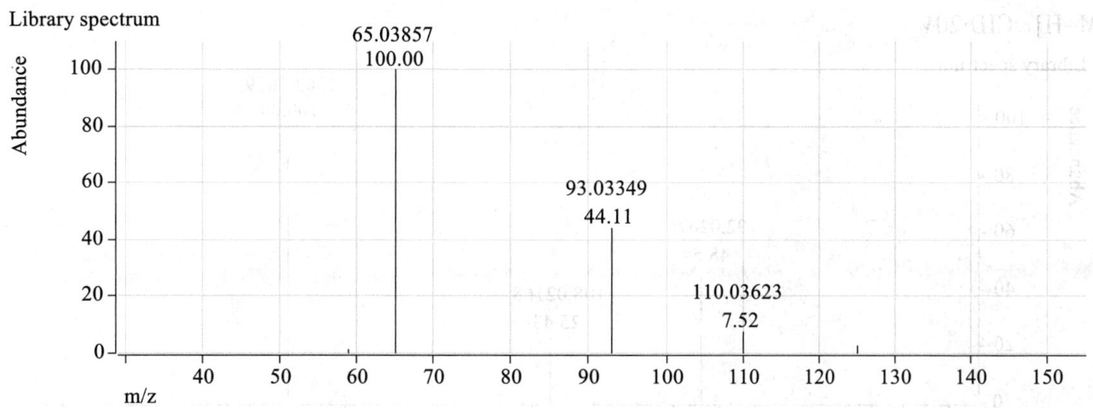

[M+H]$^+$ CID:40V

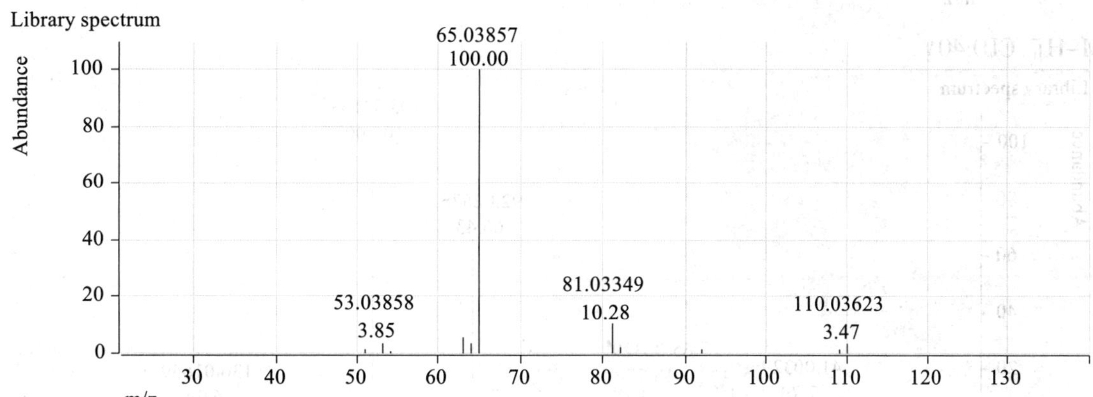

正离子扫描裂解途径解析

m/z 153.0546 → m/z 125.0597 → m/z 110.0362 → m/z 93.0335 → m/z 65.0386

负离子扫描二级质谱图

[M-H]⁻ CID:10V

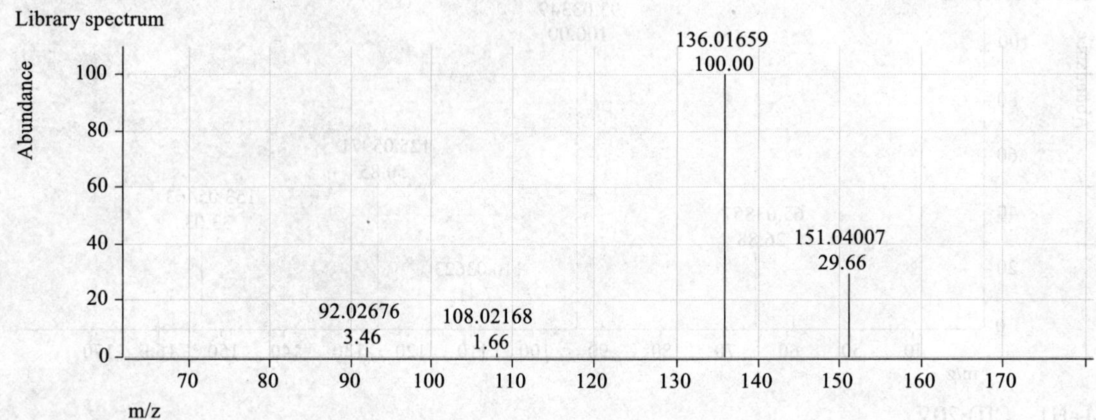

[M-H]⁻ CID:20V

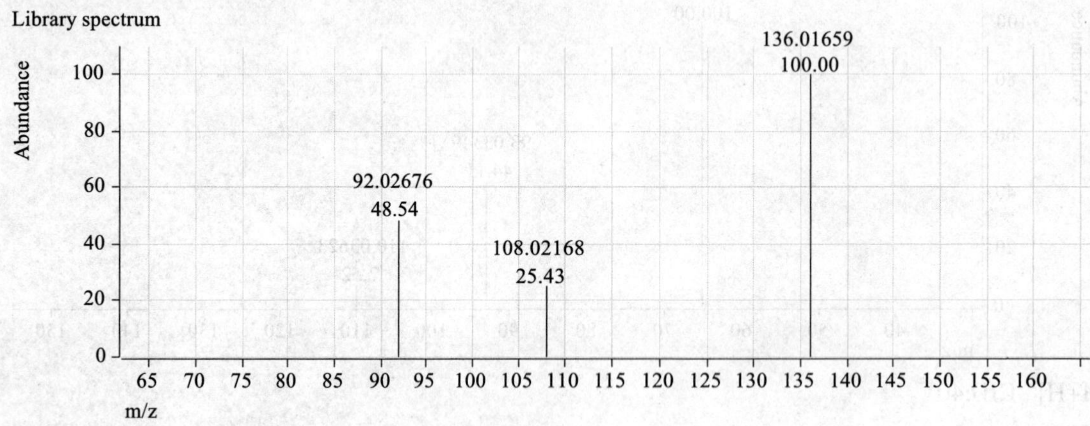

[M-H]⁻ CID:40V

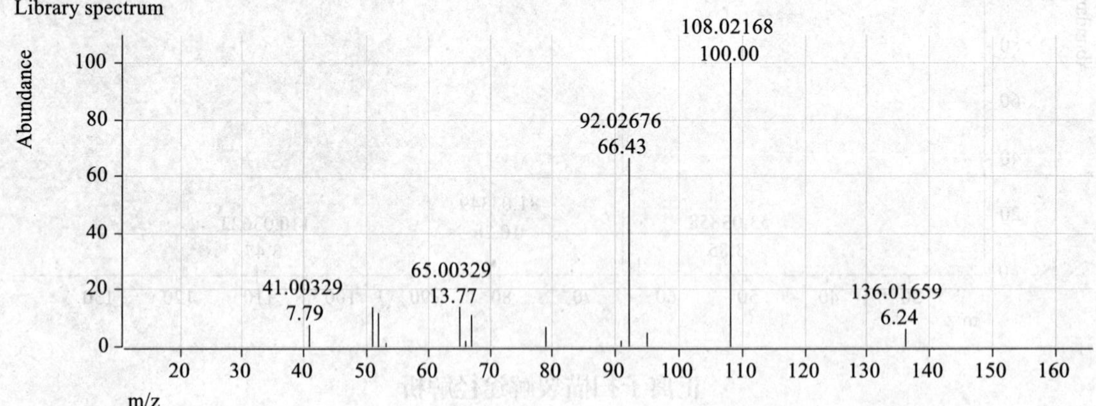

负离子扫描裂解途径解析

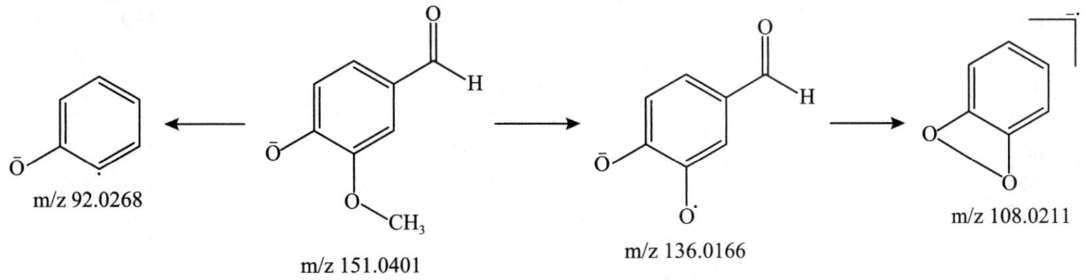

m/z 92.0268 ← m/z 151.0401 → m/z 136.0166 → m/z 108.0211

秋 水 仙 碱

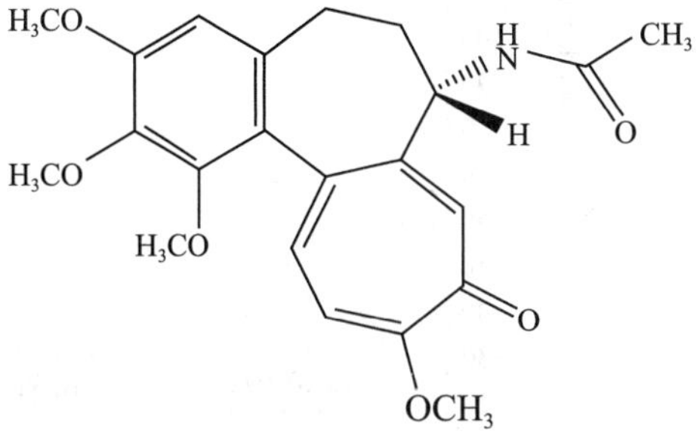

英文名： Colchicine

分子式： $C_{22}H_{25}NO_6$

分子量： 399.44

CAS 编号： 64-86-8

中文化学名： (*S*)-*N*-(5,6,7,9- 四氢 -1,2,3,10- 四甲氧基 - 9- 氧代苯并[*a*]庚烯 -7- 基)乙酰胺

英文化学名： *N*-[(7*S*)-5,6,7,9-Tetrahydro-1,2,3,10-tetramethoxy-9-oxobenzo[*a*]heptalen-7-yl]acetamide

性状： 本品为类白色至淡黄色结晶性粉末;无臭;略有引湿性;遇光色变深

溶解性： 本品在乙醇或三氯甲烷中易溶,在水中溶解(但在一定浓度的水溶液中能形成半水合物的结晶析出),在乙醚中极微溶

正离子扫描二级质谱图

[M+H]$^+$ CID:10V

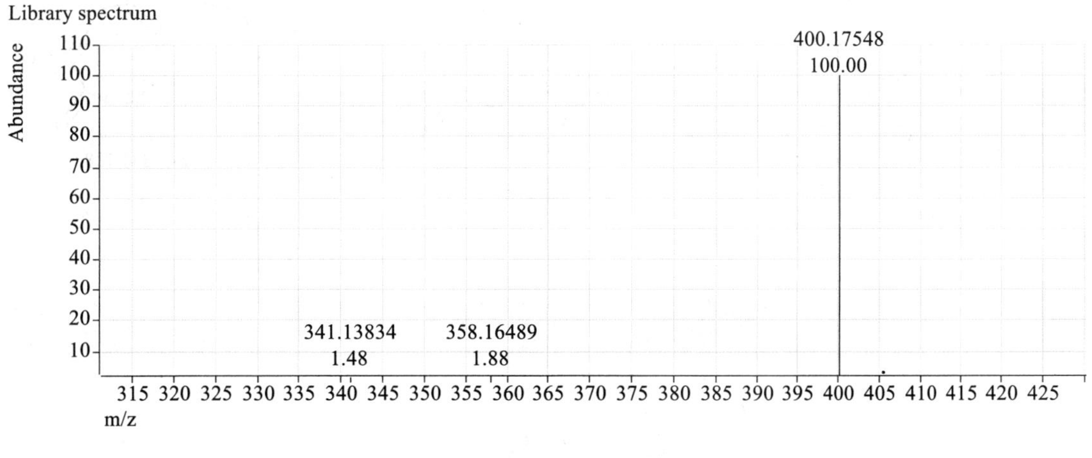

Library spectrum

$[M+H]^+$ CID:20V

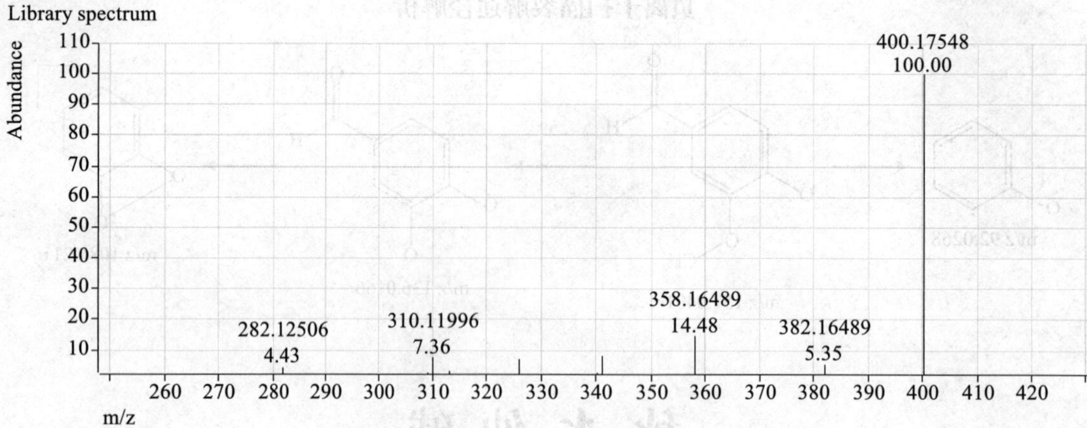

$[M+H]^+$ CID:40V

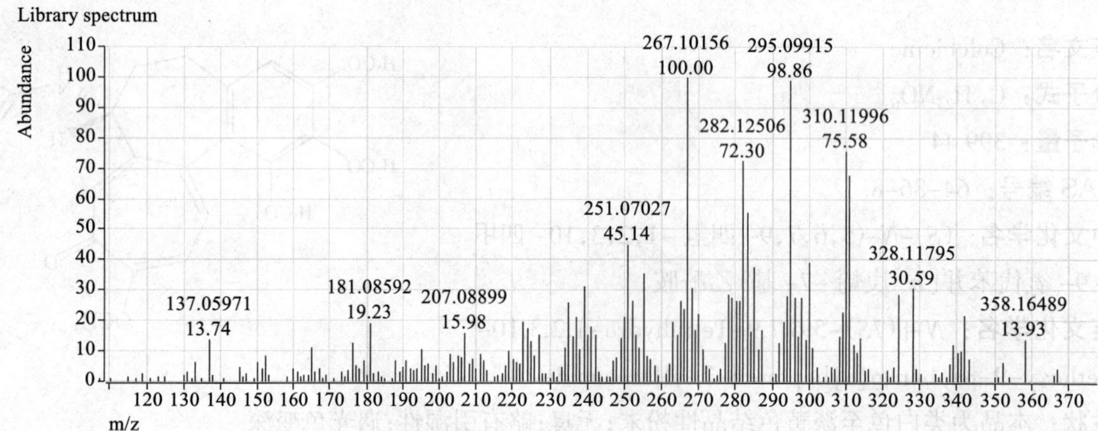

正离子扫描裂解途径解析

m/z 400.1755

m/z 358.1649

m/z 341.1384

m/z 382.1649

负离子扫描二级质谱图

[M−H]⁻ CID:10V

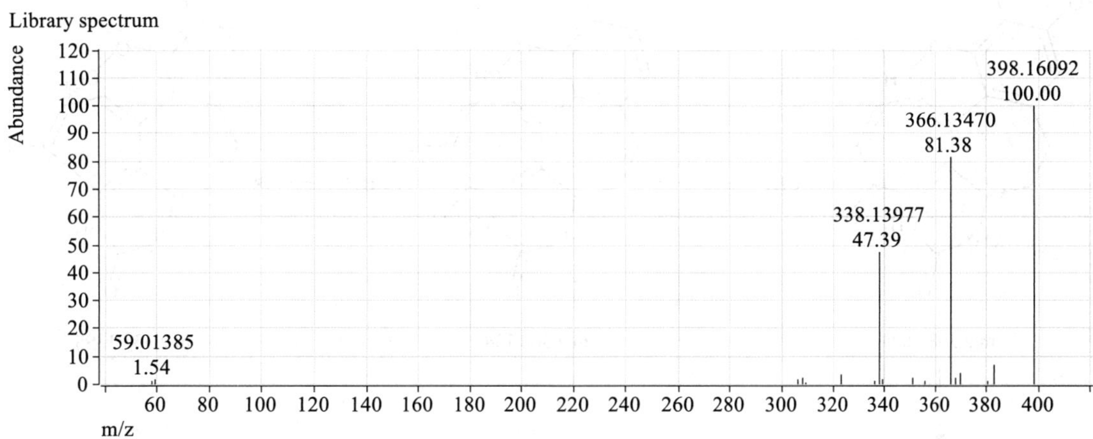

[M−H]⁻ CID:20V

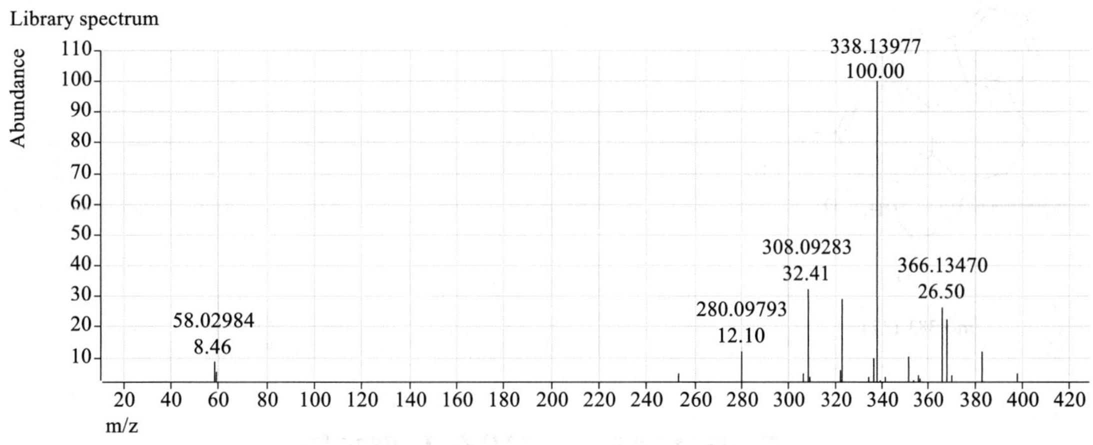

[M−H]⁻ CID:40V

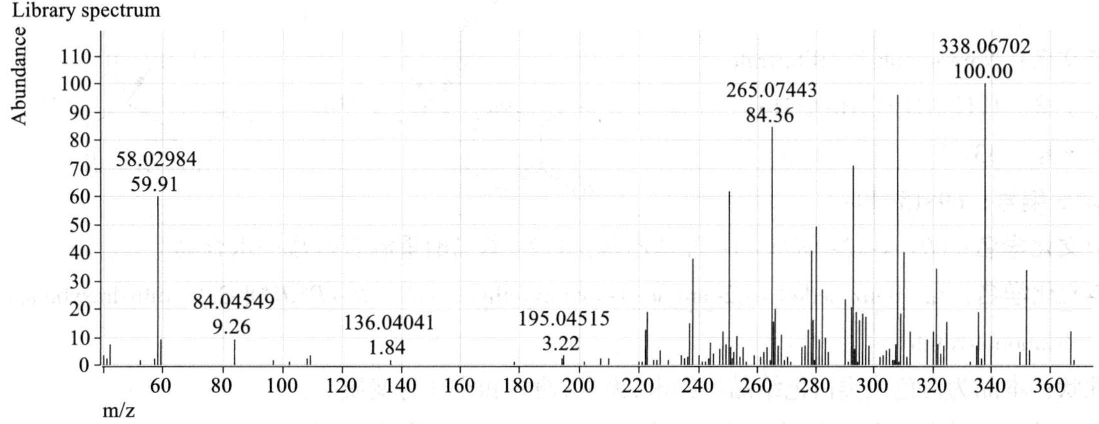

负离子扫描裂解途径解析

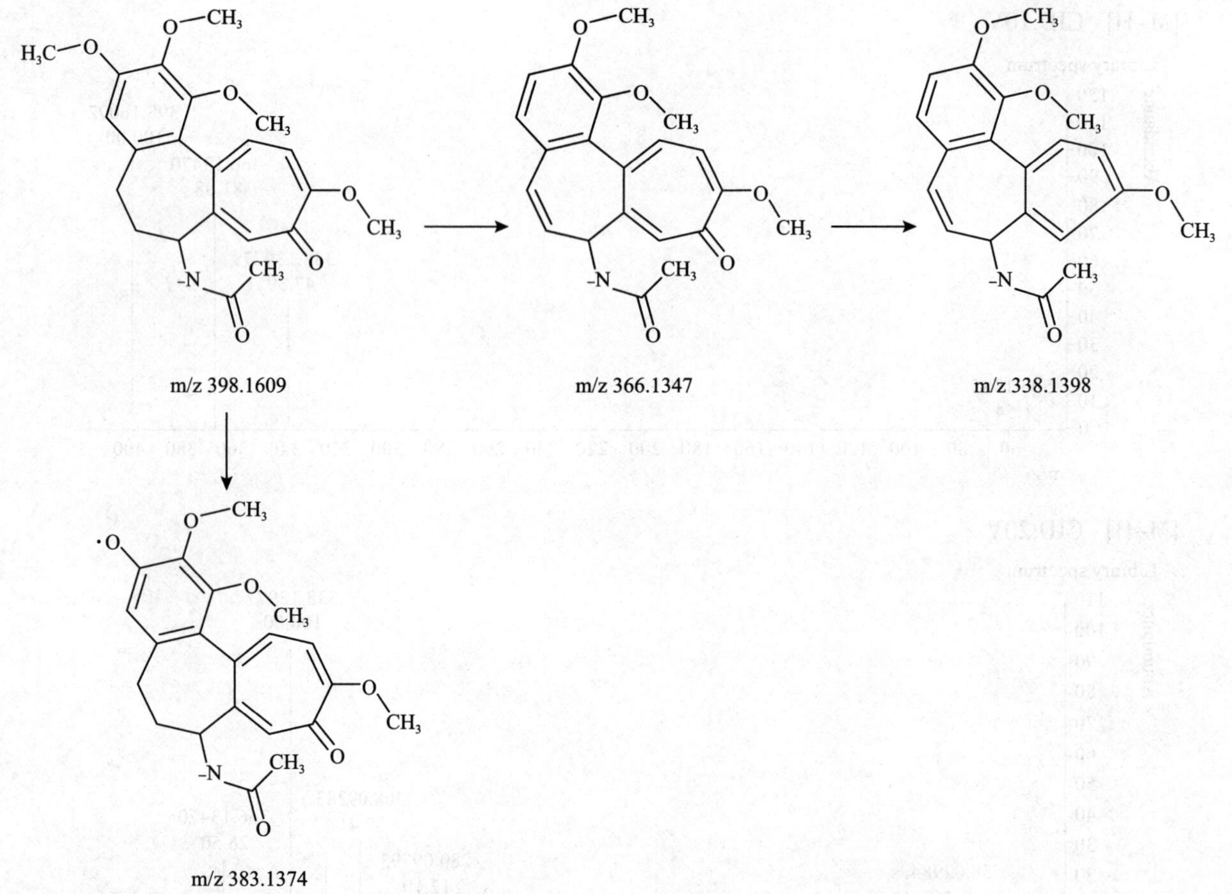

m/z 398.1609

m/z 366.1347

m/z 338.1398

m/z 383.1374

重酒石酸去甲肾上腺素

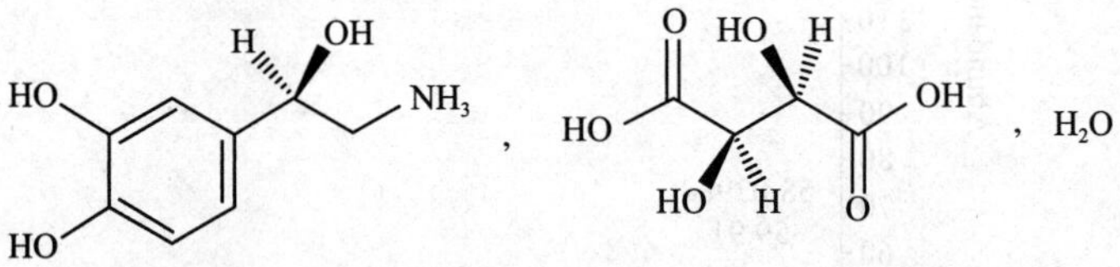

英文名：Norepinephrine Bitartrate

分子式：$C_8H_{11}NO_3 \cdot C_4H_6O_6 \cdot H_2O$

分子量：337.28

CAS 编号：69815-49-2

中文化学名：(*R*)-4-(2- 氨基 -1- 羟基乙基)-1,2- 苯二酚重酒石酸盐一水合物

英文化学名：1,2-Benzenediol,4-(2-amino-1-hydroxyethyl)-,(*R*)-,[*R*-(*R**,*R**)]-2,3 - dihydroxybutanedioate (1:1) (salt),monohydrate

性状：本品为白色或类白色结晶性粉末；无臭；遇光和空气易变质

溶解性：本品在水中易溶，在乙醇中微溶，在三氯甲烷或乙醚中不溶

正离子扫描二级质谱图

[M+H]+ CID:10V

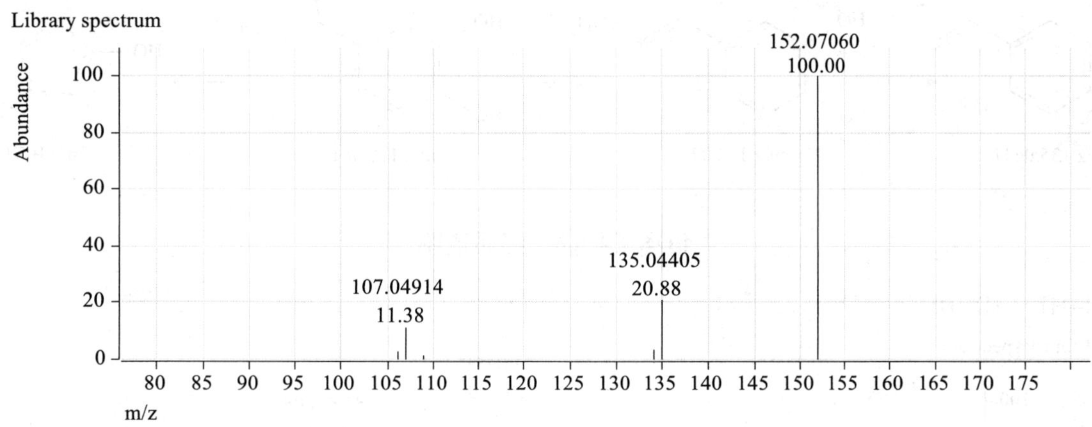

[M+H]+ CID:20V

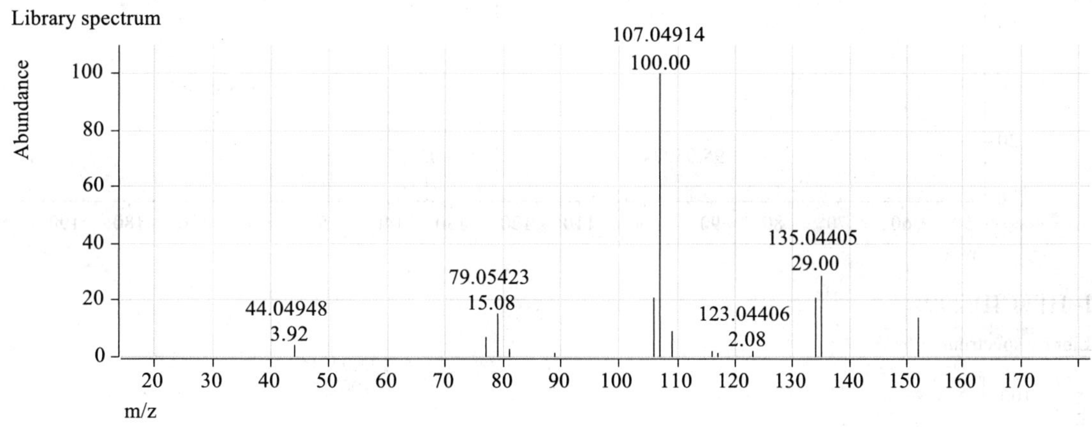

[M+H]+ CID:40V

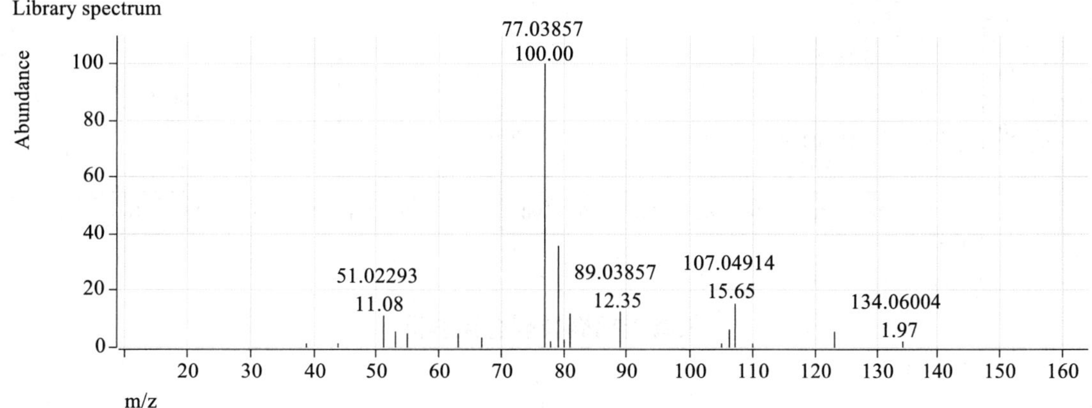

正离子扫描裂解途径解析

HO HO m/z 135.0441 ← HO HO $\overset{+}{N}H_3$ m/z 152.0706 ← OH HO HO $\overset{+}{N}H_3$ m/z 170.0812 → HO m/z 107.0491

负离子扫描二级质谱图

[M–H]⁻ CID:10V

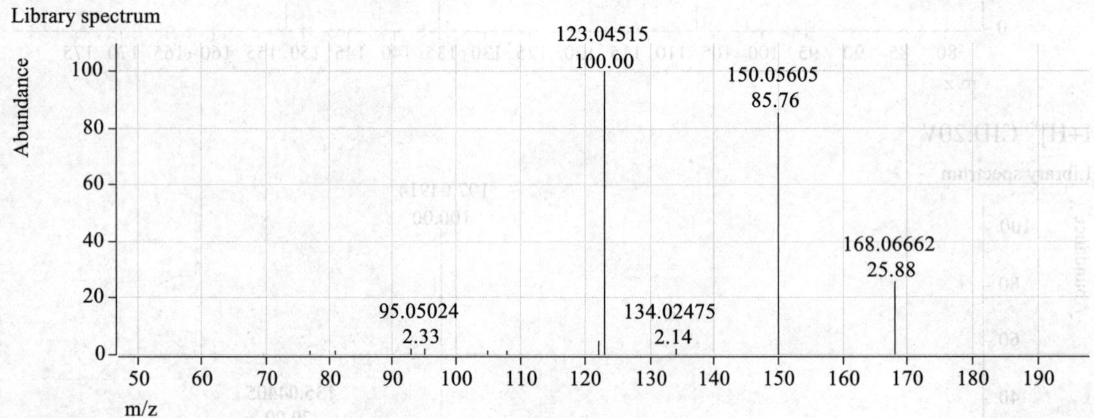

[M–H]⁻ CID:20V

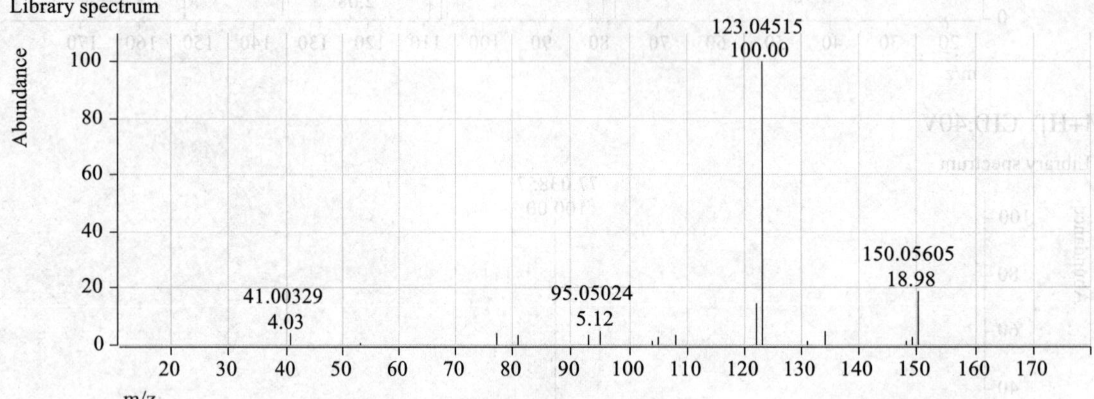

负离子扫描裂解途径解析

^{-}O CH_3 HO m/z 123.0452 ← OH ^{-}O NH_2 HO m/z 168.0666 → ^{-}O NH_2 HO m/z 150.0561

负离子扫描二级质谱图(重酒石酸)

[M-H]⁻ CID:10V

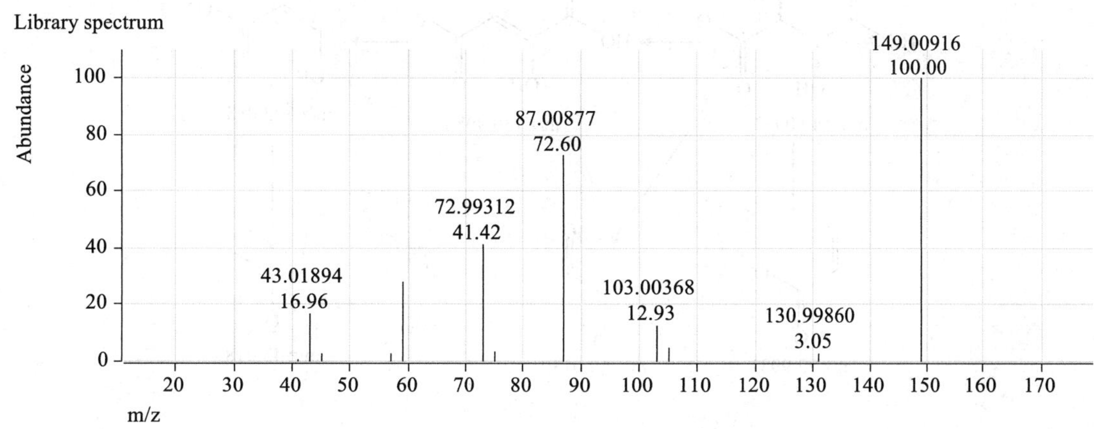

[M-H]⁻ CID:20V

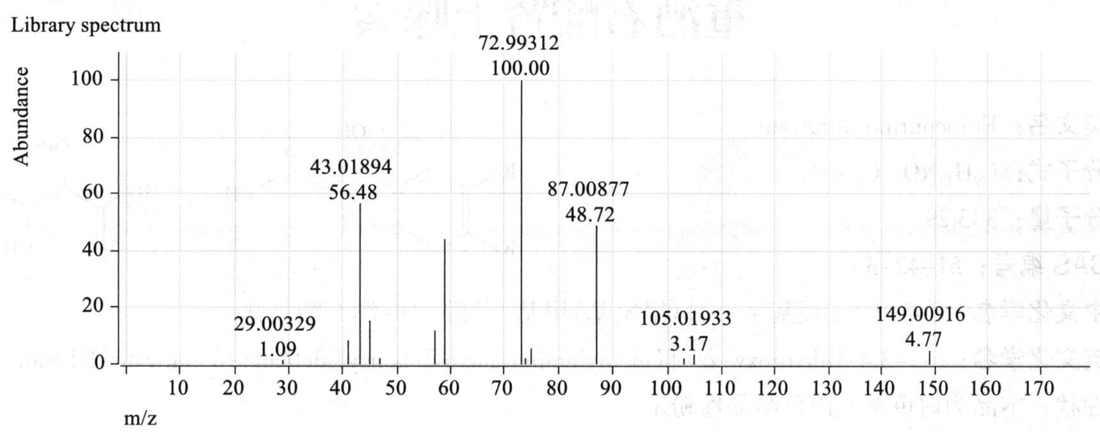

[M-H]⁻ CID:40V

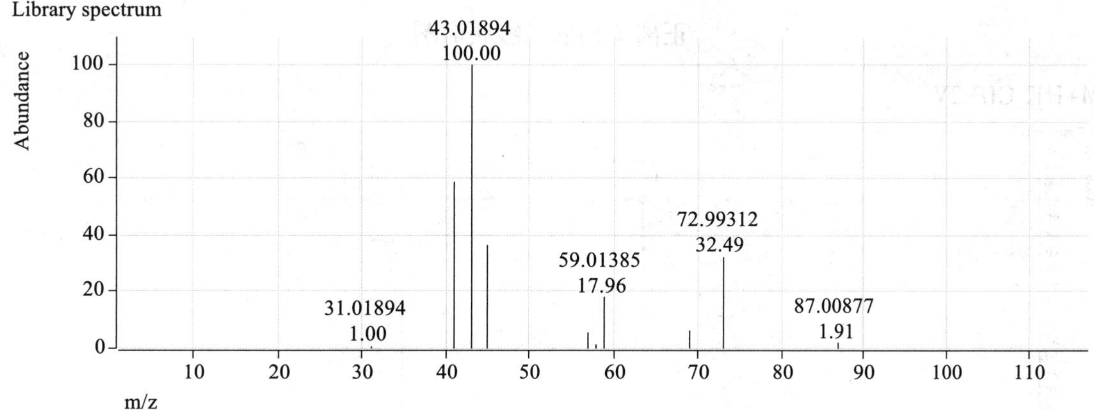

负离子扫描裂解途径解析

m/z 149.0092 → m/z 130.9986 → m/z 87.0088 → m/z 43.0189

m/z 149.0092 → m/z 72.9931

m/z 149.0092 → m/z 59.0139

重酒石酸肾上腺素

英文名： Epinephrine Bitartrate

分子式： $C_9H_{13}NO_3 \cdot C_4H_6O_6$

分子量： 333.29

CAS 编号： 51–42–3

中文化学名： L-3，4- 二羟基 -α-［（甲氨基）甲基］苄醇 -D- 酒石酸氢盐

英文化学名：（–）–3,4–Dihydroxy–α–[（methylamino）methyl] benzyl alcohol（+）–tartrate（1:1）salt

性状： 本品为白色至灰白色结晶性粉末

溶解性： 本品在水中易溶，在乙醇中微溶

正离子扫描二级质谱图

$[M+H]^+$ CID:2V

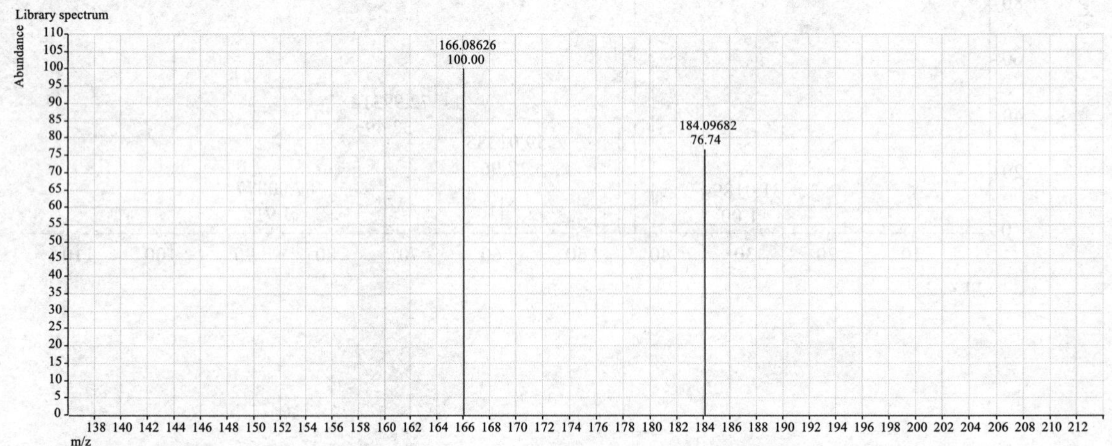

[M+H]+ CID:5V

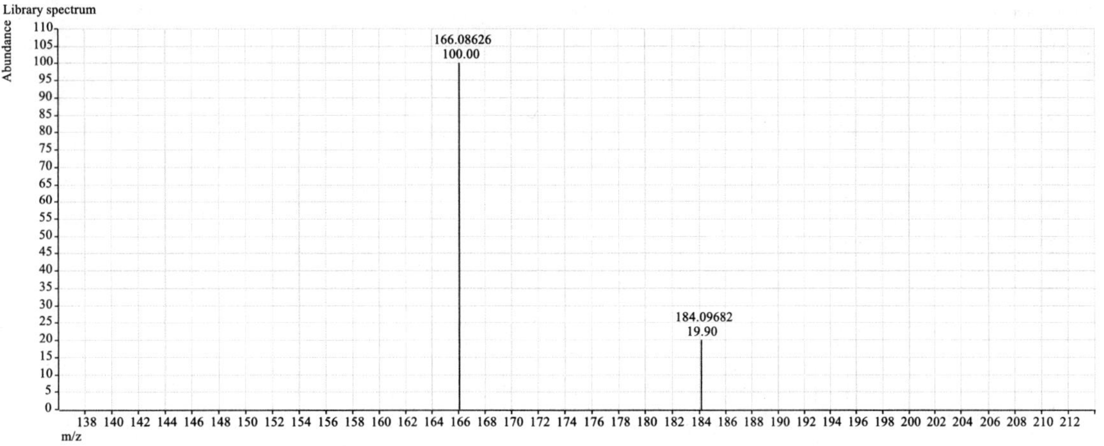

[M+H]+ CID:10V

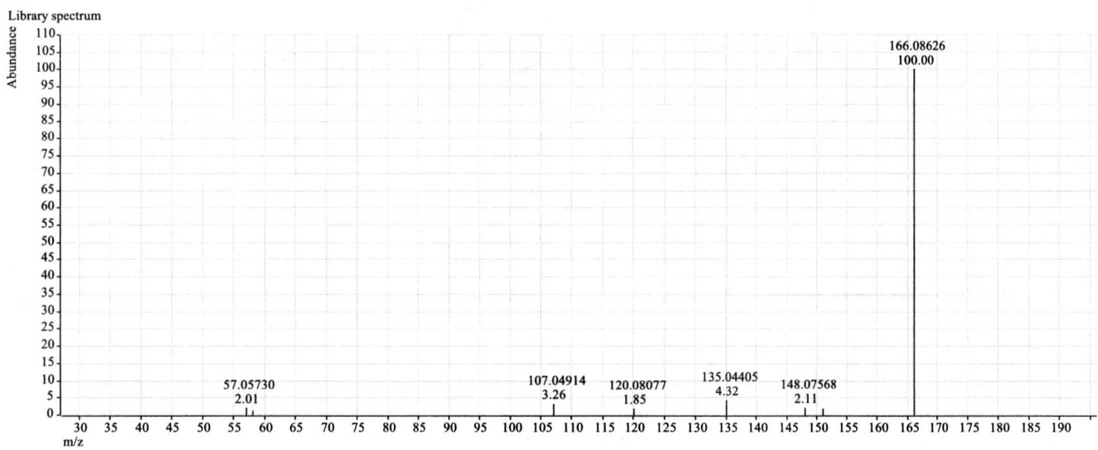

[M+H]+ CID:20V

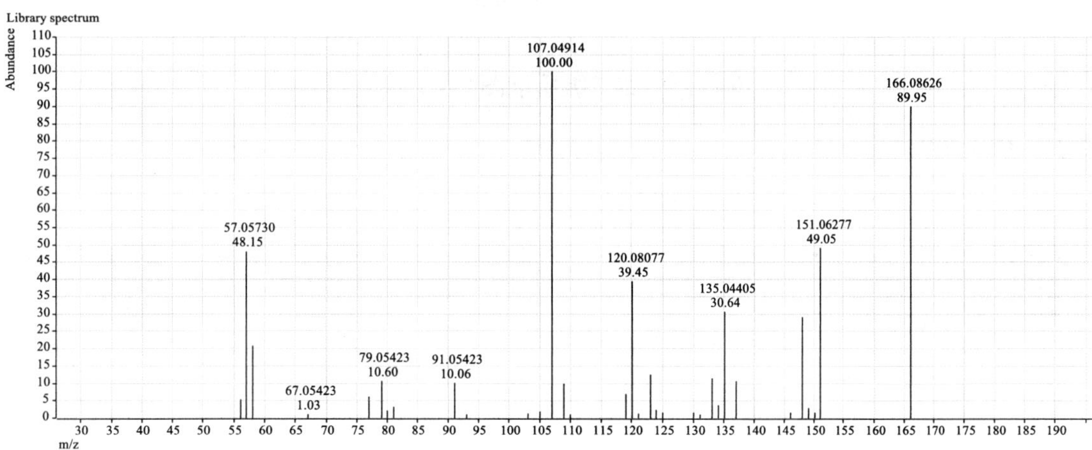

[M+H]+ CID:40V

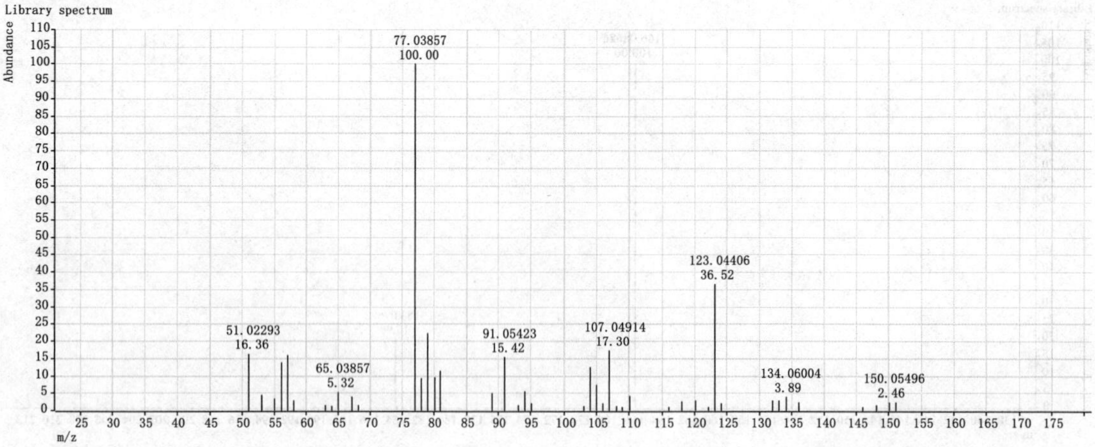

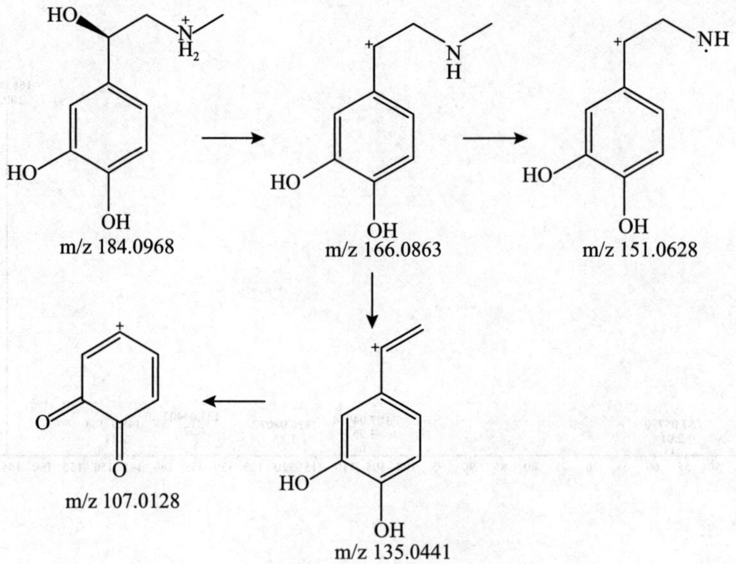

Library spectrum
Abundance
77.03857
100.00
123.04406
36.52
51.02293
16.36
91.05423
15.42
107.04914
17.30
65.03857
5.32
134.06004
3.89
150.05496
2.46
m/z

m/z 184.0968
m/z 166.0863
m/z 151.0628
m/z 135.0441
m/z 107.0128

负离子扫描二级质谱图(肾上腺素)

[M−H]− CID:10V

Library spectrum
Abundance
164.07170
100.00
182.08226
39.21
122.03733
18.23
149.04823
8.61
68.99820
2.05
m/z

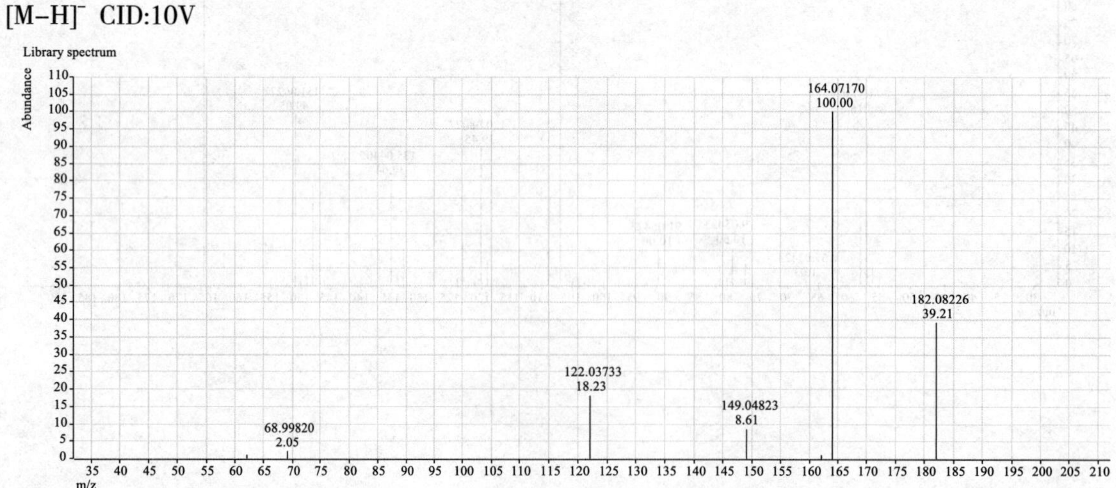

[M-H]⁻ CID:20V

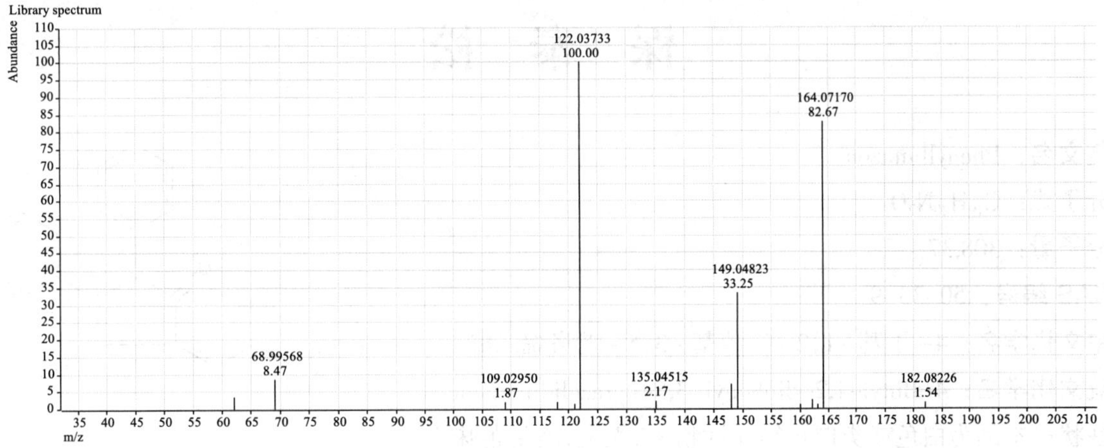

[M-H]⁻ CID:40V

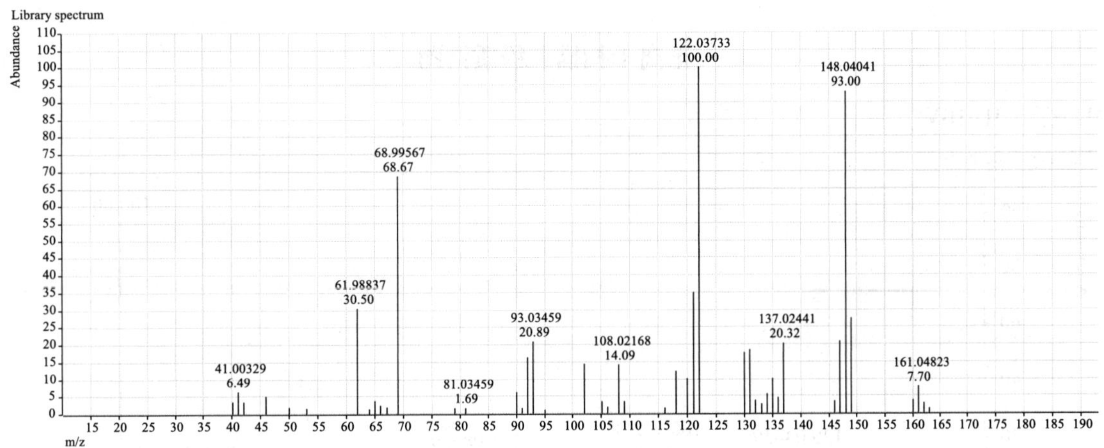

负离子扫描裂解途径解析

-H

HO　N—CH₃ H　HO　OH

m/z 182.0823

HO　OH　N—CH₃

m/z 164.0717

HO　OH　N

m/z 149.0482

HO　OH

m/z 122.0373

保 泰 松

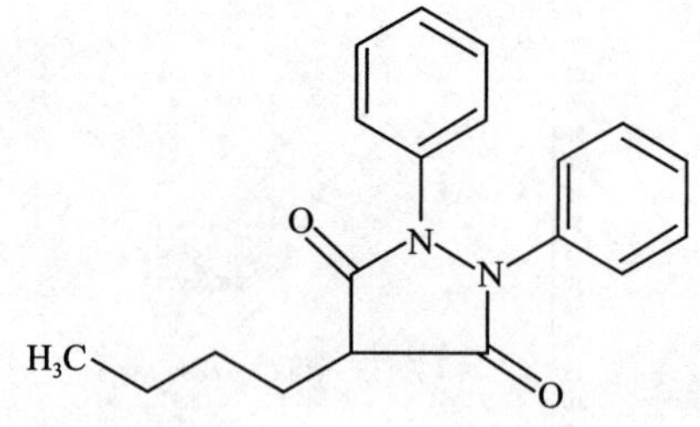

英文名： Phenylbutazone

分子式： $C_{19}H_{20}N_2O_2$

分子量： 308.37

CAS 编号： 50-33-9

中文化学名： 4- 丁基 -1，2- 二苯基 -3，5- 吡咯烷二酮

英文化学名： 4-Butyl-1,2-diphenyl-3,5-pyrazolidinedione

性状： 本品为白色或类白色结晶性粉末；无臭；略带苦味

溶解性： 本品在丙酮和三氯甲烷中易溶，在氢氧化钠、乙醇或乙醚中溶解，在水中几乎不溶

正离子扫描二级质谱图

[M+H]$^+$ CID:10V

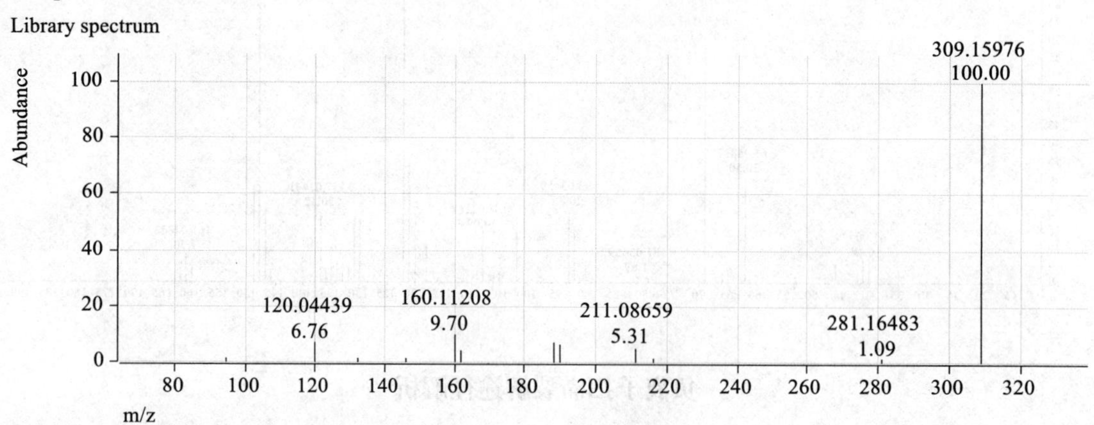

[M+H]$^+$ CID:20V

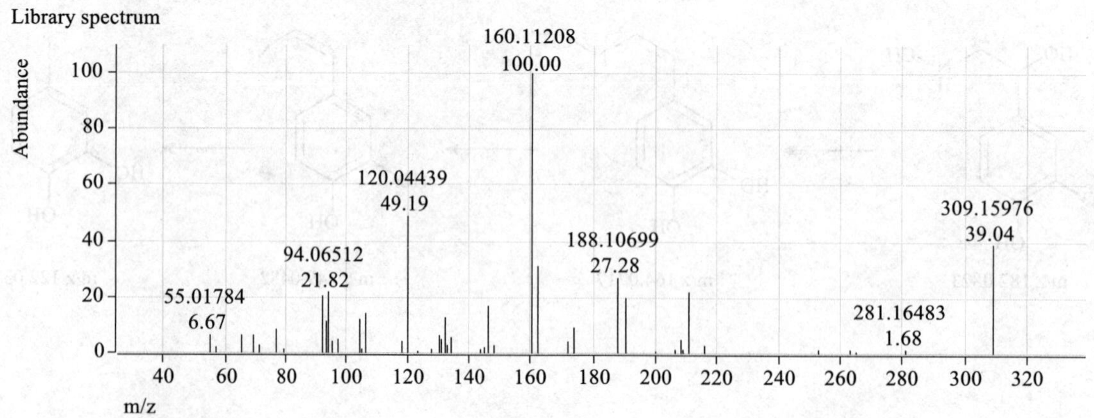

[M+H]$^+$ CID:40V

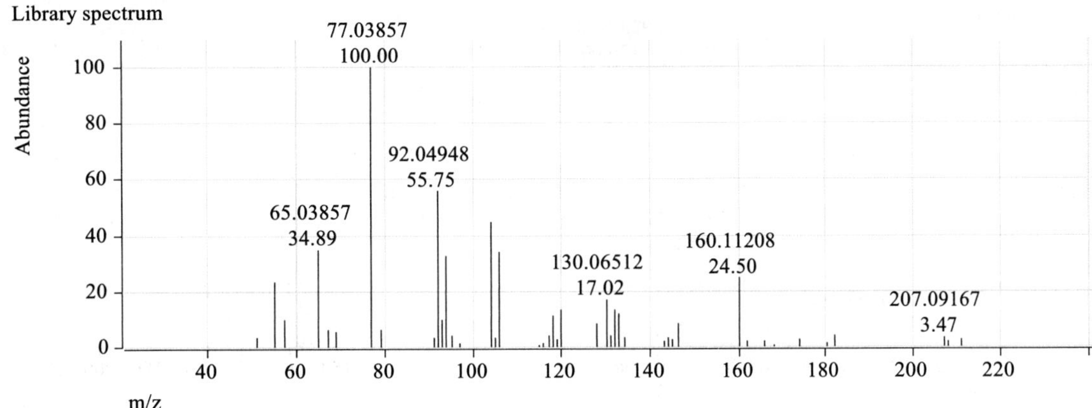

正离子扫描裂解途径解析

HO$^+$ H$_3$C N N O m/z 309.1598

HO$^+$ H$_3$C N N m/z 281.1648

N H$_3$C O m/z 188.1070

H$_3$C N m/z 160.1121

负离子扫描二级质谱图

[M−H]$^-$ CID:10V

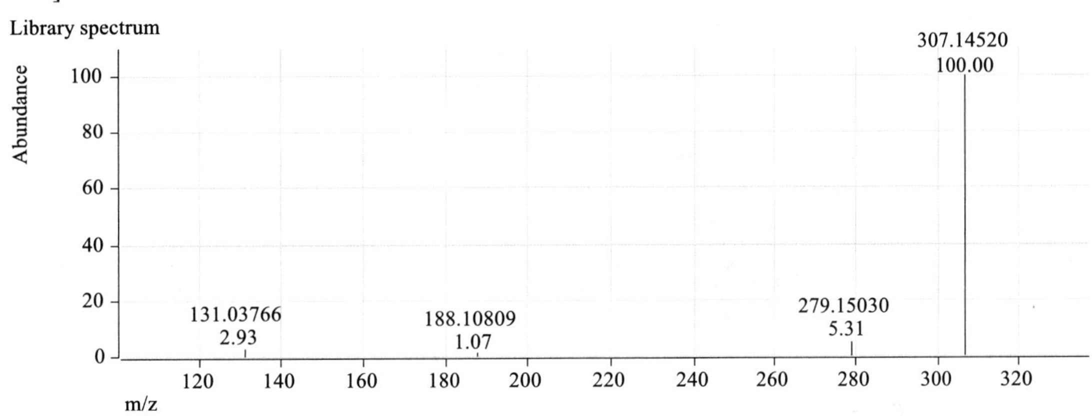

[M−H]$^-$ CID:20V

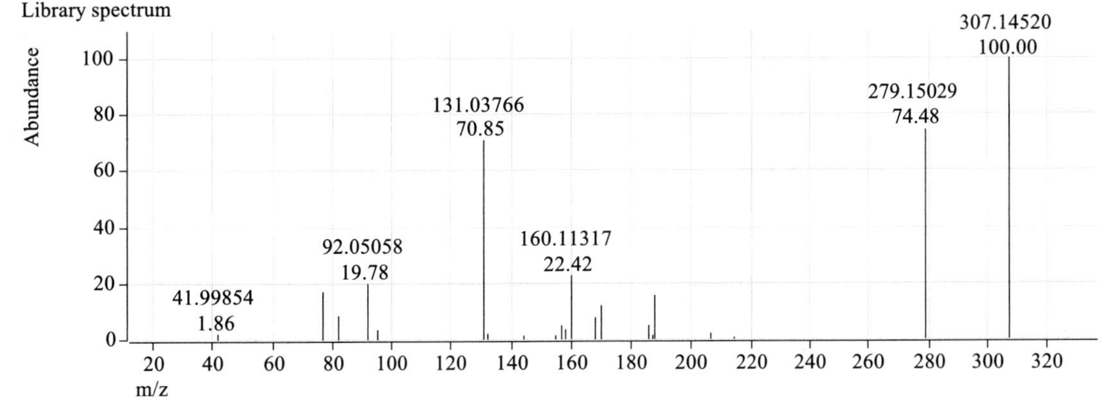

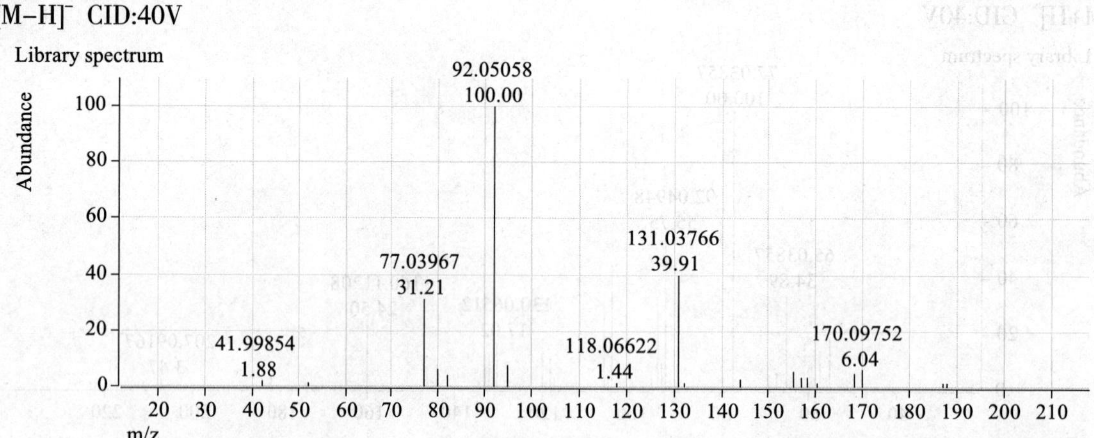

负离子扫描裂解途径解析

m/z 307.1452

m/z 131.0371

m/z 92.0506

m/z 77.0397

m/z 279.1503

m/z 160.1132

胆 红 素

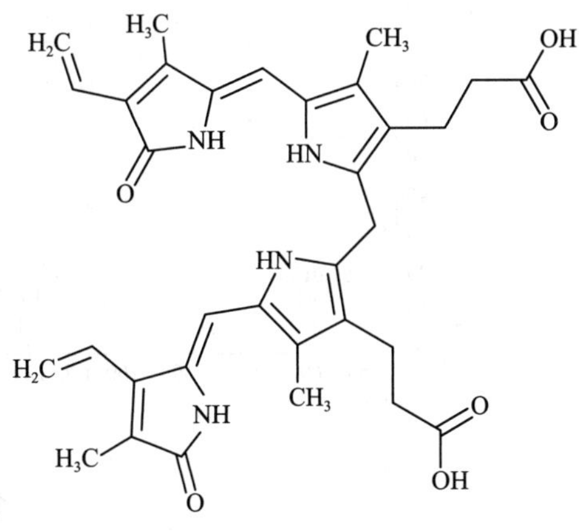

英文名：Bilirubin

分子式：$C_{33}H_{36}N_4O_6$

分子量：584.66

CAS 编号：635-65-4

英文化学名：1,10,19,22,23,24-Hexahydro-2,7,13,17-tetramethyl-1,19-dioxo-3,18-divinylbilidiene-8,12-dipropionic acid

性状：本品为橙色粉末

溶解性：本品在水中不溶

负离子扫描二级质谱图

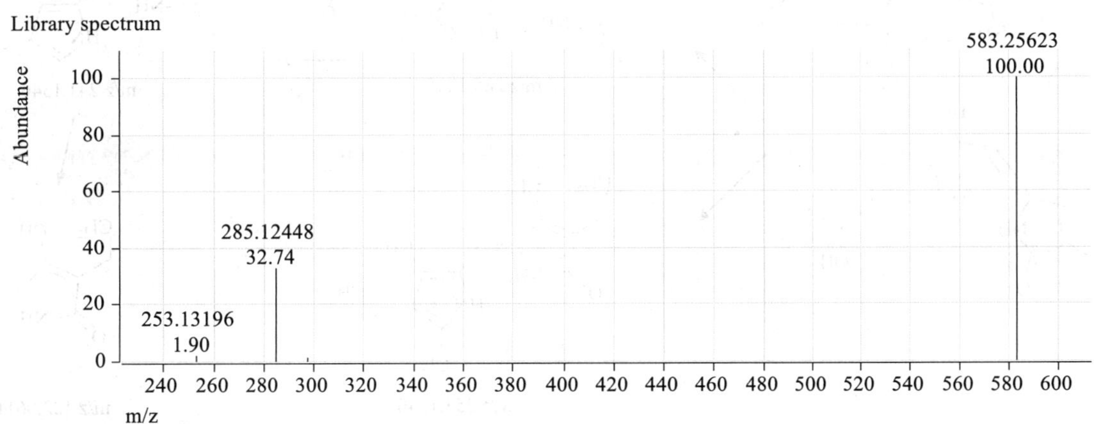

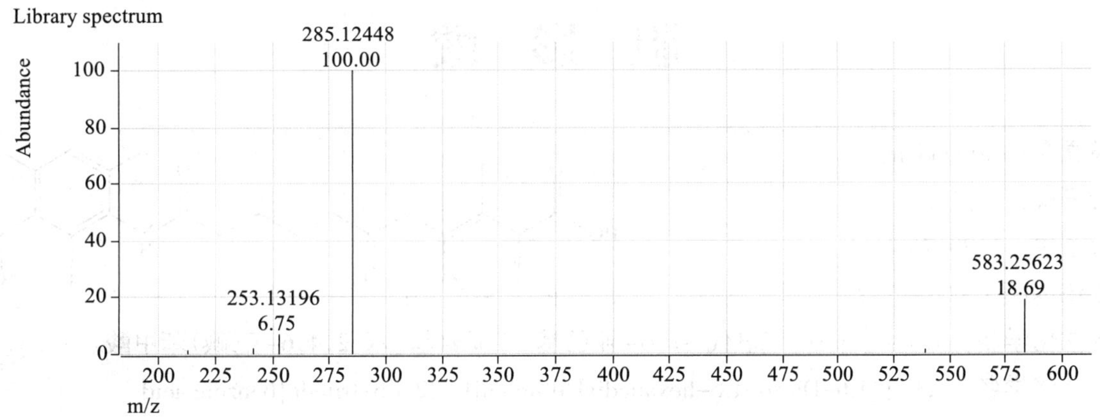

$[M-H]^-$ CID:40V

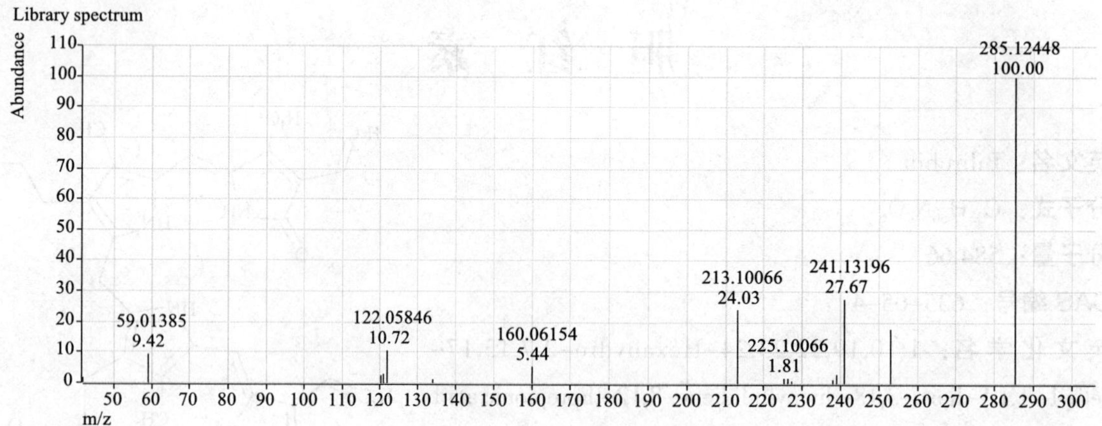

负离子扫描裂解途径解析

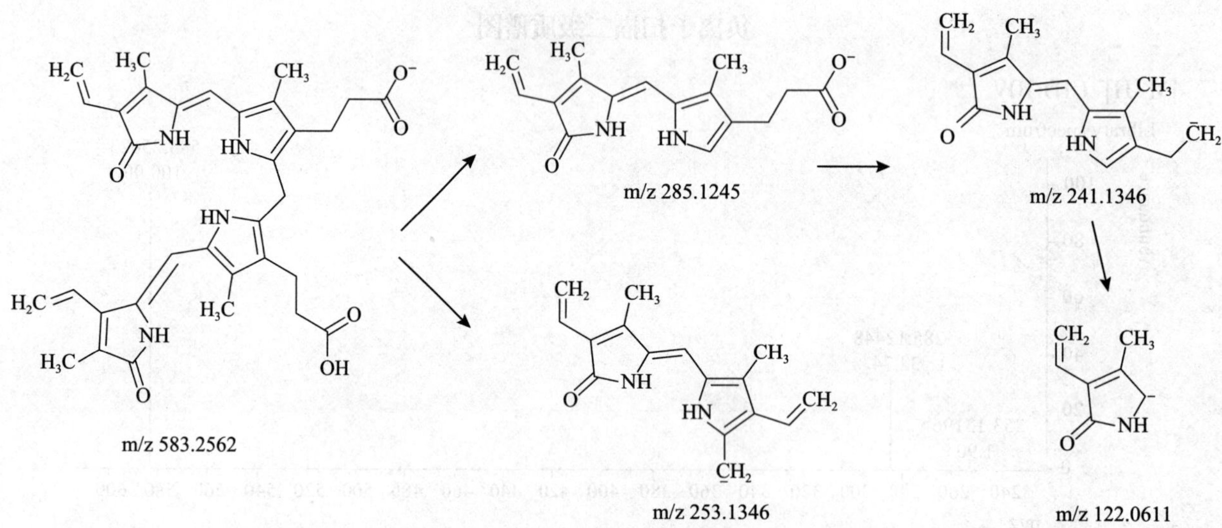

胆 影 酸

英文名： Adipiodone

分子式： $C_{20}H_{14}I_6N_2O_6$

分子量： 1139.76

CAS 编号： 606-17-7

中文化学名： 3,3′-［(1,6-二氧代-1,6-亚己基)二亚氨基］双(2,4,6-三碘)苯甲酸

英文化学名： 3,3′-[(1,6-Dioxo-1,6-hexanediyl)diimino]bis[2,4,6-triiodo]benzoic acid

性状： 本品为白色粉末；无臭；味微苦

溶解性： 在乙醇中微溶，在水、三氯甲烷或乙醚中几乎不溶，在氢氧化钠溶液中溶解

正离子扫描二级质谱图

[M+H]$^+$ CID:10V

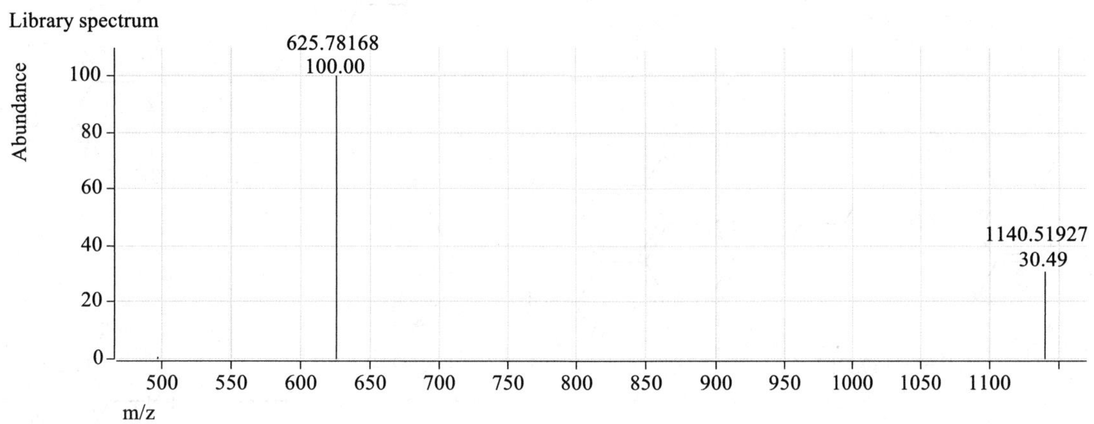

[M+H]$^+$ CID:20V

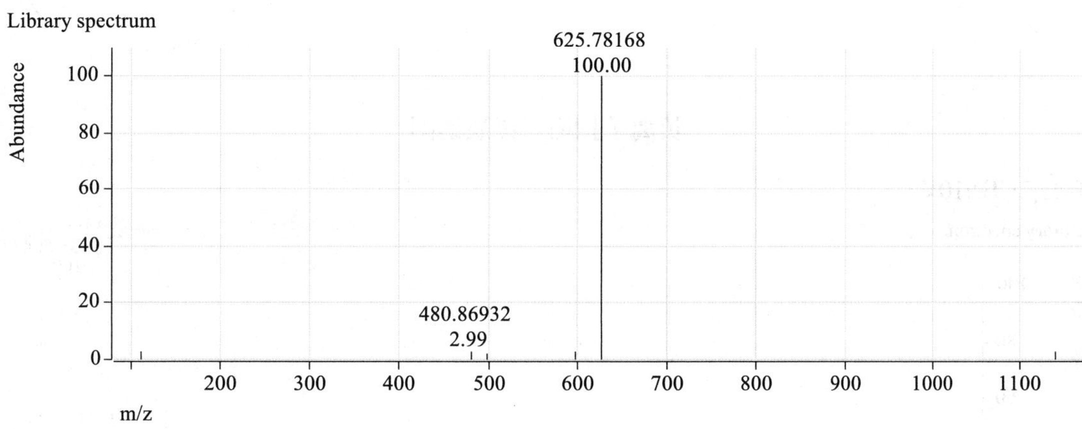

[M+H]$^+$ CID:40V

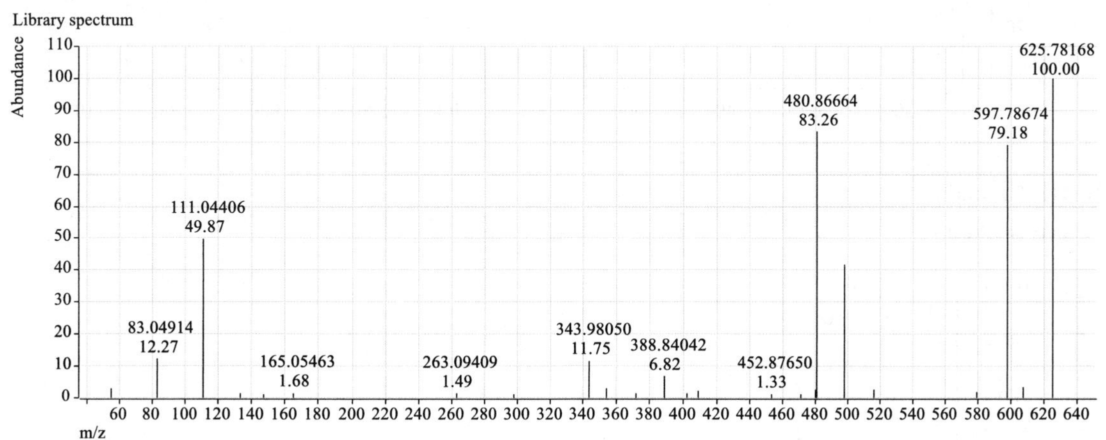

正离子扫描裂解途径解析

m/z 1140.5193

m/z 625.7817

m/z 480.8666

负离子扫描二级质谱图

$[M-H]^-$ CID:10V

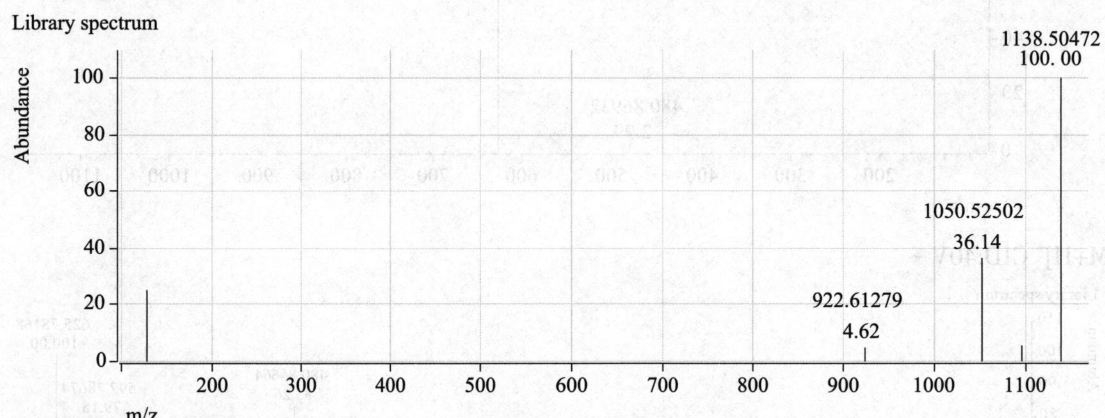

$[M-H]^-$ CID:20V

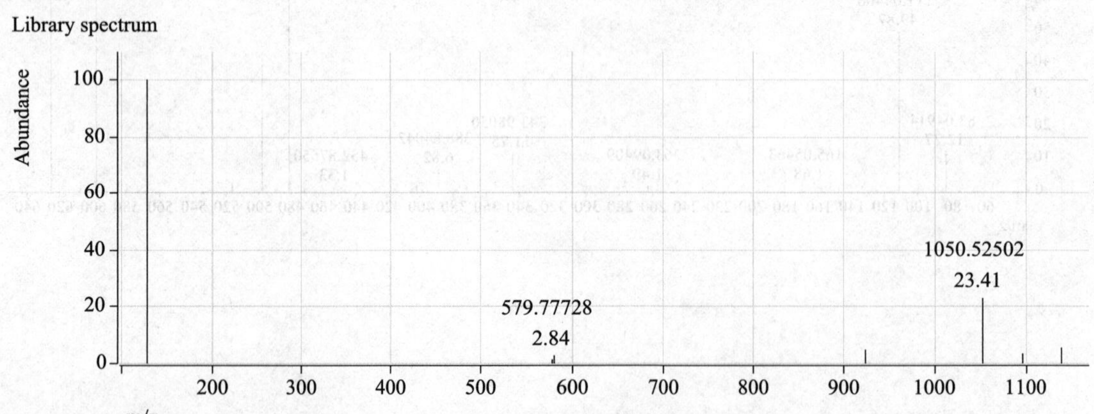

[M-H]⁻ CID:40V

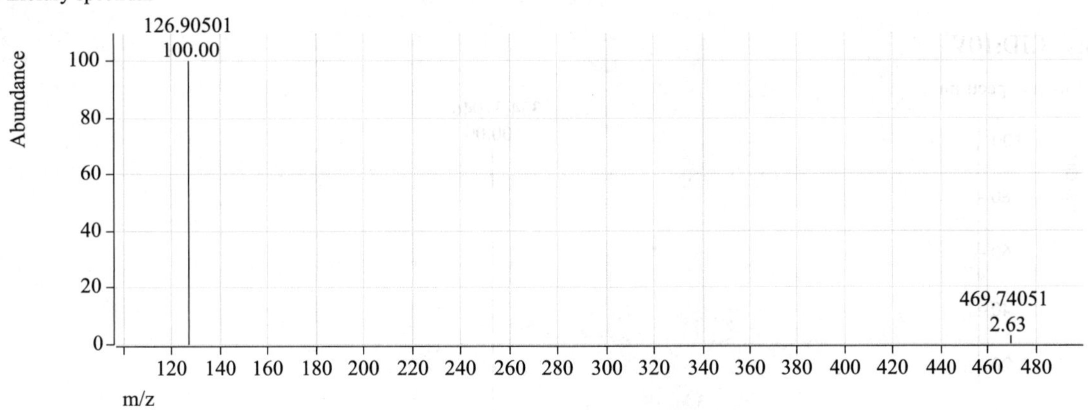

负离子扫描裂解途径解析

I^-
m/z 126.9050

m/z 1050.5251

m/z 1138.5047

m/z 922.6128

m/z 579.7773

m/z 469.7405

度 米 芬

英文名： Domiphen Bromide

分子式： $C_{22}H_{40}BrNO \cdot H_2O$

分子量： 432.49

CAS 编号： 538-71-6

中文化学名： 溴化 *N*,*N*- 二甲基 -*N*-(2- 苯氧乙基)-1- 十二烷铵一水合物

英文化学名： *N*,*N*-Dimethyl-*N*-(2-phenoxyethyl)-1-dodecanaminiubromide monohydrate

性状： 本品为白色至微黄色片状结晶；无臭或微带特臭；味苦；振摇水溶液则产生泡沫

溶解性： 本品在乙醇或三氯甲烷中极易溶，在水中易溶，在丙酮中略溶，在乙醚中几乎不溶

正离子扫描二级质谱图

[M]+ CID:10V

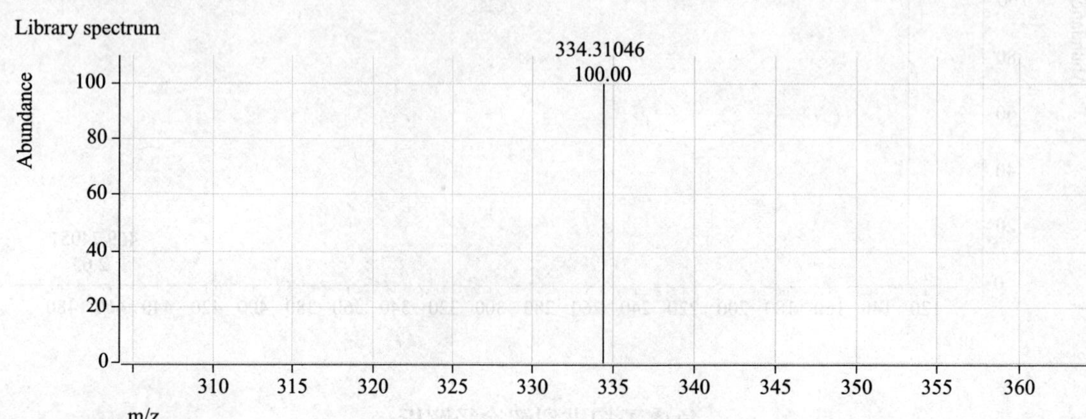

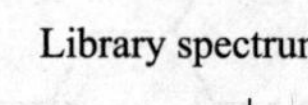

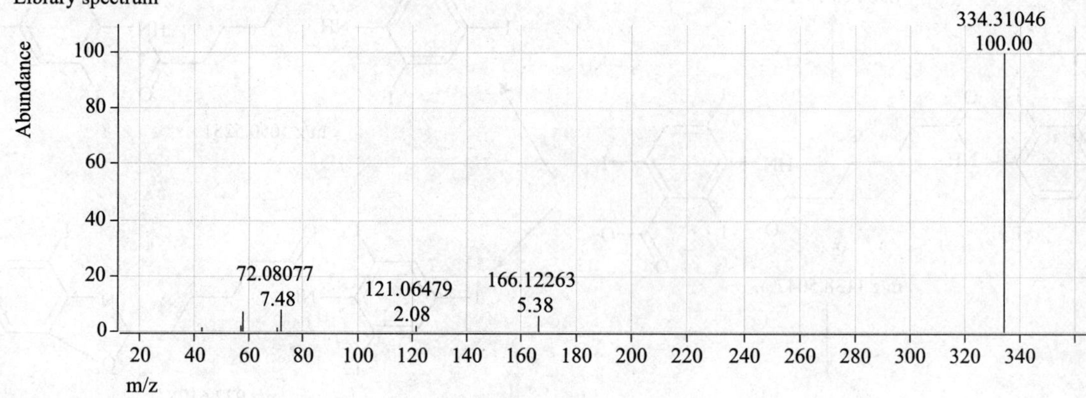

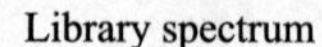

[M]+ CID:40V

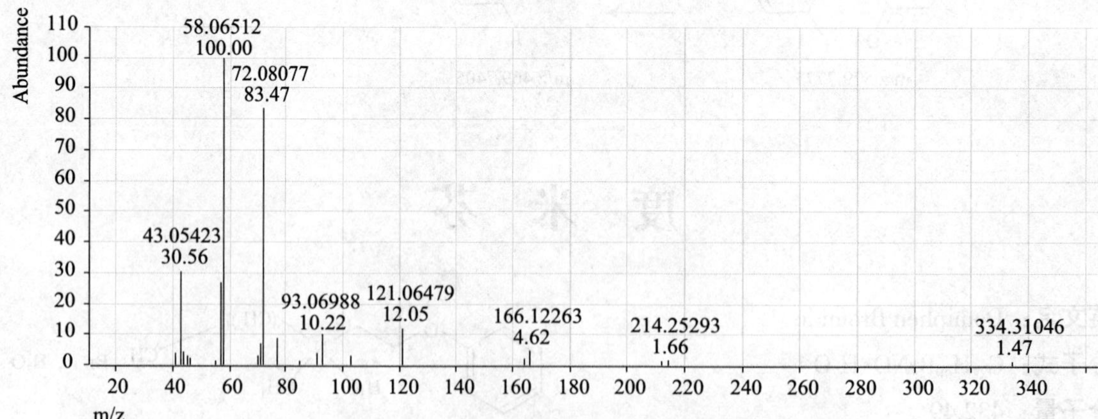

正离子扫描裂解途径解析

H_3C $\overset{+}{H}N$ CH_3
m/z 72.0808

H_3C $\overset{+}{N}$ CH_3
m/z 58.0651

H_3C CH_3 O $\overset{+}{N}$ $(CH_2)_{11}CH_3$
m/z 334.3104

H_3C CH_3 O $\overset{+}{N}H$
m/z 166.1226

O $\overset{+}{C}H_2$
m/z 121.0648

美 他 沙 酮

英文名： Metaxalone

分子式： $C_{12}H_{15}NO_3$

分子量： 221.25

CAS 编号： 1665-48-1

中文化学名： 5-［(3,5-二甲基苯氧基)甲基］噁唑烷-2-酮

英文化学名： 5-[(3,5-Dimethylphenoxy)methyl]oxazolidin-2-one

性状： 本品为白色粉末

溶解性： 本品在二甲基亚砜中易溶

H_3C O O O NH H_3C

正离子扫描二级质谱图

$[M+H]^+$ CID:10V

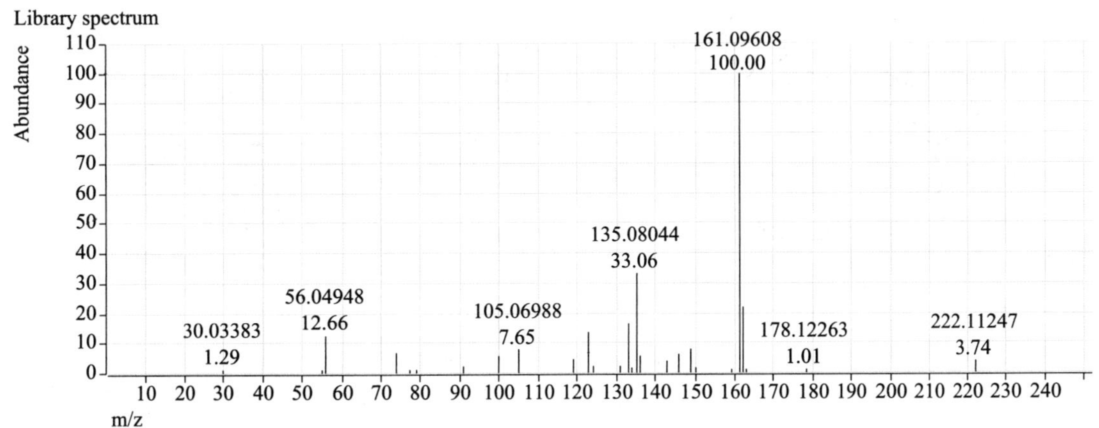

$[M+H]^+$ CID:20V

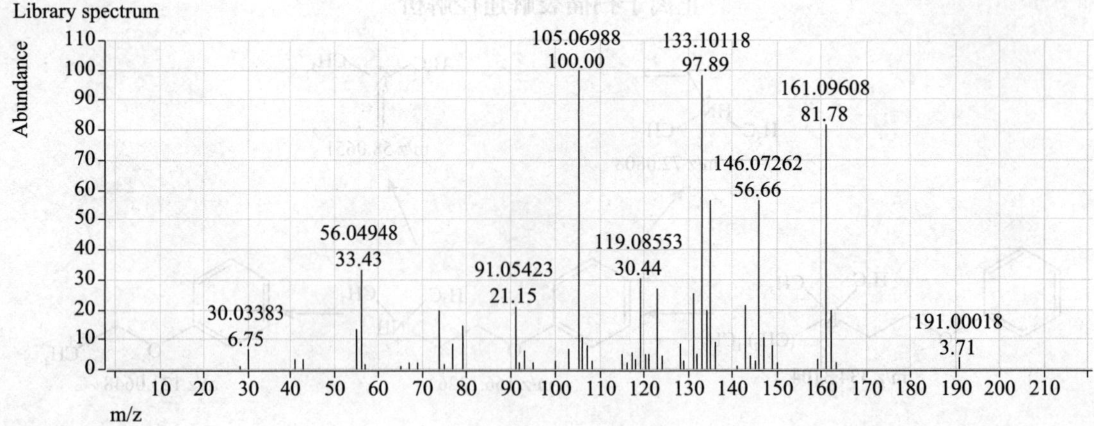

$[M+H]^+$ CID:40V

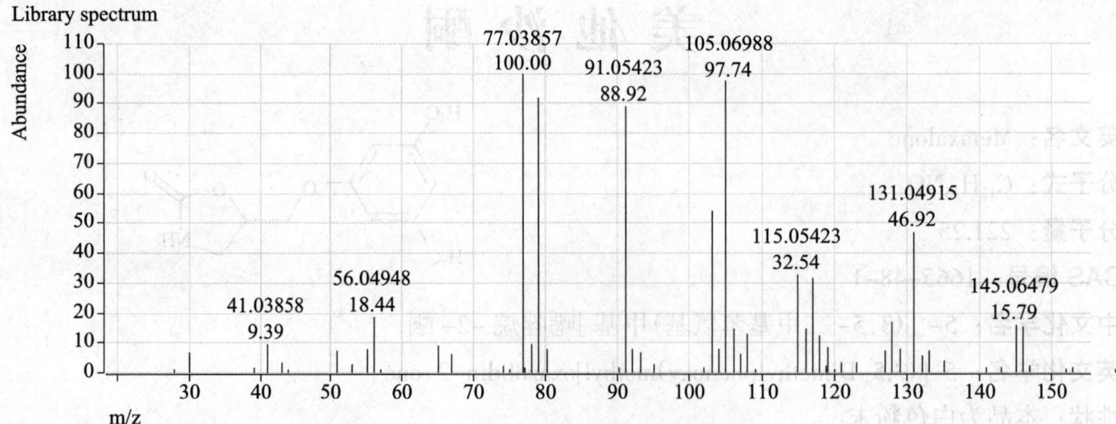

正离子扫描裂解途径解析

m/z 222.1125 → m/z 161.0961 → m/z 105.0699

m/z 222.1125 → m/z 135.0804

m/z 161.0961 → m/z 146.0727

负离子扫描二级质谱图

$[M-H]^-$ CID:10V

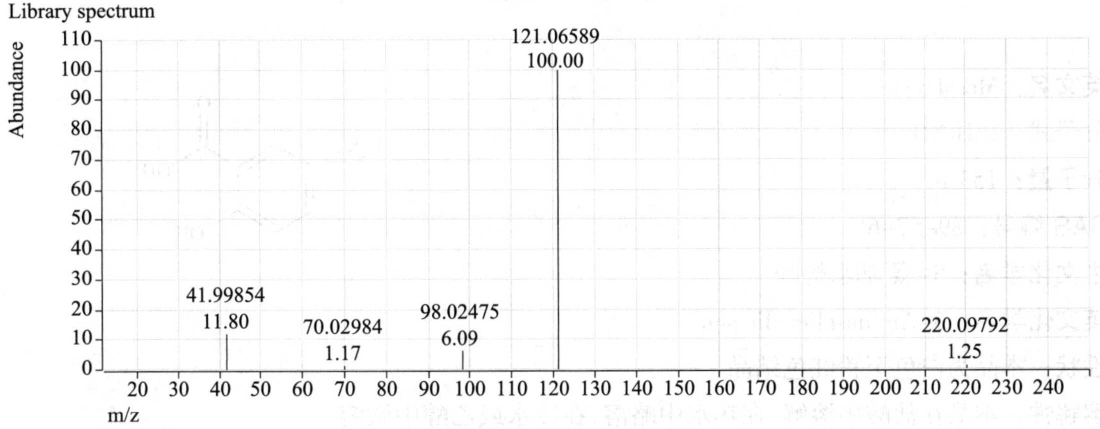

$[M-H]^-$ CID:20V

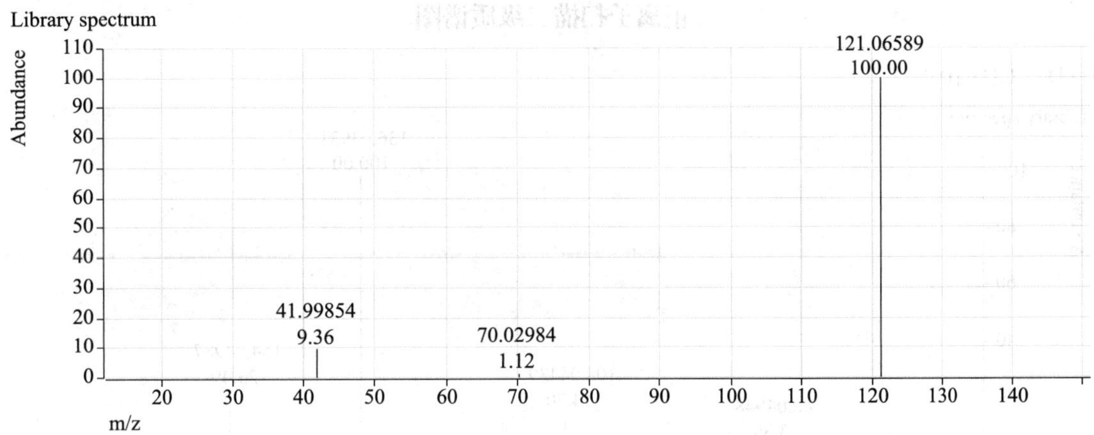

$[M-H]^-$ CID:40V

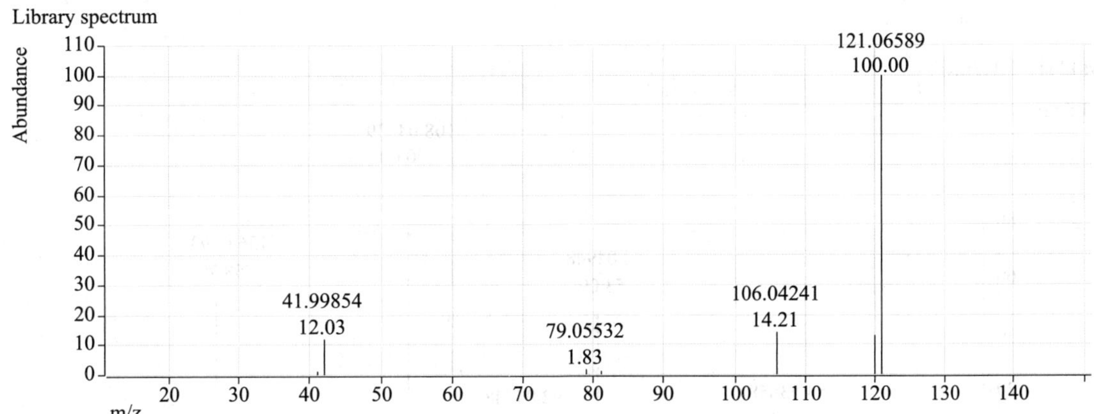

负离子扫描裂解途径解析

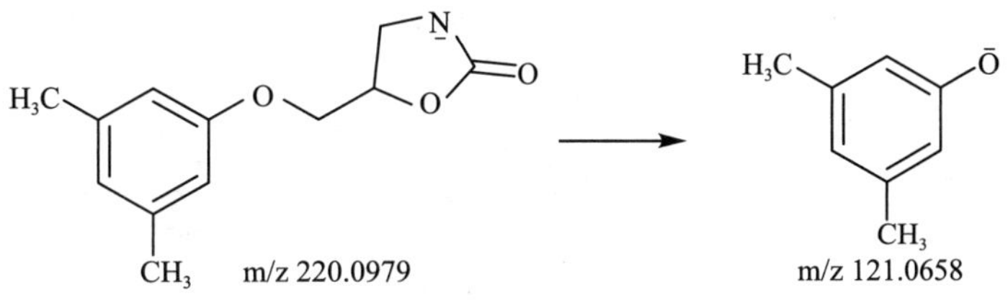

m/z 220.0979 → m/z 121.0658

美 沙 拉 嗪

英文名： Mesalazine

分子式： $C_7H_7NO_3$

分子量： 153.14

CAS 编号： 89-57-6

中文化学名： 5- 氨基水杨酸

英文化学名： 5-Aminosalicylic acid

性状： 本品为白色至粉红色结晶

溶解性： 本品在盐酸中溶解，在热水中略溶，在冷水或乙醇中微溶

正离子扫描二级质谱图

$[M+H]^+$ CID:10V

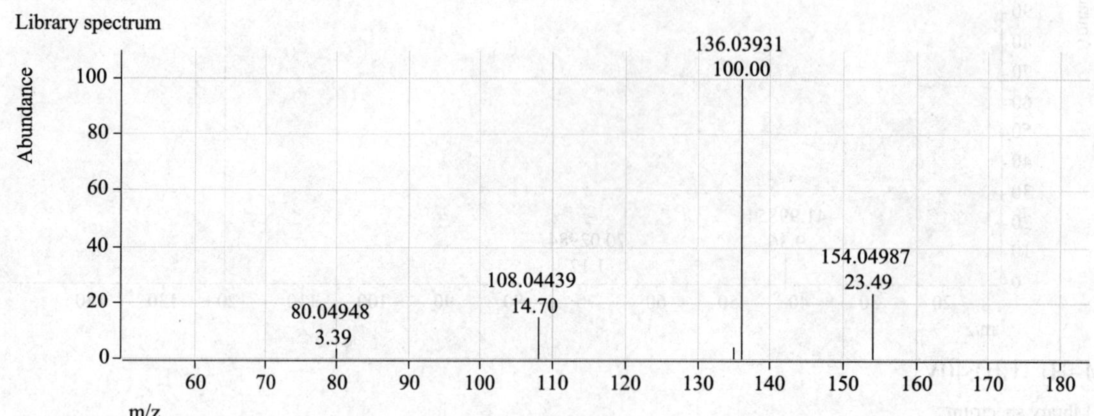

$[M+H]^+$ CID:20V

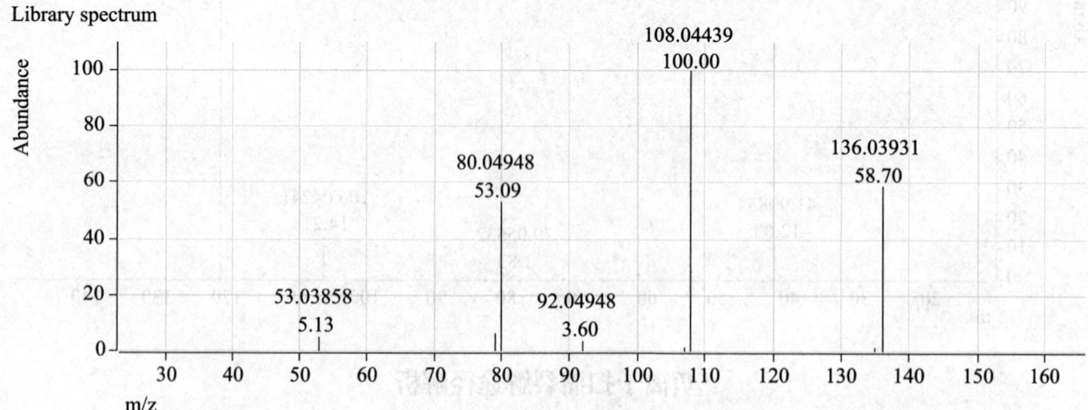

$[M+H]^+$ CID:40V

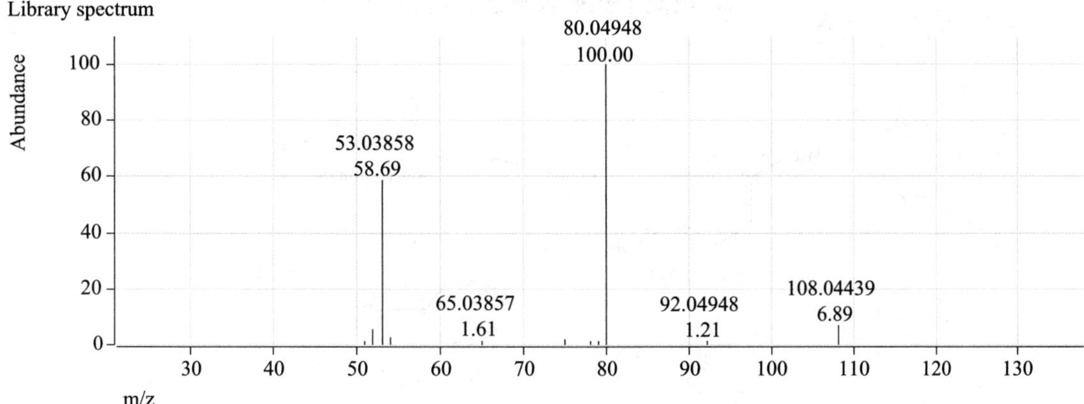

正离子扫描裂解途径解析

m/z 136.0393 ← m/z 154.0499 → m/z 108.0444 → m/z 80.0495

负离子扫描二级质谱图

$[M-H]^-$ CID:10V

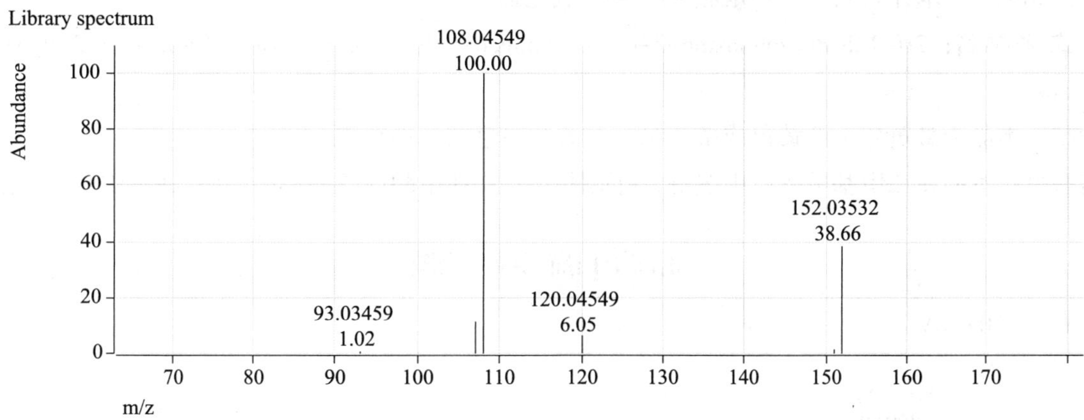

$[M-H]^-$ CID:20V

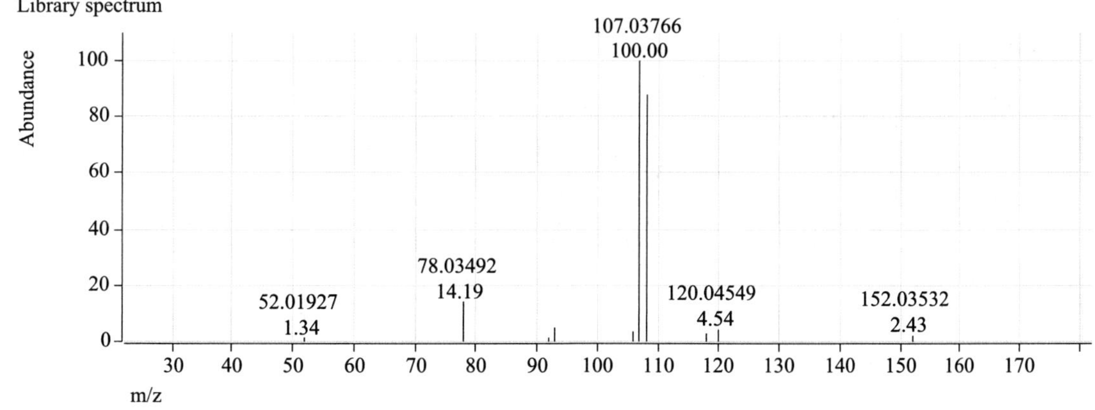

负离子扫描裂解途径解析

m/z 152.0353

m/z 108.0455

m/z 78.0349

美 洛 昔 康

英文名：Meloxicam

分子式：$C_{14}H_{13}N_3O_4S_2$

分子量：351.41

CAS 编号：71125-38-7

中文化学名：2- 甲基 -4- 羟基 -*N*-(5- 甲基 -2- 噻唑基)-2*H*-1,2- 苯并噻嗪 -3- 甲酰胺 -1,1- 二氧化物

英文化学名：2*H*-1,2-Benzothiazine-3-carboxamide,4-hydroxy-2-methyl-*N*-(5-methyl-2-thiazolyl)-,1,1-dioxide

性状：本品为微黄色至淡黄色或微黄绿色至淡黄绿色结晶性粉末;无臭

溶解性：本品在二甲基甲酰胺中溶解,在丙酮中微溶,在甲醇或乙醇中极微溶,在水中几乎不溶

正离子扫描二级质谱图

[M+H]+ CID:10V

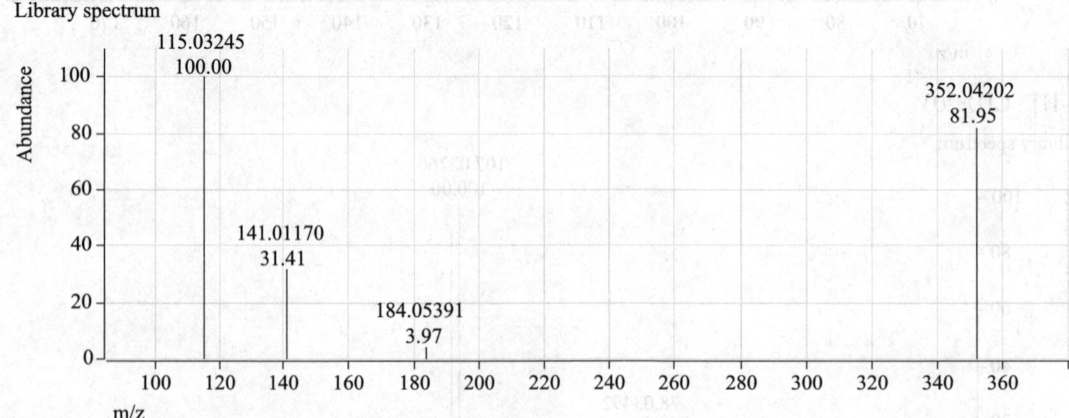

[M+H]+ CID:20V

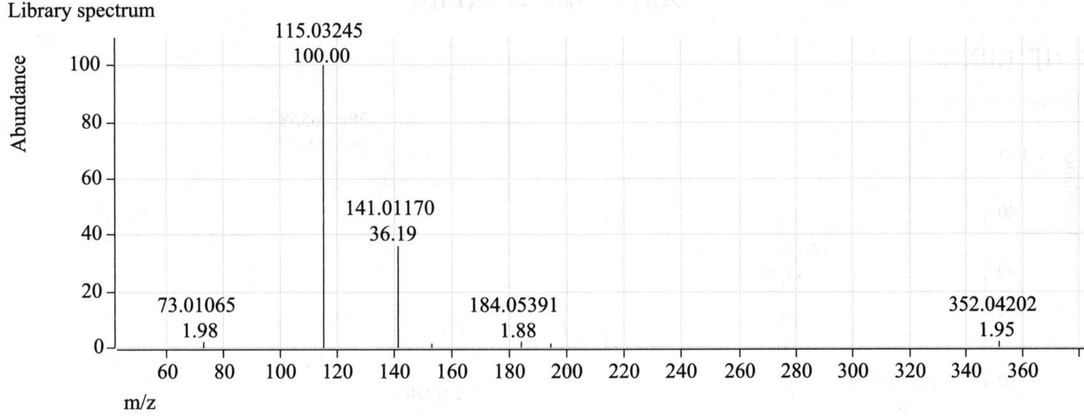

[M+H]+ CID:40V

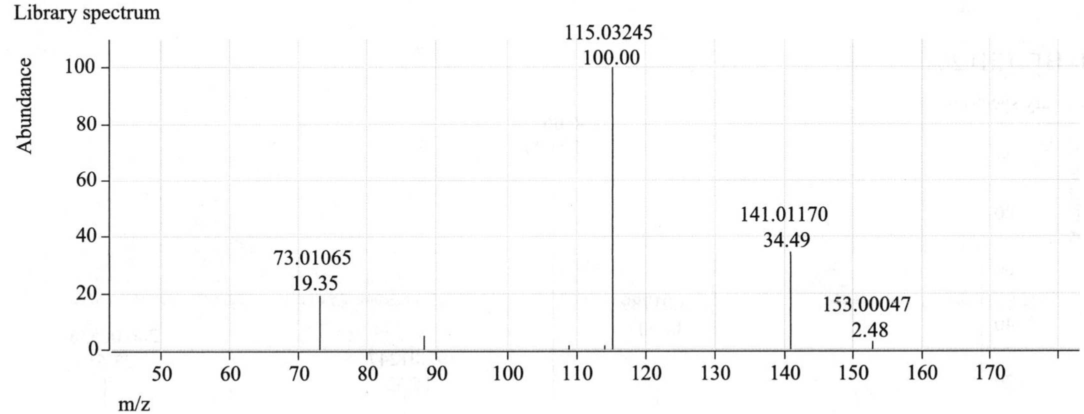

正离子扫描裂解途径解析

m/z 184.0539

m/z 141.0117

m/z 352.0420

m/z 115.0324

m/z 73.0106

负离子扫描二级质谱图

$[M-H]^-$ CID:10V

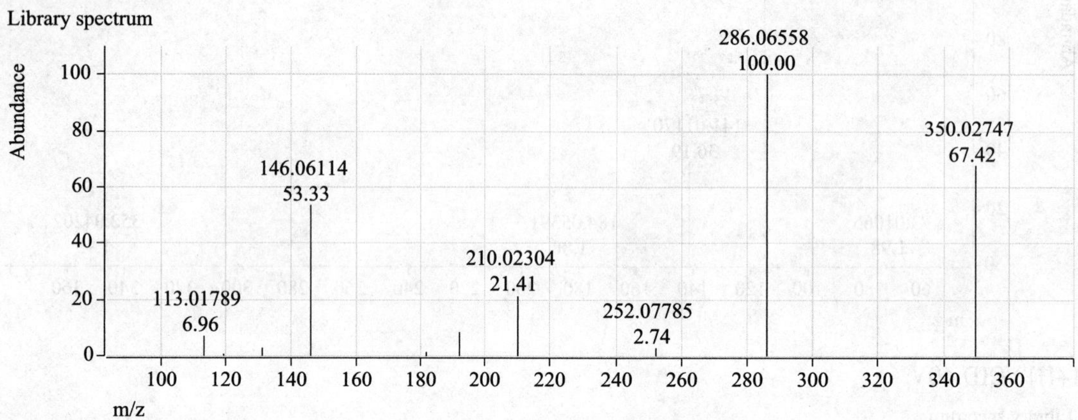

$[M-H]^-$ CID:20V

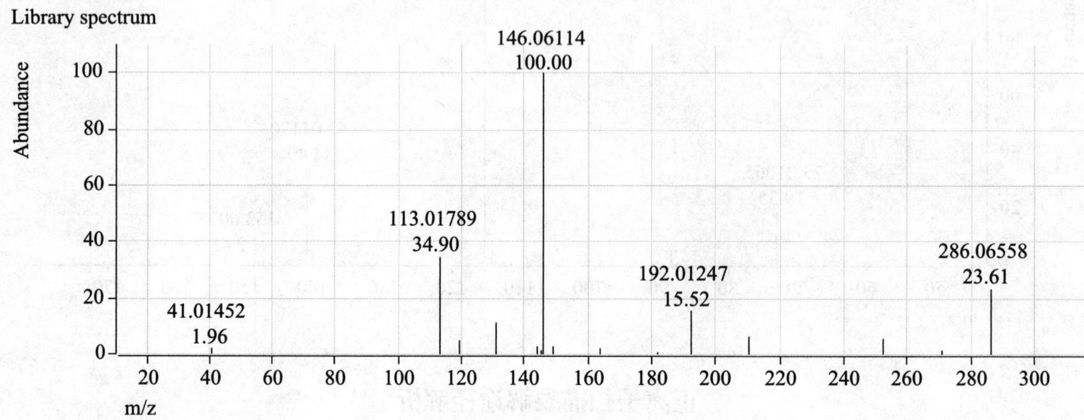

$[M-H]^-$ CID:40V

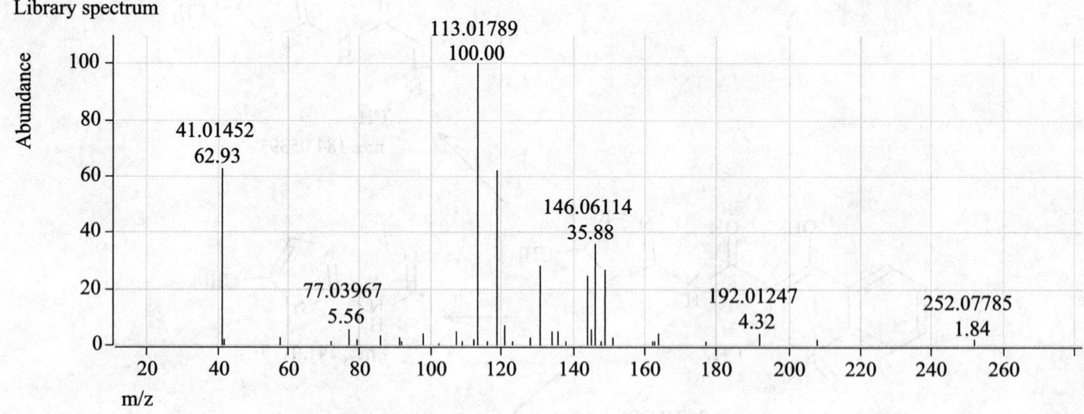

负离子扫描裂解途径解析

m/z 192.0125

m/z 113.0179

m/z 146.0611

m/z 350.0275

m/z 286.0656

m/z 252.0779

m/z 210.0230

m/z 41.0145

美 索 巴 莫

英文名： Methocarbamol

分子式： $C_{11}H_{15}NO_5$

分子量： 241.24

CAS 编号： 532-03-6

中文化学名： 3-(2- 甲氧苯氧)-1,2- 丙二醇氨基甲酸酯

英文化学名： 1,2-Propanediol,3-(2-methoxyphenoxy)-,1-carbamate

性状： 本品为白色结晶性粉末

溶解性： 本品在乙醇、丙二醇、甲苯等有机溶剂中可溶

正离子扫描二级质谱图

$[M+H]^+$ CID:10V

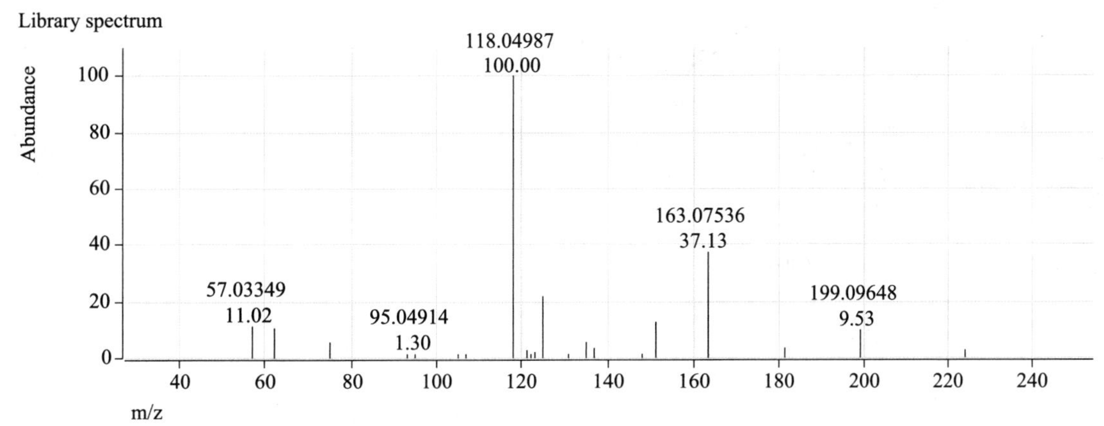

$[M+H]^+$ CID:20V

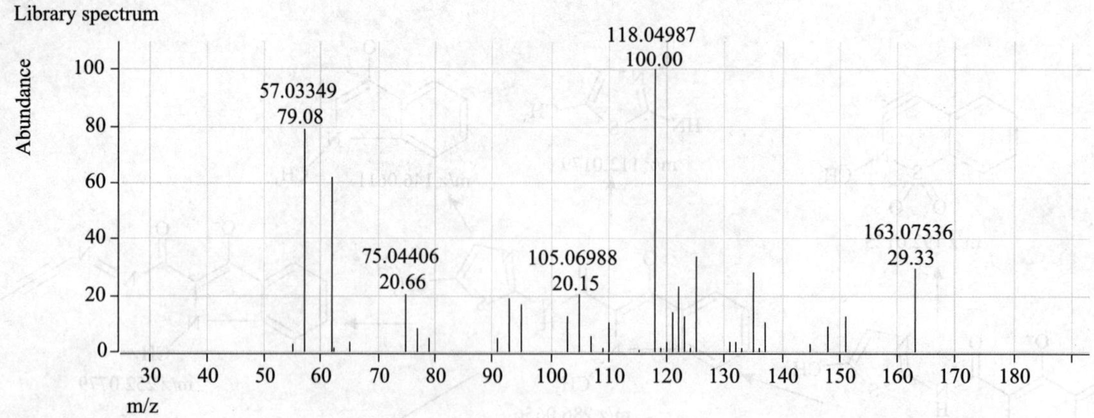

$[M+H]^+$ CID:40V

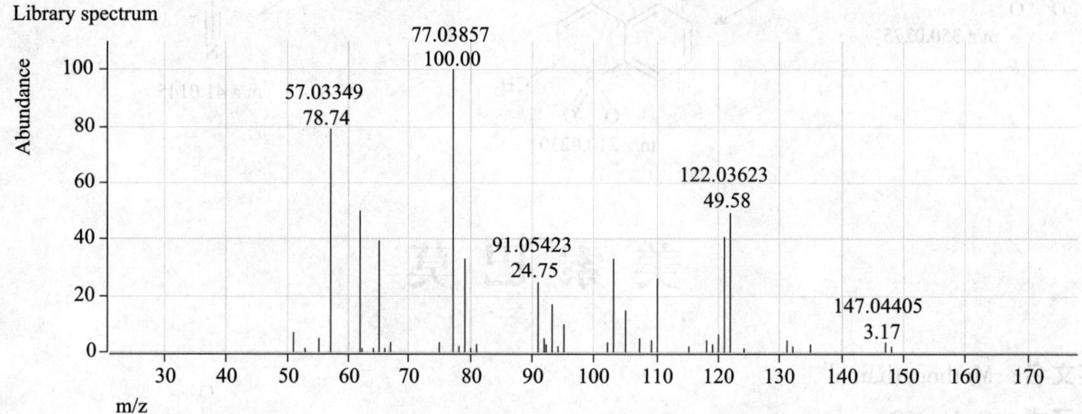

正离子扫描裂解途径解析

m/z 242.1023

m/z 199.0965

m/z 163.0754

m/z 122.0362

m/z 118.0499

m/z 57.0335

m/z 77.0386

美 雄 诺 龙

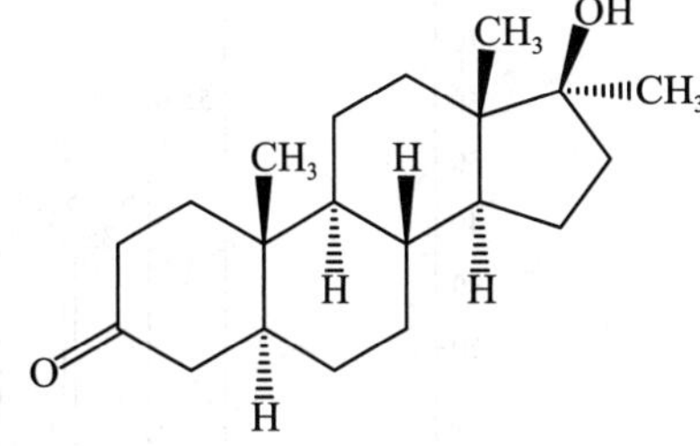

英文名： Mestanolone

分子式： $C_{20}H_{32}O_2$

分子量： 304.47

CAS 编号： 521-11-9

中文化学名： 17β-羟基-17α-甲基-5α-雄甾烷-3-酮

英文化学名： (5α,17β)-17-Hydroxy-17-methylandrostan-3-one

性状： 本品为白色或类白色结晶性粉末

溶解性： 本品在水中几乎不溶，在丙酮、乙醇、乙醚或乙酸乙酯中溶解

正离子扫描二级质谱图

$[M+H]^+$ CID:10V

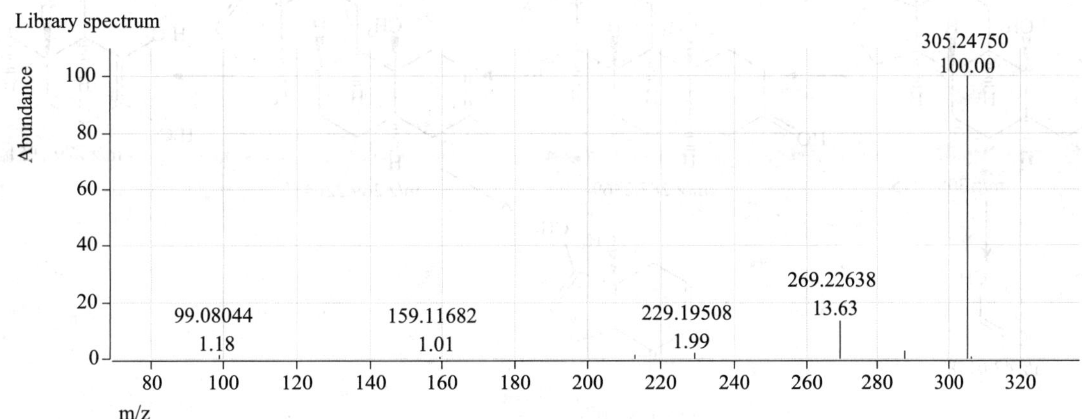

$[M+H]^+$ CID:20V

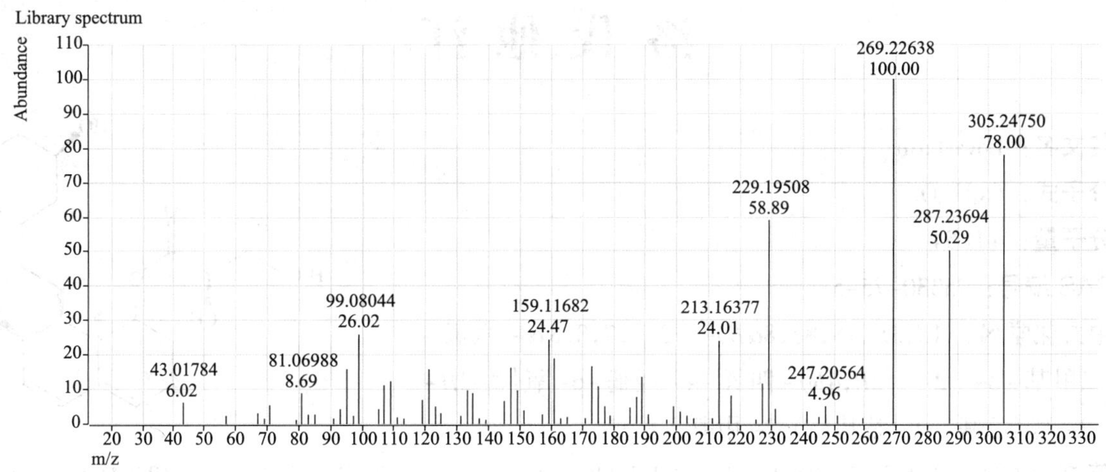

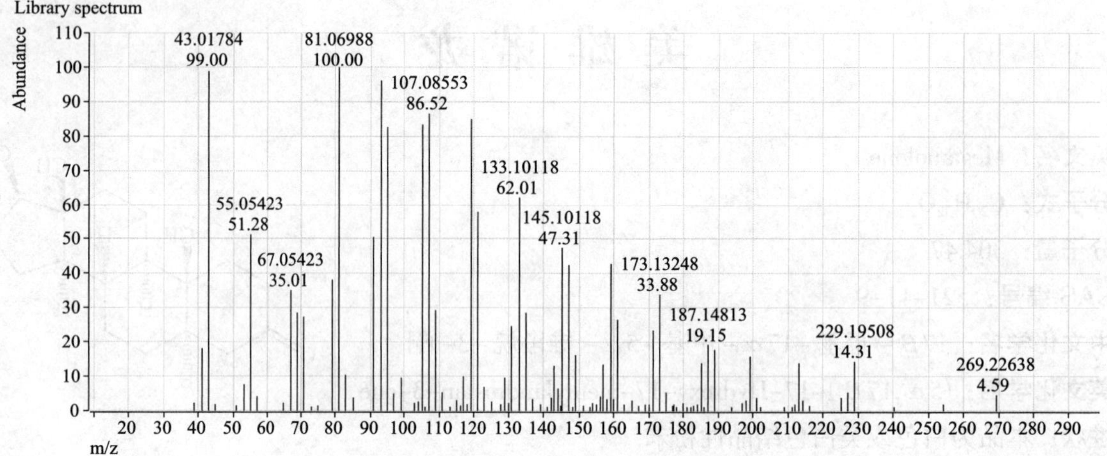

正离子扫描裂解途径解析

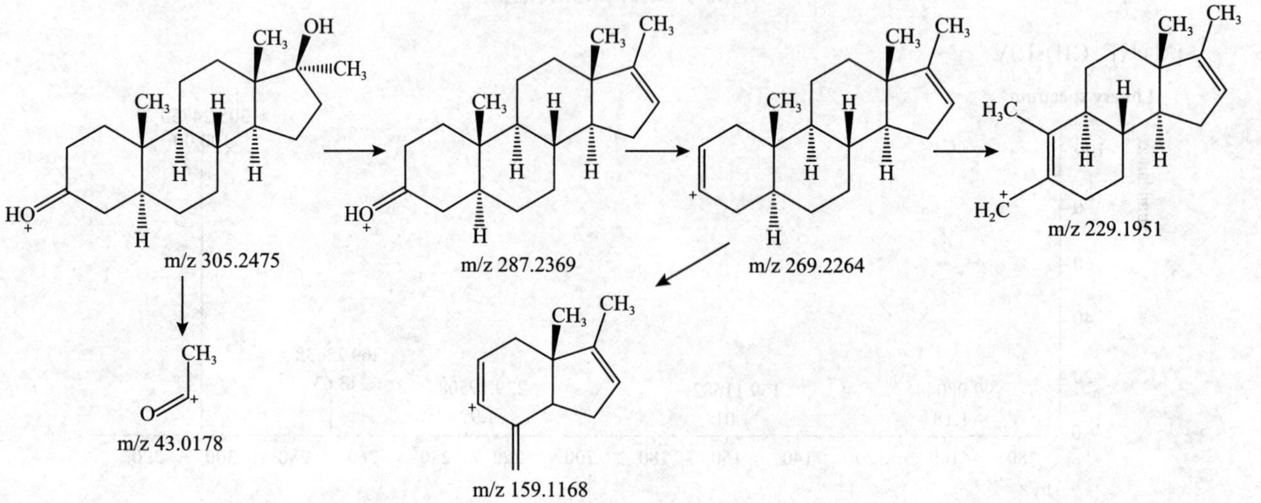

洛 伐 他 汀

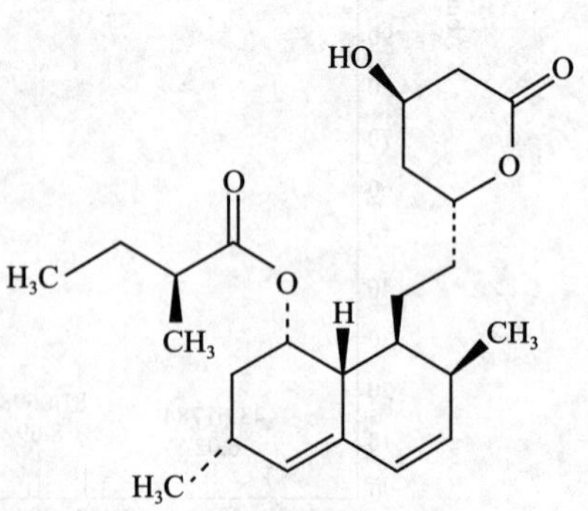

英文名： Lovastatin

分子式： $C_{24}H_{36}O_5$

分子量： 404.54

CAS 编号： 75330-75-5

中文化学名： (1*S*,3*R*,7*S*,8*S*,8α*R*)-1,2,3,7,8,8α-六氢-3,7-二甲基-8-[2-[(2*R*,4*R*)-四氢-4-羟基-6-氧代-2*H*-吡喃-2-基]乙基]-1-萘基(*S*)-2-甲基丁酸酯

英文化学名： (1*S*,3*R*,7*S*,8*S*,8α*R*)-1,2,3,7,8,8α-Hexahydro-3,7-dimethyl-8-[2-[(2*R*,4*R*)-tetrahydro-4-hydroxy-6-oxo-2*H*-pyran-2-y1]ethyl]-1-naphthyl(*S*)-2-methylbutyrate

性状： 本品为白色或类白色结晶性粉末；无臭；味苦

溶解性： 本品在三氯甲烷中易溶，在丙酮中溶解，在乙醇、乙酸乙酯或乙腈中略溶，在水中不溶

正离子扫描二级质谱图

[M+H]+ CID:10V

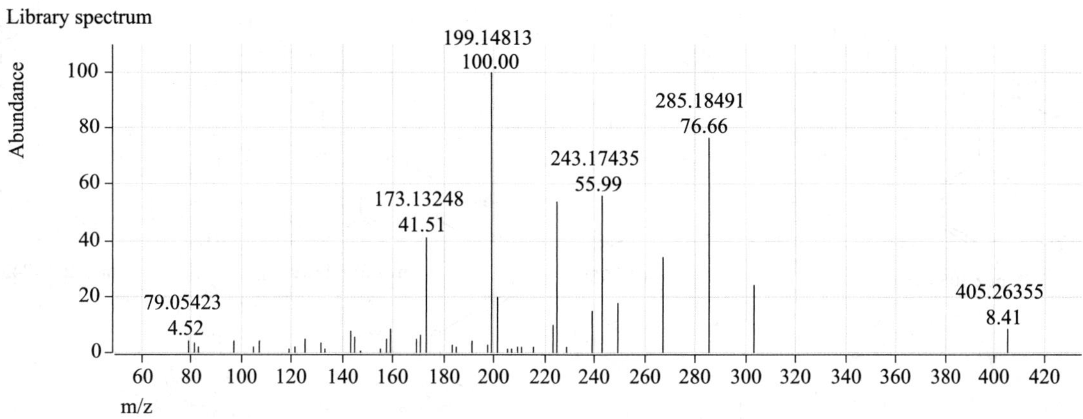

[M+H]+ CID:20V

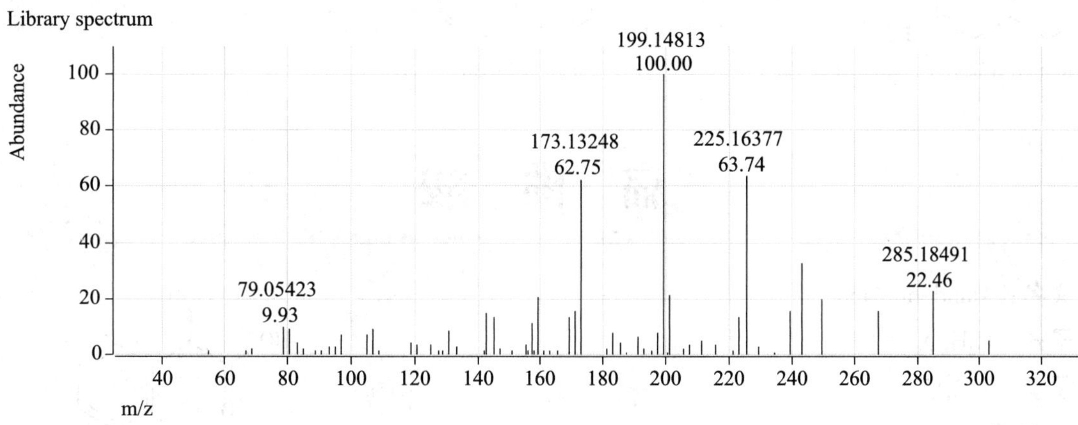

[M+H]+ CID:40V

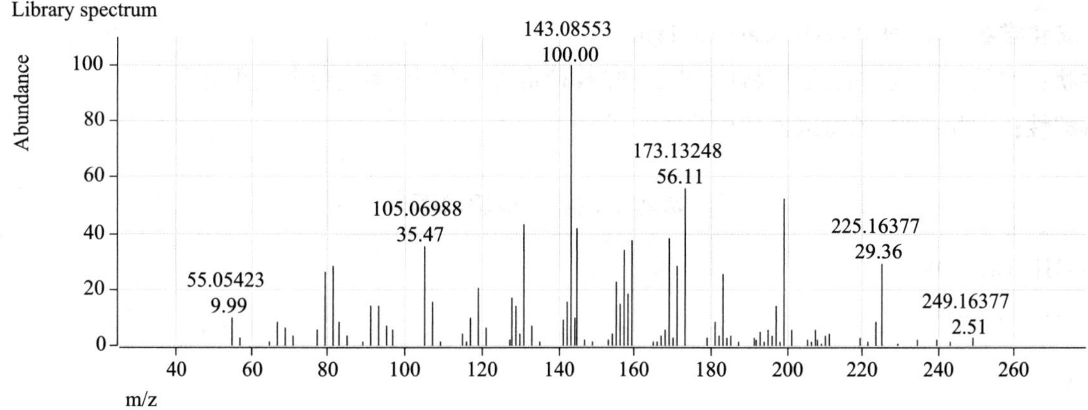

正离子扫描裂解途径解析

m/z 405.2636　m/z 303.1955　m/z 285.1849　m/z 267.1743

m/z 173.1325　m/z 199.1481　m/z 225.1638

扁　桃　酸

英文名：Mandelic Acid

分子式：$C_8H_8O_3$

分子量：152.15

CAS 编号：90-64-2

中文化学名：α－羟基苯乙酸

英文化学名：α－Hydroxybenzeneacetic acid

性状：本品为白色结晶或结晶性粉末;无味或稍带芳香气味;遇光色渐变黑并分解

溶解性：本品在水、乙醚或乙醇中易溶

负离子扫描二级质谱图

$[M-H]^-$ CID:10V

Library spectrum

151.04007 100.00

107.05024 64.16

77.03967 9.47

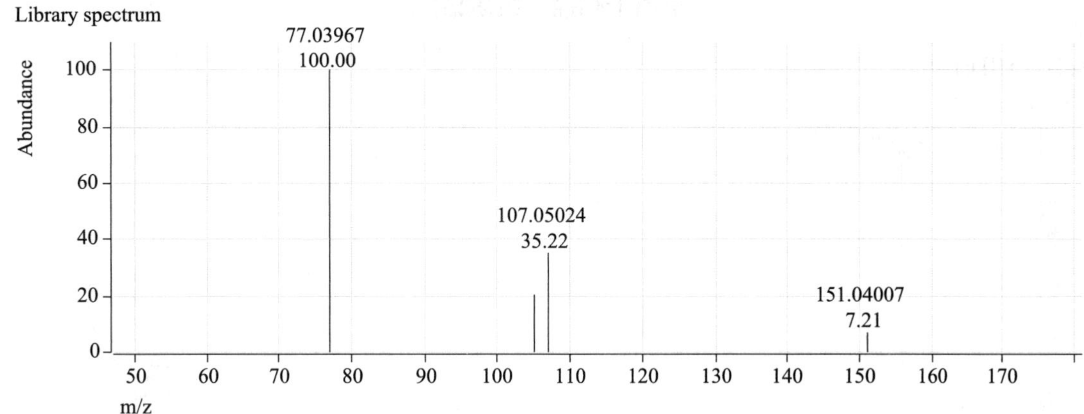

负离子扫描裂解途径解析

m/z 151.0401　　m/z 107.0502　　m/z 77.0397

盐酸乙哌立松

英文名： Eperison Hydrochloride

分子式： $C_{17}H_{25}NO \cdot HCl$

分子量： 295.85

CAS 编号： 56839-43-1

中文化学名： 1-(4- 乙基苯基)-2- 甲基 -3-(哌啶 -1- 基)-1- 丙酮盐酸盐

英文化学名： 1-(4-Ethylphenyl)-2-methyl-3-(1-piperidinyl)-1-propanone hydrochloride

性状： 本品为白色或类白色结晶性粉末；有特殊的气味

溶解性： 本品在 0.1mol/L 盐酸溶液、水或甲醇中易溶，在丙酮中极微溶

正离子扫描二级质谱图

$[M+H]^+$ CID:10V

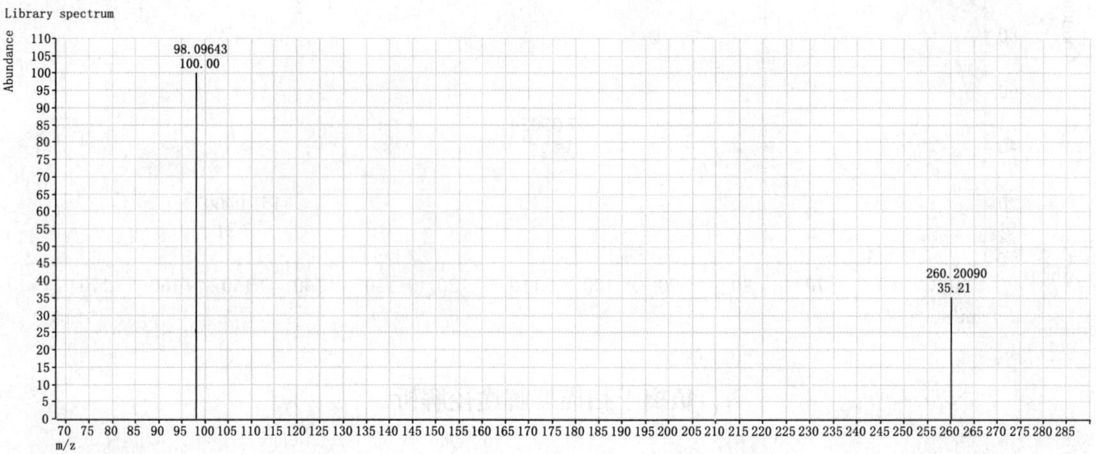

$[M+H]^+$ CID:20V

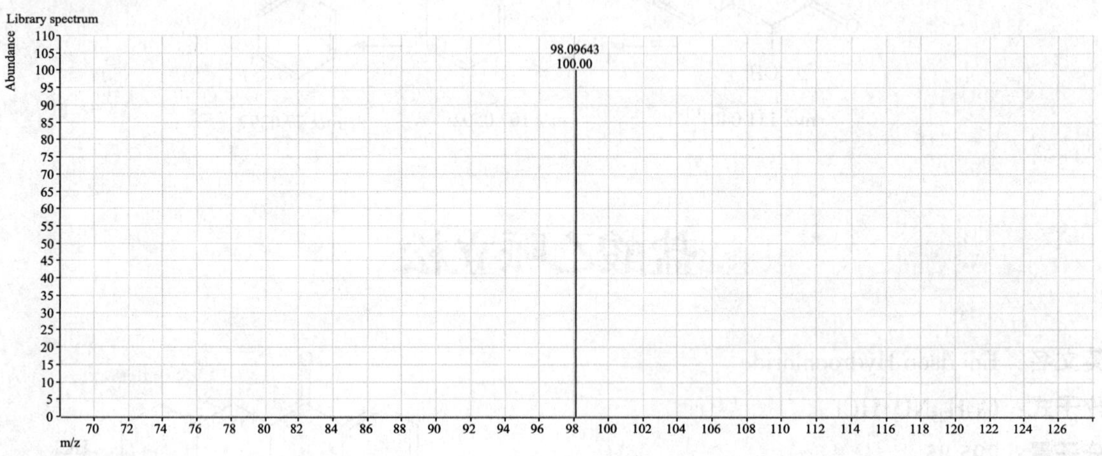

$[M+H]^+$ CID:40V

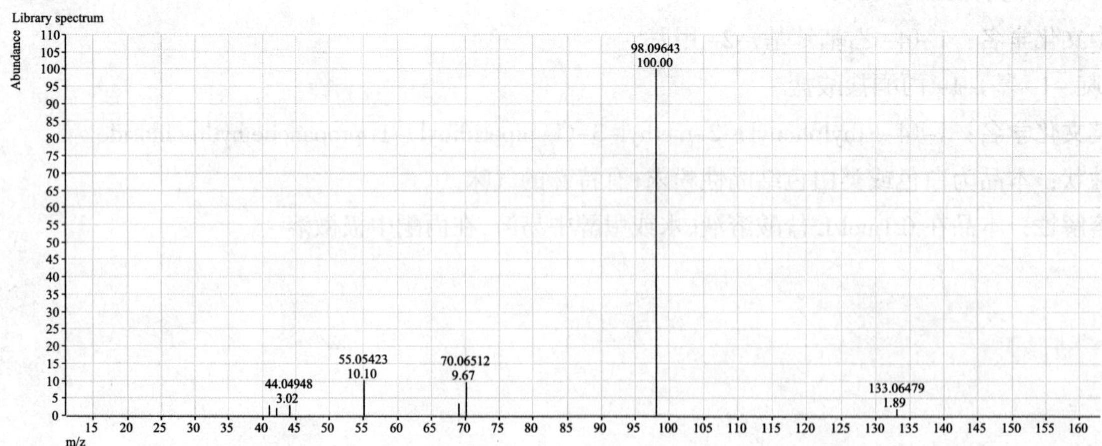

正离子扫描裂解途径解析

m/z 260.2009 → m/z 98.0964

盐酸二甲双胍

英文名： Metformin Hydrochloride

分子式： $C_4H_{11}N_5 \cdot HCl$

分子量： 165.63

CAS 编号： 1115-70-4

中文化学名： 1,1- 二甲基双胍盐酸盐

英文化学名： 1,1-Dimethylbiguanide hydrochloride

性状： 本品为白色结晶或结晶性粉末；无臭

溶解性： 本品在水中易溶，在甲醇中溶解，在乙醇中微溶，在三氯甲烷或乙醚中不溶

正离子扫描二级质谱图

$[M+H]^+$ CID:10V

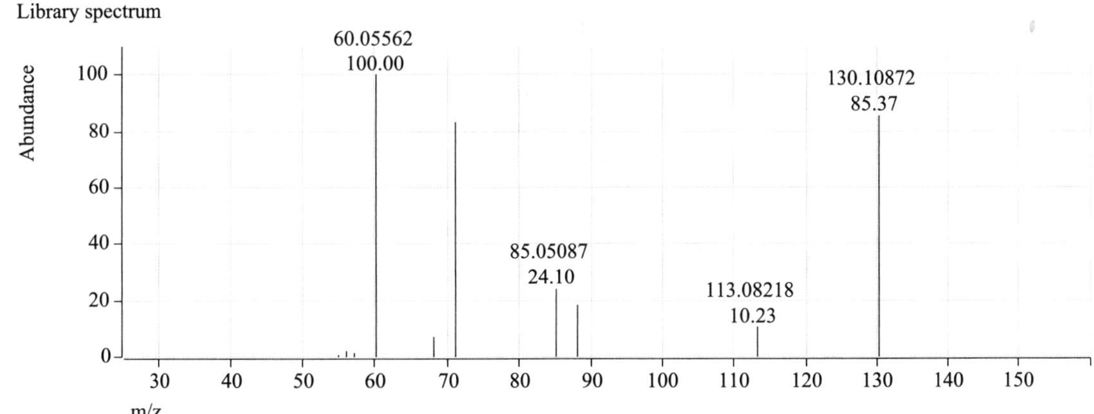

$[M+H]^+$ CID:20V

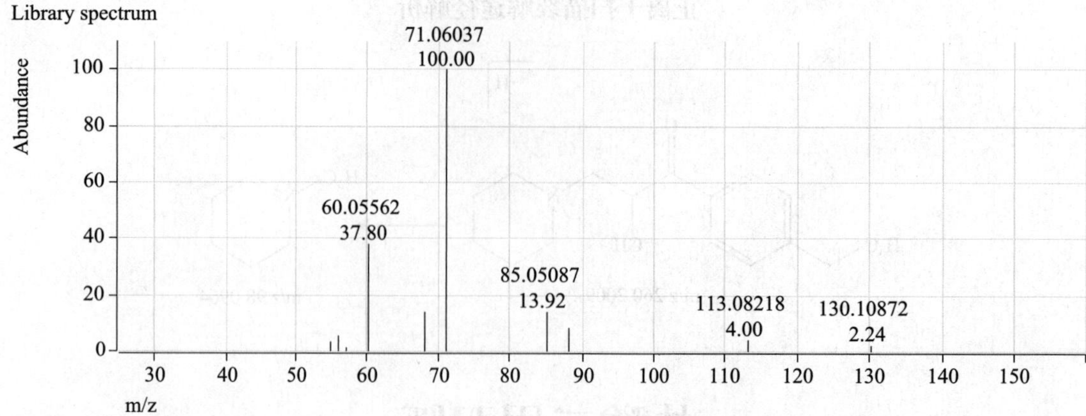

$[M+H]^+$ CID:40V

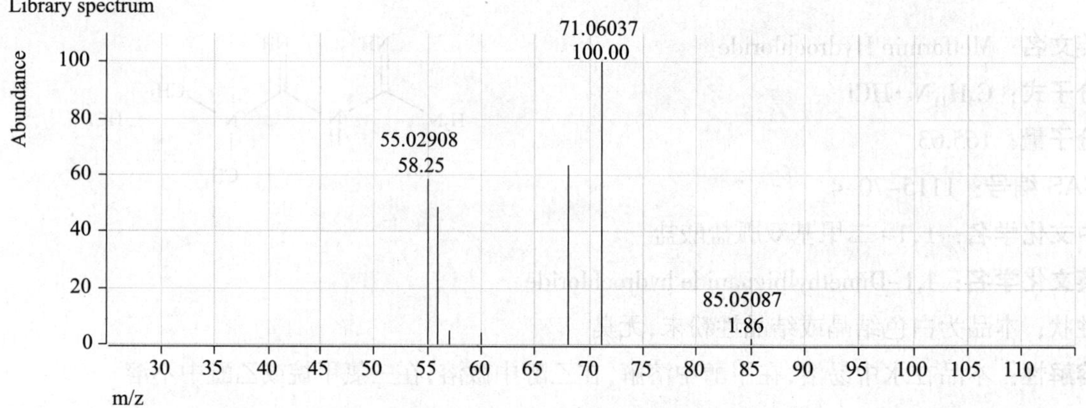

正离子扫描裂解途径解析

m/z 130.1087

m/z 113.0822

m/z 85.0509

m/z 71.0604

m/z 55.0291

m/z 60.0556

盐酸二甲弗林

英文名： Dimefline Hydrochloride

分子式： $C_{20}H_{21}NO_3 \cdot HCl$

分子量： 359.85

CAS 编号： 2740-04-7

中文化学名： 3- 甲基 -7- 甲氧基 -2- 苯基 -8［(二甲氨基)亚甲基］-4*H*-1- 苯并吡喃 -4- 酮盐酸盐

英文化学名： 8-[(Dimethylamino)methyl]-7-methoxy-3-methyl-2-phenyl-4*H*-1-benzopyran-4-one hydrochloride

性状： 本品为白色结晶性粉末;几乎无臭

溶解性： 本品在水中易溶,在乙醇中溶解,在乙醚中几乎不溶

正离子扫描二级质谱图

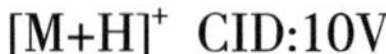
[M+H]+ CID:10V

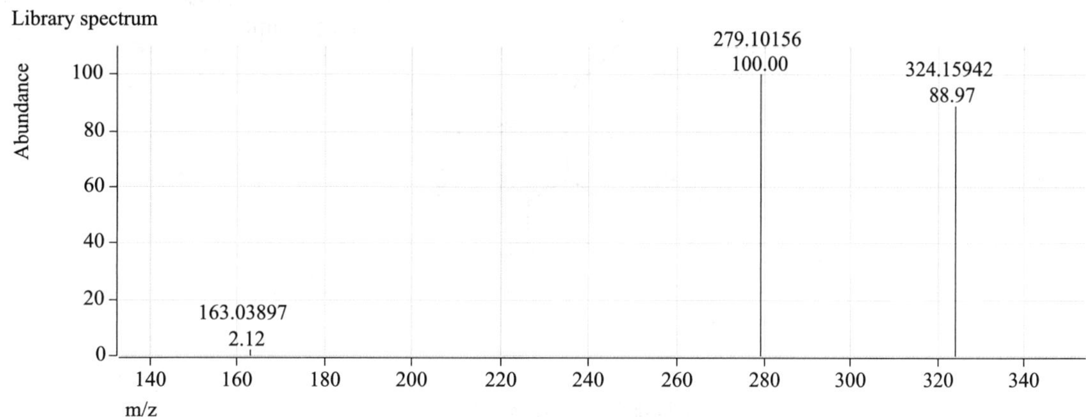

[M+H]+ CID:20V

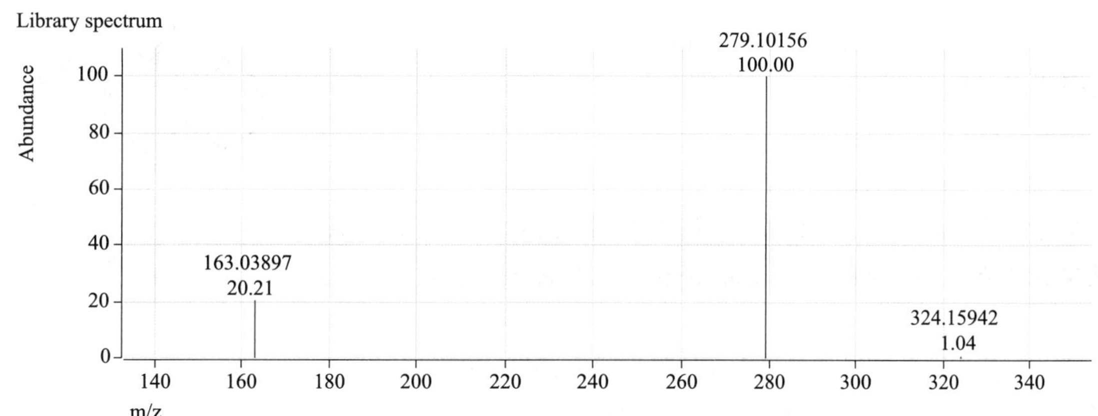

$[M+H]^+$ CID:40V

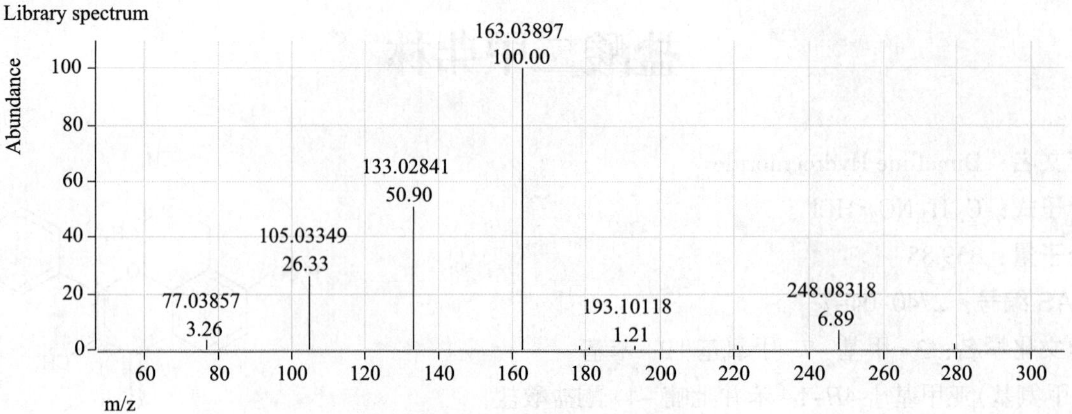

正离子扫描裂解途径解析

m/z 324.1594

m/z 279.1016

m/z 163.0390

盐酸二氧丙嗪

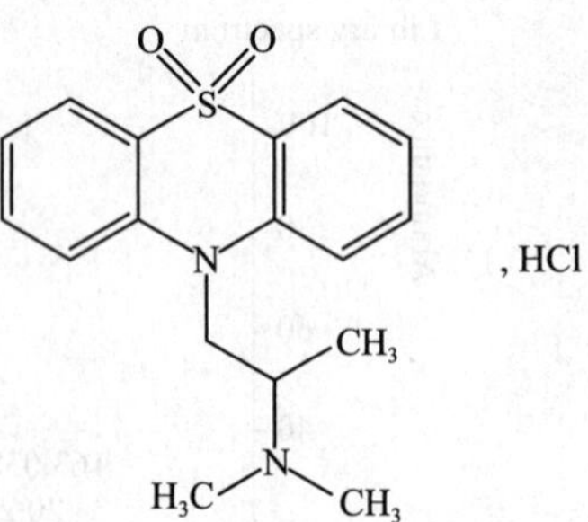

英文名：Dioxopromethazine Hydrochloride

分子式：$C_{17}H_{20}N_2O_2S \cdot HCl$

分子量：352.88

CAS 编号：15374-15-9

中文化学名：10-(2-二甲氨基-丙基)吩噻嗪-5,5-二氧化物盐酸盐

英文化学名：10-[2-(Dimethylamino)propyl]-10*H*-phenothiazine 5,5-dioxide hydrochloride

性状：本品为白色至微黄色粉末或结晶性粉末；无臭；味苦

溶解性：本品在水中溶解，在乙醇中极微溶

正离子扫描二级质谱图

$[M+H]^+$ CID:10V

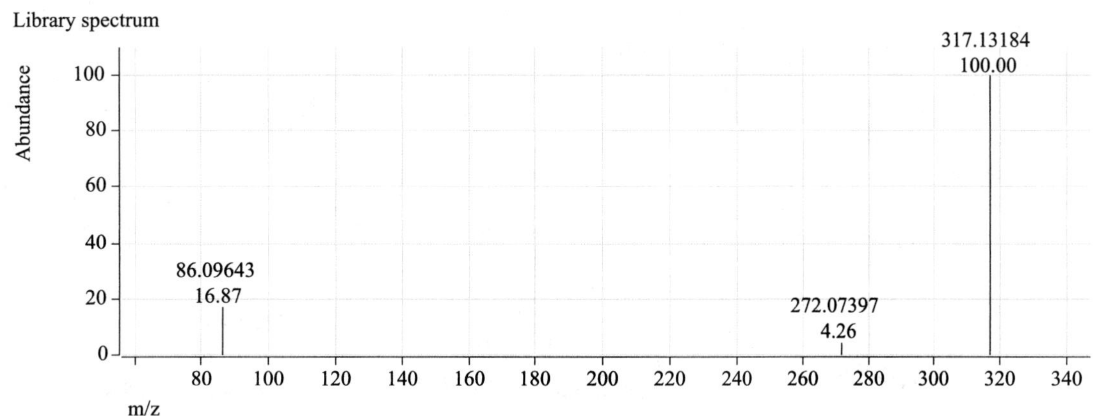

$[M+H]^+$ CID:20V

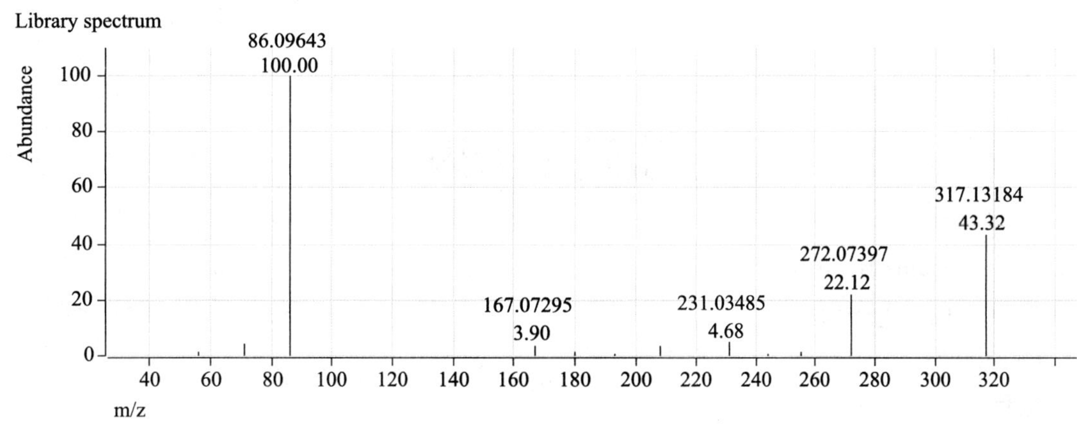

$[M+H]^+$ CID:40V

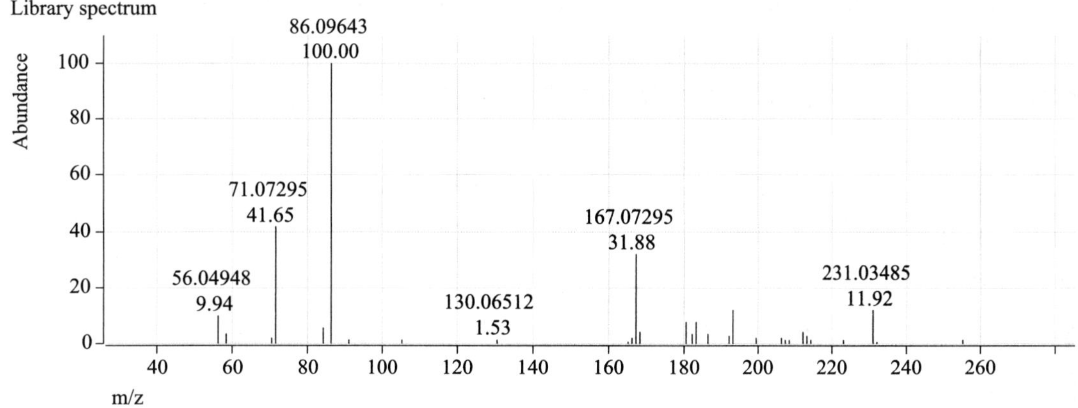

正离子扫描裂解途径解析

m/z 71.0730
m/z 86.0964
m/z 317.1318
m/z 272.0740
m/z 231.0349
m/z 167.0730

盐酸丁卡因

英文名：Tetracaine Hydrochloride

分子式：$C_{15}H_{24}N_2O_2 \cdot HCl$

分子量：300.83

CAS 编号：136–47–0

中文化学名：4–(丁氨基)– 苯甲酸 –2–(二甲氨基)乙酯盐酸盐

英文化学名：2–(Dimethylamino)ethyl–4–(*N*–butylamino)benzoate hydrochloride

性状：本品为白色结晶或结晶性粉末;无臭

溶解性：本品在水中易溶,在乙醇中溶解,在乙醚中不溶

正离子扫描二级质谱图

$[M+H]^+$ CID:10V

Library spectrum

72.08077 13.96
176.10699 100.00
220.13321 6.83
265.19104 26.01

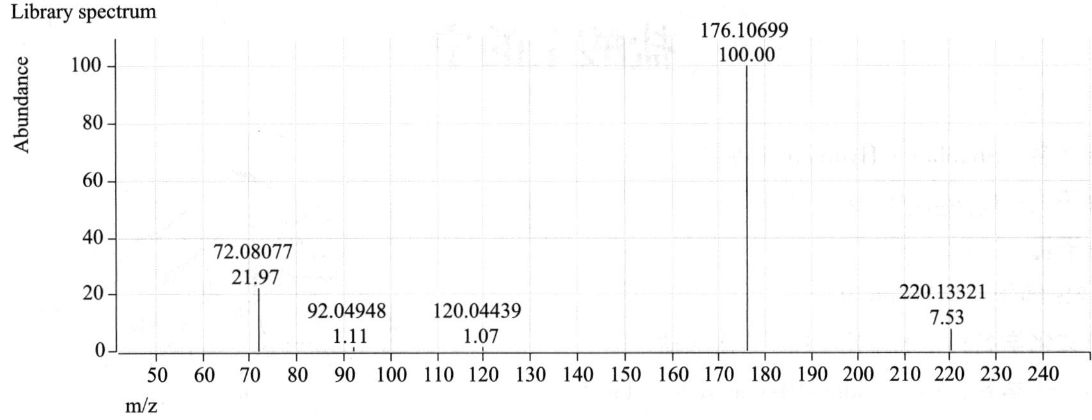

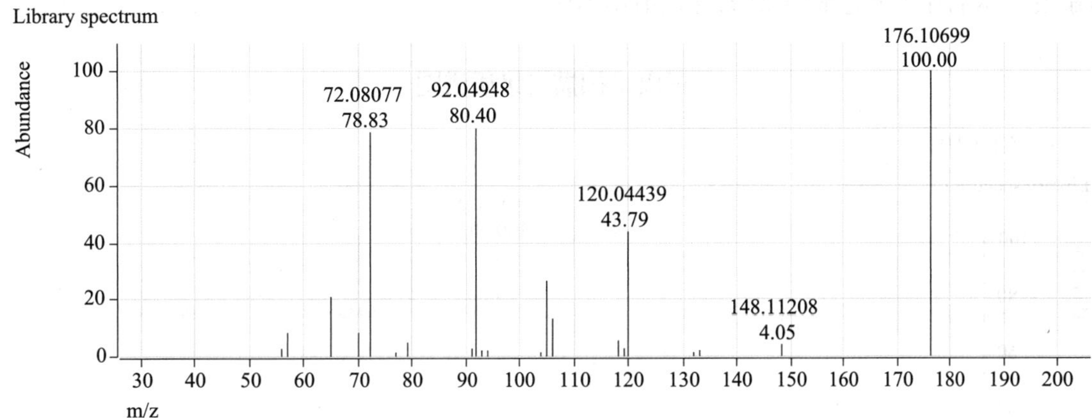

正离子扫描裂解途径解析

m/z 265.1911

m/z 220.1332

m/z 72.0808

m/z 176.1070

盐酸士的宁

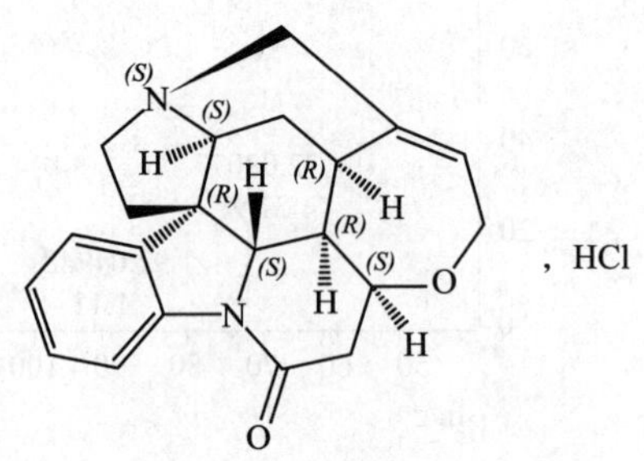

英文名：Strychnine Hydrochloride

分子式：$C_{21}H_{22}N_2O_2 \cdot HCl$

分子量：370.87

CAS 编号：1421-86-9

中文化学名：士的宁定-10-酮盐酸盐

英文化学名：Strychnidin-10-one hydrochloride

性状：本品为无色或白色结晶性粉末；无臭；味极苦

溶解性：本品在水或乙醇中微溶，在乙醚中不溶

正离子扫描二级质谱图

$[M+H]^+$ CID:10V

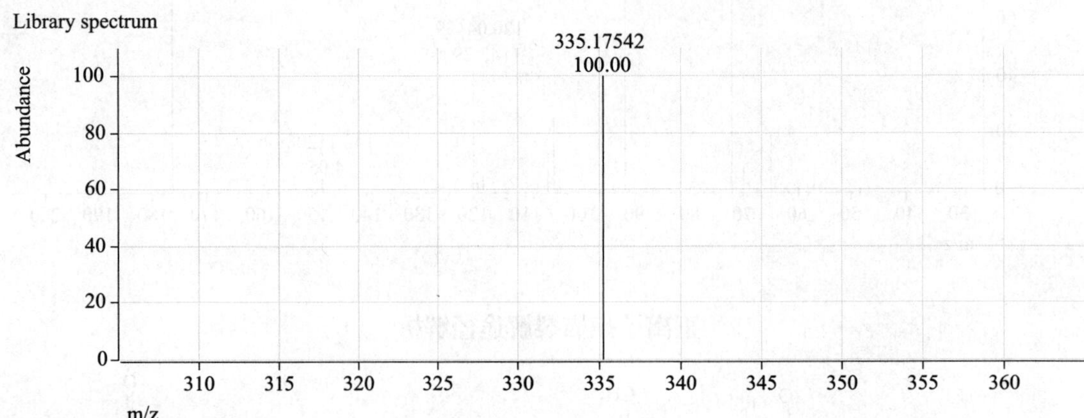

$[M+H]^+$ CID:20V

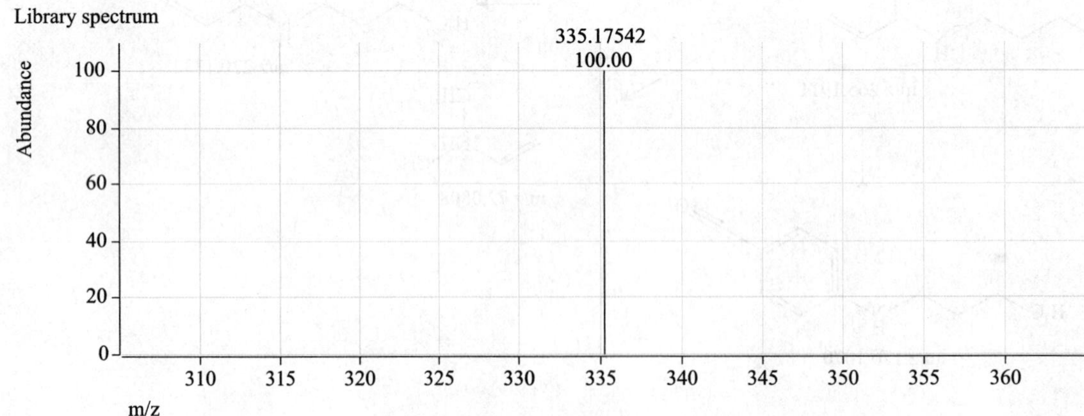

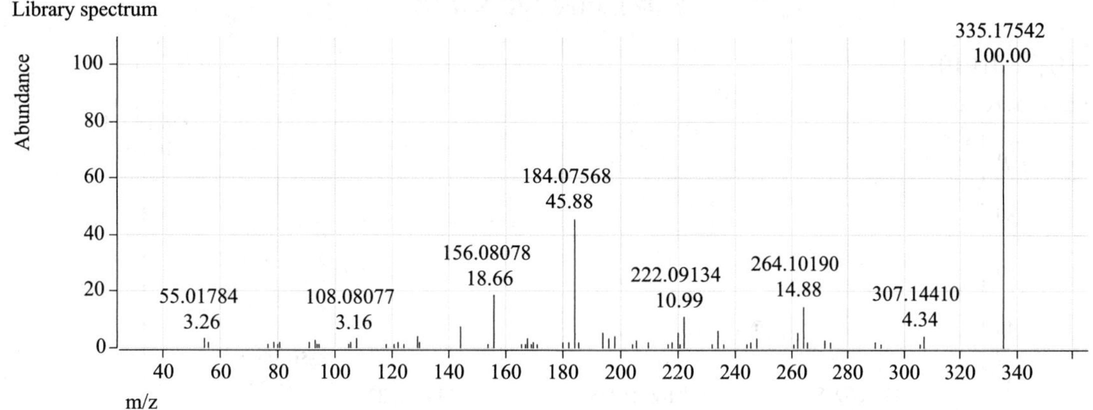

正离子扫描裂解途径解析

m/z 335.1754

m/z 184.0757

m/z 264.1019

盐酸马普替林

英文名： Maprotiline Hydrochloride

分子式： $C_{20}H_{23}N \cdot HCl$

分子量： 313.87

CAS 编号： 10347-81-6

中文化学名： *N*- 甲基 -9,10- 桥亚乙基蒽 -9(10*H*)- 丙胺盐酸盐

英文化学名： *N*-Methyl-9,10-ethanoanthracene-9(10*H*)-propanamine hydrochloride

性状： 本品为白色或类白色结晶性粉末；无臭

溶解性： 本品在甲醇或三氯甲烷中易溶，在水中微溶，在正庚烷中不溶

正离子扫描二级质谱图

$[M+H]^+$ CID:10V

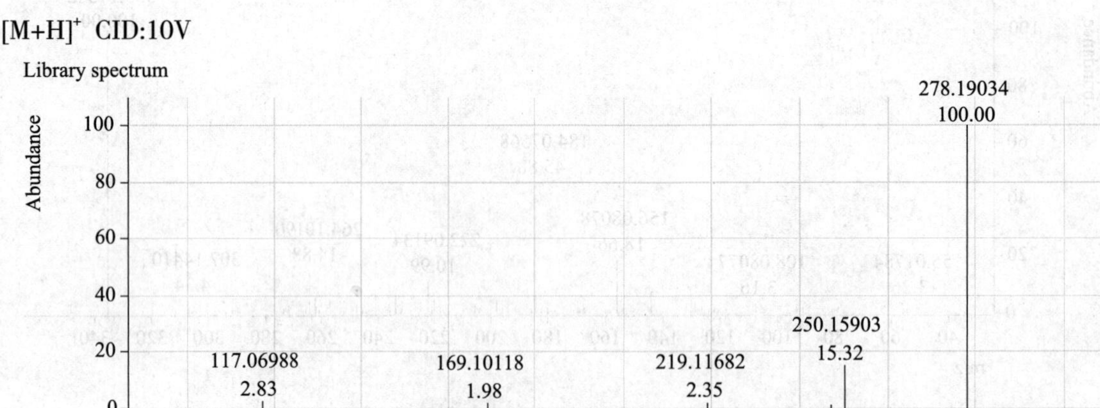

$[M+H]^+$ CID:20V

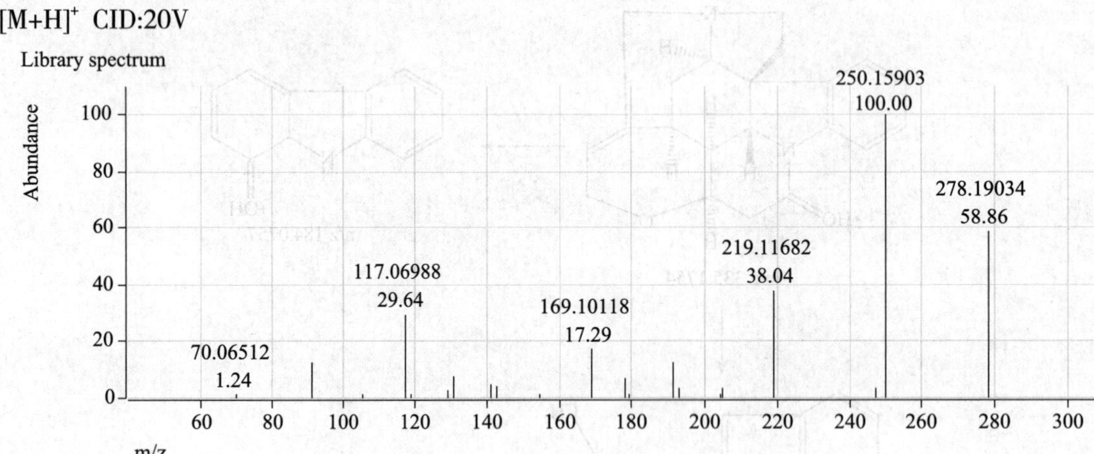

$[M+H]^+$ CID:40V

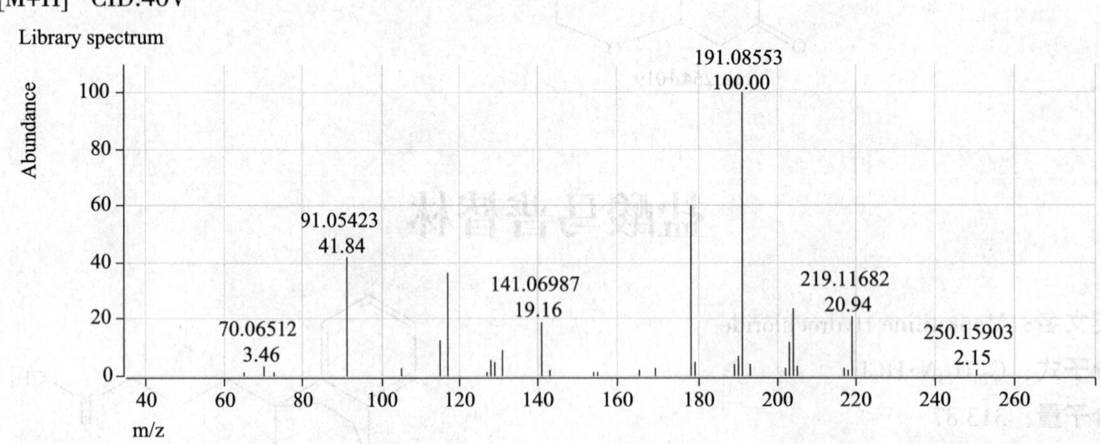

正离子扫描裂解途径解析

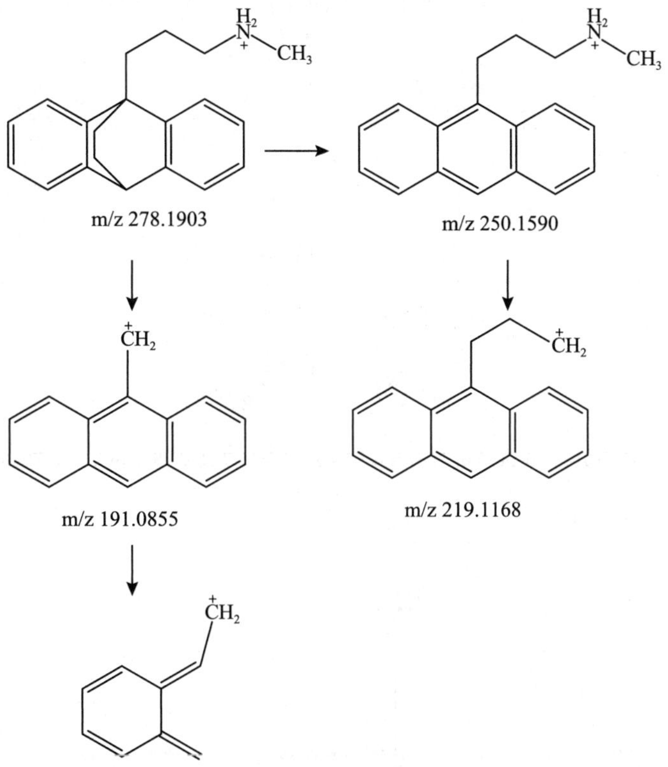

盐酸贝凡洛尔

英文名： Bevantolol Hydrochloride

分子式： $C_{20}H_{27}NO_4 \cdot HCl$

分子量： 381.89

CAS 编号： 42864-78-8

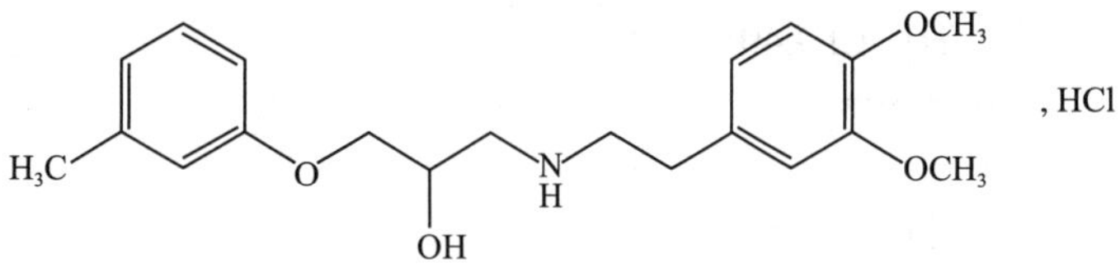

中文化学名： 1-[[2-(3,4-二甲氧苯基)乙基]氨基]-3-(3-甲基苯氧基)-2-丙醇盐酸盐

英文化学名： 1-[[2-(3,4-Dimethoxyphenyl)ethyl]amino]-3-(3-methylphenoxy)-2-propanol hydrochloride

性状： 本品为白色结晶性粉末；无臭

溶解性： 本品在甲醇中易溶，在水、乙醇中微溶，在丙酮 0.1mol/L 的盐酸溶液中极微溶，在异丙醇、乙酸乙酯、0.1mol/L 氢氧化钠溶液中几乎不溶

正离子扫描二级质谱图

$[M+H]^+$ CID:10V

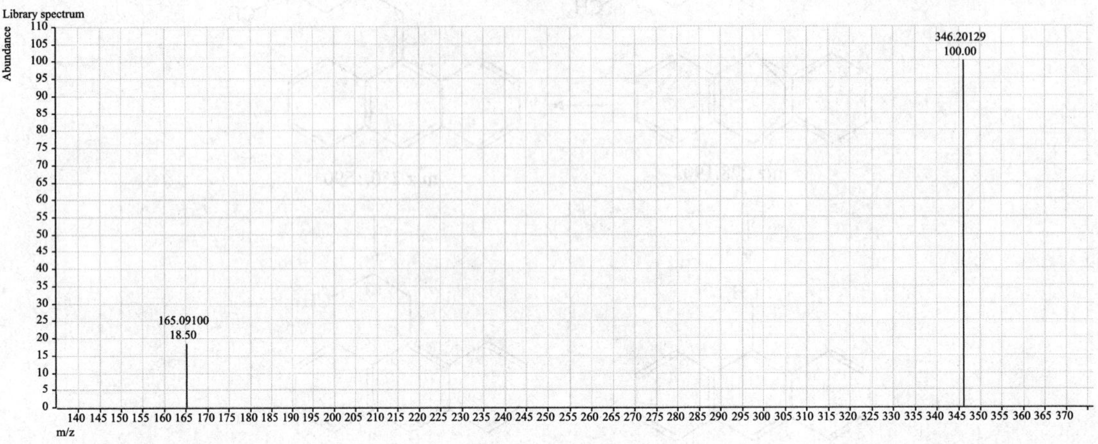

$[M+H]^+$ CID:20V

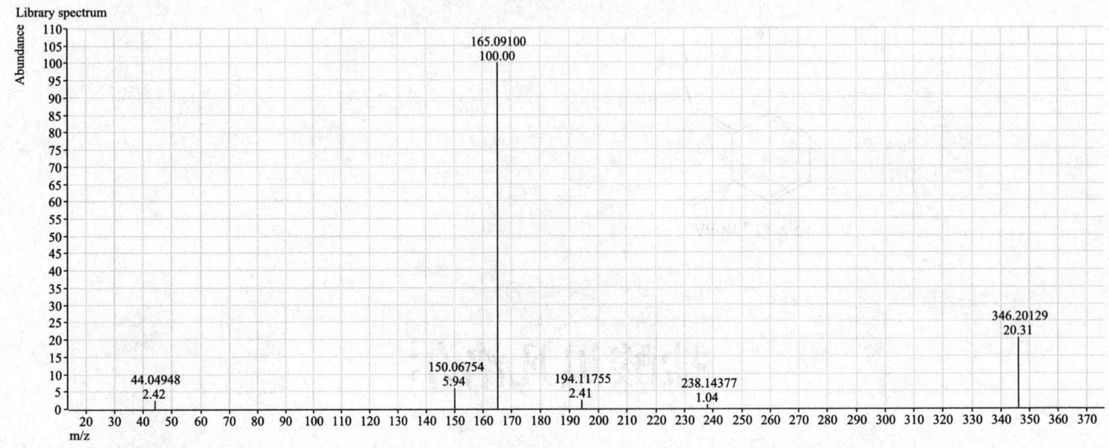

$[M+H]^+$ CID:40V

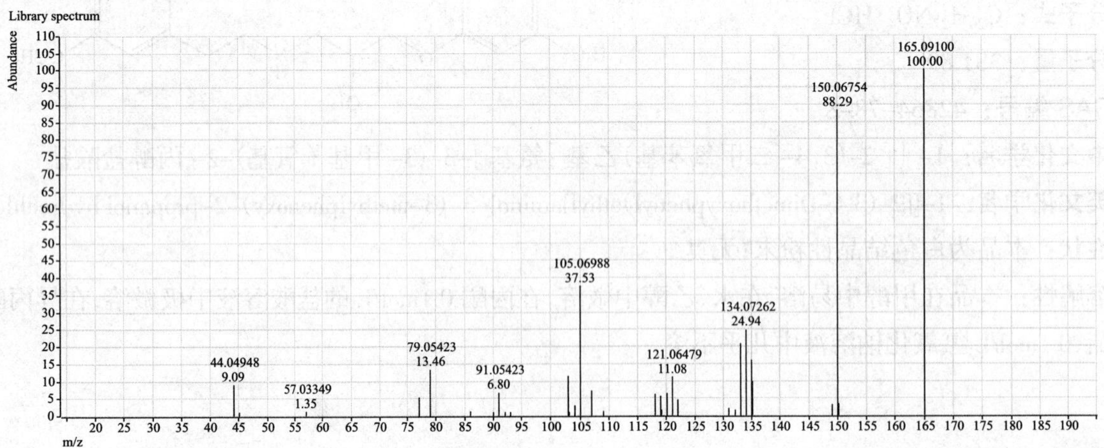

正离子扫描裂解途径解析

+H

OCH_3

H_3C O N H OCH_3

OH

m/z 346.2013

$H_2\overset{+}{C}$ $O^{\cdot}$ OCH_3

m/z 150.0675

$H_2\overset{+}{C}$ OCH_3 OCH_3

m/z 165.0910

负离子扫描二级质谱图

[M-H]⁻ CID:10V

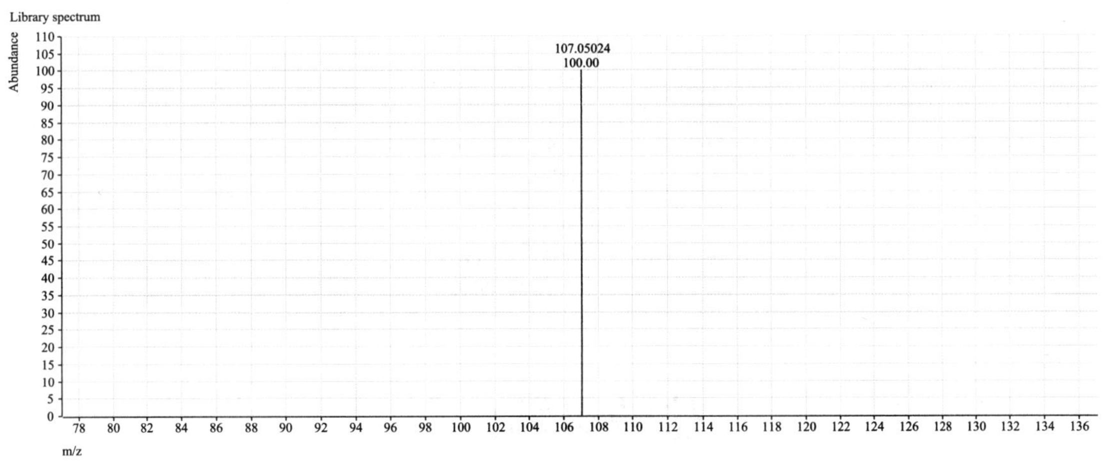

[M-H]⁻ CID:5V

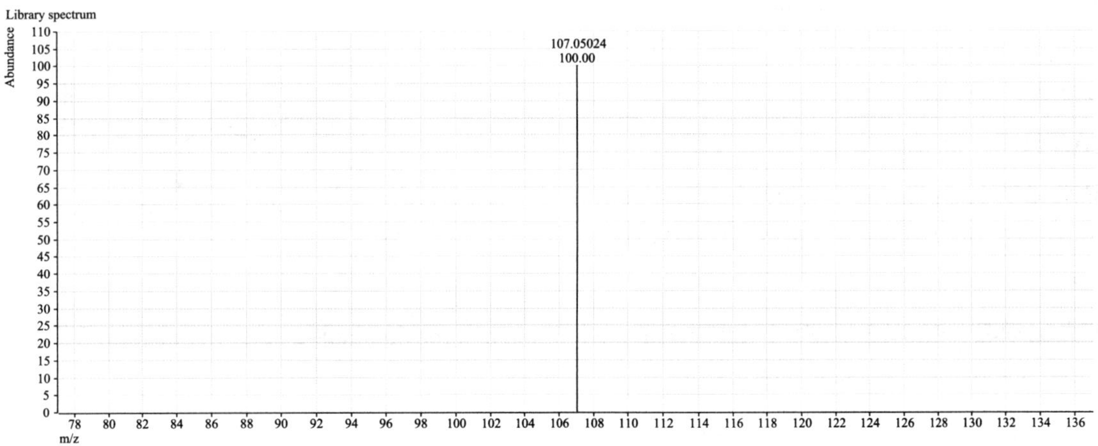

[M−H]⁻ CID:2V

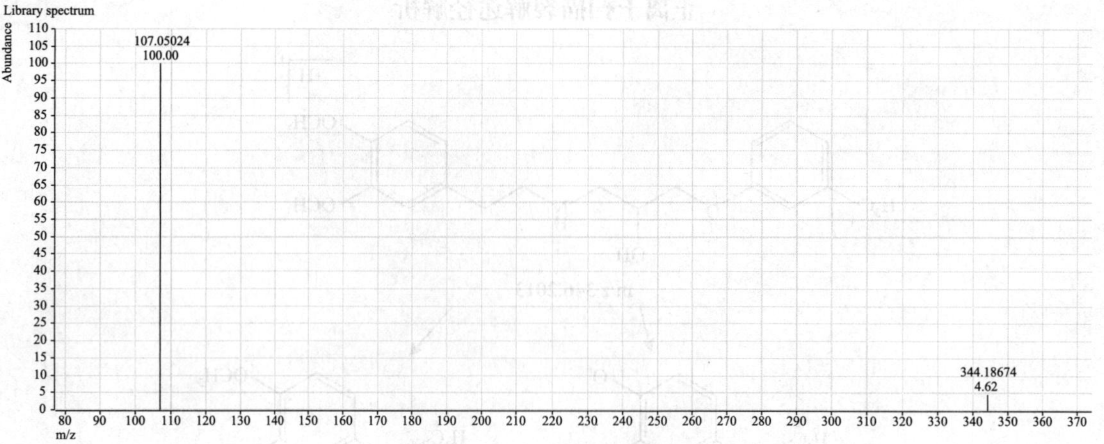

负离子扫描裂解途径解析

m/z 344.1867

m/z 107.0502

盐酸贝那普利

英文名：Benazepril Hydrochloride

分子式：$C_{24}H_{28}N_2O_5 \cdot HCl$

分子量：460.96

CAS 编号：86541-74-4

中文化学名：[(3*S*)-3-[(1*S*)-1-乙氧羰基-3-苯基丙基氨基]-2,3,4,5-四氢-2-氧-1*H*-1-苯并氮杂-1-基]乙酸盐酸盐

英文化学名：[(3*S*)-3-[(1*S*)-1-Ethoxycarbonyl-3-phenylpropylamino]-2,3,4,5-tetrahydro-2-oxo-1*H*-1-benzazepin-1-yl]acetic acid hydrochloride

性状：本品为白色结晶或结晶性粉末

溶解性：本品在水中微溶，在无水乙醇中易溶，在乙酸乙酯中极微溶，在环己烷中几乎不溶

正离子扫描二级质谱图

[M+H]$^+$ CID:10V

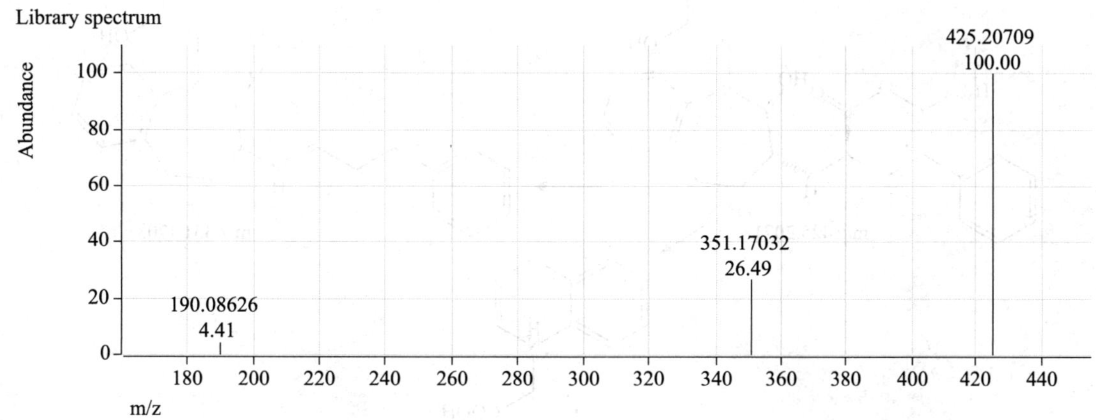

[M+H]$^+$ CID:20V

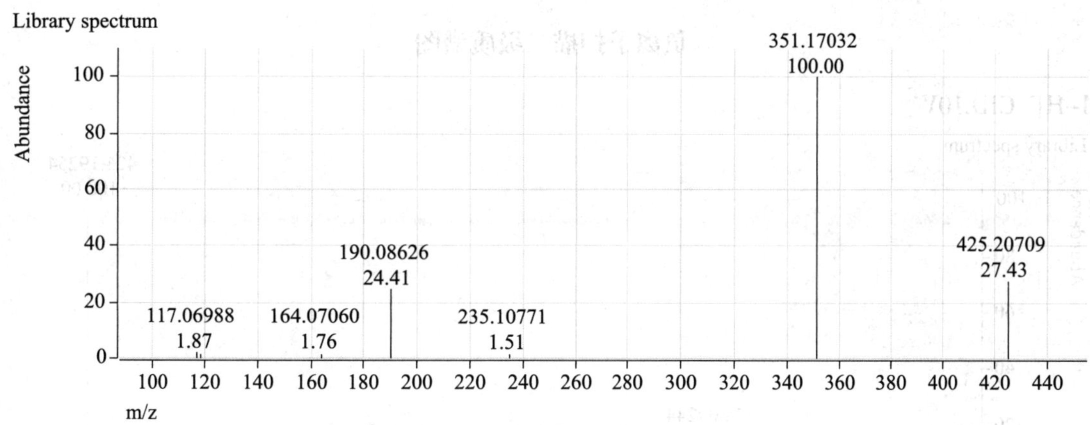

[M+H]$^+$ CID:40V

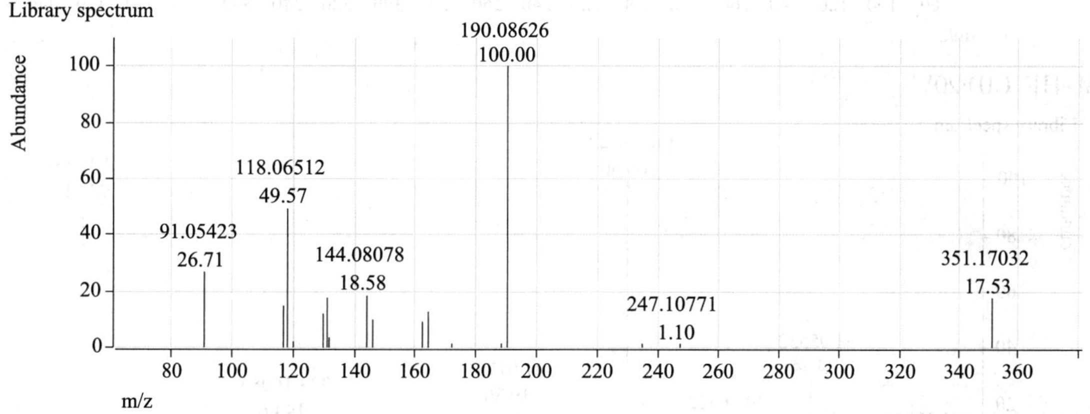

正离子扫描裂解途径解析

m/z 425.2071

m/z 351.1703

m/z 190.0863

负离子扫描二级质谱图

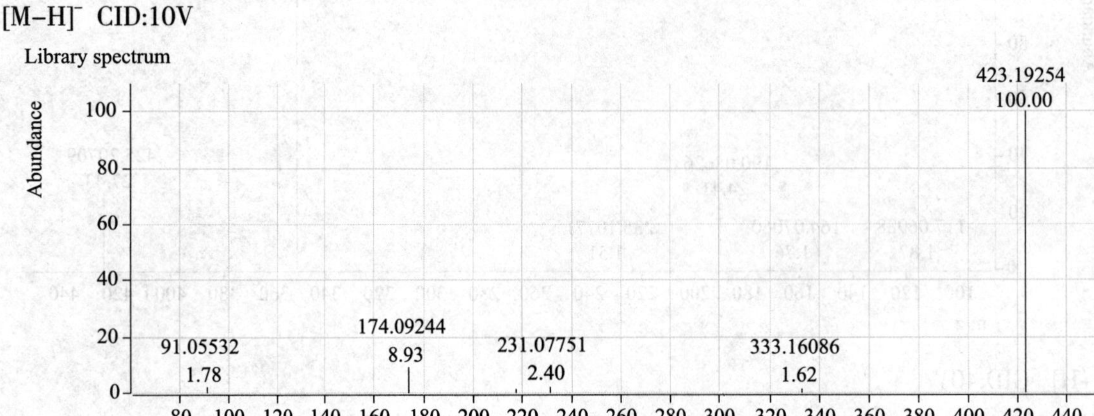

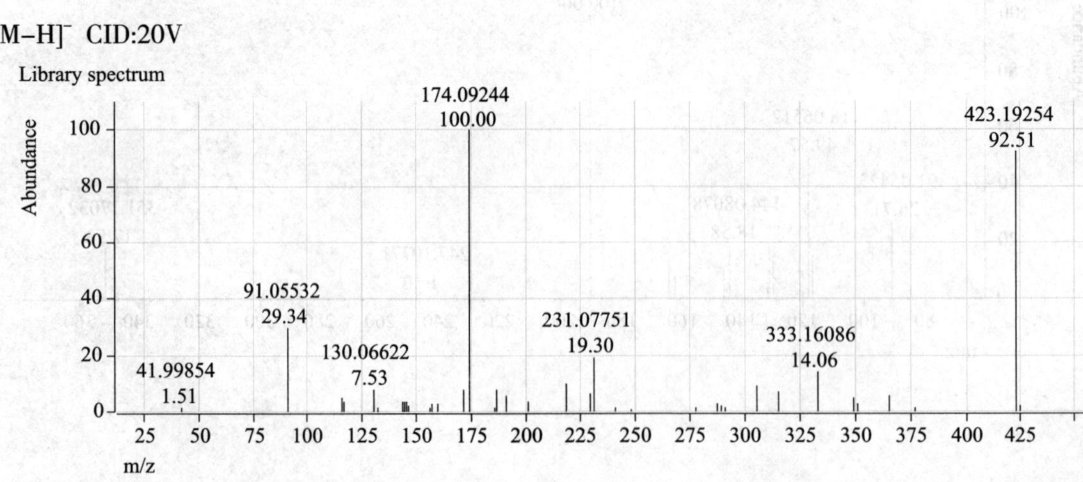

$[M-H]^-$ CID:40V

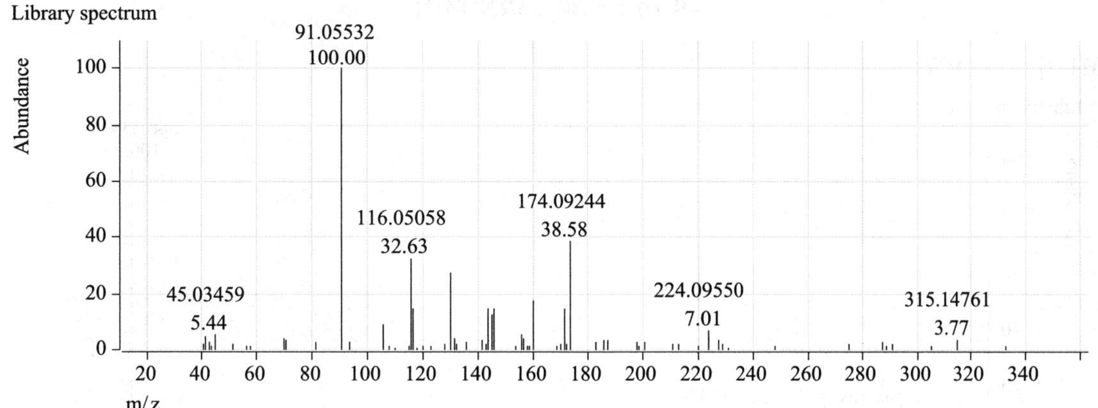

负离子扫描裂解途径解析

m/z 423.1925

m/z 218.0823

m/z 174.0924

m/z 231.0775

m/z 333.1609

盐酸乌拉地尔

英文名： Urapidil Hydrochloride

分子式： $C_{20}H_{29}N_5O_3 \cdot HCl$

分子量： 423.94

CAS 编号： 64887-14-5

中文化学名： 6-[[3-[4-(2-甲氧基苯基)-1-哌嗪基]丙基]氨基]-1,3-二甲基尿嘧啶盐酸盐

, HCl

英文化学名： 6-[[3-[4-(2-Methoxyphenyl)-1-piperazinyl]propyl] amino]-1,3-dimethyluracil hydrochloride

性状： 本品为白色结晶性粉末

溶解性： 本品在水中易溶，在乙醇或三氯甲烷中微溶，在乙醚中几乎不溶

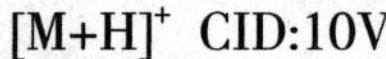

正离子扫描二级质谱图

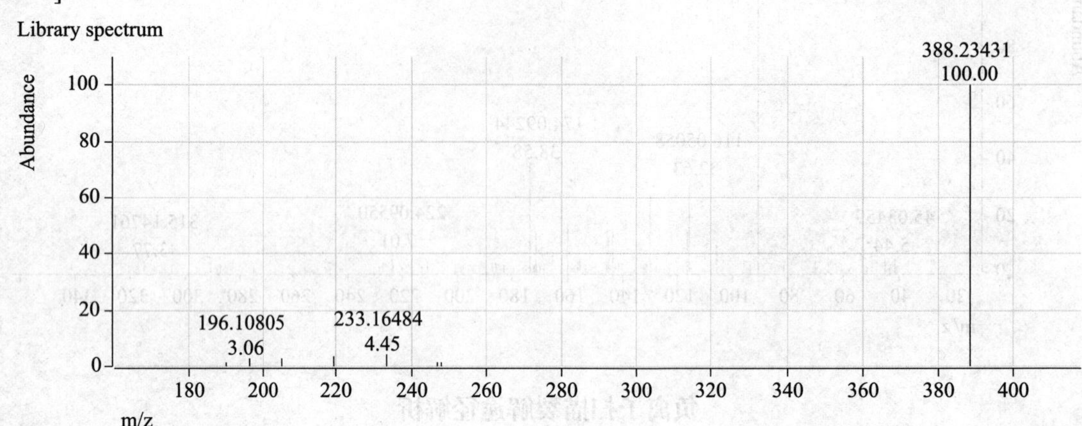
[M+H]+ CID:10V
Library spectrum
Abundance
m/z
388.23431
100.00
196.10805
3.06
233.16484
4.45

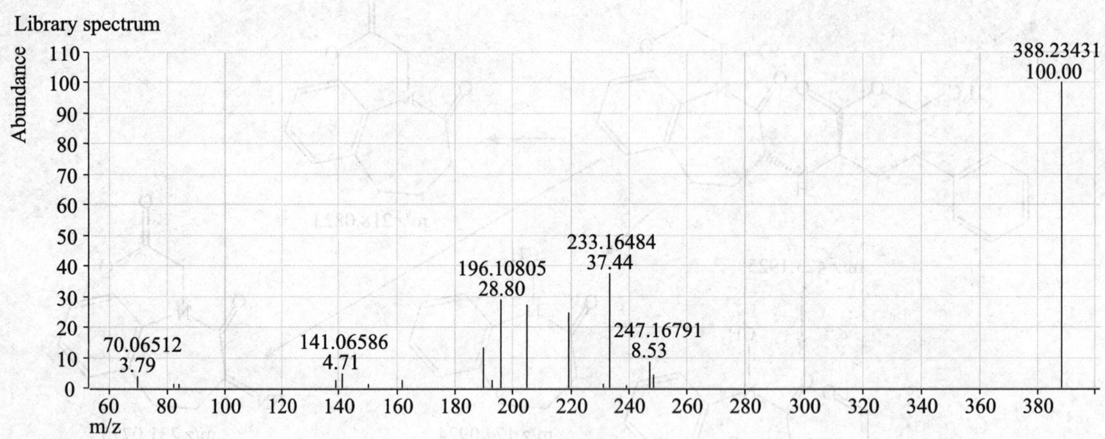
[M+H]+ CID:20V
Library spectrum
Abundance
m/z
388.23431
100.00
233.16484
37.44
196.10805
28.80
247.16791
8.53
141.06586
4.71
70.06512
3.79

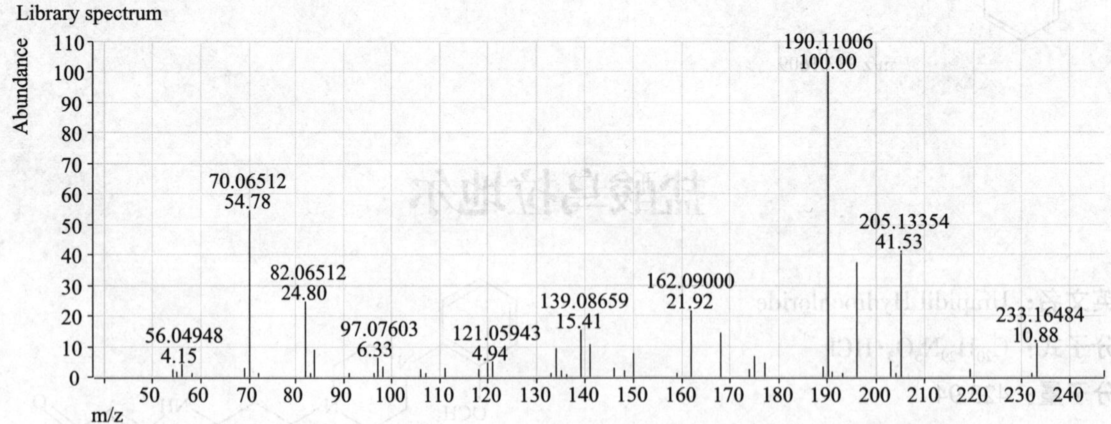
[M+H]+ CID:40V
Library spectrum
Abundance
m/z
190.11006
100.00
70.06512
54.78
205.13354
41.53
82.06512
24.80
162.09000
21.92
139.08659
15.41
233.16484
10.88
97.07603
6.33
121.05943
4.94
56.04948
4.15

正离子扫描裂解途径解析

m/z 388.2343

m/z 233.1648

m/z 205.1335

m/z 190.1101

负离子扫描二级质谱图

$[M-H]^-$ CID:10V

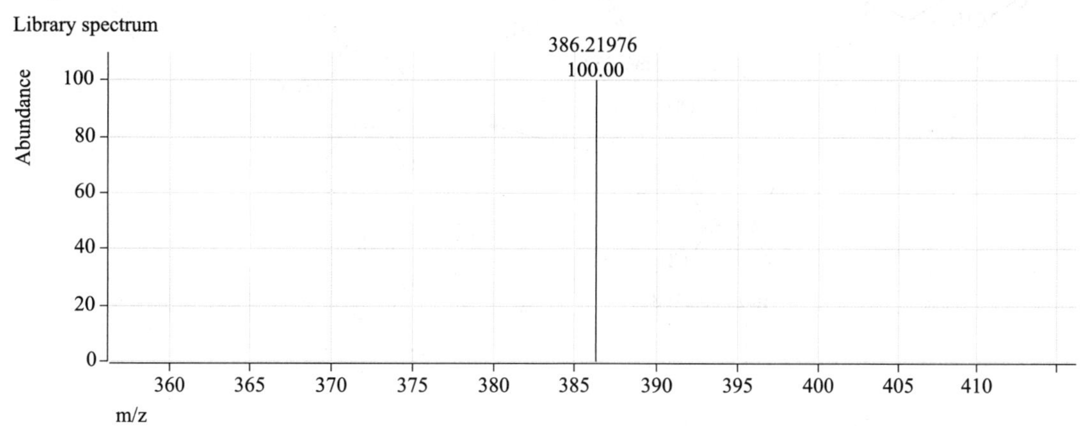

$[M-H]^-$ CID:20V

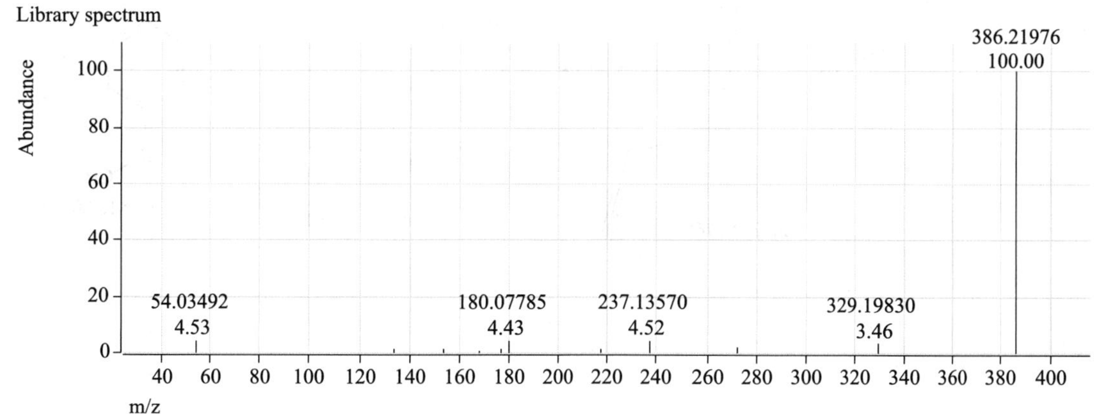

$[M-H]^-$ CID:40V

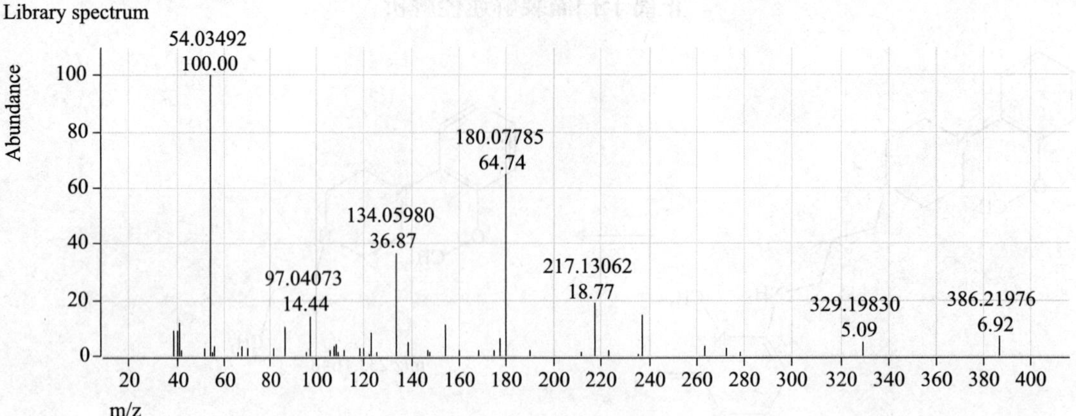

负离子扫描裂解途径解析

m/z 237.1357

m/z 180.0779

m/z 386.2198

m/z 154.0622

m/z 272.1768

m/z 217.1346

m/z 134.0611

盐酸去氧肾上腺素

英文名： Phenylephrine Hydrochloride

分子式： $C_9H_{13}NO_2 \cdot HCl$

分子量： 203.67

CAS 编号： 61-76-7

中文化学名： (*R*)-(-)-α-[(甲氨基)甲基]-3-羟基苯甲醇盐酸盐

英文化学名： (α*R*)-3-Hydroxy-α-[(methylamino)methyl]benzenemethanol hydrochloride

性状： 本品为白色或类白色结晶性粉末;无臭;味苦

溶解性： 本品在水或乙醇中易溶,在三氯甲烷或乙醚中不溶

正离子扫描二级质谱图

$[M+H]^+$ CID:10V

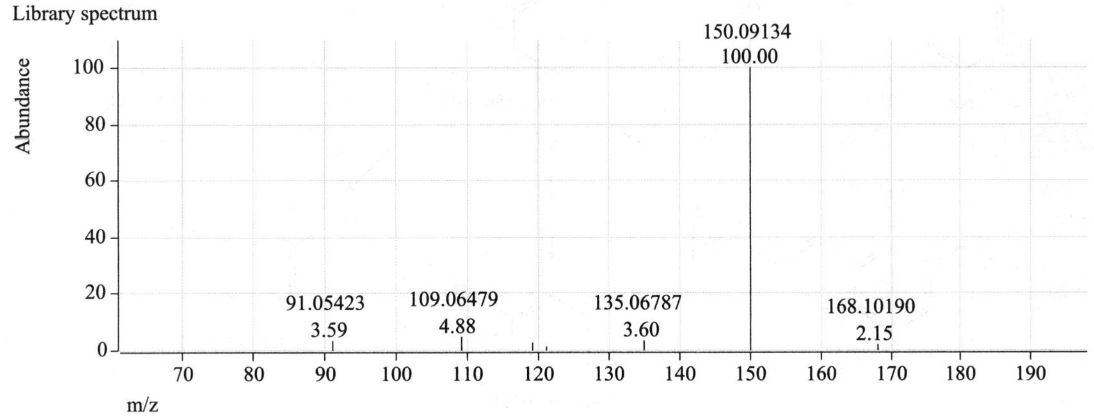

$[M+H]^+$ CID:20V

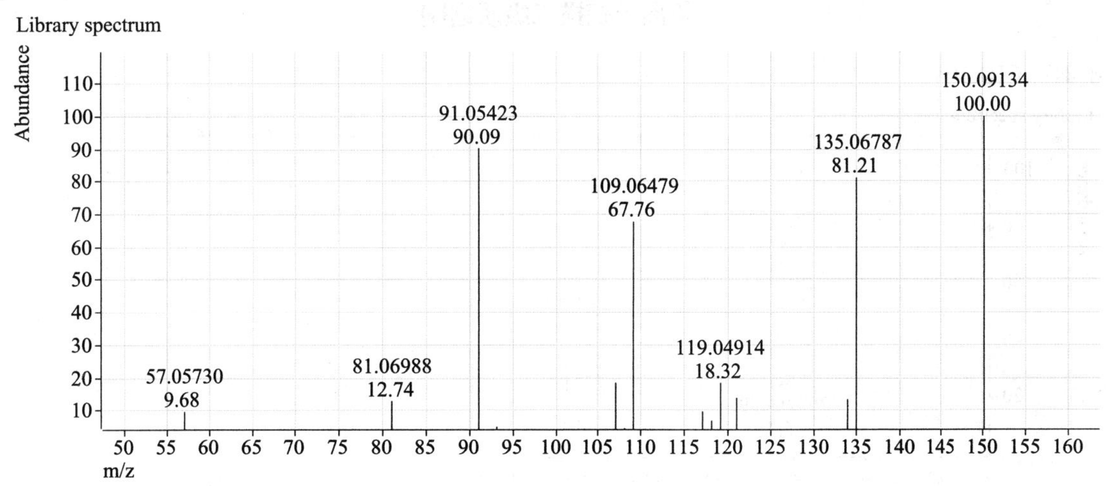

$[M+H]^+$ CID:40V

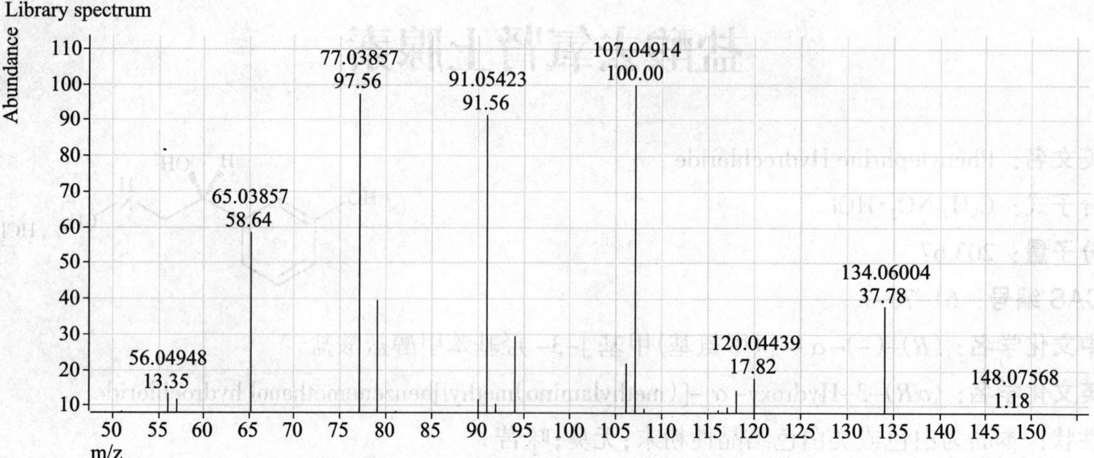

正离子扫描裂解途径解析

m/z 168.1019

m/z 150.0913

m/z 91.0542

m/z 135.0684

m/z 107.0491

m/z 119.0491

负离子扫描二级质谱图

$[M-H]^-$ CID:10V

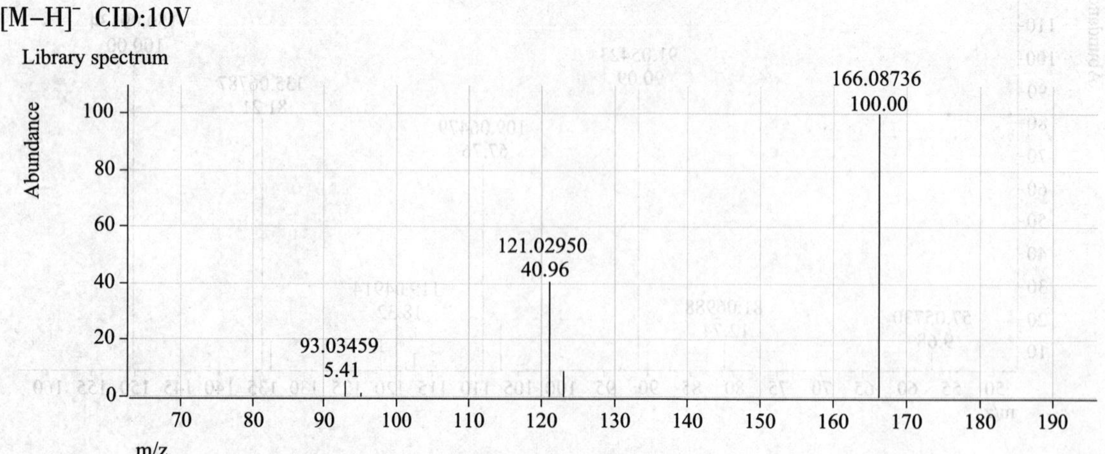

$[M-H]^-$ CID:20V

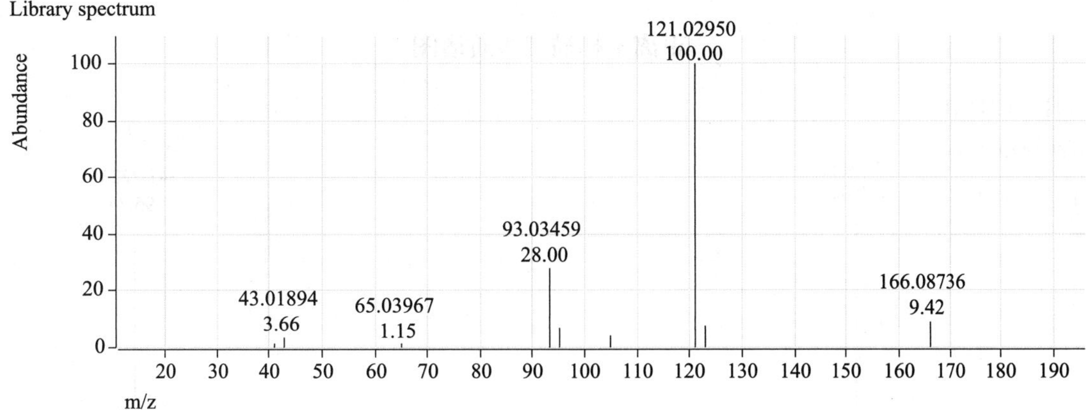

$[M-H]^-$ CID:40V

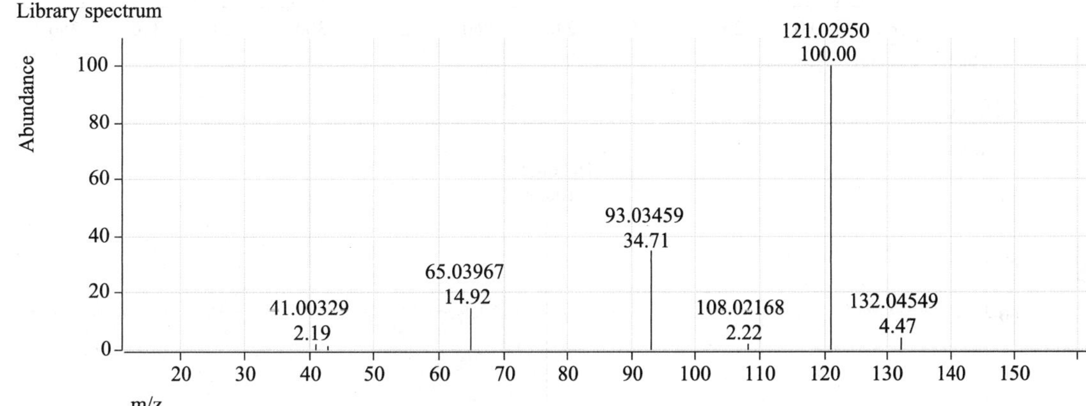

负离子扫描裂解途径解析

m/z 166.0874 → m/z 121.0295 → m/z 93.0346 → m/z 65.0397

盐酸去氯羟嗪

英文名： Decloxizine Hydrochloride

分子式： $C_{21}H_{28}N_2O_2 \cdot 2HCl$

分子量： 413.39

CAS 编号： 13073-96-6

, 2HCl

中文化学名： 2-［2-［4-(二苯基甲基)-1-哌嗪基］乙氧基］乙醇二盐酸盐

英文化学名： 1-Benzhydryl-4-[2-(2-hydroxyethoxy)ethyl]piperazine dihydrochloride

性状： 本品为白色至微黄色粉末；无臭；味苦；有引湿性

溶解性： 本品在水中极易溶，在乙醇中易溶，在三氯甲烷中略溶，在丙酮中极微溶，在乙醚中不溶

正离子扫描二级质谱图

$[M+H]^+$ CID:10V

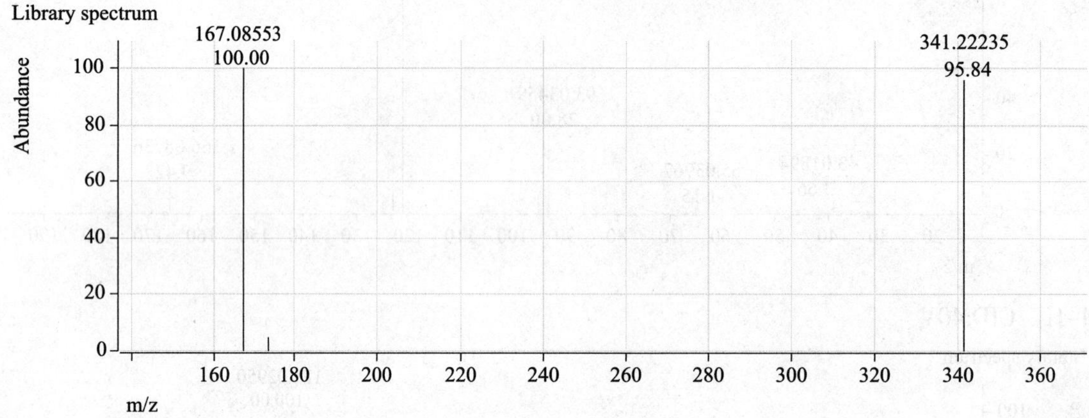

$[M+H]^+$ CID:20V

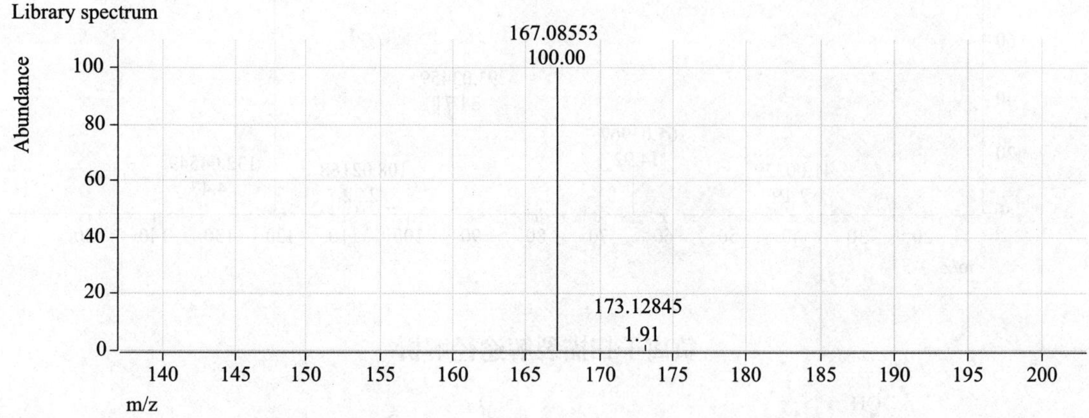

$[M+H]^+$ CID:40V

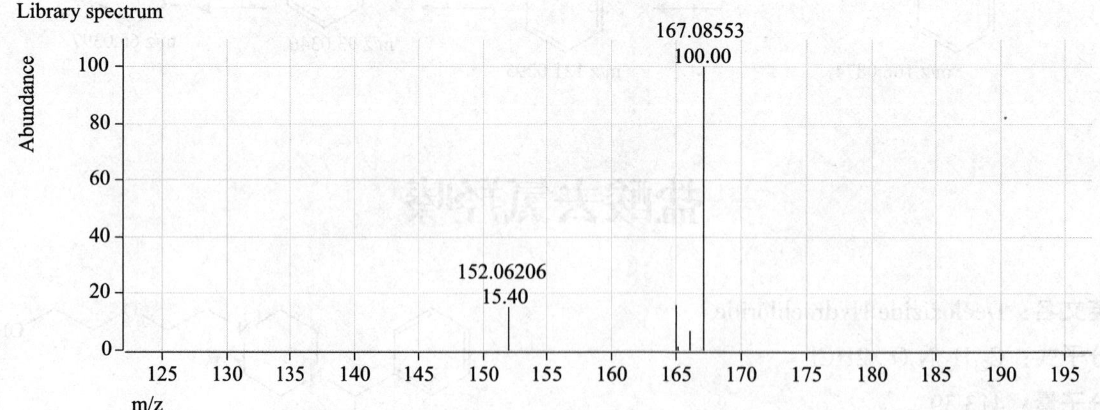

正离子扫描裂解途径解析

m/z 341.2224 → m/z 167.0855

盐酸艾司洛尔

英文名： Esmolol Hydrochloride

分子式： $C_{16}H_{25}NO_4 \cdot HCl$

分子量： 331.84

CAS 编号： 81161-17-3

中文化学名： 4-［2-羟基-3-(异丙氨基)丙氧基］苯基丙酸甲酯盐酸盐

英文化学名： Benzenepropanoic acid, 4-[2-hydroxy-3-[(1-methylethyl)amino]propoxy]-, methyl ester, hydrochloride

性状： 本品为白色或类白色结晶性粉末；无臭

溶解性： 本品在水中极易溶，在乙醇或三氯甲烷中易溶，在乙酸乙酯中极微溶

正离子扫描二级质谱图

[M+H]$^+$ CID:10V

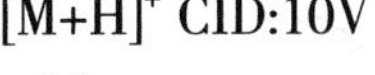

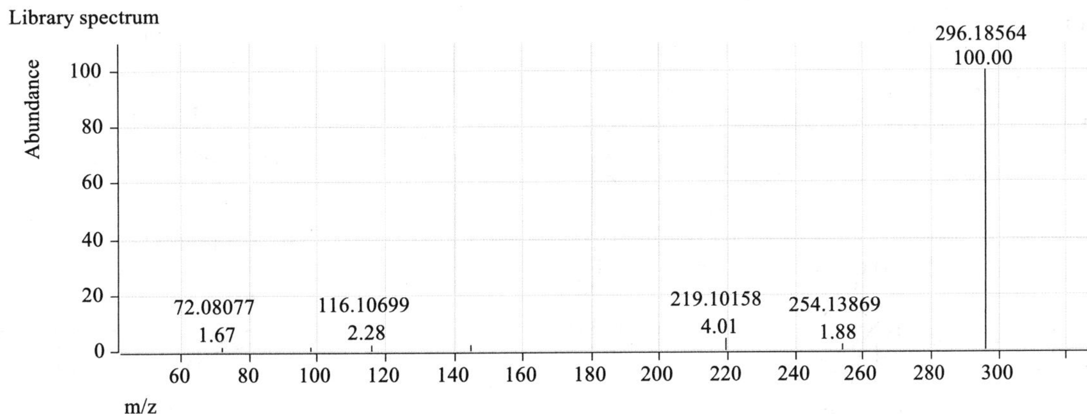

$[M+H]^+$ CID:20V

Library spectrum

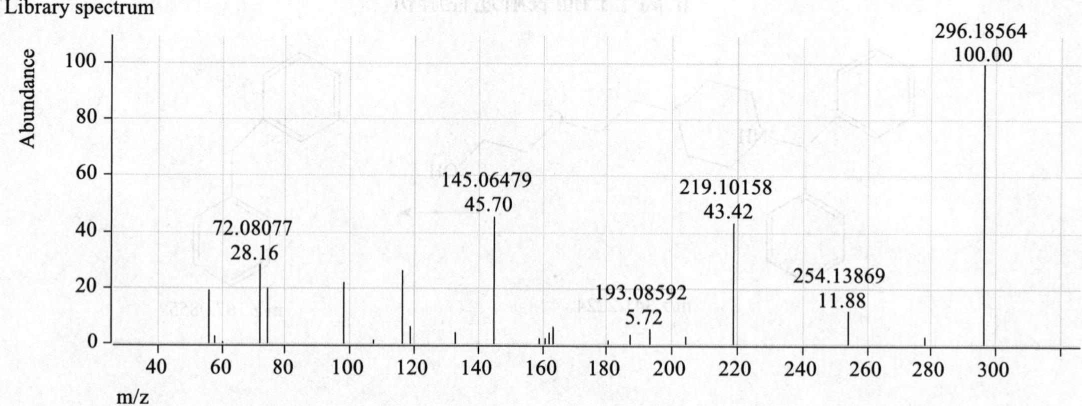

$[M+H]^+$ CID:40V

Library spectrum

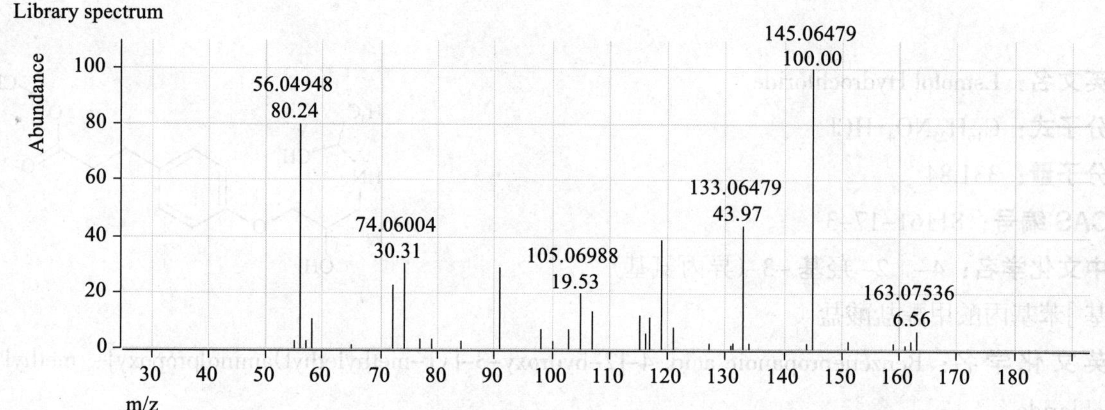

正离子扫描裂解途径解析

m/z 296.1856

m/z 254.1387

m/z 219.1016

m/z 163.0754

m/z 116.1070

m/z 56.0495

m/z 74.0964

m/z 145.0648

m/z 133.0648

m/z 105.0699

盐酸可乐定

英文名： Clonidine Hydrochloride

分子式： $C_9H_9Cl_2N_3 \cdot HCl$

分子量： 266.56

CAS 编号： 4205-91-8

中文化学名： 2-［(2,6-二氯苯基)亚氨基］咪唑烷盐酸盐

英文化学名： 2-(2,6-Dichloroanilino)-2-imidazoline hydrochloride

性状： 本品为白色结晶性粉末；无臭

溶解性： 本品在水或乙醇中溶解，在三氯甲烷中极微溶，在乙醚中几乎不溶

正离子扫描二级质谱图

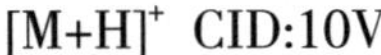

[M+H]+ CID:10V

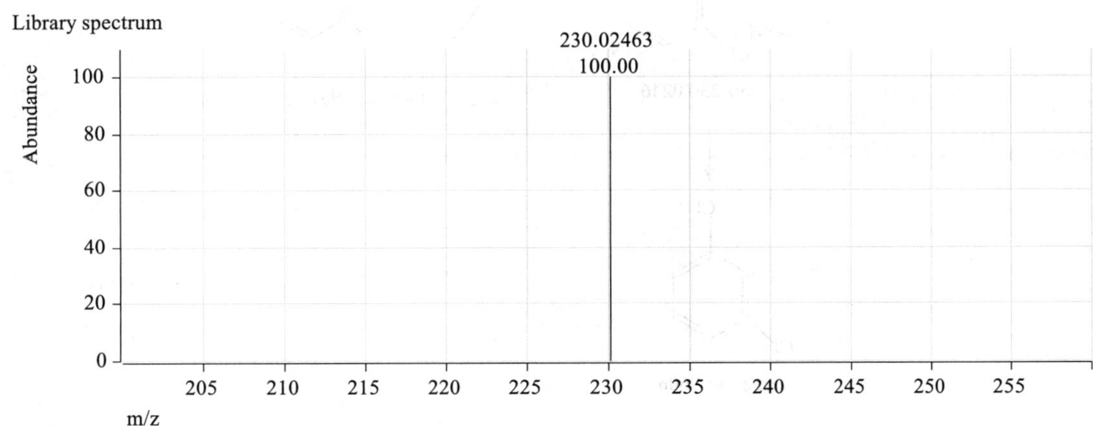

[M+H]+ CID:20V

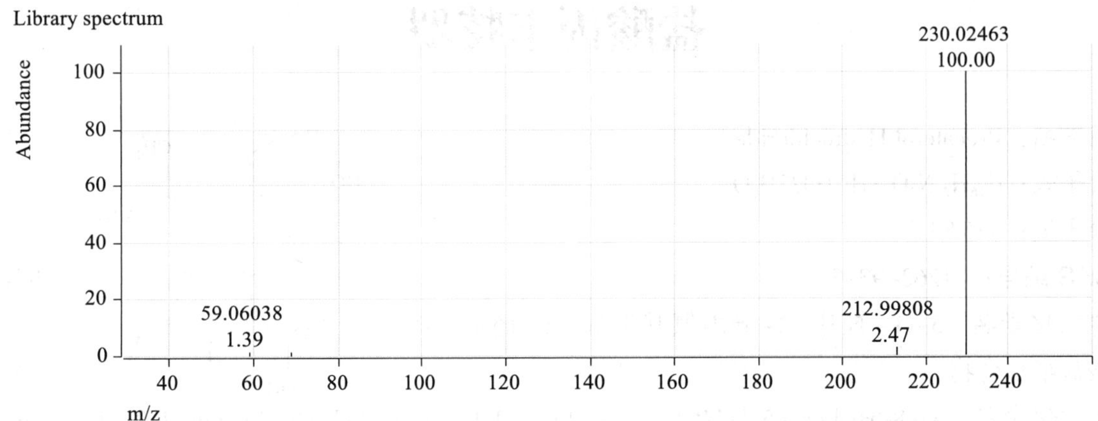

$[M+H]^+$ CID:40V

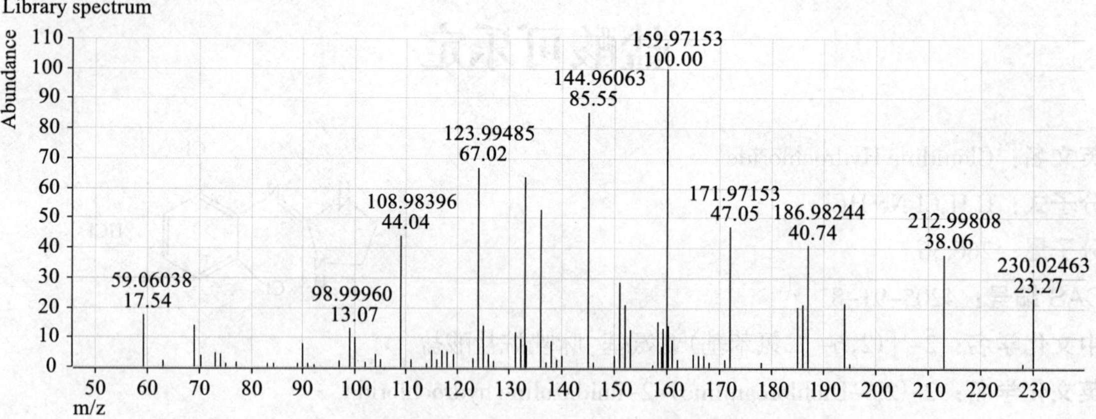

正离子扫描裂解途径解析

m/z 230.0246

m/z 212.9981

m/z 144.9606

盐酸丙卡特罗

英文名：Procaterol Hydrochloride

分子式：$C_{16}H_{22}N_2O_3 \cdot HCl \cdot 1/2H_2O$

分子量：335.83

CAS 编号：81262-93-3

, HCl , $1/2H_2O$

中文化学名：5-(1-羟基-2-异丙氨基丁基)-8-羟基喹诺酮盐酸盐半水合物

英文化学名：rel-8-Hydroxy-5-[(1*R*,2*S*)-1-hydroxy-2-[(1-methylethyl)amino]butyl]-2(1*H*)-quinolinone hydrochloride hemihydrate

性状：本品为白色或类白色结晶性粉末;无臭

溶解性：本品在甲酸、水或甲醇中溶解,在乙醇中微溶,在乙醚中几乎不溶

正离子扫描二级质谱图

[M+H]+ CID:10V

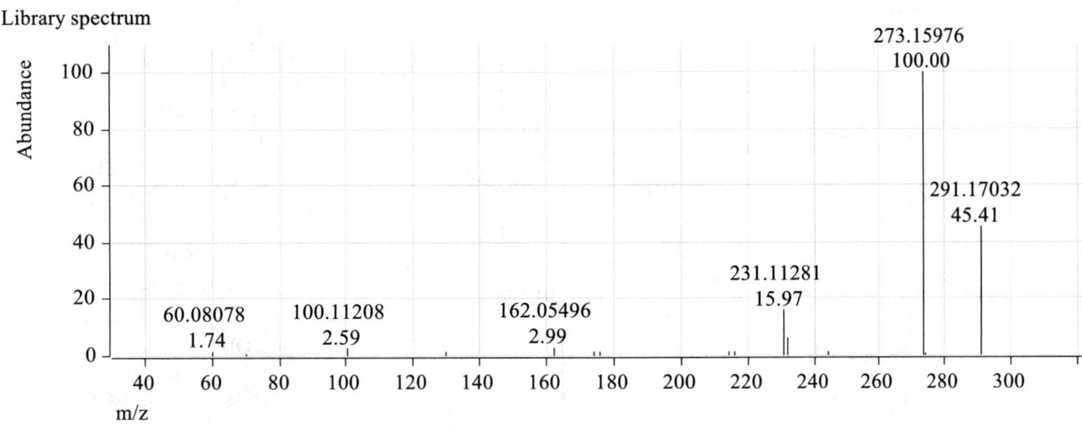

[M+H]+ CID:20V

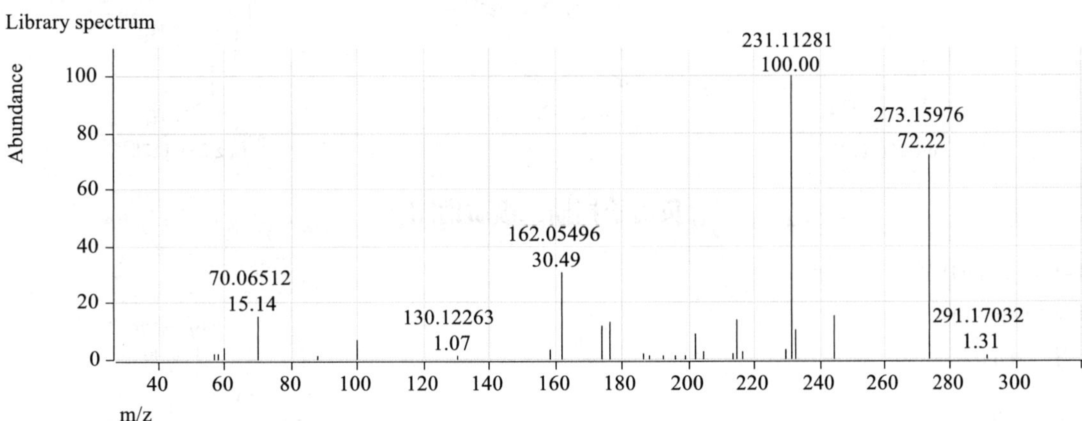

[M+H]+ CID:40V

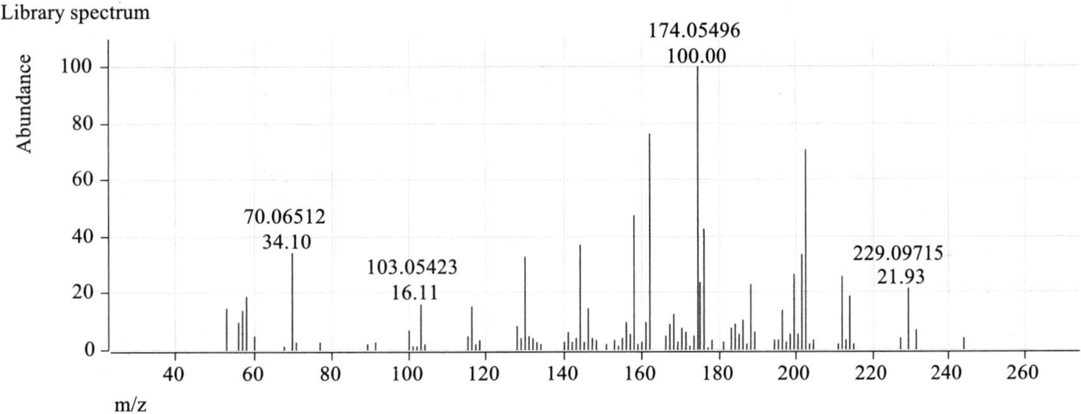

正离子扫描裂解途径解析

m/z 291.1703

m/z 174.0550

m/z 273.1598

m/z 130.1226

m/z 162.0550

m/z 231.1128

m/z 100.1121

负离子扫描二级质谱图

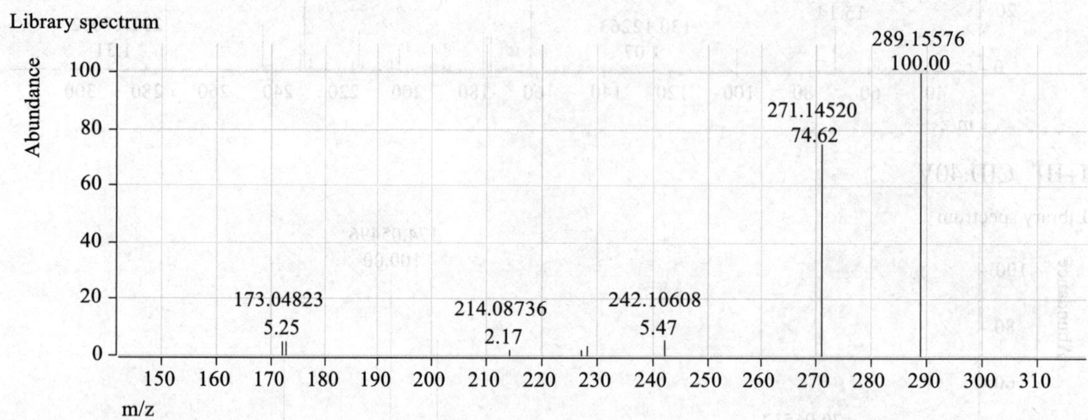

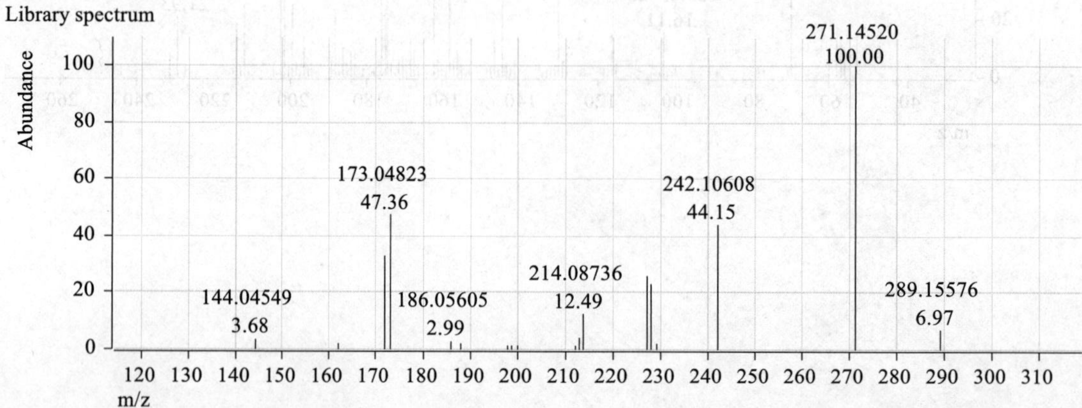

$[M-H]^-$ CID:40V

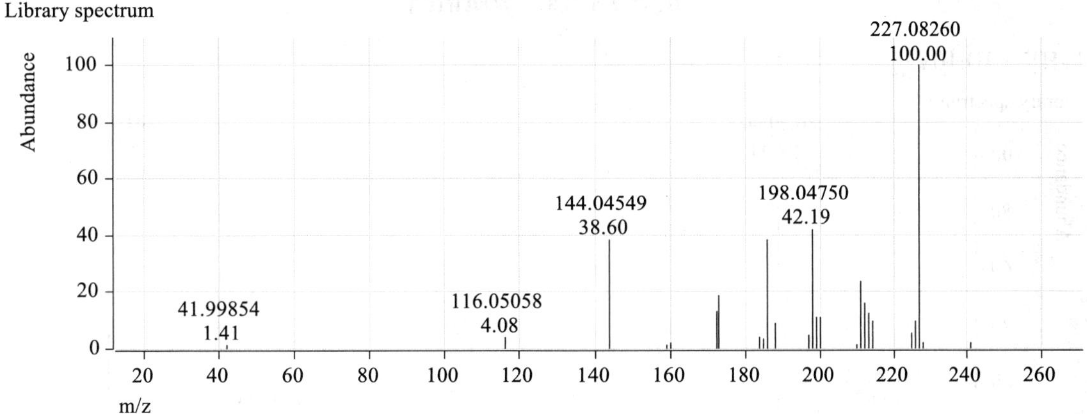

负离子扫描裂解途径解析

m/z 289.1558 → m/z 271.1452 → m/z 242.1061 → m/z 173.0482 → m/z 144.0455

m/z 271.1452 → m/z 227.0826

盐酸丙米嗪

英文名： Imipramine Hydrochloride

分子式： $C_{19}H_{24}N_2 \cdot HCl$

分子量： 316.88

CAS 编号： 113-52-0

中文化学名： *N*,*N*- 二甲基 -10,11- 二氢 -5*H*- 二苯并[*b*,*f*]氮杂䓬 -5- 丙胺盐酸盐

英文化学名： 5*H*-Dibenz[*b*,*f*]azepine-5-propanamine,10,11-dihydro-*N*,*N*-dimethyl-, hydrochloride(1:1)

性状： 本品为白色或类白色结晶性粉末；无臭或几乎无臭；遇光渐变色

溶解性： 本品在水、乙醇或三氯甲烷中易溶，在乙醚中几乎不溶

正离子扫描二级质谱图

[M+H]$^+$ CID:10V

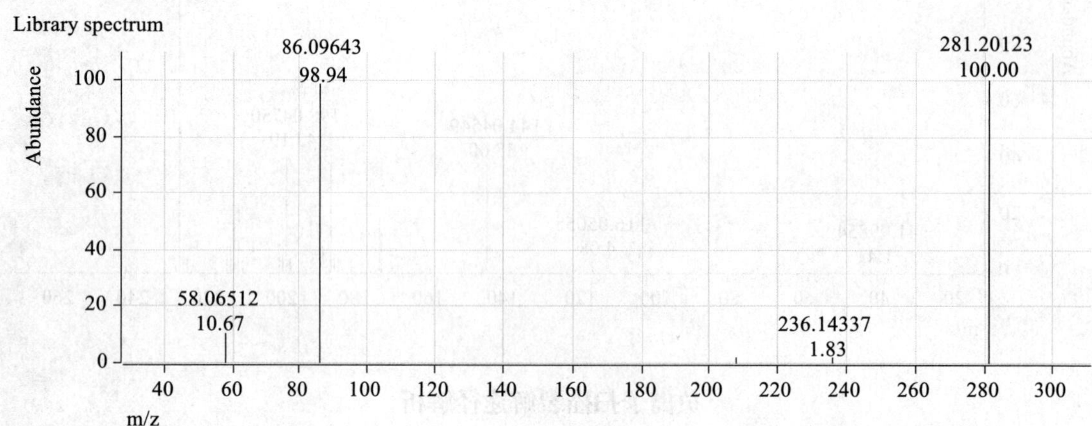

[M+H]$^+$ CID:20V

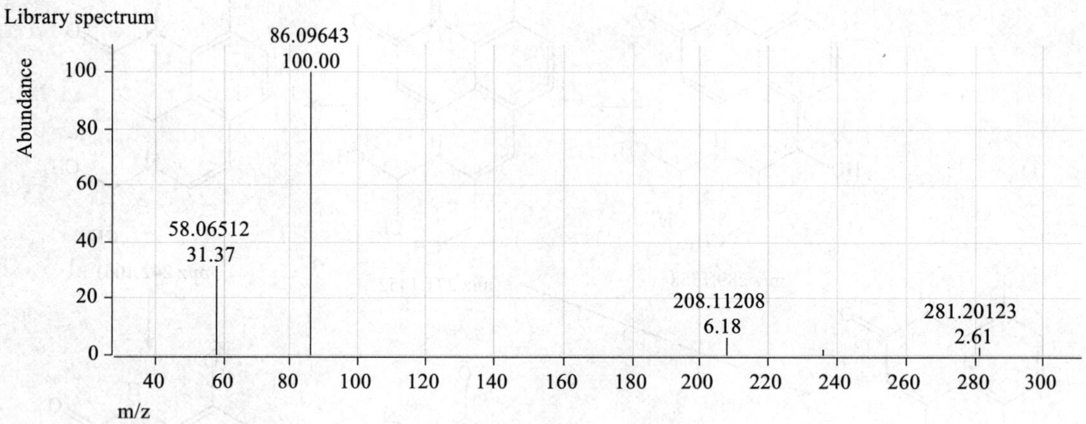

[M+H]$^+$ CID:40V

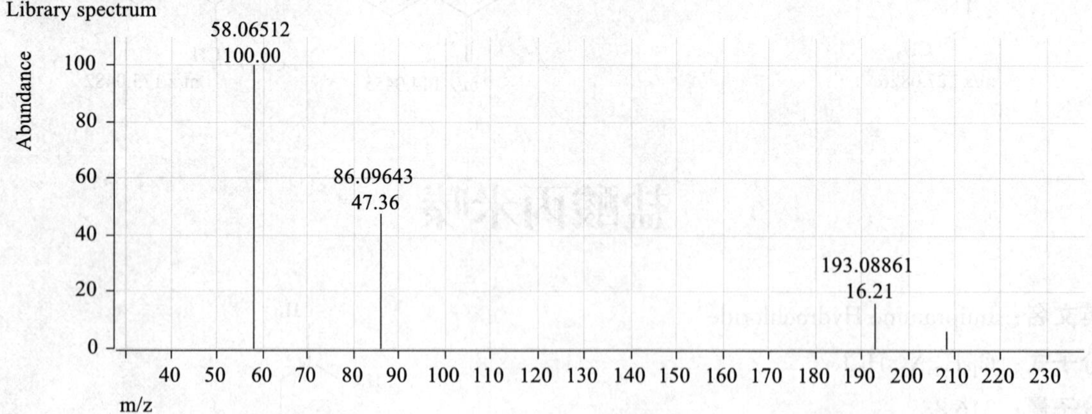

正离子扫描裂解途径解析

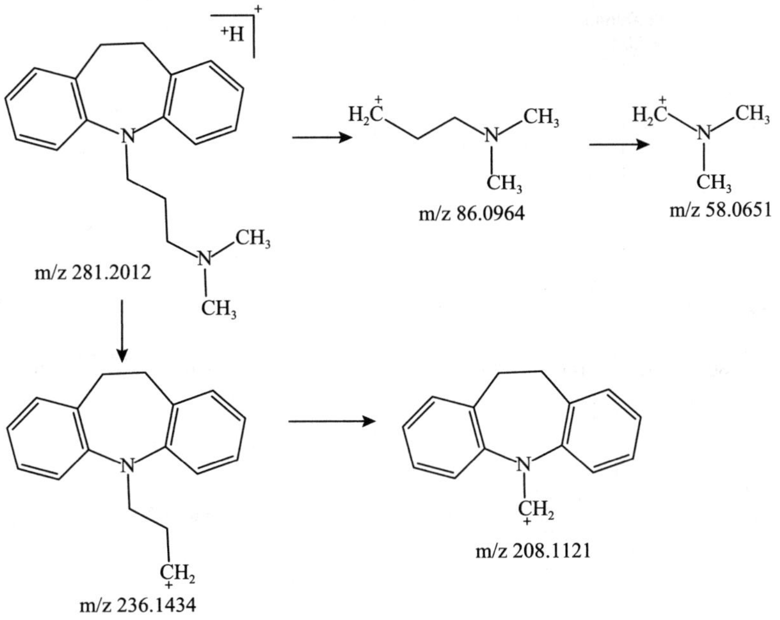

m/z 281.2012
m/z 86.0964
m/z 58.0651
m/z 236.1434
m/z 208.1121

盐酸丙帕他莫

英文名： Propacetamol Hydrochloride

分子式： $C_{14}H_{20}N_2O_3 \cdot HCl$

分子量： 300.78

CAS 编号： 66532-86-3

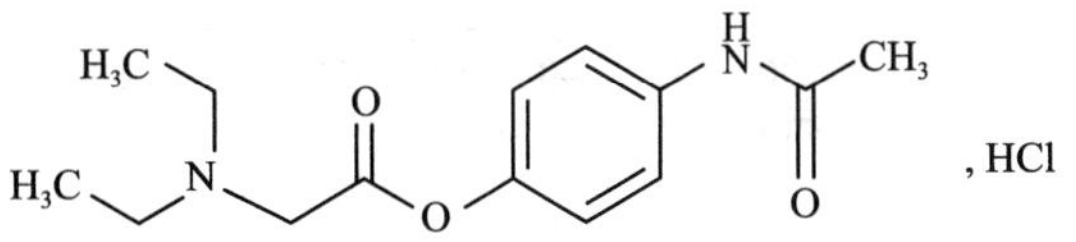

中文化学名： 2-（*N*,*N*- 二乙氨基）乙酸 -4- 乙酰氨基苯酯盐酸盐

英文化学名： *N*,*N*-Diethyl-4-(acetylamino)phenyl ester hydrochloride

性状： 本品为白色或类白色结晶性粉末；无臭

溶解性： 本品在水中易溶，在乙醇中微溶，在丙酮中几乎不溶

正离子扫描二级质谱图

$[M+H]^+$ CID:10V

Library spectrum
Abundance
265.15466
100.00
86.09643
37.46
m/z

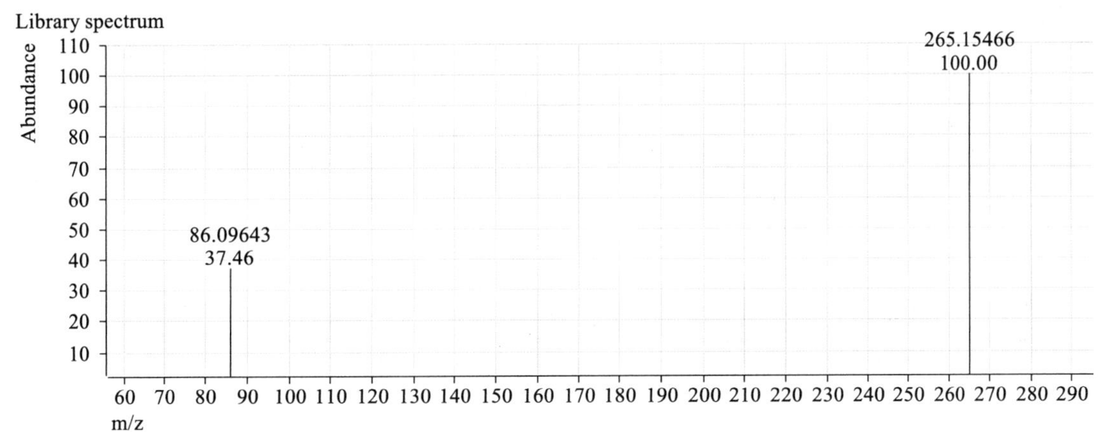

$[M+H]^+$ CID:20V

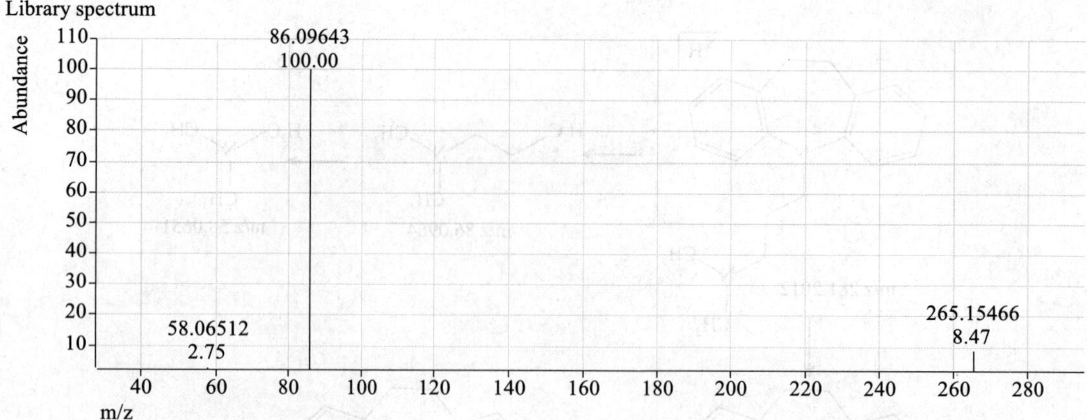

$[M+H]^+$ CID:40V

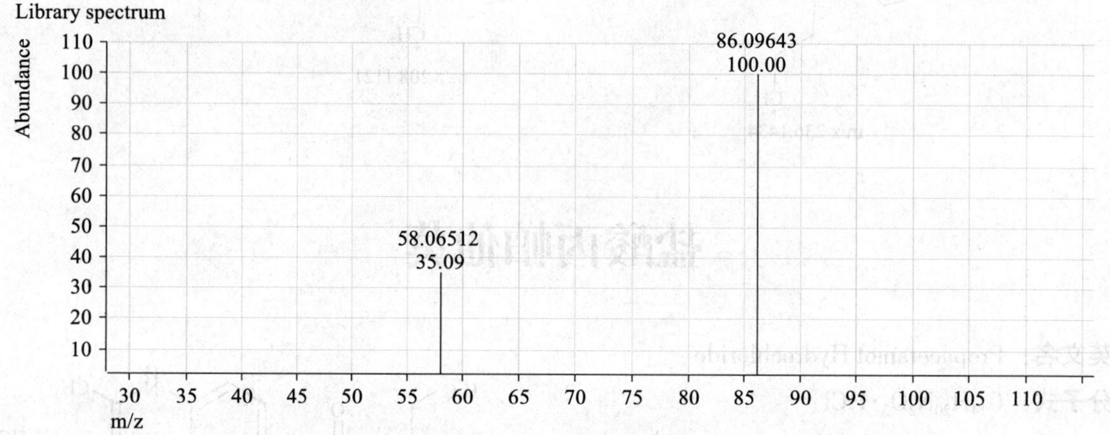

正离子扫描裂解途径解析

m/z 265.1547 → m/z 86.0965 → m/z 58.0651

负离子扫描二级质谱图

$[M-H]^-$ CID:10V

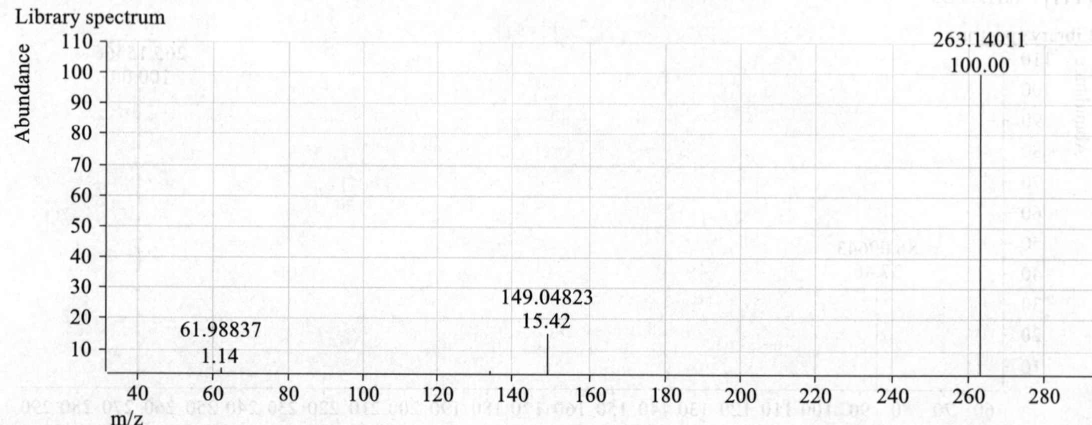

$[M-H]^-$ CID:20V

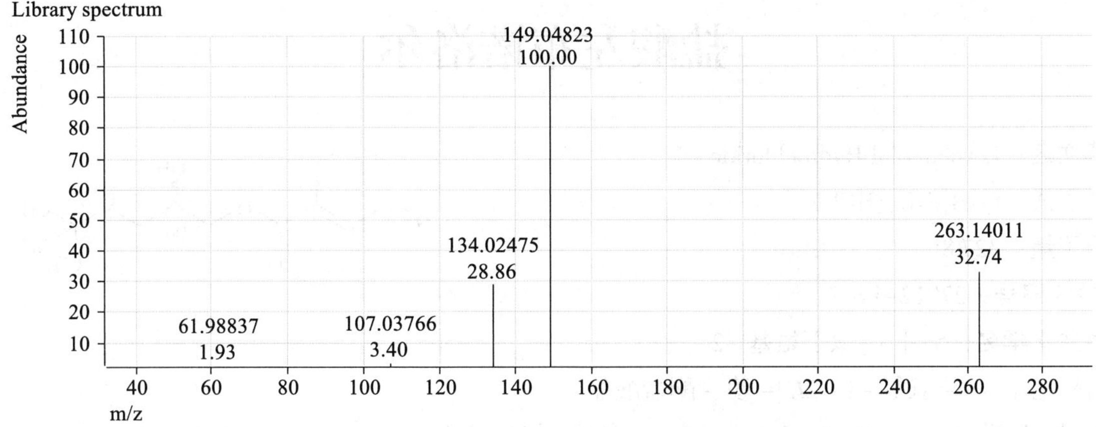

$[M-H]^-$ CID:40V

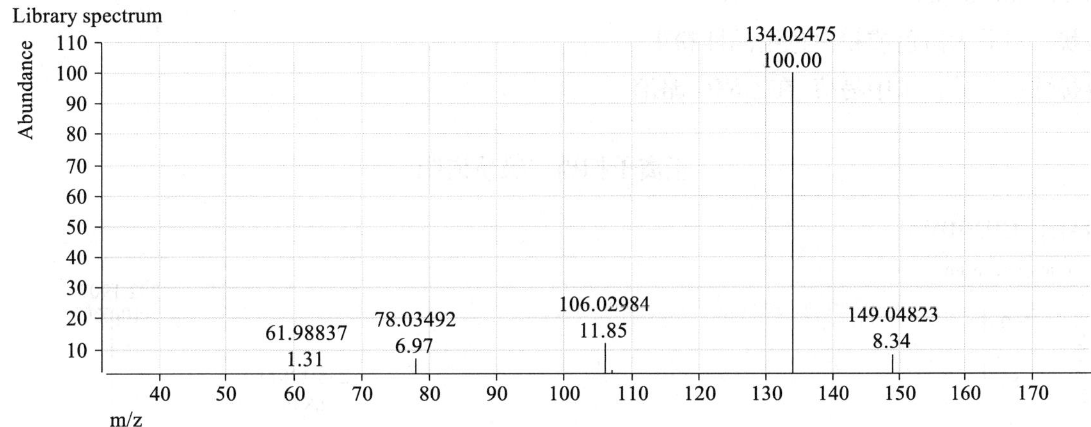

负离子扫描裂解途径解析

m/z 263.1401

m/z 149.0482

m/z 134.0248

m/z 107.0377

盐酸左布诺洛尔

英文名：Levobunolol Hydrochloride

分子式：$C_{17}H_{25}NO_3 \cdot HCl$

分子量：327.85

CAS 编号：27912-14-7

中文化学名：5-［3-叔丁氨基-2-羟基丙氧基］-3,4-双氢-1-(2*H*)-萘-酮盐酸盐

英文化学名：1(2*H*)-Naphthalenone,5-[(2*S*)-3-[(1,1-dimethylethyl)amino]-2-hydroxypropoxy]-3,4-dihydro-, hydrochloride

性状：本品为白色或粉白色结晶性粉末

溶解性：本品在水中易溶，在乙醇中略溶

正离子扫描二级质谱图

$[M+H]^+$ CID:10V

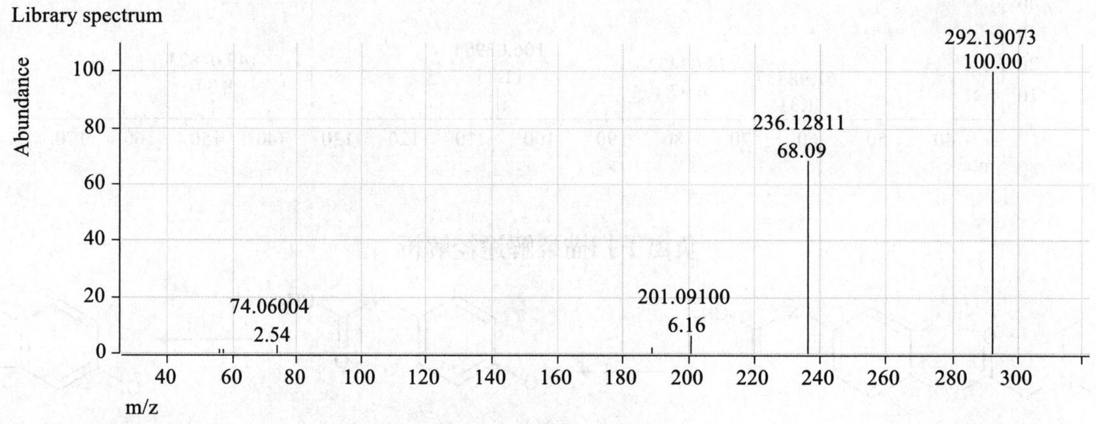

$[M+H]^+$ CID:20V

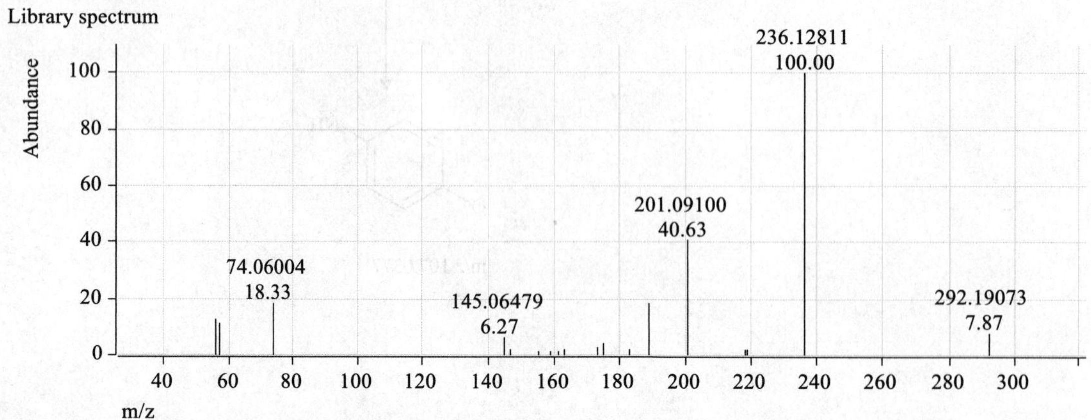

$[M+H]^+$ CID:40V

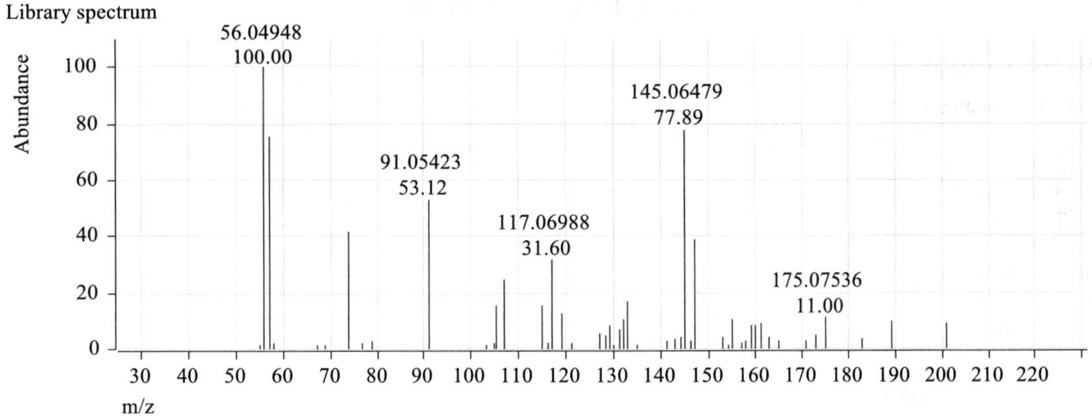

正离子扫描裂解途径解析

m/z 292.1907

m/z 236.1281

m/z 201.0910

m/z 145.0648

m/z 117.0699

m/z 91.0542

m/z 56.0495

m/z 74.0964

盐酸左西替利嗪

英文名： Levocetirizine Dihydrochloride

分子式： $C_{21}H_{25}ClN_2O_3 \cdot 2HCl$

分子量： 461.81

CAS 编号： 130018-87-0

· 2HCl

中文化学名： *R*-(-)-2-［2-［4-［4-(氯苯基)苯甲基］-1-哌嗪基］乙氧基］乙酸二盐酸盐

英文化学名： (*R*)-2-[2-[4-[(4-Chlorophenyl) phenylmethyl] piperazin-1-yl] ethoxy] acetic acid dihydrochloride

性状： 本品为白色或类白色粉末，无臭；味苦；有引湿性

溶解性： 本品在甲醇中易溶，在乙酸乙酯中不溶，在水、0.1mol/L 盐酸溶液中极易溶

正离子扫描二级质谱图

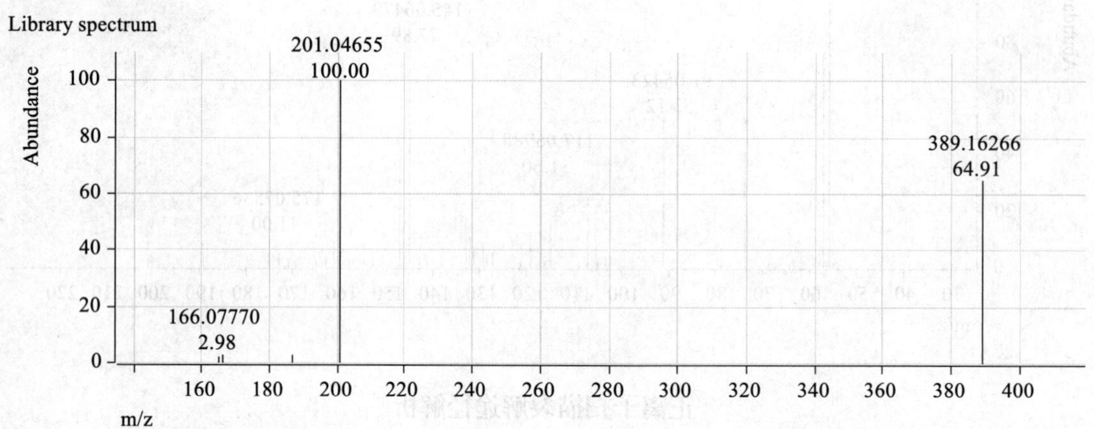
[M+H]+ CID:10V
Library spectrum
Abundance
201.04655
100.00
389.16266
64.91
166.07770
2.98
m/z

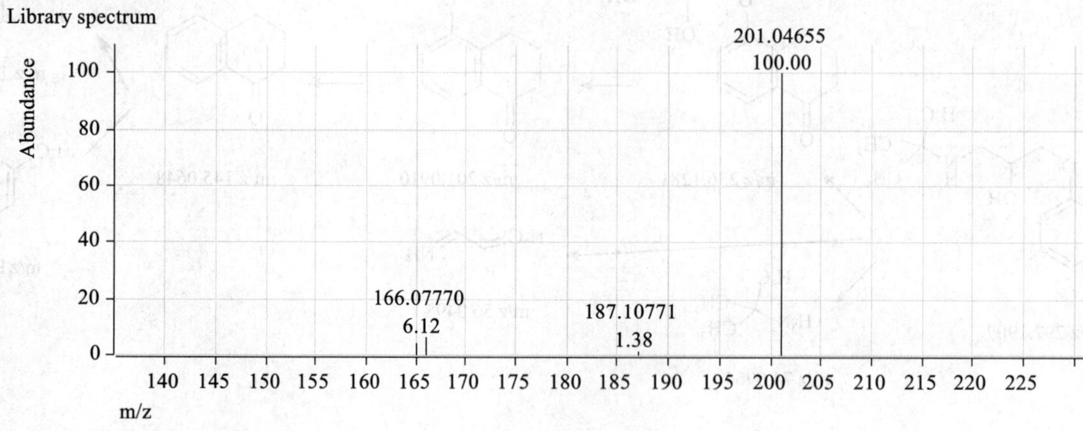
[M+H]+ CID:20V
Library spectrum
Abundance
201.04655
100.00
166.07770
6.12
187.10771
1.38
m/z

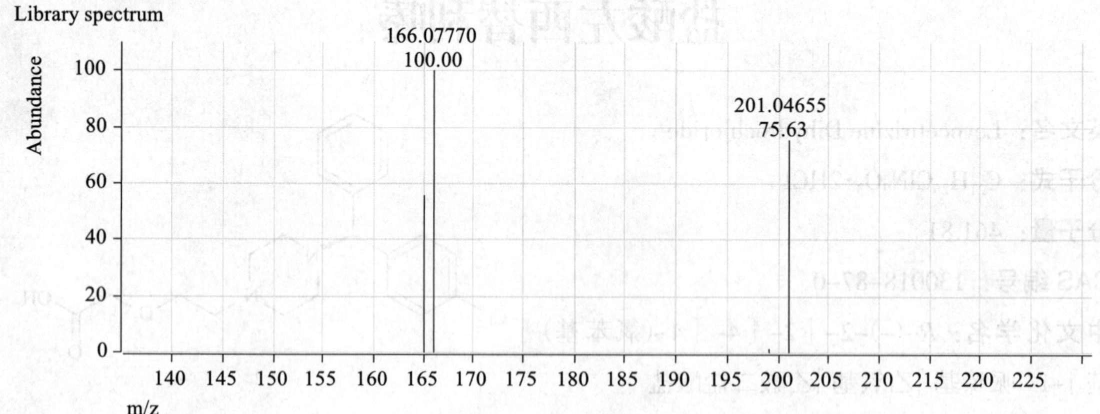
[M+H]+ CID:40V
Library spectrum
Abundance
166.07770
100.00
201.04655
75.63
m/z

正离子扫描裂解途径解析

m/z 187.1077

m/z 201.0466

m/z 166.0777

m/z 389.1626

盐酸左旋咪唑

英文名： Levamisole Hydrochloride

分子式： $C_{11}H_{12}N_2S \cdot HCl$

分子量： 240.76

CAS 编号： 16595-80-5

中文化学名： (*S*)-(-)-6-苯基-2,3,5,6-四氢咪唑并[2,1-*b*]噻唑盐酸盐

英文化学名： Imidazo[2,1-*b*]thiazole, 2,3,5,6-tetrahydro-6-phenyl-, hydrochloride

性状： 本品为白色或类白色针状结晶或结晶性粉末；无臭

溶解性： 本品在水中极易溶，在乙醇中易溶，在三氯甲烷中微溶，在丙酮中极微溶

正离子扫描二级质谱图

$[M+H]^+$ CID:10V

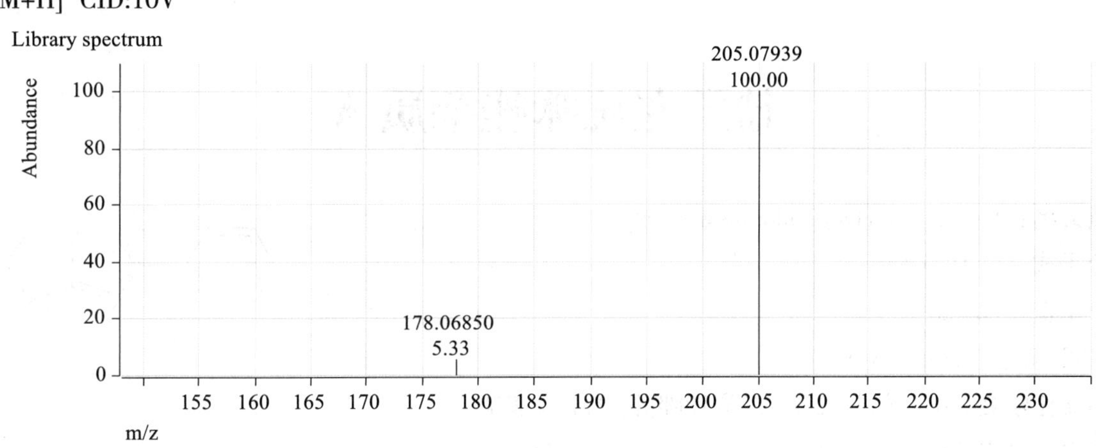

$[M+H]^+$ CID:20V

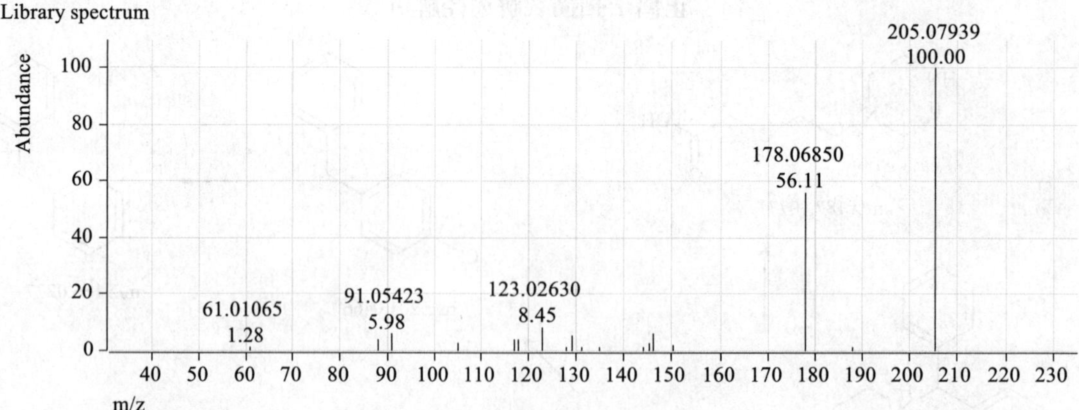

$[M+H]^+$ CID:40V

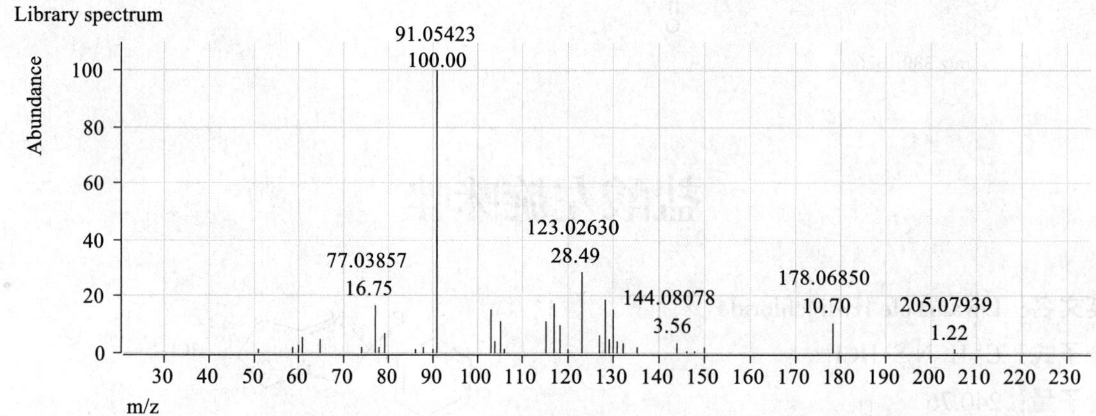

正离子扫描裂解途径解析

m/z 205.0794 → m/z 178.0685 → m/z 123.0263; m/z 91.0542

盐酸左旋咪唑杂质 A

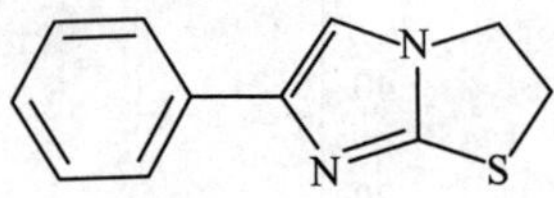

英文名：Levamisole Hydrochloride Impurity A

分子式：$C_{11}H_{10}N_2S$

分子量：202.28

CAS 编号：4335-28-8

中文化学名：6-苯基-2,3-二氢咪唑并[2,1-*b*]噻唑

英文化学名：6-Phenyl-2,3-dihydroimidazo[2,1-*b*]thiazole

性状：本品为白色结晶性粉末

正离子扫描二级质谱图

[M+H]$^+$ CID:10V

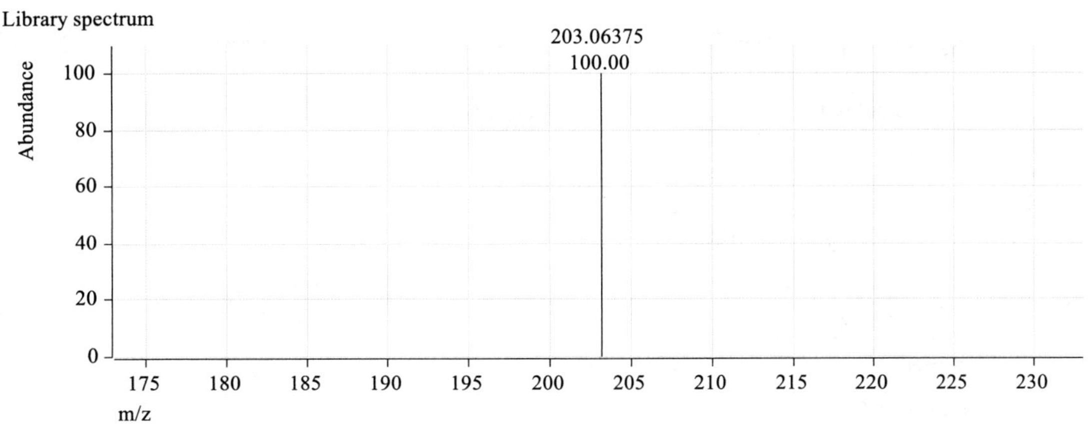

[M+H]$^+$ CID:20V

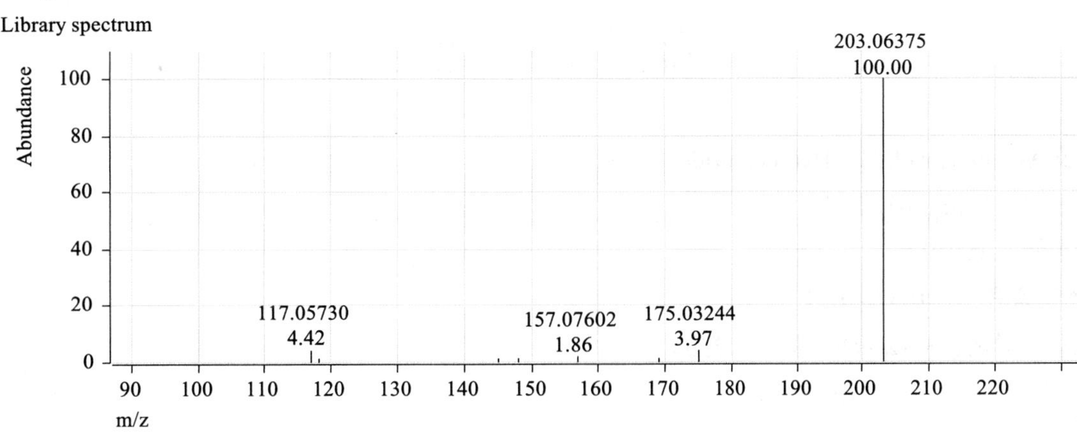

[M+H]$^+$ CID:40V

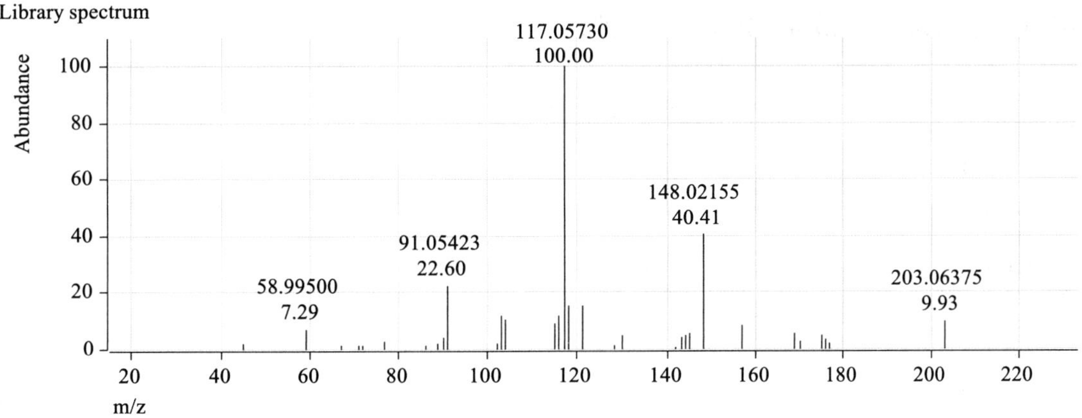

正离子扫描裂解途径解析

m/z 203.0637

m/z 175.0324

m/z 91.0542

m/z 58.9950

m/z 148.0215

m/z 157.0760

m/z 117.0573

盐酸戊乙奎醚

英文名： Penehyclidine Hydrochloride

分子式： $C_{20}H_{29}NO_2 \cdot HCl$

分子量： 351.91

CAS 编号： 151937-76-7

中文化学名： 3-(2- 环戊基 -2- 羟基 -2 苯基乙氧基)奎宁环烷盐酸盐

, HCl

英文化学名： 1-Cyclopentyl-1-phenyl-2-(quinuclidin-3-yloxy)ethanol hydrochloride

性状： 本品为白色或类白色粉末；无臭；味苦

溶解性： 本品在水、甲醇或三氯甲烷中易溶，在丙酮中微溶，在乙醚中几乎不溶

正离子扫描二级质谱图

$[M+H]^+$ CID:10V

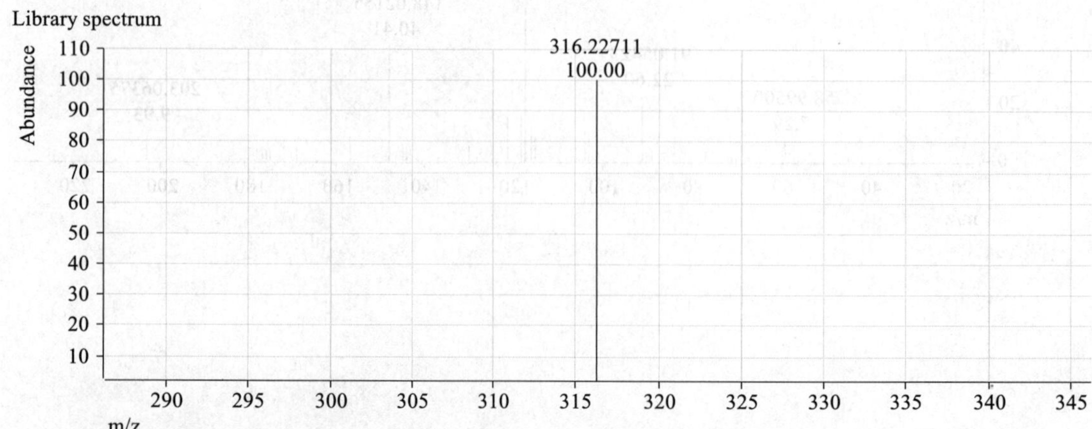

[M+H]$^+$ CID:20V

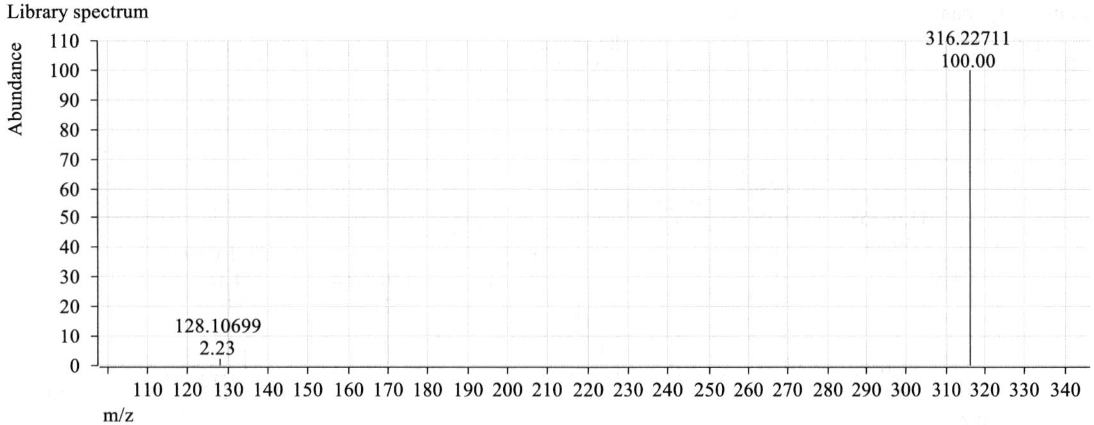

[M+H]$^+$ CID: 40V

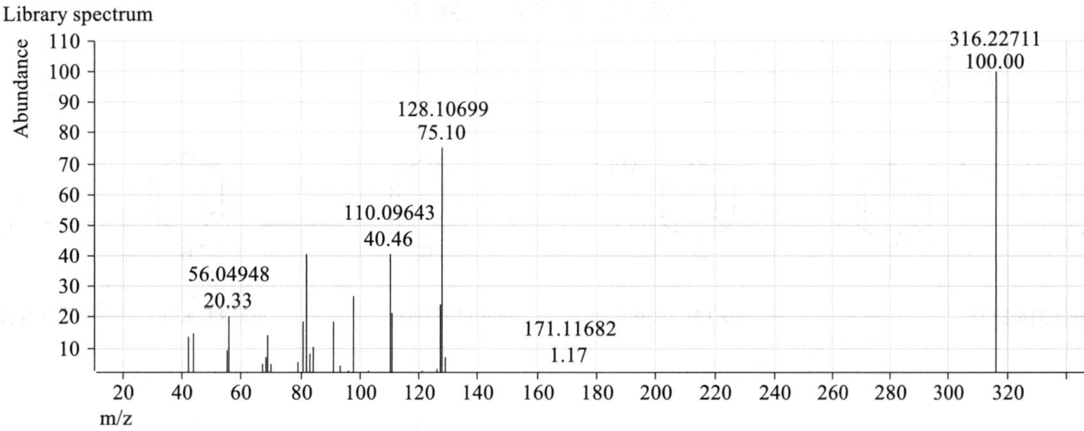

[M+H]$^+$ CID:60V

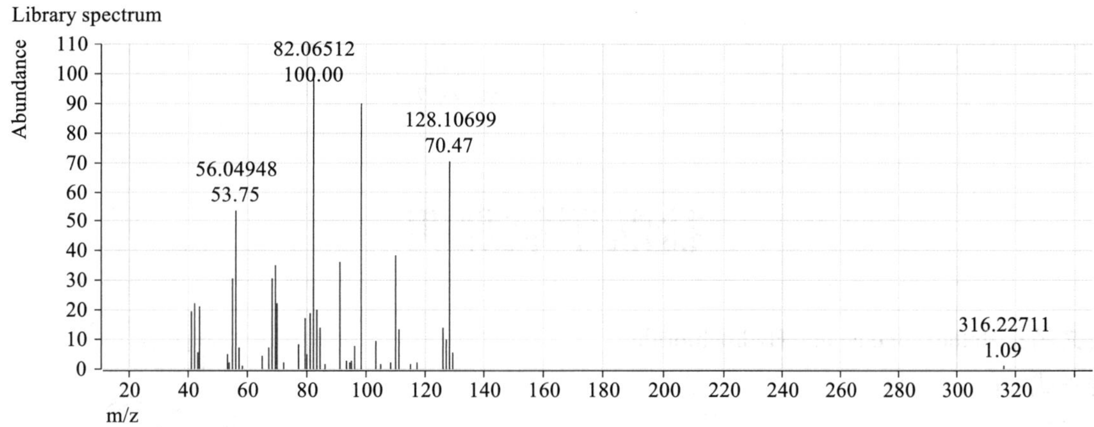

$[M+H]^+$ CID:80V

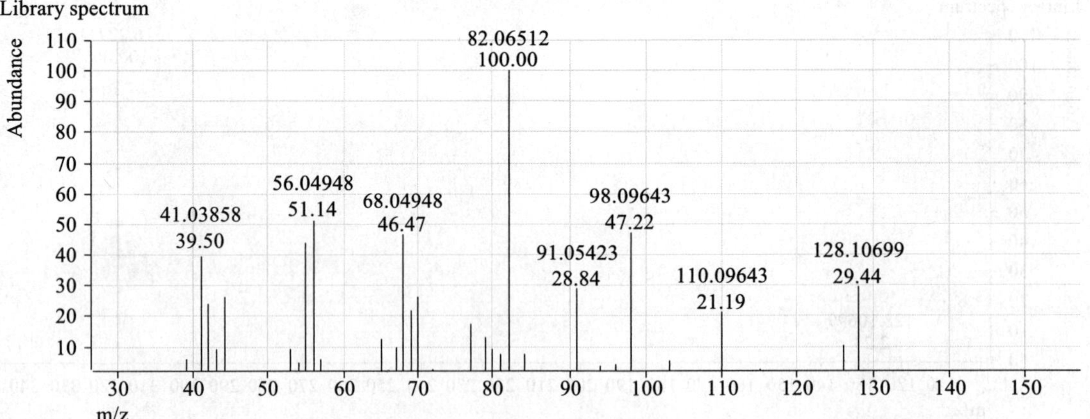

正离子扫描裂解途径解析

OH

OH

$\overset{+}{N}H$

m/z 316.2271 m/z 128.1070 m/z 110.0964 m/z 82.0651 m/z 56.0495

CH_3

m/z 98.0964

盐酸甲氧那明

英文名： Methoxyphenamine Hydrochloride

分子式： $C_{11}H_{18}ClNO$

分子量： 215.72

CAS 编号： 5588-10-3

CH_3 O CH_3 H_3C N H

中文化学名： α -(2- 甲氧基苯基)- β - 甲基氨基丙烷盐酸盐

英文化学名： Benzeneethanamine, 2-methoxy-*N*, α -dimethyl-, hydrochloride(1:1)

性状： 本品为白色结晶或结晶性粉末；无臭；味苦

正离子扫描二级质谱图

$[M+H]^+$ CID:10V

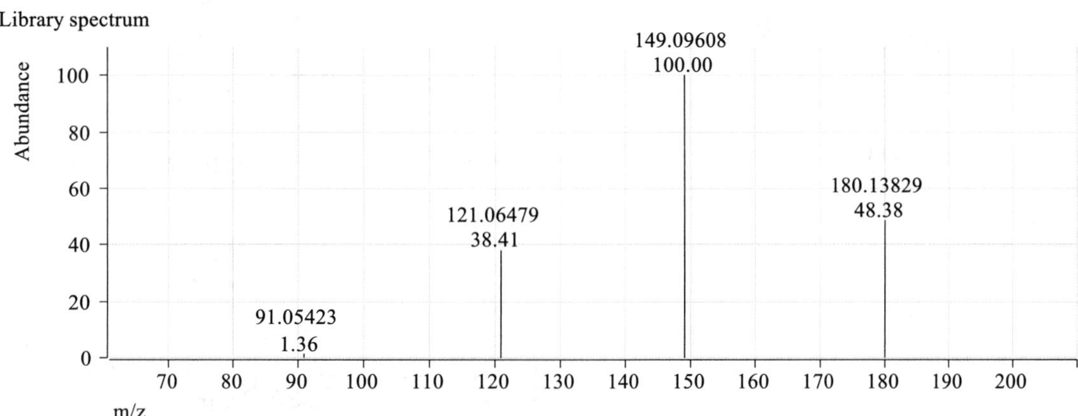

$[M+H]^+$ CID:20V

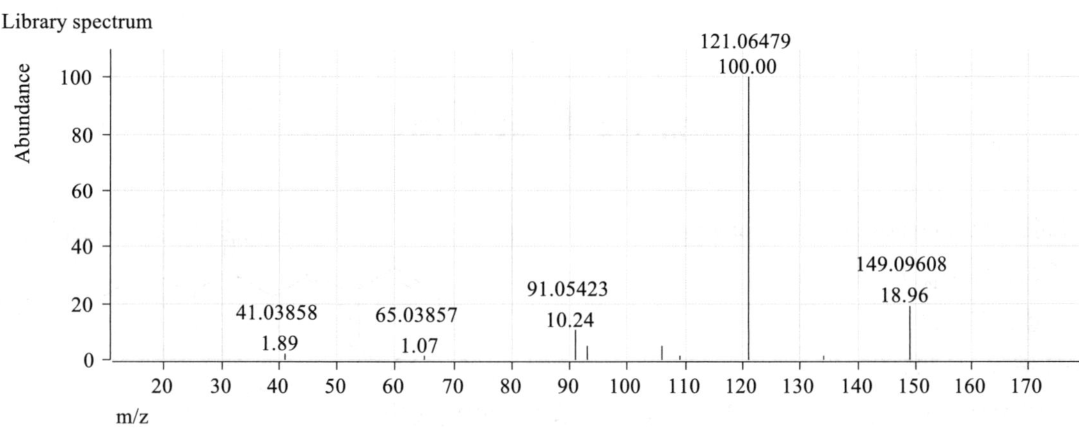

$[M+H]^+$ CID:40V

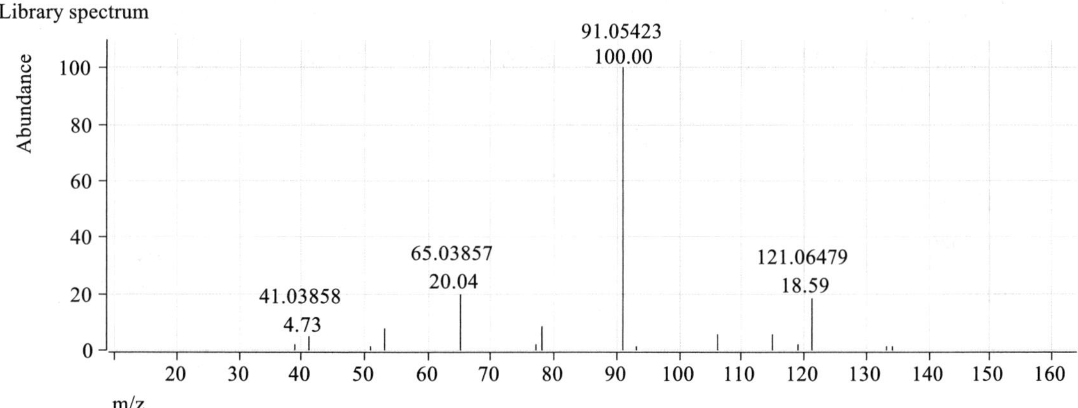

正离子扫描裂解途径解析

m/z 180.1383 → m/z 149.0961 → m/z 121.0648 → m/z 91.0542 → m/z 65.0386 → m/z 41.0386

盐酸甲氯芬酯

英文名： Meclofenoxate Hydrochloride

分子式： $C_{12}H_{16}ClNO_3 \cdot HCl$

分子量： 294.18

CAS 编号： 3685-84-5

中文化学名： 2-(二甲基氨基)乙基对氯苯氧基乙酸酯盐酸盐

英文化学名： 2-(Dimethylamino)ethyl(4-chlorophenoxy)acetate monohydrochloride

性状： 本品为白色结晶性粉末；略有特异臭

溶解性： 本品在水中极易溶，在三氯甲烷中溶解，在乙醚中几乎不溶

正离子扫描二级质谱图

$[M+H]^+$ CID:10V

Library spectrum

Abundance; m/z

258.08914 100.00

72.08077 32.44

213.03130 15.22

86.03672 1.23

131.09409 1.84

$[M+H]^+$ CID:20V

Library spectrum

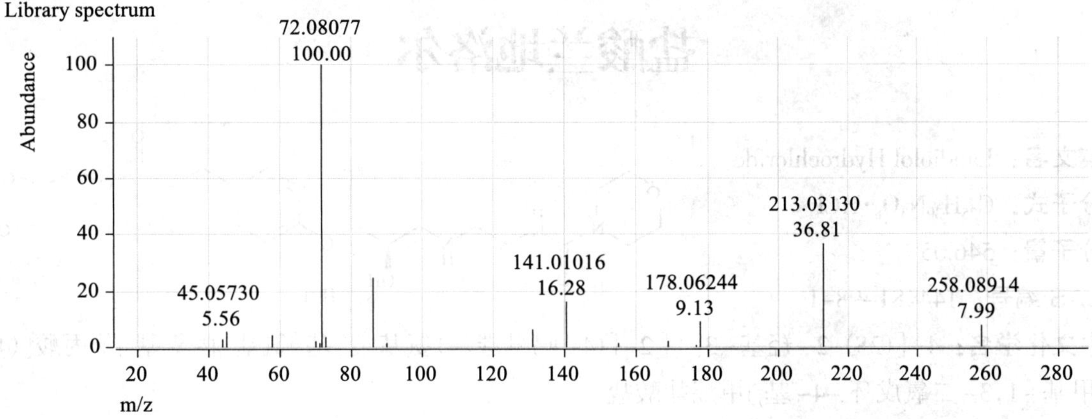

$[M+H]^+$ CID:40V

Library spectrum

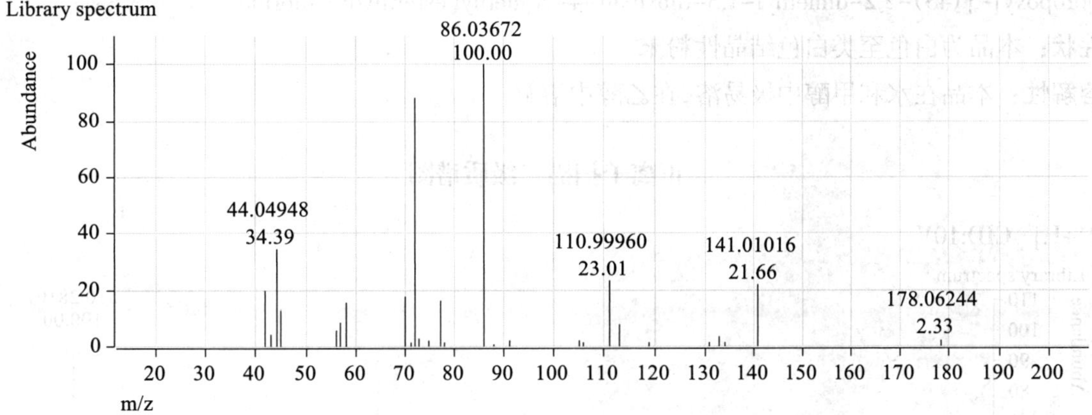

正离子扫描裂解途径解析

m/z 258.0891

m/z 213.0313

m/z 178.0624

m/z 141.0102

m/z 110.9996

m/z 131.0941

m/z 86.0362

m/z 72.0808

盐酸兰地洛尔

英文名：Landiolol Hydrochloride

分子式：$C_{25}H_{39}N_3O_8 \cdot HCl$

分子量：546.05

CAS 编号：144481-98-1

中文化学名：4-[(2*S*)-2-羟基-3-[[2-[(4-吗啉羰基)氨基]乙基]氨基]丙氧基]苯丙酸[(4*S*)-2,2-二甲基-1,3-二氧戊环-4-基]甲酯盐酸盐

英文化学名：Benzenepropanoicacid,4-[(2*S*)-2-hydroxy-3-[[2-[(4-morpholinylcarbonyl)amino]ethyl]amino]propoxy]-,[(4*S*)-2,2-dimethyl-1,3-dioxolan-4-yl]methyl ester,hydrochloride

性状：本品为白色至类白色结晶性粉末

溶解性：本品在水和甲醇中极易溶，在乙醇中溶解

正离子扫描二级质谱图

$[M+H]^+$ CID:10V

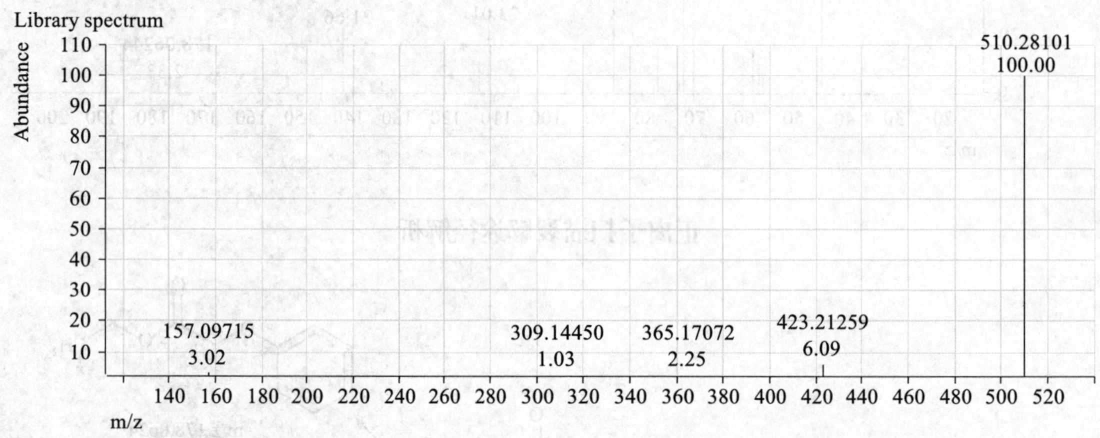

$[M+H]^+$ CID:20V

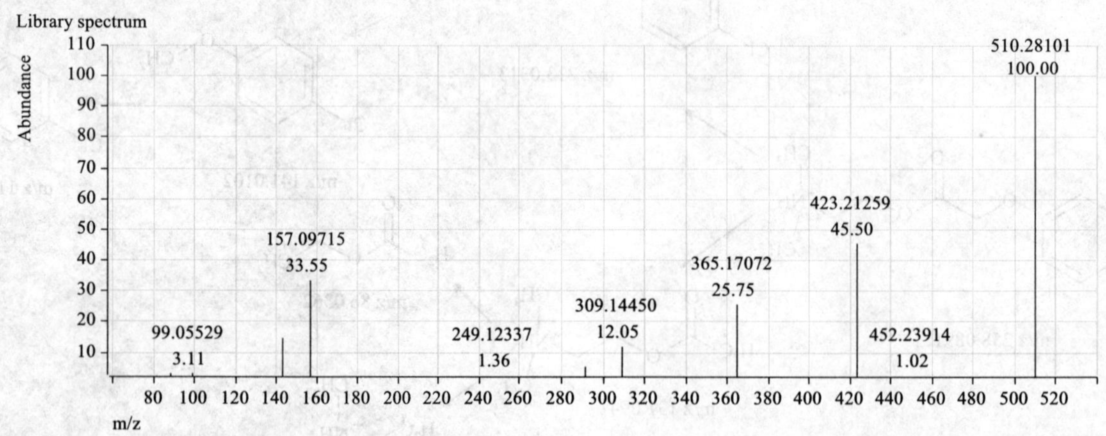

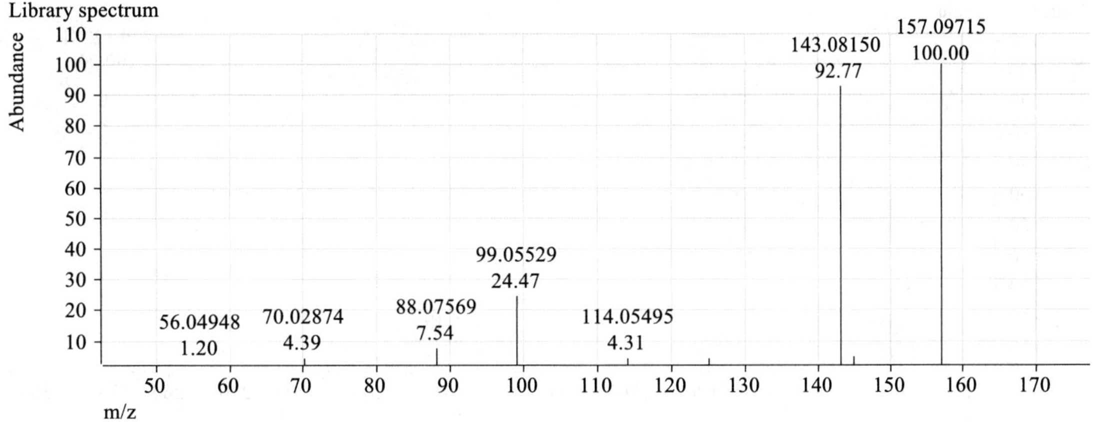

正离子扫描裂解途径解析

m/z 143.0815

m/z 88.0757

m/z 365.1707

m/z 510.2810

m/z 423.2126

m/z 309.1445

m/z 157.0972

负离子扫描二级质谱图

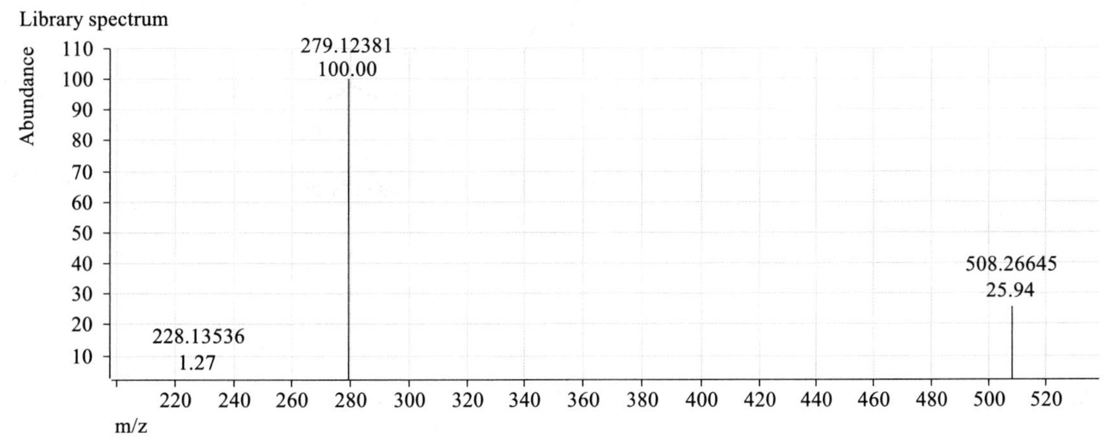

$[M-H]^-$ CID:20V

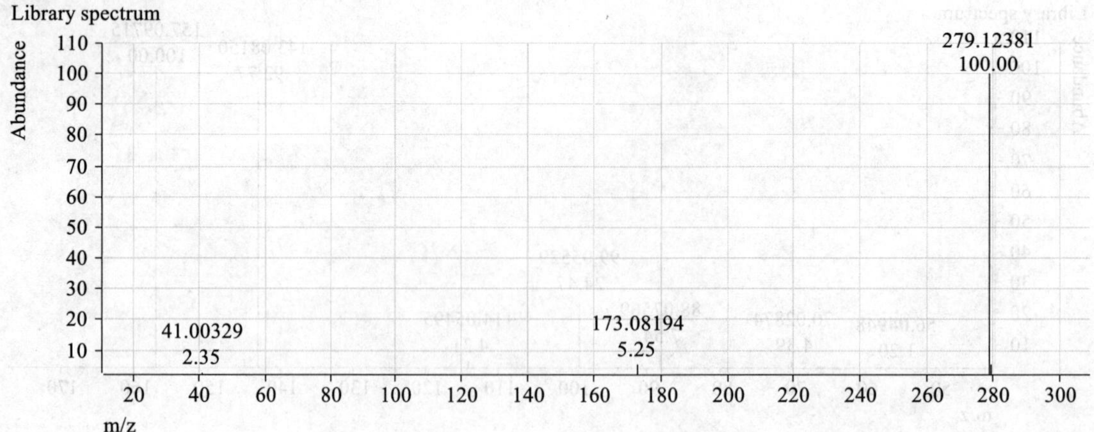

$[M-H]^-$ CID:40V

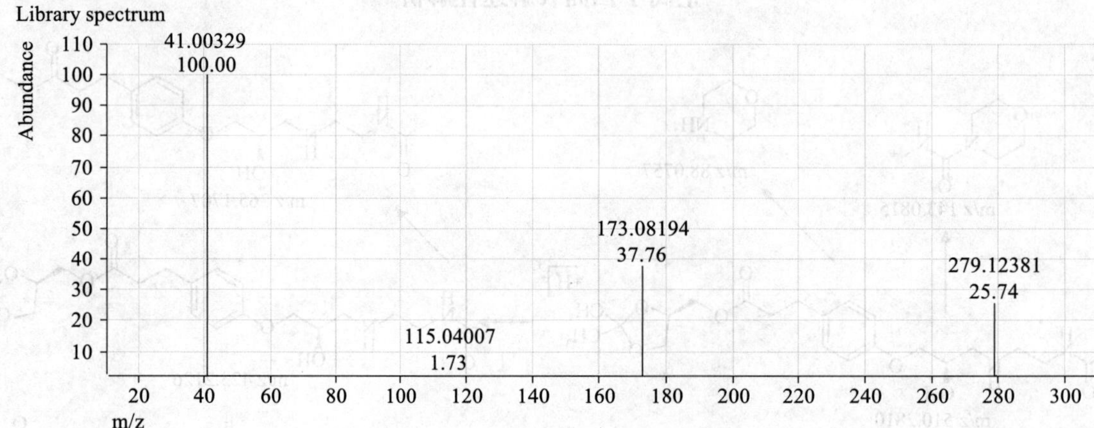

负离子扫描裂解途径解析

m/z 508.2664

m/z 279.1238

m/z 228.1354

m/z 173.0819

m/z 115.0401

m/z 41.0033

盐酸司他斯汀

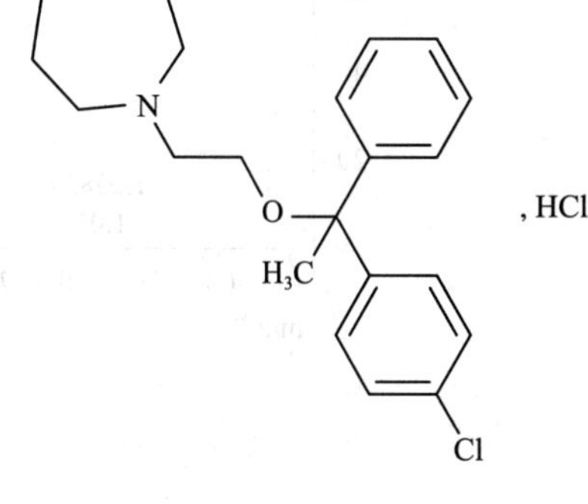

英文名： Setastine Hydrochloride

分子式： $C_{22}H_{28}ClNO \cdot HCl$

分子量： 394.38

CAS 编号： 59767-13-4

中文化学名： 1-［2-［1-(4-氯苯基)-1-苯乙氧基］乙基］六氢-1*H*-吖庚因盐酸盐

英文化学名： 1-[2-[1-(4-Chlorophenyl)-1-phenyl] ethyl] hexahydro-1*H*-azepine hydrochloride

性状： 本品为白色结晶或结晶性粉末

溶解性： 本品在甲醇或三氯甲烷中易溶，在丙酮中略溶，在水中几乎不溶

正离子扫描二级质谱图

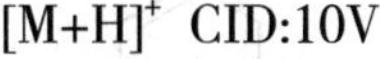

$[M+H]^+$ CID:10V

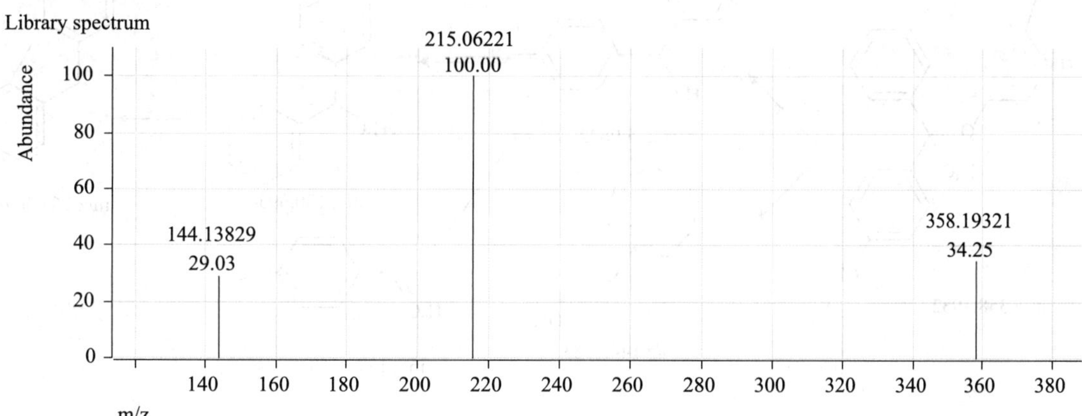

$[M+H]^+$ CID:20V

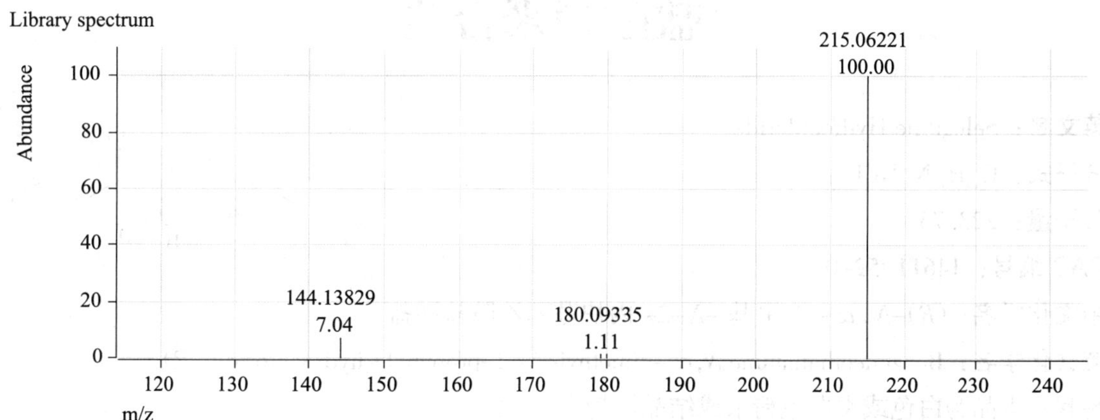

$[M+H]^+$ CID:40V

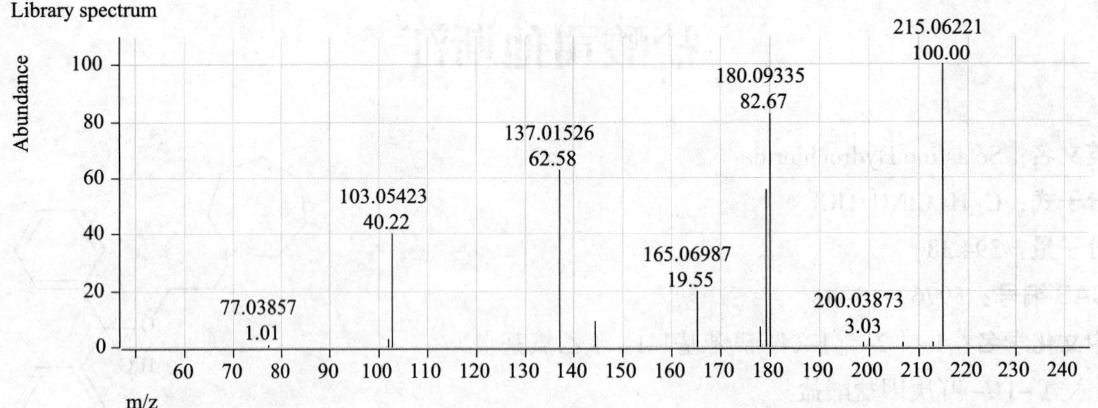

正离子扫描裂解途径解析

m/z 358.1932

m/z 215.0622

m/z 144.1383

m/z 103.0542

m/z 180.0934

m/z 137.0153

m/z 165.0699

盐酸司来吉兰

英文名： Selegiline Hydrochloride

分子式： $C_{13}H_{17}N \cdot HCl$

分子量： 223.75

CAS 编号： 14611-52-0

中文化学名： (*R*)-*N*, α-二甲基-*N*-2-丙炔基苯乙胺盐酸盐

英文化学名： Benzeneethanamine,*N*,α-dimethyl-*N*-2-propynyl-,hydrochloride,(*R*)

性状： 本品为白色或类白色粉末或结晶性粉末

溶解性： 本品在水、甲醇或乙醇中易溶，在乙醚中几乎不溶

正离子扫描二级质谱图

$[M+H]^+$ CID:10V

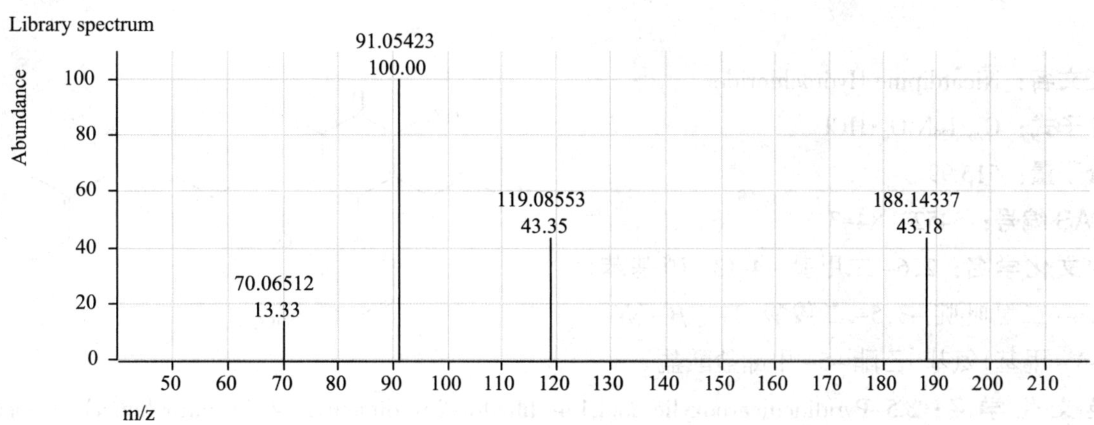

$[M+H]^+$ CID:20V

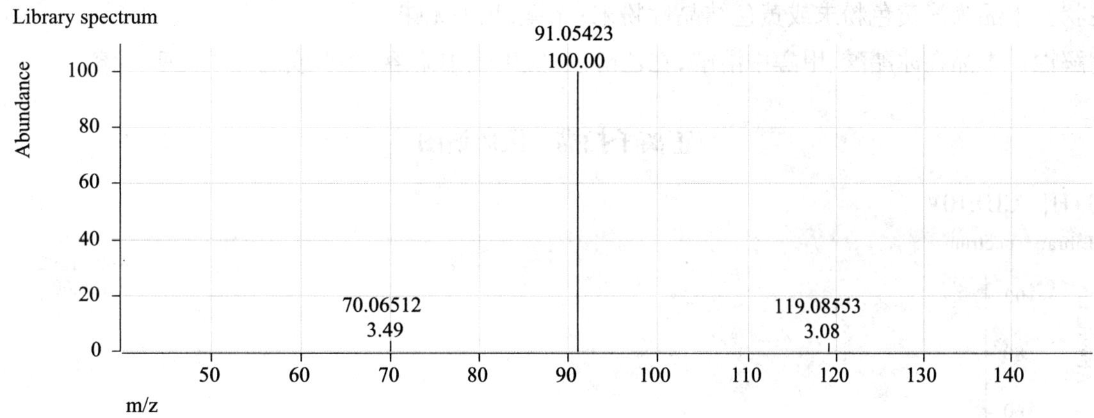

$[M+H]^+$ CID:40V

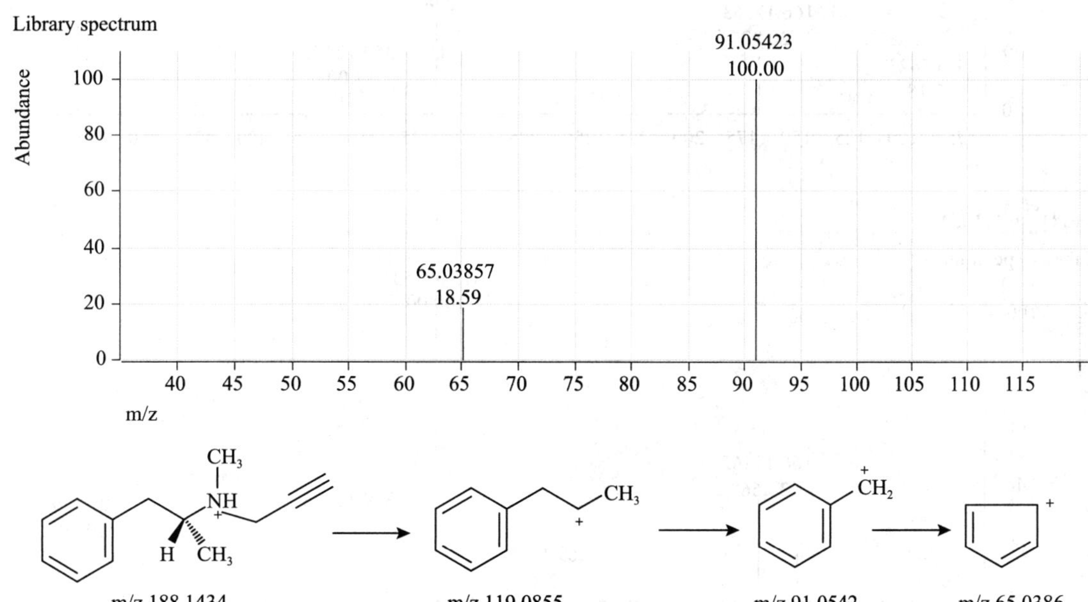

盐酸尼卡地平

英文名：Nicardipine Hydrochloride

分子式：$C_{26}H_{29}N_3O_6 \cdot HCl$

分子量：515.99

CAS 编号：54527-84-3

中文化学名：2,6- 二甲基 -4-(3- 硝基苯基)-1,4- 二氢吡啶 -3,5- 二羧酸,3-［β-(*N*-苄基 -*N*- 甲基)氨基］乙酯 -5- 甲酯盐酸盐

英文化学名：3,5-Pyridinedicarboxylic acid,1,4-dihydro-2,6-dimethyl -4-(3-nitrophenyl)-,3-methyl5-[2-[methyl(phenylmethyl)amino]ethyl]ester,hydrochloride

性状：本品为淡黄色粉末或黄色结晶性粉末；无臭，几乎无味

溶解性：本品在冰醋酸、甲醇中溶解，在乙醇、三氯甲烷中略溶，在水或乙醚中几乎不溶

正离子扫描二级质谱图

[M+H]+ CID:10V

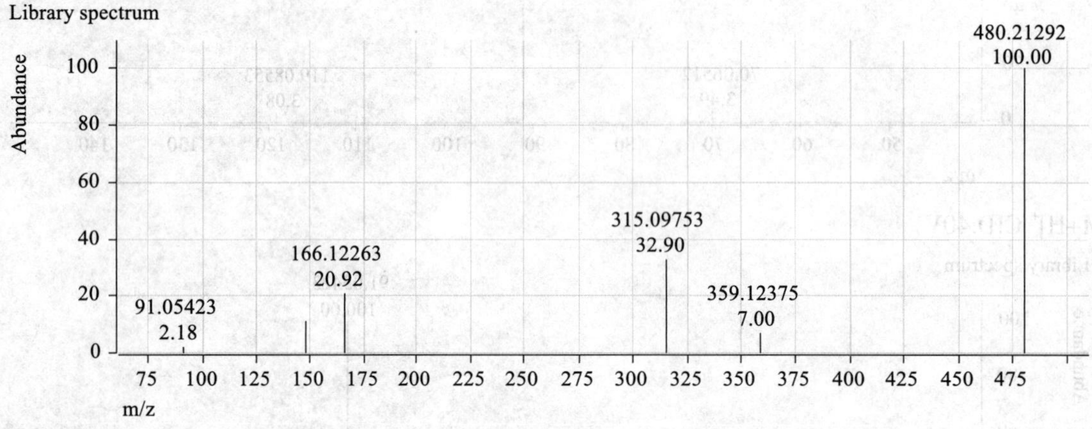

[M+H]+ CID:20V

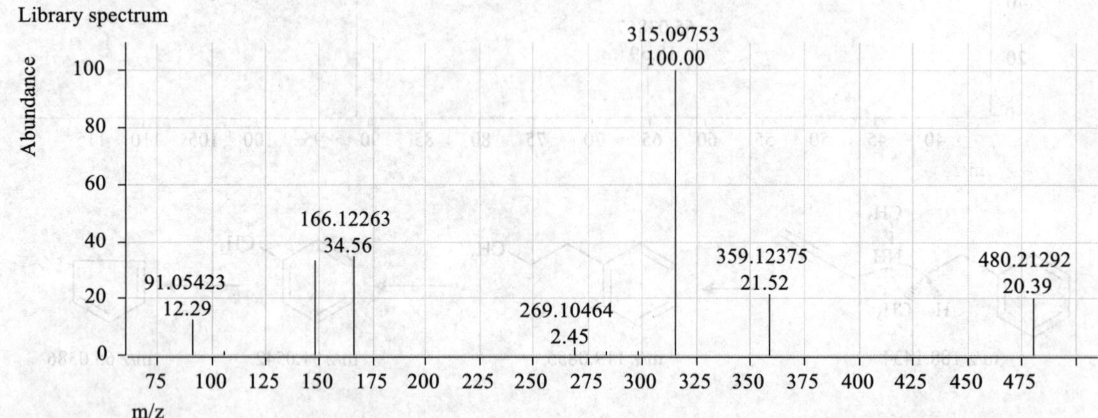

$[M+H]^+$ CID:40V

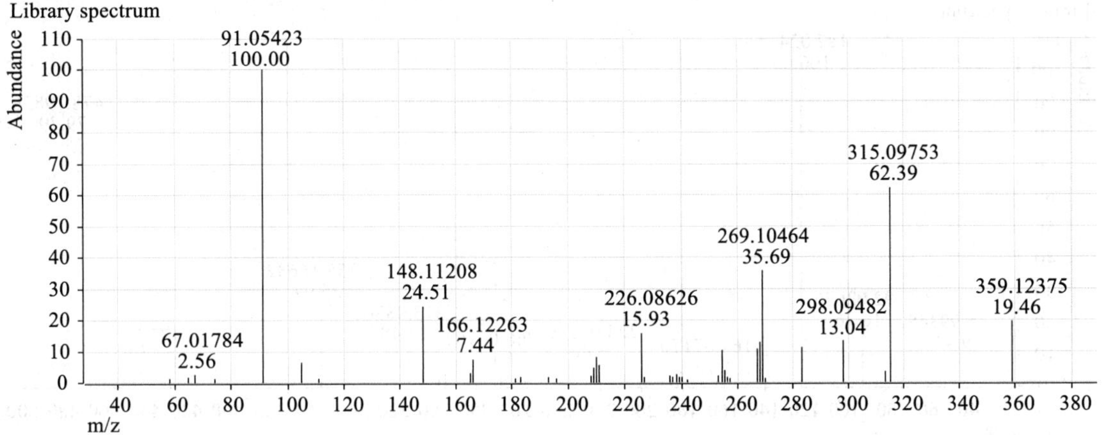

正离子扫描裂解途径解析

m/z 480.2129

m/z 359.1238

m/z 315.0975

m/z 269.1046

m/z 148.1121

m/z 91.0542

m/z 166.1226

负离子扫描二级质谱图

$[M-H]^-$ CID:10V

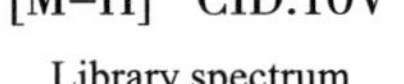

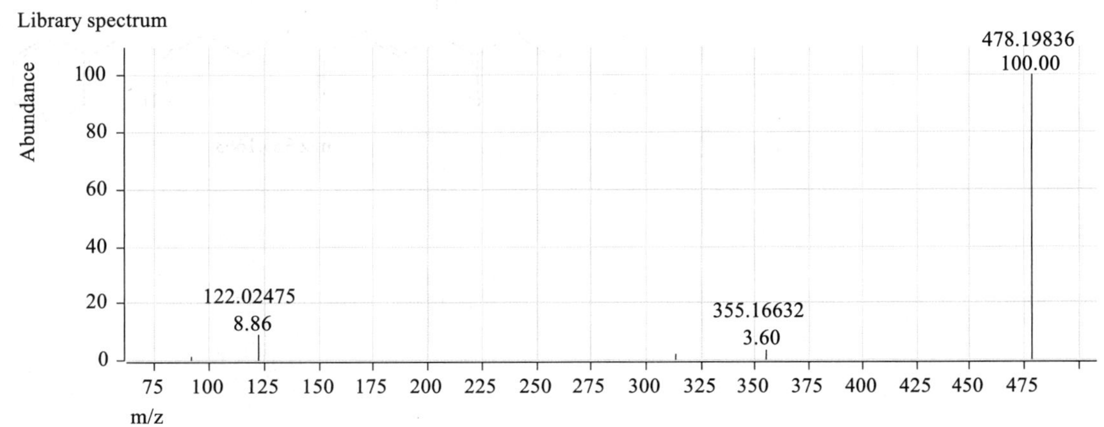

[M−H]⁻ CID:20V

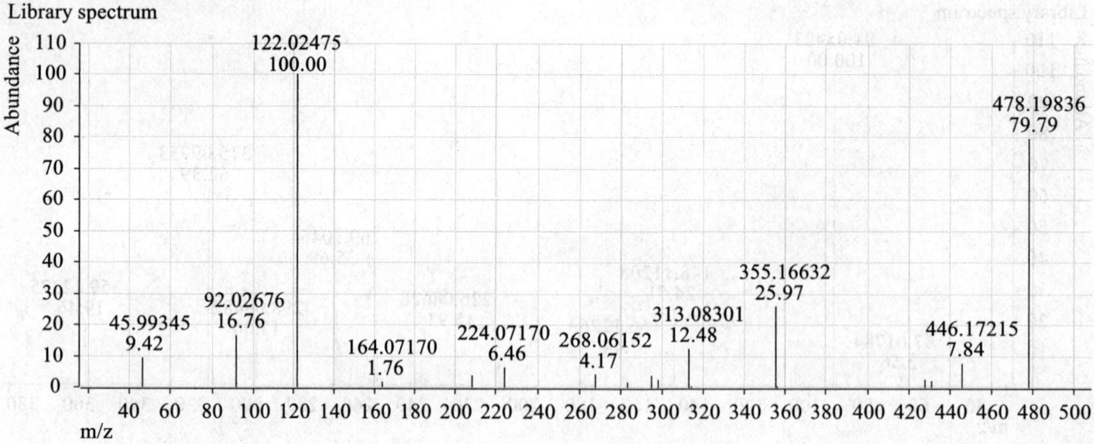

[M−H]⁻ CID:40V

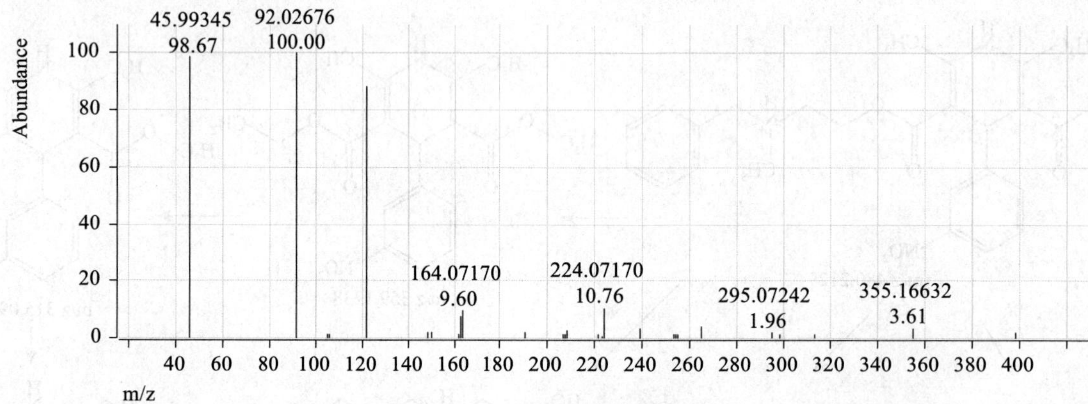

负离子扫描裂解途径解析

m/z 478.1984

m/z 122.0248

m/z 92.0268

m/z 355.1663

盐酸地匹福林

英文名： Dipivefrine Hydrochloride

分子式： $C_{19}H_{29}NO_5 \cdot HCl$

分子量： 387.90

CAS 编号： 64019-93-8

中文化学名：（±）-3，4- 二羟基 -α-［（甲氨基）甲基］苯甲醇 -3，4- 二新戊酸酯盐酸盐

英文化学名： Propanoic acid, 2,2-dimethyl-, 1,1′-[4-[1-hydroxy-2-(methylamino)ethyl]-1,2-phenylene] ester, hydrochloride (1:1)

性状： 本品为白色或类白色结晶性粉末；无臭；有引湿性；与日光或空气接触易变质

溶解性： 本品在水中极易溶，在乙醇中易溶，在乙酸乙酯中极微溶，在石油醚中几乎不溶

正离子扫描二级质谱图

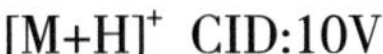
[M+H]+ CID:10V

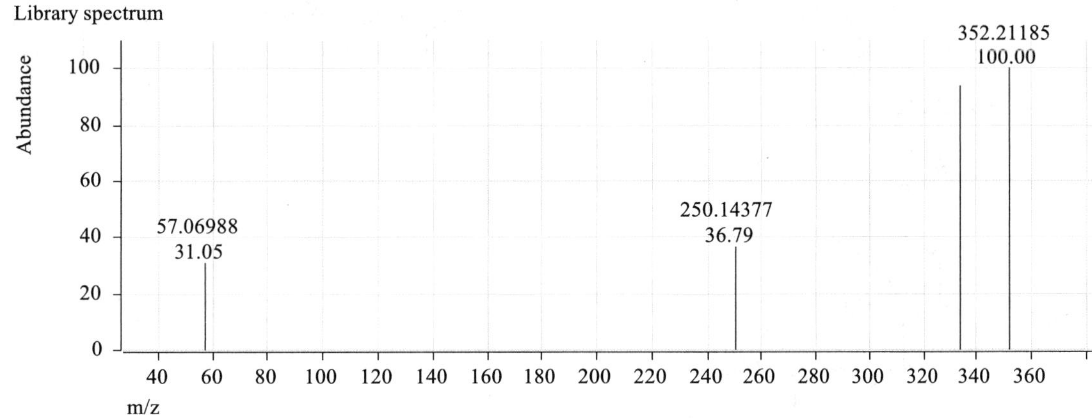

[M+H]+ CID:20V

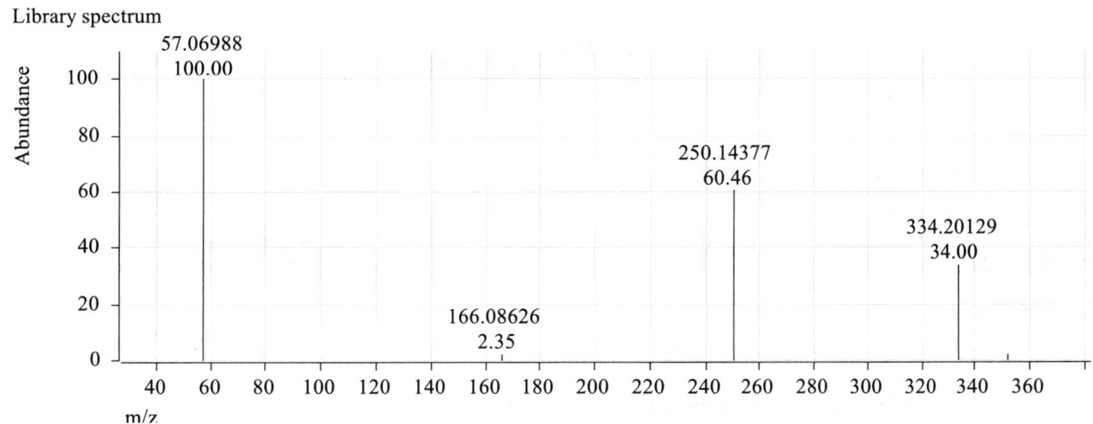

[M+H]+ CID:40V

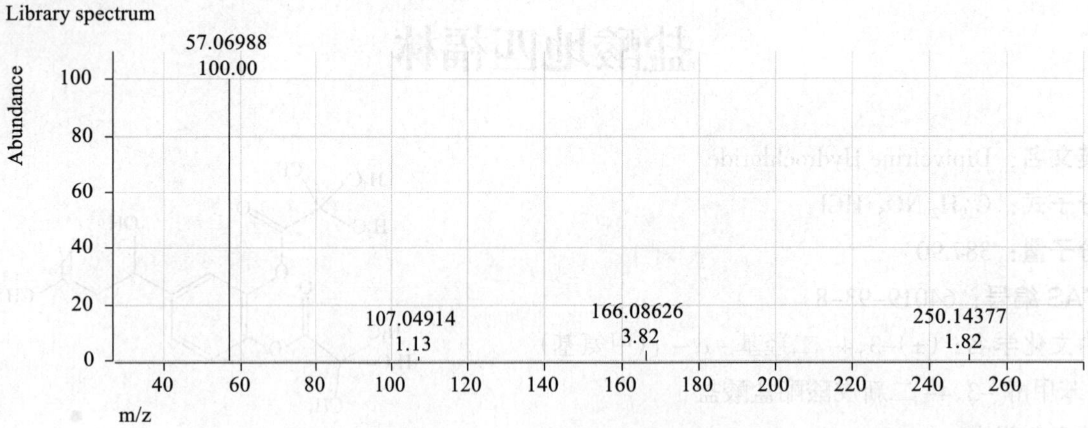

Library spectrum

正离子扫描裂解途径解析

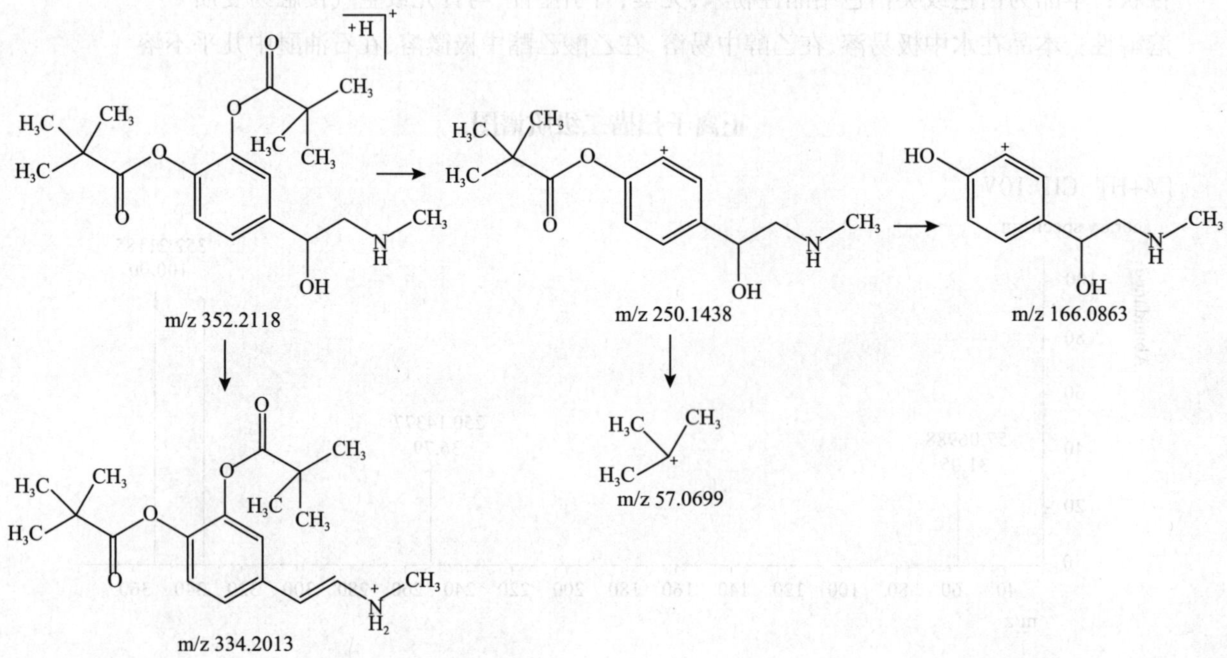

盐酸地巴唑

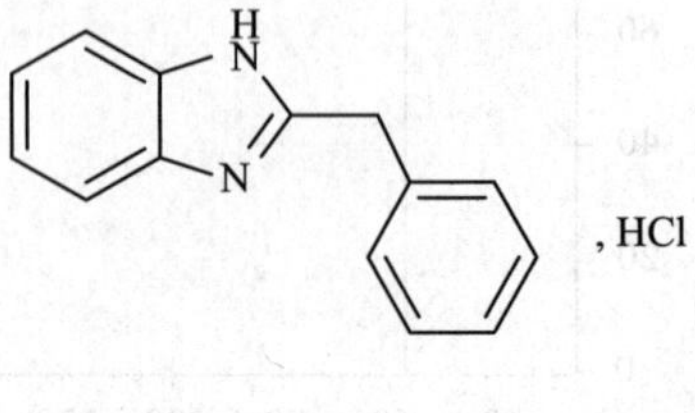

英文名：Bendazol Hydrochloride

分子式：$C_{14}H_{13}ClN_2$

分子量：244.72

CAS 编号：1212-48-2

中文化学名：2- 苄基苯并咪唑盐酸盐

英文化学名：2-Benzylbenzimidazole hydrochloride

性状：本品为白色粉末

溶解性：本品在热水、乙醇中溶解，在三氯甲烷或苯中几乎不溶

正离子扫描二级质谱图

[M+H]$^+$ CID:10V

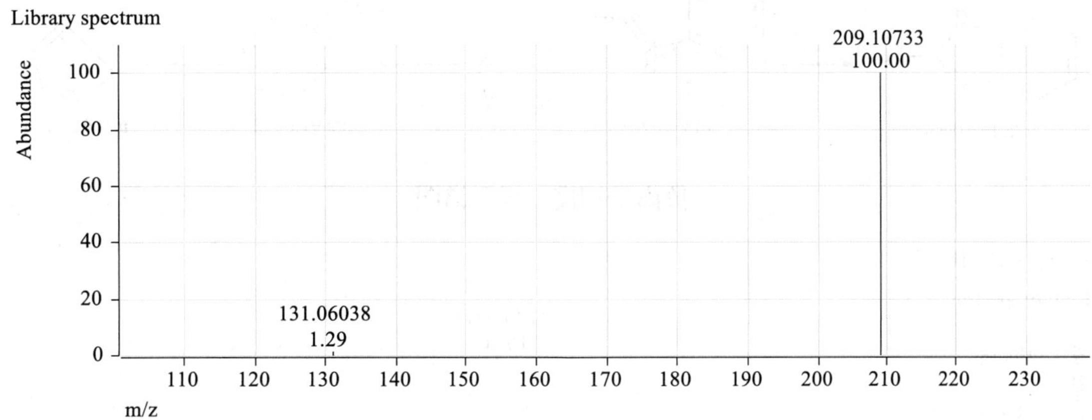

[M+H]$^+$ CID:20V

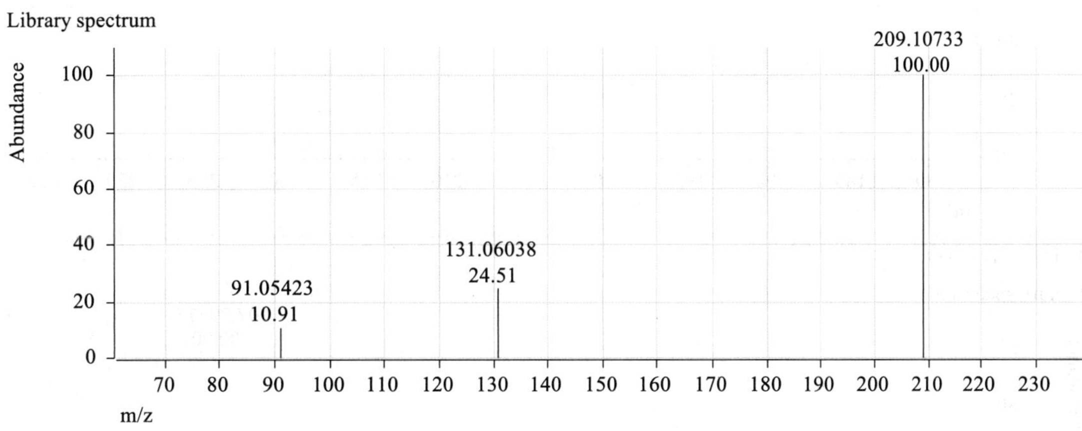

[M+H]$^+$ CID:40V

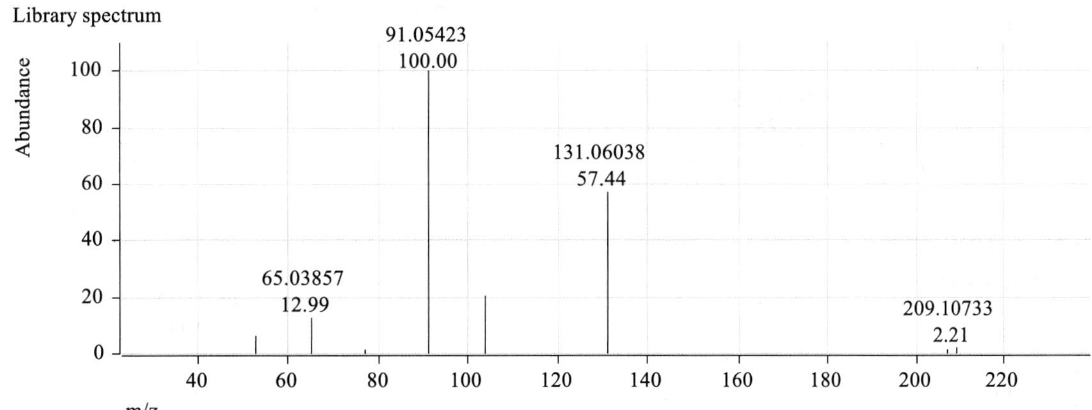

正离子扫描裂解途径解析

m/z 131.0604 ← m/z 209.1073 → m/z 91.0542 → m/z 65.0386

负离子扫描二级质谱图

$[M-H]^-$ CID:10V

Library spectrum

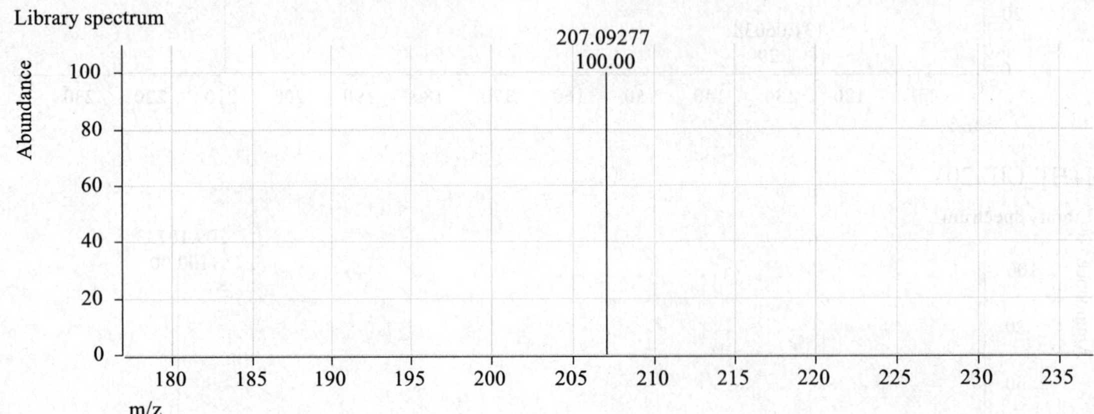

$[M-H]^-$ CID:20V

Library spectrum

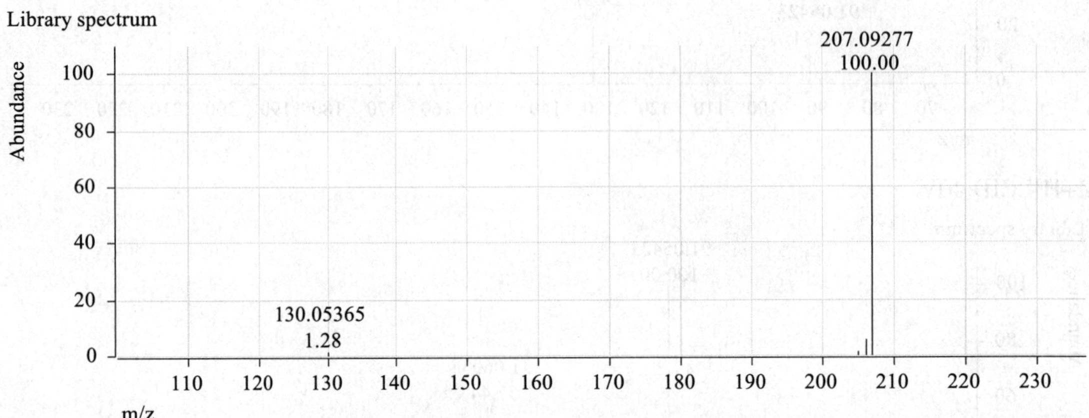

$[M-H]^-$ CID:40V

Library spectrum

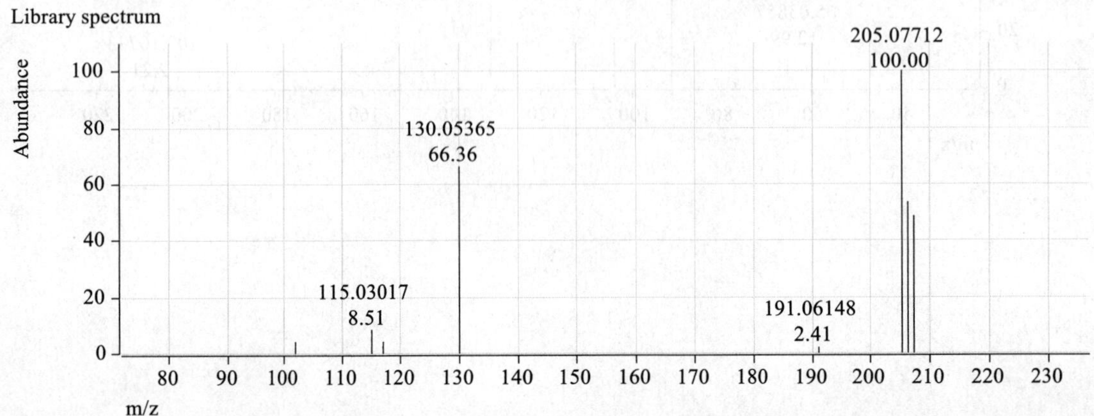

负离子扫描裂解途径解析

m/z 191.0615

m/z 205.0771

m/z 115.0302

m/z 130.0536

m/z 207.0928

盐酸地尔硫䓬

英文名： Diltiazem Hydrochloride

分子式： $C_{22}H_{26}N_2O_4S \cdot HCl$

分子量： 450.99

CAS 编号： 33286-22-5

中文化学名： 顺-(+)-5-[(2-二甲氨基)乙基]-2-(4-甲氧基苯基)-3-乙酰氧基-2,3-二氢-1,5-苯并硫氮杂-4(5*H*)酮盐酸盐

英文化学名： (2*s*-*cis*)-3-(Acetyloxy)-5-[2-(dimethylamino)ethyl]-2,3-dihydro-2-(4-methoxy phenyl)-1,5-benzothiazepin-4(5*H*)-one hydrochloride

性状： 本品为白色或类白色结晶或结晶性粉末；无臭

溶解性： 本品在水、甲醇或三氯甲烷中易溶，在乙醚中不溶

正离子扫描二级质谱图

$[M+H]^+$ CID:10V

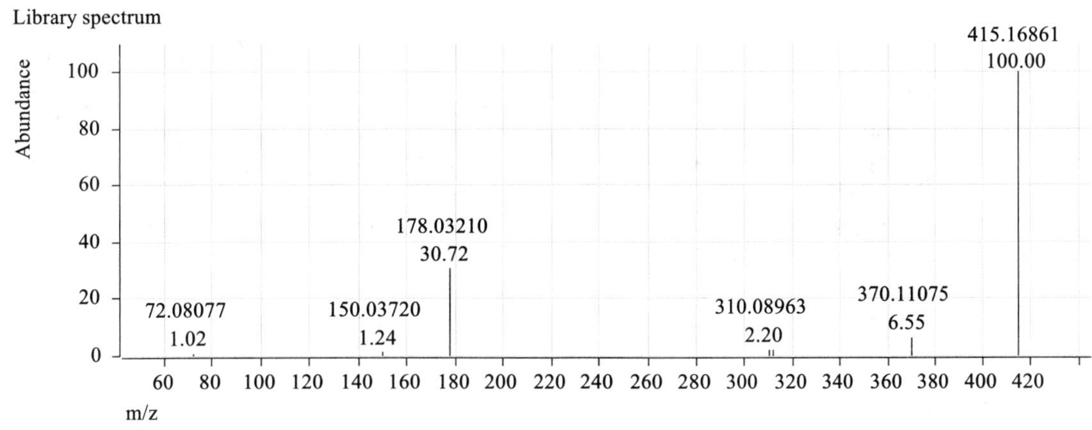

$[M+H]^+$ CID:20V

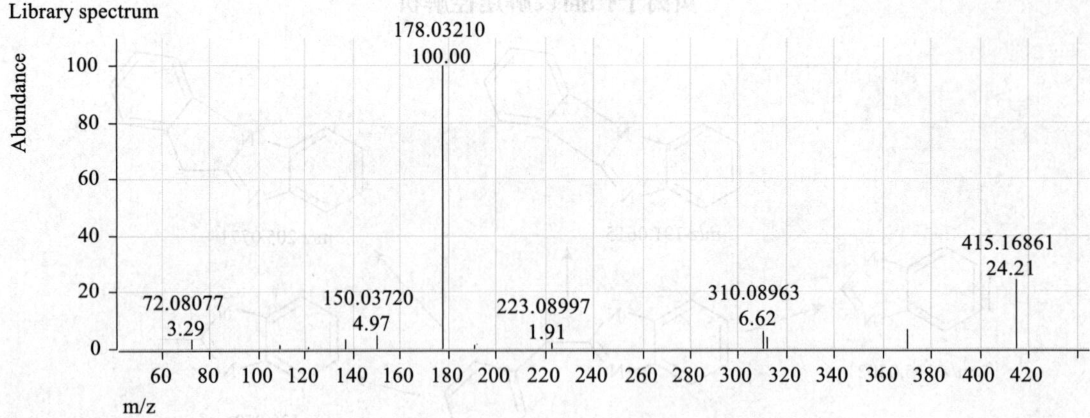

$[M+H]^+$ CID:40V

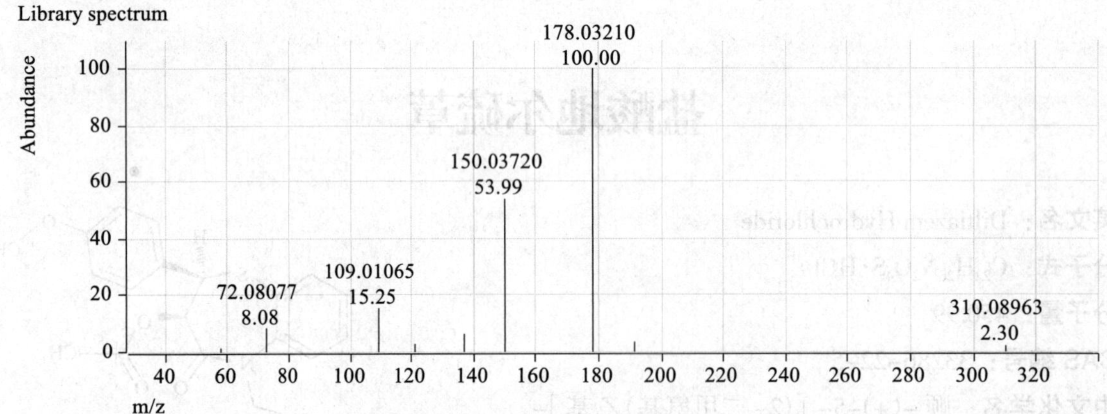

正离子扫描裂解途径解析

m/z 415.1686

m/z 370.1108

m/z 310.0896

m/z 72.0808

m/z 109.0106

m/z 178.0321

m/z 150.0372

盐酸西替利嗪

英文名： Cetirizine Hydrochloride

分子式： $C_{21}H_{25}ClN_2O_3 \cdot 2HCl$

分子量： 461.81

CAS 编号： 83881-52-1

中文化学名： (±)-2-［2-［4-［(4-氯苯基)苯甲基］-1-哌嗪基］乙氧基］乙酸二盐酸盐

英文化学名： 2-[2-[4-[(4-Chlorophenyl)phenylmethyl]-1-piperazinyl]ethoxy]acetic acid dihydrochloride

性状： 本品为白色或类白色结晶性粉末；有引湿性

溶解性： 本品在甲醇、乙醇中溶解，在三氯甲烷中几乎不溶，在水、0.1mol/L 盐酸溶液和 0.1mol/L 氢氧化钠溶液中易溶

正离子扫描二级质谱图

$[M+H]^+$ CID:10V

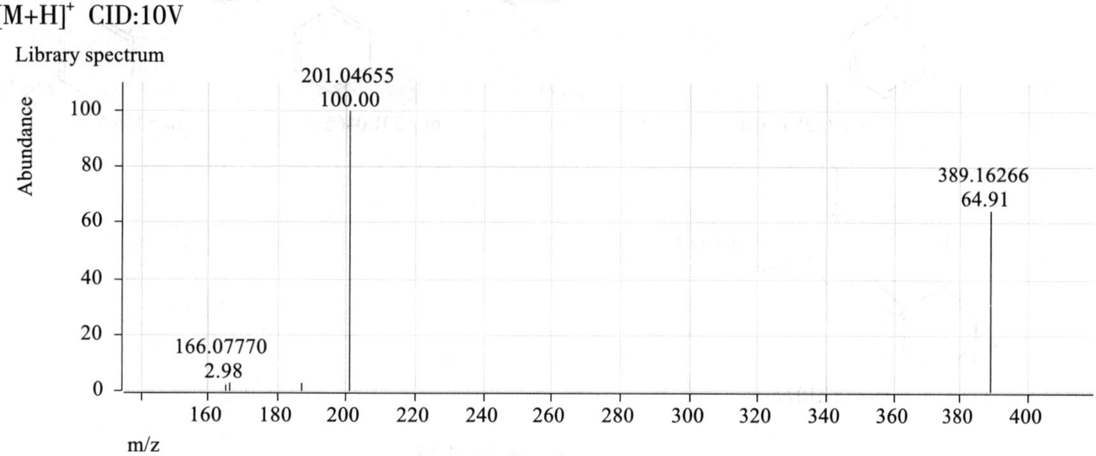

$[M+H]^+$ CID:20V

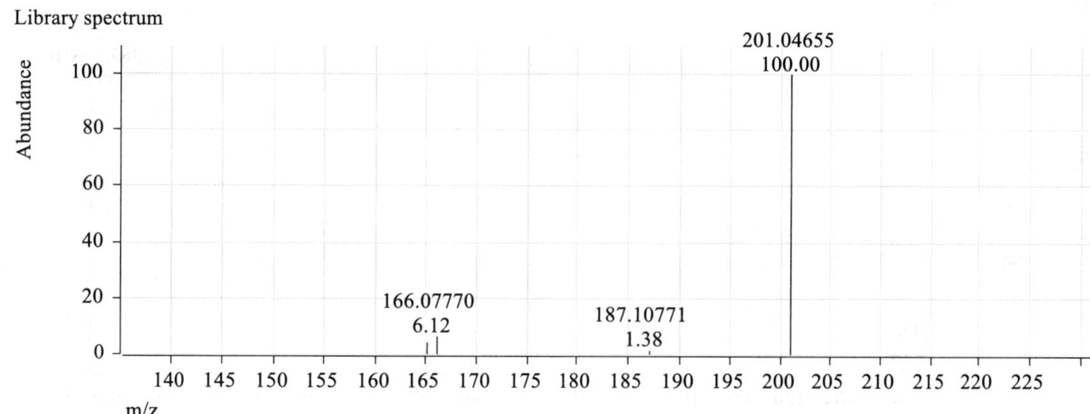

$[M+H]^+$ CID:40V

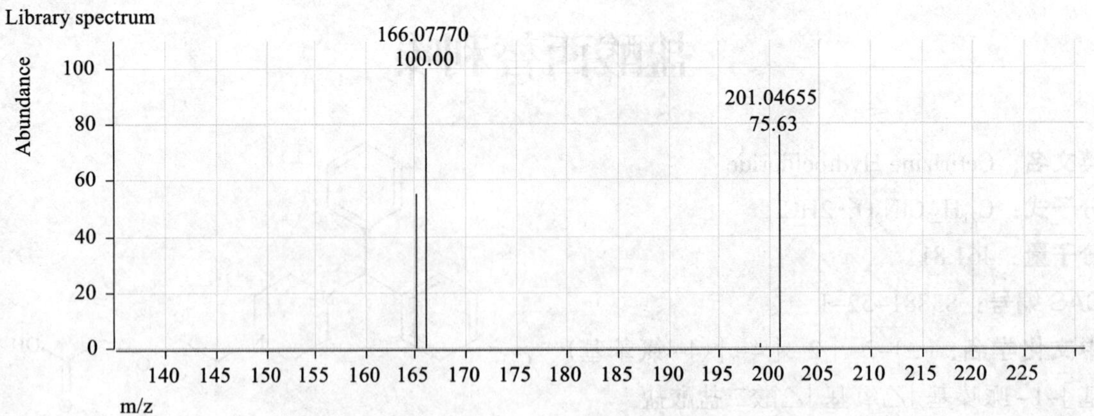

正离子扫描裂解途径解析

m/z 389.1626

m/z 201.0466

m/z 166.0777

m/z 187.1077

负离子扫描二级质谱图

$[M-H]^-$ CID:10V

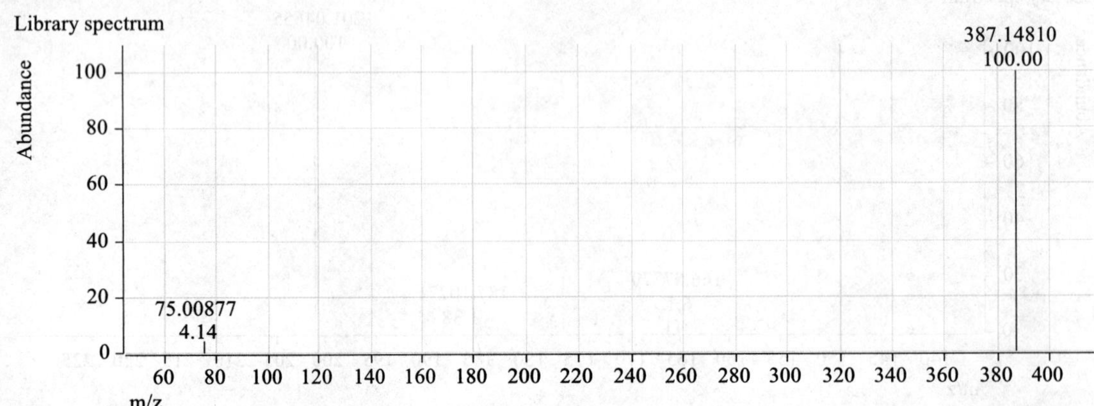

[M−H]⁻ CID:20V

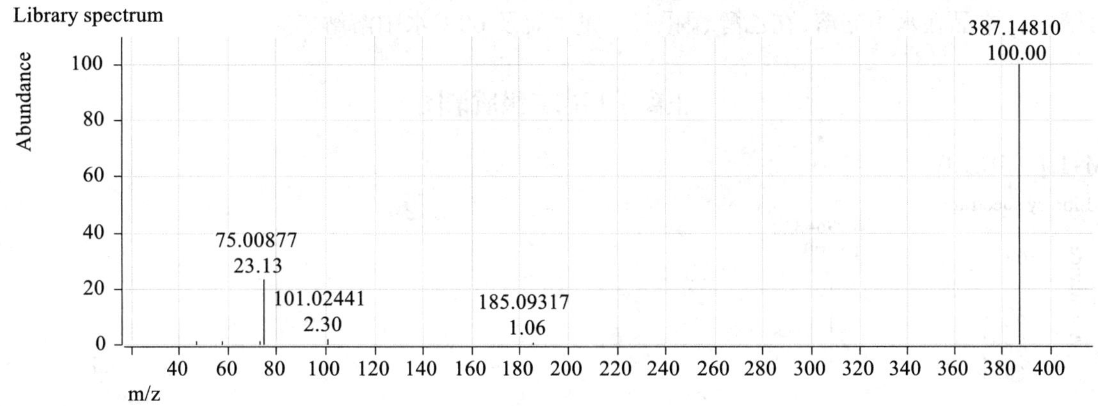

[M−H]⁻ CID:40V

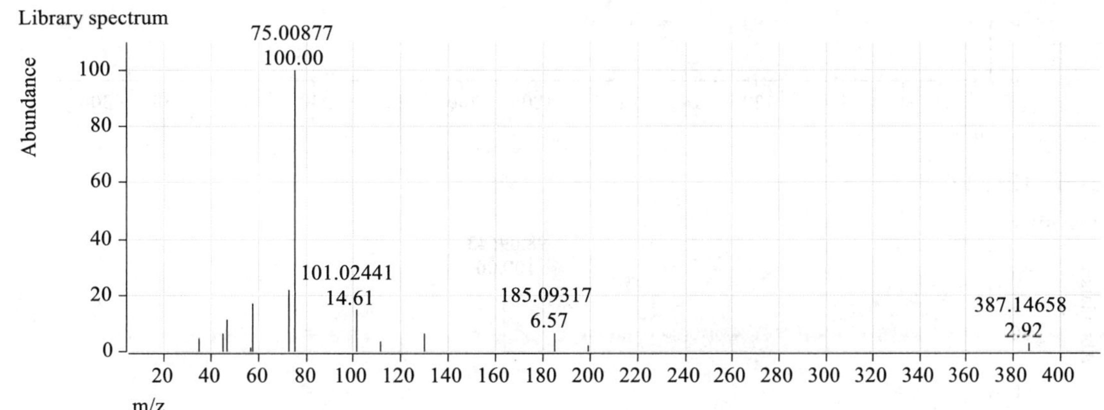

负离子扫描裂解途径解析

m/z 387.1481 → m/z 185.0932 → m/z 101.0244 → m/z 75.0088

盐酸达克罗宁

英文名： Dyclonine Hydrochloride

分子式： $C_{18}H_{27}NO_2 \cdot HCl$

分子量： 325.88

CAS 编号： 536-43-6

中文化学名： 1-(4-丁氧基苯)-3-(1-哌啶基)-1-丙酮

英文化学名： 1-(4-Butoxyphenyl)-3-(piperidin-1-yl)propan-1-one hydrochloride

, HCl

性状：本品为白色结晶性粉末

溶解性：本品在水中略溶，在乙醇、丙酮、三氯甲烷及 60℃水中溶解

正离子扫描二级质谱图

$[M+H]^+$ CID:10V

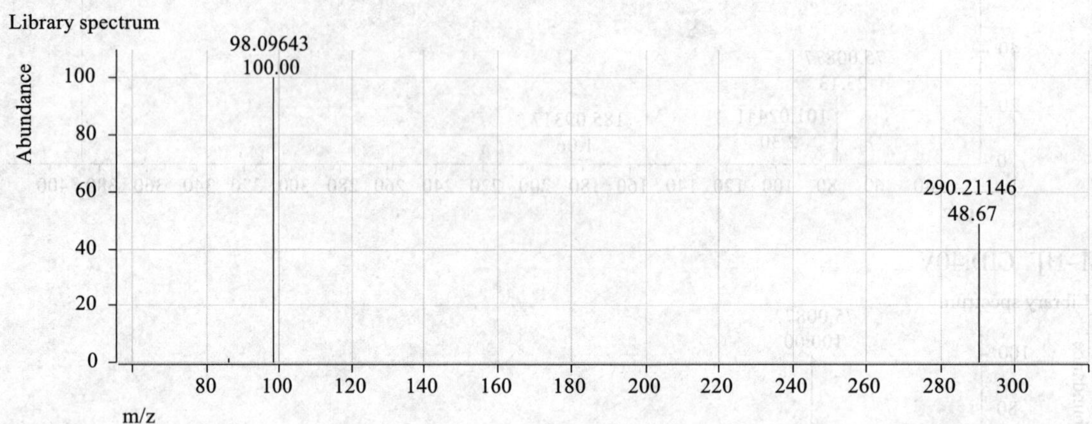

$[M+H]^+$ CID:20V

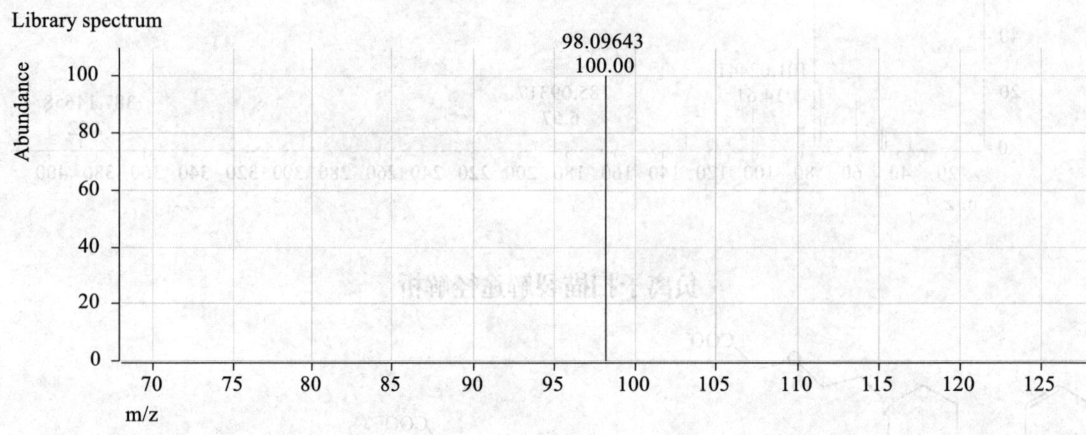

$[M+H]^+$ CID:40V

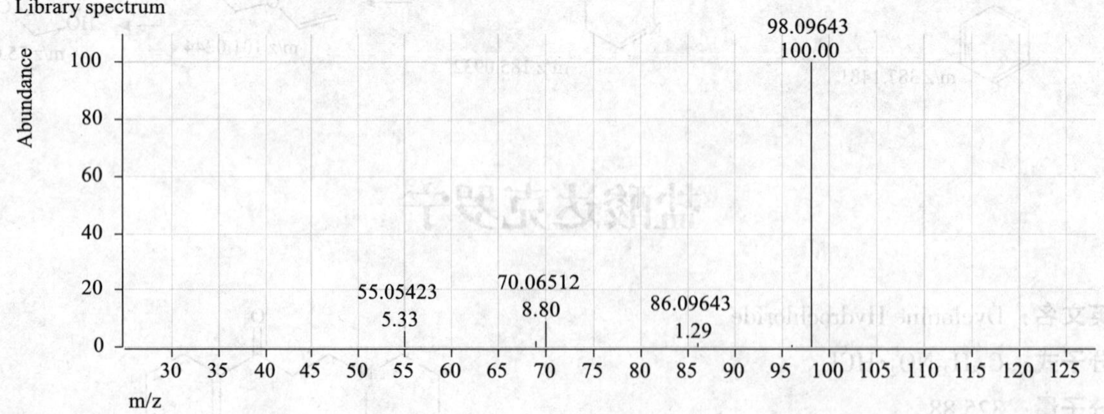

正离子扫描裂解途径解析

m/z 290.2115

m/z 98.0964

m/z 55.0542

m/z 86.0964

m/z 70.0651

盐酸曲美他嗪

英文名：Trimetazidine Hydrochloride

分子式：$C_{14}H_{22}N_2O_3 \cdot 2HCl$

分子量：339.26

CAS 编号：13171-25-0

, 2HCl

中文化学名：1-(2,3,4- 三甲氧基苄基)哌嗪二盐酸盐

英文化学名：1-[(2,3,4-Trimethoxyphenyl)methyl]piperazine dihydrochloride

性状：本品为白色或类白色结晶性粉末;无臭

溶解性：本品在冰醋酸中易溶,在甲醇中溶解,在乙醇中略溶,在乙醚中几乎不溶,在水、0.1mol/L 盐酸溶液或 0.1mol/L 氢氧化钠溶液中极易溶

正离子扫描二级质谱图

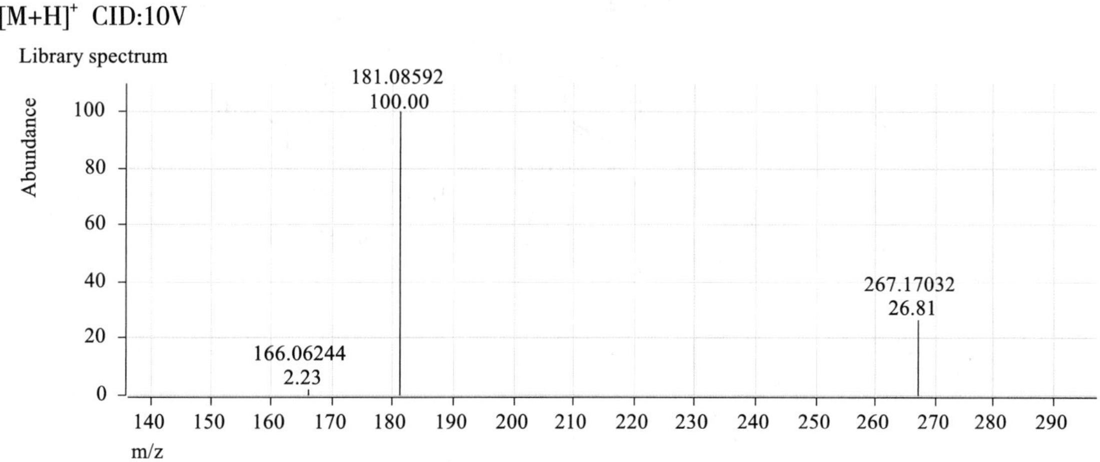

[M+H]$^+$ CID:20V

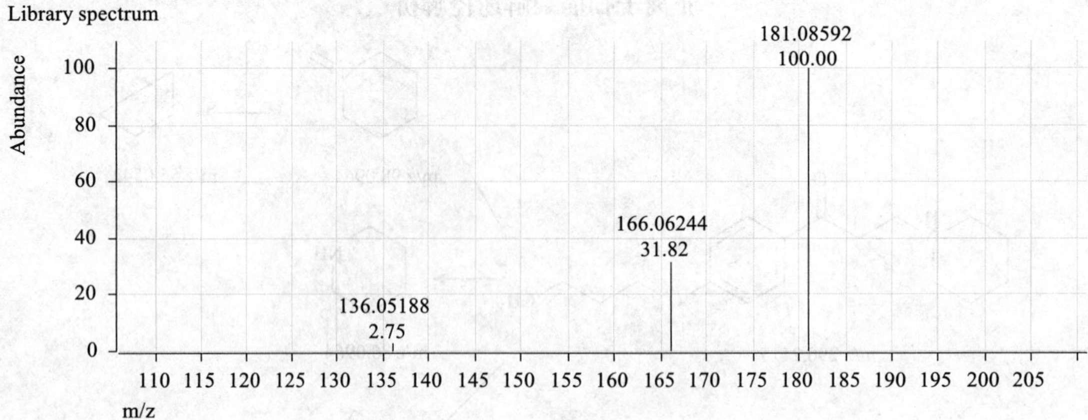

[M+H]$^+$ CID:40V

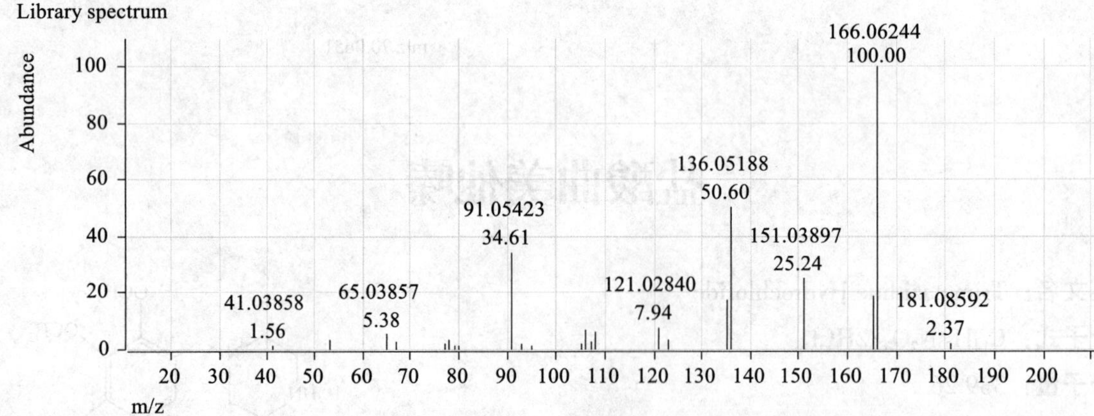

正离子扫描裂解途径解析

m/z 267.1703 → m/z 181.0859 → m/z 166.0624 → m/z 136.0519

m/z 181.0859 → m/z 91.0542

m/z 166.0624 → m/z 151.0390

盐酸曲美他嗪杂质

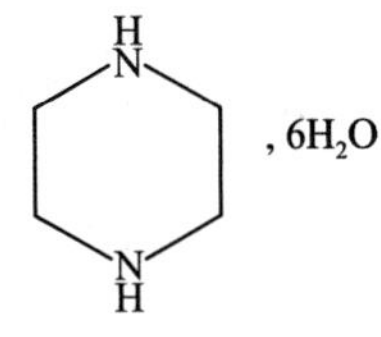

英文名： Trimetazidine Hydrochloride Impurity

分子式： $C_4H_{10}N_2 \cdot 6H_2O$

分子量： 194.23

CAS 编号： 142-63-2

中文化学名： 对二氮己环六水合物

英文化学名： Piperazine hexahydrate

性状： 本品为白色结晶

溶解性： 本品在乙醇中溶解

正离子扫描二级质谱图

$[M+H]^+$ CID:10V

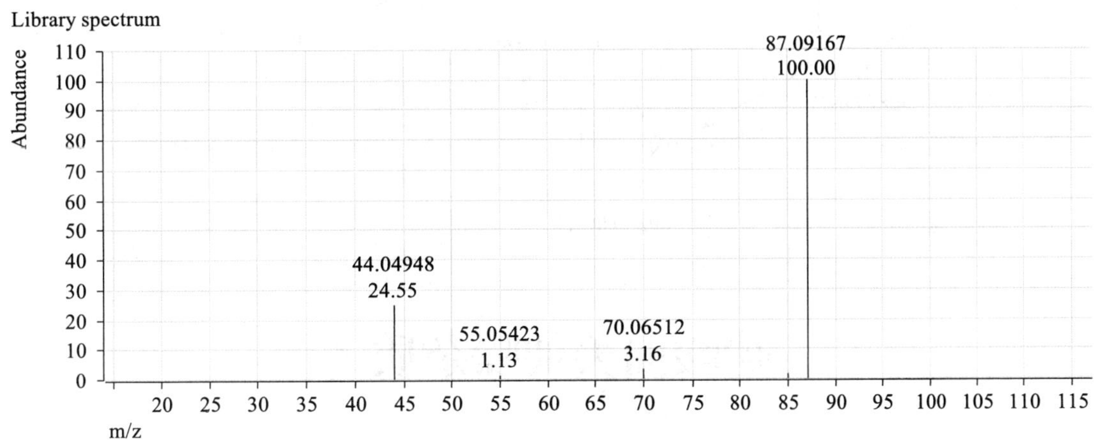

$[M+H]^+$ CID:20V

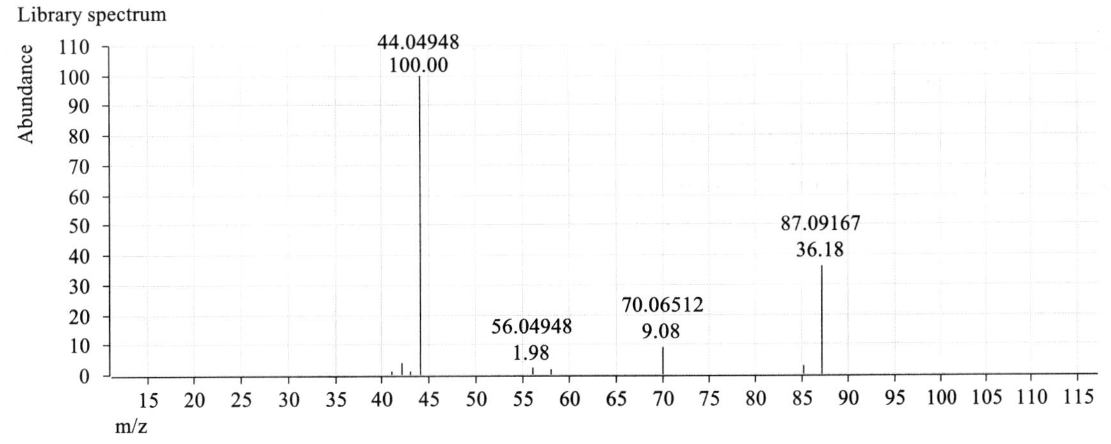

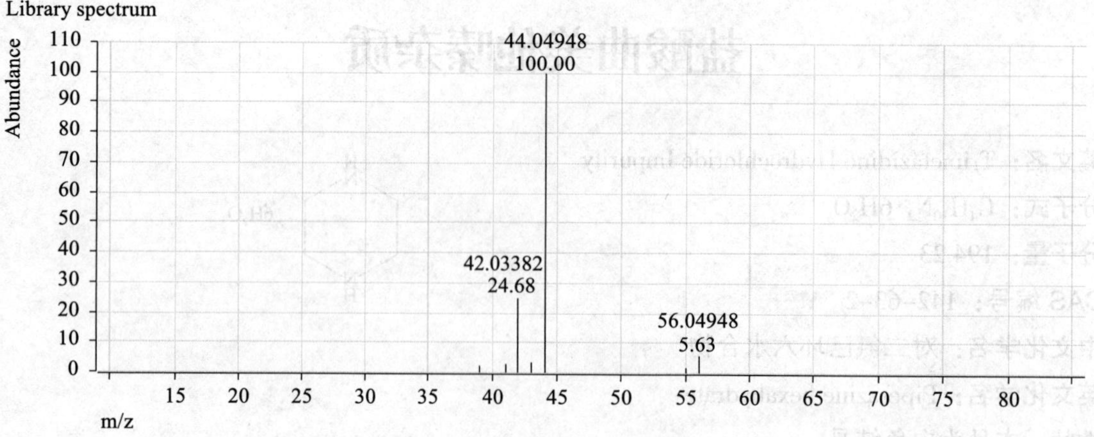

正离子扫描裂解途径解析

m/z 87.0917

m/z 44.0495

m/z 42.0338

m/z 70.0651

盐酸曲美他嗪杂质 3

英文名：Trimetazidine Hydrochloride Impurity 3（2,3,4-Trimethoxybenzaldehyde）

分子式：$C_{10}H_{12}O_4$

分子量：196.20

CAS 编号：2103-57-3

中文化学名：2，3，4- 三甲氧基苯甲醛

英文化学名：2,3,4-Trimethoxybenzaldehyde

性状：本品为白色至浅黄色结晶或结晶性粉末

正离子扫描二级质谱图

[M+H]$^+$ CID:10V

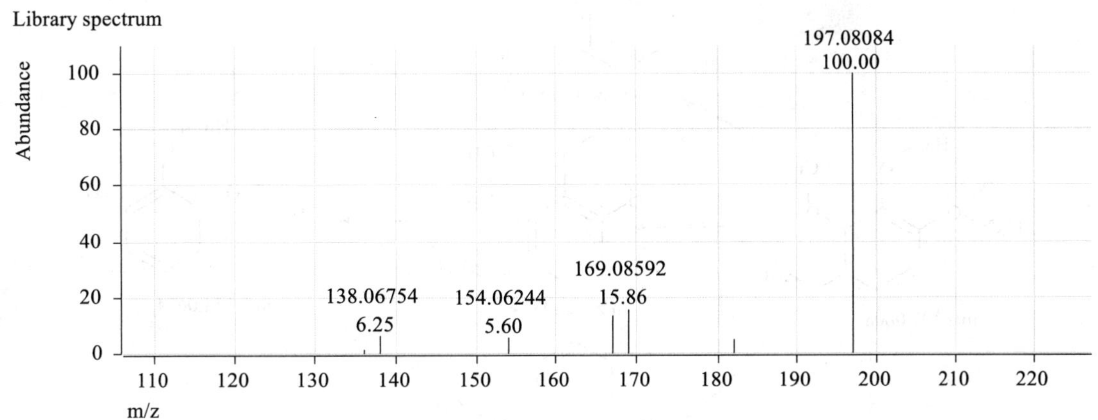

[M+H]$^+$ CID:20V

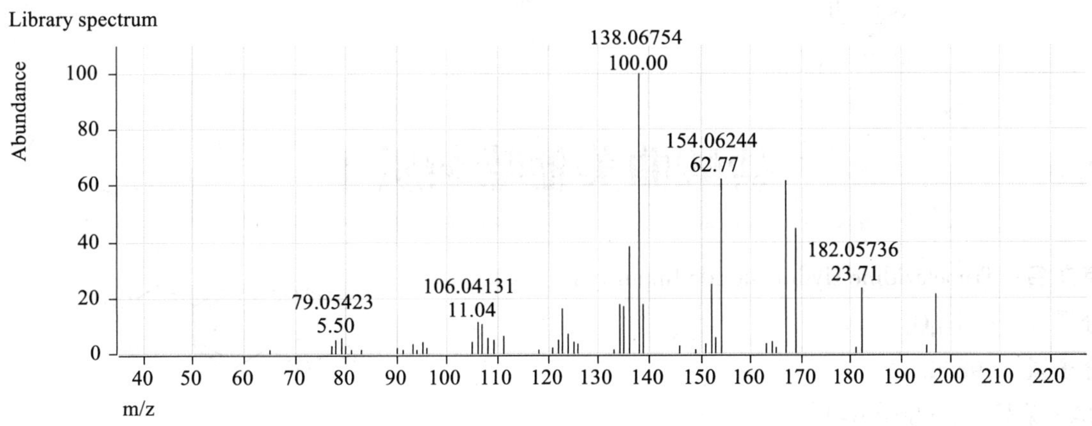

[M+H]$^+$ CID:40V

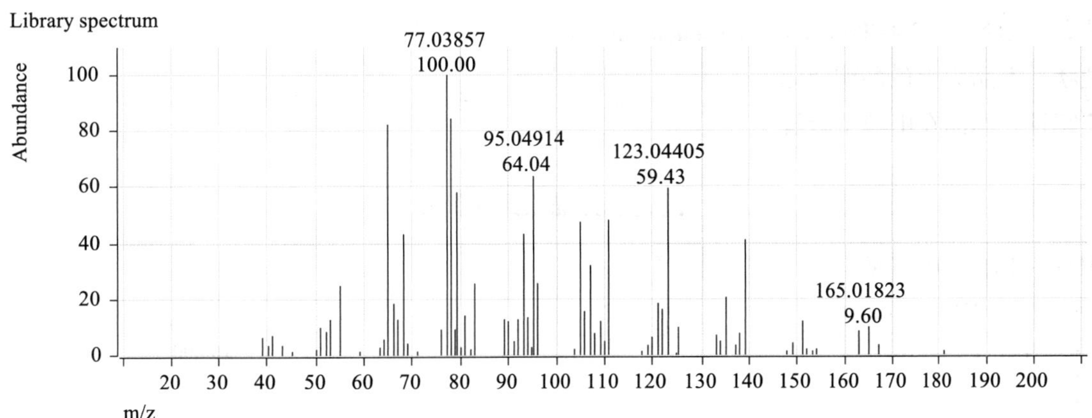

正离子扫描裂解途径解析

m/z 138.0675

m/z 197.0808

m/z 182.0574

m/z 154.0624

m/z 77.0386

m/z 169.0859

盐酸曲美他嗪杂质Ⅰ

英文名：Trimetazidine Hydrochloride Impurity I

分子式：$C_{10}H_{14}O_4$

分子量：198.22

CAS 编号：71989-96-3

中文化学名：2,3,4- 三甲氧基苯甲醇

英文化学名：2,3,4-Trimethoxybenzenemethanol

性状：本品为无色黏稠液体

溶解性：本品在甲醇中溶解

正离子扫描二级质谱图

$[M+H-H_2O]^+$ CID:10V

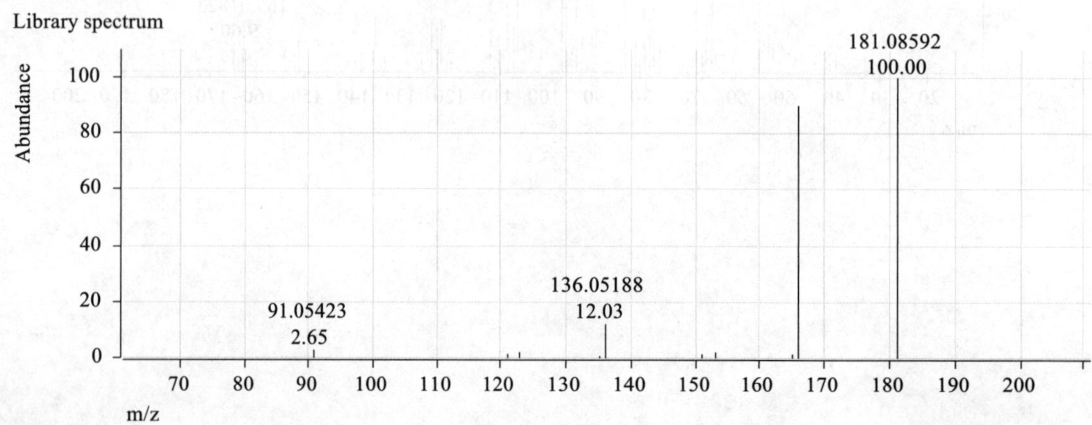

$[M+H-H_2O]^+$ CID:20V

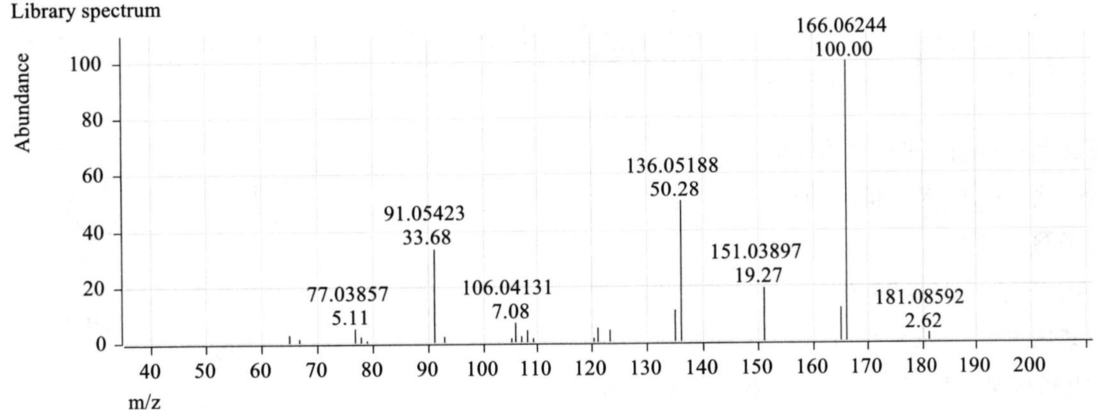

$[M+H-H_2O]^+$ CID:40V

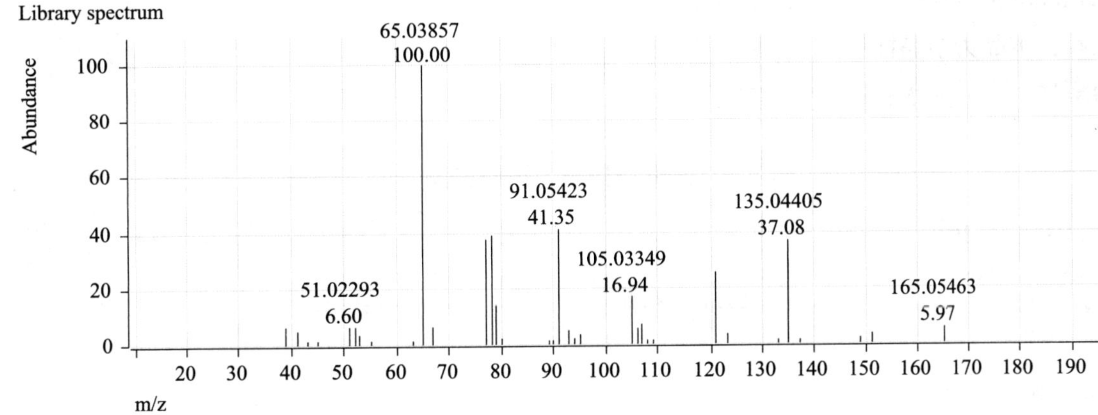

正离子扫描裂解途径解析

m/z 199.0965 → m/z 181.0859 → m/z 166.0624 → m/z 136.0519

m/z 181.0859 → m/z 91.0542 → m/z 65.0386

盐酸曲普利啶

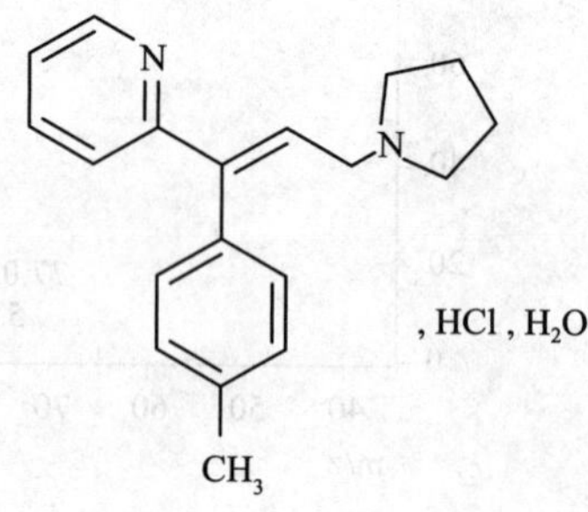

英文名：Triprolidine Hydrochloride

分子式：$C_{19}H_{22}N_2 \cdot HCl \cdot H_2O$

分子量：332.88

CAS 编号：6138-79-0

中文化学名：(1*E*)-2-(1-(4- 甲基苯基)-3-(1- 吡咯烷基)-1- 丙烯基)吡啶盐酸盐水合物

英文化学名：2-[(1*E*)-1-(4-Methylphenyl)-3-(1-pyrrolidinyl)-1-propen-1-yl]- pyridine hydrochloride hydrate

性状：本品为结晶性粉末

溶解性：本品在水和甲醇中易溶

正离子扫描二级质谱图

$[M+H]^+$ CID:10V

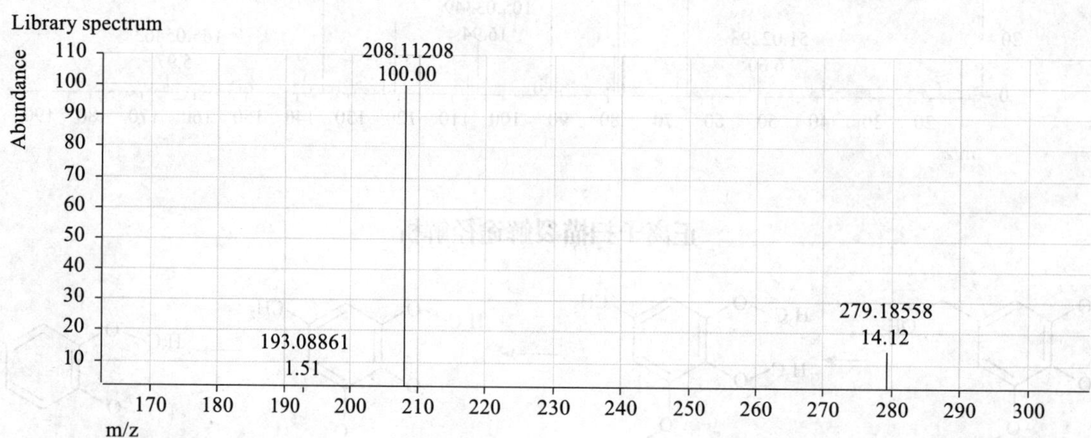

$[M+H]^+$ CID:20V

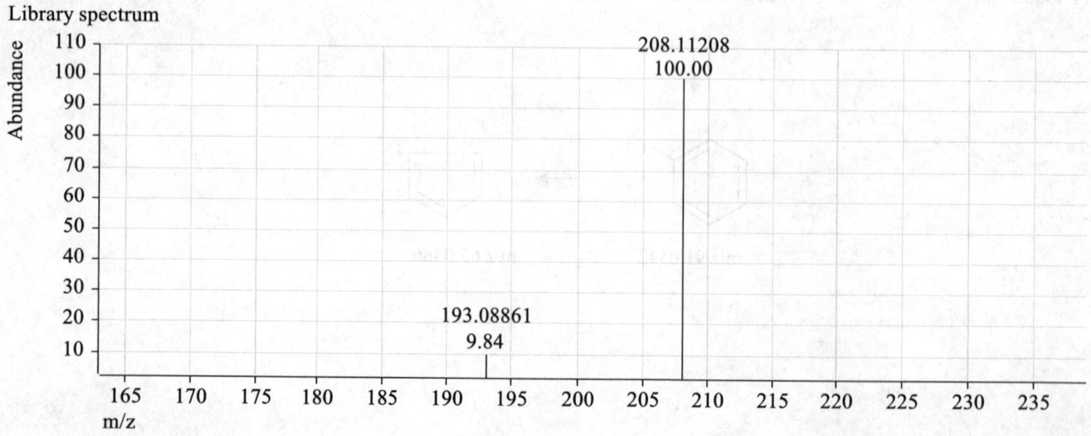

[M+H]$^+$ CID:40V

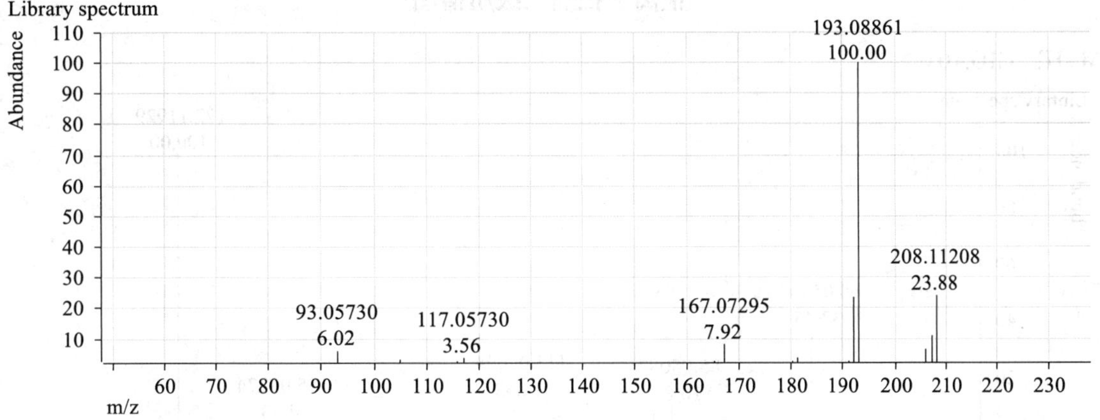

正离子扫描裂解途径解析

m/z 279.1856　　m/z 208.1121　　m/z 193.0886

盐酸吗啉胍

英文名：Moroxydine Hydrochloride

分子式：$C_6H_{13}N_5O \cdot HCl$

分子量：207.66

CAS 编号：3160–91–6

中文化学名：*N*–(2– 胍基 – 乙亚氨基)– 吗啉盐酸盐

英文化学名：*N*–(Aminoiminomethyl)–4–morpholinecarboximidamide hydrochloride

性状：本品为白色结晶性粉末;无臭

溶解性：本品在水中易溶,在乙醚中微溶,在三氯甲烷中几乎不溶

· 1063 ·

正离子扫描二级质谱图

[M+H]$^+$ CID:10V

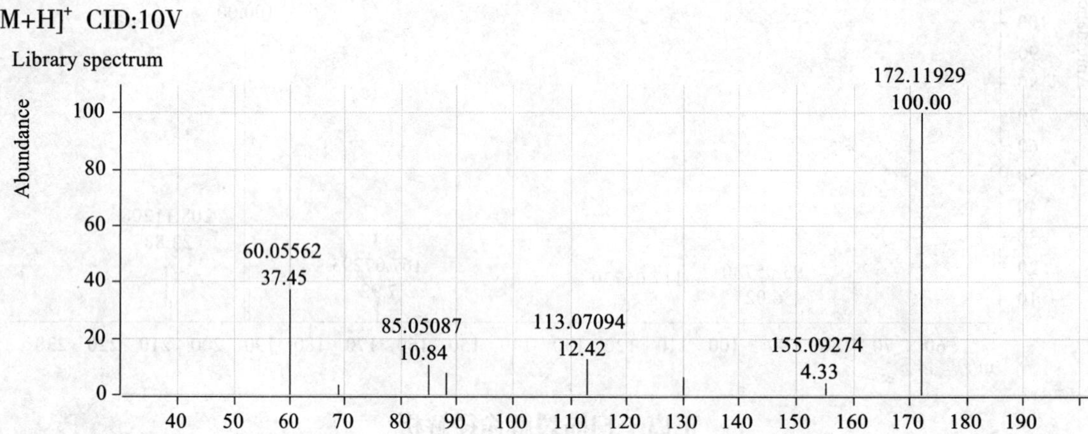

[M+H]$^+$ CID:20V

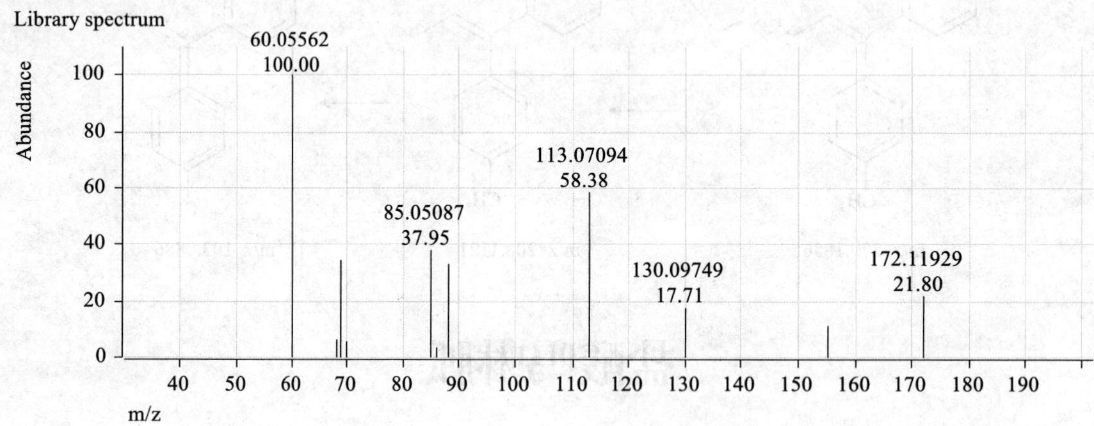

[M+H]$^+$ CID:40V

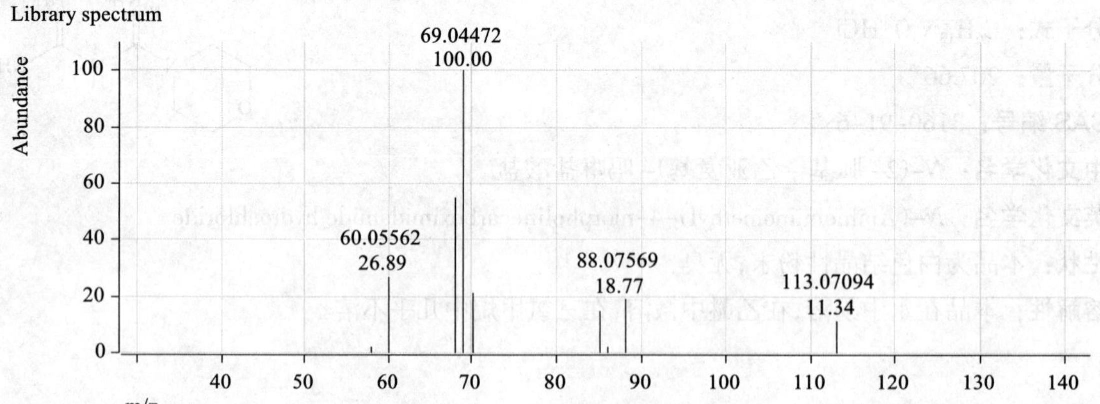

· 1064 ·

正离子扫描裂解途径解析

m/z 155.0927

m/z 172.1193

m/z 113.0709

m/z 69.0447

m/z 88.0757

m/z 60.0556

盐酸伐昔洛韦

英文名：Valacyclovir Hydrochloride

分子式：$C_{13}H_{20}N_6O_4HCl$

分子量：360.80

CAS 编号：124832-27-5

中文化学名：L-缬氨酸-2-［(6-氧代-2-氨基-1,6-二氢-9*H*-嘌呤-9-基)甲氧基］乙酯盐酸盐

英文化学名：L-Valine-2-[(2-amino-1,6-dihydro-6-oxo-9*H*-purin-9-yl)methoxy]ethyl ester,hydrochloride

性状：本品为白色或类白色结晶性粉末；无臭；味微苦；有引湿性

溶解性：本品在水中易溶，在甲醇中微溶，在乙醇中极微溶，在二氯甲烷中不溶

正离子扫描二级质谱图

$[M+H]^+$ CID:10V

Library spectrum

152.05669
100.00

325.16187
67.27

72.08077
4.74

174.11247
4.74

Abundance

m/z

[M+H]+ CID:20V

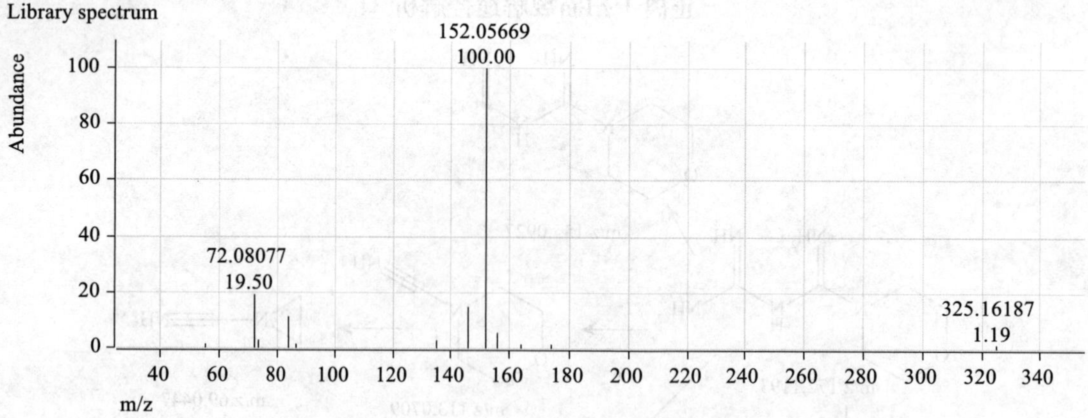

[M+H]+ CID:40V

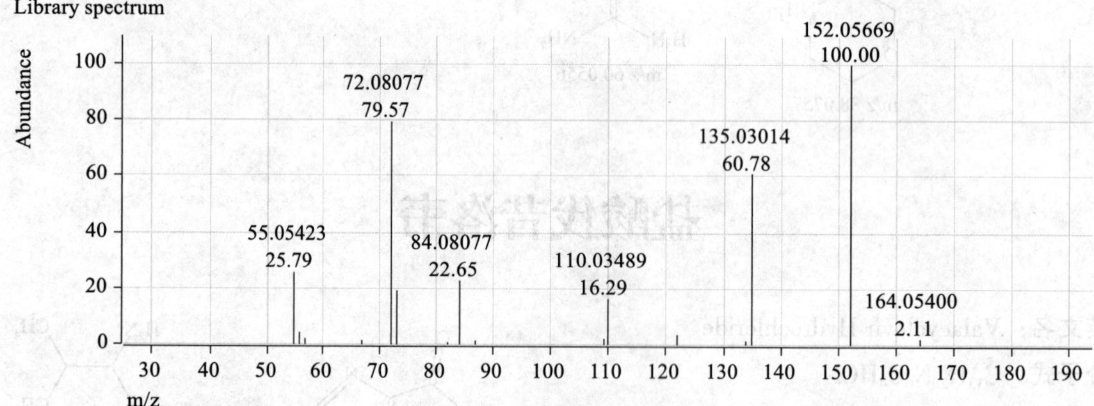

正离子扫描裂解途径解析

m/z 325.1619

m/z 152.0567

m/z 135.0301

m/z 110.0349

m/z 164.0567

m/z 72.0808

盐酸多巴胺

英文名： Dopamine Hydrochloride

分子式： $C_8H_{11}NO_2 \cdot HCl$

分子量： 189.64

CAS 编号： 62-31-7

中文化学名： 4-(2- 氨基乙基)-1,2- 苯二酚盐酸盐

英文化学名： 4-(2-Aminoethyl)-1,2-benzenediol hydrochloride

性状： 本品为白色或类白色有光泽的结晶或结晶性粉末；无臭；味微苦；露置空气中及遇光色渐变深

溶解性： 本品在水中易溶，在无水乙醇中微溶，在三氯甲烷或乙醚中极微溶

正离子扫描二级质谱图

$[M+H]^+$ CID:10V

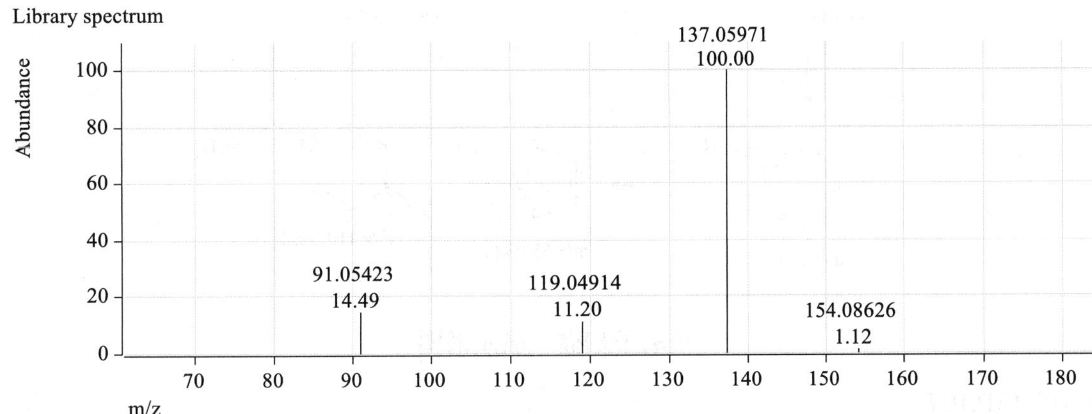

$[M+H]^+$ CID:20V

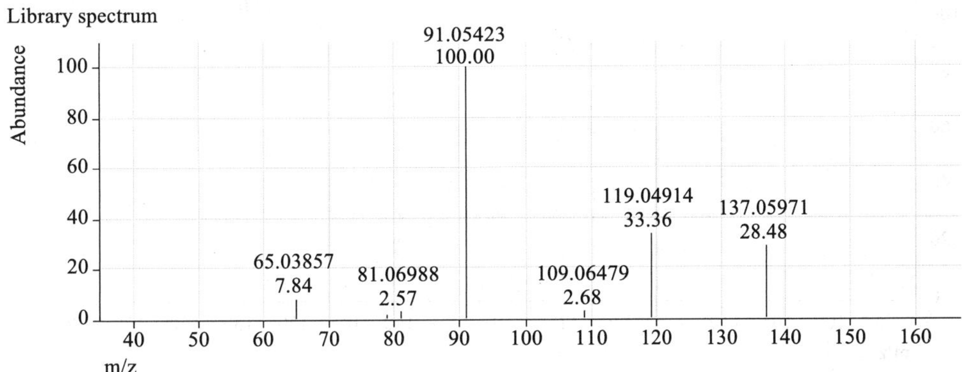

[M+H]$^+$ CID:40V

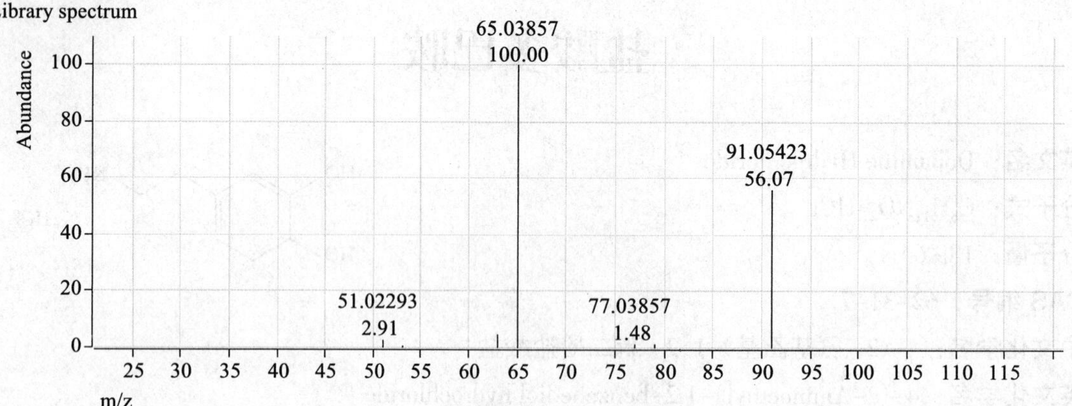

正离子扫描裂解途径解析

m/z 154.0863

m/z 137.0597

m/z 91.0542

m/z 65.0386

m/z 119.0491

负离子扫描二级质谱图

[M−H]$^-$ CID:10V

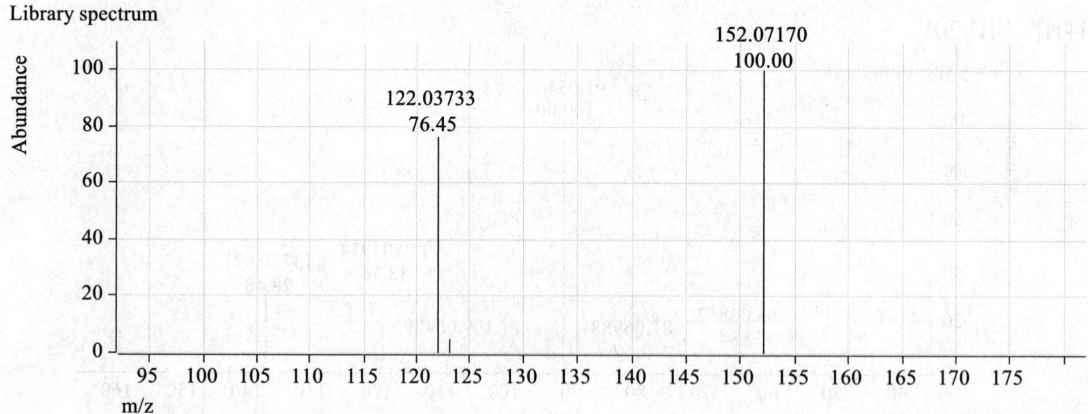

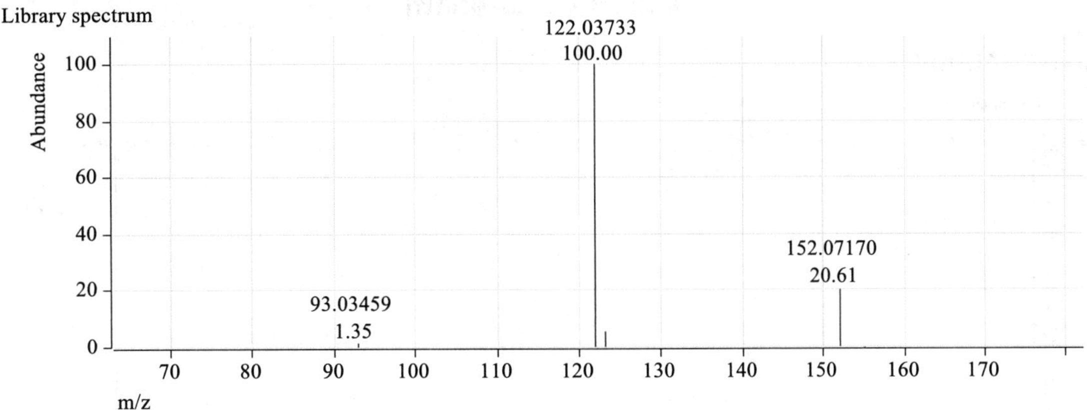

负离子扫描裂解途径解析

mz 152.0717

mz 122.0373

mz 93.0346

盐酸多巴酚丁胺

英文名： Dobutamine Hhydrochloride

分子式： $C_{18}H_{23}NO_3 \cdot HCl$

分子量： 337.85

CAS 编号： 49745-95-1

中文化学名： 4-［2-［［1-甲基-3-(4-羟苯基)丙基］氨基］乙基］-1,2-苯二酚盐酸盐

英文化学名： 3,4-Dihydroxy-*N*-[3-(4-hydroxyphenyl)-1-methylpropyl]-*β*-phenethylamine hydrochloride

, HCl

性状： 本品为白色或类白色结晶性粉末；几乎无臭；露置空气中及遇光色渐变深

溶解性： 本品在水或无水乙醇中略溶，在三氯甲烷中几乎不溶

正离子扫描二级质谱图

$[M+H]^+$ CID:10V

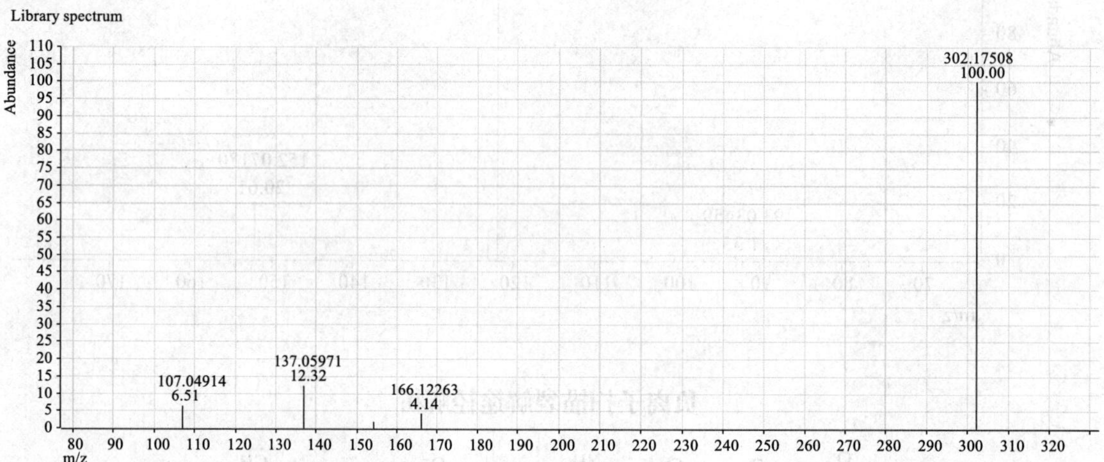

$[M+H]^+$ CID:20V

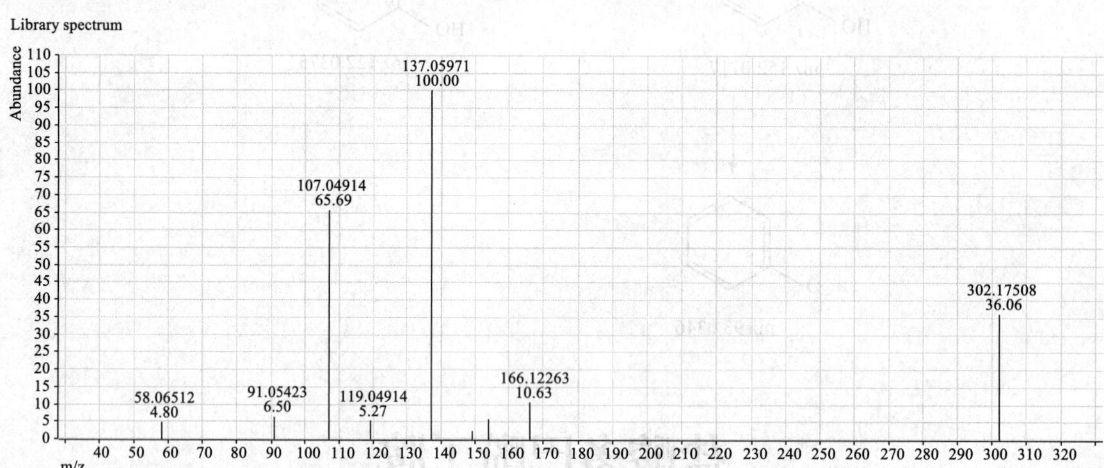

$[M+H]^+$ CID:40V

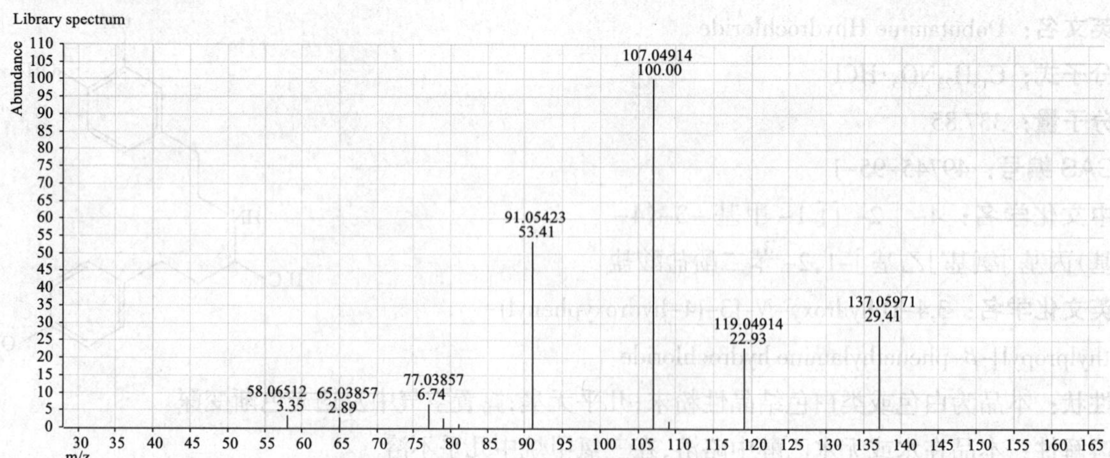

正离子扫描裂解途径解析

m/z 302.1751

m/z 137.0597

m/z 107.0491

m/z 166.1226

m/z 119.0491

负离子扫描二级质谱图

$[M-H]^-$ CID:10V

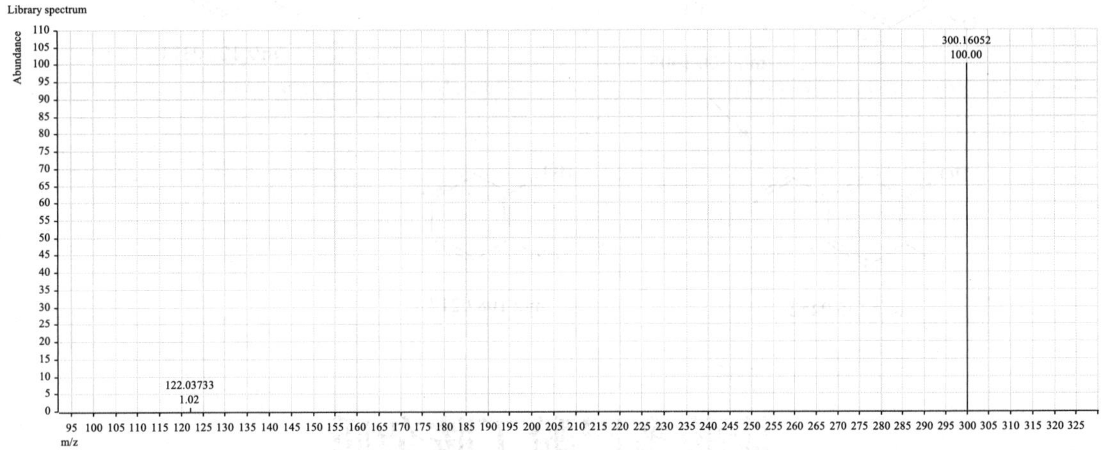

$[M-H]^-$ CID:20V

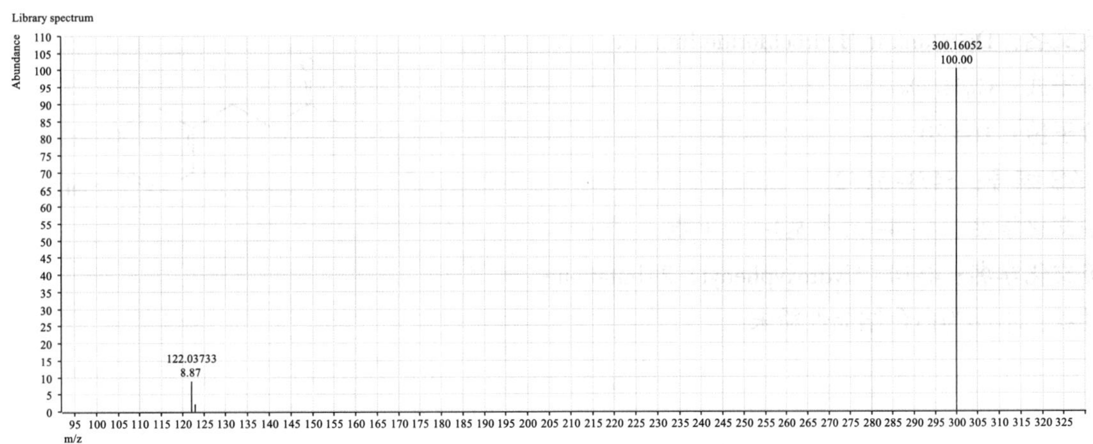

$[M-H]^-$ CID:40V

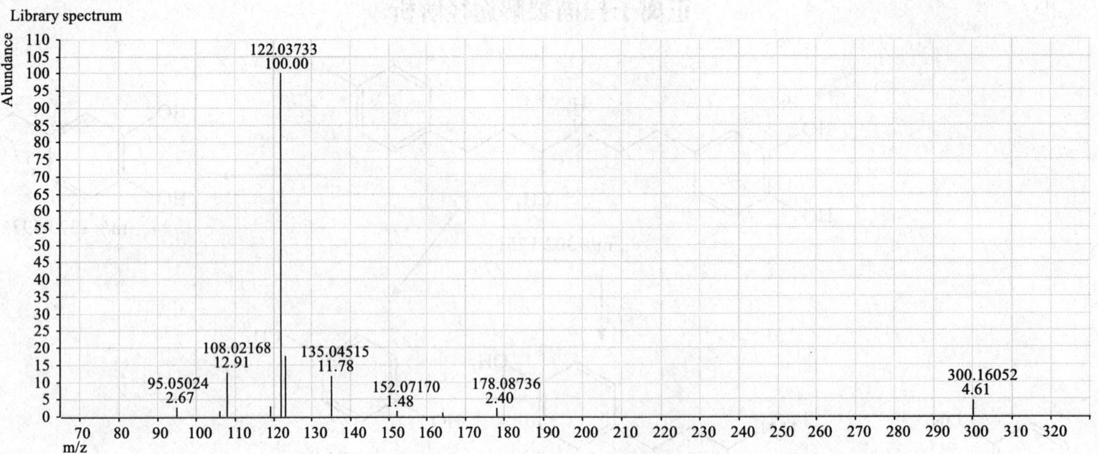

负离子扫描裂解途径解析

m/z 300.1605

m/z 122.0373

m/z 135.0452

m/z 108.0217

盐酸多巴酚丁胺杂质

英文名： Dobutamine Hydrochloride Impurity

分子式： $C_{10}H_{12}O_2$

分子量： 164.20

CAS 编号： 5471-51-2

中文化学名： 4-(4- 羟苯基)-2- 丁酮

英文化学名： 4-(4′-Hydroxyphenyl)-2-butanone

性状： 本品为白色结晶性粉末

负离子扫描二级质谱图

[M−H]⁻ CID:10V

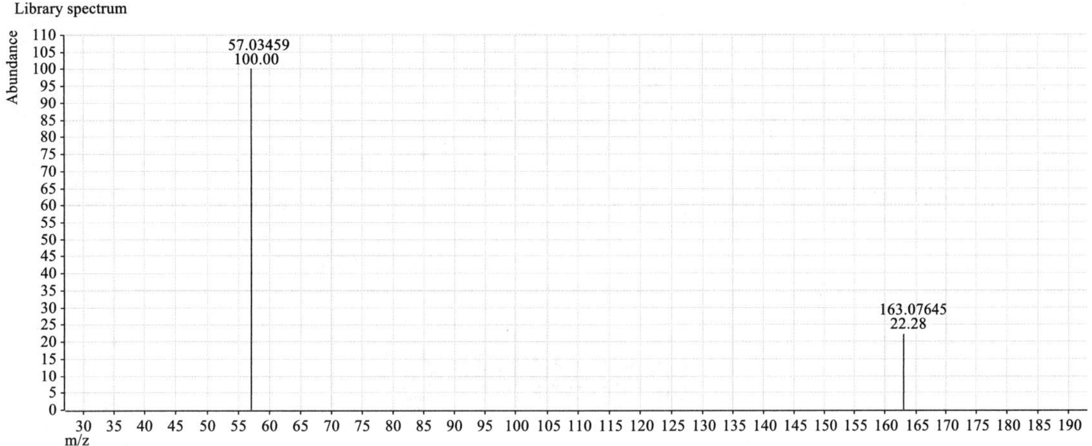

[M−H]⁻ CID:20V

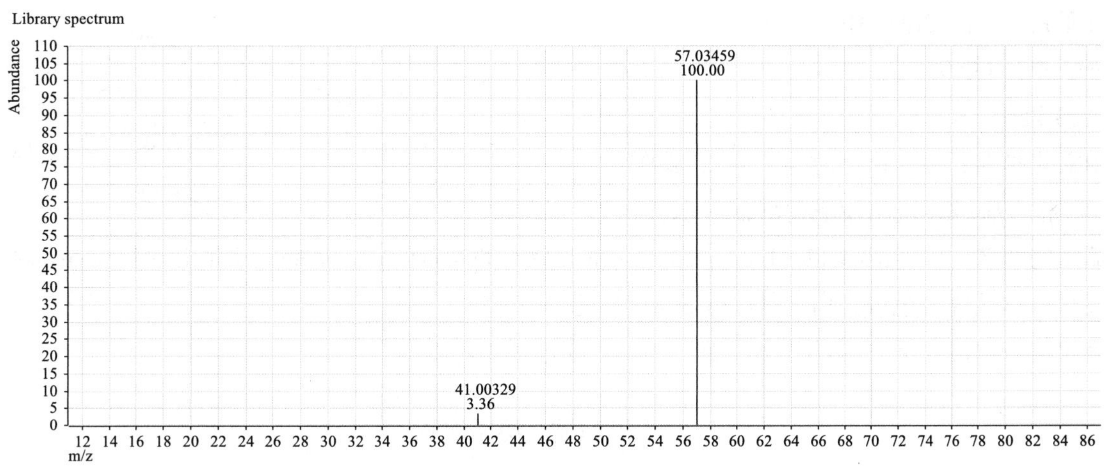

[M−H]⁻ CID:40V

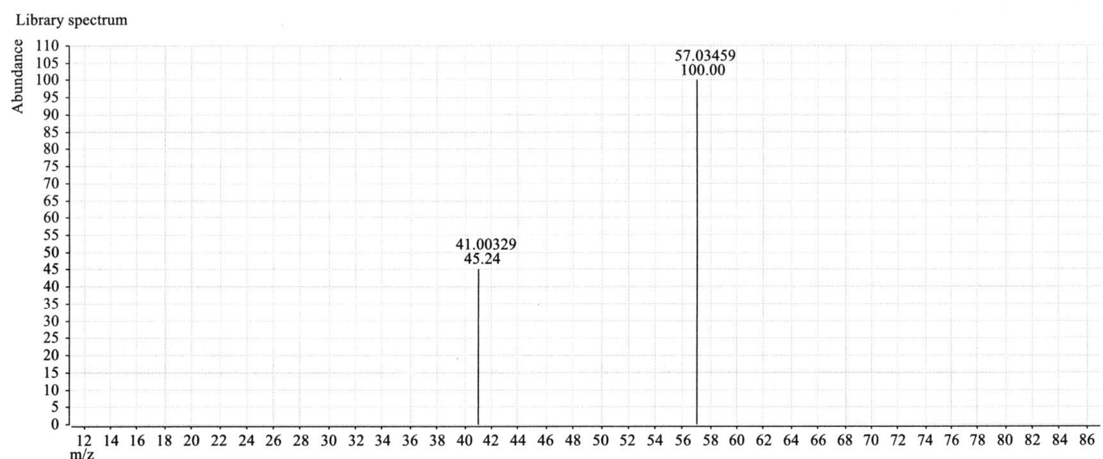

负离子扫描裂解途径解析

盐酸多沙普仑

英文名：Doxapram Hydrochloride

分子式：$C_{24}H_{30}N_2O_2 \cdot HCl \cdot H_2O$

分子量：432.99

CAS 编号：7081-53-0

中文化学名：(±)-1- 乙基 -3,3- 二苯基 -4-(2- 吗啉乙基)-2- 吡咯烷酮盐酸盐一水合物

英文化学名：1-Ethyl-4-[2-(4-morpholinyl)ethyl]-3,3-diphenyl-2-pyrrolidinone hydrochloride monohydrate

性状：本品为白色或类白色结晶性粉末；无臭

溶解性：本品在水、三氯甲烷或乙醇中略溶，在乙醚中不溶

正离子扫描二级质谱图

[M+H]+ CID:10V

$[M+H]^+$ CID:20V

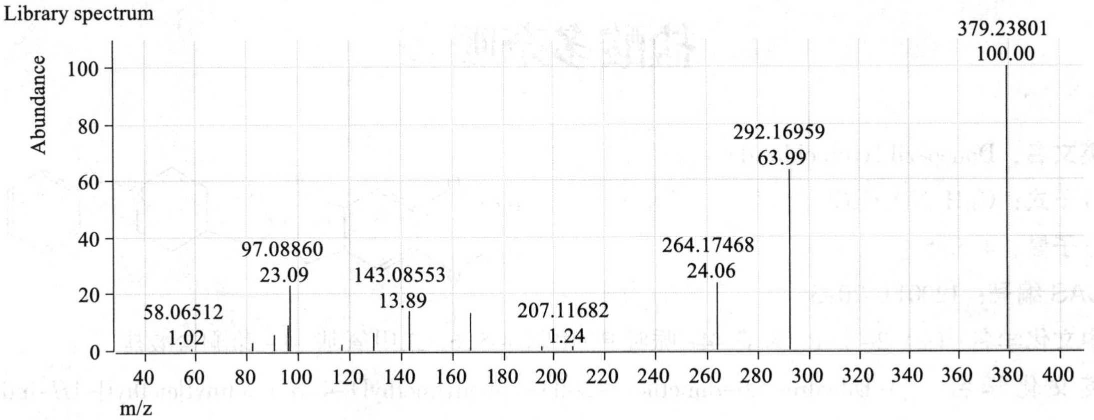

$[M+H]^+$ CID:40V

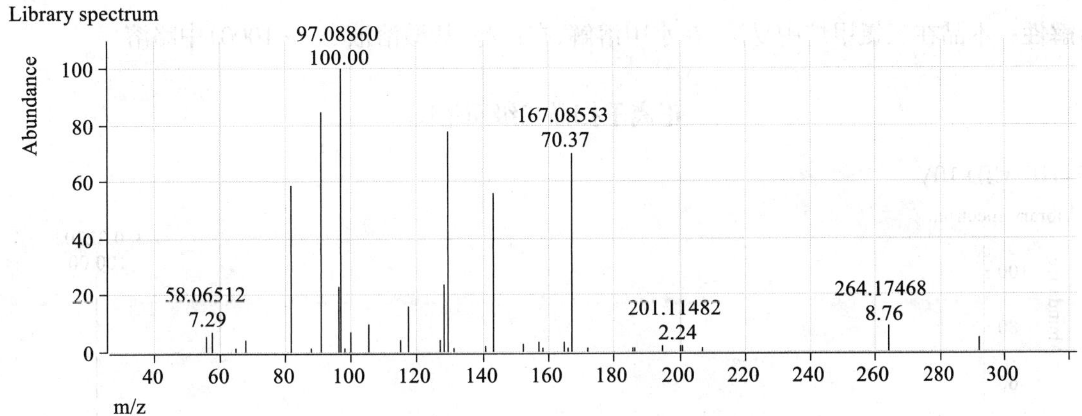

正离子扫描裂解途径解析

m/z 167.0855

m/z 143.0855

m/z 379.2380

m/z 292.1696

m/z 97.0886

m/z 264.1747

盐酸多奈哌齐

英文名： Donepezil Hydrochloride

分子式： $C_{24}H_{29}NO_3 \cdot HCl$

分子量： 415.95

CAS 编号： 120011-70-3

中文化学名：（±）-2-［（1-苯基-4-哌啶基）甲基］-5，6-二甲氧基-1-茚酮盐酸盐

英文化学名： 2,3-Dihydro-5,6-dimethoxy-2-[[1-(phenylmethyl)-4-piperidinyl]methyl]-1*H*-inden-1-one hydrochloride

性状： 本品为白色或类白色结晶性粉末

溶解性： 本品在三氯甲烷中易溶，在水中溶解，在乙醇、盐酸溶液（1 → 1000）中略溶

正离子扫描二级质谱图

[M+H]$^+$ CID:10V

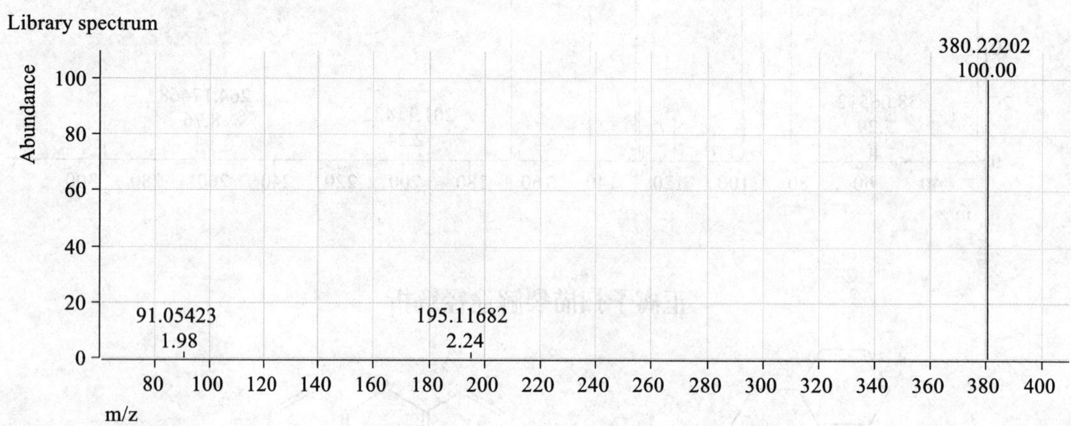

[M+H]$^+$ CID:20V

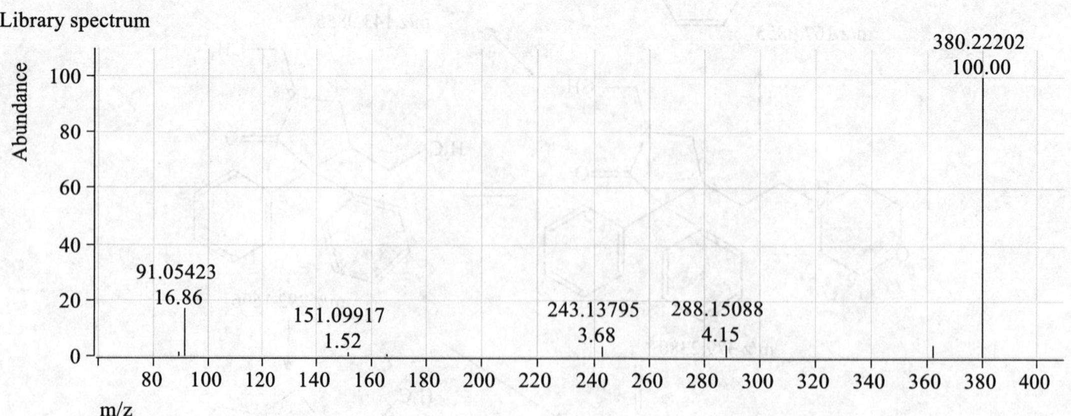

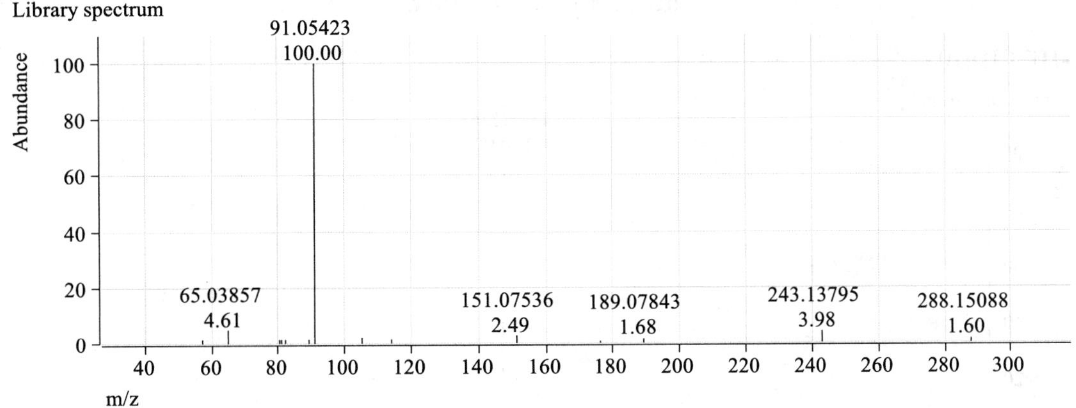

正离子扫描裂解途径解析

+H

H_3C O O H_3C O N

m/z 380.2220

O H_3C O

m/z 243.1380

H_3C O H_3C O $\overset{+}{C}H_2$

m/z 151.0754

$\overset{+}{C}H_2$

m/z 91.0542

盐酸关附甲素

, HCl

英文名： Acehytisine Hydrochloride

分子式： $C_{24}H_{31}NO_6 \cdot HCl$

分子量： 465.97

CAS 编号： 1394-48-5（无 HCl）

中文化学名： 2α,13β-二乙酰基-11α,14α-二羟基赫替新盐酸盐

英文化学名： (2*a*,11*a*,13*R*)-Hetisan-2,11,13,14-tetrol-2,13-diacetate,hydrochloride

性状： 本品为白色结晶性粉末；微酸臭；味苦；有引湿性

溶解性： 本品在水中易溶，在甲醇中溶解，在乙醇中微溶，在三氯甲烷、丙酮或石油醚中不溶

正离子扫描二级质谱图

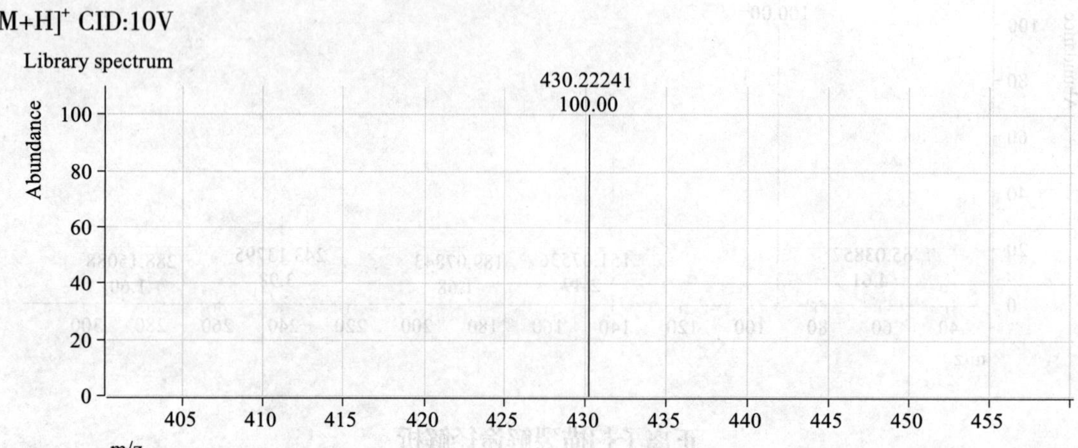
[M+H]+ CID:10V
Library spectrum
430.22241
100.00
Abundance
m/z

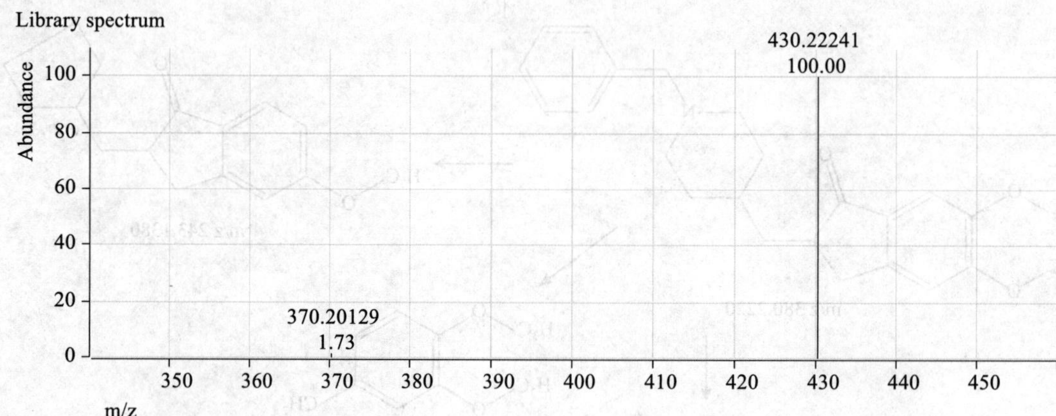
[M+H]+ CID:20V
Library spectrum
430.22241
100.00
370.20129
1.73
Abundance
m/z

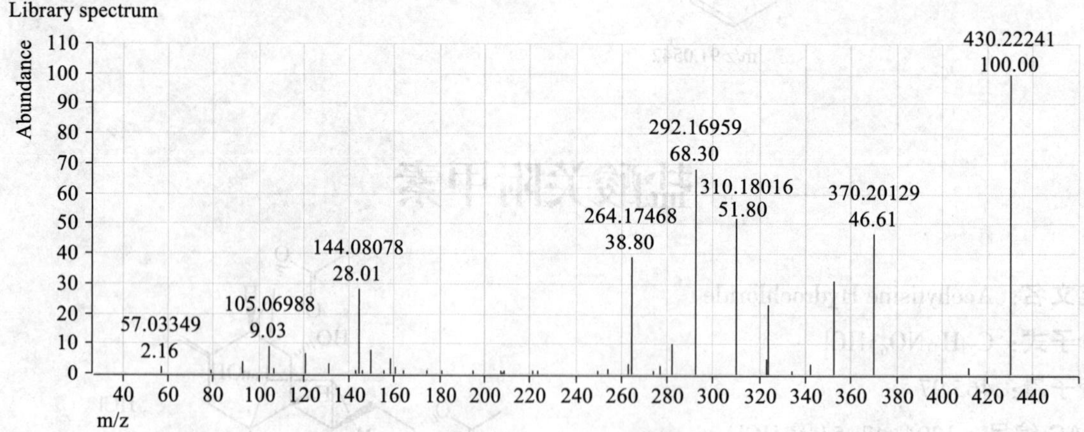
[M+H]+ CID:40V
Library spectrum
430.22241
100.00
292.16959
68.30
310.18016
51.80
370.20129
46.61
264.17468
38.80
144.08078
28.01
105.06988
9.03
57.03349
2.16
Abundance
m/z

正离子扫描裂解途径解析

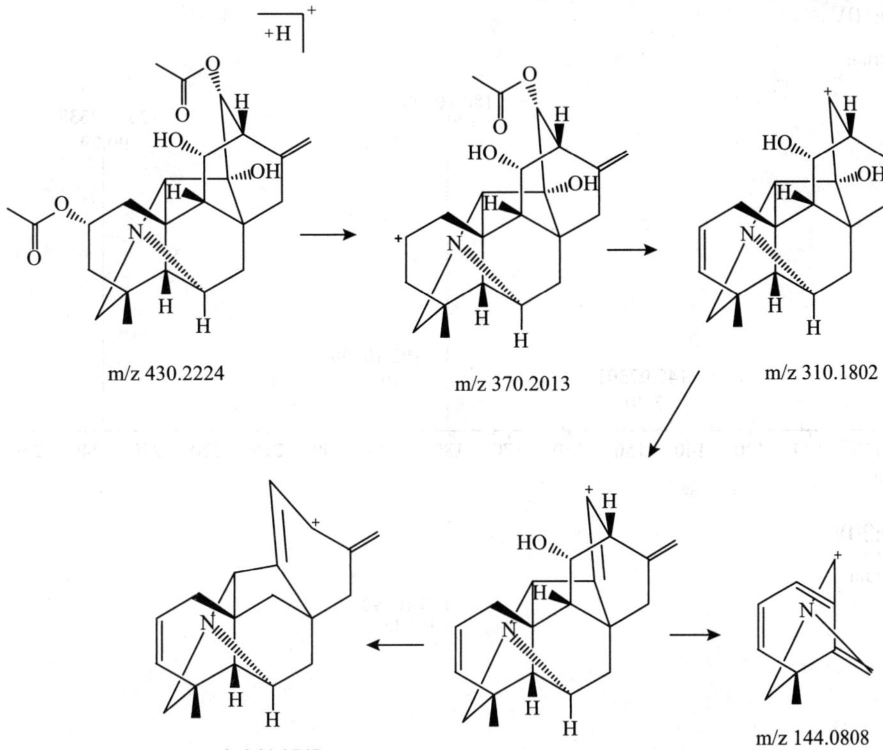
+H
HO
OH
H
N
m/z 430.2224
m/z 370.2013
m/z 310.1802
m/z 264.1747
m/z 292.1696
m/z 144.0808

盐酸米多君

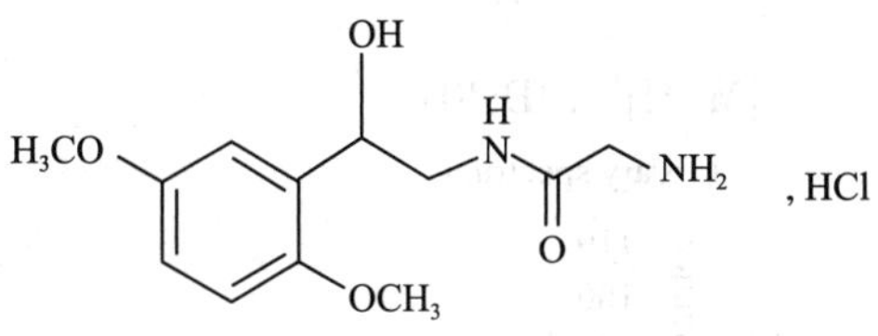
OH
H
H3CO
N
NH2
O
OCH3
, HCl

英文名： Midodrine Hydrochloride

分子式： $C_{12}H_{18}N_2O_4$·HCl

分子量： 290.74

CAS 编号： 43218-56-0

中文化学名：(±)-2-氨基-*N*-(β-羟基-2,5-二甲氧基苯乙基)乙酰胺盐酸盐

英文化学名： 2-Amino-*N*-(2-(2,5-dimethoxyphenyl)-2-hydroxyethyl)acetamide hydrochloride

性状： 本品为白色结晶或结晶性粉末;无臭或几乎无臭;味苦

溶解性： 本品在水中溶解,在甲醇中略溶,在丙酮或乙醚中几乎不溶,在乙酸乙酯中不溶

正离子扫描二级质谱图

[M+H]+ CID:10V

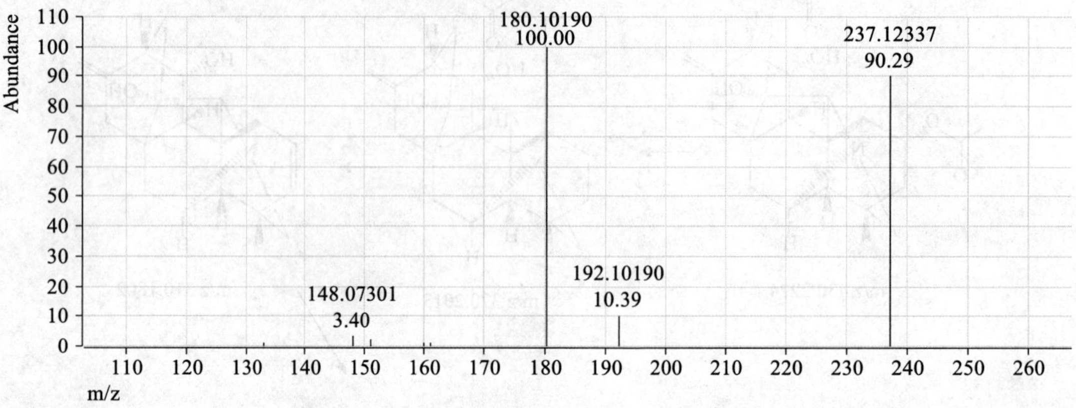

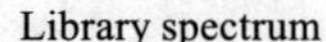

[M+H]+ CID:20V

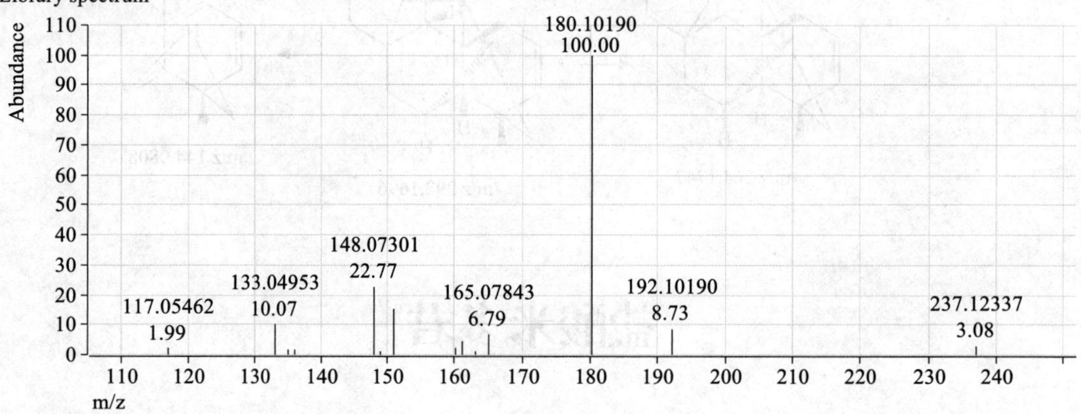

[M+H]+ CID:40V

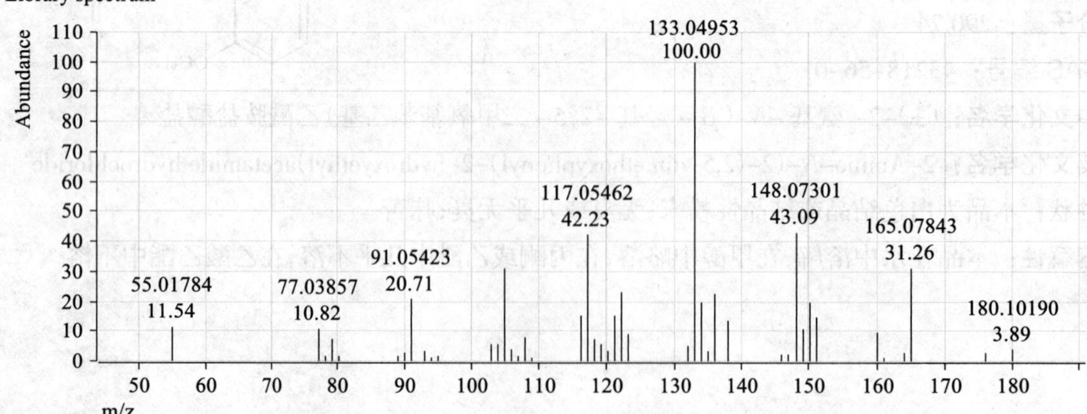

正离子扫描裂解途径解析

m/z 255.1340 → m/z 237.1234 → m/z 180.1020

负离子扫描二级质谱图

$[M-H]^-$ CID:10V

Library spectrum

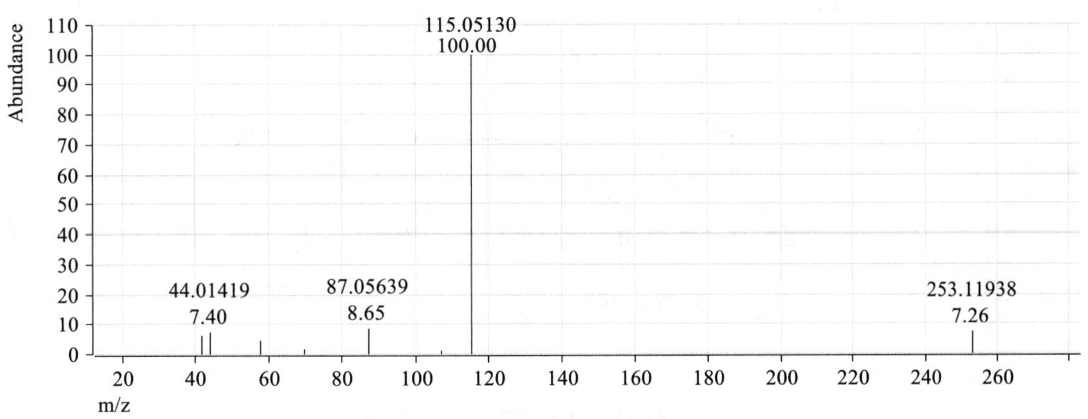

$[M-H]^-$ CID:20V

Library spectrum

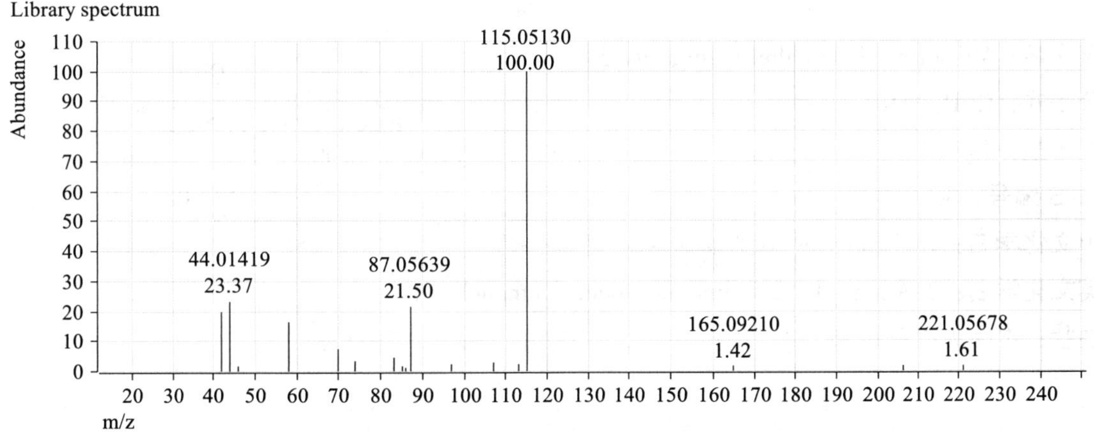

$[M-H]^-$ CID:40V

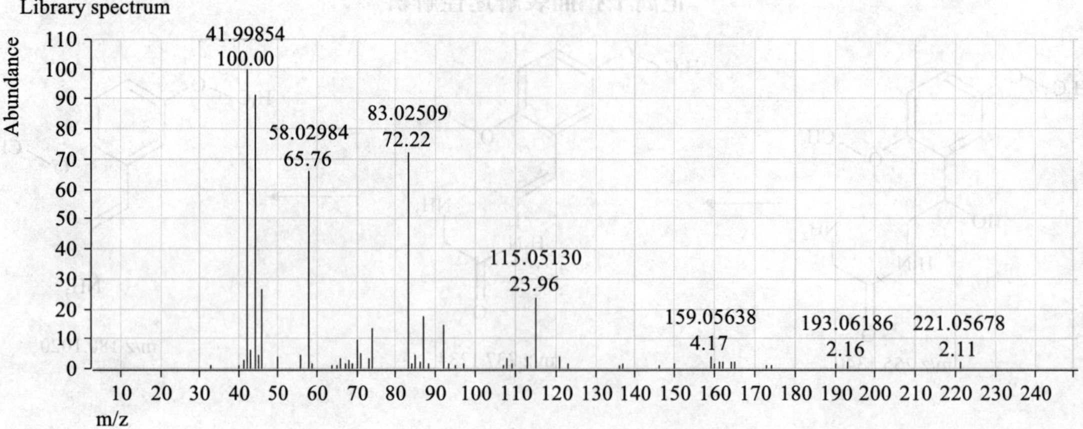

负离子扫描裂解途径解析

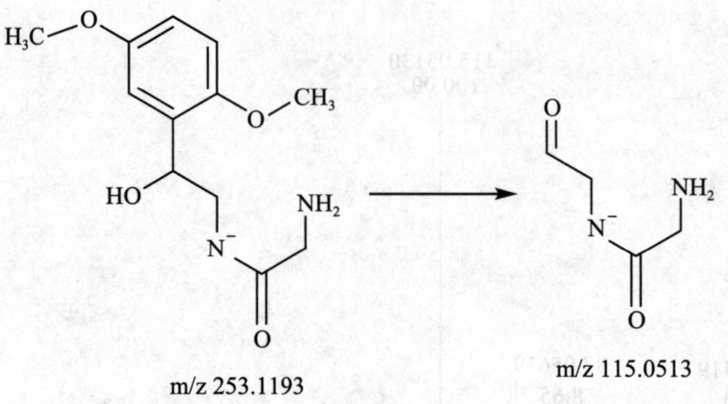

m/z 253.1193

m/z 115.0513

盐酸米多君杂质 I

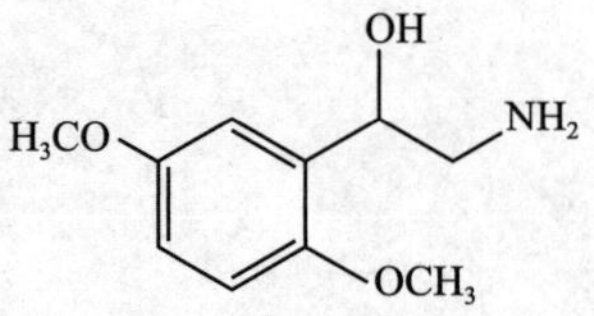

英文名：Midodrine Hydrochloride Impurity Ⅰ

分子式：$C_{10}H_{15}NO_3$

分子量：197.23

CAS 编号：3600-87-1

中文化学名：1-(2,5- 二甲氧基苯基)-2- 氨基乙醇

英文化学名：2-Amino-1-(2,5-dimethoxyphenyl)ethanol

性状：本品为白色粉末

正离子扫描二级质谱图

$[M+H]^+$ CID:2V

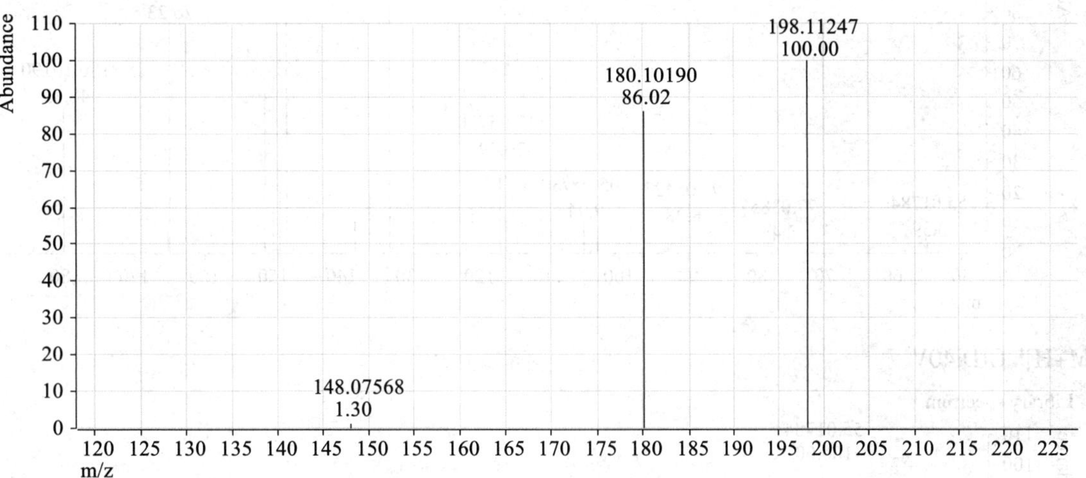

$[M+H]^+$ CID:5V

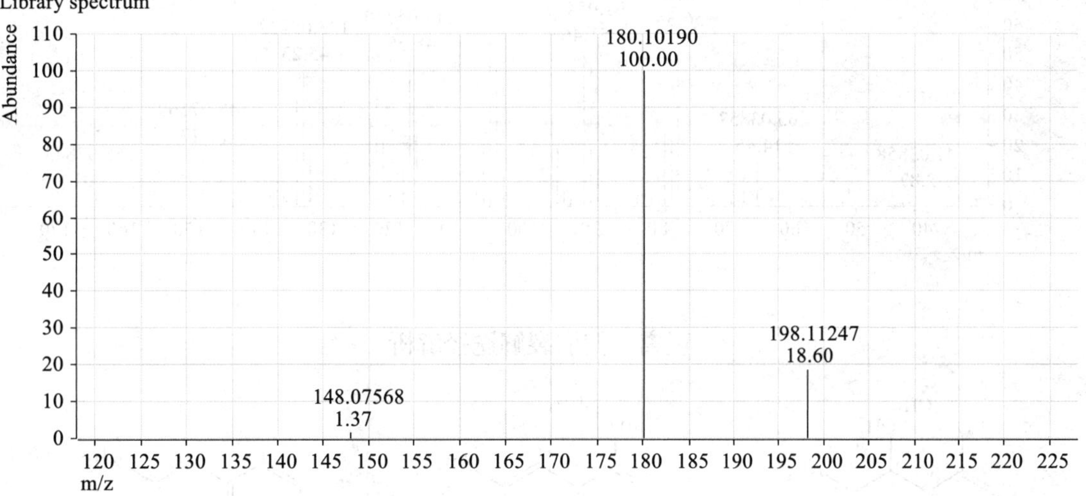

$[M+H]^+$ CID:10V

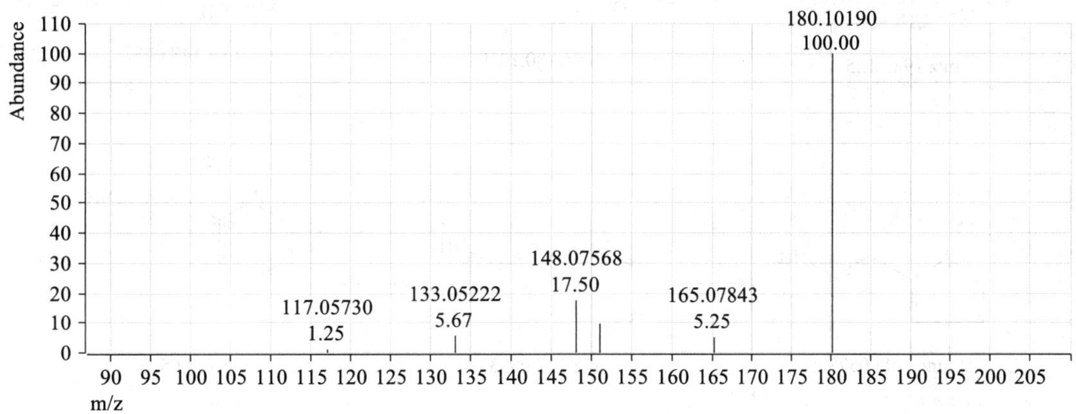

$[M+H]^+$ CID:20V

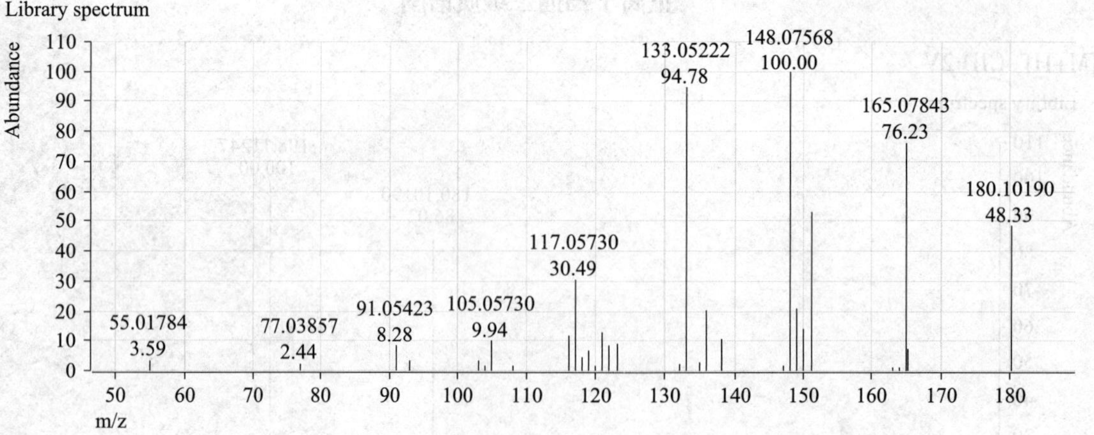

$[M+H]^+$ CID:40V

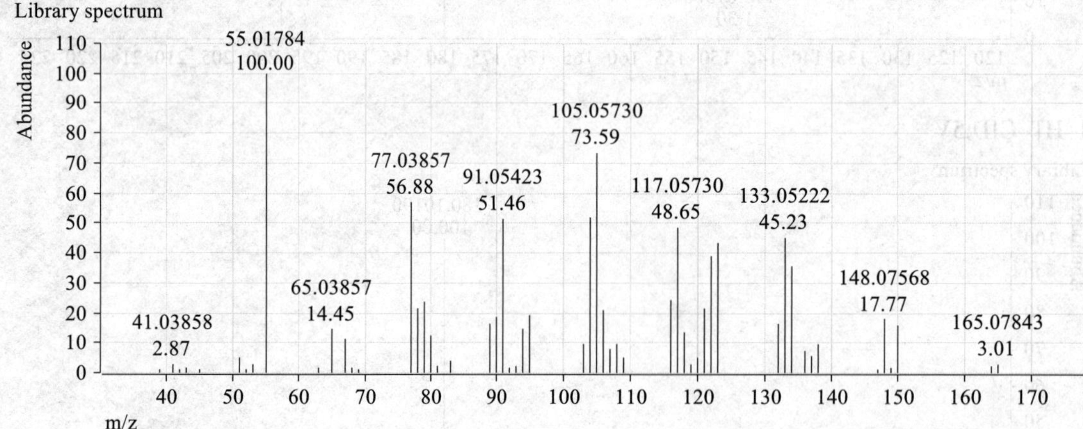

正离子扫描裂解途径解析

m/z 198.1125 → m/z 180.1019 → m/z 148.0757 → m/z 133.0522 → m/z 117.0573 → m/z 105.0573

盐酸米安色林

英文名： Mianserin Hydrochloride

分子式： $C_{18}H_{20}N_2 \cdot HCl$

分子量： 300.83

CAS 编号： 21535-47-7

中文化学名： 1,2,3,4,10,14*b*-六氢-2-甲基二苯并[*c*,*f*]吡嗪[1,2-*a*]氮杂盐酸盐

英文化学名： 1,2,3,4,10,14*b*-Hexahydro-2-methyldibenzo(*c*,*f*)pyrazino(1,2-*a*)azepine hydrochloride

性状： 本品为白色结晶或结晶性粉末

溶解性： 本品在三氯甲烷中溶解，在水中略溶，在乙醇中微溶

正离子扫描二级质谱图

[M+H]+ CID:10V

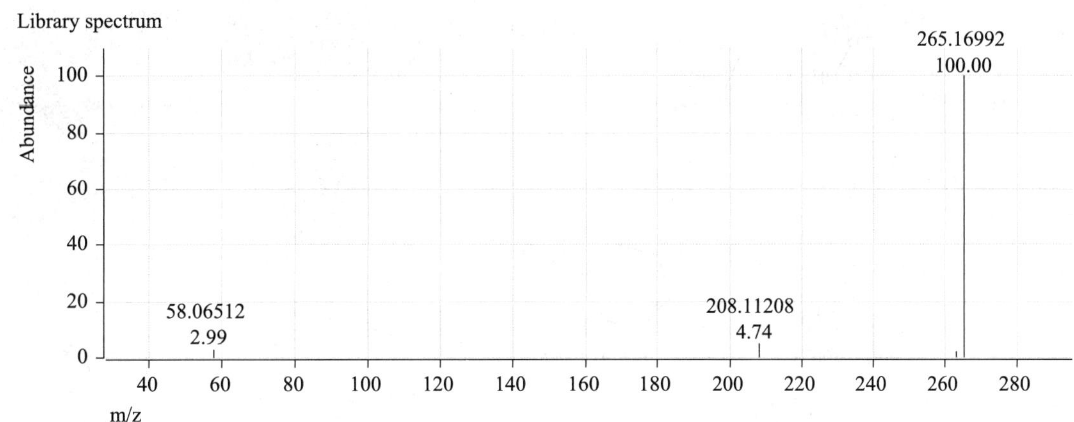

[M+H]+ CID:20V

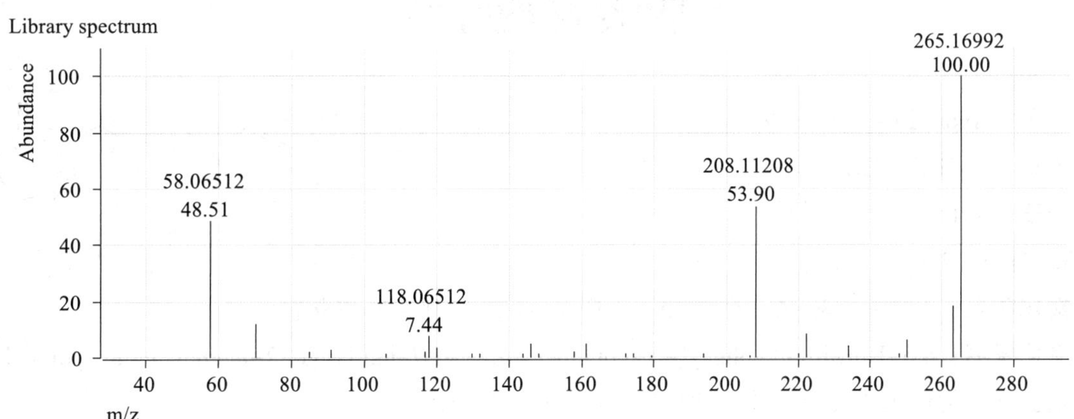

$[M+H]^+$ CID:40V

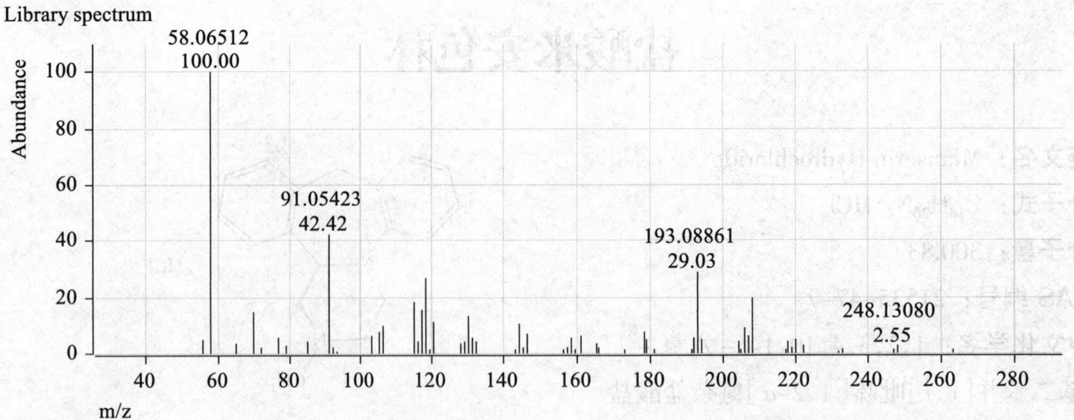

正离子扫描裂解途径解析

m/z 265.1699

m/z 208.1121

m/z 118.0651

m/z 58.0651

m/z 91.0542

盐酸安他唑啉

英文名： Antazoline Hydrochloride

分子式： $C_{17}H_{19}N_3 \cdot HCl$

分子量： 301.82

CAS 编号： 2508-72-7

中文化学名： 4,5 - 二氢 -*N*- 苯基 -*N*- 苯甲基 -1*H*- 咪唑 -2- 甲胺盐酸盐

英文化学名： 4,5-Dihydro-*N*-phenyl-*N*-(phenylmethyl)-1*H*-imidazole-2-methanamine hydrochloride

性状： 本品为白色或类白色结晶性粉末;无臭或几乎无臭

溶解性： 本品在乙醇中溶解,在水中略溶,在三氯甲烷中微溶,在乙醚中几乎不溶

正离子扫描二级质谱图

$[M+H]^+$ CID:10V

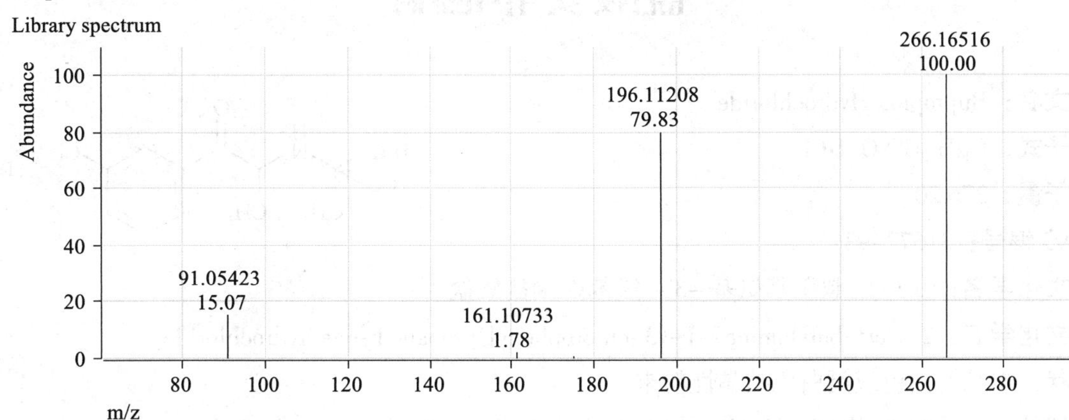

$[M+H]^+$ CID:20V

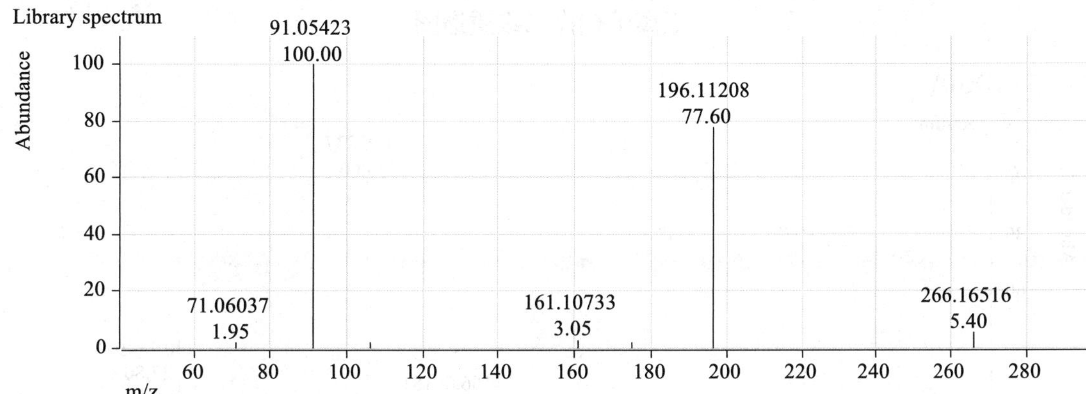

$[M+H]^+$ CID:40V

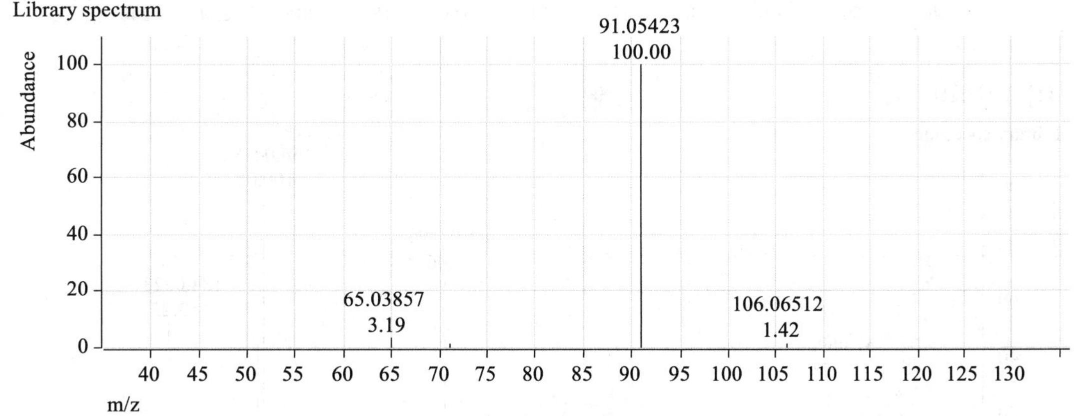

正离子扫描裂解途径解析

m/z 196.1121

m/z 266.1652

m/z 91.0542

盐酸安非他酮

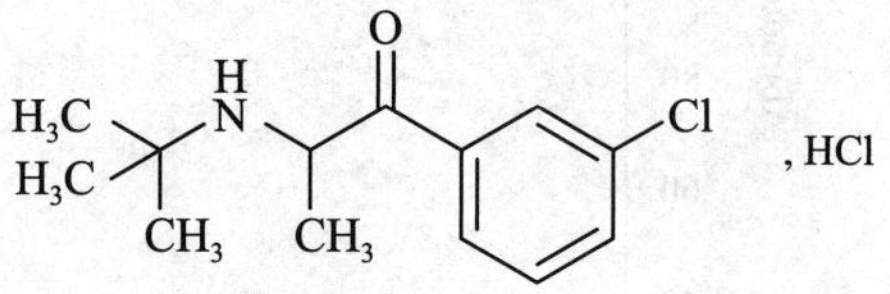

英文名： Bupropion Hydrochloride

分子式： $C_{13}H_{18}ClNO \cdot HCl$

分子量： 276.20

CAS 编号： 31677-93-7

中文化学名： (±)-2- 叔丁基氨基 -3′- 氯苯丙酮盐酸盐

英文化学名： 2-(*tert*-butylamino)-1-(3-chlorophenyl)propan-1-one hydrochloride

性状： 本品为白色或类白色结晶性粉末

溶解性： 本品在水、甲醇或乙醇中易溶，在乙酸乙酯中几乎不溶

正离子扫描二级质谱图

[M+H]$^+$ CID:10V

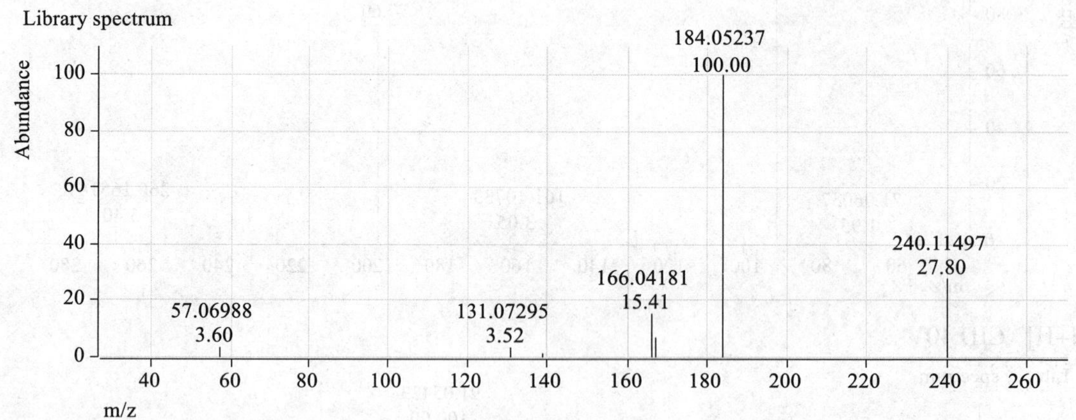

[M+H]$^+$ CID:20V

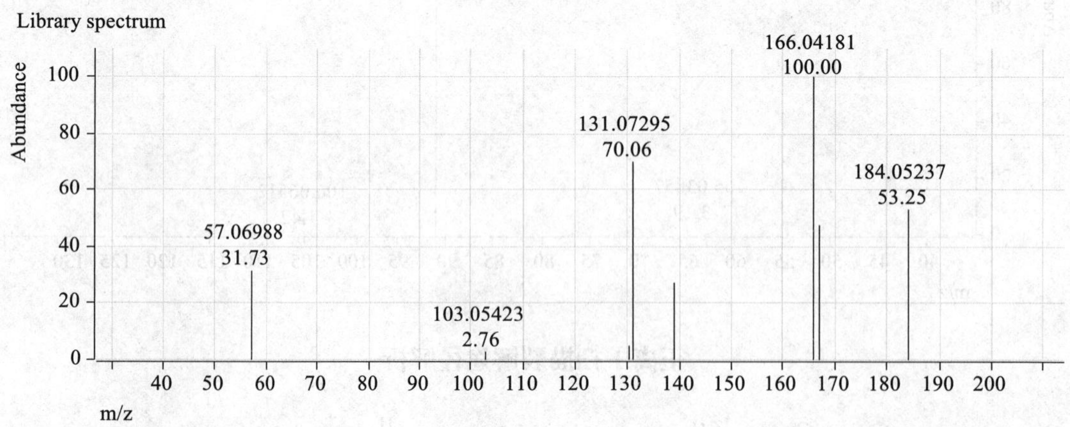

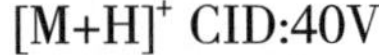

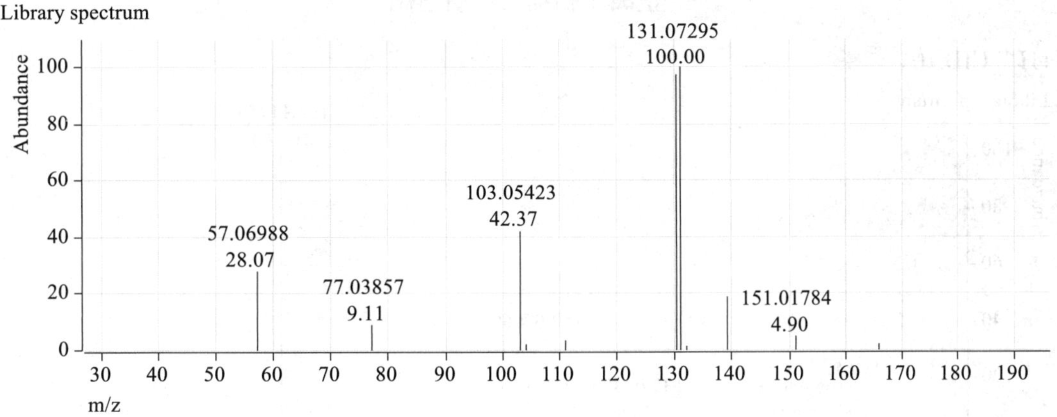

正离子扫描裂解途径解析

m/z 240.1150

m/z 184.0524

m/z 167.0258

m/z 77.0386

m/z 166.0418

m/z 131.0730

m/z 57.0699

m/z 103.0542

盐酸异丙肾上腺素

英文名： Isoprenaline Hydrochloride

分子式： $C_{11}H_{17}NO_3 \cdot HCl$

分子量： 247.72

CAS 编号： 51-30-9

中文化学名： 4-［(2-异丙氨基-1-羟基)乙基］-1,2-苯二酚盐酸盐

, HCl

英文化学名： 3,4-Dihydroxy-alpha-((isopropylamino)methyl)-benzyl alcohol hydrochloride

性状： 本品为白色或类白色结晶性粉末；无臭；遇光和空气渐变色，在碱性溶液中更易变色

溶解性： 本品在水中易溶，在乙醇中略溶，在三氯甲烷或乙醚中不溶

正离子扫描二级质谱图

[M+H]+ CID:10V

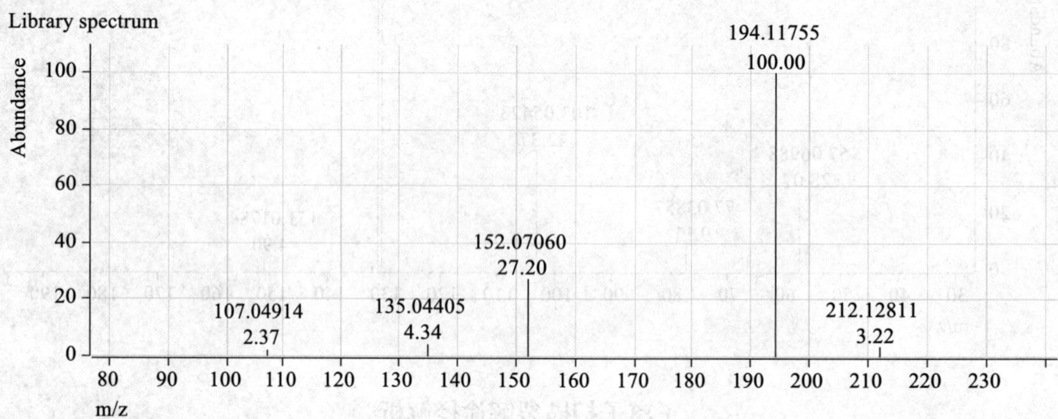

[M+H]+ CID:20V

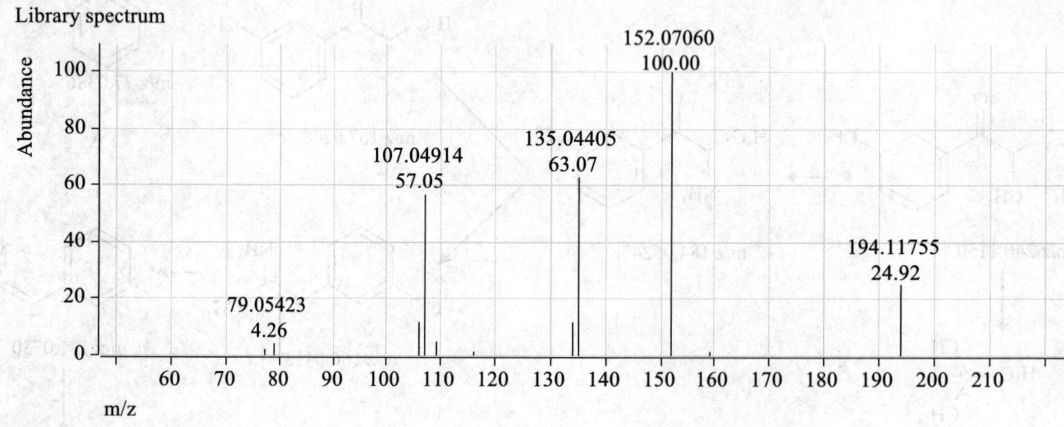

[M+H]+ CID:40V

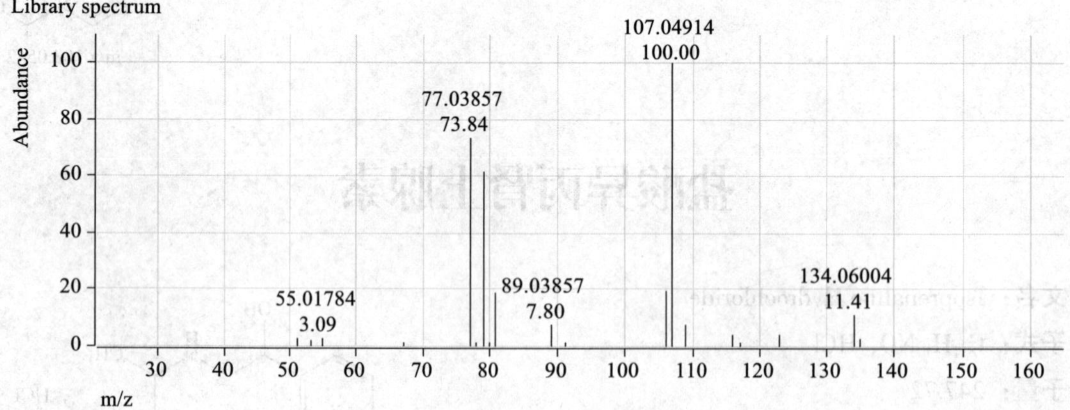

正离子扫描裂解途径解析

OH
H_2 N+ CH_3
HO CH_3
OH
m/z 212.1281

+ CH_2
HO
m/z 107.0491

+ H N CH_3
HO CH_3
OH
m/z 194.1176

$\overset{+}{N}H_3$
HO
OH
m/z 152.0706

+
HO
OH
m/z 135.0441

负离子扫描二级质谱图

[M−H]$^-$ CID:10V

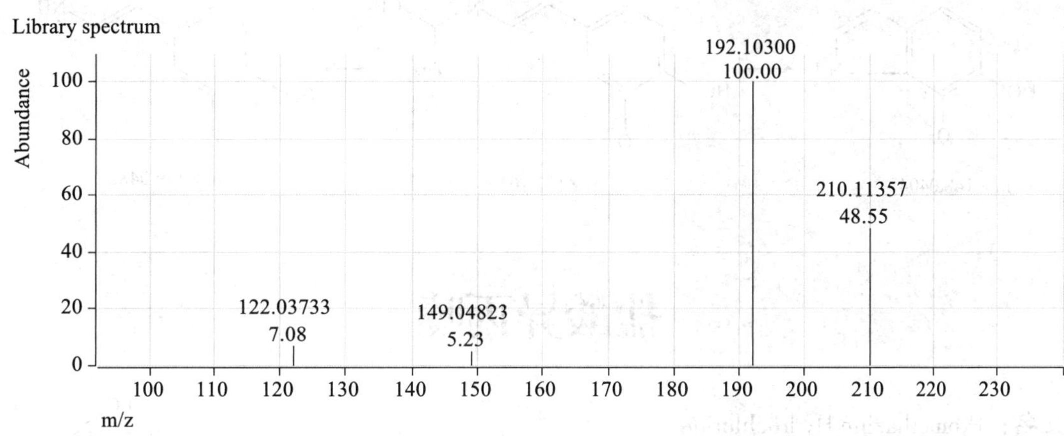

[M−H]$^-$ CID:20V

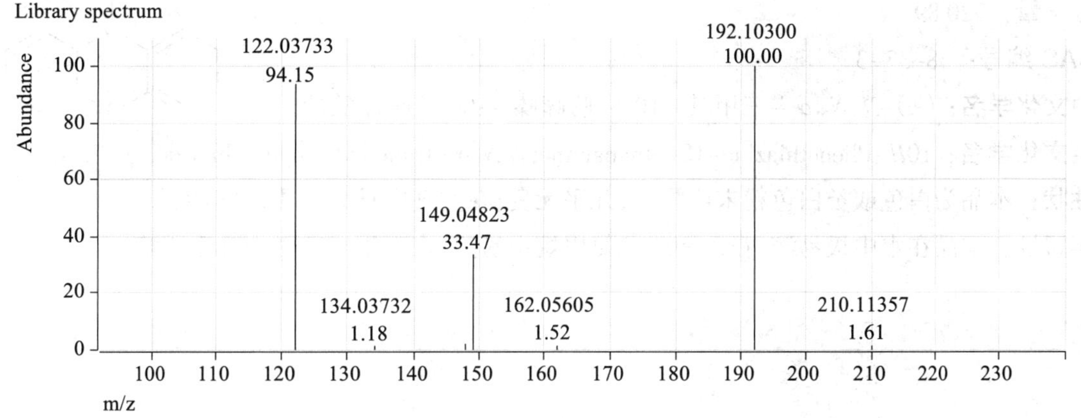

$[M-H]^-$ CID:40V

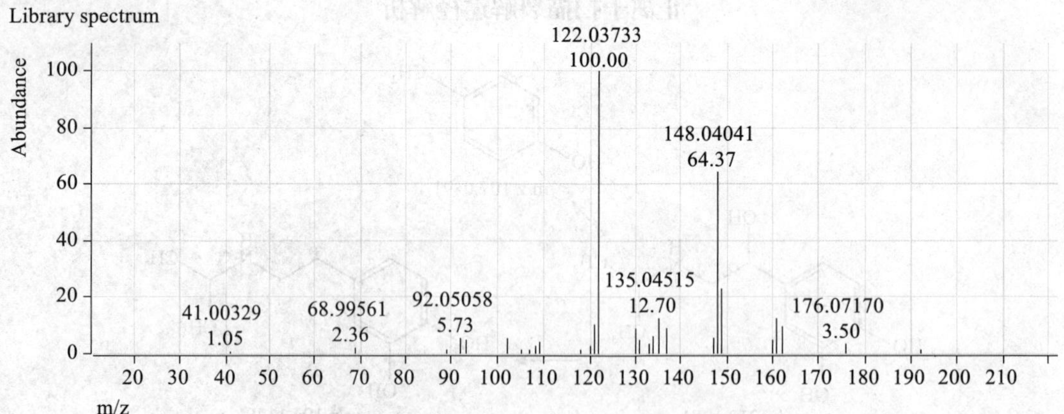

负离子扫描裂解途径解析

m/z 210.1136

m/z 122.0373

m/z 148.0404

m/z 192.1030

m/z 149.0482

盐酸异丙嗪

英文名：Promethazine Hydrochloride

分子式：$C_{17}H_{20}N_2S \cdot HCl$

分子量：320.89

CAS 编号：58-33-3

中文化学名：(±)-*N*,*N*,*α* - 三甲基 -10*H*- 吩噻嗪 -10- 乙胺盐酸盐

英文化学名：10*H*-Phenothiazine-10-ethanamine, *N*,*N*,*α* -trimethyl-, hydrochloride

性状：本品为白色或类白色粉末或颗粒；几乎无臭；在空气中日久变质，显蓝色

溶解性：本品在水中极易溶，在乙醇或三氯甲烷中易溶，在丙酮或乙醚中几乎不溶

正离子扫描二级质谱图

[M+H]+ CID:10V

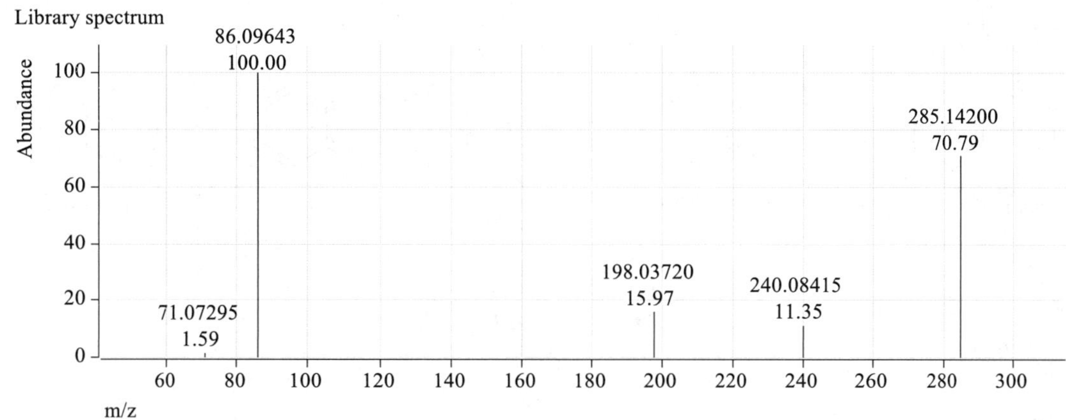

[M+H]+ CID:20V

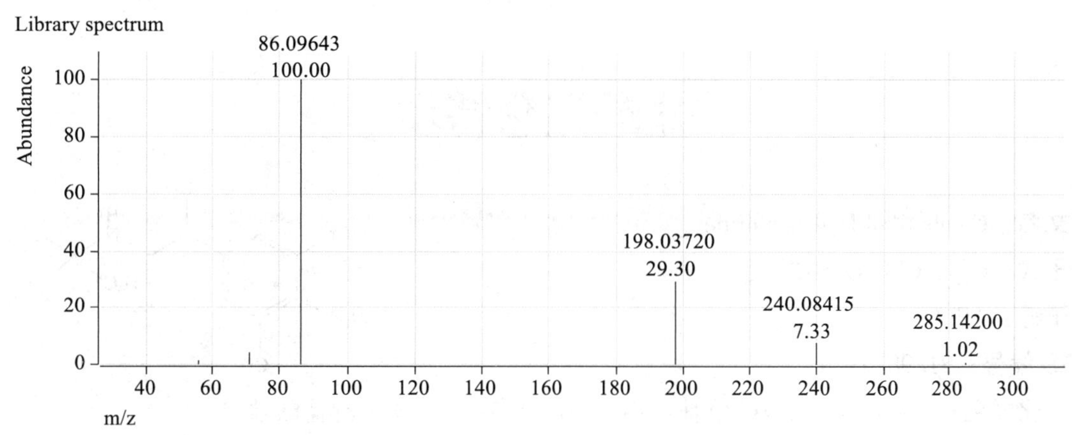

[M+H]+ CID:40V

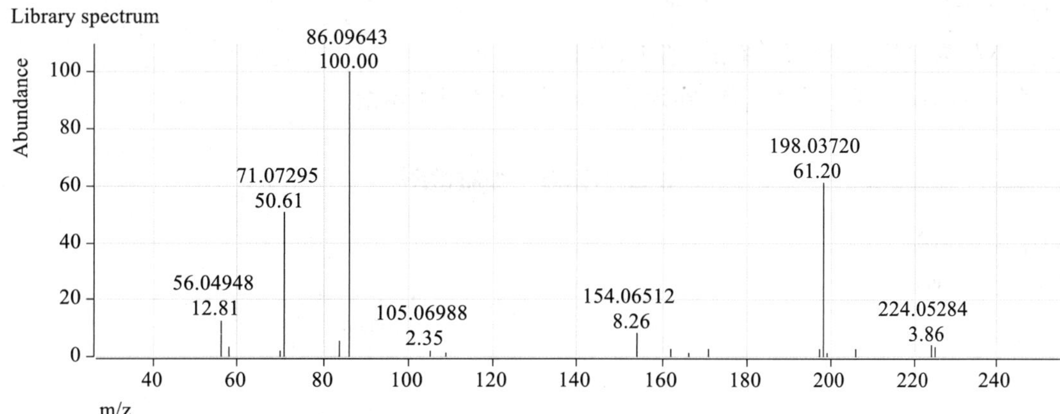

正离子扫描裂解途径解析

m/z 285.1420 → m/z 240.0841 → m/z 198.0372 → m/z 154.0651

m/z 71.0730　m/z 86.0964　m/z 56.0495

盐酸克仑特罗

英文名： Clenbuterol Hydrochloride

分子式： $C_{12}H_{18}Cl_2N_2O·HCl$

分子量： 313.65

CAS 编号： 21898-19-1

中文化学名： α-[(叔丁氨基)甲基]-4-氨基-3,5-二氯苯甲醇盐酸盐

英文化学名： Benzenemethanol,4-amino-3,5-dichloro-α-[[(1,1-dimethylethyl)amino]methyl]-, hydrochloride(1:1)

性状： 本品为白色或类白色结晶性粉末；无臭

溶解性： 本品在水或乙醇中溶解，在丙酮中微溶，在乙醚中不溶

正离子扫描二级质谱图

$[M+H]^+$ CID:10V

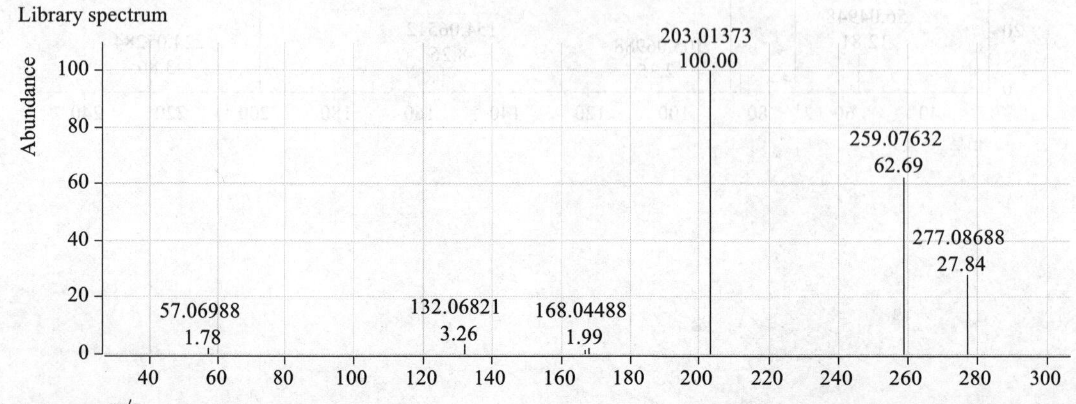

$[M+H]^+$ CID:20V

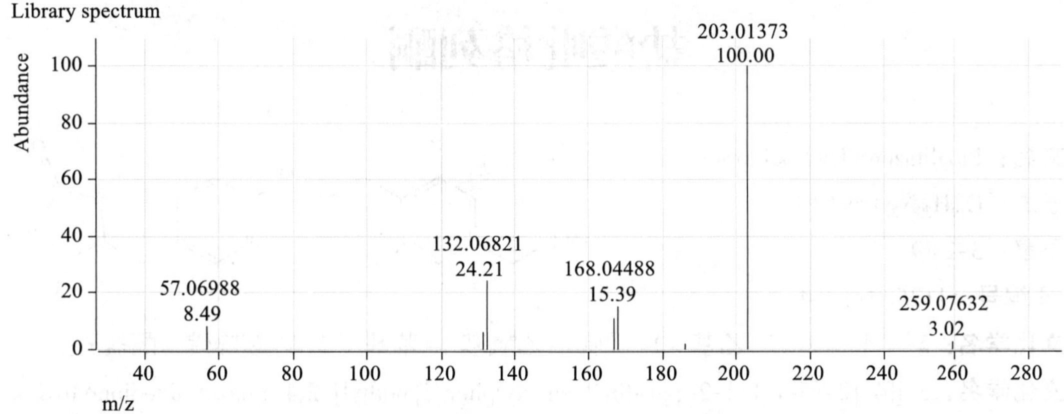

$[M+H]^+$ CID:40V

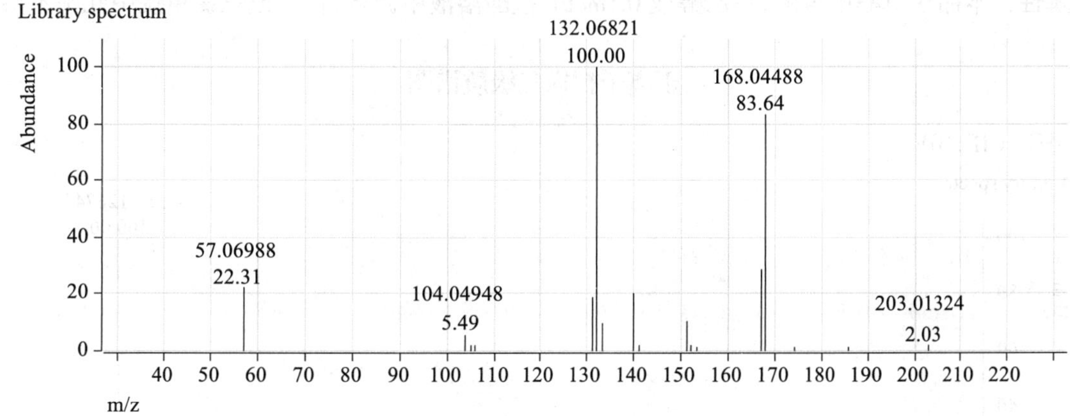

正离子扫描裂解途径解析

m/z 277.0869

m/z 259.0763

m/z 203.0137

m/z 168.0449

m/z 132.0682

盐酸吡格列酮

英文名： Pioglitazone Hydrochloride

分子式： $C_{19}H_{20}N_2O_3S \cdot HCl$

分子量： 392.89

CAS 编号： 112529-15-4

中文化学名： 5-［4-［2-(5-乙基-2-吡啶)-乙氧基］-苯基］-2,4-噻唑烷二酮盐酸盐

英文化学名： 5-[[4-[2-(5-Ethyl-2-pyridinyl)ethoxy]phenyl]methyl]-2,4-thiazolidinedione hydrochloride

性状： 本品为白色或类白色结晶性粉末；无臭

溶解性： 本品在甲醇中溶解，在乙醇或0.1mol/L盐酸溶液中微溶，在水或三氯甲烷中几乎不溶

正离子扫描二级质谱图

$[M+H]^+$ CID:10V

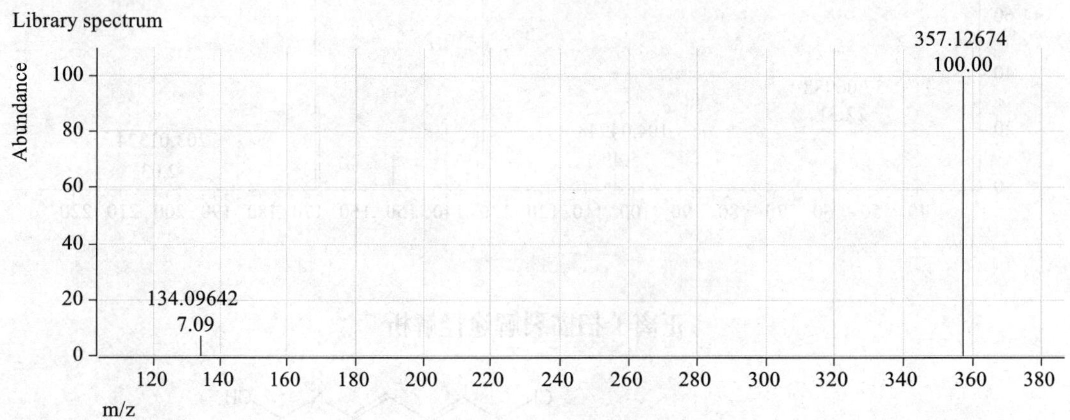

$[M+H]^+$ CID:20V

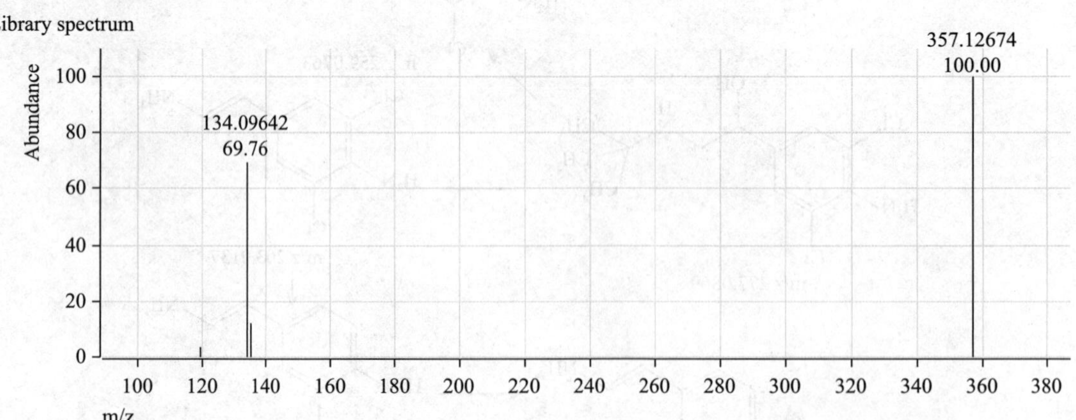

$[M+H]^+$ CID:40V

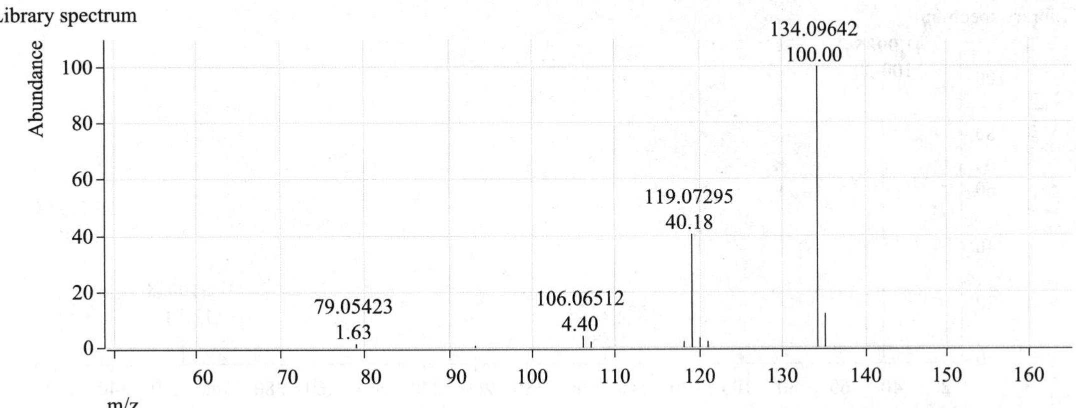

正离子扫描裂解途径解析

m/z 357.1267

m/z 134.0964

m/z 106.0651

m/z 119.0730

负离子扫描二级质谱图

$[M-H]^-$ CID:10V

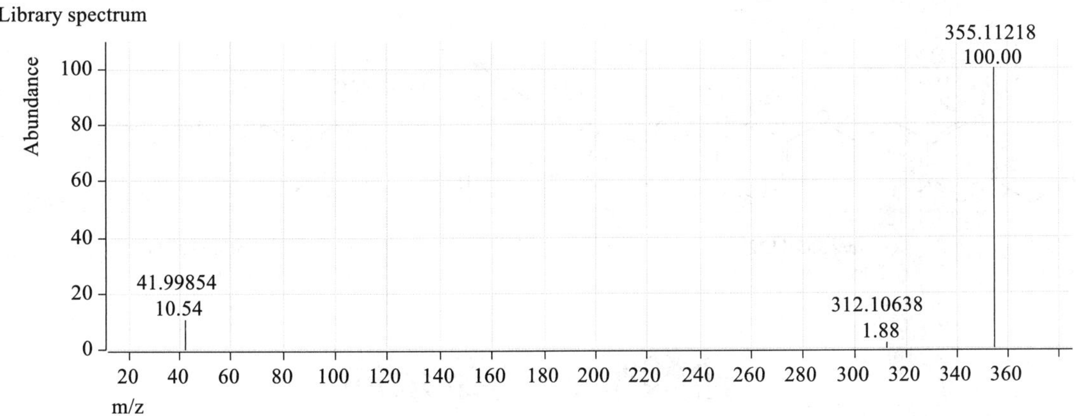

[M−H]⁻ CID:20V

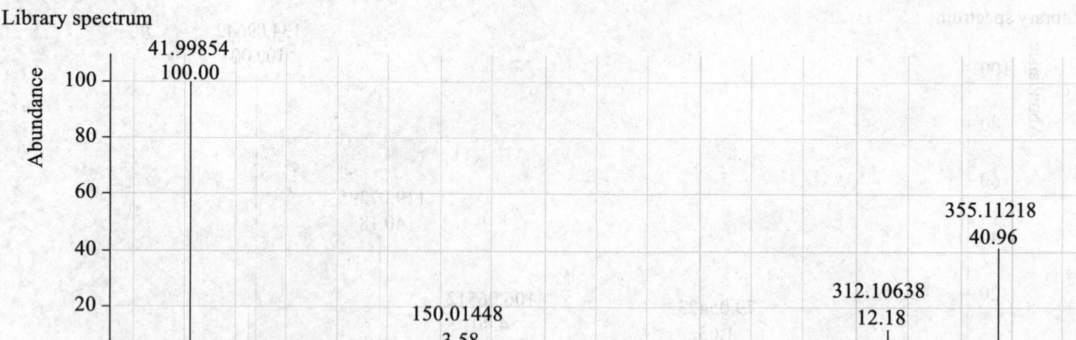

[M−H]⁻ CID:40V

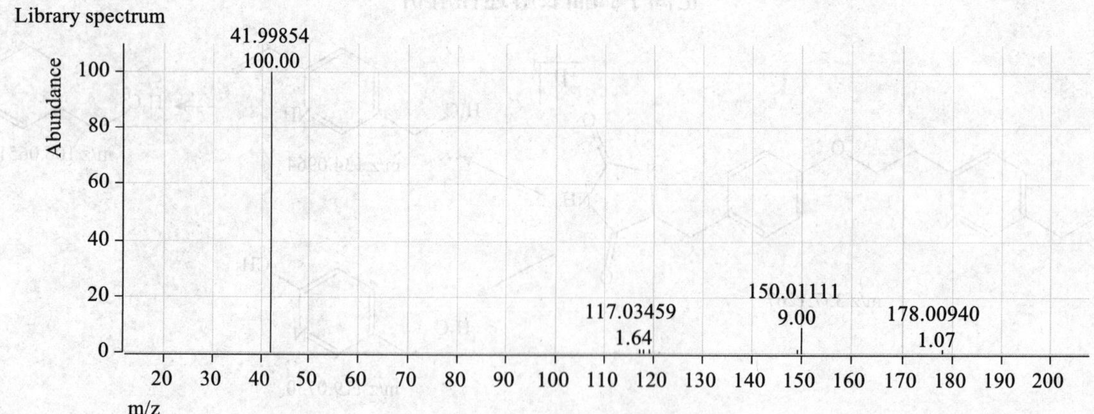

负离子扫描裂解途径解析

m/z 355.1122

m/z 41.9985

m/z 312.1064

盐酸吡格列酮杂质

英文名： Pioglitazone Hydrochloride Impurity

分子式： $C_{19}H_{20}N_2O_3S$

分子量： 356.44

CAS 编号： 111025-46-8

中文化学名： 5-［［4-［2-(5-乙基-2-吡啶基)-乙氧基］苯基］亚甲基］-2,4-噻唑烷二酮

英文化学名：5–[[4–[2–(5–Ethyl–2–pyridinyl)ethoxy]phenyl]methylene]–2,4–thiazolidinedione

性状：本品为淡黄色结晶性粉末

正离子扫描二级质谱图

$[M+H]^+$ CID:10V

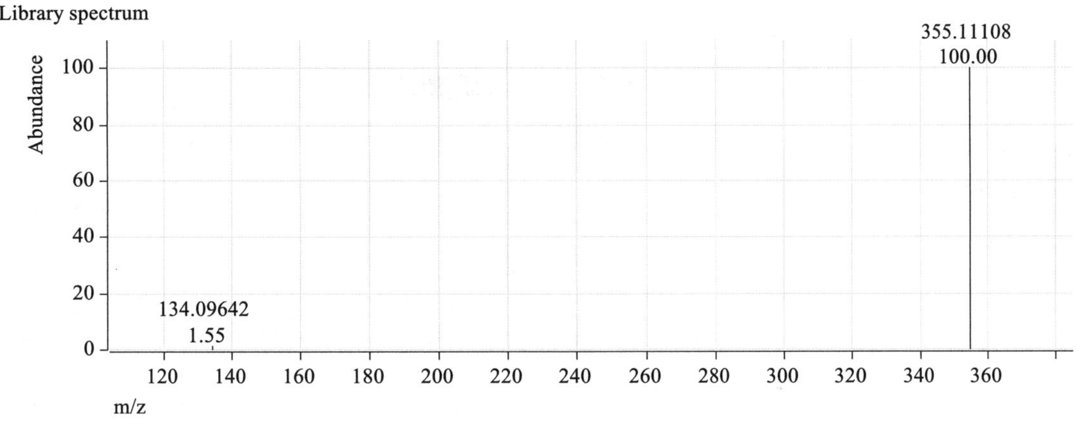

$[M+H]^+$ CID:20V

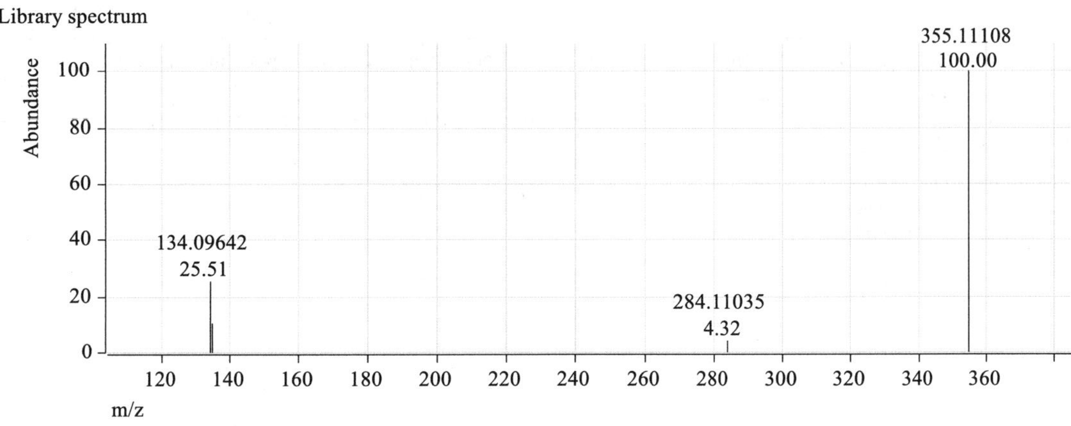

$[M+H]^+$ CID:40V

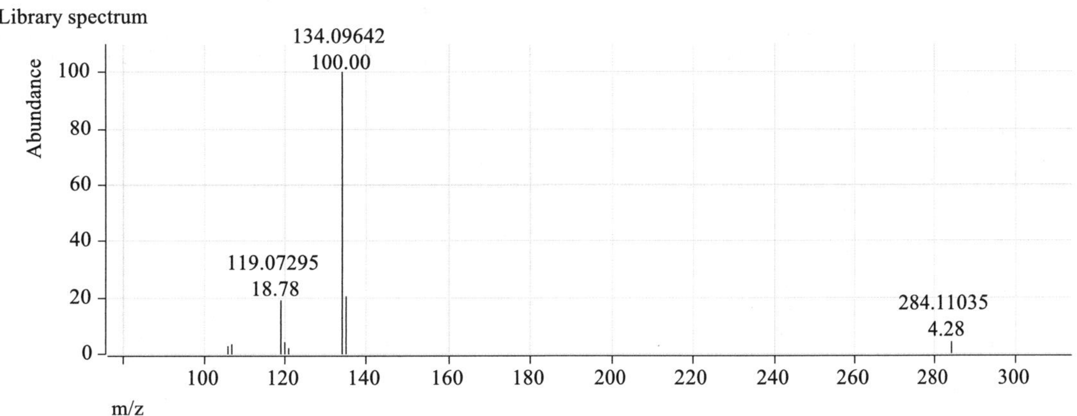

正离子扫描裂解途径解析

m/z 355.1111 → m/z 134.0964

负离子扫描二级质谱图

$[M-H]^-$ CID:10V

Library spectrum

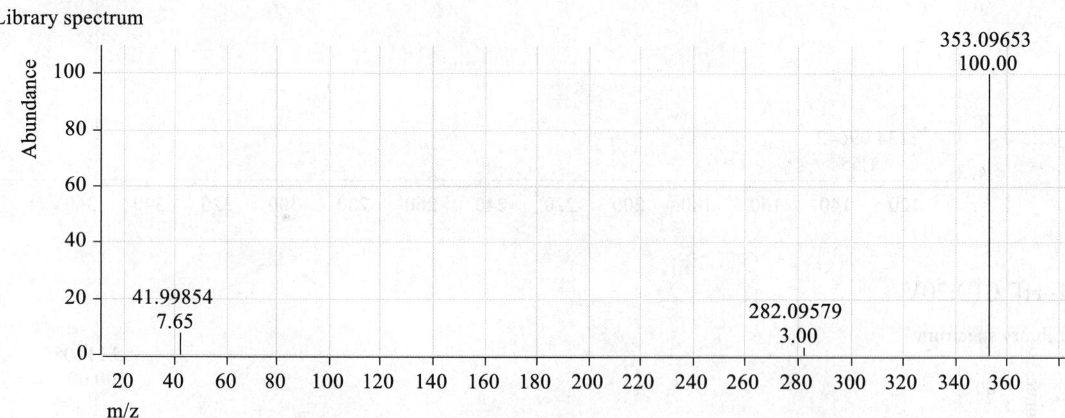

$[M-H]^-$ CID:20V

Library spectrum

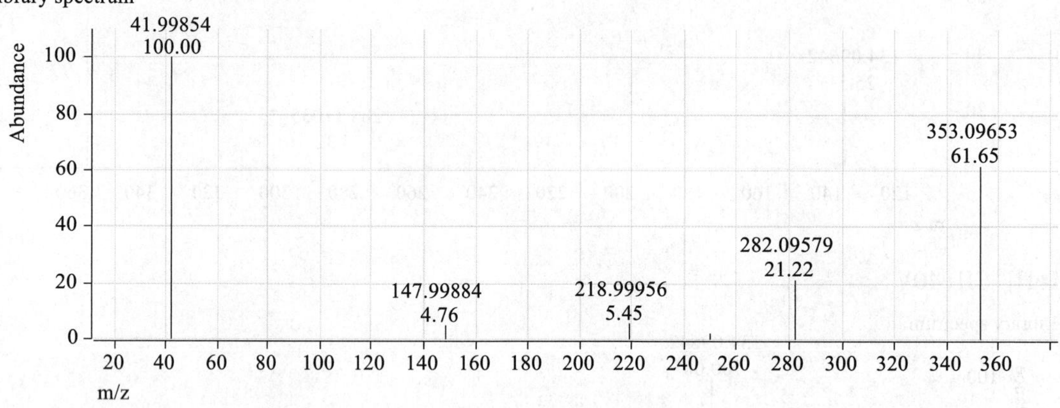

$[M-H]^-$ CID:40V

Library spectrum

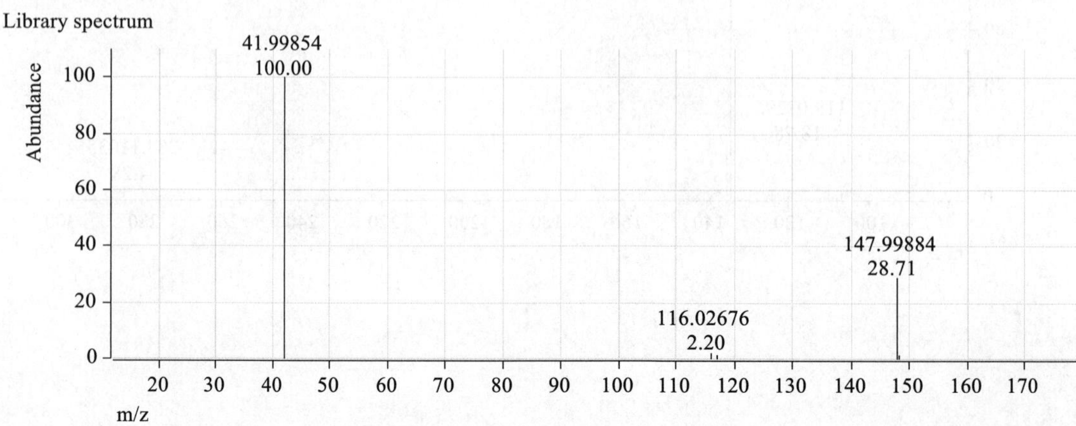

负离子扫描裂解途径解析

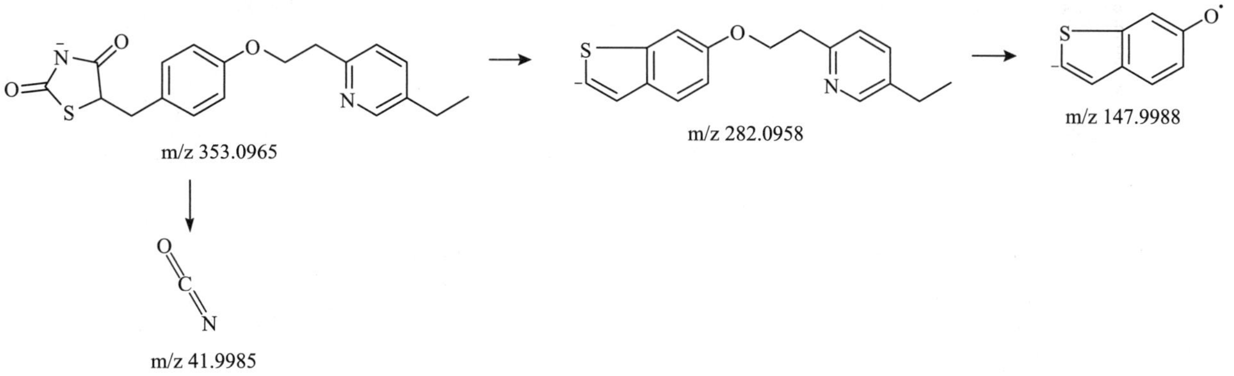

盐酸妥拉唑林

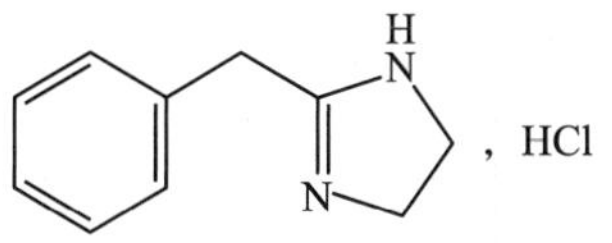

英文名： Tolazoline Hydrochloride

分子式： $C_{10}H_{12}N_2 \cdot HCl$

分子量： 196.68

CAS 编号： 59-97-2

中文化学名： 4,5- 二氢 -2- 苯甲基 -1*H*- 咪唑盐酸盐

英文化学名： 1*H*-Imidazole,4,5-dihydro-2-(phenylmethyl)-,hydrochloride(1:1)

性状： 本品为白色或类白色结晶性粉末；水溶液对石蕊试纸显微酸性反应

溶解性： 本品在水中易溶，在乙醇或三氯甲烷中溶解，在乙醚中不溶

正离子扫描二级质谱图

$[M+H]^+$ CID:10V

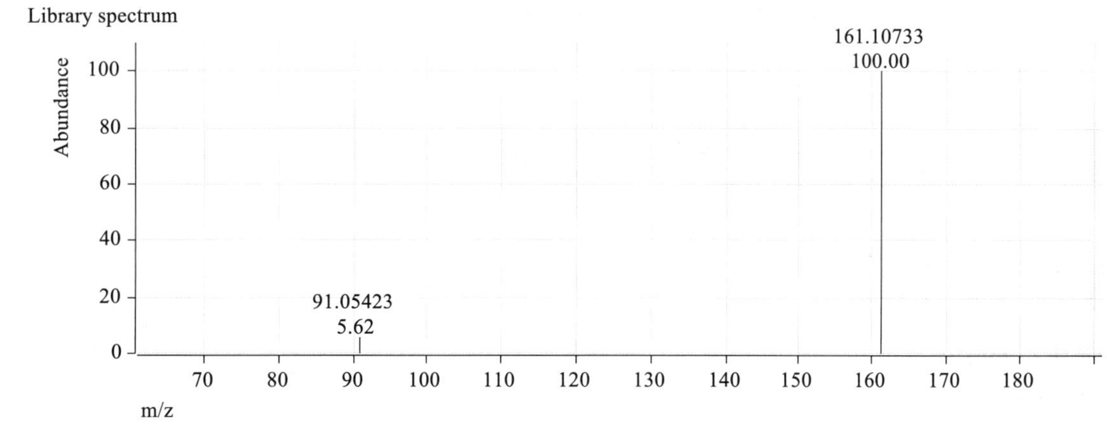

$[M+H]^+$ CID:20V

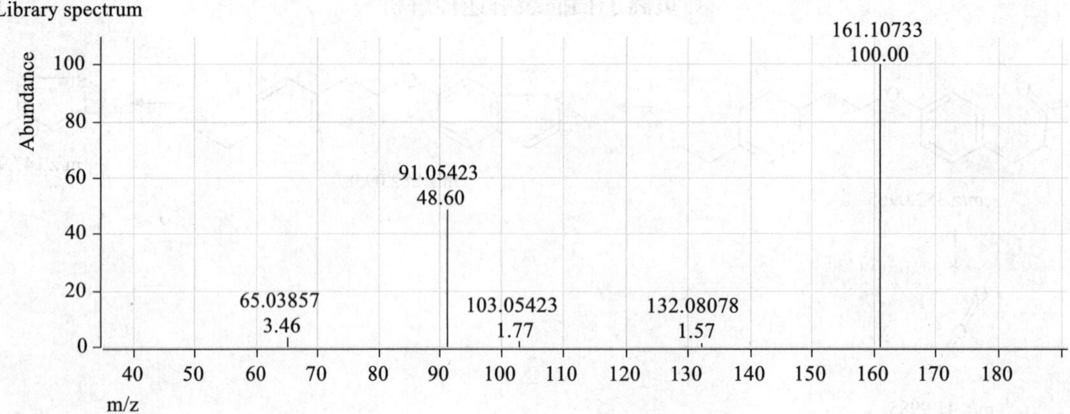

$[M+H]^+$ CID:40V

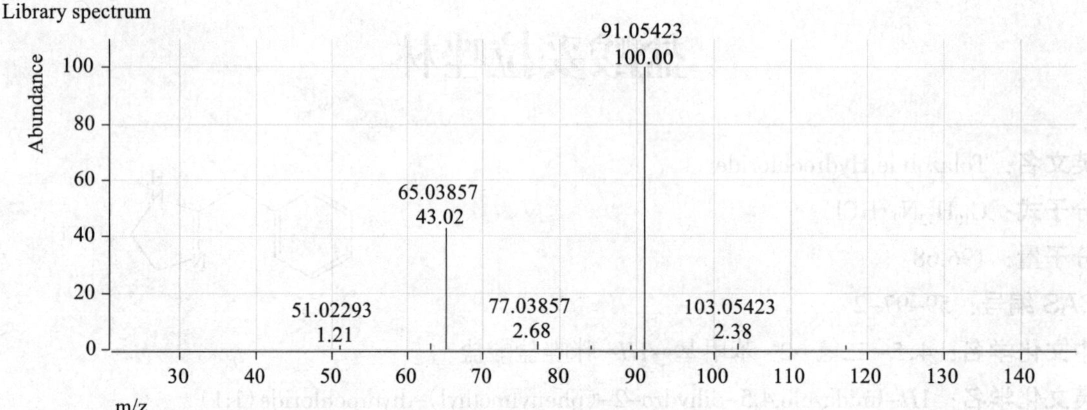

正离子扫描裂解途径解析

m/z 161.1073 → m/z 91.0542 → m/z 65.0386 → m/z 51.0229

盐酸妥洛特罗

英文名： Tulobuterol Hydrochloride

分子式： $C_{12}H_{18}ClNO \cdot HCl$

分子量： 264.19

CAS 编号： 56776-01-3

中文化学名： 2-氯-2-［(叔丁基氨基)甲基］苯甲醇盐酸盐

英文化学名： 2-*tert*-Butylamino-1-(2-chlorophenyl)ethanol hydrochloride

性状： 本品为白色或类白色结晶性粉末；无臭；味苦

溶解性： 本品在水、乙醇中易溶，在丙酮中溶解，在乙酸乙酯中略溶，在乙醚中几乎不溶

正离子扫描二级质谱图

[M+H]$^+$ CID:10V

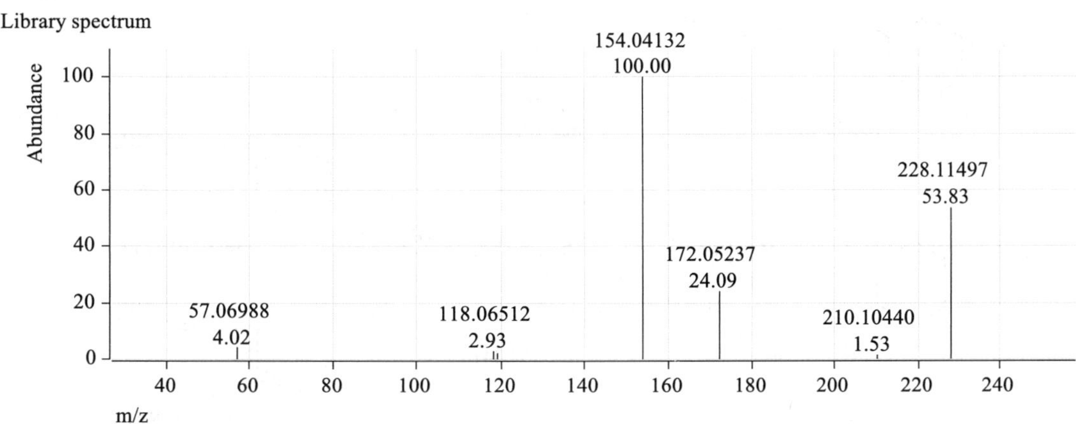

[M+H]$^+$ CID:20V

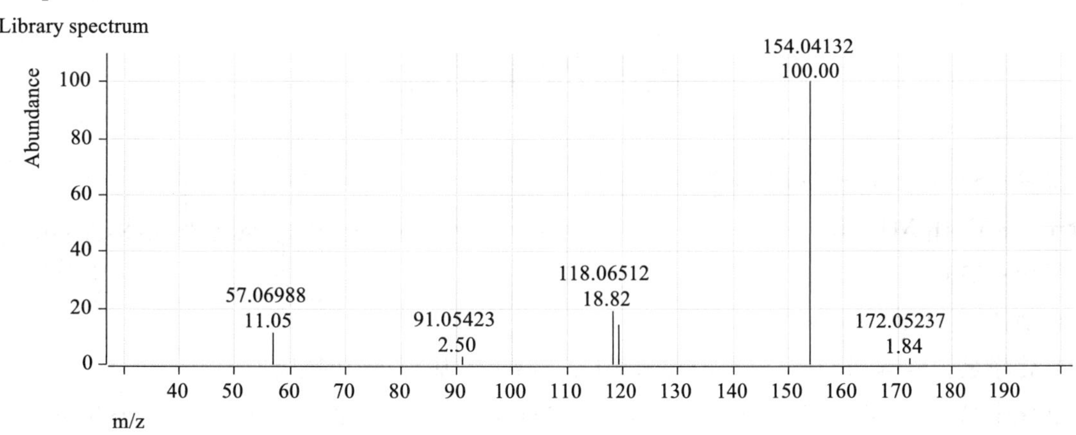

[M+H]$^+$ CID:40V

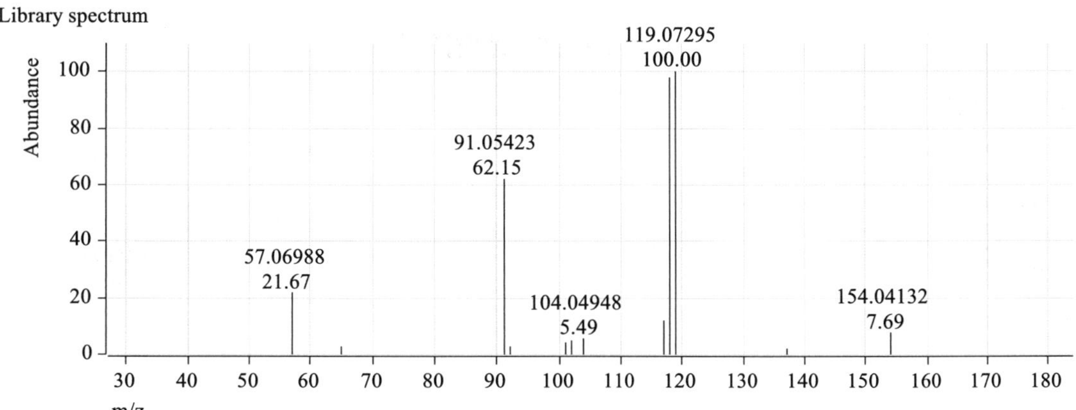

正离子扫描裂解途径解析

m/z 228.1150

m/z 172.0524

m/z 210.1044

m/z 154.0418

m/z 119.0730

m/z 118.0651

盐酸沙丁胺酮

英文名：Salbutamon Hydrochloride

分子式：$C_{13}H_{19}NO_3 \cdot HCl$

分子量：273.76

CAS 编号：41489-89-8

中文化学名：1-(4- 羟基 -3- 羟甲基苯基)-2-(叔丁氨基)乙酮盐酸盐

英文化学名：2-[(1,1-Dimethylethyl)amino]-1-[4-hydroxy-3-(hydroxymethyl)phenyl]ethanone

性状：本品为黄色粉末

正离子扫描二级质谱图

$[M+H]^+$ CID:10V

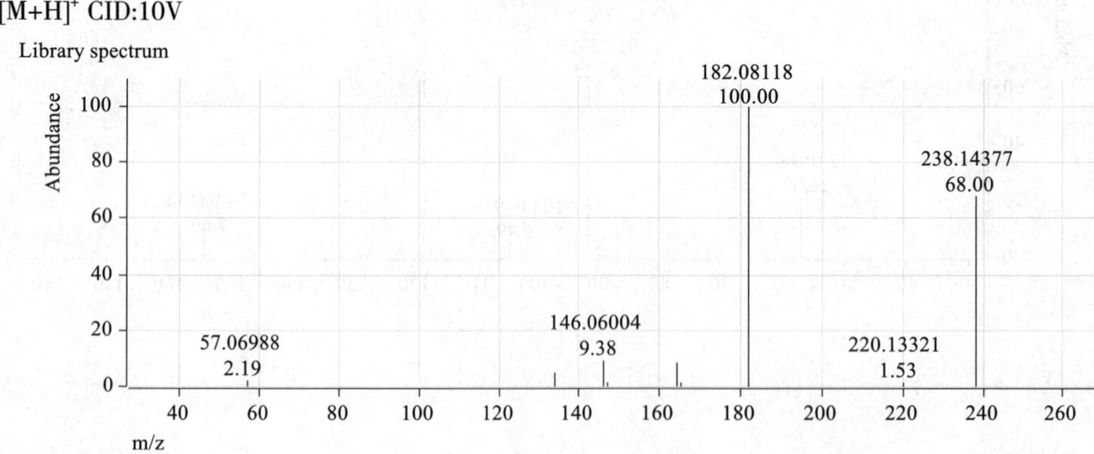

$[M+H]^+$ CID:20V

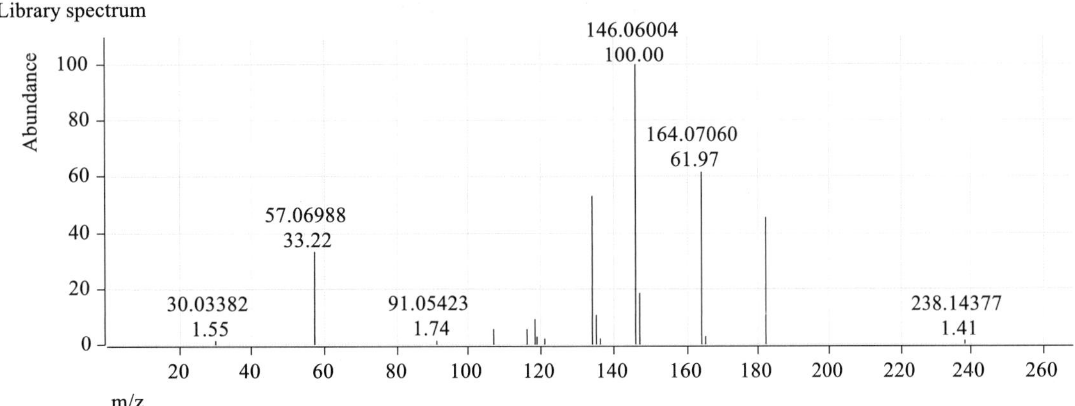

$[M+H]^+$ CID:40V

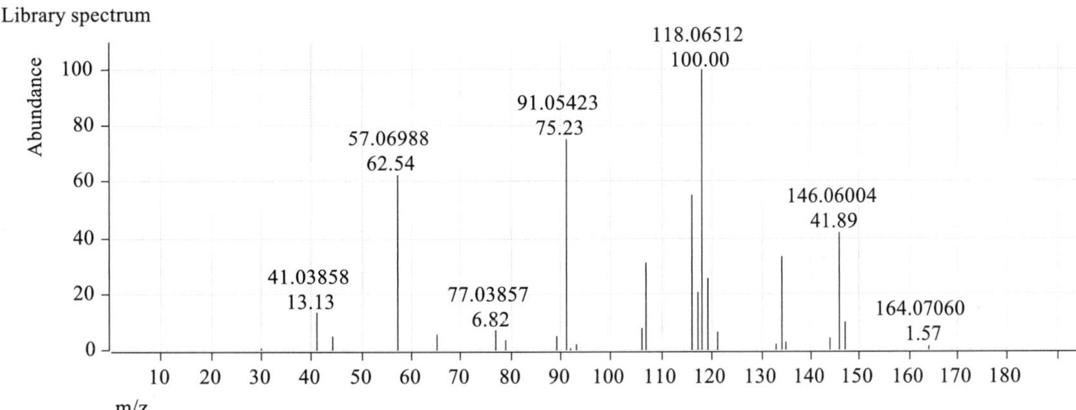

正离子扫描裂解途径解析

m/z 238.1438

m/z 220.1332

m/z 164.0706

m/z 146.0600

m/z 182.0812

m/z 118.0651

m/z 57.0699

m/z 91.0542

负离子扫描二级质谱图

[M-H]⁻ CID:10V

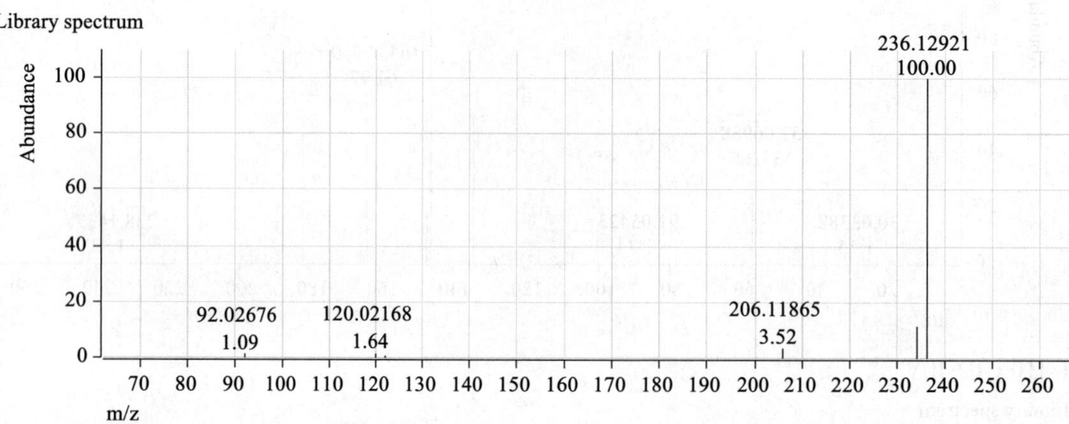

[M-H]⁻ CID:20V

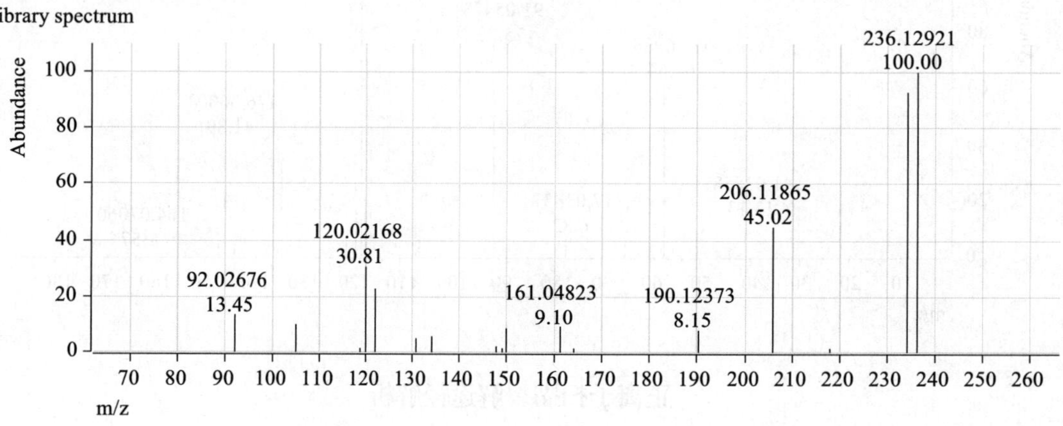

[M-H]⁻ CID:40V

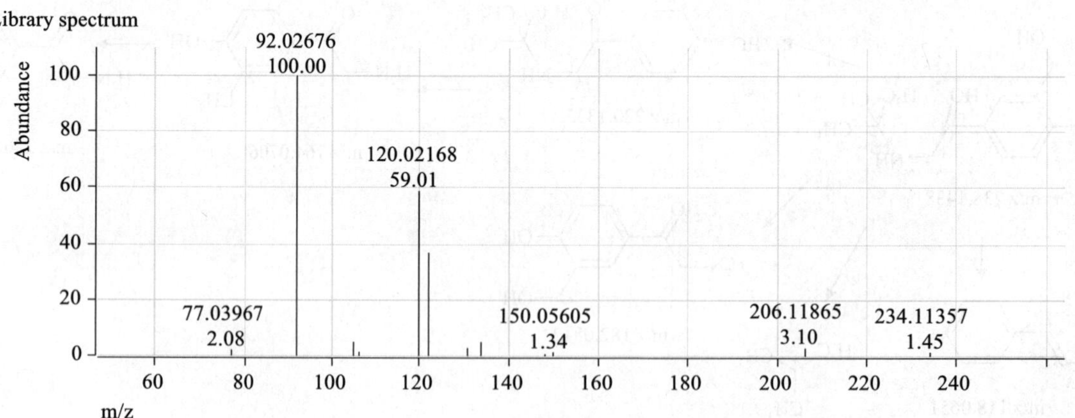

负离子扫描裂解途径解析

m/z 236.1292

m/z 206.1187

m/z 190.1237

m/z 120.0217

m/z 92.0268

盐酸阿比朵尔

英文名： Arbidol Hydrochloride

分子式： $C_{22}H_{25}BrN_2O_3S \cdot HCl$

分子量： 513.88

CAS 编号： 131707-23-8

中文化学名： 6-溴-4-(二甲氨甲基)-5-羟基-1-甲基-2-(苯硫甲基)-1*H*-吲哚-3-羧酸乙酯盐酸盐

英文化学名： 1*H*-Indole-3-carboxylic acid, 6-bromo-4-[(dimethylamino)methyl]-5-hydroxy-1-methyl-2-[(phenylthio)methyl]-, ethyl ester, hydrochloride(1:1)

, HCl

性状： 本品为类白色结晶性粉末

溶解性： 本品在甲醇中易溶，在水醋酸中微溶，在水、稀盐酸和氢氧化钠试液中几乎不溶

正离子扫描二级质谱图

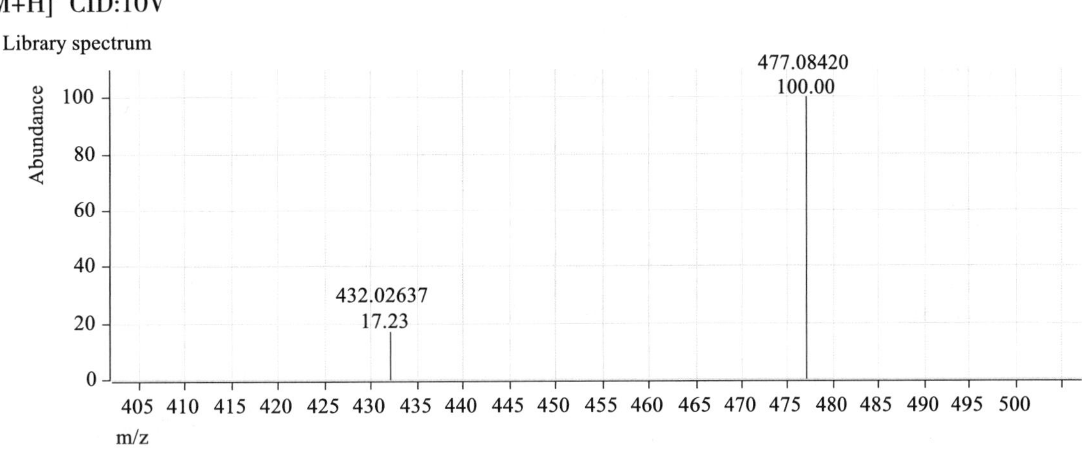

$[M+H]^+$ CID:20V

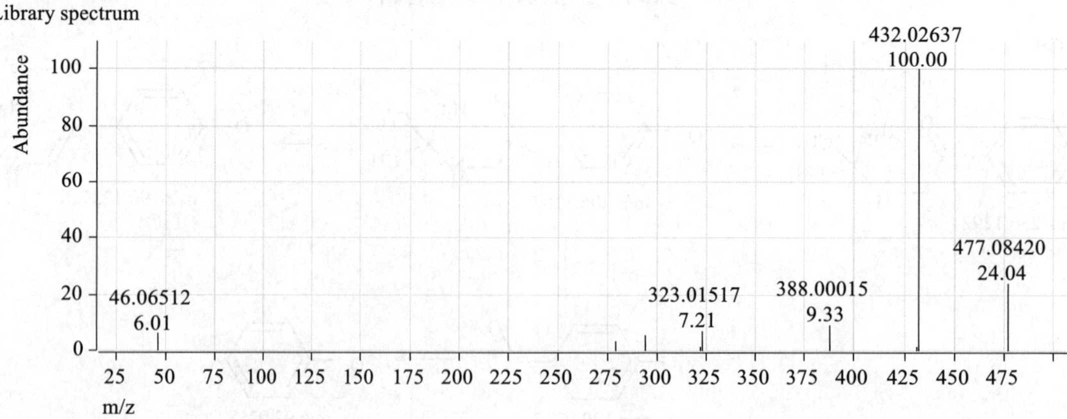

$[M+H]^+$ CID:40V

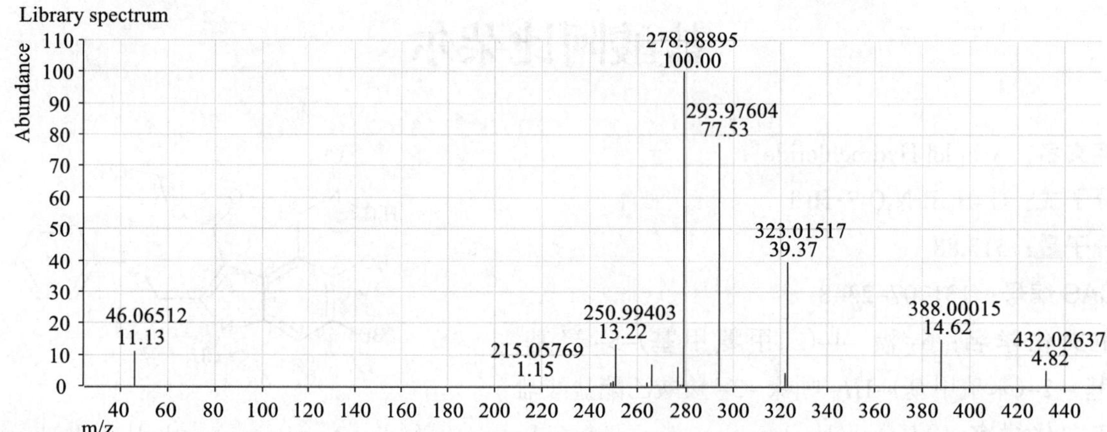

正离子扫描裂解途径解析

m/z 477.0842

m/z 432.0264

m/z 388.0001

m/z 46.0651

m/z 323.0152

m/z 278.9889

m/z 250.9940

盐酸阿可乐定

英文名： Apraclonidine Hydrochloride

分子式： $C_9H_{10}Cl_2N_4 \cdot HCl$

分子量： 281.57

CAS 编号： 73218-79-8

中文化学名： 2-(4- 氨基 -2,6- 二氯苯氨基)-2- 咪唑啉盐酸盐

英文化学名： 1,4-Benzenediamine,2,6-dichloro-*N*1-(4,5-dihydro-1*H*-imidazol-2-yl)-, hydrochloride

性状： 本品为白色或近白色、无味或几乎无味的粉末

溶解性： 本品在水、乙醇、甲醇中溶解，在三氯甲烷、乙酸乙酯和己烷中不溶

正离子扫描二级质谱图

$[M+H]^+$ CID:10V

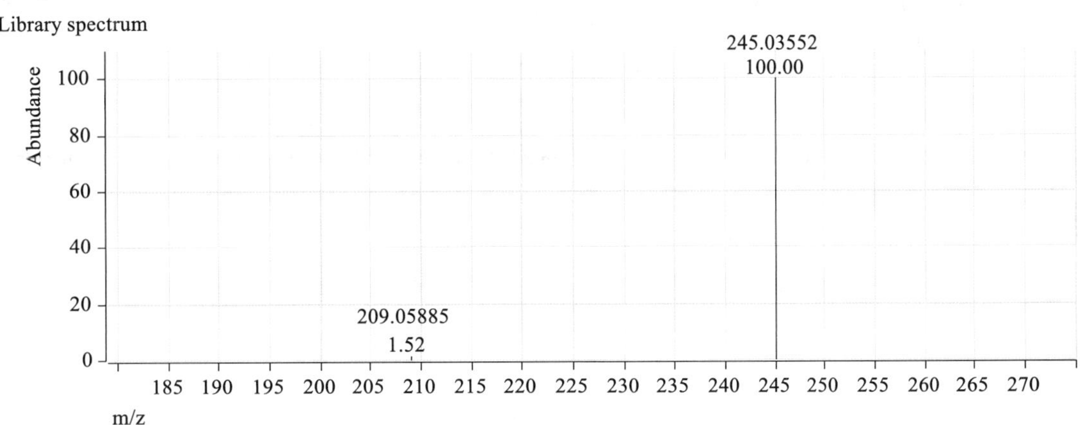

$[M+H]^+$ CID:20V

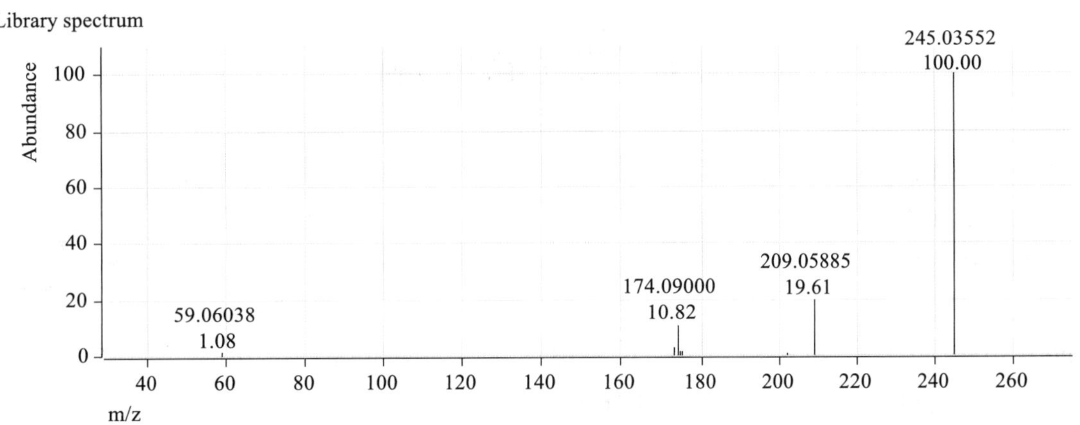

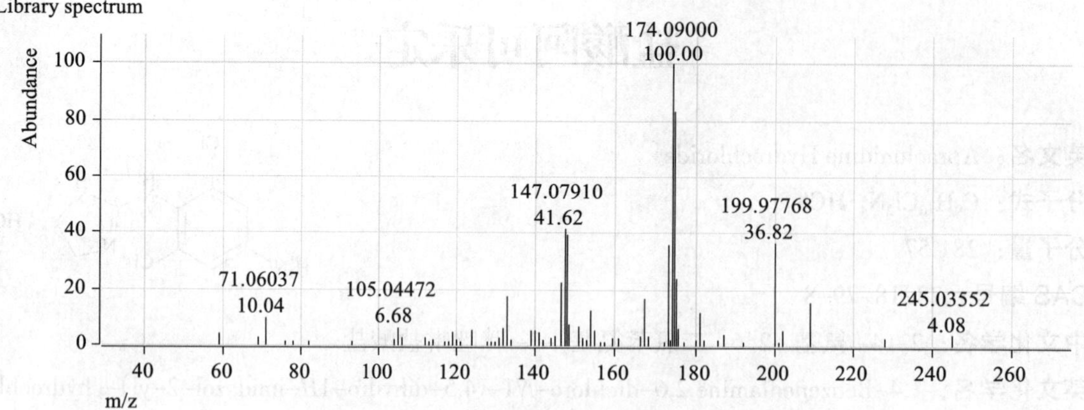

正离子扫描裂解途径解析

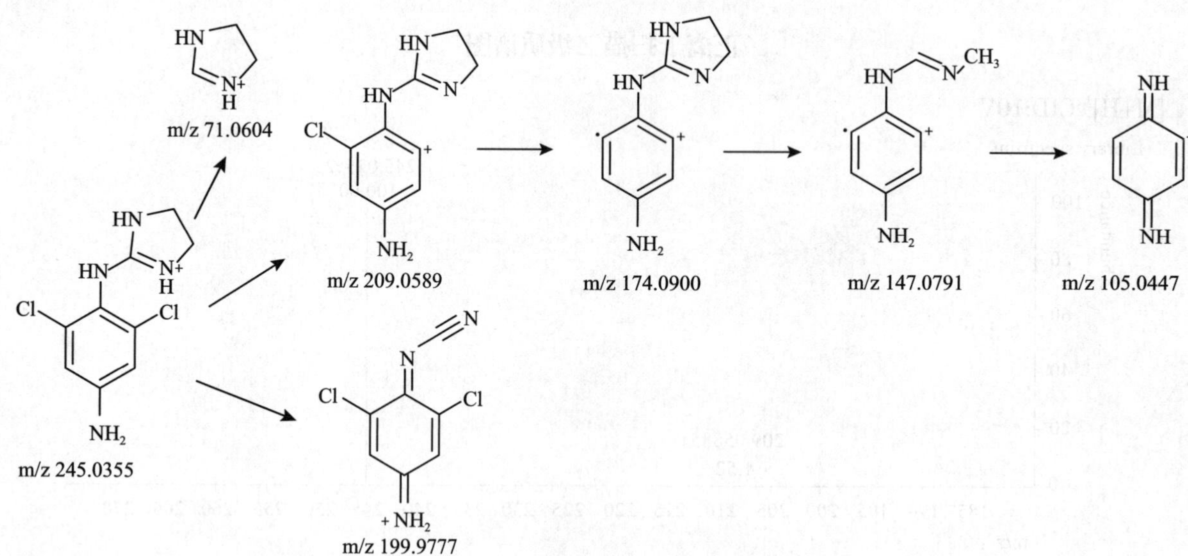

盐酸阿米替林

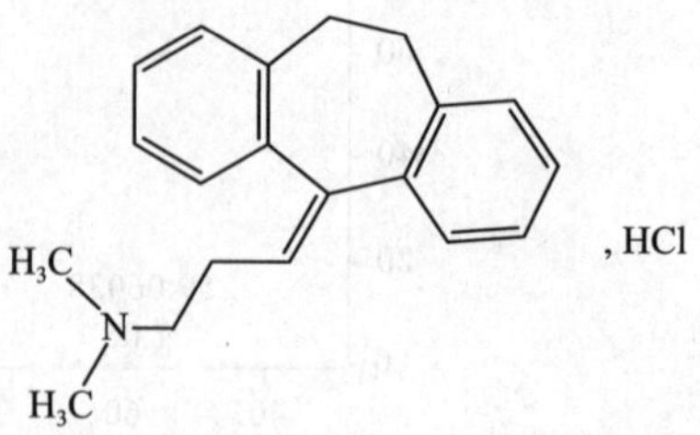

英文名：Amitriptyline Hydrochloride

分子式：$C_{20}H_{23}N \cdot HCl$

分子量：313.87

CAS 编号：549-18-8

中文化学名：*N*,*N*-二甲基-3-［10,11-二氢-5*H*-二苯并［*a*,*d*］环庚三烯-5-亚基］-1-丙胺盐酸盐

英文化学名：3-[10,11-Dihydro-5*H*-dibenzo[*a*,*d*]cyclohepten-5-ylidene]-*N*,*N*-dimethylpropanamine hydrochloride

性状：本品为无色结晶或白色、类白色粉末；无臭或几乎无臭

溶解性：本品在水、甲醇、乙醇或三氯甲烷中易溶，在乙醚中几乎不溶

正离子扫描二级质谱图

$[M+H]^+$ CID:10V

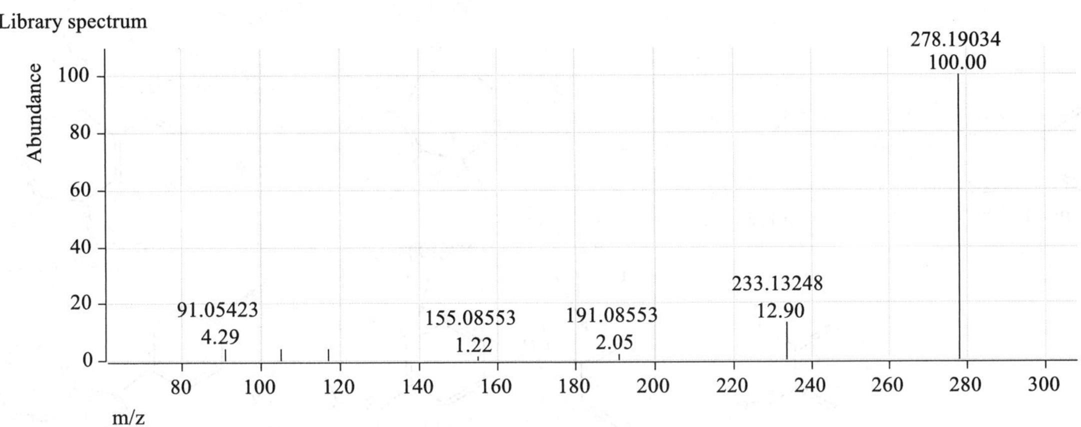

$[M+H]^+$ CID:20V

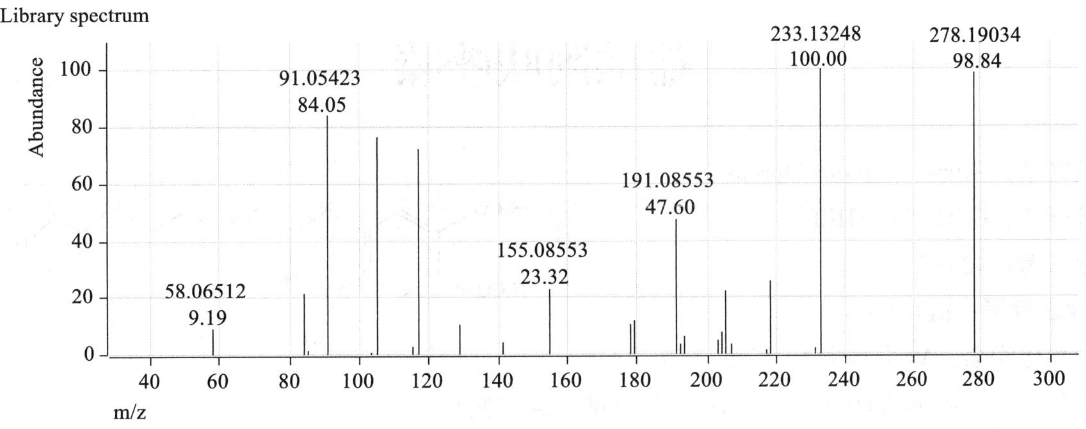

$[M+H]^+$ CID:40V

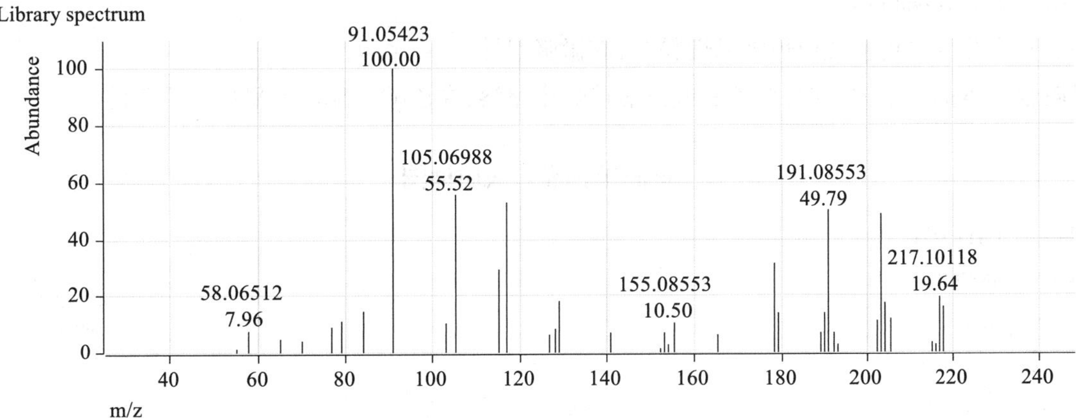

正离子扫描裂解途径解析

m/z 117.0699 或 m/z 117.0699 m/z 278.1903 m/z 233.1325 m/z 217.1012 m/z 105.0699 m/z 91.0542 m/z 191.0855 m/z 203.0855

盐酸阿夫唑嗪

英文名： Alfuzosin Hydrochloride

分子式： $C_{19}H_{27}N_5O_4 \cdot HCl$

分子量： 425.92

CAS 编号： 81403-68-1

中文化学名： *N*-［3-［(4-氨基-6,7-二甲氧基-2-喹唑啉基)甲胺基］丙基］四氢呋喃-2-酰胺盐

英文化学名： (2*RS*)-*N*-[3-[(4-Amino-6,7-dimethoxy-2-quinazolinyl)methylamino]propyl] tetrahydrofuran-2-carboxamide hydrochloride

性状： 本品为白色或类白色结晶性粉末;有微吸湿性

溶解性： 本品在水中易溶,在乙醇或三氯甲烷中略溶,在乙酸乙酯或乙醚中几乎不溶

正离子扫描二级质谱图

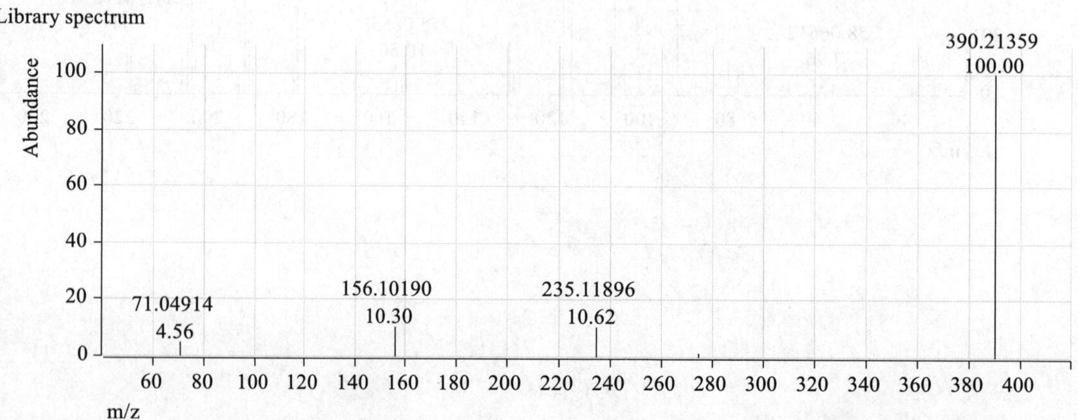

$[M+H]^+$ CID:20V

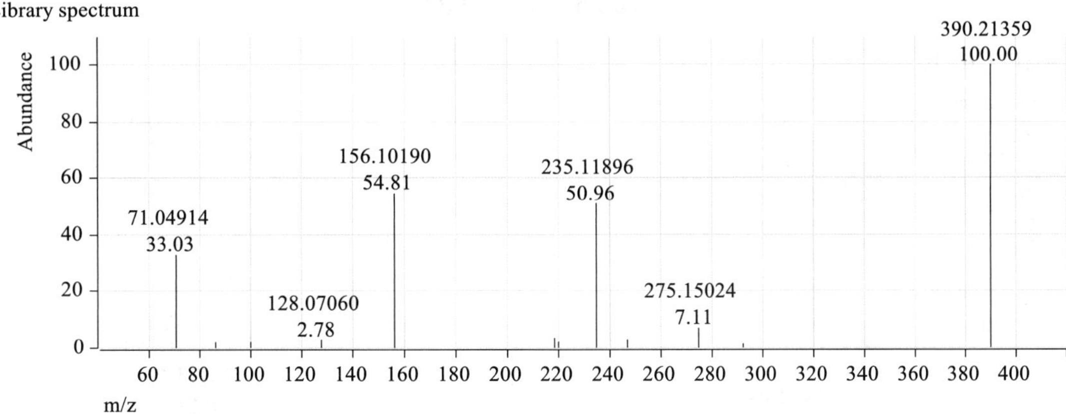

$[M+H]^+$ CID:40V

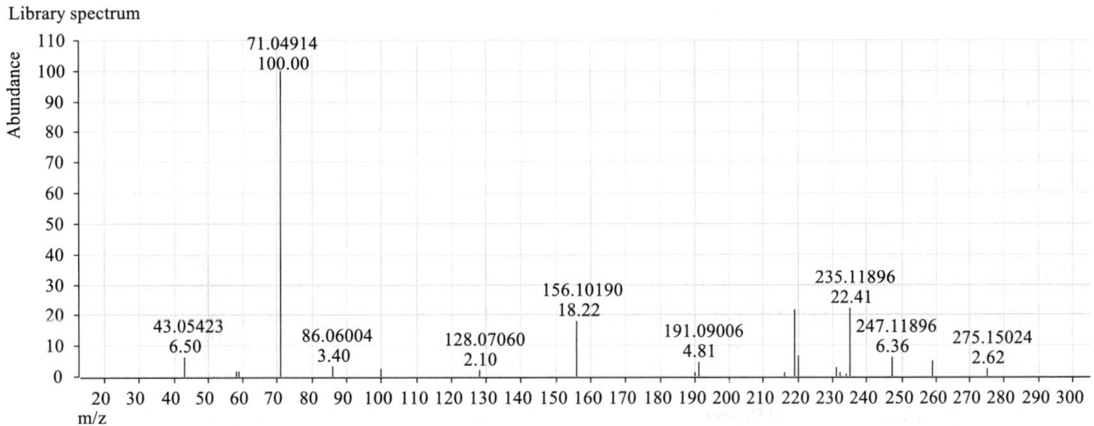

正离子扫描裂解途径解析

m/z 390.2136

m/z 275.1503

m/z 235.1190

m/z 156.1019

m/z 128.0706

m/z 71.0491

负离子扫描二级质谱图

[M−H]⁻ CID:10V

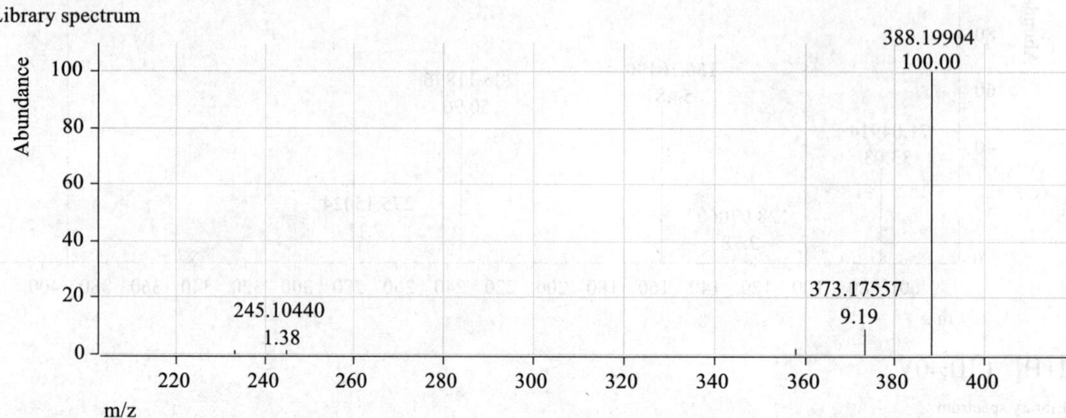

[M−H]⁻ CID:20V

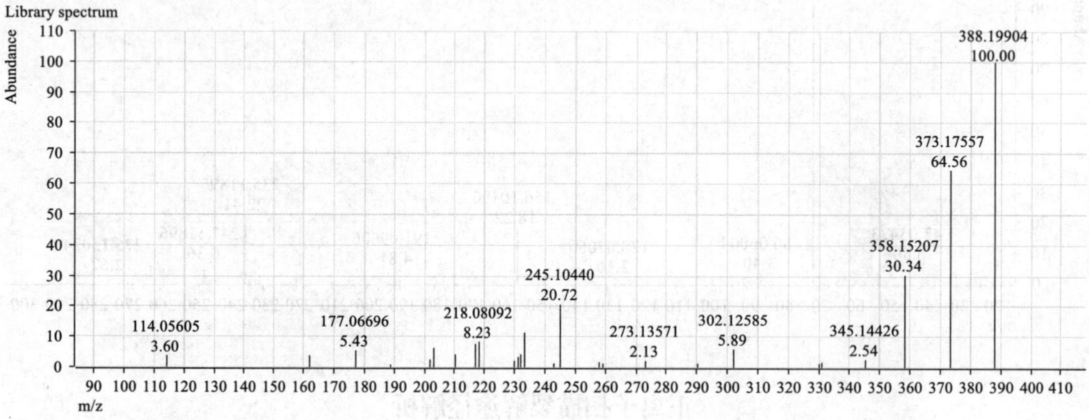

[M−H]⁻ CID:40V

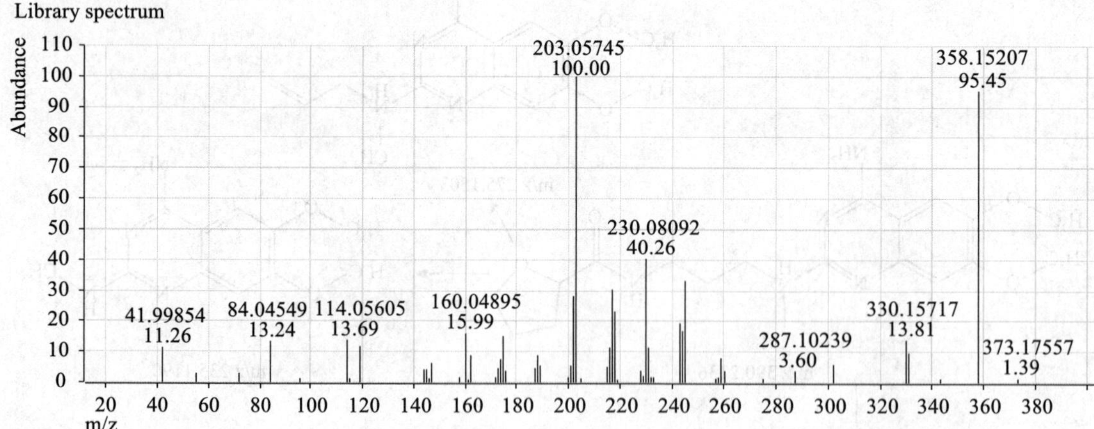

负离子扫描裂解途径解析

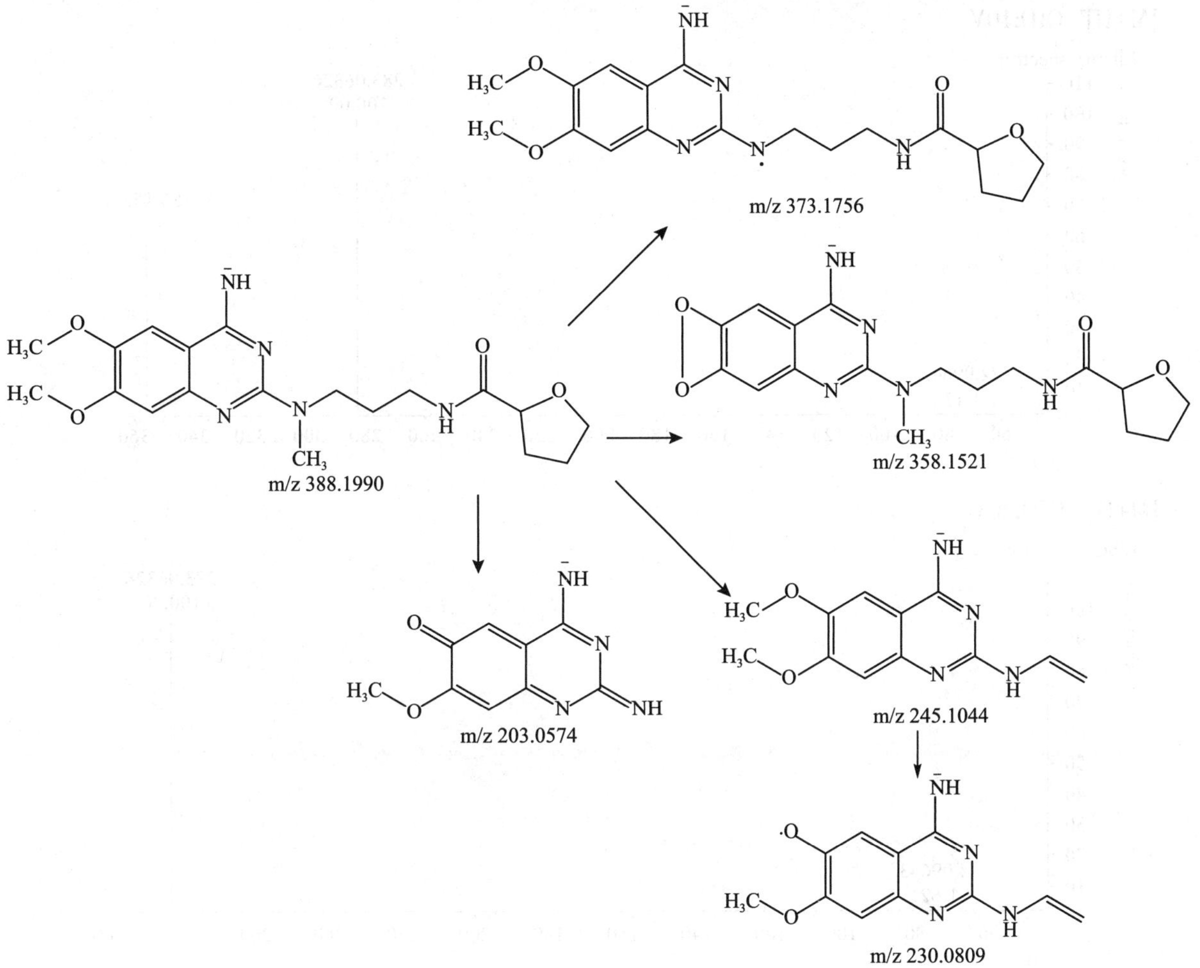

m/z 388.1990

m/z 373.1756

m/z 358.1521

m/z 203.0574

m/z 245.1044

m/z 230.0809

盐酸阿莫地喹

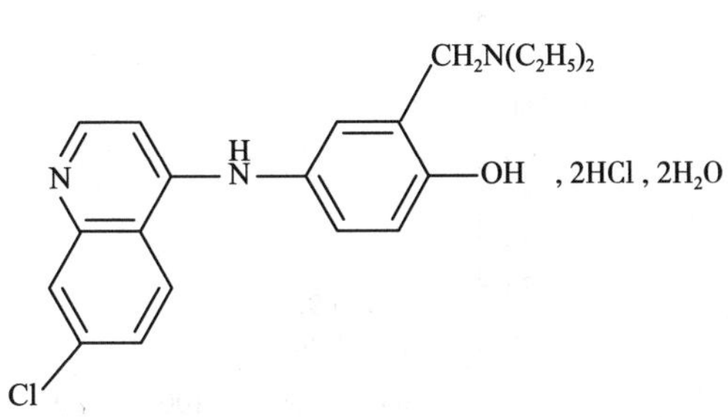

英文名： Amodiaquine Hydrochloride

分子式： $C_{20}H_{22}ClN_3O \cdot 2HCl \cdot 2H_2O$

分子量： 464.81

CAS 编号： 6398-98-7

中文化学名： 7- 氯 -4-(3′- 二乙基氨基甲基 -4′- 羟基苯胺基)喹啉二盐酸盐

$CH_2N(C_2H_5)_2$ ... OH , 2HCl , $2H_2O$ ... Cl

英文化学名： Phenol, 4-[(7-chloro-4-quinolinyl)amino]-2-[(diethylamino)methyl]-, hydrochloride, hydrate(1:2:2)

性状： 本品为黄色结晶性粉末；无臭

溶解性： 本品在水(1∶25)和乙醇(1∶78)中溶解，在三氯甲烷、乙醚及苯中极微溶

正离子扫描二级质谱图

[M+H]+ CID:10V

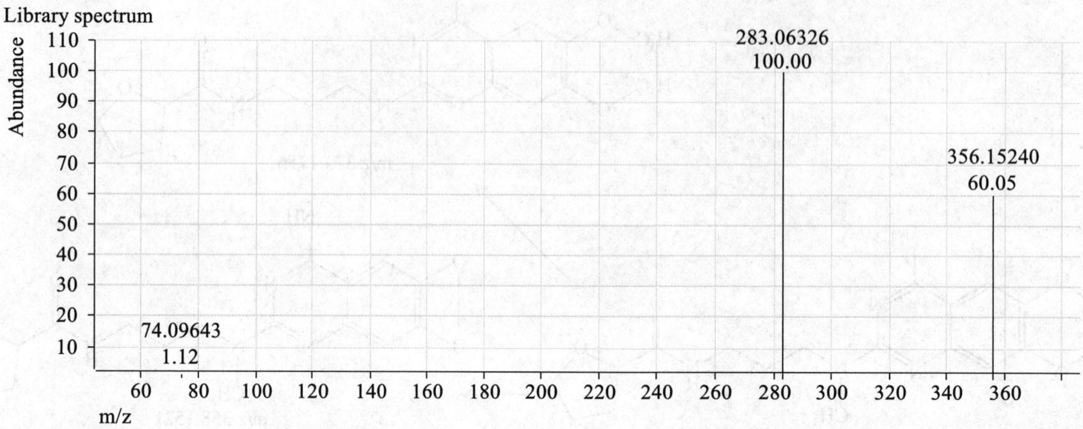

[M+H]+ CID:20V

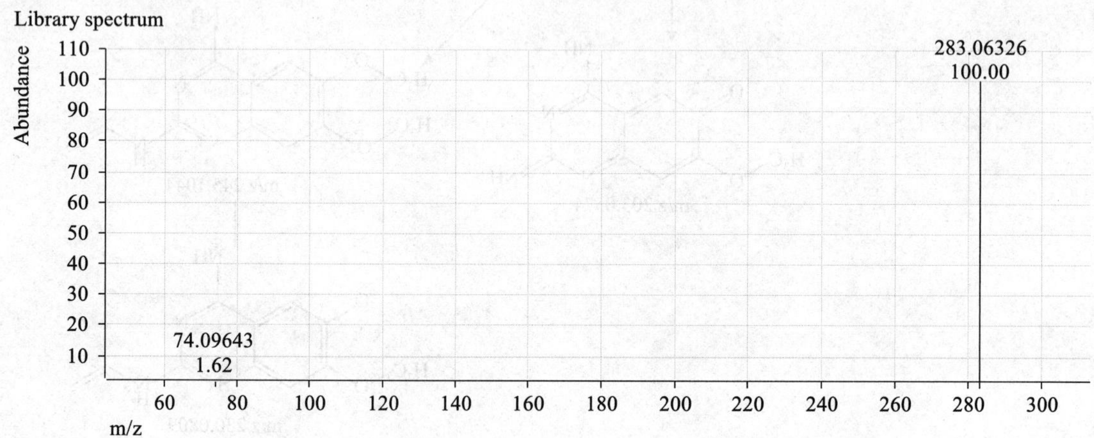

[M+H]+ CID:40V

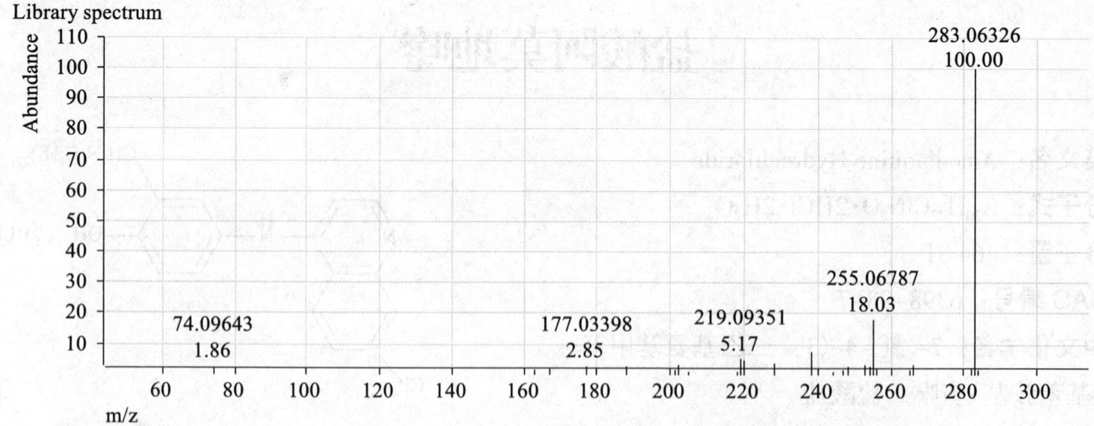

正离子扫描裂解途径解析

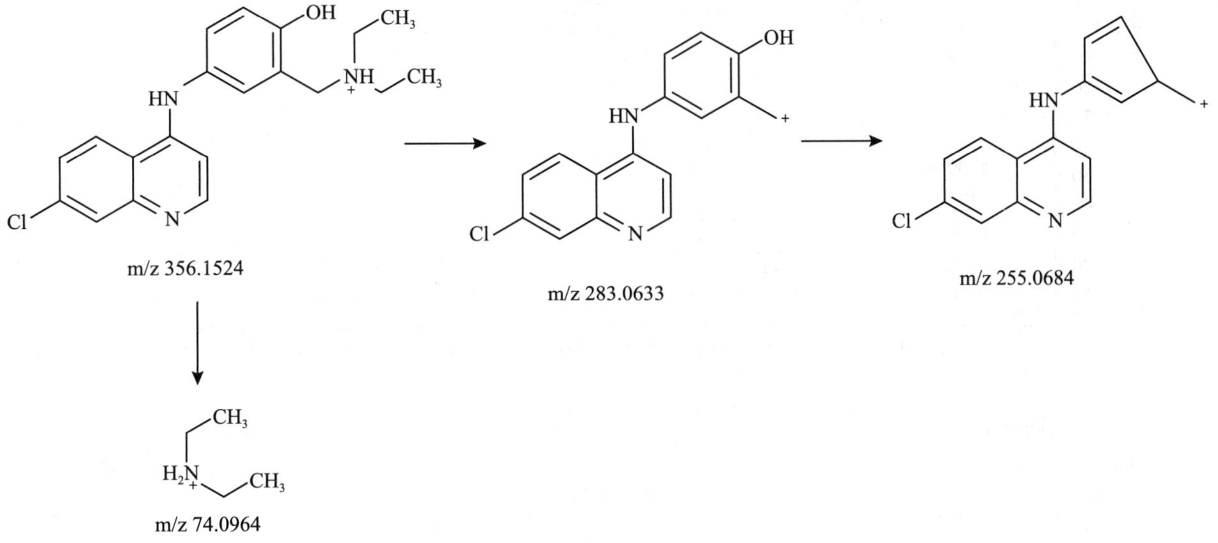

m/z 356.1524

m/z 283.0633

m/z 255.0684

m/z 74.0964

盐酸阿普林定

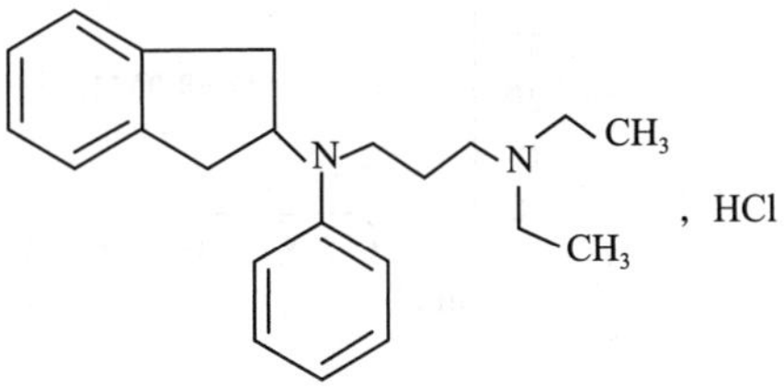

英文名： Aprindine Hydrochloride

分子式： $C_{22}H_{30}N_2 \cdot HCl$

分子量： 358.95

CAS 编号： 33237-74-0

中文化学名： *N*,*N*- 二乙基 -*N'*-2- 茚满基 -*N'*- 苯基 -1,3- 丙二胺盐酸盐

英文化学名： *N*,*N*-Diethyl-*N'*-Indanyl-*N'*-phenyl-1,3-propanediamine hydrochloride

性状： 本品为白色或类白色粉末；无臭

溶解性： 本品在三氯甲烷中极易溶，在水或乙醇中易溶

正离子扫描二级质谱图

$[M+H]^+$ CID:10V

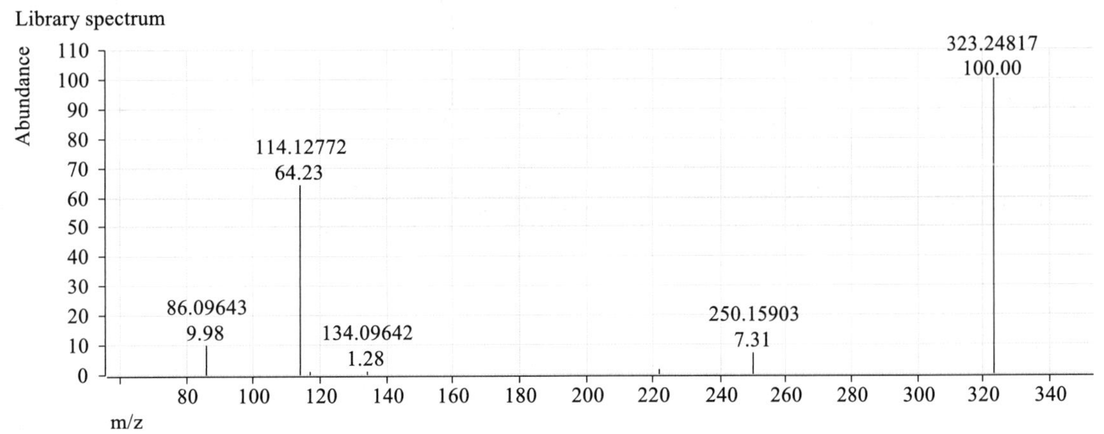

$[M+H]^+$ CID:20V

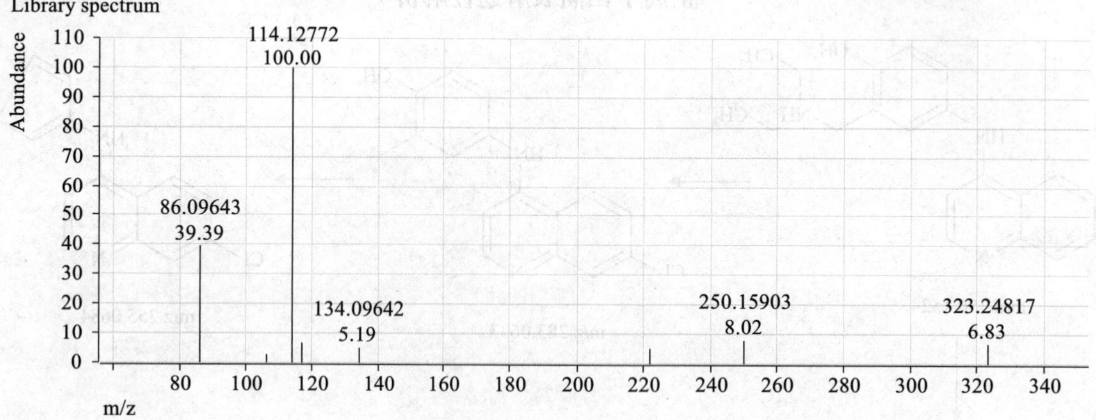

$[M+H]^+$ CID:40V

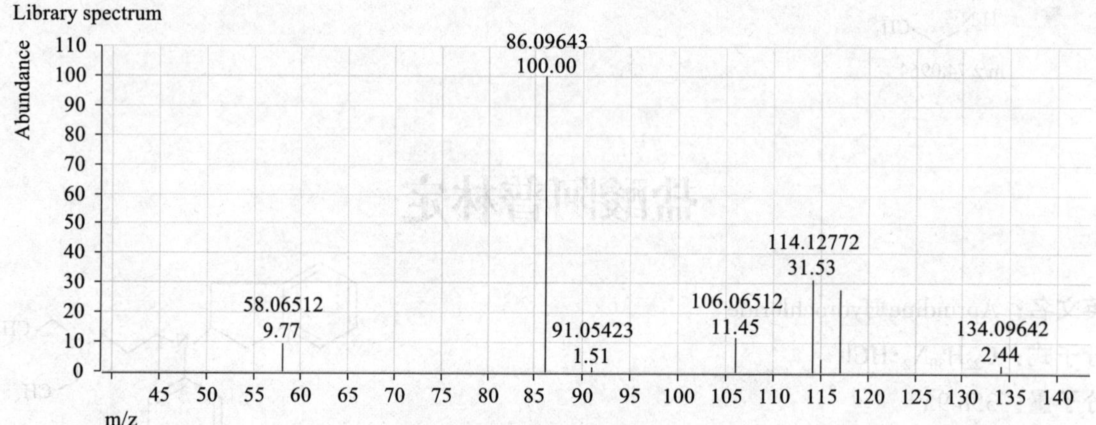

正离子扫描裂解途径解析

m/z 114.1277

m/z 86.0964

m/z 134.0964

m/z 323.2482

m/z 250.1590

m/z 222.1277

盐酸坦索洛新

英文名： Tamsulosin Hydrochloride

分子式： $C_{20}H_{28}N_2O_5S \cdot HCl$

分子量： 444.97

CAS 编号： 106463-17-6

中文化学名： 5-［(2*R*)-2-［［2-(2-乙氧基苯氧基)乙基］氨基］丙基］-2-甲氧基苯磺酰胺盐酸盐

英文化学名： Benzenesulfonamide,5-[(2*R*)-2-[[2-(2-ethoxyphenoxy)ethyl]amino]propyl]-2-methoxy-, hydrochloride(1:1)

性状： 本品为白色或类白色结晶性粉末

正离子扫描二级质谱图

$[M+H]^+$ CID:10V

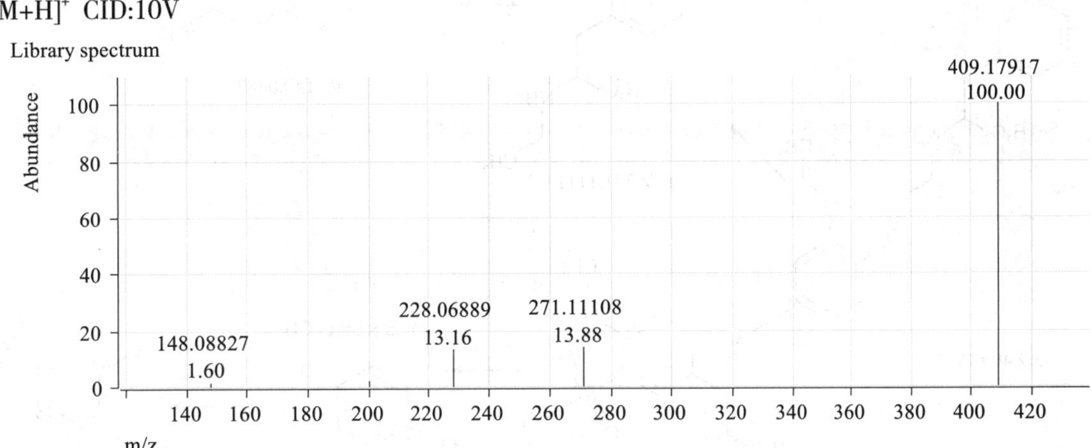

$[M+H]^+$ CID:20V

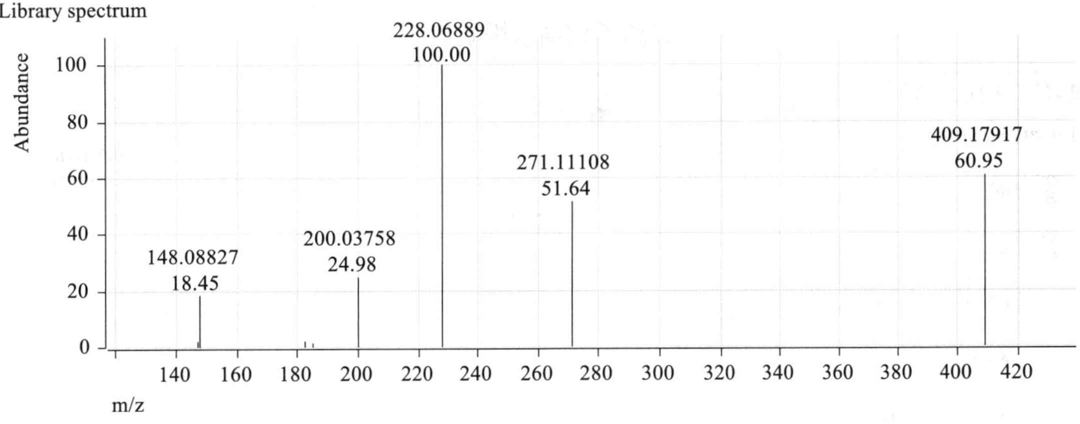

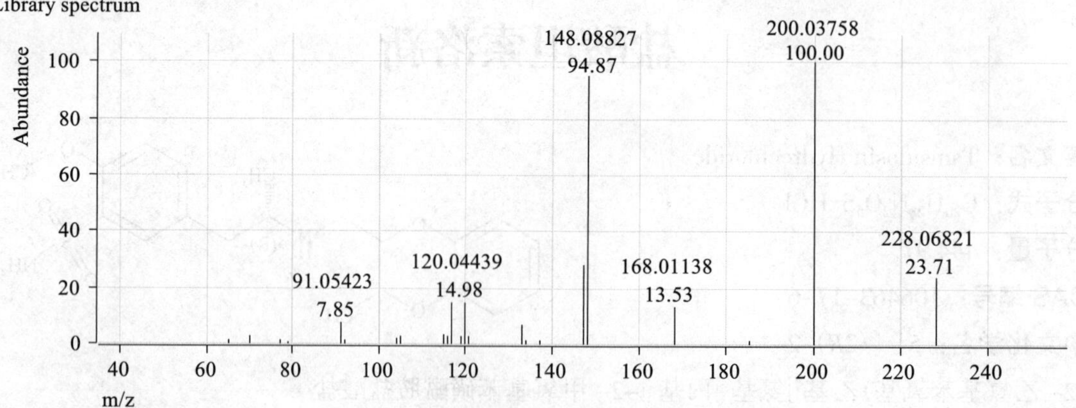

正离子扫描裂解途径解析

m/z 409.1792

m/z 271.1111

m/z 148.0883

m/z 228.0689

m/z 200.0376

m/z 168.0114

负离子扫描二级质谱图

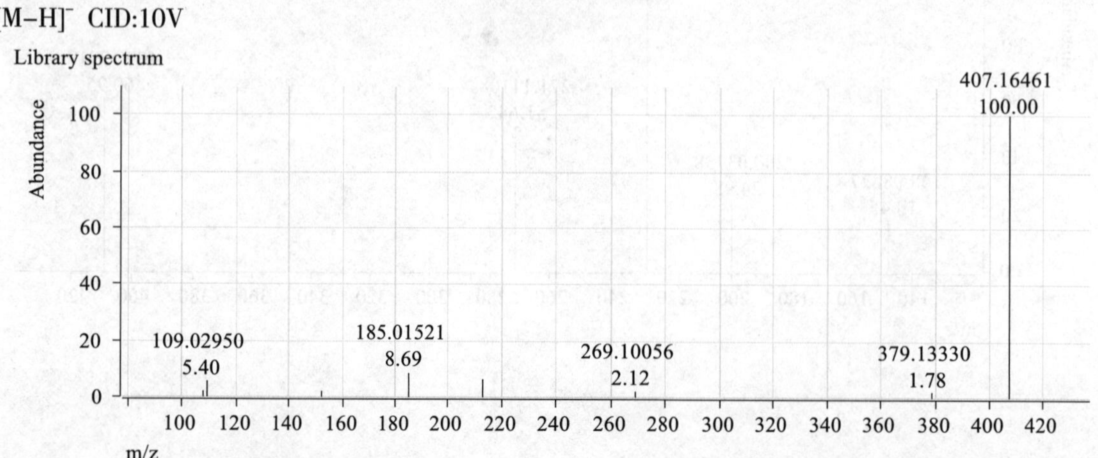

$[M-H]^-$ CID:20V

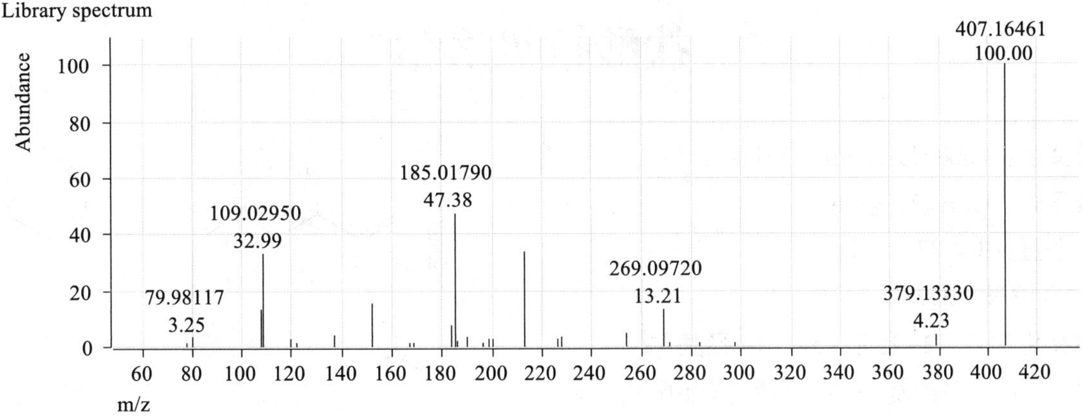

$[M-H]^-$ CID:40V

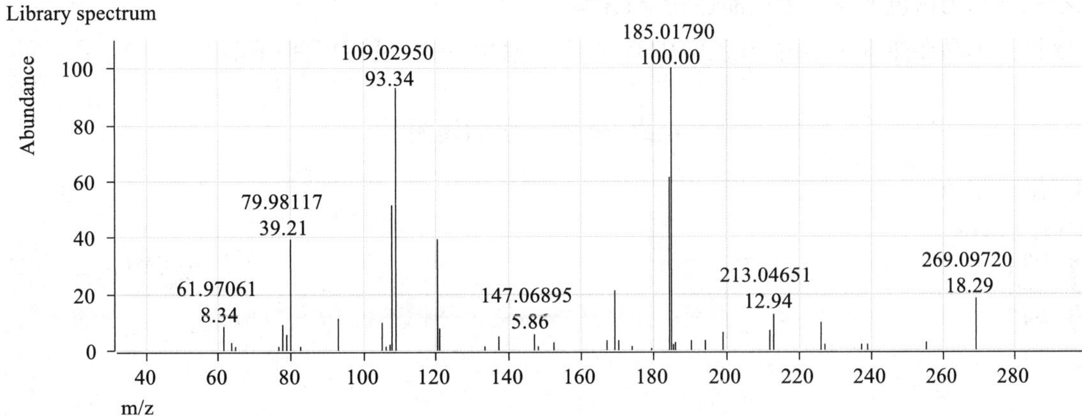

负离子扫描裂解途径解析

m/z 407.1646

m/z 379.1333

m/z 269.0965

m/z 213.0465

m/z 79.9812

m/z 109.0295

盐酸拉贝洛尔

英文名： Labetalol Hydrochloride

分子式： $C_{19}H_{24}N_2O_3 \cdot HCl$

分子量： 364.87

CAS 编号： 32780-64-6

中文化学名： 2-羟基-5-[1-羟基-2-[(1-甲基-3-苯基丙基)氨基]乙基]苯甲酰胺盐酸盐

英文化学名： 2-Hydroxy-5-[1-hydroxy-2-[(1-methyl-3-phenylpropyl)amino] ethyl]-benzamide hydrochloride

性状： 本品为白色或类白色结晶性粉末；无臭

溶解性： 本品在热水中溶解，在乙醇中略溶，在三氯甲烷或乙醚中几乎不溶

正离子扫描二级质谱图

[M+H]$^+$ CID:10V

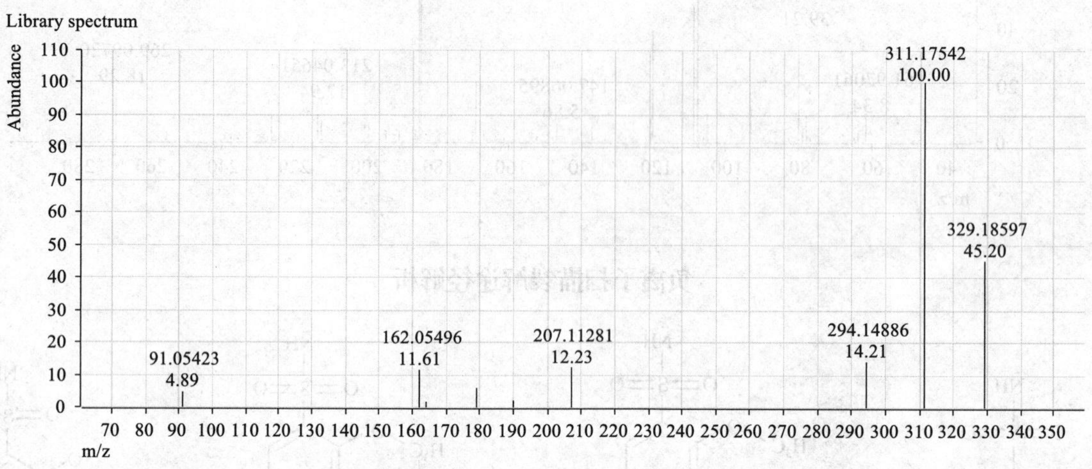

[M+H]$^+$ CID:20V

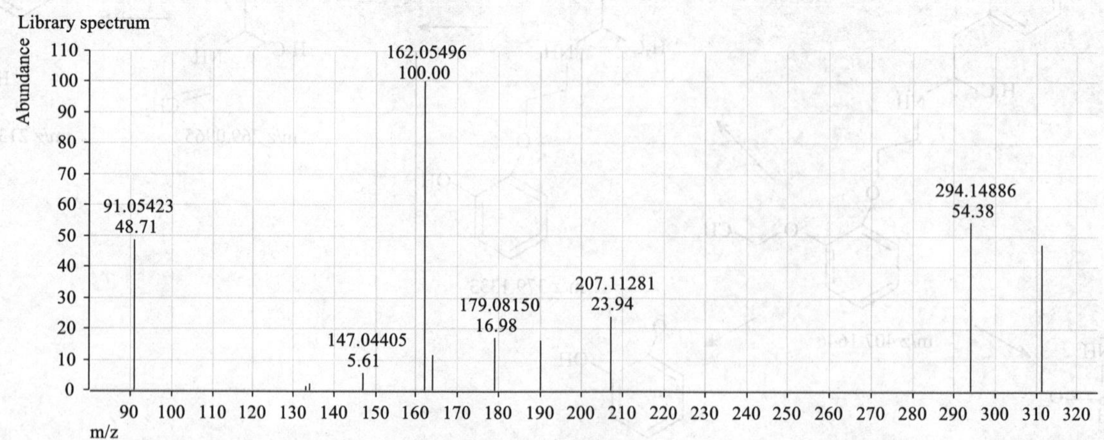

$[M+H]^+$ CID:40V

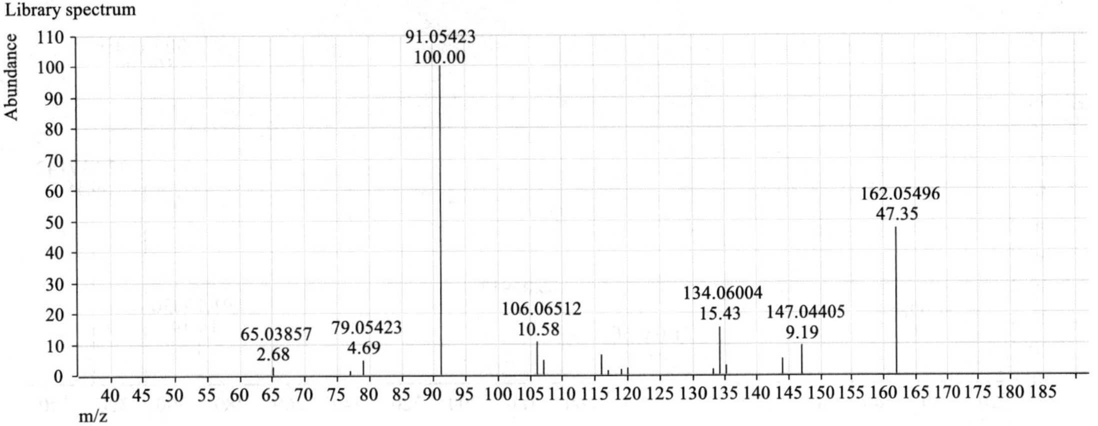

正离子扫描裂解途径解析

OH
H
N
HO
CH_3
HO
+
NH_2
m/z 329.1860

H
N
HO
CH_3
HO
+
NH_2
m/z 311.1754

H
N
HO
CH_3
O
+
m/z 294.1489

NH_2
HO
O
+
m/z 162.0550

+
m/z 91.0542

负离子扫描二级质谱图

$[M-H]^-$ CID:10V

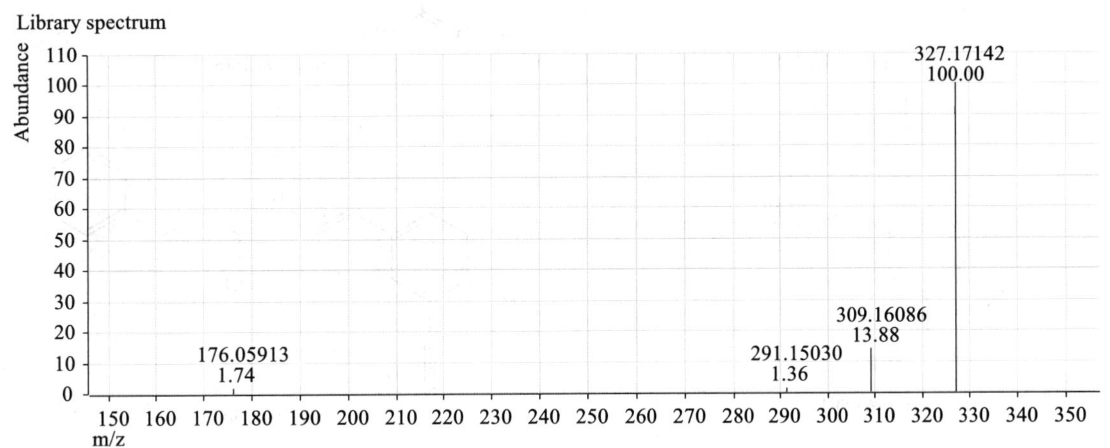

$[M-H]^-$ CID:20V

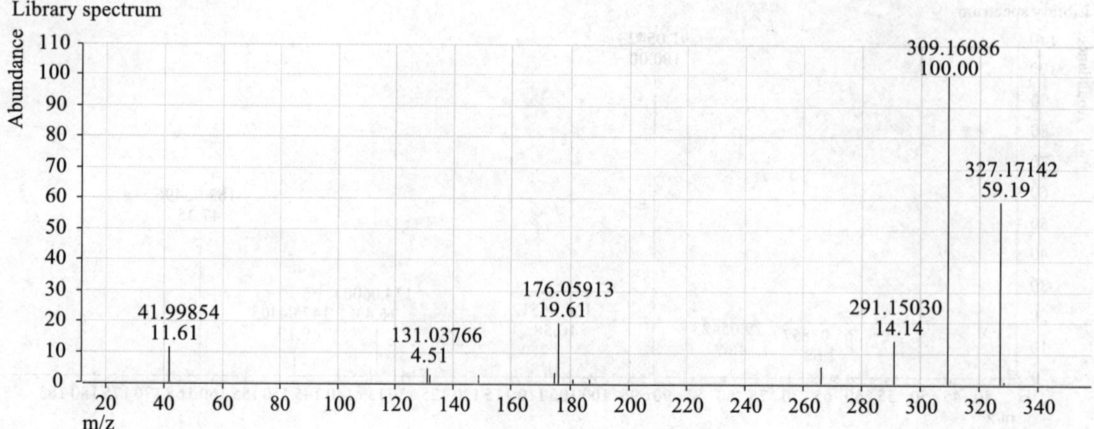

$[M-H]^-$ CID:40V

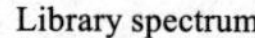

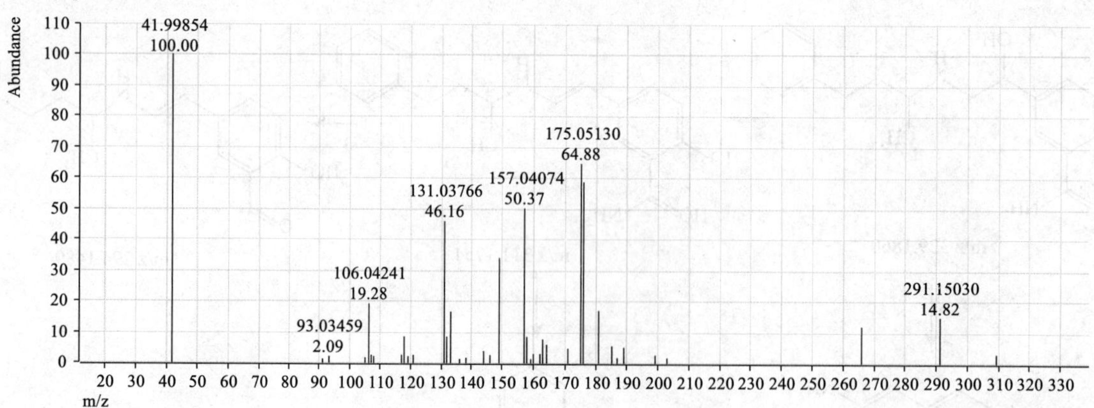

负离子扫描裂解途径解析

m/z 327.1714 → m/z 309.1609

m/z 327.1714 → m/z 176.0591

m/z 309.1609 → m/z 291.1503

盐酸苯乙双胍

英文名： Phenformin Hydrochloride

分子式： $C_{10}H_{15}N_5 \cdot HCl$

分子量： 241.72

CAS 编号： 834-28-6

中文化学名： 1-(2- 苯乙基)双胍盐酸盐

英文化学名： *N*-(2-Phenylethyl)imidodicarbonimidic diamide hydrochloride

性状： 本品为白色结晶或结晶性粉末；无臭

溶解性： 本品在水中易溶，在乙醇中溶解，在三氯甲烷或乙醚中几乎不溶

正离子扫描二级质谱图

$[M+H]^+$ CID:10V

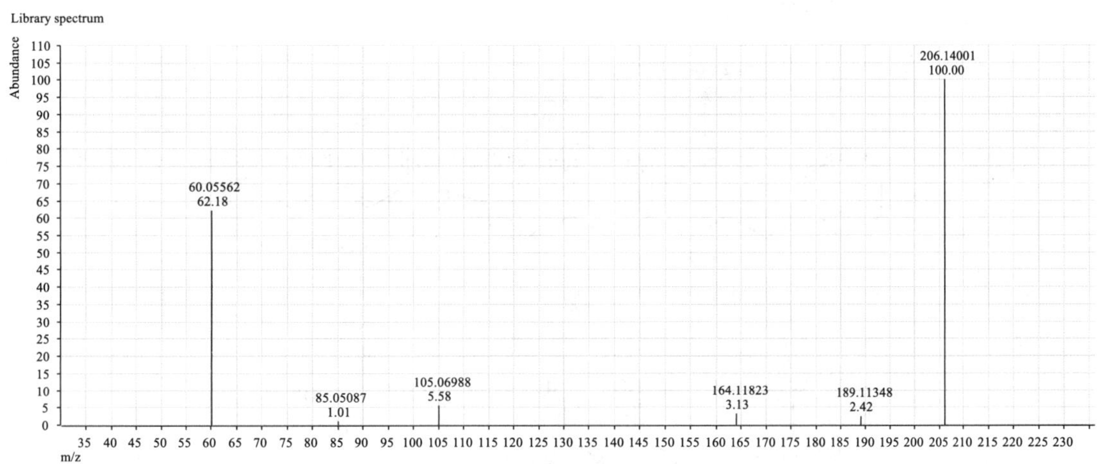

$[M+H]^+$ CID:20V

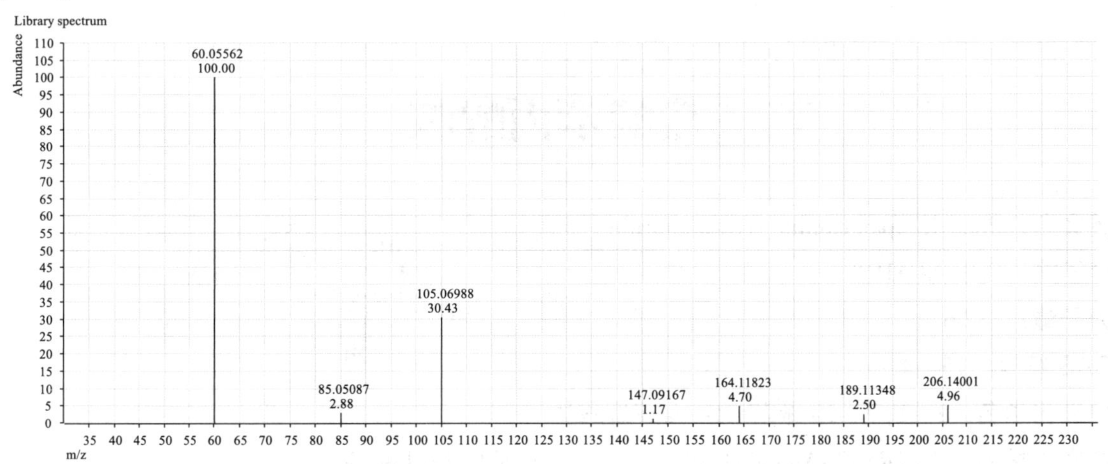

$[M+H]^+$ CID:40V

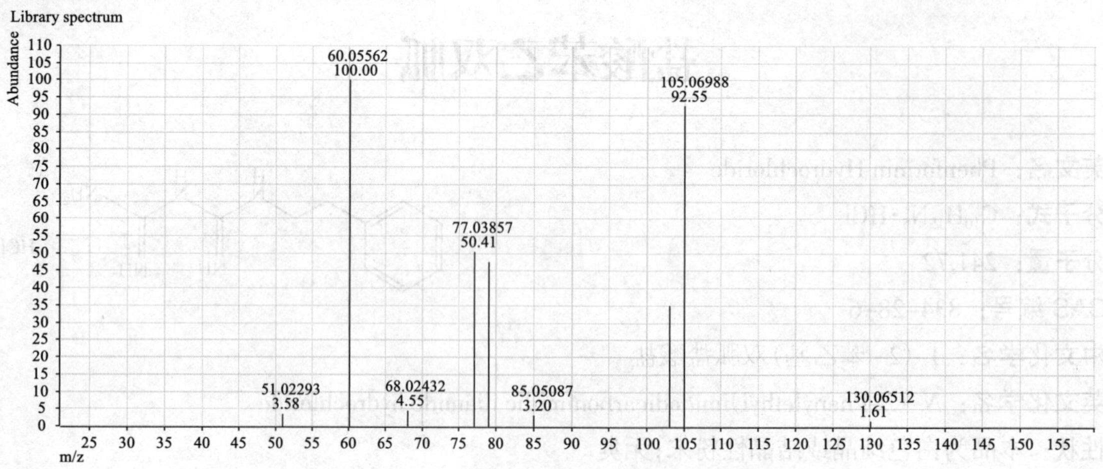

正离子扫描裂解途径解析

m/z 164.1182

m/z 206.1400

m/z 105.0699

m/z 60.0556

m/z 189.1135

盐酸苯丙醇胺

英文名：Phenylpropanolamine Hydrochloride

分子式：$C_9H_{13}NO \cdot HCl$

分子量：187.67

CAS 编号：154-41-6

中文化学名：2- 氨基 -1- 苯基 -1- 丙醇盐酸盐

英文化学名：(1*S*,2*R*)-2-Amino-1-phenyl-1-propanol hydrochloride

性状：本品为白色或类白色结晶性粉末

溶解性：本品在水和乙醇中易溶；在二氯甲烷中几乎不溶

正离子扫描二级质谱图

[M+H]+ CID:10V

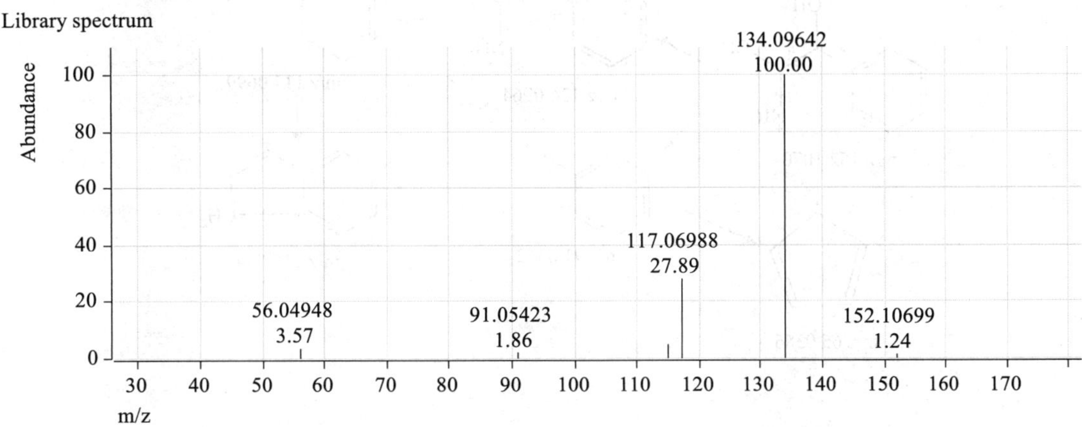

[M+H]+ CID:20V

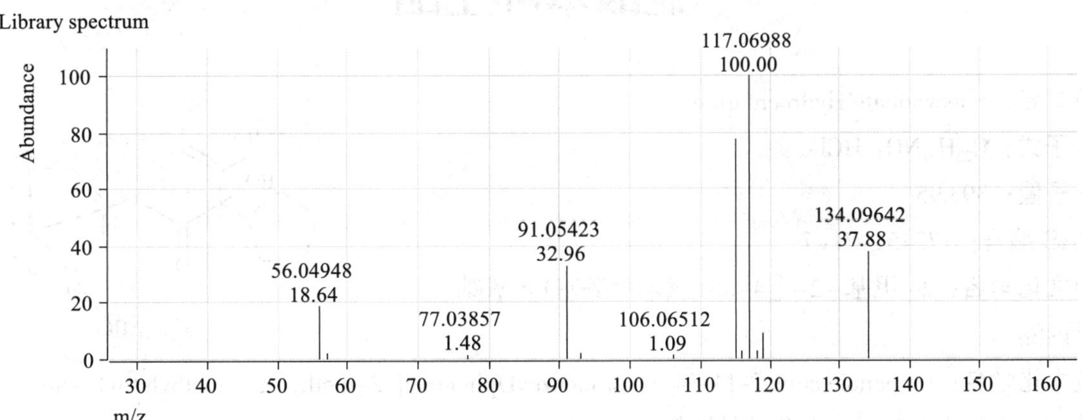

[M+H]+ CID:40V

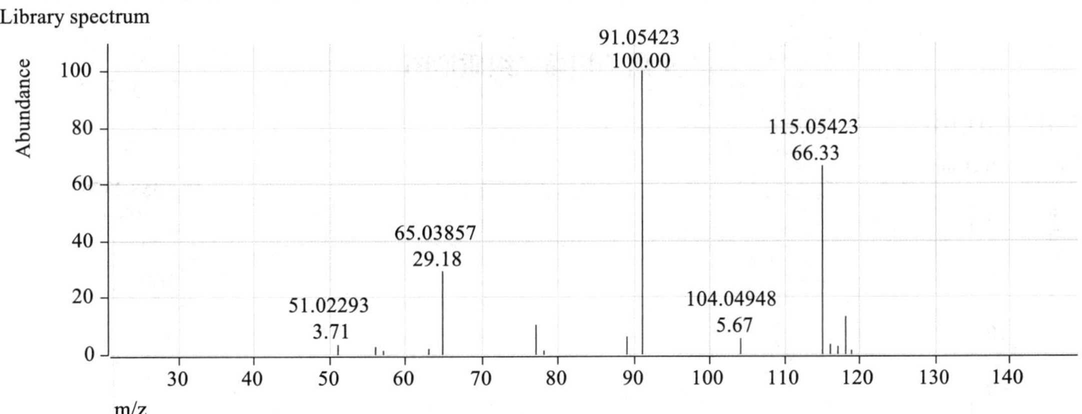

负离子扫描裂解途径解析

m/z 152.1070

m/z 134.0964

m/z 117.0699

m/z 91.0542

m/z 115.0542

m/z 65.0386

盐酸苯环壬酯

英文名： Phecynonate Hydrochloride

分子式： $C_{22}H_{31}NO_3 \cdot HCl$

分子量： 393.95

CAS 编号： 172451-71-7

中文化学名： 2- 甲基 -2-［4-(4- 氯苯甲酰基)苯氧基］丙酸异丙酯

, HCl

英文化学名： Propanoic acid, 2-[4-(4-chlorobenzoyl)phenoxy]-2-methyl-, 1-methylethyl ester

性状： 本品为白色或类白色结晶性粉末;无臭

溶解性： 本品在三氯甲烷中极易溶,在丙酮或乙醚中易溶,在乙醇中略溶,在水中几乎不溶

正离子扫描二级质谱图

$[M+H]^+$ CID:10V

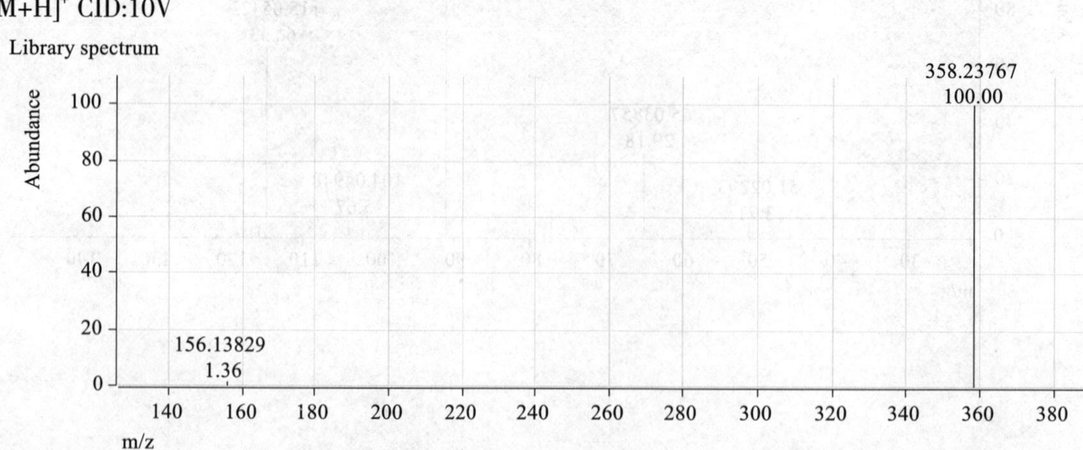

[M+H]$^+$ CID:20V

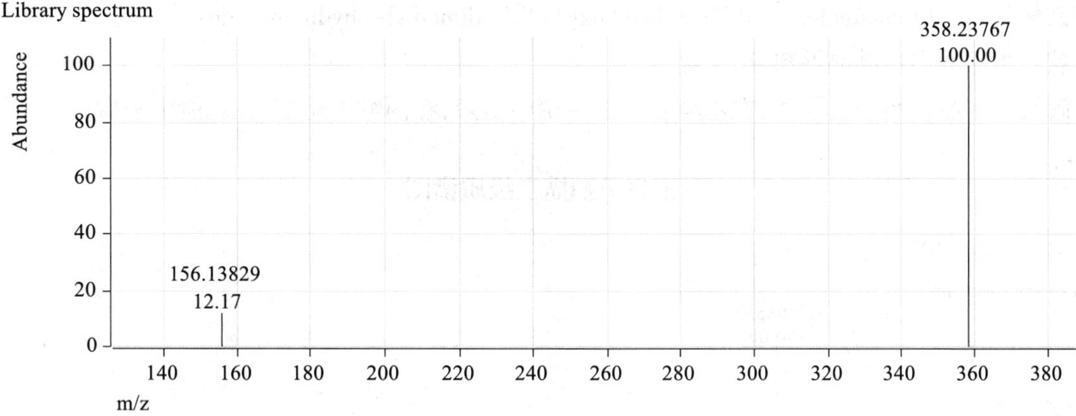

[M+H]$^+$ CID:40V

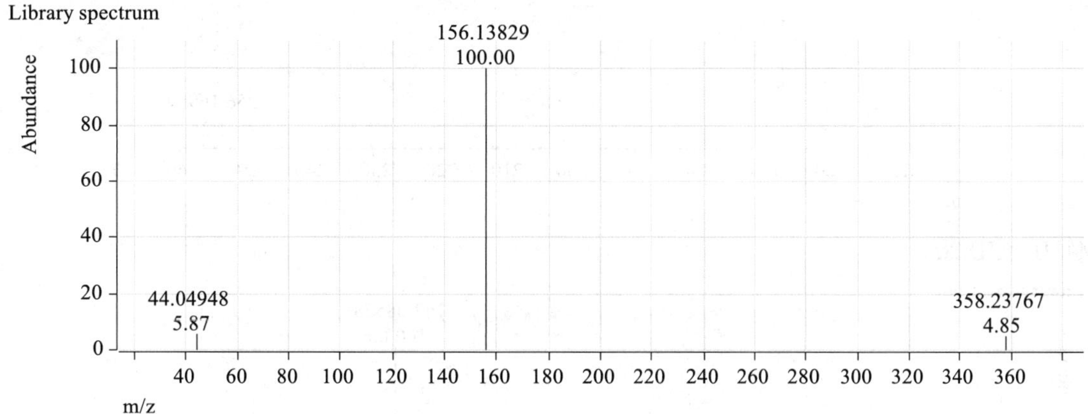

正离子扫描裂解途径解析

m/z 358.2377 → m/z 156.1383

盐酸苯海拉明

英文名： Diphenhydramine Hydrochloride

分子式： $C_{17}H_{21}NO \cdot HCl$

分子量： 291.82

CAS 编号： 147-24-0

, HCl

中文化学名：*N*,*N*- 二甲基 -2-(二苯基甲氧基) 乙胺盐酸盐

英文化学名：Ethanamine, 2-(diphenylmethoxy)-*N*,*N*-dimethyl-, hydrochloride (1:1)

性状：本品为白色结晶性粉末；无臭

溶解性：本品在水中极易溶，在乙醇或三氯甲烷中易溶，在丙酮中略溶，在乙醚中极微溶

正离子扫描二级质谱图

$[M+H]^+$ CID:10V

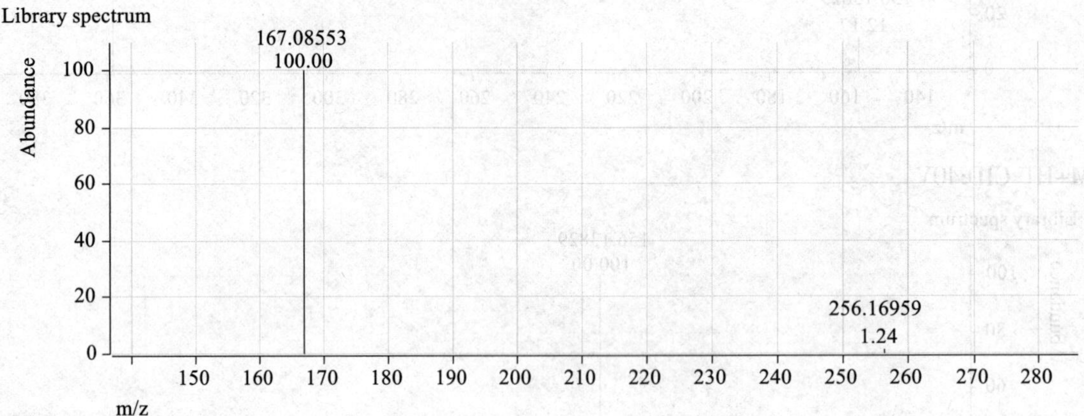

$[M+H]^+$ CID:20V

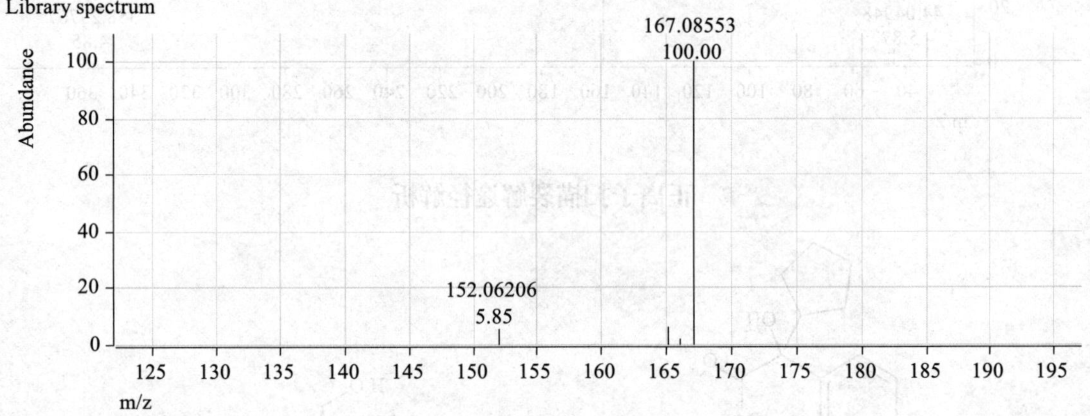

$[M+H]^+$ CID:40V

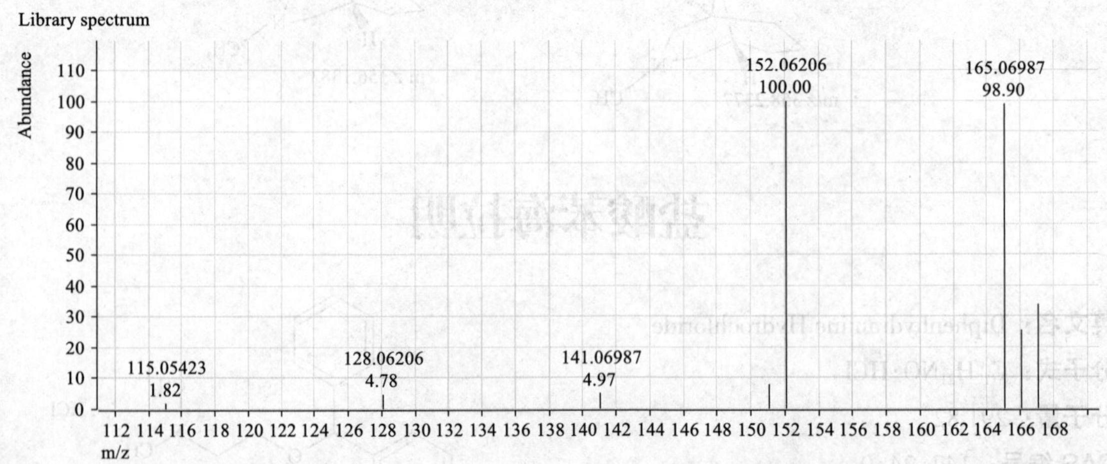

正离子扫描裂解途径解析

m/z 256.1696

m/z 167.0855

m/z 152.0626

盐酸苯海索

英文名：Trihexyphenidyl Hydrochloride

分子式：$C_{20}H_{31}NO \cdot HCl$

分子量：337.93

CAS 编号：52-49-3

中文化学名：(±)-α-环己基-α-苯基-1-哌啶丙醇盐酸盐

英文化学名：α-Cyclohexyl-α-phenyl-1-piperidinepropanol hydrochloride

性状：本品为白色轻质结晶性粉末；无臭

溶解性：本品在甲醇、乙醇或三氯甲烷中溶解，在水中微溶

正离子扫描二级质谱图

$[M+H]^+$ CID:10V

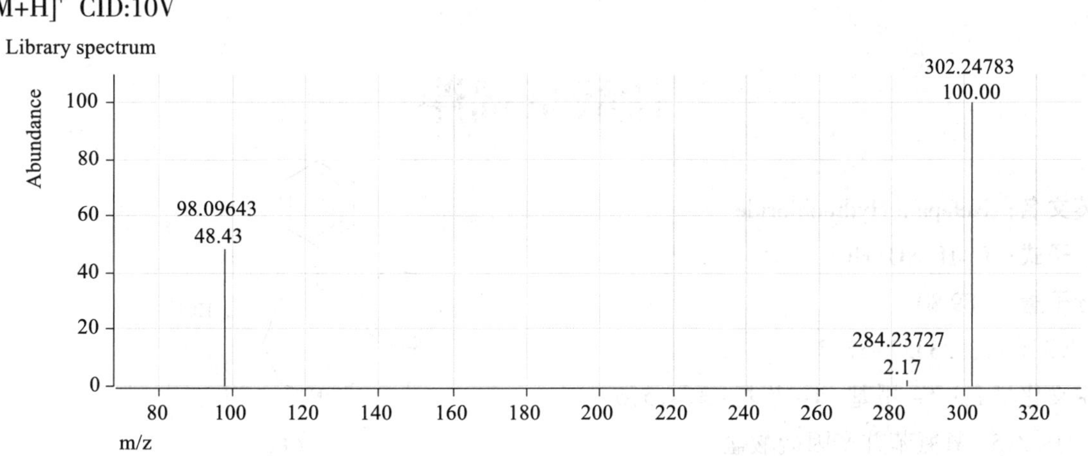

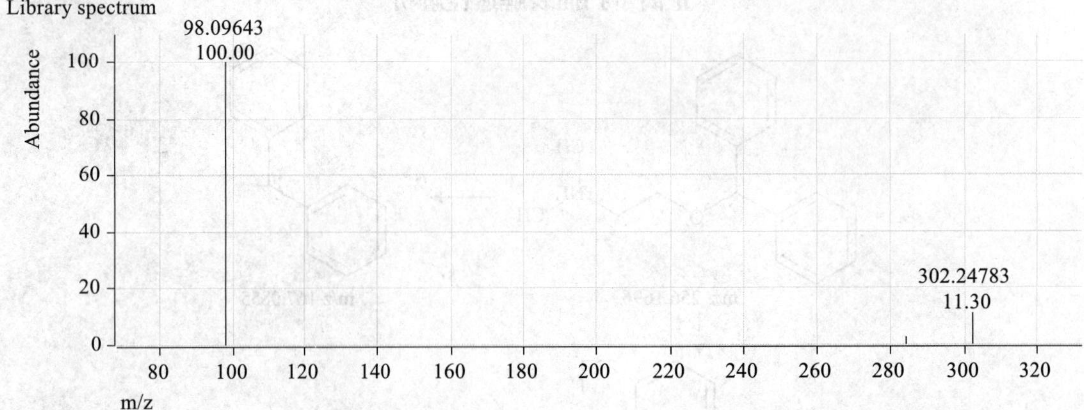

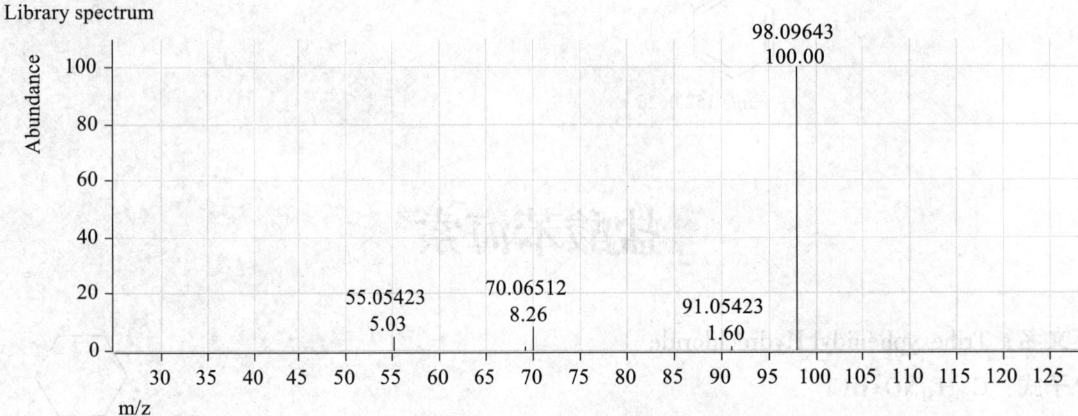

正离子扫描裂解途径解析

m/z 91.0542 ← m/z 302.2478 → m/z 98.0964 → m/z 70.0651

盐酸奈福泮

英文名：Nefopam Hydrochloride

分子式：$C_{17}H_{19}NO \cdot HCl$

分子量：289.80

CAS 编号：23327-57-3

中文化学名：5- 甲基 -1- 苯基 -3,4,5,6- 四氢 -1*H*-2,5- 氧氮苯并辛因盐酸盐

, HCl

英文化学名：3,4,5,6-Tetrahydro-5-methyl-1-phenyl-1*H*-2,5-benzoxazocine hydrochloride

性状：本品为白色结晶性粉末；无臭

溶解性：本品在水中略溶，在乙醇中微溶

正离子扫描二级质谱图

$[M+H]^+$ CID:10V

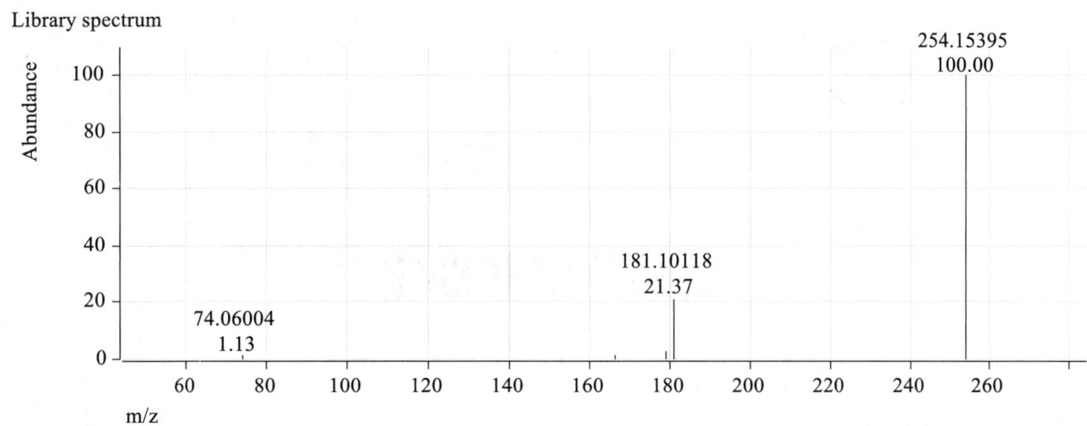

$[M+H]^+$ CID:20V

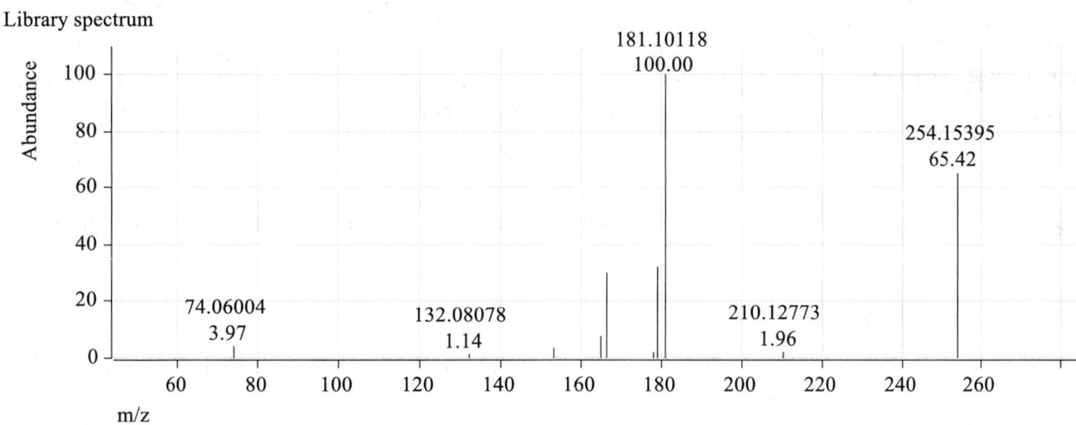

$[M+H]^+$ CID:40V

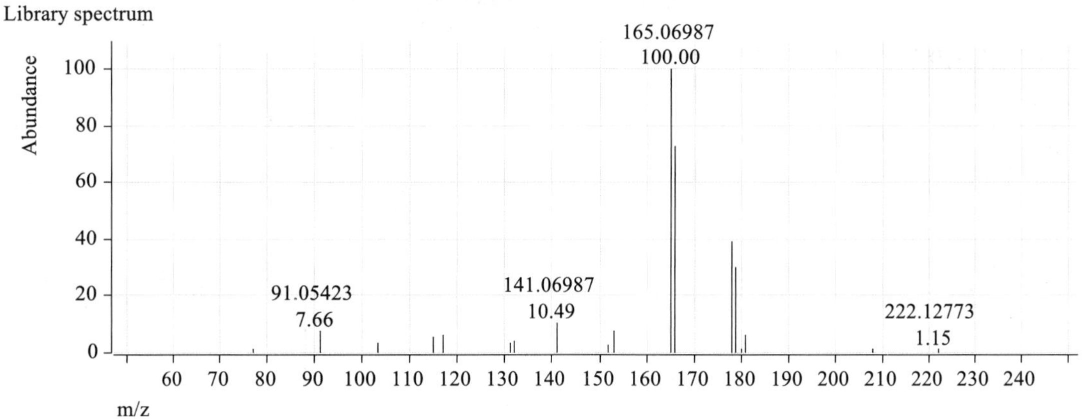

正离子扫描裂解途径解析

m/z 165.0699　　m/z 254.1539　　m/z 181.1012

盐酸非索非那定

英文名：Fexofenadine Hydrochloride

分子式：$C_{32}H_{39}NO_4 \cdot HCl$

分子量：538.12

CAS 编号：153439-40-8

中文化学名：(±)-4-［4-［4-(羟基二苯基甲基)-1-哌啶基］-1-羟基丁基］-α,α-二甲基苯乙酸盐酸盐

, HCl

英文化学名：(±)-4-[4-[4-(Hydroxy-diphenylmethyl)-1-piperidinyl]-1-hydroxybutyl]-α,α-dimethyl acid dihydrochloride

性状：本品为白色结晶性粉末

溶解性：本品在甲醇中易溶，在冰醋酸、乙醇或正己烷中溶解，在水或乙腈中微溶，在三氯甲烷或丙酮中几乎不溶

正离子扫描二级质谱图

$[M+H]^+$ CID:10V

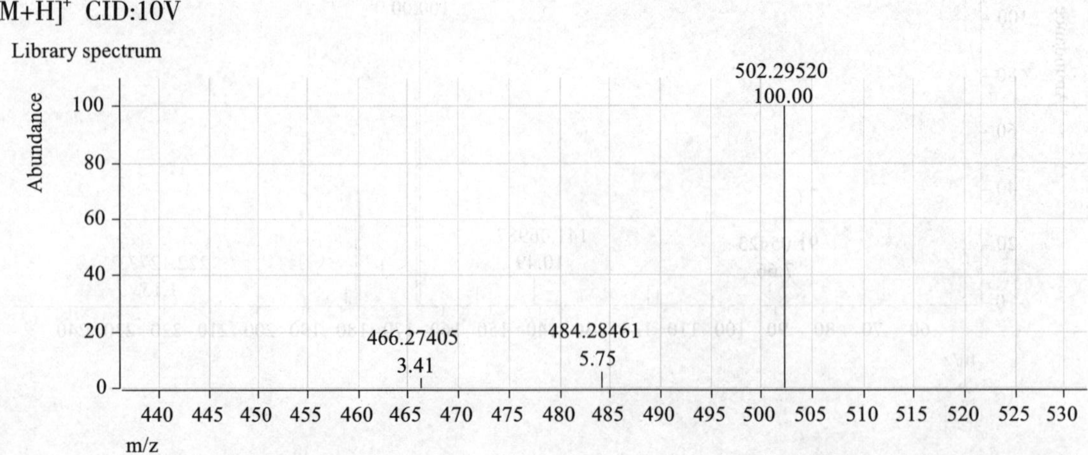

$[M+H]^+$ CID:20V

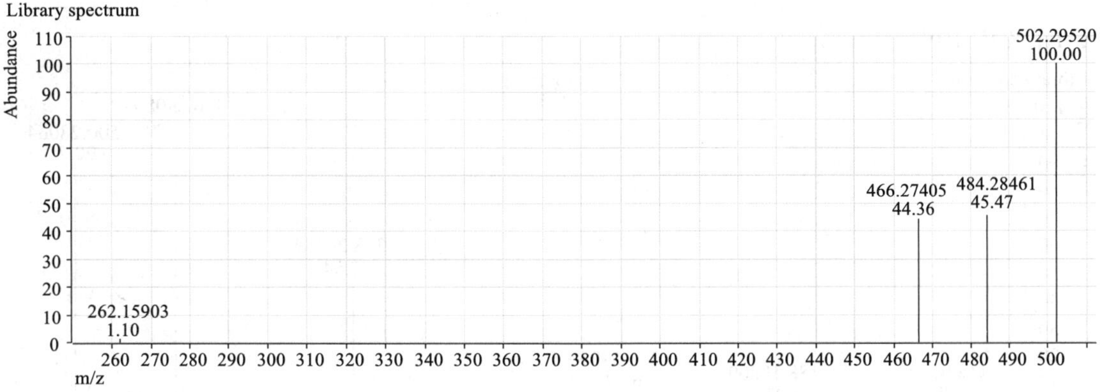

$[M+H]^+$ CID:40V

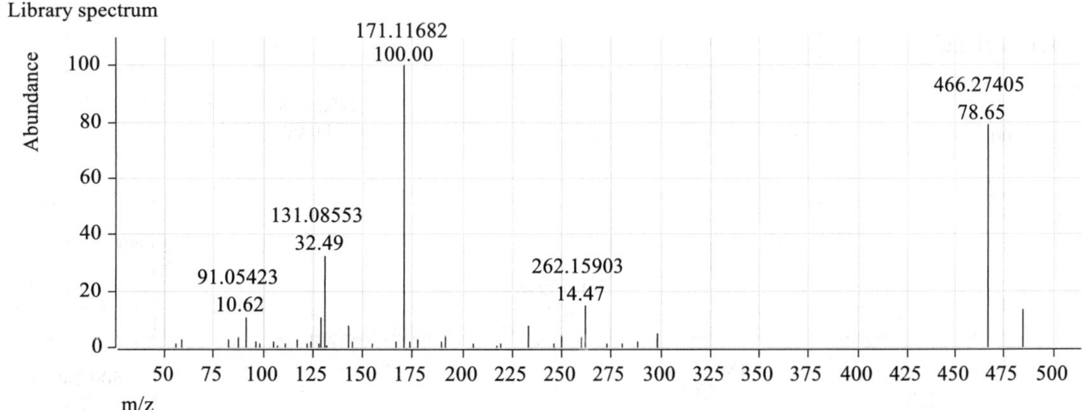

正离子扫描裂解途径解析

m/z 502.2952

m/z 484.2846

m/z 131.0855

m/z 466.2741

m/z 171.1168

负离子扫描二级质谱图

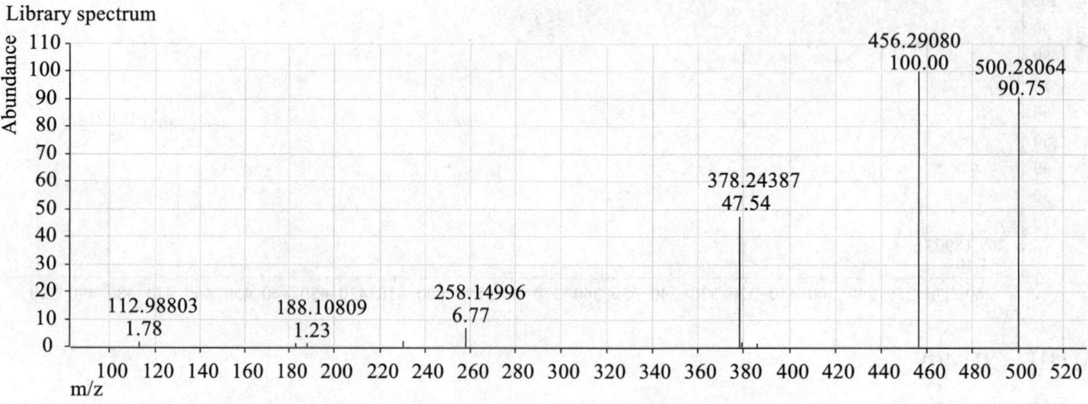

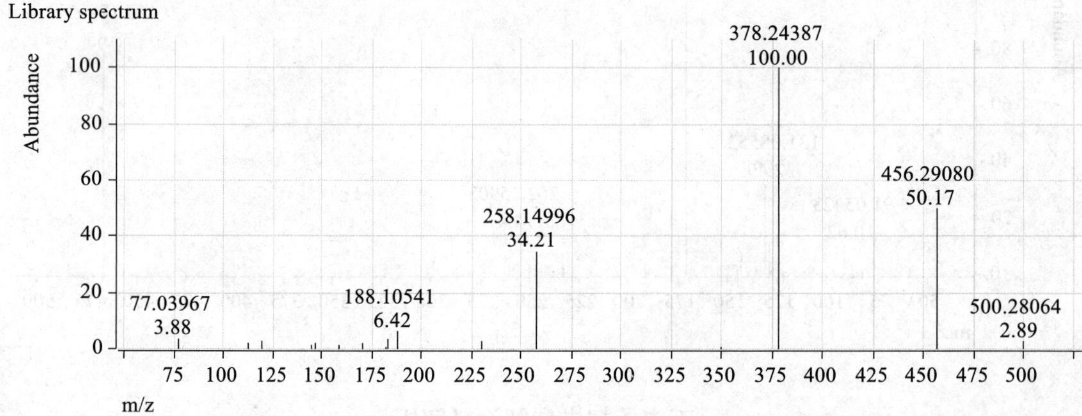

负离子扫描裂解途径解析

m/z 500.2806

m/z 378.2439

m/z 258.1500

m/z 456.2908

盐酸罗格列酮

英文名： Rosiglitazone Hydrochloride

分子式： $C_{18}H_{19}N_3O_3S \cdot HCl$

分子量： 393.89

CAS 编号： 302543-62-0

中文化学名： 5-［［4-［2-(甲基-2-吡啶氨基)乙氧基］苯基］甲基］-2,4-噻唑烷二酮盐酸盐

英文化学名： 5-[[4-[2-(Methyl-2-pyridinylamino)ethoxy]phenzyl]methyl]-2,4-thiazolidinedione hydrochloride

性状： 本品为白色至类白色粉末

溶解性： 本品在甲醇中易溶，在乙醇中略溶，在水中微溶，在 0.1mol/L 盐酸溶液中极微溶

正离子扫描二级质谱图

[M+H]+ CID:10V

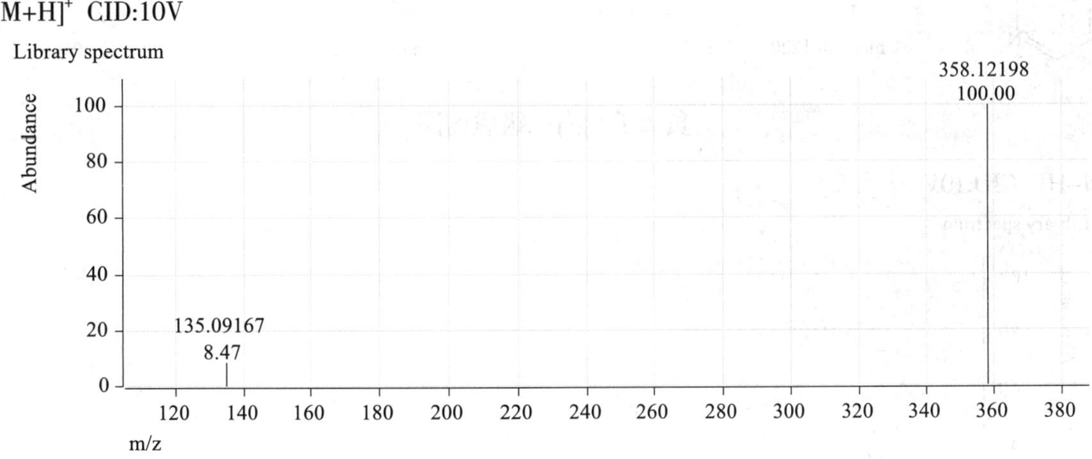

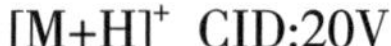

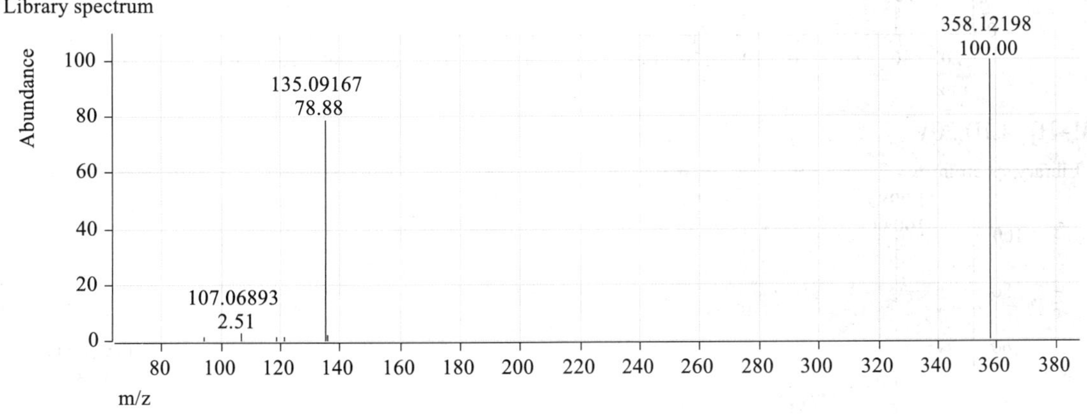

[M+H]$^+$ CID:40V

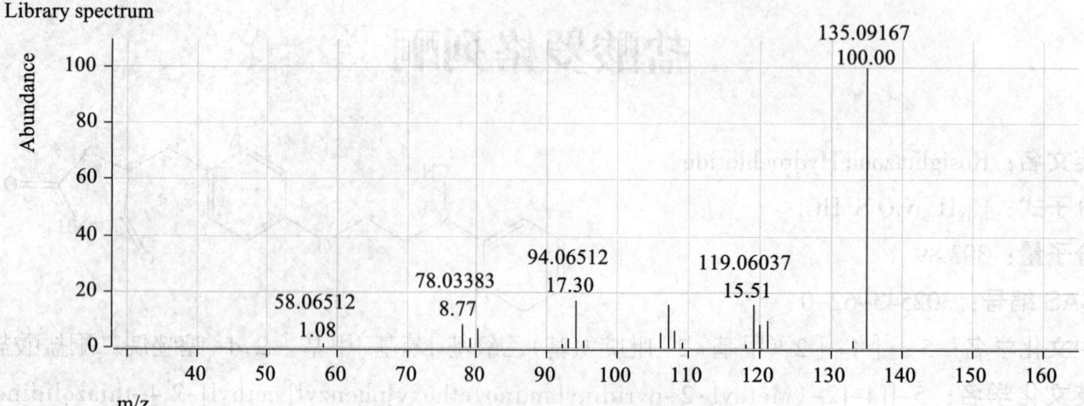

正离子扫描裂解途径解析

m/z 358.1220 → m/z 135.0917 → m/z 107.0604

负离子扫描二级质谱图

[M−H]$^-$ CID:10V

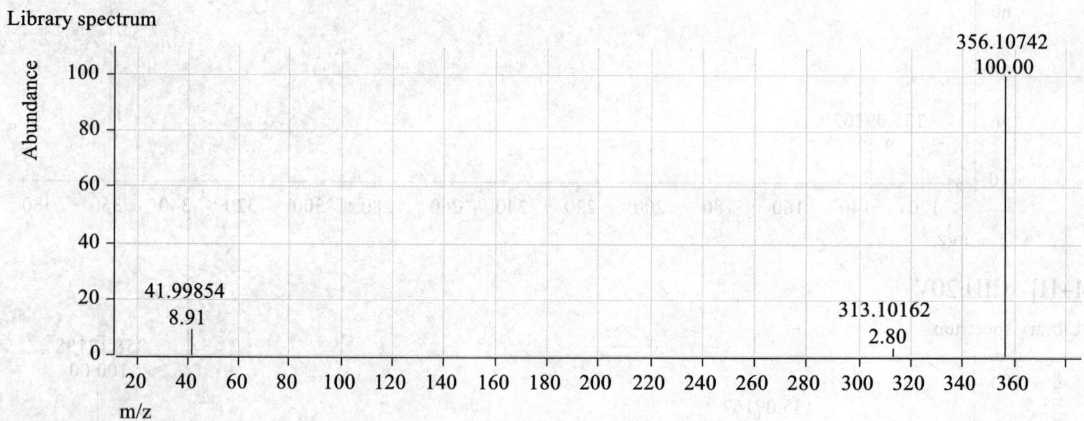

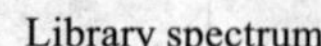

[M−H]$^-$ CID:20V

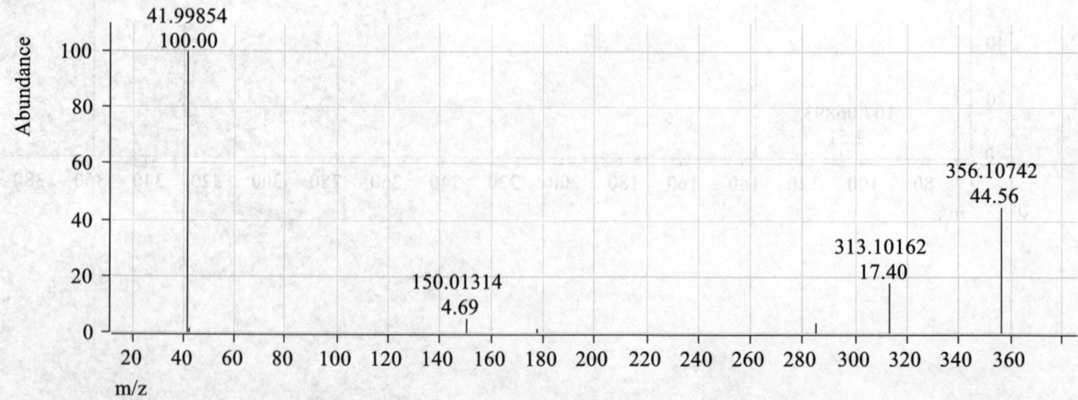

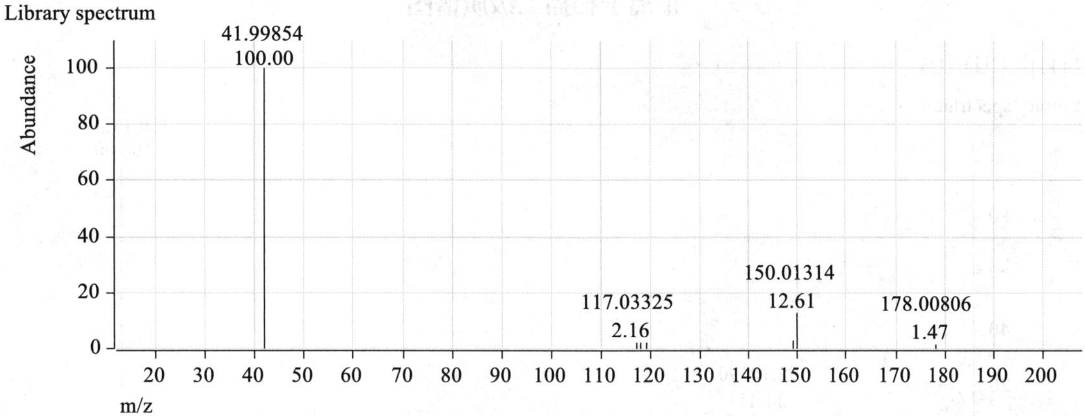

负离子扫描裂解途径解析

m/z 356.1074 → m/z 313.1016

m/z 356.1074 → m/z 41.9985

盐酸罗通定

英文名： Rotundine Hydrochloride

分子式： $C_{21}H_{25}NO_4 \cdot HCl$

分子量： 391.89

CAS 编号： 6024-85-7

中文化学名： 2,3,9,10- 四甲氧基 -5,8,13,13*α*- 四氢 -6*H*- 二苯并[*a*,*g*]喹嗪盐酸盐

英文化学名： 6*H*-Dibenzo[*a*,*g*]quinolizine,5,8,13,13*α*-tetrahydro-2,3,9,10-tetramethoxy-, hydrochloride(1:1)

, HCl

性状： 本品为白色至微黄色结晶；无臭；遇光受热易变黄

溶解性： 本品在三氯甲烷、甲醇或沸水中溶解，在水中略溶，在无水乙醇中微溶，在乙醚或丙酮中几乎不溶

正离子扫描二级质谱图

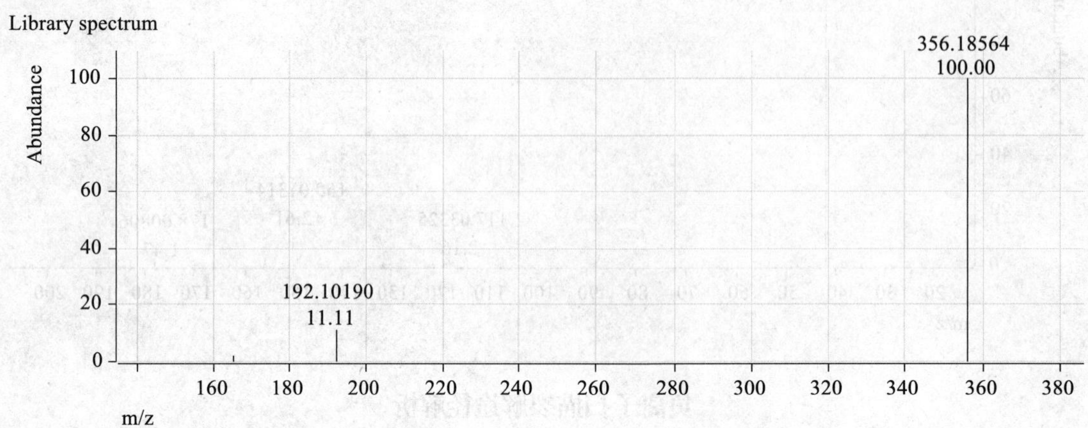
[M+H]+ CID:10V
Library spectrum
Abundance
356.18564
100.00
192.10190
11.11
m/z

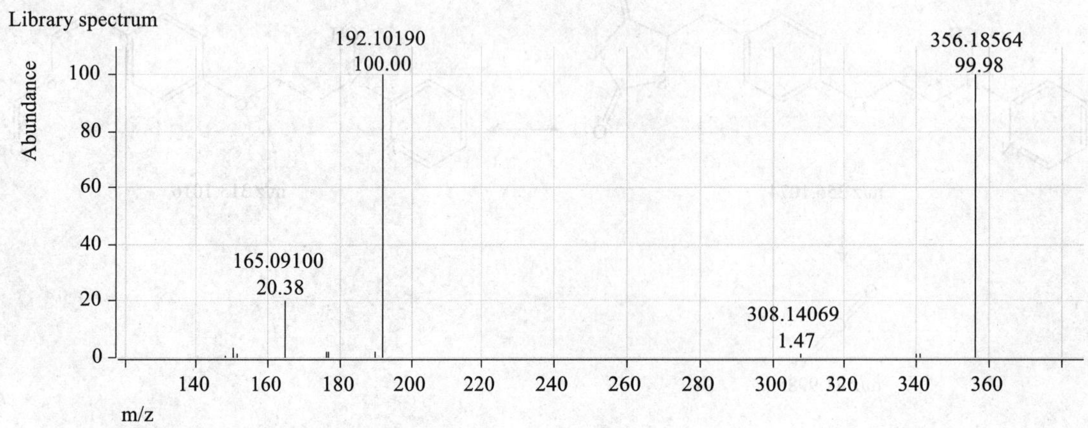
[M+H]+ CID:20V
Library spectrum
Abundance
192.10190
100.00
356.18564
99.98
165.09100
20.38
308.14069
1.47
m/z

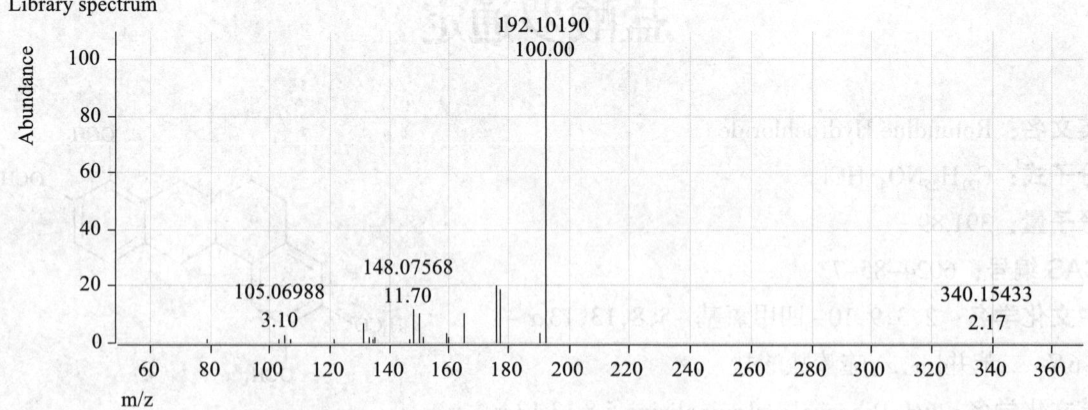
[M+H]+ CID:40V
Library spectrum
Abundance
192.10190
100.00
148.07568
11.70
105.06988
3.10
340.15433
2.17
m/z

正离子扫描裂解途径解析

盐酸帕罗西汀

英文名： Paroxetine Hydrochloride

分子式： $C_{19}H_{20}FNO_3 \cdot HCl \cdot 1/2H_2O$

分子量： 374.84

CAS 编号： 110429-35-1

中文化学名：(-)-(3*S*,4*R*)-4-(4-氟苯基)-3-[[(3,4-亚甲二氧基)苯氧基]甲基]哌啶盐酸盐半水化合物

, HCl, $1/2H_2O$

英文化学名：(-)-(3*S*,4*R*)-4-(4-Fluorophenyl)-3-[[(3,4-methylenedioxy)phenoxy] methyl] piperidine hydrochloride hemihydrate

性状： 本品为白色或类白色结晶性粉末;无臭

溶解性： 本品在甲醇中易溶,在乙醇中溶解,在丙酮中微溶,在水中极微溶,在 0.1mol/L 盐酸溶液中几乎不溶

正离子扫描二级质谱图

$[M+H]^+$ CID:10V

$[M+H]^+$ CID:20V

Library spectrum

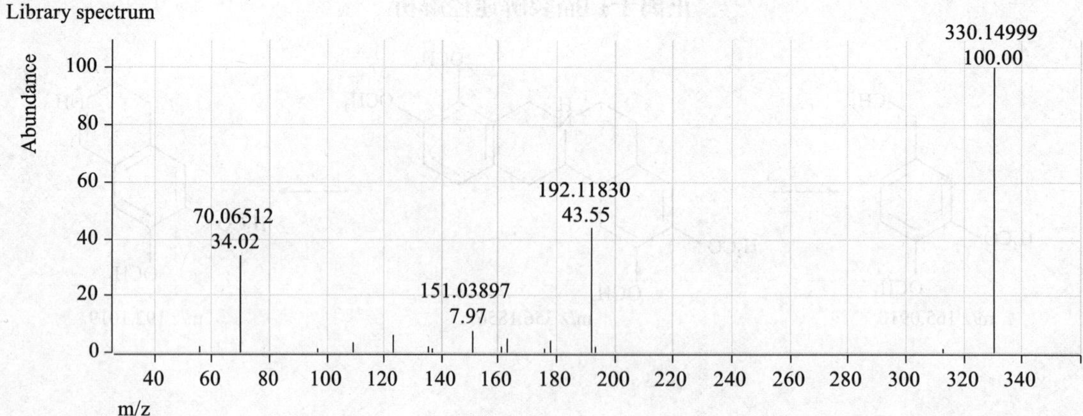

$[M+H]^+$ CID:40V

Library spectrum

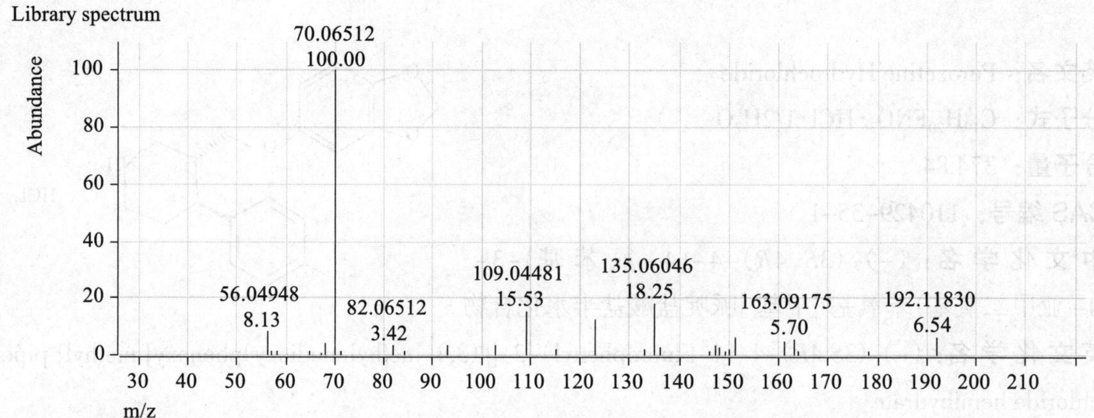

正离子扫描裂解途径解析

m/z 109.0448

m/z 70.0651

m/z 192.1183

m/z 330.1500

m/z 163.0918

m/z 135.0605

m/z 151.0390

m/z 82.0651

m/z 56.0495

盐酸依匹斯汀

英文名： Epinastine Hydrochloride

分子式： $C_{16}H_{15}N_3 \cdot HCl$

分子量： 285.77

CAS 编号： 108929-04-0

中文化学名： 3- 氨基 -9，13*b*- 二氢 -1*H*-二苯［*c*，*f*］- 咪唑并［1，5-*α*］氮杂䓬盐酸盐

英文化学名： 3-Amino-9,13*b*-dihydro-1*H*-dibenz[*c*,*f*]imidazo[1,5-*α*]azepine hydrochloride

性状： 本品为白色或类白色结晶性粉末

溶解性： 本品在水和甲醇中易溶，在二氯甲烷中略溶，在乙腈中微溶

正离子扫描二级质谱图

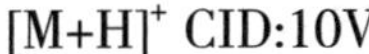

[M+H]+ CID:10V

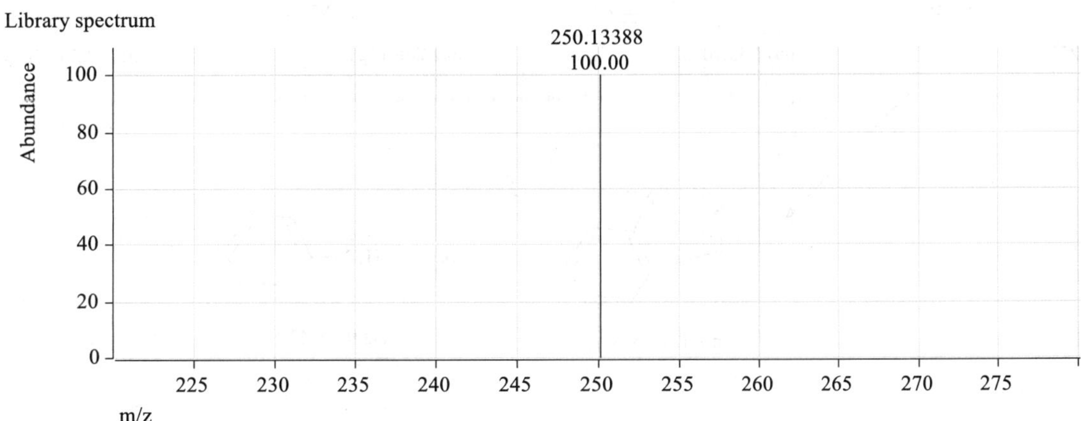

[M+H]+ CID:20V

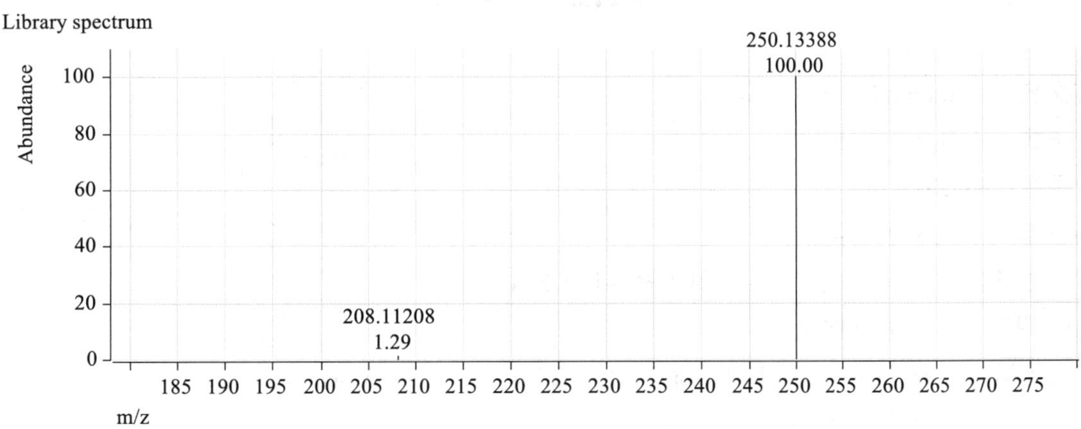

$[M+H]^+$ CID:40V

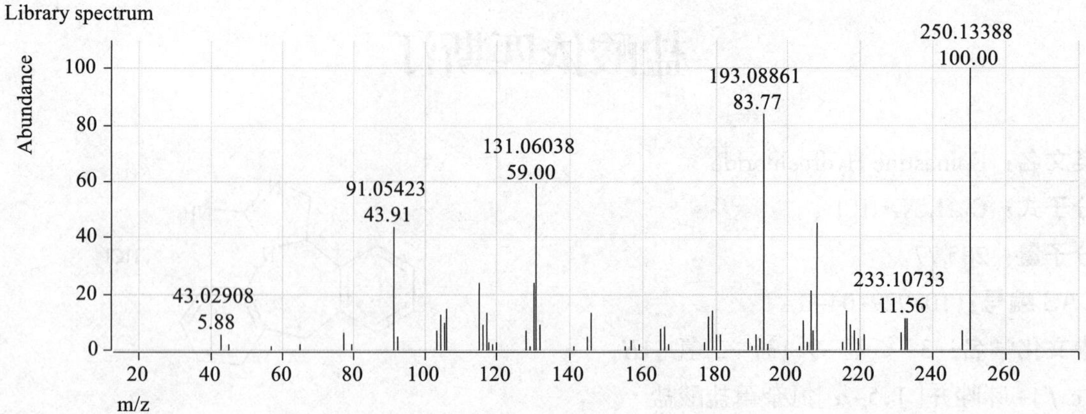

正离子扫描裂解途径解析

m/z 250.1339　　m/z 233.1073　　m/z 208.1121　　m/z 193.0886

m/z 131.0604　　m/z 91.0542

盐酸舍曲林

英文名：Sertraline Hydrochloride

分子式：$C_{17}H_{17}Cl_2N \cdot HCl$

分子量：342.70

CAS 编号：79559-97-0

中文化学名：(1*S*,4*S*)-4-(3,4- 二氯苯基)-1,2,3,4-四氢 -*N*- 甲基 -1- 萘胺盐酸盐

英文化学名：(1*S*,4*S*)-4-(3.4-Dichlorophenyl)-1,2,3,4-tetrahydro-*N*-methyl-1-naphthylamine hydrochloride

性状：本品为白色或类白色结晶性粉末；无臭

溶解性：本品在甲醇或乙醇中溶解，在水中几乎不溶

正离子扫描二级质谱图

[M+H]+ CID:10V

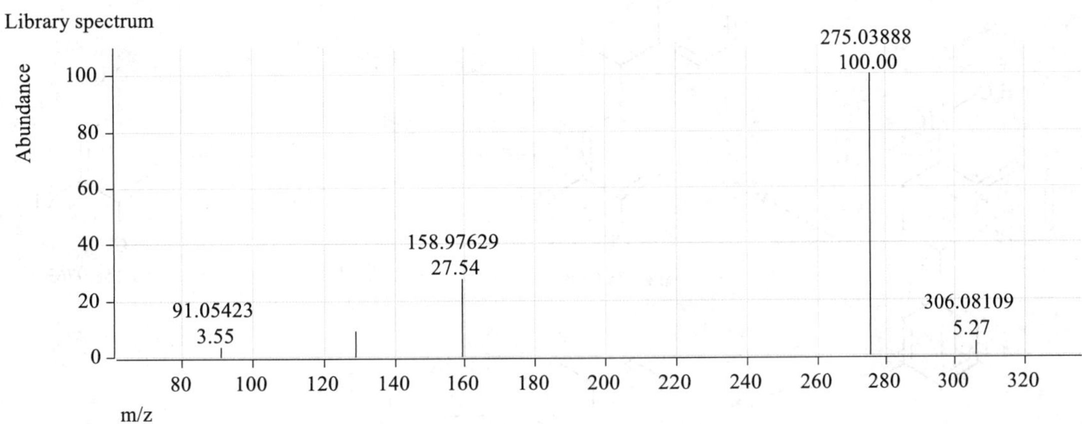

[M+H]+ CID:20V

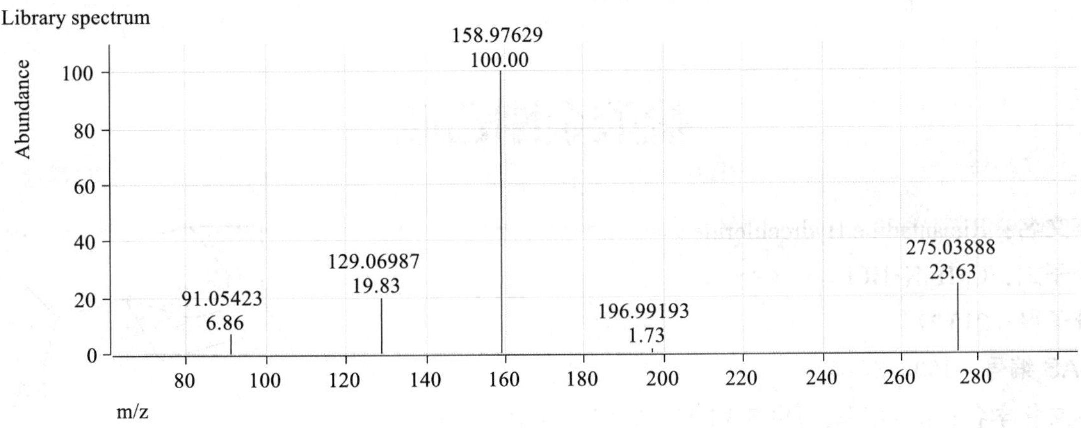

[M+H]+ CID:40V

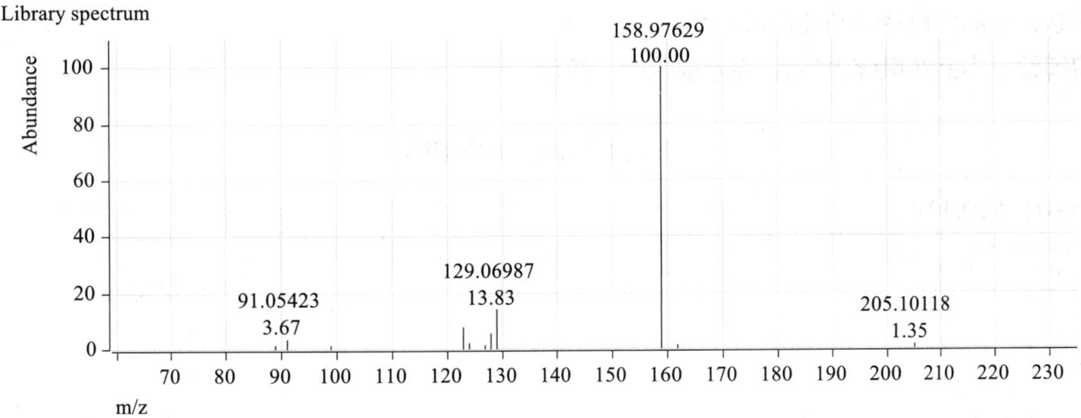

正离子扫描裂解途径解析

m/z 306.0811

m/z 275.0389

m/z 196.9919

m/z 158.9763

m/z 129.0699

m/z 91.0542

盐酸金刚乙胺

英文名： Rimantadine Hydrochloride

分子式： $C_{12}H_{21}N \cdot HCl$

分子量： 215.77

CAS 编号： 1501-84-4

中文化学名： α－甲基三环[$3.3.1.1^{3,7}$]癸烷－1－甲胺盐酸盐

英文化学名： α-Methyl-1-adamantanemethylamine hydrochloride

性状： 本品为白色结晶性粉末；无臭

溶解性： 本品在甲醇中易溶，在水或乙醇中溶解

正离子扫描二级质谱图

$[M+H]^+$ CID:10V

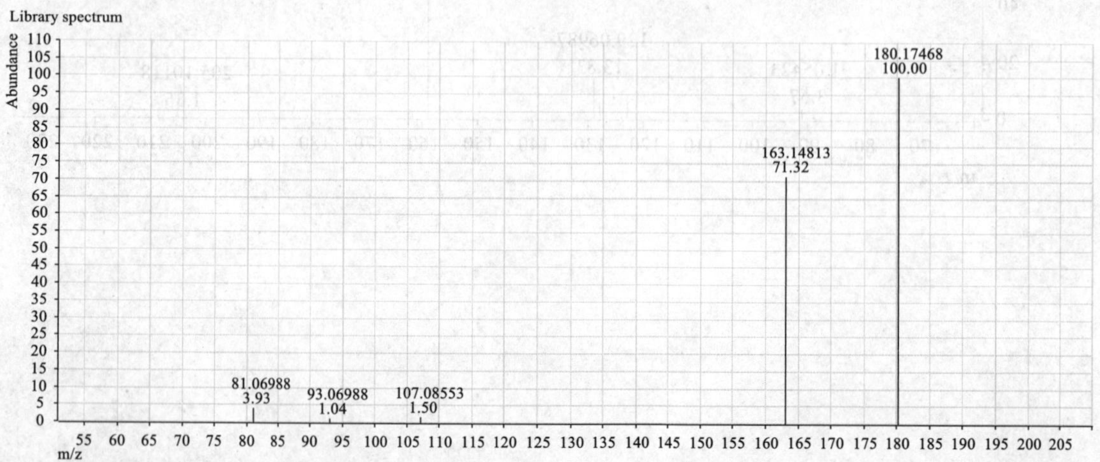

$[M+H]^+$ CID:20V

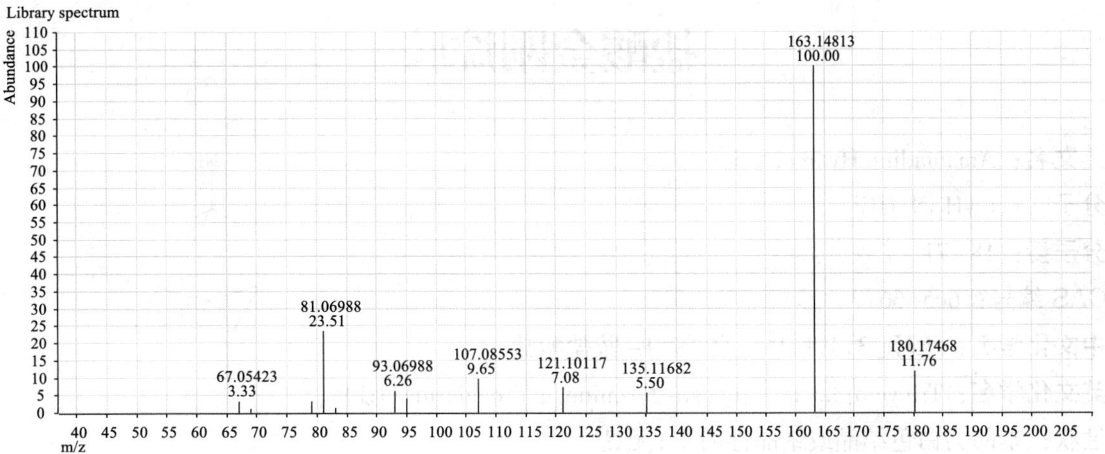

$[M+H]^+$ CID:40V

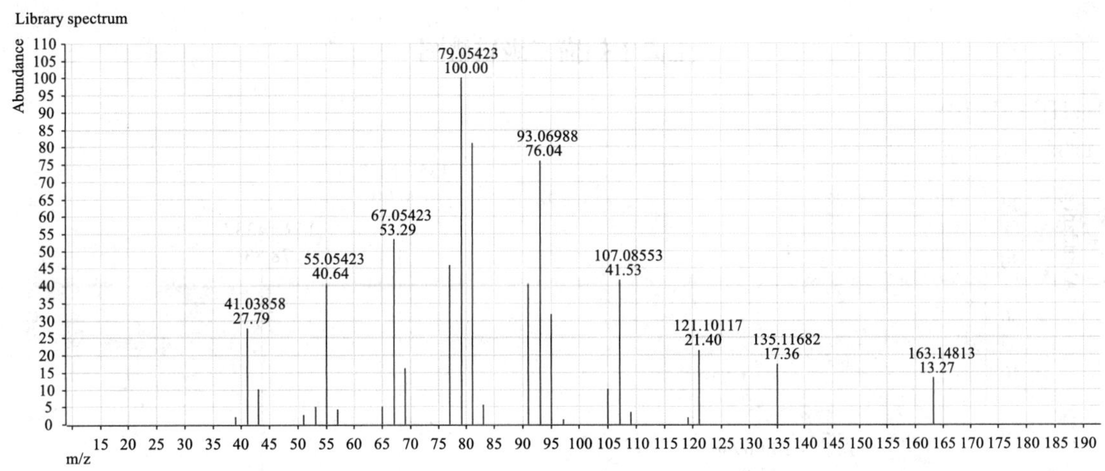

正离子扫描裂解途径解析

CH_3

$^+NH_3$

m/z 180.1747

CH_3

m/z 163.1481

m/z 135.1168

m/z 121.1012

m/z 107.0855

mz/ 93.0699

m/z 79.0542

盐酸金刚烷胺

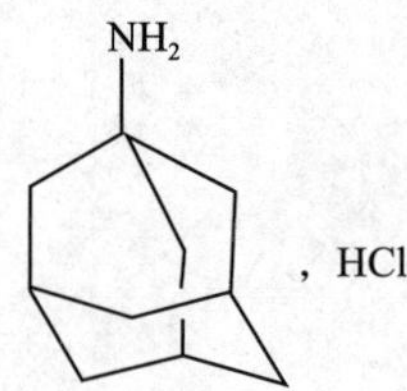

英文名：Amantadine Hydrochloride

分子式：$C_{10}H_{17}N \cdot HCl$

分子量：187.71

CAS 编号：665-66-7

中文化学名：三环[3,3,1,$1^{3,7}$]癸烷-1-胺盐酸盐

英文化学名：Tricyclo[3.3.1.$1^{3,7}$]decan-1-amine, hydrochloride(1:1)

性状：本品为白色结晶或结晶性粉末；无臭

溶解性：本品为在水或乙醇中易溶，在三氯甲烷中溶解

正离子扫描二级质谱图

$[M+H]^+$ CID:10V

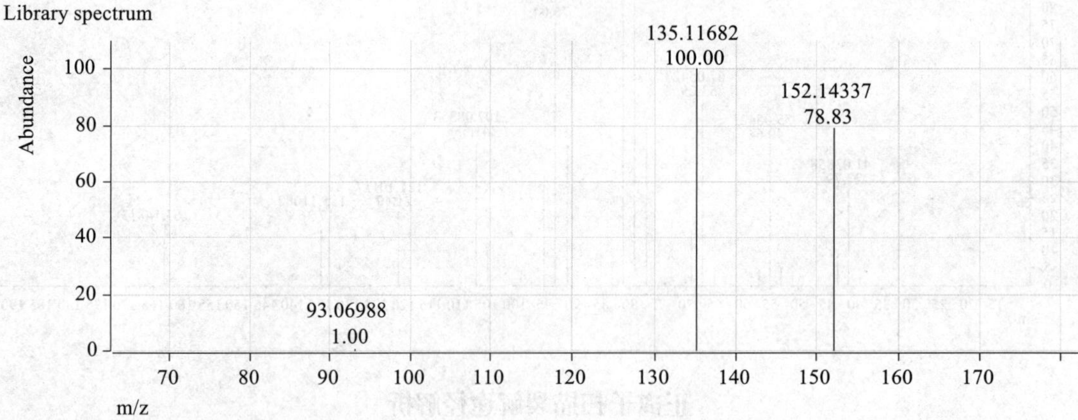

$[M+H]^+$ CID:20V

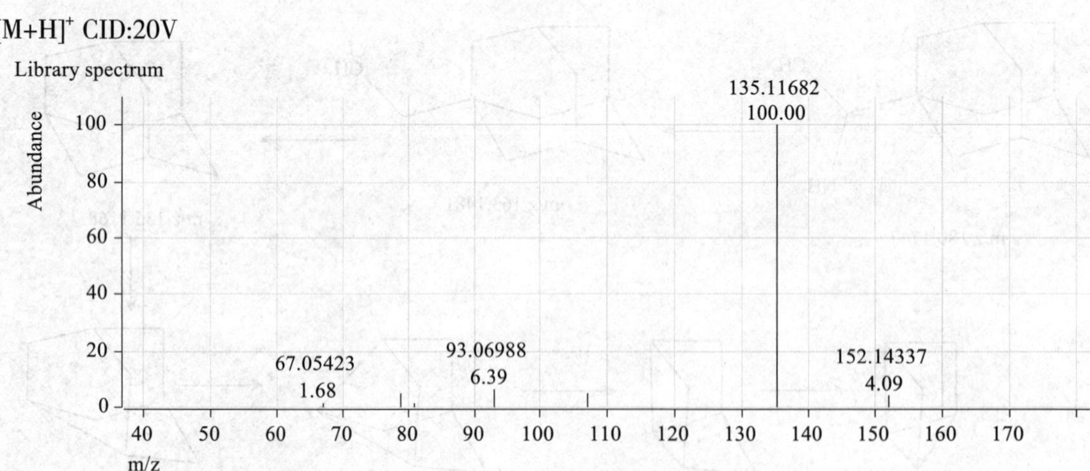

$[M+H]^+$ CID:40V

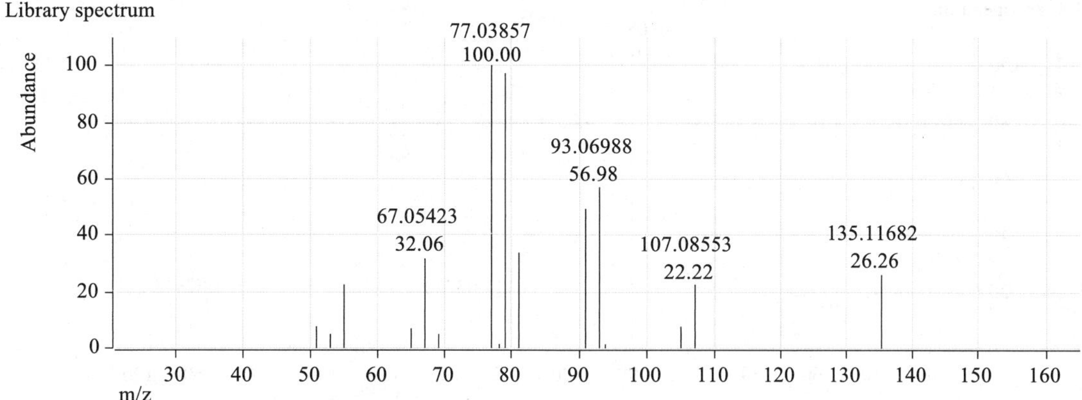

正离子扫描裂解途径解析

NH_3^+ m/z 152.1434 → m/z 135.1168 → CH_2 m/z 93.0699 → m/z 67.0542

盐酸肼屈嗪

英文名： Hydralazine Hydrochloride

分子式： $C_8H_8N_4 \cdot HCl$

分子量： 196.64

CAS 编号： 304-20-1

中文化学名： 1- 肼基 -2,3- 二氮杂萘盐酸盐

英文化学名： 1-Hydrazinophthalazine monohydrochloride

性状： 本品为白色至淡黄色结晶性粉末；无臭

溶解性： 本品在水中溶解，在乙醇中微溶，在乙醚中极微溶

H_2N–NH, N, N, ,HCl

正离子扫描二级质谱图

$[M+H]^+$ CID:10V

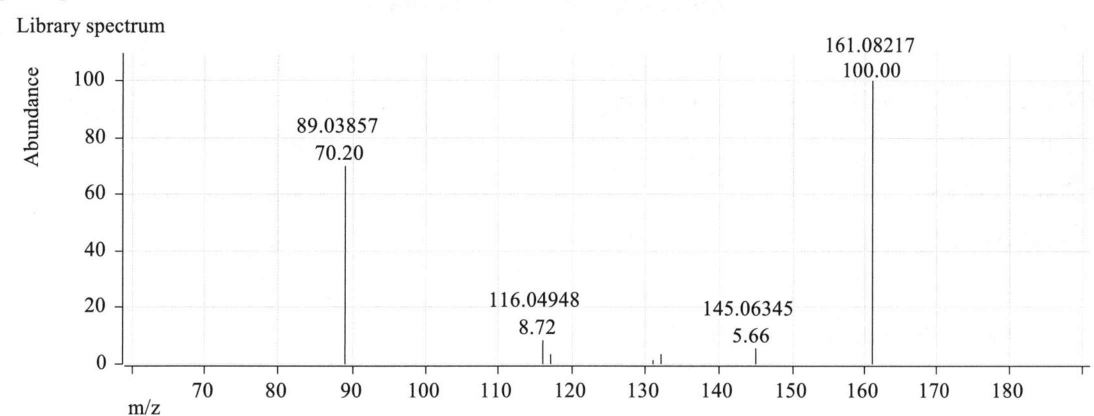

$[M+H]^+$ CID:20V

Library spectrum

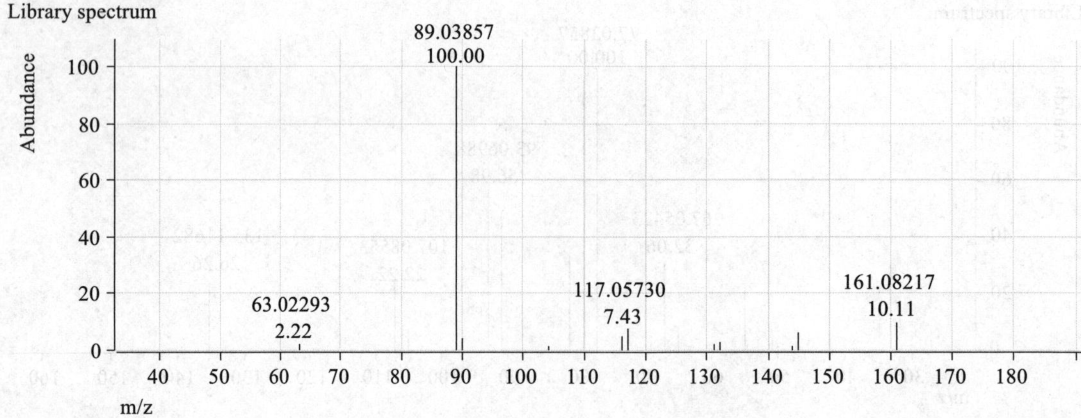

$[M+H]^+$ CID:40V

Library spectrum

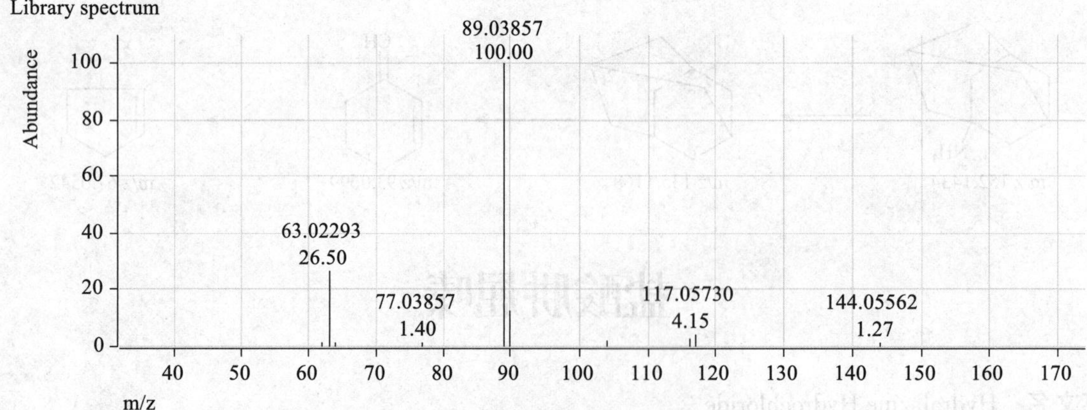

正离子扫描裂解途径解析

m/z 89.0386　　m/z 161.0822　　m/z 145.0634　　m/z 116.0495

盐酸肼屈嗪杂质

英文名：Hydralazine Hydrochloride Impurity

分子式：$C_8H_6N_2$

分子量：130.15

CAS 编号：253-52-1

中文化学名：2,3- 二氮杂萘

英文化学名：2,3-Diazanaphthalene

性状： 本品为浅黄色针状结晶

溶解性： 本品在水中易溶，在乙醇、甲醇、苯、乙酸乙酯中溶解，在乙醚中较少溶，在石油醚中不溶

正离子扫描二级质谱图

$[M+H]^+$ CID:10V

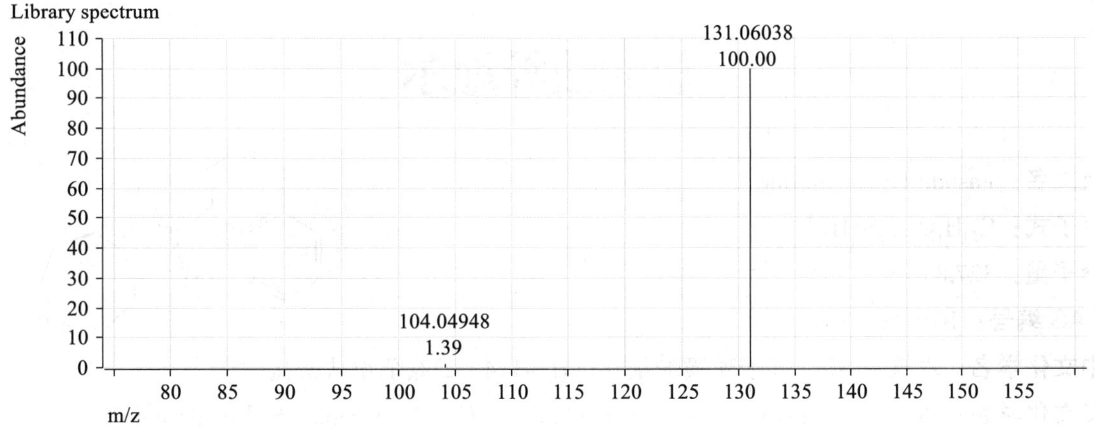

$[M+H]^+$ CID:20V

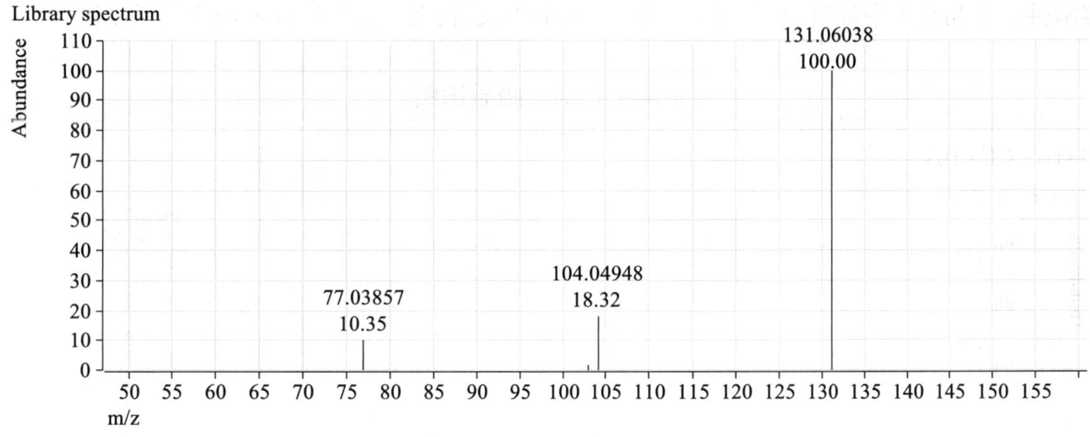

$[M+H]^+$ CID:40V

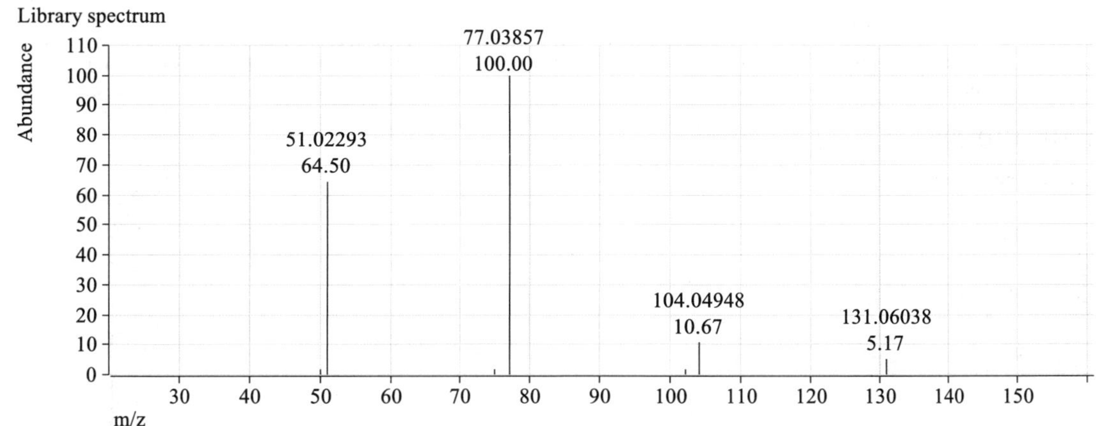

正离子扫描裂解途径解析

m/z 131.0604 → m/z 104.0495 → m/z 77.0386 → m/z 51.0229

盐酸法舒地尔

英文名：Fasudil Hydrochloride

分子式：$C_{14}H_{17}N_3O_2S \cdot HCl$

分子量：327.83

CAS 编号：105628-07-7

中文化学名：六氢 -1-(5- 异喹啉磺酰基)-1(*H*)-1,4- 二氮杂䓬盐酸盐

英文化学名：Hexahydro-1-(5-isoquinolinylsulfonyl)-1*H*-1,4-diazepine hydrochloride

性状：本品为白色或类白色结晶性粉末，无臭；有引湿性

溶解性：本品在水中易溶，在甲醇中溶解，在乙醇中微溶，在三氯甲烷或乙醚中几乎不溶

正离子扫描二级质谱图

$[M+H]^+$ CID:10V

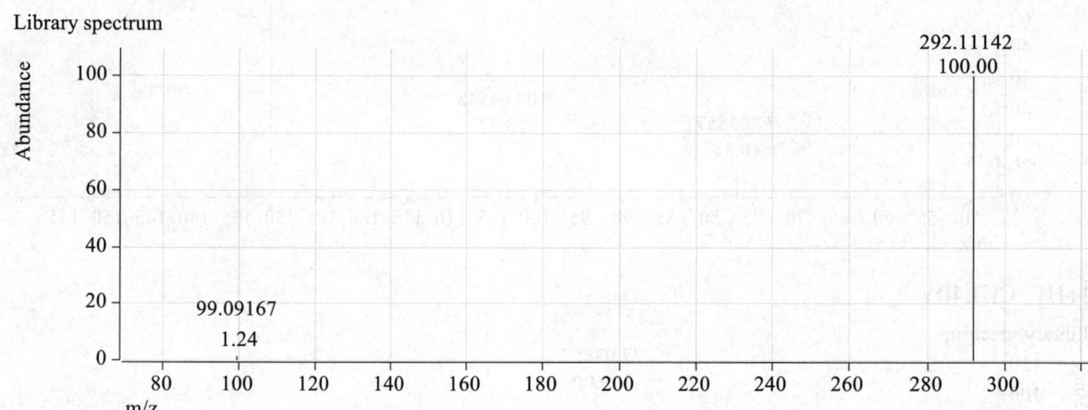

$[M+H]^+$ CID:20V

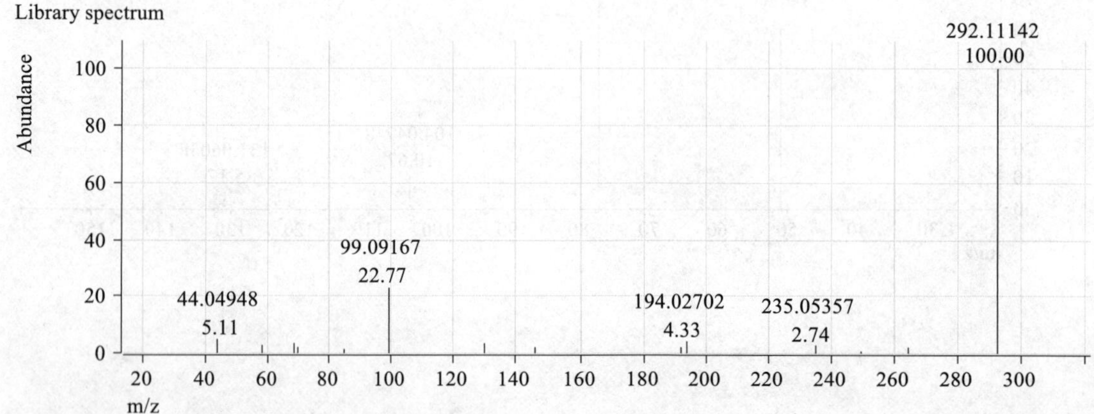

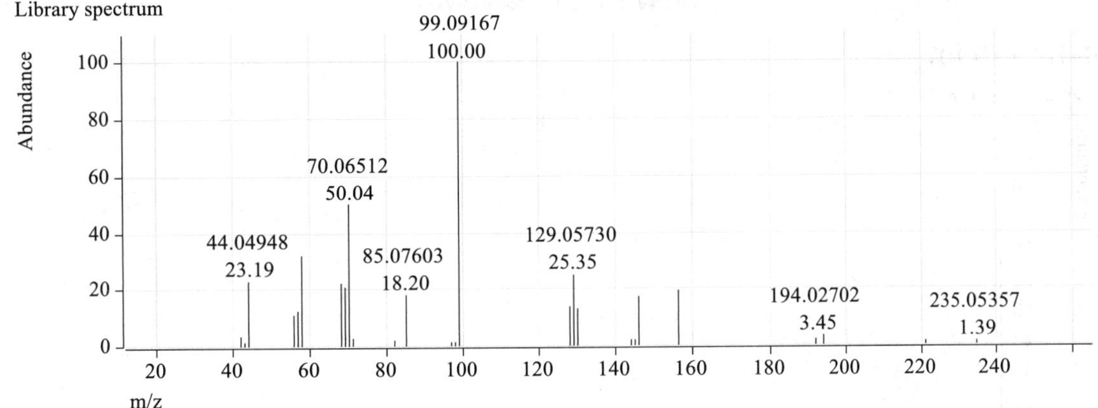

正离子扫描裂解途径解析

m/z 194.0270

m/z 292.1114

m/z 99.0917

m/z 128.0495

盐酸法舒地尔杂质 A

英文名： Fasudil Impurity A

分子式： $C_{23}H_{22}N_4O_4S_2$

分子量： 482.11

CAS 编号： 1337967-93-7

中文化学名： 1,4- 双(异喹啉 -5- 基磺酰基)-1,4- 二氮杂环庚烷

英文化学名： 1,4-bis(Isoquinolin-5-ylsulfonyl)-1,4-diazepane

性状： 本品为白色或类白色粉末

正离子扫描二级质谱图

[M+H]+ CID:10V

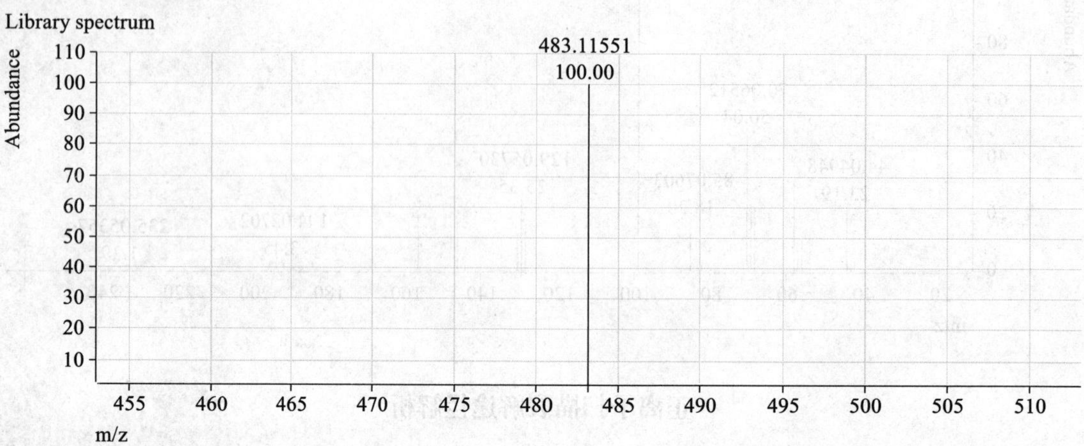

[M+H]+ CID:20V

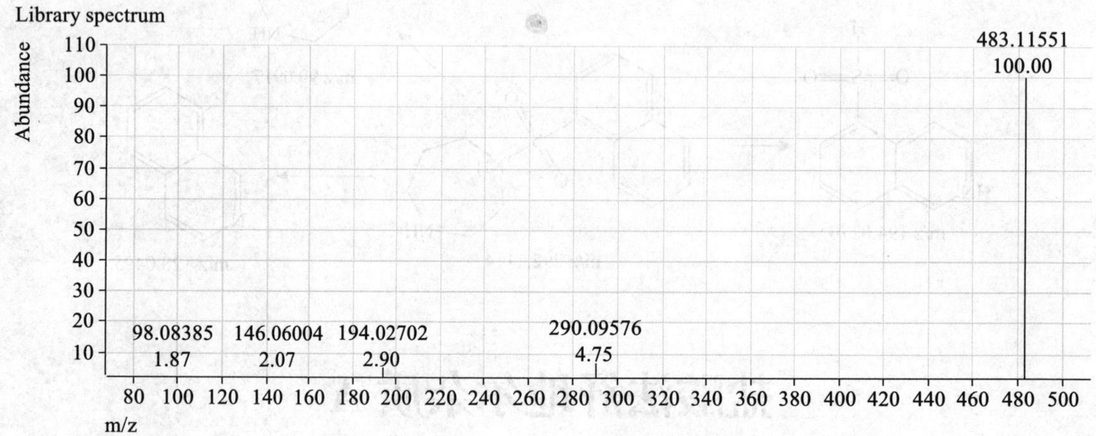

[M+H]+ CID:40V

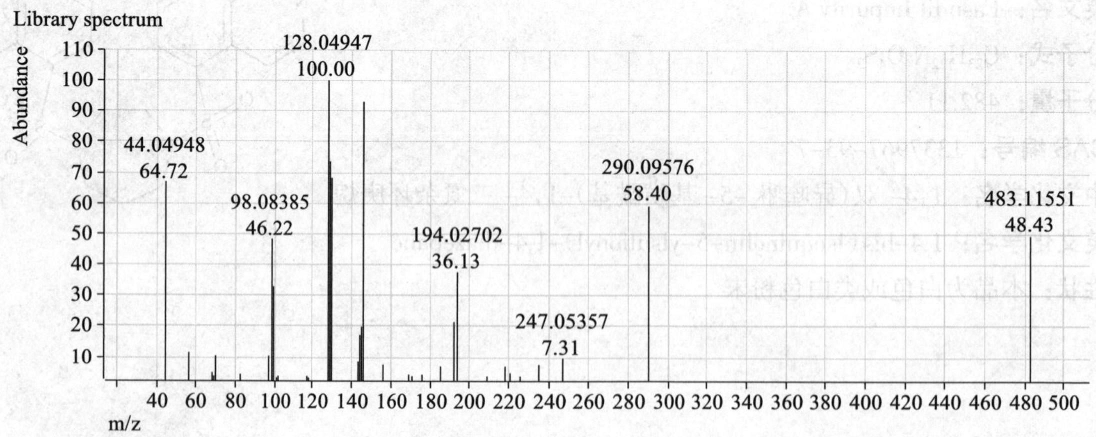

正离子扫描裂解途径解析

+NH
O
S
O
N
N
O=S=O
N
m/z 483.1155

+NH
O
S
O
N
N
m/z 290.0958

H
O=S=O
HN+
m/z 194.0270

+
N
m/z 128.0495

负离子扫描二级质谱图

[M–H]⁻ CID:10V

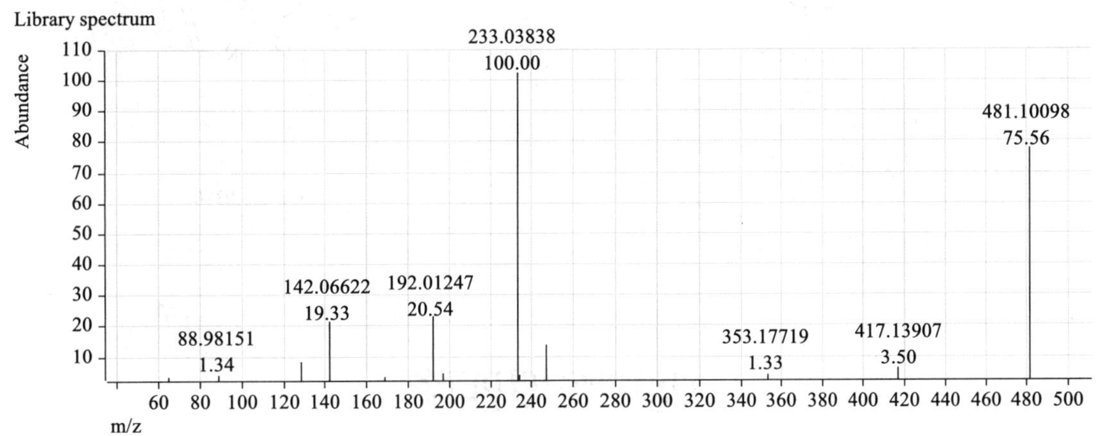

[M–H]⁻ CID:20V

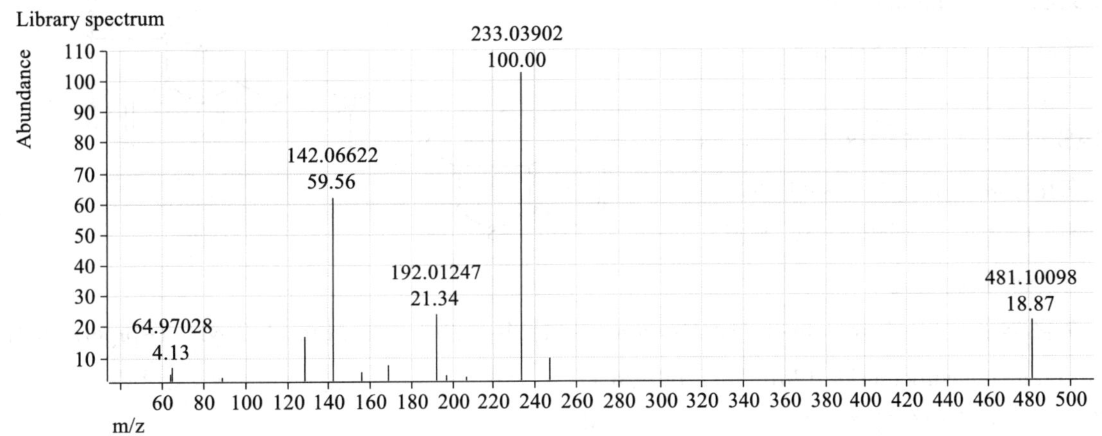

$[M-H]^-$ CID:40V

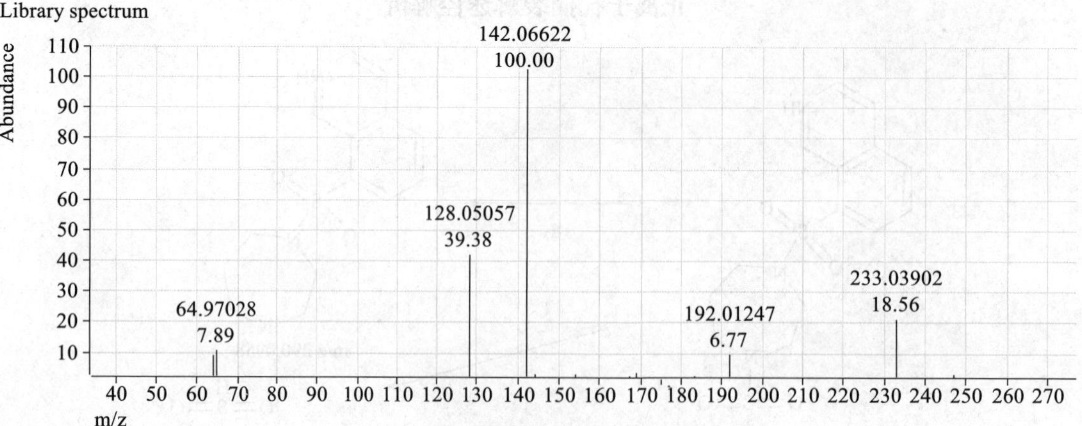

负离子扫描裂解途径解析

m/z 481.1010

m/z 233.0390

盐酸哌罗匹隆

英文名：Perospirone Hydrochloride

分子式：$C_{23}H_{30}N_4O_2S \cdot HCl$

分子量：463.04

CAS 编号：129273-38-7

中文化学名：*N*-［4-［4-(1,2-苯并噻唑-3-基)-1-哌嗪］丁基］环己-1,2-二甲酰亚胺盐酸盐

, HCl

英文化学名：1*H*-Isoindole-1,3(2*H*)-dione,2-[4-[4-(1,2-benzisothiazol-3-yl)-1-piperazinyl]butyl] hexahydro-, monohydrochloride,(3*aR*,7*aS*)-rel-(9CI)

性状：本品为白色或类白色结晶性粉末；无臭

正离子扫描二级质谱图

[M+H]+ CID:10V

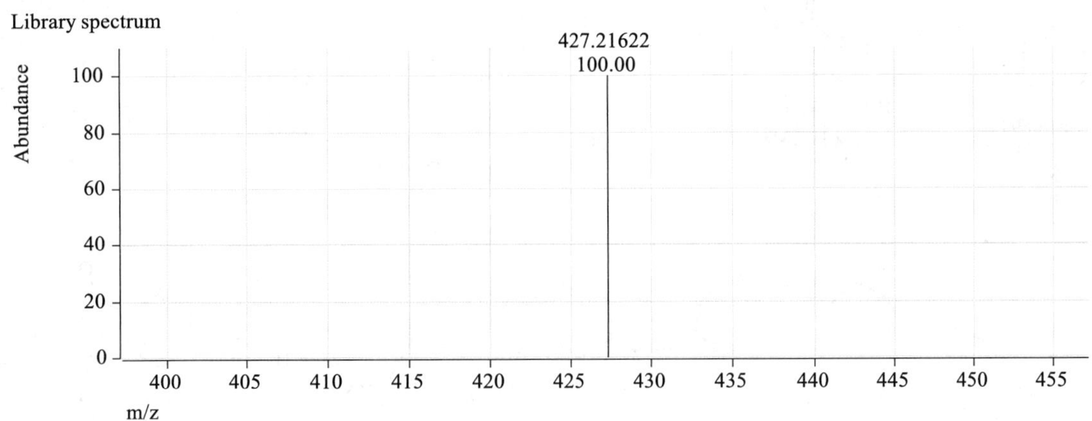

[M+H]+ CID:20V

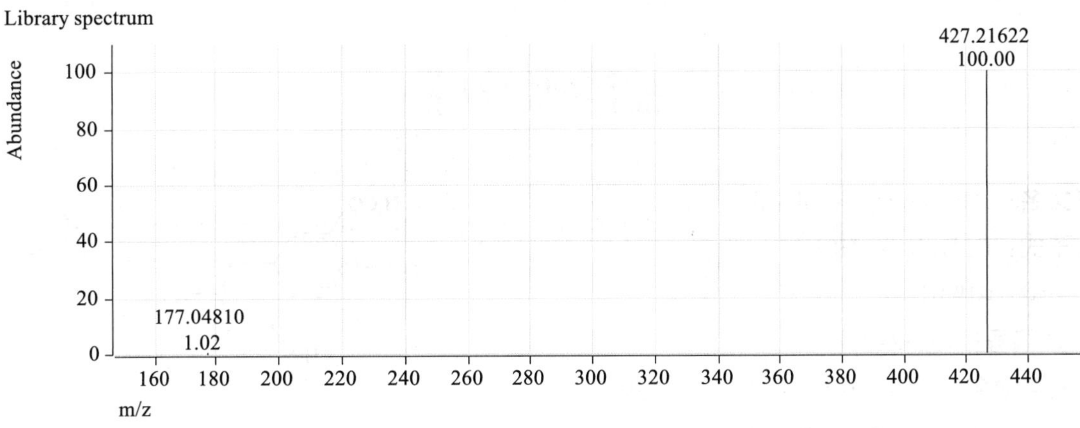

[M+H]+ CID:40V

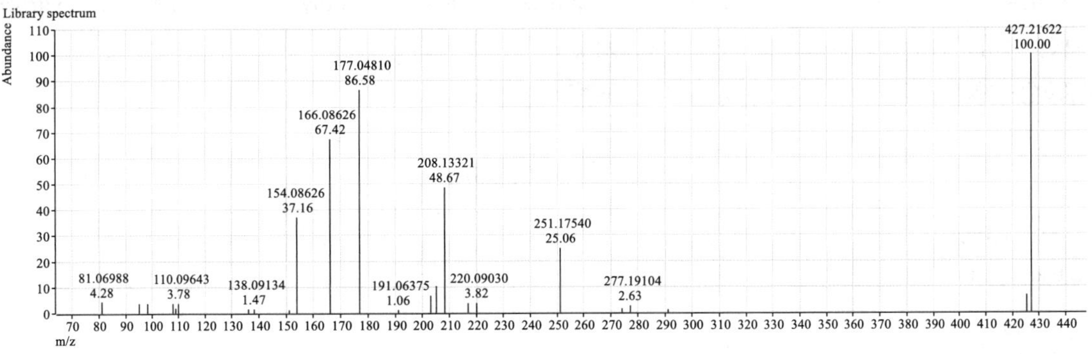

正离子扫描裂解途径解析

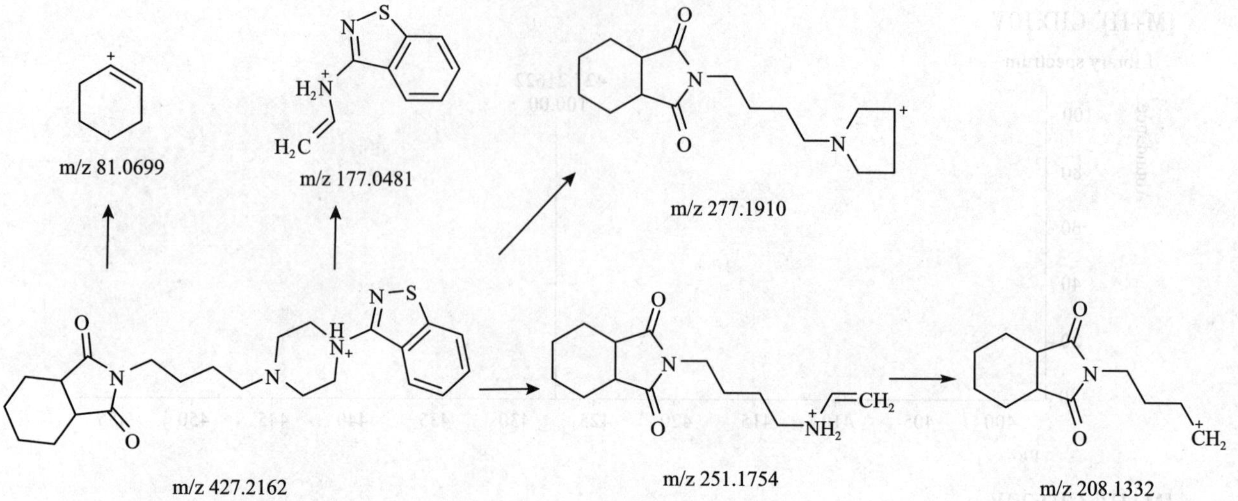
m/z 81.0699
m/z 177.0481
m/z 277.1910
m/z 427.2162
m/z 251.1754
m/z 208.1332

盐酸哌唑嗪

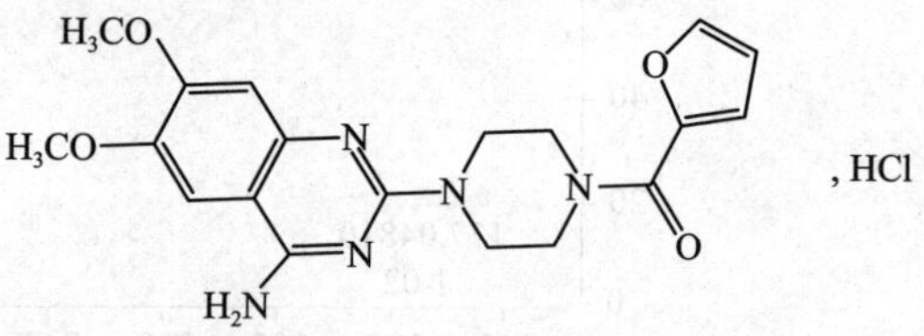

英文名： Prazosin Hydrochloride

分子式： $C_{19}H_{21}N_5O_4 \cdot HCl$

分子量： 419.87

CAS 编号： 19237-84-4

中文化学名： 1-(4-氨基-6,7-二甲氧基-2-喹唑啉基)-4-(2-呋喃甲酰基)哌嗪盐酸盐

英文化学名： 1-(4-Amino-6,7-dimethoxy-2-quinazolinyl)-4-(2-furanylcarbonyl)piperazine hydrochloride

性状： 本品为白色或类白色结晶性粉末；无臭

溶解性： 本品在乙醇中微溶，在水中几乎不溶

正离子扫描二级质谱图

$[M+H]^+$ CID:10V

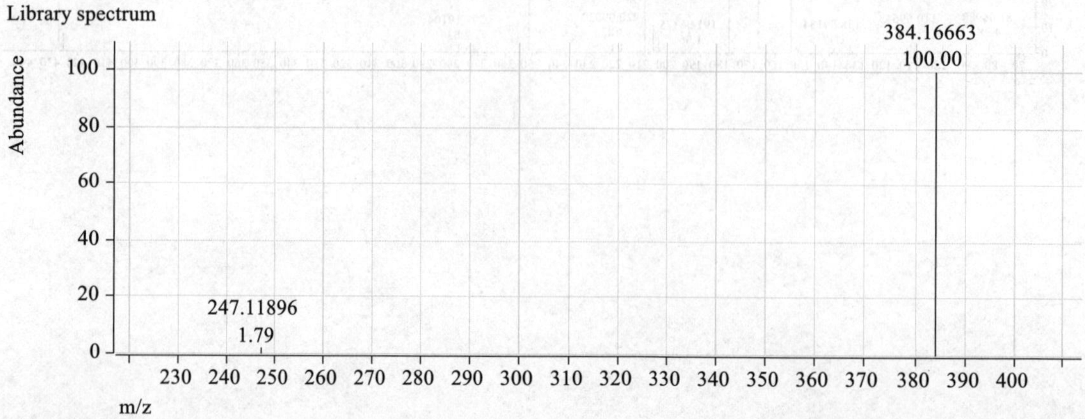
Library spectrum
Abundance
384.16663
100.00
247.11896
1.79
m/z

[M+H]+ CID:20V

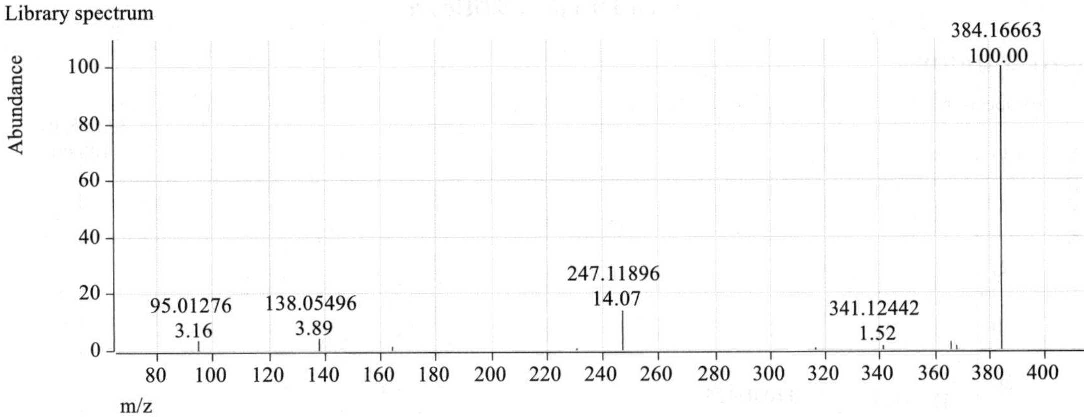

[M+H]+ CID:40V

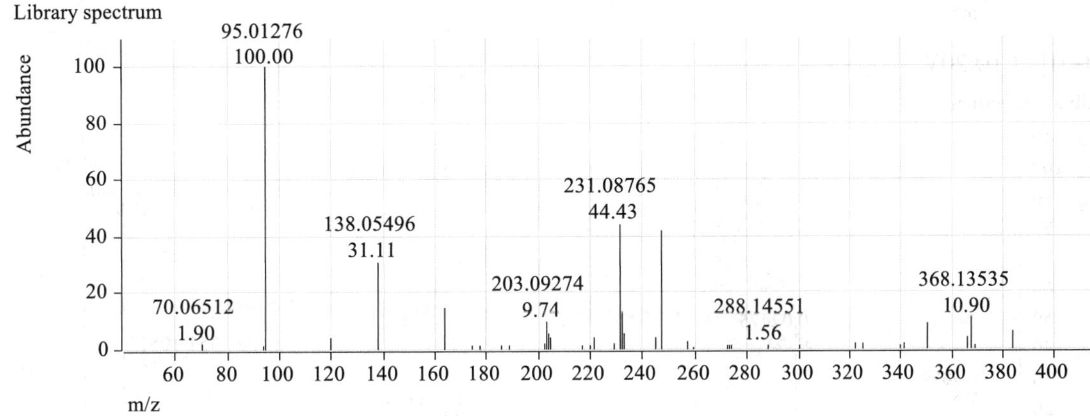

正离子扫描裂解途径解析

m/z 384.1666

m/z 341.1244

m/z 247.1190

m/z 95.0128

m/z 231.0877

负离子扫描二级质谱图

[M−H]⁻ CID:10V

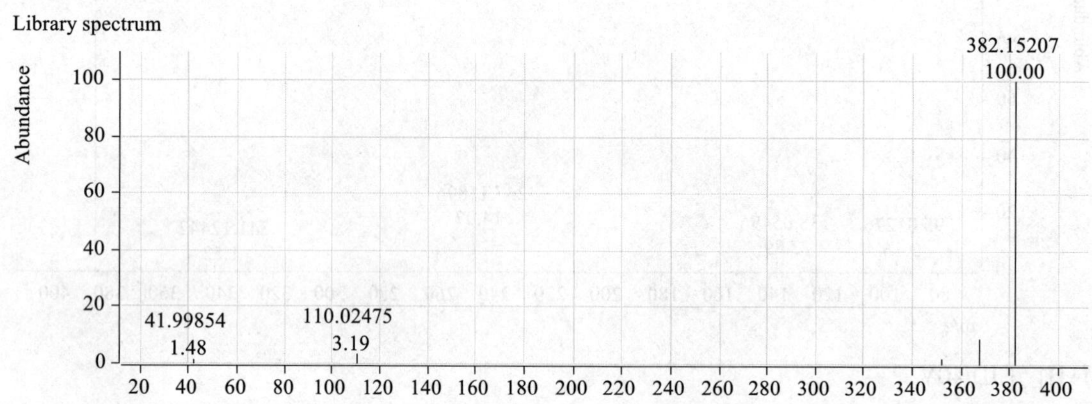

[M−H]⁻ CID:20V

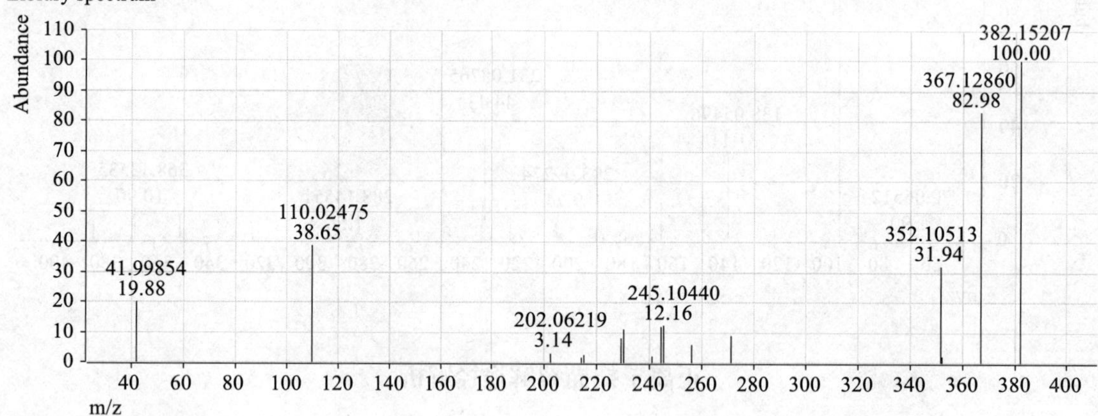

[M−H]⁻ CID:40V

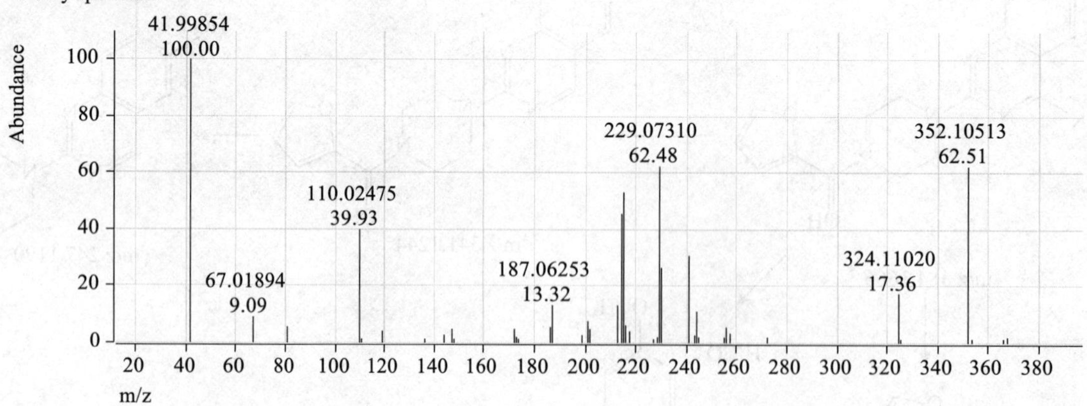

负离子扫描裂解途径解析

m/z 382.1521 → m/z 367.1286 → m/z 352.1051

m/z 110.0248

盐酸咪达普利

英文名： Imidapril Hydrochloride

分子式： $C_{20}H_{27}N_3O_6 \cdot HCl$

分子量： 441.91

CAS 编号： 89396-94-1

中文化学名：(-)-(4*S*)-3-［(2*S*)-2-［［(1*S*)-1- 羧乙氧基 -3- 苯丙基］氨］丙酰基］-1- 甲基 -2- 氧咪唑 -4- 羧酸盐酸盐

, HCl

英文化学名：(4*S*)-3-[(2*S*)-2-[[(1*S*)-1-(Ethoxycar-bonyl)-3-phenylpropyl] amino]-1-oxopropyl]-1-methyl-2-oxo-4-imidazolidinecarboxylic acid hydrochloride

性状：本品为白色结晶性粉末

溶解性：本品在甲醇中易溶，在水中溶解，在无水乙醇中略溶，在乙酸乙酯、三氯甲烷、乙醚或环己烷中几乎不溶

正离子扫描二级质谱图

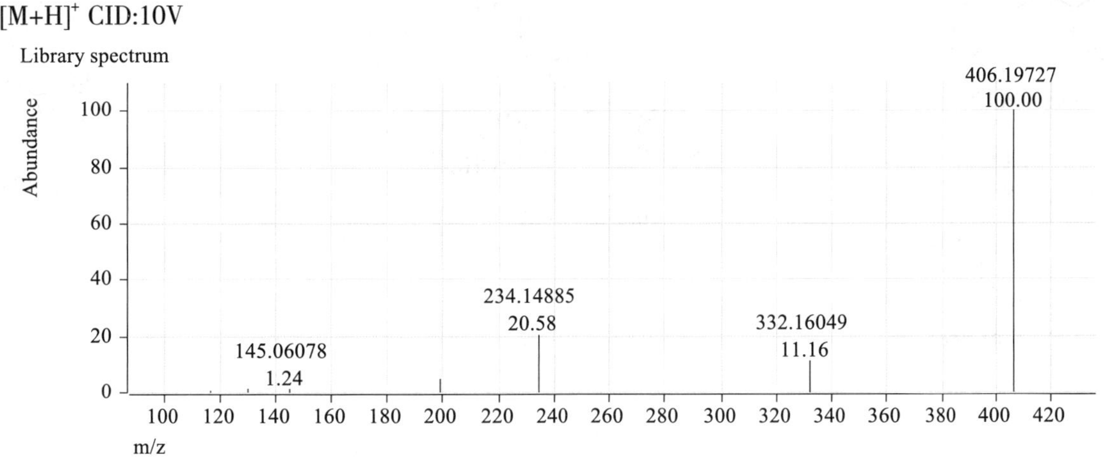

$[M+H]^+$ CID:20V

Library spectrum

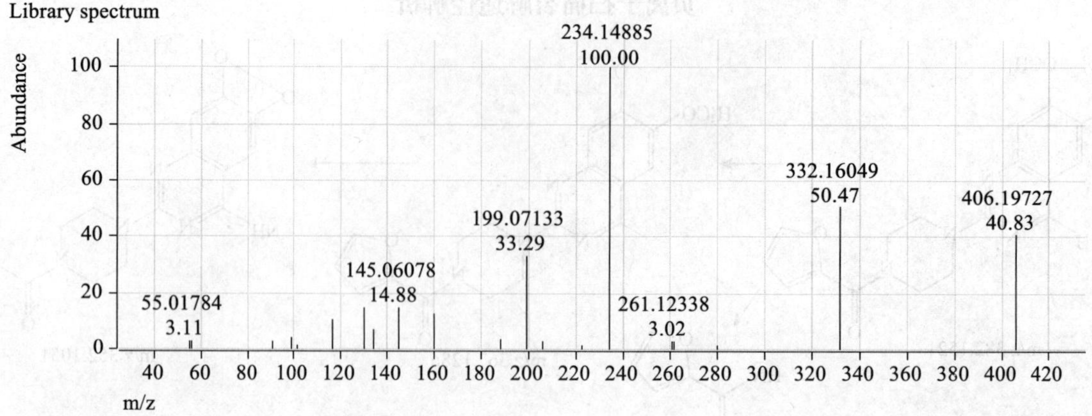

$[M+H]^+$ CID:40V

Library spectrum

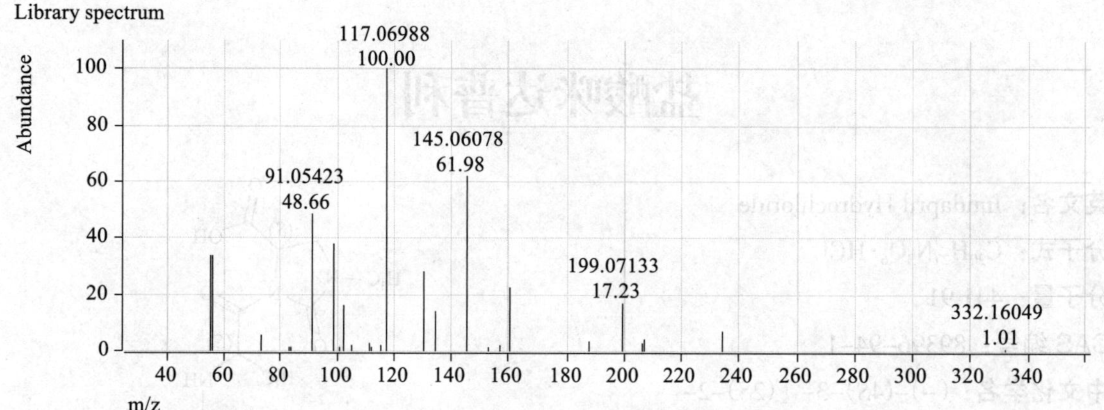

正离子扫描裂解途径解析

m/z 406.1973

m/z 332.1605

m/z 234.1489

m/z 199.0713

m/z 145.0608

m/z 117.0659

m/z 91.0542

盐酸氟西汀

英文名： Fluoxetine Hydrochloride

分子式： $C_{17}H_{18}F_3NO \cdot HCl$

分子量： 345.79

CAS 编号： 59333-67-4

中文化学名：（±）-*N*- 甲基 -3- 苯基 -3-（4- 三氟甲基苯氧基）丙胺盐酸盐

英文化学名： *N*-Methyl-3-(*p*-trifluoromethylphenoxy)-3-phenylpropylamine hydrochloride

性状： 本品为白色或类白色结晶性粉末；无臭

溶解性： 本品在甲醇或乙醇中易溶，在水或三氯甲烷中微溶，在乙醚中不溶

正离子扫描二级质谱图

$[M+H]^+$ CID:10V

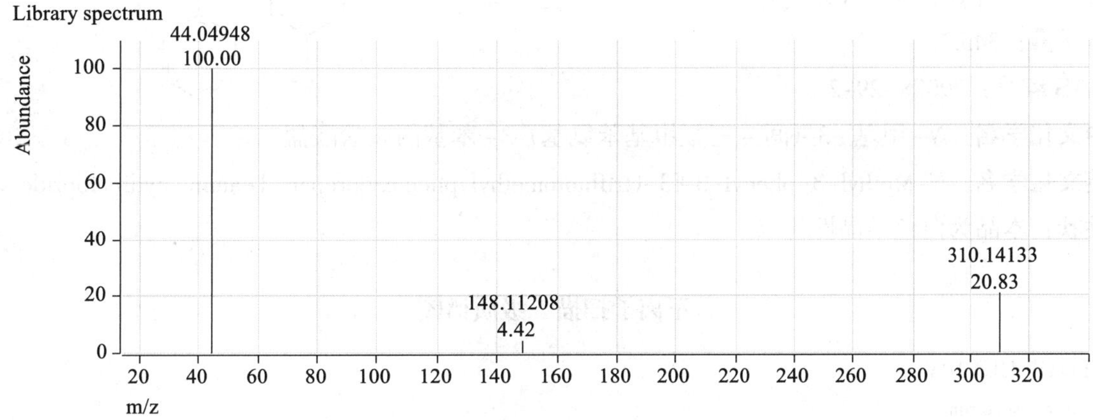

$[M+H]^+$ CID:20V

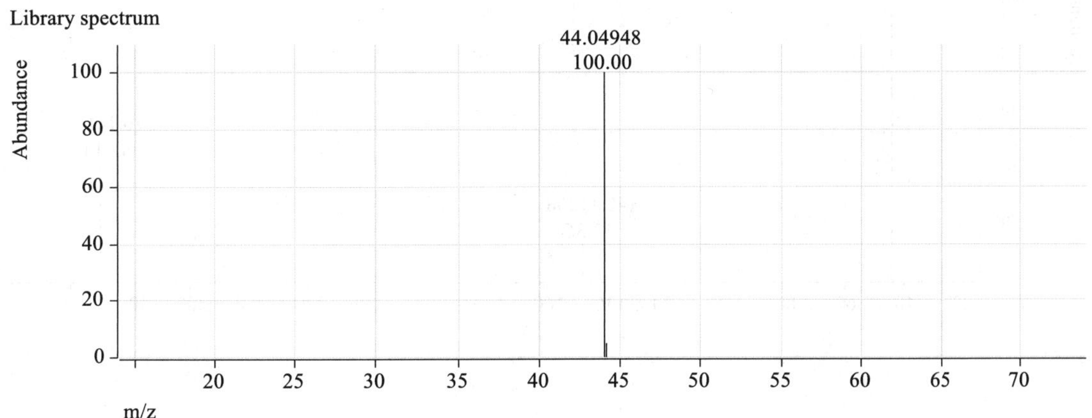

正离子扫描裂解途径解析

F_3C O $H_2\overset{+}{N}$ CH_3 m/z 310.1413

$H\overset{+}{N}$ CH_3 m/z 44.0495

$H_2\overset{+}{N}$ CH_3 m/z 148.1121

盐酸氟西汀杂质 C

英文名：Fluoxetine Hydrochloride Impurity C

分子式：$C_{17}H_{19}F_3NO \cdot HCl$

分子量：345.79

CAS 编号：79088-29-2

中文化学名：*N*- 甲基 -3-(间 - 三氟甲基苯氧基)-3- 苯基丙胺盐酸盐

英文化学名：*N*-Methyl-3-phenyl-3-[3-(trifluoromethyl)phenoxy]propan-1-amine,hydrochloride

性状：本品为白色结晶性粉末

O H N CH_3 CF_3 , HCl

正离子扫描二级质谱图

$[M+H]^+$ CID:10V

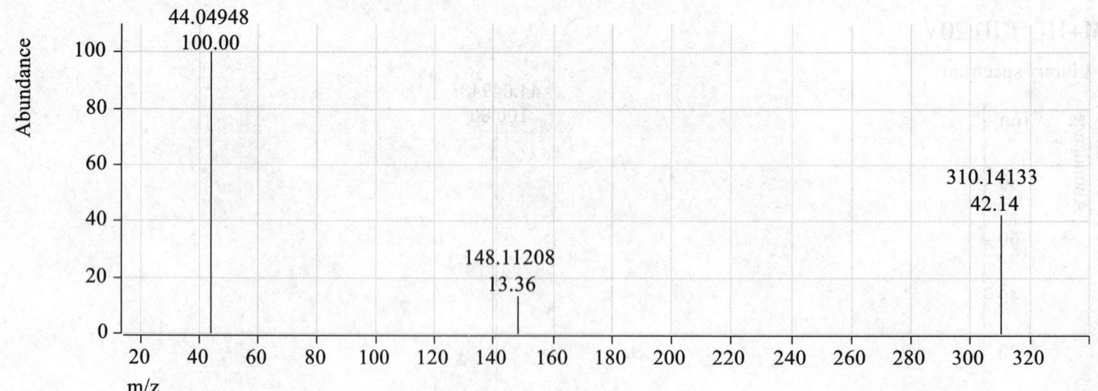

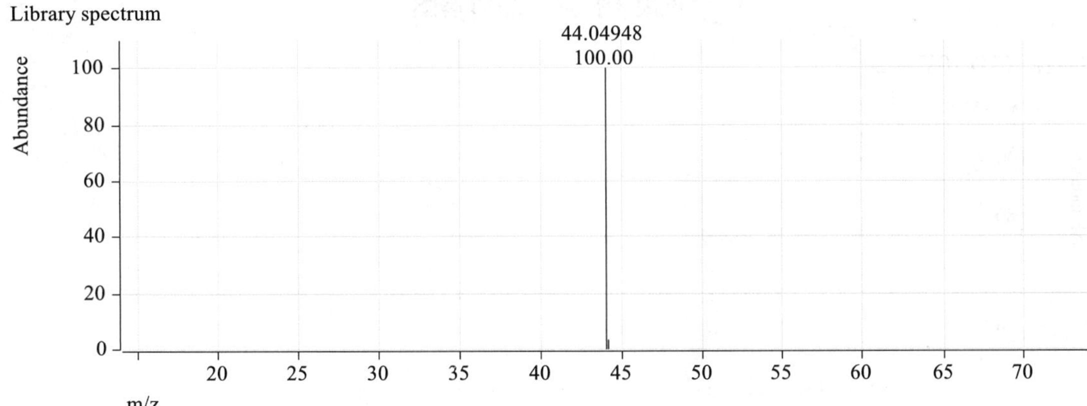

正离子扫描裂解途径解析

m/z 310.1413　→　m/z 148.1121　→　m/z 44.0495

盐酸氟奋乃静

英文名： Fluphenazine Hydrochloride

分子式： $C_{22}H_{26}F_3N_3OS \cdot 2HCl$

分子量： 510.44

CAS 编号： 146-56-5

中文化学名： 4-［3-［2-(三氟甲基)-10*H*-吩噻嗪-10-基］丙基］-1-哌嗪乙醇二盐酸盐

英文化学名： 4-[3-[2-(Trifluoromethyl)-10*H*-phenothiazin-10-yl]propyl]-1-piperazineethanol dihydrochloride

性状： 本品为白色或类白色结晶性粉末；无臭；遇光易变色

溶解性： 本品在水中易溶，在乙醇中略溶，在丙酮中极微溶，在乙醚中不溶

正离子扫描二级质谱图

$[M+H]^+$ CID:10V

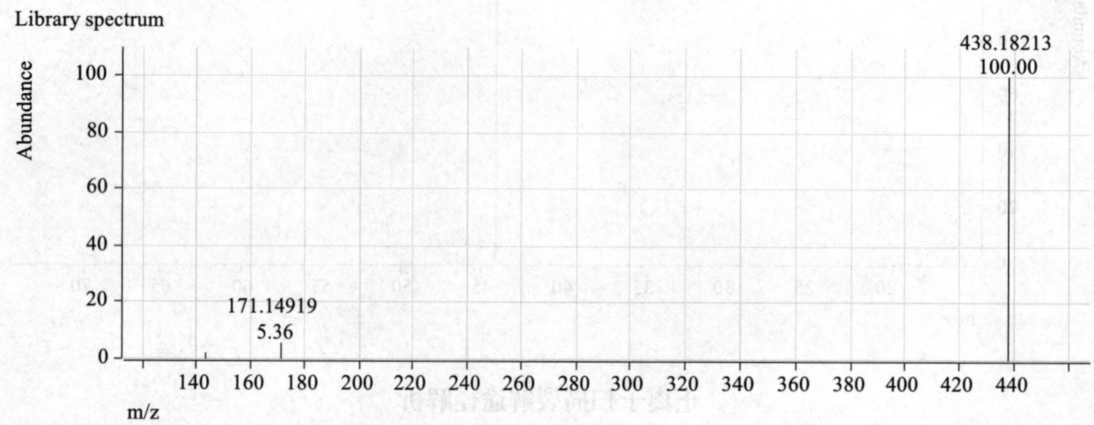

$[M+H]^+$ CID:20V

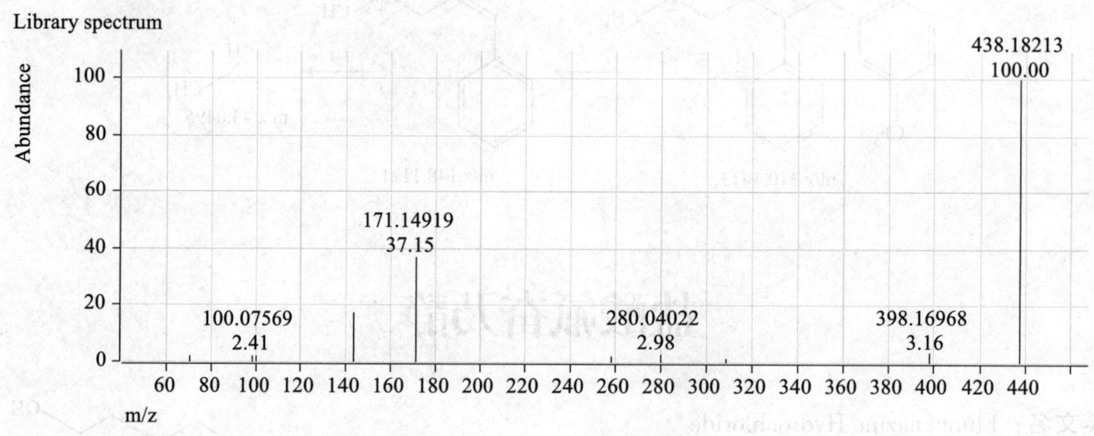

$[M+H]^+$ CID:40V

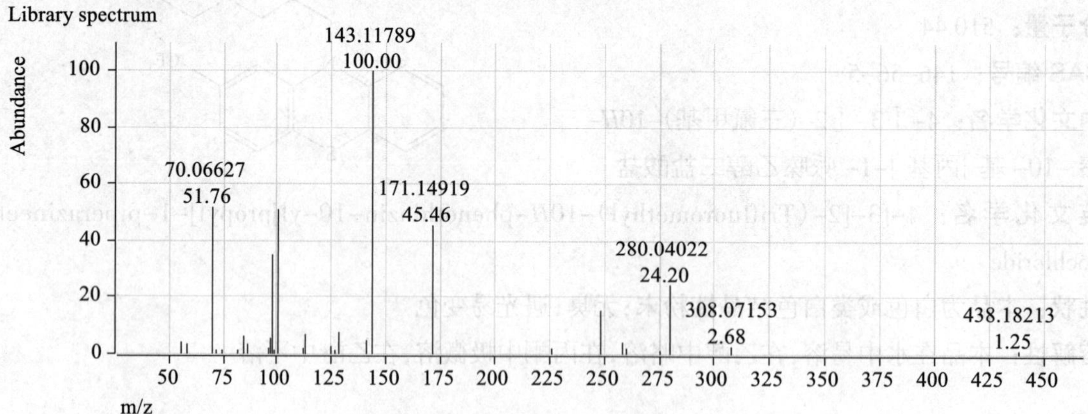

正离子扫描裂解途径解析

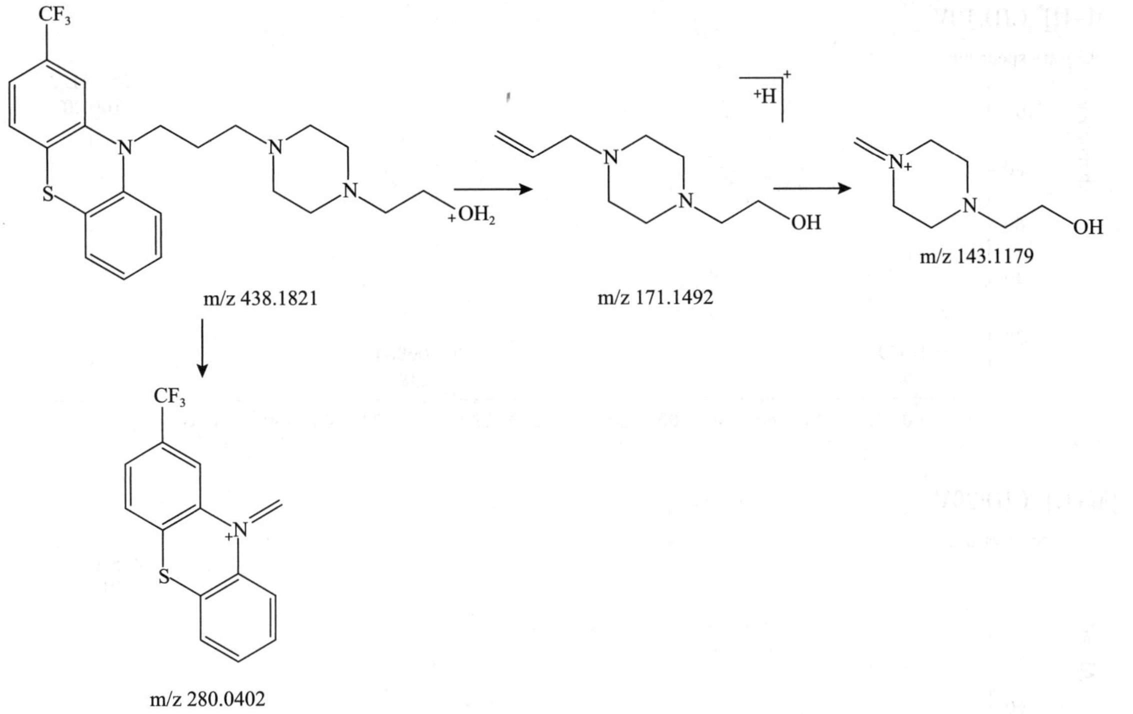
CF3
N
N
N
S
+OH2
m/z 438.1821
N
N
OH
m/z 171.1492
+H
+
N+
N
OH
m/z 143.1179
CF3
+N
S
m/z 280.0402

盐酸氟哌噻吨

英文名： Fupentixol Dihydrochloride

分子式： $C_{23}H_{25}F_3N_2OS \cdot 2HCl$

分子量： 507.44

CAS 编号： 2413-38-9

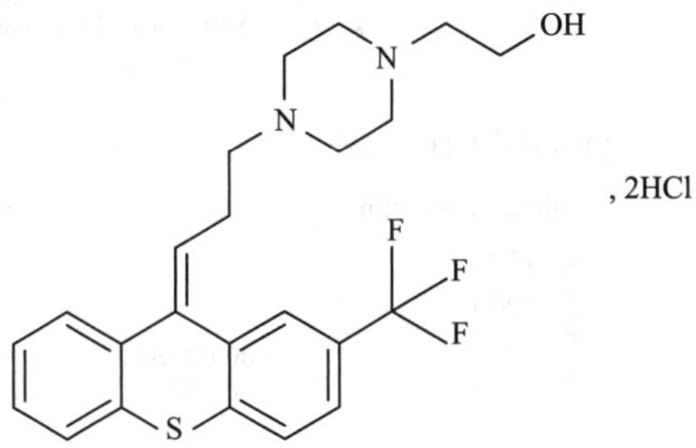
OH
N
N
, 2HCl
F
F
F
S

中文化学名：（*Z*)-4-［3-［2-(三氟甲基)-9*H*-硫杂蒽-9-亚基］丙基］-1-哌嗪乙醇二盐酸盐

英文化学名： 1-Piperazineethanol,4-[3-[(3*Z*)-2-(trifluoromethyl)-9*H*-thioxanthen-9-ylidene]propyl]-, hydrochloride(1:2)

性状： 本品为白色或类白色粉末

溶解性： 本品在乙醇中溶解，在水中微溶，在二氯甲烷中几乎不溶

正离子扫描二级质谱图

[M+H]$^+$ CID:10V

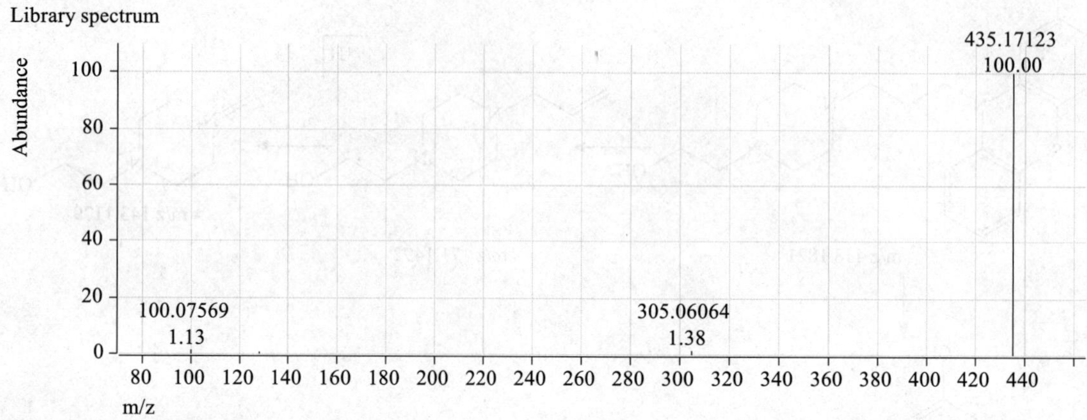

[M+H]$^+$ CID:20V

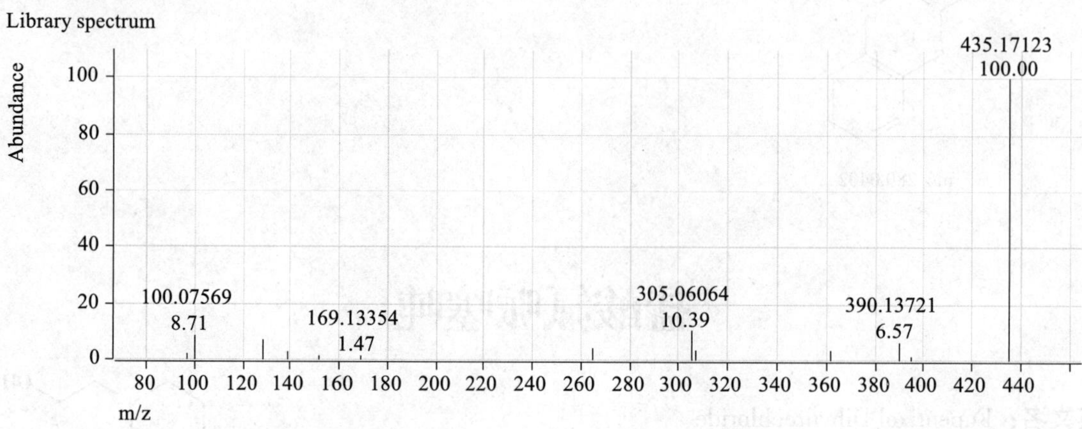

[M+H]$^+$ CID:40V

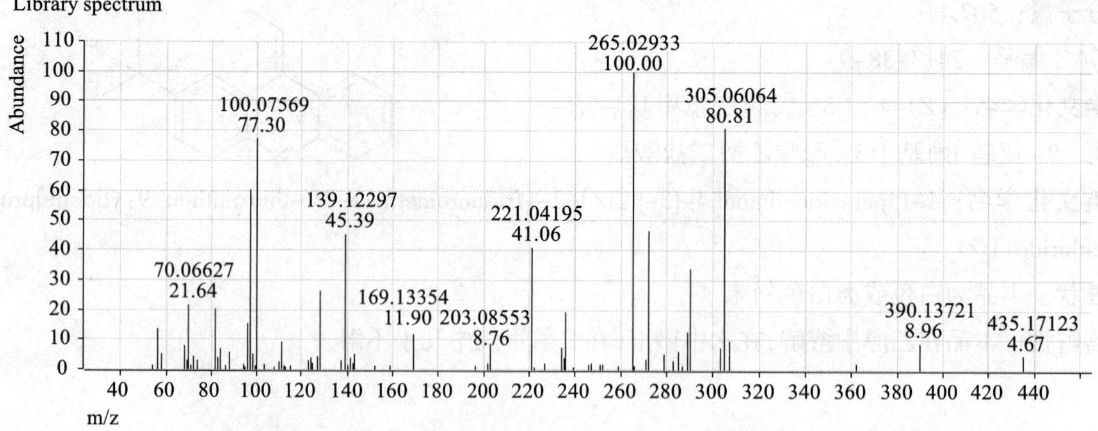

正离子扫描裂解途径解析

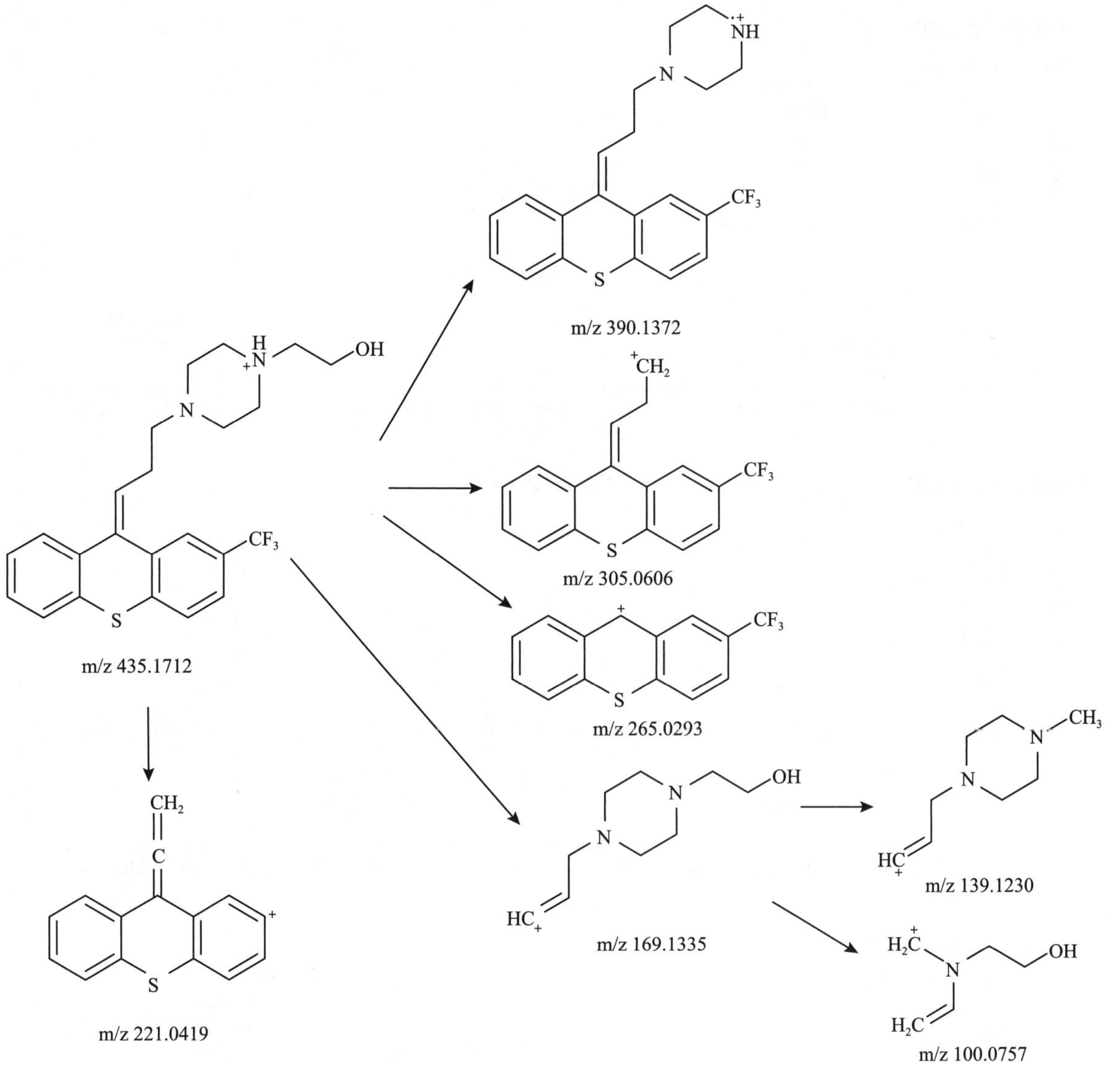

m/z 435.1712

m/z 390.1372

m/z 305.0606

m/z 265.0293

m/z 221.0419

m/z 169.1335

m/z 139.1230

m/z 100.0757

盐酸氟桂利嗪

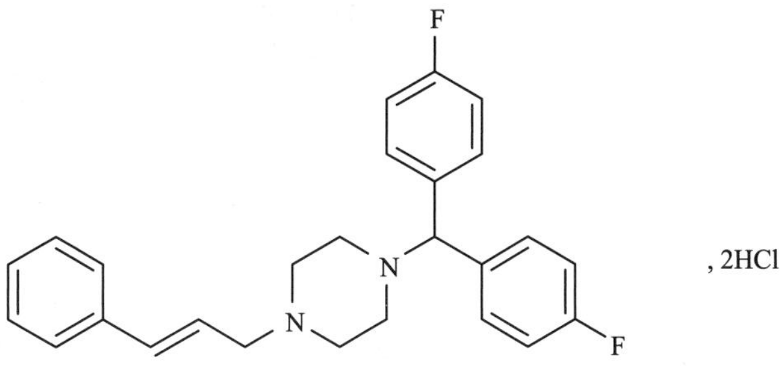

英文名： Flunarizine Hydrochloride

分子式： $C_{26}H_{26}F_2N_2 \cdot 2HCl$

分子量： 477.42

CAS 编号： 30484-77-6

, 2HCl

中文化学名：（*E*）-1-[双-(4-氟苯基)甲基]-4-(2-丙烯基-3-苯基)哌嗪二盐酸盐

英文化学名：（*E*）-1-[bis(4-Fluorophenyl)methyl]-4-(2-propenyl-3-phenyl)-piperazine dihydrochloride

性状： 本品为白色或类白色结晶或结晶性粉末；无臭

溶解性： 本品在甲醇或乙醇中略溶，在三氯甲烷中微溶，在水中极微溶

正离子扫描二级质谱图

[M+H]+ CID:10V

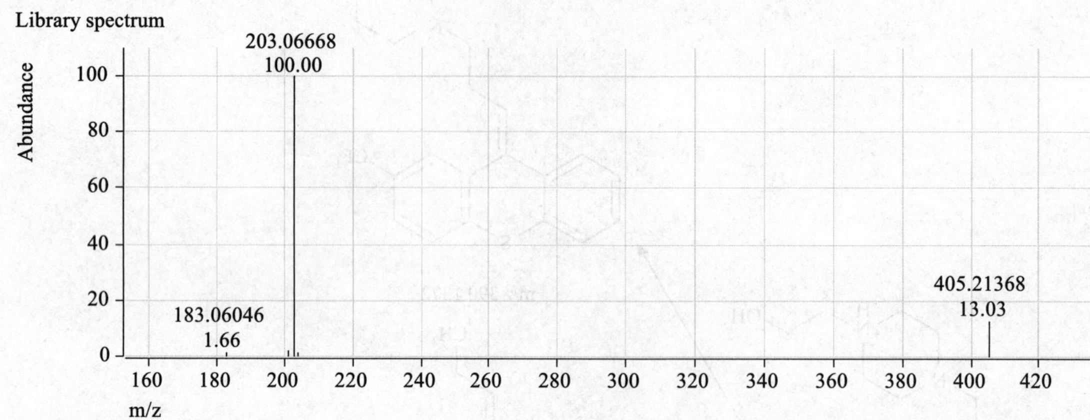

[M+H]+ CID:20V

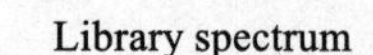

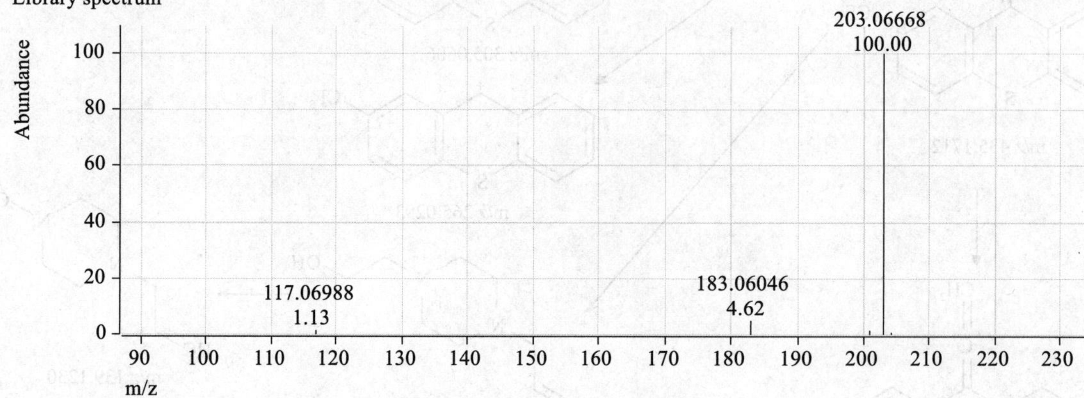

[M+H]+ CID:40V

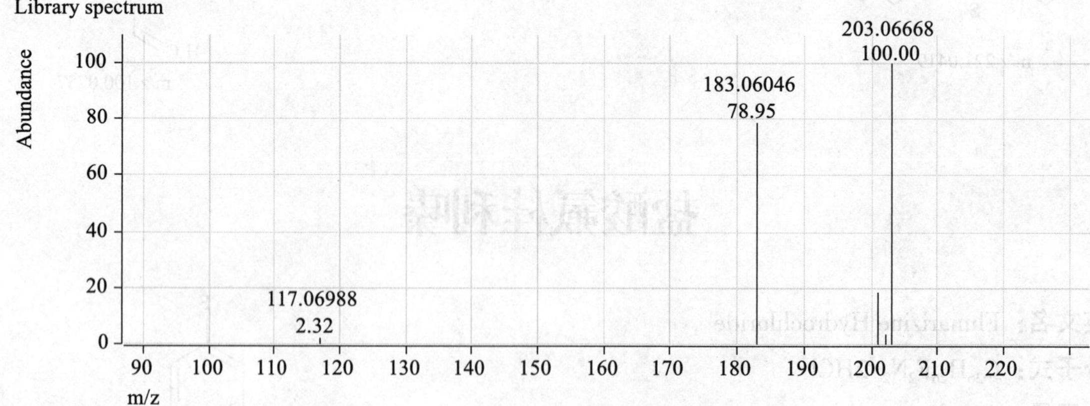

正离子扫描裂解途径解析

m/z 405.2137

m/z 203.0667

m/z 183.0605

m/z 117.0699

盐酸美司坦

英文名： Mecysteine Hydrochloride

分子式： $C_4H_9NO_2S \cdot HCl$

分子量： 171.65

CAS 编号： 18598-63-5

中文化学名： 盐酸半胱氨酸甲酯

英文化学名： Cysteine methyl ester hydrochloride

性状： 本品为白色结晶或结晶性粉末；有臭；味酸；有引湿性

溶解性： 本品在水中易溶，在乙醇中略溶，在乙醚中几乎不溶

正离子扫描二级质谱图

$[M+H]^+$ CID:10V

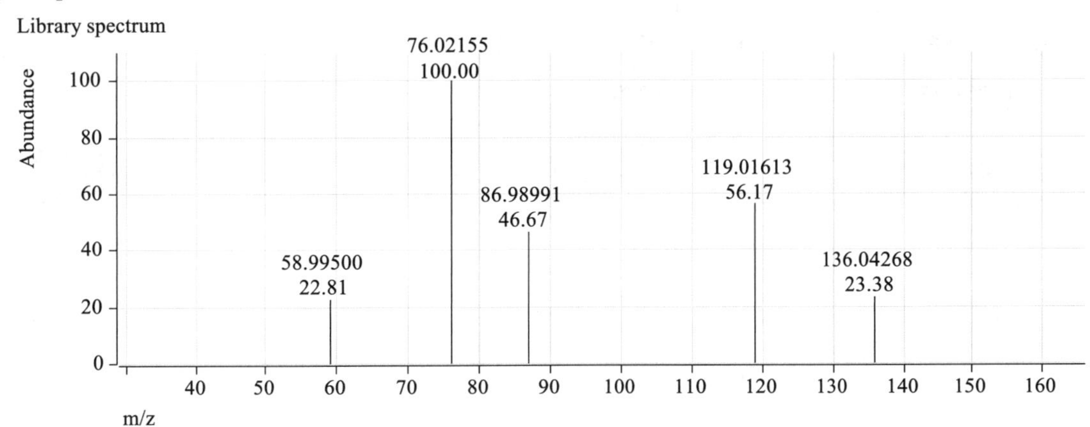

$[M+H]^+$ CID:20V

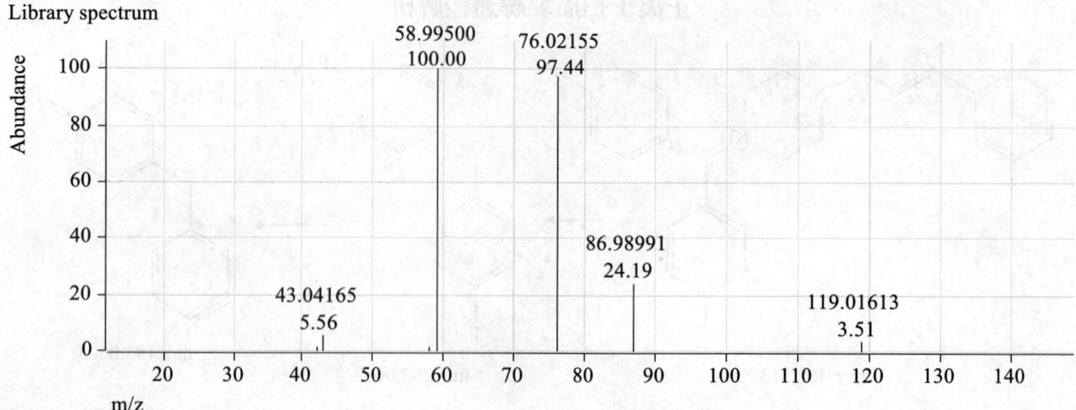

$[M+H]^+$ CID:40V

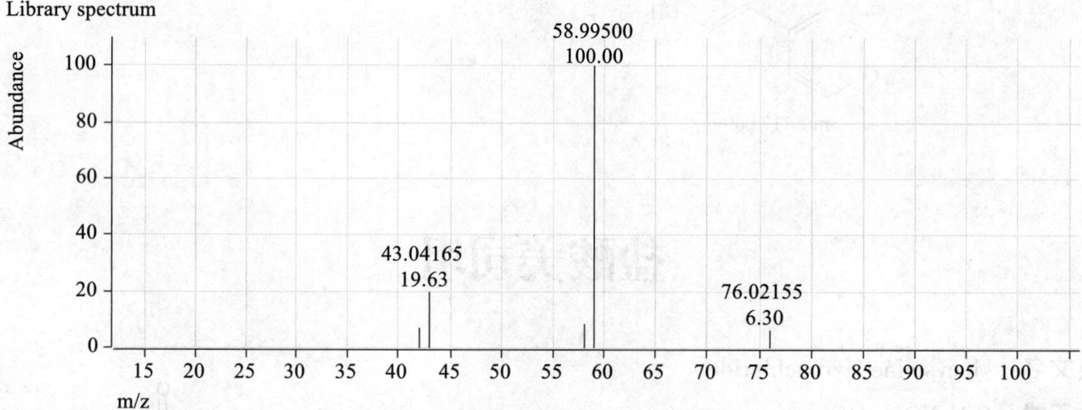

正离子扫描裂解途径解析

m/z 136.0427

m/z 119.0161

m/z 86.9899

m/z 76.0215

m/z 58.9950

盐酸美西律

英文名： Mexiletine Hydrochloride

分子式： $C_{11}H_{17}NO \cdot HCl$

分子量： 215.72

CAS 编号： 5370-01-4

中文化学名： (±)-1-(2,6- 二甲基苯氧基)-2- 丙胺盐酸盐

英文化学名： 1-(2,6-Dimethylphenoxy)-2-propanamine hydrochloride

性状： 本品为白色或类白色结晶性粉末；几乎无臭

溶解性： 本品在水或乙醇中易溶，在乙醚中几乎不溶

正离子扫描二级质谱图

[M+H]+ CID:10V

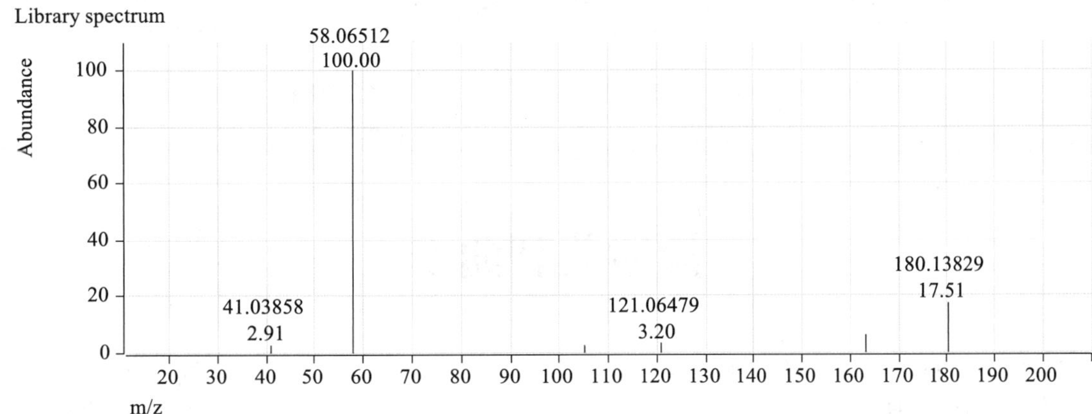

[M+H]+ CID:20V

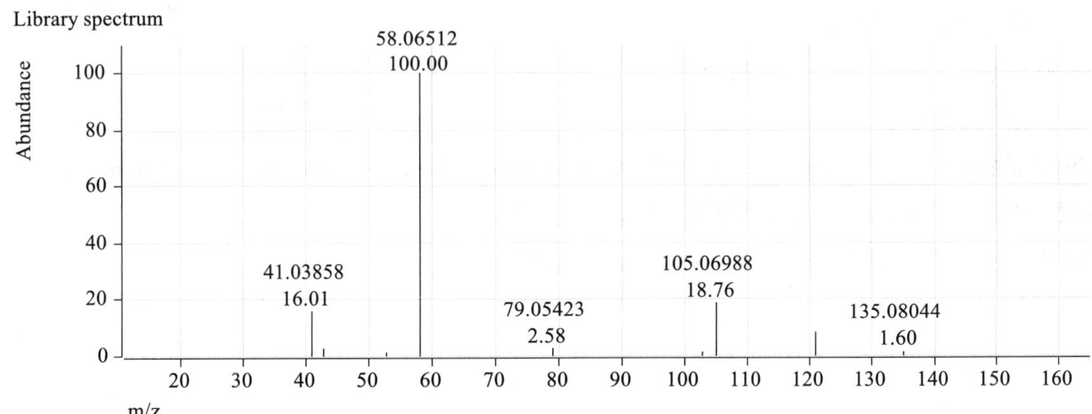

[M+H]$^+$ CID:40V

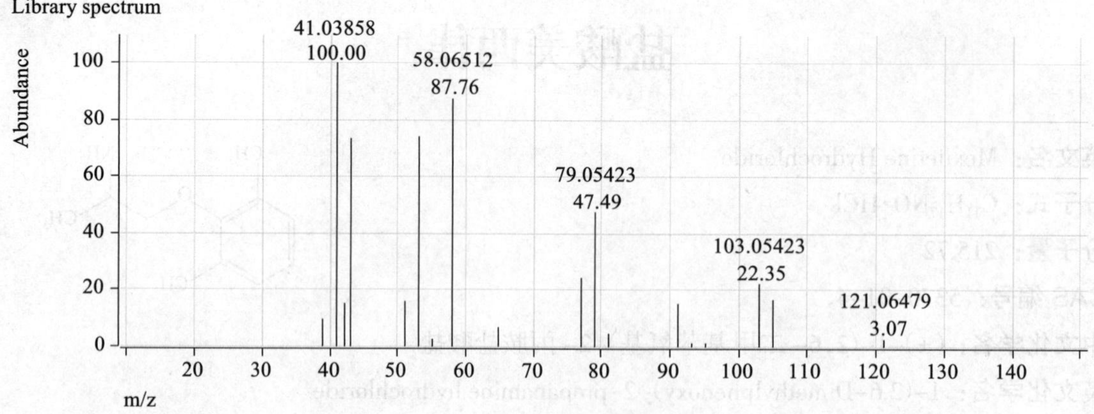

正离子扫描裂解途径解析

m/z 58.0651　m/z 180.1383　m/z 105.0699　m/z 79.0542

盐酸美利曲辛

英文名：Melitracen Hydrochloride

分子式：$C_{21}H_{25}N \cdot HCl$

分子量：327.89

CAS 编号：10563-70-9

中文化学名：3-[10,10-二甲基-9(10*H*)-蒽亚基]-*N*,*N*-二甲基丙胺盐酸盐

英文化学名：3-[10,10-Dimethyl-9(10*H*)-anthracenylidene]-*N*,*N*-dimethyl-1-propanamine hydrochloride

, HCl

性状：本品为白色或类白色结晶性粉末;无臭;无味

溶解性：本品在二氯甲烷中易溶,在水、乙醇中溶解

正离子扫描二级质谱图

[M+H]+ CID:10V

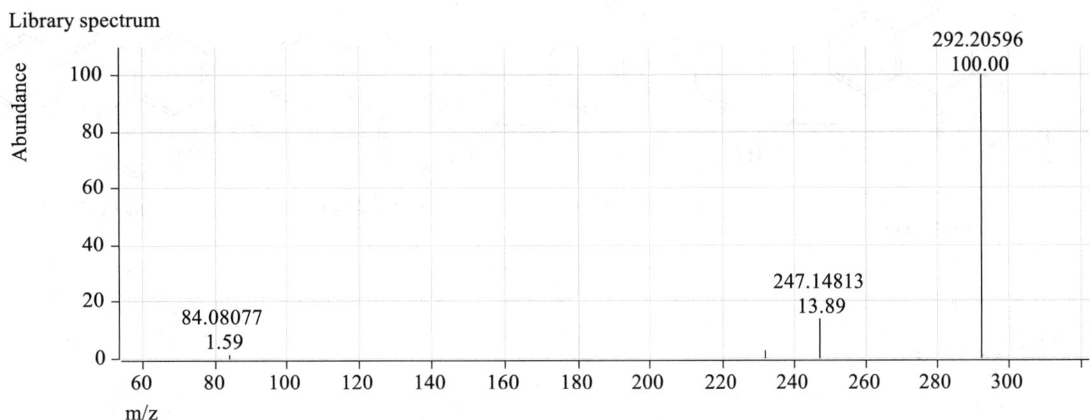

[M+H]+ CID:20V

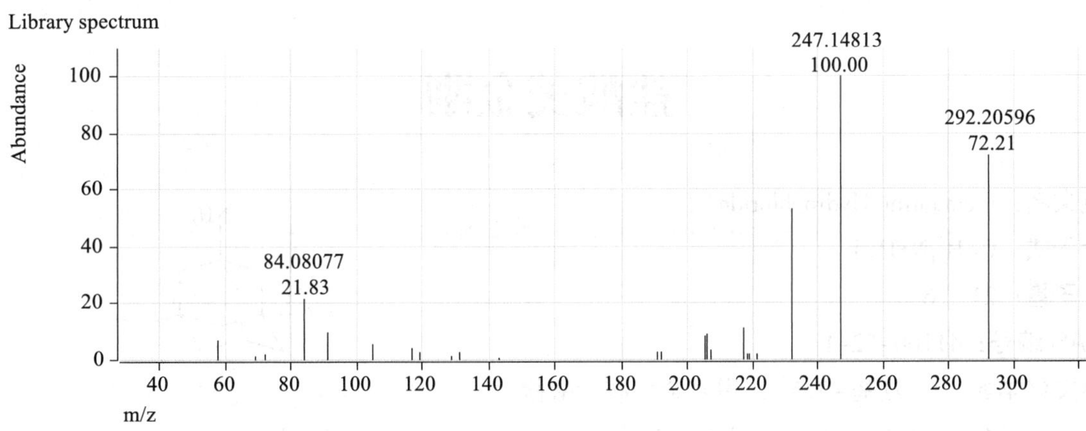

[M+H]+ CID:40V

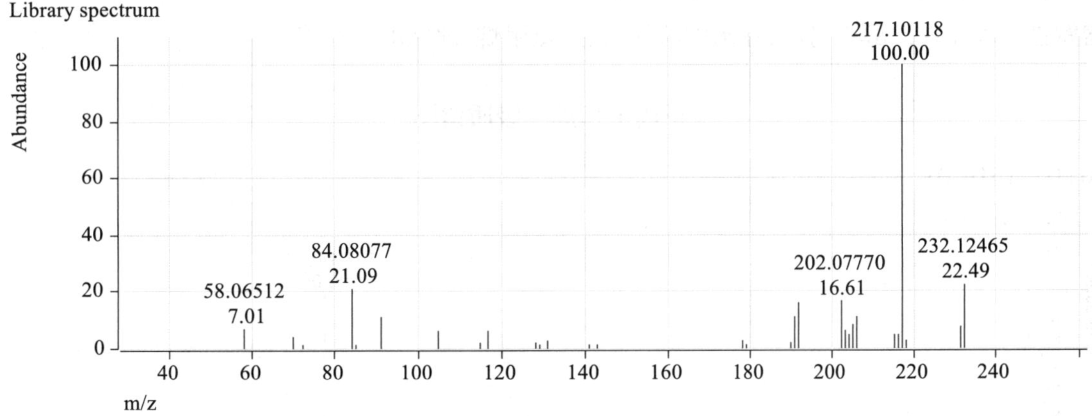

正离子扫描裂解途径解析

m/z 292.2060 → m/z 247.1481 → m/z 232.1247 → m/z 217.1012

m/z 292.2060 → m/z 84.0808

盐酸美金刚

英文名：Memantine Hydrochloride

分子式：$C_{12}H_{21}N \cdot HCl$

分子量：215.76

CAS 编号：41100-52-1

中文化学名：1- 氨基 -3,5- 二甲基金刚胺盐酸盐

英文化学名：3,5-Dimethyltricyclo[3.3.1.1^{3,7}]decan-1-amine hydrochloride

性状：本品为白色结晶性粉末；无臭；味苦

溶解性：本品在乙醇中易溶，在水中溶解，在三氯甲烷、冰醋酸中略溶

正离子扫描二级质谱图

$[M+H]^+$ CID:10V

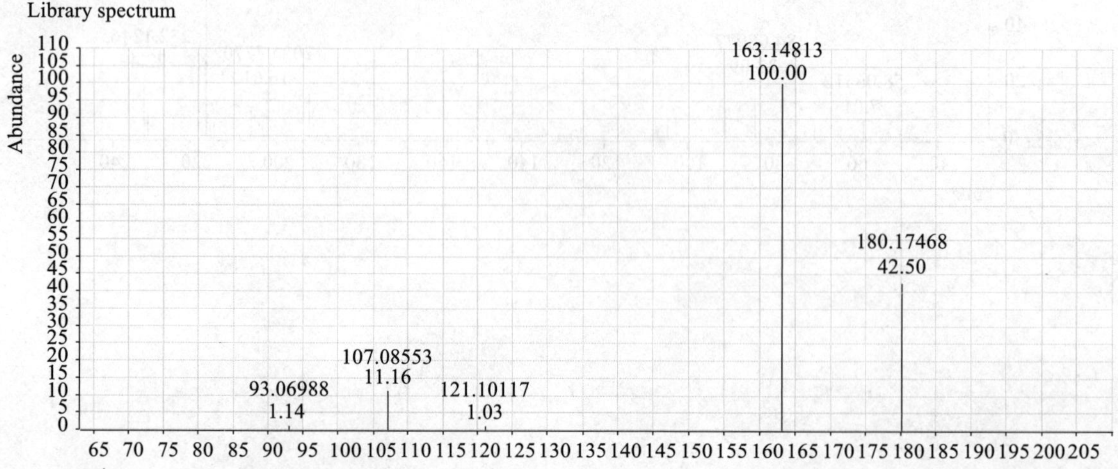

$[M+H]^+$ CID:20V

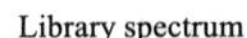

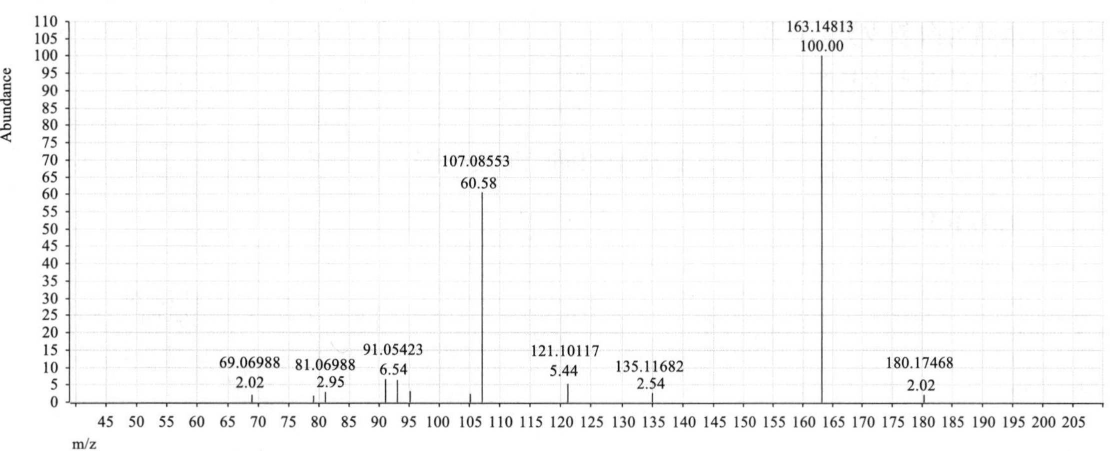

$[M+H]^+$ CID:40V

Library spectrum

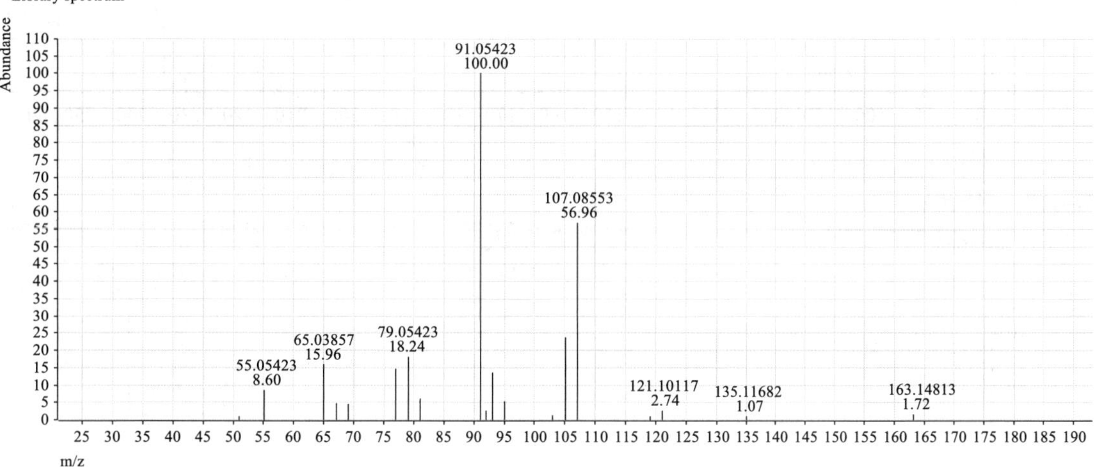

正离子扫描裂解途径解析

m/z 180.1747 → m/z 163.1481 → m/z 107.0855

盐酸美普他酚

英文名： Meptazinol Hydrochloride

分子式： $C_{15}H_{23}NO \cdot HCl$

分子量： 269.80

CAS 编号： 59263-76-2

HO, CH_3, N, CH_3, , HCl

中文化学名：3-(3- 乙基六氢 -1- 甲基 -1*H*- 氮杂 -3- 基)- 苯酚盐酸盐

英文化学名：3-(3-Ethylhexahydro-1-methyl-1*H*-azepin-3-yl)-phenol hydrochloride (1:1)

性状：本品为白色或类白色粉末

溶解性：本品在水中易溶

正离子扫描二级质谱图

[M+H]$^+$ CID:10V

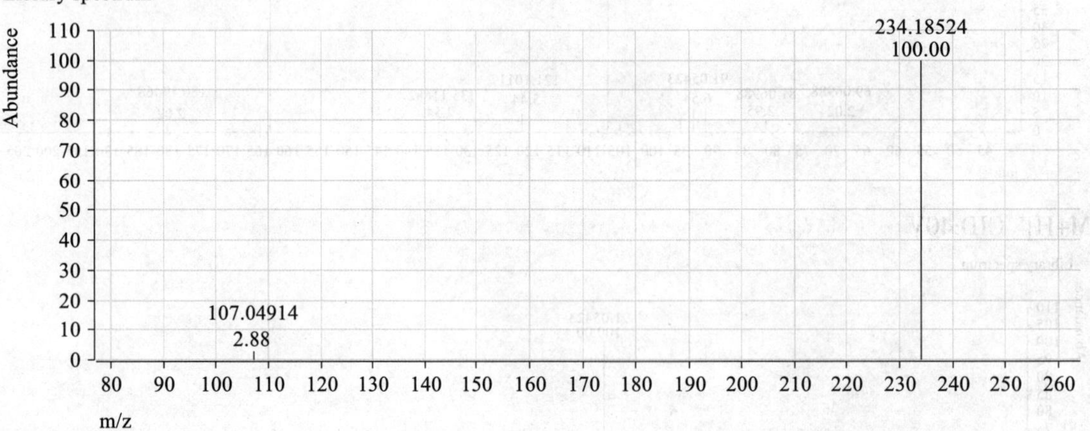

[M+H]$^+$ CID:20V

Library spectrum

Abundance

m/z

234.18524
100.00

107.04914
49.12

55.05423
2.56

95.08553
2.98

133.06479
9.84

161.09608
8.36

[M+H]$^+$ CID:40V

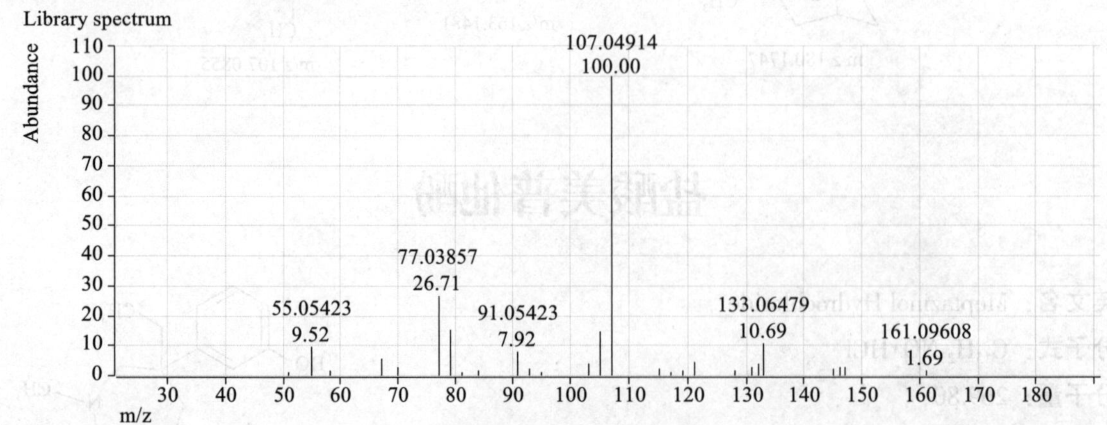

正离子扫描裂解途径解析

$H_2\overset{+}{O}$ CH$_3$ N—CH$_3$

m/z 234.1852

HO +

m/z 107.0492

负离子扫描二级质谱图

[M−H]$^-$ CID:10V

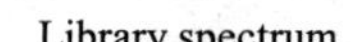

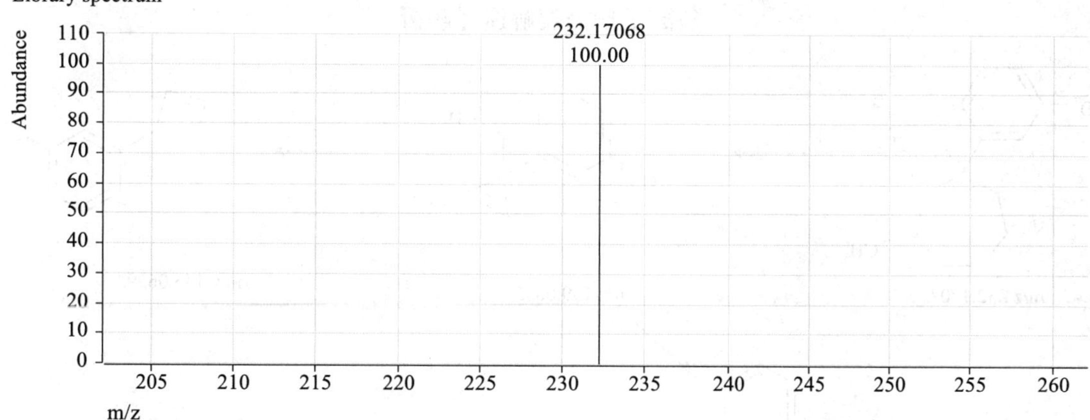

[M−H]$^-$ CID:20V

Library spectrum

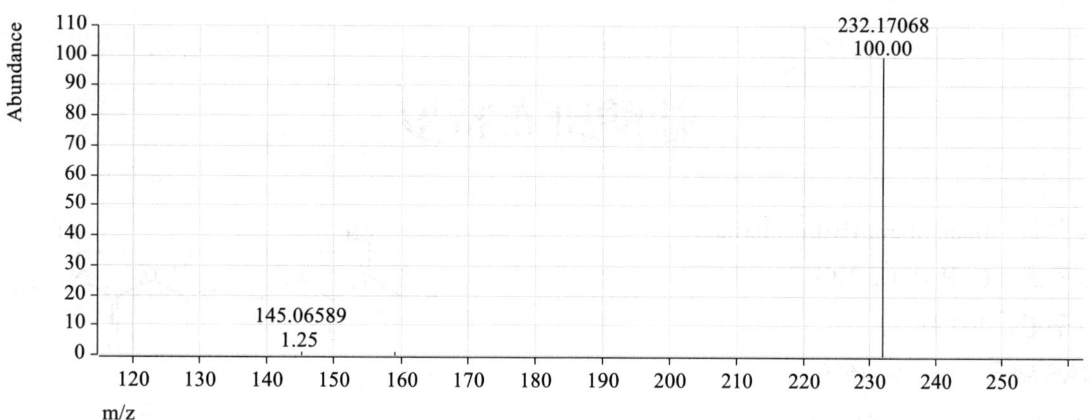

$[M-H]^-$ CID:40V

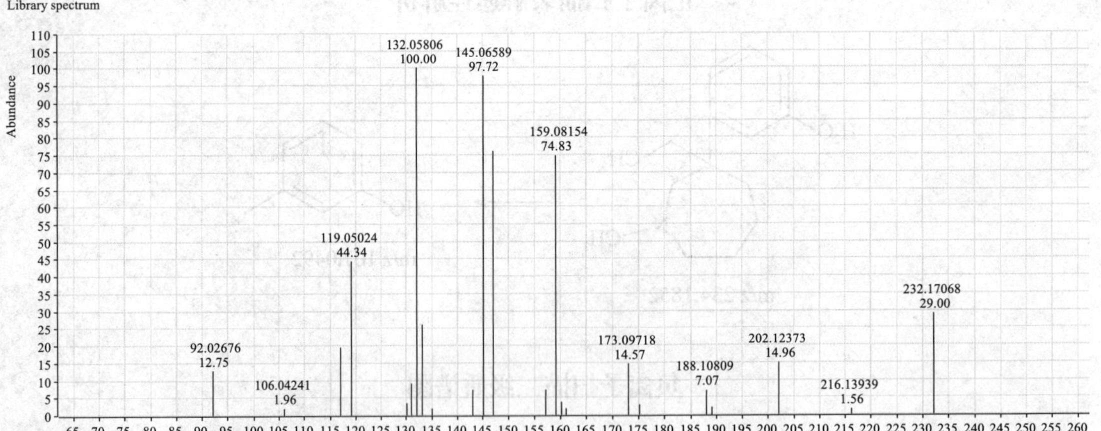

负离子扫描裂解途径解析

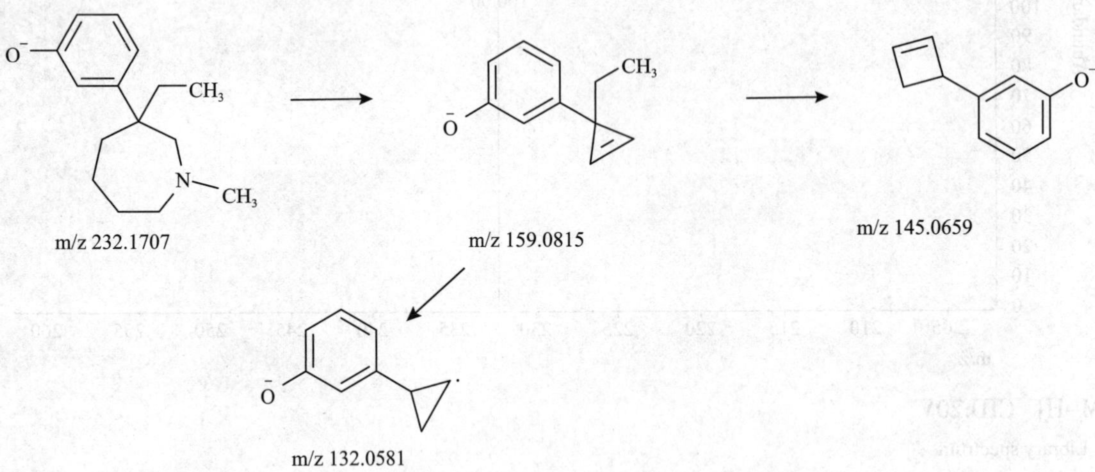

盐酸班布特罗

英文名： Bambuterol Hydrochloride

分子式： $C_{18}H_{29}N_3O_5 \cdot HCl$

分子量： 403.91

CAS 编号： 81732-46-9

中文化学名： 1-［双-(3′,5′-*N*,*N*-二甲氨甲酰氧基)苯基］-2-*N*-叔丁基氨基乙醇盐酸盐

英文化学名： Dimethylcarbamic acid 5-[2-[(1,1-dimethylethyl)amino]-1-hydroxyethyl]-1,3-phenylene ester hydrochlorid

性状： 本品为白色或类白色结晶性粉末；无臭

溶解性： 本品在甲醇或水中易溶，在三氯甲烷中溶解，在乙醇中溶解，在乙酸乙酯或丙酮中几乎不溶

正离子扫描二级质谱图

[M+H]$^+$ CID:10V

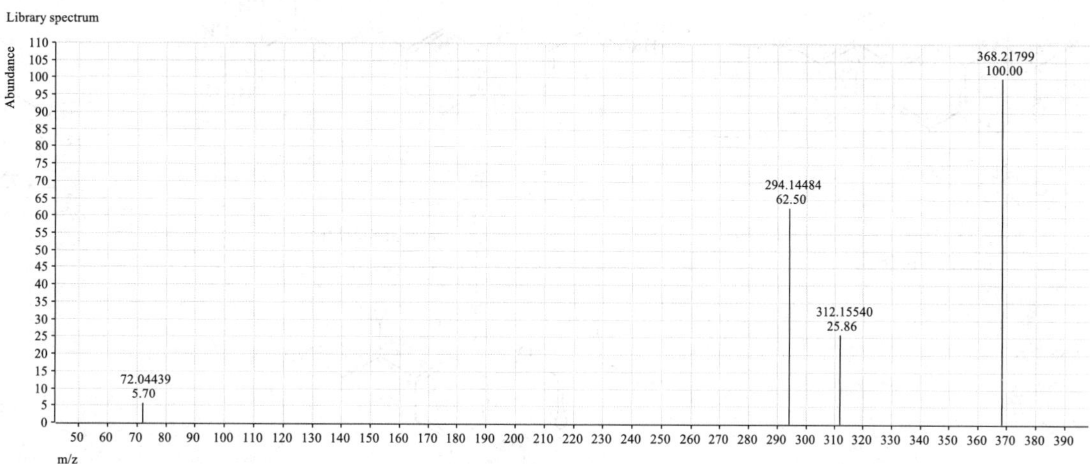

[M+H]$^+$ CID:20V

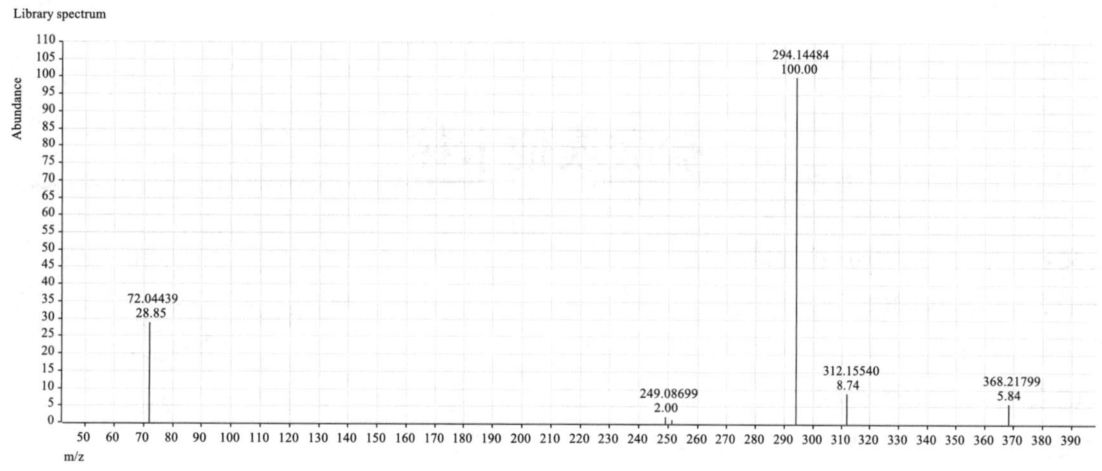

[M+H]$^+$ CID:40V

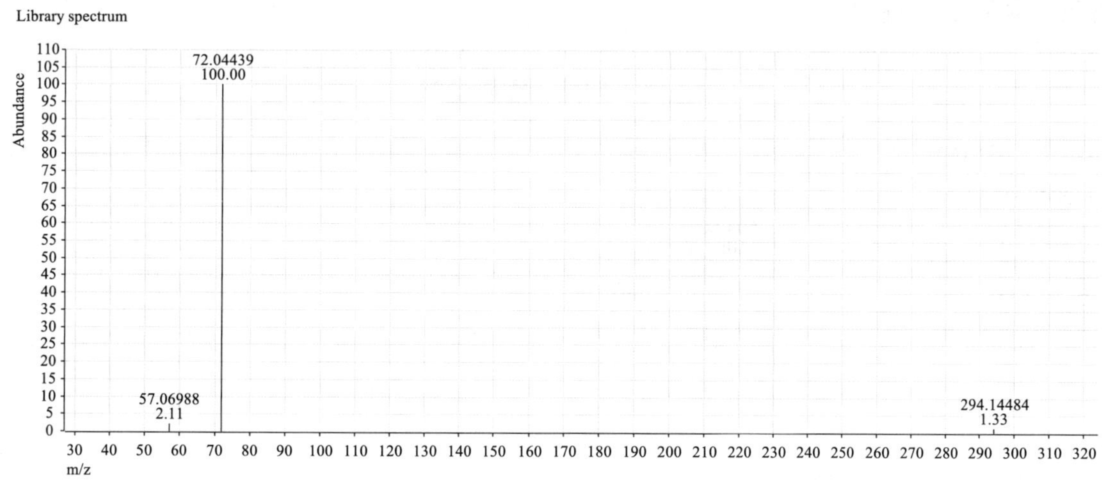

正离子扫描裂解途径解析

m/z 294.1448

m/z 368.2180

m/z 72.0444

m/z 312.1554

盐酸埃他卡林

英文名：Iptakalim Hydrochloride

分子式：$C_9H_{21}N \cdot HCl$

分子量：179.73

CAS 编号：642407-63-4

中文化学名：*N*-(1-甲基乙基)-2,3-二甲基-2-丁胺盐酸盐

英文化学名：2-Butanamine,2,3-dimethyl-*N*-(1-methylethyl)-,hydrochloride

性状：本品为白色粉末

正离子扫描二级质谱图

$[M+H]^+$ CID:10V

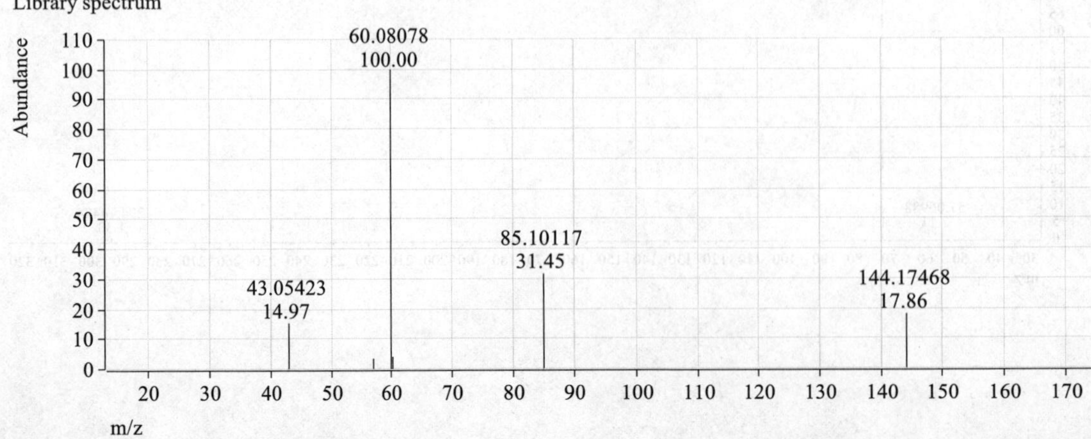

$[M+H]^+$ CID:20V

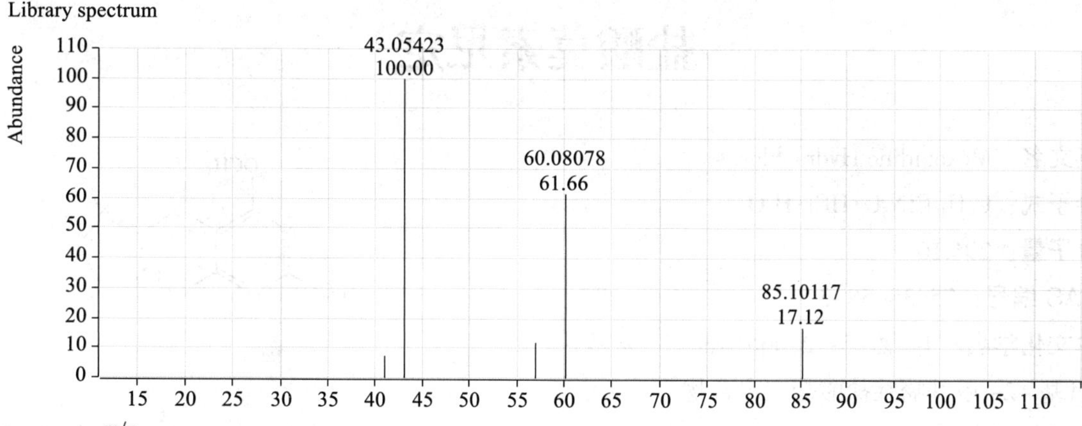

$[M+H]^+$ CID:40V

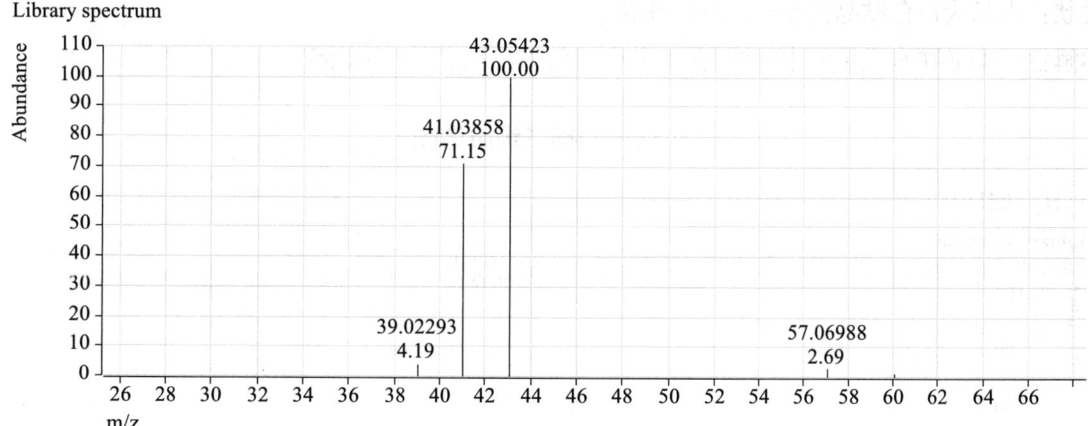

正离子扫描裂解途径解析

m/z 144.1747

m/z 85.1012

m/z 60.0808

m/z 43.0542

m/z 41.0386

盐酸莫索尼定

英文名：Moxonidine Hydrochloride

分子式：$C_9H_{12}ClN_5O \cdot HCl \cdot H_2O$

分子量：296.16

CAS 编号：75438-58-3

中文化学名：4- 氯 -5-(2- 咪唑啉 -2- 氨基)-6- 甲氧基 -2- 甲基嘧啶盐酸盐一水合物

英文化学名：4-Chloro-6-methoxy-2-methyl-5-(2-imidazolin-2-yl)aminopyrimidine hydrochloride monohydrate

性状：本品为白色结晶性粉末;无臭;味苦

溶解性：本品在水或甲醇中易溶,在乙醇中溶解,在三氯甲烷中微溶

正离子扫描二级质谱图

$[M+H]^+$ CID:10V

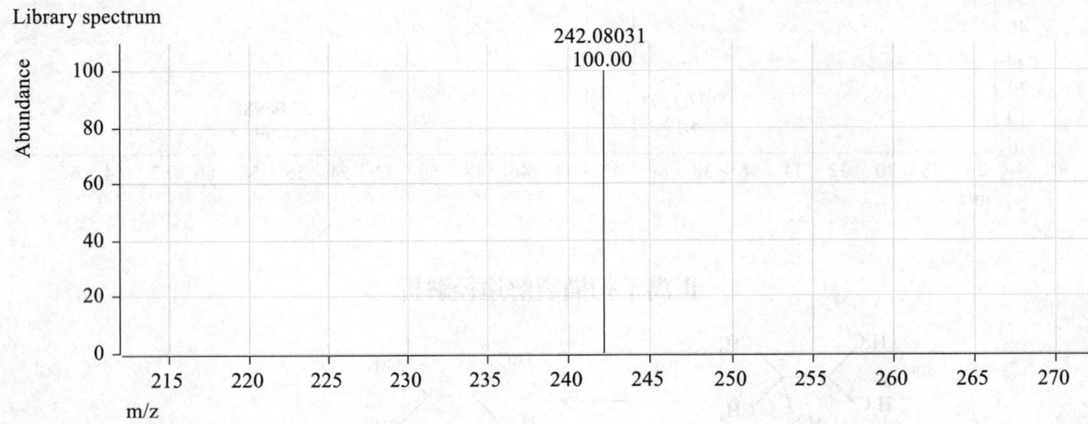

$[M+H]^+$ CID:20V

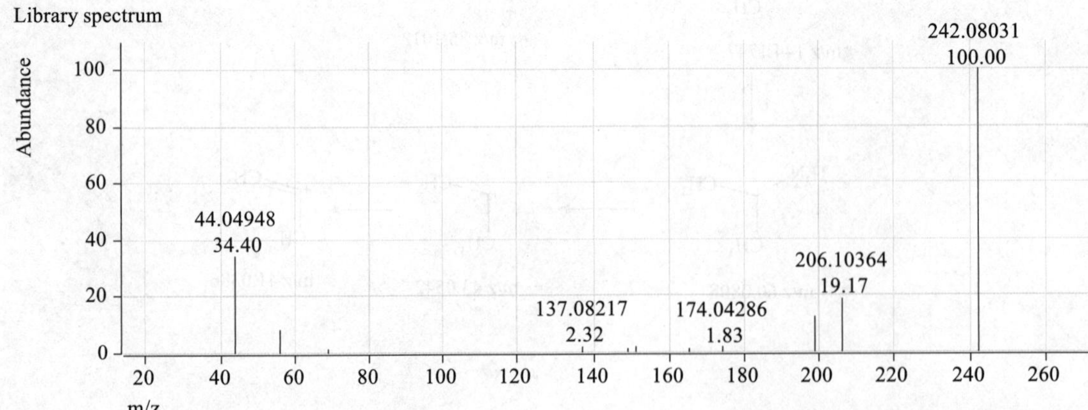

[M+H]$^+$ CID:40V

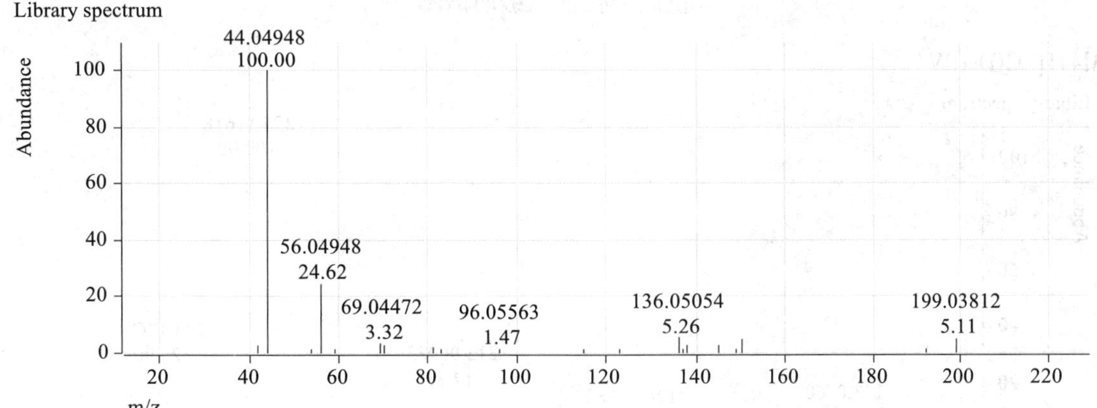

正离子扫描裂解途径解析

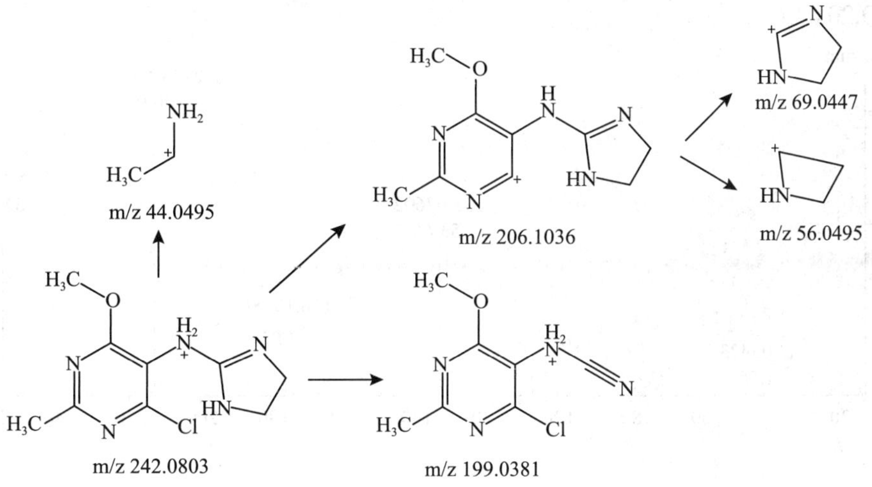

盐酸索他洛尔

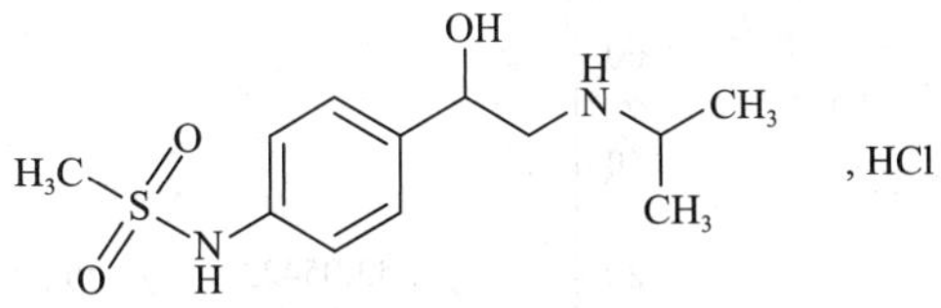

英文名： Sotalol Hydrochloride

分子式： $C_{12}H_{21}ClN_2O_3S$

分子量： 308.82

CAS 编号： 959-24-0

中文化学名： 4′-(1- 羟基 -2- 异丙氨基乙基)甲磺酸苯胺盐酸盐

英文化学名： *N*-[4-[1-Hydroxy-2-[(1-methylethyl)amino]ethyl]phenyl]-,hydrochloride

性状： 本品为白色或类白色结晶性粉末；无臭

溶解性： 本品在水或甲醇中易溶，在乙醇中溶解，在三氯甲烷中几乎不溶

正离子扫描二级质谱图

[M+H]$^+$ CID:10V

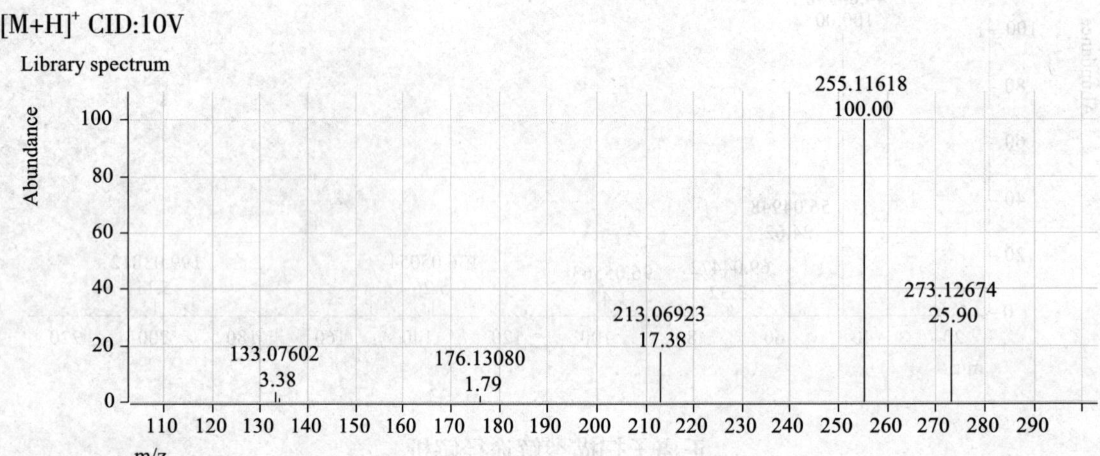

[M+H]$^+$ CID:20V

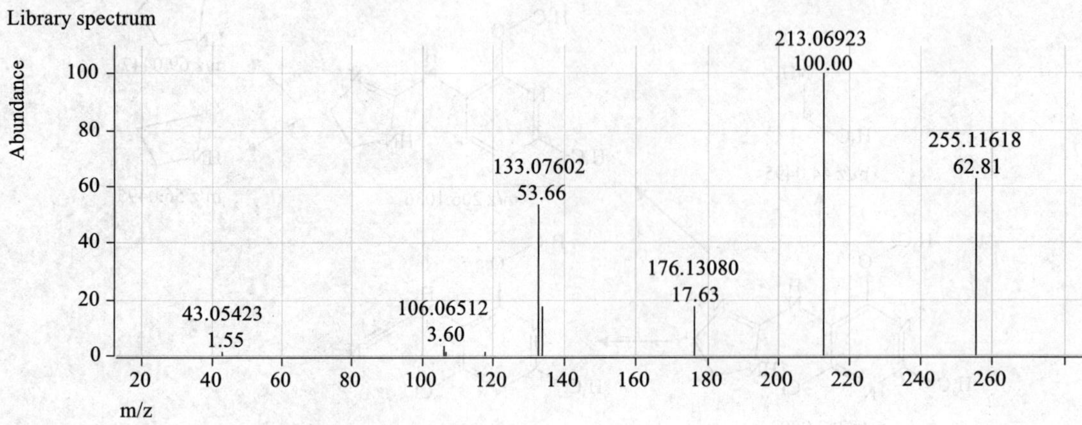

[M+H]$^+$ CID:40V

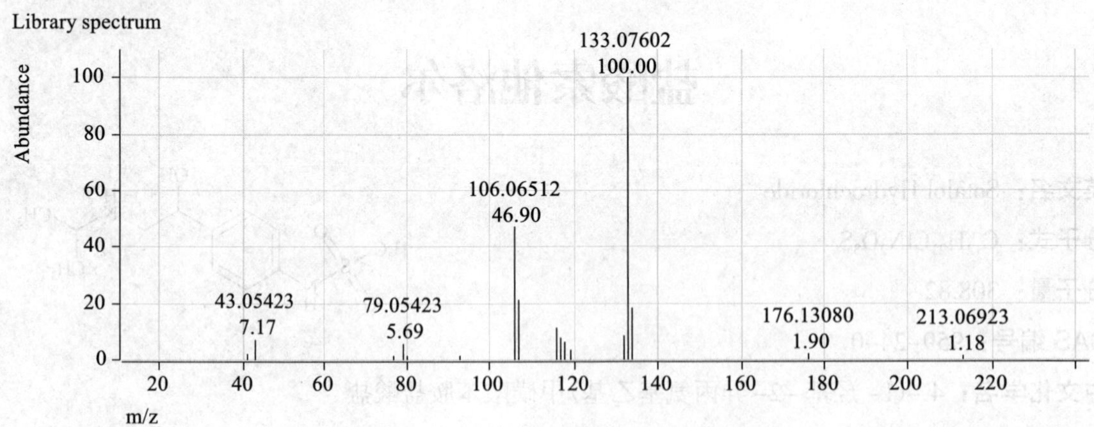

正离子扫描裂解途径解析

m/z 273.1267

m/z 255.1162

m/z 213.0692

m/z 176.1308

m/z 133.0760

m/z 106.0651

负离子扫描二级质谱图

[M−H]⁻ CID:10V

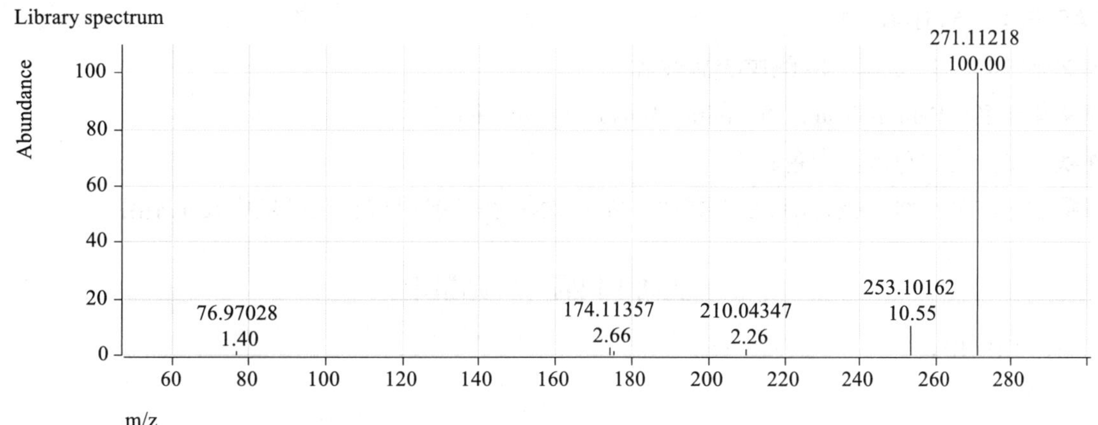

[M−H]⁻ CID:20V

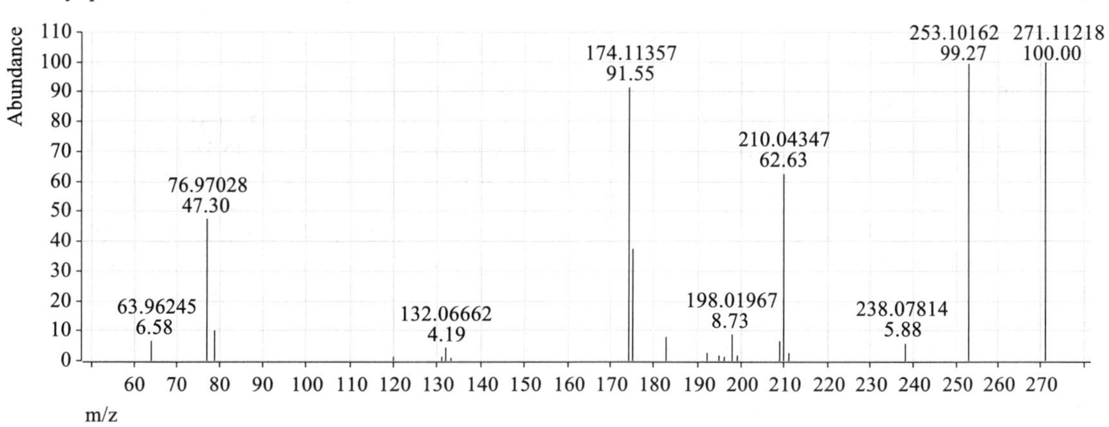

负离子扫描裂解途径解析

m/z 253.1016

m/z 271.1122

m/z 76.9703

盐酸氨酮戊酸

英文名： Aminolevulinic Acid Hydrochloride

分子式： $C_5H_9NO_3 \cdot HCl$

分子量： 167.59

CAS 编号： 5451-09-2

中文化学名： 5- 氨基 -4- 酮戊酸盐酸盐

英文化学名： Pentanoic acid, 5-amino-4-oxo-, hydrochloride

性状： 本品为白色或类白色粉末

溶解性： 本品在水中极易溶，在乙醇和甲醇中微溶，在三氯甲烷和正己烷中几乎不溶

正离子扫描二级质谱图

$[M+H]^+$ CID:10V

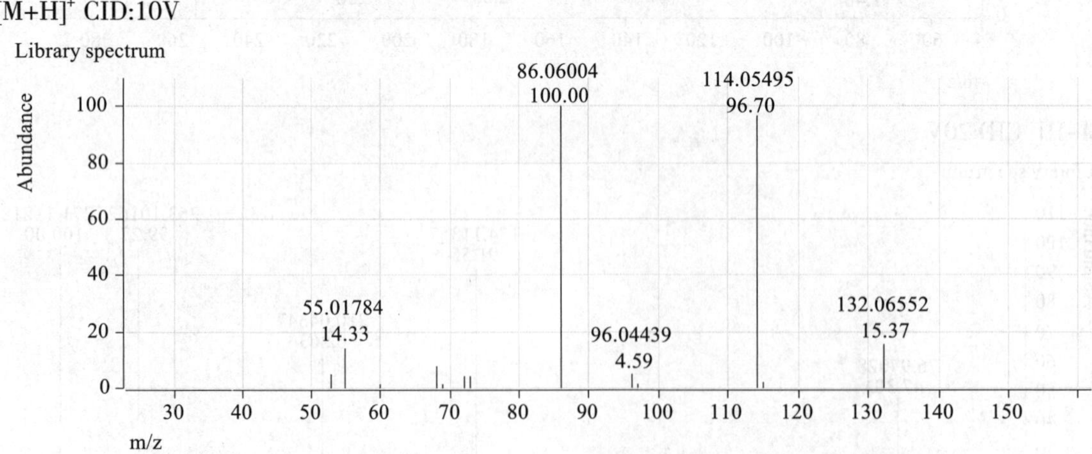

$[M+H]^+$ CID:20V

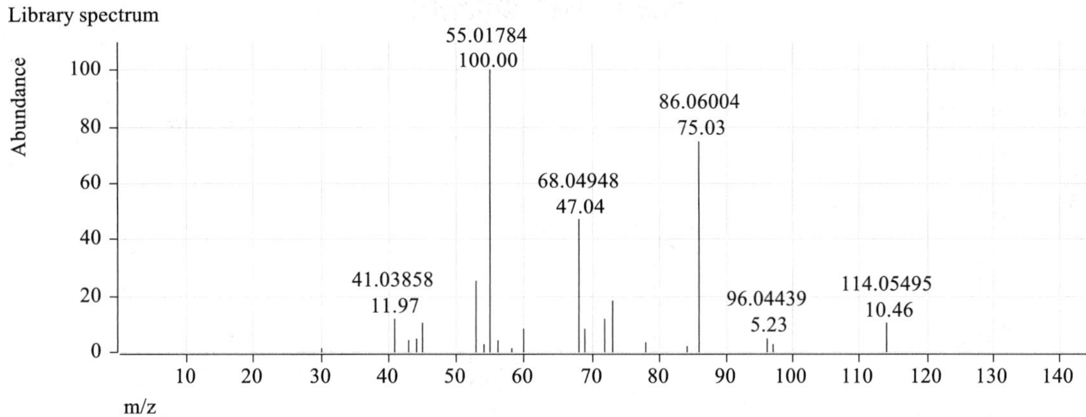

$[M+H]^+$ CID:40V

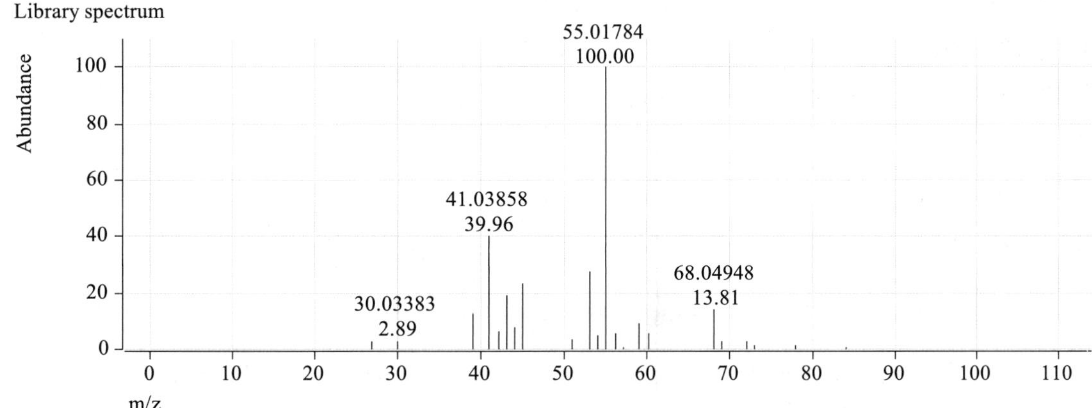

正离子扫描裂解途径解析

m/z 132.0655

m/z 114.0550

m/z 96.0444

m/z 68.0495

m/z 41.0386

m/z 86.0600

m/z 55.0178

负离子扫描二级质谱图

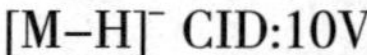

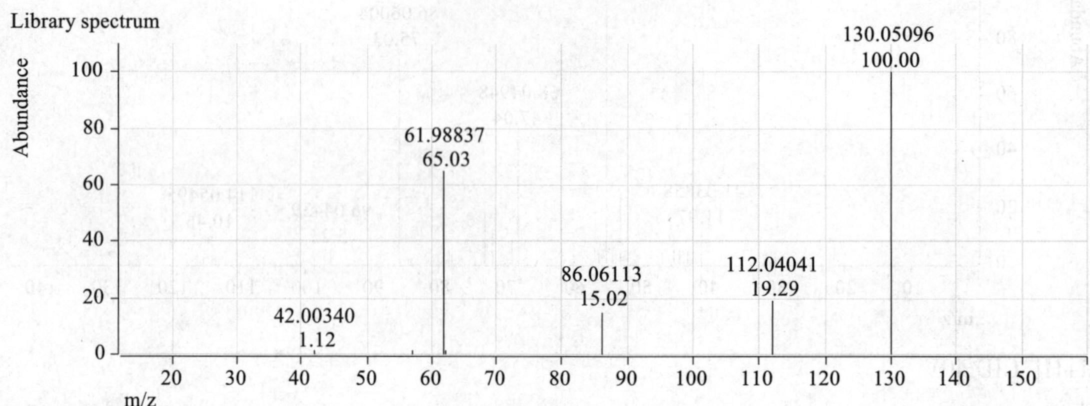

[M−H]⁻ CID:20V

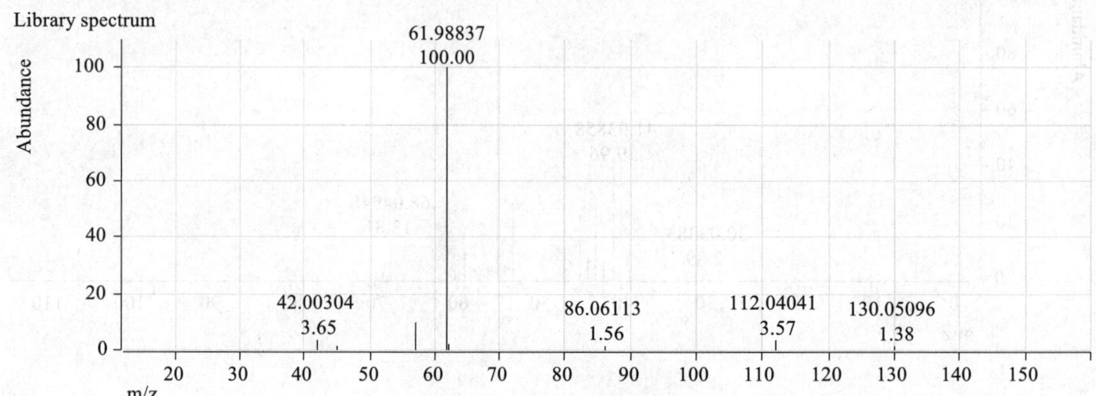

负离子扫描裂解途径解析

m/z 86.0611 ← m/z 130.0510 → m/z 112.0404

盐酸氨溴索

英文名： Ambroxol Hydrochloride

分子式： $C_{13}H_{18}Br_2N_2O \cdot HCl$

分子量： 414.57

CAS 编号： 23828-92-4

中文化学名： 反式 -4-［(2- 氨基 -3，5- 二溴苄基)氨基］环己醇盐酸盐

英文化学名： *trans*-4-[(2-Amino-3,5-dibromobenzyl)amino]cyclohexanol hydrochloride

性状：本品为白色至微黄色结晶性粉末；几乎无臭

溶解性：本品在甲醇中溶解，在水中略溶，在乙醇中微溶

正离子扫描二级质谱图

[M+H]+ CID:10V

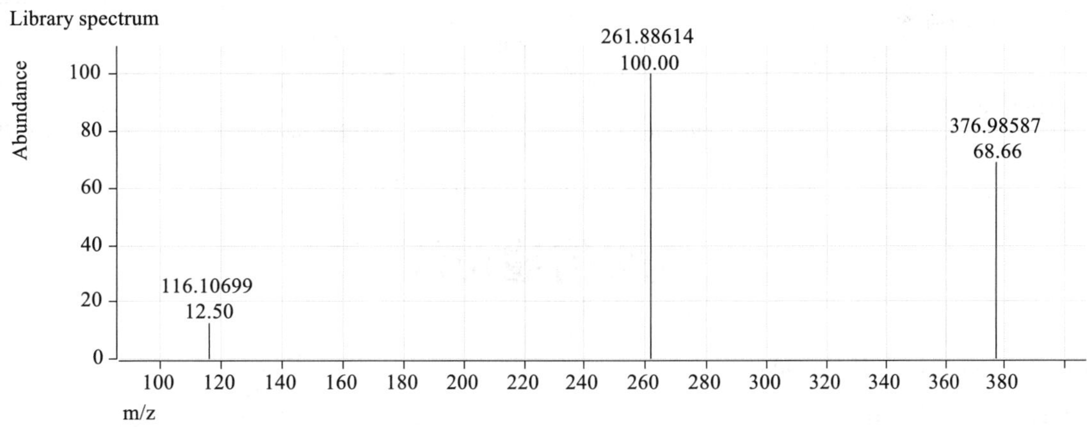

[M+H]+ CID:20V

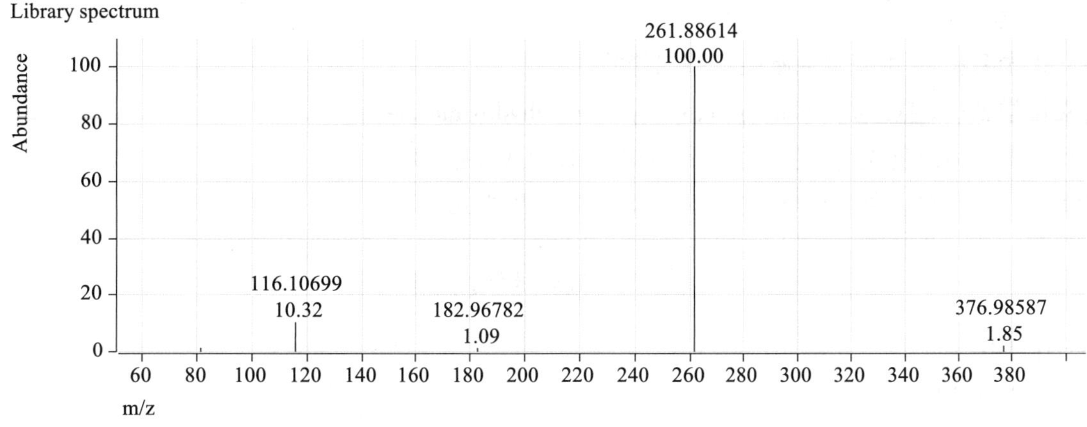

[M+H]+ CID:40V

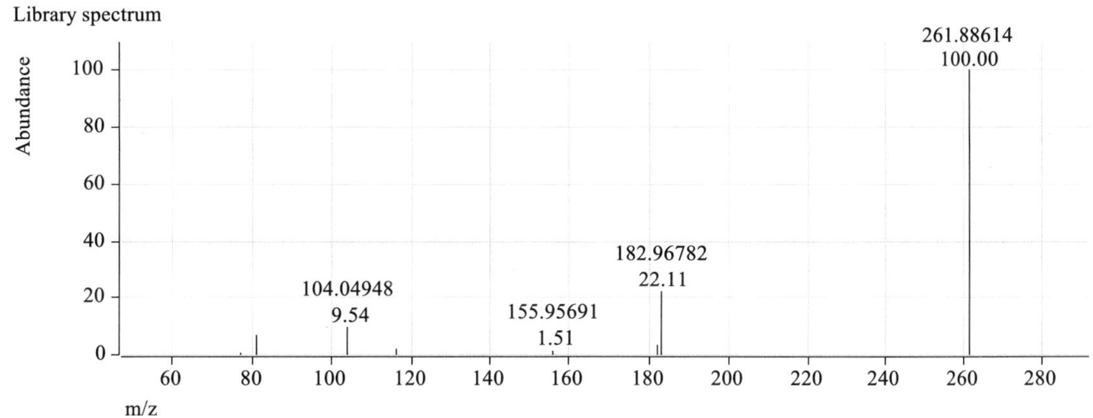

正离子扫描裂解途径解析

+H

m/z 116.1070　m/z 376.9859　m/z 261.8862　m/z 182.9678

盐酸倍他司汀

英文名：Betahistine Hydrochloride

分子式：$C_8H_{12}N_2 \cdot 2HCl$

分子量：209.12

CAS 编号：5579-84-0

中文化学名：*N*- 甲基 -2- 吡啶乙胺二盐酸盐

英文化学名：2-[(2-Methylamino)ethyl]pyridine dihydrochloride

性状：本品为白色或类白色结晶或结晶性粉末；无臭；易潮解

溶解性：本品在水中极易溶，在乙醇中微溶，在丙酮中几乎不溶

, 2HCl

正离子扫描二级质谱图

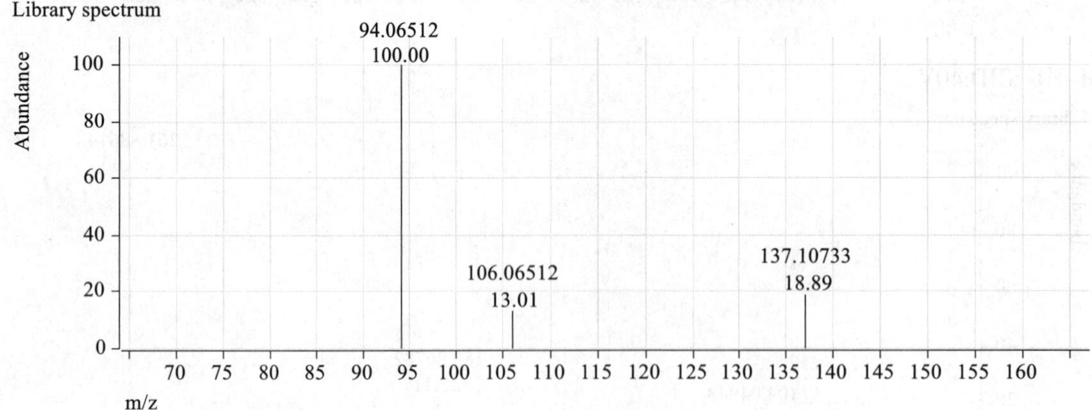

$[M+H]^+$ CID:20V

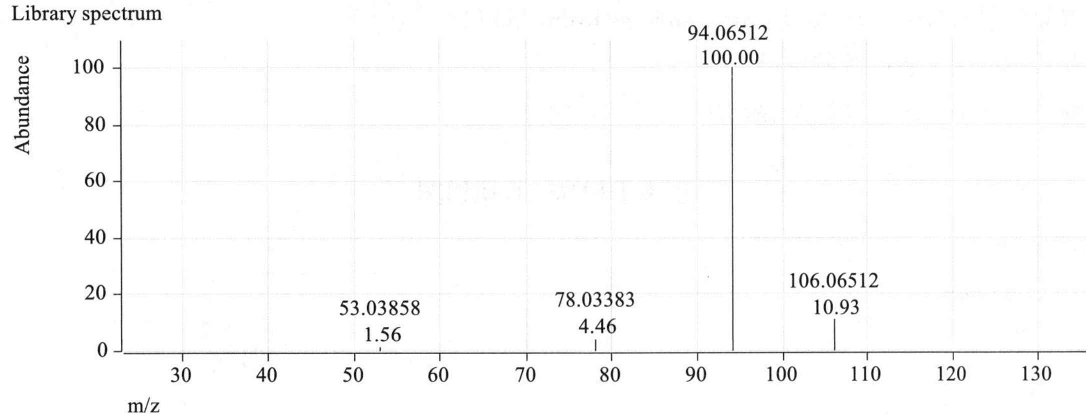

$[M+H]^+$ CID:40V

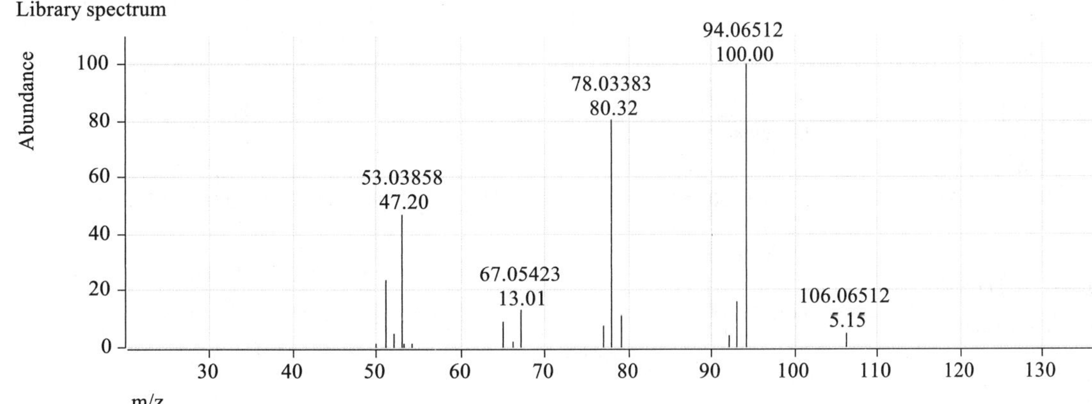

正离子扫描裂解途径解析

m/z 94.0651

m/z 53.0386

m/z 106.0651

m/z 78.0338

m/z 137.1073

盐酸脒基吡唑

英文名： 1*H*–Pyrazole–1–carboxamidine Hydrochloride

分子式： $C_4H_6N_4 \cdot HCl$

分子量： 146.58

CAS 编号： 4023–02–3

, HCl

中文化学名：1*H*-吡唑-1-甲脒盐酸盐

英文化学名：1*H*-Pyrazole-1-carboxamidine hydrochloride

性状：本品为无色叶片状结晶

溶解性：本品在水、乙醇、苯、醚、热石油醚中溶解

正离子扫描二级质谱图

$[M+H]^+$ CID:2V

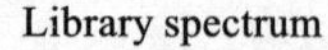

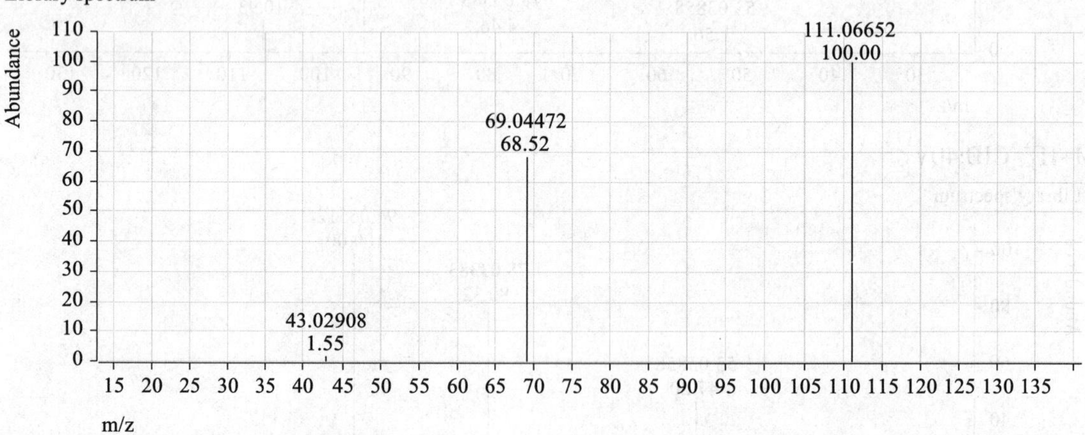

$[M+H]^+$ CID:5V

Library spectrum

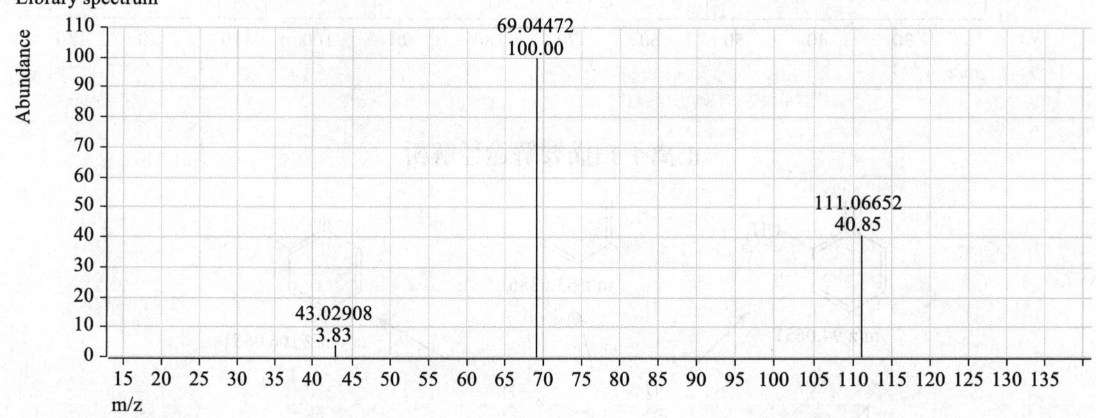

$[M+H]^+$ CID:10V

Library spectrum

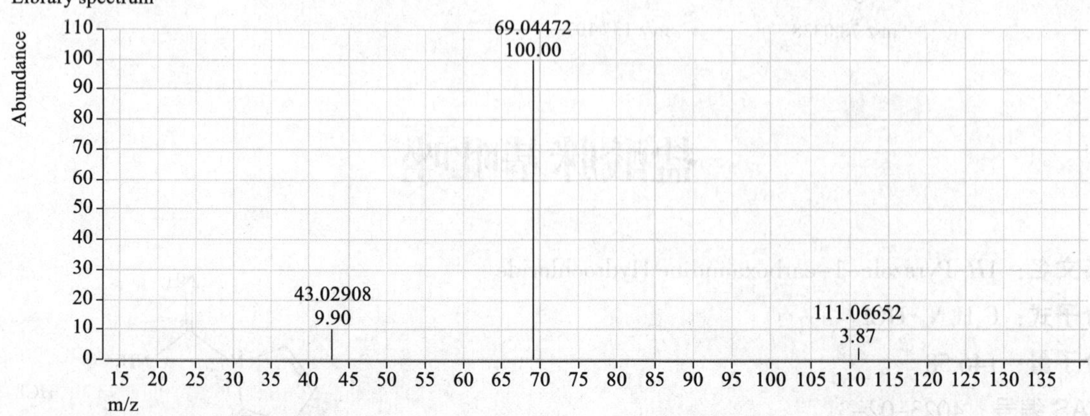

$[M+H]^+$ CID:20V

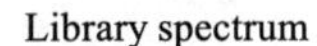

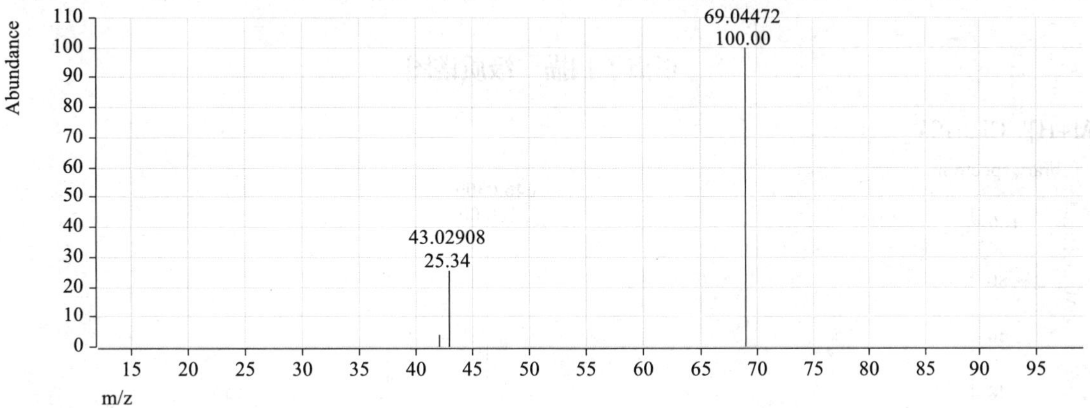

$[M+H]^+$ CID:40V

Library spectrum

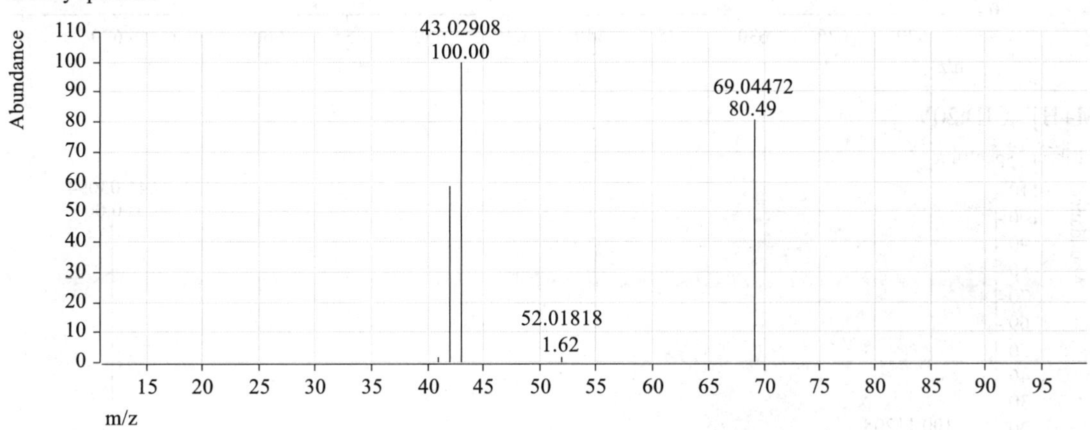

正离子扫描裂解途径解析

m/z 43.0291　　m/z 111.0665　　m/z 69.0447

盐酸胺碘酮

英文名： Amiodarone Hydrochloride

分子式： $C_{25}H_{29}I_2NO_3 \cdot HCl$

分子量： 681.78

CAS 编号： 19774-82-4

中文化学名： (2- 丁基 -3- 苯并呋喃基)［4-［2-(二乙氨基)乙氧基］-3,5- 二碘苯基］甲酮盐酸盐

, HCl

英文化学名： 2-Butyl-3-benzofuranyl 4-[2-(diethylamino)ethoxy]-3,5-diiodophenyl ketone hydrochloride

性状：本品为白色至微黄色结晶性粉末;无臭

溶解性：本品在三氯甲烷中易溶,在乙醇中溶解,在丙酮中微溶,在水中几乎不溶

正离子扫描二级质谱图

$[M+H]^+$ CID:10V

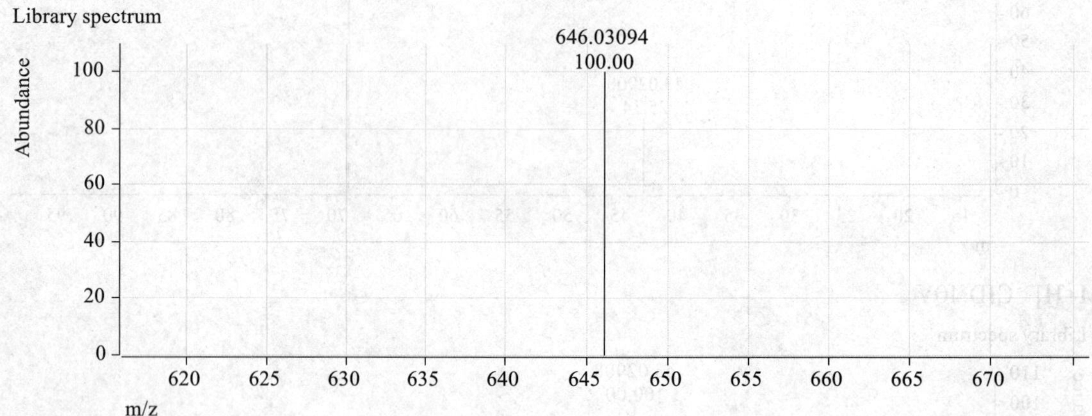

$[M+H]^+$ CID:20V

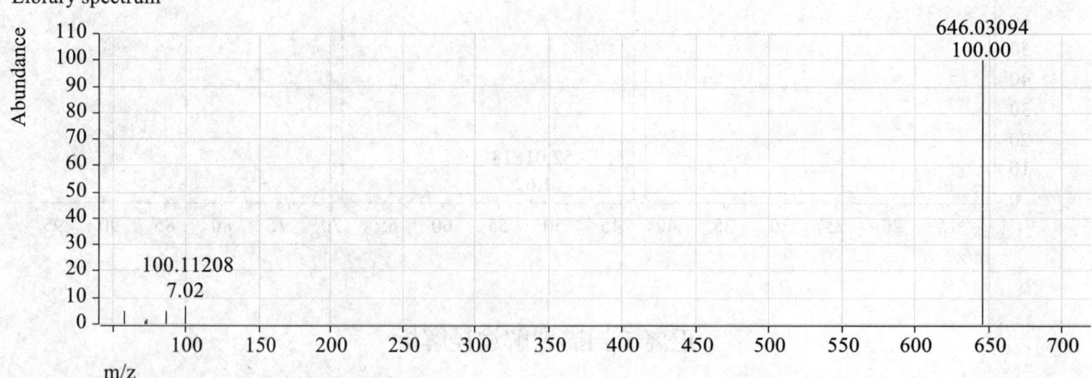

$[M+H]^+$ CID:40V

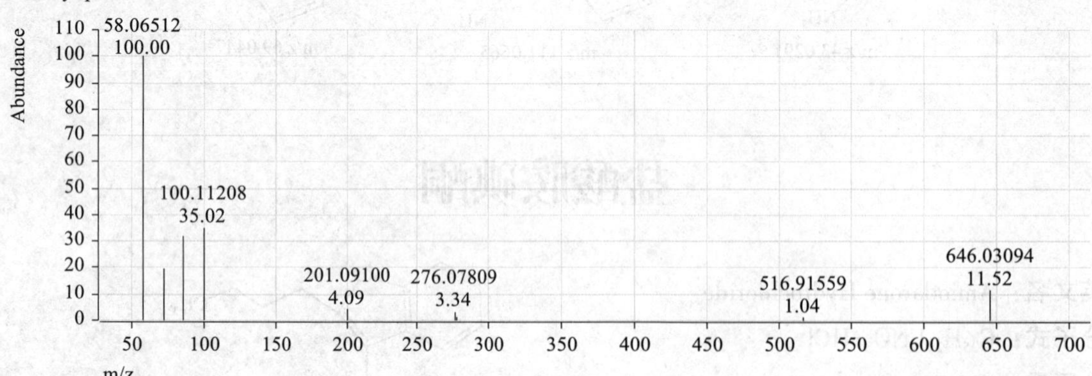

正离子扫描裂解途径解析

m/z 646.0310 → m/z 100.1121

盐酸萘甲唑啉

英文名： Naphazoline Hydrochloride

分子式： $C_{14}H_{14}N_2 \cdot HCl$

分子量： 246.74

CAS 编号： 550-99-2

中文化学名： 4,5- 二氢 -2-(1- 萘甲基)-1*H*- 咪唑盐酸盐

英文化学名： 1*H*-Imidazole,4,5-dihydro-2-(1-naphthalenylmethyl)-,hydrochloride(1:1)

性状： 本品为白色或类白色结晶性粉末;无臭

溶解性： 本品在水中易溶,在乙醇中溶解,在三氯甲烷中极微溶,在乙醚中不溶

正离子扫描二级质谱图

$[M+H]^+$ CID:10V

Library spectrum

211.12297
100.00

Abundance; m/z

[M+H]$^+$ CID:20V

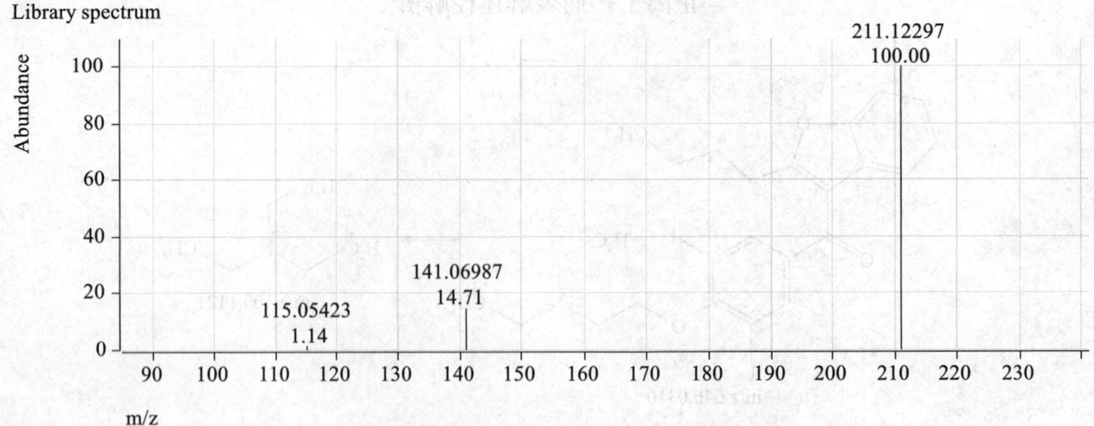

[M+H]$^+$ CID:40V

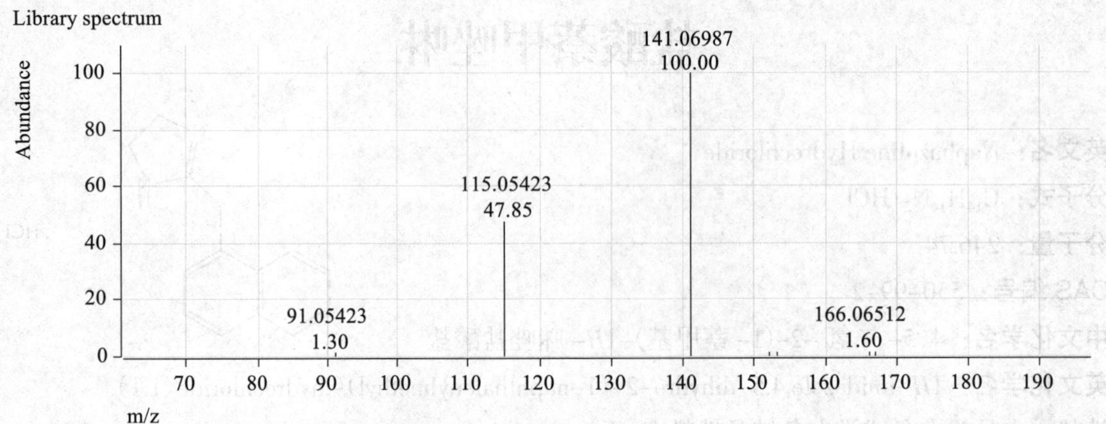

正离子扫描裂解途径解析

m/z 211.1230 → m/z 141.0699 → m/z 115.0542

盐酸酚苄明

英文名： Phenoxybenzamine Hydrochloride

分子式： $C_{18}H_{22}ClNO \cdot HCl$

分子量： 340.29

CAS 编号： 63-92-3

中文化学名： *N*-(1- 甲基 -2- 苯氧乙基)-*N*-(2- 氯乙基)苯甲胺盐酸盐

, HCl

英文化学名：Benzenemethanamine,*N*-(2-chloroethyl)-*N*-(1-methyl-2-phenoxyethyl)-, hydrochloride (1:1)

性状：本品为白色结晶或结晶性粉末；无臭

溶解性：本品在乙醇或三氯甲烷中易溶，在水中极微溶

正离子扫描二级质谱图

$[M+H]^+$ CID:10V

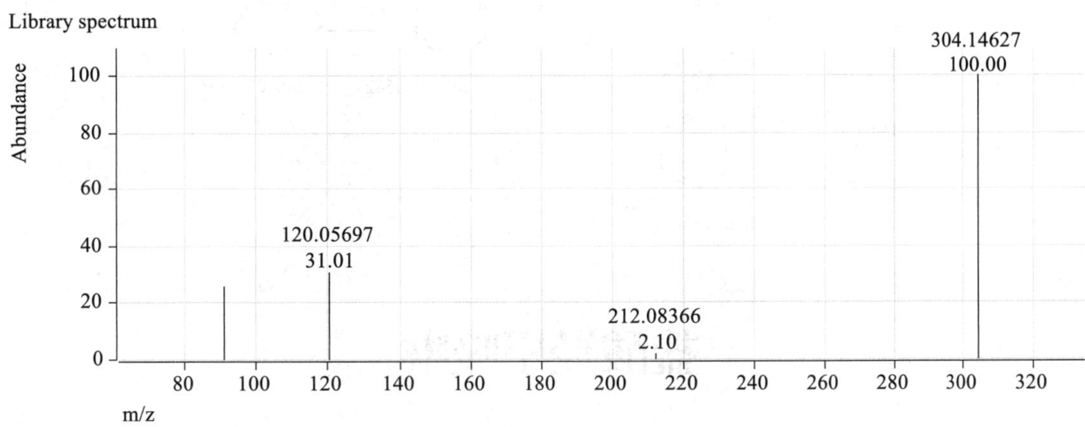

$[M+H]^+$ CID:20V

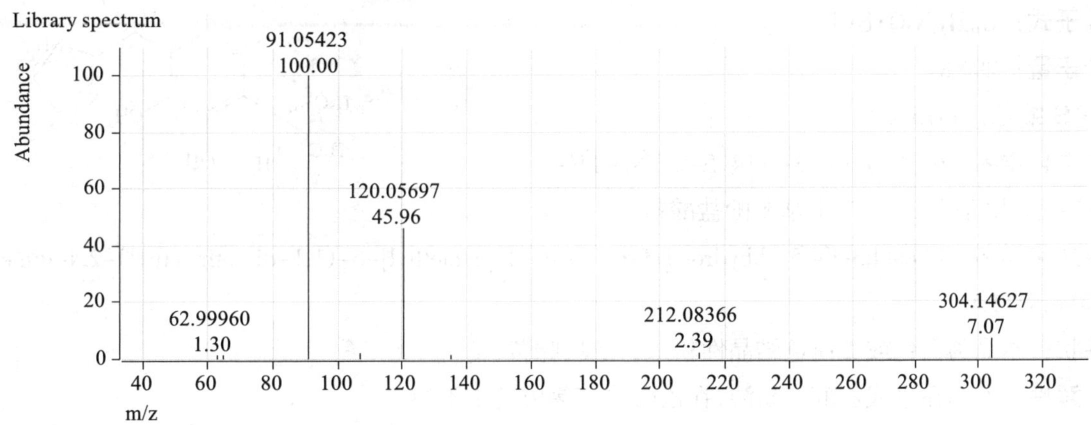

$[M+H]^+$ CID:40V

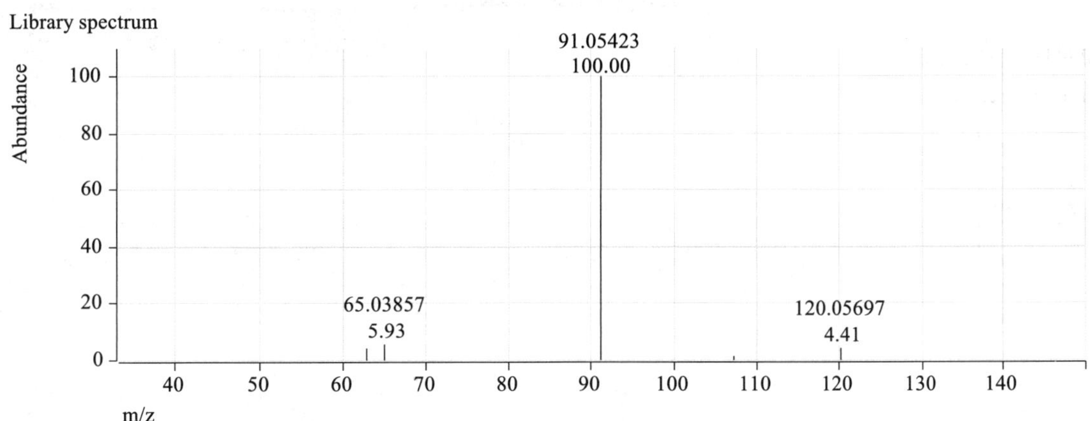

正离子扫描裂解途径解析

m/z 304.1463

m/z 120.0575

m/z 91.0542

m/z 65.0386

m/z 212.0837

盐酸羟甲唑啉

英文名：Oxymetazoline Hydrochloride

分子式：$C_{16}H_{24}N_2O \cdot HCl$

分子量：296.84

CAS 编号：2315-02-8

中文化学名：6- 叔丁基 -3- ［(4,5- 二氢 -1*H*- 咪唑 -2- 基)甲基］-2,4- 二甲基苯酚盐酸盐

英文化学名：Phenol,3-[(4,5-dihydro-1*H*-imidazol-2-yl)methyl]-6-(1,1-dimethylethyl)-2,4-dimethyl-, hydrochloride(1:1)

性状：本品为白色或类白色结晶性粉末;无臭;味苦

溶解性：本品在水或乙醇中易溶,在乙醚或三氯甲烷中不溶

正离子扫描二级质谱图

$[M+H]^+$ CID:10V

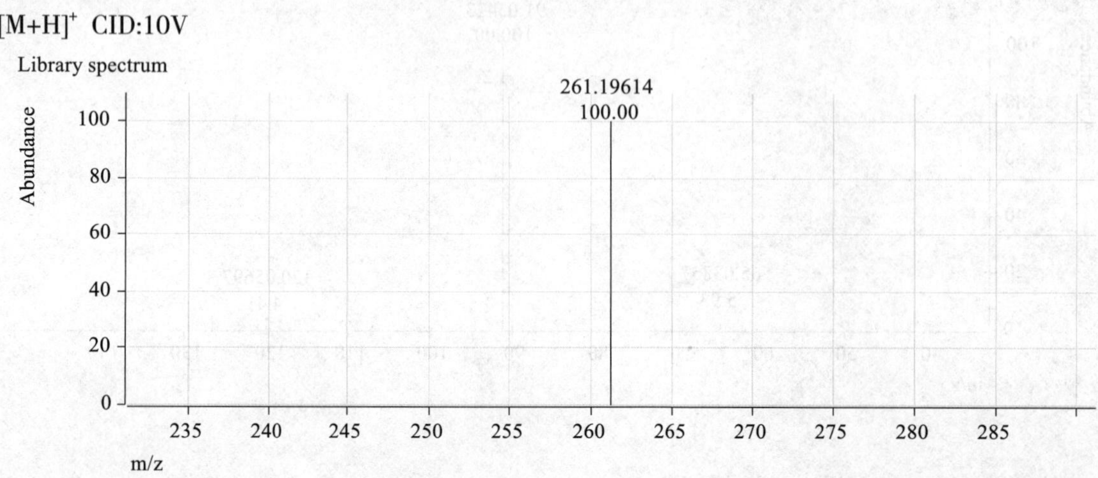

$[M+H]^+$ CID:20V

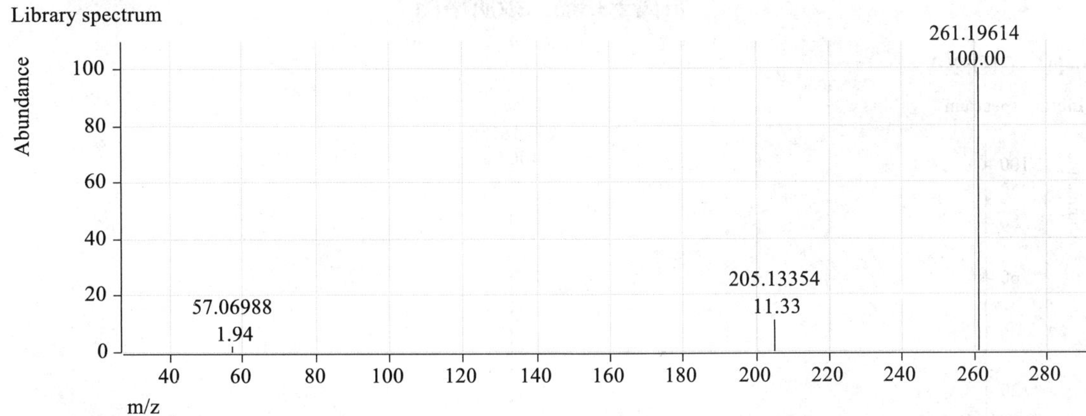

$[M+H]^+$ CID:40V

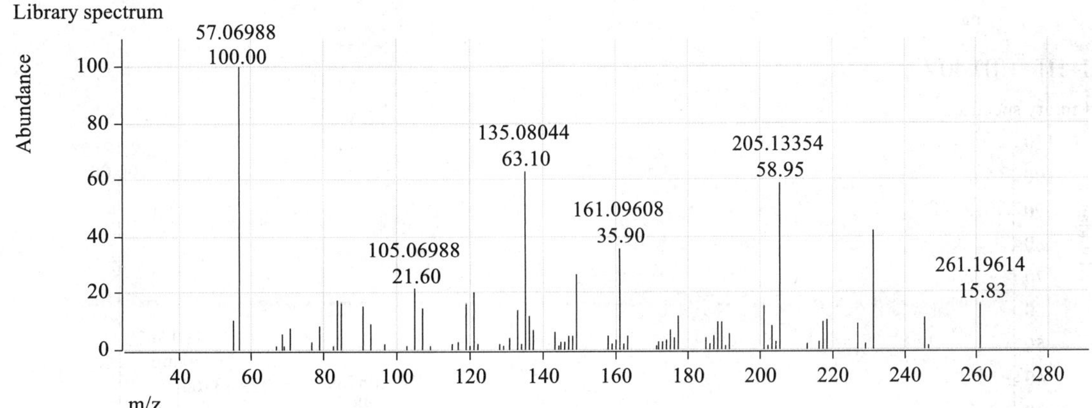

正离子扫描裂解途径解析

m/z 261.1961

m/z 205.1335

m/z 135.0804

m/z 57.0699

负离子扫描二级质谱图

$[M-H]^-$ CID:20V

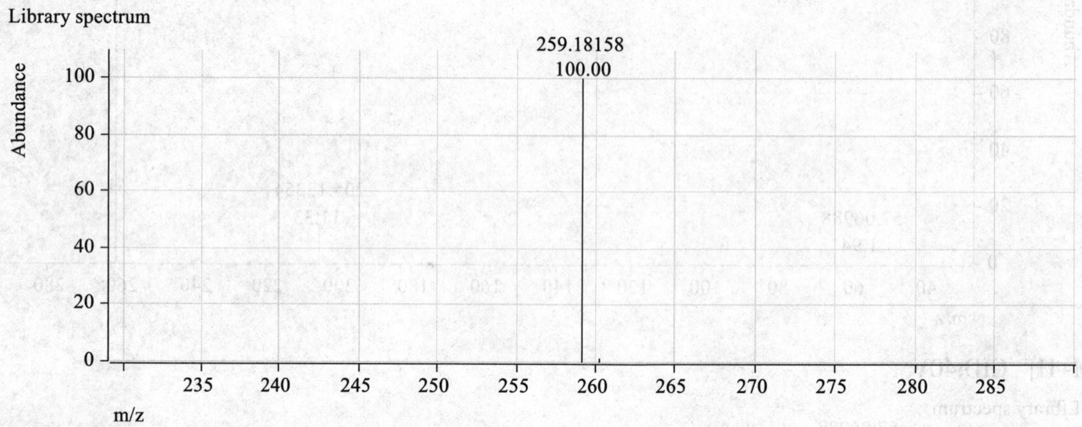

$[M-H]^-$ CID:40V

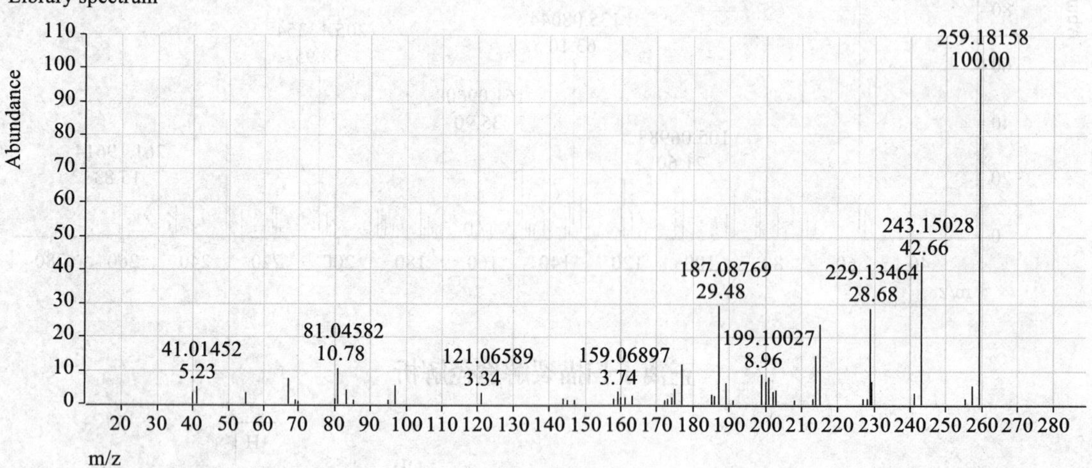

负离子扫描裂解途径解析

m/z 259.1816

m/z 187.0877

盐酸羟嗪

英文名：Hydroxyzine Hydrochloride

分子式：$C_{21}H_{27}ClN_2O_2 \cdot 2HCl$

分子量：447.83

CAS 编号：2192-20-3

中文化学名：2-［2-［4-(4-氯苯基)苯甲基-1-哌嗪基］乙氧基］-乙醇二盐酸盐

Cl N N O OH ,2HCl

英文化学名：2-[2-[4-[(4-Chlorophenyl)phenylmethyl]-1-piperazinyl]ethoxy]ethanol dihydrochloride

性状：本品为白色或类白色粉末；无臭；有引湿性

溶解性：本品在水或丙酮中易溶，在三氯甲烷中溶解，在乙醚中不溶

正离子扫描二级质谱图

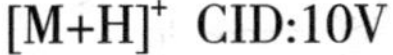

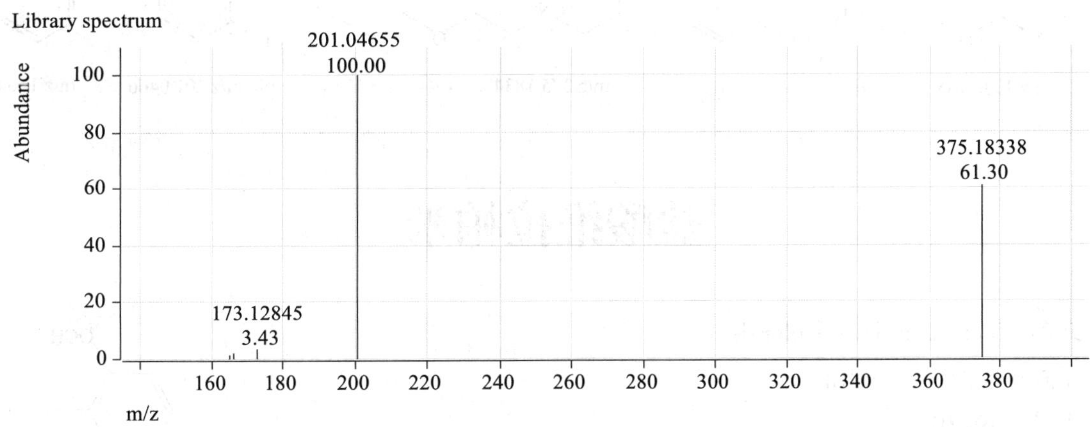

[M+H]+ CID:20V

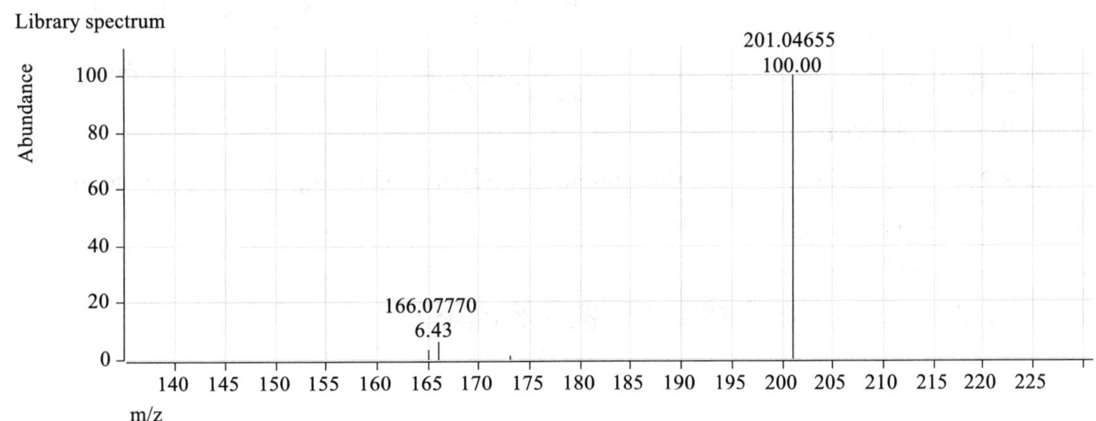

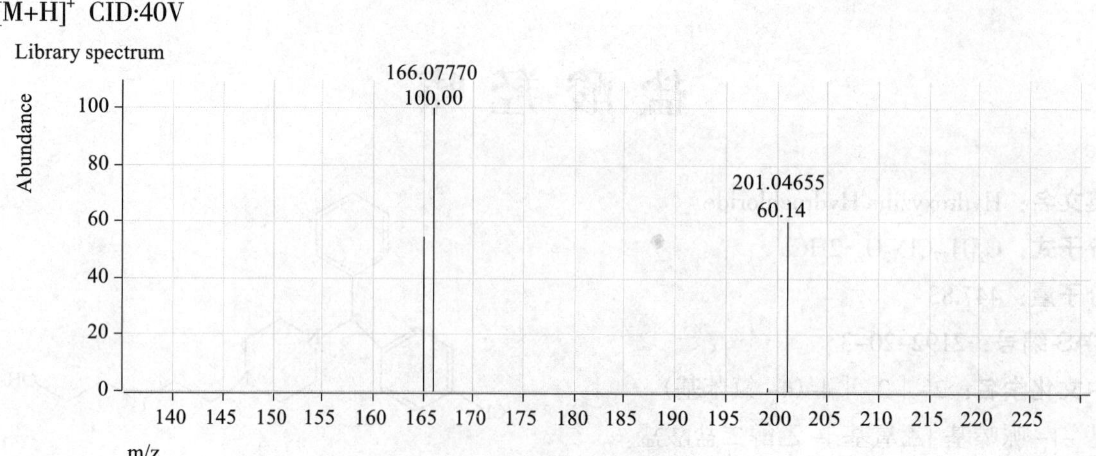

正离子扫描裂解途径解析

m/z 173.1285 → m/z 375.1834 → m/z 201.0466 → m/z 166.0777

盐酸维拉帕米

英文名：Verapamil Hydrochloride

分子式：$C_{27}H_{38}N_2O_4 \cdot HCl$

分子量：491.07

CAS 编号：152-11-4

中文化学名：(±)-α-[3-[[2-(3,4-二甲氧苯基)乙基]甲氨基]丙基]-3,4-二甲氧基-α-异丙基苯乙腈盐酸盐

, HCl

英文化学名：α-[3-[[2-(3,4-Dimethoxyphenyl)ethyl]methylamino]propyl]-3,4-dimethoxy-α-(1-methylethyl)benzeneacetonitrile hydrochloride

性状：本品为白色粉末；无臭

溶解性：本品在甲醇、乙醇或三氯甲烷中易溶，在水中溶解

正离子扫描二级质谱图

$[M+H]^+$ CID:10V

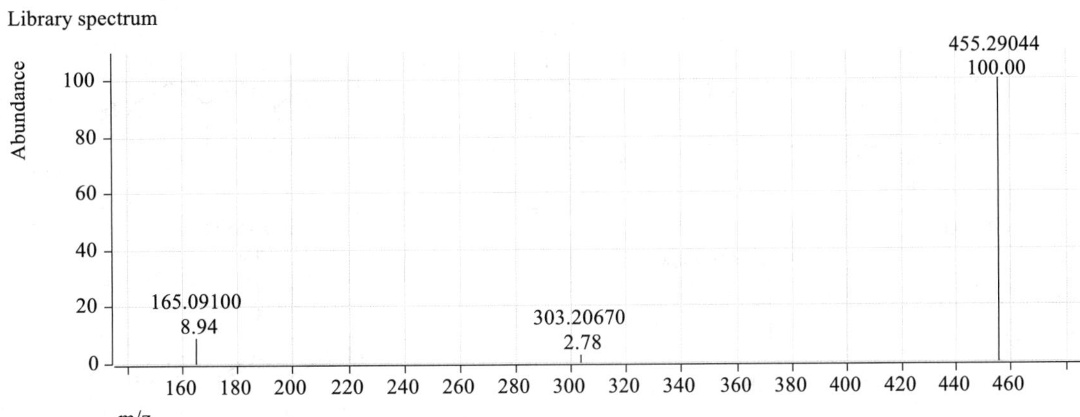

$[M+H]^+$ CID:20V

Library spectrum

Abundance

100
80
60
40
20
0

455.29044
100.00

165.09100
72.47

303.20670
22.50

140 160 180 200 220 240 260 280 300 320 340 360 380 400 420 440 460

m/z

$[M+H]^+$ CID:40V

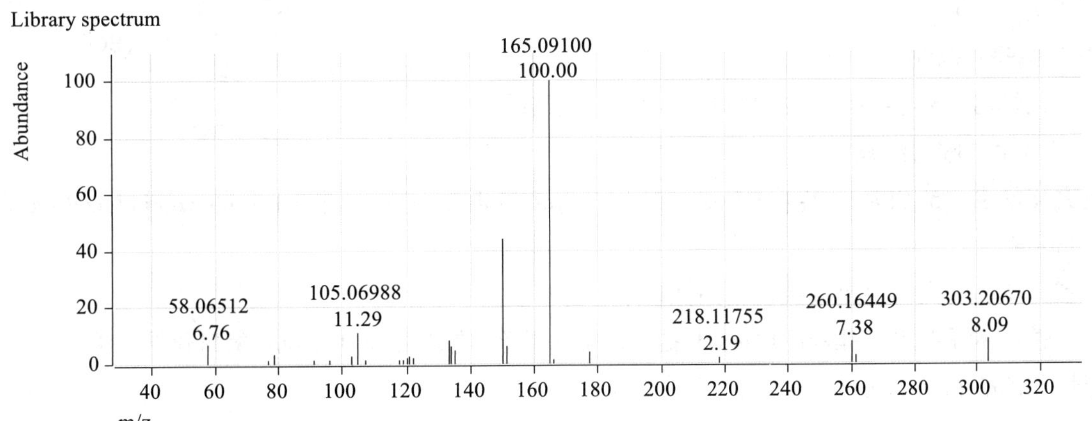

正离子扫描裂解途径解析

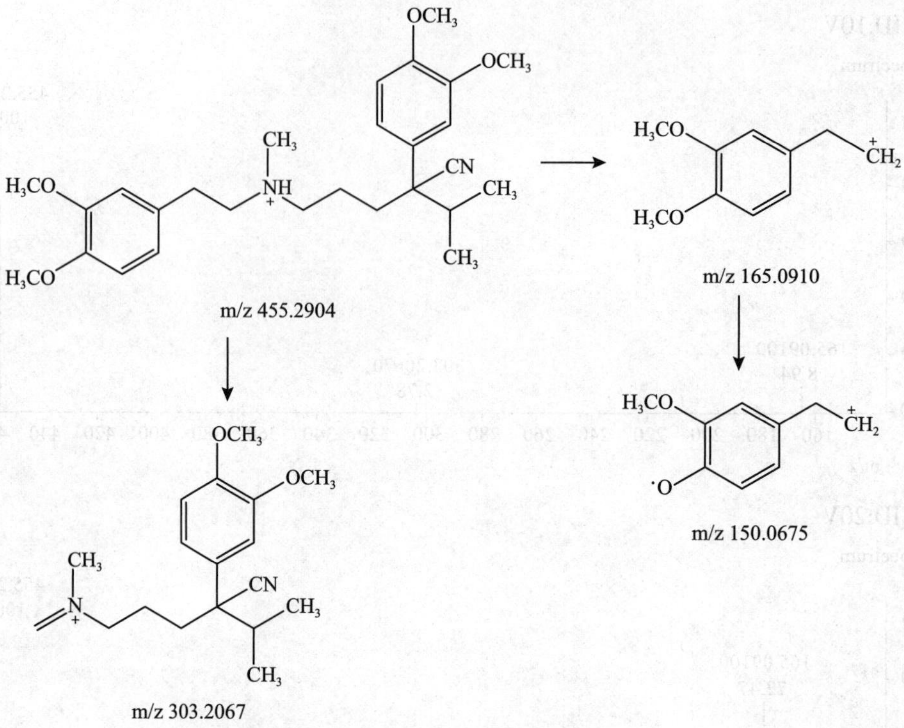

m/z 455.2904

m/z 165.0910

m/z 150.0675

m/z 303.2067

盐酸替扎尼定

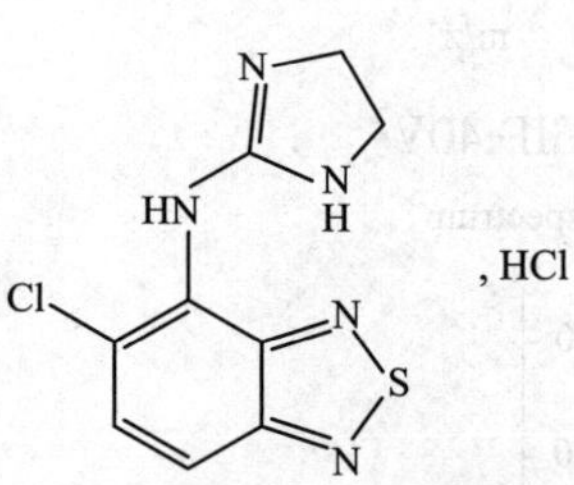

英文名： Tizanidine Hydrochloride

分子式： $C_9H_8ClN_5S \cdot HCl$

分子量： 290.17

CAS 编号： 64461-82-1

中文化学名： 5- 氯 -4- ［(2- 咪唑啉 -2- 基)氨基］-2,1,3- 苯并噻二唑盐酸盐

英文化学名： 5-Chloro-*N*-[(4,5-dihydro-1*H*-imidazol-2-yl)amino]-2,1,3-benzothiadiazol -4-amine hydrochloride

性状： 本品为类白色至淡黄色结晶性粉末；无臭

溶解性： 本品在水、甲醇和 0.1mol/L 盐酸溶液中溶解，在乙醇和 0.1mol/L 氢氧化钠溶液中极微溶，在三氯甲烷和乙酸乙酯中几乎不溶

正离子扫描二级质谱图

[M+H]$^+$ CID:10V

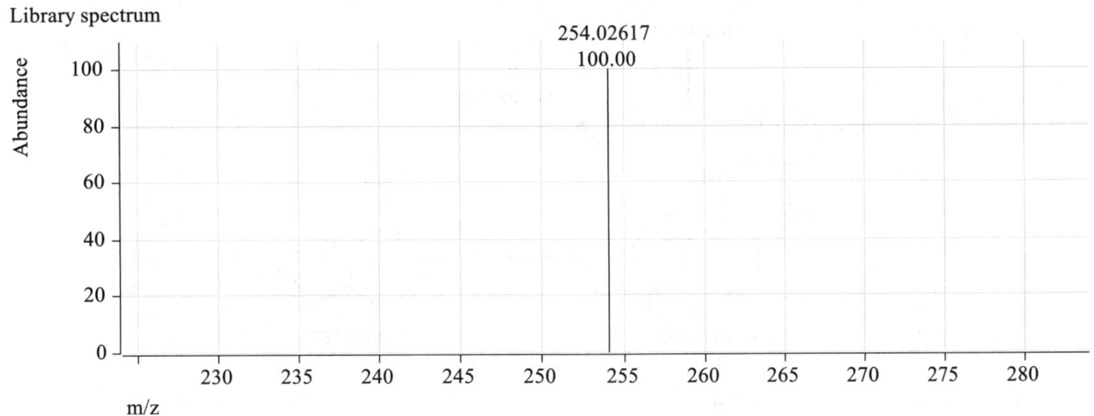

[M+H]$^+$ CID:20V

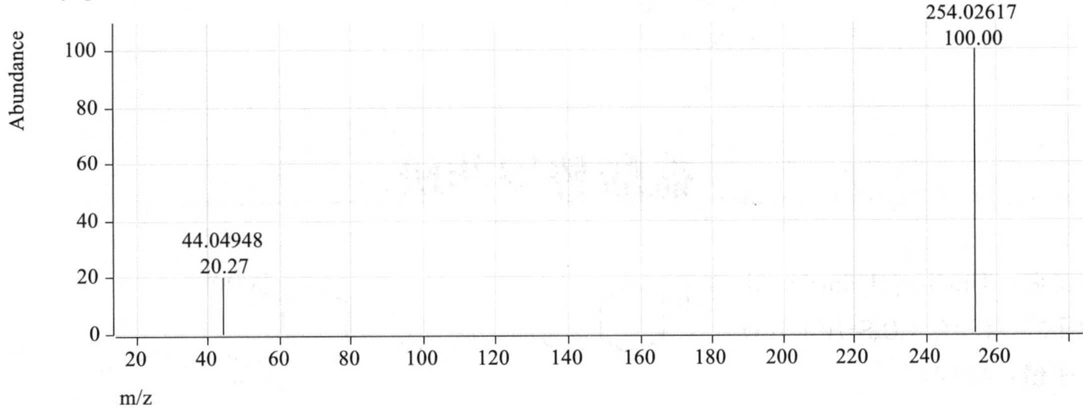

[M+H]$^+$ CID:40V

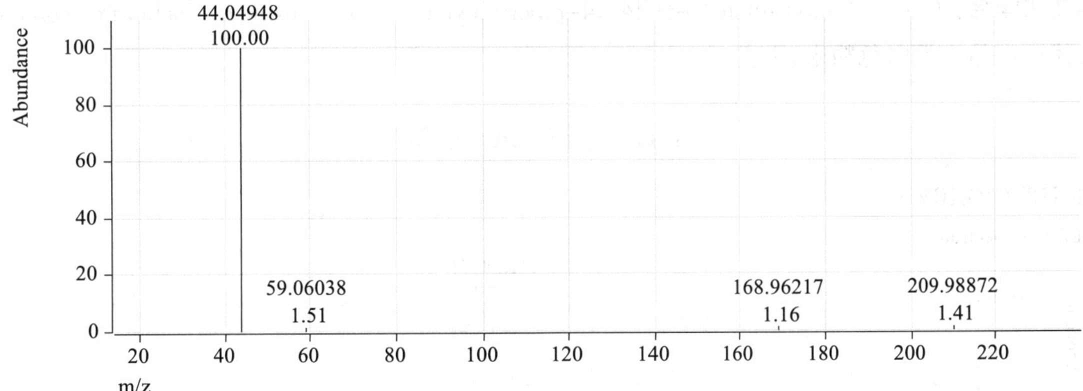

正离子扫描裂解途径解析

H_3C NH_2^+ m/z 44.0495

NH_2^+ N H m/z 59.0604

NH N $^+NH_2$ Cl N S N m/z 254.0262

NH Cl N S N m/z 209.9887

Cl N S N m/z 168.9622

盐酸替罗非班

英文名：Tirofiban Hydrochloride

分子式：$C_{22}H_{36}N_2O_5S \cdot HCl \cdot H_2O$

分子量：495.07

CAS 编号：150915-40-5

HN O COOH HN S O O CH_3 , HCl , H_2O

中文化学名：(*S*)-*N*-(正丁基磺酰基)-*O*-［4-(4-哌啶基)丁基］-L-酪氨酸盐酸盐一水合物

英文化学名：(*S*)-*N*-(Butylsulfonyl)-*O*-[4-(4-piperidinyl)butyl]-L-tyrosine hydrochloride monohydrate

性状：本品为类白色粉末；无臭

正离子扫描二级质谱图

$[M+H]^+$ CID:10V

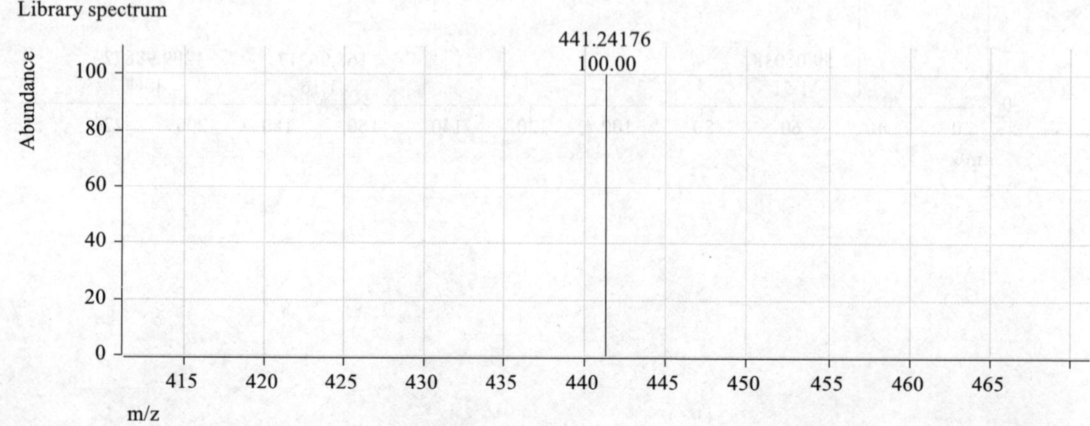

$[M+H]^+$ CID:20V

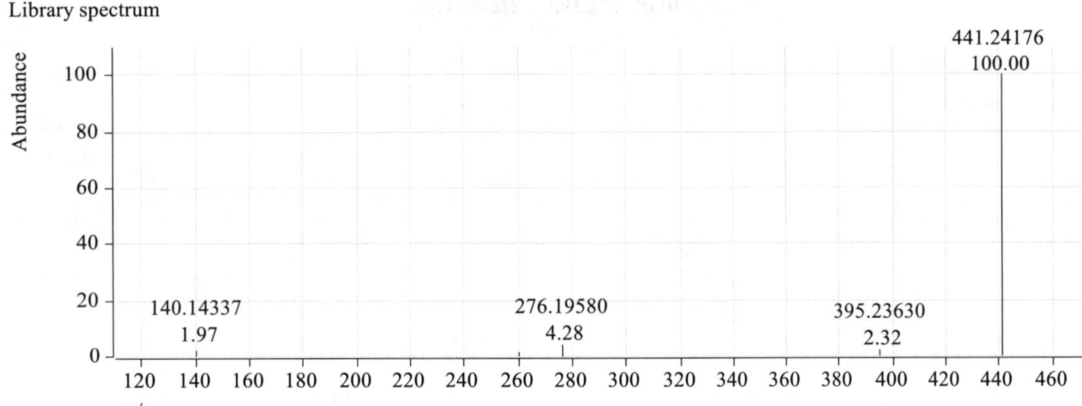

$[M+H]^+$ CID:40V

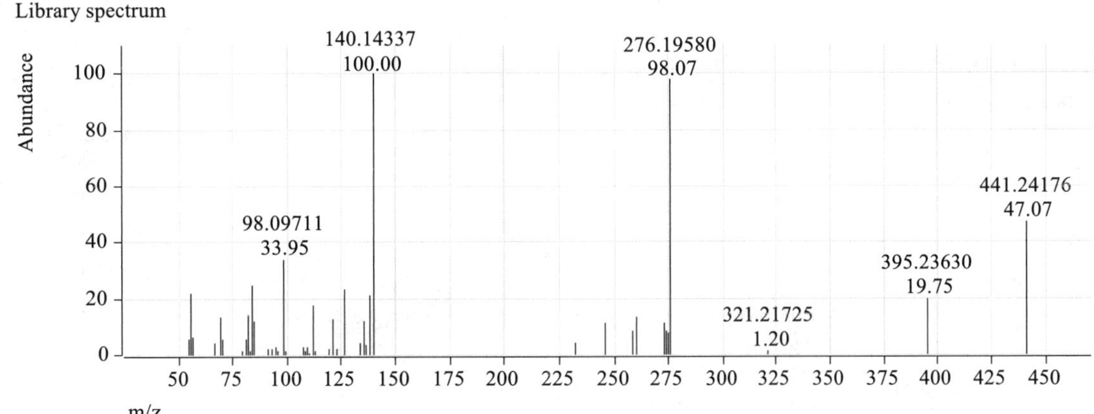

正离子扫描裂解途径解析

m/z 441.2418

m/z 395.2363

m/z 276.1958

m/z 246.1852

m/z 140.1434

m/z 98.0964

负离子扫描二级质谱图

[M−H]⁻ CID:10V

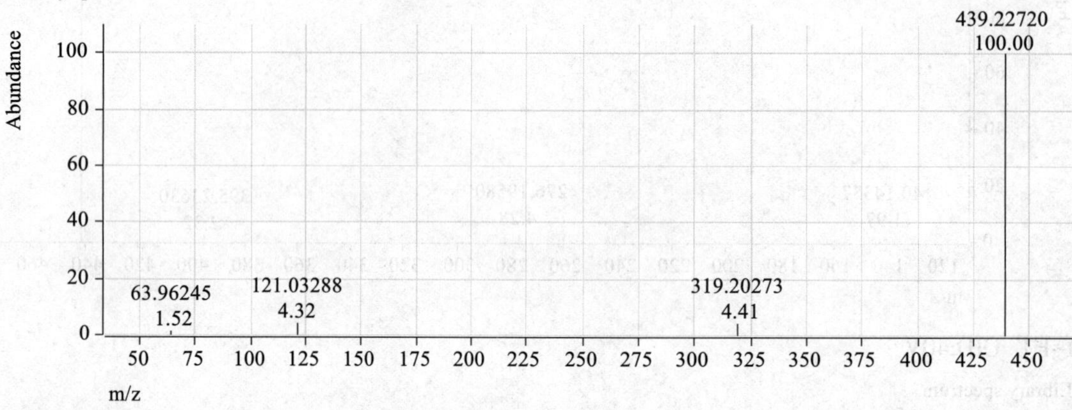

[M−H]⁻ CID:20V

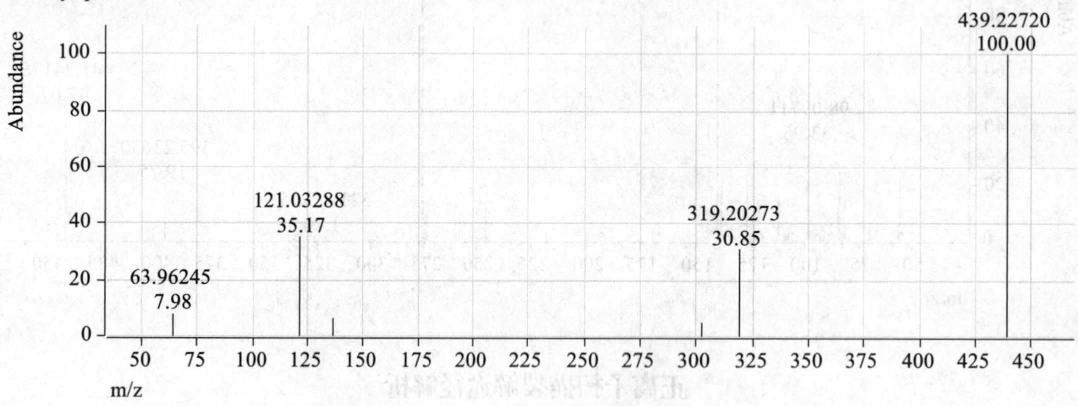

[M−H]⁻ CID:40V

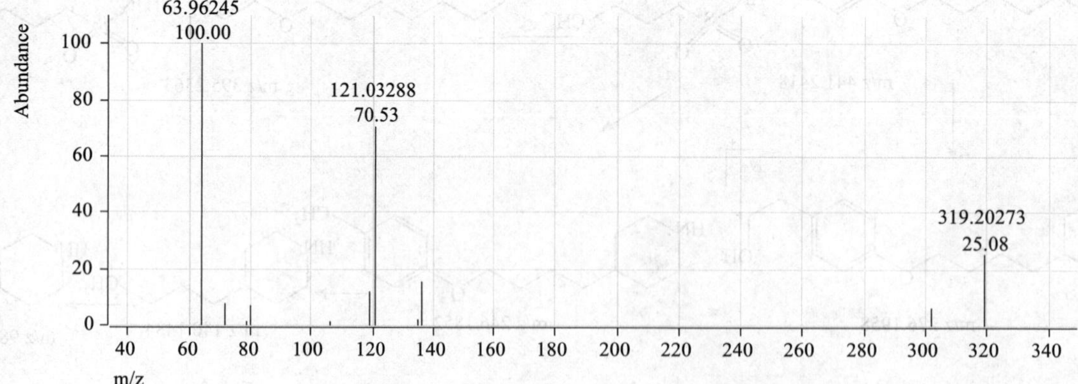

负离子扫描裂解途径解析

m/z 439.2272 → m/z 319.2027

m/z 439.2272 → m/z 121.0329 → $SO_2^{-\cdot}$ m/z 63.9624

盐酸硫必利

英文名： Tiapride Hydrochloride

分子式： $C_{15}H_{24}N_2O_4S \cdot HCl$

分子量： 364.89

CAS 编号： 51012-33-0

中文化学名： *N*-［2-(二乙氨基)乙基］-5-(甲磺酰基)-2-甲氧基苯甲酰胺盐酸盐

英文化学名： *N*-[2-(Diethylamino)ethyl]-2-methoxy-5-(methylsulphonyl)benzamide hydrochloride

性状： 本品为白色针状结晶性粉末；无臭

溶解性： 本品在水中极易溶，在三氯甲烷中略溶，在乙醇中微溶，在乙醚中几乎不溶

正离子扫描二级质谱图

$[M+H]^+$ CID:10V

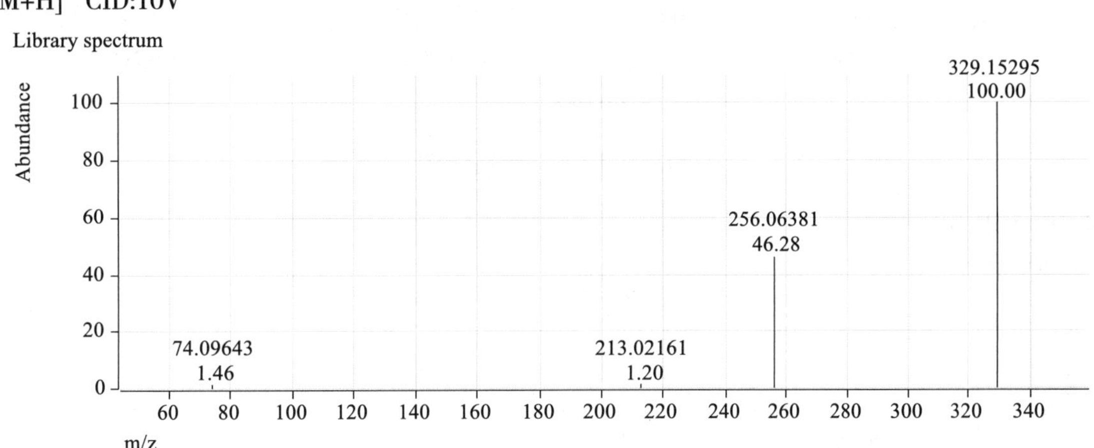

$[M+H]^+$ CID:20V

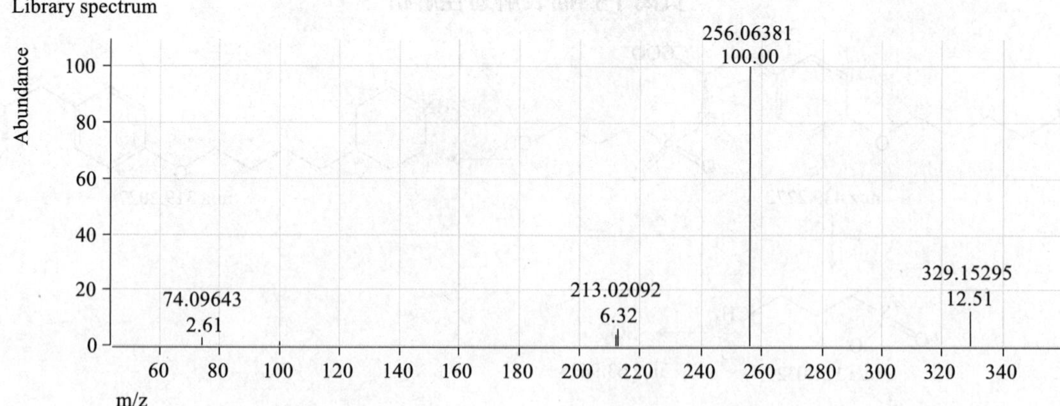

$[M+H]^+$ CID:40V

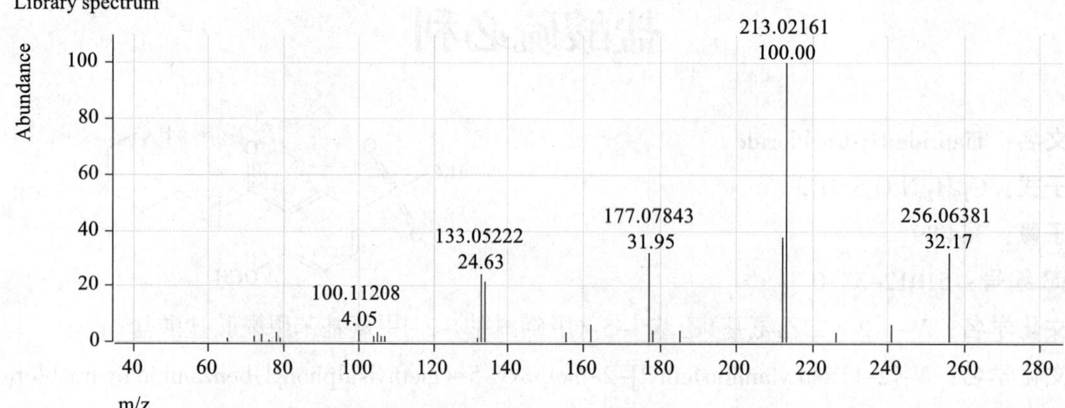

正离子扫描裂解途径解析

m/z 329.1530 → m/z 256.0638 + m/z 74.0964 → m/z 213.0216

负离子扫描二级质谱图

$[M-H]^-$ CID:10V

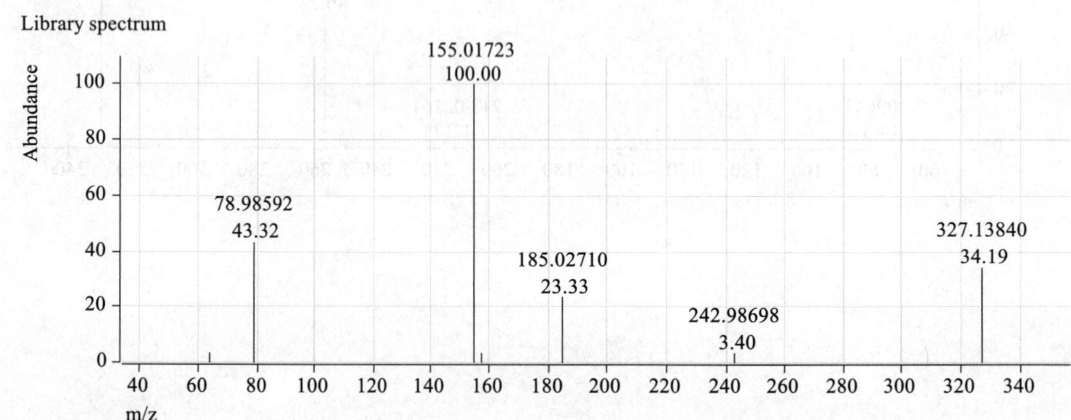

[M−H]⁻ CID:20V

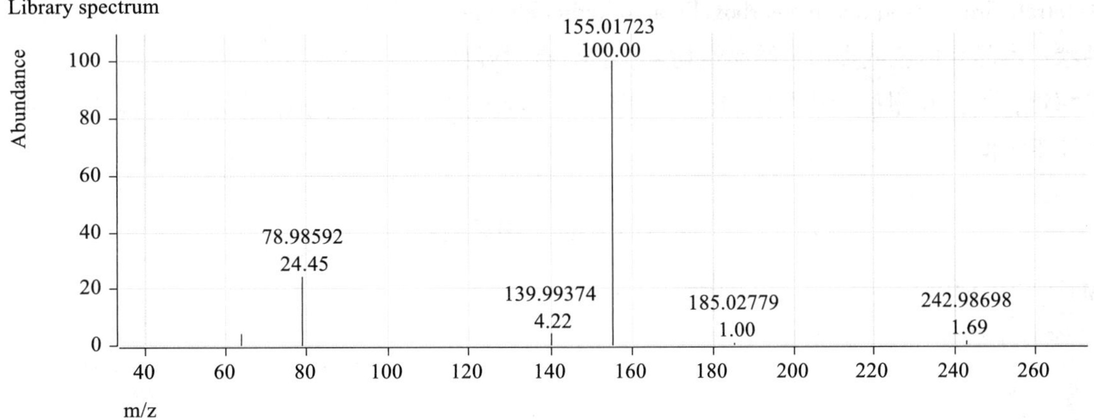

[M−H]⁻ CID:40V

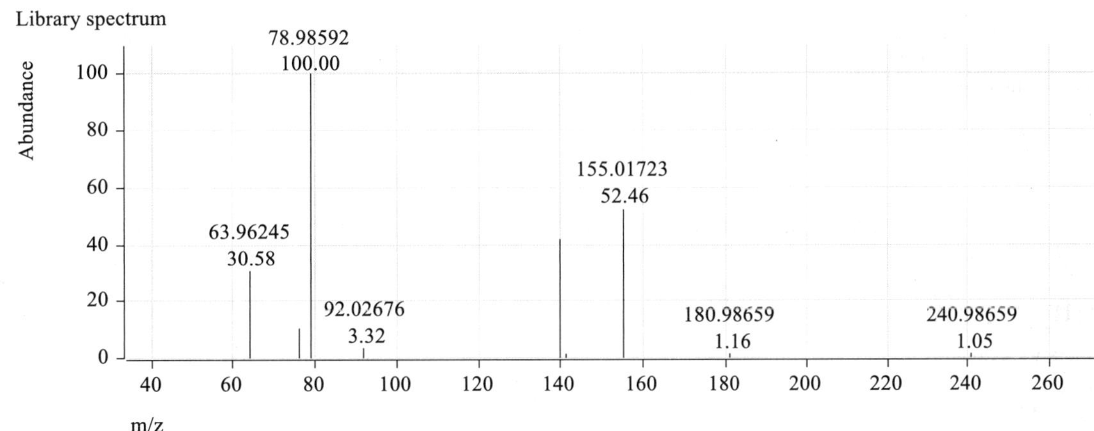

负离子扫描裂解途径解析

m/z 327.1384　m/z 78.9859　m/z 185.0278　m/z 155.0172

盐酸喹那普利

英文名： Quinapril Hydrochloride

分子式： $C_{25}H_{30}N_2O_5 \cdot HCl$

分子量： 474.98

CAS 编号： 82586-55-8

, HCl

中文化学名： (*S*)-2-[(*S*)-*N*-[(*S*)-1-羧基-3-苯丙基]丙氨酰]-1,2,3,4-四氢-3-异喹啉羧酸-1-乙酯盐酸盐

英文化学名：(3*S*)-2-[(2*S*)-2-[[(1*S*)-1-(Ethoxycarbonyl)-3-phenylpropyl] amino]-1-oxopropyl]-1,2,3,4-tetrahydro-3-isoquinoline carboxylic acid hydrochloride

性状：本品为白色或类白色结晶性粉末；无臭；有引湿性

溶解性：本品在甲醇中极易溶，在三氯甲烷、0.1mol/L 盐酸溶液中易溶，在水中溶解，在乙酸乙酯或乙醚中几乎不溶

正离子扫描二级质谱图

$[M+H]^+$ CID:10V

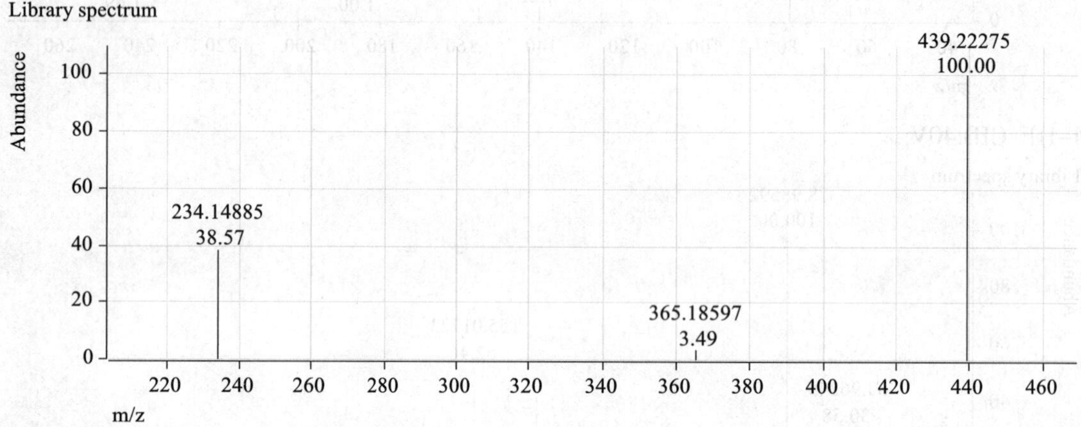

$[M+H]^+$ CID:20V

Library spectrum

Abundance

234.14618
100.00

44.04948
1.05

130.08626
7.98

365.18597
7.43

439.22275
16.98

m/z

$[M+H]^+$ CID:40V

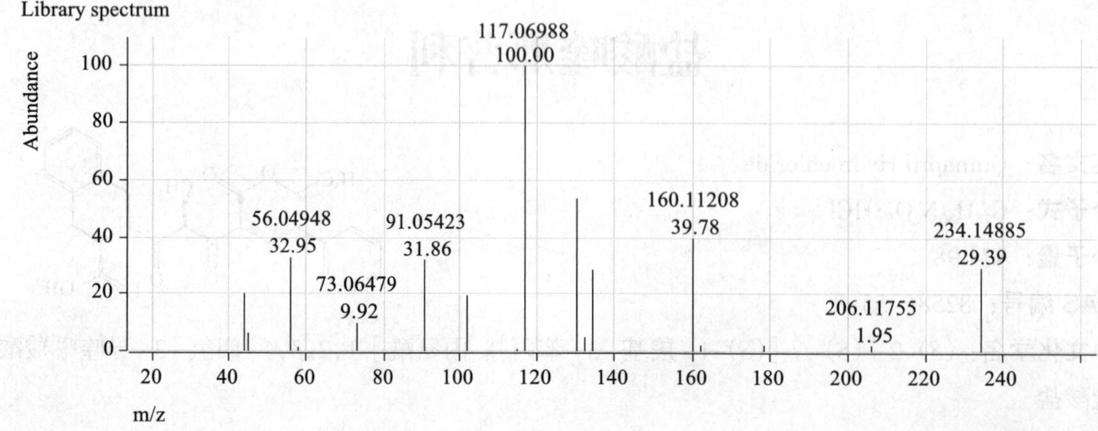

正离子扫描裂解途径解析

m/z 439.2227

m/z 234.1489

m/z 160.1121

m/z 365.1860

m/z 117.0699

m/z 130.0863

负离子扫描二级质谱图

[M−H]⁻ CID:10V

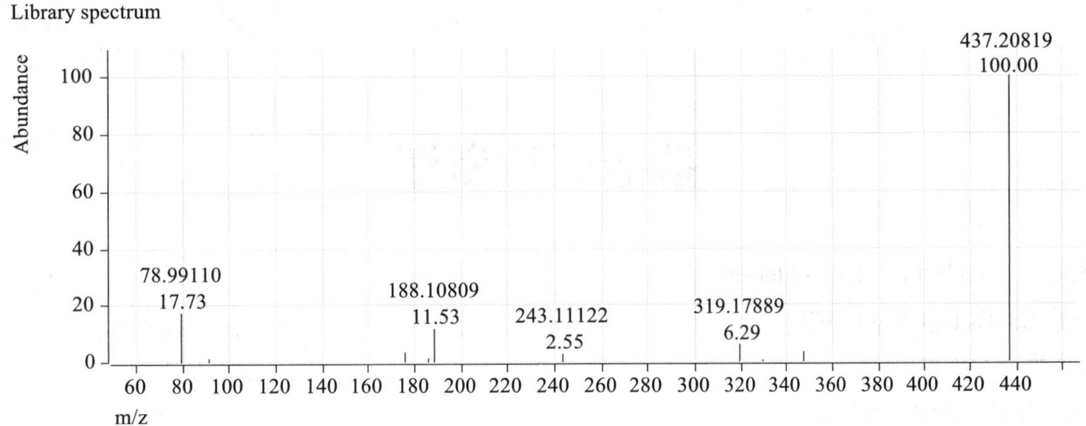

[M−H]⁻ CID:20V

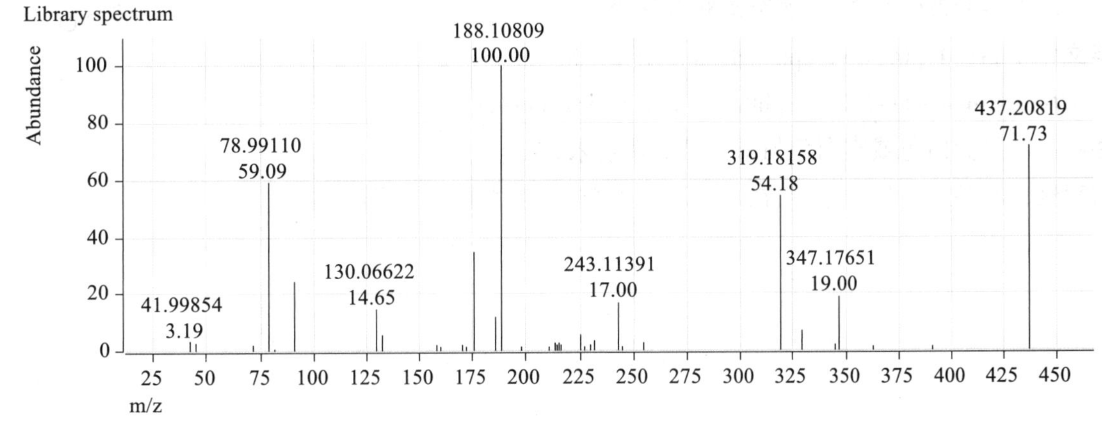

$[M-H]^-$ CID:40V

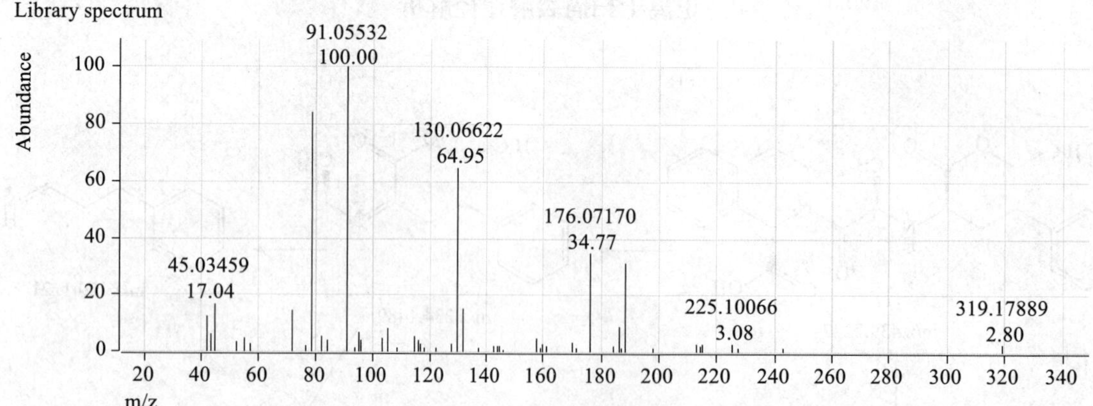

负离子扫描裂解途径解析

m/z 437.2082 → m/z 347.1765 → m/z 319.1816 → m/z 188.1081

盐酸氮䓬斯汀

英文名： Azelastine Hydrochloride

分子式： $C_{22}H_{24}ClN_3O \cdot HCl$

分子量： 418.37

CAS 编号： 79307-93-0

, HCl

中文化学名：（±）4-（4- 氯苄基）-2-（六氢 -1- 甲基 -1*H*-氮杂䓬 -4- 基）-1（2*H*）-2，3- 二氮杂萘酮盐酸盐

英文化学名： 4-[（4-Chlorophenyl）methyl]-2-（hexahydro-1-methyl-1*H*-azepin-4-yl）-1（2*H*）- phthalazinone hydrochloride

性状： 本品为白色或类白色粉末或结晶性粉末；无臭

溶解性： 本品在甲醇中略溶，在水或乙醇中微溶，在冰醋酸中溶解

正离子扫描二级质谱图

[M+H]+ CID:10V

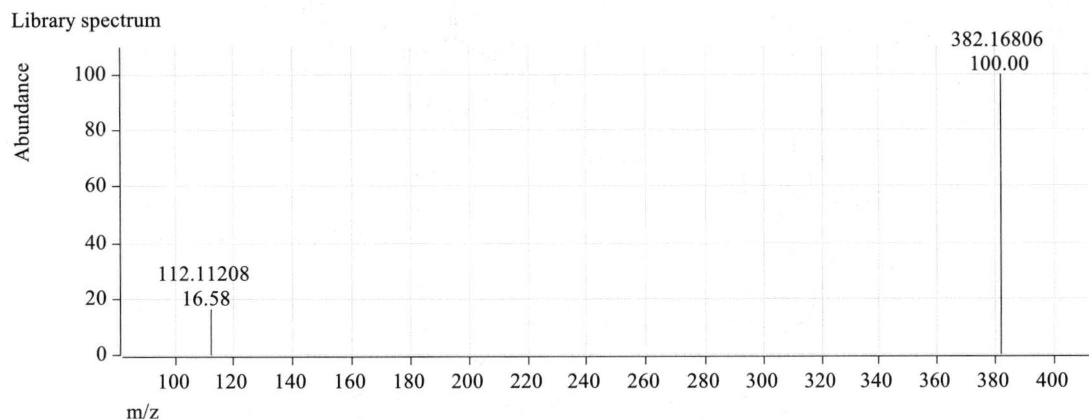

[M+H]+ CID:20V

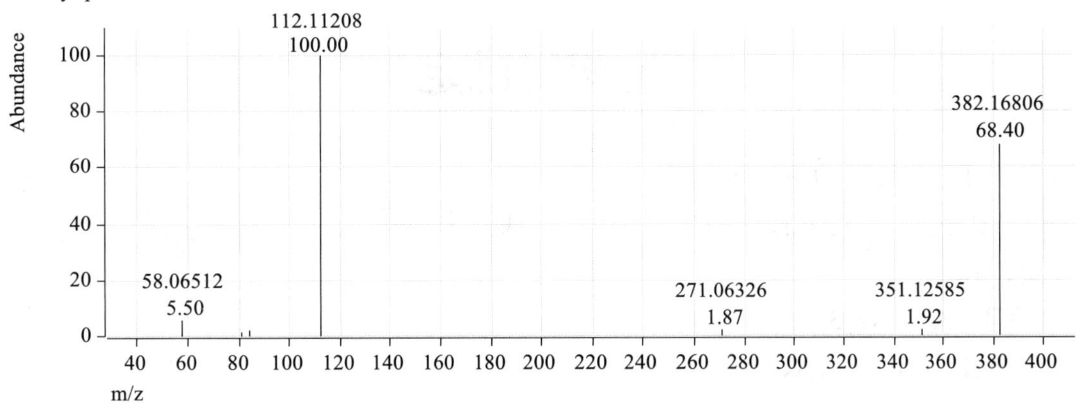

[M+H]+ CID:40V

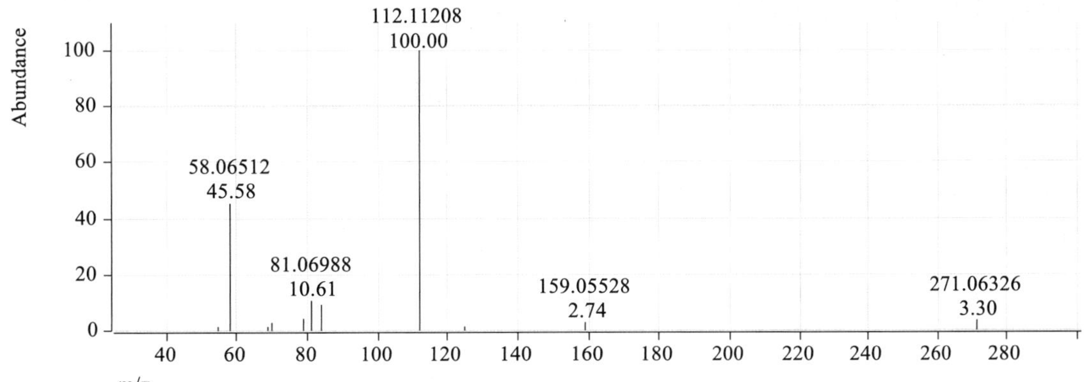

正离子扫描裂解途径解析

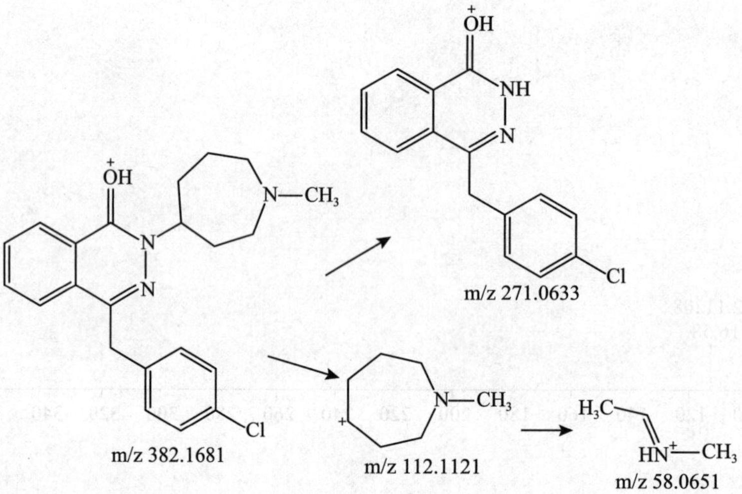
m/z 382.1681
m/z 271.0633
m/z 112.1121
m/z 58.0651

盐酸氯己定

英文名：Chlorhexidine Hydrochloride

分子式：$C_{22}H_{30}Cl_2N_{10}\cdot 2HCl$

分子量：578.37

CAS 编号：3697-42-5

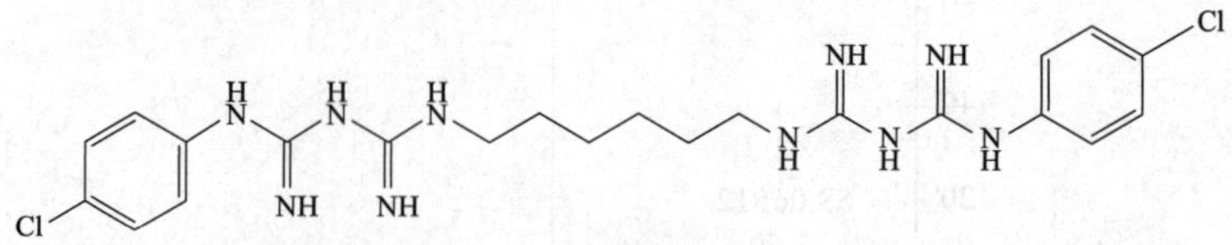
,2HCl

中文化学名：1,1′-己基双[5-(对氯苯基)双胍]盐酸盐

英文化学名：1,1′-Hexamethylenebis[5-(*p*-chlorophenyl)biguanide] dihydrochloride

性状：本品为白色或几乎白色结晶性粉末

溶解性：本品在水和丙二醇中略溶，在乙醇中极微溶

正离子扫描二级质谱图

$[M+H]^+$ CID:10V

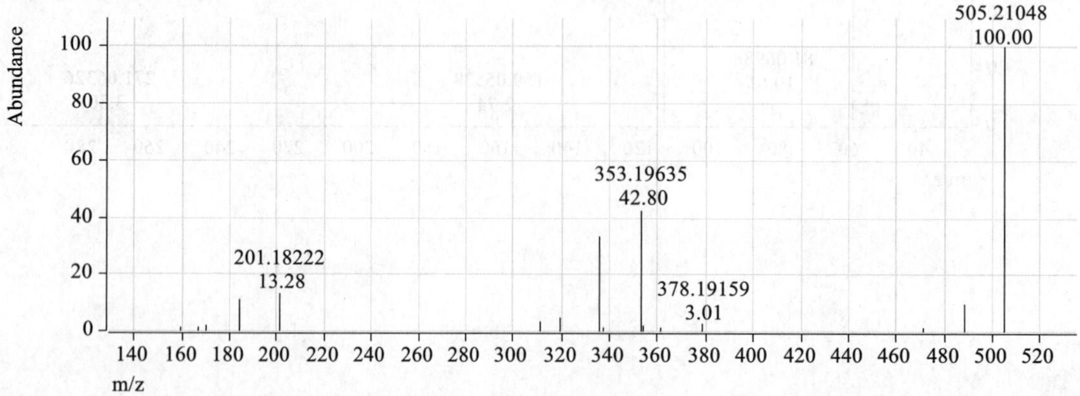
Library spectrum
Abundance
505.21048
100.00
353.19635
42.80
201.18222
13.28
378.19159
3.01
m/z

$[M+H]^+$ CID:20V

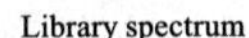

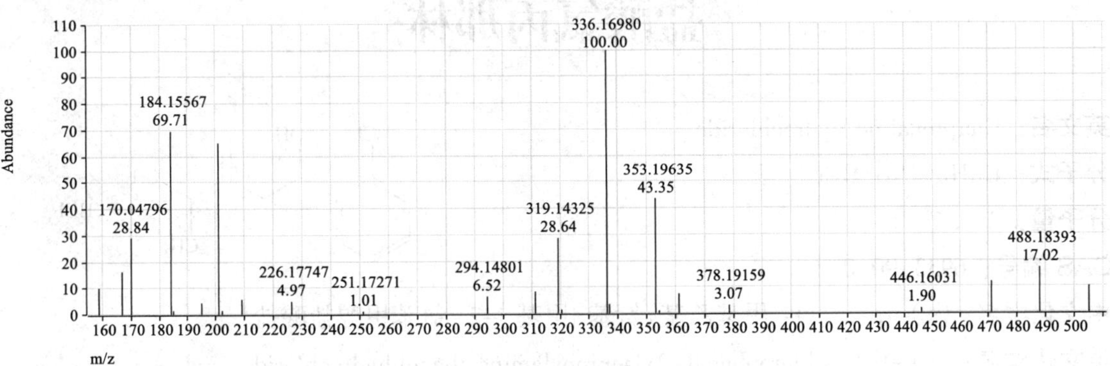

$[M+H]^+$ CID:40V

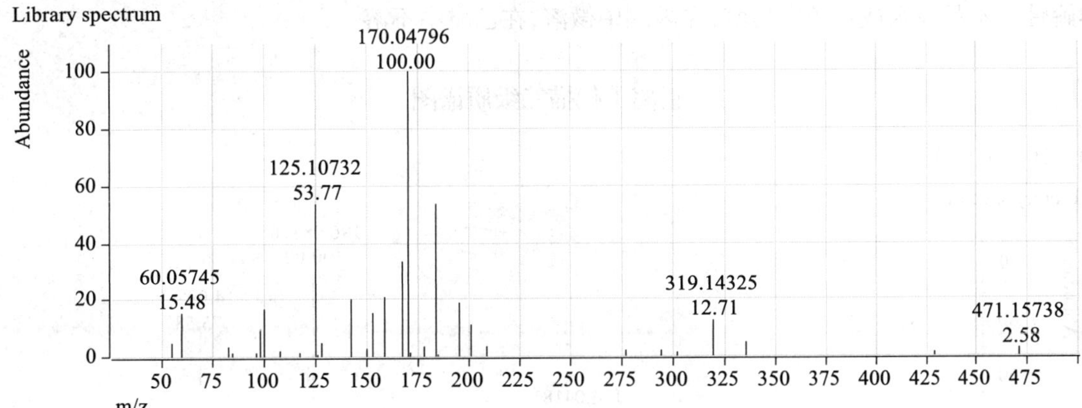

正离子扫描裂解途径解析

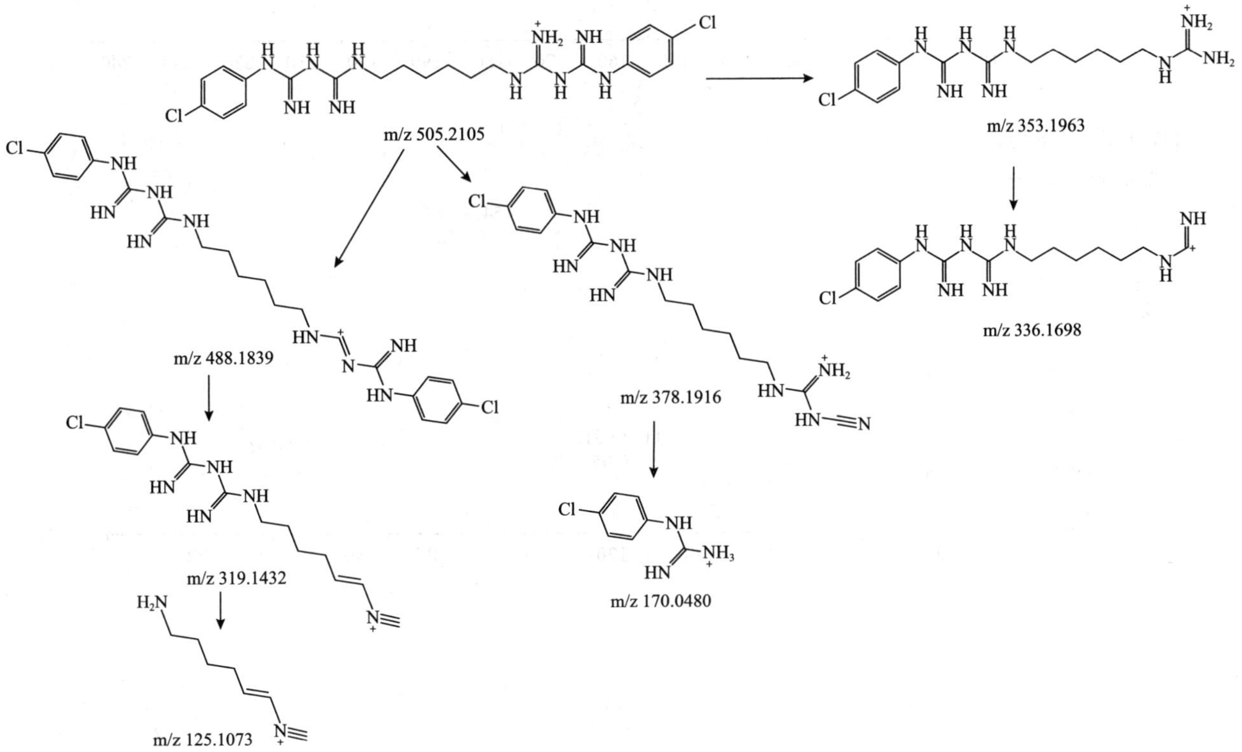

m/z 505.2105

m/z 353.1963

m/z 336.1698

m/z 488.1839

m/z 378.1916

m/z 319.1432

m/z 170.0480

m/z 125.1073

盐酸氯丙那林

英文名： Clorprenaline Hydrochloride

分子式： $C_{11}H_{16}ClNO \cdot HCl$

分子量： 250.17

CAS 编号： 6933-90-0

中文化学名：（±）-α-[[(1-甲基乙基)氨基]甲基]-2-氯苯甲醇盐酸盐

英文化学名：（±）-1-*O*-Chlorophenyl-2-isopropylaminoethanol hydrochloride

性状： 本品为白色或类白色结晶性粉末；无臭

溶解性： 本品在水或乙醇中易溶，在丙酮中微溶，在乙醚中不溶

正离子扫描二级质谱图

[M+H]$^+$ CID:10V

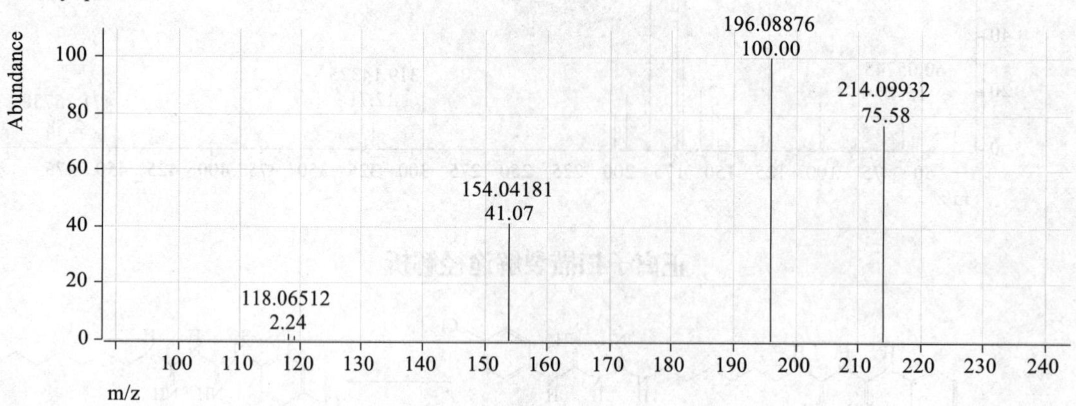

[M+H]$^+$ CID:20V

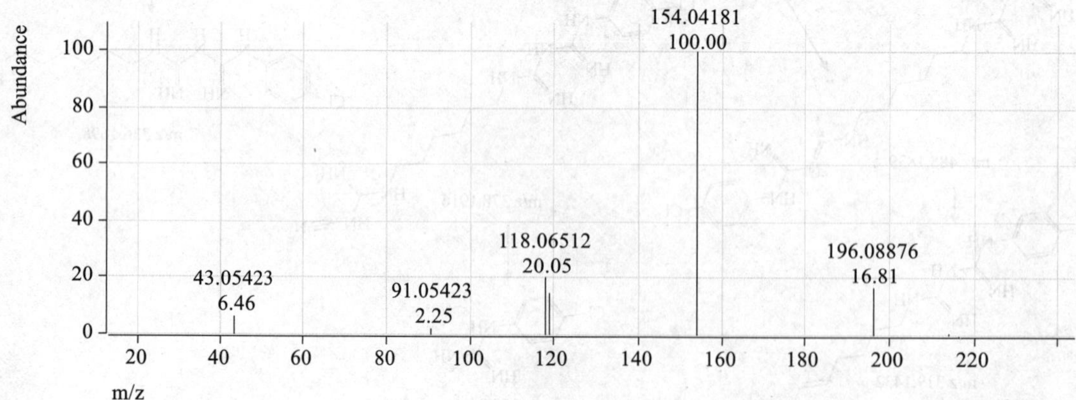

$[M+H]^+$ CID:40V

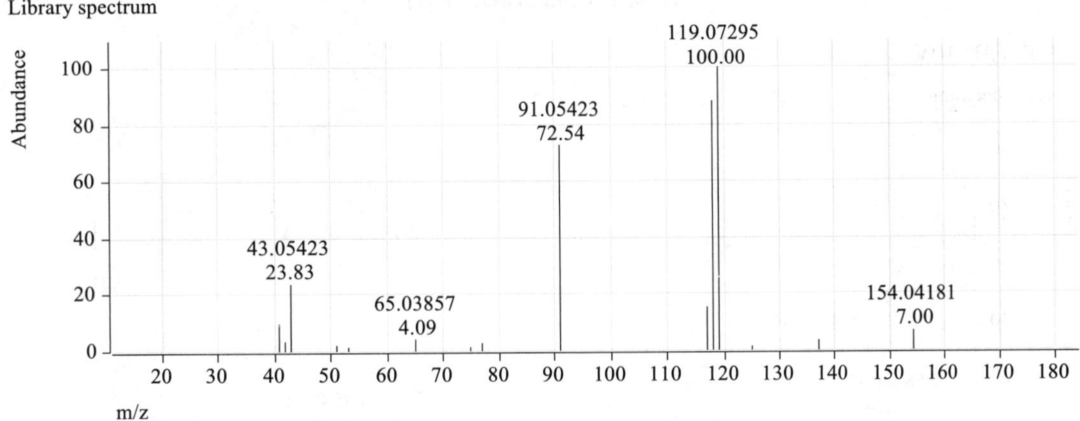

正离子扫描裂解途径解析

m/z 214.0993

m/z 196.0888

m/z 119.0730

m/z 196.0888

m/z 154.0418

盐酸氯丙嗪

英文名： Chlorpromazine Hydrochloride

分子式： $C_{17}H_{19}ClN_2S \cdot HCl$

分子量： 355.33

CAS 编号： 69-09-0

中文化学名： *N*,*N*-二甲基-2-氯-10*H*-吩噻嗪-10-丙胺盐酸盐

, HCl

英文化学名： 3-(2-Chloro-10*H*-phenothiazin-10-yl)-*N*,*N*-dimethylpropan-1-amine hydrochloride

性状： 本品为白色或乳白色结晶性粉末；有微臭；有引湿性；遇光渐变色；水溶液显酸性

溶解性： 本品在水、乙醇或三氯甲烷中易溶，在乙醚或苯中不溶

正离子扫描二级质谱图

$[M+H]^+$ CID:10V

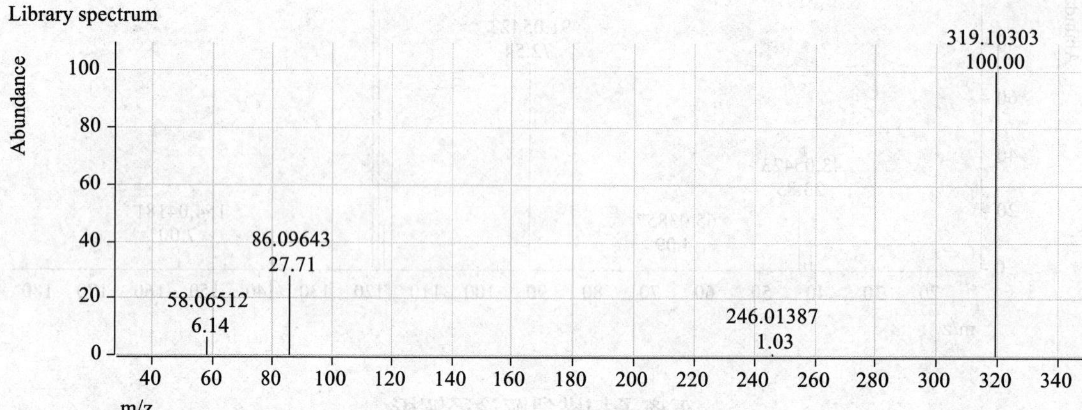

$[M+H]^+$ CID:20V

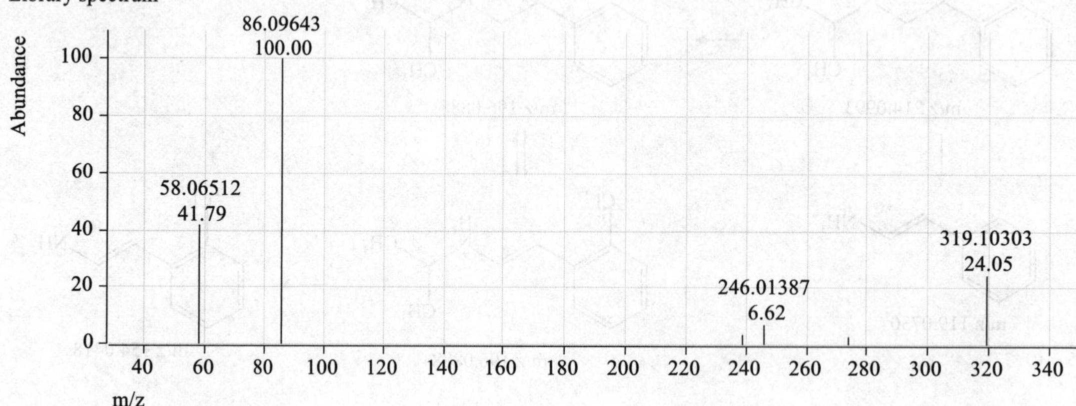

$[M+H]^+$ CID:40V

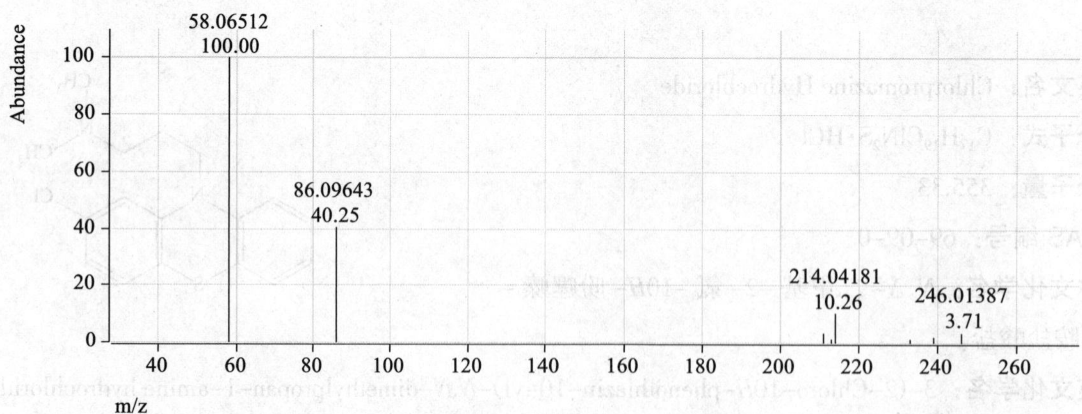

正离子扫描裂解途径解析

m/z 319.1030

m/z 86.0964

m/z 58.0651

m/z 246.0139

盐酸氯因普鲁卡

英文名： Chloroprocaine Hydrochloride

分子式： $C_{13}H_{19}ClN_2O_2 \cdot HCl$

分子量： 307.22

CAS 编号： 3858–89–7

中文化学名： 4– 氨基 –2– 氯苯甲酸 –2–(二乙氨基)乙酯盐酸盐

英文化学名： 4–Amino–2–chlorobenzoic acid 2–(diethylamino)ethyl ester monohydrochloride

性状： 本品为白色或类白色针状结晶;无臭;味苦;有麻痹感

溶解性： 本品在水中溶解,在甲醇中略溶,在乙酸乙酯中不溶

正离子扫描二级质谱图

$[M+H]^+$ CID:10V

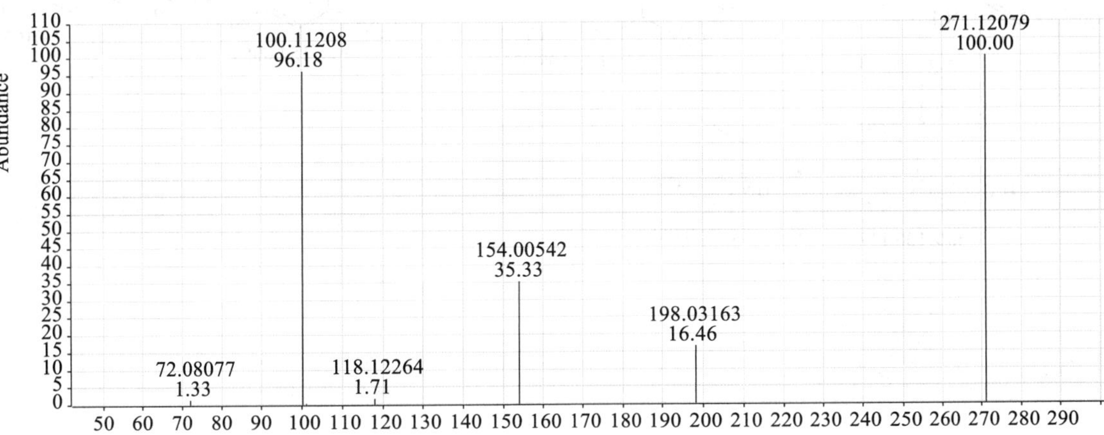

$[M+H]^+$ CID:20V

Library spectrum

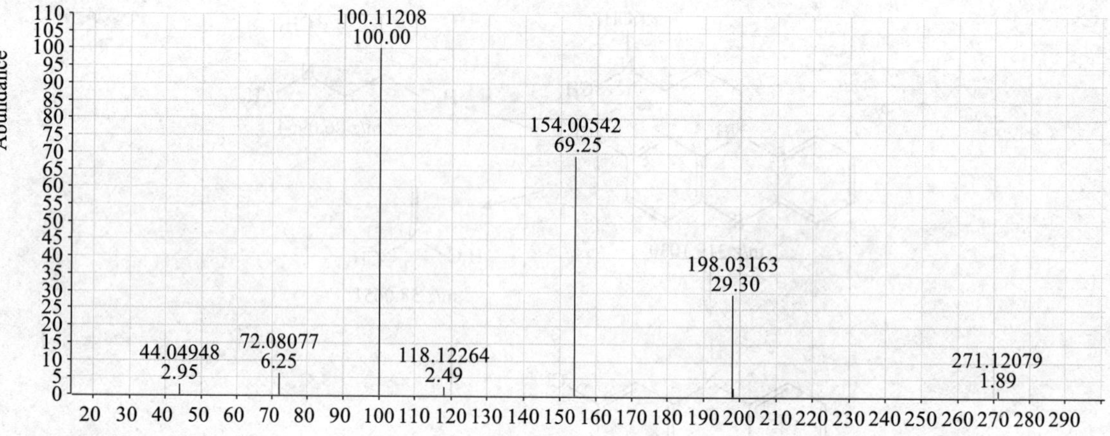

$[M+H]^+$ CID:40V

Library spectrum

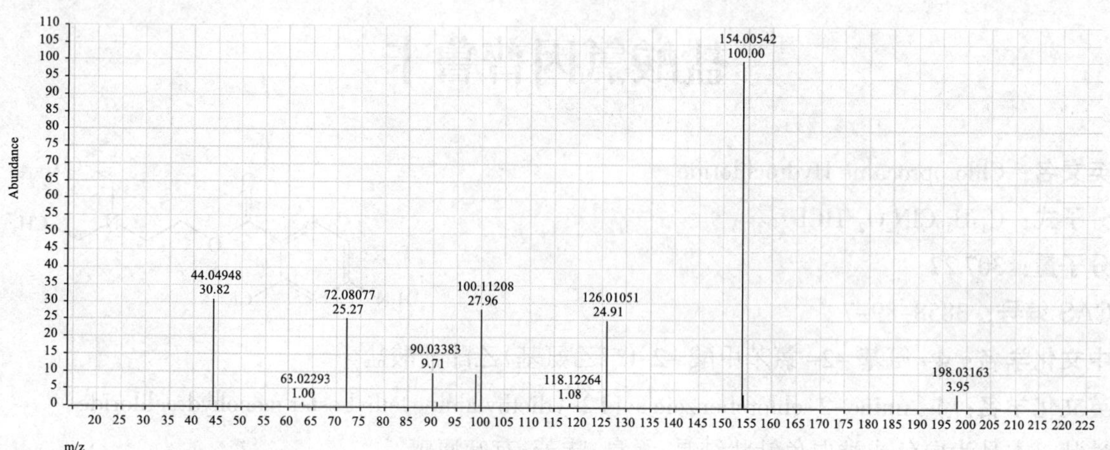

正离子扫描裂解途径解析

m/z 271.1208 → m/z 198.0316 → m/z 154.0054 → m/z 126.0105

m/z 271.1208 → m/z 100.1121 → m/z 72.0808

盐酸氯米帕明

英文名： Clomipramine Hydrochloride

分子式： $C_{19}H_{23}ClN_2·HCl$

分子量： 351.32

CAS 编号： 17321-77-6

中文化学名： *N*,*N*- 二甲基 -10,11- 二氢 -3- 氯 -5*H*- 二苯并[*b*,*f*]氮杂䓬 -5- 丙胺盐酸盐

英文化学名： *N*,*N*-Dimethyl-10,11-dihydro-3-chloro-5*H*-dibenz[*b*,*f*]azepine-5-propylamine hydrochloride

性状： 本品为白色至微黄色结晶性粉末；无臭；遇光色渐变黄

溶解性： 本品在三氯甲烷或冰醋酸中极易溶，在水或乙醇中易溶，在丙酮中微溶，在乙醚中几乎不溶

正离子扫描二级质谱图

$[M+H]^+$ CID:10V

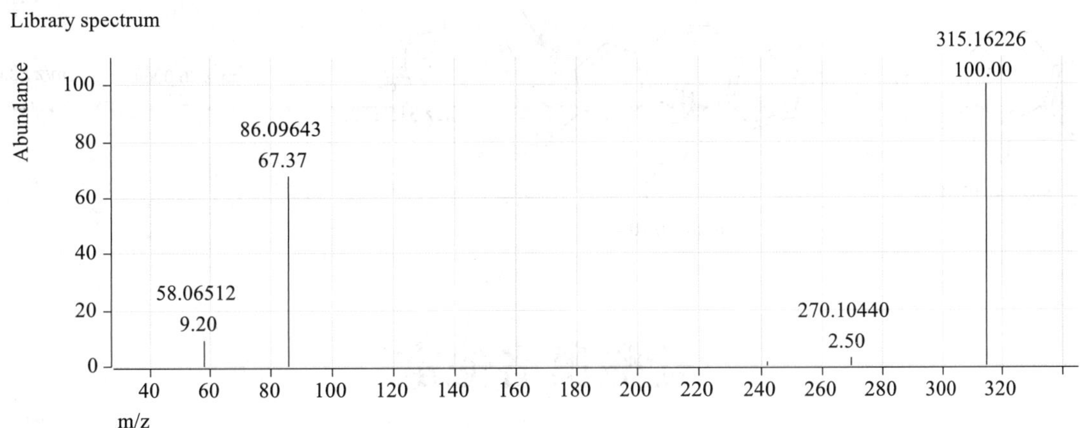

$[M+H]^+$ CID:20V

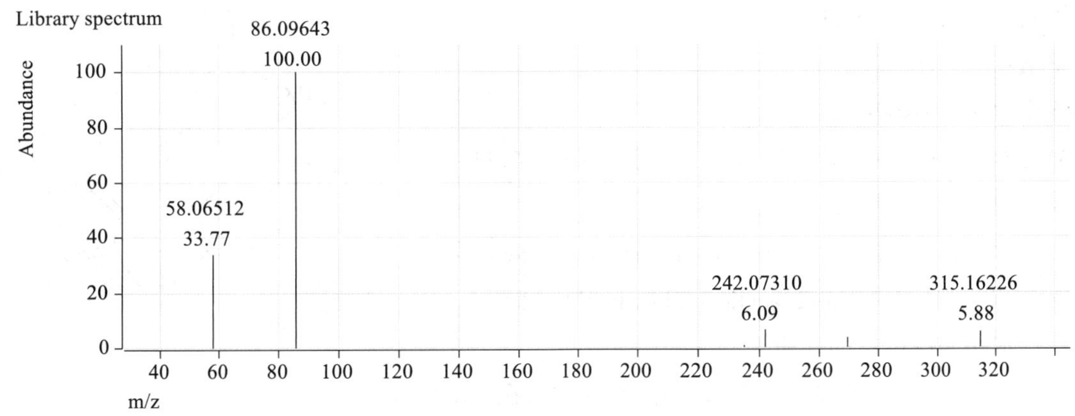

$[M+H]^+$ CID:40V

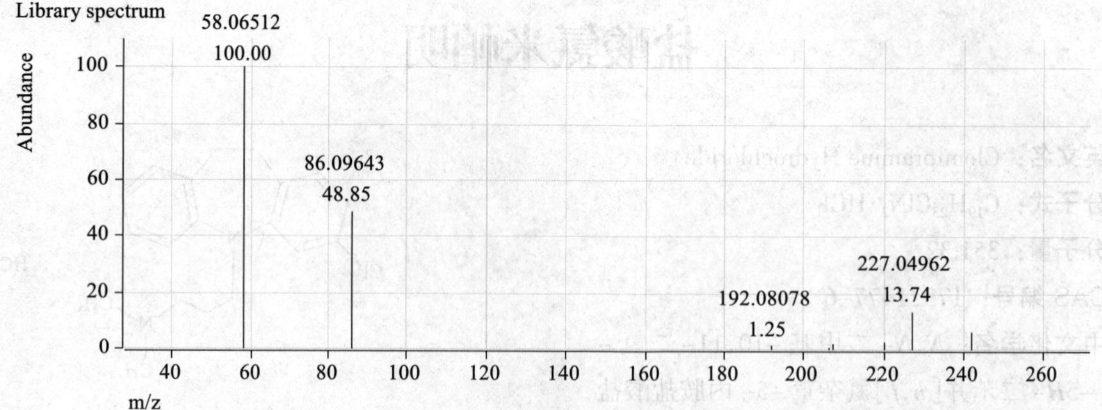

正离子扫描裂解途径解析

m/z 315.1623

m/z 86.0964

m/z 58.0651

m/z 270.1044

m/z 242.0731

盐酸奥洛他定

英文名：Olopatadine Hydrochloride

分子式：$C_{21}H_{23}NO_3 \cdot HCl$

分子量：373.87

CAS 编号：140462-76-6

中文化学名：1-((*Z*)-3-(二甲基-氨基)亚丙基)-6,11-二氢二苄基[*b*,*e*]氧杂平-2-乙酸盐酸盐

英文化学名：1-((*Z*)-3-(Dimethyl-amino)propylidene)-6,11-dihydrodibenz[*b*,*e*]oxepin-2-acetic acid hydrochloride

, HCl

性状：本品为白色结晶性粉末

溶解性：本品在水中略溶，在无水乙醇中极微溶，在甲酸中极易溶

正离子扫描二级质谱图

$[M+H]^+$ CID:10V

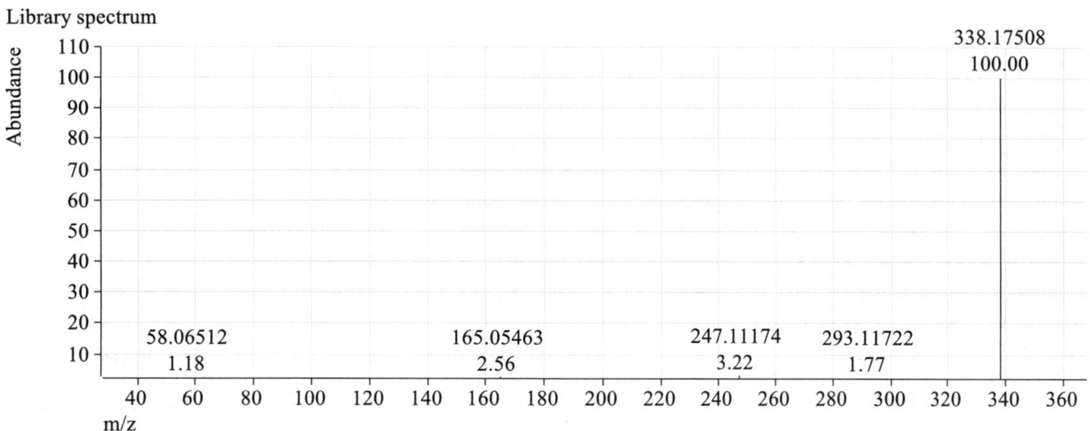

$[M+H]^+$ CID:20V

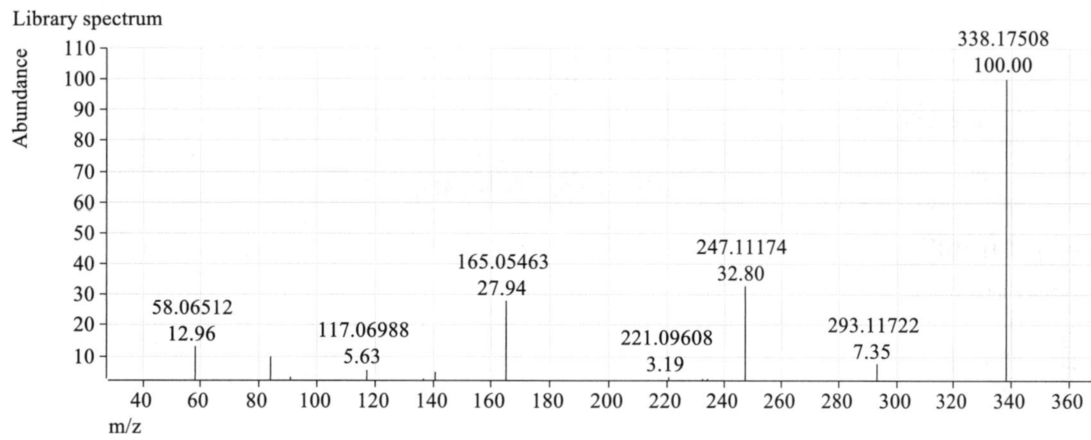

$[M+H]^+$ CID:40V

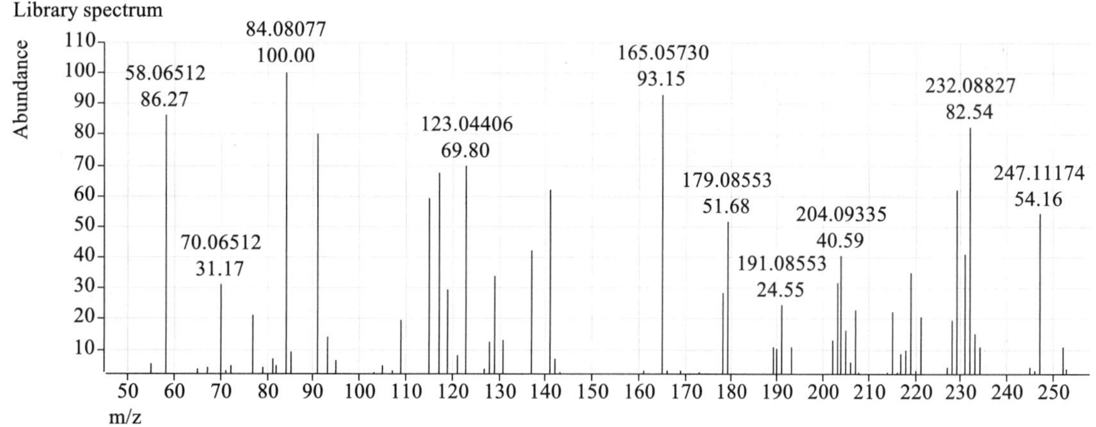

正离子扫描裂解途径解析

m/z 338.1751

m/z 293.1172

m/z 247.1117

m/z 221.0961

m/z 165.0546

m/z 84.0808

m/z 58.0651

负离子扫描二级质谱图

$[M-H]^-$ CID:10V

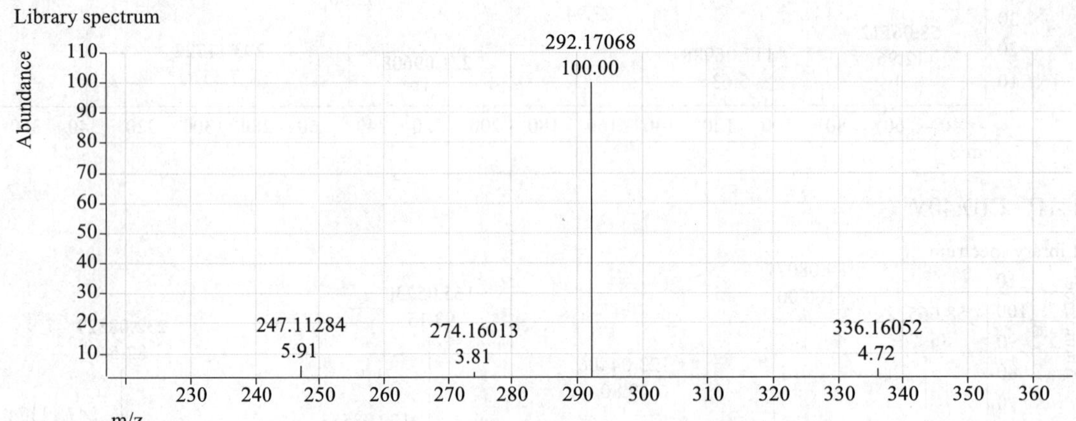

$[M-H]^-$ CID:20V

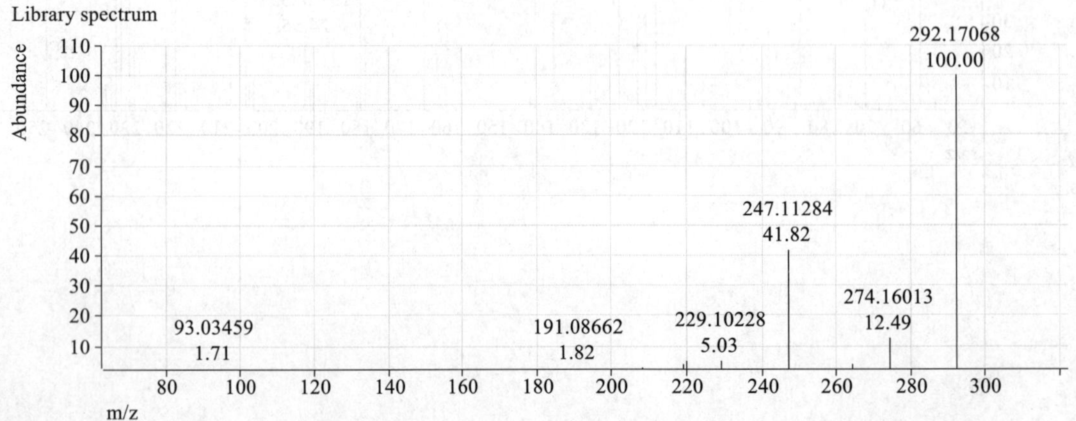

$[M-H]^-$ CID:40V

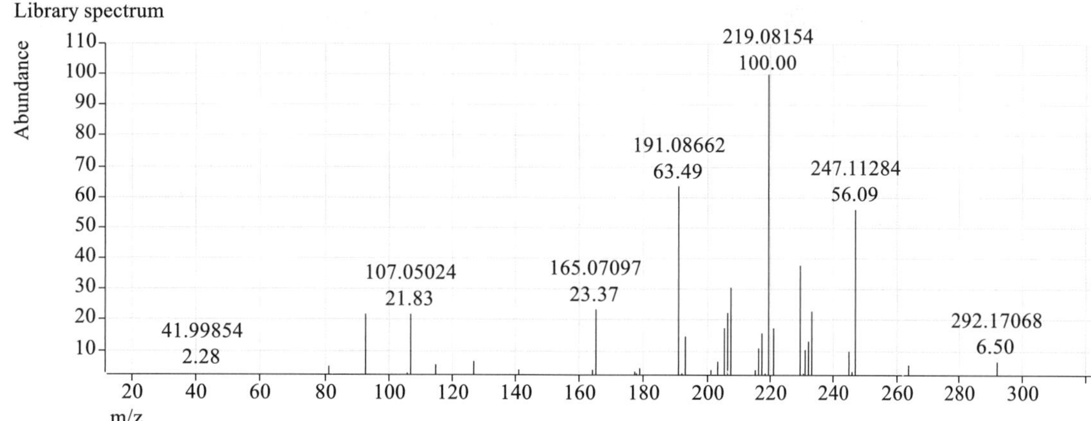

负离子扫描裂解途径解析

m/z 336.1605

m/z 292.1707

m/z 247.1128

m/z 219.0815

m/z 274.1601

m/z 191.0866

盐酸奥洛他定(*E*)- 异构体

英文名： Olopatadine Hydrochloride (*E*)-Isomer

分子式： $C_{21}H_{23}NO_3 \cdot HCl$

分子量： 373.87

CAS 编号： 949141-22-4

中文化学名： (11*E*)-11-［3-(二甲氨基)亚丙基］-6,11- 二氢二苯并［*b*,*e*］氧杂平 -2- 乙酸盐酸盐

, HCl

英文化学名： (11*E*)-11-[3-(Dimethylamino)propylidene]-6,11-dihydrodibenz[*b*,*e*]oxepin-2-acetic acid hydrochloride

性状：本品为白色或类白色粉末；无臭；味苦

溶解性：本品在甲酸中易溶，在甲醇中微溶，在 0.1mol/L 氢氧化钠溶液中略溶，在水中极微溶，在醋酐、0.1mol/L 盐酸中几乎不溶

正离子扫描二级质谱图

$[M+H]^+$ CID:10V

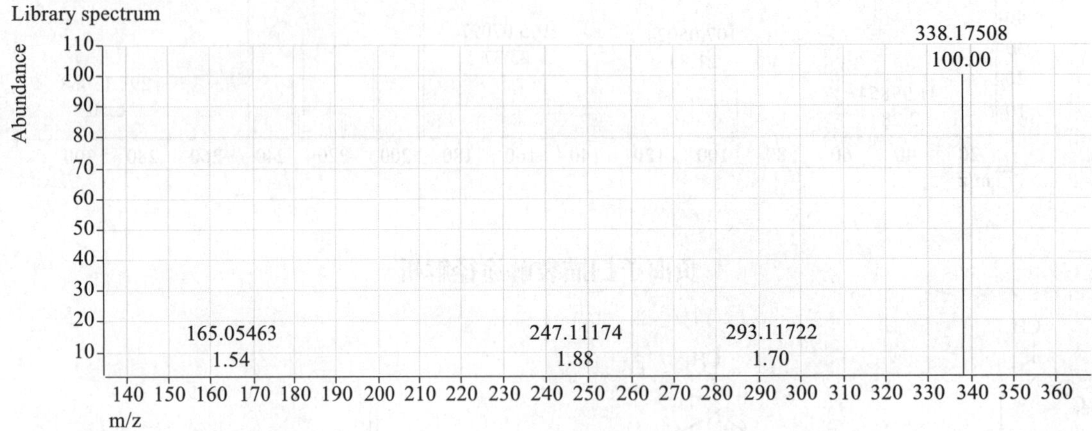

$[M+H]^+$ CID:20V

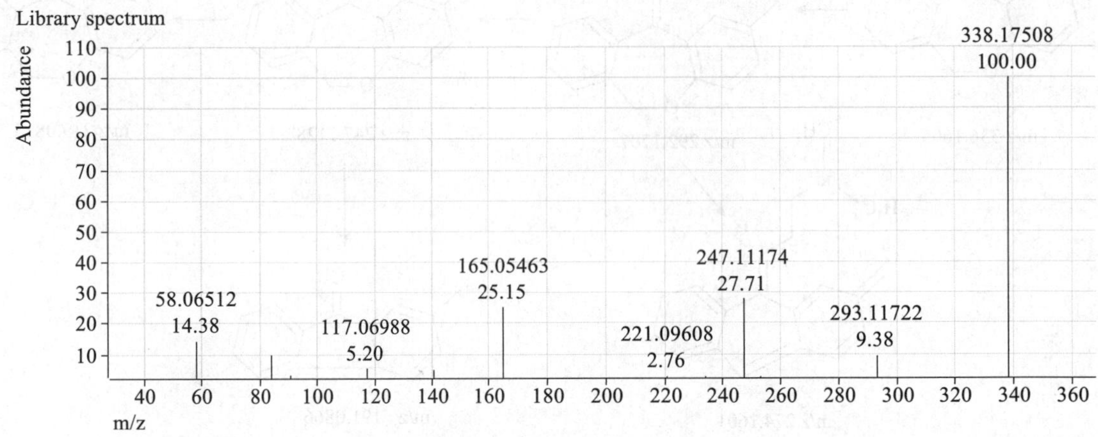

$[M+H]^+$ CID:40V

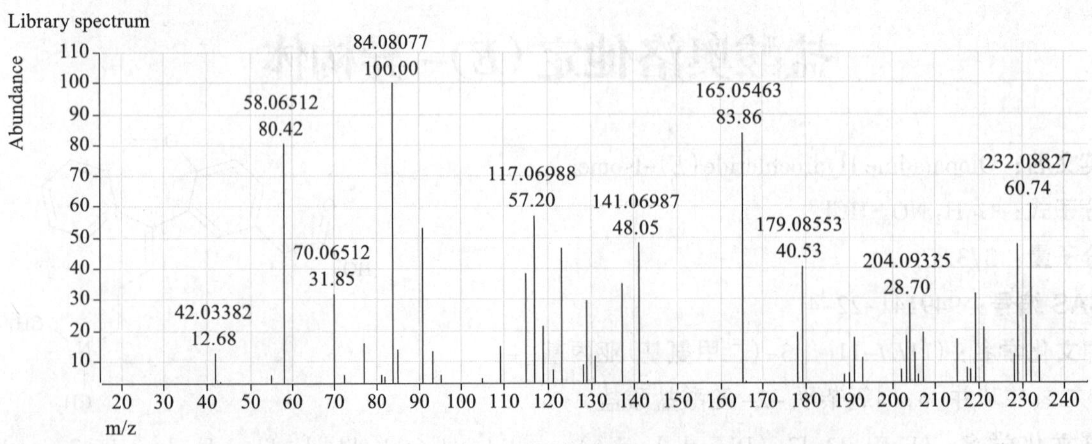

正离子扫描裂解途径解析

m/z 165.0546

m/z 338.1751

m/z 293.1172

m/z 247.1117

m/z 84.0808

m/z 58.0651

负离子扫描二级质谱图

[M-H]⁻ CID:10V

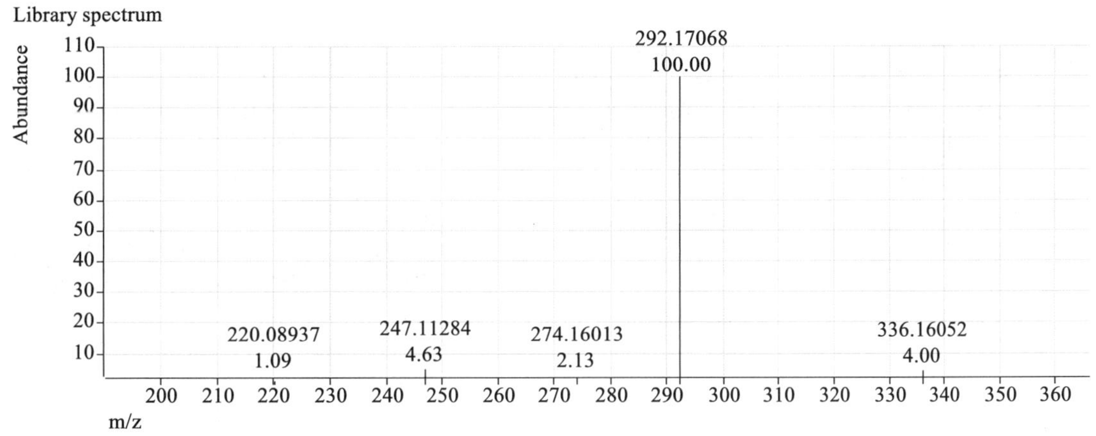

[M-H]⁻ CID:20V

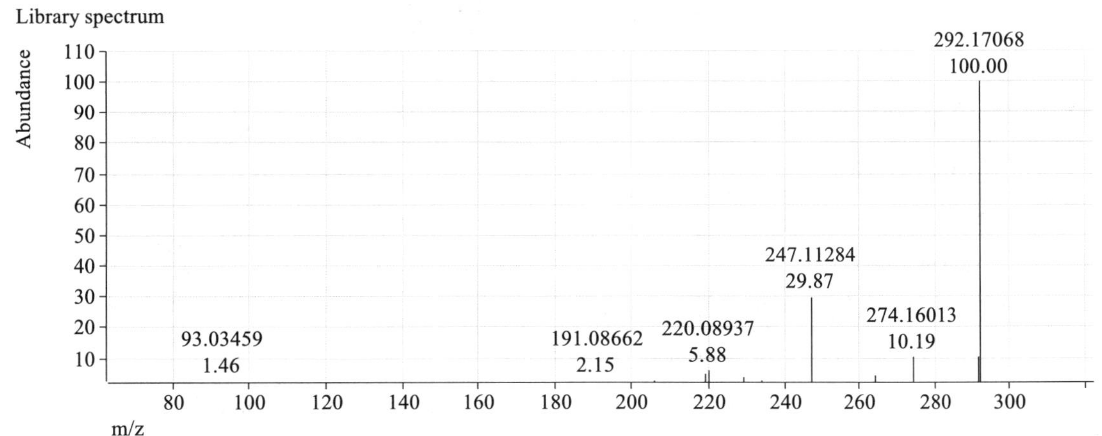

[M-H]⁻ CID:40V

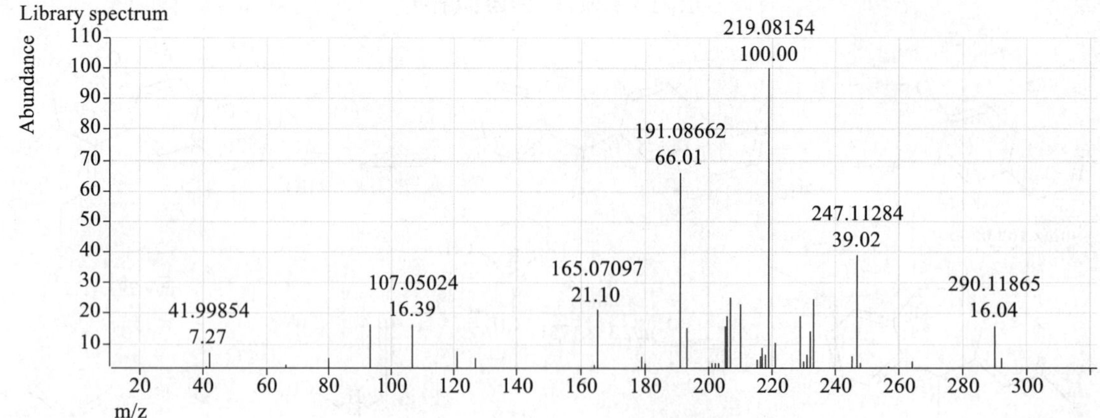

负离子扫描裂解途径解析

m/z 336.1605

m/z 292.1707

m/z 274.1601

m/z 247.1128

m/z 219.0815

盐酸奥普力农

英文名： Olprinone Hydrochloride

分子式： $C_{14}H_{10}N_4O \cdot HCl$

分子量： 286.72

CAS 编号： 119615-63-3

中文化学名： 1,2-二氢-5-咪唑并[1,2-*a*]吡啶-6-基-6-甲基-2-氧代-3-吡啶碳氰盐酸盐

英文化学名： 2-Hydroxy-5-(imidazo[1,2-*a*]pyridin-6-yl)-6-methylnicotinonitrile hydrochloride

性状： 本品为米黄色固体

溶解性： 本品在二甲基亚砜(DMSO)中溶解

CN, O, HN, CH₃, N, N, , HCl

正离子扫描二级质谱图

$[M+H]^+$ CID:10V

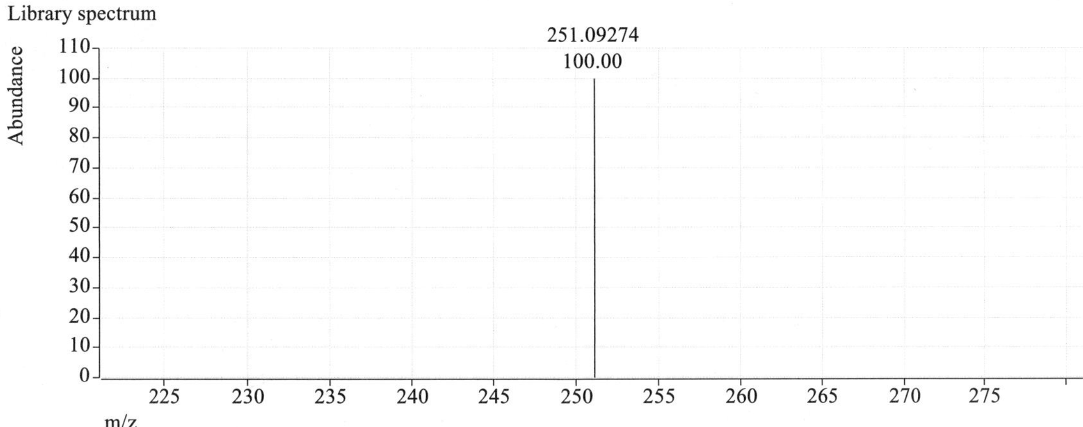

$[M+H]^+$ CID:20V

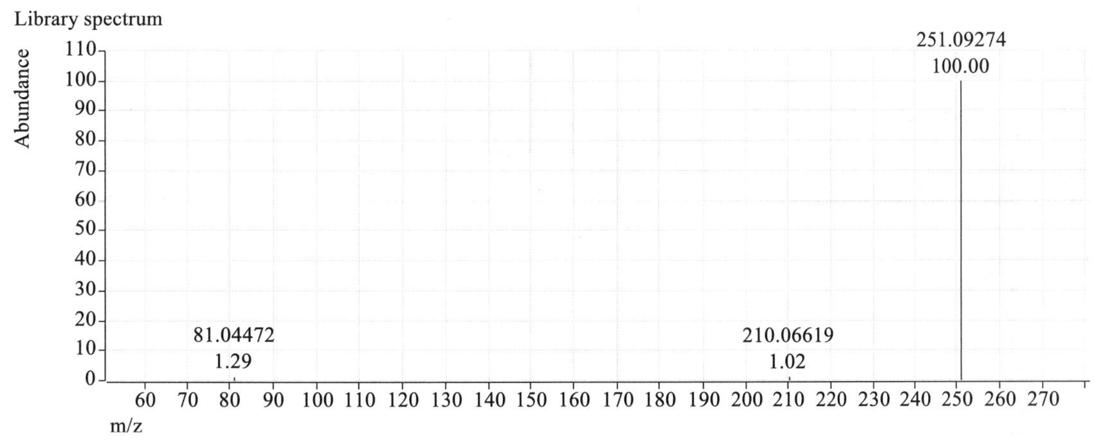

$[M+H]^+$ CID:40V

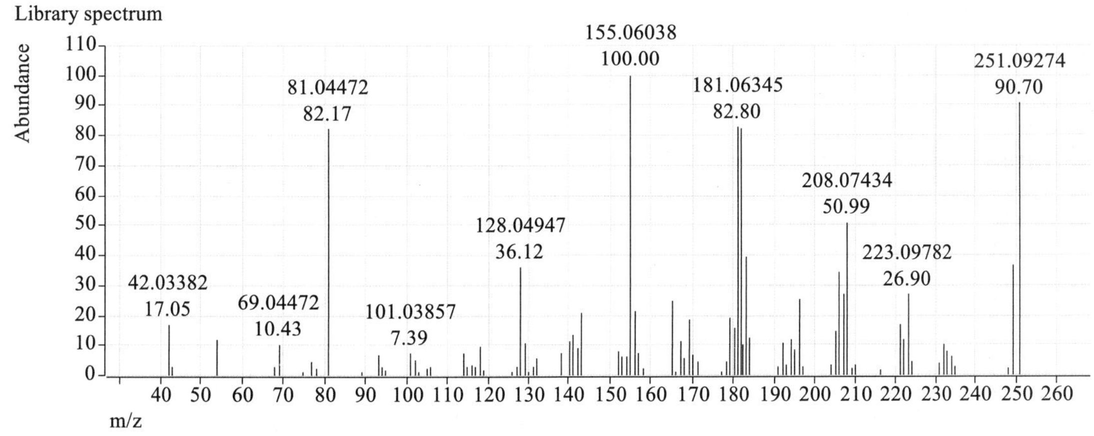

正离子扫描裂解途径解析

m/z 251.0927

m/z 223.0978

m/z 208.0743

m/z 181.0634

m/z 155.0604

负离子扫描二级质谱图

[M−H]⁻ CID:10V

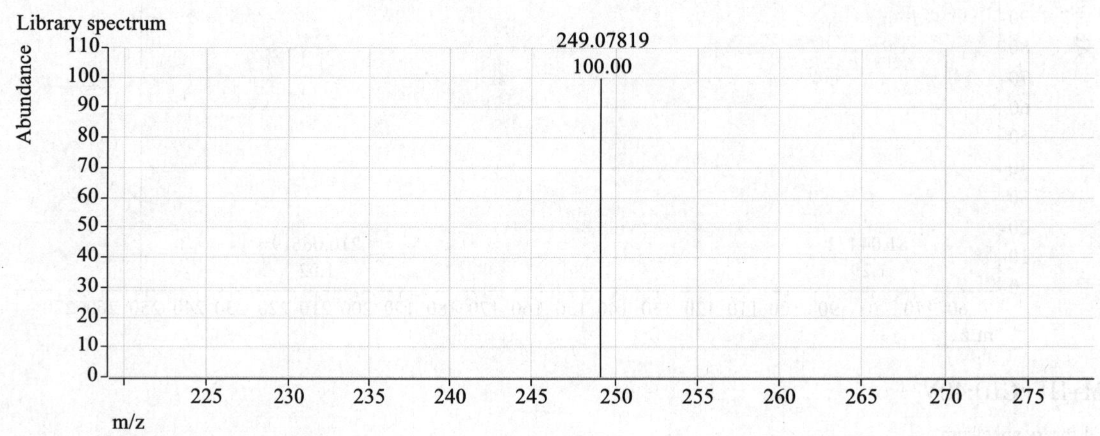

[M−H]⁻ CID:20V

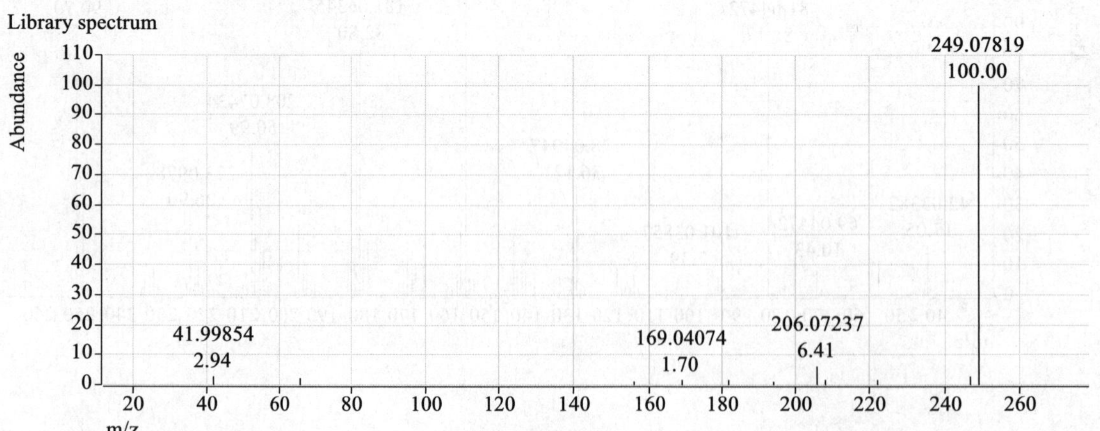

$[M-H]^-$ CID:40V

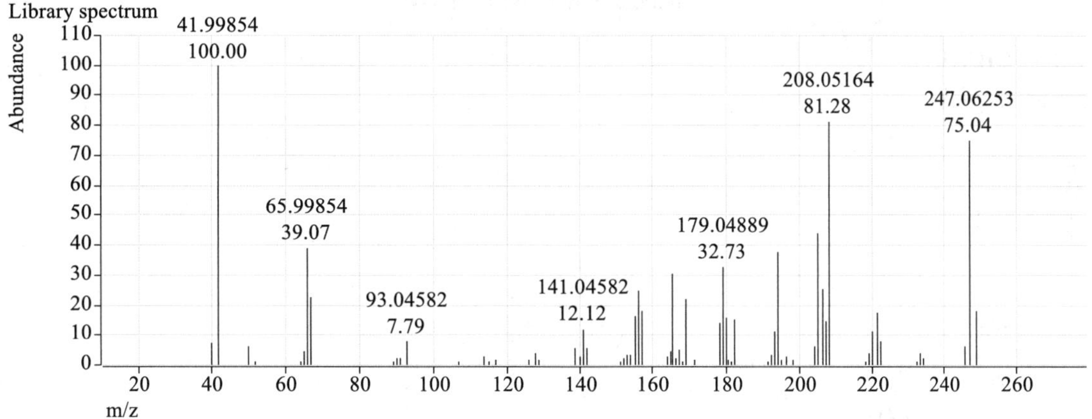

负离子扫描裂解途径解析

m/z 41.9985

m/z 65.9985

m/z 249.0782

m/z 208.0516

盐酸普罗帕酮

英文名： Propafenone Hydrochloride

分子式： $C_{21}H_{27}NO_3 \cdot HCl$

分子量： 377.91

CAS 编号： 34183-22-7

中文化学名： 3- 苯基 -1-［2-［3-（丙氨基）2- 羟基丙氧基］苯基］-1- 丙酮盐酸盐

英文化学名： 1-[2-[2-Hydroxy-3-（propylamino）propyloxy] phenyl]-3-phenylpropan -1-one hydrochloride

, HCl

性状： 本品为白色结晶性粉末；无臭

溶解性： 本品在乙醇、三氯甲烷或冰醋酸中微溶，在水中极微溶

正离子扫描二级质谱图

$[M+H]^+$ CID:10V

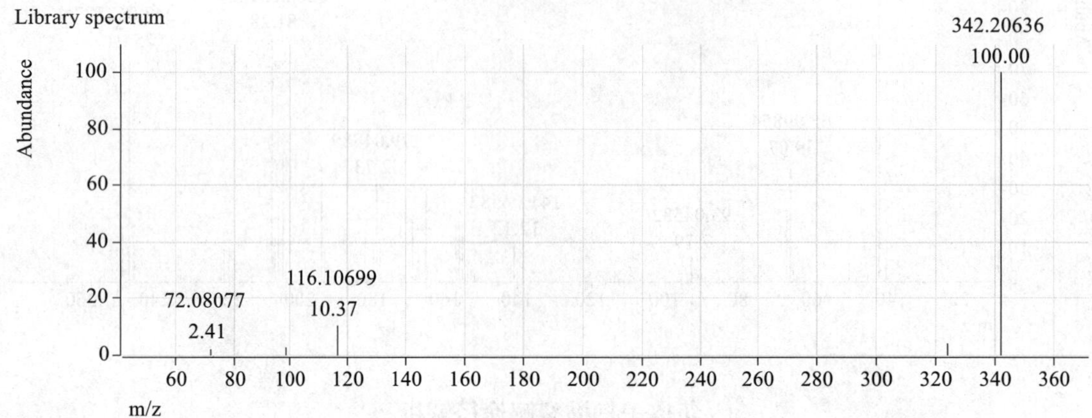

$[M+H]^+$ CID:20V

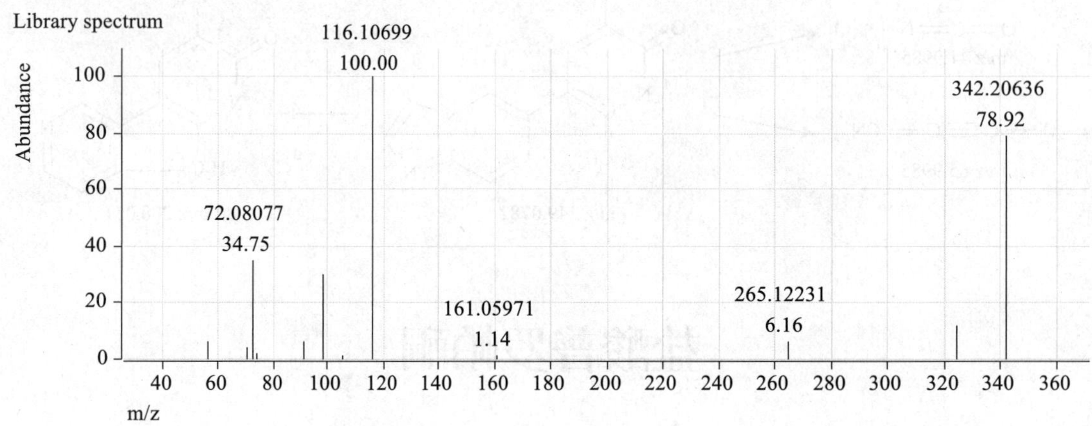

$[M+H]^+$ CID:40V

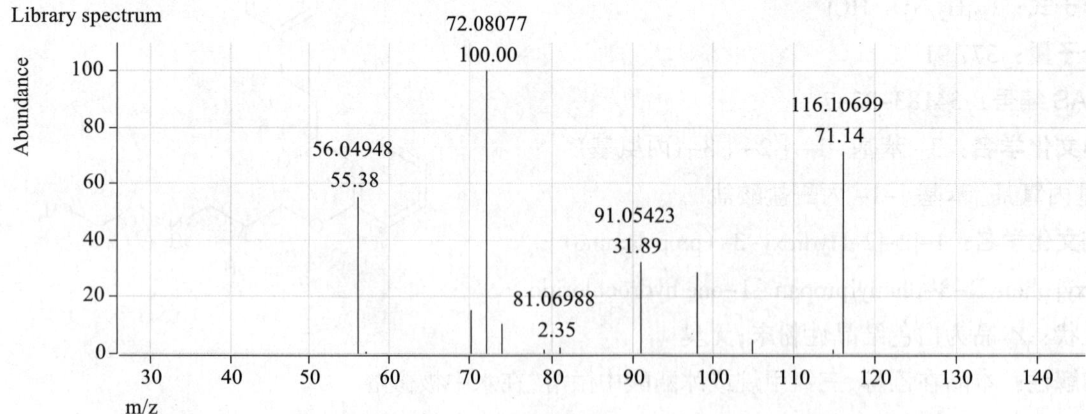

正离子扫描裂解途径解析

m/z 342.2064

m/z 324.1958

m/z 265.1223

m/z 161.0597

m/z 116.1070

m/z 72.0808

盐酸普萘洛尔

英文名：Propranolol Hydrochloride

分子式：$C_{16}H_{21}NO_2 \cdot HCl$

分子量：295.81

CAS 编号：318-98-9

中文化学名：1-异丙氨基-3-(1-萘氧基)-2-丙醇盐酸盐

英文化学名：1-Naphthalen-1-yloxy-3-(propan-2-ylamino)propan-2-ol,hydrochloride

性状：本品为白色或类白色结晶性粉末;无臭

溶解性：本品在水或乙醇中溶解,在三氯甲烷中微溶

正离子扫描二级质谱图

[M+H]$^+$ CID:10V

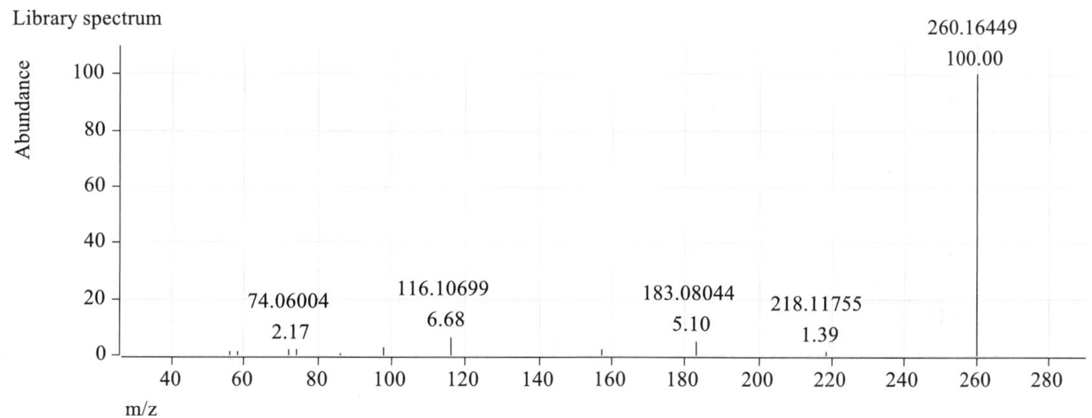

$[M+H]^+$ CID:20V

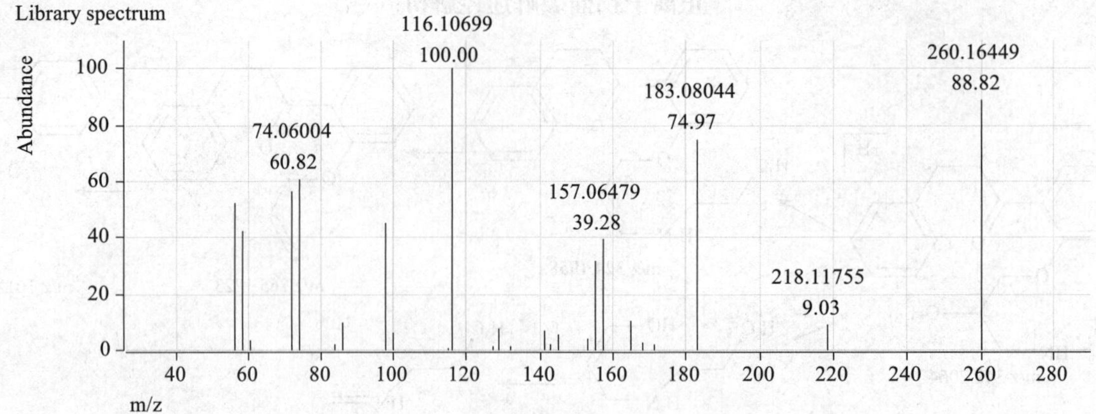

$[M+H]^+$ CID:40V

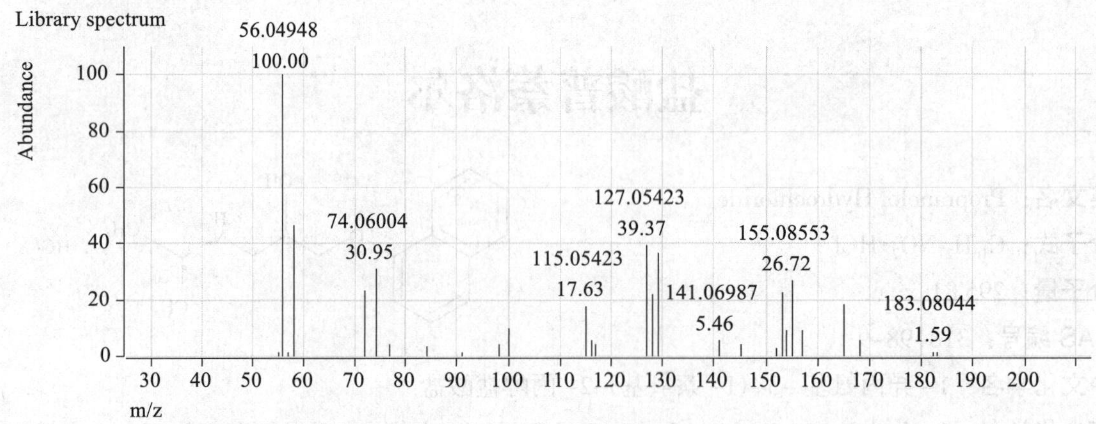

正离子扫描裂解途径解析

m/z 183.0804

m/z 260.1645

m/z 218.1176

m/z 116.1070

m/z 74.0964

m/z 56.0495

盐酸普鲁卡因

英文名： Procaine Hydrochloride

分子式： $C_{13}H_{20}N_2O_2 \cdot HCl$

分子量： 272.77

CAS 编号： 51-05-8

中文化学名： 4-氨基苯甲酸-2-(二乙氨基)乙酯盐酸盐

英文化学名： Benzoic acid,4-amino-,2-(diethylamino)ethyl ester,hydrochloride(1∶1)

性状： 本品为白色结晶或结晶性粉末；无臭

溶解性： 本品在水中易溶，在乙醇中略溶，在三氯甲烷中微溶，在乙醚中几乎不溶

正离子扫描二级质谱图

$[M+H]^+$ CID:10V

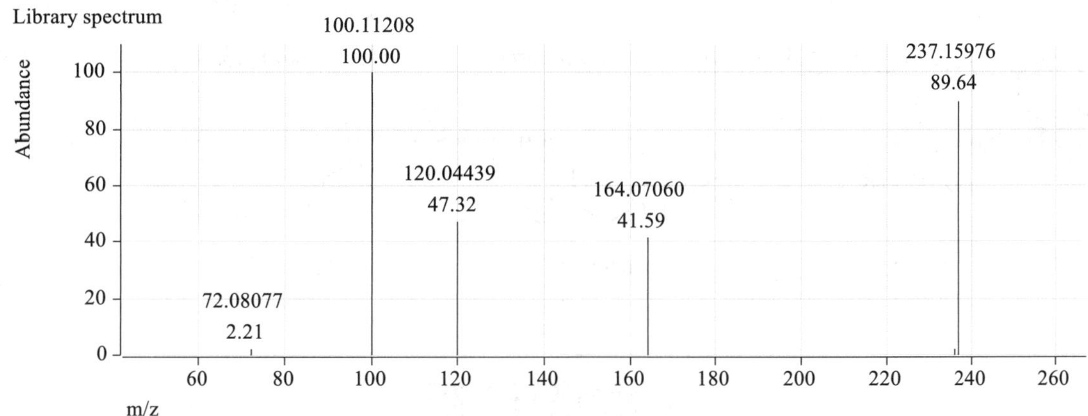

$[M+H]^+$ CID:20V

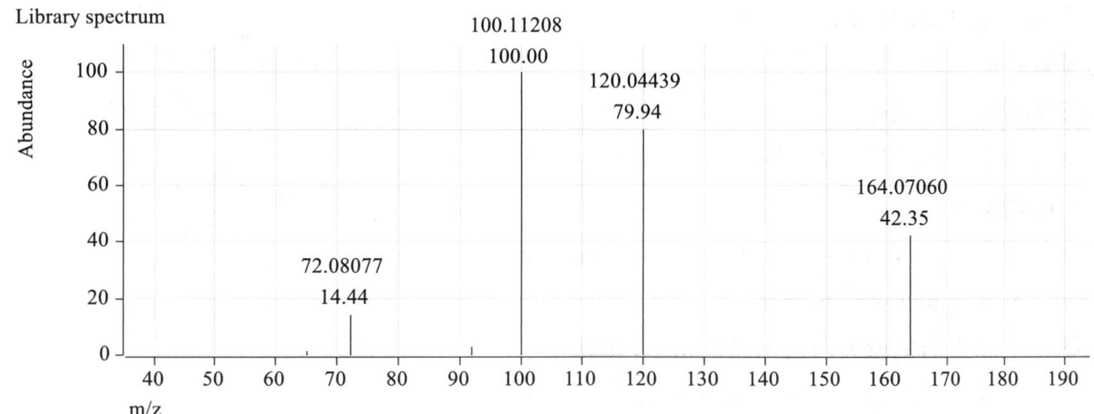

$[M+H]^+$ CID:40V

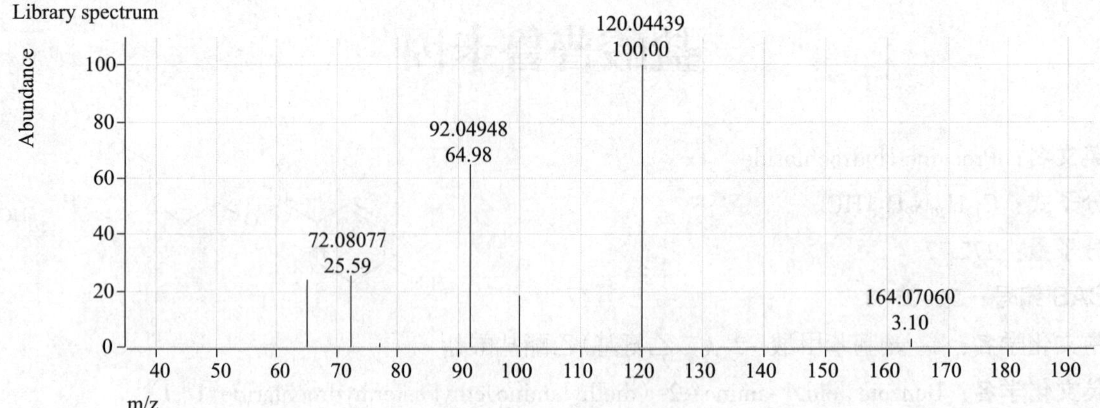

正离子扫描裂解途径解析

m/z 237.1598

m/z 164.0706

m/z 120.0444

m/z 92.0495

m/z 100.1121

m/z 72.0808

盐酸溴己新

英文名： Bromhexine Hydrochloride

分子式： $C_{14}H_{20}Br_2N_2 \cdot HCl$

分子量： 412.60

CAS 编号： 611-75-6

中文化学名： *N*- 甲基 -*N*- 环己基 -2- 氨基 -3,5- 二溴苯甲胺盐酸盐

英文化学名： 2-Amino-3,5-dibromo-*N*-cyclohexyl-*N*-methylbenzylamine hydrochloride

NH2, Br, Br, H3C, N, HCl

性状： 本品为白色或类白色结晶性粉末；无臭

溶解性： 本品在甲醇中略溶，在乙醇中微溶，在水中极微溶

正离子扫描二级质谱图

[M+H]+ CID:10V

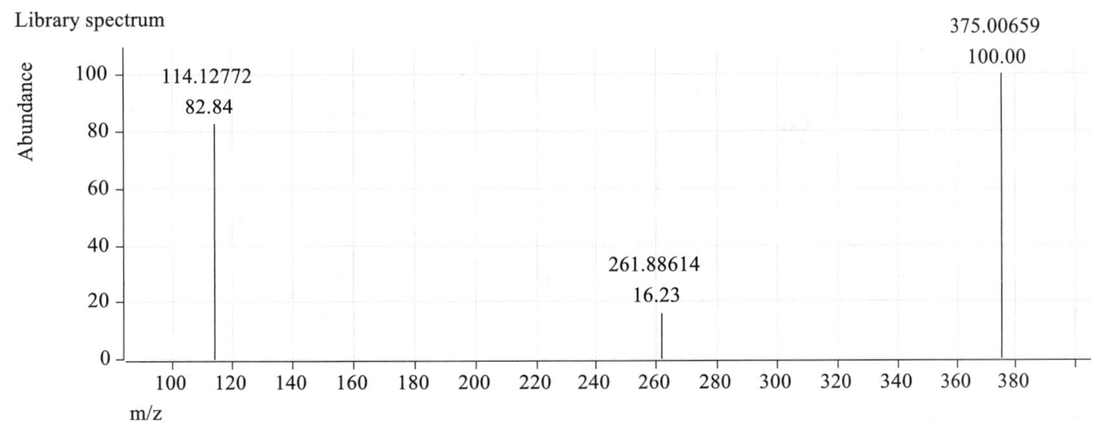

[M+H]+ CID:20V

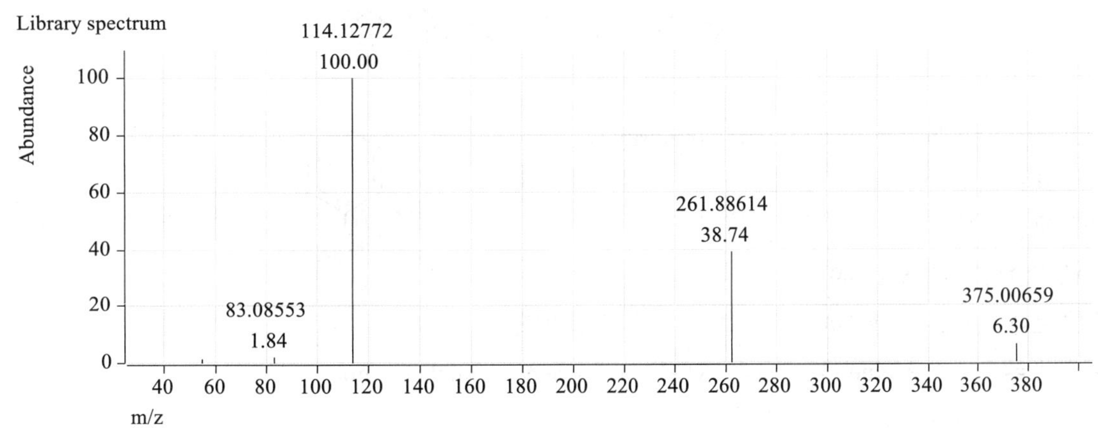

[M+H]+ CID:40V

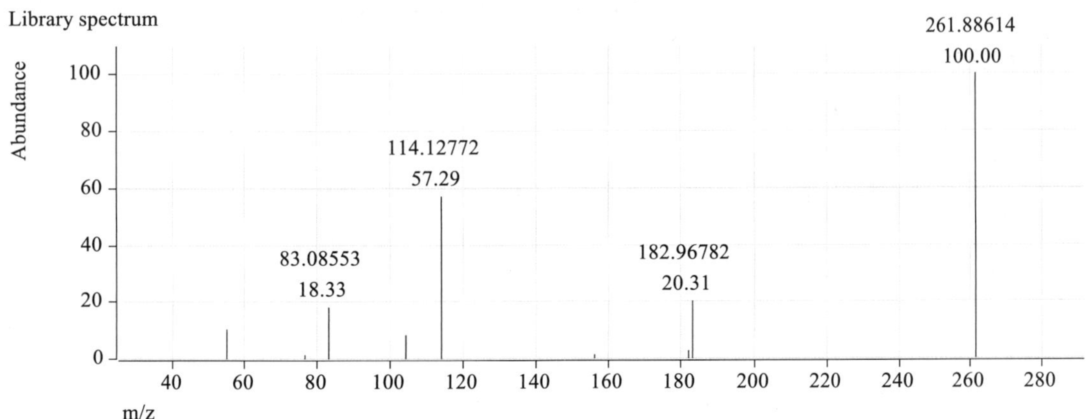

正离子扫描裂解途径解析

Br Br NH_2 CH_3 $\overset{+}{N}H$

m/z 375.0066

Br Br NH_2 $\overset{+}{C}H_2$

m/z 261.8862

Br NH_2 $\overset{+}{C}H_2$

m/z 182.9678

CH_3 $H_2\overset{+}{N}$

m/z 114.1277

m/z 83.0855

盐酸溴己新杂质 C

英文名：Bromhexine Hydrochloride Impurity C

分子式：$C_{14}H_{22}N_2$

分子量：218.34

CAS 编号：57365-08-9

中文化学名：2- 氨基 -*N*- 环己基 -*N*- 甲基苯甲胺

英文化学名：2-Amino-*N*-cyclohexyl-*N*-methylbenzenemethanamine

性状：本品为淡黄色至奶油色结晶粉末

CH_3 N NH_2

正离子扫描二级质谱图

$[M+H]^+$ CID:10V

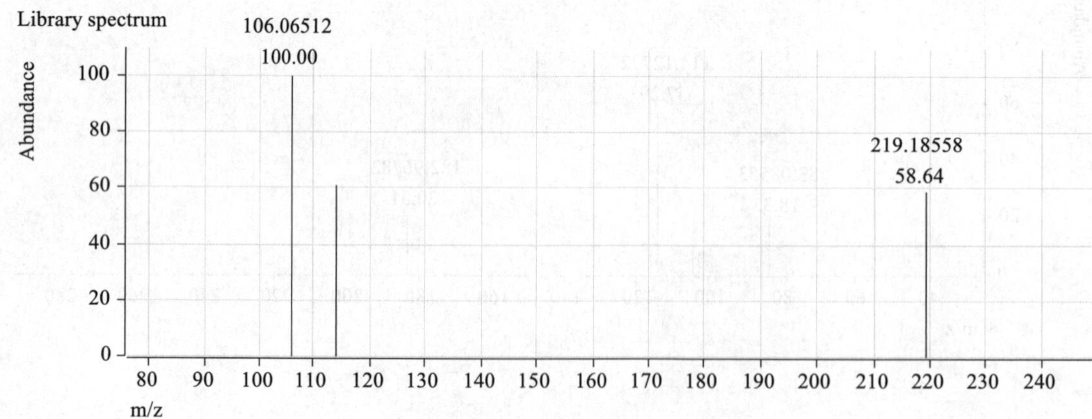

$[M+H]^+$ CID:20V

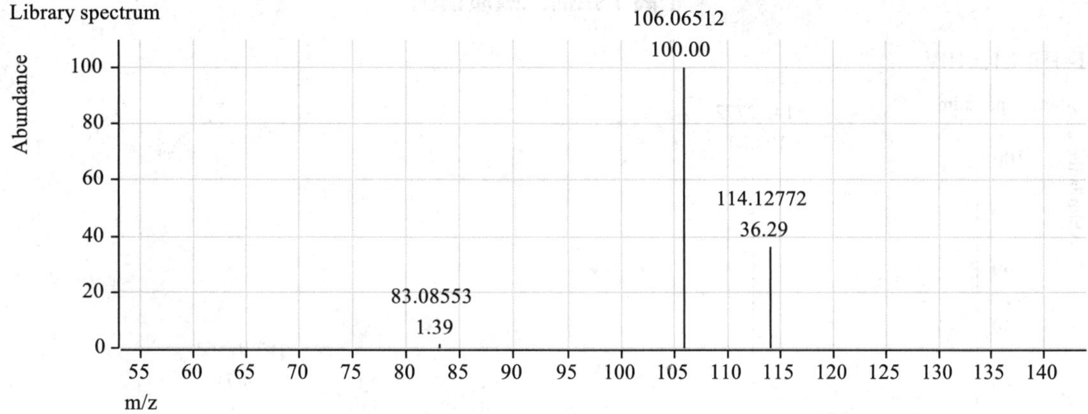

$[M+H]^+$ CID:40V

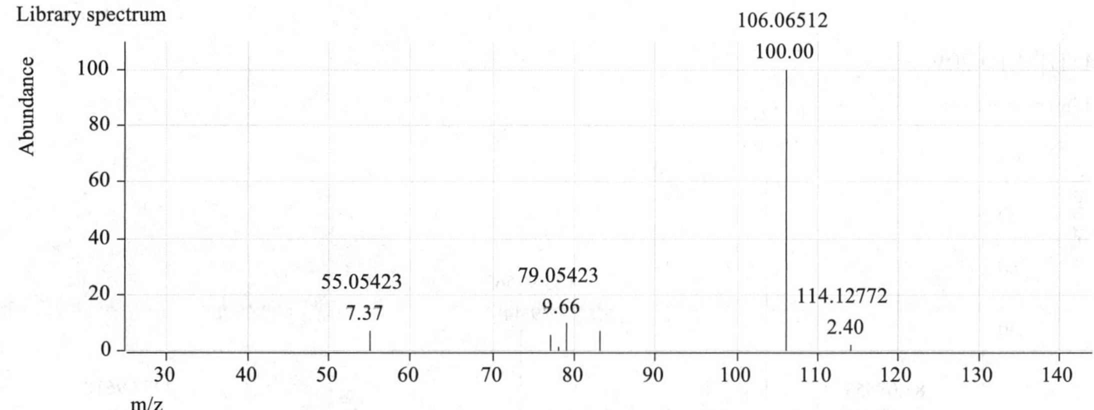

正离子扫描裂解途径解析

m/z 106.0651 ← m/z 219.1856 → m/z 114.1277 → m/z 83.0855

盐酸溴己新杂质 D

英文名： Bromhexine Hydrochloride Impurity D

分子式： $C_{14}H_{21}BrN_2 \cdot 2HCl$

分子量： 333.69

CAS 编号： 10076-98-9

中文化学名： *N*- 甲基 -*N*- 环己基 -2- 氨基 -5- 溴苯甲胺盐酸盐

英文化学名： 2-Amino-5-bromo-*N*-cyclohexyl-*N*-methylbenzylamine dihydrochloride

性状： 本品为浅红色粉末

，2HCl

正离子扫描二级质谱图

[M+H]$^+$ CID:10V

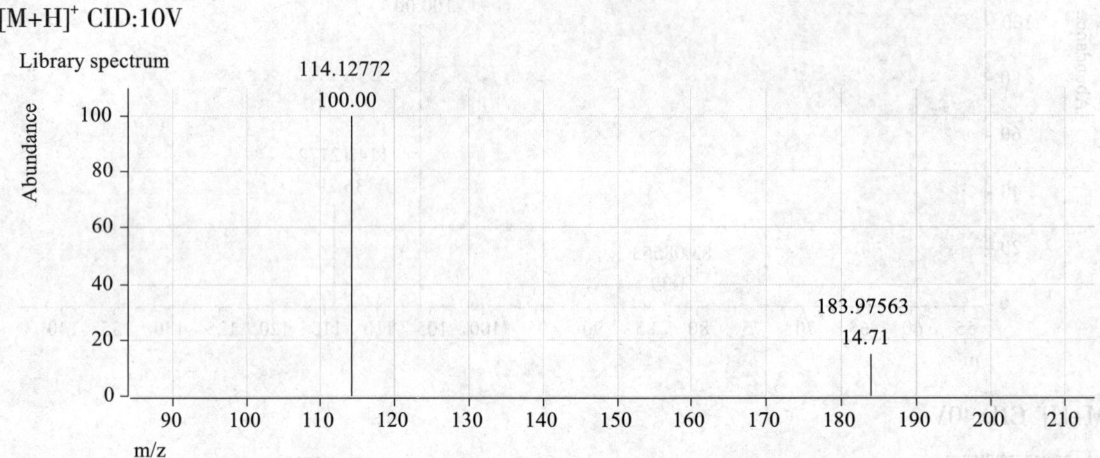

[M+H]$^+$ CID:20V

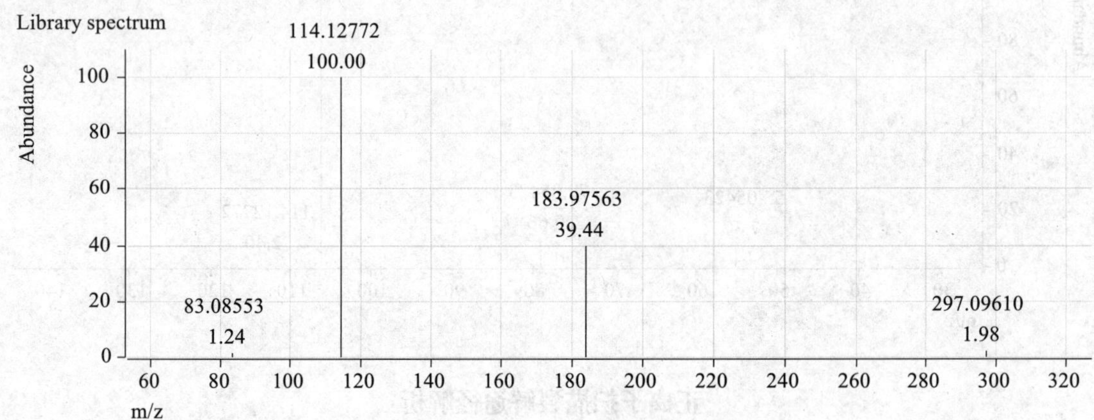

[M+H]$^+$ CID:40V

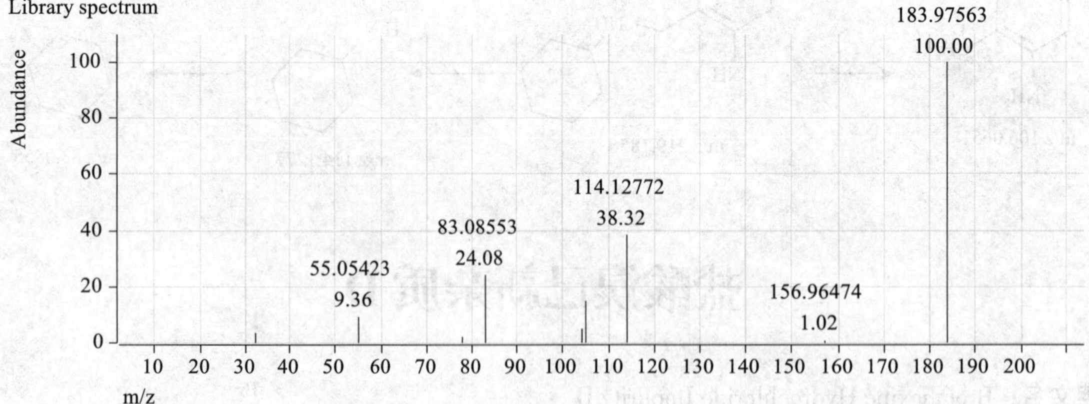

正离子扫描裂解途径解析

m/z 297.0961

m/z 183.9756

m/z 156.9647

m/z 114.1277

m/z 83.0855

盐酸溴己新杂质 F

英文名： Bromhexine Hydrochloride Impurity F

分子式： $C_8H_7Br_2NO_2$

分子量： 308.95

CAS 编号： 606-00-8

中文化学名： 3,5- 二溴 -2- 氨基苯甲酸甲酯

英文化学名： Methyl 2-amino-3,5-dibromobenzoate

性状： 本品为微黄色粉末

正离子扫描二级质谱图

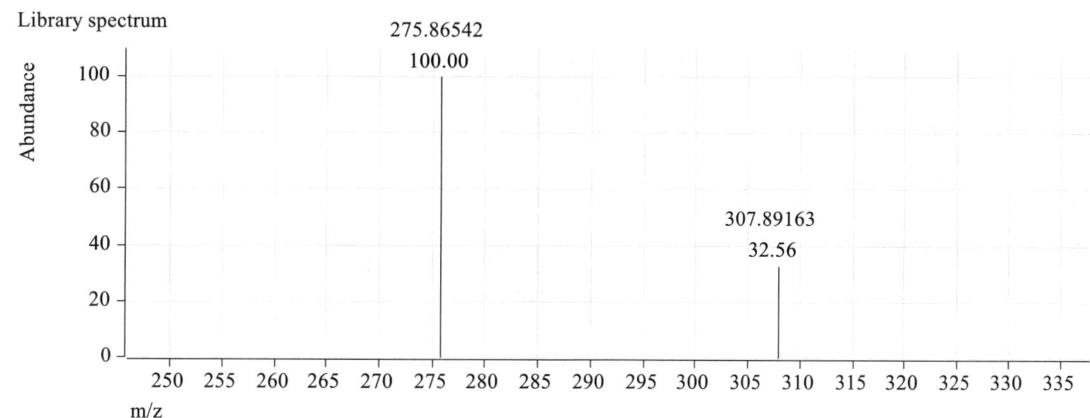

$[M+H]^+$ CID:20V

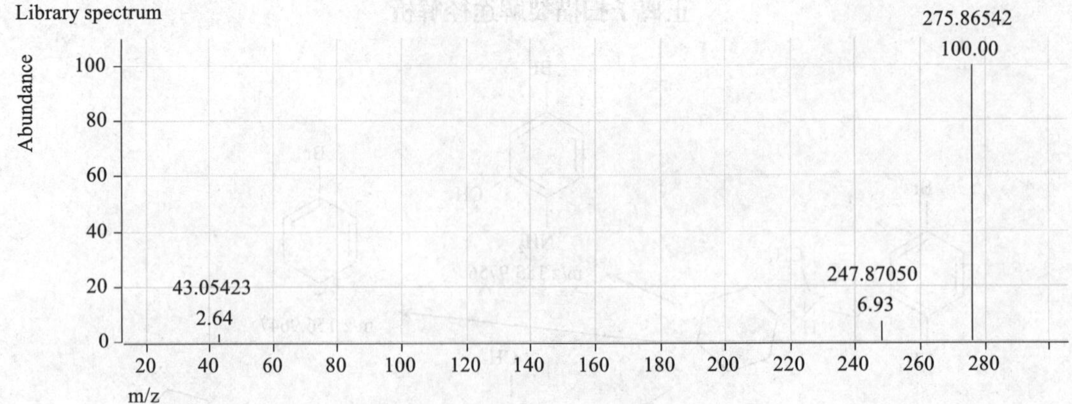

正离子扫描裂解途径解析

m/z 307.8916 → m/z 275.8654 → m/z 247.8705

盐酸溴己新杂质 I

英文名：Bromhexine Hydrochloride Impurity I

分子式：$C_{14}H_{20}BrClN_2$

分子量：331.70

CAS 编号：32193-43-4

中文化学名：*N*- 甲基 -*N*- 环己基 -2- 氨基 -5- 氯 -3- 溴苯甲胺

英文化学名：2-Amino-3-bromo-5-chloro-*N*-cyclohexyl-*N*-methylbenzenemethanamine

性状：本品为微黄色粉末

正离子扫描二级质谱图

$[M+H]^+$ CID:10V

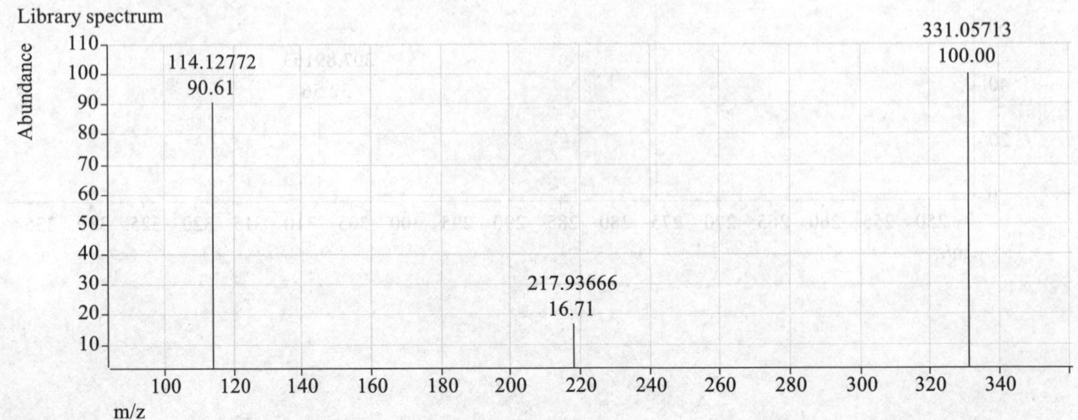

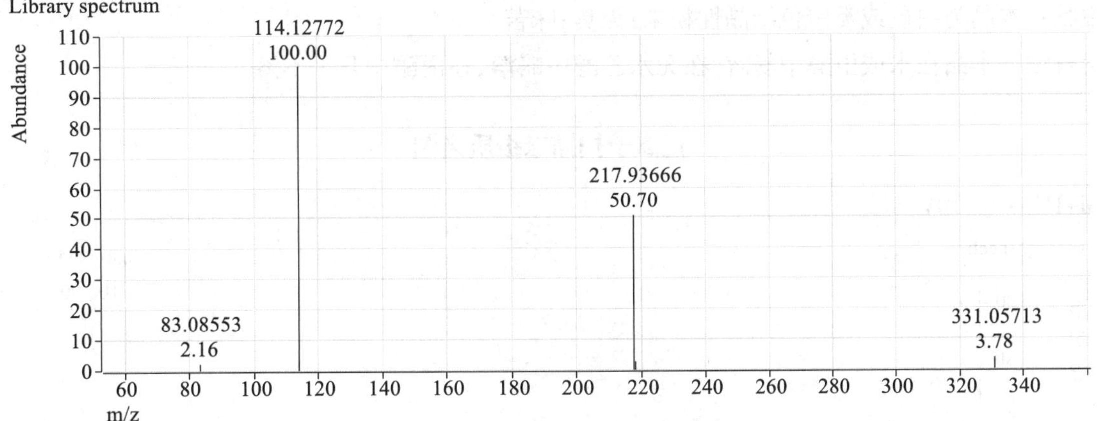

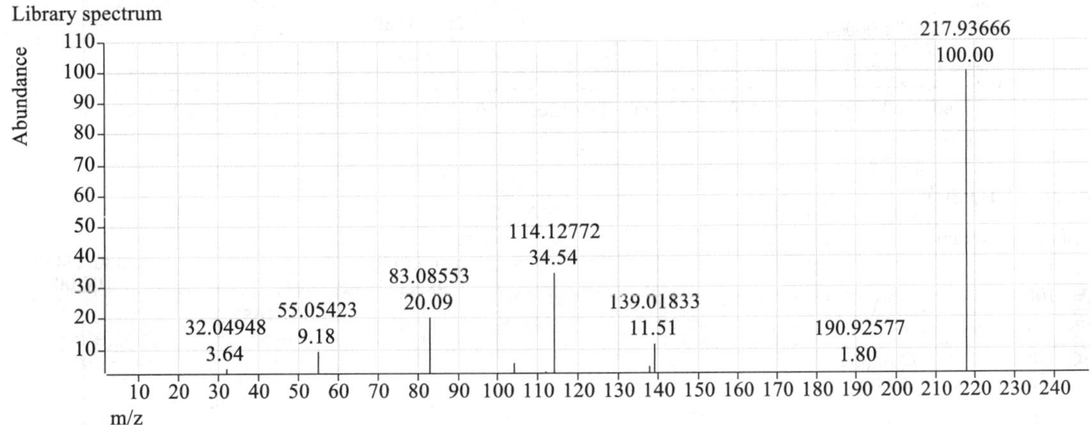

正离子扫描裂解途径解析

m/z 114.1277

m/z 331.0571

m/z 217.9367

盐酸塞利洛尔

英文名： Celiprolol Hydrochloride

分子式： $C_{20}H_{33}N_3O_4 \cdot HCl$

分子量： 415.95

CAS 编号： 57470-78-7

中文化学名： 3-［3-乙酰基-4-(3-特丁氨基-2-羟基)丙氧基］苯基-1,1-二乙基脲盐酸盐

英文化学名： 3-[3-Acetyl-4-(3-*tert*-butylamino-2-hydroxy)propoxy] phenyl-1,1-diethylurea hydrochloride

性状： 本品为白色或类白色结晶性粉末；无臭；味苦

溶解性： 本品在水或甲醇中易溶，在无水乙醇中略溶，在丙酮中几乎不溶

正离子扫描二级质谱图

$[M+H]^+$ CID:10V

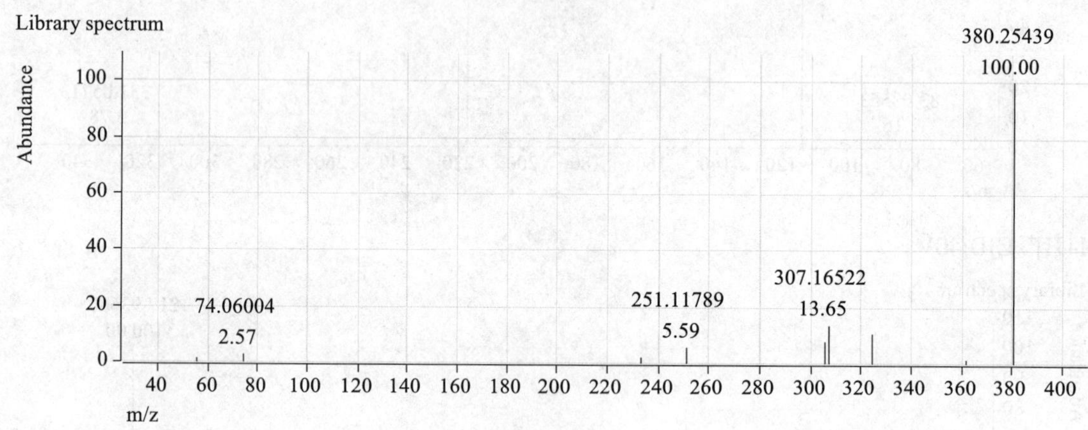

$[M+H]^+$ CID:20V

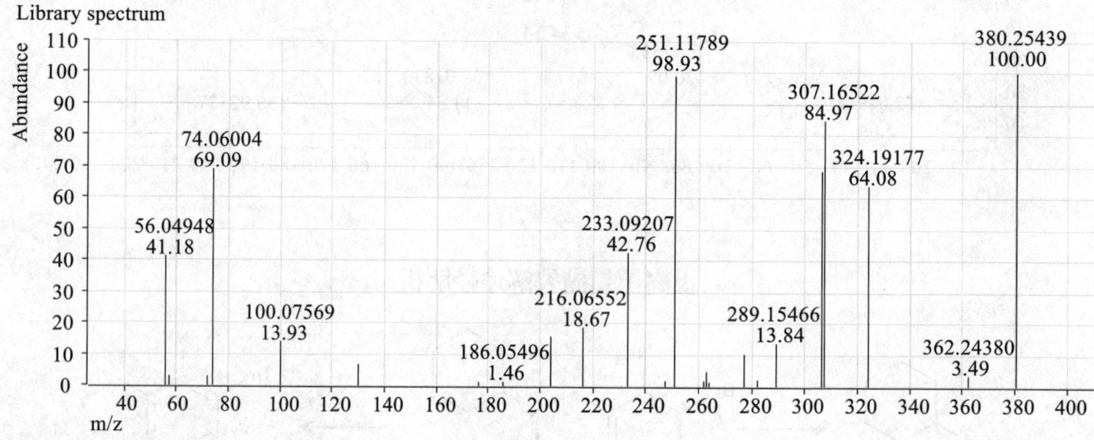

$[M+H]^+$ CID:40V

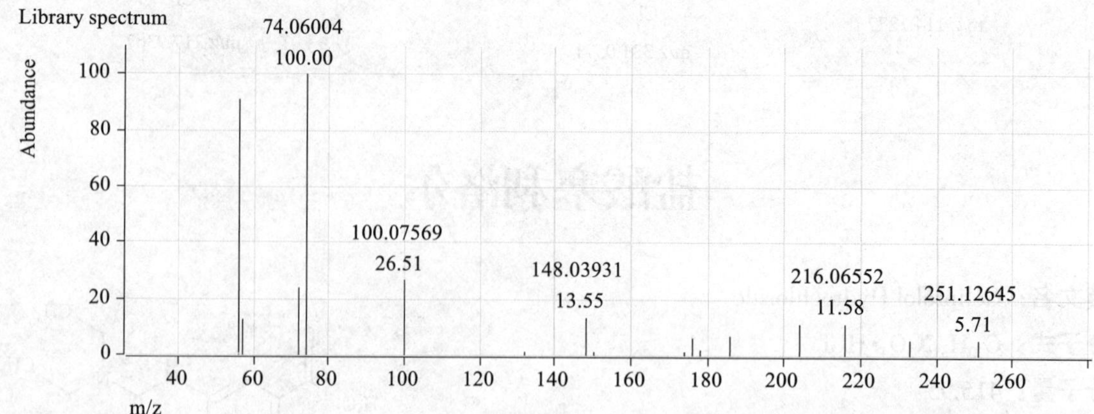

正离子扫描裂解途径解析

m/z 380.2544

m/z 251.1390

m/z 100.0757

m/z 56.0495

m/z 74.0964

m/z 307.1652

负离子扫描二级质谱图

[M−H]⁻ CID:10V

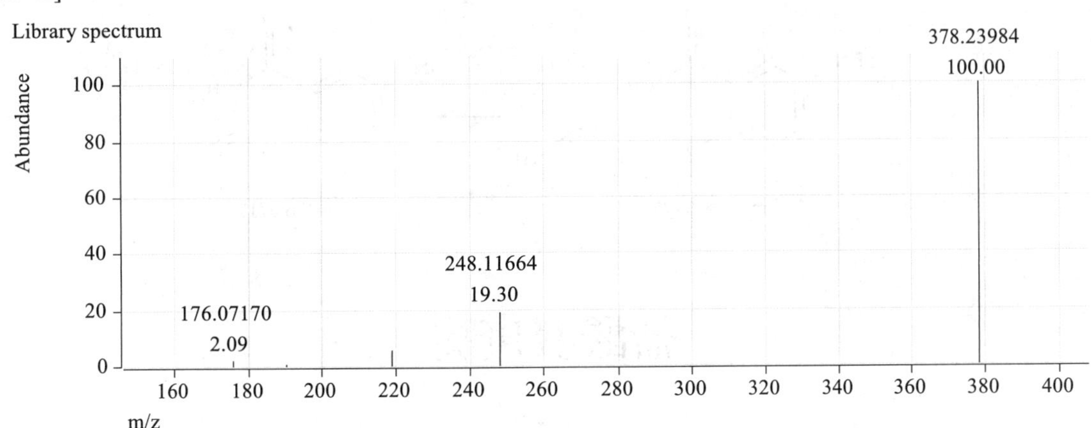

[M−H]⁻ CID:20V

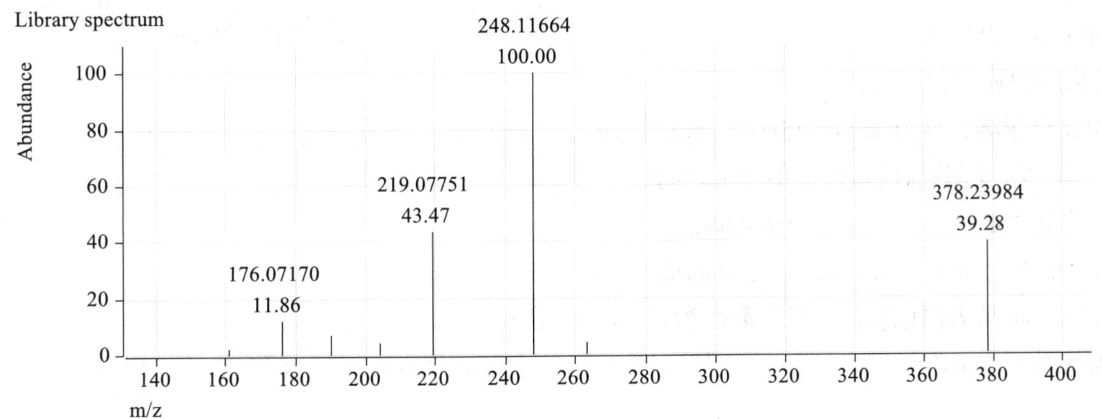

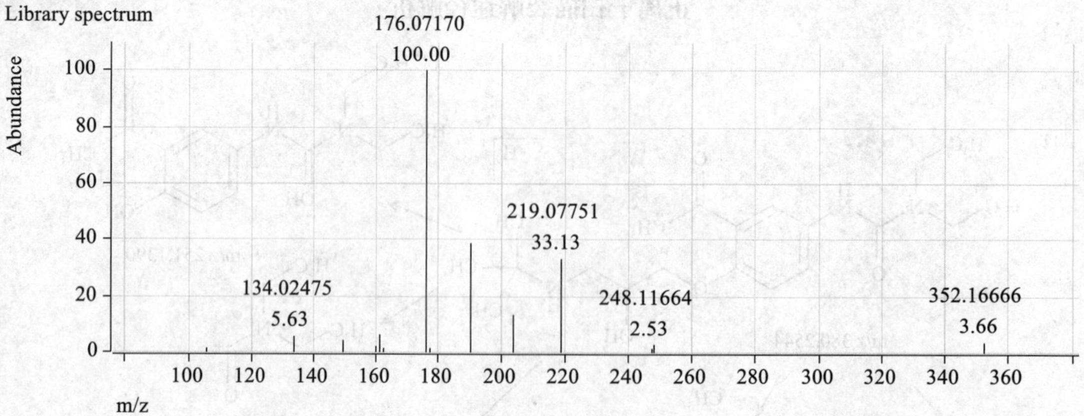

负离子扫描裂解途径解析

m/z 378.2398 → m/z 248.1166

m/z 219.0775 → m/z 176.0717

盐酸赛庚啶

英文名：Cyproheptadine Hydrochloride

分子式：$C_{21}H_{21}N \cdot HCl \cdot 3/2H_2O$

分子量：350.89

CAS 编号：41354-29-4

中文化学名：1- 甲基 -4-（5*H*- 二苯并［*a*,*d*］环庚三烯 -5- 亚基）哌啶盐酸盐倍半水合物

英文化学名：1-Methyl-4-（5*H*-dibenzo[*a*,*d*]cyclohepten-5-ylidene）piperidine hydrochloride sesquihydrate

, HCl，3/2H_2O

性状：本品为白色或微黄色结晶性粉末；几乎无臭

溶解性：本品在甲醇中易溶，在三氯甲烷中溶解，在乙醇中略溶，在水中微溶，在乙醚中几乎不溶

正离子扫描二级质谱图

[M+H]$^+$ CID:10V

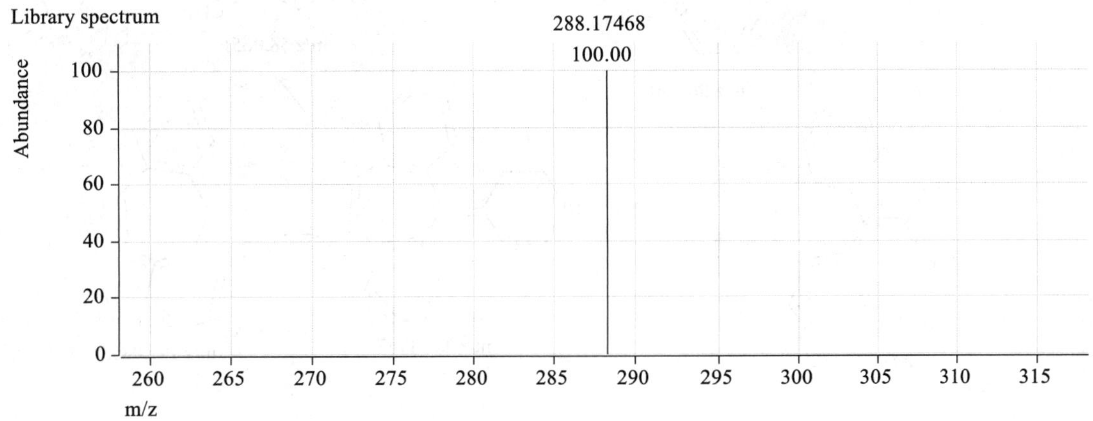

[M+H]$^+$ CID:20V

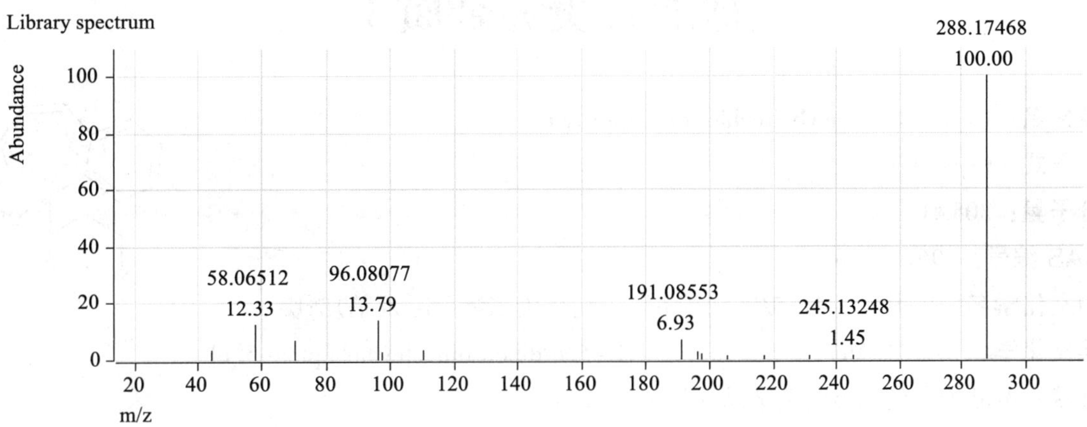

[M+H]$^+$ CID:40V

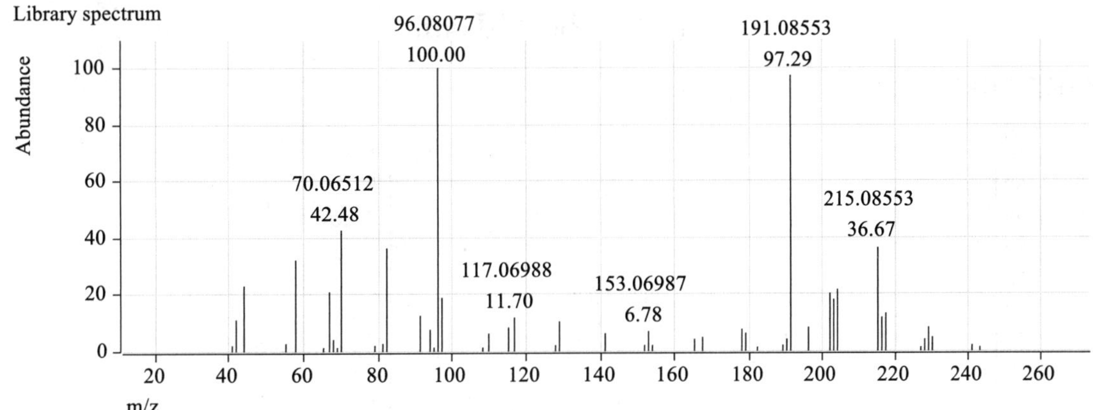

正离子扫描裂解途径解析

H_3C—HN+ m/z 288.1747

m/z 96.0808

m/z 58.0651

m/z 245.1325

m/z 191.0855

盐酸赛庚啶杂质 I

英文名：Cyproheptadine Hydrochloride Impurity I

分子式：$C_{21}H_{23}NO$

分子量：305.41

CAS 编号：3967-32-6

中文化学名：1-甲基-4-(5*H*-二苯并[*a*,*d*]环庚三烯-5-羟基)哌啶

英文化学名：5-(1-Methyl-piperidin-4-yl)-5*H*-dibenzo[*a*,*d*]cyclohepten-5-ol

性状：本品为白色或类白色结晶性粉末

溶解性：本品在甲醇中易溶，在水中微溶

正离子扫描二级质谱图

$[M+H]^+$ CID:10V

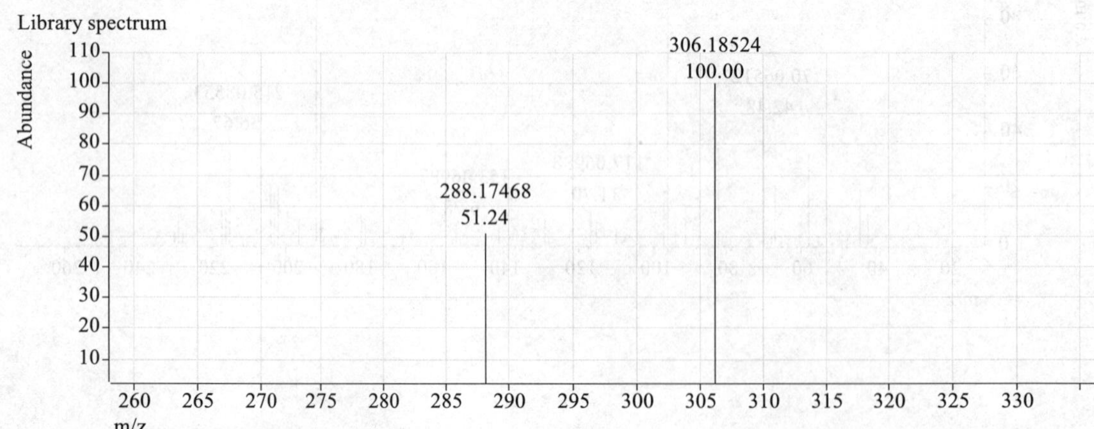

$[M+H]^+$ CID:20V

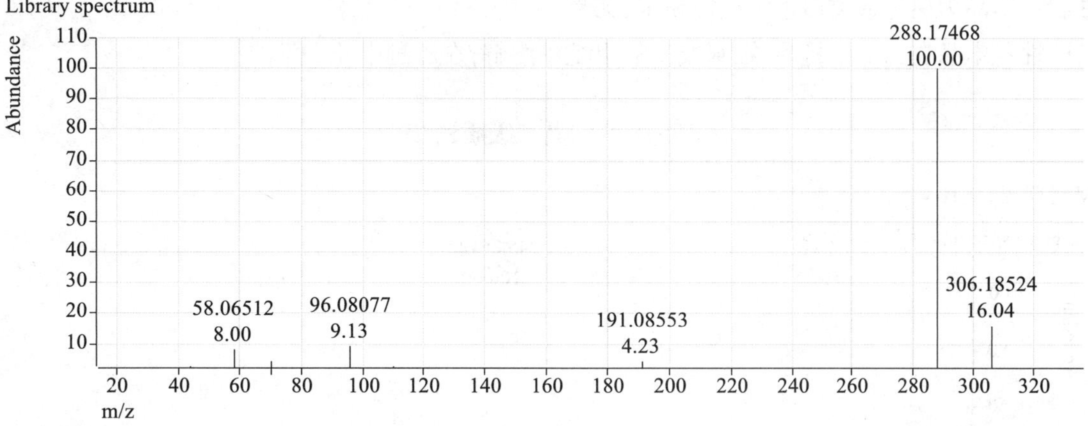

$[M+H]^+$ CID:40V

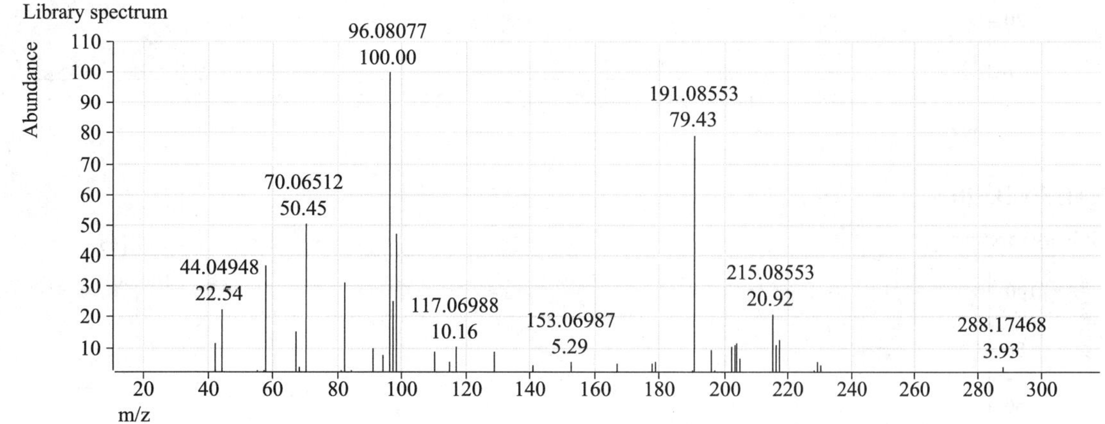

正离子扫描裂解途径解析

m/z 96.0808

m/z 306.1852

m/z 288.1747

m/z 191.0855

盐酸赛洛唑啉

英文名： Xylometazoline Hydrochloride

分子式： $C_{16}H_{24}N_2 \cdot HCl$

分子量： 280.84

CAS 编号： 1218-35-5

中文化学名： 2-(4- 叔丁基 -2,6- 二甲苄基)-2- 咪唑啉盐酸盐

, HCl

英文化学名：2-Imidazoline,2-(4-*tert*-butyl-2,6-dimethylbenzyl)-,monohydrochloride

性状：本品为白色或类白色结晶性粉末;无臭

溶解性：本品在乙醇中易溶,在水或三氯甲烷中溶解,在乙醚中几乎不溶

正离子扫描二级质谱图

$[M+H]^+$ CID:10V

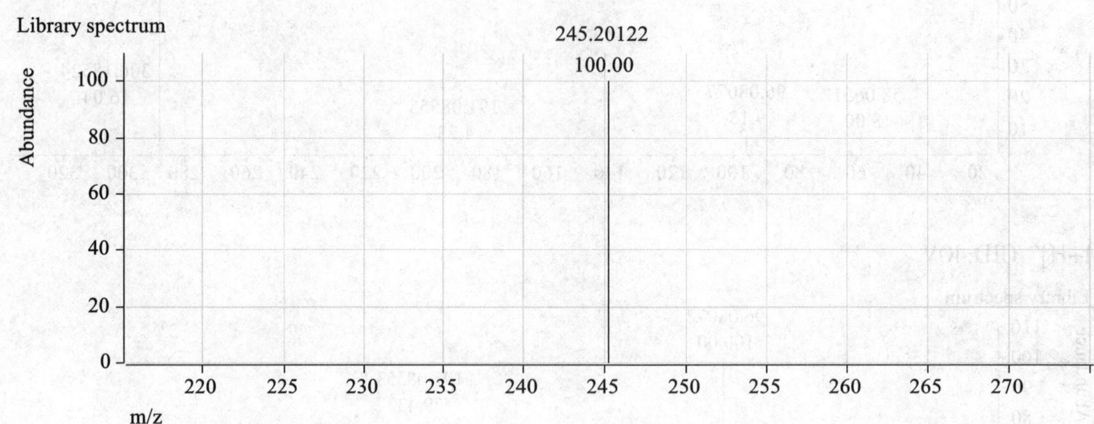

$[M+H]^+$ CID:20V

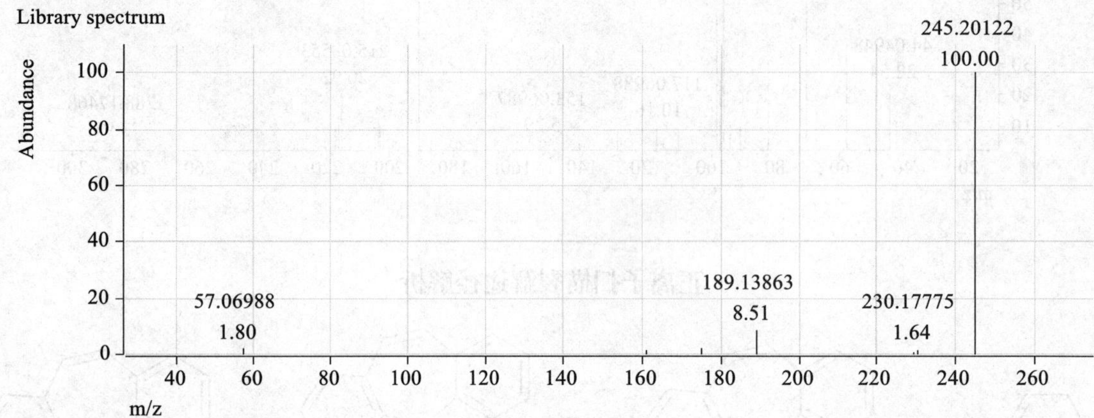

$[M+H]^+$ CID:40V

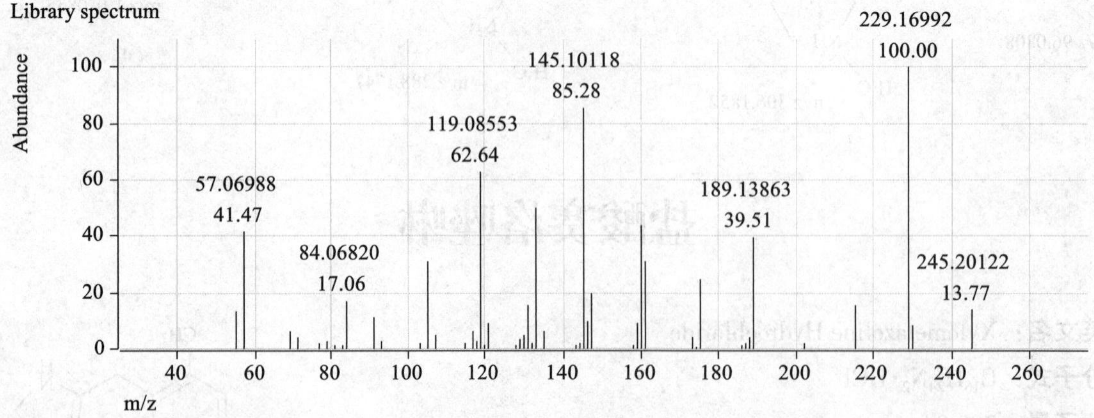

正离子扫描裂解途径解析

m/z 245.2012

m/z 230.1778

m/z 229.1699

m/z 145.1012

m/z 189.1386

m/z 119.0855

m/z 57.0699

盐酸噻氯匹定

英文名：Ticlopidine Hydrochloride

分子式：$C_{14}H_{14}ClNS \cdot HCl$

分子量：300.25

CAS 编号：53885-35-1

中文化学名：5-［(2- 氯苯基)甲基］-4,5,6,7- 四氢噻吩并［3,2-*c*］吡啶盐酸盐

英文化学名：5-(2-Chlorobenzyl)-4,5,6,7-tetrahydrothieno[3,2-*c*]pyridine hydrochloride

性状：本品为白色或类白色结晶性粉末；无臭；味微咸

溶解性：本品在甲醇或三氯甲烷中溶解，在水中略溶，在丙酮中极微溶；在冰醋酸中易溶

, HCl

正离子扫描二级质谱图

$[M+H]^+$ CID:10V

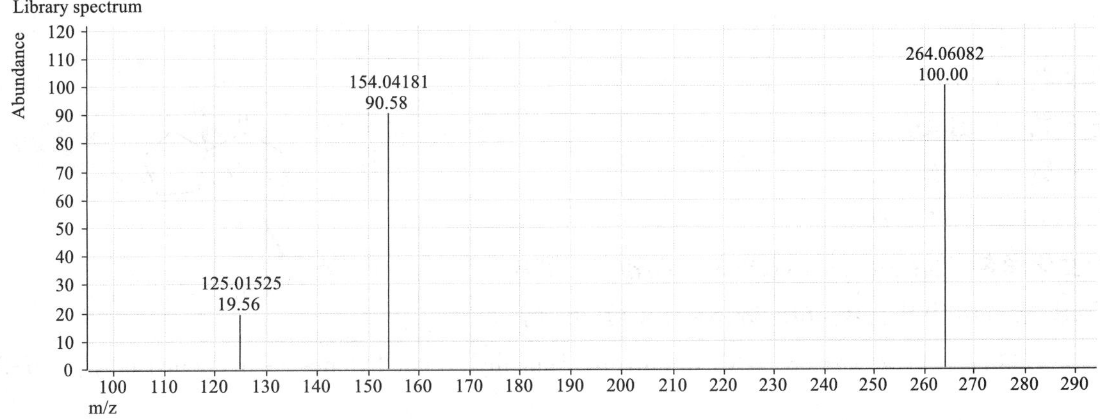

[M+H]$^+$ CID:20V

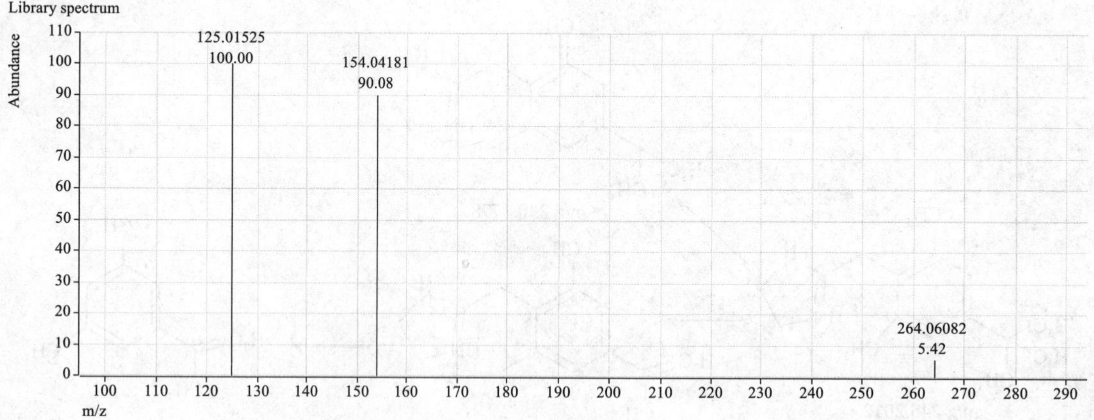

[M+H]$^+$ CID:40V

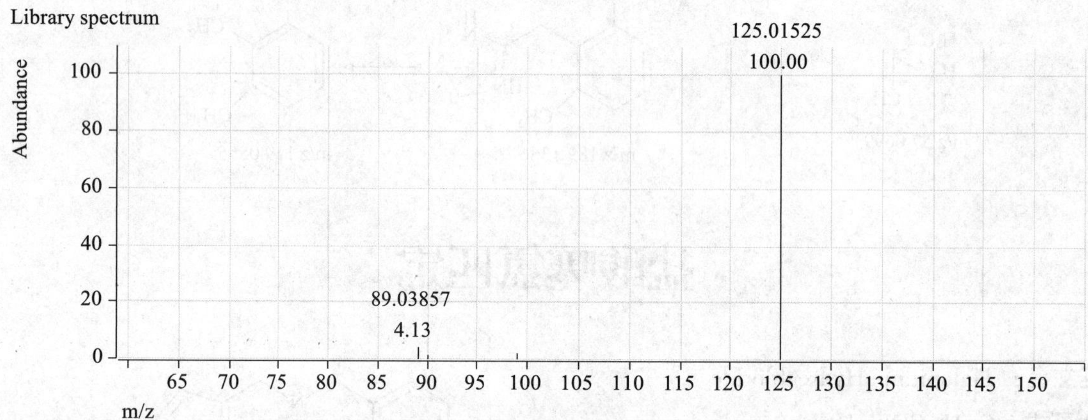

正离子扫描裂解途径解析

m/z 154.0418　　m/z 264.0608　　m/z 125.0153

莪 术 醇

英文名： Curcumol

分子式： $C_{15}H_{24}O_2$

分子量： 236.35

CAS 编号： 4871-97-0

中文化学名：（3*S*,3αS,5*S*,6*R*,8α*S*）- 八氢 -3- 甲基 -8- 亚甲基 -5-（1- 甲基乙基）-6*H*-3α,6- 环氧薁 -6- 醇

英文化学名：（3*S*,3αS,5*S*,6*R*,8α*S*）-Octahydro-3-methyl-8-methylene-5-（1-methyl ethyl）-6*H*-3α,6-

epoxyazulen-6-ol

性状：本品为白色针状结晶

溶解性：本品在三氯甲烷，乙醚中易溶，在乙醇中溶解，在石油醚中微溶，在水中几乎不溶

正离子扫描二级质谱图

$[M+H]^+$ CID:10V

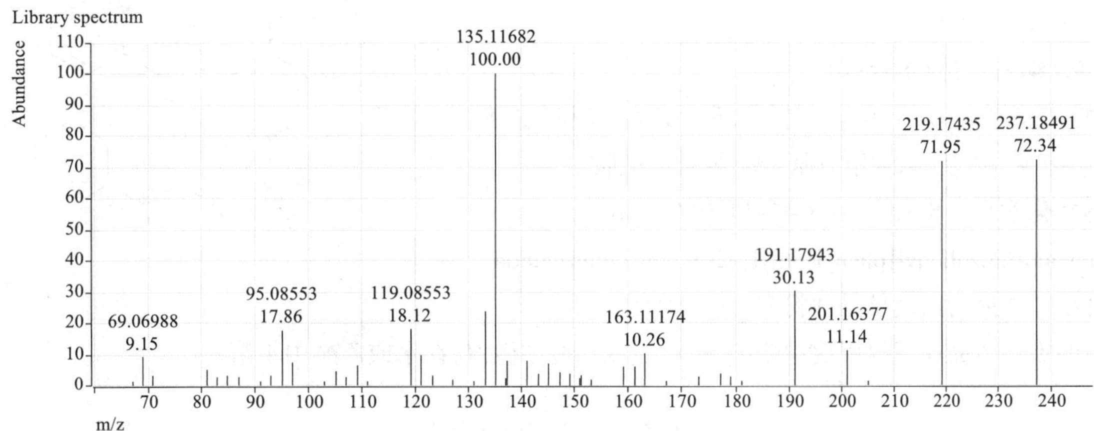

$[M+H]^+$ CID:20V

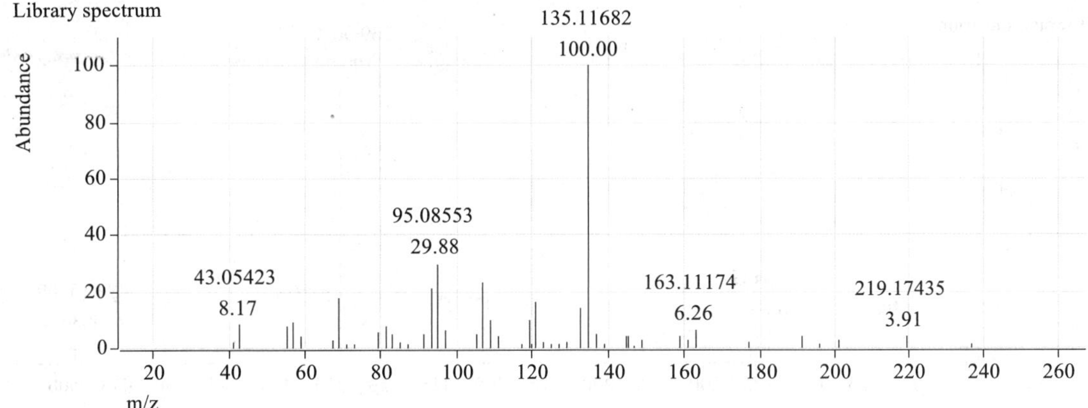

正离子扫描裂解途径解析

m/z 237.1849　　m/z 219.1743　　m/z 135.1168

格 列 本 脲

英文名： Glibenclamide

分子式： $C_{23}H_{28}ClN_3O_5S$

分子量： 494.01

CAS 编号： 10238-21-8

中文化学名： *N*-［2-［4-［[[（环己氨基）羰基］氨基］磺酰基］苯基］乙基］-2-甲氧基-5-氯苯甲酰胺

英文化学名： 5-Chloro-*N*-[2-[4-[[[（cyclohexamino）carbonyl]amino]sulfonyl]phenyl]ethyl]-2-methoxybenzamide

性状： 本品为白色结晶性粉末；几乎无臭

溶解性： 本品在三氯甲烷中略溶，在甲醇或乙醇中微溶，在水或乙醚中不溶

正离子扫描二级质谱图

$[M+H]^+$ CID:10V

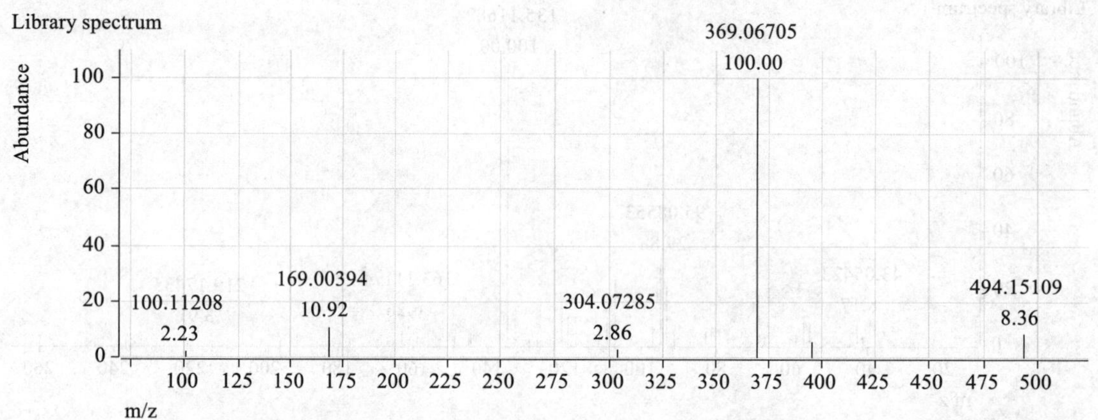

$[M+H]^+$ CID:20V

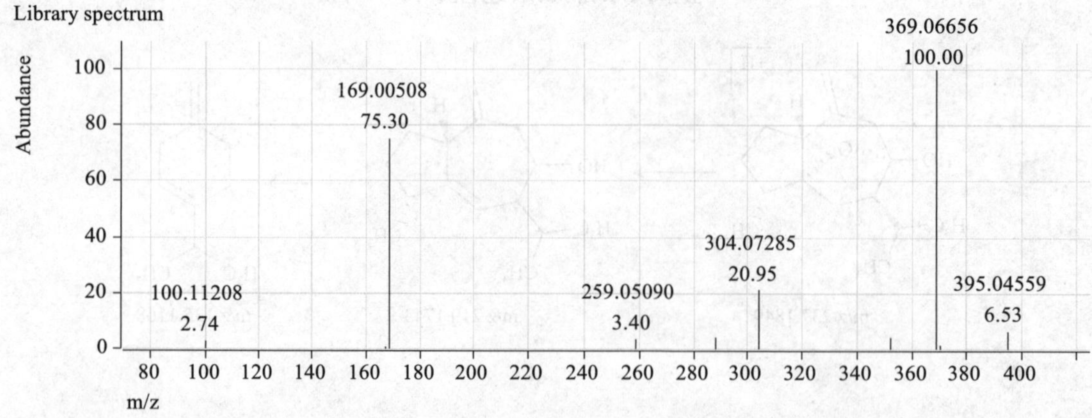

$[M+H]^+$ CID:40V

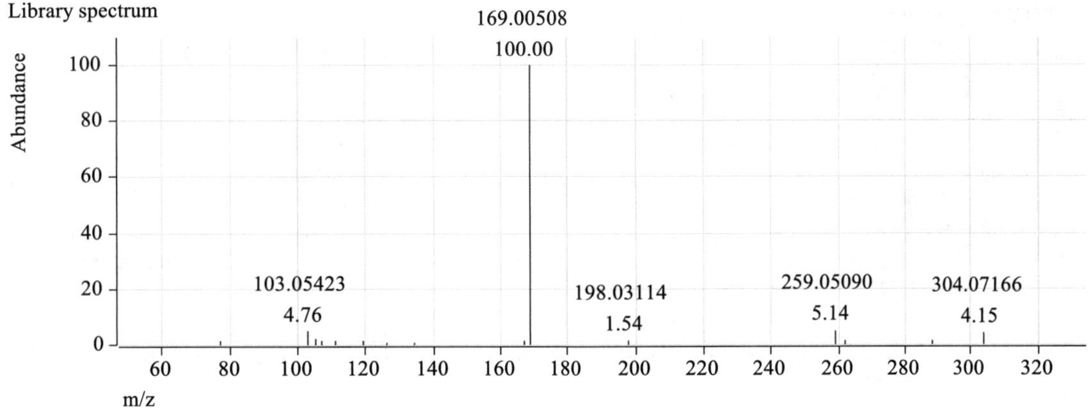

正离子扫描裂解途径解析

m/z 169.0051

m/z 494.1511

m/z 369.0670

负离子扫描二级质谱图

$[M-H]^-$ CID:10V

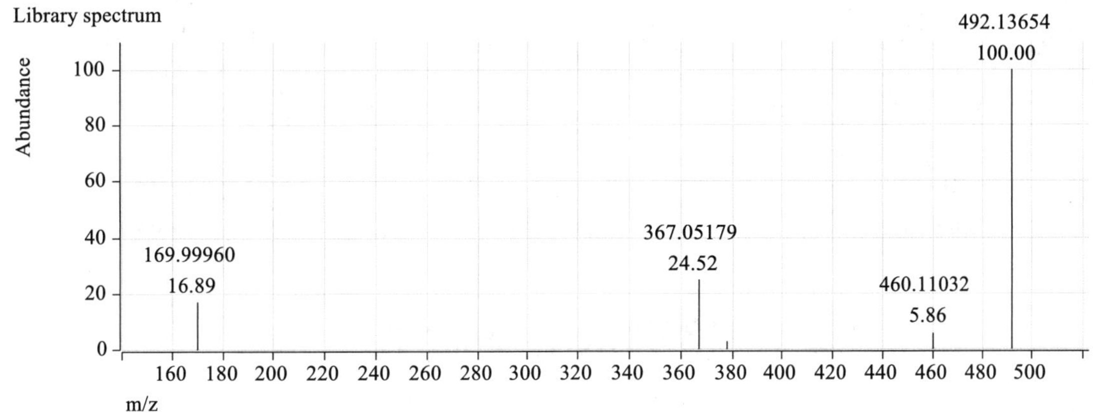

[M-H]⁻ CID:20V

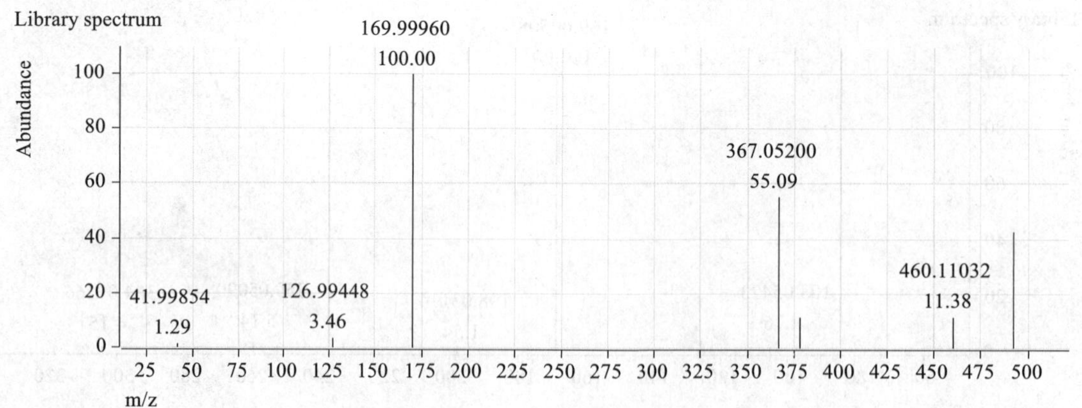

[M-H]⁻ CID:40V

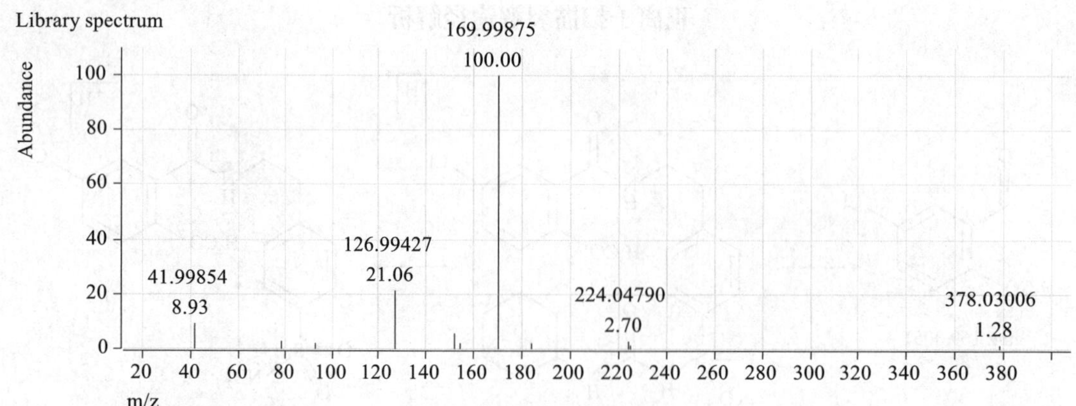

负离子扫描裂解途径解析

m/z 460.1103　　m/z 492.1365　　m/z 367.0525

格列本脲杂质 B

英文名： Glibenclamide Impurity B

分子式： $C_{19}H_{21}ClN_2O_6S$

分子量： 440.90

CAS 编号： 14511-59-2

中文化学名： *N*-［4-［2-(5-氯-2-甲氧基苯甲酰氨基)乙基］苯磺酰基］氨基甲酸乙酯

英文化学名： *N*–[[4–[2–[(5–Chloro–2–methoxybenzoyl)amino]ethyl]phenyl]sulphonyl]carbamic acid,ethyl ester

性状： 本品为白色结晶性粉末

正离子扫描二级质谱图

[M+H]$^+$ CID:10V

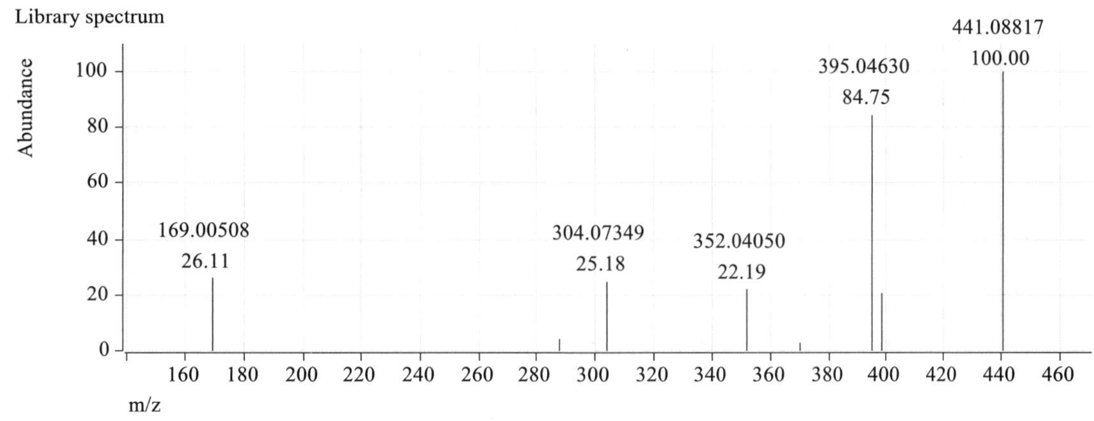

[M+H]$^+$ CID:20V

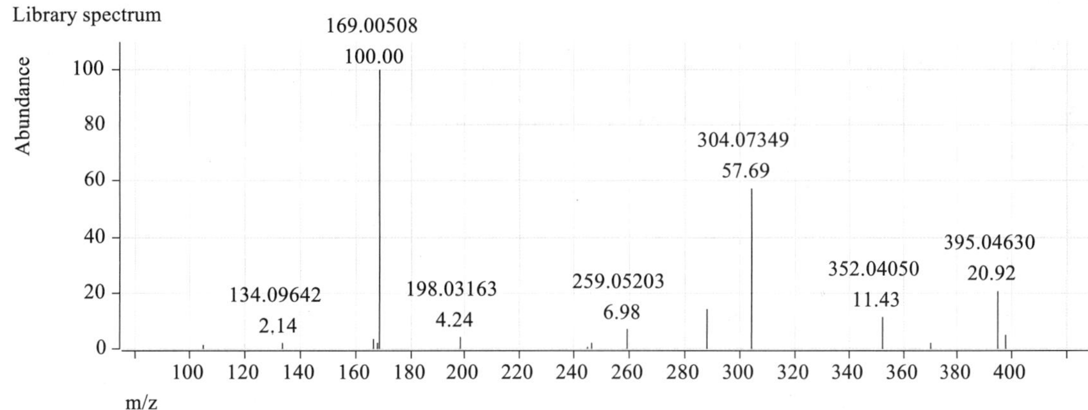

[M+H]$^+$ CID:40V

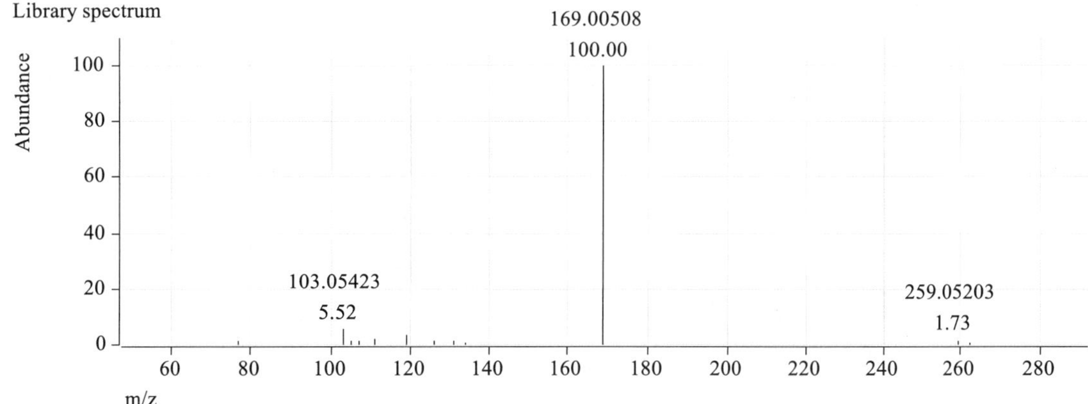

正离子扫描裂解途径解析

m/z 441.0882 → m/z 395.0463 → m/z 352.0405 → m/z 304.0735

m/z 441.0882 → m/z 169.0051

负离子扫描二级质谱图

[M−H]⁻ CID:10V

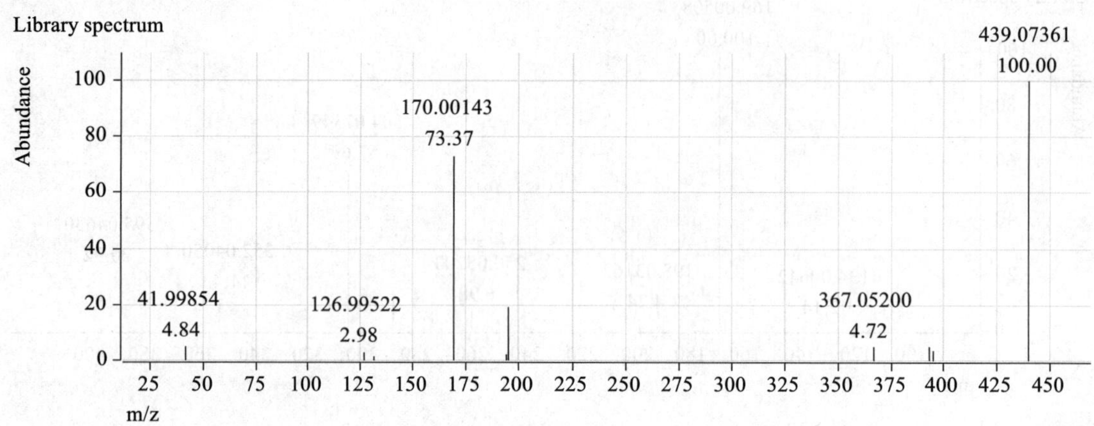

[M−H]⁻ CID:20V

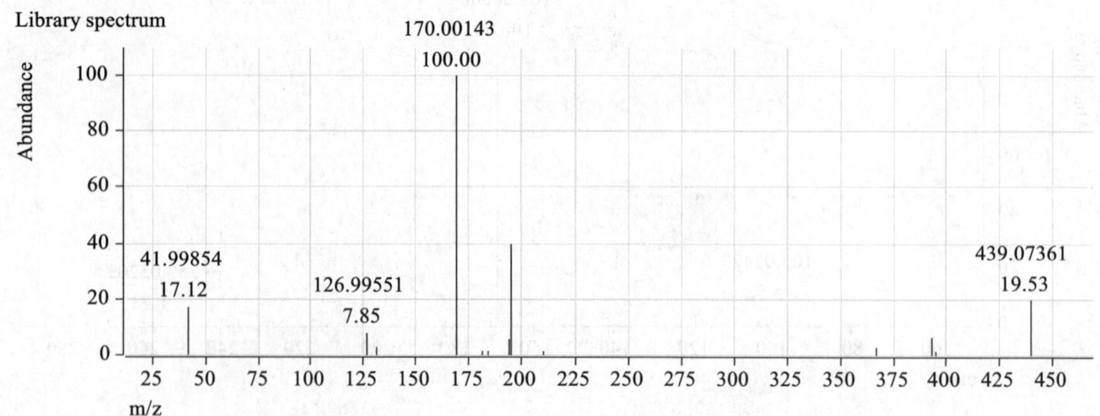

$[M-H]^-$ CID:40V

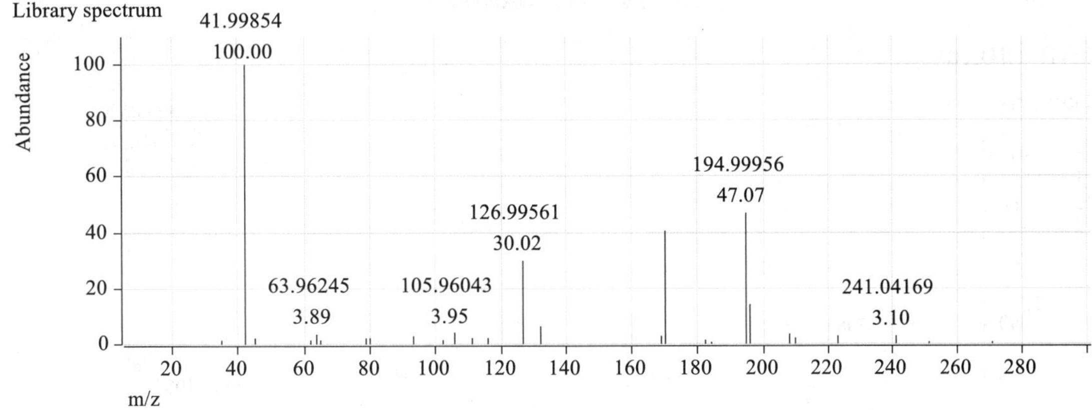

负离子扫描裂解途径解析

m/z 170.0014

m/z 194.9996

m/z 439.0736

m/z 126.9956

m/z 367.0525

格列本脲杂质 I

英文名： Glibenclamide Impurity Ⅰ

分子式： $C_{16}H_{17}ClN_2O_4S$

分子量： 368.84

CAS 编号： 16673-34-0

中文化学名： 4-［2-(5-氯-2-甲氧基苯甲酰氨基)乙基］苯磺酰胺

英文化学名： 5-Chloro-2-methoxy-*N*-[2-(4-sulfamoylphenyl)ethyl]-benzamide

性状： 本品为白色结晶性粉末

正离子扫描二级质谱图

[M+H]+ CID:10V

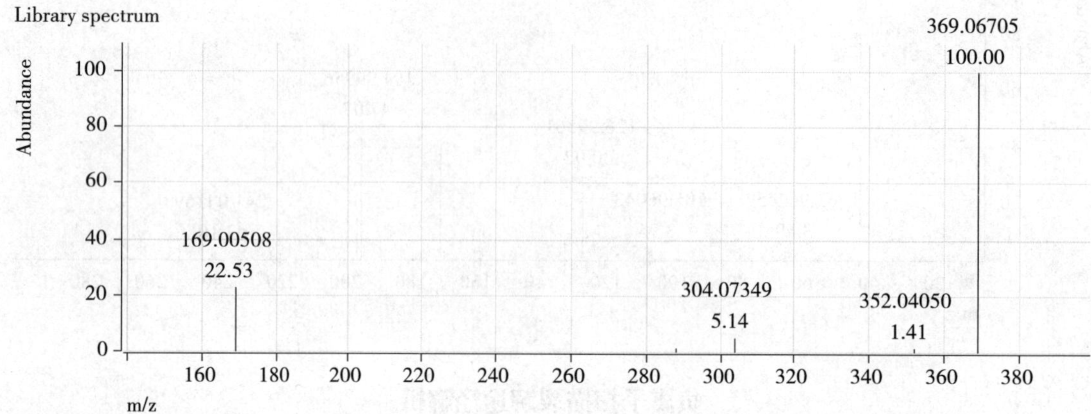

[M+H]+ CID:20V

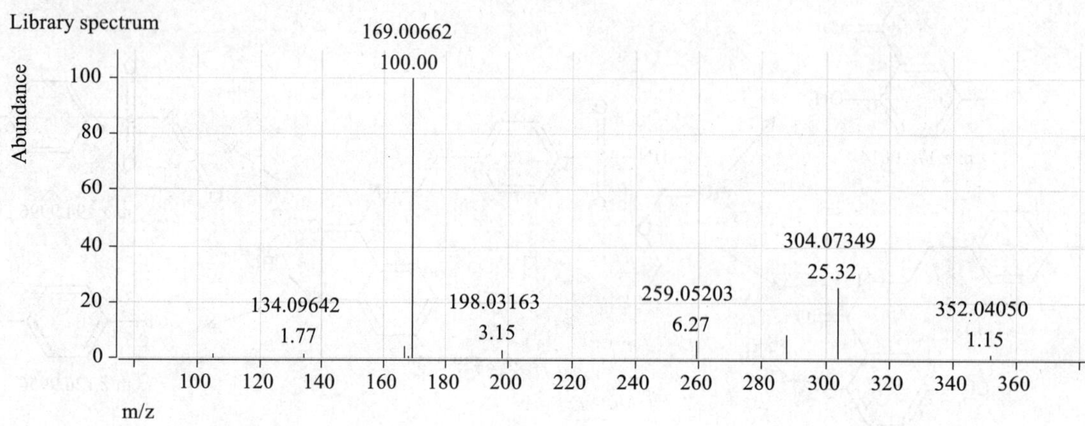

[M+H]+ CID:40V

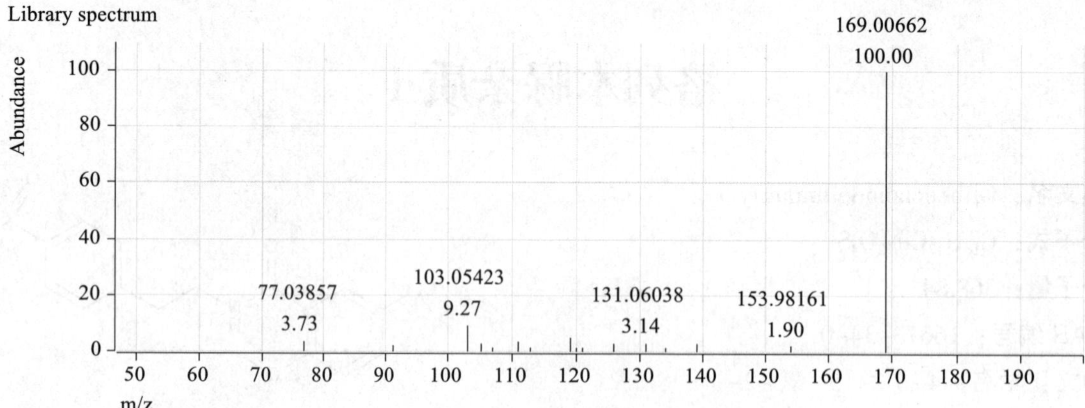

正离子扫描裂解途径解析

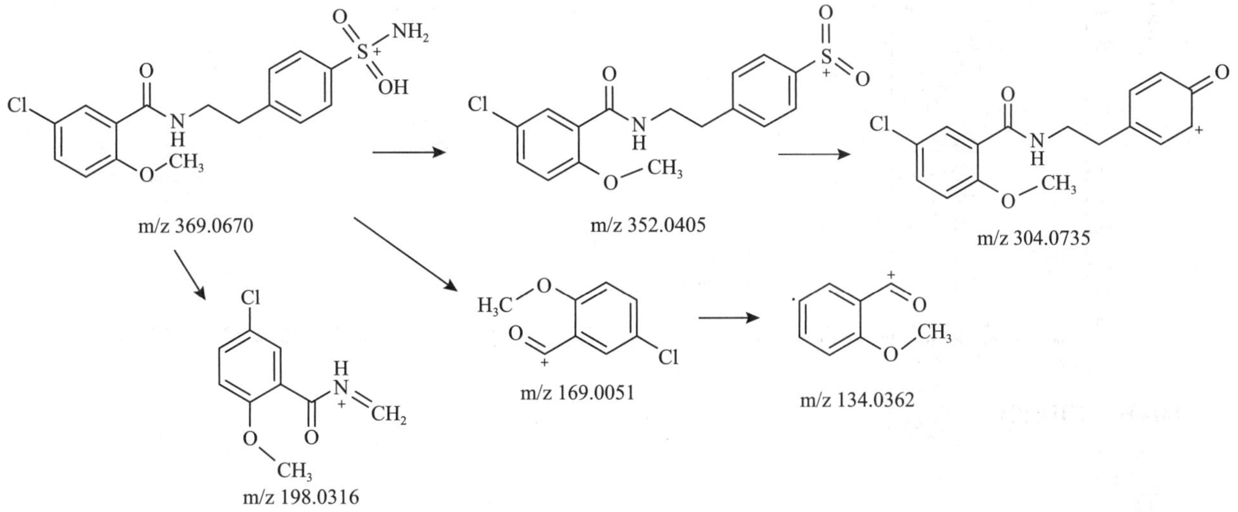

m/z 369.0670

m/z 352.0405

m/z 304.0735

m/z 198.0316

m/z 169.0051

m/z 134.0362

格 列 齐 特

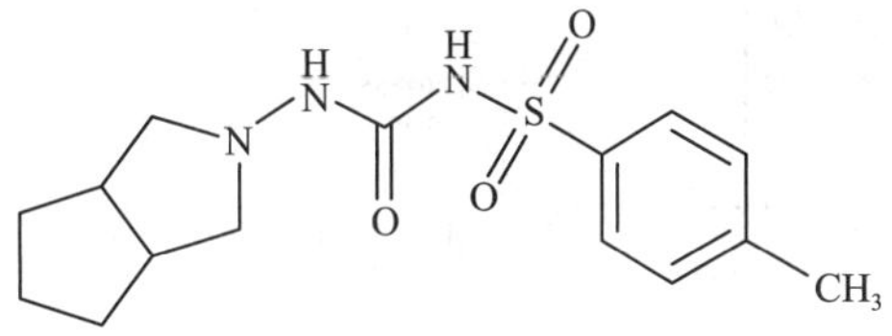

英文名： Gliclazide

分子式： $C_{15}H_{21}N_3O_3S$

分子量： 323.41

CAS 编号： 21187-98-4

中文化学名： 1-(3-氮杂双环[3.3.0]辛基)-3-对甲苯磺酰脲

英文化学名： 1-(3-Azabicyclo[3.3.0]oct-3-yl)-3-(*p*-tolylsulfonyl)urea

性状： 本品为白色结晶或结晶性粉末;无臭

溶解性： 本品在三氯甲烷中溶解,在甲醇中略溶,在乙醇中微溶,在水中不溶

正离子扫描二级质谱图

$[M+H]^+$ CID:10V

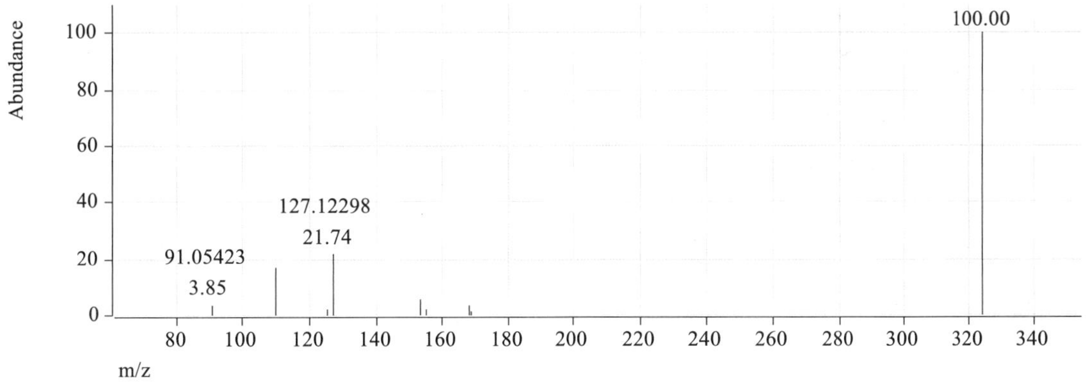

Library spectrum

324.13763
100.00

127.12298
21.74

91.05423
3.85

Abundance

m/z

$[M+H]^+$ CID:20V

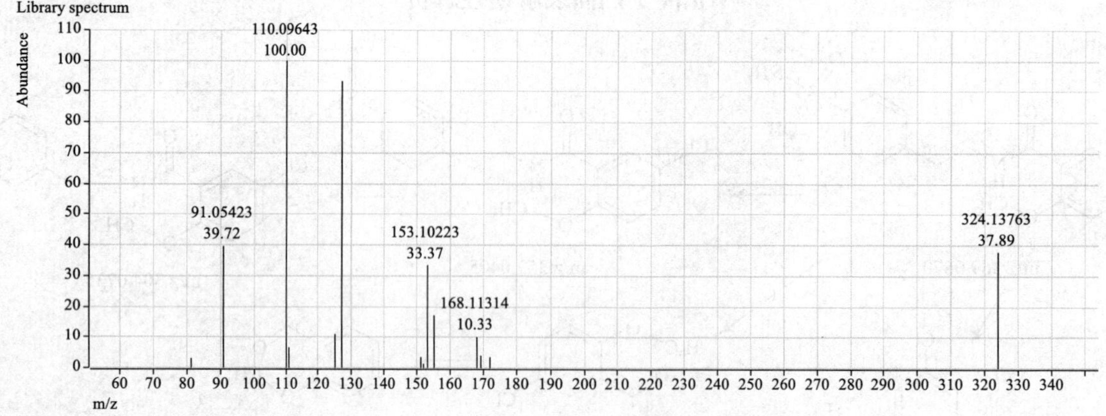

$[M+H]^+$ CID:40V

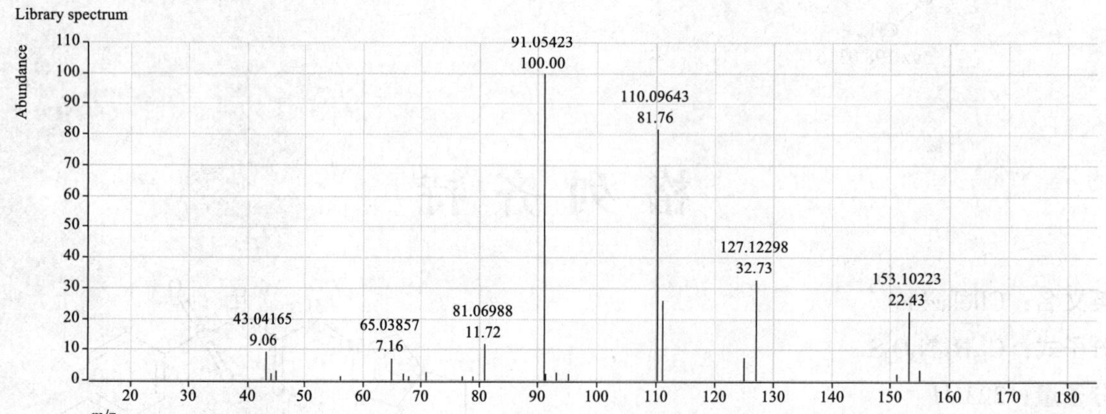

正离子扫描裂解途径解析

m/z 324.1376

m/z 153.1022

m/z 110.0964

m/z 91.0542

m/z 127.1230

负离子扫描二级质谱图

$[M-H]^-$ CID:10V

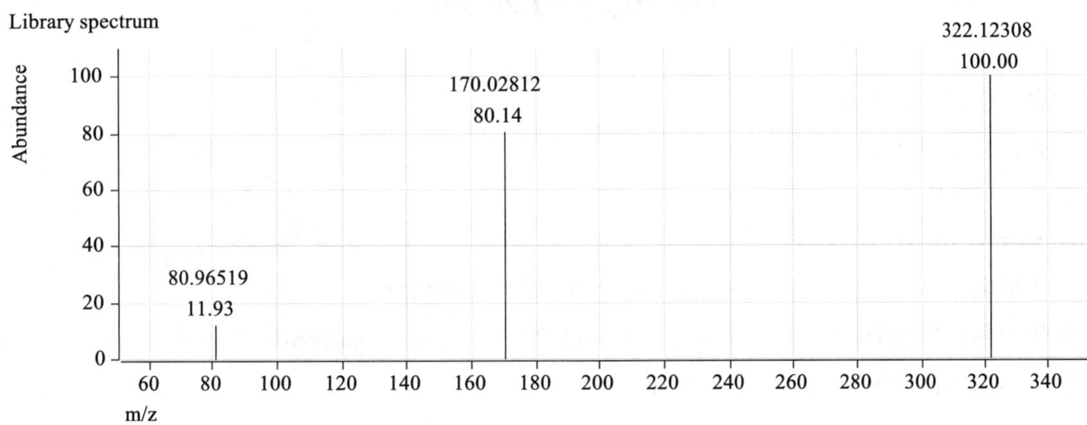

$[M-H]^-$ CID:20V

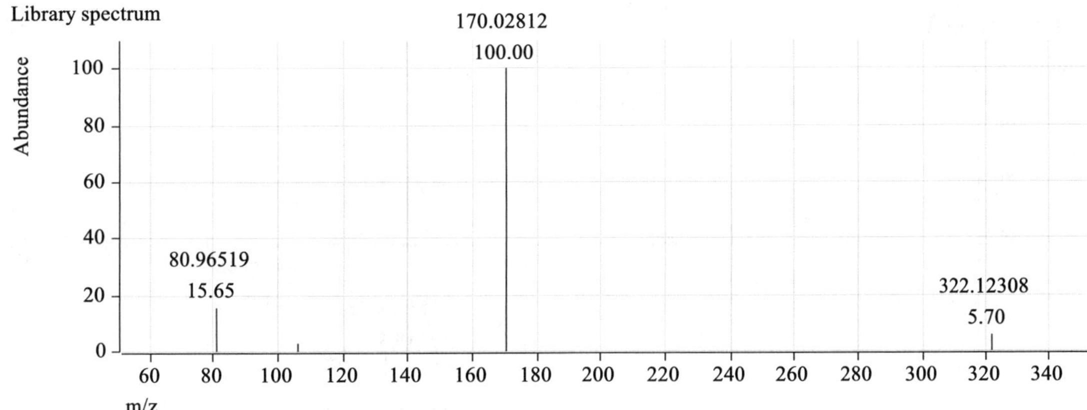

$[M-H]^-$ CID:40V

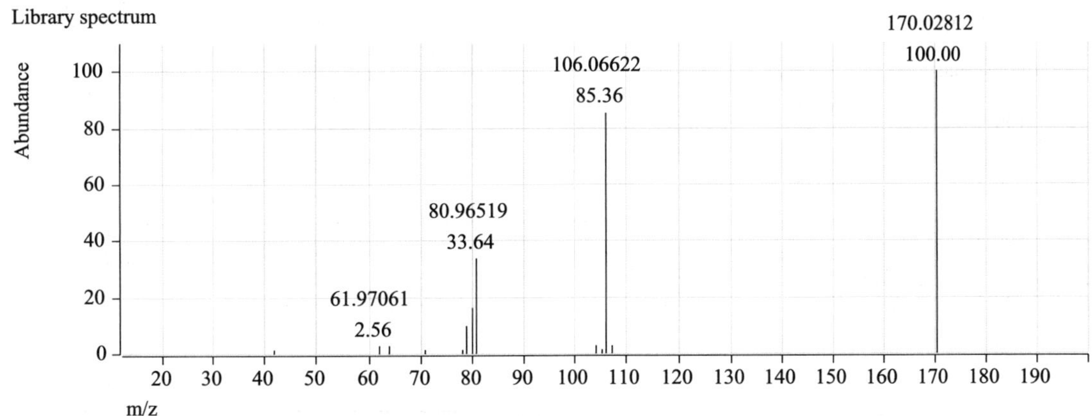

负离子扫描裂解途径解析

m/z 106.0662 ← m/z 322.1231 → m/z 170.0281

格列齐特杂质 I

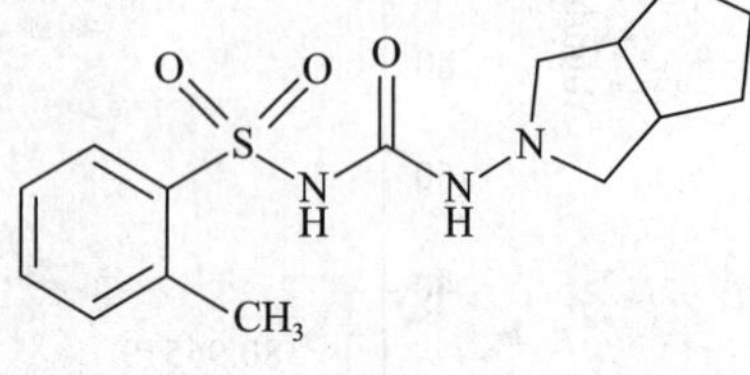

英文名： Gliclazide Impurity Ⅰ

分子式： $C_{15}H_{21}N_3O_3S$

分子量： 323.41

CAS 编号： 1076198-18-9

中文化学名： 1-(3-氮杂双环[3.3.0]辛基)-3-邻甲苯磺酰脲

英文化学名： *N*-[[(Hexahydrocyclopenta[*c*]pyrrol-2(1*H*)-yl)amino]carbonyl]-2-methylbenzenesulfonamide

性状： 本品为白色或类白色结晶性粉末

正离子扫描二级质谱图

$[M+H]^+$ CID:10V

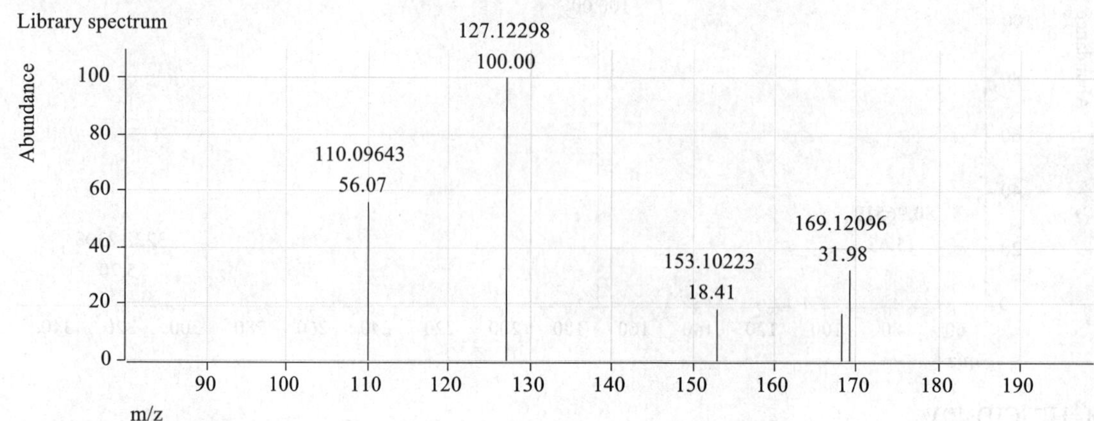

$[M+H]^+$ CID:20V

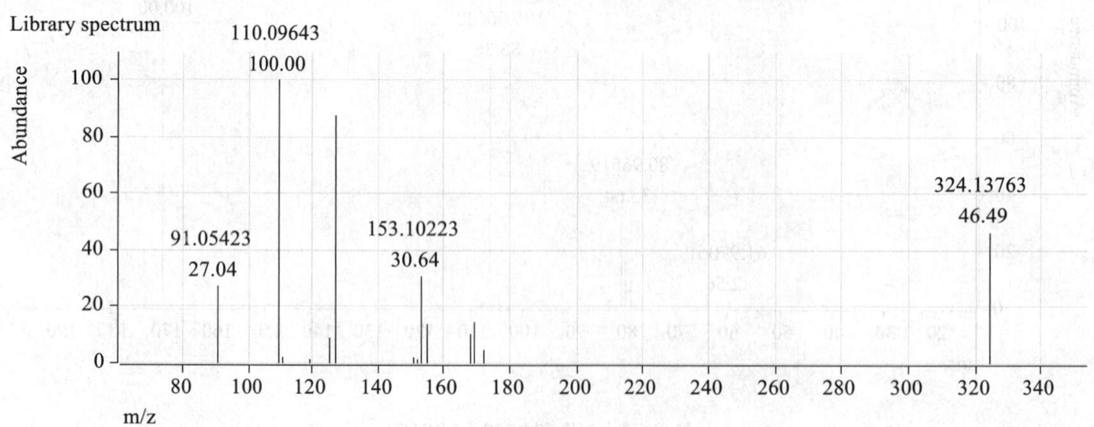

$[M+H]^+$ CID:40V

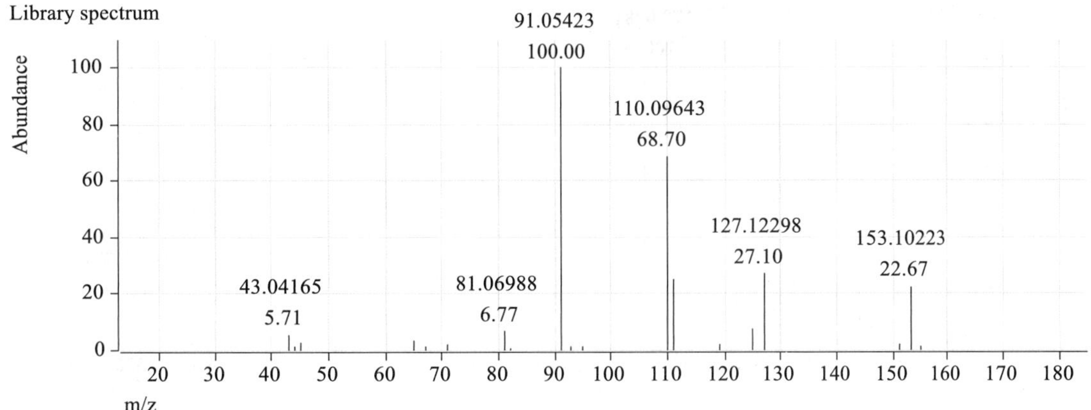

正离子扫描裂解途径解析

m/z 324.1376

m/z 169.1210

m/z 153.1022

m/z 91.0542

m/z 127.1230

m/z 110.0964

负离子扫描二级质谱图

$[M-H]^-$ CID:10V

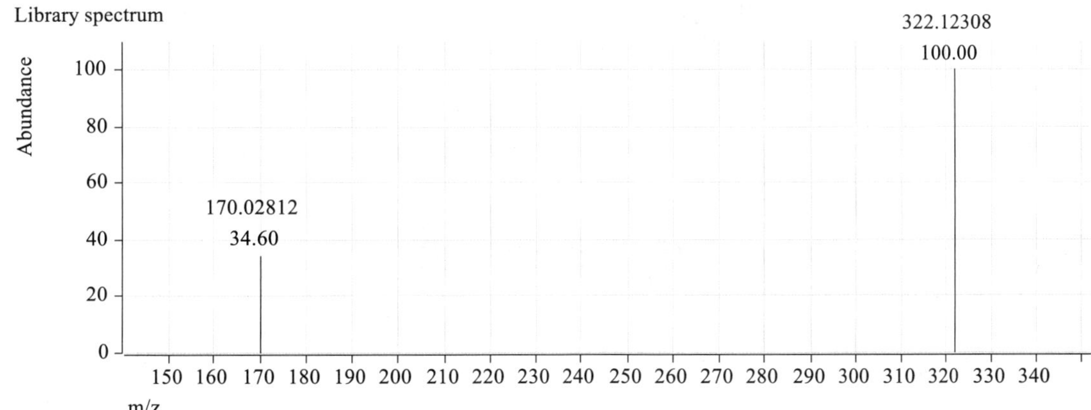

[M−H]⁻ CID:20V

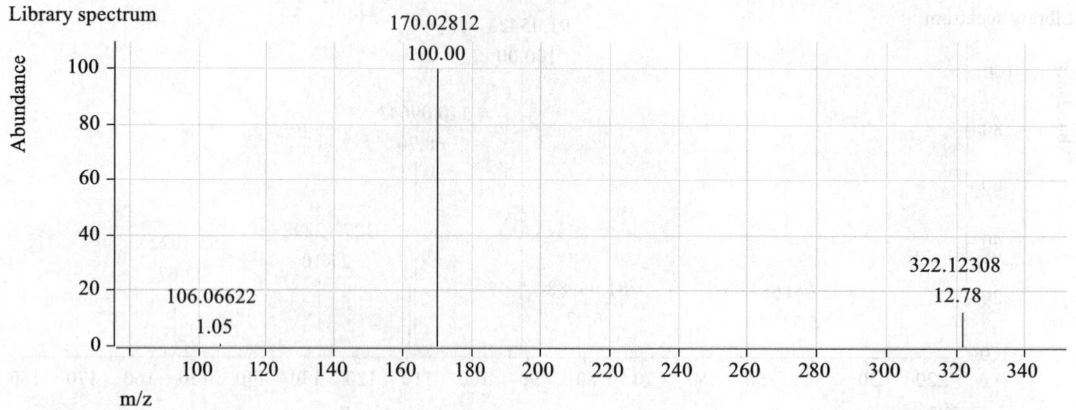

[M−H]⁻ CID:40V

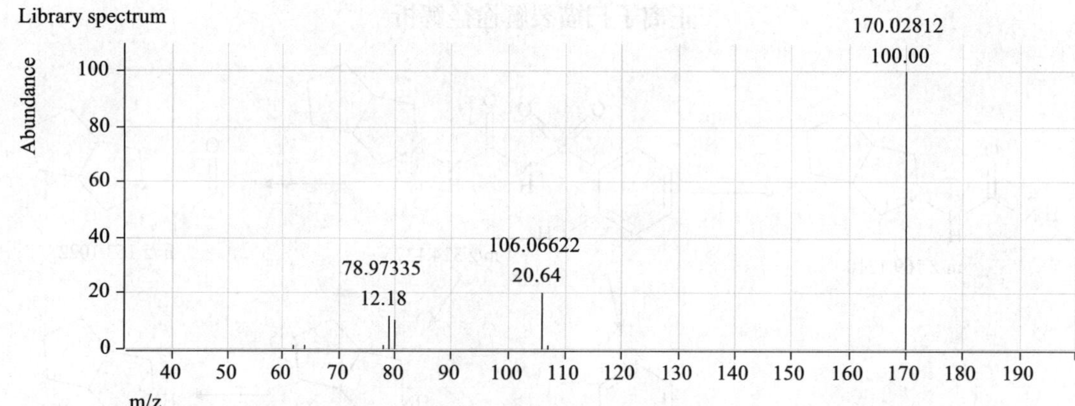

负离子扫描裂解途径解析

m/z 106.0662

m/z 322.1231

m/z 170.0281

m/z 78.9733

格 列 吡 嗪

英文名： Glipizide

分子式： $C_{21}H_{27}N_5O_4S$

分子量： 445.54

CAS 编号： 29094-61-9

中文化学名： 5-甲基-*N*-［2-［4-［［［(环己氨基)羰基］氨基］磺酰基］苯基］乙基］-吡嗪甲酰胺

英文化学名： 1-Cyclohexyl-3-[[*p*-[2-(5-methylpyrazinecarboxamido)ethyl]phenyl]sulfonyl]urea

性状：本品为白色或类白色的结晶性粉末；无臭

溶解性：本品在 *N*,*N*- 二甲基甲酰胺、稀氢氧化钠溶液中易溶，在丙酮、三氯甲烷、二氧六环或甲醇中微溶，在乙醇中极微溶，在水中几乎不溶

正离子扫描二级质谱图

$[M+H]^+$ CID:10V

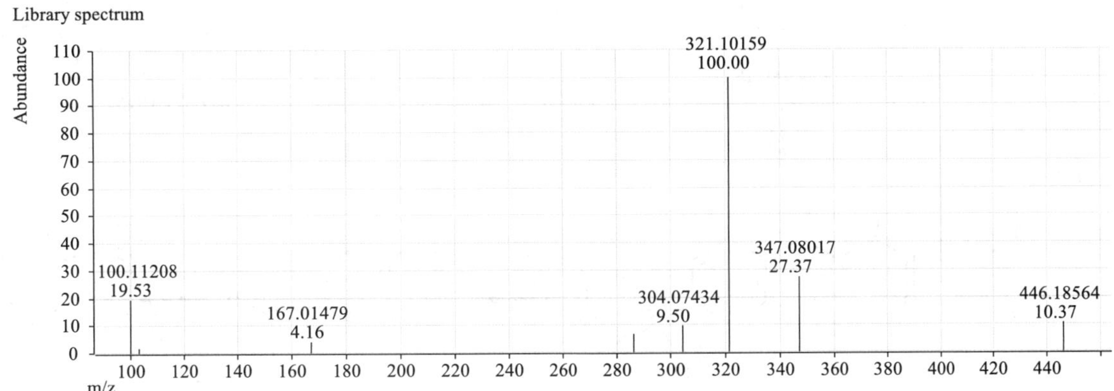

$[M+H]^+$ CID:20V

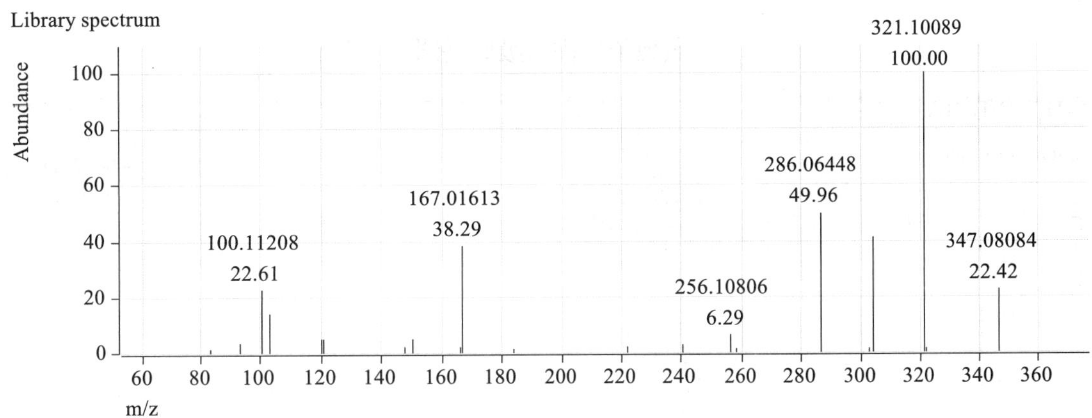

$[M+H]^+$ CID:40V

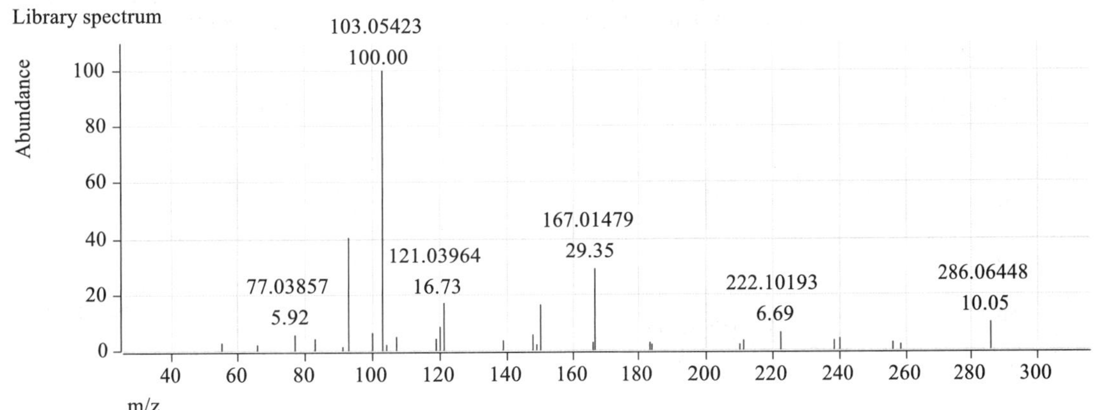

正离子扫描裂解途径解析

m/z 446.1857

m/z 321.1016

m/z 347.0809

m/z 167.0161

m/z 103.0542

负离子扫描二级质谱图

$[M-H]^-$ CID:10V

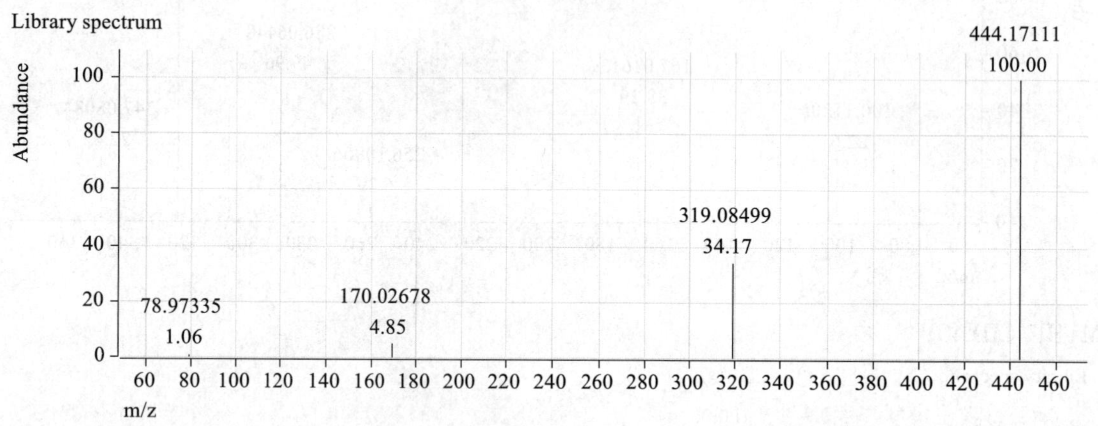

$[M-H]^-$ CID:20V

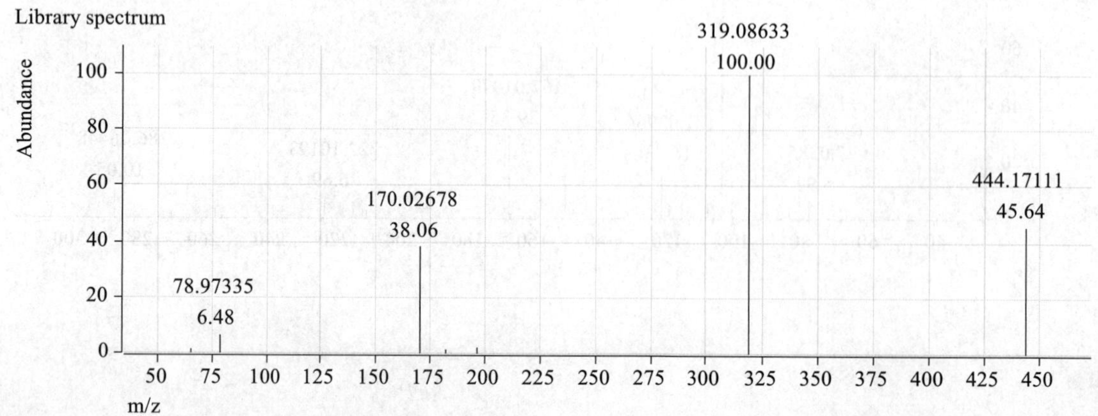

[M-H]⁻ CID:40V

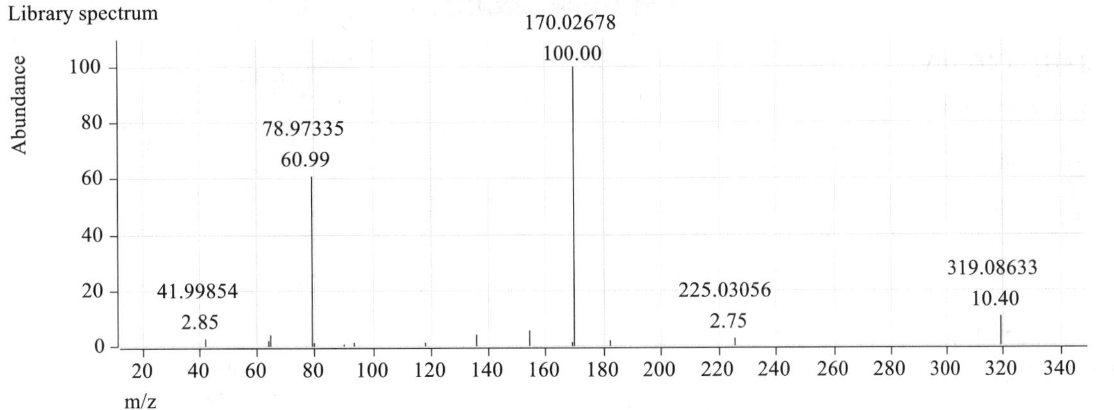

负离子扫描裂解途径解析

m/z 444.1711

m/z 319.0870

m/z 170.0281

m/z 78.9733

格列吡嗪杂质 I

英文名： Glipizide Impurity I

分子式： $C_{14}H_{16}N_4O_3S$

分子量： 320.37

CAS 编号： 33288-71-0

中文化学名： 4-［2-(5-甲基吡嗪-2-甲酰胺基)乙基］苯磺酰胺

英文化学名： 4-[2-(5-Methylpyrazin-2-carboxamido)ethyl]benzenesulfonamide

性状： 本品为类白色结晶性粉末

正离子扫描二级质谱图

[M+H]$^+$ CID:10V

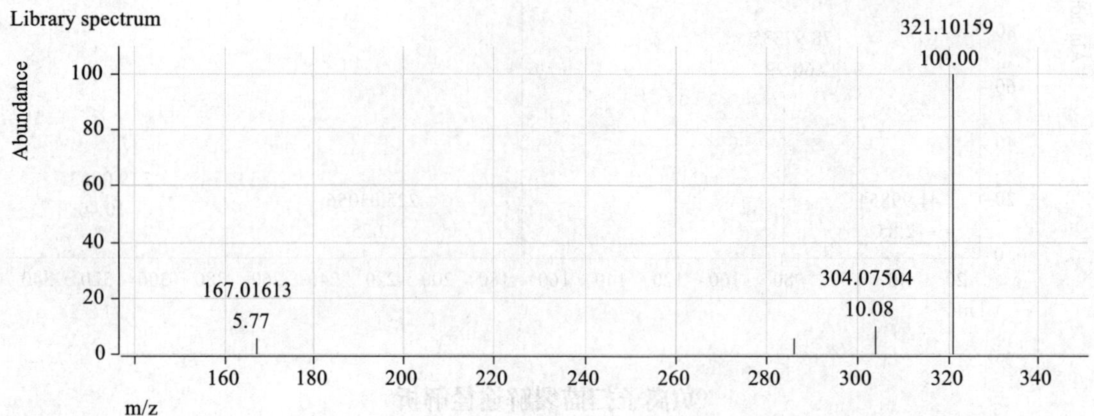

[M+H]$^+$ CID:20V

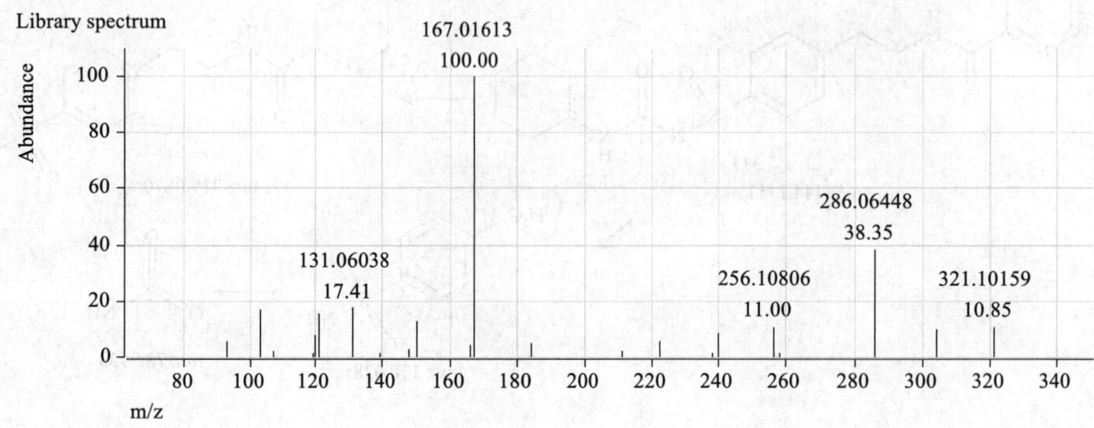

[M+H]$^+$ CID:40V

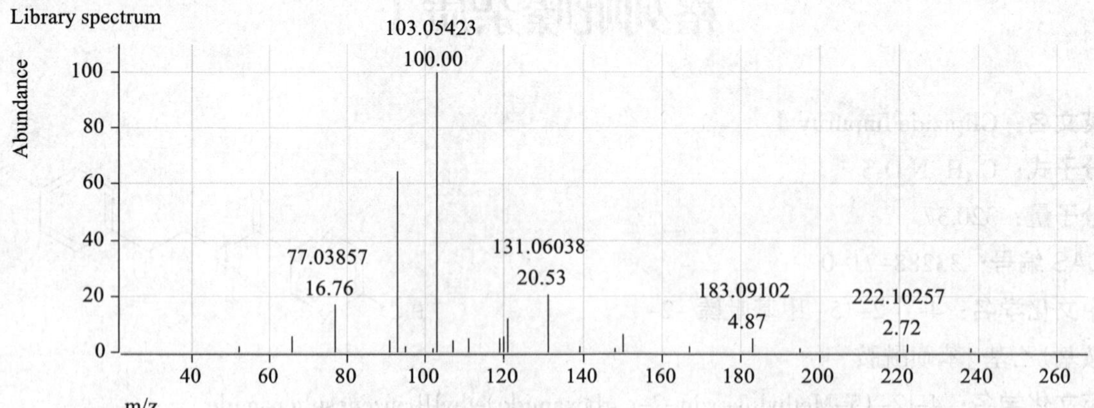

正离子扫描裂解途径解析

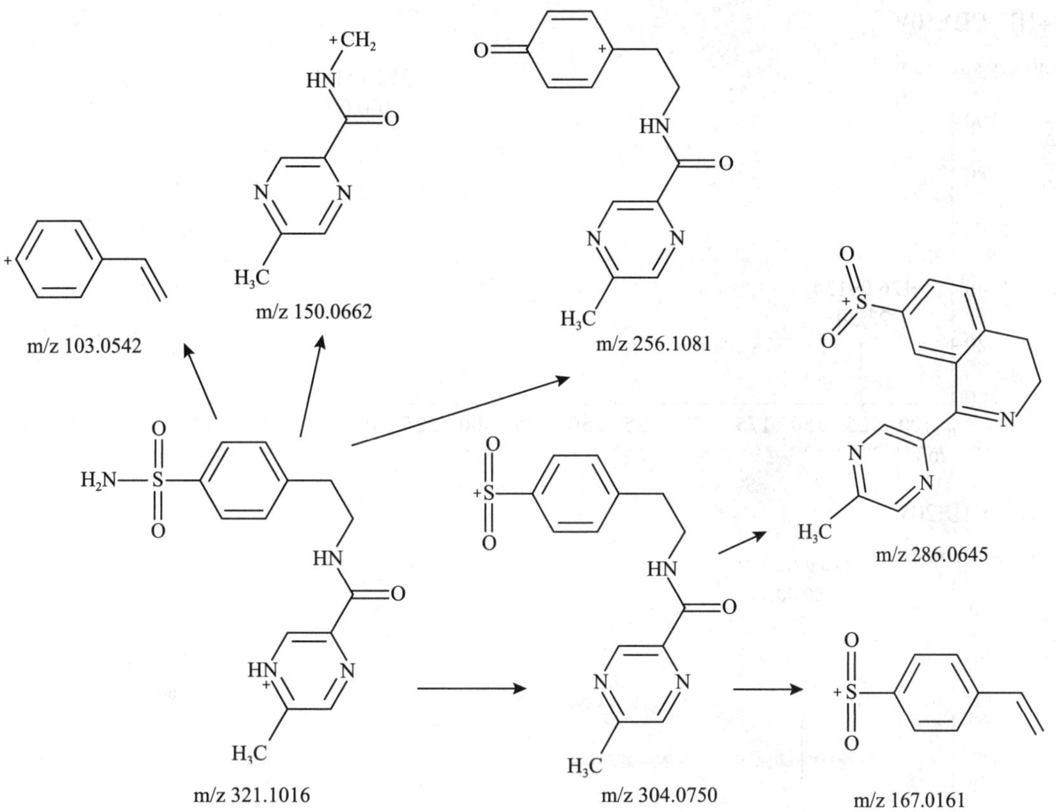

m/z 103.0542

m/z 150.0662

m/z 256.1081

m/z 286.0645

m/z 321.1016

m/z 304.0750

m/z 167.0161

格 列 美 脲

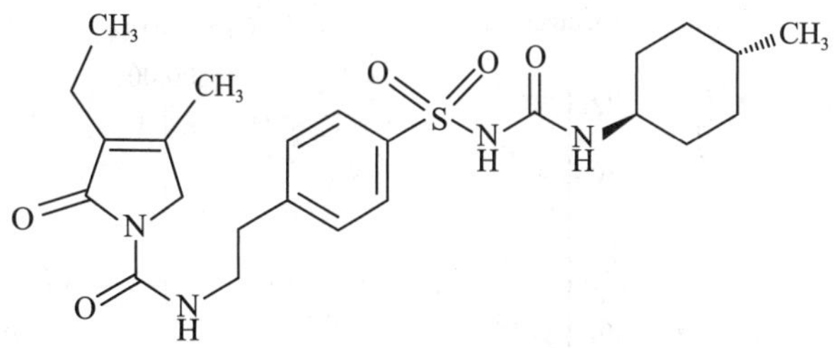

英文名：Glimepiride

分子式：$C_{24}H_{34}N_4O_5S$

分子量：490.62

CAS 编号：93479-97-1

中文化学名：1-［［4-［2-(3-乙基-4-甲基-2-氧代-3-吡咯啉-1-甲酰氨基)乙基］苯基］磺酰基］-3-(反式-4-甲基环己基)脲

英文化学名：1-[[4-[2-(3-Ethyl-4-methyl-2-oxo-3-pyrroline-1-carboxamido)-ethyl]phenyl]sulphonyl]-3-*trans*-(4-methylcyclohexyl)urea

性状：本品为白色或类白色粉末或结晶性粉末;无臭

溶解性：本品在三氯甲烷中溶解,在 0.1mol/L 氢氧化钠溶液、乙醇中极微溶,在水或 0.1mol/L 盐酸溶液中几乎不溶

正离子扫描二级质谱图

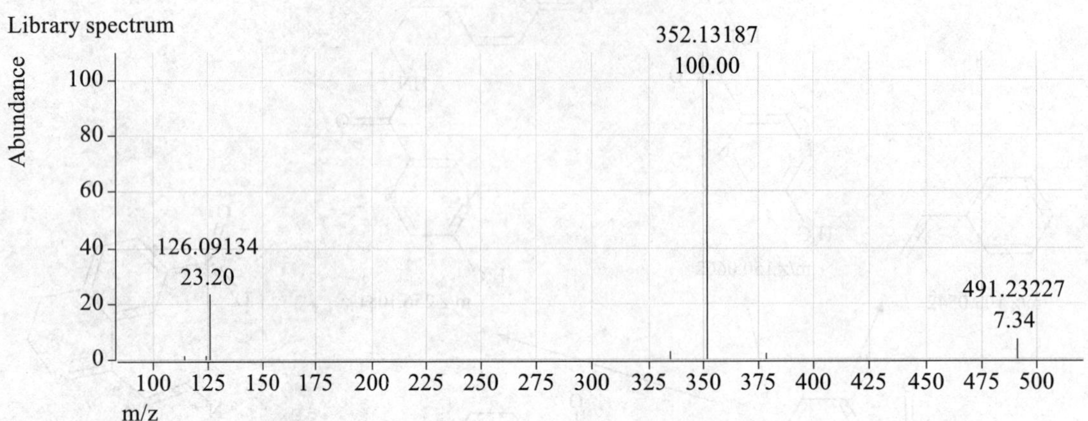
[M+H]+ CID:10V
Library spectrum
Abundance
352.13187
100.00
126.09134
23.20
491.23227
7.34
m/z

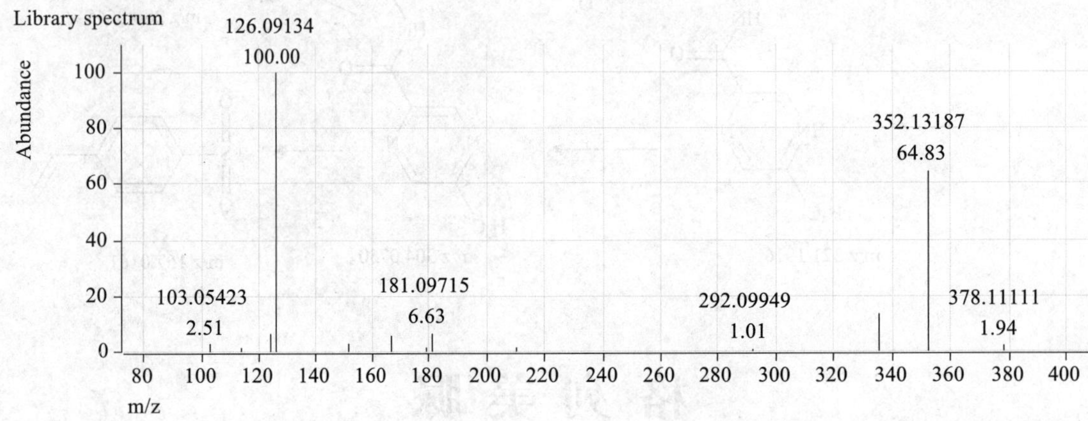
[M+H]+ CID:20V
Library spectrum
Abundance
126.09134
100.00
352.13187
64.83
103.05423
2.51
181.09715
6.63
292.09949
1.01
378.11111
1.94
m/z

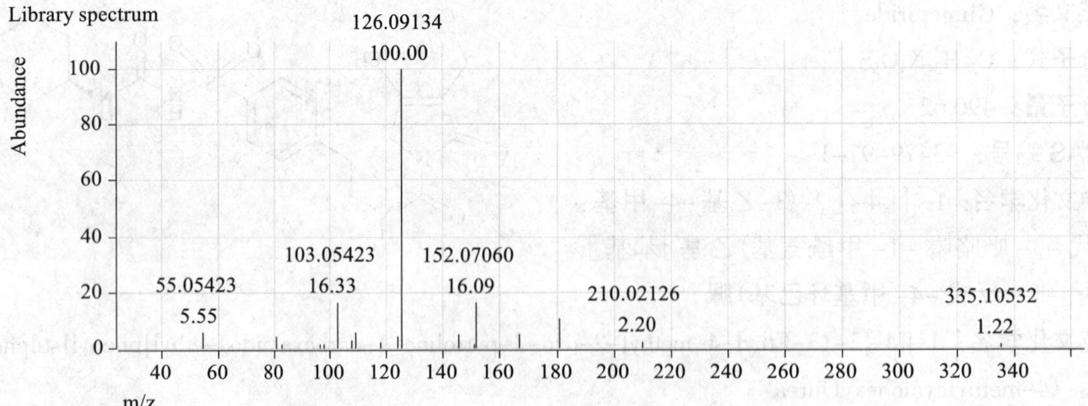
[M+H]+ CID:40V
Library spectrum
Abundance
126.09134
100.00
55.05423
5.55
103.05423
16.33
152.07060
16.09
210.02126
2.20
335.10532
1.22
m/z

正离子扫描裂解途径解析

m/z 491.2323

m/z 126.0913

m/z 352.1326

m/z 152.0706

m/z 335.1060

正离子扫描二级质谱图

$[M+Na]^+$ CID:10V

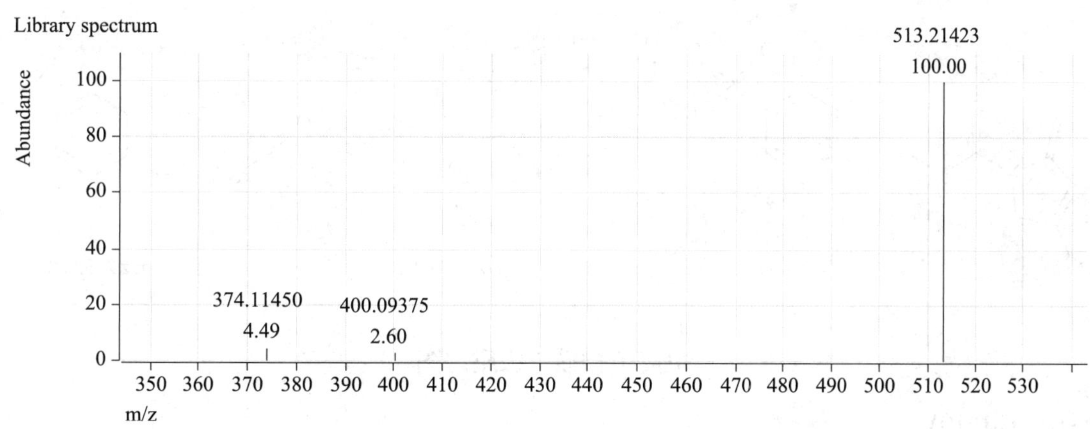

$[M+Na]^+$ CID:20V

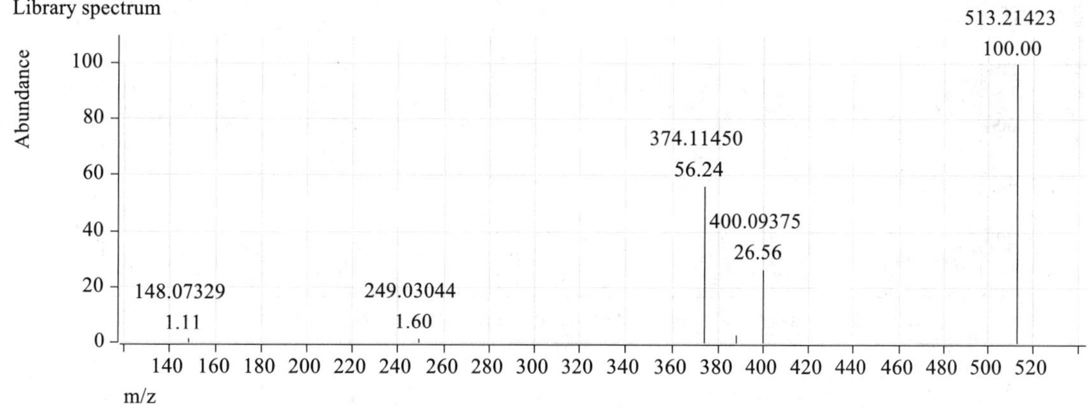

[M+ Na]$^+$ CID:40V

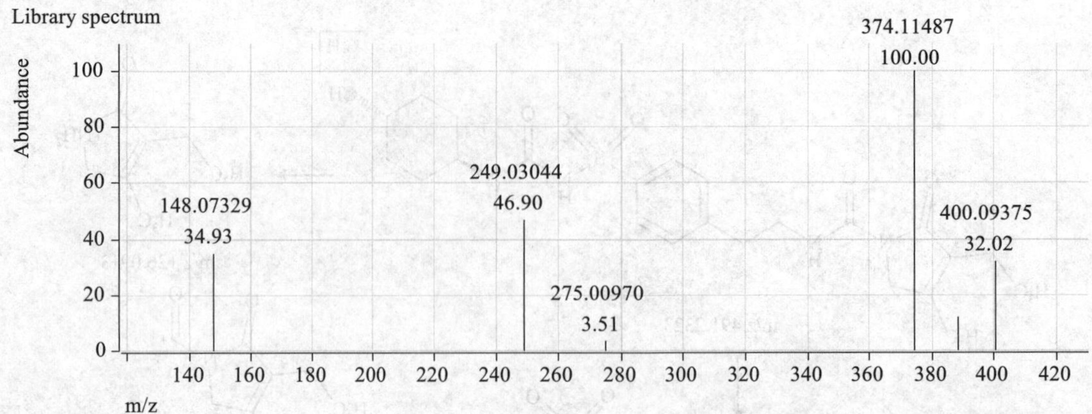

正离子扫描裂解途径解析

m/z 513.2142

m/z 374.1145

m/z 400.0938

m/z 148.0733

m/z 249.0304

负离子扫描二级质谱图

[M−H]$^-$ CID:10V

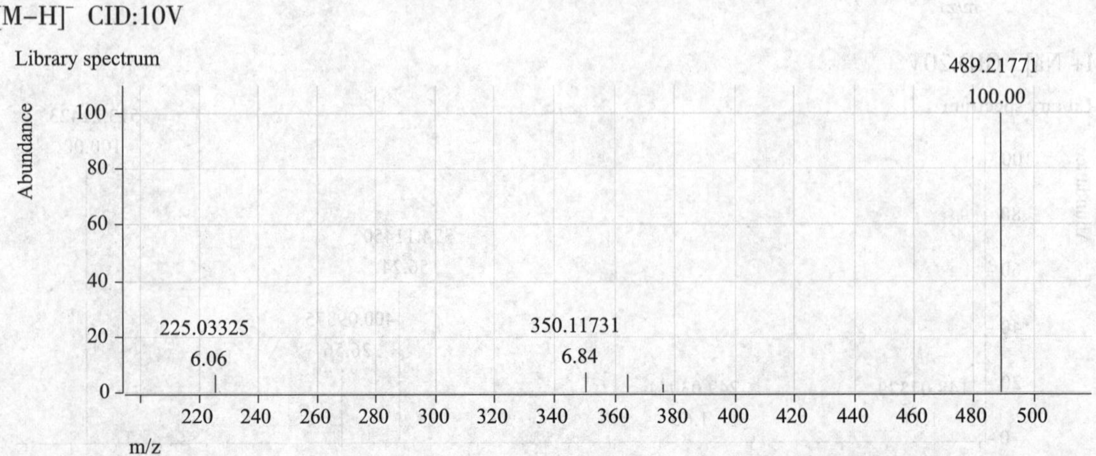

$[M-H]^-$ CID:20V

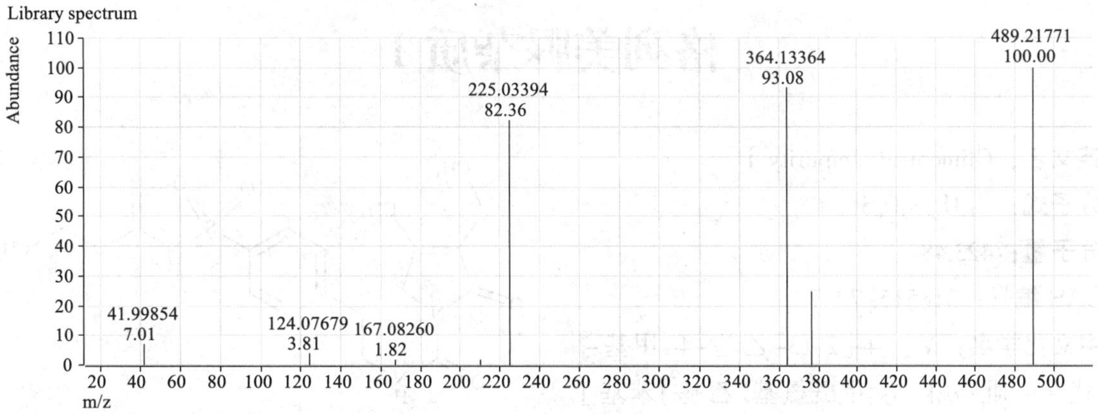

$[M-H]^-$ CID:40V

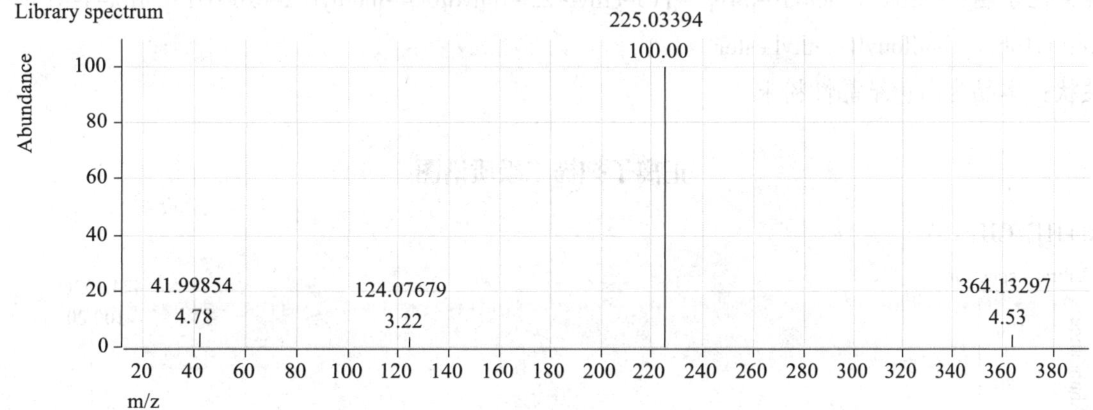

负离子扫描裂解途径解析

m/z 489.2177

m/z 364.1337

m/z 350.1180

m/z 225.0339

格列美脲杂质 I

英文名：Glimepiride Impurity Ⅰ

分子式：$C_{19}H_{25}N_3O_6S$

分子量：423.48

CAS 编号：318515-70-7

中文化学名：*N*-[[4-[2-(3-乙基-4-甲基-2-氧代-3-吡咯啉-1-甲酰氨基)乙基]苯基]磺酰基]氨基甲酸乙酯

英文化学名：Carbamic acid,*N*-[[4-[2-[[(3-ethyl-2,5-dihydro-4-methyl-2-oxo-1*H*-pyrrol-1-yl)carbonyl]amino]ethyl]phenyl]sulfonyl]-,ethyl ester

性状：本品为白色结晶性粉末

正离子扫描二级质谱图

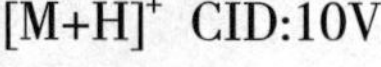

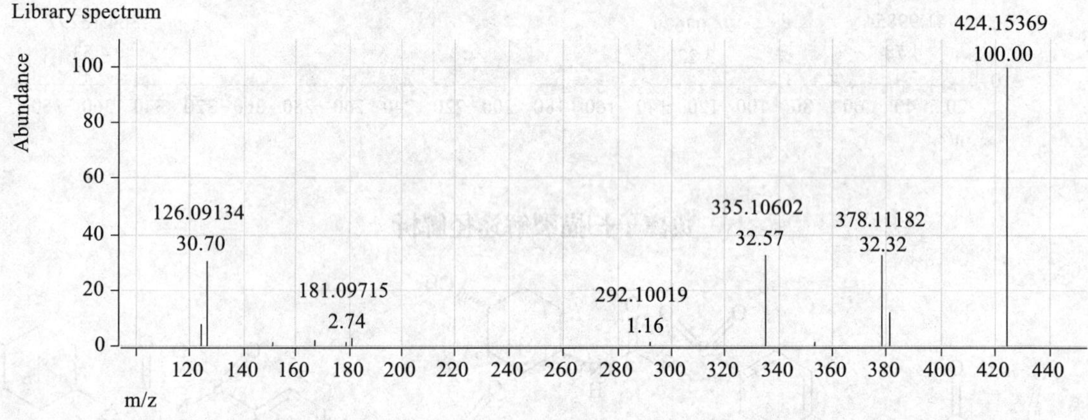

[M+H]$^+$ CID:20V

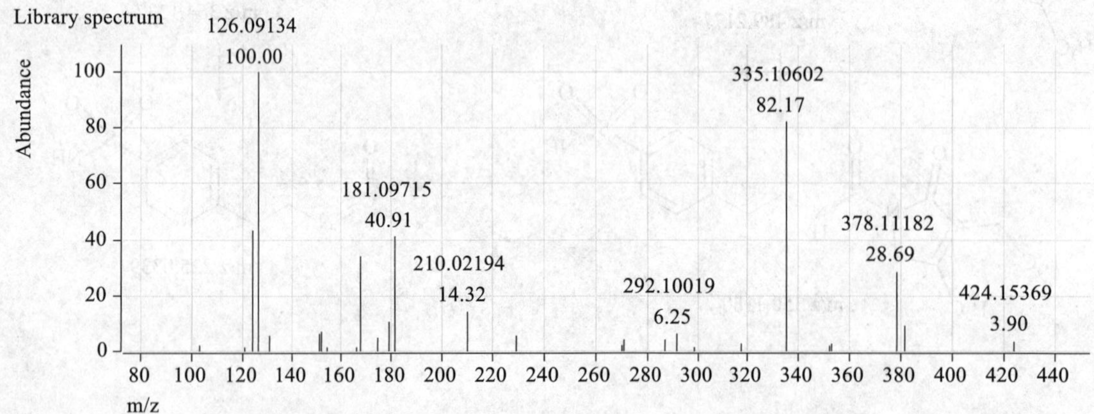

$[M+H]^+$ CID:40V

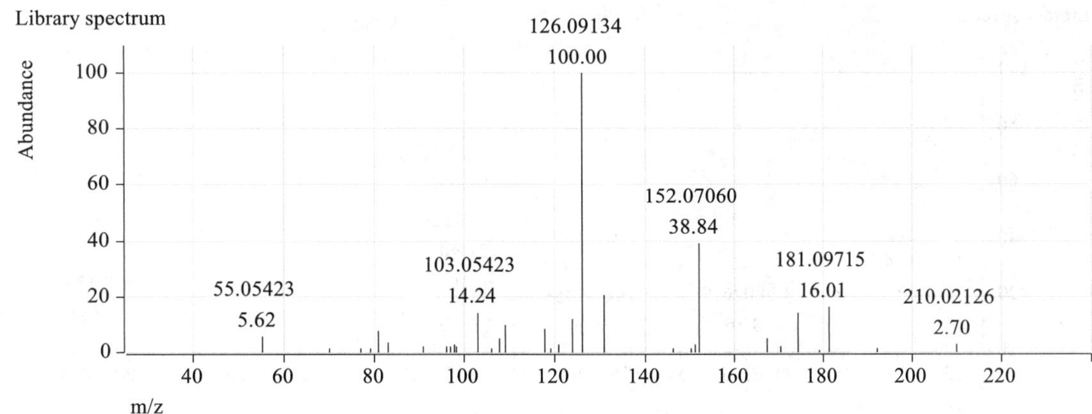

正离子扫描裂解途径解析

+H

m/z 424.1537

m/z 126.0913

m/z 152.0706

m/z 335.1060

m/z 378.1118

m/z 181.0972

负离子扫描二级质谱图

$[M-H]^-$ CID:10V

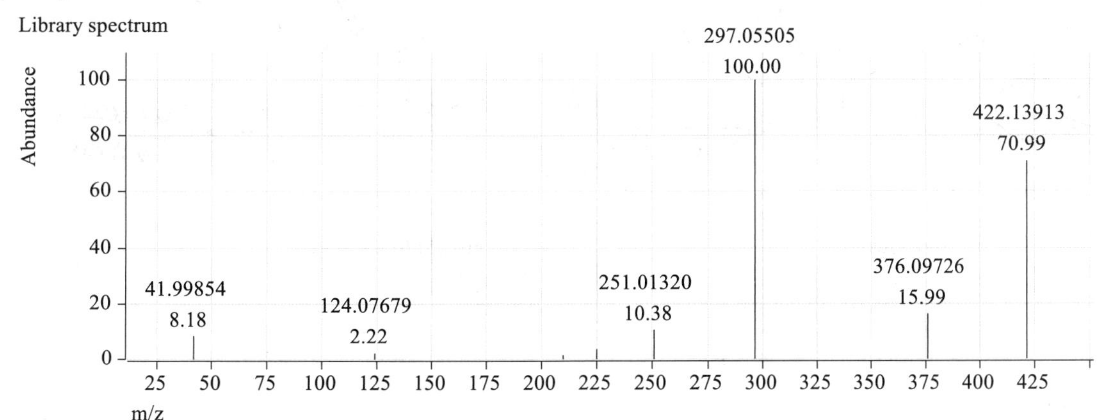

[M−H]⁻ CID:20V

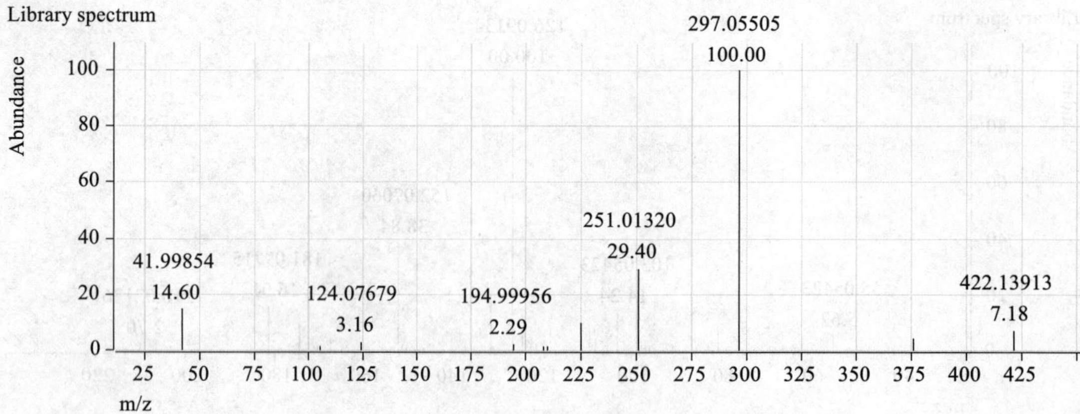

[M−H]⁻ CID:40V

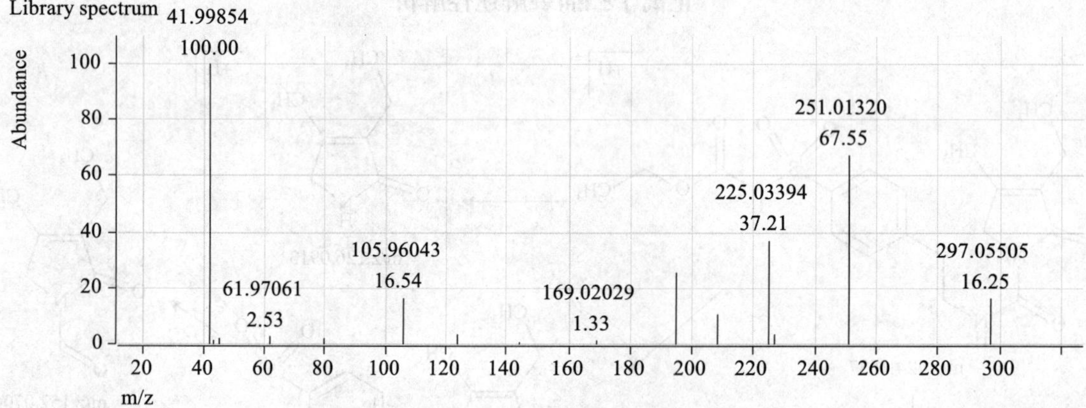

负离子扫描裂解途径解析

m/z 422.1391

m/z 297.0551

m/z 105.9604

m/z 376.0973

m/z 251.0132

m/z 41.9985

格列美脲杂质Ⅱ

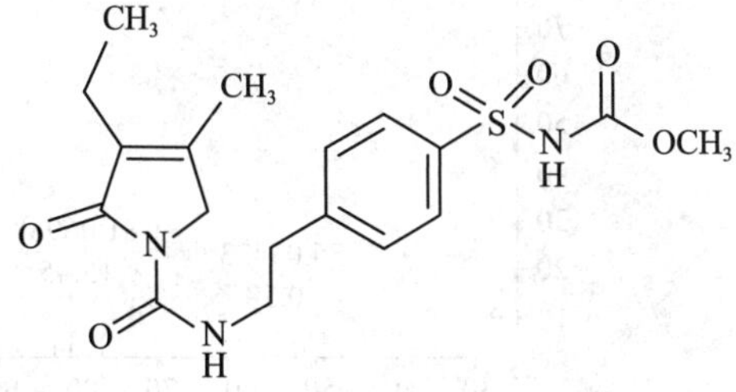

英文名： Glimepiride Impurity Ⅱ

分子式： $C_{18}H_{23}N_3O_6S$

分子量： 409.46

CAS 编号： 119018-30-3

中文化学名： 4-［2-［3-乙基-4-甲基-2-氧代-3-吡咯啉-1-甲酰胺基］乙基］苯磺酰胺基甲酸甲酯

英文化学名： [[4-[2-[3-Ethyl-4-methyl-2-oxo-3-pyrroline-1-carboxamido]ethyl]phenyl]sulfonyl]methyl carbamate

性状： 本品为白色结晶性粉末

正离子扫描二级质谱图

$[M+H]^+$ CID:10V

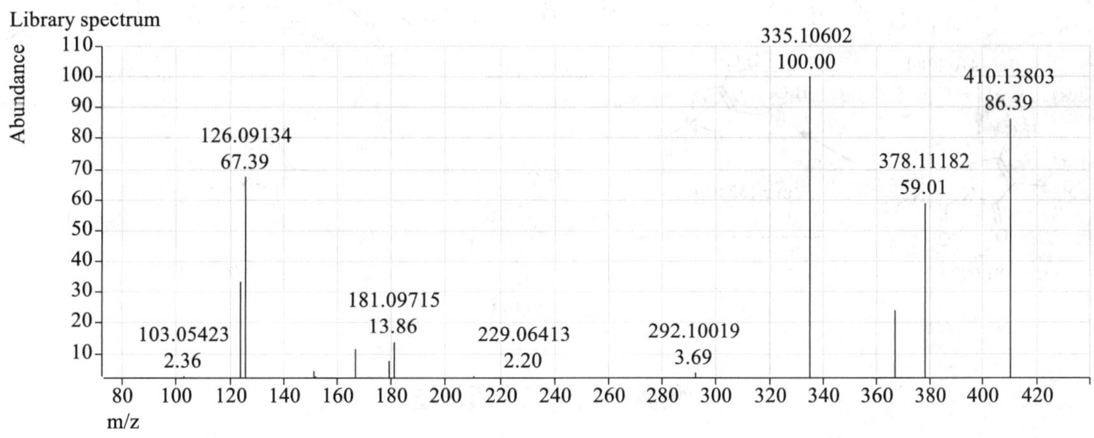

$[M+H]^+$ CID:20V

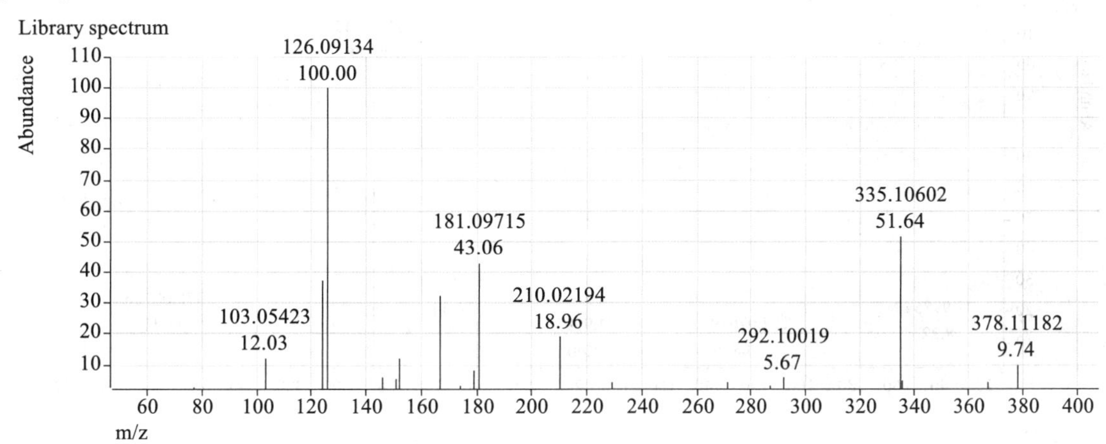

$[M+H]^+$ CID:40V

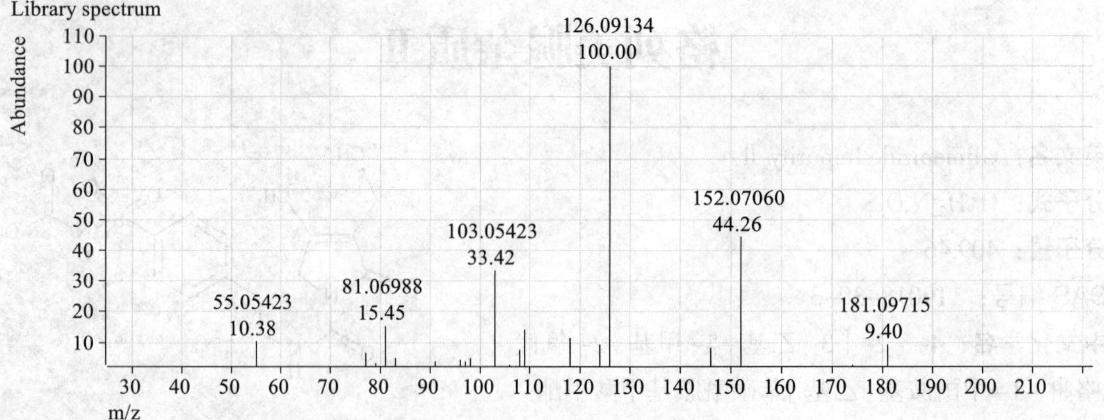

正离子扫描裂解途径解析

m/z 410.1380

m/z 367.1322

m/z 335.1060

m/z 152.0706

m/z 181.0972

m/z 126.0913

m/z 271.1441

负离子扫描二级质谱图

$[M-H]^-$ CID:10V

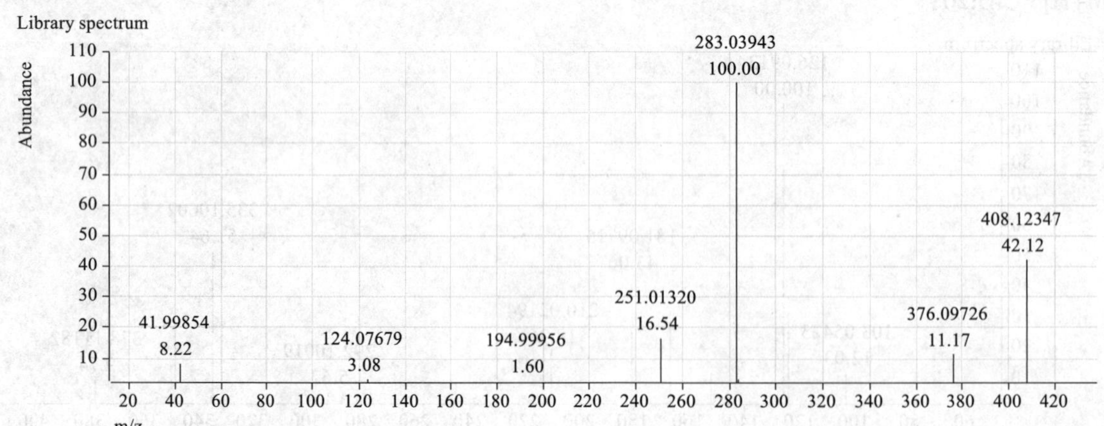

$[M-H]^-$ CID:20V

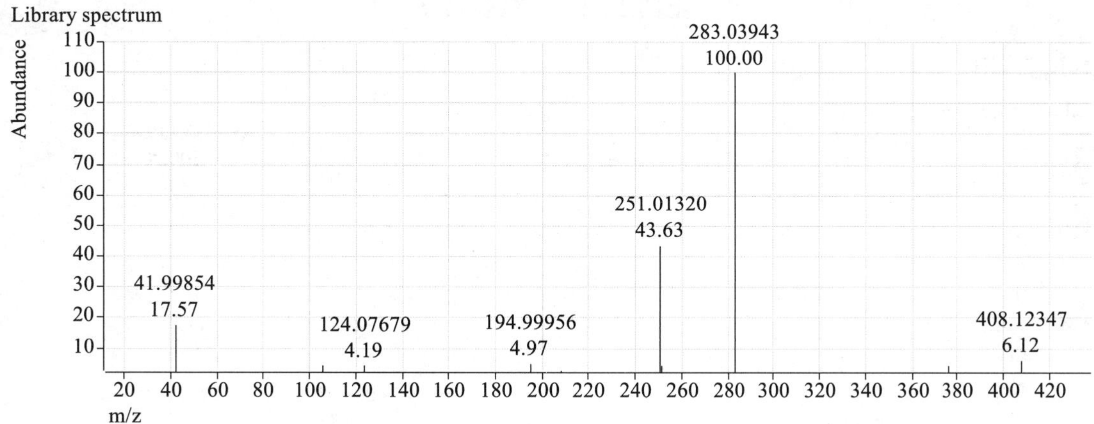

$[M-H]^-$ CID:40V

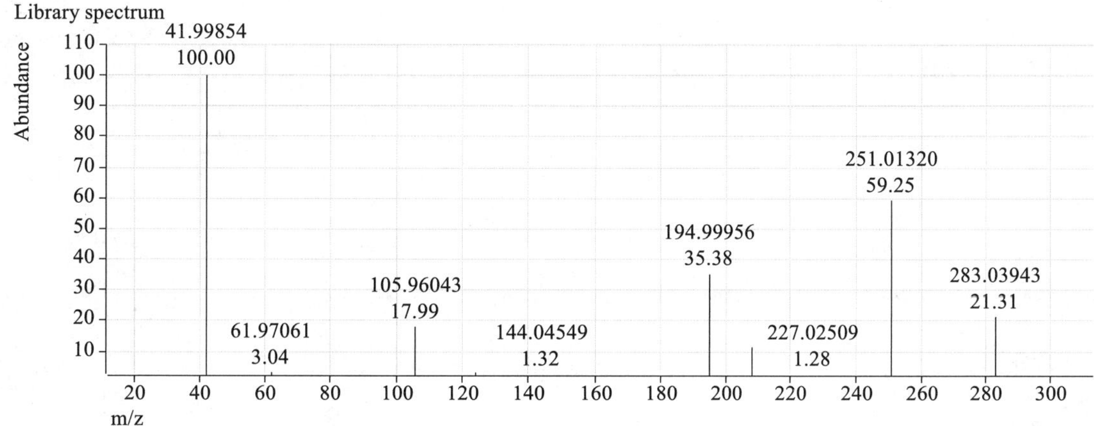

负离子扫描裂解途径解析

m/z 408.1235

m/z 376.0973

m/z 283.0394

m/z 251.0132

$O=C=\bar{N}$

m/z 41.9985

正离子扫描二级质谱图

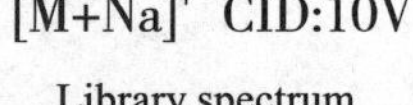

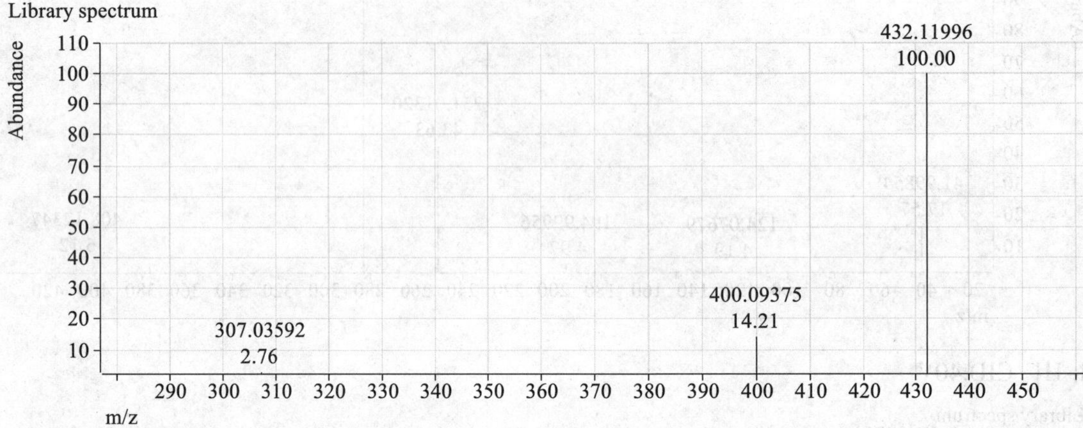

[M+Na]$^{+}$ CID:20V

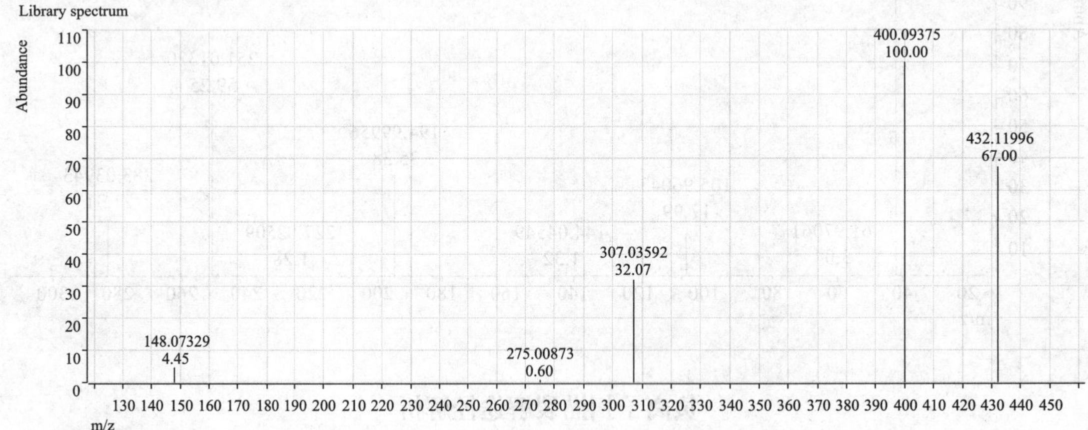

正离子扫描裂解途径解析

m/z 432.1200

m/z 400.0938

m/z 307.0359

m/z 148.0733

格列美脲杂质Ⅲ

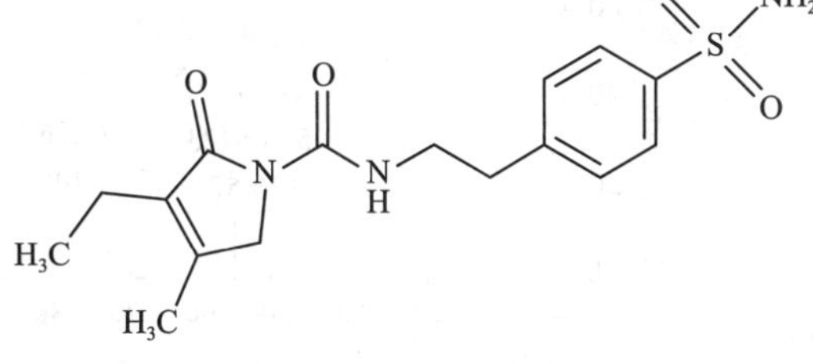

英文名： Glimepiride Impurity Ⅲ

分子式： $C_{16}H_{21}N_3O_4S$

分子量： 351.42

CAS 编号： 119018-29-0

中文化学名： 4-［2-(3-乙基-4-甲基-2-氧代-3-吡咯啉-1-甲酰氨基)乙基］苯磺酰胺

英文化学名： 4-[2-[(3-Ethyl-4-methyl-2-oxo-3-pyrrolin-1-yl)carboxamido]ethyl]benzenesulfonamide

性状： 本品为白色结晶性粉末

正离子扫描二级质谱图

$[M+H]^+$ CID:10V

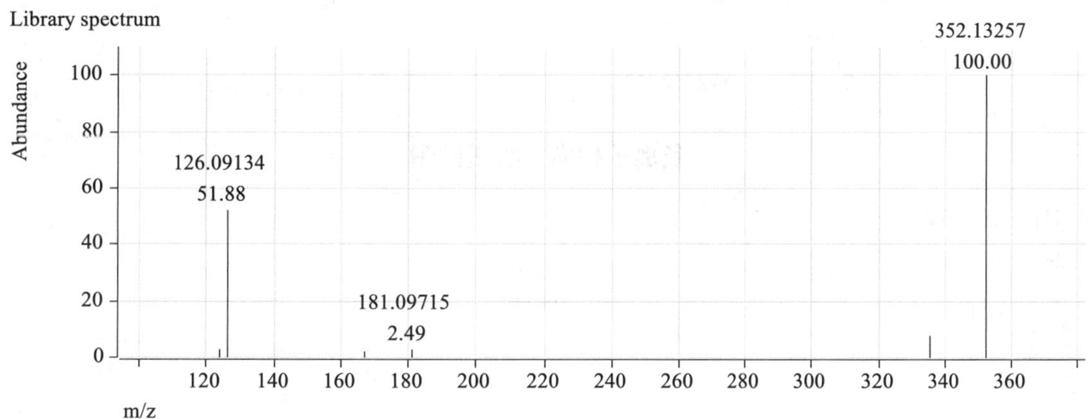

$[M+H]^+$ CID:20V

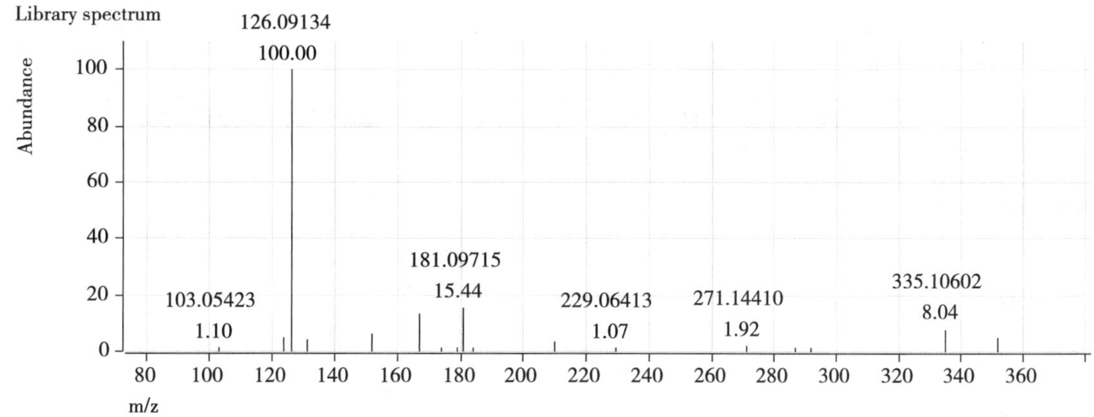

[M+H]$^+$ CID:40V

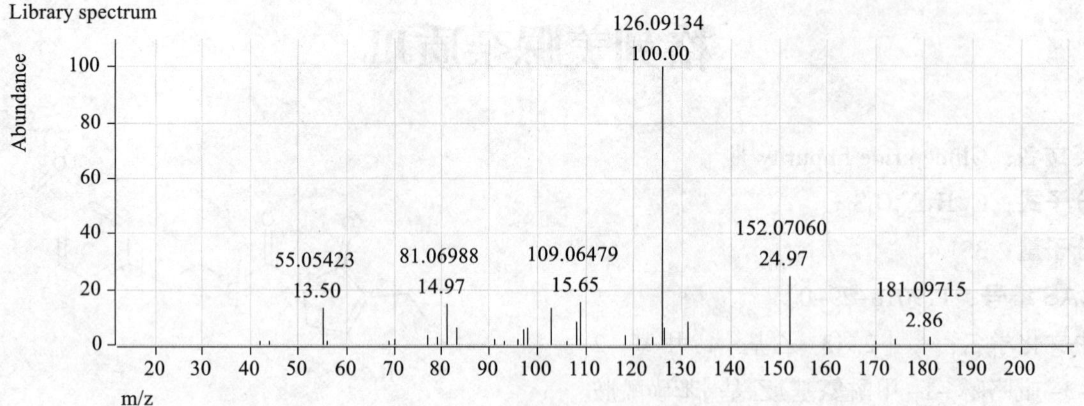

正离子扫描裂解途径解析

m/z 352.1326

m/z 126.0913

负离子扫描二级质谱图

[M−H]$^-$ CID:10V

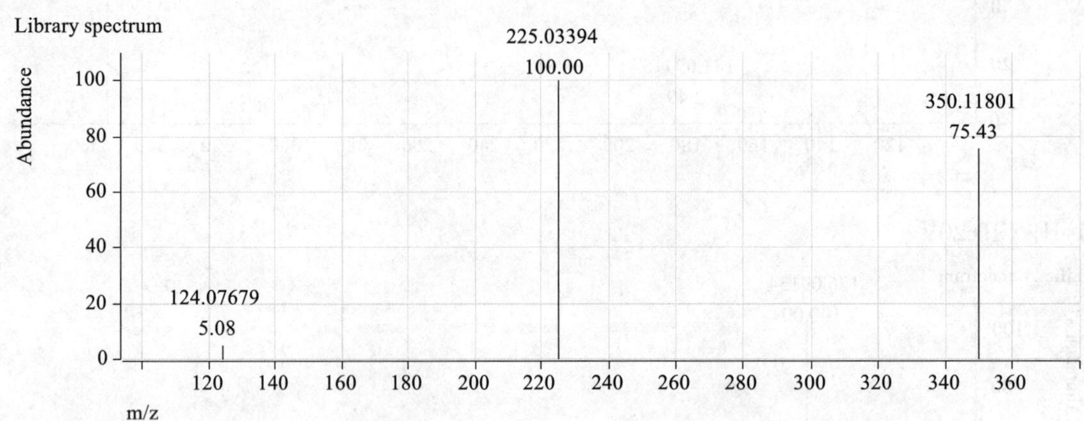

[M−H]$^-$ CID:20V

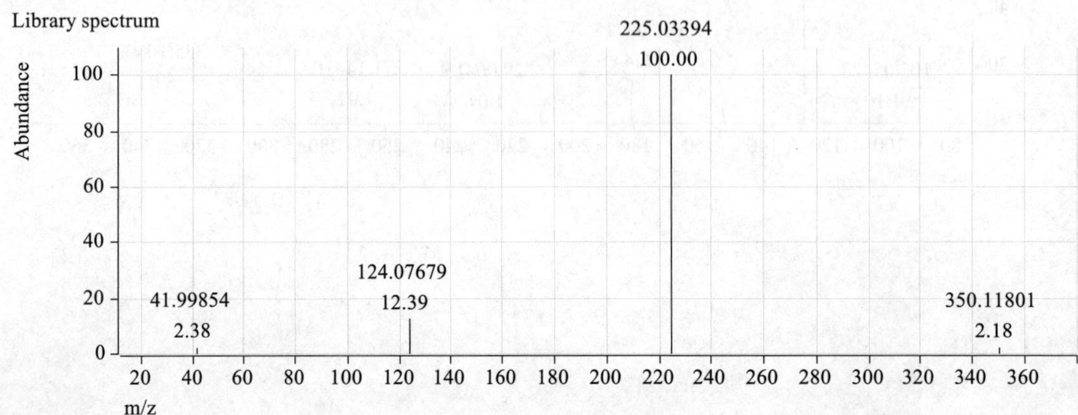

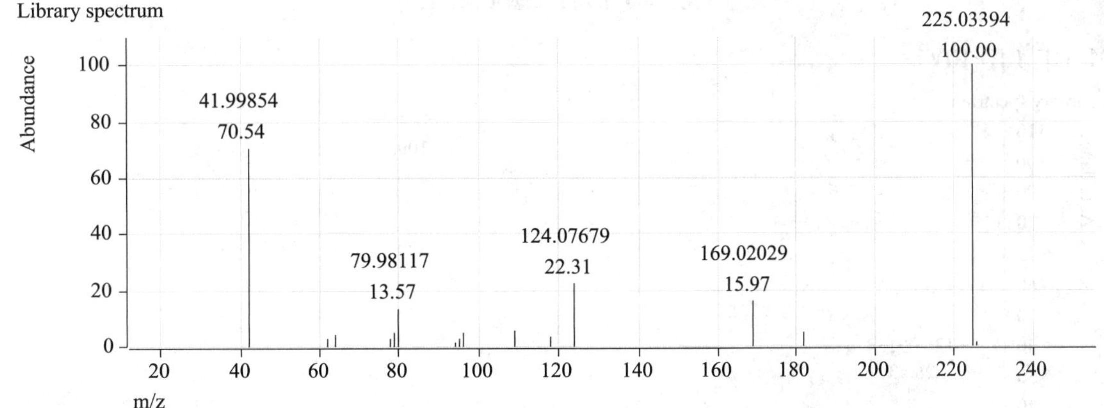

负离子扫描裂解途径解析

m/z 350.1180 → m/z 225.0339 → m/z 41.9985

格列美脲杂质Ⅳ

英文名：Glimepiride Impurity Ⅳ

分子式：$C_{24}H_{34}N_4O_5S$

分子量：490.62

CAS 编号：93479-97-1

中文化学名：1-［［3-［2-(3-乙基-4-甲基-2-氧代-3-吡咯啉-1-甲酰氨基)乙基］苯基］磺酰基］-3-(反式-4-甲基环己基)-脲

英文化学名：1-[[3-[2-(3-Ethyl-4-methyl-2-oxo-3-pyrroline-1-carboxamido)ethyl]phenyl]sulfonyl]-3-(*trans*-4-methylcyclohexyl)urea

性状：本品为白色结晶性粉末

正离子扫描二级质谱图

$[M+H]^+$ CID:10V

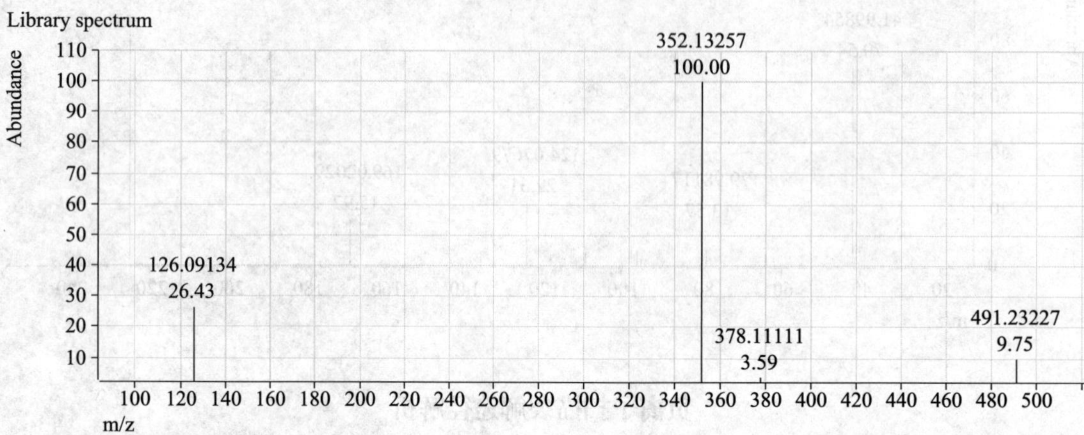

$[M+H]^+$ CID:20V

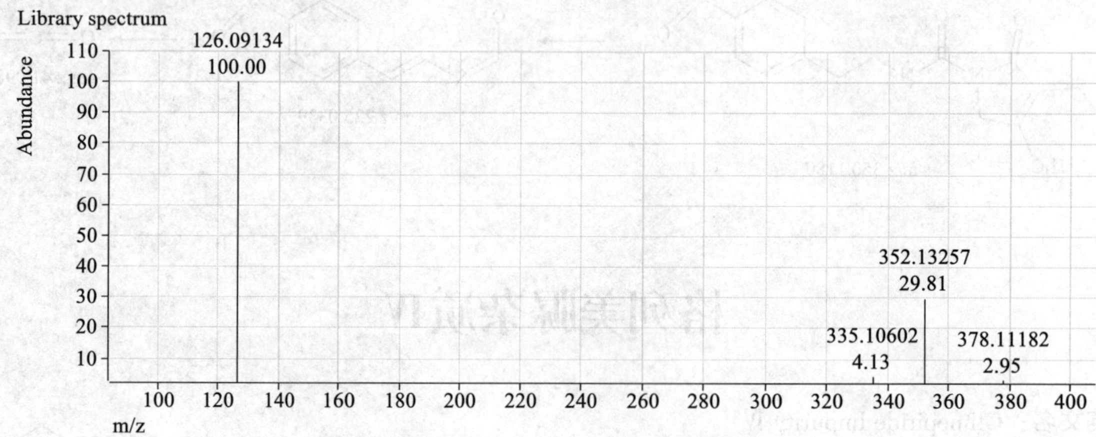

$[M+H]^+$ CID:40V

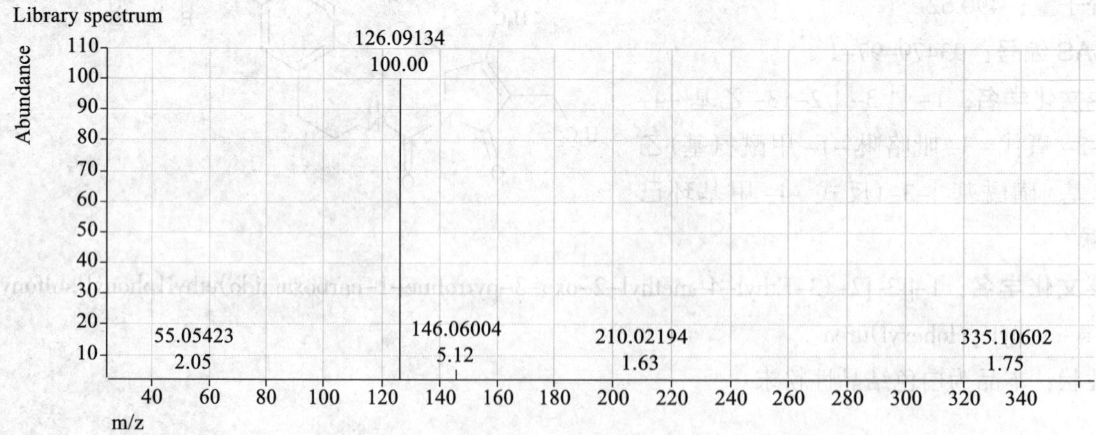

正离子扫描裂解途径解析

m/z 491.2323

m/z 352.1326

m/z 126.0913

负离子扫描二级质谱图

$[M-H]^-$ CID:10V

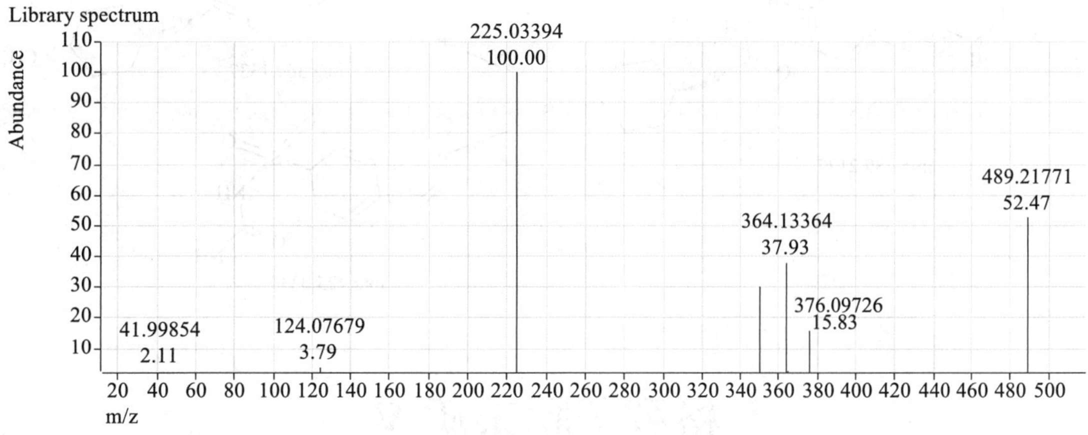

$[M-H]^-$ CID:20V

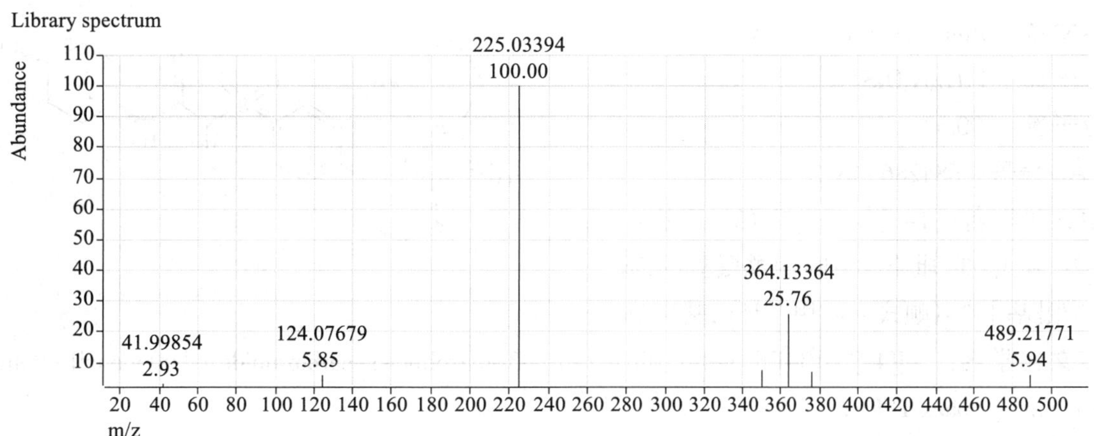

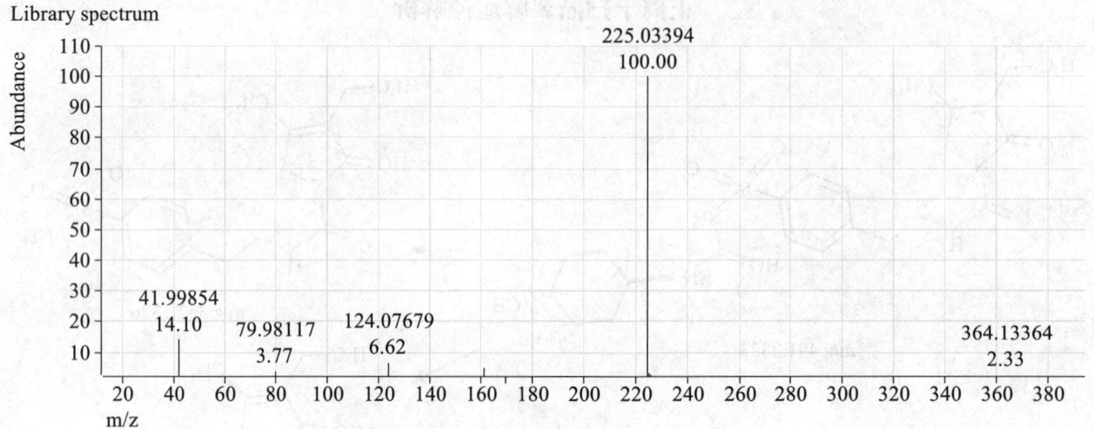

负离子扫描裂解途径解析

m/z 489.2177

m/z 364.1337

m/z 225.0339

格列美脲杂质 V

英文名： Glimepiride Impurity V

分子式： $C_{24}H_{34}N_4O_5S$

分子量： 490.62

CAS 编号： 684286-46-2

中文化学名： 1-［［4-［2-(3-乙基-4-甲基-2-氧代-3-吡咯啉-1-甲酰氨基)乙基］苯基］磺酰基］-3-(顺式-4-甲基环己基)-脲

英文化学名： 1-[[4-[2-(3-Ethyl-4-methyl-2-oxo-3-pyrroline-1-carboxamido)ethyl]phenyl]sulfonyl]-3-(*cis*-4-methylcyclohexyl)urea

性状： 本品为白色结晶性粉末

正离子扫描二级质谱图

[M+H]+ CID:10V

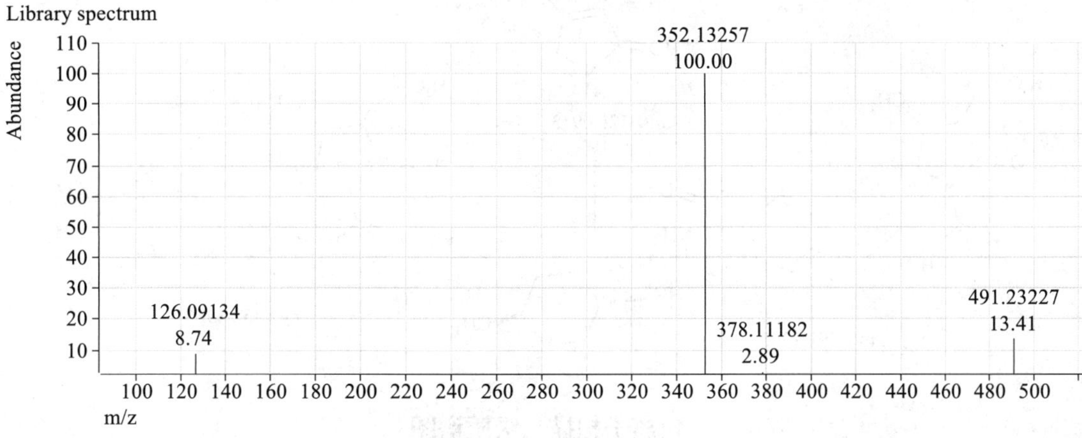

[M+H]+ CID:20V

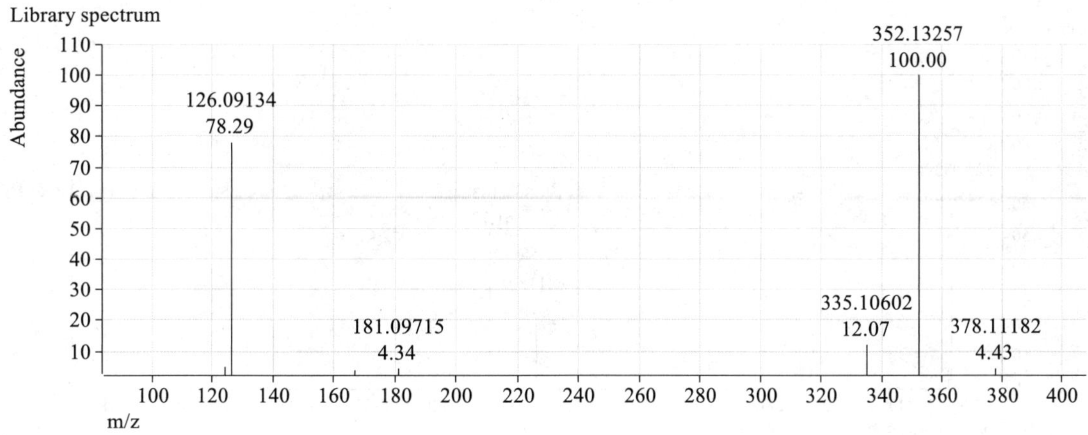

[M+H]+ CID:40V

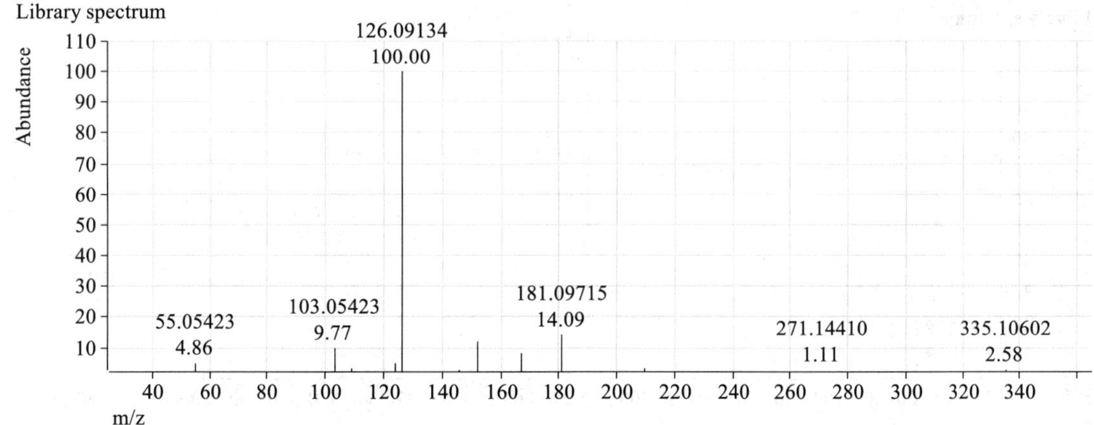

正离子扫描裂解途径解析

H_3C CH_3 $\overset{+}{H}O$ N H
m/z 126.0913

m/z 491.2323

m/z 352.1326

负离子扫描二级质谱图

$[M-H]^-$ CID:10V

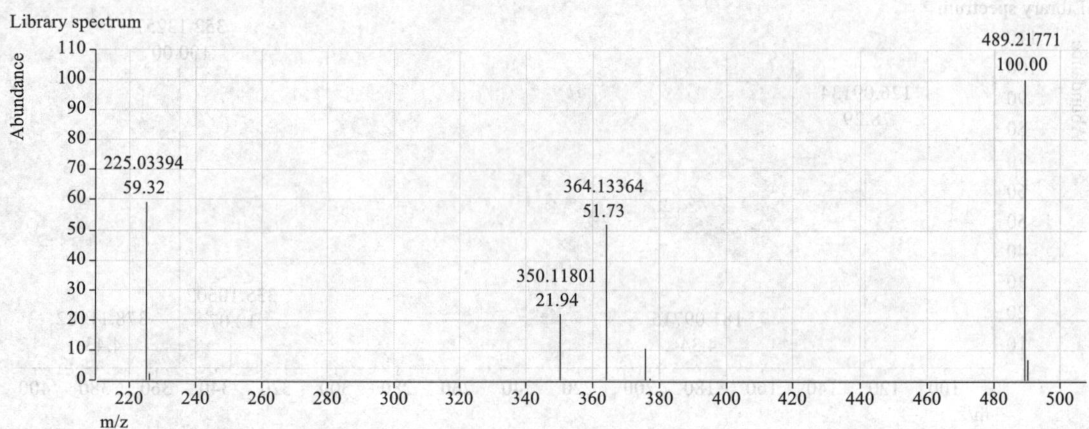

$[M-H]^-$ CID:20V

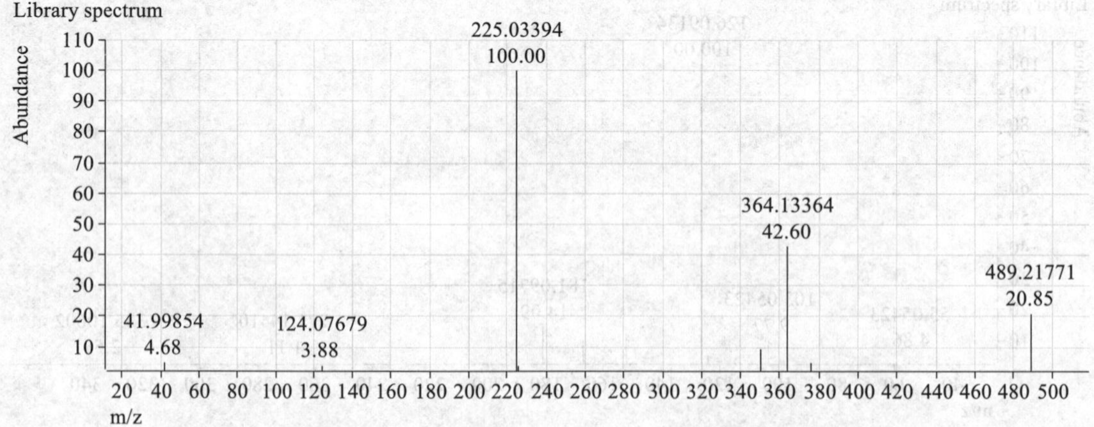

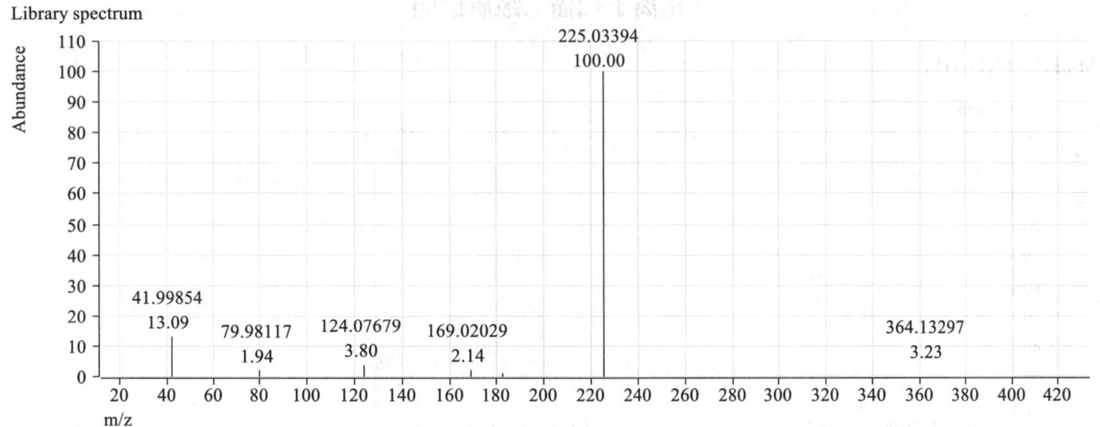

负离子扫描裂解途径解析

m/z 489.2177

m/z 225.0339

m/z 364.1337

格 列 喹 酮

英文名：Gliquidone

分子式：$C_{27}H_{33}N_3O_6S$

分子量：527.64

CAS 编号：33342-05-1

中文化学名：1-环已基-3-[[对-[2-[3,4-二氢-7-甲氧基-4,4-二甲基-1,3-二氧代-2(1*H*)-异喹啉基]乙基]苯基]磺酰基]脲

英文化学名：1-Cyclohexyl-3-[[*p*-[2-[3,4-dihydro-7-methoxy-4,4-dimethyl-1,3-dioxo-2(1*H*)-isoquinolyl]ethyl]phenyl]sulfonyl]urea

性状：本品为白色结晶或结晶性粉末;无臭

溶解性：本品在三氯甲烷中易溶,在丙酮中略溶,在乙醇或甲醇中微溶,在水中几乎不溶

正离子扫描二级质谱图

[M+H]$^+$ CID:10V

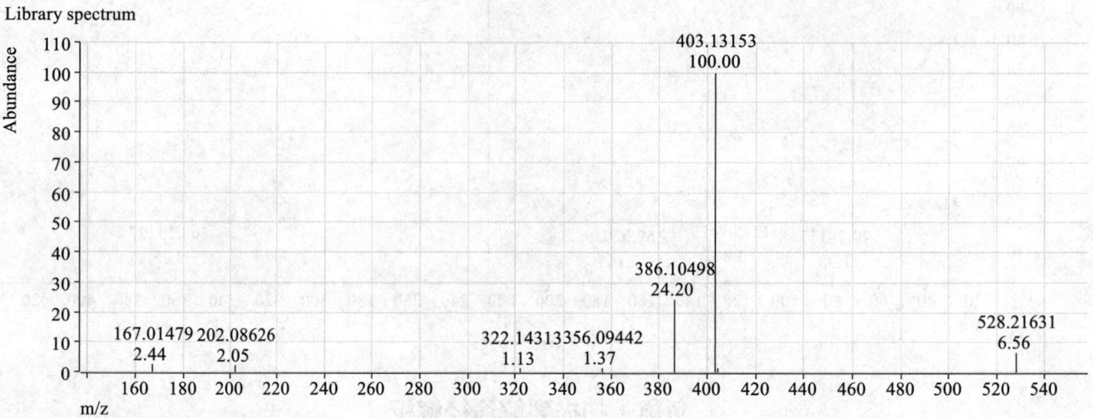

[M+H]$^+$ CID:20V

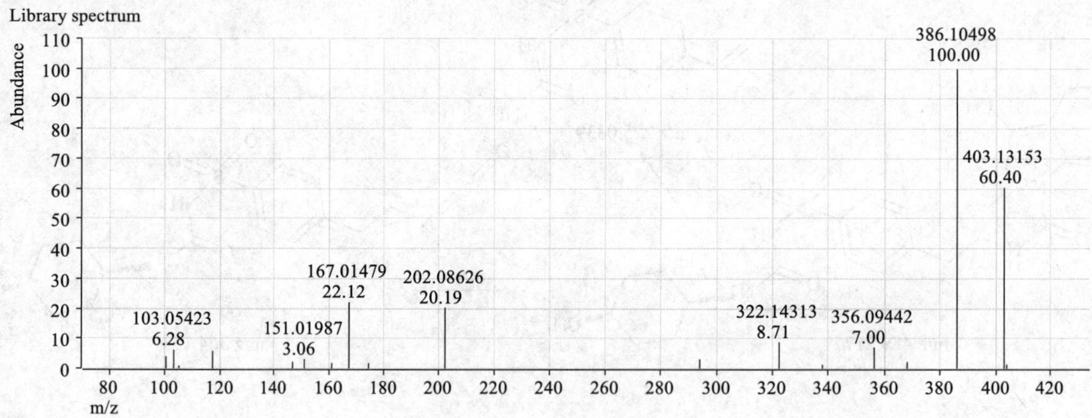

[M+H]$^+$ CID:40V

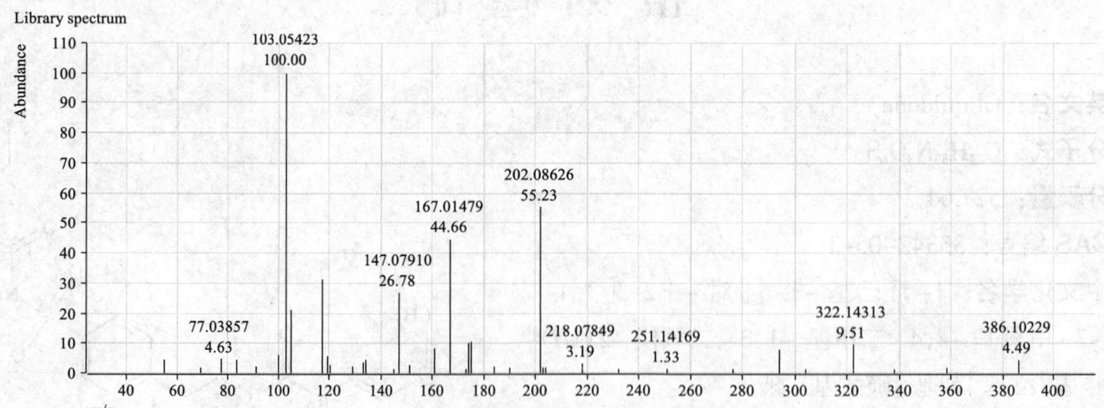

正离子扫描裂解途径解析

m/z 403.1322

m/z 528.2163

m/z 167.0161

m/z 103.0542

m/z 202.0863

m/z 386.1057

负离子扫描二级质谱图

$[M-H]^-$ CID:10V

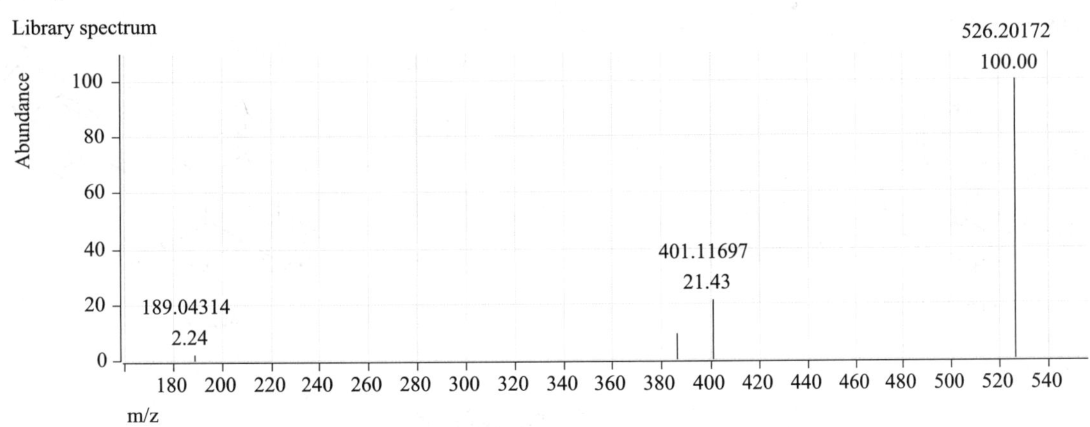

$[M-H]^-$ CID:20V

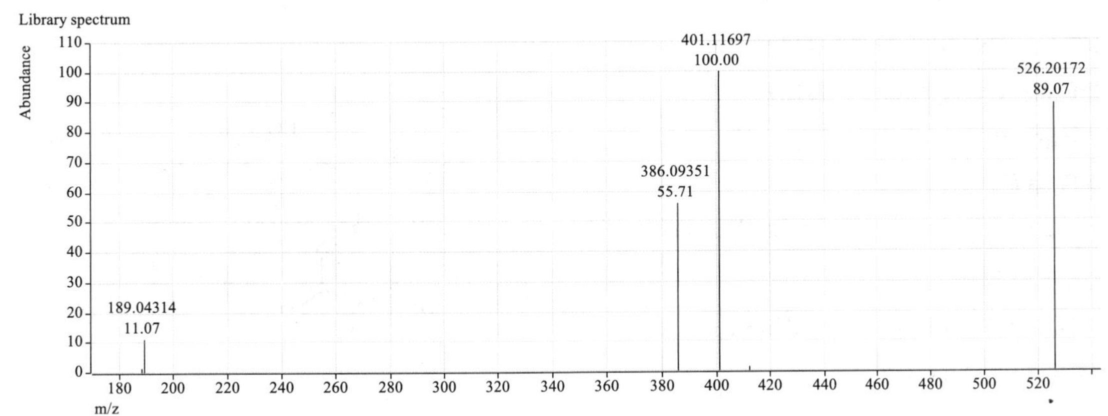

$[M-H]^-$ CID:40V

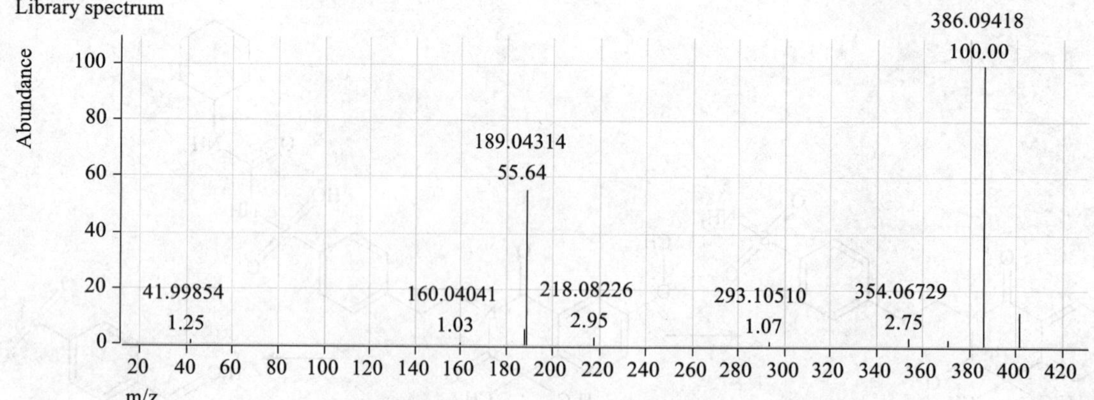

负离子扫描裂解途径解析

m/z 526.2017

m/z 401.1177

m/z 189.0431

m/z 386.0942

核黄素磷酸钠

英文名：Riboflavin Sodium Phosphate

分子式：$C_{17}H_{20}N_4NaO_9P \cdot 2H_2O$

分子量：514.36

CAS 编号：130-40-5

中文化学名：核黄素 5′-(二氢磷酸酯)单钠盐二水合物

英文化学名：Riboflavin 5′-(dihydrogen phosphate) monosodium salt

, $2H_2O$

性状：本品为橙黄色结晶性粉末；几乎无臭；有引湿性

溶解性：本品在水中溶解，在乙醇、三氯甲烷或乙醚中几乎不溶

正离子扫描二级质谱图

[M+H]+ CID:10V

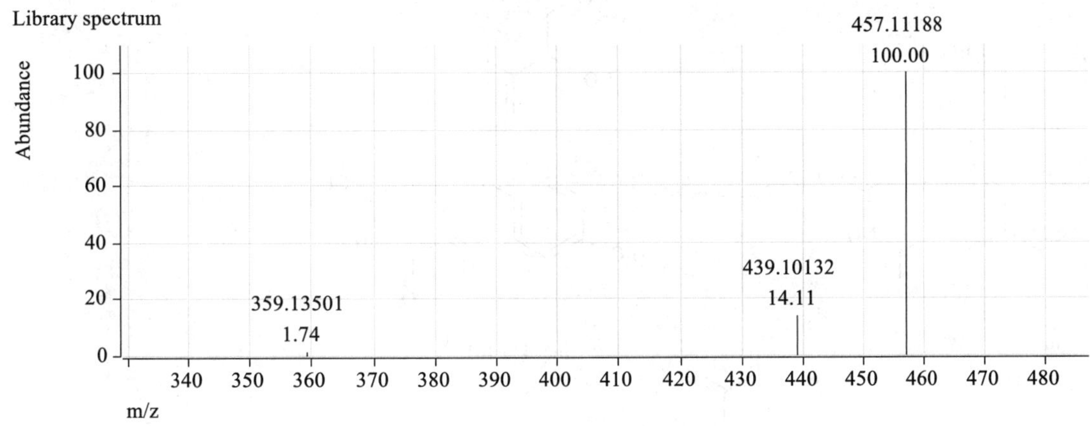

[M+H]+ CID:20V

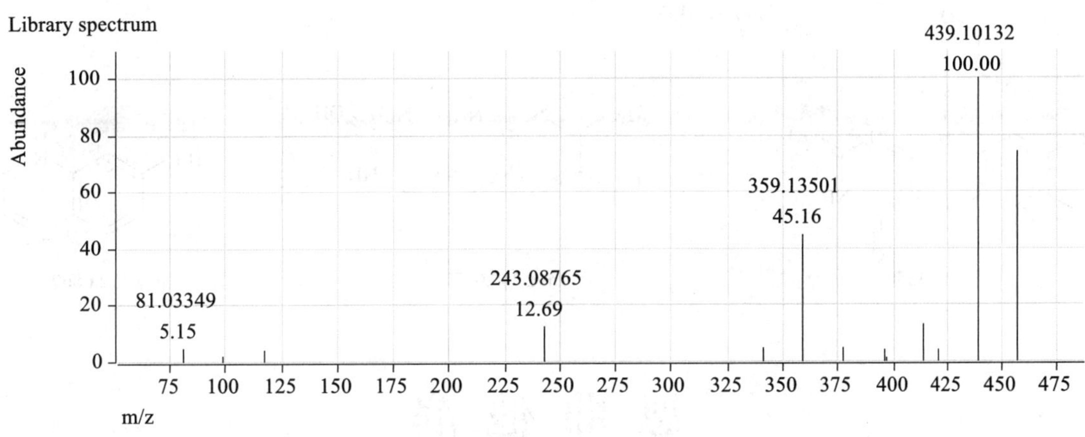

[M+H]+ CID:40V

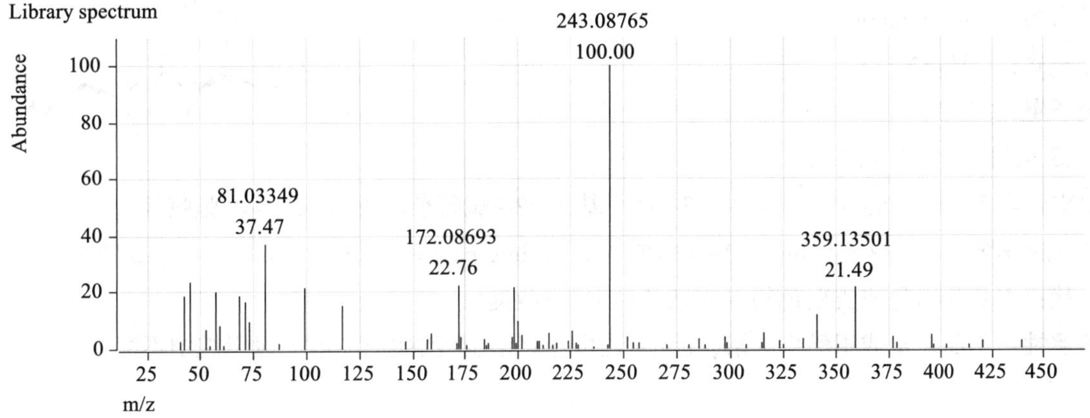

正离子扫描裂解途径解析

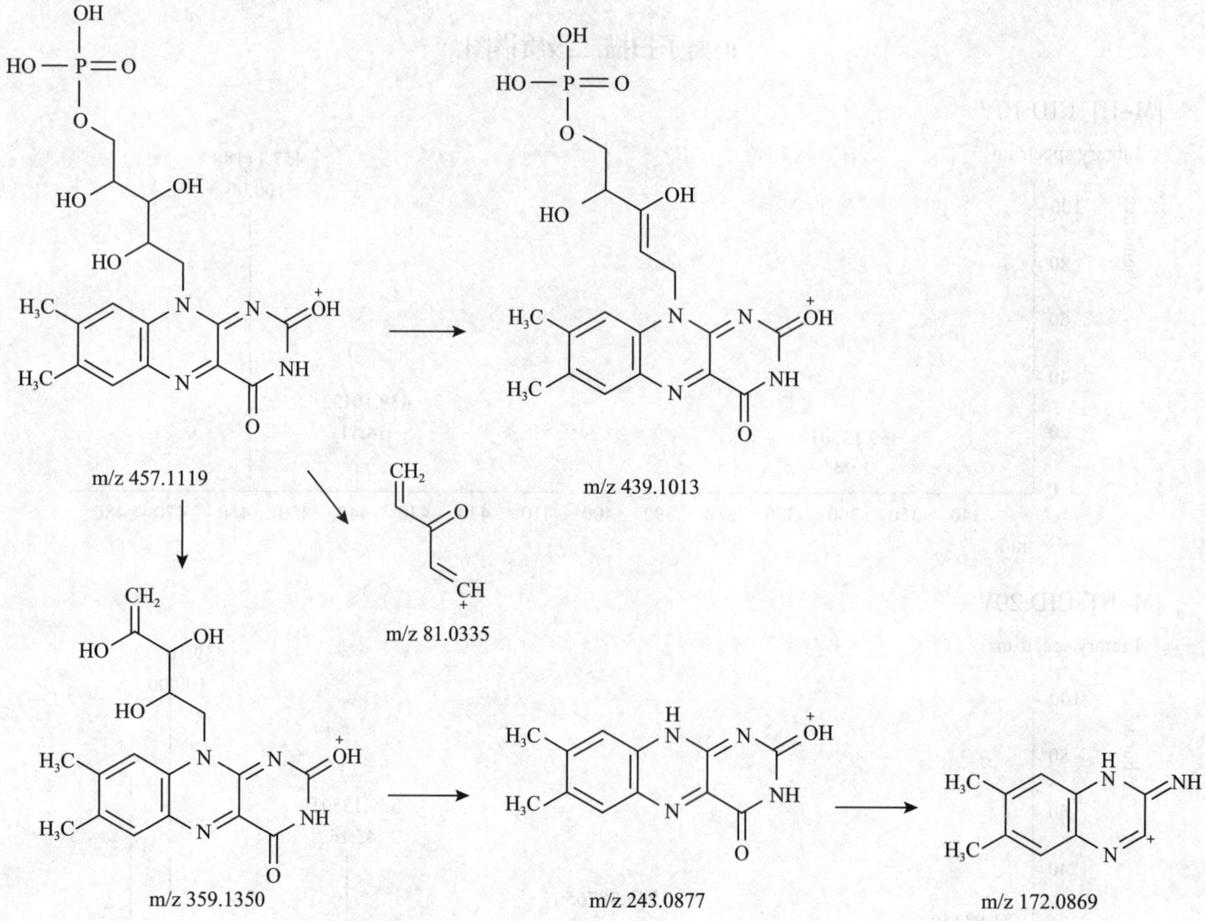

m/z 457.1119

m/z 439.1013

m/z 81.0335

m/z 359.1350

m/z 243.0877

m/z 172.0869

恩 曲 他 滨

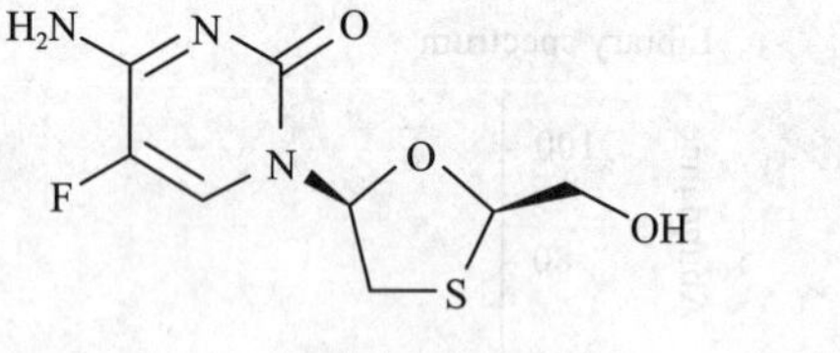

英文名：Emtricitabine

分子式：$C_8H_{10}FN_3O_3S$

分子量：247.24

CAS 编号：143491-57-0

中文化学名：(2*R*,5*S*)-5-氟-1-[2-羟甲基-1,3-氧硫杂环戊烷-5-基]胞嘧啶

英文化学名：4-Amino-5-fluoro-1-[(2*R*,5*S*)-2-(hydroxymethyl)-[1,3]oxathiolan-5-yl]-2(1*H*)-pyrimidinone

性状：本品为白色或类白色粉末或结晶性粉末；微臭

溶解性：本品在水或甲醇中易溶，在无水乙醇中略溶，在乙酸乙酯或二氯甲烷中不溶

正离子扫描二级质谱图

$[M+H]^+$ CID:10V

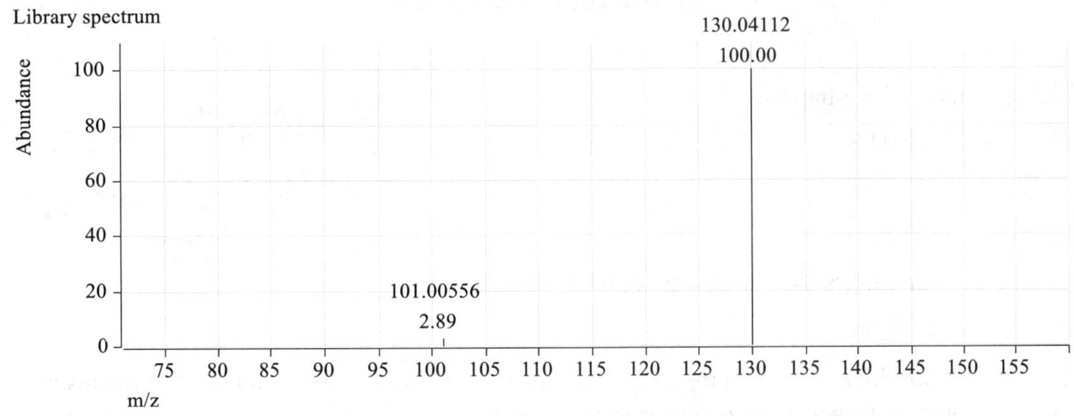

$[M+H]^+$ CID:20V

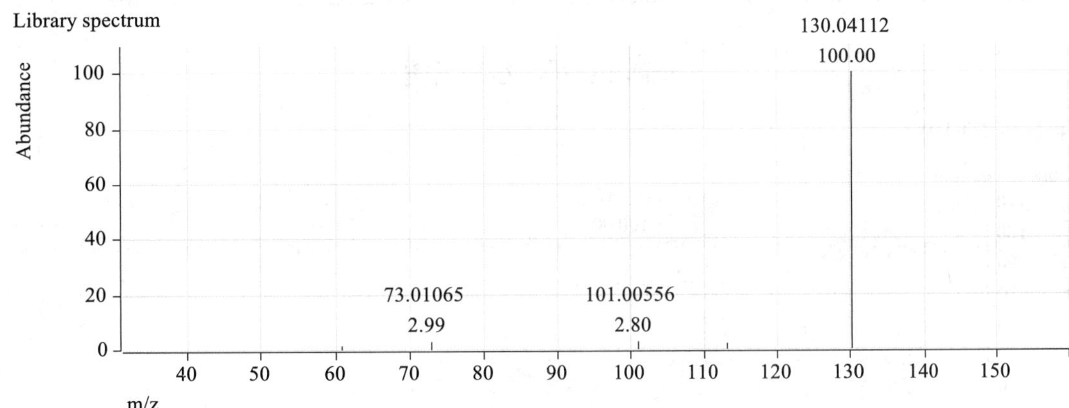

$[M+H]^+$ CID:40V

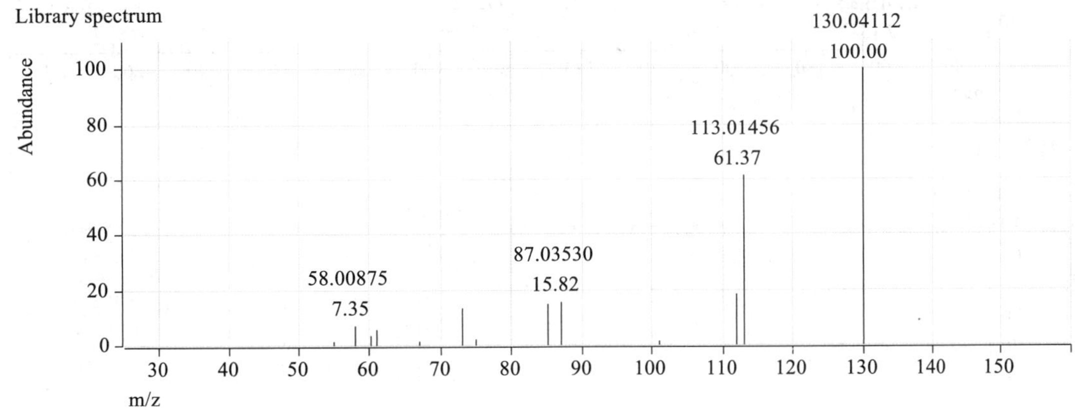

正离子扫描裂解途径解析

m/z 101.0056 ← m/z 248.0500 → m/z 130.0411

恩曲他滨杂质Ⅱ

英文名：Emtricitabine Impurity Ⅱ

分子式：$C_8H_{10}FN_3O_4S$

分子量：263.25

CAS 编号：152128-77-3

中文化学名：(2*R*,3*R*,5*S*)-5 氟 -1-[2- 羟甲基 -3- 氧 -1,3- 氧硫环 -5- 基]胞啶

英文化学名：(2*R*,3*R*,5*S*)- 5-Fluoro-1-[2-hydroxymethyl-3-oxo-1,3-oxathiolan-5-yl]cytosine

性状：本品为白色或类白色粉末或结晶性粉末；微臭

溶解性：本品在水或甲醇中易溶，在无水乙醇中略溶，在乙酸乙酯或二氯甲烷中不溶

正离子扫描二级质谱图

$[M+H]^+$ CID:10V

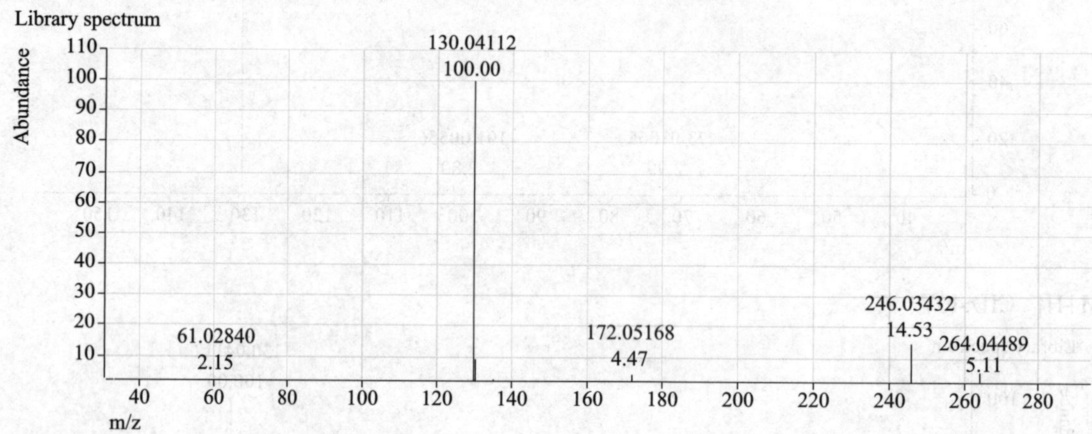

$[M+H]^+$ CID:20V

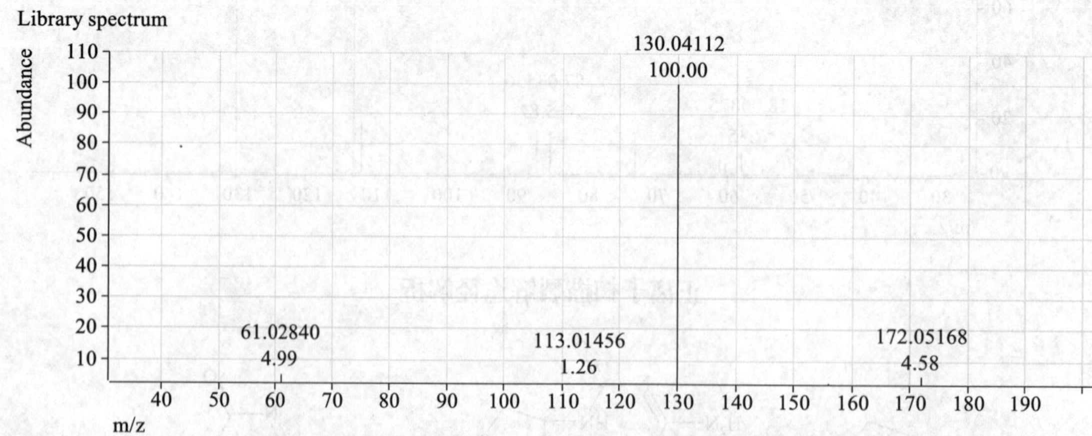

[M+H]$^+$ CID:40V

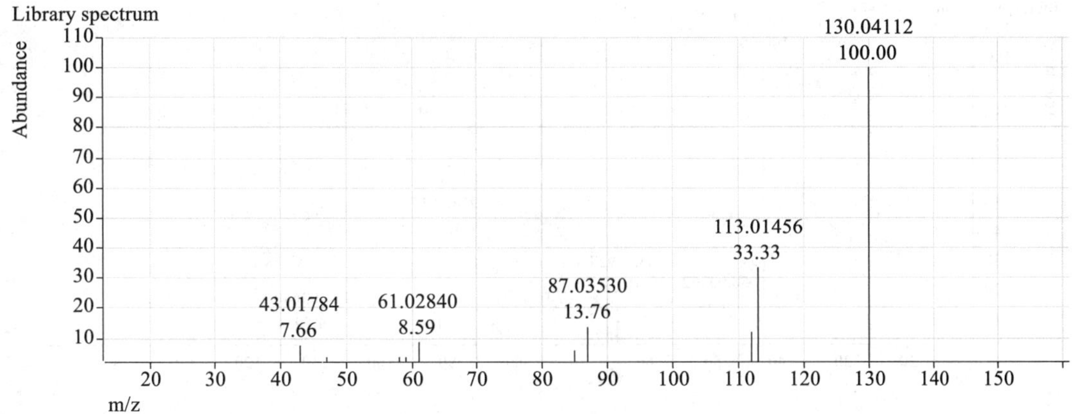

正离子扫描裂解途径解析

m/z 130.0412 ← m/z 264.0449 → m/z 246.0343

负离子扫描二级质谱图

[M−H]$^-$ CID:10V

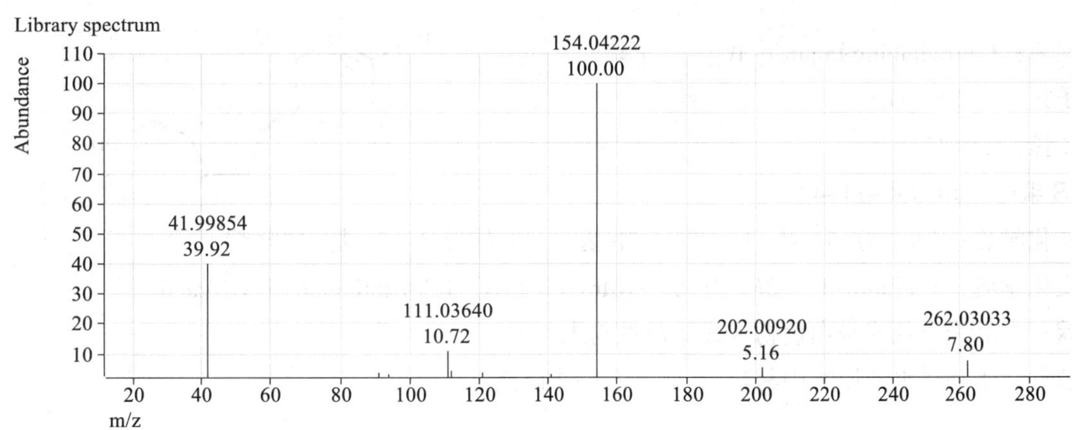

[M−H]$^-$ CID:20V

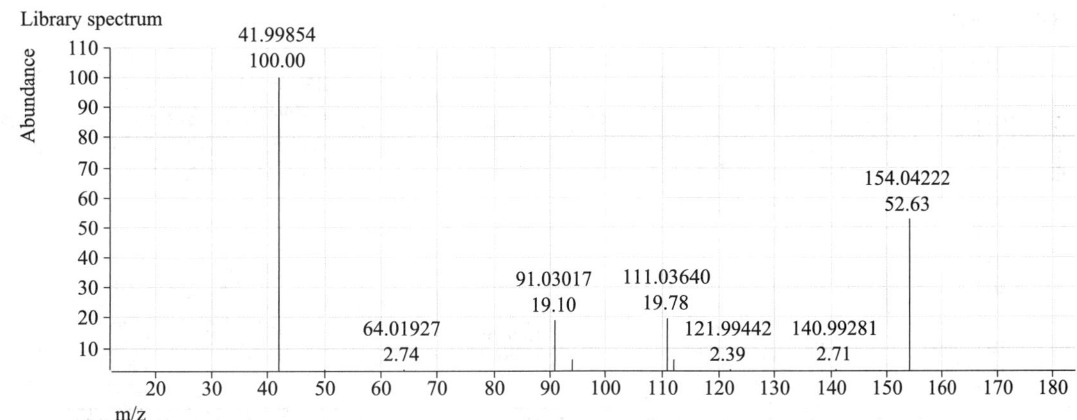

[M-H]⁻ CID:40V

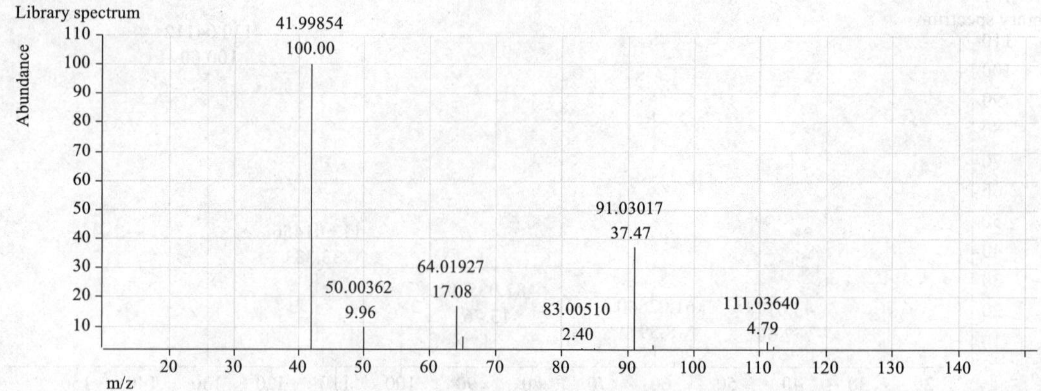

负离子扫描裂解途径解析

m/z 262.0303 → m/z 154.0422

恩曲他滨杂质Ⅳ

英文名：Emtricitabine Impurity Ⅳ

分子式：$C_8H_9FN_2O_4S$

分子量：248.23

CAS 编号：145986-11-4

中文化学名：(2*R*,5*S*)-5-氟-1-[2-羟甲基-1,3-氧硫环-5-基]尿嘧啶

英文化学名：5-Fluoro-1-[(2*R*,5*S*)-2-(hydroxymethyl)-1,3-oxathiolan-5-yl]uracil

性状：本品为白色或类白色粉末或结晶性粉末

溶解性：本品在水或甲醇中易溶，在无水乙醇中略溶

正离子扫描二级质谱图

[M+H]⁺ CID:10V

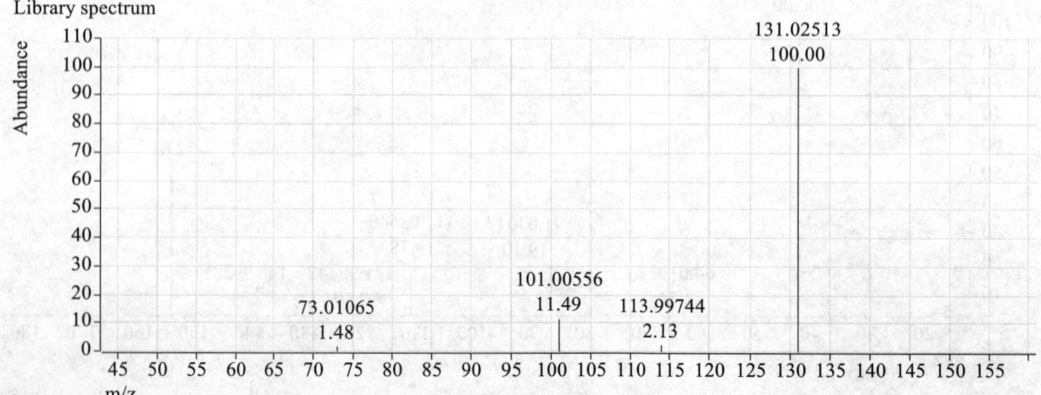

$[M+H]^+$ CID:20V

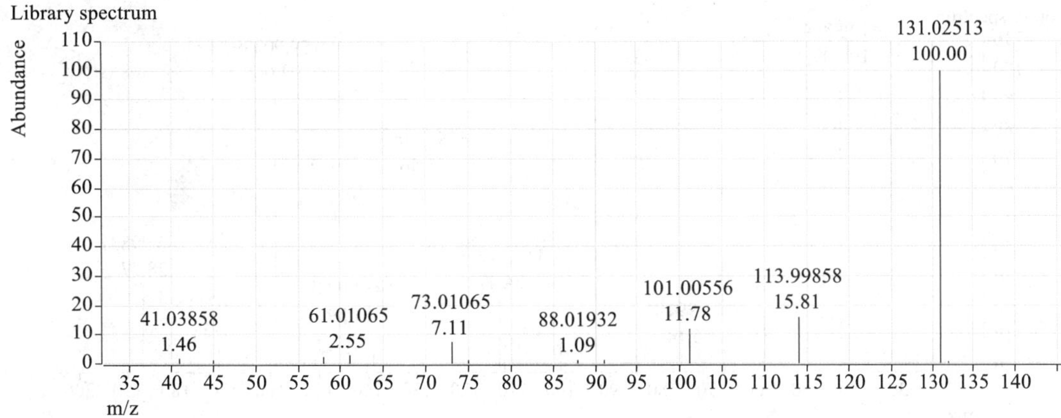

$[M+H]^+$ CID:40V

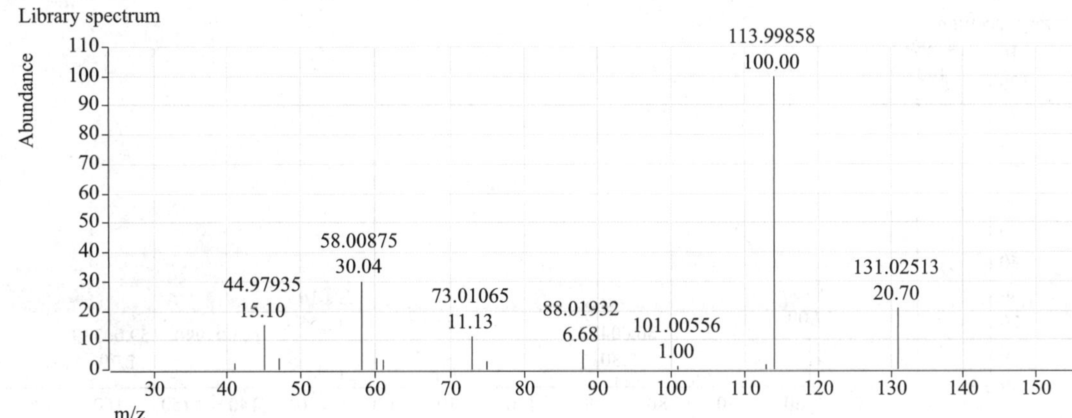

正离子扫描裂解途径解析

m/z 101.0056 ← m/z 249.0340 → m/z 131.0251 → m/z 113.9986 → m/z 58.0088

负离子扫描二级质谱图

$[M-H]^-$ CID:10V

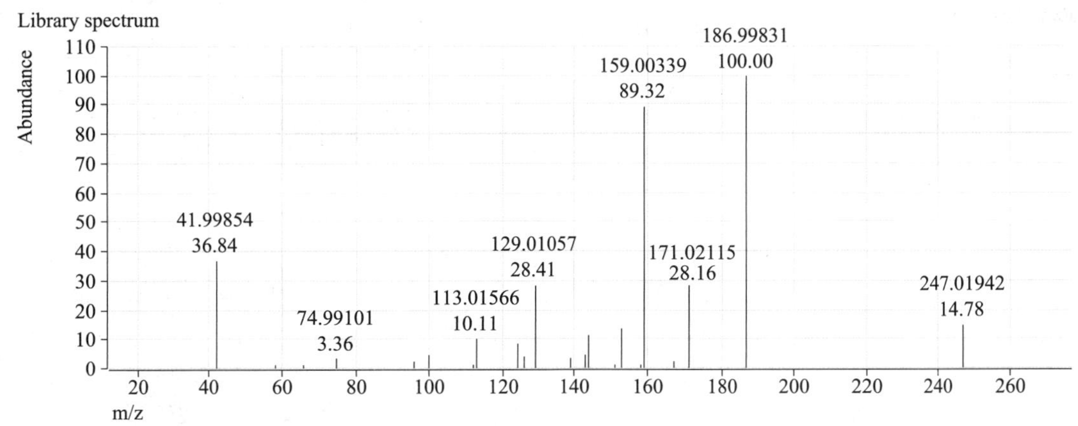

$[M-H]^-$ CID:20V

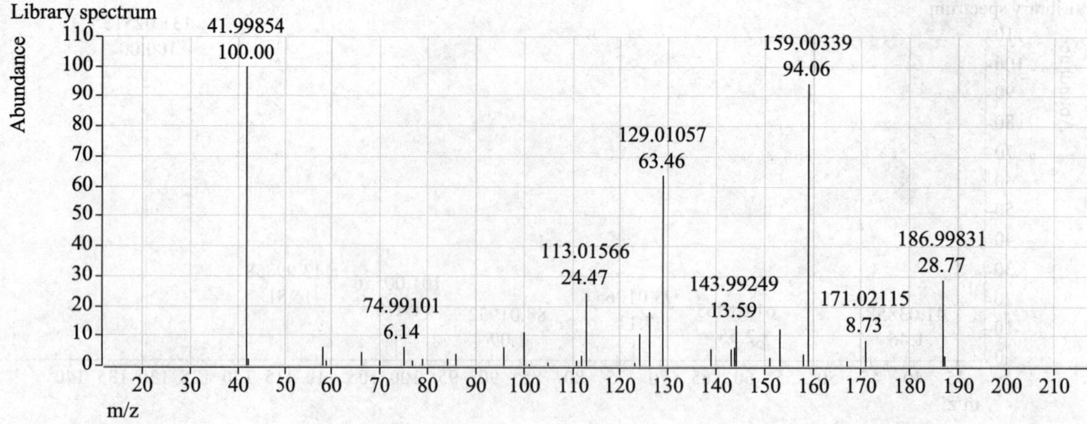

$[M-H]^-$ CID:40V

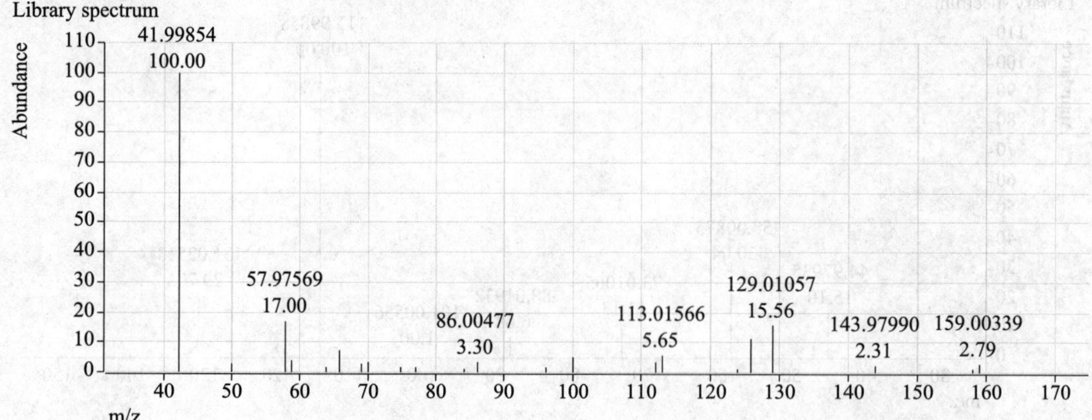

负离子扫描裂解途径解析

m/z 247.0194

m/z 129.0105

m/z 186.9983

m/z 159.0034

m/z 171.0211

恩曲他滨杂质 V

英文名：Emtricitabine Impurity V

分子式：$C_{18}H_{26}FN_3O_4S$

分子量：399.48

CAS 编号：764659-79-2

中文化学名：(2*R*,5*S*)-5-(5- 氟胞嘧啶 -1- 基)-1,3- 氧硫杂环戊烷 -2- 羧酸薄荷醇酯

英文化学名：L-Menthyl 5-(2*R*,5*S*)-[4-amino-5-fluoro-2-oxopyrimiclin-1(2*H*)-yl]-1,3-oxathiolane-2-carboxylate

性状：本品为白色粉末

正离子扫描二级质谱图

[M+H]+ CID:10V

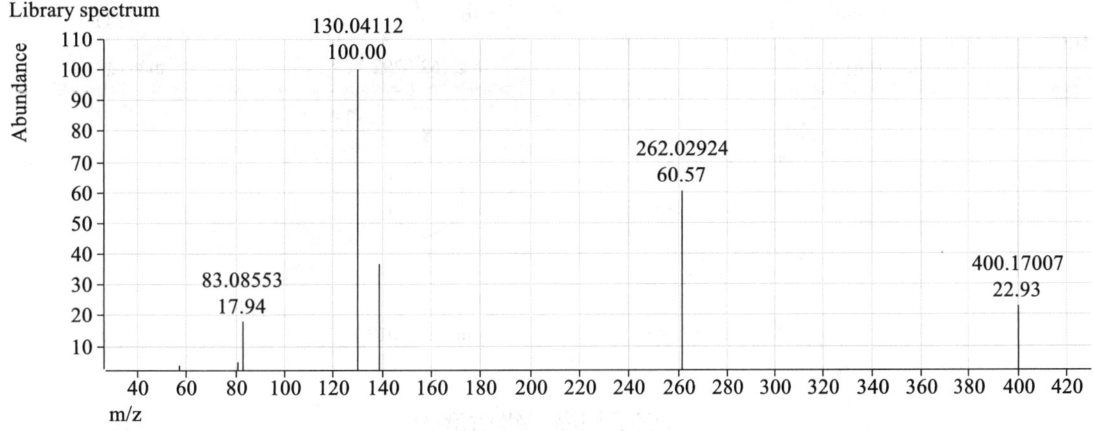

[M+H]+ CID:20V

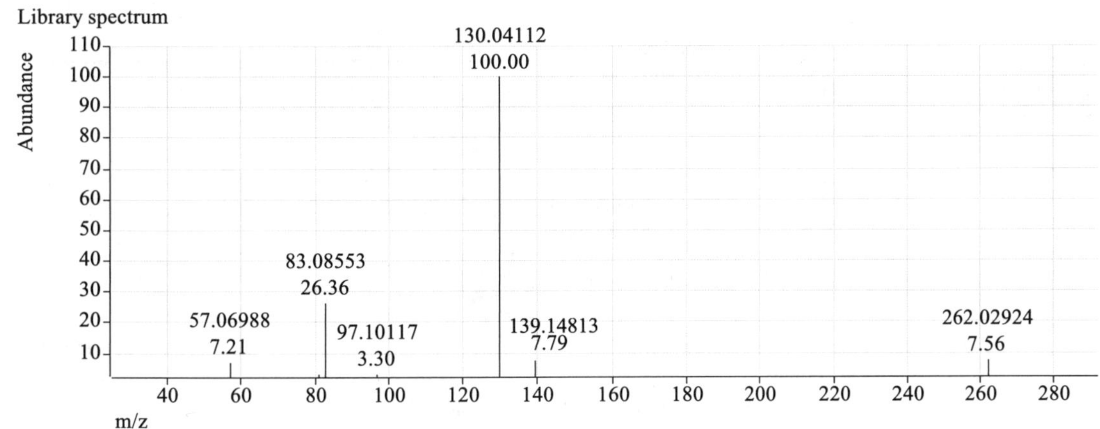

$[M+H]^+$ CID:40V

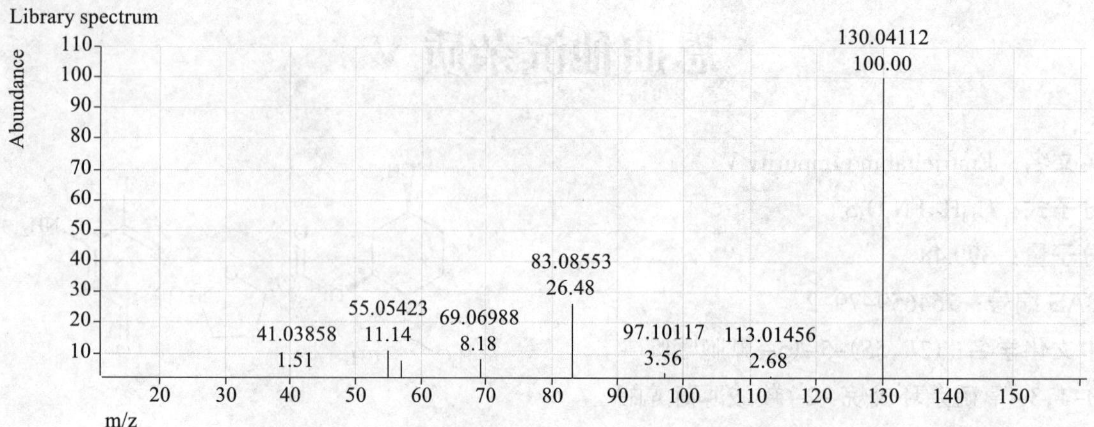

正离子扫描裂解途径解析

m/z 400.1701 → m/z 262.0292 → m/z 130.0411

m/z 400.1701 → m/z 139.1481 → m/z 97.1012

负离子扫描二级质谱图

$[M-H]^-$ CID:10V

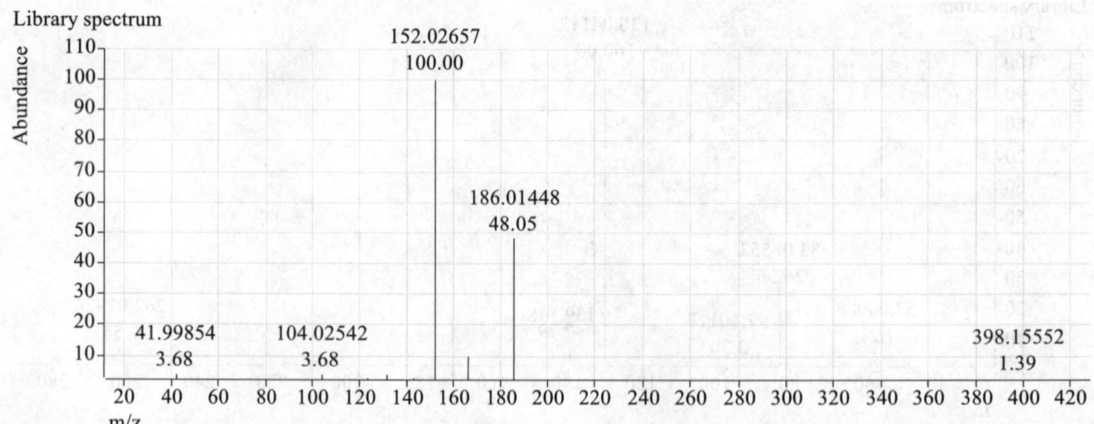

[M−H]⁻ CID:20V

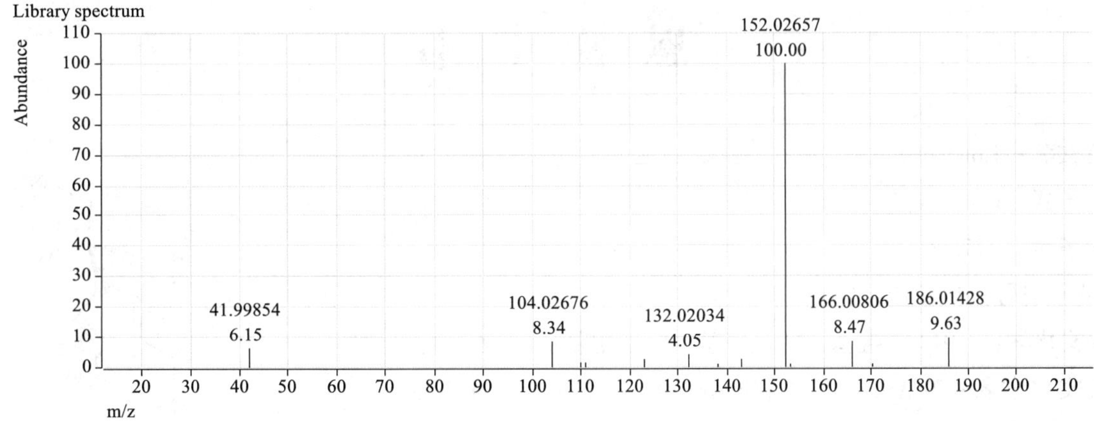

[M−H]⁻ CID:40V

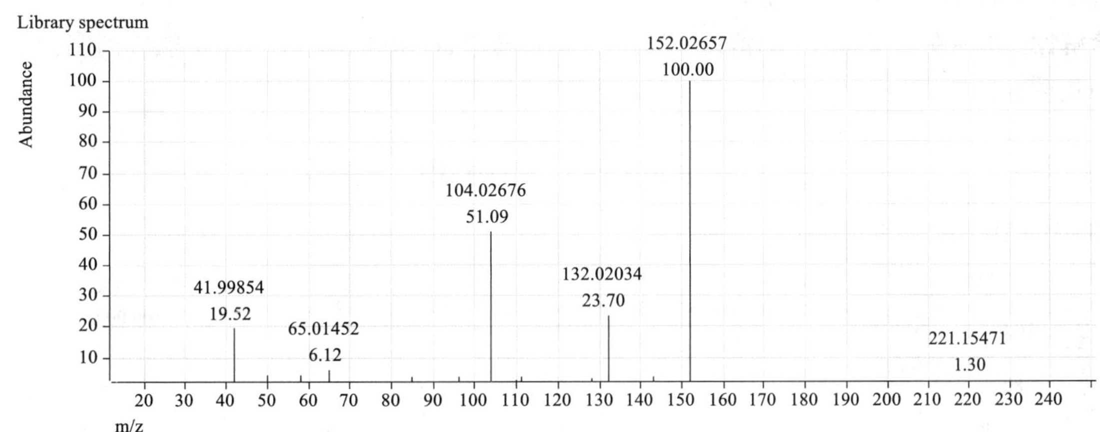

负离子扫描裂解途径解析

m/z 398.1555

m/z 186.0143

m/z 166.0081

m/z 152.0266

恩 替 卡 韦

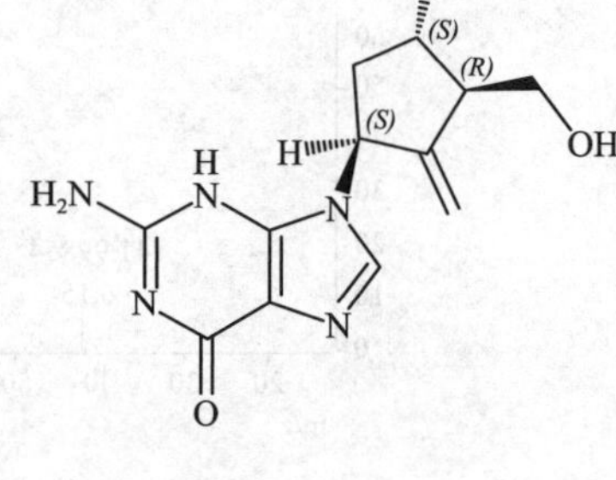

英文名：Entecavir

分子式：$C_{12}H_{15}N_5O_3$

分子量：277.28

CAS 编号：142217-69-4

中文化学名：9-(4-羟基-3-羟甲基-2-亚甲基环戊-1-基)鸟嘌呤

英文化学名：2-Amino-1,9-dihydro-9-[(1*S*,3*R*,4*S*)-4-hydroxy-3-(hydroxymethyl)-2-methylenecyclopentyl]-6*H*-purin-6-one

性状：本品为白色或类白色粉末

溶解性：本品在二甲亚砜中易溶，在乙醇和甲醇中微溶，在水和异丙醇中极微溶，在丙酮、乙醚和正己烷中几乎不溶

正离子扫描二级质谱图

$[M+H]^+$ CID:10V

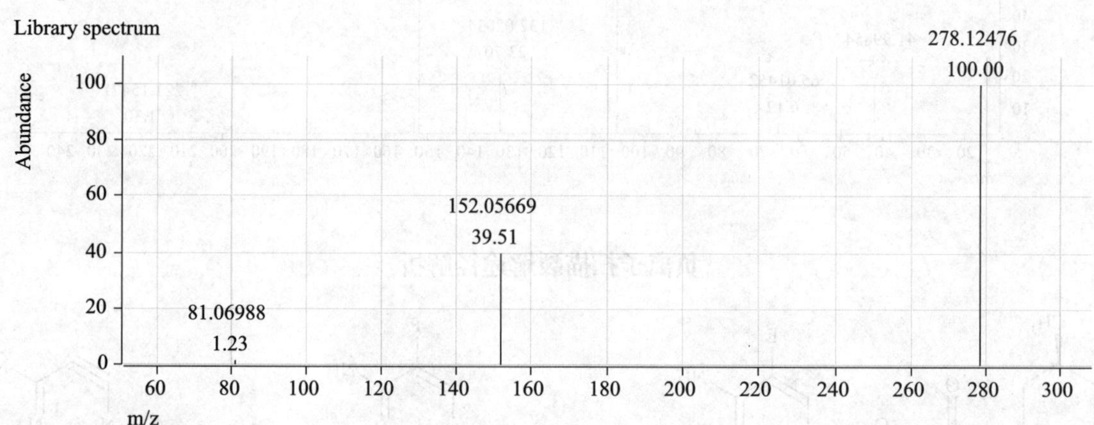

$[M+H]^+$ CID:20V

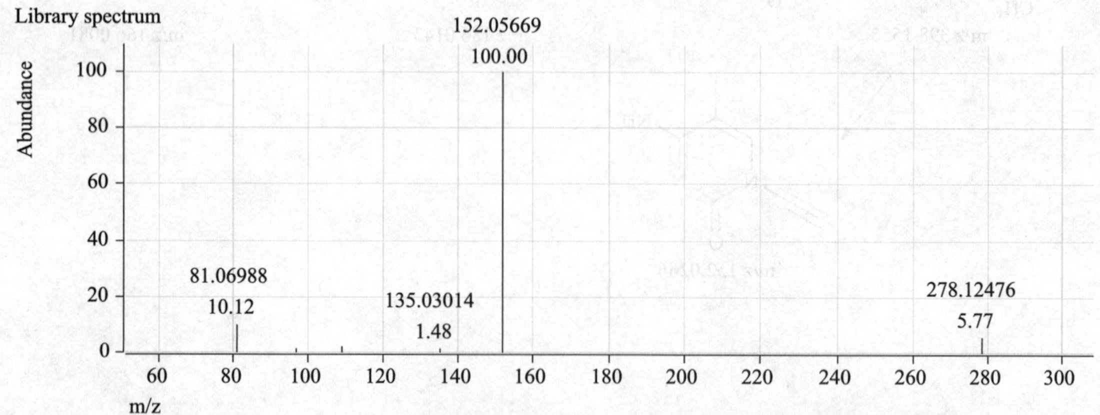

[M+H]$^+$ CID:40V

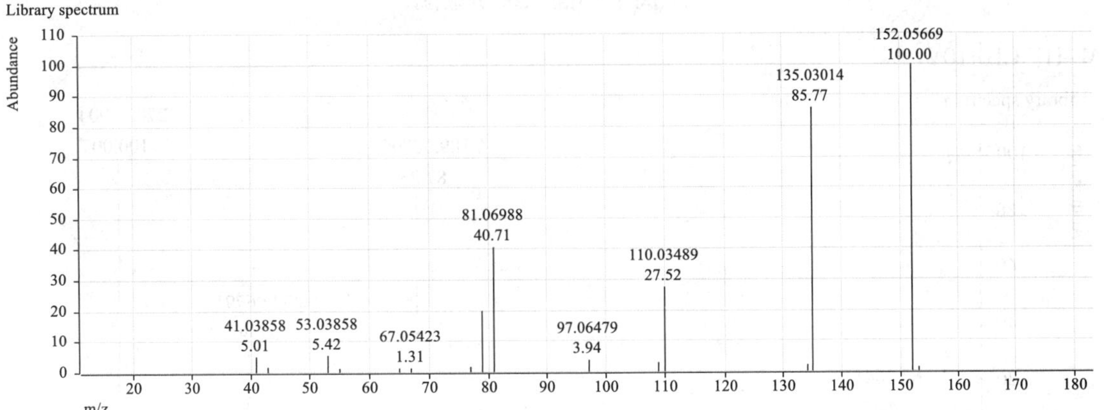

正离子扫描裂解途径解析

m/z 278.1248

m/z 97.0648

m/z 81.0699

m/z 152.0567

m/z 135.0301

m/z 110.0349

唑来膦酸

英文名： Zoledronic Acid

分子式： $C_5H_{10}N_2O_7P_2$

分子量： 272.09

CAS 编号： 118072-93-8

中文化学名： 1-羟基-2-(咪唑-1-基)-亚乙基-1,1-二磷酸

英文化学名： 1-Hydroxy-2-(1-imidazolyl)ethane-1,1-diphosphonic acid

性状： 本品为白色或类白色结晶或结晶性粉末；无臭

溶解性： 本品在 0.1mol/L 盐酸溶液、水中极微溶，在无水乙醇或甲醇中几乎不溶，在 0.1mol/L 氢氧化钠溶液中略溶

负离子扫描二级质谱图

[M−H]⁻ CID:10V

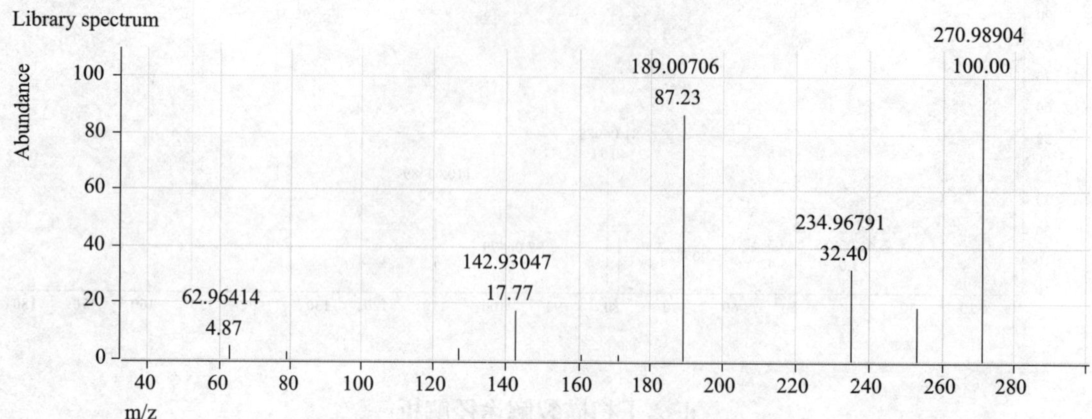

[M−H]⁻ CID:20V

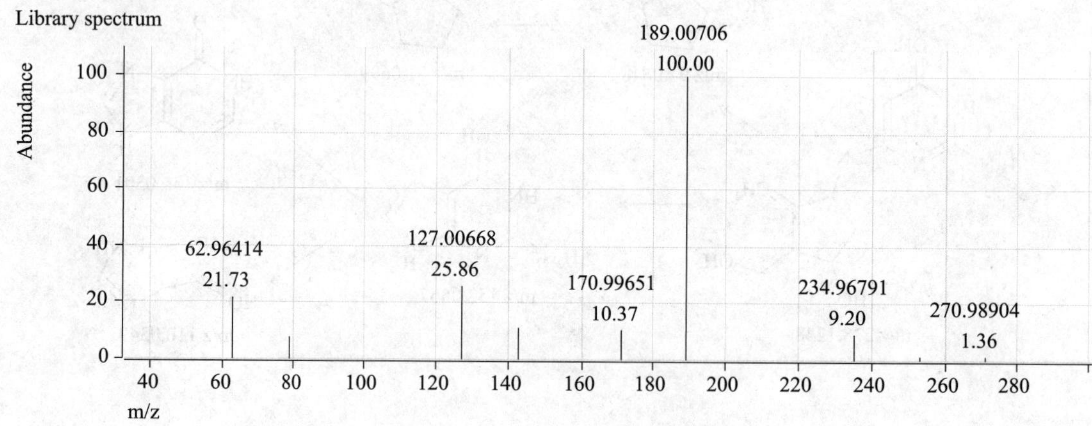

[M−H]⁻ CID:40V

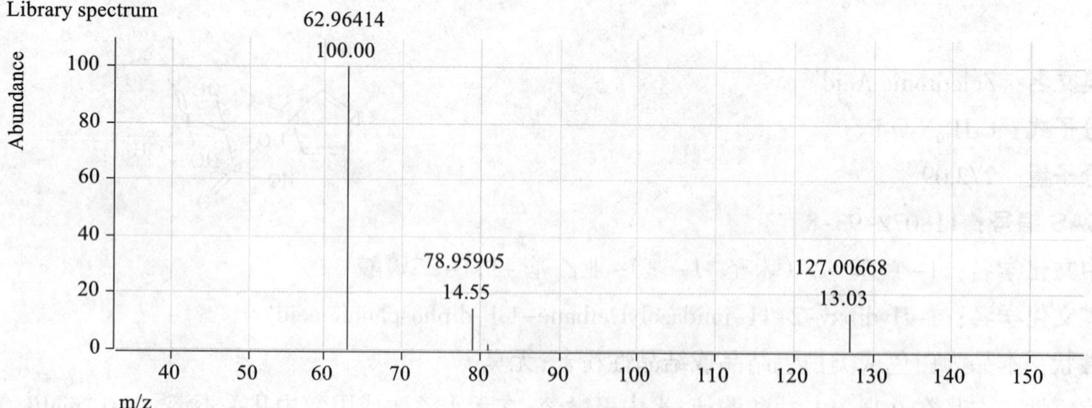

负离子扫描裂解途径解析

m/z 78.9591

m/z 62.9641

m/z 189.0071

m/z 127.0067

m/z 270.9890

m/z 252.9785

m/z 234.9679

$HP_2O_5^-$

m/z 142.9305

氨 丁 三 醇

英文名：Trometamol

分子式：$C_4H_{11}NO_3$

分子量：121.14

CAS 编号：77-86-1

中文化学名：2- 氨基 -2- 羟甲基 -1,3- 丙二醇

英文化学名：2-Amino-2-hydroxymethyl-1,3-propanediol

性状：本品为白色结晶

溶解性：本品在水中易溶，在乙醇中溶解

正离子扫描二级质谱图

$[M+H]^+$ CID:10V

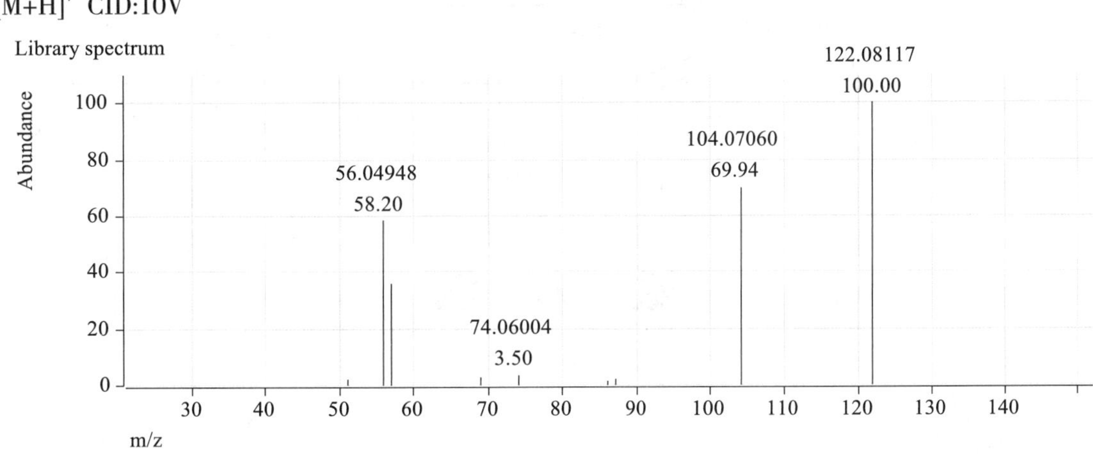

[M+H]+ CID:20V

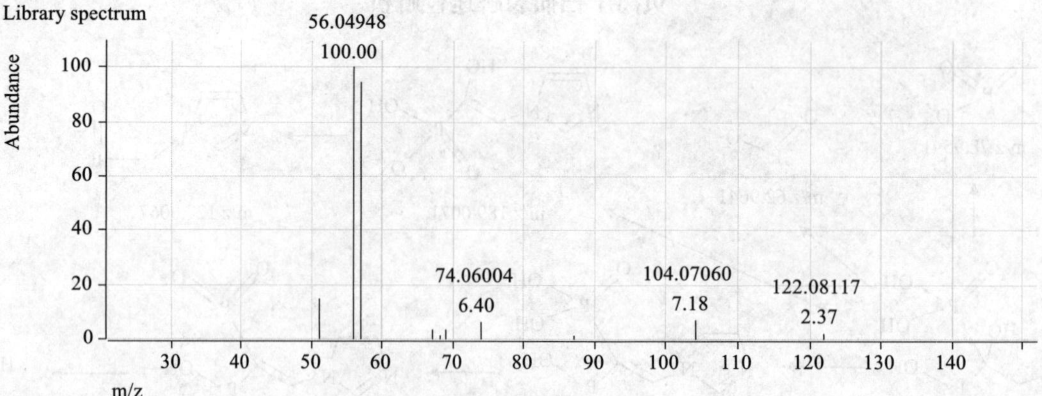

[M+H]+ CID:40V

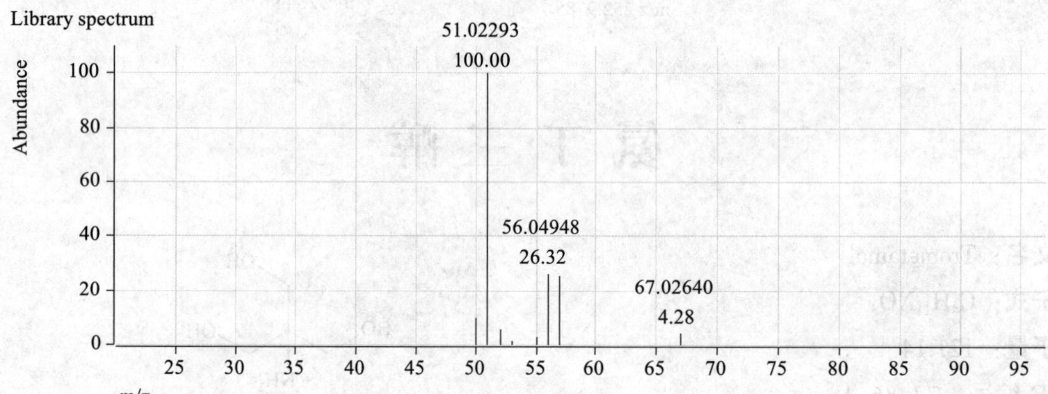

正离子扫描裂解途径解析

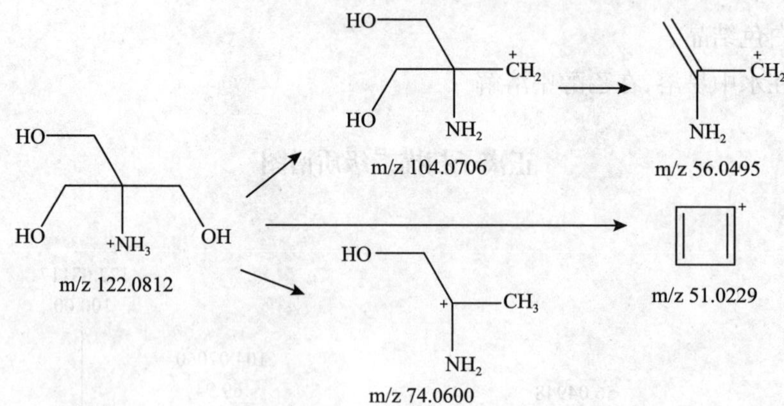

氨　力　农

英文名：Amrinone

分子式：$C_{10}H_9N_3O$

分子量：187.20

CAS 编号：60719-84-8

中文化学名：5-氨基-(3,4′-双吡啶)-6(1*H*)-酮

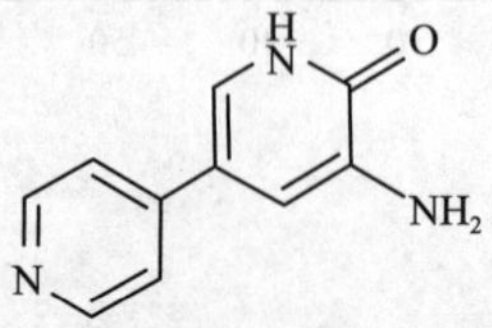

英文化学名： 5-Amino-[3,4′-bipyridin]-6(1*H*)-one

性状： 本品为淡黄色至淡黄棕色针状结晶或结晶性粉末；无臭；遇光色渐变深

溶解性： 本品在甲醇中微溶，在乙醇中极微溶，在水中几乎不溶，在乳酸中溶解

正离子扫描二级质谱图

$[M+H]^+$ CID:10V

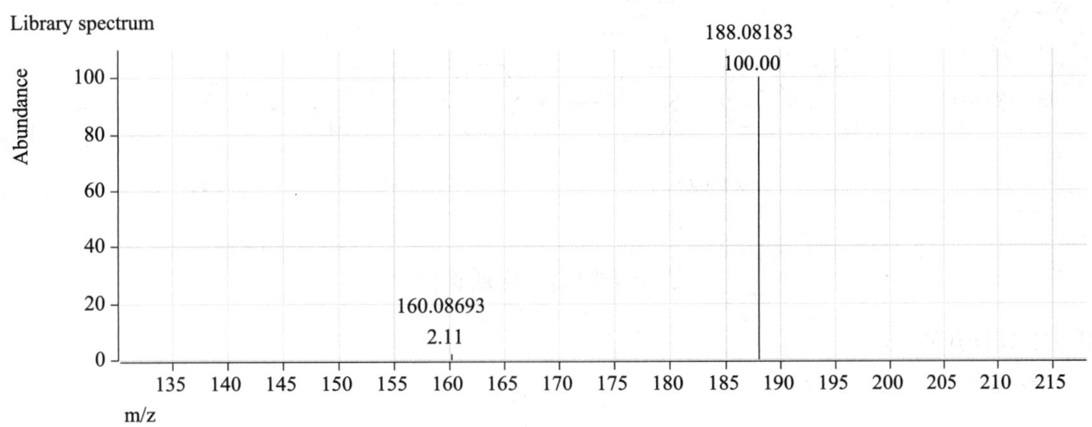

$[M+H]^+$ CID:20V

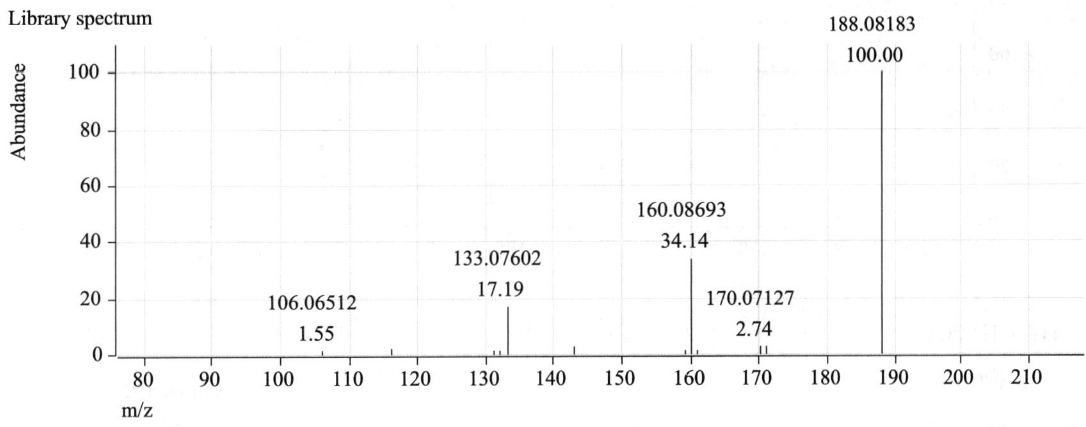

$[M+H]^+$ CID:40V

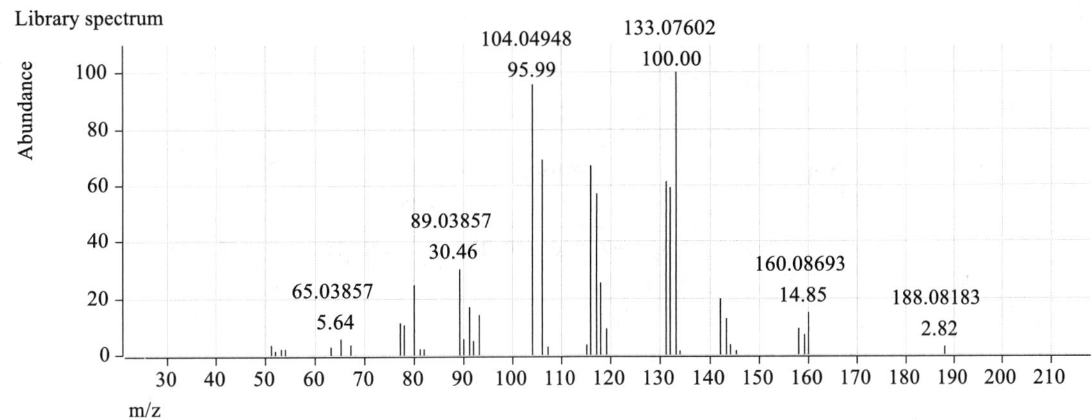

正离子扫描裂解途径解析

m/z 188.0818

m/z 170.0713

m/z 104.0495

m/z 160.0869

m/z 133.0760

m/z 89.0386

m/z 65.0386

负离子扫描二级质谱图

[M–H]⁻ CID:10V

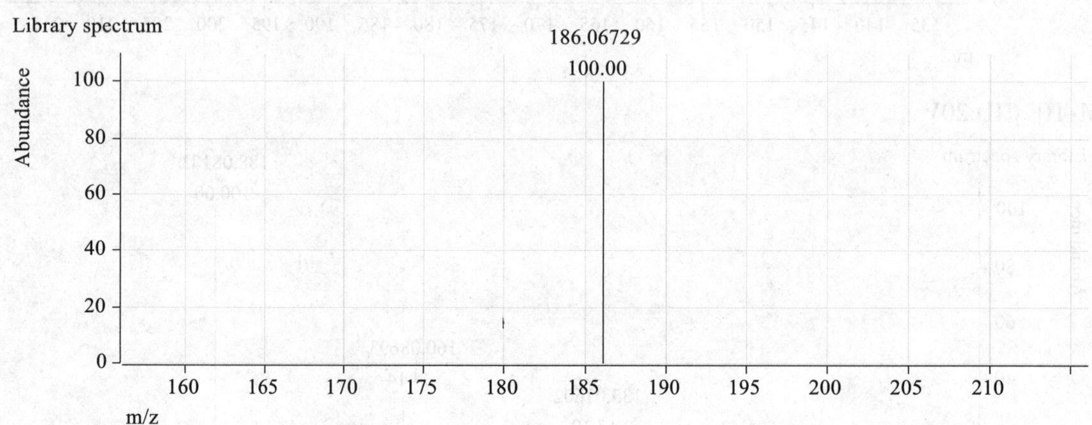

[M–H]⁻ CID:20V

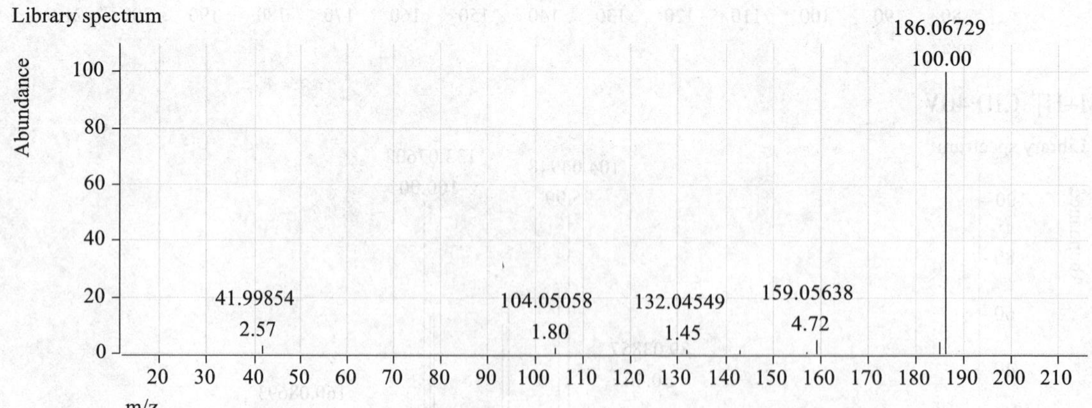

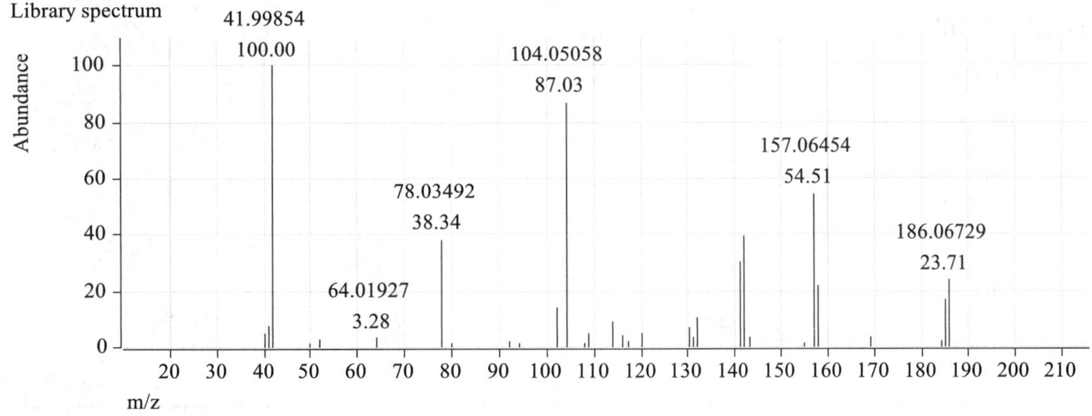

负离子扫描裂解途径解析

m/z 186.0673　m/z 159.0564　m/z 132.0455

m/z 104.0506　m/z 78.0349　m/z 41.9985

氨 甲 环 酸

英文名： Tranexamic Acid

分子式： $C_8H_{15}NO_2$

分子量： 157.21

CAS 编号： 1197-18-8

中文化学名： 反-4-氨甲基环己烷甲酸

英文化学名： *trans*-4-(Aminomethyl)cyclohexanecarboxylic acid

性状： 本品为白色结晶性粉末；无臭

溶解性： 本品在水中易溶，在乙醇、丙酮、三氯甲烷或乙醚中几乎不溶

正离子扫描二级质谱图

$[M+H]^+$ CID:10V

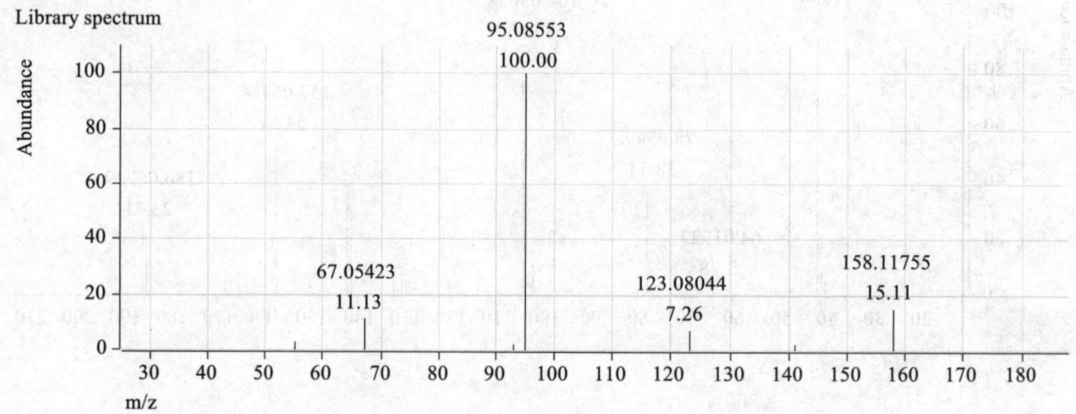

$[M+H]^+$ CID:20V

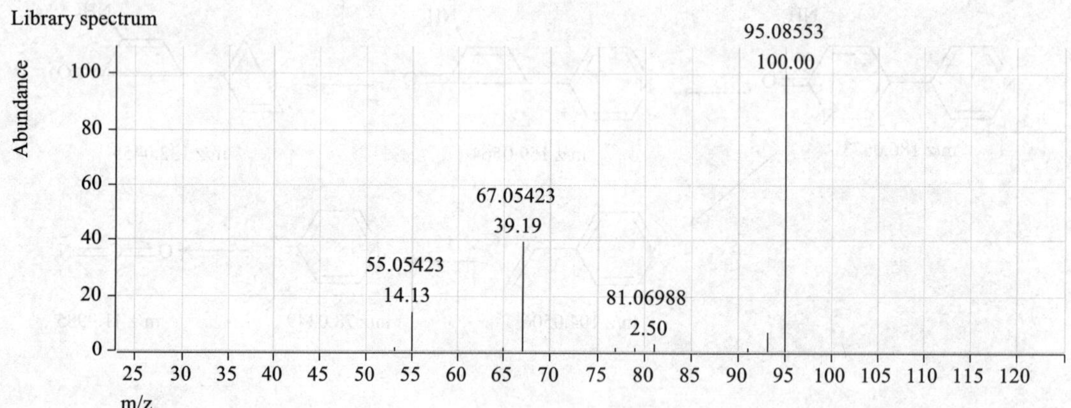

$[M+H]^+$ CID:40V

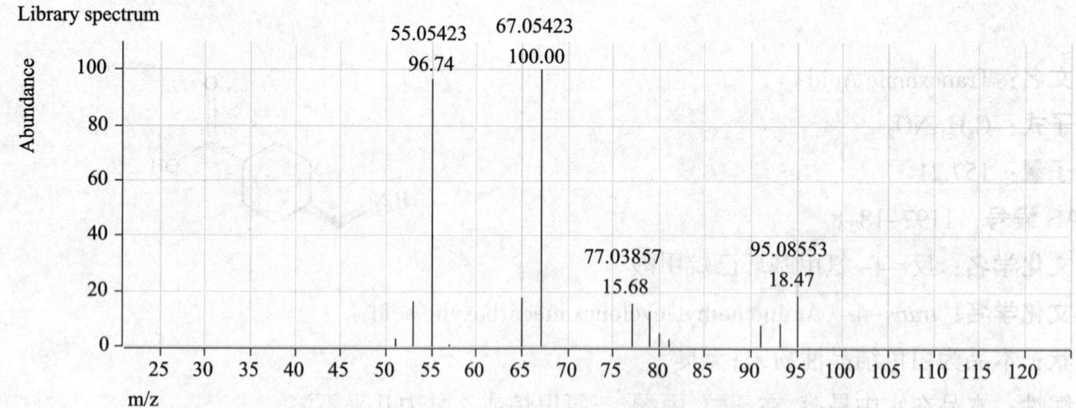

正离子扫描裂解途径解析

m/z 158.1176 → m/z 123.0804 → m/z 95.0855 → m/z 67.0542

m/z 95.0855 → m/z 55.0542

氨甲苯酸

英文名： Aminomethylbenzoic Acid

分子式： $C_8H_9NO_2$

分子量： 151.16

CAS 编号： 56-91-7

中文化学名： 4-(氨基甲基)苯甲酸

英文化学名： 4-Aminomethylbenzoic acid

性状： 本品为白色或类白色鳞片状结晶或结晶性粉末;无臭;味微苦

溶解性： 本品在沸水中溶解,水中略溶,乙醇、三氯甲烷、乙醚或苯中几乎不溶

正离子扫描二级质谱图

[M+H]+ CID:10V

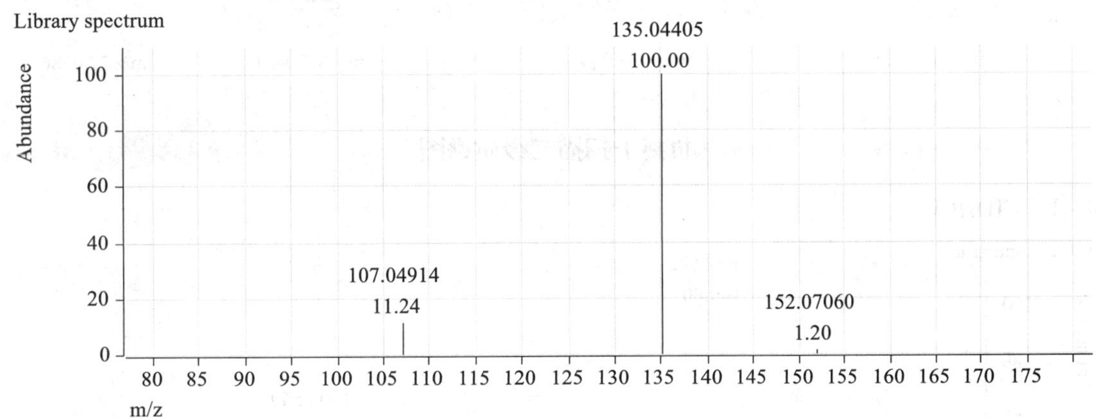

[M+H]+ CID:20V

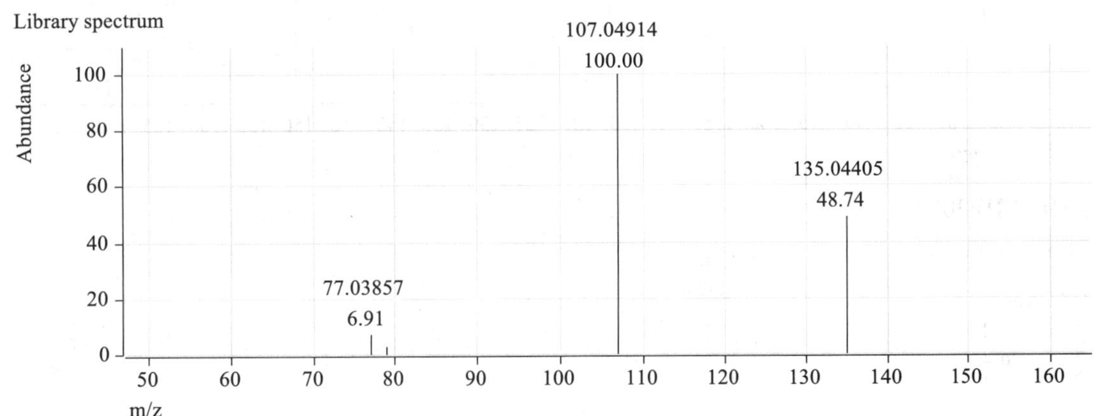

[M+H]$^+$ CID:40V

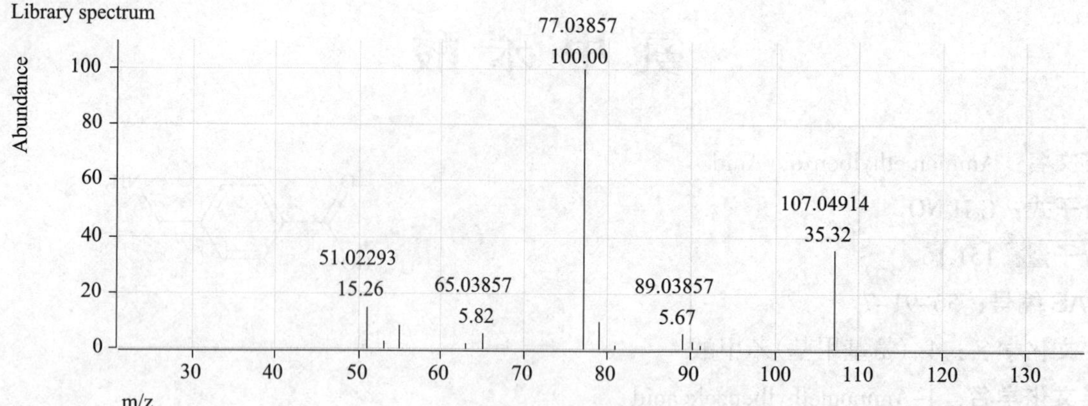

正离子扫描裂解途径解析

m/z 152.0706 → m/z 135.0441 → m/z 107.0491 → m/z 77.0386

负离子扫描二级质谱图

[M−H]$^-$ CID:10V

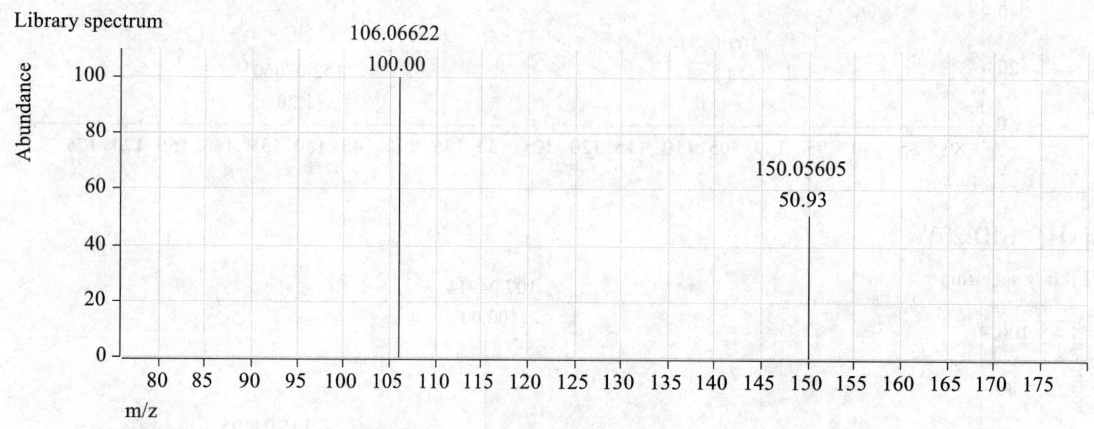

[M−H]$^-$ CID:20V

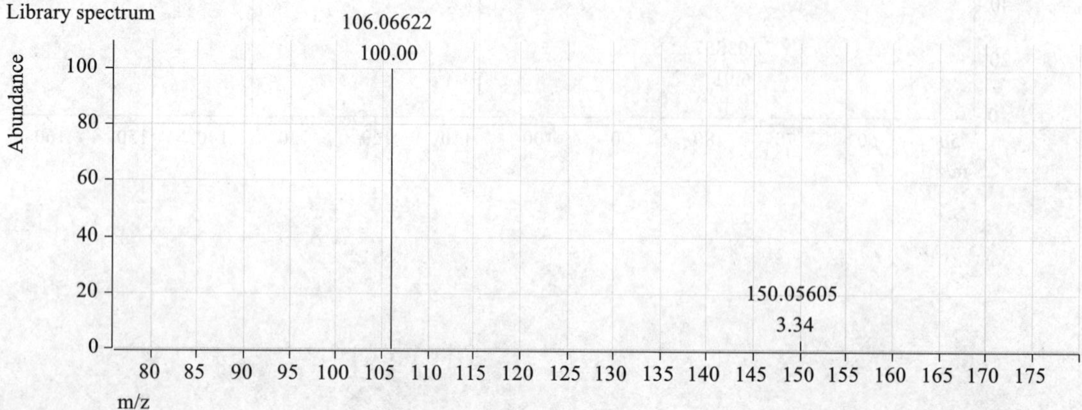

负离子扫描裂解途径解析

O　NH$_2$　NH$_2$

$^-$O

m/z 150.0561　→　m/z 106.0662

氨甲酰化氯雷他定

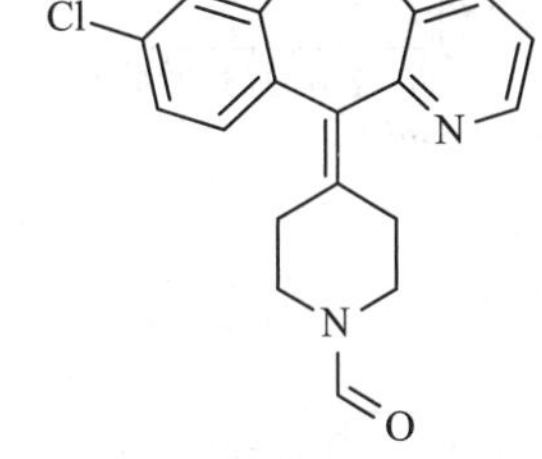

英文名： Formyl Loratadine

分子式： $C_{20}H_{19}ClN_2O$

分子量： 338.83

CAS 编号： 117810-61-4

中文化学名： 8-氯-6,11-二氢-11-(1-甲酰基-4-哌啶亚基)-5*H*-苯并[5,6]环庚[1,2-*b*]吡啶

英文化学名： 8-Chloro-6,11-dihydro-11-(1-formyl-4-piperidin ylidene)-5*H*-benzo[5,6]cyclohepta[1,2-*b*] pyridine

性状： 本品为白色或类白色粉末；无臭；味苦

溶解性： 本品在水中易溶，在丙酮、无水乙醇中不溶

正离子扫描二级质谱图

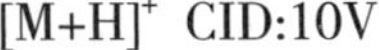

$[M+H]^+$ CID:10V

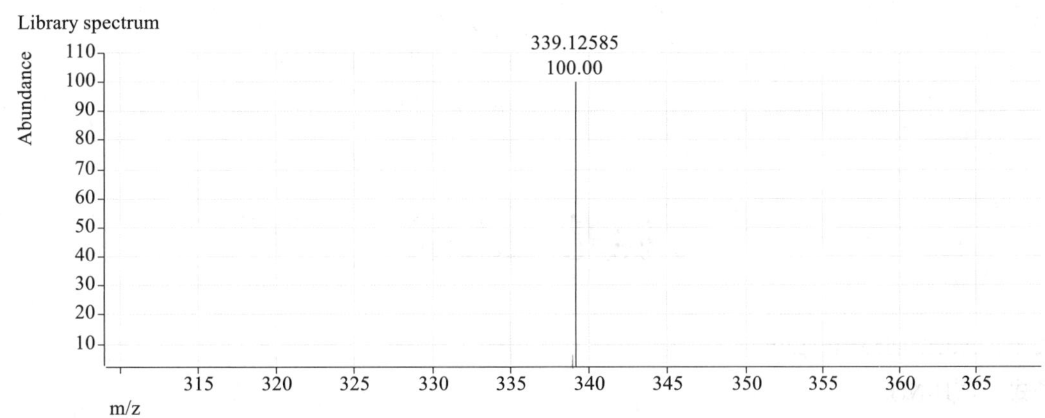

$[M+H]^+$ CID:20V

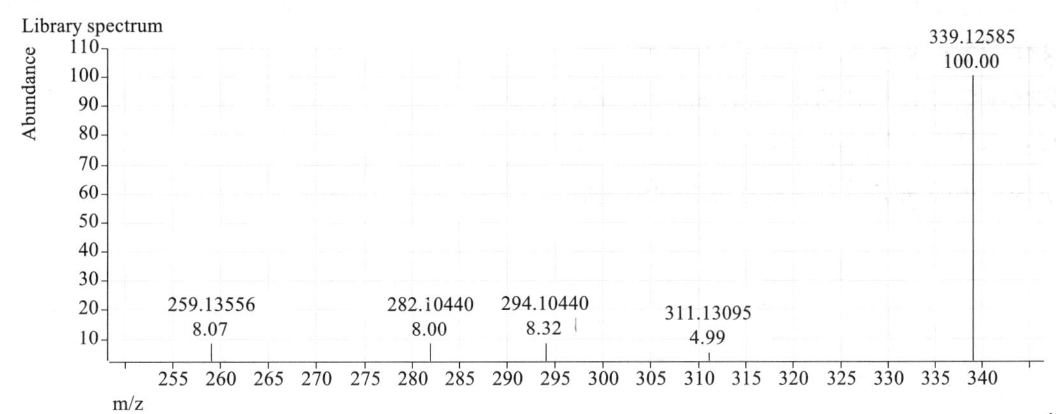

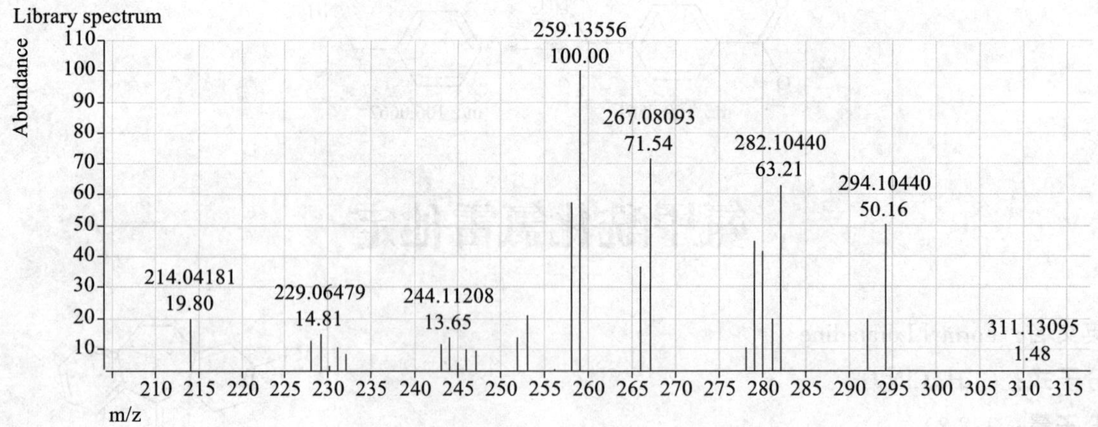

正离子扫描裂解途径解析

m/z 339.1259

m/z 311.1310

m/z 294.1044

m/z 259.1356

m/z 282.1044

氨基三乙酸

英文名： Nitrilotriacetic Acid

分子式： $C_6H_9NO_6$

分子量： 191.14

CAS 编号： 139-13-9

中文化学名： *N*,*N*-二(羧甲基)甘氨酸

英文化学名： α,α',α''-Trimethylaminetricarboxylic acid

性状： 本品为白色结晶性粉末

溶解性： 本品在水或大多数有机溶剂中微溶

正离子扫描二级质谱图

[M+H]+ CID:10V

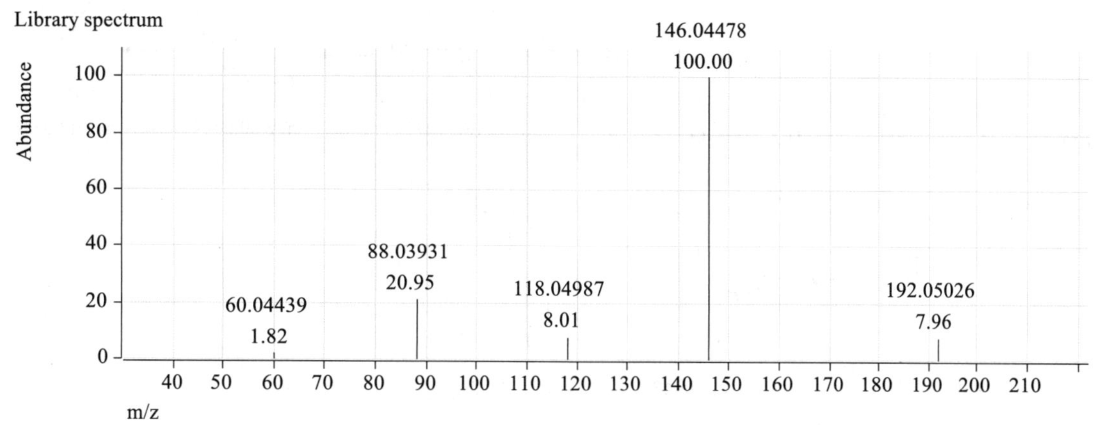

[M+H]+ CID:20V

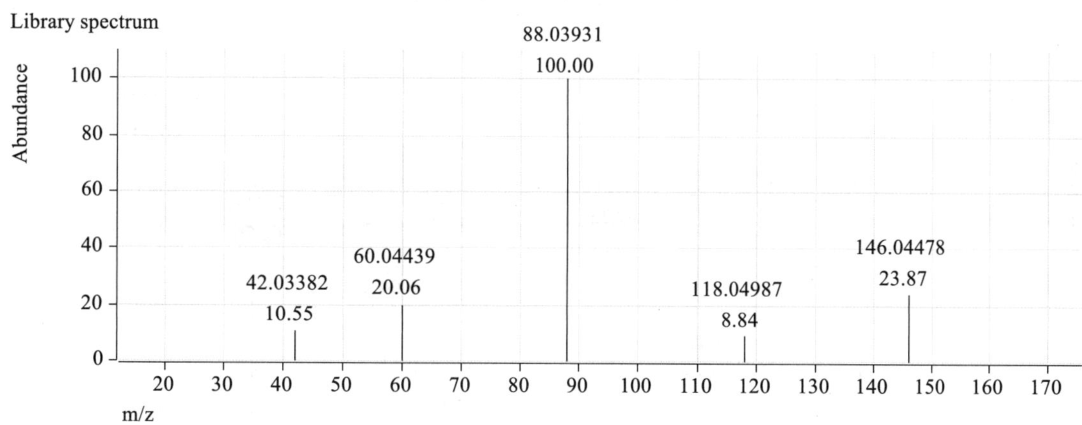

[M+H]+ CID:40V

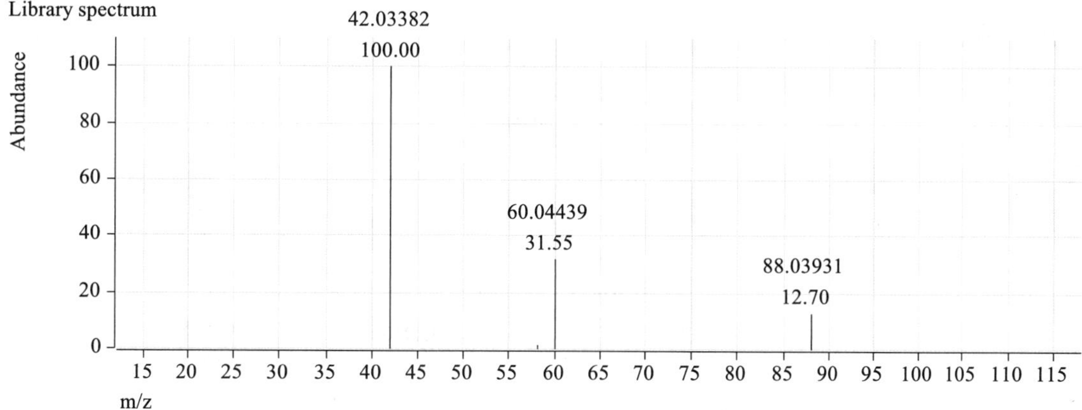

正离子扫描裂解途径解析

m/z 192.0503 → m/z 146.0448 → m/z 118.0499 → m/z 60.0444 → m/z 42.0338

m/z 146.0448 → m/z 88.0393

负离子扫描二级质谱图

$[M-H]^-$ CID:10V

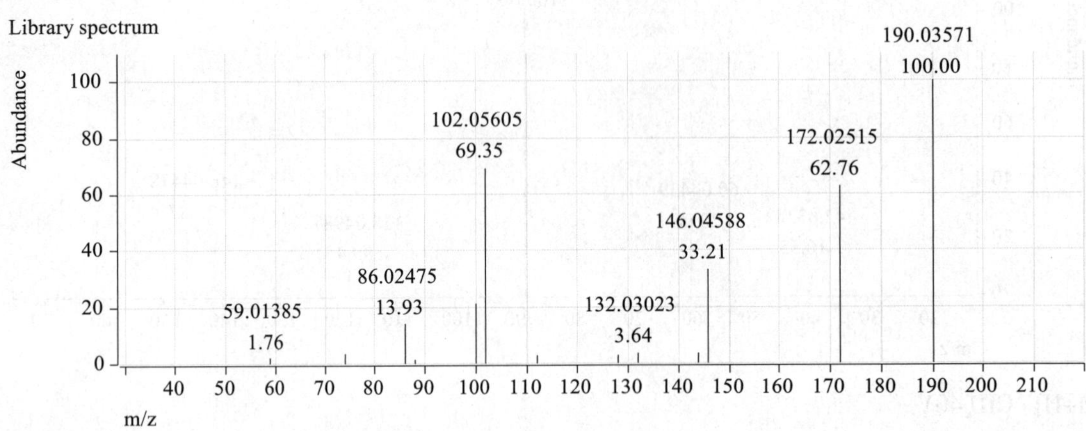

$[M-H]^-$ CID:20V

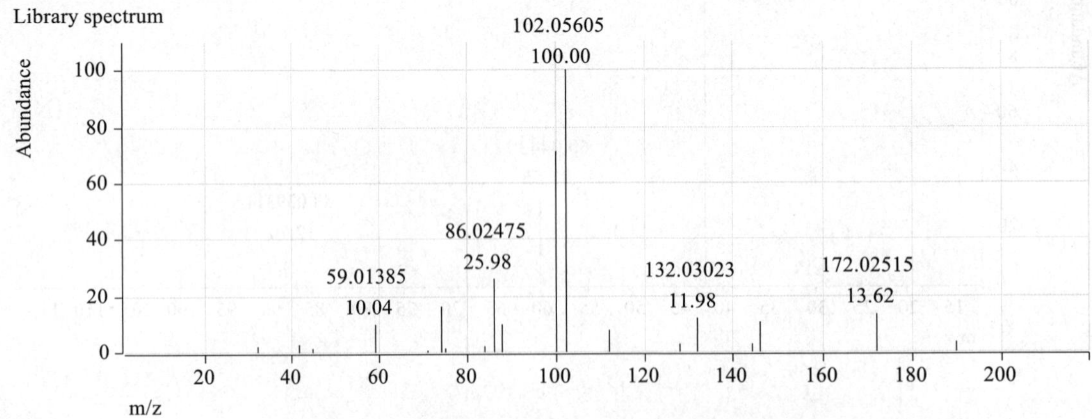

$[M-H]^-$ CID:40V

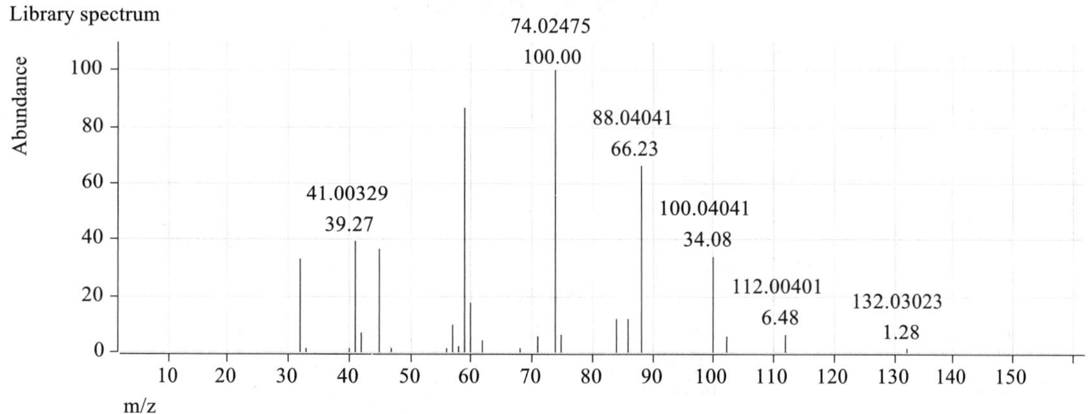

负离子扫描裂解途径解析

m/z 102.0561　m/z 190.0357　m/z 172.0251　m/z 86.0248

m/z 146.0459　m/z 74.0248

氨基己酸

英文名： Aminocaproic Acid

分子式： $C_6H_{13}NO_2$

分子量： 131.17

CAS 编号： 1319-82-0

中文化学名： 6-氨基己酸

英文化学名： 6-Aminocaproic acid

性状： 本品为白色结晶性粉末；无臭

溶解性： 本品在水中易溶，在乙醇中微溶，在三氯甲烷或乙醚中几乎不溶

正离子扫描二级质谱图

[M+H]+ CID:10V

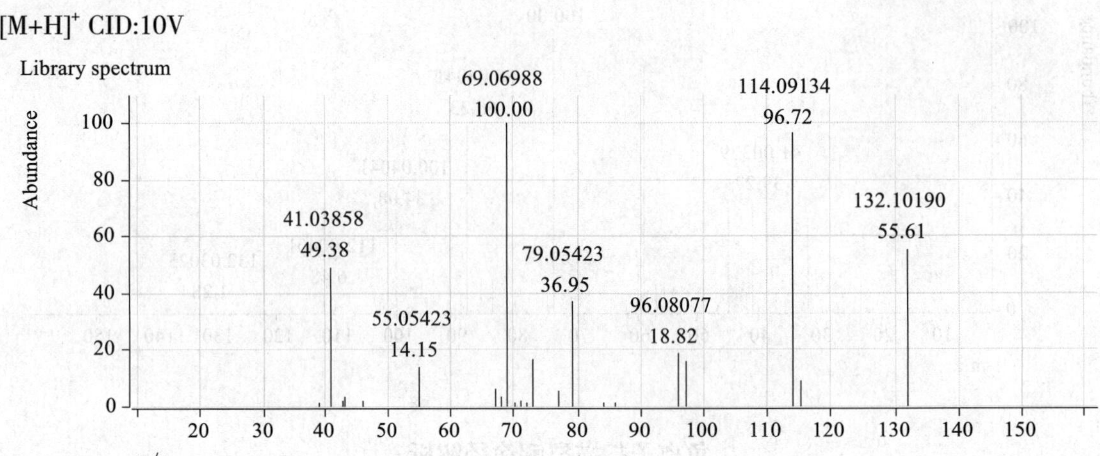

[M+H]+ CID:20V

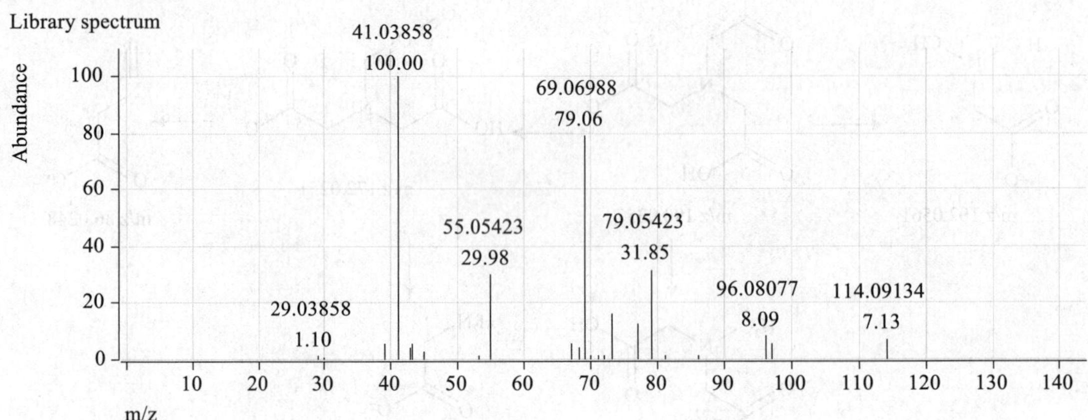

[M+H]+ CID:40V

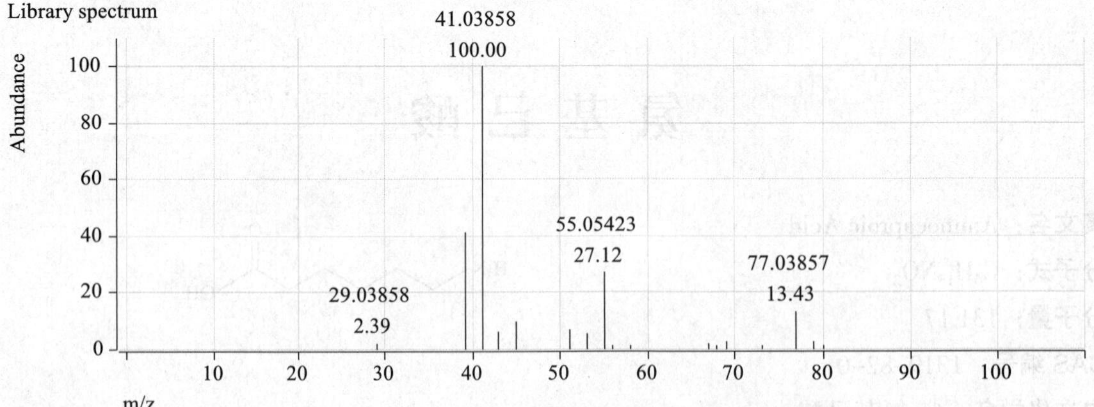

正离子扫描裂解途径解析

m/z 79.0542

m/z 77.0386

m/z 69.0699

m/z 114.0913

m/z 55.0542

m/z 132.1019

m/z 96.0808

m/z 41.0386

氨 基 比 林

英文名： Aminophenazone

分子式： $C_{13}H_{17}N_3O$

分子量： 231.29

CAS 编号： 58-15-1

中文化学名： 1- 苯基 -2,3- 二甲基 -4- 二甲基氨基 -5- 吡唑酮

英文化学名： 1-Phenyl-2,3-dimethyl-4-(dimethylamino)-5-pyrazolone

性状： 本品为白色或几乎白色结晶性粉末；无臭；味微苦；遇光可变质；水溶液显碱性

溶解性： 本品在乙醇或三氯甲烷中易溶，在水或乙醚中溶解

正离子扫描二级质谱图

$[M+H]^+$ CID:10V

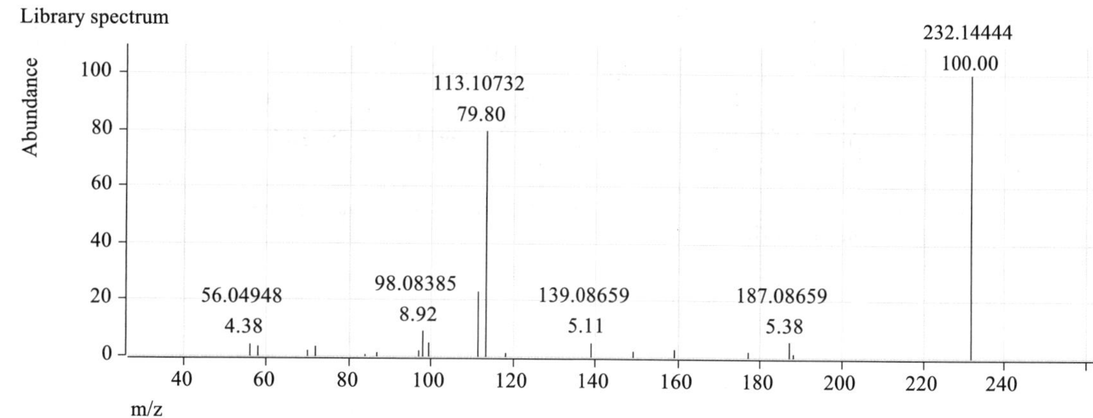

$[M+H]^+$ CID:20V

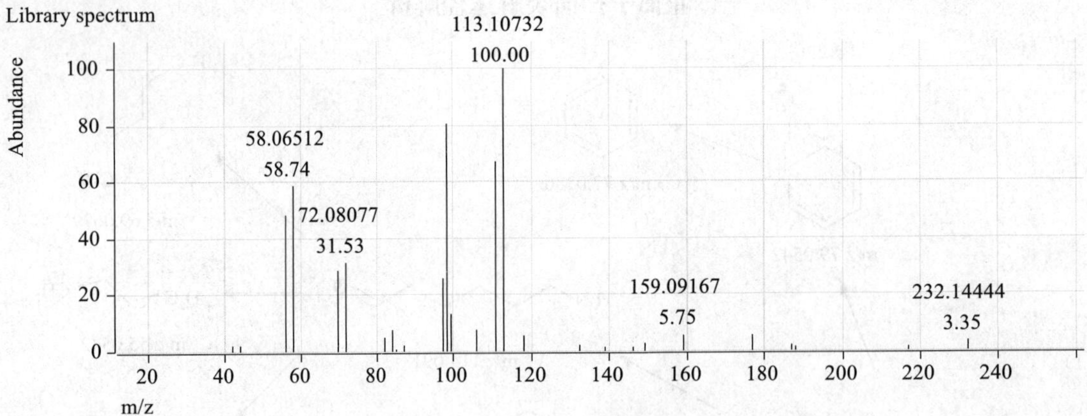

$[M+H]^+$ CID:40V

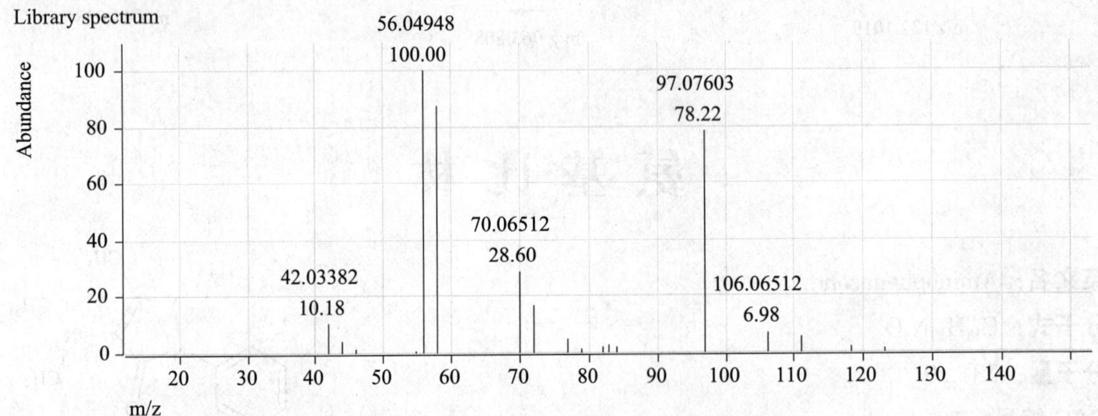

正离子扫描裂解途径解析

m/z 232.1444

m/z 187.0866

m/z 159.0917

m/z 113.1073

m/z 97.0760

m/z 56.0495

特 非 那 定

英文名： Terfenadine

分子式： $C_{32}H_{41}NO_2$

分子量： 471.68

CAS 编号： 50679-08-8

中文化学名： α-(4-叔丁基苯基)-4-(羟基二苯甲基)-1-哌啶丁醇

英文化学名： 1-Piperidinebutanol,α-[4-(1,1-dimethylethyl)phenyl]-4-(hydroxydiphenylmethyl)

性状： 本品为白色结晶性粉末;无臭

溶解性： 本品在三氯甲烷中易溶,在丙酮中溶解,在甲醇或乙醇中略溶,在水中几乎不溶

正离子扫描二级质谱图

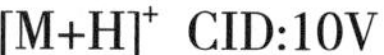

[M+H]+ CID:10V

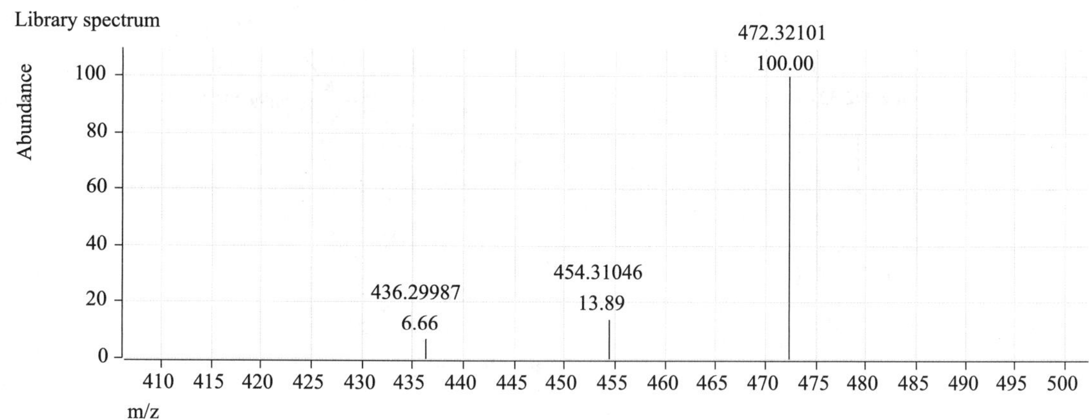

[M+H]+ CID:20V

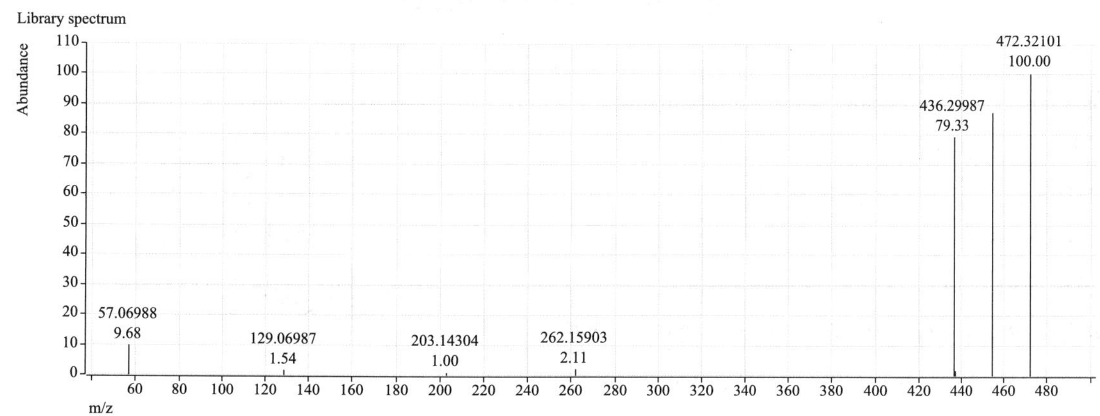

$[M+H]^+$ CID:40V

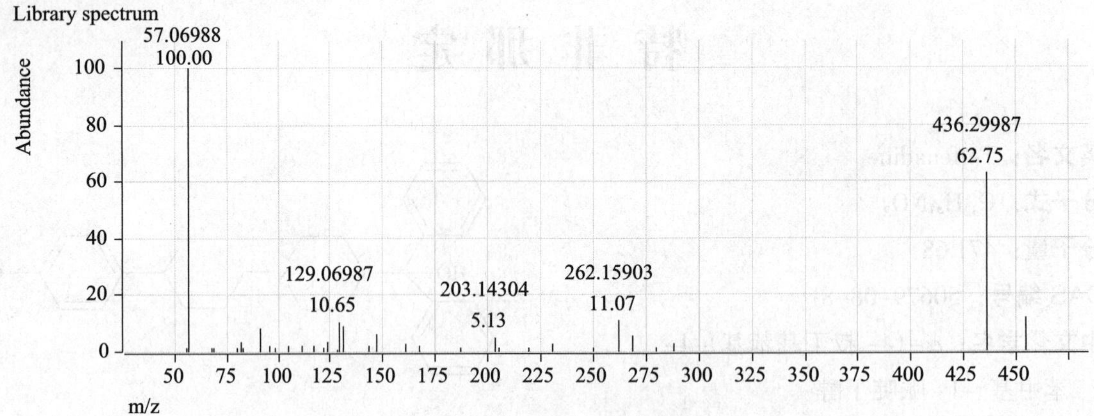

正离子扫描裂解途径解析

m/z 472.3210

m/z 454.3104

m/z 57.0699

m/z 436.2999

倍他米松磷酸钠

英文名：Betamethasone Sodium Phosphate

分子式：$C_{22}H_{28}FNa_2O_8P$

分子量：516.41

CAS 编号：151-73-5

中文化学名：16β- 甲基 -11β,17α,21- 三羟基 -9α- 氟孕甾 -1,4- 二烯 -3,20- 二酮 -21- 磷酸二钠盐

英文化学名：9-Fluoro-11β,17,21-trihydroxy-16β-methylpregna-1,4-diene-3,20-dione 21-(disodium phosphate)

性状：本品为白色或类白色粉末；无臭或几乎无臭；有引湿性

溶解性：本品在水中易溶，在丙酮或三氯甲烷中几乎不溶

正离子扫描二级质谱图

$[M+H]^+$ CID:10V

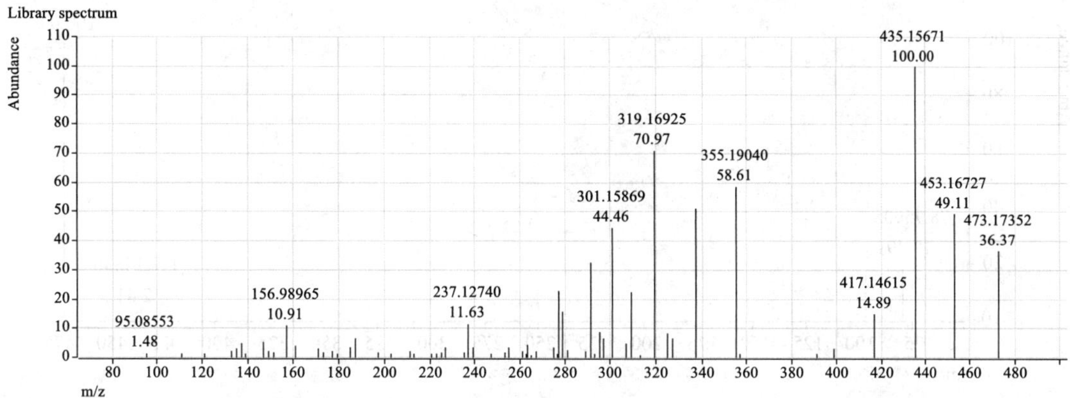

$[M+H]^+$ CID:20V

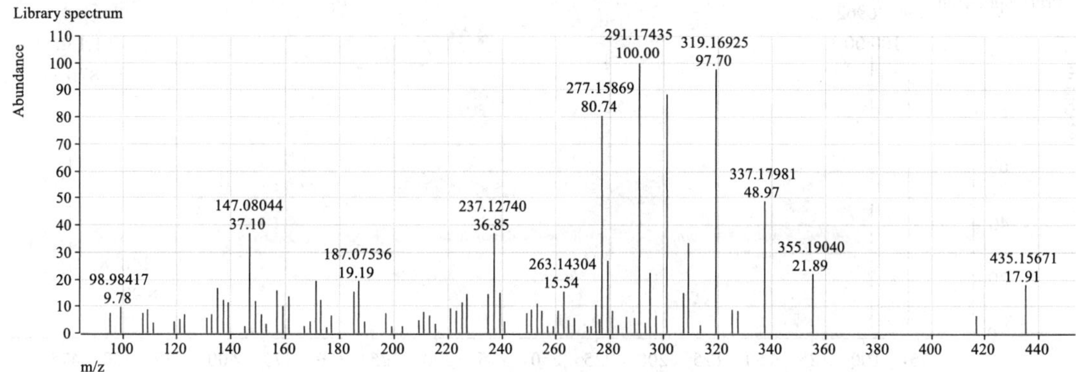

正离子扫描裂解途径解析

m/z 435.1567

m/z 473.1735

m/z 98.9842

m/z 237.1274

m/z 355.1904

m/z 337.1798

m/z 147.0804

负离子扫描二级质谱图

[M−H]⁻ CID:10V

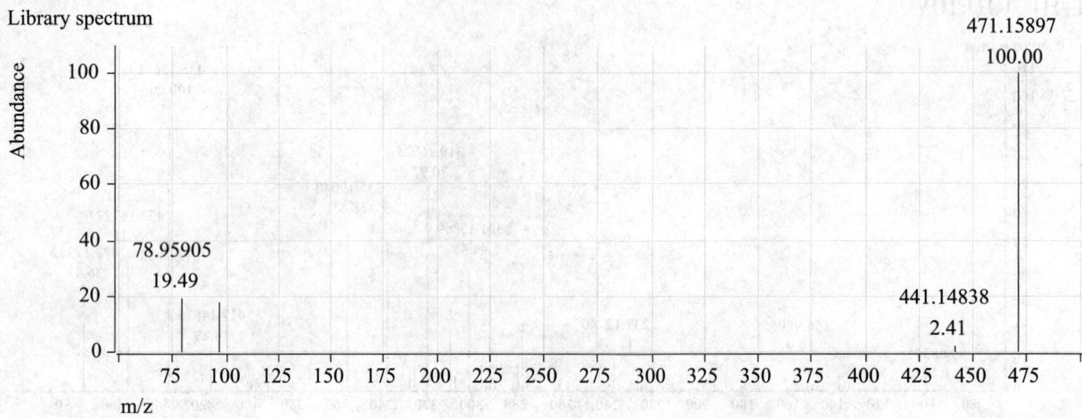

[M−H]⁻ CID:20V

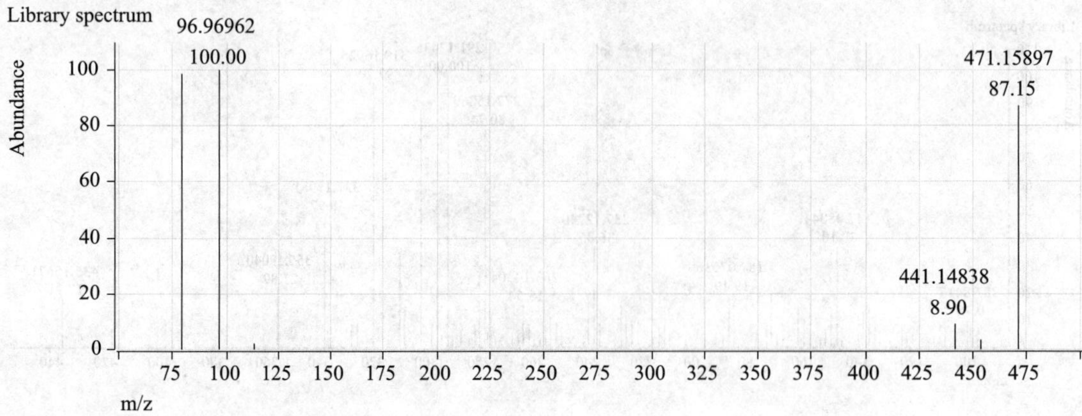

[M−H]⁻ CID:40V

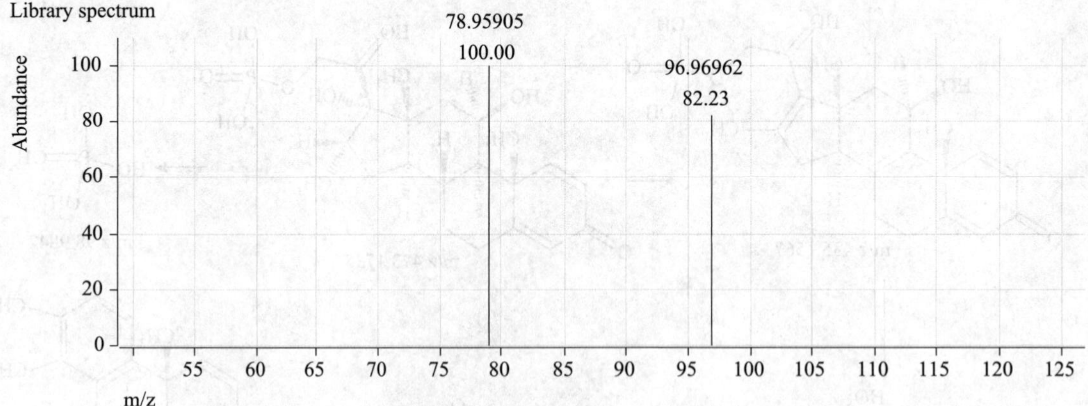

负离子扫描裂解途径解析

m/z 471.1590 → m/z 96.9696 → m/z 78.9591

倍他环糊精

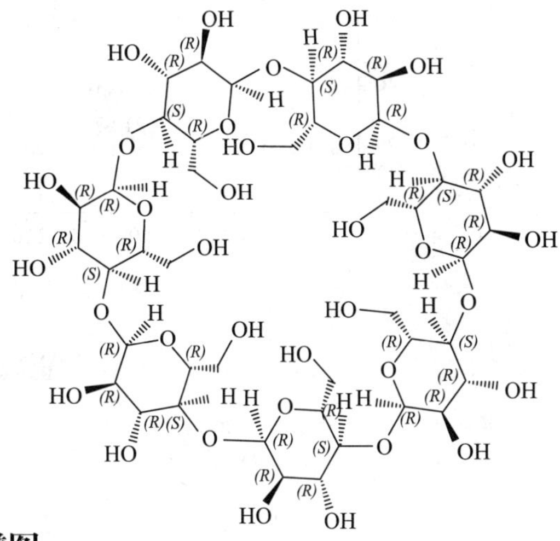

英文名： Betacyclodextrin

分子式： $(C_6H_{10}O_5)_7$

分子量： 1134.99

CAS 编号： 7585-39-9

中文化学名： 环状糊精葡萄糖基转移酶作用于淀粉而生成的 7 个葡萄糖以 α-1,4- 糖苷键结合的环状低聚糖

英文化学名： β-Cyclodextrin

性状： 本品为白色结晶或结晶性粉末

溶解性： 本品在水中略溶，在甲醇、乙醇或丙酮中几乎不溶

正离子扫描二级质谱图

$[M+NH_4]^+$ CID:10V

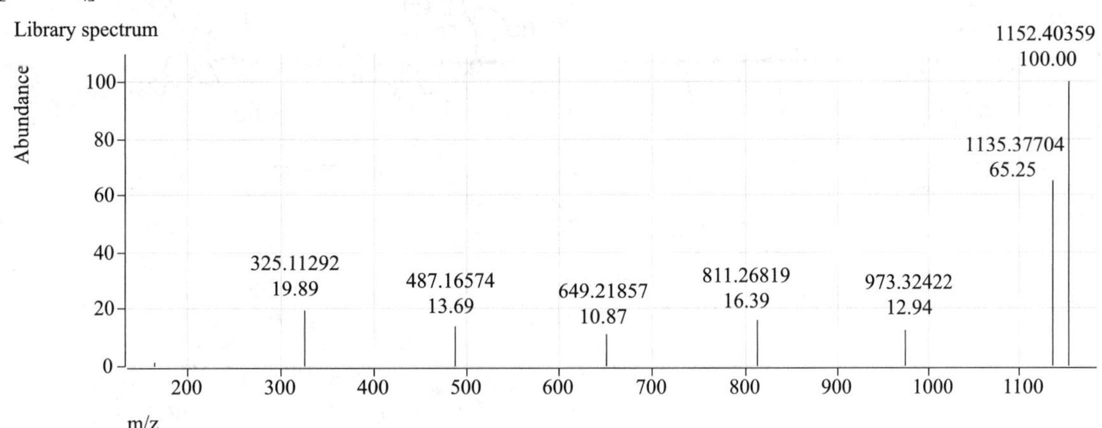

$[M+NH_4]^+$ CID:20V

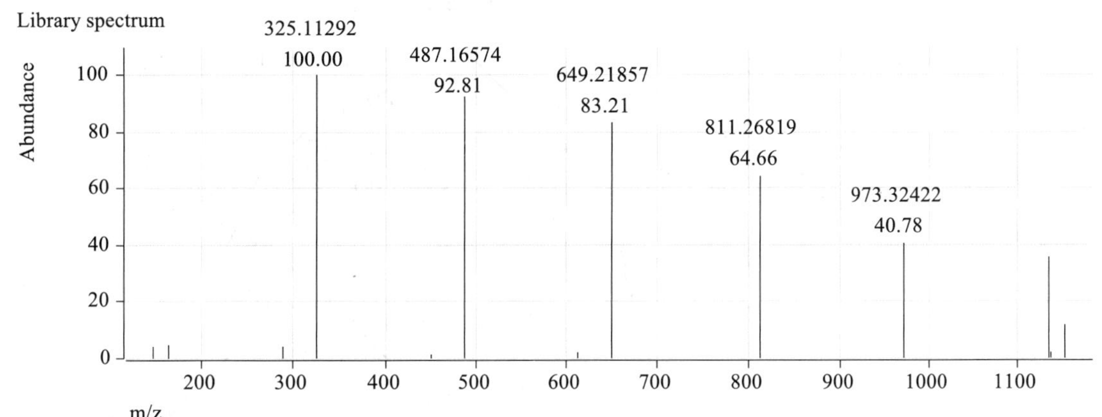

$[M+NH_4]^+$ CID:40V

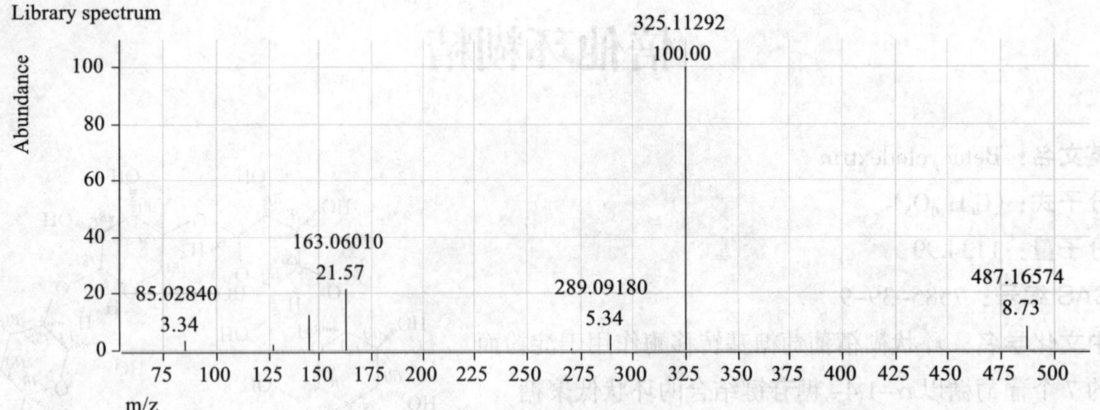

正离子扫描裂解途径解析

m/z 1135.3770

m/z 973.3242

m/z 811.2714

m/z 649.2186

m/z 487.1657

m/z 325.1129

m/z 289.0918

m/z 163.0601

胸　　苷

英文名： Thymidine

分子式： $C_{10}H_{14}N_2O_5$

分子量： 242.23

CAS 编号： 50-89-5

中文化学名： 1-(2-脱氧-β-D-戊呋喃基)-5-甲基-2,4(1H,3H)-嘧啶二酮

英文化学名： 1-(2-Deoxy-β-D-erythro-pentofuranosyl)-5-methyl-2,4(1H,3H)-pyrimidinedione

性状： 本品为白色或类白色结晶或结晶性粉末

溶解性： 本品在水中略溶，在乙醇中溶解

正离子扫描二级质谱图

$[M+H]^+$ CID:2V

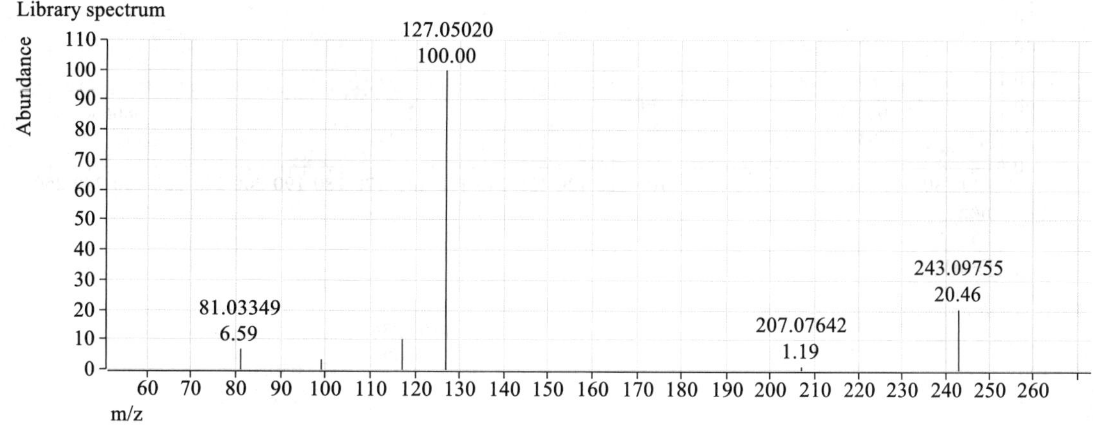

$[M+H]^+$ CID:5V

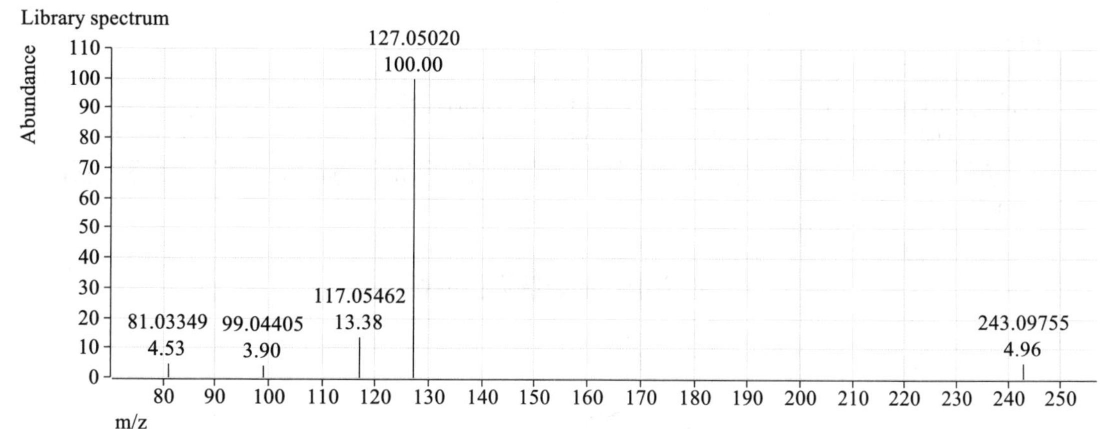

$[M+H]^+$ CID:10V

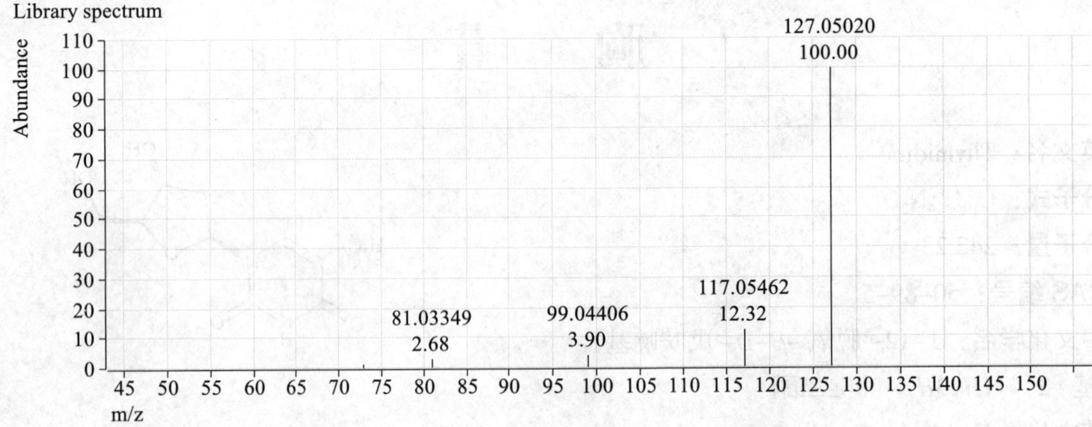

$[M+H]^+$ CID:20V

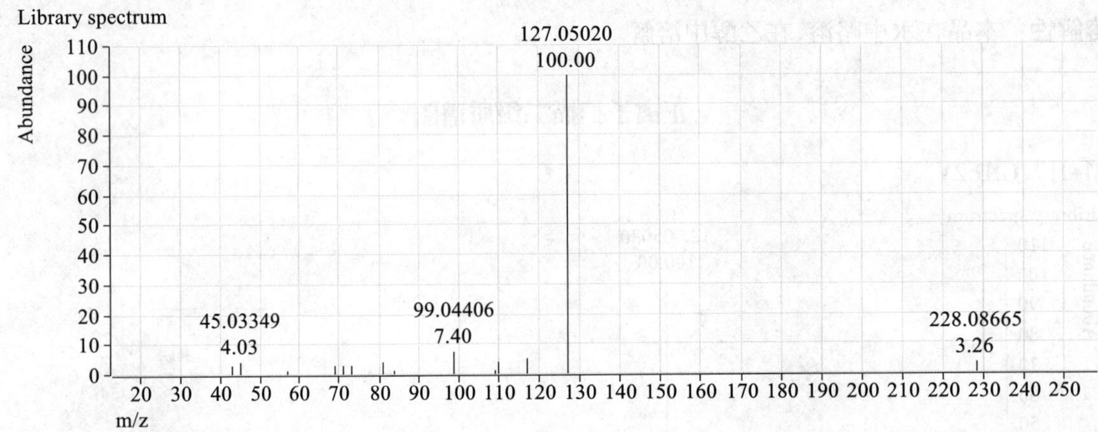

$[M+H]^+$ CID:40V

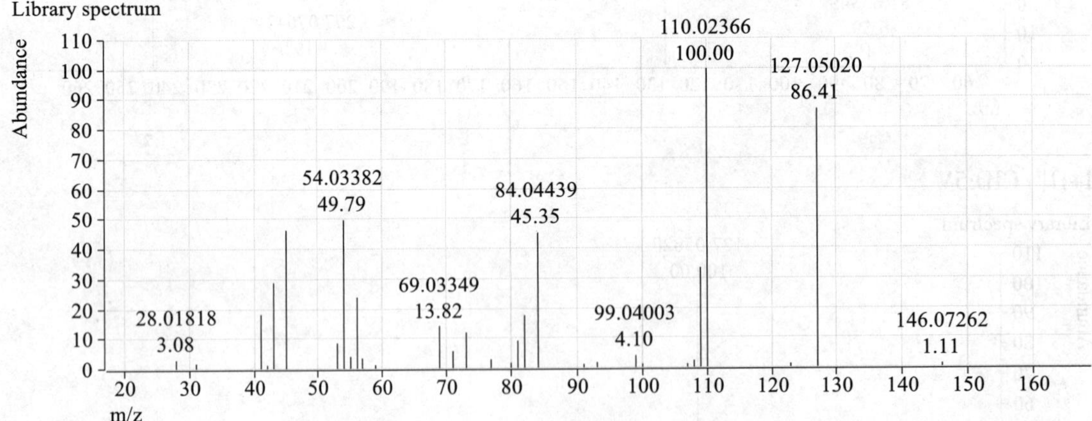

正离子扫描裂解途径解析

m/z 243.0976 → m/z 127.0503

负离子扫描二级质谱图

[M−H]$^-$ CID:10V

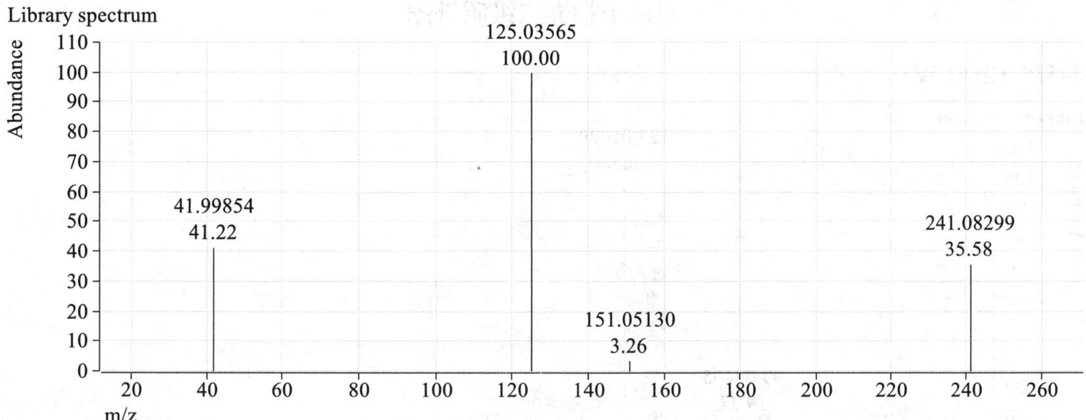

[M−H]$^-$ CID:20V

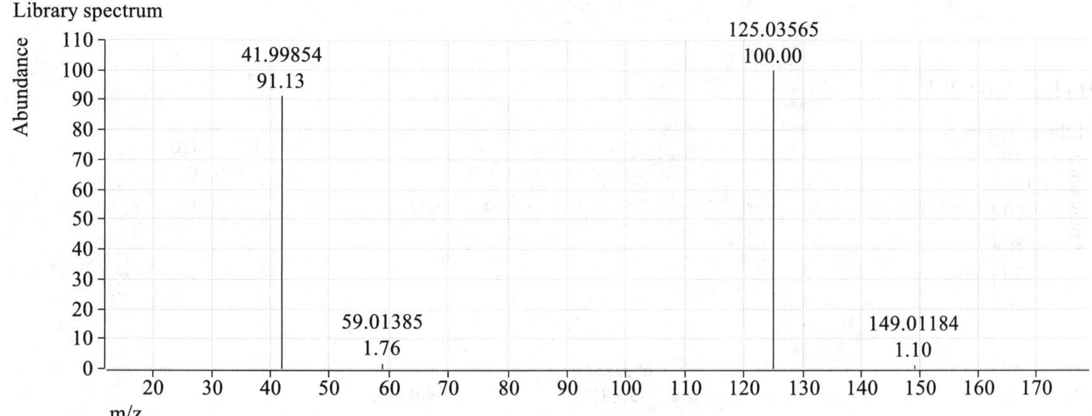

负离子扫描裂解途径解析

m/z 241.0829 → m/z 125.0356 → m/z 41.9985

胸苷异构体

英文名： 3′-Epithymidine

分子式： $C_{10}H_{14}N_2O_5$

分子量： 242.09

CAS 编号： 16053-52-4

英文化学名： 1-(2-Deoxy-β-D-threo-pentofuranosyl)-5-methyl-2,4(1*H*,3*H*)-pyrimidinedione

性状：本品为白色或类白色结晶性粉末

溶解性：本品在甲醇中溶解，在水中几乎不溶

正离子扫描二级质谱图

$[M+H]^+$ CID:10V

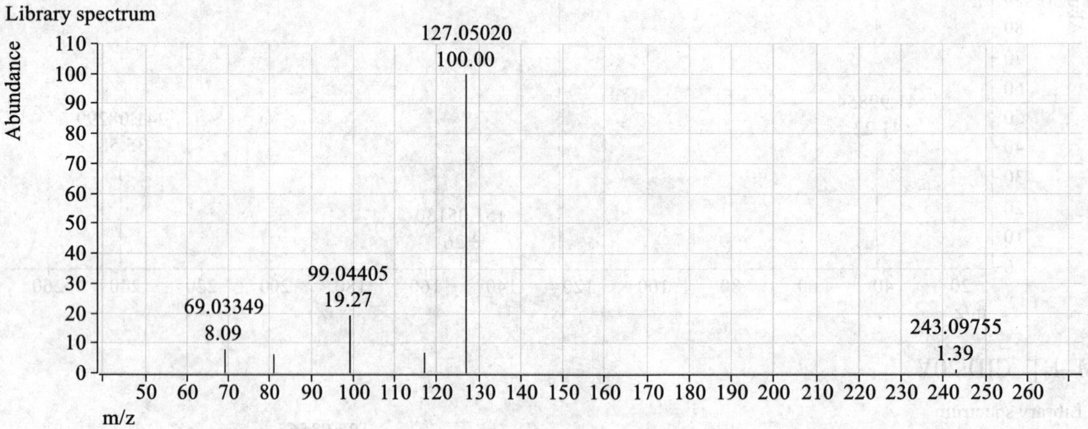

$[M+H]^+$ CID:20V

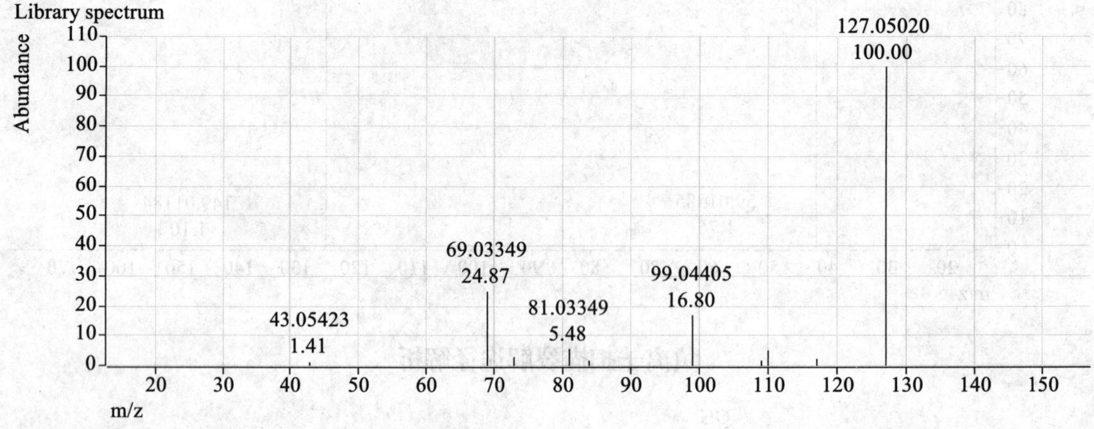

$[M+H]^+$ CID:40V

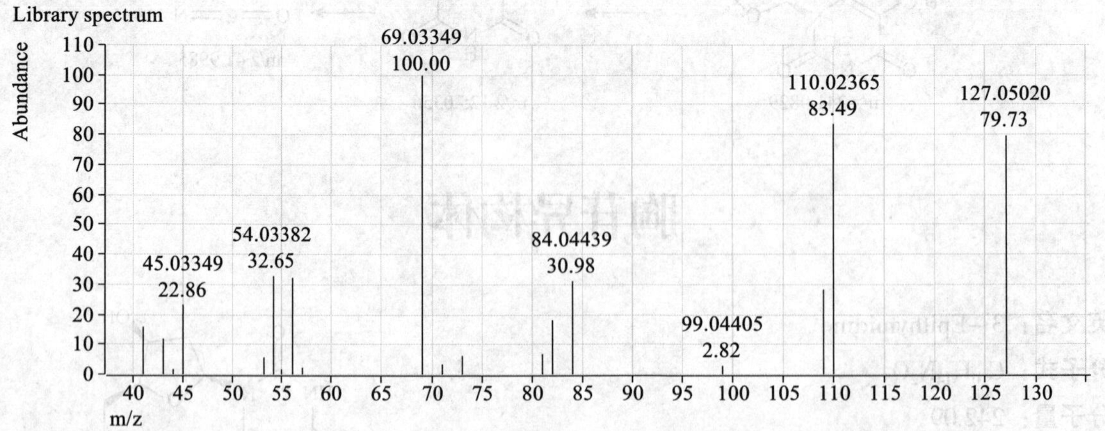

正离子扫描裂解途径解析

m/z 243.0976

m/z 127.0503

m/z 117.0547

m/z 99.0441

负离子扫描二级质谱图

$[M-H]^-$ CID:10V

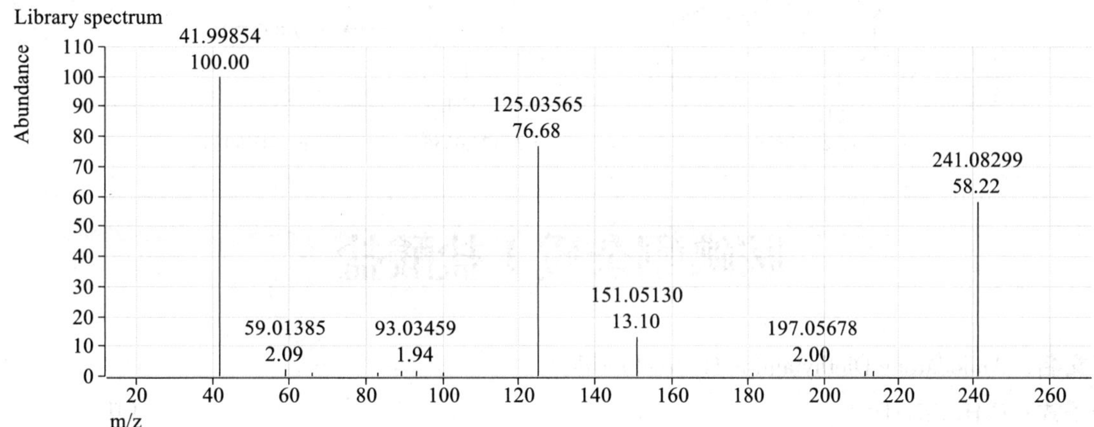

$[M-H]^-$ CID:20V

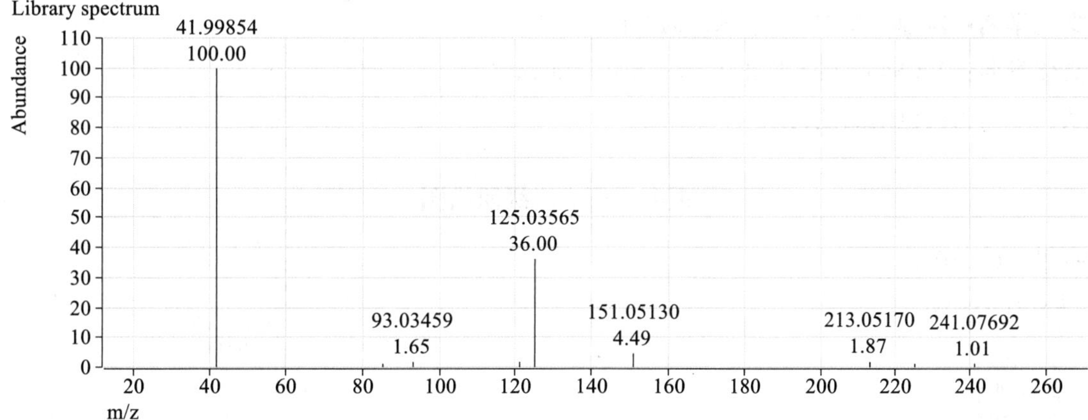

[M−H]⁻ CID:40V

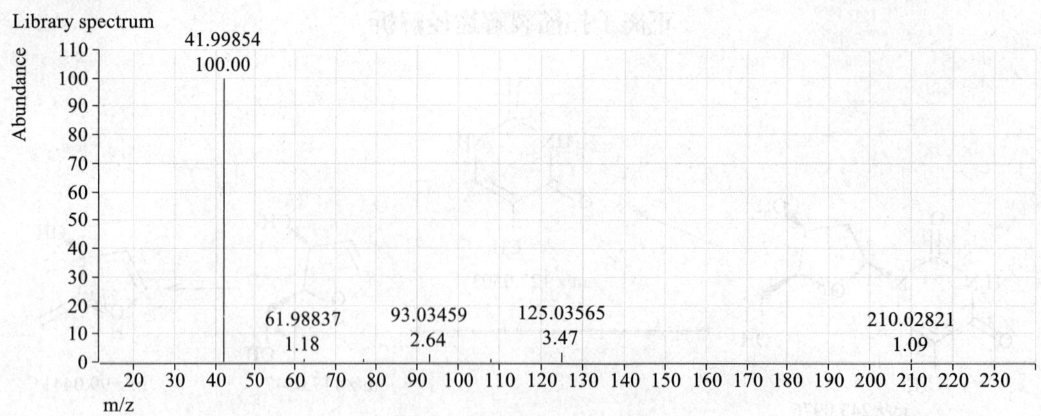

负离子扫描裂解途径解析

m/z 241.0829 → m/z 125.0356 → m/z 41.9985

胺碘酮杂质 I 盐酸盐

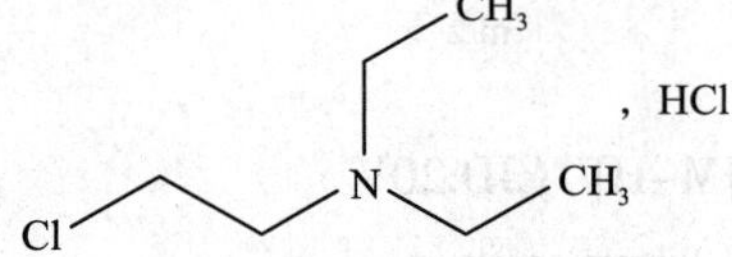

英文名：Amiodarone Diethylamine Hydrochloride

分子式：$C_6H_{14}ClN\cdot HCl$

分子量：172.09

CAS 编号：869-24-9

中文化学名：2- 氯 -*N*,*N*- 二乙基乙胺盐酸盐

英文化学名：2-Chloroethyl diethylamine hydrochloride

性状：本品为白色结晶性粉末

正离子扫描二级质谱图

[M+H]⁺ CID:10V

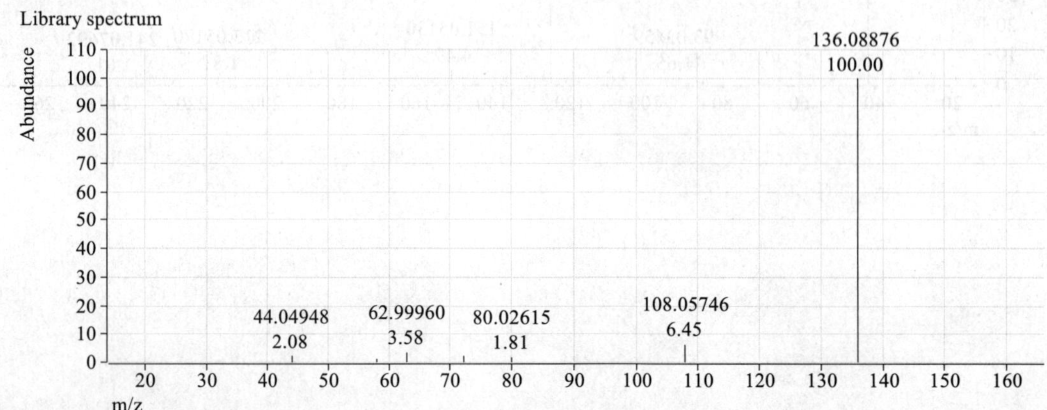

$[M+H]^+$ CID:20V

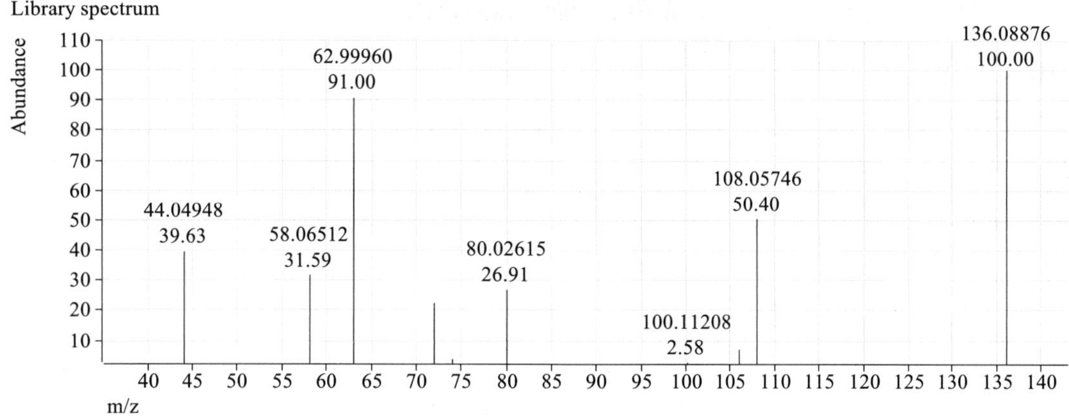

$[M+H]^+$ CID:40V

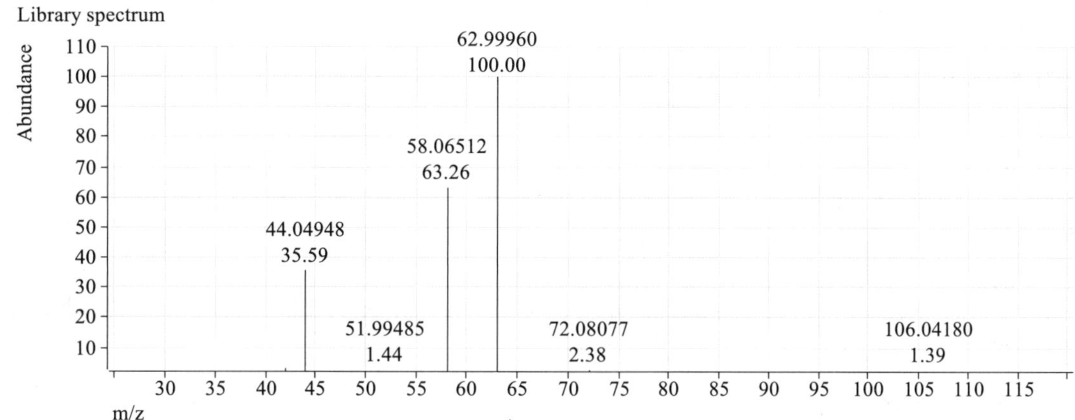

正离子扫描裂解途径解析

m/z 62.9996 ← m/z 136.0888 → m/z 108.0575 → m/z 44.0495

高 乌 甲 素

英文名：Lappaconitine

分子式：$C_{32}H_{44}N_2O_8$

分子量：584.70

CAS 编号：32854-75-4

中文化学名：乌头烷-4,8,9-三醇,20-乙基-1,14,16-三甲氧-,4-［2-(乙酰氨基)苯甲酸酯］,(1α,14α,16β)-(9Cl,ACI)

英文化学名：Aconitane-4,8,9-triol,20-ethyl-1,14,16-trimethoxy-,4-[2-(acetylamino)benzoate],(1α,14α,16β)-(9CI,ACI)

性状：本品为白色针状结晶

溶解性：本品在甲醇、乙醇、DMSO 等有机溶剂中可溶

正离子扫描二级质谱图

$[M+H]^+$ CID:10V

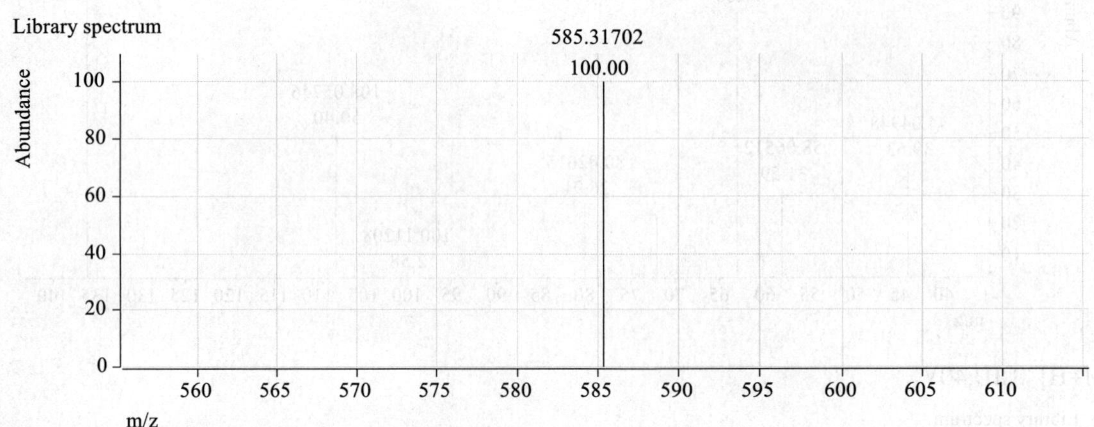

$[M+H]^+$ CID:20V

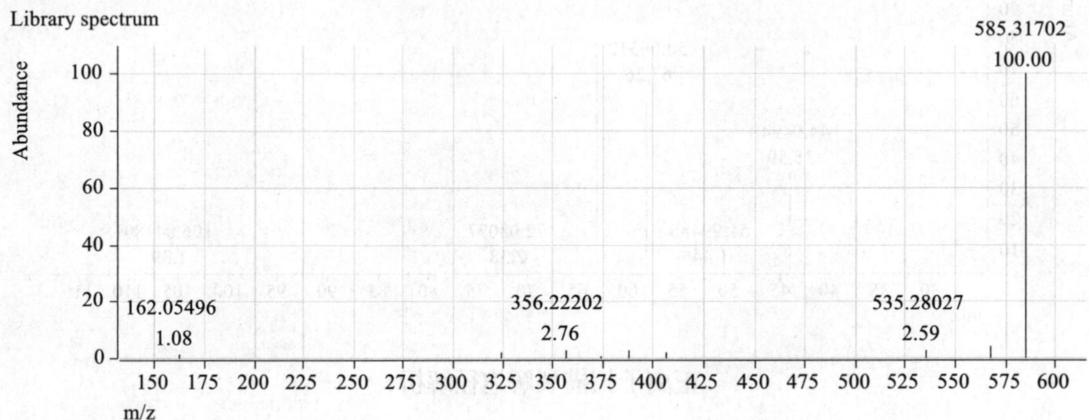

$[M+H]^+$ CID:40V

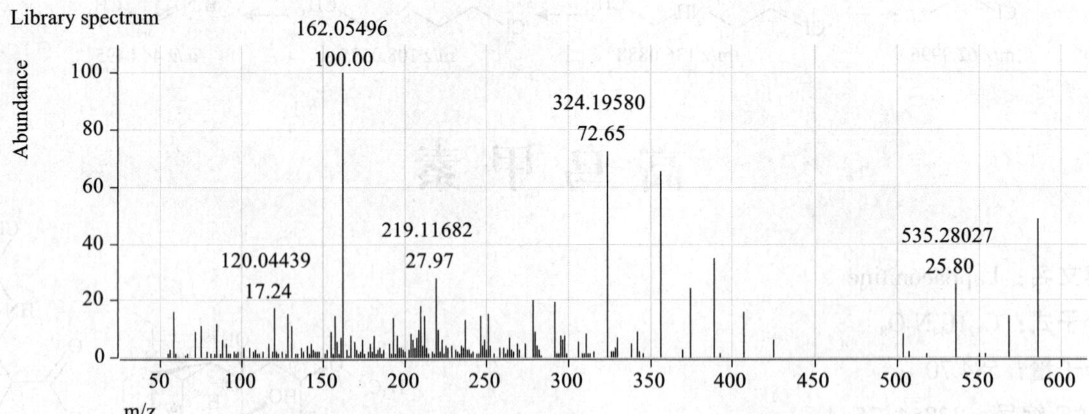

正离子扫描裂解途径解析

m/z 585.3170

m/z 535.2803

m/z 324.1958

m/z 162.0550

负离子扫描二级质谱图

[M−H]⁻ CID:10V

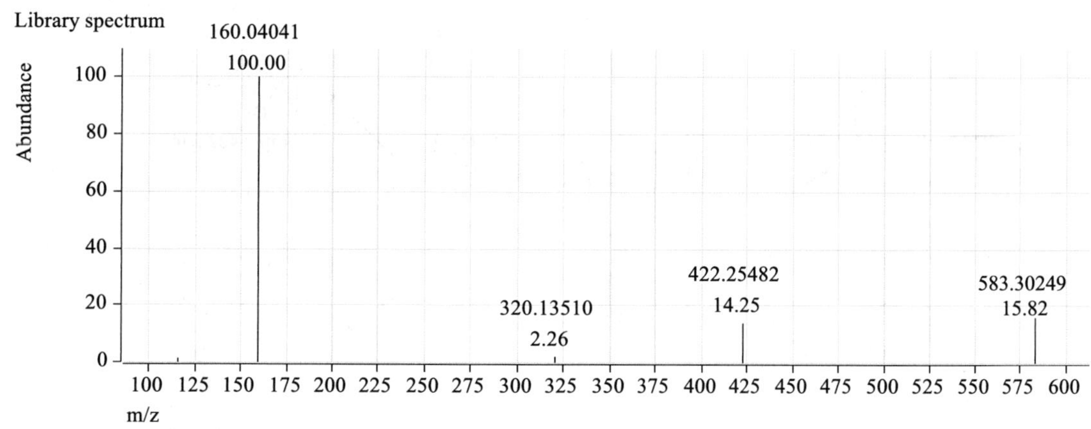

[M−H]⁻ CID:20V

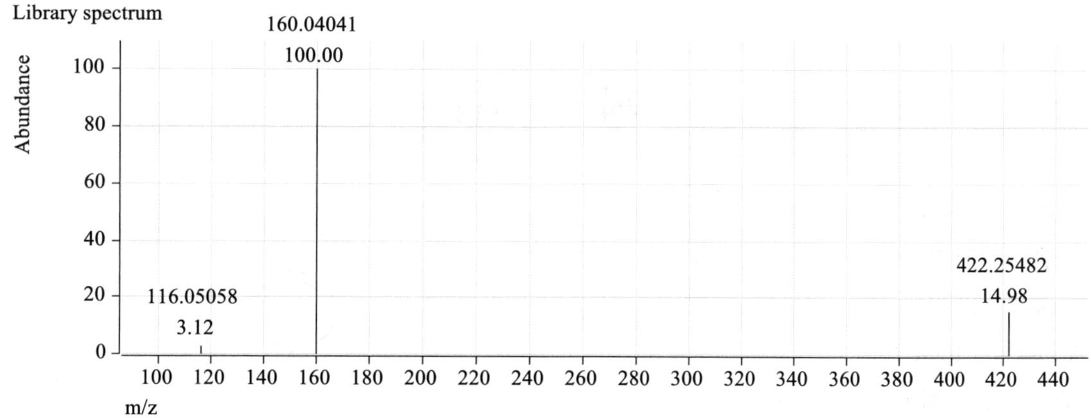

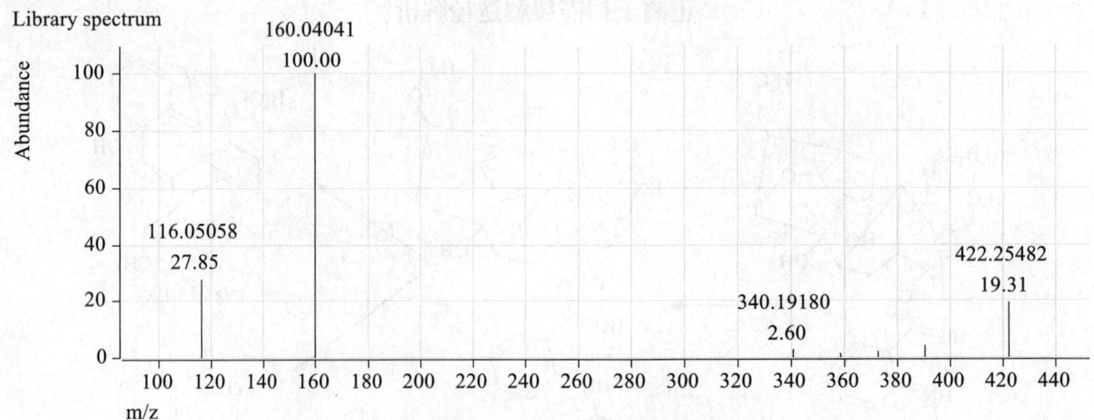

负离子扫描裂解途径解析

H_3C O H_3C N OH OH O O N H_3C O

m/z 583.3025

H_2C O $\bar{N}$ O

m/z 160.0404

$\bar{N}$ CH

m/z 116.0506

m/z 422.2548

m/z 340.1918

烟　　酸

英文名： Nicotinic Acid

分子式： $C_6H_5NO_2$

分子量： 123.11

CAS 编号： 59-67-6

中文化学名： 吡啶 -3- 羟酸

英文化学名： 3-Pyridinecarboxylic acid

性状： 本品为白色结晶或结晶性粉末；无臭或有微臭；水溶液显酸性

溶解性： 本品在沸水或沸乙醇中溶解，在水中略溶，在乙醇中微溶，在乙醚中几乎不溶，在碳酸钠试液或氢氧化钠试液中易溶

正离子扫描二级质谱图

$[M+H]^+$ CID:10V

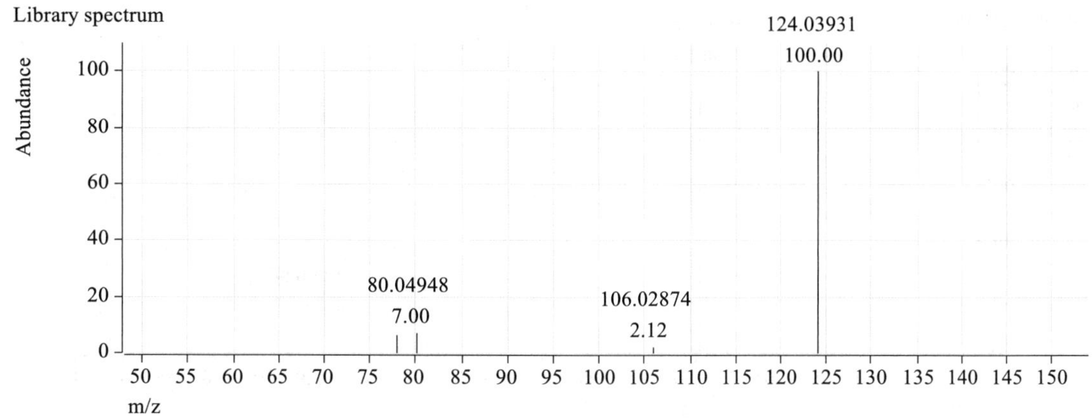

$[M+H]^+$ CID:20V

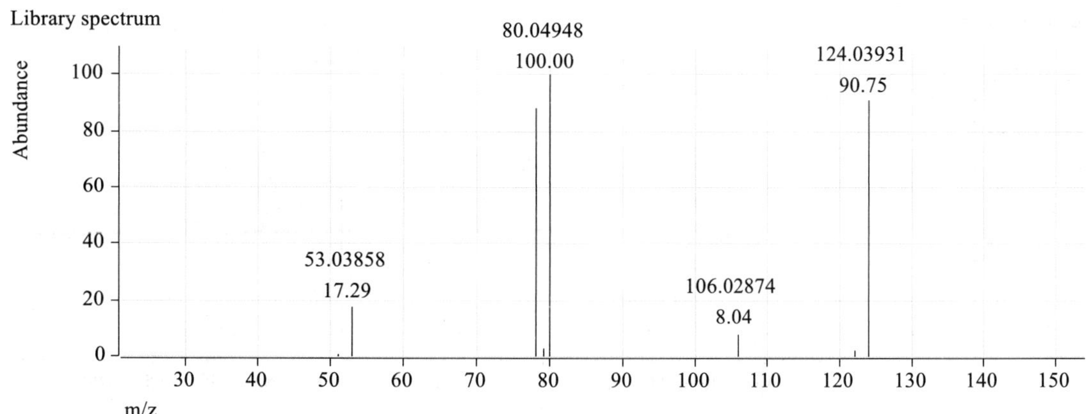

$[M+H]^+$ CID:40V

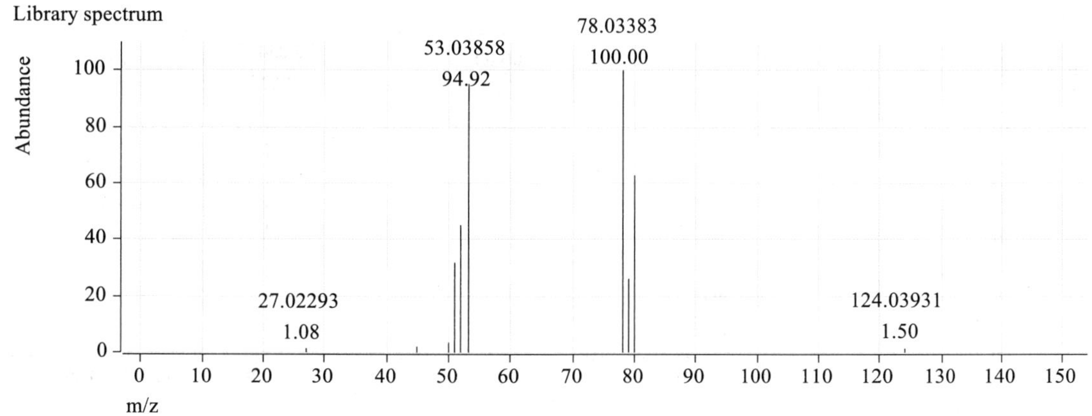

正离子扫描裂解途径解析

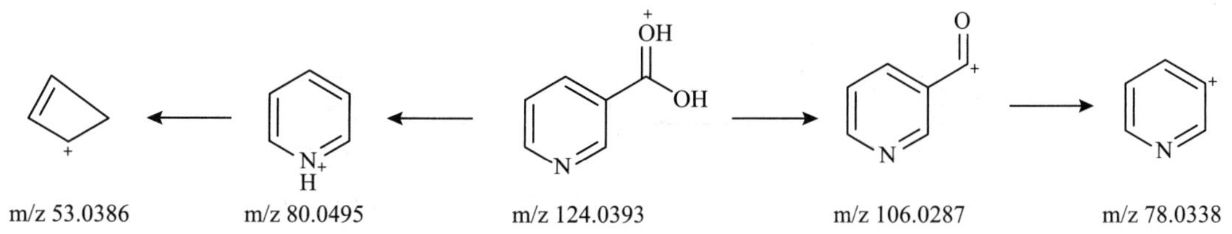

m/z 53.0386 ← m/z 80.0495 ← m/z 124.0393 → m/z 106.0287 → m/z 78.0338

负离子扫描二级质谱图

$[M-H]^-$ CID:10V

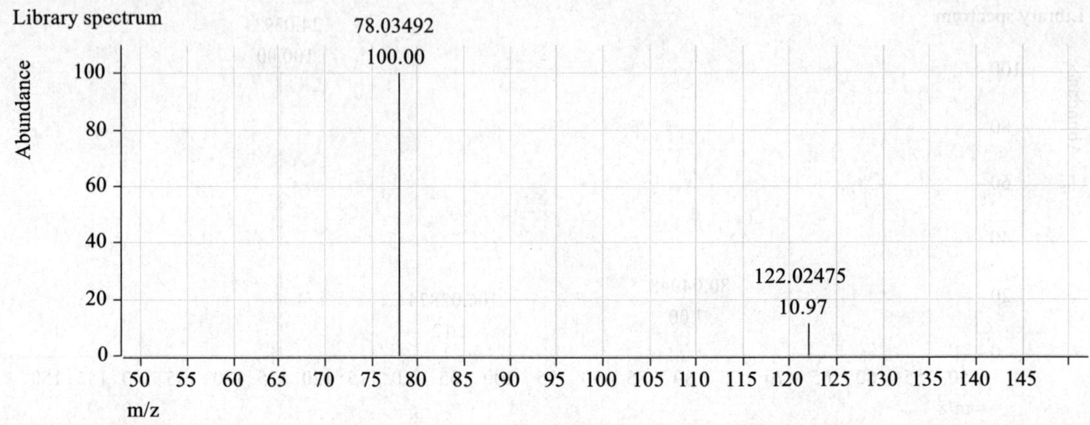

$[M-H]^-$ CID:20V

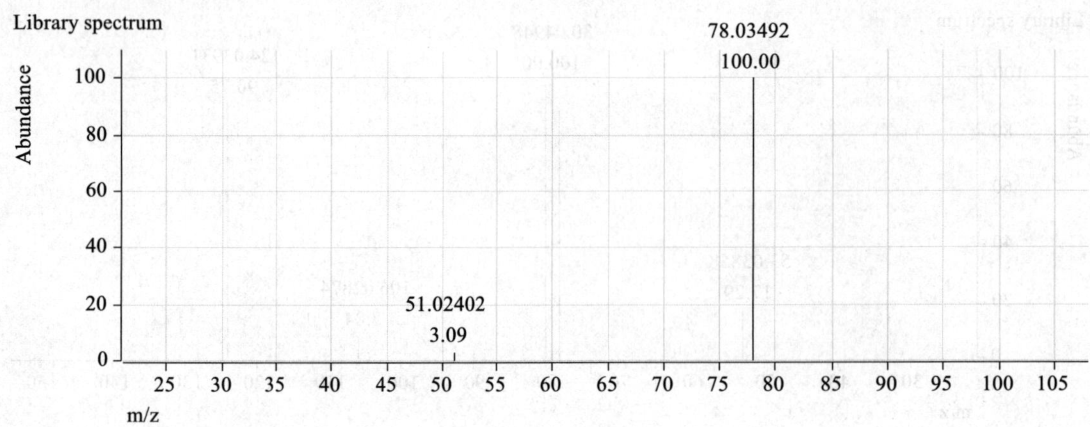

$[M-H]^-$ CID:40V

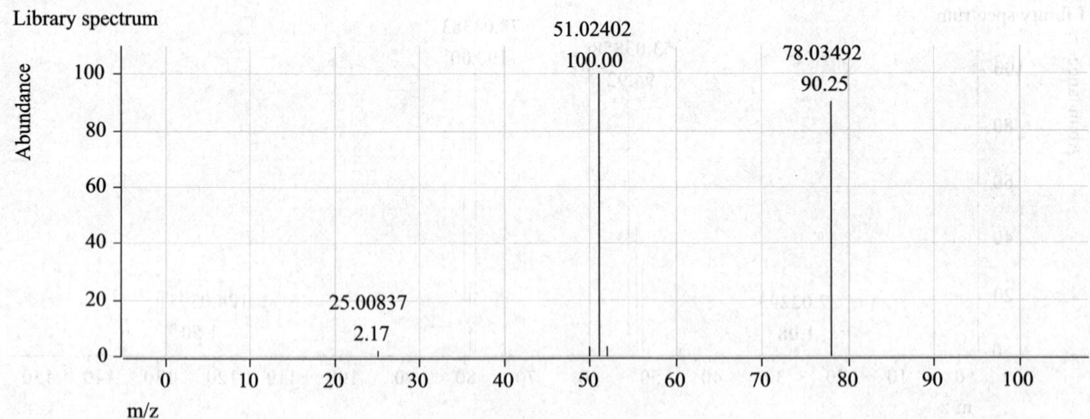

负离子扫描裂解途径解析

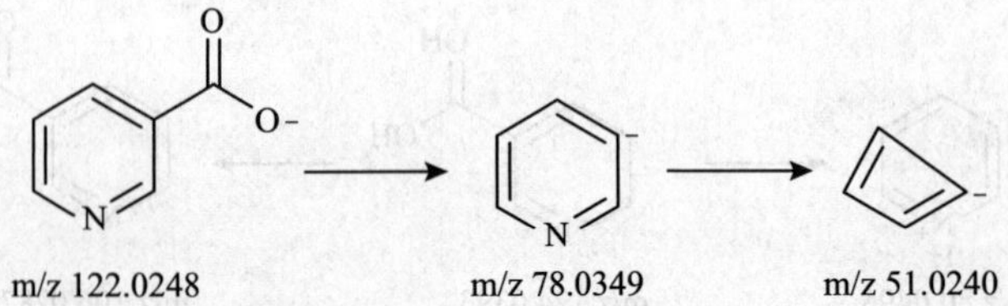

m/z 122.0248 → m/z 78.0349 → m/z 51.0240

烟酸占替诺

英文名： Xanthinol Nicotinate

分子式： $C_{13}H_{21}N_5O_4 \cdot C_6H_5NO_2$

分子量： 434.45

CAS 编号： 437-74-1

中文化学名： 7-[2-羟基-3-[(2-羟乙基)甲氨基]丙基]茶碱的烟酸盐

英文化学名： 7-[2-Hydroxy-3-[(2-hydroxyethyl)methylamino]propyl]theophylline nicotinate

性状： 本品为白色结晶或结晶性粉末；无臭

溶解性： 本品在水或冰醋酸中易溶，在无水乙醇或三氯甲烷中极微溶

正离子扫描二级质谱图

$[M+H]^+$ CID:10V

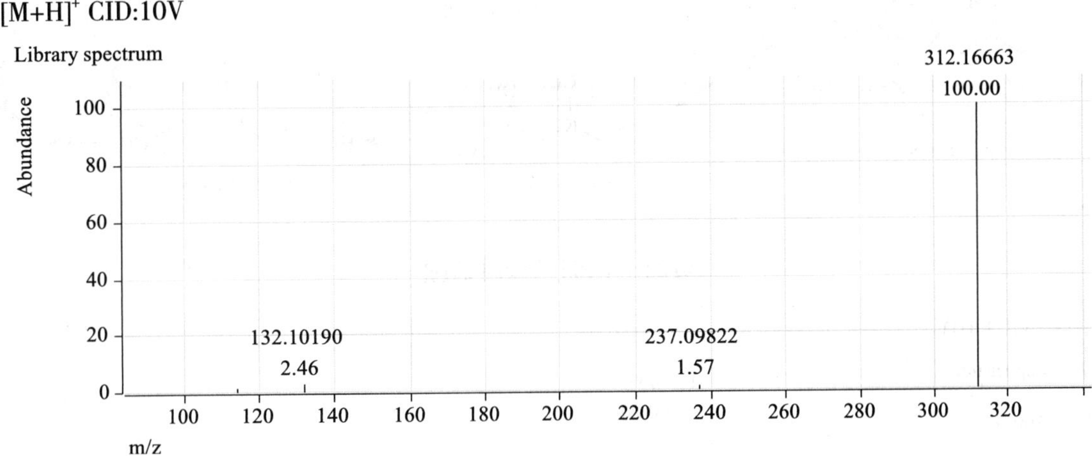

$[M+H]^+$ CID:20V

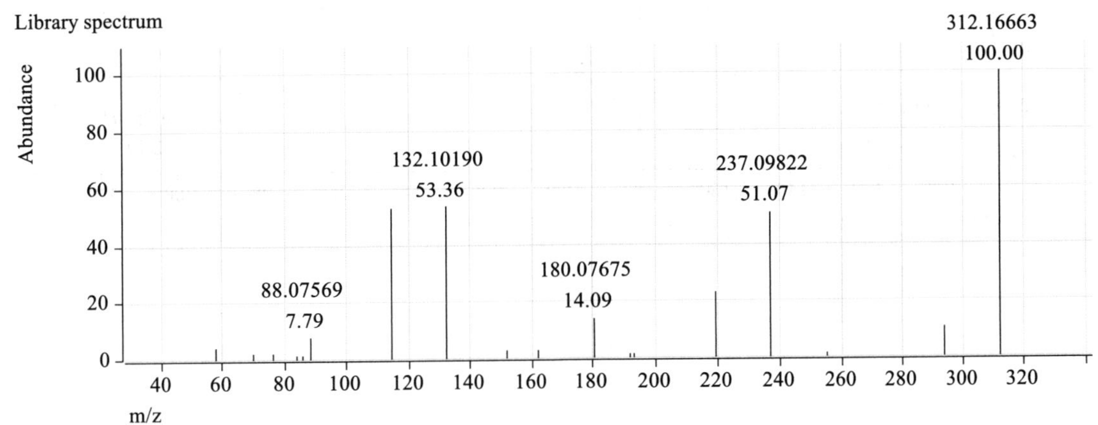

[M+H]$^+$ CID:40V

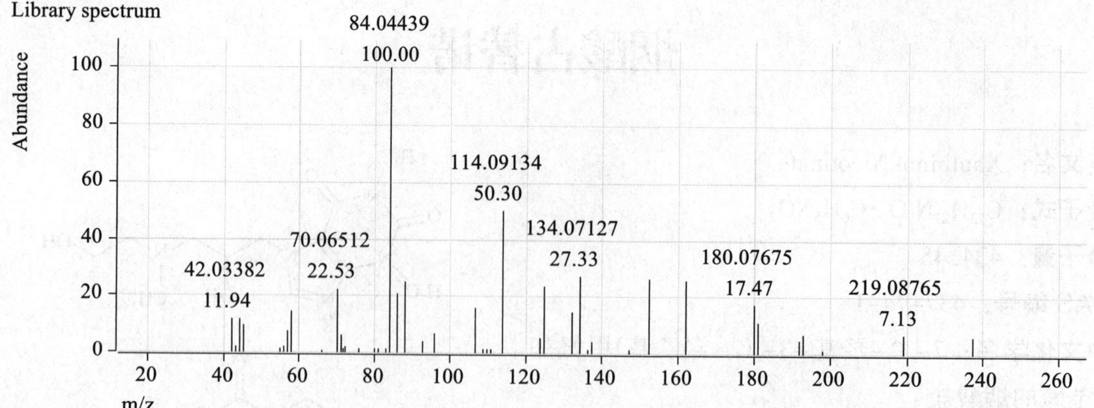

正离子扫描裂解途径解析

m/z 312.1666

m/z 237.0982

m/z 180.0768

m/z 132.1019

m/z 114.0913

m/z 84.0444

负离子扫描二级质谱图

[M−H]$^-$ CID:10V

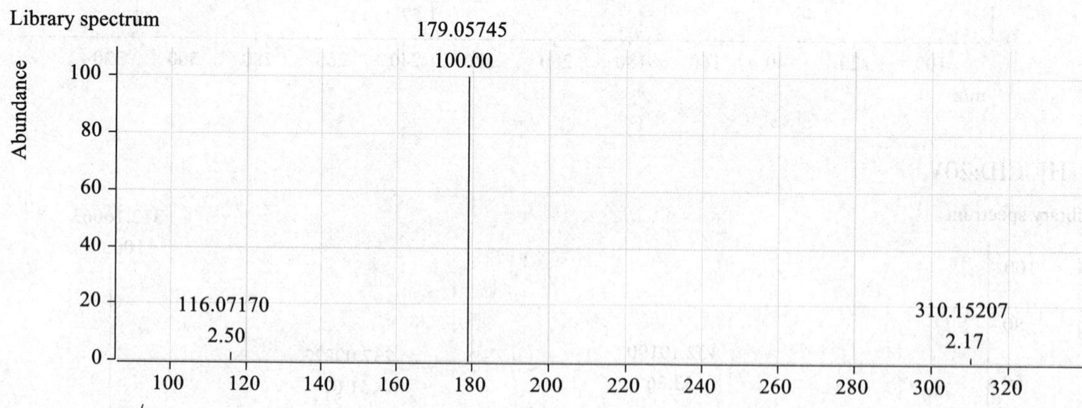

[M−H]⁻ CID:20V

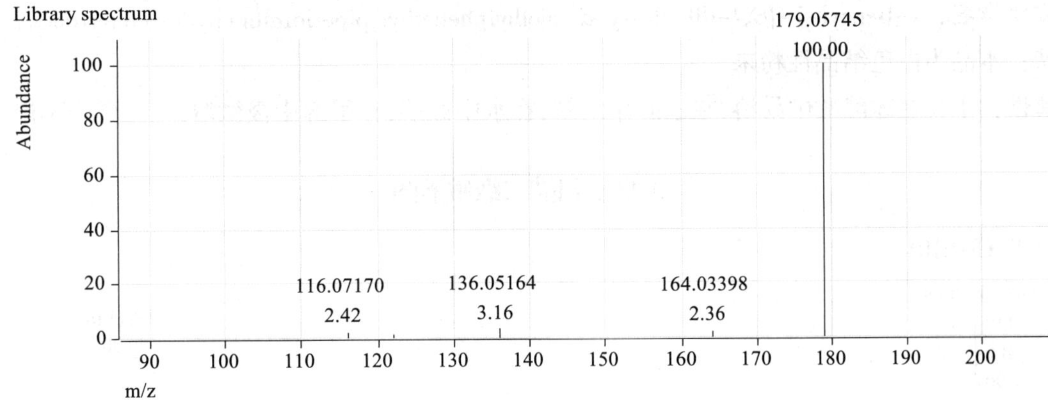

[M−H]⁻ CID:40V

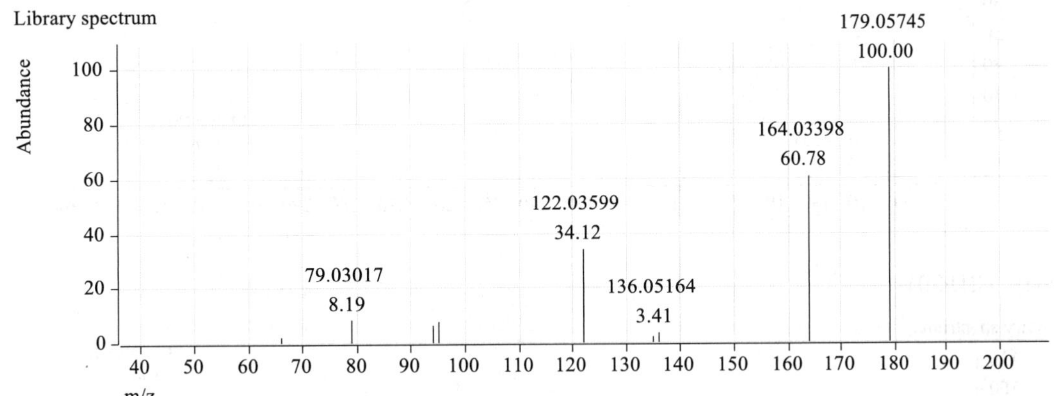

负离子扫描裂解途径解析

m/z 310.1521　→　m/z 179.0574　→　m/z 164.0340；m/z 122.0360

酒石酸艾芬地尔

英文名：Ifenprodil Tartrate

分子式：$(C_{21}H_{27}NO_2)_2 \cdot C_4H_6O_6$

分子量：800.98

CAS 编号：23210-58-4

中文化学名：4- 苄基 -1-[β,4- 二羟基 -α- 甲基苯乙基]

哌啶酒石酸盐(2∶1)

英文化学名： 4–Benzyl–1–[β,4–dihydroxy–α–methylphenethyl] piperidinium hydrogen tartrate(2∶1)

性状： 本品为白色结晶性粉末

溶解性： 本品在冰醋酸中易溶，在乙醇中溶解，在水中微溶，在甲醇中极微溶，在乙醚中不溶

正离子扫描二级质谱图

[M+H]$^+$ CID:10V

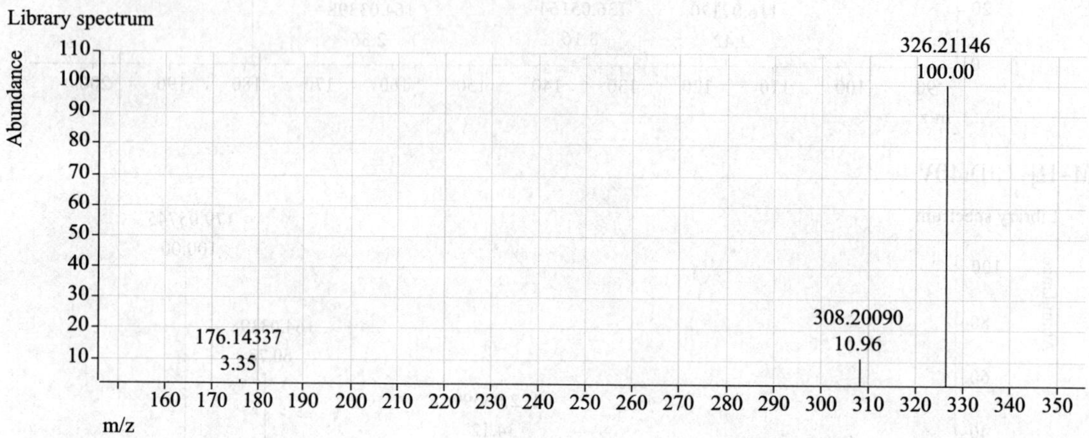

[M+H]$^+$ CID:20V

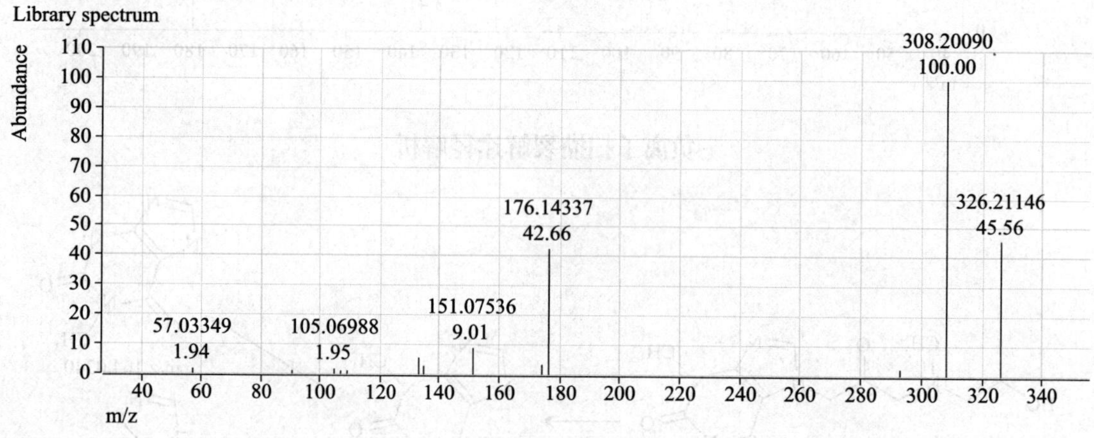

[M+H]$^+$ CID:40V

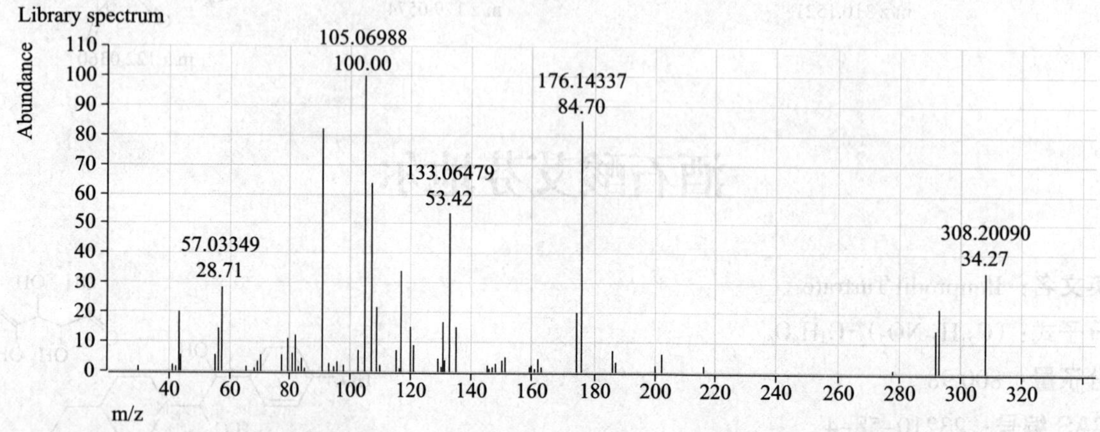

正离子扫描裂解途径解析

HO OH HN H$_3$C +

m/z 326.2115

HO NH + H$_3$C

m/z 308.2009

HO NH +

m/z 293.1774

H$_2$N+

m/z 176.1434

m/z 91.0542

m/z 105.0699

负离子扫描二级质谱图

[M−H]$^-$ CID:10V

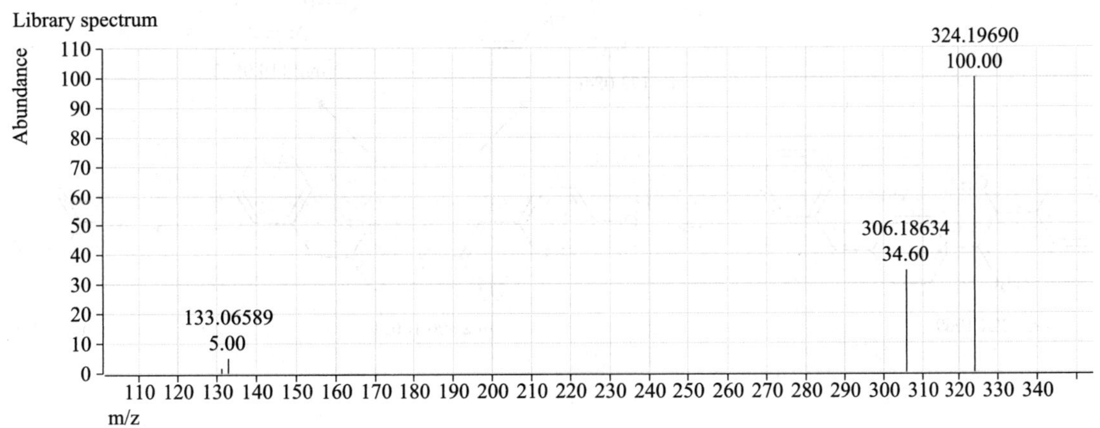

[M−H]$^-$ CID:20V

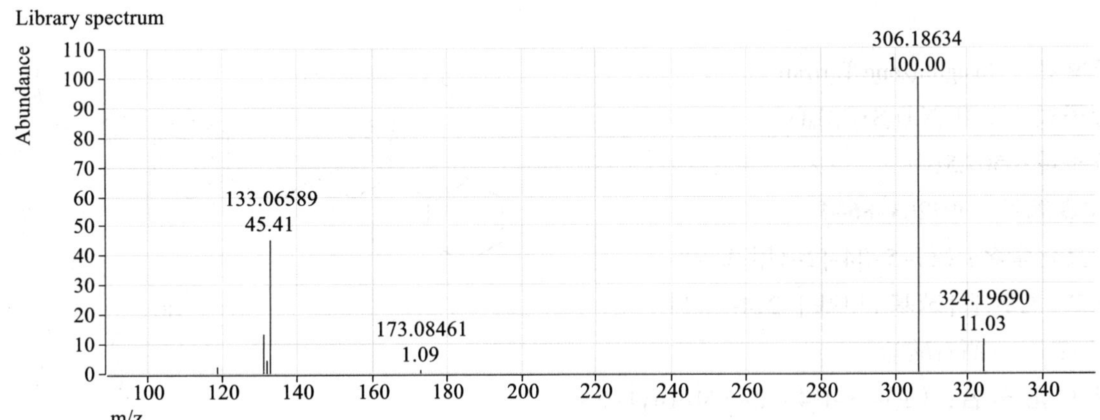

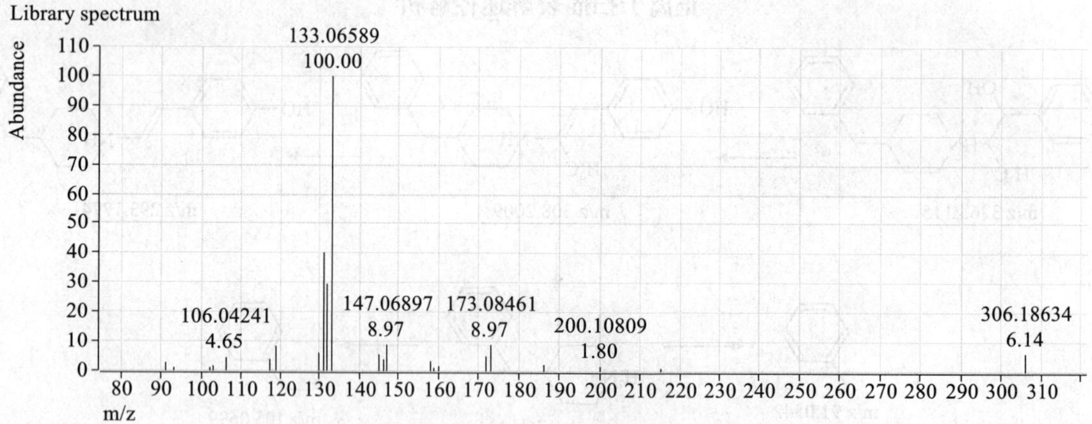

负离子扫描裂解途径解析

m/z 173.0846

m/z 119.0502

m/z 324.1969

m/z 306.1863

m/z 133.0659

酒石酸罗格列酮

英文名： Rosiglitazone Tartrate

分子式： $C_{18}H_{19}N_3O_3S \cdot C_4H_6O_6$

分子量： 507.51

CAS 编号： 397263-86-4

中文化学名：（±）-5-[[4-[2-（甲基 -2-吡啶氨基）乙氧基] 苯基] 甲基]-2,4- 噻唑烷二酮 -L（+）- 酒石酸盐

英文化学名：（±）-5-[[4-[2-（Methyl-2-pyridinylamino）ethoxy]-phenyl]methy]-2,4-thiazolidine-dione-L（+）-tartrate

性状： 本品为白色或类白色结晶性粉末

溶解性： 本品在 0.1mol/L 盐酸、冰醋酸中略溶，在水中微溶，在甲醇或丙酮中极微溶，在乙醇中几乎不溶

正离子扫描二级质谱图

$[M+H]^+$ CID:10V

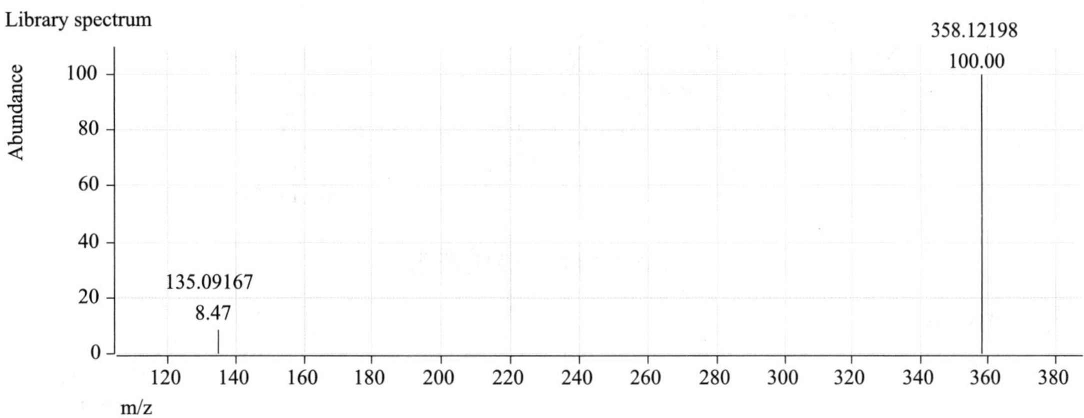

$[M+H]^+$ CID:20V

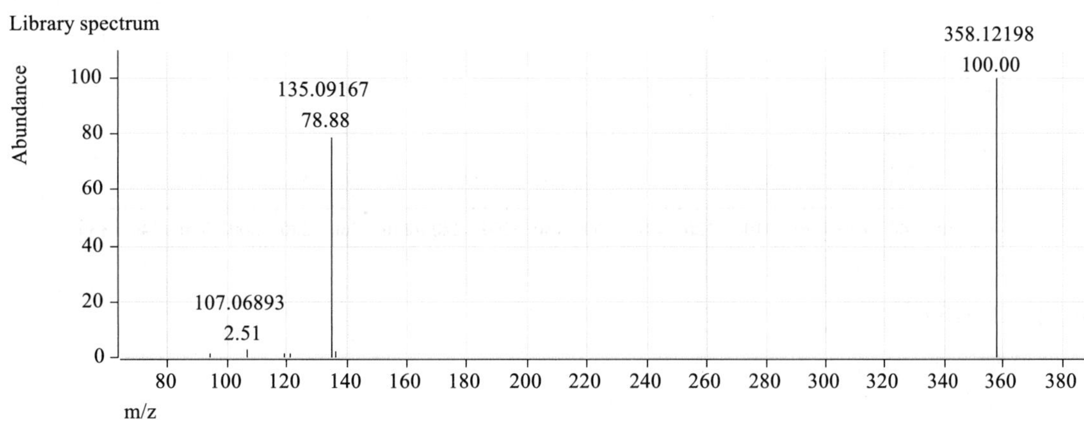

$[M+H]^+$ CID:40V

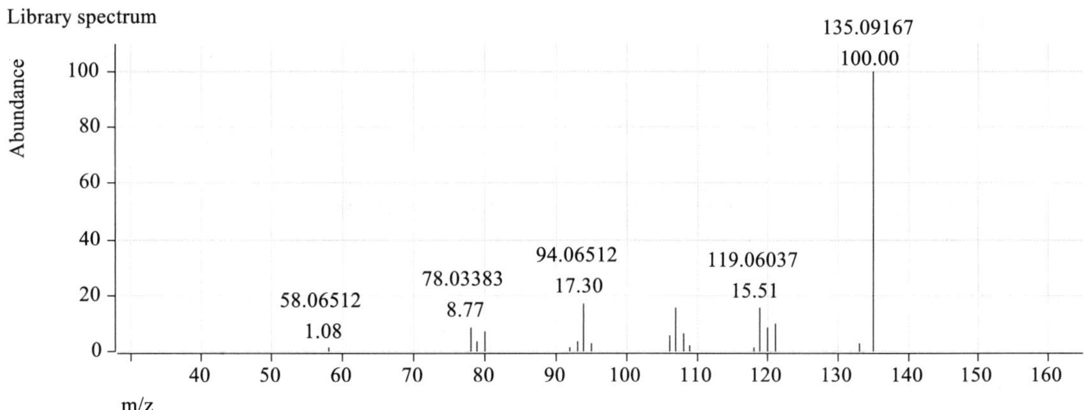

正离子扫描裂解途径解析

m/z 358.1220 → m/z 135.0917

负离子扫描二级质谱图

$[M-H]^-$ CID:10V

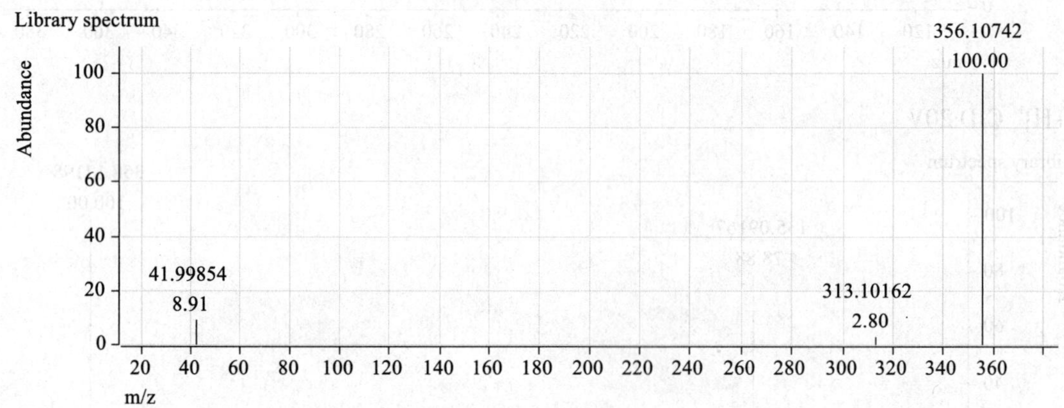

$[M-H]^-$ CID:20V

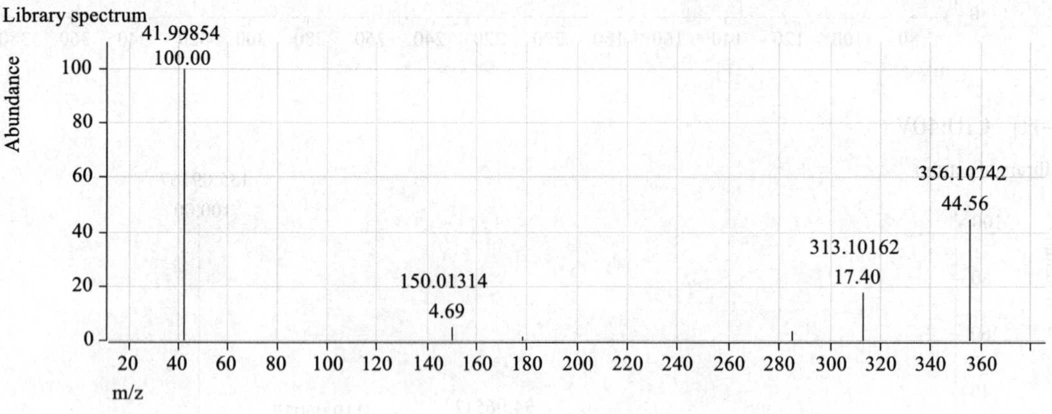

$[M-H]^-$ CID:40V

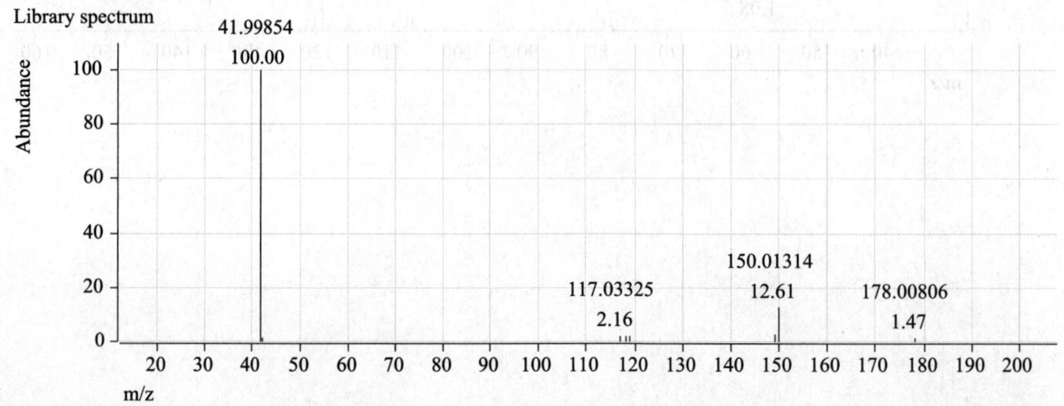

负离子扫描裂解途径解析

m/z 356.1074

m/z 313.1016

NCO^-
m/z 41.9985

酒石酸美托洛尔

英文名：Metoprolol Tartrate

分子式：$(C_{15}H_{25}NO_3)_2 \cdot C_4H_6O_6$

分子量：684.82

CAS 编号：56392-17-7

中文化学名：(±)-1-异丙氨基-3-[对-(2-甲氧乙基)苯氧基]-2-丙醇-L-酒石酸盐

英文化学名：bis[(2*RS*)-1-[4-(2-Methoxyethyl)phenoxy]-3-[(1-methylethyl)amino]propan-2-ol]-(2*R*,3*R*)-2,3-dihydroxy butanedioate

性状：本品为白色或类白色结晶性粉末;无臭;味苦

溶解性：本品在水中极易溶,在冰醋酸、乙醇或三氯甲烷中易溶,在无水乙醇中略溶,在丙酮中极微溶,在乙醚中几乎不溶

正离子扫描二级质谱图

$[M+H]^+$ CID:10V

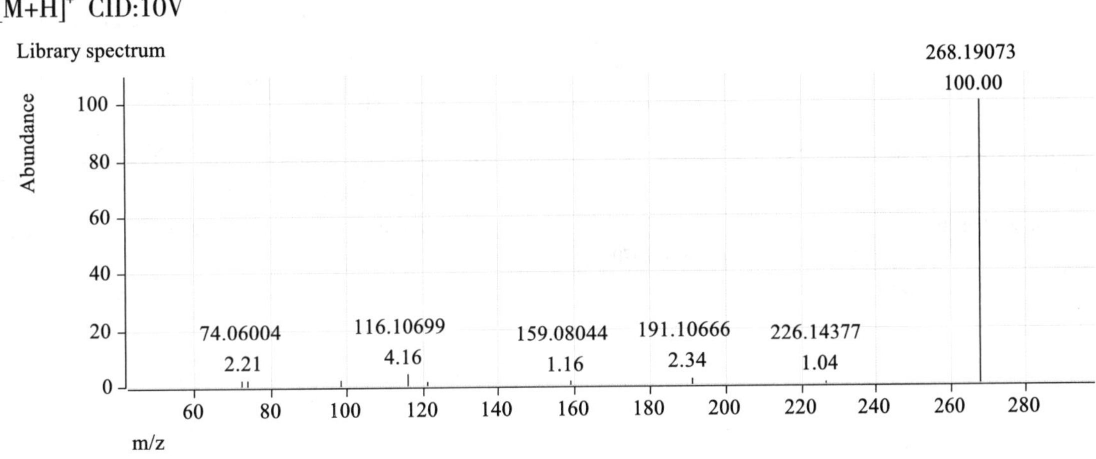

$[M+H]^+$ CID:20V

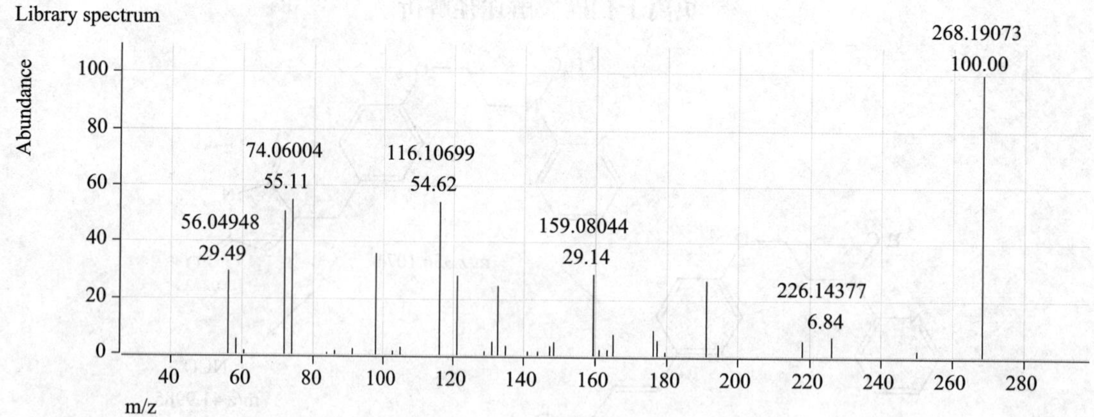

$[M+H]^+$ CID:40V

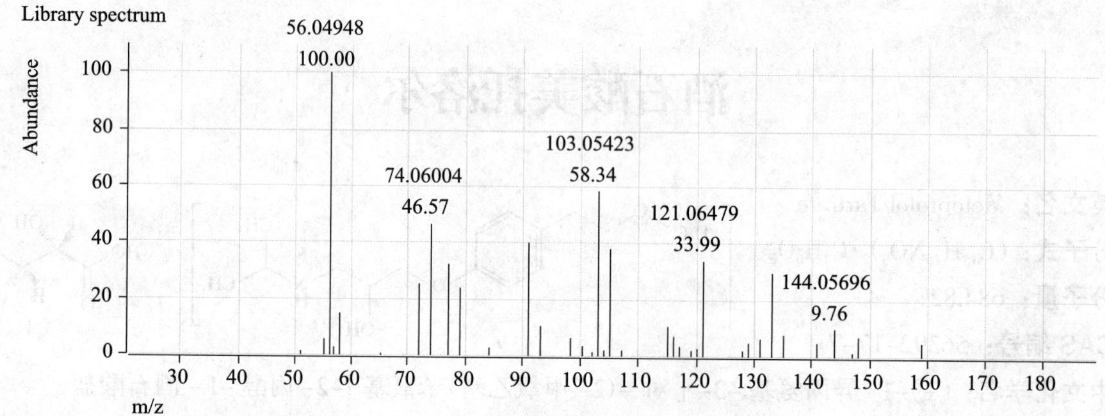

正离子扫描裂解途径解析

m/z 268.1907 → m/z 226.1438 → m/z 191.1067

m/z 226.1438 → m/z 116.1070 → m/z 98.0600

m/z 226.1438 → m/z 133.0648

m/z 226.1438 → m/z 74.0600 → m/z 56.0495

消旋地舍平

英文名： Racedeserpidine

分子式： $C_{32}H_{38}N_2O_8$

分子量： 578.65

中文化学名： 17- 甲氧基 -18- ［(3,4,5- 三甲氧基苯甲酰)氧］育亨烷 -16- 甲酸甲酯

英文化学名： 17-Methoxy-18-[(3,4,5-trimethoxybenzoyl)oxy]yohimban-16-carboxylate

性状： 本品为白色或类白粉末；无臭

溶解性： 本品在三氯甲烷中易溶，在甲醇、乙醇、丙酮中略溶，在水中不溶

正离子扫描二级质谱图

$[M+H]^+$ CID:10V

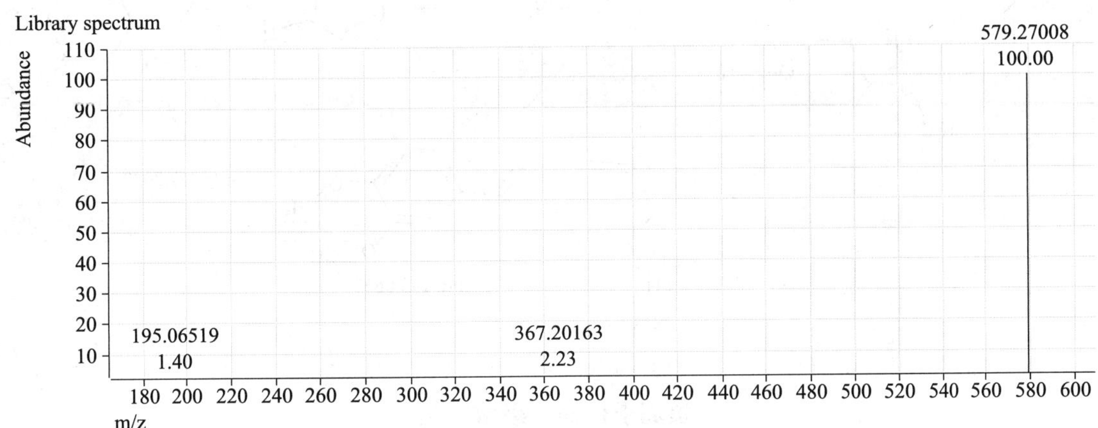

$[M+H]^+$ CID:20V

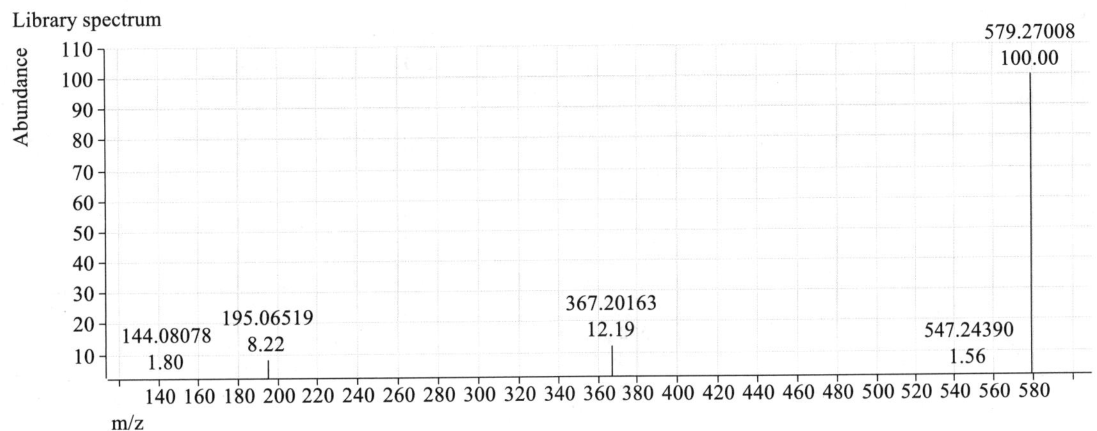

[M+H]$^+$ CID:40V

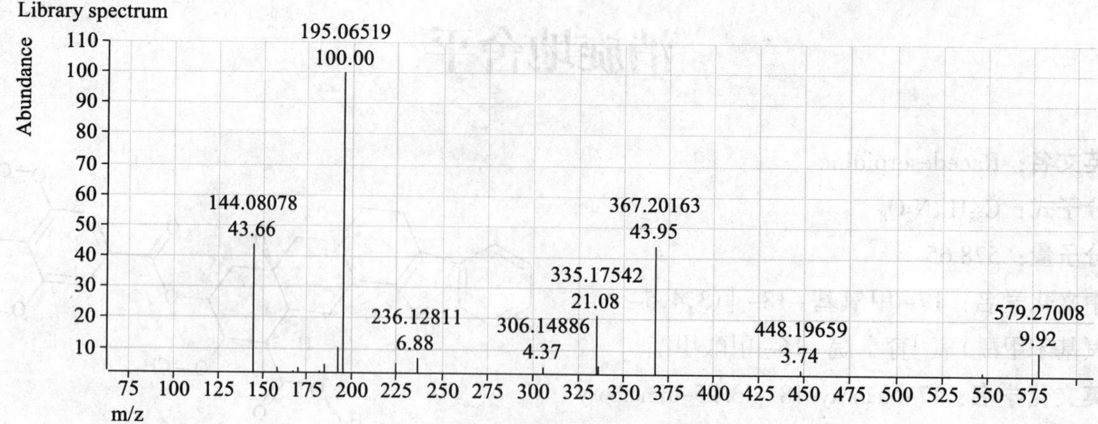

正离子扫描裂解途径解析

m/z 579.2706

m/z 367.2022

m/z 144.0813

m/z 195.0657

负离子扫描二级质谱图

[M−H]$^-$ CID:10V

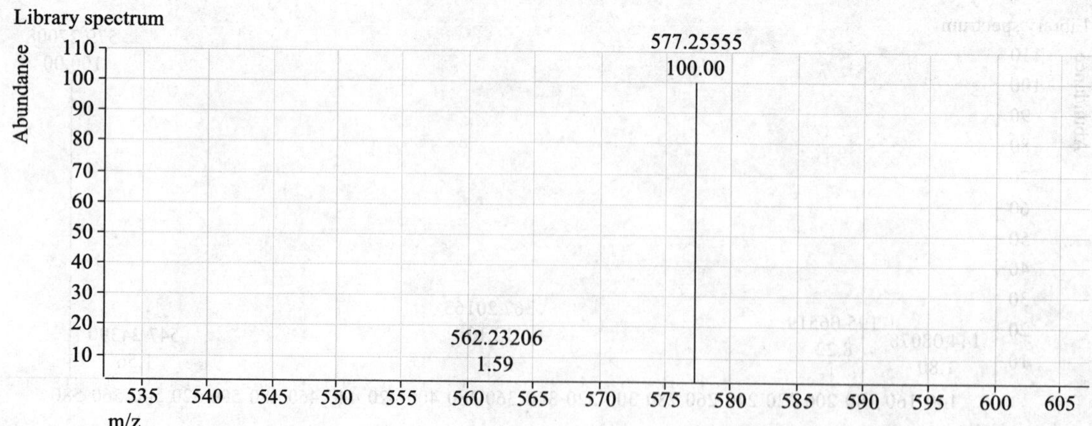

$[M-H]^-$ CID:20V

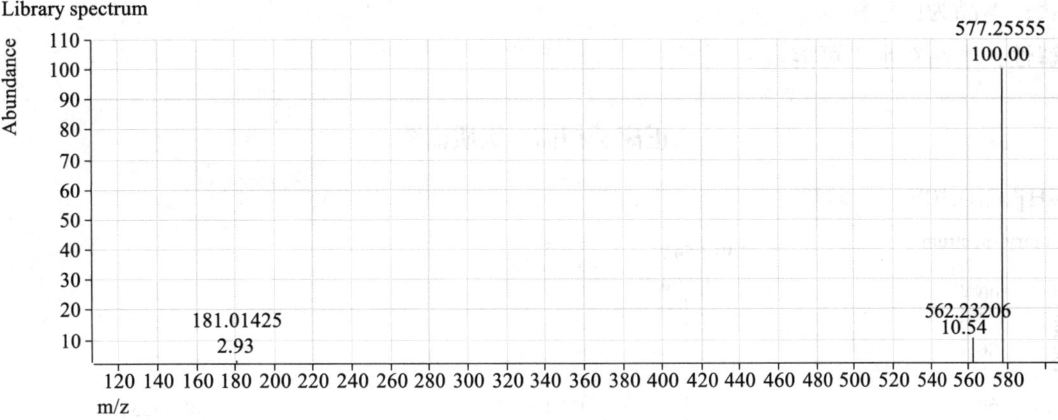

$[M-H]^-$ CID:40V

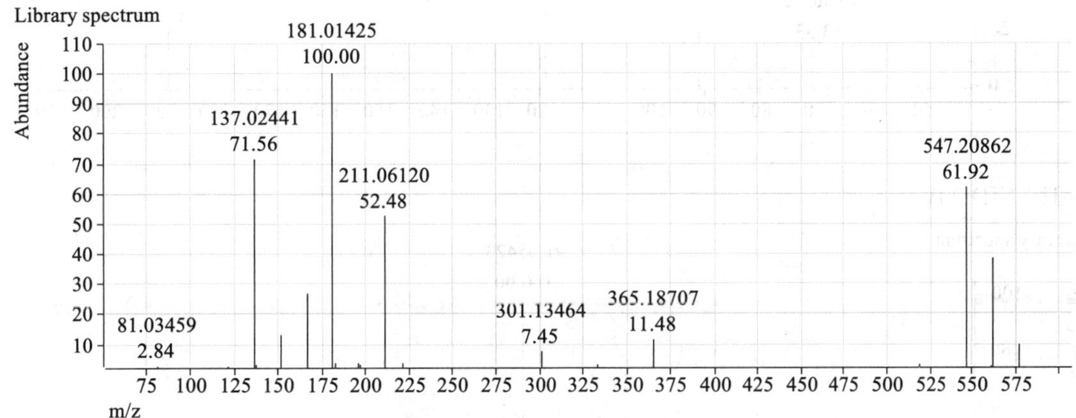

负离子扫描裂解途径解析

m/z 577.2555

m/z 547.2086

m/z 181.0124

m/z 137.0244

消旋盐酸司来吉兰

英文名： (+)-Deprenyl Hydrochloride

分子式： $C_{13}H_{17}N \cdot HCl$

分子量： 223.75

中文化学名： N,α- 二甲基 -N-2- 丙炔基苯乙胺盐酸盐

CH_3, HCl, CH, N, H_3C

英文化学名： Benzeneethanamine,*N*,*α*–dimethyl–*N*–2–propyn–1–yl–,hydrochloride

性状： 本品为白色粉末

溶解性： 本品在水中可溶

正离子扫描二级质谱图

$[M+H]^+$ CID:10V

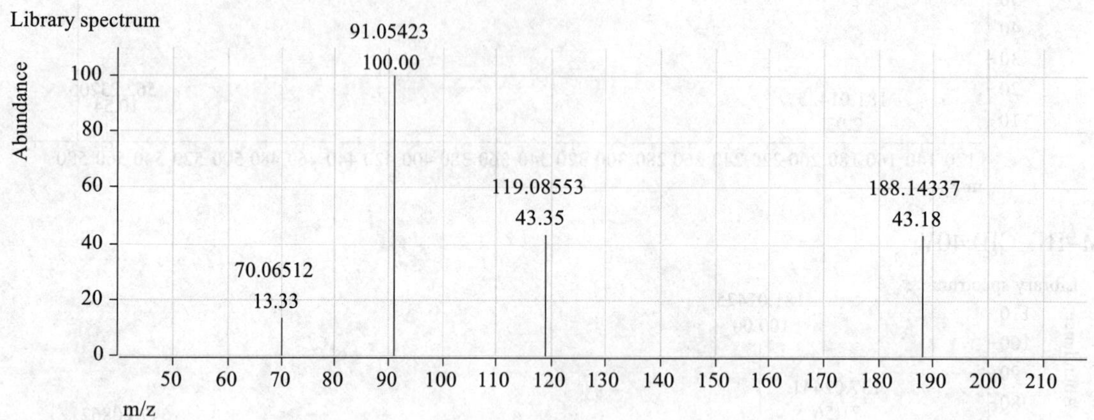

$[M+H]^+$ CID:20V

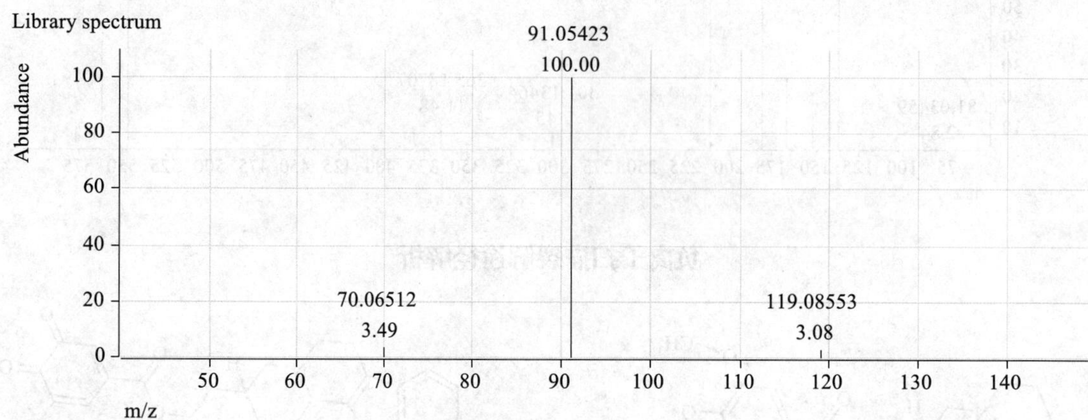

$[M+H]^+$ CID:40V

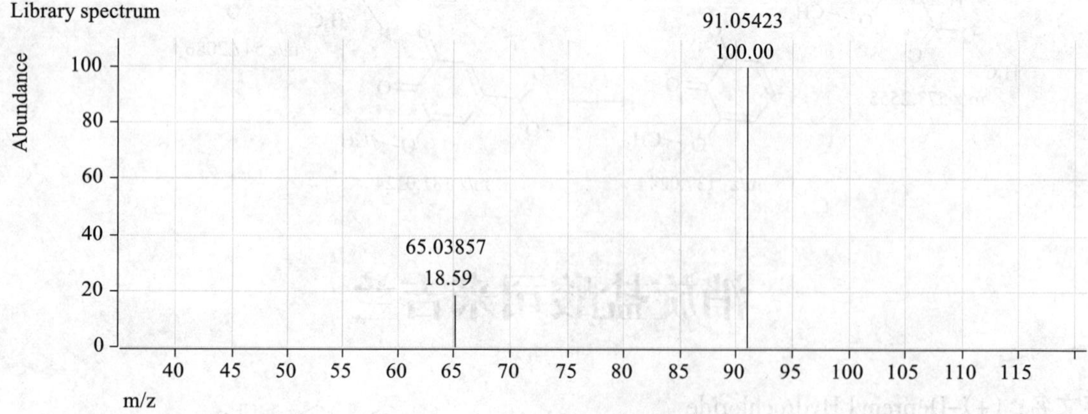

正离子扫描裂解途径解析

$H_2\overset{+}{C}$ CH_3 N H_3C
m/z 70.0651

CH_3 ^{+}NH CH H_3C
m/z 188.1434

CH_3
m/z 119.0855

$\overset{+}{C}H_2$
m/z 91.0542

m/z 65.0386

消旋瑞格列奈

英文名： Racemic Repaglinide

分子式： $C_{27}H_{36}N_2O_4$

分子量： 452.59

CAS 编号： 108157-53-5

中文化学名： 2-乙氧基-4-［2-［［甲基-1-［2-(1-哌啶基)苯基］丁基］氨基］-2-氧代乙基］苯甲酸

英文化学名： 2-Ethoxy-4-[2-[[3-methyl-1-[2-(1-piperidinyl)phenyl]butyl]amino]-2-oxoethyl]benzoic acid

性状： 本品为白色或类白色结晶性粉末；无臭

溶解性： 本品在三氯甲烷中易溶，在乙醇或丙酮中略溶，在水中几乎不溶，在 0.1mol/L 盐酸溶液中微溶

正离子扫描二级质谱图

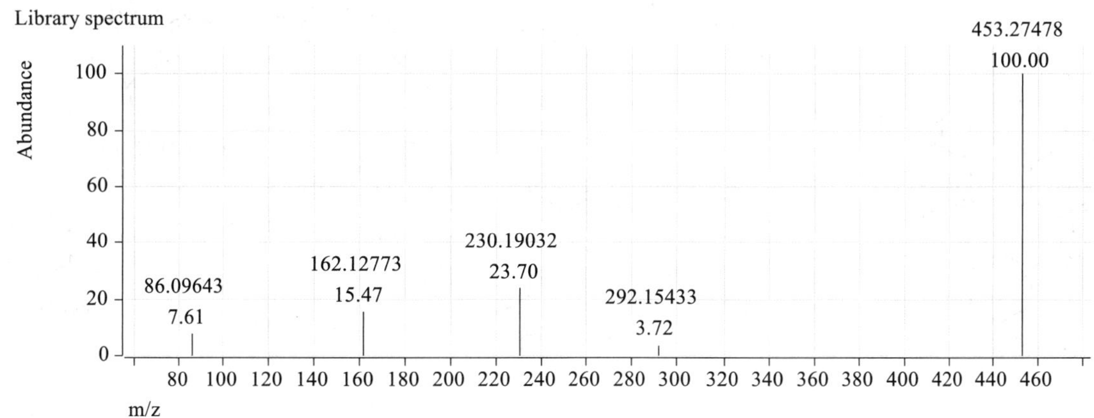

$[M+H]^+$ CID:20V

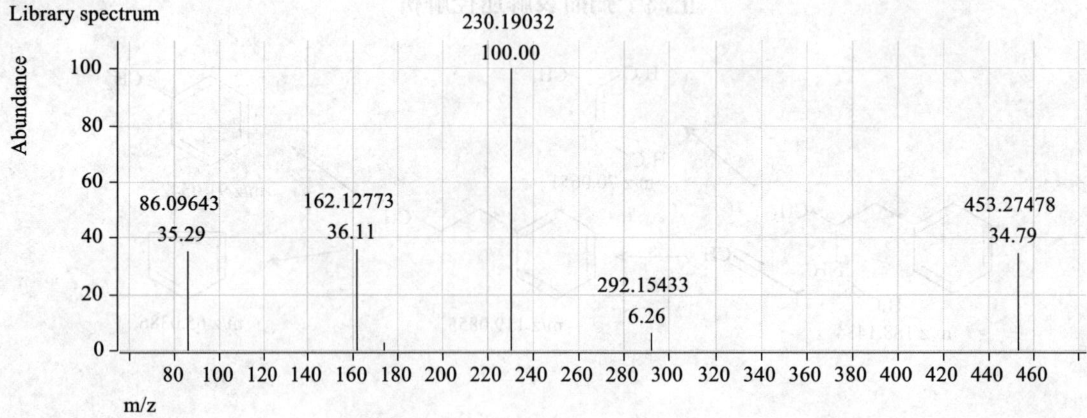

$[M+H]^+$ CID:40V

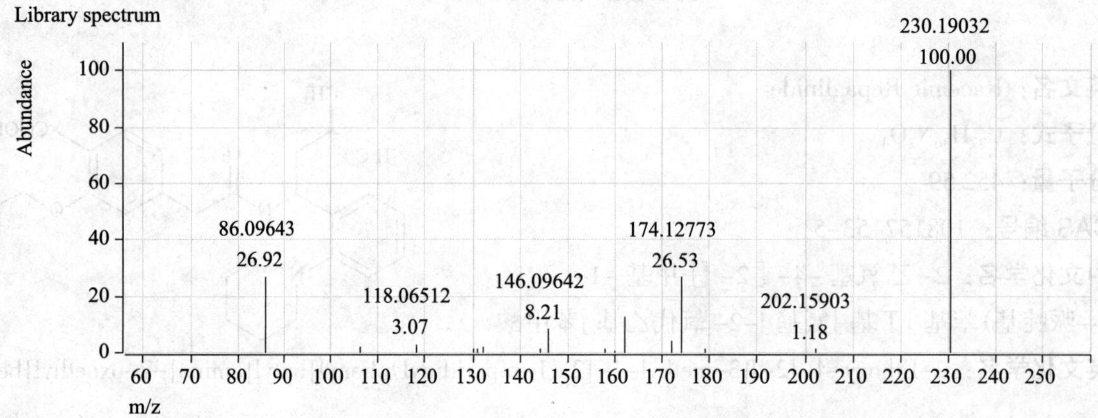

正离子扫描裂解途径解析

m/z 453.2748

m/z 292.1543

m/z 230.1903

m/z 202.1590

m/z 174.1277

m/z 162.1277

m/z 86.0964

负离子扫描二级质谱图

[M−H]⁻ CID:10V

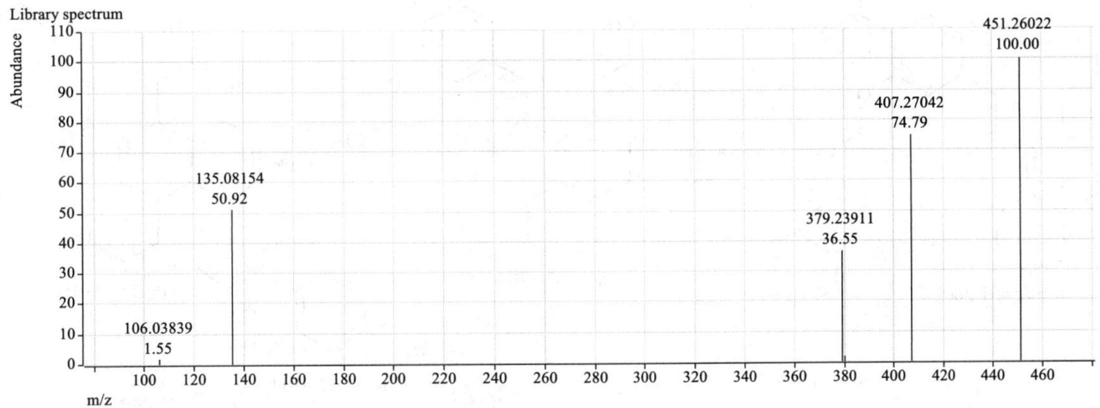

[M−H]⁻ CID:20V

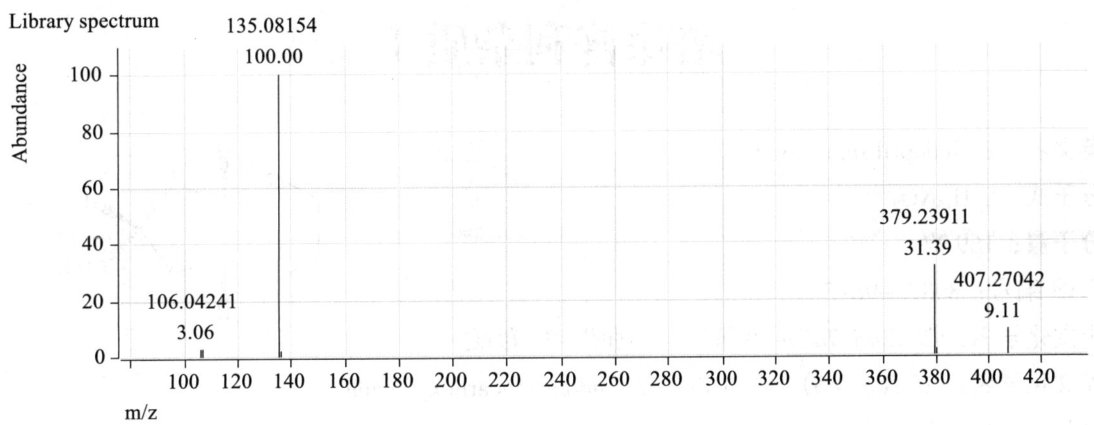

[M−H]⁻ CID:40V

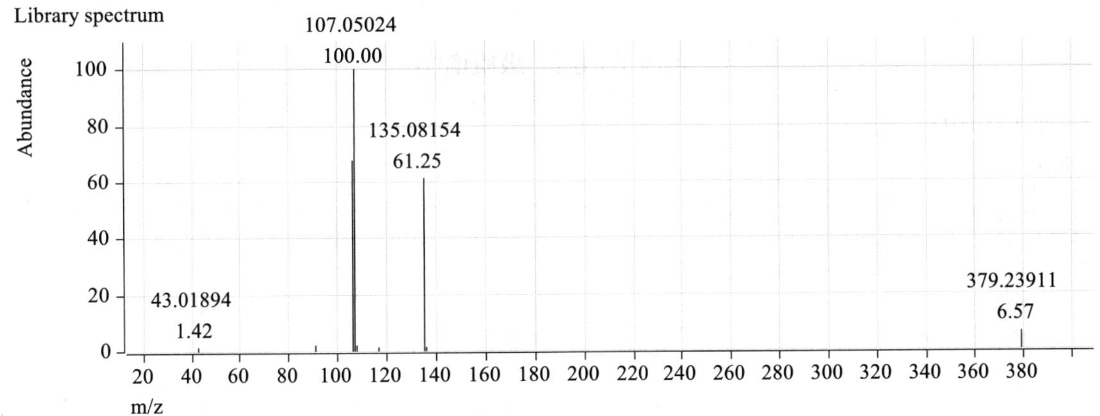

负离子扫描裂解途径解析

m/z 451.2602

m/z 407.2704

m/z 379.2391

m/z 135.0815

m/z 107.0502

培哚普利杂质 I

英文名：Perindopril Impurity Ⅰ

分子式：$C_9H_{15}NO_2$

分子量：169.22

CAS 编号：80875-98-5

中文化学名：(2*S*,3*aS*,7*aS*)- 八氢 -1*H*- 吲哚 -2- 羧酸

英文化学名：(2*S*,3*aS*,7*aS*)-Octahydro-1*H*-indole-2-carboxylic acid

性状：本品为白色粉末

溶解性：本品在甲醇和水中溶解

正离子扫描二级质谱图

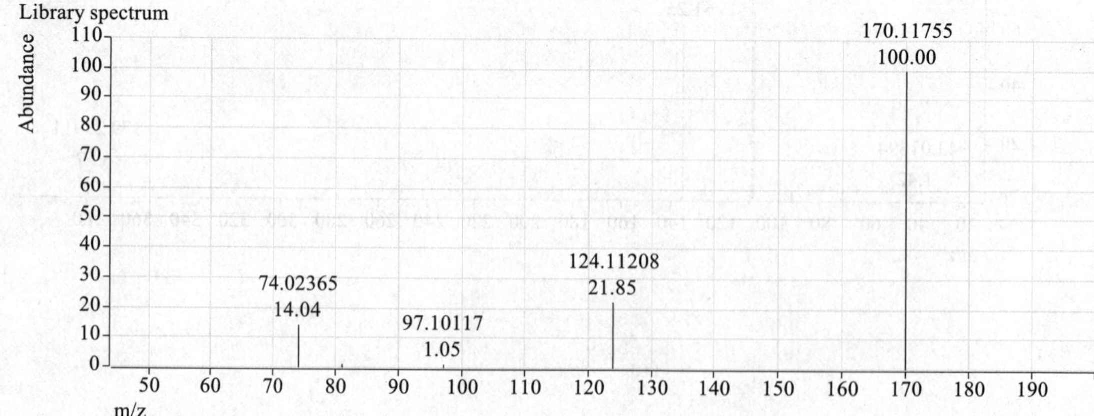

$[M+H]^+$ CID:20V

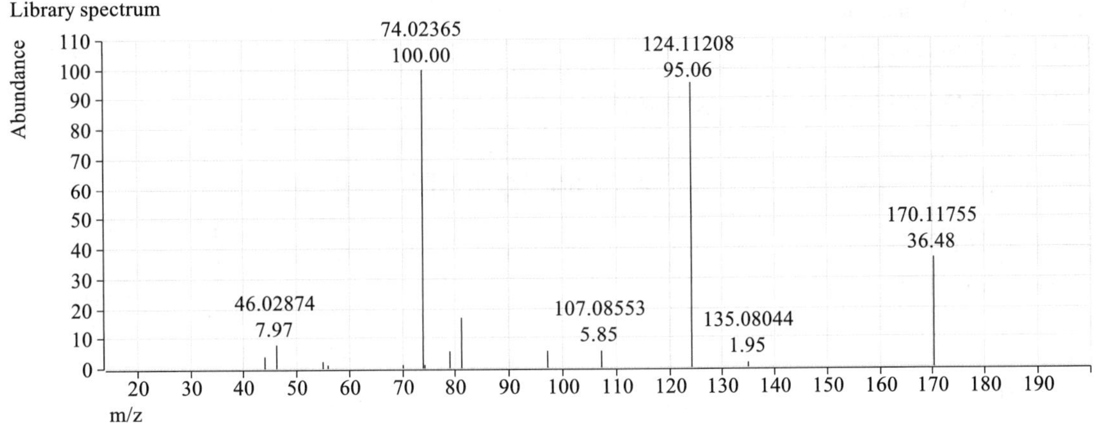

$[M+H]^+$ CID:40V

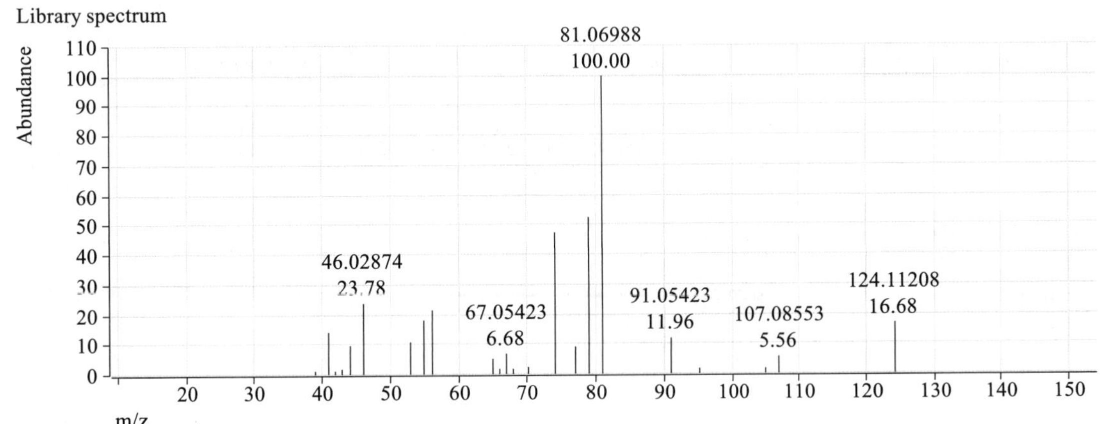

正离子扫描裂解途径解析

m/z 74.0237　　m/z 170.1176　　m/z 124.1121　　m/z 81.0699

培哚普利杂质Ⅲ

英文名： Perindoprilat Impurity Ⅲ

分子式： $C_{17}H_{28}N_2O_5$

分子量： 340.41

CAS 编号： 95153-31-4

中文化学名： (2*S*,3α*S*,7α*S*)-1-［(2*S*)-2-［［(2*S*)-1-羧基丁基］氨基］丙酰］-2,3,3α,4,5,6,7,7α-八氢吲哚-2-羧酸

英文化学名：(2*S*,3*α*S,7*α*S)-1-[(2*S*)-2-[[(2*S*)-1-Carboxybutyl]amino]propanoyl]-2,3,3*α*,4,5,6,7,7*α*-octahydroindole-2-carboxylic acid

性状：本品为白色粉末

溶解性：本品在甲基亚砜、甲醇、水中微溶

正离子扫描二级质谱图

[M+H]$^+$ CID:10V

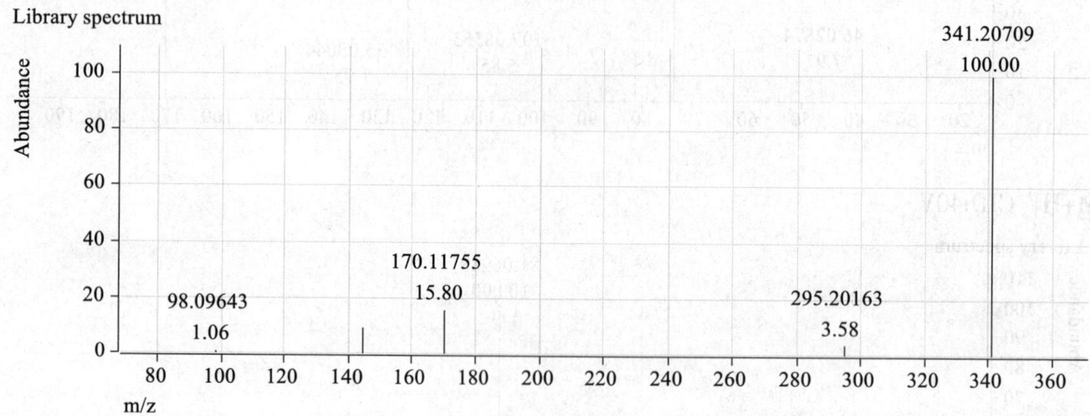

[M+H]$^+$ CID:20V

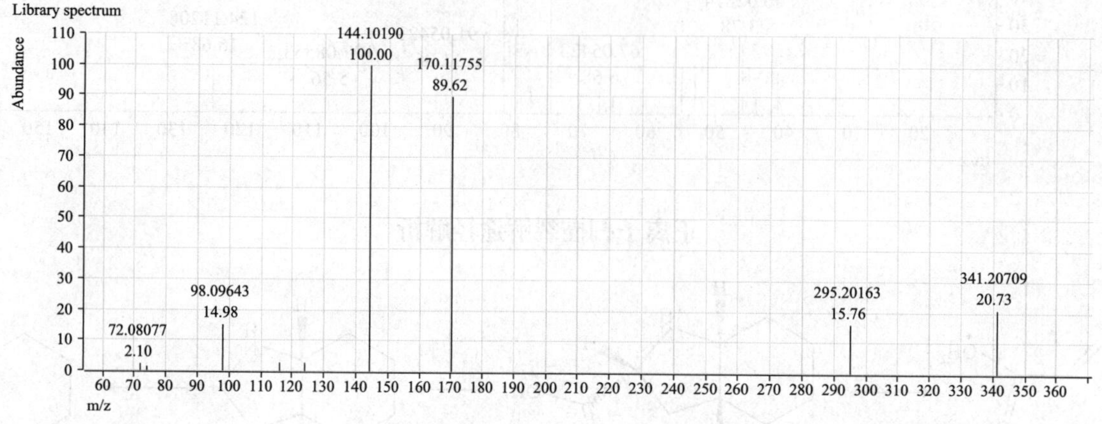

[M+H]$^+$ CID:40V

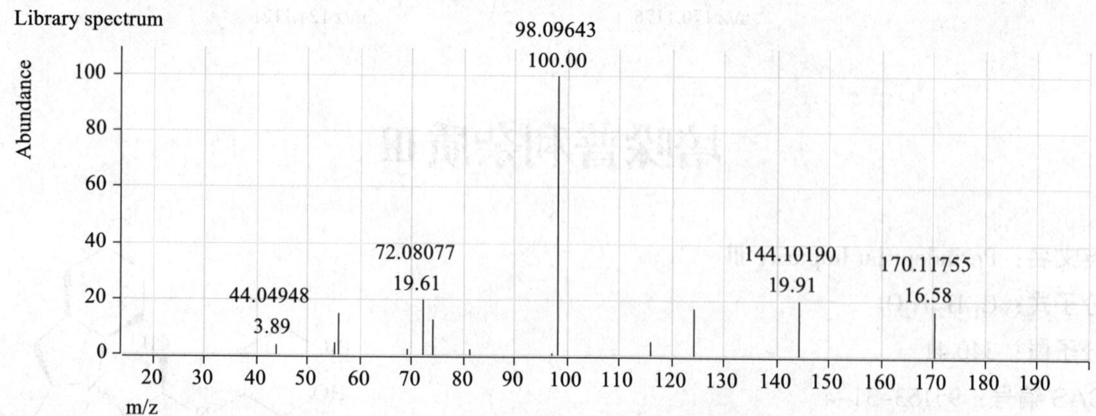

正离子扫描裂解途径解析

+H
m/z 341.2071
m/z 170.1176
m/z 295.2016
m/z 144.1019
m/z 98.0964

负离子扫描二级质谱图

$[M-H]^-$ CID:10V

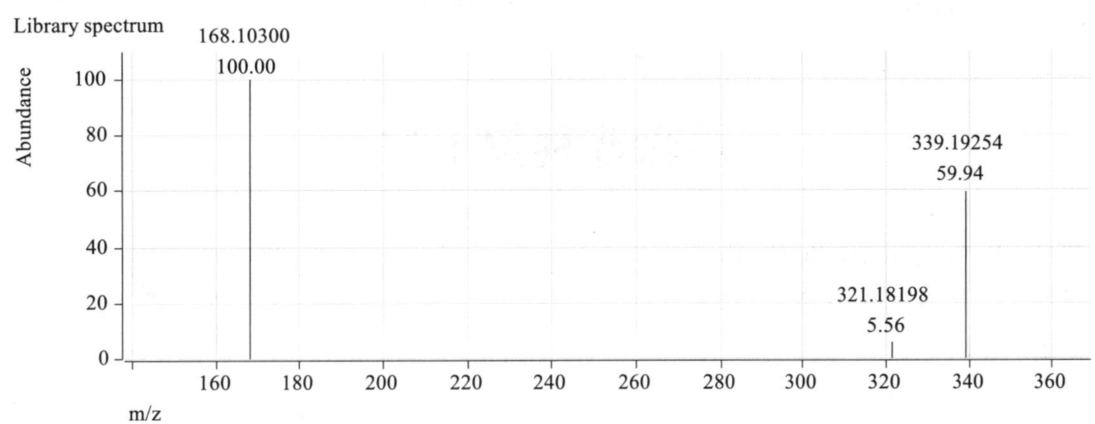

$[M-H]^-$ CID:20V

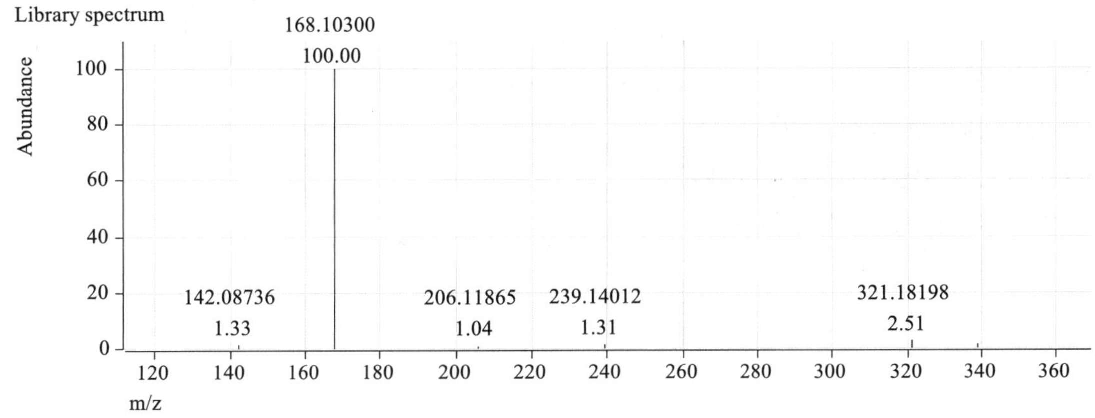

$[M-H]^-$ CID:40V

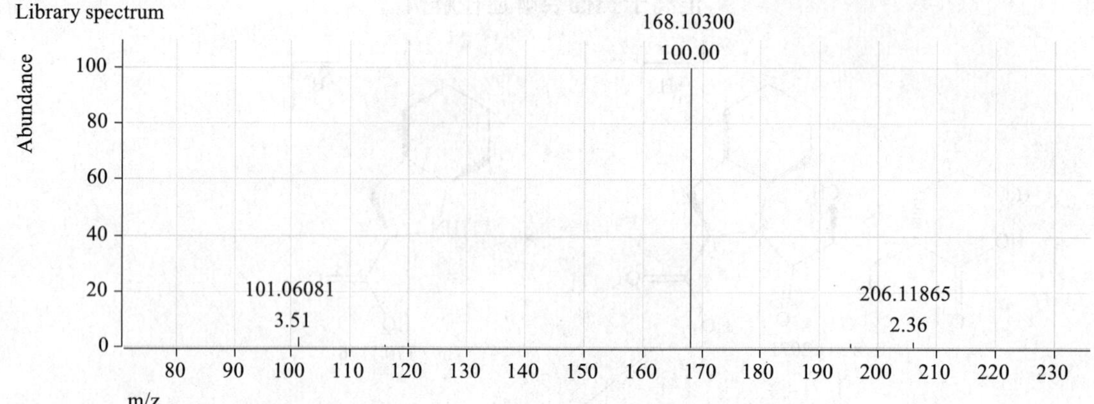

负离子扫描裂解途径解析

m/z 321.1820 ← m/z 339.1925 → m/z 168.1030

培哚普利叔丁胺

英文名：Perindopril *tert*-Butylamine

分子式：$C_{19}H_{32}N_2O_5 \cdot C_4H_{11}N$

分子量：441.61

CAS 编号：107133-36-8

中文化学名：(2*S*,3α*S*,7α*S*)-1-［(*S*)-*N*-［(*S*)-1-乙氧羰酰基丁基］丙氨酰］八氢-1*H*-吲哚-2-羧酸叔丁铵盐(1∶1)

英文化学名：2-Methylpropan-2-amine(2*S*,3α*S*,7α*S*)-1-[(2*S*)-2-[[(1*S*)-1-(ethoxycarbonyl)butyl]amino]propanoyl]octahydro-1*H*-indole-2-carboxylate

性状：本品为白色或类白色结晶性粉末

溶解性：本品在水或乙醇中易溶

正离子扫描二级质谱图

$[M+H]^+$ CID:10V

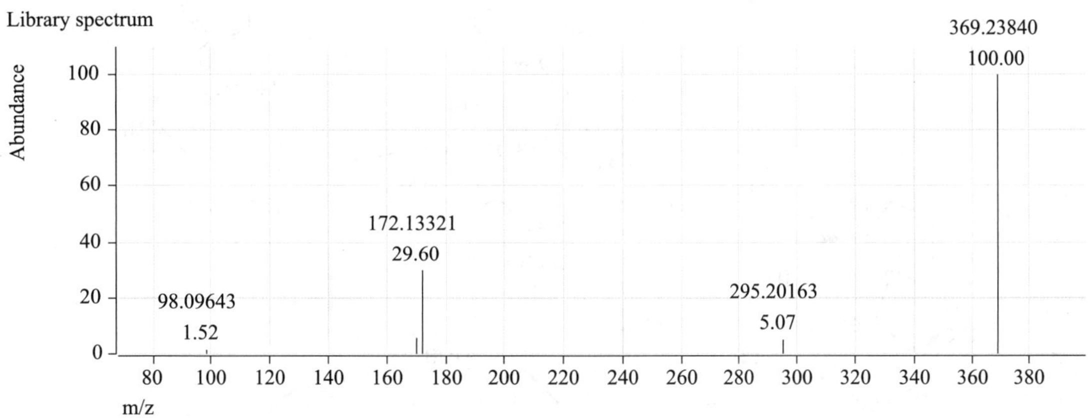

$[M+H]^+$ CID:20V

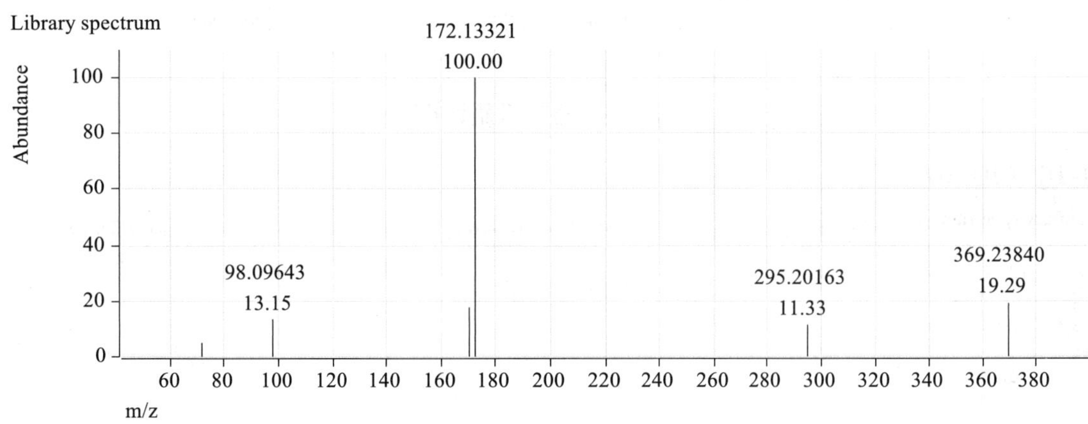

$[M+H]^+$ CID:40V

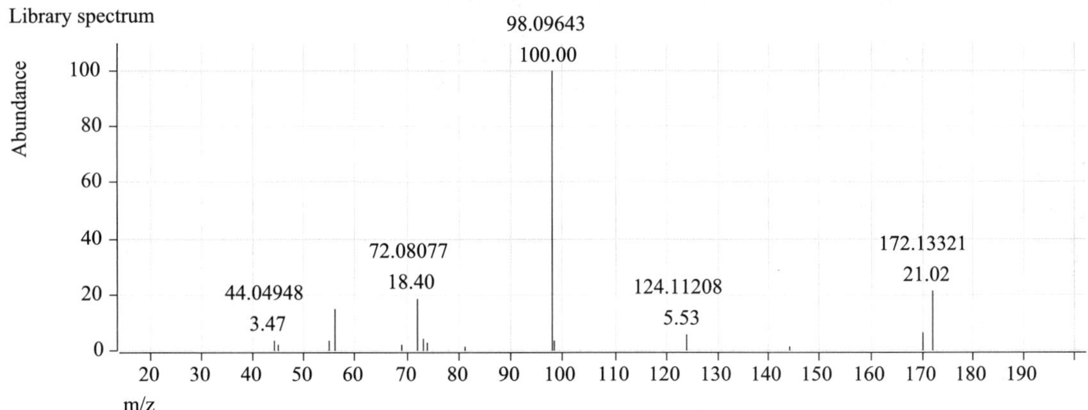

正离子扫描裂解途径解析

m/z 369.2384
m/z 295.2016
m/z 124.1121
m/z 72.0808
m/z 172.1332
m/z 98.0964

负离子扫描二级质谱图

$[M-H]^-$ CID:10V

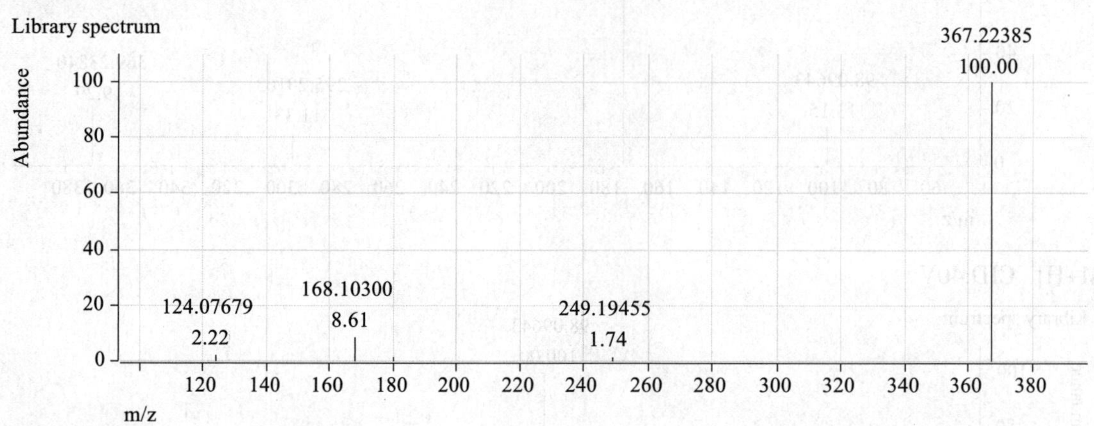

$[M-H]^-$ CID:20V

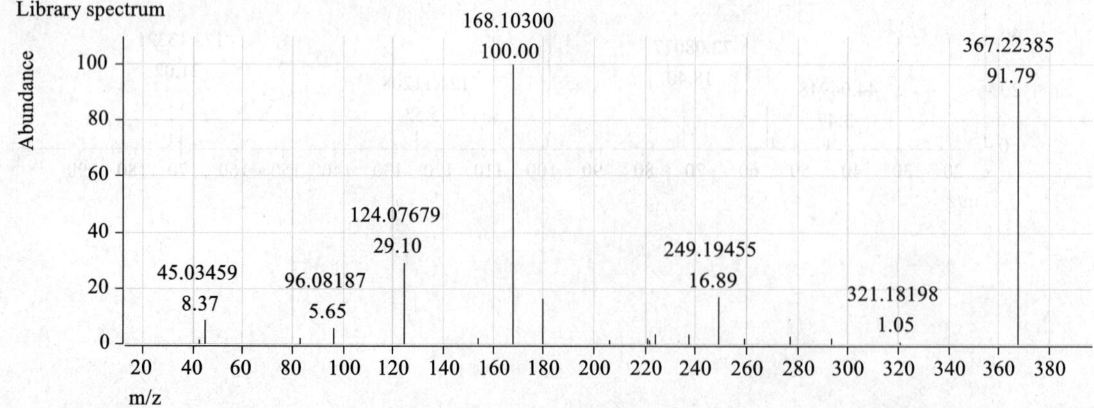

[M−H]⁻ CID:40V

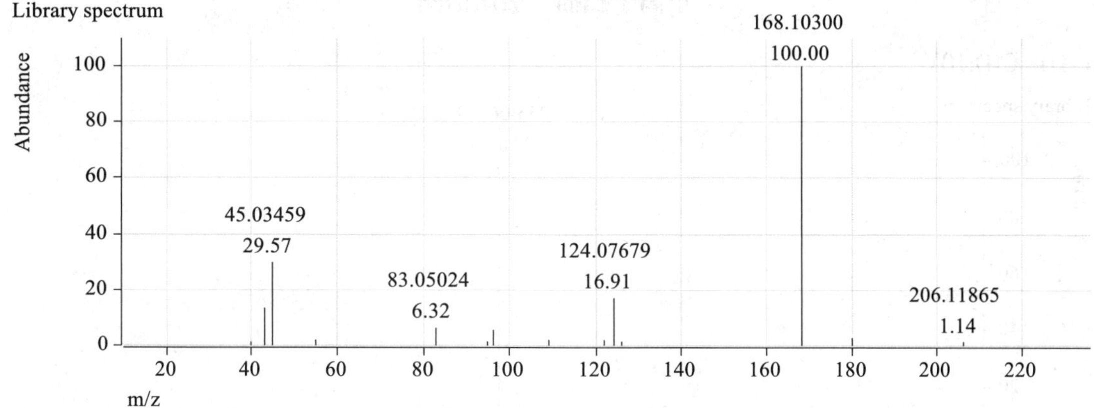

负离子扫描裂解途径解析

m/z 367.2238

m/z 321.1820

m/z 168.1030

m/z 124.0768

m/z 249.1972

黄豆苷元

英文名：Daidzein

分子式：$C_{15}H_{10}O_4$

分子量：254.24

CAS 编号：486-66-8

中文化学名：7- 羟基 -3-（4- 羟基苯基）-4*H*-1- 苯并吡喃 -4- 酮

英文化学名：7-Hydroxy-3-（4-hydroxyphenyl）-4*H*-1-benzopyran-4-one

性状：本品为类白色结晶性粉末；无臭；无味

溶解性：本品在热乙醇中微溶，在水、三氯甲烷中几乎不溶

正离子扫描二级质谱图

$[M+H]^+$ CID:10V

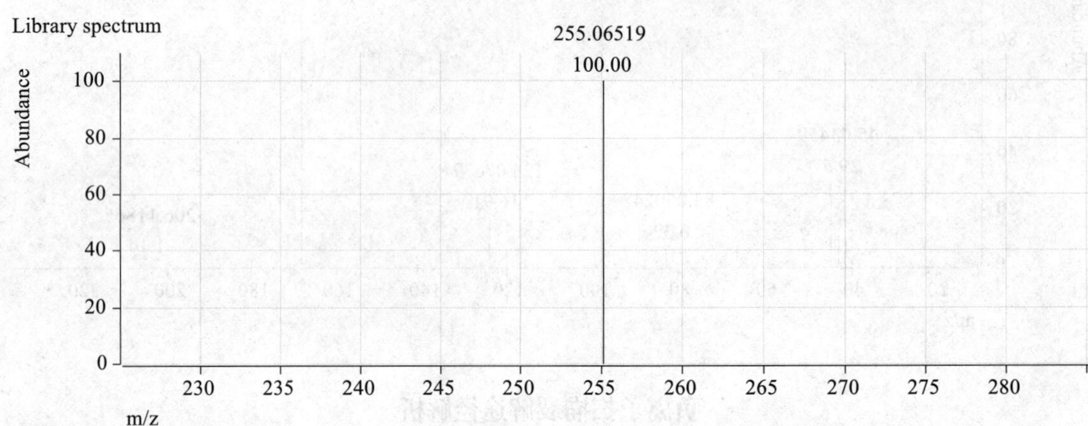

$[M+H]^+$ CID:20V

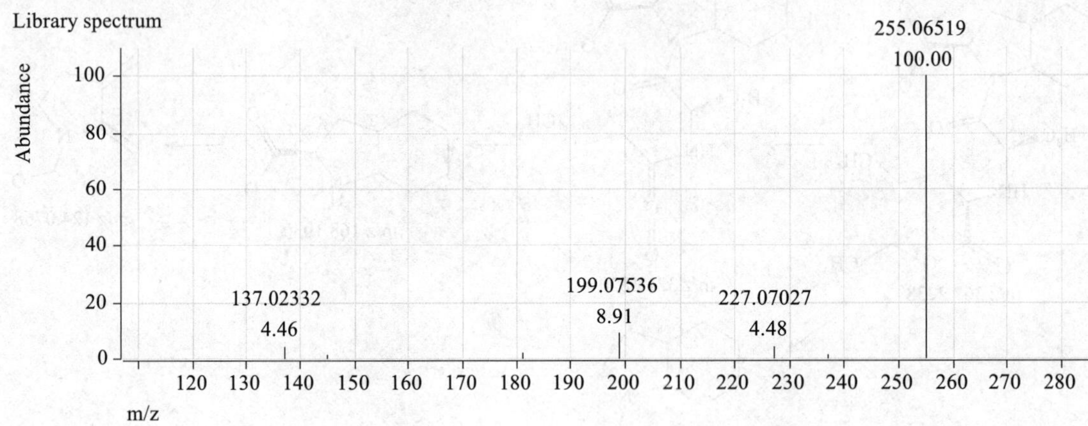

$[M+H]^+$ CID:40V

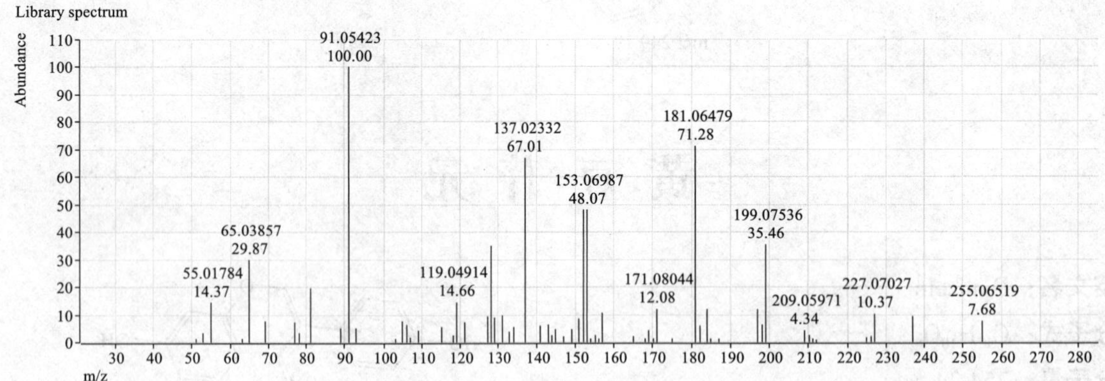

正离子扫描裂解途径解析

m/z 227.0703　　m/z 199.0754　　m/z 181.0648

m/z 91.0542

m/z 255.0652　　m/z 237.0546

m/z 137.0233

负离子扫描二级质谱图

[M−H]⁻ CID:10V

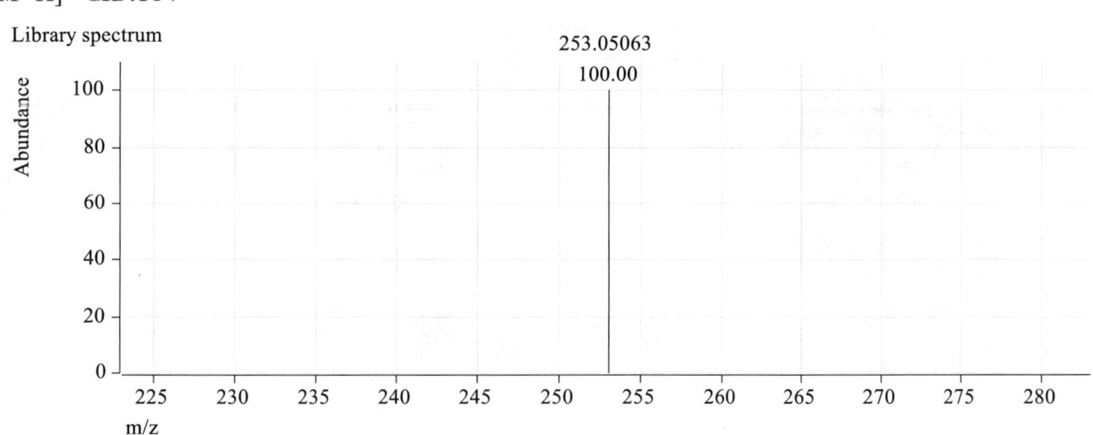

[M−H]⁻ CID:20V

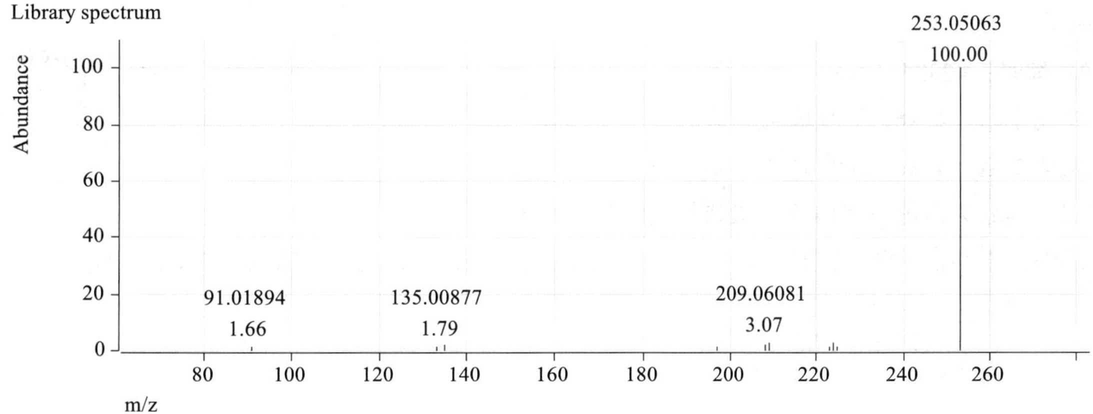

[M-H]⁻ CID:40V

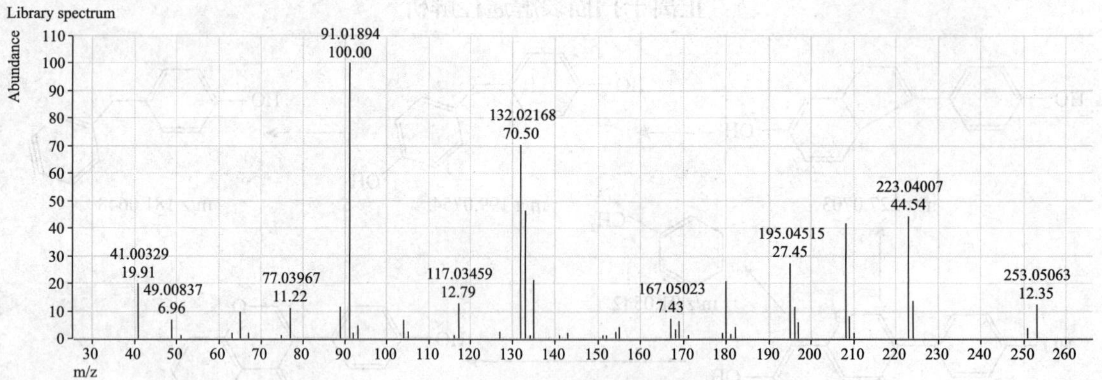

负离子扫描裂解途径解析

HO O O⁻ O⁻ m/z 253.0506

HO O O⁻ m/z 223.0401

·O O⁻ m/z 132.0217

O⁻ m/z 91.0189

萘 丁 美 酮

英文名： Nabumetone

分子式： $C_{15}H_{16}O_2$

分子量： 228.29

CAS 编号： 42924-53-8

中文化学名： 4-(6-甲氧基-2-萘基)-丁-2-酮

英文化学名： 4-(6-Methoxy-2-naphthalenyl)-2-butanone

CH_3 O CH_3 O

性状： 本品为白色或类白色针状结晶或结晶性粉末

溶解性： 本品在丙酮、三氯甲烷、乙酸乙酯或热乙醇中易溶，在乙醇中略溶，在水中不溶

正离子扫描二级质谱图

[M+H]+ CID:10V

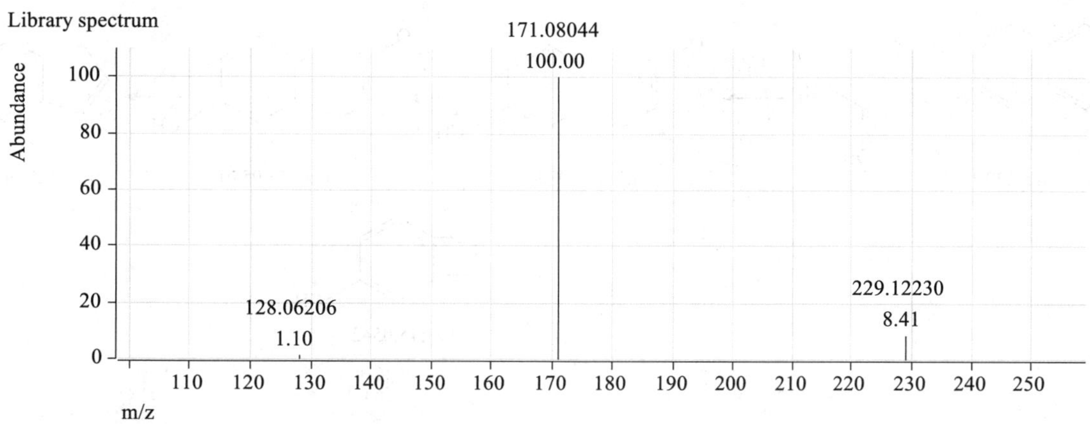

[M+H]+ CID:20V

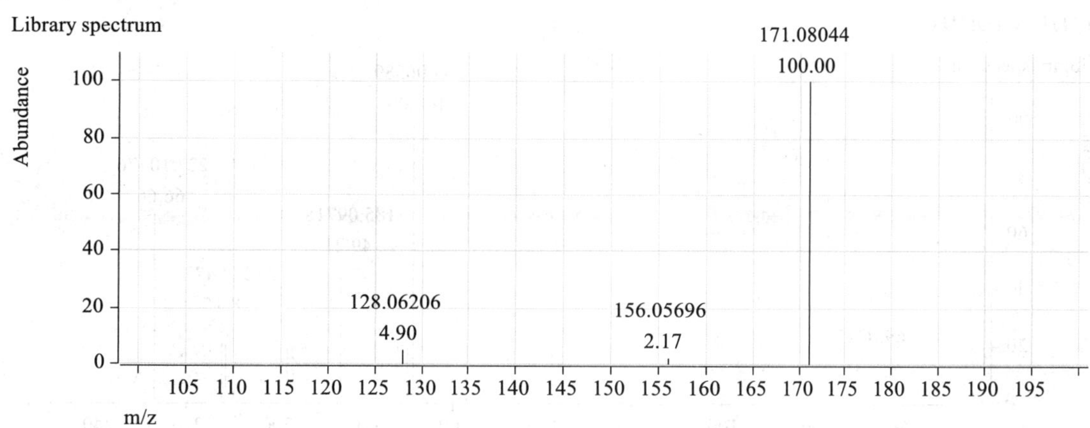

[M+H]+ CID:40V

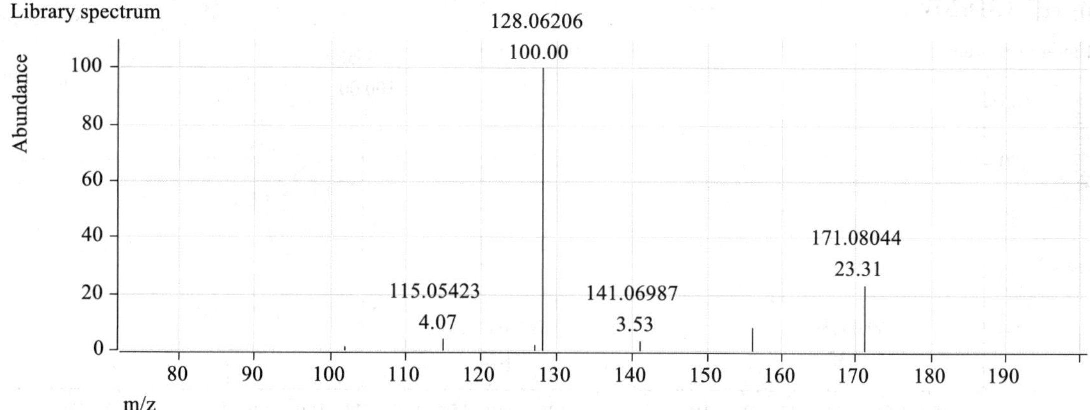

正离子扫描裂解途径解析

m/z 229.1223

m/z 171.0804

m/z 156.0570

m/z 128.0621

m/z 115.0542

负离子扫描二级质谱图

[M−H]⁻ CID:10V

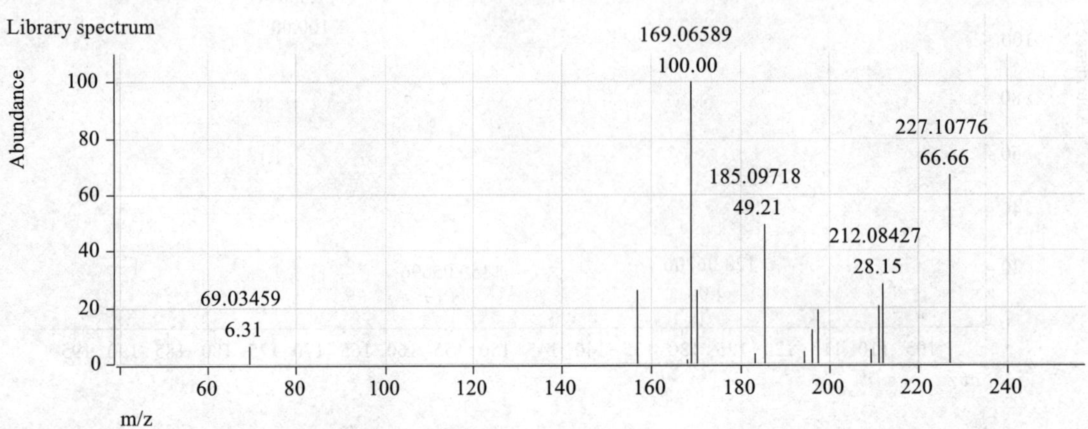

[M−H]⁻ CID:20V

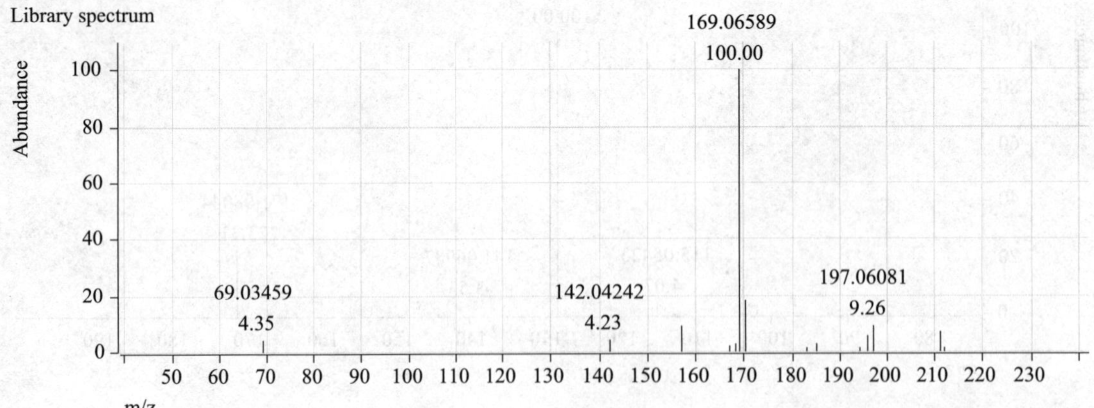

$[M-H]^-$ CID:40V

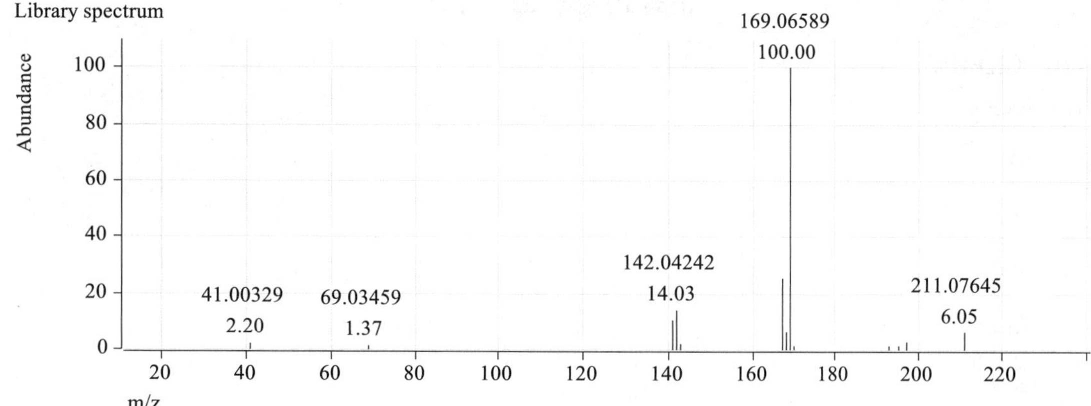

负离子扫描裂解途径解析

m/z 169.0659

m/z 197.0608

m/z 185.0972

m/z 227.1078

m/z 212.0843

m/z 142.0424

萘 哌 地 尔

英文名：Naftopidil

分子式：$C_{24}H_{28}N_2O_3$

分子量：392.49

CAS 编号：57149-07-2

中文化学名：(±)-1-［4-(2-甲氧基苯基)-1-哌嗪基］-3-(1-萘氧基)-2-丙醇

英文化学名：4-(2-Methoxyphenyl)-α-[(1-naphthalenyloxy)methyl]-1-piperazineethanol

性状：本品为白色或类白色结晶性粉末;无臭或有轻微特殊香气

溶解性：本品在醋酐中极易溶,在冰醋酸或三氯甲烷中易溶,在甲醇、乙醇或乙醚中微溶,在水中不溶

正离子扫描二级质谱图

[M+H]+ CID:10V

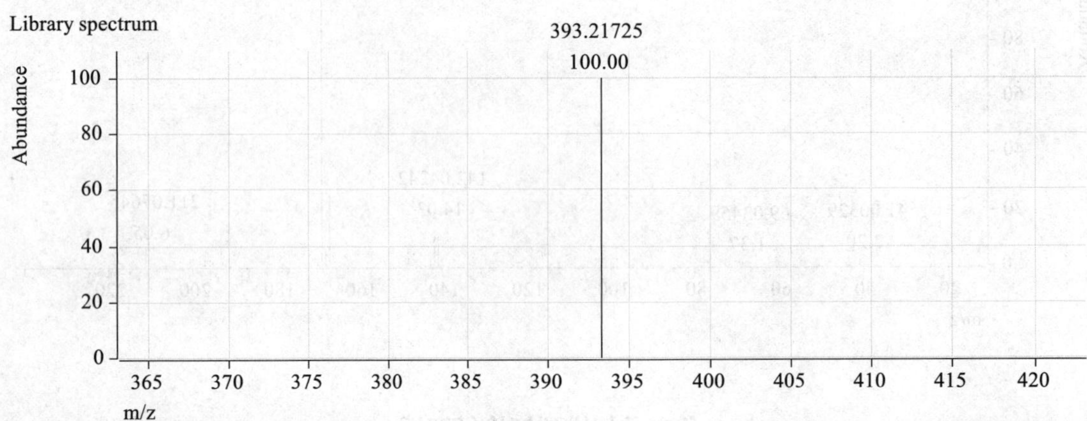

[M+H]+ CID:20V

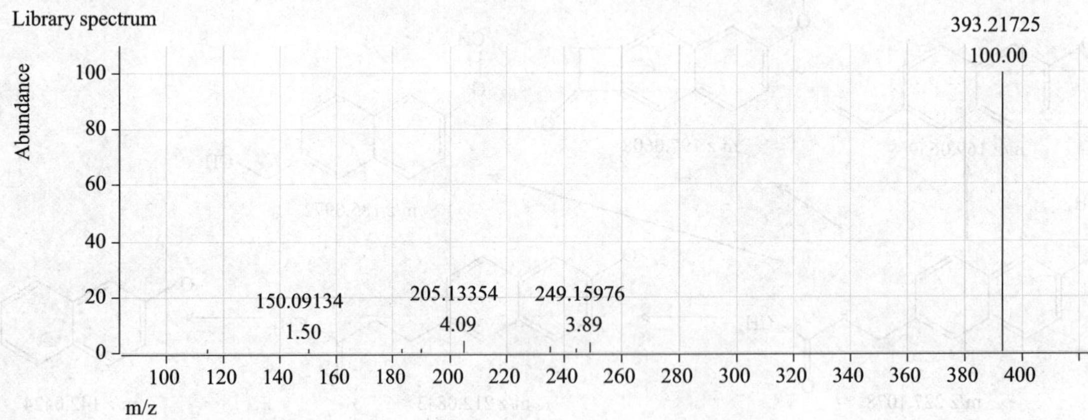

[M+H]+ CID:40V

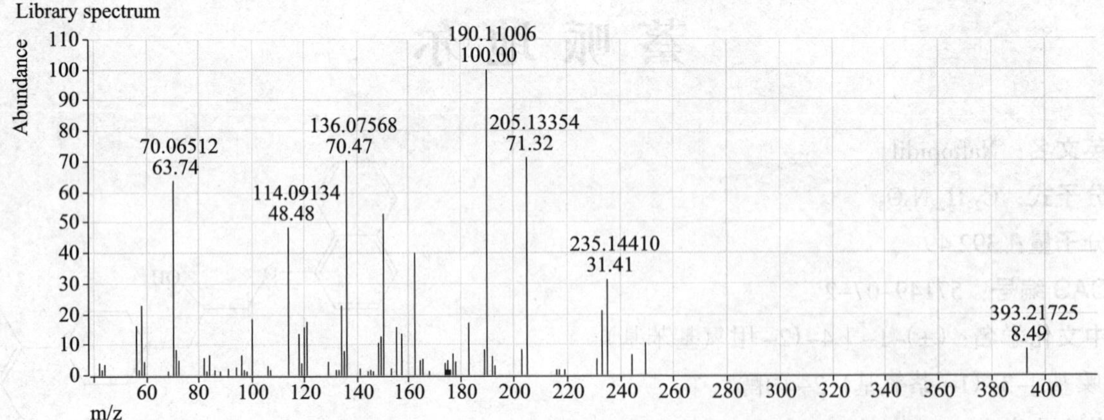

正离子扫描裂解途径解析

OH
NH
N
O
CH_3
m/z 393.2173

OH
N
N
O
CH_3
m/z 235.1441

N
H_3C
O
CH_3
m/z 150.0913

N
N
O
CH_3
m/z 190.1101

HN
O
CH_3
m/z 136.0757

萘 普 生

英文名： Naproxen

分子式： $C_{14}H_{14}O_3$

分子量： 230.26

CAS 编号： 22204-53-1

O
HO
CH_3
O
CH_3

中文化学名： (+)-(*S*)-α- 甲基 -6- 甲氧基 -2- 萘乙酸

英文化学名： (*S*)-6-Methoxy-α-methyl-2-naphthaleneacetic acid

性状： 本品为白色或类白色结晶性粉末；无臭或几乎无臭

溶解性： 本品在甲醇、乙醇或三氯甲烷中溶解，在乙醚中略溶，在水中几乎不溶

正离子扫描二级质谱图

$[M+H]^+$ CID:10V

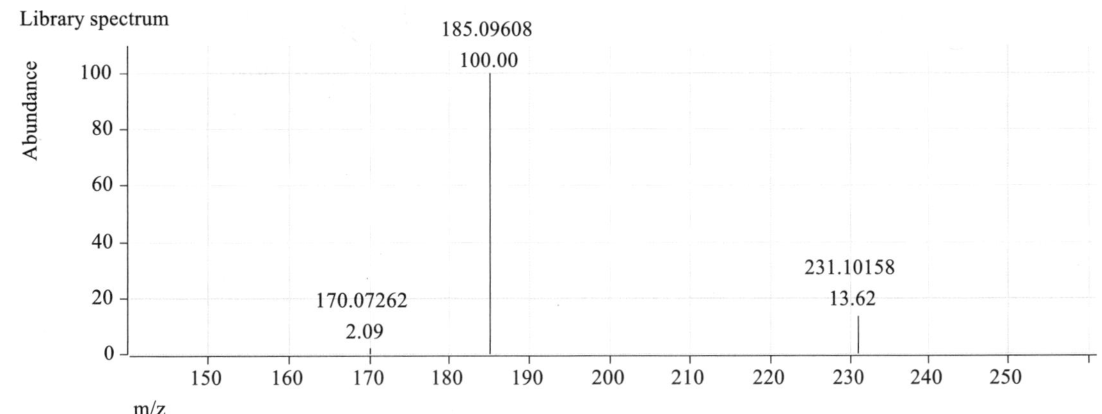

$[M+H]^+$ CID:20V

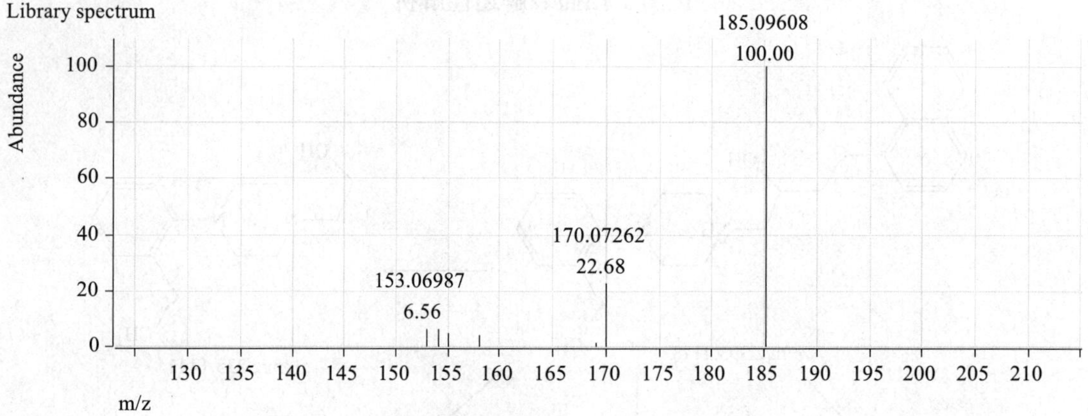

$[M+H]^+$ CID:40V

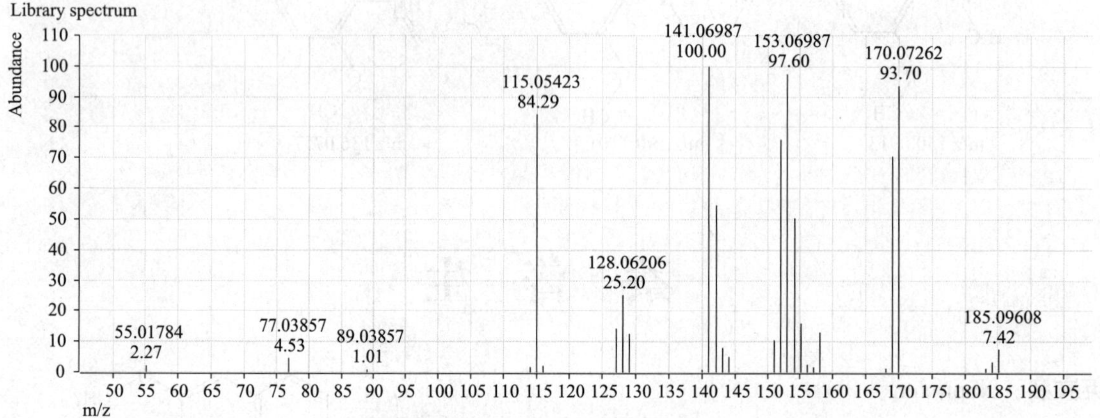

正离子扫描裂解途径解析

H_3CO CH_3 OH $\overset{+}{O}H$

m/z 231.1016

H_3CO CH_3

m/z 185.0961

.O CH_3

m/z 170.0726

CH_2

m/z 153.0699

负离子扫描二级质谱图

[M−H]⁻ CID:10V

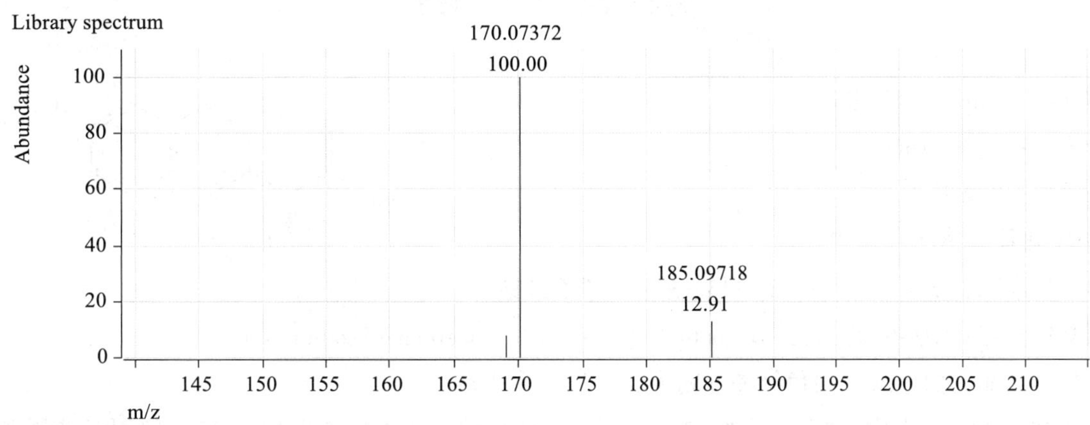

[M−H]⁻ CID:20V

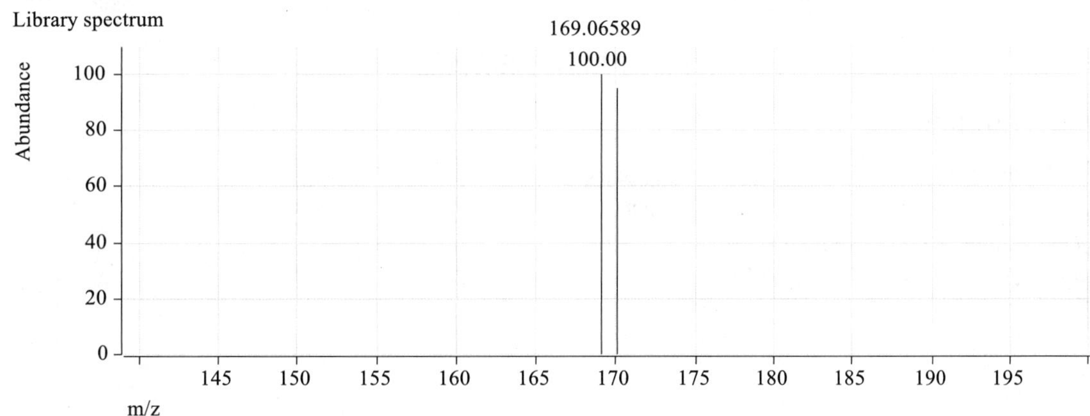

[M−H]⁻ CID:40V

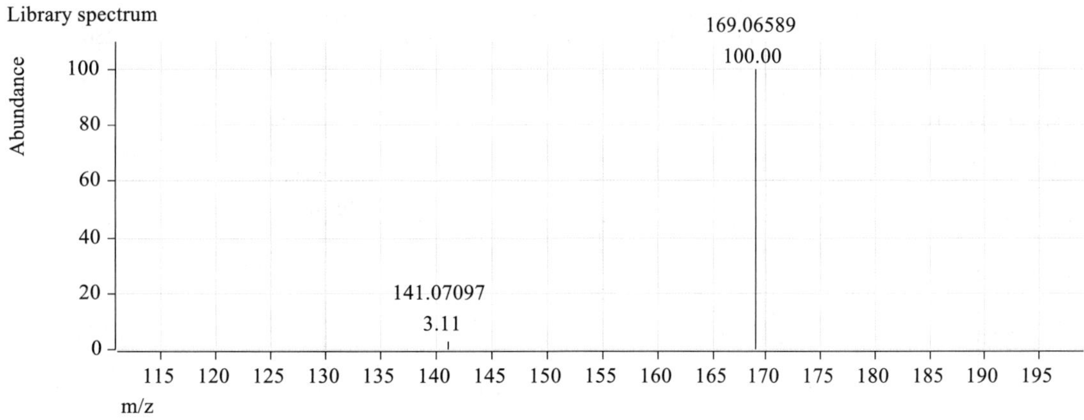

负离子扫描裂解途径解析

CH_3 O^- O H_3CO → CH_3 H_3CO → CH_3 $\dot{O}$

m/z 229.0870　　m/z 185.0972　　m/z 170.0737

萘 普 生 钠

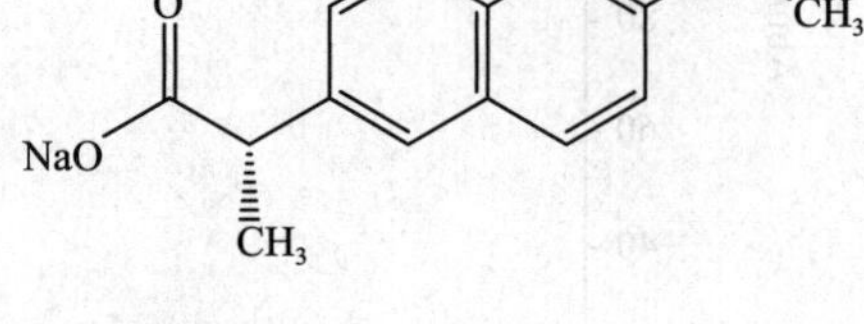

英文名：Naproxen Sodium

分子式：$C_{14}H_{13}NaO_3$

分子量：252.25

CAS 编号：26159-34-2

中文化学名：(*S*)-*α*- 甲基 -6- 甲氧基 -2- 萘乙酸钠

英文化学名：(*S*)-6-Methoxy-*α*-methyl-2-naphthaleneacetic acid sodium salt

性状：本品为白色或类白色结晶性粉末；无臭；微有引湿性

溶解性：本品在水中易溶，在甲醇中溶解，在乙醇中略溶，在丙酮中极微溶，在三氯甲烷或甲苯中几乎不溶

正离子扫描二级质谱图

$[M+H]^+$ CID:10V

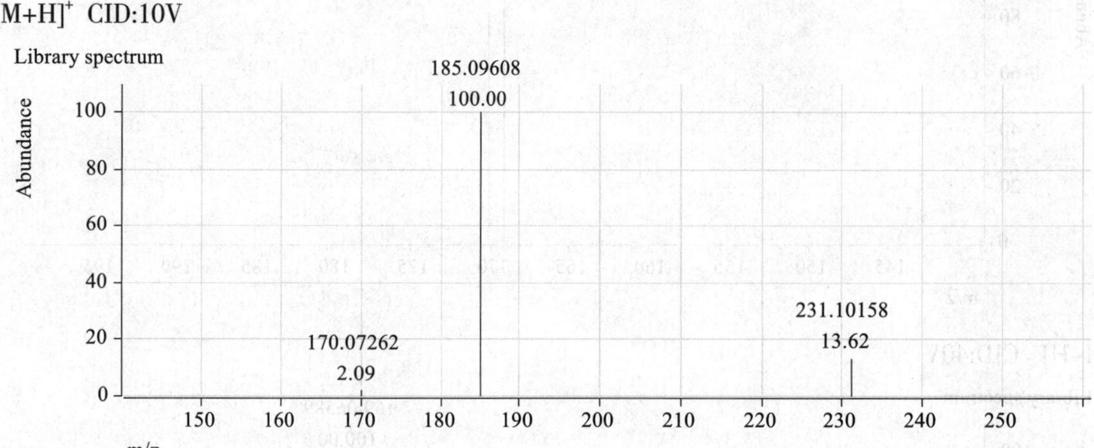

$[M+H]^+$ CID:20V

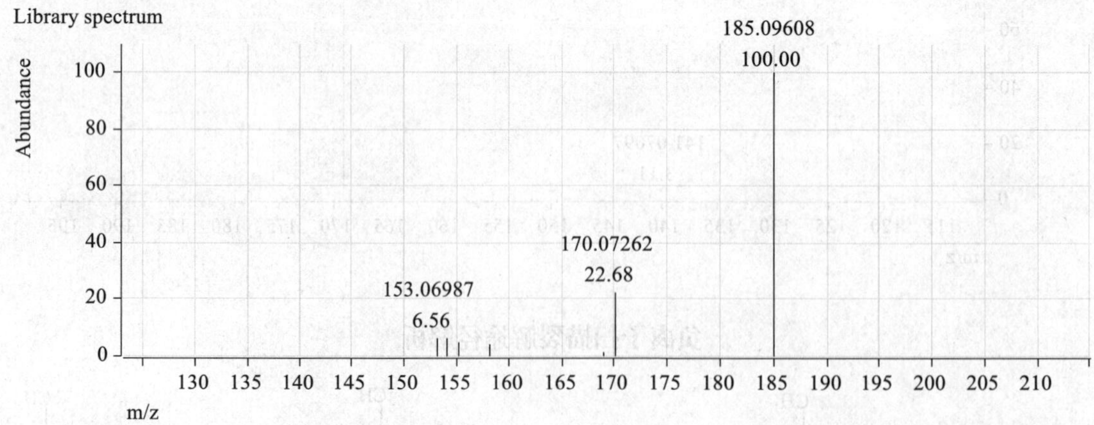

[M+H]$^+$ CID:40V

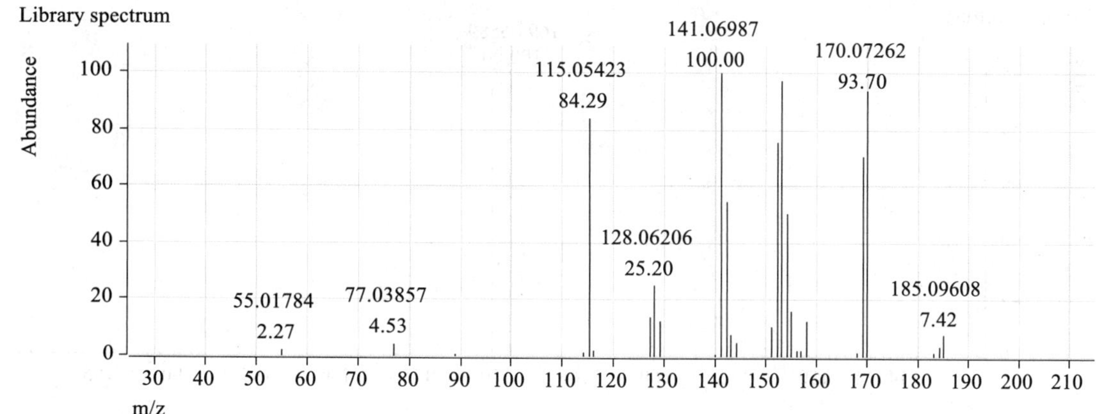

正离子扫描裂解途径解析

m/z 185.0961

m/z 141.0699

m/z 170.0726

m/z 231.1016

m/z 153.0699

m/z 115.0542

负离子扫描二级质谱图

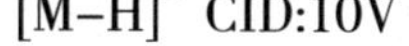

[M−H]$^-$ CID:10V

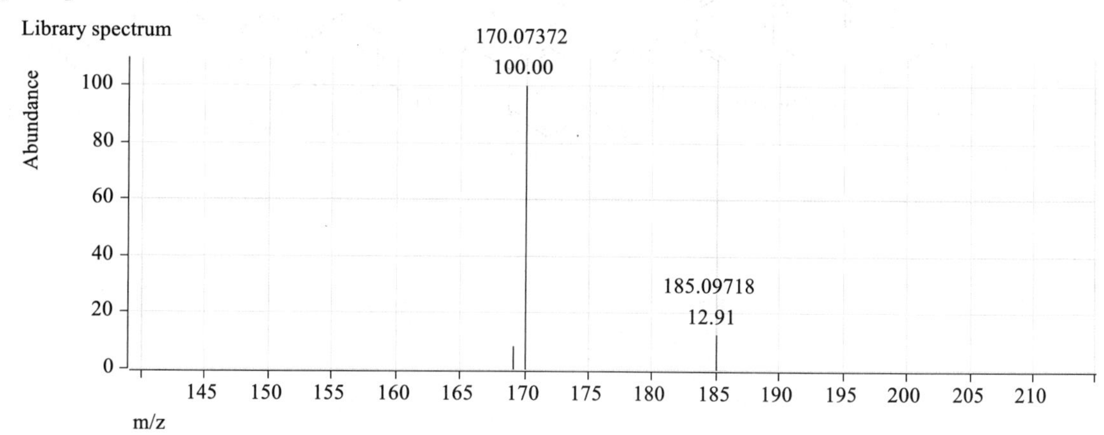

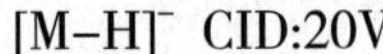

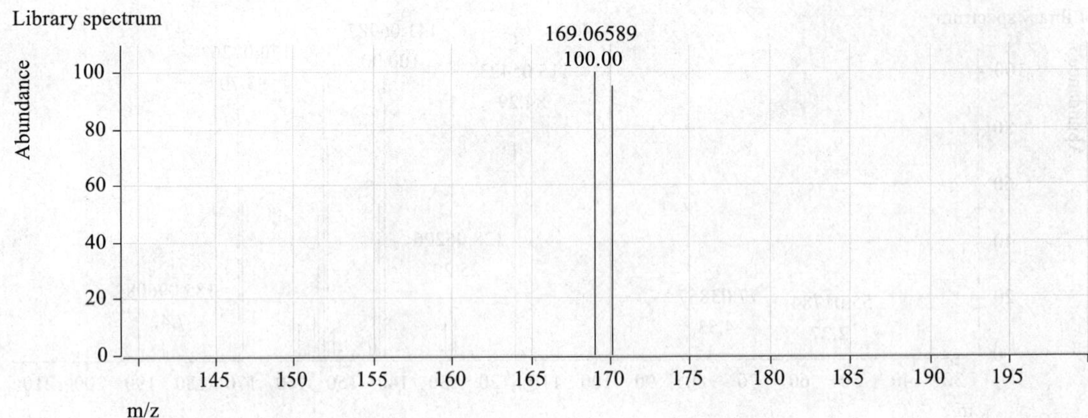

[M−H]⁻ CID:40V

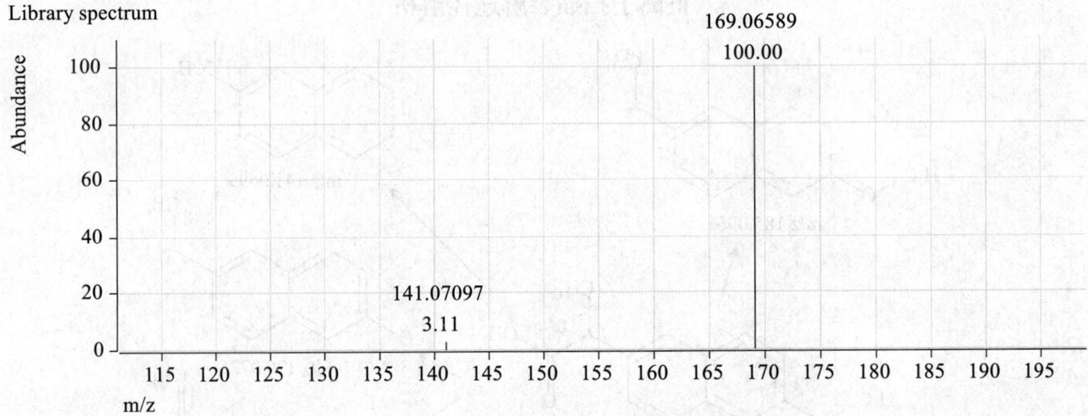

负离子扫描裂解途径解析

CH_3

H_3C O

m/z 229.0870

m/z 170.0737

m/z 185.0972

m/z 141.0710

m/z 169.0659

萝 巴 新

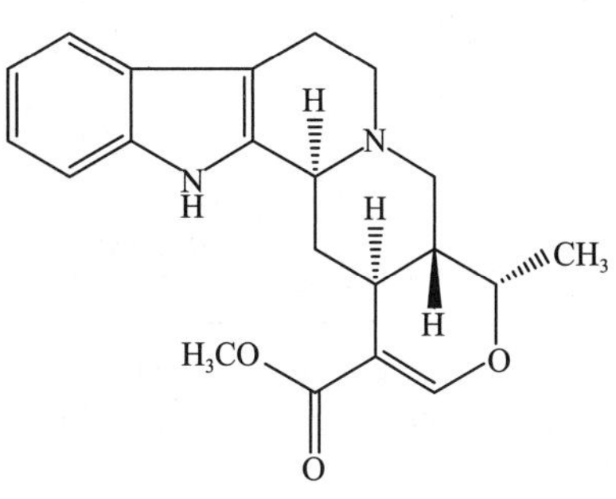

英文名： Raubasine

分子式： $C_{21}H_{24}N_2O_3$

分子量： 352.43

CAS 编号： 483-04-5

中文化学名：（19α）-16，17- 双脱氢 -19- 甲基噁育亨烷 -16- 羧酸甲酯

英文化学名：（19α）-16,17-Didehydro-19-methyloxayohimban-16-carboxylic acid methyl ester

性状： 本品为白色至微黄色粉末；无臭

溶解性： 本品在三氯甲烷中溶解，在甲醇、乙醇或丙酮中微溶，在水中几乎不溶

正离子扫描二级质谱图

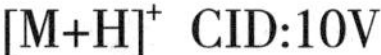
$[M+H]^+$ CID:10V

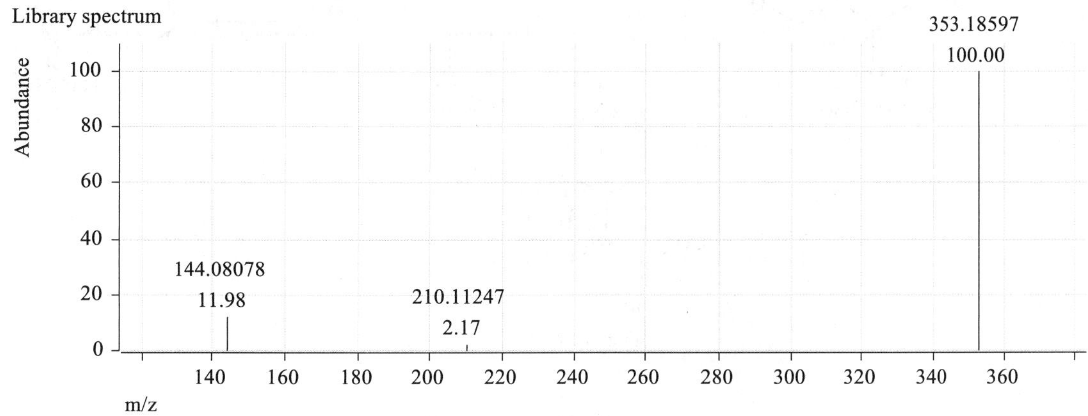

$[M+H]^+$ CID:20V

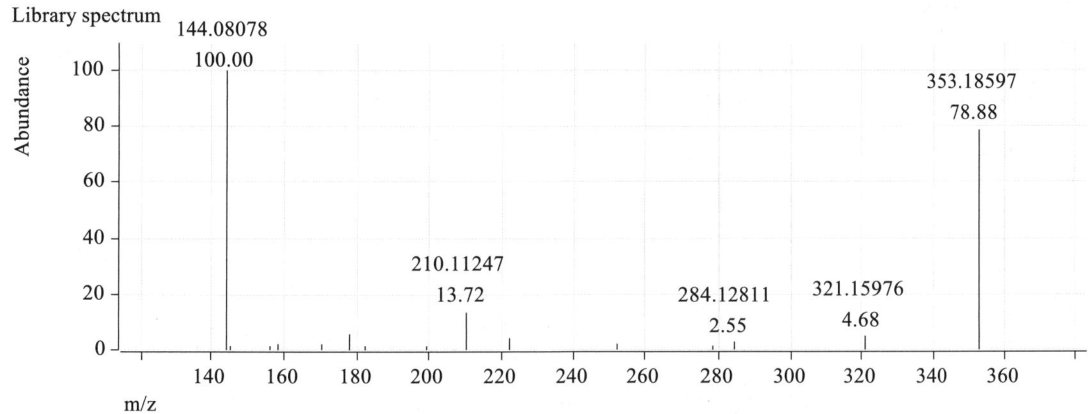

[M+H]$^+$ CID:40V

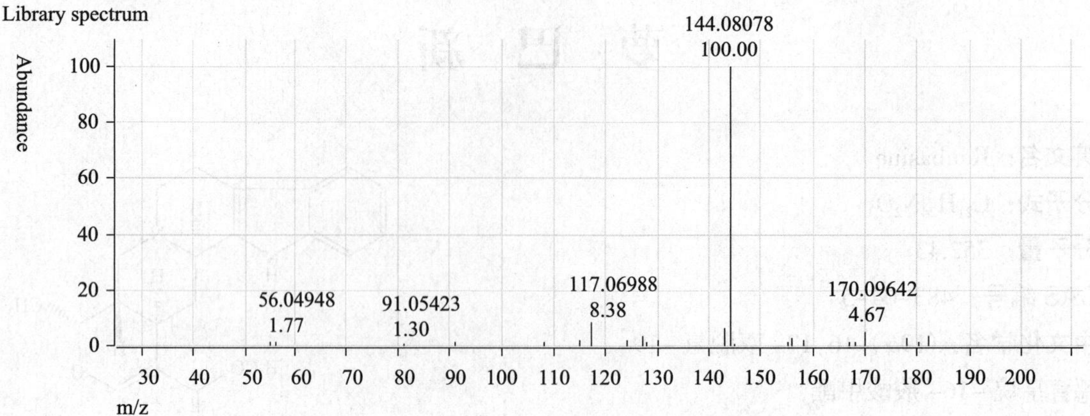

正离子扫描裂解途径解析

m/z 353.1860

m/z 321.1598

m/z 144.0808

m/z 210.1125

负离子扫描二级质谱图

[M−H]$^-$ CID:10V

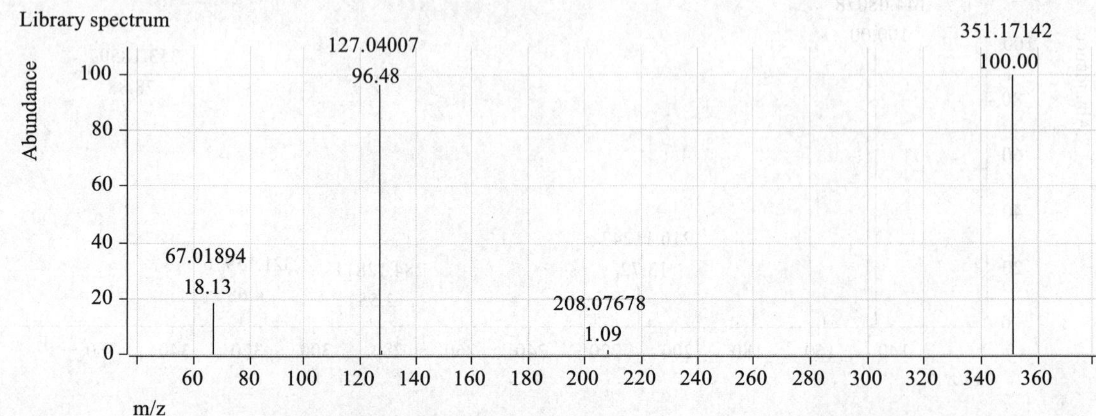

[M-H]$^-$ CID:20V

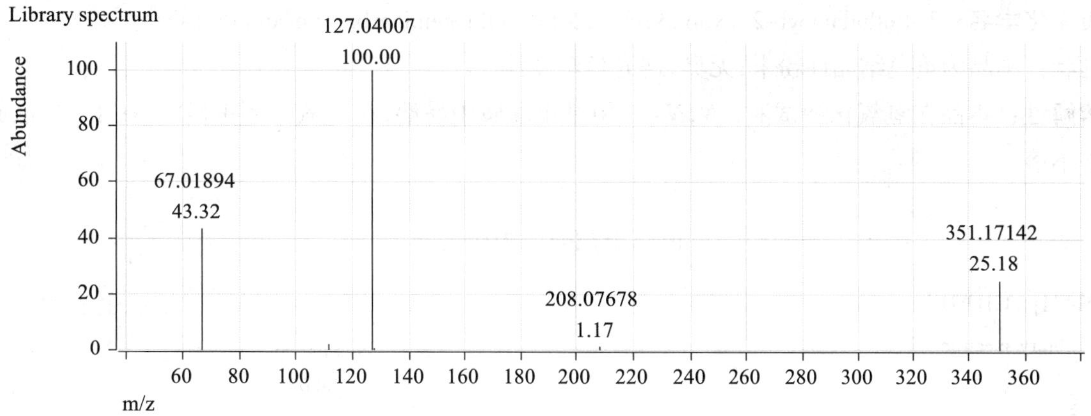

[M-H]$^-$ CID:40V

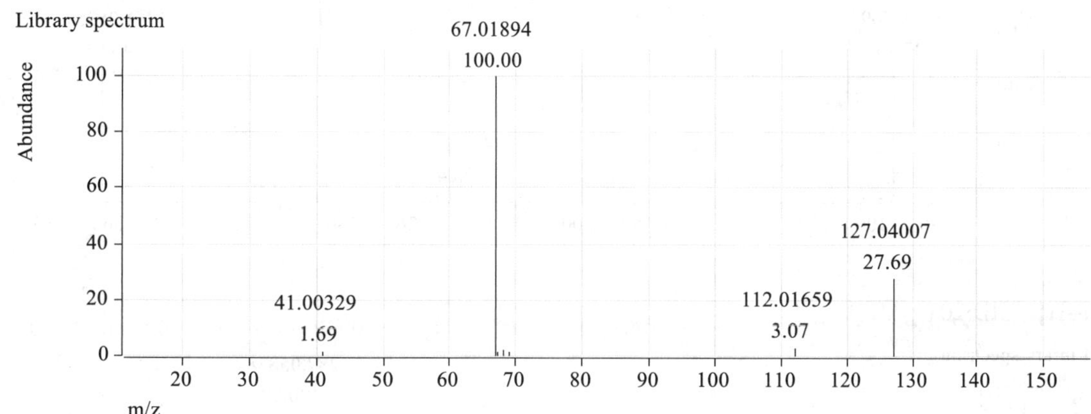

负离子扫描裂解途径解析

m/z 351.1714 → m/z 127.0401 → m/z 67.0189

酞 丁 安

英文名： Ftibamzone

分子式： $C_{14}H_{15}N_7O_2S_2$

分子量： 377.45

CAS 编号： 210165-00-7

中文化学名： 3- 邻苯二甲酰亚氨基 -

2- 氧代丁醛 -1,2- 双缩氨基硫脲与二氧六环的包含物

英文化学名： 3-Phthalamoyl-2-oxobutyral-1,2-bis-(thiosemicarbazone)and dioxane

性状： 本品为黄色结晶性粉末；无臭；遇光色渐变深

溶解性： 本品在氢氧化钠试液、*N*,*N*- 二甲基甲酰胺中易溶，在二氧六环中微溶，在水、乙醇或乙醚中几乎不溶

正离子扫描二级质谱图

$[M+H]^+$ CID:10V

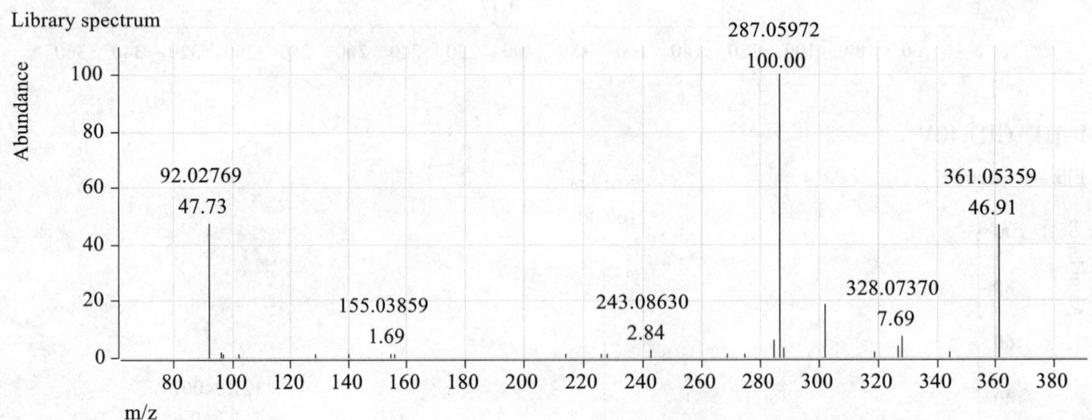

$[M+H]^+$ CID:20V

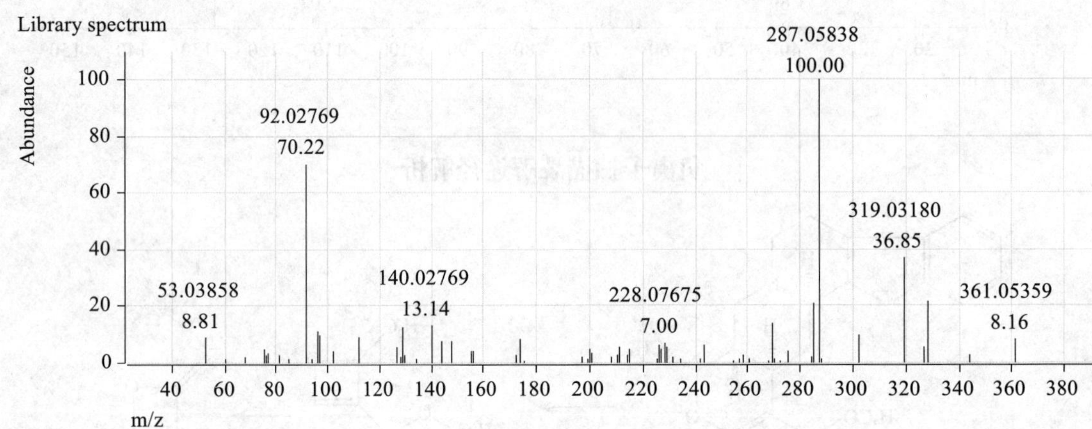

$[M+H]^+$ CID:40V

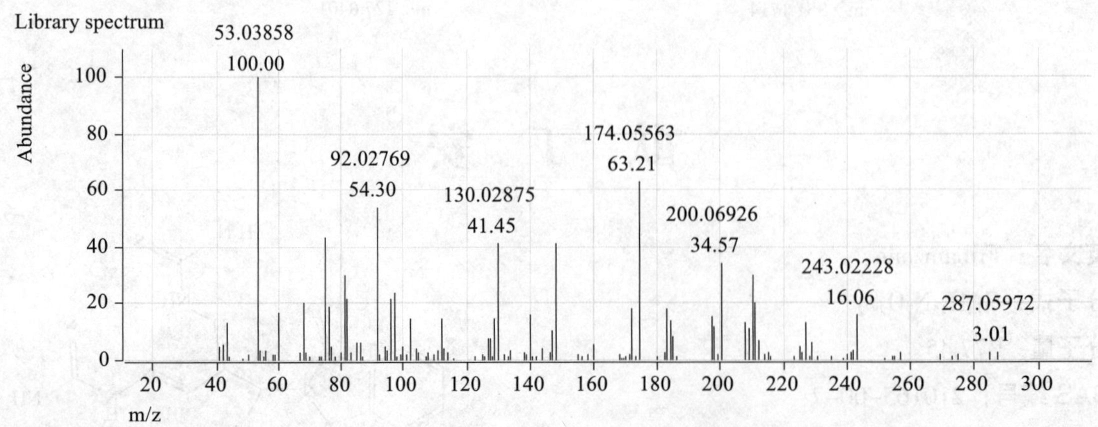

正离子扫描裂解途径解析

m/z 287.0597 ← m/z 378.0801 → m/z 361.0536

负离子扫描二级质谱图

[M-H]⁻ CID:10V

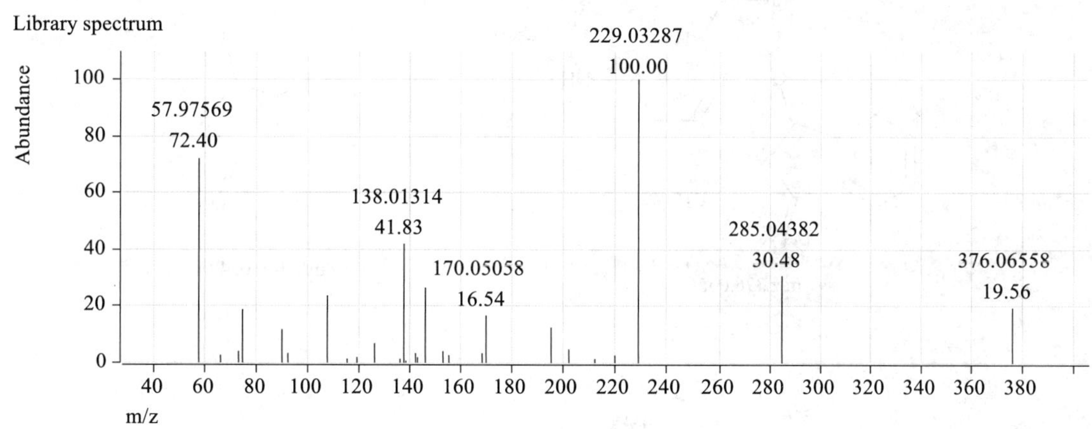

[M-H]⁻ CID:20V

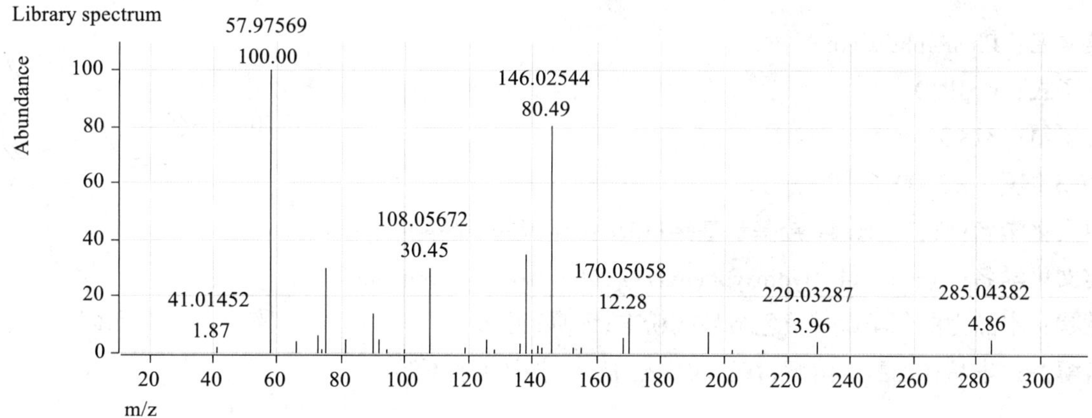

$[M-H]^-$ CID:40V

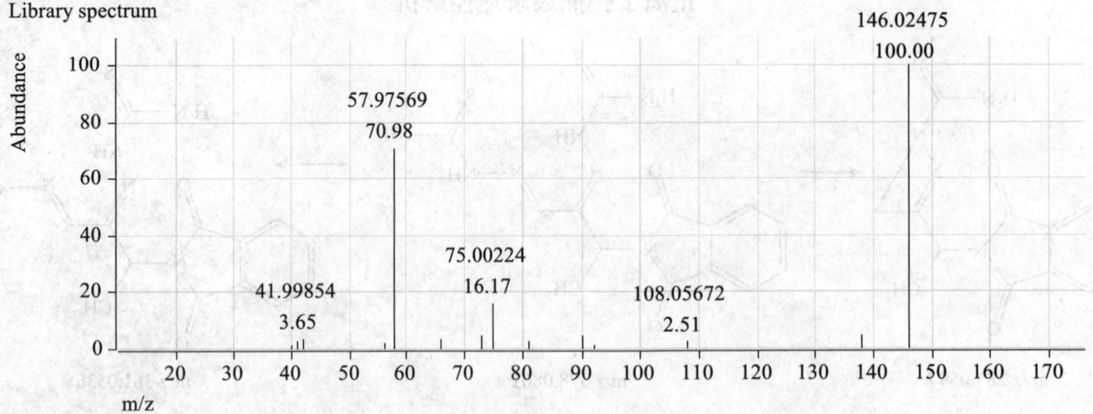

m/z 376.0656

m/z 146.0248

酚　　酞

英文名：Phenolphthalein

分子式：$C_{20}H_{14}O_4$

分子量：318.33

CAS 编号：77-09-8

中文化学名：3,3-双(4-羟基苯基)-1(3*H*)-异苯并呋喃酮

英文化学名：3,3-bis(4-Hydroxyphenyl)-1(3*H*)-isobenzofuranone

性状：本品为白色至微带黄色结晶或粉末;无臭;无味

溶解性：本品在乙醇中溶解,在乙醚中略溶,在水中几乎不溶

正离子扫描二级质谱图

[M+H]$^+$ CID:10V

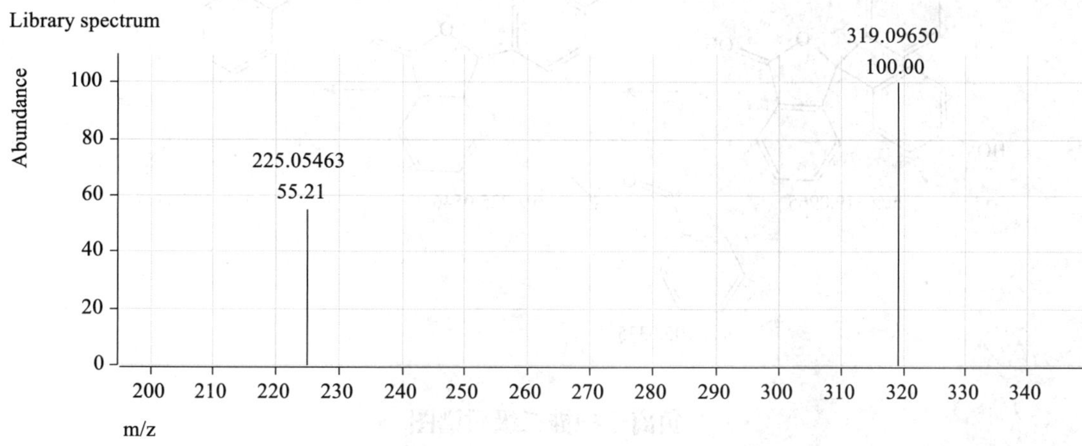

[M+H]$^+$ CID:20V

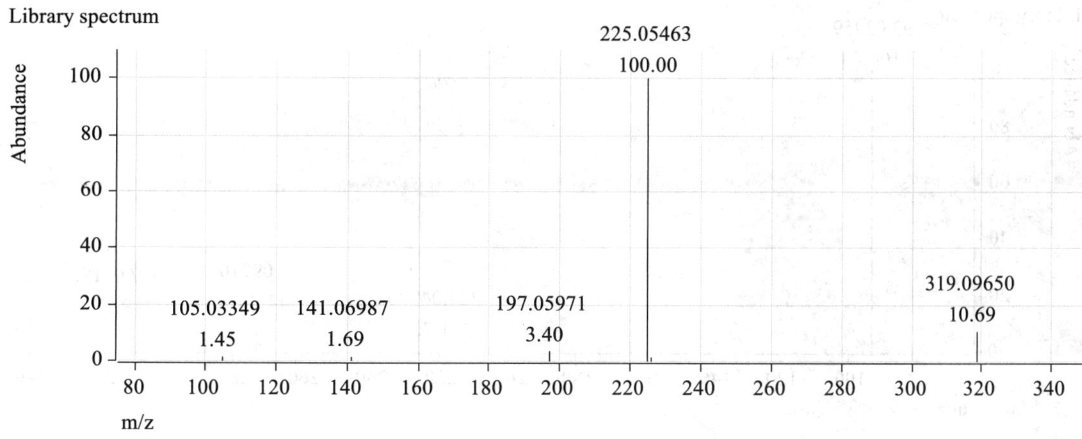

[M+H]$^+$ CID:40V

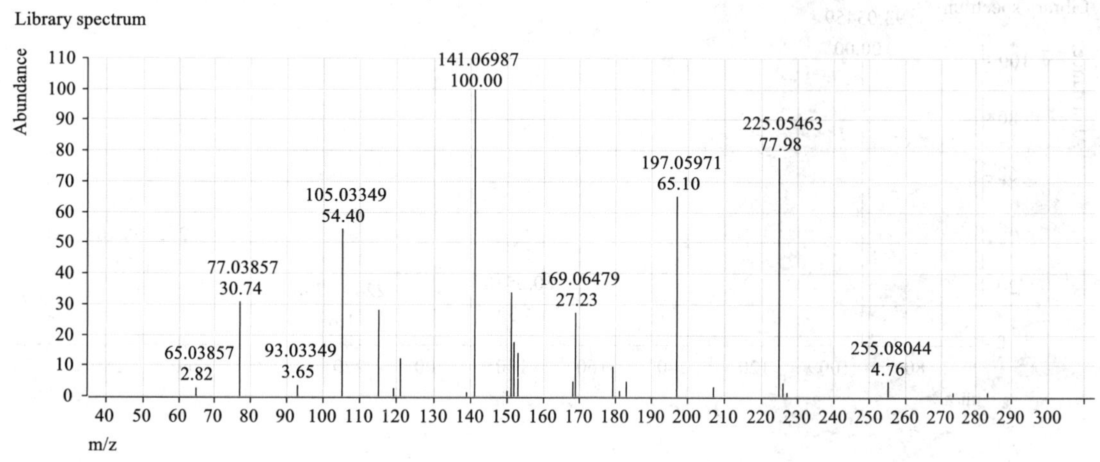

正离子扫描裂解途径解析

HO
HO
O
OH+
m/z 319.0965
→
HO
O
O
+
m/z 225.0546
→
HO
O
+
m/z 197.0597
↙
+
O
m/z 105.0335

负离子扫描二级质谱图

[M−H]$^-$ CID:10V

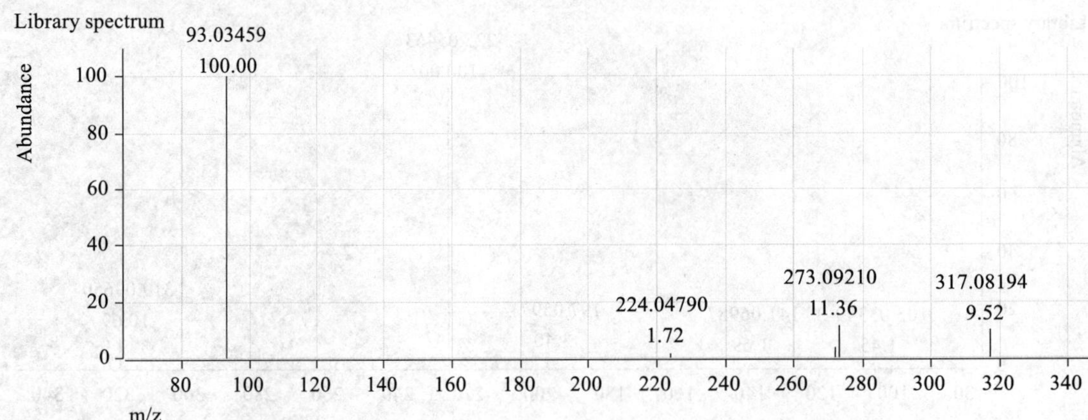

[M−H]$^-$ CID:20V

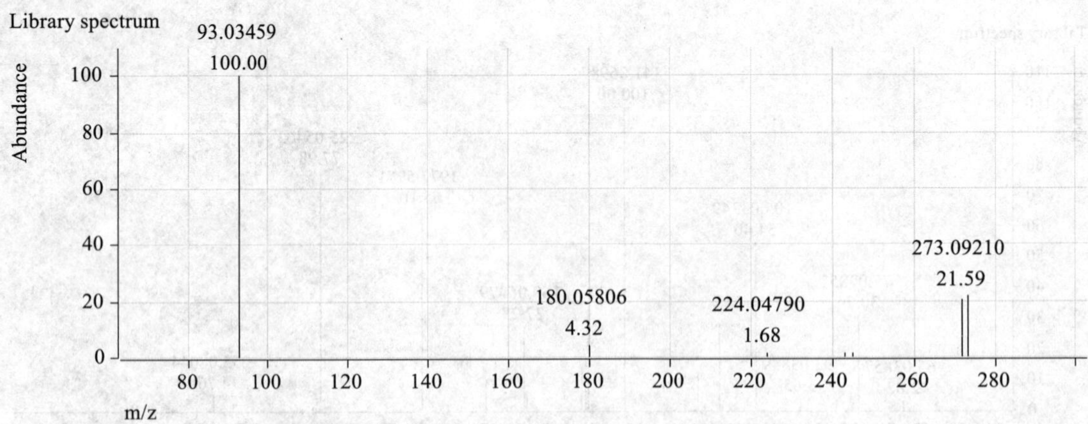

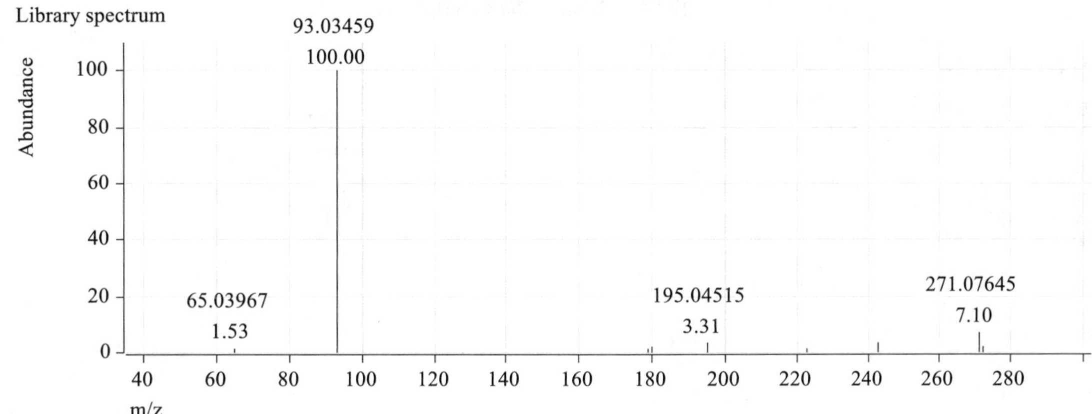

负离子扫描裂解途径解析

m/z 273.0921　　m/z 317.0819　　m/z 93.0346

酚 磺 乙 胺

英文名： Etamsylate

分子式： $C_{10}H_{17}NO_5S$

分子量： 263.31

CAS 编号： 2624-44-4

中文化学名： 2,5- 二羟基苯磺酸二乙胺盐

英文化学名： Diethylammonium 2,5-dihydroxybenzenesulphonate

性状： 本品为白色结晶或结晶性粉末；无臭；遇光易变质

溶解性： 本品在水中易溶，在乙醇中溶解，在丙酮中微溶，在三氯甲烷或乙醚中不溶

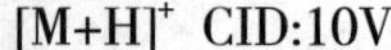

正离子扫描二级质谱图

[M+H]$^+$ CID:10V

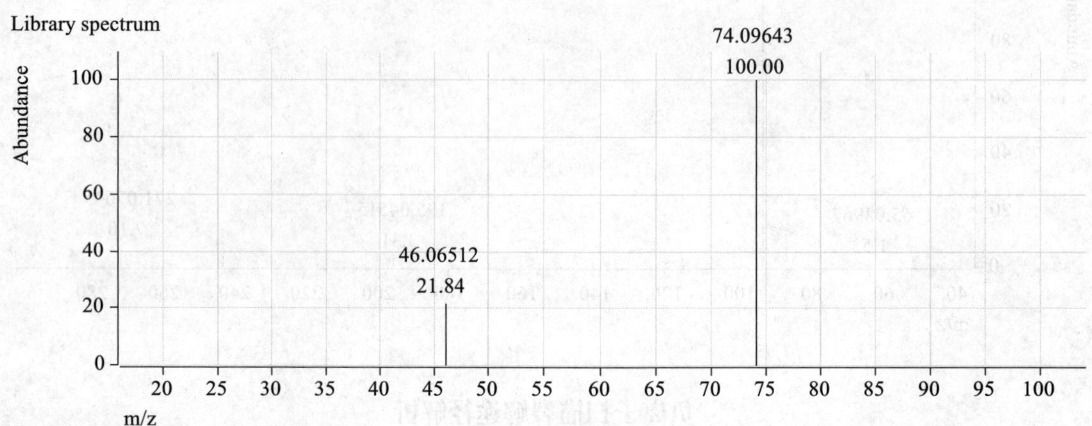

[M+H]$^+$ CID:20V

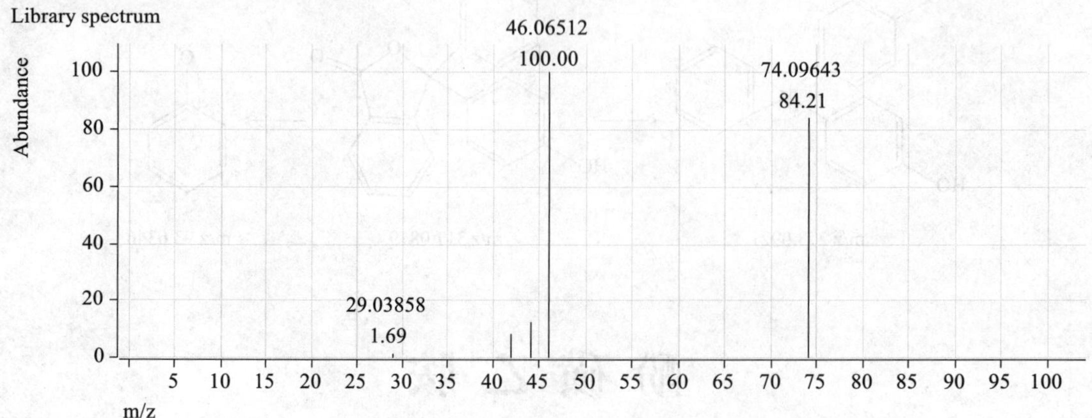

正离子扫描裂解途径解析

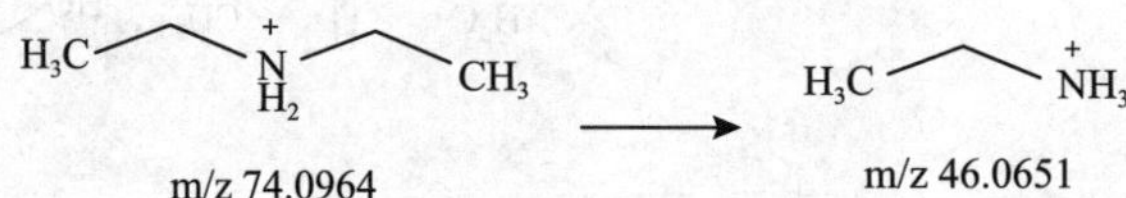

负离子扫描二级质谱图

[M−H]$^-$ CID:10V

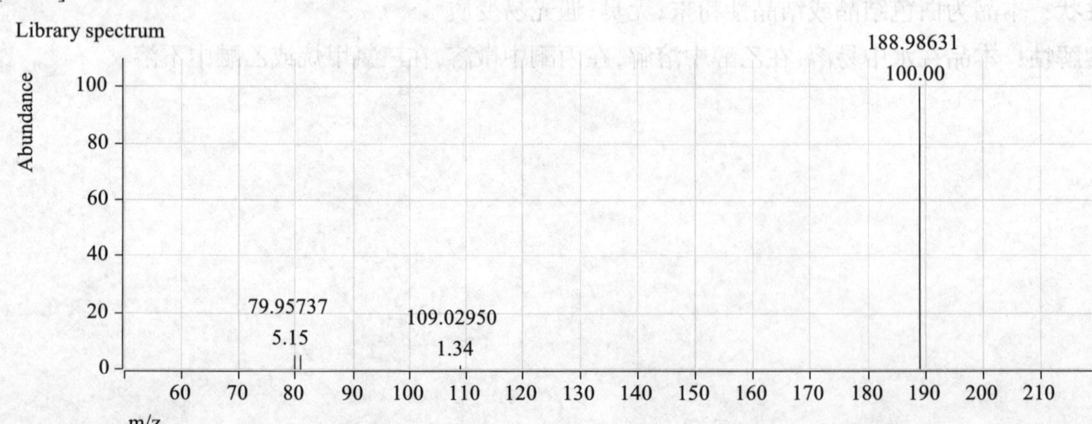

$[M-H]^-$ CID:20V

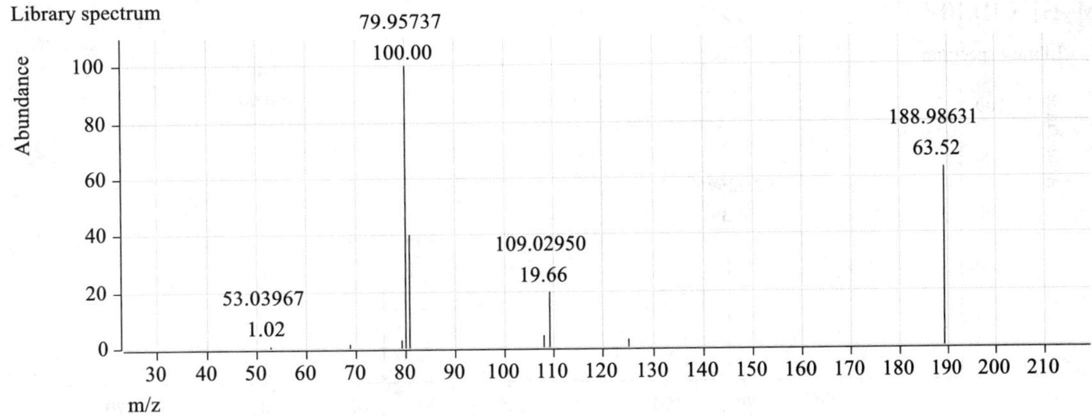

$[M-H]^-$ CID:40V

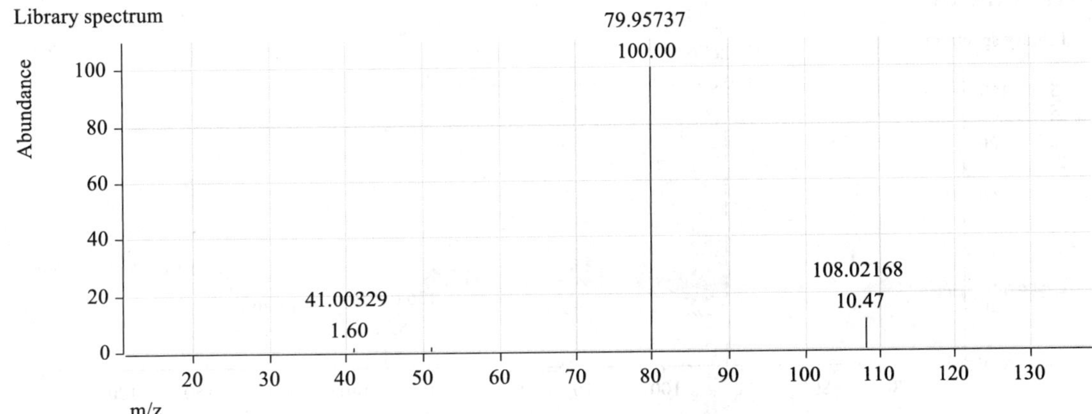

负离子扫描裂解途径解析

m/z 109.0295 ← m/z 188.9863 → SO_3^- m/z 79.9574

羟苯甲酯钠

英文名： Methyl Hydroxybenzoate Sodium

分子式： $C_8H_7NaO_3$

分子量： 174.12

CAS 编号： 5026-62-0

中文化学名： 4-羟基苯甲酸甲酯钠盐

英文化学名： Benzoic acid,4-hydroxy-,methyl ester,sodium salt

性状： 本品为白色或类白色结晶性粉末

溶解性： 本品在水中易溶，在乙醇中微溶，在二氯甲烷中几乎不溶

负离子扫描二级质谱图

$[M-H]^-$ CID:10V

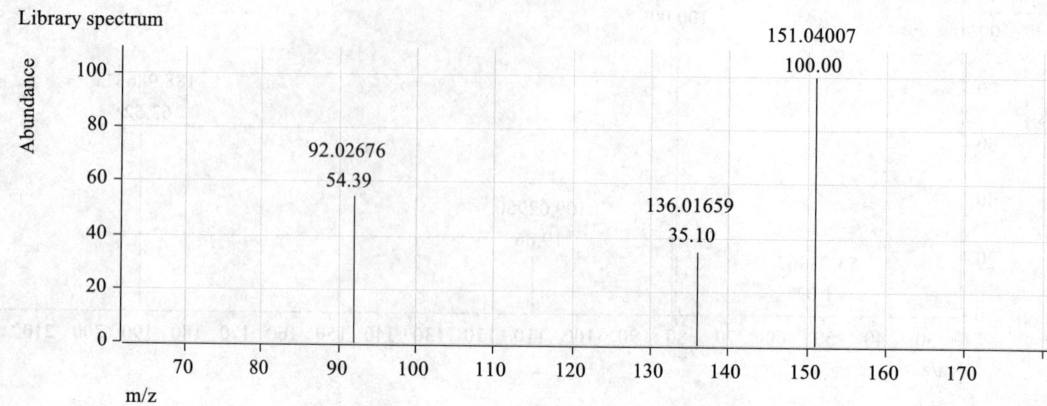

$[M-H]^-$ CID:20V

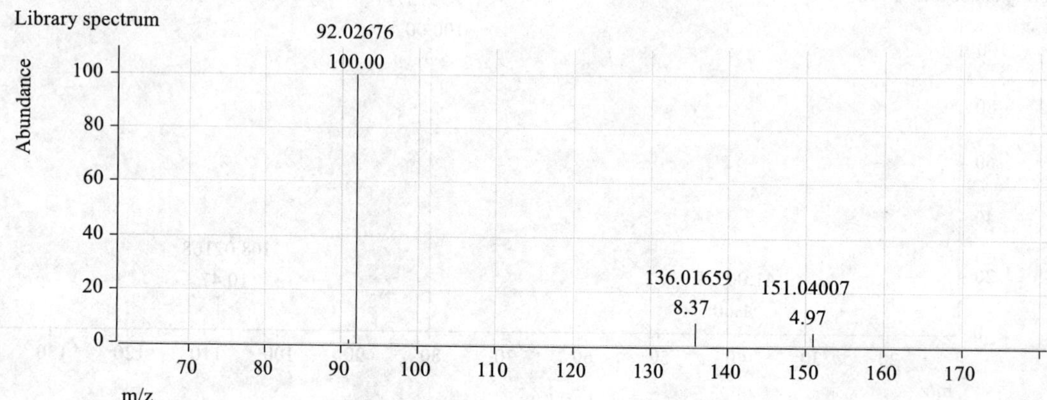

$[M-H]^-$ CID:40V

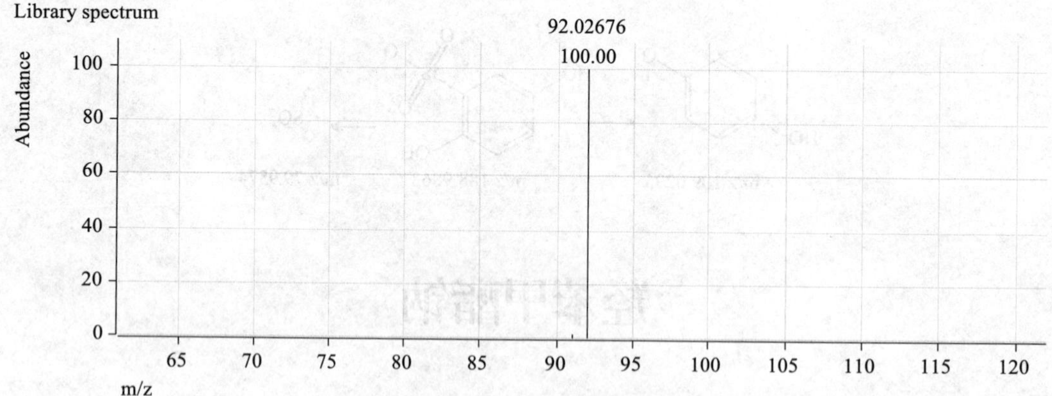

负离子扫描裂解途径解析

m/z 151.0401 → m/z 136.0166 → m/z 92.0268

羟苯磺酸钙

英文名： Calcium Dobesilate

分子式： $C_{12}H_{10}CaO_{10}S_2 \cdot H_2O$

分子量： 436.42

CAS 编号： 20123-80-2

中文化学名： 2,5- 二羟基苯磺酸钙一水合物

英文化学名： Calcium bis(2,5-dihydroxybenzenesulfonate)monohydrate

性状： 本品为白色或类白色粉末；无臭；遇光易变质；有引湿性

溶解性： 本品在水中极易溶，在乙醇或丙酮中易溶，在三氯甲烷或乙醚中极微溶

正离子扫描二级质谱图

$[M-H]^-$ CID:10V

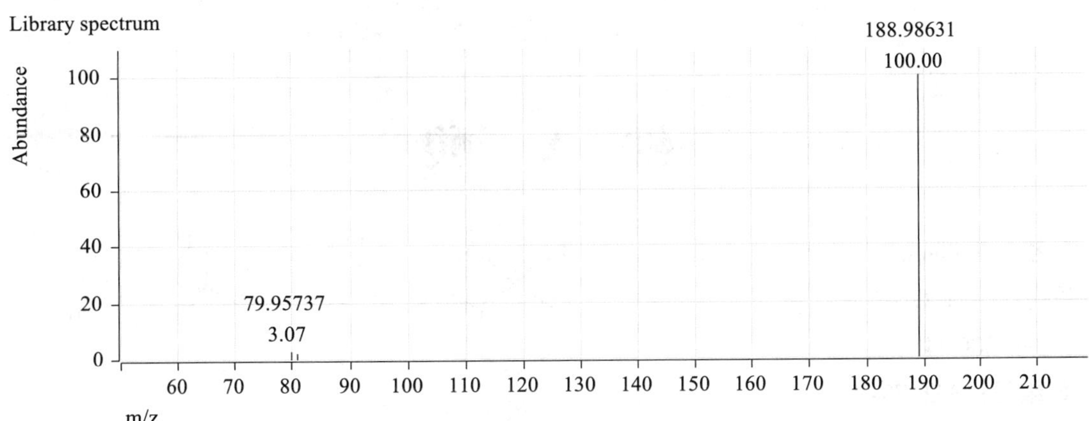

$[M-H]^-$ CID:20V

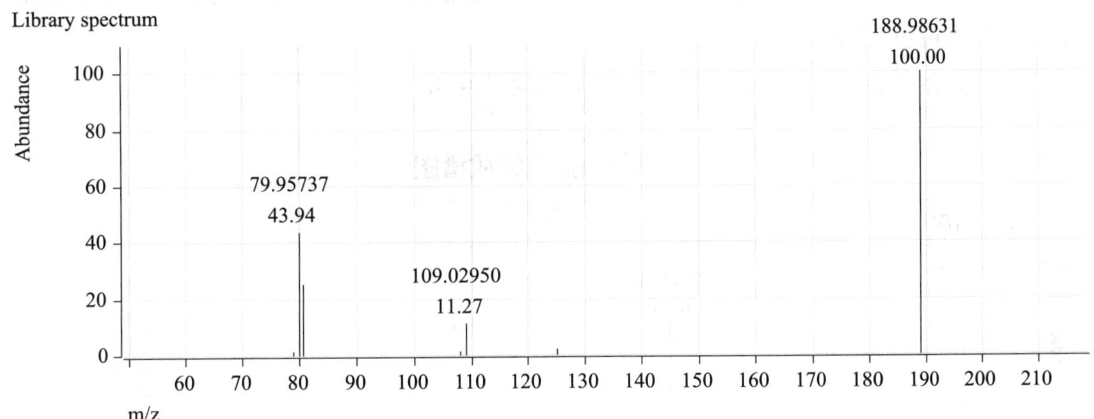

[M−H]⁻ CID:40V

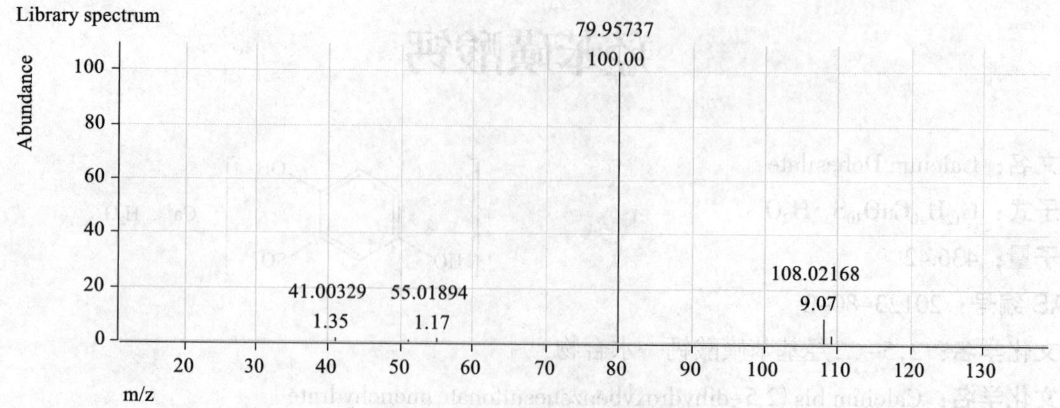

负离子扫描裂解途径解析

m/z 79.9574 ← m/z 188.9863 ← m/z 108.0217

维 A 酸

英文名：Tretinoin

分子式：$C_{20}H_{28}O_2$

分子量：300.44

CAS 编号：302-79-4

中文化学名：3,7-二甲基-9-(2,6,6-三甲基-1-环己烯)-2,4,6,8 全反式壬四烯酸

英文化学名：3,7-Dimethyl-9-(2,6,6-trimethyl-1-cyclohexen-1-yl)-2,4,6,8-nonatetraenoic acid

性状：本品为黄色至淡橙色结晶性粉末

溶解性：本品在乙醇、异丙醇或三氯甲烷中微溶，在水中几乎不溶

正离子扫描二级质谱图

[M+H]⁺ CID:10V

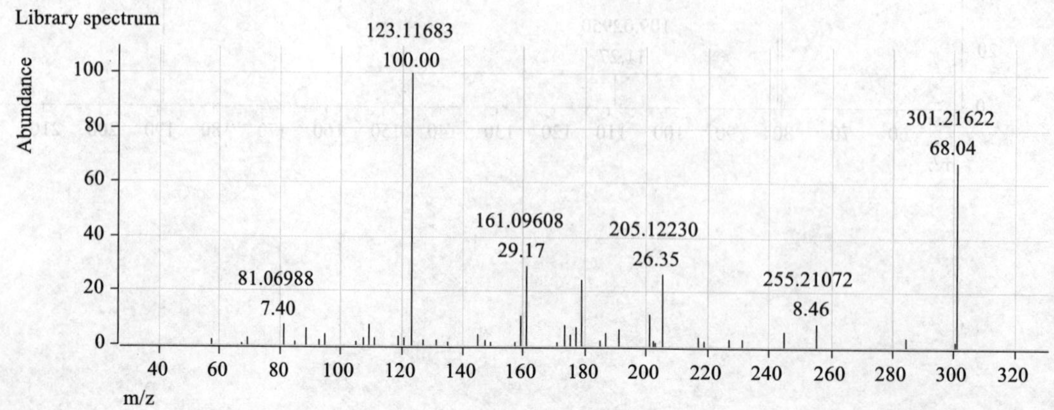

$[M+H]^+$ CID:20V

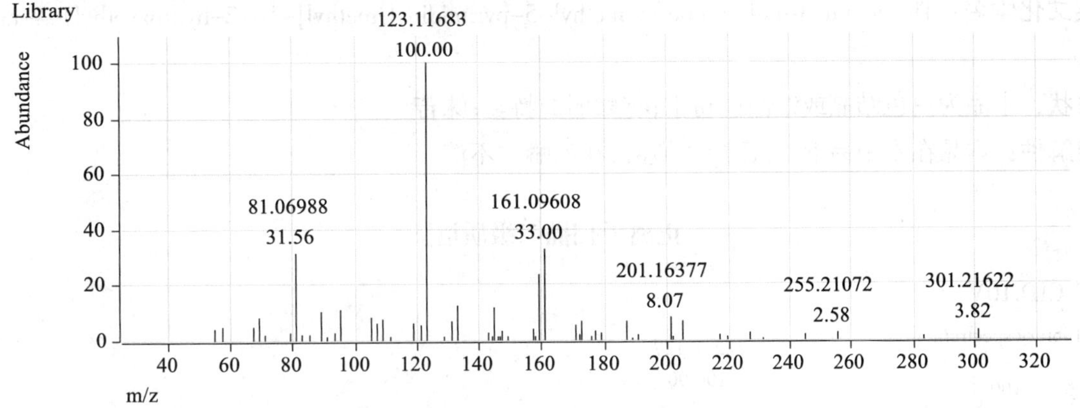

$[M+H]^+$ CID:40V

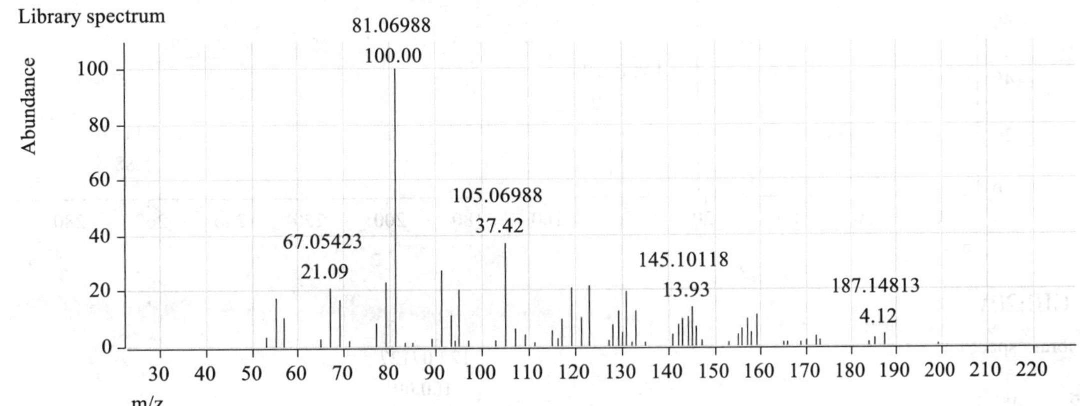

正离子扫描裂解途径解析

m/z 205.1223

m/z 161.0961

m/z 81.0699

m/z 123.1168

m/z 301.2162

m/z 255.2107

维 生 素 B_1

英文名： Vitamin B_1

分子式： $C_{12}H_{17}ClN_4OS \cdot HCl$

分子量： 337.27

CAS 编号： 59-43-8

Cl^-，HCl

中文化学名：氯化 4- 甲基 -3- ［(2- 甲基 -4- 氨基 -5- 嘧啶基) 甲基］-5-(2- 羟基乙基) 噻唑鎓盐酸盐

英文化学名：Thiazolium,3-［(4-amino-2-methyl-5-pyrimidinyl)methyl］-5-(2-hydroxyethyl)-4-methyl-, chloride

性状：本品为白色结晶或结晶性粉末；有微弱的特臭；味苦

溶解性：本品在水中易溶，在乙醇中微溶，在乙醚中不溶

正离子扫描二级质谱图

M^+ CID:10V

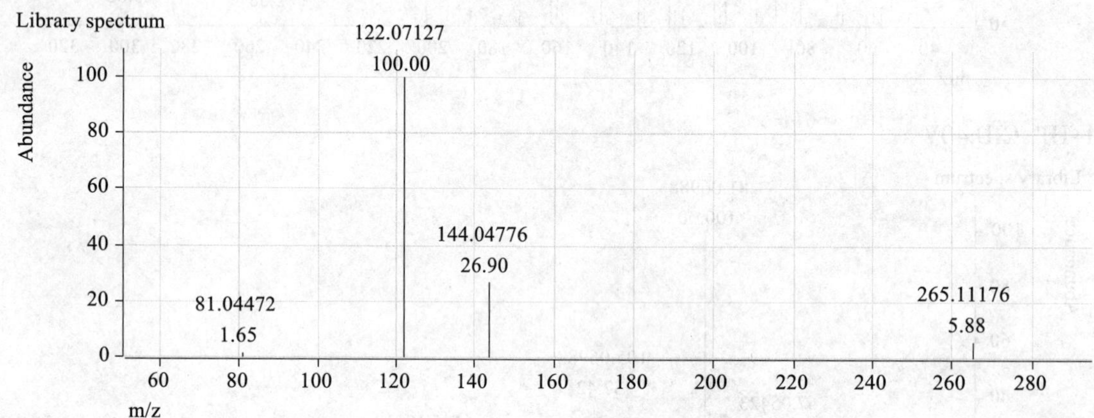

M^+ CID:20V

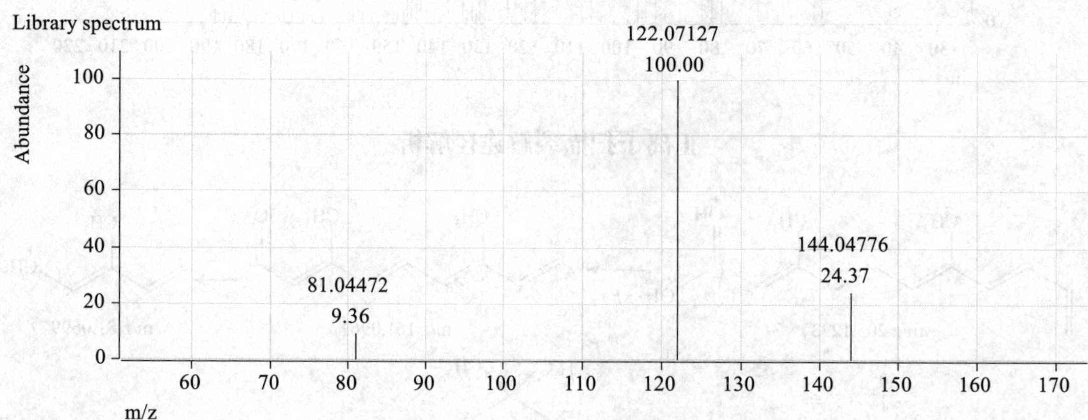

M^+ CID:40V

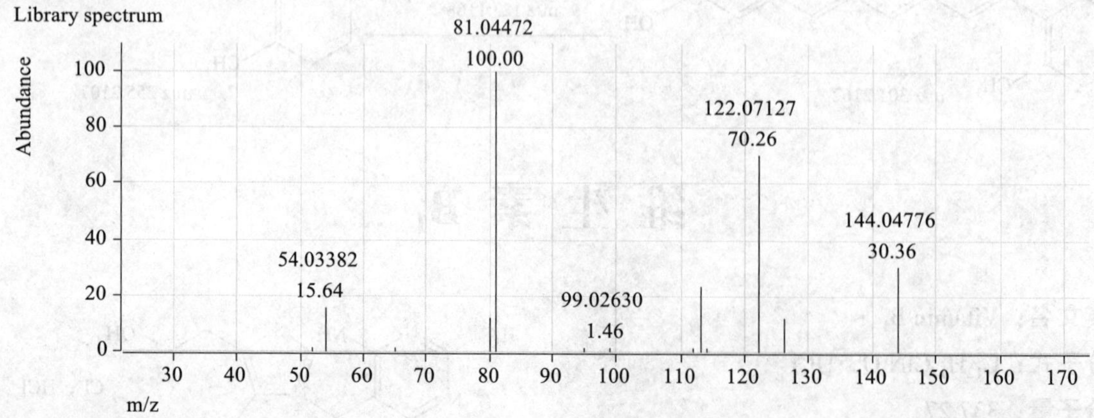

正离子扫描裂解途径解析

m/z 265.1118

m/z 81.0447

m/z 54.0338

m/z 144.0478

m/z 122.0713

维 生 素 B_2

英文名： Vitamin B_2

分子式： $C_{17}H_{20}N_4O_6$

分子量： 376.37

CAS 编号： 83-88-5

中文化学名： 7,8-二甲基-10-[(2*S*,3*S*,4*R*)-2,3,4,5-四羟基戊基]-3,10-二氢苯并蝶啶-2,4-二酮

英文化学名： 7,8-Dimethyl-10-(1,2,3,4,5-pentahydroxypentyl)benzo[*g*]pteridine-2,4-dione

性状： 本品为橙黄色结晶性粉末；微臭；溶液易变质，在碱性溶液中或遇光变质更快

溶解性： 本品在水、乙醇、三氯甲烷或乙醚中几乎不溶，在稀氢氧化钠溶液中溶解

正离子扫描二级质谱图

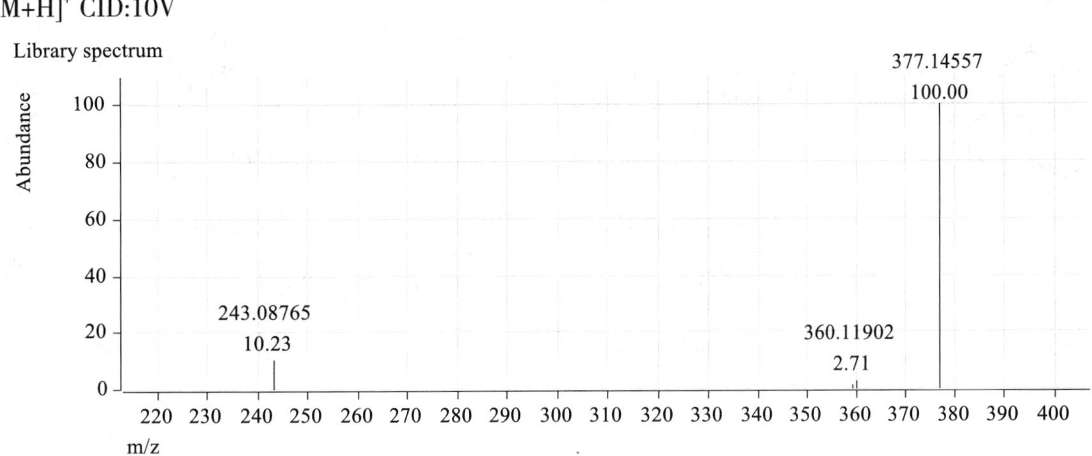

$[M+H]^+$ CID:20V

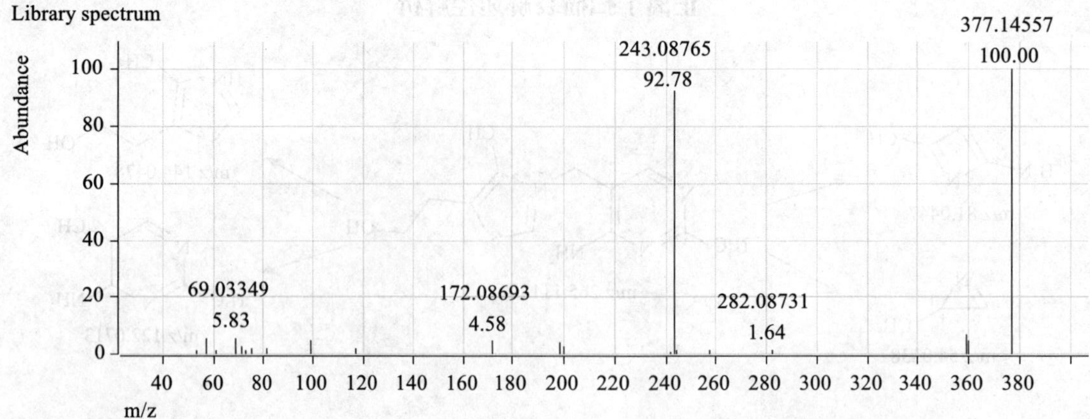

$[M+H]^+$ CID:40V

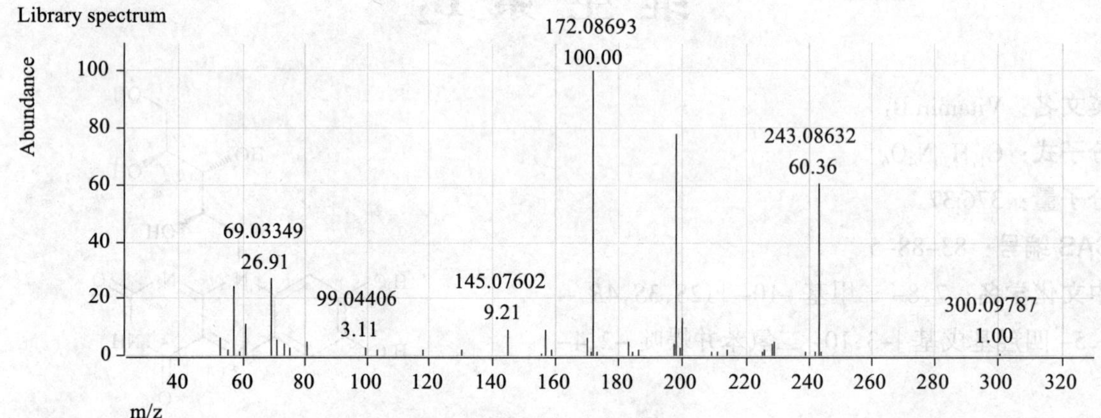

正离子扫描裂解途径解析

m/z 377.1456

m/z 69.0335

m/z 360.1190

m/z 282.0873

m/z 243.0877

m/z 172.0869

m/z 145.0760

负离子扫描二级质谱图

[M-H]⁻ CID:10V

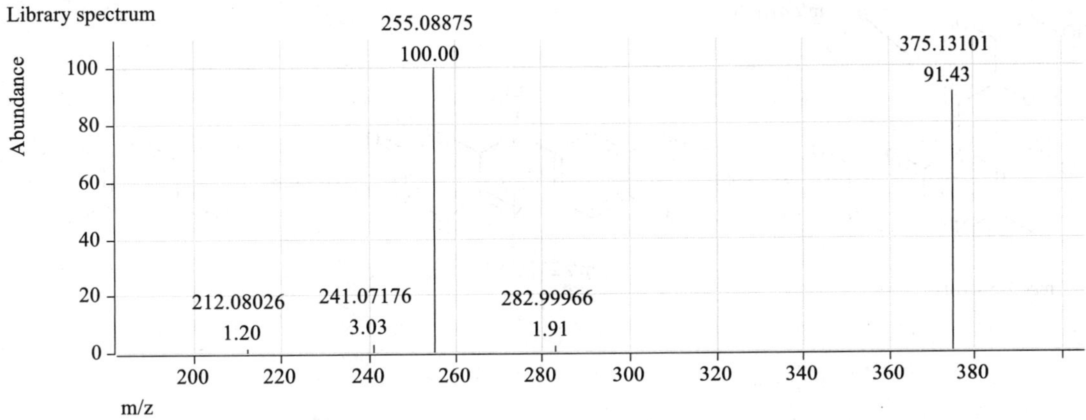

[M-H]⁻ CID:20V

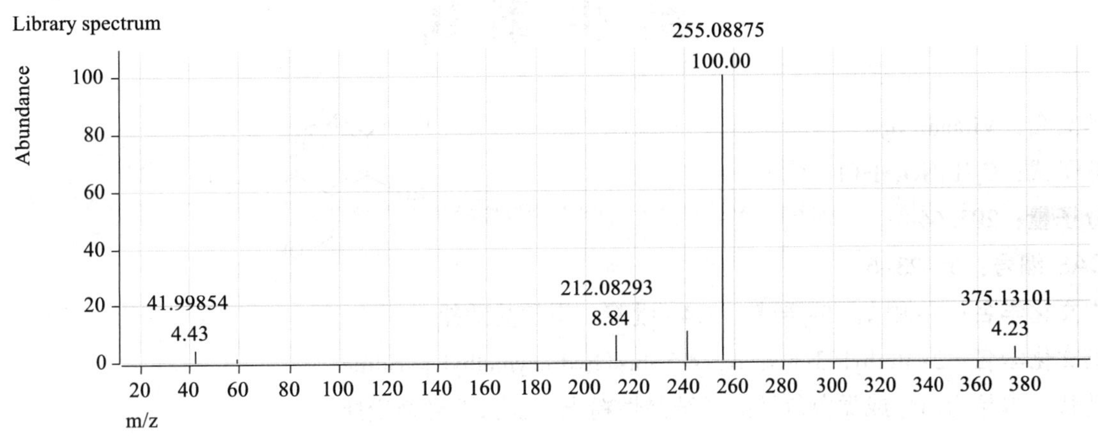

[M-H]⁻ CID:40V

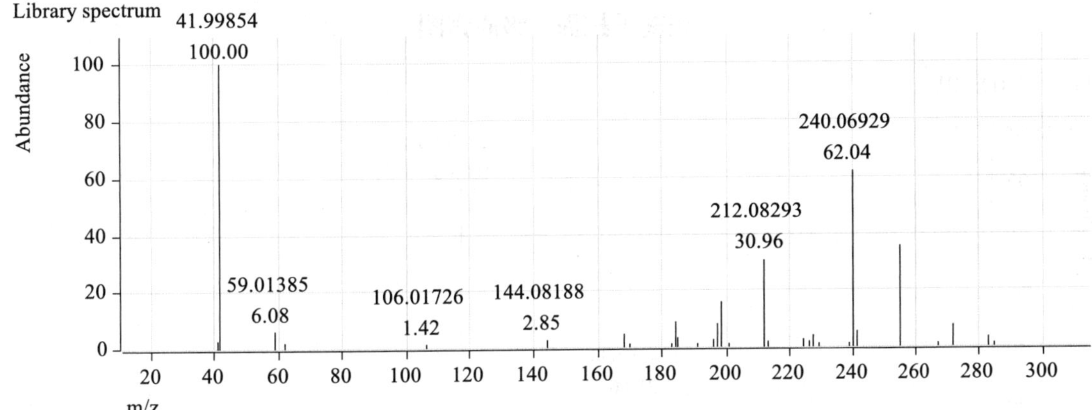

负离子扫描裂解途径解析

m/z 41.9985

m/z 375.1310

m/z 255.0887

m/z 212.0829

维 生 素 B_6

, HCl

英文名：Vitamin B_6

分子式：$C_8H_{11}NO_3·HCl$

分子量：205.64

CAS 编号：65-23-6

中文化学名：6-甲基-5-羟基-3,4-吡啶二甲醇盐酸盐

英文化学名：2-Methyl-3-hydroxy-4,5-bis(hydroxymethyl)pyridine

性状：本品为白色或类白色结晶或结晶性粉末;无臭;遇光渐变质

溶解性：本品在水中易溶,在乙醇中微溶,在三氯甲烷或乙醚中不溶

正离子扫描二级质谱图

[M+H]+ CID:10V

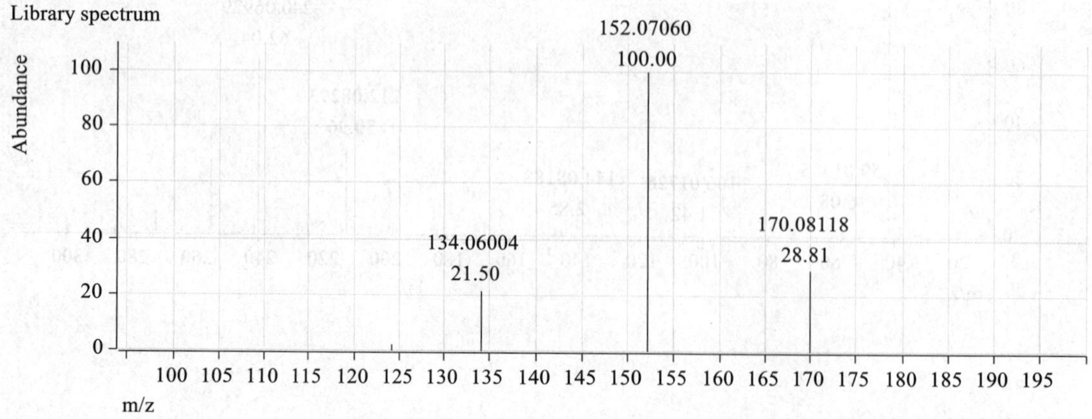

$[M+H]^+$ CID:20V

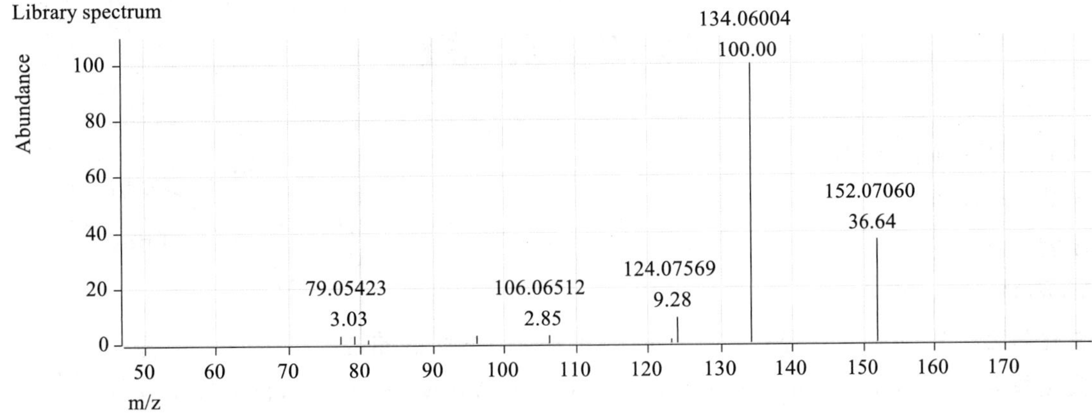

$[M+H]^+$ CID:40V

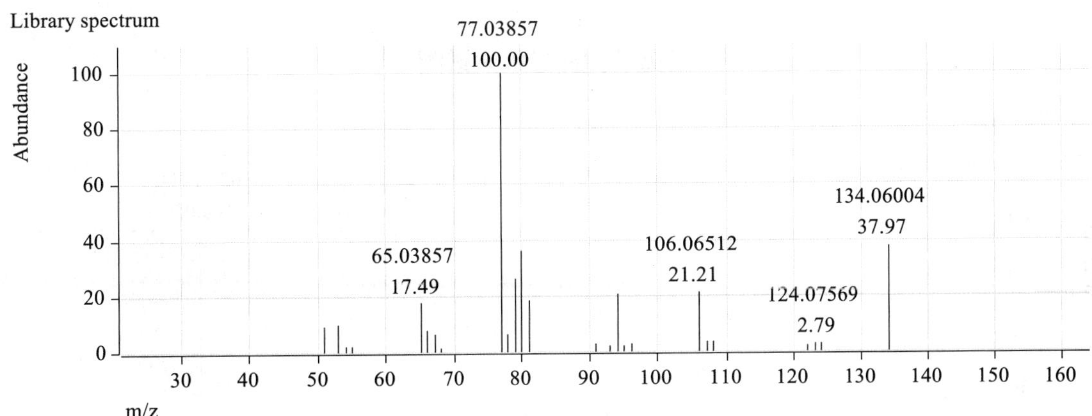

正离子扫描裂解途径解析

m/z 170.0812 → m/z 152.0706 → m/z 134.0600

m/z 152.0706 → m/z 124.0757 → m/z 106.0651 → m/z 77.0386

维 生 素 BT

英文名： DL-Carnitine Hydrochloride

分子式： $C_7H_{15}NO_3 \cdot HCl$

分子量： 197.5

CAS 编号： 461-05-2

中文化学名： 3- 羧基 -2- 羟基 -*N*,*N*,*N*- 三甲基 -1- 丙胺盐酸盐

英文化学名： 1-Propanaminium,3-carboxy-2-hydroxy-*N*,*N*,*N*-trimethyl-,chloride（1∶1）

性状： 本品为白色结晶性粉末

溶解性： 本品在水中可溶

正离子扫描二级质谱图

[M]+ CID:10V

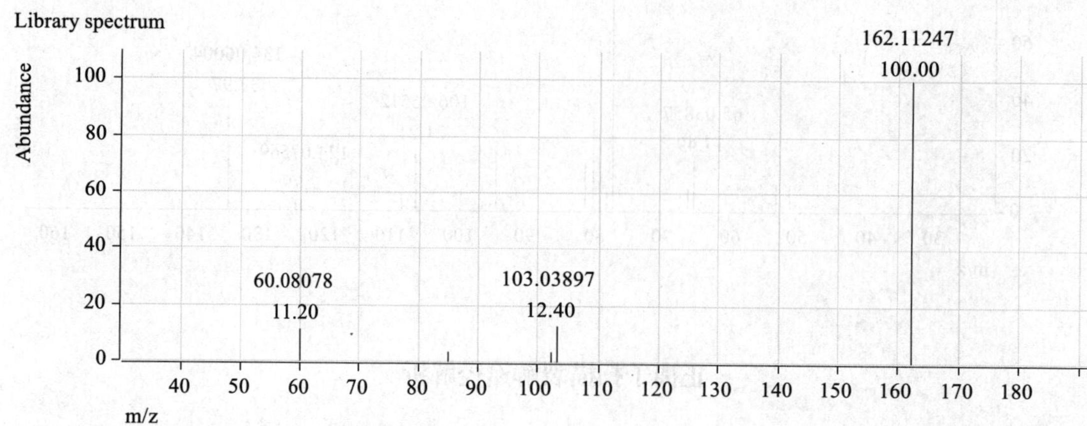

[M]+ CID:20V

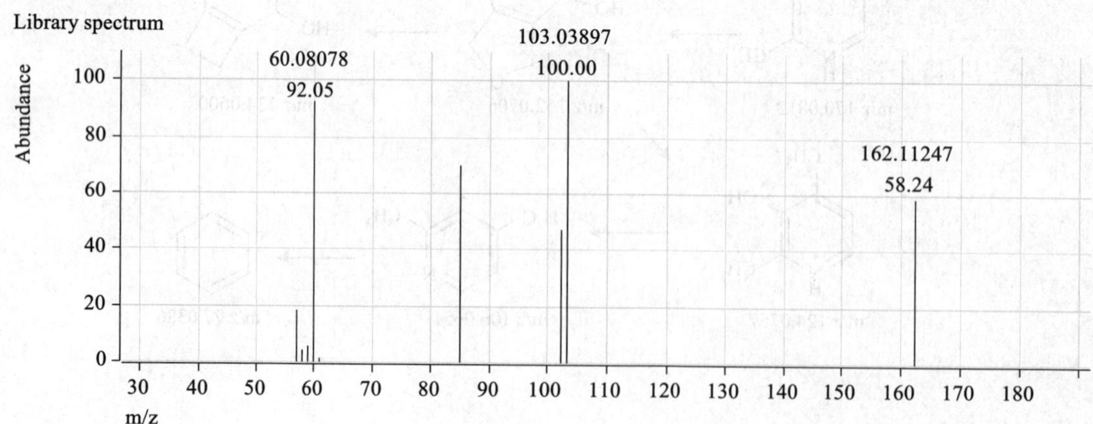

$[M]^+$ CID:40V

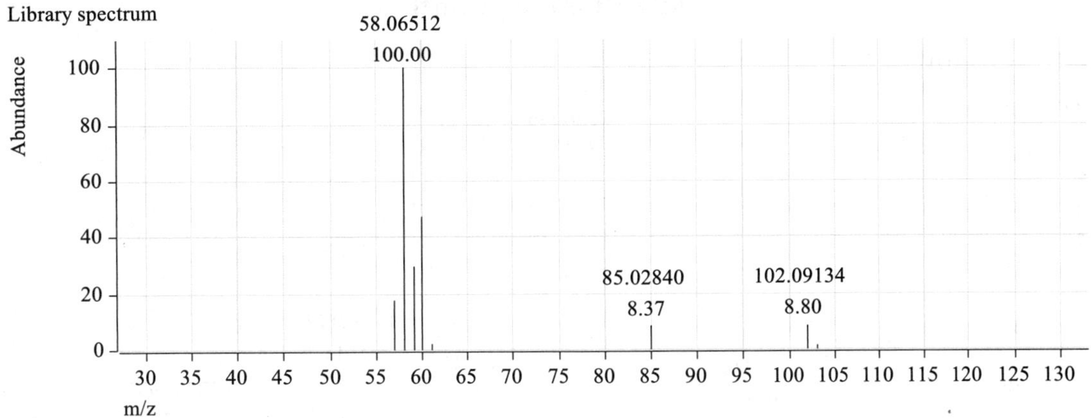

正离子扫描裂解途径解析

m/z 103.0390

m/z 85.0284

m/z 58.0651

m/z 162.1125

m/z 60.0808

维 生 素 C

英文名： Vitamin C

分子式： $C_6H_8O_6$

分子量： 176.13

CAS 编号： 50-81-7

中文化学名： L-2,3,5,6- 四羟基 -2- 己烯酸 -γ- 内酯

英文化学名： L-2,3,5,6-Tetrahydroxy-2-hexenoic acid-4-lactone

性状： 本品为白色结晶或结晶性粉末；无臭；味酸；久置色渐变微黄；水溶液显酸性反应

溶解性： 本品在水中易溶，在乙醇中略溶，在三氯甲烷或乙醚中不溶

正离子扫描二级质谱图

$[M+H]^+$ CID:10V

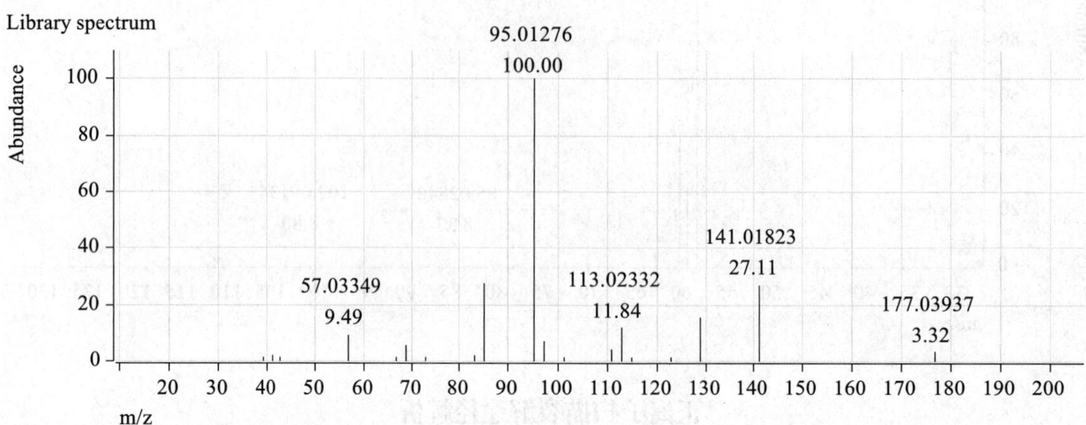

$[M+H]^+$ CID:20V

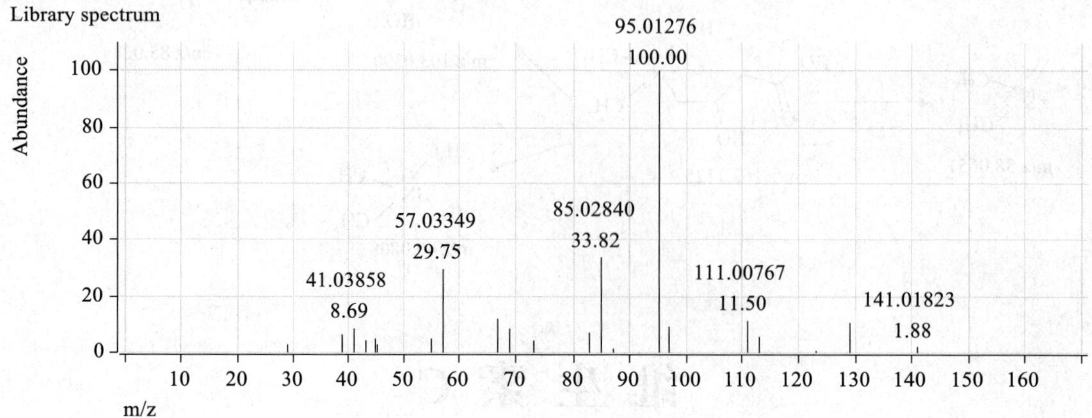

正离子扫描裂解途径解析

m/z 95.0128

m/z 177.0394

m/z 141.0182

负离子扫描二级质谱图

$[M-H]^-$ CID:10V

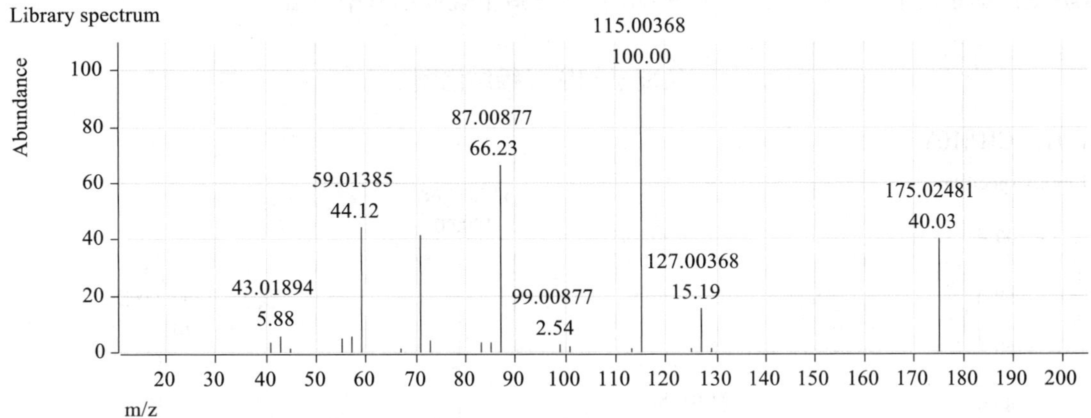

$[M-H]^-$ CID:20V

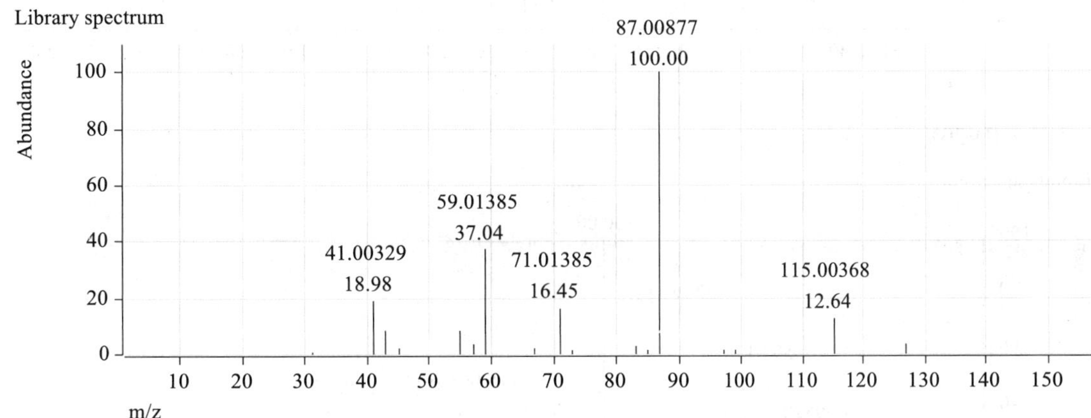

负离子扫描裂解途径解析

m/z 87.0088 ← m/z 115.0037 ← m/z 175.0248 → m/z 127.0037

维生素 C 钠

英文名：Sodium Ascorbate

分子式：$C_6H_7NaO_6$

分子量：198.11

CAS 编号：134-03-2

中文化学名：(2*R*)-2- [(1*S*)-1,2- 二羟乙基]-4- 羟基 -5- 氢 -2*H*- 呋喃 -3- 内酯钠基

英文化学名： Sodium;(2*R*)-2-[(1*S*)-1,2-dihydroxyethyl]-4-hydroxy-5-oxo-2*H*-forom-3-olate

性状： 本品为白色至微黄色结晶或结晶性粉末；无臭；在空气中较稳定，遇光色渐变暗

溶解性： 本品在水中易溶，在乙醇中极微溶，在三氯甲烷或乙醚中不溶

负离子扫描二级质谱图

[M-H]⁻ CID:10V

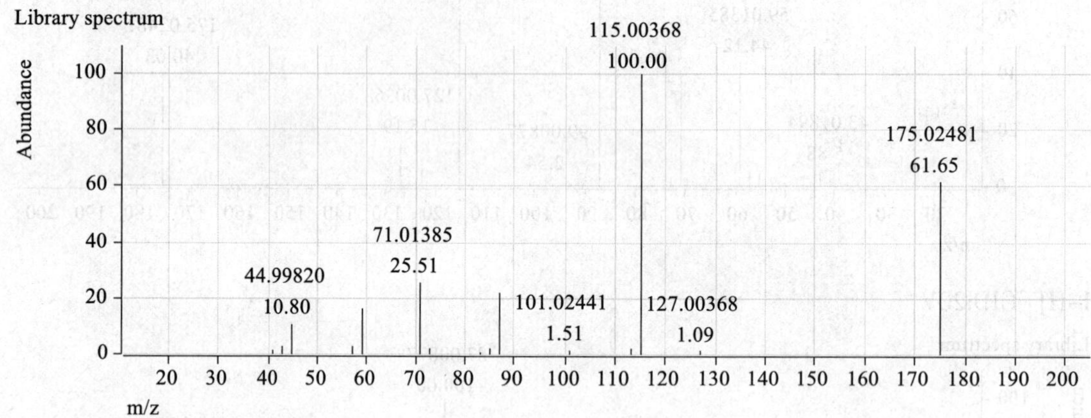

[M-H]⁻ CID:20V

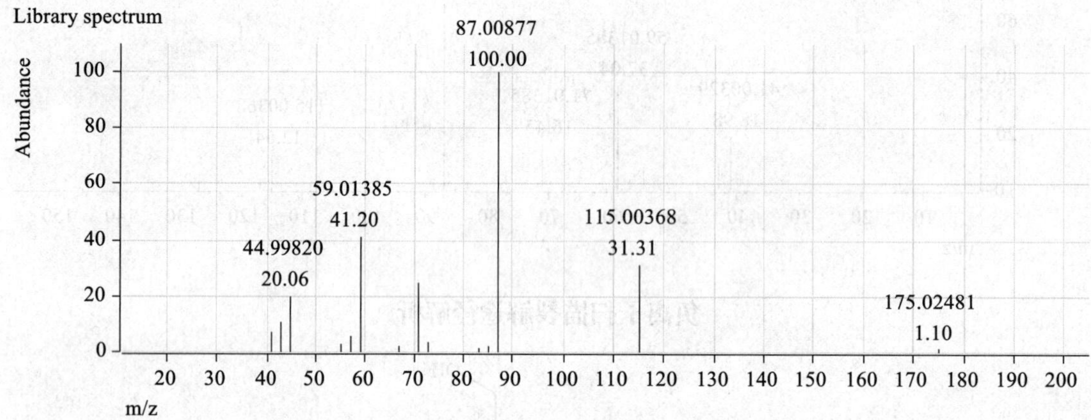

[M-H]⁻ CID:40V

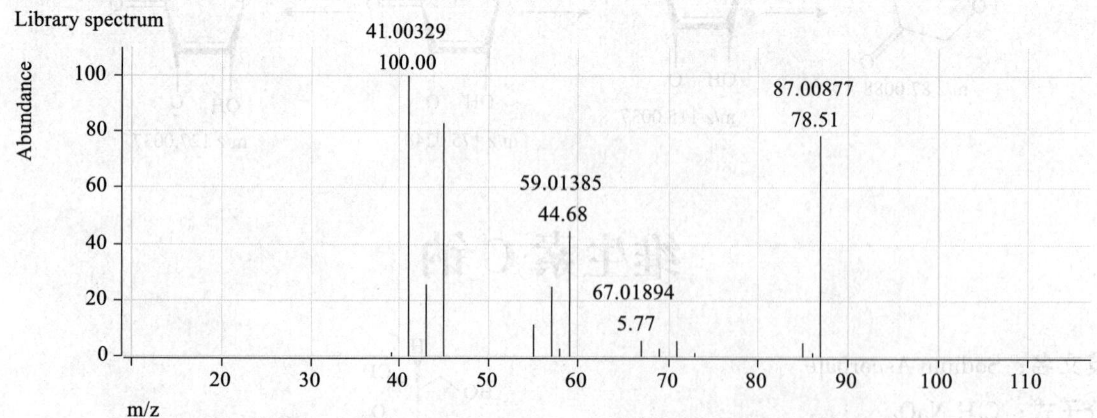

负离子扫描裂解途径解析

m/z 59.0139

m/z 87.0088

m/z 175.0248

m/z 115.0037

m/z 41.0033

维 生 素 D_2

英文名： Vitamin D_2

分子式： $C_{28}H_{44}O$

分子量： 396.66

CAS 编号： 50-14-6

中文化学名： 9,10- 开环麦角甾 -5,7,10(19),22- 四烯 -3β- 醇

英文化学名： 9,10-Secoergosta-5,7,10(19),22-tetraen-3β-ol

性状： 本品为无色针状结晶或白色结晶性粉末；无臭；遇光或空气均易变质

溶解性： 本品在三氯甲烷中极易溶，在乙醇、丙酮或乙醚中易溶，在植物油中略溶，在水中不溶

正离子扫描二级质谱图

[M+H]$^+$ CID:10V

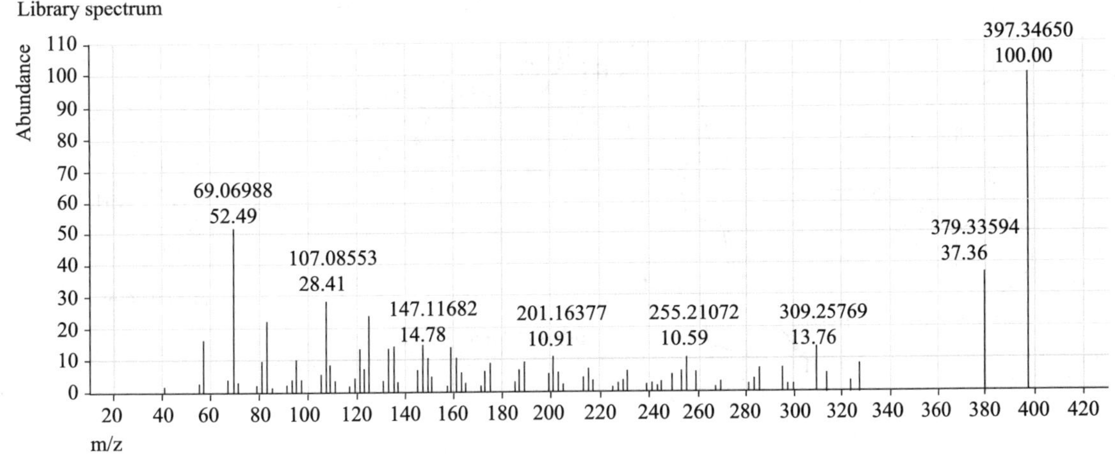

$[M+H]^+$ CID:20V

Library spectrum

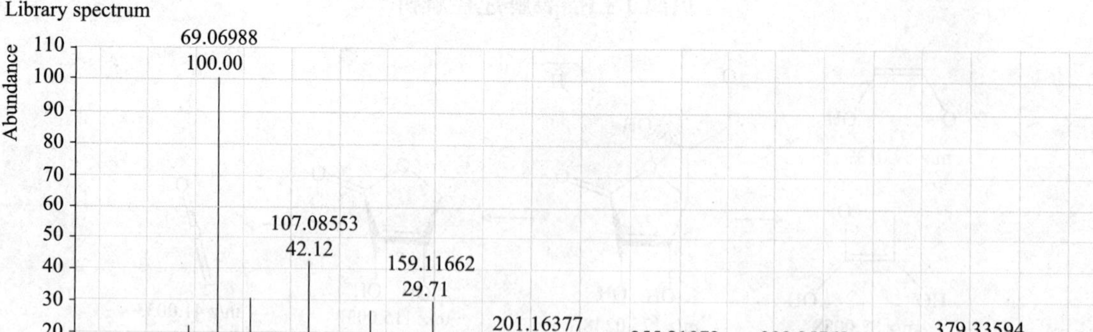

$[M+H]^+$ CID:40V

Library spectrum

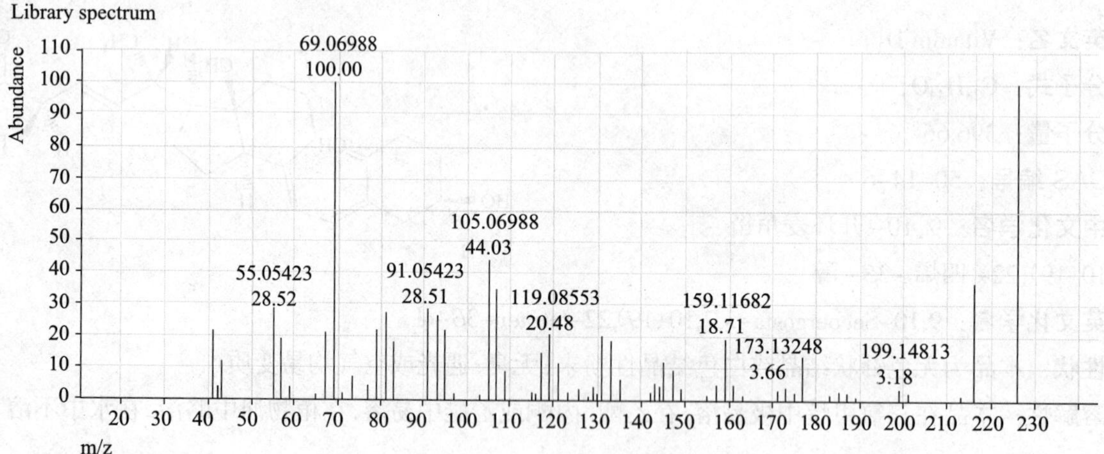

正离子扫描裂解途径解析

m/z 159.1168

m/z 397.3465

m/z 69.0699

维 生 素 D_3

英文名： Vitamin D_3

分子式： $C_{27}H_{44}O$

分子量： 384.65

CAS 编号： 67–97–0

中文化学名： 9,10– 开环胆甾 –5,7,10(19)– 三烯 –3*β*– 醇

英文化学名： 9,10–Secocholesta–5,7,10(19)–trien–3*β*–ol

性状： 本品为无色针状结晶或白色结晶性粉末；无臭；遇光或空气均易变质

溶解性： 本品在乙醇、丙酮、三氯甲烷或乙醚中极易溶，在植物油中略溶，在水中不溶

正离子扫描二级质谱图

$[M+H]^+$ CID:10V

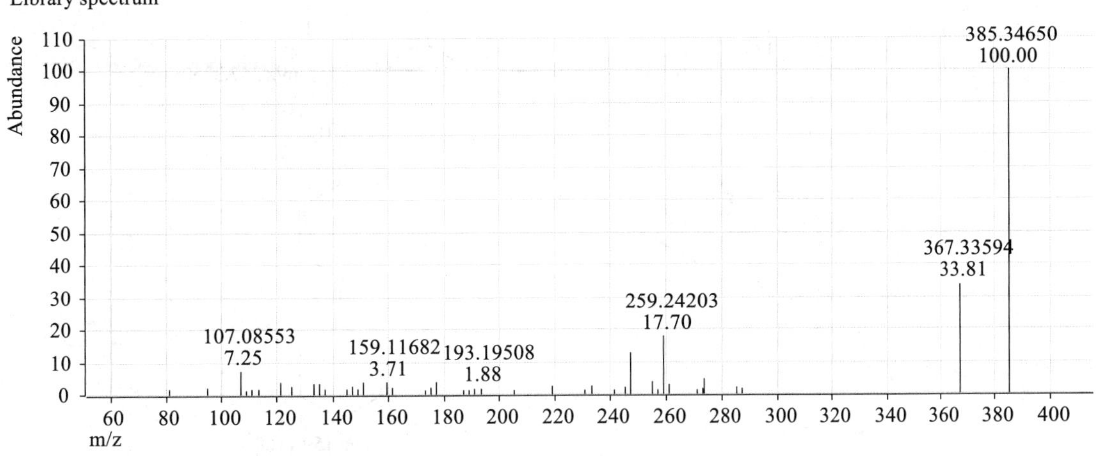

$[M+H]^+$ CID:20V

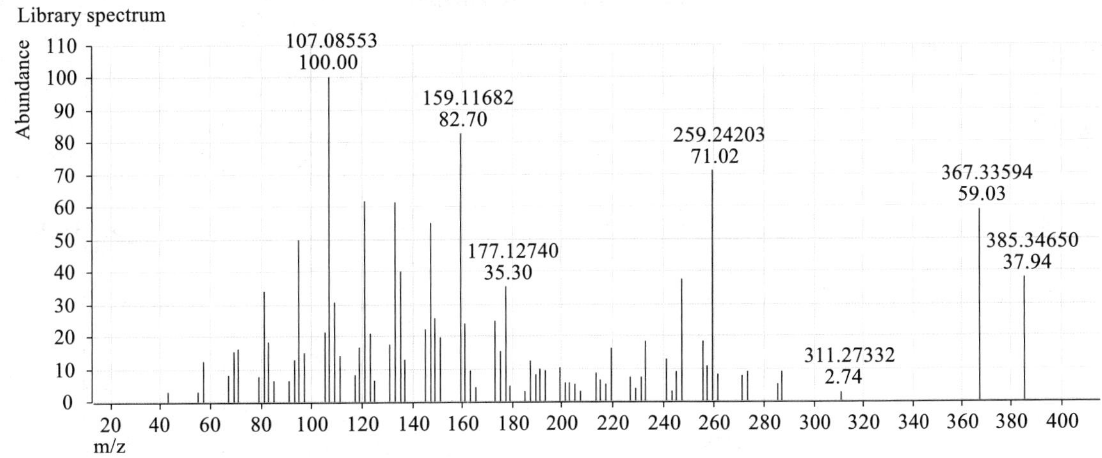

$[M+H]^+$ CID:40V

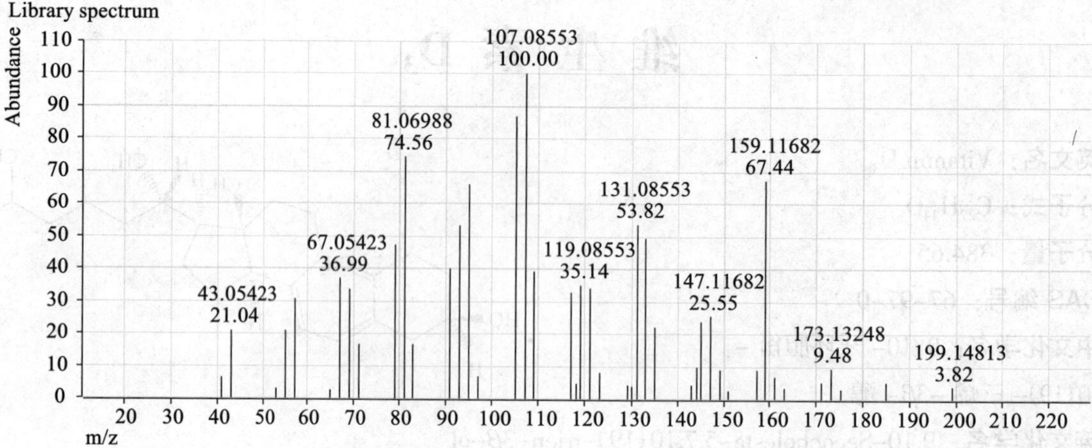

正离子扫描裂解途径解析

m/z 259.2420

m/z 367.3359

m/z 385.3465

m/z 159.1168

负离子扫描二级质谱图

$[M-H]^-$ CID:10V

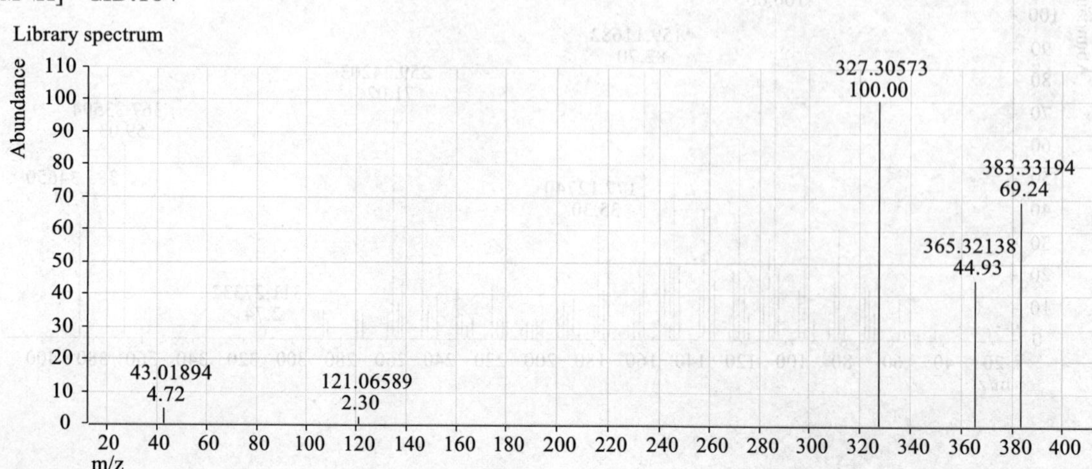

$[M-H]^-$ CID:20V

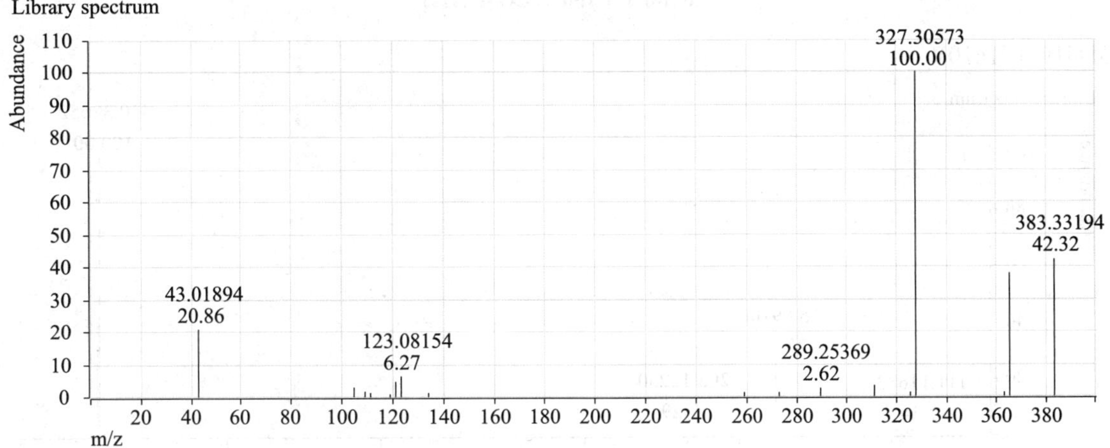

负离子扫描裂解途径解析

m/z 383.3319

m/z 327.3057

m/z 365.3214

维 生 素 E

英文名： Vitamin E

分子式： $C_{31}H_{52}O_3$

分子量： 472.75

CAS 编号： 1406-18-4

中文化学名： (±)-2,5,7,8-四甲基-2-(4,8,12-三甲基十三烷基)-6-苯并二氢吡喃醇醋酸酯

英文化学名： dl-2,5,7,8-Tetramethyl-2-(4,8,12-trimethyltridecyl)-6-chromanol

性状： 本品为微黄色至黄色或黄绿色澄清的黏稠液体；几乎无臭；遇光色渐变深；天然型放置会固化，25℃左右熔化

溶解性： 本品在无水乙醇、丙酮、乙醚或植物油中易溶，在水中不溶

正离子扫描二级质谱图

[M+H]$^+$ CID:10V

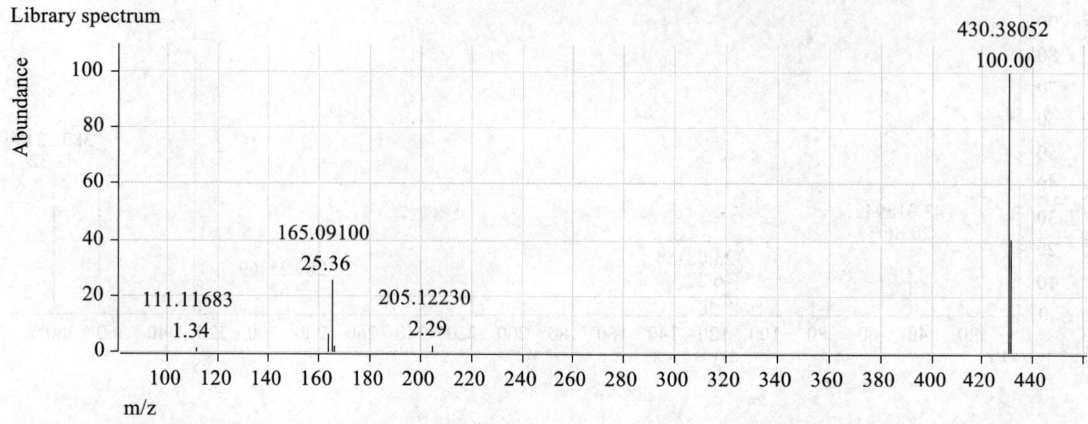

[M+H]$^+$ CID:20V

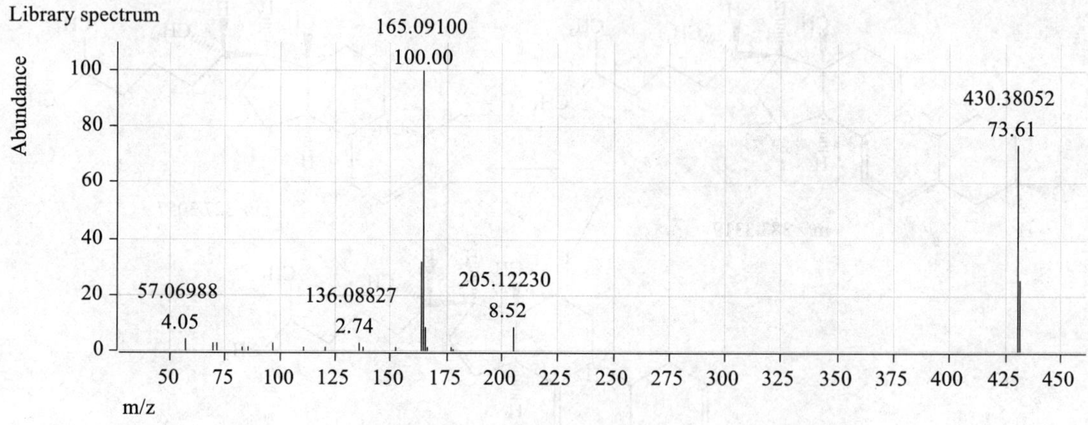

[M+H]$^+$ CID:40V

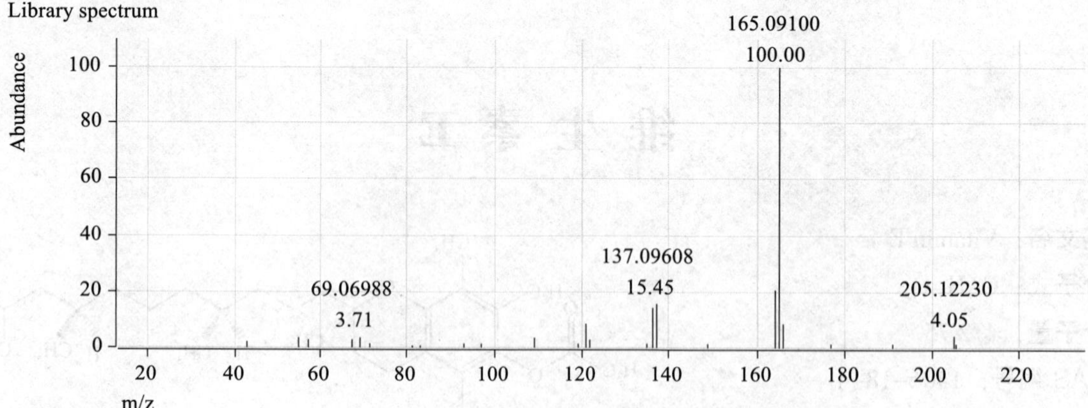

正离子扫描裂解途径解析

m/z 473.3989

m/z 430.3805

m/z 205.1223

m/z 165.0910

负离子扫描二级质谱图

$[M-H]^-$ CID:10V

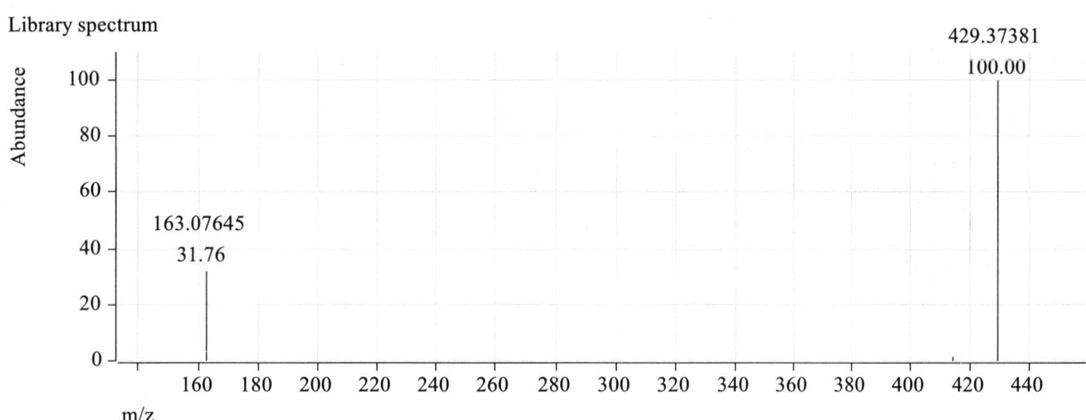

$[M-H]^-$ CID:20V

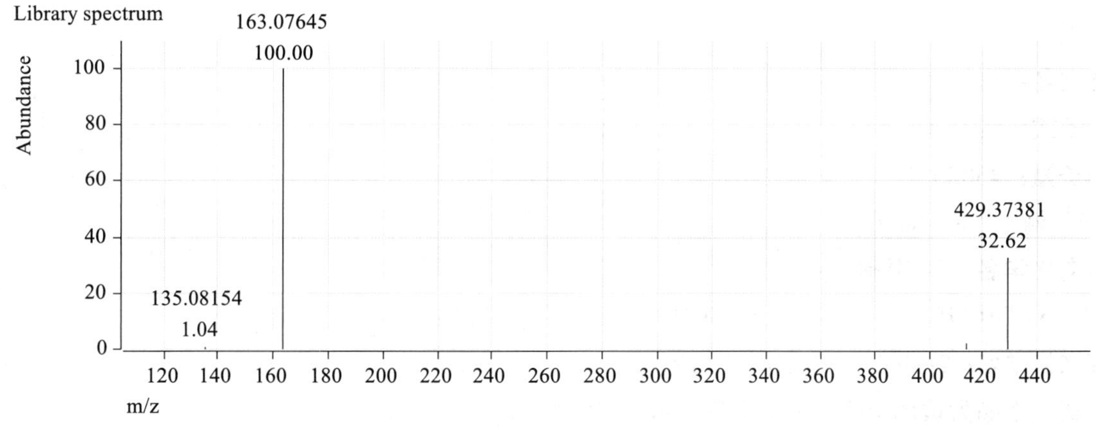

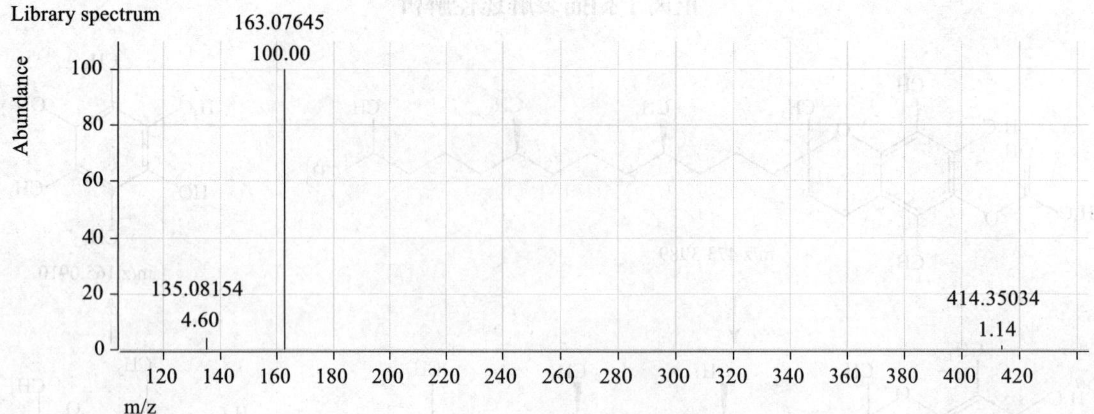

负离子扫描裂解途径解析

m/z 471.3844

m/z 163.0765

m/z 429.3738

维 生 素 K_1

英文名： Vitamin K_1

分子式： $C_{31}H_{46}O_2$

分子量： 450.71

CAS 编号： 84-80-0

中文化学名： 2-甲基-3-(3,7,11,15-四甲基-2-十六碳烯基)-1,4-萘二酮的反式和顺式异构体的混合物

英文化学名： 2-Methyl-3-[(2*E*,7*R*,11*R*)-3,7,11,15-tetramethyl-2-hexadecen-1-yl]-1,4-naphthalenedione

性状： 本品为黄色至橙色澄清的黏稠液体；无臭或几乎无臭；遇光易分解

溶解性： 本品在三氯甲烷、乙醚或植物油中易溶，在乙醇中略溶，在水中不溶

正离子扫描二级质谱图

$[M+H]^+$ CID:10V

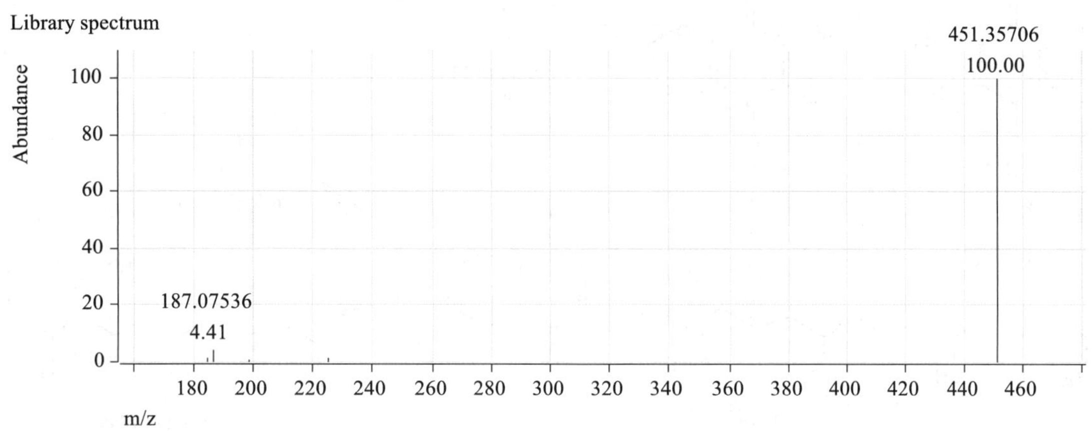

$[M+H]^+$ CID:20V

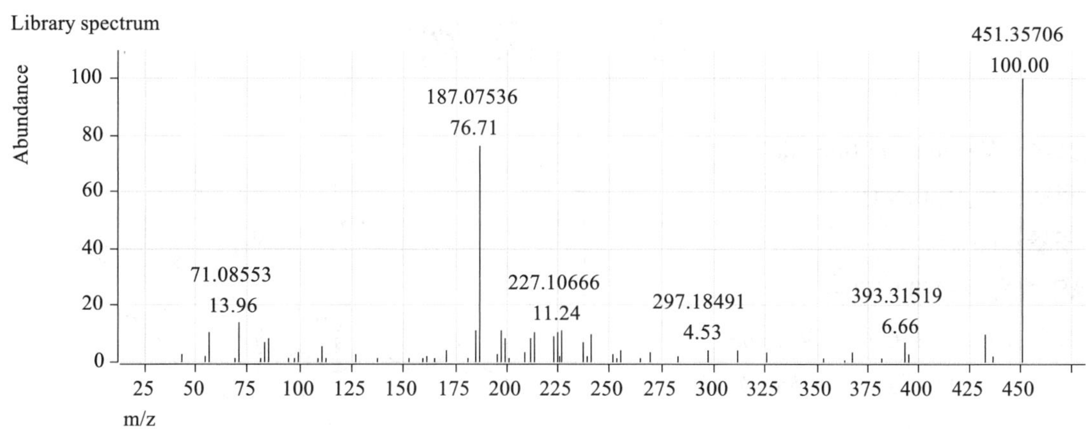

$[M+H]^+$ CID:40V

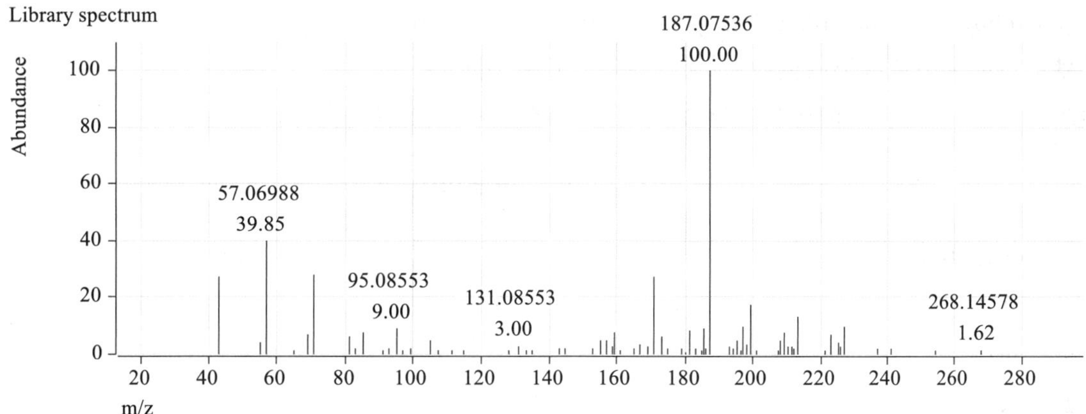

正离子扫描裂解途径解析

m/z 227.1067

m/z 187.0754

m/z 71.0855

m/z 57.0699

m/z 451.3571

m/z 297.1849

维 库 溴 铵

英文名：Vecuronium Bromide

分子式：$C_{34}H_{57}BrN_2O_4$

分子量：637.74

CAS 编号：50700-72-6

中文化学名：溴化 1-［3α，17β-二乙酰氧基-2β-（1-哌啶基）-5α-雄甾烷-16β-基］-1-甲基哌啶

英文化学名：1-[3α,17β-Diacetoxy-2β-(1-piperidinyl)-5α-androstan-16β-yl]-1-methylpiperidine bromide

性状：本品为白色或类白色粉末；无臭；味苦；有引湿性

溶解性：本品在乙醇、稀盐酸中极易溶，在水中略溶，在乙醚中几乎不溶

正离子扫描二级质谱图

$[M+H]^+$ CID:10V

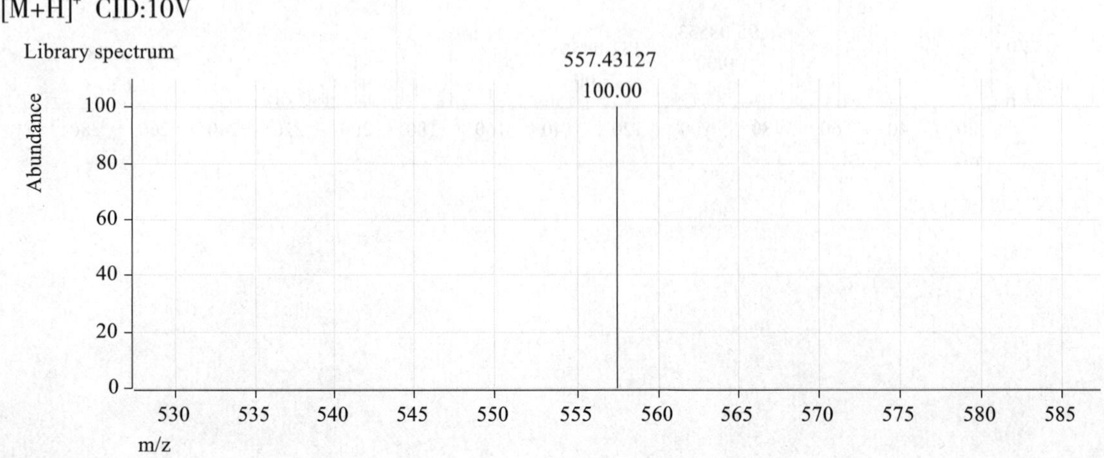

$[M+H]^+$ CID:20V

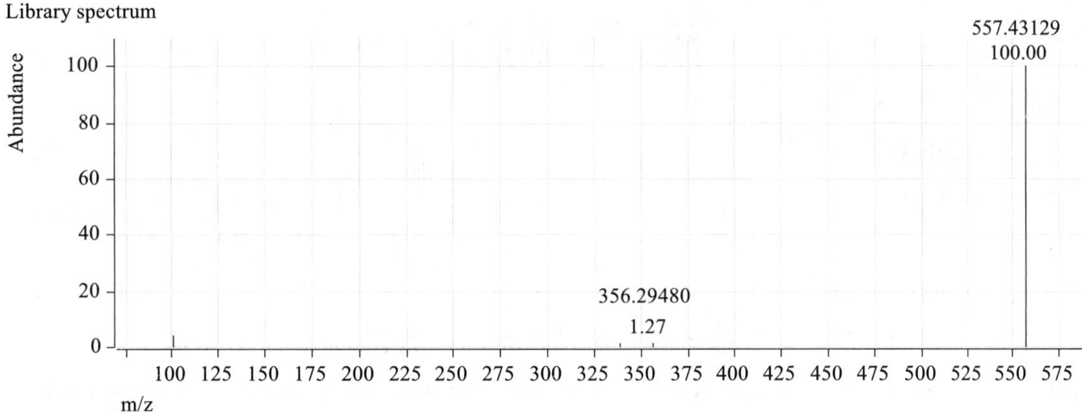

$[M+H]^+$ CID:40V

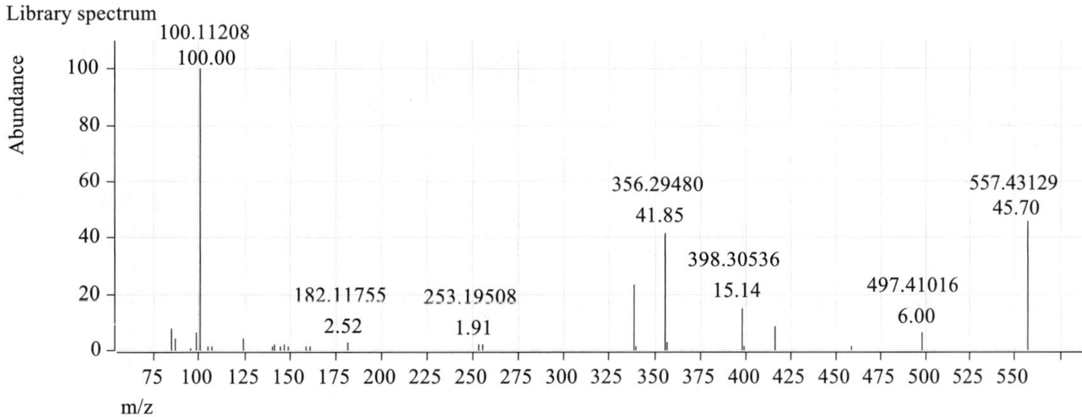

正离子扫描裂解途径解析

m/z 557.4313

m/z 356.2948

或

m/z 356.2948

m/z 100.1121

维 格 列 汀

英文名：Vildagliptin

分子式：$C_{17}H_{25}N_3O_2$

分子量：303.19

CAS 编号：274901-16-5

中文化学名：(2*S*)-1-(2-((3-羟基金刚烷-1-基)氨基)乙酰基)吡咯烷-2-碳腈

英文化学名：(2*S*)-1-(2-((3-Hydroxyada Mantan-1-yl)amino)acetyl)pyrrolidine-2-carbonitrile

性状：本品为类白色固体

溶解性：本品在甲醇中易溶

正离子扫描二级质谱图

[M+H]+ CID:10V

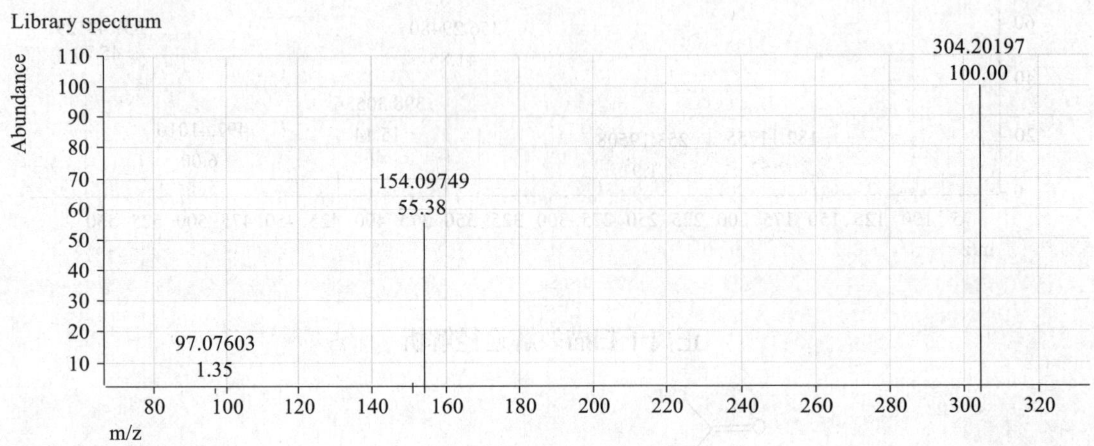

[M+H]+ CID:20V

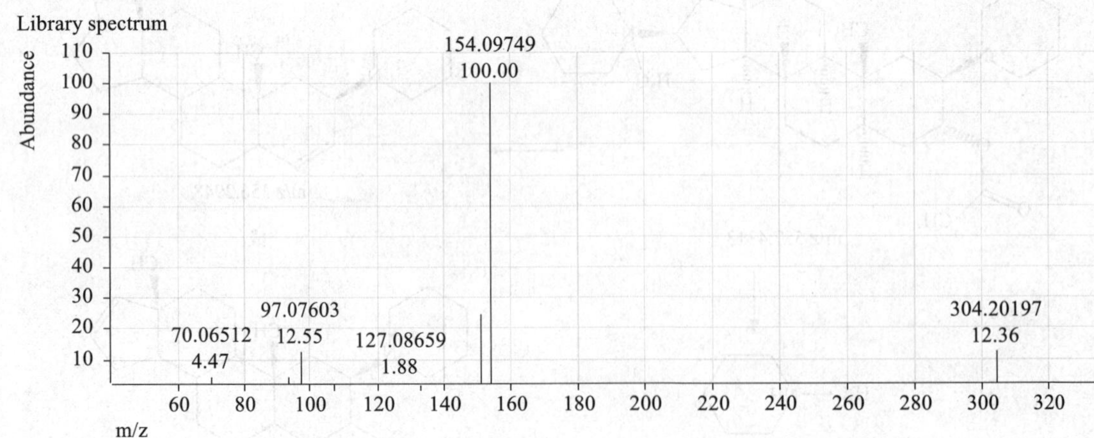

$[M+H]^+$ CID:40V

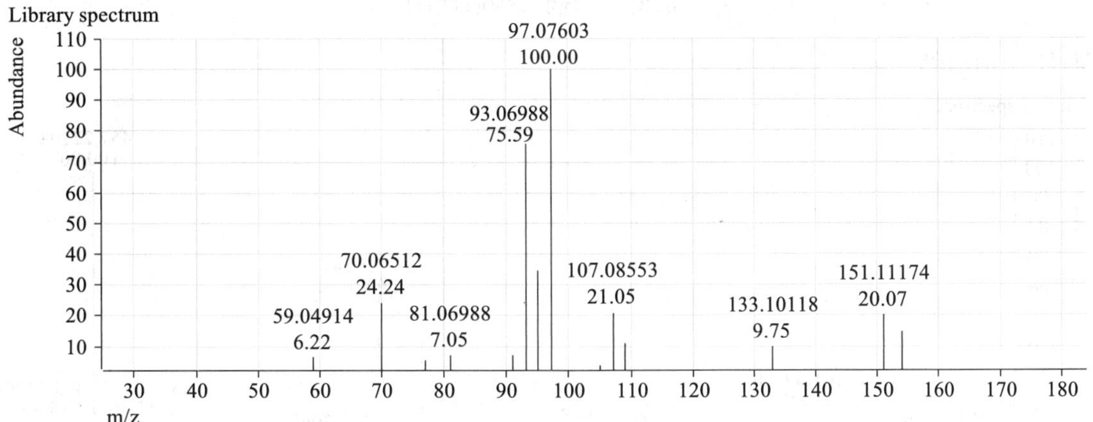

正离子扫描裂解途径解析

m/z 304.2020

m/z 154.0975

m/z 97.0760

m/z 127.0866

琥珀酸甲泼尼龙

英文名： Methylprednisolone Hemisuccinate

分子式： $C_{26}H_{34}O_8$

分子量： 474.54

CAS 编号： 2921-57-5

中文化学名： 11β,17α,21- 三羟基 -6α- 甲基孕甾 -1,4- 二烯 -3,20- 二酮 -21- 琥珀酸酯

英文化学名： 11β,17α,21-Trihydroxy-6α-methyl-pregna-1,4-diene-3,20-dione-21-succinate

性状： 本品为白色或类白色结晶性粉末；无臭；有引湿性

溶解性： 本品在四氢呋喃中易溶，在二氧六环中溶解，在乙醇或丙酮中略溶，在水或三氯甲烷中几乎不溶

正离子扫描二级质谱图

[M+H]+ CID:10V

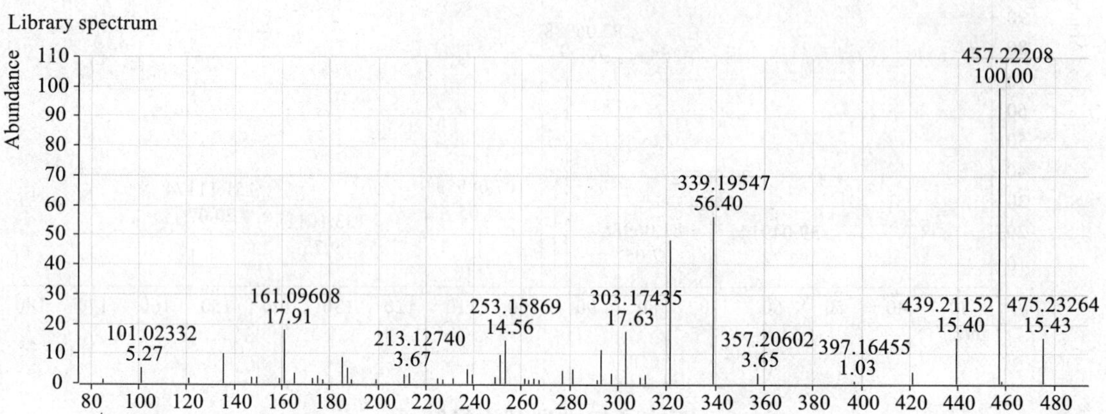

[M+H]+ CID:20V

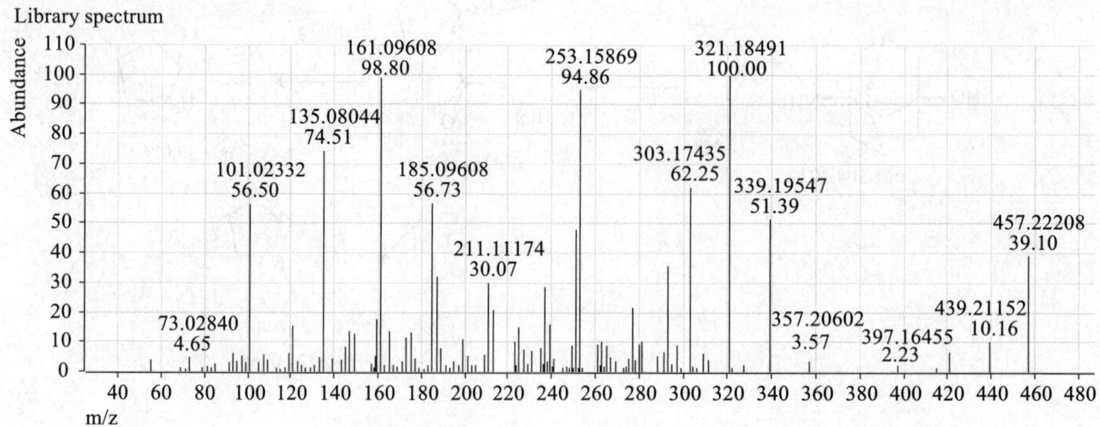

[M+H]+ CID:40V

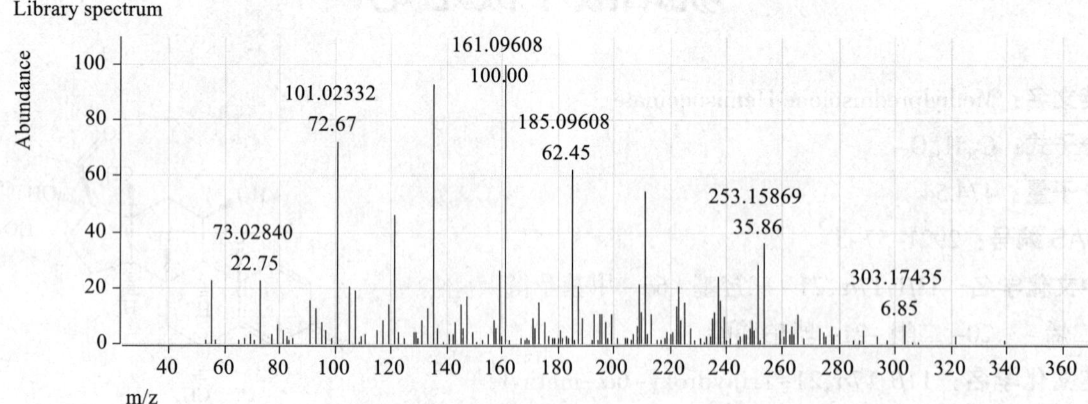

正离子扫描裂解途径解析

m/z 475.2326

m/z 457.2221

m/z 339.1955

m/z 321.1849

m/z 253.1587

m/z 161.0961

m/z 135.0804

负离子扫描二级质谱图

[M−H]⁻ CID:10V

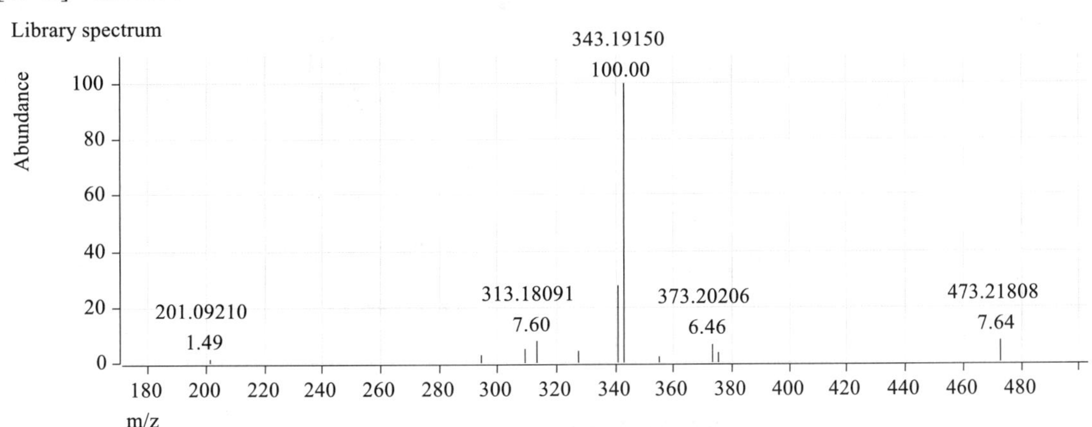

[M−H]⁻ CID:20V

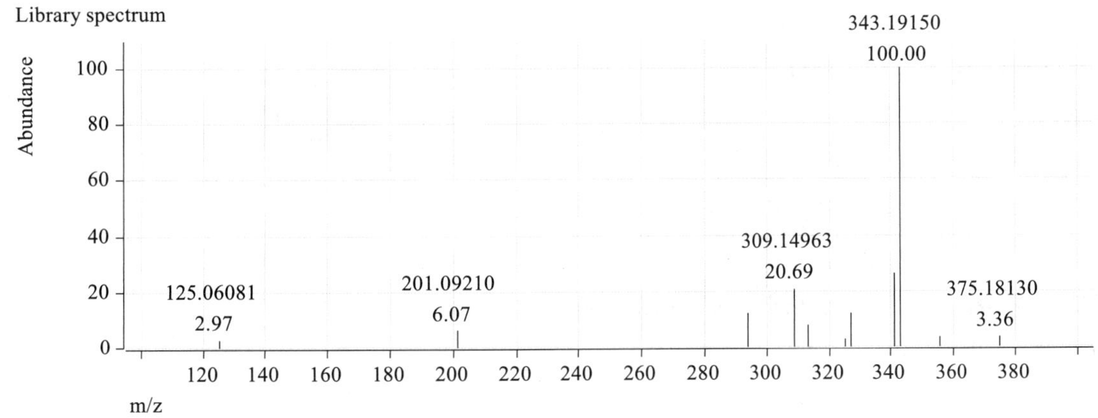

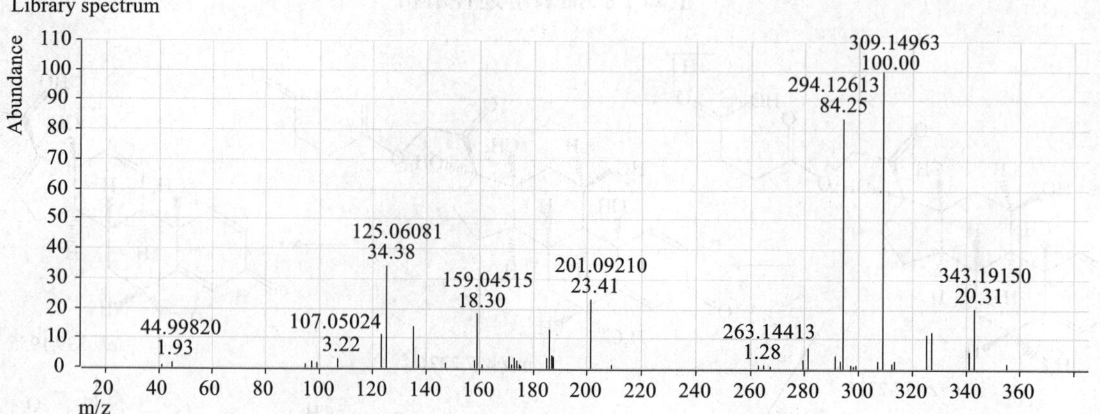

负离子扫描裂解途径解析

-H

m/z 473.2181

m/z 373.2021

m/z 343.1915

m/z 309.1496

琥珀酸舒马普坦

英文名：Sumatriptan Succinate

分子式：$C_{14}H_{21}N_3O_2S \cdot C_4H_6O_4$

分子量：413.49

CAS 编号：103628-48-4

中文化学名：3-[2-(二甲胺基)乙基]-*N*-甲基-1*H*-吲哚-5-甲基磺酰胺琥珀酸盐

英文化学名：3-[2-(Dimethylamino)ethyl]-*N*-methyl-1*H*-indole-5-methanesulfonamide

性状：本品为白色至类白色粉末

溶解性：本品在水中易溶，在甲醇中微溶，在二氯甲烷中几乎不溶

正离子扫描二级质谱图

[M+H]+ CID:10V

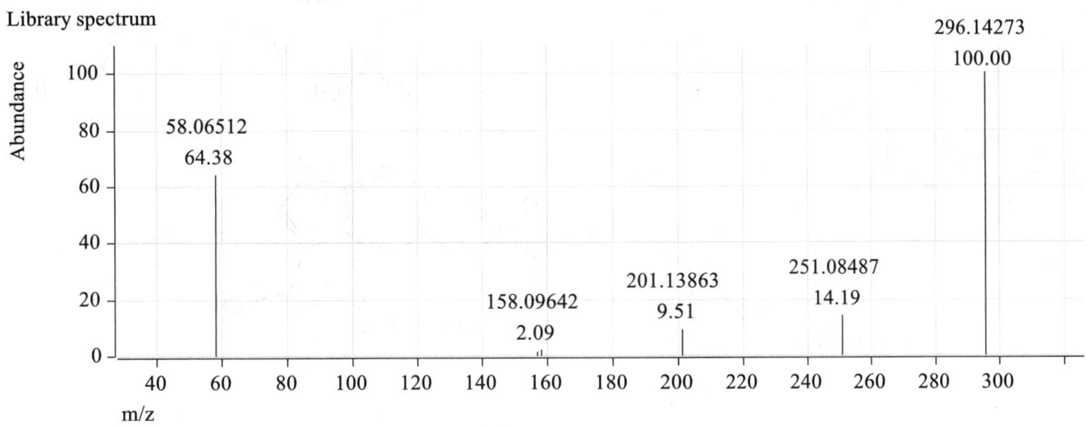

[M+H]+ CID:20V

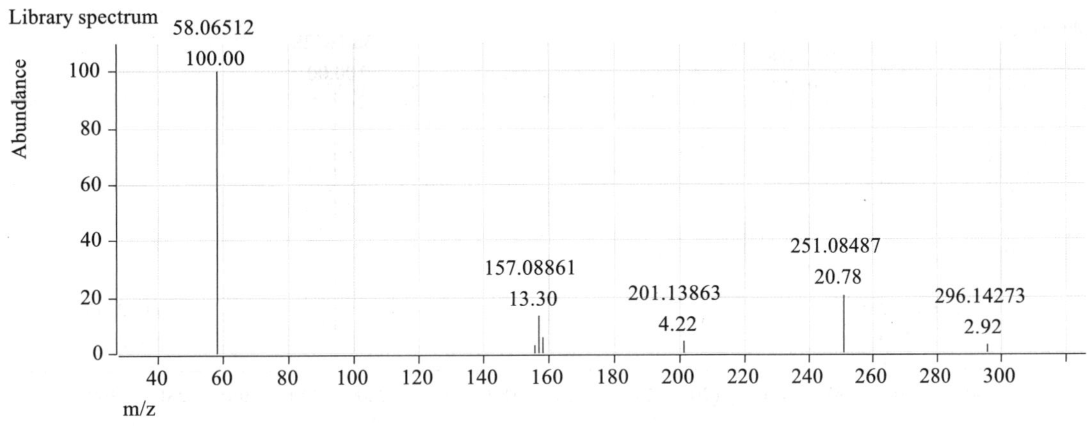

[M+H]+ CID:40V

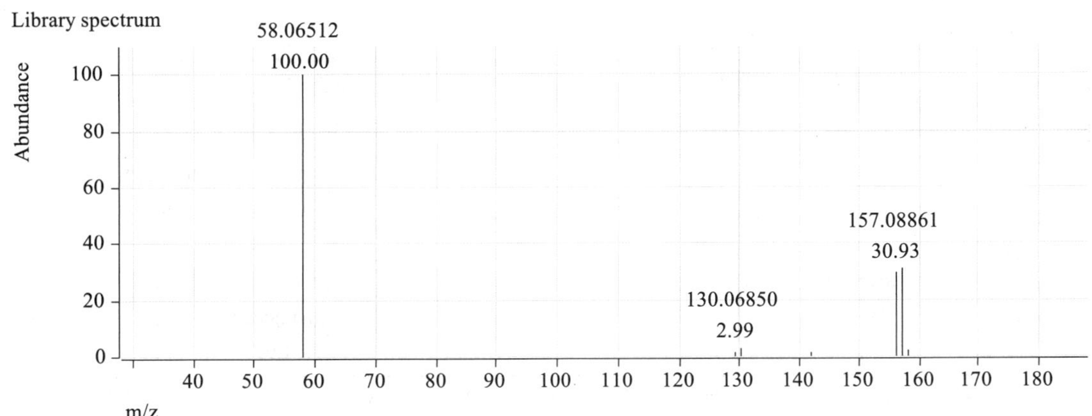

正离子扫描裂解途径解析

$H_3C-N^+(=CH_2)-CH_3$

m/z 58.0651

m/z 296.1427

m/z 201.1386

m/z 158.0964

m/z 251.0849

负离子扫描二级质谱图

$[M-H]^-$ CID:10V

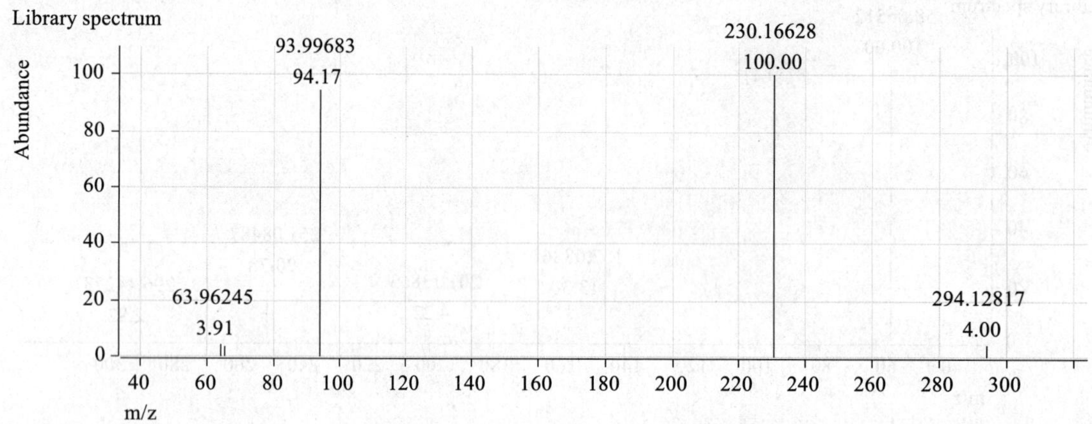

$[M-H]^-$ CID:20V

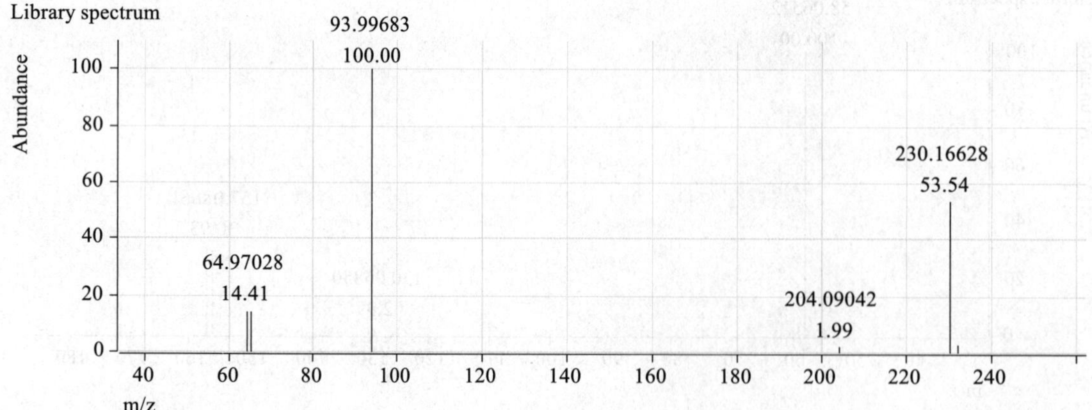

负离子扫描二级质谱图

$[M-H]^-$ CID:40V

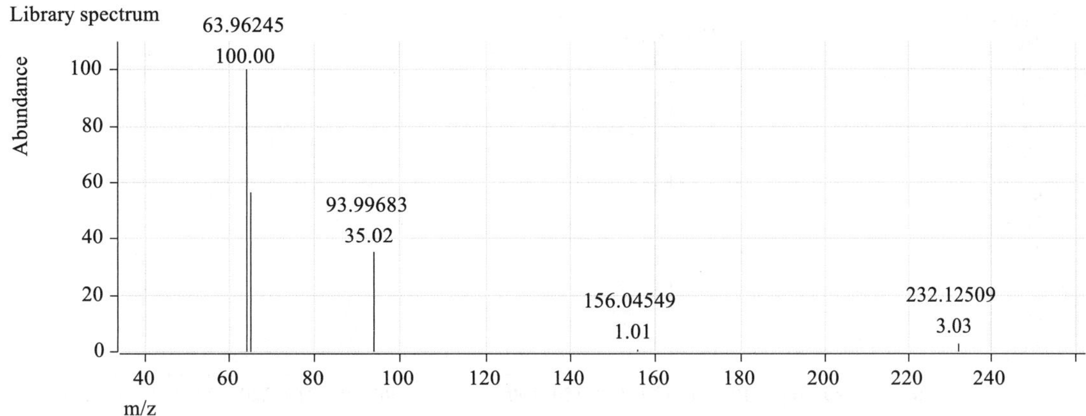

负离子扫描裂解途径解析

m/z 93.9968

m/z 294.1282

m/z 230.1663

替 比 夫 定

英文名： Telbivudine

分子式： $C_{10}H_{14}N_2O_5$

分子量： 242.09

CAS 编号： 3424-98-4

中文化学名： 1-(2- 脱氧 -*β*-L- 戊呋喃基)-5- 甲基 -2,4(1*H*,3*H*)- 嘧啶二酮

英文化学名： 1-(2-Deoxy-*β*-L-erythro-pentofuranosyl)-5-methyl-2,4(1*H*,3*H*)-pyrimidinedione

性状： 本品为白色或类白色结晶性粉末

溶解性： 本品在甲醇中溶解，在水中几乎不溶

正离子扫描二级质谱图

$[M+H]^+$ CID:2V

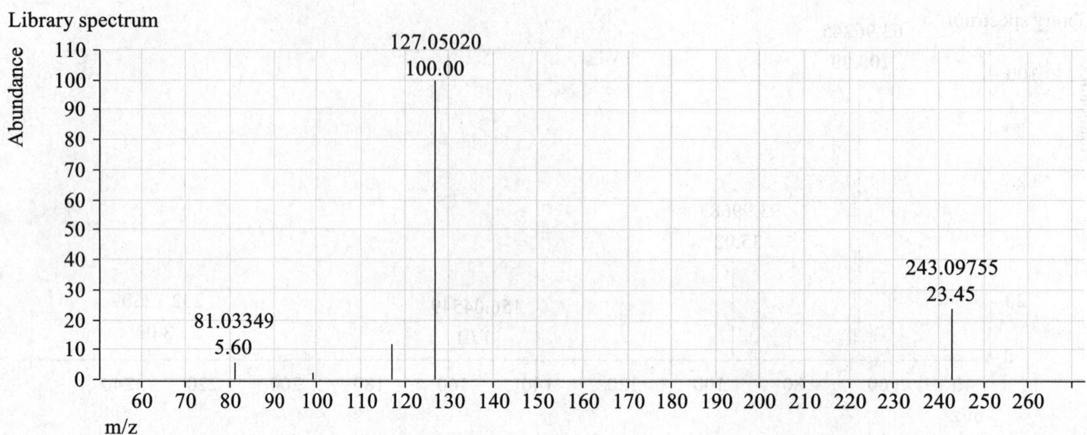

$[M+H]^+$ CID:5V

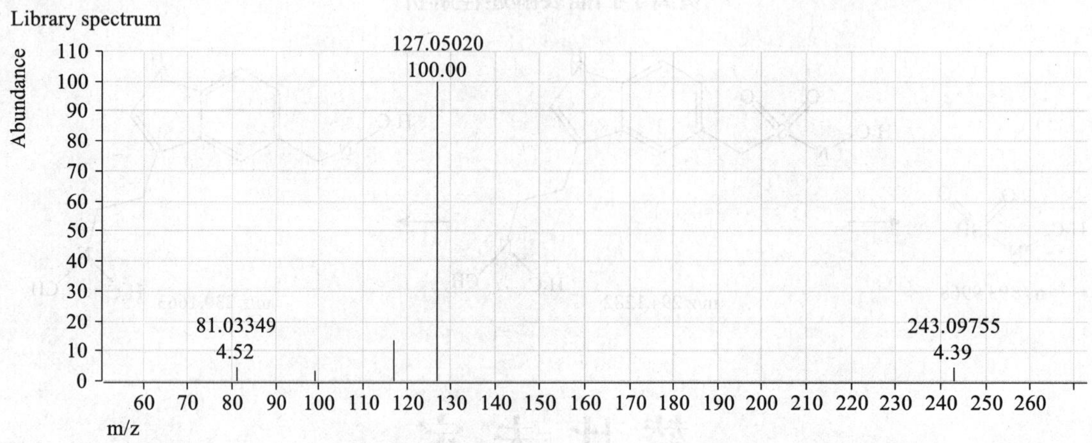

$[M+H]^+$ CID:10V

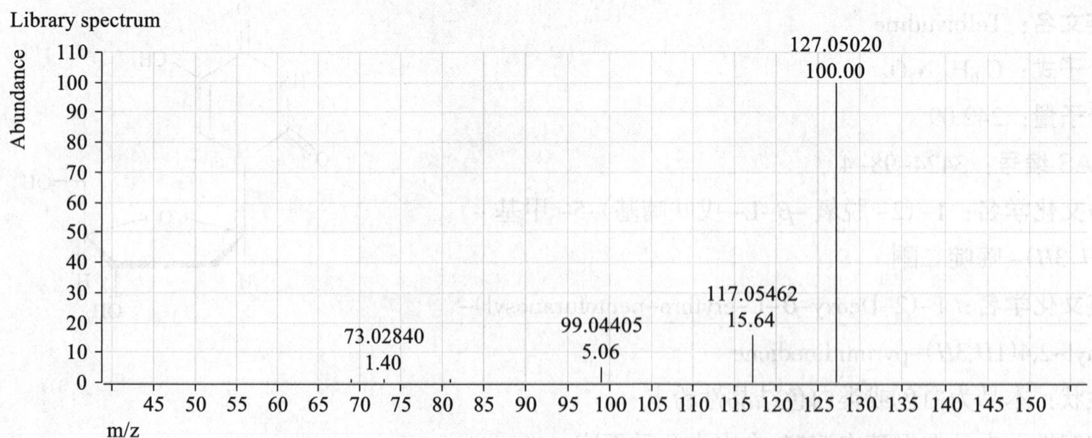

正离子扫描裂解途径解析

m/z 243.0976

m/z 127.0503

m/z 117.0547

m/z 99.0441

负离子扫描二级质谱图

$[M-H]^-$ CID:10V

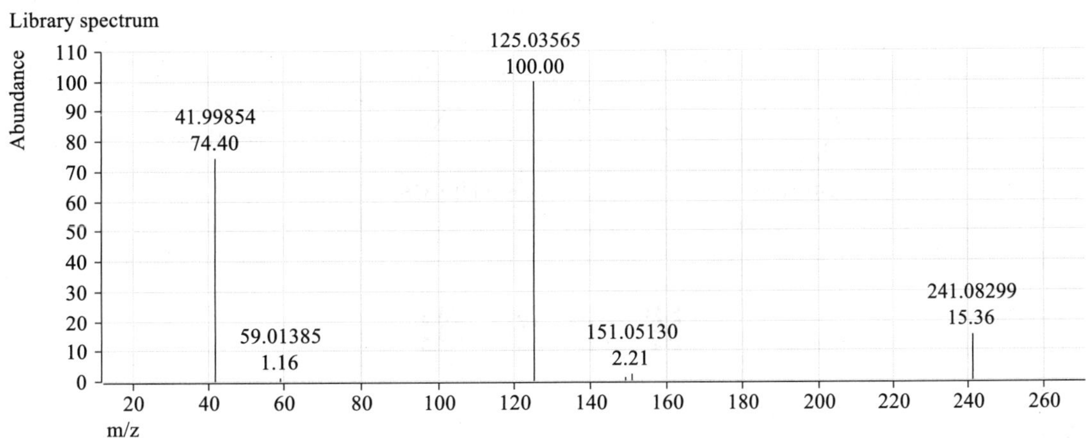

$[M-H]^-$ CID:20V

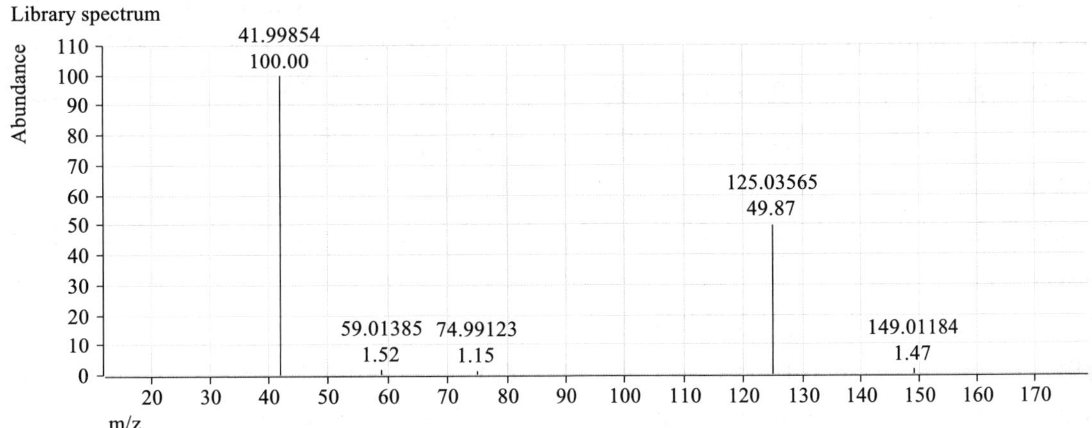

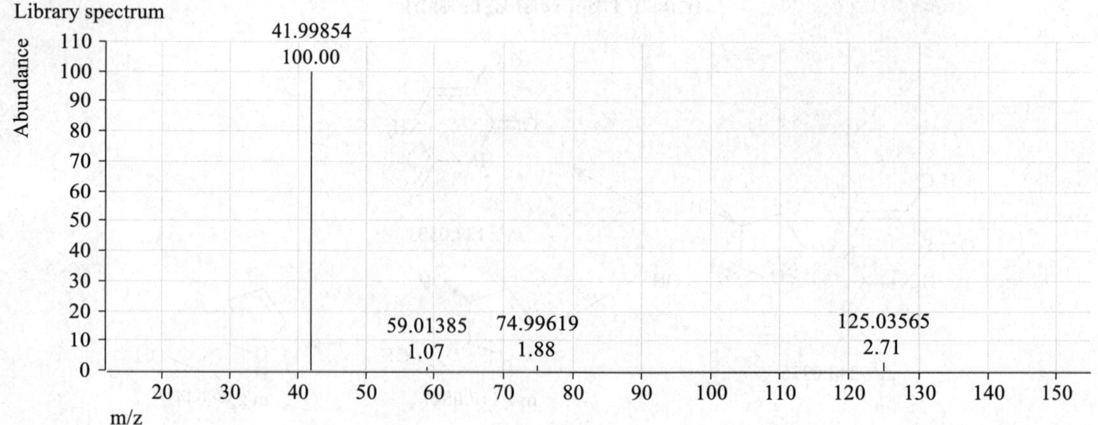

负离子扫描裂解途径解析

m/z 241.0829 → m/z 125.0356 → m/z 41.9985

替米沙坦

英文名：Telmisartan

分子式：$C_{33}H_{30}N_4O_2$

分子量：514.63

CAS 编号：144701-48-4

中文化学名：4′-[[4-甲基-6-(1-甲基-2-苯并咪唑基)-2-丙基-1-苯并咪唑基]甲基]-2-联苯甲酸

英文化学名：4′-[(1,4′-Dimethyl-2′-propyl[2,6′-bi-1*H*-benzimidazol]-1′-yl)methyl][1,1′-biphenyl]-2-carboxylic acid

性状：本品为白色或类白色结晶性粉末；无臭

溶解性：本品在三氯甲烷中溶解，在二氯甲烷或 *N*,*N*-二甲基甲酰胺中略溶，在甲醇中微溶，在乙醇、0.1mol/L 盐酸溶液中极微溶，在水中几乎不溶，在 1mol/L 氢氧化钠溶液中易溶

正离子扫描二级质谱图

[M+H]+ CID:10V

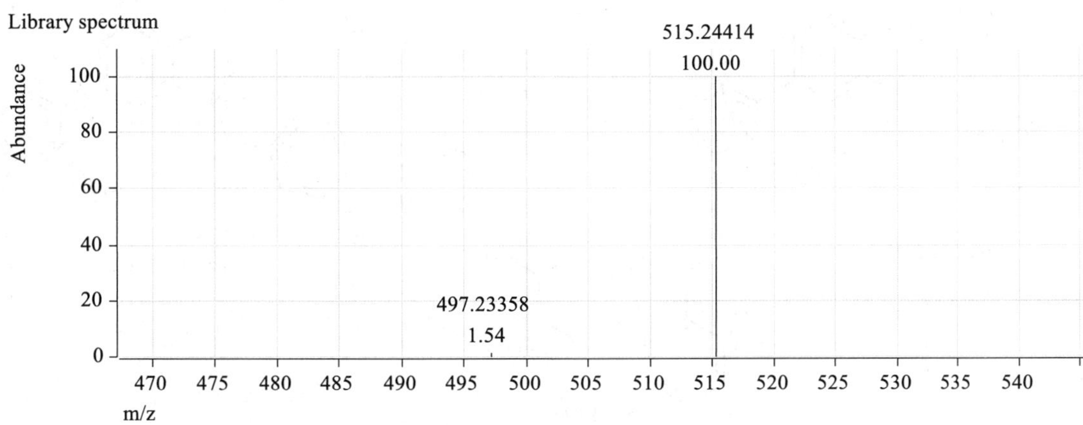

[M+H]+ CID:20V

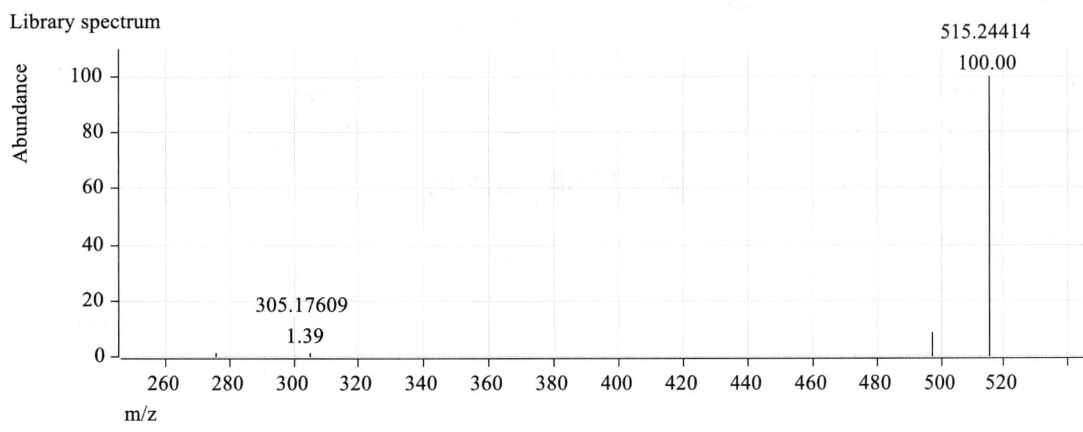

[M+H]+ CID:40V

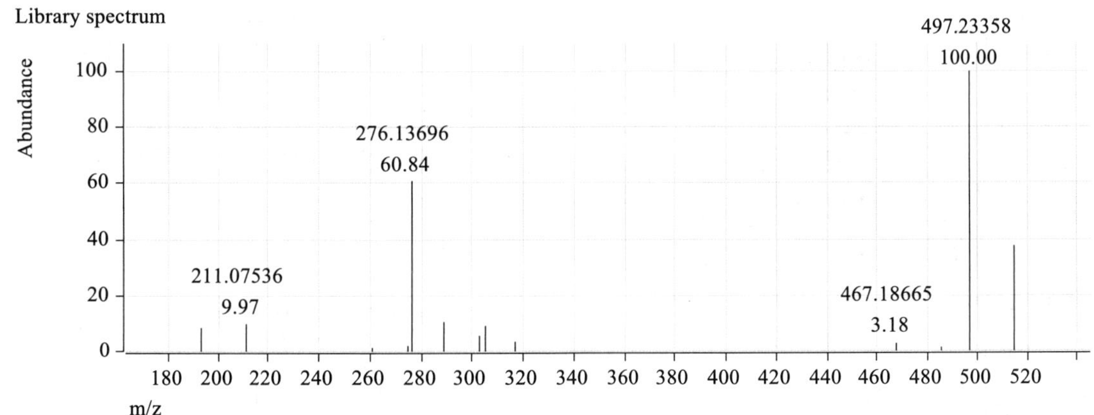

正离子扫描裂解途径解析

m/z 515.2442

m/z 497.2336

m/z 211.0754

m/z 305.1761

m/z 276.1369

负离子扫描二级质谱图

$[M-H]^-$ CID:10V

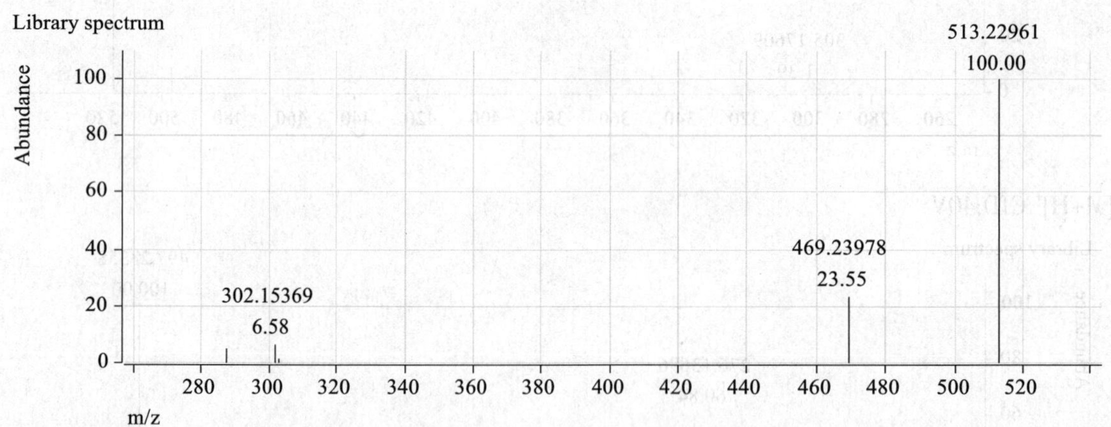

$[M-H]^-$ CID:20V

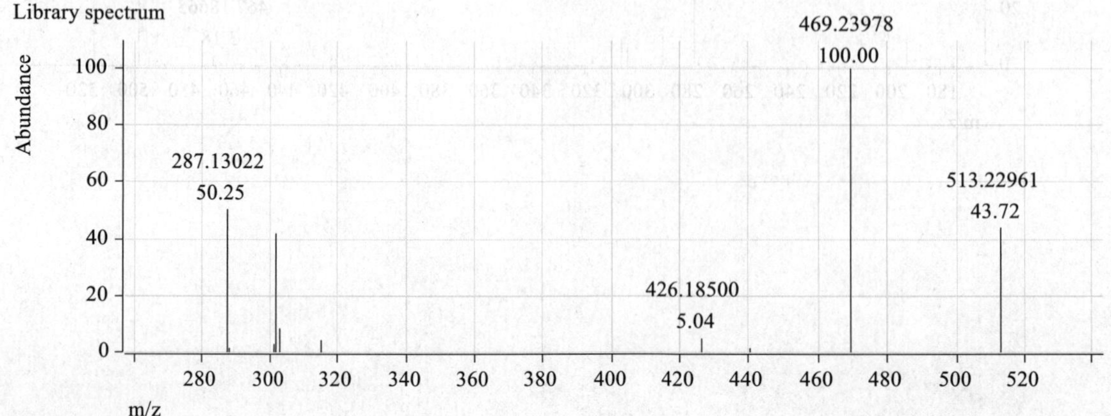

$[M-H]^-$ CID:40V

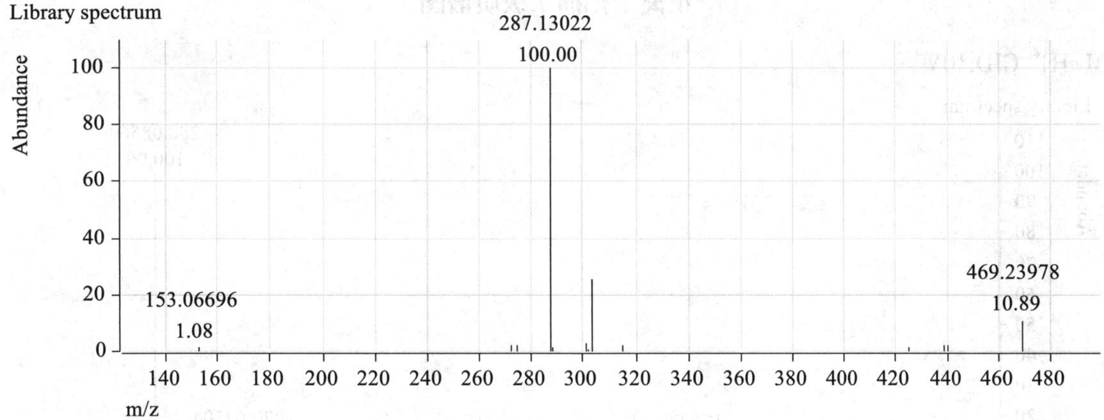

负离子扫描裂解途径解析

m/z 513.2296

m/z 469.2398

m/z 302.1537

m/z 287.1302

替 诺 福 韦

英文名：Tenofovir

分子式：$C_9H_{14}N_5O_4P$

分子量：287.21

CAS 编号：147127-20-6

英文化学名：[(2*R*)-1-(6-Aminopurin-9-yl)propan-2-yl] oxymethylphosphonic acid

性状：本品为白色或类白色固体

溶解性：本品在水中易溶

正离子扫描二级质谱图

$[M+H]^+$ CID:10V

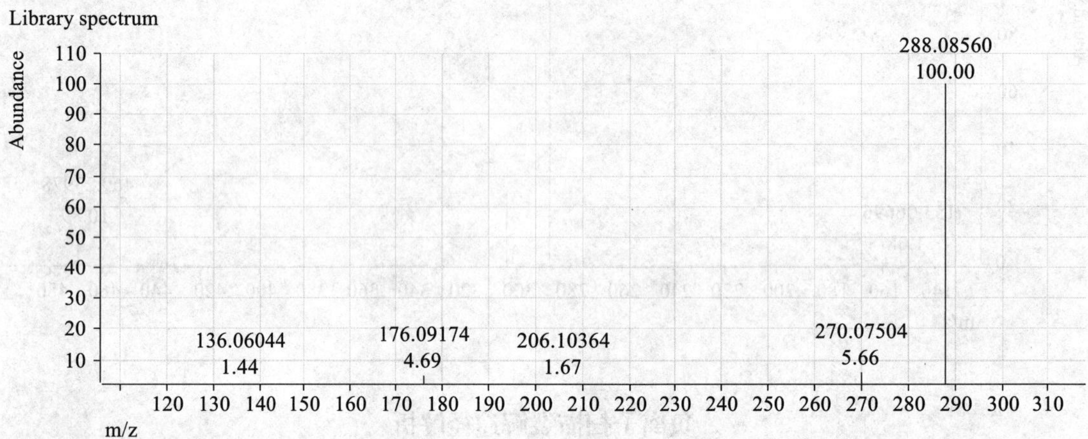

$[M+H]^+$ CID:20V

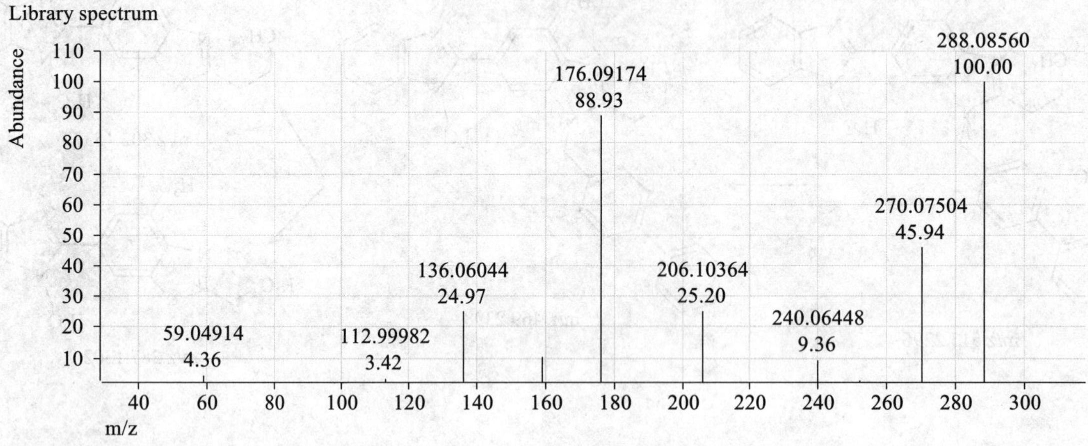

$[M+H]^+$ CID:40V

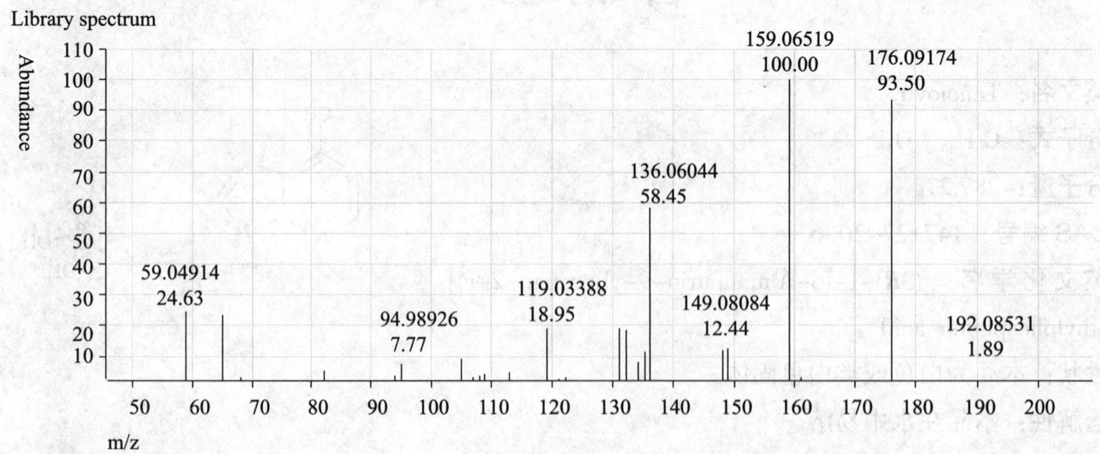

正离子扫描裂解途径解析

m/z 288.0857 → m/z 270.0751 → m/z 206.1036 → m/z 159.0666

替 硝 唑

英文名： Tinidazole

分子式： $C_8H_{13}N_3O_4S$

分子量： 247.28

CAS 编号： 19387-91-8

中文化学名： 2- 甲基 -1-［2-(乙基磺酰基)乙基］-5- 硝基 -1*H* 咪唑

英文化学名： 1-[2-(Ethylsulfonyl)ethyl]-2-methyl-5-nitro-1*H*-imidazole

性状： 本品为白色至淡黄色结晶或结晶性粉末

溶解性： 本品在丙酮中溶解，在水或乙醇中微溶

正离子扫描二级质谱图

$[M+H]^+$ CID:10V

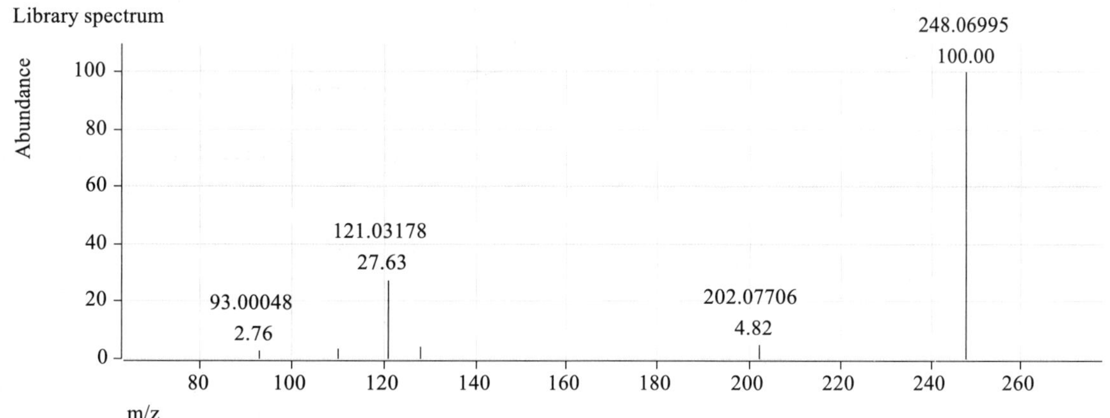

$[M+H]^+$ CID:20V

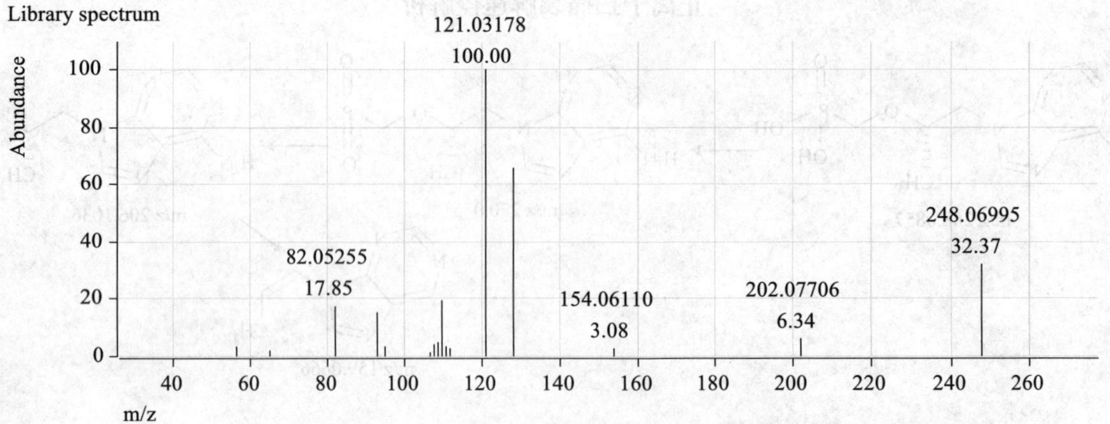

$[M+H]^+$ CID:40V

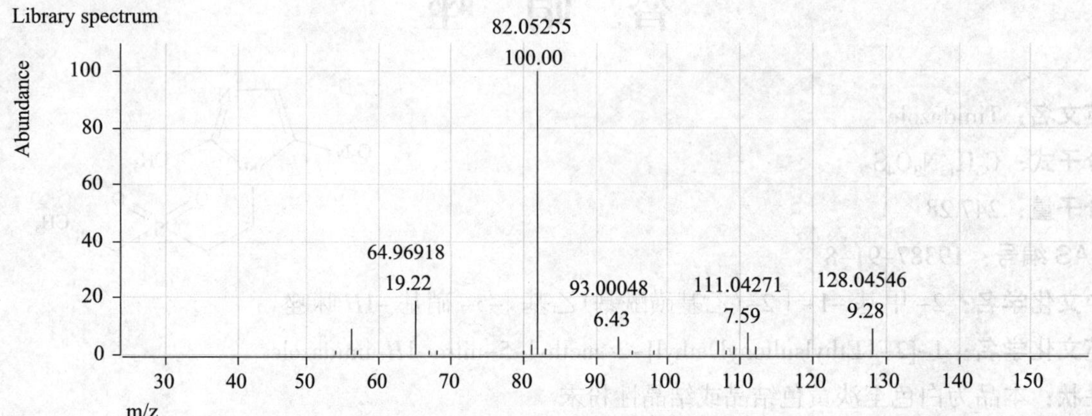

正离子扫描裂解途径解析

m/z 248.0700

m/z 128.0455

m/z 82.0525

m/z 202.0770

m/z 121.0318

替硝唑杂质 B

英文名： Tinidazole Impurity B

分子式： $C_8H_{13}N_3O_4S$

分子量： 247.27

CAS 编号： 25459-12-5

中文化学名： 4- 硝基 -5- 去硝基替硝唑

英文化学名： 1-[2-(Ethylsulfonyl)ethyl]-2-methyl-4-nitro-1*H*-imidazole

性状： 本品为白色结晶性粉末

正离子扫描二级质谱图

[M+H]+ CID:10V

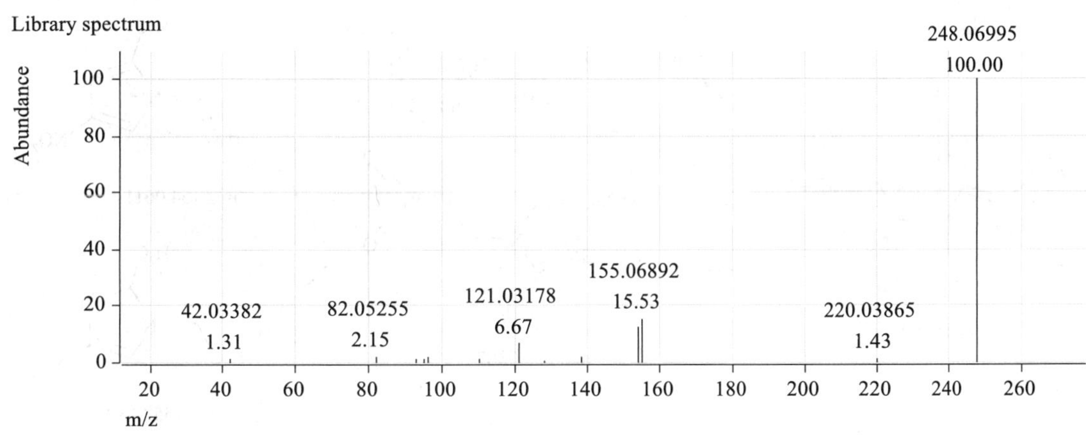

[M+H]+ CID:20V

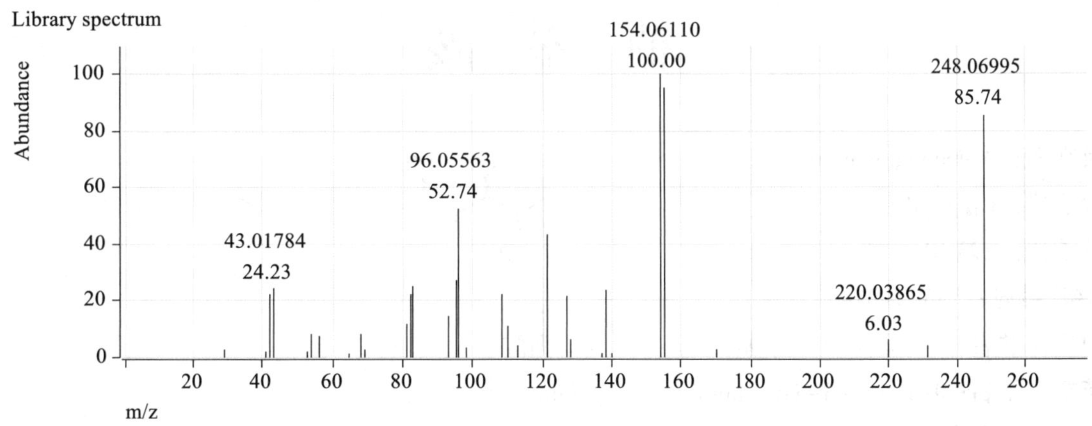

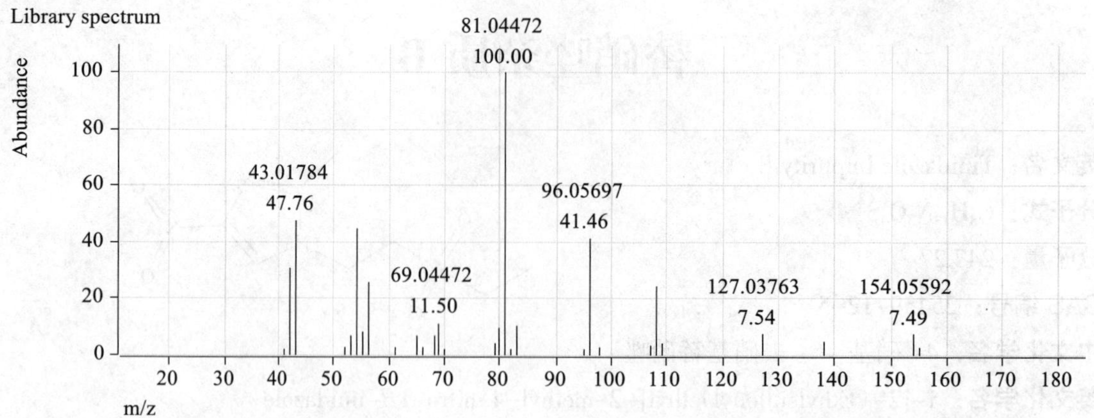

正离子扫描裂解途径解析

m/z 81.0447

m/z 43.0189

m/z 121.0318

m/z 154.0611

m/z 248.0700

m/z 220.0387

m/z 155.0689

葡 辛 胺

英文名： *N*-Octylglucamine

分子式： $C_{14}H_{31}NO_5$

分子量： 293.40

CAS 编号： 23323-37-7

中文化学名： 1-脱氧-1-(辛基氨基)-D-葡萄糖醇

英文化学名： 1-Deoxy-1-(octylamino)-D-glucitol

性状： 本品为白色结晶性固体

溶解性： 本品在甲醇中易溶

正离子扫描二级质谱图

$[M+H]^+$ CID:10V

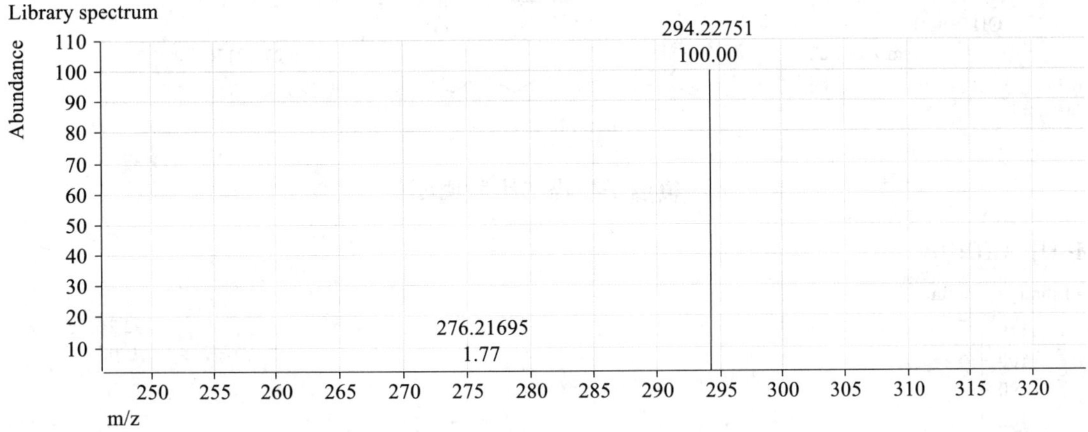

$[M+H]^+$ CID:20V

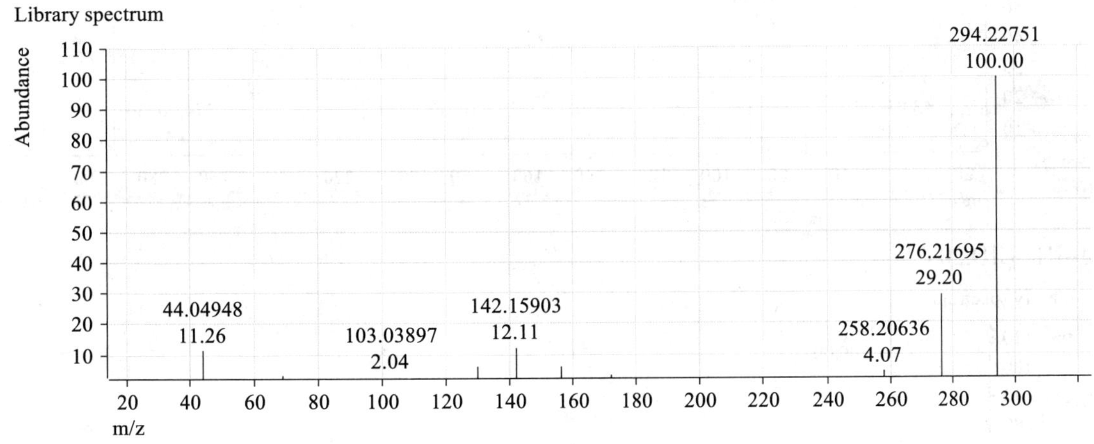

$[M+H]^+$ CID:40V

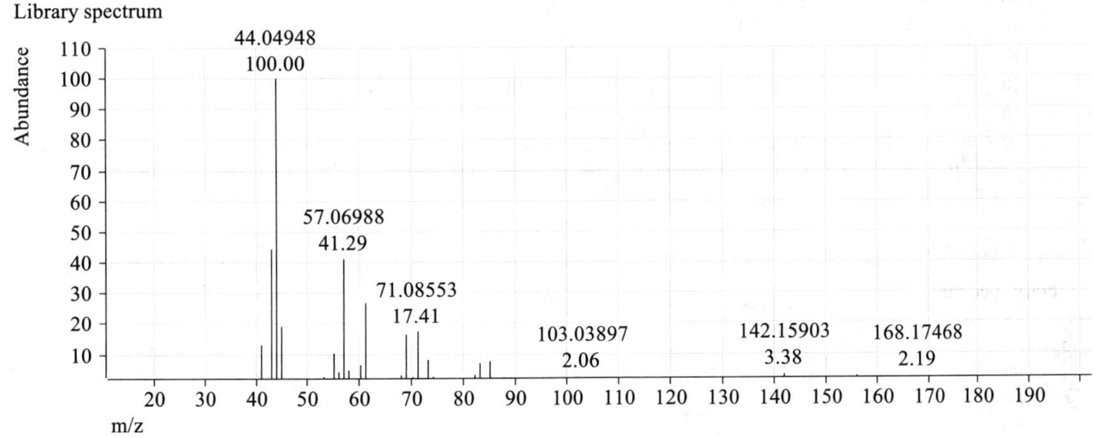

正离子扫描裂解途径解析

m/z 294.2275

m/z 276.2170

m/z 142.1591

负离子扫描二级质谱图

[M-H]⁻ CID:10V

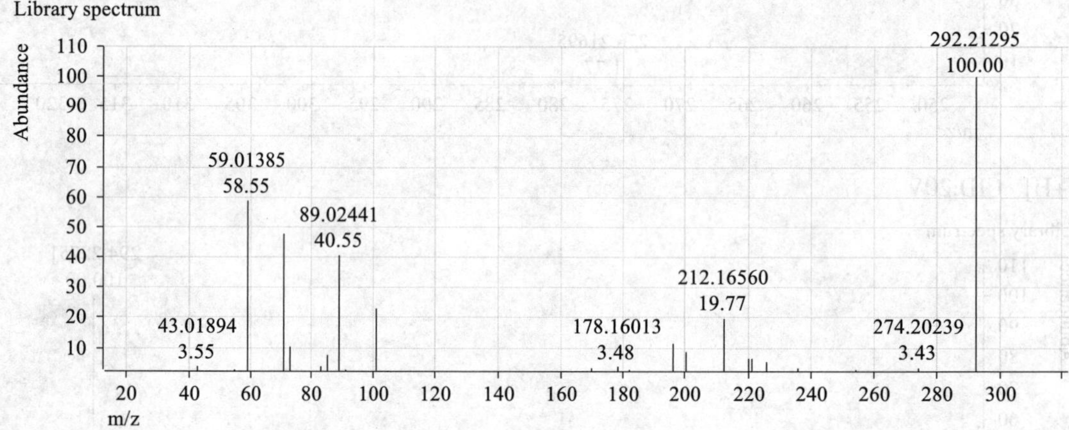

[M-H]⁻ CID:20V

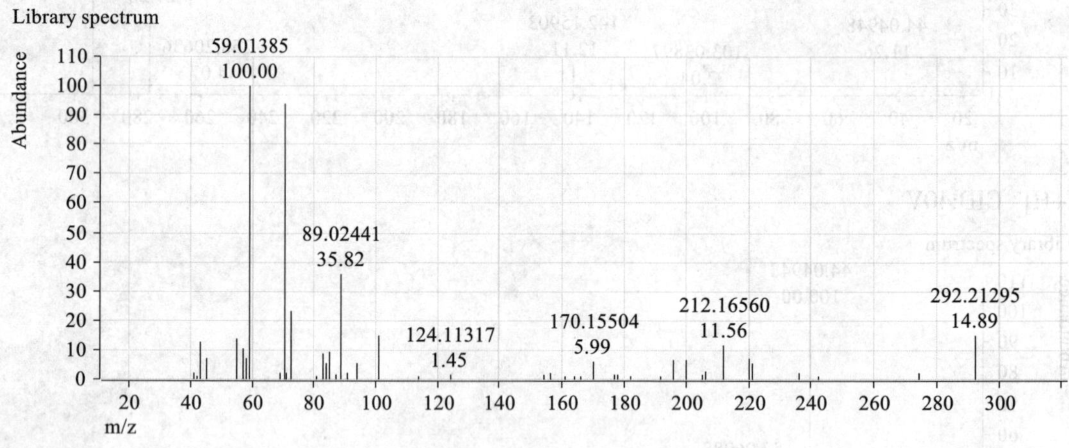

[M-H]⁻ CID:40V

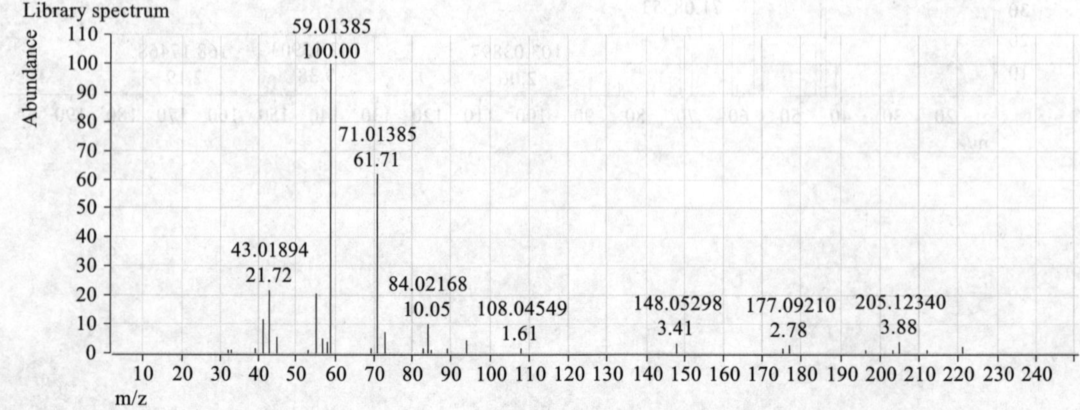

负离子扫描裂解途径解析

m/z 71.0139

m/z 292.2129

m/z 59.0139

葡萄糖酸钙

英文名： Calcium Gluconate

分子式： $C_{12}H_{22}CaO_{14}\cdot H_2O$

分子量： 448.40

CAS 编号： 66905-23-5

中文化学名： D- 葡萄糖酸钙一水合物

英文化学名： Monocalcium di-D-gluconate monohydrate

性状： 本品为白色颗粒性粉末；无臭；无味

溶解性： 本品在沸水中易溶，在水中缓缓溶解，在无水乙醇、三氯甲烷或乙醚中不溶

负离子扫描二级质谱图

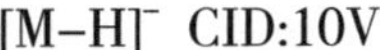

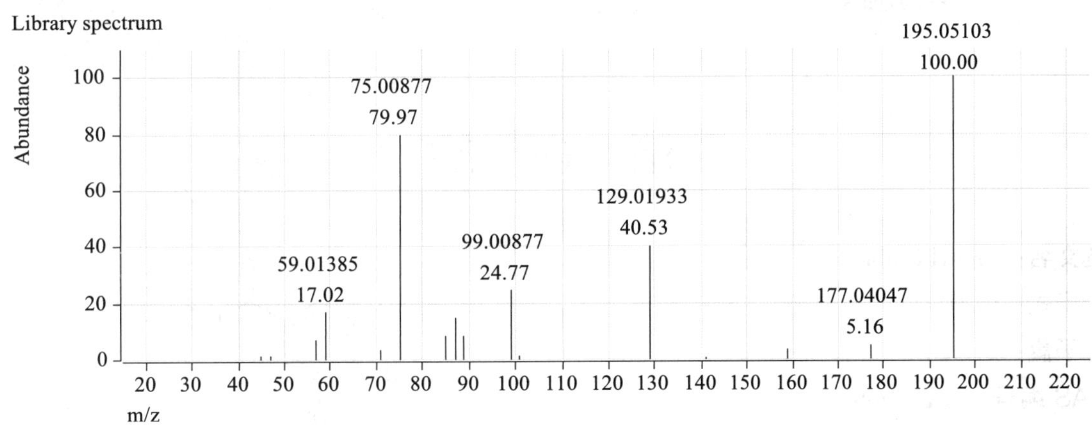

[M-H]⁻ CID:20V

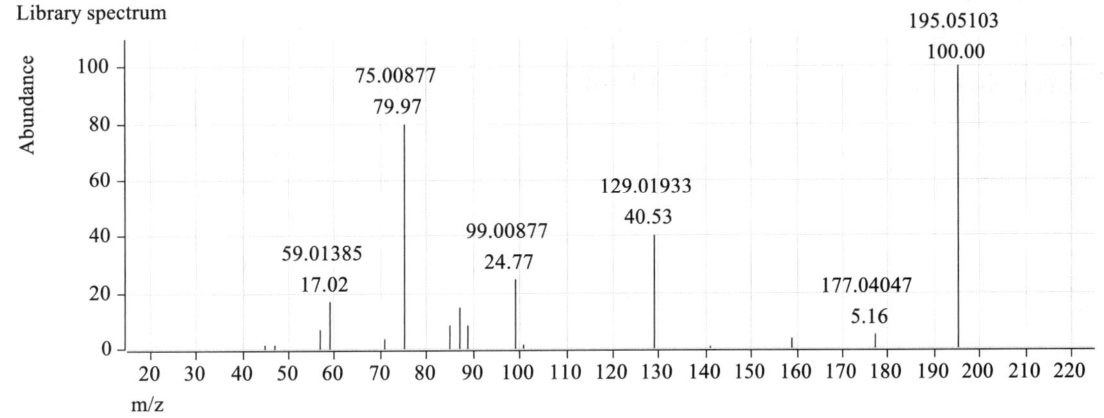

[M-H]⁻ CID:40V

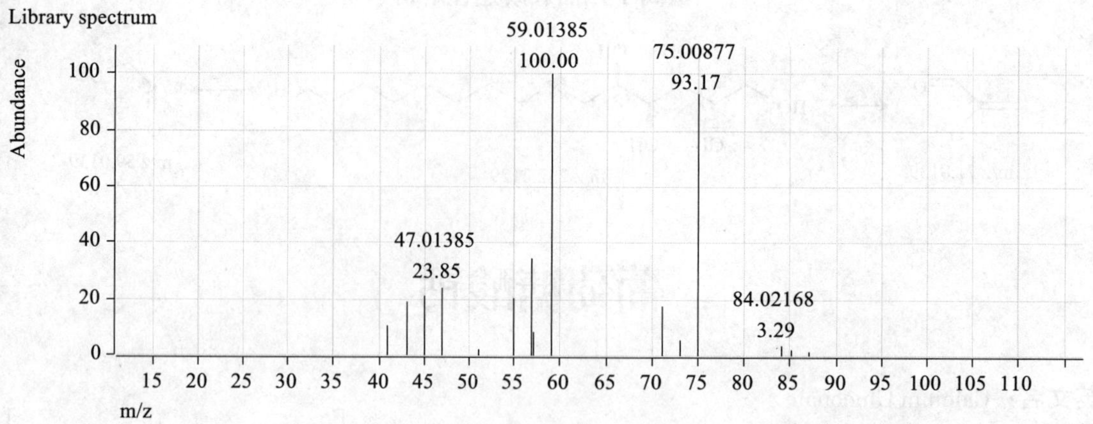

负离子扫描裂解途径解析

m/z 195.0510

m/z 177.0405

m/z 129.0193

m/z 99.0088

m/z 75.0088

m/z 59.0139

棓　丙　酯

英文名：Propyl Gallate

分子式：$C_{10}H_{12}O_5$

分子量：212.20

CAS 编号：121-79-9

中文化学名：3,4,5- 三羟基苯甲酸丙酯

英文化学名：3,4,5-Trihydroxybenzoic acid propyl ester

性状：本品为白色或类白色结晶性粉末；无臭

溶解性：本品在乙醇、乙醚中易溶，在热水中溶解，在水中微溶

负离子扫描二级质谱图

[M–H]⁻ CID:10V

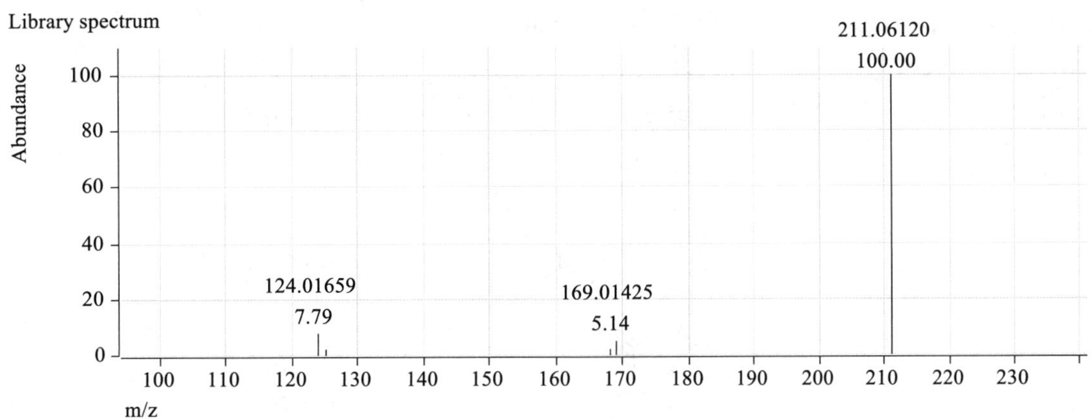

[M–H]⁻ CID:20V

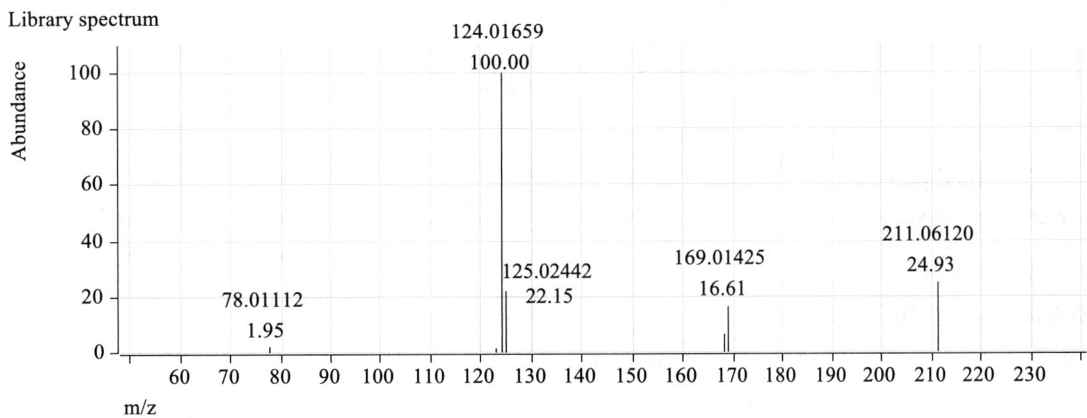

[M–H]⁻ CID:40V

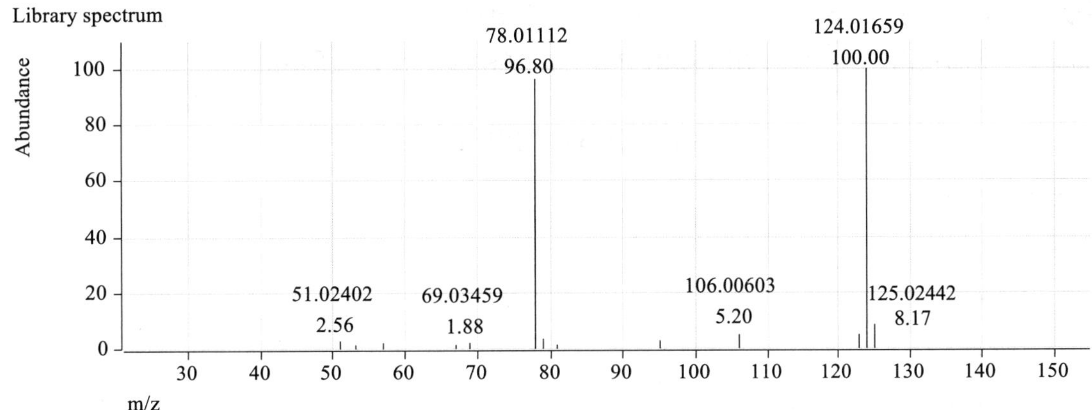

负离子扫描裂解途径解析

m/z 211.0617 → m/z 169.0142 → m/z 125.0244

m/z 211.0617 → m/z 168.0064 → m/z 124.0166 → m/z 78.0111

硝 苯 地 平

英文名： Nifedipine

分子式： $C_{17}H_{18}N_2O_6$

分子量： 346.34

CAS 编号： 21829-25-4

中文化学名： 2,6- 二甲基 -4-(2- 硝基苯基)-1,4- 二氢 -3,5- 吡啶二甲酸二甲酯

英文化学名： 1,4-Dihydro-2,6-dimethyl-4-(2-nitrophenyl)-3,5-pyridinedicarboxylic acid dimethyl ester

性状： 本品为黄色结晶性粉末；无臭；无味；遇光不稳定

溶解性： 本品在丙酮或三氯甲烷中易溶，在乙醇中略溶，在水中几乎不溶

正离子扫描二级质谱图

$[M+H]^+$ CID:10V

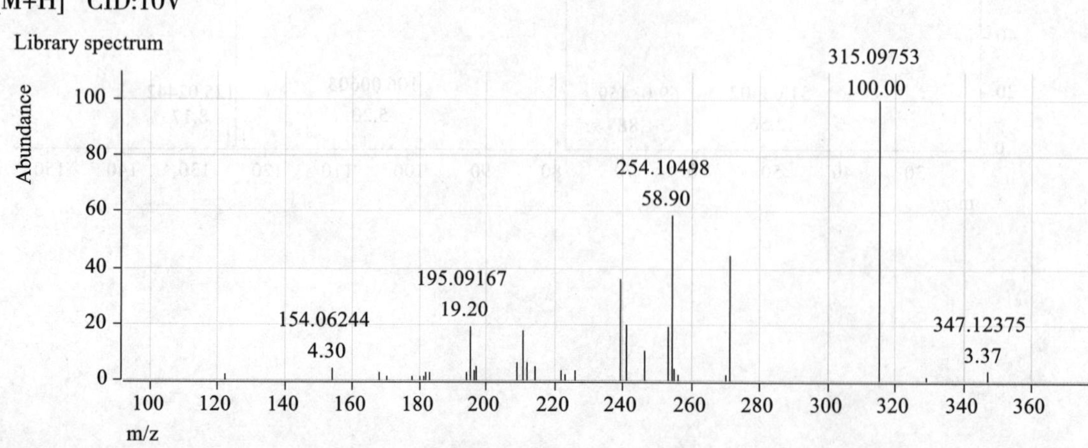

$[M+H]^+$ CID:20V

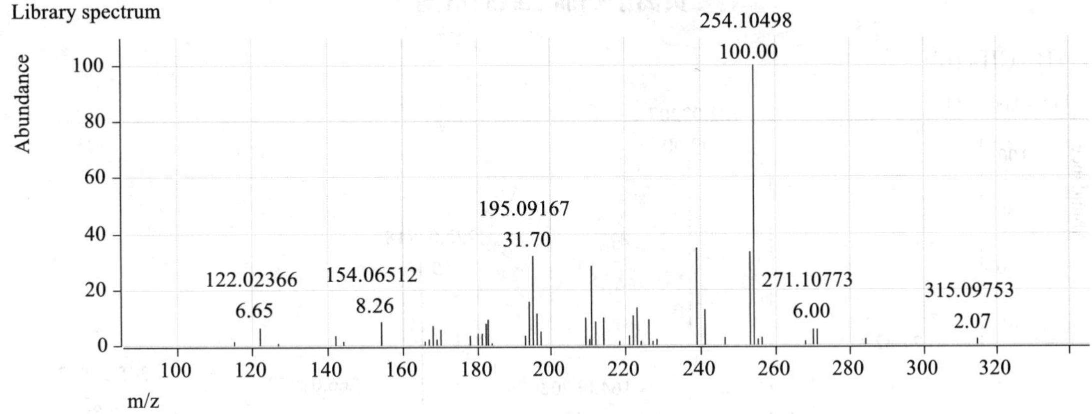

$[M+H]^+$ CID:40V

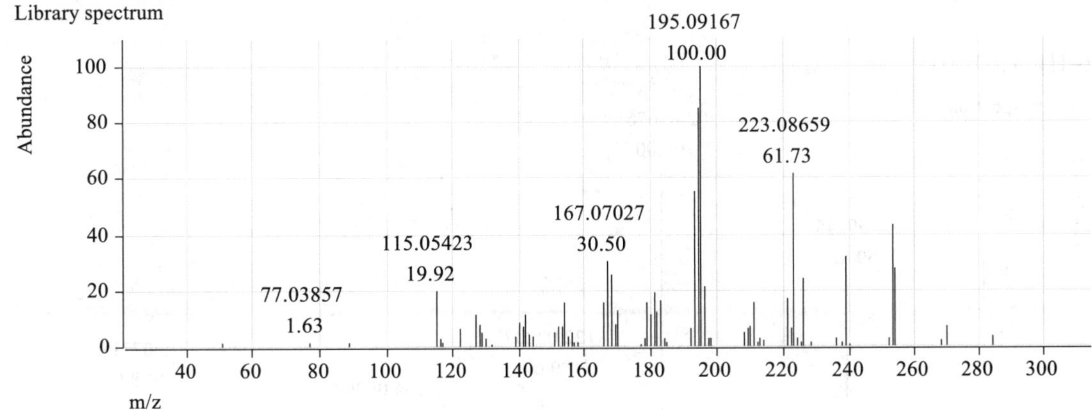

正离子扫描裂解途径解析

m/z 347.1238

m/z 315.0975

m/z 254.1050

m/z 223.0866

m/z 195.0917

负离子扫描二级质谱图

[M-H]⁻ CID:10V

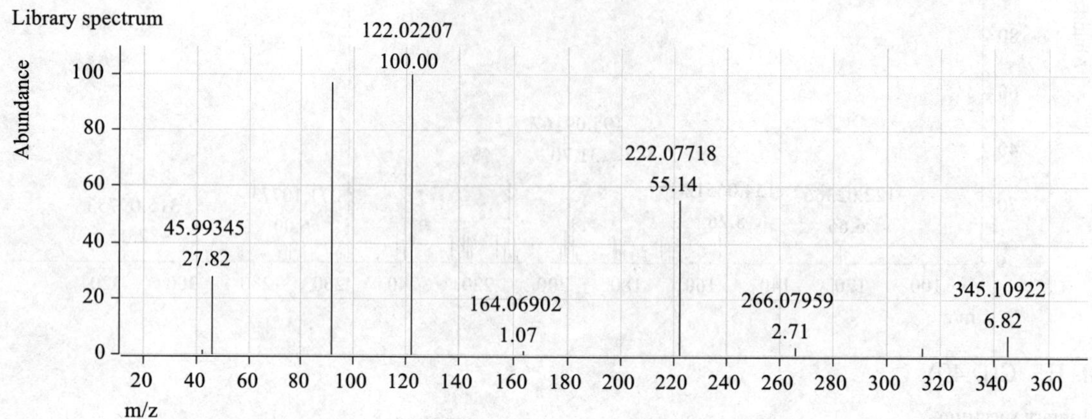

[M-H]⁻ CID:20V

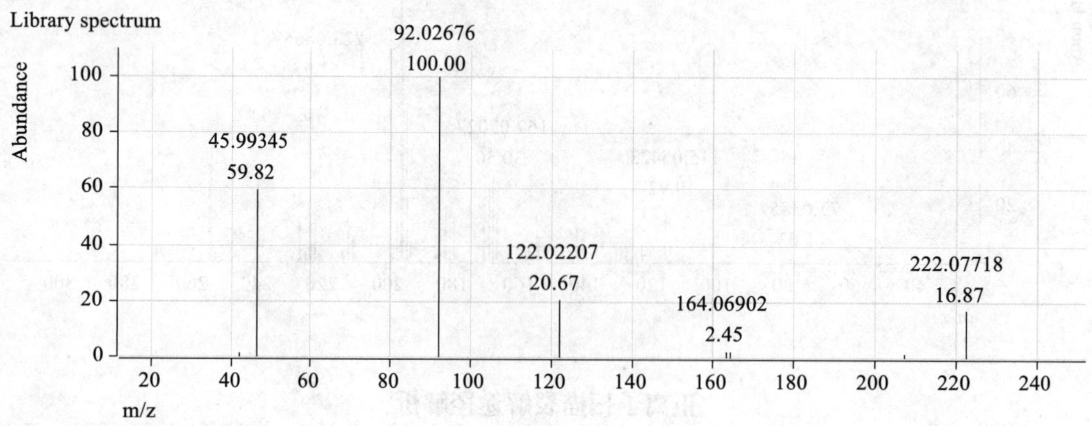

[M-H]⁻ CID:40V

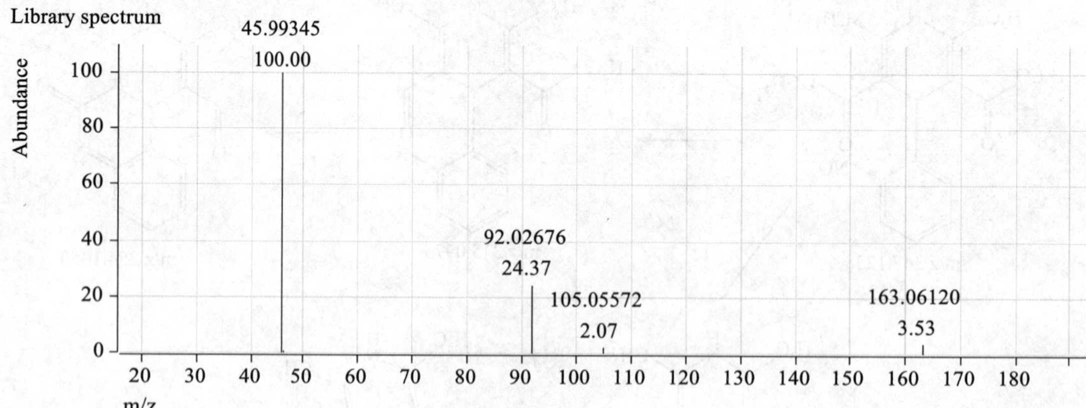

负离子扫描裂解途径解析

NO_2^- m/z 45.9935 ← m/z 345.1092 → m/z 222.0772; m/z 122.0248 → m/z 92.0268

硝苯地平杂质 I

英文名：Nifedipine Impurity Ⅰ

分子式：$C_{17}H_{16}N_2O_6$

分子量：344.32

CAS 编号：67035-22-7

中文化学名：2,6- 二甲基 -4-(2- 硝基苯基)-3,5- 吡啶二甲酸二甲酯

英文化学名：Dimethyl-4-(2-nitrophenyl)-2,6-dimethylpyridine-3,5-dicarboxylate

性状：本品为淡蓝色结晶性粉末

正离子扫描二级质谱图

[M+H]+ CID:10V

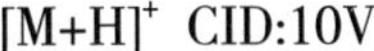

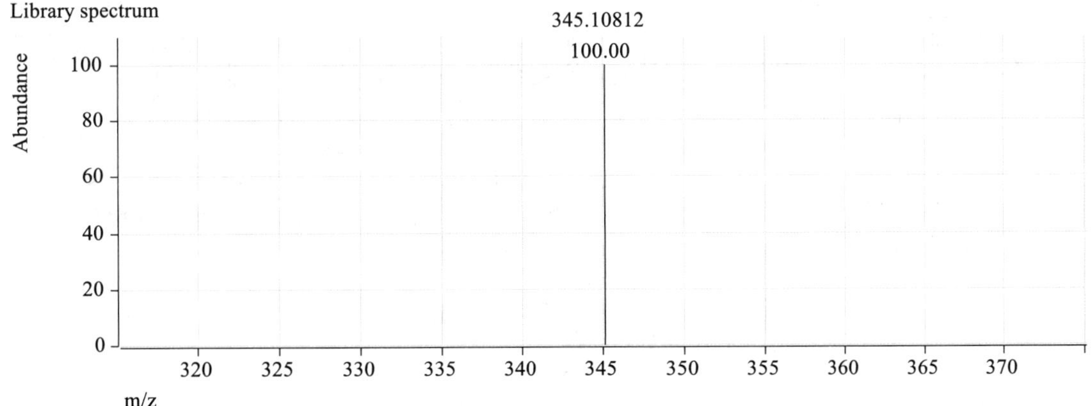

$[M+H]^+$ CID:20V

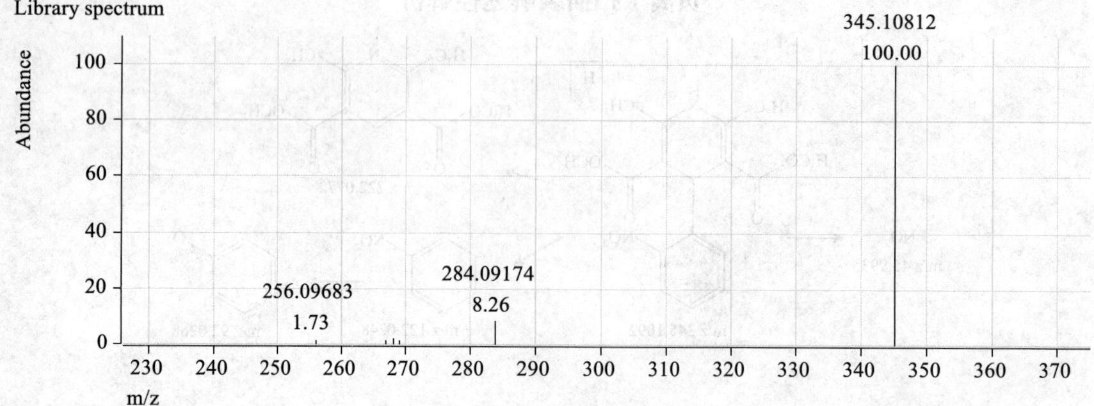

$[M+H]^+$ CID:40V

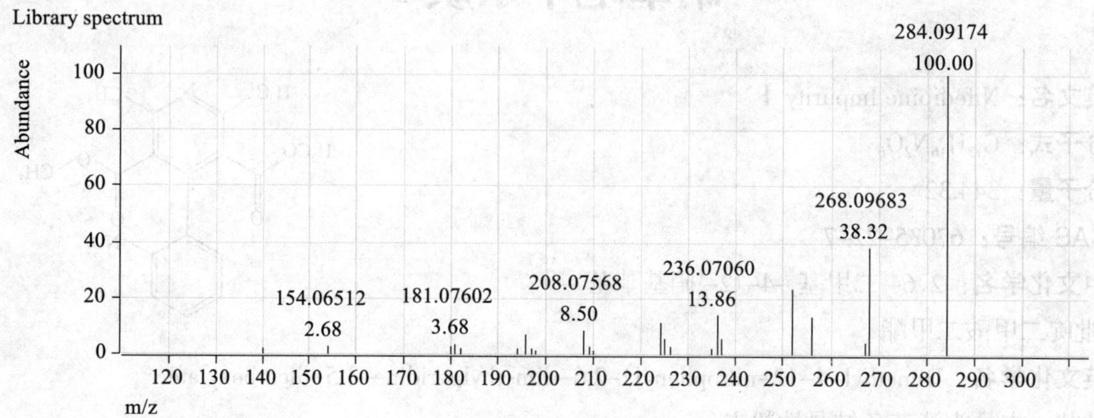

正离子扫描裂解途径解析

m/z 284.0917

m/z 345.1081

m/z 268.0968

m/z 256.0968

硝苯地平杂质Ⅱ

英文名： Nifedipine Impurity Ⅱ

分子式： $C_{17}H_{16}N_2O_5$

分子量： 328.32

CAS 编号： 50428-14-3

中文化学名： 2,6- 二甲基 -4-(2- 亚硝基苯基)-3,5- 吡啶二甲酸二甲酯

英文化学名： Dimethyl-4-(2-nitrosophenyl)-2,6-dimethylpyridine-3,5-dicarboxylate

性状： 本品为黄色结晶性粉末

正离子扫描二级质谱图

$[M+H]^+$ CID:10V

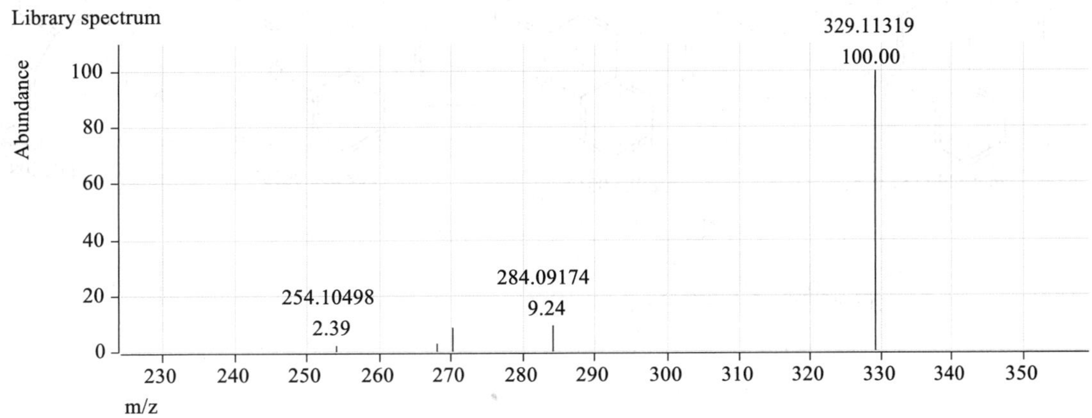

$[M+H]^+$ CID:20V

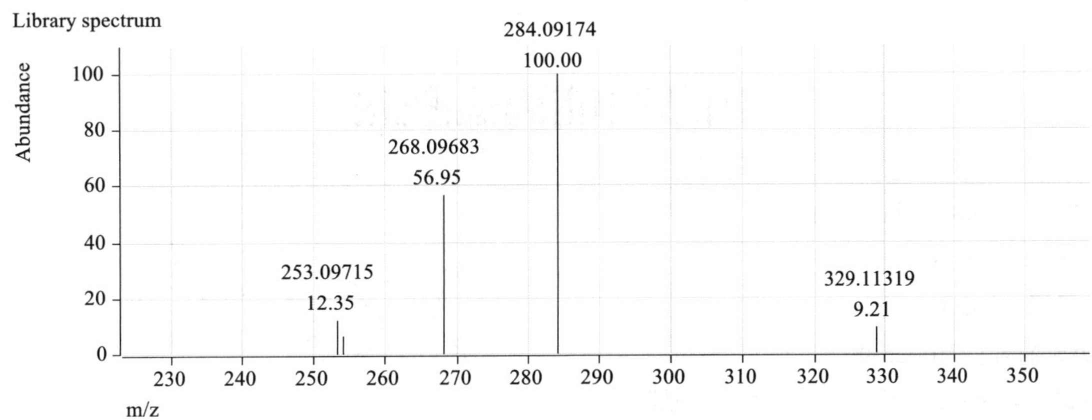

$[M+H]^+$ CID:40V

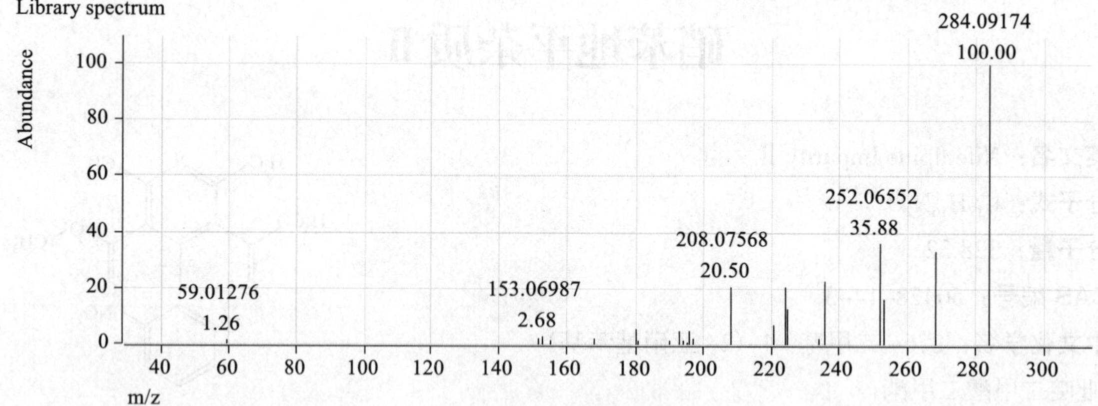

正离子扫描裂解途径解析

m/z 329.1132
m/z 284.0917
m/z 252.0655
m/z 208.0757
m/z 268.0968

硝基呋喃丙烯酰胺

英文名：Nitrofurylacrylamide

分子式：$C_7H_6N_2O_4$

分子量：182.13

CAS 编号：710-25-8

中文化学名：5- 硝基 -2- 呋喃丙烯酰胺

英文化学名：5-Nitro-2-furylacrylamide

性状：本品为黄色粉末

正离子扫描二级质谱图

[M+H]+ CID:10V

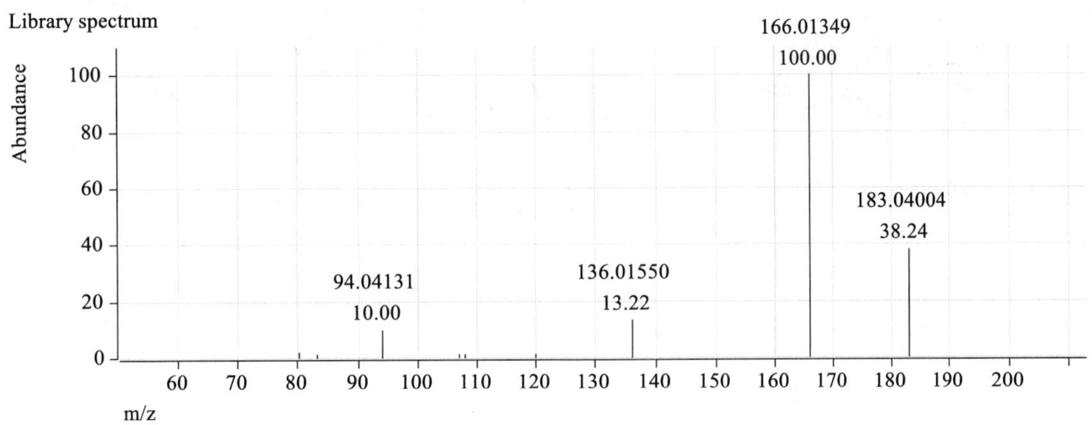

[M+H]+ CID:20V

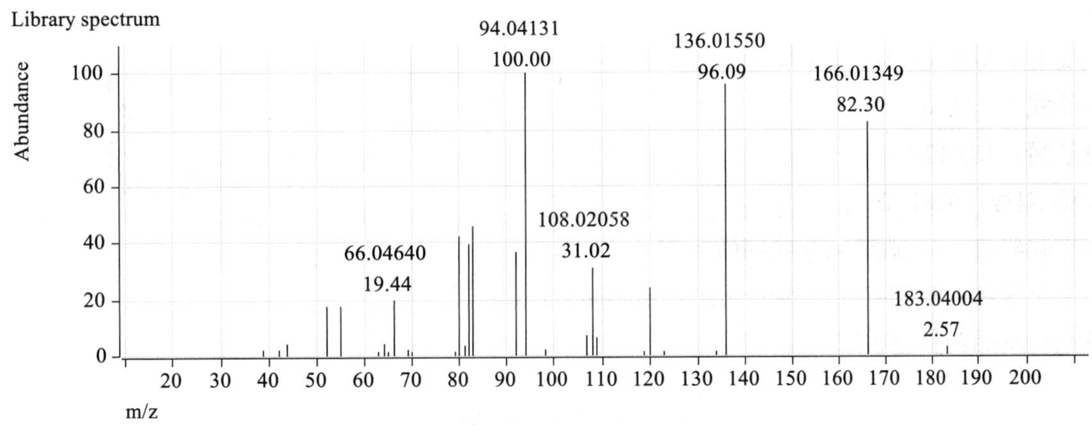

[M+H]+ CID:40V

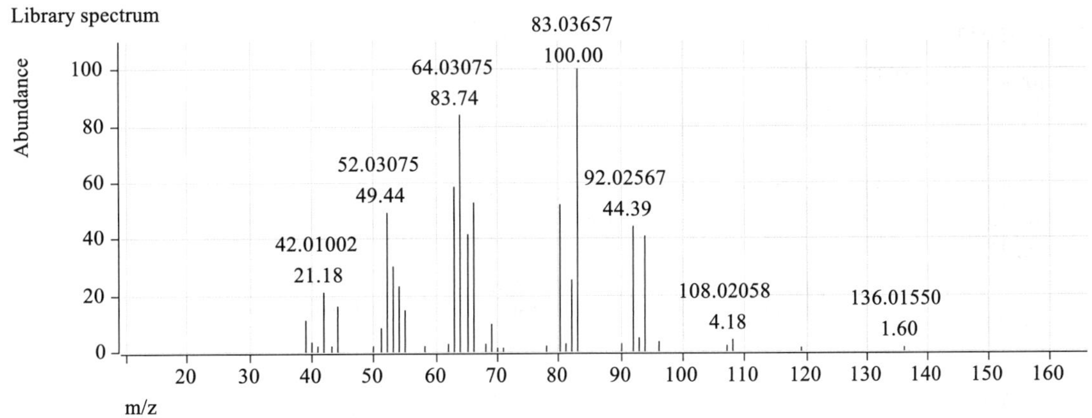

正离子扫描裂解途径解析

m/z 183.0400

m/z 166.0135

m/z 136.0155

m/z 94.0413

硝基呋喃丙烯酸

英文名： 5-Nitro-2-Furan Acrylic Acid

分子式： $C_7H_5NO_5$

分子量： 183.12

CAS 编号： 6281-23-8

中文化学名： 5- 硝基 -2- 呋喃丙烯酸

英文化学名： 3-(5-Nitro-2-furanyl)-2-propenoic acid

性状： 本品为黄色粉末

负离子扫描二级质谱图

[M-H]⁻ CID:10V

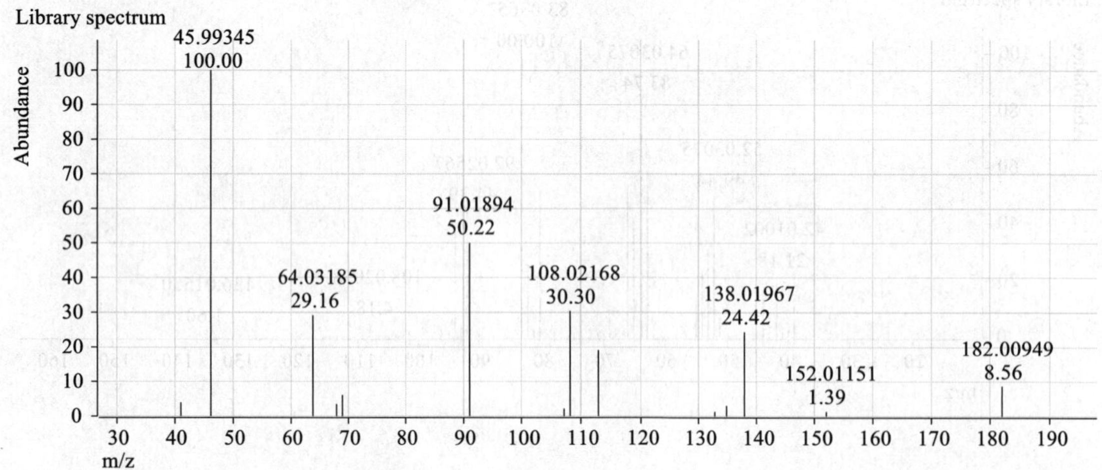

$[M-H]^-$ CID:20V

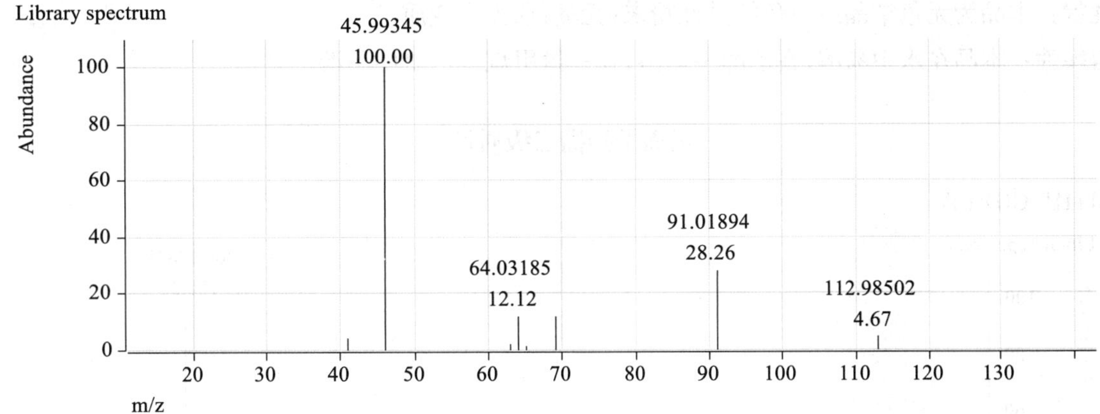

$[M-H]^-$ CID:40V

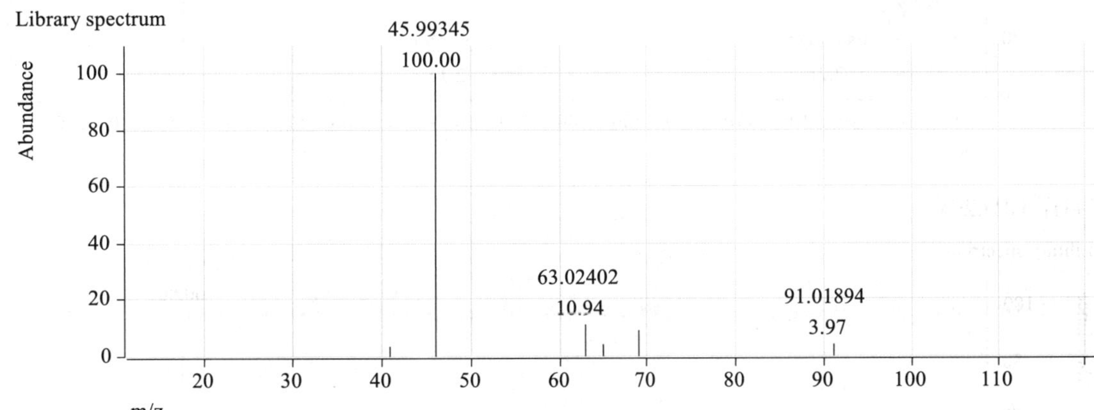

负离子扫描裂解途径解析

O_2N m/z 138.0197

$-NO_2^-$ m/z 45.9935

O_2N m/z 182.0095

m/z 64.0318

m/z 91.0189

硝酸毛果芸香碱

英文名： Pilocarpine Nitrate

分子式： $C_{11}H_{16}N_2O_2 \cdot HNO_3$

分子量： 271. 27

CAS 编号： 148-72-1

中文化学名： 4-［(1-甲基-1*H*-咪唑-5-基)甲基］-3-乙基二氢-2(3*H*)-呋喃酮硝酸盐

英文化学名：2(3*H*)–Furanone,3–ethyldihydro–4–[(1–methyl–1*H*–imidazol–5–yl)methyl]–,(3*S*,4*R*)–,nitrate

性状：本品为无色结晶或白色结晶性粉末;无臭;遇光易变质

溶解性：本品在水中易溶,在乙醇中微溶,在三氯甲烷或乙醚中不溶

正离子扫描二级质谱图

[M+H]$^+$ CID:10V

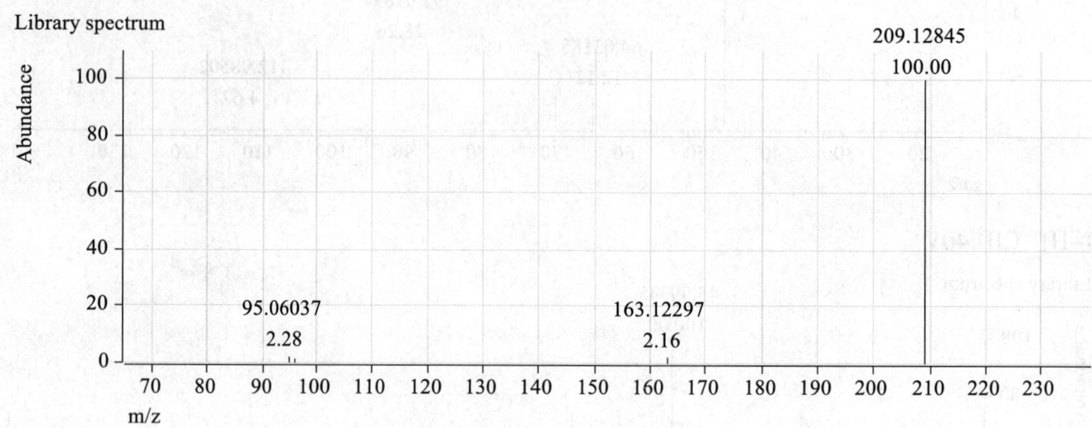

[M+H]$^+$ CID:20V

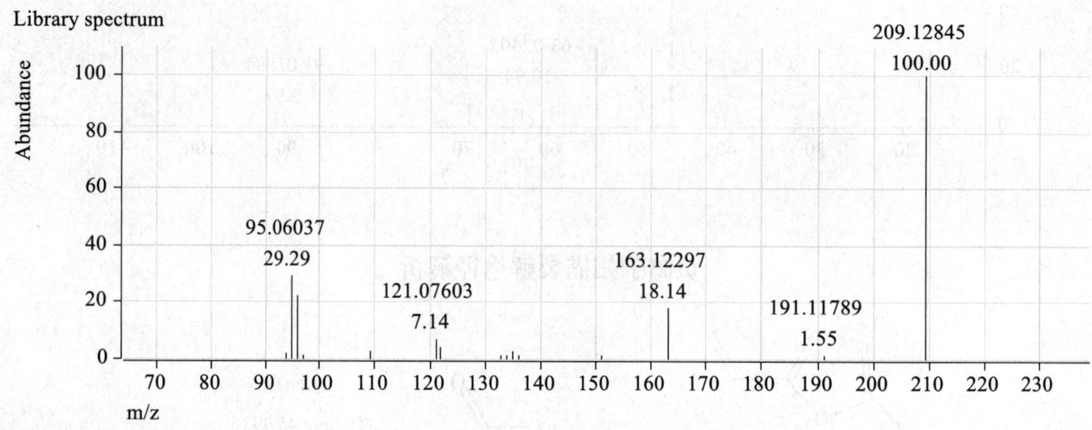

[M+H]$^+$ CID:40V

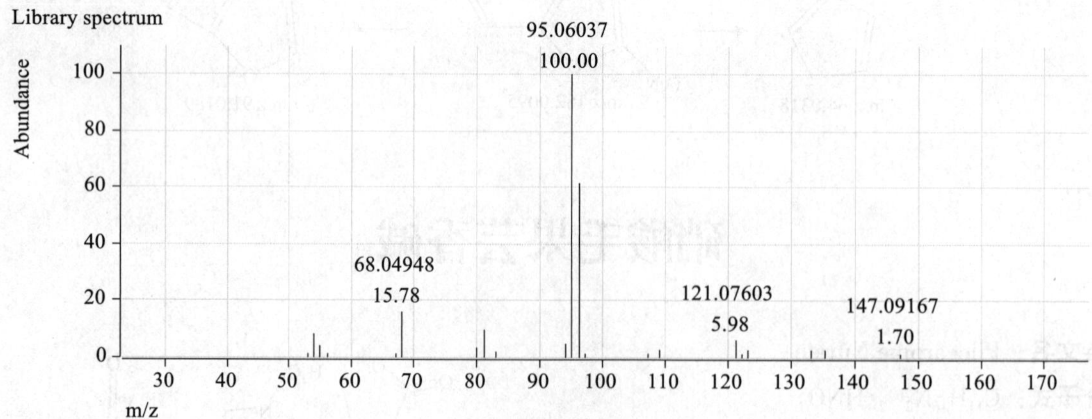

正离子扫描裂解途径解析

m/z 209.1285 → m/z 191.1179

m/z 209.1285 → m/z 147.0917

m/z 209.1285 → m/z 163.1230 → m/z 121.0760 → m/z 95.0604 → m/z 68.0495

硝酸异毛果芸香碱

英文名： Pilocarpine Nitrate

分子式： $C_{11}H_{17}N_3O_5$

分子量： 271.27

CAS 编号： 148–72–1

中文化学名：（3*S*，4*R*）–3– 乙基二氢 –4–［（1–甲基 –1*H*– 咪唑 –5– 基）甲基］–2（3*H*）– 呋喃酮硝酸盐

英文化学名： 2（3*H*）–Furanone,3–ethyldihydro–4–［（1–methyl–1*H*–imidazol–5–yl）methyl］–,（3*S*,4*R*）–,nitrate

性状： 本品为白色粉末

溶解性： 本品在水中易溶，在乙醇中微溶，在三氯甲烷或乙醚中不溶

正离子扫描二级质谱图

$[M+H]^+$ CID:10V

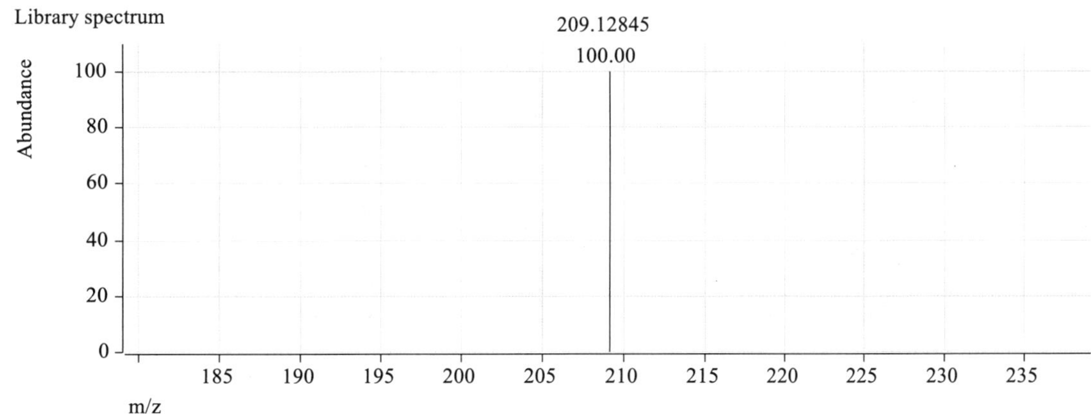

$[M+H]^+$ CID:20V

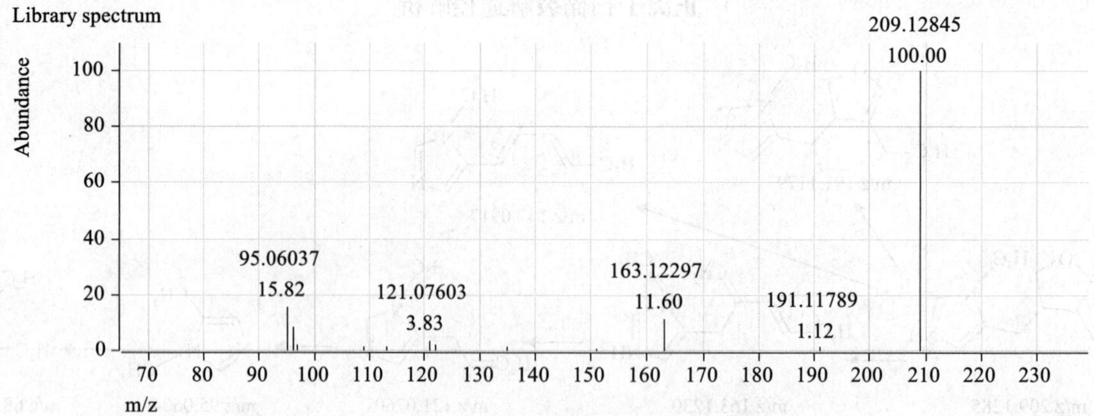

$[M+H]^+$ CID:40V

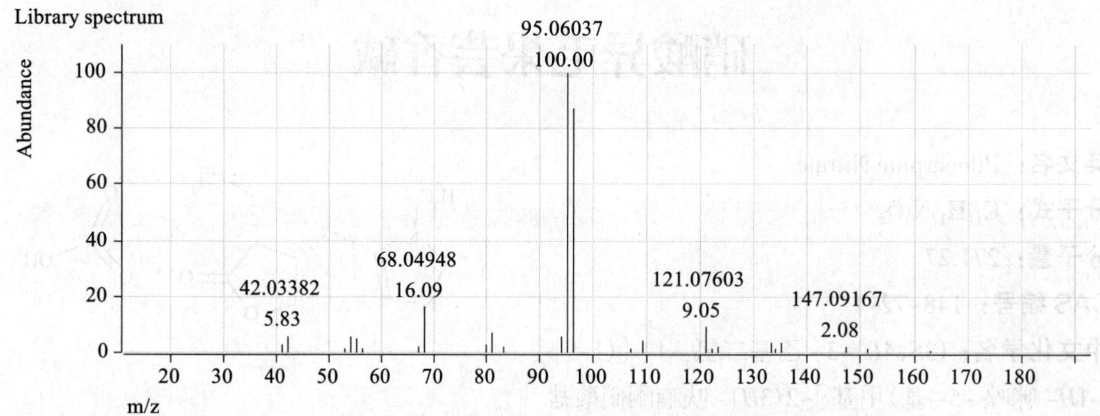

正离子扫描裂解途径解析

m/z 147.0917

m/z 95.0604

m/z 68.0495

m/z 209.1285

m/z 191.1179

m/z 121.0760

m/z 163.1230

硝 酸 硫 胺

英文名： Thiamine Nitrate

分子式： $C_{12}H_{17}N_5O_4S$

分子量： 327.37

CAS 编号： 532-43-4

中文化学名： 4- 甲基 -3- [(2- 甲基 -4- 氨基 -5- 嘧啶基)甲基]-5-(2- 羟基乙基)噻唑鎓硝酸盐

英文化学名： 3-[(4-Amino-2-methyl-5-pyrimidinyl)methyl]-5-(2-hydroxyethyl)-4-methylthiazolium mononitrate

性状： 本品为白色或类白色粉末或结晶性粉末；微有特臭

溶解性： 本品在水中略溶，在乙醇或三氯甲烷中微溶

正离子扫描二级质谱图

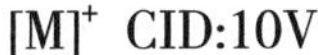

[M]+ CID:10V

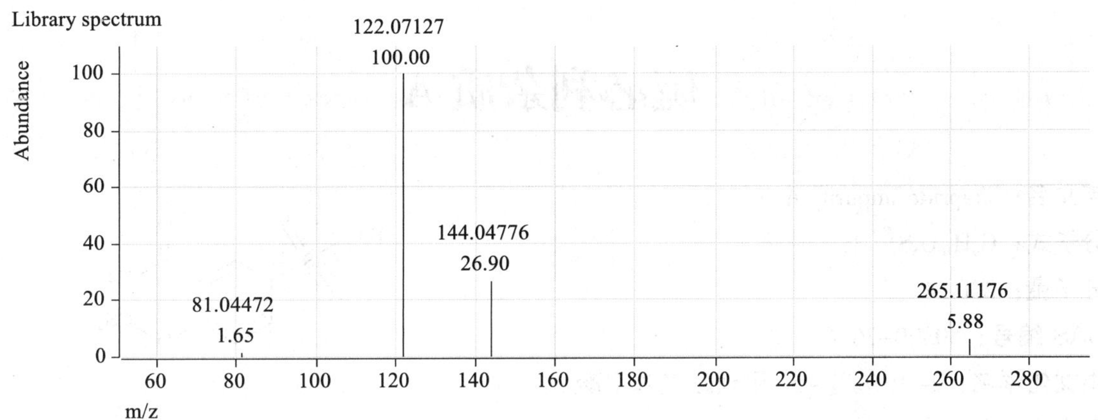

[M]+ CID:20V

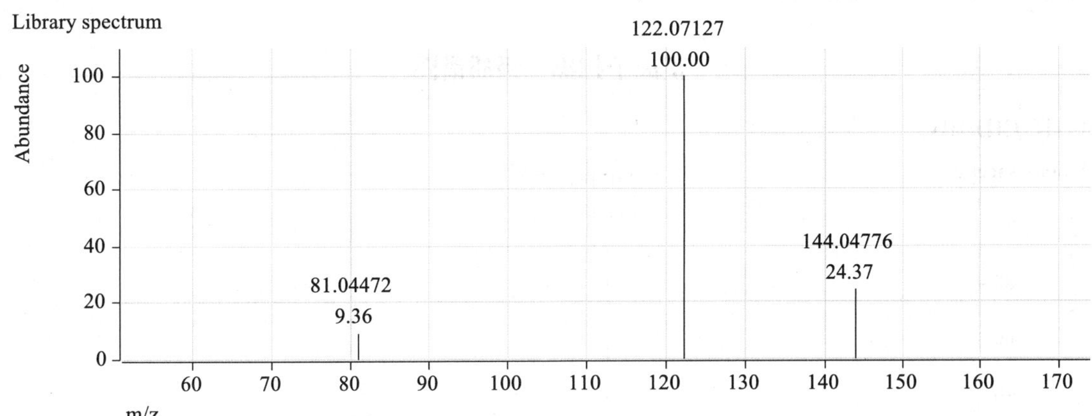

[M]$^+$ CID:40V

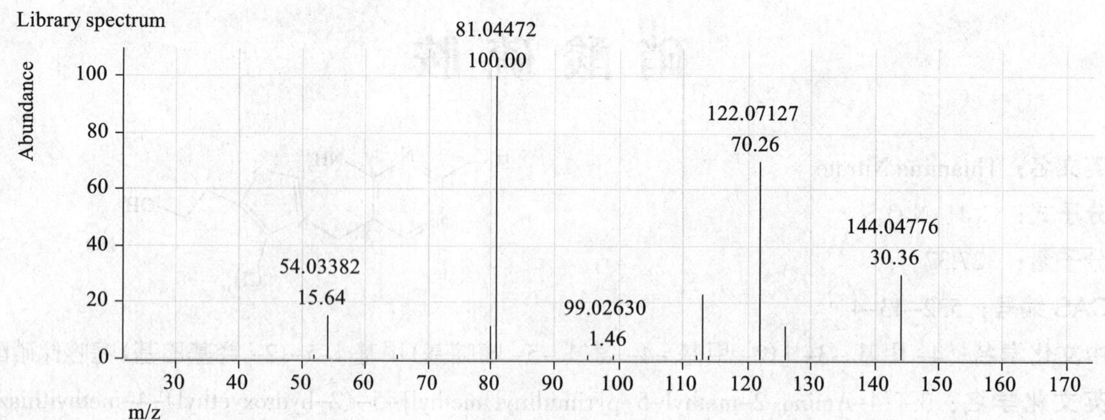

正离子扫描裂解途径解析

m/z 81.0447　←　m/z 122.0713　←　m/z 265.1118　→　m/z 144.0478

硫必利杂质 A

英文名： Tiapride Impurity A

分子式： $C_9H_{10}O_5S$

分子量： 230.24

CAS 编号： 50390-76-6

中文化学名： 2- 甲氧基 -5- 甲磺酰基苯甲酸

英文化学名： 2-Methoxyl-5-methysulfonyl benzoic acid

性状： 本品为白色结晶性粉末

正离子扫描二级质谱图

[M+H]$^+$ CID:10V

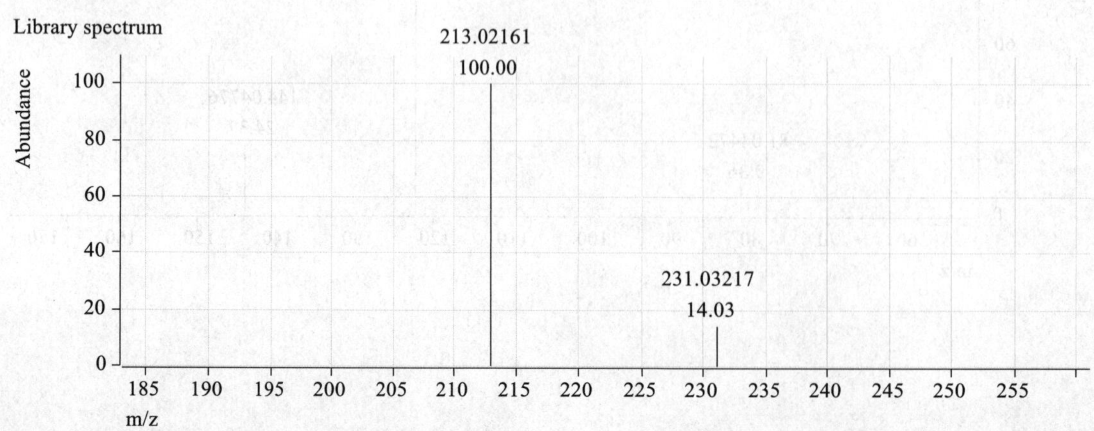

$[M+H]^+$ CID:20V

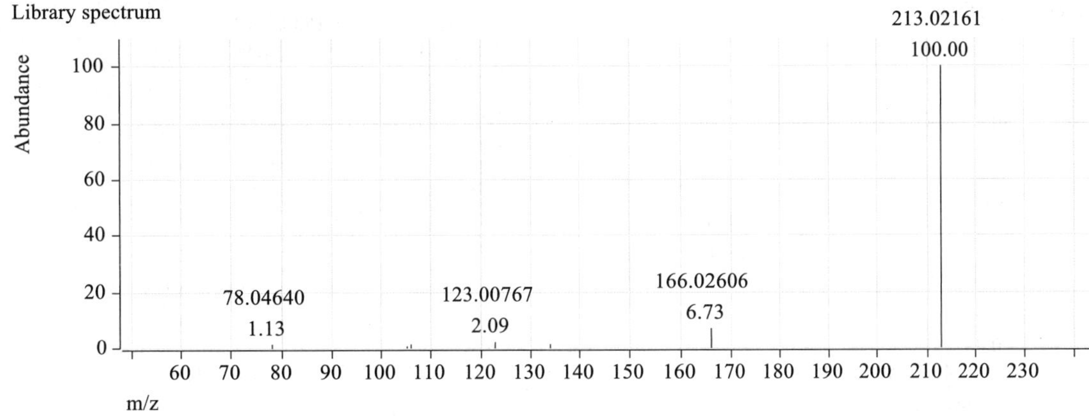

$[M+H]^+$ CID:40V

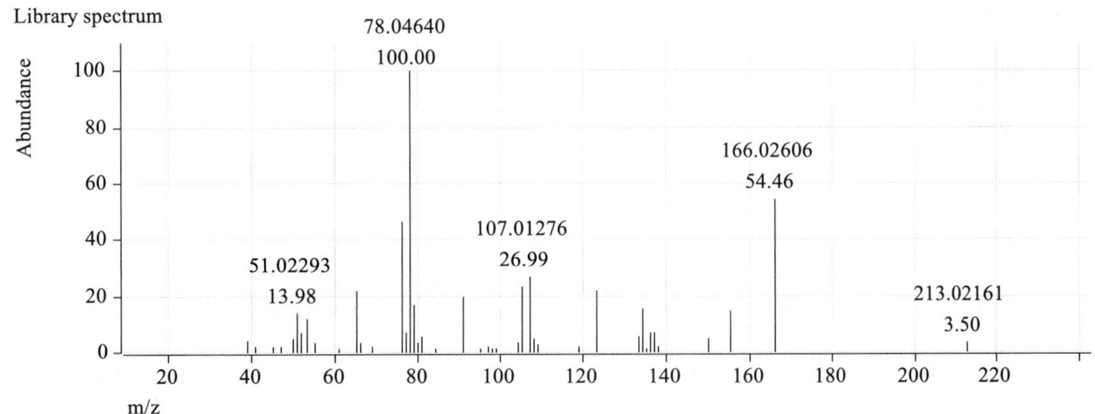

正离子扫描裂解途径解析

m/z 213.0216 ← m/z 231.0322 → m/z 166.0266

负离子扫描二级质谱图

$[M-H]^-$ CID:10V

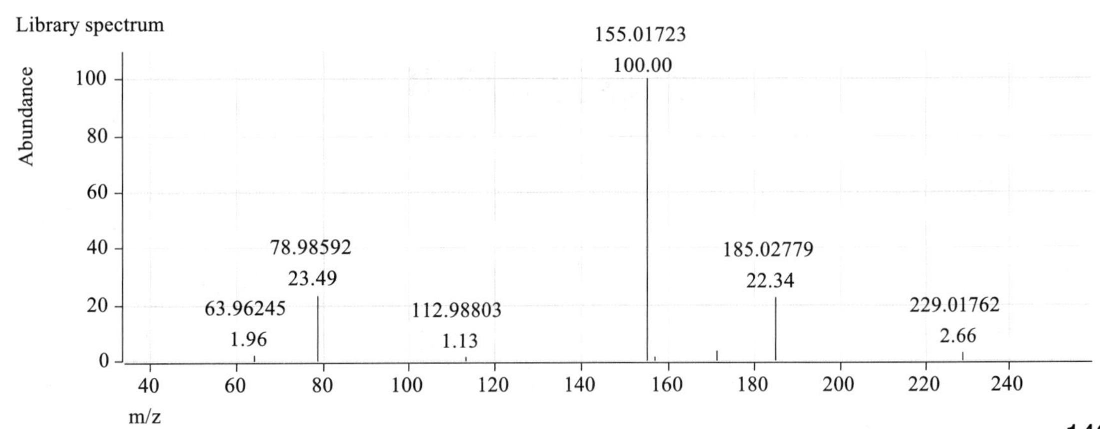

$[M-H]^-$ CID:20V

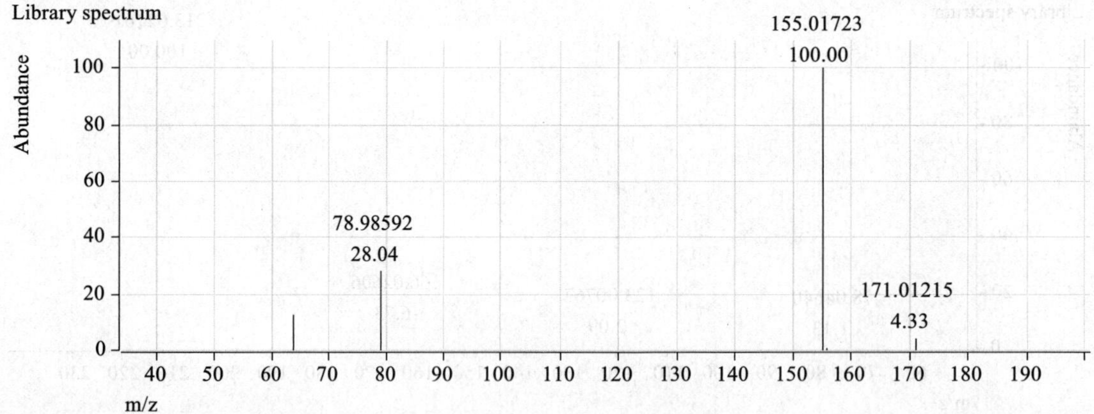

$[M-H]^-$ CID:40V

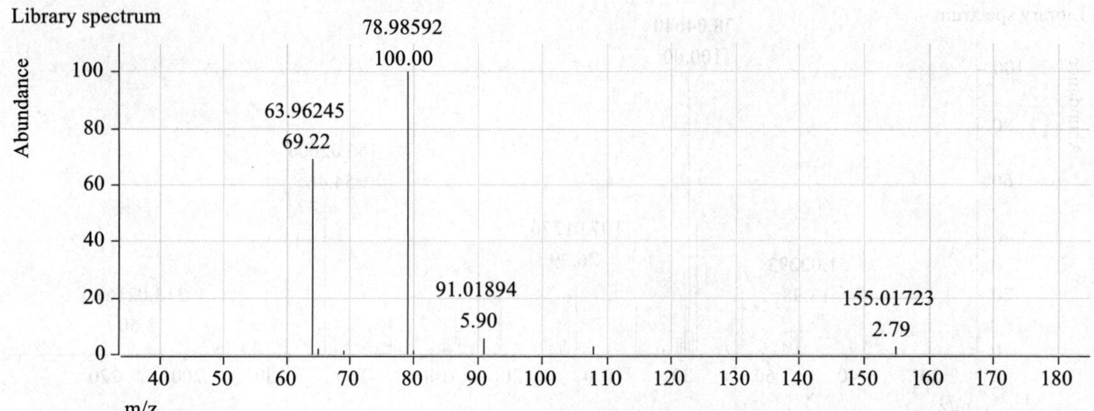

负离子扫描裂解途径解析

m/z 229.0176 → m/z 185.0278 → m/z 155.0172

m/z 229.0176 → m/z 78.9859 → SO_2^- m/z 63.9624

硫必利杂质 B

英文名： Tiapride Impurity B

分子式： $C_{10}H_{12}O_5S$

分子量： 244.26

CAS 编号： 63484-12-8

中文化学名： 2- 甲氧基 -5- 甲磺酰基苯甲酸甲酯

英文化学名： Benzoic acid,2-methoxy-5-（methylsulfonyl）-,methyl ester

性状： 本品为白色或极淡黄色结晶性粉末

正离子扫描二级质谱图

[M+H]$^{+}$ CID:10V

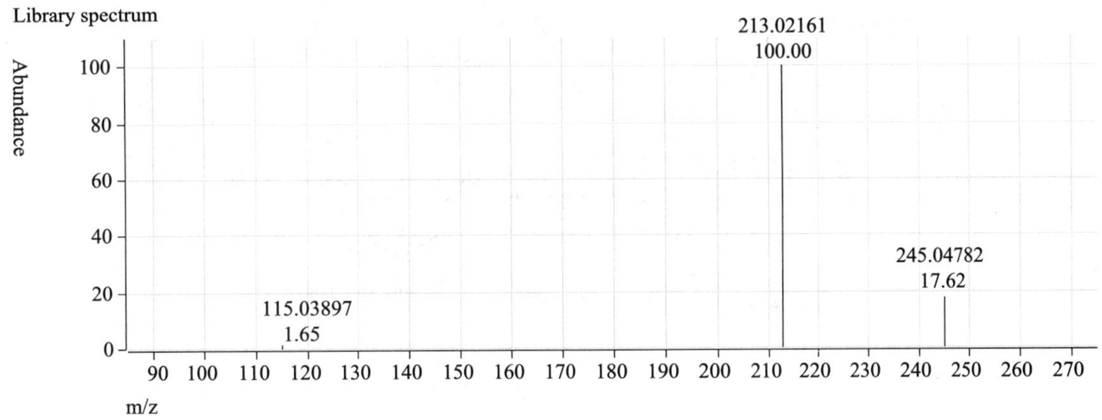

[M+H]$^{+}$ CID:20V

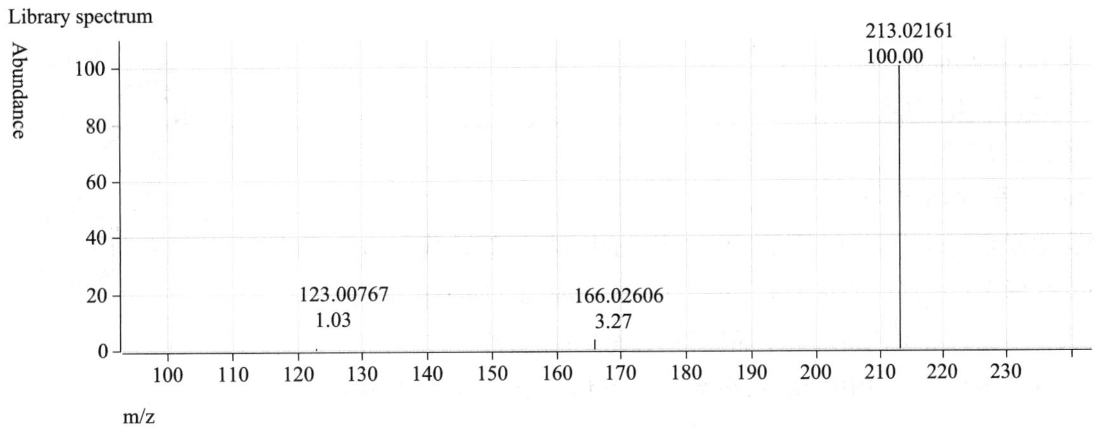

[M+H]$^{+}$ CID:40V

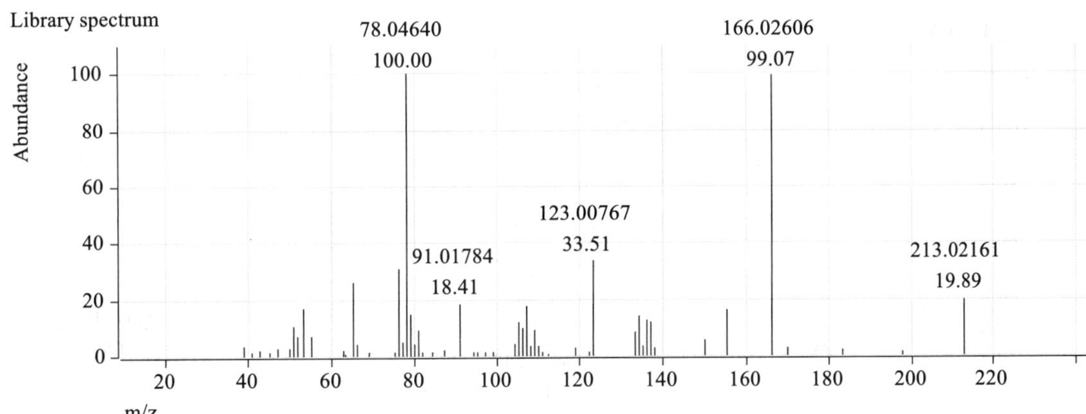

正离子扫描裂解途径解析

m/z 123.0077

m/z 213.0216

m/z 245.0478

m/z 166.0266

硫 唑 嘌 呤

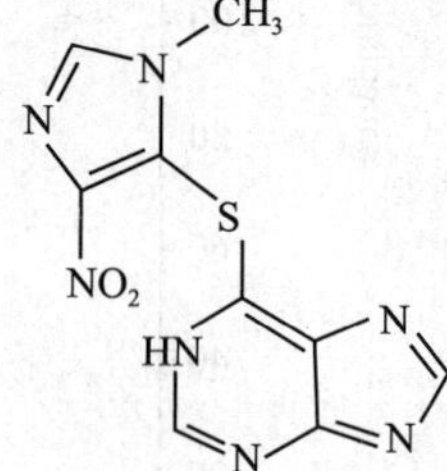

英文名：Azathioprine

分子式：$C_9H_7N_7O_2S$

分子量：277.27

CAS 编号：446-86-6

中文化学名：6-［5-(1-甲基-4-硝基-1*H*-咪唑基)硫代］-1*H*-嘌呤

英文化学名：6-[(1-Methyl-4-nitro-1*H*-imidazol-5-yl)thio]-1*H*-purine

性状：本品为淡黄色粉末或结晶性粉末;无臭;味微苦

溶解性：本品在乙醇中极微溶,在水中几乎不溶,在氨试液中易溶

正离子扫描二级质谱图

$[M+H]^+$ CID:10V

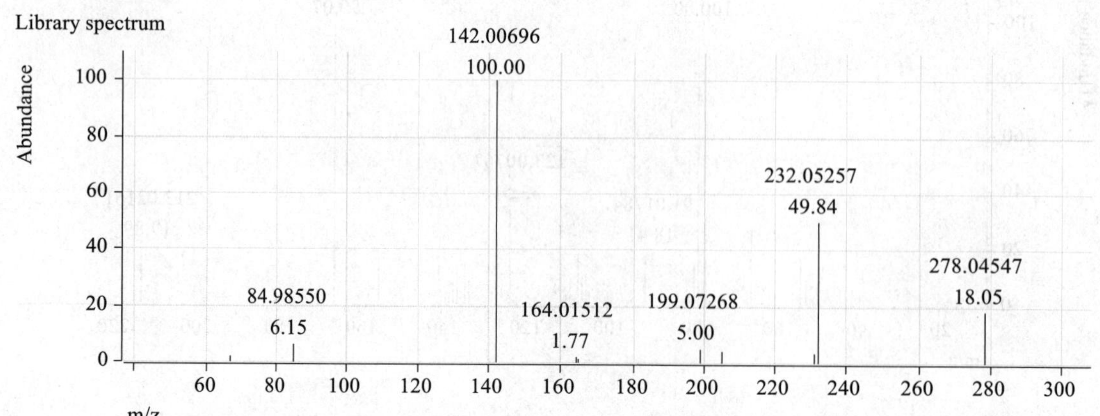

$[M+H]^+$ CID:20V

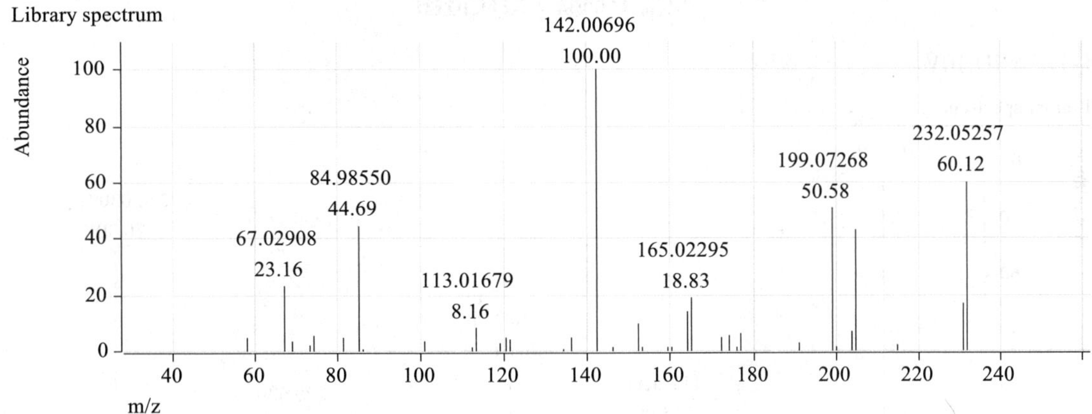

$[M+H]^+$ CID:40V

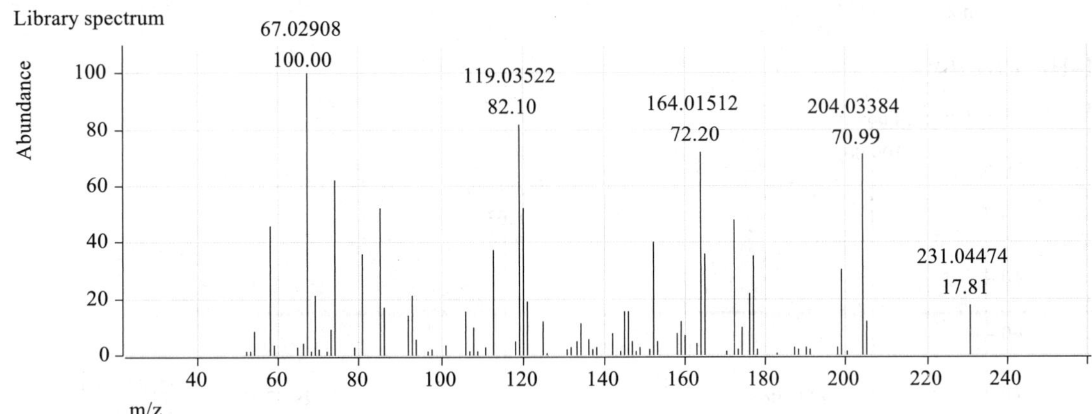

正离子扫描裂解途径解析

m/z 67.0291

m/z 278.0455

m/z 232.0526

m/z 199.0727

m/z 142.0070

m/z 119.0352

负离子扫描二级质谱图

[M−H]⁻ CID:10V

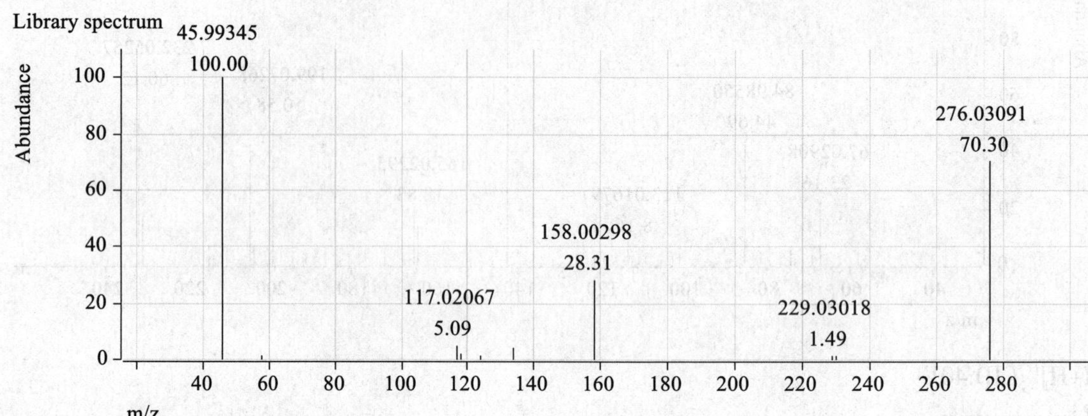

[M−H]⁻ CID:20V

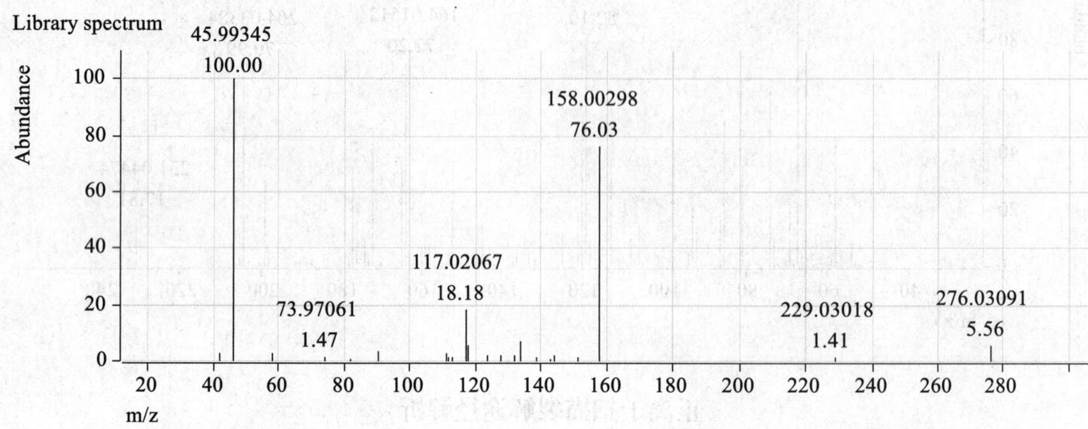

[M−H]⁻ CID:40V

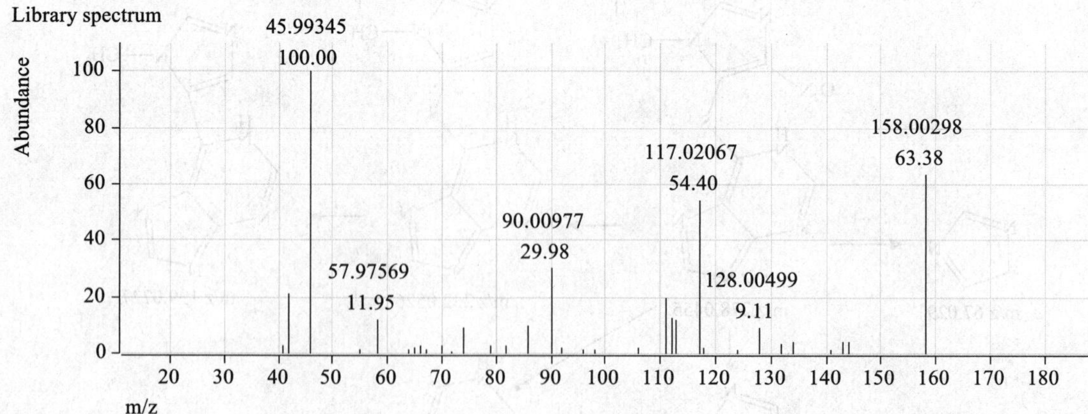

负离子扫描裂解途径解析

$\bar{N}O_2$ m/z 45.9935

m/z 158.0030

m/z 276.0309

m/z 229.0302

硫酸双肼屈嗪

英文名： Dihydralazine Sulfate

分子式： $C_8H_{10}N_6 \cdot H_2SO_4 \cdot 2H_2O$

分子量： 333.32

CAS 编号： 7327-87-9

中文化学名： 1,4- 双肼基 -2,3- 二氮杂萘的硫酸盐二倍半水合物

英文化学名： 1,4-Dihydrazinophthalazinesulfate

性状： 本品为白色至微黄色结晶性粉末,无水物为黄色粉末;无臭

溶解性： 在沸水中略溶,在水或乙醇中微溶

, H_2SO_4 , $2H_2O$

正离子扫描二级质谱图

$[M+H]^+$ CID:10V

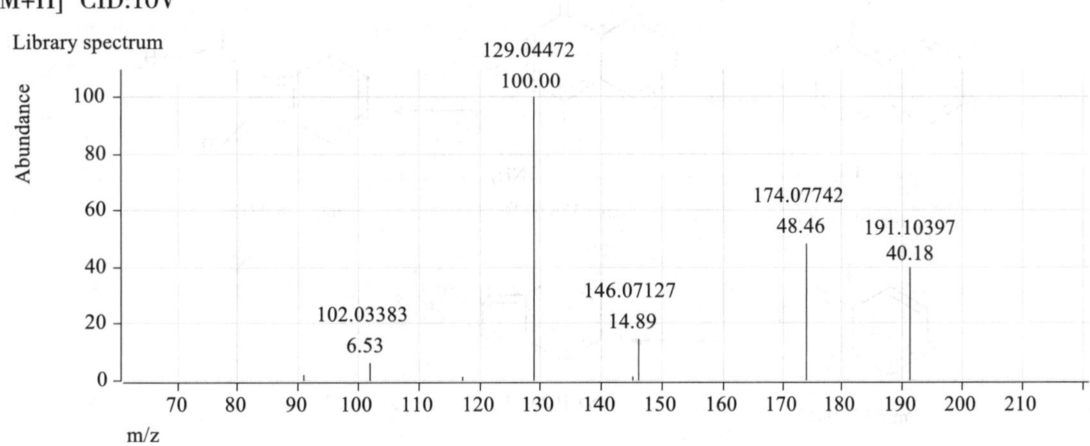

$[M+H]^+$ CID:20V

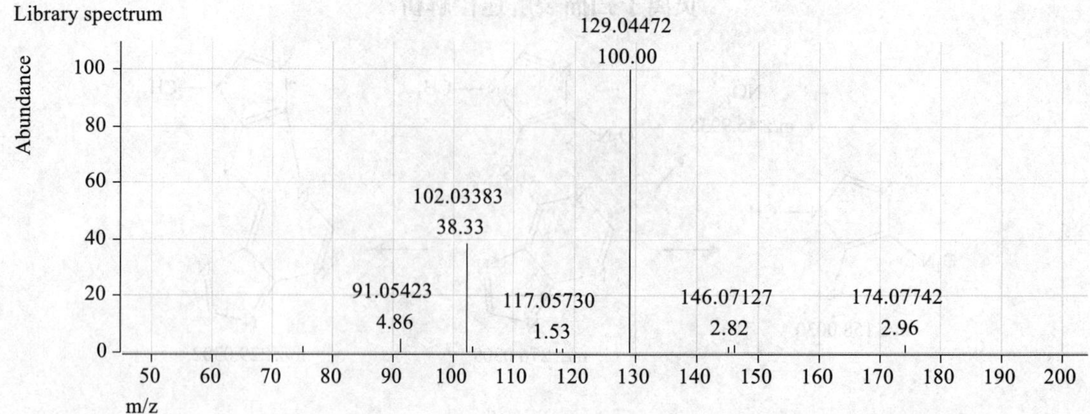

$[M+H]^+$ CID:40V

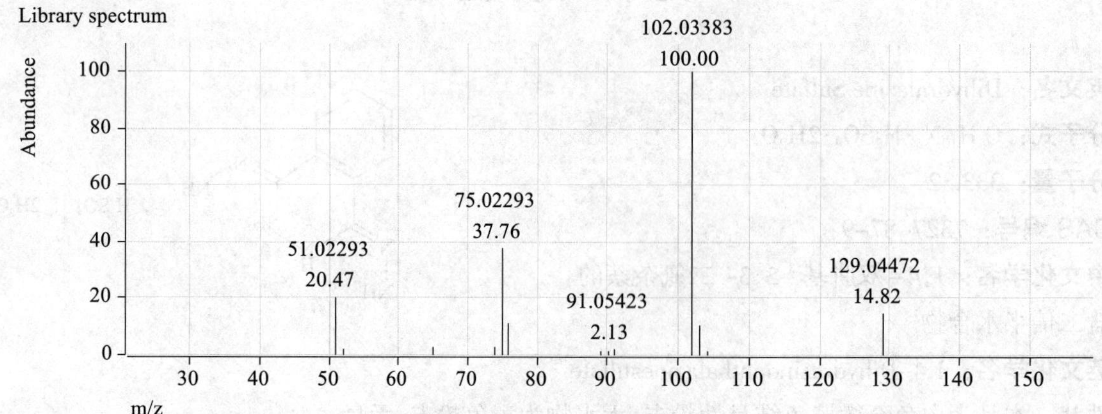

正离子扫描裂解途径解析

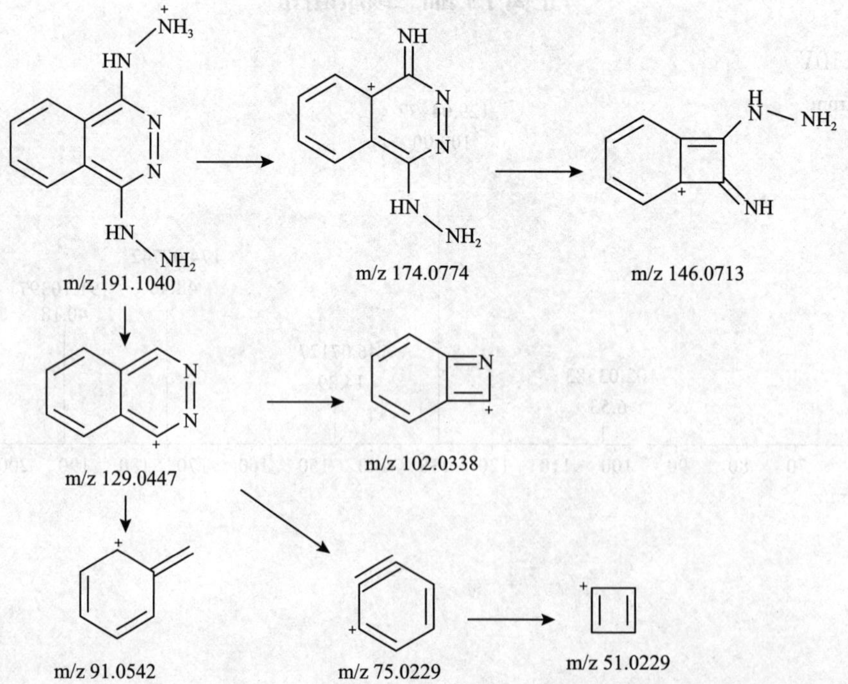

m/z 191.1040

m/z 174.0774

m/z 146.0713

m/z 129.0447

m/z 102.0338

m/z 91.0542

m/z 75.0229

m/z 51.0229

硫酸沙丁胺醇

英文名： Salbutamol Sulfate

分子式： $(C_{13}H_{21}NO_3)_2 \cdot H_2SO_4$

分子量： 576.70

CAS 编号： 51022-70-9

中文化学名： 4- 羟基 -α′- [(叔丁氨基)甲基]-1,3- 苯二甲醇硫酸盐

英文化学名： α′-[[(1,1-Dimethylethyl)amino]methyl]-4-hydroxy-1,3-benzene dimethanol sulfate

性状： 本品为白色或类白色粉末;无臭

溶解性： 本品在水中易溶,在乙醇中极微溶,在三氯甲烷或乙醚中几乎不溶

正离子扫描二级质谱图

$[M+H]^+$ CID:10V

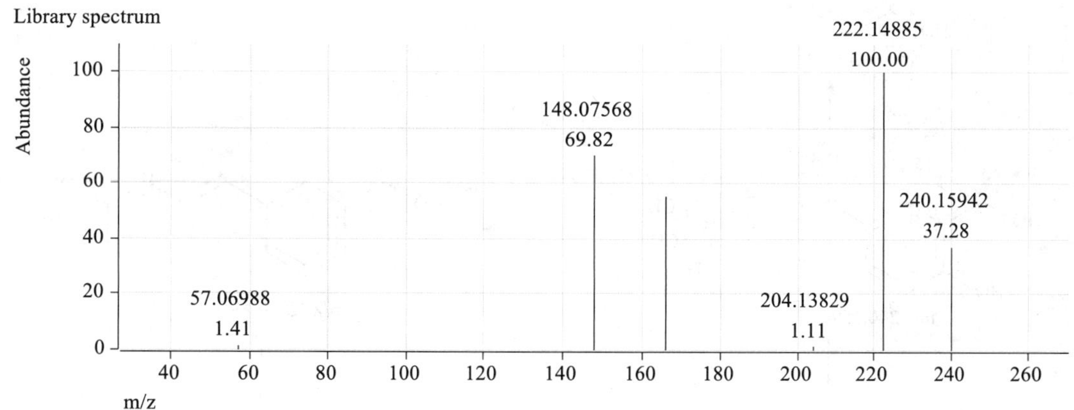

$[M+H]^+$ CID:20V

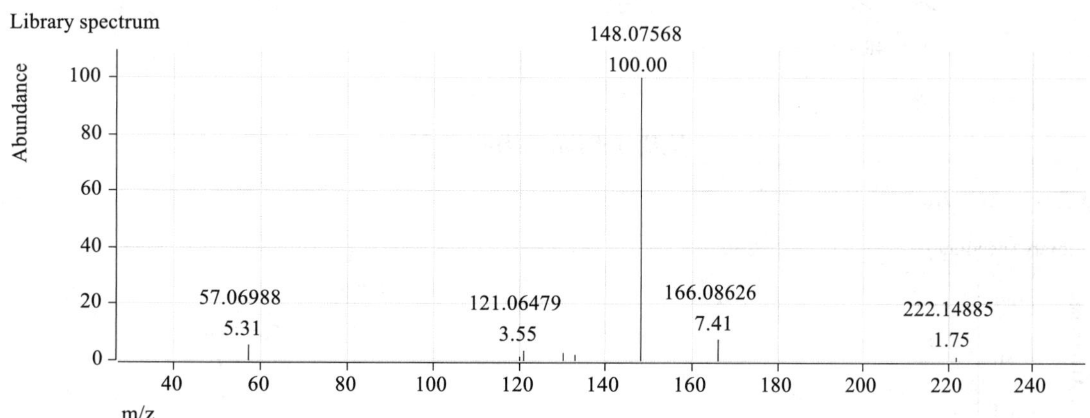

$[M+H]^+$ CID:40V

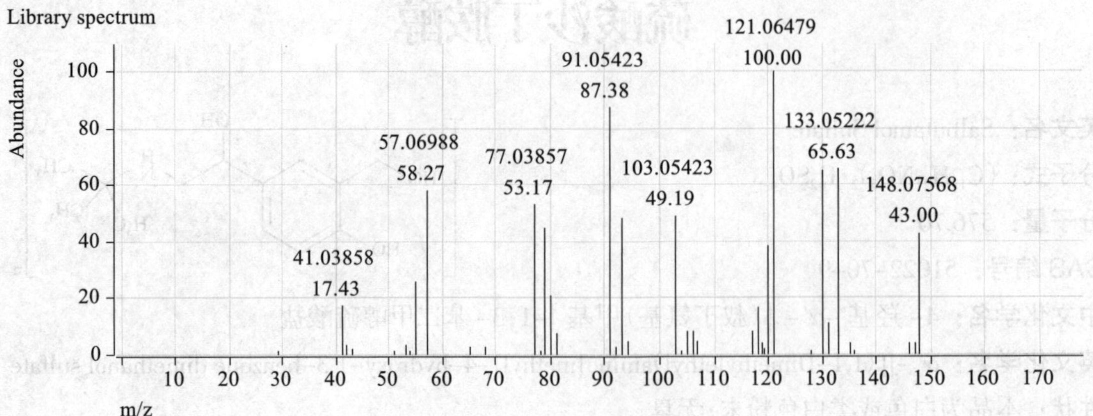

正离子扫描裂解途径解析

m/z 121.0648

m/z 91.0542

m/z 240.1594

m/z 222.1489

m/z 148.0757

m/z 166.0863

负离子扫描二级质谱图

$[M-H]^-$ CID:10V

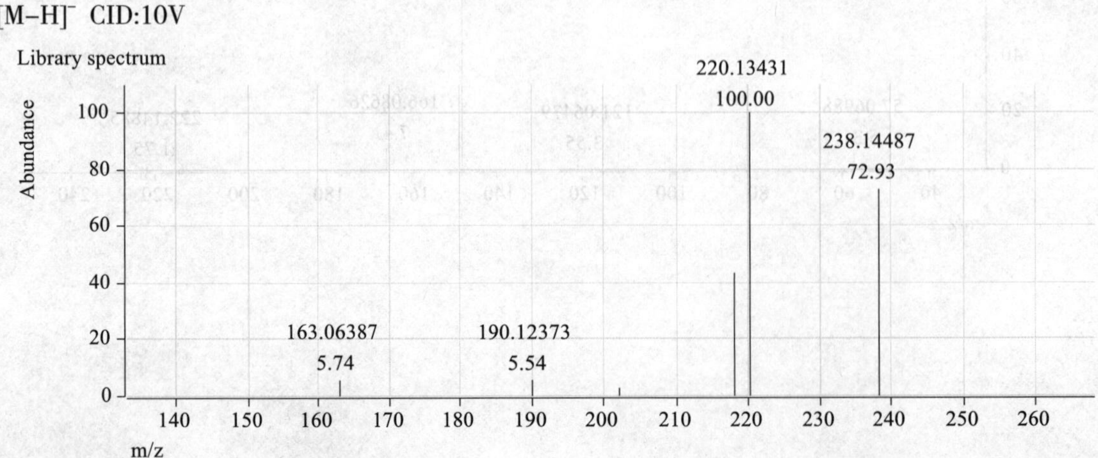

$[M-H]^-$ CID:20V

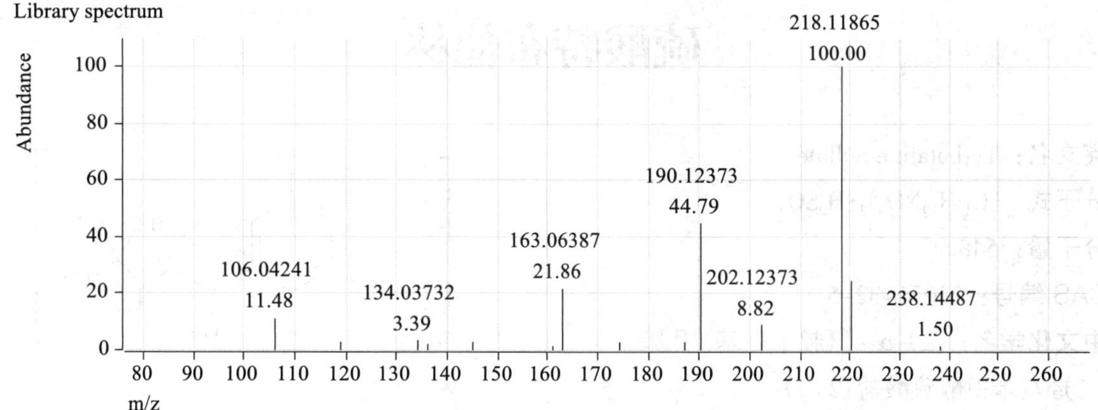

$[M-H]^-$ CID:40V

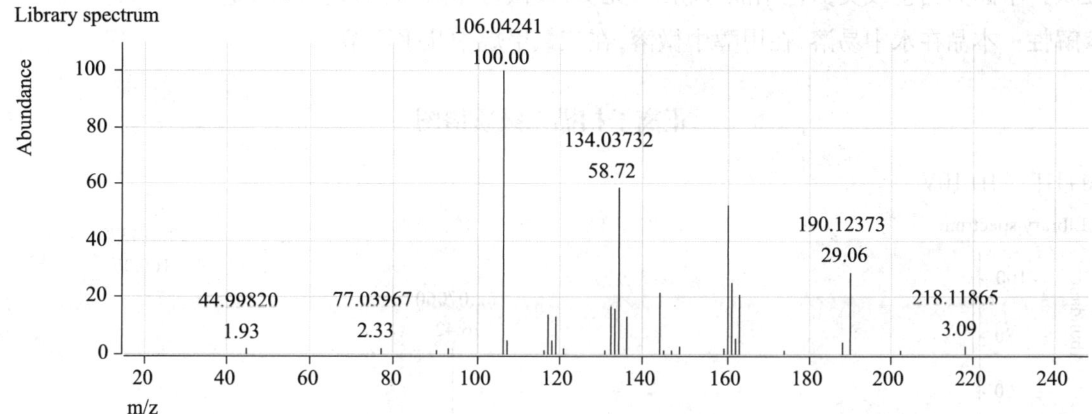

负离子扫描裂解途径解析

HO
$\dot{N}H$
O^-
m/z 163.0639

O^-
H
N
CH_3
CH_3
H_3C
m/z 202.1237

OH
HO
H
N
CH_3
CH_3
CH_3
O^-
m/z 238.1449

HO
H
N
CH_3
CH_3
CH_3
O^-
m/z 220.1343

H
N
CH_3
CH_3
CH_3
O^-
m/z 190.1237

HO
H
N
CH_3
CH_3
CH_3
O^-
m/z 218.1187

NH_2
O^-
m/z 134.0611

$\dot{C}H_2$
O^-
m/z 106.0424

硫酸特布他林

英文名：Terbutaline Sulfate

分子式：$(C_{12}H_{19}NO_3)_2 \cdot H_2SO_4$

分子量：548.66

CAS 编号：23031-32-5

中文化学名：(±)-α-[(叔丁氨基)甲基]-3,5-二羟基苯甲醇硫酸盐(2∶1)

英文化学名：(±)-α-[(*tert*-butylamino)methyl]-3,5-dihydroxybenzyl alcohol

性状：本品为白色或类白色结晶性粉末；无臭，或微有醋酸味；遇光后渐变色

溶解性：本品在水中易溶，在甲醇中微溶，在三氯甲烷中几乎不溶

正离子扫描二级质谱图

$[M+H]^+$ CID:10V

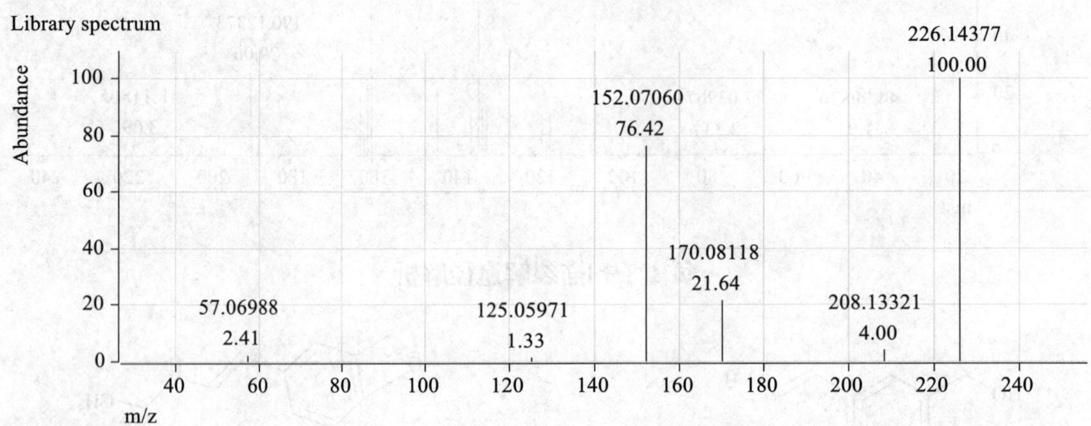

$[M+H]^+$ CID:20V

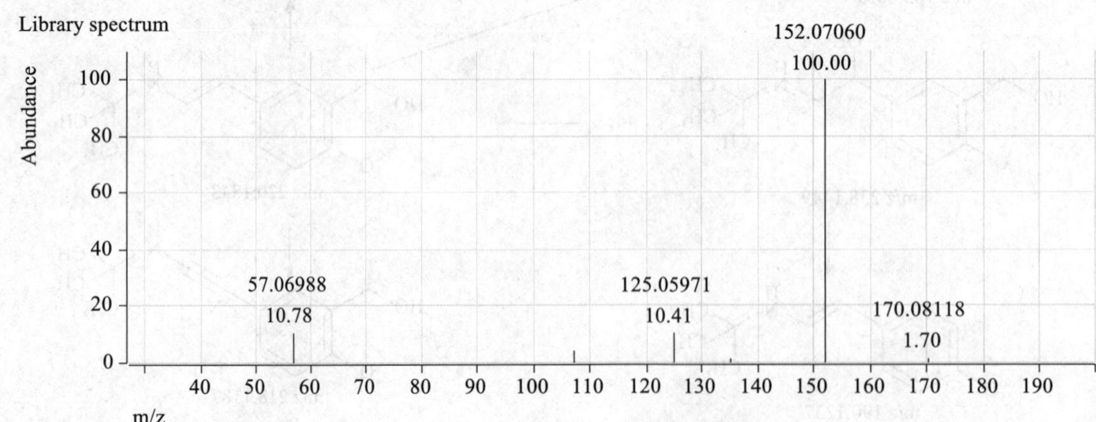

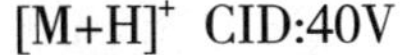

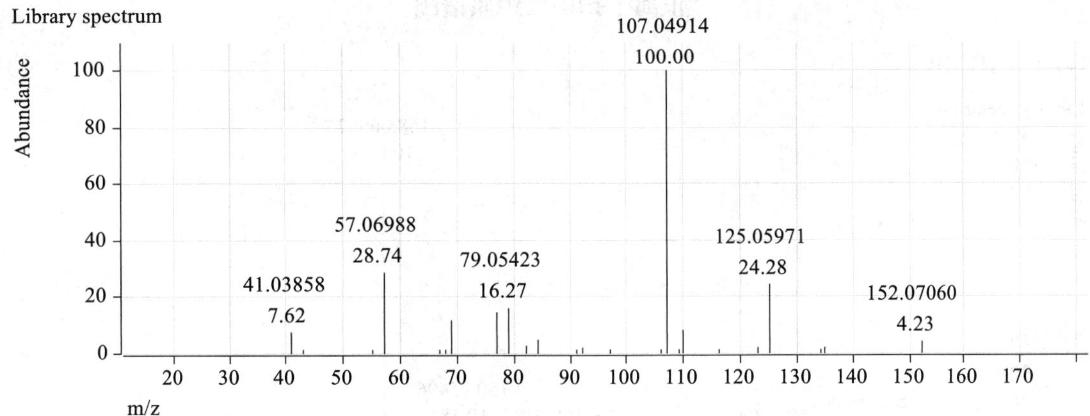

正离子扫描裂解途径解析

m/z 226.1438 → m/z 208.1332

m/z 226.1438 → m/z 170.0812 → m/z 152.0706

m/z 208.1332 → m/z 125.0597 → m/z 107.0491

硫酸特布他林杂质 I

英文名： Terbutaline Sulfate Impurity Ⅰ

分子式： $C_{12}H_{17}NO_3 \cdot HCl$

分子量： 259.77

CAS 编号： 1246815-70-2

中文化学名： 1-(3,5-二羟苯基)-2-[(1,1-二甲基乙基)酰胺基]-乙酮盐酸盐

HO, O, H N, CH_3, CH_3, HCl, CH_3, OH

英文化学名： 1-(3,5-Dihydroxyphenyl)-2-[(1,1-dimethylethyl)amino]ethenone hydrochloride

性状： 本品为结晶性粉末

溶解性： 本品在水中溶解，在甲醇中易溶

正离子扫描二级质谱图

[M+H]$^+$ CID:10V

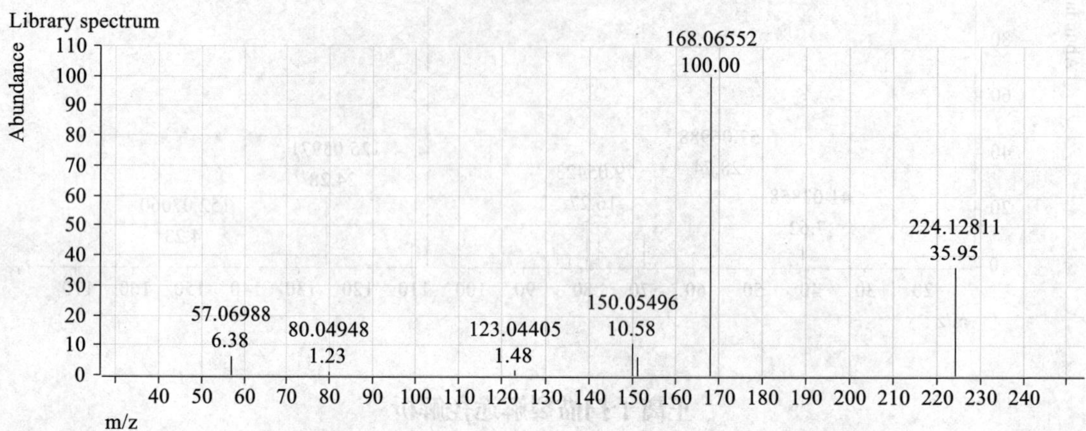

[M+H]$^+$ CID:20V

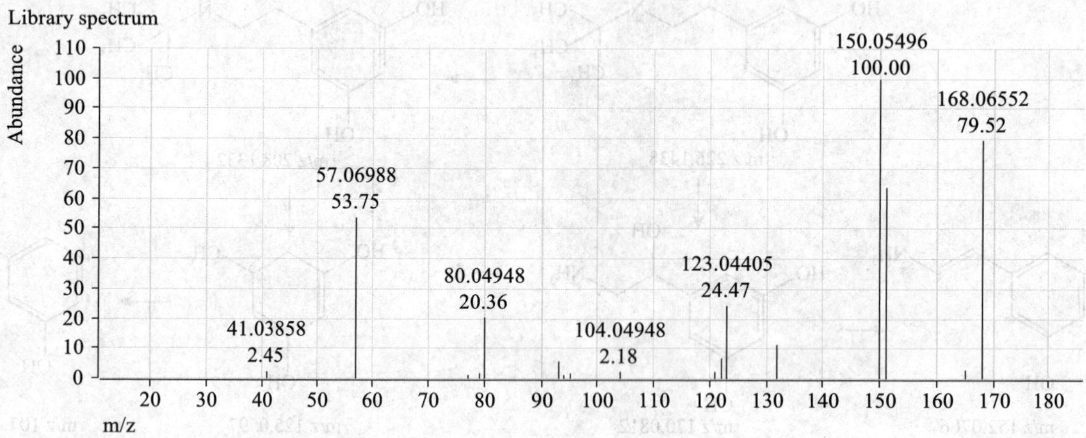

[M+H]$^+$ CID:40V

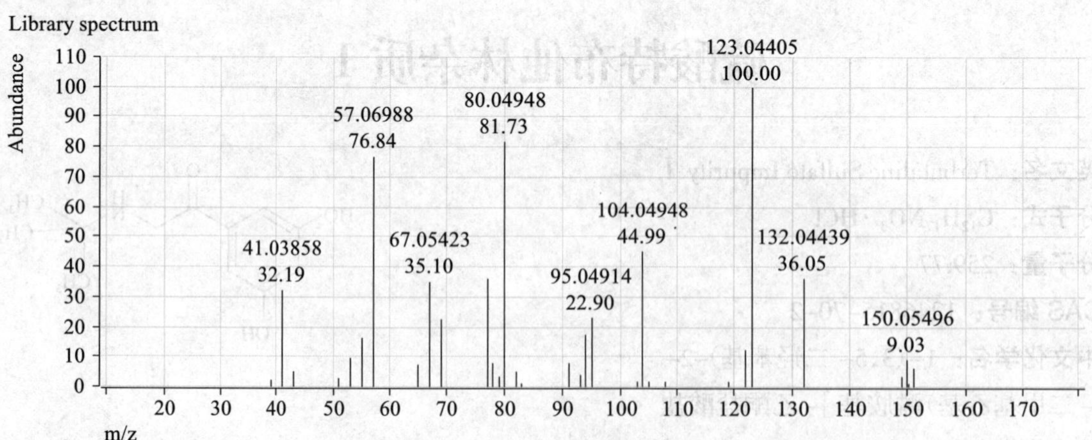

正离子扫描裂解途径解析

HO OH m/z 224.1282

HO OH m/z 168.0656

HO OH m/z 151.0390

OH m/z 150.0550

OH m/z 123.0441

负离子扫描二级质谱图

$[M-H]^-$ CID:10V

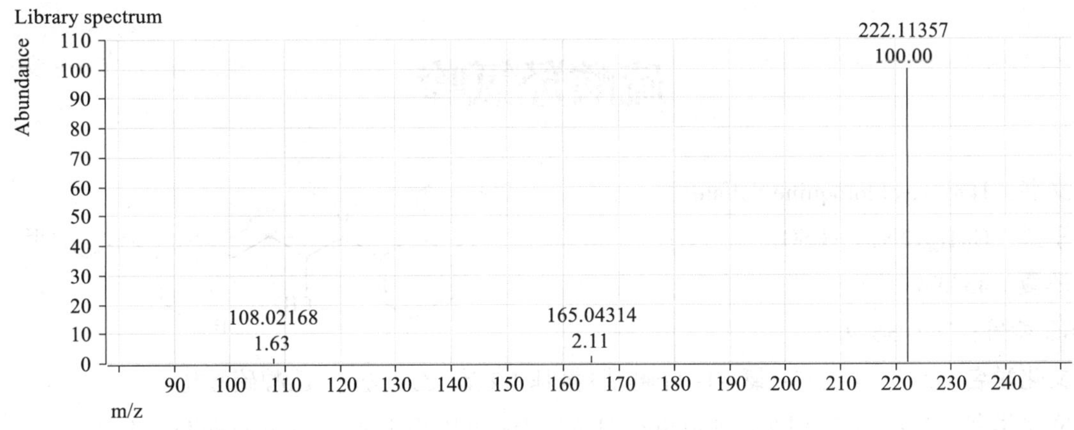

$[M-H]^-$ CID:20V

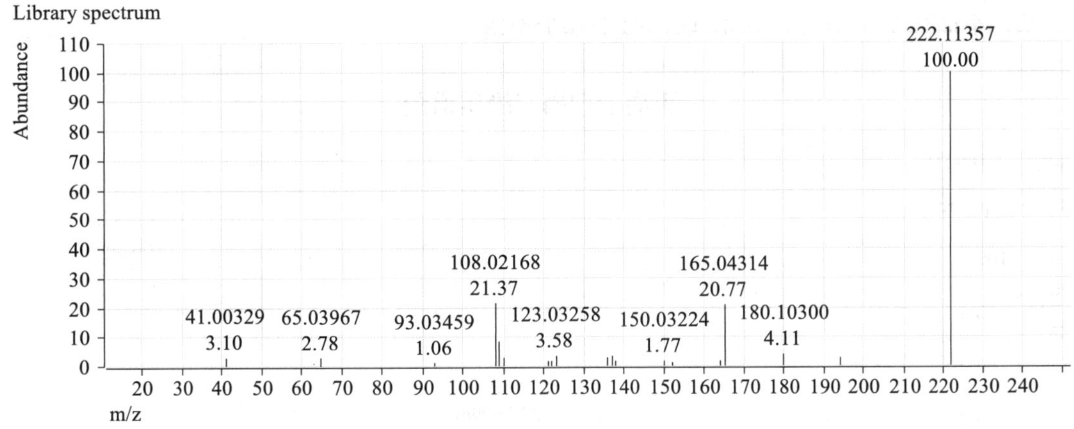

$[M-H]^-$ CID:40V

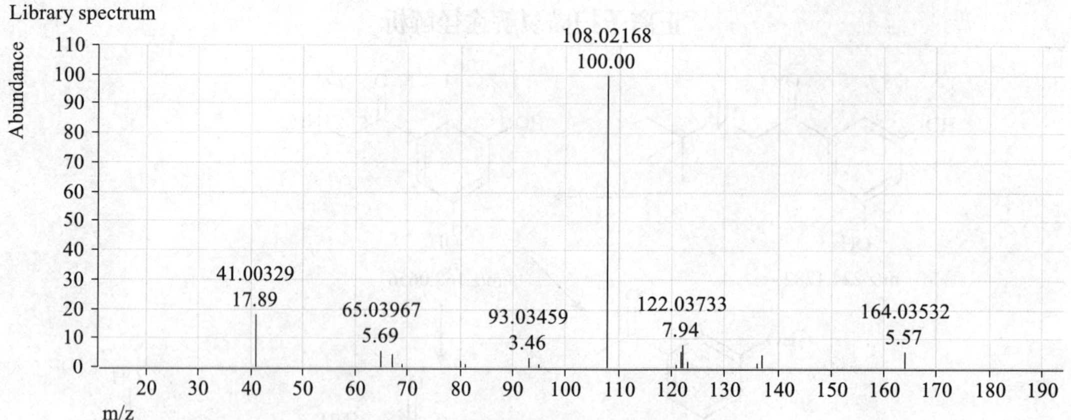

负离子扫描裂解途径解析

m/z 222.1135 → m/z 165.0431 → m/z 108.0216

硫酸羟氯喹

英文名：Hydroxychloroquine Sulfate

分子式：$C_{18}H_{26}ClN_3O \cdot H_2SO_4$

分子量：433.96

CAS 编号：747-36-4

中文化学名：2-［［4-［(7-氯-4-喹啉基)氨基］戊基］乙氨基］-乙醇硫酸盐

英文化学名：2-[[4-[(7-Chloro-4-quinolyl)amino]pentyl]ethylamino]-ethanosulfate(1∶1)

性状：本品为白色或类白色结晶性粉末；无臭；味苦

溶解性：本品在水中易溶，在乙醇或乙醚中几乎不溶

正离子扫描二级质谱图

$[M+H]^+$ CID:10V

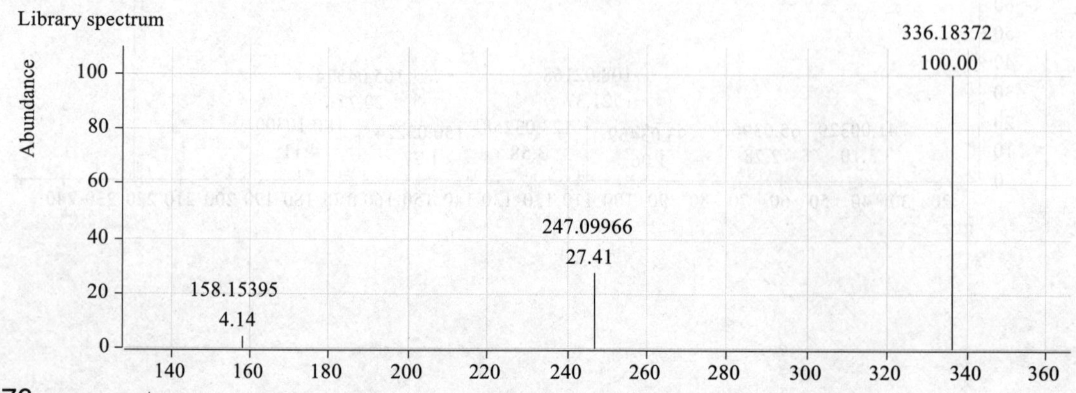

$[M+H]^+$ CID:20V

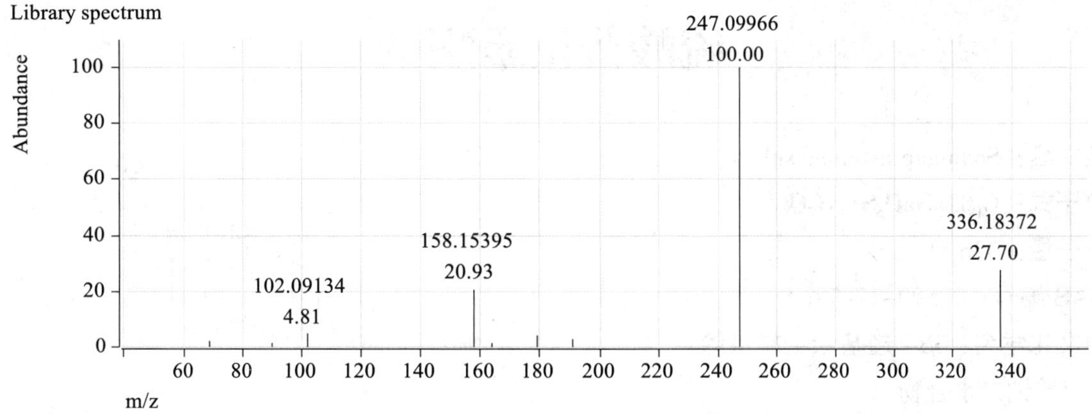

$[M+H]^+$ CID:40V

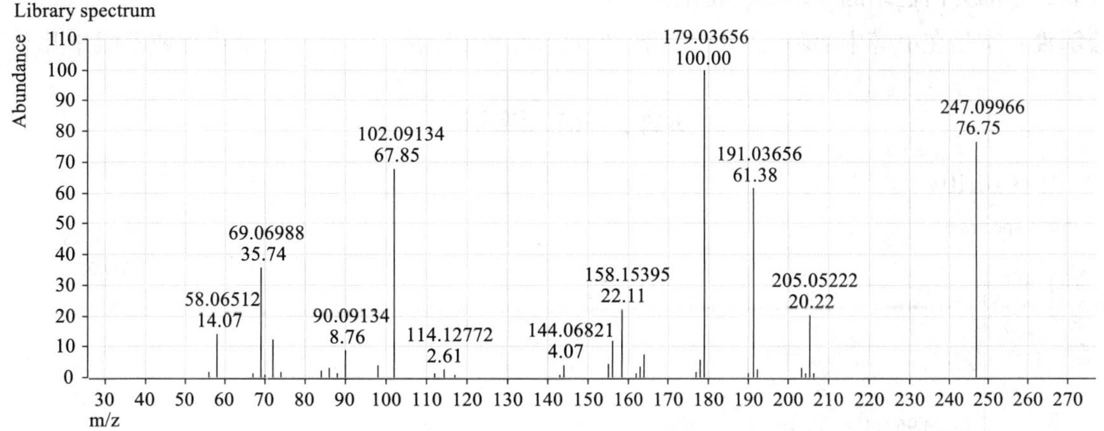

正离子扫描裂解途径解析

m/z 336.1837

m/z 102.0913

m/z 247.0997

m/z 158.1539

m/z 179.0371

硫酸普拉睾酮钠

英文名： Sodium prasterone sulfate

分子式： $C_{19}H_{27}NaO_5S \cdot 2H_2O$

分子量： 426.51

CAS 编号： 78590-17-7

中文化学名： 3*β*-羟基-5-雄甾烯-17-酮硫酸钠二水合物

英文化学名： 3*β*-3-Hydroxyandrost-5-en-17-one sodium sulfate dihydrate

性状： 本品为白色结晶或结晶性粉末；无臭

溶解性： 本品在甲醇中溶解，在水中略溶，在无水乙醇中微溶，在丙酮、三氯甲烷或乙醚中几乎不溶

负离子扫描二级质谱图

[M-H]$^-$ CID:10V

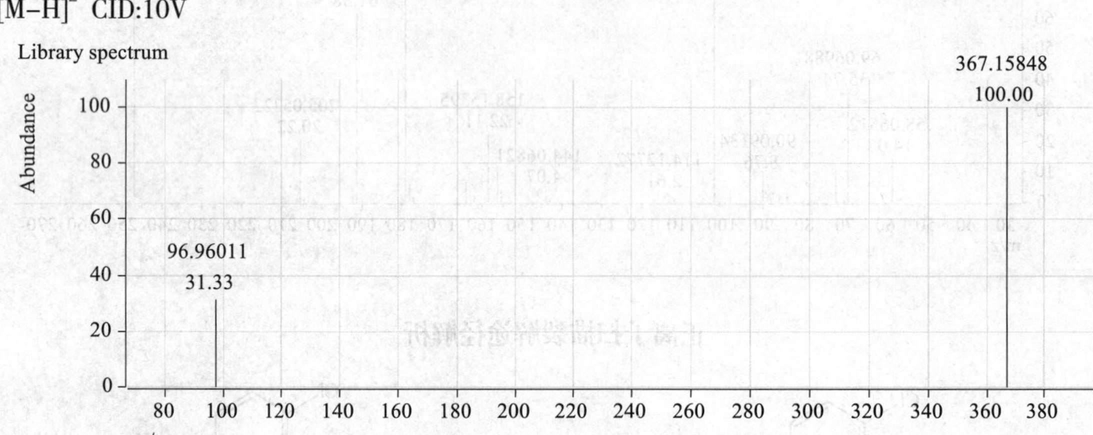

[M-H]$^-$ CID:20V

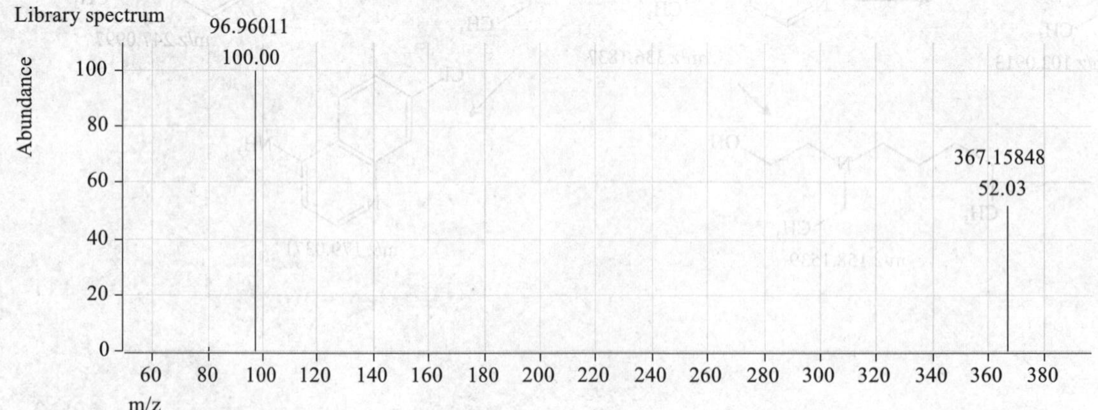

$[M-H]^-$ CID:40V

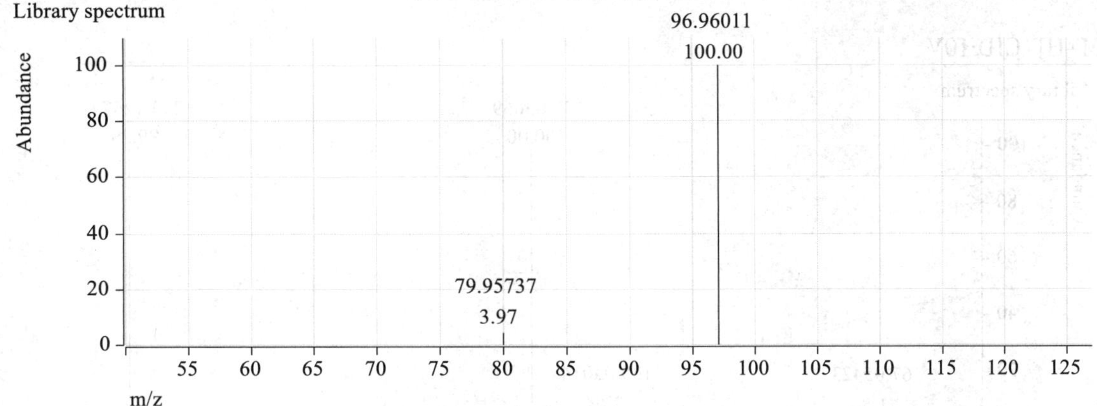

负离子扫描裂解途径解析

m/z 367.1585 → m/z 96.9601

喷 昔 洛 韦

英文名： Penciclovir

分子式： $C_{10}H_{15}N_5O_3$

分子量： 253.26

CAS 编号： 39809-25-1

中文化学名： 2- 氨基 -9-［4- 羟基 -3-(羟甲基)丁基］-1*H*- 嘌呤 -6- 酮

英文化学名： 2-Amino-9-[4-hydroxy-3-(hydroxymethyl)butyl]-3,9-dihydropurin-6-one

性状： 本品为白色或微黄色结晶或结晶性粉末；无臭；味微苦

溶解性： 本品在二甲亚砜中溶解，在 0.1mol/L 盐酸溶液或 0.1mol/L 氢氧化钠溶液中略溶，在水中微溶，在甲醇、乙醇中极微溶，在三氯甲烷或乙酸乙酯中几乎不溶

正离子扫描二级质谱图

[M+H]+ CID:10V

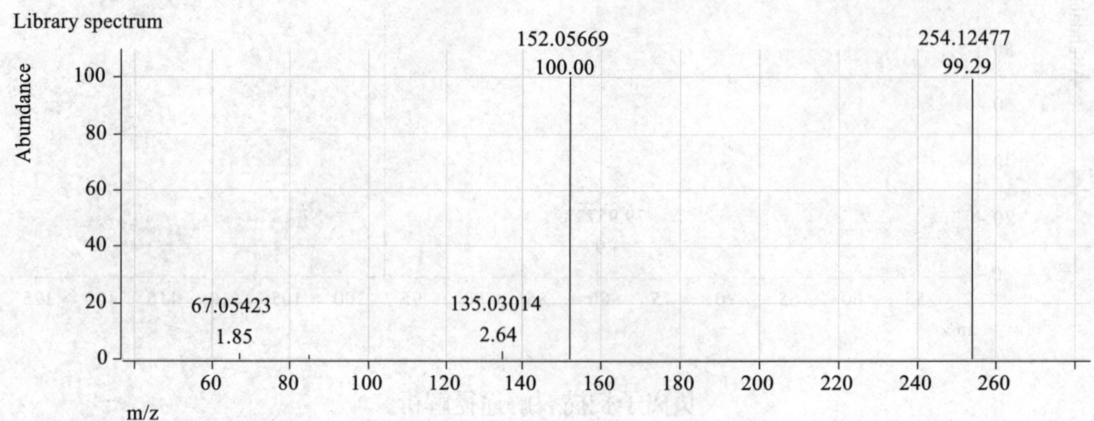

[M+H]+ CID:20V

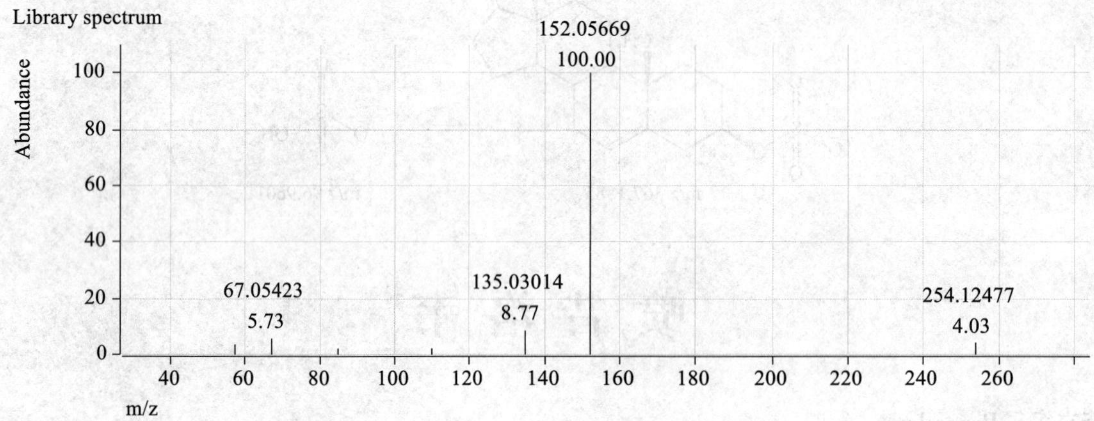

[M+H]+ CID:40V

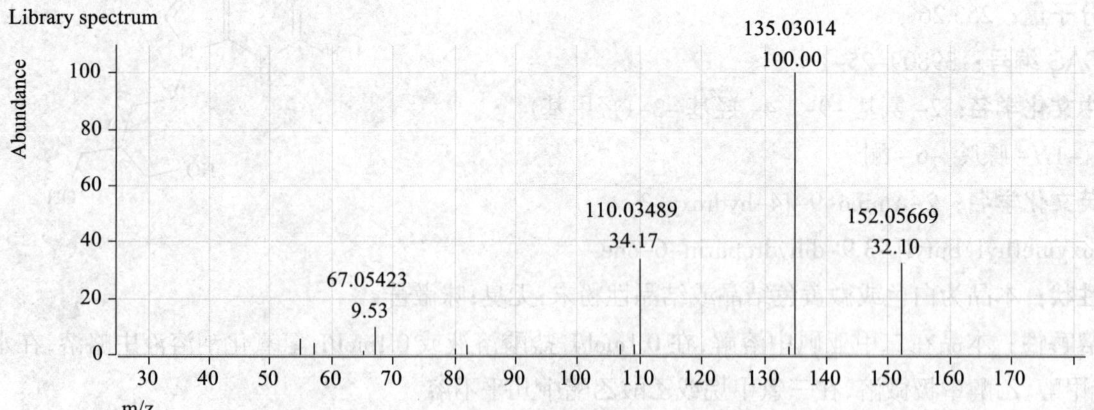

正离子扫描裂解途径解析

m/z 254.1248

m/z 152.0567

m/z 67.0542

m/z 135.0301

m/z 110.0349

喹那普利杂质 I

英文名： Quinapril Impurity Ⅰ

分子式： $C_{25}H_{28}N_2O_4$

分子量： 420.50

CAS 编号： 103733-49-9

中文化学名： [3*S*- [2(*R**), 3*a*, 11*aβ*]]-1,3,4,6,11,11*a*-六氢 -3- 甲基 -1,4- 二氧代 -*α*-(2- 苯乙基)-2*H*- 吡嗪并[1,2-*b*]异喹啉 -2- 乙酸乙酯

英文化学名： Ethyl[3*S*-[2(*R**),3*a*,11*aβ*]]-1,3,4,6,11,11*a*-hexahydro-3-methyl-1,4-dioxo-*α*-(2-phenylethyl)-2*H*-pyrazino[1,2-*b*]isoquinoline-2-acetate

性状： 本品为白色结晶性粉末

正离子扫描二级质谱图

$[M+H]^+$ CID:10V

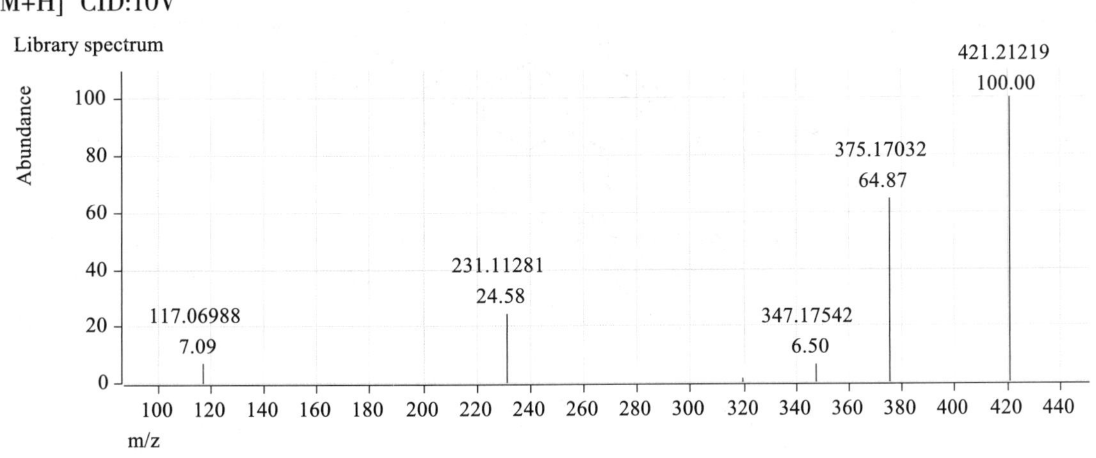

$[M+H]^+$ CID:20V

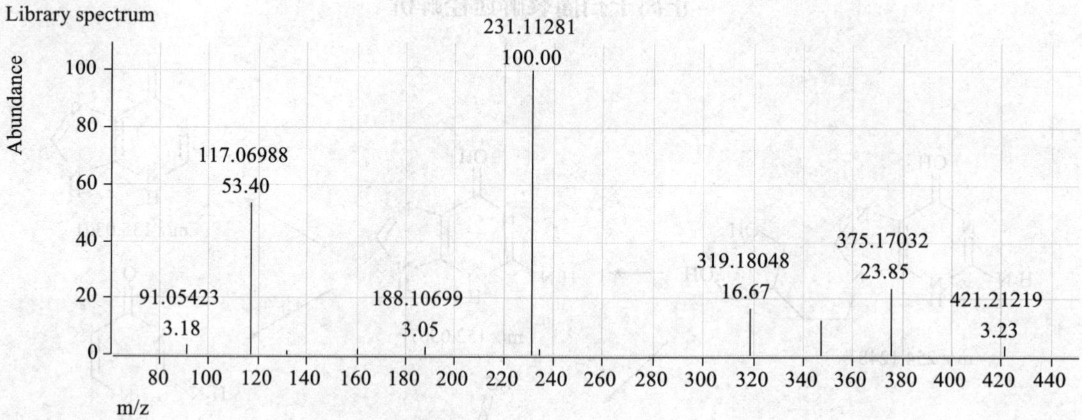

$[M+H]^+$ CID:40V

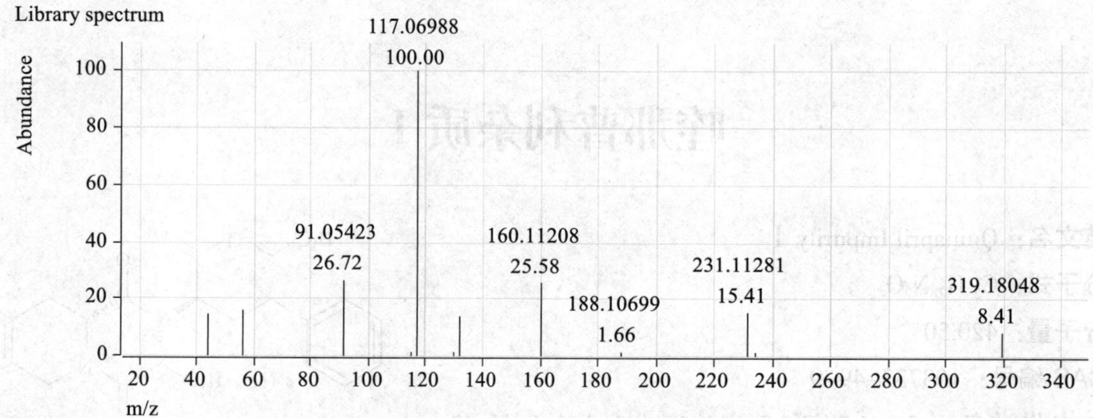

正离子扫描裂解途径解析

m/z 421.2122

m/z 375.1703

m/z 231.1128

m/z 117.0699

氯 化 胆 碱

英文名： Choline Chloride

分子式： $C_5H_{14}ClNO$

分子量： 139.62

CAS 编号： 67-48-1

中文化学名： 氯化 2- 羟乙基三甲铵

英文化学名： 2-Hydroxy-*N*,*N*,*N*-trimethylethanaminiumchloride

性状： 本品为具有引湿性的无色或白色结晶或结晶性粉末

溶解性： 本品在水和乙醇中可溶

正离子扫描二级质谱图

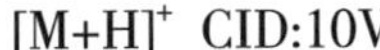

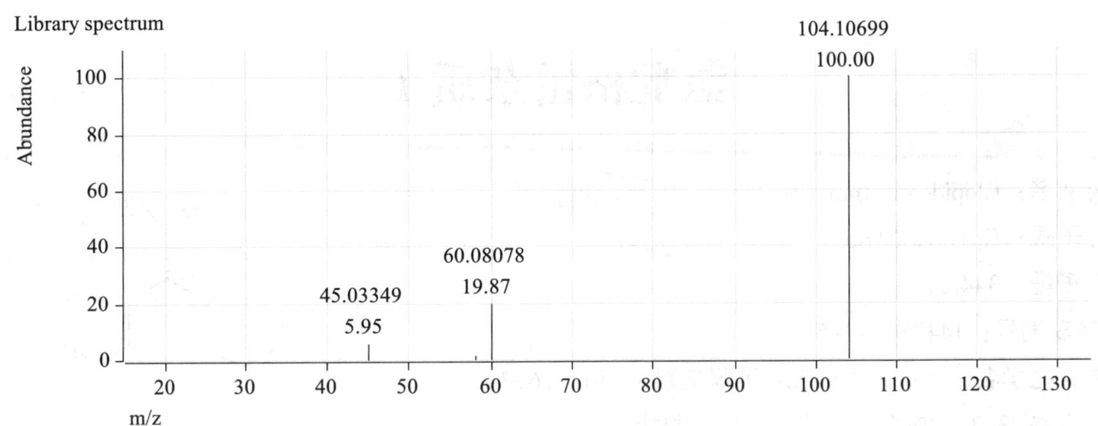

[M+H]+ CID:20V

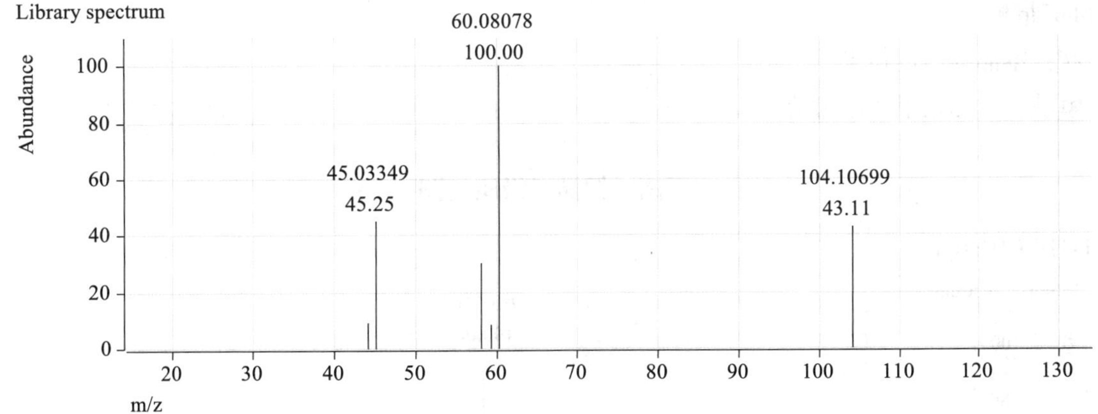

$[M+H]^+$ CID:40V

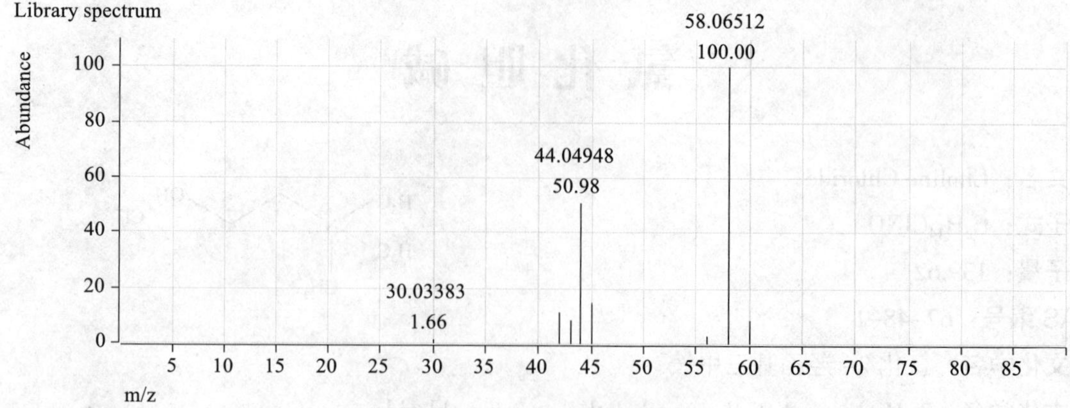

正离子扫描裂解途径解析

m/z 45.0335 ← m/z 104.1070 → m/z 60.0808

氯吡格雷杂质 I

英文名：Clopidogrel Impurity Ⅰ

分子式：$C_{15}H_{15}Cl_2NO_2S$

分子量：344.26

CAS 编号：144750-42-5

中文化学名：(+)-2-［*S*-(2-氯苯基)］-2-(4,5,6,7-四氢噻吩并［3,2-*c*］吡啶-5-基)乙酸盐酸盐

, HCl

英文化学名：(+)-2-[*S*-(2-Chlorophenyl)]-2-(4,5,6,7-tetrahydrothieno[3,2-*c*]pyridine-5-yl)acetic acid hydrochloride

性状：本品为白色粉末

溶解性：本品在甲醇中可溶

正离子扫描二级质谱图

$[M+H]^+$ CID:10V

Library spectrum

198.03163 100.00

308.05066 47.42

152.02567 20.67

77.03857 1.82

m/z

$[M+H]^+$ CID:20V

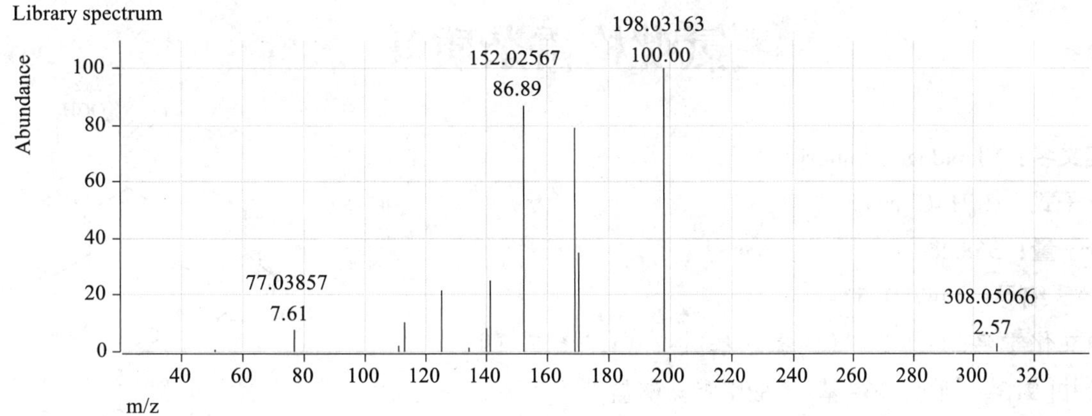

$[M+H]^+$ CID:40V

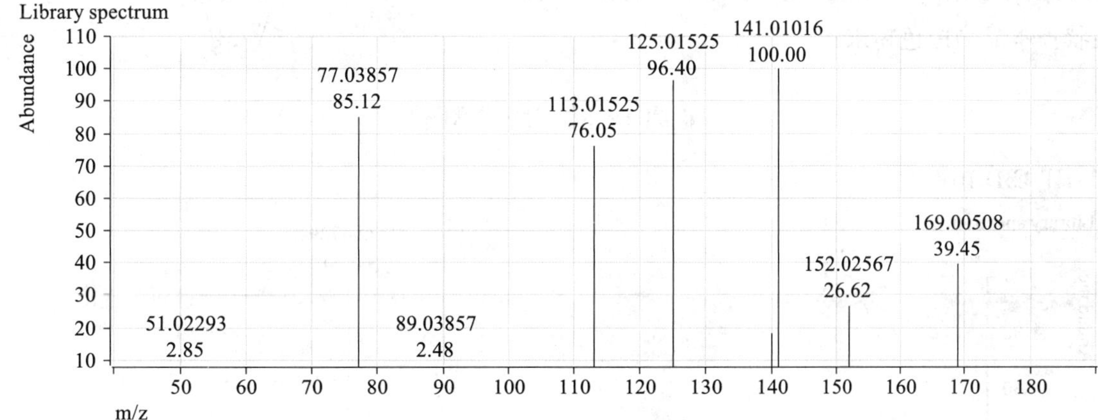

正离子扫描裂解途径解析

m/z 308.0507

m/z 198.0316

m/z 169.0051

m/z 141.0102

m/z 152.0262

m/z 125.0153

m/z 113.0153

m/z 77.0386

氯吡格雷杂质Ⅱ

英文名： Clopidogrel Impurity Ⅱ

分子式： $C_{16}H_{17}Cl_2NO_2S$

分子量： 358.28

CAS 编号： 144750-52-7

中文化学名：（±）-2-［（2-氯苯基）］-2-（4,5,6,7-四氢噻吩并［2,3-*c*］吡啶-6-基）乙酸甲酯盐酸盐

英文化学名： Methyl（±）-（o-chlorophenyl）-4,5-dihydrothieno［2,3-*c*］pyridine-6（7*H*）-acetate hydrochloride

性状： 本品为白色粉末

Ⅱ（*S*）：, HCl

Ⅱ（*R*）：, HCl

正离子扫描二级质谱图

$[M+H]^+$ CID:10V

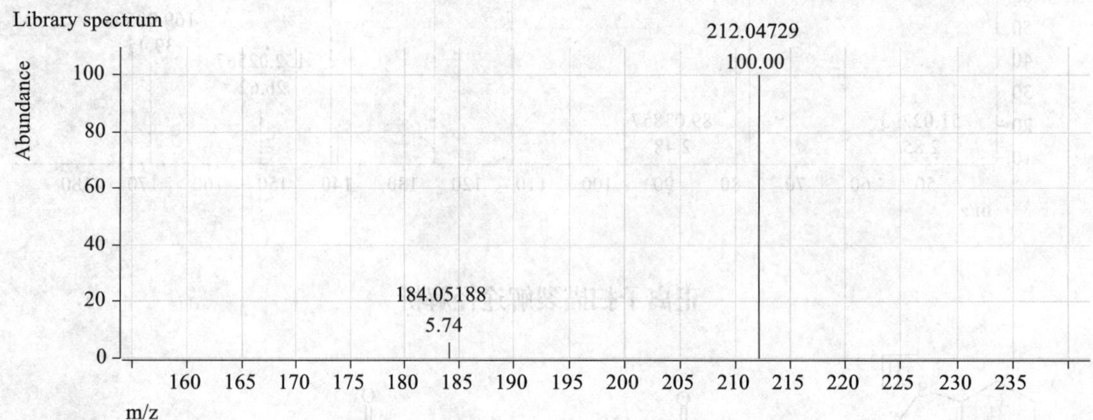

$[M+H]^+$ CID:20V

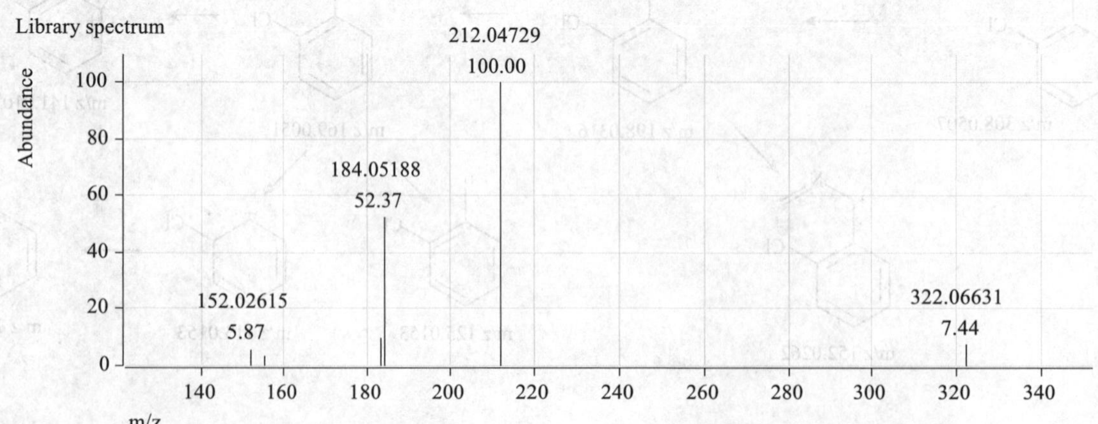

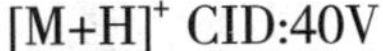

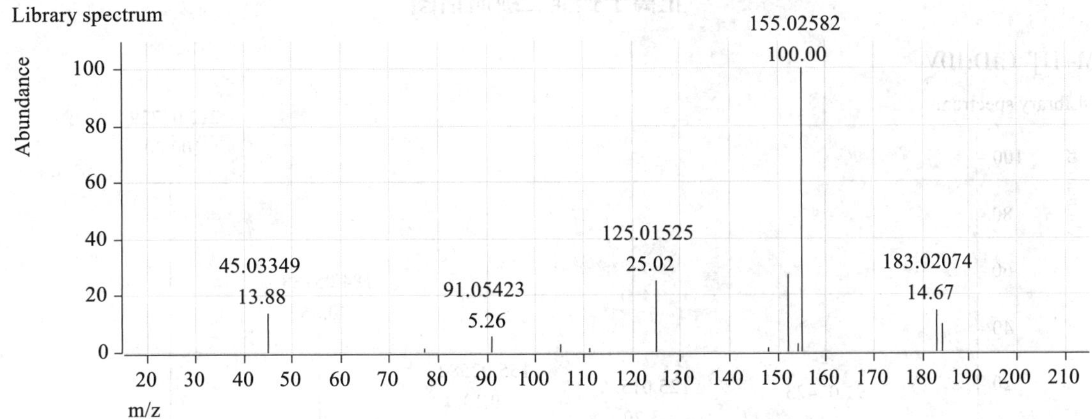

正离子扫描裂解途径解析

m/z 322.0663 → m/z 212.0473 → m/z 184.0524 → m/z 155.0258 → m/z 125.0153

m/z 91.0542

氯吡格雷杂质Ⅲ

英文名： Clopidogrel Impurity Ⅲ

分子式： $C_{16}H_{16}ClNO_2S \cdot H_2SO_4$

分子量： 419.90

CAS 编号： 120202-71-3

中文化学名： (-)-*R*-2-［(2-氯苯基)］-2-(4,5,6,7-四氢噻吩并［3,2-*c*］吡啶-5-基)乙酸甲酯硫酸盐

英文化学名： Methyl-*R*-(-)-2-(2-chlorophenyl)-2-(4,5,6,7-tetrahydrothieno[3,2-*c*]pyridine-5-yl)acetate hydrochloride sulfate(salt)

性状： 本品为白色粉末

溶解性： 本品在甲醇中可溶

正离子扫描二级质谱图

$[M+H]^+$ CID:10V

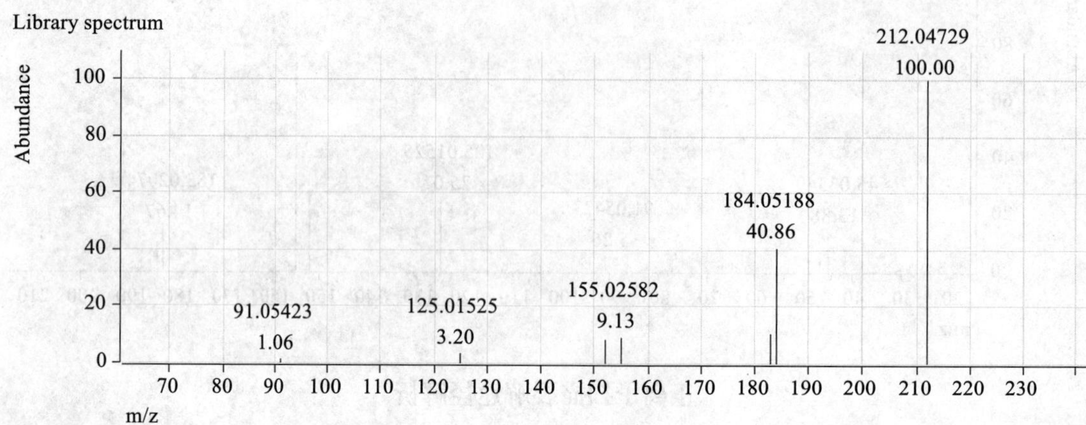

$[M+H]^+$ CID:20V

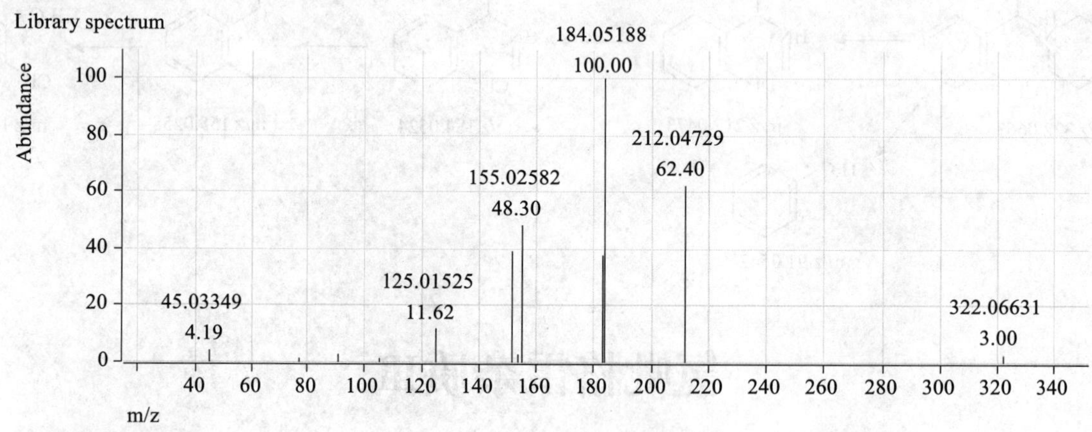

$[M+H]^+$ CID:40V

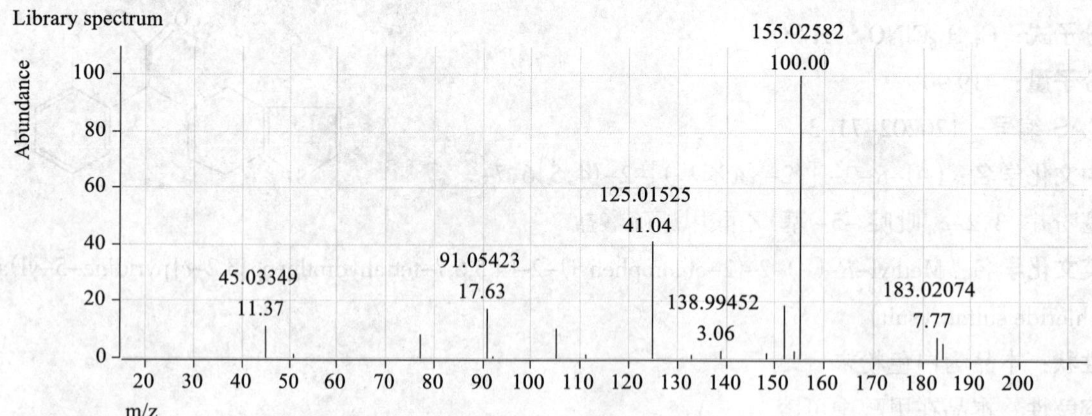

正离子扫描裂解途径解析

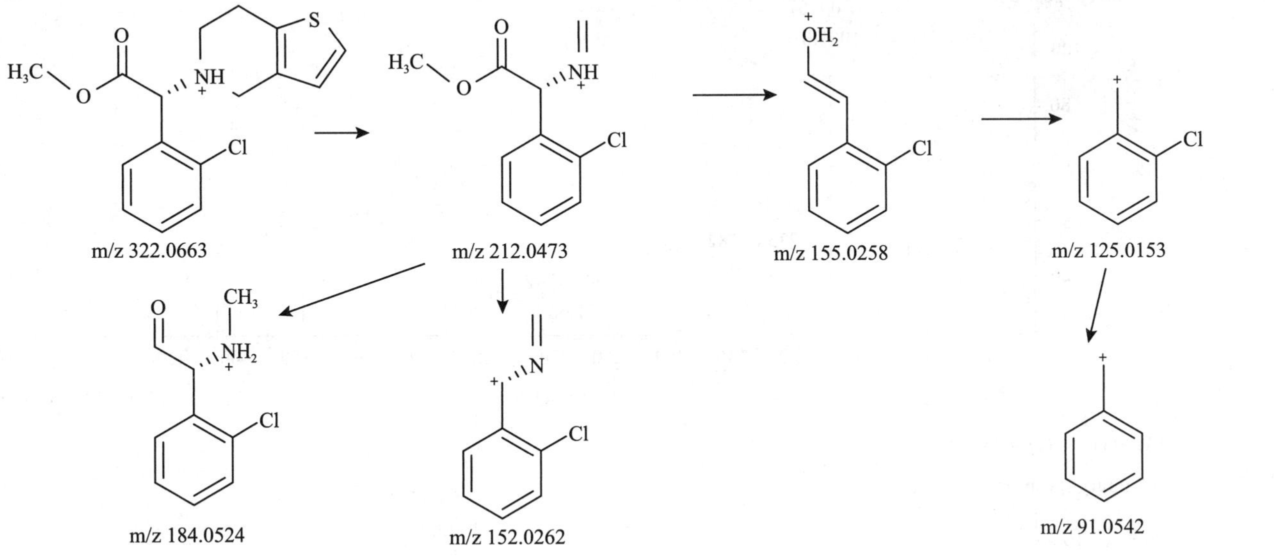

m/z 322.0663

m/z 212.0473

m/z 155.0258

m/z 125.0153

m/z 184.0524

m/z 152.0262

m/z 91.0542

氯 沙 坦 钾

英文名： Losartan Potassium

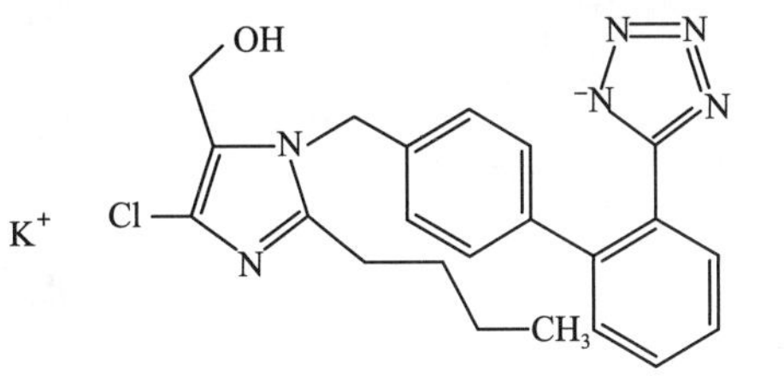

分子式： $C_{22}H_{22}ClKN_6O$

分子量： 461.00

CAS 编号： 124750-99-8

中文化学名： 2- 丁基 -4- 氯 -1-[4-(2-1*H*-四唑 -5- 基苯基) 苄基)]咪唑 -5- 甲醇单钾盐

英文化学名： 2-Butyl-4-chloro-1-[[2′-(1*H*-tetrazol-5-yl)-[1,1′-biphenyl]-4-yl] methyl]-1*H*-imidazole-5-methanol potassium salt

性状： 本品为白色或类白色结晶性粉末；有引湿性

溶解性： 本品在水、甲醇中易溶

正离子扫描二级质谱图

$[M+H]^+$ CID:10V

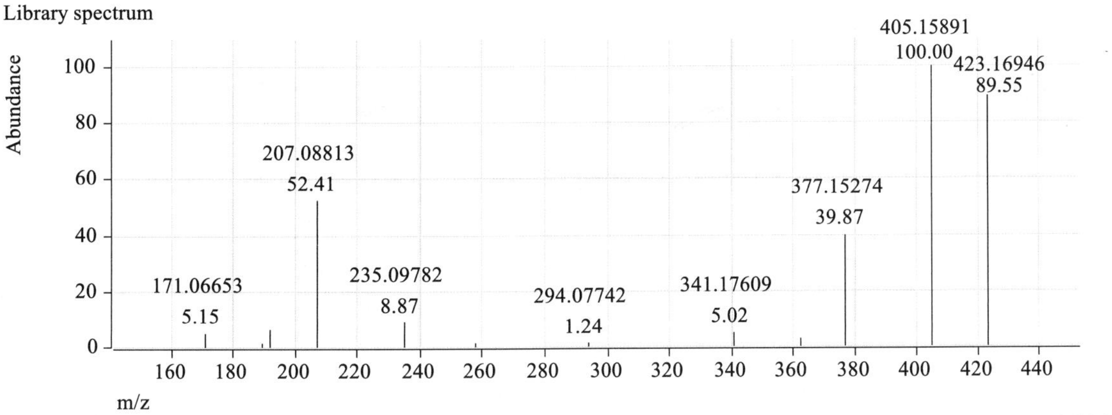

Library spectrum

Abundance; m/z

405.15891 100.00; 423.16946 89.55; 207.08813 52.41; 377.15274 39.87; 235.09782 8.87; 171.06653 5.15; 341.17609 5.02; 294.07742 1.24

$[M+H]^+$ CID:20V

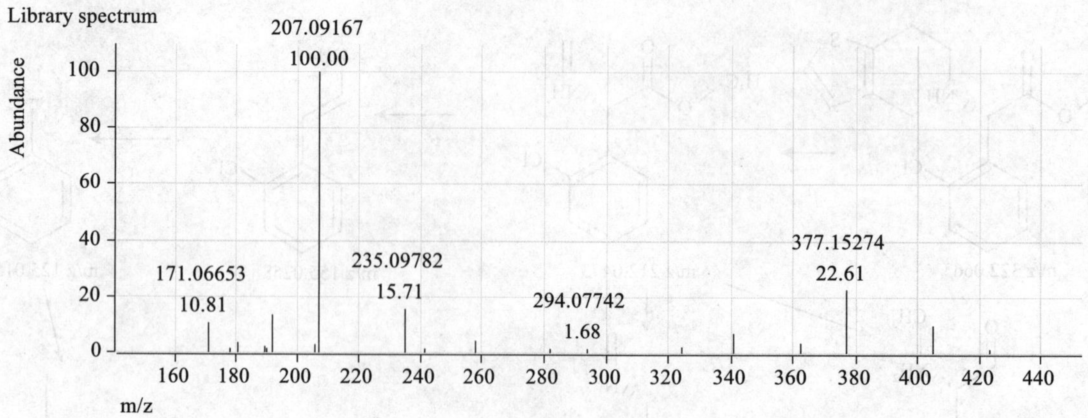

$[M+H]^+$ CID:40V

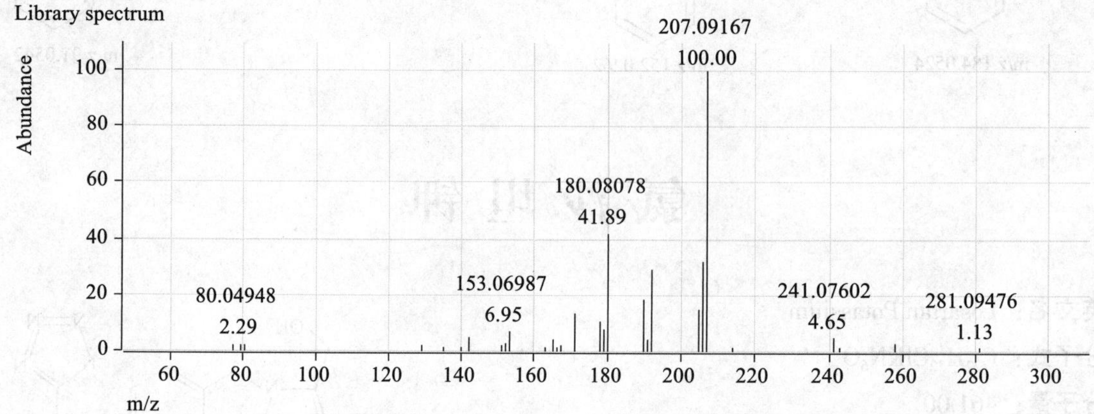

正离子扫描裂解途径解析

m/z 423.1695

m/z 405.1589

m/z 377.1528

m/z 235.0978

m/z 207.0917

负离子扫描二级质谱图

[M–H]⁻ CID:10V

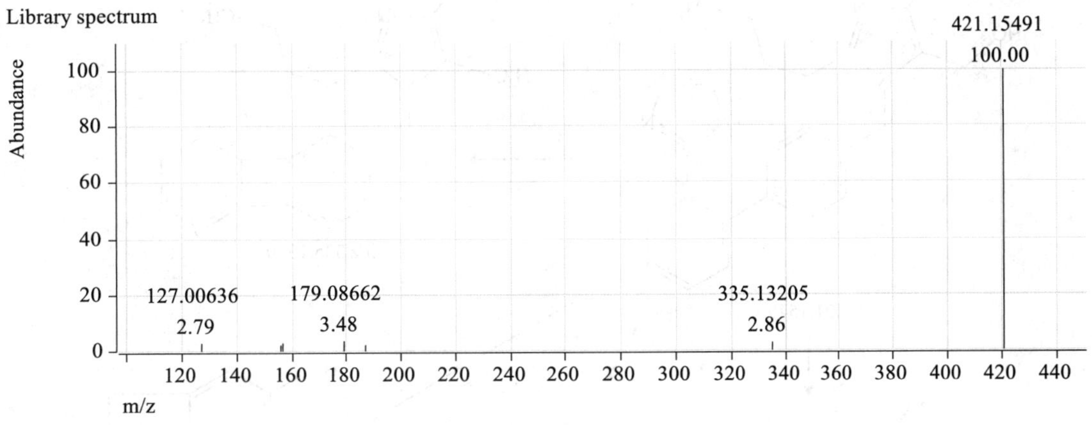

[M–H]⁻ CID:20V

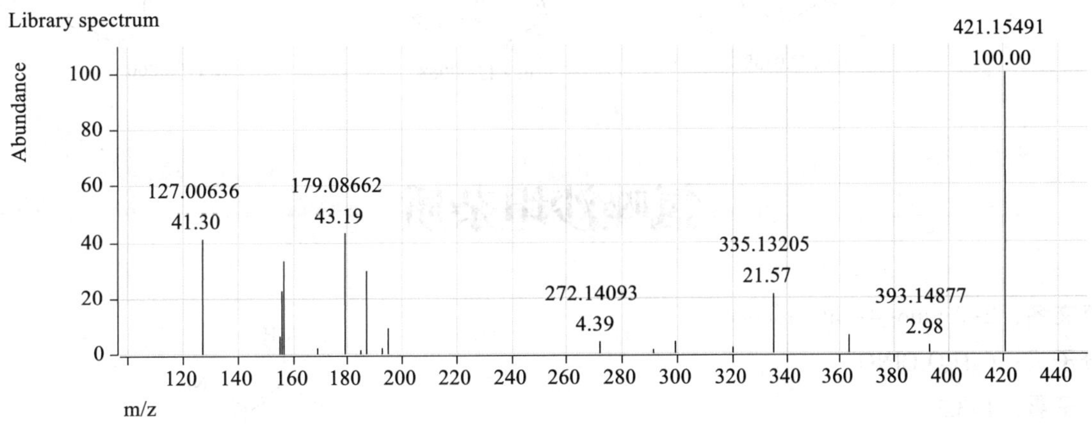

[M–H]⁻ CID:40V

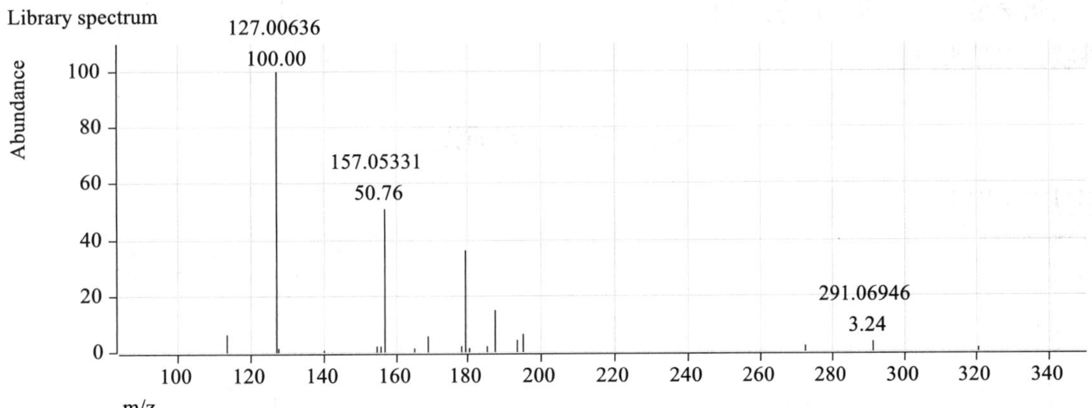

负离子扫描裂解途径解析

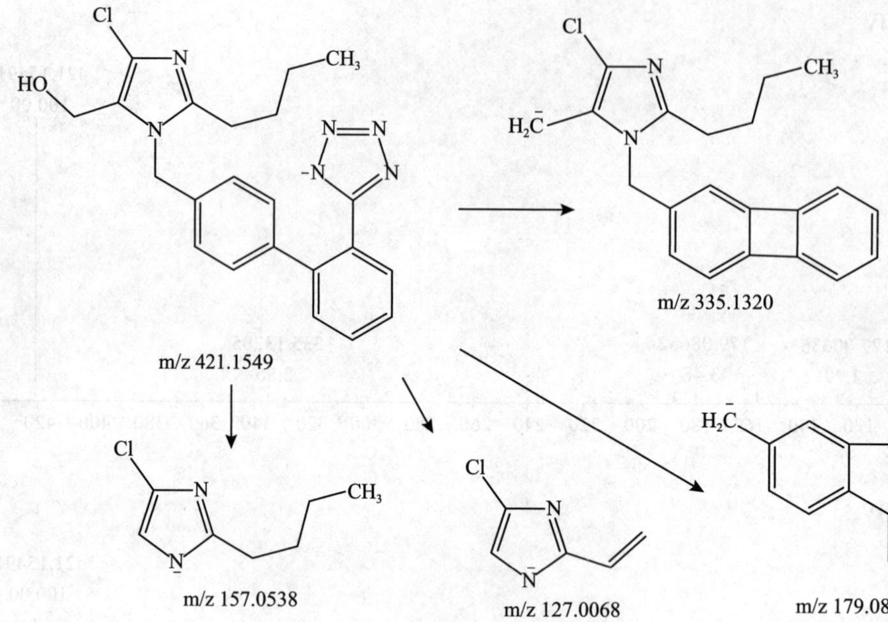

m/z 421.1549

m/z 335.1320

m/z 157.0538

m/z 127.0068

m/z 179.0866

氯唑沙坦杂质

英文名：2-Amino-4-chlorophenol

分子式：$C_6H_6O_3ClNO$

分子量：143.57

CAS 编号：95-85-2

中文化学名：2- 氨基 -4- 氯苯酚

性状：本品为白色结晶

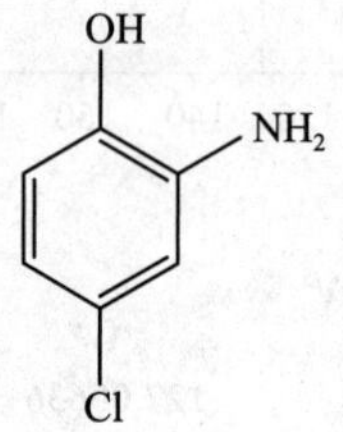

正离子扫描二级质谱图

$[M+H]^+$ CID:10V

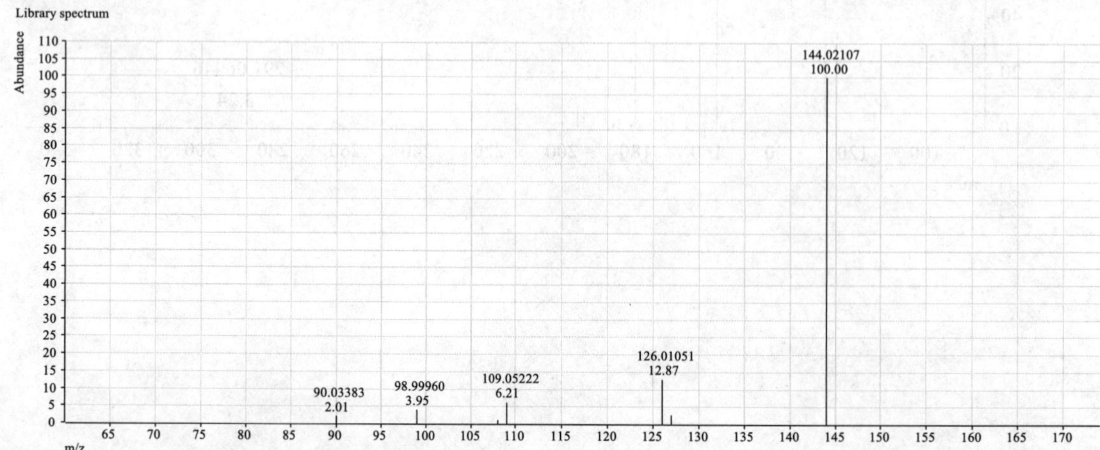

$[M+H]^+$ CID:20V

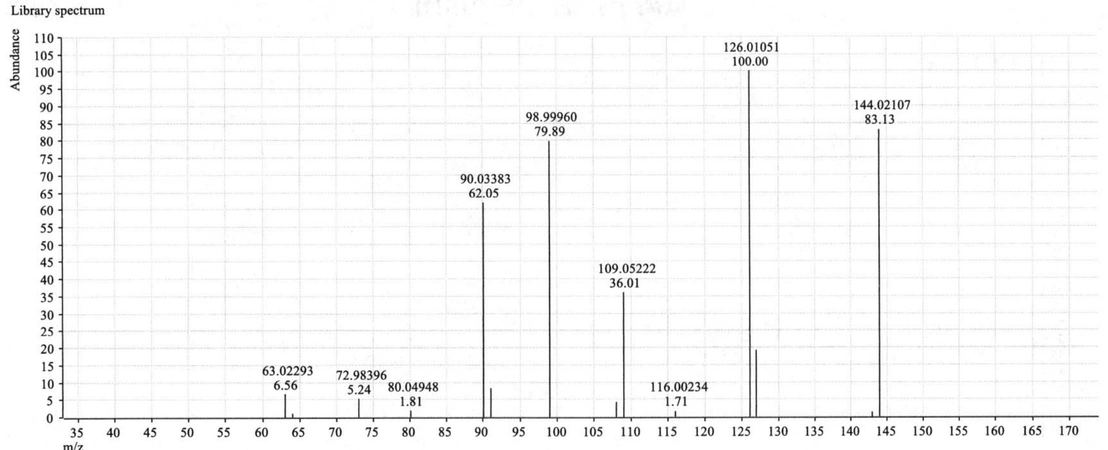

$[M+H]^+$ CID:40V

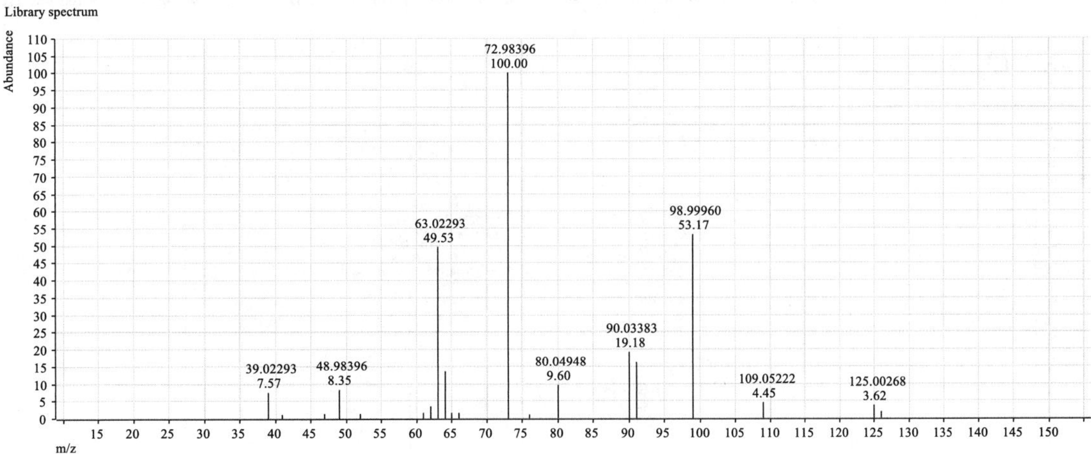

正离子扫描裂解途径解析

+H
HO
NH$_3^+$
m/z 109.0522
Cl
HO
NH$_2$
m/z 144.0211
Cl
NH$_2$
m/z 126.0105
NH$_2$
m/z 90.0338
Cl
m/z 98.9996
Cl
m/z 72.9840

负离子扫描二级质谱图

[M−H]⁻ CID:10V

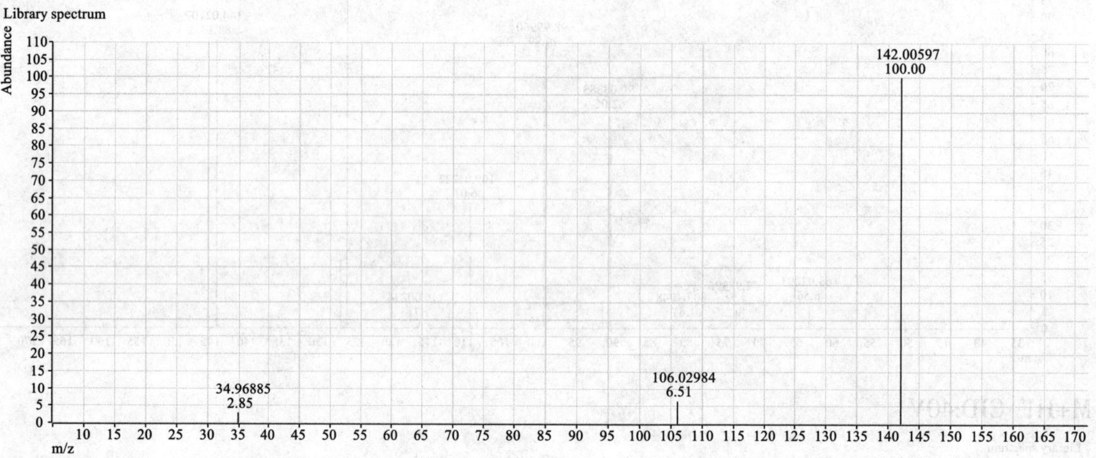

[M−H]⁻ CID:20V

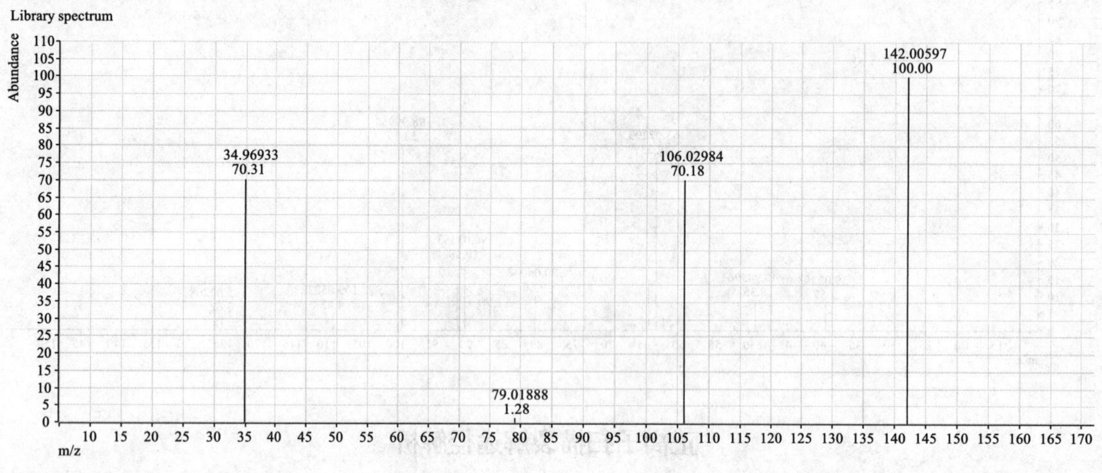

[M−H]⁻ CID:40V

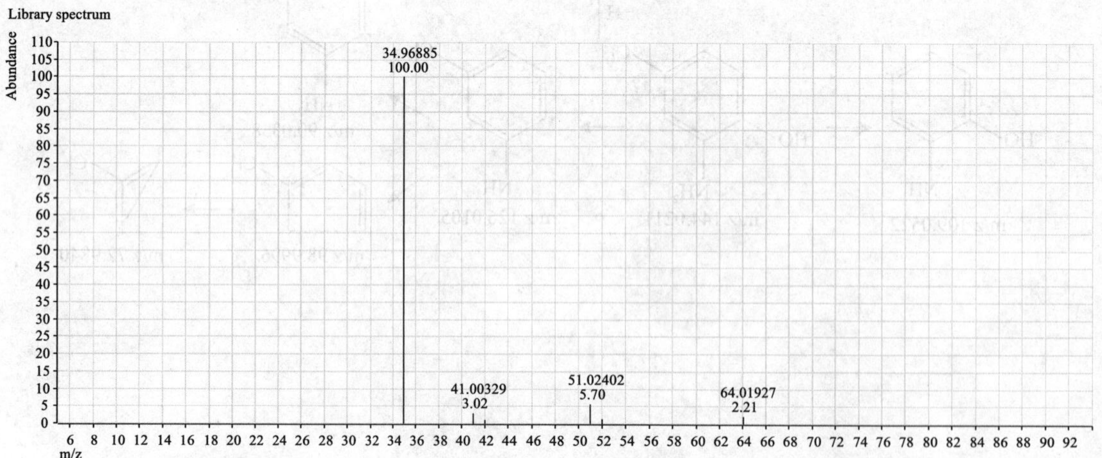

负离子扫描裂解途径解析

^{-}Cl m/z 34.9694 ← m/z 142.0065 → m/z 106.0298 → m/z 79.0189

氯 唑 沙 宗

英文名： Chlorzoxazone

分子式： $C_7H_4ClNO_2$

分子量： 169.57

CAS 编号： 95-25-0

中文化学名： 5- 氯 -2- 苯并噁唑酮

英文化学名： 5-Chloro-2-benzoxazolone

性状： 本品为白色结晶性粉末

溶解性： 本品在水中微溶

负离子扫描二级质谱图

[M-H]⁻ CID:10V

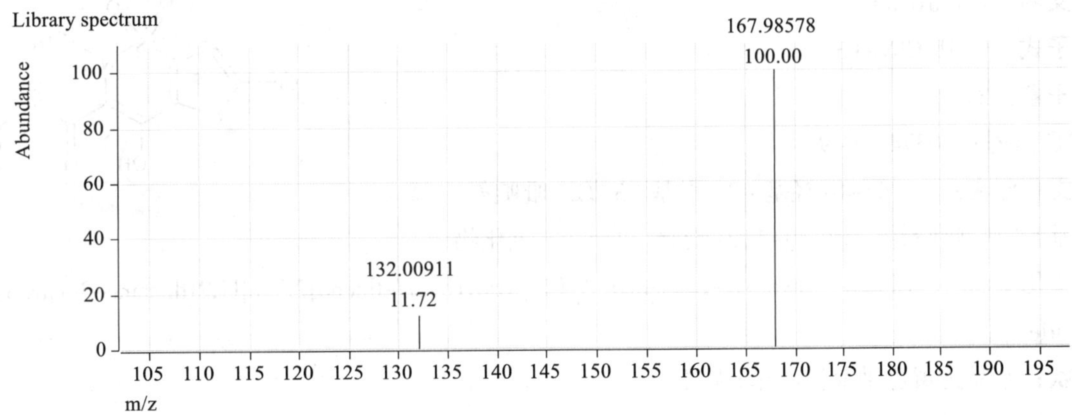

[M-H]⁻ CID:20V

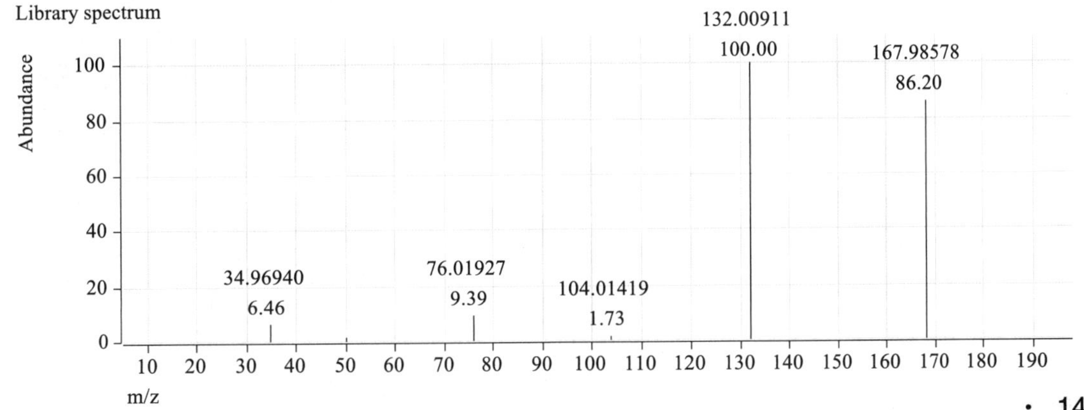

[M-H]⁻ CID:40V

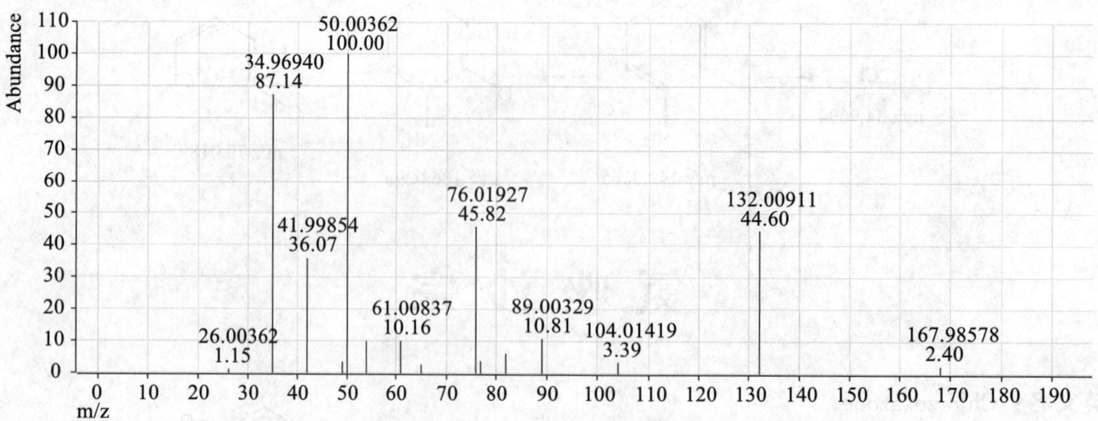

负离子扫描裂解途径解析

Cl⁻ m/z 34.9694 ← m/z 167.9858 → m/z 132.0091 → m/z 76.0193

氯 诺 昔 康

英文名： Lornoxicam

分子式： $C_{13}H_{10}ClN_3O_4S_2$

分子量： 371.82

CAS 编号： 70374-39-9

中文化学名： 6-氯-4-羟基-2-甲基-3-(2-吡啶氨基甲酰基)-2*H*-噻吩并[2,3-*e*]-1,2-噻嗪-1,1-二氧化物

英文化学名： 6-Chloro-4-hydroxy-2-methyl-*N*-(2-pyridyl)-2*H*-thieno[2,3-*e*][1,2]thiazine-3-carboxamide 1,1-dioxide

性状： 本品为黄色结晶性粉末；无臭

溶解性： 本品在三氯甲烷、0.1mol/L 氢氧化钠溶液中微溶，在无水乙醇或丙酮中极微溶，在甲醇或水中几乎不溶

正离子扫描二级质谱图

[M+H]$^+$ CID:10V

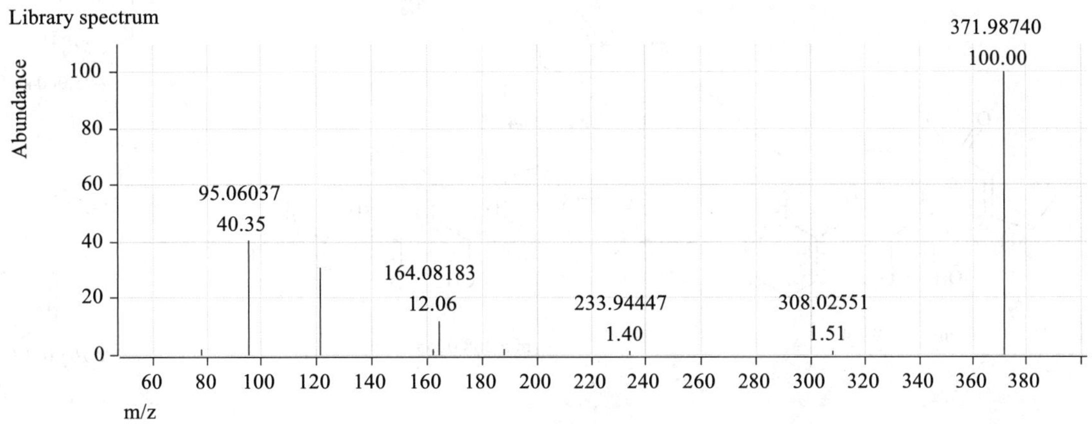

[M+H]$^+$ CID:20V

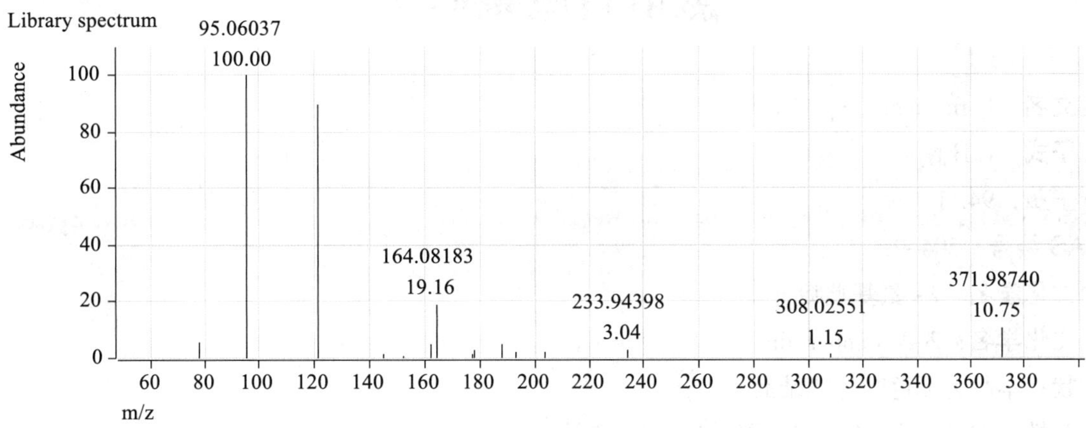

[M+H]$^+$ CID:40V

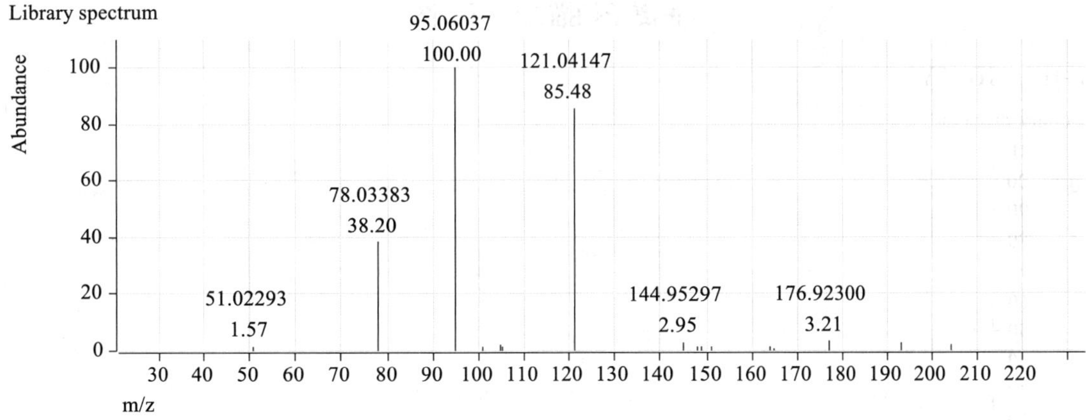

正离子扫描裂解途径解析

m/z 371.9874

m/z 233.9445

m/z 308.0255

m/z 95.0604

m/z 164.0818

氯诺昔康杂质 I

英文名： Lornoxicam Impurity Ⅰ

分子式： $C_5H_6N_2$

分子量： 94.11

CAS 编号： 504-29-0

中文化学名： 2- 氨基吡啶

英文化学名： 2-Aminopyridine

性状： 本品为无色叶片状结晶

溶解性： 本品在水、乙醇、苯、醚、热石油醚中溶解

正离子扫描二级质谱图

$[M+H]^+$ CID:10V

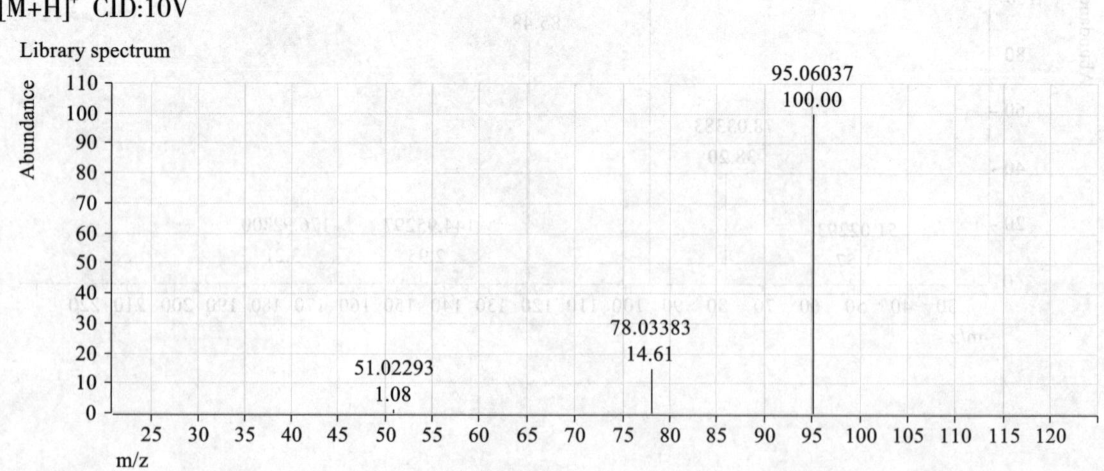

$[M+H]^+$ CID:20V

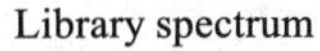

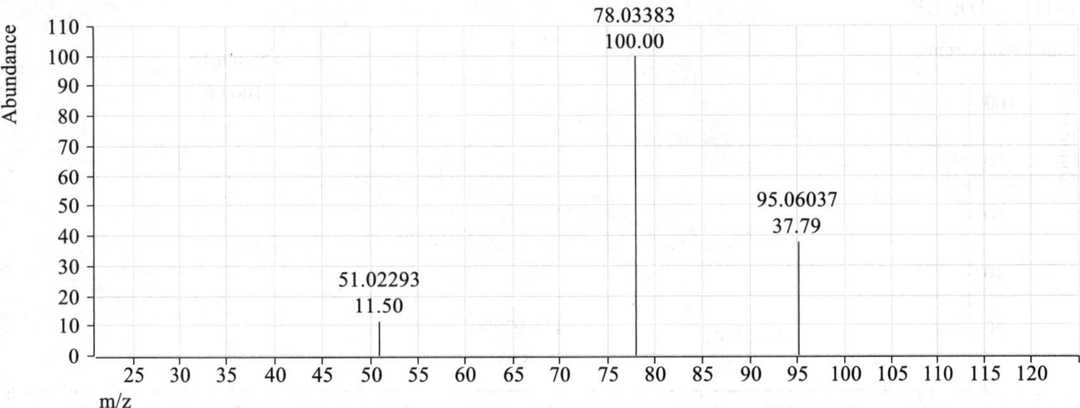

$[M+H]^+$ CID:40V

Library spectrum

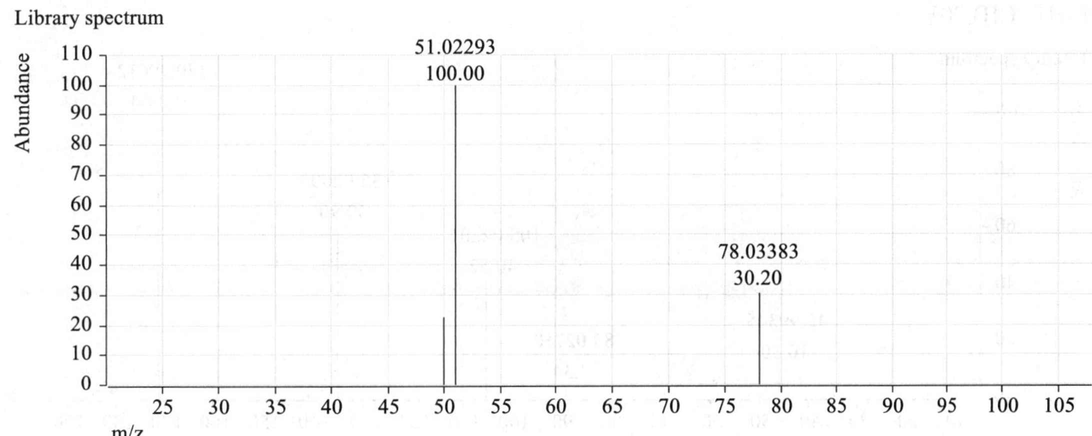

正离子扫描裂解途径解析

m/z 95.0604　　m/z 78.0338　　m/z 51.0229

氯硝柳胺杂质 A

英文名： Niclosamide Impurity A

分子式： $C_6H_5ClN_2O_2$

分子量： 172.57

CAS 编号： 121-87-9

中文化学名： 2- 氯 -4- 硝基苯胺

英文化学名： 2-Chloro-4-nitroaniline

性状： 本品为黄色粉末

O_2N　Cl　NH_2

负离子扫描二级质谱图

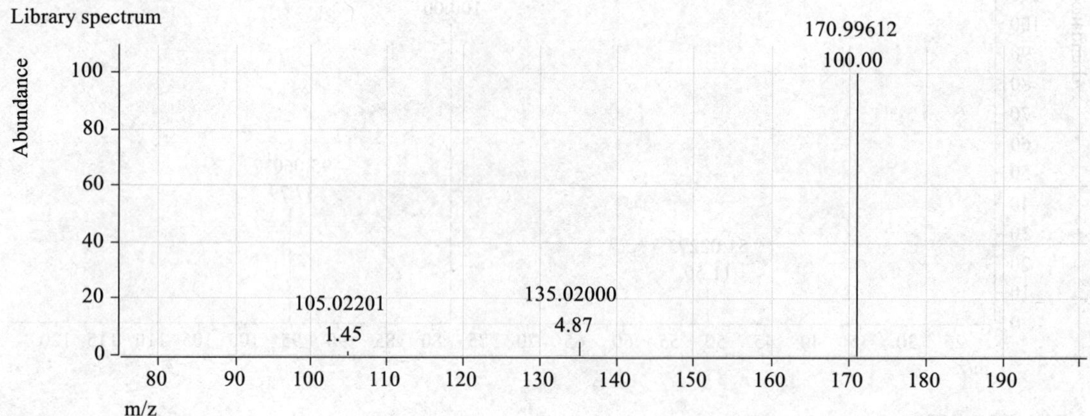

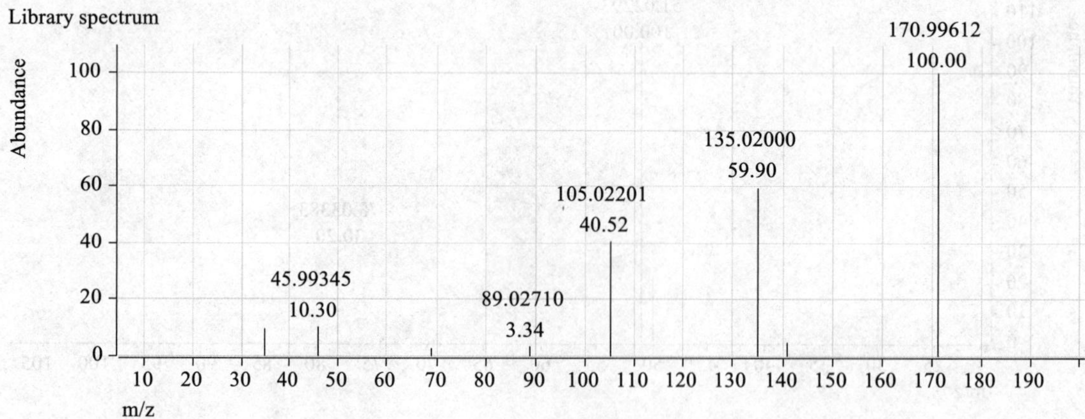

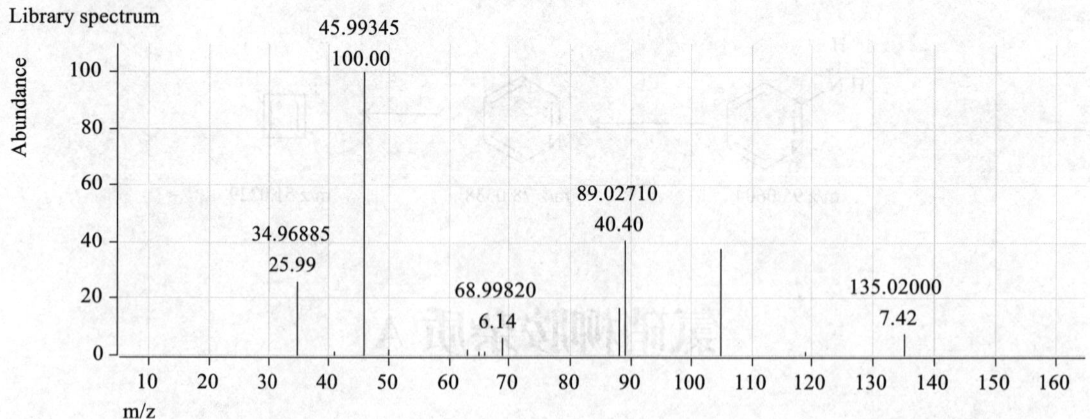

负离子扫描裂解途径解析

$^{-}NO_2$ ← O_2N–(Cl)–$\bar{N}H$ → O_2N–$\bar{N}H$ → $\bar{N}H$; ·O–$\bar{N}H$

m/z 45.9935 | m/z 170.9967 | m/z 135.0200 | m/z 89.0271 | m/z 105.0220

氯 氮 平

英文名：Clozapine

分子式：$C_{18}H_{19}ClN_4$

分子量：326.84

CAS 编号：5786-21-0

中文化学名：8-氯-11-(4-甲基-1-哌嗪基)-5*H*-二苯并[*b*,*e*][1,4]二氮杂䓬

英文化学名：8-Chloro-11-(4-methyl-1-piperazinyl)-5*H*-dibenzo[*b*,*e*][1,4]diazepine

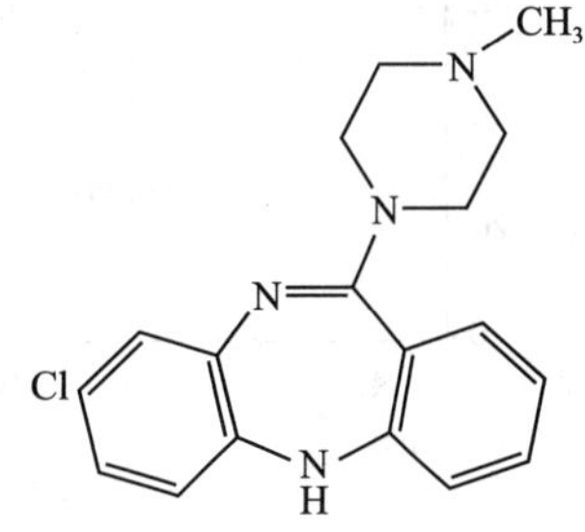

性状：本品为淡黄色结晶性粉末；无臭

溶解性：本品在三氯甲烷中易溶，在乙醇中溶解，在水中几乎不溶

正离子扫描二级质谱图

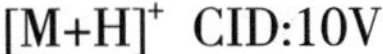
[M+H]+ CID:10V

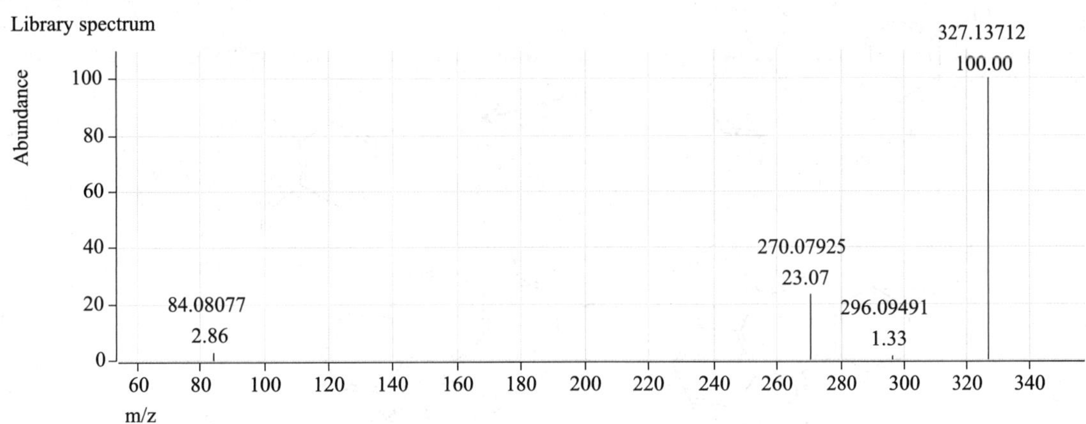

[M+H]+ CID:20V

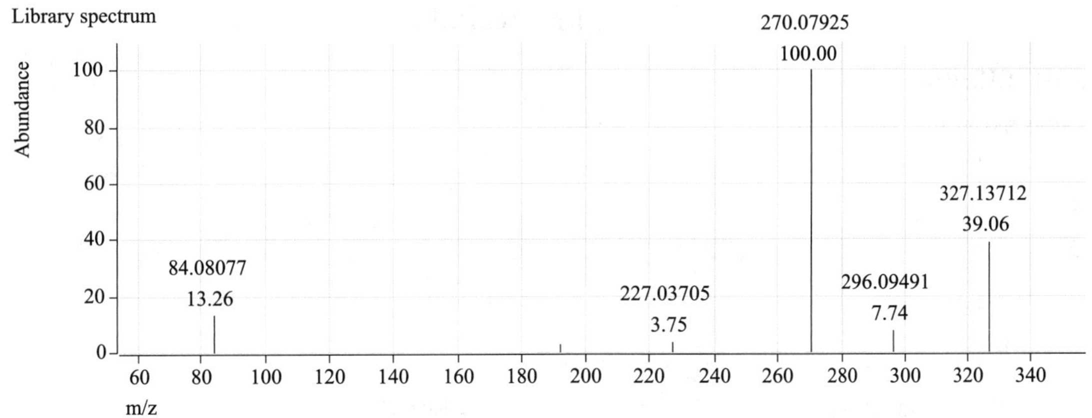

$[M+H]^+$ CID:40V

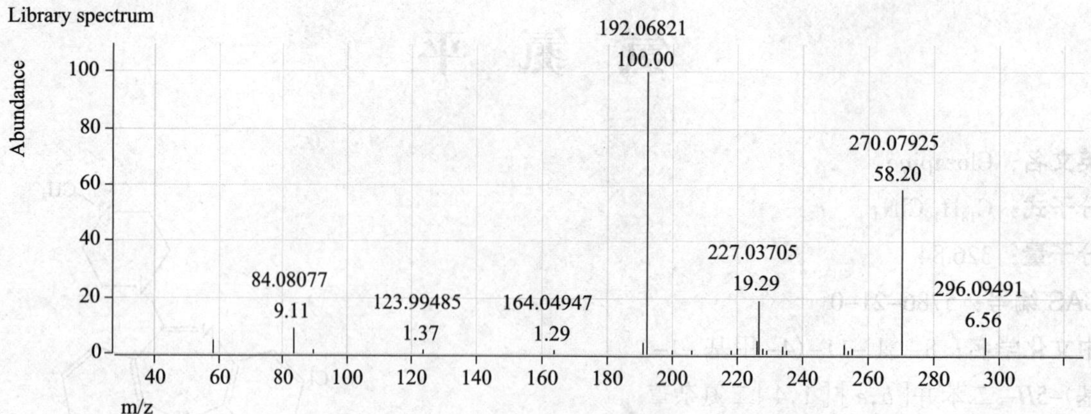

正离子扫描裂解途径解析

m/z 327.1371

m/z 296.0949

m/z 227.0371

m/z 270.0793

m/z 192.0682

负离子扫描二级质谱图

$[M-H]^-$ CID:10V

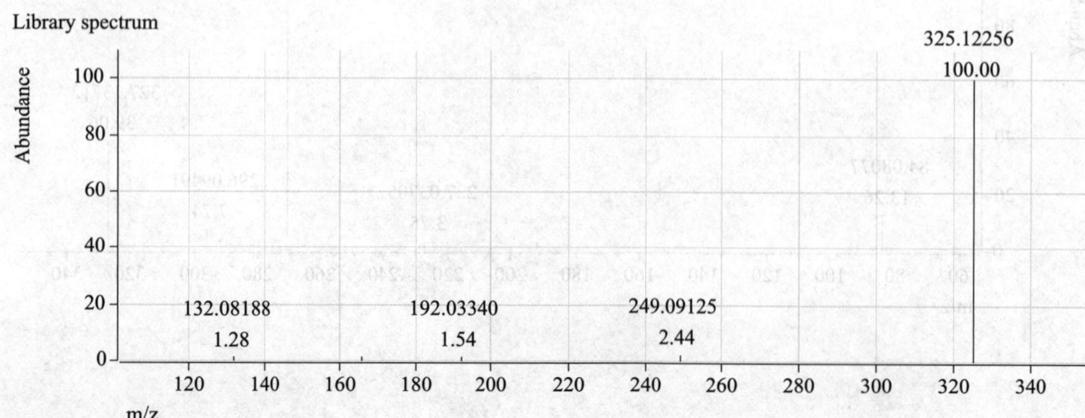

[M−H]⁻ CID:20V

Library spectrum
Abundance
m/z
325.12256
100.00
249.09125
31.38
166.01775
17.96
219.04430
4.60
34.96940
1.08

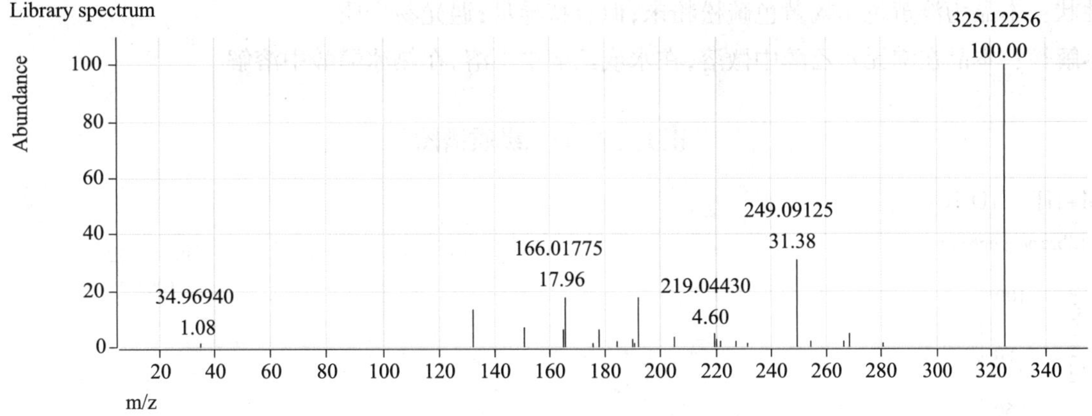

[M−H]⁻ CID:40V

Library spectrum
Abundance
m/z
249.09125
100.00
178.01775
60.82
132.08188
10.38
227.03815
5.86
34.96940
8.46
77.03967
1.84

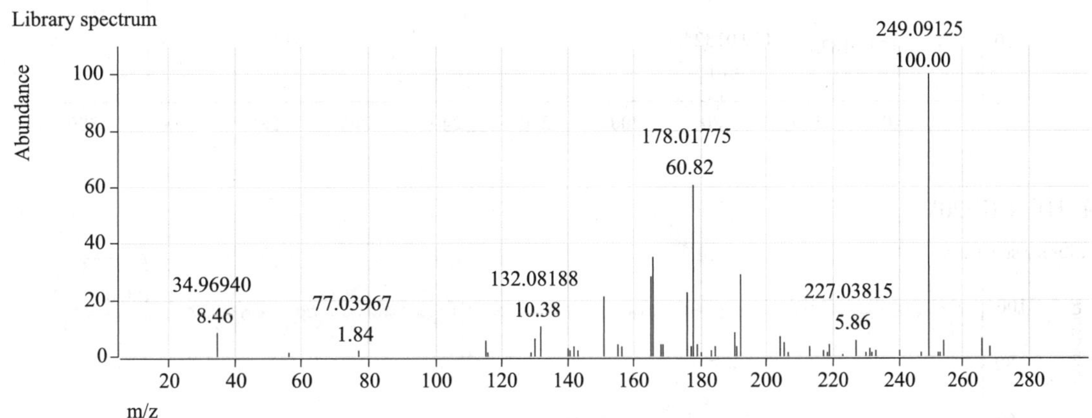

负离子扫描裂解途径解析

m/z 325.1225
m/z 249.0912
m/z 178.0177
m/z 166.0177

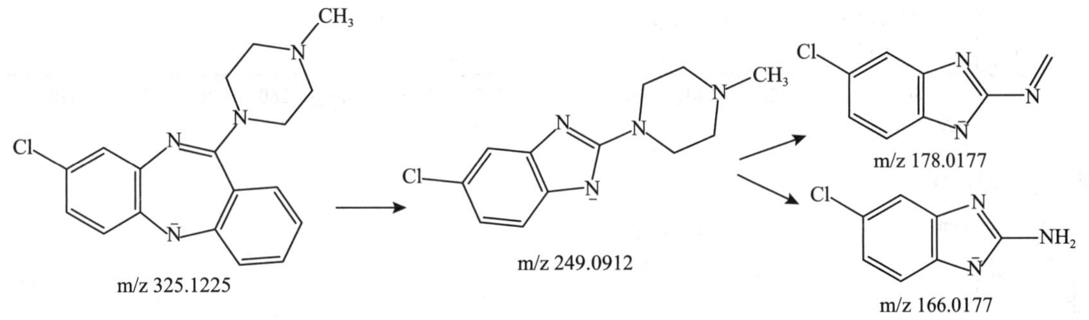

氯碘羟喹

英文名： Clioquinol

分子式： C_9H_5ClINO

分子量： 305.50

CAS 编号： 130-26-7

中文化学名： 5-氯-7-碘-8-羟基喹啉

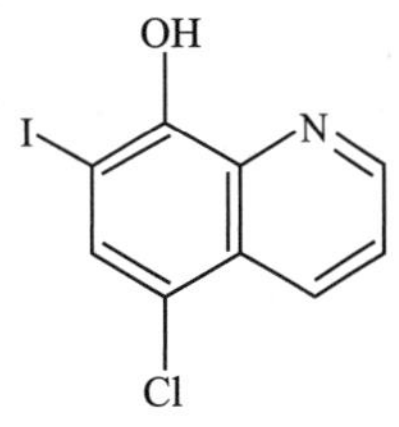

英文化学名：5-Chloro-7-iodo-8-quinolinol

性状：本品为淡黄色至褐黄色疏松粉末；似有特异臭；遇光易变质

溶解性：本品在沸无水乙醇中微溶，在水或乙醇中不溶，在热冰醋酸中溶解

正离子扫描二级质谱图

$[M+H]^+$ CID:10V

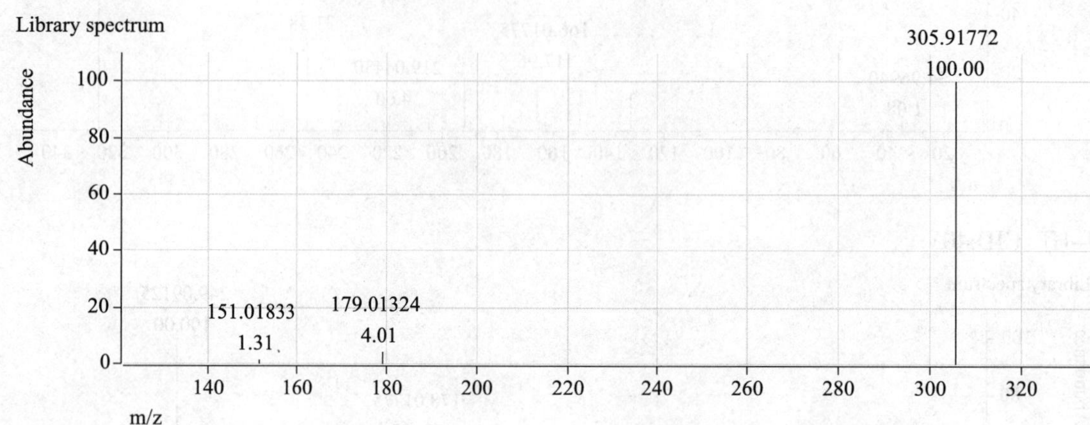

$[M+H]^+$ CID:20V

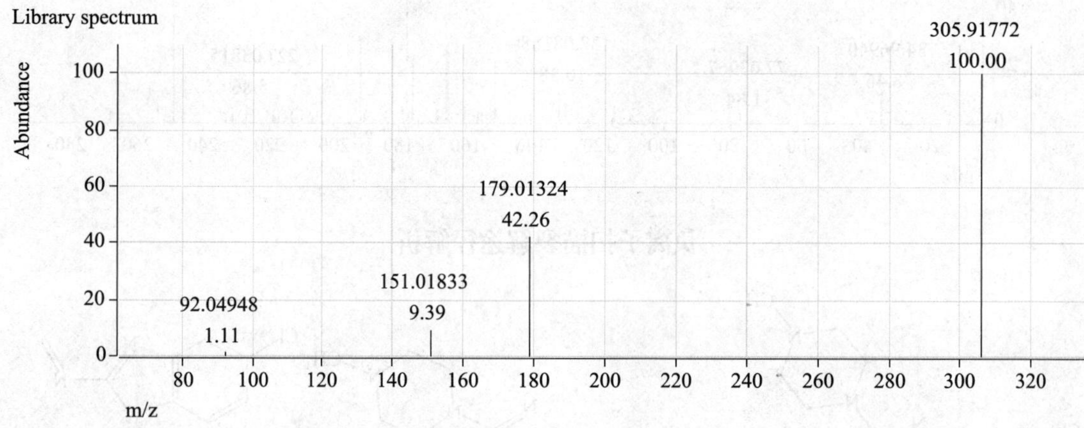

$[M+H]^+$ CID:40V

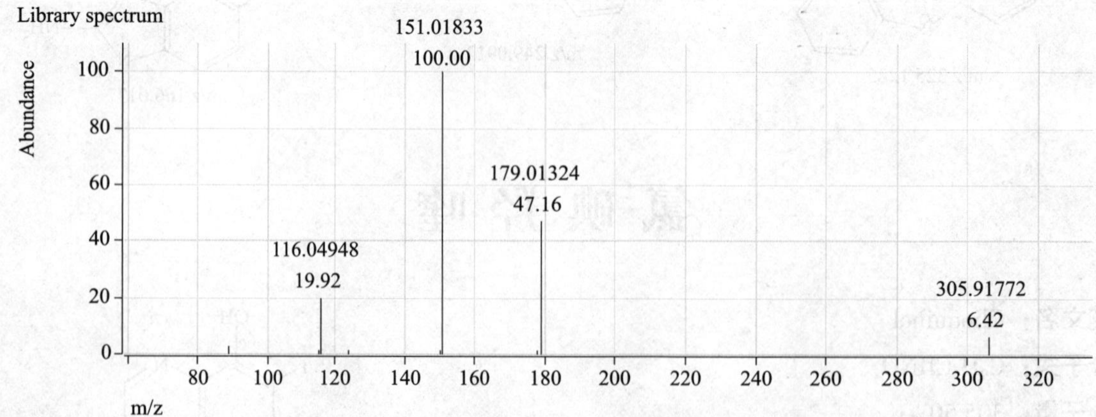

正离子扫描裂解途径解析

Cl, I, OH, $\overset{+}{N}$H — m/z 305.9177 → Cl, OH, $\overset{+}{N}$H — m/z 179.0132 → Cl, $\overset{+}{N}$H — m/z 151.0183

负离子扫描二级质谱图

$[M-H]^-$ CID:10V

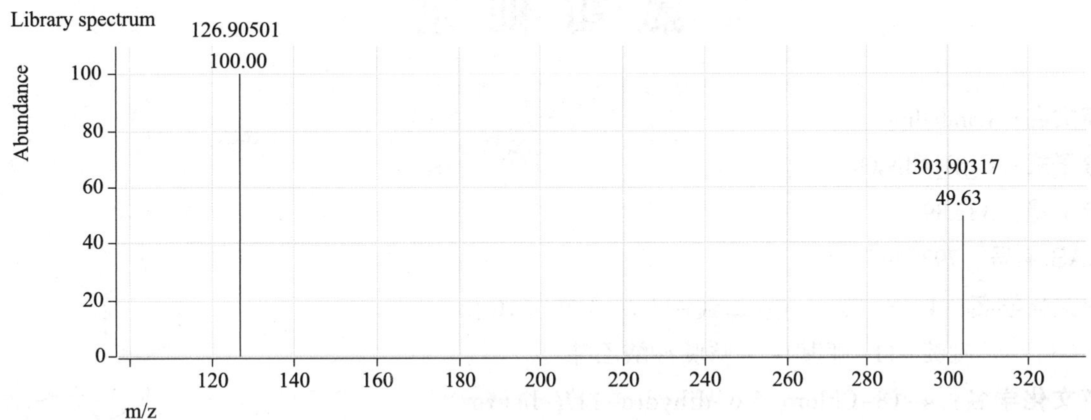

$[M-H]^-$ CID:20V

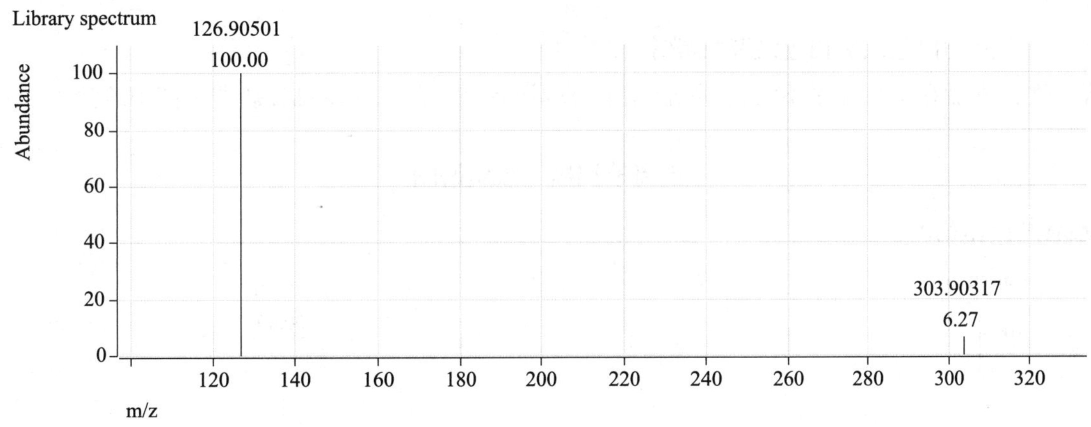

$[M-H]^-$ CID:40V

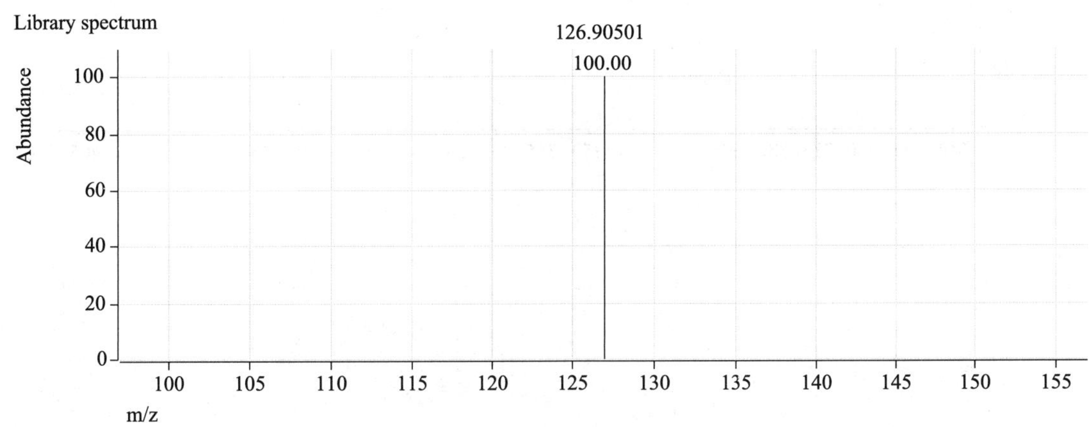

负离子扫描裂解途径解析

氯 雷 他 定

英文名： Loratadine

分子式： $C_{22}H_{23}ClN_2O_2$

分子量： 382.89

CAS 编号： 79794-75-5

中文化学名： 4-(8-氯-5,6-二氢-11*H*-苯并[5,6]环庚并[1,2-*b*]吡啶-11-亚基)-1-哌啶羧酸乙酯

英文化学名： 4-(8-Chloro-5,6-dihydro-11*H*-benzo[5,6]cyclohepta[1,2-*b*]pyridin-11-ylidene)-1-piperidinecarboxylic acid ethyl ester

性状： 本品为白色或类白色结晶性粉末

溶解性： 本品在水中几乎不溶，在丙酮、乙醇或甲醇中易溶，在 0.1mol/L 盐酸溶液中略溶

正离子扫描二级质谱图

$[M+H]^+$ CID:10V

$[M+H]^+$ CID:20V

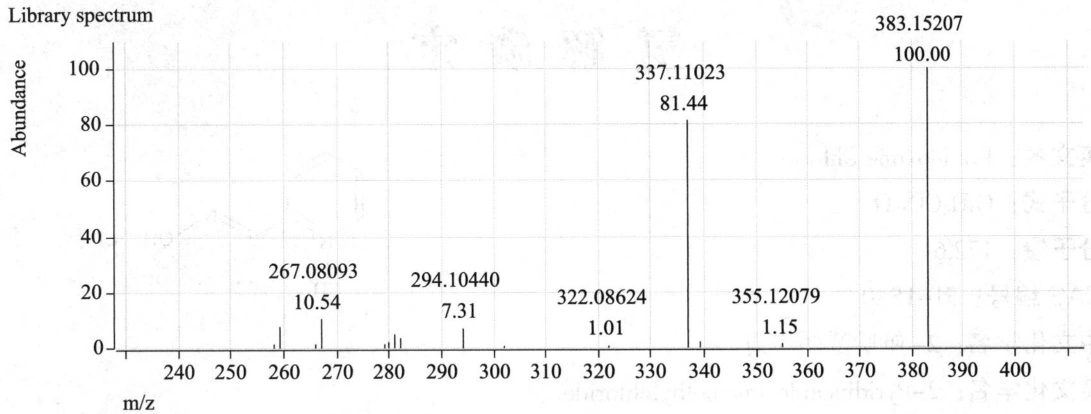

$[M+H]^+$ CID:40V

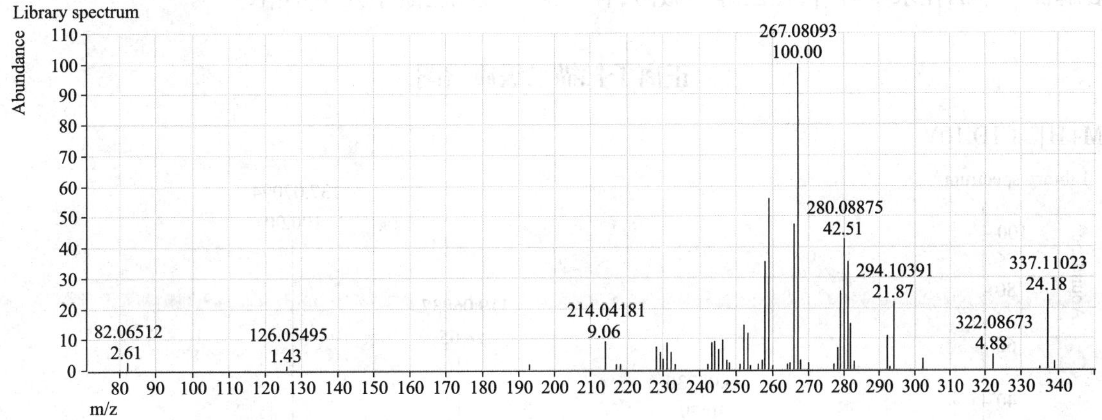

正离子扫描裂解途径解析

m/z 383.1521

m/z 355.1208

m/z 337.1102

m/z 267.0815

m/z 280.0888

氯 解 磷 定

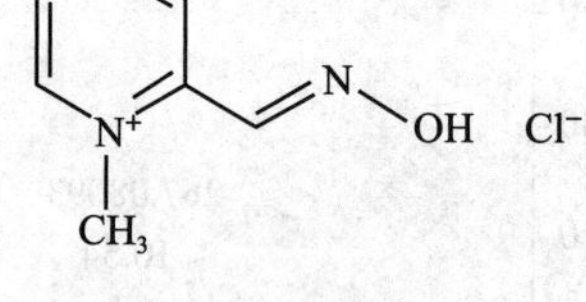

英文名： Pralidoxime Chloride

分子式： $C_7H_9ClN_2O$

分子量： 172.61

CAS 编号： 51-15-0

中文化学名： 2- 吡啶醛肟甲氯

英文化学名： 2-Pyridinealdoximemethylchloride

性状： 本品为微黄色结晶或结晶性粉末

溶解性： 本品在水中易溶，在乙醇中微溶，在三氯甲烷或乙醚中几乎不溶

正离子扫描二级质谱图

[M+H]$^+$ CID:10V

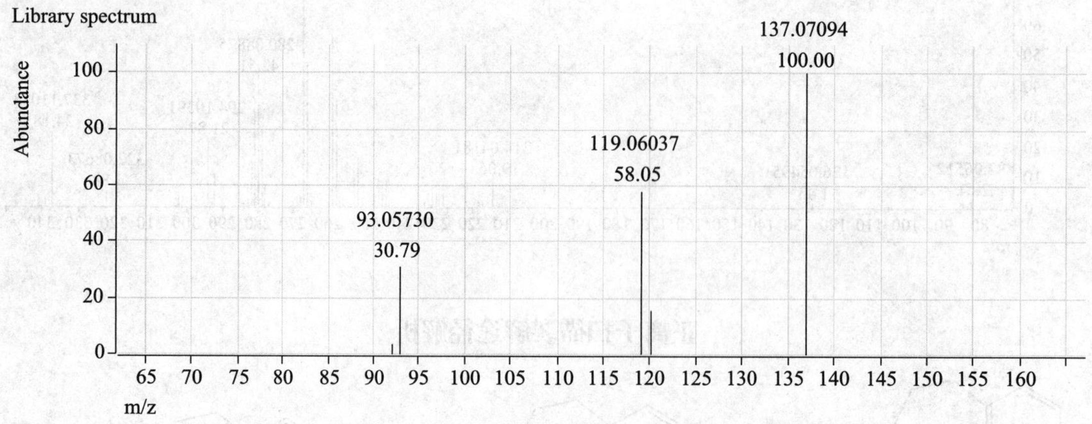

[M+H]$^+$ CID:20V

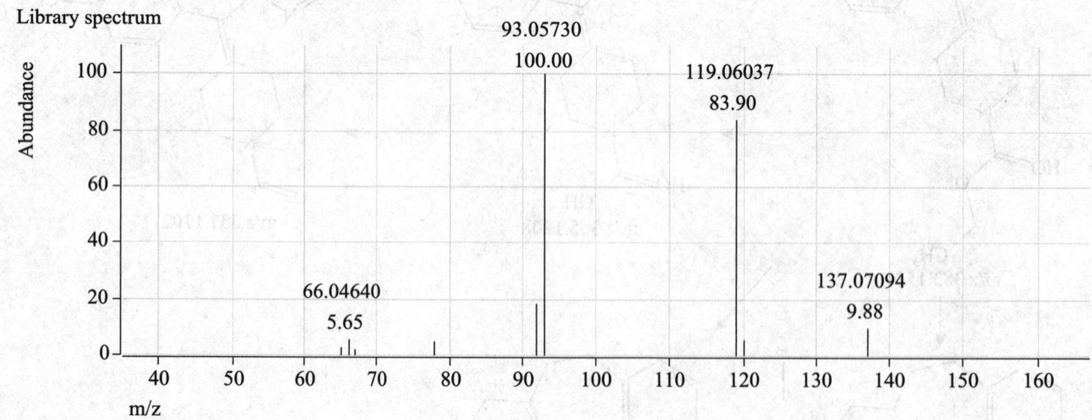

$[M+H]^+$ CID:40V

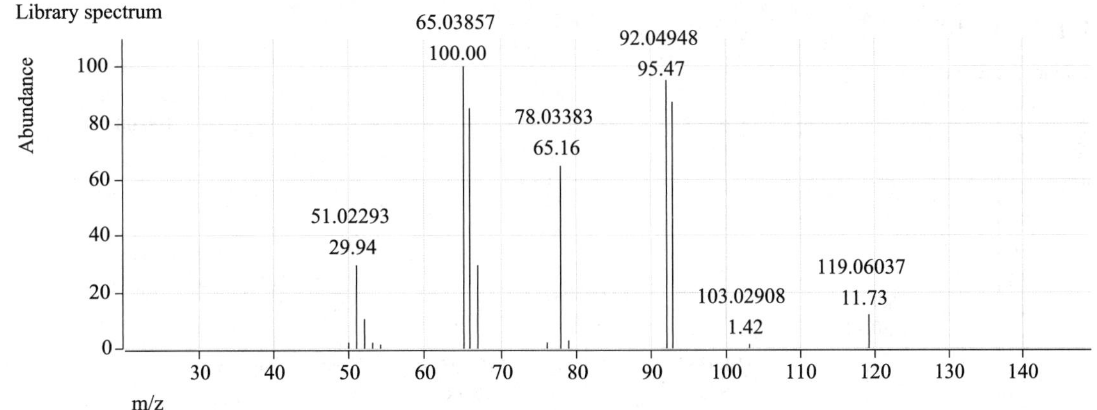

正离子扫描裂解途径解析

m/z 119.0604

m/z 65.0386　　m/z 137.0709

m/z 93.0573　　m/z 78.0338

氯膦酸二钠

英文名： Clodronate Disodium

分子式： $CH_2Cl_2Na_2O_6P_2 \cdot 4H_2O$

分子量： 360.92

CAS 编号： 88416-50-6

中文化学名： 二氯亚甲基二膦酸二钠四水合物

英文化学名： Disodium (dichloromethylene) diphosphonate tetrahydrate

性状： 本品为白色结晶或结晶性粉末；无臭

溶解性： 本品在甲醇、三氯甲烷或乙醚中几乎不溶；在水、氢氧化钠试液中易溶

负离子扫描二级质谱图

[M−H]$^-$ CID:10V

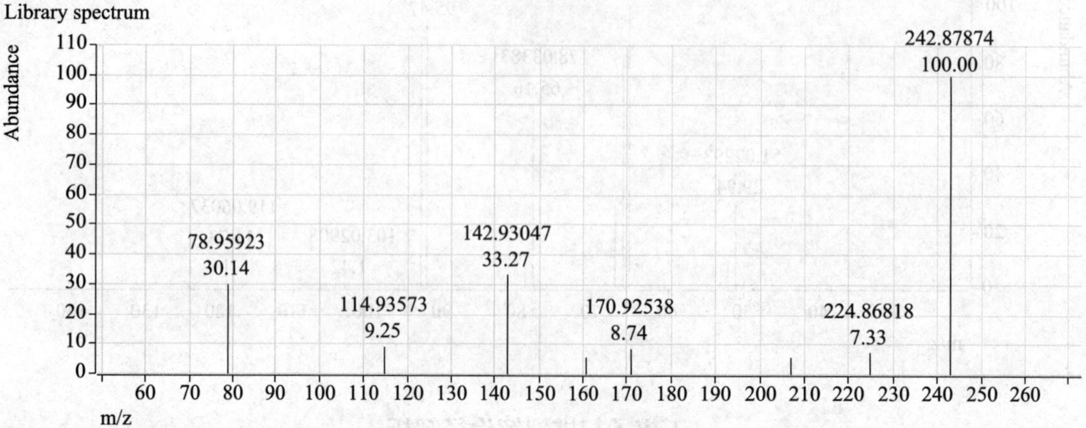

[M−H]$^-$ CID:20V

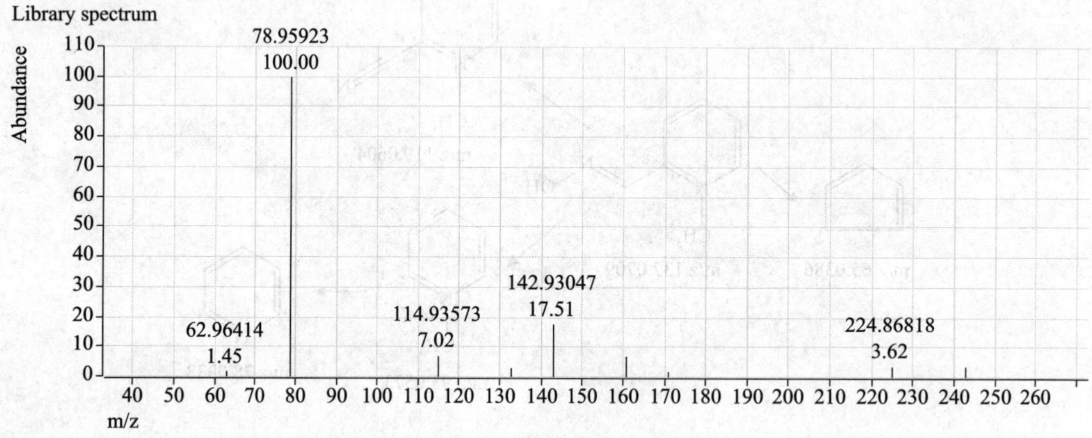

[M−H]$^-$ CID:40V

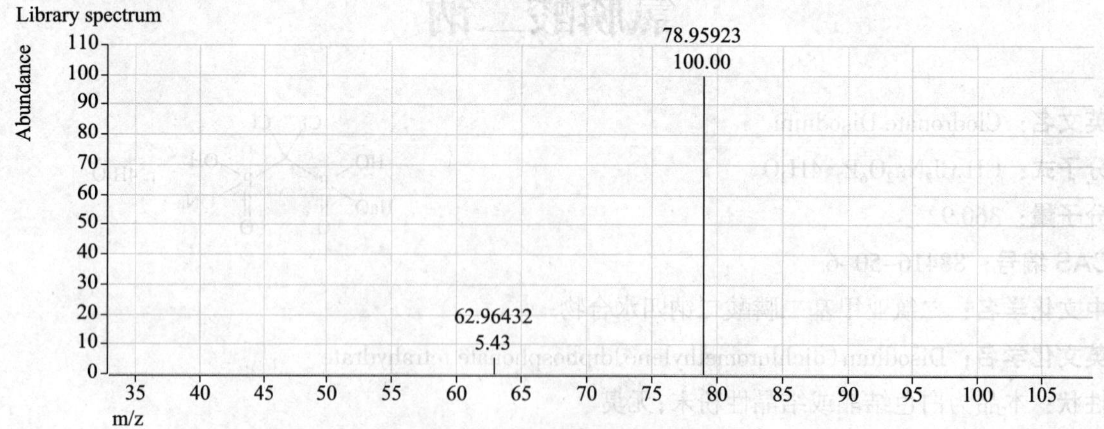

负离子扫描裂解途径解析

m/z 242.8787 ⟶ m/z 224.8681 ⟶ PO_3^- m/z 78.9590

奥扎格雷

英文名： Ozagrel

分子式： $C_{13}H_{12}N_2O_2$

分子量： 228.25

CAS 编号： 82571-53-7

中文化学名：（*E*）-3-（咪唑基 -1- 甲基）肉桂酸

英文化学名： 3-[4-（1*H*-Imidazol-1-ylmethyl）phenyl]-2*E*-propenoicacid

性状： 本品为白色或类白色结晶性粉末

溶解性： 本品在甲醇中微溶，在水中极微溶，在三氯甲烷中几乎不溶，在氢氧化钠试液中溶解

正离子扫描二级质谱图

$[M+H]^+$ CID:10V

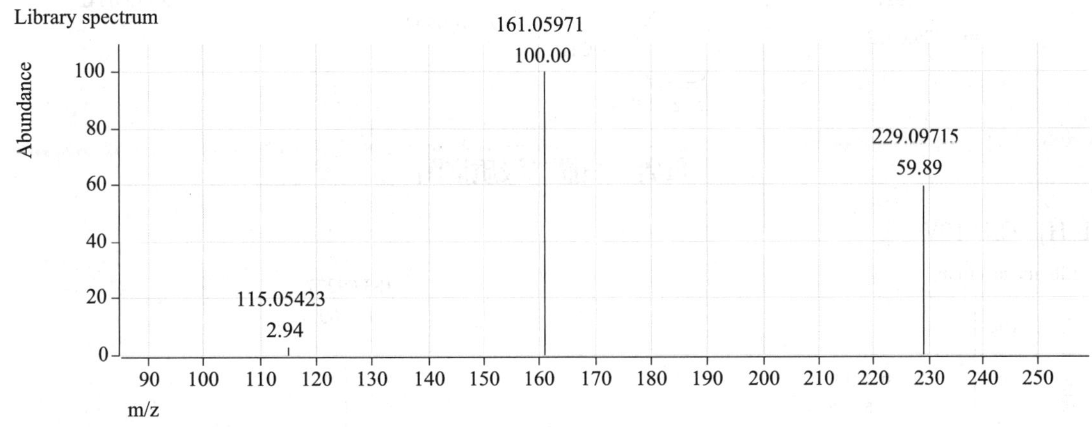

$[M+H]^+$ CID:20V

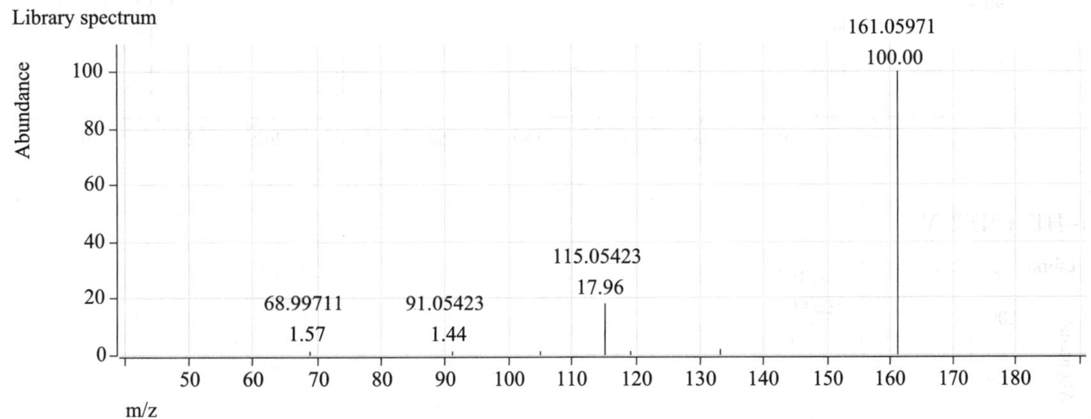

$[M+H]^+$ CID:40V

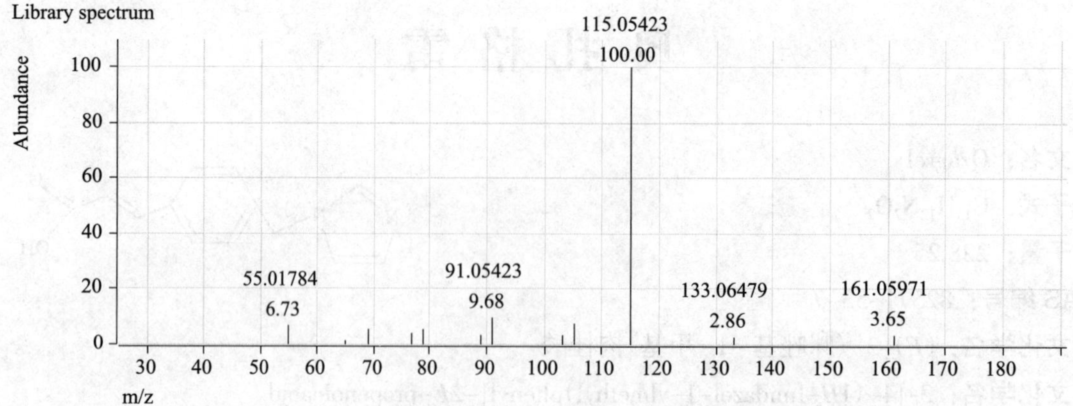

正离子扫描裂解途径解析

m/z 229.0972 → m/z 161.0597 → m/z 115.0542

m/z 229.0972 → m/z 91.0542

负离子扫描二级质谱图

$[M-H]^-$ CID:10V

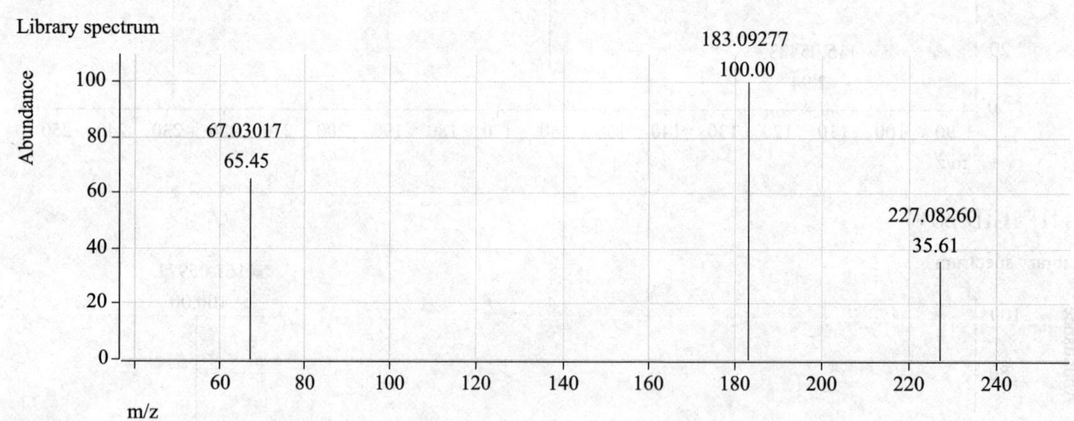

$[M-H]^-$ CID:20V

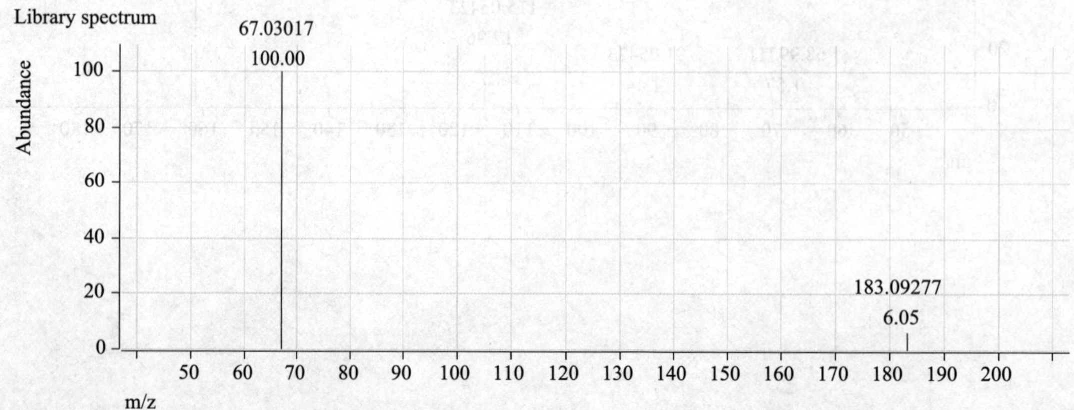

[M−H]⁻ CID:40V

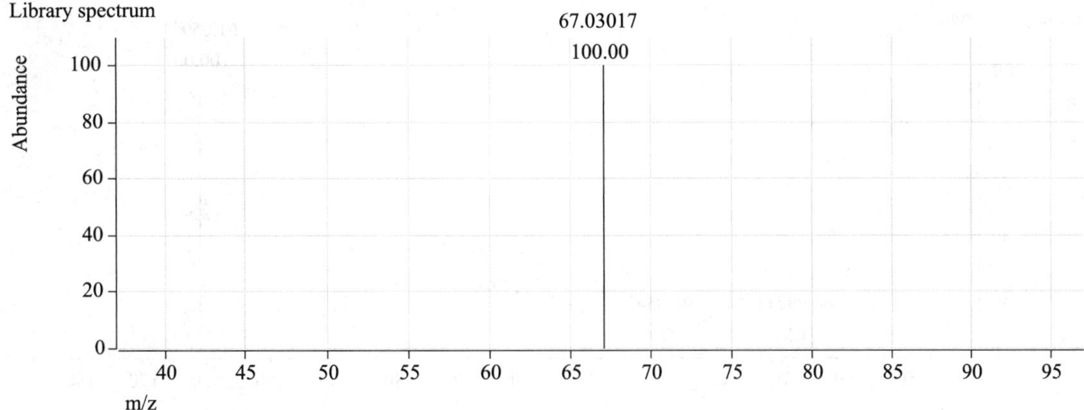

负离子扫描裂解途径解析

m/z 183.0928

m/z 227.0826

m/z 67.0302

奥扎格雷钠

英文名： Ozagrel Sodium

分子式： $C_{13}H_{11}N_2NaO_2$

分子量： 250.25

CAS 编号： 130952-46-4

中文化学名：（*E*）-3-（咪唑基 -1- 甲基）肉桂酸钠

英文化学名：（*E*）-3-[4-（1*H*-Imidazol-1-ylmethyl）phenyl]-2-popenoic acid sodium salt

性状： 本品为白色或类白色结晶性粉末；无臭

溶解性： 本品在水中溶解，在乙醇或丙酮中微溶

正离子扫描二级质谱图

$[M+H]^+$ CID:10V

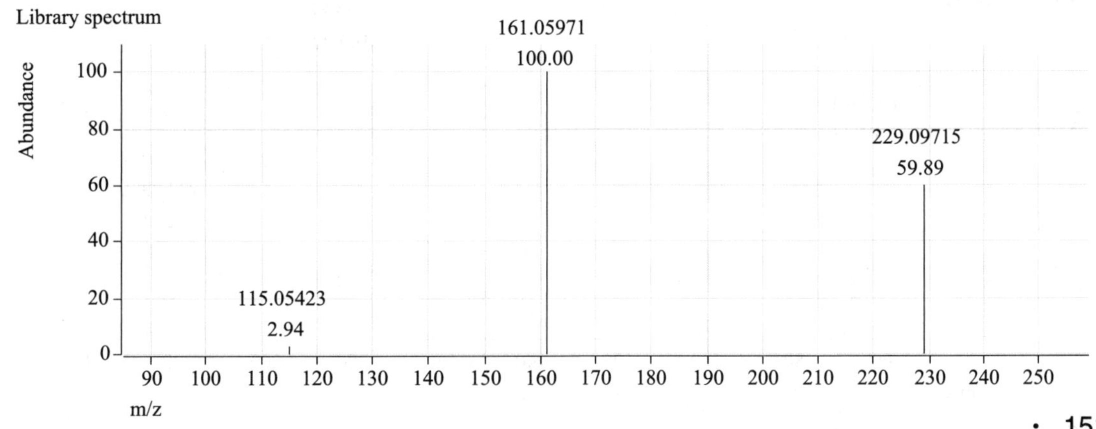

$[M+H]^+$ CID:20V

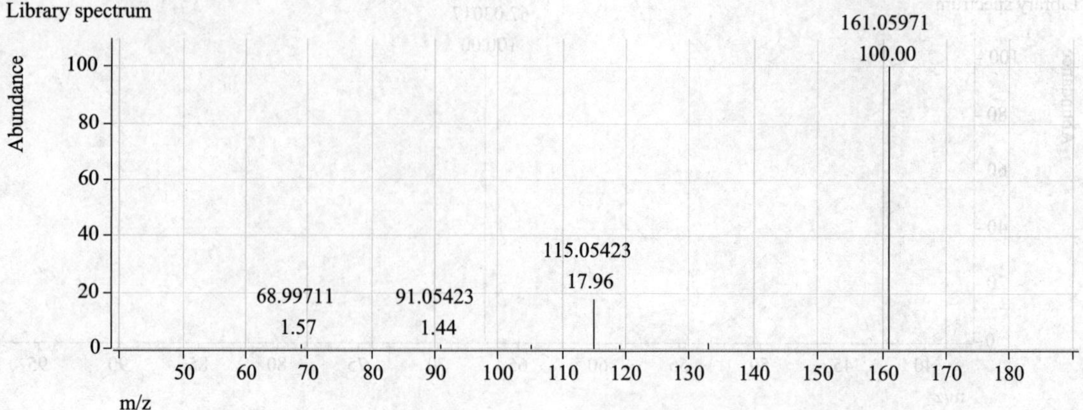

$[M+H]^+$ CID:40V

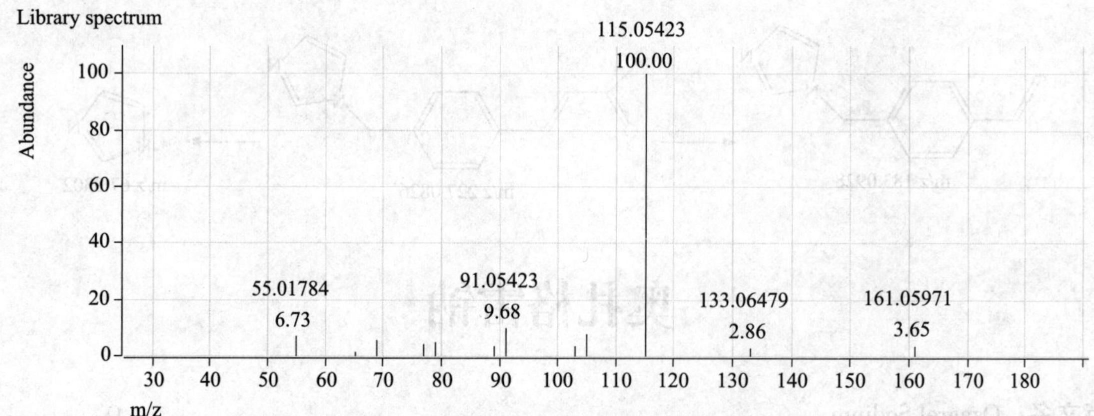

正离子扫描裂解途径解析

m/z 229.0972 → m/z 161.0597 → m/z 115.0542

负离子扫描二级质谱图

$[M-H]^-$ CID:10V

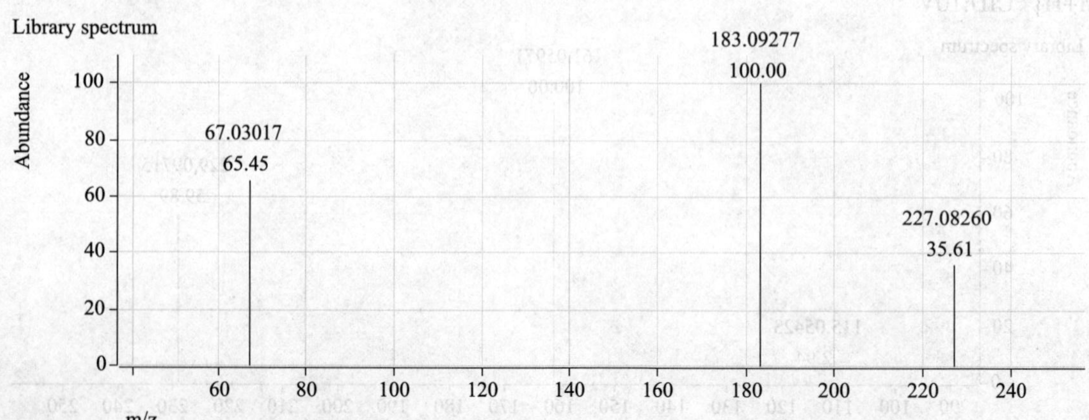

$[M-H]^-$ CID:20V

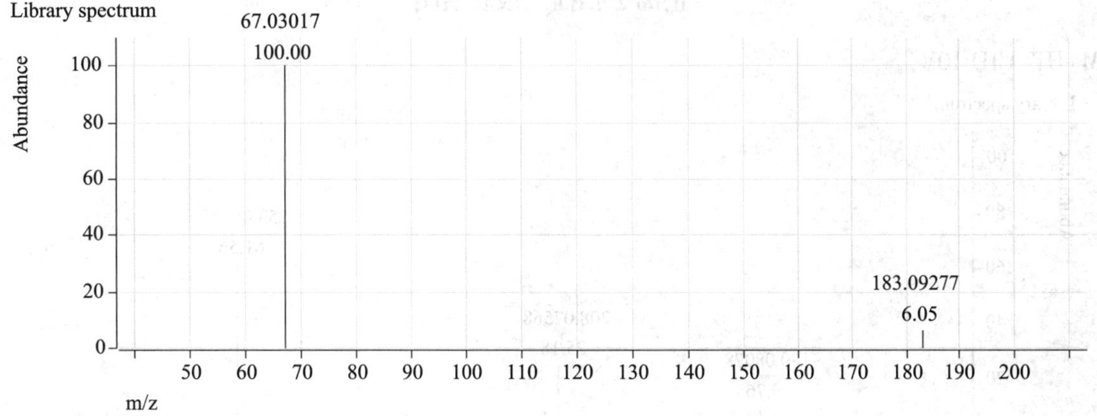

$[M-H]^-$ CID:40V

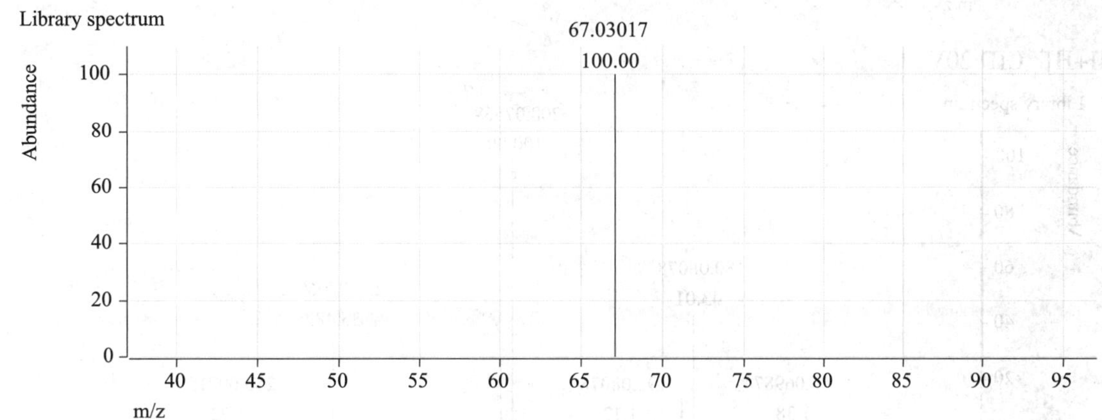

负离子扫描裂解途径解析

m/z 67.0302　　m/z 227.0826　　m/z 183.0928

奥 卡 西 平

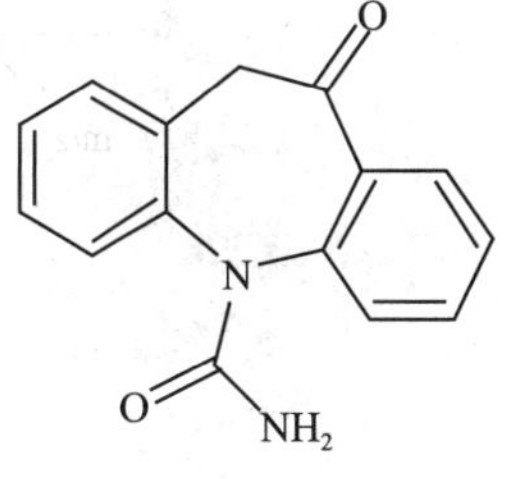

英文名： Oxcarbazepine

分子式： $C_{15}H_{12}N_2O_2$

分子量： 252.27

CAS 编号： 28721-07-5

中文化学名： 10,11-二氢-10-氧代-5*H*-二苯并[*b*,*f*]氮杂䓬-5-甲酰胺

英文化学名： 10,11-Dihydro-10-oxo-5*H*-dibenzo[*b*,*f*]azepine-5-carboxamide

性状： 本品为白色至微黄色结晶性粉末；几乎无臭

溶解性： 本品在三氯甲烷中略溶，在甲醇、丙酮或二氯甲烷中微溶，在水或乙醇、0.1mol/L 盐酸溶液或 0.1mol/L 氢氧化钠溶液中几乎不溶

正离子扫描二级质谱图

[M+H]$^+$ CID:10V

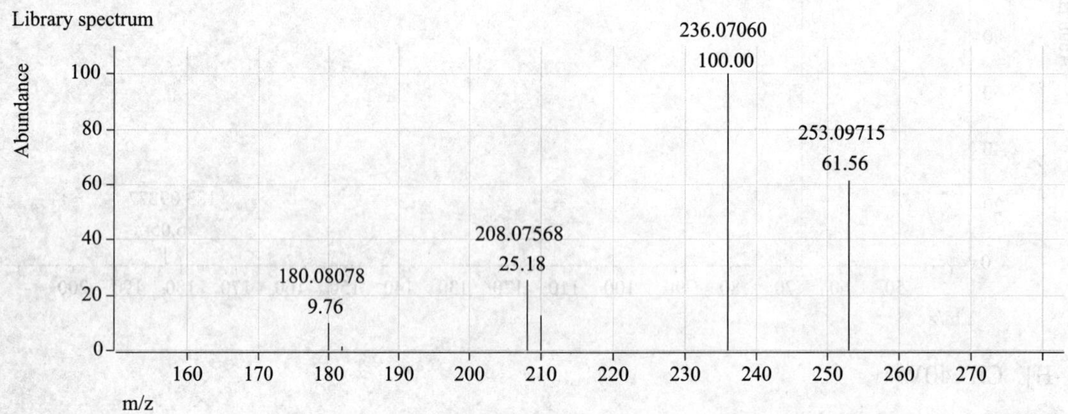

[M+H]$^+$ CID:20V

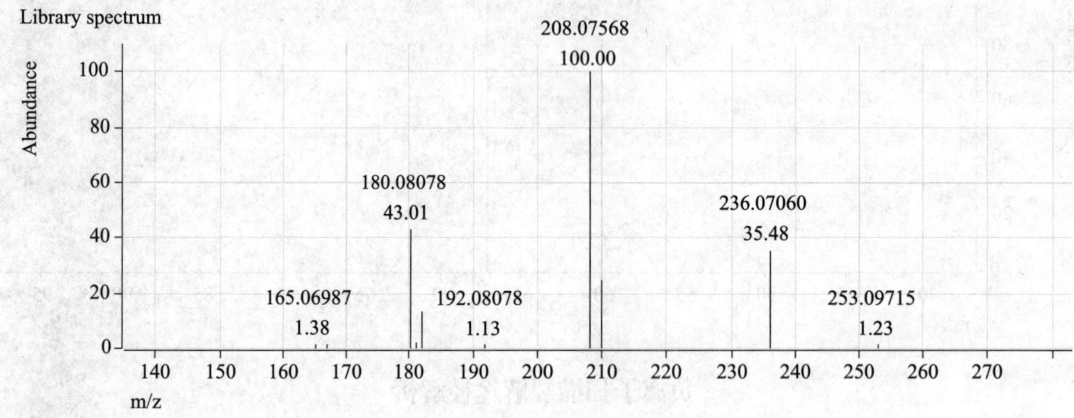

[M+H]$^+$ CID:40V

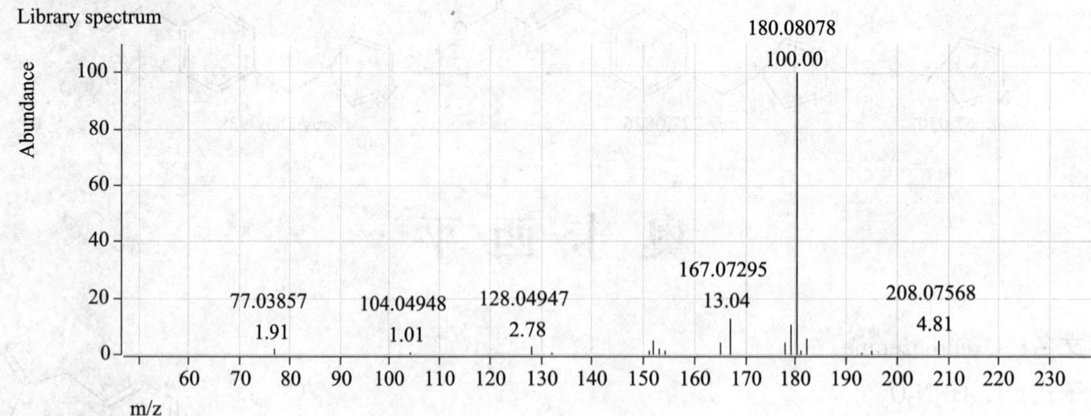

正离子扫描裂解途径解析

m/z 253.0972

m/z 208.0757

m/z 180.0808

m/z 236.0706

奥 沙 普 秦

英文名： Oxaprozin

分子式： $C_{18}H_{15}NO_3$

分子量： 293.32

CAS 编号： 21256-18-8

中文化学名： 4,5- 二苯基噁唑 -2- 丙酸

英文化学名： 4,5-Diphenyl-2-oxazolepropanoic acid

性状： 本品为白色或类白色结晶性粉末；无臭或稍有特异臭

溶解性： 本品在 *N*,*N*- 二甲基甲酰胺或二氧六环中易溶，在三氯甲烷、冰醋酸中溶解，在无水乙醇中略溶，在乙醚中微溶，在水中几乎不溶

正离子扫描二级质谱图

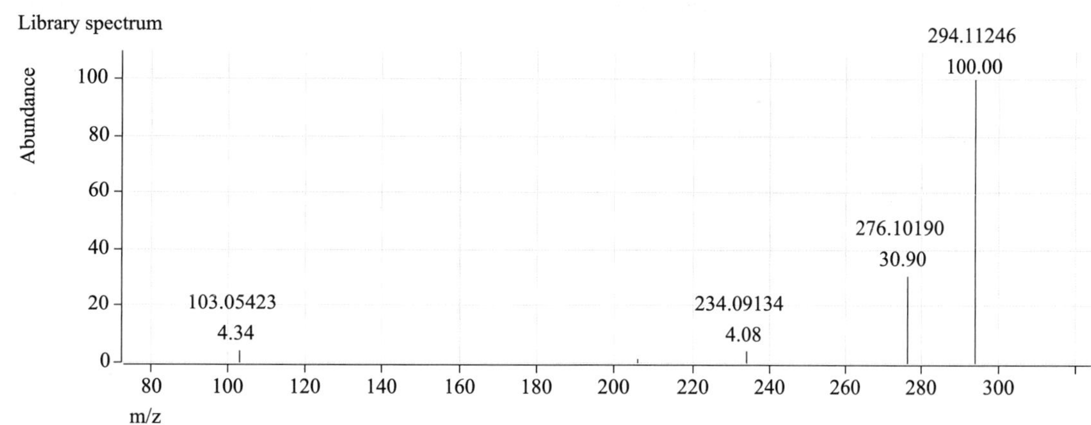

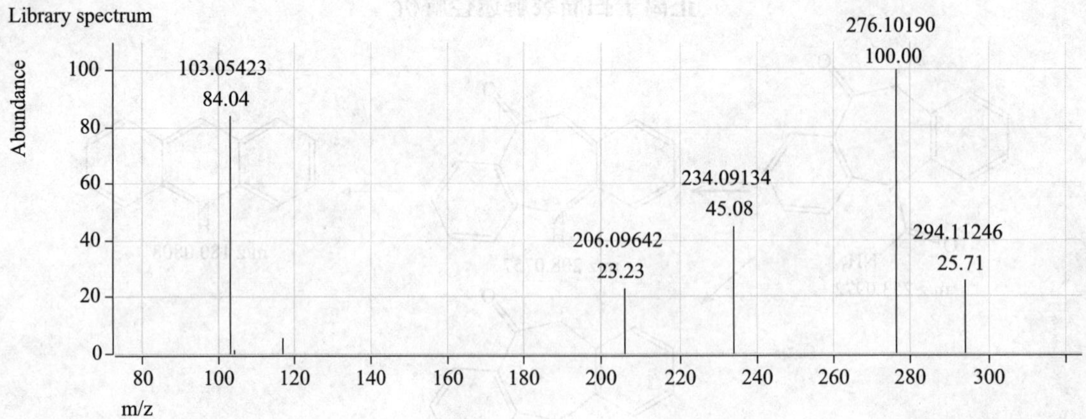

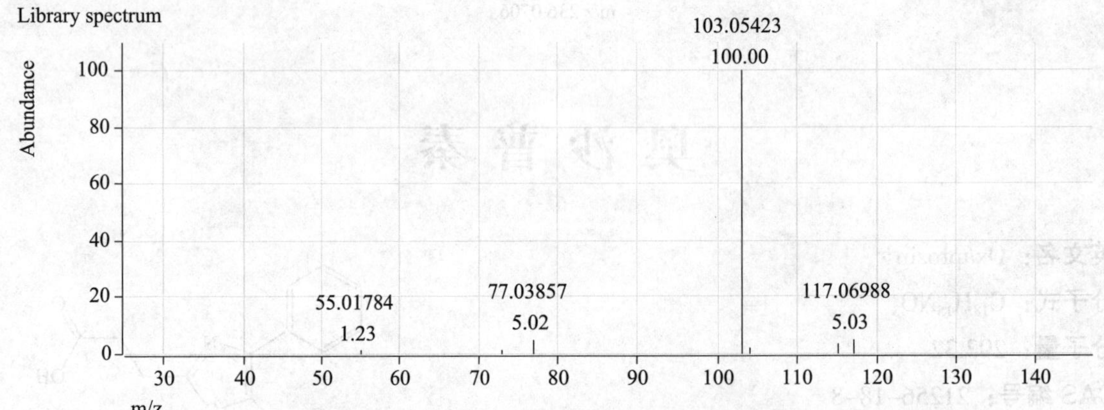

正离子扫描裂解途径解析

m/z 294.1125 → m/z 276.1019 → m/z 234.0913 → m/z 206.0964 → m/z 103.0542 → m/z 77.0386

负离子扫描二级质谱图

[M−H]⁻ CID:10V

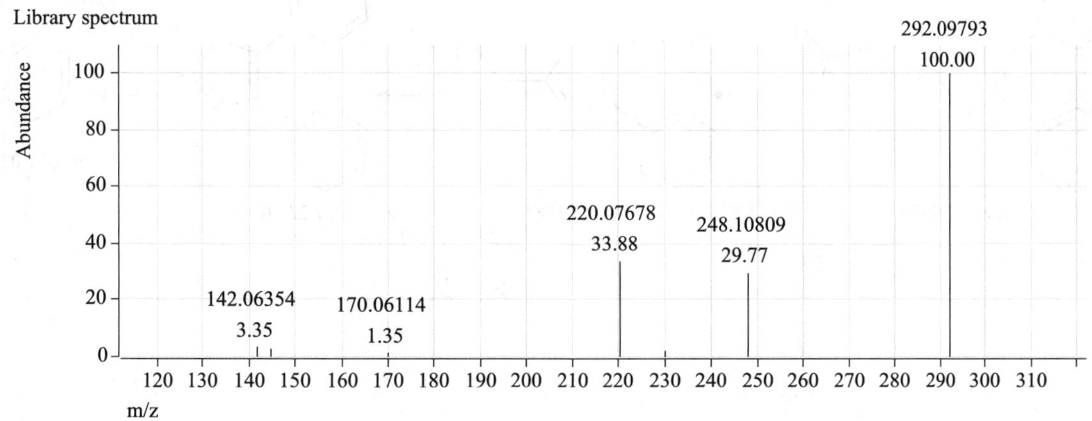

[M−H]⁻ CID:20V

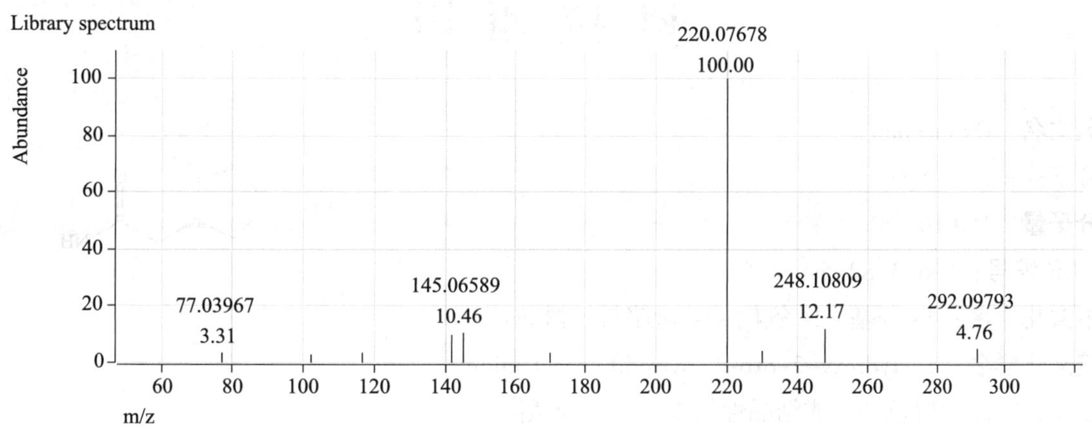

[M−H]⁻ CID:40V

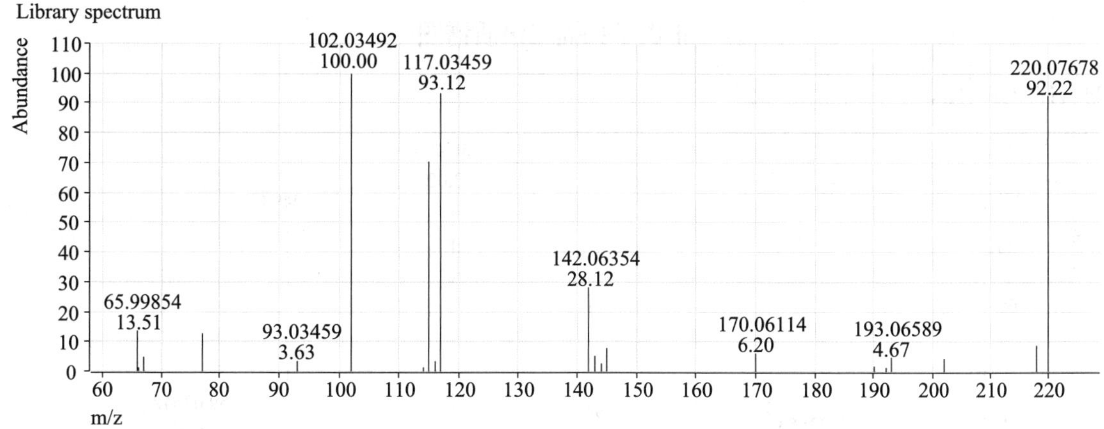

负离子扫描裂解途径解析

m/z 292.0979

m/z 248.1081

m/z 220.0768

m/z 77.0397

m/z 102.0349

奥 拉 西 坦

英文名：Oxiracetam

分子式：$C_6H_{10}N_2O_3$

分子量：158.16

CAS 编号：62613-82-5

中文化学名：4- 羟基 -2- 氧代 -1- 吡咯烷乙酰胺

英文化学名：4-Hydroxy-2-oxo-1-pyrrolidineacetamide

性状：本品为白色结晶或结晶性粉末；无臭；味微甜

溶解性：本品在水中易溶，在甲醇或乙醇中极微溶，在丙酮、三氯甲烷或苯中几乎不溶

正离子扫描二级质谱图

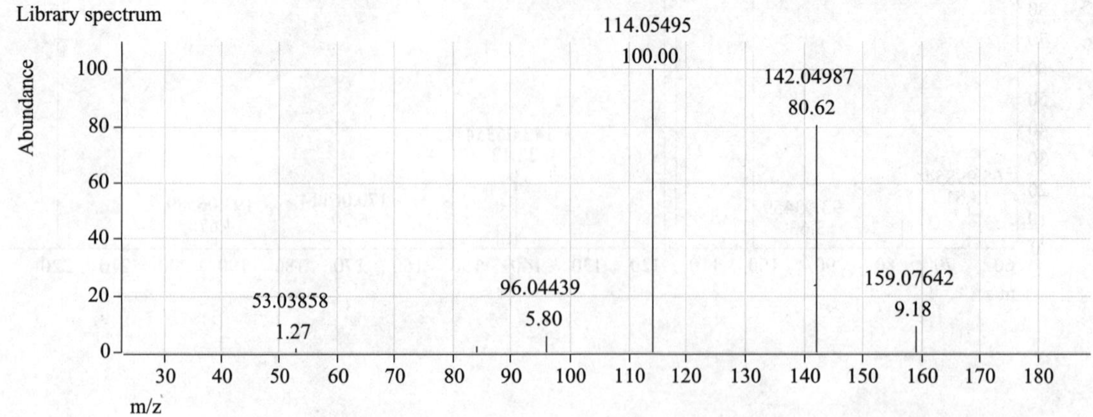

$[M+H]^+$ CID:20V

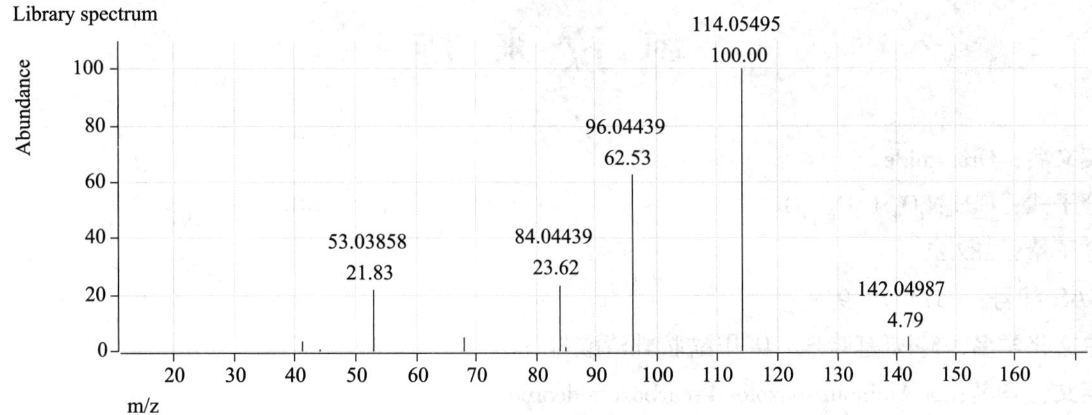

$[M+H]^+$ CID:40V

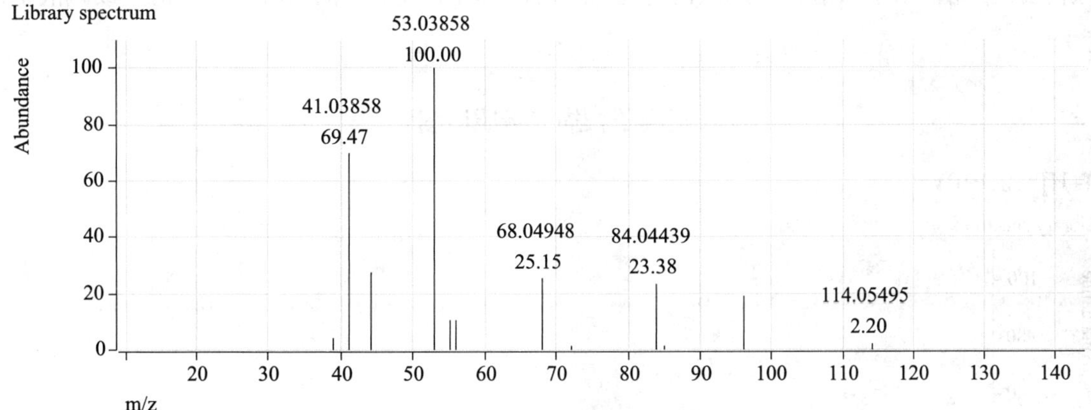

正离子扫描裂解途径解析

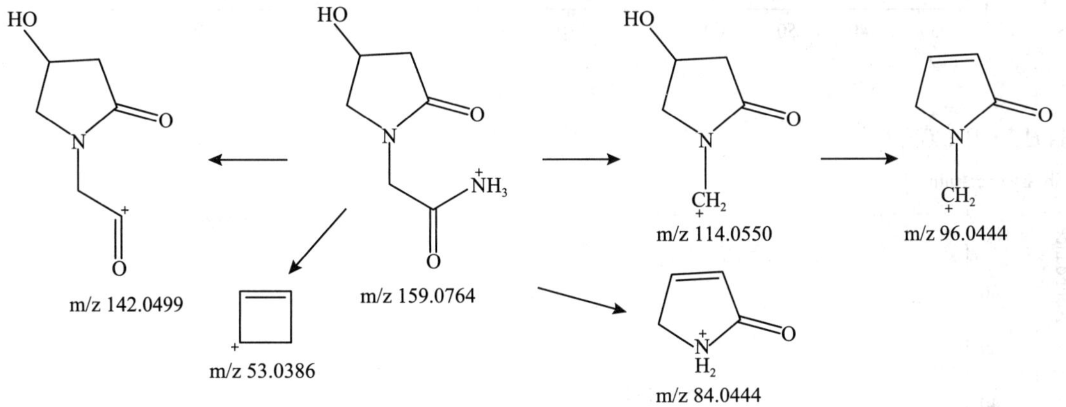

m/z 159.0764

m/z 142.0499

m/z 53.0386

m/z 114.0550

m/z 96.0444

m/z 84.0444

奥 拉 米 特

英文名：Orazamide

分子式：$C_5H_4N_2O_4 \cdot C_4H_6N_4O$

分子量：282.21

CAS 编号：2574-78-9

中文化学名：5- 氨基咪唑 -4- 甲酰胺乳清酸盐

英文化学名：5-Aminoimedazole-4-carboxamideorotate

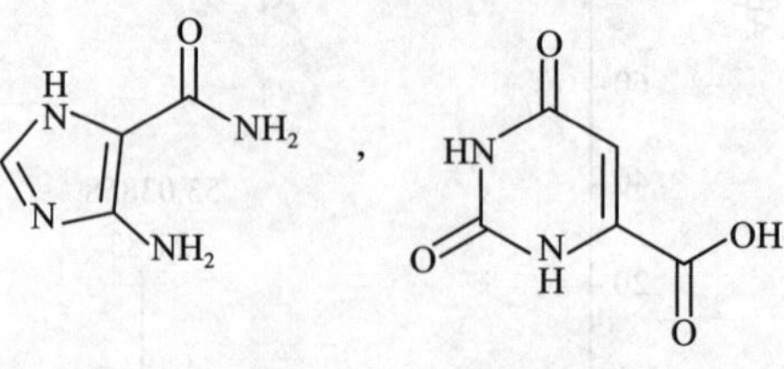

性状：本品为白色或类白色结晶性粉末；无臭；无味；遇光变成淡红或浅紫色

溶解性：本品在水中微溶，在乙醇、乙醚、三氯甲烷、石油醚等溶剂中溶解；溶于稀酸或碱液中，但均不稳定

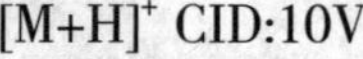

正离子扫描二级质谱图

[M+H]$^+$ CID:10V

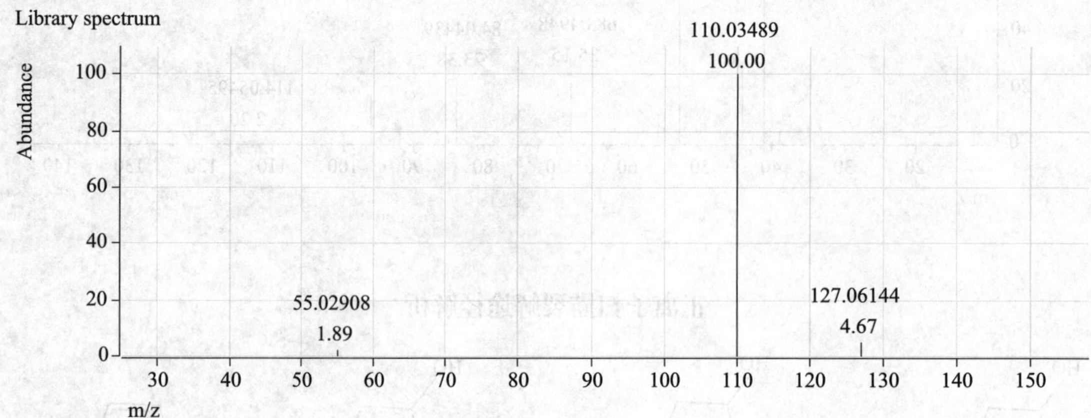

[M+H]$^+$ CID:20V

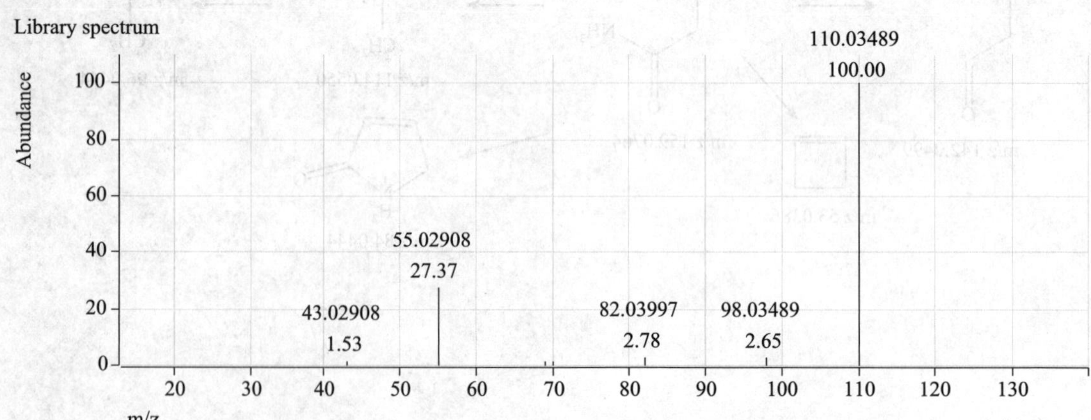

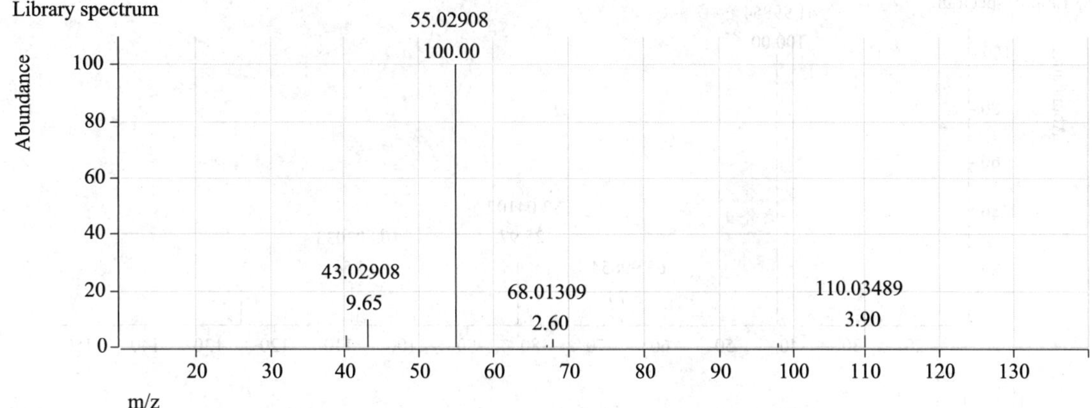

正离子扫描裂解途径解析

m/z 127.0614

m/z 110.0349

m/z 98.0349

m/z 55.0291

m/z 82.0400

m/z 43.0291

负离子扫描二级质谱图

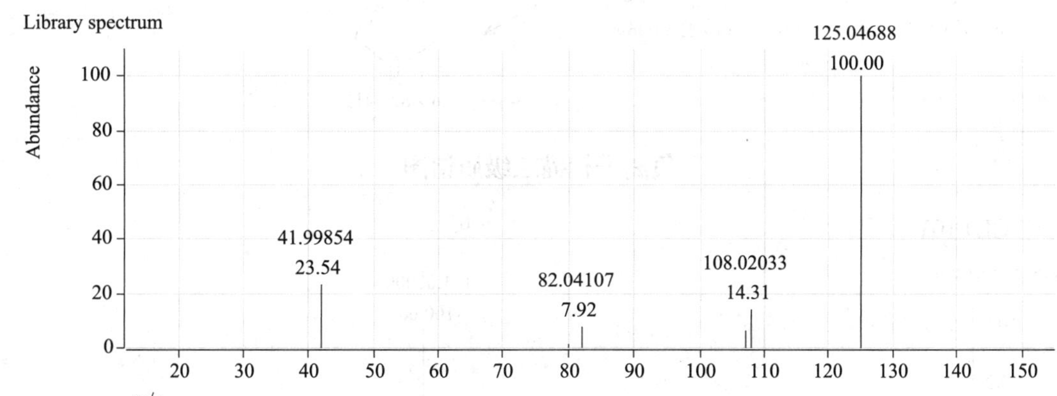

[M−H]$^-$ CID:20V

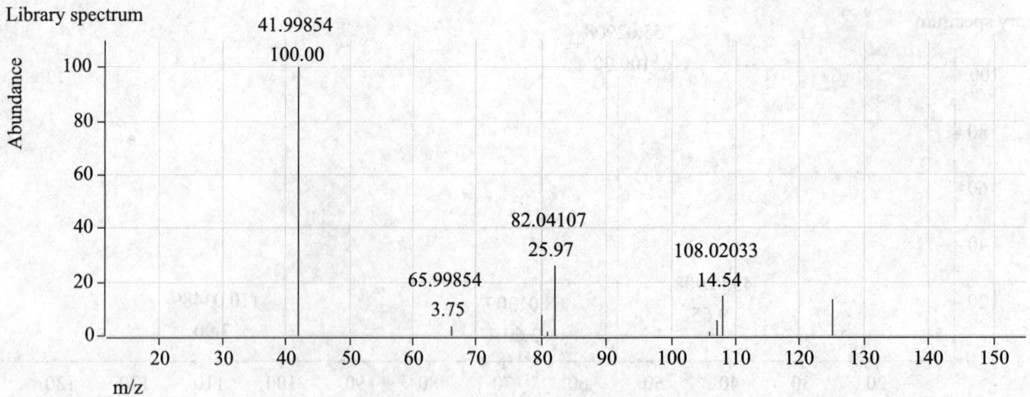

[M−H]$^-$ CID:40V

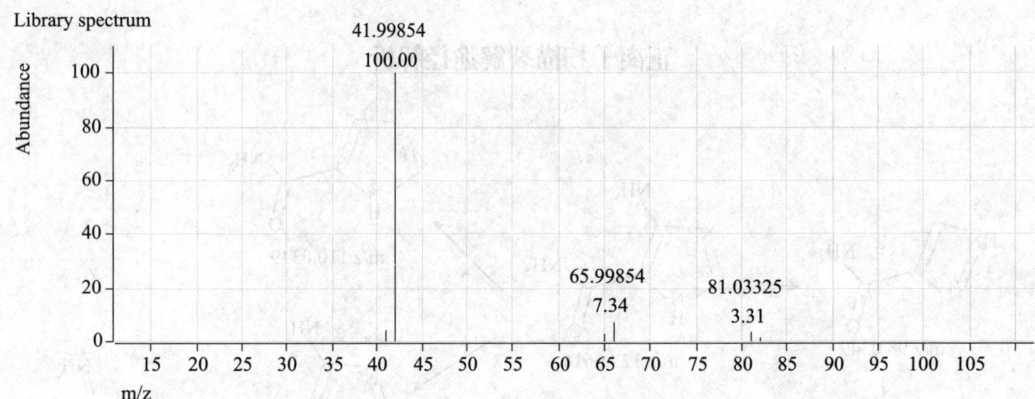

负离子扫描裂解途径解析

m/z 125.0469

m/z 108.0203 → NCO^- m/z 41.9985

m/z 82.0411

m/z 81.0332

负离子扫描二级质谱图

[M−H]$^-$ CID:10V

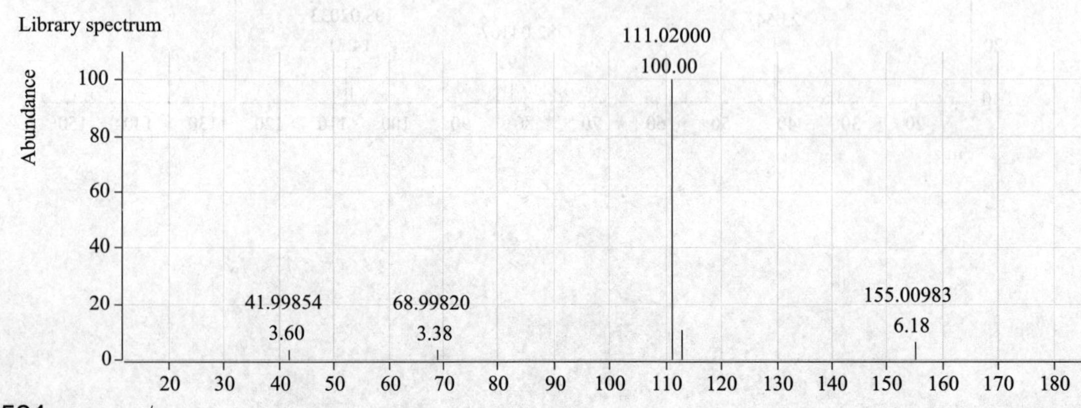

$[M-H]^-$ CID:20V

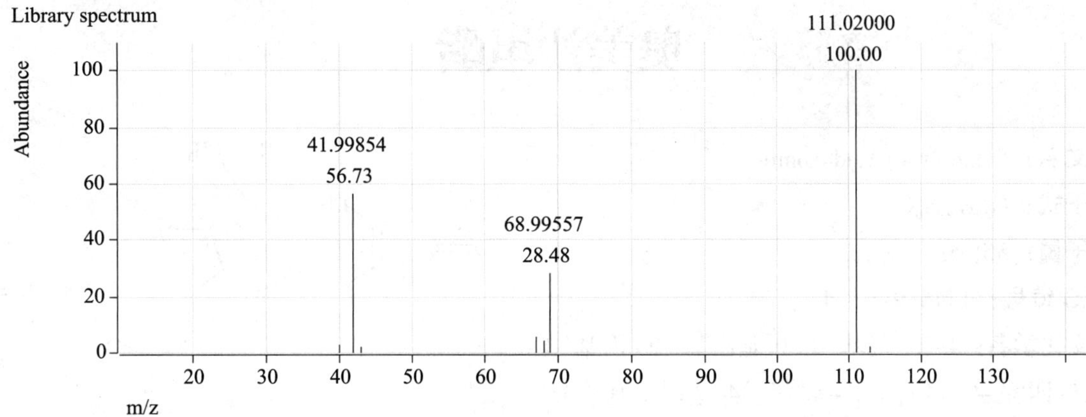

$[M-H]^-$ CID:40V

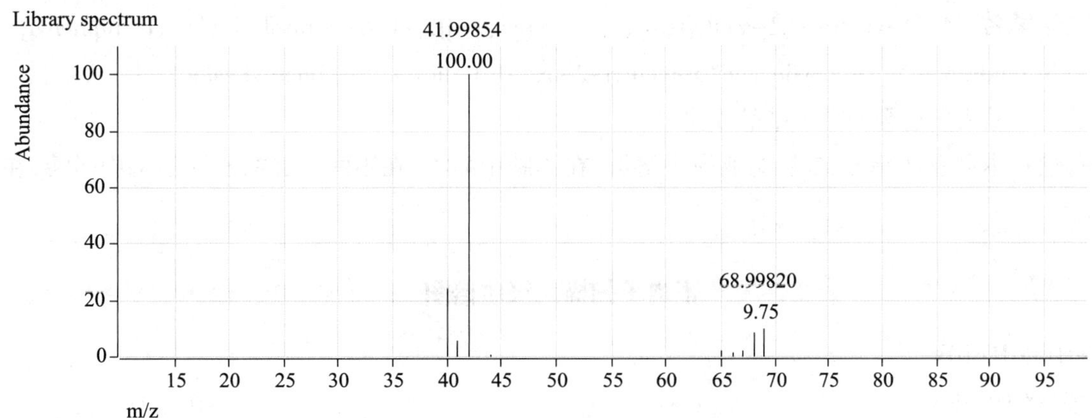

负离子扫描裂解途径解析

m/z 155.0098

m/z 41.9985

m/z 111.0200

m/z 68.9982

奥美沙坦酯

英文名：Olmesartan Medoxomil

分子式：$C_{29}H_{30}N_6O_6$

分子量：558.59

CAS 编号：144689-63-4

中文化学名：4-(1-羟基-1-甲基乙基)-2-丙基-1-[[2′-(1*H*-四唑-5-基)[1,1′-联苯]-4-基]甲基]-1*H*-咪唑-5-羧酸(5-甲基-2-氧代-1,3-二氧杂环戊烯-4-基)甲基酯

英文化学名：4-(1-Hydroxy-1-methylethyl)-2-propyl-1-[[2′-(1*H*-tetrazol-5-yl)[1,1′-biphenyl]-4-yl]methyl]-1*H*-imidazole-5-carboxylic acid (5-methyl-2-oxo-1,3-dioxol-4-yl)methyl ester

性状：本品为白色至微黄色结晶性粉末

溶解性：本品在冰醋酸、二甲基亚砜中溶解，在乙腈中略溶，在甲醇、乙醇、乙酸乙酯中微溶，在水中几乎不溶

正离子扫描二级质谱图

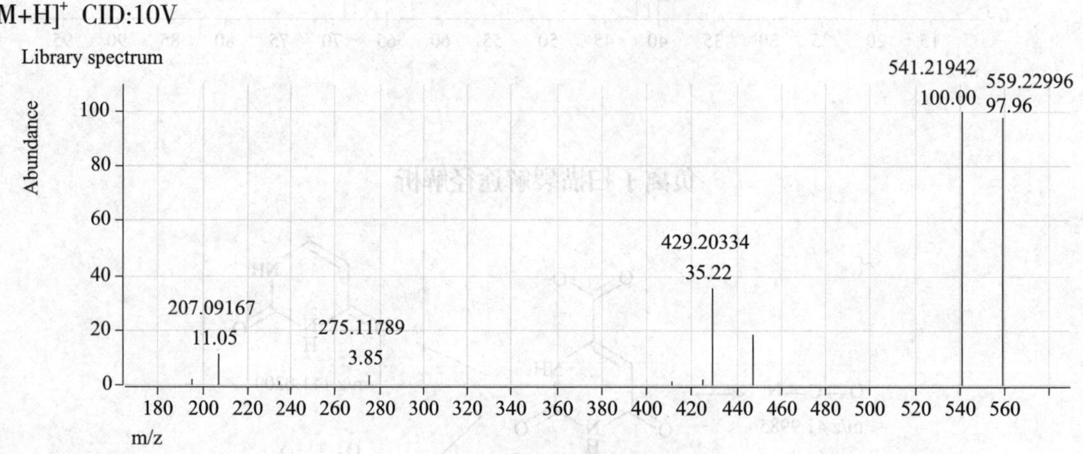

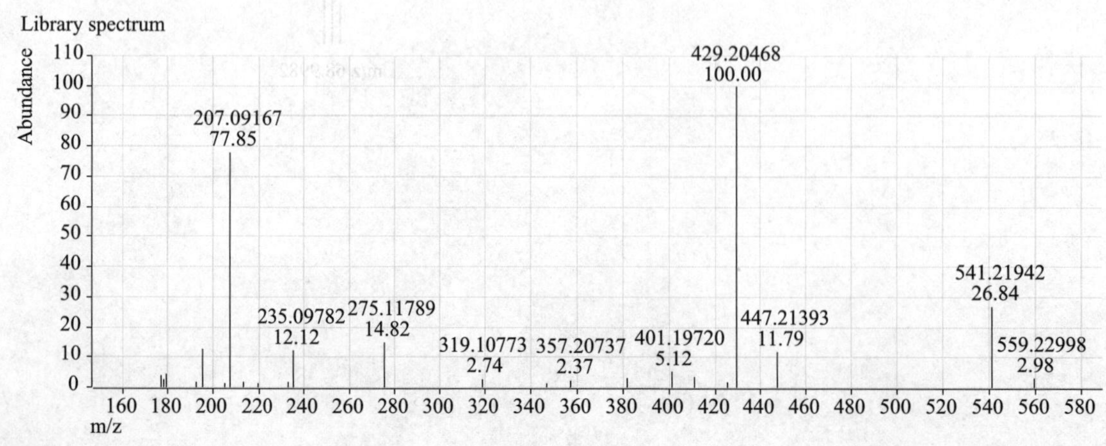

$[M+H]^+$ CID:40V

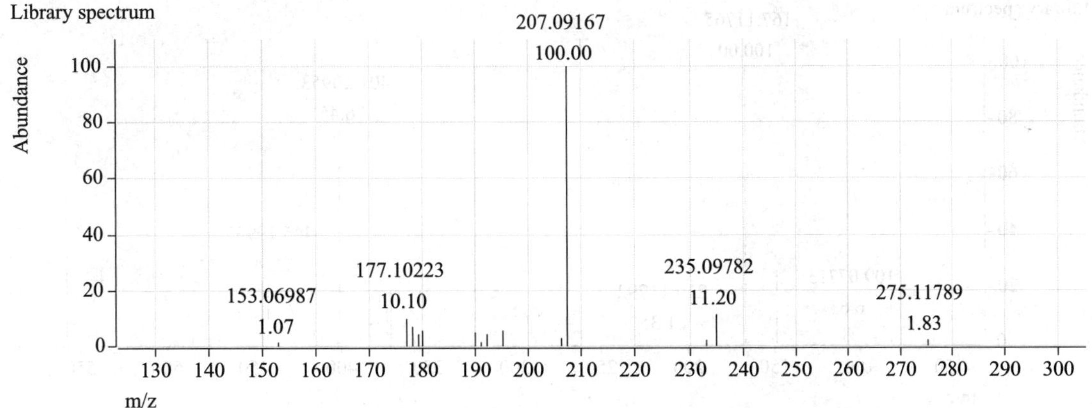

正离子扫描裂解途径解析

m/z 541.2194

+H

m/z 235.0978

m/z 429.2034

m/z 559.2300

m/z 207.0917

负离子扫描二级质谱图

$[M-H]^-$ CID:10V

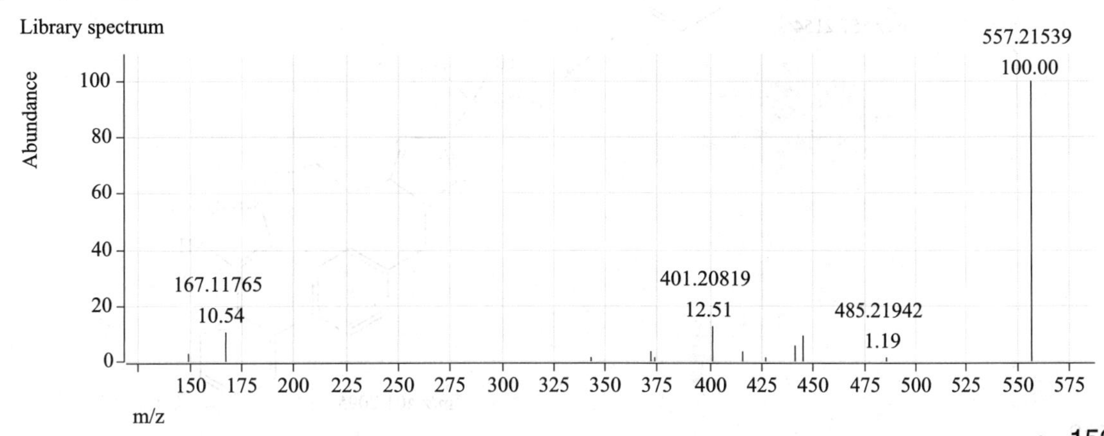

[M-H]$^-$ CID:20V

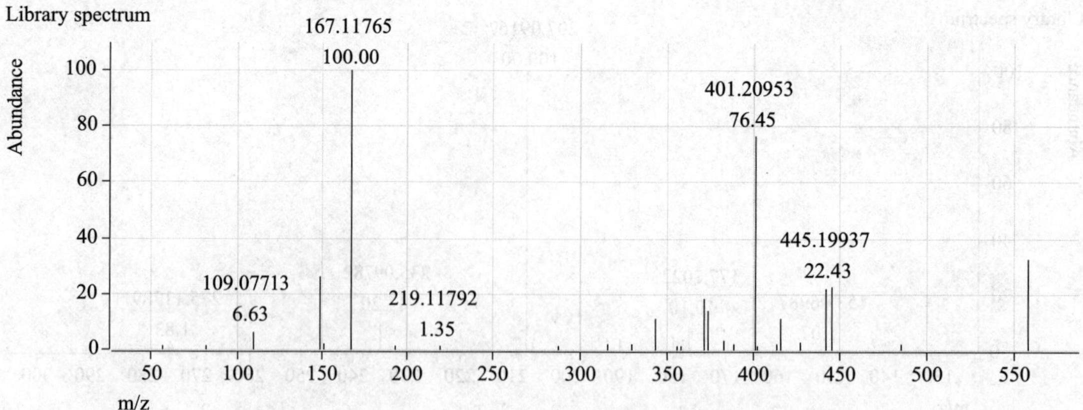

[M-H]$^-$ CID:40V

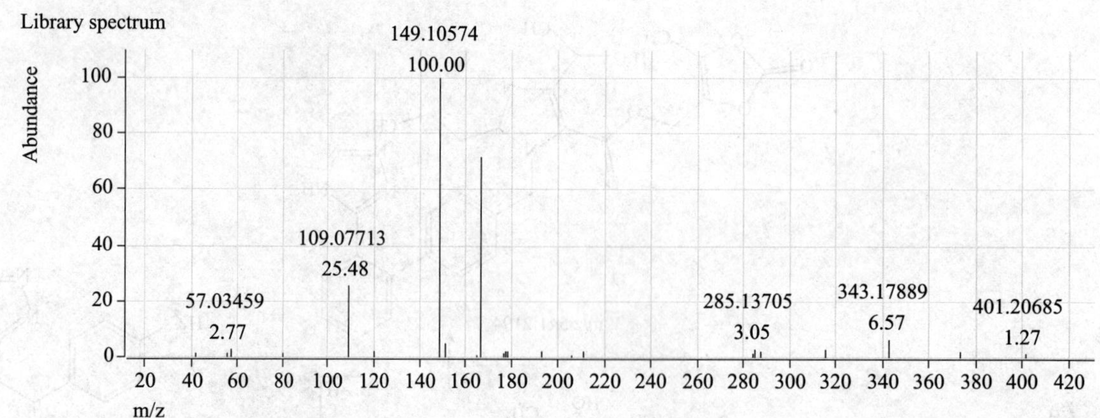

负离子扫描裂解途径解析

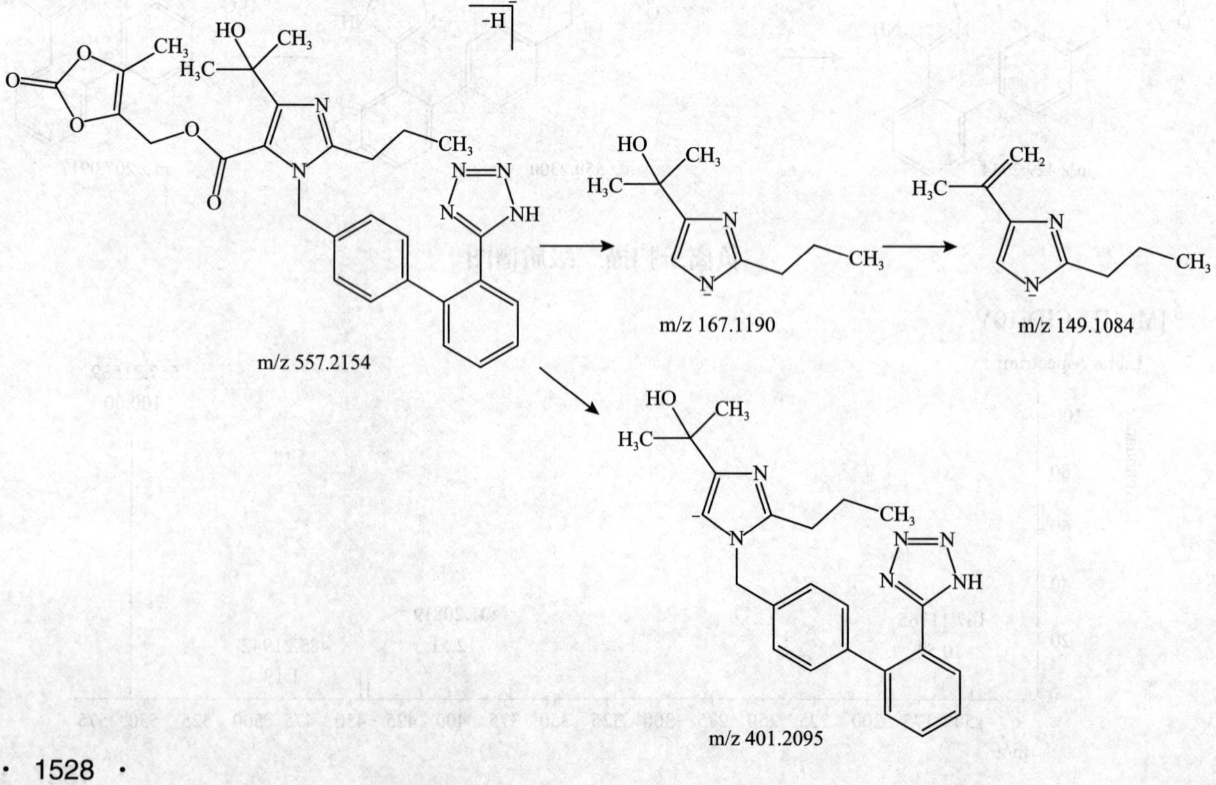

m/z 557.2154

m/z 167.1190

m/z 149.1084

m/z 401.2095

奥美沙坦酯杂质

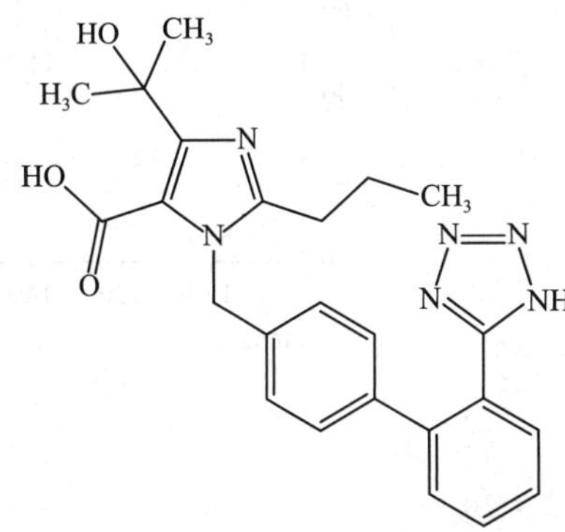

英文名： Olmesartan Medoxomil Impurity

分子式： $C_{24}H_{26}N_6O_3$

分子量： 446.50

CAS 编号： 144689-24-7

中文化学名： 4-(1-羟基-1-甲基乙基)-2-丙基-1-[[2′-(1*H*-四唑-5-基)[1,1′-联苯]-4-基]甲基]-1*H*-咪唑-5-羧酸

英文化学名： 4-(1-Hydroxy-1-methylethyl)-2-propyl-1-[[2′-(2*H*-tetrazol-5-yl)[1,1′-biphenyl]-4-yl]methyl]-1*H*-imidazole-5-carboxylic acid

性状： 本品为白色至浅褐色粉末

正离子扫描二级质谱图

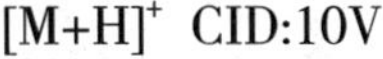

$[M+H]^+$ CID:10V

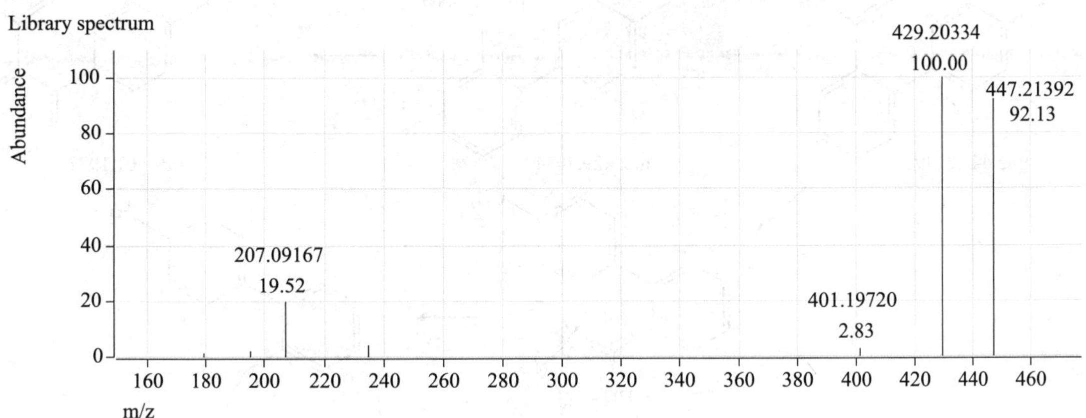

$[M+H]^+$ CID:20V

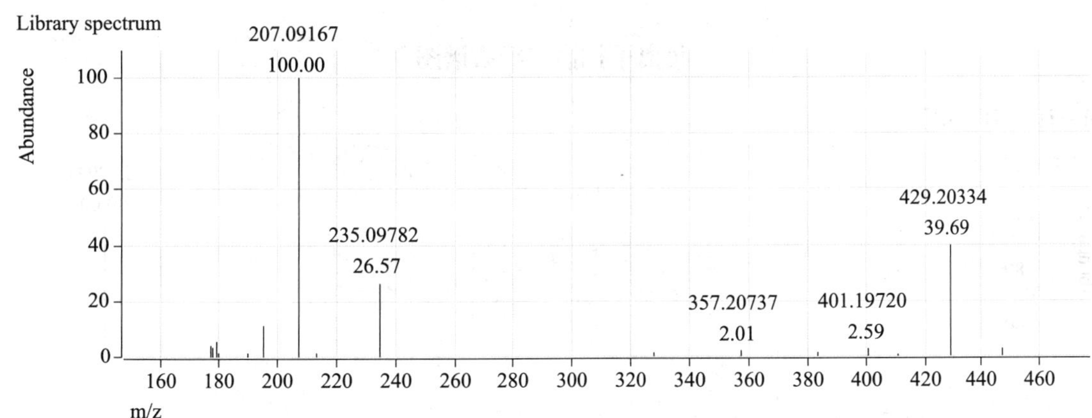

$[M+H]^+$ CID:40V

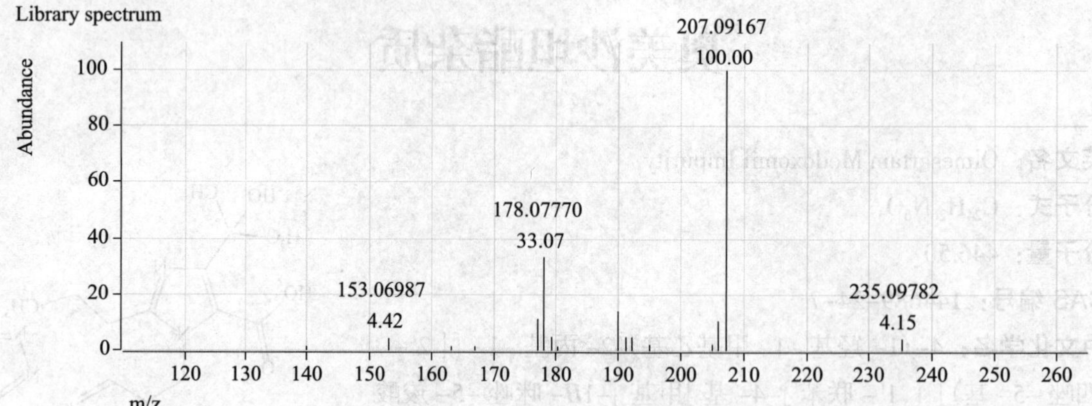

正离子扫描裂解途径解析

m/z 447.2139

m/z 429.2034

m/z 401.1972

m/z 235.0978

m/z 207.0917

负离子扫描二级质谱图

$[M-H]^-$ CID:10V

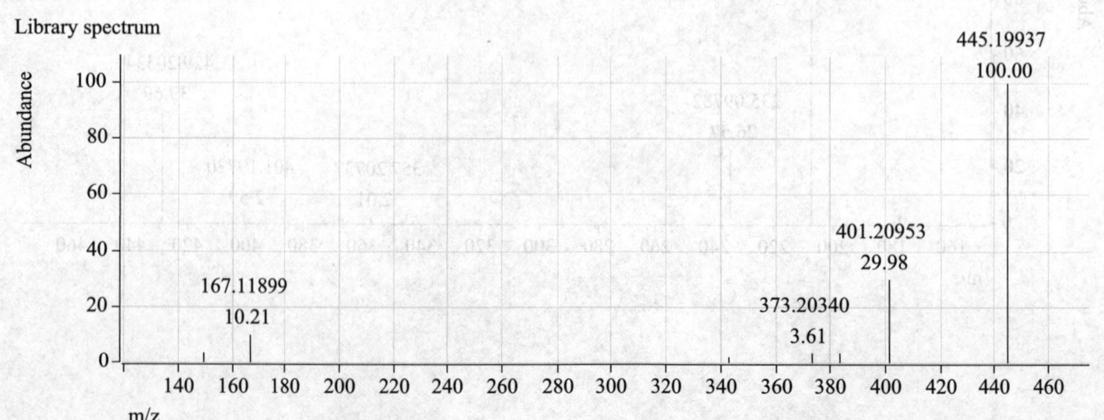

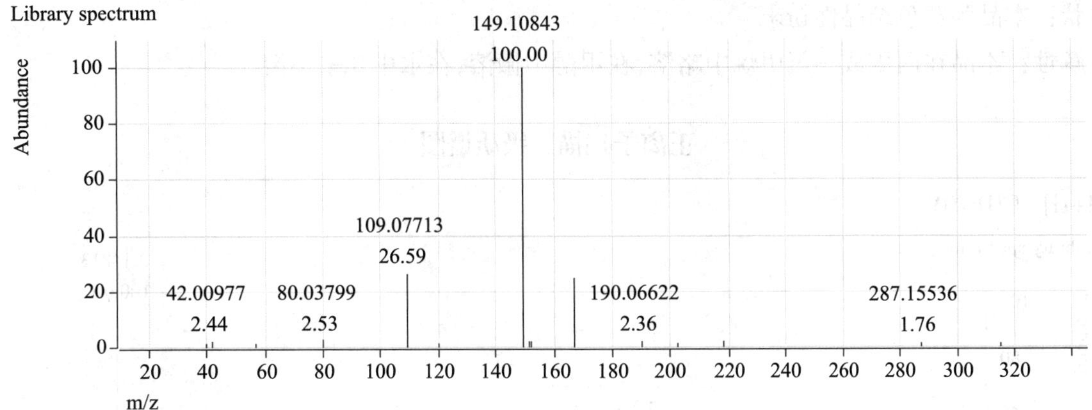

负离子扫描裂解途径解析

m/z 167.1190

m/z 149.1084

m/z 109.0771

m/z 445.1994

m/z 401.2095

m/z 373.2034

奥 氮 平

英文名：Olanzapine

分子式：$C_{17}H_{20}N_4S$

分子量：312.43

CAS 编号：132539-06-1

中文化学名：2- 甲基 -4-(4- 甲基 -1- 哌嗪基)-10*H*-噻吩并[2,3-*b*][1,5]苯二氮杂䓬

英文化学名：2-Methyl-4-(4-methyl-1-piperazinyl)-10*H*-thieno[2,3-*b*][1,5]benzodiazepine

性状：本品为黄色结晶性粉末

溶解性：本品在丙酮或三氯甲烷中略溶，在甲醇中微溶，在水中几乎不溶

正离子扫描二级质谱图

$[M+H]^+$ CID:10V

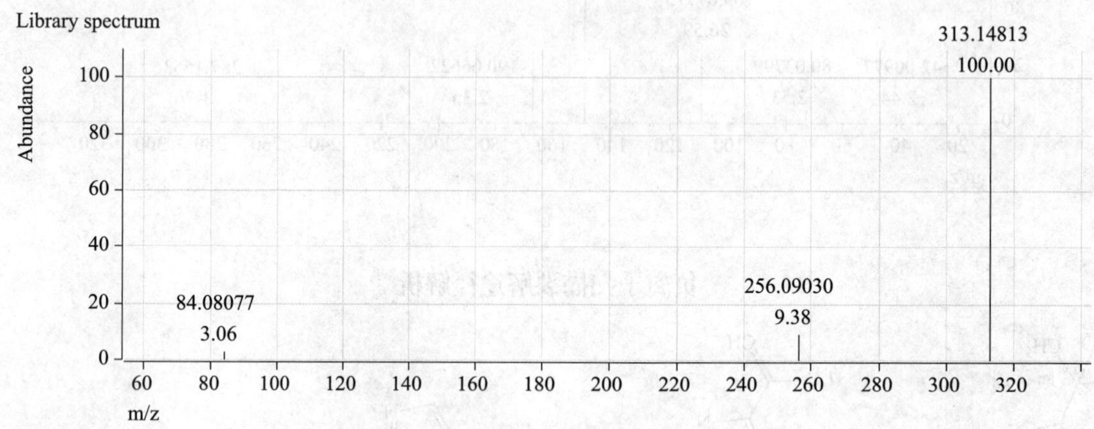

$[M+H]^+$ CID:20V

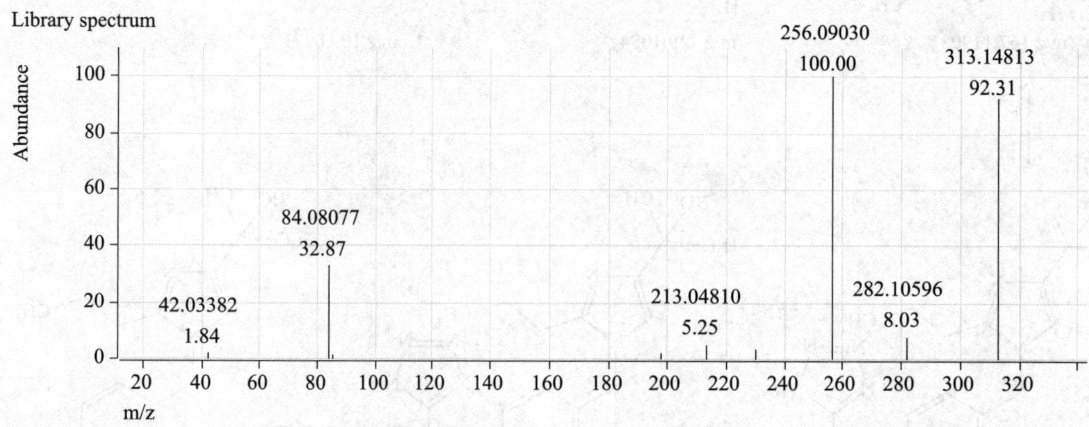

$[M+H]^+$ CID:40V

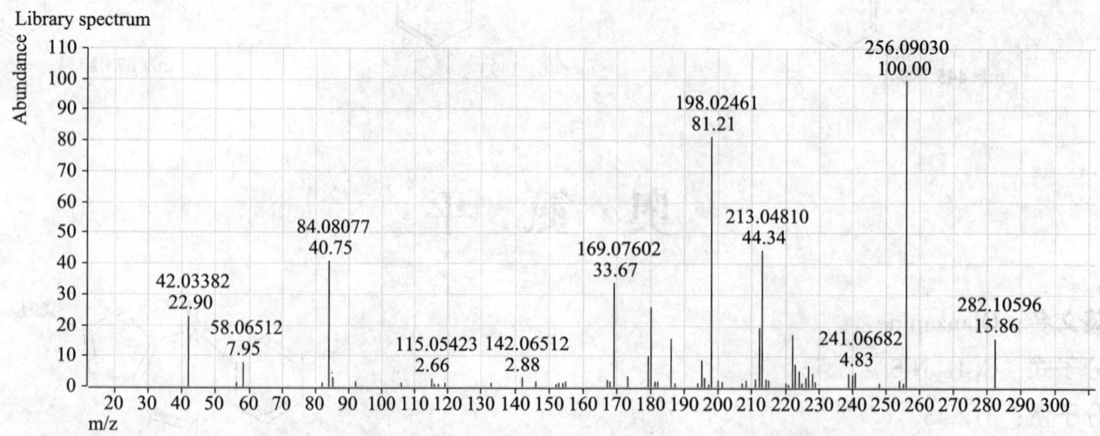

正离子扫描裂解途径解析

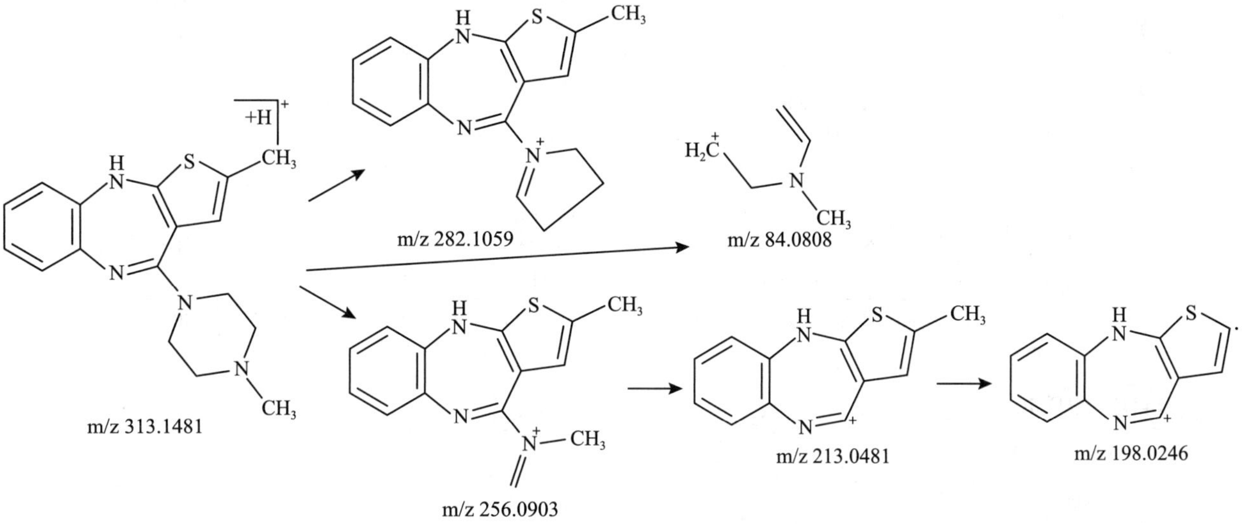

m/z 313.1481

m/z 282.1059

m/z 84.0808

m/z 256.0903

m/z 213.0481

m/z 198.0246

舒　必　利

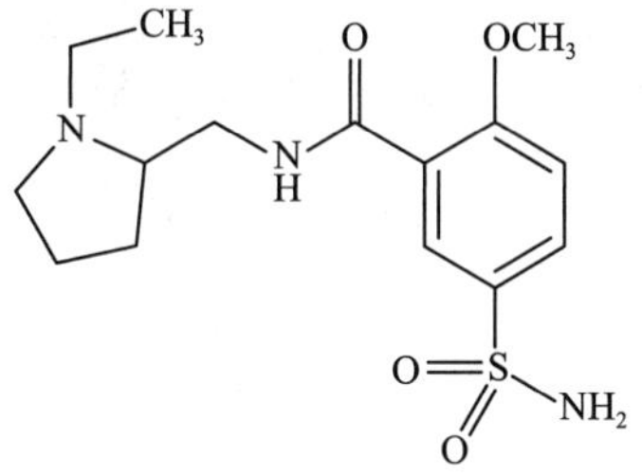

英文名： Sulpiride

分子式： $C_{15}H_{23}N_3O_4S$

分子量： 341.42

CAS 编号： 15676-16-1

中文化学名： *N*-［(1-乙基-2-吡咯烷基)甲基］-2-甲氧基-5-(氨基磺酰基)苯甲酰胺

英文化学名： *N*-[(1-Ethyl-2-pyrrolidinyl)methyl]-5-sulfamoyl-o-anisamide

性状： 本品为白色或类白色结晶性粉末；无臭

溶解性： 本品在乙醇或丙酮中微溶，在三氯甲烷中极微溶，在水中几乎不溶，在氢氧化钠溶液中极易溶

正离子扫描二级质谱图

$[M+H]^+$ CID:10V

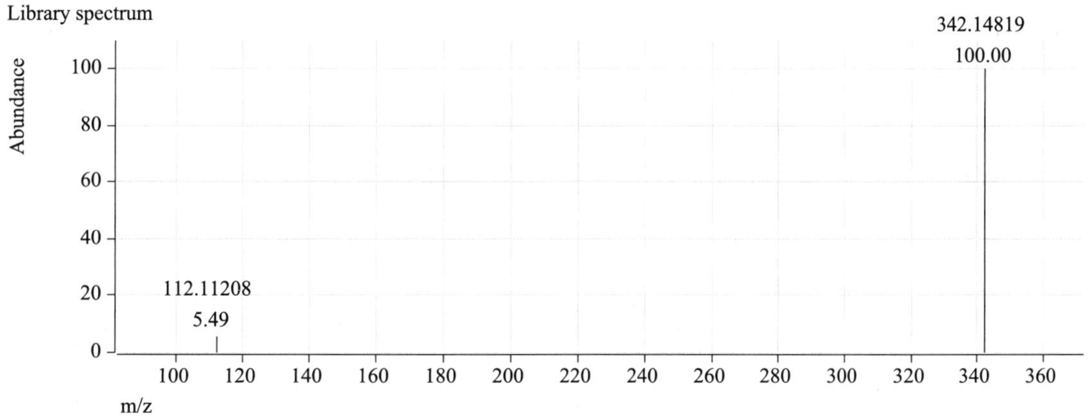

Library spectrum

342.14819
100.00

112.11208
5.49

Abundance

m/z

$[M+H]^+$ CID:20V

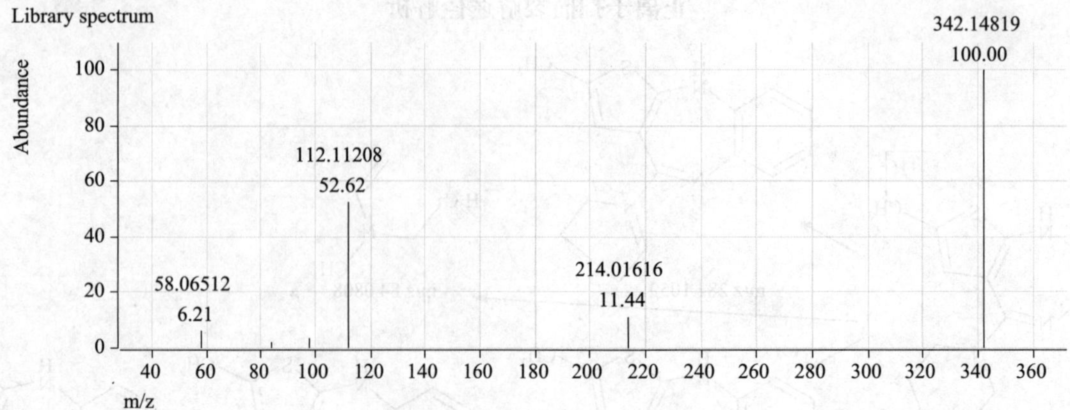

$[M+H]^+$ CID:40V

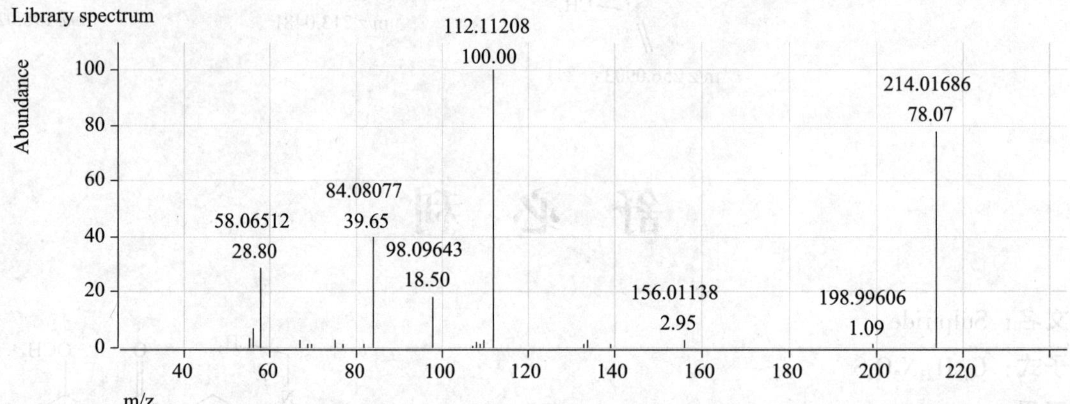

正离子扫描裂解途径解析

m/z 84.0808 ← m/z 112.1121 ← m/z 342.1482 → m/z 214.0169

负离子扫描二级质谱图

$[M-H]^-$ CID:10V

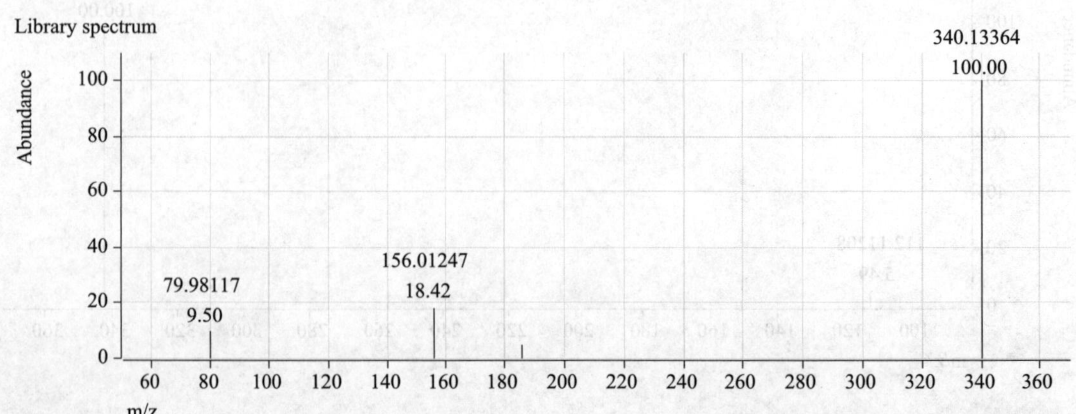

$[M-H]^-$ CID:20V

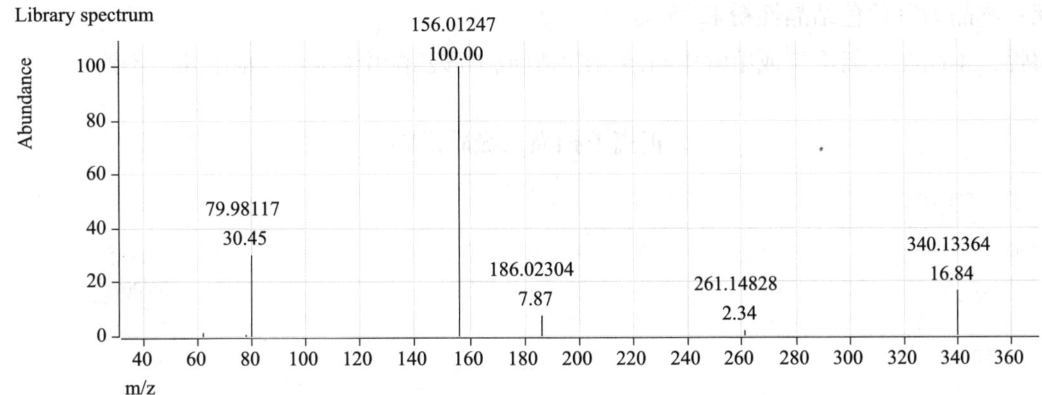

$[M-H]^-$ CID:40V

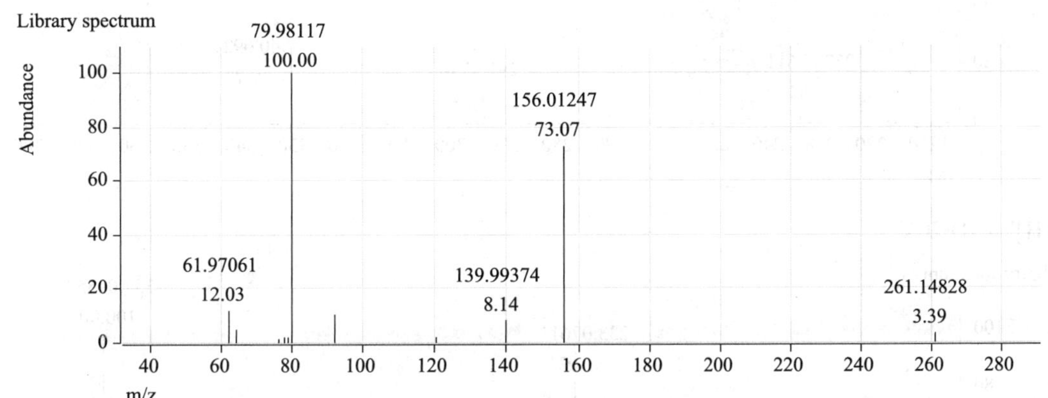

负离子扫描裂解途径解析

m/z 79.9812

m/z 340.1337

m/z 156.0125

舒 林 酸

英文名：Sulindac

分子式：$C_{20}H_{17}FO_3S$

分子量：356.41

CAS 编号：38194-50-2

中文化学名：(*Z*)-2- 甲基 -1- [(4- 甲基亚磺酰苯基)亚甲基]-5- 氟 -1*H*- 茚 -3- 乙酸

英文化学名：(*Z*)-5-Fluoro-2-methyl-1-[*p*-(methylsulfinyl)

benzylidene] indene-3-acetic acid

性状：本品为橙黄色结晶性粉末；无臭

溶解性：本品在三氯甲烷或甲醇中略溶，在乙醇或乙酸乙酯中微溶，在水中几乎不溶

正离子扫描二级质谱图

[M+H]+ CID:10V

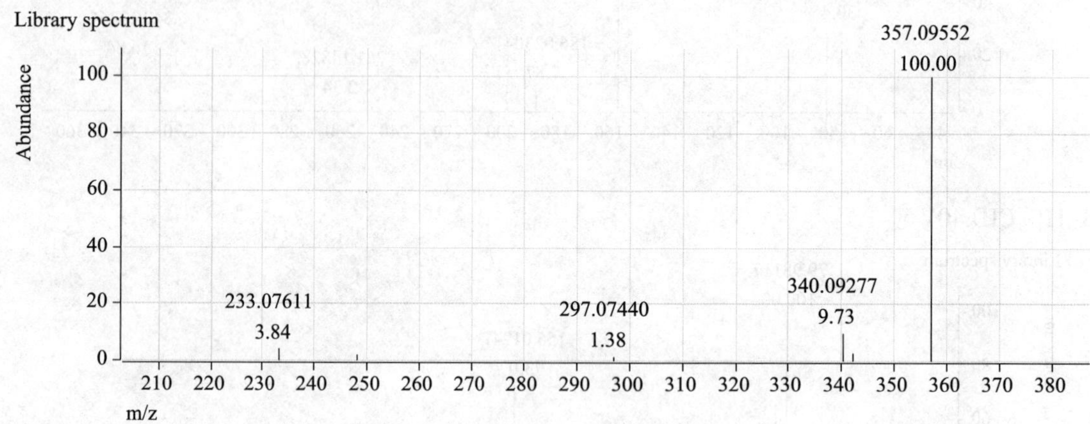

[M+H]+ CID:20V

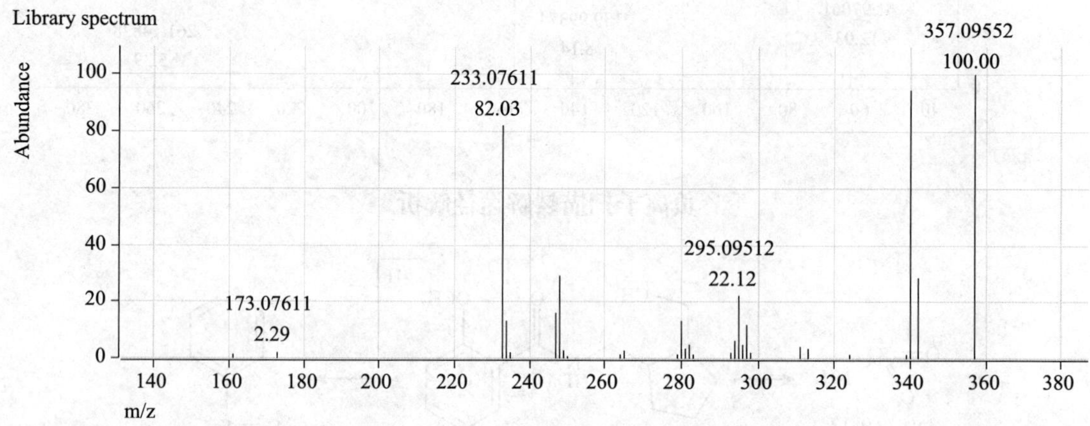

[M+H]+ CID:40V

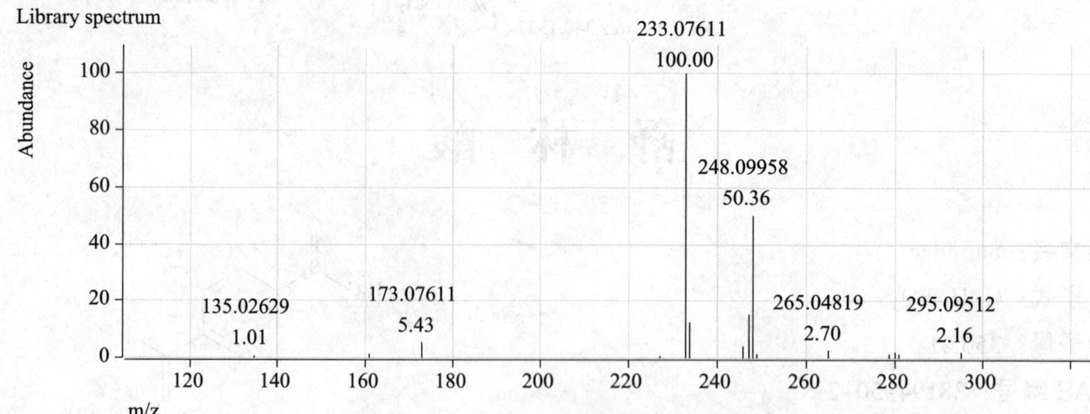

正离子扫描裂解途径解析

m/z 248.0996

m/z 357.0955

m/z 233.0761

m/z 340.0928

普 拉 洛 芬

英文名： Pranoprofen

分子式： $C_{15}H_{13}NO_3$

分子量： 255.27

CAS 编号： 52549-17-4

中文化学名： 2-（5*H*-［1］-苯并吡喃［2,3-*b*］吡啶-7-基）丙酸

英文化学名： 2-(5*H*-[1]-Benzopyrano[2,3-*b*]pyridin-7-yl) propionic acid

性状： 本品为白色或类白色粉末

溶解性： 本品在乙醇、丙酮、三氯甲烷或乙醚中易溶，在水中几乎不溶

正离子扫描二级质谱图

$[M+H]^+$ CID:10V

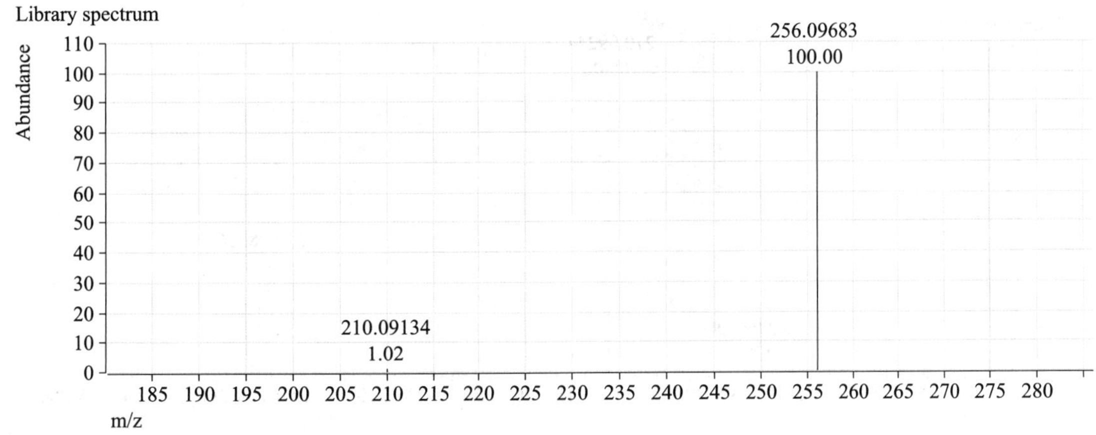

[M+H]$^+$ CID:20V

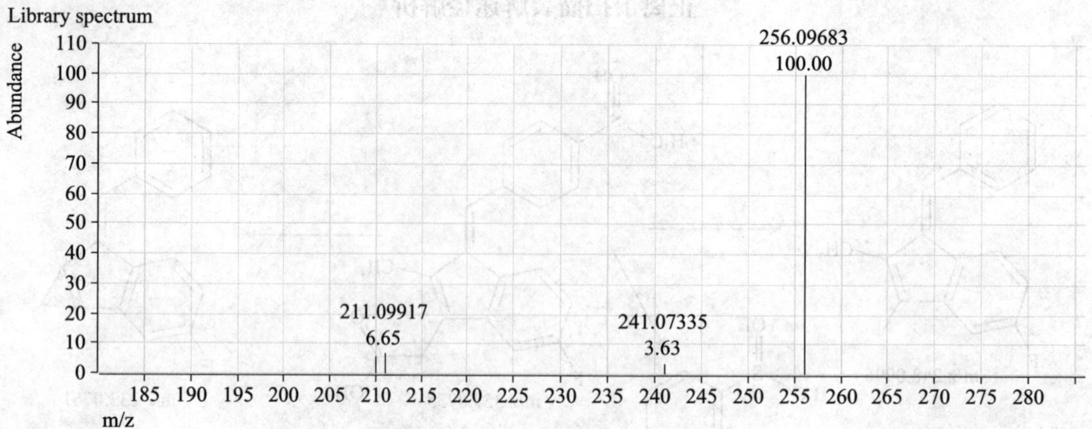

[M+H]$^+$ CID:40V

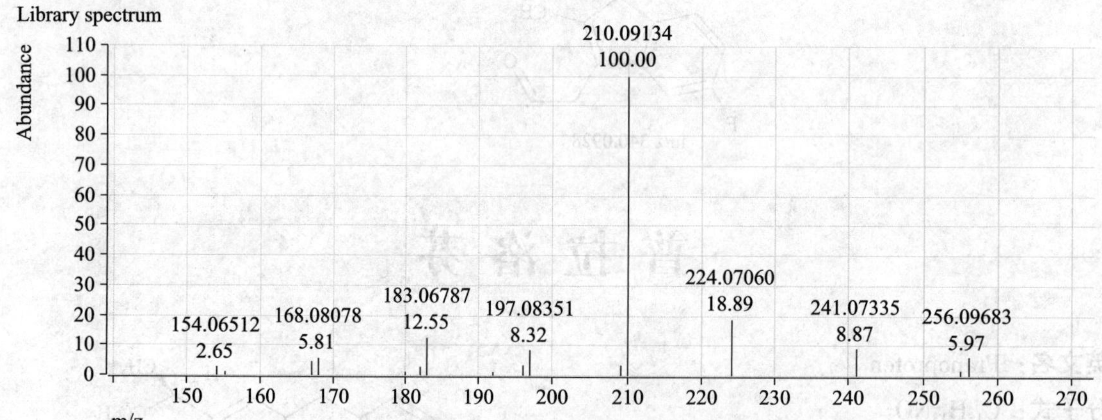

正离子扫描裂解途径解析

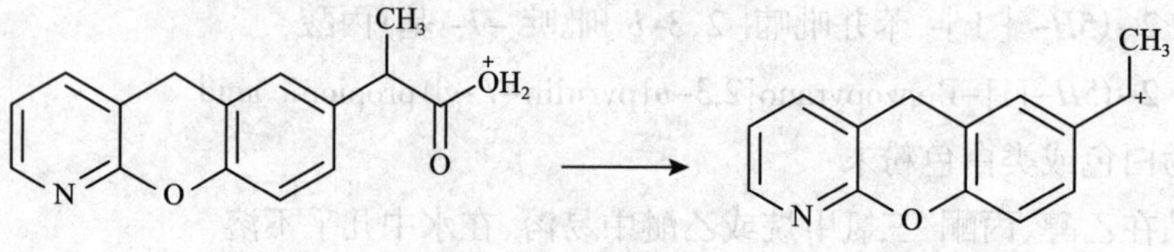

m/z 256.0969 → m/z 210.0914

负离子扫描二级质谱图

[M−H]$^-$ CID:2V

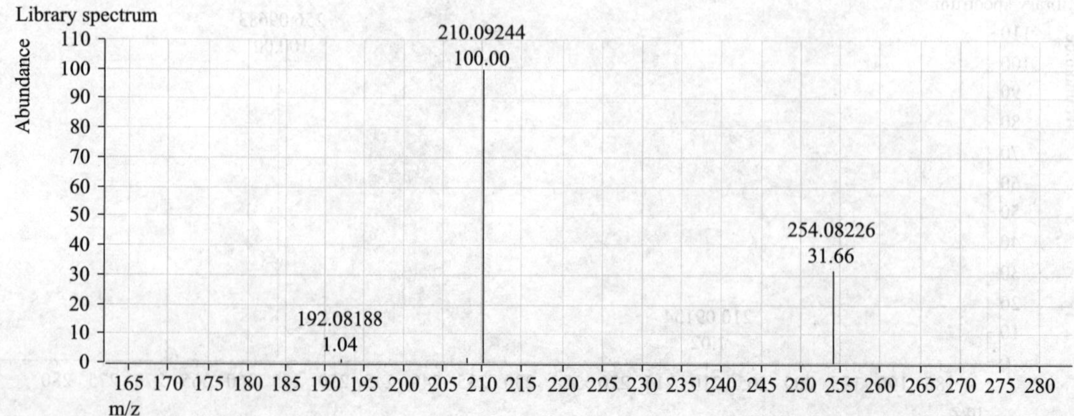

[M-H]⁻ CID:5V

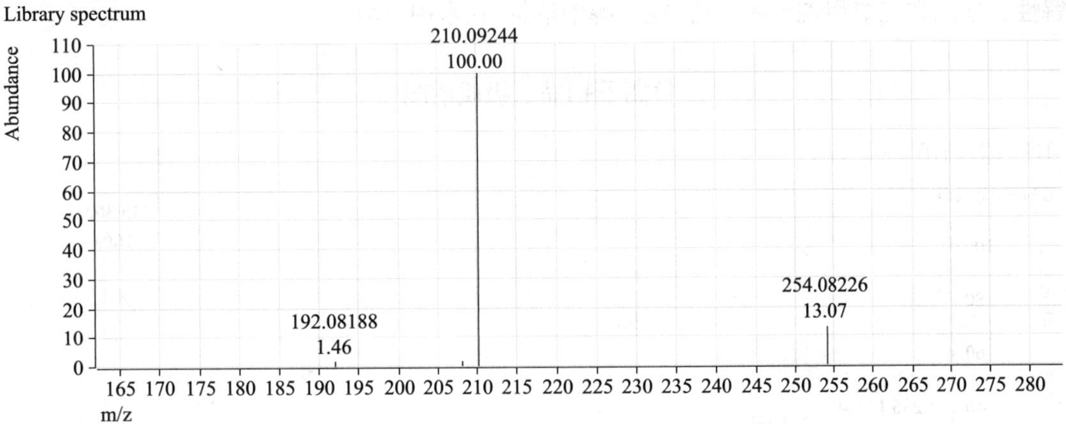

[M-H]⁻ CID:10V

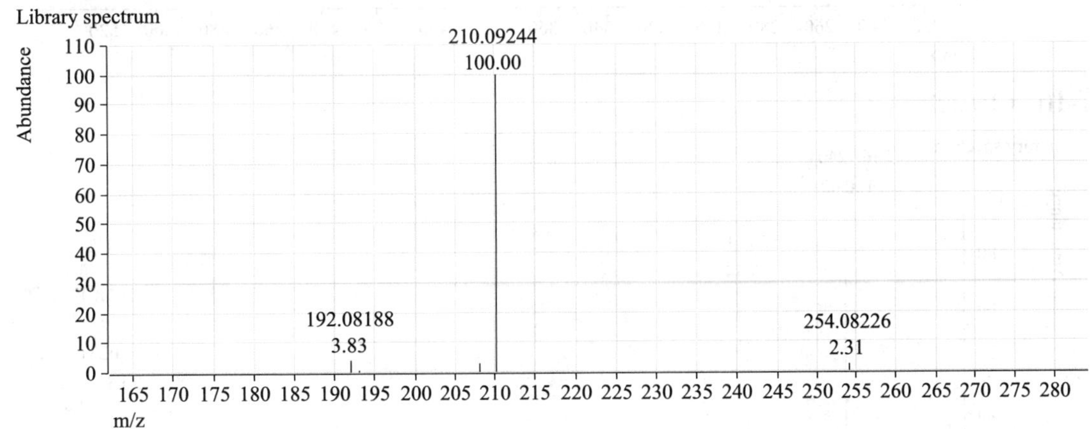

负离子扫描裂解途径解析

m/z 254.0823 → m/z 210.0914 → m/z 192.0818

普 罗 布 考

英文名： Probucol

分子式： $C_{31}H_{48}O_2S_2$

分子量： 516.84

CAS 编号： 23288-49-5

中文化学名： 4,4′-［(1-甲基亚乙基)二硫］双［2,6-二(1,1-二甲乙基)苯酚］

英文化学名： 4,4′-[(1-Methylethylidene) bis (thio)] bis [2,6-bis (1,1-dimethylethyl) -phenol]

性状： 本品为白色或类白色结晶性粉末;有特臭

溶解性： 本品在三氯甲烷中极易溶,在乙醇中溶解,在水中不溶

负离子扫描二级质谱图

[M-H]⁻ CID:10V

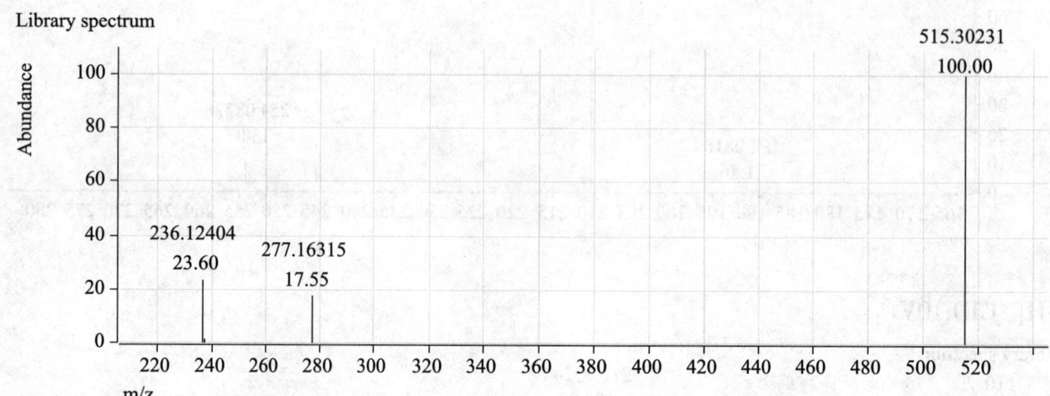

[M-H]⁻ CID:20V

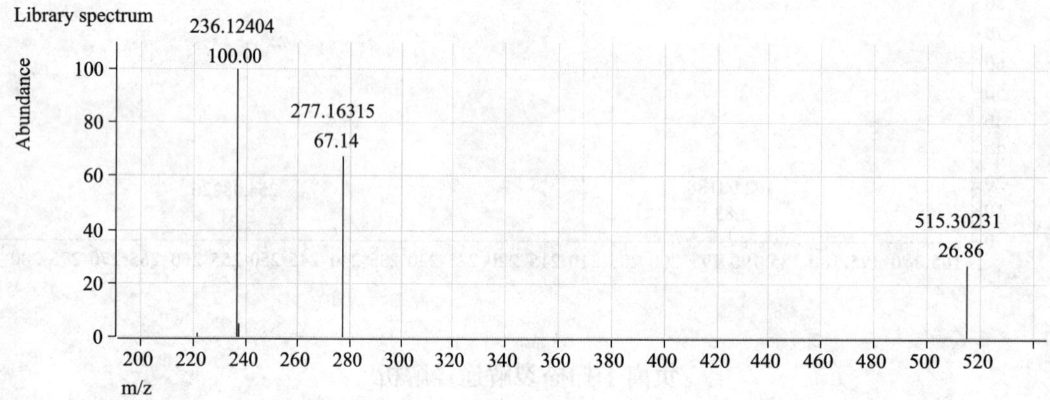

[M-H]⁻ CID:40V

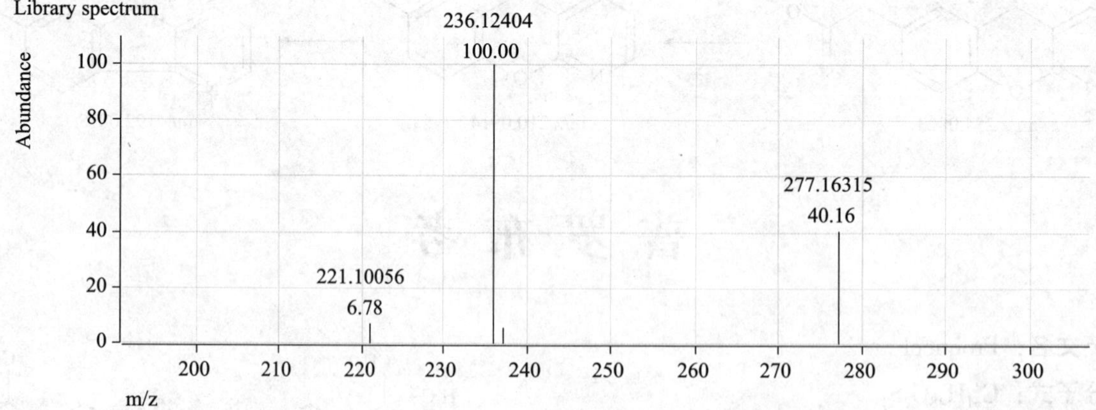

负离子扫描裂解途径解析

m/z 515.3023

m/z 277.1632

m/z 236.1240

富马酸比索洛尔

英文名：Bisoprolol Fumarate

分子式：$(C_{18}H_{31}NO_4)_2 \cdot C_4H_4O_4$

分子量：766.96

CAS 编号：104344-23-2

中文化学名：(±)-1-［4-［［2-(1-甲基乙氧基)乙氧基］甲基］-苯氧基］-3［(1-甲基乙基)胺基］-2-丙醇富马酸盐

英文化学名：(±)-1-[4-[[2-(1-Methylethoxy) ethoxy] methyl] phenoxy]-3-[(1-methylethyl) amino]-2-propanol, fumarate (2∶1)

性状：本品为白色粉末；无臭

溶解性：本品在水中极易溶，在乙醇中易溶，在丙酮中微溶，在乙醚中不溶

正离子扫描二级质谱图

$[M+H]^+$ CID:10V

Library spectrum

m/z	Abundance
74.06004	3.20
116.10699	34.65
222.14885	1.81
326.23257	100.00

$[M+H]^+$ CID:20V

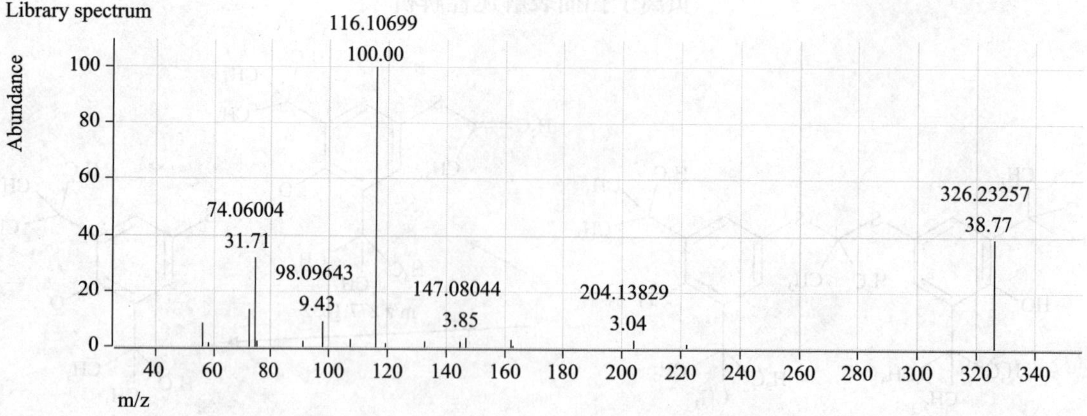

$[M+H]^+$ CID:40V

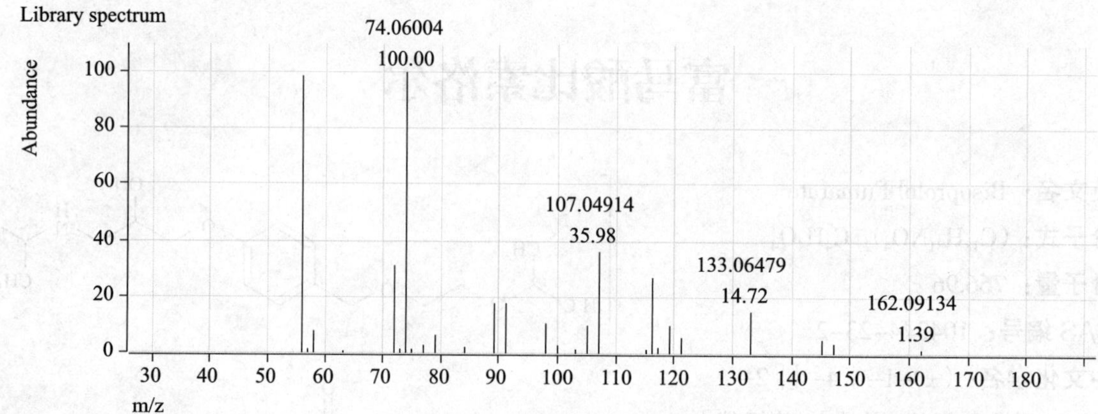

正离子扫描裂解途径解析

m/z 133.0648

m/z 116.1070 或 m/z 116.1070

m/z 98.0964

m/z 222.1489

m/z 326.2326

m/z 74.0964

m/z 56.0495

富马酸卢帕他定

英文名： Rupatadine Fumarate

分子式： $C_{26}H_{26}ClN_3 \cdot C_4H_4O_4$

分子量： 532.04

CAS 编号： 182349-12-8

中文化学名： 8-氯-6,11-二氢-11-［1-［(5-甲基-3-吡啶基)甲基］-4-哌啶亚基］-5*H*-苯并［5,6］环庚烷并［1,2-*b*］吡啶

英文化学名： 5*H*-Benzo[5,6]cyclohepta[1,2-*b*]pyridine,8-chloro-6,11-dihydro-11-[1-[(5-methyl-3-pyridinyl)methyl]-4-piperidinylidene]-, (2*E*)-2-butenedioate (1∶1)

性状： 本品为白色或浅粉色粉末

溶解性： 本品在水、庚烷中极微溶，在无水乙醇中微溶

正离子扫描二级质谱图

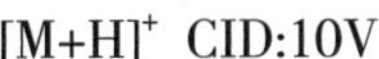
[M+H]+ CID:10V

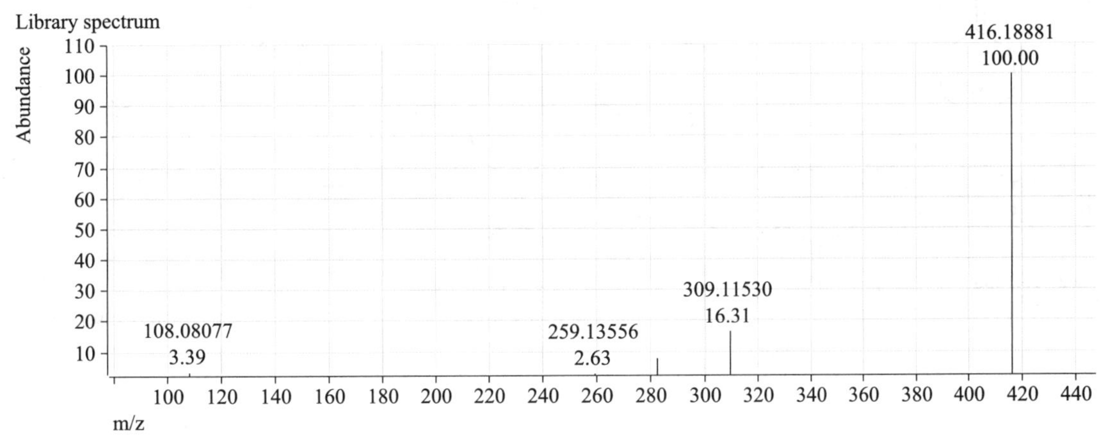

[M+H]+ CID:20V

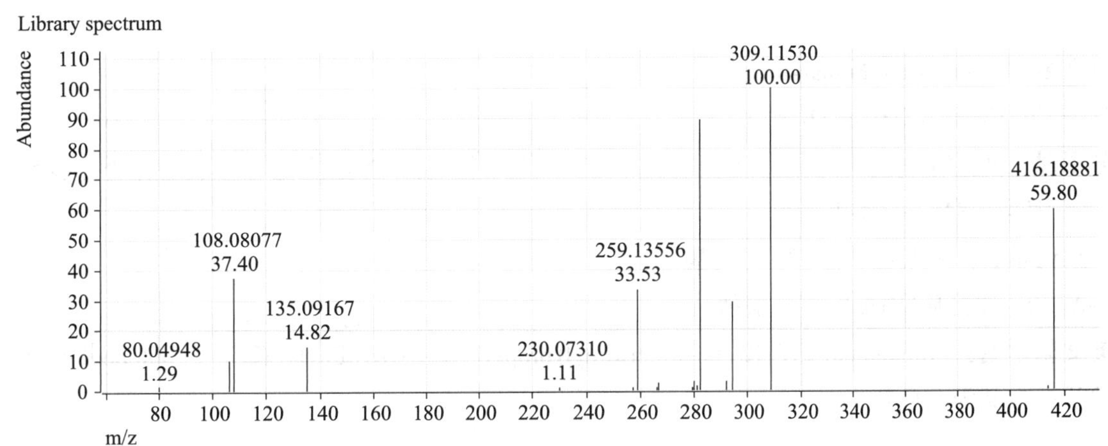

$[M+H]^+$ CID:40V

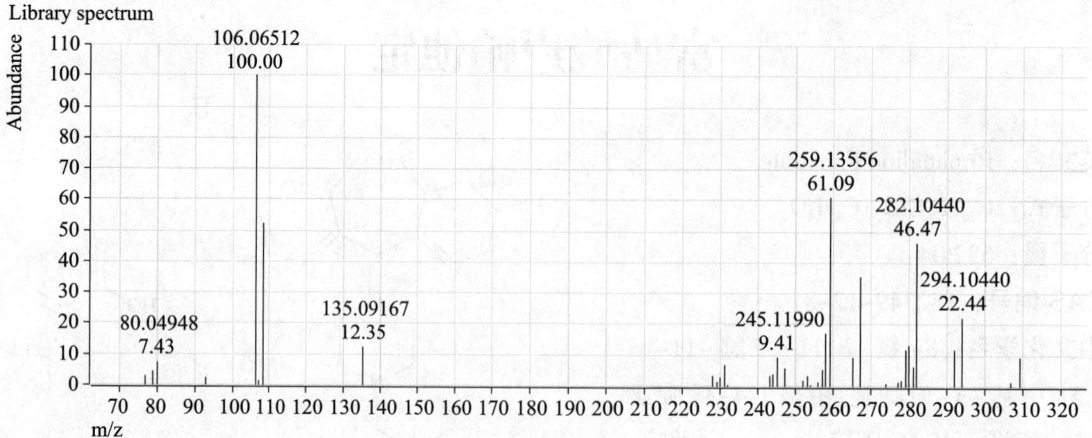

正离子扫描裂解途径解析

Cl

N

m/z 416.1888

m/z 309.1153

m/z 282.1044

m/z 294.1044

m/z 259.1356

m/z 106.0651

富马酸异丙吡仑

英文名： Isopropiram Fumarate

分子式： $C_{16}H_{25}N_3O \cdot C_4H_4O_4$

分子量： 391.46

CAS 编号： 84873-04-1

中文化学名： *N*-(2-甲基-2-哌啶基-乙基)-*N*-(2-吡啶基)丙酰胺富马酸盐

N N N O CH_3 CH_3 , HO O OH O

英文化学名： Propanamide, *N*-[2-(1-piperidinyl) propyl]-*N*-2-pyridinyl-, (2*E*)-2-butenedioate (1∶1)

性状： 本品为白色粉末

负离子扫描二级质谱图

$[M-H]^-$ CID:10V

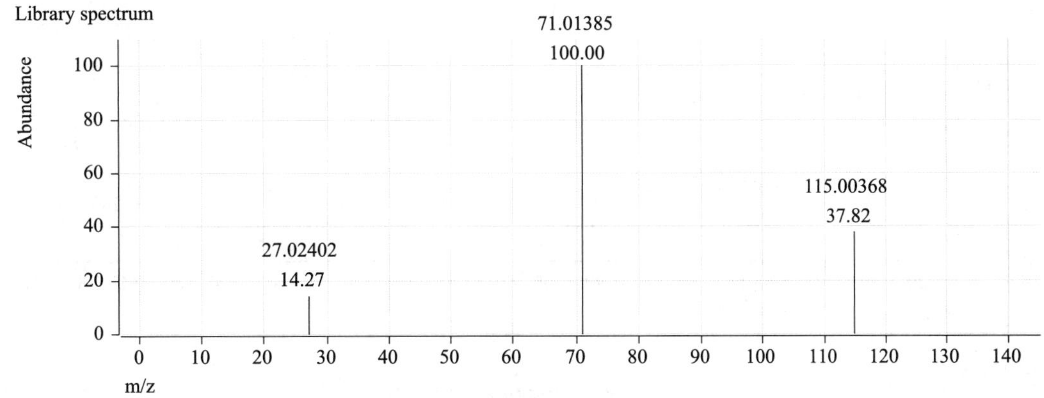

负离子扫描裂解途径解析

m/z 115.0037 → m/z 71.0139 → m/z 27.0240

正离子扫描二级质谱图

$[M+H]^+$ CID:10V

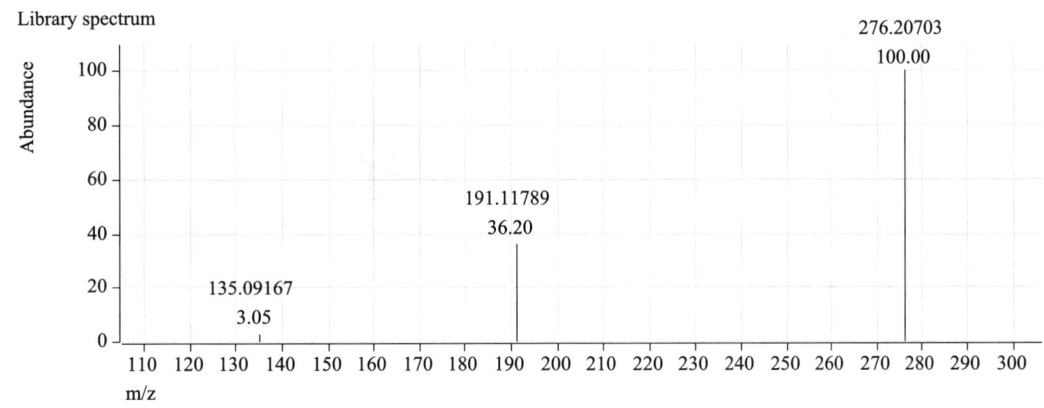

$[M+H]^+$ CID:20V

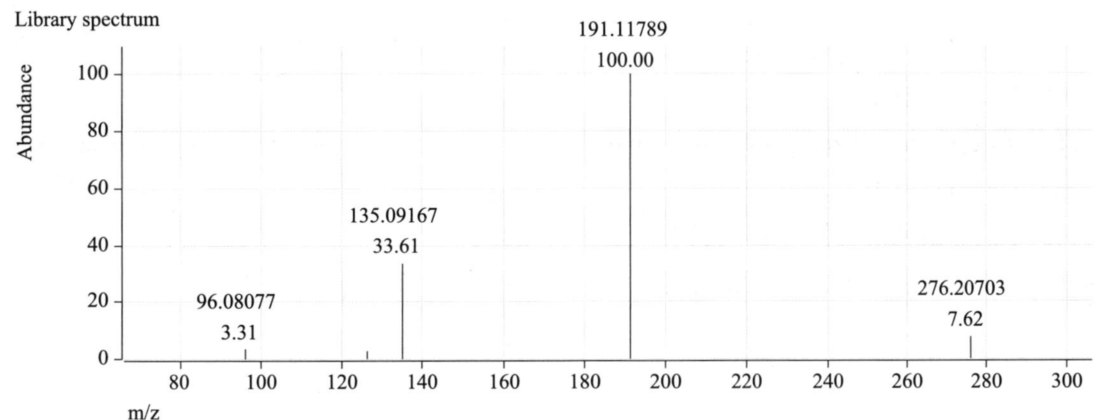

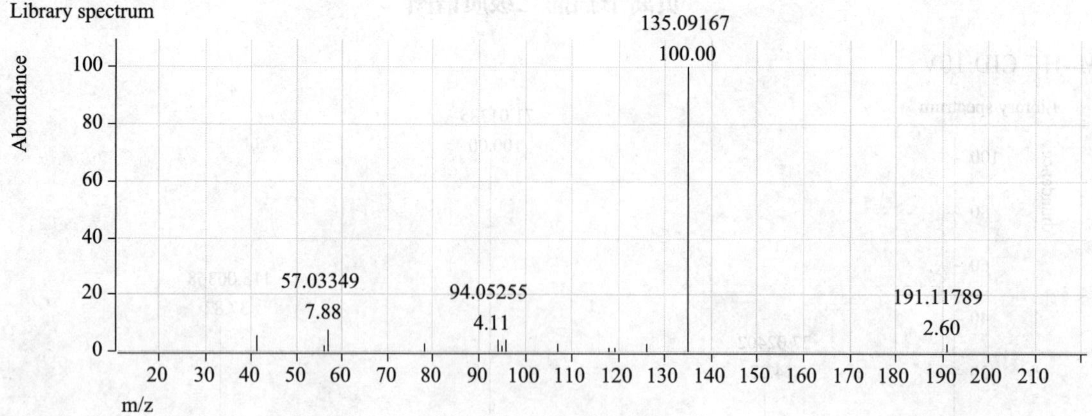

正离子扫描裂解途径解析

m/z 57.0335

m/z 96.0808

m/z 276.2070

m/z 191.1179

m/z 135.0917

富马酸依美斯汀

英文名： Emedastine Difumarate

分子式： $C_{17}H_{26}N_4O \cdot 2C_4H_4O_4$

分子量： 534.56

CAS 编号： 87233-62-3

中文化学名： 1-(2-乙氧基乙基)-2-(六氢-4-甲基-1*H*-1,4-二氮杂卓-1-基)-1*H*-苯并咪唑二富马酸盐

英文化学名： 1*H*-Benzimidazole,1-(2-ethoxyethyl)-2-(hexahydro-4-methyl-1*H*-1,4-diazepin-1-yl)-,(2*E*)-2-butenedioate (1∶2)

性状： 本品为白色或淡黄色粉末;具有同质多晶现象

溶解性： 本品在水中溶解,在无水乙醇中略溶,在丙酮中极微溶

正离子扫描二级质谱图

[M+H]+ CID:10V

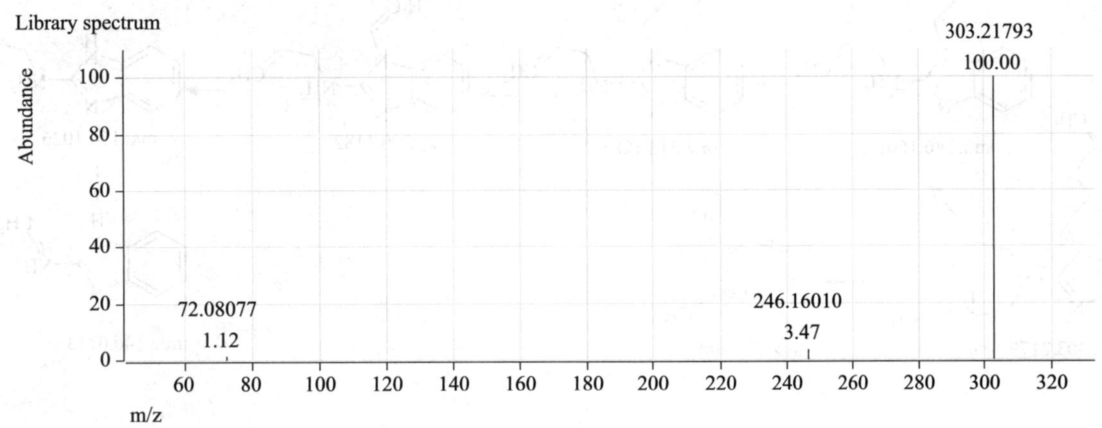

[M+H]+ CID:20V

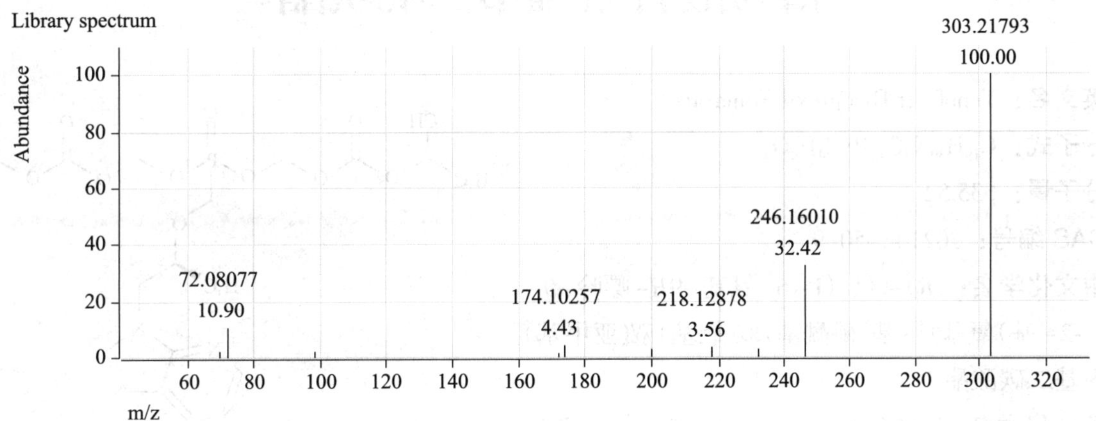

[M+H]+ CID:40V

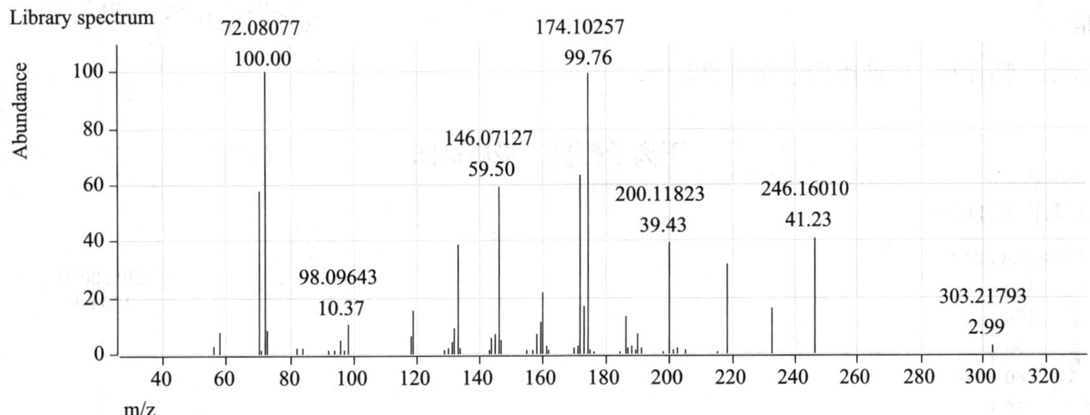

正离子扫描裂解途径解析

m/z 303.2179 → m/z 246.1601 → m/z 218.1288 → m/z 200.1182 → m/z 174.1026 → m/z 146.0713

m/z 303.2179 → m/z 72.0808

富马酸替诺福韦二吡呋酯

英文名：Tenofovir Disoproxil Fumarate

分子式：$C_{19}H_{30}N_5O_{10}P \cdot C_4H_4O_4$

分子量：635.52

CAS 编号：202138-50-9

中文化学名：(*R*)-(((((1-(6-氨基-9*H*-嘌呤-9-基)丙-2-基)氧基)甲基)磷酰基)双(氧基)双(亚甲基)二异丙基二碳酸酯

英文化学名：2,4,6,8-Tetraoxa-5-phosphanonanedioic acid, 5-[[(1*R*)-2-(6-amino-9*H*-purin-9-yl)-1-methylethoxy]methyl]-, 1,9-bis(1-methylethyl) ester, 5-oxide

性状：本品为白色或类白色结晶性粉末

正离子扫描二级质谱图

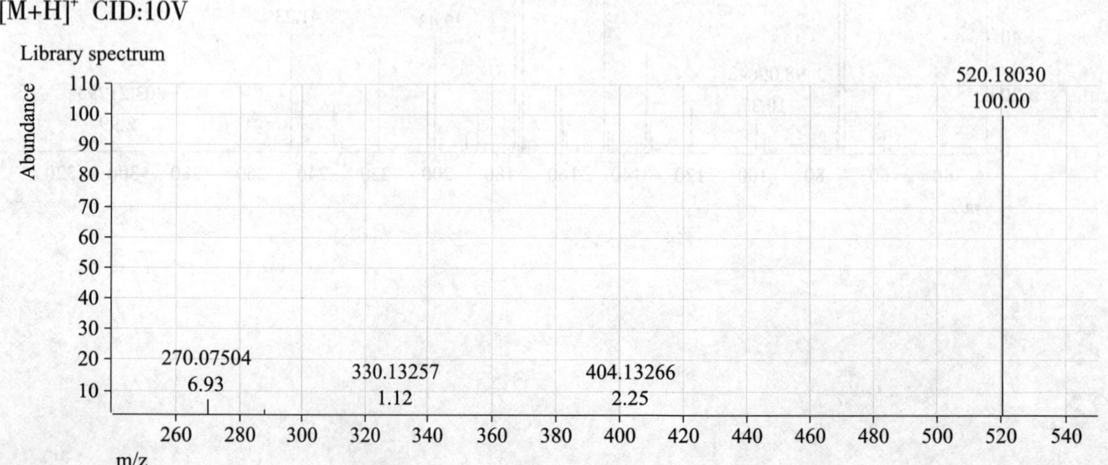

$[M+H]^+$ CID:20V

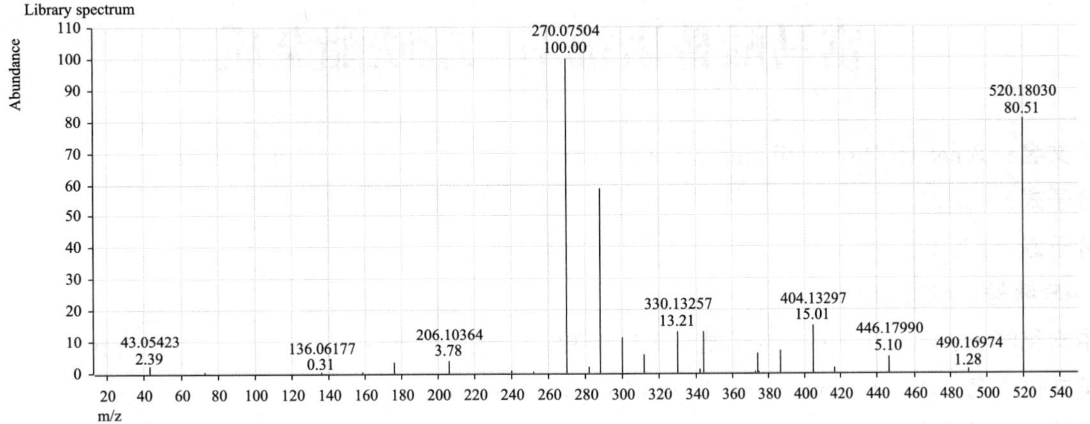

$[M+H]^+$ CID:40V

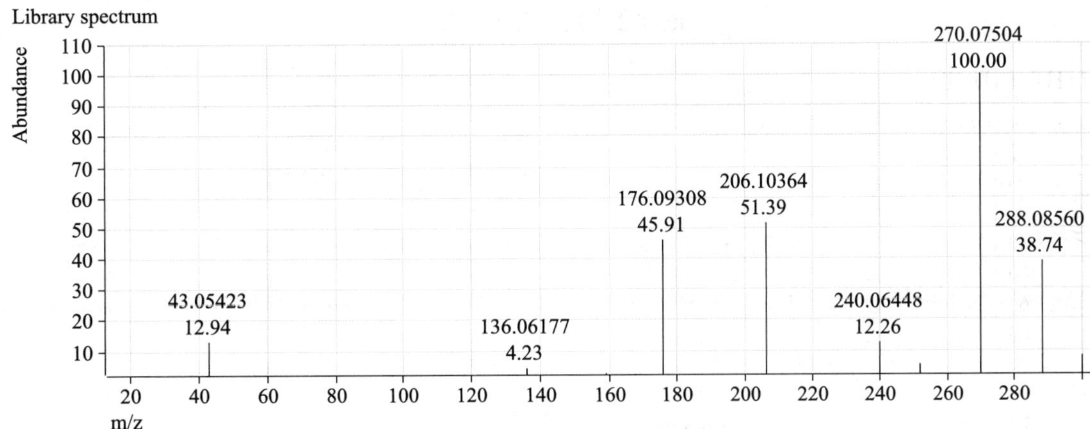

正离子扫描裂解途径解析

m/z 520.1803 → m/z 404.1330 → m/z 288.0862 → m/z 270.0751 → m/z 206.1036 → m/z 176.0931

m/z 520.1803 → m/z 330.0962

富马酸替诺福韦二吡呋酯杂质

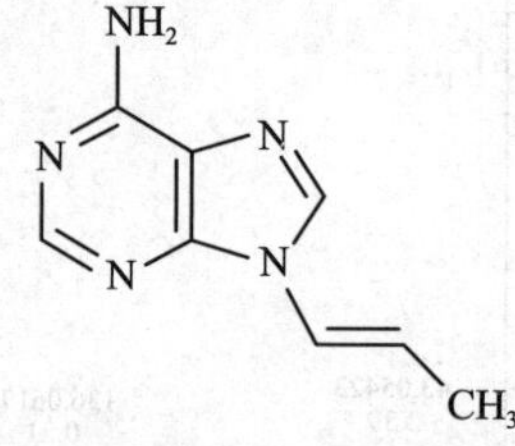

英文名： Tenofovir Disoproxil Fumarate Impurity

分子式： $C_8H_9N_5$

分子量： 175.19

CAS 编号： 4121-40-8

中文化学名：（*E*）-9-（丙 -1- 烯基）-9*H*- 嘌呤 -6- 胺

英文化学名：（*E*）-9-（Prop-1-en-1-yl）-9*H*-purin-6-amine

性状： 本品为类白色粉末

正离子扫描二级质谱图

$[M+H]^+$ CID:10V

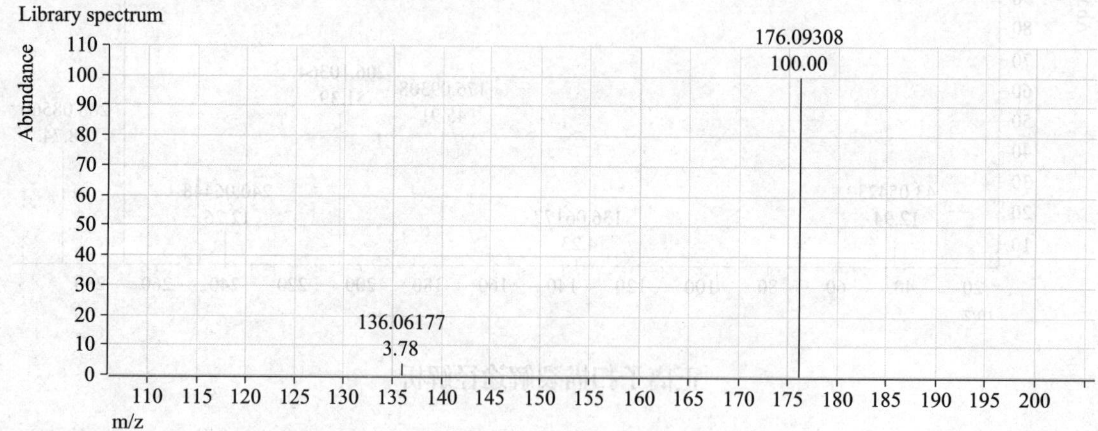

$[M+H]^+$ CID:20V

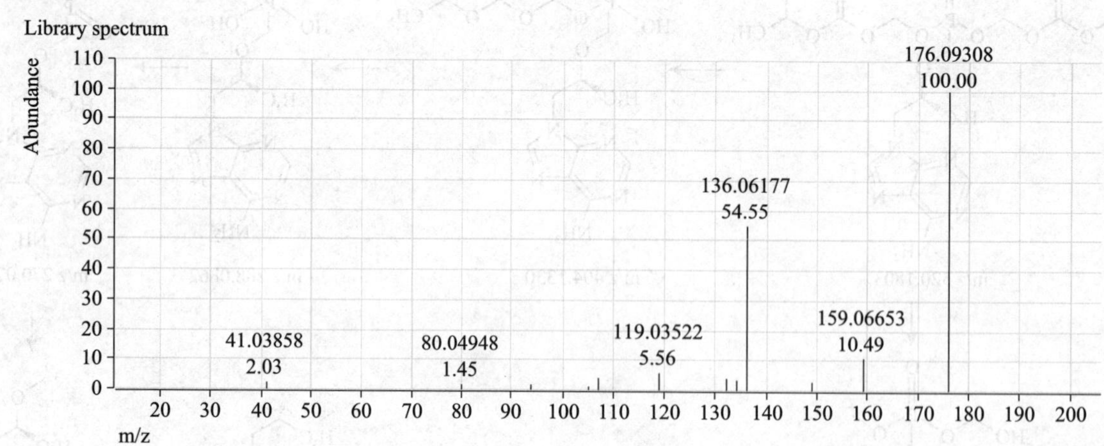

$[M+H]^+$ CID:40V

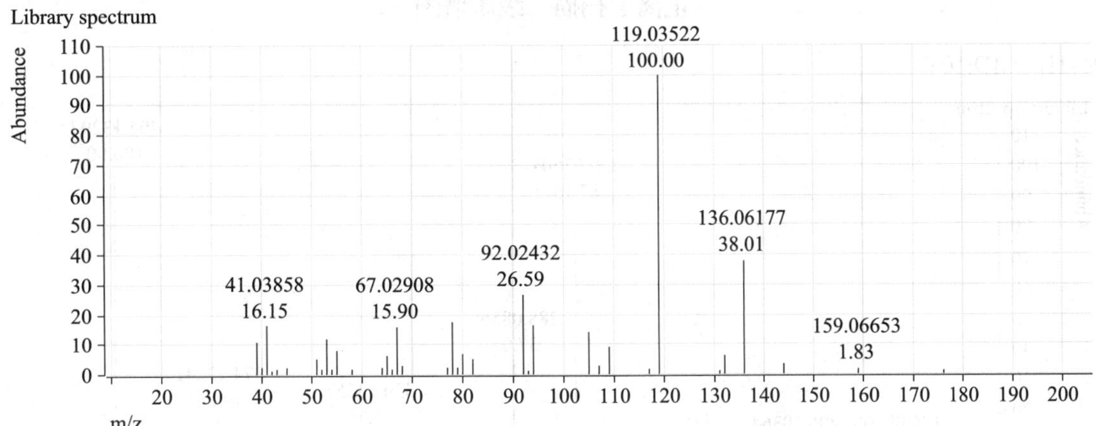

正离子扫描裂解途径解析

m/z 41.0386　m/z 176.0931　m/z 136.0618　m/z 119.0352

富马酸替诺福韦二吡呋酯杂质

[Mono–POC PMPA（单酯）]

英文名： Mono–POC Tenofovir

分子式： $C_{14}H_{22}N_5O_7P$

分子量： 403.33

CAS 编号： 211364–69–1

中文化学名： 2,4,7–三氧杂–5–磷壬酸，9(6–氨基–9*H*–嘌呤–9–基)–5–羟基–8–甲基–1–甲基乙酯，5–氧化物，(8*R*)–(9CI，ACI)

英文化学名： (((((*R*)–1–(6–Amino–9*H*–purin–9–yl) propan–2–yl) oxy) methyl) (hydroxy) phosphoryl) oxy) methyl isopropyl carbonate

性状： 本品为白色粉末

溶解性： 本品在甲醇、水中微溶

正离子扫描二级质谱图

$[M+H]^+$ CID:10V

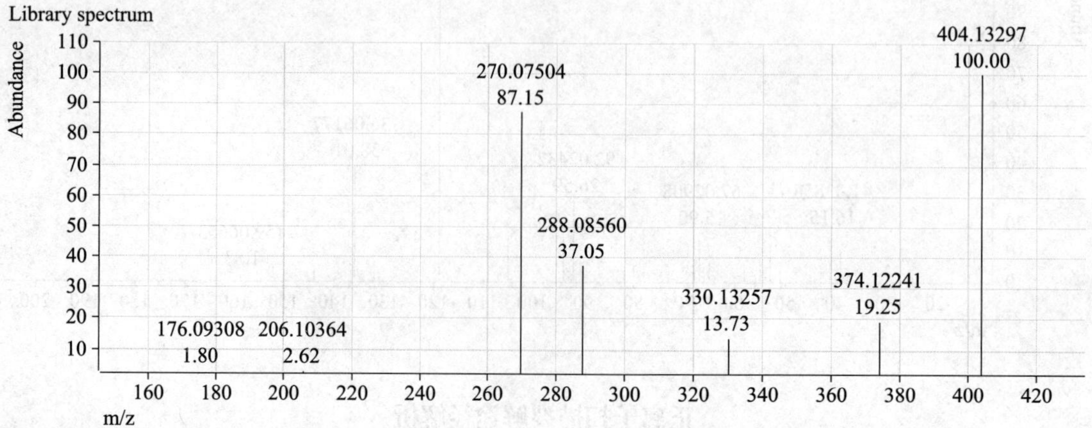

$[M+H]^+$ CID:20V

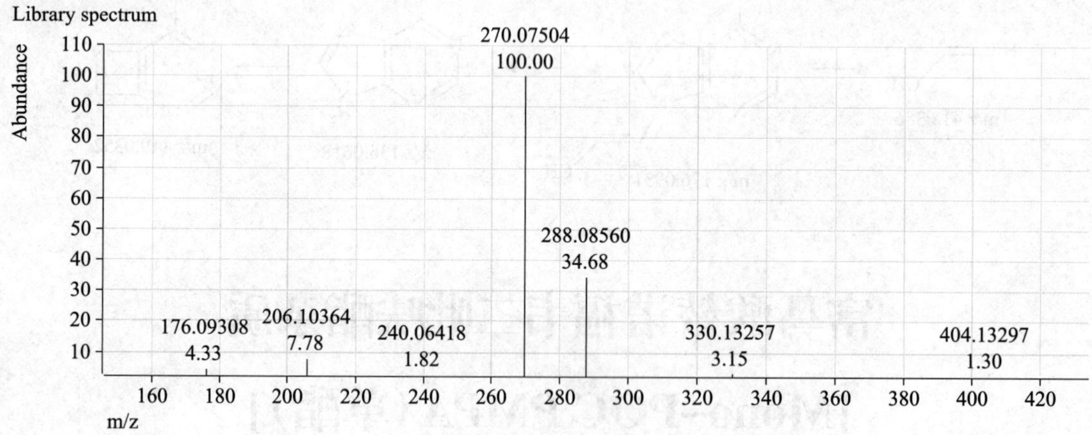

$[M+H]^+$ CID:40V

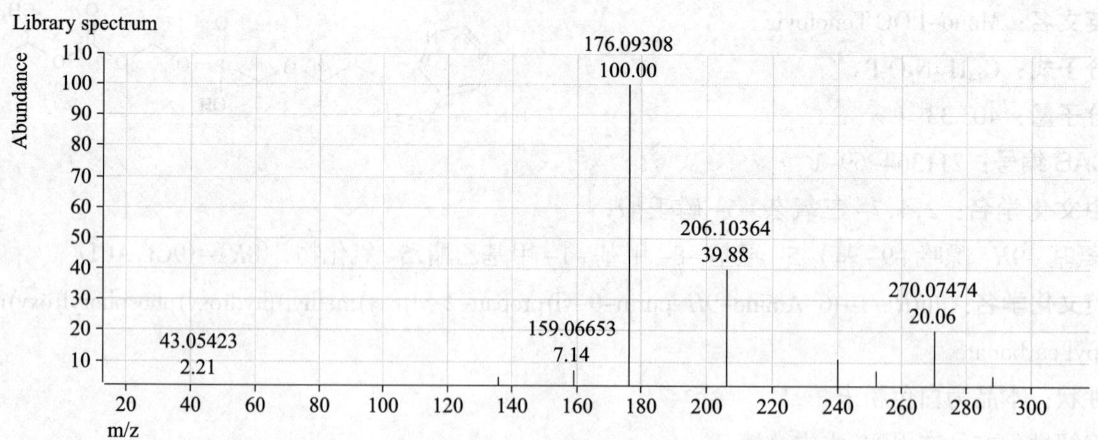

正离子扫描裂解途径解析

m/z 404.1330

m/z 374.1224

m/z 330.1326

m/z 288.0856

m/z 270.0751

m/z 206.1036

m/z 176.0931

负离子扫描二级质谱图

$[M-H]^-$ CID:10V

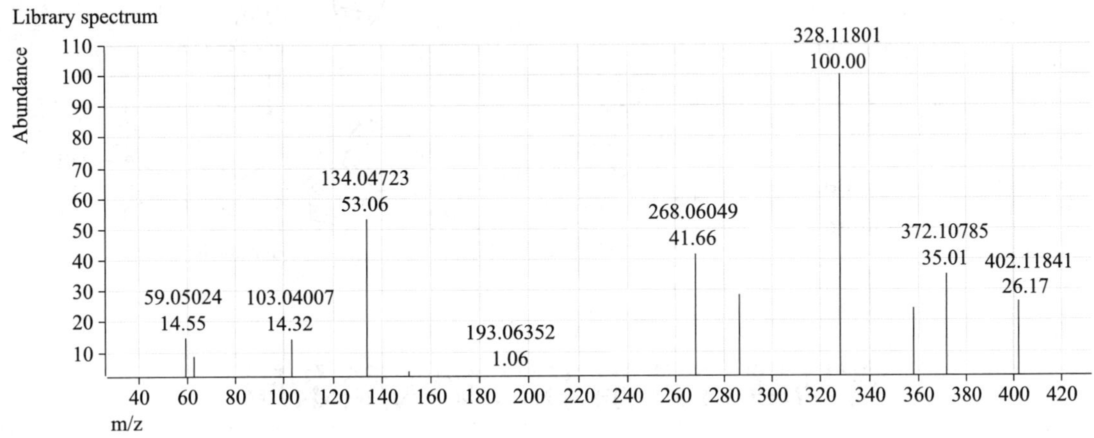

$[M-H]^-$ CID:20V

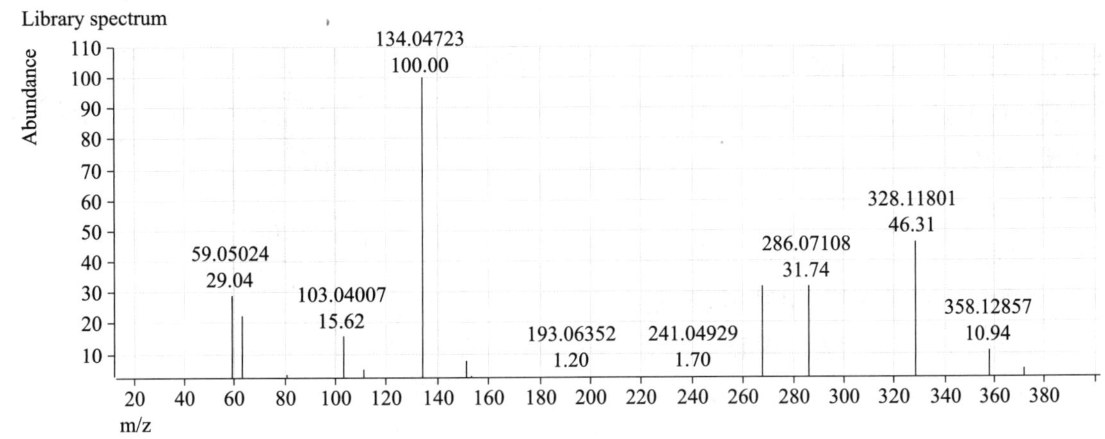

$[M-H]^-$ CID:40V

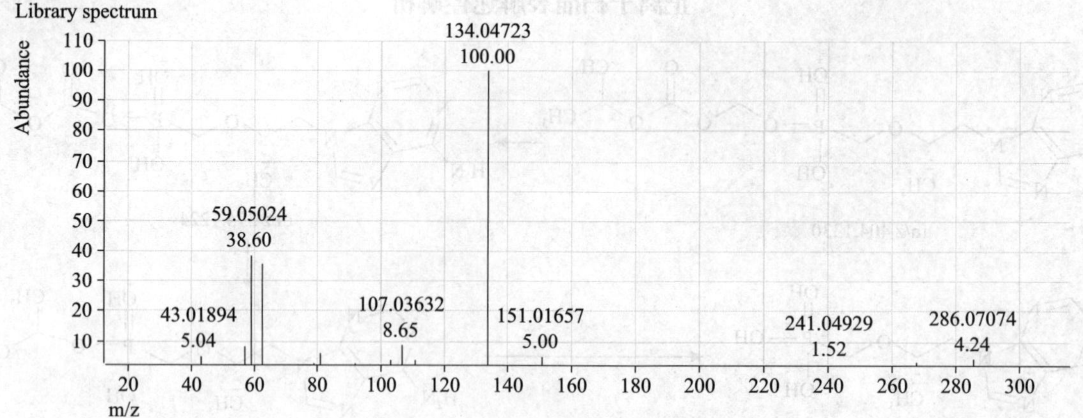

负离子扫描裂解途径解析

m/z 402.1184

m/z 372.1078

m/z 358.1286

m/z 328.1180

m/z 59.0502

m/z 134.0472

m/z 286.0711

富马酸替诺福韦二吡呋酯杂质

[nPOC-POC-PMPA]

英文名：nPOC-POC Tenofovir

分子式：$C_{19}H_{30}N_5O_{10}P$

分子量：519.44

CAS 编号：1217542-13-6

中文化学名：[[[[[[(*R*)-1-(6-氨基-9*H*-嘌呤-9-基)丙-2-基]氧基]甲基]膦酰基]双氧基]双亚甲基]丙基异丙基二羰酸

英文化学名：((((((*R*)-1-(6-Amino-9*H*-purin-

9-yl) propan-2-yl) oxy) methyl) phosphoryl) bix (oxy)) bix (methylene) isopropyl propyl dicarbonate

性状： 本品为类白色粉末

正离子扫描二级质谱图

$[M+H]^+$ CID:10V

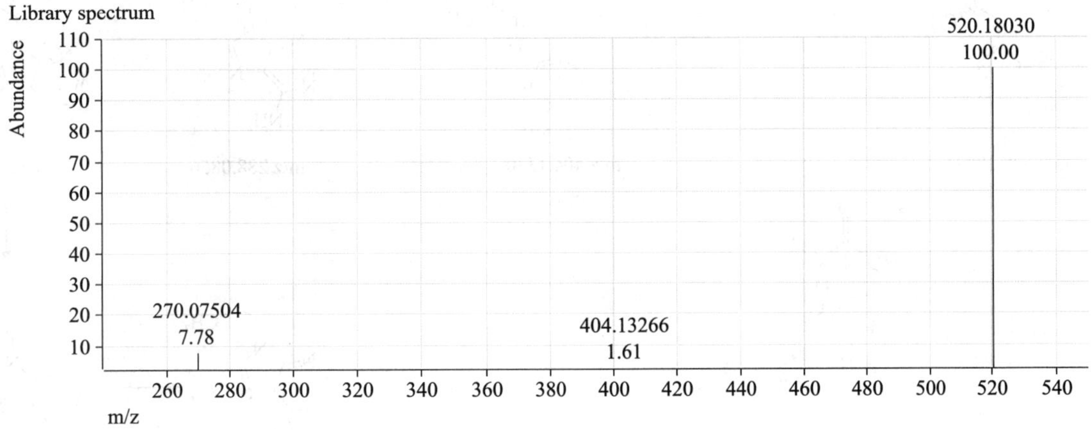

$[M+H]^+$ CID:20V

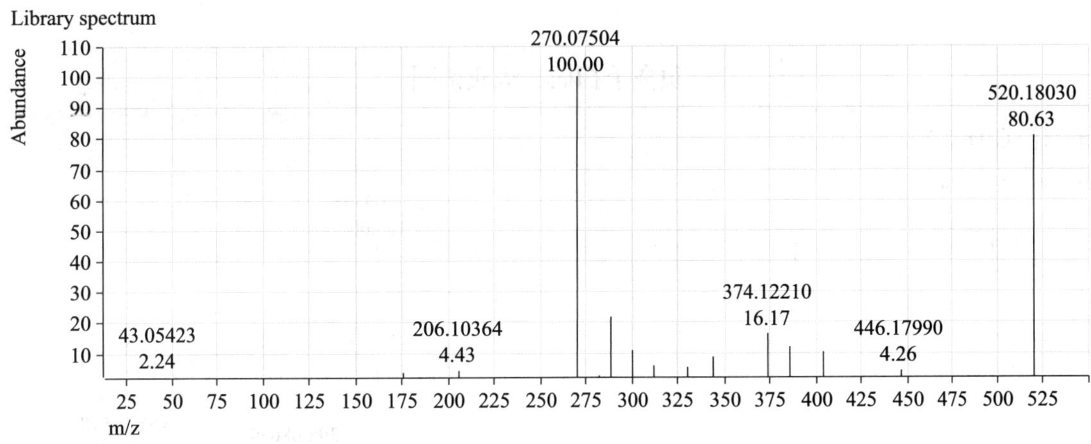

$[M+H]^+$ CID:40V

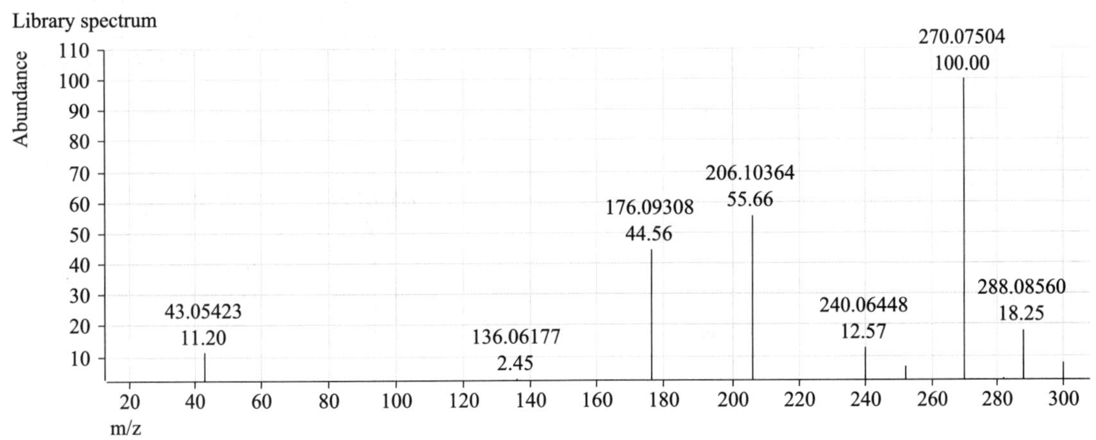

正离子扫描裂解途径解析

m/z 520.1803

m/z 404.1330

m/z 288.0856

m/z 270.0751

m/z 300.0856

m/z 206.1036

m/z 176.0931

负离子扫描二级质谱图

[M−H]⁻ CID:10V

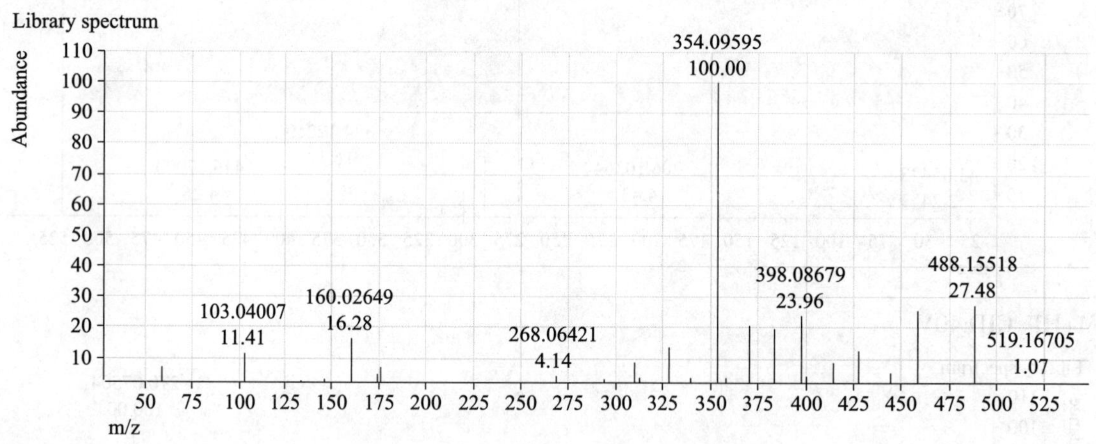

[M−H]⁻ CID:20V

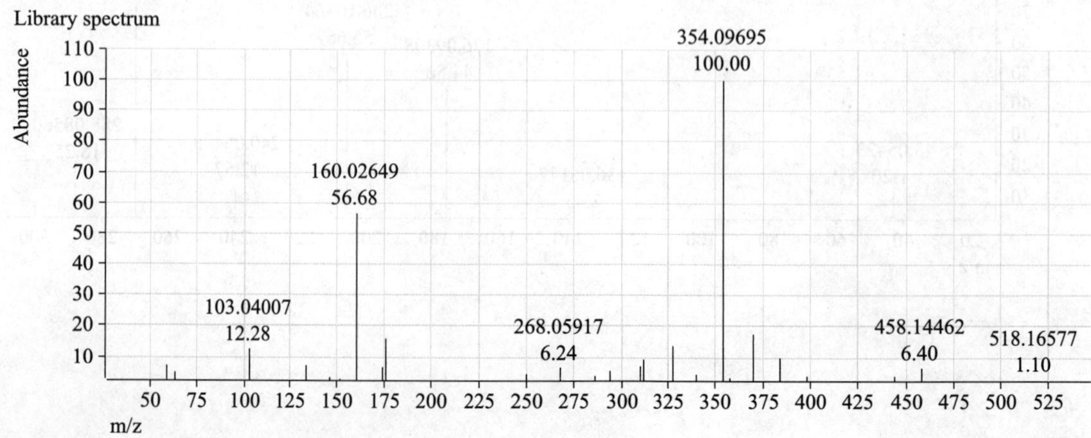

$[M-H]^-$ CID:40V

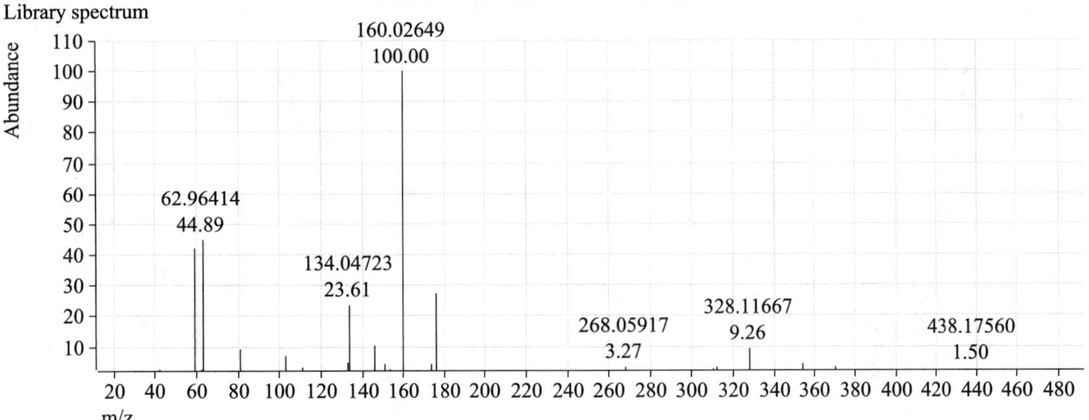

负离子扫描裂解途径解析

m/z 518.1658 → m/z 354.0973

负离子扫描二级质谱图

$[M+Cl]^-$ CID:10V

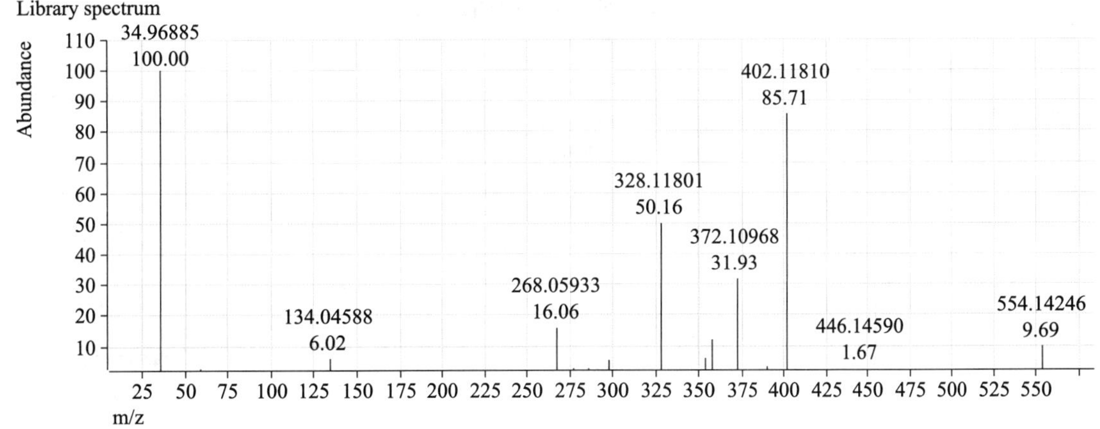

负离子扫描裂解途径解析

m/z 554.1424

m/z 402.1184

富马酸氯马斯汀

英文名：Clemastine Fumarate

分子式：$C_{21}H_{26}ClNO \cdot C_4H_4O_4$

分子量：459.97

CAS 编号：14976-57-9

中文化学名：［*R*-（*R**,*R**）］-1- 甲基 -2-［2-［1-(4- 氯苯基)-1- 苯乙氧基］乙基］吡咯烷（*E*）-2- 丁烯二酸盐

英文化学名：(2*R*)-2-[2-[(1*R*)-1-(4-Chlorophenyl)-1-phenylethoxy]ethyl]-1-methylpyrrolidine hydrogen fumarate

性状：本品为白色或类白色结晶性粉末;无臭

溶解性：本品在甲醇中微溶,在水或三氯甲烷中极微溶

正离子扫描二级质谱图

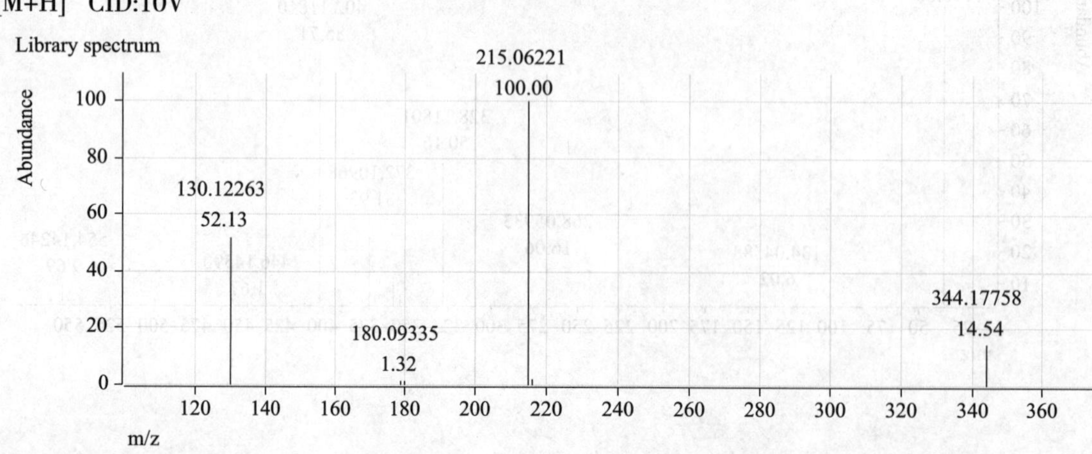

$[M+H]^+$ CID:20V

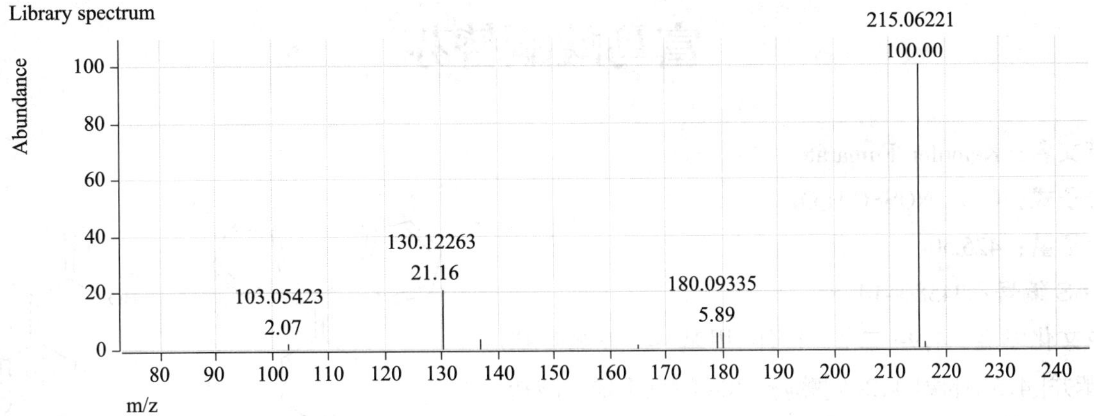

$[M+H]^+$ CID:40V

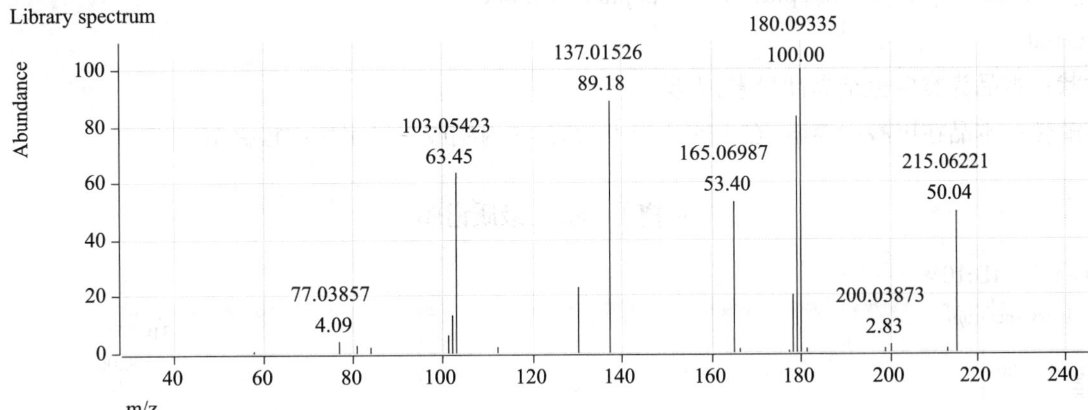

正离子扫描裂解途径解析

m/z 344.1776

m/z 215.0622

m/z 180.0934

m/z 165.0699

m/z 130.1226

m/z 103.0542

富马酸酮替芬

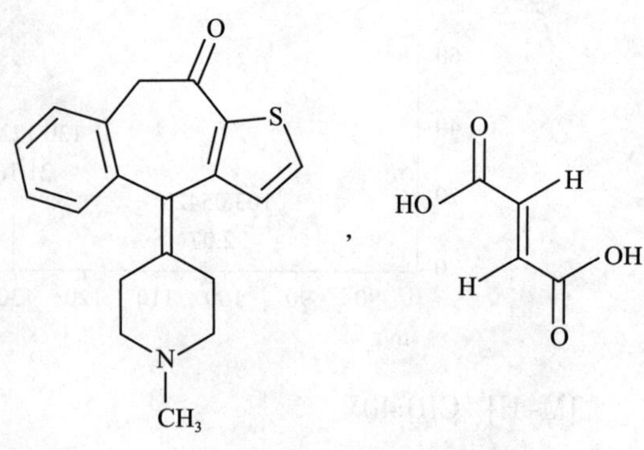

英文名：Ketotifen Fumarate

分子式：$C_{19}H_{19}NOS \cdot C_4H_4O_4$

分子量：425.50

CAS 编号：34580-14-8

中文化学名：4,9- 二氢 -4-(1- 甲基 -4- 亚哌啶基)-10*H*- 苯并[4,5]环庚[1,2-*b*]噻吩 -10- 酮反丁烯二酸盐

英文化学名：4,9-Dihydro-4-(1-methyl-4-piperidinylidene)-10*H*-benzo[4,5]cyclohepta[1,2-*b*]thiophen-10-one monofumarate

性状：本品为类白色结晶性粉末;无臭

溶解性：本品在甲醇中溶解,在水或乙醇中微溶,在丙酮或三氯甲烷中极微溶

正离子扫描二级质谱图

$[M+H]^+$ CID:10V

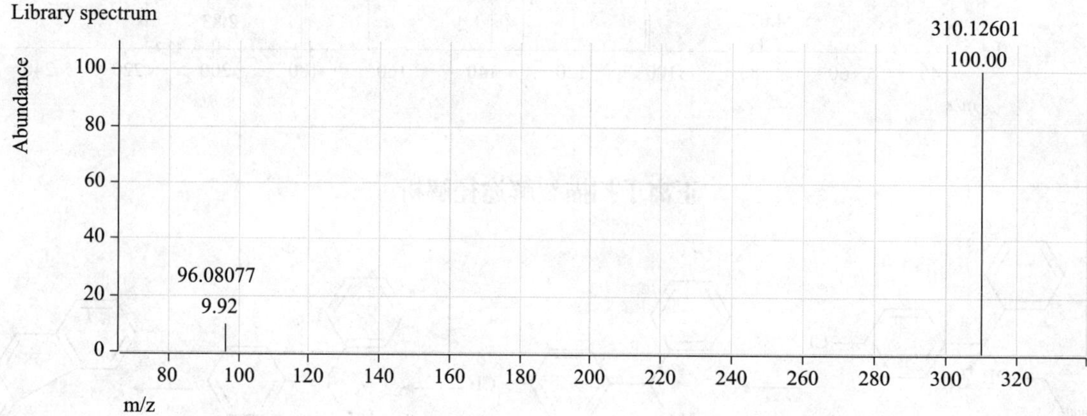

$[M+H]^+$ CID:20V

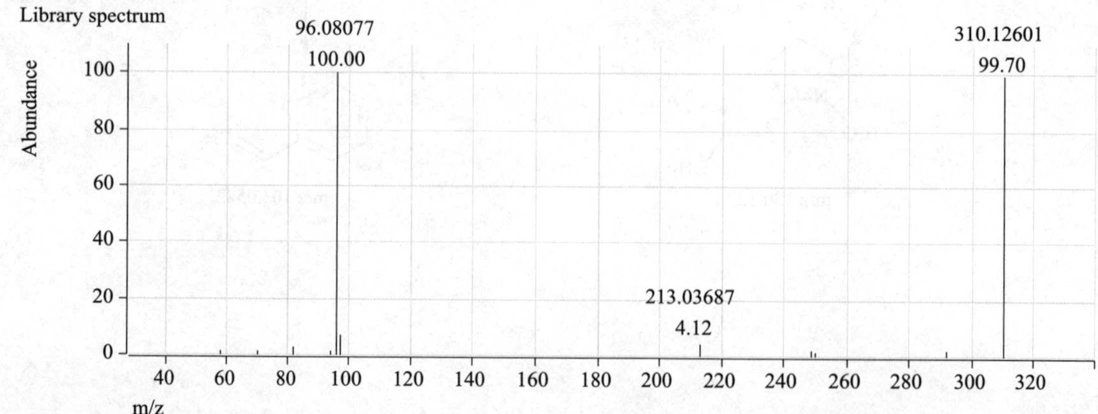

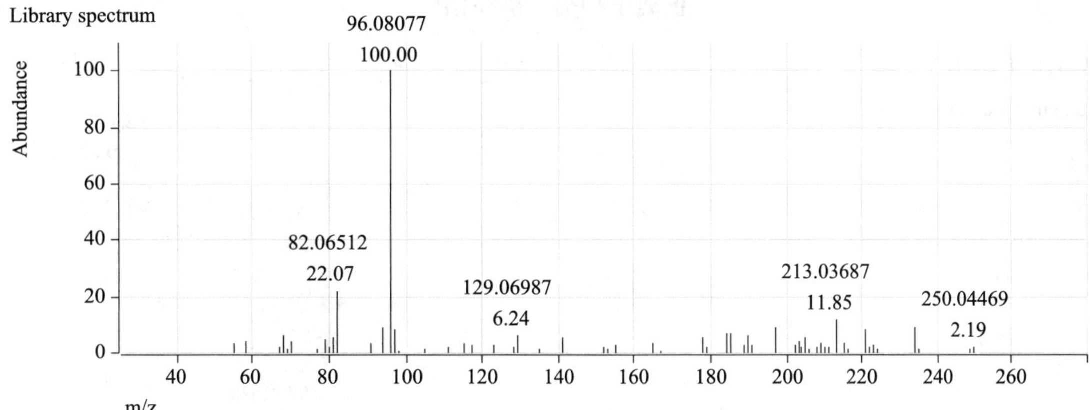

正离子扫描裂解途径解析

m/z 213.0369

m/z 310.1260

m/z 96.0808

m/z 82.0651

富马酸酮替芬杂质

英文名： Ketotifen Impurity

分子式： $C_{20}H_{23}NO_2S$

分子量： 341.47

CAS 编号： 59743-88-3

中文化学名： 10- 甲氧基 -4-(1- 甲基 -4- 哌啶基)-4*H*- 苯并[4,5]环庚三烯并[1,2-*b*]噻吩 -4- 醇

英文化学名： 10-Methoxy-4-(1-methylpiperidin-4-yl)-4*H*-benzo[4.5]cyclopheta[1.2-*b*]thiophene-4-ol)

性状： 本品为类白色粉末

正离子扫描二级质谱图

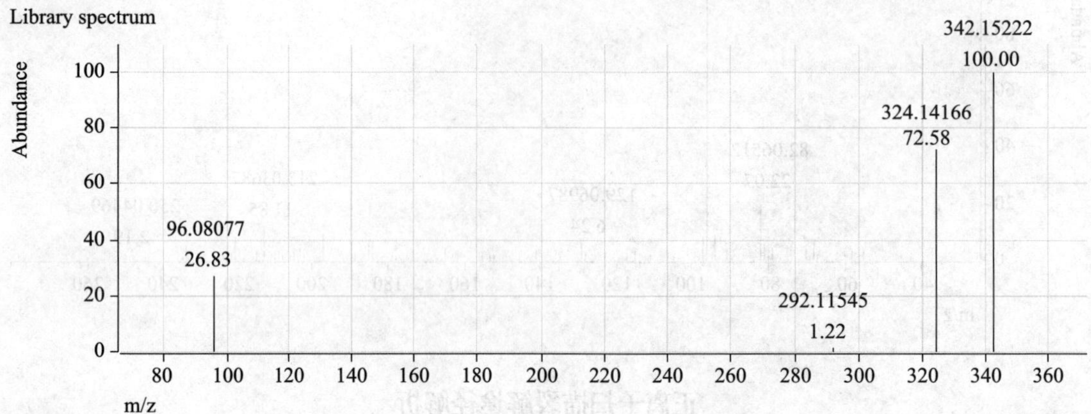
[M+H]+ CID:10V
Library spectrum
Abundance
342.15222
100.00
324.14166
72.58
96.08077
26.83
292.11545
1.22
m/z

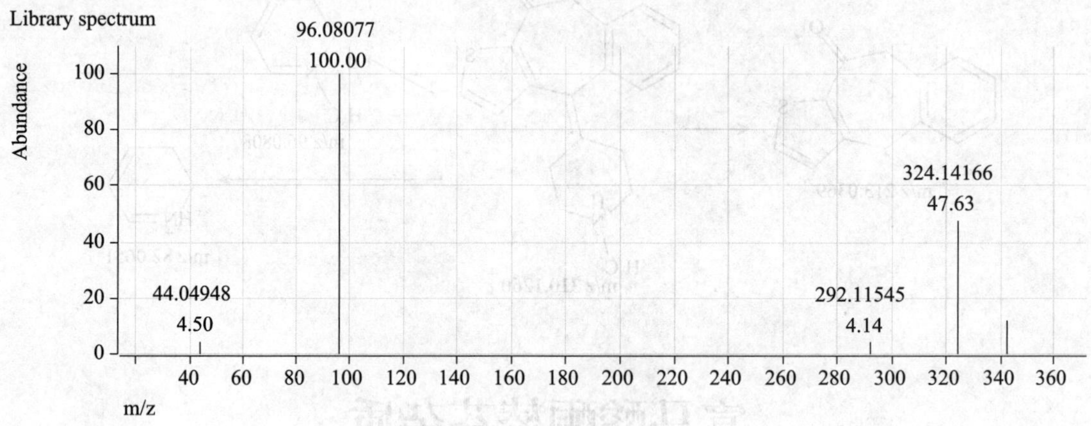
[M+H]+ CID:20V
Library spectrum
Abundance
96.08077
100.00
324.14166
47.63
44.04948
4.50
292.11545
4.14
m/z

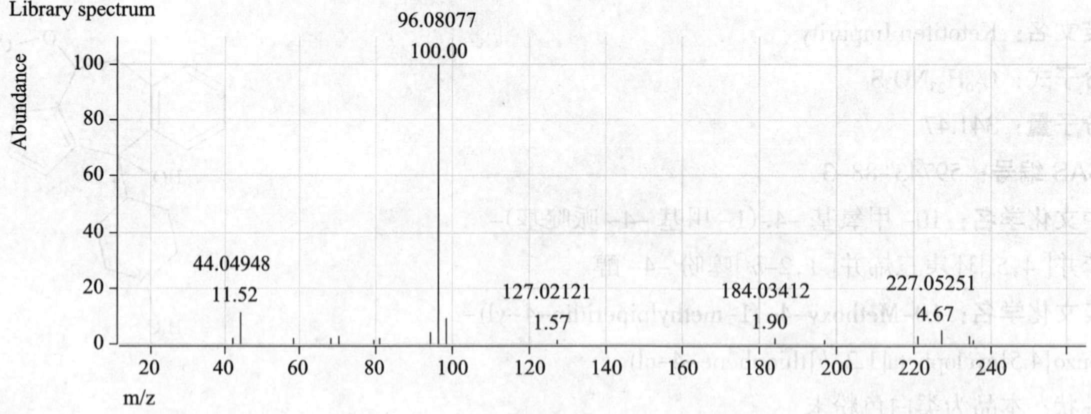
[M+H]+ CID:40V
Library spectrum
Abundance
96.08077
100.00
44.04948
11.52
127.02121
1.57
184.03412
1.90
227.05251
4.67
m/z

正离子扫描裂解途径解析

m/z 342.1522

m/z 324.1417

m/z 96.0808

m/z 292.1154

富马酸福莫特罗

英文名： Formoterol Fumarate

分子式： $(C_{19}H_{24}N_2O_4)_2 \cdot C_4H_4O_4 \cdot 2H_2O$

分子量： 840.91

CAS 编号： 183814-30-4

中文化学名：（±）-*N*-［2-羟基-5-［（1*RS*）-1-羟基-2-［［（1*RS*）-2-（4-甲氧苯基）-1-甲基乙基］氨基］乙基］苯基］甲酰胺富马酸盐二水合物

英文化学名： Formamide, *N*-[2-hydroxy-5-[(1*R*)-1-hydroxy-2-[[(1*R*)-2-(4-methoxyphenyl)-1-methylethyl]amino]ethyl]phenyl]-,rel-,(2*E*)-2-butenedioate, hydrate (2 : 1 : 2) (ACI)

性状： 本品为白色或类白色结晶性粉末

溶解性： 本品在冰醋酸中易溶，在甲醇中略溶，在盐酸溶液（0.1 → 1000）中极微溶，在水、乙醇、乙醚或丙酮中几乎不溶

正离子扫描二级质谱图

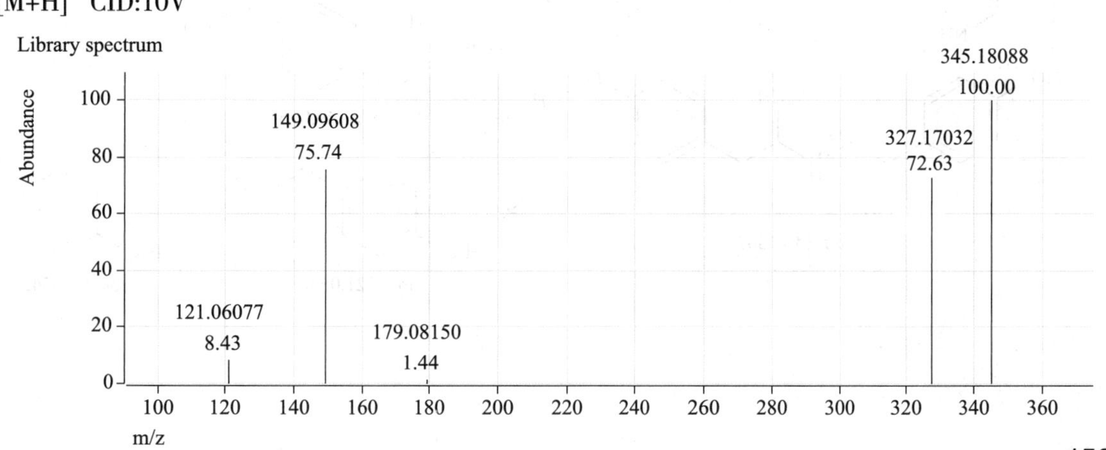

$[M+H]^+$ CID:20V

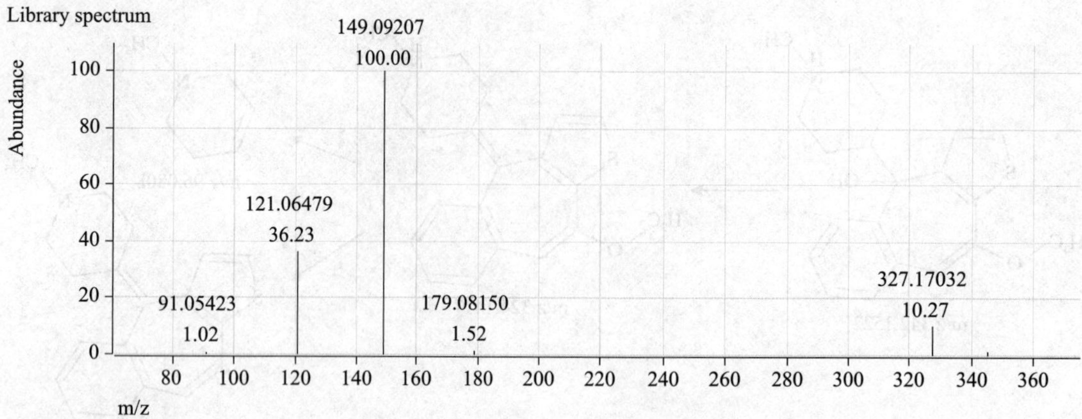

$[M+H]^+$ CID:40V

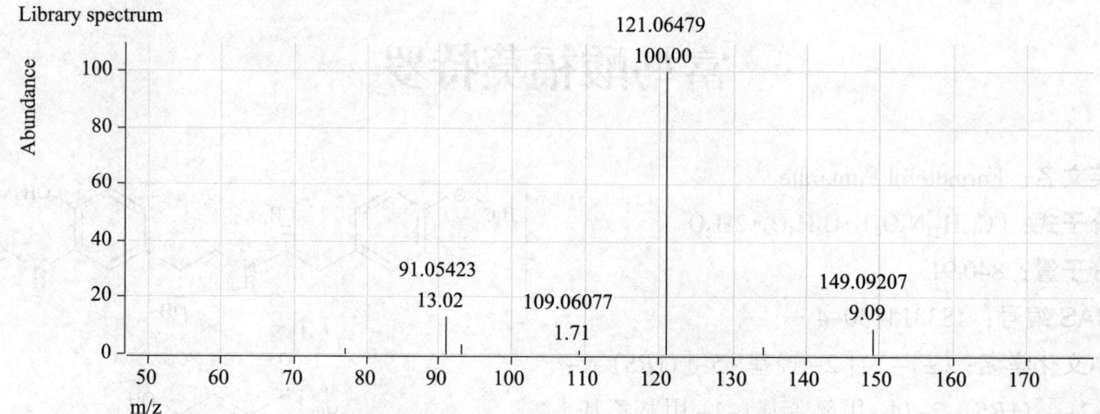

正离子扫描裂解途径解析

m/z 327.1703

m/z 179.0815

m/z 149.0961

m/z 345.1809

m/z 121.0648

m/z 91.0542

瑞 格 列 奈

英文名： Repaglinide

分子式： $C_{27}H_{36}N_2O_4$

分子量： 452.59

CAS 编号： 135062-02-1

中文化学名：（*S*）-2- 乙氧基 -4-［2-［［甲基 -1-［2-（1- 哌啶基）苯基］丁基］氨基］-2- 氧代乙基］苯甲酸

英文化学名： 2-Ethoxy-4-[2-[[(1*S*)-3-methyl-1-[2-(1-piperidinyl) phenyl] butyl] amino]-2-oxoethyl] benzoic acid

性状： 本品为白色或类白色结晶性粉末；无臭

溶解性： 本品在三氯甲烷中易溶，在乙醇或丙酮中略溶，在水中几乎不溶，在 0.1mol/L 盐酸溶液中微溶

正离子扫描二级质谱图

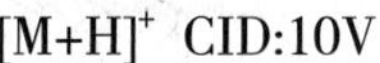

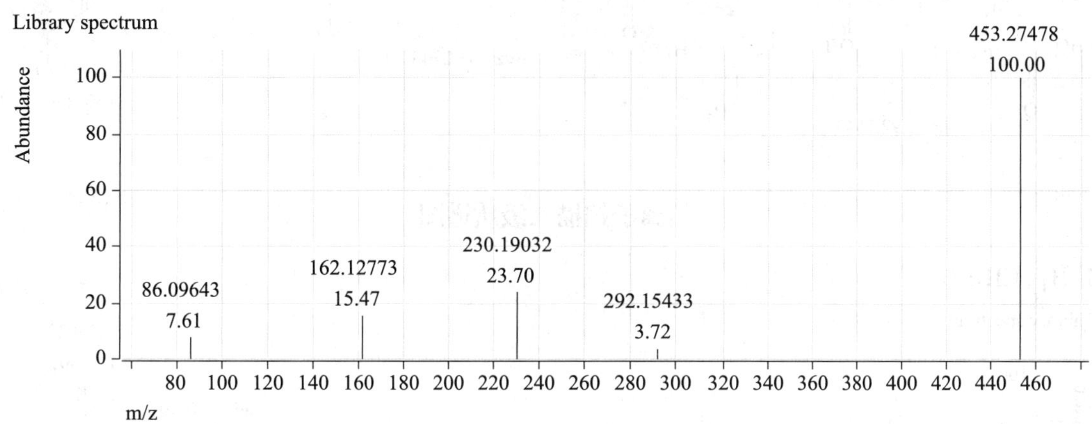

[M+H]+ CID:20V

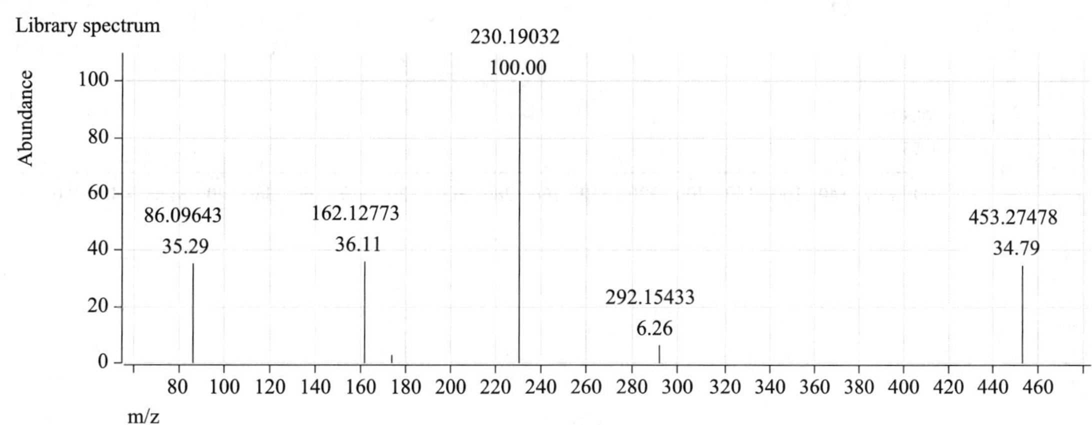

$[M+H]^+$ CID:40V

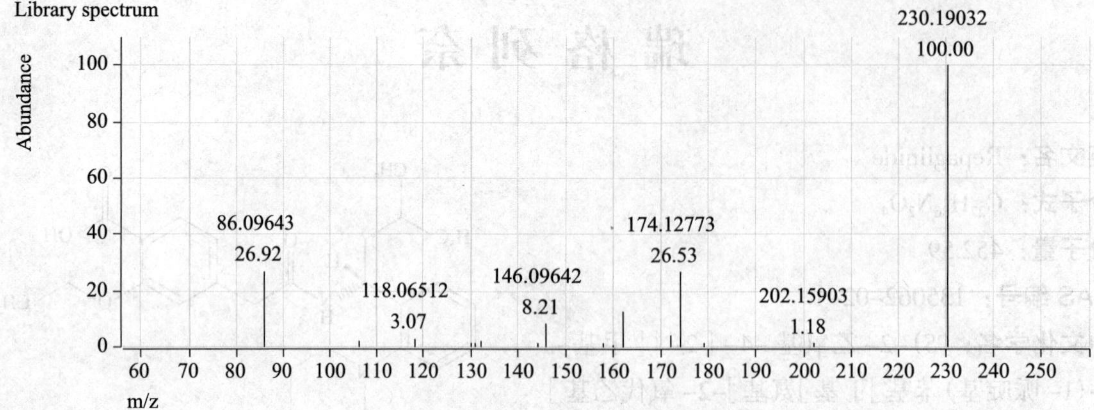

正离子扫描裂解途径解析

m/z 162.1277

m/z 86.0964

m/z 453.2748

m/z 230.1903

m/z 292.1543

负离子扫描二级质谱图

$[M-H]^-$ CID:10V

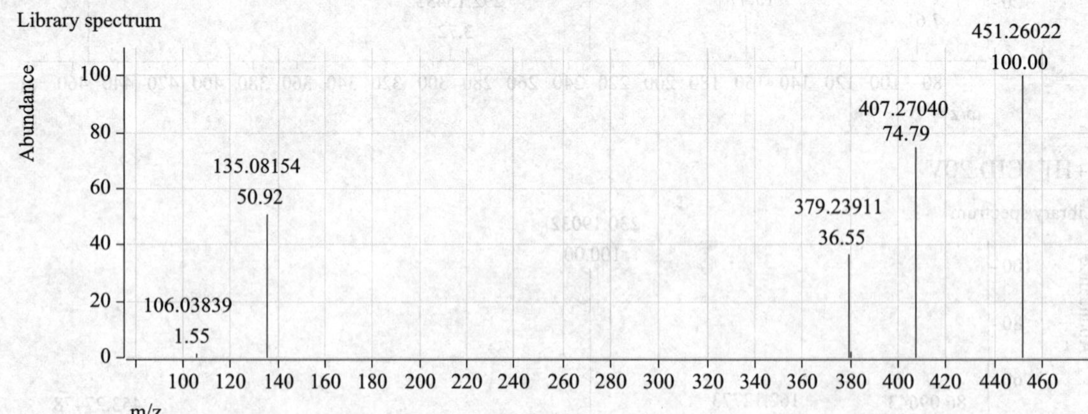

$[M-H]^-$ CID:20V

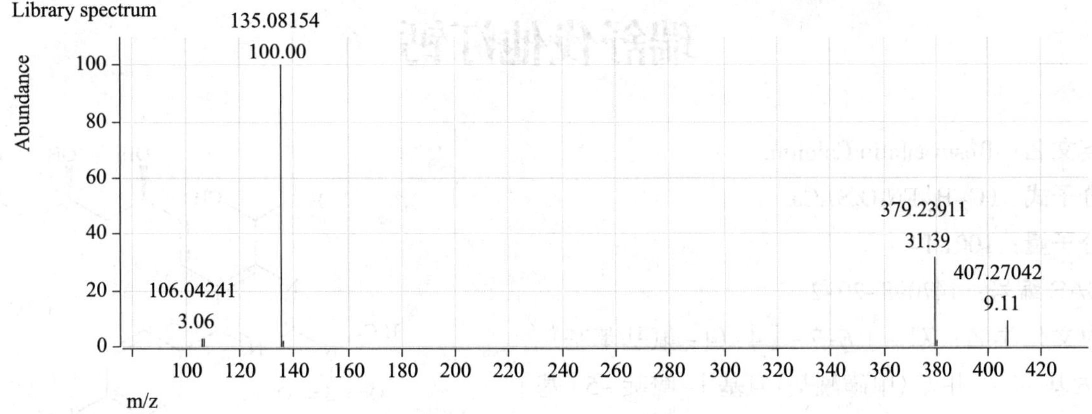

$[M-H]^-$ CID:40V

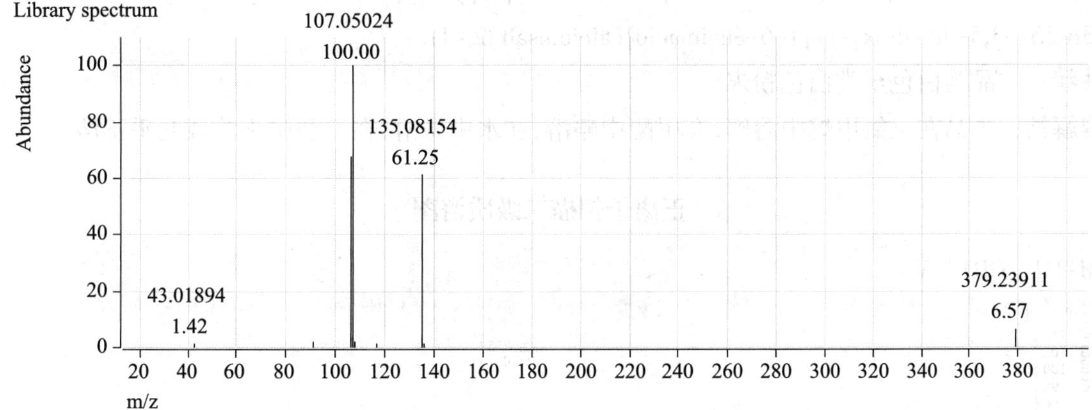

负离子扫描裂解途径解析

m/z 451.2602

m/z 379.2391

m/z 135.0815

m/z 407.2704

m/z 107.0502

瑞舒伐他汀钙

英文名： Rosuvastatin Calcium

分子式： $(C_{22}H_{27}FN_3O_6S)_2Ca$

分子量： 1001.14

CAS 编号： 147098-20-2

中文化学名： 双 -［*E*-7-［4-(4- 氟基苯基)-6- 异丙基 -2-［甲基(甲磺酰基)氨基］- 嘧啶 -5- 基］(3*R*,5*S*)-3,5- 二羟基庚 -6- 烯酸］钙盐(2∶1)

英文化学名： bis-[*E*-7-[4-(4-Fluoro-phenyl)-6-isopropyl-2-[methyl(methylsulfonyl)amino]-pyrimidin-5-yl](3*R*,5*S*)-3,5-dihydroxy-hept-6-enoic acid]calciumsalt (2∶1)

性状： 本品为白色至类白色粉末

溶解性： 本品在三氯甲烷中溶解，在甲醇中略溶，在水中微溶，在乙醇中不溶或几乎不溶

正离子扫描二级质谱图

$[M+H]^+$ CID:10V

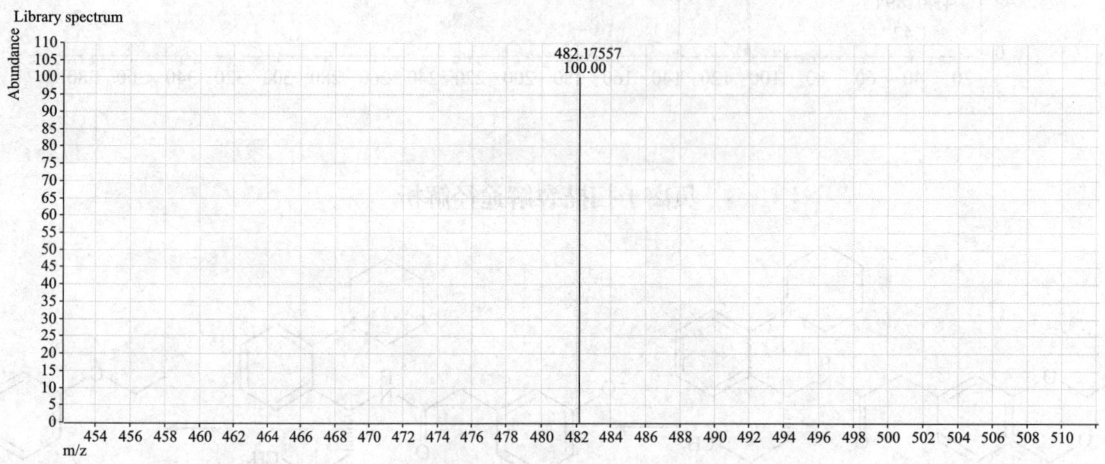

$[M+H]^+$ CID:20V

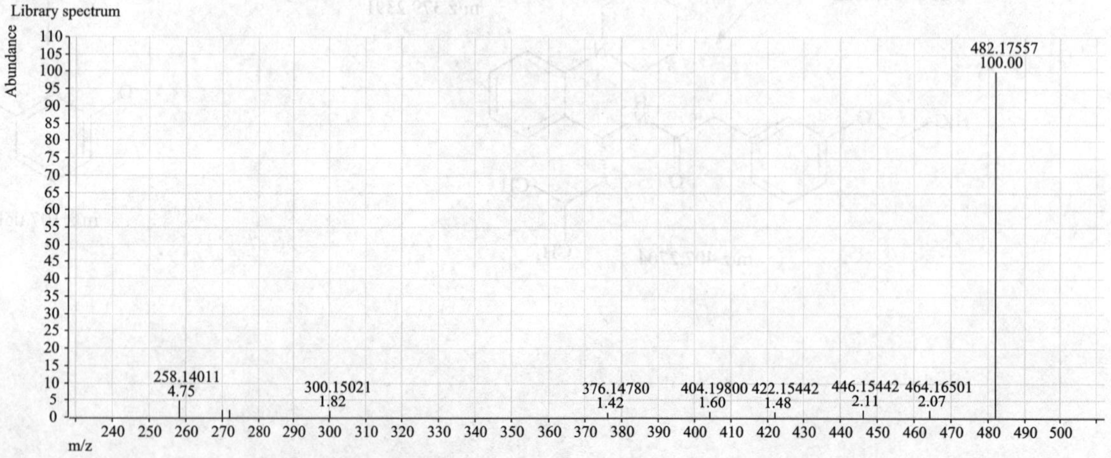

[M+H]$^+$ CID:40V

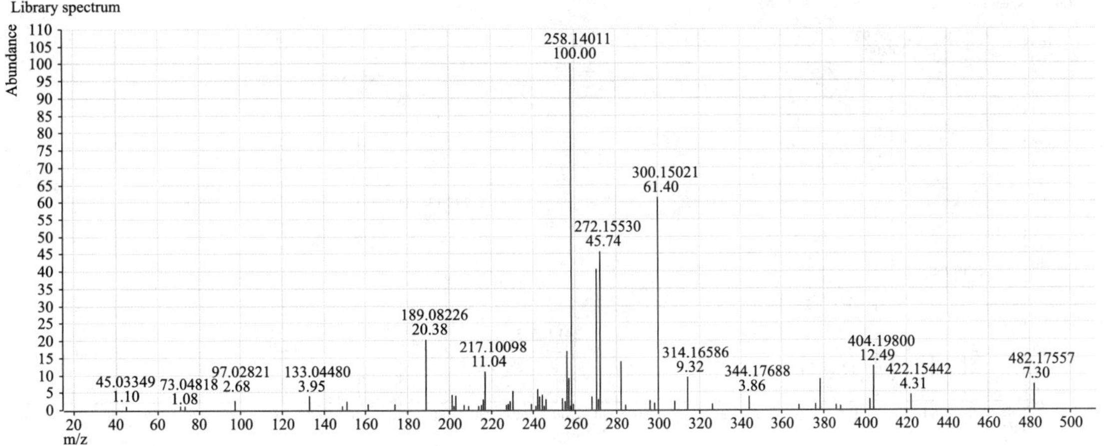

正离子扫描裂解途径解析

m/z 482.1756

m/z 272.1558

m/z 258.1401

m/z 300.1507

负离子扫描二级质谱图

[M−H]$^-$ CID:10V

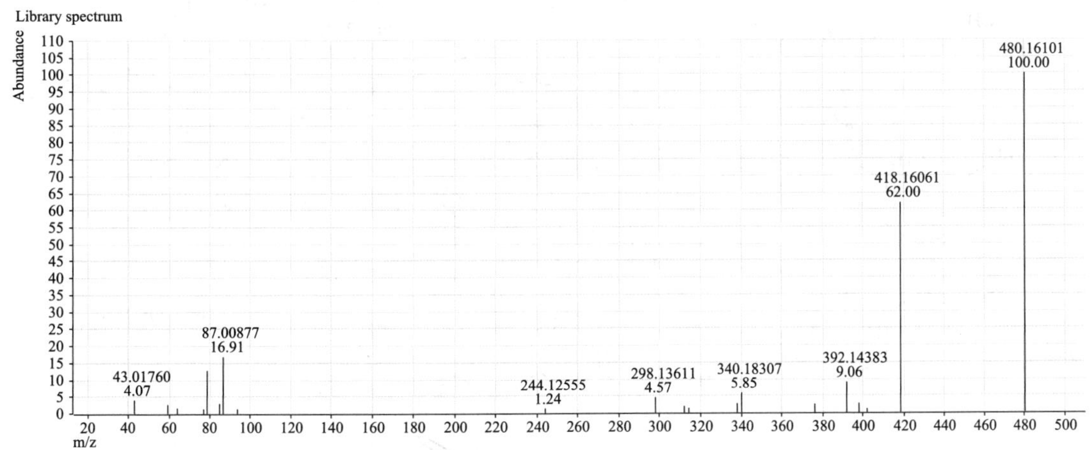

[M−H]⁻ CID:20V

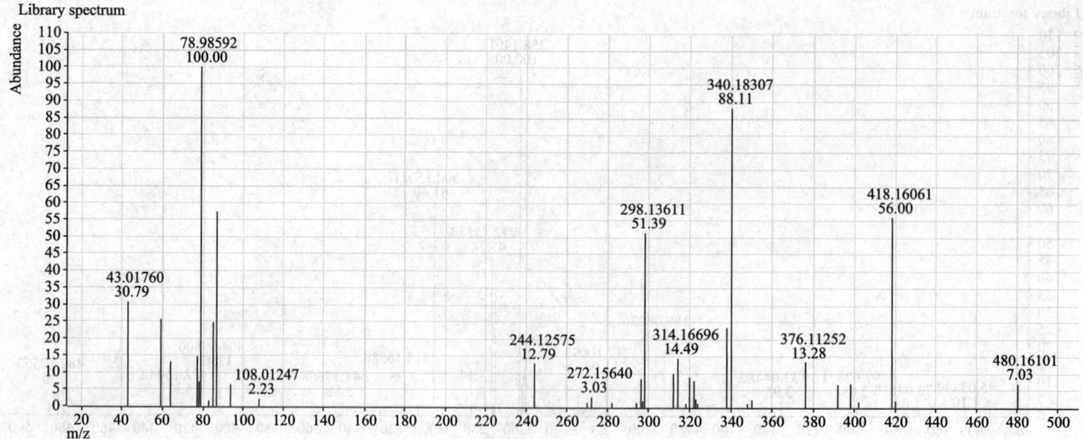

[M−H]⁻ CID:40V

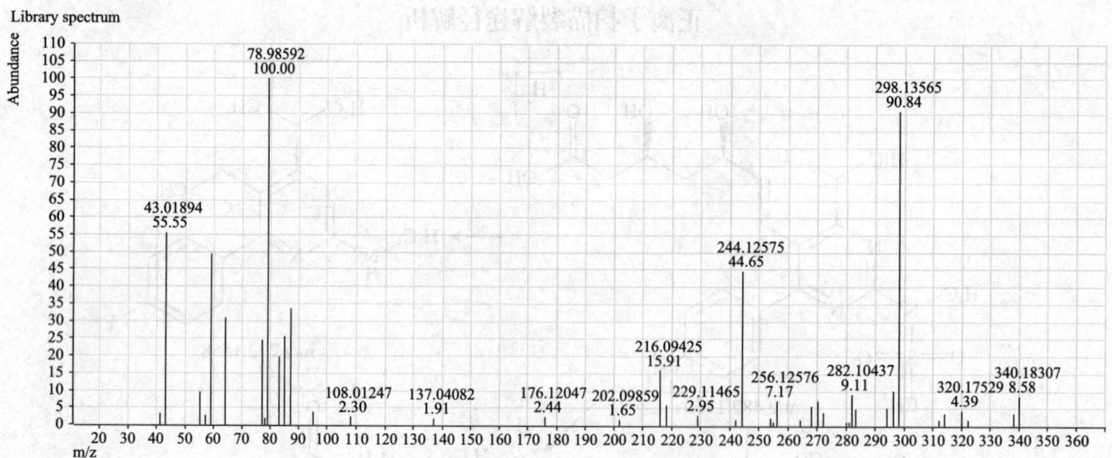

负离子扫描裂解途径解析

m/z 480.1610

m/z 244.1255

m/z 78.9859

m/z 298.1361

m/z 418.1606

m/z 340.1831

蒿 甲 醚

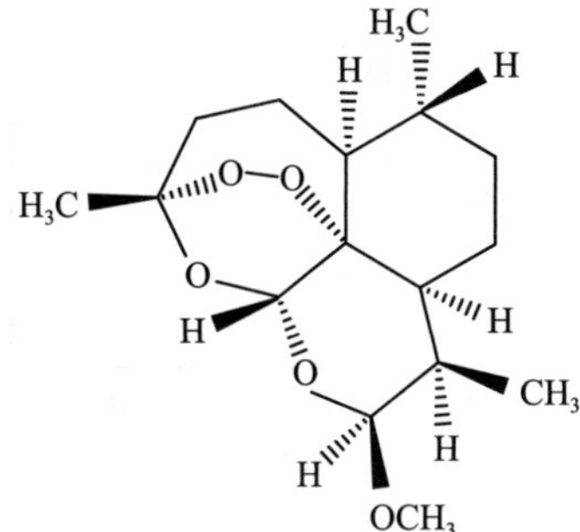

英文名： Artemether

分子式： $C_{16}H_{26}O_5$

分子量： 298.37

CAS 编号： 71963-77-4

中文化学名： (3*R*,5*αS*,6*R*,8*αS*,9*R*,10*S*,12*R*,12*αR*)-十氢-10-甲氧基-3,6,9-三甲基-3,12-桥氧-12*H*-吡喃并[4,3-*j*]-1,2-苯并二噻平

英文化学名： (3*R*,5*α*S,6*R*,8*α*S,9*R*,10*S*,12*R*,12*αR*)-Decahydro-10-methoxy-3,6,9-trimethyl-3,12-epoxy-12*H*-pyrano[4,3-*j*]-1,2-benzodioxepin

性状： 本品为白色结晶或结晶性粉末;无臭;味微苦

溶解性： 本品在丙酮或三氯甲烷中极易溶,在乙醇或乙酸乙酯中易溶,在水中几乎不溶

正离子扫描二级质谱图

$[M+NH_4]^+$ CID:10V

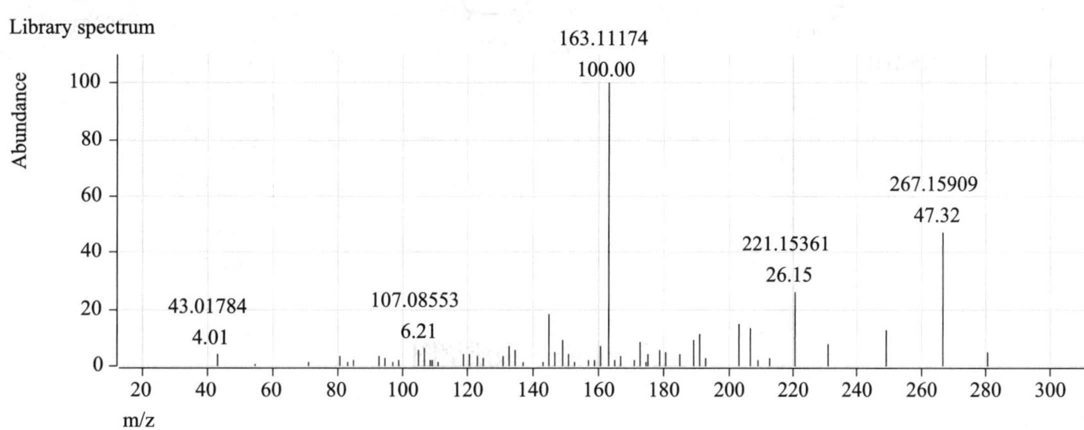

$[M+NH_4]^+$ CID:20V

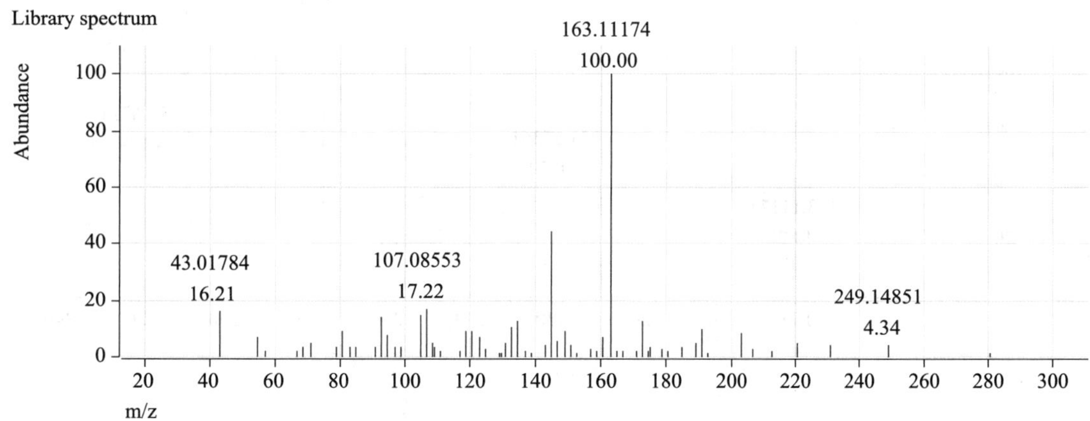

$[M+NH_4]^+$ CID:40V

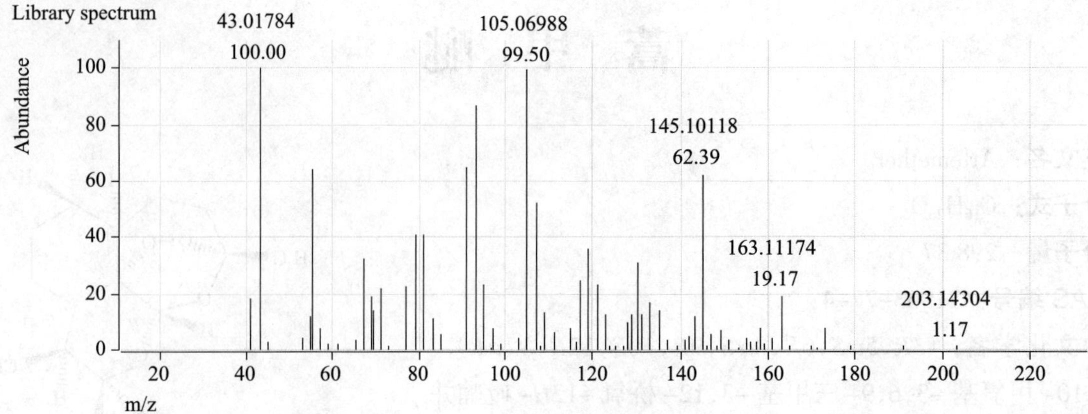

正离子扫描裂解途径解析

H_3C $\overline{+NH_4}^+$ CH_3 OCH_3

m/z 316.2118

m/z 267.1591

m/z 221.1536

m/z 163.1117

正离子扫描二级质谱图

$[M+Na]^+$ CID:10V

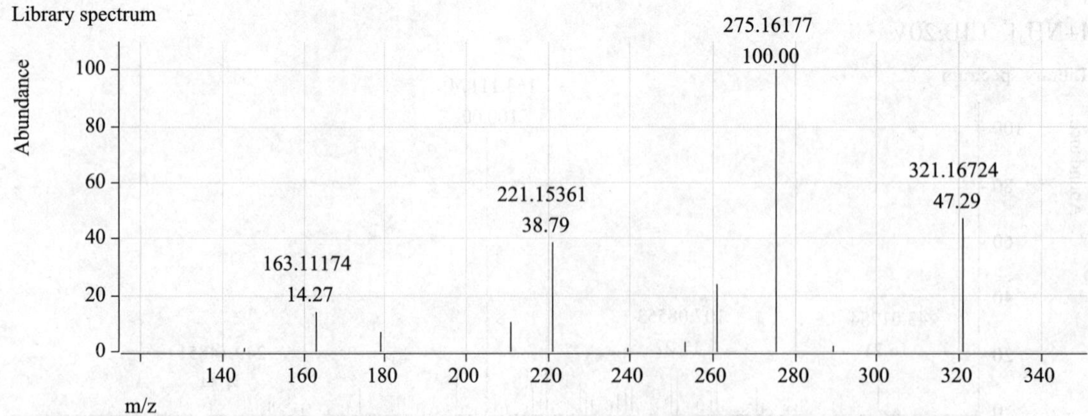

$[M+Na]^+$ CID:20V

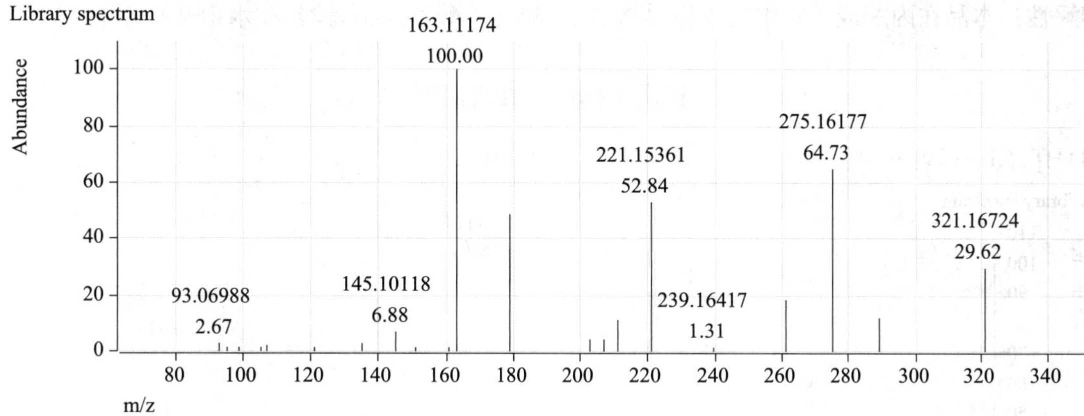

$[M+Na]^+$ CID:40V

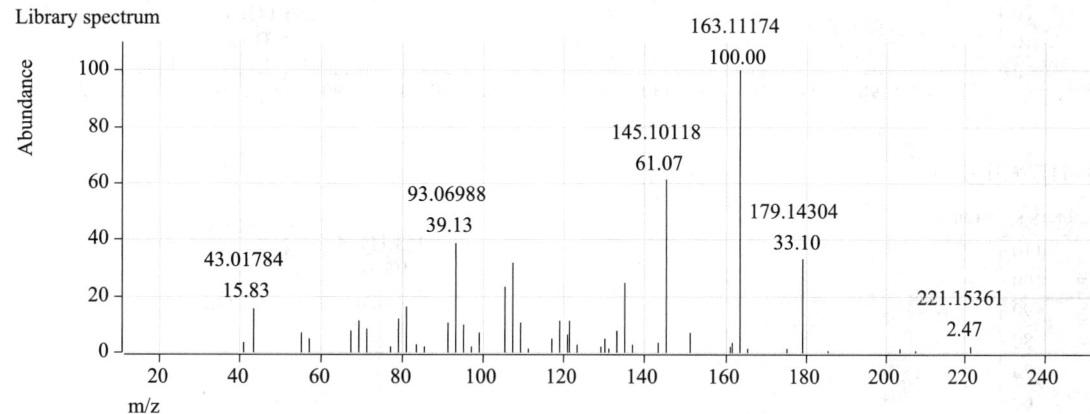

正离子扫描裂解途径解析

m/z 163.1117 ← m/z 321.1672 → m/z 275.1618 → m/z 221.1512

蒿甲醚杂质Ⅱ

英文名： Artemether Impurity Ⅱ

分子式： $C_{14}H_{22}O_3$

分子量： 238.32

CAS 编号： 107466-88-6

中文化学名： 2-［4-甲基-2-氧代-3-(3-氧代丁基)］环己基丙醛

英文化学名： 2-[4-Methyl-2-oxo-3-(3-oxobutyl) cyclohexyl] propanal

性状：本品为白色结晶或结晶性粉末

溶解性：本品在丙酮或三氯甲烷中极易溶，在乙醇或乙酸乙酯中易溶，在水中几乎不溶

正离子扫描二级质谱图

[M+H]+ CID:10V

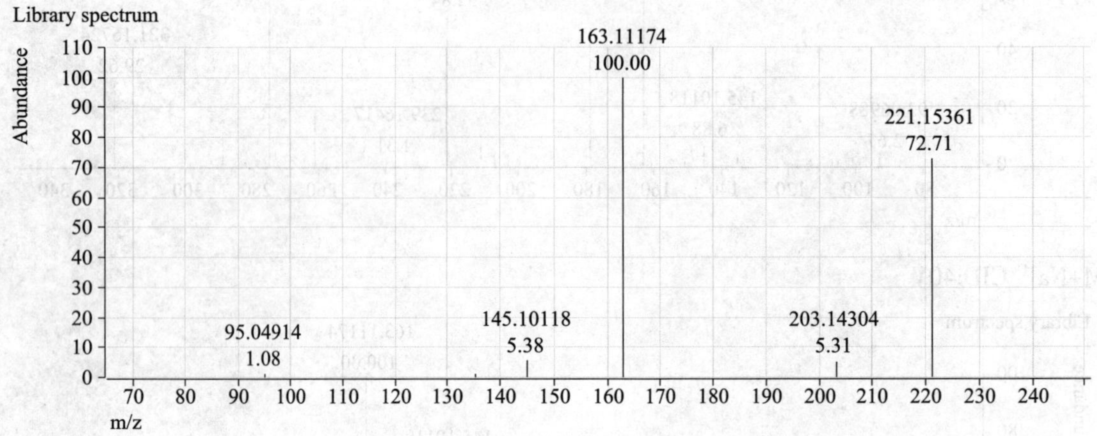

[M+H]+ CID:20V

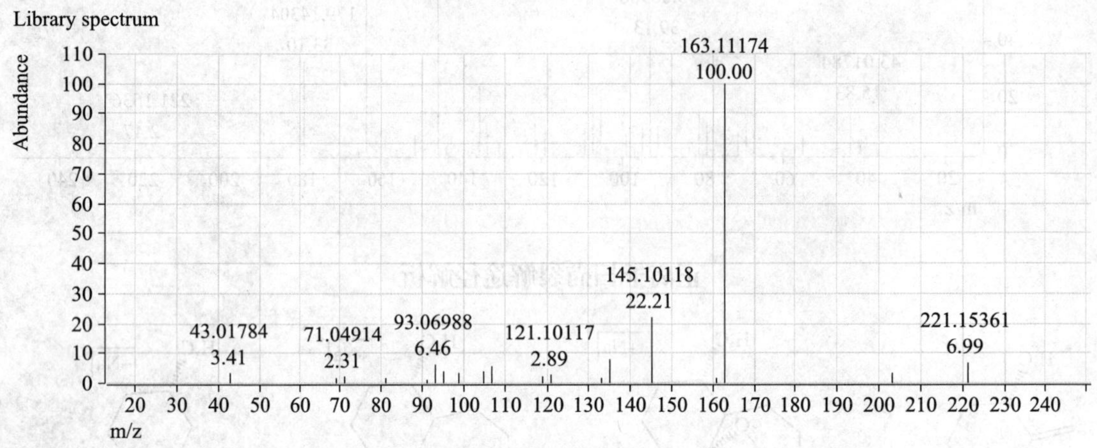

[M+H]+ CID:40V

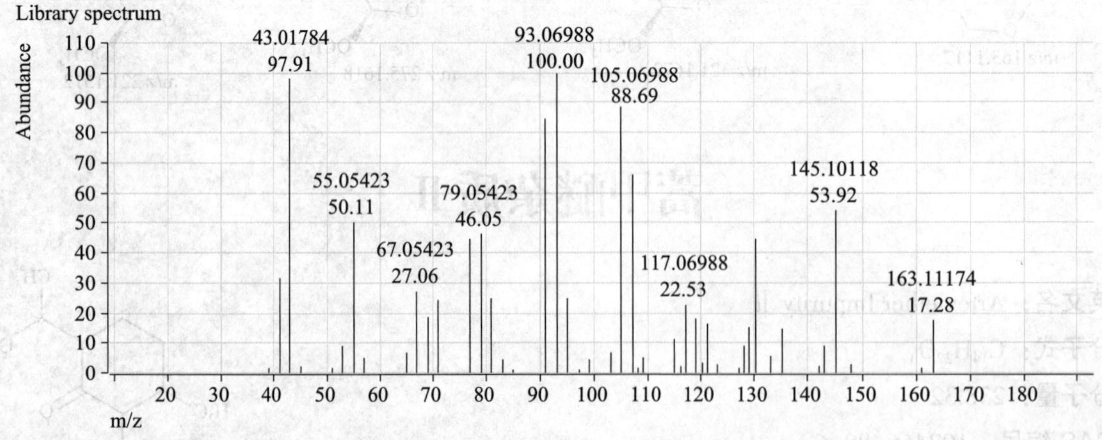

正离子扫描裂解途径解析

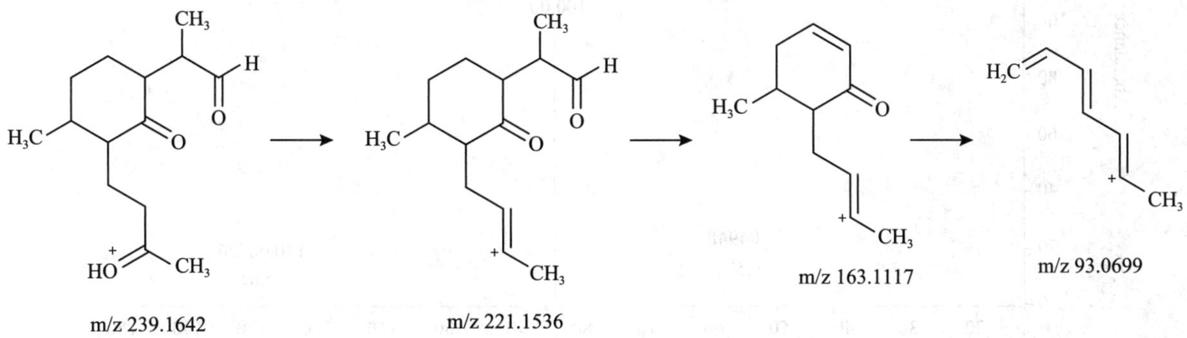

m/z 239.1642 → m/z 221.1536 → m/z 163.1117 → m/z 93.0699

赖 氨 匹 林

英文名：Lysine Acetylsalicylate

分子式：$C_{15}H_{22}N_2O_6$

分子量：326.36

CAS 编号：62952-06-1

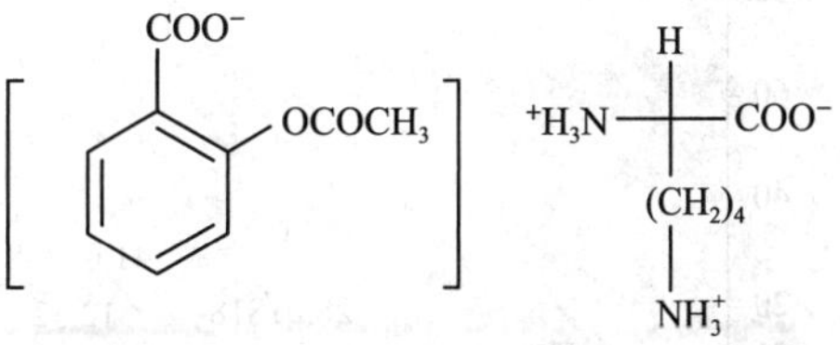

中文化学名：DL- 赖氨酸乙酰水杨酸盐

英文化学名：DL-Lysine acetylsalicylate

性状：本品为白色结晶或结晶性粉末；无臭；遇湿、热均不稳定

溶解性：本品在水中易溶，在甲醇中微溶，在乙醇、三氯甲烷或无水乙醇中几乎不溶

正离子扫描二级质谱图

$[M+H]^+$;CID:10V

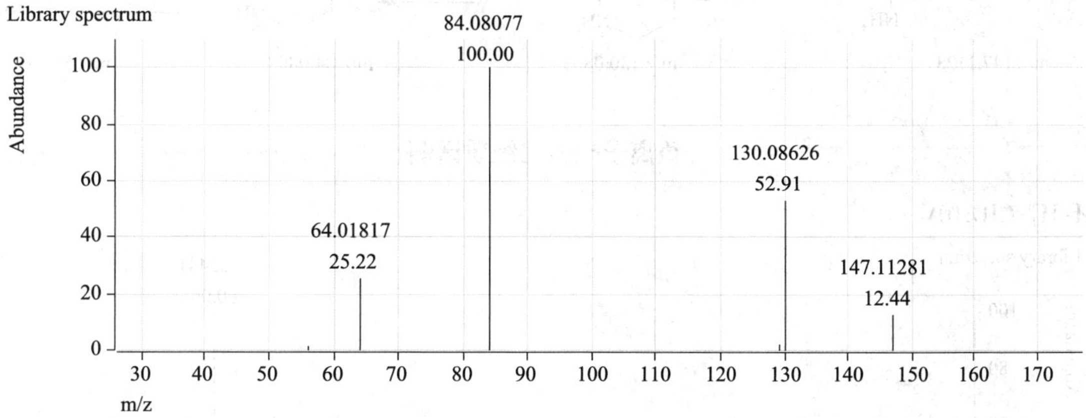

$[M+H]^+$ CID:20V

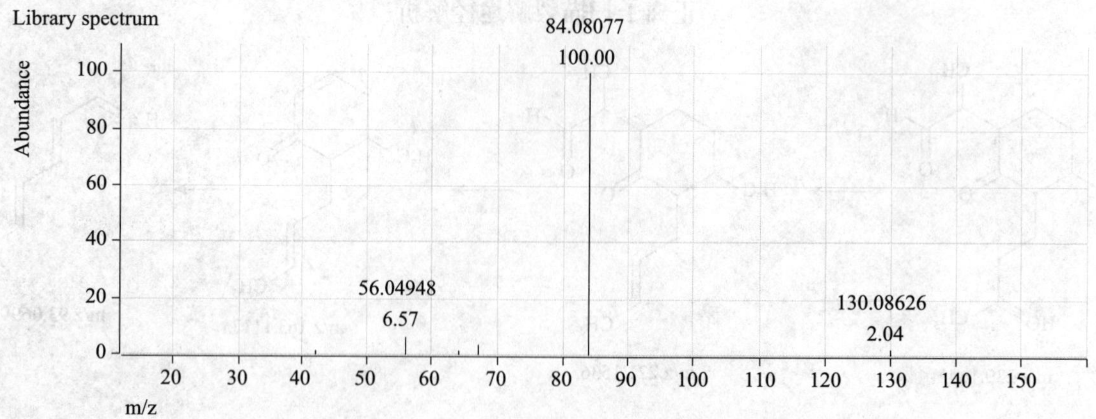

$[M+H]^+$ CID:40V

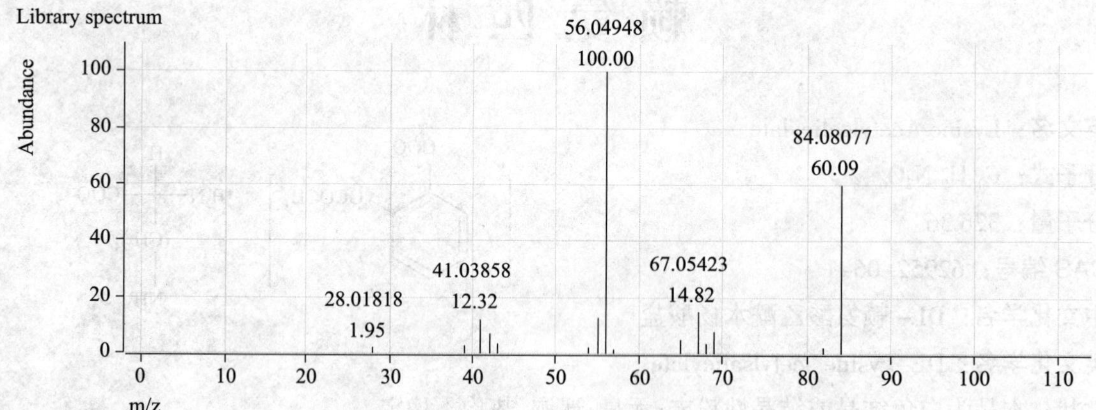

正离子扫描裂解途径解析

m/z 147.1128 → m/z 130.0863 → m/z 84.0808 → m/z 56.0495

负离子扫描二级质谱图

$[M-H]^-$ CID:10V

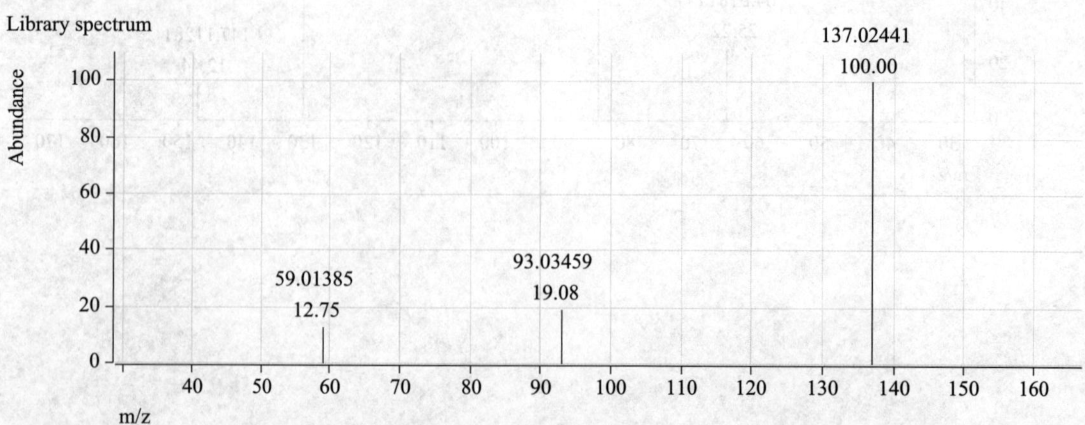

[M-H]⁻ CID:20V

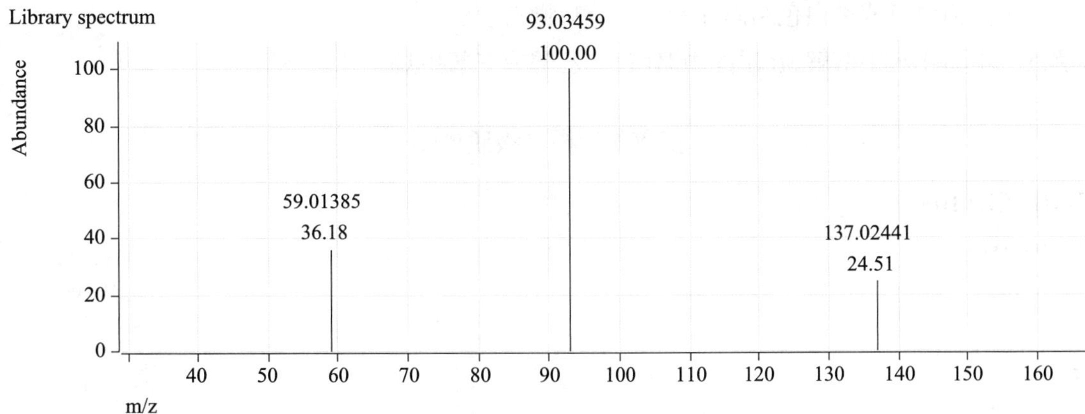

[M-H]⁻ CID:40V

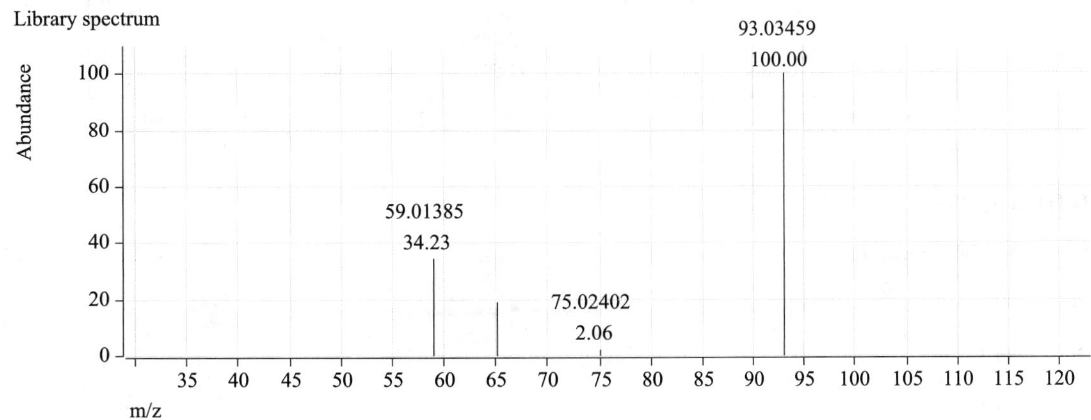

负离子扫描裂解途径解析

m/z 179.0350 → m/z 137.0244 (+ m/z 59.0139) → m/z 93.0346 → m/z 75.0240

赖 诺 普 利

英文名： Lisinopril

分子式： $C_{21}H_{31}N_3O_5 \cdot 2H_2O$

分子量： 441.52

CAS 编号： 83915-83-7

中文化学名： 1-［N^2-［(*S*)-1-羧基-3-苯基丙基］-L-赖氨酰］-L-脯氨酸二水合物

英文化学名： (*S*)-1-[N^2-(1-Carboxy-3-

phenylpropyl) –L–lysyl] –L–proline dihydrate

性状：本品为白色或类白色结晶性粉末；无臭；微有引湿性

溶解性：本品在水中溶解，在甲醇中略溶，在乙醇或三氯甲烷中几乎不溶

正离子扫描二级质谱图

[M+H]⁺ CID:10V

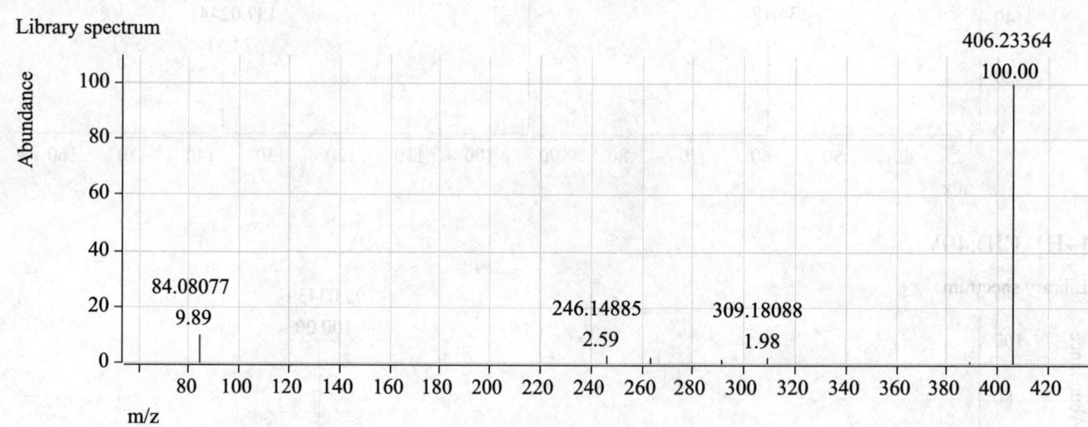

[M+H]⁺ CID:20V

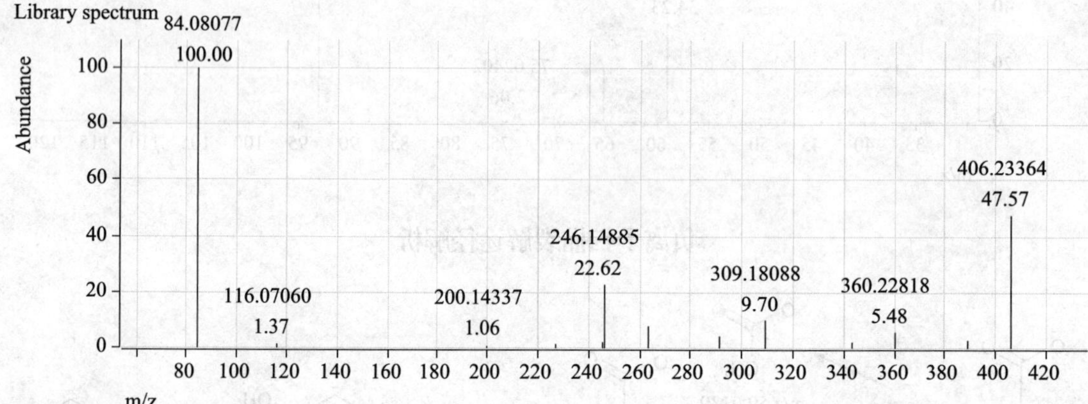

[M+H]⁺ CID:40V

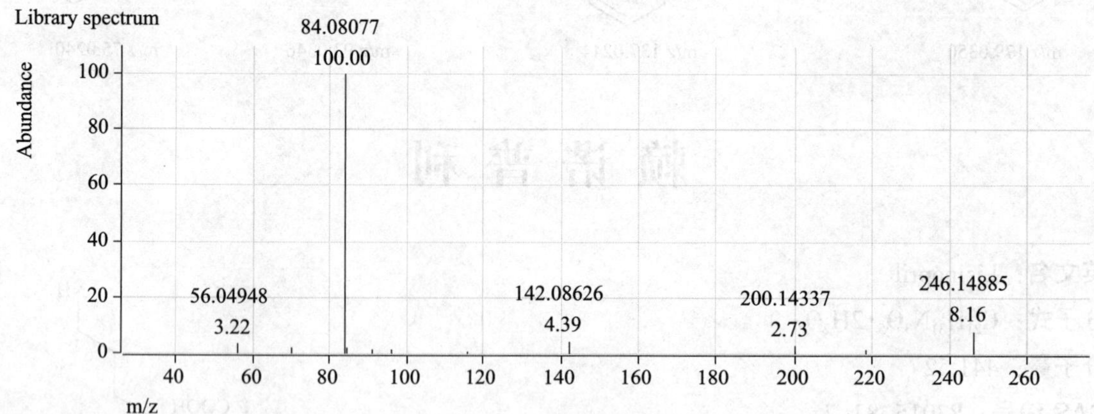

正离子扫描裂解途径解析

m/z 406.2336

m/z 246.1489

m/z 84.0808

m/z 200.1434

m/z 360.2282

负离子扫描二级质谱图

$[M-H]^-$ CID:10V

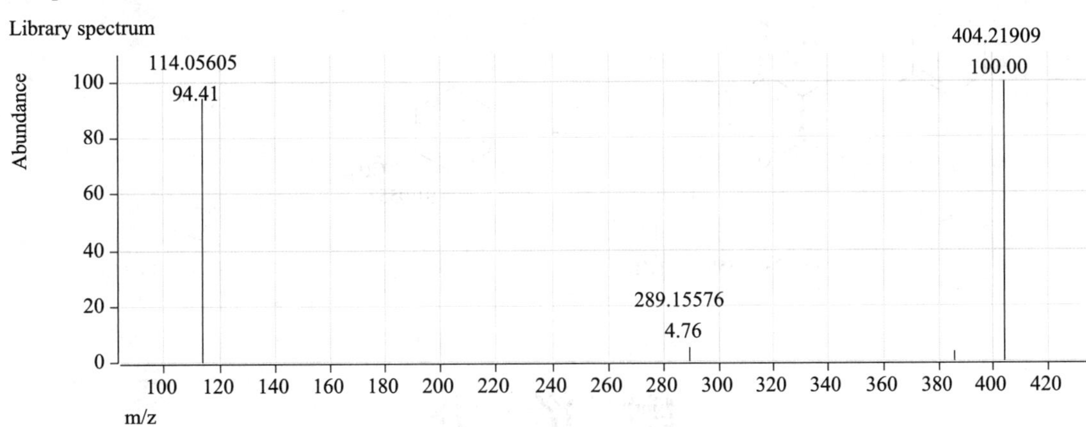

$[M-H]^-$ CID:20V

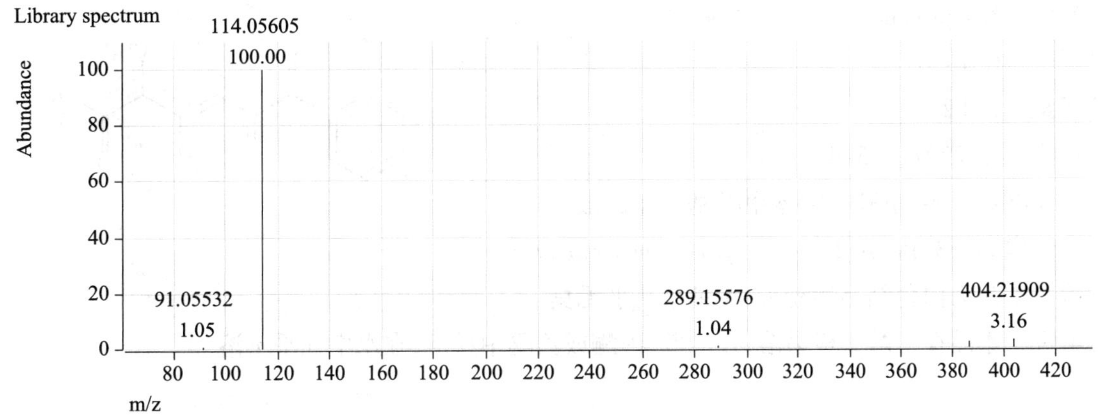

[M-H]⁻ CID:40V

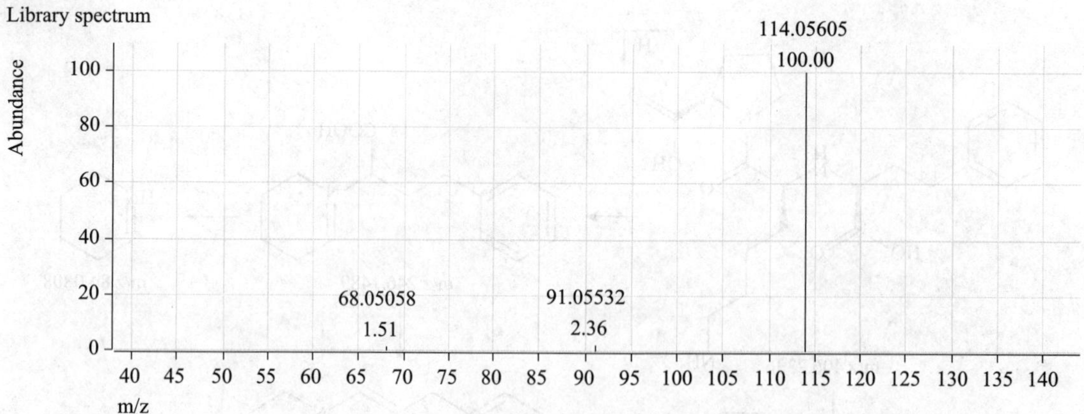

负离子扫描裂解途径解析

m/z 404.2191

m/z 114.0561

m/z 68.0506

m/z 289.1558

m/z 91.0553

酮 洛 芬

英文名：Ketoprofen

分子式：$C_{16}H_{14}O_3$

分子量：254.29

CAS 编号：22071-15-4

中文化学名：α- 甲基 -3- 苯甲酰基 - 苯乙酸

英文化学名：3-Benzoyl-α-methylbenzeneacetic acid

性状：本品为白色结晶性粉末；无臭或几乎无臭

溶解性：本品在甲醇中极易溶，在乙醇、丙酮或乙醚中易溶，在水中几乎不溶

正离子扫描二级质谱图

[M+H]$^+$ CID:10V

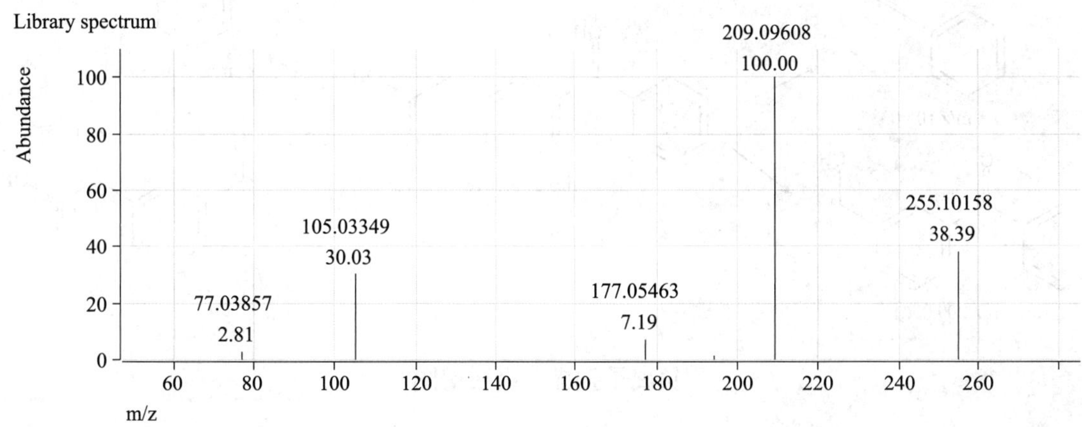

[M+H]$^+$ CID:20V

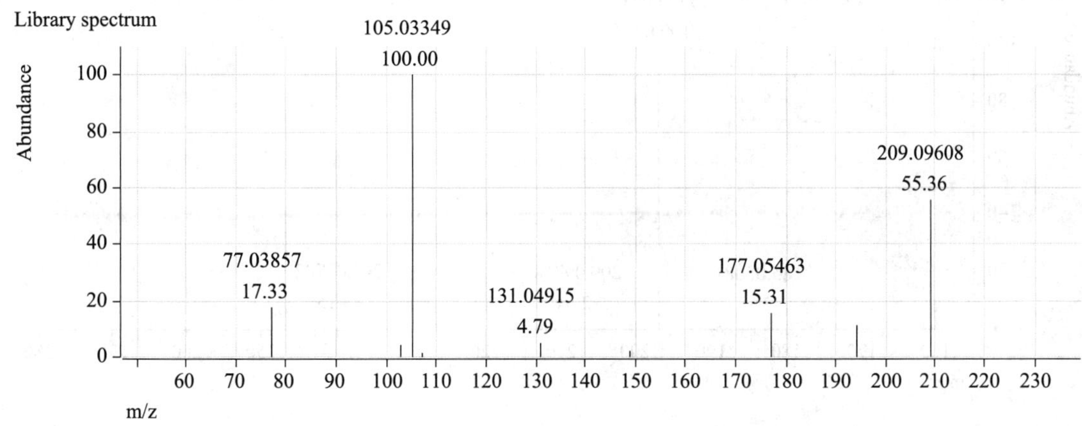

[M+H]$^+$ CID:40V

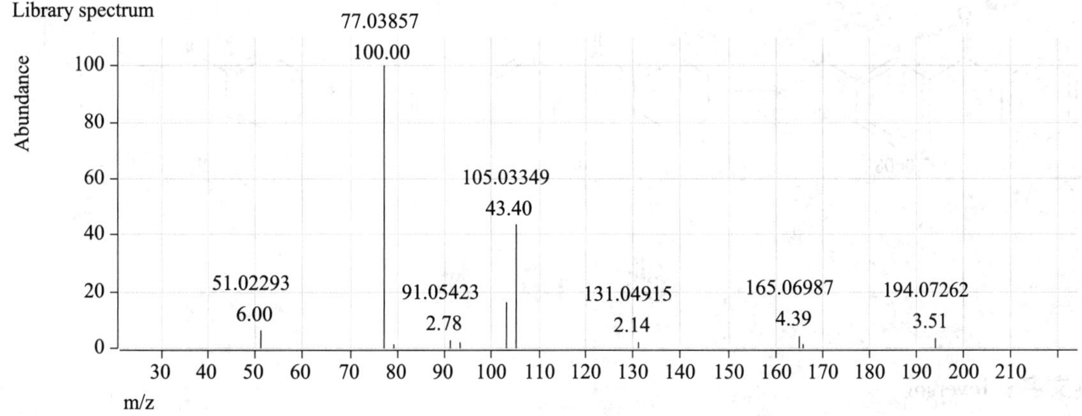

正离子扫描裂解途径解析

m/z 105.0335

m/z 255.1016

m/z 77.0386

m/z 209.0961

m/z 177.0546

负离子扫描二级质谱图

$[M-H]^-$ CID:10V

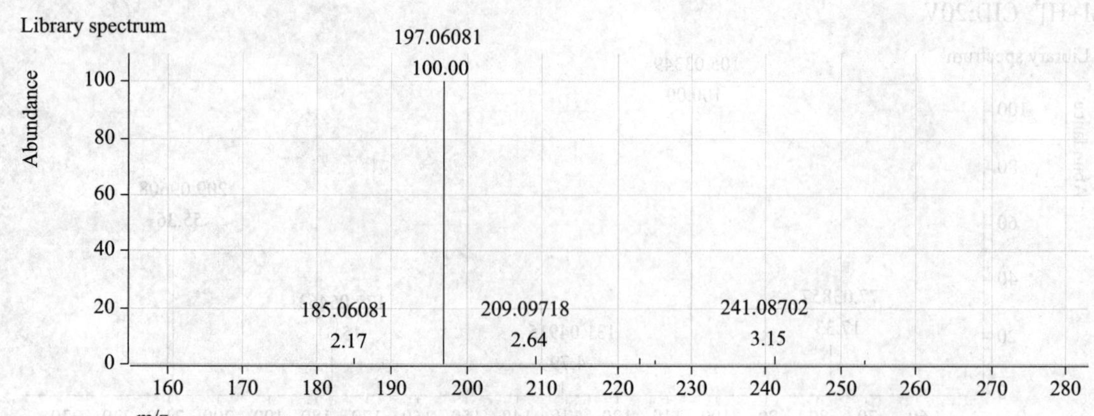

负离子扫描裂解途径解析

m/z 197.0608

m/z 253.0870

m/z 209.0972

碘　佛　醇

英文名：Ioversol

分子式：$C_{18}H_{24}I_3N_3O_9$

分子量：807.11

CAS 编号：87771-40-2

中文化学名：*N*,*N'*-双(2,3-二羟基丙基)-5-［*N*-(2-羟乙基)羟乙酰氨基］-2,4,6-三碘-1,3-苯二甲酰胺

英文化学名：*N*,*N'*-bis(2,3-Dihydroxypropyl)-5-[(hydroxyacetyl)(2-hydroxyethyl)amino]-2oversol

性状： 本品为白色粉末；有引湿性

溶解性： 本品在水中易溶，在乙醇中微溶，在三氯甲烷中几乎不溶

正离子扫描二级质谱图

$[M+H]^+$ CID:10V

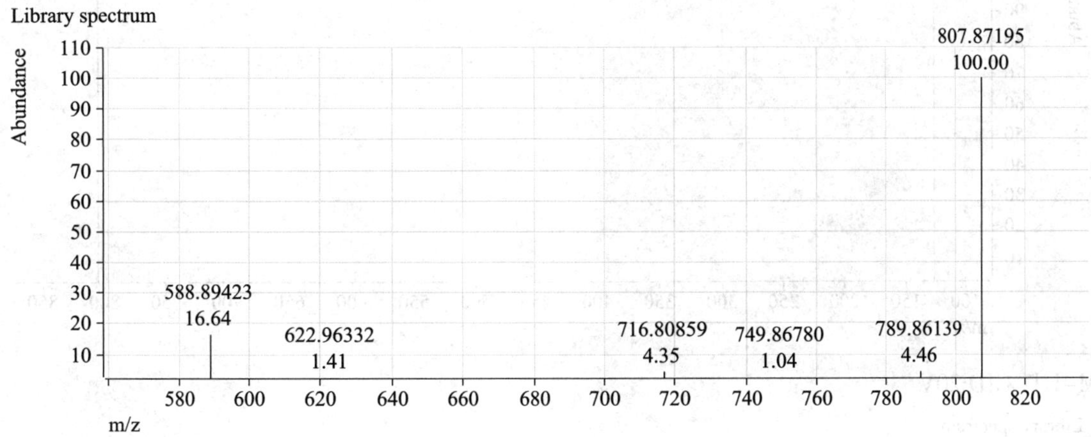

$[M+H]^+$ CID:20V

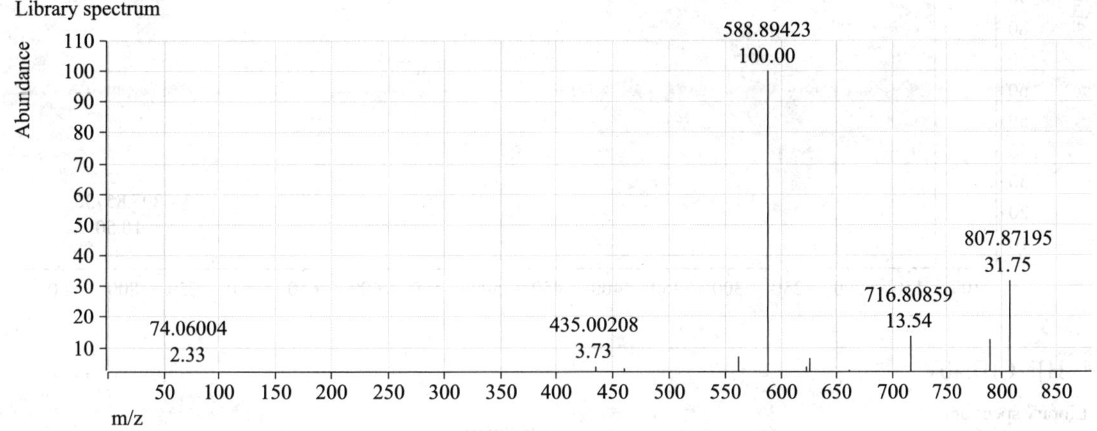

正离子扫描裂解途径解析

m/z 807.8719

m/z 588.8963

负离子扫描二级质谱图

[M−H]⁻ CID:10V

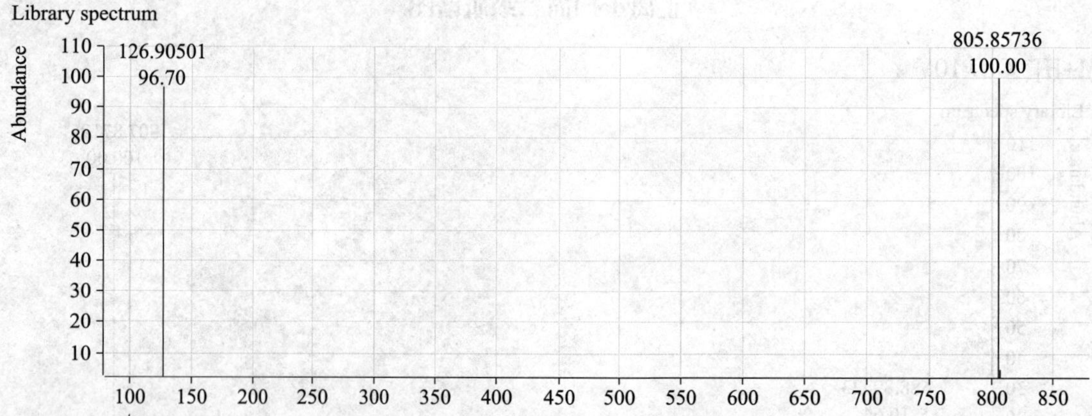

[M−H]⁻ CID:20V

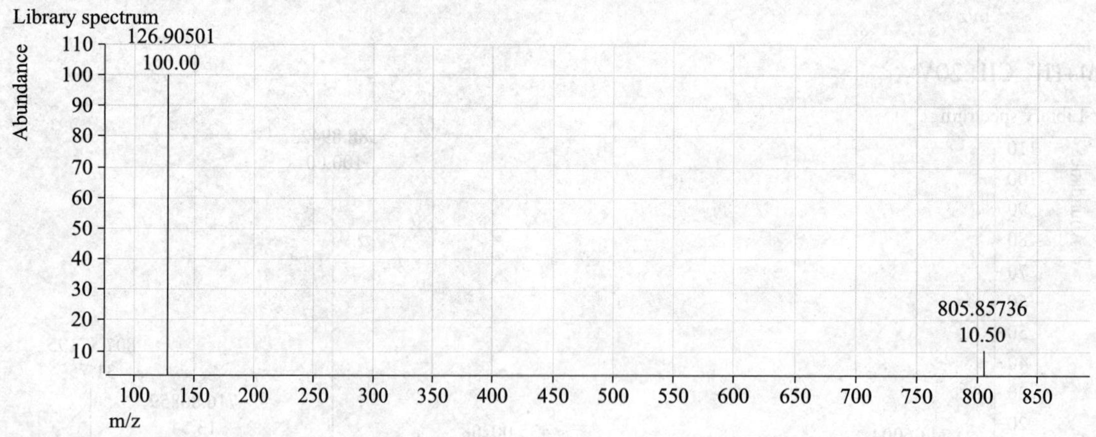

[M−H]⁻ CID:40V

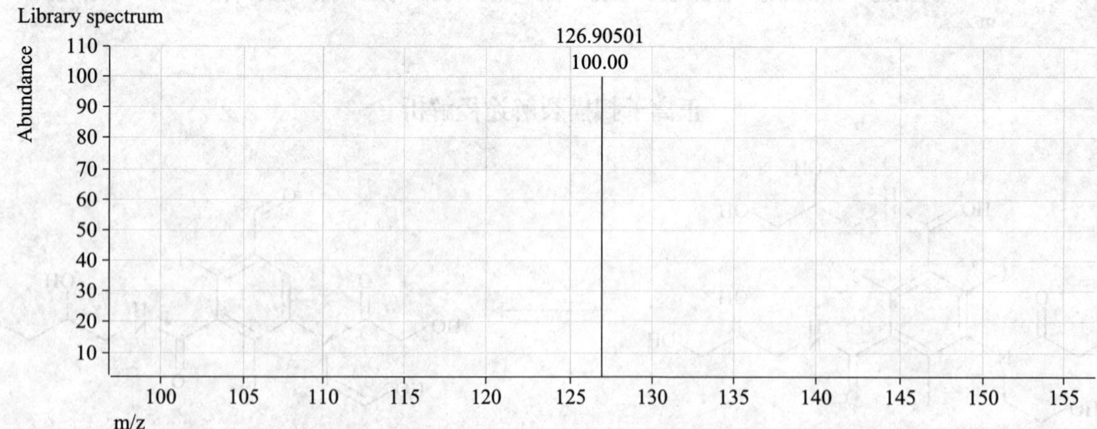

负离子扫描裂解途径解析

m/z 805.8574 → I^- m/z 126.9050

碘佛醇杂质 I

英文名：Ioversol Impurity I

分子式：$C_{14}H_{18}I_3N_3O_6$

分子量：705.03

CAS 编号：76801-93-9

中文化学名：*N*,*N'*-双(2,3-二羟基丙基)-5-氨基-2,4,6-三碘-1,3-苯二甲酰胺

英文化学名：5-Amino-*N*,*N'*-bis(2,3-dihydroxypropyl)-2,4,6-triiodoisophthalamide

性状：本品为白色粉末

正离子扫描二级质谱图

$[M+H]^+$ CID:10V

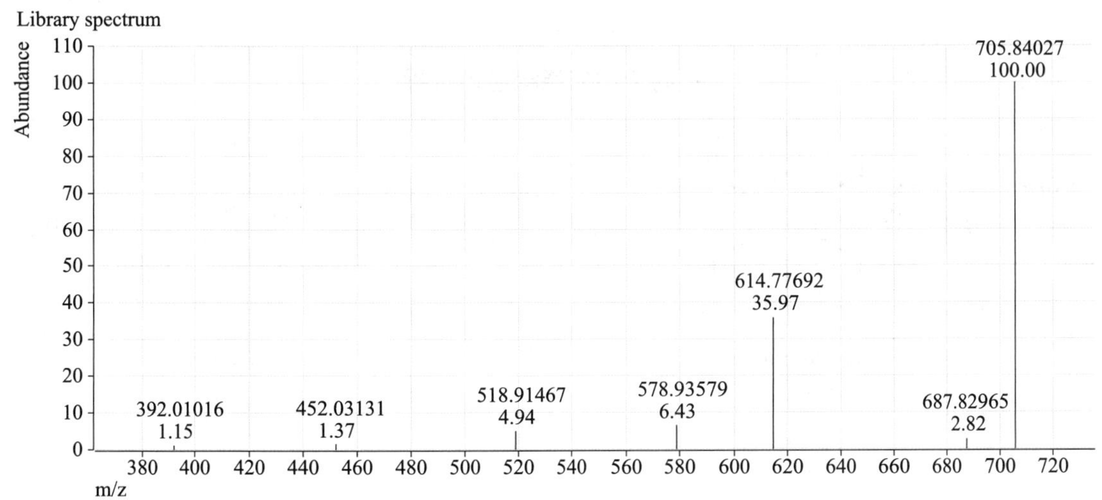

[M+H]+ CID:20V

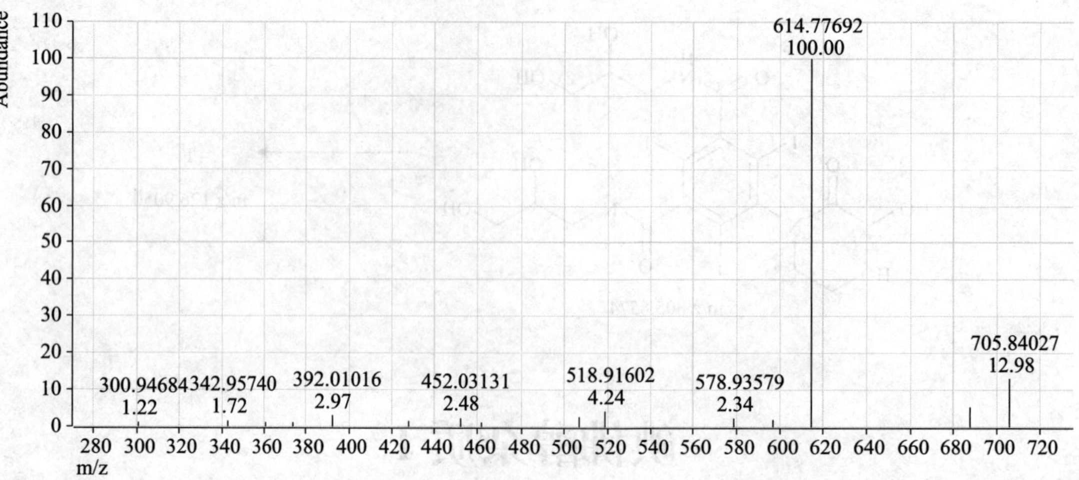

[M+H]+ CID:40V

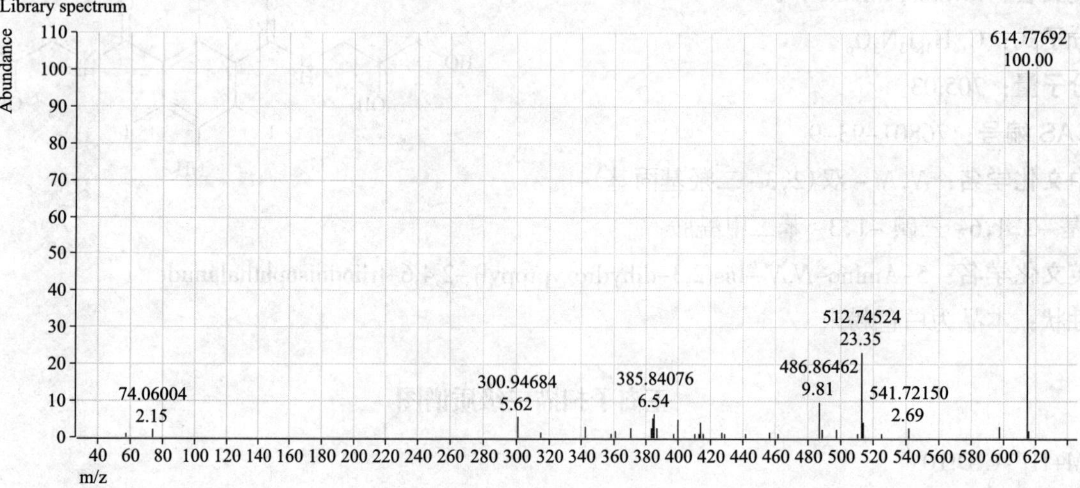

正离子扫描裂解途径解析

m/z 705.8402 → m/z 614.7769

负离子扫描二级质谱图

[M−H]⁻ CID:10V

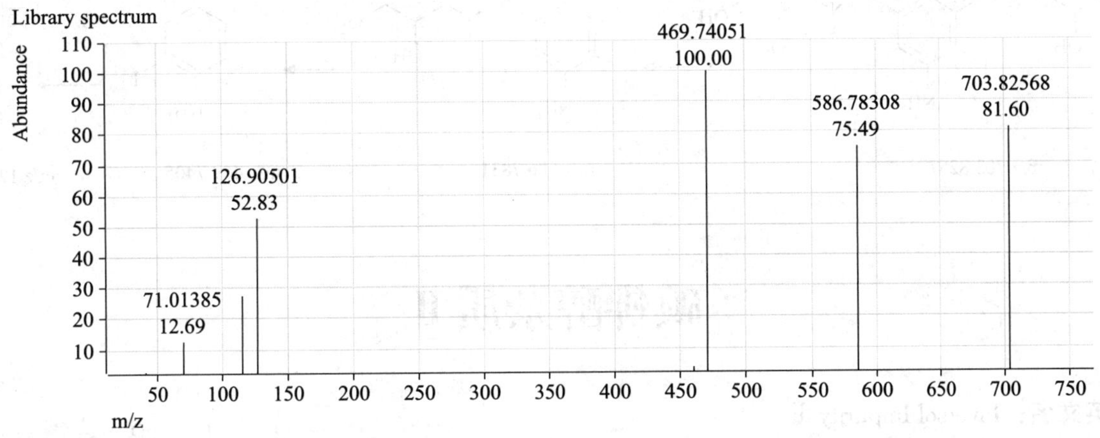

[M−H]⁻ CID:20V

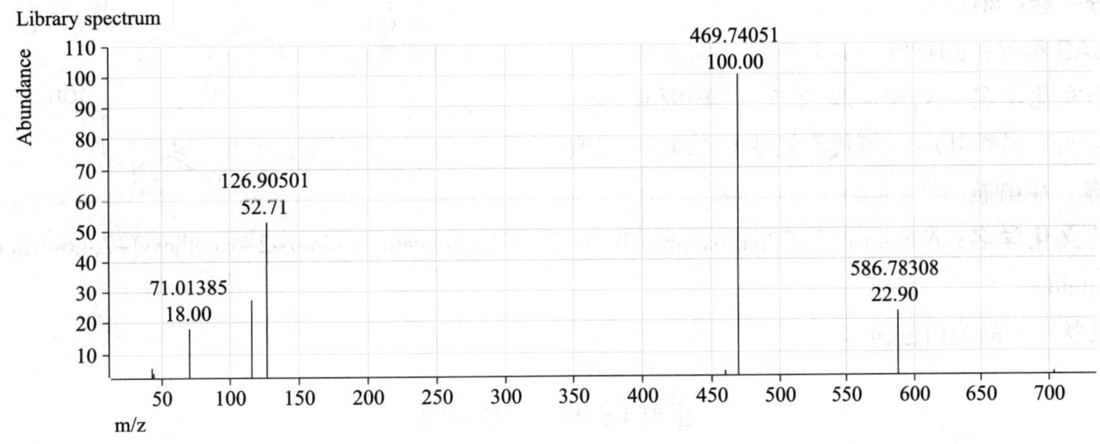

[M−H]⁻ CID:40V

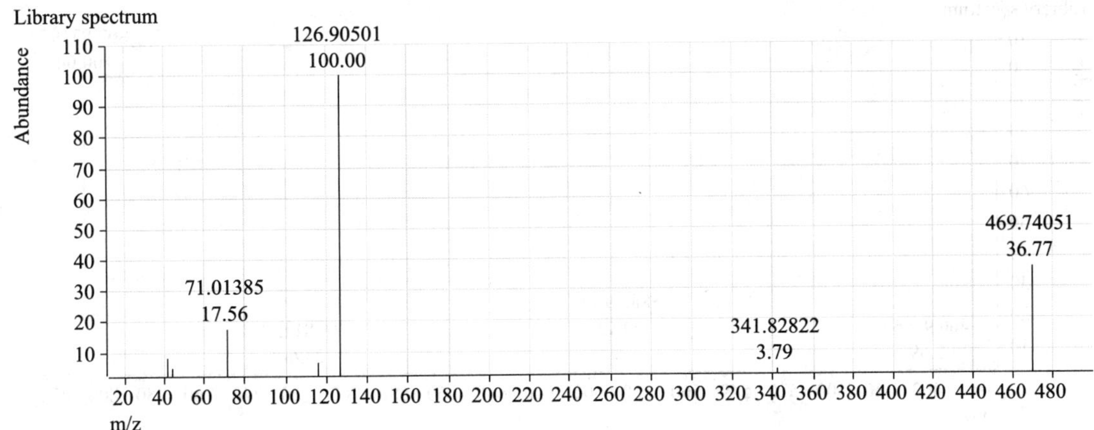

负离子扫描裂解途径解析

m/z 703.8257 → m/z 586.7831 → m/z 469.7405 → m/z 126.9050

碘佛醇杂质Ⅱ

英文名：Ioversol Impurity Ⅱ

分子式：$C_{18}H_{24}I_3N_3O_9$

分子量：807.12

CAS 编号：104517-96-6

中文化学名：*N*,*N′*-双(2,3-二羟丙基)-5-[2-(2-羟乙酰胺基)-2-氧代乙氧基]-2,4,6-三碘-1,3-苯二甲酰胺

英文化学名：*N*,*N*-bis(2,3-Dihydroxypropyl)-5-(2-(2-hydroxyethylamino)-2-oxoethoxy)-2,4,6-triiodoisophthalamide

性状：本品为白色粉末

正离子扫描二级质谱图

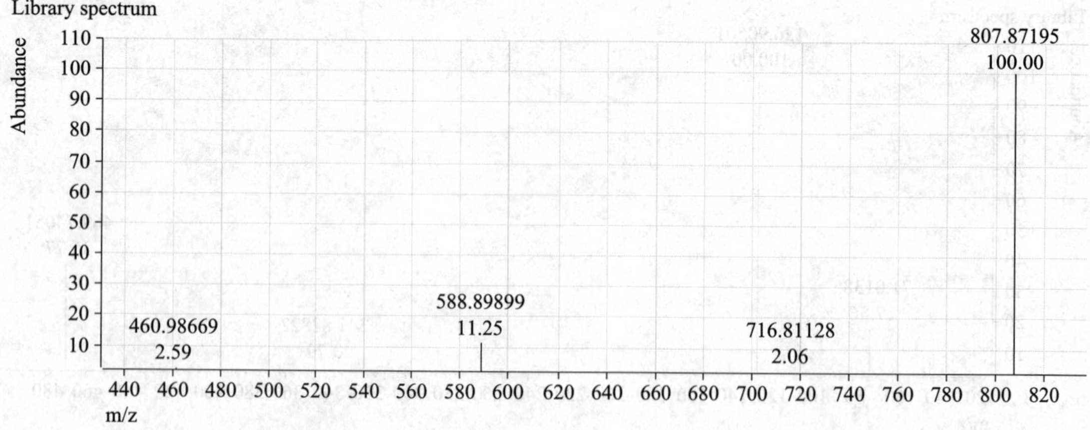

$[M+H]^+$ CID:20V

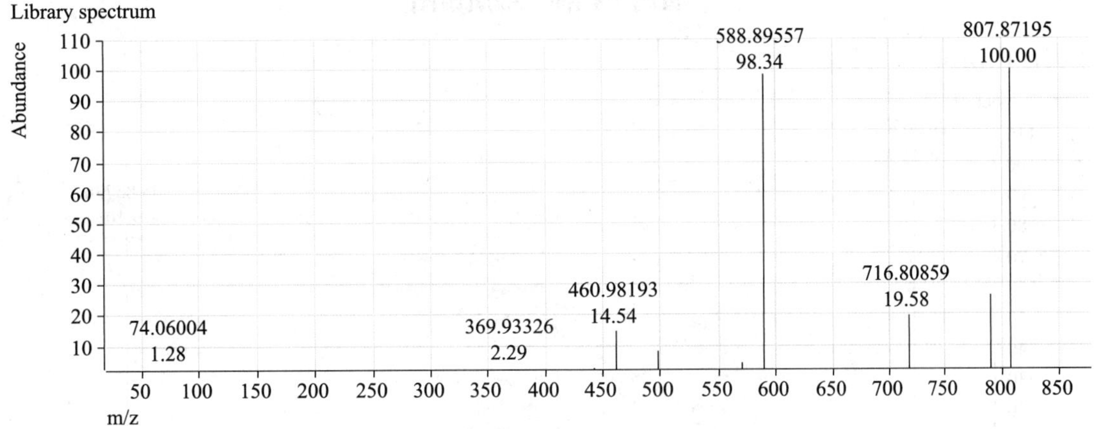

$[M+H]^+$ CID:40V

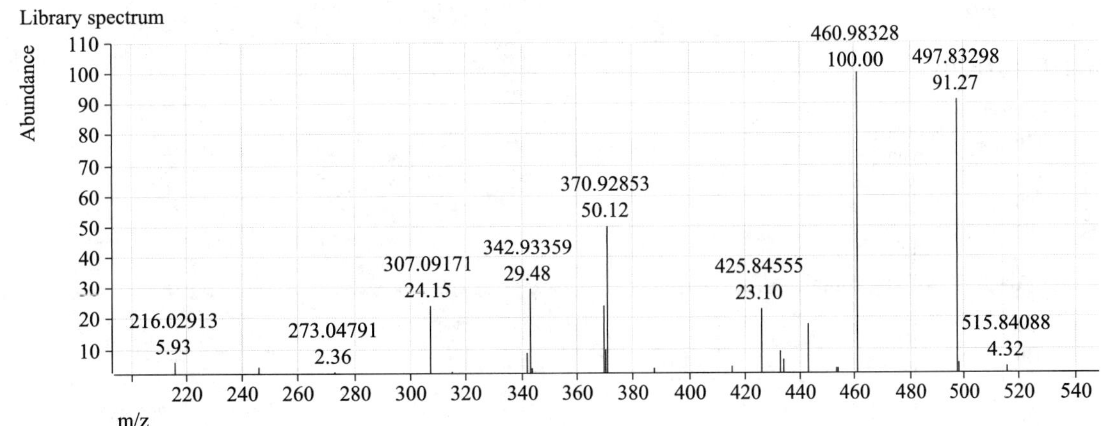

正离子扫描裂解途径解析

m/z 807.8725

m/z 588.8963

m/z 460.9840

m/z 497.8330

负离子扫描二级质谱图

[M-H]⁻ CID:10V

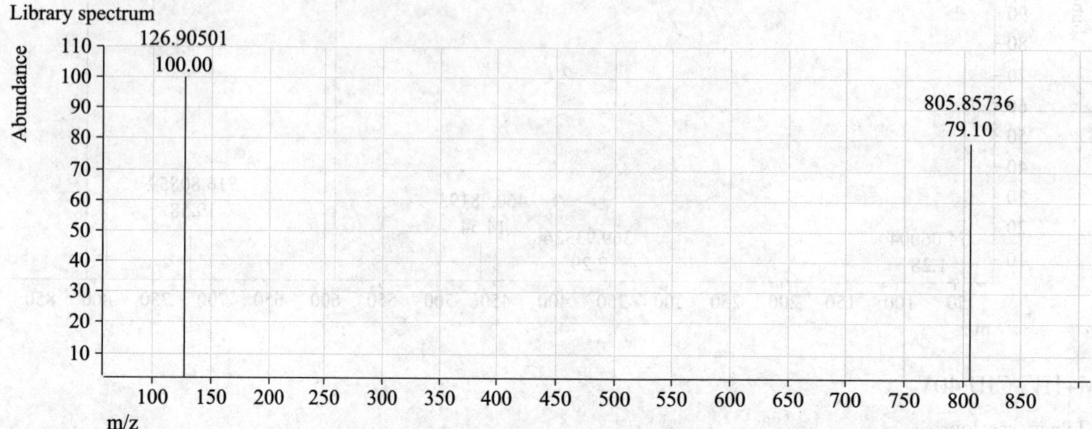

[M-H]⁻ CID:20V

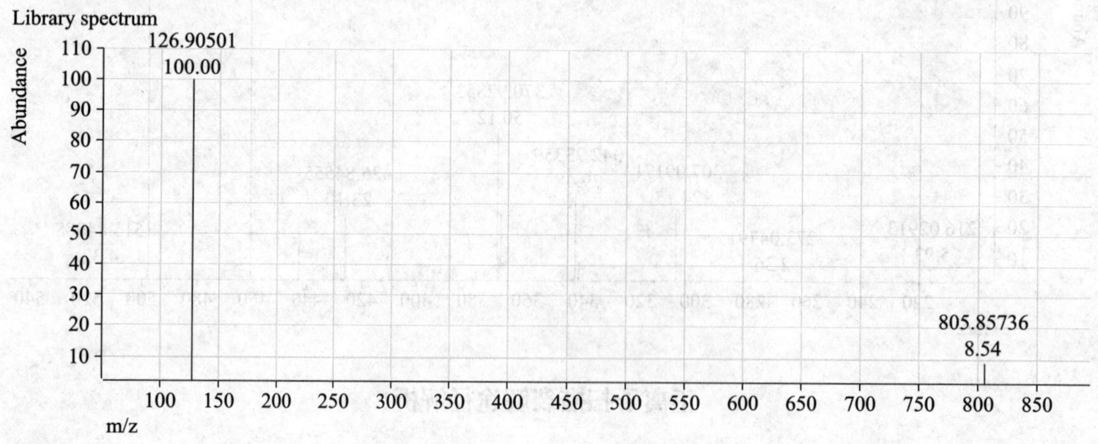

[M-H]⁻ CID:40V

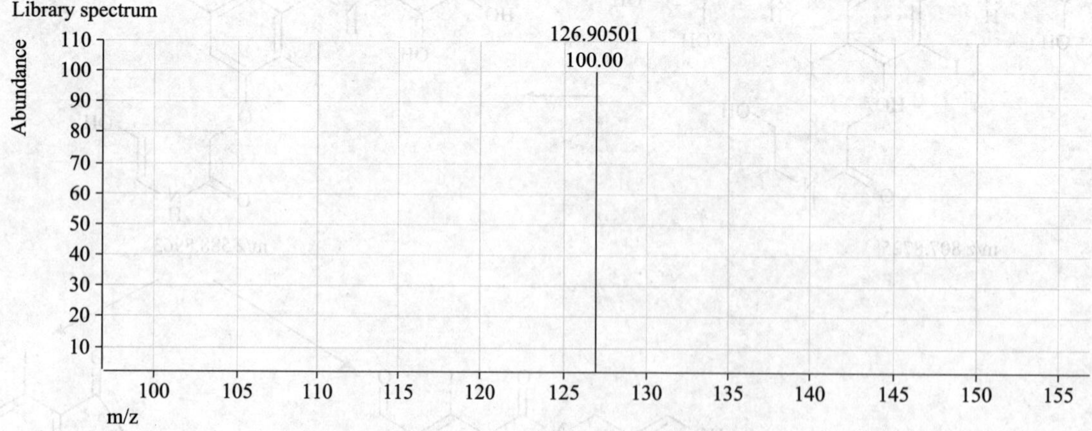

负离子扫描裂解途径解析

m/z 805.8574

I^-

m/z 126.9050

碘 帕 醇

英文名： Iopamidol

分子式： $C_{17}H_{22}I_3N_3O_8$

分子量： 777.09

CAS 编号： 60166-93-0

中文化学名： (*S*)-*N*,*N′*-双(1,3-二羟基丙-2-基)-5-[[(2*S*)-2-羟基丙酰]氨基]-2,4,6-三碘苯-1,3-二甲酰胺

英文化学名： (*S*)-*N*,*N′*-bis[2-Hydroxy-1-(hydroxymethyl)ethyl]-5-[(2-hydroxy-1-oxopropyl)amino]-2,4,6-triiodoisophthaldiame

性状： 本品为白色或几乎白色粉末

溶解性： 本品在水中易溶，在乙醇和二氯甲烷中几乎不溶，在甲醇中极微溶

正离子扫质谱图描二级

$[M+H]^+$ CID:10V

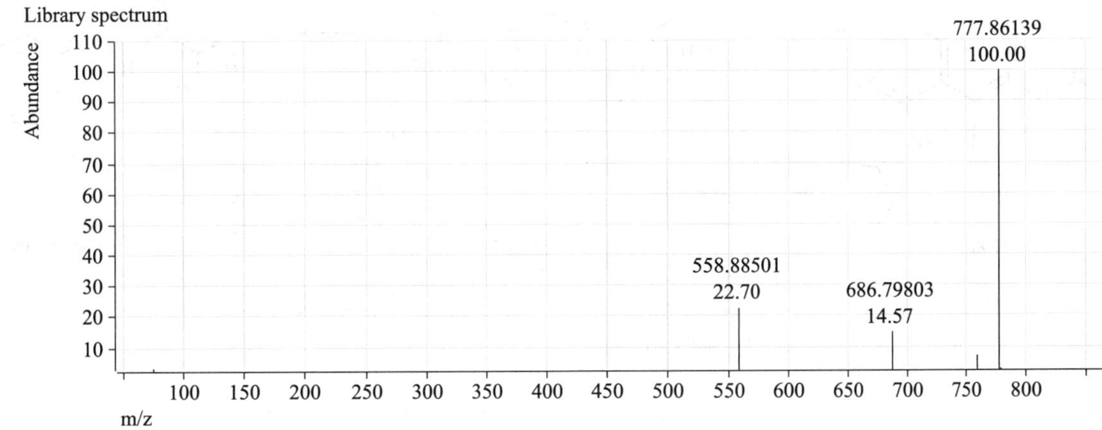

$[M+H]^+$ CID:20V

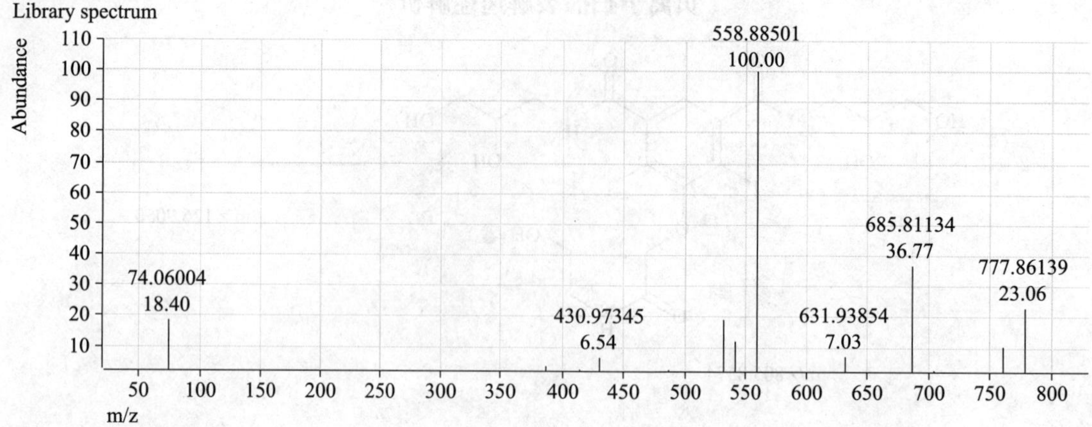

$[M+H]^+$ CID:40V

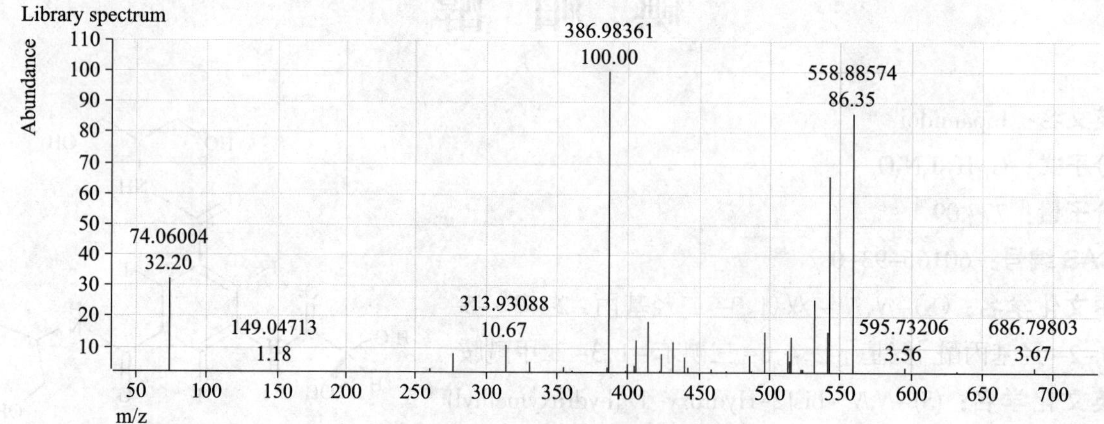

正离子扫描裂解途径解析

m/z 777.8614 → m/z 558.8857 → m/z 386.9836

负离子扫描二级质谱图

[M−H]⁻ CID:10V

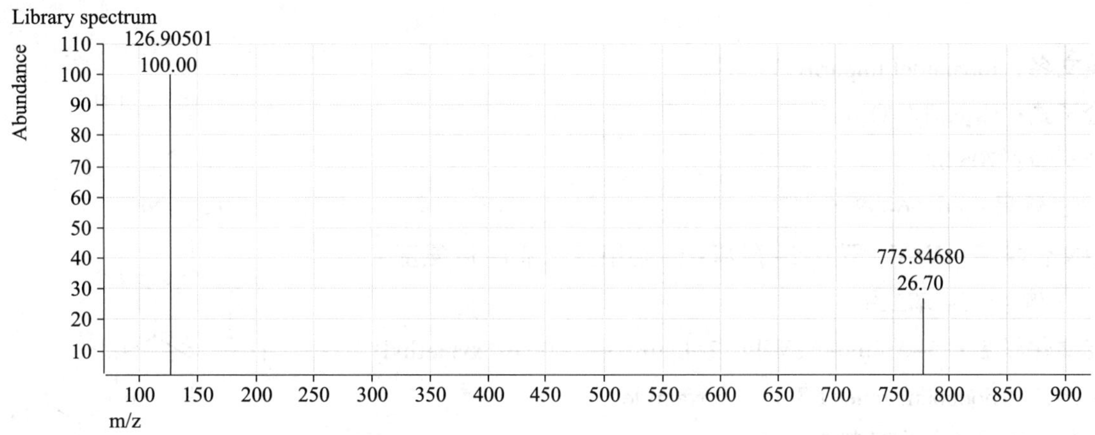

[M−H]⁻ CID:20V

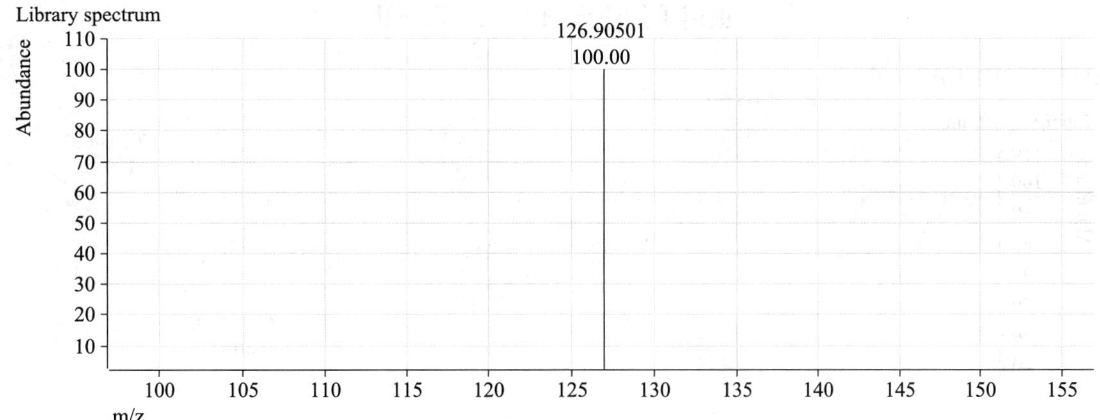

负离子扫描裂解途径解析

m/z 775.8468 → I^- m/z 126.9050

碘帕醇杂质 A

英文名：Iopamidol Impurity A

分子式：$C_{14}H_{18}I_3N_3O_6$

分子量：705.02

CAS 编号：60166-98-5

中文化学名：*N*,*N'*－双－(2－羟基－1－羟甲基乙基)－5－氨基－2,4,6－三碘－1,3－苯二甲酰胺

英文化学名：5-Amino-*N*,*N*-bis[2-hydroxy-1-(hydroxymethyl)ethyl]-2,4,6-triiodoben-zene-1,3-dicarboxamide

性状：本品为类白色粉末

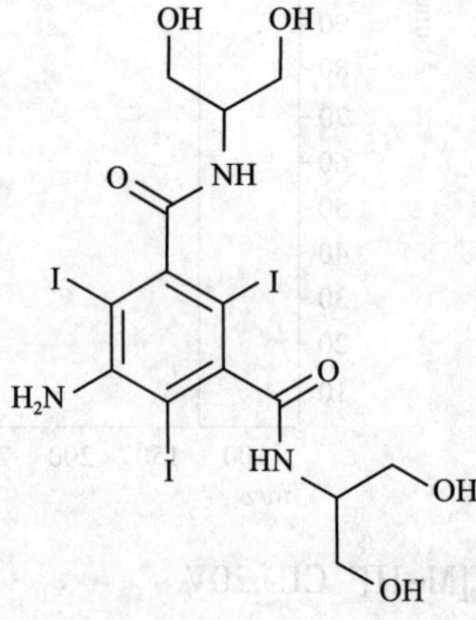

正离子扫质谱图描二级质谱图

[M+H]$^+$ CID:10V

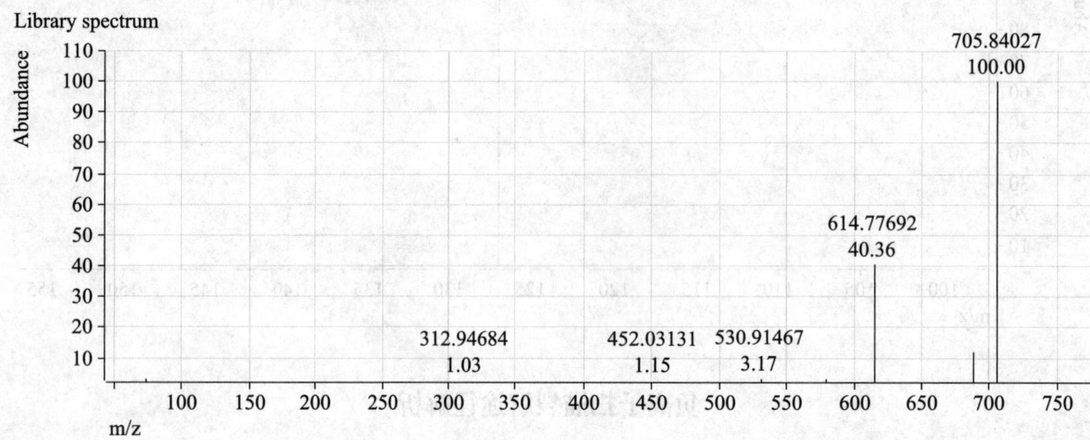

[M+H]$^+$ CID:20V

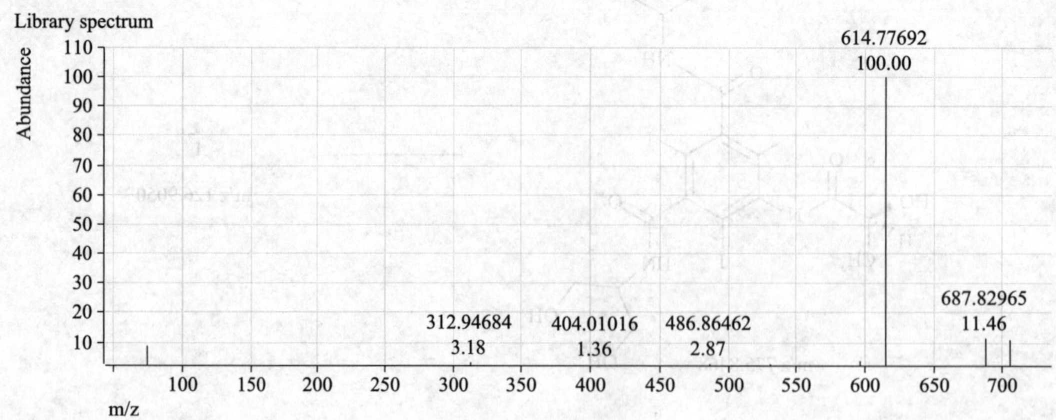

$[M+H]^+$ CID:40V

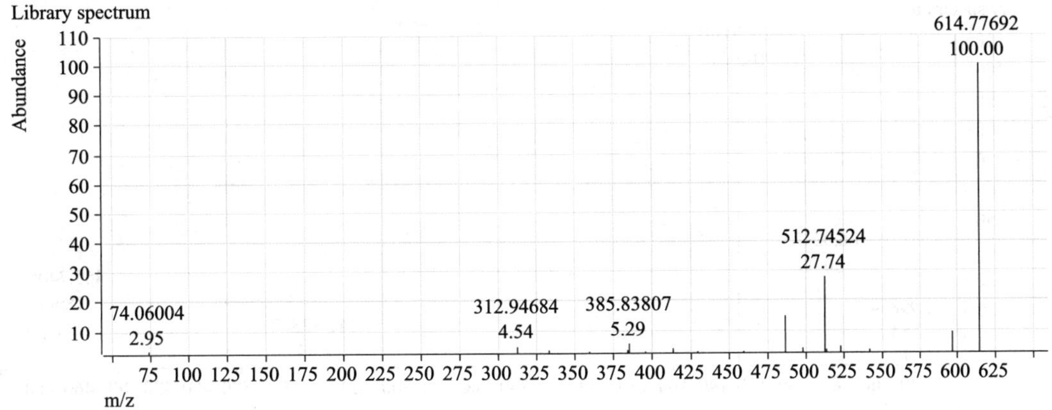

正离子扫描裂解途径解析

m/z 705.8402

m/z 614.7769

负离子扫描二级质谱图

$[M-H]^-$ CID:10V

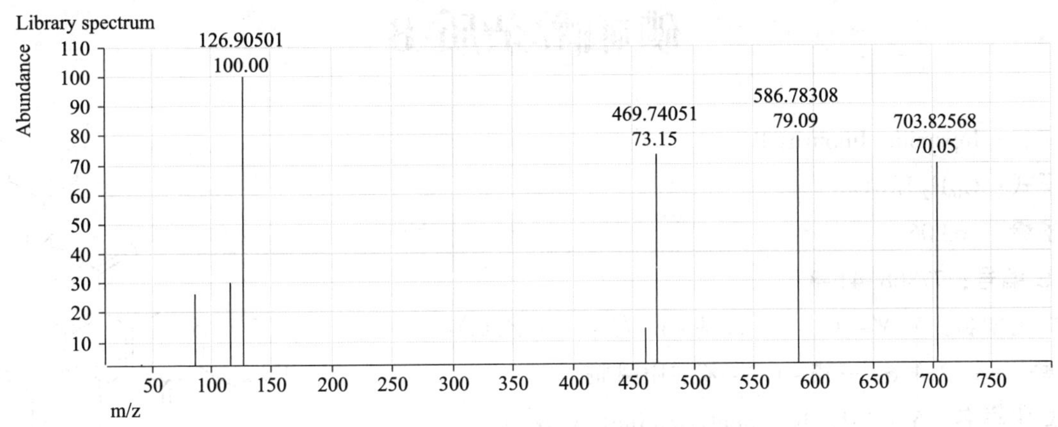

$[M-H]^-$ CID:20V

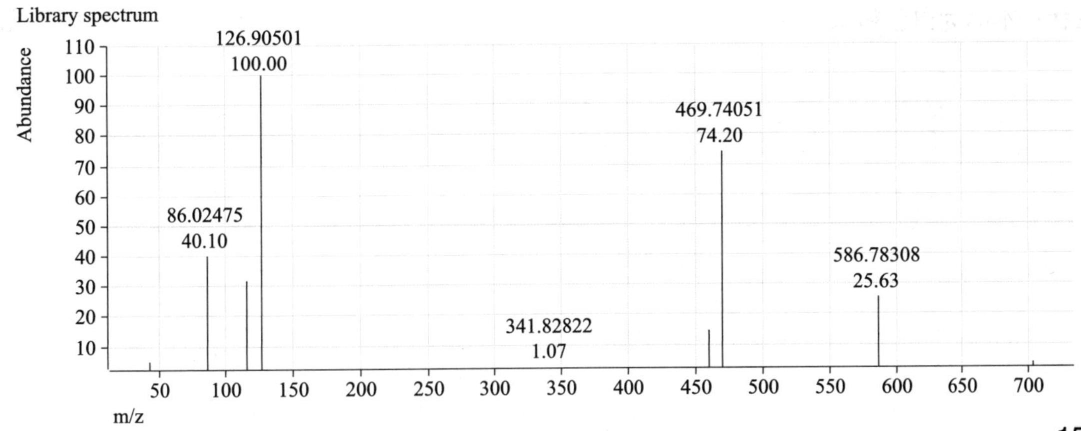

$[M-H]^-$ CID:40V

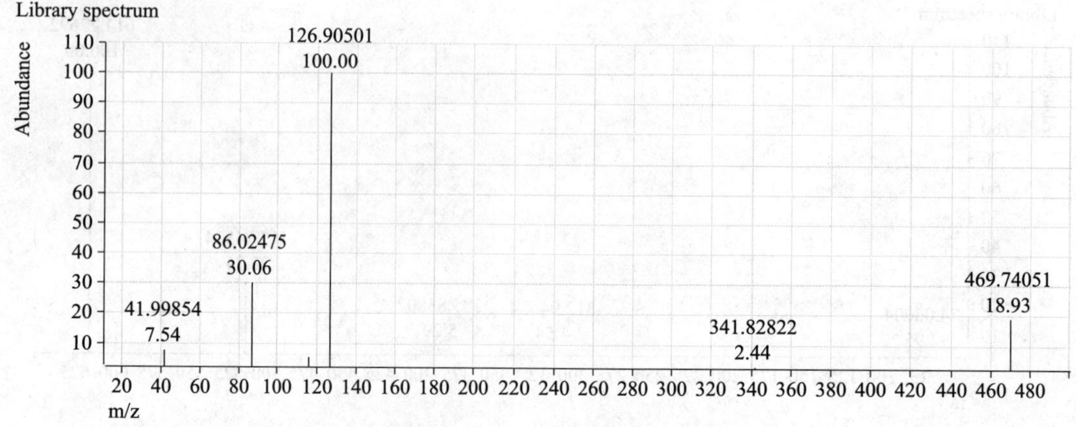

负离子扫描裂解途径解析

m/z 703.8257 → m/z 586.7831 → m/z 469.7405 → I^- m/z 126.9050

碘帕醇杂质 B

英文名：Iopamidol Impurity B

分子式：$C_{16}H_{20}I_3N_3O_8$

分子量：763.06

CAS 编号：77868-41-8

中文化学名：*N*,*N'*- 双 -(2- 羟基 -1- 羟甲基 - 乙基)-5- 羟乙酰氨基 -2,4,6- 三碘 -1,3- 苯二甲酰胺

英文化学名：5-[(2-Hydroxyacetyl)amino]-N^1,N^3-bis[2-hydroxy-1-(hydroxymethyl)ethyl]-2,4,6-triiodo-1,3-benzenedicarboxamide

性状：本品为白色粉末

正离子扫描二级质谱图

$[M+H]^+$ CID:10V

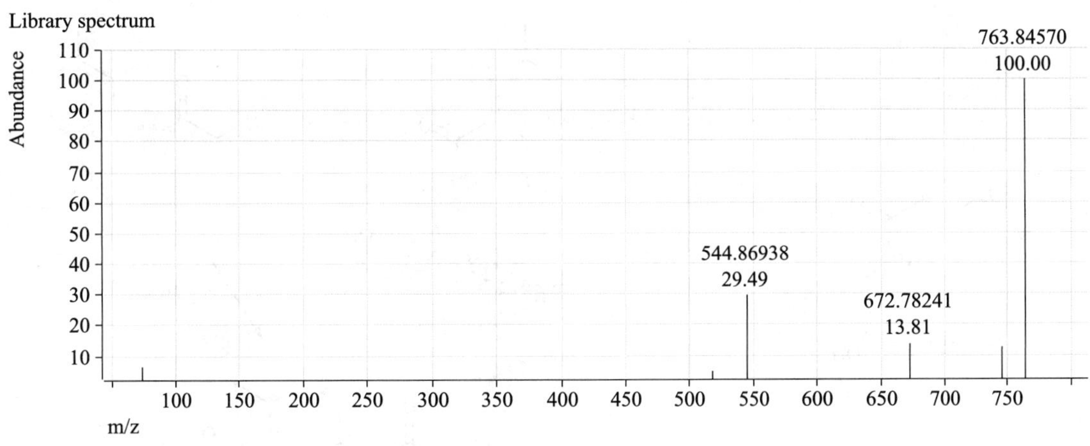

$[M+H]^+$ CID:20V

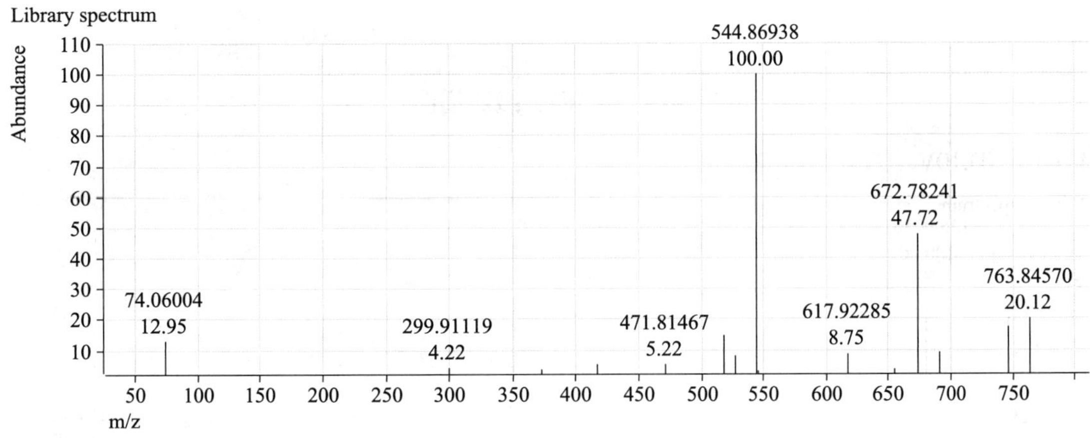

$[M+H]^+$ CID:40V

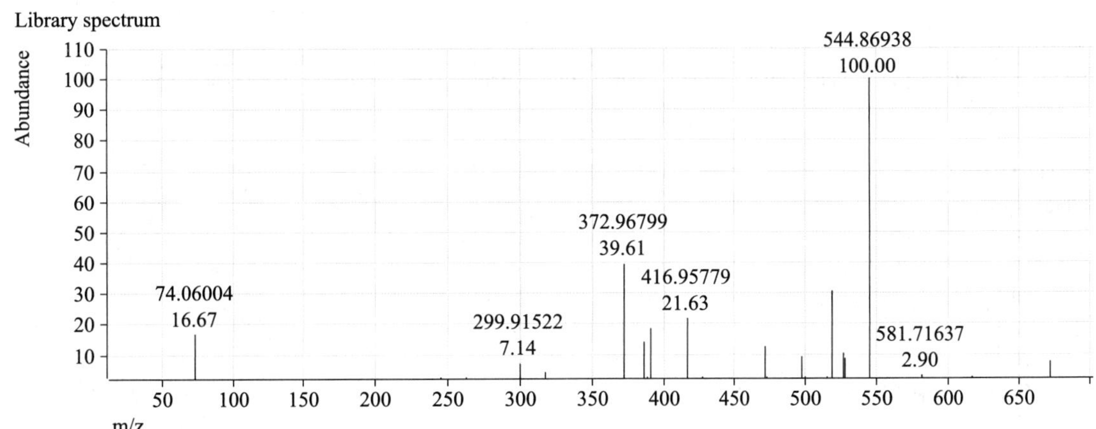

正离子扫描裂解途径解析

m/z 763.8457 → m/z 672.7824 → m/z 544.8701 → m/z 372.9680

负离子扫描二级质谱图

[M−H]⁻ CID:10V

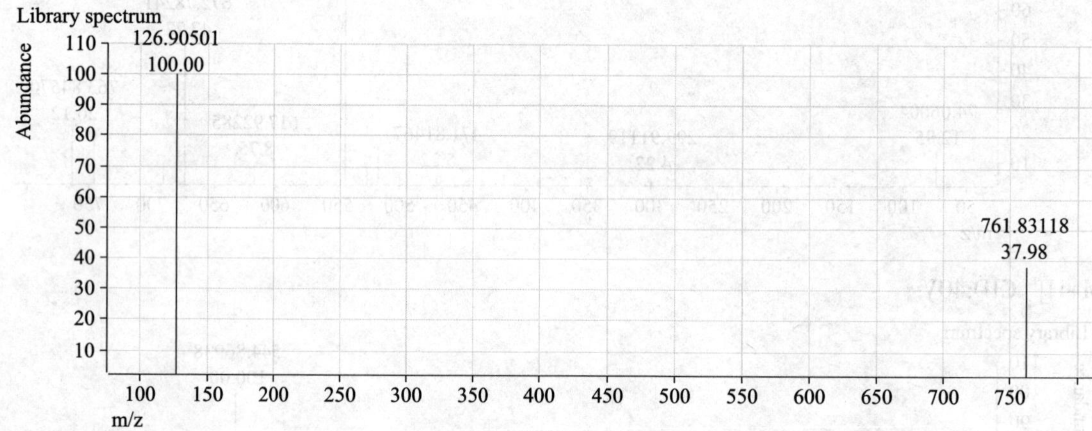

[M−H]⁻ CID:20V

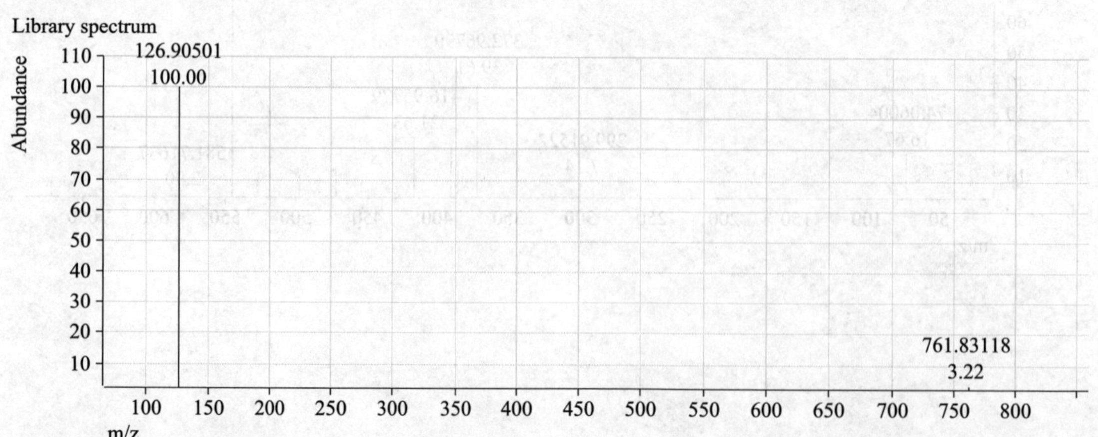

[M-H]⁻ CID:40V

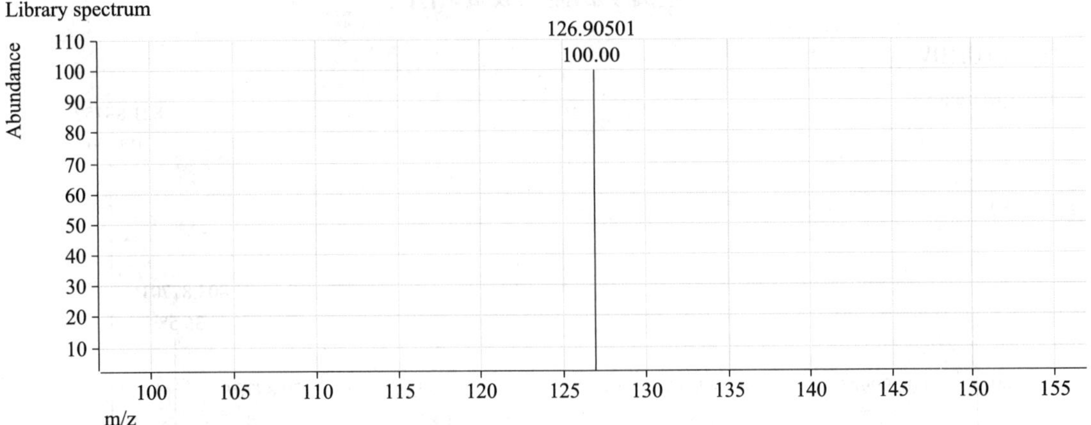

负离子扫描裂解途径解析

m/z 763.8463 → I^- m/z 126.9050

碘 海 醇

英文名： Iohexol

分子式： $C_{19}H_{26}I_3N_3O_9$

分子量： 821.14

CAS 编号： 66108-95-0

中文化学名： 5-[乙酰基(2,3-二羟丙基)氨基]-*N*,*N'*-双(2,3-二羟丙基)-2,4,6-三碘-1,3-苯二甲酰胺

英文化学名： 5-[Acetyl(2,3-dihydroxypropyl)amino]-*N*,*N'*-bis(2,3-dihydroxypropyl)-2,4,6-triiodo-1,3-benzenedicarboxamide

性状： 本品为白色或类白色粉末或结晶性粉末；无臭；有引湿性

溶解性： 本品在水或甲醇中极易溶，在三氯甲烷或乙醚中几乎不溶

正离子扫描二级质谱图

[M+H]+ CID:10V

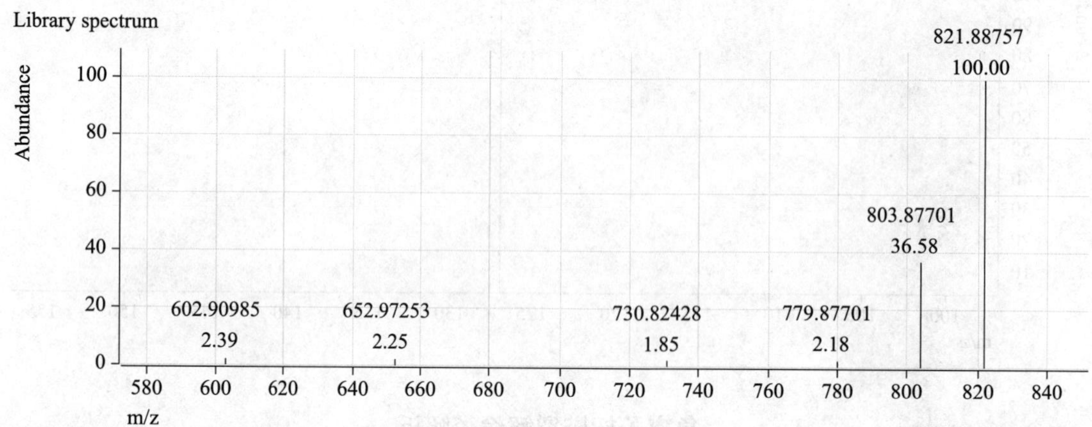

[M+H]+ CID:20V

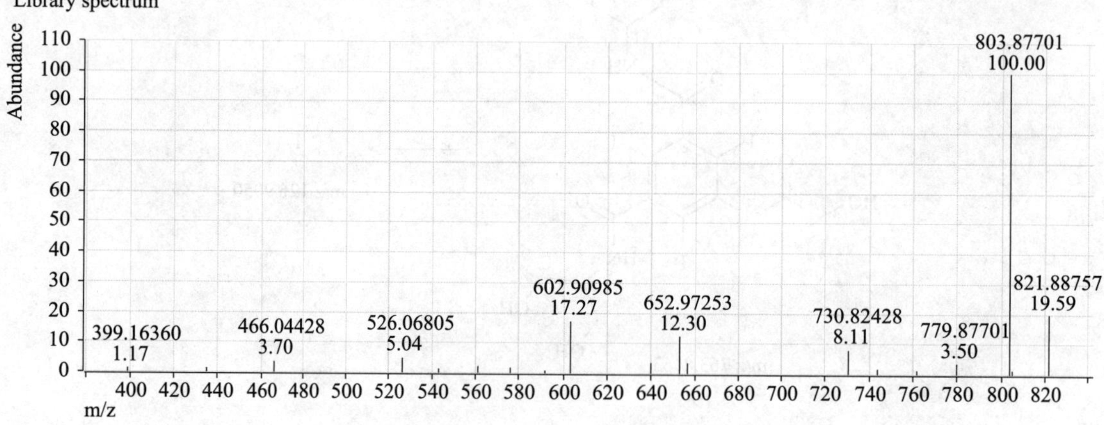

[M+H]+ CID:40V

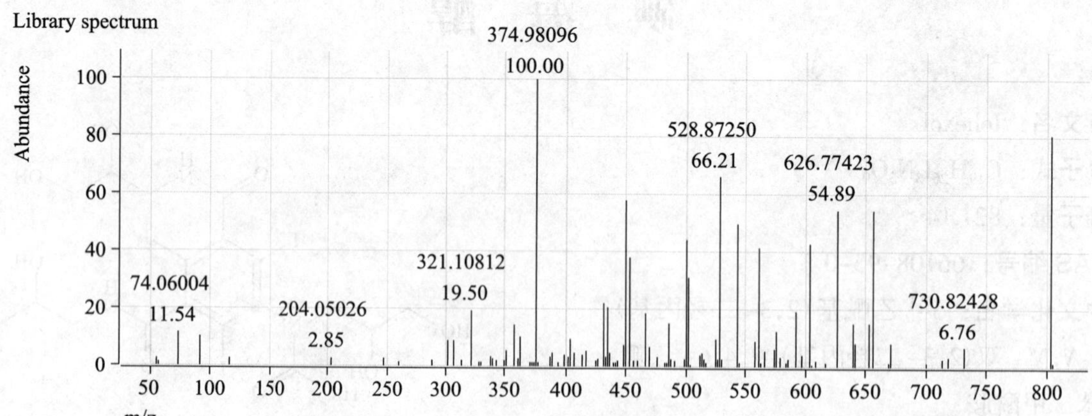

正离子扫描裂解途径解析

m/z 821.8876

m/z 602.9120

m/z 528.8752

m/z 803.8770

m/z 779.8770

负离子扫描二级质谱图

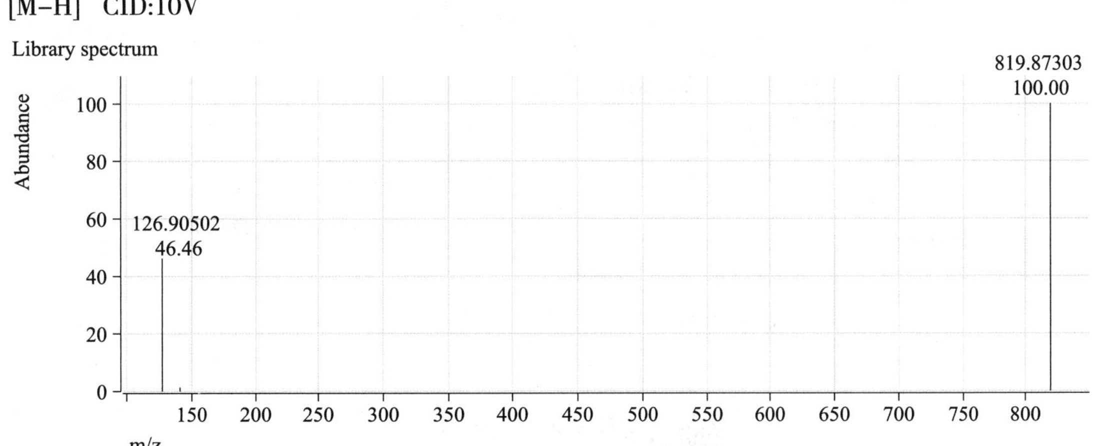

$[M-H]^-$ CID:20V

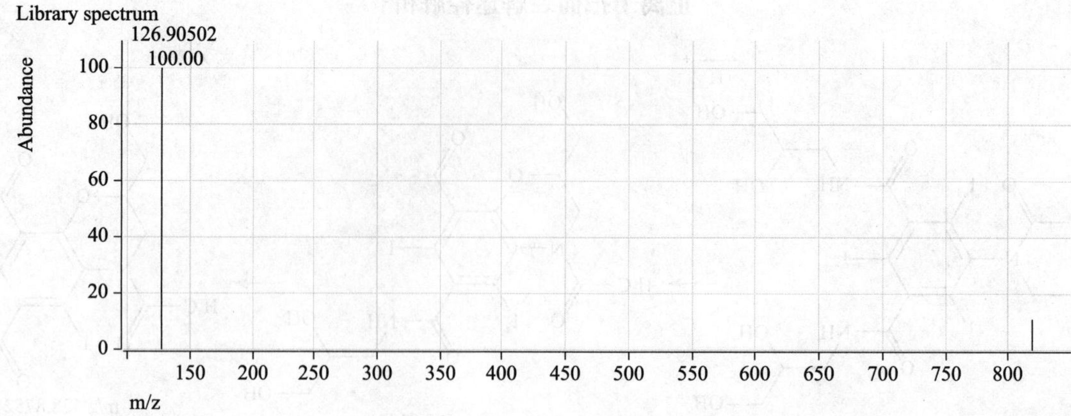

$[M-H]^-$ CID:40V

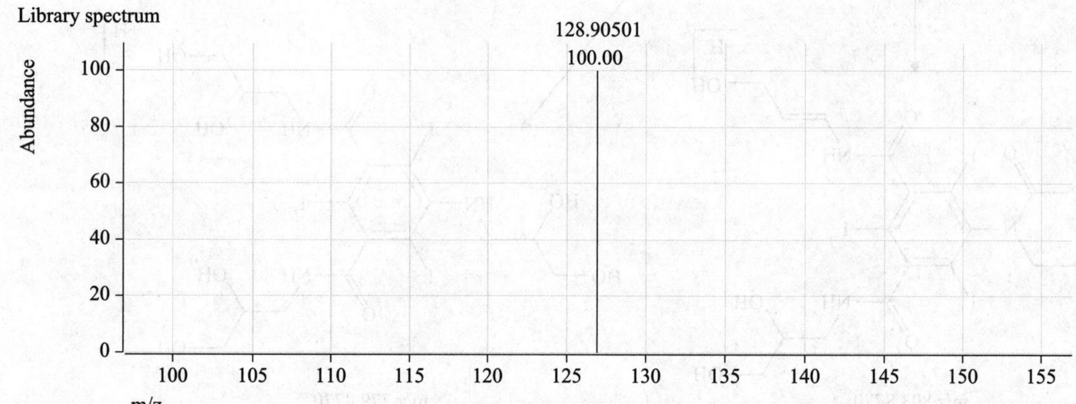

负离子扫描裂解途径解析

m/z 819.8730 → I^- m/z 126.9050

碘海醇杂质 I

英文名： Iohexol Impurity I

分子式： $C_{14}H_{18}I_3N_3O_6$

分子量： 705.02

CAS 编号： 76801-93-9

中文化学名： 5- 氨基 -*N*,*N'*- 双(2,3- 二羟丙基)-2,4,6- 三碘 -1,3- 苯二甲酰胺

英文化学名： 5-Amino-*N*,*N'*-bis(2,3-dihydroxypropyl)-2,4,6-triiodobenzene-1,3-dicarboxamide

性状： 本品为类白色或浅褐色粉末

正离子扫描二级质谱图

$[M+H]^+$ CID:10V

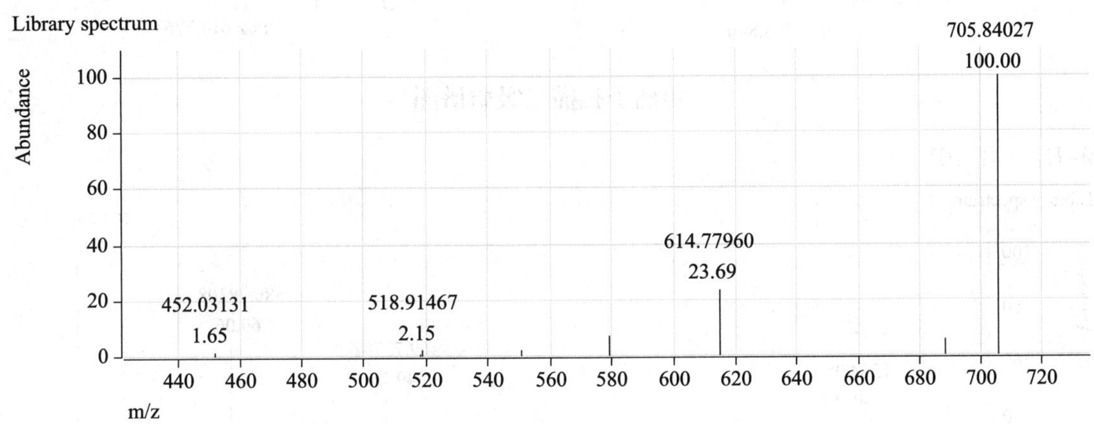

$[M+H]^+$ CID:20V

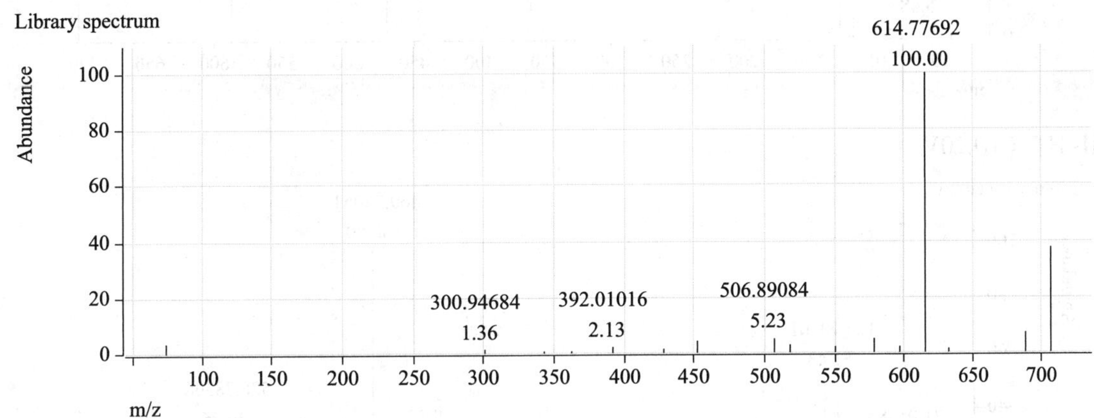

$[M+H]^+$ CID:40V

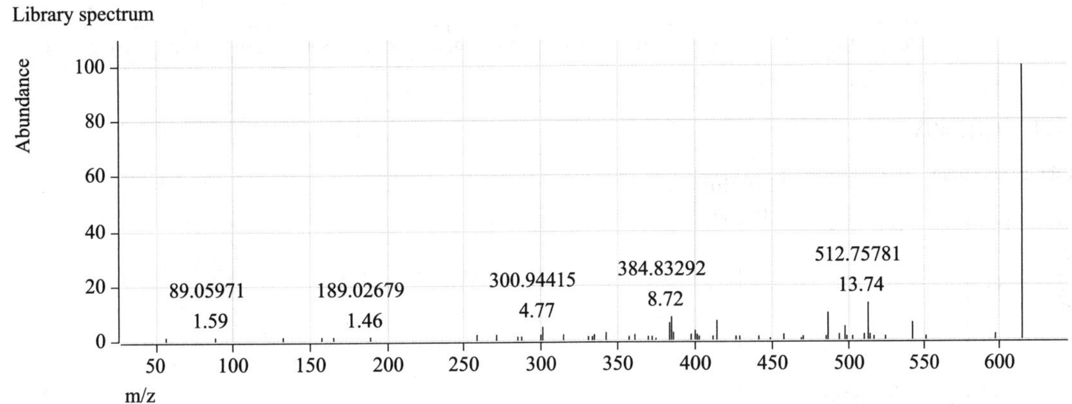

正离子扫描裂解途径解析

m/z 705.8402 → m/z 614.7769

负离子扫描二级质谱图

[M-H]⁻ CID:10V

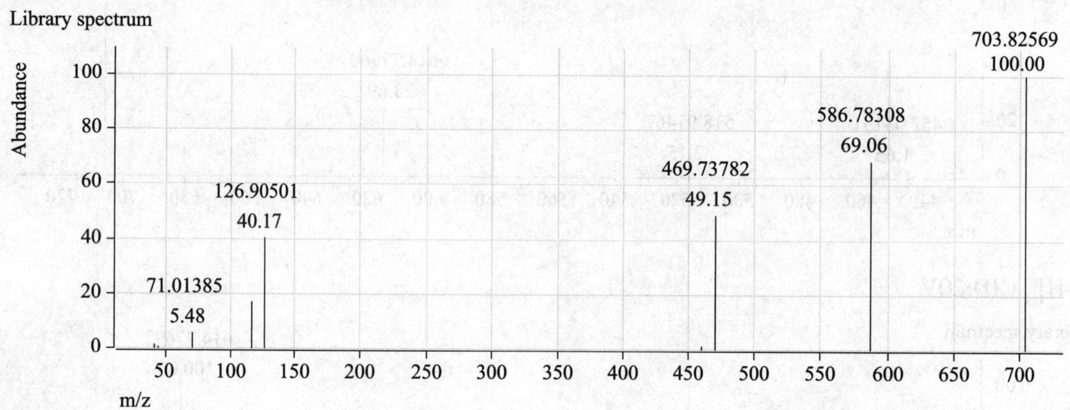

[M-H]⁻ CID:20V

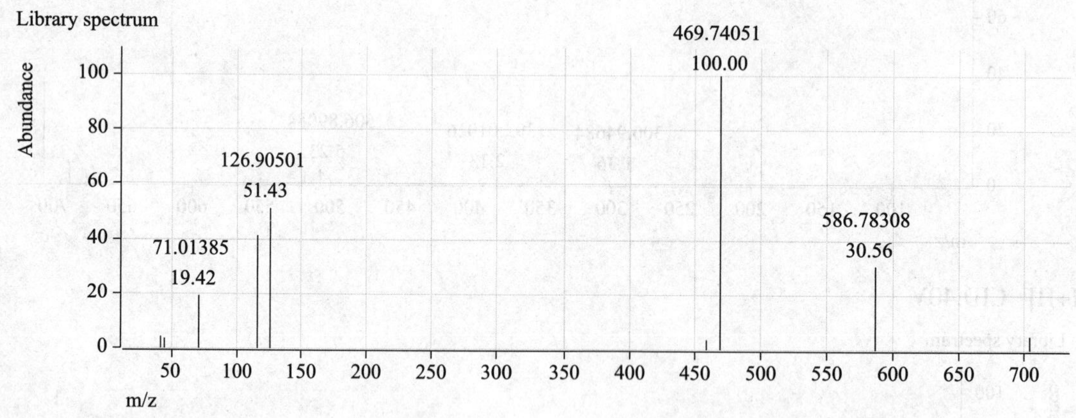

[M-H]⁻ CID:40V

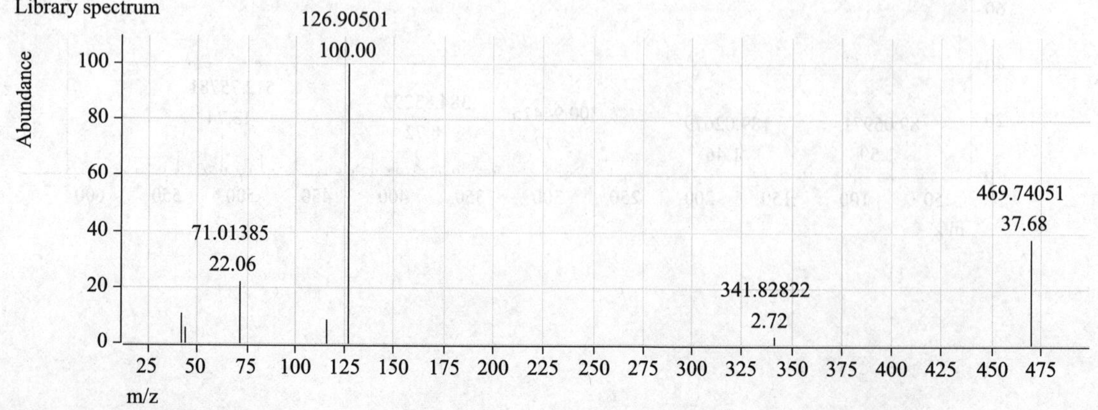

负离子扫描裂解途径解析

m/z 703.8257

m/z 469.7405

I^-

m/z 126.9050

m/z 586.7831

碘海醇杂质Ⅱ

英文名： Iohexol Impurity Ⅱ

分子式： $C_{16}H_{20}I_3N_3O_7$

分子量： 747.06

CAS 编号： 31127-80-7

中文化学名： 5- 乙酰氨基 -*N*,*N′*- 双(2,3- 二羟基丙基)-2,4,6- 三碘 -1,3- 苯二甲酰胺

英文化学名： 5-(Acetylamino)-*N*,*N′*-bis(2,3-dihydroxypropyl)-2,4,6-triio-1,3-benzenedicarboxamide

性状： 本品为白色粉末或颗粒

正离子扫描二级质谱图

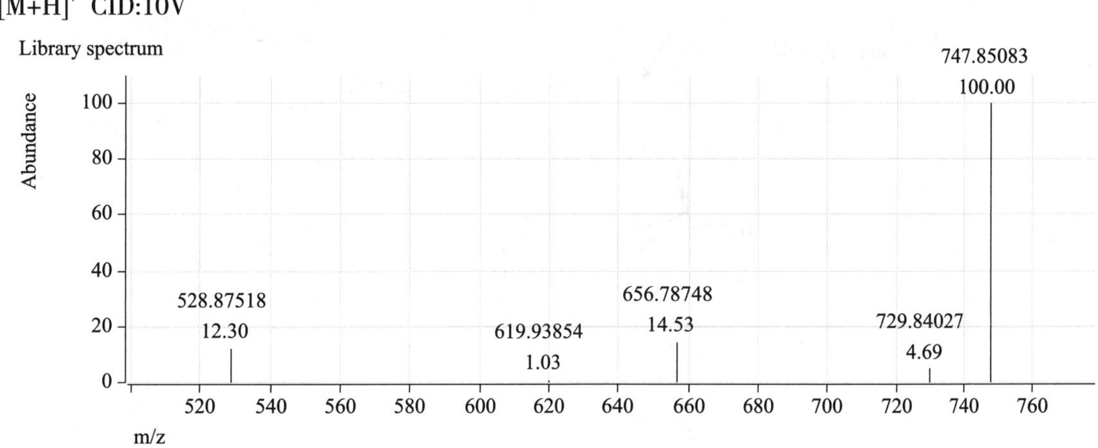

$[M+H]^+$ CID:20V

Library spectrum

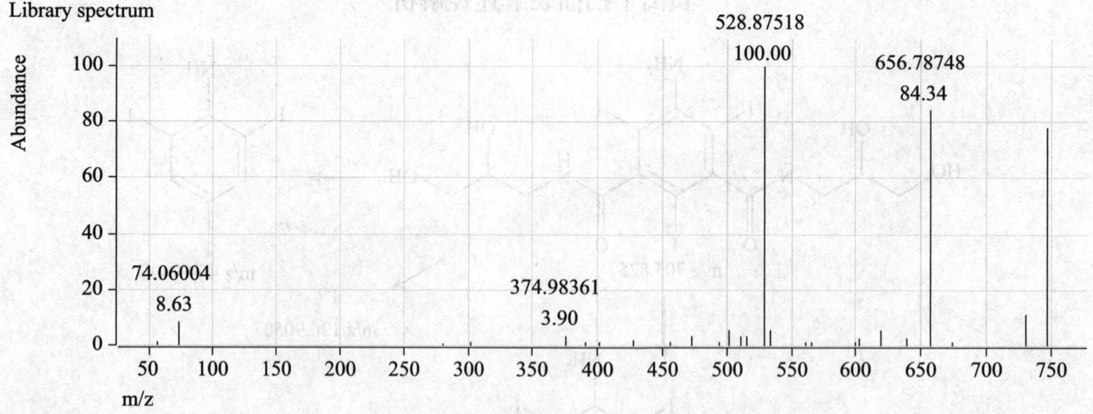

$[M+H]^+$ CID:40V

Library spectrum

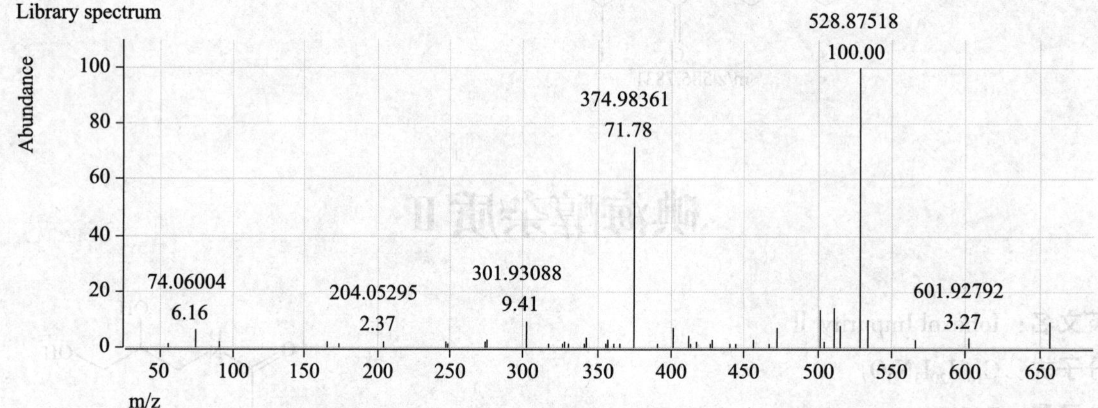

正离子扫描裂解途径解析

m/z 747.8508

m/z 528.8752

m/z 656.7875

负离子扫描二级质谱图

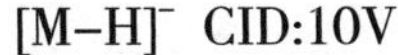

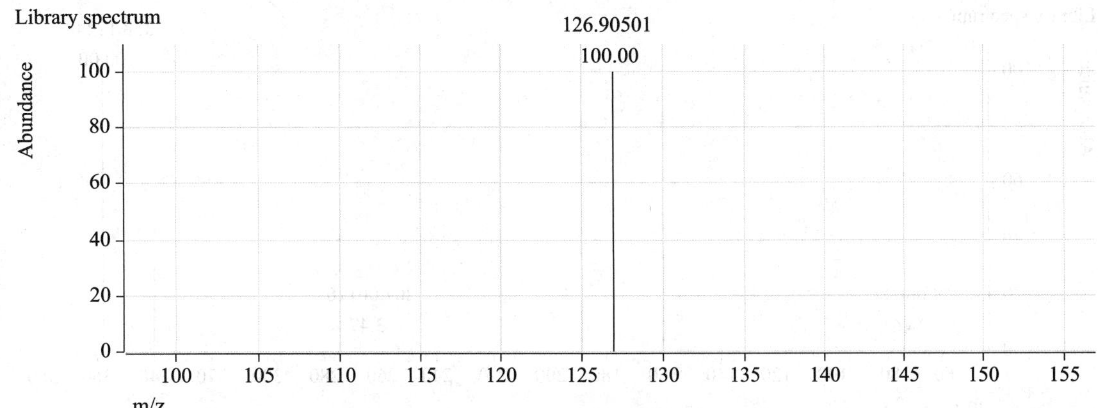

负离子扫描裂解途径解析

m/z 745.8363 → I^- m/z 126.9050

碘海醇杂质Ⅲ

英文名： Iohexol Impurity Ⅲ

分子式： $C_{14}H_{19}N_3O_8$

分子量： 357.32

CAS 编号： 76820-34-3

中文化学名： 5- 硝基 -*N*,*N′*- 双(2,3- 二羟基丙基)-1,3- 苯二甲酰胺

英文化学名： *N*,*N′*-bis(2,3-Dihydroxypropyl)-5-nitro-1,3-benzenedicarboxamide

性状： 本品为白色颗粒

正离子扫描二级质谱图

[M+H]$^+$ CID:10V

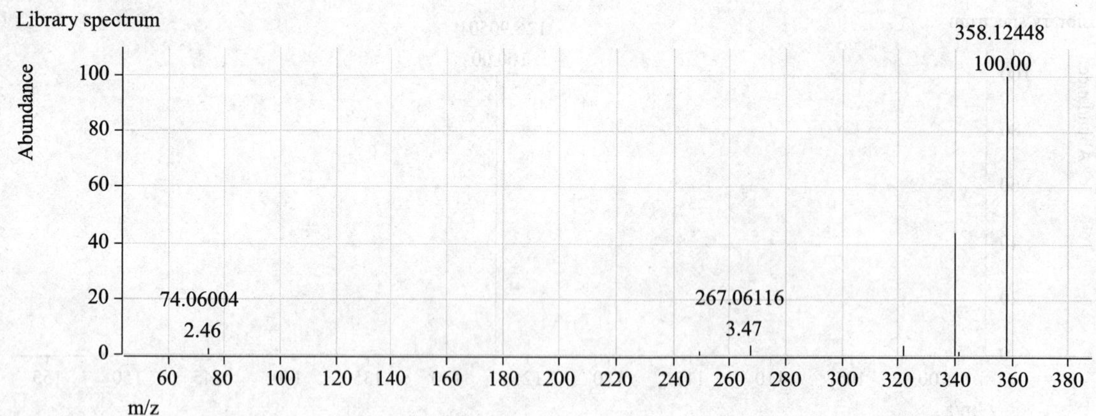

[M+H]$^+$ CID:20V

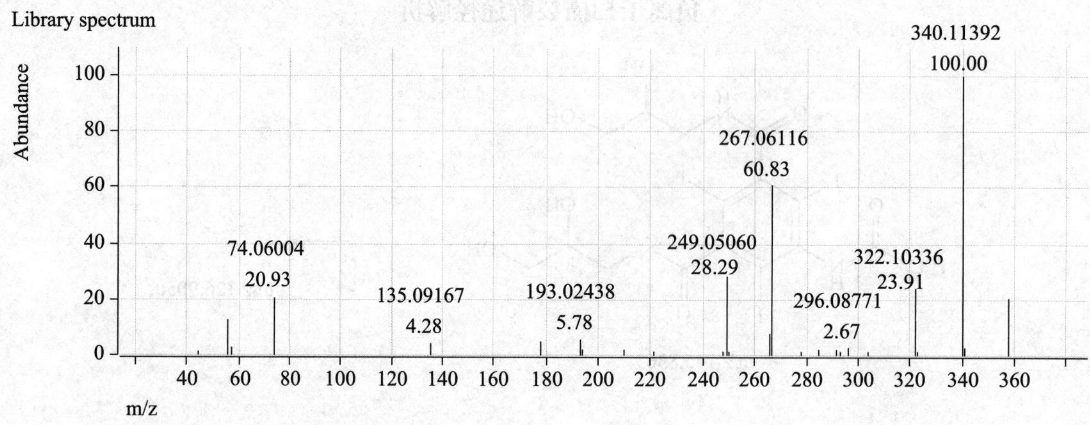

[M+H]$^+$ CID:40V

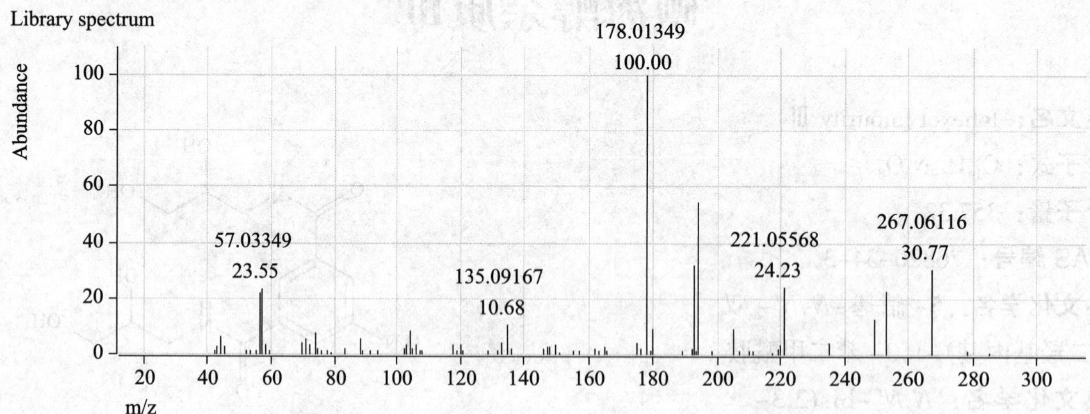

正离子扫描裂解途径解析

m/z 358.1245 → m/z 340.1139 → m/z 322.1034

m/z 340.1139 → m/z 267.0612 → m/z 178.0135

m/z 322.1034 → m/z 249.0506

负离子扫描二级质谱图

[M−H]⁻ CID:10V

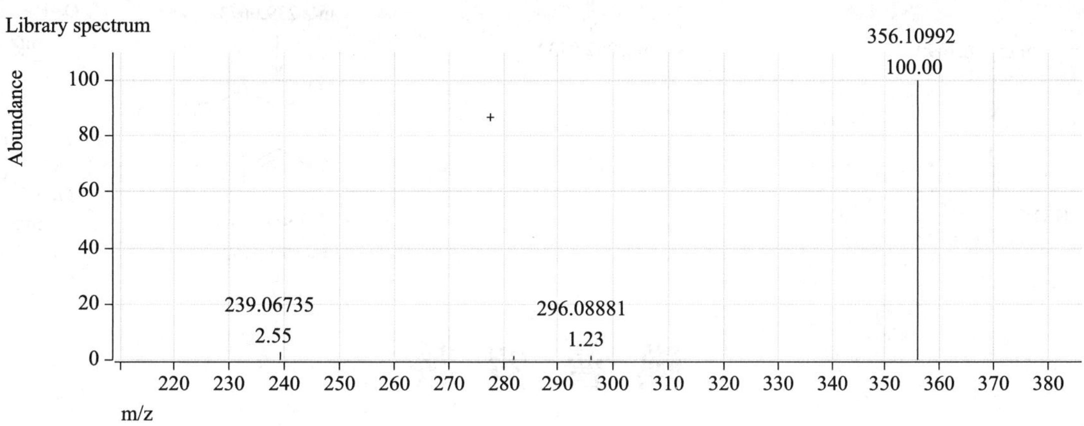

[M−H]⁻ CID:20V

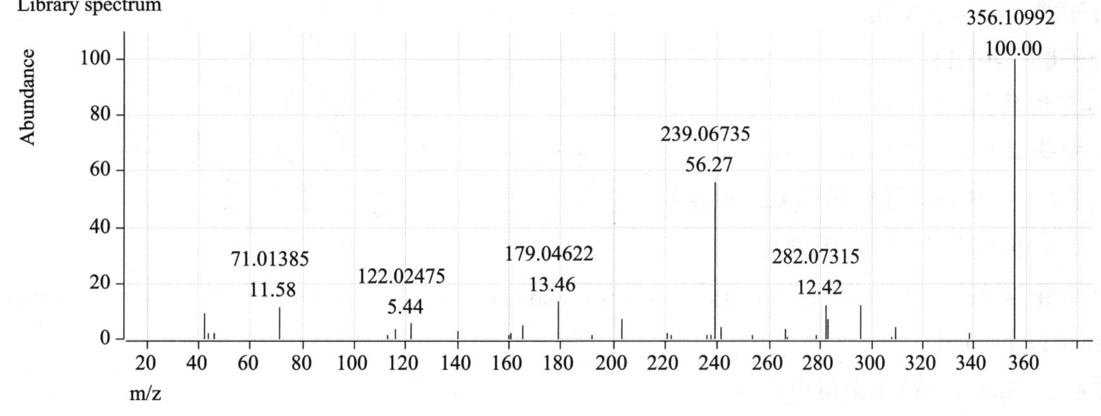

$[M-H]^-$ CID:40V

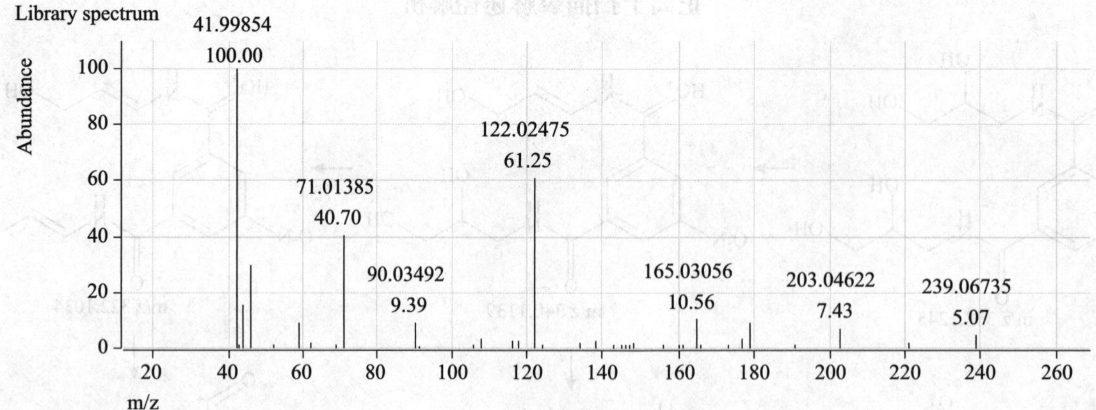

负离子扫描裂解途径解析

m/z 356.1099

m/z 282.0732

m/z 239.0673

NCO^- m/z 41.9985

m/z 165.0306

m/z 71.0139

m/z 79.0462

m/z 122.0248

碘 普 罗 胺

英文名： Iopromide

分子式： $C_{18}H_{24}I_3N_3O_8$

分子量： 791.11

CAS 编号： 73334-07-3

中文化学名： *N*,*N′*-双(2,3-二羟丙基)-2,4,6-三碘-5-[(2-甲氧基乙酰基)氨基]-*N′*-甲基苯基-1,3-甲酰胺

英文化学名： *N*,*N′*-bis(2,3-Dihydroxypropyl)-2,4,6-triiodo-5-[(2-methoxyacetyl)amino]-*N*-methyl-1,3-benzenedicarboxamide

性状： 本品为白色至微黄色粉末

溶解性： 本品在水和二甲基亚砜中易溶，在乙醇和丙酮中几乎不溶

正离子扫描二级质谱图

[M+H]+ CID:10V

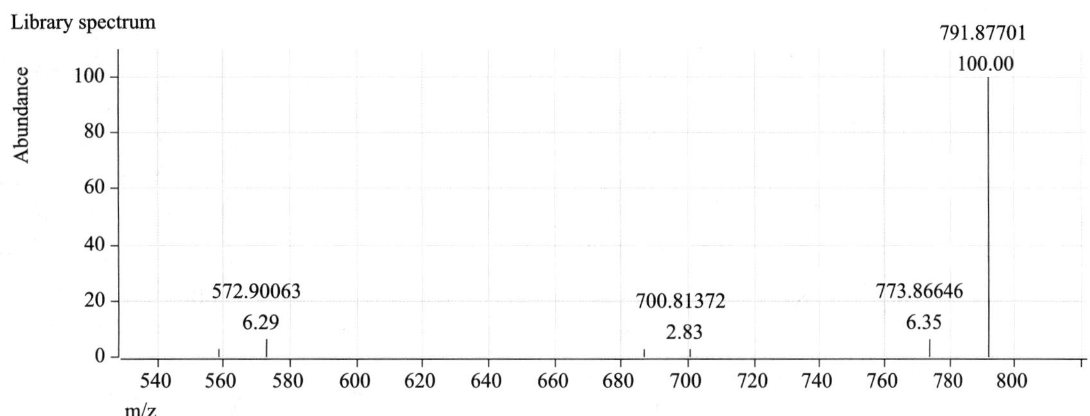

[M+H]+ CID:20V

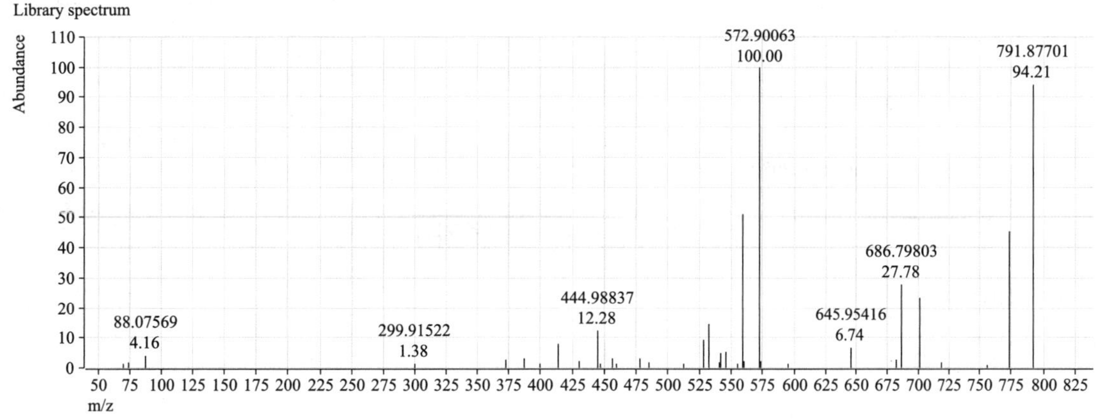

[M+H]+ CID:40V

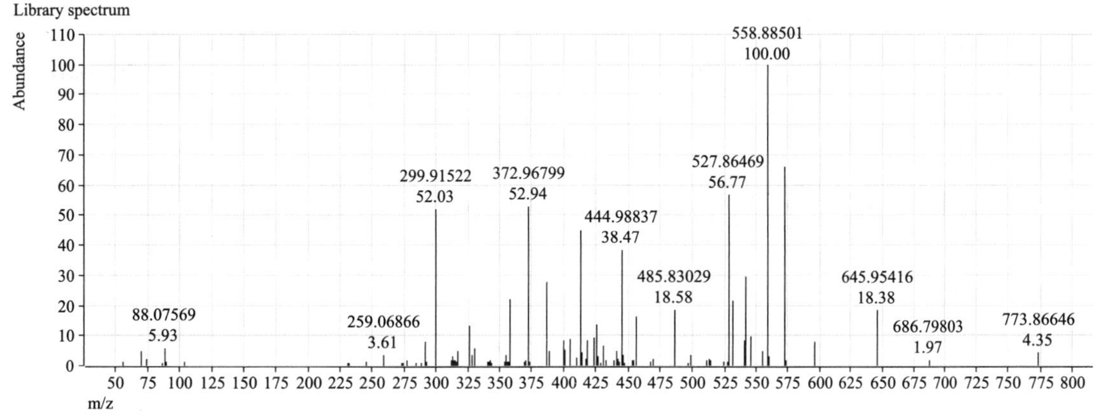

正离子扫描裂解途径解析

m/z 791.8770

m/z 773.8665

m/z 558.8857

m/z 686.7980

m/z 572.9014

负离子扫描二级质谱图

[M-H]⁻ CID:10V

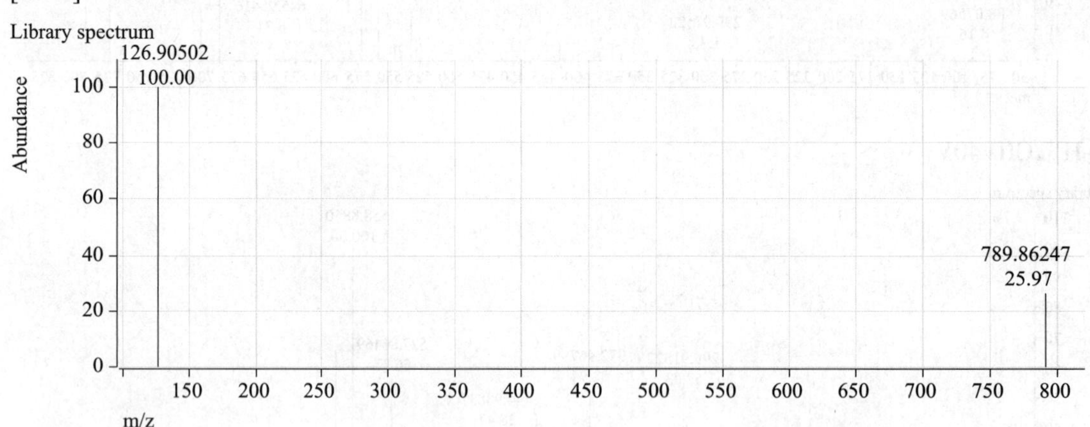

[M-H]⁻ CID:20V

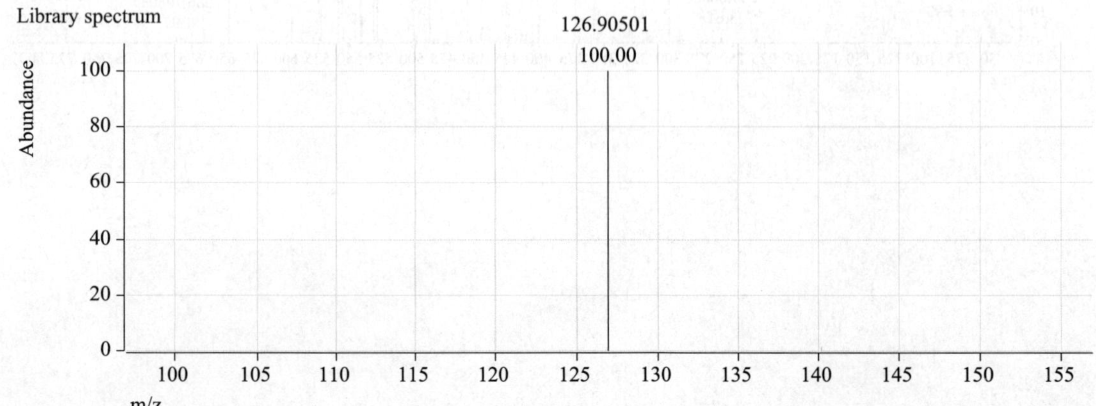

负离子扫描裂解途径解析

I^-

m/z 126.9050

m/z 789.8625

雷 米 普 利

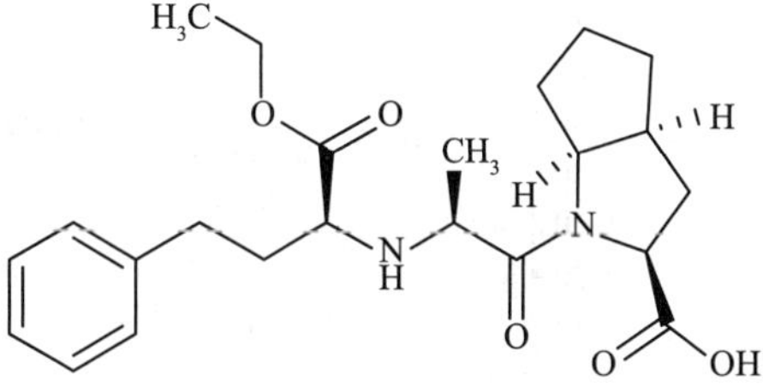

英文名： Ramipril

分子式： $C_{23}H_{32}N_2O_5$

分子量： 416.52

CAS 编号： 87333-19-5

中文化学名： (2*S*,3*aS*,6*aS*)-1-[(2*S*)2[[(2*S*)-1-乙氧基-1-氧代-4-苯基丁烷-2-基]氨基]丙酰基]3,3*a*,4,5,6,6*a*-六氢-2*H*-环戊烷并[*b*]吡咯-2-甲酸

英文化学名： (2*S*,3*aS*,6*aS*)-1-[(2*S*)-2-[[(2*S*)-1-Ethoxy-1-oxo-4-phenylbutane-2-yl]amino]propionyl]-3,3*a*,4,5,6,6*a*-hexahydro-2*H*-cyclopenta[*b*]pyrrole-2-carboxylic acid

性状： 本品为白色或类白色结晶性粉末

溶解性： 本品在甲醇、乙醇、稀硫酸中易溶，在水中微溶

正离子扫描二级质谱图

$[M+H]^+$ CID:10V

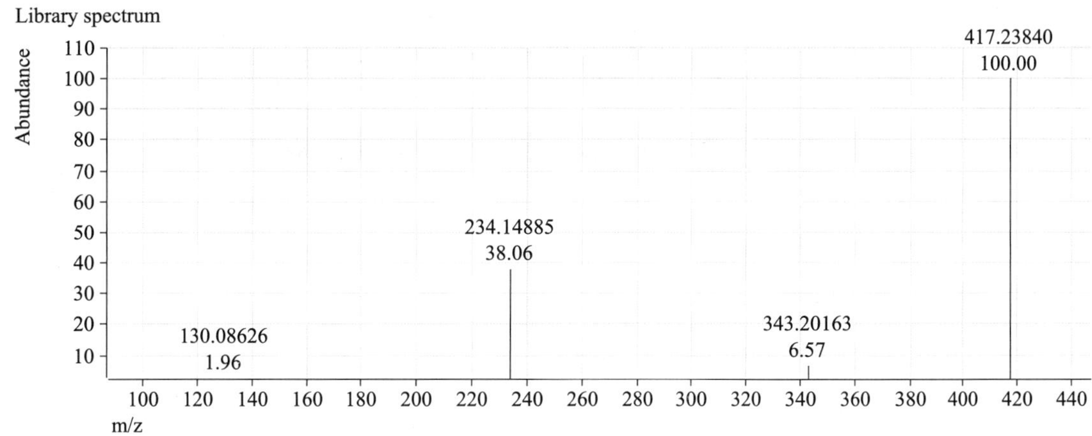

$[M+H]^+$ CID:20V

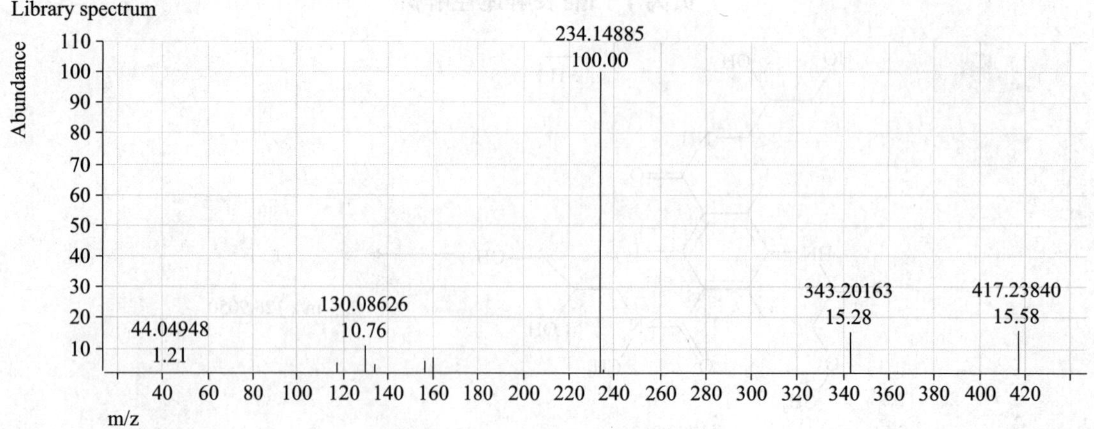

$[M+H]^+$ CID:40V

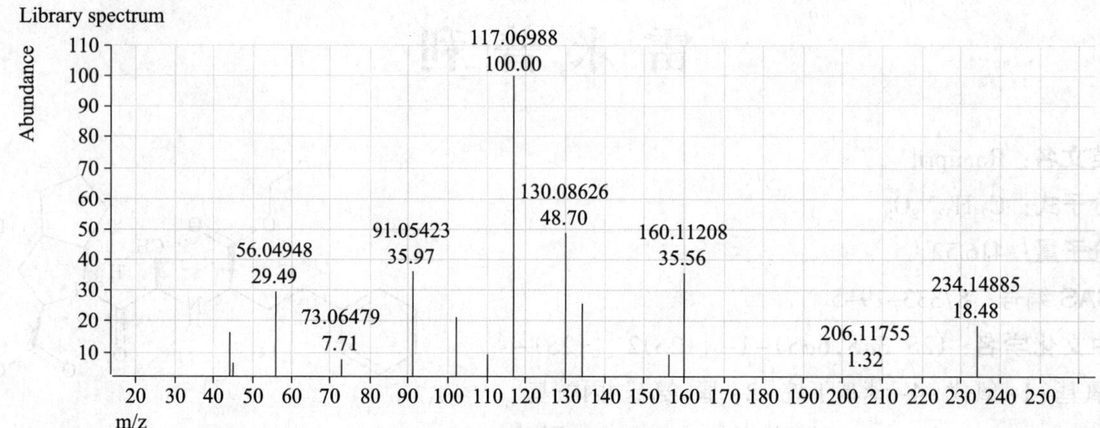

正离子扫描裂解途径解析

m/z 417.2384 → m/z 343.2016 → m/z 117.0699 → m/z 91.0542

m/z 417.2384 → m/z 234.1489 → m/z 130.0863

负离子扫描二级质谱图

[M-H]⁻ CID:10V

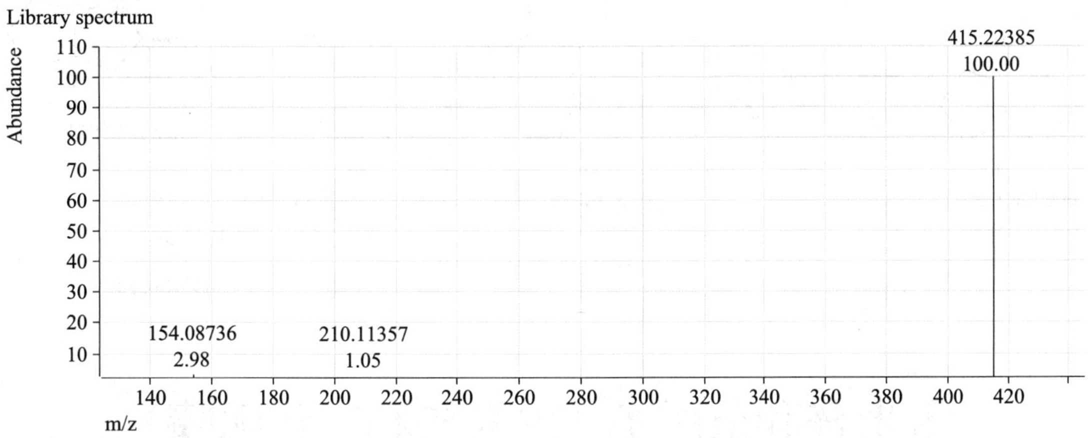

[M-H]⁻ CID:20V

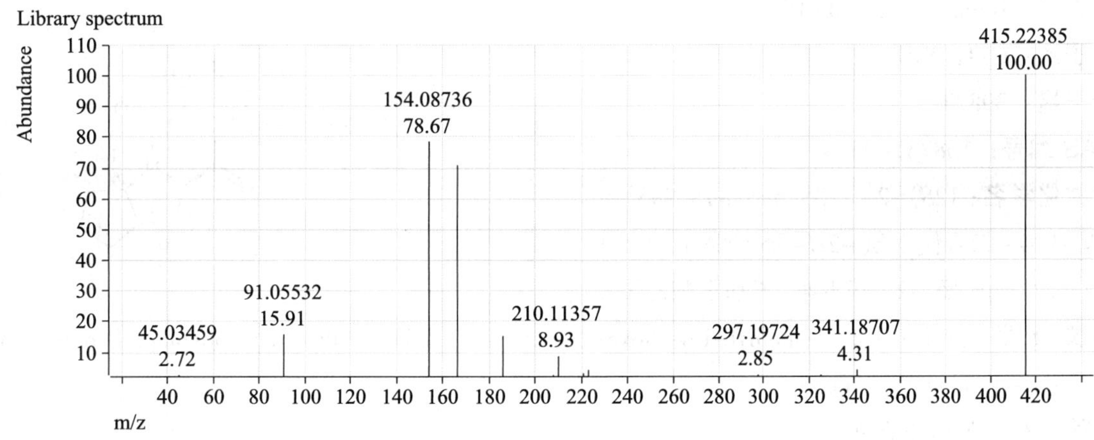

[M-H]⁻ CID:40V

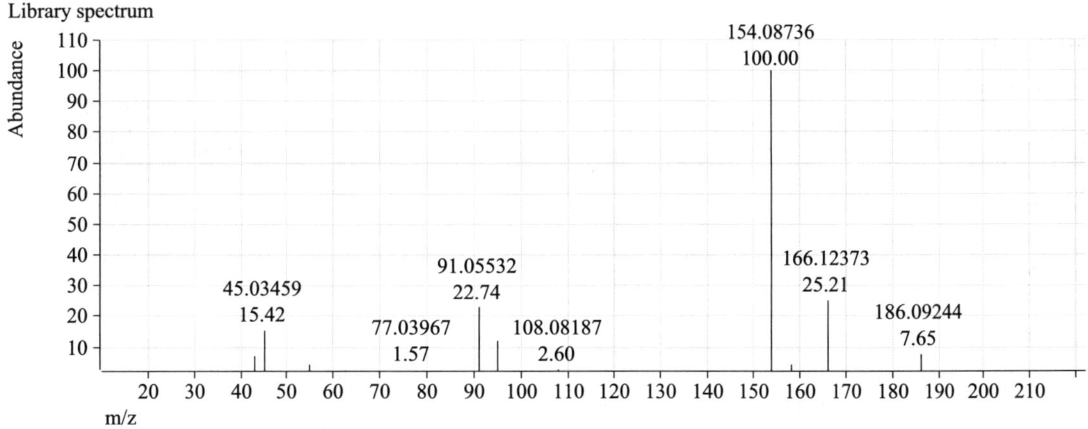

负离子扫描裂解途径解析

m/z 166.1237

m/z 415.2238

m/z 154.0874

m/z 91.0553

雷米普利杂质 Ⅳ(雷米普利二酮哌嗪)

英文名：Ramipril Impurity Ⅳ

分子式：$C_{23}H_{30}N_2O_4$

分子量：398.50

CAS 编号：108731-95-9

中文化学名：(2*S*)-2-［(3*S*,5*aS*,8*aS*,9*aS*)-3-甲基-1,4-二氧代十氢-2*H*-环戊烷并［4,5］吡咯并［1,2-*a*］吡嗪-2-基］-4-苯基丁酸乙酯

英文化学名：Ethyl 2-(2-methyl-1,4-dioxo-2,4*a*,5,5*a*,6,7,8,8*a*-octahydrocyclopenta[3,4] pyrrolo[3,5-*c*] pyrazin-3-yl)-4-phenylbutanoate

性状：本品为白色粉末

正离子扫描二级质谱图

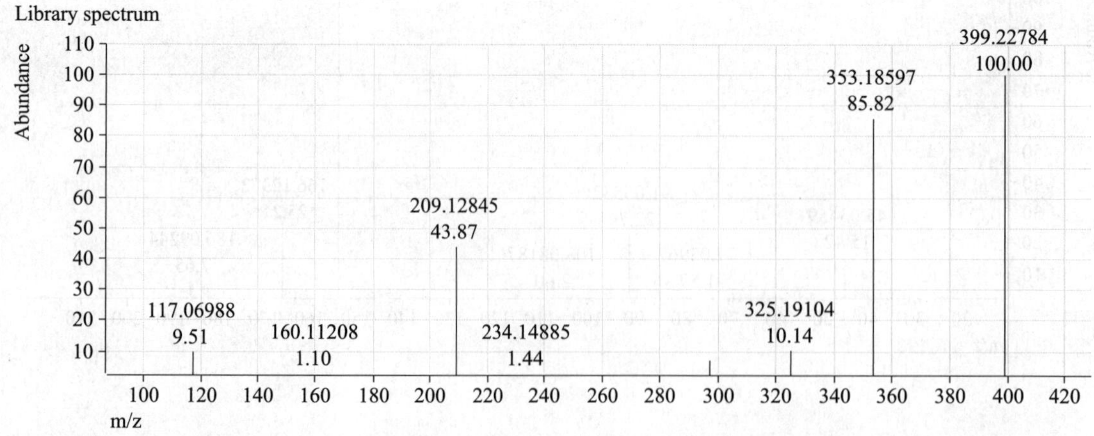

$[M+H]^+$ CID:20V

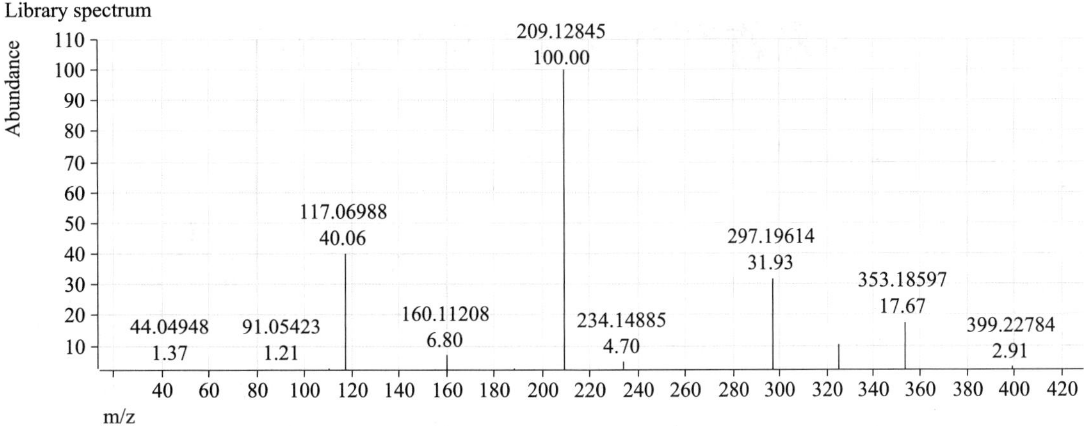

$[M+H]^+$ CID:40V

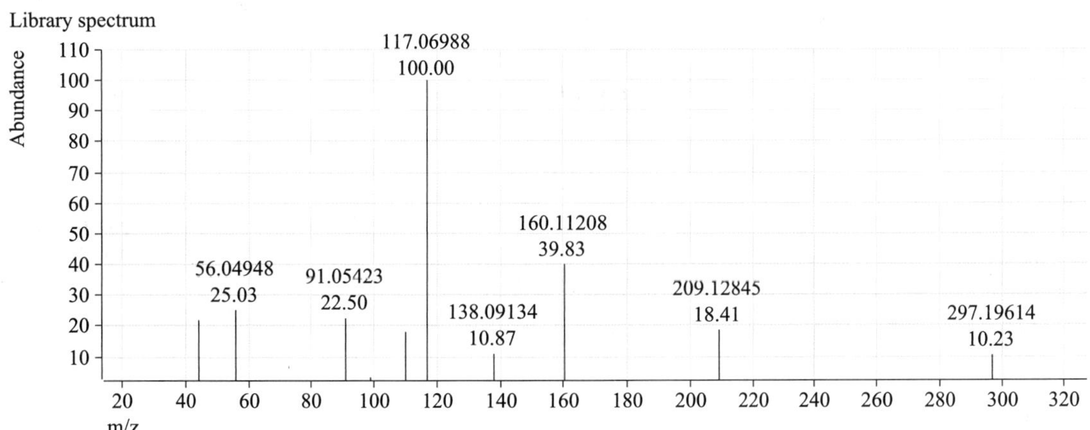

正离子扫描裂解途径解析

m/z 399.2278

m/z 353.1860

m/z 325.1911

m/z 297.1961

m/z 209.1285

m/z 160.1121

m/z 118.0783

雷米普利杂质Ⅴ(雷米普利拉)

英文名：Ramipril Impurity Ⅴ

分子式：$C_{21}H_{28}N_2O_5$

分子量：388.46

CAS 编号：87269-97-4

中文化学名：(2*S*,3*aS*,6*aS*)-1-[(2*S*)-2-[[(2*S*)-4-苯基丁酸-2-基]氨基]丙酰基]-3,3*a*,4,5,6,6*a*-六氢-2*H*-环戊烷并[*b*]吡咯-2-甲酸

英文化学名：(2*S*,3*aS*,6*aS*)-1-[(2*S*)-2-[[(1*S*)-1-Carboxy-3-phenylpropyl]amino]-1-oxopropyl]octahydrocyclopenta[b]pyrrole-2-carboxylic acid

性状：本品为白色结晶性粉末

正离子扫描二级质谱图

$[M+H]^+$ CID:10V

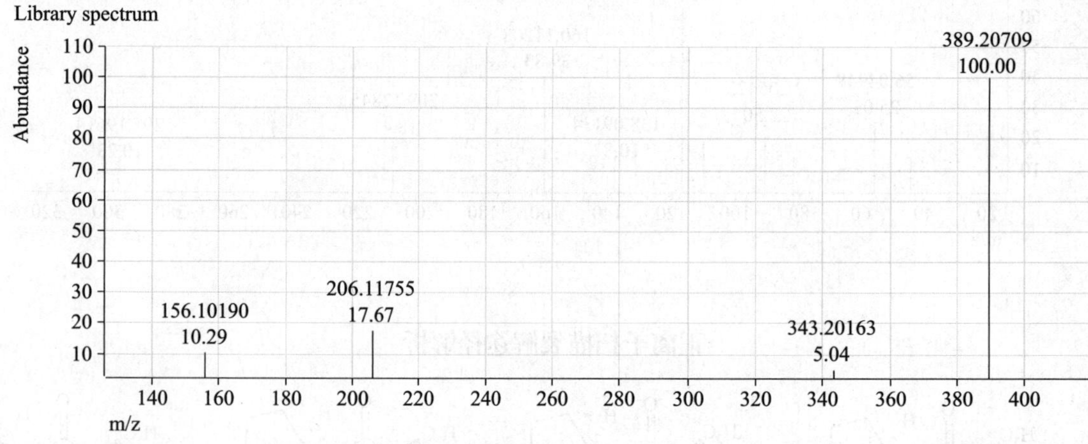

$[M+H]^+$ CID:20V

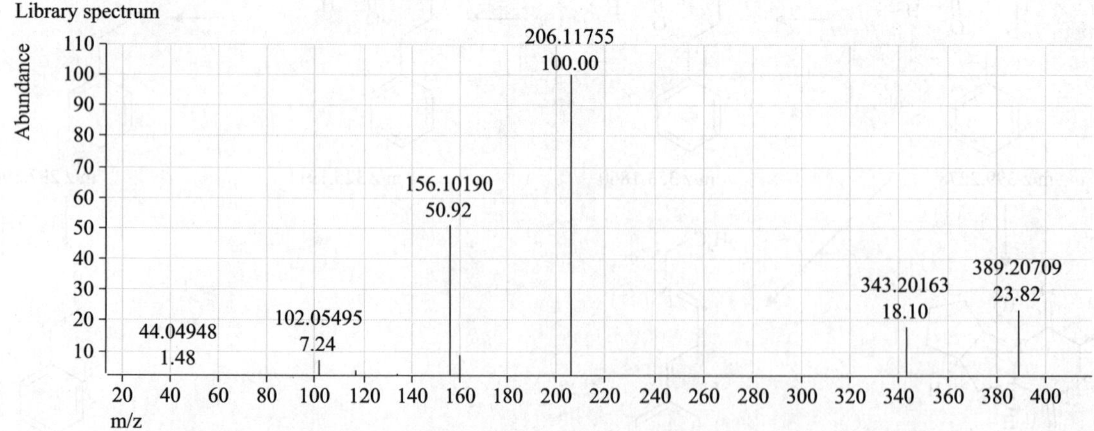

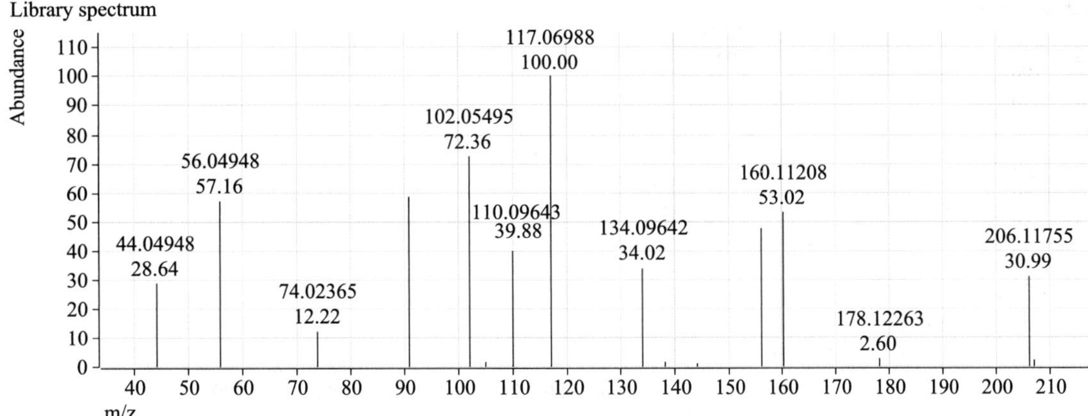

正离子扫描裂解途径解析

m/z 389.2071

m/z 343.2016

m/z 117.0699

m/z 206.1176

m/z 102.0550

m/z 156.1019

m/z 110.0964

负离子扫描二级质谱图

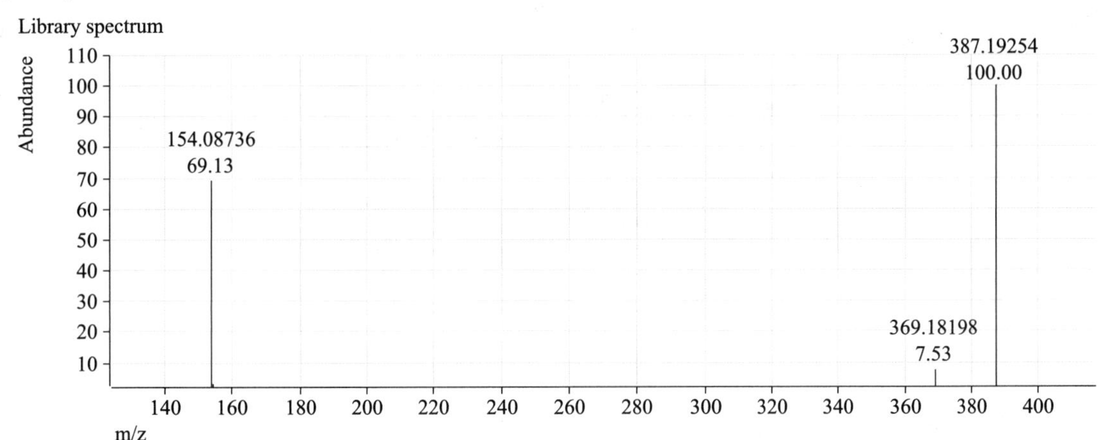

[M−H]$^-$ CID:20V

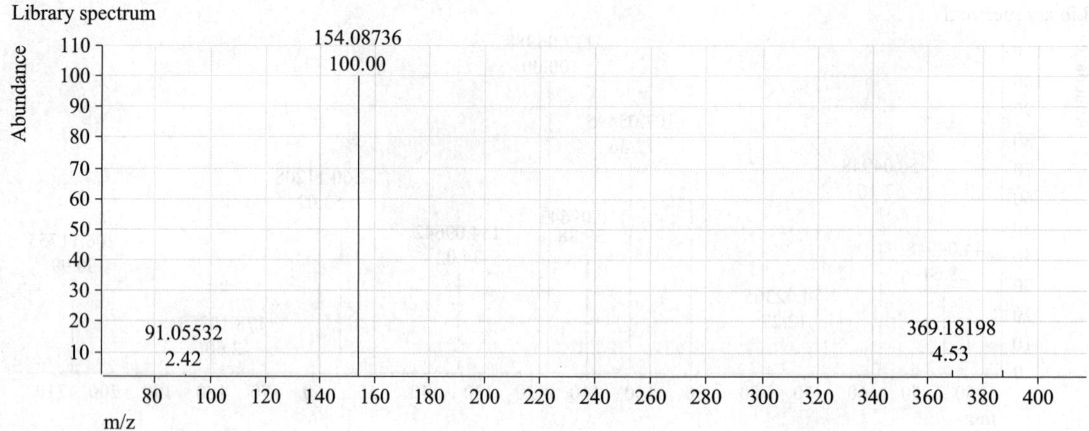

[M−H]$^-$ CID:40V

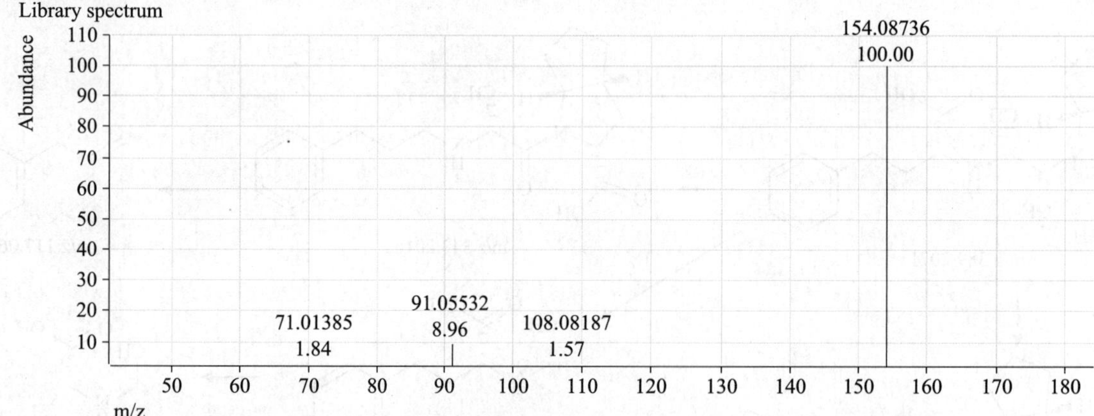

负离子扫描裂解途径解析

m/z 387.1925

m/z 369.1820

m/z 91.0553

m/z 154.0874

m/z 108.0819

雷米普利杂质Ⅵ(雷米普利二酮哌嗪酸)

英文名： Ramipril Impurity Ⅵ

分子式： $C_{21}H_{26}N_2O_4$

分子量： 370.45

CAS 编号： 108736-10-3

中文化学名： (2*S*)-2-［(3*S*,5*aS*,8*aS*,9*aS*)-3-甲基-1,4-二氧代十氢-2*H*-环戊烷并［4,5］吡咯并［1,2-*a*］吡嗪-2-基］-4-苯基丁酸

英文化学名： (2*S*)-2-[(3*S*,5*aS*,8*aS*,9*aS*)-3-Methyl-1,4-dioxodecahydro-2*H*-cyclopenta[4,5]pyrrolo[1,2-*a*]pyrazin-2-yl]-4-phenylbutanoic acid

性状： 本品为白色结晶性粉末

正离子扫描二级质谱图

$[M+H]^+$ CID:10V

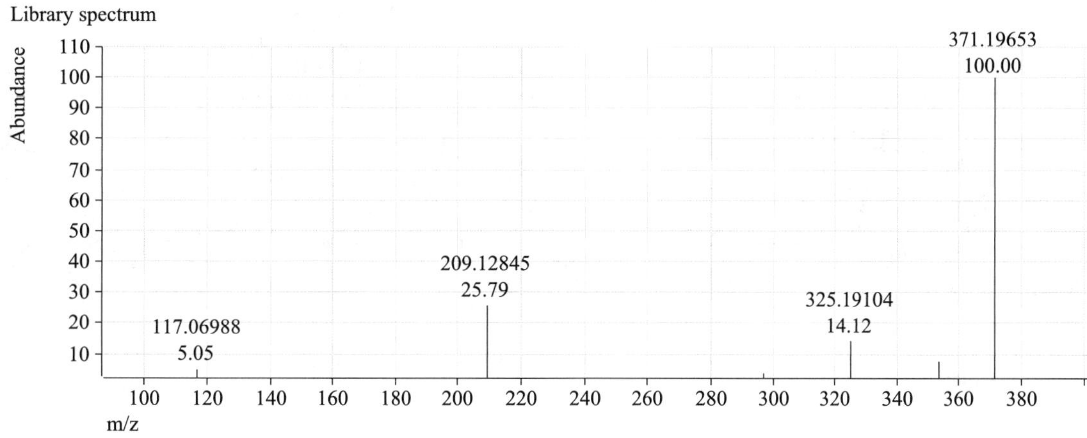

$[M+H]^+$ CID:20V

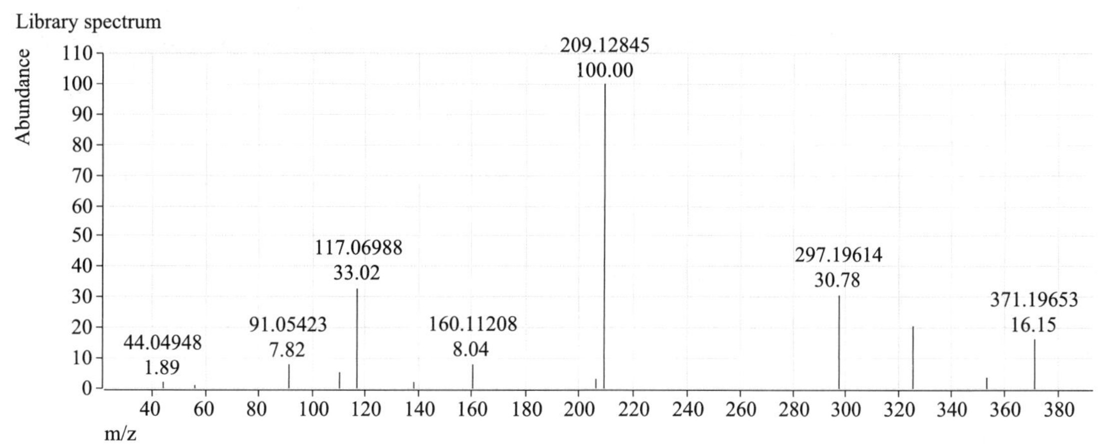

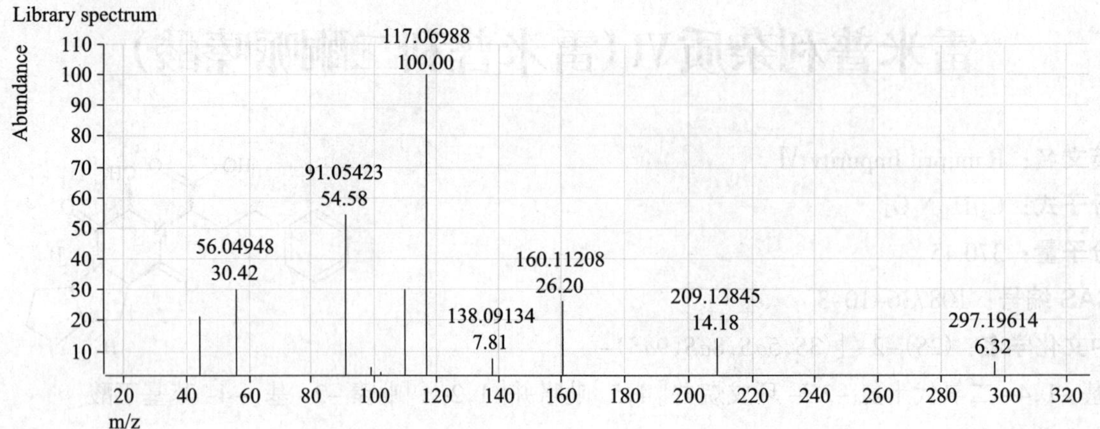

正离子扫描裂解途径解析

m/z 209.1285

m/z 371.1965

m/z 353.1860

m/z 325.1911

m/z 117.0699

m/z 160.1121

m/z 297.1961

负离子扫描二级质谱图

[M−H]⁻ CID:10V

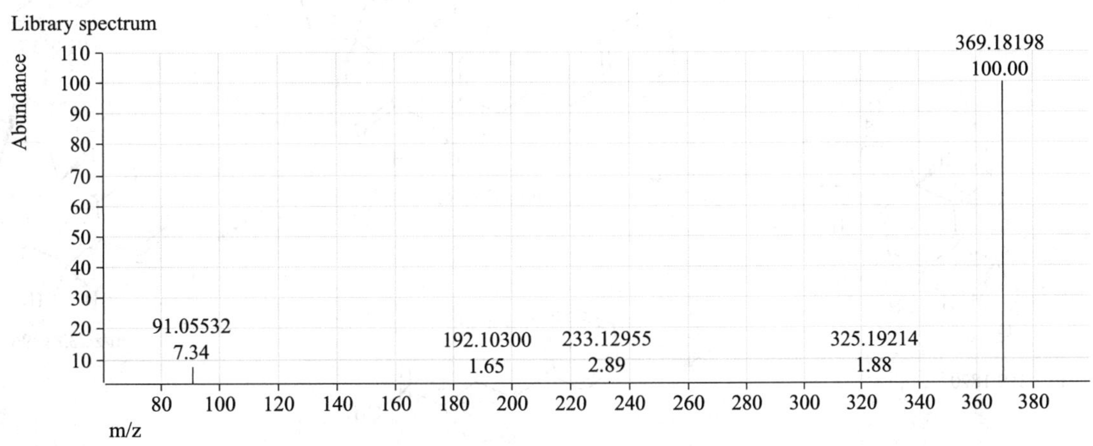

[M−H]⁻ CID:20V

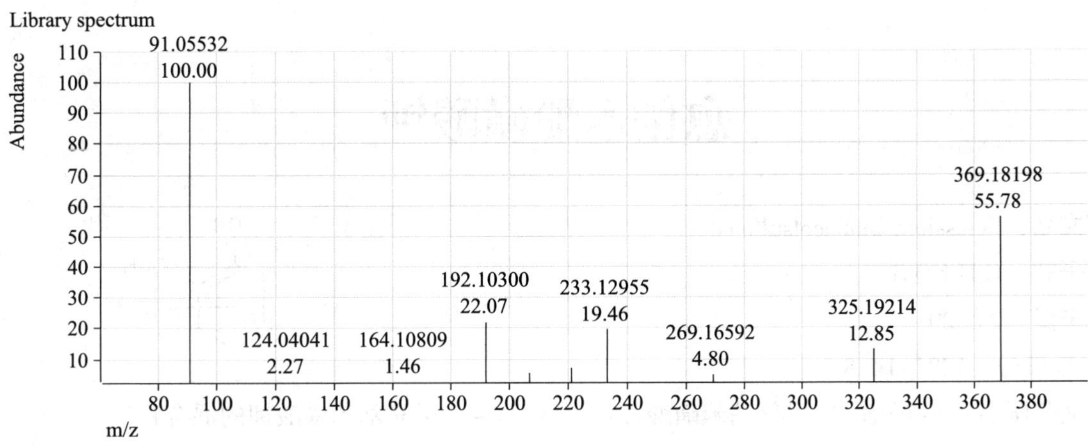

[M−H]⁻ CID:40V

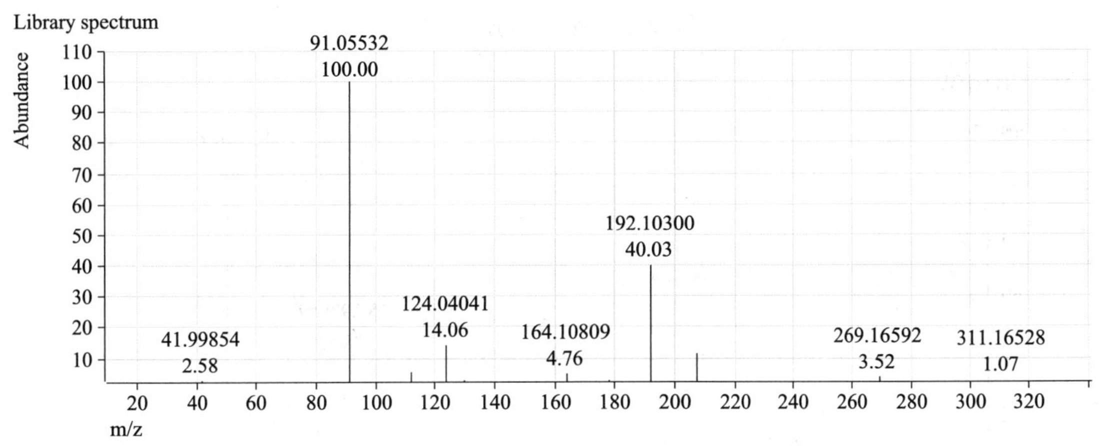

负离子扫描裂解途径解析

m/z 369.1820

m/z 325.1922

m/z 192.1030

m/z 91.0553

m/z 233.1296

愈创木酚磺酸钾

英文名：Potassium Guaiacolsulfonate

分子式：$C_7H_7KO_5S$

分子量：242.29

CAS 编号：1321-14-8

中文化学名：4-羟基-3-甲氧基苯磺酸钾与 3-羟基-4-甲氧基苯磺酸钾的混合物

英文化学名：Benzenesulfonic acid, hydroxymethoxy-, potassium salt (1∶1)

性状：本品为白色或类白色结晶性粉末

OH

OCH_3

SO_3K

负离子扫描二级质谱图

$[M-H]^-$ CID:10V

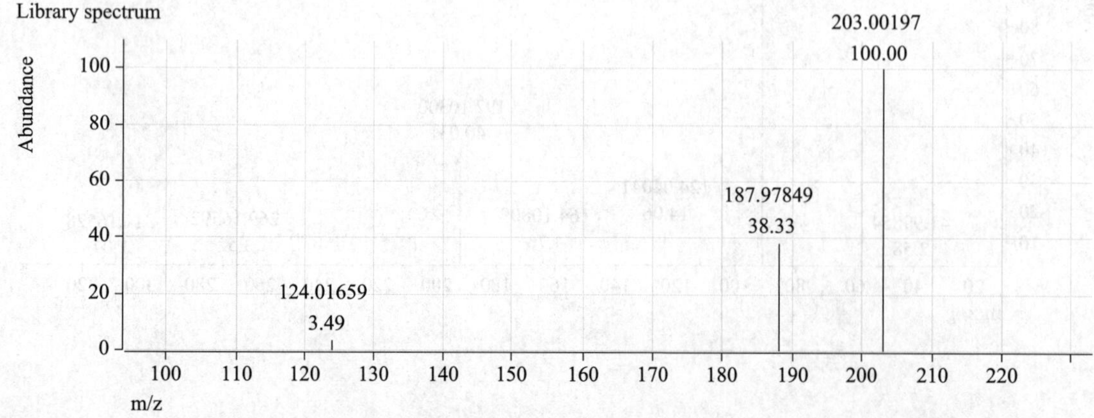

$[M-H]^-$ CID:20V

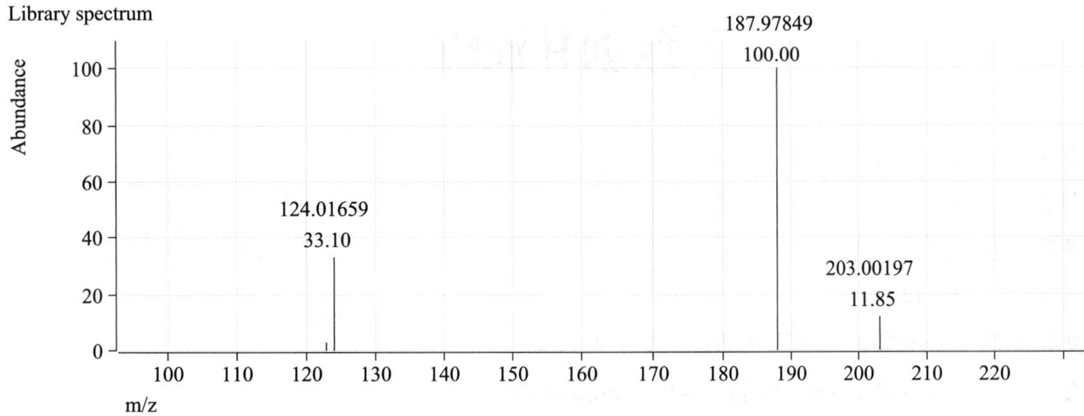

$[M-H]^-$ CID:40V

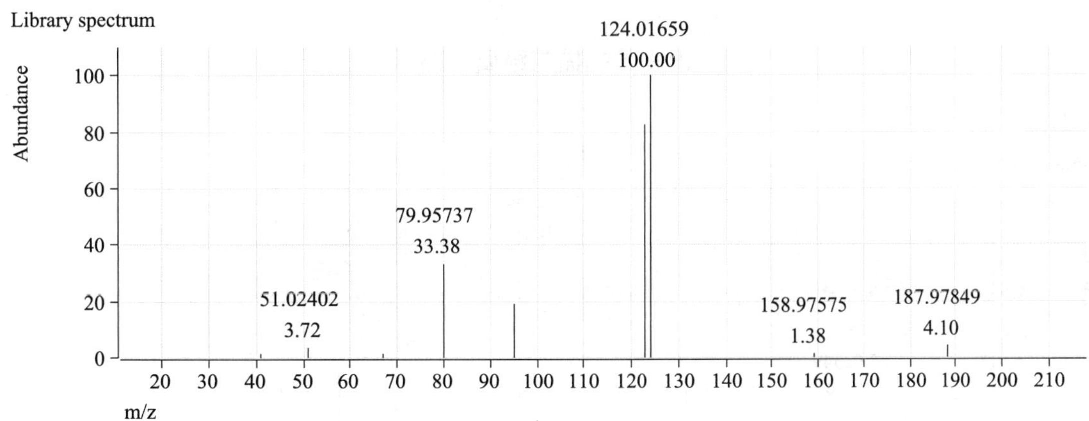

负离子扫描裂解途径解析

m/z 203.0020

m/z 187.9785

m/z 124.0166

m/z 79.9574

m/z 158.9758

m/z 51.0240

愈创甘油醚

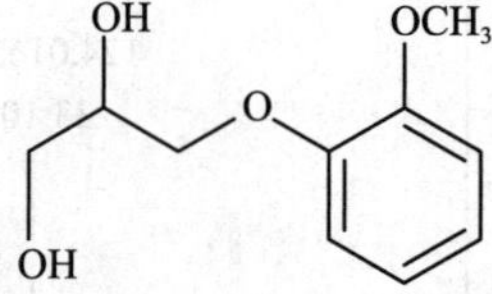

英文名： Guaifenesin

分子式： $C_{10}H_{14}O_4$

分子量： 198.22

CAS 编号： 93-14-1

中文化学名： 3-(邻甲氧基苯氧基)-1,2-丙二醇

英文化学名： 3-(2-Methoxyphenoxy)-1,2-propanediol

性状： 本品为白色结晶性粉末;微有特臭;味微苦

溶解性： 本品在乙醇或三氯甲烷中易溶,在水或丙二醇中略溶

正离子扫描二级质谱图

$[M+H]^+$ CID:10V

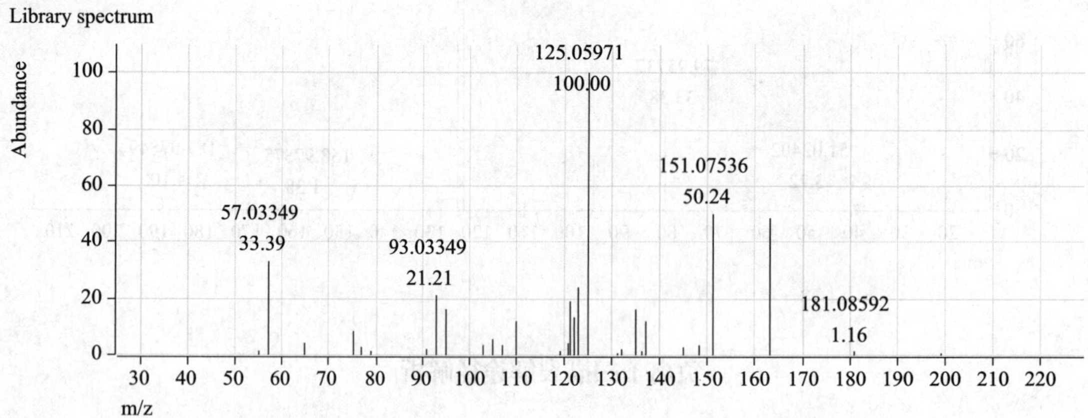

$[M+H]^+$ CID:20V

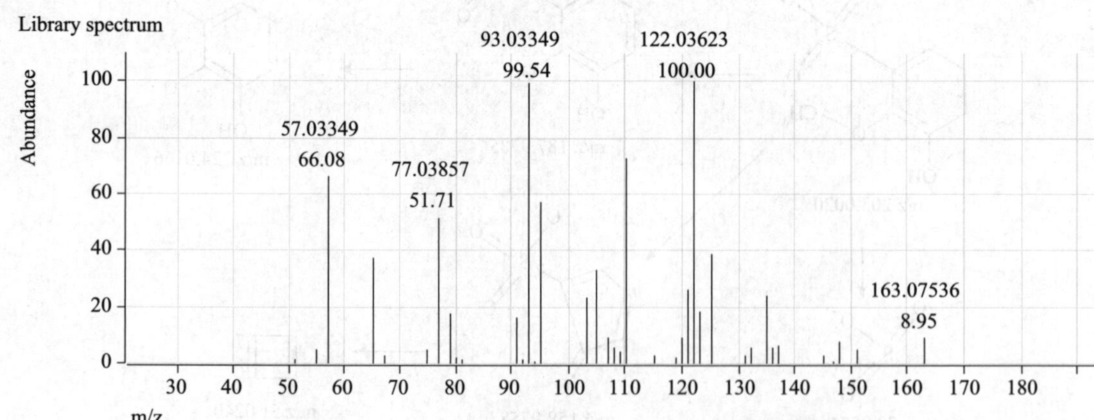

$[M+H]^+$ CID:40V

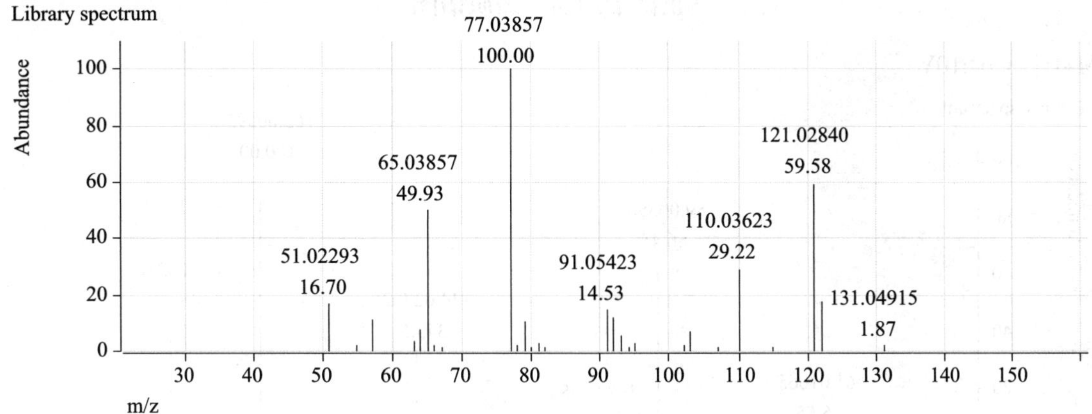

正离子扫描裂解途径解析

m/z 151.0754

m/z 110.0362 m/z 199.0965 m/z 122.0362

m/z 77.0386 m/z 93.0335 m/z 65.0386 m/z 121.0284

羧 甲 司 坦

英文名： Carbocysteine

分子式： $C_5H_9NO_4S$

分子量： 179.19

CAS 编号： 638-23-3

中文化学名： *S*-(羧甲基)半胱氨酸

英文化学名： *S*-(Carboxymethyl)cysteine

性状： 本品为白色结晶性粉末;无臭

溶解性： 本品在热水中略溶,在水中极微溶,在乙醇或丙酮中不溶,在酸或碱溶液中易溶

正离子扫描二级质谱图

[M+H]$^+$ CID:10V

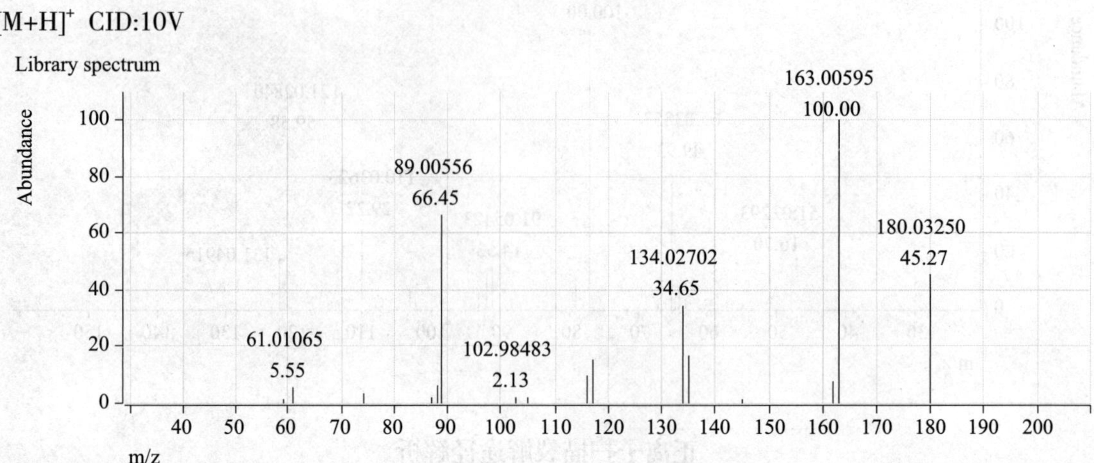

[M+H]$^+$ CID:20V

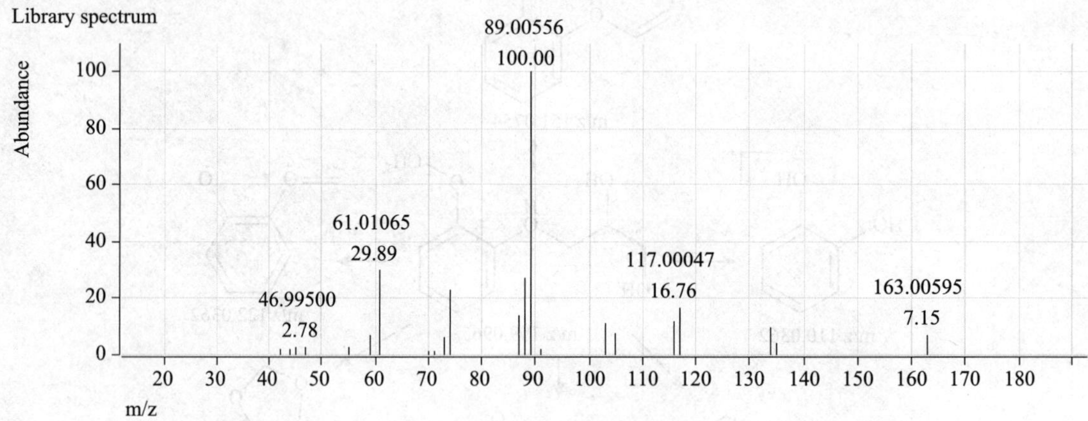

[M+H]$^+$ CID:40V

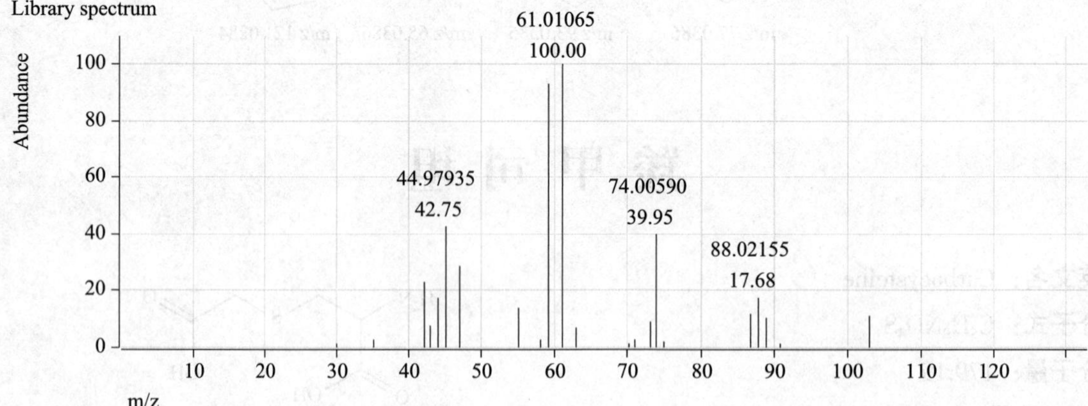

正离子扫描裂解途径解析

H_3C—S—$\overset{+}{C}H_2$
m/z 61.0106

H_2N—C(+)—C=S
m/z 74.0059

$H_2\overset{+}{C}$—COOH
m/z 59.0128

H_3C—S—CH_2—$\overset{+}{C}$=O
m/z 89.0056

$H_3\overset{+}{N}$—CH(COOH)—CH_2—S—CH_2—COOH
m/z 180.0325

$\overset{+}{C}H$(COOH)—CH_2—S—CH_2—COOH
m/z 163.0060

负离子扫描二级质谱图

[M−H]⁻ CID:10V

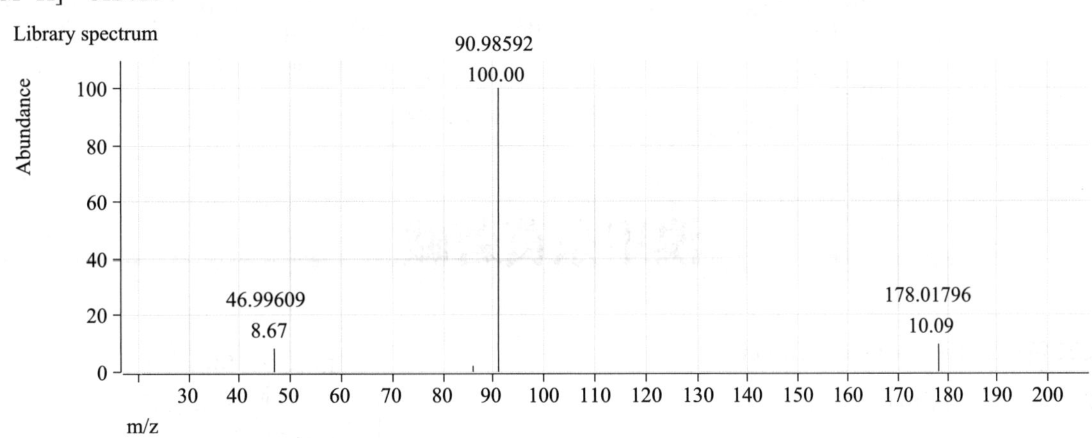

[M−H]⁻ CID:20V

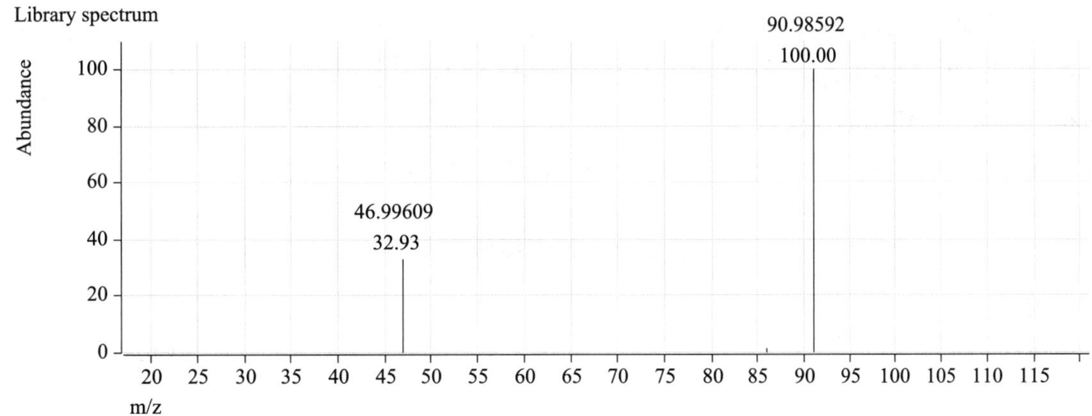

$[M-H]^-$ CID:40V

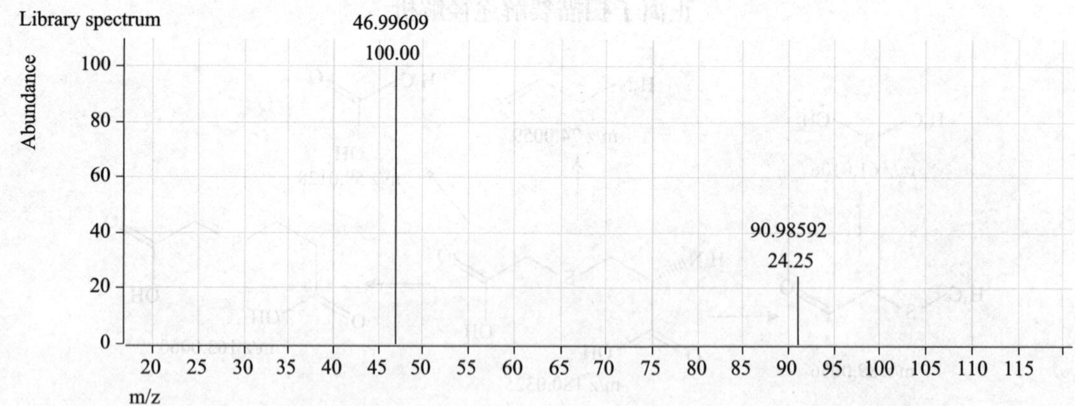

负离子扫描裂解途径解析

m/z 178.0180 → m/z 90.9859 → m/z 46.9961

溴甲东莨菪碱

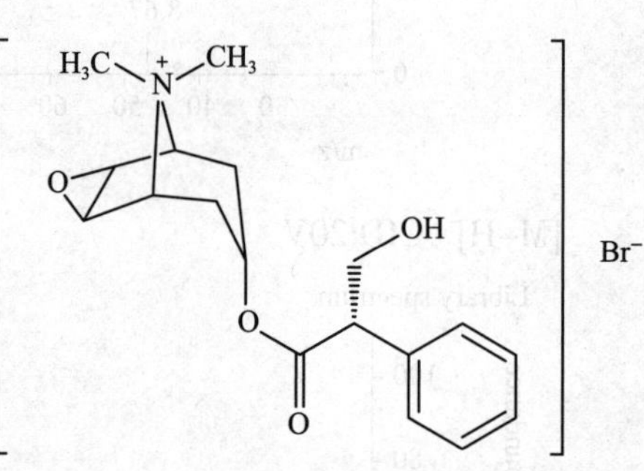

英文名：Methscopolamine Bromide

分子式：$C_{18}H_{24}BrNO_4$

分子量：398.30

CAS 编号：155-41-9

英文化学名：3-Oxa-9-azoniatricyclo[3.3.1.0^{2,4}]nonane, 7-[(2*S*)-3-hydroxy-1-oxo-2-phenylpropoxy]-9,9-dimethyl-, bromide (1∶1)

性状：本品为白色结晶性粉末

溶解性：本品在水中易溶，在乙醇中略溶，在三氯甲烷、乙醚中不溶

正离子扫描二级质谱图

$[M]^+$ CID:10V

Library spectrum

318.16998
100.00

152.10699
7.99

Abundance

m/z

$[M]^+$ CID:20V

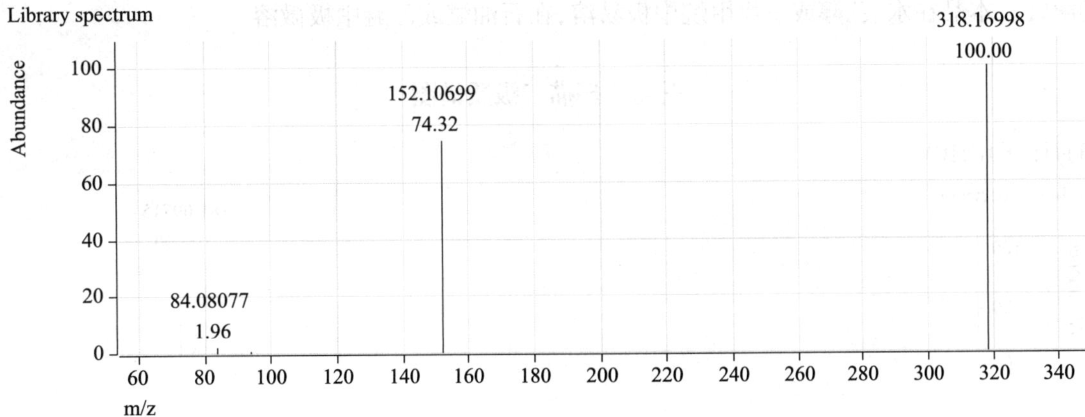

$[M]^+$ CID:40V

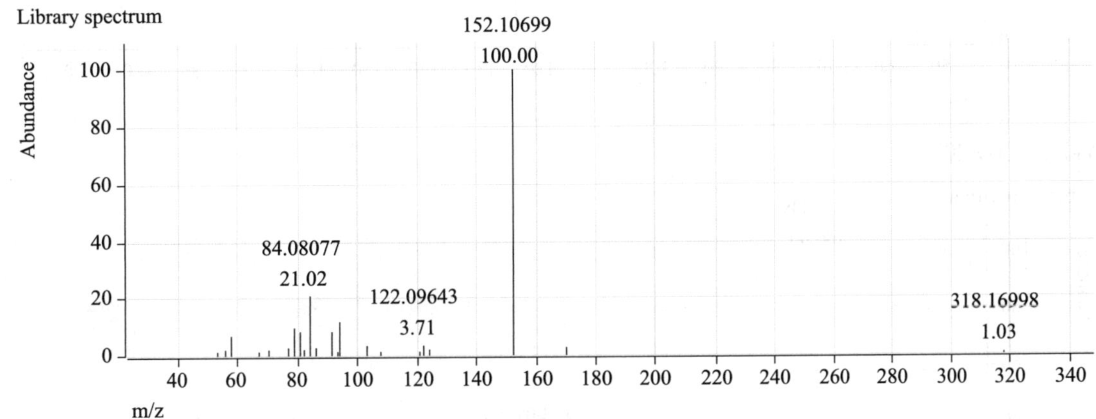

正离子扫描裂解途径解析

m/z 84.0808

m/z 318.1700

m/z 152.1070

溴吡斯的明

英文名： Pyridostigmine Bromide

分子式： $C_9H_{13}BrN_2O_2$

分子量： 261.12

CAS 编号： 101-26-8

中文化学名： 溴化 1- 甲基 -3- 羟基吡啶鎓二甲氨基甲酸酯

英文化学名： 3-(Dimethylcarbamoyloxy)-1-methylpyridinium bromide

性状：本品为白色或类白色结晶性粉末；味苦；有引湿性

溶解性：本品在水、乙醇或三氯甲烷中极易溶，在石油醚或乙醚中极微溶

正离子扫描二级质谱图

$[M+H]^+$ CID:10V

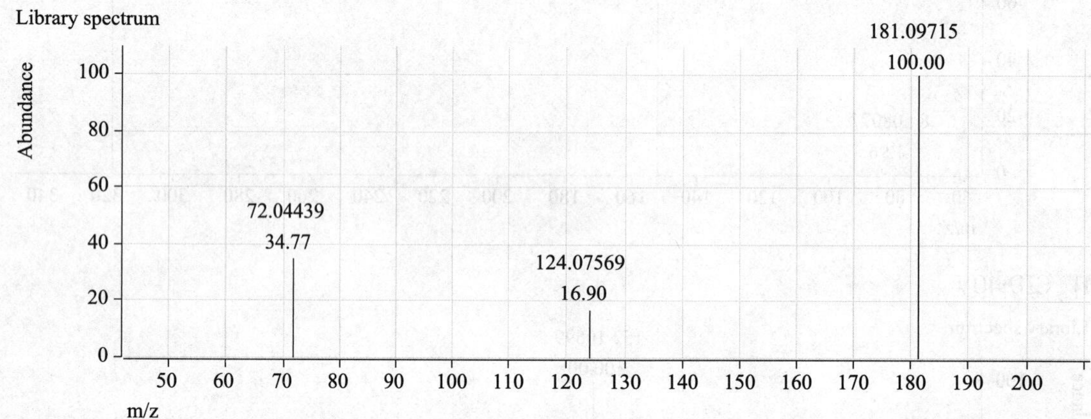

$[M+H]^+$ CID:20V

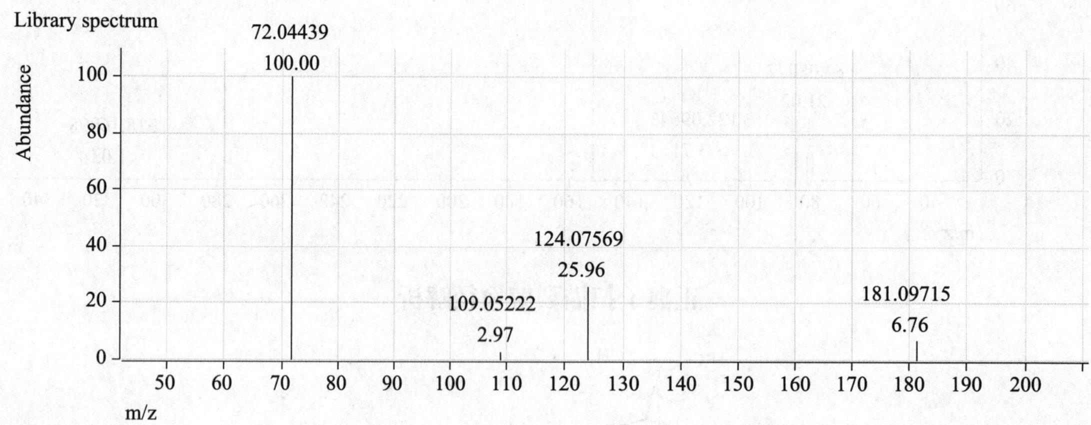

$[M+H]^+$ CID:40V

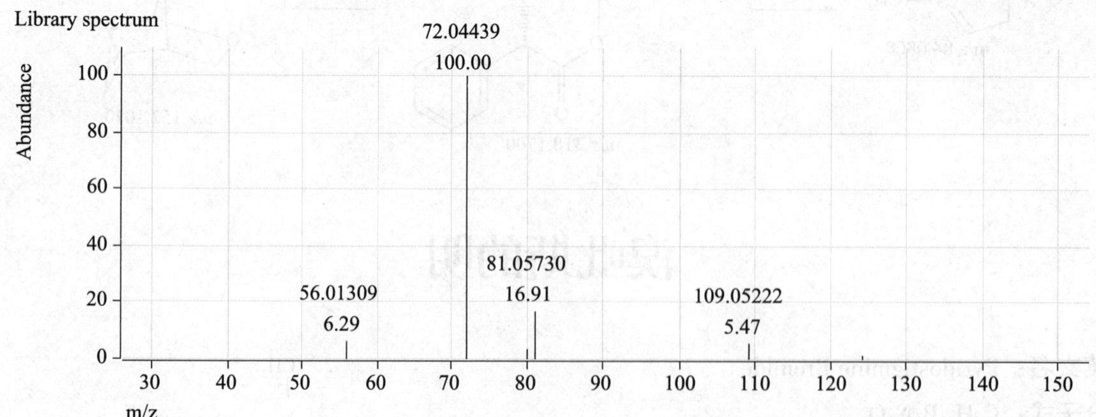

正离子扫描裂解途径解析

m/z 109.0522 ← m/z 124.0757 ← m/z 181.0972 → m/z 72.0444

塞 曲 司 特

英文名：Seratrodast

分子式：$C_{22}H_{26}O_4$

分子量：354.44

CAS 编号：112665-43-7

中文化学名：(±)-7-(2,4,5- 三甲基 -3,6- 二氧代 -1,4- 环己二烯 -1- 基)-7- 苯庚酸

英文化学名：(±)-7-(2,4,5-Trimethyl-3,6-dioxo-1,4-cyclohexadiene-1-yl)-7-phenyl heptanoic acid

性状：本品为橙黄色结晶性粉末;无臭

溶解性：本品在三氯甲烷中易溶,在乙醇中略溶

正离子扫描二级质谱图

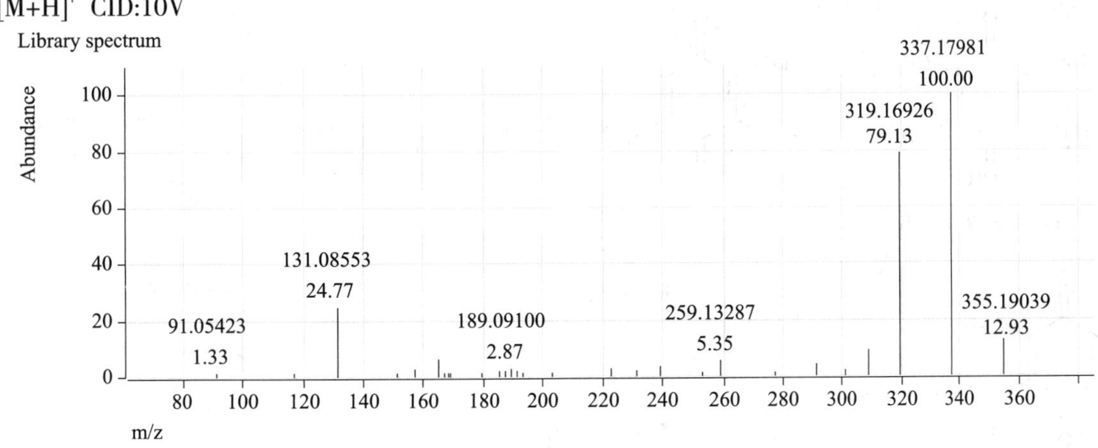

$[M+H]^+$ CID:20V

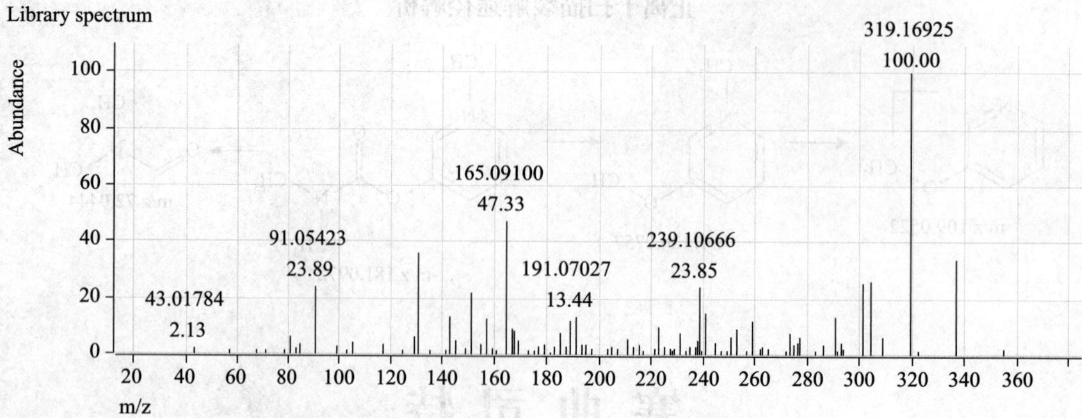

$[M+H]^+$ CID:40V

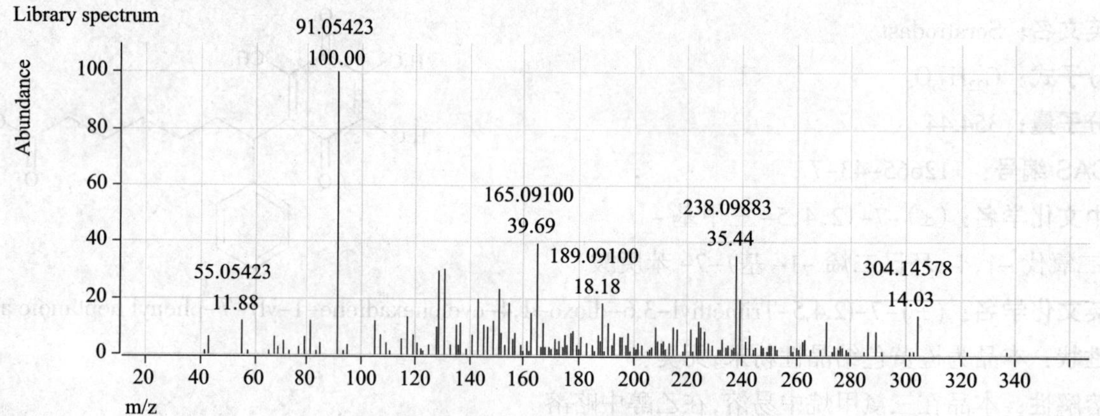

正离子扫描裂解途径解析

m/z 165.0910

m/z 337.1798

m/z 319.1693

m/z 355.1904

m/z 239.1067

m/z 131.0855

m/z 91.0542

负离子扫描二级质谱图

[M−H]⁻ CID:10V

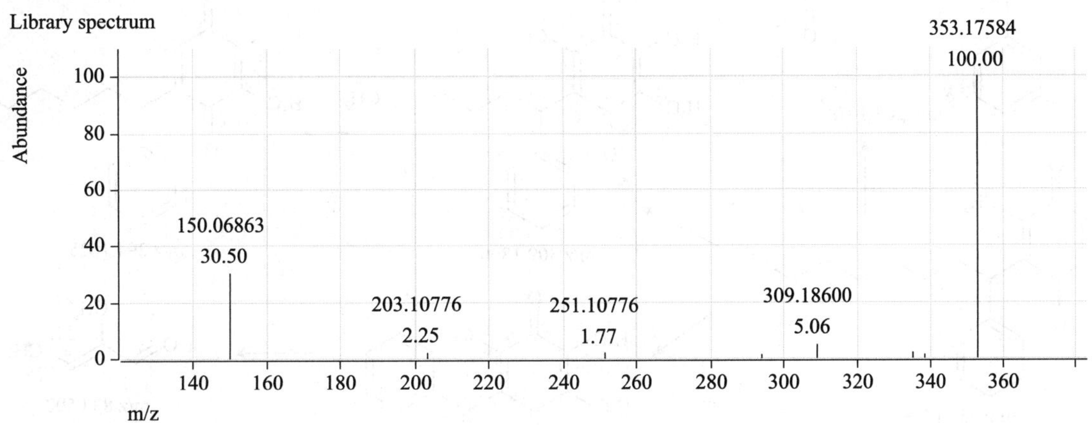

[M−H]⁻ CID:20V

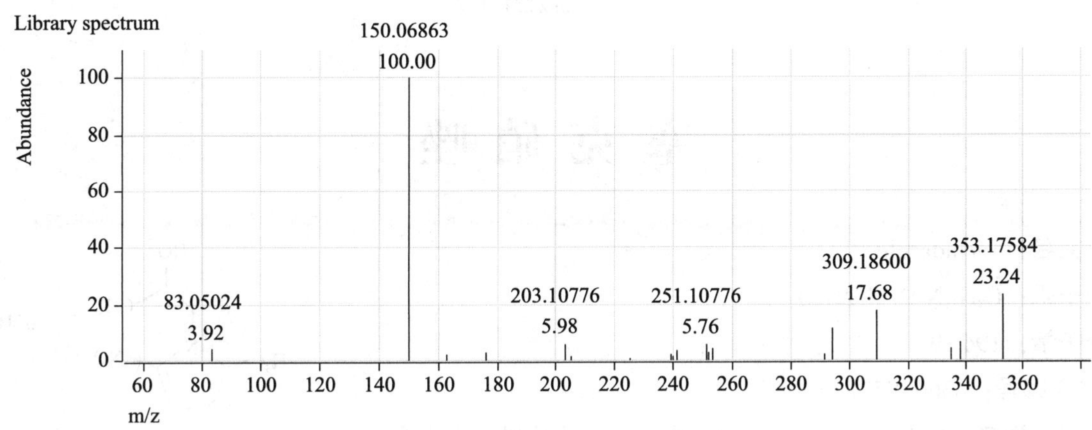

[M−H]⁻ CID:40V

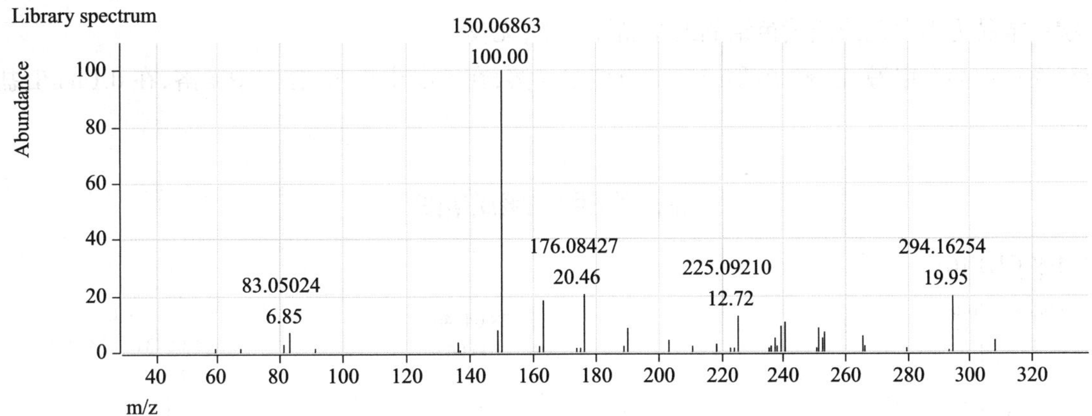

负离子扫描裂解途径解析

m/z 353.1758

m/z 203.1078

m/z 309.1860

m/z 294.1625

m/z 251.1078

m/z 83.0502

塞 克 硝 唑

英文名：Secnidazole

分子式：$C_7H_{11}N_3O_3 \cdot 1/2H_2O$

分子量：194.19

CAS 编号：3366-95-8

中文化学名：1-(2-羟基丙基)-2-甲基-5-硝基咪唑半水合物

英文化学名：1-(2-Hydroxypropyl)-2-methyl-5-nitroimidazole hemihydrate

性状：本品为类白色或微黄色结晶或结晶性粉末；无臭

溶解性：本品在甲醇、乙醇、丙酮或三氯甲烷中易溶，在乙醚中略溶，在水中微溶，在 0.1mol/L 盐酸溶液中溶解

正离子扫描二级质谱图

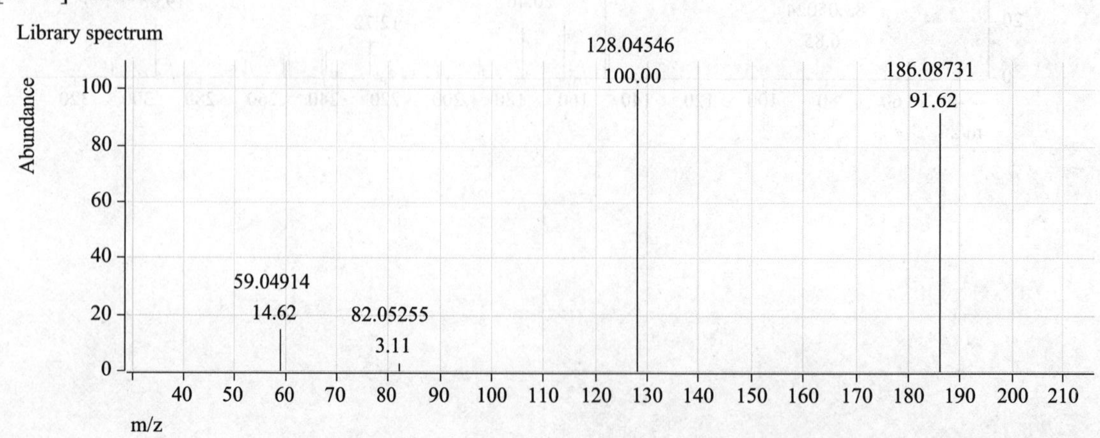

$[M+H]^+$ CID:20V

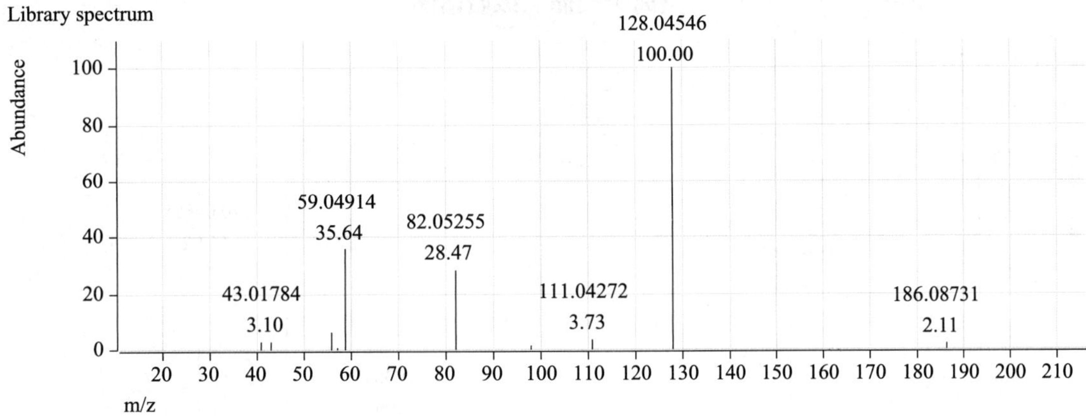

$[M+H]^+$ CID:40V

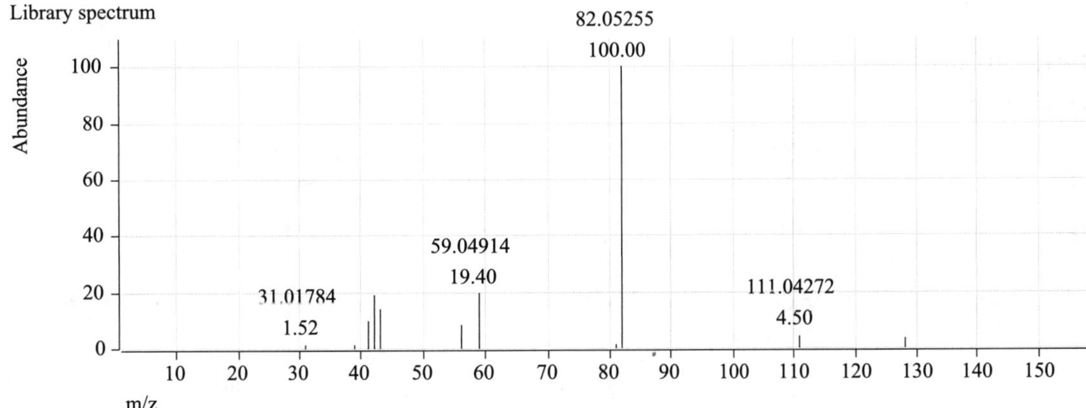

正离子扫描裂解途径解析

m/z 43.0189

m/z 59.0491

m/z 186.0873

m/z 128.0455

m/z 82.0525

m/z 111.0427

负离子扫描二级质谱图

[M−H]⁻ CID:10V

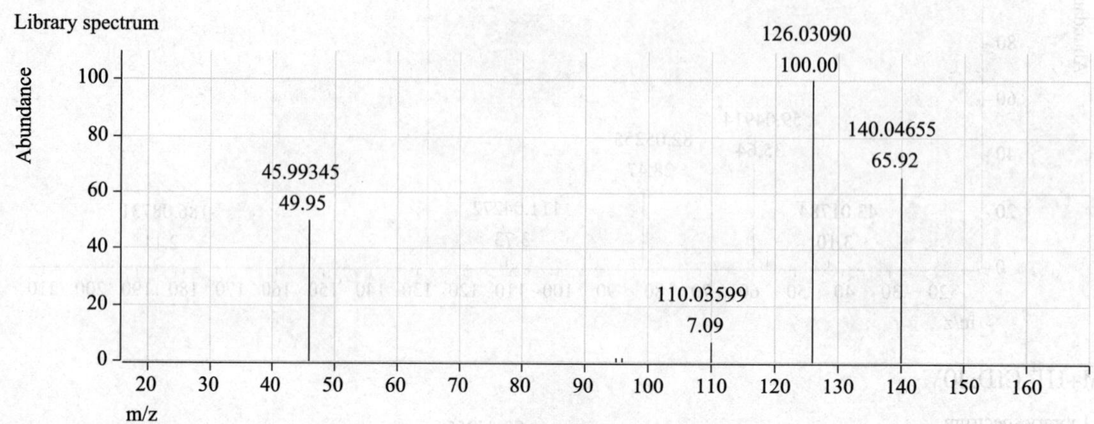

[M−H]⁻ CID:20V

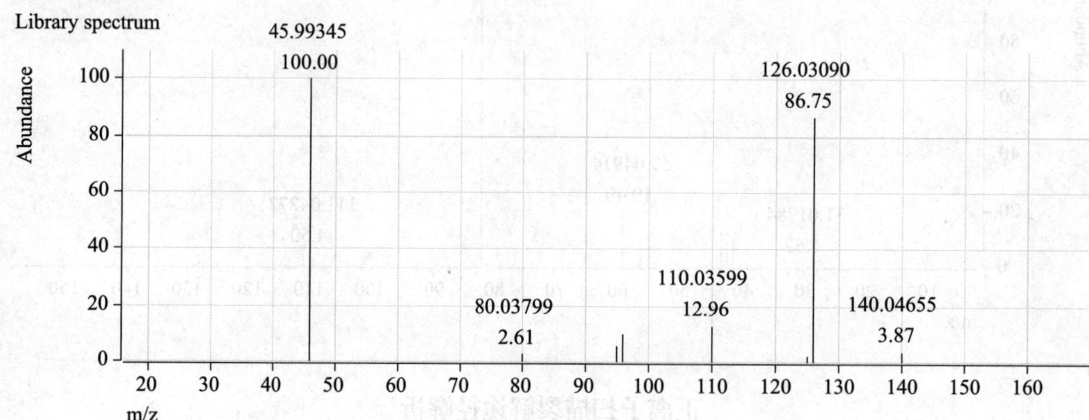

[M−H]⁻ CID:40V

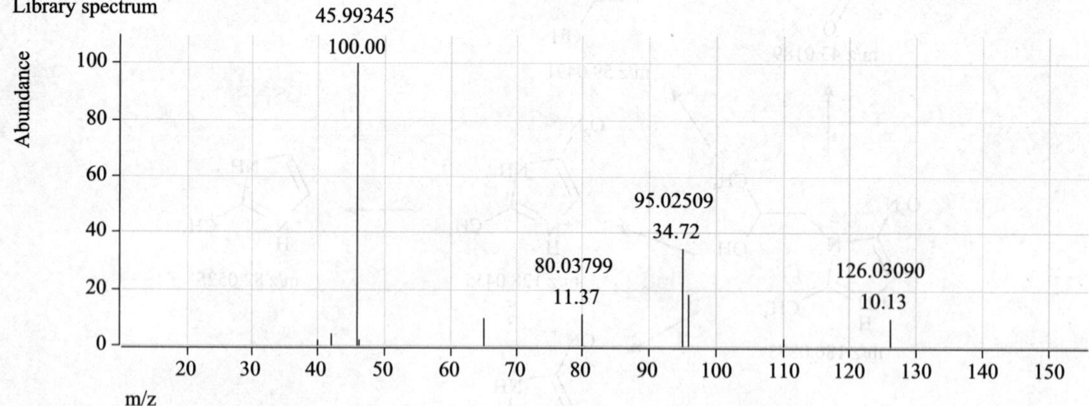

负离子扫描裂解途径解析

$\dot{NO_2}^-$
m/z 45.9935

m/z 140.0466

NO
CH_3
m/z 95.0251

O_2N CH_3 N O
m/z 184.0728

m/z 126.0309

m/z 110.0360

福 多 司 坦

英文名： Fudosteine

分子式： $C_6H_{13}NO_3S$

分子量： 179.24

CAS 编号： 13189-98-5

中文化学名： (−)-(*R*)-2-氨基-3-(3-羟丙基硫代)丙酸

英文化学名： (−)-(*R*)-2-Amino-3-(3-hydroxypropylthio)propionic acid

性状： 本品为白色至类白色结晶性粉末

溶解性： 本品在水、0.1mol/L 盐酸、0.1mol/L 氢氧化钠、pH 6.8 磷酸盐缓冲液中易溶，在乙腈、乙醇中几乎不溶，在甲醇中极微溶

正离子扫描二级质谱图

$[M+H]^+$ CID:10V

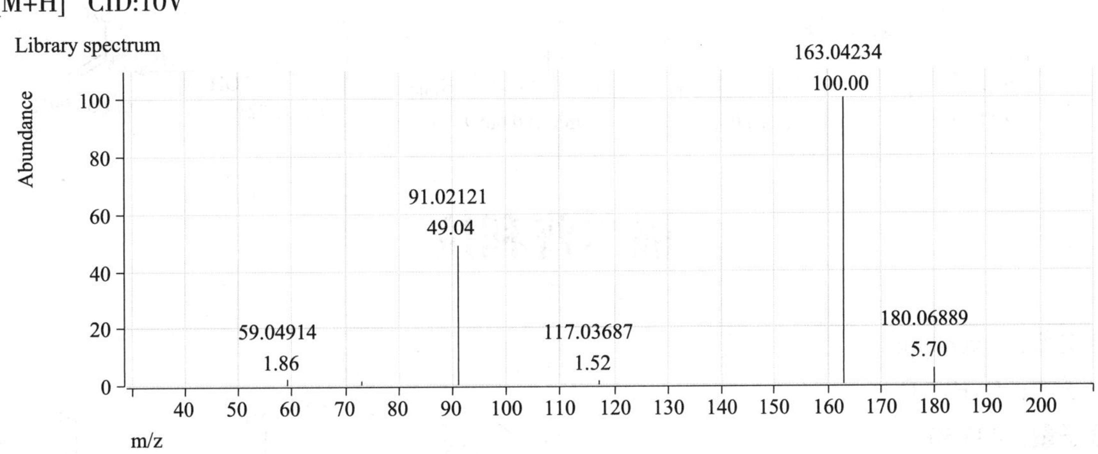

$[M+H]^+$ CID:20V

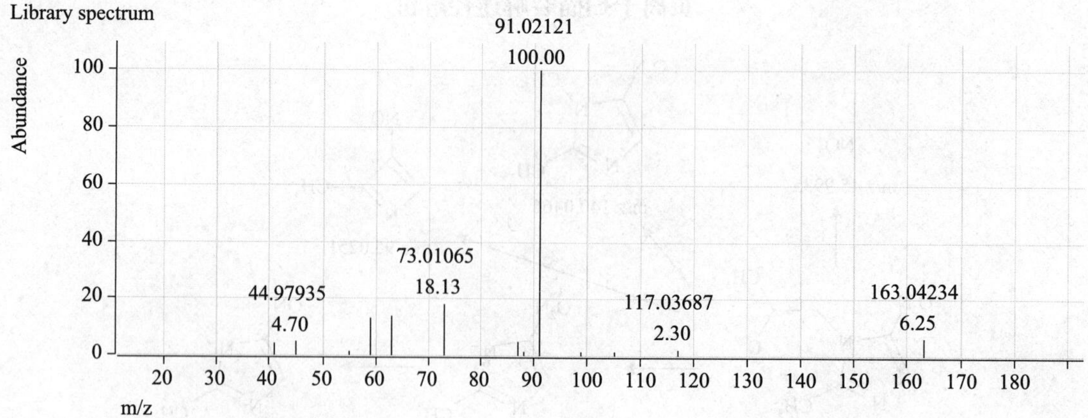

$[M+H]^+$ CID:40V

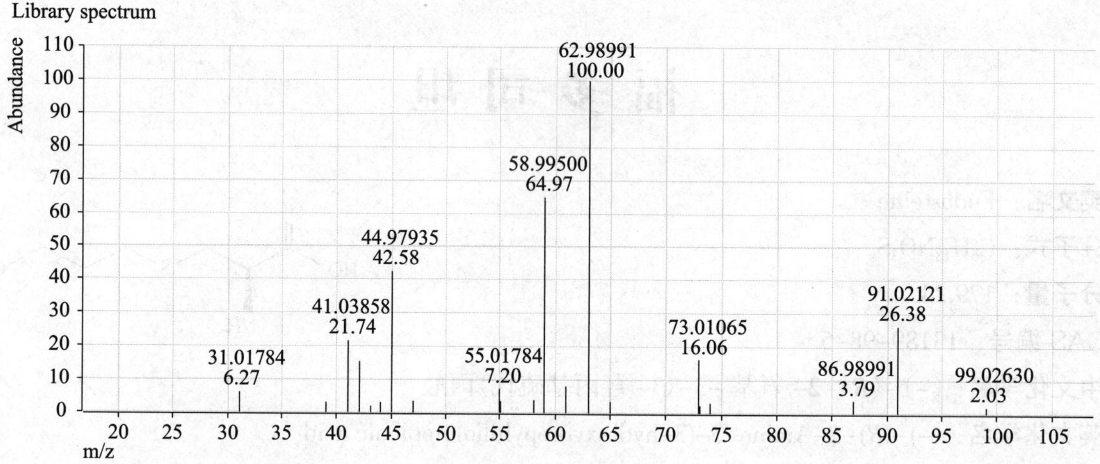

正离子扫描裂解途径解析

m/z 117.0369 ← m/z 163.0423 ← m/z 180.0689 → m/z 91.0212 → m/z 73.0106; m/z 58.9950

福辛普利拉

英文名： Fosinoprilat

分子式： $C_{23}H_{34}NO_5P$

分子量： 435.50

CAS 编号： 95399-71-6

中文化学名： 反 -4- 环己烷 -1-

[[羟基(4-苯基)氧膦基]乙酰]-L-脯氨酸钠

英文化学名：(4*S*)-4-Cyclohexyl-1-[2-[hydroxy(4-phenylbutyl)phosphinyl]acetyl]-L-proline

性状：本品为白色或几乎白色结晶性粉末

正离子扫描二级质谱图

$[M+H]^+$ CID:10V

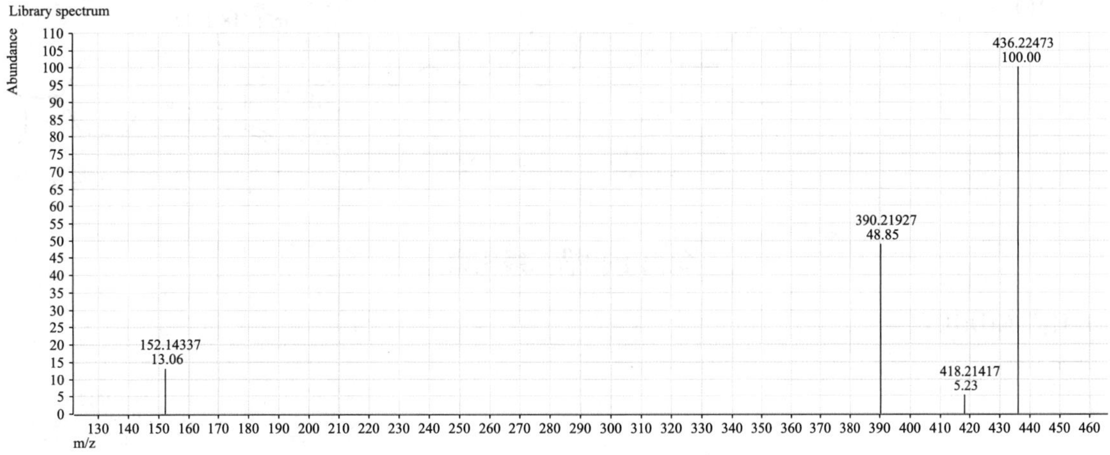

$[M+H]^+$ CID:20V

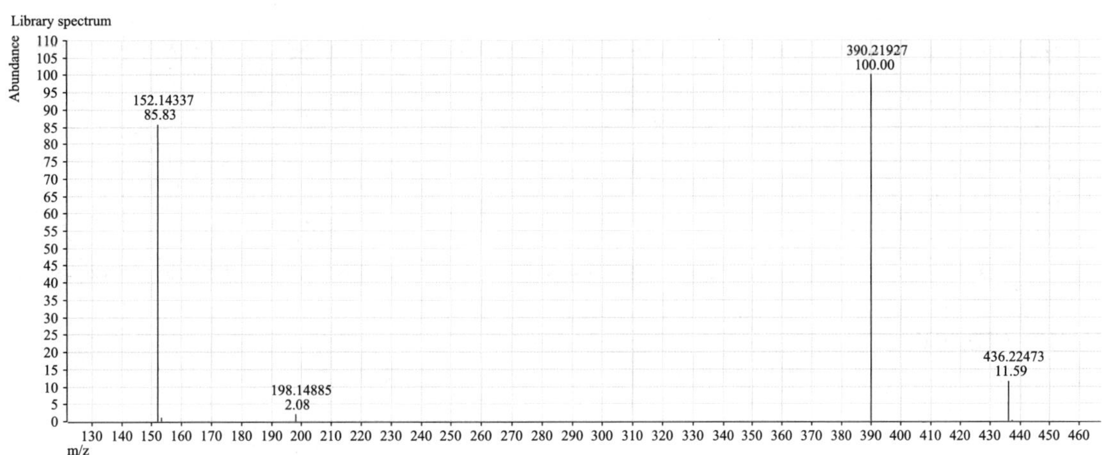

$[M+H]^+$ CID:40V

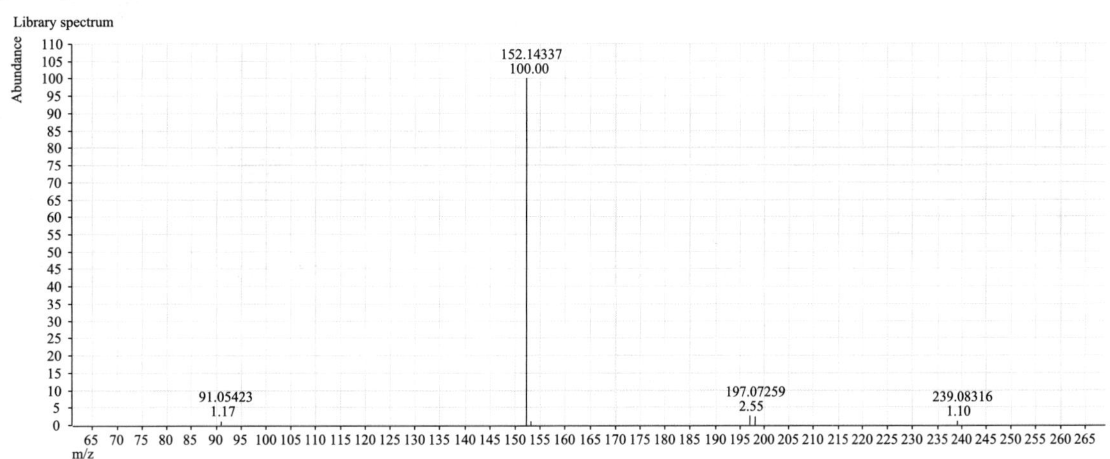

正离子扫描裂解途径解析

m/z 436.2247

m/z 418.2142

m/z 390.2193

m/z 152.1434

负离子扫描二级质谱图

[M−H]⁻　CID:10V

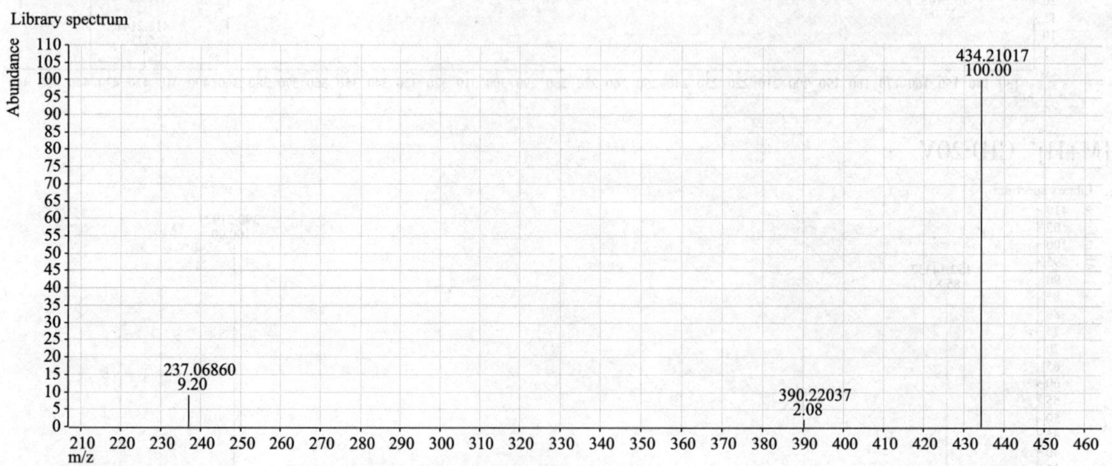

[M−H]⁻　CID:20V

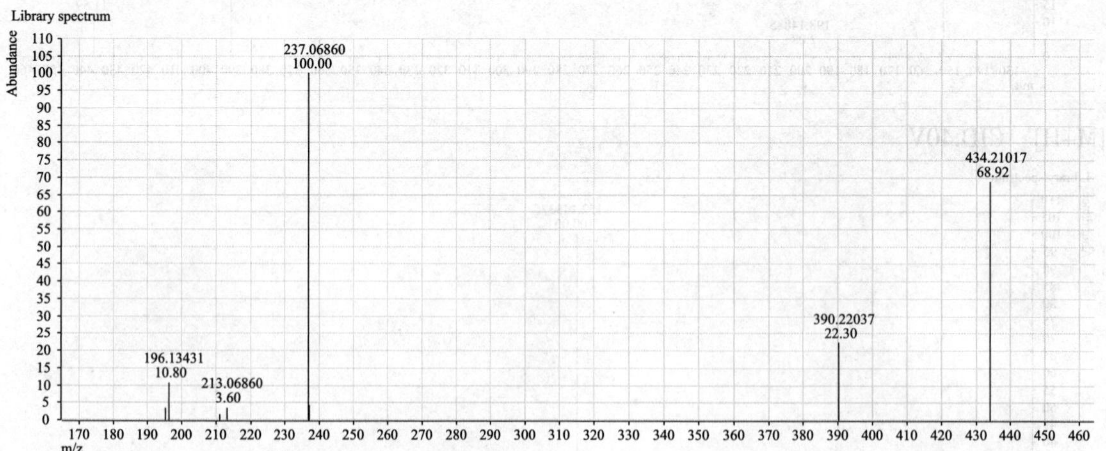

$[M-H]^-$ CID:40V

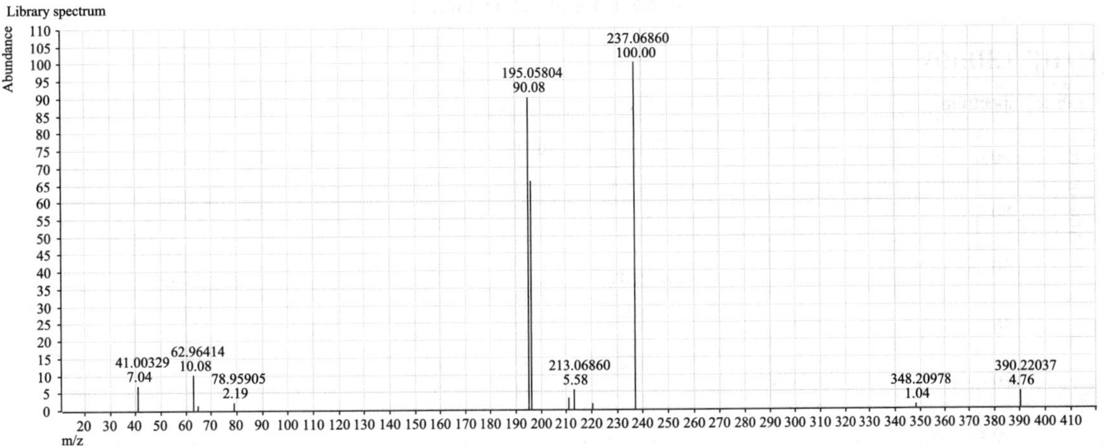

负离子扫描裂解途径解析

m/z 434.2102

m/z 237.0686

m/z 195.0580

m/z 196.1343

m/z 390.2204

福辛普利钠

英文名： Fosinopril Sodium

分子式： $C_{30}H_{45}NNaO_7P$

分子量： 585.64

CAS 编号： 88889-14-9

中文化学名： 4*S*-4- 环己基 -1- [[(*R*)-[(1*S*)-2- 甲基 -1-(1- 氧代丙氧基)丙氧基](4- 苯丁基)膦酰]乙酰]-L- 脯氨酸钠

英文化学名： (4*S*)-4-Cyclohexyl-1-[*Z*-[(*R*)-[(1*S*)-2-methyl-1-(1-oxopropoxy)propoxy](4-phenylbutyl)phosphinyl]acetyl]-L-proline sodium salt

性状： 本品为白色或类白色结晶性粉末

溶解性： 本品在水中极易溶，在无水乙醇中微溶，在正己烷中几乎不溶

正离子扫描二级质谱图

[M+H]+ CID:10V

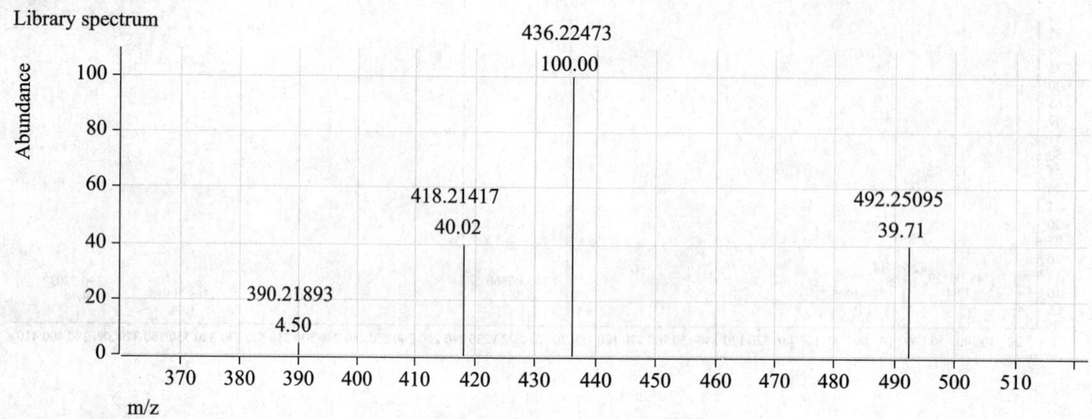

[M+H]+ CID:20V

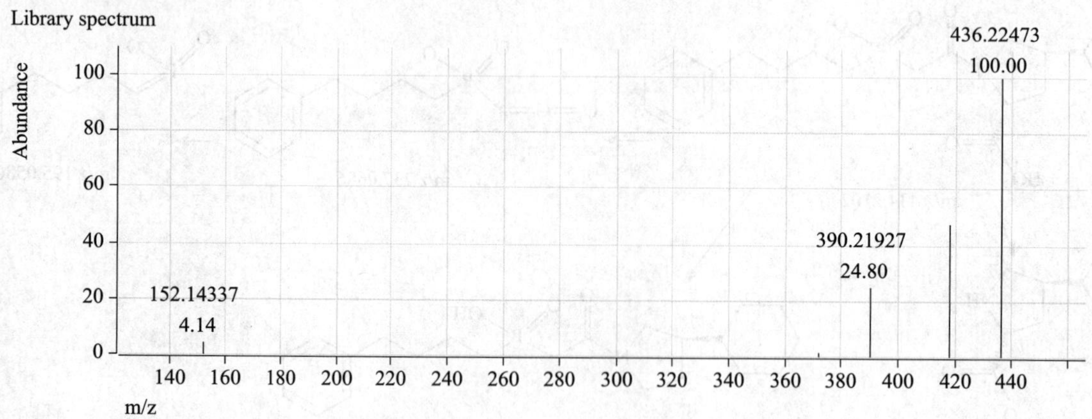

[M+H]+ CID:40V

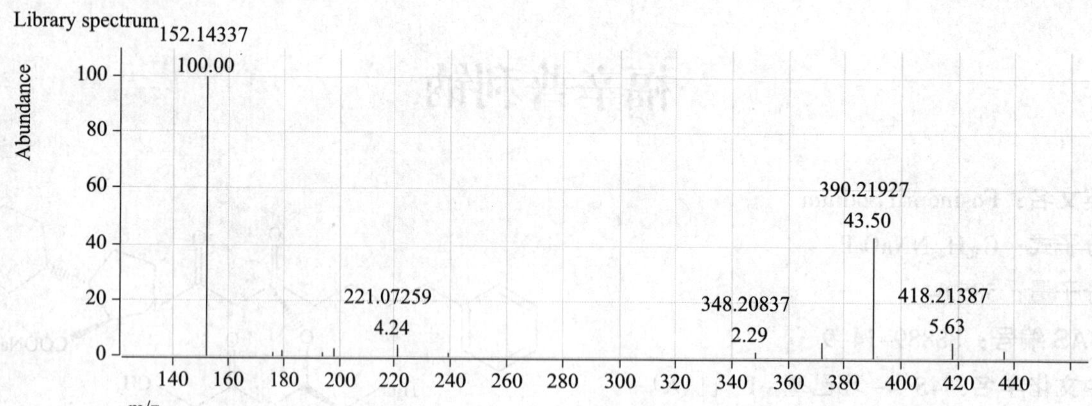

正离子扫描裂解途径解析

m/z 564.3085

m/z 436.2247

m/z 418.2142

m/z 492.2510

m/z 152.1434

m/z 390.2193

负离子扫描二级质谱图

[M−H]⁻ CID:10V

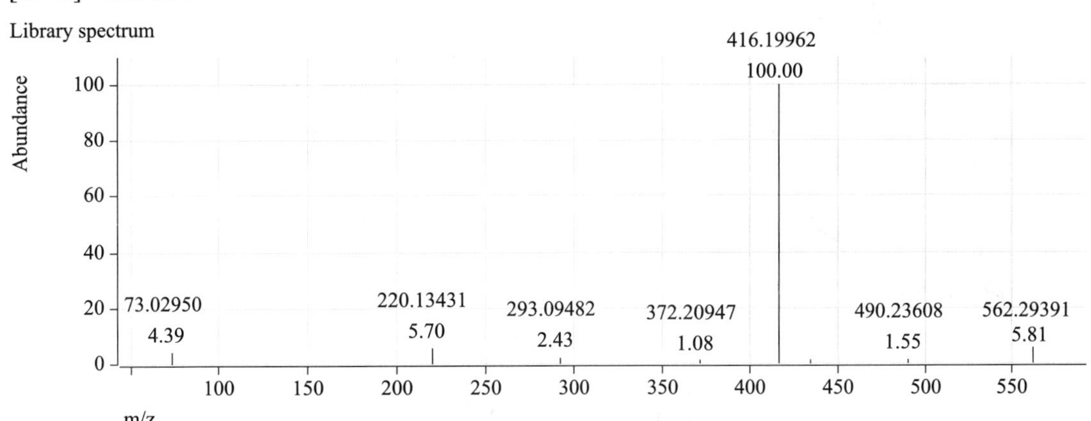

[M−H]⁻ CID:20V

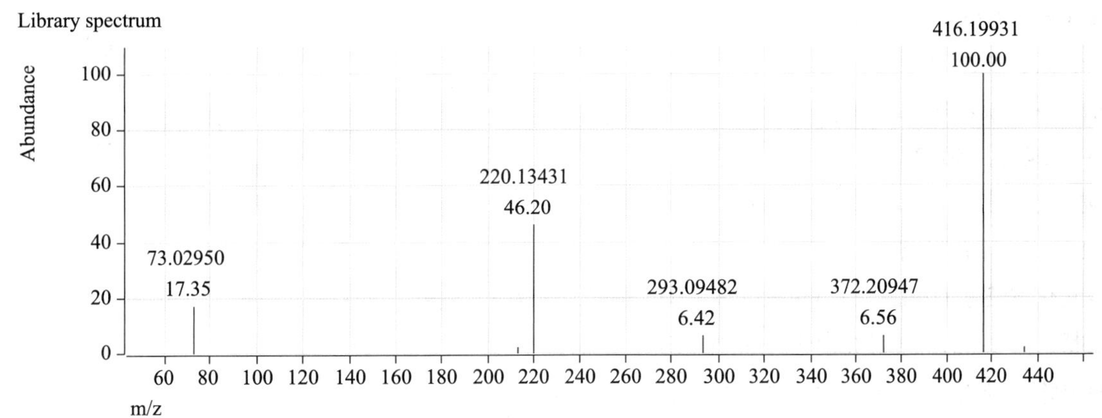

$[M-H]^-$ CID:40V

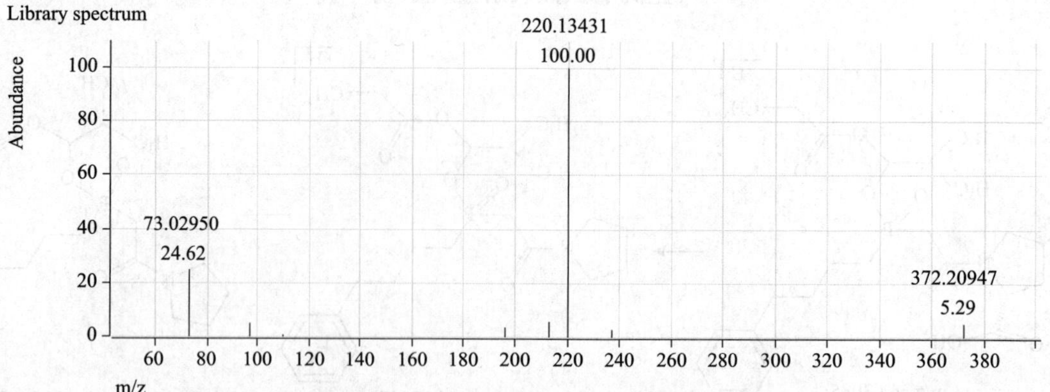

负离子扫描裂解途径解析

m/z 562.2939

m/z 416.1996

m/z 490.2364

m/z 220.1343

雌 三 醇

英文名：Estriol

分子式：$C_{18}H_{24}O_3$

分子量：288.38

CAS 编号：50-27-1

中文化学名：1,3,5(10)-三烯-3β,16α,17β-三醇-16,17-二羟甾醇

英文化学名：(16α,17β)-Estra-1,3,5(10)-triene-3,16,17-triol

性状：本品为白色或类白色结晶性粉末；无臭

溶解性：本品在乙醇中极微溶，在水中几乎不溶

负离子扫描二级质谱图

[M–H]⁻ CID:20V

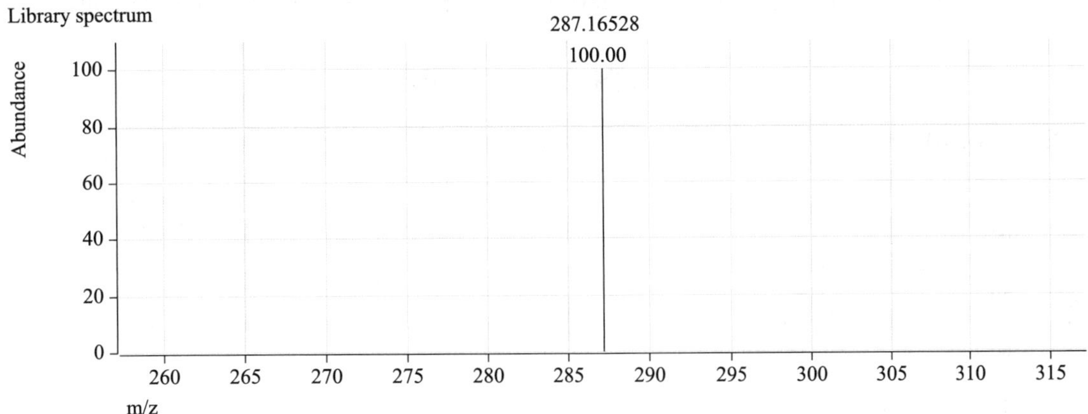

[M–H]⁻ CID:40V

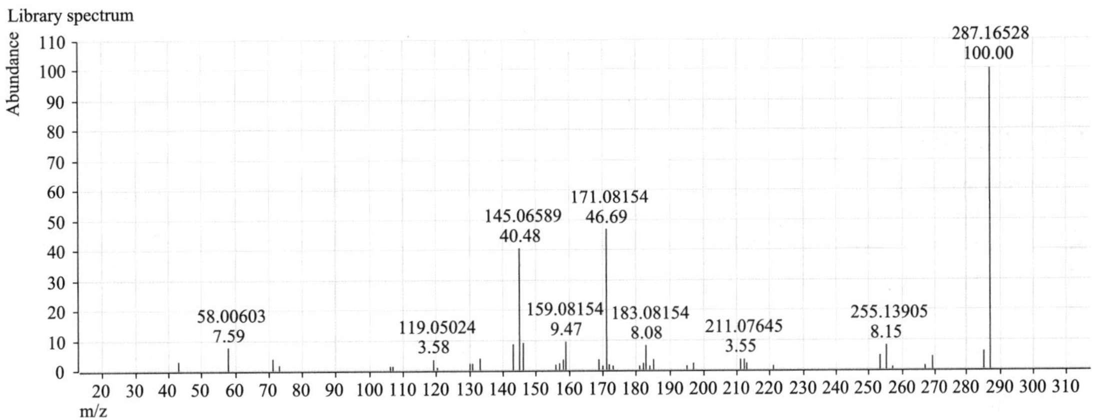

负离子扫描裂解途径解析

m/z 211.0765

m/z 287.1653

m/z 171.0815

雌　　酮

英文名：Estrone

分子式：$C_{18}H_{22}O_2$

分子量：270.37

CAS 编号：53-16-7

中文化学名：3- 羟基雌甾 -1,3,5(10)- 三烯 -17- 酮

英文化学名：3-Hydroxyestra-1,3,5(10)-trien-17-one

性状：本品为白色晶体或白色至乳白色结晶性粉末；无臭

溶解性：本品在水中几乎不溶，在乙醇（1∶250）、15℃下三氯甲烷（1∶110）、沸乙醇（1∶50）、沸丙酮（1∶33）、沸腾的苯（1∶145）、沸腾的三氯甲烷（1∶80）、50℃下丙酮（1∶50）、二噁烷和植物油中可溶

负离子扫描二级质谱图

[M−H]⁻ CID:10V

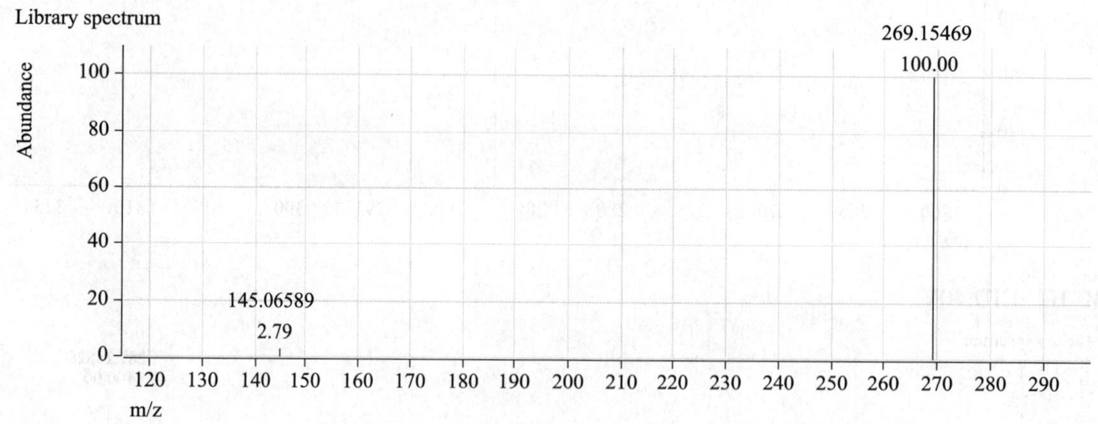

[M−H]⁻ CID:20V

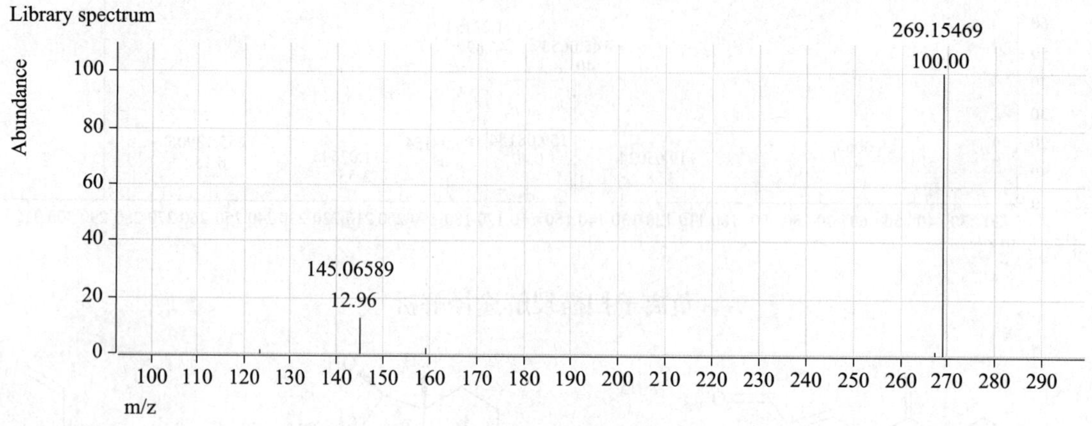

[M−H]⁻ CID:40V

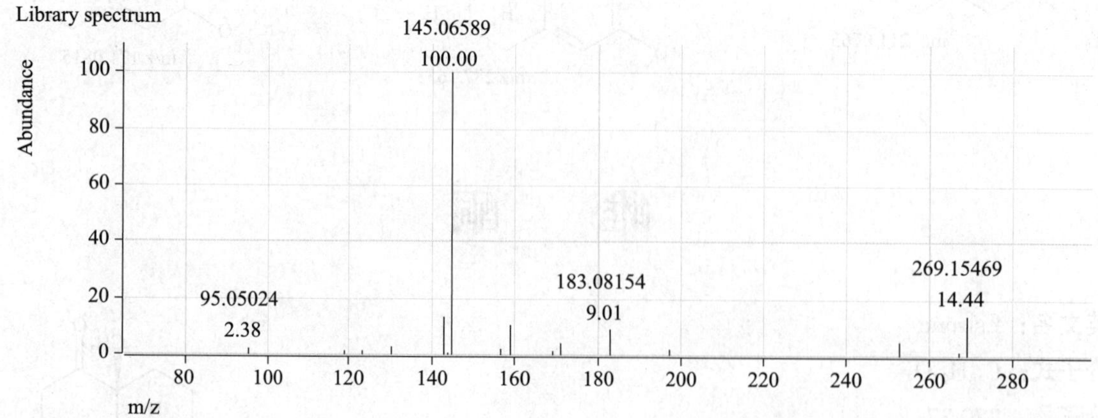

负离子扫描裂解途径解析

m/z 183.0815 ← m/z 269.1547 → m/z 253.1234；m/z 145.0659

槲 皮 素

英文名：Quercetin

分子式：$C_{15}H_{10}O_7$

分子量：302.24

CAS 编号：117-39-5

中文化学名：2-(3,4- 二羟苯基)-3,5,7- 三羟基 -4*H*-1- 苯并吡喃 -4- 酮

英文化学名：2-(3,4-Dihydroxyphenyl)-3,5,7-trihydroxy-4*H*-1-benzopyran-4-one

性状：本品为黄色粉末

溶解性：本品在乙醇、甲醇、醋酸乙酯、冰醋酸、吡啶中可溶，在石油醚、苯、乙醚、三氯甲烷中不溶，在水中几乎不溶

正离子扫描二级质谱图

$[M+H]^+$ CID:10V

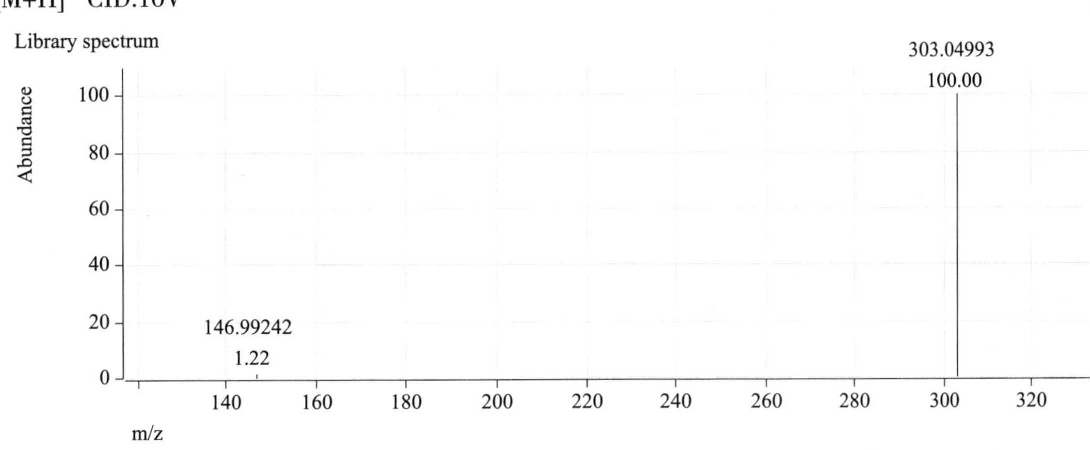

$[M+H]^+$ CID:20V

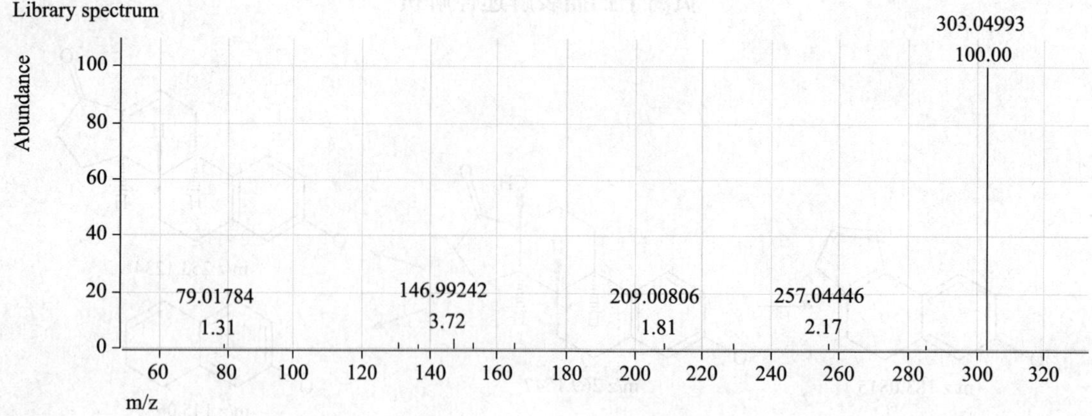

$[M+H]^+$ CID:40V

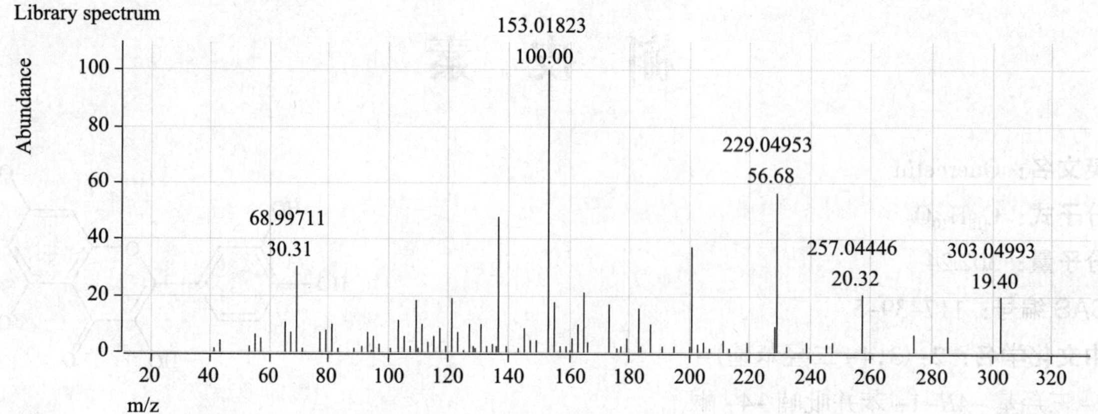

正离子扫描裂解途径解析

m/z 303.0499 → m/z 153.0182

m/z 303.0499 → m/z 257.0444 → m/z 229.0495

负离子扫描二级质谱图

[M−H]⁻ CID:10V

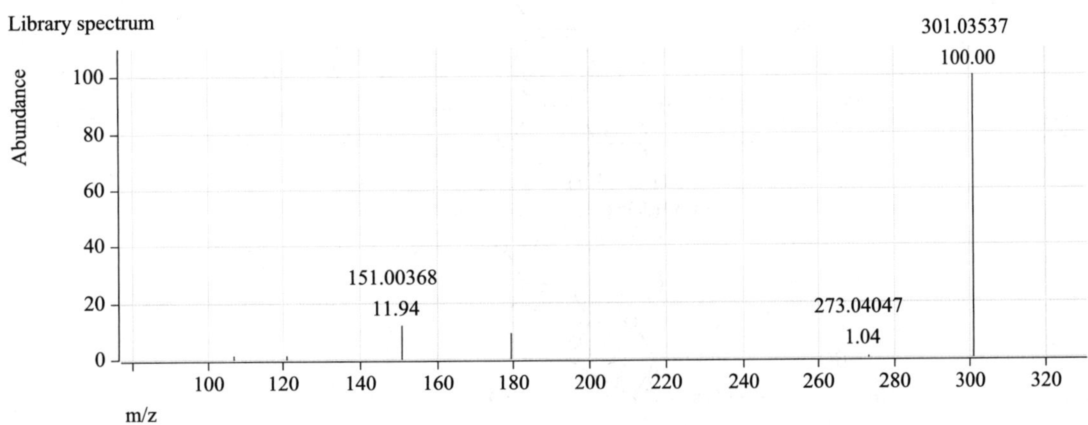

[M−H]⁻ CID:20V

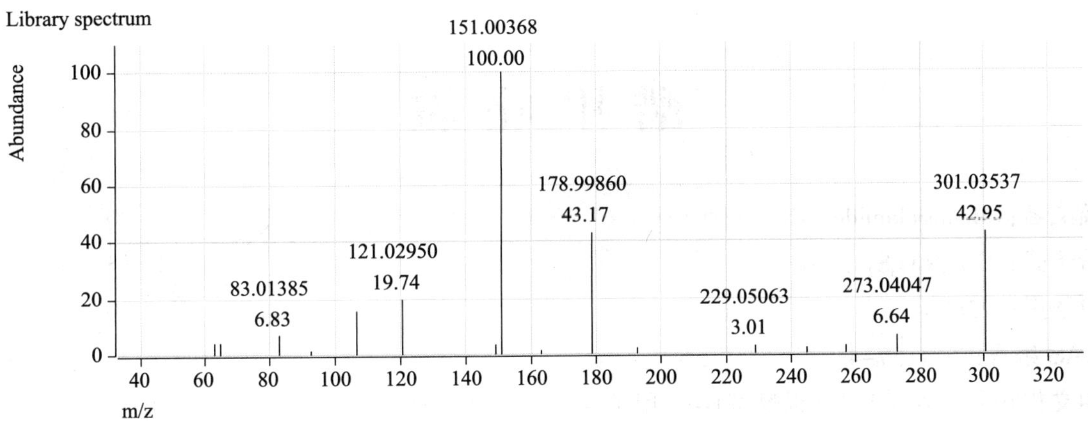

[M−H]⁻ CID:40V

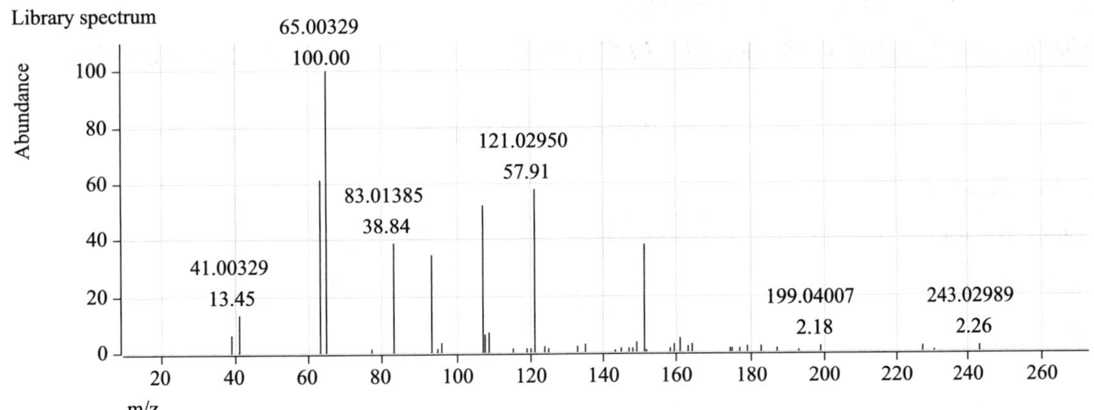

负离子扫描裂解途径解析

m/z 301.0354

m/z 151.0037

m/z 273.0405

m/z 178.9986

醋 甲 唑 胺

英文名：Methazolamide

分子式：$C_5H_8N_4O_3S_2$

分子量：236.27

CAS 编号：554-57-4

中文化学名：*N*-［5-(氨磺酰基)-3-甲基-1,3,4-噻二唑-2(3*H*)-亚基］-乙酰胺

英文化学名：*N*-[5-(Aminosulfonyl)-3-methyl-1,3,4-thiadiazol-2(3*H*)-ylidene]-acetamide

性状：本品为白色结晶性粉末;无臭;味苦

溶解性：本品在丙酮中略溶,在乙醇中微溶,在水中极微溶,在 10% 氢氧化钠溶液中易溶

正离子扫描二级质谱图

[M+H]+ CID:10V

Library spectrum

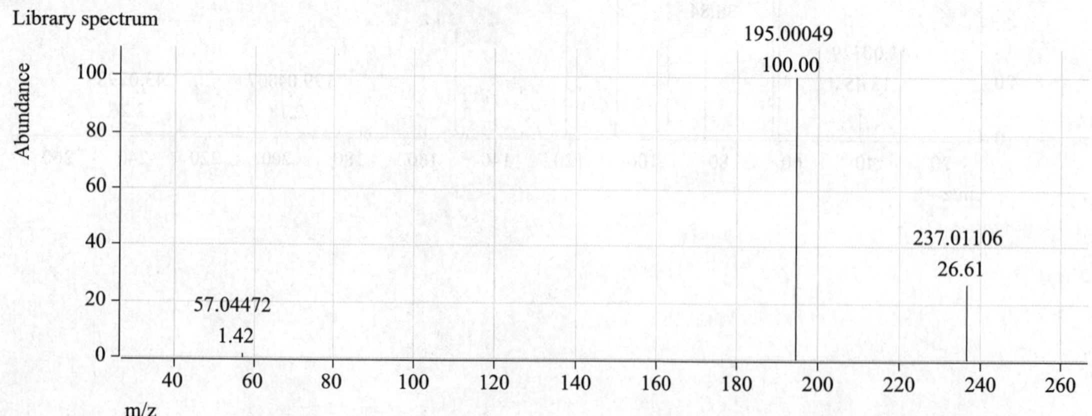

$[M+H]^+$ CID:20V

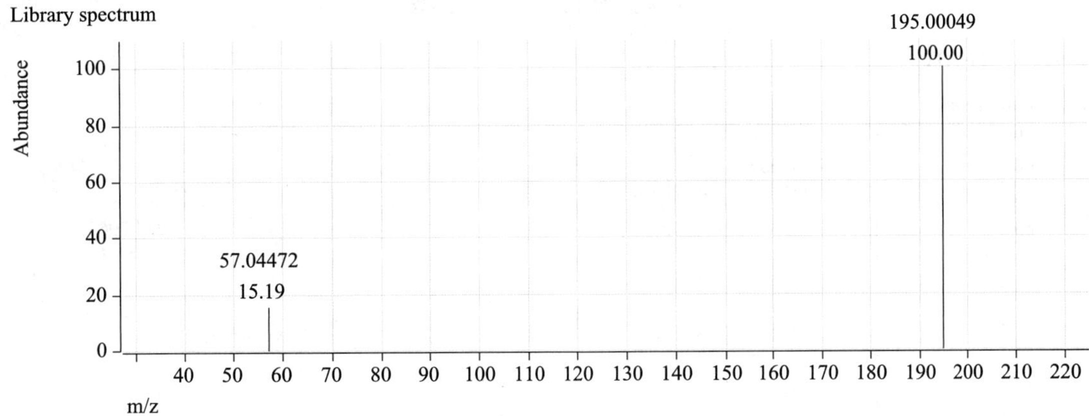

$[M+H]^+$ CID:40V

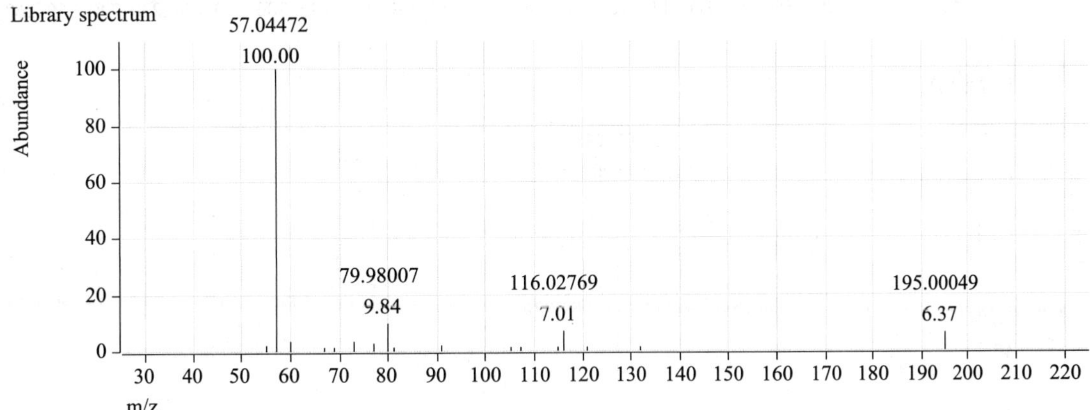

正离子扫描裂解途径解析

m/z 57.0447

m/z 237.0111 → m/z 195.0005 → m/z 116.0277

负离子扫描二级质谱图

[M−H]⁻ CID:10V

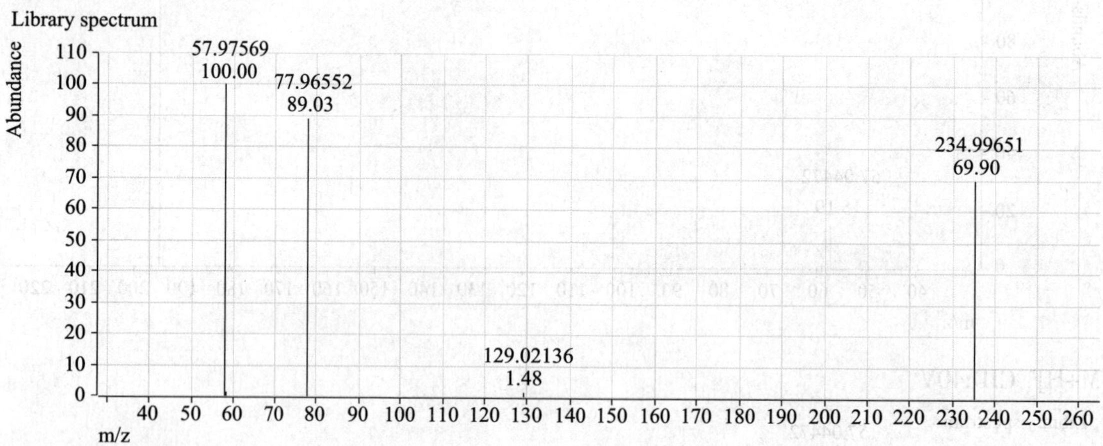

[M−H]⁻ CID:20V

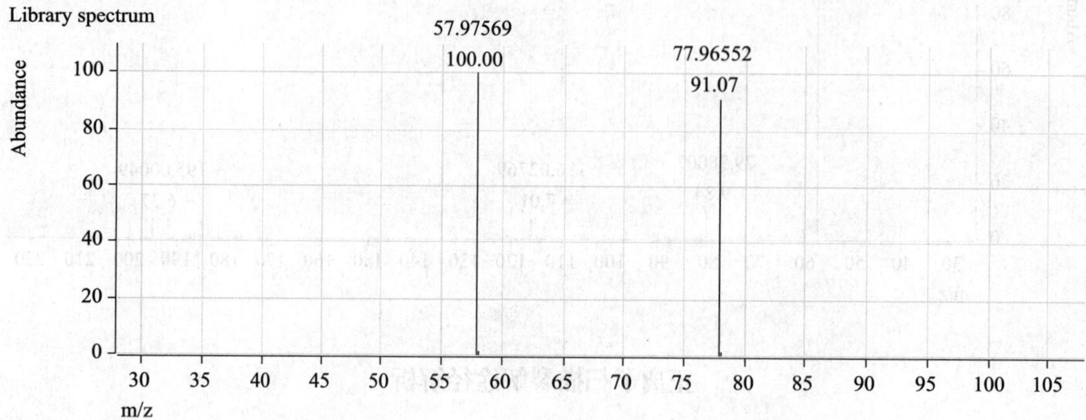

[M−H]⁻ CID:40V

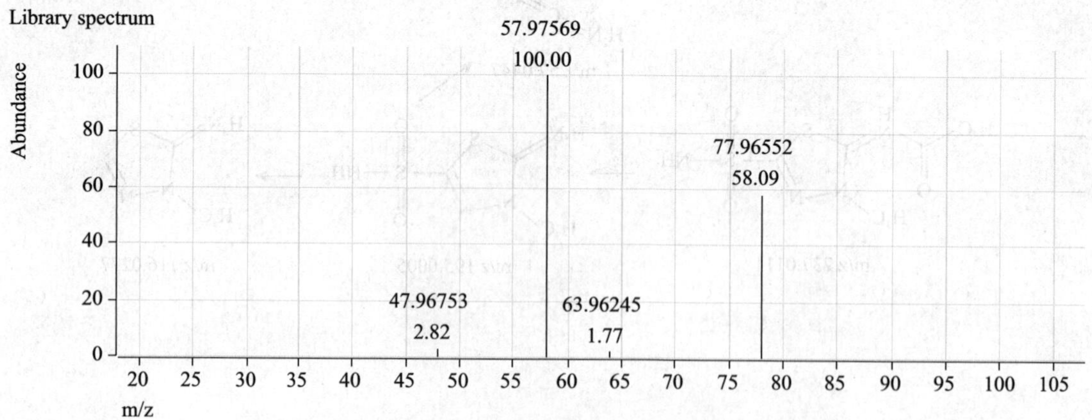

负离子扫描裂解途径解析

NCS⁻ m/z 57.9757 ← m/z 234.9965 → m/z 77.9655

醋 谷 胺

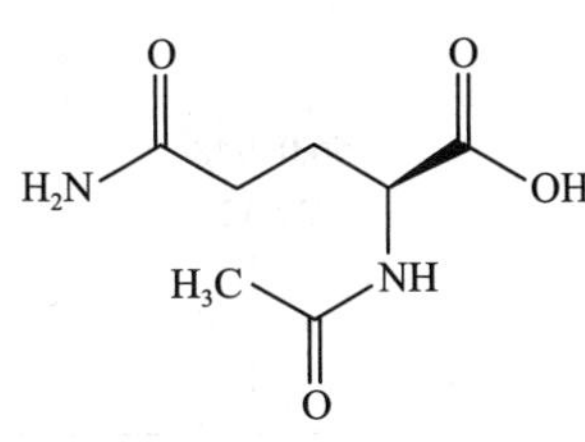

英文名： Aceglutamide

分子式： $C_7H_{12}N_2O_4$

分子量： 188.18

CAS 编号： 2490-97-3

中文化学名： *N*- 乙酰 -L- 谷氨酰胺

英文化学名： *N*-Acetyl-L-glutamine

性状： 本品为白色结晶性粉末

溶解性： 本品在水中溶解，在乙醇中微溶

正离子扫描二级质谱图

[M+H]$^+$ CID:10V

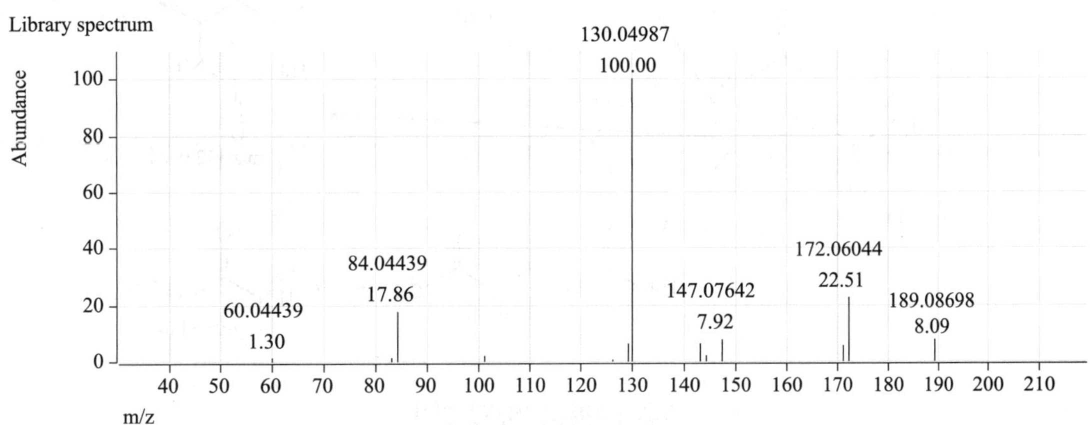

[M+H]$^+$ CID:20V

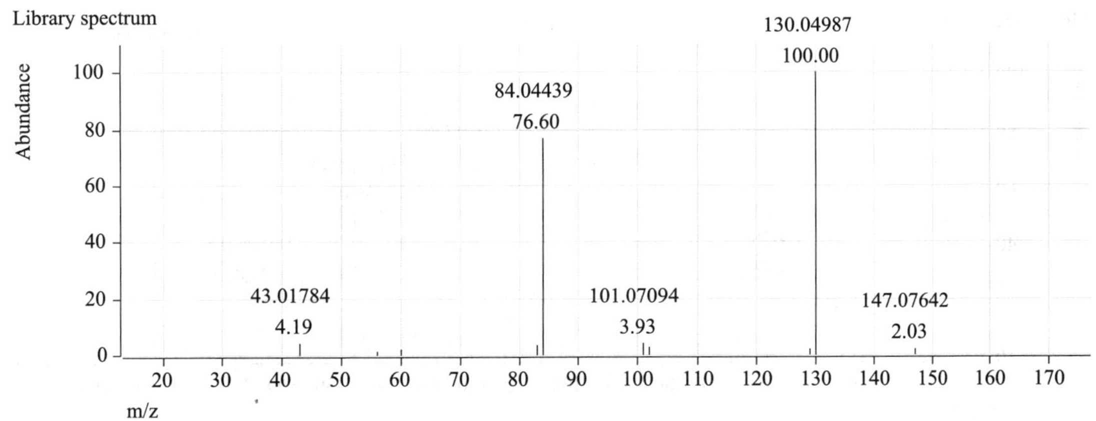

$[M+H]^+$ CID:40V

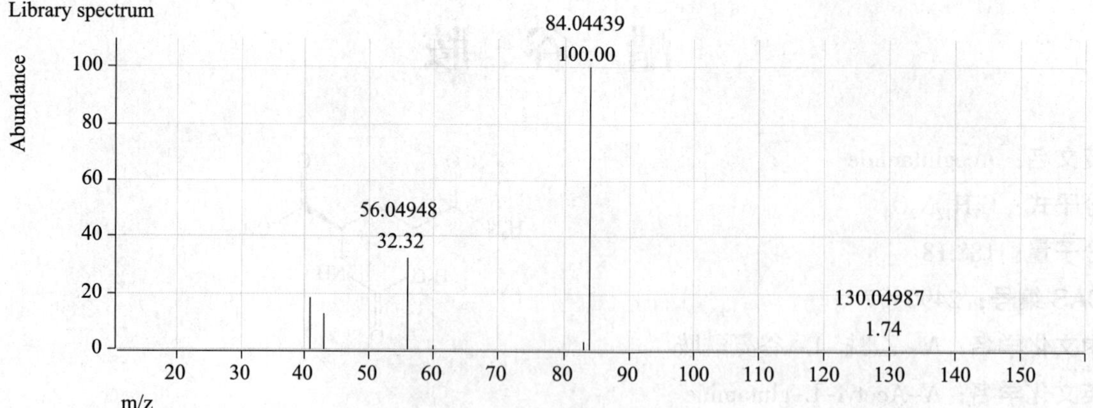

正离子扫描裂解途径解析

H_2N … OH, H_3C, NH, +H, m/z 189.0870

m/z 147.0764

m/z 172.0604

m/z 130.0499

m/z 84.0444

负离子扫描二级质谱图

$[M-H]^-$ CID:10V

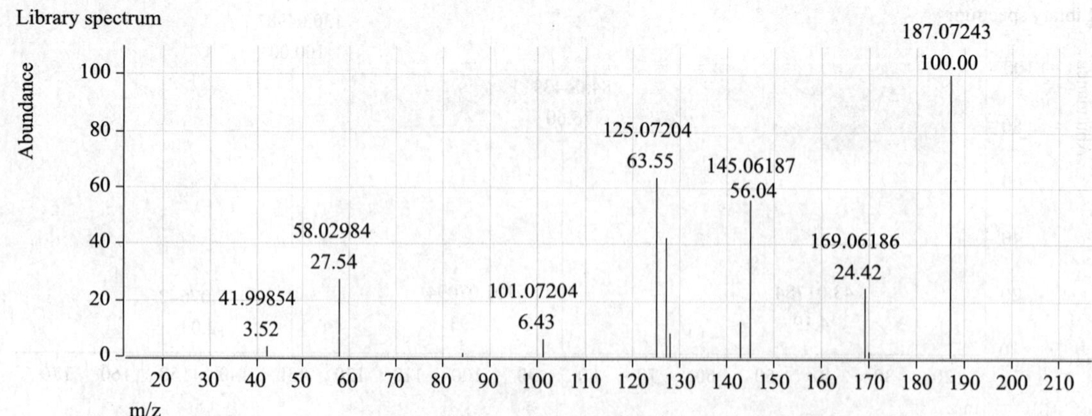

[M-H]⁻ CID:20V

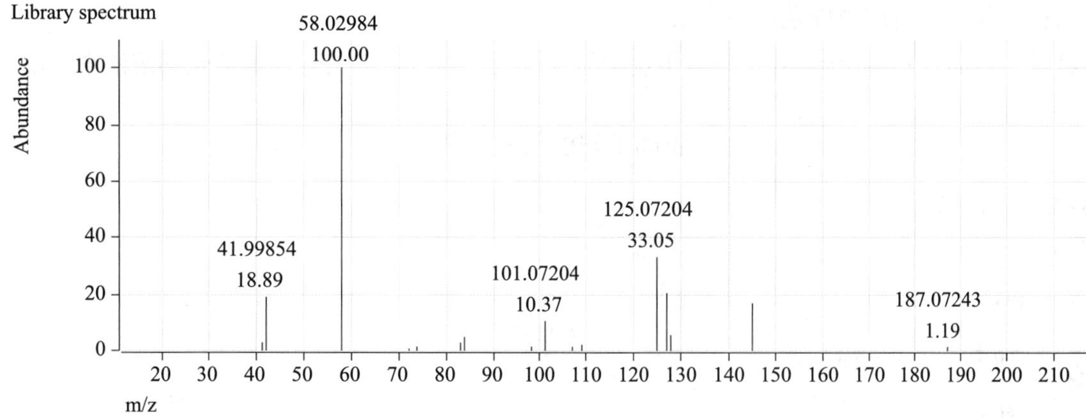

[M-H]⁻ CID:40V

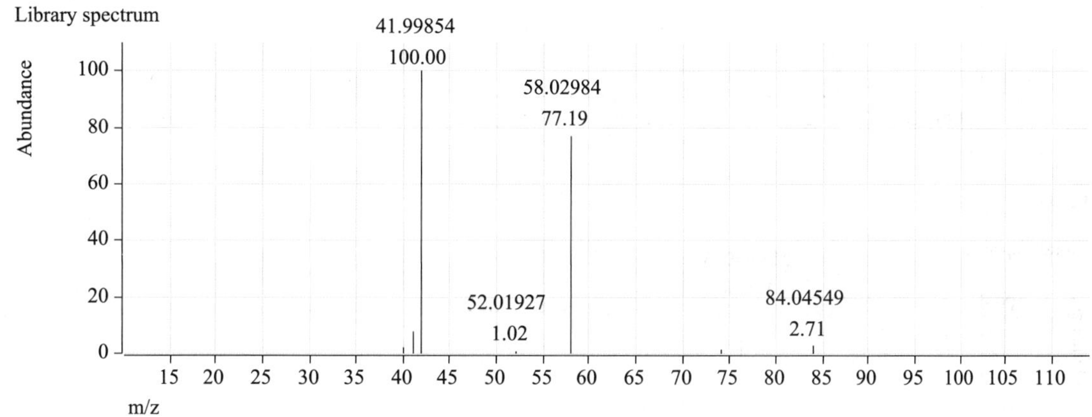

负离子扫描裂解途径解析

m/z 58.0298

m/z 145.0619　　m/z 187.0724　　m/z 125.0720

醋 氯 芬 酸

英文名： Aceclofenac

分子式： $C_{16}H_{13}Cl_2NO_4$

分子量： 354.18

CAS 编号： 89796-99-6

中文化学名： 2-［2-［2-(2,6-二氯苯氨基)苯基］乙酰氧基］乙酸

英文化学名：2–[2–[2–(2,6–Dichloroanilino)phenyl]acetyl]oxyacetic acid

性状：本品为白色或类白色结晶性粉末

溶解性：本品在乙醇中略溶，在三氯甲烷中微溶，在水、稀盐酸溶液与稀氢氧化钠溶液中不溶

正离子扫描二级质谱图

$[M+H]^+$ CID:10V

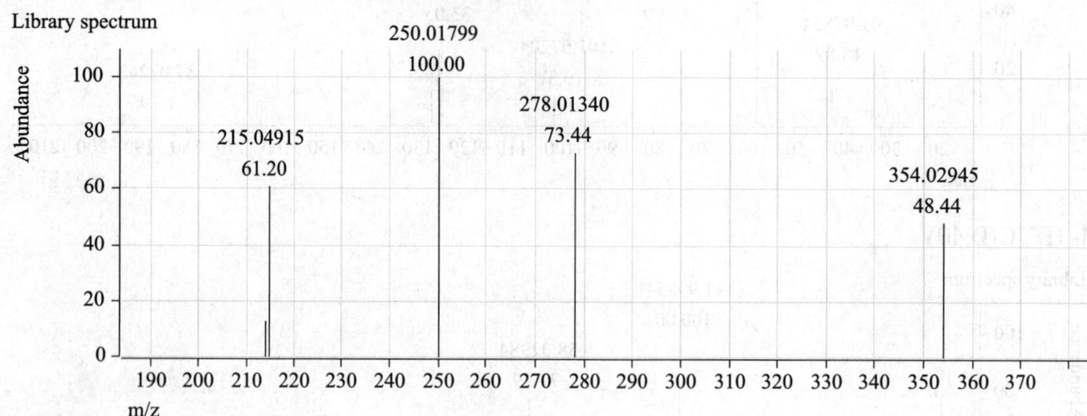

$[M+H]^+$ CID:20V

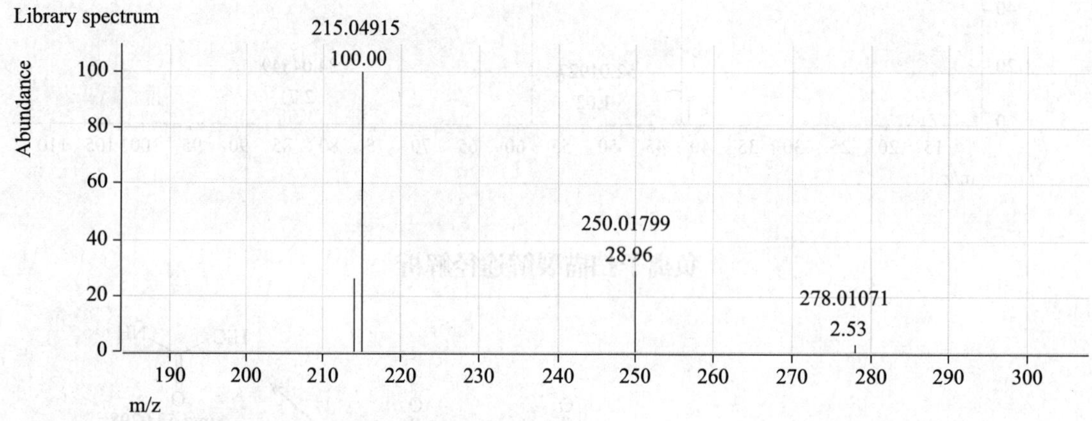

$[M+H]^+$ CID:40V

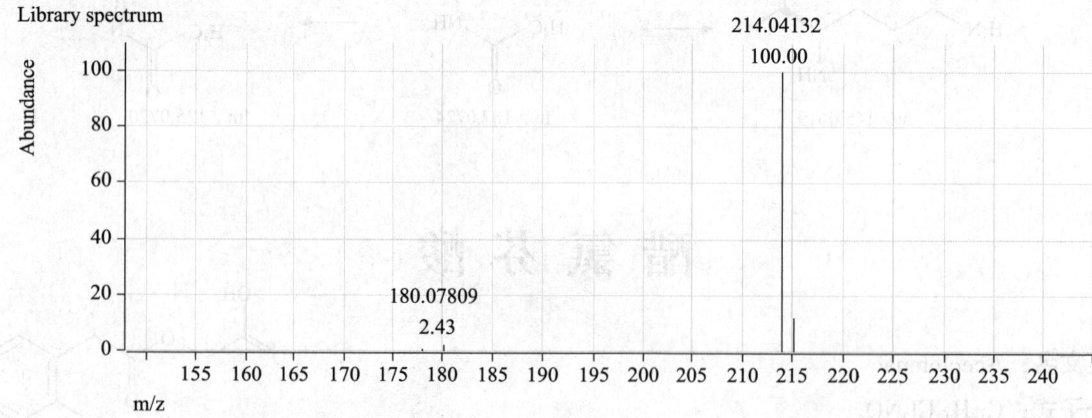

正离子扫描裂解途径解析

m/z 250.0185

m/z 354.0294

m/z 215.0496

m/z 278.0134

负离子扫描二级质谱图

$[M-H]^-$ CID:10V

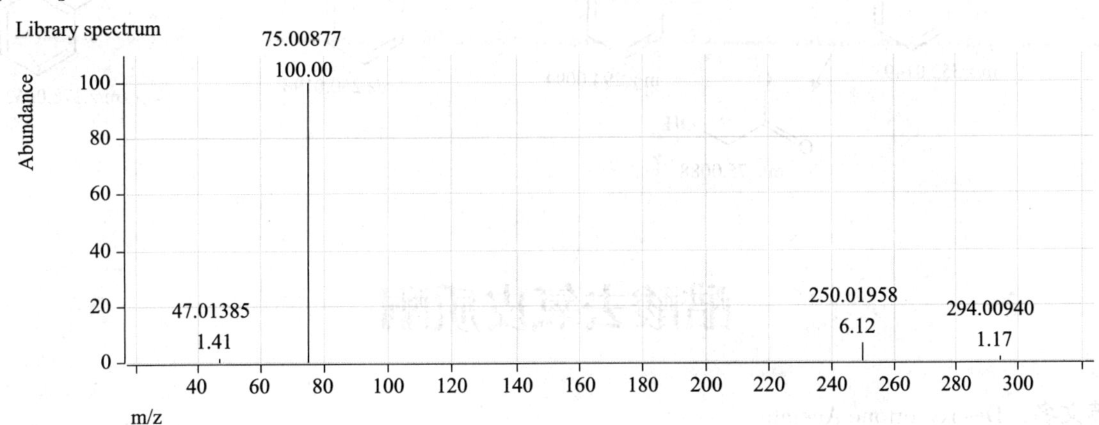

$[M-H]^-$ CID:20V

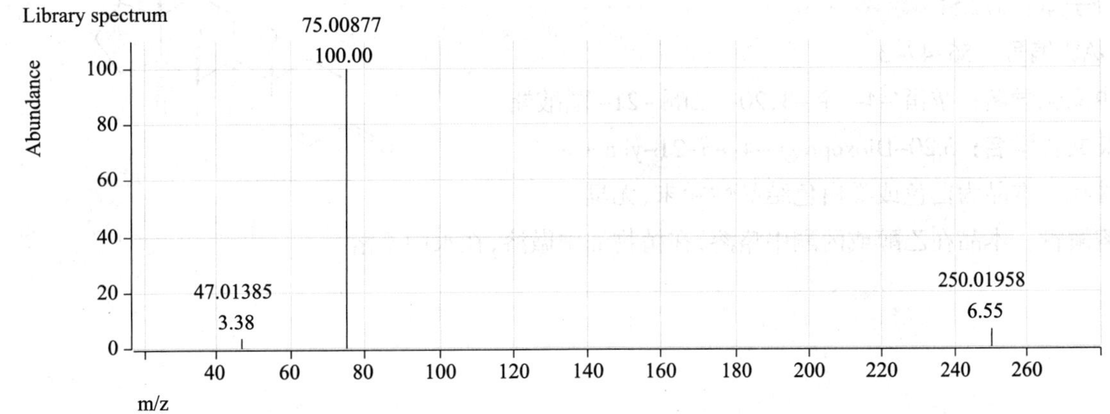

$[M-H]^-$ CID:40V

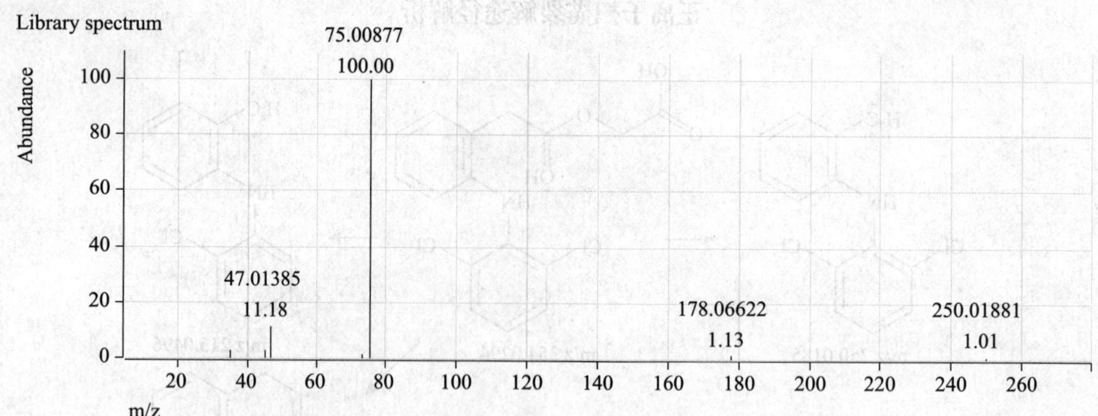

负离子扫描裂解途径解析

m/z 352.0149 → m/z 294.0094 → m/z 250.0196 → m/z 178.0662

m/z 75.0088

醋酸去氧皮质酮

英文名：Desoxycortone Acetate

分子式：$C_{23}H_{32}O_4$

分子量：372.51

CAS 编号：56-47-3

中文化学名：孕甾 -4- 烯 -3，20- 二酮 -21- 醋酸酯

英文化学名：3，20-Dioxopregn-4-en-21-yl acetate

性状：本品为白色或类白色结晶性粉末；无臭

溶解性：本品在乙醇或丙酮中略溶，在植物油中微溶，在水中不溶

正离子扫描二级质谱图

[M+H]+ CID:10V

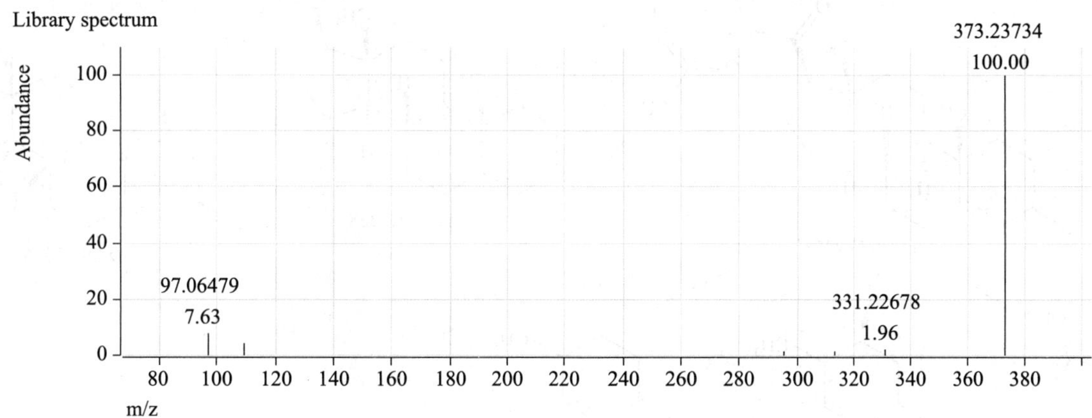

[M+H]+ CID:20V

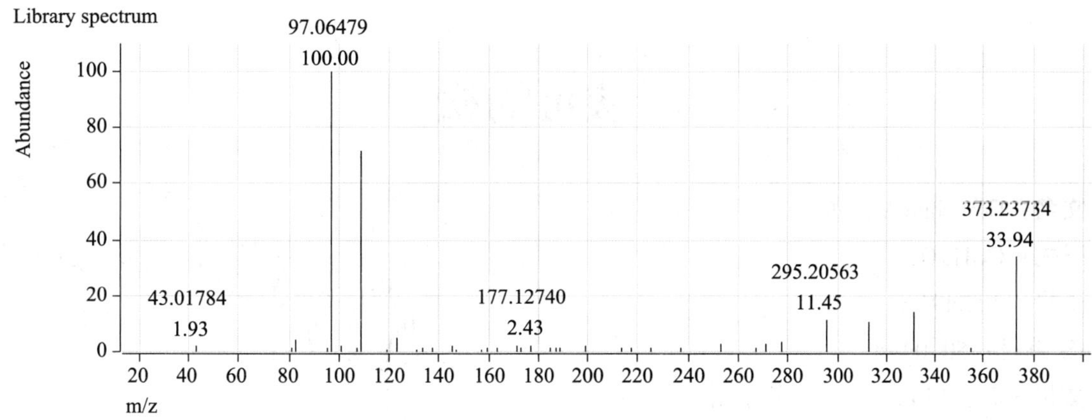

[M+H]+ CID:40V

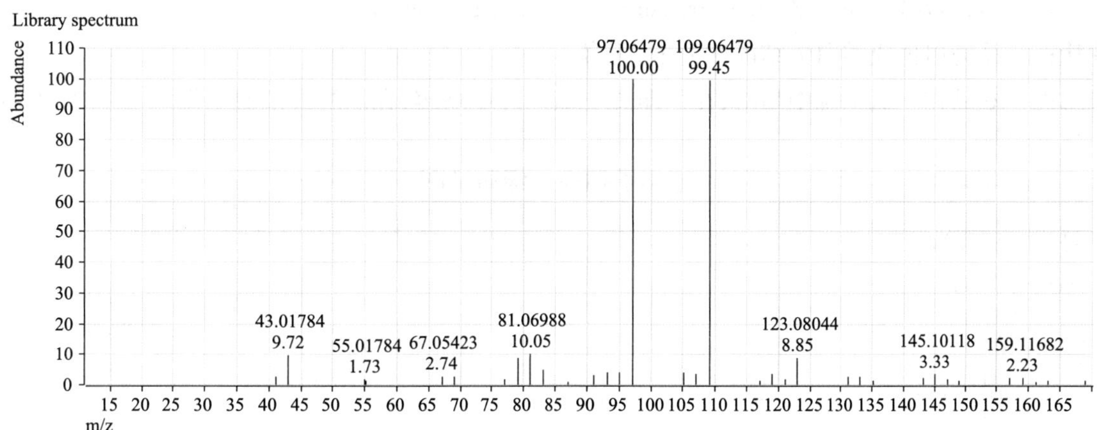

正离子扫描裂解途径解析

m/z 373.2373 → m/z 331.2268 → m/z 295.2056

m/z 97.0648　m/z 109.0648　m/z 123.0804

醋酸可的松

英文名：Cortisone Acetate

分子式：$C_{23}H_{30}O_6$

分子量：402.49

CAS 编号：50-04-4

中文化学名：17α,21- 二羟基孕甾 -4- 烯 -3,11,20- 三酮 -21- 醋酸酯

英文化学名：17-Hydroxy-3,11,20-trioxopregn-4-en-21-yl acetate

性状：本品为白色或类白色结晶性粉末;无臭

溶解性：本品在三氯甲烷中易溶,在丙酮或二氧六环中略溶,在乙醇或乙醚中微溶,在水中不溶

正离子扫描二级质谱图

$[M+H]^+$ CID:10V

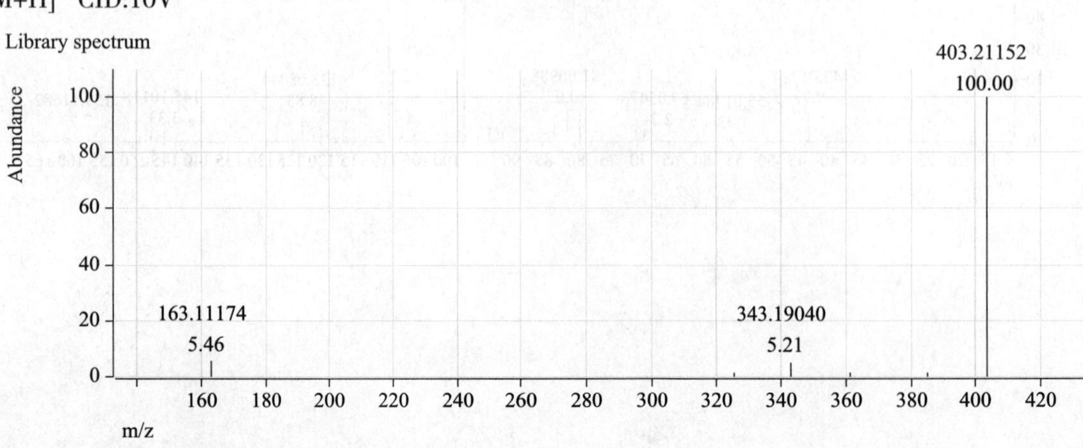

[M+H]$^+$ CID:20V

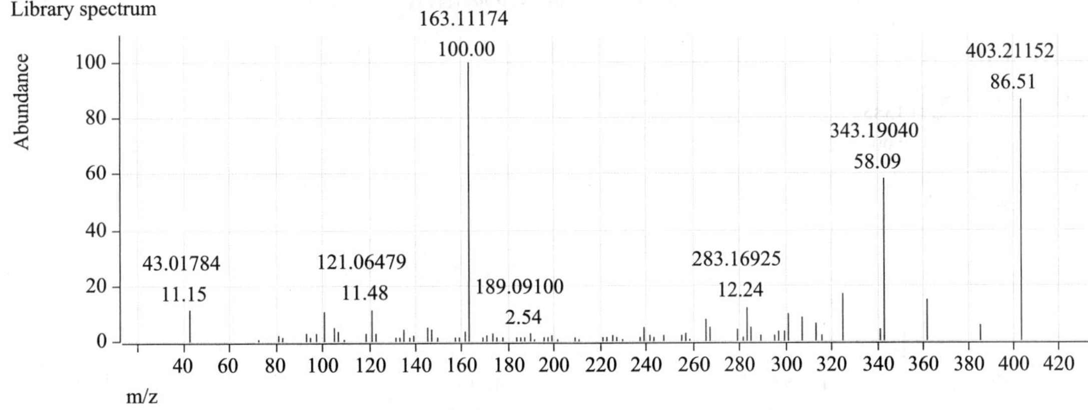

[M+H]$^+$ CID:40V

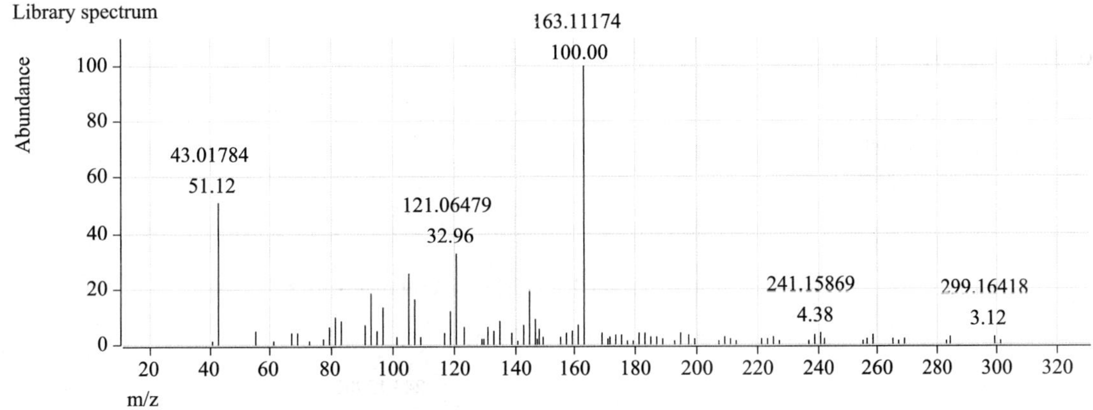

正离子扫描裂解途径解析

+H
m/z 403.2115

m/z 163.1117

m/z 343.1904

m/z 283.1693

负离子扫描二级质谱图

[M-H]⁻ CID:10V

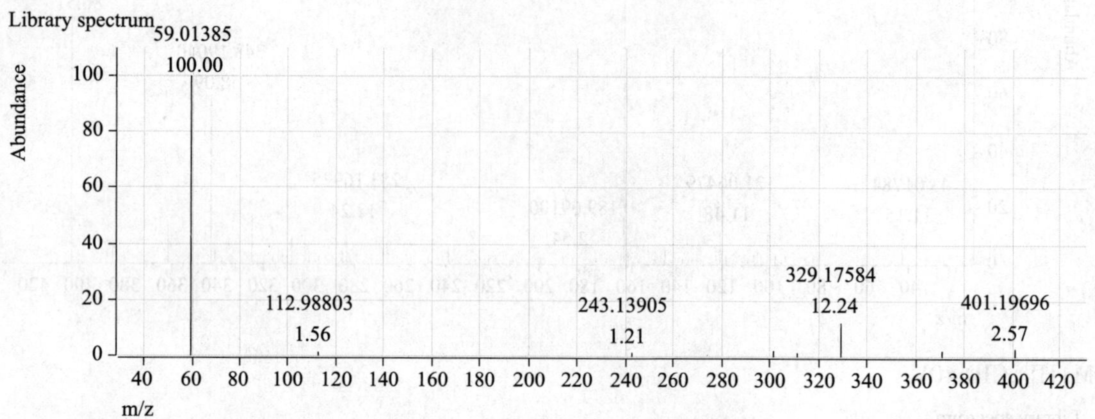

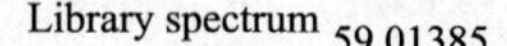
[M-H]⁻ CID:20V

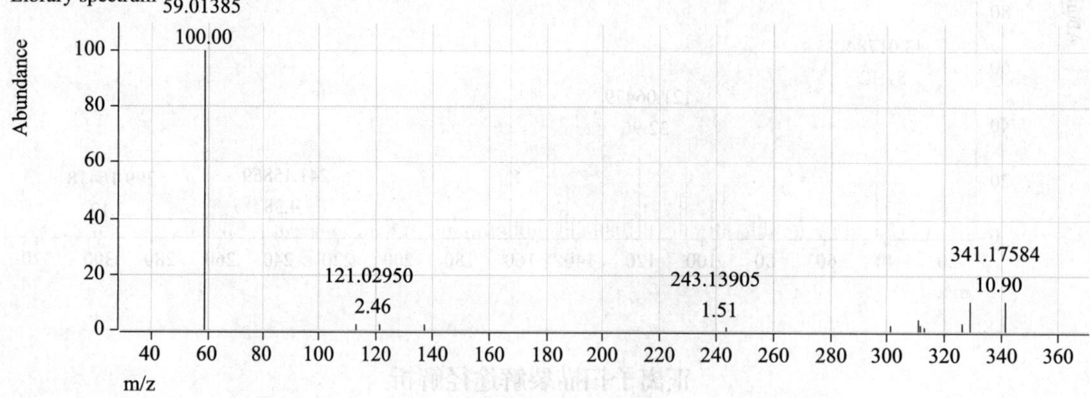

[M-H]⁻ CID:40V

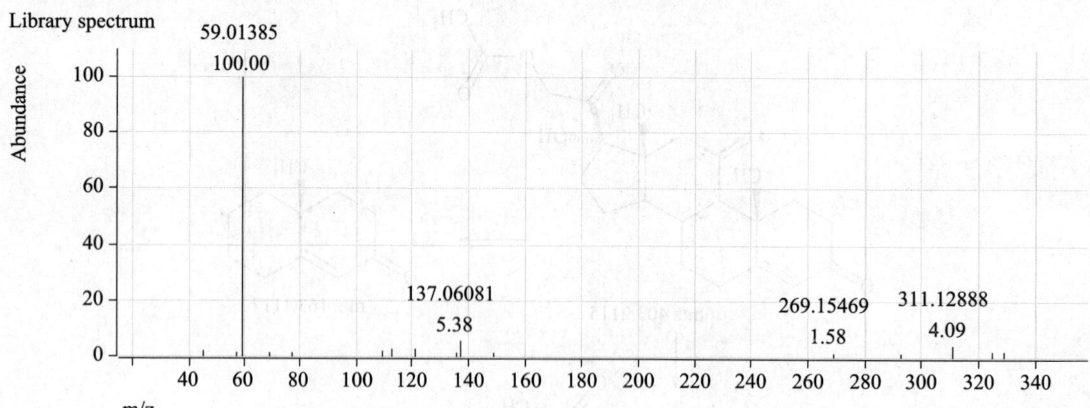

负离子扫描裂解途径解析

m/z 59.0139

m/z 401.1970

m/z 341.1758

m/z 329.1758

m/z 243.1391

醋酸甲萘氢醌

英文名：Menadiol Diacetate

分子式：$C_{15}H_{14}O_4$

分子量：258.27

CAS 编号：573-20-6

中文化学名：2- 甲基 -1,4- 萘二酚双醋酸酯

英文化学名：1,4-Diacetoxy-2-methylnaphthalene

性状：本品为白色或类白色结晶性粉末；无臭或微有醋酸的臭味

溶解性：本品在甲醇或乙醇中微溶，在水中几乎不溶

正离子扫描二级质谱图

$[M+NH_4]^+$ CID:10V

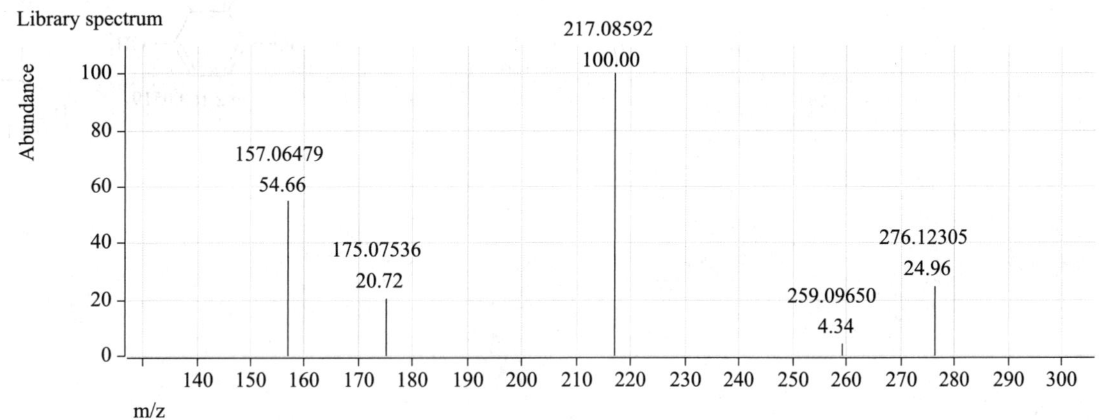

$[M+NH_4]^+$ CID:20V

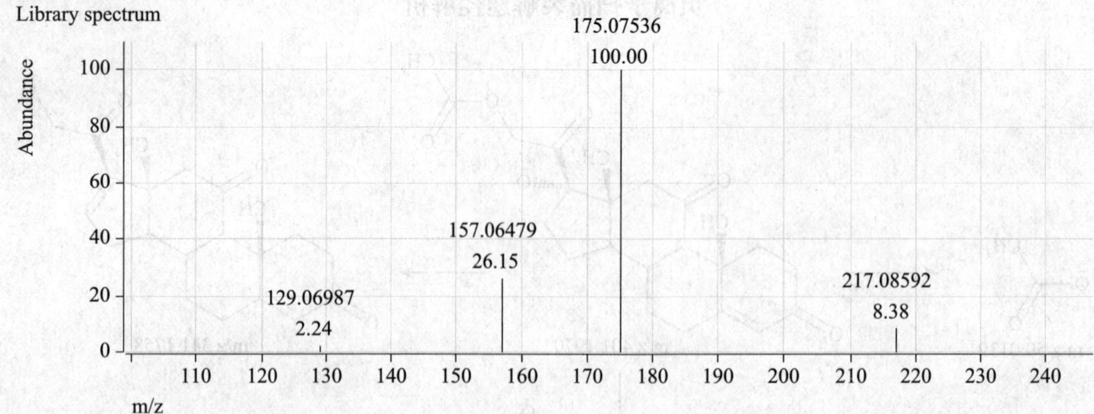

$[M+NH_4]^+$ CID:40V

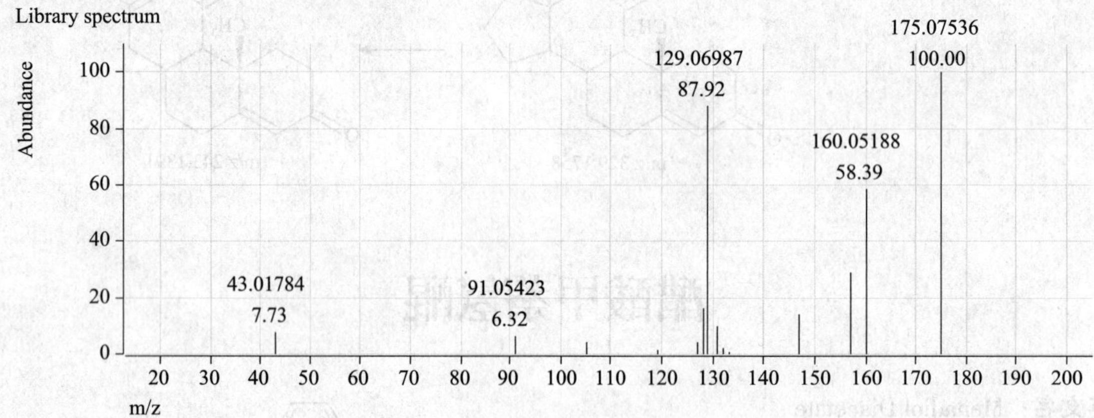

正离子扫描裂解途径解析

$^+NH_4$

m/z 276.123 → m/z 259.0965 → m/z 217.0859 → m/z 175.0754 → m/z 157.0648

m/z 175.0754 → m/z 160.0519

m/z 157.0648 → m/z 129.0699

醋酸甲羟孕酮

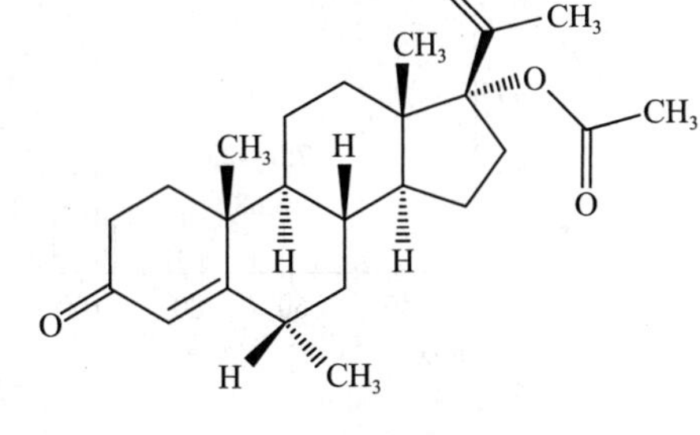

英文名：Medroxyprogesterone Acetate

分子式：$C_{24}H_{34}O_4$

分子量：386.53

CAS 编号：71-58-9

中文化学名：6*α*- 甲基 -17*α*- 羟基孕甾 -4- 烯 -3,20- 二酮 -17- 醋酸酯

英文化学名：17*α*-Acetoxy-6*α*-methylprogesterone

性状：本品为白色或类白色结晶性粉末；无臭

溶解性：本品在三氯甲烷中极易溶，在丙酮中溶解，在乙酸乙酯中略溶，在无水乙醇中微溶，在水中不溶

正离子扫描二级质谱图

[M+H]$^+$ CID:10V

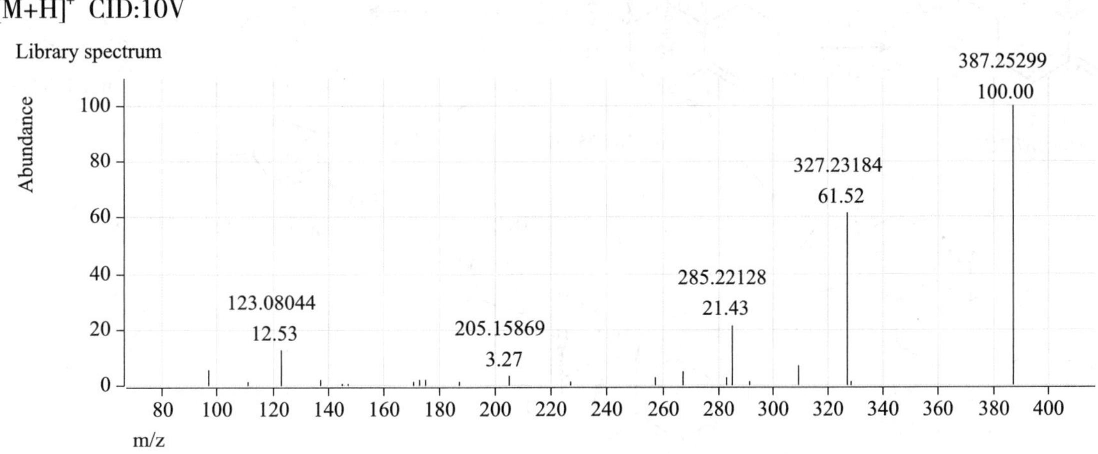

[M+H]$^+$ CID:20V

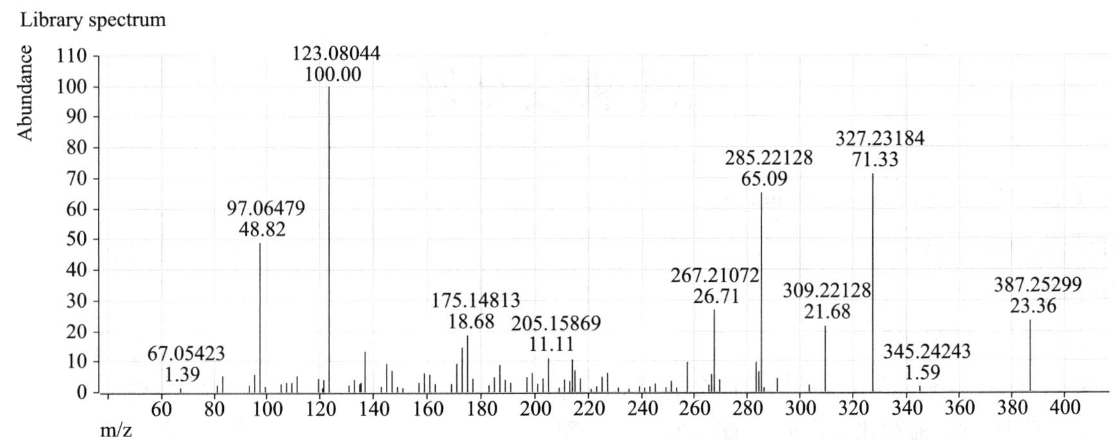

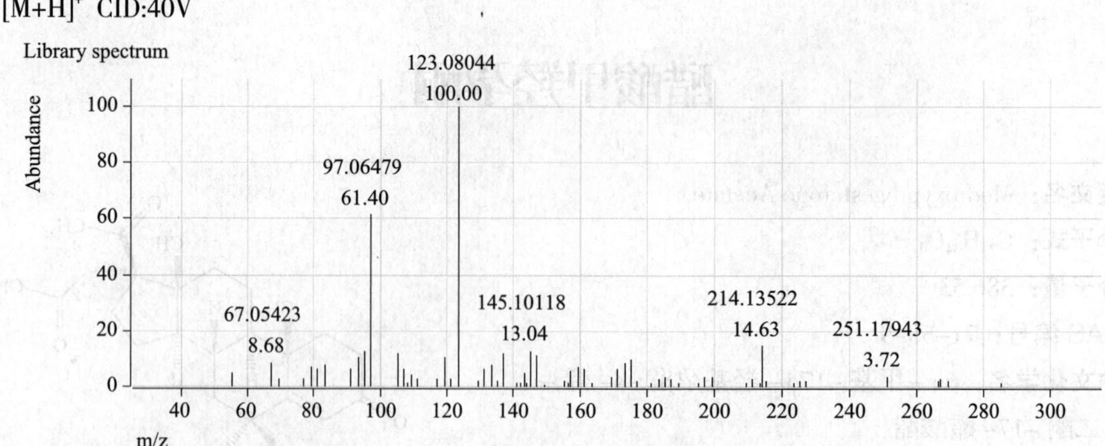

正离子扫描裂解途径解析

m/z 267.2107

m/z 387.2530

m/z 123.0804

或

m/z 123.0804

m/z 97.0648

m/z 285.2213

m/z 327.2319

醋酸曲安奈德

英文名： Triamcinolone Acetonide Acetate

分子式： $C_{26}H_{33}FO_7$

分子量： 476.54

CAS 编号： 3870-07-3

中文化学名： 16*α*,17-[(1-甲基亚乙基)双(氧)]-11*β*,21-二羟基-9-氟孕甾-1,4-二烯-3,20-二酮-21-醋酸酯

英文化学名： 9-Fluoro-11*β*-hydroxy-16*α*,17-

(1–methylethylidenedioxy)–3,20–dioxopregna–1,4–dien–21–yl acetate

性状：本品为白色或类白色结晶性粉末；无臭

溶解性：本品在三氯甲烷中溶解，在丙酮中略溶，在甲醇或乙醇中微溶，在水中不溶

正离子扫描二级质谱图

$[M+H]^+$ CID:10V

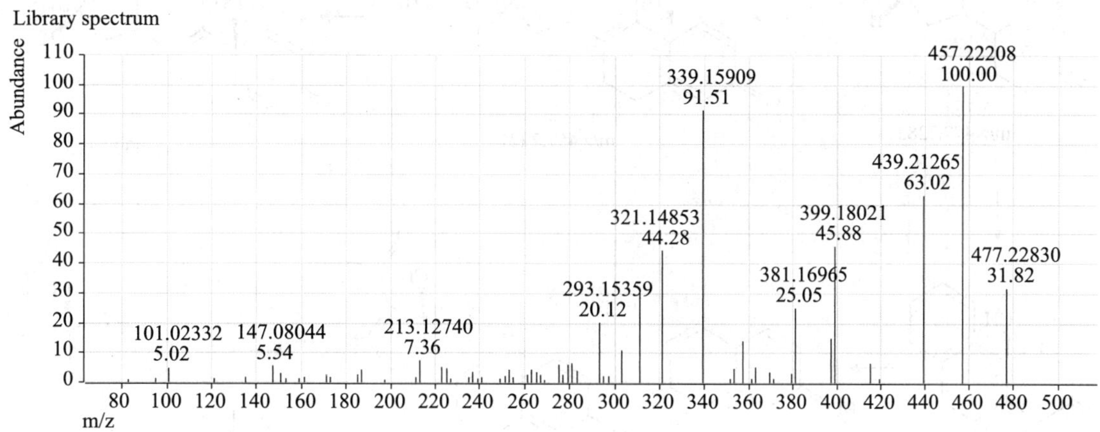

$[M+H]^+$ CID:20V

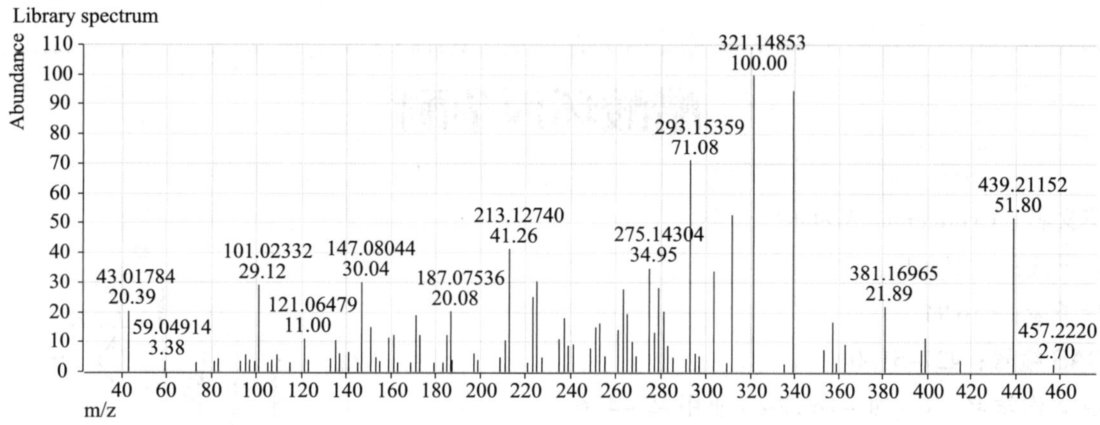

$[M+H]^+$ CID:40V

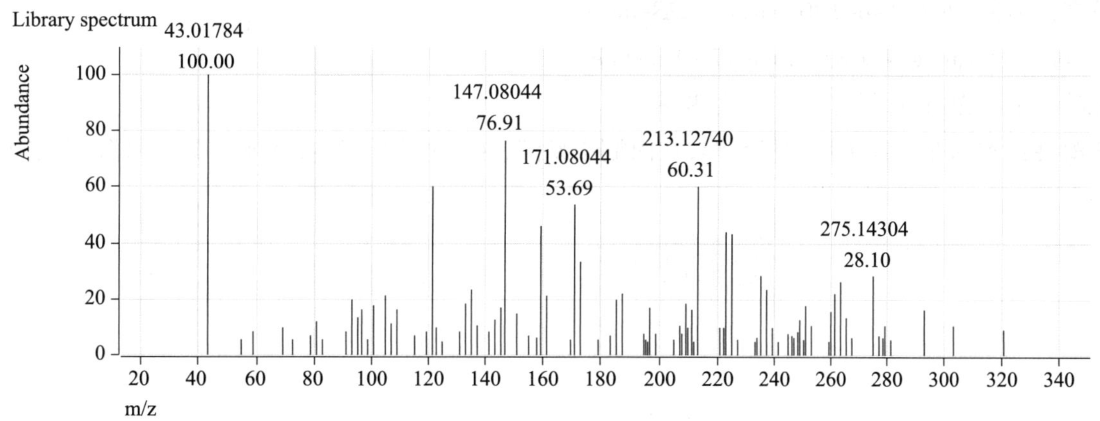

正离子扫描裂解途径解析

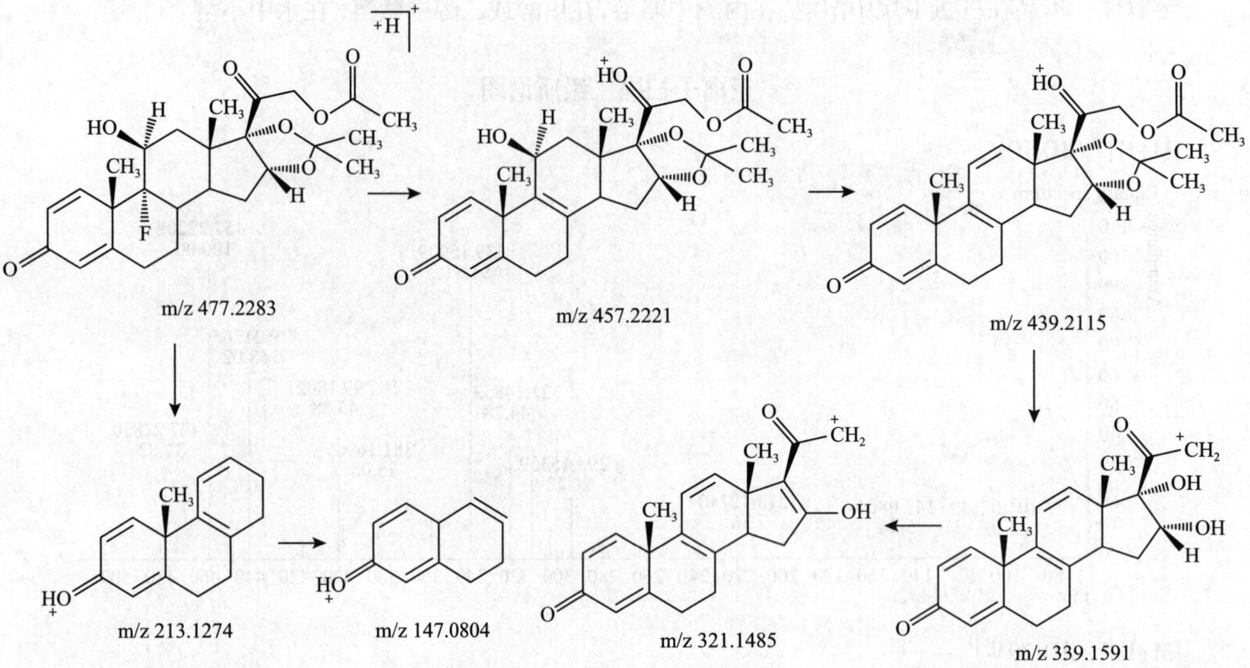

m/z 477.2283
m/z 457.2221
m/z 439.2115
m/z 213.1274
m/z 147.0804
m/z 321.1485
m/z 339.1591

醋酸环丙孕酮

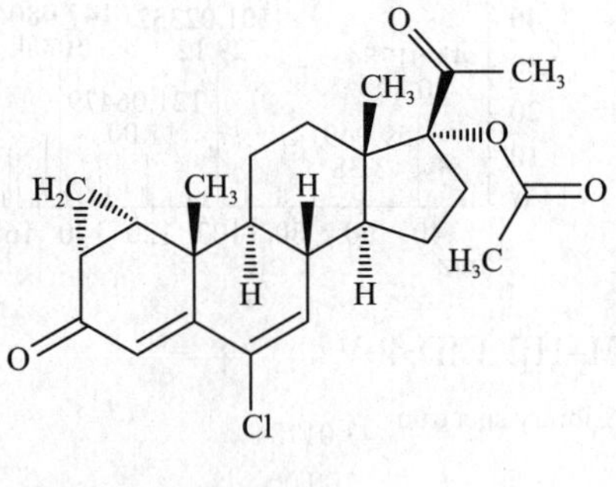

英文名：Cyproterone Acetate

分子式：$C_{24}H_{29}ClO_4$

分子量：416.94

CAS 编号：427-51-0

中文化学名：6-氯-1*α*,2*α*-亚甲基-4,6-孕甾二烯-17*α*-羟基-3,20-二酮-17-醋酸酯

英文化学名：6-Chloro-3,20-dioxo-1*β*,2*β*-dihydro-3*H*-cyclopropa [1,2]pregna-1,4,6-trien-17-yl acetate

性状：本品为白色或类白色结晶性粉末

溶解性：本品在二氯甲烷中极易溶，在丙酮中易溶，在甲醇中溶解，在无水乙醇中略溶，在水中几乎不溶

正离子扫描二级质谱图

[M+H]+ CID:10V

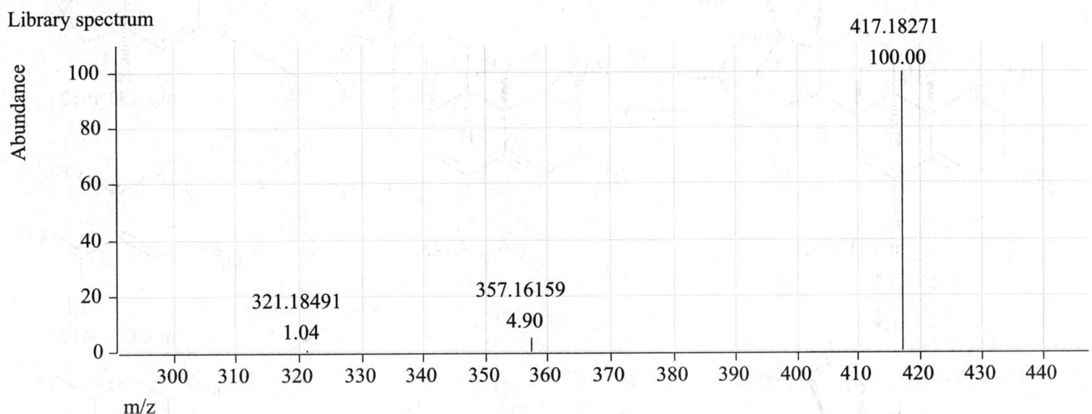

[M+H]+ CID:20V

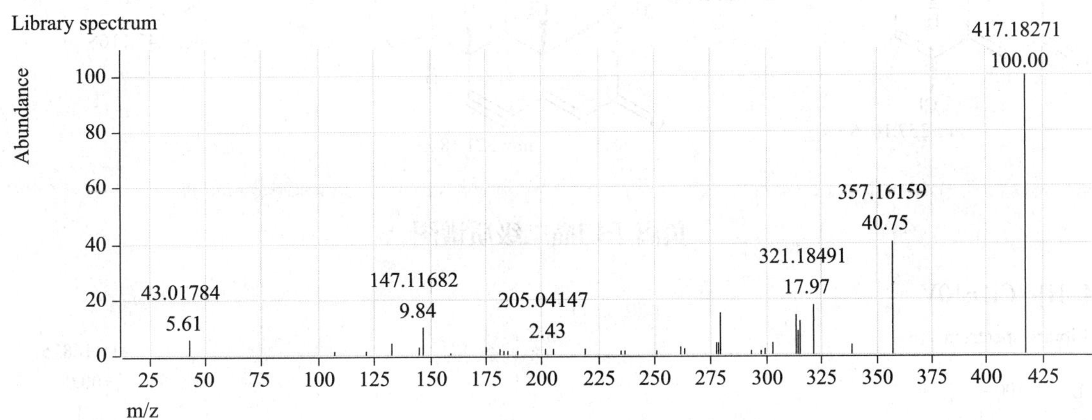

[M+H]+ CID:40V

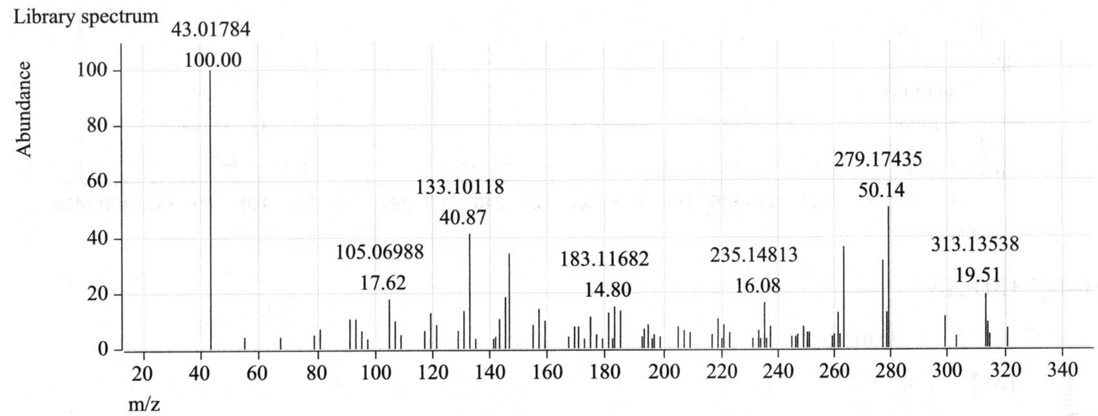

正离子扫描裂解途径解析

m/z 417.1827

m/z 314.1437

m/z 133.1012

m/z 181.0415

m/z 147.1168

m/z 357.1616

m/z 321.1849

负离子扫描二级质谱图

$[M-H]^-$ CID:10V

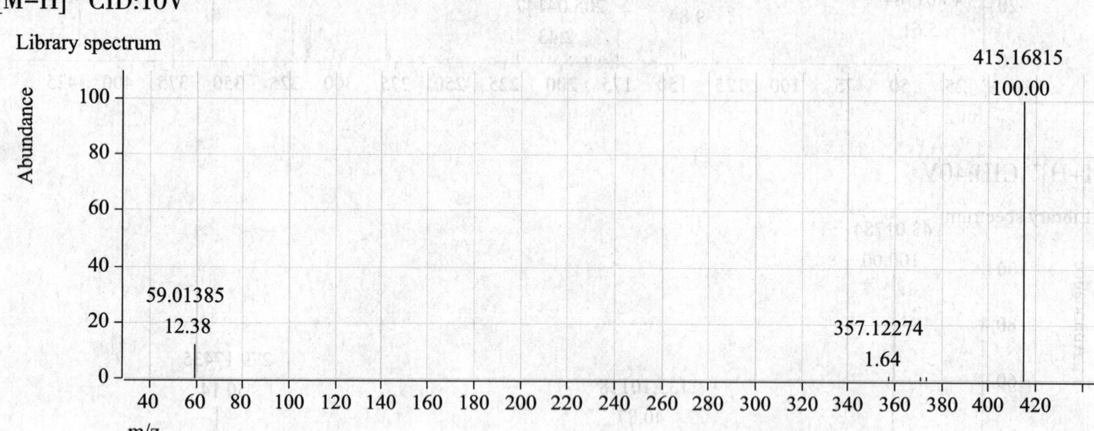

$[M-H]^-$ CID:20V

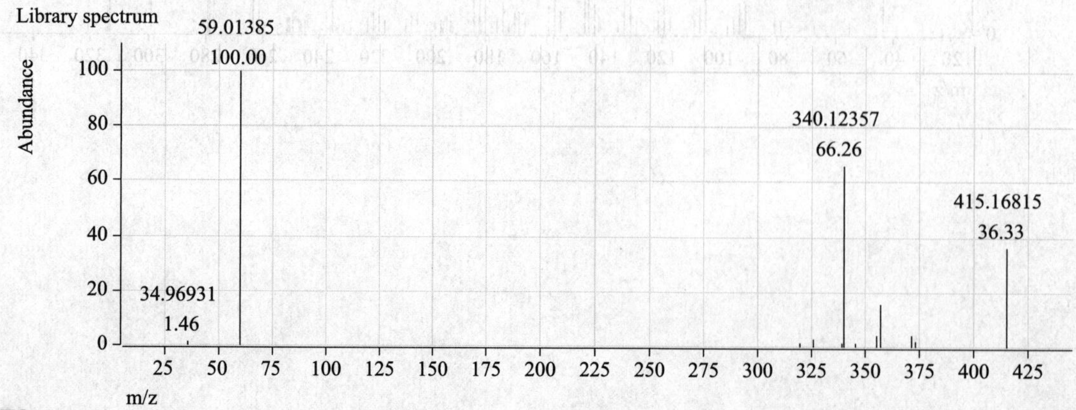

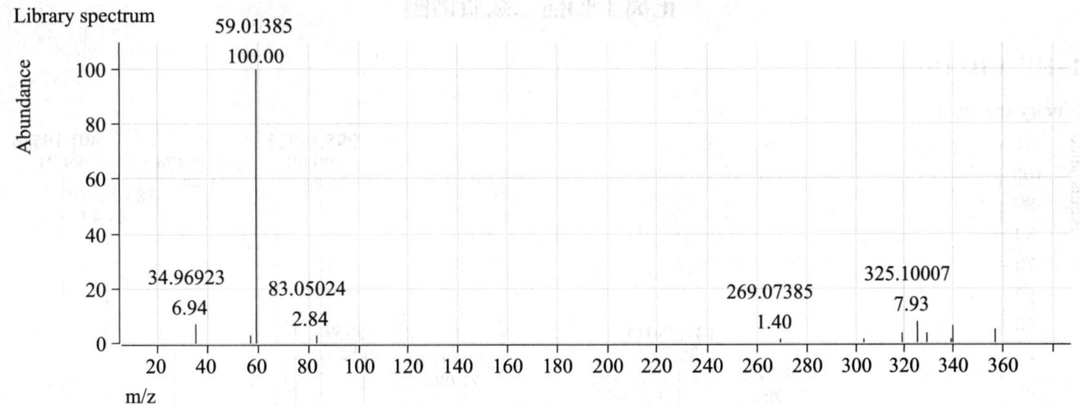

负离子扫描裂解途径解析

m/z 59.0139

m/z 415.1682

m/z 340.1236

醋酸泼尼松

英文名： Prednisone Acetate

分子式： $C_{23}H_{28}O_6$

分子量： 400.47

CAS 编号： 125-10-0

中文化学名： 17α,21- 二羟基孕甾 -1,4- 二烯 -3,11,20- 三酮 -21- 醋酸酯

英文化学名： 21-(Acetyloxy)-17-hydroxypregna-1,4-diene-3,11,20-trione

性状： 本品为白色或类白色结晶性粉末；无臭

溶解性： 本品在三氯甲烷中易溶，在丙酮中略溶，在乙醇或乙酸乙酯中微溶，在水中不溶

正离子扫描二级质谱图

[M+H]+ CID:10V

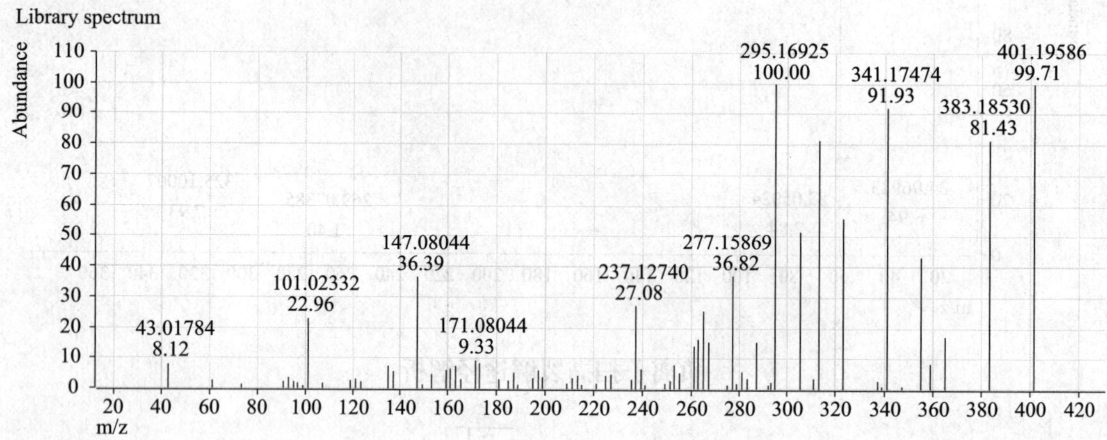

[M+H]+ CID:20V

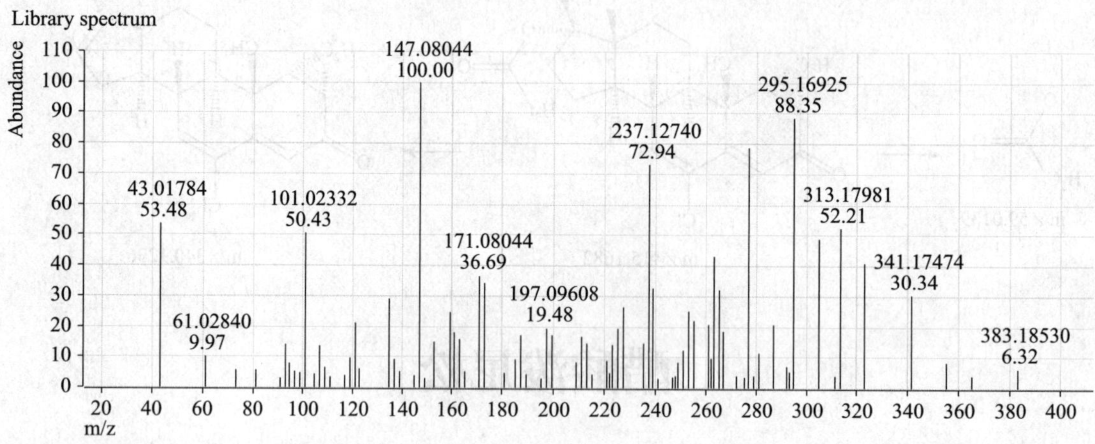

[M+H]+ CID:40V

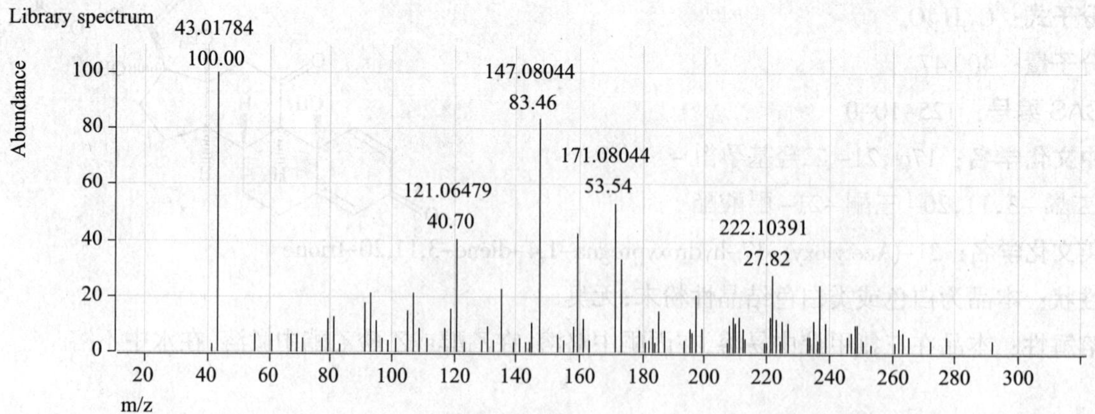

正离子扫描裂解途径解析

m/z 401.1959

m/z 147.0804

m/z 383.1853

m/z 323.1642

m/z 295.1693

m/z 237.1274

负离子扫描二级质谱图

$[M-H]^-$ CID:10V

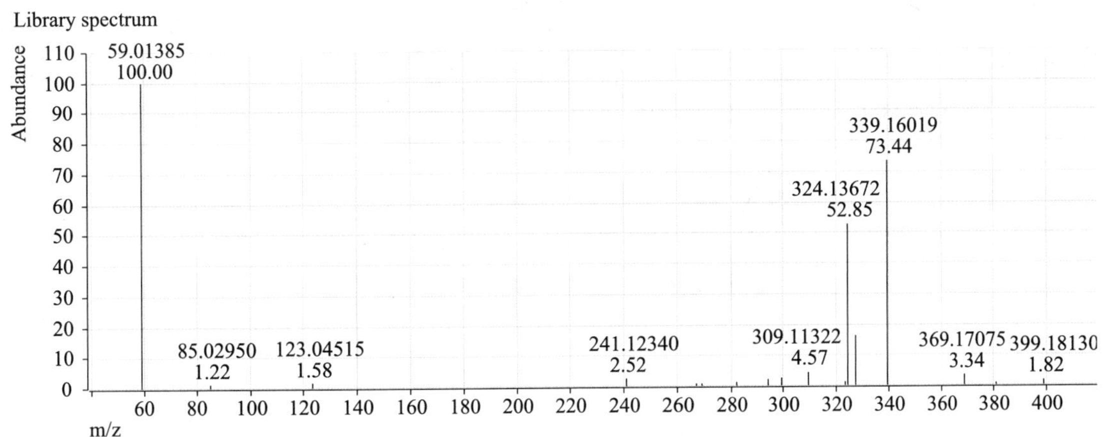

[M−H]⁻ CID:20V

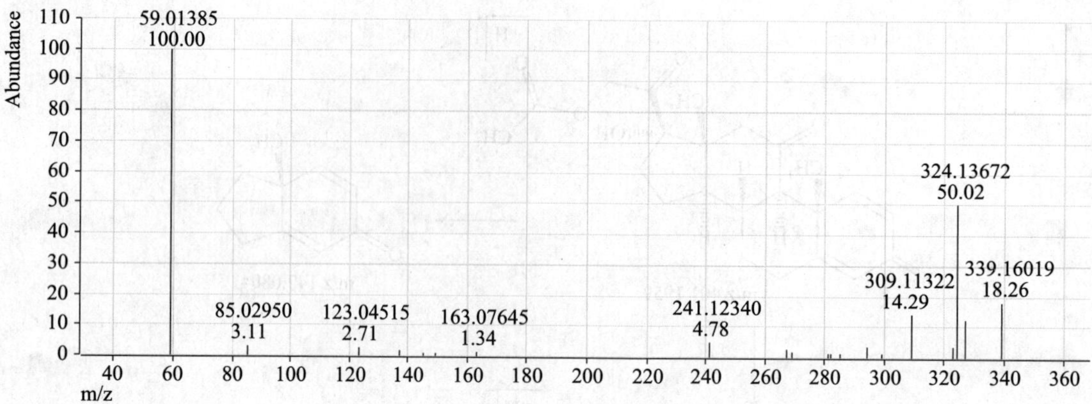

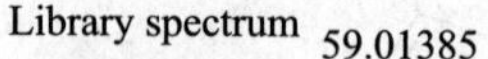
[M−H]⁻ CID:40V

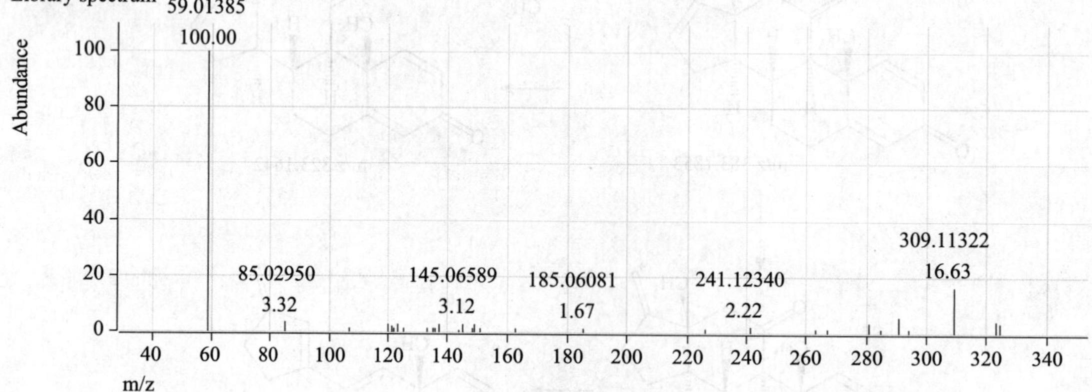

负离子扫描裂解途径解析

m/z 399.1813 → m/z 339.1602 → m/z 324.1367

m/z 399.1813 → m/z 59.0139

醋酸泼尼松龙

英文名： Prednisolone Acetate

分子式： $C_{23}H_{30}O_6$

分子量： 402.49

CAS 编号： 52-21-1

中文化学名： 11β,17α,21-三羟基孕甾-1,4-二烯-3,20-二酮-21-醋酸酯

英文化学名： 11β,17α,21-Trihydroxypregna-1,4-diene-3,20-dione 21-acetate

性状： 本品为白色或类白色结晶性粉末；无臭

溶解性： 本品在甲醇、乙醇或三氯甲烷中微溶，在水中几乎不溶

正离子扫描二级质谱图

$[M+H]^+$ CID:10V

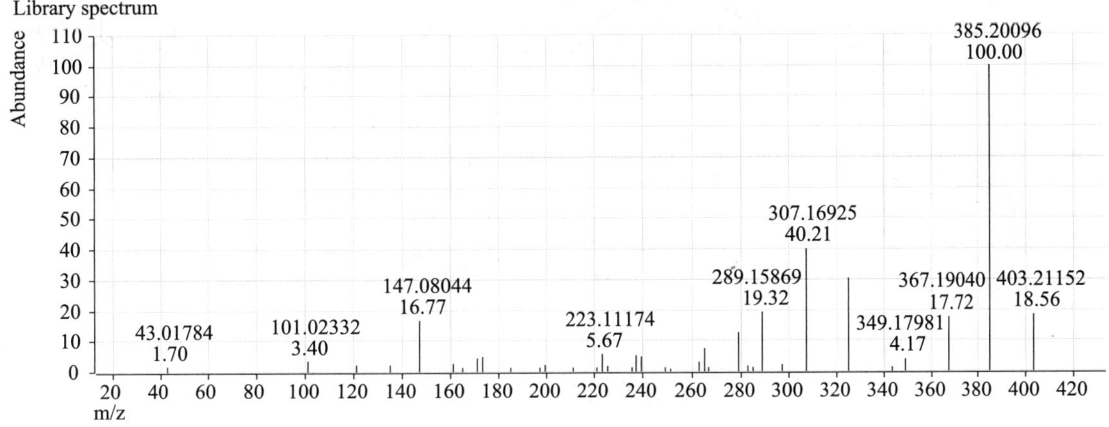

$[M+H]^+$ CID:20V

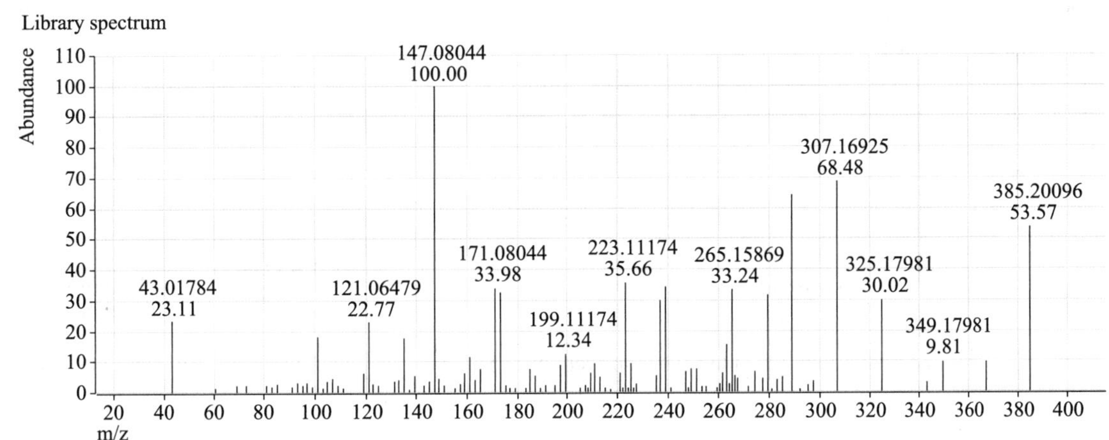

$[M+H]^+$ CID:40V

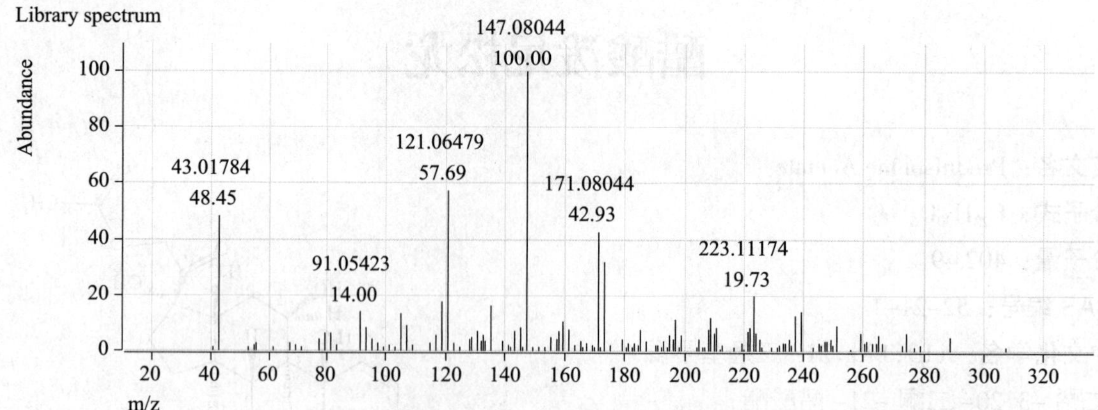

正离子扫描裂解途径解析

m/z 403.2115

m/z 385.2010

m/z 147.0804

m/z 101.0233

m/z 121.0648

m/z 307.1693

负离子扫描二级质谱图

$[M-H]^-$ CID:10V

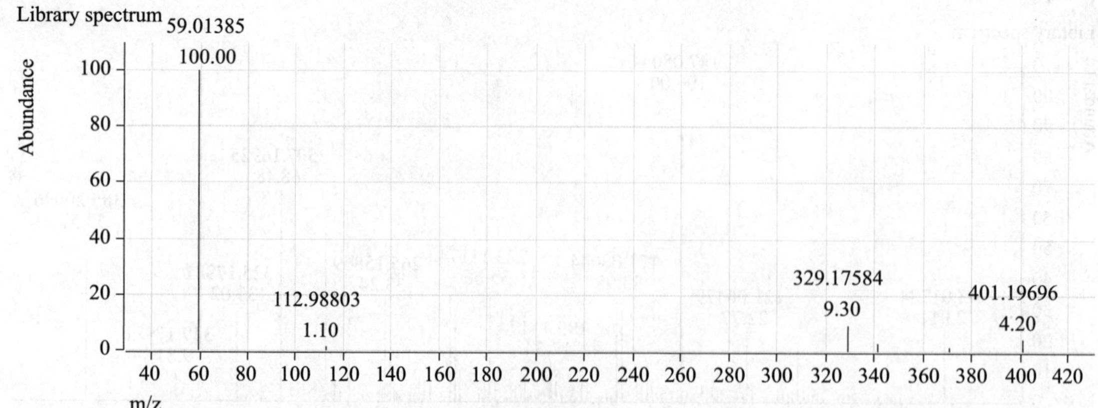

$[M-H]^-$ CID:20V

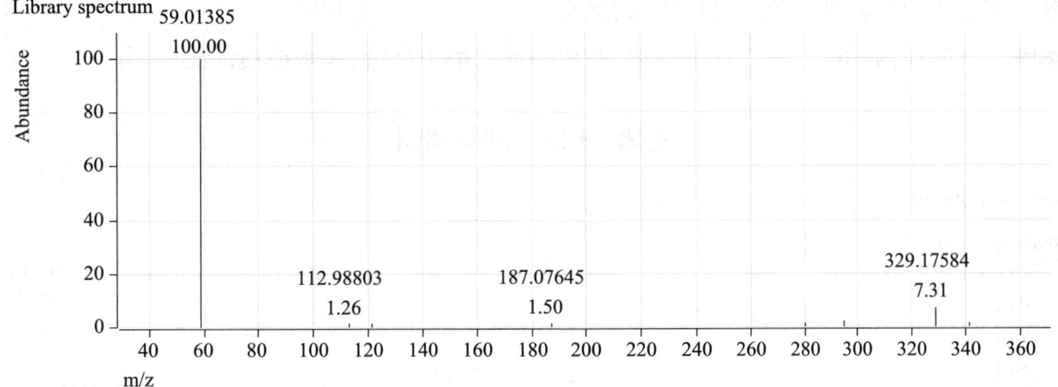

$[M-H]^-$ CID:40V

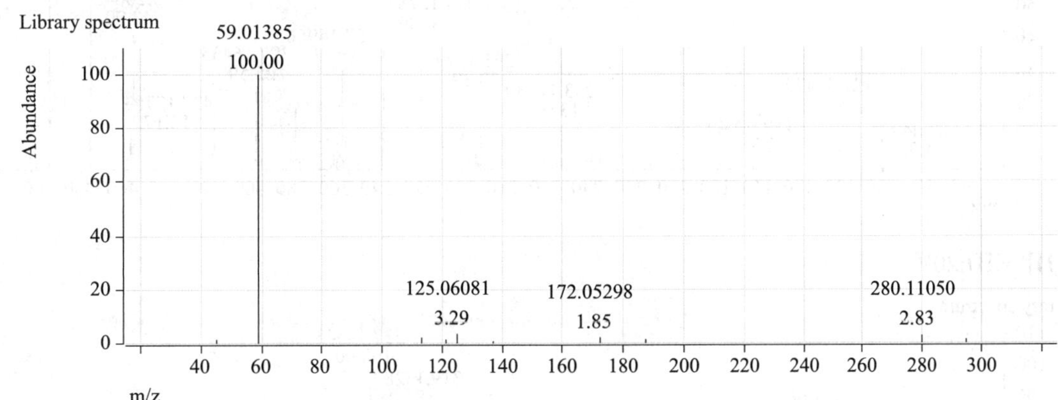

负离子扫描裂解途径解析

m/z 59.0139

m/z 401.1970

m/z 329.1758

醋酸氟轻松

英文名： Fluocinonide

分子式： $C_{26}H_{32}F_2O_7$

分子量： 494.53

CAS 编号： 356–12–7

中文化学名： 11β– 羟基 –16α，17–［(1– 甲基亚乙基)–双(氧)］–21–(乙酰氧基)–6α，9– 二氟孕甾 –1，4– 二烯 –3，20–二酮

英文化学名： (6α,11β,16α)–21–(Acetyloxy)–6,9–difluoro–

11-hydroxy-16,17-[(1-methylethylidene)bis(oxy)]pregna-1,4-diene-3,20-dione

性状：本品为白色或类白色结晶性粉末；无臭

溶解性：本品在丙酮或二氧六环中略溶，在甲醇或乙醇中微溶，在水或石油醚中不溶

正离子扫描二级质谱图

[M+H]$^+$ CID:10V

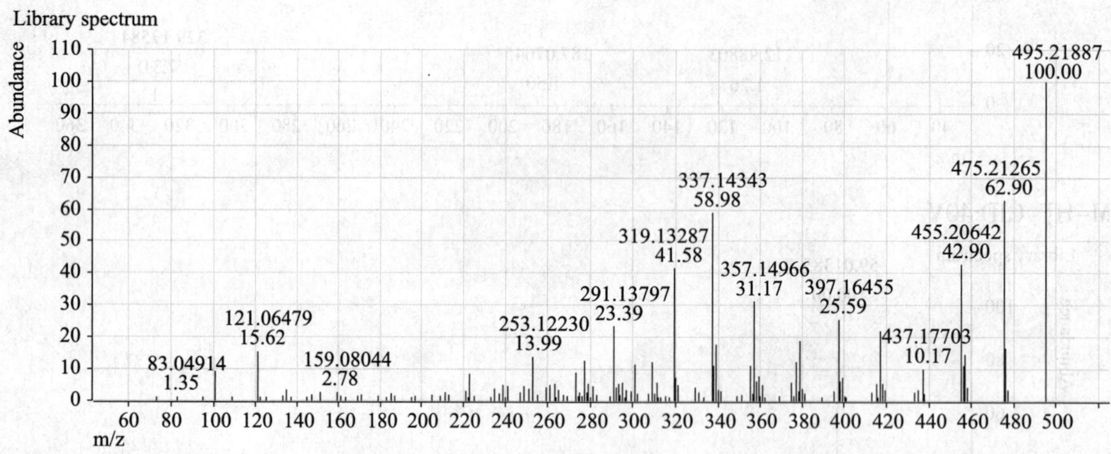

[M+H]$^+$ CID:20V

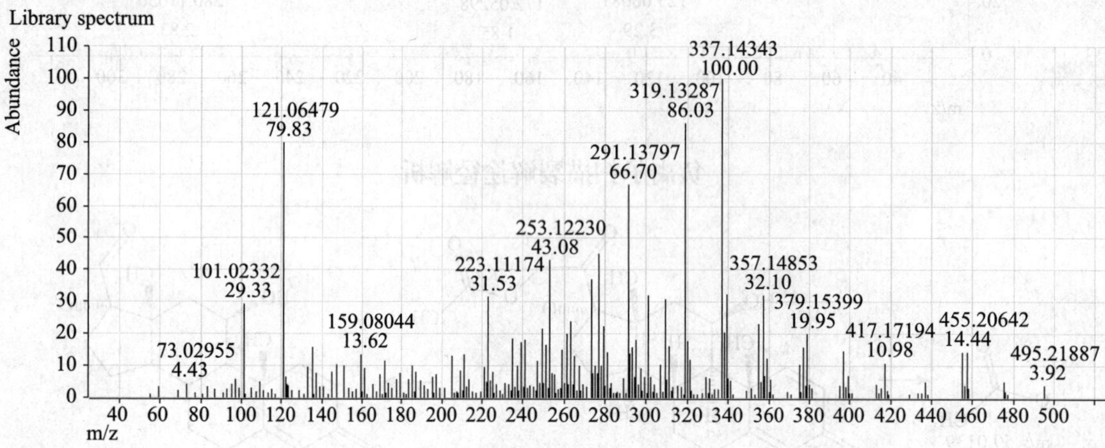

[M+H]$^+$ CID:40V

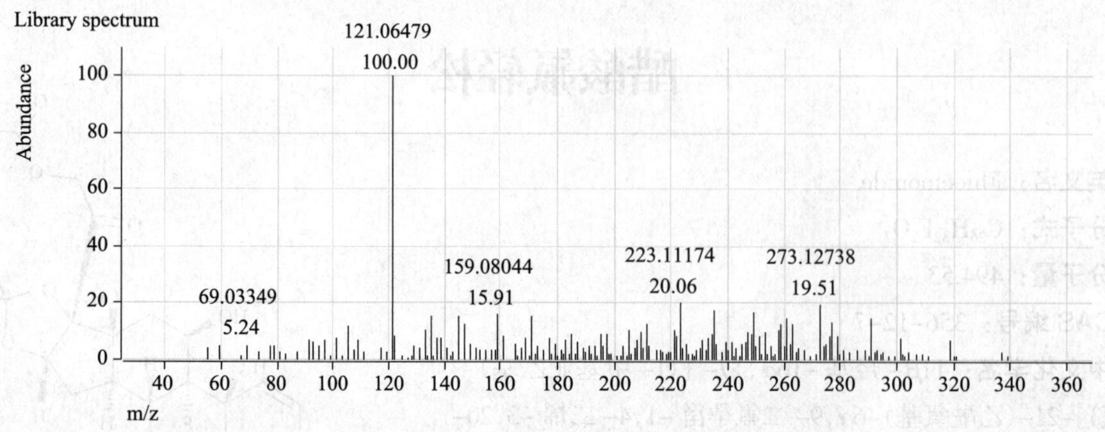

正离子扫描裂解途径解析

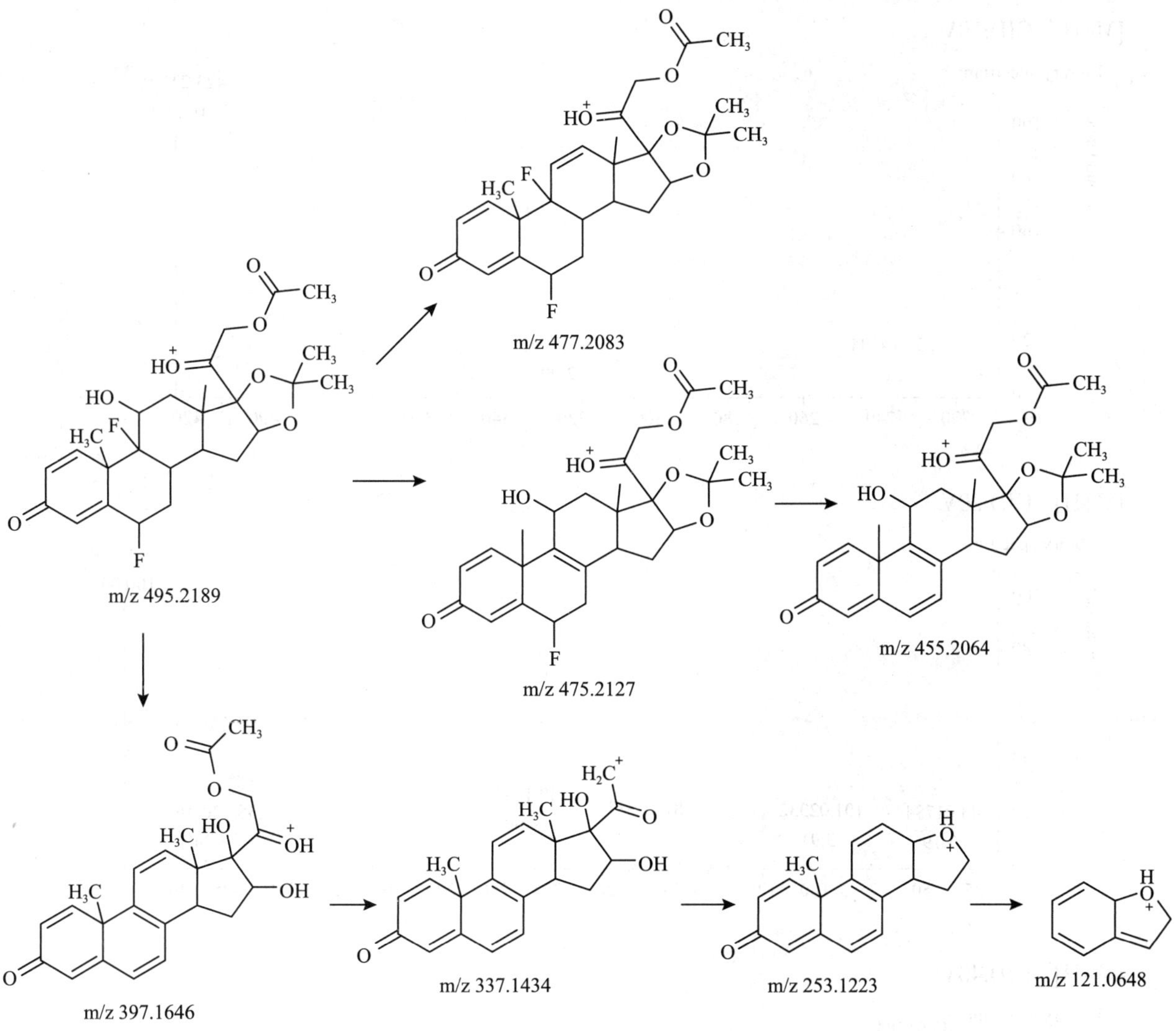

m/z 495.2189

m/z 477.2083

m/z 475.2127

m/z 455.2064

m/z 397.1646

m/z 337.1434

m/z 253.1223

m/z 121.0648

醋酸氟氢可的松

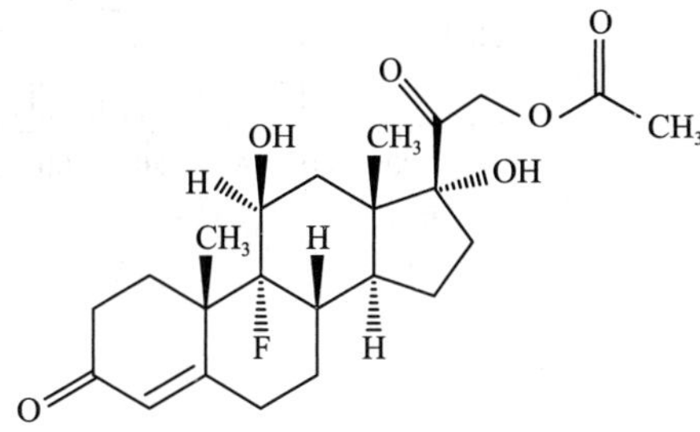

英文名： Fludrocortisone Acetate

分子式： $C_{23}H_{31}FO_6$

分子量： 422.49

CAS 编号： 514-36-3

中文化学名： 11*β*,17*α*,21- 三羟基 -9- 氟孕甾 -4- 烯 -3,20- 二酮 -21- 醋酸酯

英文化学名： 9-Fluoro-11*β*,17,21-trihydroxypregn-4-ene-3,20-dione 21-acetate

性状： 本品为白色至微黄色结晶性粉末；无臭；无味；有引湿性

溶解性： 本品在乙醇或三氯甲烷中略溶，在乙醚中微溶，在水中不溶

正离子扫描二级质谱图

[M+H]$^+$ CID:10V

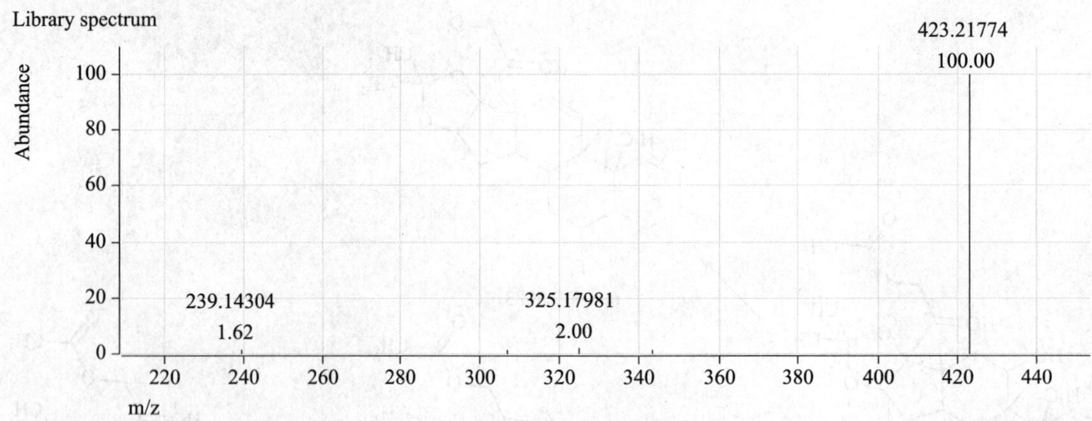

[M+H]$^+$ CID:20V

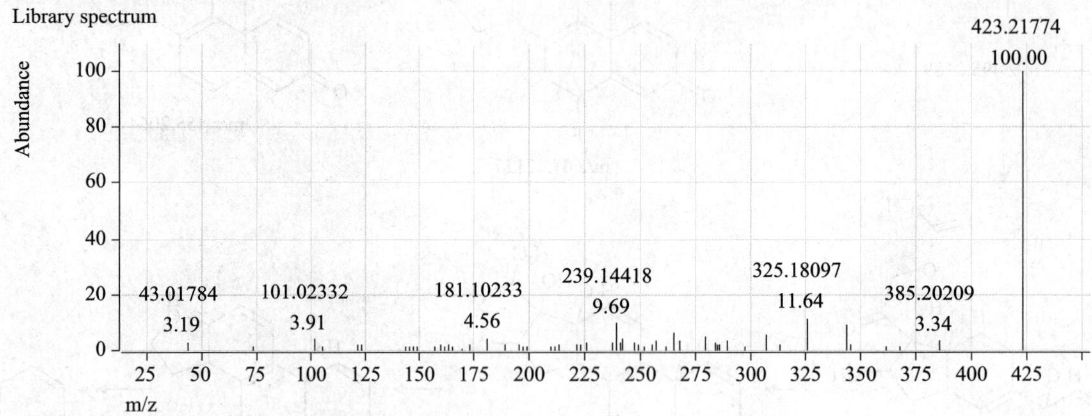

[M+H]$^+$ CID:40V

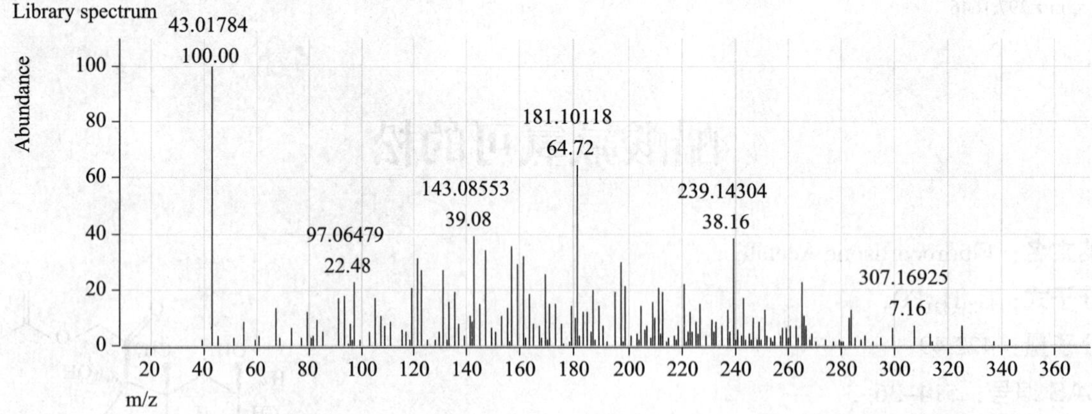

正离子扫描裂解途径解析

m/z 423.2177

m/z 385.2010

m/z 325.1798

m/z 239.1430

m/z 181.1012

负离子扫描二级质谱图

[M−H]⁻ CID:10V

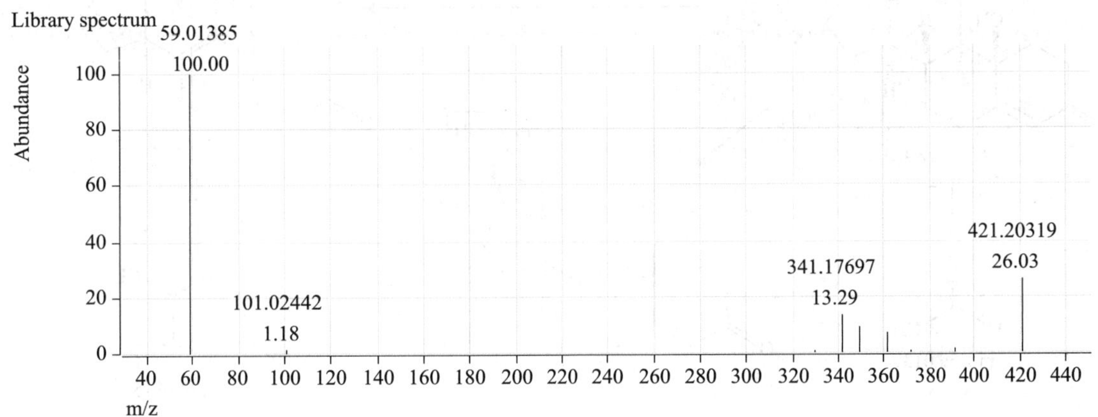

[M−H]⁻ CID:20V

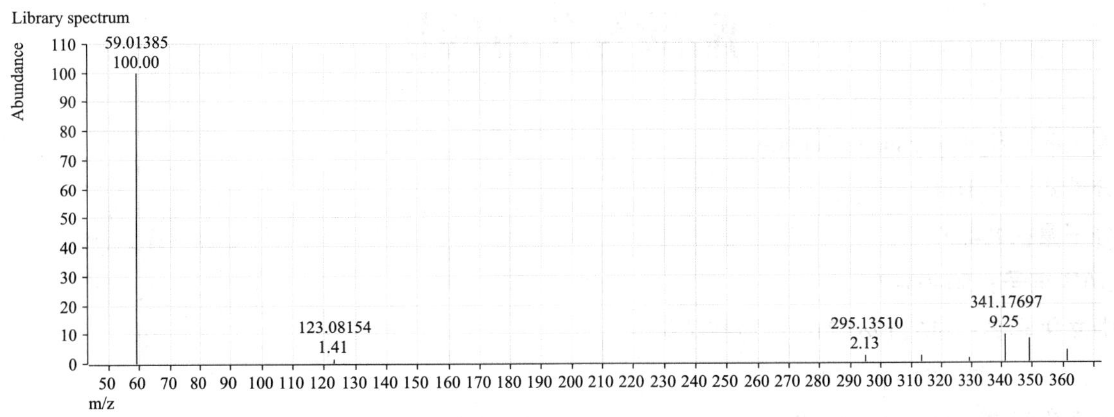

$[M-H]^-$ CID:40V

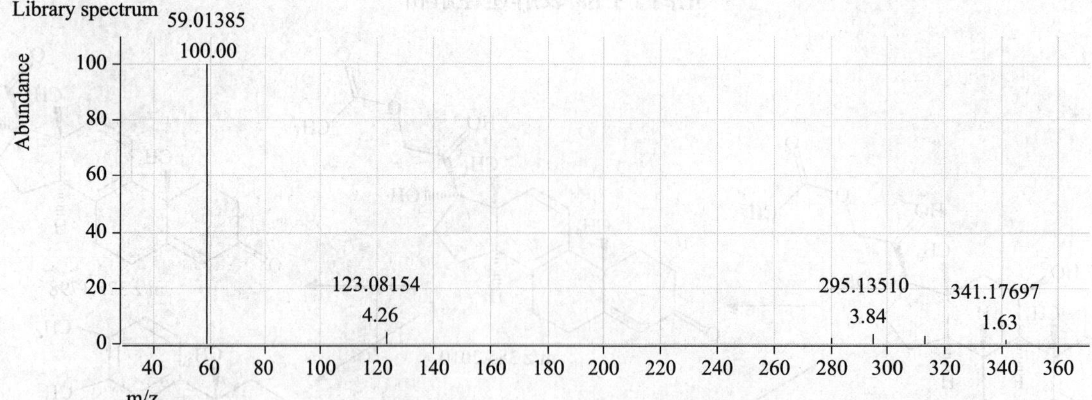

负离子扫描裂解途径解析

m/z 421.2032

m/z 341.1758

m/z 59.0139

m/z 349.1821

m/z 123.0815

醋酸氢化可的松

英文名： Hydrocortisone Acetate

分子式： $C_{23}H_{32}O_6$

分子量： 404.50

CAS 编号： 50-03-3

中文化学名： 11*β*,17*α*,21-三羟基孕甾-4-烯-3,20-二酮-21-醋酸酯

英文化学名： 11*β*,17*α*,21-Trihydroxypregn-4-ene-3,20-dione 21-acetate

性状： 本品为白色或类白色结晶性粉末；无臭

溶解性： 本品在甲醇、乙醇或三氯甲烷中微溶，在水中不溶

正离子扫描二级质谱图

$[M+H]^+$ CID:10V

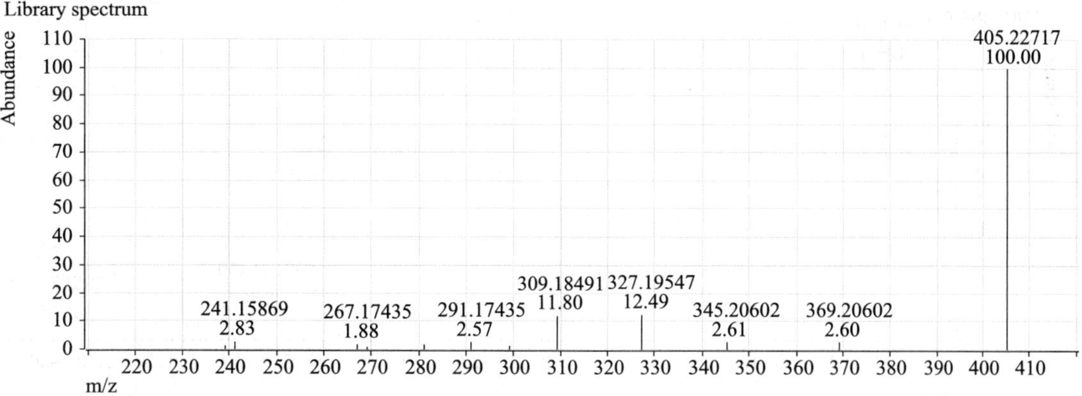

$[M+H]^+$ CID:20V

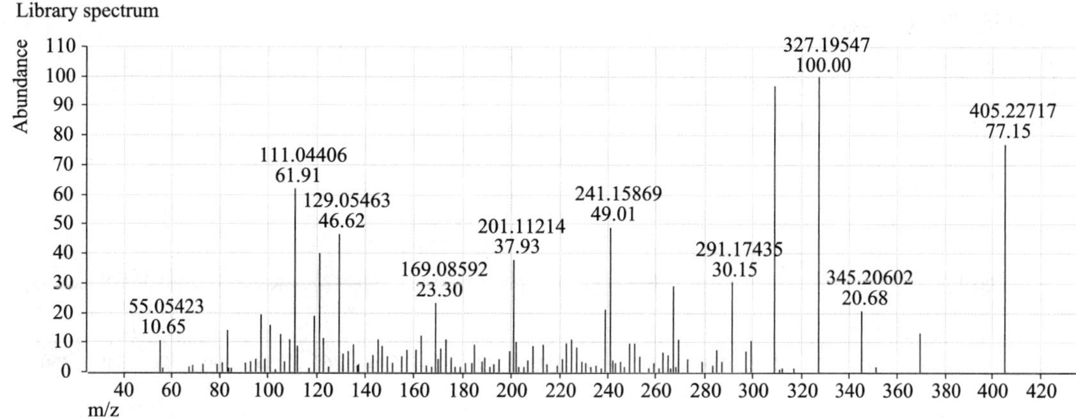

$[M+H]^+$ CID:40V

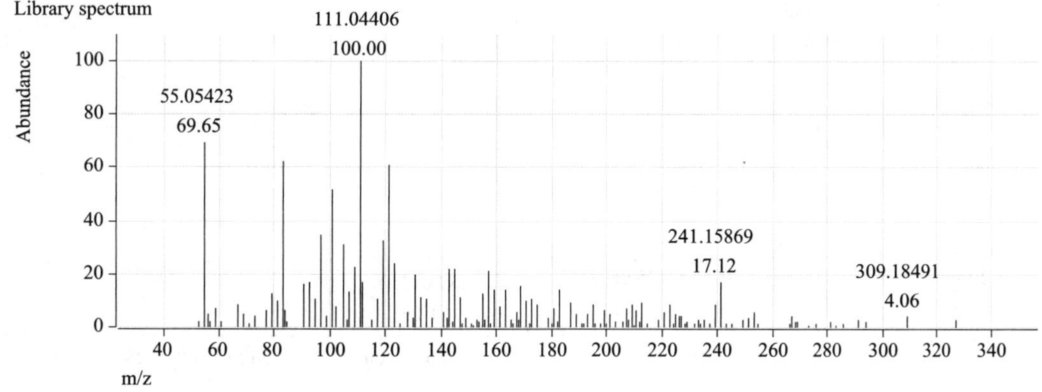

正离子扫描裂解途径解析

m/z 405.2272 → m/z 327.1955 → m/z 241.1587

负离子扫描二级质谱图

[M−H]⁻ CID:10V

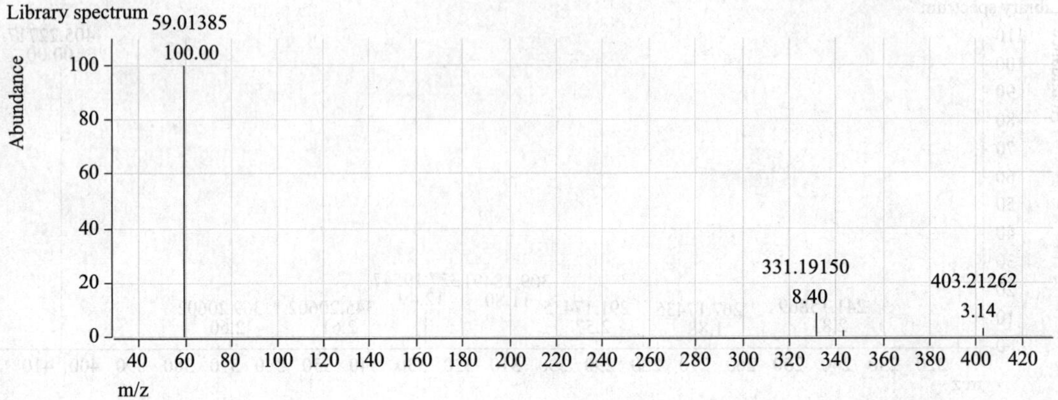

[M−H]⁻ CID:20V

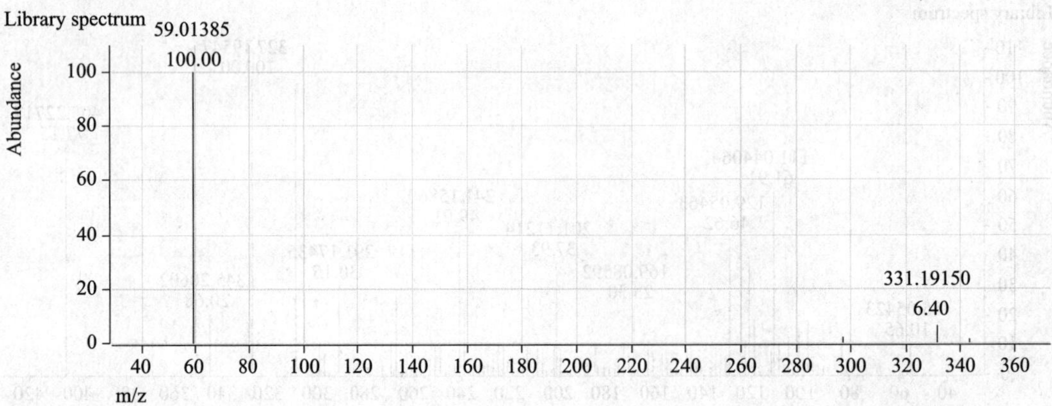

[M−H]⁻ CID:40V

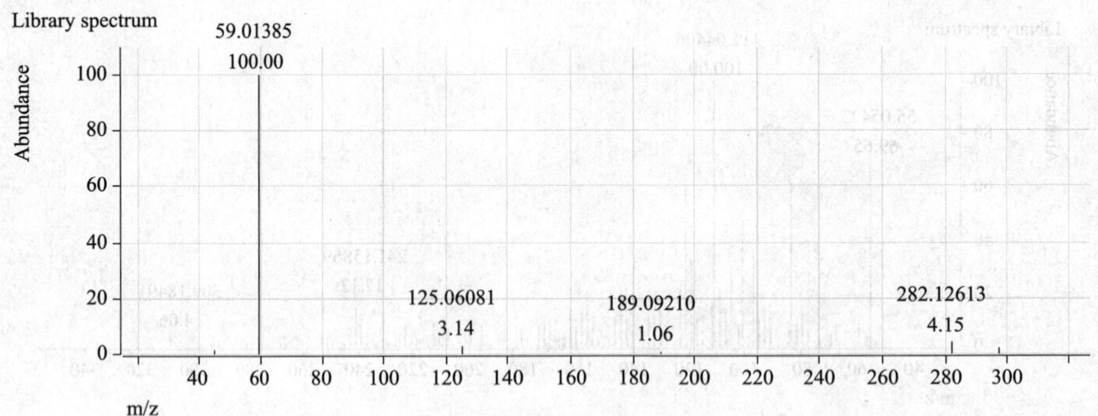

负离子扫描裂解途径解析

m/z 59.0139 ← m/z 403.2126 → m/z 331.1915

醋酸氯地孕酮

英文名： Chlormadinone Acetate

分子式： $C_{23}H_{29}ClO_4$

分子量： 404.93

CAS 编号： 302-22-7

中文化学名： 17α-羟基-6-氯孕甾-4,6-二烯-3,20-二酮醋酸酯

英文化学名： 17-(Acetoxy)-6-chloropregna-4,6-diene-3,20-dione

性状： 本品为白色至微黄色结晶性粉末；无臭

溶解性： 本品在三氯甲烷中易溶，在甲醇中略溶，在乙醇中微溶，在水中不溶

正离子扫描二级质谱图

$[M+H]^+$ CID:10V

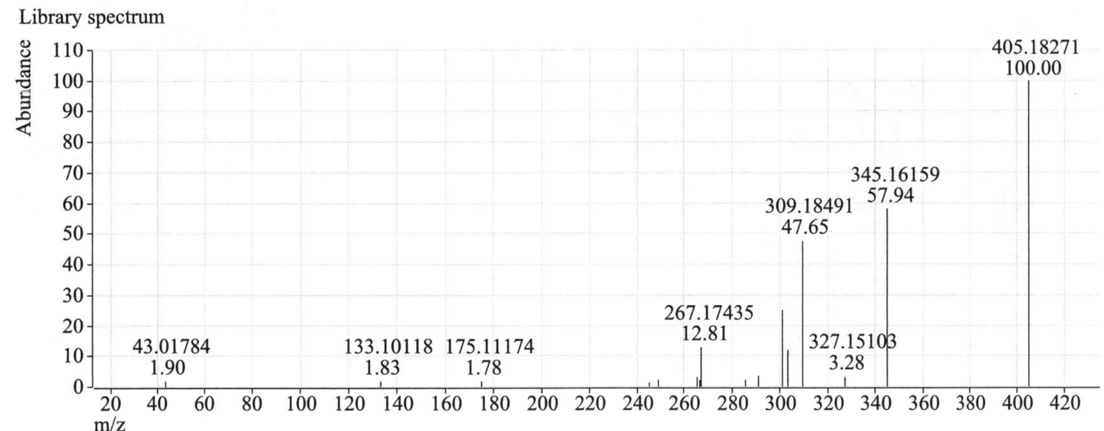

$[M+H]^+$ CID:20V

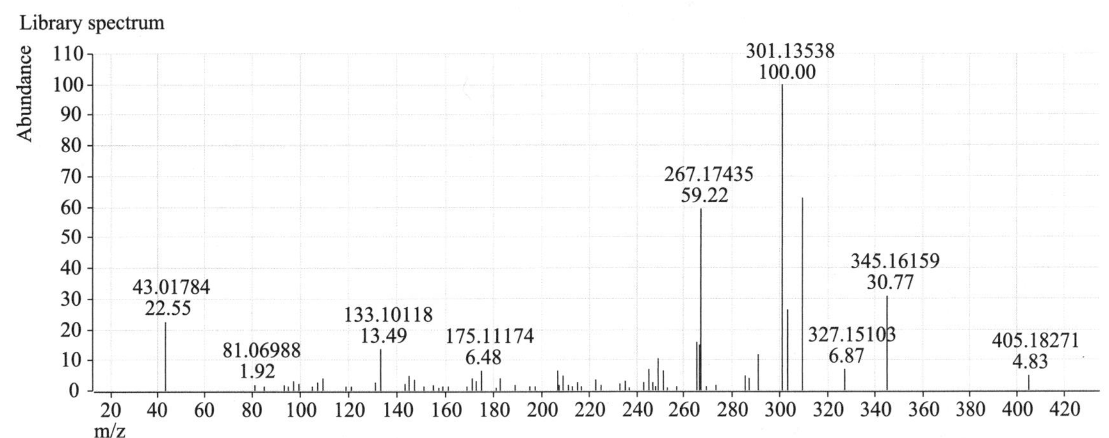

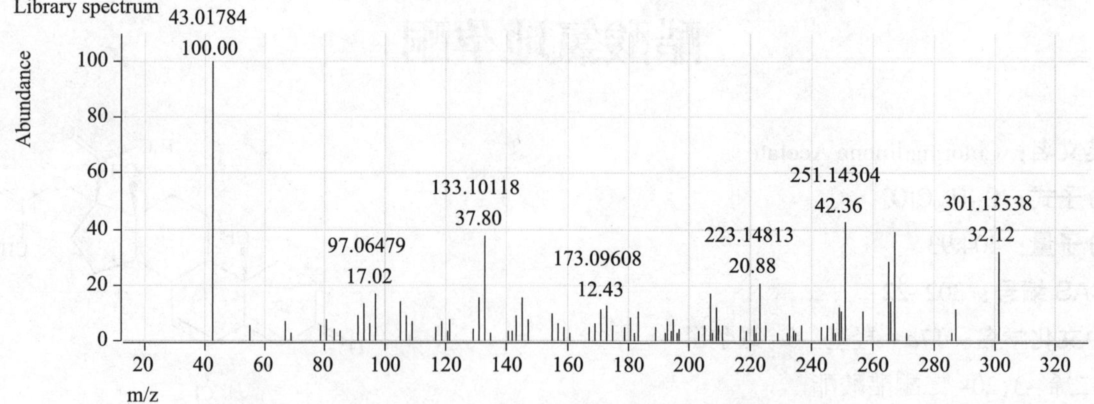

正离子扫描裂解途径解析

m/z 43.0178

+H

m/z 405.1827

m/z 345.1616

m/z 267.1743

m/z 309.1849

m/z 301.1354

负离子扫描二级质谱图

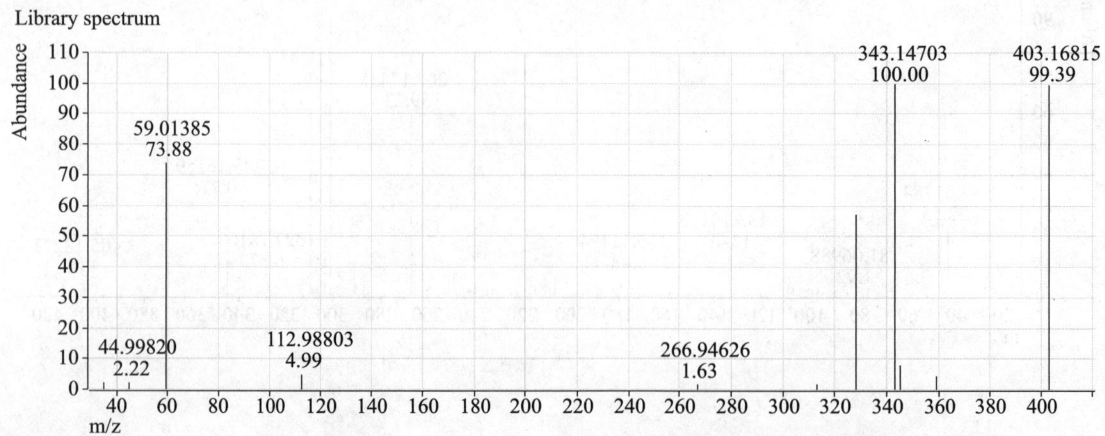

[M-H]$^-$ CID:20V

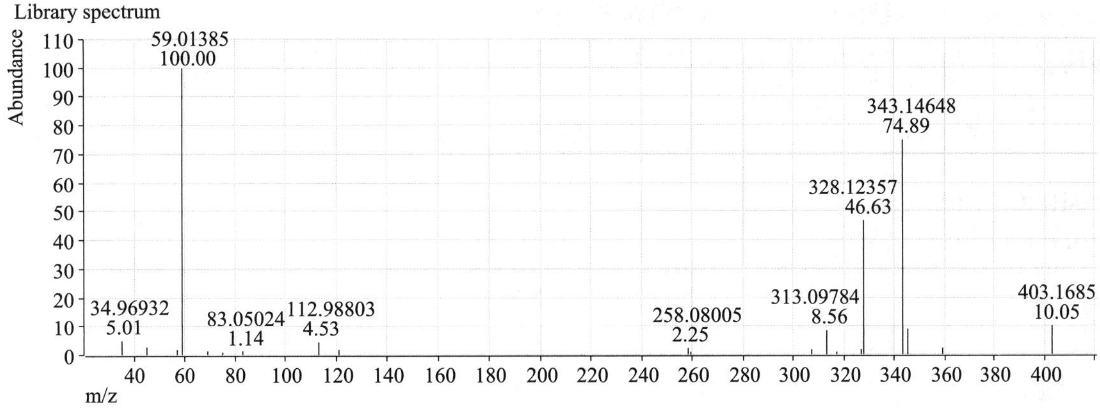

[M-H]$^-$ CID:40V

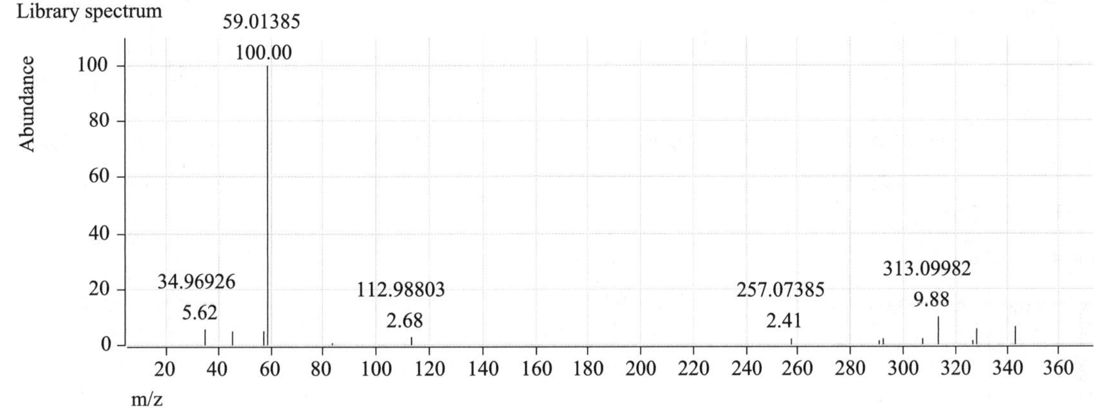

负离子扫描裂解途径解析

m/z 59.0139 ← m/z 403.1682 → m/z 343.1470

缬 沙 坦

英文名：Valsartan

分子式：$C_{24}H_{29}N_5O_3$

分子量：435.52

CAS 编号：137862-53-4

中文化学名：*N*-戊酰基-*N*-[[2′-(1*H*-四氮唑-5-基)联苯-4-基]甲基]-L-缬氨酸

英文化学名：*N*-(1-Oxopentyl)-*N*-[[2-(2*H*-tetrazol-5-yl)[1,1-biphenyl]-4-yl]methyl]-L-valine

性状：本品为白色结晶或白色或类白色粉末；有吸湿性

溶解性：本品在乙醇中极易溶，在甲醇中易溶，在乙酸乙酯中略溶，在水中几乎不溶

正离子扫描二级质谱图

$[M+H]^+$ CID:10V

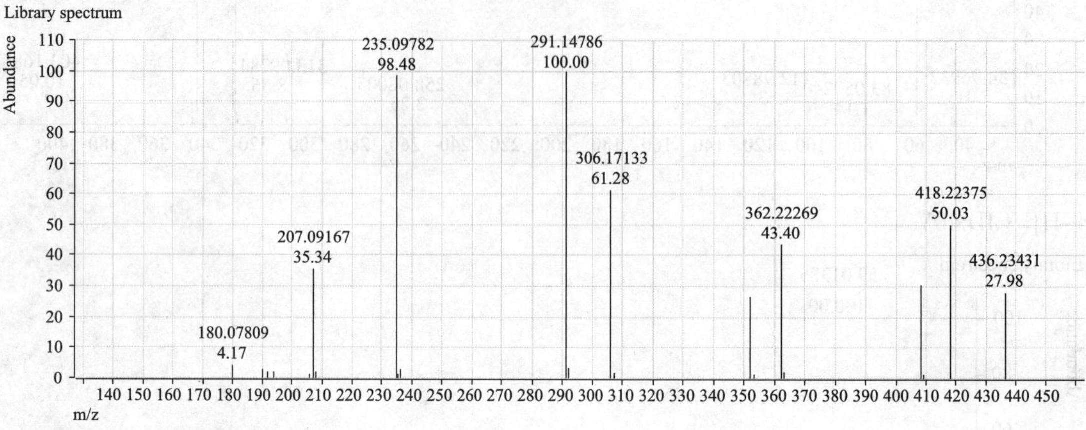

$[M+H]^+$ CID:20V

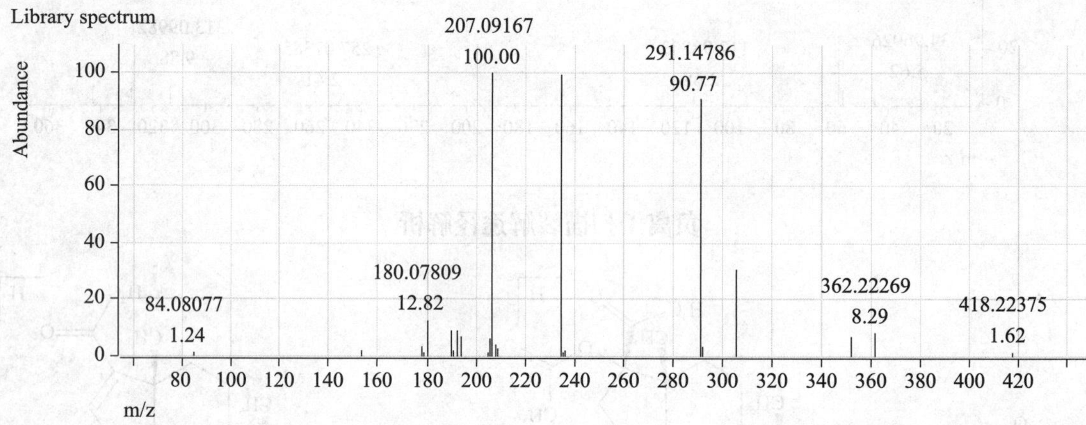

$[M+H]^+$ CID:40V

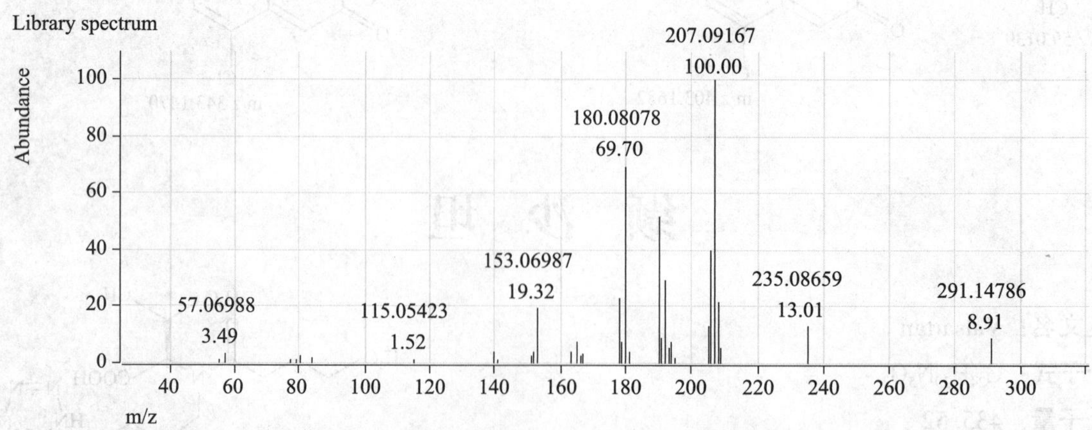

正离子扫描裂解途径解析

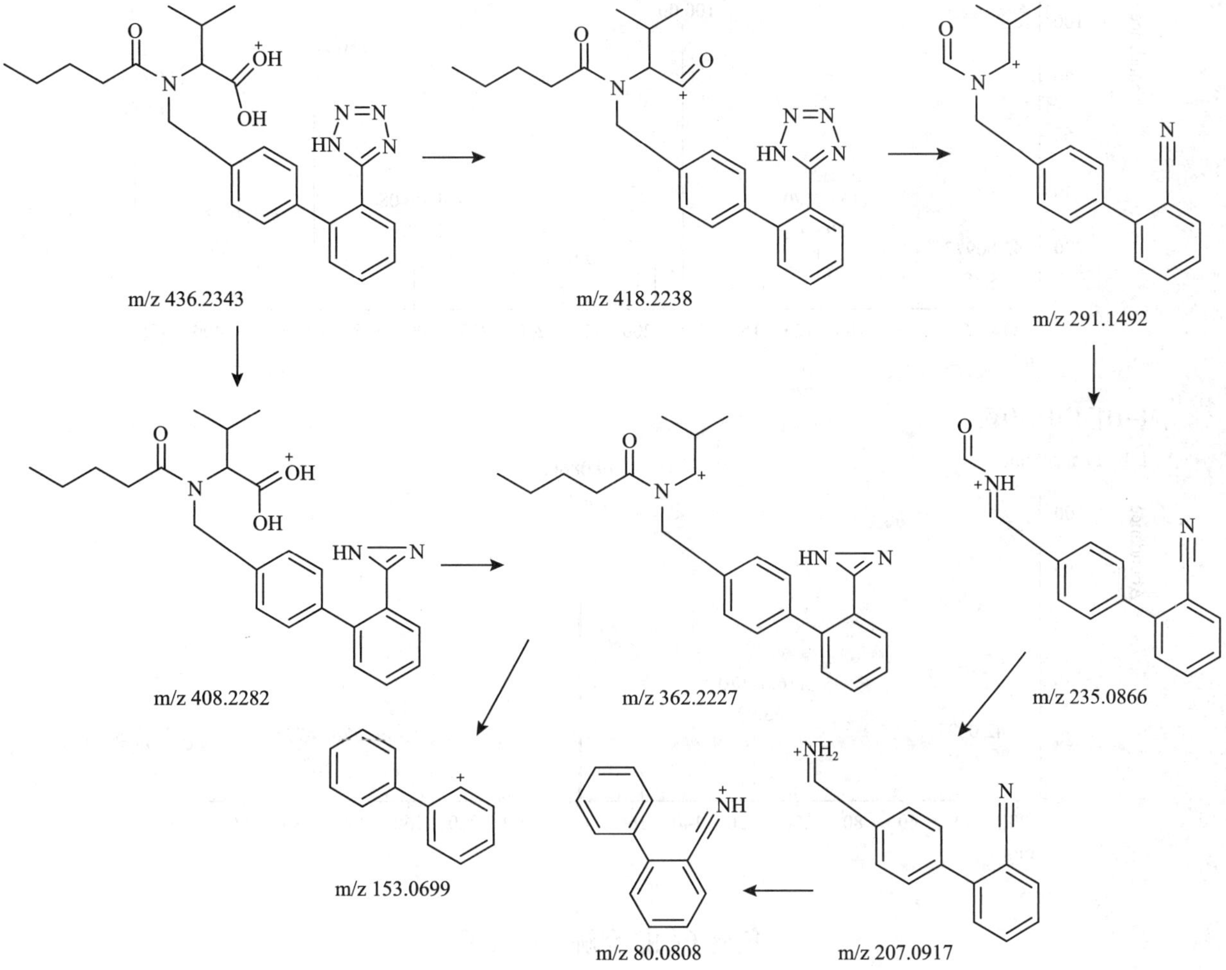

m/z 436.2343

m/z 418.2238

m/z 291.1492

m/z 408.2282

m/z 362.2227

m/z 235.0866

m/z 153.0699

m/z 80.0808

m/z 207.0917

负离子扫描二级质谱图

[M−H]⁻ CID:10V

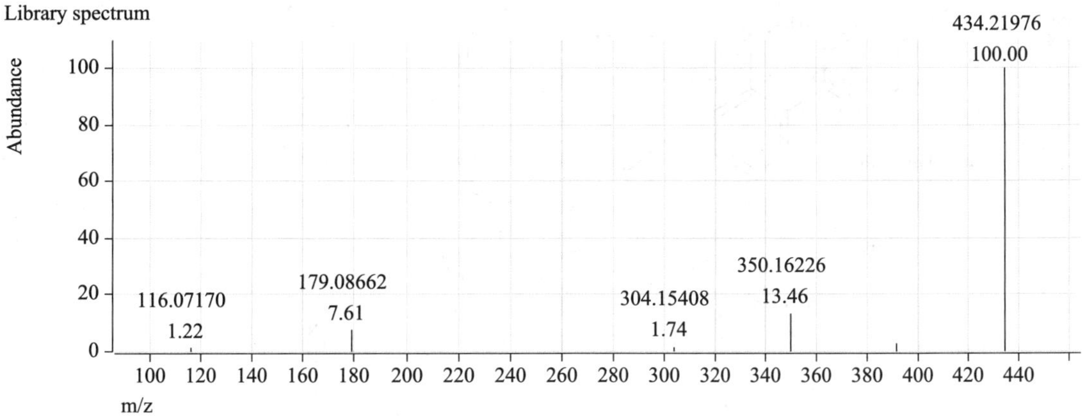

Library spectrum

$[M-H]^-$ CID:20V

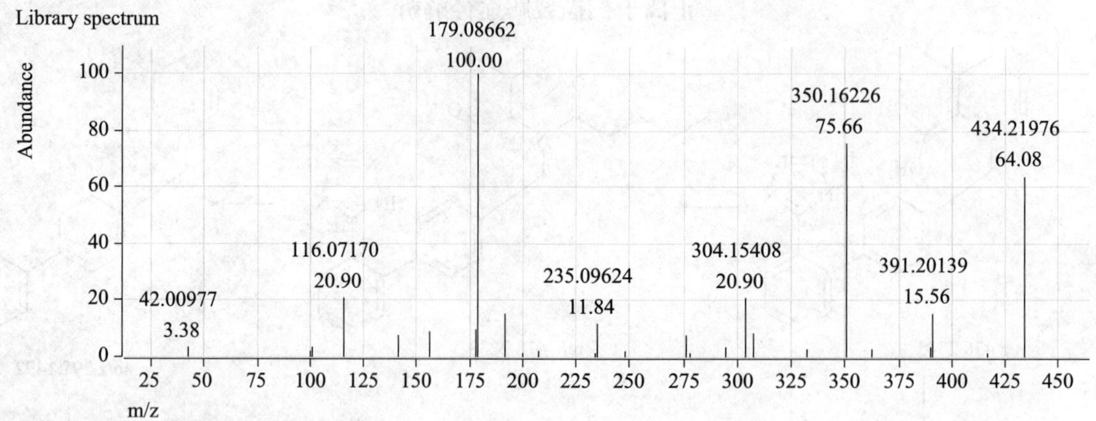

$[M-H]^-$ CID:40V

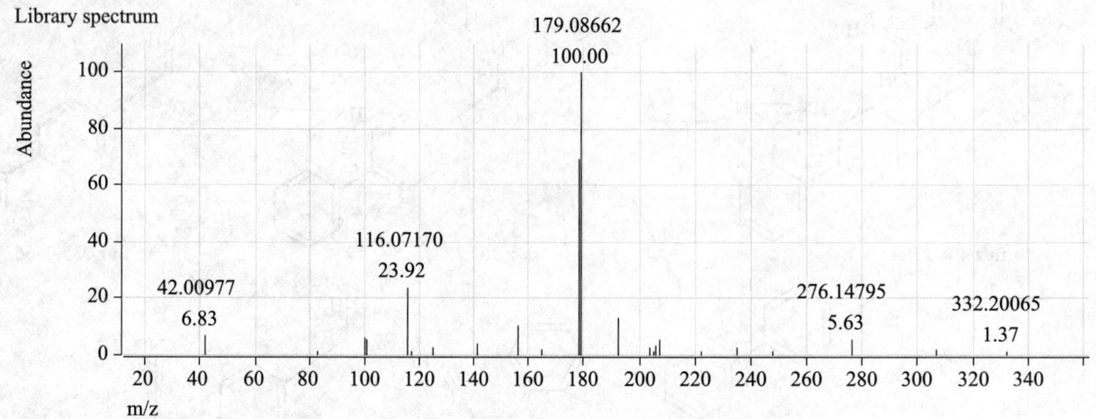

负离子扫描裂解途径解析

m/z 434.2198

m/z 350.1622

m/z 179.0866

m/z 391.2027

磺　　胺

英文名： Sulfanilamide

分子式： $C_6H_8N_2O_2S$

分子量： 172.20

CAS 编号： 63-74-1

中文化学名： 4- 氨基苯磺酰胺

英文化学名： 4-Aminobenzenesulfonamide

性状： 本品为白色结晶性颗粒

溶解性： 本品在水中微溶，在丙酮中易溶，在乙醇中略溶，在二氯甲烷中几乎不溶，在碱性溶液或稀酸溶液中可溶

正离子扫描二级质谱图

$[M+H]^+$ CID:10V

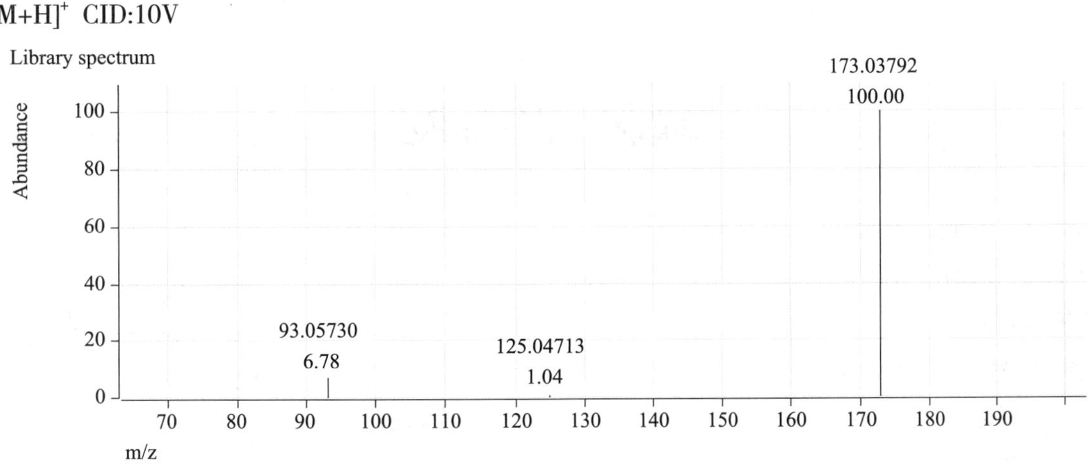

$[M+H]^+$ CID:20V

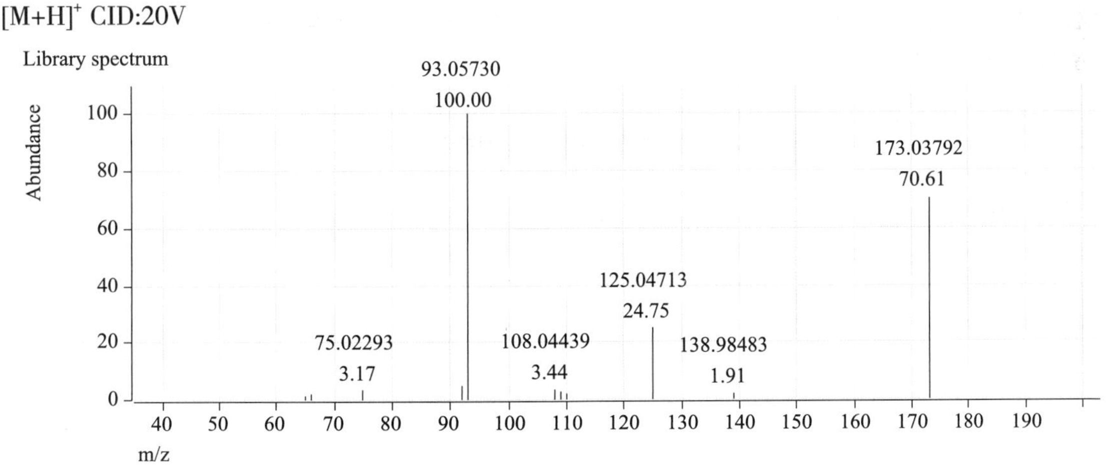

$[M+H]^+$ CID:40V

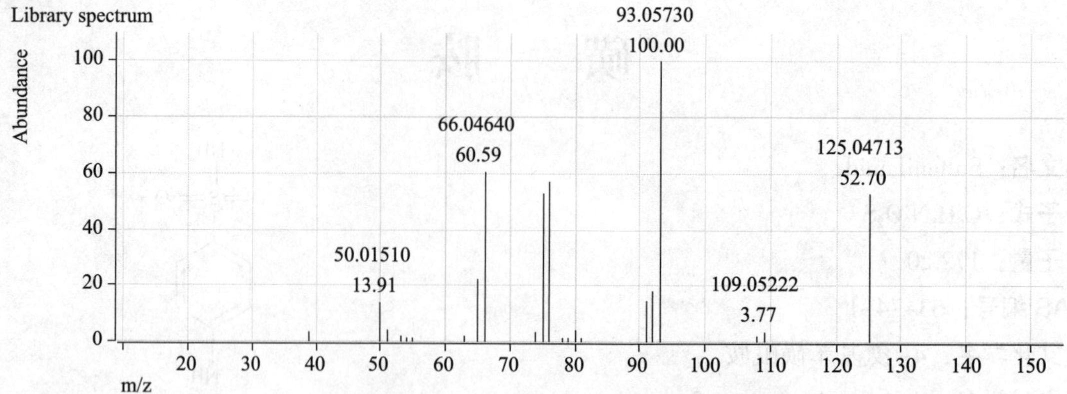

正离子扫描裂解途径解析

m/z 173.0379 → m/z 93.0573 → m/z 66.0470

磺胺二甲嘧啶

英文名： Sulfamethazine

分子式： $C_{12}H_{14}N_4O_2S$

分子量： 278.33

CAS 编号： 57-68-1

中文化学名： *N*-（4,6- 二甲基 -2- 嘧啶基）-4- 氨基苯磺酰胺

英文化学名： 4-Amino-*N*-(4,6-dimethyl-2-pyrimidinyl)benzenesulfonamide

性状： 本品为白色或微黄色结晶或粉末；无臭；味微苦；遇光色渐变深

溶解性： 本品在水和乙醇中微溶，在丙酮中溶解

正离子扫描二级质谱图

$[M+H]^+$ CID:10V

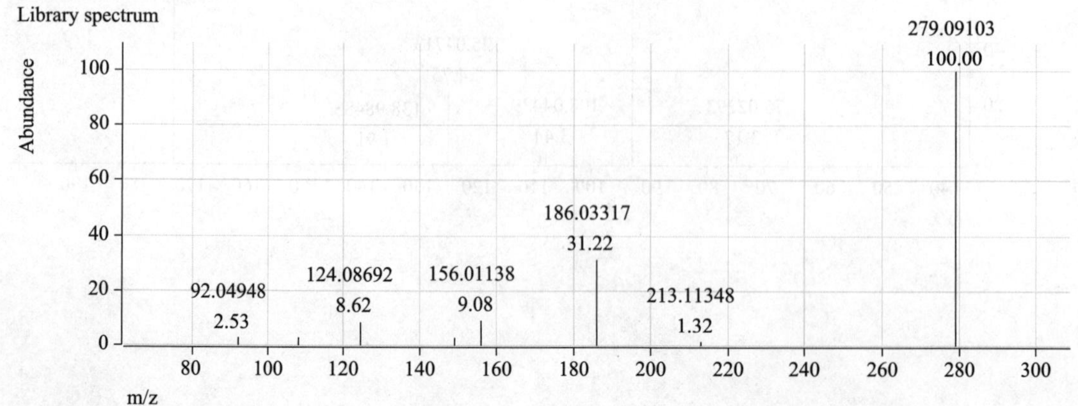

$[M+H]^+$ CID:20V

Library spectrum

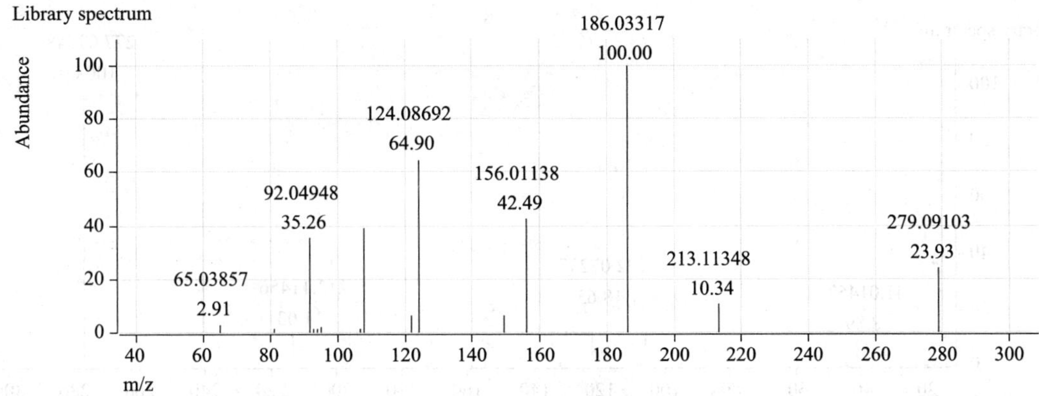

$[M+H]^+$ CID:40V

Library spectrum

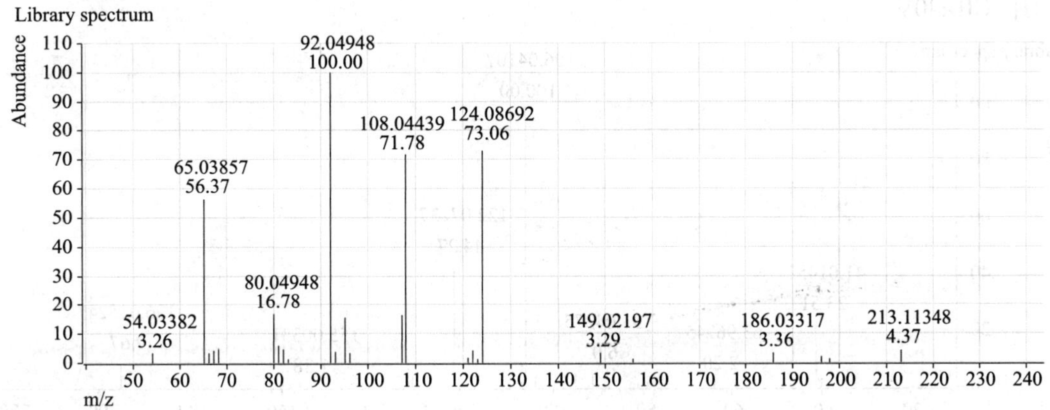

正离子扫描裂解途径解析

m/z 108.0444 ← m/z 124.0869 ← m/z 279.0910 → m/z 92.0495; m/z 186.0332

负离子扫描二级质谱图

$[M-H]^-$ CID:10V

Library spectrum

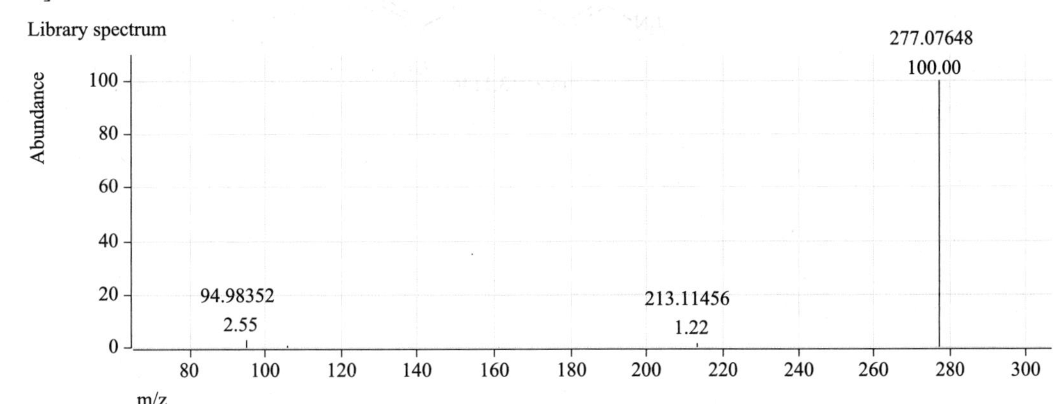

[M−H]⁻ CID:20V

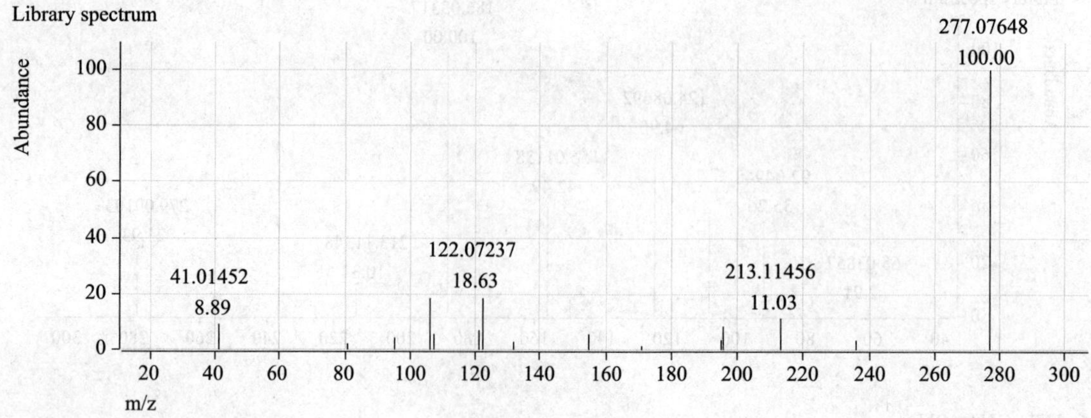

[M−H]⁻ CID:40V

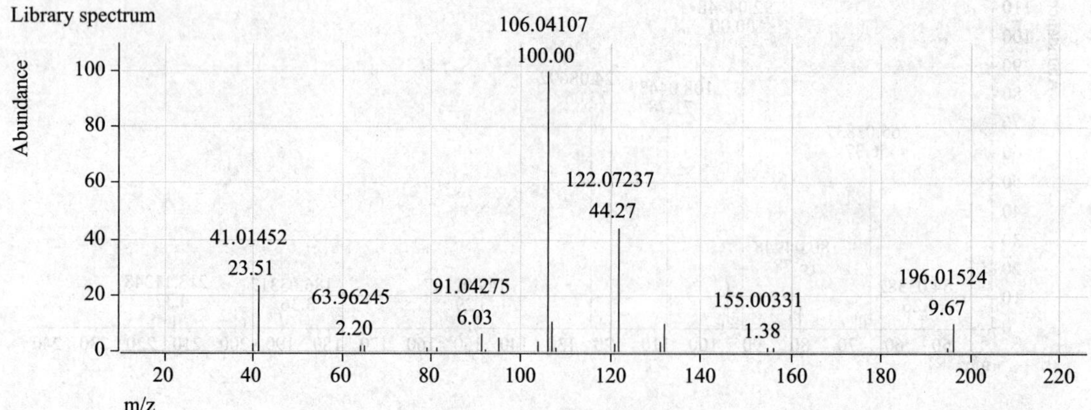

负离子扫描裂解途径解析

m/z 277.0765

m/z 122.0724

m/z 106.0411

m/z 213.1146

糖　　精

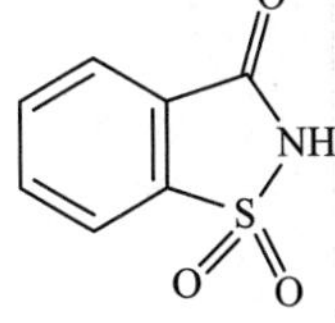

英文名： Saccharin

分子式： $C_7H_5NO_3S$

分子量： 183.19

CAS 编号： 81-07-2

中文化学名： 1,2-苯并异噻唑-3(2*H*)-酮-1,1-二氧化物

英文化学名： 1,2-Benzisothiazol-3(2*H*)-one 1,1-dioxide

性状： 本品为白色或类白色结晶性粉末或无色结晶

溶解性： 本品在水、乙醚和三氯甲烷中微溶，在乙醇、乙酸乙酯、丙酮中溶解

正离子扫描二级质谱图

[M+H]$^+$ CID:10V

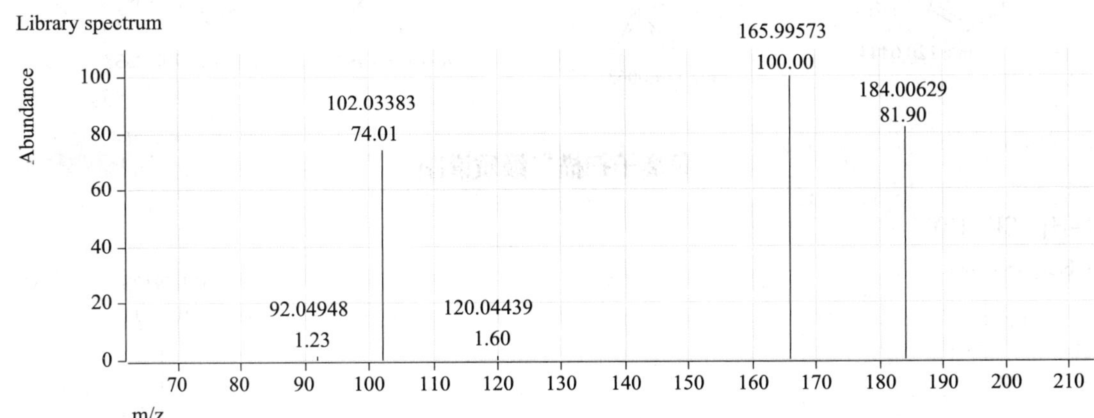

[M+H]$^+$ CID:20V

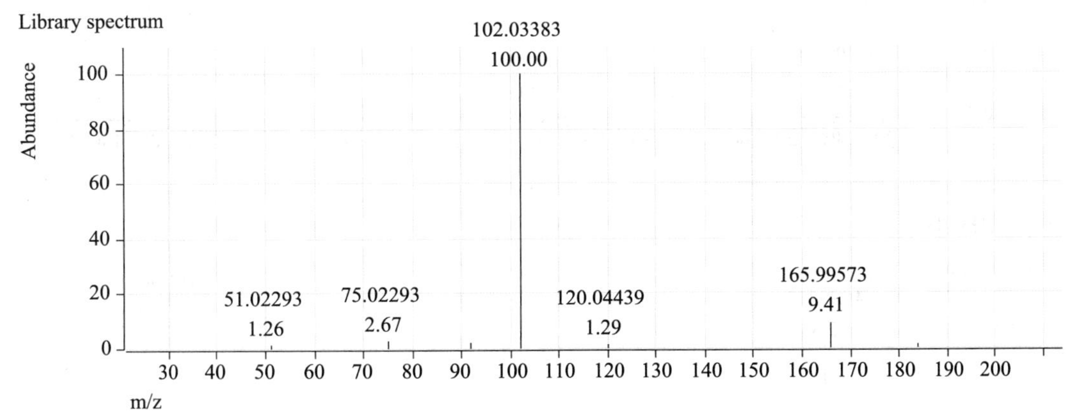

[M+H]+ CID:40V

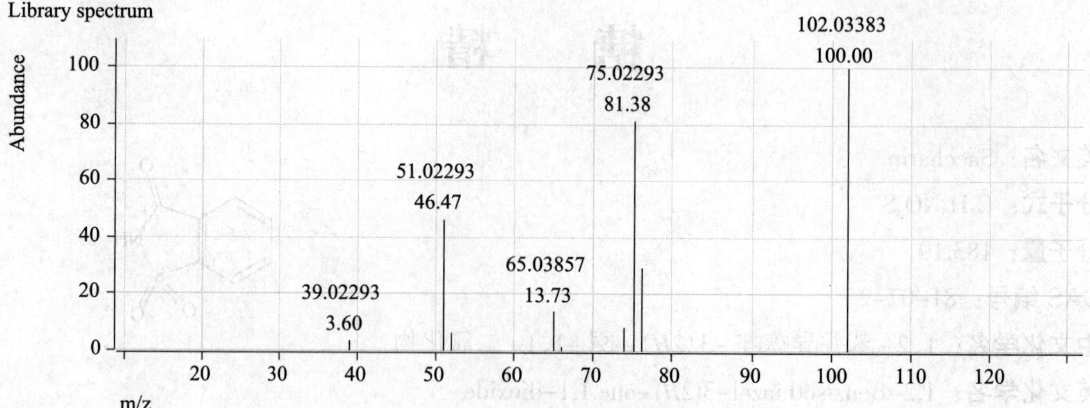

正离子扫描裂解途径解析

m/z 120.0444

m/z 184.0063

m/z 165.9957

m/z 102.0338

负离子扫描二级质谱图

[M−H]− CID:10V

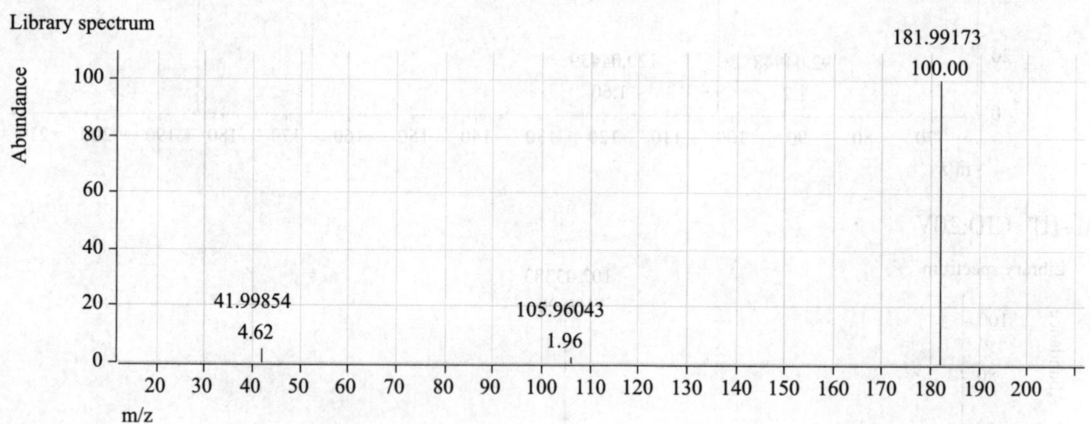

[M−H]− CID:20V

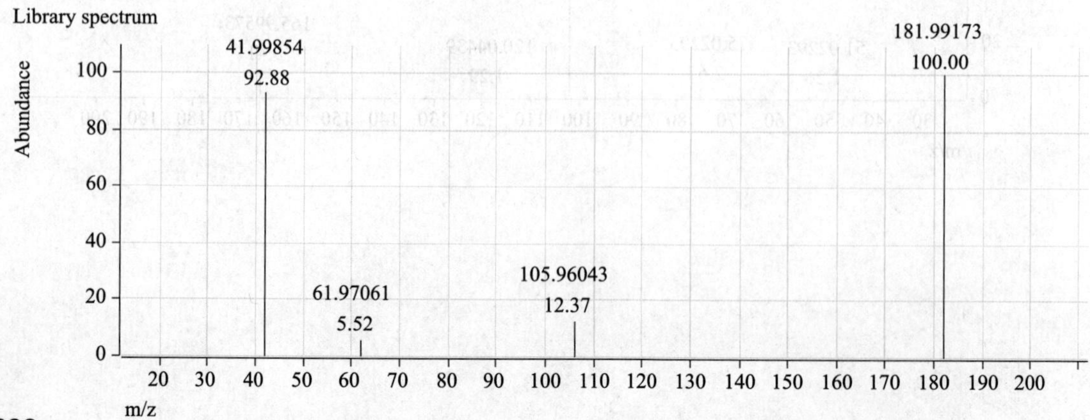

[M−H]⁻ CID:40V

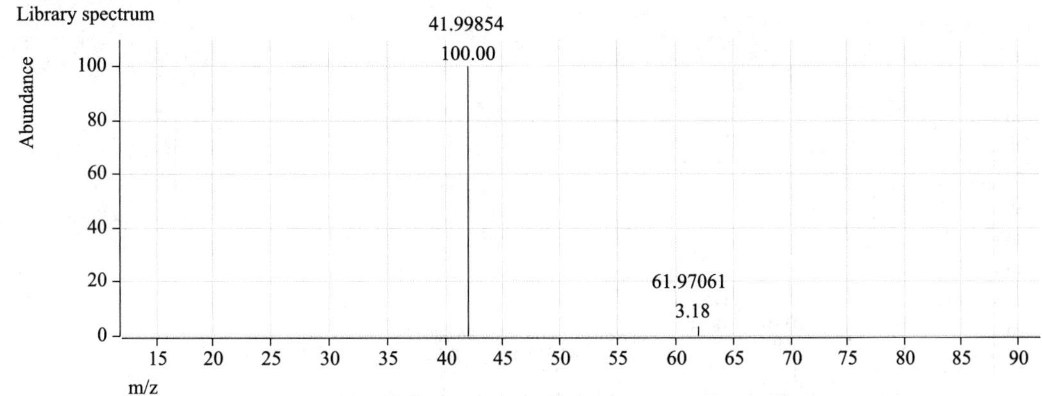

负离子扫描裂解途径解析

NSO⁻ m/z 61.9706 ← m/z 181.9917 → m/z 105.9604 → NCO⁻ m/z 41.9985

磷酸川芎嗪

英文名： Ligustrazine Phosphate

分子式： $C_8H_{12}N_2 \cdot H_3PO_4 \cdot H_2O$

分子量： 252.20

CAS 编号： 1124-11-4

中文化学名： 2,3,5,6-四甲基哌嗪磷酸盐一水合物

英文化学名： 2,3,5,6-Tetramethyl-piperazine phosphate monohydrate

性状： 本品为白色或类白色结晶性粉末；微臭；味苦

溶解性： 本品在水或乙醇中溶解，在三氯甲烷中不溶

, H_3PO_4 , H_2O

正离子扫描二级质谱图

[M+H]⁺ CID:10V

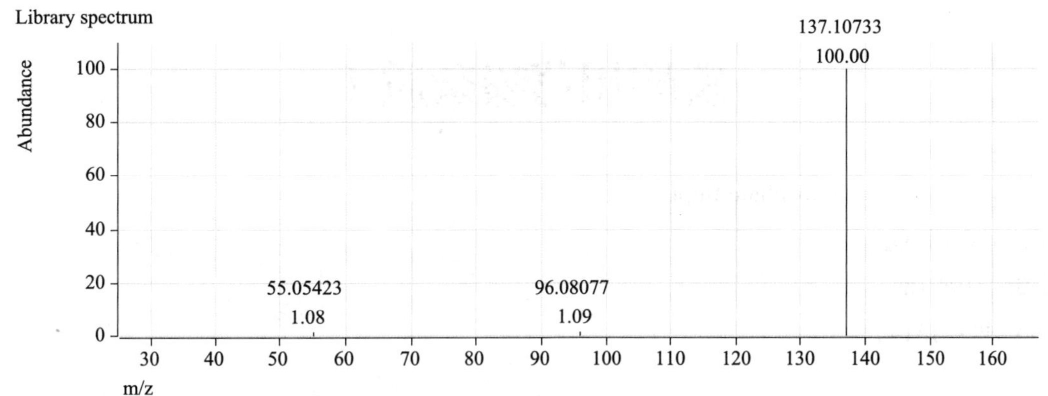

[M+H]+ CID:20V

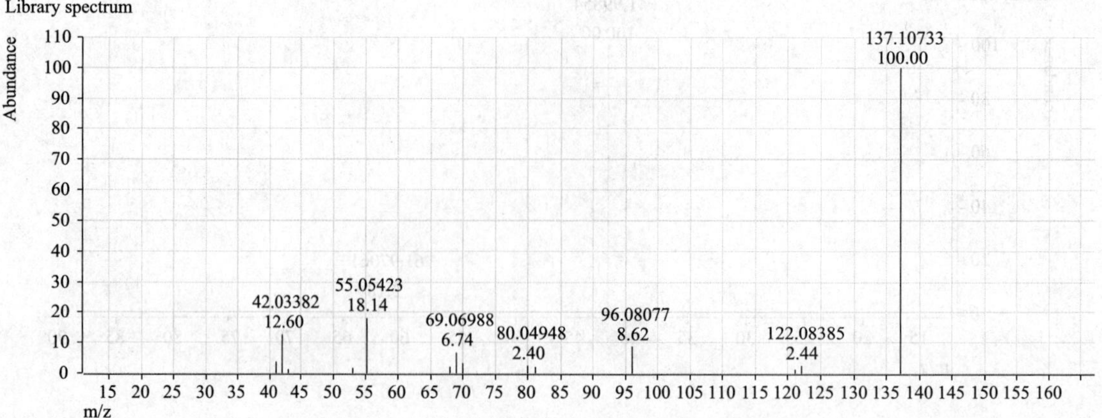

[M+H]+ CID:40V

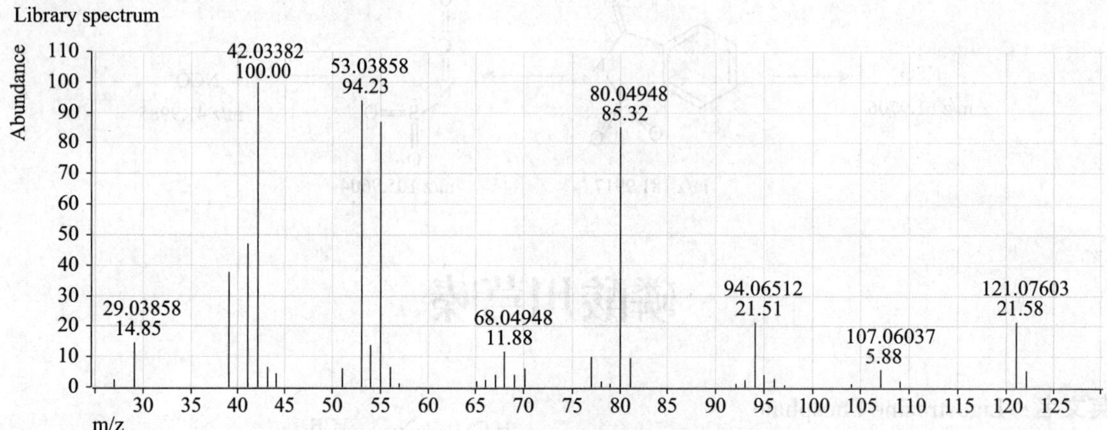

正离子扫描裂解途径解析

m/z 80.0495

m/z 121.0760

m/z 55.0542

m/z 96.0808

m/z 137.1073

m/z 122.0838

磷酸川芎嗪杂质 I

英文名： Ligustrazine Phosphate Impurity Ⅰ

分子式： $C_{10}H_{10}O_4$

分子量： 194.18

CAS 编号： 131-11-3

中文化学名：邻苯二甲酸二甲酯

英文化学名：Dimethyl 1,2-benzenedicarboxylate

性状：本品为无色透明油状液体

溶解性：本品在水和矿物油中微溶，与乙醇、乙醚、三氯甲烷混溶，在苯、丙酮等多种有机溶剂中溶解

正离子扫描二级质谱图

$[M+H]^+$ CID:10V

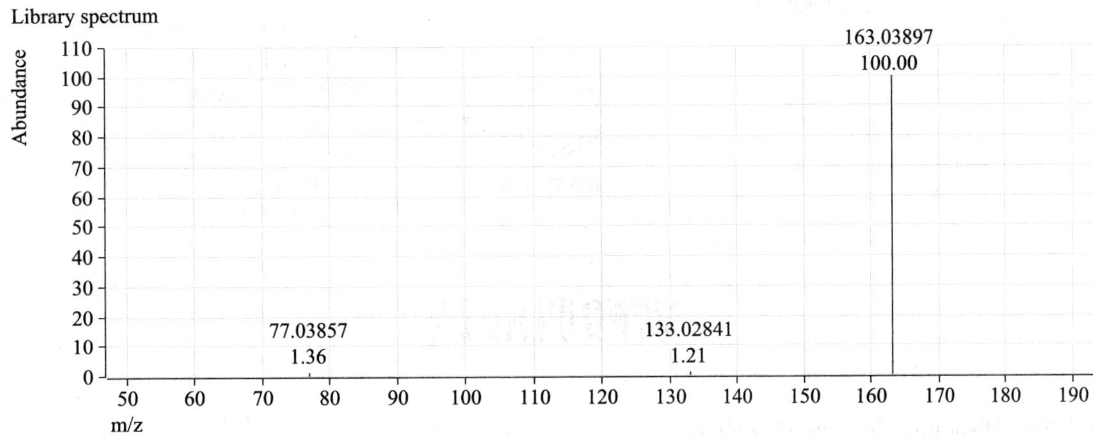

$[M+H]^+$ CID:20V

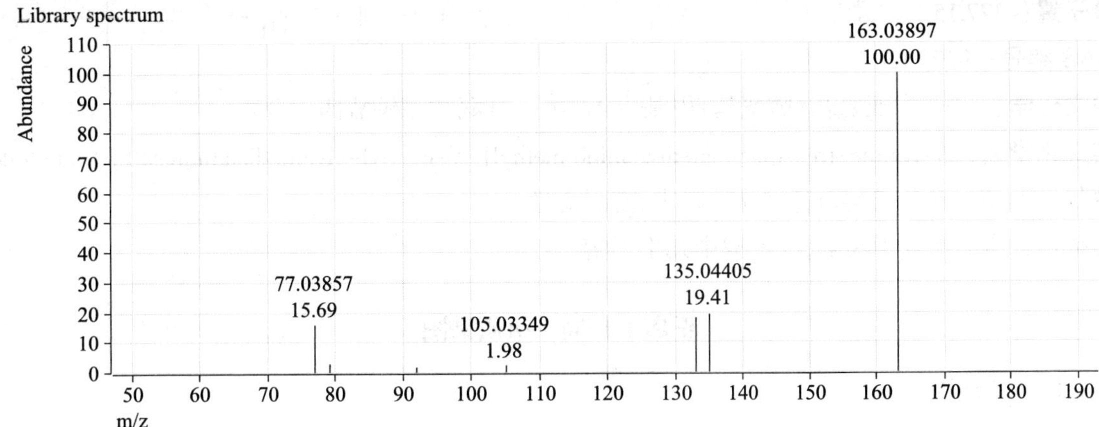

$[M+H]^+$ CID:40V

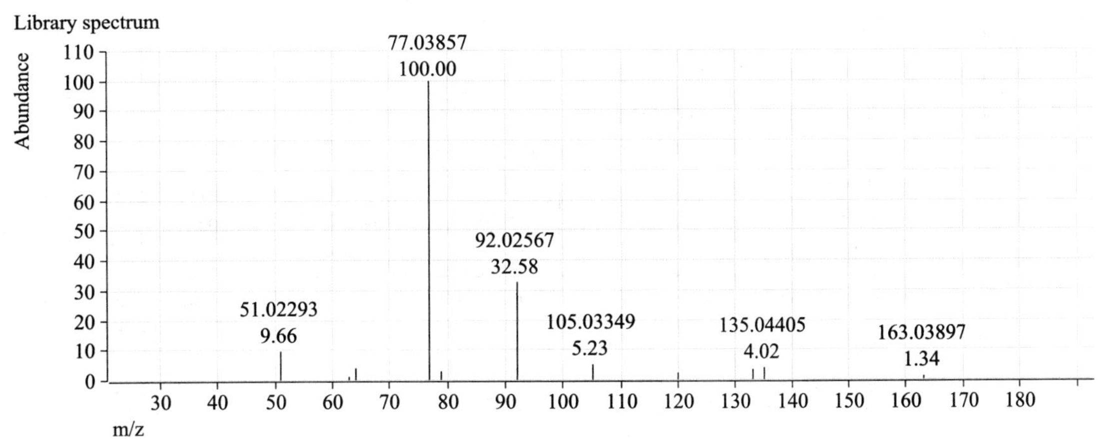

正离子扫描裂解途径解析

m/z 195.0652 → m/z 163.0390 → m/z 133.0284

m/z 163.0390 → m/z 135.0441 → m/z 77.0386

磷酸肌酸钠

英文名：Disodium Creatine Phosphate

分子式：$C_4H_8N_3Na_2O_5P \cdot 4H_2O$

分子量：327.15

CAS 编号：922-32-7

中文化学名：*N*-［亚氨基(膦氨基)甲基］-*N*- 甲基甘氨酸二钠盐四水合物

英文化学名：*N*-[Imino-(phosphonomethylamino)methyl]-*N*-methyl-glycinedisodium salt tetrahydrate

性状：本品为白色或类白色结晶性粉末;有引湿性

溶解性：本品在水中易溶,在乙醇中几乎不溶

正离子扫描二级质谱图

$[M+H]^+$ CID:10V

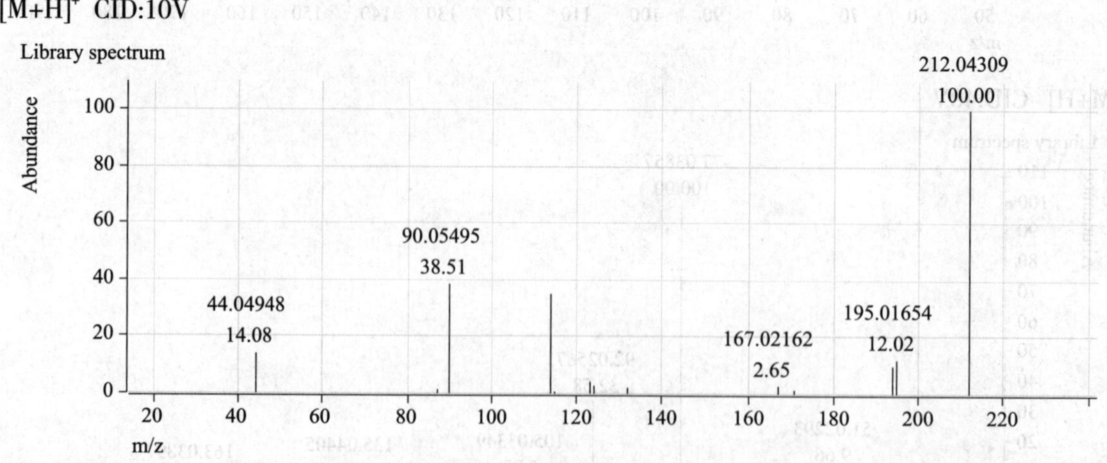

$[M+H]^+$; CID:20V

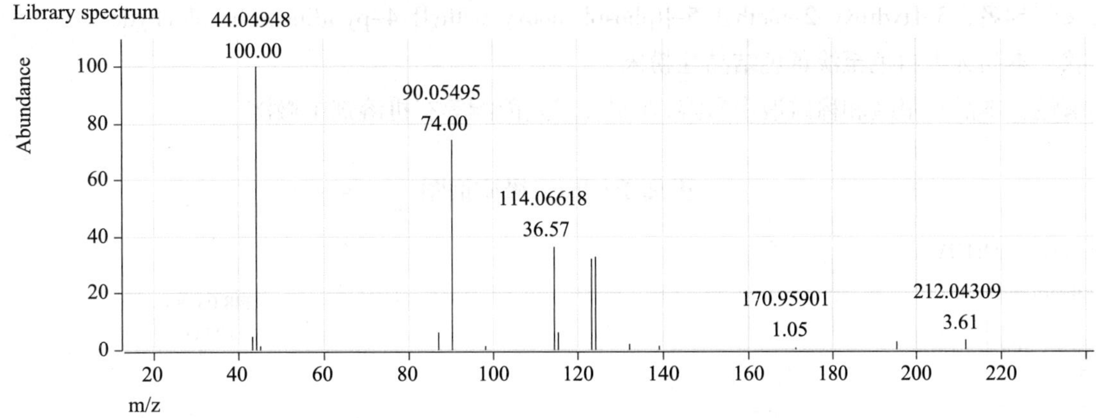

$[M+H]^+$; CID:40V

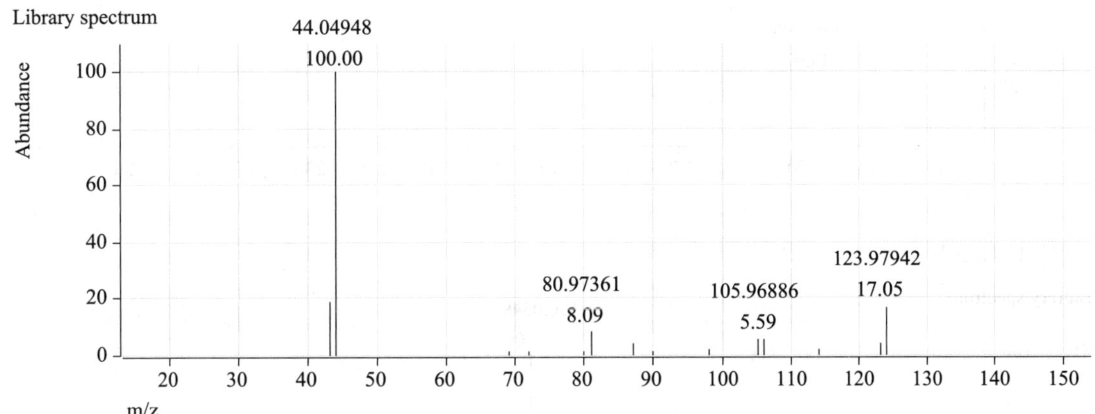

正离子扫描裂解途径解析

m/z 195.0165

m/z 114.0662

m/z 212.0431

m/z 90.0550

m/z 44.0495

磷酸吡哆醛

英文名： Pyridoxal Phosphate

分子式： $C_8H_{10}NO_6P$

分子量： 247.14

CAS 编号： 54–47–7

中文化学名：3- 羟基 -2- 甲基 -5- [(磷酰氧基)甲基]-4- 吡啶甲醛

英文化学名：3-Hydroxy-2-methyl-5-[(phosphonooxy)methyl]-4-pyridinecarboxaldehyde

性状：本品为类白色至淡黄色结晶性粉末

溶解性：本品在甲酸和稀碱液中易溶，在水、乙醇、丙酮等有机溶剂中微溶

正离子扫描二级质谱图

$[M+H]^+$ CID:10V

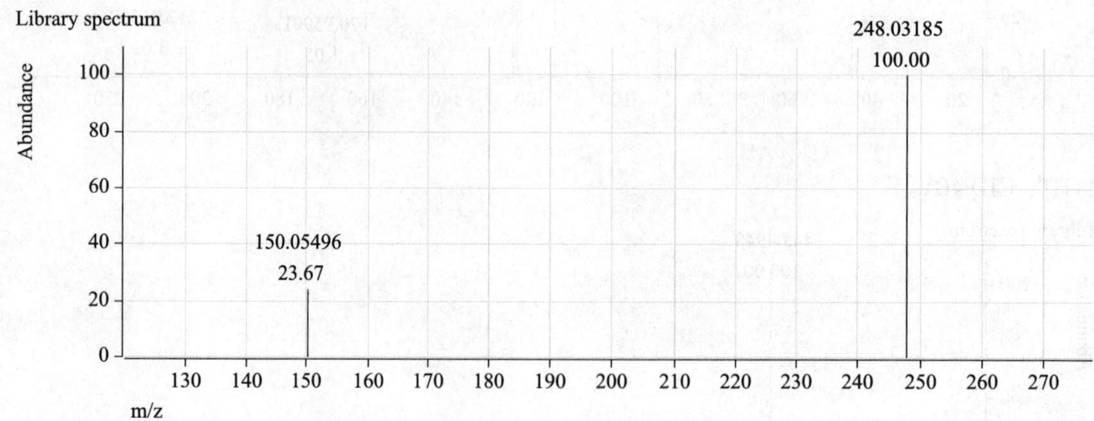

$[M+H]^+$ CID:20V

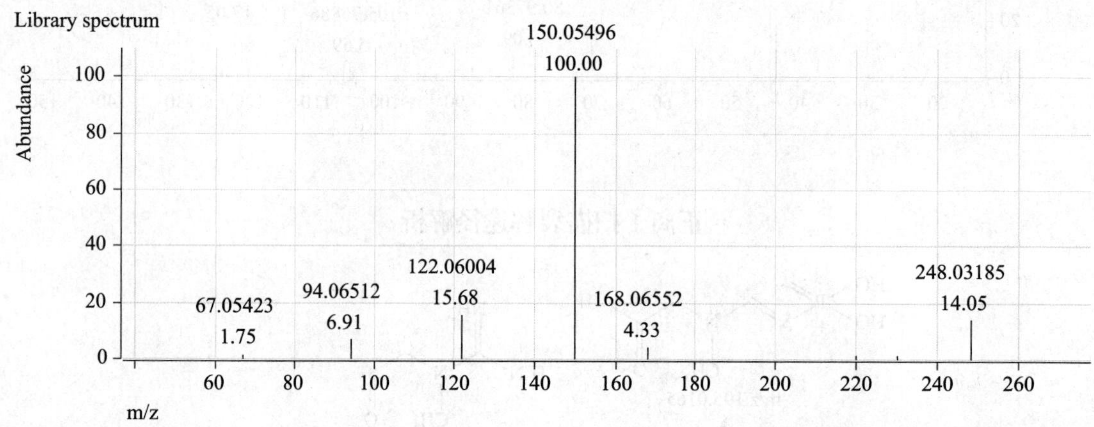

$[M+H]^+$ CID:40V

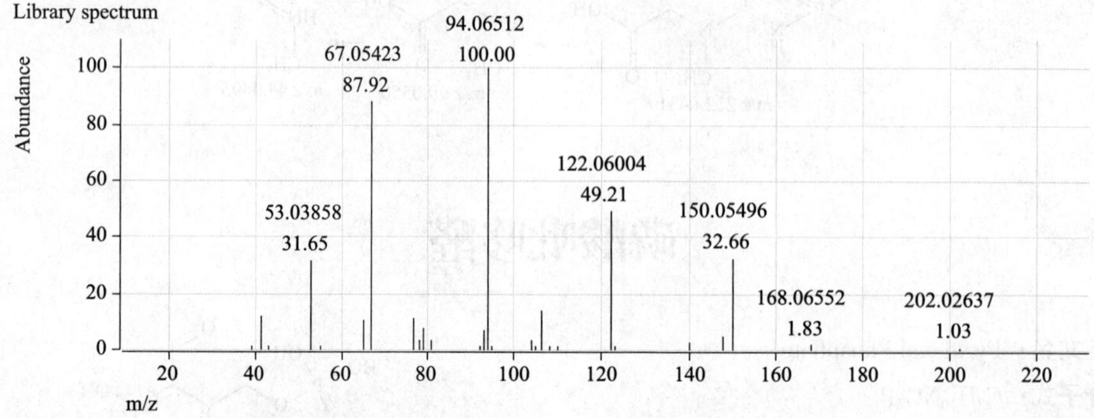

正离子扫描裂解途径解析

m/z 202.0264

m/z 168.0655

m/z 150.0550

m/z 122.0600

m/z 248.0319

m/z 67.0542

m/z 94.0651

m/z 53.0386

负离子扫描二级质谱图

[M−H]⁻ CID:10V

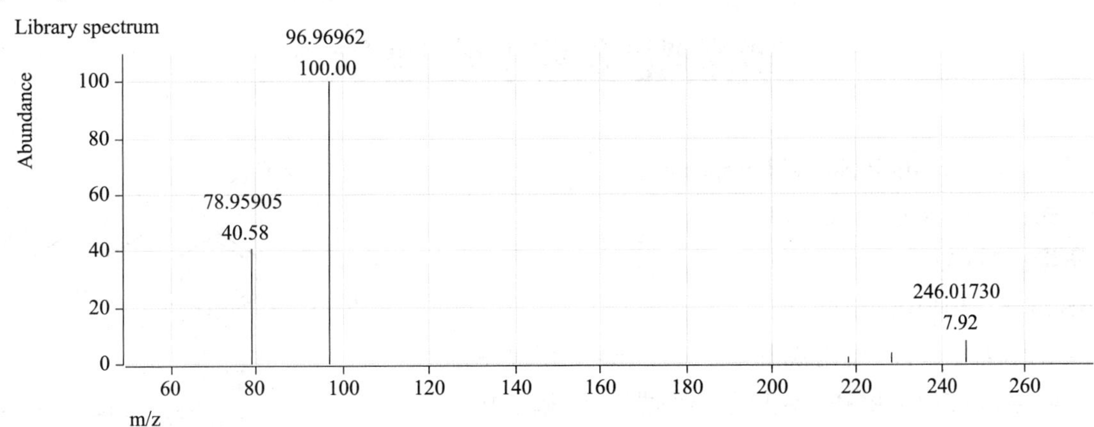

[M−H]⁻ CID:20V

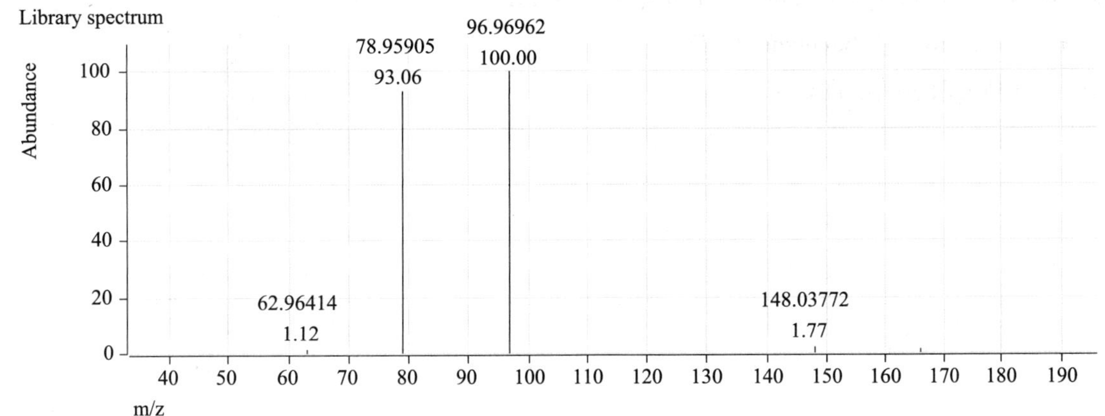

[M−H]⁻ CID:40V
Library spectrum
Abundance
78.95905
100.00
96.96962
9.16
m/z

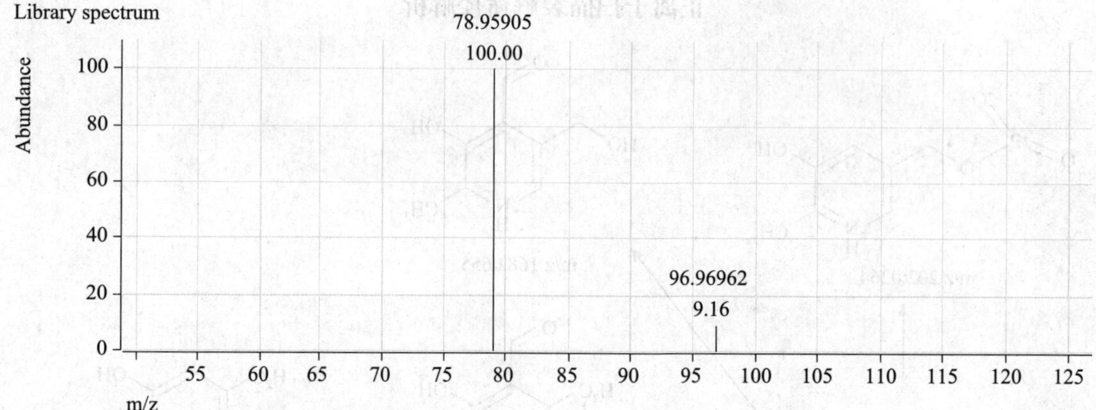

负离子扫描裂解途径解析

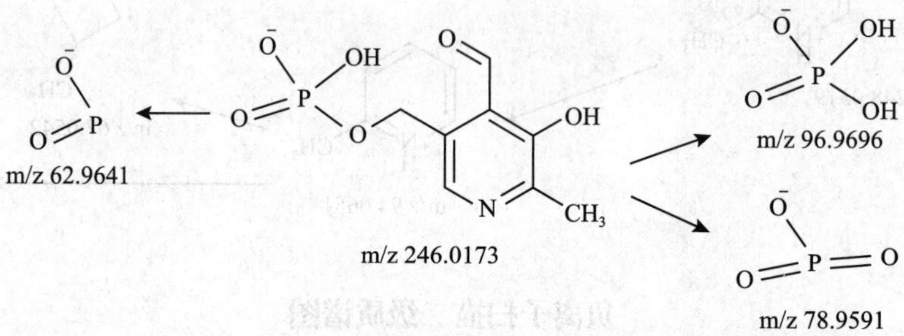

m/z 62.9641
m/z 246.0173
m/z 96.9696
m/z 78.9591

磷酸吡哆醛丁咯地尔

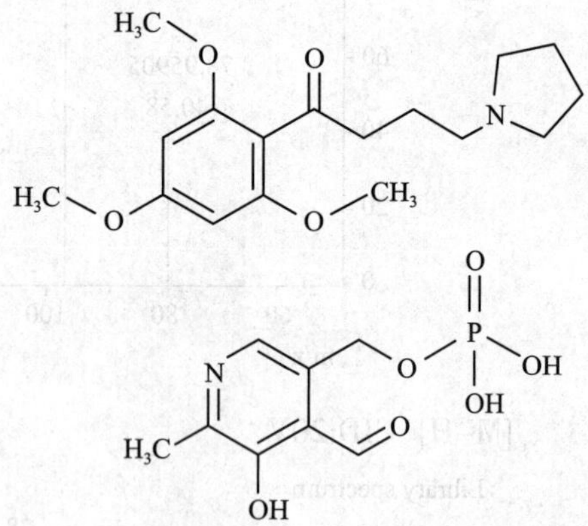

英文名：Buflomedil Pyridoxal Phosphate

分子式：$C_{17}H_{25}NO_4 \cdot C_8H_{10}NO_6P$

分子量：554.53

CAS 编号：104018-07-7

中文化学名：4-(1-吡咯烷基)-1-(2,4,6-三甲氧基苯基)丁酮-[3-羟基-5-(羟甲基-2-甲基异烟醛)]-5-磷酸盐

英文化学名：4-Pyridinecarboxaldehyde, 3-hydroxy-2-methyl-5-[(phosphonooxy)methyl]-, compd. with 4-(1-pyrrolidinyl)-1-(2,4,6-trimethoxyphenyl)-1-butanone (1∶1)

性状：本品为白色结晶性粉末

正离子扫描二级质谱图(丁咯地尔)

[M+H]+ CID:10V

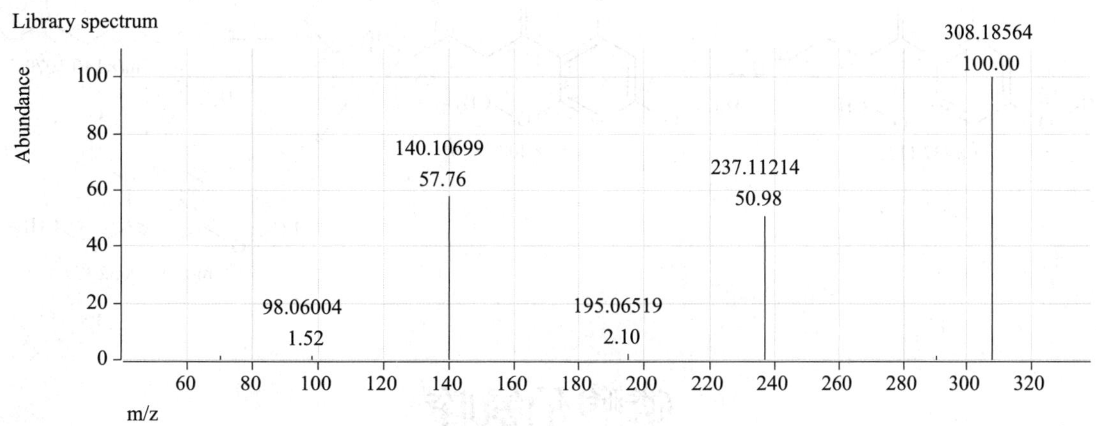

[M+H]+ CID:20V

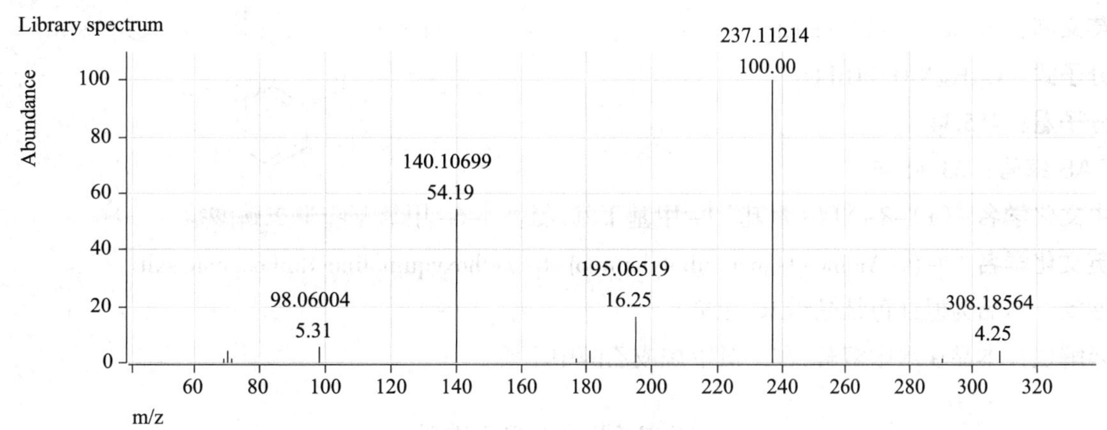

[M+H]+ CID:40V

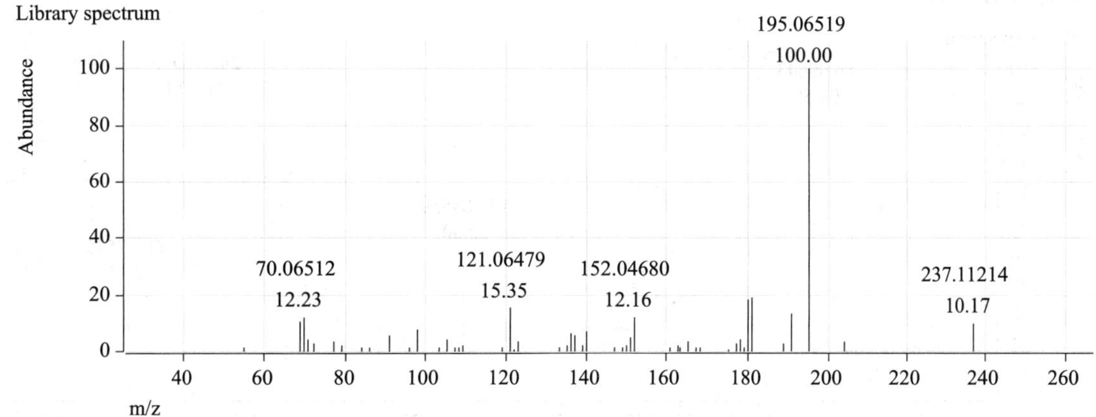

正离子扫描裂解途径解析

m/z 237.1121　←　m/z 308.1856　→　m/z 140.1070

m/z 195.0652

磷酸伯氨喹

英文名：Primaquine Phosphate

分子式：$C_{15}H_{21}N_3O \cdot 2H_3PO_4$

分子量：455.34

CAS 编号：63-45-6

中文化学名：(±)-8-[(4-氨基-1-甲基丁基)氨基]-6-甲氧基喹啉二磷酸盐

英文化学名：8-(4-Amino-1-methylbutylamino)-6-methoxyquinoline diphosphate salt

性状：本品为橙红色结晶粉末；无臭

溶解性：本品在水中溶解，在二氯甲烷或乙醇中不溶

正离子扫描二级质谱图

$[M+H]^+$ CID:10V

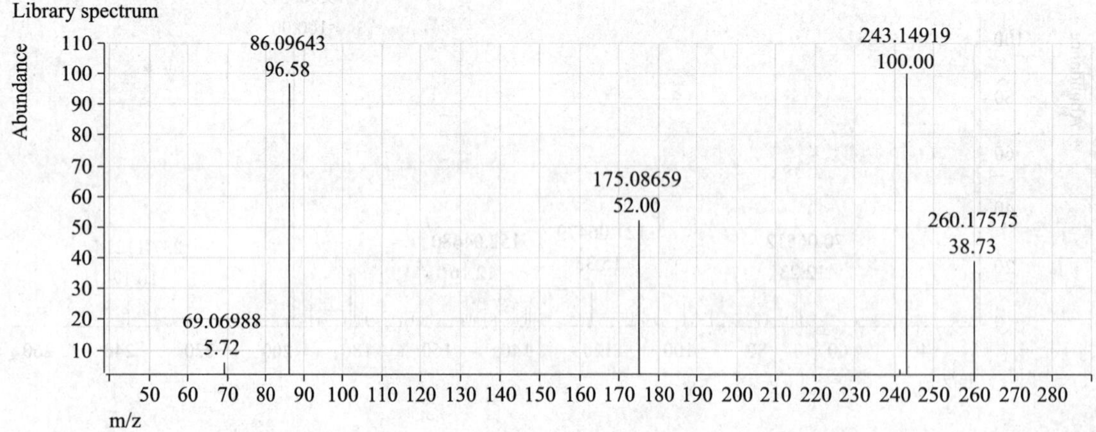

$[M+H]^+$ CID:20V

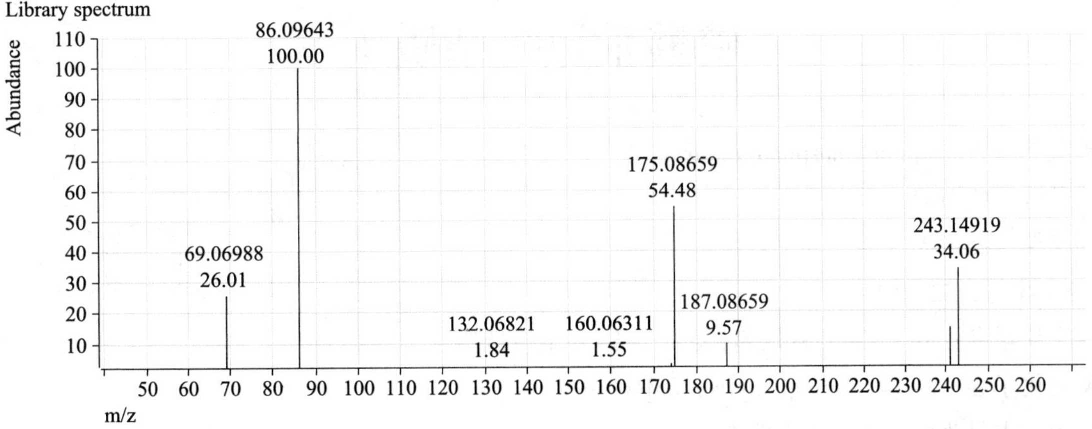

$[M+H]^+$ CID:40V

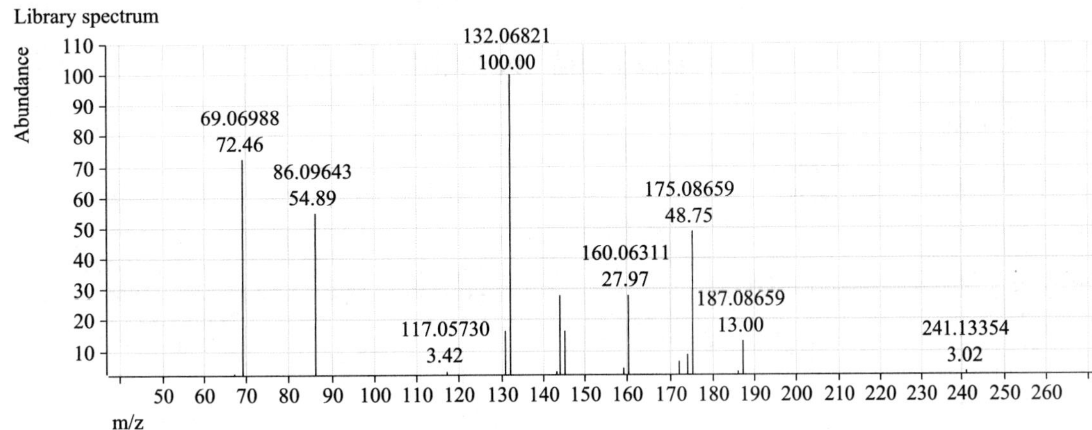

正离子扫描裂解途径解析

m/z 260.1758

m/z 243.1492

m/z 86.0965

m/z 69.0699

m/z 175.0866

m/z 160.0631

磷酸伯氨喹杂质Ⅰ

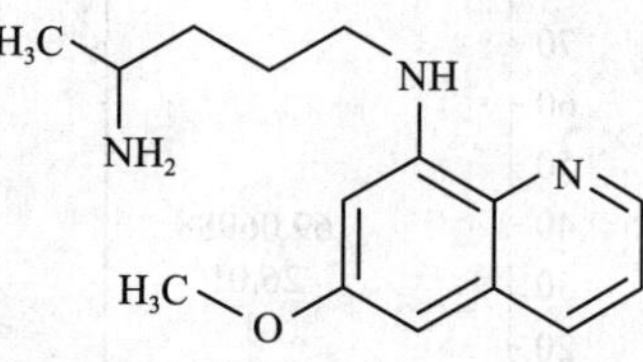

英文名： Primaquine Phosphate Impurity Ⅰ

分子式： $C_{15}H_{21}N_3O$

分子量： 259.35

CAS 编号： 525-61-1

中文化学名： 8-［(4-氨基戊基)氨基］-6-甲氧基喹啉

英文化学名： 8-[(4-Aminopentyl)amino]-6-methoxyquinoline

性状： 本品为橙红色结晶性粉末

溶解性： 本品在水中溶解,在二氯甲烷或乙醇中不溶

正离子扫描二级质谱图

$[M+H]^+$ CID:10V

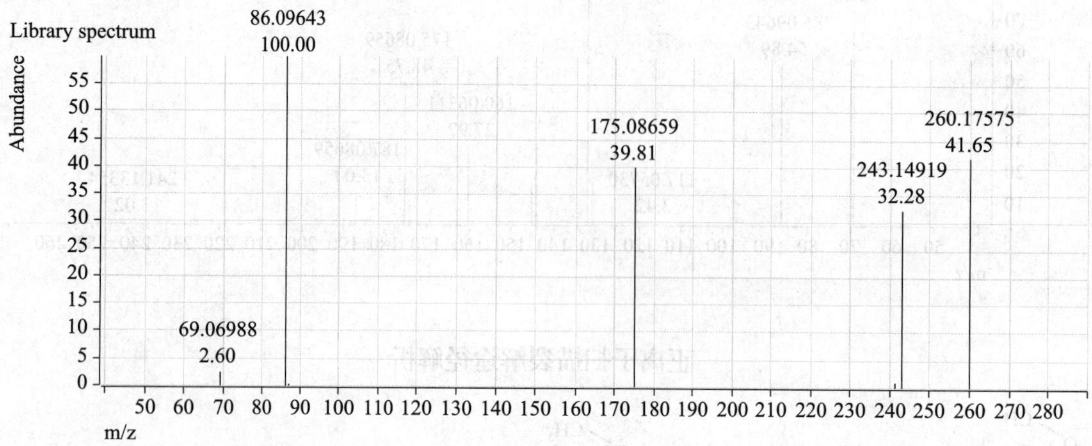

$[M+H]^+$ CID:20V

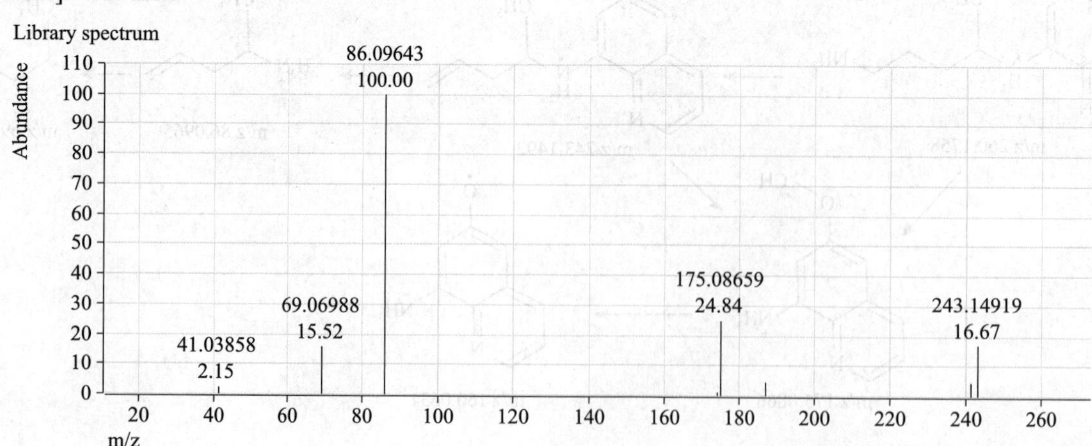

$[M+H]^+$ CID:40V

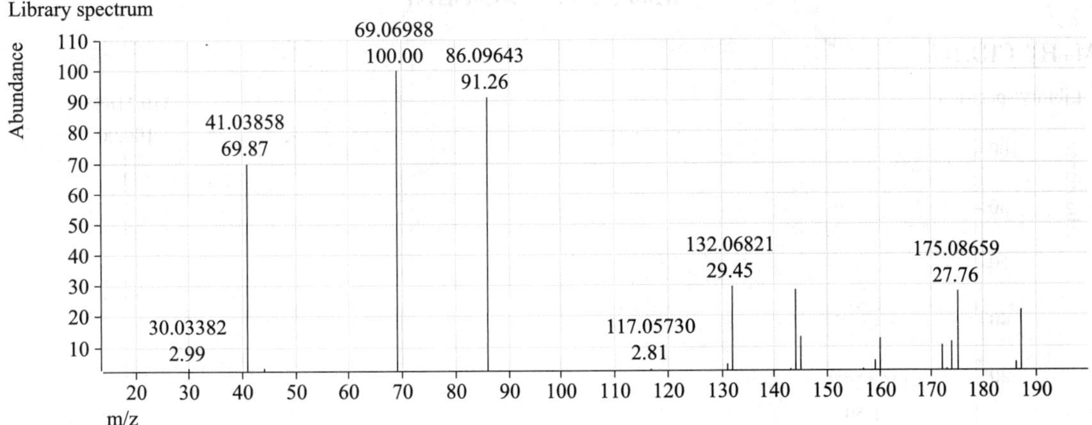

正离子扫描裂解途径解析

m/z 260.1758

m/z 243.1492

m/z 86.0965

m/z 69.0699

m/z 175.0866

磷酸苯丙哌林

英文名：Benproperine Phosphate

分子式：$C_{21}H_{27}NO \cdot H_3PO_4$

分子量：407.44

CAS 编号：19428-14-9

中文化学名：1-［2-(2-苄基苯氧基)-1-甲基乙基］哌啶磷酸盐

英文化学名：1-[2-(2-Benzylphenoxy)-1-methylethyl]piperidinemonophosphate

性状：本品为白色或类白色粉末；微带特臭

溶解性：本品在水中易溶，在乙醇、三氯甲烷中略溶，在丙酮或乙醚中不溶

正离子扫描二级质谱图

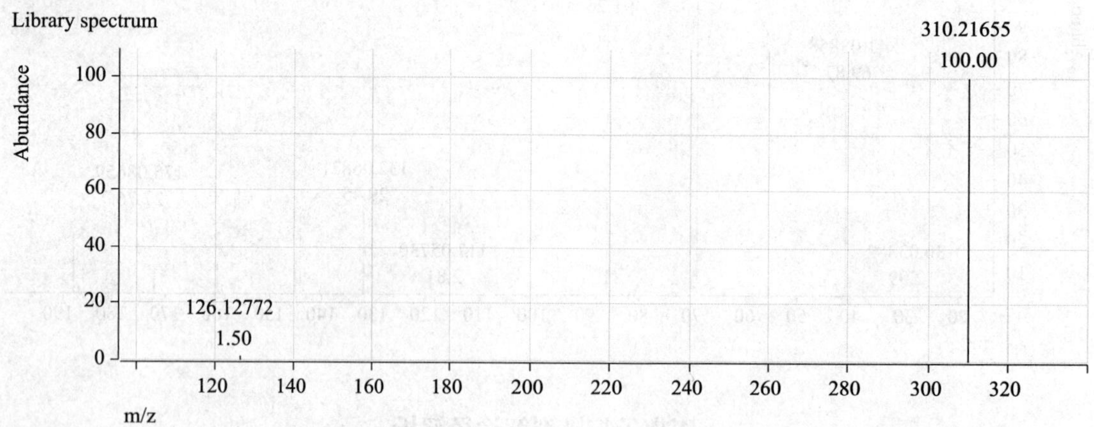

[M+H]+ CID:10V
Library spectrum
Abundance
310.21655
100.00
126.12772
1.50
m/z

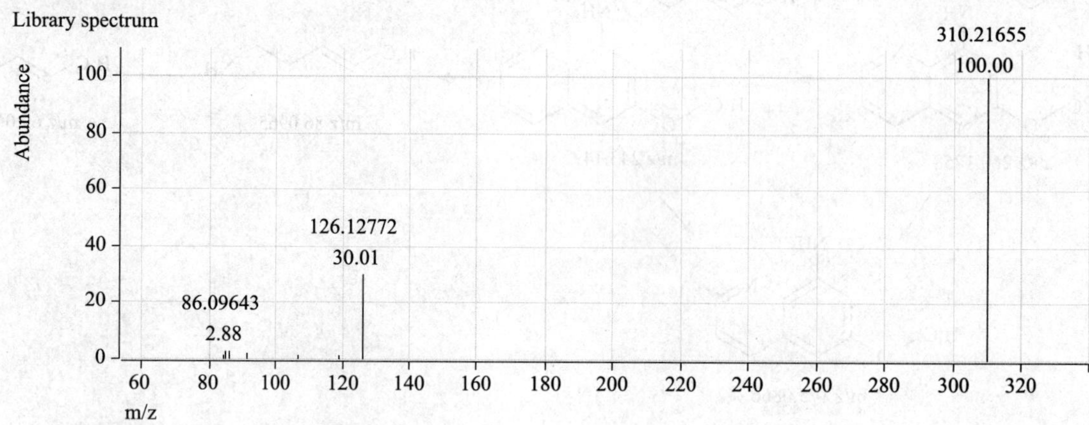

[M+H]+ CID:20V
Library spectrum
Abundance
310.21655
100.00
126.12772
30.01
86.09643
2.88
m/z

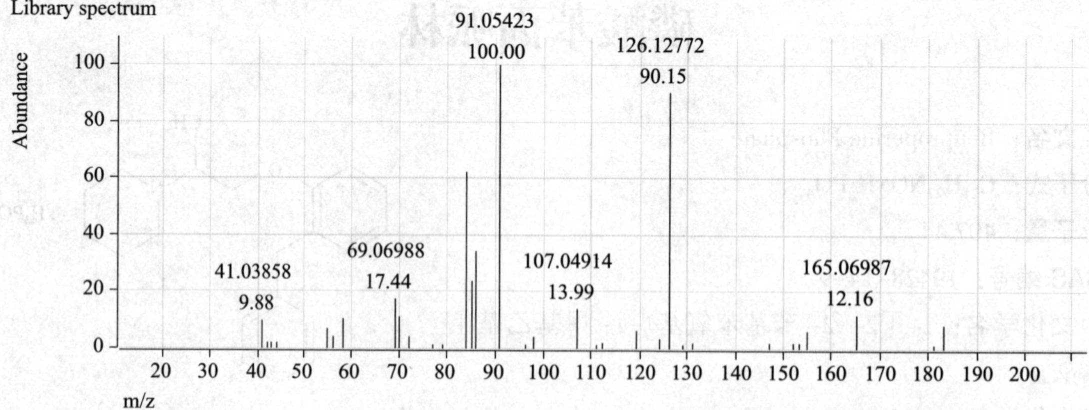

[M+H]+ CID:40V
Library spectrum
Abundance
91.05423
100.00
126.12772
90.15
41.03858
9.88
69.06988
17.44
107.04914
13.99
165.06987
12.16
m/z

正离子扫描裂解途径解析

m/z 310.2165 → m/z 126.1277

m/z 310.2165 → m/z 91.0542

m/z 310.2165 → m/z 165.0699

磷 酸 哌 喹

英文名： Piperaquine Phosphate

分子式： $C_{29}H_{32}Cl_2N_6 \cdot 4H_3PO_4 \cdot 4H_2O$

分子量： 999.56

CAS 编号： 85547-56-4

中文化学名： 1,3-双[4-(7-氯-喹啉-4-基)哌嗪-1-基]丙烷四磷酸盐四水合物

, $4H_3PO_4$, $4H_2O$

英文化学名： Quinoline, 4,4-(1,3-propanediyldi-4,1-piperazinediyl)bis[7-chloro-, phosphate] (1∶1)

性状： 本品为类白色至淡黄色结晶性粉末；无臭；味微苦；遇光易变色

溶解性： 本品在水中微溶，在无水乙醇或三氯甲烷中几乎不溶

正离子扫描二级质谱图

$[M+H]^+$ CID:10V

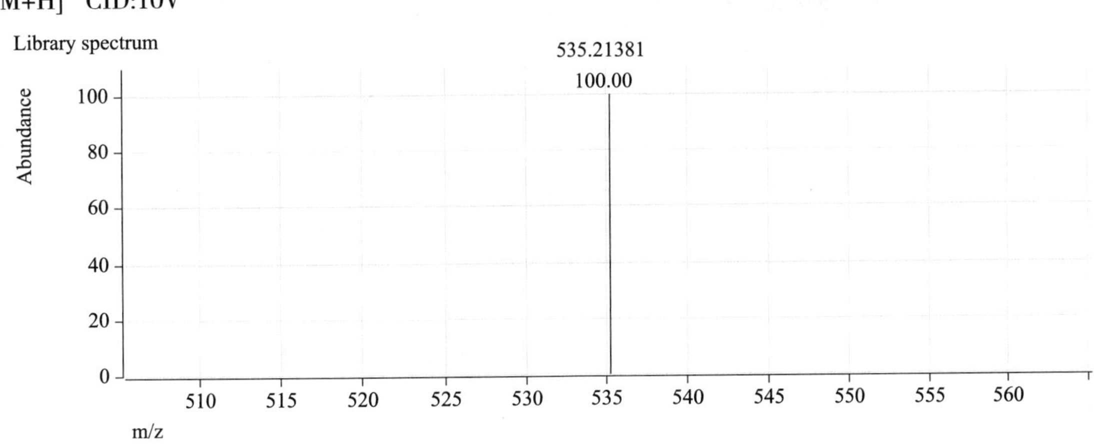

$[M+H]^+$ CID:20V

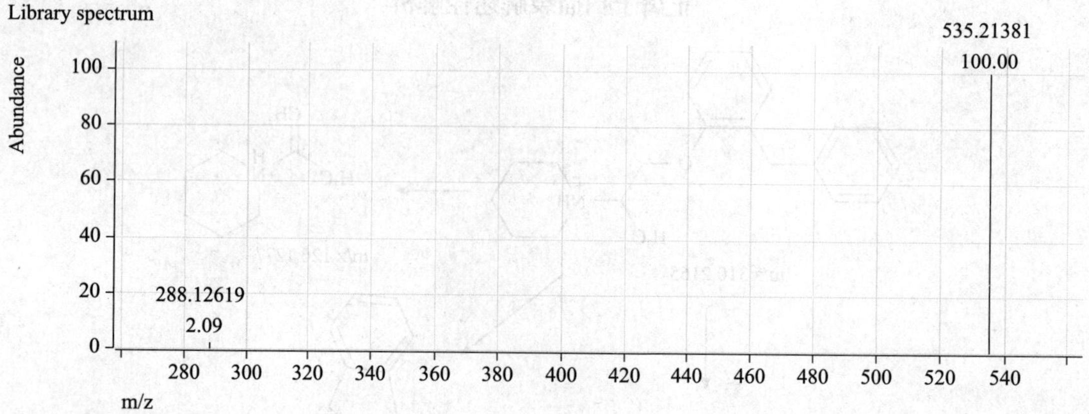

$[M+H]^+$ CID:40V

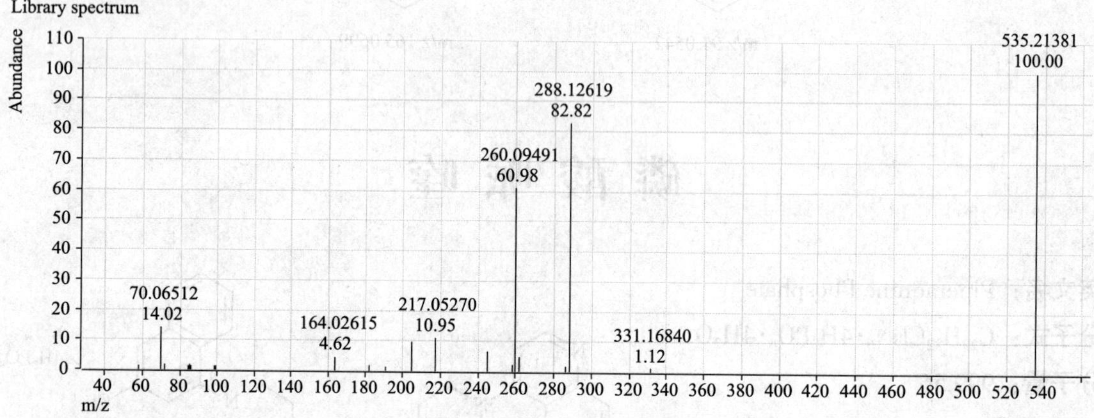

正离子扫描裂解途径解析

m/z 535.2138 → m/z 288.1262 → m/z 260.0949

磷酸哌喹杂质 I

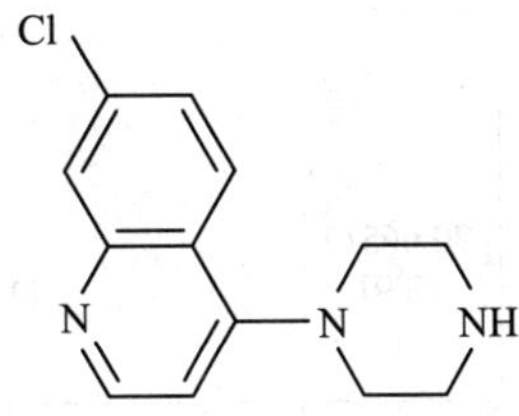

英文名： Piperaquine Phosphate Impurity I

分子式： $C_{13}H_{14}ClN_3$

分子量： 247.72

CAS 编号： 837-52-5

中文化学名： 7-氯-4-(1-哌嗪基)喹啉

英文化学名： 7-Chloro-4-(1-piperazinyl)quinoline

性状： 本品为类白色至淡黄色结晶性粉末

溶解性： 本品在水中微溶

正离子扫描二级质谱图

$[M+H]^+$ CID:10V

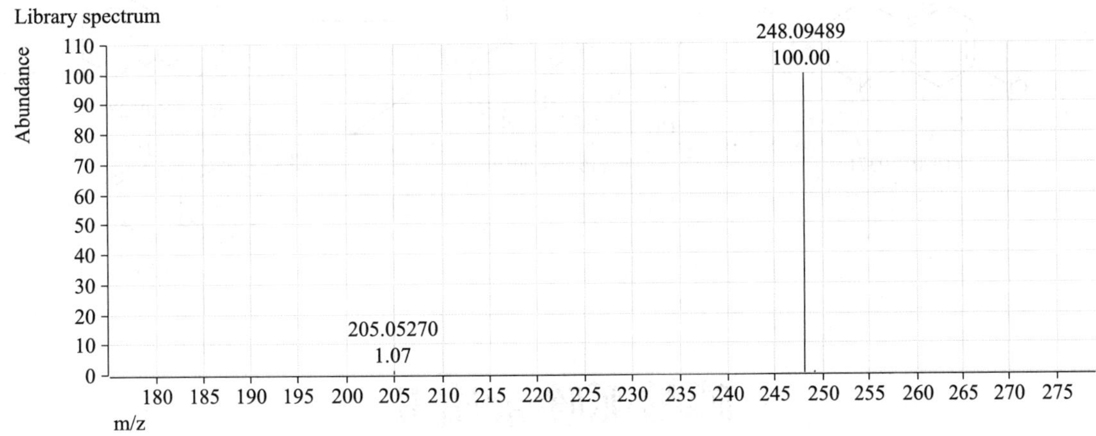

$[M+H]^+$ CID:20V

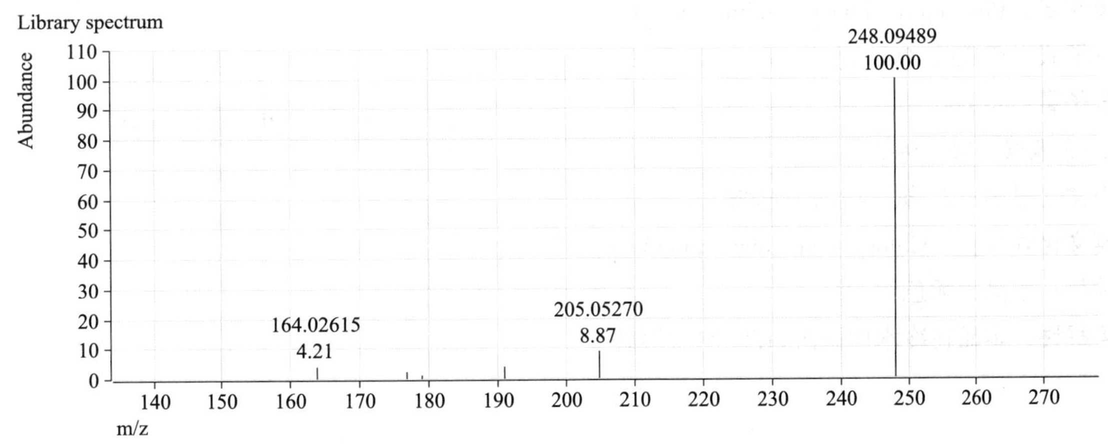

$[M+H]^+$ CID:40V

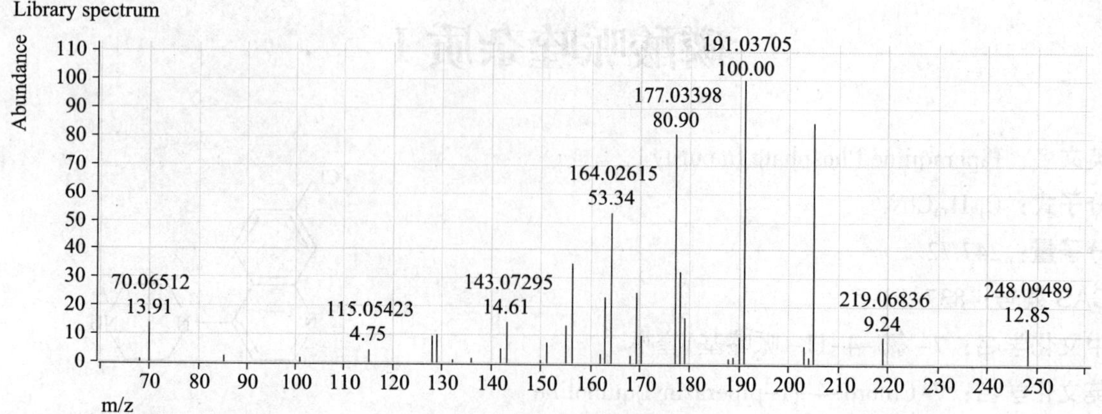

正离子扫描裂解途径解析

m/z 191.0371

m/z 248.0950

m/z 205.0527

m/z 164.0262

磷酸哌喹杂质Ⅱ

英文名：Piperaquine Phosphate Impurity Ⅱ

分子式：C_9H_6ClNO

分子量：179.60

CAS 编号：86-99-7

中文化学名：7- 氯 -4- 羟基喹啉

英文化学名：7-Chloro-4-hydroxy-quinoline

性状：本品为无色针状结晶

溶解性：本品在冷水中微溶，在热水中溶解

正离子扫描二级质谱图

$[M+H]^+$ CID:10V

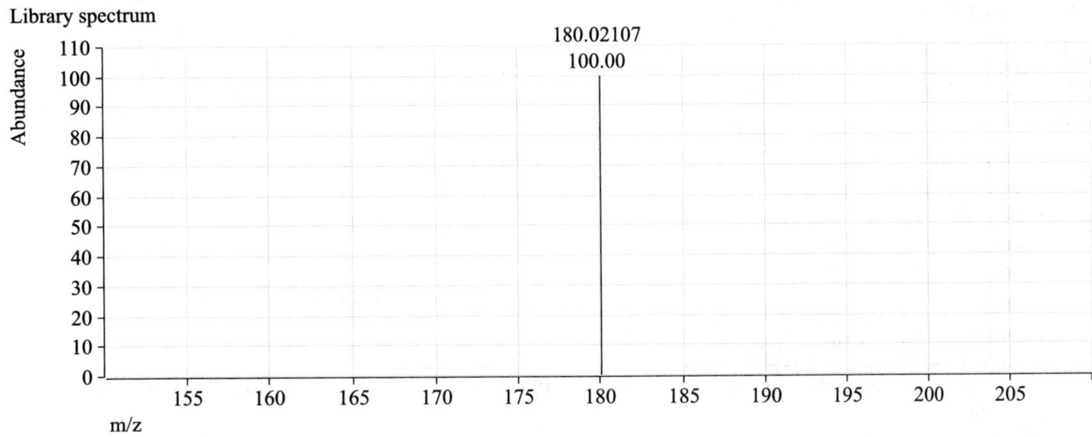

$[M+H]^+$ CID:20V

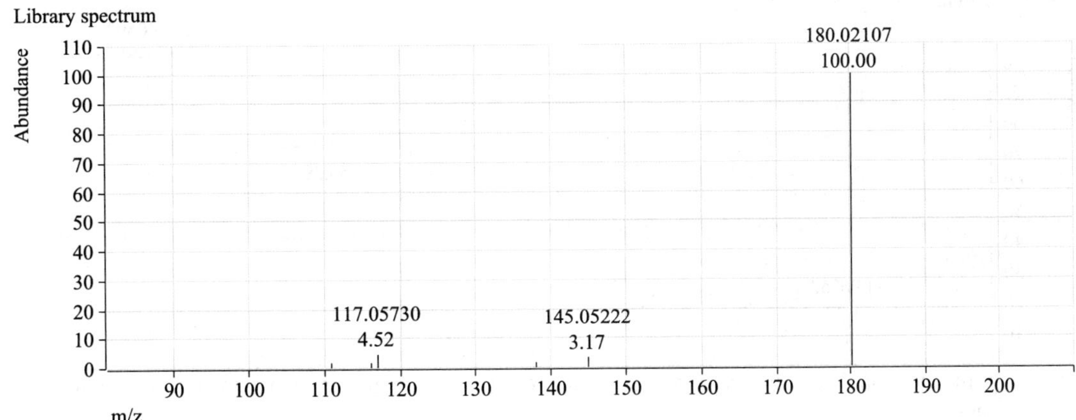

$[M+H]^+$ CID:40V

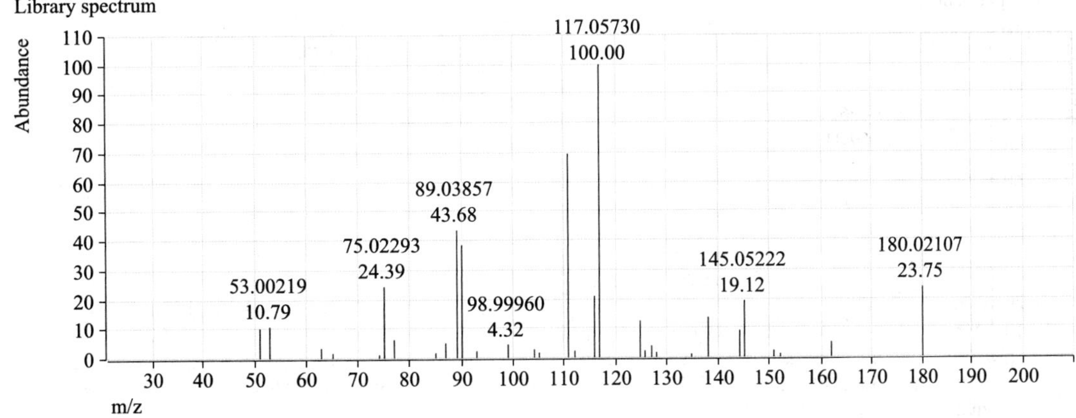

正离子扫描裂解途径解析

$\overset{+}{O}H_2$ … Cl … N　→　$\overset{+}{O}H_2$ … N　→　$\overset{+\cdot}{N}$

m/z 180.0211　　m/z 145.0522　　m/z 117.0573

负离子扫描二级质谱图

$[M-H]^-$ CID:10V

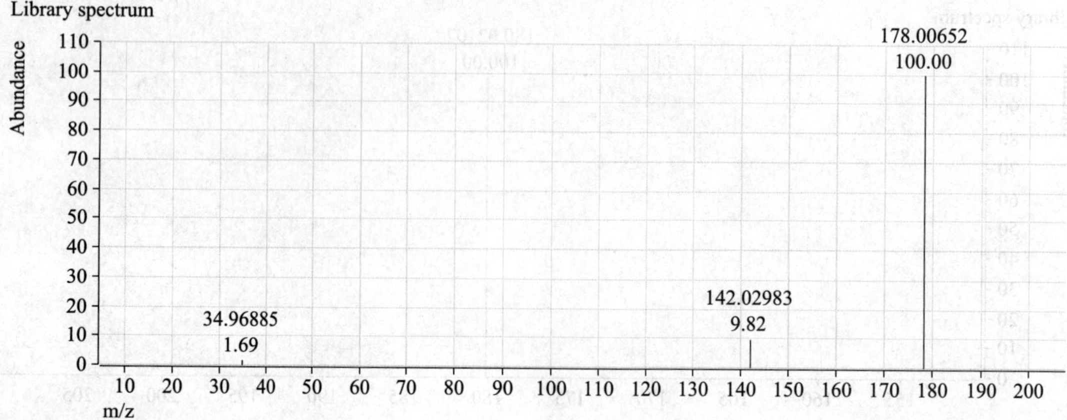

$[M-H]^-$ CID:20V

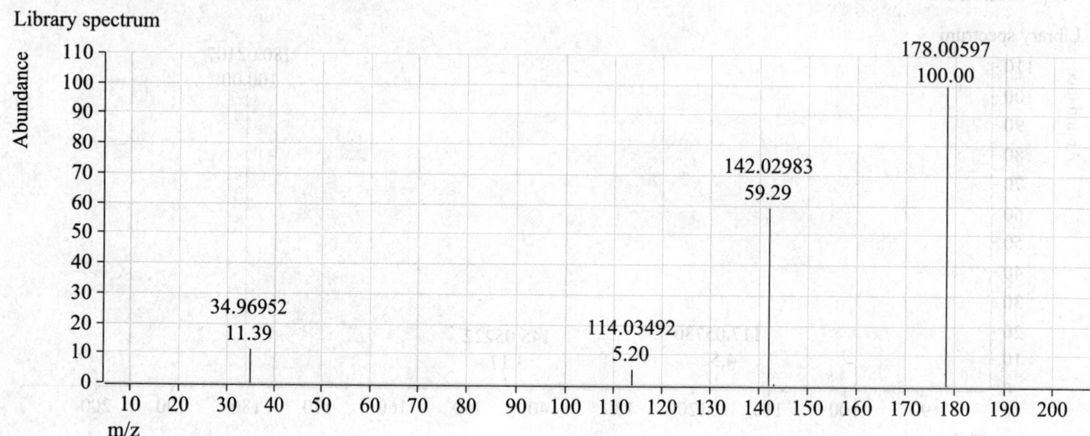

$[M-H]^-$ CID:40V

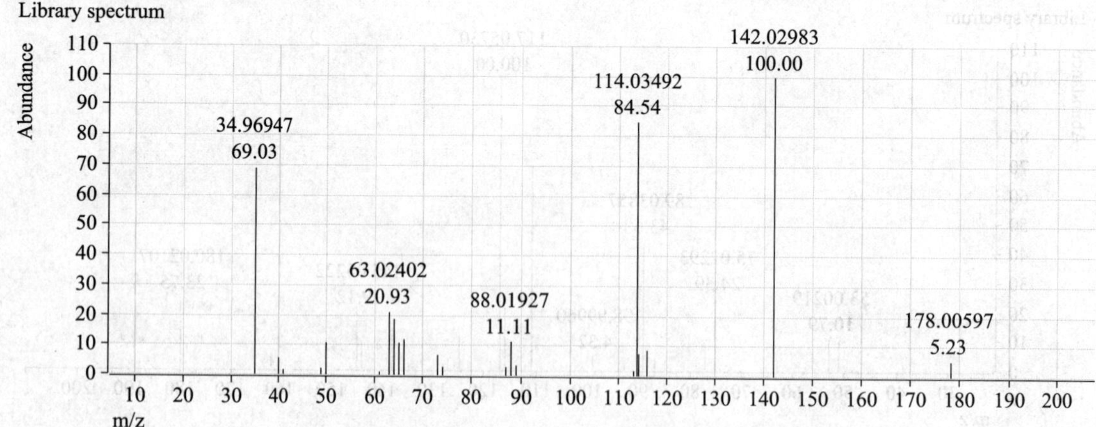

负离子扫描裂解途径解析

Cl^- m/z 34.9694 ← m/z 178.0065 → m/z 142.0298 → m/z 114.0349

磷酸哌喹杂质Ⅲ

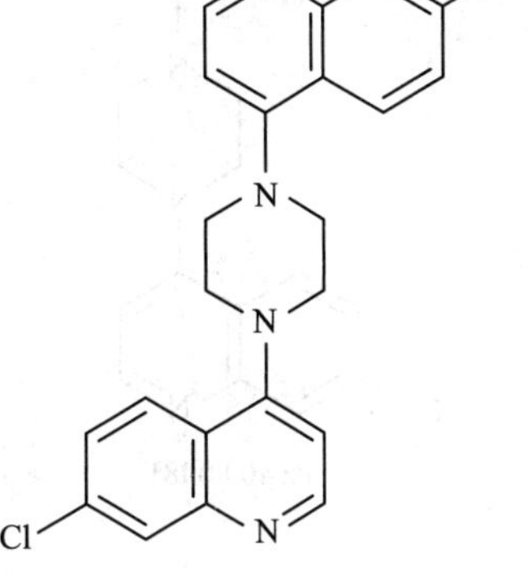

英文名： Piperaquine Phosphate Impurity Ⅲ

分子式： $C_{22}H_{18}Cl_2N_4$

分子量： 409.31

CAS 编号： 31502-87-1

中文化学名： 4,4′-(1,4- 哌嗪二基)二[7- 氯喹啉]

英文化学名： 1,4-bis(7-Chloro-quinoline-4-yl)piperazine

性状： 本品为黄色粉末

正离子扫描二级质谱图

[M+H]+ CID:10V

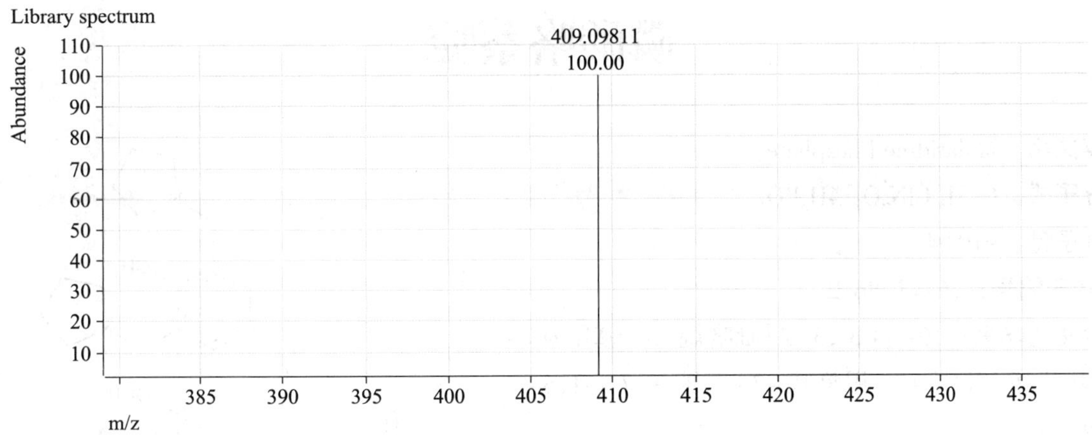

[M+H]+ CID:40V

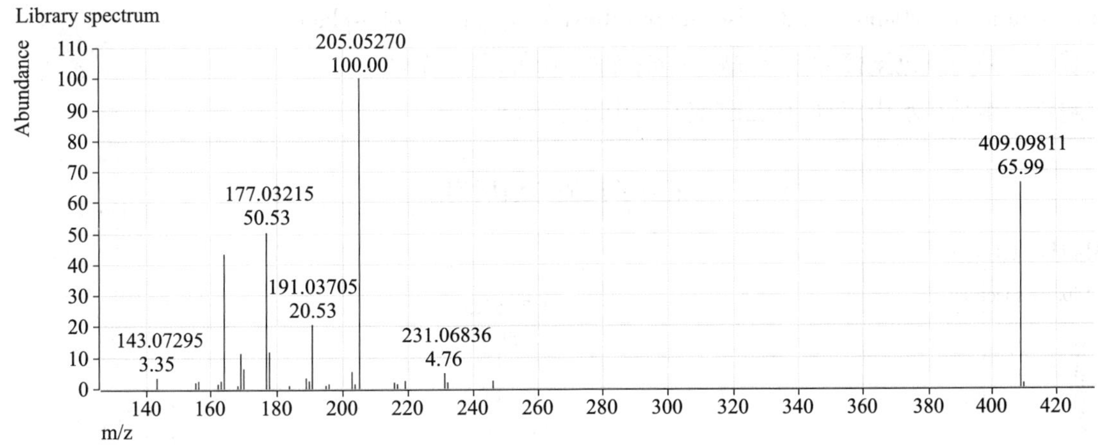

正离子扫描裂解途径解析

m/z 409.0981

m/z 231.0684

m/z 191.0371

m/z 205.0527

m/z 177.0214

磷酸咯萘啶

英文名：Malaridine Phosphate

分子式：$C_{29}H_{32}ClN_5O_2 \cdot 4H_3PO_4$

分子量：910.04

CAS 编号：76748-86-2

中文化学名：10-［［3′,5′二(吡咯烷-1-基甲基)-4′-羟基苯基］氨基］-2-甲氧基-7-氯苯并［b］-1,5-萘啶四磷酸盐

英文化学名：4-[(7-Chloro-2-methoxybenzo[b]-1,5-naphthyridin-10-yl)amino]-2,6-bis(1-pyrrolidinylmethyl)phenol phosphate

OH, HN, N, OCH_3, Cl, , $4H_3PO_4$

性状：本品为黄色至橙黄色结晶性粉末；无臭；味苦；具引湿性

溶解性：本品在水中溶解，在乙醇或乙醚中几乎不溶

正离子扫描二级质谱图

$[M+H]^+$ CID:10V

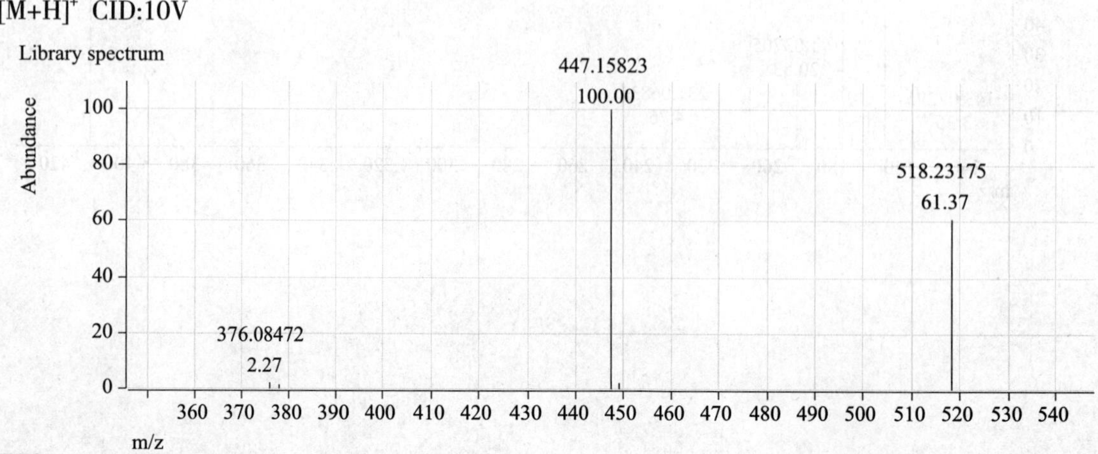

[M+H]⁺ CID:20V

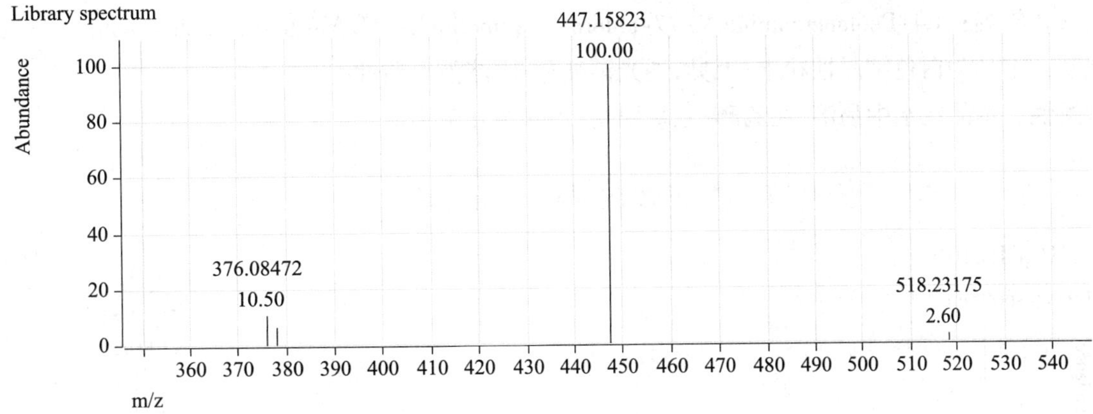

[M+H]⁺ CID:40V

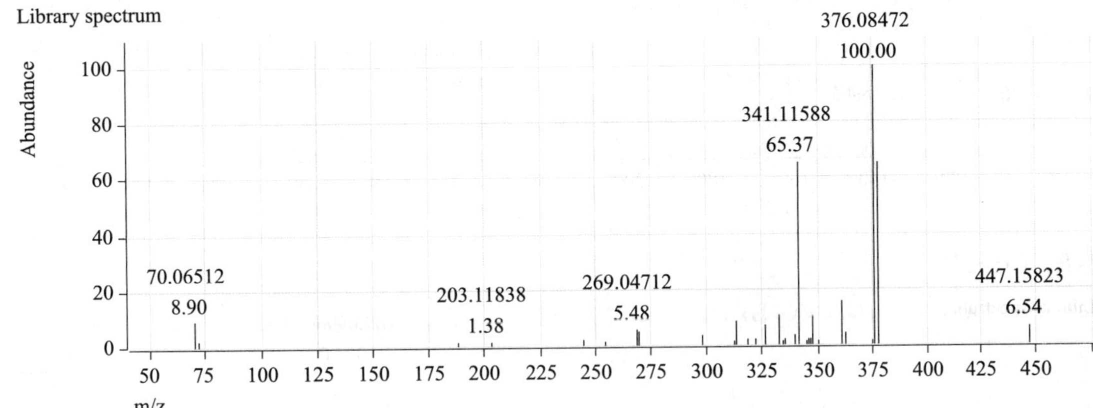

正离子扫描裂解途径解析

m/z 447.1582 ← m/z 518.2317 → m/z 376.0847

磷 酸 氯 喹

英文名： Chloroquine Phosphate

分子式： $C_{18}H_{26}ClN_3 \cdot 2H_3PO_4$

分子量： 515.87

CAS 编号： 50-63-5

中文化学名： N',N'-二乙基-N^4-

, $2H_3PO_4$

(7-氯-4-喹啉基)-1,4-戊二胺二磷酸盐

英文化学名： 1,4-Pentanediamine,N^4-(7-chloro-4-quinolinyl)-N',N'-diethyl-, phosphate

性状： 本品为白色结晶性粉末；无臭；遇光渐变色；水溶液显酸性

溶解性： 本品在水中易溶，在乙醇、三氯甲烷、乙醚中几乎不溶

正离子扫描二级质谱图

[M+H]+ CID:10V

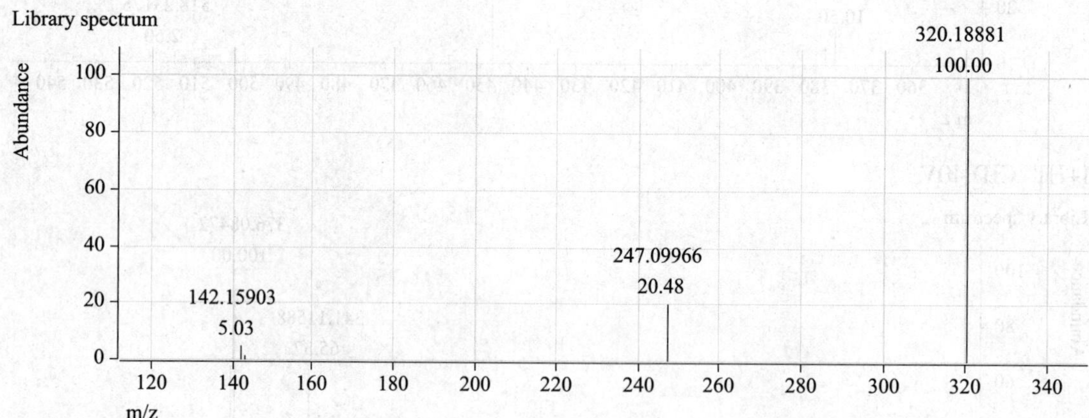

[M+H]+ CID:20V

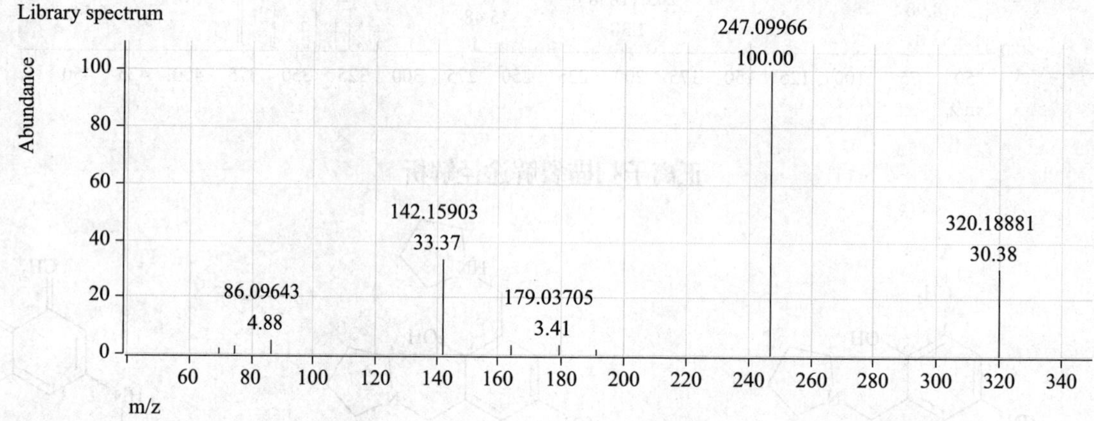

[M+H]+ CID:40V

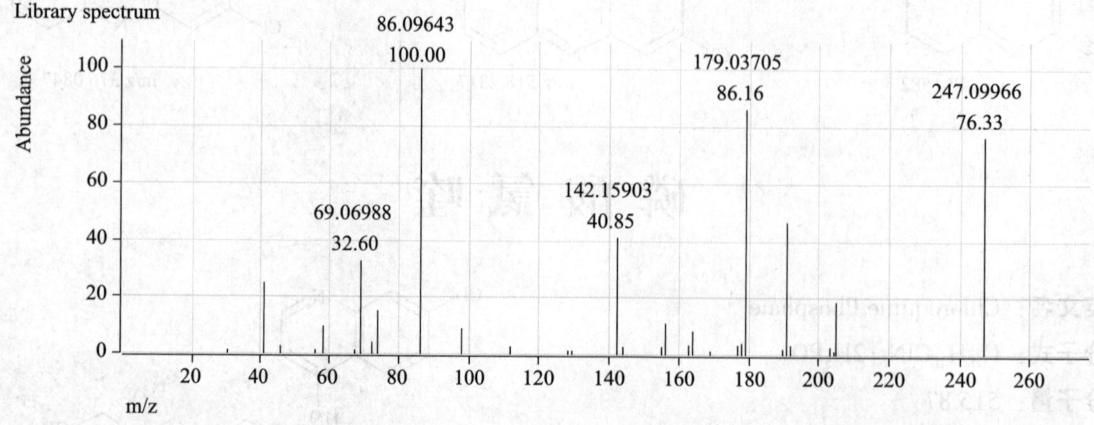

正离子扫描裂解途径解析

m/z 320.1888

m/z 247.0997

m/z 179.0371

m/z 69.0699

m/z 142.1590

m/z 86.0964

负离子扫描二级质谱图

$[M-H]^-$ CID:10V

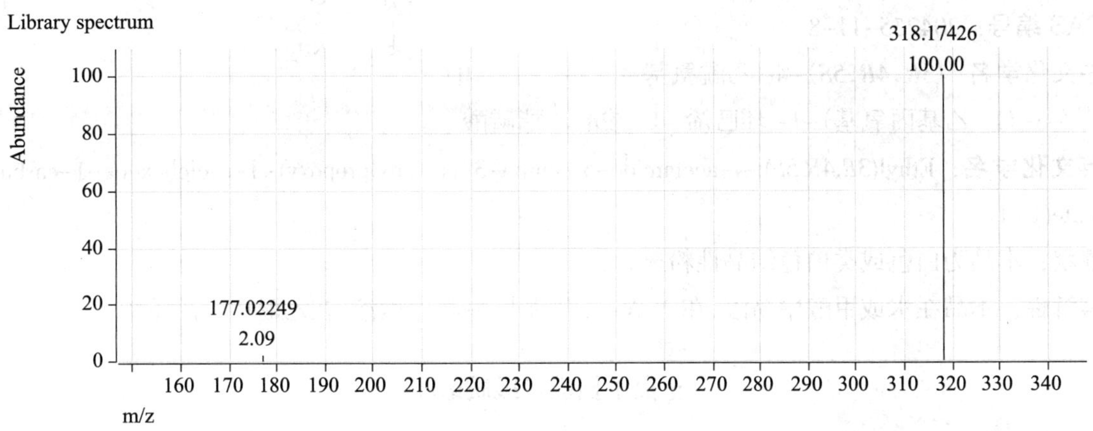

$[M-H]^-$ CID:20V

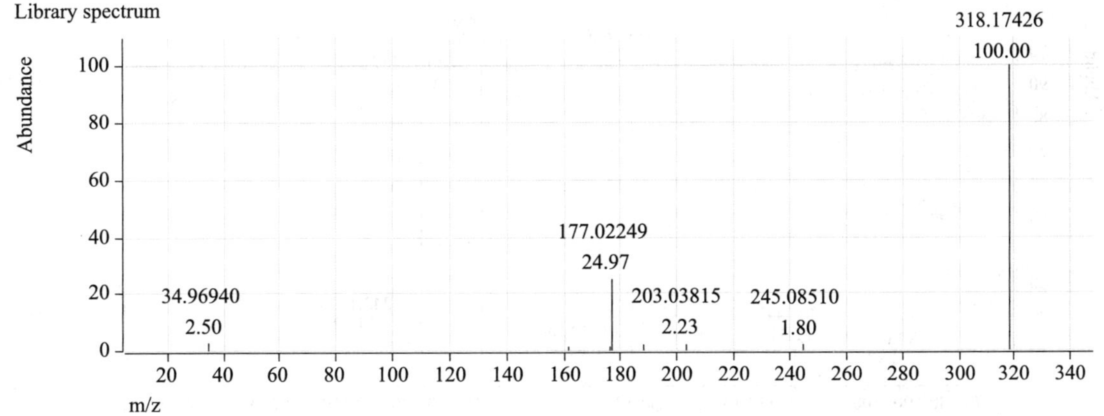

负离子扫描裂解途径解析

m/z 318.1742　m/z 245.0851　m/z 203.0381　m/z 177.0225

Cl^- m/z 34.9694

磷酸奥司他韦

英文名： Oseltamivir Phosphate

分子式： $C_{16}H_{28}N_2O_4 \cdot H_3PO_4$

分子量： 410.40

CAS 编号： 204255-11-8

中文化学名：（3*R*,4*R*,5*S*）-4- 乙酰氨基 -5- 氨基 -3-（1- 乙基丙氧基）-1- 环己烯 -1- 羧酸乙酯磷酸

英文化学名： Ethyl(3*R*,4*R*,5*S*)-4-acetamido-5-amino-3-(1-ethylpropoxy)-1-cyclohexene-1-carboxylate, phosphate(1∶1)

性状： 本品为白色或类白色结晶性粉末

溶解性： 本品在水或甲醇中易溶，在 *N*,*N*- 二甲基甲酰胺中微溶，在乙醚中几乎不溶

正离子扫描二级质谱图

$[M+H]^+$ CID:10V

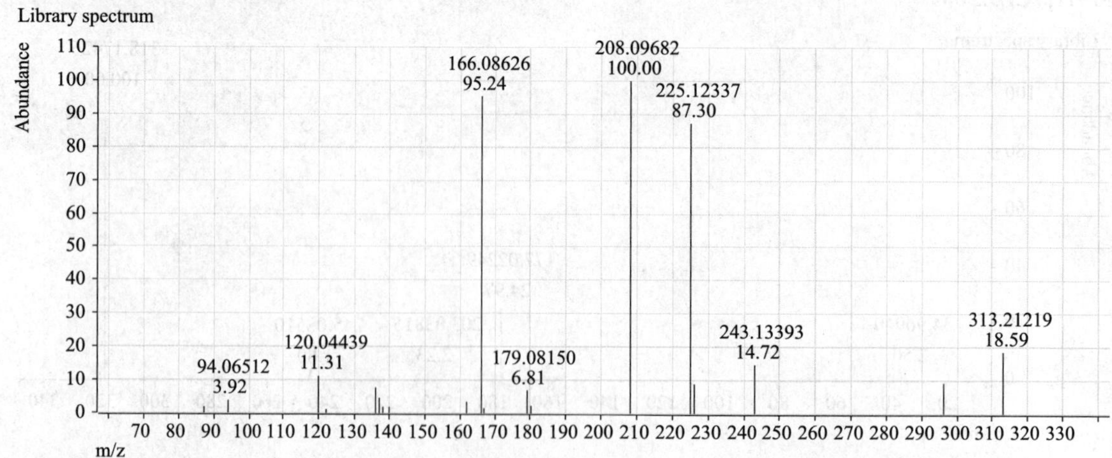

[M+H]$^+$ CID:20V

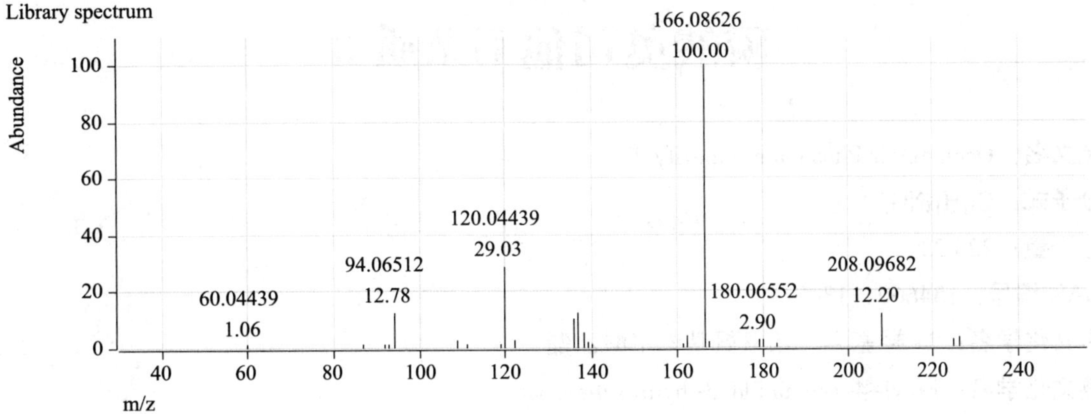

[M+H]$^+$ CID:40V

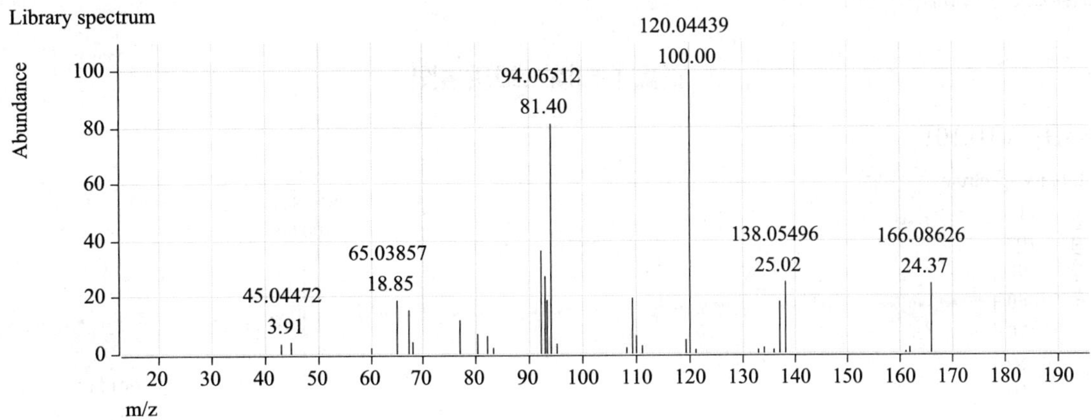

正离子扫描裂解途径解析

m/z 313.2122

m/z 208.0968

m/z 225.1234

m/z 166.0863

m/z 120.0444

m/z 243.1339

磷酸奥司他韦杂质Ⅱ

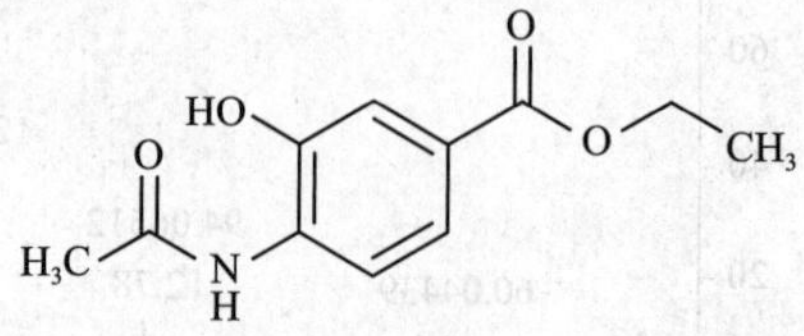

英文名： Oseltamivir Phosphate Impurity Ⅱ

分子式： $C_{11}H_{13}NO_4$

分子量： 223.23

CAS 编号： 1346604-18-9

中文化学名： 3- 羟基 -4- 乙酰氨基苯甲酸乙酯

英文化学名： Ethyl-4-acetamido-3-hydroxybenzoate

性状： 本品为白色粉末

溶解性： 本品在甲醇中易溶

正离子扫描二级质谱图

[M+H]+ CID:10V

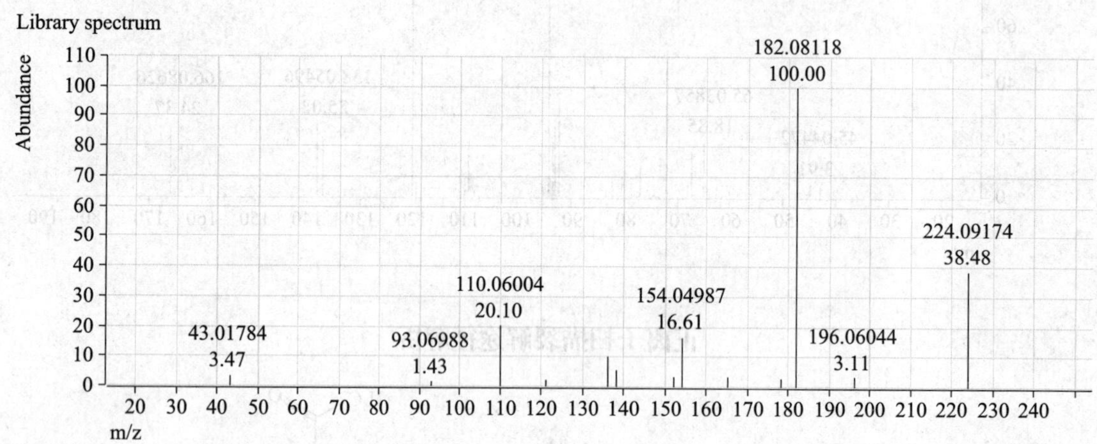

[M+H]+ CID:20V

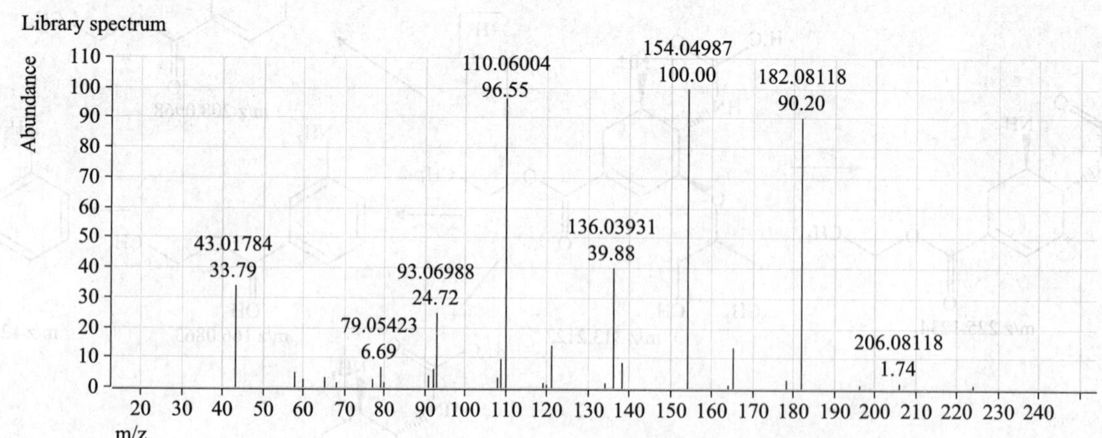

$[M+H]^+$ CID:40V

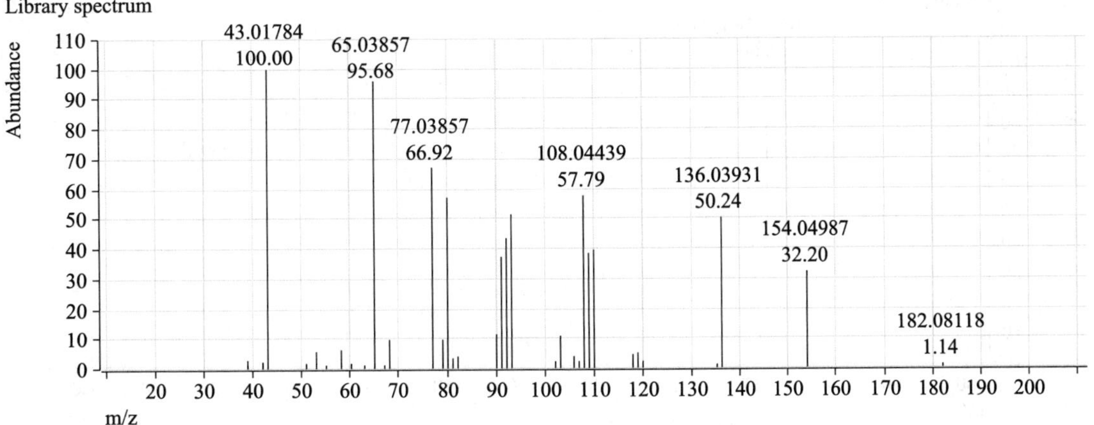

正离子扫描裂解途径解析

m/z 224.0918 → m/z 182.0812 → m/z 154.0499 → m/z 110.0601 → m/z 77.0386 → m/z 65.0386

负离子扫描二级质谱图

$[M-H]^-$ CID:10V

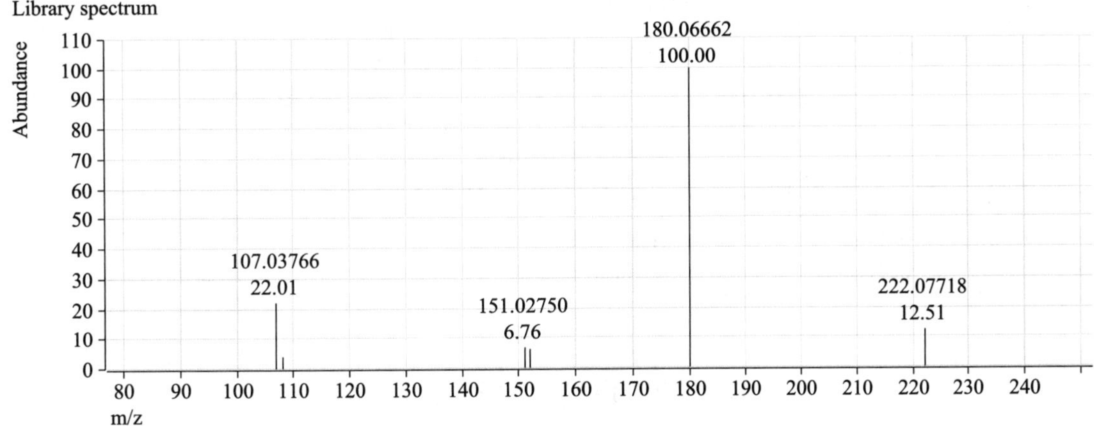

$[M-H]^-$ CID:20V

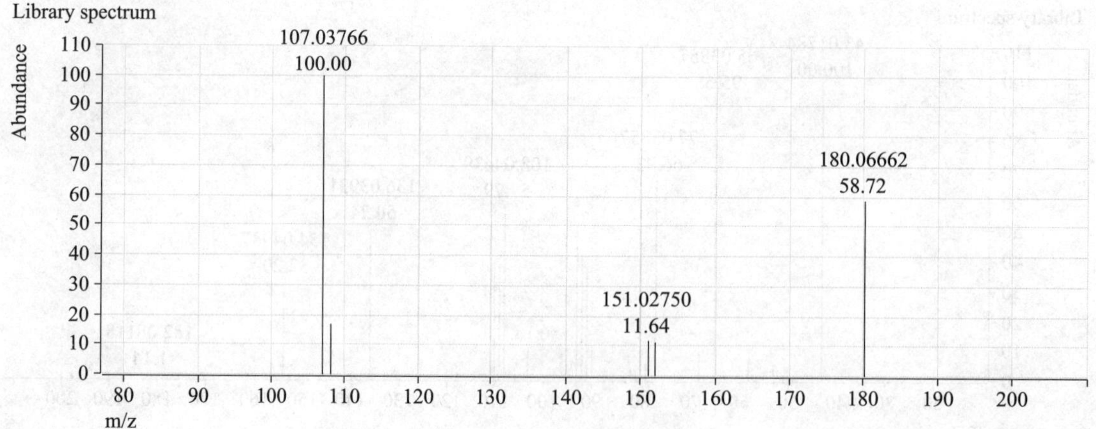

$[M-H]^-$ CID:40V

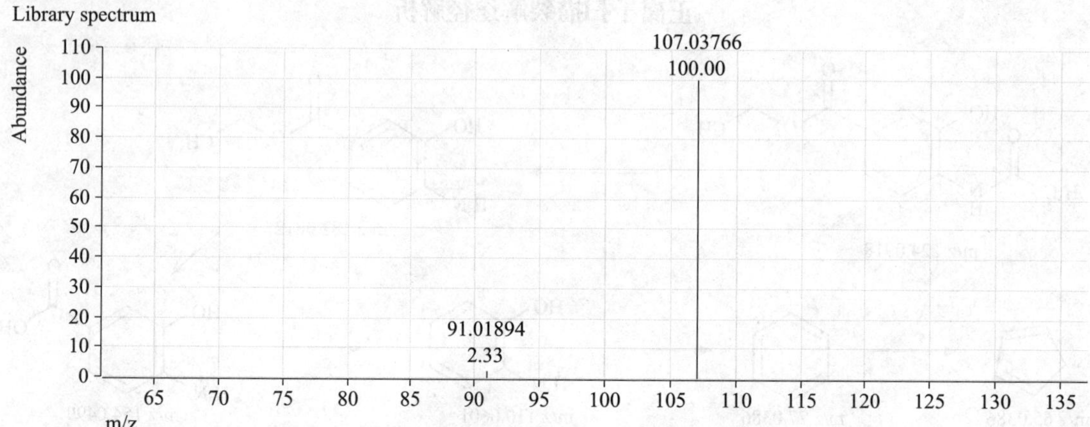

负离子扫描裂解途径解析

m/z 222.0771 → m/z 180.0666 → m/z 151.0274 → m/z 107.0376

磷酸奥司他韦杂质Ⅲ

英文名： Oseltamivir Phosphate Impurity Ⅲ

分子式： $C_{14}H_{24}N_2O_4$

分子量： 284.35

CAS 编号： 187227-45-8

中文化学名：(3*R*,4*R*,5*S*)-4-乙酰胺基-5-氨基-3-(1-乙基丙氧基)-1-环己烯-1-羧酸

英文化学名：(3*R*,4*R*,5*S*)-4-Acetamido-5-amino-3-(1-ethylpropoxy)cyclohex-1-ene-1-carboxylic acid

性状：本品为白色或类白色结晶性粉末

溶解性：本品在水或甲醇中易溶，在 *N*,*N*-二甲基甲酰胺中微溶，在乙醚中几乎不溶

正离子扫描二级质谱图

$[M+H]^+$ CID:10V

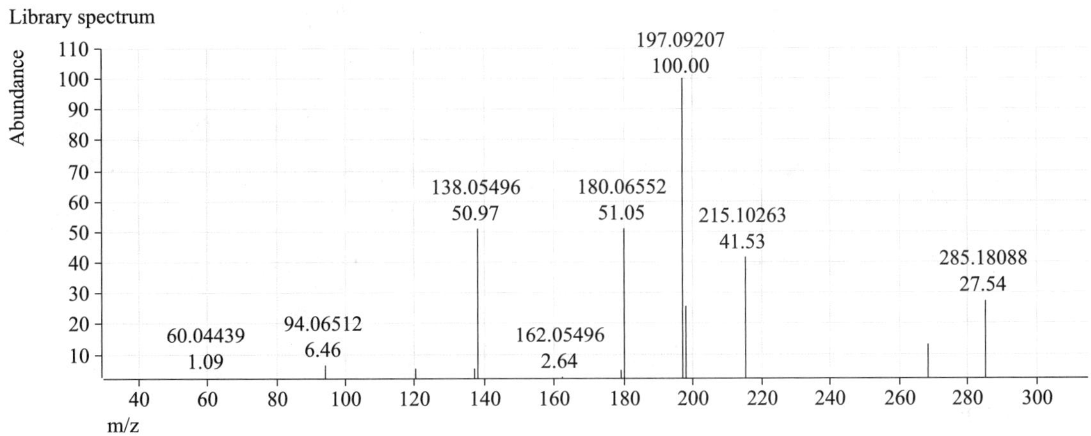

$[M+H]^+$ CID:20V

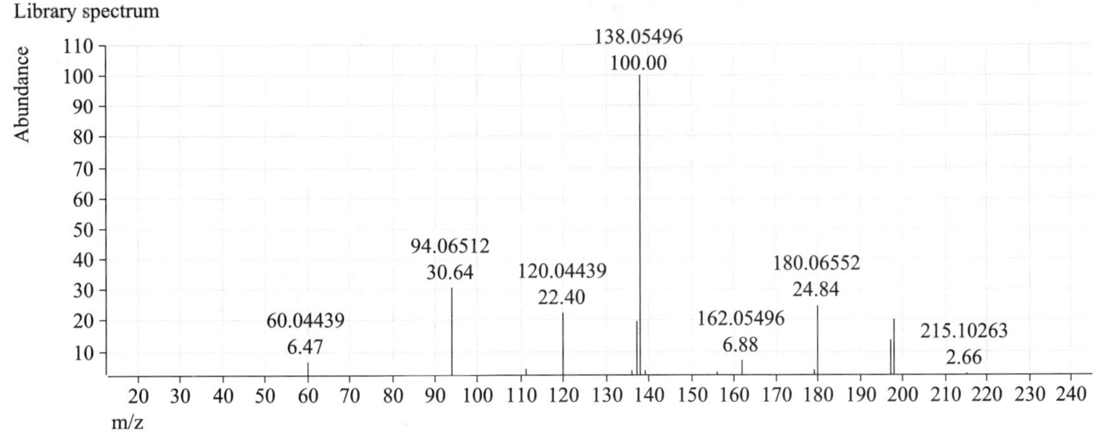

$[M+H]^+$ CID:40V

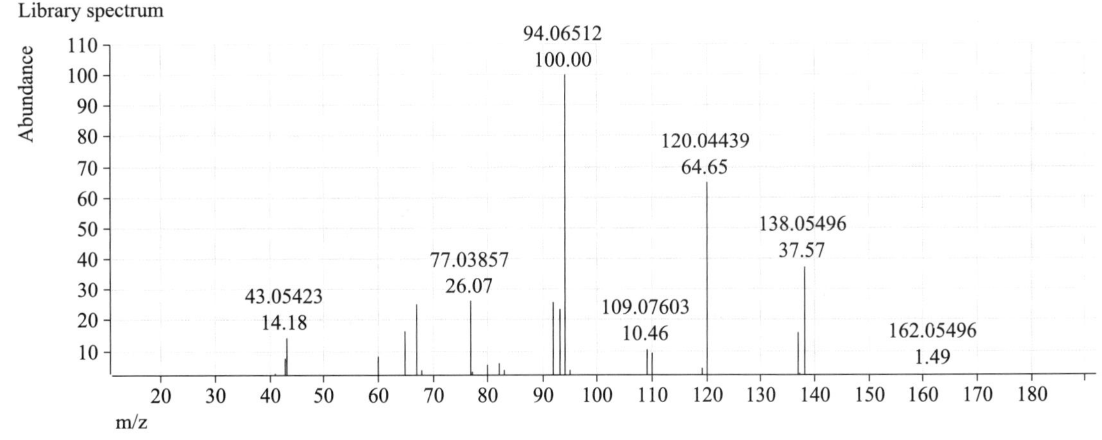

正离子扫描裂解途径解析

m/z 285.1809 → m/z 268.1543

m/z 285.1809 → m/z 197.0921 → m/z 180.0655

负离子扫描二级质谱图

$[M-H]^-$ CID:10V

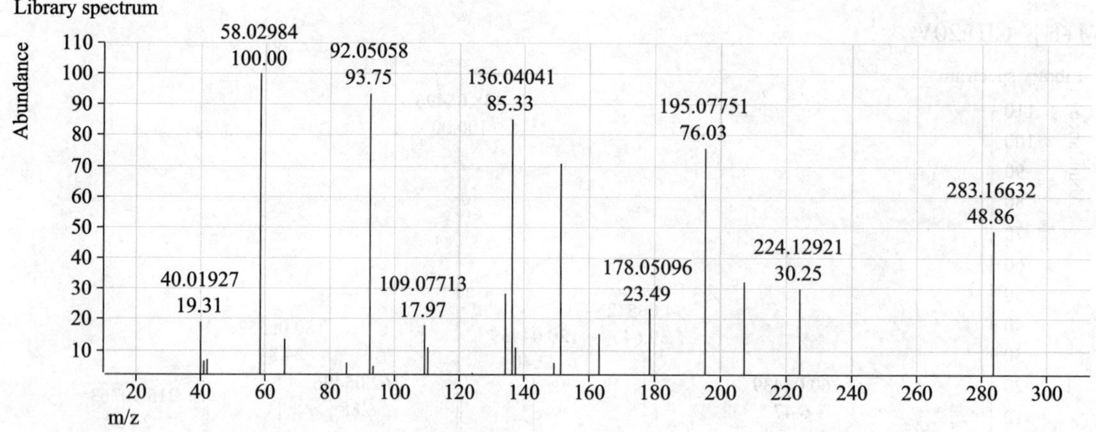

$[M-H]^-$ CID:20V

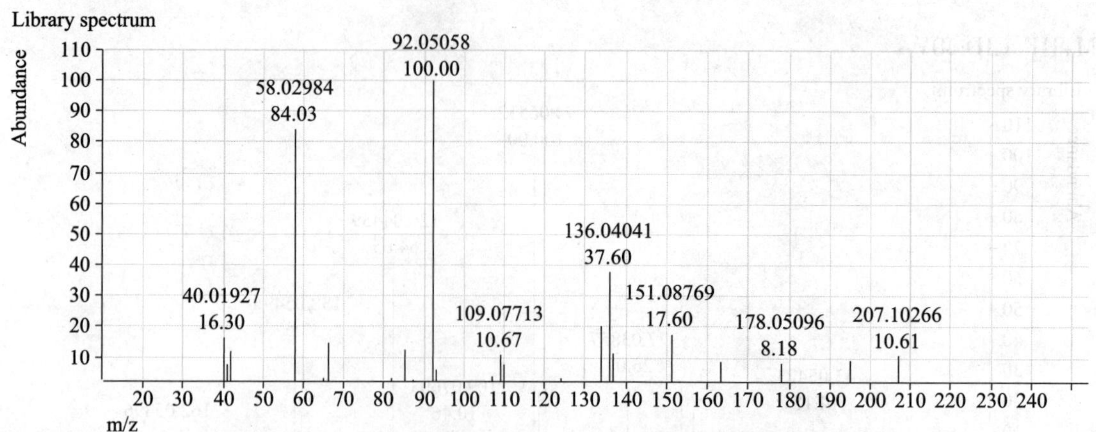

[M-H]⁻ CID:40V

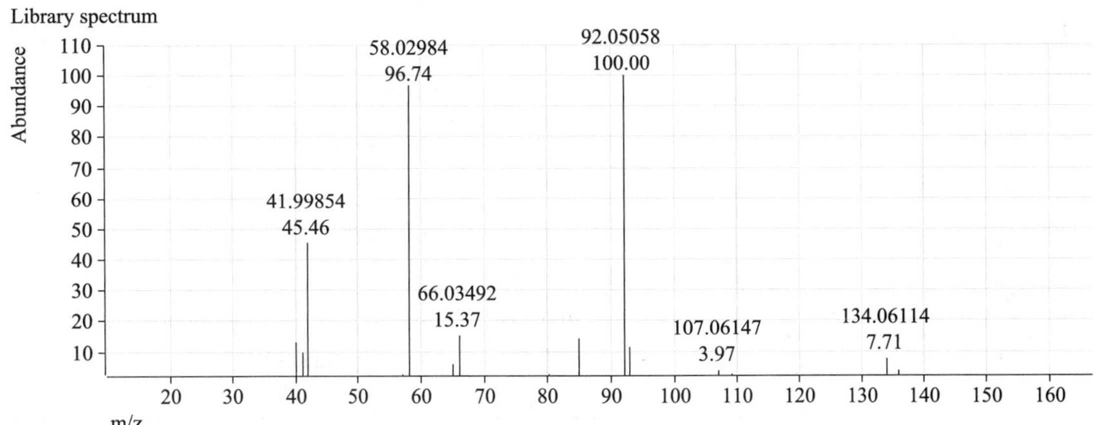

负离子扫描裂解途径解析

m/z 283.1663

m/z 224.1292

m/z 207.1027

m/z 136.0404

m/z 195.0775

m/z 151.0876

麝 香 草 酚

英文名： Thymol

分子式： $C_{10}H_{14}O$

分子量： 150.22

CAS 编号： 89-83-8

中文化学名： 2- 异丙基 -5- 甲基苯酚

英文化学名： 2-Isopropyl-5-methylphenol

性状： 本品为无色结晶或白色结晶性粉末

溶解性： 本品在乙醇或三氯甲烷中极易溶，在冰醋酸中易溶，在水中微溶

正离子扫描二级质谱图

[M+H]+ CID:10V

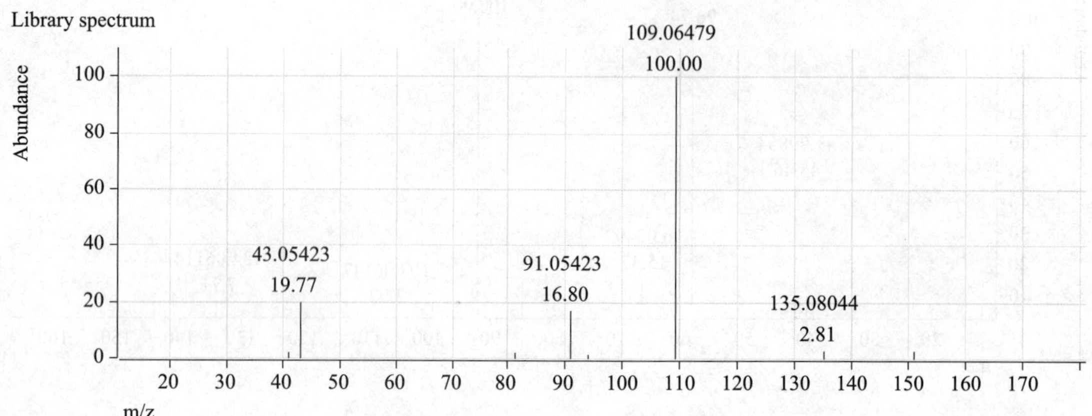

[M+H]+ CID:20V

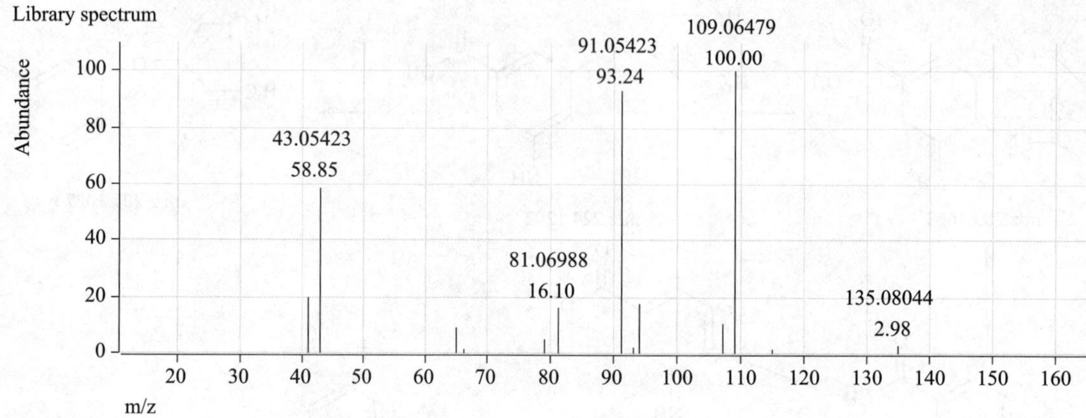

[M+H]+ CID:40V

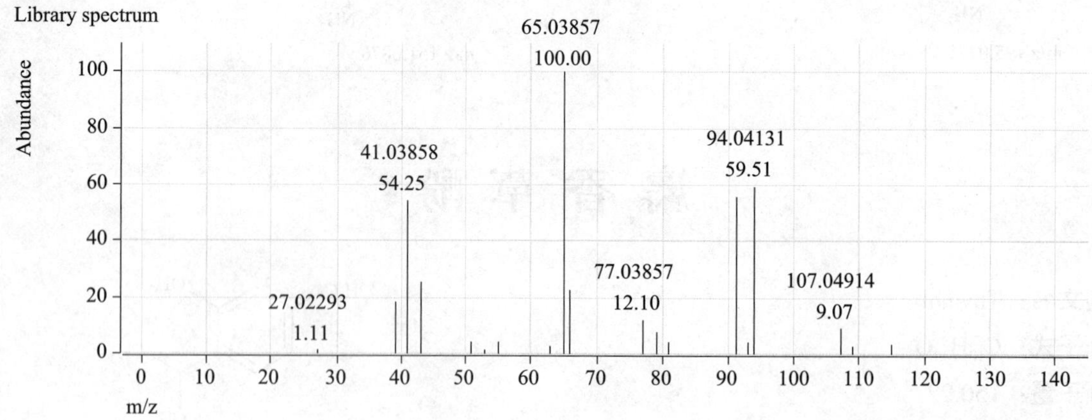

正离子扫描裂解途径解析

m/z 135.0804 ← m/z 151.1117 → m/z 109.0648 → m/z 91.0542

负离子扫描二级质谱图

[M−H]⁻ CID:10V

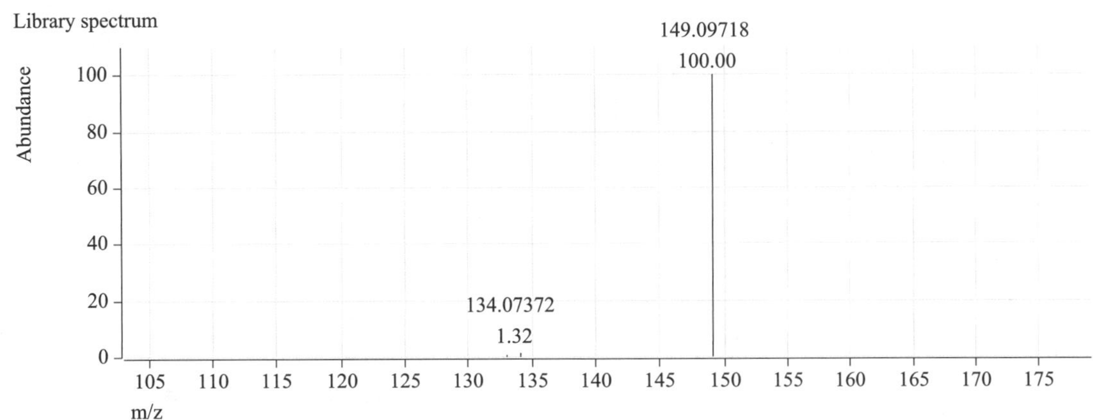

[M−H]⁻ CID:20V

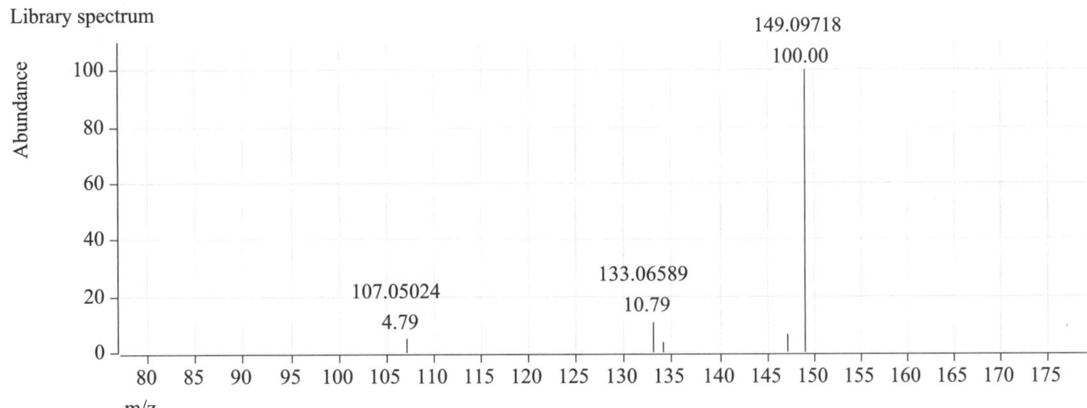

负离子扫描裂解途径解析

H_3C O^-
m/z 107.0502

H_3C O^- CH_3 CH_3
m/z 149.0972

O^- CH_3 CH_3
m/z 134.0737